默克诊疗手册

THE MERCK MANUAL

第 20 版

下 卷

主 编　Robert S. Porter, MD

主 译　王卫平

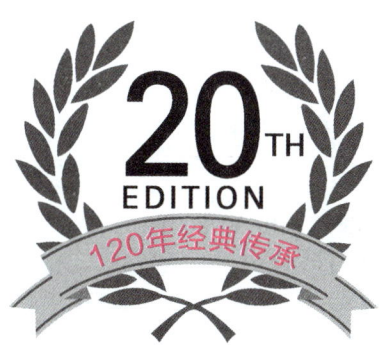

人民卫生出版社
·北京·

版权所有，侵权必究！

Copyright © 2020 by Merck Sharp & Dohme Corp., a subsidiary of Merck & Co., Inc.
Copyright © 1899, 1901, 1905, 1911, 1923, 1934, 1940, 1950, 1956, 1961, 1966, 1972, 1977, 1982, 1987, 1992, 1999, 2006, 2011, 2018

All rights reserved. No part of this book may be reproduced or used in any form or by any means, electronic or mechanical, including photocopying, or by any information storage and retrieval system, without permission in writing from the publisher. Inquiries should be addressed by email to The Merck Manuals Department, Merck & Co., Inc., P.O. Box 2000, Rahway, NJ 07065 or by email to merckmanualsinfo@merckc.com.

图书在版编目（CIP）数据

默克诊疗手册/（美）罗伯特·波特（Robert S. Porter）主编；王卫平主译. —北京：人民卫生出版社，2021.3
ISBN 978-7-117-30370-5

Ⅰ.①默⋯ Ⅱ.①罗⋯②王⋯ Ⅲ.①临床医学-诊疗-手册 Ⅳ.①R4-62

中国版本图书馆 CIP 数据核字（2020）第 158379 号

人卫智网　www.ipmph.com　医学教育、学术、考试、健康，购书智慧智能综合服务平台
人卫官网　www.pmph.com　人卫官方资讯发布平台

图字：01-2020-4657 号

默克诊疗手册
Moke Zhenliao Shouce
（上、下卷）

主　　译：王卫平
出版发行：人民卫生出版社（中继线 010-59780011）
地　　址：北京市朝阳区潘家园南里 19 号
邮　　编：100021
E - mail：pmph @ pmph.com
购书热线：010-59787592　010-59787584　010-65264830
印　　刷：北京铭成印刷有限公司
经　　销：新华书店
开　　本：889×1194　1/16　总印张：190　总插页：16
总 字 数：7296 千字
版　　次：2021 年 3 月第 1 版
印　　次：2021 年 3 月第 1 次印刷
标准书号：ISBN 978-7-117-30370-5
定价（上、下卷）：698.00 元

打击盗版举报电话：010-59787491　E-mail：WQ @ pmph.com
质量问题联系电话：010-59787234　E-mail：zhiliang @ pmph.com

主　译
王卫平

译　者
王卫平	黄　瑛	王吉耀	邹和建	白春学	童朝阳
钱菊英	周　梁	余优成	孙兴怀	项蕾红	刘天舒
王　蔚	胡仁明	王晓川	卢洪洲	季建林	陈向军
顾　勇	华克勤	黄国英	胡　予	王大猷	王小钦
朱畴文	叶孜清	李　锋	宣丹旦	杨　冬	尹　俊
崔　洁	吴春萍	夏舒迟	刘婷婷	孙雯佳	庄荣源
黄金雅	孙金峤	孙建军	叶尘宇	朱冬青	易晓芳
陈伟呈	蒯　铮				

主　编
Robert S. Porter, MD

副主编
Justin L. Kaplan, MD

主编助理
Richard B. Lynn, MD
Madhavi T. Reddy, MD

编委会
Richard K. Albert, MD
Diane M. Birnbaumer, MD
Glenn D. Braunstein, MD
Ina Calligaro, PharmD
Deborah M. Consolini, MD
Sunir J. Garg, MD
Leonard G. Gomella, MD
Susan L. Hendrix, DO
Robert M. A. Hirschfeld, MD
Jonathan G. Howlett, MD
Michael Jacewicz, MD
Mathew E. Levison, MD

James Jeffrey Malatack, MD
Brian F. Mandell, MD
Karen C. McKoy, MD, MPH
James I. McMillan, MD
David F. Murchison, DDS, MMS
Robert J. Ruben, MD
David A. Spain, MD
Jerry L. Spivak, MD
Eva M. Vivian, PharmD
Michael R. Wasserman, MD
David S. Weinberg, MD

译 者 序

由于个体差异和各种环境因素的影响，同一种疾病在不同患者身上可能呈现出不同的临床表现和转归，然而每种疾病毕竟有其固有的发生和发展的规律，遵循这些规律来制订科学合理的诊断、治疗和预防的临床指南，就可以使各种常见病、多发病的临床诊治更加规范化，从而尽量提高疾病诊断的准确性和治疗的合理性。显然，萃集现代医学对各种疾病的认识，依据最新的理论和技术进展，以精练的篇幅编写一部临床工作指南，无论对于临床医疗工作者还是患者都是莫大的善事。

一百二十年前，美国医学界出现了一本小册子，称作 Merck's Manual of the Materia Medica，作为一种临床工作指南，供医生们在诊疗时参照，提高了医疗质量的同质化进步。经过几代人的不断努力和完善，这本手册已经成为世界著名的临床医疗工作指南。科学没有国界，我们将这本现在称作 Merck Manual 的《默克诊疗手册》介绍给我国的医务工作者，一定会促使我们的临床工作更加规范化和科学化，促进医疗质量的提升和同质化管理，造福于中国人民的健康事业。

复旦大学上海医学院曾经举全校之力，召集各个相关学科的精英参加了本书的编译工作，在繁忙的日常医务工作之余，严谨认真地完成了第18版和第19版纸质版的翻译出版。此后，《默克诊疗手册》开始启用电子版的形式发行，我们的翻译团队也随之进入对电子版内容的翻译编撰工作。本书纸质版第20版的编译和出版是基于电子版目前的内容完成的，由于电子版的内容会不断地滚动更新，因此纸质版的内容可能与最新电子版的内容略有不同；此外，篇章顺序与英文纸质版的第20版也略有不同。

希望我们的努力能够满足同行们的要求和期望，也希望众多读者继续对我们的编译工作不吝批评和赐教。

本版在翻译编纂过程中，得到以下各位同仁的协助，在此谨代表编委会表示谢意。他们是：胡文慧、钱莱、姜智星、梁敏锐、刘佳滟、郑舒聪、王茜、朱载华、朱小霞、曹灵、陈琛、赵天仪、赵力、薛愉、杨森、于一云、王令彪、孔宁、向清勇、杨达伟、方晓聪、王琴、毕晶、朱晓丹、童琳、葛海燕、许诺、邵勉、韩奕、王思佳、李远方、章轶琦、汪菁峰、张蔚菁、侯士强、刘桂剑、林瑾仪、徐世坤、张英梅、李智行、许莉莉、戴宇翔、李晨光、弭守玲、徐亚妹、陈章炜、龚洪立、陈慧、曹鹏宇、齐思思、刘晔、金尚霖、盛友渔、林尽染、许新雅、郦斐、赵颖、沈燕芸、王轩、邢小雪、徐中奕、王上上、王旭超、王艳、范逍遥、刘子琪、陈立立、袁燕、沈银忠、齐唐凯、宋炜、林逸骁、陈军、张仁芳、汤阳、王珍燕、闫翀、龚凌云、张璐、郁金泰、杨文波、张娜娜、王玥明、李翔、赵桂宪、徐晓盟、邱玥、董思其、陆瑶、杨璐萌、牛建英、吴青、张丽红、张旭垠、邱君君、张宁、陆芝英、王晓娟、傅有、陈义松、张运强、张晓丹、宋昱、李珺玮、郑韵熹、沈方、唐晓燕、王婷、李清、程忻、杨昌生、陈文安、李鑫、严蕾、蔡晓琳、孙思、顾俭勇、徐斐翔、王三强、杨笑宇、华英汇、杨雪、高振、董竞成、邵春海、李薇、顾静文、周璞、吴翠云、刘寄语、尹波、徐高静、吴毅、林丛、叶文静、黄钟洲、郑洪、徐睿、宋振举。

王卫平
2020年12月15日

读者指南

读者可以在目录页前找到下述内容:主译、译者、主编、副主编、主编助理、编委会、审校和作者名单;正文后有附录和索引。整书右侧面用不同位置的色块表示不同的篇。

每一篇的开头为本篇的目录,列出该篇下面的章及节的标题。各章的序号从本书的起始到结束按顺序统一编排。

索引仅收录相关内容中的重要关键词,读者可根据页码找到更多相关的资料。

左侧的书眉列出篇名和序号,右侧的书眉列出章名和序号。

缩略语和符号:为了节省文本的篇幅而使用一些缩略语,列在第 xi 页和 xii 页。上述两页内未列出的缩略语,在每章中首次使用时予以附注。

索引中没有将相关的图表单独列出。许多眼、耳、内分泌、皮肤、妇科和传染病科的照片以彩色插图出现。

原著给出的全部化验值都用美制单位,在多数情况下,中文版已将美制单位换算为我国法定计量单位,而将美制单位附在后面的括号中。附录Ⅱ中含有多个表格,列出各项实验室检测的正常值,包括血液、血浆、尿液、脑脊髓液和粪便等样本的检测。

本书中所涉及的药物已尽量使用通用名(非专业名),每个通用名后可能跟 1 个或多个商品名,部分处方中提及药物的商品名,仅是作者为表述方便,并不表示出版社推荐使用某个指定厂家生产的药品。

重要声明:本书的作者、评阅者、编者及译者都尽极大努力以确保治疗、药物和剂量方案准确,在本书付印时均符合标准。然而,由于新研究成果和新临床经验的不断涌现,作者们之间合理的学术观点相左,以及临床上个体差异的存在,在编写如此庞大的工具书的过程中难免出现人为的谬误,故要求读者在做出临床决策时运用个人的判断。需要时,可以咨询和比较其他来源的资料。我们特别建议读者在处方或使用某种药物前查对一下制造商所提供有关该药物的资料,特别是对自己不熟悉或不经常使用的药物。

注意:读者们可在 www.merckmanuals.com 网址上找到最新的资料、补充的图表以及多媒体增值服务内容。经常访问该网站可以获得临床进展的最新信息。现在,已经有了本书的 APP 应用程序提供各种移动装置使用。

(王卫平 译)

主编

ROBERT S. PORTER, MD
Executive Director, Scientific Affairs, Merck & Co., Inc, and
Clinical Assistant Professor, Department of Emergency Medicine,
Sidney Kimmel Medical College at Thomas Jefferson University

副主编

JUSTIN L. KAPLAN, MD
Director, Scientific Affairs, Merck & Co., Inc, and Clinical
Associate Professor, Department of Emergency Medicine, Sidney
Kimmel Medical College at Thomas Jefferson University

主编助理

RICHARD B. LYNN, MD

MADHAVI T. REDDY, MD

编委会

RICHARD K. ALBERT, MD
Professor and Vice-Chair for Clinical Affairs,
Department of Medicine, University of Colorado Health
Sciences Center

DIANE BIRNBAUMER, MD
Professor of Medicine Emeritus, David Geffen School of
Medicine at University of California, Los Angeles; Emeritus
Senior Clinical Educator and Professor of Emergency Medicine,
Harbor-UCLA Medical Center

GLENN D. BRAUNSTEIN, MD
Professor of Medicine, Cedars-Sinai
Medical Center; Professor of Medicine Emeritus,
David Geffen School of Medicine at University of California, Los
Angeles

INA LEE CALLIGARO, PharmD
Senior Associate Dean for Professional Programs and Associate
Professor of Pharmacy Practice, Temple University School of
Pharmacy

DEBORAH M. CONSOLINI, MD
Assistant Professor of Pediatrics, Sidney Kimmel Medical
College at Thomas Jefferson University; Chief, Division
of Diagnostic Referral, Nemours/AI duPont Hospital
for Children

SUNIR J. GARG, MD
Professor of Ophthalmology, The Retina Service of Wills Eye
Hospital, Sidney Kimmel Medical College at Thomas Jefferson
University; Partner, MidAtlantic Retina

LEONARD G. GOMELLA, MD
The Bernard W. Godwin, Jr. Professor of Prostate Cancer
and Chair, Department of Urology, Sidney Kimmel
Medical College at Thomas Jefferson University;
Clinical Director, Jefferson Kimmel Cancer Center
Network; Senior Director for Clinical Affairs, Jefferson
Kimmel Cancer Center

SUSAN L. HENDRIX, DO
Clinical Professor, Department of Surgical Specialties, Michigan
State University College of Osteopathic Medicine; Attending
Physician, St. Joseph Mercy Oakland, Trinity Health

ROBERT M.A. HIRSCHFELD, MD
DeWitt Wallace Senior Scholar and Professor of Psychiatry, Weill
Cornell Medical College

JONATHAN G. HOWLETT, MD
Clinical Professor of Medicine, University of Calgary; Past
President, Canadian Heart Failure Society

MICHAEL JACEWICZ, MD
Professor of Neurology, University of Tennessee Health Science
Center; Interim Chief of Neurology, VA Medical Center, Memphis

MATTHEW E. LEVISON, MD
Former Professor, School of Public Health, Drexel University;
Adjunct Professor and Former Chief, Division of Infectious
Diseases, College of Medicine, Drexel University; Associate
Editor, Bacterial Disease Moderator, ProMED-mail, International
Society of Infectious Diseases

JAMES JEFFREY MALATACK, MD
Professor of Pediatrics, Sidney Kimmel Medical College
at Thomas Jefferson University; Former Chief, Division of
Diagnostic Referral, Nemours/AI duPont Hospital for Children

BRIAN F. MANDELL, MD
Professor and Chairman of Medicine, Department of Rheumatic
and Immunologic Diseases, Center for Vasculitis Care and
Research, Cleveland Clinic Lerner College of Medicine at Case
Western Reserve University

KAREN C. McKOY, MD, MPH
Assistant Professor in Clinical Dermatology, Harvard
Medicine School; Assistant Professor in Clinical Dermatology,
Tufts University School of Medicine; Senior Staff, Group
Practice, Department of Dermatology, Lahey Clinic Medical Center

JAMES I. McMILLAN, MD
Associate Professor of Medicine, Nephrology Fellowship Program
Director, Loma Linda University

DAVID F. MURCHISON, DDS, MMS
Clinical Professor, Department of Biological Sciences, The
University of Texas at Dallas; Clinical Professor, Texas A&M
University Baylor College of Dentistry

ROBERT J. RUBEN, MD
Distinguished University Professor, Departments of
Otorhinolaryngology–Head & Neck Surgery and Pediatrics,
Albert Einstein College of Medicine and Montefiore Medical
Center

DAVID A. SPAIN, MD
The Ned and Carol Spieker Professor and Chief of Acute Care Surgery, Associate Chief of General Surgery, Department of Surgery, Stanford University

JERRY L. SPIVAK, MD
Professor of Medicine and Oncology and Director, Center for the Chronic Myeloproliferative Disorders, Johns Hopkins University School of Medicine

EVA M. VIVIAN, PharmD, MS
Professor, University of Wisconsin School of Pharmacy

MICHAEL R. WASSERMAN, MD
Chief Medical Officer, Rockport Healthcare Services, Los Angeles

DAVID S. WEINBERG, MD, MSc
Professor and Chair, Department of Medicine, and Audrey Weg Schaus and Geoffrey Alan Weg Chair in Medical Science, Fox Chase Cancer Center

---

审校

WILLIAM E. BRANT, MD
Professor Emeritus, Department of Radiology and Medical Imaging, University of Virginia

MICHAEL F. CELLUCCI, MD
Assistant Professor of Pediatrics, Sidney Kimmel Medical College at Thomas Jefferson University; Attending Physician, Diagnostic Referral Division/Solid Organ Transplantation, Nemours/AI duPont Hospital for Children

ROBERT B. COHEN, DMD
Clinical Associate Professor of Dentistry, Tufts University School of Dental Medicine

SIDNEY COHEN, MD
Professor of Medicine, Sidney Kimmel Medical College of Thomas Jefferson University; Co-Director, Gastrointestinal Motility Program, Jefferson University Hospitals

EUGENE P. FRENKEL, MD
Professor of Internal Medicine and Radiology, Patsy R. and Raymond D. Nasher Distinguished Chair in Cancer Research, Elaine Dewey Sammons Distinguished Chair in Cancer Research in honor of Eugene P. Frenkel, MD, A. Kenneth Pye Professorship in Cancer Research, The University of Texas Southwestern Medical Center at Dallas

J. CARLTON GARTNER, MD
Professor of Pediatrics, Sidney Kimmel Medical College at Thomas Jefferson University; Pediatrician-in-Chief, Nemours/AI duPont Hospital for Children

CHRISTOPHER P. RAAB, MD
Associate Professor of Pediatrics, Sidney Kimmel Medical College at Thomas Jefferson University; Attending Physician, Diagnostic Referral Division, Nemours/Alfred I. duPont Hospital for Children

MELVIN I. ROAT, MD
Clinical Associate Professor of Ophthalmology, Sidney Kimmel Medical College at Thomas Jefferson University; Cornea Service, Wills Eye Hospital

STEWART SHANKEL, MD
Emeritus Professor of Medicine, Loma Linda University

CATHERINE M. SOPRANO, MD
Clinical Assistant Professor of Pediatrics, Sidney Kimmel Medical College at Thomas Jefferson University; Attending Physician, Diagnostic Referral Division, Nemours/Alfred I. duPont Hospital for Children

作者名单

DENISE M. AARON, MD
Assistant Professor of Surgery, Section of Dermatology, Dartmouth-Hitchcock Medical Center; Staff Physician, Veterans Administration Medical Center, White River Junction
Benign Skin Tumors, Growths, and Vascular Lesions; Fungal Skin Infections

SIDDIQUE A. ABBASI, MD, MSc
Assistant Professor of Medicine, Warren Alpert Medical School of Brown University; Attending Cardiologist, Director of Heart Failure, and Director of Cardiac MRI, Providence VA Medical Center
Cardiac Tumors

BOLA ADAMOLEKUN, MD
Clinical Professor of Neurology, University of Tennessee Health Science Center
Seizure Disorders

CHRIS G. ADIGUN, MD
Board-Certified Dermatologist, Private Practice, Dermatology & Laser Center of Chapel Hill
Nail Disorders

MEHDI AFSHAR, MD
Clinical Fellow in Adult Cardiology, University of Toronto
Arteriosclerosis

THANIYYAH S. AHMAD, MD, MPH
Department of Cardiothoracic Surgery, University of North Carolina
Diseases of the Aorta and Its Branches

ROY D. ALTMAN, MD
Professor of Medicine, Division of Rheumatology and Immunology, David Geffen School of Medicine at UCLA
Paget Disease of Bone

GERALD L. ANDRIOLE, MD
Royce Distinguished Professor and Chief of Urologic Surgery, Barnes-Jewish Hospital, Washington University School of Medicine
Benign Prostate Disease

PARSWA ANSARI, MD
Assistant Professor and Program Director in Surgery, Hofstra Northwell–Lenox Hill Hospital, New York
Acute Abdomen and Surgical Gastroenterology; Anorectal Disorders; GI Bleeding

NOEL A. ARMENAKAS, MD
Clinical Professor of Urology, Weill Cornell Medical School; Attending Surgeon, New York Presbyterian Hospital and Lenox Hill Hospital
Genitourinary Tract Trauma

GUY P. ARMSTRONG, MD
Cardiologist, North Shore Hospital, Auckland; Cardiologist, Waitemata Cardiology, Auckland
Valvular Disorders

THOMAS ARNOLD, MD
Professor and Chairman, Department of Emergency Medicine, LSU Health Sciences Center–Shreveport
Bites and Stings

RAUL ARTAL, MD
Professor and Chair Emeritus, Department of Obstetrics/Gynecology and Women's Health, Saint Louis University School of Medicine
High-Risk Pregnancy

EVELYN ATTIA, MD
Professor of Psychiatry, Columbia University Medical Center, New York State Psychiatric Institute; Professor of Clinical Psychiatry, Weill Cornell Medical College, New York Presbyterian Hospital
Eating Disorders

JEANNE MARIE BAFFA, MD
Associate Professor of Pediatrics, Sidney Kimmel Medical College at Thomas Jefferson University; Program Director, Pediatric Cardiology Fellowship and Director of Echocardiography, Nemours/A.I. duPont Hospital for Children
Congenital Cardiovascular Anomalies

JAMES C. BAIRD, CPO (L)
Director of Education, Hanger Clinic
Limb Prosthetics

GEORGE L. BAKRIS, MD
Professor of Medicine and Director, ASH Comprehensive Hypertension Center, University of Chicago Medicine
Hypertension

RAGHAV BANSAL, MBBS
Assistant Professor, Ichan School of Medicine at Mount Sinai
Bezoars and Foreign Bodies; Pancreatitis

DAVID H. BARAD, MD, MS
Director of Assisted Reproductive Technology, Center for Human Reproduction
Approach to the Gynecologic Patient; Symptoms of Gynecologic Disorders

PEGGY P. BARCO, MS, BSW, OTR/L, SCDCM, CDRS
Assistant Professor of Occupational Therapy and Medicine, Washington University School of Medicine
The Older Driver

ROBERT A. BARISH, MD, MBA
Professor of Emergency Medicine and Vice Chancellor for Health Affairs, University of Illinois at Chicago
Bites and Stings

JENNIFER M. BARKER, MD
Associate Professor of Pediatrics, Division of Pediatric Endocrinology, Children's Hospital Colorado
Polyglandular Deficiency Syndromes

ROSEMARY BASSON, MD
Clinical Professor, Department of Psychiatry, University of British Columbia; Director, UBC Sexual Medicine Program
Sexual Dysfunction in Women

JAMES R. BERENSON, MD
President and Chief Medical Officer, Institute for Myeloma and Bone Cancer Research
Plasma Cell Disorders

JOHN L. BERK, MD
Associate Professor of Medicine and Assistant Director, Amyloidosis Center, Boston University Medical Center
Amyloidosis

BARBARA J. BERKMAN, DSW, PhD
Helen Rehr/Ruth Fitzdale Professor Emerita, Columbia University School of Social Work
Elder Abuse; Social Issues in the Elderly

CHESTON M. BERLIN, Jr., MD
University Professor of Pediatrics and Professor of Pharmacology, Penn State University College of Medicine
Principles of Drug Treatment in Children

RICHARD W. BESDINE, MD
Professor of Medicine, Greer Professor of Geriatric Medicine, and Director, Division of Geriatrics and Palliative Medicine and of the Center for Gerontology and Healthcare Research, Warren Alpert Medical School of Brown University
Approach to the Geriatric Patient; Aging and Quality of Life

RAJEEV BHATIA, MD
Associate Professor of Pediatrics, Northeast Ohio Medical University; Pediatric Pulmonologist, Akron Children's Hospital
Respiratory Disorders in Young Children

SCOTT W. BIEST, MD
Associate Professor of Obstetrics/Gynecology and Director of Minimally Invasive Gynecologic Surgery, Washington University School of Medicine
Uterine Fibroids

JOSEPH J. BIUNDO, MD
Clinical Professor of Medicine, Tulane Medical Center
Bursa, Muscle, and Tendon Disorders

DONALD W. BLACK, MD
Vice Chair for Education, Department of Psychiatry, University of Iowa, Roy J. and Lucille A. Carver College of Medicine
Idiopathic Environmental Intolerance

KAREN A. BLACKSTONE, MD
Assistant Professor of Medicine, Geriatrics and Palliative Care, George Washington University; Director, Palliative Care, Washington DC Veterans Administration Medical Center
The Dying Patient

MARCY B. BOLSTER, MD
Associate Professor of Medicine, Harvard Medical School; Director, Rheumatology Fellowship Training Program, Massachusetts General Hospital
Osteoporosis

JESSICA BON, MD, MS
Assistant Professor of Medicine, Division of Pulmonary, Allergy, and Critical Care Medicine, University of Pittsburgh School of Medicine
Pulmonary Rehabilitation

HERBERT L. BONKOVSKY, MD
Professor of Medicine and Chief, Liver Services and Laboratory for Liver and Metabolic Disorders, Wake Forest University School of Medicine
Porphyrias

CHARLES D. BORTLE, EdD
Director of Clinical Simulation, Office of Academic Affairs, Einstein Medical Center
Respiratory Arrest

ALFRED A. BOVE, MD, PhD
Professor (Emeritus) of Medicine, Lewis Katz School of Medicine, Temple University
Injury During Diving or Work in Compressed Air

THOMAS G. BOYCE, MD, MPH
Associate Professor of Pediatrics and Consultant in Pediatric Infectious Diseases and Immunology, Mayo Clinic College of Medicine
Gastroenteritis

SIMEON A. BOYADJIEV BOYD, MD
Professor of Pediatrics and Genetics, Section of Genetics, Department of Genetics, University of California, Davis
Congenital Craniofacial and Musculoskeletal Abnormalities

CHRISTOPHER J. BRADY, MD
Assistant Professor of Ophthalmology, Wilmer Eye Institute, Retina Division, Johns Hopkins University School of Medicine
Symptoms of Ophthalmologic Disorders

EVAN M. BRAUNSTEIN, MD, PhD
Assistant Professor of Medicine, Division of Hematology, Department of Medicine, Johns Hopkins School of Medicine
Anemias Caused by Deficient Erythropoiesis; Anemias Caused by Hemolysis; Approach to the Patient With Anemia

GEORGE R. BROWN, MD
Professor and Associate Chairman of Psychiatry, East Tennessee State University; Adjunct Professor of Psychiatry, University of North Texas
Sexuality, Gender Dysphoria, and Paraphilias

HAYWOOD L. BROWN, MD
F. Bayard Carter Professor of Obstetrics and Gynecology, Duke University Medical Center
Approach to the Pregnant Woman and Prenatal Care; Normal Labor and Delivery

CHRISTOPHER BRUNO, MD
Assistant Professor of Medicine, Division of infectious Diseases & HIV Medicine, Drexel University College of Medicine
Bacteria and Antibacterial Drugs

ERIKA F. BRUTSAERT, MD
Assistant Professor, Albert Einstein College of Medicine; Attending Physician, Montefiore Medical Center
Diabetes Mellitus and Disorders of Carbohydrate Metabolism

LARRY M. BUSH, MD
Affiliate Professor of Clinical Biomedical Sciences, Charles E. Schmidt College of Medicine, Florida Atlantic University; Affiliate Associate Professor of Medicine, University of Miami-Miller School of Medicine
Gram-Negative Bacilli; Gram-Positive Bacilli; Gram-Positive Cocci; Neisseriaceae; Spirochetes

JERROLD T. BUSHBERG, PhD, DABMP
Clinical Professor, Radiology and Radiation Oncology, and Director of Health Physics Program, School of Medicine, University of California, Davis
Radiation Exposure and Contamination

EDWARD R. CACHAY, MD, MAS
Professor of Clinical Medicine, Department of Medicine and Division of Infectious Diseases–Owen Clinic, University of California, San Diego
Human Immunodeficiency Virus Infection

ANDREW CALABRIA, MD
Assistant Professor of Pediatrics, Perelman School of Medicine at The University of Pennsylvania; Attending Physician, Division of Endocrinology & Diabetes, The Children's Hospital of Philadelphia
Endocrine Disorders in Children

DANIELLE CAMPAGNE, MD
Associate Clinical Professor, Department of Emergency Medicine, University of San Francisco–Fresno
Fractures, Dislocations, and Sprains

CAROLINE CARNEY, MD, MSc
Chief Medical Officer, Magellan Healthcare
Approach to the Patient With Mental Symptoms

DAVID B. CARR, MD
Alan A. and Edith L. Wolff Professor of Geriatric Medicine, Professor of Medicine and Neurology, and Clinical Director, Division of Geriatrics and Nutritional Science, Washington University School of Medicine
The Older Driver

MARY T. CASERTA, MD
Professor of Pediatrics, Division of Infectious Diseases, University of Rochester School of Medicine and Dentistry; Attending Physician, Golisano Children's Hospital, University of Rochester Medical Center
Enteroviruses; Infections in Neonates; Miscellaneous Viral Infections in Infants and Children; Pox Viruses

MICHAEL F. CELLUCCI, MD
Assistant Professor of Pediatrics, Sidney Kimmel Medical College at Thomas Jefferson University; Attending Physician, Diagnostic Referral Division/Solid Organ Transplantation, Nemours/A.I. duPont Hospital for Children
Dehydration and Fluid Therapy in Children

BRUCE A. CHABNER, MD
Director of Clinical Research, Massachusetts General Hospital Cancer Center; Professor of Medicine, Harvard Medical School
Overview of Cancer; Principles of Cancer Therapy

WALTER W. CHAN, MD, MPH
Assistant Professor of Medicine, Harvard Medical School; Director, Center for Gastrointestinal Motility, Division of Gastroenterology, Hepatology and Endoscopy, Brigham and Women's Hospital
Diagnostic and Therapeutic GI Procedures

IAN M. CHAPMAN, MBBS, PhD
Professor of Medicine, Discipline of Medicine, University of Adelaide, Royal Adelaide Hospital
Pituitary Disorders

LOIS CHOI-KAIN, MD
Assistant Professor of Psychiatry, Harvard Medical School; Medical and Program Director, Gunderson Residence of McLean Hospital; Director, McLean Borderline Personality Disorder Training Institute
Personality Disorders

ALFRED J. CIANFLOCCO, MD
Director, Primary Care Sports Medicine, Cleveland Clinic Sports Health; Department of Orthopaedic Surgery, Cleveland Clinic
Neck and Back Pain

JESSE M. CIVAN, MD
Assistant Professor and Medical Director, Liver Tumor Center, Thomas Jefferson University Hospital
Fibrosis and Cirrhosis

PAULA J. CLAYTON, MD
Professor Emeritus, University of Minnesota School of Medicine; American Foundation for Suicide Prevention
Suicidal Behavior and Self-Injury

ERIN G. CLIFTON, PhD
Department of Psychological Sciences, Case Western Reserve University
Domestic Violence and Rape

ELIZABETH L. COBBS, MD
Professor of Medicine, Geriatrics and Palliative Care, George Washington University; Chief, Geriatrics, Extended Care and Palliative Care, Washington DC Veterans Administration Medical Center
The Dying Patient

WILLIAM J. COCHRAN, MD
Associate, Department of Pediatric Gastroenterology and Nutrition, Geisinger Clinic, Danville, PA; Clinical Professor, Department of Pediatrics, Temple University School of Medicine
Congenital Gastrointestinal Anomalies; Gastrointestinal Disorders in Neonates and Infants

KATHRYN COLBY, MD, PhD
Louis Block Professor and Chair, Department of Ophthalmology & Visual Science, University of Chicago School of Medicine
Eye Trauma

RAFAEL ANTONIO CHING COMPANIONI, MD
Icahn School of Medicine at Mount Sinai, Elmhurst Hospital Center
Inflammatory Bowel Disease

DEBORAH M. CONSOLINI, MD
Assistant Professor of Pediatrics, Sidney Kimmel Medical College of Thomas Jefferson University; Chief, Division of Diagnostic Referral, Nemours/Alfred I. duPont Hospital for Children
Care of Newborns and Infants; Caring for Sick Children and Their Families; Health Supervision of the Well Child; Symptoms in Infants and Children

BAŞAK ÇORUH, MD
Assistant Professor, Division of Pulmonary, Critical Care, and Sleep Medicine, University of Washington
Bronchiectasis and Atelectasis

WILLIAM CORYELL, MD
George Winokur Professor of Psychiatry, Carver College of Medicine at University of Iowa
Mood Disorders

RICARDO A. CRUCIANI, MD, PhD
Chair and Professor, Department of Neurology, and Director, Center for Pain Palliative Medicine, Drexel University College of Medicine
Neurotransmission

JIMENA CUBILLOS, MD
Associate Professor of Clinical Urology and Pediatrics, University of Rochester School of Medicine and Dentistry
Congenital Renal and Genitourinary Anomalies

PATRICIA A. DALY, MD
Medical Director for Diabetes, Valley Health System; Visiting Assistant Professor of Clinical Medicine, University of Virginia
Multiple Endocrine Neoplasia Syndromes

DANIEL F. DANZL, MD
Professor and Chair, Department of Emergency Medicine, University of Louisville School of Medicine
Cold Injury

SHINJITA DAS, MD
Instructor in Dermatology, Harvard Medical School; Assistant in Dermatology, Massachusetts General Hospital
Pigmentation Disorders; Psoriasis and Scaling Diseases; Sweating Disorders

NORMAN L. DEAN, MD
Private Consultant, Internal/Pulmonary Medicine, Chapel Hill; Lifetime Fellow, American College of Physicians
Drowning

PETER J. DELVES, PhD
Professor of Immunology, Division of Infection & Immunity, Faculty of Medical Sciences, University College London
Allergic, Autoimmune, and Other Hypersensitivity Disorders; Biology of the Immune System

MARC A. De MOYA, MD
Chief, Division of Trauma, Critical Care, and Acute Care Surgery, Medical College of Wisconsin
Shock and Fluid Resuscitation

ARA DerMARDEROSIAN, PhD
Professor Emeritus of Biology and Pharmacognosy, University of the Sciences
Dietary Supplements

DEEPINDER K. DHALIWAL, MD, L.Ac
Professor, Department of Ophthalmology, University of Pittsburgh School of Medicine
Refractive Error

A. DAMIAN DHAR, MD, JD
Private Practice, North Atlanta Dermatology
Bacterial Skin Infections

MICHAEL C. DiMARINO, MD
Clinical Assistant Professor, Sidney Kimmel Medical College at Thomas Jefferson University
Diverticular Disease

JOEL E. DIMSDALE, MD
Professor Emeritus, Department of Psychiatry, University of California, San Diego
Somatic Symptom and Related Disorders

JAMES G. H. DINULOS, MD
Clinical Associate Professor of Surgery (Dermatology Section), Geisel School of Medicine at Dartmouth; Clinical Assistant Professor of Dermatology, University of Connecticut
Cornification Disorders; Parasitic Skin Infections; Viral Skin Diseases

KARL DOGHRAMJI, MD
Professor of Psychiatry, Neurology, and Medicine, and Medical Director, Jefferson Sleep Disorders Center, Thomas Jefferson University
Sleep and Wakefulness Disorders

JAMES D. DOUKETIS, MD
Professor, Divisions of General Internal Medicine, Hematology and Thromboembolism, Department of Medicine, McMaster University; Director, Vascular Medicine Research Program, St. Joseph's Healthcare Hamilton
Lymphatic Disorders; Peripheral Venous Disorders

ANTONETTE T. DULAY, MD
Attending Physician, Maternal-Fetal Medicine Section, Department of Obstetrics and Gynecology, Main Line Health System; Senior Physician, Axia Women's Health
Abnormalities of Pregnancy

JEFFREY S. DUNGAN, MD
Associate Professor, Clinical Genetics, Department of Obstetrics and Gynecology, Northwestern University Feinberg School of Medicine
Prenatal Genetic Counseling and Evaluation

DERRICK A. DUPRE, MD
Department of Neurosurgery, Allegheny General Hospital; Drexel University College of Medicine
Spinal Trauma; Traumatic Brain Injury

SOUMITRA R. EACHEMPATI, MD
Professor of Surgery, Professor of Medicine in Medical Ethics, and Director, Surgical Intensive Care Unit, Weill Cornell Medical College, New York Presbyterian Hospital
Approach to the Critically Ill Patient

JOSEPHINE ELIA, MD
Professor of Psychiatry and Human Behavior, Professor of Pediatrics, Sidney Kimmel Medical College of Thomas Jefferson University; Attending Physician, Nemours/A.I. duPont Hospital for Children
Mental Disorders in Children and Adolescents

B. MARK EVERS, MD
Professor and Vice-Chair of Surgery; Markey Cancer Foundation Endowed Chair; Director, Lucille P. Markey Cancer Center; Physician-in-Chief, Oncology Service Line UK Healthcare, University of Kentucky
Carcinoid Tumors

STEPHEN J. FALCHEK, MD
Director, Residency Program and formerly Division Chief of Pediatric Neurology, Nemours/A.I. duPont Hospital for Children; Instructor, Sidney Kimmel Medical College of Thomas Jefferson University
Congenital Neurologic Anomalies

MARK A. FARBER, MD
Professor of Surgery and Radiology, Division of Vascular Surgery, University of North Carolina; Program Director in Vascular Surgery; Director, University of North Carolina Aortic Network
Diseases of the Aorta and Its Branches

ABIMBOLA FARINDE, PhD, PharmD
Professor, Columbia Southern University, Orange Beach, AL
Pharmacodynamics

CHRISTOPHER M. FECAROTTA, MD
Attending Physician, Phoenix Children's Hospital
Eye Defects and Conditions in Children

NORAH C. FEENY, PhD
Professor, Department of Psychology, Case Western Reserve University
Domestic Violence and Rape

CAROLYN FEIN LEVY, MD
Assistant Professor, Hofstra Northwell School of Medicine
Histiocytic Syndromes

JAMES M. FERNANDEZ, MD, PhD
Clinical Assistant Professor of Medicine, Cleveland Clinic Lerner College of Medicine at Case Western Reserve University, Director, Allergy and Clinical Immunology, Louis Stokes VA Medical Center, Wade Park; Cleveland Clinic, Staff, Department of Allergy and Clinical Immunology
Immunodeficiency Disorders

BRADLEY D. FIGLER, MD
Assistant Professor of Urology, University of North Carolina
Genitourinary Tests and Procedures

T. ERNESTO FIGUEROA, MD
Professor of Urology and Pediatrics, Sidney Kimmel Medical College of Thomas Jefferson University; Chief, Division of Pediatric Urology, Nemours/A.I. duPont Nemours Hospital for Children
Incontinence in Children

DAVID N. FINEGOLD, MD
Professor of Human Genetics, Department of Human Genetics, Graduate School of Public Health, University of Pittsburgh
General Principles of Medical Genetics

MARVIN P. FRIED, MD
Professor and University Chairman, Department of Otorhinolaryngology-Head and Neck Surgery, Montefiore Medical Center, The University Hospital of Albert Einstein College of Medicine
Approach to the Patient With Nasal and Pharyngeal Symptoms; Nose and Paranasal Sinus Disorders

LARA A. FRIEL, MD, PhD
Associate Professor, Maternal-Fetal Medicine Division, Department of Obstetrics, Gynecology, and Reproductive Sciences, University of Texas Health Medical School at Houston, McGovern Medical School
Pregnancy Complicated by Disease

DMITRY GABRILOVICH, MD, PhD
Christopher M. Davis Professor in Cancer Research and Program Leader, Translational Tumor Immunology, The Wistar Institute; Professor, Department of Pathology and Laboratory Medicine, Perelman School of Medicine at the University of Pennsylvania
Tumor Immunology

PIERLUIGI GAMBETTI, MD
Professor of Pathology, Case Western Reserve University
Prion Diseases

JAMES A. GARRITY, MD
Whitney and Betty MacMillan Professor of Ophthalmology, Mayo Clinic College of Medicine
Eyelid and Lacrimal Disorders; Optic Nerve Disorders; Orbital Diseases

MARGERY GASS, MD
Board of Trustees, International Menopause Society
Menopause

DAVID M. GERSHENSON, MD
Professor and Chairman, Department of Gynecologic Oncology and Reproductive Medicine, The University of Texas MD Anderson Cancer Center
Gynecologic Tumors

ERIC B. GIBSON, MD
Associate Professor, Neonatal-Perinatal Medicine, Sidney Kimmel Medical College of Thomas Jefferson University; Attending Physician, Nemours/A.I. duPont Hospital for Children
Perinatal Problems

ELIAS A. GIRALDO, MD, MS
Professor of Neurology and Director, Neurology Residency Program, University of Central Florida College of Medicine
Stroke

MARK T. GLADWIN, MD
Jack D. Myers Professor and Chair, Department of Medicine, University of Pittsburgh School of Medicine; Director, Pittsburgh Heart, Lung, and Blood Vascular Medicine Institute
Pulmonary Hypertension

STEPHEN J. GLUCKMAN, MD
Professor of Medicine, Perelman School of Medicine at The University of Pennsylvania; Medical Director, Penn Global Medicine
Chronic Fatigue Syndrome

ANNE CAROL GOLDBERG, MD
Professor of Medicine, Division of Endocrinology, Metabolism and Lipid Research, Department of Medicine, Washington University School of Medicine
Lipid Disorders

MERCEDES E. GONZALEZ, MD
Clinical Assistant Professor of Dermatology, University of Miami Miller School of Medicine; Clinical Assistant Professor of Dermatology, Florida International University Herbert Wertheim College of Medicine; Medical Director, Pediatric Dermatology of Miami
Dermatitis

HECTOR A. GONZALEZ-USIGLI, MD
Professor of Neurology, HE UMAE Centro Médico Nacional de Occidente; Movement Disorders Clinic, Neurology at IMSS
Movement and Cerebellar Disorders

CARMEN E. GOTA, MD
Assistant Professor of Internal Medicine, Cleveland Clinic Lerner College of Medicine at Case Western Reserve University; Senior Staff, Department of Rheumatology, Orthopedic and Rheumatologic Institute, Center for Vasculitis Care and Research
Vasculitis

EVAN GRABER, DO
Clinical Assistant Professor of Pediatrics, Sidney Kimmel Medical College of Thomas Jefferson University; Pediatric Endocrinologist, Nemours/A.I. duPont Hospital for Children
Growth and Development

NORTON J. GREENBERGER, MD
Clinical Professor of Medicine, Harvard Medical School; Senior Physician, Brigham and Women's Hospital
Symptoms of GI Disorders

JOHN E. GREENLEE, MD
Professor and Executive Vice Chair, Department of Neurology, University of Utah School of Medicine
Brain Infections; Meningitis

JOHN J. GREGORY, Jr., MD
Assistant Professor of Pediatrics, Rutgers, New Jersey Medical School; Attending Physician, Goryeb Children's Hospital, Atlantic Health
Pediatric Cancers

JOHN H. GREIST, MD
Clinical Professor of Psychiatry, University of Wisconsin School of Medicine and Public Health; Distinguished Senior Scientist, Madison Institute of Medicine
Anxiety and Stressor-Related Disorders

ASHLEY B. GROSSMAN, MD
Emeritus Professor of Endocrinology, University of Oxford; Fellow, Green-Templeton College; Professor of Neuroendocrinology, Barts and the London School of Medicine; Consultant NET Endocrinologist, Royal Free Hospital, London
Adrenal Disorders

RAVINDU GUNATILAKE, MD
Director of Clinical Perinatal Medicine, Director of Obstetrical Research, Valley Perinatal Services
Drugs in Pregnancy

JENNIFER GURNEY, MD
Adjunct Assistant Professor, Uniformed Services of the Health Sciences
Care of the Surgical Patient

RULA A. HAJJ-ALI, MD
Associate Professor, Cleveland Clinic Lerner College of Medicine at Case Western Reserve University; Staff Physician, Center of Vasculitis Care and Research, Department of Rheumatic and Immunologic Disease, Cleveland Clinic
Autoimmune Rheumatic Disorders

JESSE B. HALL, MD
Professor Emeritus of Medicine and Anesthesia and Critical Care, University of Chicago School of Medicine
Respiratory Failure and Mechanical Ventilation

JOHN W. HALLETT, Jr., MD
Clinical Professor, Division of Vascular Surgery, Medical University of South Carolina
Peripheral Arterial Disorders

JAMES PETER ADAM HAMILTON, MD
Assistant Professor of Medicine, Division of Gastroenterology and Hepatology, Johns Hopkins University School of Medicine
Iron Overload

MARGARET R. HAMMERSCHLAG, MD
Professor of Pediatrics and Medicine and Director, Pediatric Infectious Disease Fellowship Program, State University of New York Downstate Medical Center
Chlamydia and Mycoplasmas

KEVIN C. HAZEN, PhD
Professor of Pathology and Director of Clinical Microbiology, Duke University Health System
Laboratory Diagnosis of Infectious Disease

L. AIMEE HECHANOVA, MD
Assistant Professor of Medicine, Loma Linda University; Attending Nephrologist, Loma Linda University Medical Center
Renal Replacement Therapy; Renal Transport Abnormalities

R. PHILLIPS HEINE, MD
Professor and Director, Division of Maternal-Fetal Medicine, Department of Obstetrics and Gynecology, Duke University Medical Center
Symptoms During Pregnancy

STEVEN K. HERRINE, MD
Professor of Medicine, Division of Gastroenterology and Hepatology, and Vice Dean for Academic Affairs, Sidney Kimmel Medical College at Thomas Jefferson University
Approach to the Patient With Liver Disease; Drugs and the Liver; Liver Masses and Granulomas

JEROME M. HERSHMAN, MD, MS
Distinguished Professor of Medicine Emeritus, David Geffen School of Medicine at UCLA; Director of the Endocrine Clinic, West Los Angeles VA Medical Center
Thyroid Disorders

MARTIN HERTL, MD, PhD
Jack Fraser Smith Professor of Surgery, Director of Solid Organ Transplantation, and Chief Surgical Officer, Rush University Medical Center
Transplantation

LYALL A. J. HIGGINSON, MD
Professor of Medicine, University of Ottawa; Clinical Cardiologist, Division of Cardiology, University of Ottawa Heart Institute
Symptoms of Cardiovascular Disorders

IRVIN H. HIRSCH, MD
Clinical Professor of Urology, Sidney Kimmel Medical College of Thomas Jefferson University
Male Reproductive Endocrinology and Related Disorders; Male Sexual Dysfunction

BRIAN D. HOIT, MD
Professor of Medicine and Physiology and Biophysics, Case Western Reserve University; Director of Echocardiography, Harrington HVI, University Hospitals Cleveland Medical Center
Pericarditis

JUEBIN HUANG, MD, PhD
Assistant Professor, Department of Neurology, Memory Impairment and Neurodegenerative Dementia (MIND) Center, University of Mississippi Medical Center
Delirium and Dementia; Function and Dysfunction of the Cerebral Lobes

WENDY W. HUANG, MD
Attending Physician, Phoenix Children's Hospital
Eye Defects and Conditions in Children

VICTOR F. HUCKELL, MD
Clinical Professor of Medicine, University of British Columbia; Staff Cardiologist, Vancouver General Hospital
Endocarditis

MICHAEL C. IANNUZZI, MD, MBA
Professor, Hofstra Northwell School of Medicine; Chair, Department of Medicine, Staten Island University Hospital
Sarcoidosis

HAKAN ILASLAN, MD
Associate Professor of Radiology, Cleveland Clinic Lerner College of Medicine at Case Western Reserve University; Staff Radiologist, Imaging Institute, Diagnostic Radiology
Principles of Radiologic Imaging; Tumors of Bones and Joints

TALHA H. IMAM, MD
Assistant Clinical Professor in Internal Medicine and Nephrology, University of Riverside School of Medicine; Attending Physician, Department of Nephrology, Kaiser Permanente
Urinary Tract Infections

HARRY S. JACOB, MD
George Clark Professor of Medicine and Laboratory Medicine (Emeritus), University of Minnesota Medical School; Founding Chief Medical Editor, *HemOnc Today*
Spleen Disorders

NAVIN JAIPAUL, MD, MHS
Associate Professor of Medicine, Loma Linda University School of Medicine; Chief of Nephrology, VA Loma Linda Healthcare System
Cystic Kidney Disease; Glomerular Disorders; Tubulointerstitial Diseases

LARRY E. JOHNSON, MD, PhD
Associate Professor of Geriatrics and Family and Preventive Medicine, University of Arkansas for Medical Sciences; Medical Director, Community Living Center, Central Arkansas Veterans Healthcare System
Mineral Deficiency and Toxicity; Vitamin Deficiency, Dependency, and Toxicity

BRIAN D. JOHNSTON
Director of Education, International Association of Resistance Trainers; Director of Education, Prescribed Exercise Clinics
Exercise

JAIME JORDAN, MD
Assistant Professor and Vice Chair, Acute Care College, David Geffen School of Medicine at UCLA; Associate Director, Residency Training Program, Department of Emergency Medicine, Harbor-UCLA Medical Center
Approach to the Trauma Patient

DOUGLAS E. JORENBY, PhD
Professor of Medicine, University of Wisconsin School of Medicine and Public Health; Director of Clinical Services, University of Wisconsin Center for Tobacco Research and Intervention
Tobacco Use

MICHAEL J. JOYCE, MD
Associate Clinical Professor of Orthopaedic Surgery, Cleveland Clinic Lerner School of Medicine at Case Western Reserve University
Tumors of Bones and Joints

JAMES O. JUDGE, MD
Associate Clinical Professor of Medicine, University of Connecticut School of Medicine; Senior Medical Director, Optum Complex Care Management
Gait Disorders in the Elderly

DANIEL B. KAPLAN, PhD
Assistant Professor, Adelphi University School of Social Work
Elder Abuse; Social Issues in the Elderly

KENNETH M. KAYE, MD
Associate Professor, Division of Infectious Diseases, Department of Medicine, Brigham and Women's Hospital, Harvard Medical School
Herpesviruses

JONETTE E. KERI, MD, PhD
Associate Professor of Dermatology and Cutaneous Surgery, University of Miami Miller School of Medicine; Chief, Dermatology Service, Miami VA Hospital
Acne and Related Disorders; Principles of Topical Dermatologic Therapy

BRADLEY W. KESSER, MD
Professor, Department of Otolaryngology - Head and Neck Surgery, University of Virginia School of Medicine
External Ear Disorders

LEILA M. KHAZAENI, MD
Associate Professor of Ophthalmology, Loma Linda University School of Medicine
Approach to the Ophthalmologic Patient; Cataract

JENNIFER F. KNUDTSON, MD
Assistant Professor, Reproductive Endocrinology and Infertility, Department of Obstetrics and Gynecology, University of Texas Health Science Center at San Antonio
Female Reproductive Endocrinology

APOSTOLOS KONTZIAS, MD
Assistant Professor of Medicine and Director, Autoinflammatory Clinic, Cleveland Clinic Foundation
Hereditary Periodic Fever Syndromes; Joint Disorders

MARY ANN KOSIR, MD
Professor of Surgery and Oncology, Wayne State University School of Medicine; Karmanos Cancer Institute
Breast Disorders

THOMAS KOSTEN, MD
JH Waggoner Chair and Professor of Psychiatry, Neuroscience, Pharmacology, Immunology and Pathology, Baylor College of Medicine/MD Anderson Cancer Center
Substance-Related Disorders

DANIELA KROSHINSKY, MD, MPH
Associate Professor of Dermatology, Harvard Medical School; Attending Physician and Director, Inpatient Dermatology, Massachusetts General Hospital
Pressure Ulcers

DAVID J. KUTER, MD, DPhil
Professor of Medicine, Harvard Medical School; Chief of Hematology, Massachusetts General Hospital
Bleeding Due to Abnormal Blood Vessels; Thrombocytopenia and Platelet Dysfunction

KARA C. LaMATTINA, MD
Assistant Professor of Ophthalmology, Boston University School of Medicine
Uveitis and Related Disorders

LEWIS LANDSBERG, MD
Irving S. Cutter Professor of Medicine and Dean Emeritus, Northwestern University Feinberg School of Medicine
Multiple Endocrine Neoplasia Syndromes

ALAN LANTZY, MD
Neonatologist, West Penn Hospital, Pittsburgh
Metabolic, Electrolyte, and Toxic Disorders in Neonates

CHRISTOPHER J. LaROSA, MD
Assistant Professor of Pediatrics, Perelman School of Medicine at The University of Pennsylvania; Attending Physician, Division of Pediatric Nephrology, Children's Hospital of Philadelphia
Congenital Renal Transport Abnormalities

JENNIFER LE, PharmD, MAS, BCPS-ID
Professor of Clinical Pharmacy and Director of Experiential Education in Los Angeles, Skaggs School of Pharmacy and Pharmaceutical Sciences, University of California San Diego
Pharmacokinetics

NOAH LECHTZIN, MD, MHS
Associate Professor of Medicine and Director, Adult Cystic Fibrosis Program, Johns Hopkins University School of Medicine
Approach to the Pulmonary Patient; Diagnostic and Therapeutic Pulmonary Procedures; Symptoms of Pulmonary Disorders

JOYCE S. LEE, MD, MAS
Assistant Professor, Division of Pulmonary Sciences and Critical Care Medicine, Department of Medicine, University of Colorado Denver
Interstitial Lung Diseases

JOSEPH R. LENTINO, MD, PhD
Chief, Infectious Disease Section and Professor of Medicine, Loyola University Medical Center
Anaerobic Bacteria

MICHAEL C. LEVIN, MD
Saskatchewan Multiple Sclerosis Clinical Research Chair and Professor of Neurology and Anatomy-Cell Biology, College of Medicine, University of Saskatchewan; Adjunct Professor of Neurology, University of Tennessee Health Science Center
Approach to the Neurologic Patient; Demyelinating Disorders; Neurologic Tests and Procedures; Symptoms of Neurologic Disorders

WENDY S. LEVINBOOK, MD
Private Practice, Hartford Dermatology Associates
Hair Disorders

ANDREA LEVINE, MD
Fellow, Division of Pulmonary, Allergy, and Critical Care Medicine, University of Pittsburgh Medical Center
Pulmonary Hypertension; Pulmonary Rehabilitation

MATTHEW E. LEVISON, MD
Former Professor, School of Public Health, Drexel University; Adjunct Professor and Former Chief, Division of Infectious Diseases, College of Medicine, Drexel University; Associate Editor, Bacterial Disease Moderator, ProMED-mail, International Society of Infectious Diseases
Arboviruses, Arenaviridae, and Filoviridae

SHARON LEVY, MD, MPH
Associate Professor of Pediatrics, Harvard Medical School; Director, Adolescent Substance Abuse Program, Boston Children's Hospital
Problems in Adolescents

JAMES L. LEWIS, III, MD
Attending Physician, Brookwood Baptist Health and Saint Vincent's Ascension Health, Birmingham
Acid-Base Regulation and Disorders; Electrolyte Disorders; Fluid Metabolism

PAUL L. LIEBERT, MD
Attending Physician, Orthopedic Surgery, Tomah Memorial Hospital, Tomah, WI
Sports Injury

JANE L. LIESVELD, MD
Professor, Department of Medicine, James P. Wilmot Cancer Institute, University of Rochester Medical Center
Eosinophilic Disorders; Myeloproliferative Disorders

RICHARD W. LIGHT, MD
Professor of Medicine, Vanderbilt University Medical Center
Mediastinal and Pleural Disorders

SUNNY A. LINNEBUR, PharmD, BCPS, BCGP
Professor of Clinical Pharmacy, University of Colorado Skaggs School of Pharmacy and Pharmaceutical Sciences
Drug Therapy in the Elderly

JEFFREY M. LIPTON, MD, PhD
Professor of Pediatrics and Molecular Medicine, Hofstra Northwell School of Medicine; Professor, The Center for Autoimmune and Musculoskeletal Disease, Feinstein Institute for Medical Research; Chief, Hematology/Oncology and Stem Cell Transplantation, Cohen Children's Medical Center of New York
Histiocytic Syndromes

JOHN LISSOWAY, MD
Department of Emergency Medicine, University of New Mexico; Department of Emergency Medicine, Presbyterian Hospital
Heat Illness

JAMES H. LIU, MD
Arthur H. Bill Professor and Chair, Departments of Obstetrics and Gynecology and Reproductive Biology, UH Cleveland Medical Center; Professor, Obstetrics and Gynecology, Case Western Reserve University School of Medicine
Endometriosis

ELLIOT M. LIVSTONE, MD
Emeritus Staff, Sarasota Memorial Hospital, Sarasota, FL
Tumors of the GI Tract

PHILLIP LOW, MD
Professor of Neurology, College of Medicine, Mayo Clinic; Consultant, Department of Neurology, Mayo Clinic
Autonomic Nervous System

ANDREW M. LUKS, MD
Professor, Division of Pulmonary, Critical Care, and Sleep Medicine, University of Washington
Altitude Diseases

LAWRENCE R. LUSTIG, MD
Howard W. Smith Professor and Chair, Department of Otolaryngology-Head & Neck Surgery, Columbia University Medical Center and New York Presbyterian Hospital
Hearing Loss; Inner Ear Disorders

KRISTLE LEE LYNCH, MD
Assistant Professor of Medicine, Perelman School of Medicine at The University of Pennsylvania
Esophageal and Swallowing Disorders

SHALINI S. LYNCH, PharmD
Associate Professor, Department of Clinical Pharmacy, University of California San Francisco School of Pharmacy
Concepts in Pharmacotherapy; Factors Affecting Response to Drugs

JOANNE LYNN, MD, MA, MS
Director, Center for Elder Care and Advanced Illness, Altarum Institute
The Dying Patient

JAMES MADSEN, MD, MPH
Adjunct Associate Professor of Preventive Medicine and Biometrics, Uniformed Services University of the Health Sciences; Chief, Consultant Branch, Chemical Casualty Care Division, US Army Medical Research Institute of Chemical Defense, Aberdeen Proving Ground South, MD
Mass Casualty Weapons

PAUL M. MAGGIO, MD, MBA
Associate Professor of Surgery, Associate Chief Medical Officer, and Co-Director, Critical Care Medicine, Stanford University Medical Center
Sepsis and Septic Shock

KENNETH MAIESE, MD
Member and Advisor, Biotechnology and Venture Capital Development, Office of Translational Alliances and Coordination, National Heart, Lung, and Blood Institute; Past Professor, Chair, and Chief of Service, Department of Neurology and Neurosciences, Rutgers University
Coma and Impaired Consciousness

ANNA MALKINA, MD
Assistant Clinical Professor of Medicine, Division of Nephrology, University of California, San Francisco
Chronic Kidney Disease

J. RYAN MARK, MD
Assistant Professor, Department of Urology, Sidney Kimmel Medical College at Thomas Jefferson University
Genitourinary Cancer

JOHN MARKMAN, MD
Director, Neuromedicine Pain Management, Director, Translational Pain Research and Associate Director, Department of Neurosurgery and Neurology, Neuromedicine Pain Management Center
Pain

MELISSA G. MARKO, PhD
Senior Clinical Scientist, Nestle Nutrition
Dietary Supplements

MARGARET C. McBRIDE, MD
Professor of Pediatrics, Northeast Ohio Medical University; Pediatric Neurologist, NeuroDevelopmental Science Center, Akron Children's Hospital
Neurocutaneous Syndromes; Neurologic Disorders in Children

DOUGLAS L. McGEE, DO
Chief Academic Officer and ACGME Designated Institutional Official, Einstein Healthcare Network
Clinical Decision Making

ROBERT S. McKELVIE, MD, PhD, MSc
Professor of Medicine, Western University; Cardiologist, Secondary Prevention and Heart Failure Programs, St. Joseph's Health Care
Sports and the Heart

JESSICA E. McLAUGHLIN, MD
Obstetrics and Gynecology, Division of Reproduction, Endocrinology, and Infertility, University of Texas Health and Science Center at San Antonio
Female Reproductive Endocrinology

JAMES I. McMILLAN, MD
Associate Professor of Medicine, Nephrology Fellowship Program Director, Loma Linda University
Acute Kidney Injury

S. GENE McNEELEY, MD
Clinical Professor, Michigan State University, College of Osteopathic Medicine; Center for Advanced Gynecology and Pelvic Health, Trinity Health
Benign Gynecologic Lesions; Pelvic Relaxation Syndromes

PAMELA J. McSHANE, MD
Assistant Professor of Medicine, Section of Pulmonary and Critical Care Medicine, University of Chicago
Respiratory Failure and Mechanical Ventilation

JAY MEHTA, MD
Assistant Professor of Pediatrics, Perelman School of Medicine at The University of Pennsylvania; Clinical Director, Division of Rheumatology, The Children's Hospital of Philadelphia
Juvenile Idiopathic Arthritis

NOSHIR R. MEHTA, DMD, MDS, MS
Professor, Department of Public Health and Community Service; Associate Dean for Global Relations; Senior Advisor, Craniofacial Pain and Sleep Center, Tufts University School of Dental Medicine
Temporomandibular Disorders

SONIA MEHTA, MD
Assistant Professor of Ophthalmology, Vitreoretinal Diseases and Surgery Service, Wills Eye Hospital, Sidney Kimmel Medical College at Thomas Jefferson University
Retinal Disorders

DANIEL R. MISHELL, Jr., MD (*DECEASED*)
Endowed Professor of Obstetrics and Gynecology, Keck School of Medicine, University of Southern California
Family Planning

L. BRENT MITCHELL, MD
Professor of Medicine, Department of Cardiac Services, Libin Cardiovascular Institute of Alberta, University of Calgary
Arrhythmias and Conduction Disorders

RICHARD T. MIYAMOTO, MD, MS
Arilla Spence DeVault Professor Emeritus and Past-Chairman, Department of Otolaryngology-Head and Neck Surgery, Indiana University School of Medicine
Middle Ear and Tympanic Membrane Disorders

JOEL L. MOAKE, MD
Professor Emeritus of Medicine, Baylor College of Medicine; Senior Research Scientist and Associate Director, J.W. Cox Laboratory for Biomedical Engineering, Rice University
Coagulation Disorders; Hemostasis; Thrombotic Disorders

PAUL K. MOHABIR, MD
Clinical Professor, Medicine - Pulmonary and Critical Care Medicine, Stanford University School of Medicine
Care of the Surgical Patient

JULIE S. MOLDENHAUER, MD
Associate Professor of Clinical Obstetrics and Gynecology in Surgery, Perelman School of Medicine at the University of Pennsylvania; Medical Director of the Garbose Family Special Delivery Unit and Attending High-Risk Obstetrician at the Center for Fetal Diagnosis and Treatment, The Children's Hospital of Philadelphia
Abnormalities and Complications of Labor and Delivery; Postpartum Care and Associated Disorders

STEPHANIE M. MOLESKI, MD
Assistant Professor of Medicine, Division of Gastroenterology and Hepatology, Sidney Kimmel Medical College at Thomas Jefferson University
Approach to the GI Patient; Irritable Bowel Syndrome

JOHN E. MORLEY, MB, BCh
Dammert Professor of Gerontology and Director, Division of Geriatric Medicine, Saint Louis University School of Medicine
Principles of Endocrinology; Undernutrition

ALEX MOROZ, MD
Associate Professor of Rehabilitation Medicine, Vice Chair of Education, and Residency Program Director, New York University School of Medicine
Rehabilitation

SHELDON R. MORRIS, MD, MPH
Associate Professor of Medicine, University of California San Diego
Sexually Transmitted Diseases

SAM P. MOST, MD
Chief, Division of Facial Plastic and Reconstructive Surgery, and Professor, Departments of Otolaryngology-Head & Neck Surgery (Plastic), Stanford University School of Medicine
Facial Trauma

DAVID F. MURCHISON, DDS, MMS
Clinical Professor, Department of Biological Sciences, The University of Texas at Dallas; Clinical Professor, Texas A & M University Baylor College of Dentistry
Dental Emergencies; Symptoms of Dental and Oral Disorders

DAVID G. MUTCH, MD
Ira C. and Judith Gall Professor of Obstetrics and Gynecology and Vice-Chair, Division of Gynecology, Washington University School of Medicine
Uterine Fibroids

SRI KAMESH NARASIMHAN, PhD
Assistant Professor, Sciences, University of Rochester
Pain

EDWARD A. NARDELL, MD
Professor of Medicine and Global Health and Social Medicine, Harvard Medical School; Associate Physician, Divisions of Global Health Equity and Pulmonary and Critical Care Medicine, Brigham & Women's Hospital
Mycobacteria

URSULA S. NAWAB, MD
Associate Medical Director, Newborn/Infant Intensive Care Unit and Attending Neonatologist, Division of Neonatology, Children's Hospital of Philadelphia
Perinatal Problems

GEORGE NEWMAN, MD, PhD
Chairman, Department of Neurosensory Sciences, Albert Einstein Medical Center
Neurologic Examination

LEE S. NEWMAN, MD, MA
Professor, Departments of Environmental and Occupational Health and Epidemiology, Colorado School of Public Health; Professor of Medicine, Division of Pulmonary Sciences and Critical Care Medicine, Colorado University Anschutz
Environmental Pulmonary Diseases

ALEXANDER S. NIVEN, MD
Adjunct Professor of Medicine, Uniformed Services University of the Health Sciences; Senior Associate Consultant, Division of Pulmonary and Critical Care Medicine, Mayo Clinic
Bronchiectasis and Atelectasis

STEVEN NOVELLA, MD
Assistant Professor of Neurology, Yale University School of Medicine
Complementary and Alternative Medicine

JAMES M. O'BRIEN, Jr., MD, MSc
System Vice President, Quality and Patient Safety, OhioHealth
Tests of Pulmonary Function

ROBERT E. O'CONNOR, MD, MPH
Professor and Chair of Emergency Medicine, University of Virginia School of Medicine
Cardiac Arrest and Cardiopulmonary Resuscitation

ADEDAMOLA A. OGUNNIYI, MD
Faculty, Department of Emergency Medicine, Harbor-UCLA Medical Center; Assistant Clinical Professor, David Geffen School of Medicine at UCLA
Motion Sickness

GERALD F. O'MALLEY, DO
Professor, Sidney Kimmel Medical College at Thomas Jefferson University; Director of Toxicology, Grand Strand Regional Medical Center, Myrtle Beach
Poisoning; Recreational Drugs and Intoxicants

RIKA O'MALLEY, MD
Attending Physician, Department of Emergency Medicine, Einstein Medical Center
Poisoning; Recreational Drugs and Intoxicants

NICHOLAS T. ORFANIDIS, MD
Clinical Assistant Professor of Medicine, Thomas Jefferson University Hospital
Alcoholic Liver Disease; Testing for Hepatic and Biliary Disorders; Vascular Disorders of the Liver

VICTOR E. ORTEGA, MD, PhD
Assistant Professor, Department of Internal Medicine, Section on Pulmonary, Critical Care, Allergy, and Immunologic Diseases, Center for Genomics and Personalized Medicine Research, Wake Forest School of Medicine
Asthma and Related Disorders

JAMES T. PACALA, MD, MS
Professor and Associate Head, Department of Family Medicine and Community Health, University of Minnesota Medical School
Prevention of Disease and Disability in the Elderly

ELIZABETH H. PAGE, MD
Assistant Clinical Professor of Dermatology, Harvard Medical School; Staff Physician, Lahey Hospital and Medical Center
Approach to the Dermatologic Patient; Reactions to Sunlight

ROY A. PATCHELL, MD
Chair of Neurology, Barrow Neurological Institute; Chair of Neurology, University of Arizona–Phoenix
Intracranial and Spinal Tumors

AVINASH S. PATIL, MD
Director, Center for Personalized Obstetric Medicine, Valley Perinatal Services, Phoenix
Drugs in Pregnancy

DAVID A. PAUL, MD
Professor of Pediatrics, Sidney Kimmel Medical College at Thomas Jefferson University; Chair, Department of Pediatrics, Christiana Care Health System
Perinatal Hematologic Disorders

RICHARD D. PEARSON, MD
Emeritus Professor of Medicine, University of Virginia School of Medicine
Approach to Parasitic Infections; Cestodes (Tapeworms); Extraintestinal Protozoa; Intestinal Protozoa and Microsporidia; Nematodes (Roundworms); Trematodes (Flukes)

ALICIA R. PEKARSKY, MD
Assistant Professor of Pediatrics, SUNY Upstate Medical University, McMahon/Ryan Child Advocacy Center
Child Maltreatment

EMILY J. PENNINGTON, MD
Pulmonologist, Wake Forest School of Medicine
Asthma and Related Disorders

DANIEL M. PERAZA, MD
Adjunct Assistant Professor of Surgery, Geisel School of Medicine at Dartmouth University
Bullous Diseases

FRANK PESSLER, MD, PhD
Helmholtz Centre for Infection Research, Braunschweig, Germany; Hannover Medical School, Hannover, Germany
Bone Disorders in Children; Connective Tissue Disorders in Children; Juvenile Idiopathic Arthritis

WILLIAM A. PETRI, Jr., MD, PhD
Wade Hampton Frost Professor of Medicine and Chief, Division of Infectious Diseases and International Health, University of Virginia School of Medicine
Rickettsiae and Related Organisms

KATHARINE A. PHILLIPS, MD
Professor of Psychiatry and Human Behavior, Warren Alpert Medical School of Brown University; Private Practice of Psychiatry, New York, NY
Obsessive-Compulsive and Related Disorders

JOANN V. PINKERTON, MD
Professor of Obstetrics and Gynecology and Division Director, Midlife Health Center, University of Virginia Health System; Executive Director, The North American Menopause Society
Menstrual Abnormalities

CAROL S. PORTLOCK, MD
Professor of Clinical Medicine, Weill Cornell University Medical College; Attending Physician, Lymphoma Service, Memorial Sloan-Kettering Cancer Center
Lymphomas

NINA N. POWELL-HAMILTON, MD
Clinical Assistant Professor of Pediatrics, Sidney Kimmel Medical College at Thomas Jefferson University; Medical Geneticist, Nemours/A.I. duPont Hospital for Children
Chromosome and Gene Anomalies

GLENN M. PREMINGER, MD
James F. Glenn Professor of Urology and Chief, Division of Urologic Surgery, Duke University Medical Center; Director, Duke Comprehensive Kidney Stone Center
Obstructive Uropathy; Urinary Calculi

CRAIG R. PRINGLE, BSc, PhD *(DECEASED)*
Professor Emeritus, School of Life Sciences, University of Warwick
Respiratory Viruses; Viruses

CHRISTOPHER P. RAAB, MD
Associate Professor of Pediatrics, Sidney Kimmel Medical College at Thomas Jefferson University; Attending Physician, Diagnostic Referral Division, Nemours/Alfred I. duPont Hospital for Children
Miscellaneous Disorders in Infants and Children

RONALD RABINOWITZ, MD
Professor of Urology and Pediatrics, University of Rochester Medical Center
Congenital Renal and Genitourinary Anomalies

PEDRO T. RAMIREZ, MD
Professor, Department of Gynecologic Oncology and Reproductive Medicine, David M. Gershenson Distinguished Professor in Ovarian Cancer Research, and Director of Minimally Invasive Surgical Research and Education, The University of Texas MD Anderson Cancer Center
Gynecologic Tumors

PATRICK M. REAGAN, MD
Senior Instructor, Department of Medicine, University of Rochester Medical Center
Eosinophilic Disorders; Myeloproliferative Disorders

ROBERT W. REBAR, MD
Professor and Chair, Department of Obstetrics and Gynecology, Western Michigan University Homer Stryker M.D. School of Medicine
Infertility

WINGFIELD E. REHMUS, MD, MPH
Clinical Assistant Professor of Pediatrics, Associate Member of Department of Dermatology, University of British Columbia; BC Children's Hospital, Division of Dermatology
Hypersensitivity and Inflammatory Disorders

BARBARA RESNICK, PhD, CRNP
Professor, OSAH, and Sonya Ziporkin Gershowitz Chair in Gerontology, University of Maryland School of Nursing
Provision of Care to the Elderly

SANJAY G. REVANKAR, MD
Professor of Medicine and Director, Infectious Disease Fellowship Program, Division of Infectious Diseases, Wayne State University School of Medicine
Fungi

DOUGLAS J. RHEE, MD
Chair, Department of Ophthalmology and Visual Sciences, UH Cleveland Medical Center; Visiting Professor of Ophthalmology, Case Western Reserve University School of Medicine; Director, Eye Institute, University Hospitals
Glaucoma

MELISSA M. RILEY, MD
Assistant Professor of Pediatrics, Children's Hospital of Pittsburgh; Associate Medical Director, NICU, and Medical Director, Neonatal Transport Services, UPMC Newborn Medicine Program
Perinatal Physiology

MELVIN I. ROAT, MD
Clinical Associate Professor of Ophthalmology, Sidney Kimmel Medical College at Thomas Jefferson University; Cornea Service, Wills Eye Hospital
Conjunctival and Scleral Disorders; Corneal Disorders

BERYL J. ROSENSTEIN, MD
Professor of Pediatrics, Johns Hopkins University School of Medicine
Cystic Fibrosis

LAURENCE Z. RUBENSTEIN, MD, MPH
Professor Emeritus of Geriatric Medicine, University of Oklahoma College of Medicine; Professor Emeritus of Medicine/Geriatrics at University of California, Los Angeles
Falls in the Elderly

MICHAEL RUBIN, MD
Professor of Clinical Neurology, Weill Cornell Medical College; Attending Neurologist and Director, Neuromuscular Service and EMG Laboratory, New York-Presbyterian/Weill Cornell Medical Center
Craniocervical Junction Abnormalities; Inherited Muscular Disorders; Neuro-ophthalmologic and Cranial Nerve Disorders; Peripheral Nervous System and Motor Unit Disorders; Spinal Cord Disorders

SEAN R. RUDNICK, MD
Assistant Professor, Department of Internal Medicine, Section on Gastroenterology, Wake Forest University School of Medicine
Porphyrias

ATENODORO R. RUIZ, Jr., MD
Consultant, Section of Gastroenterology, and Head, Colon Cancer Screening Task Force, The Medical City, Pasig City, Metro-Manila, Philippines
Malabsorption Syndromes

DANIEL P. RUNDE, MD
Clinical Assistant Professor of Emergency Medicine, Carver College of Medicine at University of Iowa
Electrical and Lightning Injuries

J. MARK RUSCIN, PharmD, BCPS
Professor and Chair, Department of Pharmacy Practice, Southern Illinois University Edwardsville School of Pharmacy
Drug Therapy in the Elderly

ANNA E. RUTHERFORD, MD, MPH
Assistant Professor of Medicine, Harvard Medical School; Clinical Director of Hepatology, Brigham and Women's Hospital
Hepatitis

LAWRENCE M. RYAN, MD
Professor of Medicine, Medical College of Wisconsin
Crystal-Induced Arthritides

CHARLES SABATINO, JD
Adjunct Professor, Georgetown University Law Center; Director, Commission on Law and Aging, American Bar Association
Medicolegal Issues

BIRENDRA P. SAH, MD
Assistant Professor, Pulmonary and Critical Care Medicine, and Medical ICU Director, Upstate Medical University
Sarcoidosis

GLORIA SALVO, MD
Rotating Research Resident, Department of Gynecologic Oncology and Reproductive Medicine, MD Anderson Cancer Center
Gynecologic Tumors

VAISHALI SANCHORAWALA, MD
Professor of Medicine, Director, Autologous Stem Cell Transplant Program, and Director, Amyloidosis Center, Boston Medical Center and University School of Medicine
Amyloidosis

LEE M. SANDERS, MD, MPH
Associate Professor of Pediatrics and Chief, General Division of Pediatrics, Stanford University School of Medicine
Inherited Disorders of Metabolism

CHRISTOPHER SANFORD, MD, MPH, DTM&H
Associate Professor, Family Medicine, Global Health, University of Washington
Medical Aspects of Travel

JEROME SANTORO, MD
Clinical Professor of Medicine, Sidney Kimmel Medical College at Thomas Jefferson University; Attending Physician, Lankenau Medical Center
Immunization

RAVINDRA SARODE, MD
Professor of Pathology, Director of Transfusion Medicine and Hemostasis, and Chief of Pathology and Medical Director of Clinical Laboratory Services, The University of Texas Southwestern Medical Center
Transfusion Medicine

CLARENCE T. SASAKI, MD
The Charles W. Ohse Professor of Surgery and Director, Yale Larynx Lab, Yale University School of Medicine
Laryngeal Disorders; Oral and Pharyngeal Disorders

BRADLEY A. SCHIFF, MD
Associate Professor, Department of Otorhinolaryngology-Head and Neck Surgery, Montefiore Medical Center, The University Hospital of Albert Einstein College of Medicine
Tumors of the Head and Neck

HANS P. SCHLECHT, MD, MMSc
Clinical Associate Professor of Medicine, Department of Medicine, Division of Infectious Diseases & HIV Medicine, Drexel University College of Medicine
Bacteria and Antibacterial Drugs

STEVEN SCHMITT, MD
Associate Professor of Medicine, Cleveland Clinic Lerner College of Medicine at Case Western Reserve University; Head, Section of Bone and Joint Infections, Department of Infectious Disease, Cleveland Clinic
Infections of Joints and Bones

S. CHARLES SCHULZ, MD
Professor Emeritus, University of Minnesota Medical School; Psychiatrist, Prairie Care Medical Group
Schizophrenia and Related Disorders

MARVIN I. SCHWARZ, MD
James C. Campbell Professor of Pulmonary Medicine, University of Colorado Denver
Diffuse Alveolar Hemorrhage and Pulmonary-Renal Syndrome

LAURA SECH, MD
Family Planning Fellow, Department of Obstetrics and Gynecology, Keck School of Medicine, University of Southern California
Family Planning

PENINA SEGALL-GUTIERREZ, MD, MSc
Adjunct Associate Professor of Family Medicine and Obstetrics and Gynecology, Keck School of Medicine, University of Southern California
Family Planning

SANJAY SETHI, MD
Professor and Chief, Pulmonary, Critical Care and Sleep Medicine, and Assistant Vice President for Health Sciences, University at Buffalo SUNY
Acute Bronchitis; Lung Abscess; Pneumonia

ANUJA P. SHAH, MD
Assistant Professor, David Geffen School of Medicine at UCLA; Los Angeles Biomedical Research Institute at Harbor-UCLA Medical Center
Approach to the Genitourinary Patient; Symptoms of Genitourinary Disorders

SANJIV J. SHAH, MD
Professor of Medicine, Division of Cardiology, Department of Medicine, Northwestern University Feinberg School of Medicine
Heart Failure

UDAYAN K. SHAH, MD
Professor, Sidney Kimmel Medical College at Thomas Jefferson University; Chief, Division of Otolaryngology, Nemours/A.I. duPont Hospital for Children
Some Ear, Nose, and Throat Disorders in Children

MICHAEL J. SHEA, MD
Professor of Internal Medicine, Michigan Medicine at the University of Michigan
Approach to the Cardiac Patient; Cardiovascular Tests and Procedures

PATRICK J. SHENOT, MD
Associate Professor and Deputy Chair, Department of Urology, Sidney Kimmel Medical College at Thomas Jefferson University
Penile and Scrotal Disorders; Voiding Disorders

DARYL SHORTER, MD
Staff Psychiatrist, Michael E. DeBakey VA Medical Center; Assistant Professor, Menninger Department of Psychiatry, Baylor College of Medicine
Substance-Related Disorders

ALI A. SIDDIQUI, MD
Professor of Medicine, Division of Gastroenterology, Sidney Kimmel Medical College at Thomas Jefferson University
Gallbladder and Bile Duct Disorders

STEPHEN D. SILBERSTEIN, MD
Professor of Neurology and Director, Headache Center, Sidney Kimmel Medical College at Thomas Jefferson University
Headache

EMILY SILVERSTEIN, MD
Research Project Manager, Department of Obstetrics and Gynecology, University of Southern California Keck School of Medicine
Family Planning

ADAM J. SINGER, MD
Professor and Vice Chair for Research, Department of Emergency Medicine, Stony Brook University School of Medicine
Lacerations

MICHAEL J. SMITH, MD, MSCE
Associate Professor of Pediatrics, Division of Pediatric Infectious Diseases, and Medical Director, Pediatric Antimicrobial Stewardship, Duke University Medical Center
Childhood Vaccination

DAPHNE E. SMITH-MARSH, PharmD, BC-ADM, CDE
Clinical Assistant Professor, Department of Pharmacy Practice, College of Pharmacy, University of Illinois at Chicago; Clinical Pharmacist, Mile Square Health Center, University of Illinois at Chicago
Adverse Drug Reactions

JACK D. SOBEL, MD
Dean and Distinguished Professor of Medicine, Wayne State University School of Medicine
Fungi

DAVID E. SOPER, MD
J. Marion Sims Professor, Department of Obstetrics and Gynecology, Medical University of South Carolina
Vaginitis, Cervicitis, and Pelvic Inflammatory Disease

DAVID SPIEGEL, MD
Jack, Samuel, and Lulu Willson Professor of Medicine, Associate Chair of Psychiatry and Behavioral Sciences, Director of the Center on Stress and Health, and Medical Director of the Center for Integrative Medicine, Stanford University School of Medicine
Dissociative Disorders

JERRY L. SPIVAK, MD
Professor of Medicine and Oncology and Director, Center for the Chronic Myeloproliferative Disorders, Johns Hopkins University School of Medicine
Leukemias

THOMAS D. STAMOS, MD
Chief, Clinical Cardiology and Associate Professor of Medicine, University of Illinois at Chicago
Cardiomyopathies

DAN J. STEIN, MD, PhD
Professor and Chair, Department of Psychiatry, University of Cape Town
Obsessive-Compulsive and Related Disorders

DAVID R. STEINBERG, MD
Associate Professor, Department of Orthopaedic Surgery, and Director, Hand and Upper Extremity Fellowship, Perelman School of Medicine at the University of Pennsylvania
Hand Disorders

MARVIN E. STEINBERG, MD
Professor Emeritus, Department of Orthopaedic Surgery, Perelman School of Medicine at the University of Pennsylvania
Osteonecrosis

LAUREN STRAZZULA, MD
Resident in Dermatology, Massachusetts General Hospital
Pressure Ulcers

KINGMAN P. STROHL, MD
Professor of Medicine, Case School of Medicine, Case Western Reserve University; Program Director, Case Fellowship in Sleep Medicine, UH Cleveland Medical Center
Sleep Apnea

STEPHEN BRIAN SULKES, MD
Professor of Pediatrics, Division of Developmental and Behavioral Pediatrics, University of Rochester Medical Center
Behavioral Concerns and Problems in Children; Learning and Developmental Disorders

ROSALYN SULYANTO, DMD, MS
Instructor in Developmental Biology, Harvard School of Dental Medicine and Boston Children's Hospital
Approach to the Dental Patient

WILLIAM D. SURKIS, MD
Clinical Associate Professor of Medicine, Sidney Kimmel Medical College at Thomas Jefferson University; Program Director, Internal Medicine Residency Program, Lankenau Medical Center
Immunization

GEETA K. SWAMY, MD
Associate Professor, Division of Maternal-Fetal Medicine, Department of Obstetrics and Gynecology, Duke University Medical Center
Symptoms During Pregnancy

VICTOR F. TAPSON, MD
Director, Venous Thromboembolism and Pulmonary Vascular Disease Research Program and Associate Director, Pulmonary and Critical Care Division, Cedars-Sinai Medical Center; Director, Clinical Research for the Women's Guild Lung Institute
Pulmonary Embolism

MARY TERRITO, MD
Emeritus Professor of Medicine, Division of Hematology and Oncology, David Geffen School of Medicine at UCLA
Leukopenias

GEORGE THANASSOULIS, MD, MSc
Associate Professor of Medicine, McGill University; Director, Preventive and Genomic Cardiology, McGill University Health Center
Arteriosclerosis

DAVID R. THOMAS, MD
Professor Emeritus, Saint Louis University School of Medicine
Nutritional Support

ELIZABETH CHABNER THOMPSON, MD, MPH
Founder, BFFL Co
Overview of Cancer; Principles of Cancer Therapy

DYLAN TIERNEY, MD, MPH
Instructor, Harvard Medical School; Associate Physician, Division of Global Health Equity, Brigham and Women's Hospital
Mycobacteria

AMAL N. TRIVEDI, MD, MPH
Associate Professor, Department of Health Services, Policy and Practice and Department of Medicine, Brown University
Financial Issues in Health Care; Funding Health Care for the Elderly

ANNE S. TSAO, MD
Associate Professor and Director, Mesothelioma Program; Director, Thoracic Chemo-Radiation Program, University of Texas M.D. Anderson Cancer Center
Tumors of the Lungs

DEBARA L. TUCCI, MD, MS, MBA
Professor, Head and Neck Surgery & Communication Sciences, Duke University Medical Center
Approach to the Patient With Ear Problems

ALLAN R. TUNKEL, MD, PhD
Professor of Medicine and Medical Services; Associate Dean for Medical Education, Warren Alpert Medical School of Brown University
Biology of Infectious Disease

JAMES T. UBERTALLI, DMD
Private Practice, Hingham, MA
Common Dental Disorders; Periodontal Disorders

NIMISH VAKIL, MD
Clinical Adjunct Professor, University of Wisconsin School of Medicine and Public Health
Gastritis and Peptic Ulcer Disease

PHILBERT YUAN VAN, MD
Assistant Professor of Surgery, Division of Trauma, Critical Care and Acute Care Surgery, Department of Surgery, Oregon Health and Science University
Abdominal Trauma

MARIA T. VAZQUEZ-PERTEJO, MD
Medical Director, Division of Pathology and Laboratory Medicine, JFK Medical Center; Integrated Regional Pathology Services
Gram-Negative Bacilli; Gram-Positive Bacilli; Gram-Positive Cocci; Neisseriaceae; Spirochetes

ALEXANDRA VILLA-FORTE, MD, MPH
Staff Physician, Center for Vasculitis Care and Research, Department of Rheumatic and Immunologic Diseases, Cleveland Clinic
Approach to the Patient With Joint Disease; Pain in and Around Joints

AARON E. WALFISH, MD
Clinical Assistant Professor, Mount Sinai Medical Center
Bezoars and Foreign Bodies; Inflammatory Bowel Disease

B. TIMOTHY WALSH, MD
Ruane Professor of Psychiatry, College of Physicians and Surgeons, Columbia University; Founding Director, Eating Disorders Research Unit, New York State Psychiatric Institute
Eating Disorders

JAMES WAYNE WARNICA, MD
Professor Emeritus of Cardiac Sciences and Medicine, The University of Calgary
Coronary Artery Disease

MICHAEL R. WASSERMAN, MD
Chief Medical Officer, Rockport Healthcare Services, Los Angeles
Nonspecific Symptoms

GEOFFREY A. WEINBERG, MD
Professor of Pediatrics, University of Rochester School of Medicine and Dentistry; Director, Clinical Pediatric Infectious Diseases and Pediatric HIV Program, Golisano Children's Hospital
Human Immunodeficiency Virus Infection in Infants and Children; Miscellaneous Bacterial Infections in Infants and Children

THOMAS G. WEISER, MD, MPH
Associate Professor, Department of Surgery, Section of Trauma & Critical Care, Stanford University School of Medicine
Thoracic Trauma

ERIC A. WEISS, MD
Professor of Surgery (Emergency Medicine), Stanford University Medical Center, Emeritus; Medical Director, Stanford University Fellowship in Wilderness Medicine
Heat Illness

GREGORY L. WELLS, MD
Staff Dermatologist, Ada West Dermatology, St. Luke's Boise Medical Center, and St. Alphonsus Regional Medical Center
Cancers of the Skin

KENDRICK ALAN WHITNEY, DPM
Associate Professor, Department of Biomechanics, Temple University School of Podiatric Medicine
Foot and Ankle Disorders

FRANK H. WIANS, Jr., PhD
Professor and Clinical Chemist, Department of Pathology, Texas Tech University Health Sciences Center El Paso
Normal Laboratory Values

JACK WILBERGER, MD
Professor of Neurosurgery, Drexel University College of Medicine; Jannetta Endowed Chair, Department of Neurosurgery, Allegheny General Hospital; DIO, Chairman Graduate Medical Education Committee, Allegheny Health Network Medical Education Consortium; Vice-President, Graduate Medical Education, Allegheny Health Network
Spinal Trauma; Traumatic Brain Injury

ROBERT A. WISE, MD
Professor of Medicine, Division of Pulmonary and Critical Care Medicine, Johns Hopkins University School of Medicine
Chronic Obstructive Pulmonary Disease and Related Disorders

STEVEN E. WOLF, MD
Golden Charity Guild Charles R. Baxter, MD Distinguished Chair in Burn Surgery; Professor and Vice-Chair for Research, Department of Surgery, University of Texas–Southwestern Medical Center
Burns

ADRIENNE YOUDIM, MD
Associate Professor of Medicine, David Geffen School of Medicine at UCLA; Associate Professor of Medicine, Cedars-Sinai Medical Center
Nutrition: General Considerations; Obesity and the Metabolic Syndrome

ZHIWEI ZHANG, MD
Associate Professor of Medicine, Loma Linda University; Attending Nephrologist, VA Loma Linda Healthcare System
Renovascular Disorders

目　录

上　卷

第一篇　营养性疾病 ……………………… 1
1. 营养学概论 …………………………………… 2
2. 矿物质缺乏症和中毒 ………………………… 7
3. 营养支持疗法 ………………………………… 13
4. 肥胖症和代谢综合征 ………………………… 18
5. 营养不良 ……………………………………… 27
6. 维生素缺乏症、依赖和中毒 ………………… 35

第二篇　胃肠功能紊乱 ………………… 53
7. 治疗消化科患者的方法 ……………………… 55
8. 消化道疾病症状 ……………………………… 56
9. 消化道疾病的诊断与治疗方法 ……………… 74
10. 急腹症及外科胃肠病学 ……………………… 77
11. 肛门直肠疾病 ………………………………… 86
12. 胃石及异物 …………………………………… 93
13. 憩室疾病 ……………………………………… 94
14. 食管与吞咽性疾病 …………………………… 97
15. 胃炎和消化性溃疡 …………………………… 104
16. 胃肠炎 ………………………………………… 111
17. 消化道出血 …………………………………… 115
18. 炎症性肠病 …………………………………… 119
19. 肠易激综合征（IBS） ………………………… 127
20. 吸收不良综合征 ……………………………… 130
21. 胰腺炎 ………………………………………… 138
22. 消化道肿瘤 …………………………………… 142

第三篇　肝脏及胆道疾病 ……………… 155
23. 肝病患者的诊治 ……………………………… 156
24. 肝胆疾病的辅助检查 ………………………… 174
25. 酒精性肝病 …………………………………… 180
26. 药物和肝脏 …………………………………… 183
27. 肝纤维化与肝硬化 …………………………… 185
28. 胆囊和胆管疾病 ……………………………… 192
29. 肝炎 …………………………………………… 199
30. 肝肿块和肉芽肿 ……………………………… 215
31. 肝血管疾病 …………………………………… 219

第四篇　肌肉骨骼及结缔组织疾病 ……… 225
32. 关节疾病患者的检查方法 …………………… 226
33. 自身免疫性风湿性疾病 ……………………… 230
34. 滑囊、肌肉和肌腱疾病 ……………………… 241
35. 晶体诱导性关节炎 …………………………… 244
36. 足与踝关节疾病 ……………………………… 249
37. 手部疾病 ……………………………………… 258
38. 关节和骨感染 ………………………………… 263
39. 关节疾病 ……………………………………… 268
40. 颈背痛 ………………………………………… 282
41. 骨坏死 ………………………………………… 287
42. 骨质疏松症 …………………………………… 290
43. 骨佩吉特病 …………………………………… 294
44. 关节及关节周围疼痛 ………………………… 295
45. 骨与关节肿瘤 ………………………………… 303
46. 血管炎 ………………………………………… 307

第五篇　肺部疾病 ……………………… 323
47. 肺部疾病患者的检查 ………………………… 325
48. 呼吸系统疾病的症状 ………………………… 326
49. 肺部诊断性和治疗性操作 …………………… 343
50. 肺功能检查 …………………………………… 348
51. 急性支气管炎 ………………………………… 354
52. 哮喘和相关疾病 ……………………………… 355
53. 支气管扩张和肺不张 ………………………… 369
54. 慢性阻塞性肺疾病和相关疾病 ……………… 374
55. 弥漫性肺泡出血和肺肾综合征 ……………… 384
56. 环境性肺部疾病 ……………………………… 388
57. 间质性肺疾病 ………………………………… 397
58. 肺脓肿 ………………………………………… 412
59. 纵隔及胸腔疾病 ……………………………… 414
60. 肺炎 …………………………………………… 422
61. 肺栓塞 ………………………………………… 434
62. 肺动脉高压 …………………………………… 444
63. 呼吸康复治疗 ………………………………… 448
64. 结节病 ………………………………………… 448
65. 呼吸暂停 ……………………………………… 453

66. 肺部肿瘤 ········· 457

第六篇　急救医学 ········· 465
67. 危重患者的处置 ········· 465
68. 心搏骤停 ········· 474
69. 呼吸骤停 ········· 485
70. 呼吸衰竭和机械通气 ········· 493
71. 脓毒症和脓毒性休克 ········· 502
72. 休克和液体复苏 ········· 505

第七篇　心血管疾病 ········· 511
73. 心脏病患者的诊查步骤 ········· 512
74. 心血管疾病的症状 ········· 518
75. 心血管检查和操作步骤 ········· 535
76. 心律失常和传导障碍 ········· 548
77. 心肌病 ········· 575
78. 心脏瓣膜疾病 ········· 581
79. 心内膜炎 ········· 594
80. 心力衰竭 ········· 599
81. 运动和心脏 ········· 611
82. 冠状动脉疾病 ········· 614
83. 心脏肿瘤 ········· 641
84. 心包炎 ········· 643
85. 主动脉及其分支疾病 ········· 648
86. 动脉硬化 ········· 655
87. 动脉高血压 ········· 660
88. 周围动脉疾病 ········· 672
89. 周围静脉疾病 ········· 678
90. 淋巴疾病 ········· 687

第八篇　耳鼻咽喉疾病 ········· 693
91. 耳部疾病患者的诊治 ········· 694
92. 外耳疾病 ········· 704
93. 中耳和鼓膜疾病 ········· 707
94. 内耳疾病 ········· 712
95. 听力损失 ········· 717
96. 鼻及鼻窦疾病 ········· 726
97. 鼻和咽部症状的诊治 ········· 730
98. 口腔和咽部疾病 ········· 740
99. 喉部疾病 ········· 746
100. 头颈部肿瘤 ········· 750

第九篇　口腔疾病 ········· 759
101. 齿科患者的诊治 ········· 759
102. 齿科和口腔症状的诊治 ········· 767
103. 常见的口腔疾病 ········· 777
104. 齿科急症 ········· 780
105. 牙周炎 ········· 782
106. 颞下颌关节疾病 ········· 785

第十篇　眼部疾病 ········· 789
107. 眼科疾病患者的诊治 ········· 790
108. 眼科疾病的症状 ········· 793
109. 白内障 ········· 813
110. 眼睑和泪器疾病 ········· 815
111. 角膜病 ········· 819
112. 青光眼 ········· 826
113. 结膜和巩膜疾病 ········· 833
114. 视神经疾病 ········· 840
115. 眼眶病 ········· 844
116. 屈光不正 ········· 847
117. 视网膜疾病 ········· 851
118. 葡萄膜炎及相关疾病 ········· 858

第十一篇　皮肤科疾病 ········· 863
119. 皮肤科患者的处理 ········· 865
120. 皮肤病局部治疗原则 ········· 874
121. 痤疮及相关疾病 ········· 876
122. 皮肤细菌感染 ········· 882
123. 皮肤真菌感染 ········· 889
124. 病毒性皮肤病 ········· 895
125. 寄生虫性皮肤病 ········· 898
126. 过敏性和炎症性疾病 ········· 902
127. 皮炎 ········· 909
128. 银屑病和鳞屑性疾病 ········· 919
129. 阳光过敏 ········· 925
130. 大疱性疾病 ········· 928
131. 色素异常 ········· 932
132. 压力性溃疡 ········· 935
133. 良性皮肤肿瘤、赘生物和血管病变 ········· 940
134. 皮肤癌 ········· 945
135. 角化异常皮肤病 ········· 951
136. 毛发疾病 ········· 954
137. 甲病 ········· 961
138. 汗腺疾病 ········· 964

第十二篇　血液病学及肿瘤病学 ········· 967
139. 贫血患者的诊治概论 ········· 969
140. 红细胞生成不足所致的贫血 ········· 973
141. 溶血性贫血 ········· 981
142. 血管异常引起的出血 ········· 992
143. 凝血性疾病 ········· 994
144. 嗜酸性粒细胞疾病 ········· 999
145. 止血 ········· 1004
146. 组织细胞综合征 ········· 1011
147. 铁过载 ········· 1014
148. 白血病 ········· 1017
149. 白细胞减少 ········· 1026
150. 淋巴瘤 ········· 1032
151. 骨髓增殖性疾病 ········· 1038

152. 浆细胞病 ………………………………… 1044
153. 脾脏疾病 ………………………………… 1049
154. 血小板减少和血小板功能不全 ………… 1051
155. 血栓性疾病 ……………………………… 1059
156. 输血医学 ………………………………… 1062
157. 癌症总论 ………………………………… 1069
158. 癌症治疗原则 …………………………… 1075
159. 肿瘤免疫学 ……………………………… 1087

第十三篇　内分泌及代谢紊乱 …………… 1091
160. 内分泌学原理 …………………………… 1092
161. 酸碱平衡的调节和紊乱 ………………… 1095
162. 肾上腺疾病 ……………………………… 1105
163. 淀粉样变性 ……………………………… 1116
164. 类癌 ……………………………………… 1119
165. 糖尿病及糖代谢紊乱 …………………… 1120
166. 电解质紊乱 ……………………………… 1137
167. 体液代谢 ………………………………… 1161
168. 脂质代谢紊乱 …………………………… 1164
169. 多发性内分泌腺瘤综合征 ……………… 1174
170. 垂体疾病 ………………………………… 1178
171. 多发性内分泌腺功能减退综合征 ……… 1186
172. 卟啉症 …………………………………… 1189
173. 甲状腺疾病 ……………………………… 1200

第十四篇　免疫与过敏性疾病 …………… 1213
174. 免疫系统生物学 ………………………… 1213
175. 过敏、自身免疫和其他过敏反应性疾病 …… 1228
176. 免疫缺陷病 ……………………………… 1245
177. 移植 ……………………………………… 1263

第十五篇　感染性疾病 …………………… 1277
178. 感染性疾病的生物学 …………………… 1280
179. 感染性疾病的实验室诊断 ……………… 1291
180. 免疫接种 ………………………………… 1296
181. 细菌和抗细菌药物 ……………………… 1310
182. 革兰氏阳性球菌 ………………………… 1342
183. 革兰氏阳性杆菌 ………………………… 1352
184. 革兰氏阴性杆菌 ………………………… 1359
185. 分枝杆菌 ………………………………… 1379

186. 奈瑟菌科 ………………………………… 1391
187. 厌氧菌 …………………………………… 1395
188. 真菌病 …………………………………… 1406
189. 病毒 ……………………………………… 1420
190. 肠道病毒 ………………………………… 1427
191. 疱疹病毒 ………………………………… 1431
192. 痘病毒 …………………………………… 1441
193. 呼吸道病毒 ……………………………… 1443
194. 人类免疫缺陷病毒 ……………………… 1450
195. 虫媒病毒、沙粒病毒科和丝状病毒科病毒 …… 1467
196. 衣原体和支原体 ………………………… 1477
197. 立克次体及其相关病原体 ……………… 1478
198. 寄生虫感染 ……………………………… 1485
199. 吸虫感染（吸虫） ……………………… 1489
200. 线虫（蛔虫） …………………………… 1494
201. 绦虫（带绦虫） ………………………… 1506
202. 肠外原虫 ………………………………… 1511
203. 肠道原虫与微孢子虫目 ………………… 1529
204. 螺旋体 …………………………………… 1535
205. 性传播疾病 ……………………………… 1540

第十六篇　精神疾病 ……………………… 1555
206. 精神障碍的处理方法 …………………… 1556
207. 焦虑和应激相关障碍 …………………… 1562
208. 分离障碍 ………………………………… 1567
209. 进食障碍 ………………………………… 1572
210. 心境障碍 ………………………………… 1575
211. 强迫障碍和相关障碍 …………………… 1586
212. 人格障碍 ………………………………… 1589
213. 精神分裂症及相关障碍 ………………… 1600
214. 性活动、性别烦恼和性欲倒错 ………… 1608
215. 躯体症状及相关障碍 …………………… 1614
216. 自杀行为和自伤 ………………………… 1617
217. 物质相关障碍 …………………………… 1620

彩插 ……………………………………………… 1
附录Ⅰ …………………………………………… 1
附录Ⅱ …………………………………………… 2
索引 ……………………………………………… 13

下 卷

第十七篇　神经系统疾病 …… 1623
218. 神经系统疾病的检查 …… 1625
219. 自主神经系统 …… 1645
220. 颅内感染 …… 1649
221. 昏迷和意识障碍 …… 1655
222. 颅颈交界异常 …… 1664
223. 谵妄与痴呆 …… 1666
224. 脱髓鞘疾病 …… 1682
225. 大脑各叶的功能及其功能障碍 …… 1686
226. 头痛 …… 1692
227. 颅内和脊髓肿瘤 …… 1700
228. 脑膜炎 …… 1707
229. 运动障碍和小脑疾病 …… 1717
230. 神经眼科疾病和脑神经疾病 …… 1737
231. 神经传递 …… 1746
232. 疼痛 …… 1751
233. 周围神经系统和运动单位疾病 …… 1763
234. 朊病毒病 …… 1779
235. 发作疾病 …… 1783
236. 睡眠和觉醒障碍 …… 1793
237. 脊髓病变 …… 1806
238. 脑卒中 …… 1812

第十八篇　泌尿生殖系统疾病 …… 1825
239. 泌尿生殖系统疾病的评估与检查 …… 1827
240. 泌尿生殖系统疾病的症状 …… 1833
241. 泌尿生殖系统的检查和操作 …… 1848
242. 急性肾损伤 …… 1850
243. 慢性肾脏病 …… 1855
244. 肾血管性疾病 …… 1859
245. 肾小球疾病 …… 1864
246. 小管间质疾病 …… 1883
247. 肾脏转运异常综合征 …… 1893
248. 肾脏囊肿性疾病 …… 1898
249. 泌尿生殖系统肿瘤 …… 1903
250. 肾脏替代治疗 …… 1913
251. 男性生殖内分泌学和相关疾病 …… 1918
252. 男性性功能障碍 …… 1925
253. 良性前列腺疾病 …… 1928
254. 排尿异常 …… 1932
255. 梗阻性尿道疾病 …… 1942
256. 泌尿系结石 …… 1945
257. 尿路感染 …… 1947
258. 阴茎和阴囊疾病 …… 1955

第十九篇　妇产科学 …… 1961
259. 接诊妇科患者 …… 1963
260. 妇科疾病症状 …… 1966
261. 妇科良性疾病 …… 1974
262. 乳腺疾病 …… 1978
263. 阴道炎、宫颈炎和盆腔炎 …… 1990
264. 盆底松弛综合征 …… 1996
265. 子宫内膜异位症 …… 1998
266. 女性生殖内分泌学 …… 2001
267. 月经异常 …… 2004
268. 不孕症 …… 2019
269. 绝经 …… 2025
270. 妇科肿瘤 …… 2027
271. 子宫肌瘤 …… 2041
272. 计划生育 …… 2043
273. 女性性功能障碍 …… 2053
274. 家庭暴力和强奸 …… 2060
275. 产前遗传咨询和评估 …… 2063
276. 接诊孕妇和产前检查 …… 2068
277. 妊娠期症状 …… 2072
278. 正常妊娠与分娩 …… 2081
279. 孕期用药 …… 2087
280. 妊娠并发症 …… 2092
281. 异常妊娠 …… 2106
282. 高危妊娠 …… 2120
283. 异常分娩和分娩并发症 …… 2126
284. 产后护理和相关疾病 …… 2134

第二十篇　儿科学 …… 2141
285. 儿科学引言 …… 2146
286. 婴儿和儿童的症状 …… 2146
287. 健康儿童的预防保健 …… 2173
288. 儿童免疫接种 …… 2185
289. 儿童药物治疗的原则 …… 2195
290. 生长和发育 …… 2197
291. 新生儿和婴儿护理 …… 2203
292. 患病儿童及家庭照护 …… 2211
293. 染色体和基因异常 …… 2213
294. 遗传性周期性发热综合征 …… 2220
295. 先天性心血管畸形 …… 2223
296. 先天性颅面部和肌肉骨骼畸形 …… 2241
297. 先天性胃肠道畸形 …… 2246
298. 先天性神经系统异常 …… 2251
299. 先天性肾脏和泌尿生殖系统畸形 …… 2256
300. 先天性肾转运异常 …… 2261
301. 儿童骨和结缔组织疾病 …… 2264
302. 囊性纤维化 …… 2272
303. 遗传性代谢病 …… 2277
304. 遗传性肌病 …… 2317

305. 幼年特发性关节炎 …… 2321	347. 外伤性脑损伤 …… 2619
306. 神经皮肤综合征 …… 2323	348. 腹部创伤 …… 2626
307. 新生儿胃肠道疾病 …… 2327	349. 高原病 …… 2631
308. 年幼儿童呼吸系统疾病 …… 2330	350. 咬蜇伤 …… 2633
309. 儿童眼缺陷 …… 2333	351. 烧伤 …… 2646
310. 儿童神经系统疾病 …… 2336	352. 冷伤 …… 2650
311. 儿童失禁 …… 2344	353. 淹溺 …… 2654
312. 儿童耳鼻咽喉疾病 …… 2348	354. 电击伤与闪电伤 …… 2656
313. 儿童内分泌疾病 …… 2351	355. 眼外伤 …… 2659
314. 婴儿和儿童杂症 …… 2368	356. 面部外伤 …… 2662
315. 儿童行为关注和问题 …… 2376	357. 骨折、脱位和扭伤 …… 2665
316. 学习和精神发育障碍 …… 2380	358. 泌尿生殖道损伤 …… 2693
317. 儿童期和青春期精神障碍 …… 2391	359. 中暑 …… 2696
318. 新生儿电解质、代谢紊乱及中毒 …… 2403	360. 潜水或高气压下工作产生的损伤 …… 2705
319. 脱水和液体疗法 …… 2412	361. 割裂伤 …… 2712
320. 新生儿感染 …… 2415	362. 大规模杀伤性武器 …… 2718
321. 婴儿和儿童的各种病毒感染 …… 2435	363. 晕动病 …… 2729
322. 儿童人类免疫缺陷病毒感染 …… 2443	364. 中毒 …… 2731
323. 婴儿和儿童的各种细菌感染 …… 2458	365. 放射/辐射暴露和污染 …… 2766
324. 儿童恶性肿瘤 …… 2472	366. 脊柱外伤 …… 2773
325. 儿童虐待 …… 2478	367. 运动损伤 …… 2776
326. 围生期生理 …… 2483	368. 胸外伤 …… 2782
327. 围生期问题 …… 2485	
328. 围生期血液系统疾病 …… 2514	**第二十四篇　特殊问题** …… 2791
329. 青少年问题 …… 2518	369. 毒品和麻醉品 …… 2793
	370. 手术患者的管理 …… 2812
第二十一篇　老年病学 …… 2523	371. 慢性疲劳综合征 …… 2818
330. 老年患者的诊查方法 …… 2524	372. 临床决策 …… 2819
331. 衰老和生活质量 …… 2538	373. 补充和替代医学 …… 2833
332. 老年人的药物治疗 …… 2539	374. 膳食补充剂 …… 2842
333. 虐待老人问题 …… 2550	375. 临终患者 …… 2857
334. 老年人的跌倒问题 …… 2553	376. 运动锻炼 …… 2862
335. 老年医疗保健资金 …… 2558	377. 医疗保健中的经济问题 …… 2865
336. 老年人的步态失调 …… 2564	378. 医学遗传学的一般原则 …… 2870
337. 老年司机 …… 2568	379. 不明原因的环境不耐受 …… 2878
338. 老年人的疾病和残疾预防 …… 2572	380. 假肢学 …… 2879
339. 老年人保健的提供 …… 2578	381. 旅行中的医学问题 …… 2886
340. 老年人的社会问题 …… 2587	382. 医学法律问题 …… 2889
	383. 非特异性症状 …… 2893
第二十二篇　临床药理学 …… 2593	384. 医学影像学原理 …… 2900
341. 药物不良反应 …… 2593	385. 康复医学 …… 2908
342. 药物治疗学的概念 …… 2595	386. 吸烟 …… 2919
343. 影响对药物的反应的因素 …… 2598	
344. 药效学 …… 2601	彩插 …… 1
345. 药动学 …… 2603	附录Ⅰ …… 1
	附录Ⅱ …… 2
第二十三篇　损伤，中毒 …… 2613	索引 …… 13
346. 外伤患者的诊治 …… 2615	

第十七篇

神经系统疾病

218. **神经系统疾病的检查** 1625
Michael C. Levin, MD
神经系统疾病的诊断性检查 1630
记忆下降 1633
肌肉痉挛 1635
麻木 1637
无力 1639

219. **自主神经系统** 1645
Phillip Low, MD
自主神经病 1647
霍纳综合征 1648
多系统萎缩 1648
纯自主神经系统功能障碍 1649

220. **颅内感染** 1649
John E. Greenlee, MD
脑脓肿 1650
脑炎 1650
狂犬病 1652
颅内蠕虫感染 1653
进行性多灶性白质脑病 1654
颅内硬膜外脓肿或硬膜下积脓 1654

221. **昏迷和意识障碍** 1655
Kenneth Maiese, MD
植物状态 1661
闭锁综合征 1663
脑死亡 1663

222. **颅颈交界异常** 1664
Michael Rubin, MDCM
颅颈交界异常 1664

223. **谵妄与痴呆** 1666
Juebin Huang, MD, PhD
谵妄 1666
痴呆 1669

阿尔茨海默病 1672
痴呆患者的行为及精神障碍 1675
慢性创伤性脑病 1676
额颞叶痴呆 1676
HIV 相关痴呆 1677
路易体痴呆和帕金森病痴呆 1678
正常压力脑积水 1680
血管性痴呆 1680

224. **脱髓鞘疾病** 1682
Michael C. Levin, MD
多发性硬化 1683
视神经脊髓炎 1685

225. **大脑各叶的功能及其功能障碍** 1686
Juebin Huang, MD, PhD
失认 1687
遗忘 1688
短暂性全面遗忘 1689
失语 1690
失用 1692

226. **头痛** 1692
Stephen D. Silberstein, MD
头痛概述 1692
丛集性头痛 1695
特发性颅内压增高 1696
偏头痛 1697
腰穿后和其他低颅压性头痛 1699
持续短暂单侧神经痛样头痛发作伴结膜充血和流泪综合征 1699
紧张型头痛 1700

227. **颅内和脊髓肿瘤** 1700
Roy A. Patchell, MD
神经胶质瘤 1703
脑膜瘤 1704
松果体区肿瘤 1705
垂体肿瘤 1705

原发性中枢神经系统淋巴瘤　1705
脊髓肿瘤　1706

228. 脑膜炎　1707
John E. Greenlee, MD
急性细菌性脑膜炎　1708
病毒性脑膜炎　1713
非感染性脑膜炎　1714
复发性脑膜炎　1714
亚急性或慢性脑膜炎　1715

229. 运动障碍和小脑疾病　1717
Hector A. Gonzalez-Usigli, MD
舞蹈症、手足徐动症和偏身投掷症　1718
肌张力障碍　1719
颈部肌张力障碍　1721
脆性 X 染色体相关震颤/共济失调综合征　1721
亨廷顿舞蹈症　1722
肌阵挛　1723
帕金森病　1724
继发性和非典型帕金森综合征　1729
进行性核上性麻痹　1731
震颤　1732
小脑疾病　1736

230. 神经眼科疾病和脑神经疾病　1737
Michael Rubin, MDCM
同向凝视麻痹　1741
核间性眼肌麻痹　1742
第Ⅲ对脑神经障碍　1742
第Ⅳ对脑神经麻痹　1743
第Ⅵ对脑神经麻痹　1743
三叉神经痛　1743
偏侧面肌痉挛　1744
面神经麻痹　1744
舌咽神经痛　1745

231. 神经传递　1746
The Manual's Editorial Staff
主要神经递质及其受体　1747
神经传递异常引起的相关疾病　1751

232. 疼痛　1751
John Markman, MD and Sri Kamesh Narasimhan, PhD
疼痛的评价　1752
疼痛的治疗　1753
慢性疼痛　1760
神经性疼痛　1761

复杂区域疼痛综合征　1762

233. 周围神经系统和运动单位疾病　1763
Michael Rubin, MDCM
神经肌肉传递障碍疾病　1766
ISAACS 综合征　1767
僵人综合征　1767
吉兰-巴雷综合征　1767
慢性炎性脱髓鞘性多发性神经根神经病（CIDP）　1768
遗传性周围神经病　1769
遗传性压力敏感性周围神经病　1769
肌萎缩侧索硬化症和其他运动神经元疾病　1770
重症肌无力　1771
神经根疾病　1773
椎间盘髓核突出　1774
周围神经病　1775
单神经病　1775
多数性单神经病　1776
多发性神经病　1776
臂丛和腰骶丛疾病　1778
脊肌萎缩症　1778
胸廓出口综合征　1779

234. 朊病毒病　1779
Pierluigi Gambetti, MD
克-雅病　1780
可变蛋白酶敏感性朊病毒病　1781
格-斯-施综合征　1782
致死性失眠　1782
库鲁病　1782
朊病毒病相关腹泻及自主神经病　1782

235. 发作疾病　1783
Bola Adamolekun, MD
发作疾病　1783
发作的药物治疗　1788

236. 睡眠和觉醒障碍　1793
Karl Doghramji, MD
睡眠和觉醒障碍的研究方法　1793
打鼾　1799
昼夜节律紊乱性睡眠障碍　1801
失眠与日间过度嗜睡　1801
发作性睡病　1802
特发性睡眠增多　1804
异睡症　1804
周期性肢体活动障碍和不宁腿综合征　1805

237. 脊髓病变　1806
Michael Rubin, MDCM

急性横贯性脊髓炎　1807
脊髓动静脉畸形　1808
颈椎病及其相关脊髓病变　1808
遗传性痉挛性截瘫　1809
脊髓梗死　1809
脊髓压迫症　1810
硬膜外脓肿　1810
硬膜下及硬膜外血肿　1811
脊髓或脑干的空洞　1811

热带痉挛性截瘫/HTLV-1感染相关脊髓病　1811

238. 脑卒中　1812
Elias A. Giraldo, MD, MS
　缺血性脑卒中　1815
　短暂性脑缺血发作　1820
　脑出血　1821
　蛛网膜下腔出血　1822

218. 神经系统疾病的检查

神经系统疾病的诊断包含以下逐层递进的步骤：
- 症状和体征的解剖学定位诊断
- 识别相关的病理生理机制
- 鉴别诊断
- 选择特异、合适的辅助检查

通过详细的病史询问和准确的神经科查体，有助于识别病灶的解剖定位和病理生理机制，极大地减少鉴别诊断和所需的辅助检查。这一诊断步骤不应被机械地进行CT、MRI和其他实验室检查取代，因为这样做将导致错误的诊断和不必要的诊疗费用。

为了识别病灶的解剖定位，检查者应考虑以下问题：
- 是单个还是多发病灶？
- 病灶局限于神经系统，还是系统性疾病的一种表现？
- 神经系统哪一部分受累？

需要考虑的神经系统包括大脑皮质、皮质下白质、基底节、丘脑、小脑、脑干、脊髓、臂丛或腰骶神经丛、周围神经、神经肌肉接头和肌肉。

一旦病灶的定位诊断明确，需考虑以下病理生理机制：
- 血管性
- 感染性
- 肿瘤性
- 退行性
- 外伤性
- 中毒-代谢性
- 免疫介导性

神经科检查如果选择得当，即使是最疑难的病例，检查者也能做出逐层递进的诊断，而不容易被其他疑似的疾病所迷惑，例如脑肿瘤的急性卒中样症状，快速上升性瘫痪提示吉兰-巴雷综合征，但实际是脊髓压迫症。

病史　病史是神经系统疾病诊断步骤中最重要的一环。患者应当被置于放松安静状态，并通过他们自己的语言来讲述病情的发展过程。通常，临床医生能很快判断患者的病史是否可靠或是否需要家庭成员来代述病史。

在询问病史时要注意明确症状的性质、程度、分布、持续时间及发作频率，同时也要关注症状的诱发或缓解因素及既往的治疗是否有效。让患者描述症状发生的顺序也可以帮助确定病因。对于某些功能障碍应该进行定量地描述（如走10m就要停下来休息一下），并指出其对日常生活的影响。另外既往病史和系统回顾也很有必要，因为很多内科疾病都会引起神经科相关的并发症，特别是酒精中毒、糖尿病、肿瘤、血管性疾病和HIV感染等。家族史是非常重要的，因为偏头痛和很多代谢性疾病、肌病、周围神经病、变性病等都有一定的遗传性。同样，询问患者相关的职业、社会交往及旅游经历等可以提供可能的罕见感染及毒物和寄生虫接触史。

有时患者的症状或体征是功能性的，也称为癔症，可能是精神科疾病。通常这类症状或体征不符合解剖学的分布，不能用病理生理常规来解释。而患者一般都会有抑郁或恐惧情绪。但也有一些时候，器质性病变和功能性病变可能同时存在，并且它们之间的鉴别是非常困难的。

神经科体格检查

神经科医生的体格检查开始于患者步入诊室或病房时，同时贯穿于病史的询问过程中。患者应独立完成，以便于发现功能障碍。在这个过程中，应该注意患者行走的速度、动作的对称性、协调性以及姿势和步态。患者的举止、衣着及对相应信息的反应能力能很好地反映其情绪和社会适应性。通过这些观察，在正式体格检查之前就可以发现患者的异常发声、言语，失用，空间忽略，异常姿势或其他运动障碍。

采集完病史后，有经验的医生可能会通过症状或体征的解剖学分布及病理生理特点挑选一些针对性的体格检查项目；而对于初学者，全面的神经科体格检查还是有必要的。

精神状态（参见第1626页）　首先要评价患者的注意力，因为一个注意力不集中的患者是无法合作地进行体格检查的。任何提示有认知功能障碍的患者都应该进行认知功能各方面的评价（框218-1），包括对时间、地点、人物的定

框 218-1 精神状态的检查

精神状态的检查指对患者当前的认知功能作出评价,包括评价患者的外貌、行为、异常或古怪的想法和感知(如妄想、幻觉等)、情绪和认知能力(如注意力、定向能力、记忆力)。任何出现精神状态改变或急、慢性认知功能障碍的患者都应进行精神状态的检查。对精神状态的评价有很多筛查量表,其中简易精神状态量表(mini-mental state examination, MMSE)是最常用的量表之一。记录基线检查情况后,该检查可每年复查一次。当怀疑患者精神状态发生变化时,需进行检查。患者需被告知精神状态的检查是一项常规检查,不用为此而自感尴尬。检查在一个安静的房间内进行,检查者需确保患者可以清楚地听到提问。如患者不懂英语,则使用其能流利交流的语言。精神状态检查需对认知功能的不同方面进行评价。检查者首先应判断患者的注意力,如:让患者即可重复检查者所说的三个词语。对于注意力不集中的患者,进一步检查的意义可能不大。

认知功能检查包括以下内容:

定向	检查患者对人物、地点、时间的定向能力 ■ 人物:你叫什么名字? ■ 时间:今天是几月几日? ■ 地点:你现在什么地方?
短时记忆	让患者在 2~5 分钟后重复三件物品的名称。
长时记忆	提问一个关于过去的问题,如:结婚时你穿什么颜色的衣服? 或:你第一辆汽车是什么牌子的?
计算	让患者进行简单数学运算。最常见的为 100 减 7 系列计算:让患者计算 100 减 7 等于多少,再减 7 等于多少,以此类推。或询问患者 1.35 元等于多少个 5 分钱。
找词	让患者在 1 分钟内尽可能多地列举同一类的词语,如动物和衣服。
注意力	让患者读一个 4~5 个字组成的词语,并倒过来再读一遍。通常使用"四十四石狮"。
命名	拿出一件物品,如钢笔、书或尺等,让患者说出物品的名字。执行指令从单独一步的指令开始,如:用你的右手摸摸你的鼻子。然后让患者做一个由三步构成的复杂指令,如:用你的右手拿这张纸,将它对折,放在地板上。
书写	让患者写出一句话,这句话需要包括主语和宾语并且有意义。拼写错误可以忽略不计。
空间定向	让患者画出一座房子或一个钟面,并标出一个特定的时间。或让患者画 2 个交叉的五角星。
逻辑	让患者指出三、四样物品的共同性(如都是水果,都是交通运输工具,都是乐器),或让患者解释一句中等难度的谚语。判断力让患者说出在一假设的特定情况下会怎么做。如:如果你在人行道上发现一封贴了邮票的信件,你会怎么做? 回答说将信件放入邮筒内是正确答案,而回答说打开信件则提示性格障碍。

向能力,注意力,记忆力,语言,计算能力,判断力及逻辑能力。只有严重神志不清、谵妄或痴呆的患者才会丧失对人物的定向能力。若患者仅此一个单独的症状,则往往提示诈病。另外,检查时需评价患者对疾病的自知力及与文化教育程度相关的知识储备,同时也需对患者情感和情绪作评价(参见第 1626 页)。

检查中让患者完成一个涉及身体的三个部位并进行左右侧的辨别(如把你右手的大拇指放入你的左耳,然后伸出舌头)的复杂指令。让患者进行简单的物品和身体部位的命名,读、书写及复述简单的短语。如果发现异常,则进一步进行其他失语检查(参见第 1690 页)。进行空间辨别觉的检查时,让患者模仿检查者做出简单和复杂的手势及画出钟面、立方体、房屋或五角星。在这一过程中,检测者不仅要评价患者的最终完成情况,还要注意观察患者在完成这一动作时的过程,从而发现保持困难、持续言语、写字过小症、偏侧忽略。让患者使用牙刷、梳子,点燃火柴或打一个响指从而评估其执行功能(完成复杂动作的认知能力)。

脑神经(参见第 1737 页) 嗅觉功能由第 I 对脑神经(嗅神经)支配。嗅觉检查一般只在脑外伤、前颅窝病变(如脑膜瘤)或患者主诉闻到异常气味时进行。将一些有气味的物品(如肥皂、咖啡、丁香)分别置于患者的左右侧鼻孔让患者辨别。酒精、氨水等刺激性物品通常仅用于检查患者第 V 对脑神经(三叉神经)的功能,所以在这里仅用于判断患者是否诈病。

对第 II(视神经)、III(动眼神经)、IV(滑车神经)和 VI(展神经)对脑神经的检查主要是对视觉系统的检查。

第 II 对脑神经的检查主要包括:用 Snellen 表测远视力及手持式视力表测近视力。测试时需把其中的一个眼睛遮住,分别测两个眼睛的视力。色觉测试时让患者辨认标准假等色板上由点组成的特定颜色的字母或数字。视野测试时,检查者和患者面对面,从而粗略地判断患者四个象限的视野的异常。另外需检查患者瞳孔的直接和间接对光反射(参见第 1737 页)。还需要进行检眼镜检查。

检查**第 III、IV 及 VI 对脑神经**时,需注意眼球活动的对称性、眼球的位置、睑裂的大小(有无上睑下垂)、是否有眼球浮动或眼睑抽动。上述神经主要支配眼外肌,即眼球的活动。检查时让患者盯着一个目标(如检查者的手指或笔形手电)作上下左右四个方向的运动(并经过中线),注意有无眼震及眼外肌的麻痹。瞳孔不等大需要在光线昏暗的房间中检查发现。瞳孔对光反射需注意双侧的对称性和灵敏性。

检查**第 V 对脑神经(三叉神经)**时,需检查患者面部三个区域的感觉(分别由三叉神经眼支、上颌支、下颌支支配)。检查时检查者用针尖触碰患者的面部以评价患者的感觉情况。用棉棒的一小缕触碰患者角膜的下部或外部以评价其角膜反射。如果患者存在面部感觉减退或消失,则需进一步检查其下颌角的感觉情况。如果该区域感觉(由

C2脊神经根支配)保留,则说明三叉神经受损。由面肌无力(第Ⅶ对脑神经麻痹)引起的瞬目减少需与角膜反射减退或消失鉴别,后者在角膜接触镜佩戴者中非常常见。面肌无力者即使有瞬目减少,其双侧的面部感觉也是正常的。检查三叉神经运动功能时,让患者用力咬紧牙关并触诊其咀嚼肌或让患者克服阻力做张嘴的动作。如果某侧三叉神经支配的翼状肌无力,则张嘴时下颌向患侧歪斜。

第Ⅶ对脑神经(面神经)的检查主要评价患者有无偏侧面瘫。在患者说话,尤其是微笑时,面肌运动的不对称会比较明显;对于神志不清的患者,给予疼痛刺激使其做出痛苦表情时也会比较明显。面瘫的一侧鼻唇沟比另一侧浅,睑裂比另一侧宽。如果患者只有下面部的无力(即皱眉及闭目正常),则说明面神经的损害是中枢性的。检查患者舌前2/3味觉时,分别把蘸有甜、酸、咸、苦味的液体的棉花棒置于患者一侧的舌部,然后是另一侧,让患者辨别。听觉过敏可通过振动音叉置于耳边检测。

由于**第Ⅷ对脑神经(前庭耳蜗、听神经)**支配前庭平衡觉及听觉的传入,故该对脑神经的检查包括平衡觉和听觉的检查。

第Ⅸ对脑神经(舌咽神经)和第Ⅹ对脑神经(迷走神经)的检查通常是一起的。检查时注意观察患者软腭上抬是否对称。用压舌板分别轻触患者的两侧咽后壁,评价患者的咽反射的对称情况。双侧咽反射消失在正常人中也很常见,所以可能没有病理意义。对于意识不清、气管插管的患者,气管内吸痰正常情况下可以引发咳嗽。如果患者存在声音嘶哑,则应做声带的检查。单独的声音嘶哑(软腭上提和咽反射正常)则需进一步除外喉返神经的压迫性病变(如纵隔淋巴瘤、升主动脉瘤等)。

第Ⅺ对脑神经(副神经)的检查主要是评价其支配肌肉(胸锁乳突肌和斜方肌)的肌力。胸锁乳突肌肌力检查时,让患者尽力向一侧转颈,检查者施以阻力,另一手触诊收缩的肌肉(转颈的对侧)。检查斜方肌肌力时,让患者用力克服检查者的阻力做耸肩动作。

检查**第Ⅻ对脑神经(舌下神经)**时,让患者伸舌,检查者注意观察舌肌是否有萎缩、纤颤及偏斜(舌尖偏向病灶侧)。

运动系统 检查时应充分暴露患者的四肢肌和肢带肌,观察及触诊患者肌肉有无萎缩、假肥大、双侧发育的不对称、肌束震颤、肌强直、震颤或其他不自主运动,包括舞蹈症(短时急剧的动作)、手足徐动症(持续的扭转动作)和肌阵挛(肌肉急剧的突然收缩)。检查肌张力时,患者需处于放松状态,检查患者四肢的被动屈伸。肌容积的减少往往提示存在肌萎缩,但有时双侧肌萎缩、较大的肌肉或隐匿的萎缩可能不明显,除非已经到了十分严重的阶段。在一些老年患者中,肌容积的减少是正常的。如果存在某肌肉无力,需其余肌肉更多的工作来代偿,则可能引起肌肉肥大;而假性肥大时,肌组织由结缔组织或糖原及脂肪等沉积物替代。

肌束震颤(皮肤下可见的短暂、细微、不规则的肌肉收缩)相对来说也是十分常见的。虽然在正常人,尤其是老年人的腓肠肌可以出现肌束震颤,但它的出现往往提示下运动神经元病变(如神经变性、外伤及再生)。肌强直(肌肉持续收缩或直接叩击后放松减慢)提示可能存在强直性肌营养不良。检查时可以发现患者在握紧拳头后不能很快地放开。开始运动时肌张力很高,然后肌张力突然降低(即折刀样强直)或肌痉挛说明患者存在上运动神经元病变。而铅管样强直(活动范围内呈均一的强直)常同时伴有齿轮样强直,提示基底节病变。

肌力 患者所诉肌无力可能指疲乏感、肢体活动笨拙或真性肌无力。因此,检查者应准确地评价患者症状的性质,包括确切的部位、开始时间、加重或缓解因素及伴随症状和体征(参见第1630页)。检查时,应注意观察患者有无肌无力(伸直抬起的肢体会迅速下落)、震颤或其他不自主运动。检查特定的肌群时,检查者需施加一定的阻力,并且两侧对比。但是当患者存在肌肉或关节疼痛时很难用全力,所以会影响肌力评价。癔症性肌无力患者开始时对抗阻力的肌活动正常,但会出现突然的放松抵抗。

轻度的肌无力可表现为行走时上肢摆动幅度变小、向前平伸的上肢出现旋后、病变肢体活动减少、下肢外翻、快速轮替动作减慢以及其他精细动作(如系纽扣、打开别针或从火柴盒中取一根火柴)的受损。轻度的运动无力经常可通过Tiller或mini-Tiller检查以发现,即让患者每个手握拳(Tiller检查)或握拳伴示指伸直(mini-Tiller检查),两个手相互轮替,力弱一侧的手常会停下来,而正常侧则可以转过去。

需要对肌力进行分级,比较常用的量表为:
- 0度:未能见到肌肉收缩
- 1度:可见肌肉收缩,但无肢体的移动
- 2度:肢体可在床上移动,但不能抗重力
- 3度:肢体可以抗重力运动,但不能抗阻力
- 4度:肢体可以抗阻力运动,但较正常略差
- 5度:正常

这种分级法对4~5度间较大的肌力变化跨度无法表示。对于肢体远端的肌力可以用握力器或血压计的充气袖带做半定量评价。

一些功能性的检查有时能更详细地了解患者的肌无力与其功能受限的关系。当患者进行这些检查时,检查者应注意观察并尽可能定量记录(如下蹲起立的次数、所迈上的台阶数等)。下蹲起立及迈上台阶测试主要评价患者近端肌力,而脚尖、脚跟行走主要评价患者远端肌力。从椅子上站起立时需用手撑提示存在股四头肌无力。需晃动身体来帮助手臂上举提示存在肩带肌无力。从仰卧位站起时,患者需先翻身呈俯卧位,再采取跪姿,用手撑地缓慢站起(Gowers征)说明患者存在骨盆带肌无力。

步态、姿势及共济 正常的步态、姿势及共济需要完整的运动、前庭、本体感觉通路(参见第1717页)。任何通路

上的病变都会引起典型的异常步态或姿势：小脑共济失调的患者会有宽基步态；垂足的患者会有跨阈步态（患肢必须比正常抬得更高以免下垂的足被不平整的地面绊倒）；骨盆带肌无力的患者会有鸭步；下肢痉挛的患者会有剪刀样步态或划圈样步态。本体感觉受损的患者会不时地注视他们的脚步以防摔倒。共济检查可以通过指鼻试验和跟膝胫试验来完成。

感觉 痛觉异常的筛查可以用一个别针依次轻触患者的脸部、躯干和四肢，同时检查者需询问患者两侧的感觉是否相同及能否区分尖头或钝头。使用后的针应该丢弃以防经血液传播的疾病（如HIV感染、肝炎）。

检查皮质觉时，检查者可以把一件常用物品（如硬币、钥匙）置于患者手掌中让患者进行区分（实体觉）或用手指在患者的手掌上写数字让患者辨认（皮肤书写觉），也可以使用针刺让患者辨别手指尖上有一个点还是两个近距离点同时受刺激（两点辨别觉）。

可用音叉的两头（冷的一头和手持温暖的一头）或装有冷水、温水的试管进行温度觉检查。

检查位置觉时，检查者持患者手指或脚趾的末端做向上或向下运动，让患者指出手指或脚趾所处的位置。如果在闭目情况下患者无法区分，则进一步查其近端关节（如若患者无法区分脚趾向上或向下，则进一步查踝部的位置觉）。有些位置觉障碍的患者会出现肢体的不自主扭动或蛇形动作，称之为假性手足徐动症。这类患者的运动通路（包括锥体外系）是完好的。因为大脑对肢体的空间位置失去感知，所以肢体会不自主运动。患者必须通过视觉来控制。典型的病例表现为在闭眼情况下无法移动自己的肢体至某一特定位置。查体中若患者出现闭目时无法并足站立［龙贝格征（Romberg sign）］，常提示下肢存在位置觉障碍。存在小脑病变时，患者站立时双足分开。但仅当睁眼情况下，患者可以尽可能地将双足并拢而不会跌倒。双侧严重的前庭功能消失（如氨基糖苷类中毒）偶可出现上述阳性体征。

检查震动觉时，检查者将一手指置于患者的远端指（趾）间关节下面。通过接触患者的关节来感受震动是否停止。同时将一震动的128Hz音叉置于关节之上。这样患者和检查者应同时感受到音叉震动的停止。

轻触觉的检查可以用棉签的一小缕轻触患者的皮肤。

如果检查中发现患者存在感觉障碍，其解剖学特点往往可以提示病变的部位（图218-1～图218-3）：
- 手套-袜套样分布提示周围神经损害
- 按皮节或神经分支分布提示神经根病变或单神经病变（多数单神经病）
- 某一皮节平面以下感觉障碍提示脊髓病变
- 鞍区感觉缺失提示马尾病变
- 颜面-躯体交叉性感觉障碍提示脑干病变
- 偏身感觉障碍提示大脑半球病变
- 中线偏侧感觉缺失提示丘脑或功能性（精神性）疾病

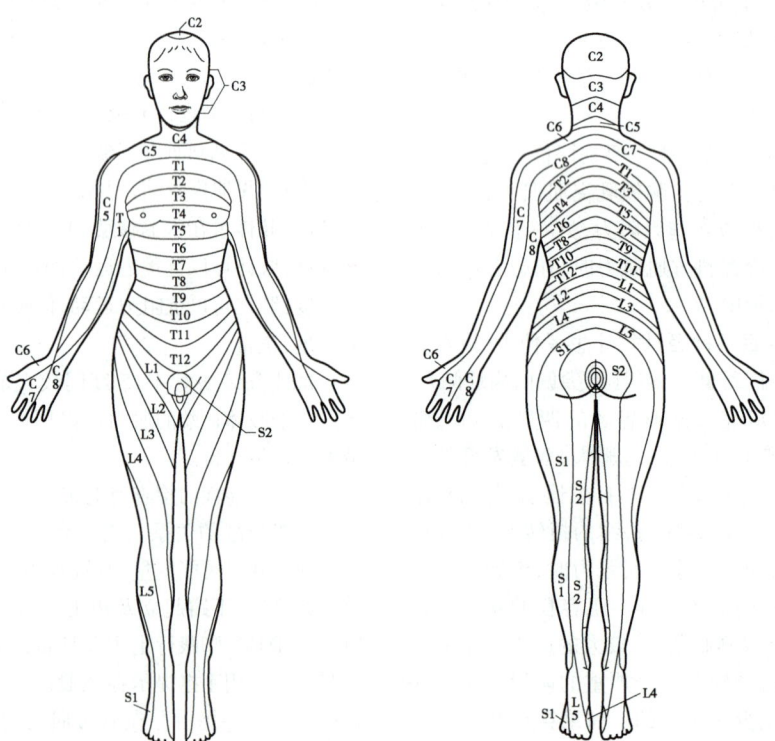

图218-1 皮肤感觉的节段性分布。 经许可摘自 Keegan JJ, Garrett FD. 解剖学记录. Phailadelphia, Pennsylvania: The Wistar Institute, 1948, 102: 407-437

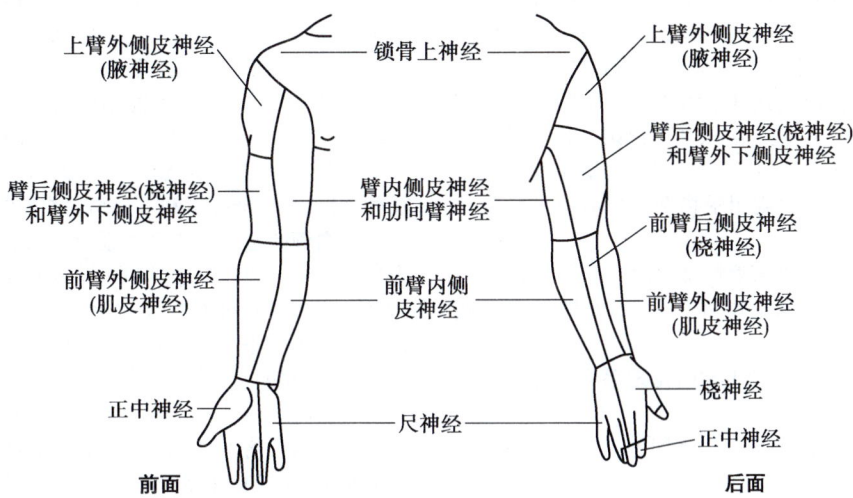

图 218-2　上肢的皮神经分布。经许可摘自 RO'Rahilly. 解剖学. 5 版. Philadelphia：WB Saunders Company，1986

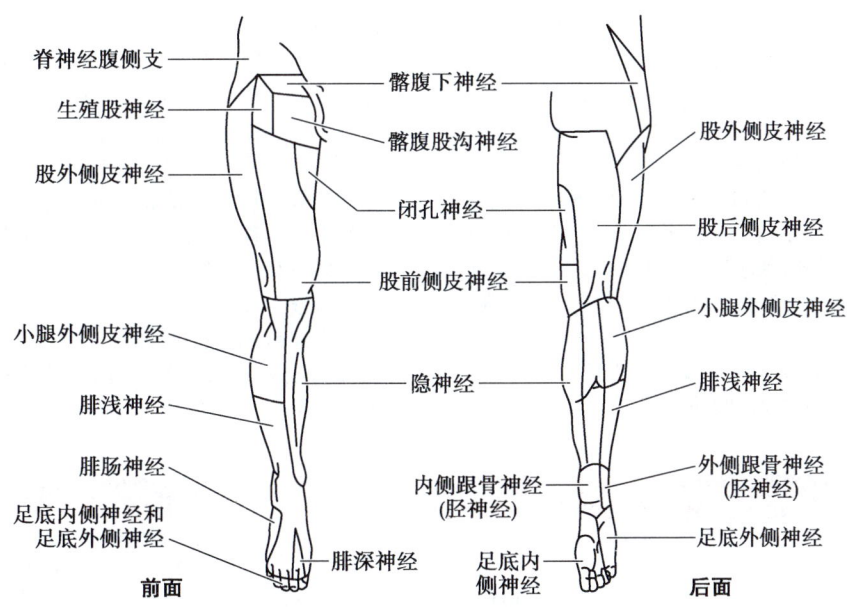

图 218-3　下肢的皮神经分布。经许可摘自 RO'Rahilly. 解剖学. 5 版. Philadelphia：WB Saunders Company，1986

如果患者的运动障碍及反射也符合类似的分布，则更肯定了病变的部位。单个肢体局灶的感觉、运动或反射的异常提示臂丛或腰骶丛的病变。

反射　腱反射（肌肉牵张反射）的检查可评价传入神经、脊髓内的突触连接、运动神经及其下行运动通路的功能。下运动神经元病变（如影响前角、神经根或周围神经）时反射减弱，上运动神经元病变（如前角细胞以上运动通路受损，但不包括锥体外系）时，反射亢进（参见第 1771 页）。

腱反射（深反射）检查包括肱二头肌反射（由 C5、C6 节段支配）、桡骨膜反射（由 C6 节段支配）、肱三头肌反射（由 C7 节段支配）、股四头肌膝反射（由 L4 节段支配）和踝反射（由 S1 节段支配）。检查时需注意任何不对称的反射减退或亢进。对于反射较低的患者，可进行 Jendrassik 试验强化：让患者双手交叉握紧，当检查者叩击患者下肢腱反射时，患者用力试图将手分开。或者当检查者叩击患者上肢腱反射时，可嘱患者的双侧膝盖相互推动。

腹壁反射（浅反射）检查时，检查者分别轻划患者腹部的 4 个象限。许多中枢性病变、肥胖或腹壁松弛（如怀孕后）的患者会出现腹壁反射减弱。该反射的消失可能提示脊髓受损。

病理反射［如巴宾斯基征（Babinski sign）、查多克征（Chaddock sign）、奥本海姆征（Oppenheim sign）、吸吮反射、觅食反射和握持反射等］是指一些原始反射的释放。其出现提示该部位失去大脑皮质的抑制。巴宾斯基征、查多克征、奥本海姆征均为跖反射。正常情况下，刺激相应部位后，患者跗趾跖屈。异常时则出现跗趾背屈（速度比较慢）及其他足趾扇形散开，常伴屈膝屈髋动作。上述反射起源于脊髓反射，阳性提示上运动神经元病变致脊髓失抑制。

巴宾斯基征检查时,应在足底外侧用压舌板或叩诊锤尾部从足跟划向前脚掌。刺激应达到一定程度,但不能是伤害性的;刺激不应太靠中间,否则可以诱发原始的握持反射。对于比较敏感的患者,巴宾斯基征可能在患者的脚逃离刺激时被掩盖,而这通常在查多克征、奥本海姆征检查时不明显。查多克征检查时用钝性的工具从足的外踝部从前划至小脚趾;奥本海姆征检查时则用示指和环指关节沿胫骨从膝盖下划至足部。

吸吮反射 指用压舌板轻碰唇部时出现噘嘴动作。

觅食反射 是指轻划上唇外侧时出现嘴向刺激侧移动。

抓握反射 是指轻划一侧手掌时出现手指屈曲并抓握检查者的手指。

掌颏反射 指划一侧手掌时出现同侧下唇处的颏肌的收缩。

霍夫曼征(Hoffmann sign) 指轻弹中指或环指指甲时出现拇指或示指的远端指间关节不自主屈曲。

检查眉间反射时,轻击前额部以诱发瞬目反射,正常人开始5次轻击能诱发一次瞬目,然后该反射即逐渐减退。对于弥漫性脑功能障碍的患者,瞬目持续存在。

有些患者快速背屈其足部可诱发踝阵挛(快速被动的牵拉肌腱可导致肌肉有节律的快速地收缩和放松)。持续性阵挛常提示上运动神经元病变。

在做直肠检查时会检查肛门反射(S2～S4 神经根水平)。检查者将戴手套的手指插入患者直肠内,嘱其收缩肛门。或当棉花棒轻划肛周区域时,肛门外括约肌会收缩。急性脊髓损伤或马尾综合征的患者通常表现为直肠张力下降。

球海绵体反射(检查S2～S4 节段神经功能) 指轻触阴茎后部,会出现阴茎海绵体肌的收缩。

提睾反射(检查L2 节段的神经功能) 指轻划腹股沟下缘7.6cm(3英寸)的大腿内侧,可出现同侧睾丸上提。

自主神经系统(参见第1645页) 检查包括检查患者是否有直立性低血压、做瓦尔萨尔瓦动作(Valsalva maneuver)后心率的改变、少汗或无汗及Horner征(一侧的眼上睑下垂、瞳孔缩小和颜面无汗)。同时也要注意患者是否存在尿便功能、性功能障碍和下丘脑功能异常。

脑血管的检查 以急性脑卒中为表现的患者,应测量及比较双侧的桡动脉脉搏和血压以发现是否存在无痛性主动脉夹层。后者可引起颈动脉闭塞,从而导致脑卒中。应观察患者的皮肤、巩膜、眼底、口腔黏膜及甲床以发现是否有出血、胆固醇结晶栓子或菌栓。心脏的听诊可发现新发或持续的心脏杂音和心律不齐。动静脉畸形或动静脉瘘时可闻及颅内杂音。偶尔,在颈动脉闭塞、Willis环出现血流改变时也可听到颅内杂音。颈动脉分叉处有时也可听到杂音;但该处应避免剧烈的触压。听诊时,从颈部至心脏方向调整听诊器位置,发现杂音的性质会发生改变。这一点可以与心脏的收缩期杂音相鉴别。如果颈动脉升支搏动减弱则提示一缩窄性病变。

触诊患者周围血管搏动可检出外周血管病变。触诊颞动脉有粗大或触痛提示颞动脉炎。

神经系统疾病的诊断性检查

神经科诊断性检查不应该作为疾病的筛查,除非患者的情况十分危急不允许医生进行全面的体格检查。要根据在询问病史及全面体格检查后发现的临床线索,才行必要的辅助检查。

腰椎穿刺 腰椎穿刺的目的主要是测定颅内压力和了解脑脊液的成分(表218-1)、治疗性地降低颅内压(如特发性颅内高压)、鞘内注射给药或脊髓造影。

表218-1 不同神经系统疾病的脑脊液异常情况

疾病	脑脊液压力	白细胞/ml	主要细胞类型	糖	蛋白
正常	100～200mmH₂O	0～3	L	50～100mg/dl (2.78～5.55mmol/L)	20～45mg/dl
急性细菌性脑膜炎	↑	100～10 000	PMN	↓	>100mg/dl†
亚急性脑膜炎(结核、隐球菌、结节病、白血病、肿瘤)	N 或↑	100～700	L	↓	↑
急性梅毒性脑膜炎	N 或↑	25～2 000	L	N	↑
神经梅毒	N 或↑	15～2 000	L	N	↑
中枢神经系统莱姆病	N 或↑	0～500	L	N	N 或↑
脑脓肿或脑肿瘤	N 或↑	0～1000	L	N	↑
病毒感染	N 或↑	100～2 000	L	N	N 或↑
特发性颅内压增高	↑	N		N	N 或↓
脑出血	↑	血性	红细胞	N	↑
脑血栓形成	N 或↑	0～100	L	N	N 或↑
脊髓肿瘤	N	0～50	L	N	N 或↑
多发性硬化	N	0～50	L	N	N 或↑
吉兰-巴雷综合征	N	0～100	L	N	>100mg/dl
铅中毒性脑病	↑	0～500	L	N	↑

注意:上表所列的压力、细胞计数和蛋白定量的数值为一大概范围,临床上有较多例外。同样,在某些淋巴细胞反应为主的疾病中,其脑脊液中可以中性粒细胞为主,尤其是疾病早期(如病毒感染、结核性脑膜炎)。脑脊液糖浓度比较可靠,例外比较少见。

† 在疾病初期有14%的患者脑脊液蛋白定量<100mg/dl。

L,淋巴细胞;N,正常;PMN,多核白细胞;↑,升高;↓,降低。

相对禁忌证 包括：
- 穿刺部位存在感染
- 出血因素
- 因颅内占位灶导致的颅高压。脑脊液流出通路受阻（如导水管狭窄或Ⅰ型Chiari畸形）或脊髓脑脊液受阻（如脊髓肿瘤压迫）

如果患者存在视乳头水肿或局灶性神经系统定位体征时，在腰穿前先行CT或MRI检查除外占位性病变，防止引起小脑幕切迹疝或枕骨大孔疝。

行腰穿检查时，患者左侧卧位。对于清醒的合作患者，让其尽可能地屈膝弓背低头并保持这个姿势；对于不能保持这个姿势的患者，可由助手帮助患者维持该姿势。某些患者，尤其是肥胖患者，让其坐在床边并趴在床边的小桌上可以更好地暴露椎间隙。穿刺点周围直径20cm左右的范围内用碘酒消毒，然后再用酒精擦拭除去碘酒，防止碘酒流入蛛网膜下腔。将带有针芯的腰穿针穿入L4、L5椎间隙（L4椎体的棘突位于左右髂后上棘连线上）。针头应该朝向患者的脐部，并与地面相平行。针尖进入蛛网膜下腔时，操作者通常有明显的突破感。然后拔出针芯，让脑脊液流出，用测压计测定脑脊液的开放压力；再分别留取4管脑脊液，每管2~10ml。完成后在穿刺点处贴上一无菌敷贴。约10%的患者会出现腰穿后头痛（参见第1699页）。

正常的脑脊液为澄清透明色；当细胞数≥300/μl时，脑脊液出现混浊。血性脑脊液提示腰椎穿刺损伤（针头穿得过深损伤椎管前部的静脉丛）或蛛网膜下腔出血。腰穿损伤时留取的4管脑脊液会逐渐变清（可根据红细胞计数明确），脑脊液离心后无黄变（由于脑脊液中存在溶解的红细胞而呈黄色），并且红细胞为新鲜未变形的。蛛网膜下腔出血时，所收集的脑脊液呈均匀血性。通常出血后几小时脑脊液会出现黄变，此时红细胞是陈旧变形的。淡黄色脑脊液还可能为老年性色素变、严重黄疸或蛋白含量增高（>100mg/dl）。

脑脊液细胞计数、分类及糖、蛋白定量有助于很多神经科疾病的诊断（表218-1）。如果怀疑患者存在中枢神经系统感染，应对脑脊液离心后沉淀物进行细菌（革兰氏染色）、结核菌（抗酸染色和免疫荧光检测）及隐球菌（墨汁染色）的检查。较多的脑脊液（10ml）能增加病原学检查（包括染色和培养）的阳性率，尤其是抗酸杆菌和某些真菌。早期的脑膜炎球菌性脑膜炎或白细胞减少症患者，由于脑脊液蛋白较低，革兰氏染色时细菌无法黏附在载玻片上会出现假阴性的结果。在脑脊液沉淀物中加入一滴无菌的血清即可避免这个问题。对怀疑有出血性脑膜脑炎的患者，需进行湿性封片以检测有无阿米巴原虫。当染色和培养结果均为阴性时（如部分治疗性脑炎），乳胶凝集试验和协同凝集试验可能会快速地明确致病原。脑脊液应做需氧菌、厌氧菌、抗酸杆菌和真菌的培养。除肠道病毒外，脑脊液中很少分离出其他病毒，但可以做相关病毒的抗体检测。性病实验室（venereal disease research laboratory，VDRL）检查和隐球菌抗原检查已作为常规检查。另外，还可以做PCR以检测单纯疱疹病毒或其他中枢神经系统病原体。

正常情况下脑脊液与血的糖浓度比约0.6。除严重低血糖患者，一般脑脊液糖浓度>50mg/dl（>2.78mmol/L）。脑脊液蛋白的升高（>50mg/dl）对于疾病的诊断比较敏感，但对于具体病种的诊断特异性不高。当脑脊液蛋白>500mg/dl时需考虑化脓性脑膜炎、严重结核性脑膜炎、脊髓肿瘤引起的椎管阻塞或血性脑脊液。一些特殊检查，如球蛋白（正常<15%）、寡克隆带、髓鞘碱性蛋白（myelin basic protein，MBP）等，有助于脱髓鞘疾病的诊断。

CT CT是一项能快速提供脑部及颅骨影像学的非创伤性检查。与MRI相比，CT在观察后颅窝的骨结构（不是后颅窝的脑组织）、颅骨的底部和椎管方面具有优势。增强CT能帮助发现脑肿瘤及脑脓肿。CT平扫能快速发现脑出血或大致了解重要的结构改变，而不需考虑造影剂可能引起的过敏或肾衰竭。通过鞘内注射造影剂，CT可以发现并勾勒出侵入脑干、脊髓或脊神经根的异常结构（如脑膜瘤、椎间盘突出）和脊髓空洞症。CT血管造影（CTA）通过造影剂可以显示脑血管情况，从而免除进一步行MRI和血管造影。

造影剂的副作用包括过敏反应和造影剂相关肾病。

MRI MRI能比CT更清晰地显示脑部结构，尤其是显示脑神经、脑干、后颅窝和脊髓的病变。CT在上述部位会出现骨性结构的伪影，不利于相应结构的观察。MRI也能更好地显示脱髓鞘病变、早期脑梗死、无症状性脑水肿、脑挫伤、早期小脑幕疝、颅颈交界畸形和脊髓空洞症等。对于需急诊处理的脊髓压迫性病变（如肿瘤、脓肿），MRI尤其有价值。MRI对于安装心脏起搏器、安装心脏或颈动脉支架<6周、安装磁性铁动脉瘤夹子及有其他金属置入物的患者禁忌。因为在强磁场作用下，上述金属物体会过热或移位。为了更好地观察炎性、脱髓鞘性或占位性病变，有时需静脉注射造影剂（如钆剂）后做增强扫描。尽管钆剂被认为比CT造影剂更安全，但在肾功能不全和酸中毒的患者中曾有发生肾源性系统纤维化（肾源性纤维性皮肤病）的报道。

MRI有多种技术，根据特定的组织、部位和所怀疑的疾病选择合适的。

- 弥散加权成像（DWI）能早期快速地发现缺血性卒中
- 灌注加权成像（PWI）可识别早期缺血性卒中的低灌注区域，但还无法可靠地区分良性缺血和最终的梗死区域
- 弥散张量成像（DTI）是DWI的延伸技术，可三维显示白质传导束（纤维示踪成像），用于监测老龄和疾病情况下中枢神经系统纤维束的完整性
- 双翻转恢复序列成像（DIR）应用于研究中心，可以比其他MRI技术更好地检测灰质的脱髓鞘改变；灰质脱髓鞘改变目前被认为在多发性硬化中很常见
- 功能磁共振成像（fMRI）可识别特定认知或运动任务下脑区的激活（表现为氧合血流量的增加），但其临床应用价值仍有待明确

磁共振血管成像（MRA） 能在注射或不注射造影剂的条件下，显示脑内主要血管及脑部、颈部主要动脉及其分

支。虽然目前 MRA 还不能替代脑血管造影，但在不能行脑血管造影的患者中（如患者拒绝或风险较大）还是十分有应用价值的。对于脑卒中患者，MRA 显示的血管狭窄往往比实际严重，因此一般不会遗漏大血管的闭塞性病变。

磁共振静脉显影（MRV） 可以通过磁共振检查显示颅内主要静脉及静脉窦，因此可以不用行血管造影而诊断静脉窦血栓形成。但 MRV 在监测血栓溶解情况及指导抗凝治疗期限方面比较有价值。

磁共振质谱法分析（MRS） 可以通过测定脑内局部区域的代谢情况，从而鉴别颅内肿瘤、脓肿和卒中。

脑超声波描记 对于<2 岁的儿童，脑超声波描记可在床旁（尤其是新生儿重症监护室）检查患者是否有脑出血或脑积水。对于较大的儿童和成人，CT 已经取代该项检查。

脑血管造影 即通过动脉导管注射不透 X 线的造影剂，来显示颅内动脉和静脉的循环情况。通过数字化处理（数字减影血管造影术，digital subtraction angiography，DSA），少量的造影剂可以显示出高分辨率的图像。作为 CT、MRI 的补充，它能明确病灶的部位及其血供情况。脑血管造影是诊断动脉狭窄或闭塞、血管先天缺如、动脉瘤、动静脉畸形的金标准。对于直径 0.1mm 的血管，它也能清楚显示。随着 MRA 和 CTA 的运用，DSA 检查已明显减少。但当怀疑脑血管炎和需要进行介入治疗（血管成形、支架置入、动脉内溶栓、动脉瘤栓塞等）时，DSA 仍是常规检查。

二维多普勒超声扫描 这种非创伤性的检查手段能发现颈动脉分叉处的动脉夹层、狭窄、闭塞或溃疡。它安全快速，但无法提供血管造影所能显示的血管详细形态。对于监测颈动脉短暂性缺血发作，它优于眶周多普勒超声扫描及眼体积扫描技术。对于疾病的跟踪随访，它也十分有用。经颅多普勒超声扫描能用于监测脑死亡后残余血流、蛛网膜下腔出血后大脑中动脉血管痉挛和椎-基底动脉系统的脑卒中。

脊髓造影 即通过腰穿在蛛网膜下腔注入造影剂后行 X 线摄片。在诊断髓内病变时，MRI 已代替脊髓造影，但在不能行 MRI 检查时，可以行 CT 脊髓造影。它的禁忌证与腰穿禁忌证相同。脊髓造影可能加重病变对脊髓的压迫，尤其是过过快地放出脑脊液时。极为罕见地，脊髓造影导致脊神经周围的蛛网膜炎症（蛛网膜炎），可能会引起下背部和四肢的慢性疼痛和感觉异常。

脑电图（EEG） 在头部安放电极，记录癫痫、睡眠障碍、代谢性或器质性脑病患者的电活动。检查时，将 20 个电极对称置于头部。正常清醒情况下，脑电图显示的是在顶枕叶消长的 8~12Hz、50μV 的正弦 α 波和分布在双侧额叶的大于>12Hz、10~20μV 的 β 波，中间散在 4~7Hz、20~100μV 的 θ 波。检查时要注意双侧大脑半球的对称性（不对称往往提示器质性病变），有无过度慢波（即 1~4Hz，50~350μV 的 δ 波，在意识不清、脑病和痴呆的患者中会出现）和其他异常波。

有些异常波是非特异性的（如痫性尖波），而有些则具有诊断价值（如失神发作时 3Hz 的棘慢波和克-雅病周期性的 1Hz 尖波）。脑电图对于一些原因不明的发作性意识障碍的诊断十分有用。如果怀疑有痫性发作，而常规脑电图正常时，可采用一些刺激皮质活动的措施（如过度换气、闪光刺激、睡眠、睡眠剥夺）来诱发痫性电活动。应用鼻咽部电极可以记录到颞叶痫性活动，后者在常规记录时通常无异常发现。24 小时连续动态脑电图监测（伴或不伴视频监测）可以判断短暂记忆丧失、主观先兆症状或发作性异常行为是否为癫痫发作。如果临床医生需要判断一次发作是由于癫痫还是精神疾病，可以在行 EEG 检查时应用摄像机监测患者。这种方法（被称作视频 EEG）也被应用于手术前观察一个特定致痫灶的异常引起何种类型的癫痫。

诱发电位 即通过视觉、听觉或触觉刺激脑部皮质的相应部位，引起该皮质的局灶性电活动。通常情况下，这些小的电位被脑电图的背景噪声所掩盖，但可通过计算机处理去除这些噪音，显示出诱发电位。诱发电位的潜伏期、时限和波幅可以反映出所刺激的感觉通路的完整性。

诱发电位对于发现脱髓鞘病变的亚临床损害、婴儿的感觉系统异常和癔症性功能障碍及某些疾病亚临床期的随访是十分有用的。例如：视觉诱发电位可以发现多发性硬化患者未被注意的视神经损害。如果怀疑存在脑干病变时，脑干诱发电位可作为一项客观的检查手段。当器质性病变累及多个层面的传导通路时（如转移瘤累及神经丛和脊髓），体感诱发电位能明确定位异常所在。体感诱发电位也可辅助预测昏迷患者的预后，尤其是对床旁指标不明确的低体温患者。

肌电图和神经传导速度 当临床上难以判断肌无力是神经、肌肉或神经肌肉接头病变引起时，肌电图和神经传导速度检查可帮助鉴别。

行肌电图检查时，将针插入患者的受检肌肉中，然后记录该肌肉在静息和收缩时的电活动。正常情况下，肌肉静息时没有电活动，轻收缩时可以记录到单个运动单位的动作电位，随着用力的增强，动作电位数量增加，呈干扰相。失神经支配的肌纤维会出现插入电位增多和异常自发电活动（纤颤和束颤）；当肌肉收缩时，参与的运动单位减少，呈减弱的干扰相（单纯相）。神经病变时，剩余的轴索还会发出分支再支配邻近的肌纤维，使同一运动单位支配的肌纤维数量增多，出现巨大电位。肌肉疾病时，不影响运动单位而只影响单个的肌纤维，因此运动单位电位的波幅变低，但仍保持原有的干扰相。

神经传导速度检查时，在周围神经全长上（从近段至支配肌肉）选择数点进行电刺激，记录从刺激至肌肉开始收缩的时间。神经冲动沿某一长度的神经传导所需的时间决定了神经传导速度。在最接近肌肉的神经冲动传导所需的时间称为远端潜伏期。感觉神经传导速度也可用类似的方法测定。神经传导测试检查大的有髓纤维，而非小的有髓纤维或无髓纤维。在神经病变时，传导速度通常减慢，有时由于有髓纤维和无髓纤维的受累程度不同可存在波形离散。然而，当神经病变仅影响无髓纤维或小的有髓纤维（或无力症状是由于肌肉病变）时，结果通常是正常的。通过重复刺激神经可评价神经肌肉接头有无异常疲劳现象，如重症肌无力患者重复电刺激后复合肌肉动作电位波幅衰减。

活检 神经活检和肌肉活检通常同时进行。当其他测试未有定论时,神经活检有助于鉴别脱髓鞘性与轴索性多发性神经病变。应选择一个神经支配的患处进行活检。如果多发性神经病变由血管炎引起,活检样本应包括皮肤,以增加发现特征性血管异常的机会。如果活检显示神经末梢缺失,钻取活检有助于确定小纤维多发性神经病变。肌肉活检有助于确定肌肉病变。

记忆下降

记忆下降 在初级卫生保健所中是一个常见的主诉。在老年人中尤其普遍,但年轻人也可能出现。有时家庭成员而并非患者会报告记忆下降(通常是一个老年人,往往患有老年痴呆症)。临床医生和患者往往关心的是记忆下降是否预示潜在老年痴呆症。这种担忧是基于老年痴呆症首要迹象是记忆下降的常识。然而,大多数的记忆下降并不代表痴呆症的发生。记忆下降最常见和最早的主诉通常是难以记住别人的名字及车钥匙或其他常用物品的位置。由于记忆下降加重,人们可能会忘记支付账单或赴约。严重记忆下降的人可能会出现一些危险的失误,比如忘记关炉灶、出门时忘记锁门或忘记照看婴儿或儿童。依据不同病因,可能还会出现其他症状(如抑郁、精神错乱、人格改变、日常活动困难)。

病因

记忆下降最常见的病因(表 218-2)是:
- 年龄相关的记忆变化(最常见)
- 轻度认知障碍
- 痴呆
- 抑郁

表 218-2 记忆下降常见病因的特征

病因	提示性发现	诊断方法
年龄相关的记忆变化	偶尔健忘(如名字或车钥匙的位置),但并无其他记忆受损的表现 认知功能正常	临床评估
轻度认知障碍	记忆受损 日常功能未受到影响 其他认知方面尚完整	临床评估 有时需行神经心理测试
痴呆	记忆受损 日常功能受到影响(如难以平衡收支、找到附近的路或完成工作中的常见任务) 至少 1 个其他方面的认知功能受损: • 失语(语言障碍),导致找词和/或命名困难 • 失用,导致尽管运动功能未受损,仍难以完成以前学过的活动 • 失认,导致尽管有完整的感觉神经功能,仍难以识别物品 • 执行功能受损,导致难以规划和组织日常活动(如吃饭、购物、支付账单) 抽象思维和判断力受损 往往有性格和行为改变(如猜疑、焦虑、易激惹)	临床评估 有时需行神经心理测试
抑郁	记忆下降往往与情绪障碍的严重程度相关 有时合并睡眠障碍、食欲减退、精神运动迟缓 经常出现在痴呆、轻度认知障碍或年龄相关记忆变化的患者中	临床评估
药物使用(如抗胆碱能药、抗抑郁药、阿片类药物、精神药物或镇静剂)	使用致病药物 通常由于近期开始某种药物、药物剂量增加或药物清除率下降(如肝肾功能下降)所致	停用或更改可疑致病药物

大多数人会随着衰老出现记忆力下降。形成新的记忆(如一个新邻居的名字、一个新的计算机密码)、学习新的复杂信息和任务(如工作程序、计算机程序)都需要更长的时间。年龄相关的变化可导致偶尔健忘(如乱放车钥匙)或尴尬。然而认知功能并不受损害。如果有足够的时间去思考和回答问题,年龄相关记忆变化的患者通常可以完成,这显示了完整的记忆和认知功能。

不同于年龄匹配对照组可从相对保存的记忆中缓慢提取,轻度认知障碍的患者有确实的记忆下降。轻度认知损害往往先影响近事记忆(也称为情景记忆)。患者很难记住最近的谈话、常用物品的位置以及约定。然而远期记忆通常是完整的,就像注意力一样(也称为工作记忆——患者可以复述项目清单,并完成简单的计算)。轻度认知障碍的定义是不断发展的,目前被定义为记忆和/或其他认知功能的损害,但不影响日常生活功能。轻度认知障碍往往进展为痴呆。

痴呆(参见第 1669 页) 患者有记忆下降和认知行为功能障碍的表现。例如他们可能在找词和/或命名(失语)、完成以前学过的活动(失用)或计划和组织日常活动如吃饭、购物和支付账单(执行功能受损,表 218-2)时出现困难。他们的性格可能会改变,例如会变得异常暴躁、焦虑、易激惹和/或不灵活。

痴呆患者常见抑郁。然而,抑郁本身可导致记忆下降,类似于痴呆(假性痴呆)。但这些患者通常有抑郁的其他特征。

谵妄（参见第1666页） 是一种急性精神错乱状态，可能由严重感染、药物（不良反应）或停药引起。谵妄患者也有记忆受损，但主要原因通常是精神状态的严重变化和认知功能障碍，而非记忆下降。

评估

当务之急是识别谵妄，并快速处理。评估的重点是从大量的年龄相关记忆改变或单纯健忘的人群中，鉴别出少数轻度认知障碍和早期痴呆的病例。痴呆的全面评估通常需要多于20~30分钟（通常为门诊就诊时间）。

病史 如果可能，病史应分别从患者及家庭成员获取。认知功能受损的患者未必能提供详细准确的病史，而家庭成员可能会因患者在场而有所隐瞒。

现病史：应包括记忆下降类型的描述（如忘记单词或名字、迷路）和患者的发病情况、严重程度、进展情况。临床医生应确定这些症状从多大程度上影响患者的工作和家庭的日常功能。重要的相关发现包括语言运用、饮食、睡眠和情绪的变化。

全身性疾病回顾：应能确定神经系统症状。这些症状可能暗示某一特定类型的痴呆症（如路易体痴呆的帕金森症状、血管性痴呆的局灶性神经功能缺损、进行性核上性麻痹中的向上及向下凝视障碍、亨廷顿病中的舞蹈样运动、正常压力脑积水中的步态不稳、维生素 B_{12} 缺乏症中的平衡问题和精细动作障碍）。

既往史：应包括已知的疾病和完整的处方药和非处方药的使用历史。

家庭和社会史：应该包括患者智力、教育、就业、社会功能的基线水平。应注意以往和目前的药物滥用。应查询痴呆或早期轻度认知障碍的家族史。

体格检查 除一般检查，需完成包括精神状态测试在内的详细的神经科检查。

通过要求患者完成下列任务，评估精神状态：
- 定向力（询问姓名、日期和位置）
- 注意力及集中力（如重复一系列单词、完成简单计算）
- 近事记忆（如在5、10和30分钟后重复3或4个单词）
- 语言（如命名常用物体）
- 运用和执行功能（如按照多级指令完成动作）
- 结构性运用（如复制图样或绘制钟面）

可应用多种量表完成上述测试。测试上述指标最通用的方法是简易精神状态检查量表，大约需要7分钟来完成。

预警症状：要特别注意以下结果：
- 日常功能受损
- 注意力丧失或意识水平改变
- 抑郁症状（如食欲减退、精神运动迟缓、自杀意念）

检查结果解读：若存在记忆下降、日常功能及其他认知功能受损，有助于鉴别年龄相关记忆改变、轻度认知障碍和痴呆。情绪障碍可见于抑郁患者，但在痴呆或轻度认知障碍患者中也很常见。因此，除非严重记忆下降或出现其他神经功能缺损症状（如失语、失认、失用），鉴别痴呆和抑郁可能很困难。注意力不良有助于鉴别谵妄与早期痴呆。在大多数谵妄患者中记忆下降并不是主要症状。尽管如此，诊断痴呆前必须排除谵妄。一个非常有用的线索是患者如何来就医。如果是患者自己因为担心健忘而就诊，则可能是年龄相关记忆变化。如果是家属而非患者自己因担心记忆问题而就诊，那么痴呆的可能性更大。

辅助检查 主要依据临床诊断。然而，任何简短的精神状态检查都会受到患者智力和教育水平的影响，因此准确度有限。例如教育水平较高的患者得分会虚高，而教育水平较低的患者得分会虚低。如果诊断尚不明确，可行更准确、正式的神经心理测试，结果更具准确性。

如果怀疑某种药物是病因，可诊断性停药或使用另一种药物替代。

治疗明显抑郁的患者，可能有助于鉴别抑郁和轻度认知障碍。

如果患者有神经系统异常（如无力、步态改变、不自主运动），则有必要行MRI或CT检查。

对于大多数患者，需行血清维生素 B_{12} 和甲状腺功能检查以除外维生素 B_{12} 缺乏和甲状腺疾病。两者是记忆受损的可逆病因。

如果患者有谵妄或痴呆，应行进一步检查确定病因。

治疗

年龄相关记忆变化的患者无需治疗。抑郁患者行药物和/或心理治疗。记忆下降合并抑郁迹象的患者，应用非抗胆碱能抗抑郁药进行治疗，首选SSRI。治疗抑郁，有助于改善记忆下降症状。谵妄可通过治疗原发疾病而得到缓解。极少数情况下，痴呆可经过特定治疗而逆转（如补充维生素 B_{12}、甲状腺素替代治疗、行正常压力脑积水分流术）。其他记忆下降的患者可行支持性治疗。

患者安全 职业和物理治疗师可评估记忆受损患者的家庭安全，以防止跌倒等意外事故。防护措施（如藏好刀具、切断烤箱电源、移开汽车、收好车钥匙）可能是必需的。有些地方要求医生通知痴呆患者地区的车辆管理所。如患者有走失风险，可安装信号监测系统或在安全返回项目中登记。

最后，建议家庭辅助（如管家、家庭健康助理）或改变环境（如无楼梯的生活设施、生活辅助设施、专业护理设施）。

环境措施 痴呆患者在熟悉的、定向力增强的（包括大日历和时钟）、明亮欢快的、有规律的环境中，生活能力最佳。房间应包含感官刺激物（如广播、电视、灯光）。

治疗机构中，工作人员佩戴超大姓名牌并反复介绍自己。应准确简单地向患者解释环境、惯例或人的变化，避免不必要的程序。工作人员和熟人的经常来访可使患者保持社交能力。活动对他们也有帮助，他们应当是愉快并得到激励的而不涉及太多的选择或挑战。改善平衡的运动和保持心血管健康可帮助减少烦躁、改善睡眠并管理行为。职业疗法和音乐疗法可辅助保持良好的运动控制能力并提供非言语刺激。团体治疗（如怀旧治疗、社会活动）可有助于维持交流和人际关系能力。

表218-3 用于治疗阿尔茨海默病和其他形式痴呆症的药物

药物名称	起始剂量	最大剂量	注解
多奈哌齐	5mg,qd	10mg,qd	一般耐受性良好,但可引起恶心或腹泻
加兰他敏	4mg bid 缓释剂:8mg,qd,上午给药	12mg bid 缓释剂:24mg,qd,上午给药	可能比其他药物更有助于改善行为症状 调节烟碱受体,刺激乙酰胆碱释放并增强其效应
美金刚	5mg bid	10mg bid	可能会减缓病情进展
卡巴拉汀	1.5mg bid	6mg bid	可用溶液溶解

药物 降低或限制中枢神经系统活性的药物往往可改善功能。镇静和抗胆碱能药物可导致痴呆症状恶化,应避免应用。多奈哌齐可暂时改善轻度认知障碍患者的记忆力,但益处有限。没有其他药物被推荐用于改善轻度认知障碍患者的认知或记忆功能。胆碱酯酶抑制剂多奈哌齐、卡巴拉汀、加兰他敏对改善阿尔茨海默病或路易体痴呆患者的认知功能有一定作用。对其他形式的痴呆也可能有效。美金刚,一种NMDA(N-甲基-D-天门冬氨酸)受体拮抗剂,可用于中重度痴呆。

老年医学精要

轻度认知障碍在老年人中常见。70岁后其患病率为14%~18%。痴呆是老年人寄居、患病和死亡的最常见病因之一。老龄是痴呆最重要的危险因素。60~64岁时痴呆的患病率约为1%,85岁以上时升高至30%~50%。养老院老人的患病率约为60%~80%。

关键点

- 记忆下降和痴呆常见,是老年人忧虑的常见来源
- 年龄相关的记忆变化常见,可导致缓慢但并不恶化的记忆和认知功能变化
- 诊断主要依据临床标准,尤其是情绪、注意、确切记忆下降的存在以及对日常功能的影响
- 自我发现的记忆下降通常不是由于痴呆
- 诊断痴呆前必须排除谵妄

肌肉痉挛

肌肉痉挛(抽筋)是一种突然、短暂的、不自主的、疼痛的肌肉或肌肉群收缩。痉挛常见于健康人(尤其是中年人和老年人),有时发生于休息时,但更常见于运动时、运动后或夜间(包括睡眠中,参见第1793页)。夜间腿的痉挛常发生在小腿,导致脚和脚趾跖屈。

其他疾病可以引起类似痉挛的症状:

- 肌张力障碍可引起肌肉痉挛,但症状往往更持续且易复发,除典型的腿部外还累及其他肌肉(如颈、手、面部、身体各处的肌肉)
- 手足搐搦症也可引起肌肉痉挛,但痉挛通常更持续(经常引起重复且短暂的肌肉抽搐),为双侧且弥漫性的,但也会出现孤立的手足痉挛
- 外周动脉疾病(跛行)患者用力时的肌肉缺血会引起小腿疼痛,但这种疼痛是由于肌肉供血不足,且肌肉并不像痉挛时收缩
- 虚幻痉挛是一种痉挛的感觉,而并不存在肌肉收缩或缺血

病因

腿部痉挛最常见的类型是

- 良性特发性腿部痉挛(无诱发疾病,常见于晚上)
- 运动相关的肌肉痉挛(在运动时或运动后发生)

虽然几乎每个人都曾发生过肌肉痉挛,但一些因素可增加痉挛的危险性和严重性。它们包括脱水、电解质异常(如血钾、血镁水平降低)、神经或代谢疾病和药物。小腿肌肉紧张(如缺乏拉伸、不活动或有时为慢性下肢水肿)也可导致腿部痉挛。

评估

评估的重点在于识别可治疗的方面。对于很多患者,引起痉挛的疾病已确诊,或引起其他比痉挛更棘手的症状。

病史 **现病史**:应当包括对痉挛的描述,包括持续时间、频率、部位、触发因素和其他相关症状。可能与神经源性或肌源性疾病相关的症状,包括肌强直、无力、疼痛、感觉缺失。记录可导致脱水或水电解质失衡的因素(如呕吐、腹泻、过度运动和排汗、透析、应用利尿剂、妊娠)。

全身性疾病回顾:应当探寻可能的原因,包括闭经或月经不规律(妊娠相关腿部痉挛)、寒冷耐受不良伴体重增加和皮肤改变(甲状腺功能减退)、无力(神经源性疾病)和疼痛或感觉缺失(周围神经病或神经根病)。

既往史:应包括任何可以引起痉挛的疾病。获取完整的用药史,包括饮酒史。

体格检查 一般检查应包括皮肤,寻找酒精中毒性红斑、非凹陷性水肿或眉毛脱落(提示甲状腺功能减退)和皮肤含水量、充盈度的变化。行神经系统检查,包括腱反射。触诊脉搏,测量四肢血压。脉搏微弱或患肢踝肱比降低,提示可能存在缺血。

预警症状 以下检查结果尤其要引起注意:

- 累及上肢或躯干
- 反射亢进
- 肌无力
- 束颤
- 酒精中毒
- 容量不足
- 在外周神经、神经丛或神经根分布区域的疼痛或感觉缺失

检查结果解读 局灶痉挛提示良性特发性腿部痉挛、运动相关性肌肉痉挛、肌肉骨骼异常、周围神经系统病变或

变性病早期（常不对称，如运动神经元病）。局灶反射降低提示周围神经病、神经丛或神经根病。

弥漫性痛性痉挛患者（特别是伴震颤的患者）中，尽管药物可影响腱反射，但反射亢进往往提示系统性病变（如低钙血症、酒精中毒、运动神经元病或药物使用）。全身反射降低提示甲状腺功能减退、酒精中毒或是老年人的正常表现。

体格检查正常和相应的病史提示良性特发性腿部痉挛或运动相关性肌肉痉挛。

辅助检查 相关检查应根据异常临床表现的提示进行，无常规检查。如果患者有原因不明的弥漫性痉挛伴反射亢进，应当检测血糖、肾功能和电解质（包括钙和镁）。如果患者存在手足搐溺，应检测游离钙和ABG（为证实呼吸性碱中毒）。如果痉挛肌肉无力，应行肌电图检查。如果存在弥漫性肌无力，应行头颅和脊髓MRI检查。

治疗

- 拉伸

确诊后开始治疗（表218-4）。

表218-4 一些与肌肉痉挛有关的药物与疾病

病因	提示性发现	明确诊断的方法
药物		
诱发药物：ARB类药物、顺铂、氯贝丁酯、利尿剂、多奈哌齐、有β-肾上腺素受体激动剂效果的药物（包括支气管扩张剂和一些β-阻滞剂）、洛伐他汀、口服避孕药、吡嗪酰胺、雷洛昔芬、兴奋剂（如苯丙胺、咖啡因、可卡因、麻黄碱、尼古丁、伪麻黄碱）、特立帕肽、托卡朋、长春新碱	在服用致病药物的患者中	临床评估，包括怀疑药物的戒断试验
戒断综合征：酒精、巴比妥类、苯二氮䓬类、镇静催眠药		
疾病		
细胞外液容量不足和/或电解质异常（如游离钙过低，低钾或低镁）	有时有多汗、呕吐、腹泻、使用利尿剂、出现脱水迹象 有时发生于血液透析期间或之后、妊娠后期（可能与低镁有关）	有时需检测血清钾、镁和/或游离钙水平
代谢性疾病（如酒精中毒、甲状腺功能减退）	酒精中毒：有过量饮酒史，有时伴腹水、男性乳房发育症、蜘蛛痣、睾丸萎缩 甲状腺功能减退：怕冷、便秘、疲劳乏力、反应迟缓	酒精中毒：临床评估 甲状腺功能减退：检测甲状腺功能
周围神经病 神经丛病 神经根病 运动神经元病	在周围神经、神经丛或神经根分布区域，存在无力、感觉丧失、疼痛和/或反射减退 束颤 运动神经元病中，无力首发于一侧手或脚	临床评估 有时需行肌电图、神经传导检查和/或脊髓MRI检查
肌肉骨骼畸形	小腿肌肉紧张，久坐史 在结构性病变（如扁平足、膝反屈）患者中	临床评估
运动相关的肌肉痉挛	在运动中或运动后数小时，出现肌肉痉挛	临床评估
良性特发性腿部痉挛	不明原因的痉挛，通常发生于小腿肌肉和晚上 小腿肌肉通常紧张	临床评估

ARB，血管紧张素Ⅱ受体拮抗剂。

当发生痉挛时，拉伸受累肌肉通常能够缓解痉挛。例如为缓解小腿痉挛，患者用手向上拉伸脚趾和脚部（背屈）。

预防

预防痉挛的措施包括以下几种：
- 饭后避免即刻运动
- 运动前或睡前缓和地拉伸肌肉
- 运动后补足液体（尤其是含钾饮品）
- 禁用兴奋性药物（如咖啡因、烟碱、麻黄碱、伪麻黄碱）

跑步者拉伸最有效果。单腿站立向前屈膝，另一只腿向后伸直，成弓步体位。可用手扶墙保持身体平衡。双脚跟着地。前腿进一步弯曲，直到另一只腿后部感觉到拉伸。双脚距离越大、前膝越弯屈，拉伸力越大。拉伸持续30秒，重复5次。另一腿重复此拉伸动作。

大多数预防痉挛的药物（如钙剂、奎宁、镁、苯二氮䓬类）并不推荐使用。大多数没有证据表明有效。在一些试验中，奎宁有疗效，但因其偶见的副作用[如心律失常、血小板减少、血小板减少性紫癜（TTP）和溶血性尿毒症综合征（HUS）、严重过敏反应]而不被推荐使用。美西律有时会有帮助，但相对其副作用风险，是否值得应用尚不清楚。这些副作用包括恶心、呕吐、胃灼热、头晕和震颤。

> **关键点**
> - 腿部痉挛常见
> - 最常见病因为良性特发性腿部痉挛和运动相关性肌肉痉挛
> - 痉挛需与跛行和肌张力障碍鉴别,临床评估通常是足够的
> - 伸展运动能够帮助缓解和预防痉挛
> - 通常不推荐药物治疗

麻木

患者通常用"麻木"来形容各种症状,包括感觉缺失、感觉异常和无力或瘫痪。但是麻木实际是感觉缺失,可以是部分性(感觉减退)或完全性(感觉丧失)。麻木包括3种相同或不同程度的主要感觉形态:轻触觉、痛温觉和位置振动感。

麻木通常伴有与感官刺激(感觉异常)无关的麻刺(针刺感)异常感觉。根据病因,可能存在其他表现(如疼痛、肢体无力、非感觉脑神经功能障碍)。慢性麻木的副作用包括步行、驾车困难和跌倒风险升高。另外,患者通常不能意识到感染、糖尿病足部溃疡和外伤,导致治疗延误。

病理生理

解剖 大脑感觉区与脑神经或脊髓感觉通路相连。感觉神经纤维出脊髓后形成脊神经背根(C1 除外,图 237-1)。这 30 条感觉神经背根加入相应的腹侧运动神经根,形成脊神经。颈神经和腰骶神经的分支在远端形成神经丛,再分出神经干。肋间神经不形成神经丛,这些神经从脊髓发出,分布到相应节段。周围神经是指神经根和神经丛的远端部分。

来自脊髓最远端节段的神经根,沿脊柱下行,在脊髓末端以下形成马尾。马尾支配耻骨、会阴和骶区(鞍区)的感觉。脊髓分为功能节段(水平),类似于一对脊神经根的附着部分。特定的脊髓节段对应相应脊神经支配的皮肤区域(图 218-1)。

作用机制 感受器及其通路(包括皮质在内)的任何部位异常均可引起麻木。常见的作用机制包括以下方面:
- 缺血(如脑或脊髓梗死、血管炎)
- 脱髓鞘疾病(如多发性硬化、吉兰-巴雷综合征)
- 机械性神经受压[如肿瘤或椎间盘突出(髓核)、腕管综合征]
- 感染(如 HIV、麻风)
- 中毒或药物(如重金属、化疗药物)
- 代谢性疾病(如糖尿病、慢性肾病、维生素 B_1 或维生素 B_{12} 缺乏)
- 免疫介导性疾病(如感染后炎症-横贯性脊髓炎)
- 变性疾病(如遗传性神经病)

病因

引起麻木的原因有很多。尽管存在重叠,根据下表对其病因进行分类会有帮助(表 218-5)。

表 218-5 引起麻木的病因

病因	提示性发现	诊断方法
单侧肢体麻木*		
皮质功能障碍(如卒中、肿瘤、多发性硬化、脑变性疾病)	同侧面部、躯体感觉和皮质感觉丧失(如皮肤书写觉、实体感觉缺失) 通常为非感觉性神经功能缺损(如无力、反射亢进、共济失调)	MRI 或 CT
高位脑干或丘脑功能障碍(如卒中、肿瘤、脓肿)	同侧面部和躯体感觉缺失 通常伴脑神经受损(如高位脑干卒中时,麻木对侧出现动眼神经麻痹)	MRI(脑干功能障碍优先考虑)CT
低位脑干功能障碍(如卒中、肿瘤、脑变性疾病)	不同侧面部和躯体感觉缺失(面部和躯干交叉分布) 通常伴脑神经受损	MRI
双侧肢体或躯干麻木		
横贯性脊髓病†(如脊髓受压、横贯性脊髓炎)	特定脊髓节段以下的感觉、运动和反射功能缺失 自主神经功能障碍(如肠道、膀胱和勃起功能障碍,无汗)	MRI
脊髓后索功能障碍(如多发性硬化、维生素 B_{12} 缺乏、脊髓痨)	振动觉和位置觉的不对称性缺失 维生素 B_{12} 缺乏症中,可见双侧对称性表现(尽管可能存在周围神经病,但通常是脊髓功能障碍)	MRI 维生素 B_{12} 水平,CSF 细胞计数和蛋白质含量,梅毒 CSF 及血液检查
马尾神经压迫-又名马尾综合征†(如椎间盘突出、脊髓或脊柱转移瘤)	麻木主要影响会阴(鞍区) 通常有尿潴留、大便失禁和/或括约肌反射消失(如肛门反射、球海绵体反射)	MRI

续表

病因	提示性发现	诊断方法
多发性神经病如 • 轴索性多发性神经病（如与药物、糖尿病、慢性肾脏病、代谢性疾病相关） • 脱髓鞘性多发性神经病（如吉兰-巴雷综合征、慢性炎性脱髓鞘性多发性神经病、中毒或药物相关性脱髓鞘性多发性神经病）	双侧、大致对称、多为远端（袜套-手套样分布）的感觉异常和感觉缺失 有时伴无力和反射减退（如脱髓鞘性多发性神经病）	电诊断测试 可疑异常的实验室检查
多数单神经病-又名多发性单神经炎（如结缔组织相关性疾病、感染或代谢性疾病如糖尿病）	麻木伴或不伴疼痛 多数周围神经分布区域的运动功能和反射减退，随后可能影响到特定神经（但临床上可能与袜套-手套样分布难以鉴别）	基于怀疑的疾病，采用电诊断测试和实验室检查
单一肢体麻木		
神经根病‡（如椎间盘突出、OA 或 RA 引起的骨压迫、癌性脑膜炎、感染性神经根病）	神经根分布区域疼痛（有时类似电击），感觉、运动和/或反射减退（表 233-5） 移动脊柱或 Valsalva 动作时疼痛加重	MRI 或 CT 有时需行电诊断测试
神经丛病（如臂丛或腰丛病、臂丛神经炎、胸廓出口压迫综合征）	肢体某一部分的感觉缺失、疼痛和运动障碍（有时为肢体的绝大部分），比神经根病或单神经病的分布区域大	电诊断测试 除非病因是外伤或怀疑臂丛神经炎，否则行 MRI
单神经病（如腕、肘、桡和跗管综合征，尺、桡、腓神经麻痹）	单根神经分布区的麻木（伴或不伴疼痛），运动和反射减弱	临床评价 有时需行电诊断测试

* 仅单一肢体受累；躯干也可能受影响。
† 脊髓圆锥综合征是 L1 水平的横惯性脊髓病。表现与马尾综合征类似。
‡ 检查结果也许是双侧的。
OA，骨关节炎。

评估

由于许多疾病都可以引起麻木，所以应按顺序评估。首先，用麻木的分布范围来进行神经系统定位。然后，其他临床特征，特别是起病速度、相关神经系统症状和体征及对称性，可进一步缩小鉴别诊断、指导进一步检查以确诊病因。

在实践中，常依据典型症状有选择地询问病史（如典型卒中症状的患者，通常不会详细询问多发性神经病的危险因素，反之亦然）。为收集信息，很多潜在相关的病史信息如下所述。

病史 **现病史**：询问应当使用开放式问题，让患者自己描述麻木。明确症状发作、持续时间和时程。最重要的是麻木部位和相关神经系统症状（如轻瘫、感觉迟钝、括约肌功能障碍如失禁或潴留、言语困难、视力丧失、复视、吞咽困难、认知功能下降）。寻找可能的诱发因素（如肢体压迫、外伤、近期中毒或睡姿不当、感染症状）。

全身性疾病回顾：应当明确引起麻木疾病的症状。例如背部和/或颈部痛（骨关节炎或 RA 相关椎间盘突出、脊髓受压），发热和/或皮疹（感染性神经病、感染性神经根病、脑部感染、风湿性疾病），头痛（脑肿瘤、卒中、脑病），关节痛（风湿性疾病），营养不良（维生素 B_{12} 缺乏）和过量摄入高汞海鲜（多发性神经病）。

既往史：应当明确可能引起麻木的已知情况。尤其是糖尿病或慢性肾脏病（多发性神经病），传染病如 HIV、梅毒或莱姆病（感染性周围神经病或脑部感染），CAD、心房颤动、动脉粥样硬化或吸烟（卒中）和骨关节炎或 RA（神经根病）。家族史应当包括任何家族性神经系统疾病的信息。药物与社会史应当包括所有的用药史和职业性毒物接触史。

体格检查：应进行全套神经系统体格检查（参见第 1625 页），关注反射、运动和感觉功能减退的部位和神经支配范围。一般而言，反射是最客观的检查，而感觉是最主观的检查；通常，感觉缺失范围并不精确。

预警症状：以下检查结果要引起特别注意：
- 麻木突然发作（如数分钟或数小时内）
- 无力突然或快速发作（如数小时或数天内）
- 呼吸困难
- 马尾或脊髓圆锥综合征（如鞍区麻木、失禁、肛门括约肌反射消失）
- 某个脊髓节段以下神经功能缺损
- 面部和躯体感觉均丧失（同侧或对侧）

检查结果解读：症状的解剖模式型提示病灶位置，但通常没有特异性。一般而言，
- 单个肢体的部分麻木：周围神经系统损伤
- 单侧肢体麻木（伴或不伴躯体）：脑损伤
- 某特定节段水平以下双侧麻木：横贯性脊髓病（脊髓损伤）
- 与特定节段水平不对应的双侧麻木：多发性神经病、多数单神经病、局灶性脊髓或脑部疾病

更具体的定位模式包括以下方面：
- 袜套-手套样分布：若缺少运动体征，通常是轴索性多发性神经病；若伴随无力和痉挛（如反射亢进、肌张力增高、

跖反射背屈），有时是颈椎关节强直、脱髓鞘性多发性神经病或脊髓脱髓鞘灶
- 单节段性分布：神经根损害（神经根病）
- 单个肢体多于一条神经或神经根受累：神经丛损害（神经丛病）
- 多个相关或不相关的周围神经范围分布：多数单神经病
- 不相称地影响位置觉和震动觉：脊髓后索功能障碍或脱髓鞘性周围神经病
- 鞍区分布：脊髓圆锥综合征或马尾神经受压（马尾综合征）
- 面部-躯体交叉分布（如影响不同侧的面部和躯体）：低位脑干损害
- 面部和躯体同侧分布：高位脑干、丘脑或皮质损害

包括多个解剖区域（如脑和脊髓均损害）的麻木，其检查结果提示不止一个病灶（如多发性硬化、转移性肿瘤、脑或脊髓多灶性变性病、存在多种致病因素）。

起病速度提示可能的病理生理学：
- 瞬时（通常为几秒，偶尔为几分钟）：缺血性
- 数小时到数天：感染或中毒-代谢性
- 数天到数周：感染、中毒-代谢性或免疫介导
- 数周到数月：肿瘤或变性病

对称度同样提供线索。高度对称提示系统病变（如代谢性、中毒、药物相关、感染或感染后、维生素缺乏）。明显不对称提示结构性病因（如肿瘤、外伤、卒中、周围神经丛或神经受压、局灶或多灶性变性病）。

确定损伤部位、起病速度和对称度后，潜在特定诊断的范围大大缩小。所以根据临床特征区分这些疾病是具有实践性的（表218-5）。例如，若初步评估提示为轴索性多发性神经病，后续评估则关注可能导致多发性神经病的药物、毒物和疾病的临床特征。

辅助检查 除非有明显的临床诊断或选择保守治疗（如一些腕管综合征、椎间盘突出或外伤性神经失用症），否则需行进一步检查。检查的选择应基于可疑病因的解剖部位：
- 周围神经或神经根：神经传导检查和肌电图（电诊断测试）
- 脑或脊髓：MRI

电诊断测试能帮助鉴别神经病、神经丛病（病灶远离神经根）和更近端病灶（如神经根病）以及介于两者间的多发性神经病（如轴索性和脱髓鞘性，遗传性和获得性）。

如果临床表现提示脑脊髓或神经根结构性损害，MRI通常会有提示。CT通常为第二选择，但是在不能尽快行MRI检查的情况下会特别有帮助（如紧急情况下）。但是CT对脑干损害几乎没有帮助。

在明确病灶位置后，随后的检查可关注特定的疾病（如代谢性、感染性、中毒性、自身免疫性或其他系统性疾病）。例如，如果检查结果提示多发性神经病，后续检查应包括血常规、电解质、肾功能、快速血浆反应素试验和检测空腹血糖、糖化血红蛋白A1C、维生素B_{12}、叶酸和促甲状腺素水平。一些临床医生会行血清蛋白电泳检查。

治疗
治疗引起麻木的疾病。

脚部感觉减退的患者，尤其是循环障碍者，应当警惕预防和识别损伤。走路时应穿短袜和合适的鞋子，在穿鞋之前一定要检查鞋内是否有异物。应经常检查脚部以发现溃疡或感染迹象。手部或手指感觉减退的患者，必须警惕可能烫的或锋利的物品。

弥漫性感觉丧失或位置觉缺失的患者应当进行步态训练。应采取预防措施以防摔倒。应当监测驾驶技能。

> **关键点**
> - 使用开放性问题来询问患者的麻木症状
> - 症状的解剖结构和时程可帮助缩小可能的诊断列表
> - 如果单个肢体部分麻木，怀疑为周围神经、神经丛或神经根损害
> - 如果单侧肢体麻木，伴或不伴同侧躯干麻木，怀疑为脑部损害
> - 如果患者存在特定脊髓节段以下的双侧麻木，尤其是存在运动和反射减弱，怀疑为横贯性脊髓病
> - 如果患者存在不对应脊髓节段的双侧麻木，怀疑为多发性神经病、多数单神经病、脊髓或脑的局部病灶
> - 如果麻木呈袜套-手套样分布，怀疑为轴索性多发性神经病
> - 如果麻木突然发生，怀疑为急性缺血事件
> - 通常，怀疑周围神经系统疾病时，首选电诊断测试；怀疑为中枢神经系统疾病时，首选MRI

无力

无力是患者寻求家庭医师帮助的最常见原因之一。无力是肌肉力量的缺失。即使肌肉力量是正常的，很多患者在感到疲劳或者功能限制的时候（如由于疼痛或关节活动受限）也使用无力来表达。

无力可能影响部分或多个肌群，可能突发或逐渐进展。依据不同病因可主诉其他症状。特定肌群的无力可引起眼球运动障碍、言语含糊、吞咽困难或呼吸无力。

病理生理
随意运动始于大脑运动皮质——位于额叶后部。相关的神经元（上运动神经元或皮质脊髓束神经元）与脊髓中的神经元（下运动神经元）形成突触。下运动神经元传递冲动至神经肌肉接头，以启动肌肉收缩。常见引起无力的机制包括下列部位的功能障碍：
- 上运动神经元（皮质脊髓束和皮质延髓束损害）
- 下运动神经元（如多发性周围神经病或前角细胞损害）
- 神经肌肉接头
- 肌肉（如肌病）

损害的具体位置与体征相关：
- 上运动神经元功能障碍（除外邻近所有运动通路均受累的少见病例）使其无法抑制下运动神经元，导致肌张力增高（强直）、骨骼肌牵张反射增强（反射活跃）。跖反射（巴宾斯基征）是皮质脊髓束功能障碍的特征性表现。然而上运动神经元功能障碍也可导致肌张力和反射减

弱,如突发严重瘫痪(脊髓横断损伤,肌张力先降低,数天至数周后再逐渐增高)或病灶损害了中央前回的运动皮质而非邻近的运动联络区域
- 下运动神经元功能障碍破坏反射弧,导致反射减弱和肌张力降低(肌肉松弛);可引起束颤;久之,可引起肌肉萎缩
- 多发性周围神经病在最长的神经中往往是最显著的(如无力在肢体远端比近端更常见,下肢比上肢更常见),产生下运动神经元功能障碍的表现(如反射和肌张力降低)
- 神经肌肉接头病中最常见的是重症肌无力,其特征是波动性无力,运动后加重,休息可缓解
- 弥漫肌肉功能障碍(如肌病)在大的肌群(近端肌群)中最显著

病因

肌无力的多种原因可依据病变位置进行分类(表218-6)。通常,特定部位的病变具有相似的临床表现。然而,有些疾病可损害多个部位。例如肌萎缩侧索硬化(ALS)患者同时存在上运动神经元和下运动神经元功能障碍的表现。脊髓病变可影响上运动神经元的传导束、下运动神经元(前角细胞),或者两者兼而有之。

表218-6 肌无力的原因

病因	提示性发现	诊断方法
脑部上运动神经元病变		
脑肿瘤	肌张力增高、反射活跃、跖反射(Babinski征)阳性	头颅影像学:CT或MRI
多发性硬化		
脑卒中	和无力(手握力)相比,僵直和精细动作控制差(手指灵巧度)表现更突出	
脊髓病变(累及上和/或下运动神经元功能)		
脊髓受压(如颈椎病、硬膜外肿瘤、血肿或脓肿)	上和/或下运动神经元功能障碍	明确病因的检查包括:维生素 B_{12} 水平、HIV、ANA、RPR、NMO-IgG 自身抗体(抗水通道蛋白-4抗体)、HTLV-1或VDRL、基因检测、血清铜、血浆铜蓝蛋白
马尾综合征	常见症状:性功能障碍、二便失禁、括约肌反射消失(如肛门反射、球海绵体反射)	
脊髓缺血或梗死	进行性肢体无力和易疲劳感、笨拙、强直(先下肢,随着脊髓受压进展至上肢)	
自身免疫性疾病(如多发性硬化、视神经脊髓炎、血管炎)	经典的皮肤感觉平面	脊髓MRI和/或CT脊髓造影
感染[如人类嗜T细胞病毒Ⅰ型(HTLV-1)、人类免疫缺陷病毒(HIV)、梅毒、人单纯疱疹病毒6、EB病毒、水痘-带状疱疹病毒]		脑脊液分析(如蛋白、VDRL、IgG指数、寡克隆带、病毒滴度、PCR)
脊髓小脑萎缩		躯体感觉诱发电位
亚急性联合变性		
横贯性脊髓炎		
铜缺乏		
运动神经元病(上和/或下运动神经元)		
肌萎缩侧索硬化	进行性无力和易疲劳感、笨拙、强直(上运动神经元)	肌电图、脑和脊髓MRI和/或CT脊髓造影其他检查可包括:24h尿重金属筛查排除铅中毒性周围神经病,抗GM1抗体滴度(多灶性运动神经病)、基因检测(如肯尼迪病)
遗传性运动神经元疾病(如脊肌萎缩或脊髓小脑萎缩,包括肯尼迪病)	反射减弱或肌肉松弛(下运动神经元)	
脊髓病	肌萎缩(下运动神经元)	
脊髓灰质炎后综合征	束颤(下运动神经元)	
进行性延髓麻痹	男性乳房发育、糖尿病和睾丸萎缩(肯尼迪病)	
脊髓灰质炎病毒样疾病		
多发性神经病(多为多发性周围性神经病)†		
酒精相关性周围神经病	反射减低,有时伴束颤	明确周围神经病变的存在:电诊断测试
危重病多发性周围神经病	慢性病程会有肌肉萎缩	明确病因的检查可包括:血糖、2h口服葡萄糖耐量试验、血红蛋白A1c(HbA1c)、RPR、HIV、叶酸、维生素 B_{12}、血清蛋白免疫固定电泳、胸部CT和血清ACE水平(结节病)、24h尿重金属筛查、抗MAG抗体(在某些脱髓鞘性周围神经病)、抗GM1抗体滴度
脱髓鞘性周围神经病(如CIDP、格兰-巴利综合征)	在多发性神经病中,存在不相称的最远端肌肉无力和相同区域的感觉障碍(袜套-手套样)(常见的例外包括CIDP,后者对称性地影响近端和远端神经肌肉)	
糖尿病性周围神经病		
药物相关神经病(如长春新碱、顺铂或他汀类药物)		
遗传性周围神经病		
感染性周围神经病(如白喉、丙型肝炎、艾滋病、莱姆病、梅毒)		
多灶性运动神经病		
结节病		
中毒性周围神经病(如重金属)		
维生素缺乏(如维生素 B_1、B_6 或者 B_{12})		

续表

病因	提示性发现	诊断方法
神经肌肉接头病		
肉毒杆菌中毒 兰伯特-伊顿综合征 重症肌无力 有机磷中毒 蜱瘫痪	无力的严重程度有波动性(如重症肌无力、兰伯特-伊顿综合征) 常见显著的延髓症状(如重症肌无力、肉毒杆菌中毒或有机磷中毒) 有时可见反射减低(如兰伯特-伊顿综合征、蜱瘫痪、有机磷中毒)	明确机制的检查:电诊断测试 其他检查以帮助明确特定疾病(如乙酰胆碱受体抗体、可疑的重症肌无力患者行依酚氯铵试验)
肌病		
酒精性肌病 离子通道性疾病 皮质类固醇肌病 库欣综合征 低磷血症 甲状腺功能减退性肌病 遗传性肌肉病变(如肌营养不良) 低钾血症 代谢性肌病 多肌炎或皮肌炎 横纹肌溶解症 他汀相关性肌病 甲状腺功能亢进性肌病 病毒性肌炎	不成比例的近端肌无力 慢性病程会有肌肉失用 某些疾病存在肌肉触痛	明确机制的检查:电诊断测试、肌酶(如CK、醛缩酶),有时通过MRI可明确肌肉萎缩、肥大或假肥大明确。 病因的检查:包括肌活检并行特定染色、基因检测特定的遗传性疾病
因疾病和失用引起的全身性肌肉萎缩		
烧伤 癌症 长期卧床 败血症 饥饿	弥漫性肌萎缩,感觉及反射正常,无束颤 临床危险因素	临床评估

* 检查方法可有所不同;根据临床怀疑的疾病,增加其他相关检查。
† 多数单神经病(多发性单神经炎),如果累及极广泛,可能导致临床上类似于弥漫性多发性神经病的缺损症状。
ANA,抗核抗体;抗-GM1,抗神经节苷脂唾液酸;抗MAG,抗髓鞘相关糖蛋白;CIDP,慢性炎性脱髓鞘性多发性周围神经病;HTLV,人类嗜T细胞病毒;NMO-IgG,视神经脊髓炎抗体;RPR,快速血浆反应素试验;VDRL,性病研究实验室。

局灶性无力 常见病因包括:
- 脑卒中(单侧肢体无力最常见的原因)
- 周围神经病变,包括由外伤或卡压(如腕管综合征)引起的和免疫介导性(如贝尔面瘫)
- 脊神经根卡压(如椎间盘突出)
- 脊髓受压(如颈椎病、硬膜外转移瘤、外伤)
- 多发性硬化

全身性无力 最常见的病因包括:
- 由于疾病或虚弱不活动而导致的功能失调(失用性萎缩),尤其常见于老年人中
- 因在重症监护室中长期制动导致全身肌肉失用[如重症监护室肌病(ICU myopathy)]
- 危重病性多发性周围神经病[重症监护室周围神经病(ICU neuropathy)]
- 常见肌病(如酒精性肌病、低钾血症、皮质类固醇肌病)
- 病危护理患者中麻痹性药物的使用

疲劳 很多患者在疲劳时主诉无力。在肌力测试中,疲劳可导致患者无法尽到最大努力。引起疲劳的常见原因包括:几乎任何原因导致的急性严重疾病、癌症、慢性感染(如HIV、肝炎、心内膜炎、单核细胞增多症)、内分泌疾病、肾衰竭、肝衰竭、心脏衰竭和贫血。纤维肌痛、抑郁或慢性疲劳综合征的患者可主诉无力或疲劳,但是没有明确的客观异常发现。

诊断

评估时需鉴别疲劳和真正的肌无力,进一步通过各种检查结果寻求可能的机制和病因。

病史 现病史:现病史的询问应选取开放性问题,请患者详细描述"无力"。然后可询问特定的问题,特别是关于完成特定任务的能力,包括刷牙或梳头、说话、吞咽、从椅子上站起来、爬楼和行走。临床医师同时应询问症状的起病情况(突发性或渐进性)和进展情况(如持续恶化或间歇性)。需使用封闭性问题来区分是疾病突发还是患者对症状的突然感知。即患者可能在无力缓慢进展到一定阈值后,无法完成日常常规任务(如走路、系鞋带)而突然意识到

无力。与之相关联的重要症状包括感觉改变、复视、记忆力下降、语言障碍、癫痫发作和头痛。需记录使无力恶化的因素,包括热度(提示多发性硬化)和重复使用某肌肉(提示重症肌无力)。

全身性疾病回顾:应寻找可能提示病因的相关症状,包括皮疹(皮肌炎、莱姆病、梅毒)、发热(慢性感染)、肌肉疼痛(肌炎)、颈部疼痛(颈髓病)、呕吐或腹泻(肉毒杆菌中毒)、气促(心脏衰竭、肺部疾患、贫血)、纳差和体重减轻(癌症、其他慢性疾病)、尿液颜色改变(卟啉病、肝脏或肾脏疾病)、怕热或畏寒(甲状腺功能障碍)、抑郁情绪、注意力分散、焦虑和对日常活动兴趣减低(心境障碍)。

既往史:应明确可能导致无力或疲劳的已知疾病,包括甲状腺、肝脏、肾脏或肾上腺疾病;癌症[副癌综合征——如兰伯特-伊顿综合征(Lambert-Eaton syndrome)]或其危险因素,如大量吸烟;骨关节炎(颈髓病)和感染。临床医师应评估可能病因的危险因素,包括感染(如无保护措施的性生活、输血、结核接触史)和脑卒中(如高血压、心房颤动、动脉粥样硬化)。同时应全面回顾用药史。

家族史:应包括已知的遗传性疾病(如遗传性肌肉病变、离子通道病、代谢性肌病、遗传性周围神经病)和家族成员表现类似的症状(提示可能存在未发现的遗传性疾病)。遗传性运动神经病由于其各种形式的不完全表型,在家族中常常难以发现。锤状趾、高弓足以及运动时表现差可能提示未诊断的遗传性运动神经病。

社会史:应包含酒精饮用史(提示酒精性肌病)、非法药物使用(提示HIV/AIDS高危、细菌感染、结核感染,可卡因使用引起的脑卒中)、毒物的职业或其他接触史(如有机磷杀虫剂、重金属、工业用溶剂)、近期旅游史(提示莱姆病、蜱瘫痪、白喉、寄生虫感染)以及社会压力(提示抑郁)。

体格检查 全面的神经系统和肌肉检查以明确定位或诊断发现。关键的体检常常包括:
- 脑神经
- 运动功能
- 反射

脑神经检查:包括面部的明显不对称和眼上睑下垂;轻微的面部不对称可为正常情况。应检查眼外肌运动和面肌,包括咬肌的力量。鼻音可提示存在腭部无力。相比之下,检查咽反射或者直接观察腭部的帮助不大。无法发出特定辅音(如发"ta-ta-ta"音)、讲话含混不清(舌构音障碍)提示舌肌无力。轻微伸舌不对称可能是正常情况。使患者对抗阻力转动头部和耸肩,来检查胸锁乳突肌和斜方肌的肌力。可使患者重复眨眼来测试是否存在疲劳现象。

运动系统检查:包括视诊、检查肌张力和肌力。检查躯干是否存在脊柱后凸畸形(有时提示椎旁肌慢性无力)以及有无手术或外伤瘢痕。肌张力障碍姿势(如斜颈)可妨碍运动,类似无力。检查肌肉是否存在束颤或萎缩,这两者可局部或不对称地发生于ALS患者中。在晚期ALS患者中,舌肌束颤可能最明显。弥漫性肌萎缩在手部、面部及上肢带肌上表现最为明显。

通过被动运动评估肌张力。周围神经病中,轻叩某肌(如小鱼际)可引起束颤。在强直性肌营养不良中则可引起肌强直收缩。

肌力的检查包括近端肌、远端肌、伸肌和屈肌。一些近端大肌肉的检查包括:从坐位站起、下蹲和起立、头部抗阻力的伸、屈和旋转。肌力评价以0~5级记录(参见第1627页)。

0:无可见的肌肉收缩
1:可见肌肉收缩但无肢体运动
2:有肢体运动但不能对抗重力
3:运动可对抗重力但不能对抗阻力
4:可较弱地对抗阻力
5:肌力正常

尽管0~5级肌力评价看似客观,但3~5度间肌力的评价(常见于无力早期且需完成诊断的时候)相对主观。如果是单侧无力,与健侧相比将有助于提高辨别力。通常,详细描述患者可以或无法完成的任务远比简单完成0~5级的肌力评价有用,尤其在需评估无力随时间变化的情况下。认知功能障碍可能导致运动检查的不一致性(无法集中注意力完成一项运动任务)、持续重复行为、失用或无法完全配合。癔症和其他功能性无力的特征是突然放弃的肌无力,即开始时可正常对抗阻力但会出现突然的放弃。

共济检查:指鼻试验、跟膝胫试验、足趾足跟的直线行走试验用于发现小脑功能障碍。其可见于小脑梗死、小脑蚓部萎缩(如酒精滥用)、某些遗传性脊髓小脑共济失调、多发性硬化和吉兰-巴雷综合征的Miller Fisher变异型。

步态检查:观察有无起步困难(开始行走时短暂性冻结在原地,然后是慌张步态,见于帕金森病)和脚着地时失用(正常压力性脑积水,其他额叶疾病)、慌张步态(帕金森病)、肢体活动的不对称(单侧下肢拖步和/或单侧上肢摆动减少,见于半球脑卒中)、共济失调(小脑中线病变)、转身困难(帕金森综合征)。检查是否可以用足跟和足趾行走,明确是否存在远端肌无力。皮质脊髓束病变引起的肌无力,足跟行走尤为困难。剪刀样步态(腿在臀部和膝部轻度屈曲,产生膝部和大腿部像剪刀样运动)和用足趾行走提示痉挛步态。腓总神经麻痹可产生跨阈步态(足下垂)。

感觉检查:有助于肌无力的定位诊断(如存在感觉平面,则定位于脊髓)或提示某些肌无力的病因(如远端感觉减退,有助于明确临床怀疑的吉兰-巴雷综合征)。

束带样针刺感和压迫感提示脊髓病变,髓内和髓外病变均可产生。

检查反射:腱反射看似消失的患者可通过Jendrassik动作强化引出腱反射(即让患者双手交叉握紧,当检查者叩击患者下肢腱反射时,患者用力试图将手分开)。反射低下可能是正常情况,尤其见于老年人。但需检查反射的对称性以及通过强化试验引出较弱的腱反射。需检查跖反射(伸趾或屈趾)。经典的巴宾斯基征(踇趾背屈及其他足趾扇形散开)是皮质脊髓束受损的特征性体征。下颌反射正常而四肢腱反射活跃提示皮质脊髓束的颈段病变,通常见于颈部椎管狭窄。脊髓损伤时肛门张力和/或肛门反射下降或消失。但在吉兰-巴雷综合征导致的上升性瘫痪中,两者是正常的。脊髓损伤平面以下的腹壁反射消失。提睾反射可检测男性上腰髓和神经根的完整性。

还需要的检查包括，叩击背部有无触痛（存在提示椎体炎症、某些椎体肿瘤和硬膜外脓肿）、直腿抬高试验（坐骨神经痛时直腿抬高引发疼痛）、有无翼状肩（提示肩带肌无力）。

其他系统的检查：如果患者没有客观的肌无力发现，其他系统的检查就尤为重要；在这样的情况下，需考虑非神经肌肉疾病。

需注意有无呼吸困难（如呼吸急促、吸气力弱）。检查皮肤有无黄疸、苍白、皮疹和皮纹。其他重要的查体发现包括，库欣综合征的满月脸、腮腺肿大、光滑无毛的皮肤、腹水和长期酒精使用的血管蜘蛛痣。触诊颈部、腋下和腹股沟区域有无肿大淋巴结；有无甲状腺肿大。

听诊心肺有无爆裂音、哮鸣音、延长的呼气音、心脏杂音和奔马律。触诊腹部有无肿块，例如存在脊髓功能障碍时可触到显著增大的膀胱。如果粪便隐血阳性，需行直肠指检。需评估各关节的活动度。

如果怀疑蜱瘫痪，需彻底检查皮肤，尤其是头皮，寻找蜱虫。

预警症状：以下发现需特别注意：
- 无力在几天内迅速进展加重
- 呼吸困难
- 抬头无力
- 延髓症状（如咀嚼费力、言语费力、吞咽障碍）
- 无法行走

检查结果解读：病史有助于鉴别无力和疲劳、明确病程，为无力的定位诊断提供线索。无力和疲劳可表现为不同的症状：
- **无力**　患者通常主诉无法完成特定的任务，他们也可能主诉肢体沉重感或僵硬感。无力通常在时间和/或空间上有特定的分布形式。
- **疲劳**　以"无力"为主诉的疲劳一般没有特定的时间（如一天到晚感到劳累）和空间（如浑身上下都无力）的分布形式；患者更多主诉劳累感而不是无法完成某特定的任务。

症状的起病和演变过程有助于临床判断。
- 在几分钟内突发的严重无力通常是由严重外伤或脑卒中所致。脑卒中的无力多为单侧性，可轻可重。肢体局灶的突发无力、麻木和严重疼痛，更可能是由于局灶动脉闭塞和肢体缺血所致。可通过血管检查（如脉搏、色泽、温度、毛细血管再充盈、多普勒测量的肢体血压差异）进一步鉴别。脊髓受压也可导致瘫痪，并在几分钟（但通常是几小时至几天）内进展。二便失禁和临床发现的感觉和运动平面有助于鉴别
- 几小时至几天内起病进展的无力提示急性或亚急性病变（如脊髓受压、横贯性脊髓炎、脊髓缺血或出血、吉兰-巴雷综合征、危重病导致的肌肉失用、横纹肌溶解、肉毒杆菌中毒、有机磷中毒）
- 几周至几月内起病进展的无力提示亚急性或慢性病变（如颈髓病、大多数遗传性和获得性多发性周围神经病、重症肌无力、运动神经元病、获得性肌病、大多数肿瘤）
- 几天内无力症状出现波动性，提示多发性硬化和代谢性肌病
- 无力症状在一天内出现波动性，提示重症肌无力、兰伯特-伊顿综合征、周期性瘫痪

无法完成特定的运动任务，提示无力的空间分布，从而提示特定的诊断：
- 近端肌无力表现为手上抬（如梳头、举重物超过头部）、上楼、从坐位起身困难，这些表现多见于肌病
- 远端肌无力表现为跨过路边、拿杯子、书写、系纽扣、使用钥匙等动作困难，多见于多发性周围神经病和强直性肌营养不良。许多疾病（如慢性炎性脱髓鞘性多发性周围神经病、吉兰-巴雷综合征、重症肌无力、神经根病、兰伯特-伊顿综合征）可同时导致近端和远端肌无力，但起病时其中之一会受累更重
- 延髓肌无力可导致面部无力、构音障碍、吞咽困难，伴或不伴眼球活动障碍。这些表现多见于某些神经肌肉疾病，例如重症肌无力、兰伯特-伊顿综合征或肉毒杆菌中毒，也可见于某些运动神经元疾病，如 ALS 或进行性核上性延髓麻痹

体格检查　有助于进一步定位诊断。首先，无力的分布形式和特征有助于进一步区分：
- 近端肌无力提示肌病
- 无力伴腱反射活跃和肌张力增加，尤其伴跖反射（巴宾斯基征）阳性，提示上运动神经元（皮质脊髓束或其他运动传导束）损害
- 手指精细动作灵巧度（如夹击动作、弹钢琴）不成比例地受损而手的握力相对保留，提示皮质脊髓（锥体）束的选择性损害
- 完全的四肢瘫痪伴有腱反射消失、肌张力显著下降（肌肉松弛），提示严重的脊髓损伤（脊休克）
- 肌无力伴有腱反射和肌张力的降低（伴或不伴束颤）以及慢性肌肉萎缩，提示下运动神经元受损
- 肌无力在最长的神经支配的肌肉中表现最明显（即无力在肢体远端比近端更常见，下肢比上肢更常见），尤其伴有远端感觉减退，提示多发性周围神经病导致的下运动神经元损害
- 无神经系统异常体征（即反射正常、无肌肉失用或束颤、肌力正常或肌力检查不配合），患者因疲劳无法配合查体或肌无力无特定的时间或空间分布形式，这些现象提示疲劳而不是真正的肌无力。然而，如果无力症状是阵发性的，查体时可能无异常发现，易漏诊

其他体征有助于进一步的精确定位。例如无力伴有上运动神经元体征，再加上失语、精神状态异常或其他皮质功能障碍提示病变位于脑部。单侧上运动神经元体征（肌强直、反射活跃、跖反射）和同侧上下肢无力，提示对侧半球病变，常见于脑卒中。上和/或下运动神经元体征，加上某一脊髓节段平面以下感觉缺失、大便和/或小便失禁，提示脊髓病变。下运动神经元的无力体征可由一条或多条周围神

经受损所致,这样其表现就有一定的分布特征(如桡神经损伤时表现为垂腕)。当臂丛或腰骶神经丛受损时,运动、感觉和腱反射的体征多呈灶性分布,而不按照单一神经分布。

明确特定的病因 上述综合有助于提示病因(表218-7)。

表218-7 提示特定疾病的肌无力表现

临床表现	疾病
快速进展的全身肌无力,眼肌无力、构音障碍、吞咽困难突出,特别是前驱胃肠炎病史	肉毒杆菌中毒
症状和体征提示时间和空间的多发、复发和缓解的病史,视神经炎导致的单眼视力下降,核间性眼肌麻痹引起的复视	多发性硬化
急性或慢性肌无力、构音障碍、吞咽困难、腱反射低下,胆碱能过多的症状和体征(如流涎、流泪、排尿、瞳孔缩小、腹部绞痛、腹泻、心动过缓)	有机磷中毒
单侧肌无力,上运动神经元体征	单个脑部病灶,如急性脑卒中(缺血或出血)、肿瘤、脓肿
慢性进行性四肢瘫痪,上运动神经元体征,脑神经和下颌反射保留	颈椎病导致的脊髓病
眼外肌麻痹突出(可能仅是极端侧视时出现复视)	重症肌无力、肉毒杆菌中毒、格巴利综合征的 Miller-Fisher 变异型
疲劳试验(如眨眼)阳性	重症肌无力
不对称性肢体无力、构音障碍、吞咽困难、舌肌束颤明显	肌萎缩侧索硬化

如果没有真正无力的症状或体征(如特定的时间和空间分布形式,客观体征)而患者主诉浑身无力、疲劳、缺乏能量,临床医师需考虑非神经系统疾病。然而,对于老年人主诉无力而无法行走,由于步态障碍可以是多种因素导致的(参见第1645页),因此明确肌无力的分布显得比较困难。许多疾病可能导致患者功能受限而不是真正的肌无力。例如心肺功能障碍或贫血的患者可因呼吸困难或运动不耐受产生疲劳感。关节功能障碍(如关节炎)或肌肉疼痛(如风湿性多肌痛或纤维肌痛症)可能导致无法完成特定运动任务。这些和其他导致无力主诉的疾病(如流感、感染性单核细胞增多症、肾衰竭)通常已被诊断,在病史询问和/或体格检查时有所提示。

总体而言,如果病史询问和体格检查没有发现提示其他疾病的异常,这些疾病的可能性就很小,需要考虑那些产生持续性、全身性疲劳而无特定时空分布形式的疾病(如抑郁、慢性疲劳综合征)。

辅助检查 对于疲劳而非真正肌无力的患者,辅助检查可能是多余的。尽管许多检查可以帮助明确患者是否存在真正的肌无力,但这些检查仅是辅助用途。如果没有真正的肌无力,其他临床表现(如呼吸困难、苍白、黄疸、心脏杂音)可有助于选择辅助检查。

如果患者没有异常的临床发现,辅助检查的结果大多正常。在这样的情况下,可有多种辅助检查。通常包括血常规、电解质(Ca、Mg等)、血糖、肝肾功能、促甲状腺刺激激素(TSH)、ESR 和丙肝的血清学检查。

如果出现突发或严重的全身肌无力或任何呼吸症状,需检查用力肺活量和最大吸气力以评估急性通气功能衰竭的风险。患者的用力肺活量 < 15ml/kg 或最大吸气力 < 20cmH_2O,风险增加。如果存在真正的肌无力(通常在急性通气功能衰竭评估后),初步的辅助检查应着重明确肌无力的机制。除非病因已明确,需进行常规的实验室检查[血常规、电解质(Ca、Mg等)、血糖、肝肾功能、TSH、ESR 和丙肝的血清学检查]。

如果怀疑脑部上运动神经元功能障碍是肌无力的病因,MRI 是关键的检查。如果无法行 MRI(如心脏起搏器植入的患者),可行 CT。

如果怀疑脊髓病,MRI 可发现脊髓内的病灶。同时,MRI 也能发现类似脊髓病导致的瘫痪,包括位于马尾、脊神经根、臂丛和腰骶神经丛的病灶。无法行 MRI 检查时,可行 CT 脊髓造影。还有一些其他检查(表218-6)。某些疾病(如硬膜外肿瘤)在影像学检查后,无需进行脑脊液检查。如果怀疑脑脊液梗阻(如硬膜外脊髓压迫),腰穿检查是禁忌。

如果怀疑多发性周围神经病、肌病或神经肌肉接头病,电诊断检查(肌电图和神经传导速度)是有助于区分肌无力机制的关键检查。

神经损伤后,神经传导速度和肌肉失神经改变需要长达数周。因此急性期电生理检查可能无助于诊断。然而这些检查有助于区分某些急性病变,例如急性脱髓鞘性周围神经病(如吉兰-巴雷综合征)、急性肉毒杆菌中毒和其他急性神经肌肉接头病变。

如果怀疑肌病(肌无力、肌肉痉挛和疼痛),需检测肌酶(如 CK、醛缩酶、LDH)。肌酶升高符合肌病的表现,但也可见于周围神经病变(反映肌肉萎缩)。在缺血性横纹肌溶解症中,肌酶水平可以非常高。同样地,不是所有肌病的肌酶都会升高。长期可卡因摄入也可导致肌酶慢性中等程度升高(平均值 400IU/L)。

临床医师可以使用 MRI 观察炎性肌病中肌肉有无炎症。最终可能需要肌活检诊断肌病。MRI 或肌电图有助于发现合适的肌活检部位。然而,针极伪迹可表现为类似肌病的病理学改变,需要注意避免。因此不应在肌电图检查的同一块肌肉上进行肌活检。基因检查可辅助诊断某些特定的遗传性肌病。

如果怀疑**运动神经元病**(如 ALS),需要进行肌电图和神经传导速度检查以明确诊断以除外其他可治疗的类似运动神经元病的疾病(如慢性炎性脱髓鞘性多发性周围神经病、多灶性运动神经病伴传导阻滞)。头颅 MRI 可显示晚期 ALS 的皮质脊髓束变性。常规进行脊髓 MRI(或 CT 脊髓造影)以除外脊髓受压或其他脊髓病(表218-6)。

特定疾病的辅助检查可能需要：
- 如果临床怀疑重症肌无力，行依酚氯铵试验和血清学检查（如乙酰胆碱受体抗体和抗肌源性酪氨酸激酶抗体水平检测）
- 如果临床怀疑血管炎，行自身抗体检测
- 如果家族史提示遗传性疾病，行基因检测
- 如果临床怀疑多发性周围神经病，行其他检查（表218-6）
- 如果肌病无法用药物、代谢或内分泌疾病解释，可行肌活检

治疗

治疗病因。如果存在危及生命的急性肌无力，可能需要通气支持。物理和职业治疗有助于患者适应永久的肌无力，减少功能丧失。

老年医学精要

老年人腱反射降低是正常的，但是腱反射不对称或强化动作后腱反射仍消失，这是异常的表现。

由于老年人更可能之前就存在肌肉减少，有时候仅仅几天的卧床就可以快速导致失用性肌肉萎缩。

老年人服用更多的药物，因此更容易患药物相关性肌病、周围神经病和疲劳。药物是老年人肌无力的一个常见病因。

多种病因可以导致虚弱以至于无法行走，包括肌无力（如脑卒中、某些药物、颈椎病导致的脊髓病、肌肉萎缩）、脑积水、帕金森综合征、痛性关节炎，以及老龄相关的介导姿势稳定（前庭系统、本体感觉通路）、共济（小脑、基底核）、视觉和动作运用（额叶）的神经网络的缺失。临床评估应重点关注可逆性因素。

无论何种病因导致的无力，物理治疗和康复锻炼一般都是有益的。

> **关键点**
> - 真正的肌力下降必须与疲劳感相鉴别
> - 疲劳感，没有肌无力特定的空间或时间分布形式，且体格检查也是正常的，其原因可能是慢性疲劳综合征，或其他未被发现的系统性疾病（如严重贫血、甲状腺功能低下、艾迪生病）、心理问题（如抑郁）、药物的不良反应
> - 真正肌无力的初步评价重点是定位诊断，即无力是否由脑、脊髓、神经丛、周围神经、神经肌肉接头、肌肉病变所致
> - 反射活跃和肌张力增加（强直），尤其是存在巴宾斯基征，提示脑或脊髓的上运动神经元（如皮质脊髓束）受损，通常需要行MRI检查
> - 反射低下、肌张力下降、肌肉萎缩和束颤，提示下运动神经元受损。反射低下，主要是远端肌无力，尤其伴有远端感觉障碍或异常，提示多发性周围神经病
> - 上楼、梳头和起身困难等主要是近端肌无力，无感觉障碍，提示肌病
> - 无论是何种病因，物理治疗有助于改善肌力

219. 自主神经系统

自主神经系统

（ANS）的主要功能是调节人体的生理过程，而且这种调节是无意识的，即自主的。分为两大类：
- 交感神经系统
- 副交感神经系统

自主神经系统疾病可以引起自主神经功能障碍，影响机体任何一个系统。

解剖

ANS 接受中枢神经系统各部分对人体内部和外界环境的刺激进行处理和整合后的传入信号，这些部分包括下丘脑、孤束核、网状结构、杏仁核、海马和嗅觉皮质。

交感和副交感神经系统均包括两类神经元，其中一类位于中枢神经系统（称为节前神经元），另一类在外周，两者在外周的神经节相互联系。从神经节发出的神经纤维（节后纤维）到达效应器（图219-1）。

交感神经　交感神经系统的节前神经元的胞体位于脊髓T1至L2或L3节段的中间外侧角。

交感神经节位于脊椎旁，分为椎旁节（交感神经节链）和椎前节，包括颈上节、腹腔神经节、肠系膜上节、肠系膜下节、主动脉肾节等。

这些神经节发出长的节后纤维至相应的效应器，包括血管平滑肌、内脏、肺部、头皮（立毛肌）和瞳孔、心脏及腺体（汗腺、唾液腺和其他消化腺）。

副交感神经　副交感神经节前神经元的胞体位于脑干和脊髓骶段。节前纤维伴随第3、7、9、10对脑神经出脑干，在S2和S3水平出脊髓；其中迷走神经包含约75%的副交感神经纤维。

副交感神经节（如睫状、蝶腭、耳、盆腔及迷走神经节）位于效应器官内，节后纤维只有1~2mm长。因此，副交感神经系统可以产生效应器特异性的、局部的反应，如：

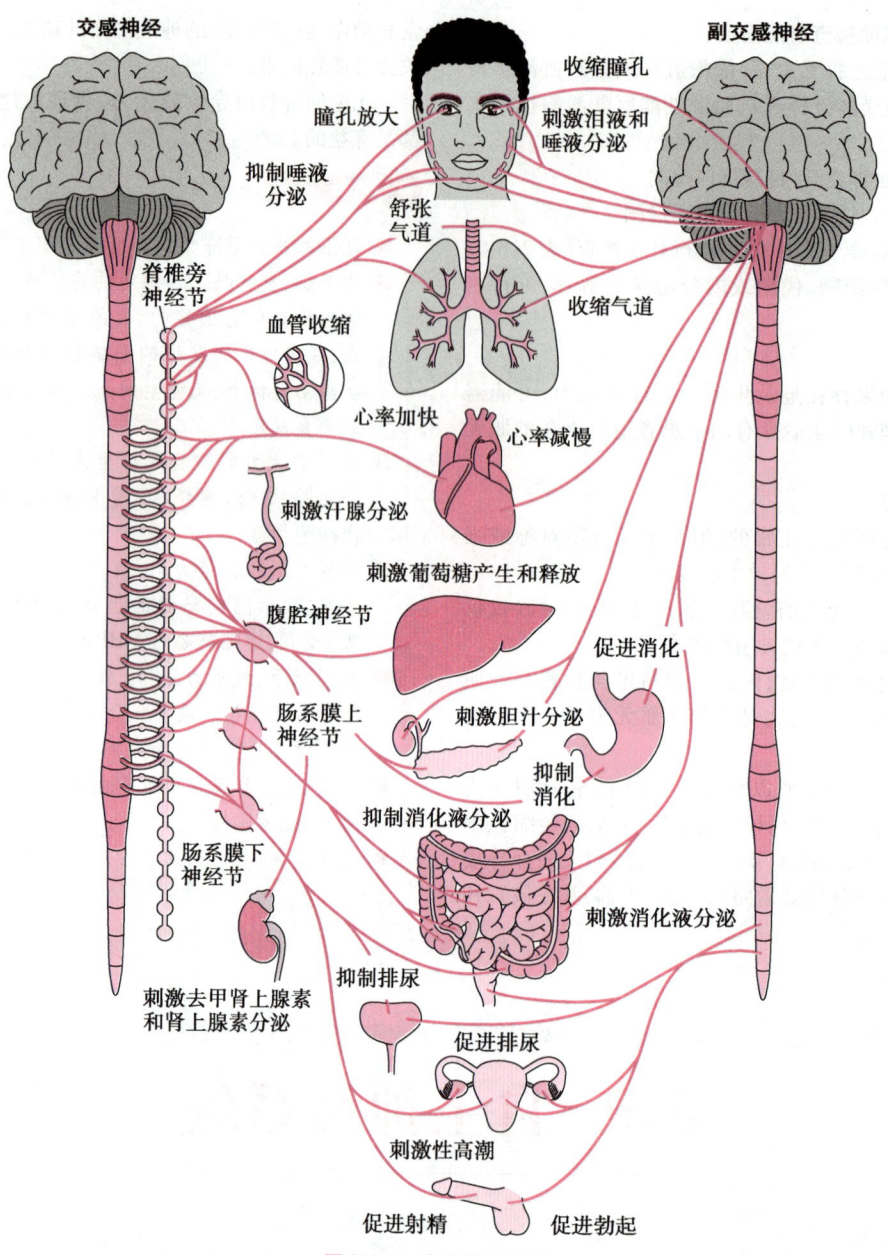

图 219-1 自主神经系统

- 头部、颈部、胸腹腔内脏的血管
- 泪腺和唾液腺
- 腺体和内脏平滑肌（如肝、脾、结肠、肾、膀胱、生殖器）
- 瞳孔肌肉

生理

自主神经系统负责调控血压、心率、体温、体重、消化、代谢、水和电解质平衡、出汗、尿便功能、性功能等各种生理过程。很多器官可同时接受交感和副交感神经的冲动传入，但常以交感支配为主或以副交感支配为主，有时，交感和副交感的作用是相互拮抗的（如交感神经系统使心率增快，而副交感神经系统使心率减慢）。

交感神经系统促进分解代谢并激起人体的逃避反射（战斗或逃跑反应）。

副交感系统则促进合成代谢，它能将各种物质转化并储存起来（表 219-1）。

表 219-1 自主神经系统的分布

分布	效应
交感神经	增加： • 心率和心肌收缩力 • 支气管扩张 • 肝糖原降解和糖释放 • 基础代谢率（BMR） • 肌力 引起手心出汗 与求生本能关系较小的功能则减弱（如消化） 控制射精
副交感神经	促进消化液的分泌及胃肠道蠕动（包括排空） 减慢心率 降低血压 控制勃起

ANS 的两大主要神经递质是：

- **乙酰胆碱** 分泌乙酰胆碱的神经纤维称之为胆碱能纤维，包括所有交感和副交感神经的节前纤维、所有副交感神经的节后纤维和一些交感神经（支配竖毛肌、汗腺和血管壁）的节后纤维。
- **去甲肾上腺素** 分泌去甲肾上腺素的神经纤维称之为肾上腺素能纤维，包括大多数交感神经的节后纤维。在某种程度上，位于手掌或脚掌的汗腺也受肾上腺素能纤维支配。

根据部位不同，肾上腺素能受体和胆碱能受体又分为不同的亚型。

自主神经功能障碍的病因

自主神经功能障碍或衰竭可发生于周围或中枢神经系统，可原发或继发于其他疾病。

导致自主神经功能障碍最常见的病因包括：
- 周围神经病
- 老龄
- 帕金森病

其他病因包括：
- 自身免疫性自主神经病
- 多系统萎缩
- 脊髓病变
- 药物
- 神经肌肉接头疾病（如肉毒杆菌中毒、兰伯特-伊顿综合征）

自主神经功能障碍的评估

病史 提示自主神经功能障碍的症状包括：
- 因直立性低血压导致的立位不耐受（如坐下后可缓解的头晕）
- 热耐受不良
- 尿便功能障碍
- 性功能障碍（早期症状）

其他可能的症状包括眼干、口干等，但均为非特异性症状。

体格检查 重要的体检包括：
- **体位性血压和心率**：对于一个正常摄水的人，如果其立卧位血压差值收缩压≥20mmHg 或舒张压≥10mmHg 且持续存在（如>1 分钟），提示自主神经功能障碍（参见第 1649 页）。应注意心跳会随呼吸和体位改变而变化，当生理性窦性节律消失或站立后心率没有相应增快时提示自主神经功能障碍。相反，体位性心动过速综合征的患者，通常存在体位性心动过速，而无低血压，这是一种良性疾病
- **眼部检查**：瞳孔缩小及上睑下垂[霍纳综合征（Horner syndrome）]提示交感神经病变；而瞳孔散大，对光反应迟钝[埃迪瞳孔（Adie pupil）]则为副交感神经病变
- **泌尿生殖器和直肠反射**：异常的泌尿生殖器反射或直肠反射往往提示存在自主神经功能障碍。其检查包括提睾反射（正常情况下轻触腹股沟出现睾丸上提）、肛门反射（正常情况下轻划肛周区域出现肛括约肌收缩）和球海绵体肌反射（正常情况下轻触阴茎头或阴蒂会出现肛门括约肌的收缩）

实验室检查 如果发现患者存在提示自主神经功能障碍的症状或体征，则应进行一些测试如：泌汗功能、心脏迷走神经功能和肾上腺功能等来评价病变的范围和严重程度。

泌汗功能测试包括以下内容：
- **定量泌汗轴突反射测试** 该项测试评估节后纤维的完整性。检查时使用装有乙酰胆碱的电极刺激腿和手腕上的标准位置随后测量出汗量，从而发现患者是否存在无汗或出汗过少。
- **温控出汗试验** 可同时评价自主神经系统的节前及节后通路。检查时将染料涂于患者皮肤上，让患者进入一个密闭的房间内，然后升高房间的温度引起患者最大限度出汗。由于出汗可引起染料变色，从而可以清楚发现患者哪些部位无汗，哪些部位少汗，并计算其占身体所有皮肤的百分比。

心脏迷走试验用于评价深呼吸或瓦尔萨尔瓦动作后心率变化（通过观察心电图的节律）。如果自主神经系统完整，则在这些动作后心率将发生改变；年龄不同，对深呼吸的正常反应和瓦尔萨尔瓦动作比也会不同。

肾上腺素能试验 用于评价以下情况下血压的变化：
- **头高位倾斜** 血液流至身体下垂部位，引起血压和心率的反射变化。该试验可帮助鉴别自主神经病和体位性心动过速综合征。
- **瓦尔萨尔瓦动作** 瓦尔萨尔瓦动作后胸腔内压力升高，静脉回流减少，造成血压改变和反射性血管收缩。

这些相应的变化均为反映肾上腺素能自主神经功能的指标。

血浆去甲肾上腺素水平可在患者平卧位和站立>5 分钟后测定。正常情况下，该水平在患者站立后升高。如果患者存在自主神经功能障碍，血浆去甲肾上腺素水平在站立后可能不会上升，并在平卧位时呈低水平，尤其见于节后神经病变（如自主神经病、单纯自主神经功能障碍）。

自主神经病

自主神经病是一类不同程度累及自主神经纤维的周围神经病变。

最常见的自主神经病是伴发于糖尿病、淀粉样变性或免疫介导的周围神经病。

其中，免疫介导的自主神经病往往在一次病毒感染后发生，起病可以是亚急性的。

自主神经功能障碍在酒精性周围神经病中多属于晚期表现。

其他原因包括中毒、药物和副肿瘤综合征。

症状及体征

常见症状包括直立性低血压、神经源性膀胱、性功能障碍、胃肠道麻痹和顽固性便秘等。当躯体感觉或运动神经同时受累时，会出现手套-袜套样感觉缺失和远端肢体无力（参见第 1765 页）。

诊断

- **临床评估**

诊断自主神经病时，需明确是否存在自主神经功能障

碍,及有无一些特殊的引起的周围神经病的病因(如糖尿病、淀粉样变性等)。病毒感染后发生自主神经病需考虑免疫介导的可能。这类患者中约一半存在神经节抗乙酰胆碱受体抗体 A3,但该抗体有时也见于其他自主神经病。

治疗

- 治疗潜在疾病

潜在疾病治疗。

对于免疫介导的自主神经病,免疫治疗可能有效;血浆置换或静脉注射 γ-球蛋白可用于重症病例。

霍纳综合征

霍纳综合征(Horner syndrome)是指由于颈交感神经传出通路病变引起的眼上睑下垂、瞳孔缩小及同侧面部无汗。

病因

当从下丘脑至眼部的颈交感通路存在病变时,会出现霍纳综合征。它可以为原发性(包括先天性)或继发于其他疾病。病变可分为以下类型:

- 中枢性病变(如脑干缺血性病变、延髓空洞症、颅内肿瘤)
- 周围性病变(如肺上沟瘤、颈部淋巴结肿大、颅颈交界外伤、主动脉或颈动脉夹层、胸主动脉瘤等)

外周病变可能起源于节前或节后。

症状及体征

霍纳综合征的症状包括眼上睑下垂、瞳孔缩小、病变同侧无汗及结膜充血。当存在先天性病变时,虹膜由于没有色素沉着而呈蓝灰色。

诊断

- 可卡因滴眼试验
- MRI 或 CT 明确病因

滴眼液试验可以辅助诊断霍纳综合征,并描述其特征。首先,将可卡因(4%~5%)或安普乐定(0.5%)滴入双眼。患者出现以下表现提示霍纳综合征:

- 可卡因:健侧瞳孔扩大,患侧瞳孔不扩大,造成双侧瞳孔不等大程度增加
- 安普乐定:健侧瞳孔稍扩大,患侧瞳孔明显扩大,造成双侧瞳孔不等大程度下降。(然而,如果责任病灶为急性,则结果可能假阴性。)

如果试验结果提示霍纳综合征,48 小时后双眼可滴入羟苯丙胺(1%),以定位病灶:

- 节后病灶:患侧瞳孔不扩大,健侧瞳孔扩大,造成双侧瞳孔不等大程度增加
- 中央或节前病灶:患侧瞳孔正常扩大或扩大程度稍增加,健侧瞳孔正常扩大,造成双侧瞳孔不等大程度下降或不变。(但是,节后病灶有时会产生相同的结果。)

对于表现为霍纳综合征的患者,应根据临床考虑,进一步行 MRI 或 CT 以除外大脑、脊髓、胸部或颈部疾病。

治疗

- 病因治疗

病因明确的霍纳综合征可予对因治疗,原发性霍纳综合征目前尚无治疗方法。

多系统萎缩

多系统萎缩(multiple system atrophy,MSA)是一类逐渐进展的神经退行性疾病,主要累及锥体束、小脑和自主神经。包括以下过去认为不同的三类疾病,橄榄脑桥小脑萎缩、纹状体黑质变性和夏-德综合征(Shy-Drager syndrome)。症状包括直立性低血压、尿潴留、便秘、共济失调、肌张力增高和姿势不稳。该类疾病通常为临床诊断。治疗主要为对症治疗,如扩容、穿弹力袜和服用血管收缩药物等。

多系统萎缩的发病率男性约为女性的 2 倍。平均发病年龄在 53 岁左右,当出现症状后,患者的生存期为 9~10 年。

病因

目前病因不明,但患者中枢神经系统多个部位发生神经变性。其受累部位及破坏的严重程度决定了病变的首发症状。该病的特征性改变为,少突胶质细胞胞质内存在含 α-突触核蛋白的包含体。

症状及体征

初期症状各有不同,但包括以下症状的组合:

- 左旋多巴无效的帕金森综合征
- 小脑症状
- 自主神经功能障碍的症状

帕金森样症状 这些症状在纹状体黑质变性中最明显,包括肌强直、运动徐缓、姿势不稳、快节律的姿位性震颤。同时常存在言语含糊,语调较高伴颤抖。

与帕金森病不同,这类患者中静止性震颤、少动等症状不常见,对左旋多巴反应差且短暂。

小脑症状 这些症状在橄榄脑桥小脑萎缩中最显著,包括共济失调、辨距不良、轮替运动障碍(难以完成快速轮替动作)、协调性差及异常的眼球活动。

自主神经功能障碍 典型的症状有直立性低血压(站立位后血压下降并有相应的症状,常伴有晕厥)、尿潴留或失禁、便秘和性功能障碍等。

其他或早或晚出现的自主神经症状包括,出汗减少、呼吸或吞咽障碍、大便失禁和泪液或唾液减少。

REM 期睡眠行为异常(如 REM 期言语或骨骼肌活动)和呼吸喘鸣也较常见。患者常不易察觉其 REM 期睡眠行为异常。

患者可能有夜尿增多,其形成因素包括精氨酸升压素的昼夜下降,以及增加血容量的治疗。

诊断

- 临床评估(帕金森样或小脑症状,对左旋多巴效果差,自主神经功能障碍)

多系统萎缩的诊断基于临床,当存在自主神经功能障碍、帕金森样或小脑症状时需怀疑多系统萎缩。但类似的症状也可见于帕金森病、路易体痴呆、纯自主神经衰竭、自主神经病变、进行性核上性麻痹、多发性脑梗死和药源性帕金森综合征。

没有一项诊断试验是肯定的,但一些测试[如 MRI、^{123}I-间碘苄胍(MIBG)标记的核素成像、自主神经测试]可辅助临床诊断多系统萎缩,如:

- MRI 显示中脑、脑桥或小脑的特征性改变
- MIBG 扫描显示心脏完整的神经分布
- 自主神经测试显示广泛的自主神经功能衰竭

治疗

- 支持治疗

  目前无特异性治疗，主要为对症治疗。

- **直立性低血压**：治疗包括通过增加盐及水的摄入以起到扩容作用，有时给予氟氢化可的松 0.1~0.4mg 口服，每日 1 次。增加身体下部的血液回流（如腹带、弹力袜等）及口服 α-肾上腺受体激动剂米多君 10mg，每日 3 次，可能也有一定的帮助。然而，米多君也能增加外周血管阻力及提高平卧位血压，这对患者可能存在一定的副作用。夜间睡觉时将床头升高 10cm 可改善患者夜尿增多的症状，降低平卧位血压，同时也可以减少第二天早晨直立性低血压的发生

- **帕金森综合征**　每天睡前口服左旋多巴/卡比多巴 25mg/100mg 可用于改善肌强直或其他帕金森样症状，但这些药物的效果不是很理想

- **尿失禁**　如果其病因是膀胱逼尿肌反射性张力增高，可口服盐酸羟丁宁（oxybutynin chloride）5mg 每日 3 次或托特罗定（tolterodine）2mg 每日 2 次

- **尿潴留**　许多患者需学会自己使用导尿管导尿

- **便秘**　高纤维饮食及粪便软化剂能改善便秘症状；对于顽固性便秘患者，有时需灌肠

- **性功能障碍**　西地那非 50mg 需要时口服或其他物理疗法

> **关键点**
> - 多系统萎缩可包括帕金森样症状、小脑症状以及不同严重程度的自主神经功能障碍
> - 诊断多系统萎缩需依据临床、自主神经功能测试和 MRI 表现，但类似的症状也可见于帕金森病、路易体痴呆、纯自主神经衰竭、自主神经病变、进行性核上性麻痹、多发性脑梗死和药源性帕金森综合征
> - 目前仅限于对症治疗

纯自主神经系统功能障碍

纯自主神经系统功能障碍（pure autonomic failure）是一组由自主神经节病变引起的直立性低血压和其他自主神经症状的疾病。

纯自主神经系统功能障碍，曾称为特发性直立性低血压或 Bradbury-Eggleston 综合征，是指广泛自主神经功能障碍，但不累及中枢神经系统。与多系统萎缩不同，这组疾病无中枢性或节前病变。纯自主神经系统功能障碍在女性中更为多见，一般 40 或 50 多岁起病，且不会导致死亡。

病因尚不明确。某些病例是由于一种突触核蛋白病，突触核蛋白也可在帕金森病、多系统萎缩或路易体痴呆患者中积累。一些纯自主神经系统功能障碍患者最终发展为多系统萎缩或路易体痴呆。有时，其病因是自身免疫性自主神经病变。

症状及体征

主要症状是：

- 直立性低血压

其他自主神经症状包括，如出汗减少、热耐受不良、尿潴留、膀胱痉挛（可能导致尿失禁）、性功能障碍、大便失禁或便秘和瞳孔大小异常。

诊断

- 临床评估

该病的诊断为除外性诊断。患者平卧位时血浆去甲肾上腺素水平通常<100pg/ml，且不因站立位而升高。可以此鉴别体位性心动过速综合征，因为站立时，其通常不引起低血压，血浆去甲肾上腺素水平升高，且心率增加>30 次/分或 10 分钟内增加至 120 次/分。

治疗

对症治疗

- **直立性低血压**　血管收缩药物或弹力袜
- **便秘**　高纤维饮食和粪便软化剂
- **膀胱痉挛**　膀胱解痉药物
- **尿潴留**　自行导尿
- **出汗异常**　避免高温环境

220. 颅 内 感 染

颅内感染可表现为：

- 弥漫性感染，可导致脑炎，有时导致特定脑区受累
- 继发于脑膜及脑膜旁感染的脑部炎症
- 局灶性感染（如细菌或真菌或寄生虫引起）

脑炎最常见的病因为病毒，如单纯疱疹、带状疱疹、巨细胞病毒及西尼罗河病毒。HIV 感染和朊病毒病也会广泛累及大脑。

慢病毒感染如 JC 病毒引起的进行性多灶性白质脑病或麻疹病毒引起的亚急性硬化性全脑炎的特征是潜伏期和病程均较长。

某些非感染性疾病临床表现也类似于脑炎。如抗 NMDA（氨基酸 N-甲基-D-天门冬氨酸受体）受体脑炎、与针对神经元膜蛋白的自身免疫攻击有关。

多灶性脑受累可能是弥漫性播散性脑脊髓炎（一种感染后综合征）的表现。

脑脓肿

脑脓肿即是颅内积脓。症状有头痛、昏睡、发热和局灶性神经症状。诊断可根据 CT 或 MRI 增强。治疗需要使用抗生素，通常还有 CT 引导下立体定向穿刺或外科引流。

当炎性区域坏死，被胶质细胞和成纤维细胞围绕形成囊时即成为脑脓肿。脓肿周围水肿可能会增加颅内压。

病因

脑脓肿可由以下病因引起：

- 颅外感染直接扩展（如骨髓炎、乳突炎、鼻窦炎和硬膜下积脓）
- 头部贯通伤（包括神经外科手术）
- 血源性播散（如细菌性心内膜炎、右向左分流的先天性心脏病、静脉药物滥用）
- 原因不明

引起感染的细菌多为厌氧性，有时是混合性，常见的是厌氧链球菌或拟杆菌属。脑外伤、外科操作和心内膜炎的患者以葡萄球菌多见。耳源性感染引起的则以肠杆菌类多见。真菌（如曲霉菌）和寄生虫（如弓形虫，特别是在 HIV 感染患者中）也可引起脑脓肿。

症状及体征

临床表现源于颅内压增高和脓肿的占位效应。通常，头痛、恶心、呕吐、昏睡、癫痫、人格改变、视乳头水肿和局灶性神经症状可在数天和数周内逐渐发生；但有些患者的症状直到病程晚期才出现。在形成脓肿前可有高热、畏寒和白细胞增高，但就诊时可无上述症状或随时间消退。

诊断

- 增强 MRI 或增强 CT

当症状提示可能存在脑脓肿时，应行增强 MRI 或者在不便获得时行增强 CT。完全形成的脑脓肿可表现为水肿肿块伴环形强化，但与脑瘤，有时与梗死鉴别时存在困难；这时需要进行 CT 引导下穿刺、培养或手术切除。

培养结果有助于指导抗生素治疗。因为脑脊液结果缺乏特异性，并可能会导致小脑幕切迹疝，不推荐腰椎穿刺（表 218-1）。

治疗

- 抗生素（起始可予头孢噻肟或头孢曲松联合甲硝唑，用于拟杆菌属；万古霉素用于金黄色葡萄球菌的经验性治疗；随后可根据培养和药敏结果调整）
- 通常是 CT 引导下立体定向穿刺或手术引流
- 有时需糖皮质激素、抗癫痫药物，或两者合用

所有患者均应抗感染治疗至少 4~8 周。开始时进行经验治疗，头孢噻肟 2g 静脉注射每 4 小时 1 次，或头孢曲松 2g 静脉注射每 12 小时 1 次；两者均对链球菌、肠杆菌和大多数厌氧菌有效，但对脆弱拟杆菌无效。如果临床医生怀疑拟杆菌属，需要甲硝唑 15mg/kg（负荷剂量），随后 7.5mg/kg 静脉注射每 6 小时 1 次。如怀疑金黄色葡萄球菌感染，则用万古霉素 1g 每 12 小时 1 次（联合头孢噻肟或头孢曲松），直到细菌培养表明对萘夫西林（2g，每 4 小时 1 次）敏感。CT 和 MRI 检查是监测细菌对抗生素反应的最好方法。

对于多数单个脓肿、可耐受手术，尤其是脓肿直径>2cm 的患者，立体定向或开颅引流术是最好的治疗途径。如果脓肿直径<2cm，可单用抗生素，但必须通过系列 MRI 或 CT 监测脓肿；如果抗生素治疗后脓肿扩大，则需手术引流。

有颅内压增高的患者短期应用大剂量糖皮质激素有益（地塞米松一次性静推 10mg，随后 4mg，每 6 小时 1 次持续 3~4 日）。

为预防癫痫发作有时还需用抗癫痫药物。

> **关键点**
>
> - 脑脓肿可起因于直接蔓延（如乳突炎、骨髓炎、鼻窦炎或硬脑膜下积脓），贯通伤（包括神经外科手术），或血源播散
> - 头痛、恶心、呕吐、嗜睡、惊厥、性格改变、视乳头水肿、局灶性神经功能缺损可在几天到几周内出现，就诊时可能没有发热
> - 行增强 MRI，如果不可获得，行增强 CT
> - 使用抗生素治疗所有的脑脓肿（临床医生如果怀疑拟杆菌属，通常最初予头孢曲松或头孢噻肟联合甲硝唑，如果怀疑金黄色葡萄球菌，予万古霉素），然后进行 CT 引导下立体定向穿刺或手术引流
> - 如果脓肿直径<2cm，可以单独使用抗生素治疗，但必须通过 MRI 或 CT 定期监测，如果使用抗生素治疗后脓肿扩大，则进行手术引流

脑炎

脑炎是病毒直接入侵导致的脑实质炎症。急性播散性脑脊髓炎是病毒或其他异体蛋白引起的脑和脊髓的超敏性反应。多种病毒可引起此病。症状有发热、头痛、精神状态改变，经常伴有癫痫或局灶性神经功能缺损。诊断需要脑脊液分析和影像学检查。治疗以支持治疗为主，对那些特定病因的，可给予抗病毒治疗。

病因

脑炎可以是病毒感染的原发表现，也可是继发的（感染后）免疫性并发症。

原发病毒感染 引起原发性脑炎的病毒可直接入侵大脑。这些感染可能是：

- 流行性（如虫媒病毒、埃可病毒、柯萨奇病毒、脊髓灰质炎病毒，多见于某些发展中国家）
- 散发性（如巨细胞病毒、单纯疱疹病毒、狂犬病毒、水痘-带状疱疹病毒、腮腺炎病毒及淋巴细胞性脑膜炎）

蚊传播的虫媒病毒引起的脑炎通常在气候变暖的春季、夏季和初秋多见。美国的年发患者数从 150 到 >4 000 例不等,尤以儿童多见。多数病例为群发。

在美国,最常见的散发性脑炎是单纯疱疹病毒性脑炎,每年有数百至数千的病例,多数源于 HSV-1 感染,但有免疫缺陷的患者 HSV-2 较为常见。HSV 脑炎一年之内任何时间均可发生,<20 岁和 >40 岁的患者易发,如不治疗死亡率很高(表 220-1)。

表 220-1 美国一些虫媒病毒性脑炎

病毒	分布	死亡率	注释
拉克罗斯病毒(加利福尼亚病毒)	主要在美国中北部,但广泛传播	大概 <1%	可能被低估,大多数虫媒性病毒性脑炎儿童病例
圣路易脑炎病毒	主要在美国中部和东部地区	—	每 10 年发生一次,直到 1975 年,现在罕见
西尼罗河病毒	遍布美国	大约 9% 的累及 CNS 的患者	1999 年首次出现,2009 年从东海岸蔓延到所有西方美国
东方马脑炎病毒	美国东部	大约 50%~70%	每 10~20 年在幼儿和 >55 岁人群小规模流行一次
西方马脑炎病毒	—	—	由于某种未知原因,1988 年后在美国消失
肯孔肯亚热病毒	佛罗里达、波多黎各、维尔京群岛	—	有流行地区旅游经历的美国游客需要考虑
寨卡病毒	佛罗里达中南美洲加勒比群岛,太平洋群岛,东南亚,佛得角群岛	—	可能造成登革热样或格林巴利综合征样的表现,在受感染的婴儿和母亲中造成严重的脑损伤、脑萎缩

原发性脑炎可以是病毒感染最终结果,最常见的是
- HIV 感染后的脑病和痴呆(参见第 1677 页)
- 亚急性硬化性全脑炎(在麻疹病毒感染数年后发病,发病机制可能是既往病毒感染的再次激活,现在西方国家很罕见
- 进行性多灶性白质脑病(由 JC 病毒再次激活引起,参见第 1654 页)

免疫反应 脑炎也可为特定病毒感染或疫苗接种后引起的继发的免疫性并发症。表现为 1~3 周后发生脑和脊髓的炎性脱髓鞘(急性播散性脑脊髓炎);免疫系统攻击脑内与病原相似的一种或多种抗原,最常见的病因是麻疹病毒、风疹病毒、水痘病毒和腮腺炎病毒(因儿童疫苗的广泛接种而日趋少见);还有天花病毒疫苗、活病毒疫苗(如以前从绵羊或山羊大脑中获取的狂犬病毒疫苗)。在美国,目前最常见的是流感病毒 A 和 B、肠病毒、EB 病毒、甲肝或乙肝病毒和 HIV 病毒。

神经元膜蛋白的自身抗体引起的脑病(如 N-甲基-d 天冬氨酸受体)可以模仿病毒性脑炎。

病理生理

急性脑炎时,患者大脑半球、脑干、小脑会出现炎症反应和脑水肿,有时脊髓上也会有上述改变,严重感染时还会出现点状出血。直接的病毒入侵通常会破坏神经元,有时还可见显微镜下可见的包涵体。严重的感染,尤其是未经治疗的 HSV 脑炎,可导致出血性脑坏死。

急性播散性脑脊髓炎的特征是脊髓静脉周围多发脱髓鞘和脑内无法找到病毒。

症状及体征

症状包括发热、头痛、精神状态改变,经常伴有癫痫和局灶性神经症状。发病之前可能有胃肠道和呼吸道的前驱症状。脑膜刺激征较轻,且不如其他症状常见。

癫痫持续状态,尤其是惊厥性癫痫持续状态或昏迷,提示病情严重且预后不佳。

嗅觉癫痫,以嗅觉先兆为特征(如臭鸡蛋、烤肉味道),提示 HSV 脑炎所致颞叶受累。

诊断
- MRI
- CSF 检查

患者有无法解释的精神状态改变时,需怀疑脑炎。根据临床表现和鉴别诊断,需行某些辅助检查,但 MRI 和 CSF 分析是必要的(包括 HSV 和其他病毒的 PCR 检查),通常其他检查(如血清学检查)一起用来明确病毒种类。尽管检查选择众多,很多脑炎的病因仍不明确。

MRI 增强 MRI 对于早期 HSV 脑炎的诊断,敏感度较高,在 HSV 最易侵犯的眶额、颞叶部位显示脑水肿。MRI 在进行性多灶性白质脑病中可显示脱髓鞘病变,在西尼罗和东方马脑炎中显示基底核和丘脑的异常。MRI 也可用以排除与病毒性脑炎相似的其他疾病(如脑脓肿、矢状窦血栓形成)。

CT 对于 HSV 脑炎的敏感度较 MRI 低很多,但它可迅速进行,并且能排除一些腰穿高风险的疾病如颅内占位、脑积水和脑水肿等。

CSF 检查 如存在脑炎,CSF 的结果可为淋巴细胞数目增多,糖正常,蛋白稍高,革兰氏染色和培养阴性,与无菌性脑膜炎相似。严重感染时表现为多核细胞增多。CSF 的异常通常发生在临床症状后 8~24 小时后。出血性坏死可使红细胞进入脑脊液和蛋白增高。当水痘-带状疱疹病毒或淋巴细胞性脉络丛脑膜炎病毒感染时,CSF 中糖降低。

CSF 的 PCR 检测可用于 HSV-1、HSV-2、VZV、CMV、肠

道病毒、JC病毒的诊断。CSF中HSV的PCR检查是特异而敏感的,但是其结果可能需较长时间才能获得。尽管技术已经十分先进,但由于多种因素,且并非均为技术因素(如腰穿操作时的轻度创伤,CSF中带有血液抑制PCR扩增),可导致假阴性或假阳性结果。假阴性结果可在HSV-1脑炎早期发生,这种情况时,检测应在48~72小时重复。

CSF病毒培养可用于肠道病毒,而其他大多数病毒一般无法培养。因为这个原因,该方法很少用于诊断。

CSF的病毒IgM滴度常用于诊断急性感染,特别是西尼罗脑炎,可靠性高于PCR;对于VZV脑炎,CSF的IgG和IgM滴度比PCR更敏感。急性期和恢复期的脑脊液和血液检查应隔开数周进行,从而发现特定病毒滴度的增加。

脑活检 对病情恶化、阿昔洛韦及其他抗生素治疗反应欠佳或颅内病灶病因不明的患者,可行脑活检。然而,除非MRI或CT上看到异常病灶,脑活检阳性率低。

预后

病毒性脑炎恢复可能要花很长的时间。不同病因引起的脑炎,其死亡率不同,且相同病毒引起的脑炎在不同的年份流行强度也不同。永久性神经功能缺损在严重感染幸存患者中很常见。

治疗

- 支持治疗
- 阿昔洛韦用于治疗HSV或VZV脑炎

支持治疗包括控制体温、脱水,调整水电解质平衡和控制癫痫,保持出入液量的平衡。

除非排除HSV脑炎和VZV脑炎,否则应立即静脉注射阿昔洛韦10mg/kg每8小时1次,持续14日或排除上述感染为止。阿昔洛韦毒性相对较低,但也会发生肝功能异常、骨髓抑制和一过性肾衰竭。使用阿昔洛韦时,应注意缓慢静脉使用(>1小时)并适当水化,可减少肾毒性的发生。

当患者病情危重时,细菌性中枢神经系统感染感染往往难以排除,常进行经验性抗生素治疗直到除外该可能性。

如果是免疫反应性脑炎,治疗可包括糖皮质激素(泼尼松或甲泼尼龙)、血浆置换或静脉用免疫球蛋白。

> **关键点**
>
> - 引起传染性或偶发性感染的病毒可侵入并感染脑实质(导致脑炎)和/或触发感染后炎症性脱髓鞘(急性播散性脑脊髓炎)
> - 脑炎导致发热、头痛和精神状态改变,常伴有癫痫发作和局灶性神经功能缺损
> - 行增强MRI和脑脊液检查
> - 除非排除HSV脑炎和VZV脑炎,否则应立即予阿昔洛韦持续14日或至排除上述感染

狂犬病

狂犬病(rabies)是经感染的蝙蝠或其他特定感染动物的唾液传播的病毒性脑炎。症状包括抑郁、发热,而后出现激惹、唾液分泌增多和恐水症。血清学检查或活检可做出诊断。易感人群应注射疫苗。暴露后预防措施包括伤口处理、被动和主动免疫;经及时恰当处理,可避免患狂犬病。否则,患该病的患者几乎都会死亡。治疗以支持为主。

全球每年有>55 000人死于狂犬病,绝大多数是在拉美、非洲和亚洲,这些地方狂犬病已成为地方病。在美国,由于家畜注射疫苗,狂犬病已减少至<3例/年,多数经感染的蝙蝠传染。受感染的浣熊、黄鼠狼和狐狸也可传播本病。

狂犬病通过被感染动物的唾液传播病毒,偶尔通过破损皮肤或眼部、鼻部和口腔黏膜传播。病毒从破损处进入人体,再经由皮肤神经末梢逐渐向上到达脊髓(如面部被咬则到达脑干),最后进入大脑。之后再从大脑通过周围神经,到达身体其他部位。累及唾液腺和口腔黏膜是其传染性的重要原因。

症状及体征

被咬部位可出现疼痛和感觉异常。进展的速度与病毒的接种和伤口距大脑的距离有关。潜伏期平均为1~2个月,也可能>1年。

最初的症状缺少特异性:发热、头痛和不适等。数天内可进展为脑炎(狂躁型狂犬病,占80%)或瘫痪(瘫痪型狂犬病,占20%)。脑炎引起狂躁、意识错乱、激惹、行为异常、幻觉和失眠。唾液分泌增多,一想到饮水就会出现咽喉部的痛性痉挛(恐水症)。而在瘫痪型狂犬病中,瘫痪平面逐渐上升,最终进展为四肢瘫,没有谵妄和恐水症状。

诊断

- 皮肤活检
- 有时可行体液或组织标本PCR检查

被动物咬伤或接触过蝙蝠的患者,出现脑炎和上升型瘫痪,应考虑此病可能。被蝙蝠咬伤后因部位表浅容易忽略。

颈部皮肤活检标本的直接免疫荧光抗体检测是一项可选的诊断性检查。脑脊液、唾液和组织的PCR检测同样可取。血清和CSF标本可行狂犬病毒的抗体检测。CT、MRI和EEG检查结果多正常或无特异性改变。

治疗

- 支持治疗

治疗仅为支持性,包括深度镇静(如氯胺酮、咪达唑仑)和安慰治疗。患者通常在症状出现后3~10日内死亡。只有少数患者幸存,所有幸存者都在症状出现前接受免疫预防。证据表明,狂犬病症状出现后给予狂犬疫苗或免疫球蛋白可加快病情恶化。

有时实验性应用利巴韦林、金刚烷胺、α-干扰素或其他药物作为绝望性治疗。

预防

患有狂犬病的动物通常可从其异常行为上加以区分,它们表现为激惹、行为怪异、无力或瘫痪,并且可能对人类失去畏惧。昼伏夜出的动物(如蝙蝠、黄鼠狼、浣熊等)在白天出现。蝙蝠会发出异常的声音,出现飞行困难。应禁止接触怀疑有狂犬病的动物。当地卫生部门应当清理这些动物。

因为在美国,蝙蝠是狂犬病病毒重要的宿主且其咬伤难以发现,因此与蝙蝠接触的人有接受暴露后预防(PEP)的绝对指征。

暴露前预防 人二倍体细胞狂犬病疫苗(HDCV)是一种安全的预防措施,推荐用于有暴露风险人群的预防,包括兽医、驯兽师、洞穴勘察者、处理狂犬病毒者或流行区域的旅行者等,共3次,分别在第0日、第7日及第21~28日间,每次1ml肌内注射。保护效果随时间减弱,对于持续暴露人群推荐每6个月进行血清学检测,经常暴露人群则2年检测一次。当抗体滴度低于特定水平是应给予加强剂量的疫苗。

暴露后预防 患病的动物咬伤或任何黏膜及破损皮肤接触患病动物的唾液时,均认为有暴露史。如发生过上述情况,认真仔细的紧急预防措施多可预防狂犬病的发生,应立即用肥皂、清水或苯扎氯铵彻底消毒伤口。较深的穿刺伤应予肥皂水适当加压冲洗。通常应敞开伤口。

暴露后预防(PEP)应视咬伤的动物和环境的不同,使用狂犬病疫苗和狂犬病免疫球蛋白(RIG)(表220-2)。暴露后预防的同时,应检测动物脑内病毒情况,由地方或州政府或疾病预防和控制中心(CDC)负责检测,并指导进一步治疗措施。

表220-2 狂犬病暴露后预防

动物	动物的评估和处理	暴露后预防
黄鼠狼、浣熊、蝙蝠†、狐狸以及其他大多数食肉动物	除非实验室检测证明阴性,均视为患病动物‡	考虑立即注射疫苗或RIG
狗、猫、雪貂	观察10日后仍健康生存 不明的逃脱 狂犬病或怀疑的	除非其出现症状否则不予预防措施§ 咨询公共卫生中心¶ 立即疫苗注射考虑狂犬病免疫球蛋白咨询公共卫生中心
家畜、小型啮齿类动物	个体分析	狗、猫、雪貂小型啮齿类动物或兔类咬伤多数不需要免疫预防

* 立即用肥皂和清水彻底清洗所有伤口。

† 因为蝙蝠咬伤后伤口较小,因此如有咬伤可能则予以疫苗注射,如一个人在房间内醒来后发现蝙蝠,或发现小孩身边有蝙蝠存在。

‡ 动物应尽早安乐死和检测。不推荐保留动物进行观察。如动物的狂犬病毒免疫荧光检测结果为阴性,则可停止被咬者的免疫预防。

§ 如果动物在10日的观察期内并未患病,则被咬者应不会感染。一旦发现咬人的狗、猫或雪貂出现狂犬病表现则立即予狂犬病免疫球蛋白(RIG)和人二倍体细胞狂犬病疫苗(HDCV)。出现症状的动物应立即行安乐死和检测。

¶ 如当地没有专家咨询,而被咬者又可能患有狂犬病,应考虑立即予以疫苗预防。

经许可摘自 Rabies prevention-United States 1999. Recommendations of the Immunization Practices Advisory Committee (ACIP). Morbidity and Mortality Weekly Report, 1999, 48 (RR-1): 1-21.

PEP的方法:被动免疫时在伤口周围浸润注射RIG,剂量为20IU/kg,如注射量对于远端伤口(手指、鼻子等)而言过大时,则可肌内注射一部分。同时予以HDCV的主动免疫。HDCV为从被咬那天(第0日)开始,在注射RIG以外的肢体(三角肌区较好)行4次序贯肌内注射,每次1ml。接下来在第3、7、14日各注射一次,免疫抑制患者第28日再注射一次。严重的全身反应或神经性瘫痪反应很少见。完成疫苗注射的风险应与患者患狂犬病的风险再次评估。需进行狂犬病抗体滴度测定,以评估停止注射疫苗后患病的风险。

对接种过疫苗的伤者而言,PEP方法为在第0日和第3日分别予HDCV 1ml肌内注射各一次,不需用RIG。

> **关键点**
>
> - 在世界范围内,狂犬病每年仍可导致成千上万人死亡,主要是在拉丁美洲、非洲和亚洲等犬类狂犬病流行地区
> - 在美国,每年只有少数人死于狂犬病,通常是通过蝙蝠传播,也可能通过浣熊、臭鼬或狐狸
> - 咬伤部位有疼痛和/或感觉异常,随后出现脑炎或上行性麻痹
> - 如果患者有不明原因的脑炎或上升性麻痹,需行颈部皮肤组织活检或唾液、CSF、组织的PCR检测
> - 对患者进行支持性治疗
> - 暴露前,给有风险者接种狂犬病疫苗(如兽医、驯兽师、洞穴勘察者、处理狂犬病毒的工作人员、流行地区的旅行者)
> - 暴露后,要彻底清洗伤口然后接种狂犬病疫苗和狂犬病免疫球蛋白
> - 咬人的浣熊、臭鼬或狐狸应被判定为患病;蝙蝠咬伤微小难以察觉,因此与蝙蝠接触是PEP的绝对指征

颅内蠕虫感染

在发展中国家,有数以百万计的中枢神经系统蠕虫感染的患者。感染人群在游览或移居非流行地区时,仍可带虫生存。蠕虫可引起脑膜炎、脑炎、颅内肿块、脑积水、卒中和脊髓病变。

脑囊虫病 在20余种可导致神经系统疾病的蠕虫中,猪肉绦虫是西半球目前最常见的病原。其感染可导致脑囊虫病。当患者进食含有虫卵的食物,幼虫即移行到各处组织中,包括大脑、脊髓、脑脊液通路,并形成囊泡。在脑实质中,囊泡的直径很少超过1cm,但CSF腔中则可超过5cm。脑实质囊泡很少引起症状,直到虫体死亡,释放的蛋白引起局部炎性反应、胶质细胞增生、水肿,导致癫痫(多见)、认知障碍、局灶性神经功能障碍或人格改变。如果CSF通路中囊泡较大,则会引起阻塞性脑积水。囊泡也可破入脑室,引起急性或亚急性嗜酸细胞性脑膜炎。症状性脑囊虫病死亡率高达50%。

来自发展中国家的患者,出现嗜酸细胞性脑膜炎或无法解释的癫痫、认知和神经功能障碍或人格改变,应怀疑脑

囊虫病。CT 和 MRI 上可见多发钙化的囊状病灶，增强后可见强化。诊断需进行血清和脑脊液检测，有时需行囊泡活检。

阿苯达唑（7.5mg/kg 口服，每 12 小时 1 次，持续 8～30 日，每日最大量为 800mg）为首选驱虫药。另外，也可选用吡喹酮 20～33mg/kg 口服，每日 3 次，持续 30 日。在最初的 2～4 日，每天予地塞米松 8mg 静脉注射或口服，可减轻因虫体死亡引起的急性炎性反应。驱虫治疗在多发囊泡患者中可导致高死亡率，且对单一囊泡患者无益处。治疗方案应个体化。

需短期或长期抗癫痫治疗。有时可能需要行囊泡切除和脑室引流。

其他感染 在血吸虫感染患者中，颅内可见坏死性嗜酸性肉芽肿，导致癫痫、颅内压增高和弥散或局灶性神经缺损症状。

较大的单个包虫囊肿，可导致局灶神经缺损症状，有时也可引起癫痫。

绦虫幼虫引起的多头蚴病，通常在第四脑室中形成葡萄样囊肿，从而阻断脑脊液循环。往往需数年出现症状，如累及颅内，则可导致颅内高压、癫痫发作、意识丧失和局灶神经缺损症状。

棘口线虫病，是一种由棘口线虫幼虫引起的罕见寄生虫病，可引起神经根、脊髓、大脑的坏死性脉管炎，或蛛网膜下腔出血，导致低热、颈项强直、恐光、头痛、移行性神经缺损症状（偶尔影响第 6 或 7 对脑神经）和瘫痪。

进行性多灶性白质脑病

进行性多灶性白质脑病（PML）是由于 JC 病毒再激活引起，多发生于细胞免疫受损患者，尤其是 HIV 感染患者。导致亚急性进展性中枢神经系统脱髓鞘、多灶性神经缺损症状，通常在一年内死亡。诊断借助于 MRI 和 CSF 的 PCR 检测。在艾滋病患者中，高活性抗反转录病毒治疗可能会减慢其进展，接受免疫抑制剂的患者在药物停用时，症状可能得到改善，否则仅能行支持性治疗。

病因

PML 由 JC 病毒再激活所致。JC 病毒是一种普遍存在的人乳头多瘤空泡病毒，多在儿童期间感染，而后潜伏于肾脏或其他部位（如单核细胞、CNS）。再激活的病毒对少突胶质细胞有亲和性。多数患者有 AIDS（最常见的危险因素）和网状内皮系统疾病（如白血病、淋巴瘤），或其他情况〔如威斯科特-奥尔德里奇综合征（Wiskott-Aldrich syndrome）、器官移植〕引起的细胞免疫缺陷。

AIDS 患者的发病风险随 HIV 病毒滴度的上升而加，由于有效抗病毒药的广泛使用，PML 的发病率已有所降低。PML 越来越多的表现为免疫调节治疗（如单克隆抗体中的那他珠单抗和利妥昔单抗）的并发症。

症状及体征

行为笨拙可能是首发症状。偏瘫是最常见的症状。失语、构音障碍和偏盲也较常见。多灶性皮质损害导致 2/3 患者出现认知受损。感觉、小脑和脑干功能受损症状也可能存在。头痛和惊厥发作少见，且通常发生于 AIDS 患者。

病情逐渐进展，在出现症状后 1～9 个月死亡。

诊断

- MRI
- CSF 检测 JC 病毒 DNA

患者，尤其是细胞免疫抑制的患者，出现无法解释的进展性脑功能损害，应怀疑 PML。

增强 MRI 检查显示 T2 加权上单灶或多灶白质病灶，可能强烈提示此病。注射造影剂后，有 5%～15% 的病灶周围轻度强化。CT 通常显示为低密度、非增强的病灶，但敏感性远不及 MRI。

CSF 可用于 JC 病毒 DNA 的 PCR 检测，结果阳性结合相应的影像学检查是本病的特异诊断。常规的 CSF 检测通常是正常的，血清学检测对诊断没有帮助。立体定向脑组织活检可确诊，但很少应用。

治疗

- 支持性治疗

治疗主要是支持性的。研究显示，西多福韦和其他抗病毒药无益处。AIDS 患者使用抗反转录病毒治疗（ART）可改善 PML 的预后，将 1 年生存率从 10% 提高至 50%。然而，积极的抗病毒治疗可能引起免疫重建炎症反应（IRIS，参见第<OV>页），表现为免疫系统恢复后产生针对 JC 病毒强烈的免疫反应，加重症状。IRIS 发生时，影像学可见新的强化病灶及明显脑水肿。糖皮质激素可能有效。根据 AIDS 和 IRIS 的严重程度，临床医生可以决定停止 ART。

免疫抑制剂停药可能会引起临床改善。然而，停止服用这些药物的患者也存在 IRIS 进展的风险。

如果患者服用那他珠单抗或其他免疫调节功能药物时，PML 出现进展，该药物应停止，并行血浆置换以除去循环残留药物。

> **关键点**
> - 普遍存在的 JC 病毒再激活，通常是由于细胞免疫抑制，可导致 PML
> - PML 通常会导致举止笨拙、偏瘫、失语、构音障碍、偏盲和认知功能障碍
> - 对细胞免疫抑制和不明原因的进行性脑功能障碍的患者行 MRI 检查和 CSF 中 JC 病毒的 DNA 检测
> - 以支持性治疗和控制潜在疾病为主（如停用那他珠单抗或其他免疫调节功能药物，启动抗反转录病毒治疗，密切关注免疫重建炎症反应综合征进展）

颅内硬膜外脓肿或硬膜下积脓

硬膜外脓肿是脓液积聚于硬膜与颅骨间。硬膜下积脓是脓液积聚于硬膜与蛛网膜间。硬膜外脓肿的症状包括发热、头痛、呕吐、嗜睡、局灶神经功能障碍、癫痫发作，和/或

昏迷。硬膜下积脓的症状包括发热、呕吐、意识障碍以及快速进展性神经系统体征（代表一侧大脑半球广泛累及）。诊断依靠增强 MRI，如果不能获得，则增强 CT。治疗以手术引流和抗生素治疗为主。

病因

头颅硬膜外脓肿和硬膜下积脓通常是鼻窦炎的并发症（特别是额窦、筛窦或蝶窦），但也可继发于耳部感染、脑外伤或手术、菌血症。病原体与脑脓肿相似（参见第1650页）。

对于<5岁的儿童，最常见病因为细菌性脑膜炎。因目前儿童脑膜炎并不多见，故硬膜下积脓也较少见。

并发症　硬膜外脓肿可延伸到硬膜下腔，引起硬膜下积脓。硬膜外脓肿和硬膜下积脓都可进展为脑膜炎，皮质静脉血栓形成或脑脓肿。硬膜下积脓可迅速蔓延并累及整个大脑半球。

症状及体征

发热、头痛、嗜睡、局灶性神经功能缺损（通常提示硬膜下积脓，快速进展性神经功能缺损往往提示累及一侧大脑半球），以及数天内出现癫痫发作。颅内硬膜外脓肿可进展为额骨骨膜下脓肿和骨髓炎（波特头皮肿块，Pott puffy tumor），硬膜下积脓可进展为脑膜炎体征。硬膜外脓肿和硬膜下积脓中，呕吐和视乳头水肿常见。如不治疗，可迅速出现昏迷和死亡。

诊断

- 增强 MRI

诊断依靠增强 MRI，如不可获得，则增强 CT。同时进行血和手术标本的无氧和有氧菌培养。

腰穿意义不大，且容易诱发脑疝。对于有脑膜刺激征的患者，如怀疑为颅内硬膜外脓肿或硬膜下积脓（依据临床上数天内病情进展和局灶性神经症状或危险因素），除非影像学检查已排除颅内占位，否则禁忌行腰穿。婴儿患者硬膜下穿刺可以帮助诊断，并减轻颅内压力。

治疗

- 外科引流
- 抗生素

应行急诊硬膜外脓肿或硬膜下积脓手术引流，并同时处理鼻窦炎。在培养结果未出来期间，抗生素的使用与脑脓肿相似（头孢噻肟、头孢曲松、甲硝唑、万古霉素）。对于儿童，则需用可治疗伴随脑膜炎的抗生素（表228-5和表228-7）。有时还需抗痫药和降低颅内压的治疗。

221. 昏迷和意识障碍

昏迷指患者不能被唤醒的无意识状态。意识障碍指类似情况下严重程度低的意识状态，这些意识障碍不是昏迷。昏迷或意识障碍的机制包括双侧大脑半球或网状激活系统（RAS，也被认为是上行激活系统）的功能障碍。原因可能是结构性或非结构性的（如毒性或代谢性障碍）。损伤可以为局灶性病变或弥散性病变。诊断为临床诊断，而病因诊断则须借助于实验室和神经系统的影像学检查。治疗包括尽快稳定病情及相应的对因治疗。对于长期昏迷的患者，还应辅以被动运动范围锻炼、肠内营养以及预防压疮等治疗。

意识水平降低或觉醒状态下降指对于外界刺激反应程度的下降。严重的意识障碍包括：

- **昏迷（coma）**　任何刺激下，患者不能被唤醒及睁眼
- **昏睡（stupor）**　患者仅在强烈的刺激下能被唤醒

程度较轻的意识障碍常被称为嗜睡或反应迟钝。但是，严重程度较低的意识障碍状态之间的分界并不准确。这些标签不及临床准确描述重要（如压迫甲床时见部分肢体的迅速回避可认为反应佳）。谵妄程度因认知障碍（注意力、认识及意识水平）波动而不同。谵妄通常可逆转恢复。

病理生理

保持觉醒状态需要大脑半球功能完整和 RAS 唤醒机制的保存。RAS 是由脑桥上部、中脑、间脑后部的核团以及核间的连接纤维组成的一个庞大的网络系统。因此意识水平的降低是由双侧大脑半球或 RAS 功能受损造成。

双侧大脑半球功能受损才导致意识障碍，单侧大脑半球病变会导致严重的神经功能障碍，但不会产生昏迷。一侧大脑半球的损害即使范围很大（如左侧大脑中动脉卒中），也很少引起意识障碍，除非对侧半球也受到影响，或者导致对侧大脑半球受到压迫（如由水肿引起）。

弥散性病变如中毒或代谢异常（低血糖、缺氧、尿毒症、药物过量）往往可导致 RAS 损伤。局灶性缺血性病变（如上位脑干的梗死）、出血或直接机械性破坏也可引起 RAS 功能异常。

颅内压增加可能会降低脑血流灌注致继发性脑缺血。继发性脑缺血可导致 RAS 或双侧大脑半球损伤，造成意识障碍。

脑广泛性损伤、脑疝（表221-1）引起神经功能的恶化，原因如下：

表 221-1 脑疝形成及症状

脑疝类型	机制	症状
小脑幕疝	压迫同侧第三脑神经	单侧瞳孔放大、固定动眼麻痹
	大脑后动脉受压	对侧同向性偏盲
	压迫对侧第三脑神经及大脑脚(被小脑幕形成颞叶疝切迹)	某些反应迟钝患者偏盲侧视威胁瞬目消失
	同侧大脑脚受压	对侧瞳孔放大、动眼麻痹
	最后压迫上位脑干及丘脑部分周边	同侧偏瘫
	进一步压迫脑干	对侧偏瘫
		意识障碍
		呼吸异常
		瞳孔固定不等大
		头眼反射消失
		眼前庭反射消失
		角膜反射消失
		去大脑状态
大脑镰(扣带回)	一侧或双侧大脑前动脉受压,致旁正中皮质梗死	下肢瘫痪水肿
	梗死区域扩大	颅内压升高小脑幕疝、中央疝或两者合并风险增加
中央疝	双侧对称性损害中脑	瞳孔固定正中位去大脑状态很多症状同小脑幕疝
	进一步压迫脑干	脑干反射消失
		去大脑状态消失呼吸停止
		脑死亡
小脑幕上疝	后侧第三脑室受压	脑积水,引起颅内压升高
	中脑血管结构变形压迫 Galen 静脉和 Rosenthal 静脉压迫堵塞小脑上动脉导致小脑上部梗死	早期:恶心,呕吐,后枕部疼痛,共济失调后期:嗜睡,呼吸异常,脑干反射不完全性进展性消失
	颅后窝肿块(如小脑血肿)	共济失调构音障碍
	进展	进展性嗜睡
		呼吸节律紊乱脑干反射不完全性进展性消失
小脑扁桃体	压迫脑干阻断脑脊液循环	急性脑积水(意识障碍,头痛,呕吐,假性脑膜炎)
		眼球共轭不良呼吸心搏骤停

注:并非每一位患者均会发生所列全部机制。

- 直接压迫脑组织
- 升高颅内压
- 可能导致脑积水
- 结果导致神经元和血管细胞功能障碍

除了颅内压增高对神经元和血管细胞的直接影响,凋亡和自噬细胞途径(程序性细胞死亡或破坏的形式)可以被激活。

意识水平逐渐下降可进展为昏迷,再至最终脑死亡。

病因

昏迷或意识障碍可能起因于结构性障碍,这种结构性障碍通常会导致局灶性损害,或者非结构性障碍,其最常见引起弥漫性损伤(表221-2)。

精神障碍(如精神性的无反应)可模拟意识障碍,但其意志存在,可以采用神经系统体检与真正的意识障碍区分。

症状及体征

意识障碍有多种不同程度。重复的疼痛刺激无法唤醒昏迷的患者,而可短暂唤醒嗜睡的患者。

表 221-2 昏迷和意识障碍的常见病因

病因	举例
局灶性	
结构性障碍	脑脓肿
	脑肿瘤
	脑外伤(振荡,脑撕裂伤或挫裂伤,硬膜外或硬膜下血肿)
	脑积水(急性)
	脑实质出血
	蛛网膜下腔出血
	上位脑干梗死或出血
非结构性障碍	癫痫发作(如非惊厥性癫痫持续状态)或由一个致痫灶引起的癫痫发作后状态
弥漫病变	
代谢性和内分泌性障碍	糖尿病酮症酸中毒
	肝性脑病

续表

病因	举例
	高钙血症
	高碳酸血症
	高血糖
	高钠血症
	低血糖
	低钠血症
	低氧血症
	甲状腺功能低下
	尿毒症
	韦尼克脑病（Wernicke encephalopathy）
感染	脑炎
	脑膜炎
	败血症
	疟疾
其他	弥散性轴索损伤
	高血压性脑病
	高热或低温
药物	酒精
	中枢神经系统兴奋剂
	镇静药
	其他中枢神经系统抑制剂
毒物	CO

意识障碍病因不同，症状表现也不同（表221-3）：

表221-3 病变部位和症状的评估

部位	症状
双侧大脑半球损伤或功能障碍	对称的张力和对于疼痛反应（屈肌和伸肌），肌强直（可能），周期性呼吸
幕上占位压迫脑干	同侧第Ⅲ对脑神经麻痹，一侧瞳孔散大，固定，动眼麻痹，可对侧同向偏盲，瞬目减少对侧偏瘫
脑干损伤	早期瞳孔及眼球活动异常头眼反射异常前庭反射异常不对称性运动损害
	去皮质强直（常因上位脑干病损）或去大脑强直（常因双侧中脑或脑桥损伤）过度通气（中脑或上位脑桥损伤）
中脑病变	瞳孔锁定在正中位置伴光反射消失（因为结构性或代谢性失调引起交感神经和副交感神经的瞳孔张力丧失）
毒性-代谢性异常	浅昏迷中自发性共轭眼动
	深昏迷眼球位置固定眼前庭反射异常多部位肌阵挛
	扑翼样震颤（可能被认为是一种负性肌阵挛）去皮质或去大脑强直或弛缓性瘫痪

注：并非所有病例均有以上症状。双侧大脑半球损伤及毒物代谢性损伤中脑干反射及瞳孔对光反射完整。但是，低温，镇静药过量，或者麻醉剂使用可导致脑干反射部分缺失。

眼球活动异常 瞳孔可散大，针尖样或不等大。一侧或双侧瞳孔可固定于正中位。眼球运动可以不良共轭或缺失（动眼神经麻痹）或涉及不寻常的模式（如眼球浮动，眼下沉，眼阵挛）。可能出现同侧偏盲。其他异常包括视威胁瞬目减少（几乎触眼），角膜反射，头眼反射及眼-前庭反射消失（即当头部转动或冷热刺激时眼球均不再有反射性活动）。

- **自主功能异常** 患者可能出现呼吸模式异常：潮式呼吸（Cheyne-Stokes respiration），间停呼吸（Biot breathing，比奥呼吸）；或血压高而心动过缓（库欣反射）及呼吸心搏骤停
- **运动功能异常** 迟缓性肌肉松弛，偏瘫，扑翼样震颤，多部位的肌阵挛，去皮质强直姿势（上肢屈曲内收、下肢伸展），去大脑强直姿势（颈背及四肢伸展）
- **其他症状** 脑干受压出现恶心呕吐，假性脑膜炎，枕部疼痛，共济失调及进行性嗜睡

诊断

- 病史
- 体检
- 神经系统检查，包括眼部检查
- 实验室检查（如血氧饱和度、床旁血糖、血和尿液检查）
- 即刻神经影像
- 必要时颅内压监测
- 诊断不明确时实施腰椎穿刺或脑电图

重复的疼痛刺激仅能短暂唤醒或无法唤醒患者时意识障碍诊断成立。进展至昏迷时此类刺激可能诱发初级的反射活动（如去大脑或去皮质的姿势）。

对于意识障碍患者诊断疾病与稳定病情（保持气道通畅、呼吸与循环稳定）须同时进行。测量温度检查低温或高温；如果任一存在，则立即启动处理。床旁血糖显示低值，亦应当及时纠正。如有外伤者，用颈托固定颈部，只有在病史采集、体格检查或影像学检查排除颈椎损伤后才可移动颈椎或颈部。

病史 医疗识别腕带或钱包内的物品（如医疗卡，药品）可以提供身份线索。询问家属、随行医务人员、警察和任何目击者关于发现患者时的具体环境和情况，检查并保留盛有食物、酒精、药品或毒物的容器以便进一步确认（如由毒品中心协助确认调查药物）和化学分析。

还应询问家属下列问题：

- 疾病起病时间和过程（如是否观察到抽搐，头痛，呕吐，头部外伤，或药物摄取；症状出现缓急；是否已经进展或消退变化）
- 基线精神状态
- 最近的感染和可能接触感染
- 最近的旅行
- 不同寻常的饭菜的摄取
- 精神问题和症状
- 用药史
- 酒精中毒和其他物质成瘾疾病
- 既往史
- 患者最后正常时间
- 任何他们感知道的可能的原因（如可能隐匿的药物过量，

由于最近的中毒导致的可能隐匿头部外伤)

如有可能,可查看过去的医疗记录。

体检 体检须重点突出而高效,应包括全面的头面部,皮肤和四肢检查。脑外伤的体征包括眶周瘀斑(熊猫眼)、耳后瘀斑(Battle征)、鼓膜出血、上颌骨不稳定和脑脊液鼻漏或耳漏。头皮挫伤与小的弹片不仔细检查很容易漏过。

排除颈部不稳定外伤和颈髓损伤后才能被动屈曲颈部,如发现颈部僵硬则提示有蛛网膜下腔出血或脑膜炎。

体格检查可以帮助发现病因:

- 体温过低:环境接触,溺水,镇静剂过量,韦尼克脑病(Wernicke encephalopathy),或老年人败血症
- 高温:中暑
- 发热或皮肤瘀点、紫癜,低血压,严重的四肢感染(如一个或多个指头坏疽)提示败血症或中枢神经系统感染
- 针孔:药物过量(如阿片类或胰岛素)
- 舌咬伤:痫样发作
- 呼吸异味:酒精、其他药物中毒或糖尿病酮症酸中毒

神经系统检查 神经系统检查可确定脑干是否受损及病变在中枢神经系统的定位。神经系统检查主要包括:

- 意识水平
- 眼球活动
- 运动功能
- 深反射

觉醒程度可通过不同程度的刺激来评价,刺激依次包括言语命令、无痛刺激以及疼痛刺激,后者如压迫眶上缘,甲床及胸骨等。

使用格拉斯哥昏迷量表(表221-4)评估头部外伤患者。对于头部外伤,使用量表评分有评判预后的价值。为昏迷或任何原因引起的意识障碍,使用该评分因为它可以相对可靠的,客观度量患者无反应的严重程度。并且可以用于连续监测。该评分根据患者对刺激的不同反应进行评分所得。

疼痛刺激睁眼,痛苦面容或目的性的回缩肢体表明意识没有严重受损。疼痛或深腱反射不对称运动反应可能表明局灶半球病变。

由于意识障碍进展为昏迷,疼痛刺激可能触发身体刻板反射的姿态。

- 去皮质强直姿势可发生于结构性或代谢性病变,提示大脑半球受损伴,上位脑干运动功能区(如红核脊髓束)保留
- 去大脑强直则提示易化屈曲动作的脑干上部运动中枢结构性受损,仅易化伸展的脑干下部运动区(如前庭脊髓束,网状脊髓束)对感觉刺激有反应

在弥漫性疾病(如缺氧性脑病)中,虽然不经常但可能出现去大脑强直。

不论脊髓是否受损,无力无运动表明下位脑干不影响运动,这是最差的运动反应。

扑翼样震颤和多部位的肌阵挛常伴随代谢性疾病如尿毒症,肝性脑病,缺氧性脑病及药物中毒等。

在心因性的无应答患者中,自发运动反应可典型消失,但肌张力和反射仍然正常,且脑干反射全部正常。因此可被鉴别。生命体征通常没有异常。

眼球活动检查 评估以下方面:

- 瞳孔反应
- 眼外肌活动
- 眼底检查
- 其他神经眼反射

瞳孔反应和眼外肌活动提供脑干功能的信息(表221-5)。如果存在结构性的损害,单侧或瞳孔通常早期就会固定,而代谢性昏迷(称为毒性代谢性脑病)时瞳孔反应会保留至较晚期,尽管反应可能较迟钝。如果一侧瞳孔扩大,瞳孔不等大的其他原因也应被考虑,包括既往眼外伤,确定的头痛,和使用东莨菪碱贴片。

表221-4 GLASGOW昏迷评分

评估部位	反应	分数
睁眼	自主睁眼,眨眼	4
	声音指令、言语或呼喊后睁眼	3
	肢体或胸骨疼痛刺激后反应性睁眼	2
	无	1
言语	定向准确	5
	言语混乱但能回答问题	4
	反应不当,词语可辨	3
	言语不可理解	2
	无	1
运动	能根据要求活动	6
	对痛刺激有目的的反应	5
	对痛刺激逃避	4
	对痛刺激有屈曲反应(去皮质姿势)	3
	对痛刺激有伸性反应(去大脑姿势)	2
	无	1

总分小于8者为典型的昏迷患者。

经许可摘自 Teasdale G, Jennett B: "Assessment of coma and impaired consciousness. A practical scale." *Lancet* 2:81~84;1974。

表221-5 意识障碍患者瞳孔反应及眼球活动的评估

评价部位	症状	解读
瞳孔反应	存在迟钝的光反应,直至其他脑干反射全部消失	弥散性细胞性脑功能障碍(毒性-代谢性脑病)
	单侧瞳孔放大,光反应消失	第Ⅲ对脑神经受压(如小脑幕疝)通常因同侧梗死所致
	瞳孔固定于正中位	中脑结构损害(梗死、出血) 中央性脑疝 代谢性疾病(药物、毒品)所致严重代谢性抑制,其他脑干反射也会消失
	小瞳孔(直径1mm)	大片脑桥出血 阿片类或杀虫剂毒素(如有机磷酸盐,氨甲酸酯类)

续表

评价部位	症状	解读
眼球活动	开始即有瞳孔及眼球活动异常	原发性脑干损害
	自主的,共轭的眼球浮动(脑干反射完整)	早期毒性-代谢性脑病
	眼球向一侧凝视	对侧脑干损害或同侧大脑半球损害
	眼球活动消失	应做进一步检查,如头眼反射,眼前庭反射。由苯巴比妥或苯妥英钠所致可能中毒,韦尼克脑病,肉毒中毒或脑死亡

应该行眼底检查。视乳头水肿可提示颅内压升高,但可能几个小时后才显现。颅内压升高可早期引起眼底改变,例如视盘充血,毛细血管扩张,使内侧视盘边缘模糊,有时出血。透明膜下出血可能提示蛛网膜下腔出血。

患者反应消失,以玩偶眼检查头眼反射,即把患者头部从一侧转动至另一侧或伸屈的时候观察其眼球的活动。如果怀疑颈椎不稳定,不应该做这个动作。

- 如果头眼反射存在,则眼球会随着头部转动、俯屈或伸展而移动至对侧,提示脑干前庭通路完整。因此,在一个仰卧的患者,当头部转动时眼球固定地注视天花板
- 如头眼反射消失,无论头部转向眼球不活动,提示眼前庭通路破坏。大多数心因性无反应患者也可表现如此,因为视觉注视是有意识的

如患者意识障碍,头眼反射消失或颈部固定,须检查眼前庭反射(冷热试验)。当确认鼓膜结构完整后,将患者头部抬高30°,在30秒内,用注射器通过柔韧的导管向外耳道内注入50ml冰水。

- 脑干功能正常的患者,双侧眼球向注射侧偏移,提示轻度意识障碍
- 神志清楚的患者(如心因性昏迷)检查可发现患者眼球向注射侧偏移并且出现远离注射侧的眼震。1ml冰水足够引起可见的偏移及眼震。因此,可疑心因性无反应时,少量冰水即可(或不行冷热水),因为该实验可导致神志清楚者严重的眩晕、恶心及呕吐
- 如眼球不活动或活动不共轭,提示脑干结构完整性不确定,昏迷加深。预后不佳

某些特殊的眼球异常表现及其他症状体征可提示脑疝(表221-1)。

呼吸类型 在非紧急需要气道处理情况下,应该记录自发呼吸频率和类型。它可能提示病因。

- 双侧大脑半球或间脑受损可导致周期性呼吸(潮式呼吸及间停呼吸)
- 中脑或上位脑桥的损害可导致中枢神经源性的过度通气,即呼吸频率>40次每分钟
- 脑桥和延髓的损害导致典型的喘息样呼吸(长吸呼吸),长吸气后停顿3秒,且常常进展为呼吸骤停

辅助检查 首先需检测血氧饱和度及指尖血糖,同时进行心电监护。

血液检查应包括一套综合性代谢检查(包括血电解质,尿素氮,肌酐和血钙水平)、细胞分类及血小板在内的全套血常规、肝功能检查以及血氨水平检测。

动脉血气分析,如果怀疑一氧化碳中毒,测碳氧血红蛋白水平。

血尿标本均应进行革兰氏染色、培养及常规的毒物学筛查。同样应该测量血清酒精水平。可基于临床怀疑进行其他毒理学筛查和额外的毒理学试验(如血药水平)。

此外,还应作十二导联心电图。

除非病因立即明确,均应抓紧时间做头颅CT平扫以排除颅内占位、出血、水肿,脑外伤和脑积水。首先,与增强CT相比,非增强CT可以更好地排除脑出血。如果可以即刻行MRI,可行MRI替代,但MRI扫描时间较新一代的CT扫描时间长,并且对于外伤性的骨质伤敏感性不高(如颅骨骨折)、如果非增强CT无法诊断,则可随后行增强CT。增强的头颅CT或MRI可显示等密度的硬膜下血肿、多发性转移灶、矢状窦血栓形成、疱疹性脑炎或其他常规CT所不能发现的病因。胸片也是一项必要的检查。

如神经影像及其他检查尚不能解释昏迷原因,需行腰穿,测定开放的颅内压排除感染,蛛网膜下腔出血,及其他异常。然而,也应行MRI或CT检查是否存在颅内占位,梗阻性脑积水和其他可能阻碍脑脊液循环或脑室系统,从而显著增加颅内压的异常情况。这种异常禁忌腰椎穿刺。因为可以腰椎穿刺过程中发生脑脊液压力突然降低,颅内压增高的患者可能引发脑疝;然而,这一结果是罕见的。

脑脊液分析包括细胞和分类计数、蛋白质、葡萄糖、革兰氏染色、培养,有时根据临床怀疑进行具体的测试[如隐球菌抗原检查、细胞学检查、肿瘤标志物的测量、性病研究实验室(VDRL)测试、PCR检测单纯疱疹、视觉或分光光度法测定黄变]。

怀疑颅内压升高需监测颅内压。需考虑在ICU专家指导下进行高流量通气。过度通气引起的低碳酸血症,从而通过血管收缩减少全脑脑血流。PCO_2自40mmHg降至30mmHg可减少颅内压近30%。推荐维持PCO_2于25mmHg~30mmHg。但是<25mmHg的低流量通气应避免,因为这可能极度地减少脑血流导致脑缺血。

如颅内压增高,需持续性监测。

诊断不清时还可作脑电图检查。在大多数昏迷的患者中,脑电图都显示为慢波和波幅的降低,这是非特异性的,且在毒性-代谢性脑病中常见。然而,脑电图监测(如在重症监护病房)可在此类病例中诊断非惊厥性癫痫持续状态,脑电图表现为棘波、尖波或棘慢混合波。

预后

预后因不同的病因、病程及意识障碍程度而异。比如,心搏骤停后脑干反射消失表明预后不佳,但在镇静剂过量后不经常如此。一般如果意识障碍持续时间小于6小时,预后相对较好。

昏迷后,下面的征象被认为是预后佳:

- 语言早期恢复（即使难以理解）
- 可以跟踪对象的自发性眼球运动
- 正常的静息态肌张力
- 能够遵嘱

如果原因是可逆性疾病（如镇静剂过量，一些代谢性疾病如尿毒症），患者可能会失去所有脑干反射和运动反应，但会完全康复。脑外伤患者，如 Glasgow 评分为 3~5 分，则提示有致命的脑损害，尤其是在瞳孔固定或眼前庭反射消失时。心搏骤停后，临床医生必须排除昏迷的主要干扰因素，包括镇静剂、神经肌肉阻滞、低体温症、代谢紊乱，及严重的肝或肾衰竭。如果脑干反射在第一天消失或稍后消失，需进行脑死亡测试。如果患者有以下情况则预后很差：

- 在心搏骤停后 24~48 小时内发生肌阵挛性癫痫持续状态（轴结构双边同步抽搐，常伴眨眼及眼睛向上偏转）
- 在心搏骤停后 24~72 小时内无瞳孔对光反射
- 心搏骤停后 72 小时内无角膜反射
- 心搏骤停后 72 小时呈伸展姿态或无疼痛刺激引发的反应
- 在躯体感觉诱发电位（SEP）没有 N20 或血清特异性神经元烯醇酶水平>33μg/L

如果患者治疗低体温症，应该在上面的时间上再增加 72 小时，因为体温过低复苏缓慢。如果满足以上任一条件，预后通常（但不总是）较差；因此，是否撤掉生命支持可能是一个艰难的决定。

患者还可能有非神经系统并发症，这取决于意识障碍的病因。例如药物或病症引起代谢昏迷还可能引起低血压，心律失常，心肌梗死或肺水肿。长期制动也可能导致并发症（如肺栓塞、压疮、泌尿系统感染）。

治疗

- 立即稳定病情（气道、呼吸、循环支持或心肺复苏）
- 支持治疗，包括必要时颅内压监测
- 收入重症监护病房
- 根本性治疗

应即刻保证气道通畅，呼吸及循环支持。必须纠正低血压。患者应入住重症监护病房，以提供通气支持及神经科的监护。

某些营养欠佳，Wernick 脑病可能性大的昏迷患者，应常规给予维生素 B_1 100mg 静脉注射或肌内注射。血糖低，给予 50% 葡萄糖液 50ml。

如果阿片类药物过量之嫌，静脉注射纳洛酮 2mg。

如果存在外伤，颈椎损伤排除前应固定颈部。

如果可能近期（约 1 小时内）服用过量药物，气管插管后，可通过大口径胃管（如≥32FR）洗胃。活性炭可随后经由胃管给予。

并发症和异常应按指示治疗。例如纠正代谢性异常。核心体温可能需要被纠正（如严重高热需降温，低温需保暖）。

气管插管　患者出现下列情况需要气管插管来避免呼吸困难，保证足够的通气：

- 少见的浅的鼾式呼吸
- 氧饱和度低（脉搏监测或动脉血气分析）
- 气道反射受损
- 严重的无反应患者（包括大部分 GCS 评分≤8）

如考虑颅内压高，需要迅速经口插管（使用麻醉药），而不采用经鼻支气管插管，因为后者可更多致自主呼吸患者咳嗽、作呕，进一步升高颅内压。

为最大限度减少操作过程中颅内压增高，一些临床医生建议麻醉药前 1~2 分钟给予利多卡因 1.5mg/kg 静推。麻醉药前确保患者保持镇静。依托咪酯适用于低血压及外伤后患者，因其对血压影响小，成人 0.3mg/kg 静推（或普通身材成人共 20mg 用药），儿童 0.2~0.3mg/kg。丙泊酚使用于非低血压患者，0.2~1.5mg/kg。麻醉药常用琥珀酰胆碱 1.5mg/kg 静推。然而因使用麻醉药可能掩盖神经紊乱症状及改变，应尽量减少或避免使用。

脉搏血氧饱和度监测和动脉血气分析（如有可能，呼气末 CO_2）用于评估氧合及通气量是否足够。

控制颅内压　颅内压增高时应监测并控制脑灌注压。维持颅内压≤20mmHg，脑灌注压为 50~70mmHg。抬高床头 30°，患者头部位于正中姿势有助于脑静脉引流，降低颅内压。

控制颅内压有以下方法：

- **镇静剂**　镇静剂有助于控制激越、过度地肌肉活动（如谵妄）或减轻疼痛，降低颅内压。丙泊酚常用于成人（儿童禁用），因其作用迅速，持续时间短。0.3mg/kg/h 持续静脉输注。如有必要逐步增加剂量至 3mg/kg/h。无需首剂负荷量。其常见副作用为低血压。长时间大剂量使用可致胰腺炎。苯二氮䓬类（如咪达唑仑，劳拉西泮）也可应用。应用镇静剂可能掩盖神经紊乱症状及改变，应尽量减少或避免使用。抗精神类药物可延长恢复，应尽量避免使用。镇静剂不用于治疗由于缺氧导致的焦虑和谵妄；而应使用 O_2 进行治疗。

- **高流量通气**　高流量通气可致低碳酸血症，血管收缩，从而降低全脑血流量。CO_2 分压自 40mmHg 降至 30mmHg 可减少约 30% 颅内压。高流量通气致 CO_2 分压降至 28~33mmHg 可降低颅内压达 30 分钟，临床医生常用此作为临时应急处理。极低流量<25mmHg 通气可能过度减少脑血流，造成脑缺血，故应避免。可使用其他可控制颅内压升高的处理办法。

- **水化**　使用等渗液体水化。静脉输注纯水（如 5% 葡萄糖苷，0.45% 盐水）可使脑水肿恶化，应禁止此种用法。限量输注液体，保持患者正常体液量。如患者无明显脱水或水量负荷，正常输注盐水量可从 50~75ml/h。根据血钠浓度，渗透压，尿量，体内水量（如水肿）调节输注速率。

- **利尿药**　血浆渗透压应维持于 295~320mOsm/kg。静脉用渗透性利尿药（如甘露醇）可降低颅内压，维持血浆渗透压。其不能通过血脑屏障。使脑组织水分通过渗透压梯度进入血浆，最终达到平衡。数小时后药物作用效果降低。因此，对于病情不断恶化或颅内血肿术前准备的患者应预先准备此类药物。20% 甘露醇溶液 15~30 分钟内 0.5~1g/kg(2.5~5ml/kg)静滴,通常 1 次/6~8 小时使用,用量控制在 0.25~0.5g/kg(1.25~2.5ml/kg)。有严重冠状动脉疾病,心力衰竭,肾功能不全或肺充血患者甘露醇慎用,因其可迅速增加血管内容量。因为渗透性利尿剂增加肾对钠相关的水排泄,长时间使用甘露醇可致缺水和高钠血症。呋塞米 1mg/kg 静脉注射可减少全身水量,尤其是与甘露醇应用有关的一过性高血容量发生时。应用渗透性利尿剂时应监测水和电解质平衡。3% 盐水是另一种可能的控制颅内压的渗透剂。

- **控制血压** 仅血压高至(>180/95mmHg)考虑使用降压药。血压该降至何种水平依临床表现而定。即使当颅内压增高,血压也必须维持在一定水平以保证脑灌注量。控制高血压可用尼卡地平静滴(5mg/h,每 5 分钟增加 2.5~最大量 15mg/h)或拉贝洛尔(1~2 分钟静推 10mg,每隔 10 分钟重复一次,至最大量 150mg)。
- **氢化可的松类** 脑肿瘤或脓肿患者使用激素有效,对头部外伤、脑出血、缺血性卒中或心肌梗死后低氧性脑损伤患者无效。激素增加血糖浓度,这可能会加重脑缺血损伤同时使血糖管理更为复杂。地塞米松首剂 20~100mg 静推,而后每天应用 4mg 可能最大限度减少激素副作用。地塞米松可静脉注射或口服。

如颅内压持续升高,可采取以下措施控制:

- **戊巴比妥性昏迷** 戊巴比妥减少脑血流和代谢。但因其带来的临床效果改善不定并且可导致并发症(如低血压),对于是否应使用此药物存在争议。在顽固性颅内高压患者中,对标准的高碳酸血症和高渗性治疗无反应,戊巴比妥钠可改善功能预后。静推 10mg/kg 戊巴比妥 30 分钟以上,接着 5mg/kg/h 静脉注射 3 小时,后改为 1mg/kg/h 可诱导昏迷。剂量可根据持续脑电图活动监测调节。常见副作用为低血压,必要时补充液体,使用血管升压药。其他可能副作用包括心律失常,心肌衰弱,谷氨酸盐摄入释放功能受损。
- **颅骨切开减压术** 颅骨切开合并硬脑膜成形术可减轻脑水肿,减少死亡,但不能改善整体功能预后。对于大多数大面积脑梗死即将进展为脑疝,特别是小于 50 岁患者可能最有益处。

长期护理 患者需要长期谨慎的看护。应避免兴奋剂、镇静剂和阿片类药物的使用。使用肠内营养需防误吸(如抬高床头),如有必要可行经皮的空肠造口术。对皮损和局部的压迫点需注意避免压疮形成。眼睛可局部用药以防干燥。理疗师提供的被动运动可帮助患者适应性训练,而肢体的屈伸运动可防止关节挛缩。还应注意护理预防深静脉血栓和泌尿系感染等。

老年医学精要

老年患者可能因为多种因素而昏迷,意识状态改变,谵妄,包括下面的因素:

- 由于与年龄相关的大脑影响和/或已经存在的脑疾病的认知储备较少
- 因服用多种药物相互作用影响大脑的风险较高
- 由于年龄增加,药物代谢器官功能下降,而引起药物累积而影响大脑风险增加
- 由于复杂的给药方案多重用药,不正确药物剂量的风险较高

相对次要的问题,如脱水和尿路感染可改变老人的意识状态。

在老年患者,精神状态和沟通技巧更容易受到影响,使得嗜睡和迟钝难以辨认。年龄相关的认知储备和神经可塑性的下降影响脑损伤的康复。

> **关键点**
>
> - 昏迷和意识受损有赖于两个大脑半球的功能障碍或网状激动系统的功能障碍
> - 症状包括眼睛的异常(如异常共轭凝视、瞳孔反应和/或头眼或眼前庭反射),生命体征异常(如异常呼吸)和运动功能异常(如无力、轻偏瘫、扑翼样震颤、多灶性肌阵挛,去大脑姿势)
> - 获取之前事件的完整病史是至关重要的;向目击者和亲属询问精神状态变化的时间进程和可能的原因(如最近的旅行、不寻常食物的摄取、可能暴露的感染、药物使用或饮酒、可能的创伤)
> - 做一般体格检查,包括头、面、皮肤、四肢的彻底检查,和一个完整的神经系统检查(关注意识水平、眼睛、运动功能,以及深腱反射),其次是适当的血液和尿液测试,毒理学筛查,及手指针刺血浆葡萄糖测量
> - 患者情况一旦稳定就应行非增强 CT 检查
> - 确保足够的通气、呼吸和循环支持
> - 如果血浆葡萄糖偏低,静脉注射或肌内注射维生素 B_1 和静脉注射葡萄糖;如果怀疑阿片类药物过量,静脉注射纳洛酮
> - 使用各种策略控制 ICP,其中可能包括镇静剂(根据需要)来控制躁动及暂时换气过度,使用液体和利尿剂维持等容量,以及降压药控制血压

植物状态

是一种无反应状态。这是由于大脑半球功能完全失去,却保留了足够的间脑和脑干功能,因而自主反射、运动反射以及睡眠觉醒周期得以保存。患者可能保留一些复杂的反射,包括眼球运动,打哈欠和对有害刺激产生的自主运动,但是却失去了对自己和周围环境的知觉。最低意识状态,并不像植物状态,以自我和/或环境意识的一些证据为特点,患者倾向于改善。诊断是临床性的。治疗主要是支持性的。患者如有持续性地障碍通常预后不良。

植物状态是一种长期的维持正常血压、呼吸及心脏功能,但无认知功能的状态。下丘脑和延髓脑干功能保持完整支持心肺功能和自主神经功能,如果医疗和护理充分足够维持生存。皮质受损严重(认知功能消失),但网状激活系统(RAS)功能保留(维持觉醒)。中脑或脑桥反射可能存在或不存在。患者没有自我意识和与环境的互动,只有通过反射。癫痫发作可能是存在的,但临床上不明显。

传统上，持续时间>1个月植物状态被认为是一个持续性植物状态。然而，持续性植物状态诊断并不意味着永久残疾，因为在非常罕见的情况下（如脑外伤后），患者可改善，达到最小意识状态或更高的意识水平。

主要原因是：
- 脑外伤
- 弥漫性脑缺氧

然而任何可致脑损伤的疾病均能导致植物状态。一般而言，植物状态发生是因为昏迷后脑干和间脑功能继续保留而皮质功能已受损。

最低意识状态并不像植物状态，有证据表明，患者能意识到其自己和/或环境。患者也会倾向于改善（即逐渐变得更有意识），但改善是有限的。这种状态可能是脑损伤的第一个迹象，也可能在植物状态后出现（当患者恢复一些功能时）。患者可以在植物状态和最低意识状态之间转换，有时在最初脑损伤后好多年都处于这个状态。

症状及体征

植物状态 此类患者对自我和周围环境失去认知，并无法与别人交流。对外界刺激有目的的反应、语言的理解和表达也消失。

该类患者网状系统（如睁眼）完整，脑干功能（瞳孔反应、头眼反射）依然存在。睡眠觉醒周期存在但不规则，与环境不相关。更多复杂的脑干反射，如打哈欠、咀嚼、吞咽，有时甚至喉部发声，同样存在。此类患者可能可以"唤醒"，如较大的声音或亮光的闪烁可能引发睁眼。眼球可能会出现湿润或可以流泪。患者可出现微笑或皱眉。患者可自发转动眼球，通常速度缓慢而恒定不变，没有快速扫射，这些会使家属误解为有意识，而感到疑惑不安。

患者对视觉威胁无反应，无法听从指令。肢体可能会活动，然而只存在最原始的目的性的运动反射，如紧握住与手接触的物品。疼痛可能引发某种运动反应（如典型的去皮质或去大脑姿势），或仅仅是半目的性的或无目的性的逃避动作。患者有二便失禁。脑神经和脊髓反射存在。

大脑活动极少能通过功能性MRI或EEG监测到，它表明对问题和指令的反应，即使没有行为反应。患者实际意识的程度尚不清楚。在大多数有这样大脑活动的患者中，植物状态是由脑外伤导致的，而不是缺氧性脑病变。

最低意识状态 与环境之间有意义交流的最低意识状态的碎片可以保留。患者可能会建立眼神的交流，有目的的抓住物体，以刻板的方式响应命令，或使用相同的词来回答。

诊断
- 充分认识后确定临床分类
- 神经影像

植物状态具有特征性临床表现（如无目的性活动或意识），网状系统完整。依据临床特点诊断。但需神经影像学辅助排除其他可治疗性疾病。

植物状态须和最低意识状态鉴别诊断。它们可持续或暂时存在，体格检查无法区分两者。诊断依据仔细认真的临床观察。如果太粗略，意识存在可能被忽略。患有严重帕金森病的患者可能被误诊为植物状态。

CT或MRI能区分缺血性梗死、脑出血及皮质或脑干巨大病变。MR血管造影在排除脑出血后可用于脑脉管系统识别。除此之外，弥散加权MRI正成为观察脑缺血性改变进展的理想成像模式。

另外，PET和SPECT可用于评估脑功能而不是脑解剖。若持续的植物状态诊断尚不确定，可行PET或SPECT进一步明确诊断。

脑电图有助于皮质损伤评估和隐匿性癫痫活动诊断。

预后

植物状态 预后因病因、植物状态持续时间不同而不同。如病因为可逆性代谢性异常（如中毒性脑病）预后较好，而因广泛性缺血缺氧或其他损伤所致神经元死亡所致的植物状态预后多不好。同样，年轻患者较年老者运动功能恢复的更好，认知、行为或言语功能恢复情况无此趋势。

由非外伤所致的植物状态，超过1个月则很难恢复；而外伤所致的植物状态如果超过12个月不能恢复。即使患者获得一定程度的恢复，大多数仍重度残疾。很少情况下，改善发生得较晚；5年之后，大约3%的患者可能恢复交流和理解的能力，而自己能够独立生活的患者更少；没有患者可以恢复到正常水平。

大多数处于持续植物状态的患者最终都在6个月内死于原发脑损伤。原因常为肺部感染、泌尿系统染、多系统衰竭或不明原因猝死。其余的期望寿命为2~5年，只有约25%的患者存活>5年。少数患者可以存活几十年。

最低意识状态 大多数患者倾向于恢复意识，但在一定程度上取决于最小意识状态已经持续了多长时间。它持续的时间越长，患者恢复高级皮质功能机会就越少。如果病因是创伤性脑损伤，预后可能更好。

昏迷多年之后，患者极少能恢复清醒却有限的意识，这被新闻媒体称为觉醒。

治疗

植物状态或最低意识状态的患者主要采用支持治疗，包括如下：
- 预防因长期卧床所致系统性疾病（如肺炎、泌尿系统感染等，血栓形成）
- 提供良好的营养
- 预防压疮
- 提供理疗以防肢体挛缩

植物状态无特异性治疗。是否坚持治疗，应综合社会服务、医院伦理以及与家属的意见而决定。那些长期处于植物状态而接受治疗的患者，尤其是没有得到明确指示决定终止治疗的，会引起社会学和其他如资源利用等问题。

大多数最低意识状态患者对特定的治疗并无应答。然而，在很少的情况下，只要药物持续使用，通过唑吡坦治疗可以引起神经系统反应的不断改善。

> **关键点**
> - 由于大脑半球、完整脑干功能、意识模拟的严重功能障碍，植物状态通常表现为反应和意识的消失
> - 最低意识状态与植物状态的不同之处在于，患者与环境之间有一些交流，并随着时间的推移趋向于改善
> - 诊断需要排除其他疾病，经常要长时间的观察，特别是区分植物状态、最低意识状态和严重帕金森病
> - 预后往往较差，特别是对于处于植物状态的患者
> - 治疗主要是支持性的

闭锁综合征

闭锁综合征是患者清醒并有意识，却无法显示面部表情、无法活动、无法言语或交流，而只有通过眼球活动来示意的一种状态。

闭锁综合征通常发生于脑桥出血或梗死，引起四肢瘫并阻断并损坏了低位脑神经和介导水平凝视的中枢。其他产生广泛运动性瘫痪（如格林巴利综合征）以及累及颅后窝和脑桥的癌症少见。

患者拥有完整的认知功能且是清醒的，可睁眼，有正常睡眠醒周期。他们能听能看。但不能活动下半个面部、咀嚼、吞咽、讲话、呼吸和活动肢体，或者横向移动他们的眼球。患者能进行垂直眼球活动，或通过睁闭眼睛及一定的眨眼次数来回答问题。

诊断
- 临床评估诊断主要依据临床。因患者缺乏运动反应，如遇疼痛刺激无肢体回避，常被误认为存在意识障碍。因此所有无法活动的患者应该通过要求患者眨眼或垂直眼球运动检测他们的理解能力

根据植物状态，神经影像学来判断可治疗的疾病。行CT或MRI颅脑影像帮助发现脑桥功能异常。如果诊断存疑，可行PET，SPECT或功能磁共振成像进一步评估脑功能。

闭锁综合征患者，脑电图检查显示正常的睡眠-觉醒模式。

预后

预后取决于病因及随后所提供的支持水平。例如因一过性缺血或椎基底动脉分布区域的小卒中所致的闭锁综合征可能会完全恢复。如病因部分可逆，如格林巴利综合征，症状在数月内可能逐渐缓解但很少完全康复。

预后良好的因素有：
- 眼球水平运动早期恢复
- 磁刺激运动诱发电位的早期恢复

不可逆或进展性病情，如后颅窝和脑桥肿瘤所致通常致死率高。

治疗
- 支持治疗

支持治疗是闭锁综合征患者的主要治疗方案，包括以下方面：
- 预防因长期卧床所致其他系统疾病（如肺炎、泌尿系统感染、静脉血栓形成等）
- 提供足够的营养支持
- 预防压疮
- 提供理疗防止肢体挛缩

该病没有特效的治疗。语言疗法也可以帮助患者通过眨眼与眼球的活动来进行交流。

由于认知功能完好并可进行沟通，患者应该作出自己的健康护理决定。

有些闭锁综合征患者通过使用由眼运动和其他装置控制的计算机终端互联网相互交流。

脑死亡

脑死亡状态即整个大脑及脑干功能消失，昏迷，持续的自主呼吸消失，脑干反射的永久消失。脊髓反射包括腱反射和逃避反射可能仍然存在。不可恢复。

随着机械通气和药物的发展，脑死亡的概念也在不断进展，因为各种治疗手段可以在大脑功能完全丧失的情况下永久保持心肺功能和其他机体功能。因此，把一个人的死亡定义为大脑的整合功能尤其是脑干功能的完全丧失，在法律和文化上已经被大多数国家广泛的接受。

诊断
- 系列检查确认临床特征
- 呼吸暂停检查
- 有时需脑电图，脑血管成像，或两者均需检查

一个内科医生要诊断脑死亡，必须要有一个已知的导致脑损害的结构性或代谢性病因，且必须排除潜在的，尤其是自行使用的麻醉或麻痹药物。

体温<35℃的必须缓慢升高至>36℃，可疑癫痫持续状态的行脑电图检查。需要进行一系列检查并观察6~24小时（表221-6）。

表221-6 脑死亡诊断指导（病程>1年）

以下九条必须全部明确才可宣布脑死亡：
1. 已尽了应有的努力通报其近亲或其他亲近的人
2. 昏迷原因已查明并且足可以解释所有大脑功能的不可逆丧失
3. 中枢神经系统抑制药物，低体温（<35℃），低血压（平均动脉压<55mmHg）已排除。没有神经肌肉接头阻滞剂的影响神经症状
4. 所有观察到的肢体活动均可归因于脊髓
5. 咳嗽或（和）咽反射消失
6. 角膜反射，瞳孔对光反应消失
7. 冰水注入刺激鼓膜无反应
8. 8min以上的暂停呼吸检测表明无自主呼吸运动，并可证明动脉血CO_2分压超过基线20mmHg以上。操作过程：撤离气管内插管上的呼吸机。可从套管放置通过气管导管扩散提供O_2（6L/min）。尽管动脉血CO_2分压被动升高可以刺激呼吸，但在8~12min内仍无自主呼吸。注意：进行暂停呼吸检测时，必须极度小心，将缺氧和低血压的风险降至最低。如发现动脉血压急剧下降，则立即停止检测，并抽取血样以明确动脉血CO_2分压是否>55mmHg或升高>20mmHg。上述都证实脑死亡的临床诊断

续表

9. 以下四项中必须至少有一项符合：
   a. 间隔 6h 以上的 2 次检查结果均符合以上 2~8 项
   b. 一次检查符合以上 2~8 项，同时
   - 脑电图显示皮质失去电活动
   - 且 2h 或更长时间以后的第二次检查符合 2~8 项
   c. 一次检查符合 2~8 项，同时
   - 传统血管造影、经颅多普勒超声或 ^{99m} 锝环六亚甲基四胺肟脑扫描提示无颅内血流存在
   - 且 2h 或更长时间以后的第二次检查符合 2~8 项
   d. 如 2~8 项中有任一项因外伤或条件的限制无法评估（如大面积的面部外伤使得冷热试验无法评估），则按照以下进行：
   - 所有可以评估的都已证实
   - 传统血管造影、经颅多普勒超声或 ^{99m} 锝环六亚甲基四胺肟脑扫描提示无颅内血流存在
   - 6h 后的第二次检测显示所有可评估的项都符合

选自 American Academy of Neurology Guidelines, 1995。

检查包括：
- 评估瞳孔反应
- 评估眼前庭、眼头和角膜反射
- 呼吸暂停检查

有时脑电图或脑灌注试验是用来确认无大脑活动或脑血流，从而为家庭成员提供其他的证据，但通常不需要这些测试。当呼吸暂停测试因血流动力学不耐受并且只有一个神经系统检查是可取的（如为加快对移植器官获得），可行脑电图或脑灌注试验。

预后

诊断脑死亡等于宣判一个人死亡。诊断为脑死亡的患者没有恢复的报道。

诊断一经成立，所有心脏呼吸支持治疗中止。而一旦停止通气支持，就会发生终末期的心律失常。在终末期的呼吸暂停时，脊髓运动反射仍然可能存在，包括弓背、转颈、双腿僵硬、上肢屈曲，即所谓的 Lazarus 征。拔除机械通气时，如家属要求在场，须告知上述反射活动的可能。

222. 颅颈交界异常

颅颈交界异常

颅颈交界异常，是先天性或继发性枕骨、枕骨大孔或寰枢椎异常所导致的低位脑干、小脑和颈髓空间减少。上述异常可引起以下症状：颈痛，脊髓空洞症，小脑、低位脑神经和脊髓损伤，椎基底动脉缺血。明确诊断需要依靠 MRI 或 CT 检查。治疗方法通常是行复位术，然后通过手术或外部设备维持颅颈交界处结构稳定。

神经组织有一定的灵活性且容易感受到压迫的刺激。各种颅颈交界处的异常可造成其对颈髓或脑干的压迫。以下列举部分异常及其可能的临床症状：

- 当寰椎和枕骨融合，且枢椎后的枕骨大孔前后径 <19mm 时，脊髓就会受压
- 颅底凹陷症（枕骨髁突向上膨出）：短颈和压迫可影响小脑、脑干、低位脑神经以及脊髓
- 寰枢椎半脱位或脱位（寰椎前部与枢椎的联系处错位）可引起急性或慢性脊髓压迫
- Klippel-Feil 畸形（颈椎融合）使得颈部畸形且颈部活动受限，但通常没有神经系统受累表现
- 头颅侧位片可发现扁头畸形（由于颅底扁平，斜坡和前颅窝平面所形成的角度 >135°），其可以是无症状的，也可引起小脑病变、脊髓病变或正常压力性脑积水

病因

颅颈交界处异常是先天性的或继发性的。

先天性异常 先天性异常可能是特异性的结构异常，也可是全身或系统性病变影响骨骼的生长及发育。许多患者存在多处异常。

结构性异常 包括以下几种：
- 齿状突小骨（替代了枢椎齿状突的异常骨）
- 寰椎吸收（先天性寰椎和枕骨大孔融合）

先天性 Klippel-Feil 畸形［如特纳综合征（Turner syndrome）或努南综合征（Noonan syndrome）］，通常伴有寰枕关节异常。

- 寰椎发育不良
- Chiari 畸形（小脑扁桃体或小脑蚓部下降至颈椎水平，有时伴有扁头畸形）

全身性或系统性病变 可影响骨骼生长发育，影响颅颈交界的疾病包括以下几种：

- 软骨发育不全（骺软骨生长受损，造成骨的短小或畸形），有时会出现枕骨大孔狭窄或与寰椎融合，压迫脊髓或脑干
- Down 综合征、Morquio 综合征（黏多糖贮积症Ⅳ）或成骨不全可引起寰枢椎半脱位或脱位

获得性 获得性因素包括损伤和疾病。

- 损伤包括骨、韧带或两者同时受损，通常由机动车或自行车意外事故及跌落（尤其是跳水）造成。部分损伤可很快致死
- 类风湿关节炎（最常见的病因）和颈椎佩吉特病（Paget disease）可引起寰枢椎半脱位或脱位、颅底凹陷及扁头畸形
- 转移性肿瘤可引起寰枢椎半脱位或脱位
- 缓慢生长的颅颈交界处肿瘤（如脑膜瘤、脊索瘤）可损伤脑干或脊髓

症状及体征

症状和体征可在轻微的颈部损伤后发生或为自发性，病程快慢不同。临床表现与受压程度及累及的结构有关。最常见的临床表现为：
- 颈部疼痛，常伴随头痛
- 脊髓受压的症状及体征

颈部疼痛 通常会蔓延至手臂。患者普遍有枕部放射到头顶的疼痛；这是由于压迫了 C2 神经根和枕大神经，或是由于局部的骨骼肌肉功能异常。颈部疼痛和头痛通常会随头部的移动、咳嗽或身体前屈而加重。如果 Chiari 畸形患者存在脑积水，直立体位会加重脑积水从而引发头痛。

脊髓受压 主要影响上颈段脊髓。因运动传导束受压而引起上肢或下肢或同时累及到上下肢的痉挛性瘫痪。位置觉和震动觉（脊髓后索功能）也常累及。颈部屈曲时可出现从背部放射致双下肢的放电样感觉 [莱尔米特征（Lhermitte sign）]。少数情况下，可出现手套袜子样痛温觉障碍（脊髓丘脑束功能）。

部分异常可影响颈部外形及活动度，如：扁头畸形、颅底凹陷症或 Klippel-Feil 畸形。颈部变短，伴有颈蹼（胸锁乳突肌至肩部的皮肤皱褶），或颈部姿势异常（Klippel-Feil 畸形时的斜颈）。颈部的活动度亦受限。

颅内结构受压（如扁头畸形、颅底凹陷症或颅颈交界处肿瘤）时可见小脑、脑干和脑神经受损表现。脑干及脑神经受损包括睡眠呼吸暂停、核间型眼肌麻痹（侧向注视时，同侧眼球内收无力伴对侧眼球外展时出现眼球震颤）、向下的眼球震颤（快相向下）、声音嘶哑、构音障碍以及吞咽困难。小脑损伤通常影响患者的协调功能（参见第 1736 页）。

改变头位可诱发一系列椎基底动脉缺血症状，包括周期性晕厥、跌倒发作、眩晕、精神错乱或间歇的意识障碍、乏力以及视觉障碍。

脊髓空洞症（脊髓中央出现空腔，参见第 1811 页） 常见于 Chiari 畸形患者。它可引起上肢远端节段性无力和萎缩（通常为首发症状，且上肢远端受累最重）；并有颈部及其上肢近端披肩样痛温觉消失，但触觉保留。

诊断
- 头颅及颈段脊髓 MRI 或 CT

当患者出现颈部或枕部疼痛，伴有低位脑干、上段颈髓或小脑相关的神经系统损伤表现时，需怀疑颅颈交界处异常。

下段颈髓病变可通过临床表现（基于脊髓损伤平面）以及神经影像学检查来鉴别。

神经影像 如果怀疑为颅颈交界处异常，需要进行颈段脊髓和脑的 MRI 或 CT，尤其是后颅窝和颅颈交界处。急性或骤然进展的损伤是急症，需要尽快行影像学检查。矢状位 MRI 最能明确相关神经系统病变（如后脑、小脑、脊髓、血管异常；脊髓空洞症）或软组织病变。相对于 MRI，CT 检查能更清楚地显示骨结构，且于急症时易于执行。

如果不能行 MRI 或 CT 检查，可考虑行 X 线片检查（显示颈椎的头颅侧位片及颈椎前后位和双斜位片）。

如果不能行 MRI 或结果不明确，同时 CT 结果亦不明确，可行 CT 脊髓造影术（鞘内注射造影剂后行 CT 检查）。如果 MRI 或 CT 提示血管异常，可行磁共振血流成像术或脊髓血管造影术。

治疗
- 复位及固定
- 有时需采取外科手术减压及手术固定，或两种方法同时使用

如果是神经结构受压，治疗主要是复位术（牵引或改变头位，以调整颅颈交界，从而缓解神经压迫）。在复位术后，需将头和颈部固定。急性或突然进展的脊髓压迫需要紧急复位。大多数患者需要使用帽形环状支架进行骨骼牵引，牵引重量需 4kg。牵引复位需持续 5～6 日。如果能够达到复位目的，进一步使用环状支架连带马甲固定头颈部，持续 8～12 周；然后行 X 线摄片明确复位是否稳定。

如果复位术无法缓解神经压迫，在必要时可经腹侧或背侧行手术减压。如果减压后不稳定状态仍持续存在，需行后固定（稳定作用）。对于某些颅颈交界异常（如由类风湿关节炎引起的），单纯外部固定通常是无效的，需行后固定术或前减压加稳定术。

几种不同的辅助工具（如有螺丝钉的平板或棒条）可起到暂时性的稳定作用，直到骨头融合并达到长久稳定。一般而言，所有不稳定的部分都需要融合在一起。

骨骼疾病 放射性治疗和硬颈托，对于转移性骨肿瘤的患者有所帮助。降钙素、普卡霉素（mithramycin）和二碳磷酸盐化合物可用于佩吉特病（Paget disease）患者的治疗。

223. 谵妄与痴呆

尽管情感障碍如抑郁也可以扰乱认知,但谵妄(有时称为急性精神错乱)与痴呆是导致认知功能受损的最常见原因。两者是不同的疾病,有时却又很难区分。两者都有认知的受损,但以下方法可帮助区分两者:
- **谵妄**:主要影响注意
- **痴呆**:主要影响记忆

还有用于帮助区分谵妄与痴呆的其他特征(表223-1)。

表223-1 谵妄和痴呆的区别*

特点	谵妄	痴呆
起病情况	突然起病,起病时间明确	缓慢、逐渐起病,起病时间不明确
持续时间	以日或周计,或者更长	通常持续发展
病因	多数以其他发病条件为基础(如感染、脱水、特定药物的使用或撤药)	通常为慢性大脑功能障碍(如阿尔茨海默病,路易斯小体痴呆,血管性痴呆等)
病程	通常可逆	慢性进展
夜晚病情	总是较差	经常较差
注意力	严重受损	当病情较严重时才受损
意识水平	受损不同	当病情较严重时才受损
时间、地点定向	不定	受损
语言能力	缓慢、不连贯、使用不当	有时找词困难
记忆	不定	丧失,尤其近期记忆
医疗需要	立即	需要治疗,而非急迫

* 总体而言以上区别正确而有助于诊断,但例外也不少见。例如,突发的脑外伤可以导致永久的重度痴呆;甲状腺功能减退可能导致慢性进展性的痴呆,但治疗后仍能痊愈。

- **谵妄**:通常是由急性疾病或药物毒性(有时危及生命)造成的,通常是可逆的
- **痴呆**:典型者由大脑解剖学变化引起,具有起病缓慢的特点,并且通常是不可逆的

痴呆患者经常伴发谵妄。在老年患者中,把谵妄误诊为痴呆是一种常见的临床错误,应该避免,尤其当慢性痴呆叠加谵妄时。没有实验室检查可以明确认知受损的原因;这时,完整的病史,体格检查及对基础状况的了解是非常必要的。

谵妄

谵妄(delirium)是急性、一过性的、通常可逆的、波动的注意力、认知功能及意识水平的障碍。病因包括各种疾患或药物等。一般依据临床诊断,而借助实验室检查和影像明确原因。治疗以对因及支持为主。

谵妄可发生于任何年龄,但以年长者为多。在收住入院的老年患者中至少有10%以上有谵妄;而在住院期间更有15%~50%发生谵妄。在手术后或疗养所及ICU患者中也不乏此类患者。当患病者年纪较轻时,通常考虑是药物或者危及生命的系统性疾病所引起。

谵妄有时也称为急性意识模糊状态或毒性或代谢性脑病。

两者是不同的疾病,有时却又很难区分。两者都有认知的受损,但以下方法可以帮助区分两者:
- **谵妄**:主要影响注意力,通常由急性疾病或药物毒性(有时危及生命)引起的,并且往往是可逆的
- **痴呆**:主要影响记忆,通常是由大脑中的解剖结构改变引起的,起病慢,并且通常是不可逆的

还有用于帮助区分谵妄与痴呆的其他特征(表223-1)。

病因

谵妄最常见的原因:
- 药物,尤其是抗胆碱药物,精神类药物以及阿片类药物
- 脱水
- 感染

其他可以导致谵妄的原因(表223-2)。10%~20%的谵妄患者病因不明。

表223-2 谵妄的病因

分期	示例
神经性原因	
脑血管疾病	出血性卒中,缺血性卒中,短暂性脑缺血发作
偏头痛	错乱性偏头痛(改变意识的偏头痛)
炎症或感染	急性脱髓鞘性脑脊髓炎,脑脓肿,中枢神经系统血管炎,脑炎,脑膜炎,脑膜脑炎
癫痫	非抽搐癫痫持续状态(少见)、发作后状态
外伤	硬膜下血肿,创伤性脑损伤
肿瘤	脑膜癌病,原发性或转移性脑肿瘤
非神经性病因	
药物	抗胆碱能药物、止吐药、抗组胺药(如苯海拉明)、抗高血压药、一些抗菌药物、抗精神病药、解痉药、苯二氮䓬类药、心血管药物(常为β阻滞剂)、西咪替丁、氢化可的松类、地高辛、多巴胺激动剂、催眠药、肌松药、NSAIDS、阿片类、软性毒品、镇静类药、三环类抗抑郁药

续表

分期	示例
内分泌紊乱	肾上腺或垂体功能不全、库欣综合征、甲状旁腺功能亢进、甲状腺功能亢进、甲状腺功能减退
血液系统疾病	高黏滞血症、白血病原始细胞危象、红细胞增多症、血小板增多症
感染	发热、肺炎、败血症、系统性感染、尿路感染
外伤	烧伤、电击伤、脂肪栓塞、中暑、低体温
代谢性疾病	酸碱紊乱、电解质紊乱（如脱水、高钙血症、高钠血症、低钙血症、低钠血症、低镁血症）、肝性或肾性脑病、高渗透压、高血糖、高热、低血糖症、低氧血症、韦尼克脑病
血管性或循环障碍	贫血、心律失常、心衰、低灌注、休克
维生素缺乏	维生素 B_1、维生素 B_{12} 缺乏
戒断综合征	酒精、巴比妥类、苯二氮䓬类、阿片类
其他	环境改变、便秘、高血压脑病、肝衰竭、长期住 ICU、精神疾病、手术后状态、感觉缺失、睡眠剥夺、影响中枢神经系统的药物、尿潴留

潜在因素 包括脑部功能障碍（如痴呆、脑卒中、帕金森病），老龄，感觉功能异常（如视听受损），酒精中毒以及多种紊乱共存。

诱发因素 包括药物使用（尤其≥3 种新药）、感染、脱水、休克、缺氧、贫血、制动、营养低下以及留置导尿管（不论是否存在尿潴留）、住院、疼痛、睡眠剥夺和情绪压力。无法识别的肝或肾衰竭可能损害新陈代谢和减少先前耐受性良好的药物的清除，从而引起药物毒性和谵妄。

近期麻醉也同样增加谵妄风险，尤其是长时间麻醉以及术中使用抗胆碱药药物。手术，疼痛及使用阿片类止痛药后也可引起谵妄。在高危人群中夜间感觉刺激减少同样会诱发谵妄。

对于在 ICU 的老年患者发生谵妄的可能性尤其的高（ICU 精神病）。我们逐渐认识到非癫痫持续状态可改变 ICU 患者的精神状态。

病理生理

机制尚未完全理解，但可能涉及：
- 可逆的脑氧化代谢障碍
- 多个神经递质异常
- 细胞因子的产生

各种引起交感张力上调，副交感张力下调，胆碱能神经功能障碍的因素均会导致谵妄。老年人对低胆碱能传递特别敏感，会增加他们的谵妄的风险。

不管原因如何，大脑半球或丘脑和脑干网状激活系统的觉醒机制受损。

症状及体征

谵妄的主要特征为：
- 注意力难以集中、持久及注意转移

意识水平波动；患者定时、定点或认人不能。患者可以具有幻觉，妄想和偏执。因为性格和影响改变，日常的时间和活动混乱常见。思想变得杂乱无序，经常存在言语障碍，如言语迟钝、言语快速、语词新造、失语以及句型混乱。

谵妄症状波动以分或小时计算，可能昼轻夜重。

其他症状还可能包括行为失当、恐惧和偏执。患者可表现为易怒、激惹、躁狂和过于警觉，也可表现为安静、孤僻和嗜睡。老年患者发生谵妄时倾向于表现为安静、孤僻这些表现易与抑郁相混淆。也有患者可两者兼有，相互转换。

通常睡眠和饮食形式会有明显变化。由于认知功能的障碍，患者的自知力和判断力受损。其他症状和体征取决于病因。

诊断

- 精神状态检查
- 标准诊断条例确诊谵妄
- 完整的病史
- 直接的体格检查以及选择性检查以查明病因

谵妄，尤其是在老年患者中总是被医生所忽略。医生应当在任何表现为记忆力及注意力异常的老年人中考虑谵妄。

> **经验与提示**
> - 考虑记忆减退的老年患者谵妄和痴呆

精神状态检查 任何可能存在认知障碍的患者都应做一个正式的精神状态检查（框 218-1）。

首先评估注意力。简易的测试包括：短时间内重复 3 种事物的名称，数字跨度测验（顺序重复 7 位数和逆序重复 5 位数），顺序和逆序说出一个星期中的每一天。注意力不集中（患者不能记住指示或其他信息）必须与短期记忆差区分开来（患者记住信息，但很快忘记它）。对不能记住信息的患者而言，无需做进一步的认知检查。

最初的评估之后，可使用标准的《精神疾病诊断与统计手册》第 5 版（*Diagnostic and Statistical Manual of Mental Disorders*, 5th Edition, DSM-5）和意识错乱评估方法（CAM）。

以下为使用 DSM-5 标准诊断谵妄的依据：
- 注意力受损（如注意集中和跟随困难）及意识受损（环境定向受损）
- 障碍在很短的时间内出现（超过数小时至数天），并倾向于在白天波动
- 认知急性变化（如记忆障碍，语言，知觉，思维）

另外，必须有从病史、体检和/或实验室测试表明该障碍是由可导致医学病症的物质（包括药物或毒素）或物质戒断引起。

CAM 使用下列标准：
- 意识水平的改变（如过度警觉、嗜睡、木僵、昏迷）或思维紊乱（如思维散漫、思维奔逸、思维内容不符逻辑）

病史 询问患者的家属、护理人员和朋友可以明确病情是否发生在近期，和有别于原来的痴呆（表 223-1）。病史可以帮助区分精神疾病和谵妄。与谵妄不同，精神疾病几

乎不引起注意受损或意识的波动,且总是亚急性起病。

日落证候群(在晚间行为恶化),这是收治入院的痴呆患者中常见,可能难以区分;新症状的恶化,应被推定为谵妄,直到证明是其他疾病。

病史中还应关注酒精、所有违禁物品、OTC 和处方药的使用,特别是那些抗胆碱药和/或其他中枢有效的药物,以及新的药物成瘾的产生、药物的戒断、药量的改变包括过量等。营养补充剂(如草药产品)也应被包括在内。

体格检查 体格检查,尤其是对于不能完全配合的患者应当着重检查以下:
- 生命体征
- 脱水状态
- 潜在感染灶
- 皮肤和头颈部
- 神经系统检查:

体格检查可以帮助发现病因,如:
- 发烧、脑膜炎或凯尔尼格征(Kernig sign)和布鲁辛斯基征(Brudzinski sign)表明中枢神经系统感染
- 震颤和肌阵挛提示尿毒症,肝功能衰竭,药物中毒,或某些电解质紊乱(如低钙血症、低镁血症)
- 眼肌麻痹及共济失调提示韦尼克-科尔萨科夫综合征
- 局灶性神经系统异常(如脑神经麻痹,运动或感觉障碍)或视乳头水肿表明结构性中枢神经系统紊乱
- 头皮或脸部割伤、擦伤、肿胀,头部外伤等迹象表明创伤性脑损伤

实验室检查 检查项目常包括:
- CT 或 MRI
- 检测可疑的感染(如血常规、血培养、胸部 X 线、尿检)
- 评价缺氧(脉搏血氧饱和度或动脉血气)
- 电解质、尿素氮、肌酐、血糖和任何可疑有毒性作用的药物
- 尿液药检

如果诊断不明,进一步的检查包括:肝功能、血钙、白蛋白、促甲状腺素、维生素 B_{12}、血沉以及抗核抗体、梅毒相关测试(如 RPR 或性病实验室试验、VDRL 试验)。

如果诊断依然不明,进一步的检查可能包括脑脊液检查(尤其对于除外脑膜炎、脑炎以及蛛网膜下腔出血)、血氨水平、重金属检查。

如考虑非惊厥性癫痫,包括癫痫持续状态(基于临床病史,轻微的运动颤搐、自动症或波动),则应监测脑电图。

预后

住院时已有谵妄或住院过程中出现谵妄,患者的发病率和死亡率均高,35%~40% 谵妄的住院患者一年内死亡。这些比例可能会高,部分原因是因为这类患者往往是老年人并有其他严重疾病。

引起谵妄的有些病因在得到治疗后,谵妄可以快速好转,如低血糖、药物或酒精中毒、感染、医源性原因、药物毒性、电解质紊乱等引起的谵妄。然而,康复过程也可能较长,可达数天、数月甚至数年,尤其是那些老年患者,他们因此长期住院,其并发症、费用、功能丧失也相应增加。也有些患者无法完全康复。患病时间超过 2 年的患者,其认知和功能受损、住院治疗和死亡的风险都增加。

治疗
- 纠正病因或祛除加重因素
- 支持治疗
- 激越状态管理

纠正病因(如抗感染、对于脱水患者维持水电解质平衡),祛除危险因素(如停用药物)可能有助于控制谵妄。提供足够的补液及营养支持,对有维生素缺乏(如维生素 B_1 和维生素 B_{12})者,立即补充纠正。

一般治疗 保持环境稳定、安静和充足的照明,利用视觉刺激如日历、钟表、家庭相片等帮助患者定向。医务人员或家属经常帮助患者重新定向和确认也是有益的。应尽量减少患者的感觉缺失(如更换患者助听器的电池,鼓励患者使用眼镜和助听器等)。

治疗应结合多个学科,如内科、理疗学科、护理学科以及社会科学,内容应包含加强运动、扩大运动范围、镇痛、防治皮肤损坏、改善尿便失禁、减少误吸。

护理或医务人员的不良刺激会威胁到患者的情况。简化用药,避免静脉用药、导管使用和约束,尤其在长程治疗中,可以减少应激和患者受到伤害的风险。然而,在某些情况下,保护性约束可以防止患者的自我伤害或对他人的伤害。保护性约束需要由训练过的人员进行操作,为防损伤应每 2 小时放松一次,并尽早地解除约束。雇用医院护工密切观察患者可以减少保护性约束使用的必要。

向家属解释谵妄的实质可以帮助他们适应。应当告知他们通常情况下谵妄是可恢复的,但是受损的认知功能在急性疾病控制的数周或数月后才能恢复。

药物 药物,特别是低剂量的氟哌利多类(起始 0.5~1.0mg 口服或静脉用或肌内注射,如果需要每 1~2 小时重复一次),可能减少激惹和精神症状,有时候需要更大剂量。然而药物却不能纠正既有的病因,还可能会延长病程或加重病情。可以使用第二代抗精神病药(如利培酮 0.5~3.0mg 口服,每 12 小时 1 次;奥氮平 2.5~15mg/d 口服;喹硫平 25~200mg 口服,每 12 小时 1 次),其锥体外系不良反应较少。然而,痴呆患者长期使用会增加卒中和死亡的危险。此类药物较少经静脉或肌肉给药。

苯二氮䓬类(如劳拉西泮起始剂量 0.5~1.0mg 口服或静脉注射,如果需要 1~2 小时重复一次)可作为酒精或苯二氮䓬类药物戒断引起谵妄的选择。它们比抗精神病药物起效更迅速(肠外给药后 5 分钟)。因为苯二氮䓬类药物加重患者的神志不清和具有镇静作用,若其他原因引起谵妄,应避免此类药物的使用。

预防

由于谵妄会极大地恶化住院患者的预后,所以谵妄的预防应当十分重视。医院工作人员应当注意维持患者定向力、运动能力、认知功能从而保持其睡眠、良好的营养和水合状态,以及有效缓解疼痛尤其对于老年患者。应当鼓励家属参与这些活动。

如果可能药物的数目和剂量都应当减少。

> **关键点**
> - 谵妄在住院老年患者中很常见,通常是由药物,脱水,和感染(如泌尿系统感染)引起的,但可以由许多其他原因引起
> - 应当在任何表现为记忆力及注意力异常的老年人中考虑谵妄
> - 从家庭成员、护理人员、朋友和精神状态检查采取病史是发现谵妄的关键
> - 全面评估谵妄患者可能的神经系统和全身的原因和诱因
> - 做一个彻底的新药审评,并停止任何可能引起症状的药物
> - 35%~40%的住院谵妄患者1年之内死亡
> - 治疗谵妄的原因,并提供支持治疗,必要时包括镇静

痴呆

痴呆(dementia)是慢性的、全面的、通常是不可逆性的认知功能衰退。依据临床诊断,实验室和影像学检查通常用以排除可治的病因。治疗以支持为主。胆碱酯酶抑制剂有时可以短暂的改善认知功能。

痴呆可发生于任何年龄,但以老年多见。养老院收住的患者一半以上是痴呆患者。

痴呆有多种分类方法:
- 阿尔茨海默病和非阿尔茨海默病
- 皮质和皮质下痴呆
- 不可逆的和潜在可逆的痴呆
- 常见和少见的痴呆

痴呆不应该与谵妄混淆,尽管在两者中均存在认知受损。以下可以帮助区分两者:
- **痴呆**:主要影响记忆,通常是由大脑中的解剖变化引起的,起病慢,并且通常是不可逆的
- **谵妄**:主要影响注意力,通常由急性疾病或药物毒性(有时危及生命)引起,并且往往是可逆的

还有用于帮助区分谵妄与痴呆的其他特征(表223-1)。

病因

痴呆可能是原发性神经变性引起,或由于其他原因而发生(表223-3)。

痴呆最常见的类型是:
- 阿尔茨海默病
- 血管性痴呆
- 路易斯小体痴呆
- 额颞叶痴呆
- HIV相关痴呆

痴呆也发生在帕金森病,亨廷顿病,进行性核上麻痹,克-雅病,格-斯-施综合征(Gerstmann-Sträussler-Scheinker syndrome, GSS),其他朊病毒疾病和神经梅毒。患者还可能患有一种以上的痴呆,即混合性痴呆。

表223-3 部分痴呆的分类

分类	示例
β-淀粉样蛋白沉积物和神经原纤维缠结	阿尔茨海默病
Tau蛋白畸形	慢性创伤性脑病
	皮质基底核变性
	额颞叶痴呆(包括皮克病)
	进行性核上性麻痹
α-突触核蛋白异常	路易小体病
	帕金森病痴呆
亨廷顿基因突变	亨廷顿病
脑血管病变	宾斯旺格病
	腔隙病变
	多发多病灶脑梗后痴呆
	单一关键部位梗死性痴呆
药物及毒物摄入	酒精相关性痴呆
	重金属暴露引起的痴呆
感染	真菌:隐球菌引起痴呆
	螺旋体:神经梅毒、莱姆病引起痴呆
	病毒:HIV相关性痴呆、脑炎后综合征
朊病毒病	阿尔茨海默病
	肌萎缩侧索硬化
	克-雅脑病
	额颞叶痴呆
	亨廷顿舞蹈症
	帕金森病
结构性脑障碍	变异克-雅病
	脑肿瘤
	慢性硬膜下血肿
	正常颅压性脑积水
其他潜在可逆性疾病	抑郁
	甲状腺功能减退
	维生素B_{12}缺乏

一些大脑结构受损(如正常颅压性脑积水、硬膜下血肿等)、代谢因素(如甲状腺功能减退、维生素B_{12}缺乏)和毒物(如铅中毒)引起的痴呆认知减退缓慢,治疗后可能好转。上述情况有时被称为可逆性痴呆,但有些学者认为痴呆应该严格地定义为不可逆性的认知减退。

抑郁可能有痴呆的表象,以前称为假性痴呆。这两种情况可以并存。然而抑郁可能作为痴呆的首发表现。

年龄相关的记忆障碍 是指认知随着衰老发生的变化;这些变化不是痴呆。老年人与其年轻时相比,通常也会有记忆的减退。然而这些改变并不影响日常生活功能。

轻度认知功能障碍 与老年相关的认知功能减退相比

引起更严重的记忆丧失,记忆力和认知功能的其他部分与相同年龄的常模相比受损,但是日常生活功能并未受累。与此相反,痴呆损害日常功能。高达50%的认知功能障碍的患者在3年内发展为痴呆。

任何功能障碍均可以加重痴呆患者的认知损害。谵妄经常发生于痴呆患者。

药物,尤其是苯二氮䓬类和抗胆碱能药物(如一些三环类抗抑郁药、抗组胺药、抗精神病药、苯甲托品)可以暂时引起或加重痴呆的症状,酒精甚至是中等量的也会如此。对于新发或进展性的肾或肝衰竭患者,由于药物的清除的减少,长期服用一定剂量某药物(如普萘洛尔)时,可造成药物中毒。朊病毒机制似乎参与在大部分的神经变性疾病。一个正常的细胞蛋白偶发地(或通过遗传突变)错误折叠成致病形式或朊病毒。随后朊病毒充当模板,造成其他蛋白质相似的错误折叠。这一过程经过多年发生在中枢神经系统的许多部分。许多这些朊病毒变得不可溶解,像淀粉样物质,不能容易地由细胞清除。大量证据显示朊病毒或类似机制发生在阿尔茨海默病,以及帕金森病、亨廷顿病、额颞叶痴呆和肌萎缩性侧索硬化。这些朊病毒不如那些克-雅病具有感染性,但是它们可被传染。

症状及体征

痴呆引起全面认知功能的下降。起病通常是缓慢的,但家庭成员可能突然发现患者的异常(如出现了功能性的障碍)。通常首发症状是近期记忆下降。起初,早期症状可能与年龄有关的记忆缺陷或轻度认知障碍难以区分。

尽管痴呆各种症状是连续出现的,还是可以将其分为:

- 早期
- 中期
- 晚期

人格改变和行为障碍在早晚期均可出现。因痴呆种类的不同,其出现运动和其他局灶性神经缺失症状的时间也不同,在血管性痴呆中发生较早而在阿尔茨海默病中出现较晚。在病程的各个阶段,癫痫的发作均有所增加。

10%的痴呆患者存在精神症状如幻觉、妄想和偏执,而有一过性精神症状的比例更高。

痴呆的早期症状 近期记忆受损,学习和维持新信息困难。逐渐出现语言困难(如找词困难)、情绪不稳和人格改变。独立的日常生活能力进行性降低,如账本上收支不平衡,找不到回家的路,无法记起放置物品的地方。总结能力、观察能力和判断力可能受损。患者可能由于自理困难和记忆丧失而表现为易激惹、充满敌意和激动。

可能仍有以下功能性的损害:

- 失认:即感觉功能完整保留而辨认物品能力受损
- 失用:即运动功能完整保留而先前的运用能力受损
- 失语:即理解与运用语言能力受损

尽管早期的痴呆患者可能没有社交异常,但其家庭成员可能会报告其有行为异常伴情绪障碍。

中期痴呆症状 患者逐渐无法学习与回忆新信息。远期记忆受损但未完全消失。日常活动可能需要照料,如洗澡、饮食、穿衣、上厕所等。

人格改变可能进展。患者可能变得烦躁、焦虑、自我为中心、不灵活、或更容易愤怒,或者他们可能会变得更加被动,表现出缺乏感情的波动、抑郁、优柔寡断、缺乏自发性或者回避社交场合。

行为障碍可能发展:患者可以逐渐或突然变得不恰当的烦躁、敌对、不合作、或表现出身体攻击性。此时因于患者无法利用环境与社会的线索,他们完全丧失时间与地点的定向能力。他们经常迷路,找不到自己的卧室或浴室。他们可以步行,但有因意识错乱而摔倒或发生意外的可能。

感觉或感知功能严重改变时可出现精神症状如幻觉、妄想等。

睡眠形式也会有错乱。

晚期痴呆症状(即严重期) 患者无法行走、进食及进行任何其他日常活动,可能有大小便失禁。近期和远期记忆均丧失。患者可能无法吞咽。营养不良、肺炎(尤其吸入性肺炎)及压疮的危险性较高。因其完全依赖他人,常常需要长期安置于照料中心。最终,患者可出现缄默。

因此类患者无法给医生提供任何相关的症状诉述,且缺少感染后的发热和细胞反应,故一旦发病,医生必须依靠临床经验和敏锐的观察力进行诊断。

终末期的痴呆患者最终陷入昏迷或死亡,而后者通常由感染所诱发。

诊断

- 痴呆与谵妄的鉴别诊断通过病史和神经体格检查(包括精神状态检查)
- 通过临床表现、实验室检查以及影像学识别和治疗病因
- 有时正规的神经心理学检查是必要的

痴呆的推荐诊断标准来自美国神经病学学会(American Academy of Neu-rology, AAN)。区分引起痴呆的病因是非常困难的,通常确诊需要患者死后脑组织的病理学检查。所以诊断应着重于区分痴呆和谵妄,并明确大脑受损的部位和可能存在好转机会的那些病因。

痴呆必须和以下疾病鉴别:

- 区分痴呆与谵妄十分重要,因为谵妄可以在适当的治疗下恢复,但这并非易事。首先评估注意力。如患者注意受损,则可能为谵妄,尽管晚期的痴呆患者也会有注意的严重损害。其他如病史、体格检查以及特定病因的检查等也可用于区分谵妄与痴呆(如认知损害的病程,表223-1)
- **年龄相关性记忆下降** 年龄相关性记忆下降并不影响日常功能。如果受累的患者有足够的时间去学习新的东西他们的智力通常表现为正常。
- **轻度认知功能障碍** 记忆和/或其他认知功能受损,但损害程度不足以严重影响日常活动。
- **抑郁性痴呆** 痴呆还应与抑郁鉴别,后者引起的认知障碍经抗抑郁治疗后可好转。抑郁的老年患者可有认知下降,但与痴呆患者不同,他们会夸大自己的记忆缺失,却很少忘记生活中近来的重大事情与个人事务。除了精神运动弛缓外,神经科的体格检查基本正常。在测试时,抑

郁的患者不愿努力回答,而痴呆患者尽力回答却总是回答错误。当两者并存时,抗抑郁治疗不能使患者认知完全恢复。

临床诊断标准 美国老龄化研究所-阿尔茨海默病协会最新诊断指南明确提出痴呆的诊断一般需要以下所有条目:

- 认知或行为(神经)症状干扰工作中或平时日常活动的能力
- 这些症状表示功能和以前的水平相比有所下降
- 这些症状不能由谵妄或主要精神障碍解释

认知或行为障碍诊断应基于来自患者和认识患者的其他人的综合病史,并评估认知功能(床边精神状态检查,或者如果床边测试无效,行正规的神经心理测试)。此外,损害应包含≥2条以下内容:

- 获取和记忆新信息的能力受损(如问重复的问题,经常乱放物品或忘记安排)
- 推理和解决复杂任务的能力受损判断力差(如无法管理银行账户,做出错误的财务决策)
- 语言功能障碍(如常用词的思考困难,说和/或书写错误)
- 视觉空间功能障碍(如无法识别人脸或常见的物体)
- 性格,行为,或行为举止的变化

如果认知障碍确认,询问病史和体格检查应着重于那些导致认知障碍的可治性疾病(如维生素 B_{12} 缺乏、晚期梅毒、甲状腺功能减退、抑郁等,表223-2)。

认知功能评估 该简易精神状态检查经常被用来作为床旁筛选试验。若无谵妄,存在多方面认知缺陷,尤其是在患者具有平均或更高教育水平时,提示痴呆。对于记忆最好的筛分试验是一种短期记忆测试(如记住3件物品并且5分钟后回忆它们);痴呆患者无法完成该测试。评估精神状态的另一项测试是检测其在一量表中命名各事物的能力,如动物、植物、家具的列表。痴呆的患者努力地想叫出较多的名字,而非痴呆的患者轻易就能叫出很多的名字。

当病史和床旁精神状态测试都没有定论应该做神经心理测试。它评估情绪以及多个认知领域。完成需要1~3小时,并应由神经心理学家完成或监督。此类测试有助于主要区分如下内容:

- 年龄相关的记忆损伤,轻度认知障碍和痴呆,特别是当认知仅有轻微的受损或当患者或家属急欲得到安慰时
- 当没有明显的临床区别时,区分痴呆与部分、认知功能受损的综合征(如健忘症、失语症、失用症、视觉空间觉障碍)

测试还可以帮助描述由于痴呆引起的具体障碍,它可以检测抑郁症或者说是导致认知表现不佳的人格障碍。

实验室检查 实验室检查应包括TSH和维生素 B_{12} 水平。有时候全血细胞分析、肝功能检查也被推荐。

如临床提示一种特殊的疾病,则进行相应的检查,如HIV、梅毒血清学检查。痴呆的诊断很少要做腰穿,但怀疑慢性感染和神经梅毒时可行。还有其他一些检查用以排除谵妄的病因。

阿尔茨海默病的生物标记物在研究中有用,但还没有在临床实践中变成常规检查项目。例如随着阿尔茨海默疾病的进展,出现脑脊液tau蛋白水平的增加和β-淀粉样蛋白降低。另外,不建议常规基因检测载脂蛋白 $\varepsilon4$ 等位基因($ApoE\varepsilon4$)(对有2个 $ApoE\varepsilon4$ 等位基因的患者而言,75岁时患阿尔茨海默病与没有等位基因相比,其风险为10~30倍)。

神经影像学 最初评估痴呆时应行CT和MRI,之后如出现认知或精神状态突然变化应复查。脑影像学检查可帮助区分那些可以治疗的结构损害性疾病如正常颅压性脑积水、脑肿瘤和硬膜下积液等,以及特定的代谢性疾病,[如哈勒沃登-施帕茨病(Hallervorden-Spatz disease)和肝豆状核变性]。在某些情况下应作脑电图,如需要对阵发性失神和行为异常进行评估。功能性MRI和单光子发射CT可提供脑灌注的信息而帮助鉴别诊断(如鉴别阿尔茨海默病与额颞叶痴呆、路易斯小体痴呆)。

特异性结合于β-淀粉样蛋白斑的淀粉样蛋白的放射性示踪剂[如匹兹堡化合物B(PIB),florbetapir,flutemetamol,florbetaben]已在轻度认知功能损害或痴呆的患者中用于在PET中显像淀粉样蛋白斑。当认知障碍(如轻度认知障碍或痴呆)经过综合评价后仍原因不确定时,应采用该测试;诊断考虑阿尔茨海默病时也应采用该测试。通过PET确定淀粉样蛋白的状态有望提高诊断和治疗的确定性。

预后

痴呆通常呈进行性加重。然而,进展速度因病因而不同。痴呆的期望寿命减少,但存活时间因人而异。

治疗

- 确保安全
- 提供适当的刺激、活动以及定向力的提示
- 消除镇静和抗胆碱能药物的作用
- 可能的胆碱酯酶抑制剂和美金刚
- 看护者的帮助
- 安排临终关怀

痴呆的推荐治疗来自美国神经病学学会。采取措施保证患者安全,为患者提供适当的环境,以及良好的护理,对患者而言都是治疗的关键。为数不多的几种药物是有效的。

患者的安全保障 职业的理疗师可以评估环境的安全性,目的是避免事故的发生(尤其是坠床),控制行为异常,并且为痴呆进展后需要的变化作好相应的准备。

可进行模拟评估患者在不同环境中的功能(如厨房、驾车等)。如患者需留在其应付有困难的环境中,应采取保护措施,如收纳好刀具,关灭火炉,移开汽车和没收车钥匙。有些患者已无法安全驾驶,在这种情况下医务人员应告知机动部门患者的痴呆状态。

如果患者迷路,可安装信号监测系统,或患者可以在安

全返回项目中登记注册。这些信息可以从阿尔茨海默病学组处获得。

最终,援助(如管家、家庭保健助手)或环境的变化(没有楼梯的生活设施、生活辅助设施、专业护理设施)可能会被显示。

环境措施 轻到中度痴呆的患者通常在一个熟悉的环境中能够更好地生活。

无论是在家里还是在某机构,环境设计应有助于通过提供以下内容而保持自我控制和感受个人尊严:

- 反复加强正确定向
- 提供明亮而愉快的家庭氛围
- 尽量减少新鲜的刺激
- 参加规律的低强度的运动

房间中摆设醒目的日历、钟表和规律的每日活动有助于加强患者的**定向**。医务人员可以贴上写有自己名字的标签,并且反复介绍自己。当有环境、规则或人物的变动时,应简单明了地对患者解释清楚,省去不必要的步骤。患者需要时间来适应与熟悉这些改变。做什么必须事先告知患者,如洗澡,吃饭等,这样能避免其反抗与暴力冲突。医务人员与家属的不断造访能帮助患者保持社会交往。

患者的房间 应适当的保持明亮,并充满感官刺激,如收音机、电视机、夜光灯等,帮助其定向与集中注意力。应避免安静而黑暗的私密的房间。

多样的活动 能帮助患者更好的保持功能,其中痴呆之前的那些兴趣爱好是最佳的选择。这些活动应该是娱乐性的,提供刺激,而没有太多的选择与挑战。

那些减少不安、改善平衡、保持心血管功能的**锻炼**应该每天参加。活动还能增加睡眠,改善行为障碍。

职业与音乐治疗 能帮助保持良好的运动控制,提供非语言的刺激。

团体治疗(如怀旧治疗、社会活动) 可能有助于维持对话和人际关系能力。

药物 祛除与限制那些影响大脑活动的药物经常能够改善功能。镇静与抗胆碱能药物会加重痴呆,应尽量避免。

如多奈哌齐、利伐斯的明(rivastigmine)、加兰他敏(galan-tamin)等,在阿尔茨海默病和路易斯小体痴呆患者中有轻微的改善认知的作用,在其他类型的痴呆中或许也有效。此类药物抑制胆碱酯酶,提高大脑中的乙酰胆碱水平。

美金刚,一种NMDA(N-甲基-D-天冬氨酸)受体拮抗剂,可能有助于延缓从中度到重度痴呆的进展患者的认知功能损害,与抗胆碱酯酶药物合用有协同作用。

控制行为异常的药物(如抗精神病药)已被使用。患者合并有痴呆和抑郁的,应使用无抗胆碱作用的抗抑郁药,首选SSRI。

护理人员 直系的家庭成员应该担负起照顾痴呆患者的责任。护理人员与社会工作者应该教会他们如何最好的满足患者的需求,如怎样处理日常生活与经济事宜,教学应持续进行。也可获取其他资源,如支持小组,教育资料,互联网等。

护理人员可能会经受巨大的压力。压力来源于保护患者的忧虑、挫折、懊悔、愤怒,以及不得不如此照顾患者的怨恨。健康管理中心的人员应该注意护理人员这些压力的早期表现与暴发,当需要时向他们提出相应的建议与支持,如社会人员,营养师,护士或者家庭健康中心。

如痴呆患者发生意外受伤时,需观察有无虐待老人的可能。

临终事宜 因为患者自知力与判断力缺失,故预约其家庭人员、监护人或律师以查明财政明细可能是必要的。在痴呆早期,在患者失能之前,应声明患者得到照顾的需要,并处理好相关经济与法律事宜,如代理人的永久权力。签署上述文件时,应评估并记录患者的行为能力。对人工喂养和对急性功能障碍的处理方案最好在这些事情到来之前作好决定。

在晚期痴呆中,姑息治疗可能比高度激进的疗法或住院治疗更为可取。

> **关键点**
> - 痴呆,不同于与年龄相关的记忆丧失和轻度认知损伤,可导致认知障碍干扰日常功能
> - 请注意,家庭成员可能会报告逐步发展的症状突然发作,只因为他们突然认识到该症状
> - 考虑认知衰退的可逆病因、如结构性脑疾病(如正常压力性脑积水,硬膜下血肿),代谢疾病(如甲状腺功能低下,维生素B_{12}缺乏症)、药物、抑郁症和毒素(如铅)
> - 做床旁精神状态的检测,如果有必要,行正式神经心理测试以确认认知功能受损≥2区域
> - 建议或帮助安排最大限度地提高患者安全的措施,为患者提供一个熟悉而舒适的环境,并为护理人员提供支持
> - 考虑辅助药物治疗,并建议临终安排

阿尔茨海默病
(老年痴呆)

阿尔茨海默病引起进行性认知恶化。它的特点是大脑皮质和皮质下灰质中特征性β-淀粉样蛋白沉积物和神经原纤维缠结。

痴呆阿尔茨海默病,一种神经认知疾病,是导致痴呆最常见的原因,在老年痴呆患者中占60%~80%。在美国,据估计13%的≥65岁人群和45%的≥85岁人群患有阿尔茨海默病。女性发病率是男性的2倍,这可能与女性的平均寿命更长有关。在发达国家,随着老年人口的增长,其患病率相应上升。

病因

多数病例为散发,晚发型发病年龄在65岁以上,病因不明。疾病发展风险的最好预测因素是年龄。然而,有5%~

15%的病例为家族遗传,此类患者有一半为早发型(早老型)(<65岁),并且与特定的基因突变密切相关。

至少有5个基因位点,分别位于第1、第12、第14、第19和21号染色体上,与此病的发生和发展有关。淀粉样蛋白前体即早老蛋白-Ⅰ(presenilin-Ⅰ)和早老蛋白-Ⅱ(presenilin-Ⅱ)的基因突变可能导致常染色体显性遗传的阿尔茨海默病,尤其是早老型痴呆。在患者中,淀粉样前体蛋白的处理发生了改变,导致β-淀粉样纤维状沉积和聚集;β-淀粉样蛋白是老年斑的主要成分,由围绕淀粉样中心的变性轴突、树突和少突胶质细胞等组成。β-淀粉样蛋白还可以通过导致tau蛋白过度磷酸化和纤维缠结的形成的方式改变激酶和磷酸酶活性。

其他基因决定因素还有载脂蛋白ApoE基因。ApoE蛋白影响β-淀粉样蛋白的沉积、细胞骨架的完整及神经的修复。有2个ApoEε4等位基因的人群患阿尔茨海默病的风险大大增加,而那些有ApoEε2等位基因的人群则相反。对有2个ApoEε4等位基因的患者与没有该等位基因的人相比,75岁时患阿尔茨海默病的风险前者为后者的10~30倍。

SORL1基因的突变可能同样也参与到了这个过程中,尤其是在晚发型阿尔茨海默病患者中。这些基因突变可能会增加β-淀粉样蛋白的产生。

环境因素与此病的关系正在研究中,如激素水平的降低、金属元素的接触等,目前尚未找到两者的联系。

病理生理

阿尔茨海默病的两个病理特点是

- 细胞外β-淀粉样蛋白沉积(老年斑)
- 细胞内神经原纤维缠结(双螺旋丝)

β-淀粉样蛋白沉积和神经原纤维缠结导致突触和神经元的损失,这导致在大脑的受损区域的严重萎缩,典型患者始于颞叶。

由β-淀粉样蛋白沉积和神经原纤维缠结导致这种损害的机制还没有被完全理解。有许多理论:

淀粉样蛋白假说 在脑中β-淀粉样蛋白的渐进累积触发复杂的级联反应:神经元细胞死亡,神经元突触缺失,和渐进性神经递质不足;所有这些效应导致痴呆的临床症状。

朊病毒机制 已在阿尔茨海默病中确定。朊病毒病,一个正常的细胞表面脑蛋白称为朊蛋白错误折叠成致病形式称为朊病毒。朊病毒然后导致其他朊蛋白类似错误折叠,导致该异常蛋白的显著增加,导致大脑损伤。在阿尔茨海默病中,脑淀粉样蛋白沉积物中的β-淀粉样蛋白和在神经原纤维缠结中的tau蛋白被认为是和朊病毒相类似,均有自我复制的性质。

症状和体征患者有痴呆的症状和体征。

最常见的首发症状有:

- 短期记忆丧失(如问重复的问题,经常乱放物品或忘记约会)

其他认知功能的缺陷倾向于累及多个方面,包括下列内容:

- 推理能力损伤,处理复杂任务困难,判断力差(如无法管理银行账户,做出差的财务决策)
- 语言功能障碍(如常用词思考困难,讲和/或书写错误)
- 视觉空间功能障碍(如无法识别人脸或常见的对象)

病情通常缓慢进展,但可能有一段平台期。行为异常普遍,如:漫无目的的闲逛,激动和大喊大叫。

诊断

- 与其他痴呆的诊断相似
- 正规的精神状态检查
- 病史和体格检查
- 实验室检查
- 神经影像学检查

阿尔茨海默病诊断与其他类型痴呆也大体一致(参见第1872页)。

评估包括全面的病史和标准的神经系统检查。临床诊断标准在确立诊断以及将阿尔茨海默病与其他形式的痴呆如血管性痴呆和路易斯小体痴呆鉴别上有85%的准确性。

阿尔茨海默病传统的诊断方法如下:

- 通过对患者的体检和正式的精神状态检查确定其存在痴呆
- 有≥2种认知功能受损
- 缓慢发生(如以月到年计进展而不是日到周),记忆与其他认知功能进行性恶化
- 无意识障碍
- 40岁以后发病,多数在65岁以后
- 没有大脑或系统的疾病(如肿瘤,卒中)导致记忆与认知的不断恶化

然而,与上述标准有出入的也不能完全除外阿尔茨海默病的诊断,尤其对于可能存在混合性痴呆的患者。

最近美国老龄化研究所-阿尔茨海默病协会(National Institute on Aging-Alzheimer's Association)诊断指南还包括阿尔茨海默病的病理生理过程的生物标记物:

- 脑脊液中β-淀粉样蛋白的水平低
- 在使用放射性示踪剂在PET成像检测到特异性结合于β-淀粉样蛋白斑的β-淀粉样蛋白沉积[如匹兹堡化合物B(PIB),florbetapir]

其他生物标志物表明损伤下游神经元变性:

- 脑脊液中tau蛋白水平升高
- 使用氟-18(^{18}F)标记的脱氧葡萄糖(氟脱氧葡萄糖,或FDG)PET检测到颞顶叶皮质脑代谢降低
- 通过MRI检测在内侧面,基底和内侧颞叶、内侧顶叶皮质存在局部萎缩

这些发现增加了痴呆是由于阿尔茨海默病引起的可能性。但是,由于目前标准化和可用性的限制,指南不主张常规使用这些生物标志物诊断。此外,他们不建议对ApoEε4等位基因进行常规检测。

鉴别诊断 区分阿尔茨海默病与其他痴呆并不容易。评分表(HIS评分,表223-4)有助于鉴别血管性痴呆与此病。认知功能的波动性、帕金森症状、典型的幻视以及相对的短期记忆保留都提示路易斯小体痴呆而非阿尔茨海默病(表223-5)。

表 223-4　改良 Hachinski 缺血评分

特点	评分
突然发病	2
阶梯式进展（如减退-稳定-减退）	1
病程波动	2
夜间意识混乱	1
人格相对完整	1
抑郁	1
躯体主诉（如手臂刺痛、手臂笨拙）	1
情感不稳定	1
高血压史	1
卒中史	2
合并动脉硬化的证据（如 PAD、MI）	1
局灶的神经症状（如偏瘫、同向偏盲、失语）	2
局灶的神经体征（如单侧无力、感觉缺失、反射不对称、巴氏征阳性）	2

* 计算总分：
- <4 分提示原发性痴呆（如阿尔茨海默病）
- 4~7 分无法明确
- >7 分提示血管性痴呆

PAD，周围动脉疾病。

表 223-5　阿尔茨海默病与路易斯小体痴呆鉴别

特点	阿尔茨海默病	路易斯小体痴呆
病理学	皮质与皮质下灰质中老年斑、神经纤维缠结、β-淀粉样蛋白沉积	皮质神经元路易斯小体
流行病学	女性是男性的 2 倍	男性是女性的 2 倍
遗传学	5%~15% 有家族史	家族遗传少见
每日波动	可见	显著
短时记忆	早期受损	较少受累；较多见警觉与注意改变
帕金森样症状	很少见，晚期出现步态正常	显著，早期出现躯体僵硬、步态不稳
自主神经功能障碍	罕见	常见
幻觉	约 20% 患者存在，多出现于病程中期	约 80% 存在，早期多见幻视最常见
抗精神病药的不良反应	常见可能使痴呆症状恶化	常见使锥体外系症状急剧恶化，并可能威胁生命

阿尔茨海默病患者通常教育程度较高，并且较其他痴呆患者整洁。

预后

尽管进展速度不一，认知受损是不可避免的。确诊后平均存活期是 7 年，对此目前还有争议。从患者不能行走开始的平均生存时间为 6 个月。

治疗
- 大体上与其他类型痴呆相似
- 胆碱酯酶抑制剂与美金刚

安全性和支持治疗与其他痴呆相同。例如环境要明亮、令人愉快的和熟悉的，它应该强化定向力（如在房间里放置的大钟和日历）。采取措施确保（如对散步患者的信号监测系统）患者的安全。

治疗阿尔茨海默病的药物　胆碱酯酶抑制剂：可在一定程度上改善一些患者的认知与记忆的损害。有四种药物批准使用，一般来说，多奈哌齐、利伐斯的明和加兰他敏效果相似，他克林（tacrine）由于其肝脏毒性而很少使用。多奈哌齐每天给药一次，耐受较好而成为一线用药。剂量为每日 5mg，使用 4~6 周，之后增至每日 10mg。多奈哌齐 23mg，每日 1 次的剂量对中度至重度阿尔茨海默病，可以比传统的每天 10mg 的剂量更有效。如数月后功能改善明显则继续用药，否则停药。最常见的不良反应是胃肠道反应如恶心、腹泻。头晕与心律失常很少见。逐渐加量可以减少不良反应的发生（表 223-6）。

表 223-6　治疗阿尔茨海默病的药物

药物名称	起始剂量	最大剂量	备注
多奈哌齐	5mg qd	23mg qd（中度至重度阿尔茨海默病）	一般耐受性良好，但可引起恶心或腹泻
加兰他敏	4mg bid 缓释剂：8mg qd 上午给药	12mg bid 缓释剂：24mg/qd 上午给药	可能比其他药物更有利于改善行为症状 可调节烟碱受体，可能会刺激乙酰胆碱的释放，并增强其效应
美金刚	5mg bid	10mg bid	用于中至重型阿尔茨海默病患者
卡巴拉汀	液体或胶囊：1.5mg bid 贴剂：4.6mg/24h	液体或胶囊：6mg bid 贴剂：13.3mg/24h	可获取液剂和贴片

美金刚：一种 N-甲基-D-天冬氨酸受体拮抗剂可以改善中到重度阿尔茨海默病患者的认知和功能。起始剂量为 5mg 口服，每日 1 次，在 4 周后可改为 10mg 口服，每日 2 次。对于肾功能不全的患者，应当减少剂量或避免使用。美金刚可以和胆碱酯酶抑制剂联用。

大剂量的维生素 E（1 000IU 口服，每日 1~2 次）、司来吉兰、NSAID、银杏提取物的效果不明。雌激素预防与治疗此病有害而无益。

预防

观察性证据表明以下因素可以降低阿尔茨海默病的发病风险：
- 在老年期同样做有难度的智力活动（如学习新的技能，做数学）

- 运动
- 控制高血压
- 降低胆固醇水平
- 富含 ω-3 脂肪酸，少含饱和脂肪酸的食物
- 饮少量酒

然而这里也没有确定的证据表明此前不饮酒的人应当开始饮酒来预防阿尔茨海默病。

> **关键点**
> - 虽然遗传因素均可受累，阿尔茨海默病大多数病例是散发的，年龄为预测的最大风险
> - 区分阿尔茨海默病和其他原因引起的痴呆（如血管性痴呆，路易体痴呆）可能是困难的，但通常可使用临床标准区分，确立诊断准确性达85%
> - 对阿尔茨海默病的治疗同其他痴呆症类似

痴呆患者的行为及精神障碍

在痴呆患者中行为障碍普遍存在，这也是50%患者进入护理中心的主要原因。此处的行为障碍包括：闲逛、不知休息、喊叫、扔东西、攻击、拒绝治疗、连续质疑、阻碍医务人员、失眠和哭喊。痴呆患者的行为和心理症状无特征性，且对此的治疗目前了解甚少。

判定哪种动作构成行为障碍是非常主观的。护理人员的忍耐性（即护理人员对患者行为的忍受程度）随环境布置，特别是安全性而不同。例如患者在一个安全的环境中四处闲逛（门上好锁且各个出口都有警报）是可以接受的；但如果患者是在养老院或医院中，因其会影响到其他患者和该处的工作，则是不能忍受的。

很多行为在白天可以较好地忍受，如闲逛、反复提问和不合作。落日现象（即行为障碍在傍晚和晚上加重）是因为护理人员忍受程度降低，还是疾病确有昼夜波动，目前尚不清楚。在护理中心，12%~14%的痴呆患者有落日现象。

病因

行为及精神障碍可能由痴呆所致的功能改变引起：
- 行为控制能力下降（如患者在公共场所脱衣服）
- 视听觉线索的误解（如他们拒绝治疗，并当做是一种攻击）
- 短期记忆受损（如患者拿到东西后还反复要求）
- 表达需求的能力下降或缺失（如闲逛是因为感到孤独、害怕，或寻找某人某物）

痴呆患者常常较难适应公共处所的生活。吃饭、睡眠以及如厕时间并不是由个人而定。许多老年痴呆患者，在移居到严格限制且不熟悉的环境后，会有行为及精神障碍的加重。

躯体症状（如疼痛、呼吸短促、尿潴留、便秘、身体虐待等）可能加重患者的行为及精神障碍，而患者却无法进行恰当的交流，来发现问题。躯体症状也会导致谵妄，而谵妄合并痴呆会加重其行为障碍。

评估

- 描述行为特征（如通过柯恩-曼斯菲尔德激越情绪行为量表）
- 记录特异性行为
- 评估合并的抑郁和精神病

最好的方法是发现行为的特征并将其分类，而不是把所有的这些行为都笼统地描述为激越。后者的做法不具有诊疗意义，因为这个词本身有太多具体含义。柯恩-曼斯菲尔德激越情绪行为量表经常被用到，其将行为做以下分类：

- **攻击性行为**：如打、推、踢、咬、搔抓或抓住人或物体
- **非攻击性行为** 比如不正确的抓握东西、藏东西、不正确的穿或脱衣服、重复性的行为、不安的行为或试图去其他地方
- **攻击性言语** 比如诅咒、发出奇怪的声音、尖叫、发脾气
- **非攻击性言语** 比如抱怨、呜呜声、不停的要求关注、不喜欢任何事、被相关的或不相关的提示打断、表现为消极或专横。

以下信息应被记录：
- 特征性行为
- 促发事件（如饮食、如厕、服药、来访）
- 记录行为开始和缓解时间

此信息可帮助确定行为异常的形式及严重程度，以更好地制订诊疗计划。

如行为发生改变，应行体格检查以排除器质性疾病和受虐可能，但环境改变（如护理人员的变动）也应予以注意；因这些非患者相关因素，也可能是患者出现行为变化的原因。

痴呆患者常伴抑郁，这可能会影响行为，需要被诊断。它首先表现为认知的突然改变、食欲下降、情绪恶化、睡眠形式改变（嗜睡）、退缩、活动力下降、爱哭、谈论死亡、突然出现的易怒或精神病或其他突然改变的行为。通常抑郁最先被家庭成员发现。

精神病性行为也必须被识别，因为处理方式不同。妄想或幻觉提示精神症状。妄想和幻觉，需鉴别定向障碍、恐惧和理解障碍等其他常见的痴呆表现：
- 无偏执的妄想可能会与定向障碍混淆，但妄想通常为固定的（如总是把养老院称为监狱），而定向障碍不固定（如把养老院称为监狱、旅馆和家）
- 幻觉是在无外界刺激时出现的，需与错觉相鉴别，后者是错误理解外界刺激（如手机铃声、传呼机声）

治疗

- 环境和看护者的支持
- 药物仅在必要情况下使用

痴呆患者行为精神障碍的治疗仍有争议。支持治疗为主，而药物也常常使用。

环境措施 环境应保持安全，足够灵活以防止危险行为。设置帮助患者找到路径的标志和装有锁与警报的门，可保证闲逛患者的安全。灵活的睡眠时间和睡床的设计有助于患者的睡眠。

一般有助于减少行为障碍的措施还包括：
- 提供时间和地点的线索
- 治疗前解释
- 鼓励肢体活动

如机构不能为某个患者提供良好的环境，则应将其转

至另一有利于药物治疗的场所。

护理支持 提供护理支持是必要的。学习痴呆是如何导致行为精神障碍症状的以及如何处理激越行为,能更好地帮助家属和其他医务人员治疗患者。学习如何管理压力也是必要的。看护人员压力状态下应当寻求支持帮助(如社工、看护小组、家庭健康助手),并告知在临时看管服务可以获得的情况下,应当寻求帮助。

作为照料者的家庭成员有将近一半会发生抑郁,因此应当格外注意。应及时治疗照料者的抑郁。

药物使用 能改善认知功能的药物(如胆碱酯酶抑制剂)可能可以改善痴呆患者的行为精神症状。然而,只有当其他方法都无效且药物对保证安全至关重要时,才使用主要用于控制行为的药物(如抗精神病药)。至少应每月重新评估是否需要继续治疗。应选择药物控制最不能忍受的行为症状。

抗抑郁药,最好是 SSRI 类药物,仅用于治疗抑郁症状。

抗精神病药物 尽管只在有精神症状的患者中有效,但抗精神病药经常被使用。无精神病症状的患者不太可能从中受益,反而会出现副作用,尤其是锥体外系症状。迟发性运动障碍或肌张力障碍可能出现,且在减量和停用以后很少消失。

抗精神病药的选择取决于相对毒性。在传统抗精神病药物中,氟哌利多的镇静作用相对较轻,潜在的抗胆碱能作用较少,但最可能引起锥体外系症状;硫利达嗪和替沃噻吨则恰好相反。

第二代(非典型)抗精神病药(如阿立哌唑、奥氮平、喹硫平、维思通)的抗胆碱能作用和锥体外系症状均较少;然而,长期使用这些药物,血糖异常和全因死亡率可能增高。同时,它们会增加老年痴呆相关性精神症状患者的卒中风险。

如使用抗精神病药,应小剂量、短程使用(奥氮平 2.5~15mg,每天 1 次口服,维思通 0.5~3mg 口服,每 12 小时 1 次,氟哌利多 0.5~1.0mg 口服、静脉或肌内注射,每日 2 次)。

其他药物 抗癫痫药物,如丙戊酸盐可能在控制突然暴发的冲动性行为中有效。

镇静剂(如短效苯二氮䓬类——劳拉西泮 0.5mg 口服,每 12 小时 1 次或按需)可于短期内缓解事件相关的焦虑,但不应长期使用。

> **关键点**
> - 引起冲动行为的病因是主观且可变的,但行为障碍是约 50%患者进入护理中心的主要原因
> - 当患者搬离他们熟悉的家庭环境,行为往往恶化
> - 行为障碍可能是由患者不能表述的躯体问题而引发
> - 通过柯恩-曼斯菲尔德激越情绪行为量表来分类行为障碍
> - 识别抑郁的征象,如认知突然改变、食欲下降、情绪恶化、睡眠形式改变(嗜睡)、退缩、活动力下降、爱哭、谈论死亡、突然出现的易怒或精神病
> - 采用环境措施治疗,尽可能避免药物使用

慢性创伤性脑病
(拳击手痴呆)

慢性创伤性脑病(CTE)是反复头部外伤后可能出现的一种进行性变性脑病。

20 世纪 20 年代在拳击手中识别的拳击手痴呆,被认为和最近认识的慢性创伤性脑病是一种疾病。慢性创伤性脑病已被广泛研究。它发生在一些曾反复受头部外伤的退役职业足球运动员或其他运动员和继发于爆裂伤的闭合性头部外伤的士兵中。

为什么只有反复头部外伤的人发展为慢性创伤性脑病,以及危险因素是什么尚不清楚。约 3%的曾有过多次轻微脑震荡的运动员发展为慢性创伤性脑病。

病理学上,慢性创伤性脑病的特征是过度磷酸化的 tau 蛋白以神经纤维缠结的形式沉积,主要位于血管周围间隙、皮质脑沟和软膜下及脑室周围区域。

症状及体征

慢性创伤性脑病的初期症状通常包括以下至少一项:
- 情绪障碍:抑郁、易激惹和/或失望
- 行为异常:冲动性、易激惹性和/或侵略性
- 认知障碍:记忆障碍、执行功能障碍和/或痴呆
- 运动障碍:帕金森综合征、共济失调和/或构音障碍

存在两种不同的临床进程:
- 情绪障碍和行为异常通常从青年期开始(如在患者 30 岁左右),而认知受损发展较晚
- 认知障碍发展较晚(如在患者 60 岁左右),情绪障碍和行为异常往往在认知功能障碍后出现

诊断
- 临床标准

慢性创伤性脑病的临床诊断标准包括如下:
- 头部外伤史
- 与慢性创伤性脑病一致的症状及体征
- 排除其他临床诊断

这些标准也适用于研究。常规神经影像学检查如 CT 或 MRI 通常正常。目前,缺乏慢性创伤性脑病的体内生物标志物。

慢性创伤性脑病的确诊基于尸检时神经病理学发现。

治疗
- 支持治疗

该病没有特效的治疗。支持治疗与其他痴呆类似。可能会有帮助。例如环境应明亮、愉快和熟悉,适于强化定向(如在房间里放置钟表和日历)。采取措施确保患者安全(如信号监测系统用于游荡患者)。

预防

预防措施是最重要的干预手段。由于慢性创伤性脑病通常由于反复颅脑损伤,脑震荡患者建议休息,逐步恢复体育活动。应告知多次脑震荡患者后续风险。

额颞叶痴呆

额颞叶痴呆(FTD)为累及额叶与颞叶的散发或遗传的

痴呆,包括皮克病(Pick disease)在内。

痴呆是慢性、全身性、通常是不可逆性的认知功能衰退。额颞叶痴呆占痴呆的10%。发病年龄通常较阿尔茨海默病年轻(55~65岁)。FTD男女发病率相同。

皮克病 用来描述FTD的病理变化,包括严重萎缩、神经元丢失、胶质增生和含有包涵体[皮克小体(Pick body)]的异常神经元(Pick细胞)。

约有一半的FTD为遗传性,大多数突变涉及染色体17q21~22,导致微管结合tau蛋白异常。因此,FTD被认为是tau蛋白病。由于进行性核上性麻痹和皮质基底核变性与额颞叶痴呆有相同的病理表现及tau蛋白基因异常,一些专家把三者归为一类。症状、基因突变和病理改变并不总是相符。例如相同的基因突变在一个家庭成员身上表现为额颞叶痴呆,而另一个表现为皮质基底核变性。

痴呆应与谵妄鉴别,尽管两者认知功能均受损。以下有助于鉴别:
- **痴呆**:主要影响记忆,通常是由脑内解剖结构变化导致,起病慢,通常不可逆
- **谵妄**:主要影响注意力,通常由急性疾病或药物毒性(有时危及生命)导致,往往是可逆的

其他特征也有助于区分谵妄与痴呆(表223-1)。

症状及体征

一般而言,与阿尔茨海默病相比,额颞叶痴呆更多地影响人格、行为和言语功能(语法和流利性),而记忆影响较少。抽象思维和注意(保持和转移)受损,反应无序。定向力保留,但回忆信息能力受损。运动功能大多保留。患者计划任务能力下降,尽管其视觉空间立体及构象能力影响较少。

晚期出现额叶释放体征(如握持反射、寻觅反射、吸吮反射、掌颏反射及眉间征,参见第1669页),但其他痴呆也可出现。

有些患者可发展为运动神经元病,全身肌萎缩、无力、肌纤维颤动、延髓麻痹(如吞咽、发声和咀嚼困难),吸入性肺炎的风险升高,可能导致早亡。

行为(额叶)变异型额颞叶痴呆 因为眶底额叶受累造成社会行为和人格改变。患者变得易冲动,社会习惯改变(如在商店行窃),不重视个人卫生。一些患者有双侧颞叶切除综合征(Kluver-Bucy syndrome),即情感不稳、好色、食欲增加(如进食增多、吸吮、舔舐嘴唇),还有视觉失认。出现耐力下降(注意受损)、懒惰和思维僵化。

患者可逐渐出现重复和固定的行为,如每日前往同一地方。患者可能无意识地随地捡起或玩弄各种物体,称为利用行为。言语逐渐减少,出现言语模仿、言语重复(即不适当的反应重复),最终变为缄默。

原发性进展性失语 由于不对称的(左侧为甚)颞叶前外侧部萎缩,造成言语功能下降,海马功能和记忆相对保存。大多数患者出现找词困难。注意(如记忆广度)可能严重受损。很多患者出现失语,语言失流畅和理解困难,言语犹豫和构音障碍也普遍存在。在一些患者,可能仅有失语的症状且持续长达≥10年,而另一些患者则在数年内全面衰退。

语义性痴呆 是原发性进展性痴呆的一种。如大脑左侧半球病变严重,则字词理解能力进行性下降。言语流畅但失去意义(如以类属物或相关物来代替特定物体的名称)。如右侧半球受损较重,则出现进行性的命名性失语,即不能命名物体及人面失认症,后者即不能认出熟悉之人的面孔。他们不能记住地形上的关系。一些语义性失语的患者可同时合并阿尔茨海默病。

诊断
- 与其他痴呆诊断相似
- 附加的临床评估,以区分其他类型痴呆

一般痴呆诊断要求包括以下所有:
- 认知或行为(神经心理)症状,干扰工作能力或日常活动
- 这些症状代表日常功能水平降低
- 不能由谵妄或其他精神疾病解释

FTD的诊断包括典型的临床表现(如社会功能失抑制或语言功能受损,而记忆相对保留)。

如其他痴呆一样行认知评估。评估包括从患者和熟人的病史采集以及床旁精神状态检查,或行全面神经心理测试(参见第1671页)。

CT和MRI可明确局部或全脑的萎缩,并排除其他痴呆的病因(脑肿瘤、脓肿和脑卒中)。额颞叶痴呆的特征是脑的重度萎缩,有时额颞叶的脑回薄如纸样。然而,直到晚期FTD才可能出现MRI或CT改变。因此,FTD和阿尔茨海默病通常可以更容易地通过临床标准区分。例如与阿尔茨海默病不同,原发性进展性痴呆患者记忆和视空间功能相对保留,语法和语句流利性受损。

氟-18(^{18}F)标记的脱氧葡萄糖(氟脱氧葡萄糖或FDG)PET通过显示低代谢部位,有助于区分阿尔茨海默病和FTD。阿尔茨海默病中,这些区域位于后部颞顶联系皮质和后扣带回皮质;FTD中,则位于前部区域,包括额叶、前部颞叶皮质和前扣带回皮质。

预后

FTD通常逐渐进展,但进展速度差别较大;如果症状仅限于言语和语言,进展为痴呆一般可能会较慢。

治疗
- 支持性治疗

该病没有特效的治疗。治疗一般为支持性。例如环境应明亮、愉快和熟悉,应强化定向(如在房间放置大钟表和日历)。

采取措施确保患者安全(如将信号监测系统用于游荡患者)。有需要时进行对症治疗。

HIV相关痴呆

HIV相关痴呆是HIV病毒感染引起的慢性的认知减退。

痴呆是慢性的、全面的、通常是不可逆性的认知功能衰退。HIV相关痴呆(即艾滋痴呆综合征)可发生在晚期HIV感染患者。与其他类型的痴呆不同,它好发于年轻患者。

尽管认知均受损,但痴呆不应与谵妄混淆。以下可有

助于区分:
- **痴呆**:主要影响记忆,通常是由脑内解剖变化引起,起病缓慢,通常不可逆
- **谵妄**:主要影响注意,通常由急性疾病或药物毒性(有时危及生命)引起,往往可逆

其他特征有助于鉴别两者(表223-1)。

单纯的 HIV 相关痴呆源于 HIV 对神经的损伤。然而 HIV 感染患者的痴呆可能源于其他疾病,其中部分可治愈。这些疾病包括其他感染,如 JC 病毒的二重感染,导致进行性多灶性白质脑病和中枢神经系统淋巴瘤。其他机会性感染(如隐球菌性脑膜炎,其他真菌性脑膜炎、细菌感染、结核性脑膜炎、病毒感染、弓形虫病)也可引起。

在单纯的 HIV 相关痴呆患者,皮质下病理改变可能是源于感染的巨噬细胞或少突胶质细胞浸润大脑深部灰质(如基底核、丘脑)和白质。

有 7%~27% 的晚期 HIV 患者会发展为痴呆,但有 30%~40% 的患者有较轻程度的表现。发病率与患者的 $CD4^+$ 细胞数呈负相关。

症状及体征

与其他痴呆相似。早期表现包括:
- 思维和表达缓慢
- 注意力集中困难
- 冷漠

洞察力保留,罕见抑郁。运动减少,共济失调和无力。神经系统检查异常包括:
- 瘫痪
- 下肢痉挛状态
- 共济失调
- 病理征阳性

有时存在躁狂和精神症状。

诊断

- 临床评估
- 测量 CD4 细胞计数和 HIV 病毒载量
- 病情急性恶化时,行 MRI 和腰穿评估

患者存在下述表现时提示 HIV 相关性痴呆
- 痴呆症状
- 已知的 HIV 感染,或提示 HIV 感染的症状或危险因素

如果已知 HIV 感染的患者存在痴呆症状,依据通常的痴呆诊断标准来确诊,包括以下内容:
- 认知或行为(神经心理)症状,干扰日常生活或工作能力
- 这些症状表示日常功能下降
- 这些症状不能由谵妄或其他精神障碍解释

评估包括从患者和熟人的病史采集以及床旁精神状态检查,或行全面神经心理测试(参见第1671页)。

如果患者有痴呆症状,无已知 HIV 感染,但有艾滋病毒感染的高危因素,应行 HIV 测试。

在有 HIV 感染和怀疑 HIV 相关性痴呆患者中,应测量 CD4 细胞计数和 HIV 病毒载量。在疑似或确诊 HIV 和痴呆的患者中,这些值有助于确定 HIV 相关性痴呆(和中枢神经系统淋巴瘤和其他艾滋病毒相关的中枢神经系统感染)在何种程度下引起痴呆。在艾滋病毒感染但不痴呆的患者中,这些值有助于确定 HIV 相关性痴呆发生的可能性。

如果患者有痴呆和艾滋病病毒感染,其他病程可以引起或导致痴呆症状恶化。因此,导致认知能力下降的原因,特别是突然的、严重下降,无论是由于艾滋病病毒或其他感染,必须尽快确定。

无论是否增强,都应行 MRI,以确定痴呆的其他原因,如果 MRI 未发现腰穿的任何禁忌,应行腰椎穿刺术。

HIV 相关痴呆晚期可发现非增强的颅内弥散性的白质高信号、脑萎缩及脑室增大。

预后

HIV 感染和未治疗痴呆的患者比那些没有痴呆的患者预后更差(平均寿命 6 个月)。

治疗

- 抗反转录病毒疗法

HIV 相关痴呆首选治疗为积极的抗反转录病毒治疗,可增加 $CD4^+$ 细胞数及改善认知功能。

支持性治疗与其他痴呆类似。例如环境要明亮、令人愉快的、和熟悉的、应强化定向性(如在房间里放置的大钟和日历)。采取措施(如对散步患者进行信号监测系统)确保患者的安全。

治疗症状是必要的。

路易体痴呆和帕金森病痴呆

路易斯小体痴呆(Lewy body dementia)是一种慢性认知障碍,其特征为神经元内存在称为路易斯小体的包涵体。帕金森病痴呆是以在黑质出现路易体为特征的认知恶化;它出现于帕金森病晚期。

痴呆(dementia)是慢性的、全面的、通常是不可逆性的认知功能衰退。路易斯小体痴呆是痴呆的第三大原因。典型发病在 >60 岁。

路易斯小体是球形的嗜酸性的包涵体,位于神经元胞体内,由突触蛋白 α-synuclein 聚集而成,存在于原发性路易斯小体痴呆患者的皮质中。它们出现在一些原发性路易体痴呆的皮质。纹状体和大脑皮质之间的神经递质水平和神经通路异常。

路易斯小体同样存在于帕金森患者的黑质中,而且这部分患者在疾病晚期会出现痴呆(帕金森病痴呆)。大约 40% 的帕金森病患者会发展为帕金森病痴呆,通常是 70 岁后,确诊帕金森病 10~15 年后。

因为路易小体会出现在路易斯小体痴呆和帕金森病痴呆,部分专家认为两个疾病可能是作为一个更为广泛的累及中枢和周围神经系统的合胞体蛋白病的一部分。路易斯小体有时可以出现在阿尔茨海默病患者中,同时路易斯小体痴呆的患者也可能有神经元斑和神经纤维缠结。路易斯小体痴呆、帕金森病和阿尔茨海默病相互之间有所交叉。

需要进行进一步的研究来阐明其间关系。

路易体痴呆和帕金森病痴呆均逐渐进展为预后不良。痴呆不应该与谵妄混淆,尽管两者均出现认知障碍。以下有助鉴别痴呆与谵妄:

- **痴呆**:主要影响记忆,通常是由大脑中的解剖变化引起的,起病慢,通常是不可逆的
- **谵妄**:主要影响注意力,通常是由急性疾病或药物毒性(有时危及生命)引起的,并且往往是可逆的

还有用于帮助区分谵妄与痴呆的其他特征(表223-1)。

症状及体征

路易斯小体病　在路易体痴呆初期认知恶化类似于其他痴呆(参见第1669页);涉及记忆力、注意力和执行功能和行为问题恶化。

锥体外系症状　一般包括强直、运动迟缓和步态不稳,发生见运动和小脑疾病概述。在路易体痴呆(与帕金森病不同)中,认知和锥体外系症状通常在1年内先后发生。同样,其锥体外系症状与帕金森病不同:在前者,早期出现的是肢体僵硬与步态不稳,而非震颤,且两侧对称。反复的跌倒很常见。

认知水平的波动是路易斯痴呆的相对特征之一。警醒、协调和定向正常与意识错乱、无对答的状态相互交替,通常持续数天至数周,甚至同时出现。

记忆受损主要由警醒与注意受损造成,因此短期记忆较数字记忆(如顺序重复7位数与逆序重复5位数)影响小。

患者可能长时间地望着空气。白天过度嗜睡常见。视觉空间与构架能力,如搭积木、画钟、模仿图形能力比其他认知受损明显。幻视是常见的症状,它与帕金森的良性幻视不同,会对患者造成威胁。幻听、幻嗅与触幻觉少见。50%~65%的患者存在妄想,是复杂而奇异的,与阿尔茨海默患者简单的被害妄想不同。

自主神经功能受损比较常见,可能会引起不明原因的晕厥。自主神经功能缺失可在认知下降的同时或稍后发生。典型的患者对抗精神病药极度敏感。

很多患者有快速眼动睡眠障碍,通常表现为丧失本应在快动眼睡眠期间的生理性骨骼肌麻痹。作为结果,梦境常被演绎出来,有时会伤及同床者。

帕金森病痴呆　帕金森病痴呆(不像在路易体痴呆),认知障碍导致痴呆通常在运动症状开始10~15年后出现。

帕金森病痴呆可影响多个认知领域,包括注意力、记忆力、视觉空间、结构和执行功能。和阿尔茨海默病相比,帕金森病痴呆的执行功能障碍通常发生较早,且更常见。

精神症状(如幻觉,妄想)似乎与路易体痴呆相比较不频繁和/或较轻。

帕金森病痴呆,姿势不稳和步态异常较为常见,运动能力恶化更快速,跌倒比无痴呆症的帕金森病患者频繁。

诊断

- **临床标准**
- **神经影像学除外其他疾病**

依靠临床诊断,但是敏感性与特异性不高。一般痴呆诊断要求如下所有条目:

- 认知或行为(神经心理)症状干扰工作或做平时日常活动的能力
- 这些症状表示功能和以前的水平相比有所下降
- 这些症状不能由谵妄或主要精神障碍解释

认知功能评估包括从患者和从别人获得的病史、做床旁精神状态检查或者,如果床旁测试不确定结果,行正规的神经心理测试(参见第1671页)。

如果下列3个特点符合2条,很可能诊断为路易体痴呆。如果符合1条,可能被诊断为路易体痴呆:

- 认知波动
- 视幻觉
- 帕金森症

反复跌倒、晕厥、快速动眼期睡眠障碍对抗精神病药的敏感性也支持该病诊断。

临床症状的重叠使路易斯小体痴呆和帕金森病的鉴别比较困难。如果运动障碍(如震颤、运动减慢、强直)在前并且重于认知障碍,则倾向帕金森病痴呆诊断。如早期出现认知障碍(特别是执行功能障碍)和行为异常,则倾向路易斯小体痴呆的诊断。

由于路易体痴呆患者经常警觉性受损,和痴呆相比谵妄更具该特征,应评估谵妄,特别对于常见的原因如:

- 药物,尤其是抗胆碱药物,精神类药物以及阿片类药物
- 脱水
- 感染

CT和MRI不能发现特征性的表现,却对排除其他痴呆有所帮助。PET(^{18}F-18脱氧葡萄糖)和SPECT(通过可卡因类似物^{123}I-FP-CIT[N-3-氟代丙基-2β-甲酯基-3β-(4-碘苯基)-莨菪烷]),可帮助鉴别路易斯小体痴呆,但非常规检查。

确诊需要脑组织活检。

治疗

- **支持治疗**

治疗一般为支持治疗。例如环境应明亮、开阔和熟悉,应强化定向功能(如在房间里放置大钟和日历)。采取措施确保患者安全(如信号监测系统用于游荡患者)。

不适的症状是可以治疗的。

药物　胆碱酯酶抑制剂可在一定程度上改善一些患者的认知功能。

卡巴拉汀,一种胆碱酯酶抑制剂,可用于治疗路易体痴呆和帕金森病痴呆。起始剂量1.5mg/d,分2次口服;可根据需要加至6mg/d,分2次,以改善认知。也可以使用其他胆碱酯酶抑制剂。

在约半数患者,锥体外系症状对抗帕金森病药物有反应,但精神症状可能会加重。如使用这类药物,首选左旋多巴。

在路易体痴呆中,传统的抗精神病药即使很低剂量也会加重其锥体外系症状,应尽量避免。

> **关键点**
> - 因为路易体在路易体痴呆和帕金森病中都可出现,有些专家假设帕金森病与路易斯小体痴呆是更为广泛的累及中枢和周围神经系统的合胞体蛋白病的一部分
> - 如果痴呆几乎与帕金森特征同时出现,或者痴呆伴随认知功能的波动,注意力丧失,精神症状(如视幻觉;复杂奇异的妄想),和自主神经功能障碍
> - 如果帕金森特征多年后出现痴呆,则为可疑帕金森病痴呆,尤其是早期出现执行功能障碍
> - 考虑使用卡巴拉汀,有时还可使用其他胆碱酯酶抑制剂,以改善认知

正常压力脑积水

正常压力脑积水表现为步态异常、尿失禁、痴呆、脑室扩大以及正常或轻度升高的脑脊液压力。

正常压力脑积水被认为是由于蛛网膜颗粒重吸收脑脊液异常所造成的。这种疾病占痴呆的 6%;痴呆是慢性的,通常表现为不可逆转的全方面的认知下降。

痴呆不应该与谵妄混淆,尽管两者认知均受损。下面几点可以帮助区分它们:
- **痴呆**:主要影响记忆,通常是由大脑中的解剖改变引起的,起病慢,并且通常是不可逆的
- **谵妄**:主要影响注意力,通常由急性疾病或药物毒性(有时危及生命)引起的,并且往往是可逆的

还有用于帮助区分谵妄与痴呆的其他特征(表 223-1)。

症状及体征

步态不稳 在正常压力脑积水中通常是非特异性的不稳和平衡受损,虽然磁性步态(脚出现黏到地板上)被认为是特征性步态异常。

痴呆 可能直到该疾病晚期才会发生。痴呆最常见的早期症状为执行功能和注意力下降;记忆往往后期受损。

尿失禁 常见。

诊断
- 临床评估
- 神经影像学检查
- CSF 检查

经典症状(步态异常、尿失禁、痴呆)即使同时出现,也并不具有特异性,尤其对于老年患者。例如一些血管性痴呆可以表现为痴呆、步态异常以及并非经常出现的尿失禁。

一般痴呆诊断要求所有如下条目:
- 认知或行为(神经心理)症状干扰工作或做平时日常活动的能力
- 这些症状表示功能较以前的水平有所下降
- 这些症状不能由谵妄或主要精神障碍解释

认知功能评估包括从患者和从别人处获取病史,做床旁精神状态检查或者,如果床旁测试结果不确定,行正规的神经心理测试(参见第 1671 页)。

头颅影像学可能表现为与皮质萎缩不相称的脑室增大,这种表现虽然并不特异但可以支持正常压力脑积水的诊断。

腰穿排去 30~50ml 脑脊液可以作为一个诊断性治疗。排出脑脊液后出现的步态、排尿可控以及认知的好转可以帮助确诊,但是症状改善可能要数小时后才能出现。腰穿后额外的脑脊液漏,有时有助于神经系统的改善。

治疗
- 有时可行脑室腹腔引流

脑室腹腔引流对于可承受手术风险的患者是有效的。诊断中通过腰穿排出脑脊液改善患者病情的程度可以预测手术效果。在一些病例系列报道(并非随机试验)中,患者术后在步态、排尿控制以及日常功能中改善显著,但是在认知改善方面并不常见。

血管性痴呆

血管性痴呆是由与脑血管疾病最常相关的弥漫或局灶性大脑梗死导致的急性或慢性认知衰退。与脑血管疾病密切相关,是急性或慢性起病,由弥散或局灶的脑梗引起认知功能衰退的一种痴呆。

痴呆是慢性的,通常表现为不可逆的全面的认知下降。在老年人中,血管性痴呆是痴呆的第二大原因。男性多发,好发于 70 岁以后。有血管危险因素如高血压、糖尿病、高脂血症和吸烟的人群,以及有过数次卒中史的人群发病较多。很多患者血管性痴呆与阿尔茨海默病共存。

痴呆不应该与谵妄混淆,尽管两者均存在认知障碍。下面内容可以帮助区分它们:
- **痴呆**:主要影响记忆,通常是由大脑的解剖变化引起的,起病慢,通常是不可逆的
- **谵妄**:主要影响注意力,通常是由急性疾病或药物毒性(有时危及生命)引起的,往往是可逆的

还有用于帮助区分谵妄与痴呆的其他特征(表 223-1)。

病因

当大脑出现许多小范围梗死或者出血导致神经元或轴索丢失从而引起脑功能损伤时,血管性痴呆就会发生。

血管性痴呆包括:
- **多发腔梗** 小血管受累。多发腔梗累及到大脑半球深部的灰白质
- **多发梗死性痴呆** 中等大小血管受累
- **单一关键部位梗死性痴呆** 单个累及重要脑区(如角回、丘脑)的梗死
- **宾斯旺格痴呆(Binswanger disease)(皮质下动脉硬化性脑病)** 是小血管痴呆的一种少见变异类型,与严重控制不佳的高血压和系统性的血管疾病有关。它会引起广泛胶质增生伴轴突和髓鞘弥漫性和不规则的缺失,梗死

导致组织死亡,或脑白质血液供应的损失

症状及体征

血管性痴呆的症状和征象是类似于其他痴呆(如记忆力减退,执行功能受损,起始动作或任务困难,思维缓慢,人格和情绪的变化,语言障碍)。然而,与阿尔茨海默病相比,血管性痴呆往往会引起记忆丧失并更早地影响执行功能。症状因梗死部位而异。

不同于其他痴呆,多发梗死后痴呆倾向于阶梯式进展,每次发作都伴有智能的下降,有时有所恢复。小血管缺血损伤引起的皮质下血管性痴呆(包括多发腔隙性梗死和宾斯旺格痴呆)倾向于引起小量递增的缺损,因此,其认知障碍是逐渐发展的。

随着疾病发展,局灶的神经症状也有所进展:

- 腱反射亢进
- 病理征阳性
- 步态异常
- 肢体无力
- 偏瘫
- 假性延髓性麻痹伴强笑强哭
- 其他锥体外系症状
- 失语症

血管性痴呆的认知损害可以是局部的。比如相较于其他痴呆而言短程记忆受累较轻。因为损害可能是局部的,患者可保留更多方面的心理功能。因此,他们可能更能注意到自己的功能受损。并且此类患者产生抑郁的情况多见。

诊断

- 与其他痴呆诊断相同
- 神经影像学检查

血管性痴呆的诊断与其他痴呆相同(参见第1669页)。一般痴呆诊断要求如下:

- 认知或行为(神经心理)症状干扰工作或平时日常活动的能力
- 这些症状表示功能与以前的水平有所下降
- 这些症状不能由谵妄或主要精神障碍解释

认知功能评估包括从患者和从别人处获得病史,做一个床旁精神状态检查或,如果床旁测试结果不确定,行正规的神经心理测试(参见第1671页)。

血管性痴呆与其他痴呆区分应基于临床判断。考虑血管性痴呆(或阿尔茨海默病与脑血管疾病)的因素包括如下:

- 脑梗死的证据
- 高HACHINSKI缺血评分
- 血管性痴呆的临床特征特性(如明显的执行功能障碍,轻微或不存在记忆丧失)

血管性痴呆的确认需要卒中史或影像学检查发现血管原因引起痴呆的证据。如局灶神经缺损体征或脑血管病的证据存在,应行完整的卒中评估。

CT或MRI可能发现双侧半球和边缘结构的多发脑梗,多发腔梗,或从脑室周围扩展至深部脑白质的白质病变。宾斯旺格痴呆患者的影像学提示靠近皮质的半卵圆区的脑白质病变,常常有多发的腔梗影响深部灰质(如基底核、丘脑核团)。

Hachinski缺血评分有时可用于区分血管性痴呆与阿尔茨海默病(表223-7)。

表223-7 改良HACHINSKI缺血评分

特点	评分
突然发病	2
阶梯式进展(如减退-稳定-减退)	1
病程波动	2
夜间意识混乱	1
人格相对完整	1
抑郁	1
躯体主诉(如手臂刺痛、手臂笨拙)	1
情感不稳定	1
高血压病史	1
卒中史	2
合并动脉硬化的证据(如PAD、MI)	1
局灶的神经症状(如偏瘫、同向偏盲、失语)	2
局灶的神经体征(如单侧无力、感觉缺失、反射不对称、巴氏征阳性)	2

*计算总分:
- <4分提示原发性痴呆(如阿尔茨海默病)
- 4~7分无法明确
- >7分提示血管性痴呆

PAD,周围动脉性疾病。

预后

5年死亡率是61%,高于大多数的痴呆类型,可能与其他动脉硬化性疾病并存有关。

治疗

- 安全或支持治疗
- 血管危险因素管理,包括戒烟

安全和支持治疗与其他痴呆类似。例如环境要明亮、开阔、熟悉,应强化定向(如在房间里放置大钟和日历)。采取措施(对漫步患者的信号监测系统),确保患者的安全应该得到保障。不适的症状是可以治疗的。

管理血管危险因素(如高血压、糖尿病、高脂血症)可以减缓血管性痴呆的进展,有助于预防脑卒中的发生,这些可能会导致更多的认知障碍。治疗包括以下几点:

- 血压控制
- 降胆固醇治疗
- 血糖调节(90~150mg/dl)

- 戒烟

胆碱酯酶抑制剂和美金刚可能治疗部分痴呆有效。胆碱酯酶抑制剂可改善认知功能。美金刚，一种NMDA(N-甲基-D天冬氨酸)受体拮抗剂，可能有助于延缓从中度到重度痴呆患者的认知功能丧失，与抗胆碱酯酶药物合用可有协同作用。

但是，胆碱酯酶抑制剂和美金刚治疗血管性痴呆的疗效不肯定。然而，这些药物的试验是合理的，因为老年血管性痴呆患者也可有阿尔茨海默病。

辅助应用抗抑郁药、抗精神病药和改善睡眠的药物对病情有所帮助。

> **关键点**
> - 血管性痴呆，可能会发生一系列分离型的发作(可能看起来像逐渐恶化)，或一次单次发作
> - 局部神经系统缺损征象可帮助将血管性痴呆和其他痴呆区分开来
> - 确认痴呆是血管源性，基于卒中病史或神经影像学检查提示血管原因导致
> - 控制血管危险因素，并且如果阿尔茨海默病也存在，使用胆碱酯酶抑制剂和美金刚治疗

224. 脱髓鞘疾病

中枢和周围神经系统的很多神经纤维都有髓鞘包裹，它们能加快神经冲动沿轴索的传递。损害髓鞘的疾病会影响神经传递；患者的症状能够反映出受累的神经部位。

中枢神经系统内由少突胶质细胞构成的髓鞘与周围神经系统内由施万(Schwann)细胞构成的髓鞘，在化学结构和免疫活性方面都是不同的。因此，一些脱髓鞘疾病(如吉兰-巴雷综合征，慢性炎性脱髓鞘性多发性神经根神经病，及其他多发性周围神经病)主要累及周围神经，而另一些疾病则主要累及中枢神经系统(表224-1)。中枢最常受累的区域是脑、脊髓和视神经。

脱髓鞘常常继发于感染、缺血、代谢、遗传性疾病或中毒(如酒精、乙胺丁醇)。原发性脱髓鞘性疾病的病因至今未能明确，但由于有时本病出现在病毒感染或疫苗接种后，故推测发病机制与自身免疫有关。

脱髓鞘大多呈节段性或斑片状，同时或先后累及多个部位。常出现髓鞘修复、再生以及神经功能的完全恢复。然而，广泛的髓鞘缺失通常会继发神经轴索和神经元胞体变性，这两者都可能为不可逆损害。

对于任何不能解释的神经功能损害，都应考虑到脱髓鞘疾病的可能。提示原发性脱髓鞘疾病的表现如下：

- 弥散或多灶性病损
- 急性或亚急性起病，尤其是青壮年患者
- 在感染或接种疫苗后数周内起病
- 症状有波动
- 脱髓鞘疾病较为特异的症状(如不能解释的视神经炎或核间性眼肌麻痹多提示多发性硬化)

针对不同疾病，具体的检查和治疗方法不同。

表224-1 引起中枢神经系统脱髓鞘改变的疾病

类别	疾病
遗传性疾病	苯丙酮尿症以及其他氨基酸尿症
	泰-萨克斯病(Tay-Sachs disease)、尼曼-皮克病和戈谢病
	Hurler综合征
	克拉伯病(Krabbe disease)和其他脑白质营养不良*
	肾上腺脑白质营养不良*
	肾上腺脊髓神经病*
	Leber遗传性视神经萎缩和相关的线粒体疾病
缺血缺氧	一氧化碳中毒和其他迟发性缺氧性脑脱髓鞘综合征
	进行性皮质下缺血性脱髓鞘
营养缺乏	渗透性脱髓鞘综合征†(既往称脑桥中央髓鞘溶解)
	胼胝体脱髓鞘(Marchiafava-Bignami病)
	维生素B_{12}缺乏
中枢神经系统病毒直接侵害	进行性多灶性白质脑病
	亚急性硬化性全脑炎
	热带痉挛性截瘫/HTLV-1相关的脊髓病
原发性脱髓鞘性疾病	复发性、进展性疾病(多发性硬化及其变异类型)
	单相疾病，如视神经炎、急性横贯性脊髓炎、急性播散性脑脊髓炎和急性出血性白质脑炎
	视神经脊髓炎
毒物	酒精
	乙胺丁醇

*某些亚型可能会同时引起周围神经脱髓鞘改变。
†渗透性脱髓鞘综合征也可能由于血钠水平波动引起。
HTLV-1，人类T淋巴细胞病毒Ⅰ型。

多发性硬化

多发性硬化(multiple sclerosis,MS)以脑和脊髓内散在的多发斑片状脱髓鞘为特点。常见症状包括视觉和眼球运动障碍、感觉异常、无力、痉挛、小便障碍以及轻微的认知损害。在典型的多发性硬化患者中,其神经功能缺损为多灶性,有缓解和复发,并逐渐导致残疾。诊断需要时间上≥2次符合 MS 特征的临床发作和空间(在 CNS 位置)≥2处位于 MS 特征性部位病灶的临床或 MRI 证据。治疗包括:①急性期使用糖皮质激素;②使用免疫调节剂预防复发;③对症支持治疗。

普遍认为,多发性硬化(简称 MS)的发生机制与免疫相关。有种假说认为它是由一种潜伏的病毒(可能是人类疱疹病毒,如 EB 病毒)感染引起,当这种病毒被激活时能够引发自身免疫反应。在某些特定的家族以及某些人类白细胞抗原(简称 HLA)亚型(HLA-DR2)的人群中,本病的发病率较高,提示本病存在遗传易感性。15 岁前居住在温带地区的人群患病率(1/2 000)比 15 岁前居住在热带地区的人群患病率(1/10 000)高。一种解释是维生素 D 水平降低与 MS 的发病风险增高相关,同时维生素 D 水平又与日照程度有关,在温带地区日照程度更低。吸烟也是本病的危险因素之一。

本病的起病年龄在 15~60 岁,大多在 20~40 岁,女性多于男性。

视神经脊髓炎(Devic 病),之前被认为是 MS 的变异型,现在认为是独立的疾病。

病理生理

局部发生脱髓鞘(斑块)改变时,常伴少突胶质细胞破坏、血管周围炎症及斑块内或周围构成髓鞘的脂质和蛋白的化学组分的改变。可能会继发轴索损害,但神经元胞体常相对保留。散布于中枢神经系统的脱髓鞘斑内存在胶质增生,主要发生于白质内,尤其是侧索和后索(特别是在颈髓)、视神经及脑室周围区域。中脑、脑桥和小脑的传导束也常常受累。大脑和脊髓灰质也可受累,但是受累程度较轻。

症状及体征

MS 的特点是可出现各种不同的中枢神经系统损害症状,并有反复的缓解和复发。缓解和复发的平均周期约每 2 年 1 次,但该数值变异极大。尽管 MS 的进展与恢复无法预测,但是可以分为以下几种经典类型:

- **复发缓解型** 复发与缓解交替,缓解期部分或完全恢复,病情稳定。缓解期可持续数月或数年。可自然复发或由感染如流感等诱发
- **原发进展型** 疾病逐渐进展无缓解期,尽管可有短暂的平台期,期间病情不再进展。与复发缓解型不同,没有明显的复发缓解征象
- **继发进展型** 开始为复发缓解交替,后期疾病逐渐进展
- **进展复发型** 疾病不断进展,进展过程中有明显的急性发作。此类型罕见

本病最常见的首发症状有:

- 单个或多个肢体远端、躯干或者半个颜面的感觉异常
- 单侧上肢或下肢的无力或者活动笨拙
- 视力障碍(如视力部分丧失、球后视神经炎引起的单眼痛、核间性眼肌麻痹形成的复视及暗点等)

其他常见的早期表现包括轻微的四肢僵硬、异乎寻常的单肢易疲劳、轻微的步态异常、排尿控制困难、眩晕、程度较轻的情感障碍;这些症状表明中枢神经系统受累部位散在而轻微。疲劳是常见的。温度升高(如天气炎热、热水浴、发热)可能会暂时性的加重患者的症状和体征。

患者常出现轻度认知功能障碍。可出现情感淡漠、判断力差或注意力不集中。情感障碍包括情绪不稳、欣快常见,抑郁则最为普遍。抑郁可能是反应性的或者部分由 MS 脑内病灶引起。少数患者会有癫痫发作。

脑神经 典型表现为单侧或双侧不对称的视神经炎以及双侧核间性眼肌麻痹。视神经炎可导致视力丧失(从出现暗点发展到失明)、眼痛等,有时候会出现异常视野、视乳头水肿、部分或完全性的瞳孔传入神经损害。

核间性眼肌麻痹(internuclear ophthalmoplegia, INO)是由连接第Ⅲ对、第Ⅳ对、第Ⅵ对脑神经核团的内侧纵束的病变引起的。表现为水平侧视时,一侧眼球内收受限,另一侧眼球(外展位)出现眼震而辐辏反射存在。在 MS 中,INO 通常为双侧;单侧 INO 通常由缺血性卒中引起。

平视前方时出现快速、小幅度的眼球震颤(振动性眼震),是 MS 少见但特征性的表现。眩晕在 MS 中常见。发作性单侧面部麻木或疼痛(类似于三叉神经痛)、面瘫或面肌痉挛亦可出现。延髓肌无力、小脑或皮质损害可引起轻微的构音困难。其他脑神经缺损症状多不常见,但可继发于脑干病变。

运动 常见表现为无力。这一症状通常表明脊髓锥体束受损,无力常累及双下肢,表现为双下肢截瘫。深反射(如膝反射、踝反射)通常是亢进的,常伴有病理征阳性(巴宾斯基征)和阵挛。痉挛性截瘫常导致一种强直的不平衡步态;晚期患者甚至需要依靠轮椅代步。疾病后期,可以出现由感觉刺激(如被褥)引起的痛性屈曲性痉挛。大脑半球及颈髓的病灶则可能引起偏瘫,有时候这一表现可能是患者的首发症状。活动减少可能增加骨质疏松的风险。

小脑 在较严重的 MS 病例中,小脑共济失调合并痉挛可造成严重功能丧失;其他小脑表现包括言语不清、吟诗样言语(发声缓慢,伴有字词或音节前的停顿)以及查科三联征(Charcot triad)(意向性震颤、吟诗样言语和眼球震颤)。

感觉 感觉异常以及任何一种感觉的部分缺失是本病最常见的表现之一,其范围通常较局限(如仅限于单侧或双侧的手或脚)。各种疼痛性感觉障碍(如烧灼或电击样疼痛)可以自发或者通过触碰出现,尤其是当脊髓受累时。譬

如莱尔米特征（Lhermitte sign），它是一种电击样疼痛，当头颈屈曲时，疼痛可沿脊髓向下放射至双腿。客观的感觉异常大多是一过性的，不易觉察。

脊髓 脊髓受累常引起膀胱功能障碍（如尿急或排尿困难、不完全性尿潴留、轻微尿失禁）。患者可有便秘，男性患者可有勃起障碍，女性患者则可有生殖器感觉麻木等症状。在严重的病例中，可能会出现大小便失禁。

进行性脊髓病是 MS 的一种亚型，仅引起脊髓性运动无力而无其他神经功能缺损。

诊断
- 临床标准
- 头颅及脊髓 MRI
- 有时脑脊液 IgG 水平及诱发电位

如果患者有视神经炎、INO 或者其他提示 MS 的症状，均需怀疑 MS，尤其是当病损多灶、病情反复发作时。如果怀疑 MS，应进行脑和脊髓 MRI 检查。

MRI 是诊断 MS 最敏感的影像学检查，可排除其他可治疗的类似 MS 的疾病，如颅颈交界处的非脱髓鞘性病变（如蛛网膜囊肿、枕骨大孔肿瘤）。增强 MRI 可以用来鉴别新旧病灶。造影剂剂量加倍及延迟扫描时间（双剂量延迟扫描）可以增加 MRI 或 CT 的敏感性。此外，高磁场 MR（3~7 特斯拉）可以鉴别 MS 静脉周围斑块与非特异性白质病变。

MS 需与临床孤立综合征（仅有一次符合 MS 特点的临床发作）和放射学孤立综合征（无临床表现的患者在 MRI 扫描中发现 MS 的典型病灶）相鉴别。MS 的诊断需要具备 CNS 病灶在时间和空间上多发的证据，由此可与其他疾病相鉴别。以下任何一项可证明时间多发：
- 复发与缓解的病史
- 一次 MRI 扫描中同时存在增强和非增强病灶，即使患者无症状
- 已存在病灶的患者在 MRI 随访过程中出现新的增强病灶

以下任何一项提示空间多发：
- MS 典型部位（如脑室旁、近皮质、幕下或脊髓）存在 2 处或以上的增强 MRI 病灶
- 不同时间病变的临床证据，如先前或之后出现的典型 MS 临床表现

进一步检查：如果 MRI 和临床资料无法明确诊断，可能需其他检查来提供多处神经功能缺损的客观证据。此类测试包括诱发电位，有时需要 CSF 检查或血液化验。

诱发电位 对感觉刺激的电反应延迟，通常比 MS 的症状或体征更为敏感。视觉诱发电位对于诊断没有确切颅内病灶（如只有脊髓病灶）的 MS 患者更敏感，更有意义。有时也可行体感诱发电位和脑干听力诱发电位检查。

脑脊液检查 应用率正逐渐降低（因为多数 MS 可通过 MRI 诊断），但对临床与 MRI 检查不能明确诊断或需要排除感染（如 CNS 莱姆病）的患者可能是有益的。脑脊液检查需包括脑脊液压力、细胞分类计数、蛋白质、糖、IgG 指数、寡克隆带及髓鞘碱性蛋白（myelin basic protein，MBP）、白蛋白检测。MS 患者脑脊液 IgG 占脑脊液总蛋白的百分比增高（正常<11%），占脑脊液白蛋白的百分比也增高（正常<27%），IgG 水平与本病的严重程度有关。脑脊液电泳可以检测出 IgG 寡克隆带。MBP 在脱髓鞘病变活动期可能升高。脑脊液淋巴细胞计数和蛋白含量可能有轻度升高。

血液检查 可能是必要的。有时系统性疾病（如系统性红斑狼疮）和感染性疾病（如莱姆病）可有类似 MS 的表现，必须通过特殊血液检查来鉴别。血清视神经脊髓炎特异性 IgG 抗体（水通道蛋白-4，又称 NMO-IgG）检测可将 NMO 与 MS 进行鉴别。

预后
本病的病程是高度多变和不可预测的。在大多数患者中，尤其是以视神经炎起病的患者，本病的缓解期可以持续数月到>10 年。

大多数临床孤立综合征患者最终发展为 MS，第二处病灶常在首发症状 2~4 年后出现，可为临床发作或 MRI 发现新病灶。疾病修饰药物治疗可延缓该病进展。对放射学孤立综合征的患者，可能存在进展为 MS 的风险，但风险程度需要进一步研究证实。

起病时脑或脊髓 MRI 即显示更广泛病变的患者可能存在更早致残的风险，首发症状为运动、直肠/膀胱症状的患者也是如此。某些患者，如中年起病且频繁发作的男性患者，可能迅速发展到丧失自理能力。吸烟可能加速病情进展。

只在非常严重的病例中患者寿命缩短。

治疗
- 糖皮质激素用于急性发作期
- 免疫调节治疗预防复发
- 巴氯芬及替扎尼定治疗痉挛
- 加巴喷丁及三环类抗抑郁药治疗疼痛
- 支持护理

治疗目标包括缩短急性发作的持续时间、减少复发的频率、缓解症状，维持患者的行走能力是极其重要的。

改善疾病药物 可以通过短程激素治疗（每日 1 次口服泼尼松 60~100mg，在 2~3 周内逐渐减量；甲泼尼龙 500~1 000mg 静脉滴注 3~5 日）来缓解那些影响患者功能（如失明、无力、协调功能丧失）的急性发作。一些证据表明静脉滴注糖皮质激素可以缩短患者急性发作时间，延缓疾病进程，使 MRI 表现有所改善。

免疫调节治疗，如干扰素和格拉替雷，可以减少急性复发的频率，延缓最终功能丧失的发生。经典的方案包括 IFN β-1b 800 万 IU 皮下注射，隔日 1 次；IFN β-1a 600 万 IU（30μg）肌内注射，每周 1 次；或 IFN β-1a 44μg 皮下注射，一

周3次。常见的不良反应包括流感样症状、抑郁（随时间的推移可以缓解）、血细胞减少，以及治疗数月后出现中和抗体。醋酸格拉替雷使用剂量为20mg/d，1次皮下注射或40mg每周3次皮下注射（间隔超过48小时）。口服免疫调节药物芬戈莫德0.5mg/d，1次口服，特立氟胺14mg/d，1次口服，富马酸二甲酯240mg/d，分2次口服，已被应用于复发缓解型MS的治疗。

关于免疫调节治疗中的药物选择尚无定论，许多专家推荐对患者进行教育并与他们共同制订治疗决策。临床孤立综合征（如视神经炎）和确诊MS的患者均有指征进行疾病修饰治疗。

免疫抑制剂米托蒽醌治疗本病可能有效，尤其是对于进展性MS，其使用方法为每隔3个月静脉注射1次，持续24个月，使用剂量为12mg/m²（体表面积）。

那他珠单抗是一种抗α₄整合素单克隆抗体，它可抑制白细胞通过入血脑屏障，每月使用一次，可以减少复发的次数以及脑内新病灶的产生，但可能增加进行性多灶性白质脑病的风险。如果免疫调节药物治疗后无效，每月静脉注射丙种球蛋白可能有效。

除米托蒽醌以外的其他免疫抑制剂（如甲氨蝶呤、硫唑嘌呤、麦考酚酯、环磷酰胺、克拉立滨）已被用于更为严重的进展性MS患者，但是该治疗方案仍然存在争议。血浆置换及造血干细胞移植可能对严重及难治的MS患者有效。

症状控制 其他的治疗方法可用于特定症状控制：肢体痉挛患者口服大剂量的巴氯芬，10~20mg每日3~4次，或口服替扎尼定4~8mg每日3次。步态和关节活动度的训练对四肢强直无力有所帮助。

- 痛性感觉异常的患者可口服加巴喷丁100~800mg每日3次或普瑞巴林25~150mg每日2次；此外，还可口服三环类抗抑郁药（如临睡前口服阿米替林25~75mg；如果服用阿米替林对其抗胆碱能作用不能耐受，则可在临睡前口服地昔帕明25~100mg），或口服卡马西平200mg每日3次或其他抗惊厥药，或服用阿片类药物
- 可通过心理咨询和抗抑郁药物来治疗抑郁症状
- 膀胱功能障碍则可根据其发病原因进行治疗
- 疲劳的治疗可选择金刚烷胺100mg/d，分3次口服，莫达非尼100~300mg/d，1次口服，阿莫达非尼150~250mg/d，1次口服，或长效苯丙胺10~30mg/d，1次口服

支持护理 对患者进行鼓励和安慰有助于患者的治疗。应建议患者进行定期训练（如固定自行车、踏板、游泳、伸展运动、平衡锻炼），可结合理疗。即使是较晚期的患者也可以进行，因为锻炼可以调节心脏和肌肉的功能，缓解痉挛，预防肌肉萎缩和跌倒，并能改善心理状态。补充维生素D（800~1 000单位/d）可以降低患者疾病进展的风险。需检测血清维生素D水平，以确保剂量达标。维生素D也能降低患者骨质疏松的风险，特别是当患者活动减少或者服用激素时。患者应该尽可能维持一种正常的、有活力的生活方式，但需避免过度劳动、疲劳和接触高温环境。应当戒烟。接种疫苗不一定会引起MS复发。对于体质虚弱的患者需预防溃疡或泌尿道感染的发生；部分患者可能需要间歇导尿。

> **关键点**
> - MS是累及CNS的脱髓鞘疾病；MS的进展可能无法预测，但是具有几种典型的进展类型
> - 最常见的症状是感觉异常，肢体无力或行动笨拙及视觉症状，但各种症状均可能出现
> - 如果MRI与临床表现具有MS典型的时间和空间多发特征，则可以确诊MS；但是，即便是单发的临床症状或影像学病灶的患者也可能进展为MS
> - 在急性发作期给予糖皮质激素，并使用免疫调节药物延缓和预防复发是主要治疗方法
> - 给予患者支持治疗，并在需要时对症处理（如痉挛、痛性感觉异常、抑郁、膀胱功能障碍、疲劳）

视神经脊髓炎

（Devic病）

视神经脊髓炎（Neuromyelitis optica, NMO）是累及眼部及脊髓的脱髓鞘疾病。

它引起急性视神经炎，有时为双侧，以及颈髓或胸髓的脱髓鞘病变。它之前被认为是多发性硬化（MS）的变异型，现在认为是不同的疾病。

症状包括视觉缺失，偏瘫或四肢轻瘫，大小便失禁。

诊断
- 头颅及脊髓MRI
- 视觉诱发电位

本病的诊断主要依靠头颅、脊髓的MRI及视觉诱发电位。NMO与MS不同，因为前者累及脊髓数个连续节段，而MS多影响单个脊髓节段。此外，与MS不同，脑白质病变在NMO中少见。可行血清NMO特异性IgG抗体[水通道蛋白-4（又称NMO-IgG）]检测与MS相鉴别。

治疗
- 糖皮质激素，免疫调节或免疫抑制治疗

尚未有治愈方法。然而治疗可以防止、减缓复发，或降低复发的严重程度。常使用甲泼尼S龙联合硫唑嘌呤进行治疗。血浆置换可应用于对激素反应不佳的患者。利妥昔单抗是一种抗B细胞抗体，可以减少IgG的产生并可能对稳定病情有效。症状的治疗与MS相似。巴氯芬及替扎尼定能缓解肌肉痉挛。

225. 大脑各叶的功能及其功能障碍

大脑纵裂将大脑分为左右两个半球,每一个半球分别由 5 个脑叶组成:
- 额叶
- 顶叶
- 颞叶
- 枕叶
- 岛叶

额叶、颞叶、顶叶、枕叶覆盖大脑表面;岛叶则隐藏于外侧裂下方(图 225-1)。

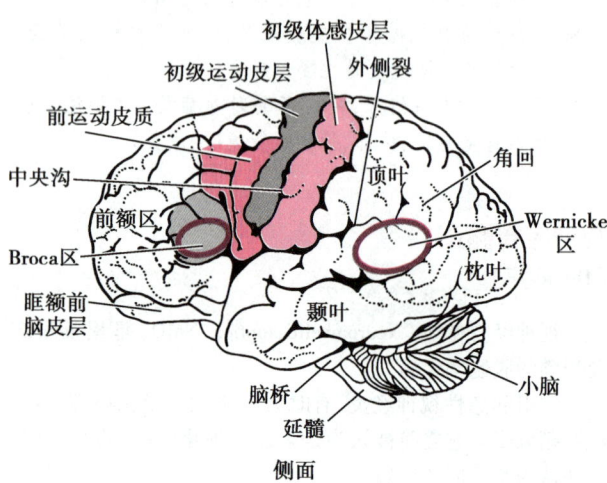

图 225-1 大脑的各区域

虽然各个脑叶有其各自特定的功能,但大多数的活动需要双侧大脑半球多个区域的相互协调。例如虽然枕叶是视觉处理的必需部位,但双侧半球的顶叶、颞叶和额叶的部分区域都参与了视觉刺激的复杂处理过程。

脑功能具有明显的偏侧性。身体左侧的视觉、触觉及运动功能都是由右侧大脑半球的相应区域所支配,反之亦然。在执行某些复杂的功能时,需要双侧大脑半球的参与,但往往总是有一侧大脑半球(优势半球)占主导地位。如,左半球为语言功能的优势半球,而右半球则在空间想象方面占主导地位。

大脑皮质包含:
- 初级感觉区
- 初级运动区
- 许多联络区域,包括多种模式的联合区

初级感觉区 接受来自特定感觉器官或外周感受器传入的本体感觉、听、视、嗅、味的感觉刺激。这些感觉刺激再进一步在一个或多个感觉相关的联络区域进行加工。

初级运动区 使机体产生随意运动,而各种复杂运动的协调和执行需要运动联络区的帮助。

多模式联合区 并不局限于任何单一的运动或感觉功能,而是接受来自脑内多个运动和感觉区域的汇合信息。额、颞、顶、枕叶的多模式联络区将感觉数据、运动反馈与内在或获得性的记忆加以整合。这种整合能促进学习,并创造思维、表达和行为。

额叶 额叶在中央沟之前。其主要功能为组织和执行习得的且有目的性的行为,它也是许多抑制功能的执行部位。额叶有几种不同的功能区域:

- **初级运动皮质**:位于中央前回最后方区域。一侧的初级运动皮质区控制对侧躯体的随意运动(具体见立体图,称之为矮人模型,图 225-2);一侧大脑半球 90% 的运动纤维在脑干交叉到对侧,因此一侧大脑半球运动皮质的损伤主要导致对侧肢体的无力、麻痹

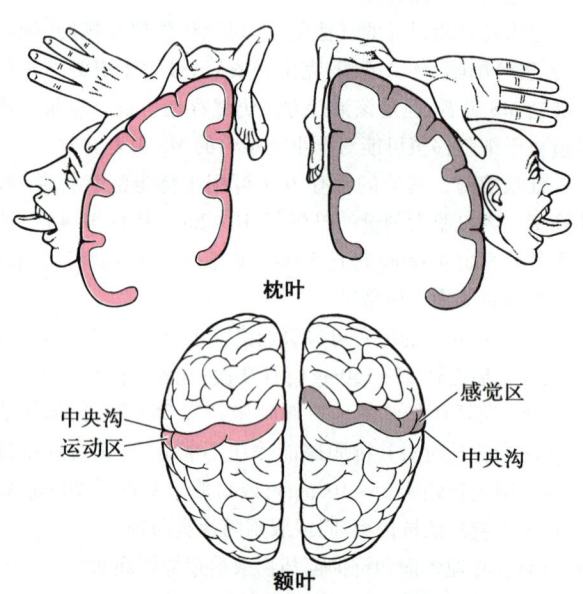

图 225-2 **矮人模型**。特定区域的皮质控制对侧肢体相应部位的感觉和运动。某一身体部位与大脑皮质的特定部位相对应,但各部位相应分布区大小不同;如支配手部的皮质区域的大小较肩部的大。各个部位的在大脑皮质的分布图称之为矮人模型

- **额叶内侧皮质**(也称额前内侧区):对于维持觉醒和目的性行为十分重要。当额叶内侧的巨大病变累及额极(额叶的最前部)时,患者可能出现意志减弱(如缺乏热情、注意力下降及反应明显变慢等)

- **眶额皮质**(也称额前眶区,图 225-1):有助于调控社会行为。眶额皮质病变的患者会出现情绪不稳定,对自己行为所产生的影响漠不关心。他们也可能会欣快、轻率、表现粗俗,不顾社交礼节。双侧前额区的急性损伤则可使患者变得喧闹多语,烦躁不安及出现攻击性行为。在老

龄患者或多种类型痴呆患者中出现的去抑制及行为异常可能是由于额叶尤其是眶额皮质病变所致
- **左额叶后下部**（又称布罗卡区或额前后下区，图225-1）：控制语言表达功能。该处的病变可导致表达性失语（对词语的表达功能受损）
- **额叶背外侧皮质**（也称额前背外侧区）：负责处理近期获得的各种信息，其功能称之为工作记忆。额叶的背外侧区域病变则影响各种信息的存储和及时处理（如反过来拼单词，按序轮流说出字母和数字等）

顶叶 顶叶的不同区域有特定的功能。
- **初级感觉皮质**位于顶叶最前部，中央沟后部（中央后回）的初级躯体感觉皮质区能整合各种体感刺激，从而对物体的形状、质地和重量进行正确的辨认。一侧的初级躯体感觉皮质区接收来自对侧肢体的全部躯体感觉（图225-2）。顶叶前部的病变可引起实体辨别觉障碍（实体辨别觉缺失）
- **中央后回后外侧区域**：主要负责视觉空间关系，并将其与其他感觉相整合，从而产生对移动物体的轨迹的感知。该区域也负责对本体感觉（身体各部位所处空间位置）的感知
- **优势半球顶叶中部**：与计算能力、书写能力、左右分辨、手指辨别等相关。角回病变可引起书写、计算、左右分辨和手指命名障碍（格斯特曼综合征，Gerstmann syndrome）
- **非优势半球顶叶**：负责整合对侧肢体对周围环境的感知，使人能够辨别空间环境，并影响绘图能力。非优势半球顶叶的急性损伤可引起对侧的偏侧忽略（通常是左侧），使得患者对左侧肢体及周围环境不予注意，有时患者会否认该侧肢体的病变（病感失认）。如，右顶叶巨大病灶的患者会否认左侧偏瘫。该部位病变较小的患者则不能执行一些已经学会的动作（如穿衣服等平时较娴熟的动作），这是一种空间-动作障碍，称之为失用

颞叶 颞叶的功能主要包括听觉感知、语言接收、视觉记忆、陈述性（真实的）记忆和情绪控制等。右颞叶病变的患者常常会失去对非言语性听觉刺激（如音乐等）的理解。左颞叶病变则会影响到患者对语言的感知、记忆和组织。

颞叶内侧边缘-情感区的痫性病灶通常会引起复杂部分性发作，表现为不能控制的感觉、自主神经、认知或情感障碍。有少数患者可出现人格改变，如缺乏幽默感、对宗教过于狂热、强迫性行为。患者可有嗅幻觉和过度书写症（难以克制的写字愿望）。

枕叶 枕叶包含：
- 初级视觉皮质
- 视觉联合区

初级视觉皮质病变可引起中枢性盲，称为安东综合征（Anton syndrome）；此时患者不能通过视觉认识物体，且不能意识到这种障碍，因而常常虚构他们所看到的事物。

枕叶癫痫可引起幻视，通常是对侧视野出现各种颜色和网线重叠在一起的线条。

岛叶 岛叶主要负责整合内脏感觉和自主活动。同时在言语功能中也有一定作用，某些岛叶病变的患者可出现失语可证明上述观点。另外，岛叶还与疼痛觉、温度觉（可能包括味觉）的处理有关。

病理生理

大脑功能障碍可分为局灶性和弥漫性功能障碍。有时，大脑的局灶性或弥散性病变也会影响到皮质下区域，影响患者的觉醒程度（如导致木僵或昏迷）或思维活动（如引起谵妄）。

局灶性大脑功能障碍 大多由局部结构异常（如肿瘤、卒中、外伤、先天异常、胶质增生、脱髓鞘等）引起。患者的临床表现取决于病变的部位、大小及其发展速度。直径＜2cm或发展较慢的病变可能临床上没有任何症状。较大、发展较快的病变（几周、几月而不是几年），以及同时累及双侧大脑半球的病变往往会有明显的临床症状。大脑局灶性的白质病变可影响大脑各个区域的连接活动，从而引起失联络综合征（指患者尽管大脑每个区域的功能正常，但不能执行需≥2功能区协调参与的任务）。

大脑弥漫性功能障碍 大多由中毒代谢性疾病引起，有时也可由弥散性炎症、血管病变、严重外伤或弥散性肿瘤等引起，上述病变可造成大脑的多个功能区受损。

恢复 是否能从脑损伤中恢复部分取决于大脑的以下特征：
- 剩余大脑的可塑性
- 冗余性

大脑可塑性（指脑部某一功能区域改变其功能的能力）在不同个体间有差异，且受年龄及身体状况影响。大脑的可塑性在其发育过程中是十分显著的。例如在8岁以前，如果大脑优势半球的语言功能区严重受损，对侧半球的相应区域可重新支配患者的语言功能。虽然10岁以后大脑在损伤后也有一定的恢复能力，但严重损伤引起的功能损害往往是永久性的。尽管从局部水平来说，大脑许多功能区的可塑性是持续终身的，但在成人，脑损伤后比较大的功能的重塑是较为罕见的。

冗余性 是指脑的多个区域执行相同的功能的能力。

大脑功能障碍综合征 特定综合征包括：
- 失认
- 遗忘（包含短暂性全面遗忘）
- 失语
- 失用

精神异常（如抑郁、精神病、焦虑等）有时可有类似的表现。构音障碍，一种神经运动障碍，可能引起与失语类似的症状。

诊断
- 临床评估
- 常依靠神经心理测试

通常脑功能障碍为临床诊断，常需要行神经心理测定。病因学的诊断则需要进一步行实验室检查（如血和脑脊液的分析）和影像学检查，包括结构性（CT和MRI）和功能性（PET，SPECT）影像学。

失认

失认（agnosia）是指不能通过一种或多种感觉的组合来

分辨某一物品。其诊断为临床诊断,包括神经心理测试和脑影像学检查(如 CT、MRI)以明确病因。其预后取决于病变的性质、损害范围及患者的年龄。目前没有特别的治疗,但语音与职业疗法可能对患者功能的代偿有一定作用。

失认并不常见。主要由大脑内整合感知、记忆和辨认的部位的损害(如梗死、肿瘤、脓肿或外伤)或变性(如阿尔茨海默病、帕金森病性痴呆)引起。

类型

不同部位的病变可引起不同类型的失认,包括各种感觉的失认。一般典型的病变只引起一种感觉的失认。例如影响听觉(听觉性失认——不能通过声音辨识物体如电话铃声),味觉(味觉性失认)、气味(嗅觉性失认)、触摸(触觉性失认)和外形(视觉性失认)。

其他形式的失认还包括比较特别或复杂的某一感觉的失认。

面容失认 指虽然患者仍能说出某个面容或物品的特征,但不能辨认出他平时熟悉的或其他有名人物的面孔,以及不能将一个物体从一类物品中区分出来。

疾病失认 往往是由于右侧非优势大脑半球的顶叶病变引起(常见病因包括急性卒中或创伤性脑损伤)。多处损害的患者可能只忽略一处损害而保留对其他所有损害的认知。失认症患者即便左侧肢体完全瘫痪,也可能会否认其运动缺陷,认为其左侧肢体完全正常。当注意到瘫痪的肢体时,患者会认为该侧肢体是其他人的。

通常,患者会忽略其瘫痪或感觉异常的一侧肢体(偏侧病肢忽略)及其周围环境(偏侧忽略)。偏侧忽略常累及左侧肢体。顶叶病变也可引起体感失认。对体感失认的患者,当把他们熟悉的事物(如钥匙,安全别针)放在他们病灶对侧的手上时,患者难以辨识这些物体。然而,当他们看到这些物体时,可以立刻辨识出。

枕颞部病变可引起:
- 对熟悉地点的辨识障碍(环境失认)
- 视觉障碍(视觉失认)
- 颜色盲(全色盲)

右侧颞叶病变可导致:
- 声音辨别障碍(听觉失认)
- 音乐感知障碍(失声症)

诊断
- 床旁和神经心理测试
- 脑影像学检查

在床旁,可以让患者通过视觉、触觉或其他感觉辨别一些常见物体,以判断患者是否存在失认。如果怀疑患者存在偏侧忽略,可让患者进一步辨认其瘫痪侧的肢体或该侧视野范围内的物品。

体检发现存在某一感觉异常或交流障碍时,要注意与失认相鉴别。比如,如果轻触觉缺失,尽管皮质功能完好,患者也可能感觉不到物体。同时,失语症可能会干扰患者的表达。神经心理测试可以更精确地区分各种类型的失认。

脑影像学检查(如 CT 或 MRI,必要时血管造影)可明确是否有中枢性病变(如脑梗、出血、占位),同时注意是否有脑萎缩以除外退行性疾病。

预后

失认症恢复的影响因素包括:
- 病变类型,大小和位置
- 损害程度
- 患者年龄
- 治疗的有效性

其功能一般在 3 个月内逐渐恢复,但也有一些患者的恢复需要一年。

治疗
- 病因治疗
- 言语或职业疗法

条件允许时,对失认症的病因进行治疗(如脑脓肿手术切除或抗生素治疗,脑肿瘤手术或放疗)。

专业的言语康复和职业治疗医生对患者功能的代偿有一定作用。

> **关键点**
> - 失认并不常见但可能影响任何一种感觉
> - 可通过让患者辨识物体或对症状轻微者进行神经心理测试诊断失认症
> - 进行脑影像学检查以明确病因
> - 推荐进行言语康复和职业治疗,以帮助患者的功能代偿

遗忘

遗忘(amnesia)是指对过去的经历不能回忆。它可以由外伤、变性病、代谢障碍、癫痫或神经心理异常引起。其诊断为临床诊断,但通常包括神经心理测试和影像学检查(如 CT,MRI)。治疗为针对病因的治疗。

记忆处理的步骤如下:
- 识记(接收新的信息)
- 编码(建立联系,时间标记,及其他有利于信息读取的必须过程)
- 读取

任何一个上述过程的异常可以导致遗忘。当然,遗忘症来源于记忆功能损害,而不是因为可产生相似症状的其他功能损害(如注意力、刺激、推理性和语言)。

遗忘可以分为下列几种类型:
- **逆行性遗忘** 对事件发生以前的事件遗忘
- **顺行性遗忘** 事件发生以后无法产生新的记忆
- **感觉特异性遗忘** 与某一类感觉有关的记忆,如失用

遗忘可能是:
- 一过性的(如脑震荡)
- 持续性的(如脑炎,脑缺血,或心搏骤停)
- 进展性的(如退行性疾病相关痴呆,如阿尔茨海默病)

遗忘一般多见于对发生事件的遗忘(陈述性记忆),而对某些技巧的遗忘(操作性记忆)较少见。

病因

遗忘可由弥漫性脑损伤、大脑双侧病变、颅内多发损伤等影响大脑半球记忆存储功能区的病变引起。

与陈述性记忆有关的主要通路位于海马旁回内侧、海马以及颞叶内下侧、额叶眶面（基底前脑）和间脑（包括丘脑和下丘脑）。这些结构中，以下是至关重要的：

- 海马回
- 下丘脑
- 基底前脑核
- 丘脑背内侧核

杏仁核对记忆提供情感性补充。丘脑的板内核和脑干网状激活系统负责记忆的增强。双侧丘脑背内侧核损害严重影响近事记忆和新的记忆形成。

遗忘可由下列因素引起：

- 维生素 B_1 缺乏（引起韦尼克脑病或柯萨可夫精神病），见于慢性酒精滥用或严重营养不良患者
- 脑外伤
- 癫痫
- 全脑缺氧或缺血
- 脑炎
- 基底动脉顶端栓塞闭塞（基底动脉尖栓塞）
- 退行病变性痴呆如阿尔茨海默病
- 各种药物中毒（如慢性有机溶剂、两性霉素B和锂中毒）
- 下丘脑肿瘤
- 精神心理创伤或应激状态

脑震荡或其他中重度脑外伤引起的创伤后遗忘可能与颞叶内侧的受损有关。中度或重度创伤可能会影响更大范围的记忆存储和读取，一般多见于引起痴呆的弥散性病变。

神经心理障碍引起的遗忘往往都与心因性创伤或压力有关（参见第1569页）。

良性衰老性健忘（年龄相关的记忆减退） 是指由于年龄增长引起的记忆减退。良性衰老性健忘的人群常逐渐出现记忆问题，一开始是想不起别人的名字，然后是对某些事件缺乏记忆，偶尔对空间关系也不能回忆。良性衰老性健忘与痴呆目前没有证实有相关性，尽管两者之间存在一些相似之处。

遗忘型轻度认知功能障碍（遗忘型MCI） 可能存在于有主观记忆问题的人群中，他们在客观记忆测试中有异常，但不影响其他认知领域与日常功能。与不伴记忆障碍的年龄匹配的人群相比，遗忘型MCI患者更容易患阿尔茨海默病。

诊断

- 床旁测试

简单的床旁测试（如说出三个物品，让患者重复；说出物品原先摆放的位置等）和正规的神经心理测试（如词语学习测试：California词语学习测试和Buschke选择性回忆测试）都能帮助确定是否有词语记忆障碍。对非词语性记忆的评价较难，可能包括对视觉和语调的回忆。

临床检查往往可以发现病因，并行相关必要检查。

治疗

- 直接对因治疗

对于相关病变或神经心理异常引起的记忆障碍都需要相应的治疗。但是有些急性遗忘的患者会自愈。某些导致遗忘的疾病（如阿尔茨海默病，科萨科夫精神病，疱疹病毒性脑炎）可以进行治疗；但对潜在病因的治疗可能并不会使遗忘症状本身减轻。

胆碱能药物（如多奈哌齐）可暂时性改善阿尔茨海默病患者的记忆功能；其他类型的痴呆也可试用此类药物。除此之外，尚无可促进记忆恢复和改善结局的治疗措施。

> **关键点**
> - 导致遗忘的原因多样，包括创伤性脑损伤，退行疾病性痴呆，代谢异常，癫痫和精神创伤或应激
> - 临床诊断遗忘症可采用床边测试（如3项目回忆）或正式认知测试（如词语学习测试）
> - 对遗忘症的病因进行治疗

短暂性全面遗忘

短暂性全面遗忘为突然发生、持续时间小于24小时的顺行性或逆行性（更常见）遗忘。诊断主要依靠临床判断，也包括实验室检查和CT及MRI，或临床加实验室检查以评价中枢血液循环情况。典型的TGA会自愈但有可能再次发生。目前没有特异性治疗，但需纠正潜在病因。

大多数（75%）短暂性全面遗忘的患者年龄为50～70岁，40岁以下者少见。

病因

短暂性全面遗忘的病因尚不明确。可能的机制与偏头痛，缺氧和/或缺血，静脉血流异常，癫痫发作以及心理因素有关。

近期数据提示CA1区神经元对代谢因素的敏感性高可能发挥关键作用，以上部位的损害可导致级联反应进而损害海马功能。

过度酒精摄入，服用中等剂量的镇静剂，如巴比妥，或一些违禁药品，或有时服用小剂量的苯二氮䓬类（尤其是咪唑地西泮、三唑仑等）都可引起较特别的良性短暂性全面遗忘。

可能诱发短暂性全面遗忘的事件包括：

- 突然浸没于冷水或热水中
- 体力消耗
- 情绪或心理应激
- 疼痛
- 医疗行为
- 性交
- 瓦尔萨尔瓦动作

症状及体征

患者通常在某些诱发事件后起病。

短暂性全面遗忘的典型表现是：

- 突然产生的严重顺行性遗忘

也可表现为程度相对较轻的逆行性遗忘，一般持续1～8小时，但也可持续30分钟至24小时不等（少见）。患者通常不能对时间、空间定向，但对人物的定向正常。许多患者会变得十分紧张、焦虑并且不停地询问一些正在发生的事件。相对而言，患者仍保留语言功能、注意力、空间-视觉能力和社交能力。随着发作事件的消退，损害能逐步恢复。

与特定物质摄入后引起的短暂性良性遗忘不同,因为后者:

- 仅引起逆行性遗忘(如物质摄入过程中和之前的事件)
- 尤其是与毒品相关的事件
- 不会出现意识模糊状态(急性中毒缓解后)
- 再次摄入相似剂量此类物质后才会复发

诊断

- 主要临床评估
- 脑影像学成像

短暂性全面遗忘主要为临床诊断。神经系统检查除记忆障碍外多无其他异常。需注意排除脑缺血(参见第1815页)。

实验室检查应包括CBC,凝血功能检测及高凝状态评估。

颅脑CT和/或头颅MRI检查常需都做。对怀疑脑缺血者,应行高分辨率弥散加权成像以进行排除;MRI可能会显示海马外侧弥散受限区域的相应局灶性高信号。在症状出现后24小时内,仅12%患者可在MRI中发现海马病灶。如在3日后采用薄层(3mm)及更高b值扫描,则MRI检出率可增至81%。为何病灶在3日后显示更清晰尚不明确。

脑电图通常显示非特异性的异常,除非是怀疑癫痫或其他发作性疾病,一般没有必要行脑电图检查。

预后

预后良好。症状通常持续<24小时。随着疾病缓解,遗忘症减轻,但发病过程中的记忆可能丢失。

一般来讲,不会再发,除非病因是癫痫发作或者偏头痛。该病的终身复发率5%~25%。

本病不会增加卒中风险。

治疗

- 如果可能则针对病因治疗

目前没有针对短暂性全面遗忘的特异性治疗。但是,应对任何潜在的疾病进行治疗。

> **关键点**
> - 短暂性全面遗忘通常发生于50~70岁的人群
> - 进行高分辨率弥散加权脑部MRI检查以排除脑缺血所致
> - 虽然已丧失的记忆可能无法恢复,但记忆功能趋于在24小时内好转,且多无复发

失语

失语(aphasia)是指对言语性或非言语性词语的理解、表达受损而引起的语言功能障碍。失语一般由语言中枢或基底核白质传导通路损害引起。其诊断为临床诊断,包括神经心理测试和有助于病因诊断的脑影像检查(CT,MRI)。预后取决于病变的原因、损害的范围及患者的年龄。目前没有特异性治疗,但语言康复训练可以改善症状。

在右利手和大约2/3的左利手人群中,语言功能位于左侧大脑半球。其余1/3左利手人群中,言语功能区位于右侧半球。负责语言功能的皮质区包括:

- 颞叶的后上部[包括韦尼克区(Wernicke area)]
- 邻近的顶叶下部
- 额叶的后下部,运动皮质区前方(布罗卡区)
- 上述部位的皮质下联络结构

任何引起上述三角区受损的病变(如脑梗、肿瘤、外伤或变性等)均可引起语言功能的障碍。

说话语调异常一般由双侧大脑半球引起,有时由非优势半球病变引起。

失语与先天发育异常引起的语言障碍不同;与运动通路及其支配肌异常引起的发声异常(构音障碍)也不同。

病因

失语的病因通常为非进展性损害(如卒中、头部创伤、脑炎);在这些患者中,失语症状不会发生恶化。有时由进展性疾病所致(如脑肿瘤、痴呆);在这些病例中,失语进行性加重。

类型

失语一般可分为感受性失语和表达性失语。

- **感受性失语**[感觉性失语、流利性失语或感觉性失语(Wernicke aphasia)]:患者无法理解单词,或者各种听觉、视觉和触觉符号。感受性失语是由优势半球的颞叶后上部(韦尼克区)病变引起。通常,患者同时会伴有失读(失去阅读能力)
- **表达性失语**[运动性失语、非流利性失语或布罗卡失语(Broca aphasia)]:对词语的基本概念和理解能力相对保留,但产生词语的能力受损。表达性失语一般由影响优势支配的左额叶区或额顶叶区的病变引起,其中包括布罗卡区(Broca area)。同时,这类患者常伴有失写(失去写字的能力)和诵读障碍

还有其他类型的失语(表225-1),它们的表现多有重叠。尚无完美的失语分类系统。通过阐释缺损功能的类型来描述特定的失语,已是现有最准确的方法。

表225-1 失语的类型

型别	责任病变的位置	常见原因	语言模式
命名性失语	病变(通常很小)可存在于左侧半球语言区的任意位置	多种疾病	失语既表现在口语表达上(导致空洞的、累赘的、错乱的语言),又表现在书面语方面,言语流利、听理解和阅读理解好、复述正常
Broca失语(非流利性、表达性、运动性)	位于左侧额叶或额顶叶(包括Broca区)梗死的大病变	梗死、出血、外伤、肿瘤	口语及书面语均有命名性失语,语言不流畅(表达缓慢、费力,语句简短,语言韵律受损,介词和连词的使用减少),理解能力好,复述受损,写作受损(失写症)

型别	责任病变的位置	常见原因	语言模式
Wernicke 失语（流利性、接收性、感觉性）	位于左侧颞顶叶大病变，包括 Wernicke 区	梗死、肿瘤	口语及书面语均有命名性失语，语言流畅（伴有言语错乱，多样的语法形式，但是常常难以表达含义），听觉理解和写作理解差，复述受损，阅读障碍（失读症），失写症
传导性失语	左侧大脑半球皮质下病变，常在颞上回或顶下小叶之下	梗死、出血、肿瘤	命名性失语（语言错乱突出），但语言流畅，理解能力好，复述受损（伴有频繁的语言错乱），阅读理解能力好，写作能力未受影响
全失语	左侧额颞顶叶大病变，包括 Broca 区和 Wernicke 区	出血、梗死、外伤	口语和书面语都有严重的命名不能，语言不流利（常伴有表达稀少），理解能力差，复述受损，失读症，失写症
经皮质运动性失语	左侧额叶病变，不包括 Broca 区和 Wernicke 区	肿瘤、梗死、脑炎、出血、外伤、肿瘤	和 Broca 失语类似，但复述正常发音常常不受影响
经皮质感觉性失语	颞顶叶病变，不包括 Broca 区和 Wernicke 区	梗死、脑炎、出血、外伤、肿瘤	和 Wernicke 失语类似，但是复述正常

* 责任病变位于语言主导的半球（一般在左半球）。

症状及体征

感觉性失语 患者能流利地说话，常伴杂一些无意义的发声，但患者并不知道其意义及相互关系。结果是患者往往说出一堆杂乱的词或称为"语词杂拌（word salad）"。典型的患者并不能意识到自己的言语他人无法理解。

由于病变区域与视觉通路接近，感觉性失语患者常伴有右侧视野缺损。

布罗卡失语 患者对词语的基本概念和理解能力相对保留，但运用词句的表达能力受损。通常，布罗卡失语会影响词句的组织和书写能力（引起失写或书写困难），从而严重影响患者的交流。然而，患者可以理解话语（口头交流）和文字（书面交流）。

布罗卡失语的患者可能会有命名不能（不能说出某一物品的名字）和语调异常。

诊断

- 排除其他交流障碍
- 床旁和神经心理测试
- 脑影像学成像

通过与患者的言语交流一般能粗略地了解其是否存在失语。但是临床医生应该将失语从其他交流障碍中鉴别出来，其他交流障碍可源于严重构音障碍或听力、视力受损（如当评估阅读能力时），或者运动性书写能力受损。

有时，感觉性失语可能会被误认为谵妄。但是，一般，感觉性失语是单纯的语言功能障碍而不伴有谵妄的特点（如意识水平的改变、幻觉、注意力异常）。除检测外，为识别特定缺乏，需进一步行下列床旁评估：

- **自发性言语** 评价患者说话时的流利程度、用词多少、开始话题的能力、是否有自发性错误、找词能力、语句停顿、是否有词语烦冗和语调异常
- **命名** 请患者命名物体。命名有困难的患者常常使用迂回累赘的陈述（如用"你用来看时间的物品"来代替"钟表"）
- **复述** 请患者复述语法复杂的用语（如"没有假设、并且，或但是"）
- **理解** 请患者从一堆物品中指出临床医师所说的物品，执行一步及多步指令，并且回答简单和复杂的是非题
- **阅读和书写** 请患者自己写下一段话，并且大声地朗读出来。评估对听写所反映的阅读理解、拼写和写作能力

神经心理学家的正式认知功能测定和语言学治疗专家可帮助发现更具体的言语功能异常、确定治疗方案和评价预后。目前有多种帮助诊断失语的正规测试（如 Boston 失语诊断测验、Western 失语量表、Boston 命名测验、符号测验、活动命名测验等）。

需行脑部影像学检查（如 CT、MRI，可包括血管造影）以除外中枢性病变（如脑梗、出血或占位）。如有必要，可进一步行其他检查以明确病变性质（如卒中评估）。

预后

恢复情况受以下因素影响：

- 病因
- 病变的大小和位置
- 语言障碍的程度
- 治疗反应
- 年龄，教育和一般健康状况也一定程度地产生影响

年龄<8 岁的儿童在严重的单侧半球损害后常能恢复言语功能。对于大于 8 岁的患者，其症状往往在 3 个月内开始恢复，有时在 1 年内有不同程度的恢复。

治疗

- 病因治疗
- 语言治疗
- 增加交流手段

某些病变治疗是非常有效的(如糖皮质激素治疗占位性病变导致的血管源性水肿)。针对失语本身治疗的有效性尚不明确,但大多数临床专家认为发病后尽快地进行专业的语言康复训练能使患者获得最大限度的恢复。

不能恢复基本语言技巧的患者和这些患者的看护者,有时可以通过增加交流手段来表达信息(如书本或交流板上画有患者日常需要的图片或者标志,或是计算机设备)。

> **关键点**
> - 对右利手和2/3左利手人群,言语功能区位于左侧大脑半球
> - 通过语言损害的特点描述特定类型的失语,因为各类型失语的表现常有重叠,而尚无一种分类系统是完美的
> - 床旁评估患者的命名、重复、理解、阅读和书写能力,进行脑影像学检查,并考虑行神经心理学测试
> - 如可能,针对病因进行治疗,并建议言语治疗

失用

失用(apraxia)是指大脑受损后,患者虽然有正常的活动能力和主观意愿,但不能执行有目的、以前已学会的运动功能。诊断一般为临床诊断,包括神经心理测试,脑影像学检查(如 CT、MRI)以明确病因。失用的预后取决于病变的原因、范围和患者的年龄。目前没有特异性的治疗,但物理治疗和专业训练能帮助患者轻度改善功能及帮助确保患者的安全。

失用一般由顶叶或其联络纤维病变(如脑梗、肿瘤、外伤)或变性引起,上述部位涉及以前已学会的运动功能的记忆。另外,较少见的是,失用源于其他大脑部位的损害,如运动前皮质(位于额叶,在运动皮质区之前)、额叶的其他部分、胼胝体,或变性痴呆引起的弥散性损害。

症状及体征

患者不能理解和完成复杂的运动指令,但运动、感觉、共济功能正常,且能完成复杂动作中的单个动作成分。例如结构性失用的患者虽然能看见和辨认出简单的几何图形,能使用笔和明白自己要做什么,但自己不能照样子画出该图形。通常,患者并不能认识到自己存在上述功能障碍。

诊断

- 床旁和神经心理测试
- 脑影像学成像

床旁检查包括让患者执行或模仿一些简单的常用的动作指令(如敬礼、停步或行走、梳头发、划火柴并吹灭、用钥匙开锁、使用螺丝刀、使用剪刀,深呼吸并且屏住呼吸)。同时需评价肌力和运动幅度以除外由于肌力减退和骨骼肌肉系统疾病引起的相关症状。

神经心理测试或专业治疗师能帮助更精确地明确失用的类型。

应该询问看护者关于患者执行日常生活的能力,特别是一些需用工具的家务活(如正确和安全地使用餐具、牙刷、使用灶具准备膳食、使用锤子、剪刀等)和书写能力。

需进一步行脑部影像学检查(如 CT 或 MRI,包括血管造影)以诊断是否表现出中枢性病变的特征(如脑梗、出血、占位、局部萎缩)。

预后

通常,患者会失去独立日常生活的能力,至少在一定程度上需要照看。脑卒中引起的失用一般可以保持在比较稳定的水平,有些患者甚至可以在一定程度上有所改善。

治疗

- 物理治疗和职业治疗

目前,本病没有特定的药物治疗。益智类药物也没有明显效果。

物理治疗和专业训练能帮助改善功能,但最有效的在于保持周围环境的安全和提供一些方便患者使用的装置。

> **关键点**
> - 患者不能理解和完成复杂的运动指令,但仍能完成运动指令动作中的单个动作成分
> - 请患者在床旁完成日常动作任务,推荐进行神经心理学测试,并行脑影像学检查
> - 推荐行支持性物理治疗和职业治疗

226. 头 痛

头痛概述

头痛可发生在头部任何部位,包括颅骨、面部(包括眶颞部)和颅内。头痛是内科门诊最常见主诉之一。

病理生理

头痛由颅内外、颅骨、面部、鼻窦或牙齿中的痛觉敏感

组织激活所致。

病因

头痛可原发或继发于其他疾病。原发性头痛包括偏头痛、丛集性头痛(包括慢性发作性偏头痛和持续性偏头痛)紧张性头痛。继发性头痛有多种病因(表226-1)。

表226-1 继发性头痛的病因

病因	举例
颅外病变	颈动脉或椎动脉夹层(也可导致颈部疼痛)
	牙齿病变(感染,颞下颌关节病变)
	青光眼
	鼻旁窦炎
颅内病变	脑肿瘤或其他肿块
	Chiari I型畸形
	脑脊液漏导致低颅压头痛
	出血(颅内,硬膜下或蛛网膜下腔出血)
	特发性颅高压
	感染性病变(如脑脓肿、脑炎、脑膜炎、硬膜下积脓)
	非感染性脑膜炎(如脑血管畸形、血管炎、静脉窦血栓)
系统性病变	急进性高血压
	菌血症
	发热
	巨细胞动脉炎
	高碳酸血症
	缺氧(包括高原反应)
	病毒感染
	病毒血症
药品和毒品	镇痛剂过度使用
	咖啡因戒断
	一氧化碳
	激素(如雌激素)
	硝酸盐
	质子泵抑制剂

总体来说,最常见的头痛为:
- 紧张性头痛
- 偏头痛

一些头痛原因较为常见,另一些由于可能较为危险或(和)需要特殊治疗,故必须得到重视(表226-2)。

评估

评估着重于确定是否为继发因素。如果未发现病因,则需鉴别原发性头痛。

病史 现病史:包括询问头痛的部位、持续时间、程度、发作(突发或缓慢)及性质(如搏动性、持续性、间歇性、压榨性等)。加重或缓解因素(如头位、一天中的时段、睡觉、光、声、体力活动、气味、咀嚼)也要注意。如果患者有既往或复发性头痛,既往诊断以及本次头痛是否与既往类似需要确定。对于复发性头痛,发病年龄、发作频率、当时的类型(包括与月经周期的关系)以及对治疗的反应(包括OTC治疗)均需注意。

全身性疾病回顾:需寻找可提示病因的症状,包括:
- 呕吐:偏头痛或颅内压升高
- 发热:感染(如脑炎、脑膜炎、鼻窦炎)
- 眼红和视觉症状(光圈、视物模糊):急性闭角型青光眼
- 视野缺损、复视或视物模糊:眼肌型偏头痛、颅内占位、特发性颅高压
- 流泪和面部发红:丛集性头痛
- 流鼻涕:鼻窦炎
- 搏动性耳鸣:特发性颅高压
- 视觉先兆:偏头痛
- 局灶性神经功能缺损:脑炎、脑膜炎、脑出血、硬膜下血肿、肿瘤或其他占位
- 癫痫:脑炎、肿瘤或其他占位
- 头痛时晕厥:蛛网膜下腔出血
- 肌痛和/或视觉改变(>55岁):巨细胞动脉炎

表226-2 不同原因头痛类型的特点

病因	特点	诊断方法
原发性头痛		
丛集性头痛	单侧眶颞部发作,通常发生在每日的同一时间,深度严重疼痛,持续时间30~180min,常伴有流泪,面部潮红或霍纳综合征(Horner syndrome),伴有不安躁动	临床评估
偏头痛	通常为单侧搏动样疼痛,持续4~72h,偶有先兆发作,常伴有恶心、畏光畏声或气味敏感等,日常活动可加重,喜爱在暗室,睡眠可缓解头痛	临床评估
紧张性头痛	发作频繁或持续存在,轻度双侧,紧箍样疼痛,通常从后枕部或额部扩散至全头,在下午至夜间加重	临床评估
继发性头痛		
急性闭角型青光眼	单侧额部或眶部 灯光周围有晕圈,视力下降,结膜充血,恶心呕吐	眼压计
高原反应	头昏,纳差,恶心,呕吐,乏力,易激惹,失眠 发生在最近去过高原地区的患者中(包括超过6h的飞行时间)	临床评估
脑炎	发热,精神状态改变,癫痫,局灶性神经系统功能缺失	MRI,脑脊液分析

续表

病因	特点	诊断方法
巨细胞动脉炎	年龄大于55岁，单侧针刺样头痛，梳头时有疼痛，视力下降，发作性咀嚼费力，发热，体重下降，出汗，颞动脉触痛，邻近部位肌痛	血沉，颞动脉活检，常规神经影像学检查
特发性颅高压	偏头痛样头痛，复视，搏动样耳鸣，外周视野缺损，视乳头水肿	神经影像学检查(尤其是MRV)，脑脊液压力及细胞学检查等
脑出血	突然发作，伴呕吐，局灶性神经功能障碍，意识水平改变	神经影像学检查
药物过度使用	部位及强度不固定的头痛 每个月15日以上，通常在清醒时发作，典型的发作是在之前因某种发作性头痛服用止痛药物后进展而来	临床评估
脑膜炎	发热，脑膜刺激征，意识水平改变	脑脊液检查，通常优于CT检查
腰穿后低颅压	剧烈头痛，通常有脑膜刺激征和/或呕吐，坐位或站位时有加重，完全躺平可好转	临床评估
鼻旁窦炎	脸部或牙齿特定部位疼痛，发热，流脓涕	临床评估，有时行CT检查
蛛网膜下腔出血	在几秒钟之内达到头痛最高峰(雷击样头痛)，呕吐，晕厥，反应迟缓，脑膜刺激征	神经影像学，如果临床及影像不能完全确诊时需行脑脊液检查
硬膜下血肿(慢性)	失眠，意识水平改变，偏瘫，眼底血管搏动减弱或视乳头水肿，存在危险因素(老年，凝血功能异常，痴呆，抗凝药物使用，激素滥用等)	神经影像学检查
肿瘤或实质病变	最终进展至意识水平改变，癫痫，呕吐，侧向复视，眼底静脉搏动减弱或视乳头水肿，局灶性神经功能障碍	神经影像学检查

既往史：需排除以下头痛的危险因素，包括药物、食物(特别是咖啡因)或毒物接触史(表226-1)，近期腰穿史，免疫抑制疾病或IV类药物使用史(增加感染风险)；高血压(增加脑出血风险)、肿瘤(转移风险)；及痴呆、创伤、凝血功能障碍性疾病或使用抗凝药或酒精(硬膜下血肿风险)。

家族及社会史需包括家族性偏头痛病史，因为偏头痛可能在家庭成员中未得到诊断。

体格检查　需监测生命体征包括体温。需注意一般表现(如在暗室中安静或不安)。一般体格检查(注意头颈部)，神经系统检查。

检查颅骨是否有肿胀或压痛。需触诊患侧颞动脉及双侧颞下颌关节，注意有无压痛及张闭口时的咀嚼动作。

眼部及眶周检查泪腺，有无脸红及结膜充血。瞳孔大小，光反射及眼外肌运动及视野需检查。眼底检查有无自发性静脉搏动或视乳头水肿。如果患者有视觉相关症状或眼部异常，则需检查视敏度。如果有结膜发红，则需使用裂隙灯检查前房和角膜，并行眼压测定。

需检查鼻孔有无脓液。口咽有无水肿，牙齿有无叩痛。还需检查颈部弯曲时有无不适或强直，提示脑膜刺激征。

颈椎压痛也需检查。

预警症状：下列发现必须得到重视：

- 神经系统症状或体征(如精神改变、无力、复视、视乳头水肿、局灶神经功能缺损)
- 免疫抑制或肿瘤
- 脑膜刺激征
- 50岁以后头痛发作
- 雷击样头痛(严重头痛数秒钟达到高峰)
- 巨细胞动脉炎症状(如视觉改变、咀嚼暂停、发热、体征减轻、颞动脉压痛、近端肌痛)
- 系统性症状(如发热、体重减轻)
- 进展性头痛恶化
- 眼红或光晕

症状的说明　如果相似的头痛在一般情况较好的患者中反复发生，且体格检查正常，则病因很少是恶性的。如果头痛从幼年或青年起病并反复发作，则提示原发性头痛。如果已知原发性头痛患者头痛类型明显变化，需考虑继发性因素。

除了先兆外的大多数原发性头痛的症状都是非特异性的。所有症状和体征的联合可能更有特征性(表226-2)。

危险信号的发现常提示病因(表226-3)。

表226-3　与危险信号匹配的头痛病因

有提示的发现	病因
神经系统症状及体征(如意识水平改变、意识混乱、神经源性虚弱、复视、视乳头水肿、局灶性神经系统功能缺失)	脑炎，硬膜下血肿、蛛网膜下腔或颅内出血、肿瘤、其他颅内占位、颅内压升高
免疫抑制剂使用或肿瘤	中枢神经系统感染、转移瘤
脑膜刺激征	脑膜炎、蛛网膜下腔出血、硬膜下脓肿
50岁以后起病	严重疾病风险增加(如肿瘤、巨细胞动脉炎)
雷击样头痛(数秒内达到最高峰头痛)	蛛网膜下腔出血
伴有发热、体重减轻、视物模糊、下颌运动障碍、颞动脉疼痛以及近端肌痛	巨细胞动脉炎
全身性症状(如发热、体重减轻)	败血症、甲状腺功能亢进、肿瘤
逐渐加重的头痛	继发性头痛
红眼及视物有光晕	急性闭角型青光眼

辅助检查 大多数患者无需辅助检查即可诊断。但一些严重疾病需要尽快检查。一些患者需要立刻检查。有下列特征的患者需行 CT（或 MRI）检查：

- 雷击样头痛
- 精神状态改变
- 脑膜刺激征
- 视乳头水肿
- 败血症体征（如皮疹、休克）
- 急性局灶性神经功能缺损
- 严重高血压（如连续读数显示收缩压>220mmHg 或舒张压>120mmHg）

除此之外，如果考虑脑膜炎，蛛网膜下腔出血或脑炎，若无禁忌需行腰穿。

若怀疑急性闭角型青光眼（如视觉光晕、恶心、角膜水肿、前房影）需行眼压测定。

其他检查需依据病史和体检所显示的剧烈性和严重性，依据怀疑的疾病在数小时或数日内完成。

若患者有以下表现则需行影像学，通常是 MRI 检查：

- 亚急性或发作不明的局灶性神经功能缺损
- 年龄>50 岁
- 体重减轻
- 肿瘤
- HIV 感染或 AIDS
- 原有头痛性质改变
- 复视

若患者有视觉症状，下颌或舌跛行，颞动脉体征或其他巨细胞动脉炎的表现需检测 ESR。

如果患者有中到重度的系统性疾病（如高热、脱水、衰竭、心动过速）并且检查提示鼻窦炎（如前额、位置性头痛、鼻出血、流脓涕等）需行鼻旁窦 CT 检查以排除复杂性鼻窦炎。

如有进展性头痛且提示特发性颅高压（如一过性黑矇、复视、搏动性颅鸣）或慢性脑膜炎（如昏睡、呕吐、局灶神经缺损）需行腰穿或脑脊液检查。

治疗
头痛的治疗直接针对病因。

老年医学精要
超过 50 岁新发头痛需考虑继发性疾病除非排除。

> **关键点**
> - 青年起病的复发性头痛且体检无异常者常为良性
> - 伴有精神状态改变、癫痫发作、视乳头水肿、局灶性神经功能缺损或雷击样头痛的患者需立即行影像学检查
> - 脑膜刺激征或行神经影像学后的免疫抑制患者需行脑脊液检查
> - 伴雷击样头痛的患者即使 CT 正常亦需行脑脊液检查

丛集性头痛

丛集性头痛（cluster headache）引起非常痛苦的眶周和颞部疼痛，以及同侧的自主神经症状（上睑下垂、流泪、鼻漏、鼻塞）。诊断依靠临床。急性期治疗方法为曲普坦（triptan）、麦角胺或吸氧。预防治疗可用维拉帕米、美西麦角、锂制剂、丙戊酸钠或联合用药等。

丛集性头痛男性多见，20~40 岁多发，美国的患病率为 0.4%。通常丛集性头痛多周期性发作，1~3 个月的发作期内，每天发作≥1 次，之后是缓解期，在数月到数年内头痛逐渐缓解。也有些丛集性头痛患者的病情不会减轻。

病理生理学不明，但其发作的周期表明和下丘脑功能失常有关。在发作期饮酒可诱发头痛，但缓解期不会诱发。

症状及体征

丛集性头痛非常具有特征。通常在一天的同一时间发作，经常在深夜把患者痛醒。发作时疼痛总是局限于一侧，累及同侧的头部和眶颞部。疼痛非常剧烈，在数分钟内达到顶峰，而在 30 分钟到一小时内自行缓解。与偏头痛喜欢安静地躺在黑暗的房间里不同，丛集性头痛的患者显得坐立不安，在房间里不断地来回走动。躁动严重时可导致怪异行为（如用头部撞击墙壁）。

自主神经症状包括鼻塞、鼻漏、流泪、面部发红，且同侧有明显的霍纳综合征表现。

诊断
- 临床评估

诊断依据其临床特征，并除外颅内病变。

需排除其他伴有自主神经症状的单侧原发性头痛综合征：

- SUNCT（短暂的单侧神经痛样头痛伴结膜充血和流泪）：发作是非常短暂的（5~250 秒），发生频率很高（高达每日 200 次）
- 慢性阵发性偏头痛：该病发作更频繁（每天发作>5 次），持续时间更短（通常仅数分钟）
- 持续性偏头痛：特征是持续性的中等程度的头痛，阵发性加剧

与丛集性头痛和偏头痛不同，上述两种头痛使用吲哚美辛有效，对其他 NSAID 却没有反应。

治疗
- 终止发作可注射曲普坦、双氢麦角胺或 100%氧吸入
- 长期预防可使用维拉帕米、锂制剂、托吡酯、丙戊酸钠或联合应用

丛集性头痛急性发作时可予注射曲普坦或单用双氢麦角胺或以非重复呼吸面罩吸入 100%氧。

所有患者均应预防用药（表 226-4），因为丛集性头痛发作频繁、疼痛剧烈，严重影响工作学习。每日口服泼尼松 60mg 或用局麻药及激素行枕大神经阻滞术可起到暂时预防作用。预防性药物（如维拉帕米、锂制剂、托吡酯、双丙戊酸）起效较慢，并需一开始即使用。

表 226-4 偏头痛及丛集性头痛的用药

药物	剂量	评价
预防		
阿米替林	睡前 10～100mg	只用在偏头痛 有抗胆碱能作用，可导致体重增加 帮助患者入睡 小剂量即有效
β受体阻滞剂	阿替洛尔 25～100mg po,qd 美托洛尔 50～200mg po,qd 纳德洛尔 20～160mg po,qd 普萘洛尔 20～160mg po,bid 噻吗洛尔 5～20mg po,qd	只用于偏头痛 只有β受体阻滞剂没有交感神经兴奋的情况下使用 在心动过缓、低血压、糖尿病或哮喘患者中避免使用
双丙戊酸	常规剂型：250～500mg po,bid 缓释剂型：500～1 000mg qd	可导致脱发、胃肠道不适、肝功能异常、血小板紫癜和体重增加
锂剂	300mg po,bid～qid	只用于丛集性头痛 可能会导致乏力、口渴、震颤、多尿 需要定期检测血药浓度
肉毒素 A	—	慢性偏头痛的一线治疗药物
托吡酯	通常 50～200mg qd	可导致体重减轻以及中枢神经系统副反应（如意识混乱或抑郁）
维拉帕米†	240mg qd～tid	对丛集性患者最有效 可导致低血压及便秘
急性期治疗		
双氢麦角胺	0.5～1mg 皮下或静脉使用 4mg/ml 喷鼻	可能会导致恶心 高血压及冠状动脉疾病患者禁用 不能与曲普坦同时使用 肺部给药剂型尚在开发中
曲普坦‡	阿莫曲普坦 12.5mg po 依来曲普坦 20～40mg po 夫罗曲普坦 2.5mg po 纳拉曲普坦 2.5mg po 利扎曲普坦 10mg po 舒马曲普坦 50～100mg po；5～20mg,鼻喷；6mg 皮下注射，或者皮下第一次注射 6.5mg，2h 后第二次注射（24h 内不要超过 2 次） 佐米曲普坦 2.5～5mg po 或 5mg 鼻喷	可导致脸部潮红、感觉异常或胸部及喉部的压迫感 如果头痛反复，可一日内使用 3 次 冠状动脉疾病、高血压未能控制、偏瘫型偏头痛或有颅内血管病变的患者禁用 注射或鼻喷剂在丛集性头痛患者中使用
丙戊酸钠	500～1 000mg 静脉使用	通常在不能耐受曲普坦或其他血管收缩剂的患者中使用 长期使用可导致脱发、胃肠道不适、肝功能异常、血小板紫癜和体重增加

* 除非特别说明，药物的剂量可用于任一种头痛。
† 通常使用常规-释放公式。
‡ 常单次服药，根据需要重复用药。

> **关键点**
> - 在通常情况下，在 20～40 岁的人中，丛集性头痛引起难以忍受的单侧眼眶或颞疼痛，伴同侧上睑下垂、流泪、流涕和/或鼻塞
> - 在通常情况下，患者出现≥1 次发作/d，这可持续 1～3 个月，而后是缓解数月至数年
> - 根据临床表现诊断丛集性头痛
> - 为了中止发作，给予肠外曲坦类药物或二氢麦角胺和/或通过非重复呼吸面罩进行 100%氧吸入
> - 为了防止发作，使用泼尼松或枕大神经阻滞进行短期缓解；使用维拉帕米、锂、托吡酯，和/或双丙戊酸钠进行长期缓解

特发性颅内压增高

（良性颅高压；假性脑瘤）

特发性颅内压增高（idiopathic intracranial hyperten-sion）是没有颅内占位或脑积水的颅内压增高，其脑脊液成分正常。

特发性颅内压增高好发于育龄期的女性。正常体重女性发病率为 1/100 000，而肥胖女性发病率为 20/100 000。颅内压较正常明显升高（>250mmH$_2$O）；病因不明，可能与脑静脉回流受阻有关。

症状及体征

大多数患者一天之中几乎持续存在头痛，疼痛程度有波动，有时伴恶心。还可能有一过性的视物模糊、复视（由

于展神经功能受损)和搏动性的脑鸣。视力从周围开始丧失,因此患者可能在病程晚期才发现。不可逆的失明是最主要的危险。

几乎每一个患者都有双侧视乳头水肿。一些患者没有症状而在进行常规的眼底检查时发现。神经科检查可发现展神经部分性麻痹,但并不明显。

> **经验与提示**
> - 如果临床表现提示特发性颅内压升高,即使患者无视力相关症状,也均需进行视野及眼底检查

诊断
- MRI 和 MRV
- 腰椎穿刺

如果临床表现提示特发性颅内压升高,即使患者无视力相关症状,也均需进行视野及眼底检查。

因临床表现而怀疑此病,可通过影像学(首选 MRI 及 MRV)正常(横窦除外),腰椎穿刺颅内压增高而脑脊液成分正常而确诊。

少见的,一些药物和疾病可引起类似特发性颅内压增高的症状(表 226-5)。

表 226-5 与视乳头水肿和特发性颅高压有关的疾病

病因	举例
颅内静脉系统阻塞	颅内静脉窦血栓
	颈静脉血栓形成
疾病	艾迪生病(Addison disease)
	COPD
	甲状旁腺功能减退
	严重缺铁性贫血
	肥胖(通常发生在年轻女性中)
	多囊卵巢综合征
	肾衰竭
	右心室心力衰竭伴肺动脉高压
药物	合成代谢类固醇
	长期使用糖皮质激素后戒断
	生长激素的使用
	萘啶酸
	呋喃妥英
	四环素及其衍生物
	维生素 A 中毒

治疗
- 乙酰唑胺
- 减肥
- NSAID 或治疗偏头痛药物

治疗的目的是降低压力,保存视力及缓解症状。乙酰唑胺 250mg,每日 4 次,作为利尿剂使用。应建议肥胖患者减肥,有助于降低颅内压。反复腰穿降压有争议,但可偶尔使用,尤其当确切治疗决策制订前,而患者视力受损时。任何潜在病因(如疾病或药物)如有可能均需纠正。

治疗偏头痛药物(特别是托吡酯,其也能抑制碳酸酐酶)可缓解头痛。根据需要使用 NSAID 类药物。

如果治疗后仍有视力丧失,则可考虑视神经鞘开窗术或分流术(腰大池腹腔或脑室腹腔)或血管内静脉分流术。肥胖手术可使无法减肥的患者体重减轻。

经常进行眼科检查(包括视野的量化检查)以监测治疗的效果,仅进行视力敏锐度的检查对视力即将丧失不够敏感。

> **关键点**
> - 对表现为每日发作的弥漫性头痛伴或不伴视觉症状的患者,尤其是超重的女性,需考虑特发性颅内压增高;进行视野及眼底检查
> - 确诊依靠脑影像学检查(首选 MRI、MRV)和腰椎穿刺(若无禁忌)
> - 建议减肥并用乙酰唑胺治疗
> - 经常进行眼科检查(包括视野的量化检查)以监测治疗的效果

偏头痛

偏头痛(Migraine)是原发性头痛的一种。典型的表现是疼痛持续 4~72 小时,程度较重。头痛经常为单侧、搏动性疼痛,劳累后加重,并伴随自主神经症状(如恶心、畏光、畏声或害怕闻到特殊的气味)。先兆可发生于 25% 的患者,多在发作前发生,但也可在头痛后发生。依据临床表现可做出诊断。治疗以曲普坦类药物、双氢麦角胺、止吐剂、镇痛剂为主。预防性治疗包括生活方式(如睡眠习惯和饮食)的调整和药物治疗(β-受体阻滞剂、阿米替林、双丙戊酸钠等,表 226-4)。

病因
偏头痛是反复发作、中到重度头痛最常见的原因;在美国,女性的年发病率是 18%,男性是 6%。通常在青春期或青年时期起病,随着年龄的增长,疼痛程度和发作频率逐渐加重,50 岁以后渐减轻。研究显示偏头痛有家族聚集现象。

病理生理
目前认为偏头痛是中枢神经活动改变和三叉神经血管系统受累引起的神经血管性头痛,前者为脑干核团的激活,皮层的活动性增强以及皮层抑制的扩展,后者为神经肽激活释放,导致颅内血管和硬脑膜的炎性疼痛。

多种偏头痛的潜在触发因素已被证实,包括:
- 饮红酒
- 不吃正餐
- 过度的传入性刺激(如闪光、强烈的气味)

- 天气改变
- 睡眠剥夺
- 应激
- 激素水平,如月经期
- 某些食物

脑外伤、颈部疼痛或颞颌关节功能异常有时会诱发或加重偏头痛。

雌激素水平的波动也是偏头痛的一个诱发因素。许多女性患者在月经初潮时首次发作,在经期有严重的偏头痛发作(经期偏头痛),或在停经时加重。很多女性患者在怀孕后症状减轻(但部分女性在最初的 3~6 个月可能有所加重)。口服避孕药和其他激素偶尔会诱发或加重偏头痛,并与有先兆的偏头痛患者的卒中有关。

一种罕见的偏头痛类型为家族性偏瘫性偏头痛。该病与 1、2 和 19 号染色体基因缺失相关。常见类型中基因的作用正在研究中。

症状及体征

通常在发作前有前驱症状(偏头痛起始时的一种感觉),包括情绪改变、纳差、恶心或合并出现。

在 25% 的患者中存在先兆。先兆可持续数分钟至 1 小时,表现为可影响感觉、平衡、肌肉协调性、语言或视觉的神经紊乱。先兆可持续至头痛出现后。多数情况下,先兆表现为视觉症状(闪光:如双眼光点、弓形闪光、锯齿形闪光、暗点)。感觉异常和麻木(一般从一侧手开始,扩展到同侧前臂和面部)、言语障碍、一过性脑干功能障碍(可引起共济失调、意识混乱甚至意识不清)较视觉异常少见。也有些患者只有先兆症状而无偏头痛发作。

疼痛的程度为中到重度不等,持续 4 小时到数天,通常睡眠后缓解。疼痛可以是单侧或双侧,额颞叶较多见,以搏动性为主。

偏头痛不仅仅是头痛。自主神经症状如恶心(有时有呕吐)、畏光、畏声、恐嗅等较明显。患者称头痛发作时无法集中注意力。常规的躯体活动通常使头痛加重,同时因患者畏光、畏声,使得大多数患者发作时喜欢静躺在一个黑暗而安静的房间里。严重发作时患者几乎失能,从而影响家庭和工作。

在频率和严重程度上,偏头痛也有很大的差异。很多患者有几种头痛发作类型,包括没有恶心和畏光的轻度头痛,此种头痛与紧张性头痛相似,是顿挫性偏头痛。

慢性偏头痛 发作性偏头痛可发展为慢性偏头痛。患者每月发作≥15 次。这种头痛障碍可被称作联合性或混合性头痛,因为它兼有偏头痛和紧张性头痛的特点。这种头痛多由急性期过量药物治疗所致。

其他症状 其他罕见偏头痛类型可称为其他症状。基底动脉型偏头痛可引起眩晕、共济失调、视野缺失、感觉障碍和意识水平的改变。偏瘫型偏头痛可能系家族性发作,可导致单侧肌无力。

诊断
- 临床评估

诊断根据特征性症状和正常的体格检查(包括全面神经科检查)。

需警惕其他诊断(即使患者存在偏头痛病史)的表现包括:
- 疼痛在数秒钟或更短时间内达到高峰(雷击样头痛)
- 发病年龄>50 岁
- 在数周或更长时间内头痛强度和频率增加
- 肿瘤病史(脑转移)或免疫抑制性疾病(如 HIV 感染、AIDS)
- 发热、脑膜刺激征、意识改变或合并出现
- 持续神经功能缺损
- 视乳头水肿
- 已知的头痛类型改变

典型的病例,神经科查体没有异常发现且无需警惕表现的,可不必进行检查。有上述表现的患者需行头部影像学检查,有时需要腰穿检查。

常见的误诊包括:
- 未意识到偏头痛经常双侧发病,且不总是搏动性的
- 自主神经系统和视觉的症状会经常导致误诊为鼻窦炎或用视疲劳
- 把偏头痛患者的每一次头痛发作都当作偏头痛发作是一个危险的错误。雷击样的头痛或头痛类型的改变往往暗示着可能存在另一潜在的新发严重疾病
- 将先兆型偏头痛误诊为短暂性脑缺血发作,特别是老年人仅有先兆而没有头痛发作时
- 将雷击样头痛诊断为偏头痛,因为曲坦类药物可缓解它(曲坦类药物也可以缓解由于蛛网膜下腔出血引起的头痛)

一些少见的疾病容易与先兆型偏头痛混淆:颈动脉或椎动脉夹层,抗磷脂抗体综合征,脑血管炎,Moyamoya 病,CADASIL(伴有皮质下梗死和白质脑病的常染色体显性遗传性脑动脉病),以及 MELAS(线粒体脑肌病、高乳酸血症和卒中样发作)。

预后

对某些患者而言,偏头痛发作频率较低,尚可忍受。而对另一些患者,偏头痛却是一种破坏性疾病,经常导致丧失能力,降低生产力,严重影响生活质量。

治疗
- 消除诱因
- 对于应激进行行为干预
- 轻度偏头痛使用对乙酰氨基酚或 NSAID 类药物
- 对于严重的发作,曲普坦类或双氢麦角碱联合多巴胺拮抗类止吐剂

对患者详尽解释,尽管偏头痛不能治愈,却可以控制,可以鼓励他们更好地接受治疗。

应鼓励患者认真地记头痛日记,记下头痛发作的次数、持续时间、可能的诱发因素,以及对治疗的反应。已确定的诱发因素需予以消除。如强烈的应激为诱发因素,或存

过度使用止痛药,则可予以行为治疗(如生物反馈法、应激干预、心理治疗等)。急性偏头痛需根据发作频率,持续时间及严重程度予以治疗。

轻到中度发作 可以使用 NSAID 或对乙酰氨基酚治疗。发作较少的轻度偏头痛使用含阿片类、咖啡因或布他比妥的止痛剂有效,但容易过量,有时可能导致每日头痛,称为药物过量性头痛。

单用止吐药也可用于缓解轻到中度头痛。

重度偏头痛发作 对轻度头痛逐渐加重导致失能的,或一开始即非常严重的患者,可使用曲普坦类药物。曲普坦类是选择性的 $5-HT_{1B}$、$5-HT_{1D}$ 受体激动剂。它们本身没有止痛作用,而是阻止激发头痛发作的血管活性神经肽的释放。曲普坦类药物在首次发作的时候使用效果最好。用法包括口服、经鼻吸入和皮下注射(表 226-4),其中皮下注射效果最好,但副作用也最多。过量使用曲普坦类药物也可导致药物过量性头痛。当头痛发作伴有明显呕吐时,可联合应用止吐剂。

静脉输液(如 1~2L 生理盐水),可以帮助减轻头痛症状,降低不适感,尤其对因呕吐而脱水的患者有效。

对非常严重的持续的偏头痛,静脉应用双氢麦角胺和多巴胺拮抗类止吐剂(如甲氧氯普胺 10mg 静脉注射,丙氯拉嗪 5~10mg 静脉注射)有助于终止严重、持续的发作。也可使用双氢麦角碱皮下注射剂和喷鼻剂。经肺给药剂型正在研究中。

曲普坦类和双氢麦角胺可导致冠状动脉收缩,因此有冠状动脉疾病和未控制高血压的患者禁用;老年患者和有血管危险因素的患者应慎用。

对双氢麦角胺和曲普坦类具有良好反应并不能作为偏头痛的诊断依据,因为这两类药物也可缓解蛛网膜下腔出血和其他器质性疾病引起的头痛。

丙氯拉嗪栓剂(25mg)或片剂(10mg)可用于不能耐受曲普坦或其他缩血管药物的患者。

阿片类药物需在其他药物无效的严重头痛时作为终极使用(挽救性药物)。

慢性偏头痛 预防偏头痛的药物可用于治疗慢性偏头痛。此外,有证据支持 A 型肉毒素有效,托吡酯亦有一定效果。

预防

当偏头痛在急性治疗后仍然经常发作并影响日常活动时,应每天给予预防性治疗。一些专家认为可选择 A 型肉毒素。

对经常使用止痛药的患者(超过每周 2 日),尤其有药物过量性头痛的患者,应予以预防性用药(表 226-4)和设定计划以逐步撤下过量使用的止痛药。同时,可以根据合并存在的疾病来选择用药:

- 抑郁与失眠的患者可睡前服用小剂量阿米替林
- 焦虑或冠状动脉疾病的患者可予以 β-受体阻滞剂
- 肥胖的患者予托吡酯以减轻体重
- 躁狂患者可使用双丙戊酸钠

> **关键点**
> - 偏头痛是一种带有多个潜在触发因素的常见原发性头痛疾病
> - 症状可以包括单侧或双侧搏动性的疼痛,恶心,对感官刺激比较敏感(如光线、声音、气味),非特异性前驱症状,以及先于头痛的暂时的神经症状(先兆)
> - 根据临床表现诊断偏头痛。如果患者有预警症状,需要进行进一步检查
> - 鼓励患者进行自我管理,包括避免触发因素和使用生物反馈、压力管理和适当的心理治疗
> - 使用镇痛剂、静脉注射双氢麦角胺或曲坦类药物可治疗大多数头痛
> - 如果发作频繁,干扰活动,则使用预防性治疗(如肉毒杆菌毒素、阿米替林、β-受体阻滞剂、托吡酯、丙戊酸钠)

腰穿后和其他低颅压性头痛

腰穿和自发性或创伤性脑脊液漏可致脑脊液容积和压力降低,从而导致头痛。

腰穿后 CSF 的减少降低了脑脊液的容积和压力,自发性或创伤性 CSF 漏也是如此。

腰穿后头痛非常普遍,通常在穿刺后数小时或一天甚至两天后出现,可较剧烈。体重指数较小的年轻患者风险最高。使用小号钝头的穿刺针可减轻风险。留取脑脊液的量和腰穿后平躺的时间与腰穿后头痛的发生率无关。

自发性 CSF 漏可由神经根蛛网膜憩室或椎管囊肿破裂引起。咳嗽或打喷嚏可诱发破裂。一些头或面部损伤(如颅底骨折)可引起脑脊液漏。

当坐起或站起时头部抬高,牵拉痛觉敏感的基底部脑膜,从而引起头痛。这种头痛是与姿势有关的剧烈疼痛,经常伴有颈部疼痛、脑膜刺激征和呕吐。只有完全躺平后头痛才会缓解。

诊断
- 临床评估

腰穿后头痛具有显著的临床表现,极少需要进行检查;而其他低颅压性头痛则可能需要影像学检查。如果可以,钆增强的 MRI 经常显示硬脑膜增强,严重的病例甚至有大脑下沉。如患者曾经直立,不管多长时间,CSF 压力明显降低或测不出(重力加速 CSF 流失)。

治疗
- 补液和镇痛药
- 常选用硬膜外血液修补

治疗的首要方法是平躺、增加补液、弹性腹带、少量止痛剂和咖啡因。然而,如此治疗一天仍不见效,硬膜外血液修补通常有效(即在腰部硬膜外间隙注射数毫升患者凝固的静脉血)。血液修补对自发性或创伤性 CSF 漏同样有效,但这些疾病很少需要外科手术。

持续短暂单侧神经痛样头痛发作伴结膜充血和流泪综合征

持续短暂单侧神经痛样头痛发作伴结膜充血和流泪综

合征（SUNCT）是一种罕见的头痛症，其特点是单侧头部疼痛和自主神经激活极为频繁的发作。

SUNCT，如同丛集性头痛，属于原发性头痛，其特点是在三叉神经分布区域的单侧疼痛和自主神经系统的表现。因此，SUNCT和丛集性头痛有时被组合为三叉神经自主神经性头痛。

在SUNCT中，疼痛发作常见于眶周，发作极其频繁（高达每日200次），持续5～250秒。结膜充血往往是最突出的自主神经特征；流泪也可很明显。

诊断

诊断为临床性。SUNCT应与可导致类似症状的三叉神经痛区别开来；SUNCT的不同之处在于：

- 它没有不应期
- 疼痛主要发生在三叉神经的眼支
- 发作不会被皮肤刺激而触发
- 吲哚美辛不会像在其他一些头痛中那样可缓解本病症状

治疗

治疗包括静脉注射利多卡因用于急性发作，而抗惊厥药（如拉莫三嗪、托吡酯、加巴喷丁）和枕大神经刺激或阻滞可用于预防。

紧张型头痛

紧张型头痛（tension-type headache）是一种轻度的全颅的疼痛，没有偏头痛的失能、恶心、畏光等症状。

紧张型头痛可为复发性或慢性发作。复发性紧张型头痛每月发作<15日。该病非常常见；多数患者无需就诊，自服OTC止痛药后缓解。慢性紧张型头痛每月发作≥15日。

症状及体征

头痛多为轻到中度压榨性。头痛从眶部或双侧额叶开始，逐渐扩展到整个头部。与偏头痛不同，紧张型头痛不伴有恶心和呕吐，并不因体力活动，光、声和气味而加重。紧张型头痛常见的诱因包括睡眠障碍、应激、颞下颌关节功能失调、颈痛、视疲劳等。

复发性头痛可持续30分钟至数日。典型发作开始于起床后数小时，并在一天中逐渐加重。患者很少痛醒。

慢性头痛的程度可在一天内变化，但几乎一直存在。

诊断

- 临床评估

紧张型头痛可根据其特征性的临床表现，而体格检查（包括神经科检查）无异常而诊断。应明确慢性紧张型头痛的诱因并进行相应治疗。

紧张型头痛应该与许多偏头痛患者具有的顿挫型偏头痛相区别，这些头痛有偏头痛的某些特征，也类似于紧张型头痛，但较轻微，并且对偏头痛特异性药物有效。

如果拟诊紧张型头痛的患者头痛剧烈，应重新评估诊断，因为严重的紧张型头痛少见。

> **经验与提示**
> - 如果头痛剧烈需重新考虑紧张型头痛的诊断

治疗

- 镇痛药物
- 行为和心理干预

用于预防偏头痛的药物，尤其阿米替林，可预防慢性紧张性头痛发作。

OTC镇痛药（如阿司匹林、对乙酰氨基酚）对大多数轻至中度紧张型头痛患者有效。按摩疼痛部位可能有效。

行为和心理干预（如放松或应激处理技术）常有效，特别是与药物联合使用时。

227. 颅内和脊髓肿瘤

颅内肿瘤可包括脑部或其他结构（如脑神经、脑膜）的肿瘤。肿瘤可在任何年龄发病，但多于青壮年或中年发病，在老年中愈发常见。在常规尸检中，脑肿瘤的发现率为2%。

有些肿瘤是良性的，但是由于肿瘤生长后颅内没有足够的空间，因此即使是良性肿瘤也可能导致严重的神经功能缺损或死亡。

分类

有两种类型的脑肿瘤：

- 原发性肿瘤：起源于脑实质（如神经胶质瘤、髓母细胞瘤、室管膜瘤）或神经以外结构（如脑膜瘤、听神经瘤，其他神经鞘瘤等）
- 继发性脑肿瘤（脑转移）：起源于脑外组织并播散至脑部

脑转移瘤的发病率可能是颅内原发性肿瘤的10倍。

> **经验与提示**
> - 脑转移瘤的发病率大约是原发性脑肿瘤的10倍

颅内肿瘤的类型常因其部位（表227-1）和年龄而异（表227-2）。

表 227-1 各部位颅内肿瘤的常见表现

肿瘤部位	表现	常见原发肿瘤类型
胼胝体前部	认知功能损害	星形胶质细胞瘤 少突胶质瘤
基底核	轻偏瘫（对侧），运动障碍	星形胶质细胞瘤
脑干	单侧或双侧运动或感觉缺失，脑神经功能障碍（如凝视麻痹、听力丧失、眩晕、上腭麻痹、面肌无力）、共济失调、意向性震颤、眼震	星形胶质细胞瘤（最常见的是少年期的毛细胞性星形胶质细胞瘤）
桥小脑角	同侧耳鸣和听力丧失、眩晕、冷热刺激的前庭反应消失 同侧面肌无力，也可能存在其他脑神经或脑干受损表现	听神经瘤 脑膜瘤 神经鞘瘤
小脑	共济失调、眩晕、震颤、脑积水伴突发的颅高压	星形胶质细胞瘤 髓母细胞瘤 室管膜瘤
第Ⅱ对脑神经（视神经）	视力丧失	星形胶质细胞瘤（最常见的是少年期的毛细胞性星形胶质细胞瘤）
第Ⅴ对脑神经（三叉神经）	面部感觉缺失、下颌无力	脑膜瘤
额叶	全身性或局灶性（对侧）癫痫，步态异常；尿急或尿失禁；注意力或认知损害或情感淡漠，尤其是当肿瘤是双侧病变时 如果肿瘤发生在大脑优势半球时候，可能出现表达性失语 如果肿瘤在额叶底部时可能会出现嗅觉丧失	星形胶质细胞瘤 少突胶质瘤
下丘脑	进食和饮水异常（如多饮），性早熟（尤其是男孩），体温过低	星形胶质细胞瘤
枕叶	全身性癫痫伴视觉先兆、视幻觉、偏盲或象限盲（对侧）	星形胶质细胞瘤
顶叶	对侧位置觉和两点辨别觉缺失，病感失认（不认为有身体病变，否认疾病），偏侧失认（同时刺激身体两侧时不能识别对侧刺激），对侧偏盲，全身性或局灶性癫痫 如果肿瘤位于优势半球则存在感觉性失语	星形胶质细胞瘤 少突胶质瘤
松果体区	上视麻痹，上睑下垂，瞳孔对光反射和调节反射消失，有时候出现脑积水伴突发颅内高压	生殖细胞瘤 松果体瘤（罕见）
垂体或鞍上区	内分泌疾病，单眼视力丧失，不伴颅内高压的头痛，颞侧偏盲	颅咽管癌 脑垂体腺癌 脑垂体肉瘤（罕见）
颞叶	复杂部分性癫痫，伴或不伴先兆的全身性癫痫，对侧偏盲，混合性的失语或命名不能	星形胶质细胞瘤 少突胶质瘤
丘脑	对侧感光受损	星形胶质细胞瘤

*类似表现可以发生在脑实质转移瘤或硬脑膜周围肿瘤（如转移性肿瘤、脑膜肿瘤如脑膜瘤、肉瘤或胶质瘤）或压迫大脑的颅骨肿瘤（如肉芽肿、血管瘤、畸形性骨炎、骨瘤、黄瘤）。

表 227-2 常见肿瘤

年龄群	原发性肿瘤	转移性肿瘤
儿童	小脑星型细胞瘤和髓母细胞瘤	神经母细胞瘤（通常为硬膜外）
	室管膜瘤	
	脑干或视神经胶质瘤	白血病（脑膜）
	松果体瘤	
	先天性肿瘤*	
成人	脑膜瘤	支气管癌
	神经鞘瘤	乳腺癌
	原发性淋巴瘤	恶性黑色素瘤
	大脑半球神经胶质瘤特别是多形性成胶质细胞瘤；间变星型细胞瘤低级别星形细胞瘤少突胶质细胞瘤	任何肺部转移瘤

*先天性肿瘤包括儿童颅咽管瘤、脊索瘤、生殖细胞瘤、畸胎瘤、血管瘤和血管母细。

病理生理

神经系统功能障碍可能来源于以下几个方面：

- 肿瘤侵入及破坏脑组织
- 肿瘤直接压迫邻近脑组织
- 颅内压力增高（颅内空间被肿瘤占据所致）
- 肿瘤内部或外部出血
- 脑水肿
- 硬脑膜静脉窦阻塞（尤其是骨肿瘤或硬膜外转移性肿瘤所致）
- 脑脊液回流受阻（第3脑室或颅后窝早期肿瘤即可导致）
- 脑脊液吸收障碍（如白细胞或癌肿侵犯脑膜时）
- 动脉血流受阻
- 较罕见情况下的副肿瘤综合征均可引起

恶性肿瘤可以形成新生血管，这些血管会出血或梗阻，最终引起类似卒中的脑组织坏死和神经功能障碍。

良性肿瘤生长缓慢。可能到较大体积时才会出现临床表现，其部分原因是没有脑水肿。原发性恶性肿瘤生长迅速但是很少扩散到中枢神经系统以外的区域。死亡原因常与局部肿瘤的生长有关，良、恶性肿瘤都会引起死亡。因此，与其他肿瘤相比，对于脑内肿瘤而言，良恶性的区分并不是最重要的。

症状及体征

原发性肿瘤和转移性肿瘤可引起相同的症状。许多症状都是由于颅内压高引起的：

- 头痛
- 精神状态异常
- 局部脑功能障碍

头痛 是最常见的症状。当患者自非快速眼动相（non-REM）的深度睡眠（通常是在入睡后数小时）中清醒时，其头痛最为剧烈，这是由于在非快速眼动相睡眠时通气不足，从而使大脑血流增加而形成颅高压，通常在非快速眼动相（non-REM）的深度睡眠期间达到最高。头痛也会进展，倾斜或者瓦尔萨瓦动作会加重头痛。当颅内压力很高时，头痛可能伴有呕吐，而呕吐前可能无恶心感。约 25% 的颅内肿瘤患者会出现视乳头水肿，但是有些患者即使颅内压明显增高也可以不出现视乳头水肿。在婴儿和非常小的儿童中，颅内压增高可能使头颅增大。如果颅内压过高，则会出现脑疝（参见第 1655 页）。

第二常见的症状为精神状态异常。包括嗜睡、昏睡、人格改变、行为怪异以及认知功能受损，这些症状在颅内恶性肿瘤的患者中更易发生。患者可能会出现全身性癫痫发作，而且颅内原发性肿瘤比转移性肿瘤患者更易出该症状。脑疝、脑干功能障碍或弥散的双侧皮质功能障碍等可引起意识障碍（参见第 1655 页）。气道反射可能受损。

局部脑功能障碍 导致的症状。根据病灶部位（表227-3）不同，患者可出现局灶性神经功能缺损、内分泌功能紊乱或局灶性癫痫（有时候伴有继发的全身性癫痫）。局灶性神经症状和体征往往提示病变位置。但有时候局灶性神经功能缺损与病灶位置不符。这样的缺损，被称为假性定位体征，包括以下几方面：

- 颅高压压迫第Ⅵ对脑神经引起单眼或双眼外直肌麻痹
- 病灶使对侧大脑脚压向小脑幕（Kernohan 切迹）引起同侧偏瘫
- 对侧枕叶缺血导致同侧视野缺损

某些肿瘤可以导致脑膜炎症，从而引起亚急性或慢性脑膜炎（参见第 1715 页）。

诊断

- 钆增强的 T1 加权 MRI 检查或者增强 CT 早期脑肿瘤常被误诊。伴有以下症状时需考虑脑肿瘤：
- 进行性局灶性或全脑神经功能缺损
- 新发癫痫
- 持续而无法解释的头痛，尤其是睡觉时加重者
- 存在颅内高压（如视乳头水肿、无法解释的呕吐）者
- 垂体或下丘脑相关的内分泌异常也需要考虑颅内肿瘤

表 227-3　不同位置的脑膜瘤症状

位置	表现
颅底	视力丧失
	眼球运动麻痹
	眼球突出
大脑凸面	局灶性癫痫
	认知功能缺损
	最终出现颅高压
斜坡和颞骨岩部顶点	步态异常
	肢体共济失调
	第Ⅴ对、第Ⅶ对和第Ⅷ对脑神经麻痹
枕骨大孔	同侧枕下头痛
	自同侧上肢发展到同侧下肢，再发展到对侧下肢和上肢的瘫痪
	有时伴 Lhermitte 征
	脑神经功能障碍（如吞咽困难、构音困难、眼震、复视、面部触觉减退）
嗅沟	嗅觉丧失
	有时候有视乳头水肿和视觉丧失
矢状窦旁或大脑	痉挛性瘫痪或感觉丧失，通常起自对侧下肢，但偶尔累及双侧认知功能缺损
颅后窝小脑幕向上或向下扩大的蝶骨翼	脑积水
内侧（向静脉窦内生长）	眼肌麻痹
	面部麻木
中间（向前生长进入眼眶）	视力丧失
	眼球突出
外侧（球形肿块或斑块状脑膜瘤进入硬脑膜*）	癫痫
	头痛
鞍结节	视力丧失
	有时可在影像学上看到颅骨改变

*球形肿块或斑块状脑膜瘤——进入硬脑膜，伴硬膜增厚和邻近颅骨破坏，有时候会侵入颞骨。

其他颅内占位性病如脓肿、动脉瘤、动静脉畸形、颅内出血、硬膜下血肿、肉芽肿、寄生虫如脑囊虫病或缺血性脑卒中也可引起类似症状。

需对患者行完整的神经系统检查、神经影像学、胸片（寻找转移灶来源）等检查。可选择钆增强 T1 加权 MRI 检查或 CT 增强成像。通常 MRI 比 CT 能更早地发现低级别星形胶质细胞瘤和少突胶质细胞瘤，并能更清晰的显示颅骨（颅后窝）周围的脑结构。如果全脑影像学检查不能充分显示可疑区域的详细情况（如蝶鞍、桥小脑角、视神经），可进

一步行薄层扫描或此区域相关的其他特殊检查。如果神经影像学检查正常，但怀疑存在颅内高压时（参见第1696页），需要考虑为特发性颅内增压高并行腰穿。

影像学检查主要用以明确肿瘤部位（表227-3），但根据MRI的增强情况较难对肿瘤分型；此时需进一步行脑活检，有时是组织活检来明确。有些特殊检查（如血、脑脊液中分子学和遗传学相关的肿瘤指标）有助于一些特殊疾病的诊断。如，AIDS患者发生中枢神经系统淋巴瘤时，其脑脊液内EB病毒（Epstein-Barr virus）滴度升高。

治疗
- 气道保护
- 颅内压升高注射地塞米松
- 脑疝静滴甘露醇
- 手术切除、放射治疗、立体定位治疗，或者是综合治疗

昏迷或气道反射受损的患者，需要给予气管插管。因肿瘤而引起的脑疝需给予以下治疗：静脉输注25~100g甘露醇；糖皮质激素（如先静脉输注16mg地塞米松，后每6小时给予4mg地塞米松口服或静脉输注）；气管内插管。对于占位性病变，需要尽快行手术治疗。

对于肿瘤已引起颅高压，但尚未出现脑疝者，需要给予糖皮质激素治疗（如上述方法给予地塞米松治疗脑疝，或每日2次口服30~40mg泼尼松）。

脑肿瘤的治疗需根据其病理和位置来选择（立体定位神经瘤）。手术切除肿瘤可帮助明确诊断及缓解症状。良性肿瘤可治愈。对于侵入脑实质的肿瘤，其治疗方法是多样的。放射治疗、化疗适用于部分患者。

转移性肿瘤的治疗包括放射治疗，有时可行立体定位放射手术。对于仅存在单一转移灶的患者，手术切除病灶后再行放疗，其预后更佳。

临终关怀及终末期相关事件 如果预计脑肿瘤患者将在近期死亡，需给予临终关怀及处理好终末期相关事件。

颅脑放疗及其神经毒性

对于弥散的或多中心的肿瘤，放射治疗多针对全脑，而对于边界清楚的肿瘤，放射性治疗针对局部病灶。局部脑内放射治疗可能是等角的靶向放疗而不损伤正常脑组织，或为立体定向放疗——包括近距离放射治疗，伽马刀，线性加速器。在近距离放射治疗中，放射性稳定的碘-125（^{125}I）或铱-192（^{192}Ir）植入或靠近肿瘤。胶质瘤多采用等角放射治疗；伽马刀或线性加速器多用于转移癌患者。每天进行放射治疗可最大限度地减少肿瘤组织，同时最小限度地破坏正常中枢神经系统组织（神经毒性）。

神经毒性的程度依赖于：
- 蓄积的放射剂量
- 单次剂量
- 治疗疗程
- 行放疗的组织体积
- 个体易感性

由于个体易感性不同，放射毒性的预测多不准确。放疗后毒性症状可能在治疗后数周（急性）或数月（早期迟发性）甚至数月到数年（晚期迟发性）后才发生。罕见情况下，放疗结束多年以后可发生胶质瘤、脑膜瘤或周围神经鞘膜瘤。

急性放射神经毒性 典型的，急性神经毒性在儿童或成人可表现为头痛、恶心、呕吐、嗜睡，有时候可出现局部的神经系统体征的恶化。存在颅内压增高者更易发生。使用糖皮质激素降低颅内压力可以预防或治疗急性放射毒性。随着治疗的进行，相同放疗的急性放射毒性可逐渐降低。

早期迟发性神经毒性 可在儿童或成人中引起脑病，这就需要通过MRI或CT检查来与原发病灶的加重或复发性脑肿瘤相鉴别。接受预防性全脑放射治疗的白血病患儿出现放射毒性时可发生嗜睡，但可在数天至数周后自行好转的。如果使用糖皮质激素治疗则好转更快。

颈部或上胸部接受放射治疗后，早期迟发性神经毒性可导致莱尔米特征（Lhermitte sign）（屈曲头颈时，电击样感觉自后背放射到双腿）。可自发缓解的脊髓病。

晚期迟发性神经毒性 多出现在接受弥散性脑内放射治疗且存活时间足够长的儿童或成人中。儿童中最常见的原因是使用弥散性放射治疗来预防白血病或治疗髓母细胞瘤。主要临床表现为弥散性放射治疗后的进行性痴呆；多数成人还会出现步态不稳。MRI或CT显示脑萎缩。

局灶放射治疗后出现的神经毒性常表现为局灶性神经功能缺损。MRI或CT可显示为可被造影剂增强的块状影，可能较难与原发肿瘤的复发相鉴别。此时，对肿块进行手术切除并活检有助于诊断，并能缓解症状。

髓外肿瘤（如霍奇金淋巴瘤）放射治疗后，可能出现晚期迟发性脊髓病。它以进行性瘫痪和感觉障碍为特征，通常表现为布朗-塞卡综合征（Brown-Séquard syndrome）（病灶同侧瘫痪和本体感觉缺失，对侧痛温觉缺失）。多数患者最终发展为截瘫。

神经胶质瘤

胶质瘤是起源于脑实质的原发肿瘤。症状和诊断类似于其他脑内肿瘤。治疗包括手术切除、放射治疗，对于某些肿瘤可以给予化疗。手术切除很难治愈本病。

胶质瘤包括星形胶质细胞瘤、少突胶质细胞、髓母细胞瘤和室管膜瘤。多数胶质瘤广泛而不规则地侵入脑组织。

星形胶质细胞瘤是最常见的胶质瘤。通常根据恶性程度的递增顺序来分型，如：
- 1级或2级：低星形胶质细胞瘤
- 3级：间变性星形胶质细胞瘤
- 4级：恶性胶质瘤病，包括恶性度最高的多形性胶质母细胞瘤

低级别或间变性胶质瘤好发于年轻人并且可以进展为胶母细胞瘤（继发性胶母细胞瘤）。恶性胶质瘤内含有异质染色体细胞。它们可以重新生长（原发性胶母细胞瘤），在中年人或老年人中多见。原发性和继发性胶母细胞瘤具有不同的遗传特性，且可随肿瘤的进展而改变。有些星形胶质细胞瘤包含少突胶质瘤细胞；长有这些肿瘤（称为少突胶

质瘤)的患者相比那些长有纯星形胶质瘤的患者预后良好。

少突胶质细胞瘤是最为良性的胶质瘤的一种。主要累及大脑皮质,尤其是额叶。一些少突胶质细胞瘤表现为染色质1上p臂的缺失(1p缺失),染色质19上q臂的缺失(19q的缺失),或是两者都缺失。这些缺失预示更长的存活时间和对于放疗和化疗的良好反应。间变性少突胶质细胞瘤是少突胶质细胞瘤中较为恶性的类型,应根据情况进行相应处理。

髓母细胞瘤和**室管膜瘤**通常发生于第4脑室附近。髓母细胞瘤好发于儿童和年轻人。室管膜瘤较为罕见,主要发生在儿童。髓母细胞瘤和室管膜瘤易造成阻塞性脑积水。

症状和体征因病变部位不同而异(表227-1)。本病的诊断同其他脑内肿瘤。

治疗
- 手术切除
- 放疗
- 部分类型肿瘤化疗

间变性星形胶质细胞瘤和胶母细胞瘤 一般以手术、放疗和化疗来减小肿块。尽可能多地切除肿瘤是安全的治疗方法,能延长患者寿命,改善神经功能。

在手术治疗后,可给予患者全剂量(6周以上60Gy)的放射治疗;理想的治疗方法是采用等角放射治疗,即以肿瘤为放射靶目标且不损伤正常脑组织。

对于胶质瘤,替莫唑胺化疗被用于和放疗一起常规治疗。剂量是每天75mg/m²(当放疗被跳过的时候也包括双休日)共42日,接下来一个月内使用5日,每次口服150mg/m²,随后的数月每次使用200mg/m²,每月使用5日,共使用6~12个月。在用替莫唑胺治疗期间,甲氧苄啶/磺胺甲噁唑每星期给药3次,以抑制杰氏肺囊虫肺炎,剂量为800mg/160mg。

患者在化疗间期需定期监测血常规。

手术时行化疗晶片植入可能适合某些患者。也应该考虑研究性治疗(如立体定向放射手术、新化疗药物、基因或免疫治疗,放疗加替莫唑胺)。

患者在接受多种常规治疗后,胶母细胞瘤患者的1年存活率约为50%,2年存活率为25%,5年存活率为10%~15%。以下患者的预后较好:
- 患者年龄<45岁
- 组织学证实为间变性胶质细胞瘤(而不是多形性胶质母细胞瘤)
- 早期切除术后神经功能改善,极少或没有肿瘤组织残留

经过标准治疗,间变性星形细胞瘤患者的中位生存时间为30个月,胶质母细胞瘤为15个月。

低级别星形胶质细胞瘤 应尽可能切除,其后可给予放射治疗。何时进行放疗尚有争议。早期进行放疗可能得到最大效果但会更早引起脑损伤。

治疗后的5年存活率可达40%~50%。

少突胶质细胞瘤 治疗为手术切除和放疗,与低级别星形胶质瘤类似。有时也可用化疗。

治疗后的5年生存率为50%~60%。

髓母细胞瘤 髓母细胞瘤的治疗为35Gy剂量的全脑放射治疗、15Gy的颅后窝追加照射以及35Gy的脊髓放射治疗。化疗为辅助治疗或预防性治疗。单独或联合使用亚硝基脲、丙卡巴肼、长春新碱,鞘内氨甲嘌呤注射,联合化疗[如双氯乙基甲胺、长春新碱(安可平)、丙卡巴肼、泼尼松(MOPP)],顺铂、卡铂等对于某些患者有效。但是没有一种治疗方案是永久有效的。

治疗后患者的5年存活率至少为50%,10年存活率约40%。

室管膜瘤 室管膜瘤的治疗通常是手术切除肿瘤并打开脑脊液通路,其后进行放疗。组织学证实为良性室管膜瘤的患者,可直接针对肿瘤进行放射治疗;而对于更为恶性的经手术切除后仍有残余的肿瘤可以进行全脑放射治疗。对于有弥散播散迹象的肿瘤,放射治疗可针对全脑和脊髓。

肿瘤切除的程度是预测患者生存的最佳指标。治疗后的5年的存活率约为50%;而术后没有残余肿瘤的患者,其5年存活率>70%。

> **关键点**
> - 胶质瘤是起源于脑实质的原发性颅内肿瘤;包括星形胶质瘤、少突胶质细胞瘤、髓母细胞瘤和室管膜瘤
> - 胶质瘤在位置、恶性程度、治疗和预后方面存在异质性

脑膜瘤

脑膜瘤(meningiomas)是脑膜的良性肿瘤,它可以压迫邻近脑组织。症状因肿瘤所在位置不同而异。诊断依靠MRI增强检查。治疗包括手术切除、立体定向放射手术,有时可给予放射治疗。

脑膜瘤,尤其是直径<2cm的肿瘤,是最常见的颅内肿瘤。脑膜瘤是唯一的好发于女性的脑肿瘤。大多在40~60岁之间发病,但也可以发生在儿童。有硬脑膜的地方都可发生脑膜瘤,最常见部位为静脉窦附近的大脑凸面,颅底和后颅窝,罕见情况下可发生在脑室内。可以发生多发性脑膜瘤。脑膜瘤可压迫周围组织但是不会侵入脑实质。它们可以侵入或破坏邻近颅骨。脑膜瘤有多种组织学类型,其临床进程相似,有些可转变为恶性肿瘤。

症状及体征
症状因颅内受压组织的不同而异,即有赖于肿瘤所处的位置(表227-3)。中线肿瘤在老年人中仅引起痴呆而少有其他神经系统表现。

诊断
MRI

诊断类似于其他颅内肿瘤,通常需行增强MRI。偶尔CT或X线平片可发现骨性结构异常(如脑萎缩、大脑凸面周围骨质增生、鞍结节改变)。

治疗
- 对于有症状的或者扩大的脑膜瘤,手术切除或者放疗。对于无症状的小脑膜瘤,尤其是老年人,进行神经影像学随访即可

如有可能,有症状或病灶扩大的脑膜瘤,需行手术治疗切除肿瘤。如果肿瘤较大、侵入血管(通常肿瘤在静脉周

228. 脑 膜 炎

脑膜炎是累及脑膜和蛛网膜下腔的炎症。其原因可能是感染、其他疾病或药物。严重程度和起病急缓有所不同。典型临床表现包括头痛、发热、颈项强直,脑脊液检查有助于诊断。治疗包括抗菌药物联合对症辅助治疗。

脑膜炎可分为急性、亚急性、慢性和复发性。它也可通过其原因分类:细菌性、病毒性、真菌性、原虫性和非感染性。但是,临床价值最大的脑膜炎分类方法为:

- 急性细菌性脑膜炎
- 病毒性脑膜炎
- 非感染性脑膜炎
- 复发性脑膜炎
- 亚急性或慢性脑膜炎

急性细菌性脑膜炎通常症状严重且进展迅速。病毒性和非感染性脑膜炎通常是自限性。亚急性和慢性脑膜炎与其他类型脑膜炎相比,病情进程慢,但病因较难确定。

无菌性脑膜炎,一个旧术语,有时与病毒性脑膜炎意义相同。然而,它通常是指细菌以外病原体所致的急性脑膜炎。因此,无菌性脑膜炎可由病毒,非感染性疾病(如药物、其他疾病),或偶尔其他生物造成的[如莱姆病中的莱姆病螺旋体(*Borrelia burgdorferi*),梅毒中的梅毒螺旋体(*Treponema pallidum*)]。

症状及体征

不同类型脑膜炎症状和体征不同,特别是在病情的严重程度上。但是,所有类型基本都存在以下症状(婴儿除外):

- 头痛
- 发热
- 颈项强直(脑膜刺激征)

患者可出现昏睡和反应迟钝。

颈项强直,脑膜刺激征的一个主要表现,指的是被动或主动屈颈时存在抵抗。颈项强直出现需要时间。可提示存在脑膜刺激征的临床体征,从灵敏性低到高的顺序依次是:

- 克氏征(被动伸膝存在抵抗)
- 布鲁津斯基征(屈颈时出现全或部分的屈髋、屈膝)
- 闭嘴状态下下巴难以碰触到胸部
- 前额或下巴难以碰触到膝盖

颈项强直需与由于颈椎骨关节病或伴重度肌痛的流感所致的颈部僵硬相鉴别。在这些疾病中,颈部各向运动均受限。相比之下,脑膜刺激征所致颈项强直主要影响颈部前屈;因而,颈部通常可以转动,但不能被弯曲。

诊断

- 脑脊液检查诊断主要依靠脑脊液分析。因为脑膜炎可能病情严重,而腰椎穿刺是一种安全的操作,因而如果怀疑脑膜炎就应该进行腰椎穿刺。不同类型的脑膜炎其脑脊液表现不同(表228-1),但可以有重叠。如果患者有迹象表明颅内压(ICP)增高或占位效应(如局灶性神经功能障碍、视乳头水肿、意识恶化、癫痫发作,尤其是当患者有 HIV 感染或免疫功能低下),神经影像学检查,通常指增强 CT 或磁共振需在腰椎穿刺之前完成。在这些患者中,腰椎穿刺可能会导致脑疝。

表 228-1 脑膜炎脑脊液结果

类别	主要细胞	蛋白	糖*	特异性试验
正常 CSF	所有淋巴细胞‡(0~5 个/μl)	<40mg/dl	>同步血糖50%	无
细菌性脑膜炎	白细胞(通常的 PMN),经常大大增加	升高	<50%的血糖(可以非常低)	革兰氏染色(如果 10^5 菌落/ml 存在时阳性率高)细菌培养 PCR(如果可用)
病毒性脑膜炎	淋巴细胞(可以是混合;24~48h 内中性粒细胞和淋巴细胞同时存在)	升高	通常是正常的	有时 PCR(用于检查肠道病毒、单纯疱疹病毒、带状疱疹、巨细胞病毒或西尼罗河病毒) IgM 抗体(用于检测西尼罗病毒或其他虫媒病毒)抗酸染色
†结核性脑膜炎	PMN 和淋巴细胞(通常为混合细胞增多)	升高	<50%的血糖(可以非常低)	PCR 分枝杆菌培养(理想的是使用 ≥30ml 的脑脊液样品)血清 γ 干扰素试验和脑脊液
真菌性脑膜炎	通常淋巴细胞	升高	<50%的血糖(可以非常低)	隐球菌抗原检测 血清学检测粗球孢子菌或组织胞浆菌属抗原尤其是如果患者最近去过疾病流行地区 真菌培养(理想使用 ≥30ml 的脑脊液样品) 墨汁染色(用于隐球菌属)

* 免疫功能重度低下的患者中,细胞计数,葡萄糖和蛋白质的变化可能微乎其微。

† 结核性脑膜炎中,脑脊液抗酸染色不敏感,PCR 的敏感性仅为 50% 左右,而培养需要长达 8 周。脑脊液干扰素 γ 试验结果阳性表明结核性脑膜炎,但血清干扰素 γ 测试只能说明既往感染。因此,证实结核性脑膜炎的诊断是困难的,但如果它被强烈怀疑,即使不能确认,也需开始治疗。

‡ 新生儿或癫痫发作后出现少量细胞可能是正常的。PCR,聚合酶链反应;PMN,多核中性粒细胞。

此外，如果患者可能存在出血性疾病，应在出血治疗或控制后进行腰椎穿刺。当腰椎穿刺被推迟，应该在经验性抗生素治疗之前完成血培养。在颅内压下降且未发现占位以后，可进行腰椎穿刺。若进针部位存在皮肤感染或怀疑存在皮下或腰椎脑膜外感染，腰椎穿刺需在不同部位进针。

治疗
- 抗菌疗法
- 辅助治疗

感染性脑膜炎有抗菌治疗指征。辅助治疗包括：
- 支持治疗
- 并发症及相关疾病治疗
- 停用致病药物
- 对于细菌性脑膜炎，应用糖皮质激素

急性细菌性脑膜炎

急性细菌性脑膜炎是指快速进展的细菌感染累及脑膜和蛛网膜下腔。典型临床表现包括头痛、发热、颈项强直。诊断依据脑脊液分析。治疗为尽早给予抗生素和糖皮质激素。

病理生理

最常见的是，细菌血行播散至蛛网膜下腔和脑膜。细菌也可能通过附近感染结构或通过先天或后天的颅骨或脊柱缺损到达脑膜（参见第1708页）。

因为白细胞免疫球蛋白和补体在脑脊液中含量低或无，细菌最初仅繁殖并不引起炎症。之后，细菌释放内毒素、磷壁酸和其他可引起炎性应答的介质，比如白细胞和肿瘤坏死因子。典型的脑脊液表现为蛋白质水平升高而葡萄糖降低，因为细菌会消耗葡萄糖且很少量的葡萄糖会被转运至脑脊液中。

蛛网膜下腔的炎症通常伴有皮质脑炎和脑室炎。并发症十分常见，可以包括：
- 脑积水（在部分患者中）
- 大脑表面，有时为深部的动静脉炎症和血栓形成所致的动脉或静脉性梗死
- 炎症所致展神经麻痹
- 听神经或中耳炎症所致耳聋
- 硬膜下积脓
- 脑水肿所致颅内压增高（ICP）
- 脑疝（急性期死亡的最主要原因）
- 全身性并发症（有时是致命的），如感染性休克，弥散性血管内凝血（DIC），或抗利尿激素分泌失调综合征（SIADH）所致的低钠血症

病因

细菌性脑膜炎的可能病因（表228-2）取决于：
- 患者年龄
- 进入途径
- 患者的免疫状态

年龄　在儿童和青年，细菌性脑膜炎的最常见原因是：

表228-2　不同年龄患者细菌性脑膜炎的原因

年龄组	细菌
儿童和青少年	脑膜炎奈瑟菌
	肺炎链球菌
	金黄色葡萄球菌*
	流感嗜血杆菌（在发达国家罕见，但在B型流感嗜血杆菌疫苗未广泛使用的美国仍可见到）
中年	肺炎链球菌金黄色葡萄球菌*［脑膜炎奈瑟菌（在此年龄中少见）
老年	金黄色葡萄球菌*
	革兰氏阴性菌
	单增李斯特菌

* 金黄葡萄球菌在所有年龄的患者中都偶尔可引起严重的脑膜炎。这是脑部穿透伤后继发脑膜炎最常见原因。

- 脑膜炎奈瑟菌
- 肺炎链球菌

奈瑟菌脑膜炎有时会导致患者数小时内死亡。脑膜炎奈瑟菌所致脓毒症有时导致双侧肾上腺出血性梗死（华-弗综合征）。乙型流感嗜血杆菌既往是6岁以下儿童和总人口脑膜炎最常见的病原体，目前由于疫苗的广泛应用，在美国和西欧已非常少见。在此疫苗未被广泛使用的地区，流感嗜血杆菌仍是一种常见病因，特别是对于2~6岁的儿童。

在中老年人中，细菌性脑膜炎的最常见的原因是：
- 肺炎链球菌

中老年人中较少见的是脑膜炎奈瑟菌。宿主防御能力随年龄增长而下降，患者可能会出现单核细胞增生李斯特菌或革兰氏阴性细菌所致脑膜炎。

在所有年龄段的人，金黄色葡萄球菌偶尔会导致脑膜炎。

侵入途径（表228-3）：

表228-3　不同侵入途径下细菌性脑膜炎的病因

侵入途径	细菌
头内部或头部周围结构的感染（如鼻窦炎，中耳炎，乳突炎有时伴脑脊液漏）	肺炎链球菌 流感嗜血杆菌厌氧和微需氧链杆菌属 金黄色葡萄球菌
头部穿透伤	金黄色葡萄球菌
损伤的皮肤（如皮肤感染，脓肿，压疮，大面积烧伤）	金黄色葡萄球菌
受感染的分流	表皮葡萄球菌
神经外科手术	革兰氏阴性细菌（如肺炎克雷伯菌，醋酸钙不动杆菌，大肠埃希菌）

- 血行播散（最常见的途径）
- 从头内或头部周围感染的结构（如鼻窦、中耳、乳突），有时与脑脊液漏有关
- 通过穿通伤
- 神经外科手术后（如脑室分流被感染）
- 通过头骨或脊柱的先天或后天缺陷

具有上述任何条件可增加脑膜炎的风险。

免疫状态 总体而言，免疫抑制状态患者细菌性脑膜炎常见的病因为：
- 肺炎链球菌
- 单核细胞增生李斯特菌
- 铜绿假单胞菌
- 结核分枝杆菌
- 脑膜炎奈瑟菌
- 革兰氏阴性菌

但最可能的细菌类别取决于免疫缺陷的类型：
- 细胞介导的免疫缺陷（如艾滋病、霍奇金淋巴瘤及药物引起的免疫抑制）：单核细胞增生李斯特菌或分枝杆菌
- 体液免疫缺陷或脾切除术后：肺炎链球菌或者，较不常见的脑膜炎奈瑟菌（均为可引起暴发型脑膜炎）
- 中性粒细胞减少：铜绿假单胞菌或革兰氏阴性肠道细菌

在很小的婴儿（尤其是早产儿）和老年人中，T细胞免疫可能较弱；因此，这些年龄组易出现单核细胞增生李斯特菌感染所致脑膜炎。

症状及体征

在大多数情况下，细菌性脑膜炎起病3～5日前会存在一些隐匿进展的非特异性症状，包括全身不适、发热、烦躁及呕吐。然而，脑膜炎可能起病迅速，呈暴发性，使得细菌性脑膜炎成为少数几个可使原本仅有轻微健康的年轻人迅速死亡的疾病之一。

典型脑膜刺激征的症状和体征包括：
- 发热
- 心动过缓
- 头痛
- 畏光
- 精神状态的变化（如嗜睡、迟钝）
- 颈项强直（虽然不是所有的患者均有）
- 有时，当金黄色葡萄球菌是病因时，出现后背痛

癫痫可早期出现在40%儿童急性细菌性脑膜炎患者中，有时在成人患者中也可出现。12%的患者会出现昏迷。严重的脑膜炎会引起乳头水肿，但在颅内压增高的早期可能不会出现。

伴随全身性感染可导致：
- 皮疹、瘀斑或紫斑（提示脑膜炎球菌血症）
- 肺实变（通常是由于肺炎链球菌所致脑膜炎）
- 心脏杂音（这表明心内膜炎-通常由金黄色葡萄球菌或肺炎链球菌导致）

成人非典型临床表现 在免疫缺陷、老年或酗酒患者中，发热和颈项强直可能不出现或程度很轻。通常，老年患者唯一的临床表现就是既往清醒的患者出现意识混乱，或既往痴呆的患者出现应答模式的改变。在这些患者中，头部CT或MRI检查之前开始抗生素治疗需谨慎。

如果细菌性脑膜炎继发于神经外科手术，术后数天才会出现症状。

诊断
- 脑脊液检查当怀疑急性细菌性脑膜炎，应进行血培养及腰椎穿刺完善脑脊液检查（除非有禁忌）
- 如果怀疑细菌性脑膜炎且患者病情严重，应立即给予抗生素和糖皮质激素，甚至尚未进行腰椎穿刺
- 如果怀疑细菌性脑膜炎且腰穿需等延迟至CT或MRI后进行，在血培养完成后，神经影像检查之前即需启动抗生素和糖皮质激素治疗；明确诊断不应延误治疗

若患者存在典型的如下临床表现和体征，如发热、意识水平改变、颈项强直，临床医师需怀疑细菌性脑膜炎。然而，临床医生必须认识到，在新生儿和婴儿中症状和体征会有所不同，在老年人、酗酒者、免疫缺陷的患者中症状和体征会缺如或较轻微。诊断在下列患者是具有挑战性的：
- 接受神经外科手术的患者，因为手术也会导致意识水平的变化和颈部僵硬
- 老人和酗酒者，因为精神状态的变化可能是由于代谢性脑病（可能有多种原因），跌倒和硬膜下血肿

局灶性癫痫发作或局灶性神经功能缺失可能表明局限性病变，如脑脓肿。

由于未经治疗细菌性脑膜炎是致命的，因此即使脑膜炎的可能性很小，也应该完善相关检查。在婴幼儿、老年人、酗酒者、免疫功能低下以及接受神经外科手术的患者中，进行相关检测非常有用，因为在这些患者中，症状可能是非典型的。

如果临床表现提示急性细菌性脑膜炎，常规检查包括：
- 脑脊液检查
- 全血细胞计数及分类
- 代谢检查
- 血培养加PCR（如果可用）

腰椎穿刺 除非有禁忌，腰椎穿刺应立即进行以用于脑脊液分析，此为诊断的主要手段。

即时腰椎穿刺的禁忌为存在表明颅内压显著升高或颅内占位效应（如水肿、出血或肿瘤）的体征；通常情况下，这些症状和体征包括：
- 局灶性神经功能缺损
- 视乳头水肿
- 意识水平下降
- 癫痫（发病1周内）
- 免疫受损
- 中枢神经系统疾病史（如占位、卒中、局部感染）

在这种情况下，腰椎穿刺可能引起脑疝，因此腰椎穿刺应该在神经影像检查（通常是CT或MRI）确认颅内压增高

或占位效应后才可施行。若腰椎穿刺被推迟,治疗最好立即开始(获得血培养样本之后以及神经影像学检查之前)。如果升高的颅内压降低,或者没有检测到占位效应,可进行腰椎穿刺。

脑脊液应进行以下检测:细胞计数、蛋白质、葡萄糖、革兰氏染色、培养、PCR(如果可用),以及其他临床需要的测试。同时,应留取血液样本一份以获得脑脊液葡萄糖:血糖比值。脑脊液细胞计数应该尽快进行因为白细胞可能会附着在收集管管壁,导致细胞计数假性偏低;在极度脓性脑脊液样本,白细胞可能裂解。

细菌性脑膜炎的典型脑脊液表现(表228-1)包括:
- 压力增加
- 通常是浑浊的
- 白细胞计数升高(中性粒细胞为主)
- 蛋白升高
- 低脑脊液葡萄糖:血糖比值

脑脊液血糖<50%血糖水平提示脑膜炎可能。脑脊液葡萄糖≤18mg/dl或脑脊液葡萄糖/血糖<0.23强烈提示细菌性脑膜炎。然而,脑脊液葡萄糖变化可能会滞后血糖变化30~120分钟。在急性细菌性脑膜炎,蛋白水平升高(通常为100~500mg/dl)提示血脑屏障损伤。

脑脊液细胞计数、蛋白和葡萄糖水平在急性细菌性脑膜炎患者中并不总是典型的。不典型的脑脊液表现包括:
- 早期正常除了存在细菌
- 14%患者表现为淋巴细胞升高为主,特别是在革兰氏阴性脑膜炎新生儿患者、单核细胞增多李斯特菌所致脑膜炎以及部分治疗后细菌性脑膜炎
- 9%患者葡萄糖水平正常
- 在严重免疫抑制患者中白细胞计数正常

致病细菌鉴定包括革兰氏染色、培养、和PCR(如果可用)。革兰氏染色迅速提供相关信息,但信息是有限的。被检测细菌密度须至少达10^5细菌/mm^3时革兰氏染色结果才可靠。如果脑脊液处理不慎可能导致假阴性的结果,比如脑脊液沉淀后细菌未充分悬浮,或玻片脱色及读取错误。

具体细菌的诊断和药敏测定需要细菌培养。如果医生怀疑有厌氧菌感染或其他异常的细菌,他们应该在样本接种培养前告知实验室。既往抗生素治疗可降低革兰氏染色和培养的阳性率。如果有条件的话,PCR可能是一个有用的辅助测试,尤其是在已经接受抗生素治疗的患者。

在脑膜炎的病因被证实前,应使用脑脊液或血液样本检测其他脑膜炎的可能原因,如病毒(尤其是单纯疱疹)、真菌或癌细胞。

其他检测 从其他怀疑感染的部位取样进行培养(如泌尿道或呼吸道)。

预后

对于<19岁的儿童,死亡率可能为3%,但往往更高;幸存者可能会遗留耳聋和神经心理功能受损。在<60岁的成人中,死亡率约为17%,但在>60岁的人群中,可高达37%。社区获得性金黄色葡萄球菌脑膜炎的死亡率为43%。

一般情况下,死亡率与反应迟缓或昏迷的程度有关。预后不良的因素包括:
- 年龄>60岁
- 共存消耗性疾病
- 入院时Glasgow评分低(表228-4)

表228-4 Glasgow评分

睁眼	
	• 自发(4分)
	• 听从医生指示(3分)
	• 疼痛(2分)
	• 无(1分)
最佳运动反应	
	• 听从医生指示(6分)
	• 能定位疼痛刺激(5分)
	• 因疼痛而畏退(4分)
	• 对疼痛刺激的退缩反应(3分)
	• 对疼痛刺激无中枢反应(2分)
	• 无(1分)
最佳对话反应	
	• 定向对话(5分)
	• 逻辑混乱(4分)
	• 不恰当用词(3分)
	• 无法理解的单词(3分)
	• 听不懂的声音(2分)
	• 无(1分)
总分	
	15分:正常
	3~14分:异常

摘自Teasdale G,Jennett B. Assessment of coma and impaired conciousness:a practical scale [J]. Lancet,1974,2:81-84. PubMed ID:4136544 PubMed Logo.

- 局灶性神经功能缺损
- 脑脊液细胞计数低
- 脑脊液压力升高

癫痫和低脑脊液葡萄糖/血糖值也可能表明预后不良。

治疗

- 抗生素
- 糖皮质激素,以减少大脑皮质炎症和水肿

抗生素是最主要的治疗。除了抗生素,治疗包括其他减少大脑和脑神经炎症及降低颅内压的措施。

大部分患者应收入ICU。

抗生素 抗生素必须可杀灭致病菌且能穿透血脑

屏障。

如果患者病情较重,并且临床表现提示为脑膜炎,须尽早在血培养后给予抗生素(表228-5)和糖皮质激素治疗,即

表228-5 急性细菌性脑膜炎的初始抗生素治疗

患者	可疑致病菌	暂时使用的抗生素
年龄		
<3个月	无乳链球菌 大肠埃希菌或其他革兰氏阴性细菌 单核细胞增生李斯特菌 金黄色葡萄球菌*	氨苄西林加头孢曲松或头孢噻肟
3个月~18岁	脑膜炎奈瑟菌 肺炎链球菌 金黄色葡萄球菌* 流感嗜血杆菌‡	头孢噻肟或头孢曲松加万古霉素
18~50岁	肺炎链球菌 脑膜炎奈瑟菌 金黄色葡萄球菌*	头孢噻肟或头孢曲松加万古霉素
>50岁	肺炎链球菌 单核细胞增生李斯特菌 金黄色葡萄球菌* 革兰氏阴性菌 脑膜炎奈瑟菌(不常见)	头孢曲松或头孢噻肟加氨苄西林加万古霉素
感染途径		
鼻窦炎,中耳炎,脑脊液漏	肺炎链球菌† 流感嗜血杆菌 革兰氏阴性细菌包括铜绿假单胞菌 厌氧或微需氧链球菌 脆弱类杆菌 金黄色葡萄球菌*	万古霉素加头孢他啶或美罗培南加甲硝唑
脑部穿通伤,神经外科手术,分流感染	金黄色葡萄球菌 表皮葡萄球菌 革兰氏阴性细菌包括铜绿假单胞菌 肺炎链球菌	万古霉素加头孢他啶
免疫状态		
艾滋病,其他削弱细胞免疫的疾病	肺炎链球菌 单增李斯特菌 革兰氏阴性细菌包括铜绿假单胞菌 金黄色葡萄球菌*	氨苄西林加头孢他啶加万古霉素

*金黄色葡萄球菌是脑膜炎的少见致病因,除非侵入途径为脑部穿透伤或继发于神经外科手术。然而,它可以在所有的患者群造成脑膜炎。因此,应给予万古霉素或其他抗葡萄球菌的抗生素,如果医生认为这些细菌是可能的致病菌,即使可能性不大。

†肺炎链球菌是有脑脊液漏或急性中耳炎脑膜炎患者最常见的致病细菌。此类患者可与万古霉素联合头孢曲松或头孢噻肟进行治疗。然而,若脑膜炎伴随硬膜下积脓或继发于神经外科手术,其他细菌更有可能存在,包括铜绿假单胞菌,在这种情况下,最初的治疗应包括万古霉素加头孢他啶加甲硝唑。

‡流感嗜血杆菌应在5岁以下,无流感嗜血杆菌结合物疫苗接种史的儿童患者中需考虑。

使是在腰椎穿刺前。另外,如果神经影像学检查不支持腰椎穿刺,应在影像学检查前启动抗生素和糖皮质激素治疗。

适当经验性抗生素取决于患者的年龄、免疫状态和感染途径(表228-3)。一般情况下,临床医师应使用有效针对肺炎链球菌,脑膜炎奈瑟菌,和金黄色葡萄球菌的抗生素。有时(如在新生儿和某些免疫抑制患者),单纯疱疹性脑炎不能排除,因此,需联合阿昔洛韦。抗生素方案需根据培养和药敏测试的结果进行调整(表228-6)。

常用的抗生素包括:
- 第3代头孢菌素针对肺炎链球菌和脑膜炎奈瑟菌
- 氨苄西林针对单核细胞增生李斯特菌
- 万古霉素针对耐青霉素菌株肺炎链球菌和金黄色葡萄球菌

糖皮质激素 地塞米松用于减轻脑和脑神经炎症和水肿,应在治疗启动时给予。成人给予静脉注射10mg;儿童剂量为0.15mg/kg体重。应在抗生素初始剂量给予之前或同时给予地塞米松,每6小时1次,持续4日。

肺炎链球菌脑膜炎的患者运用地塞米松证据确定。

其他措施 其他措施的有效性未得到证实。

视乳头水肿或存在脑疝征象的患者需降低其颅内压:
- 床头抬高30°
- 过度通气到PCO_2达27~30mmHg以引起颅内血管收缩
- 静滴甘露醇以渗透性利尿

一般,成人首先给予甘露醇负荷剂量1g/kg,在30分钟内静脉推注,必要时每3~4小时重复或0.25g/kg剂量每2~3小时1次,儿童剂量为0.5~2.0g/kg,30分钟内静脉注射,必要时重复。

其他治疗措施包括:
- 静脉补液
- 抗惊厥药物
- 伴随感染治疗
- 具体并发症的处理(如糖皮质激素治疗华-弗综合征,手术引流硬膜下积脓)

预防

接种乙型流感嗜血杆菌疫苗,以及在较小范围内,接种脑膜炎奈瑟菌和肺炎链球菌疫苗降低了细菌性脑膜炎的发病率。

一般措施 治疗起始24小时内保持患者呼吸隔离(使用注意事项液滴)可预防脑膜炎蔓延。与患者接触时,通常应穿戴手套、面罩以及隔离衣。

疫苗接种 接种疫苗可以预防某些类型的细菌性脑膜炎。建议所有儿童注射复合型肺炎球菌疫苗,它能有效预防13种血清型的肺炎球菌,包括>80%的引起脑膜炎的致病菌。

从2个月龄开时常规接种乙型流感嗜血杆菌型疫苗,能有效预防感染。

四价脑膜炎球菌疫苗被给予:
- 有免疫缺陷或功能性无脾的2~10岁儿童
- 所有11~12岁的孩子

表 228-6　急性细菌性脑膜炎的特定抗生素治疗

细菌	年龄组	抗生素*	备注
革兰氏阳性菌（未明确的）	儿童和成人	万古霉素加头孢曲松（头孢噻肟）和氨苄西林†	—
革兰氏阴性菌（未明确的）	儿童和成人	头孢噻肟（或头孢曲松，美罗培南，或头孢他啶）加大庆大霉素，妥布霉素，阿米卡星（如果怀疑存在全身感染）‡	—
乙型流感嗜血杆菌	儿童和成人	头孢曲松（头孢噻肟）	—
脑膜炎奈瑟菌	儿童和成人	头孢曲松（头孢噻肟）	青霉素可用于已行药敏试验的敏感菌株
肺炎链球菌	儿童和成人	万古霉素和头孢曲松（头孢噻肟）	青霉素可用于已行药敏试验的敏感菌株
金黄色葡萄球菌和表皮葡萄球菌	儿童和成人	万古霉素加用或不加利福平	万古霉素用于耐甲氧苯青霉素的菌株，萘夫西林或苯唑西林用于已行药敏试验的敏感菌株。当万古霉素或萘夫西林无显效时加用利福平
李斯特菌属	儿童和成人	氨苄西林（青霉素）或甲氧苄啶/磺胺甲噁唑‡	青霉素可用于已行药敏试验的敏感菌株。甲氧苄啶/磺胺甲噁唑可用于对青霉素敏感的患者
革兰氏阴性肠杆菌	儿童和成人	头孢噻肟（头孢曲松）加庆大霉素，妥布霉素，阿米卡星（如果怀疑存在全身感染）‡	—
假单胞菌属	儿童和成人	美罗培南（头孢他啶或头孢吡肟），通常单用，有时可与氨基糖苷类合用或氨曲南	—

* 括号内为备选抗生素。
† 如果革兰氏阳性菌是多形性的，加用氨苄西林以涵盖抗 Listeria sp。
‡ 阿米卡星用于庆大霉素耐药的地区。由于氨基糖苷类较难通过血脑屏障，因而很少被用于治疗脑膜炎。当需要时，它们可能必须鞘内或通过 Ommaya 储存囊，尤其是在假单胞菌脑膜炎的患者中。使用氨基糖苷类药物时需监测肾功能。

- 年龄较大的儿童，集体住宿大学生以及未接种疫苗的新兵
- 疫情流行区的旅游者或居住者
- 常规处理脑膜炎链球菌样本的实验室工作人员

在脑膜炎流行期间，在大量接种疫苗前需明确易感人群（如大学生、小镇人口）及其数量。虽然接种疫苗价格昂贵，且需要对公众进行教育和公共支持，但却是可有效挽救患者生命并减少死亡率的方法。

脑膜炎球菌疫苗并不能预防 B 型脑膜炎球菌感染，所以既往接种脑膜炎球菌疫苗的患者同样可以出现脑膜炎症状。

化学预防　任何与脑膜炎患者有长时间面对面接触的个体（如家庭或托儿所接触，医务人员和接触到患者的口腔分泌物的人）应给予暴露后的化学预防。

药物预防脑膜炎球菌感染（表 228-7）有以下几种方法：
- 利福平 600mg 口服，每日 2 次，连用 2 日（>1 个月的儿童，按 10mg/kg；<1 个月的新生儿，按 5mg/kg）
- 头孢曲松 250mg 肌内注射一次（<15 岁儿童，125mg）
- 对于成人，氟喹诺酮类口服一次（环丙沙星或左氧氟沙星 500mg，或氧氟沙星 400mg）

表 228-7　治疗急性细菌性脑膜炎的抗生素常用剂量*

抗生素	剂量	
	儿童>1 个月	成人
头孢曲松	50mg/kg q12h	2g q12h
头孢噻肟	50mg/kg q6h	2g q4~6h
头孢他啶	50mg/kg q8h	2g q8h
头孢吡肟	2g q12h	2g q8~12h
氨苄西林	75mg/kg q6h	2~3g q4h
青霉素	400 万单位 q4h	400 万单位 q4h
萘夫西林和苯唑西林	50mg/kg q6h	2g q4h
万古霉素†	15mg/kg q6h	10~15mg/kg q8h
美罗培南	40mg/kg q8h	2g q8h
庆大霉素和妥布霉素†	2.5mg/kg q8h	2mg/kg q8h
阿卡米星†	10mg/kg q8h	7.5mg/kg q12h
利福平	6.7mg/kg q8h	600mg q24h

* 新生儿用药剂量参见表 289-1。
† 需监测肾功能。

对于乙型流感嗜血杆菌脑膜炎，化学预防方法为口服利福平 20mg/kg，每日1次（最大剂量为 600mg），持续服用4日。对于<2岁的儿童在日常照料中暴露后是否需要预防尚无定论。接触其他类型细菌性脑膜炎患者后通常不需要化学预防。

> **关键点**
> - 常见病因：脑膜炎奈瑟菌和肺炎链球菌在儿童和成人中多见，李斯特菌属在婴幼儿和老年人多见；金黄色葡萄球菌偶尔会在所有年龄段引起脑膜炎
> - 在婴幼儿、酗酒者、老人、免疫功能低下患者以及继发神经外科手术的患者中，典型临床表现可能缺如或较轻微
> - 如果患者有局灶性神经功能障碍、反应迟钝、癫痫发作或视乳头水肿（提示 ICP 增高或颅内占位效应），应根据神经影像结果推迟腰椎穿刺
> - 尽快开始急性细菌性脑膜炎的治疗，甚至在确诊前
> - 常见的经验选择抗生素治疗方案通常包括第三代头孢菌素（针对肺炎链球菌和脑膜炎奈瑟菌）、氨苄新林（用于单核细胞增多李斯特菌）和万古霉素（用于耐青霉素的肺炎链球菌和金黄色葡萄球菌）
> - 常规接种肺炎链球菌和脑膜炎奈瑟菌疫苗以及对脑膜炎奈瑟菌化学预防治疗有助于预防脑膜炎

> **更多信息**
> 菌性脑膜炎管理的实践指南

病毒性脑膜炎

病毒性脑膜炎与急性细菌性脑膜炎相比，症状较轻。临床表现包括头痛，发热，颈项强直。诊断依赖脑脊液分析。治疗包括：支持性措施，阿昔洛韦用于治疗疑似单纯疱疹感染和抗反转录病毒药物用于疑似艾滋病毒感染。

病毒性脑膜炎有时与无菌性脑膜炎同义。然而，无菌性脑膜炎通常是指导致典型急性细菌性脑膜炎细菌以外的任何其他原因所致的其他急性脑膜炎。因此，无菌性脑膜炎可由病毒，非感染性因素（如药物、疾病），真菌或偶尔其他生物造成的（如莱姆病、梅毒）。

病因
病毒性脑膜炎通常源于血行播散，但单纯疱疹病毒2型（HSV-2）脑膜炎也可以为潜伏感染再活化的结果。病毒性脑膜炎的最常见的原因是：
- 肠道病毒

对于许多引起脑膜炎的病毒而言（不同于导致急性细菌性脑膜炎的细菌），发病呈季节性（表 228-8）。

症状及体征
病毒性脑膜炎，与急性细菌性脑膜炎相似，早期为提示病毒感染的症状（如发热、肌痛、胃肠道或呼吸系统症状），随后出现脑膜炎症状和体征（头痛、发热、颈项强直）。临床表现往往类似细菌性脑膜炎，但通常不太严重（如颈项强直可能不太明显）。然而，临床表现有时也可像急性细菌性脑膜炎一样严重。

表 228-8 病毒性脑膜炎的常见原因

病毒	传播机制	发病季节
肠道病毒（如柯萨奇病毒，埃可病毒）	粪-口传播（如通过污染的食物）	夏天到初秋，又是全年均可见到散发病例
单纯疱疹病毒，2型多见*	密切接触过活动性病毒感染者	无
水痘-带状疱疹病毒	吸入感染者呼吸道飞沫或接触感染者	无
西方马病毒† 委内瑞拉马脑炎†	蚊子	夏天到初秋
西尼罗病毒 圣路易斯病毒	蚊子	夏天到初秋
加利福尼亚脑炎病毒 拉克罗斯病毒	蚊子	夏天到初秋
科罗拉多蜱热病毒	蜱	春末到夏初
淋巴细胞脉络丛脑炎病毒	空气传播‡	秋到冬
HIV-1、HIV-2	接触感染者的体液	无

* 单纯疱疹2型脑膜炎可单次发作或复发（见下文）。
† 西方马和委内瑞拉马病毒与脑膜炎相关，但近年来在美国无病例报道。
‡ 淋巴细胞性脉络丛脑膜炎病毒与接触受感染的野生鼠（此病毒天然宿主）相关，且在秋季或冬季期间最为常见，此时老鼠往往在室内移动。当病因是接触受感染的宠物仓鼠时，全年都有可能感染。

HIV 所致脑膜炎，通常起病于全身感染早期，此时正发生血清学转化。

诊断
- 脑脊液分析（细胞计数、蛋白质、葡萄糖）
- 脑脊液的 PCR，有时需要检测 IgM 抗体
- 有时对血、咽拭子、鼻咽分泌物或粪便进行 PCR 或培养

病毒性脑膜炎的诊断是基于腰椎穿刺后的脑脊液分析（如果怀疑存在颅内压增高，应先行神经影像学检查）。通常情况下，蛋白质略有升高，但升高程度小于急性细菌性脑膜炎（如<150mg/dl）；然而，在西尼罗病毒性脑膜炎患者中，蛋白质水平可非常高，葡萄糖多正常或轻度降低。其他结果包括细胞增多，以淋巴细胞为主。然而，结合脑脊液细胞、蛋白质和葡萄糖结果仍不能排除细菌性脑膜炎。

脑脊液病毒培养不敏感，因而不常规开展。PCR 可用于检测脑脊液中一些病毒（肠道病毒和单纯疱疹、带状疱疹、西尼罗河病毒）。在诊断可疑西尼罗病毒或其他虫媒病毒时，测量脑脊液中的 IgM 抗体比 PCR 更敏感。

对采集于其他部位的标本（如血液、咽拭子、鼻咽分泌

物、大便)进行血清学检测、PCR 或培养,可帮助识别致病病毒。

治疗

- 支持治疗
- 阿昔洛韦(疑似单纯疱疹或带状疱疹)和抗反转录病毒药物(艾滋病毒感染)

如果患者病情严重且可能为急性细菌性脑膜炎(即使首先怀疑病毒性脑膜炎),应当立即给予适当的抗生素和糖皮质激素(而不等待测试结果),持续使用到细菌性脑膜炎被排除(即脑脊液提示为无菌)。

病毒性脑膜炎通常数周自行好转,偶尔数月(如西尼罗河病毒性脑膜炎或淋巴细胞性脉络丛脑膜炎)。治疗主要是支持性的。

阿昔洛韦治疗单纯疱疹脑膜炎有效,并且可以用于治疗带状疱疹脑膜炎。如果怀疑这两种病毒中任何一种或仅怀疑带状疱疹病毒脑炎,大部分临床医师起始会经验性给予阿昔洛韦治疗,若 PCR 结果阴性,则停用该药。

普来可那立仅对肠道病毒性脑膜炎中度有效,且日常临床诊疗中不易获得。

艾滋病毒性脑膜炎的患者应用抗反转录病毒药物治疗。

关键点

- 病毒性脑膜炎初始为典型病毒感染症状,随后出现头痛、发热和颈项强直,但很少如急性细菌性脑膜炎严重
- 肠道病毒是最常见的病因,通常在夏季或初秋
- 脑脊液结果(通常淋巴细胞数增多,血糖接近正常,蛋白质轻度升高)不能排除急性细菌性脑膜炎
- 按照急性细菌性脑膜炎治疗患者直到该可能性被排除
- 支持治疗为主;单纯疱疹病毒或带状疱疹病毒性脑膜炎可用阿昔洛韦治疗

非感染性脑膜炎

脑膜炎有时是由非感染性因素(如非感染性疾病、药物、疫苗,表228-9)引起的。非感染性脑膜炎很多情况下呈亚急性或慢性。

非感染性脑膜炎临床表现(如头痛、发热、颈项强直)类似于其他原因所致脑膜炎。严重程度可以不同,但非感染性脑膜炎较急性细菌性脑膜炎程度轻。

非感染性脑膜炎的诊断是基于腰穿后获得的脑脊液分析(若怀疑存在颅内压增高或颅内占位效应,应首先完成神经影像学检查)脑脊液表现可能包括:

- 淋巴细胞或中性粒细胞数增多
- 蛋白升高
- 血糖通常正常

表 228-9 脑膜炎的一些非感染性原因

类别	示例
疾病	转移性癌肿
	结节病
	白塞综合征
	系统性红斑狼疮
	干燥综合征
	风湿性关节炎
	颅内囊虫病灶或表皮样囊肿破裂
具有抗炎或免疫调节作用的药物	硫唑嘌呤
	环孢素
	阿糖胞苷
	静脉用免疫球蛋白美泊
	利单抗-CD3(OKT3)
	非甾体抗炎药(最常见的是布洛芬)
其他药物	某些抗生素(如环丙沙星、异烟肼、青霉素、甲氧/磺胺甲噁唑)卡马西平,非那吡啶,雷尼替丁
注射进入蛛网膜下腔的物质	麻醉剂,抗生素,化疗药,不透射线染料
疫苗	百日咳狂犬病

治疗原发病,停用致病药物。其他为支持治疗。

如果患者病情严重,应立即启用适当的抗生素和糖皮质激素治疗(而不等待测试的结果),并一直持续到急性细菌性脑膜炎被排除(即脑脊液显示为是无菌的)。

复发性脑膜炎

复发性脑膜炎通常是由细菌、病毒或非感染性因素引起的。

复发性病毒性脑膜炎 复发病毒性脑膜炎最常见的原因为:

- 单纯疱疹病毒 2 型(HSV-2;被称为莫拉雷脑膜炎)

一般来说,HSV-2 感染患者表现为 3 次及以上发作性发热、颈项强直、脑脊液淋巴细胞数增多;每次发作持续 2~5 日,可自行好转。患者也可以有其他神经系统缺损(如感觉异常、癫痫、脑神经麻痹)。

如有可能,需治疗病因。莫拉雷脑膜炎用阿昔洛韦治疗。大多数患者可完全恢复。

复发性急性细菌性脑膜炎 若急性细菌性脑膜炎感染是经由先天或后天颅底部、脊柱缺陷所致,且该缺陷未得到修补,则急性细菌性脑膜炎也可再次发作。如果病因为外伤,脑膜炎可能许多年后才表现出来。

如果患者有复发性细菌性脑膜炎,临床医生应仔细检查这些缺陷。高分辨率 CT 通常可显示颅骨缺损。临床医师应检查患者腰背尤其是腰骶部皮肤有无凸起或凹陷,这可能提示存在脊椎的缺陷(如脊柱裂)。

较为少见的是,补体系统的缺陷所致复发性细菌性脑膜炎(通常是由于肺炎链球菌或脑膜炎奈瑟菌)。治疗与无补体系统缺陷的患者一样。接种肺炎链球菌和脑膜炎奈瑟菌疫苗(每3年)可减少感染的可能性。

其他复发性脑膜炎 急性脑膜炎继发于NSAID或其他药物时,若致病药物再次使用脑膜炎可能复发。

亚急性或慢性脑膜炎

亚急性脑膜炎的病程可达数天至数周。慢性脑膜炎持续≥4周。可能的原因包括真菌、结核分枝杆菌、立克次体、螺旋体、岗地弓形虫、HIV、肠道病毒、和自身免疫性风湿性疾病(如系统性红斑狼疮、类风湿关节炎)和癌症。症状和体征类似于其他脑膜炎,但发展更为缓慢。可能会出现脑神经麻痹和脑梗死(血管炎所致)。诊断需要大量脑脊液(通常经由重复腰椎穿刺获得),有时需活检或脑室、脑池穿刺。治疗为针对病因的治疗。

慢性脑膜炎 可能持续>25年。少数情况下,慢性脑膜炎有一个长期的良性的过程,然后会自行好转。

亚急性和慢性脑膜炎发病可能源于各种各样的微生物和致病条件(表228-10)。

表228-10 亚急性或慢性脑膜炎的主要原因

微生物	环境
细菌	
分枝杆菌:(结核分枝杆菌,很少其他分枝杆菌)	—
螺旋体:(梅毒、莱姆病、偶见钩端螺旋体病)	莱姆病,东海岸,上中西部地区,加利福尼亚州,俄勒冈州
布鲁菌属	与牲畜相关,在美国或其他发达美国少见
埃立克体属	—
钩体属	与接触到大鼠、小鼠和其他动物的尿液相关,西方美国少见
真菌病	
新型隐球菌	—
隐球菌	主要是北部太平洋沿岸,似乎广泛分布
粗球孢子菌	美国西南部地区
荚膜组织胞浆菌	美国中部和东部
芽生菌属	主要在美国中部和东部地区
孢子丝菌属(不常见)	没有地域分布,但感染与玫瑰刺或刷子相关
寄生虫	
弓形虫	—
病毒	
反转录病毒:HIV,HIV-1	在已知HIV或危险因素的患者中
肠道病毒	患有先天性免疫缺陷综合征的患者

结核性脑膜炎 结核分枝杆菌是在宿主细胞中复制的需氧细菌。因此,控制这些细菌在很大程度上取决于T细胞介导的免疫。这些细菌可能在初次或再次活化的感染中感染中枢神经系统。在发达国家,脑膜炎通常是由重新激活的感染引起。

脑膜症状发展通常需要几天到几个星期,但有可能发展更加迅速或逐渐显现。典型情况下,结核分枝杆菌会导致基底脑膜炎从而导致3个并发症:

- 由于Luschka孔、Magendie孔或中脑导水管堵塞所致脑积水
- 血管炎,有时会造成动脉或静脉闭塞和卒中
- 脑神经麻痹,尤其是第Ⅱ、Ⅶ和Ⅷ对脑神经

诊断结核性脑膜炎可能是困难的。患者可能没有全身性结核的证据。增强CT或MRI检查显示基底脑膜炎症,提示该诊断。

脑脊液典型表现包括:

- 混合型细胞增多,淋巴细胞为主
- 葡萄糖降低
- 蛋白升高(表228-1)

偶尔,脑脊液首先出现的异常是葡萄糖极度降低。

检测致病微生物往往困难,因为:

- 脑脊液抗酸染色敏感性≤30%
- 脑脊液分枝杆菌培养敏感性约为70%,且时间长达6周
- 脑脊液PCR敏感性为50%~70%

自动化的快速核酸扩增试验Xpert MTB/RIF已被WHO推荐用于结核性脑膜炎的诊断。该测试可在脑脊液标本中检测结核分枝杆菌DNA和利福平耐药性。

因为结核性脑膜炎进展快速且具有破坏性,且诊断试验有限,因而应根据临床诊断后开始治疗。目前,世界卫生组织推荐使用异烟肼、利福平、吡嗪酰胺和乙胺丁醇2个月后改为异烟肼和利福平治疗6~7个月。糖皮质激素(泼尼松或地塞米松),可运用于存在淡漠、昏迷或其他神经系统缺损的患者中。

螺旋体脑膜炎 是一种慢性螺旋体感染,美国病原体为伯氏疏螺旋体,而欧洲病原体为阿氏疏螺旋体和伽氏疏螺旋体。这种疾病是由硬蜱传播,美国通常为鹿蜱。在美国,12个州包含了95%的病例。这些州包括大西洋沿岸中部和东北部沿海州、威斯康星州、加利福尼亚州、俄勒冈州和华盛顿。感染莱姆病的儿童和一些成年人中高达8%会发展为脑膜炎。脑膜炎可能是急性或慢性的,通常情况下,它起病比急性病毒性脑膜炎更为缓慢。

诊断线索包括:

- 曾在森林地带停留或前往流行区旅行(包括欧洲)
- 游走性红斑或莱姆病的其他症状的病史
- 单侧或双侧面神经麻痹(常见于莱姆病,但在大多数病毒脑膜炎少见)
- 视乳头水肿(儿童莱姆病多见,但病毒性脑膜炎罕见)

典型脑脊液表现包括:

- 淋巴细胞性细胞增多
- 蛋白质中等程度升高
- 葡萄糖正常

莱姆病的诊断基于血清学酶联免疫吸附试验（ELISA），随后通过蛋白免疫分析法来确认。在一些实验室，假阳性率可能高得无法接受。

Lyme脑膜炎治疗方案是给予头孢噻肟或头孢曲松维持14日。头孢噻肟在儿童患者中剂量为150~200mg/(kg·d)，分3~4次静脉给药（如50mg，每日3次或四次），成人剂量为2g静滴，每8小时1次。儿童头孢曲松剂量为是50~75mg/(kg·d)（最大剂量为2g），每日1次，静滴；成人剂量为2g，静滴，每日1次。临床医生应该记住，在病情严重的患者中，可能伴随无形体病或巴贝斯虫病。

梅毒性脑膜炎 较少见，它通常是脑膜血管梅毒的一个特征。脑膜炎可以为急性或慢性。并发症包括：颅内血管炎（可能导致血栓形成性缺血或梗死）、视网膜炎、脑神经麻痹（特别是第Ⅶ对脑神经）或脊髓炎。

脑脊液表现为：细胞增多（淋巴细胞为主）、蛋白升高，葡萄糖降低。这些异常在AIDS的患者中更为显著。

梅毒性脑膜炎的诊断是基于血清和脑脊液血清学试验，其次通过荧光梅毒螺旋体抗体吸收（FTA-ABS）测试确认。磁共振血管造影及脑血管造影可准确的鉴别实质病变和血管炎。

梅毒性脑膜炎治疗用含水青霉素总剂量为1 200万~2 400万单位/d，静滴，拆分为每4小时给药一次（200万~400万单位，每4小时给药一次），疗程10~14日。

隐球菌脑膜炎 隐球菌性脑膜炎是西半球慢性脑膜炎最常见的原因和艾滋病患者最常见的机会性感染。在美国，隐球菌脑膜炎的主要病因为：
- 新型隐球菌变种新型隐球菌（血清型菌株D）
- 新型隐球菌变种 *grubii* 变种（血清型菌株A）

新型隐球菌变种 *grubii* 变种导致90%的病例。新型隐球菌可存在于土壤，树和鸽子或其他鸟的排泄物。新型隐球菌脑膜炎常见于免疫功能低下患者，但偶尔也发生于无明显基础疾病的患者中。

另一个隐球菌品种，*gatti* 隐球菌变种，在太平洋地区和华盛顿州造成脑膜炎；它可导致具有正常免疫状态的人发生脑膜炎。

隐球菌可引起基底膜脑膜炎，导致脑积水和脑神经麻痹；血管炎相对少见。脑膜症状通常隐匿起病，有时表现为长期的复发和缓解

典型脑脊液表现为：
- 淋巴细胞性细胞增多
- 蛋白升高
- 葡萄糖降低

然而，在AIDS晚期或其他免疫功能重度低下的患者中，细胞应答很少甚至缺如。

诊断隐球菌性脑膜炎是基于对隐球菌抗原检测和真菌培养；用这些试验的诊断率是80%~90%。墨汁染色灵敏度为50%，也可被运用。

新型隐球菌脑膜炎但无艾滋病的患者传统治疗方案为5-氟胞嘧啶联合两性霉素B（如果能耐受）。隐球菌脑膜炎合并艾滋病的患者用两性霉素B联合氟胞嘧啶治疗，继而为氟康唑。

硬膜外注射甲泼尼龙后继发真菌性脑膜炎 少数情况下，真菌性脑膜炎可发生在脊髓硬膜外给予甲泼尼龙的患者。在每个病例中，药物为合成制药，且药物制备过程中显著违反无菌技术。

在美国的第一次暴发（2002）导致5例脑膜炎。最近暴发（2012）导致了414案件脑膜炎、卒中、脊髓炎，或其他真菌感染相关并发症并导致31人死亡。暴发也发生在斯里兰卡（7例）和明尼苏达（1例）。2002年大多数病例是由皮炎外瓶真菌引起的，2012年为喙状凸脐孢菌；少数情况下是由曲霉菌或分枝孢子属引起的。

脑膜炎起病隐匿，常合并颅底感染；血管可能会受到影响，从而导致血管炎和卒中。头痛是最常见的症状，继而为认知改变、恶心呕吐、或发热。症状可能延迟至硬膜外注射后6个月出现。约1/3的患者无脑膜刺激征。

典型的脑脊液表现为：
- 中性粒细胞增多
- 蛋白升高
- 葡萄糖通常降低

喙状凸脐孢菌脑膜炎最敏感的检测方法为是PCR检测，疾病预防和控制中心可做；在少数情况下，诊断可以基于培养。

如果脑脊液半乳甘露聚糖升高，需怀疑曲霉菌脑膜炎，诊断依赖于培养。

外瓶真菌或凸脐孢菌属脑膜炎罕见，治疗方案不确切。然而，伏立康唑静滴6mg/(kg·d)是推荐的最初方案。药物剂量应根据血药浓度来调节。起始治疗2~3周内应定期检测肝酶和血钠。预后不确切，适当的治疗并不能保证生存。

其他真菌性脑膜炎 球孢子菌、组织胞浆菌、芽生菌、孢子丝菌和念珠菌属都可能会导致类似新型隐球菌脑膜炎的慢性脑膜炎。球孢子菌属局限在美国西南部（主要是犹他州南部、新墨西哥州、亚利桑那州和加利福尼亚）。组织胞浆菌和芽生菌属主要分布在美国中部和东部。因此，如果亚急性脑膜患者曾经居住或旅行于这个区域，临床医生应该怀疑这些致病真菌。

脑脊液典型表现为：
- 淋巴细胞性细胞增多
- 蛋白升高
- 葡萄糖降低

念珠菌属也可能会导致多形核细胞增多。

球孢子脑膜炎倾向于抵抗治疗并可能需要使用氟康唑终身治疗。也可应用伏立康唑或两性霉素B。其他真菌脑膜炎的治疗通常是两性霉素B。

其他慢性脑膜炎病因 少见情况下，其他感染性微生物和非感染性的一些疾病（表228-8）可引起慢性脑膜炎。非感染性因素包括：
- 癌症
- 自身免疫性风湿性疾病包括系统性红斑狼疮，类风湿关节炎和干燥综合征
- 颅内动脉炎
- 神经系统结节病
- 白塞综合征
- 慢性特发性脑膜炎

慢性特发性脑膜炎 少见情况下，慢性且通常是淋巴细胞脑膜炎可持续数月甚至数年，但检测不到致病微生物且不会致死。在一些患者中，脑膜炎最终自发痊愈。一般来说，经验性尝试使用抗真菌药物或糖皮质激素不能获益。

HIV感染患者中的慢性脑膜炎 HIV感染患者脑膜炎较常见。大部分脑脊液异常源于HIV感染，其病毒在感染早期侵入中枢神经系统。脑膜炎和脑膜症状发作常与血清转化一致。脑膜炎可缓解或呈现一个稳定或波动的进程。

然而，在HIV感染患者中，许多其他生物可引起慢性脑膜炎。他们包括新型隐球菌（最常见的）、结核分枝杆菌、梅毒螺旋体、莱姆病螺旋体、岗地弓形虫、粗球孢子菌，以及其他真菌。中枢神经系统淋巴瘤也可引起类似脑膜炎的临床表现。不管病因是什么，实质损害可能进展。

诊断
- 脑脊液分析

临床表现非特异性。然而，仔细搜索全身性感染或病症，可能对致病原因有一定提示意义。此外，有时危险因素（如免疫功能低下，感染艾滋病或存在艾滋病高危因素，疫区接触史），或特定的神经系统缺损（如特定的脑神经麻痹）可提示特定的致病原因，如艾滋病毒感染者中的新型隐球菌脑膜炎或生活在美国西南部患者的粗球孢子菌感染。

有时脑脊液中有淋巴细胞增多。在许多导致慢性脑膜炎的感染中，脑脊液仅包含少量的微生物，使得病因的鉴别变得困难。因此，诊断需要大量的脑脊液样本，特别是培养。脑脊液分析通常包括：
- 好氧和厌氧细菌培养
- 分枝杆菌和真菌培养
- 隐球菌抗原检测
- 抗原或血清学检测
- 特殊染色（如抗酸染色，墨汁染色）
- 细胞学检查

如果脑脊液的结果不能提供诊断且脑膜炎可导致死亡或病情进展，需采用更多侵入性的检查（如脑室、脑池穿刺或活检）。少见情况下，当脑脊液为阴性时，微生物已经从脑室或脑池恢复。

可利用MRI或CT来定位局灶炎性病变以活检；脑膜盲活检敏感性较低。

治疗
- 病因治疗治疗是针对原因（分枝杆菌、螺旋体、真菌和脑膜炎，见前文）

> **关键点**
> - 考虑风险因素（如在流行地区所逗留的时间，HIV感染或感染高危人群，免疫功能低下，自身免疫风湿性疾病），以帮助识别可能的病因
> - 仔细检查全身性感染或疾病可以提供诊断
> - 可能需要大量脑脊液样品，因为脑脊液可能含有少量致病生物；有时确诊需要脑池或脑室穿刺和/或活检

229. 运动障碍和小脑疾病

随意运动的执行需要皮质脊髓束（锥体束）、基底核及小脑（运动协调中枢）之间复杂的相互作用，以确保流畅完成目的性动作而无其他多余肌肉收缩。

锥体束 通过延髓锥体连接大脑皮质和脑干及脊髓的下运动神经元。

基底核 尾状核、壳核、苍白球、底丘脑核和黑质组成锥体外系。基底核位于前脑的深部，其传出纤维主要是通过丘脑连接到大脑皮质。

大多数引起运动障碍的神经损害发生在锥体外系；因此，运动障碍有时也被称为锥体外系障碍。

分类
运动障碍性疾病通常可分类为：
- 运动减少或缓慢（少动障碍）
- 运动过多（多动障碍）

经典且最常见的少动障碍性疾病是：
- 帕金森病

多动障碍 指的是：
- 震颤

- 肌阵挛
- 肌张力障碍
- 舞蹈病[包括偏侧投掷症(快速舞蹈病)和手足徐动症(慢舞蹈病)]
- 抽动

然而,这种分类方法无法解释不同类别之间的重叠(如发生在帕金森病中的震颤)

多动障碍:多动障碍(图229-1和表229-1)可以是:

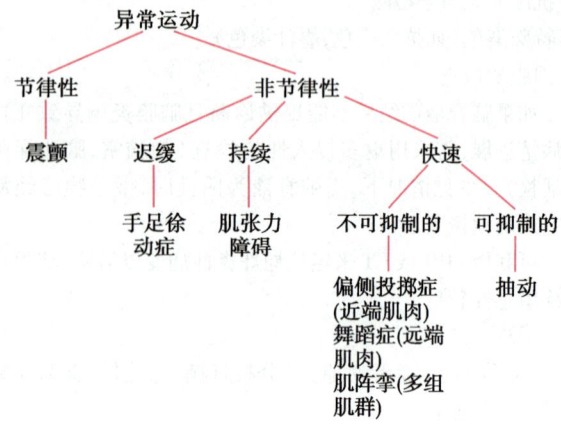

图229-1 常见多动障碍的分类

- 节律性的
- 非节律性的

节律性多动障碍 常见疾病是震颤——有规律的交替性或振动性运动,可在静止时(静止性震颤)或意向性活动时(意向性震颤)出现。然而在一些情况下,震颤虽然有节律,却是不规则的,例如当震颤与肌张力障碍相关时。

非节律性多动障碍 可以是:
- 缓慢的(如手足徐动症)
- 持续的(如肌张力障碍)
- 快速的(如肌阵挛、舞蹈症、抽搐、偏侧投掷)

快速性多动障碍 可以是:
- 可抑制的(如抽动)
- 不可抑制的(如偏侧投掷、舞蹈症、肌阵挛)

舞蹈症和手足徐动症可同时发生(称为舞蹈手足徐动症)。舞蹈症是亨廷顿舞蹈症最具特色的运动障碍。

多动和发声抽动是抽动秽语综合征的典型表现。

舞蹈症、手足徐动症和偏身投掷症

舞蹈症是肢体远端或面部的非节律性、抽动性的、快速的、不可抑制的不自主运动运动,主要累及远端肌肉和面部;常常是半目的性动作的一部分,从而掩盖了不自主运动的性质。

表229-1 多动障碍

异常运动	病因	描述
手足徐动症	亨廷顿舞蹈症、脑炎、肝性脑病 药物(如可卡因、苯丙胺及抗精神病药物)	运动形式通常是非节律的、缓慢的扭转样蠕动,主要发生在远端肢体,常伴有近端肢体的交替运动从而形成一连串流动性动作 手足徐动症具有肌张力障碍和舞蹈症的特点,并且常与舞蹈症同时存在,被称为舞蹈手足徐动症
舞蹈症	亨廷顿舞蹈症、甲状腺功能亢进、甲状旁腺功能低下、副癌综合征、系统性红斑狼疮累及中枢神经系统、其他自身免疫性疾病、风湿热、尾状核或壳核的肿瘤或梗死 怀孕,通常在患有风湿热的女性中可引起舞蹈病的药物(如左旋多巴、苯妥英、可卡因、口服避孕药) 可以引起迟发性运动障碍的药物(如抗精神病药)	运动是非节律性、抽动样的、快速的、不可抑制性的,主要发生在远端肌肉或面部 有时异常运动包含在半目的性行为中,从而掩盖了其不自主性运动性舞蹈症常伴有手足徐动症,即舞蹈手足徐动症
肌张力障碍	原发性(特发性) 退行性或代谢性疾病[威尔逊氏症、PANK2突变所致PKAN(既往被称为Hallervorden-Spatz病)、多种脂质沉积病、多发性硬化、脑瘫、卒中、脑缺氧] 阻断多巴胺受体药物,最常见的为抗精神病药物(酚噻嗪类、硫杂蒽、丁酰苯)以及止吐药	持续的肌肉收缩往往使身体姿势扭曲,或引起扭曲或重复动作
偏侧投掷症	病变(最常见的是由于卒中)位于对侧丘脑底核或传入或传出连接通路	运动是非节律性、快速的、不可抑制性、剧烈的、粗暴的、投掷样的
肌阵挛	原因多样	可出现非常迅速、抽搐性、不可抑制的电击样抽动,可以是局灶性、节段性、或全身性的

异常运动	病因	描述
抽动	**原发性**：抽动秽语综合征 **继发性**：亨廷顿病、神经棘红细胞症、PKAN、感染、卒中，药物［如哌甲酯、可卡因、苯丙胺、多巴胺拮抗剂（能引起迟发性运动障碍）］	动作是非节律性的、刻板的、快速的、重复的；典型情况下，患者有一种冲动去完成这些动作，事后觉得短暂的放松 抽动在有意识的努力下只能被短暂地抑制 抽动可指动作或发音；可能是简单的（如眨眼、咆哮、清清喉咙）或复杂的（如耸肩、摆臂、大喊，包括猥亵）
震颤	特发性震颤 帕金森病 威尔逊氏症 某些药物（如锂、丙戊酸、奥氮平、其他典型和非典型抗精神病药物，参见第1604页，表213-1）	动作是规律的，大多数是节律性，呈摆动样

手足徐动症（慢舞蹈症）是一种主要发生在远端肢体的非节律性、缓慢的、蠕动样的弯曲扭动，主要累及远端肌肉，近端肢体常同时受累。偏侧投掷症是单侧快速的、非节律性、不可抑制的大幅度挥动近端臂部和/或腿部的运动；在很罕见的情况下，这种运动可累及双侧（投掷症）。偏侧投掷症可以认为是舞蹈病的一种严重形式。

舞蹈病和手足徐动症　是通过临床表现诊断的；不少专家认为，当两者同时出现（即舞蹈手足徐动症）时，手足徐动症是叠加在舞蹈病之上的肌张力障碍。舞蹈病和手足徐动症的产生是由于基底核对丘脑皮质神经元的抑制受损，机制可能是多巴胺能活动过量。

临床医生应尽可能找到舞蹈病病因，针对病因治疗。

亨廷顿病　是最常见的引起舞蹈症的退行性疾病。在亨廷顿病中，抑制多巴胺能神经元活动的药物，比如抗精神病药（如利培酮、奥氮平），多巴胺清除药物（如利血平、丁苯那嗪）可用于治疗舞蹈病。抗精神病药物也可减少常与亨廷顿舞蹈症伴随的神经精神症状（如冲动、焦虑、精神病性的行为）。然而，症状的改善通常有限且短暂。这些药物可审慎地用于治疗无明确原因的舞蹈症。

其他原因：
- 甲状腺功能亢进
- 甲状旁腺功能减退
- 高血糖
- 使用口服避孕药
- 妊娠
- SLE 累及中枢神经系统

药物（如帕金森病患者使用左旋多巴、苯妥英、可卡因），迟发性运动障碍（由于使用典型和大多数非典型抗精神病药物），自身免疫性疾病，和副肿瘤综合征。

西德纳姆舞蹈病可以发生在风湿热患者中，并且可能是其首发症状。纹状体（尾状核或壳核）肿瘤或梗死可以引起急性单侧舞蹈症（偏侧舞蹈症）。西德纳姆舞蹈病和由于尾状核的梗死所致的舞蹈病通常无需治疗，可逐渐好转。甲状腺功能亢进或其他代谢原因所致舞蹈病（如高血糖症），当甲状腺功能或血糖水平恢复正常时舞蹈症症状可减轻。

舞蹈症发生在60岁以上患者中时，应该全面评估以明确病因（如中毒性、代谢性、自身免疫性、副肿瘤性）。

妊娠性舞蹈病　发生在怀孕期间，常发生于患有风湿热的患者中。舞蹈症通常在妊娠的前三个月出现，在分娩时或分娩后自行缓解。如果因为舞蹈症病情严重必须在分娩前治疗，可选用巴比妥类，因为与其他药物相比，其对胎儿的风险更小。极少数情况下，口服避孕药的妇女中也会出现类似的舞蹈样症状。

偏身投掷症　通常由对侧丘脑底核或其周围病灶引起，通常是梗死灶。尽管本症可致残，但它通常是自限性的，病程仅持续6~8周。如果病情严重，可采用抗精神病药物治疗1~2个月。

肌张力障碍

肌张力障碍是身体某一部位的拮抗肌群不自主的、持续的肌肉收缩，从而导致异常的姿态或抽搐、扭转，或类似于震颤的间歇性痉挛，手足徐动症，或舞蹈手足徐动症。肌张力障碍可以是原发性或继发性的，可以是全身性、局灶性或节段性的。诊断依赖临床表现。肉毒杆菌毒素注射可用于治疗局灶性或节段性张力障碍。严重全身性肌张力障碍的治疗可能需要联合口服抗胆碱药物，肌肉松弛剂和苯二氮䓬类药物。药物治疗无效的严重节段性或全身性肌张力障碍可能需要手术治疗。

肌张力障碍可能是：
- 原发性（特发性）
- 继发于中枢神经系统疾病或药物

可导致肌张力障碍的中枢神经系统疾病包括：
- 威尔逊氏症（Wilson disease）
- PANK2 突变所致的泛酸激酶相关的神经退行性病变［PANK，以前称为哈勒沃登-施帕茨病］
- 各种脂质沉积
- 多发性硬化
- 脑瘫
- 脑卒中
- 大脑缺氧

最常见引起肌张力障碍的药物主要有：
- 抗精神病药物（酚噻嗪类、硫杂蒽类、丁酰苯类）
- 止吐药（如甲氧氯普胺、丙氯拉嗪）

表现为手足徐动症或舞蹈手足徐动症的运动障碍可能是由肌张力障碍引起的。

分类

肌张力障碍分类依据：
- 病因
- 临床特点

病因 可分类为：
- **遗传**：具有经证实的遗传学病因（以前称为原发性），包括常染色体显性、常染色体隐性，或X连锁遗传病
- **特发性**：可以是家族性或散发性
- **获得性**：与其他疾病导致的神经解剖异常相关

临床特征 包括：
- **起病**：任何年龄均可起病，从婴儿到晚年
- **身体分布**：可以是局灶性（限于一个身体部分），节段性（涉及≥2多个连续的身体部位，如在上下面部或面部和颈部），多灶性（涉及≥2不相邻的身体部位，如颈部和腿），全身性（涉及躯干加2个不同身体部分），或偏侧身体（涉及偏身；也称为偏身性肌张力障碍）
- **时间模式**：可能是静态的、渐进的、阵发的或持续的，并可能有昼夜变化或被某些任务触发（任务特异性肌张力障碍）
- **孤立的**（没有另一种运动障碍的证据）或**联合的**[伴有其他的不自主运动（震颤除外），但主要是肌张力障碍]

> **经验与提示**
> - 将抗精神病药物和止吐药考虑为突然发作的、无法解释的肌张力障碍的病因

原发性全身性肌张力障碍（DYT1肌张力障碍） 这种比较罕见的肌张力障碍是进行性的、以持续且怪异的姿势为特征。它是DYT1基因突变所致的具部分外显率的常染色体显性遗传疾病；在一些家庭成员中，该基因以极低限度表达。患者的无症状性兄弟姐妹（携带者）为顿挫型。

原发性全身性肌张力障碍多儿时起病，表现为行走时足内翻、足趾固定。起初，肌张力障碍仅影响躯干或下肢，但通常向头部发展至全身。严重者可表现为扭曲成怪异的、近乎固定的姿势，最终需使用轮椅。成年起病的肌张力障碍通常仅累及面部或上肢。

患者的精神功能通常保持正常。

多巴反应性肌张力障碍 这种罕见的肌张力障碍是遗传的。

多巴反应性肌张力障碍的症状通常在儿童时期开始。通常，最初仅累及一侧下肢。因而，患者通常踮着脚走路。症状在夜间加重。行走逐渐变得困难，逐步累及到双侧上下肢。然而，有些儿童只有轻微症状，如运动后肌肉痉挛。有时症状在后期才出现，并类似帕金森病的症状。运动可能是缓慢的，可能难以保持平衡，且可能会出现双手静息性震颤。

当使用低剂量左旋多巴时症状显著减轻。如果左旋多巴能缓解症状，则可明确诊断。

局灶性肌张力障碍 本症通常仅影响躯体的单一部分。通常在成年期开始，在20~30岁以后。

最初，姿势可以是间歇性的或呈现为任务特异性的（因此有时被描述为痉挛）。这些运动往往在行动中更为突出，而在休息中减轻，但这些差异会随着时间的推移而缩小，且通常会导致受累躯干部分的扭曲和严重残疾。但是，疼痛是罕见的，除了颈部局灶性原发性张力障碍（颈性肌张力障碍）和帕金森病中左旋多巴作用开始减弱时出现的肌张力障碍（通常影响下肢，例如造成足内翻）。

职业性肌张力障碍 由职业技能相关动作诱发的任务特异性局灶性肌张力障碍构成局灶性痉挛（如书写痉挛、音乐家肌张力障碍，高尔夫球手的紧张状态）。

痉挛性发音障碍 指咽喉肌局灶性肌张力障碍而引起的声音紧张、嘶哑。

颈部肌张力障碍是颈部肌肉的非随意性紧张性收缩或间断性的痉挛。

节段性肌张力障碍 肌张力障碍累及≥2个躯体连续部位。

Meige综合征（睑痉挛-口下颌肌张力障碍） 表现为不自主的瞬目、碾磨下颌和扮鬼脸，通常中年后期发病。它必须与迟发性运动障碍所致颊舌面部舞蹈病和迟发型肌张力障碍（迟发型运动障碍的变异型）相鉴别。

诊断

- 临床评估肌张力障碍的诊断依赖临床

治疗

- 对于全身性肌张力障碍，使用抗胆碱能药物或肌松剂，或两者同时使用
- 局灶性或节段性肌张力障碍，使用肉毒杆菌毒素注射使肌肉麻痹
- 有时需要神经外科干预

对于**全身性肌张力障碍**，最常用的治疗方法为抗胆碱能药（口服苯海索2~10mg 每日3次，或口服苯甲托品3~15mg 每日1次），缓慢滴定至目标剂量。肌肉松弛剂（通常是巴氯芬），苯二氮䓬（如氯硝西泮），或两者联用可提供辅助的好处。

对于全身性肌张力障碍，症状严重者或对药物反应不佳者可以对内侧苍白球（GPi）进行深部电刺激，这是一种立体定向的神经外科手术。在一些病例中，可应用单侧GPi立体定向消融手术。

对于局灶性或节段性肌张力障碍或主要影响身体某一部位的全身性肌张力障碍，可以选择如下治疗方案：

由有经验的职业医生在有/无肌电图指导下将纯化的肉毒素A或B局部注射到受累肌肉。

肉毒素可以通过化学去神经法减弱肌肉的过度收缩，但是不能改变引起肌张力障碍的颅内异常通路。毒素注射对眼睑痉挛和斜颈最有效，但对大多数其他形式的局限性肌张力障碍也非常有效。药物剂量变化很大。治疗必须每3~4个月重复，因为毒素的活性持续时间是有限的。然而，在少数情况下，当毒素重复注射时，这种治疗方法变得不太有效，因为体内产生了针对毒素蛋白的中和抗体；并不是所有的抗体都会中和毒素。

> **关键点**
> - 肌张力障碍引起异常姿势和/或扭曲、抽筋的动作
> - 局部肌张力障碍是常见的,通常是从成年期开始
> - 全身肌张力障碍通常是继发于疾病或药物,很少是原发性的
> - 诊断有赖于临床
> - 全身性肌张力障碍可用抗胆碱能药物和/或肌松药治疗;局灶或节段性肌张力障碍,或主要影响身体某一部分的全身性肌张力障碍可用肉毒素注射治疗

颈部肌张力障碍
（痉挛性斜颈）

颈部肌张力障碍是以颈肌的非随意性紧张性收缩或间断性的痉挛为特点的疾病。病因不清。诊断依赖于临床表现。治疗包括物理治疗、药物、手术或局部注射肉毒素对颈部肌肉进行选择性去神经化。

在颈部肌张力障碍中,颈部肌肉收缩导致颈部转动。它是最常见的张力障碍。

痉挛性斜颈（成人发病） 是颈部肌张力障碍最常见的形式。它通常是特发性的。少数患者有家族史,其中一些遗传学病因已被确定（如 DYT6、DYT7）。一些患者存在其他部位的肌张力障碍（如眼睑、面部、下颌或手部）。

颈部肌张力障碍可以是:
- 先天性
- 继发性,如脑干或基底核病灶或使用多巴胺阻断药物（如氟哌利多）

在罕见的病例中,肌张力障碍是由精神心理原因引起的。在这种类型的肌张力障碍中,病理生理学还不清楚;然而,功能影像学结果提示存在脑功能改变。在许多情况下,情绪应激或信念的异常可作为触发因素。在这种情况下,一个多学科小组,其中包括一名神经学家,一名精神病学家,和一名心理学家是必要的。

症状及体征

颈肌张力障碍任何年龄均可发病,常见于 20~60 岁,发病高峰是 30~50 岁。

症状通常是缓慢出现;少数病例中,可突然发病,继而快速进展。有时起始症状为旋转颈部的震颤（摇头）。

主要症状是:
- 胸锁乳突肌、斜方肌和其他颈肌的痛性强制性肌收缩或间歇性痉挛,通常发生在单侧,可导致头部姿势异常

一侧胸锁乳突肌收缩使头部转向对侧。旋转可以涉及任一平面但通常都在一个水平线上。除了旋转倾斜（转颈）,头部还可以向一侧倾斜（侧颈）、向前倾斜（屈颈）或者向后倾斜（伸颈,通常由于使用多巴胺阻断药物）。

患者可能会发现某些感觉或触觉上的小技巧可改善肌张力障碍姿势或震颤（如触摸痉挛对侧的面部皮肤）。睡眠中,肌肉痉挛消失。

痉挛性斜颈的疾病程度分成轻度到重度。通常在 1~5 年内缓慢进展,然后进入平稳期。有 10%~20% 的患者在发病后的 5 年内可自发痊愈（通常是年轻患者中相对较轻的病例）。然而,它也可能持续终身,并可能导致活动受限和姿势异常。

诊断
- **临床评估**

颈肌张力障碍诊断是基于其特征性的症状和体征,并排除其他可能的诊断,如下所述:
- **迟发性运动障碍**:也可以导致斜颈,但通常根据长期抗精神类药物的服药史以及颈外肌的非随意性运动史,可加以鉴别
- **基底核疾病**和偶有**中枢神经系统感染**也可导致运动障碍,但常同时累及其他肌肉;中枢神经系统感染常为急性的,并伴有其他的症状
- **颈部的感染或肿瘤**:可以根据原发病程的特点而加以鉴别
- **抗精神类和其他药物**:导致的急性斜颈,症状多在数小时内出现,在停药后数天消失

治疗
- 物理治疗
- 有时可注射肉毒杆菌或口服药物

痉挛有时可以通过物理治疗和按摩治疗短暂地抑制,包括感觉生物反馈技术（如轻触头部转动同侧下颚）和任何轻触摸。

药物 以肉毒杆菌 A 或 B 注射张力障碍的肌肉,能够使大约 70% 的患者在 1~4 个月内的痛性痉挛减轻,使头部回到近正中的位置。然而,在少数情况下,毒素重复注射时将变得不太有效,因为体内产生毒素中和性抗体。

口服药物通常可以缓解疼痛,但他们仅能抑制 25%~33% 患者的肌张力障碍运动。其他药物包括:
- 抗胆碱能药物,如苯海索 10~25mg 口服,每日 1~2 次（但不良反应可能会限制其使用）
- 苯二氮䓬类药物（尤其氯硝西泮 0.5mg,每日 2 次）可能有效
- 巴氯芬
- 卡马西平

所有的药物应以低剂量（如苯海索 2mg,每日 3 次）起始。所有药物都应逐渐加量,直至症状得到控制或无法耐受药物副作用为止（尤其是在老年患者中）。

手术 手术治疗尚存在争议。最有效的手术方法是选择性切断累及颈肌的神经,达到永久性的使受累颈肌肌力减退或瘫痪的目的。在有经验的医疗中心,此种手术的效果还是喜人的。

> **关键点**
> - 痉挛性斜颈通常成人发病,且多是特发性的
> - 诊断依赖临床,需排除迟发性运动障碍、基底核疾病、中枢神经系统感染、颈部感染和肿瘤
> - 治疗通常为物理治疗,肉毒杆菌毒素注射,和/或口服药物

脆性 X 染色体相关震颤/共济失调综合征

脆性 X 染色体相关震颤/共济失调综合征（FXTAS）是

一种遗传性疾病,它主要影响男性,可引起震颤、共济失调和痴呆。震颤是一个常见的早期症状,继而出现共济失调,帕金森症,最后出现痴呆。确诊断有赖于基因检测。扑米酮、普萘洛尔和/或抗帕金森药物可缓解震颤。

脆性 X 染色体相关震颤/共济失调综合征在大于 50 岁男性发病率为 1/3 000。它源于 X 染色体上脆性 X 智力回退基因(*FMR1*)的前突变(50~200 个 CGG 重复)。脆性 X 综合征,是男性智障的最常见的原因,发病于突变完全时(>200 重复)。

带有前突变的人群为携带者。男性携带者的女儿(不是儿子)将成为携带者。女儿的孩子(男性 FXTAS 前突变携带者的外孙)有 50% 的概率会遗传到前突变,也有可能在母亲传到小孩的过程中变成完全突变(导致脆性 X 综合征)。

约有 30% 的男性携带者及<5% 的女性携带者发病。随着年龄的增长,FXTAS 发病风险增加。

症状及体征

FXTAS 症状在成年晚期明显。CGG 重复序列越多,症状越严重,发病更早。

震颤,是一种常见的早期症状,易误诊为特发性震颤。患继而出现共济失调(其逐步恶化),然后是帕金森症,并最终痴呆。

> **经验与提示**
> - 诊断为特发性震颤患者若出现共济失调或帕金森病的迹象,需考虑 FXTAS

痴呆表现为近事记忆缺失、思维慢及执行功能差。还可能出现抑郁、焦虑、烦躁、敌意及情绪不稳定。

周围神经病变通常存在,引起下肢感觉和反射的消失。可出现自主神经功能障碍(如直立性低血压)。疾病晚期可出现大小便失禁。

运动功能受累后,患者的预期生存期为 5~25 年。

女性携带者症状相对较轻,可能由于正常的 X 染色体具有一定的保护作用。女性携带者提早绝经、不育及卵巢功能障碍的风险较高。

诊断
- 基因检测

如果怀疑 FXTAS,应该询问患者他们的任一孙辈是否有智力残疾和他们的女儿是否有绝经早期或不育。而且,应该询问脆性 X 染色体综合征父母,祖父母是否有症状提示 FXTAS;如有,建议他们的孩子和/或孙子孙女进行遗传咨询,除非时已知有脆性 X 染色体综合征患者。

MRI 可识别特征性的小脑脚中部信号的增强。

基因检测可明确诊断。

治疗
- 扑米酮、普萘洛尔和/或抗帕金森病的药物

扑米酮、普萘洛尔和/或抗帕金森病药物可缓解 FXTAS 引起的震颤。

> **关键点**
> - 脆性 X 染色体相关震颤/共济失调综合征在大于 50 岁男性发病率为 1/3 000;脆性 X 综合征,是男性智障的最常见的原因,其病因是相关基因突变
> - 询问患者他们的任一孙辈是否有智力残疾,和他们的女儿是否有绝经早期或不育;询问脆性 X 染色体综合征父母,祖父母是否有症状提示 FXTAS
> - 做基因检测仪明确诊断
> - 用扑米酮、普萘洛尔和/或抗帕金森病的药物治疗震颤

亨廷顿舞蹈症

(慢性进行性舞蹈病;遗传性舞蹈病)

亨廷顿舞蹈症是一种常染色体显性遗传疾病,以舞蹈症、神经心理症状以及进展性认知功能受损为疾病特征,中年起病。诊断依赖基因诊断。一级亲属在完成基因检测前应该接受遗传咨询。治疗是对症的。

亨廷顿舞蹈症在男女中的发病率是相等的。

病理生理

患者尾状核发生萎缩,纹状体的抑制性中间神经元出现变性,神经递质氨酪酸(GABA)与 P 物质水平降低。亨廷顿舞蹈症是由于亨廷顿蛋白 huntingtin(*HTT*)基因(4 号染色体上)突变,引起编码谷氨酸的 CAG 重复序列拷贝数异常增多而造成。由此产生的基因产物,一种名为亨廷顿蛋白的大蛋白分子,具有多聚谷氨酰胺残基,其通过未知的机制累积在神经元内并导致疾病。CAG 拷贝数愈多,疾病发生的年龄愈早,后果(表型)也愈严重。在世代传递中,随着时间的推移,CAG 的拷贝数将不断增多,家族内可出现更严重的表型(被称为早现)。

症状及体征

亨廷顿病症状和体征是隐匿发展的。起病年龄大多在 35~50 岁,取决于表型的严重程度。

痴呆或精神异常(如抑郁、情感淡漠、易激惹、兴致缺乏、反社会行为、双向情感障碍或精神分裂症等)通常发生在运动异常之前或与运动异常同时发生。

异常动作出现,包括舞蹈症、肌阵挛性抽搐和伪抽搐(抽动秽语综合征的原因之一)。抽动秽语综合征指神经系统疾病或药物所造成图雷特样症状。

典型的特点包括奇怪的、木偶般的步态,面部做鬼脸,不能在不眨眼或头部不摆动的情况下有意识的移动眼睛(动眼神经失用),以及无法维持某个动作(运动保持不能),如伸出舌头或抓握。

症状进一步发展可导致行走不能、吞咽困难,引起严重痴呆。大多数患者最终需被送至专门机构。患者多于症状出现后 13~15 年后死亡。

诊断
- 临床评估、基因确诊

- 神经影像学检查

亨廷顿病诊断依靠典型症状、体征和阳性家族史,确诊需基因检测 CAG 重复数(结果解释参见表 229-2)。

神经影像学检查有助于发现尾状核萎缩,有时会出现额叶为主的皮质萎缩。

表 229-2　亨廷顿病基因检测

CAG 重复次数	解　读
≤26	正常
27~35	正常,但不稳定(风险增加,孩子可能有亨廷顿舞蹈症)
36~39	异常,外显率不同;不稳定(在一些研究中,大部分患者有症状和体征)
≥40	异常,完全外显

治疗

- 支持治疗
- 亲属遗传咨询

由于亨廷顿病的进展性,故需及早商议临终关怀。亨廷顿病的治疗主要是支持治疗。

抗精神病药可能会部分抑制舞蹈症和激惹。抗精神病药物包括:

- 氯丙嗪 25~300mg 口服,每日 3 次
- 氟哌利多 5~45mg 口服,每日 2 次
- 利培酮 0.5~3mg 口服,每日 2 次
- 奥氮平 5~10mg 口服,每日 1 次
- 氯氮平 12.5~100mg 口服,每日 1~2 次

在口服氯氮平的患者中,需频繁监测白细胞计数,因为存在粒细胞缺乏症的风险。抗精神病药物剂量应逐渐增加,直到出现难以忍受的不良反应(如嗜睡,帕金森样表现)或症状控制。

丁苯那嗪也可作为替代性用药。起始剂量为 12.5mg 口服,每日 1 次;第二周增加至 12.5mg 口服,每日 2 次;第三周 12.5mg 口服,每日 3 次;第四周为 12.5mg 口服,每日 4 次。大于 12.5mg 口服,每日 4 次(总剂量为 50mg/d)的剂量,应按每日 3 次服药;每周总剂量增加 12.5mg/d。最大剂量为 33.3mg 口服,每日 3 次(总剂量为 100mg/d)。剂量逐步增加直到症状控制或出现不能忍受的不良反应。不良反应包括过度镇静、静坐不能、帕金森样症状和抑郁。可通过抗抑郁药物来治疗抑郁症状。

目前研究中的治疗旨在通过 N-甲基-d-天门冬氨酸受体减少谷氨酸神经传递和增加线粒体能量产物。增加脑内 GABA 能神经元功能对本病无效。

一级亲属患有亨廷顿病的个体,特别是孕龄期妇女和考虑生孩子的男性,应进行遗传咨询和基因检测。遗传咨询应该在进行基因检测之前,因为亨廷顿舞蹈症的后果非常严重。

> **关键点**
> - 亨廷顿病,常染色体显性遗传疾病,男女均可发病,通常会导致中年痴呆和舞蹈病
> - 如果症状和家族史能够提示诊断,应该在基因测试前提供遗传咨询,并考虑使用神经影像学检查
> - 治疗症状和尽快讨论临终关怀
> - 给一级亲属提供基因咨询和监测,尤其是考虑生孩子的准父母

肌阵挛

肌阵挛是一块或一组肌肉短暂、闪电样收缩。诊断依靠临床,确诊有时依赖肌电图。治疗包括纠正可逆性病因,必要时口服药物治疗症状。

肌阵挛可以是:

- 局灶性的
- 节段性的(连续区域)
- 多灶性的(不连续区域)
- 全身性发作的

它可以是生理的或是病理的。

生理性肌阵挛　可以出现在入睡时和睡眠早期(称为夜间肌阵挛)。夜间肌阵挛可为局灶性、多灶性、节段性或全身性的并可能类似于惊吓反应。生理肌阵挛的另一种表现形式是打嗝(膈肌阵挛)。

病理性肌阵挛　可以继发于多种疾病或药物(表 229-3)。最常见原因是:

表 229-3　肌阵挛的病因

病因	疾病
基底核变性	路易斯小体痴呆
	亨廷顿舞蹈症
	帕金森病
	进行性核上性麻痹
痴呆	阿尔茨海默病
	克-雅脑病
	进行性肌阵挛性脑病(如线粒体功能紊乱、某些类型的癫痫、如唾液酸贮积病、神经元蜡样脂褐质和 Unverricht-Lundborg 病)
代谢紊乱	高碳酸血症
	非酮症性高血糖
	低钙血症
	低血糖
	低镁血症
	低钠血症
	肝衰竭
	尿毒症
物理性和/或缺氧性脑病	电休克
	中暑
	缺氧

续表

病因	疾病
中毒性脑病	脑外伤
	DDT 中毒
	重金属中毒（包括铋剂中毒）
	甲基溴中毒
病毒性脑炎	埃科诺莫病
	单疱性脑炎
	感染后脑炎
	亚急性硬化性全脑炎
药物	抗组胺药*
	卡马西平*
	头孢菌素*
	左旋多巴†
	锂剂*
	MAO 抑制剂*
	阿片药物（通常为剂量依赖性）
	青霉素*
	苯妥英*
	三环类抗抑郁药*
	SSRI*
	丙戊酸钠*

* 发生于大剂量或中毒剂量时。
† 长期运用后发生，通常为剂量依赖性。
DDT，二氯二苯三氯乙烷；MAO，单胺氧化酶。

- 低氧
- 药物中毒
- 代谢性疾病

其他原因包括影响基底核的变性疾病及部分痴呆。

肌阵挛的分类

皮质型 这一类型的肌阵挛与大脑皮质损伤或癫痫相关。光学刺激或触觉刺激可有大肌阵挛，并引起脑电图的异常（如局灶性或广泛性棘波或多棘波痫样放电，巨大的体感诱发电位）。肌阵挛性抽搐在休息时可能不太明显，但在运动过程中会加剧。

皮质下型 这种类型的肌阵挛与影响基底神经节的疾病有关。它类似于皮质肌阵挛。然而没有 EEG 异常或巨大的体感诱发电位，并且光学视觉刺激不是触发因素。

网状型 这种类型的肌阵挛被认为起源于脑干。它类似于过度兴奋（张力过高和夸张的惊恐反应）。但在网状肌阵挛中，与过度兴奋不同，肌阵挛经常自发发生，并且更可能通过触碰远端肢体而不是头部、面部和/或上胸部来触发。网状肌阵挛也可以通过运动触发。肌阵挛性抽搐通常影响整个身体，身体两侧的肌肉同时受到影响。

周围型 这种类型的肌阵挛是由周围神经，神经根或神经丛的损伤引起的。它的特点是有节奏或半节律性的抽搐。面肌痉挛是外周肌阵挛的一个例子。

基于原发部位对肌阵挛进行分类被认为在择选最有效的治疗时是最有帮助的。

症状及体征

不同患者在发作时的程度、频率及病变的分布上均不同。

肌阵挛可自发产生或由刺激（如噪音、运动、强光及视威胁）诱发。

当患者突然受到惊吓时出现肌阵挛（震惊性肌阵挛）可能是克-雅病的早期症状。

严重的头部闭合性外伤或缺氧缺血性脑部损害所致肌阵挛可随目的性动作而加重（运动性肌阵挛）或在由于外伤运动受限时自发产生。

代谢性紊乱所致肌阵挛为多灶性、非对称性的，往往受到刺激后发作，多累及面部及肢体近端肌肉。若代谢性紊乱持续存在，可发展成全面性肌阵挛，最终发展成肌阵挛性癫痫。

诊断

- 临床评估

肌阵挛诊断主要依靠临床。根据临床可疑病因开展检查。

治疗

- 尽可能纠正代谢紊乱或其他病因
- 停止使用或减少致病药物的剂量
- 药物治疗缓解症状

肌阵挛起始治疗为纠正潜在的代谢异常或其他可能的病因。如果怀疑某种药物是病因，可以停用该药物或减少其剂量。

缓解症状的治疗方法如下：口服氯硝西泮 0.5~2mg，每日 3 次通常是有效的。丙戊酸盐 250~500mg，每日 2 次；或左乙拉西坦 250~500mg 每日 1~2 次可能有效；少见情况下，其他的抗癫痫药可能有效。老年人中氯硝西泮或丙戊酸盐剂量需降低。

肌阵挛的起源部位可以帮助指导治疗。例如丙戊酸钠、左乙拉西坦和吡拉西坦往往在皮质型肌阵挛中有效，但在其他类型的肌阵挛中无效。氯硝西泮可能对所有类型的肌阵挛都有效。在某些情况下，需要联合使用药物。

许多类型的肌阵挛对血清素前体 5-羟色氨酸反应良好（起始剂量为 25mg 口服，每日 4 次，逐渐加至 150~250mg 口服，每日 4 次），必须与口服脱羧酶抑制剂卡比多巴一起使用（每天早上 50mg、中午 25mg 或晚上 50mg，并睡前 25mg）。

> **关键点**
>
> - 肌阵挛是一种短暂、闪电样肌肉收缩，其程度和分布可有所不同
> - 肌阵挛可以是生理（如打嗝、睡眠有关的肌肉收缩）或继发于各种脑疾病、全身性疾病或药物
> - 如果病因为代谢紊乱，纠正异常并在必要时给予药物（如氯硝西泮、丙戊酸钠、左乙拉西坦），以缓解症状

帕金森病

帕金森病是一种缓慢进展的退行性疾病，其特征为静

止性震颤,僵硬(僵硬),运动缓慢和减少(运动迟缓),以及步态和/或姿势不稳定。诊断依赖于临床表现。治疗旨在用左旋多巴加卡比多巴和/或其他药物[如多巴胺激动剂,MAO B 型(MAO-B)抑制剂,金刚烷胺]恢复脑中的多巴胺能功能。对于难治性的、致残性的无痴呆患者立体定向深部脑刺激或病变手术以及左旋多巴和阿扑吗啡泵可能有所帮助。

帕金森病(PD)影响:
- \>40 岁以上人群 0.4%
- ≥65 岁以上人群 1%
- ≥80 岁以上人群 10%

PD 通常是特发性的。本病的平均起病年龄约为 57 岁。帕金森病较少在儿童或青春期起病(青少年型帕金森病)。21 岁-40 岁之间发病被称为少年或早发性 PD。少年和早发性 PD 中遗传学原因更可能是病因;此发病形式与晚发型 PD 不同,因为它们进展更慢,对多巴胺能药物治疗敏感,且更可能因为非运动症状致残,如抑郁、焦虑和疼痛。

继发性帕金森病　是以基底神经节多巴胺能阻滞为特征的脑功能障碍,与原发性帕金森病类似,但它是由帕金森病以外的其他因素引起的(如药物、脑血管疾病、创伤、脑炎后改变)。

非典型帕金森病　是指一组类似帕金森病的神经退行性疾病,但具有一些不同的临床特征,预后较差,对左旋多巴的反应一般或无反应,以及不同的病理学(如神经退行性疾病比如多系统萎缩、进行性核上性麻痹、路易体痴呆和皮质基底神经节变性)。

病理生理

突触核蛋白是神经元及胶质细胞中的一种蛋白,可积聚成不溶性纤维,形成路易斯小体。

PD 的病理特点是:
- 在黑质纹状体系统突触核蛋白形成路易小体

然而,突触核蛋白可在神经系统中的许多其他部位积聚,包括迷走神经运动背核、Meynert 基底核、下丘脑、新皮质、嗅球、交感神经节和胃肠道的肌间神经丛。路易小体随时间沉积,许多学者认为帕金森病是系统性突触核蛋白沉积相对较晚期阶段的病变。其他突触核蛋白累积病(突触核蛋白沉积症)包括路易体痴呆和多系统萎缩。PD 与其他突触核蛋白沉积病有共有的特点,如自主神经功能紊乱和痴呆。

很少情况下,PD 不产生路易小体(如 PARK2 基因突变所致)。

在帕金森病,发生色素沉着的黑质、蓝斑和其他脑干多巴胺能神经元退化。黑质神经元减少导致壳核(基底核部分,图 229-1)背侧多巴胺减少,从而导致许多 PD 的运动症状。

病因

部分患者存在遗传倾向。10% 患者存在帕金森病家族史。目前已确定出一些异常基因。部分基因因为常染色体显性,而另一部分为常染色体隐性遗传。

遗传性 PD 发病年龄更早,病程较非遗传性的晚发型 PD 更为良性。

症状及体征

大多数 PD 患者隐匿起病。首发症状多为单手静止性震颤。震颤特点如下:
- 缓慢而粗大
- 静息时表现最为明显,运动时减轻,在睡眠时完全消失
- 情绪紧张或疲劳时震颤加重
- 常累及腕及手指,有时包括拇指和示指摩擦运动(搓丸),就像手里搓丸或处理小物件

通常,手或脚首先受到影响,通常不对称。下颌、舌头也可被累及,但是发声通常不受累。随着疾病的进展,震颤会减轻。

肌强直　在许多患者中独立于震颤。当临床医生活动患者僵直的关节时,由于肌张力的变化,可以产生一种半节律性的抽搐,形成一种齿轮样效果(齿轮样强直)。

运动徐缓(动作迟缓)　为典型症状。动作可大幅度减少(运动减少)及启动困难(运动不能)。

肌强直和运动徐缓可能造成肌肉疼痛和感觉乏力。患者多有面具脸(表情缺失),伴口唇微张,瞬目减少。残疾还可能包括过度流涎(流口水)。语音低,伴有特征性单调,有时表现为口吃样构音障碍。

运动减少以及远端肌肉控制受损会导致写字过小症(写字母过小)以及日常生活更加困难。没有警告,随意运动,包括散步,可能会突然停止(被称为冻结步态)。

步态不稳　可出现,可导致跌倒,常发生在 PD 晚期。患者行走启动、转弯和停止困难。他们拖着脚走,采取小步,抱着双臂弯曲到腰部,走路时摆臂很少或根本没有。步伐可能会不经意地加速,而步幅逐渐缩短;此步态异常,称为慌张步态,常常是冻结步态的前期表现。由于姿势反射的缺失造成患者重心移位,因而患者有向前倾倒(前冲步态)或向后跌倒(后退步态)的趋势。躯体姿势呈前倾样。

痴呆(参见第 1669 页)　在约 1/3 患者中可出现,一般在 PD 晚期。其发展的早期预测因素为视觉空间障碍(如在驾驶时迷路)以及言语流畅性降低。

睡眠障碍　常见。失眠可能是由于夜尿症或由于不能在床上翻身所致。可出现快速动眼(REM)睡眠异常;在快速眼动睡眠中可突发躯体攻击行为,因为本应在快速眼动睡眠中出现的肢体瘫痪消失。睡眠剥夺可加重抑郁、认知功能障碍,以及导致白天嗜睡。最近的研究表明,快速眼动睡眠行为障碍是突触核蛋白病的标志,提示路易体痴呆或帕金森病痴呆的风险较高。

与帕金森病无关的神经系统症状通常发生,是由于突触核蛋白沉积可发生于中枢神经系统其他部位、周围神经系统或自主神经系统。举例如下:
- 心脏失交感神经支配,导致直立性低血压
- 食管自主运动丧失,导致吞咽困难,增加误吸的风险
- 结肠运动减少,导致便秘
- 小便不尽和/或尿急,通常导致失禁(常见)
- 嗅觉丧失(常见)

在一些患者中,这些症状可出现在帕金森病运动症状之前,并经常随着时间加重。

脂溢性皮炎 也很常见。

诊断

- 主要依赖运动症状的临床评估

PD 诊断依靠临床。如果患者具有特征性的表现,如单侧静止性震颤、运动减少或肌强直,则需要怀疑是否为帕金森病。行指鼻试验时受试肢体震颤可以减少或消失。

神经系统体检,可以发现患者快速轮替运动和快速连续运动差。感觉和肌力通常正常。反射虽然正常,但可能由于明显的震颤及肌强直而很难被引出。

由帕金森病引起的运动迟缓及运动减少需要与皮质脊髓束病变引起的运动减少和痉挛状态鉴别。不同于 PD,皮质脊髓束病变引起:

- 轻瘫(虚弱或瘫痪),优先在远端抗重力肌肉
- 反射亢进
- 跖伸反应(巴宾斯基征)
- 肌张力的大小与拉伸肌肉的速度和程度成正比,但到一定程度,抵抗会突然消失(折刀现象)

患者的其他特征性体征,如瞬目减少、面部表情缺乏、姿势反射受损、特征性异常步态可支持 PD 诊断。

在老年人中,在确诊帕金森病之前,必须排除其他可能导致自发运动减少或小步态的原因,如严重抑郁、甲状腺功能减退或使用抗精神病药或某些止吐药。

为了帮助鉴别继发性或非典型帕金森,临床医生需测试患者对左旋多巴的反应。显著而持续的反应强烈支持 PD。对剂量至少为 1 200mg/d 左旋多巴反应中等或没有反应通常提示其他类型的帕金森综合征。继发性或非典型帕金森综合征的原因可通过以下方式确定:

- 完整地询问病史,包括职业史、药物史及家族史
- 评估帕金森病以外的神经功能缺损症状
- 若症状不典型需进行神经影像学检查[如早期跌倒,早期认知功能障碍,观念运动性失用(无法模仿手势),反射亢进]

治疗

- 卡比多巴/左旋多巴(主要治疗药物)
- 金刚烷胺,MAO B 型(MAO-B)抑制剂,或者,在少数患者中使用抗胆碱能药
- 多巴胺能激动剂
- 儿茶酚-O-甲基转移酶(COMT)抑制剂,通常与左旋多巴联用,可应用于左旋多巴疗效减弱时
- 如果药物无法控制症状或造成不可忍受的不良反应,可手术治疗
- 运动及功能锻炼

很多口服药物可缓解患者帕金森病的症状(表 229-4)。左旋多巴是最有效的治疗。然而,当 PD 病情进展,有时就在诊断后不久,左旋多巴疗效减弱,造成运动症状波动和运动障碍(见下文)。为了减少左旋多巴的使用时间从而最大限度地减少这些影响,临床医生可以考虑用以下方法治疗轻度残疾的年轻患者:

表 229-4 常用抗帕金森病口服药物

药物	起始剂量	平均日剂量和最大剂量	主要不良反应
多巴前体			
卡比多巴/左旋多巴 10/100、25/100 或 25/250mg(即释片或水溶片)	25/100mg 片剂的半片或整片,一日 3~4 次	25/100mg 片剂 1~3 片,qid	**中枢**:嗜睡,意识混乱、直立性低血压、精神异常、梦魇、运动障碍
卡比多巴/左旋多巴 25/100 或 50/200mg(控释片;只推荐控制夜间症状,而非白日症状)	25/100mg 片剂 1 片,睡前服用	50/200mg 片剂 2 片,睡前	**外周**:恶心、食欲下降、面部潮红、腹部痉挛及心悸 **与突然停药相关**:抗精神病药恶性综合征
抗病毒药物			
金刚烷胺	100mg qd	100~200mg bid	意识混乱、尿潴留、下肢水肿、眼压高、网状青斑 **少见情况下,与停药或剂量减少相关**:抗精神病药物恶性综合征
多巴胺激动剂			
普拉克索	0.125mg tid	0.5~1mg tid 最大剂量:4.5mg/d 缓释制剂:qd 或 bid	恶心、呕吐、嗜睡、直立性低血压、运动障碍、意识混乱、幻觉、谵妄、精神病、赌博、强迫性行为
罗匹罗尼	0.25mg tid	3~4mg tid 最大剂量:24mg/d 缓释制剂:qd	**突然停药**:戒断综合征或抗精神病药恶性综合征

续表

药物	起始剂量	平均日剂量和最大剂量	主要不良反应
抗胆碱能药物*			
苯扎托品	0.5mg 每晚	1mg bid-2mg tid	口干、尿潴留、便秘、眼花
苯海索	1mg tid	2~5mg tid	**老年人多见**：意识混乱、谵妄、多汗导致体温调节受损
选择性 B 型单胺氧化酶(MAO-B)抑制剂			
雷沙吉兰	0.5mg, qd	1~2mg qd	恶心，失眠，嗜睡，水肿
司来吉兰†	5mg qd	5mg bid	可能加重左旋多巴所致的恶心、失眠、意识混乱及运动障碍
儿茶酚-O-甲基转移酶(COMT)抑制剂			
恩他卡朋‡	每剂左旋多巴给予 200mg	每剂左旋多巴给予 200mg 最大剂量：200mg 每日 8 次	**左旋多巴的生物利用度增加所致**：运动障碍，恶心，精神错乱，幻觉 **与左旋多巴无关**：背部疼痛，腹泻，尿液颜色改变，托卡朋有肝毒性的风险(罕见)
托卡朋	100mg, tid	100~200mg tid	

*抗胆碱能药物在老年患者中应慎用。由于这些药物具有不良反应，且近期研究表明这些药物可能增加 tau 蛋白病理性改变和神经变性，使用应谨慎。
†司来吉兰有口腔黏膜吸收剂型。
‡恩他卡朋有三联组合药物片剂(卡比多巴，左旋多巴，恩他卡朋)。

- MAO-B 抑制剂(司来吉兰，雷沙吉兰)
- 多巴胺激动剂(如普拉克索，罗匹尼罗，罗替戈汀)
- 金刚烷胺(这也是试图降低峰值剂量运动障碍最好的选择)

然而，如果这些药物不能充分控制症状，临床医师应及时开始使用左旋多巴，因为它通常可以大大提高的生活质量。现在的证据表明，左旋多巴失效是因为病情恶化而不是左旋多巴的累积暴露，所以早期使用左旋多巴可能不加快药物的无效。

老年人通常需要减少剂量。避免使用可导致或加重症状的药物，特别是抗精神病药物。

左旋多巴 左旋多巴是多巴胺的代谢前体。它可以通过血脑屏障进入基底核，并脱羧形成多巴胺。同时服用外周脱羧酶抑制剂卡比多巴，可抑制左旋多巴在外周多巴胺的分解代谢，从而降低产生治疗作用所需的左旋多巴用量，减少多巴胺在外周循环的不良反应。

左旋多巴在缓解运动迟缓和僵硬方面最为有效，尽管它通常可以显著减轻震颤。

左旋多巴常见的短期不利影响是：
- 恶心
- 呕吐
- 头晕

常见的长期不良影响 包括：
- 心理和精神异常[如谵妄与困惑，偏执，视幻觉，刻板动作(复杂、重复、刻板的行为)]
- 运动功能障碍(如运动障碍、运动波动)

幻觉和偏执最常发生在老年人和存在认知功能障碍或痴呆的患者中。

随着疾病的进展，引起运动障碍的药物剂量趋于减少。随着时间的推移，达到治疗益处的剂量和引起运动障碍的剂量趋于一致。

每隔 4~7 日逐步增加卡比多巴/左旋多巴剂量，直到产生最大效果或出现不良反应。低剂量起始可减少不良反应，如半片 25/100mg 卡比多巴/左旋多巴片剂每日 3~4 次(12.5/50mg, 每日 3~4 次)，并缓慢增加至约 1、2、3 片 25/100mg 的片剂，每日 4 次。左旋多巴不应与食物同时给予，因为蛋白能降低左旋多巴吸收。

如出现明显的外周不良反应(如恶心、呕吐、体位性头晕目眩)，增加卡比多巴的使用剂量可能有效。卡比多巴的剂量高达 150mg 都是安全的，不会降低左旋多巴的药效。大部分 PD 患者需要左旋多巴 400~1 200mg/d，每隔 2~5 小时服用，但是某些吸收不良患者需要高达 3 000mg/d 的剂量。

卡比多巴/左旋多巴可溶性即刻释放的口服制剂无需开水送服，可用于存在吞咽障碍的患者。剂量与非可溶性即刻释放卡比多巴/左旋多巴相同。

卡比多巴/左旋多巴的控释制剂也可使用；然而，它通常仅用于治疗夜间症状，因为当与食物一起服用，它不会被正常吸收，在胃内存在的时间较即刻释放制剂长。

少见情况下，尽管左旋多巴会引起幻觉或谵妄，也应给予左旋多巴以维持运动功能。

精神病 采用口服喹硫平或氯氮平治疗；这些药物，不同于其他抗精神病药物（如利培酮、奥氮平、其他典型的精神病药物），不加重帕金森症状。喹硫平初始剂量为25mg每日1次，夜间服用，每隔1~3日加量25mg，逐步加量到400mg每晚或200mg/d，分2次。尽管氯氮平是最有效的，但临床使用有限，因为存在粒细胞缺乏的风险（发生率约为1%）。氯氮平剂量为12.5~50mg每日1次至12.5~25mg每日2次。前6个月每周监测全血细胞计数，后6个月每2周监测一次，此后每4周监测一次。然而，监测频率可根据WBC计数而变化。最近的证据表明匹莫范色林可有效控制精神病症状，且不加重帕金森症状；同时，不需要进行药物监测。待有效性和安全性进一步确认后，匹莫范色林可能成为控制PD精神症状首选药物。

2~5年的治疗后，大多数患者对左旋多巴反应出现波动，症状控制可能在有效和无效之间不可预测地波动（开-关波动），因为左旋多巴疗效开始减弱。症状可能出现于下一次服药之前（称为关效应）。运动障碍和关现象出现是由于左旋多巴药动学特点，特别是其半衰期短（因为它是一种口服的药物），以及疾病进展共同作用的结果。

运动障碍主要是疾病进展所致，而不是如既往所认为的与累计暴露的左旋多巴剂量直接相关。疾病进展与口服左旋多巴脉冲给药相关，它增敏并改变谷氨酸受体，特别是NMDA（N-甲基-D-天冬氨酸）受体。最终，每次给药后的改善状态维持时间缩短，药物引起的运动障碍导致从无动到运动障碍的波动。通常情况下，可通过尽可能将左旋多巴剂量减到最低，以及缩短服药间隔至1~2小时可对运动波动有效，且非常实用。替代方法以减少关（运动不能）的时间包括辅助使用多巴胺激动剂，以及COMT和/或MAO抑制剂；金刚烷胺可有效控制运动障碍。

左旋多巴/卡比多巴肠凝胶（在欧洲可用）的制剂可以通过连接到插入近端小肠的输送管的泵给予。该配方目前正在研究中，作为运动波动或运动障碍严重但无法通过药物缓解且不适合进行深部脑刺激的患者。该制剂可大大减少关时间，提高生活质量。

金刚烷胺 金刚烷胺最常用于以下方面：
- 缓解左旋多巴继发性运动障碍
- 减轻震颤

金刚烷胺可作为轻度帕金森综合征的起始单药治疗，后期可用于加强左旋多巴的疗效。它可增加左旋多巴的活性，增强抗胆碱能作用，或两者兼有。金刚烷胺也是NMDA受体拮抗剂，因此可以有助于减缓PD的进展和运动障碍。当作为单一用药时，金刚烷胺可能会在用药数月后失效。

多巴胺受体激动剂 这些药物可直接激活基底核处的多巴胺受体。他们包括：
- 普拉克索（0.75~4.5mg/d，口服）
- 罗匹尼罗（3~6mg/d，口服，最大剂量24mg/d）
- 罗替高汀（经皮给予）
- 阿扑吗啡（注射给药）

溴隐亭可能仍在一些国家中使用，但在北美，它的使用主要限于治疗垂体腺瘤，因为它增加心脏瓣膜纤维化和胸膜纤维化的风险。

培高利特，旧的麦角衍生多巴胺激动剂，已退出市场，因为它增加了心脏瓣膜纤维化的风险。

口服多巴受体激动剂 可单用，但是多在几年后效果不佳。服用小剂量左旋多巴时，早期加用上述药物，对运动障碍和开关现象高危患者有效（如年龄<60岁）。然而，多巴胺激动剂可用于疾病所有阶段，包括晚期作为辅助治疗。在1%~2%的患者中，不良反应会限制多巴胺受体激动剂口服制剂的使用，这些药物可能会导致强迫性赌博，过度购物，性欲亢进或暴饮暴食，需要减少甚至停用致病药物，甚至避免使用相同类别药物。

罗替戈汀：经皮给药，每日1次，较其他给药形式可提供更连续的多巴胺能刺激。在其贴片技术问题解决后，它再次被引入美国。起始剂量为每日2mg，增至每日6mg。在美国之外，更高的剂量可能被推荐。

阿扑吗啡：为针剂多巴胺受体激动剂，可用于"关"现象频繁且严重时的抢救用药。起效快（5~10分钟），但维持时间很短（60~90分钟）。根据需要，皮下注射阿扑吗啡2~6mg/次，每天最多可使用5次。首剂试用2mg，明确是否发生直立性低血压。测量用药前、用药后20分钟、40分钟及60分钟的卧立位血压。其余副作用与其他多巴受体激动剂的副作用相似。使用阿扑吗啡前3日及治疗开始后的前2个月给予口服曲美苄胺300mg每日3次，可预防恶心。

皮下泵给予阿扑吗啡在某些国家和地区可行，它可以在PD晚期且不适合手术治疗的患者中用来代替左旋多巴泵。

选择性MAO-B抑制剂 这些药物包括司来吉兰和雷沙吉兰。

司来吉兰：抑制脑内分解多巴胺的两种主要的酶中的一种，从而延长了每一剂左旋多巴的活性。在部分关症状轻微的患者中，司来吉兰有助于延长左旋多巴的有效性。司来吉兰可作为单药初始治疗，控制轻微症状；可将使用左旋多巴的时间延迟1年左右。5mg口服，每日2次的剂量不会导致高血压危象；由于药物的苯丙胺样代谢物，在患者服用非选择性MAO抑制剂的同时摄入食物中的酪胺（如奶酪）有时会触发高血压危象。尽管几乎无不良反应，司来吉兰可能会加重左旋多巴所导致的运动障碍、心理和精神不良反应以及恶心，此时，需要减少左旋多巴的剂量。司来吉兰有可通过口腔黏膜吸收的剂型。

雷沙吉兰：抑制的酶与司来吉兰相同。它在疾病早期和晚期均有效且耐受性良好；雷沙吉兰1~2mg口服，每日1次类似于司来吉兰。不像司来吉兰，它不产生苯丙胺样代谢物，因此从理论上讲，患者摄入酪胺而诱发高血压危象的风险较低。

抗胆碱能药物 抗胆碱能药物可以作为疾病早期的单一治疗用药，也可以作为疾病晚期辅助左旋多巴的用药。

它们对震颤最有效。剂量应非常缓慢的增加。副作用包括认知障碍和口干,这对老年人特别麻烦,可能是使用这些药物的主要问题。因此,抗胆碱能药物通常只用在震颤为主的 PD 或存在肌张力障碍的年轻患者。很少见的情况下,它们用在无认知障碍或精神障碍老年患者中用作辅助治疗。

近来,使用小鼠模型的研究表明,抗胆碱能药物的使用应该受到限制,因为这些药物似乎会增加病理性 tau 蛋白沉积和神经变性;增加程度与药物的中枢抗胆碱能活性相关。

常用的抗胆碱能药物有如下几种:苯扎托品和苯海索。

联合应用抗组胺药和抗胆碱能药(如苯海拉明 25～50mg 口服,每日 2～4 次;邻甲苯海拉明 50mg 口服,每日 1～4 次)有时可有效治疗震颤。

对于抑郁患者,服用抗胆碱能三环抗抑郁剂(如阿米替林,每晚临睡前口服 10～150mg)可以作为左旋多巴的辅助用药。

儿茶酚-O-甲基转移酶(COMT)抑制剂 这些药物(如恩他卡朋、托卡朋)可以抑制脑内左旋多巴和多巴胺的降解,从而可作为左旋多巴的辅助用药。它们通常被应用于长期服用左旋多巴因而左旋多巴疗效减弱应答不好(被称作剂末效应)的患者中。

恩他卡朋 可以与左旋多巴和卡比多巴组合使用。每次服用左旋多巴时,可给予 200mg 的恩他卡朋,最大剂量为 200mg 每日 8 次。

托卡朋 是一种更有效的 COMT 抑制剂,因为它可以穿过血-脑屏障;然而,它应用不广泛,因为在少见情况下,报道它存在肝脏毒性。如果恩他卡朋不能有效控制关现象,托卡朋是一个不错的选择。托卡朋的剂量可从 100mg 逐渐增加至 200mg,每日 3 次。肝酶必须定期监测。如果 ALT 或 AST 水平升高至正常范围的上限的两倍或更高,或者临床症状和体征提示肝脏受损,应停用托卡朋。

手术 如果药物无效和/或具有不可容忍的副作用,可考虑手术,包括深部脑刺激和病灶手术。

对伴有左旋多巴所致的运动障碍或运动症状波动显著的患者,推荐采用针对丘脑底核及苍白球的深部电刺激,从而调节基底核的过度活动从而减轻 PD 患者的帕金森样症状。对于只存在震颤的患者,有时推荐丘脑腹外侧核刺激术;然而,因为大多数患者也有其他症状,通常优先选用刺激底丘脑核,因为这不仅可缓解震颤,也可改善其他症状。

病灶手术的目的是在于阻断苍白球传递到丘脑的过度活动或控制震颤为主 PD 患者的震颤症状。然而,病灶手术是不可逆的,并且不能随时间调节;不推荐双侧损毁手术,因为它会发生严重的不良反应,如吞咽困难和情绪障碍。手术禁止涉及丘脑底核,因为它会导致严重的颤搐。

认知功能障碍,痴呆或精神障碍的患者不合适进行手术,因为手术会加重认知功能障碍和精神疾病,以及额外的精神损害远远超过的运动功能改善所带来的好处。

聚焦超声治疗 聚焦超声治疗用于破坏干扰运动功能的少量组织。震颤控制是其主要目标。聚焦超声治疗目前仍然是实验性的,但将来可能会有用。

物理治疗 治疗目标是最大可能地恢复患者的活动能力。患者应增加每日活动量,直到达到最大耐受量。如果不能,包括规律性运动锻炼在内的理疗及职业训练有助于维持躯体现状。治疗师可以指导患者学会相应的策略,并帮助在家中建立适宜的措施(如安装扶手以减少跌倒的风险)。

为了预防或减轻便秘(由于疾病本身、抗帕金森病药物以及活动不能引起),患者需食用高纤维饮食,尽可能多运动,摄入足量液体。膳食补充剂(如洋车前子)和刺激性泻药(如每天口服比沙可啶 10～20mg/d,1 次)对缓解便秘有效。

护理和临终事宜 由于 PD 是渐进的,患者的日常生活最终需要帮助。护理人员应利用资源,了解 PD 对生理和心理的影响以及如何帮助患者尽可能地恢复功能。因为这样的护理是非常累且充满压力的,应鼓励护理人员与支持小组联系以获取社会及心理的支持。

最终,大多数 PD 患者患有严重残疾,不能运动。他们即使有帮助,也可能无法进食。由于吞咽变得越来越困难,可能因吸入性肺炎而死亡。对于一些患者,养老院可能是护理最佳场所。

在 PD 患者完全丧失劳动能力前,就应该建立预先指示,表明他们在生命的尽头希望得到如何的医疗服务。

[1] Yoshiyama Y, Kojima A, Itoh K, et al. Anticholinergics boost the pathological process of neurodegeneration with increased inflammation in atauopathy mouse model[J]. Neurobiol Dis,2012,45(1):329-36. doi:10.1016/j.nbd. 2011.08.017。

> **关键点**
>
> - 帕金森病(PD)是突触核蛋白病,因此可以与其他突触核蛋白病(如具有 Lewy 小体的痴呆,多系统萎缩)重叠发生
> - 出现以下典型特征需怀疑 PD:静止性震颤、肌强直、运动徐缓和姿势不稳
> - 区别 PD 和其他可引起类似表现的疾病主要依赖于病史、体格检查、左旋多巴的反应性,有时需依赖神经影像学
> - 通常情况下,使用左旋多巴/卡比多巴(治疗的主体),但是其他药物(金刚烷胺,多巴胺激动剂,MAO-B 抑制剂,COMT 抑制剂)也可用于左旋多巴/卡比多巴前或与左旋多巴/卡比多巴联合应用
> - 如果患者症状药物难以控制,并且没有认知障碍或精神障碍,可考虑外科手术,如深部脑刺激

继发性和非典型帕金森综合征

继发性帕金森综合征指一组与原发性帕金森病临床表现类似但病因不同的疾病。非典型帕金森综合征是指一组具有帕金森病的某些特征,但是有一些不同的临床特征和不同的病理改变的神经变性疾病。诊断依靠临床评估和多巴胺的反应。治疗应尽可能针对病因(表 229-5)。

表 229-5 继发性和非典型帕金森综合征的部分病因

病因	备注
神经退行性病变	
关岛型肌萎缩侧索硬化-帕金森综合征-痴呆综合征	对抗帕金森药物反应差
皮质基底核变性	60岁以后常见,非对称性起病 出现皮质及基底核体征,如失用、肌张力障碍、肌阵挛、异己肢综合征(肢体运动不受患者主观意识控制) 约5年后无法自主活动,10年后死亡 对抗帕金森药物反应差
痴呆(如阿尔茨海默病,17号染色体相关额颞叶痴呆,弥散性路易斯小体痴呆)	帕金森综合征症状通常先于痴呆,痴呆典型表现为 • 显著记忆力下降(阿尔茨海默病) • 语言障碍(额颞叶痴呆) • 视觉空间障碍(弥漫性路易体痴呆)
多系统萎缩	可以自主神经受累为主 可包括小脑功能异常 可能包括严重帕金森病的特点,通常对左旋多巴反应不佳 通常在疾病的早期出现易跌倒和平衡障碍 对抗帕金森药物反应差
进行性核上性麻痹	以步态及平衡功能障碍起病 典型形式为:伴有以下视首先受累的进行性眼肌麻痹 对抗帕金森药物反应差
脊髓小脑共济失调(通常为2或3型)	一般首发症状为不平衡和共济性差 对抗帕金森药物反应差
其他疾病	
脑血管病变	表现为下肢受累为主的肌强直、运动徐缓或运动不能(运动不能-强直综合征),伴有明显的步态异常和对称的症状 对抗帕金森药物反应差
邻近基底核的颅内肿瘤	表现为偏侧帕金森综合征(即,局限于偏侧肢体)
反复多次脑外伤	往往导致痴呆(成为拳击手痴呆)
脑积水	通常CSF压力正常(正常压力脑积水),病因及机制不一 少见情况下由于脑脊液流出受阻导致脑脊液压力升高所致(梗阻性脑积水)
甲状旁腺功能减退	导致基底核钙化 可能导致舞蹈病和手足徐动症
病毒(如西尼罗河)性脑炎,感染或感染后自身免疫性脑炎	急性期可出现一过性帕金森综合征,很少持续存在(如1915—1926年间,流行性脑炎后的感染后帕金森综合征) 在脑炎后帕金森综合征中存在头眼的强迫固定偏斜(动眼神经危象)、其他肌张力障碍、自主神经失调、抑郁、人格改变
药物	
抗精神病药物	导致可逆性*帕金森综合征
哌替啶类似物(N-MPTP)†	导致突发的不可逆的帕金森综合征多发于静脉用药者
甲氧氯普胺	导致可逆性*帕金森综合征
利血平	为剂量依赖性,也可能与患者易感因素相关(危险因素包括高龄及女性)
长期使用锂剂	锂,有时会导致小脑功能障碍
毒物	
一氧化碳	导致不可逆性帕金森综合征
甲醇	存在于假酒中,导致基底核出血性坏死
锰	慢性中毒可导致帕金森综合征伴有肌张力障碍和认知功能改变 通常与职业(如焊接)相关,但是可以是甲卡西酮滥用的结果(从麻黄碱制成浴盐)

*撤药后,症状通常在数周内缓解,尽管症状可持续数月。
†N-MPTP是尝试生产哌替啶用于非法用途的失败产物。
N-MPTP,N-甲基-4-苯基-1,2,3,6-四氢嘧啶。

帕金森综合征可由药物、除帕金森病外的其他疾病及外源性毒物引起。

在**继发性帕金森综合征**中，发病机制可能是阻断或干扰了基底核多巴胺作用通路。继发性帕金森综合征最常见病因是：

- 使用减少多巴胺活性的药物

这些药物包括抗精神病药物（如吩噻嗪、噻吨、丁酰苯类），止吐药（如甲氧氯普胺、丙氯拉嗪），和消耗多巴胺药物（如丁苯嗪、利血平）。

非典型帕金森综合征包括神经变性疾病如进行性核上性麻痹，弥漫性 Lewy 小体痴呆，皮质基底核变性，和多系统萎缩症。

症状及体征

帕金森综合征会导致类似帕金森病的症状（如静止性震颤、肌强直、运动徐缓、姿势不稳）。

诊断

- 临床评估，对左旋多巴的反应，必要时借助神经影像学检查以鉴别

在鉴别帕金森病和继发性或非典型帕金森综合征时，临床医生应注意，如果左旋多巴能显著改善症状，则提示帕金森病。

可通过以下方式来评估帕金森综合征的原因，如下：

- 完整地询问病史，包括：职业史、药物史及家族史
- 仔细查体，明确是否存在帕金森病以外的神经系统退行性疾病的特征表现
- 如有必要可行神经影像学检查

提示为帕金森病以外其他神经退行性疾病的临床表现包括凝视麻痹、皮质脊髓束功能障碍（如反射亢进）、肌阵挛迹象、自主神经功能紊乱（在早期或病情严重时）、小脑性共济失调、显著的肌张力障碍、观念运动性失用（无法模仿手部动作）、早期老年痴呆症、早期易跌倒和依赖轮椅。

治疗

- 病因治疗

尽可能纠正或治疗继发性帕金森病的病因，有时可使症状缓解甚至消失。

治疗帕金森病的药物通常无效或仅有一过性的效果。但是金刚烷胺及抗胆碱能药物（如苯扎托品）可改善继发于抗精神病药物所致的帕金森综合征。但是，这些药物似乎会增加病理性 tau 蛋白沉积和神经变性，因此其使用应该受到限制[1]。

保持活动性和独立性的物理措施是有用的（对于帕金森病）。最大化活动是一个目标。患者应尽可能增加日常活动。如果他们不能，可能涉及定期锻炼计划的身体或职业治疗可能有助于他们的身体状况。治疗师可以教导患者适应性策略，帮助他们在家中进行适当的调整（如安装扶手以降低跌倒的风险），并推荐可能有用的自适应设备。

保证良好的营养供给。

[1] Yoshiyama Y, Kojima A, Itoh K, et al. Anticholinergics boost the pathological process of neurodegeneration with increased inflammation in atauopathy mouse model[J]. Neurobiol Dis,2012,45（1）:329-36. doi:10.1016/j.nbd.2011.08.017.

> **关键点**
>
> - 帕金森综合征可由药物，毒素，神经变性疾病，以及影响脑的其他疾病（如卒中，肿瘤，感染，外伤，甲状旁腺功能减退）引起
> - 根据临床症状初步诊断帕金森综合征，依赖其对左旋多巴反应差与帕金森病相鉴别，有时需要依赖神经影像学
> - 检查是否有提示帕金森病以外的神经退行性疾病的征象
> - 尽可能纠正病因，并建议物理措施，以保持自主运动的能力

进行性核上性麻痹

（斯-里-奥综合征）

进行性核上性麻痹是一种罕见的中枢神经系统变性疾病，它可以引起眼球随意运动障碍、运动迟缓、伴有进行性躯干肌张力障碍的肌强直、假性延髓麻痹和痴呆。诊断依赖临床。治疗以缓解症状为主。

引起进行性核上性麻痹的原因尚不清楚。

本病中，基底核和脑干的神经元发生变性；并出现含异常磷酸化 Tau 蛋白的神经纤维缠结。基底核和深部白质多个腔隙性脑梗死可以类似进行性核上性麻痹；然而，脑血管疾病是非变性疾病，进展更加缓慢。

症状及体征

进行性核上性麻痹通常在中年后期起病。

首发症状可能是：

- 头向后仰才能上下视或上下楼梯困难

眼球随意运动，尤其是垂直运动困难，但是反射性眼球活动未受损。

运动减慢，肌肉强直，出现躯干肌张力障碍患者往往会向后倒。

吞咽困难，构音障碍和情绪不稳（假性延髓性麻痹），是常见的。可能会出现静止性震颤。

最终，患者可出现痴呆。多数患者约 5 年内生活无法自理，10 年内死亡。

诊断

- 临床评估诊断进行性核上性麻痹依赖临床表现

完善 MRI 检查用于排除其他疾病。在疾病晚期，MRI 特征性表现为中脑变小，此征象在上矢状位看得最清楚，可观察到中脑形状类似蜂鸟或帝企鹅。在横断位视图上中脑可以呈牵牛花征[1]。

治疗

- 支持治疗

进行性核上性麻痹治疗的重点是缓解症状，但效果并不理想。有时，左旋多巴和/或金刚烷胺可以部分缓解肌强直症状。物理和职业治疗有助于患者改善运动能力，减少摔倒的风险。

由于该病为致死性疾病，一旦确立诊断，应鼓励患者尽早制订预先指示。说明临终阶段患者希望获得何种医疗照顾。

[1] Adachi M, Kawanami T, Ohshima H, et al. Morning glory sign: a particular MR finding in progressive supranuclear palsy[J]. Magn Reson Med Sci, 2004, 3(3): 125-132.

震颤

震颤是相关拮抗肌群不自主的,有节奏,摆动的动作,通常累及手,头,脸,声带,躯干和腿。诊断依赖临床。治疗取决于震颤的原因和类型,可能包括以下:避免诱发因素(生理性震颤),普萘洛尔或扑米酮(特发性震颤),物理治疗(小脑性震颤),左旋多巴(帕金森性震颤),或可能的话深部脑刺激或丘脑毁损术(致残性或耐药性震颤)。

震颤可能是:
- 正常的(生理的)
- 病理的

生理性震颤,通常几乎难以察觉,身体或精神紧张时明显。震颤在以下方面可变:
- 发生模式(如间歇性,持续性)
- 严重程度
- 发病形式(如慢性进展,突发)

震颤的严重程度可能与潜在病症的严重性不相关。例如特发性震颤,一般认为是良性的,并不缩短生命,但症状可能导致残疾,并且在一些神经病理学研究中检测到了小脑变性。

病理生理

脑干,锥体外系统或小脑中的各种病变可引起震颤。导致震颤的神经功能障碍或病灶可能由损伤、缺血、代谢异常或神经退行性疾病引起。有时震颤是一种家族性疾病(如特发性震颤)。

分类 主要依据震颤发生时间来分类:
- **静止性震颤**:在静息状态且身体的一部分抵抗重力支撑出现。活动时静止性震颤症状轻或无。震颤频率为3~6次/秒(Hz)
- **动作性震颤**:在肢体随意运动时最明显。动作性震颤严重程度可随着目标的达成发生或不发生变化;震颤频率变异大,通常<13Hz。动作性震颤包括运动性,意向性和位置性震颤
- **运动性震颤**:出现在朝向目标的运动的最后部分;振幅低
- **意向性震颤**:发生于朝向目标随意运动过程中,但在完整的运动过程中幅度高和频率低,且达到目标后震颤加重(如在指鼻测试可见);频率为3~10Hz
- **位置性震颤**:多发生于肢体保持于某种固定的抗重力的体位时(如双手平伸),频率为5~18Hz。有时它们由特定的位置或任务所导致,可以提示病因,例如肌张力障碍可引发震颤(肌张力障碍性震颤)

复杂性震颤可以有多种震颤表现形式。

震颤还可分为:
- 生理性震颤(在正常范围内)
- 原发性震颤(特发性震颤、帕金森病)
- 继发性震颤(如卒中后)

震颤通常以频率(快或慢)和运动幅度(细或粗)描述。

病因

生理性震颤 生理性震颤发生在健康人群中。它通常为双手同时受累的动作性或姿势性震颤;幅度通常比较小。只有当存在某些应激因素时才是明显的。这些应激因素包括:
- 焦虑症
- 疲乏
- 睡眠剥夺
- 酒精或某些其他CNS抑制剂药物(如苯并二氮䓬类,阿片样物质)戒断
- 当某些疾病呈症状性时(如甲状腺功能亢进)
- 摄入咖啡因或毒品如可卡因,苯环胺,苯环己哌啶
- 使用某些治疗药物,如茶碱、β-肾上腺素能激动剂、糖皮质激素和丙戊酸钠

病理性(非生理性)震颤 病因有很多(表229-6),但最常见的如下:

表229-6 震颤的部分原因

病因	提示性临床表现	诊断方法
动作性震颤		
酒精或药物戒断(如苯二氮䓬类或阿片类)	酒精或地西泮类药物戒断后24~72h出现焦虑及细微震颤 有时可伴有高血压、心动过速及发热,尤其常见于住院患者	临床评估
药物诱发	药物史	停药后震颤好转
内分泌、代谢异常及中毒: 缺氧性脑病 重金属中毒 肝性脑病 甲状旁腺功能亢进 甲状腺功能亢进 低血糖症 嗜铬细胞瘤 尿毒症脑病	震颤伴有意识水平的改变(提示脑病)及明显的基础疾病(肾衰竭及肝衰竭) 眼球突出、反射亢进、心动过速及不耐热(提示甲状腺功能亢进) 极度难治性高血压(提示嗜铬细胞瘤)	TSH水平 24h尿3-甲氧基肾上腺素浓度、血氨、尿素氮、血糖、血钙及PTH水平 重金属检测

续表

病因	提示性临床表现	诊断方法
特发性震颤	进展性持续存在的粗大或细小的缓慢震颤（4~8Hz），通常对称性累及双侧上肢，有时可累及头部及声带，特别是有特发性震颤家族史的患者	临床评估
生理性震颤	发生于正常人中的细小、快速（8~13Hz）的震颤，服用某些药物或特定条件下可加重（见上文） 小剂量酒精或镇静药可缓解症状	临床评估
静止性震颤		
药物诱发的帕金森综合征	药物史	停药后震颤缓解
帕金森病	低频率（3~5Hz）的交替性震颤，通常为拇指和示指的搓丸样动作，偶可见于下颌及腿 多伴有其他症状，如写字过小症、运动徐缓（运动慢）、齿轮样强直及步态拖曳 多不伴帕金森病震颤的家族史，饮酒无改善	特定的临床诊断标准 对多巴胺能药物实验性治疗反应好
意向性震颤		
小脑病变： 脓肿 Friedreich共济失调 出血 多发性硬化 脊髓小脑变性 卒中 TBI 肿瘤	单侧肢体低频率（<4Hz）的震颤，伴有共济失调、辨距不良、轮替动作障碍（不能完成快速交替动作）及构音障碍 部分患者存在家族史（如Friedreich共济失调）	头颅MRI
药物诱发	药物史	停药后震颤好转
复杂性震颤		
Holmes震颤（中脑、红核或丘脑震颤）	近端肢体为主的不规则低频（<4.5Hz）震颤 可有静止性、姿势性及意向性震颤，多由中脑红核附近病变引起（卒中或多发性硬化） 偶伴有共济失调及肢体无力	头颅MRI
神经性震颤： 慢性复发性多神经病 吉兰-巴雷综合征 糖尿病 IgM相关神经病	震颤类型及频率不一，通常表现为受累肢体的姿势性震颤及意向性震颤 其他周围神经病变的体征	肌电图
精神性震颤	突发起病和/或自发缓解的多种类型并存的震颤，伴有性格的改变 注意力集中时加重，分散注意力可使症状缓解	临床评估
威尔逊氏症	儿童或青年的多种不同的震颤（通常以近端肢体为主），多伴有肝豆竭、肌强直、步态笨拙、构音障碍、不合时宜的笑容、流涎及神经精神异常	24h尿铜检测及血清铜蓝蛋白检测 裂隙灯检查虹膜角膜色素环（由铜沉积造成的）

PTH，甲状旁腺激素；TBI，创伤性脑损伤；TSH，促甲状腺素。

- 动作性或姿势性震颤：特发性震颤
- 静止性震颤：帕金森病
- 意向性震颤：小脑功能障碍（继发于卒中、创伤或多发性硬化）

药物（表229-7）可诱发或加重不同类型的震颤。小剂量镇静剂（如酒精）可缓解部分震颤（如特发性震颤及生理性震颤），大剂量可能诱发或加重震颤。

表229-7 部分药物相关的不同类型震颤

药物	姿势性震颤	静止性震颤（药物相关帕金森综合征）	意向性震颤
胺碘酮*	√		
阿米替林**	√		
两性霉素B		√	√
β-受体激动剂（吸入剂）*	√		
咖啡因*	√		
降钙素	√		
西咪替丁	√		
可卡因*	√		
环孢素*	√		√
阿糖胞苷			√
肾上腺素	√		√
酒精*	√	√	√
氟哌利多*	√	√	
异环磷酰胺	√		
α干扰素	√		
锂剂*	√	√	
MDMA（摇头丸）	√		
黄体酮	√	√	
甲氧氯普胺*		√	
美西律	√		
尼古丁*	√		
普鲁卡因胺	√		
利血平	√	√	
SSRI*	√	√	
他克莫司	√		√
他莫昔芬	√		
茶碱*	√		
硫利达嗪*	√	√	
甲状腺素*	√		
丙戊酸钠*	√		
阿糖腺苷			√

* 较为常见的震颤原因。
MDMA，亚甲二氧甲基苯丙胺。
Morgan JC, Sethi KD. 药物性震颤. 柳叶刀神经病学, 2005, 4:866-876.

评估

由于震颤的诊断很大部分依靠临床，所以仔细的病史采集及体格检查非常重要。

病史 现病史应包括：
- 发病形式（如慢性加重、突发）
- 发病年龄
- 受影响的身体部位
- 诱发因素（如运动、休息、站立）
- 缓解或加重的因素（如酒精、咖啡因、紧张、焦虑）

如急骤起病，需询问患者可能的促发因素（如近期外伤及使用新药）。

系统性回顾病史，应寻找致病疾病的症状，包括：
- 多次复发：多发性硬化
- 最近突发无力、语言障碍或构音障碍：卒中
- 意识障碍和发热：脑膜炎、脑炎、脑脓肿或肿瘤
- 肌强直、步态姿势异常、运动迟缓：帕金森病或其他形式的帕金森综合征
- 体重减轻、食欲增加、心悸、腹泻、怕热：甲状腺功能亢进
- 感觉障碍：周围神经病变
- 易激惹和幻觉：酒精戒断或药物毒性

既往史：应包括与震颤相关的各种因素（表229-6）。家族史应包括患者一级亲属的震颤情况。仔细回顾患者用药史，以除外药物诱发震颤（表229-7），须仔细询问患者酒精、咖啡因的摄入量及毒品接触史（特别是近期已停止服用的）。

体格检查 完整且全面神经系统体格检查是必需的，包括意识水平评估、脑神经的检查、运动及感觉功能的检查、步态检查、腱反射检查及小脑功能检查（如指鼻试验、跟膝胫试验及快速轮替动作）。检查者还需通过在运动范围内活动患者肢体检查肌张力。

检查患者生命体征以明确是否存在心动过速、高血压及发热。全身检查需注意是否伴有恶病质、精神运动性激惹、面部表情缺失（提示运动缓慢）。应触诊甲状腺检查是否存在结节或肿大，应注意是否存在眼球突出及眼睑滞后。

重点的检查应在以下情况中关注震颤的分布及频率：
- 受影响的身体部位处于静息状态并受到支撑（如以患者膝盖支撑）
- 患者完成特定姿势（如双臂伸开）
- 患者正在行走或用受累身体部位做任务

检查者应注意引开患者注意力时（如连续计算100减7）震颤的变化情况。当患者表达长句时应注意声音的情况。

预警症状：需特别注意下述表现：
- 突发起病
- 无良性震颤家族史且起病年龄<50岁
- 存在其他神经系统缺损体征（如精神状态发生改变、肢体无力、脑神经麻痹、共济失调、构音障碍）
- 心动过速及激惹

对各种结果的理解 临床发现往往提示病因（表229-6）。

震颤的类型及发生的方式是有用的线索：
- **静止性震颤**：多见于帕金森病，特别是单侧起病，或震颤

局限于下颌、声带及腿部的
- **意向性震颤**：提示小脑病变，但也可以缘于多发性硬化或威尔逊氏症（Wilson disease）
- **姿势性震颤**：提示生理性或特发性震颤（逐渐起病）或中毒及代谢性疾病（突然起病）

严重的特发性震颤往往会与帕金森病相混淆，但可通过一些特征进行鉴别（表229-8）。有时两种疾病可重叠（混合性特发性震颤-帕金森病）。

表229-8 帕金森病与特发性震颤的鉴别要点

鉴别点	帕金森病	特发性震颤
震颤类型	静止性震颤	姿势性震颤和意向性震颤
年龄	老年人（>60岁）	任何年龄
家族史	通常阴性	>60%患者存在家族史
酒精	无效	往往有效
震颤起病方式	单侧起病	双侧起病
肌张力	齿轮样肌强直	正常
面部表情	减少	正常
步态	手部摆动减少	正常或轻微不平衡
震颤潜伏期	较长（8~9s）	较短（1~2s）

以下临床表现可提示病因：
- 突然发病是心因性震颤最典型的表现
- 阶梯状的进展表明，缺血性血管疾病或多发性硬化
- 使用一种新药物后的震颤发展表明，药物是病因
- 住院后24~72小时发生的震颤，伴有激惹、心动过速及高血压提示酒精、镇静剂或非法物品戒断

注意观察步态。步态异常提示多发性硬化、卒中、帕金森病或小脑病变。帕金森病步态表现为步距变小及行走拖曳，而小脑病变多表现为宽基步态。对于神经精神性震颤，其步态往往具有表演性及前后不一致。特发性震颤，步态往往是正常的，但踵趾步态（脚跟紧接着脚尖走直线）可能会出现异常。

转移注意力时震颤减少，或相同频率受到不受累部位的有意识的节律性拍打的频率影响（在两个不同部位保持不同的拍打节律是很难的）的复杂性震颤，提示心因性震颤。

辅助检查 对于大多数患者，病史及体格检查足以明确病因。但是，下列情况仍需行头颅MRI或CT检查：
- 急性发生的震颤
- 进展迅速
- 神经系统体征提示卒中、脱髓鞘病变，或结构性病变

若震颤原因不明确（根据病史和体格检查），应进一步：
- 检测促甲状腺素（TSH）和甲状腺素（T_4），以检查甲状腺功能亢进
- 检测钙和甲状旁腺激素，以检查是否有甲状旁腺功能亢进
- 检测血糖排除低血糖

对于中毒性脑病的患者，基础疾病通常比较明显，但测定尿素氮及血氨水平有助于明确诊断。对于无法解释的难治性高血压患者需检测血浆3-甲氧基肾上腺素水平。对于起病年龄<40岁，震颤原因不明（伴或不伴帕金森综合征），且无良性震颤家族史的患者，需检测血清铜蓝蛋白及尿铜水平。

尽管肌电图可鉴别震颤与其他运动障碍（如肌阵挛、阵挛、部位性癫痫持续发作），但临床上运用得较少。然而，如果临床上怀疑存在周围神经病变，肌电图有助于发现潜在的可导致震颤的周围神经病变。

治疗

生理性震颤 除非症状影响患者正常生活，一般无需治疗。避免一些引发因素（如咖啡因、疲劳、睡眠剥夺、药物以及，如果可能，压力和焦虑）可以帮助预防或减轻症状。

由酒精戒断或甲状腺功能亢进引起的生理性震颤，可以通过治疗其原发疾病来缓解。

口服苯二氮䓬类药物每日3~4次（如地西泮2~10mg，劳拉西泮1~2mg，奥沙西泮10~30mg）对于存在震颤和慢性焦虑的患者可能有效，但应避免长期使用。口服普萘洛尔20~80mg每日4次（以及其他β-肾上腺素能受体拮抗剂）对于药物或急性焦虑（如怯场）引起的震颤通常有效。

特发性震颤 口服普萘洛尔20~80mg每日4次（以及其他β-肾上腺素能受体拮抗剂）通常有效，口服扑米酮50~250mg每日3次也有效。对于一些患者，少量酒精摄入是有效的；然而，不常规推荐用酒精治疗，因为存在滥用的风险。

二线药物托吡酯25~100mg口服，每日2次和加巴喷丁300mg口服，每日2~3次。如果其他药物不能控制震颤，可以添加苯二氮䓬类。

小脑性震颤 没有有效的药物可以治疗本症；物理治疗（如使患肢承受重量或教会患者在活动肢体时固定住近端肢体）可能有效。

帕金森病性震颤 治疗帕金森病。

左旋多巴通常是大多数帕金森病震颤首选的治疗。抗胆碱能药物在某些情况下可以考虑使用，但它们的副作用（精神集中下降、口干、眼干、尿潴留、以及可能增加tau蛋白病理性沉积）可能超过其好处，在老年人中尤其明显。

其他药物包括多巴胺受体激动剂（如普拉克索、罗匹尼罗），MAO B型抑制剂（司来吉兰、雷沙吉兰），COMT抑制剂（恩他卡朋、托卡朋，仅用于与左旋多巴联用），和金刚烷胺。

致残性震颤 对于严重致残性且对药物治疗效果不佳的特发性震颤，可考虑通过立体定向单侧丘脑损毁术或长期单侧或双侧丘脑深部电刺激改善患者症状。

张力障碍性震颤对苍白球内侧的功能性神经外科手术反应较好。

在帕金森病患者中，在行丘脑、苍白球内侧或底丘脑核深部电刺激后震颤可显著减轻。虽然目前这些技术已被广

泛运用,但仅在药物治疗无效且不存在认知或心理障碍的患者中可考虑应用。

老年特发性震颤

许多老年患者认为震颤是年龄大后出现的正常现象,基本上不会寻求药物治疗。尽管特发性震颤在老年人中非常常见,但仍需仔细询问病史及体格检查以除外其他原因所致的震颤并评估症状是否严重到需要进行药物或手术干预。

在老年人中,相对较小剂量的药物就可能加重震颤,故需调整长期使用药物(如胺碘酮、甲氧氯普胺、SSRI、甲状腺素)至最低有效剂量。同样,老年患者使用震颤治疗药物后更易出现不良反应。故老年患者用药需小心谨慎,通常要比平时剂量小。如果可能的话,尽量避免在老年人中使用抗胆碱药物。

震颤可明显影响老年患者肢体功能,特别是伴有其他躯体或认知功能受损时。物理治疗及职业训练可提供简单的处理策略,使用辅助工具可改善患者生活质量。

> **● 关键点**
> - 震颤可分类为静止或动作(其包括意向性,运动性,和姿势性震颤)
> - 最常见的震颤包括生理性震颤、特发性震颤及帕金森病性震颤
> - 病史及体格检查可确定震颤的病因
> - 如果患者有静止性震颤,考虑帕金森病;如果患者有姿势或动作性震颤,考虑特发性或生理性震颤;如果患者有意向性震颤,考虑小脑性震颤
> - 突发起病的震颤或起病年龄<50岁,且无良性震颤家族史的患者,应进行全面评估
> - 根据震颤的原因和类型的治疗:避免诱发因素(生理),普萘洛尔或扑米酮(特发性),物理疗法(小脑性),左旋多巴(帕金森病性),深部脑刺激(致残且耐药)

小脑疾病

多种原因可以引起小脑疾病,包括先天畸形、遗传性共济失调以及获得性疾病。不同病因下症状不同,但通常包括共济失调(肌肉协调受损)。诊断依赖临床和影像,有时需要基因检测。支持治疗为主,除非病因是获得性且可逆的。

小脑分三个部分:
- **古小脑(前庭小脑)**:它包括处于中间区域的绒球小结叶。前庭小脑协助维持平衡和协同眼球、头、颈的运动。它与前庭神经核紧密联系
- **正中线处的蚓部(旧小脑)**:有助于协调躯干和下肢的活动。蚓部病变可以引起姿势和步态异常
- **两侧半球(新小脑)**:控制快速精细的肢体协调运动,主要是双上肢的活动

越来越多的学者认为,除了协调作用,小脑还控制了部分记忆、学习及认知功能。

共济失调 是小脑功能障碍的典型症状,但是也可以出现许多其他运动障碍(表229-9)。

表 229-9 小脑疾病的体征

缺陷	表现
共济失调	蹒跚步态,宽基步态
动作分解	不能正确的完成连续的、精细的、协调性的动作
构音困难	不能正确清晰地发音,伴语句中不恰当的停顿
轮替运动障碍	不能完成快速的交替动作
辨距不良	不能控制运动范围
张力过低	肌张力减退
眼球震颤	出现水平、垂直、旋转方向上的眼球不自主快速震颤,在朝向小脑病灶侧最为明显
断续言语	在开始说一个单词或一个音节时发音缓慢,甚至出现停顿
震颤	在向目标物运动时出现的单肢的节律性、交替振荡运动(意向性震颤),或者是在近端肢体保持固定姿势或负重时出现的类似运动(姿位性震颤)

病因

先天畸形 这些疾病大多是散发的,通常作为复杂先天畸形综合征的一部分(如丹迪-沃克综合征,Dandy-Walker syndrome),同时也累及中枢神经系统的其他部分。

这些畸形多在早期就有相应的表现,并且病情大多不会进行性加重。临床表现因受累结构而异,但常会出现共济失调症状。

遗传性共济失调 遗传性共济失调可能是常染色体隐性或显性遗传。常染色体隐性遗传的包括弗里德赖希共济失调(Friedreich ataxia)(最常见的)、共济失调毛细血管扩张症、无β脂蛋白血症、共济失调伴单纯维生素E缺乏症、脑腱黄瘤病。

弗里德赖希共济失调 是由于编码线粒体蛋白Frataxin基因突变引起,该基因突变表现为编码线粒体蛋白Frataxin的中的重复GAA拷贝数异常增多。常染色体隐性遗传。Frataxin含量减少导致线粒体内铁超载,从而线粒体的功能受损。

在Frataxin共济失调中,患者大多在5~15岁间出现走路不稳,其后出现上肢的共济失调、构音困难以及轻瘫,尤其是下肢。智力水平大多有所减退。如果出现震颤,仅为轻度。大多数患者的反射、振动觉和位置觉缺失。马蹄内翻足(畸形足)、脊柱侧弯和进展型心肌病也较常见。到20岁时,患者需依赖轮椅。中年通常会发生继发于心律失常或心力衰竭所导致的死亡。

脊髓小脑性共济失调（spinal cerebellar ataxia，SCA）是最常见的常染色体显性遗传的共济失调。随着对其基因知识的增多，这些共济失调的分类已经被修改了很多次。迄今为止，至少已发现43个不同的基因位点；大约10个为具有特征性的DNA重复拷贝数异常增多。有些涉及包含编码谷氨酸的CAG重复拷贝数异常增多，类似亨廷顿舞蹈症。

脊髓小脑性共济失调的临床表现不同。最常见的SCA可影响中枢和周围神经系统的多个部位；周围神经病、锥体束征、不宁腿综合征以及共济失调等较为常见。部分SCA通常只引起小脑性共济失调。

SCA-3，之前称Machado-Joseph病，是最常见的显性遗传性SCA。症状包括：共济失调、帕金森综合征、可能的肌张力障碍、面部颤搐、眼肌麻痹及眼球异常突出。

获得性共济失调 获得性共济失调可能是由非遗传性神经变性疾病（如多系统萎缩）、系统性疾病、多发性硬化、小脑卒中、反复创伤性脑损伤、毒物接触或特发性。系统性疾病包括酒精中毒（酒精性小脑变性）、腹腔疾病、热休克、甲状腺功能减退以及维生素E缺乏。毒物包括一氧化碳、重金属、锂、苯妥英以及特殊溶剂。某些药物（如抗惊厥药）中毒水平可引起小脑功能障碍和共济失调。

在儿童中，原发性大脑肿瘤（髓母细胞瘤、囊性星形细胞瘤）可能是引起本病的原因，小脑中线是这些肿瘤的好发部位。在儿童中，由病毒感染引起的可逆的、弥散的小脑功能障碍较为少见。

诊断
- 临床评估
- 通常MRI
- 有时需要进行基因检测

小脑性疾病主要依靠临床诊断，并且需要详细询问家族史，仔细搜寻继发的系统性疾病。

完善神经影像学检查，通常是MRI。如果家族史提示遗传性，应进行基因测试。

治疗
- 尽可能治疗病因
- 通常只有支持

某些系统性疾病（如甲状腺功能减退、口炎性腹泻）以及毒物接触引起的本症是可以治疗的。某些情况下，需行手术解除结构性损害（肿瘤、脑积水）。然而，大多数治疗仅为支持治疗。

230. 神经眼科疾病和脑神经疾病

某些脑神经功能障碍可以影响到眼、瞳孔、视神经、眼外肌（参见第1625页）及其相关神经。因此，它们可以被认为是脑神经疾病、神经眼科疾病，或两者都有。神经眼科疾病也包括调控和整合眼球活动和视觉的中央通路的病变。脑神经疾病也会影响嗅觉、视觉、咀嚼、面部感觉或者表情、味觉、听觉、平衡、吞咽、发音、转头和耸肩，或者舌部运动（图230-1，表230-1）。病变可累及单个或多个脑神经。

神经眼科疾病和脑神经疾病的病因和症状有重叠。肿瘤、炎症、创伤、全身性疾病和变性病或其他病变可以影响以上结构，从而引起视力减退、复视、上睑下垂、瞳孔异常、眶周疼痛、面部疼痛或头痛。

诊断

评估包括以下几点：
- 详细询问临床症状
- 视觉系统检查
- 检查有无眼球震颤
- 脑神经检查

视觉系统检查包括检眼镜、视力、视野、瞳孔（表230-2）和眼球运动（眼球活动，表230-3）。作为这项检查的一部分，要检查第Ⅰ、Ⅲ、Ⅳ对脑神经（参见第1820页）。同时也需要进行神经影像学检查，如CT或MRI。

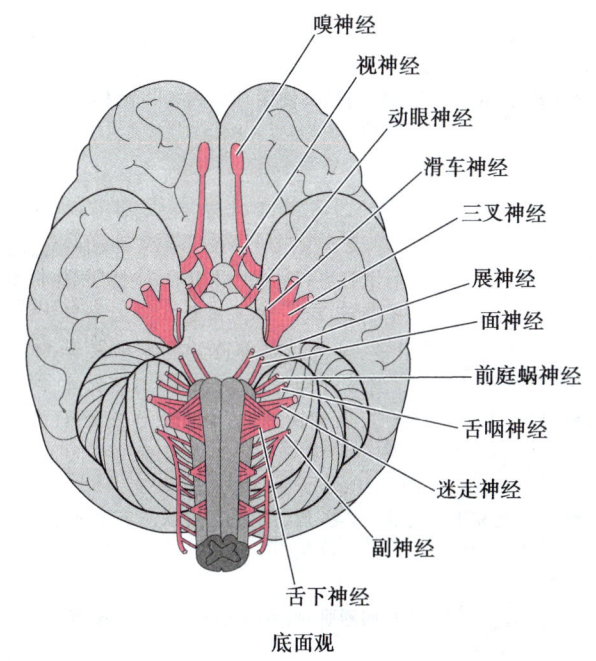

图230-1 脑神经

表 230-1 脑神经

神经	功能	可能的临床表现	可能病因
嗅神经（Ⅰ）	嗅觉传入	嗅觉丧失	头颅外伤 鼻部疾病（如过敏性鼻炎） 神经变性疾病（如阿尔茨海默病，帕金森病） 鼻旁窦炎 颅窝、鼻腔、鼻旁窦肿瘤
视神经（Ⅱ）	视觉传入	一过性黑矇（暂时性单眼失明），单侧上半或下半象限视野缺损	视网膜动脉栓塞 同侧颈内动脉疾病 视网膜动脉栓塞
		前部缺血性视神经病变	拥挤视盘形态（称为危险视盘） 白内障摘除术后并发症 导致动脉炎的结缔组织病（颞动脉炎、抗磷脂抗体综合征） 糖尿病 严重的同侧颈内动脉阻塞导致的低血压和低血容量 磷酸二脂酶 5（PDE5）抑制剂（西地那非、他达拉非、伐地那非） 视网膜动脉栓塞
		视神经乳头炎和球后视神经炎	急性脱髓鞘性疾病（如多发性硬化、视神经脊髓炎） 细菌感染（如结核、梅毒、莱姆病） 感染后或播散性脑脊髓炎 葡萄膜炎 病毒感染（如 HIV、单纯疱疹、乙型肝炎、巨细胞病毒）
		中毒性-营养性视神经病变（中毒性弱视）	药物（氯霉素、乙胺丁醇、异烟肼、链霉素、磺胺类药、洋地黄、氯磺丙脲、麦角、双硫仑） 甲醇摄入重度营养不良 有机汞 维生素 B_{12} 缺乏
		双颞侧偏盲	颅咽管肿瘤 蝶骨鞍结节脑膜瘤 海绵窦囊状动脉瘤 垂体腺瘤的鞍上侵犯
动眼神经（Ⅲ）	上提眼睑，眼球向上、下、内侧运动，调节入瞳光线聚焦	麻痹	后交通动脉瘤 动眼神经或其在中脑中的神经纤维束缺血（多由小血管病变如糖尿病引起） 颅内肿块（如硬膜下血肿、肿瘤、脓肿等）引起的小脑幕疝
滑车神经（Ⅳ）	支配上斜肌，使眼球向内下运动	麻痹	通常是特发性的 头颅外伤 小血管（如糖尿病引起的）梗死 小脑幕脑膜瘤 松果体瘤
		上斜肌颤搐（通常表现为短暂的发作性眼球活动导致主观视物闪光，眼颤，和/或倾斜视觉）	滑车神经被血管袢卡压（类似于三叉神经痛的病理生理）
三叉神经（Ⅴ）			
• 眼支	眼球表面、泪腺、头皮、前额以及上睑等的感觉传入	三叉神经痛	血管袢压迫神经根 多发性硬化（偶见） 病变累及海绵窦或眶上裂
• 上颌支和下颌支	牙齿、牙龈、唇、颚、面部皮肤等感觉传入	三叉神经痛	病变累及海绵窦或眶上裂 多发性硬化（偶见） 血管袢压迫神经根
	支配咀嚼肌（咀嚼、研磨）	神经病变	癌性或淋巴瘤脑膜炎 结缔组织病 脑膜瘤，神经鞘瘤，颅底转移瘤

续表

神经	功能	可能的临床表现	可能病因
展神经（Ⅵ）	支配外直肌使眼球向外运动（外展）	麻痹	通常是特发性的 头颅外伤 颅内压升高 梗死（可能由多发性单神经炎引起） 感染或肿瘤引起的脑膜炎 多发性硬化 鼻咽癌 脑桥或小脑肿瘤 脑桥梗死 韦尼克脑病（Wernicke encephalopathy）
面神经（Ⅶ）	支配表情肌 近端分支：支配泪腺、唾液腺；舌前2/3的味觉	麻痹	前庭神经鞘瘤 颅底骨折 特发性面神经麻痹 格林巴利综合征 脑桥梗死或肿瘤 莱姆病 梅-罗综合征（Melkersson-Rosenthal syndrome） 拉姆齐·亨特综合征 结节病 侵入颞骨的肿瘤 眼色素层腮腺炎（Heerfordt综合征）
		偏侧面瘫	动脉袢压迫神经根
听神经（Ⅷ）	前庭觉和听觉	耳鸣，眩晕，耳胀，听力下降	梅尼埃病 气压伤
		良性阵发性位置性眩晕	与衰老和/或创伤相关的后半规管和水平半规管内耳石聚集 感染（偶见）
		前庭神经元炎	病毒感染
		听力丧失或障碍	听神经瘤 衰老 气压伤 桥小脑角肿瘤 先天性风疹感染 长期暴露于噪音环境 遗传性疾病 脑膜炎 病毒感染（可能的）
舌咽神经（Ⅸ）	咽、扁桃体、舌后部、颈动脉的感觉传入	舌咽神经痛	动脉扩张或肿瘤（较少见）压迫神经
	支配吞咽和唾液腺 调节血压	舌咽神经病	后颅窝或颈静脉孔肿瘤或动脉瘤
迷走神经（Ⅹ）	支配声带运动和吞咽肌群支配心脏和内脏平滑肌	声音嘶哑，发声困难和吞咽障碍 迷走性晕厥	纵隔肿瘤压迫喉返神经 带状疱疹 感染或癌性脑膜炎 延髓肿瘤或缺血（如延髓背外侧综合征）
副神经（Ⅺ）	转动头部耸肩	部分或完全性胸锁乳突肌和斜方肌麻痹	医源性（如颈后三角淋巴结活检） 特发性 外伤 颅底或靠近脑膜的肿瘤
舌下神经（Ⅻ）	活动舌头	舌肌萎缩或束颤	髓内病变（如运动神经元病，肿瘤） 基底部脑膜或枕骨病变（如扁桃畸形，颅底佩吉特病） 手术创伤（如动脉内膜切除术） 运动神经元病（如肌萎缩侧索硬化）

* 可引起广泛性运动麻痹的疾病（如重症肌无力、肉毒中毒、变异型格林巴利综合征、累及延髓的脊髓灰质炎）经常累及脑神经。肌萎缩侧索硬化能引起明显的舌肌束颤。

表 230-2 常见瞳孔异常

临床表现	常见原因
双瞳直径相差 1~2mm,对光反射存在,无症状(生理性瞳孔不对称)	正常变异(生理性瞳孔大小不等)
双侧不对称,对光反射受损,调节反射存在(对光与调节反射分离或阿罗瞳孔)	神经梅毒(可能)
双侧瞳孔缩小	阿片类物质 最常见原因为使用了治疗青光眼的缩瞳药(如果单眼使用则引起单侧瞳孔缩小) 脑桥出血 有机磷或胆碱中毒
双侧瞳孔扩大,对光反射存在	高肾上腺素状态(如戒断反应、使用拟交感神经药或可卡因、甲状腺毒症)
双侧瞳孔扩大,对光反射迟钝	扩瞳药如拟交感神经药(如去氧肾上腺素);睫状肌麻痹剂(如环喷托酯、托吡卡胺、后马托品、阿托品) 脑疝 缺氧或缺血性脑病
伴随瞳孔传入障碍的单侧瞳孔扩大	眼、视网膜或视神经病变
伴随瞳孔传出障碍的单侧瞳孔扩大	动眼神经麻痹,通常由压迫引起(如后交通动脉瘤或小脑幕裂孔疝)虹膜外伤(常表现为不规则瞳孔) 扩瞳药*
单侧瞳孔扩大伴直接和间接对光反射迟钝和缓慢,调节反射存在	强直性(艾迪)瞳孔†

* 小脑幕裂孔疝和使用扩瞳药常通过向扩大的瞳孔滴入毛果芸香碱眼药水来区分;不能收缩者提示为使用扩瞳药。
† 强直性瞳孔是一种持续的无进展的瞳孔异常扩大,常由睫状神经节受损引起。多发生于 20~40 岁的女性。通常急性起病。唯一症状是轻微的视物模糊,暗适应受损,部分伴深反射消失。

表 230-3 常见眼球运动障碍

临床表现	综合征	常见病因
麻痹		
某一方向的水平凝视麻痹	同向水平凝视麻痹	病灶累及同侧脑桥水平凝视中枢或对侧额叶病变
双向水平凝视麻痹	完全性(双侧)水平凝视麻痹	韦尼克脑病 脑桥较大病灶累及双侧脑桥水平凝视中枢
除病灶对侧的眼球可以外展外,双眼的其他水平运动均受限;辐辏反射正常	一个半综合征	病灶累及内侧纵束和同侧脑桥水平凝视中枢
单侧或双侧水平凝视时眼内收麻痹,而辐辏反射正常	核间性眼肌麻痹	内侧纵束病变
双侧上视麻痹伴瞳孔扩大,瞳孔对光反射消失,调节辐辏反射正常,最常见下视凝视,下视性眼球震颤	帕里诺综合征(共轭垂直凝视麻痹的一种)	松果体肿瘤 背侧中脑梗死
双侧下视麻痹	同向下视麻痹	进行性核上性眼肌麻痹
单眼偏斜(眼球向下向外)、单眼内收、上视、下视麻痹,上睑下垂,常有瞳孔扩大	动眼神经麻痹	动脉瘤 动眼神经或中脑缺血 外伤 小脑幕疝
单侧向下向内(鼻侧)视麻痹,较轻微,产生症状(向下向内看困难)	滑车神经麻痹	特发性 头颅外伤
头部倾斜(偏向病变侧眼的对侧)		缺血 先天性
单侧外展麻痹	展神经麻痹	特发性 梗死 血管炎 颅内高压 韦尼克脑病 多发性硬化

续表

临床表现	综合征	常见病因
眼轴偏位(垂直性失调)	动眼神经、垂直凝视中枢或内侧纵束部分或不对称性损伤	中脑至延髓任意处脑干损伤
眼外肌无力或受限	眼外肌麻痹	眼肌或神经肌肉接头病变 常由以下病因所致: • 重症肌无力 格雷夫斯病 • 肉毒中毒 • 线粒体肌病(如 Kearn-Sayre 综合征) • 眼咽型肌营养不良 • 肌强直性营养不良 • 眼眶炎性假瘤
不自主运动或异常运动		
节律性不自主运动,通常是双侧的	眼球震颤	
快速向下跳动而缓慢回升到中线位置	眼球浮动	大面积脑桥病变或功能障碍
眼球过分凝视后伴随数次摆动	辨距不良	小脑通路损伤
定点注视时突发眼球水平摆动	眼扑动	许多原因: • 缺氧性脑病 • 隐匿的神经母细胞瘤 • 副肿瘤 • 共济失调性毛细血管扩张 • 病毒性脑炎 • 药物毒性作用
快速、共轭、多方向无序运动,常伴有广泛肌阵挛	眼阵挛	许多原因(同眼扑动,见上)

以下的视觉检查在诊断神经眼科疾病和脑神经疾病方面是非常重要的。

瞳孔 检查包括瞳孔大小、形状是否规则,双侧是否对称。通常情况下,瞳孔在直接对光反射、间接对光反射、调节反射时迅速收缩(1秒内),而且两侧对称。通过移动的光线检查瞳孔间接对光反射,能够确定损伤是否存在。通常,随着光从一只眼睛移向另一只眼睛,瞳孔的收缩程度不变。

- 如果损伤在传入通路(去传入的瞳孔、传入神经瞳孔的损伤或者 Marcus Gunn 瞳孔),当光线移向损伤侧时该瞳孔反常扩大。去传入的瞳孔间接对光反射存在而直接对光反射消失
- 如果损伤在传出通路,瞳孔直接对光反射和间接对光反射均迟钝或消失

固定患者头部后,让患者紧盯检查者的手指,检查者以活动的手指来检查患者的眼球运动,手指分别向右、左、上、下、对角线上的任一角移动,以及远离和靠近患者的鼻子(用以评估辐辏反射)。但是,以上检查无法检测出因轻微的眼肌麻痹而引起的复视。

两侧的眼球运动不协调(如发生在神经通路上的病变)或第Ⅲ(动眼神经)、第Ⅳ(滑车神经)、第Ⅵ(展神经)脑神经病变可引起复视。如果闭上一只眼睛后仍有复视(单眼复视),其原因可能是非神经性眼病。如果闭上任一眼睛后复视消失(双眼复视),其原因可能是眼球活动障碍。当患者看向由麻痹的眼肌控制的方向时(如当左侧外直肌麻痹时看向左侧)两个像相隔最远。当一只眼睛闭合后,较外侧的像消失,则此眼为病侧眼。红玻璃试验有助于明确病侧眼。当红色玻璃放置在轻瘫眼前时,较外侧的像显示为红色。

治疗
神经眼科疾病和脑神经疾病需根据病因开展治疗。

同向凝视麻痹

同向凝视麻痹是指双眼无法同时水平(最常见表现)或垂直运动。

凝视麻痹最常见为水平凝视麻痹;部分影响上视,极少数影响下视。

水平凝视麻痹 水平性同向凝视受大脑半球、小脑、前庭神经核和颈部传出神经控制。由上述部位传出的神经会聚于水平凝视中枢(脑桥旁正中网状结构),并且在毗邻展神经核处整合成最终指令,控制支配同侧外直肌的同侧外展核,及通过内侧纵束(简称 MLF)控制支配对侧内直肌的对侧动眼神经核。对拮抗肌的抑制信号同时发出。

最常见且完全的水平凝视麻痹,见于脑桥水平凝视中枢和外展核的病变。脑卒中是常见病因,导致不能向病灶侧凝视。卒中所致的麻痹对刺激无应答(如自主刺激或前庭刺激)。轻微麻痹可以仅仅引起眼球震颤或无法持续注视。

另一种常见的病因是对侧大脑半球的额叶病灶。这些病灶通常由卒中引起。它引起的麻痹通常随着时间会减轻。由脑干反射调节的水平凝视(如冷水刺激反应)仍保留。

垂直凝视麻痹 上、下凝视依赖从前庭系统发出的，经双侧内侧纵束上升到第Ⅲ、第Ⅳ脑神经核、Cajal间质核和内侧纵束颅侧间质核（riMLF）的神经纤维通路。单独的下行通路可能源自大脑半球，通过中脑顶盖到第Ⅲ，第Ⅳ脑神经核。内侧纵束颅侧间质核整合传入的神经冲动，并发出最终指令。

垂直凝视随年龄增长而更受限制。垂直凝视麻痹通常由中脑病变引起，如梗死或肿瘤。出现向上垂直凝视麻痹时，瞳孔可能会扩大，并在向上看时发生垂直性眼球震颤。

双侧上视麻痹可能由帕里诺综合征（Parinaud syndrome）（中脑背侧综合征）引起，其形成原因常为肿瘤，少数可因中脑前顶盖梗死造成。这个综合征的特点是上视受损，眼睑缩进（Collier征），双眼向下注视（日落征），辐辏式回缩性眼震和扩大的瞳孔（大约6mm），对光反射差而调节反射存在（对光与调节反射分离）。

下凝视麻痹 不影响上视的下视麻痹是进行性核上性眼肌麻痹的特异性体征。其他的原因少见。

核间性眼肌麻痹

核间性眼肌麻痹是在水平凝视而非辐辏反射时出现的单侧或双侧眼内收障碍。

在水平凝视时，脑干每侧的内侧纵束控制同侧眼球的外展和对侧眼球的内收。内侧纵束连接着以下结构：

- 第Ⅵ脑神经核（控制外直肌，起外展作用）
- 邻近的水平凝视中枢（脑桥旁正中网状结构）
- 对侧的第Ⅲ脑神经核（控制内直肌，起内收作用）

内侧纵束同时还连接前庭核和第Ⅲ、第Ⅳ对脑神经核。

核间性眼肌麻痹是由内侧纵束通路上的病变引起的。在年轻人中，此病多由多发性硬化引起，并且大多是双侧麻痹。在老年人中，此病多由脑卒中引起，且大多是单侧麻痹。罕见地，也可由阿诺尔德-基亚里综合征（Arnold-Chiari syndrome，小脑扁桃体下疝畸形）、神经梅毒、莱姆病、肿瘤、头部外伤、营养不良（如韦尼克脑病，恶性贫血）或药物中毒（如三环抗抑郁药或阿片类药物）等引起。

如果内侧纵束的病灶阻断了由水平凝视中枢发出的至第Ⅲ脑神经核的信号，病变侧眼球内收时不过中线（或内收乏力）。由于辐辏反射无需接受水平凝视中枢发出的信号，故受累眼辐辏反射时内收正常。由此可以鉴别核间性眼肌麻痹和第Ⅲ对脑神经麻痹，后者辐辏反射时眼球内收差（前者也较少引起垂直眼球运动障碍、眼上睑下垂和瞳孔异常）。

在水平凝视至受累眼对侧时，影像会水平移位从而出现复视；眼震常出现在外展眼。有时上视时会出现双侧垂直眼震。

治疗需直接针对潜在疾病。

一个半综合征 是一种少见的综合征，在病变影响到脑桥水平凝视中枢和同侧的内侧纵束时出现。除病灶对侧的眼球可以外展外，双眼的其他水平运动均受限；辐辏反射不受影响。一个半综合征的病因包括多发性硬化、梗死、出血、肿瘤等。治疗后（如进行肿瘤的放射治疗或多发性硬化的治疗），症状可能会出现好转，但在梗死后，症状的好转通常有限。

第Ⅲ对脑神经障碍

第Ⅲ对脑神经（动眼神经）麻痹会导致眼球运动障碍，有时还可影响瞳孔。其症状和体征包括复视、上睑下垂、眼球内收、上视和下视障碍，当累及瞳孔时，会导致瞳孔扩大和对光反射异常。伴有瞳孔异常或患者反应越来越迟钝时，需尽快行神经影像检查。

病因

导致麻痹和影响瞳孔的第Ⅲ对脑神经（动眼神经）障碍通常由以下病因导致：

- 动脉瘤（尤其后交通动脉）
- 小脑幕疝
- 不太常见，脑膜炎累及脑干（如结核性脑膜炎）

最常见的不累及瞳孔的动眼神经麻痹，特别是不完全性麻痹，是：

- 动眼神经缺血（多由糖尿病或高血压引起）或中脑缺血，偶见后交通动脉瘤引起的不累及瞳孔的动眼神经麻痹

症状及体征

症状有复视和眼上睑下垂。受累眼平视时偏向下外侧；内收迟缓且不过中线；上视受限。当下视时，上斜肌将引起眼球内收和旋转。

瞳孔可能正常或扩大，直接或间接对光反射迟钝或消失（传出神经受累）。瞳孔扩大可能为早期体征。

诊断

- 临床评估
- CT或MRI

鉴别诊断包括：

- 中脑病变累及动眼神经束（克劳德综合征、本尼迪克特综合征）
- 软脑膜肿瘤或感染
- 海绵窦疾病（颈动脉巨大动脉瘤、瘘、或血栓形成）
- 眶内结构性病变（如眼眶毛霉菌病）限制眼球运动
- 眼肌病（如甲状腺功能亢进或线粒体病导致）
- 神经肌肉接头疾病（如重症肌无力或肉毒杆菌中毒导致）

鉴别诊断要结合临床。眼球突出或内陷、曾有严重的眼球外伤史或有明确的眶内炎症，提示存在眶内器质性病变。双侧眼球活动麻痹、外展或上视麻痹、眼球突出，眼睑退缩、下视时的上睑滞后（Graefe征）但瞳孔正常的患者应该考虑格雷夫斯眼病（Graves ophthalmopathy）（眼科疾病）。

诊断需进行CT或MRI的检查。如果患者瞳孔扩大且有突发剧烈头痛（提示动脉瘤破裂）或进行性意识受损（提示脑疝），须行急诊CT检查。如果怀疑动脉瘤破裂，而CT（或MRI）无出血表现或无法快速行CT检查，那么必须尽快进行其他检查，如腰穿、磁共振血管成像、CT血管成像或脑血管造影等。海绵窦病变和眼眶毛霉菌病需要尽快进行MRI成像以便能及时治疗。

治疗

治疗方案取决于病因。

第Ⅳ对脑神经麻痹

第Ⅳ对脑神经（滑车神经）麻痹导致上斜肌受累，从而导致垂直凝视麻痹，主要是影响眼球内收。

滑车神经麻痹通常是特发性的。病因明确的很少，其中较常见的是闭合性头部外伤，它可引起单侧或双侧滑车神经麻痹；以及由小血管疾病（如糖尿病时）引起的梗死。动脉瘤、肿瘤（如小脑幕脑膜瘤、松果体瘤）和多发性硬化少见的也可以导致滑车神经麻痹。

由于上斜肌麻痹，双眼内收出现异常。患者可有视物成双，一个影像在另一个影像的侧上方。常有下楼困难，这是由于下楼时需向下向内转动眼球。将头部向麻痹眼对侧倾斜能起到代偿作用，并消除重影。

检查可能仅发现引起症状而无体征的轻微眼球运动受损。

眼球运动锻炼或棱镜眼镜能帮助恢复视物的协调性。最终可能需要手术治疗。

第Ⅵ对脑神经麻痹

（展神经麻痹）

第Ⅵ对脑神经（展神经）麻痹影响外直肌，使眼球外展受损。当患者向前看时，眼球会轻微内聚。该病常为特发性或继发于神经梗死、韦尼克脑病、外伤、感染或颅内高压，还有可能是特发性的。明确病因需行 MRI、腰穿检查并行血管炎评估。

病因

第Ⅵ对脑神经（展神经）麻痹通常由小血管梗死（尤其是糖尿病引起的多发单神经病）造成。发病原因还可能是缺血、高血压病（有时），或者海绵窦（如鼻咽癌）、眼眶或颅底的病变压迫神经，或由于颅内高压、外伤所致。其他原因还包括脑膜炎、脑膜癌病、韦尼克脑病、动脉瘤、血管炎、多发性硬化、脑桥卒中，极少数由于低颅压头痛（如腰穿后）导致。在儿童中，呼吸系统感染可造成反复发作的展神经麻痹。然而，孤立性的展神经麻痹的病因通常难以确定。

症状及体征

展神经麻痹的症状包括当看向轻瘫的眼睛一侧时双眼水平复视。因为内直肌的紧张动作未受限制，平视时常出现患眼轻微内收。患眼外展缓慢，外展至最大限度时仍可见外侧巩膜。如果是完全性展神经麻痹，患眼外展时不超过中线。

海绵窦处的血肿（如由于头外伤或颅内出血）、肿瘤或动脉瘤压迫神经可引起展神经麻痹，还可有严重头痛、结膜水肿以及第Ⅴ对脑神经第一支配区域的感觉缺失，视神经受压导致视力缺失，以及第Ⅲ、Ⅳ、Ⅵ对脑神经麻痹的表现。常常不对称累及双侧。

诊断

- MRI
- 如果临床怀疑为血管炎，需检测 ESR、抗核抗体、类风湿因子

尽管展神经麻痹的诊断不难，但明确病因不易。如果检眼镜检查能看到视网膜静脉搏动，则颅高压可能性不大。

由于 CT 检查方便开展，因此被广泛应用。然而，MRI 是首选的检查。MRI 对眼眶、海绵窦、后颅窝和脑神经的分辨更为清晰。如果影像学检查都是正常的，但仍然怀疑存在脑膜炎或颅高压，则需行腰穿检查。

如临床怀疑血管炎，需检测 ESR，抗核抗体和类风湿因子。儿童患者，如能排除颅高压，一般都需要考虑呼吸系统感染的可能。

治疗

对于大多数患者而言，一旦潜在疾病得到治疗，展神经麻痹症状亦会得到缓解。特发性展神经麻痹及缺血性麻痹通常在 2 个月内自行缓解。

三叉神经痛

三叉神经痛是由第Ⅴ对脑神经病变导致的严重的、阵发性的剧烈面部抽痛。诊断有赖于临床表现。常用卡马西平或加巴喷丁来治疗；有时还需手术治疗。

三叉神经痛大多发生在成人，尤其是老年人。

病因

常引起三叉神经痛的有：

- 颅内动脉（如小脑前下动脉、扩张的基底动脉）
- 较少情况下，由静脉袢压迫进入脑干的第Ⅴ对脑神经（三叉神经）根部引起

其他**不太常见的病因**包括肿瘤或偶有多发性硬化斑块压迫进入脑干的神经根，但这些病因通常可由伴随感觉和其他异常来鉴别。

有时引起相似症状的其他疾病（如多发性硬化）会被误认为是三叉神经痛。区分病因非常重要。

目前机制尚不清楚。一种理论认为神经压迫引起脱髓鞘，从而导致异位性冲动和/或累及脊髓三叉神经核的中心痛觉通路去抑制。

症状及体征

疼痛累及范围通常为三叉神经的一支或多支感觉神经纤维支配区域，最常累及的是上颌支。疼痛是阵发性的，持续数秒至 2 分钟，复发迅速。发作时抽痛，程度剧烈，甚至难以忍受。触及面部扳机点或作某些动作时（如咀嚼、刷牙或微笑等）可诱发疼痛。用患侧脸睡觉通常令人难以忍受。

诊断

- 临床评估

三叉神经痛的症状非常有其特征性。因此，其他能引起面部疼痛的疾病可用临床表现来鉴别：

- 慢性的阵发的偏头痛（Sjaastad 综合征），疼痛时间较长（5~8 分钟），对吲哚美辛的反应显著
- 疱疹后疼痛，常为持续性疼痛（没有阵发性），有典型的前驱出疹史，有瘢痕形成，好发于眼支
- 偏头痛，可引起非典型的面部疼痛，但其疼痛持续时间长，且多为搏动性痛

三叉神经痛的体检通常是正常的,所以体检异常(常见的有面部感觉缺失)提示是其他病因所致(如肿瘤、卒中、多发性硬化斑块、血管畸形、其他压迫三叉神经或其脑干通路的病变等)。

治疗

- 通常用抗惊厥药

长期服用卡马西平 200mg,每日 3~4 次通常有效;起始剂量 100mg 口服,每日 2 次,每天增加 100~200mg 直到疼痛被控制(每天最大的剂量是 1 200mg)。如果服用卡马西平无效或出现不良反应,可尝试下列之一的方法:

- 奥卡西平 150~300mg 口服,每日 2 次
- 加巴喷丁 300~600mg 口服,每日 3 次(第一天 300mg 口服 1 次,第二天 300mg 分 2 次口服,第三天 300mg 分 3 次口服,然后按需要增加剂量至 1 200mg 口服,每日 3 次)
- 苯妥英 100~200mg 口服,每日 2 次(起始剂量 100mg 口服,每日 2 次,然后按需要增加)
- 巴氯芬 10~30mg 口服,每日 3 次(起始剂量 5~10mg 口服,每日 3 次,然后按需要每日大约增加 5mg)
- 阿米替林 25~150mg 口服睡前(起始剂量 25mg,然后按需要每周增加 25mg)

周围神经封闭可暂时缓解症状。如果以上治疗无效,可考虑进行神经毁损术,然而这种疗效是暂时性的,而且疗效改善后复发出现的疼痛可能较前更剧烈。后颅窝去骨瓣手术,置入一小块垫片,以便隔开搏动的血管袢和三叉神经根(这被称作微血管减压术或 Jannetta 手术,图 230-2)。放射性治疗,用伽马刀切断近端的三叉神经。利用经皮立体定向穿刺针,对三叉神经节(即半月神经节)造成电解性、化学性或气囊压迫性损伤。此外还可以切断半月神经节和脑干的联系纤维。有时,三叉神经毁损作为治疗顽固性三叉神经痛的最后手段。

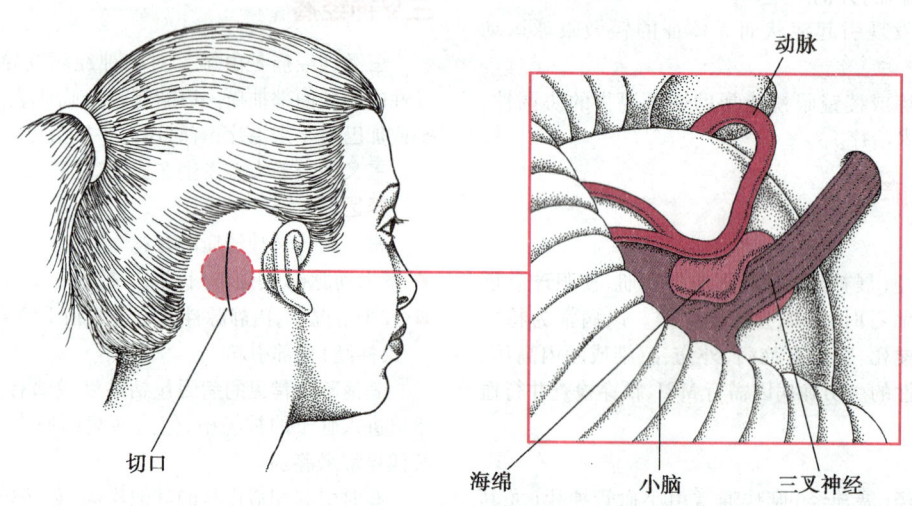

图 230-2　微血管减压术。微血管减压术可缓解影响脑神经的血管压迫导致的三叉神经痛,面肌痉挛,或舌咽神经痛的疼痛症状。对于三叉神经痛,通过将一个海绵置于第 V 对(三叉)脑神经和压迫动脉之间来缓解压迫(Jannetta 手术)。通常,此手术可以缓解疼痛,但约 15% 患者会有疼痛复发

偏侧面肌痉挛

偏侧面肌痉挛是由第Ⅶ对脑神经(面神经)或其运动核损伤造成的单侧、无痛、同步面肌收缩。

和三叉神经痛类似,偏侧面肌痉挛通常是由搏动的血管压迫神经所致。单侧、不自主的、无痛的面部肌肉的收缩一般从眼睑开始,然后蔓延到脸颊和嘴。收缩最初可能是间歇性的,但最后变得几乎是连续的。

MRI 往往可以发现搏动的血管,但诊断最终依赖临床表现。能引起相似症状的局灶性癫痫发作、眼睑痉挛和抽动症也可引起相似的症状,所以也需要考虑。

偏侧面肌痉挛最有效的治疗是:

- 肉毒素(A 型肉毒素或者 B 型肉毒素)注射治疗三叉神经痛的方法(抗惊厥药如巴氯芬、阿米替林,手术)也可以采用

面神经麻痹

(Bell 麻痹,贝尔麻痹)

面神经(第Ⅶ对脑神经)麻痹通常是特发的(以前称为 Bell 麻痹)。特发性面神经麻痹是突发的、单侧的周围性面神经麻痹。其症状是单侧面瘫(彩图 230-1),包括上、下面部。一些检查(如胸片,血清 ACE 水平)可以用来诊断可治愈的病因。治疗包括保持患眼湿润、间断使用眼罩,以及针对特发性面神经麻痹,可使用糖皮质激素。

病因

从历史上看,Bell 麻痹被认为是特发性面神经(周围性第Ⅶ对脑神经)麻痹。然而,面神经麻痹现在被认为是一种临床综合征,有其自身的鉴别诊断,术语"Bell 麻痹"并不总是被认为等同于特发性面神经麻痹。约一半的面神经麻痹病例是特发性的。

特发性面神经麻痹的机制被认为是由于免疫性或病毒性疾病引起的面神经肿胀。最近的证据表明,单纯疱疹病毒感染是最常见的原因,带状疱疹可能是第二常见的病毒性原因。其他病毒性原因包括柯萨奇病毒、巨细胞病毒、腺病毒、EB 病毒、流行性腮腺炎、风疹、和乙型流感病毒。经过面神经管的迷路部分时,肿胀的神经会被最大限度地压迫,这就导致局部瘫痪。

其他疾病(如莱姆病、结节病)也可引起面神经麻痹。

病理生理

面部肌肉由同侧第Ⅶ脑神经周围性支配（核下性支配）和对侧大脑皮质中枢性支配（核上性支配）。中枢性支配在上面部（如前额肌）是双侧的，而下面部是单侧的。其结果是，无论中枢性或周围性病变均倾向于使下面部瘫痪。然而，周围性病变（面神经麻痹）往往会比中枢性病变（如卒中）更容易影响上面部。

症状及体征

耳后疼痛常先于面瘫之前发生。面瘫常于数小时内进行性加重，48～72小时达到高峰，而且通常为完全性面瘫。患者常自述面部麻木或有沉重感。患侧面部平坦，缺乏表情；皱额、眨眼、扮鬼脸受限或不能（彩图230-1）。严重患者可出现睑裂增宽和闭目不能，有结膜刺激和角膜干燥。

除了外耳道和耳后小块区域（乳突后方）有触痛外，面部感觉检查正常。如果病变发生在膝状神经节近端，还会影响唾液分泌、味觉和流泪，出现听觉过敏。

诊断

- 临床评估
- 应进行胸片或CT和血清ACE水平检查鉴别结节病
- 如果发作是逐步的或出现其他神经功能缺损，应进行MRI检查
- 如果有临床发现提示存在其他疾病则进行相应的检查

面神经麻痹是一个基于临床评估的诊断。尚没有特异性的诊断手段。它需与中枢性面神经病变（如由半球卒中或肿瘤引起）鉴别，后者仅引起下面部肌肉瘫痪；中枢损伤的患者通常可以皱眉并且紧紧地闭上眼睛。

以下疾病可引起周围性面瘫：

- 膝状神经节疱疹[由带状疱疹引起的拉姆齐·亨特综合征（Ramsay Hunt syndrome）]
- 中耳或乳突感染
- 结节病
- 莱姆病
- 颞骨岩部骨折
- 癌性或白血病性神经浸润
- 慢性脑膜炎
- 桥小脑角或颈静脉体肿瘤
- 糖尿病

能引起周围性面神经麻痹的其他疾病较特发性面神经麻痹进展更缓慢，且存在其他可鉴别的症状和体征。因此，如果患者有其他神经症状或体征或症状逐渐进展，需做MRI。若为特发性面神经麻痹，则增强MRI会显示靠近或在膝状神经节或全程的面神经强化。然而增强也会出现在其他的病理情况时，如脑膜肿瘤。如果麻痹过程超过几星期甚至几个月，则肿瘤压迫脑神经的可能性（最常见的是神经鞘瘤）增加。MRI也能够排除导致面神经麻痹的其他结构损伤。CT通常是阴性的，但是可以用来明确是否存在骨折，或不能立即行MRI检查但怀疑卒中时。在蜱或莱姆病流行地区，需要对急性期或恢复期患者进行莱姆病相关的血清学检查。

对所有患者，怀疑结节病的需行胸片或者CT以及血清ACE检查。血清葡萄糖需进行检测。病毒滴度没有什么帮助。

预后

该病的预后，取决于神经受损的程度。如果仍然保留了部分功能，那么患者通常可在数月内完全康复。神经传导速度和肌电图检查有助于预测临床结局。对于完全性面瘫患者，若神经传导速度和肌电图提示其神经分支对于超强电刺激存在正常的兴奋性，则约90%的患者可基本完全恢复；若电兴奋缺失，仅有20%的患者可完全恢复。

神经纤维再生时可能出现定向错误，譬如，眼周围神经支支配下面部肌肉，反之亦然。其结果会导致患者运动面部肌肉时出现意愿外的肌肉收缩（连带运动），或者是唾液分泌时出现眼部流泪。长期面肌失用亦会引起面肌挛缩。

治疗

- 角膜保护
- 糖皮质激素用于特发性面神经麻痹

需要注意防止角膜干燥，对此，可以用人工泪液、等渗性盐水或甲基纤维素滴液，并间断使用胶带或眼罩帮助眼睛闭合，尤其是在睡觉时。偶尔，也可对患者实行睑缘缝合术。

对于特发性面神经麻痹，在起病48小时内使用肾上腺皮质激素，能减少面瘫持续时间、减轻面瘫后遗症程度[1]。用法为每天口服泼尼松60～80mg，持续一周，第二周内逐渐减量。对单纯疱疹病毒的抗病毒药物（如口服伐昔洛韦1g每日3次，7～10日；或口服泛昔洛韦500mg每日3次，5～10日；或口服阿昔洛韦400mg每日5次，持续10日）曾被使用。但近期研究表明抗病毒药物没有任何益处。

[1] Gronseth GS, Paduga R. Evidence-based guideline update: Steroids and anti-virals for Bell palsy: Report of the Guideline Development Subcommittee of the American Academy of Neu-rology[J]. Neurology, 2012, 79: 2209-2213。

> **关键点**
>
> - 在面神经麻痹时，患者不能移动其一侧面部的上部和下部；相比之下，中枢性面神经损伤（如由于卒中）主要影响下面部
> - 特发性面神经麻痹的病因尚不明确，但越来越多证据提示是由于疱疹病毒感染
> - 诊断是基于临床的，但如果发作并非明确急性的，需做MRI
> - 如果早期给予糖皮质激素有助于治疗特发性面神经麻痹，而抗病毒药物可能不会有任何益处

舌咽神经痛

舌咽神经痛是一种反复发作的第Ⅸ对和第Ⅹ对脑神经支配区（后咽部、扁桃体、舌背部、中耳、下颌角下）的剧烈疼痛。明确诊断有赖于临床表现。常用治疗药物为卡马西平或加巴喷丁。

舌咽神经痛有时可由异常的搏动性动脉压迫神经而引起,类似于三叉神经痛和偏侧面肌痉挛。神经可能会在颈部被过长茎突压迫(Eagle综合征)。较罕见地,由桥小脑角或颈部肿瘤、扁桃体周围脓肿、颈动脉瘤或脱髓鞘疾病导致。病因常常不明。

舌咽神经痛较罕见,多发生于男性,通常于40岁后起病。

症状及体征

舌咽神经痛类似三叉神经痛,为反复发作,单侧,短暂剧烈疼痛,可自发或当由舌咽神经支配的区域受到刺激诱发(如咀嚼、吞咽、说话、打哈欠或打喷嚏)。疼痛持续数秒至数分钟,通常从一侧的扁桃体或舌根开始,可放射到同侧耳部。偶尔,患者会出现迷走神经兴奋性增高,从而引发窦性停搏,进而出现晕厥。发作频率可每日,或数周一次。

诊断
- 临床评估,通常包括对麻醉剂的反应

- MRI

舌咽神经痛的诊断基于临床。舌咽神经痛是根据疼痛的位置和三叉神经痛区分。另外,在舌咽神经痛,吞咽或用拭子触摸扁桃体会导致疼痛,而在喉部喷洒利多卡因可暂时缓解自发或诱发的疼痛。

需行MRI来除外扁桃体、咽喉、桥小脑角肿瘤或颈前三角区的转移性病变。耳鼻喉科医师做的局部神经阻滞能帮助鉴别颈动脉痛、喉上神经痛和由肿瘤引发的疼痛。

治疗
- 常用抗惊厥药

舌咽神经痛的治疗类似三叉神经痛。如果口服药物无效,那么在咽喉处局部麻醉可缓解疼痛。例如局部喷洒可卡因可暂时缓解疼痛,但需要进一步行手术以解除搏动性动脉对于神经的压迫。如果疼痛局限于咽喉部,可仅对颅外段神经进行手术;如果疼痛范围较广泛,需对颅内段神经进行手术。

231. 神经传递

一个神经元产生动作电位后,沿着轴索传导,然后通过神经突触释放神经递质传递相应的信号,从而影响另一个神经元或效应细胞(如肌细胞、多数具有外分泌或内分泌功能的细胞)。根据神经递质和受体的不同,该信号可对效应细胞产生激活或抑制作用。

在中枢神经系统,相互间的联系非常复杂。神经元之间的冲动传递可通过轴索至细胞体,轴索至树突(神经元接收信号的突起),细胞体至细胞体或树突至树突。一个神经元同时接受不同其他神经元的刺激信号——包括兴奋性和抑制性信号,并将这些信号整合,产生各种形式的冲动发放。

神经传导 动作电位沿着轴索的传导是一种电活动,通过轴索细胞膜上Na^+、K^+的跨膜交换进行。神经元每次受刺激后会产生相同的动作电位,并按某一固定速度沿轴索传导。其速度取决于轴索的直径和其周围的髓鞘程度,小的无髓纤维的传导速度在1~4m/s,而较粗大的有髓纤维的传导速度可达75m/s。有髓纤维的神经传导速度较快,因为其存在按一定间隔分布的无髓鞘包裹的间隙(郎飞结)。电冲动跳过有髓鞘包裹部分的神经纤维,沿郎飞结跳跃式传递。因此,疾病累及髓鞘外膜(如多发性硬化)时,影响神经冲动的传导,导致各种神经系统的症状。

神经传递 神经冲动的传递是化学性活动,通过神经末梢释放特定的神经递质进行。神经递质在突触间隙弥散,并与邻近神经元或效应细胞的受体短暂特异性结合。根据受体的不同,神经递质与其结合后产生兴奋性或抑制性作用。

有一类突触,为电突触,其神经传递是无需神经递质参与的,离子通道直接联系突触前后膜神经元的胞质。该类突触间的神经传递是最快的。

大多神经递质合成所需的酶由神经细胞产生,而合成的神经递质被储存在突触末梢的囊泡中(图231-1),每个囊泡中递质的数量是量子级(数千个分子)的。当神经冲动传导至神经末梢时,Ca^{2+}通道开放,Ca^{2+}内流引起许多突触囊泡的膜与神经末梢的膜融合,从而引起神经递质胞裂外排,释放至突触间隙中。

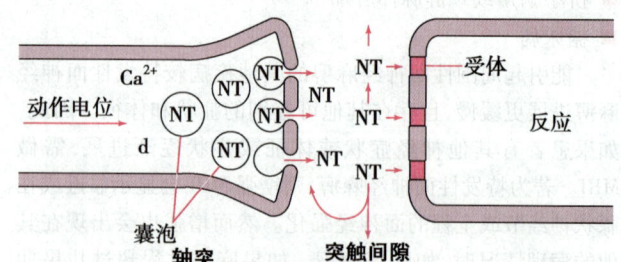

图231-1 神经传递。 动作电位可引起轴突Ca^{2+}通道开放(图中未显示)。Ca^{2+}内流引起神经递质分子从储存囊泡中释放至突触间隙中。一些分子与突触后膜受体结合,引起相应的反应,另一些则被神经末梢重吸收后存储或弥散入周围组织中

神经末梢神经递质的数量保持相对恒定，与神经活动无关，这是因为神经末梢存在神经递质前体摄取的调控及存在神经递质合成或降解的酶。突触前膜受体的兴奋可引起突触前递质合成减少，而阻断该受体可引起递质合成增加。神经递质与受体间的相互作用必须迅速终止，以便同一受体被反复快速地激活。神经递质与受体间的相互作用有以下几种方式：

- 神经递质可通过 ATP 依赖的耗能过程，被迅速转运入突触前的神经末梢内；
- 神经递质可被受体附近的酶降解
- 神经递质可弥散至周围区域后被消除

被突触末梢吸收的神经递质可重新在囊泡中存储以便再利用。

受体 神经递质受体为跨膜蛋白复合物。它们的性质决定着神经递质起兴奋性作用还是抑制性作用。如果受体受到神经递质或相关药物的持续性刺激，其敏感性会降低（下调）；如果受体没有神经递质的作用，或受到受体阻滞剂的慢性阻断作用，其敏感性会增高（上调）。受体的上调或下调对药物耐受性或躯体依赖性的产生有着巨大的影响。上述概念在器官或组织移植中非常重要，因为失神经支配使受体失去了其相关的神经递质。而戒断症状是由于受体亲和力和密度改变后的反跳现象。

大多数的神经递质与突触后膜上的相应受体相互作用，但其实突触前膜上存在一定数量的受体，能很好地调控神经递质的释放。

有一个受体家族，称为离子型受体[如 N-甲基-D-谷氨酸受体、奎尼酸-史君子氨酸受体、烟碱型乙酰胆碱受体、甘氨酸受体和氨酪酸（GABA）受体等]，与神经递质结合后，可打开受体的离子通道，起效迅速。另一个受体家族，称为代谢型受体（如 5-HT 受体，α、β-肾上腺素受体和多巴胺受体），神经递质与 G 蛋白相互作用活化其他分子（第二信使，如 cAMP），并通过蛋白磷酸化和/或 Ca^{2+} 动员催化连锁反应。第二信使介导的细胞改变较慢，可以更精细地调节离子型通道的快速反应。激活受体的神经递质数量远远超过激活第二信使的。

主要神经递质及其受体

目前，至少有 100 种左右的神经递质，其中有 18 种比较重要。有些神经递质间的差异是十分微小的。

谷氨酸和天冬氨酸 谷氨酸和天冬氨酸是中枢神经系统的主要兴奋性氨基酸。它们分布于大脑皮质、小脑和脊髓。在神经元中，谷氨酸使 NO 的合成增加。过多的谷氨酸是具有神经毒性的，能引起细胞内 Ca^{2+}、自由基浓度升高和某些蛋白酶的活性增高。该类神经递质可能与阿片类药物的耐药性和痛觉过敏有关。

谷氨酸受体可分为 NMDA 受体（N-甲基-D-天冬氨酸）和非 NMDA 受体。苯环己哌啶（phencyclidine，PCP，也被称为天使之尘）和美金刚（用于治疗阿尔茨海默病）能与 NMDA 受体相结合。

GABA GABA 是颅内主要抑制性氨基酸。它在谷氨酸脱羧酶的作用下，由谷氨酸脱羧而成。GABA 与其受体相互作用后，被神经末梢再摄取并被代谢。在脊髓的中间神经元（Renshaw 细胞）及其通路中，甘氨酸的作用与 GABA 类似，起到放松拮抗肌的作用。

GABA 受体可分为 GABAA 受体（兴奋 Cl^- 离子通道）和 GABAB 受体（促进 cAMP 的形成）。GABAA 受体是很多神经活性药物的作用位点，包括苯二氮䓬类、巴比妥类药物、印防己毒素、蝇蕈醇等。GABAB 受体则可被巴氯芬激活，用于治疗肌痉挛（如多发性硬化）。

血清素 血清素（或 5-羟色胺，5-HT），主要由脑桥和上位脑干的中缝核产生。色氨酸在色氨酸羟化酶的作用下生成 5-羟色胺酸，然后脱羧成为 5-羟色胺。5-HT 浓度受色氨酸的摄取和神经元内单胺氧化酶（MAO）活性的影响，MAO 降解 5-HT。最终，5-HT 以 5-羟吲哚醋酸（5-HIAA）的形式从尿液中排泄。

5-HT 受体（至少有 15 种亚型）可分为 5-HT（1 可分为 4 种亚型），5-HT$_2$ 和 5-HT$_3$ 受体。选择性 5-HT 受体激动剂（如舒马曲坦）可用于治疗偏头痛。

乙酰胆碱 作为神经递质的一种，乙酰胆碱主要分布于脊髓延髓运动神经元、自主神经节前纤维、胆碱能（副交感）节后纤维和其他中枢神经系统神经元（如基底核、大脑运动皮质）。它主要由胆碱和乙酰辅酶 A 在胆碱乙酰转移酶的作用下合成，但它很快被乙酰胆碱酯酶水解为胆碱和醋酸盐而终止作用。乙酰胆碱的浓度受胆碱的摄取和胆碱乙酰转移酶的活性影响。阿尔茨海默病患者的乙酰胆碱水平较正常人低。

胆碱受体可分为烟碱受体（N 受体）和毒蕈碱受体（M 受体），前者包括 N_1 受体（分布于肾上腺髓质和自主神经节）和 N_2 受体（分布于骨骼肌），后者则分为 $M_1 \sim M_5$ 受体（广泛分布于中枢神经系统）。其中，M_1 受体分布于自主神经系统、纹状体、皮质和海马等，而 M_2 受体主要分布于自主神经系统、心脏、肠道平滑肌、后脑和小脑。

多巴胺 多巴胺与周围神经纤维和许多中枢神经元上的受体相互作用（如黑质、中脑、腹侧背盖区和下丘脑）。多巴胺能神经元摄取酪氨酸，并在酪氨酸羟化酶作用下生成 3,4-二羟基苯丙氨酸（多巴），后者进一步经芳香族-l-氨基酸脱羧酶脱羧生成多巴胺。多巴胺释放并与其受体作用后被神经末梢再摄取。多巴胺浓度受神经末梢酪氨酸羟化酶和单胺氧化酶（降解多巴胺）的调节。

多巴胺受体可分为 $D_1 \sim D_5$ 受体。其中，D_3 和 D_4 受体在思维控制方面起重要作用（改善精神分裂症的阴性症状），而 D_2 受体的激活能改善锥体外系症状。然而，受体的亲和力无法预测功能上的反应（内在活性）；如罗匹尼罗，对 D_3 受体有高亲和力，但通过活化 D_2 受体产生内在活性。

去甲肾上腺素 去甲肾上腺素主要分布于大多节后纤维和许多中枢神经元内（如蓝斑、下丘脑等）。首先，由酪氨酸为原料，合成多巴胺，再在多巴胺 β 羟化酶的作用下形成去甲肾上腺素。在释放并与受体作用后，一部分去甲肾上腺素经儿茶酚胺 O 甲基转移酶（COMT）降解，另一部分则由神经末梢再摄取后经单胺氧化酶（MAO）降解。酪氨酸羟化酶、多巴胺β羟化酶和MAO调节神经元间去甲肾上腺素的浓度。

肾上腺能受体可分为α₁受体(分布于交感神经节后纤维)、α₂受体(分布于交感神经节前纤维和脑内神经节后纤维)和β₁受体(分布于心脏)、β₂受体(分布于其他交感神经支配的结构)。

内啡肽和脑啡肽 内啡肽和脑啡肽是阿片类递质。内啡肽是一类能激活很多中枢神经元(如下丘脑、杏仁核、丘脑和蓝斑)的大片段多肽类物质。神经元胞体内含有一大片段多肽称为阿片-促黑素细胞皮质素原,即α、β、γ-内啡肽的前体,它被转运至轴索后分解为小的片段,其中之一为β-内啡肽。投射至中脑导水管周围灰质、边缘系统的神经元及儿茶酚胺能神经元含有β-内啡肽。β-内啡肽经释放及与其受体作用后由肽酶水解而失活。

甲硫啡肽和亮氨酸脑啡肽(属脑啡肽)为分布于中枢神经元(如苍白球、丘脑、尾状核和中央灰质)的小片段多肽。其前体称为前脑啡肽原,在细胞体内合成,然后由特异性的肽酶裂解为有活性的小分子多肽。脊髓中也存在这类物质,是疼痛信号的神经调节剂。脊髓后角内作为疼痛信号传递的神经递质为谷氨酸和P物质。脑啡肽能减少上述神经递质的释放和使突触后膜过度极化(敏感性下降),从而减少动作电位的发放,并在中央后回水平减少痛觉感受。经神经元释放及与其受体结合后,脑啡肽水解为无活性的小分子肽段和氨基酸。这类外源性物质的快速失活使其临床应用受到限制。目前,临床应用一些更稳定的物质(如吗啡等)作为镇痛剂。

内啡肽-脑啡肽受体(阿片类)受体分为μ₁、μ₂受体(与感觉运动的整合和镇痛作用有关);δ₁、δ₂受体(与运动的整合、认知功能和镇痛作用有关);κ₁、κ₂、κ₃受体(与水平衡调节、镇痛和食物摄取有关)。目前认为σ受体属于非阿片类受体,主要分布于海马,能与五氯酚(pentachlorophenol,PCP;迷幻药一种)结合。有资料显示,根据不同的药理学作用,阿片类受体可分为更多的亚型。在受体合成过程中,受体合成所需的前蛋白会发生重排,从而形成不同的受体变异型(如μ阿片类受体可有27种不同的剪接变体)。另外,2个受体有时可融合成一个新的受体(二聚体化)。

其他神经递质 强啡肽是一类有相似氨基酸序列的七肽类物质,它与脑啡肽相似,也属于阿片类。

P物质是一类存在于中枢神经元(松果体缰部、黑质、基底核、延髓和下丘脑)的多肽,在背根神经节中高度浓集。受到强烈疼痛刺激后能引起P物质的释放。它调控对疼痛和情绪的神经反应,并通过活化脑干内的NK1A受体调节恶心和呕吐。

一氧化氮(NO)是一类能影响很多神经反应的不稳定气体。在NO合成酶的作用下,精氨酸生成为NO。能增加细胞内Ca^{2+}浓度的神经递质(如P物质、谷氨酸和乙酰胆碱)会刺激细胞内NO的合成。NO可能是一种细胞内信使,可以经一个细胞弥散至另一细胞,从而产生生理作用[如长时程增强(增强某突触前和突触后的反应———一种学习形式)],或增强谷氨酸(NMDA)受体介导的神经毒性(如帕金森病、卒中或阿尔茨海默病)。

表231-1 神经传递异常引起的相关疾病

疾病	病理生理	治疗
神经递质失衡		
阿尔茨海默病	细胞外β淀粉样蛋白沉积,细胞内神经纤维缠结以及老年斑,尤其见于边缘系统(如海马),及皮质相关区域,以及合成及利用乙酰胆碱的神经元(如Meynert基底核及其广泛投射到皮质的纤维)	胆碱酯酶抑制剂(多奈哌齐、卡巴拉汀、加兰他敏)减慢突触间隙乙酰胆碱的降解,从而在一定程度上改善认知功能、记忆 美金刚,一类NMDA受体拮抗剂,能减缓病情进展,提高患者生活自理能力
焦虑症	可能是由于GABA受体的内源性抑制剂和/或激动剂失衡引起GABA活性降低 也可能涉及去甲肾上腺素和5-HT反应的不平衡	苯二氮䓬类通过增加GABA介导的Cl^-离子通道的开放激活$GABA_A$受体 5-HT再摄取抑制剂类(SSRI)药物可长期使用,而苯二氮䓬类易产生耐药性
自闭症	30%~50%的自闭症患者可能存在高血清素,但目前尚无明确证据提示中枢神经系统内5-HT异常	SSRI和利培酮可能有效
脑损伤	脑损伤(外伤、缺氧、持续癫痫)刺激过量的兴奋性氨基酸(如谷氨酸)释放和细胞内Ca^{2+}积聚,从而导致细胞死亡	Ca通道阻滞剂、甘氨酸和传统NMDA受体拮抗剂(如右美沙芬、氯胺酮)在实验性缺血损伤动物模型中能减少神经元的丢失,但在人体中无效 美金刚,一类新型的NMDA受体拮抗剂,目前正在研究中
抑郁症	胆碱能,儿茶酚胺能(去甲肾上腺素,多巴胺能)和5-HT传递的复杂异常 可能涉及其他激素和神经肽(如P物质、多巴胺、乙酰胆碱、GABA)	抗抑郁药物通过抑制5-HT(如SSRI)和去甲肾上腺素再摄取或阻断MAO的作用直接或间接下调受体 阻断$5-HT_{2A/2C}$受体(5-HT的一种受体,在前额叶区分布广泛)可增加SSRI类药物的作用(如曲唑酮)

续表

疾病	病理生理	治疗
癫痫及类似疾病	癫痫是指某一大脑区域的局灶神经元高频同步放电,可能是由于谷氨酸活性增加或 GABA 活性降低引起	苯妥英、拉莫三嗪、卡马西平、丙戊酸、托吡酯和其他一些抗惊厥药(如唑尼沙胺、奥卡西平)能稳定电压门控的 Na 通道 乙琥胺和加巴喷丁能减少某种 Ca 电流 苯妥英还能减少神经递质的过度释放 拉莫三嗪可减少谷氨酸和天冬氨酸的水平 苯巴比妥和苯二氮䓬类通过影响 $GABA_A$ 受体-Cl^- 离子通道复合物,增强 GABA 的活化 塞加宾阻断胶质细胞对 GABA 的再摄取 丙戊酸增加 GABA 水平 托吡酯增加 GABA 活性
亨廷顿病(舞蹈症)	由于多个谷氨酰胺重复扩增(由 CAG 重复序列编码)引起皮质和纹状体的神经元损害,该序列由 4 号染色体上的异常基因编码(异常的基因产生过量的亨廷顿蛋白,与相关分子结合,导致兴奋性氨基酸,如谷氨酸过度激活细胞)	目前无特异性治疗,但是一些 NMDA 受体阻滞剂能阻断过度谷氨酸的毒性作用 拟 GABA 类药物无效
躁狂症	去甲肾上腺素和多巴胺水平升高,而 5-HT 水平下降,谷氨酸神经传递异常	锂盐是传统的首选用药。它能减少去甲肾上腺素的释放,增加 5-HT 的合成 丙戊酸和拉莫三嗪也有效果,其机制可能是使谷氨酸传递正常化 托吡酯阻断电压门控的 Na 通道,在某些 GABA 受体亚型增加 GABAA 的活性,拮抗谷氨酸受体的 AMPA/氨酸受体,并抑制碳酸酐酶,尤其是 Ⅱ 和 Ⅴ 同工酶 加巴喷丁被认为与中枢神经系统内电压门控 Ca 通道的 $\alpha_2\delta$ 亚单位(1 和 2)相结合 卡马西平和奥卡西平稳定电压依赖的 Na^+ 通道
抗精神病药物相关的恶性综合征	使用阻断 D_2 受体的药物[如抗精神病药物、哌甲酯(哌甲酯)]或突然停用多巴胺能激动剂引起的肌强直、高热、神志改变和自主神经功能紊乱	采用 D_2 受体激动剂(如溴隐亭)治疗可以逆转神经传递的障碍 其他根据需要选择药物(如丹曲林,一种直接的肌肉抑制剂,可用于阻断肌肉痉挛)
疼痛	组织损伤引起脊髓后角内 P 物质和谷氨酸的释放,并释放其他大分子介导痛觉信号,如主要位于脊髓 Ⅱ 和 Ⅳ 层的降钙素基因-相关蛋白,神经激肽 A 和缓激肽内啡肽(脊髓内)、5-HT 和去甲肾上腺素(脑内下行通路)进一步调控上述信号	NSAID 可以选择性(COX-2 抑制剂,如塞来昔步、帕瑞昔步)或非选择性(COX-1 和 COX-2 抑制剂,如布洛芬、萘普生)抑制前列腺素的合成,从而减少痛觉冲动的形成 阿片类镇痛药物(如吗啡)能激活内啡肽-脑啡肽(μ,δ 和 κ)受体,从而减少痛觉冲动的传递
帕金森症	抗精神病药物能阻断多巴胺受体,从而抑制多巴胺能神经系统	抗胆碱能药物降低胆碱能系统活性,使胆碱能系统与多巴胺能系统保持平衡
帕金森病	黑质-纹状体及其他区域的多巴胺神经元的丧失,使多巴胺和甲硫氨酸脑啡肽减少,从而改变了多巴胺/乙酰胆碱的平衡,导致该部位的乙酰胆碱过度活跃	多巴到达突触间隙后被轴索再摄取,脱羧成为多巴胺,然后再次被分泌到突触间隙激活多巴胺受体。金刚烷胺能增加突触前膜对多巴胺的释放;多巴胺激动剂激活多巴胺受体,溴隐亭、普拉克索和多匹尼罗仅与 D_2、D_3 和 D_4 多巴胺受体亚型结合 抗胆碱能药物降低胆碱能系统的活性,使其与多巴胺能系统重新达到平衡 MAO-B 抑制剂减少突触间隙多巴胺的再摄取,从而提高局部浓度。司来吉兰,一种 MAO-B 抑制剂,阻断多巴胺的降解,延长左旋多巴的作用时限,从而减少患者多巴制剂(卡比多巴/左旋多巴)的用量 儿茶酚胺 O-甲基转移酶(COMT)抑制剂可减少多巴胺的降解

续表

疾病	病理生理	治疗
精神分裂症	突触前膜过度合成和释放多巴胺;突触后膜多巴胺受体密度及敏感性增加;或上述两者的综合作用	抗精神病药物为多巴胺受体阻滞剂,能降低多巴胺能系统活性至正常 氟哌利多主要阻断皮质中央 D_2、D_3(高亲和力)和 D_4(低亲和力)受体 氯氮平能阻断 D_4 和 $5-HT_2$ 受体(高亲和力),提示 5-HT 系统在精神分裂症发病中起一定作用,而且相应治疗有效。但氯氮平可引起白细胞减少 奥氮平和利培酮(与氟哌利多类似),与 $5-HT_2$ 及 D_2 受体有较高的亲和力
迟发性运动障碍	由于抗精神病药物对多巴胺受体的慢性阻断作用,导致其过度敏感性	减少抗精神病药物的剂量能降低多巴胺受体的过度敏感性,然而,在有些病例中,这些改变是不可逆的
受体缺陷,但神经递质正常		
重症肌无力	由于自身免疫反应引起乙酰胆碱受体失活和神经肌肉接头突触后膜组织化学改变	抗胆碱酯酶药物能抑制乙酰胆碱酯酶活性,增加神经肌肉接头处乙酰胆碱浓度,并激活剩余的受体活性,引起肌肉的收缩
神经递质再摄取减少		
肌萎缩侧索硬化	部分由于谷氨酸的神经毒性,导致上下运动神经元破坏	利鲁肽能抑制谷氨酸的传递,从而在一定程度上延长患者生存期
离子通道缺陷,但神经递质正常		
周期性共济失调	由于电压门控 K 离子通道缺陷,引起远端肌肉波动和共济失调(肌肉颤搐)	乙酰唑胺对某些类型的周期性共济失调有效
高钾性周期性瘫痪	Na 离子通道不能正常失活	肌无力的发作可由葡萄糖酸钙、葡萄糖或胰岛素终止
低钾性周期性瘫痪	电压门控 Ca 离子通道缺陷	K 盐能终止急性发作 乙酰唑胺能预防肌无力的发作
兰伯特-伊顿综合征*	抗体能减少突触前膜乙酰胆碱的释放	糖皮质激素、3,4-二氨基吡啶(DAP)、胍、丙球(IVIG)和血浆置换等治疗有效
先天性副肌强直	电压门控 Na 离子通道缺陷,寒冷可诱发肌强直和发作性肌无力	美西律(Na 通道阻滞剂)和乙酰唑胺(碳酸酐酶抑制剂)可能有效
Rasmussen 脑炎	病毒感染后产生谷氨酸受体的抗体,影响谷氨酸门控的通道异常 部分性癫痫持续状态最与众不同的形式	通常,糖皮质激素和抗病毒药物无效 如果症状不能自发缓解,功能性大脑半球切除术能控制癫痫症状
惊恐发作(僵人综合征)	甘氨酸门控通道的 α1 亚单位的基因突变主要表现为僵硬、夜间阵挛、夸张的惊跳反射,伴惊恐发作和跌倒	氯硝西泮和其他抗惊厥药物(如苯妥英、苯巴妥、地西泮、丙戊酸)可能改善症状
中毒		
肉毒杆菌中毒	肉毒梭状芽孢杆菌产生的毒素能抑制运动神经元释放乙酰胆碱	目前无特异性治疗药物 小剂量的肉毒素可用于治疗一些肌张力障碍、肌痉挛、神经病理性疼痛、偏头痛,以及用于美容用途减少皱纹
蘑菇中毒	毒蝇伞:含有鹅膏蕈氨酸(作用类似于谷氨酸)及其蝇蕈醇的代谢物(作用类似于 GABA) 丝盖伞属和杯伞属通过毒蕈碱或其类似物激活毒蕈碱受体	支持性治疗,尚无特异性药物逆转神经传递 阿托品可逆转毒蕈碱样表现
有机磷中毒	不可逆地抑制胆碱酯酶活性,从而大大增加突触间隙乙酰胆碱的浓度	碘解磷定能与有机磷结合从而使胆碱酯酶重新恢复活性,逆转烟碱样和毒蕈碱样表现 阿托品可快速逆转毒蕈碱样效应
银环蛇蛇毒(中国台湾金环蛇)	α-银环蛇毒素能阻断神经肌肉接头的乙酰胆碱受体	现有的抗毒治疗有效

*兰伯特-伊顿综合征是抗体介导的副肿瘤综合征,主要发生在小细胞肺癌。它可在肿瘤发生前起病。
GABA,氨酪酸;5-HT,血清素;IVIG,静注免疫球蛋白;MAO,单胺氧化酶;MAO-B,单胺氧化酶 B 型;NMDA,N-甲基-d-天冬氨酸;PIP2,4,5 二磷酸磷脂酰肌醇。

另外还有一些物质在神经传递过程中的作用不很明确,这些物质包括组胺、抗利尿激素、血管活性肠肽、肌肽、缓激肽、缩胆囊素、铃蟾肽、促生长素抑制素、促肾上腺皮质素释放激素、神经降压素和其他一些腺苷类。

神经传递异常引起的相关疾病

某些疾病或物质可以使神经递质的生成、释放、吸收、降解、再摄取异常或引起受体数量和亲和力改变,从而导致相应的神经或精神症状和疾病(表231-1)。因此,很多能调节神经传递的药物可以用来改善相关疾病的症状(如帕金森病、抑郁症)。

232. 疼 痛

疼痛是患者就医的最常见的原因。疼痛有感觉和情绪因素的参与,通常可分为急性(小于1个月)和慢性两种。急性疼痛时患者常伴有焦虑和交感兴奋(如心跳呼吸加速、血压升高、出汗、瞳孔扩大等)。慢性疼痛一般不会引起交感兴奋,但可伴有一些自主神经表现(如乏力、性欲减退、食欲减退等)和引起情绪低落。每个人对疼痛的耐受性可明显不同。

病理生理

急性疼痛 是机体对组织急性损伤的一种反应,是由于外周疼痛感受器及其相应的感觉纤维(δ纤维及C类神经纤维)被激活而产生。

慢性疼痛 则与组织的持续性损伤及上述纤维的持续激活有关(慢性疼痛,参见第1760页)。然而,组织损伤的严重程度并不总是预示慢性或急性疼痛的严重程度。慢性疼痛也可由外周或中枢神经系统的持续损伤或功能障碍造成(即神经性疼痛,参见第1761页)。

伤害性疼痛 可分为**躯体痛**和**内脏痛**。其中,躯体**疼痛感受器**主要位于皮肤、皮下组织、筋膜、其他结缔组织、骨内膜、骨外膜、关节囊等部位。这些感受器的激活可引起相应部位的剧痛或钝痛,但是当涉及皮肤和皮下组织时,烧灼痛并不少见。内脏疼痛感受器主要位于相应的内脏及其周围的结缔组织中。空腔脏器的梗阻引起的内脏痛通常是一种难以定位的、深部的疼痛或痉挛,有时可能会牵涉至远处的皮肤部位。但内脏包膜或深部结缔组织损伤引起的内脏痛往往是局限而剧烈的。

心理因素可调节疼痛的强烈强度,其调节程度范围高度可变。思想和情绪在疼痛的感知中起重要作用。许多慢性疼痛患者也同时有心理健康问题,尤其是抑郁和焦虑。因为某些精神症状(如一些躯体化症状)表现为患者自述疼痛,因此如患者不能很好地描述疼痛症状,易被误诊为精神障碍,而失去恰当的治疗。疼痛可导致多种认知领域损害,包括注意力、记忆力、集中力和思想内容,可能与疼痛消耗认知资源相关。

许多疼痛症状是由多因素造成的。如,慢性腰部疼痛及癌性疼痛等均有明显痛觉感受器受累,但另一方面,由于神经损伤造成的神经性疼痛也是原因之一。

疼痛的传导与调节 传导疼痛觉的神经纤维经背根神经节和后角内的突触进入脊髓。在脊髓中纤维交叉至对侧并在侧索上升至丘脑,然后达大脑皮质。

反复的刺激(如持续疼痛状态)可以使脊髓背根神经节的神经元对疼痛更为敏感,从而引起疼痛的刺激阈值降低(**上调现象**)。周围神经和**中枢神经系统**的各个水平也均可被致敏,产生长期的皮质疼痛感受区域的突触改变(再调节),使机体对疼痛更为敏感。

当局部组织受伤后,机体将释放一些物质,其中包括引起炎性反应的一些物质,可使周围感受器致敏。这些物质有:血管活性肽(如降血钙素基因相关蛋白、P物质、神经激肽等)和其他神经介质(如前列腺素E_2、血清素、缓激肽和肾上腺素等)。

疼痛信号受到多种神经化学介质在节段和下行通路的多点调节,包括内啡肽(如脑啡肽)和单胺(如血清素、去甲肾上腺素)。这些介质相互影响,从而增加、维持、缩短或降低机体对疼痛的感受和反应,但其具体机制目前还知之甚少。

它们与特定受体及神经化学物质相作用,在某些中枢神经系统激动药(如阿片类、抗抑郁药物、抗癫痫药物、膜稳定剂等)对慢性疼痛的治疗中发挥了潜在疗效。

精神因素也是重要的调节因子。它们不仅影响患者如何讲述疼痛(如以坚忍地、易激惹地或抱怨性地描述疼痛)及他们对疼痛的反应(如是否有痛苦的表情),同时可使机体发出神经冲动,调节痛觉通路上的神经传递。另外,精神因素使疼痛延长,并进一步与中枢神经系统疼痛调节因子相互作用,从而长久地改变机体对疼痛的感受。

老年医学精要

在老年人中,疼痛最常见的原因是肌肉和骨骼疾病。然而疼痛常常是慢性的、多因素的,且往往是不明原因的。

NSAID 对于>65岁的老人，NSAID类药物引起的溃疡和胃肠道出血风险比中年人高三至四倍。其风险是药物剂量依赖和使用时间依赖的。胃肠道不良反应风险高的老年人伴随使用细胞保护剂（常用的是质子泵抑制剂；偶有使用前列腺素米索前列醇）可能获益。

最近，人们认识到非选择性COX-1和COX-2抑制剂和选择性COX-2抑制剂（昔布类）具有心血管毒性，尤其对于具有心血管风险因素（如有MI或脑血管或外周血管疾病史）的老年人。

非选择性及选择性的NSAID类药物均可损害肾功能，造成水钠潴留；在给老年人使用此类药物时需谨慎，尤其对于伴肾脏或肝脏疾病、心脏衰竭或血容量不足者。NSAID类药物偶尔会引起老年人的认知功能损害和人格性格改变。在NSAID类药物中，吲哚美辛最易引起老年人的神志混乱，应注意避免使用。

考虑到NSAID在老年人中更严重的毒性作用风险，应尽可能使用低剂量的NSAID治疗，并应考虑使用短期治疗或间断治疗以保证有效性。NSAID能缓解由炎症产生的疼痛。萘普生为首选药物，因为较其他NSAID，它的心血管不良反应的风险较低。

阿片类 在老年人中，阿片类药物的半衰期更长，且阿片类药物对老年人的镇痛作用比年轻的患者更强。老年人慢性疼痛短期使用阿片类药物可以减轻疼痛和改善身体功能，但会损害心理功能。阿片类药物相关性便秘和尿潴留在老年人身上更为显著。在老年人，阿片类药物治疗前2周骨折风险较NSAID高。

与其他阿片类药物相比，阿片激动剂/拮抗剂经皮丁丙诺啡对老年肾功能不全患者更有益。

疼痛的评价

临床医生应对疼痛的原因、严重性、性质及疼痛对机体活动、情绪、认知、睡眠的影响进行评价。急性疼痛（如背痛、胸痛等）的原因评估（在本手册的其他地方讨论）和慢性疼痛不同（慢性疼痛，参见第1760页）。

询问病史时应包括下列内容：
- 疼痛的性质（如烧灼样痛、痉挛样痛、酸痛、深部痛或表浅痛、持续痛或闪电痛）
- 严重程度
- 部位
- 放射痛
- 持续时间
- 疼痛的时间（包括模式、波动程度和缓解的频率）
- 诱发和缓解因素

同时应对患者做功能评价，即评价患者的日常生活（如穿衣、洗澡等）、工作、业余爱好及家庭关系（包括性生活）。

患者对疼痛的描述往往反映了比疾病内在生理过程更多的东西。要注意疼痛对患者到底意味着什么，尤其需注意其精神问题、抑郁或焦虑。主诉疼痛比主诉抑郁或焦虑更能被社会接受，所以正确的治疗有赖于能否区分出上述实为精神问题患者。另外，要分清疼痛和痛苦的不同之处，尤其在癌症患者中（参见第1760页），功能丧失和害怕死亡造成的痛苦和疼痛造成的痛苦相当。还要考虑继发获益（因疾病所得到的外部利益，如休假、减免付款等）是否会对疼痛或疼痛相关功能障碍产生影响。应询问患者是否提起诉讼或寻求对伤害的经济补偿。慢性疼痛的个人或家族史往往可以阐明当前的问题。应考虑家庭成员是否在延续慢性疼痛中发挥作用（如通过不断地询问患者的健康）。

病史中还应注意询问治疗疼痛的处方或非处方药物以及其他治疗的用法、疗效和副作用。需询问患者是否有酒精、致幻药或其他违禁药物服用史。

疼痛的严重性 疼痛严重程度应该在潜在的疼痛干预前、后进行评估。对于可以讲话的患者，对疼痛的自评是金标准，疼痛的外在征象（如哭泣、面肌抽搐、摇摆晃动等）是次要的。对于交流有困难的患者和幼儿，行为和生理上的非言语指标可能是信息获取的主要来源。

疼痛的分级评价（图232-1）包括言语分级评价（如轻度、中等、严重）、数字分级评价和视觉模拟评价（visual analouge scale，VAS）。数字分级评价时，让患者从0~10中挑出一个数字来说明疼痛程度（0=没有疼痛；10="代表所能知道的最严重的疼痛"）。视觉模拟评价时，先画一条10cm直线，其左端代表没有疼痛，其右端代表无法忍受的疼痛，让患者在该直线上作一标记，代表自身的疼痛程度。该患者的疼痛分值即为标记点离直线左端的毫米距离。对于小孩，或有智能障碍或发育异常的患者，可以让他们从一系列从微笑到不同疼痛表情的脸的图片，或从不同大小的水果图片中挑选一张来表示疼痛严重性。评估疼痛时，检查者应指定一个时间段（如在过去一周内的平均水平）。

痴呆及失语患者 有些疾病（如痴呆，失语）会影响患者的认知、说话或语言功能，对这类患者疼痛的评估会比较困难。面部表情痛苦、皱眉或者重复眨眼均可提示疼痛。有时患者照料者会描述一些患者的表现（如突发的社交退缩、应激、表情痛苦），这些均可提示有疼痛。对于存在交流困难和不可解释的行为改变的患者，也需要考虑疼痛可能存在。如果使用合适的疼痛量表，许多存在交流障碍的患者可以有效地进行交流。比如功能疼痛量表（function pain scale）已被验证有效，可以应用于简易智能精神状态检查表≥17分的护理院患者。

接受神经肌肉阻滞剂治疗的患者 当使用神经肌肉阻滞剂来促进机械通气时，没有有效评估疼痛的手段。如果患者被镇静，可以调整药物的剂量，直到没有意识清醒的证据。在这些情况下，特定的止痛剂不是必需的。但是，如果患者被镇静但是持续有意识清醒的证据（如眨眼、根据指令有眼球的运动反应），疼痛治疗应基于当前情况（如烧伤、外伤）导致的疼痛程度。如果需要进行可能产生疼痛的操作（如翻动卧床患者），应给予选择性镇痛药或麻醉药的预治疗。

图 232-1 量化疼痛的疼痛量表。用功能疼痛量表(FPS)时,检查者应清楚地向患者解释,只有在评估导致功能限制的疼痛时,功能限制和评估相关。治疗目的是尽量减轻疼痛,至少要达到能够忍耐疼痛的水平(0~2)。经许可改编自 the American Geriatrics Society(AGS) Panel on Chronic Pain in Older Persons: The management of chronic pain in older persons[J]. Journal of the American Geriatrics Society,1998,46:635-651;Gloth FM Ⅲ,Scheve AA,Stober CV,et al. The functional pain scale(FPS):Reliability,validity, and responsiveness in asenior population[J]. Journal of the American Medical Directors Association,2001,2(3):110-114;Gloth FM Ⅲ. 老年人疼痛缓解手册:基于循证医学的方法. Totowa(NJ):Humana 出版社,2003

疼痛的治疗

非阿片类和阿片类止痛药物是治疗疼痛的主流药物。抗抑郁药物、抗癫痫药物和其他中枢神经兴奋药物也可以用来治疗慢性疼痛或神经性疼痛,在一些情况下也可以作为一线治疗。对于某些特定的病例,局部神经浸润、神经刺激、药物注射和神经阻滞也有一定的帮助。认知行为干预(如改善家庭成员关系,放松疗法系统应用、假设或生物反馈;逐步锻炼)可以减低疼痛和疼痛相关残疾,并帮助患者调整情绪及改变患者对疼痛的行为。

非阿片类镇痛药物

对于轻度或中等程度的疼痛,对乙酰氨基酚和非甾体抗炎药通常有效(表 232-1)。其中,只有酮咯酸和双氯芬酸可以非消化道给药。非阿片类止痛药不会引起躯体依赖性和耐受性。

表 232-1 非阿片类镇痛药物

分类	药名	常规剂量范围
吲哚类	双氯芬酸	首次 50~100mg,然后 50mg q8h 或 75mg q12h,静注或肌注
	依托度酸	200~400mg q6~8h
	吲哚美辛	25~50mg q6~8h
	舒林酸	150~200mg q12h
	托美丁	200~400mg q6~8h
萘酮类	萘普酮	1 000~2 000mg q24h
昔康类	吡罗昔康	20~40mg q24h
对氨基酚类衍生物	对乙酰氨基酚	650~1 000mg q6~8h
丙酸类	非诺洛芬	200~600mg q6h
	氟比洛芬	50~200mg q12h

续表

分类	药名	常规剂量范围
丙酸类	布洛芬	400mg q4h～800mg q6h
	酮洛芬	25～50mg q6～8h
	萘普生	250～500mg q12h
	甲氧萘丙酸钠	275～550mg q12h
	奥沙普秦	600～1 200mg q24h
水杨酸类	阿司匹林	650～1 000mg q4～6h
	三水杨酸胆碱镁	870mg q12h
	二氟尼柳	250～500mg q8～12h
	双水杨酯	750～2 000mg q12h
芬那酯类	甲氯芬那酸	50～100mg q6～8h
	甲芬那酸	250mg q6h
吡唑类	保泰松	100mg q6～8h，最多使用7d
吡洛及其衍生物	酮咯酸	首次15～30mg 静注或肌注q6h，或20mg 口服，然后 10mg q4～6h 口服，最多使用5日
选择性 COX-2 受体阻断剂	塞来昔布	100～200mg q12h

* 除酮咯酸和双氯芬酸可静脉或肌注外，其他均常规口服。

对乙酰氨基酚没有抗炎和抗血小板的作用，且不会引起胃部不适。

非甾体抗炎药物（NSAID）包括非选择性 COX（COX-1 和 COX-2）受体阻断剂和选择性 COX-2 受体阻断剂（昔布类，coxibs），对止痛均有效。其中，阿司匹林最便宜，且其抗血小板作用持久。昔布类药物出现消化道溃疡和不适的概率较小。但是当昔布类药物和小剂量阿司匹林联用时，它可能不会比其他 NSAID 药物有更多的胃肠道获益。

近来有研究显示 COX-2 受体阻断剂对血栓形成产生影响，从而增加心肌梗死、缺血性卒中和间歇性跛行的风险。该作用是与药物相关的，同时也是剂量和疗程依赖的。尽管有限的证据显示某些非选择性 COX 受体阻断剂（如布洛芬，萘普生）和昔布类（塞来昔布）的风险低很，仍需谨慎考虑 NSAID 药物造成血栓形成风险的可能性，这提示我们所有 NSAID 药物在具有动脉粥样硬化或多发心血管危险因素的患者中需小心使用。

如果只是短期应用 NSAID 药物，不太可能出现严重的副作用。如需长期应用（如数月），某些临床医生在疼痛患者的治疗中首选昔布类，因为其胃肠道不良反应的风险更低。另有一些医生仅在有胃肠道不良反应倾向的患者（如老年人、使用激素、消化道溃疡史或因使用 NSAID 导致消化道事件的患者）或对非选择性 NSAID 效果不佳或不能耐受的患者中使用昔布类药物。

肾功能不全的患者应慎用 NSAID 药物，昔布类药物同样具有肾毒性。

如果初始推荐剂量未能达到足够的镇痛作用，可以逐步加大剂量至最大安全剂量，如果仍不能达到满意效果，则应停药。对于不是非常严重的疼痛，可以尝试换另一个 NSAID 类药物，因为不同个体对各个药物的反应是不同的。对长期使用 NSAID 药物的患者应定期监测粪便隐血、血常规、电解质和肝肾功能。

局部使用　NSAID 可以直接用于骨关节炎和轻微扭伤，拉伤和挫伤所造成的疼痛区域。1.5% 双氯芬酸溶液已被证明能有效地治疗疼痛和膝关节炎引起的关节功能障碍；其剂量为患侧膝盖 40 滴（1.2ml），隔天使用。其他双氯芬酸制剂也可用于局部疼痛的缓解，包括：贴剂（用于疼痛部位，每日 2 次）或 1% 凝胶（上肢:2g，隔天使用或下肢:4g 隔天使用）。

阿片类镇痛药

阿片类是指自然提取或人工合成的，能与中枢神经系统特定的阿片受体相结合并产生激动作用的物质的总称。阿片类药物也被称为麻醉药品，起初用来指任何可诱导睡眠的精神活性物质。阿片类同时具有镇痛和睡眠诱发作用，但这 2 个作用是彼此不同的。

一些用于镇痛的阿片类药物同时具有激动剂和拮抗剂的功能。与纯阿片受体激动剂相比，阿片受体激动剂/拮抗剂在有药物滥用或成瘾史的患者中滥用的可能性更小，但阿片受体激动剂/拮抗剂具有镇痛天花板效应，在生理性阿片依赖的患者中可导致戒断综合征。

一般来说，当使用阿片药物时，急性疼痛最好选择短效阿片受体激动剂，而慢性疼痛则选择长效的阿片受体激动剂（表 232-2 和表 232-3）。因为许多长效制剂有更高的剂量，这些药物在阿片初治患者中导致严重不良反应（如因呼吸抑制导致死亡）的风险更高。

表 232-2　阿片类镇痛药物

药物	成人剂量	儿童用药剂量†	备注
‡阿片受体激动剂合成产品用于中等程度的疼痛			
可卡因	口服:30～60mg q4h	0.5～1mg/kg	—
氢可酮	口服:5～10mg q4～6h	0.135mg/kg	与可卡因类似

续表

药物	成人剂量	儿童用药剂量†	备注
阿片受体激动剂用于中度到重度的疼痛			
芬太尼	经皮肤:12或25μg/h q3d 经黏膜:100~200μg q2~4h 经鼻:100~200μg q2~4h	经黏膜:5~15μg/kg	和其他阿片类药物相比,芬太尼较少引发组胺释放,因此可能较少引起低血压 经皮肤12μg/h贴剂对首次使用阿片类药物的患者是有效的;其他剂量只应用于稳定使用阿片类药物的患者 开始使用时需要增加止痛剂,因为止痛作用达峰时间至少在用药后18~24h 短效经黏膜给药形式用于成人的暴发性痛和儿童的意识镇静
氢吗啡酮	口服:2~4mg q4~6h	—	半衰期短
	静脉:0.5~1mg q4~6h		
	缓释剂:8~32mg q24h		
	经直肠:3mg q6~8h	—	睡前直肠给药
左啡诺	口服:2mg q6~8h	—	半衰期长
	静脉:2mg q6~8h		
哌替啶	口服:50~300mg q4h 静脉:50~150mg q4h	1.1~1.75mg/kg	一般不推荐使用,因为它的活性代谢产物(去甲哌替啶)可引起病理性心境恶劣和中枢神经异常兴奋(如肌阵挛、震颤、癫痫等);用药后可产生药物蓄积,尤其是肾衰竭患者
美沙酮	口服:2.5~10mg q6~8h 静脉:2.5~5mg q6~8h	—	为海洛因的戒断症状治疗药物和阿片类药物成瘾治疗的维持用药,也可用于慢性疼痛的镇痛 由于其半衰期长(较其发挥镇痛作用的时间长得多),使制订一个安全、有效的剂量比较困难 当增加药物剂量或增加服用次数时需对患者严密监测数日,因为在药物血药浓度上升过程中可能出现严重毒性反应
吗啡	口服速效片:10~30mg q4h 口服控释片:15mg q12h 口服缓释片:30mg q24h 静脉:5~10mg q4h	0.05~0.2mg/kg q4h	常作为剂量比较的标准 比起其他阿片类镇痛药,较易触发组胺的释放,引起皮肤瘙痒
羟考酮‡	口服:5~10mg q4h	—	也有合成制剂含有对乙酰氨基酚和阿司匹林
	口服控释片:10~20mg q12h		
羟吗啡酮	口服:5mg q4h	—	和其他阿片类药物相比可能较少激活组胺释放
	口服控释片:5~10mg q12h		
	肌注或皮下注射:1~1.5mg q4h		
	静注:0.5mg q4h		
	直肠给药:5mg q4~6h		
阿片受体激动剂/拮抗剂			
丁丙诺啡	静注或肌注:0.3mg q6h 舌下:2mg q12h 透皮贴剂:5~20μg/h 涂抹,一次/周(在欧盟,剂量可能超过20μg/h)	只用于>13岁的儿童,剂量同前	与其他阿片受体激动-拮抗剂相比,致幻作用(如精神错乱)不明显,但其他副作用类似 纳洛酮不能完全逆转其呼吸抑制作用 丁丙诺啡对于慢性疼痛偶尔使用舌下途径;可用作阿片类药品成瘾的激动剂疗法
布托啡诺	静注:1(0.5~2)mg q3~4h	不推荐使用	如果需要,q3~4h可重复2次剂量

药物	成人剂量	儿童用药剂量†	备注
布托啡诺	肌注:2(1~4)mg q3~4h		
	滴鼻:一次 1mg(1 次喷雾),必要时 1h 重复一次		
纳布啡	静脉给药:10mg q3~6h	不推荐使用	致幻作用较吗啡类镇痛药强,但较喷他佐辛类弱
喷他佐辛	口服:50~100mg q3~4h	不推荐使用	因其镇痛作用具天花板效应,以及潜在的阿片戒断症状(躯体依赖)、致幻作用而使其使用受限,尤其是无耐药或无躯体依赖的急性疼痛患者
	静脉:30mg q3~4h(一日总量不超过 360mg)		目前还有其与纳洛酮、阿司匹林或对乙酰氨基酚的复合制剂胶囊
			该药可引起意识混乱和焦虑,尤其在老年人中

* 首次使用阿片类患者的初始剂量对阿片类耐受及严重疼痛患者可能需要更大剂量。
† 不是所有的药物适合用于儿童的镇痛。
‡ 这些阿片受体激动剂常与对乙酰氨基酚、阿司匹林或布洛芬合成在一片药里一起使用。
阿片受体激动剂/拮抗剂不常用于治疗慢性疼痛,极少用于老年患者。

表 232-3 阿片类镇痛剂的等效剂量换算*

药物	肌注/mg	口服/mg
布托啡诺	2	/
可卡因	130	200
氢吗啡酮	1.5	7.5
左啡诺	2	4
哌替啶	75	300
美沙酮	10	20
吗啡	10	30
纳布啡	10	20
羟考酮	15†	
羟吗啡酮	1	15
喷他佐辛	60	180

* 等效剂量换算基于单次剂量研究的临床经验。各种药物之间不一定存在交叉耐受性,因此当换药时,需将替换后的药物按等效剂量减量 50%,使用美沙酮时应减量 75%~90%。
† 欧洲有羟考酮,而美国没有。

在急性疼痛和慢性疼痛治疗中,阿片类药物有着相当重要的作用。它们有时未能在严重的急性疼痛或终末疾病如癌症中充分利用,从而导致不必要的疼痛和痛苦。治疗不充分的原因包括:

- 低估有效剂量
- 对不良反应风险的过度估计

一般情况下,在治疗急性、严重疼痛时,阿片类药物不应限制使用;同时治疗引起疼痛的病症可将严重疼痛的持续时间和阿片类药物使用天数缩短到数天或更少时间。此外,阿片类药物不应在治疗癌性疼痛时限制使用;在这种情况下,不良反应是可以预防或管理的,且成瘾是较少关心的。

在慢性非癌性疼痛患者中,应首先尝试非阿片类治疗(治疗,参见第 1753 页)。当减轻疼痛的获益超过不良反应和药物滥用的风险时,可考虑使用阿片类药物。如果非阿片类药物治疗未成功,则应考虑阿片类药物治疗。在这种情况下,取得知情同意可能有助于阐明治疗目标,期望和治疗的风险,并加强有关滥用教育和咨询。接受慢性(>3 个月)阿片类药物治疗的患者应定期评估疼痛控制,不良反应,和药物滥用的迹象。如果患者在增加阿片类药物剂量的情况下仍有持续性剧烈疼痛,此时不应坚持治疗,而使心理或生理功能恶化,此时应逐渐减量或暂停阿片类药物治疗。

生理性依赖(停药后戒断症状)在所有使用阿片类药物治疗一段时间的患者中都应假设存在。因此,应尽可能短时间使用阿片类药物,在药物依赖的患者中,停药时应逐渐减量以控制戒断症状的发生。由于急性、短暂性疾病(如骨折、烧伤、外科手术等)导致的疼痛应尽快转换成非阿片类药物。药物依赖与成瘾不同,尽管它没有广泛接受的定义,但它通常涉及强迫性使用及不可抵抗地药物使用如渴求、失控地过量使用,尽管有害仍使用药物。

给药途径 目前阿片类药物几乎可通过任何途径给药。对于长期使用的患者,首选口服制剂或经皮肤给药,在使用过程中,两者均有效且能保持稳定的血药浓度。口服或经皮的缓释制剂可以减少给药次数,这一点尤其重要,因为这样可以提供整晚的镇痛效果。

静脉制剂能很快达到血药浓度,因而起效快,但持续时间短。血药浓度有较大波动(快速推注效应),可导致早期达到血药浓度峰值时的毒性反应和后期药效衰退后的暴发性痛。持续静脉滴注,有时可配有剂量自控装置,可以避免该类不良作用,但需要昂贵的滴泵,该方法在术后镇痛最常应用。

肌内注射药物较静脉注射能提供较持久的作用,但本身较痛,同时吸收的部位不定,因此不推荐使用。长期持续的皮下注射可以使用,尤其对于癌痛患者。

芬太尼经黏膜(舌下)给药制剂现已上市。锭剂可用于儿童的镇静及癌症患者的暴发性痛。

脊髓内给药(如吗啡 5~10mg 硬膜外注射或 0.5~1mg

鞘内注射治疗急性疼痛)可缓解疼痛,同时可以延长如吗啡这样的亲水性药物的镇痛时间,故常用于术后镇痛。内置的滴注装置可提供长期的神经阻滞。这类装置也可以用于其他药物的给药(如局部麻醉药、可乐定、齐考诺肽)。

药物的剂量及滴定 应根据不同患者的反应制订初始剂量,然后逐步加大剂量直到达到满意的镇痛效果或副作用限制了的治疗效果。对相对首次静脉使用阿片类药物的患者,用药时需监测患者的意识状态和呼吸频率。特别是对于阿片初治患者,阿片类药物治疗应该以短效药物开始,因为许多长效类阿片药更强效。

因为美沙酮多变的药动学,这种药物应以低剂量开始,并且剂量应至少每周1次或几周一次逐渐递增。

由于老年人对阿片类药物比较敏感及比较容易产生不良反应,第一次使用阿片类药物的老年患者和年轻人相比,尤其需要减少剂量。对于新生儿,尤其是早产儿,由于其药物的代谢通路还未完善,对阿片类药物也十分敏感。

对中等程度的间歇性疼痛,可临时服用阿片类镇痛药。对严重疼痛或持续性疼痛,则常规给药,而不是疼痛时临时给药。另外在治疗癌痛时,可以根据需要临时加药。在治疗慢性非癌性疼痛时,应根据个体情况决定给药剂量。

对于患者自控镇痛装置,当患者按键后会给予一定剂量(对于术后患者,一般每6分钟给予1mg吗啡)镇痛药物,同时可给予或不给予一基线剂量(如每小时0.5~1mg吗啡)。临床医生可控制药物的总量和给药间隔。对于先前使用过阿片类药物和慢性疼痛的患者,需要一较高的单次给药剂量和基线剂量,根据患者的反应进一步调整输注剂量。

痴呆患者和幼童不能使用患者自控镇痛装置,但青少年可以。

在长期治疗中,阿片类药物的有效剂量可持续较长时间。有些患者需要间歇地逐步增加剂量,特别是在提示疼痛加重的生理改变下(如进展性的新生物)。对耐药性的畏惧不应该限制早期积极合理使用阿片类药物。如果之前足量的剂量现在不足以控制疼痛,药物剂量一般须增加30%~100%。

疼痛治疗时常同时使用非阿片类镇痛药物(如对乙酰氨基酚、NSAID等)。使用含有两种药物的剂型比较方便,但非阿片类药物可能会限制阿片类药物的加量。

副作用 在首次使用阿片类药物的患者中,在治疗开始时常见的不良反应包括:
- 镇静和精神恍惚
- 恶心和呕吐
- 瘙痒
- 呼吸抑制(若剂量适量,很少出现)

一般,药物需经过4~5个半衰期后才能达到稳态血药浓度,因此,半衰期长的药物(尤其是左啡诺和美沙酮)在血药浓度上升过程中有出现迟发型毒性反应的危险。缓释剂型的阿片类药物需好几天才能到达稳态血药浓度。

在老年人中,阿片类药物有更多的副作用(常见的有便秘、镇静作用、精神恍惚等)。跌倒是中老年人的特有的风险。在前列腺良性增生的患者中,可能引起尿潴留。

患者在几天内就会对阿片类药物引起的镇静作用、精神恍惚和恶心等不良反应产生耐受,但是对阿片类药物引起的便秘和尿潴留等不良反应的耐受性产生更慢。任何不良反应都可能在某些患者身上持续存在,其中便秘更易持续存在。

在下列特定的患者身上,应慎用阿片类药物:
- 肝脏疾病,因为药物代谢延迟,特别是缓释剂
- 慢性阻塞性肺疾病(COPD),可能引起呼吸抑制
- 神经系统疾病,如痴呆和脑病,有产生精神错乱的风险
- 严重肾功能不全,代谢产物可能聚集引起问题;芬太尼和美沙酮最不容易引起代谢产物聚集

在用药一段时间后,患者出现便秘比较常见。对于容易出现该症状的患者(如老年人),应增加纤维素和流质的摄入,同时可给予一定的缓泻剂(如番泻叶)。出现顽固性便秘时,可每隔2~3日服用90ml枸橼酸镁,乳果糖15ml每日2次,或异丙氧基乙醇(剂量可根据需要调节)。有些患者需要定期的灌肠剂。如果接受姑息治疗的患者在增加流质、纤维素的饮食和服用泻药情况下仍然有难治性便秘,可隔天使用8~12mg的甲基纳曲酮;该药为肠道特异性阿片受体拮抗剂。

开始阿片类药物治疗或增加药物剂量后,患者应避免驾驶,并应采取预防措施,以防止跌倒等意外的发生。如果患者出现镇静作用,患者及其家属应联系医生。如果镇静作用影响到生活质量,应间断使用兴奋剂(如在家庭聚会前或其他需要保持清醒的场合),也有些患者需要规律使用。哌甲酯(初始剂量5~10mg,每日2次)、右旋苯丙胺(初始剂量2.5~10mg,每日2次)和莫达非尼(初始剂量100~200mg,每日1次)可有效改善一些患者的镇静的副作用。一般,这类药物在早上及以后需要时服用。哌甲酯的最大剂量每天不超过60mg。含咖啡因饮料对部分患者也能有一定的受体激动作用,因此有一定的镇痛作用。

对于出现恶心的患者,可给予盐酸羟嗪(羟嗪)25~50mg口服,每6小时1次;甲氧氯普胺(甲氧氯普胺)10~20mg,每6小时1次;或吩噻嗪类止吐药(丙氯拉嗪10mg口服或25mg直肠给药,每6小时1次)。

瘙痒是由组胺释放引起的,可以通过抗组胺剂来缓解(如苯海拉明,25~50mg的口服或静脉注射)。

对于长期使用常规剂量阿片类药物的患者,很少出现呼吸抑制的副作用。如果出现急性呼吸抑制,则需给予辅助通气直至使用阿片受体拮抗剂消除阿片类药物作用后。长期使用阿片类药物可导致睡眠呼吸障碍,如阻塞性睡眠呼吸暂停,或更少见的中枢性呼吸暂停,不规则呼吸,周期性持续通气不足。

对于尿潴留患者,可采用双段排尿或在排尿时运用Credé法。部分患者服用α肾上腺素受体阻滞剂,可有帮助,如坦洛新0.4mg口服,每日1次(起始剂量)。

阿片类药物可能产生神经内分泌影响,特别是可逆的性腺功能减退。神经内分泌症状可包括疲劳、性欲减退、因性激素水平低而不孕不育、女性闭经。

有些药物具有独特的风险。例如在慢性非癌性疼痛（如偏头痛）的阿片类药物初治患者中，速效芬太尼制剂（如含片，泡腾口服片剂，鼻内喷雾）有剂量相关的不良反应的高风险；这些药物应在接受24小时相当于60mg口服吗啡镇静剂量后使用。在有QT间期延长风险的患者中，不应使用美沙酮。

阿片类误用、转用和滥用 阿片类药物是目前美国意外死亡和致死性药物滥用的主要原因之一。当阿片类镇痛药与地西泮一起使用时，因药物过量致死的风险显著增加。此外误用、转用和滥用率（异常吸毒行为）正在增加。

阿片类误用 可能是有意或无意的。它包括任何违背医嘱或脱离处方规定的用药。

转用 包括出售或给予处方药给他人。

滥用 指的是娱乐性或非治疗性使用阿片类药途（如用于产生欣快或其他精神效果）。

成瘾 通常表现为因控制力受损和渴求，尽管有危害和不良后果，仍难以抑制地使用。

当考虑使用阿片类药物治疗，特别是慢性疼痛的治疗时，临床医生应评估患者对滥用和转用的风险，并忠告他们避免有意或无意的误用。危险因素包括：

- 酒精或药物滥用史
- 酒精或药物滥用家族史
- 重要的精神异常（过去或现在）

如果风险因素存在，仍可适当治疗；然而，临床医生应当以更严格的措施以防止滥用和成瘾发生。这些措施包括开小剂量药物处方（要求患者频繁就诊以调整用药剂量），尿液药物筛查以监测治疗依从性（即确认患者正在服用药物，而没有转用药物），对于"丢失的"处方，不再重新开具，并使用防篡改的阿片类制剂以防止通过咀嚼或压碎药物后进行注射口服制剂而导致的药物滥用。在疼痛管理过程中，医生可能需要把有问题的患者推荐给疼痛专科医生或成瘾医学专科医生。

为了避免被别人误用，患者应将阿片类药物放置于一个安全的地方，并将未使用的药物送回药店处理。所有患者应被告诫有关阿片类药物和酒精或抗焦虑药联合使用的风险及并被告知如何进行剂量的自我调节。

阿片类受体拮抗剂 这类阿片样物质能与阿片受体结合，但几乎没有激动作用。它通常用于逆转阿片类药物使用过度时的症状，尤其是呼吸抑制。

纳洛酮 静脉给药后<1分钟内就能起效，肌内注射则起效稍慢。纳洛酮也可舌下给药或气管内给药。作用持续时间1~2个小时。但是，阿片类药物引起的呼吸抑制时间通常较其起拮抗作用的时间长，因此需重复多次给予纳洛酮，同时需密切监测。阿片类使用过度时，可给予纳洛酮0.4mg静脉注射，每2~3分钟一次。对于长期使用阿片类药物治疗的患者，只需能逆转呼吸抑制的剂量而且在使用时应特别谨慎以防突然出现戒断症状和疼痛复发。比较合理的剂量为1ml稀释剂（0.4mg稀释在10ml生理盐水中），每1~2分钟1次，直至患者恢复呼吸（非危急状态）。

纳美芬 与纳洛酮类似，但其作用持续时间4~8个小时。纳美芬偶尔用于以确保延长逆阿片类药物的作用。

纳曲酮 一种口服吸收的阿片类受体拮抗剂，通常用于阿片或酒精成瘾的辅助治疗。它作用时间长，耐受性好。

辅助镇痛药物

许多药物可用作辅助类镇痛剂，包括抗癫痫药物（如加巴喷丁、普瑞巴林）、抗抑郁药物（如三环类、度洛西汀、文拉法辛和安非他酮等）和其他药物（表232-4）。这些药物一般都有多种用途，其中最常见的是缓解神经性疼痛。

表232-4 神经性疼痛的主要药物

分类/药物	剂量	备注
抗癫痫类药物†		
卡马西平	200~400mg bid	开始用药后注意监测白细胞
		三叉神经痛的一线治疗
加巴喷丁	300mg bid 到 1 200mg tid	这类药物中首选，开始剂量一般为300mg qd
苯妥英	300mg qd	相关资料有限；为二线药物
普瑞巴林	75~300mg bid	其作用机制与加巴喷丁类似，但其药代动力学更稳定
丙戊酸盐	250~500mg bid	相关资料有限，但强烈推荐治疗头痛时使用
抗抑郁药		
阿米替林	睡前10~25mg	可在1~2周后逐步增大剂量至75~150mg，尤其对于有明显抑郁症状的患者；不宜大剂量使用
		老年人及有心脏病史患者不推荐使用，因为其有强大的胆碱能拮抗作用
地昔帕明	睡前10~25mg	较阿米替林耐受性好
		可以增加剂量至150mg或更高

分类/药物	剂量	备注
度洛西汀	30mg bid	比三环类抗抑郁药耐受性好
中枢性肾上腺能 α₂ 受体激动剂		
可乐定	0.1mg qd	可以经皮或鞘内使用
替扎尼定	2~20mg bid	与可乐定相比,较少引起低血压
糖皮质激素		
地塞米松	0.5~4mg qid	仅用于炎性病变引起的疼痛
泼尼松	5~60mg qd	仅用于炎性病变引起的疼痛
NMDA-受体拮抗剂		
美金刚	10~30mg qd	效果有限
右美沙芬	30~120mg qid	常作为二线用药
口服钠通道阻滞剂		
美西律	150mg qd~300mg q8h	仅用于神经性疼痛对那些有严重心脏病的患者,在用药前需注意评估其心功能
局部用药		
0.025%~0.075%辣椒碱	tid	有资料显示对神经性疼痛及关节炎有效
EMLA®	tid,尽可能穿比较紧身的衣服	如果利多卡因敷贴无效时可试用;价格昂贵
5%利多卡因	qd	有敷贴可使用
其他		
巴氯芬	20~60mg bid	可通过 GABA_B 受体起作用
		对三叉神经痛有效,也可用于其他神经痛
氨羟二磷酸二钠	60~90mg/月	有资料显示对复杂性局部疼痛综合征有效

* 除非另外注明,所有药物均为口服用药。
† 新型抗癫痫药副作用较小。
EMLA,局部麻醉药物的混合液;GABA,γ-羟基丁酸;NMDA,N-甲基-d-天冬氨酸。

加巴喷丁 是应用最广泛的药物。为了有效镇痛,剂量通常应大于 600mgTID,但很多患者则需要更高剂量。

普瑞巴林 类似于加巴喷丁,但有更稳定的药代动力学;有些患者对加巴喷丁无较好地反应但对普瑞巴林有效,反之亦然。

度洛西汀 是一种混合机制(5-羟色胺和去甲肾上腺素)的再摄取抑制剂,它对糖尿病神经痛、纤维组织肌痛、慢性下背部疼痛和化疗引起的神经痛可有效镇痛。

外用药剂也是很常用的。辣椒碱霜,外用 NSAID 药物,其他成分的霜剂(如局部麻醉剂),以及含5%利多卡因的敷贴应用时副作用小,可用于缓解很多类型的疼痛。

神经阻滞

通过药物或物理方法阻断中枢或外周疼痛传导通路可以短时间或有时长时间地缓解疼痛。神经损毁术(通路破坏)通常很少使用,除非是一些生存期较短的晚期病症患者。

可以通过静脉注射、鞘内注射、胸膜内注射、皮下注射、硬膜外注射等方法给予局部麻醉剂(如利多卡因)。硬膜外注射麻醉剂或阿片类镇痛剂对于缓解术后疼痛十分有效。长时间持续硬膜外镇痛有时可用于局部疼痛严重、生存期短的患者。对于这类需长时间鞘内注射神经阻滞药物的患者,最好将药物放入内置泵内。

神经损毁术指用手术方法或射频等方法阻断疼痛感受通路。该方法主要用于缓解癌症患者的疼痛。比起内脏疼痛,患者对于躯体疼痛更敏感。因此,神经损毁术常破坏脊髓丘脑束的上行传导通路,虽然该方法可引起局部皮肤的麻木、感觉减退,但它在几年内能有效缓解疼痛。如果能确定疼痛位于皮肤的某一节段,则可以通过破坏该处的后根神经(脊神经根切断术)以达到镇痛效果。

神经调节

神经刺激之所以能缓解疼痛可能是刺激内源性疼痛调节通路的结果。最常见的无创性方法是在皮肤表面施加一小的电流,称经皮神经电刺激(transcutaneous electrical nerve stimulation,TENS)。有证据表明使用硬膜外腔放置电极刺激脊髓能治疗某些类型的神经性疼痛(如脊柱手术后慢性腰腿痛)。同样,在某些头痛综合征和慢性神经痛患者中,电极也可放置在周围神经传导通路和神经节上。也有一些刺激脑部结构(如深部脑刺激、运动皮质刺激等)的方法,但

慢性疼痛

（参见第1751页）

慢性疼痛是指持续或反复疼痛>3个月，急性组织损伤吸收或伤口经久不愈引起的疼痛>1个月。其原因包括慢性疾病（如癌症、关节炎和糖尿病等）、损伤（如椎间盘突出、韧带撕裂伤）和许多主要疼痛障碍（如神经性疼痛、纤维组织肌痛、慢性头痛）。治疗时可采用多种药物及心理治疗。

长期的不可治愈的慢性病（如癌症、类风湿关节炎、椎间盘突出）可引起持续刺激疼痛感受器，从而引起疼痛，这类疼痛均属于慢性疼痛的范畴。即使是轻微损伤也可引起神经系统（包括周围神经感受器到大脑皮质整个通路）长时间的改变（致敏化作用）。即使疼痛感受器没有受到持续刺激，也会产生持续疼痛。随着敏感性的上调，及时是由几乎治愈的疾病引起的轻微疼痛，在患者看来也会成为剧烈疼痛。另外，心理因素的参与也可使患者感受到更剧烈的疼痛。因此，慢性疼痛往往并不像看起来那么简单，不仅仅是一个生理过程。在一些病例中（如外伤后的慢性背痛），原始的疼痛传入信号是十分明显的；而在另一些病例中（如慢性头痛、不典型面痛、慢性腹痛），其本身的传入信号是较远而隐蔽的。

不可否认，在大多数患者中，其生理过程参与了慢性疼痛，有时是引起持续性疼痛的主要因素（如癌性疼痛）。但是，即使在这类患者中，心理因素也起了一定的作用。那些为获得医疗保健、保险或减免工作的患者，必须出具相应的证明，这使患者在无意识中会觉得疼痛很严重，尤其是在涉及法律诉讼时。这种反应与诈病不同，后者是为了既得利益（如休假、残疾金等）有意识地夸大症状。来自患者周围的各种因素（如家庭成员、朋友等）都会使其的慢性疼痛持续存在。

慢性疼痛也可以引起或加重精神问题（如抑郁）。要区分精神因素为原因或是结果通常十分困难。

症状及体征

慢性疼痛常可引起自主神经症状（如疲乏、睡眠障碍、食欲下降、体重下降、性欲下降、便秘等），这些症状常逐渐加重。长期不能缓解的疼痛可引起抑郁和焦虑，干扰患者的正常生活。患者可能变得懒散或社交恐惧，并对身体不适过于关注。还可能有严重心理和社会损害，从而缺乏基本的社会功能。

有些患者，尤其是那些病因不明的患者，可能具有使用药物或手术治疗无效的经历，或尝试过多种诊断试验，或曾使用过多种药物（有时甚至有药物滥用或成瘾）或使用过一些不恰当的治疗。

诊断

- 首先评估生理原因及在症状改变时进行评估

即便在有明显心理因素的疼痛患者中，也需首先排除生理性原因。需合理评估患者疼痛的生理过程，以了解其特点。但是，在全面检查后，若没有新的发现，也没有必要再进行重复的检查。最佳的方法是停止检查，并关注疼痛的缓解以及功能的重建。

同时需评价疼痛对患者日常生活的影响；评价一般需职业治疗师完成。如果怀疑由精神疾病（如严重抑郁）引起的疼痛或疼痛引起相关精神问题时，也需进行专业的精神评估。

治疗

- 经常使用多模式治疗（如镇痛剂、物理方法、心理治疗）

应针对疼痛病因进行治疗。应积极治疗早期急性疼痛，这样可以防止疼痛敏感性再调从而防止发展为慢性疼痛。

可以运用药物或物理治疗。精神治疗和行为治疗也常常有效。一般在疼痛诊疗中心，多学科的疼痛治疗往往有比较好的效果，尤其是那些功能损害明显或对原先内科治疗效果不佳的患者。

很多患者更喜欢在家中进行疼痛治疗，虽然专业机构对于疼痛管理有更为先进的模式。同时，在专业机构中，一些规定不利于疼痛的控制。例如限制探视时间、限制电视与广播的使用（可分散注意力），限制使用取暖电毯（以防产生热损伤）。

药物 镇痛药物包括NSAID、阿片类药物和其他辅助用药（如抗抑郁药物、抗癫痫药物，参见第1758页和表232-4）。可选择一个或多个合适的药物。辅助类镇痛药物主要用于神经性疼痛。对于持续的中到重度，并引起功能障碍的疼痛，在考虑以下问题后可选择使用阿片类镇痛剂：

- 常规的治疗方法是什么？
- 有没有其他合理的治疗方法？
- 患者对阿片类药物是否容易发生副作用？
- 患者是否有误用、转用或滥用（异常吸毒行为）的风险？

当开具治疗慢性疼痛的阿片类药物处方时，医生应采取以下几个步骤：

- 提供有关误用的教育和咨询：主题应该包括阿片类药物和酒精或抗焦虑药联合使用的风险，剂量的自我调整，及安全储存药物的需要。患者也应学会如何正确处置未使用的药物且不共享阿片类药物；如果发生镇静作用，应联系医生
- 评估患者误用、转用及滥用的风险：危险因素包括是否存在之前的酒精或药物滥用史，酒精或药物滥用的家族史，和以前是否存在重要的精神疾患。风险因素的存在并不总是阿片类药物使用的禁忌证。但是，如果患者有危险因素，他们应该被推荐给疼痛管理专科医师治疗，或医生应采取特别的预防措施以防止误用、转用和滥用；这些措施包括：开小剂量药物处方（要求患者频繁就诊以调整用药剂量），或不再重新开具"丢失"的处方，或用尿液药物筛查以确认患者正在服用阿片类处方，而没有转用药物
- 尽可能获得知情同意，以阐明目标，期望和治疗的风险，以及使用非阿片类替代治疗的可能性
- 定期重新评估疼痛减轻，功能改善和不良反应的程度，寻找误用、转用，或滥用的迹象

当疼痛缓解后，需进行减药。如果疼痛同时合并抑郁，可以使用抗抑郁药物。

根据患者情况的不同,可予以扳机点、关节或鞘内注射、神经阻滞或局部神经浸润等治疗。

物理治疗 许多患者在物理治疗或职业性治疗后有效。喷雾和拉伸法能有效缓解肌筋膜疼痛。有些患者需矫形器。脊髓刺激也是适当的方法。

心理治疗 行为治疗即便不能有效减轻疼痛,也能改善患者的日常功能。患者应每天做日记,记录下每天所做的事,并对其进行一定的调整。医生应建议患者适当逐步增加体力活动和社会交往。体力活动应逐步增加时间;为使其功能得到最大限度的恢复,尽可能不因疼痛而放弃活动训练。当用这种方法逐步增加活动后,患者疼痛的主诉也会减少。

各种不同的认知疗法也会有一定的作用(如放松疗法、转移疗法、催眠疗法和生物反馈疗法)。可以通过指导患者进行想象(可以让患者假想一些平静舒适的环境,如躺在海滩上休息、躺在吊床上安睡等)来转移注意力。其他一些认知-行为疗法(如自我催眠)则需要专业人员来训练。

家庭成员或同事应避免进行一些诱发疼痛的行为(如不停地询问患者的健康状况和坚持认为患者无法进行日常家务)。医生也应避免上述行为,对疼痛适应不良的行为不予赞同、对患者的进步予以鼓励、在强调功能恢复的同时予以适当的疼痛治疗。

> ● **关键点**
> - 伤害性刺激,神经系统的敏化作用,和心理因素可导致慢性疼痛
> - 心理因素与慢性疼痛孰因孰果往往难以区分
> - 即使心理因素是突出的因素,仍需寻找生理原因,并始终评估疼痛对患者生活的影响
> - 对控制不佳的疼痛采用多模式治疗(如适当的物理,心理,行为和介入治疗;药物治疗)

神经性疼痛

由于中枢或周围神经的损害及功能异常,而不是疼痛受体的刺激引起的疼痛称为神经性疼痛。以下情况提示该诊断:疼痛与组织损伤不成正比;感觉异常(如烧灼感、麻刺感等);神经查体中发现神经受损体征。虽然阿片类镇痛剂对治疗神经性疼痛有效,但临床上常使用一些辅助用药(如抗抑郁药物,抗癫痫药物,巴氯芬、局部外用药物)。

无论周围或中枢神经系统,任何水平的神经损伤均可引起疼痛,包括自主神经系统(自主神经性疼痛)。神经性疼痛也包括一些特殊的综合征:疱疹后神经痛(参见第1439页),神经根撕脱、痛性创伤性单神经病、痛性多发性神经病(尤其是由糖尿病引起的,参见第1776页)、中枢性疼痛综合征(中枢神经系统任何水平的任何可能病变均可引起)、手术后疼痛综合征(如乳房切除术后综合征、胸廓切除术后综合征、幻肢痛)和复杂区域疼痛综合征(反射性自主神经营养不良和烧灼性神经痛,参见第1762页)。

病因

周围神经损伤及功能异常可引起神经性疼痛。比如单一神经病变(如腕管综合征、神经根病),神经丛病(特别是神经压迫,如神经瘤、肿瘤和椎间盘突出)和多神经病变(特别是由各种代谢性神经病引起的,表233-1)。各种原因引起疼痛的机制不尽相同,但可能与再生神经纤维含有较多的钠通道有关。

中枢神经性疼痛综合征可能与中枢的躯体感觉的再处理有关;其主要类型包括传入阻滞性疼痛和自主神经性疼痛。两者都比较复杂,虽然相关但有着本质的区别。

传入阻滞性疼痛是由于周围或中枢传入神经的部分或完全异常引起。最常见的是疱疹后神经痛、中枢性疼痛(由中枢神经系统损伤引起的疼痛)和幻肢痛(指身体某一部位手术切除后,该部位产生的疼痛,参见第1762页)。其具体机制尚不明确,可能与中枢神经系统敏感性上调及疼痛感受区域的扩大和其阈值下降有关。

自主神经性疼痛与传出神经活动有关。有时复杂区域疼痛综合征也有自主神经性疼痛的参与。其他类型的神经痛也往往有自主神经性疼痛的成分。其具体机制包括异常自主神经-躯体神经联系(假突触)、局部炎性改变及脊髓异常等。

症状及体征

神经性疼痛的典型症状为感觉障碍(自发性或诱发后的烧灼感,常伴有撕裂样感觉),但其引起的疼痛也可能是深部痛或酸痛。神经性疼痛也可有其他感觉异常,如感觉过敏、痛觉过度异常疼痛由非伤害性刺激引起的疼痛)、痛觉过敏(尤其是不愉快的感觉、多度的疼痛反应等)。这些症状一般持续时间长,而且由于中枢神经系统敏感性的再调,其在原发病变(如果存在原发病变)好转后仍持续存在。

诊断

- 临床评估当已知或疑有神经损伤时,根据其典型的症状可明确神经性疼痛的诊断。其原因(如截肢术、糖尿病等)可能明显存在。如果没有,那么诊断可根据患者的描述而定。当疼痛能通过自主神经阻滞得到改善时,则为自主神经性疼痛

治疗

- 多模式治疗方法(如心理治疗、物理疗法、抗抑郁药物或抗癫痫药,有时可手术治疗)

对诊断、康复和神经心理因素不加考虑的治疗,其成功的可能是很小的。对周围神经病,活动相应的部位能防止神经变性、失用性萎缩和关节挛缩等。手术治疗可减轻压迫。另外,从治疗的一开始就应该考虑到心理性因素。应适当地治疗焦虑和抑郁。当有明显功能受限时,疼痛诊疗中心的综合治疗可能对患者比较有利。

有几种药物在治疗神经性疼痛时有一定效果(表232-4),但完全缓解或近乎完全缓解是不可能的。抗抑郁药和抗癫痫药是最常见的药物。有较多资料显示抗抑郁药物和抗癫痫药对这类疼痛有效。

阿片类镇痛剂在一定程度上能缓解神经性疼痛,但通常来说,比起急性痛觉感受器型疼痛,其效果较差。另外其副作用使患者很难加至有效剂量。对周围神经综合征,外

用药物和利多卡因局部敷贴有效。

其他可能有效的治疗方法包括：
- 使用硬膜外腔放置电极刺激脊髓来治疗某些类型的神经性疼痛（如脊椎手术后慢性下肢疼痛）
- 周围神经传导通路和神经节放置电极对某些慢性疼痛可能有效
- 除某些复杂性局部疼痛综合征，自主神经阻滞往往无效

> **关键点**
> - 神经性疼痛可由传出神经活动或传入活动的中断产生
> - 如果患者有感觉迟钝或疼痛与组织和神经损伤不成比例，则考虑神经性疼痛
> - 使用多模式治疗方法（如心理治疗、物理疗法、抗抑郁药物或抗癫痫药、镇痛药、手术），并推荐合适的康复治疗

复杂区域疼痛综合征

（反射性交感神经萎缩症和灼痛）

复杂区域疼痛综合征（complex regional pain syndrome）是在软组织、骨骼（Ⅰ型）或神经（Ⅱ型）损伤后出现的慢性神经性疼痛，与原发损伤相比，其持续时间更长，严重程度更重。其他临床表现包括：自主神经症状（如出汗、血管舒缩功能异常）、运动障碍（如无力、肌张力障碍）、营养性改变（如皮肤、骨骼萎缩、毛发减少、关节挛缩等）。诊断为临床性诊断。治疗包括药物，物理治疗，以及交感神经阻滞。

复杂局部疼痛综合征（CRPS）Ⅰ型过去被称为反射性交感神经营养不良，Ⅱ型称为烧灼性神经痛。两者均在年轻患者中多见，女性多于男性，较男性多2~3倍。

病因

CRPS Ⅰ型多由于损伤（手部或足部），通常是碾压伤（尤其是下肢）引起。它可以出现于截肢、急性心肌梗死、脑卒中或肿瘤（如肺、乳腺、卵巢、CNS）患者中；10%左右的患者没有明显的病因。CRPS Ⅱ型与Ⅰ型类似，但有明显的周围神经损害。

病理生理

具体病理生理机制还不是很清楚，但是周围疼痛感受器和中枢疼痛敏感性的上调和神经肽类（P物质，钙调素基因相关肽）的释放与疼痛和炎症的发生有关。相较于其他类型的神经性疼痛，交感神经系统更多地参与CRPC：中枢交感活动增加，外周伤害感受器对去甲肾上腺素（一种交感神经系统神经递质）敏感性增加，这些变化可能导致疼痛区域出汗异常和血供障碍。然而，交感神经系统调节（如中央或周围交感神经阻滞）仅在部分患者中有效。

症状及体征

各个患者的症状均不相同，没有一个固定的模式；其症状包括：感觉、局部自主神经（血管舒缩和出汗）和运动障碍。

疼痛，尤其是烧灼样痛和酸痛十分常见，而且疼痛并不按单神经支配区域分布。随着周围环境或患者情绪的改变，疼痛可能加重。同时可能有感觉异常和感觉过敏。疼痛往往导致患肢运动受限。可表现为皮肤血管舒缩变化（如红色、斑点状，或铁青色；升高或降低温度）和排汗异常（干燥或多汗皮肤）。局限性水肿也可能存在。其他症状包括营养异常（如有光泽或萎缩的皮肤，开裂或生长过剩的指甲；骨萎缩；脱发）和运动障碍（虚弱、震颤、痉挛、伴手指屈曲位固定或马蹄内翻足的肌张力障碍）。患者的关节活动度常常受限，有时甚至可引起关节挛缩。这些症状可能影响到患肢切除术后患者的义肢安装。

心理压力（如抑郁、焦虑、愤怒等）在这类患者中十分常见，而且常常因为病因不明、缺乏有效治疗、疾病迁延不愈而加剧。

诊断

临床评估诊断CRPS必须包括下列的临床标准：
- 疼痛（烧灼样痛）
- 感觉异常或痛觉过敏
- 局部自主神经功能异常（血管舒缩功能或出汗异常）
- 没有其他疾病可以解释上述症状

如果合并其他可解释上述症状的疾病，则只能诊断为可能的CRPS。

其他支持该诊断的症状或体征：水肿，营养性改变；受累区域的皮温改变。在临床上不肯定时，若有助于确立诊断，可使用热成像来记录温度变化。影像学可发现骨骼改变（如X线片上去矿化表现，三相放射核素骨扫描高摄取信号）。同样，只有在临床上不肯定时才行此检查。但是外伤后的非CRPS患者，其影像学检查也会有异常。

另外，自主神经阻滞术（颈部星状神经节或腰部）可用于诊断和治疗CRPS。但是，该方法有较高的假阳性和假阴性结果，因为并不是所有的CRPS均为自主神经异常引起的疼痛，而且自主神经阻滞术可能影响到非自主神经纤维。在涉及交感神经的另一个试验中，患者分别被给予大于10分钟静脉注射生理盐水（安慰剂）或酚妥拉明1mg/kg，同时记录疼痛评分；若注射酚妥拉明后疼痛减轻但注射安慰剂疼痛未缓解则提示是交感神经性疼痛。

预后

各个患者的预后不同而且很难预测。CRPS可以在几年内缓解或保持稳定；但在有些患者中，症状可以持续发展，迁移至身体的其他部位。

治疗

- 多模式治疗（如药物治疗、物理治疗、自主神经阻滞、心理治疗、神经调节及镜像治疗）

对于该病的治疗比较复杂而且往往效果不佳，尤其是较晚开始治疗的患者。具体包括药物治疗、物理治疗、自主神经阻滞、心理治疗和神经调节等。目前几乎没有相关的临床对照试验。

可尝试使用许多用于治疗神经性疼痛的药物，包括三环类抗抑郁药、抗癫痫药物和糖皮质激素（表232-4）；目前尚不知道哪个药物疗效最佳。对于某些特殊患者，长期应用阿片类镇痛剂有效。

对某些由自主神经异常引起的疼痛患者,局部自主神经阻滞能有效缓解疼痛;这样这类患者可进一步行物理治疗。一些口服镇痛剂(NSAID,阿片类和其他辅助药物)能有效减轻疼痛,从而使患者进一步行康复治疗。

在神经调节方面,已有越来越多的患者使用内置脊髓刺激器。经皮神经电刺激(TENS),即对身体多个部位予以不同参数的电刺激,需较长的疗程。针对周围神经的植入刺激系统(如对于一些头痛症状的枕大神经刺激)可能是有益的。其他神经调节的方法包括对患处进行快速摩擦(对抗刺激)和针灸治疗。目前不知道哪种方法更有效,而且对某一患者效果不佳并不意味着对另一患者也如此。

椎管内注射阿片类药物,麻醉剂,可乐定可能有效,鞘内注射巴氯芬在少数患者中可减少肌张力障碍。

另外,物理治疗也是很有必要的。其主要目标是增加患者活动量、增加患者肢体力量、增加关节活动度和职业康复。

已有报道称由于幻肢痛或脑卒中导致的 CRPS Ⅰ型患者对镜像疗法有效。患者将两腿跨坐于大镜子之间。镜子反映了正常肢体的图像,并隐藏了受累肢体(疼痛或丢失的肢体),这会给患者他们有2个正常肢体的印象。患者被要求在观看其正常肢体的图像时尝试对疼痛或缺失的肢体做相同的动作。大多数每天练习30分钟的患者4周后疼痛大幅减轻。

> **关键点**
>
> - CRPS 可以在损伤(到软组织、骨或神经)、截肢、急性心肌梗死、卒中或癌症后发生或没有明显的诱因
> - 如果患者的神经性疼痛,异常性疼痛或痛觉过敏和局灶性自主神经失调不能其他原因解释,则可诊断 CRPS
> - 预后是无法预测的,且治疗效果往往不尽如人意
> - 尽早进行多模式治疗(如药物治疗、物理治疗、自主神经阻滞、心理治疗和神经调节等。)

233. 周围神经系统和运动单位疾病

周围神经系统指除了大脑及脊髓之外的神经系统的部分。包括脑神经和脊神经,通常指神经的起点至其终末端。前角细胞,尽管严格地说属于中枢神经系统,但是因其是运动单位的组成部分而经常与周围神经系统一起被讨论。

运动神经元的损害导致肌无力及瘫痪。感觉神经元损害导致感觉异常或缺失。这一系统的疾病有些是进展性和致命性的。

解剖

一个运动单位是由一个前角细胞、其运动轴索、所支配的肌纤维以及运动轴索和肌纤维间的连接(神经肌肉接头)所构成的。前角细胞位于脊髓的灰质,严格意义上讲属于中枢神经系统。与运动系统不同,感觉传出纤维的细胞体位于脊髓外的后根神经节内。

神经纤维离开脊髓构成运动性前根(腹侧)和一个感觉性后根(背侧)。前根和后根汇合成脊神经。31对脊神经里有30对有前根和后根,C1没有后根(图233-1)。

脊神经通过椎间孔发出。由于脊髓比脊柱短,愈接近尾部的脊神经,其脊髓节段距离其相对应的椎间孔愈远。因此,在腰骶处,低位脊髓节段发出的神经根在椎管内几乎垂直下行,构成马尾。就在椎间孔的上方,脊神经分为几支。

颈和腰骶处的脊神经向周围发出并汇合形成神经丛,然后分支形成神经干,这些神经干在周围结构中可长达1米到达其终点。肋间神经是节段性的。

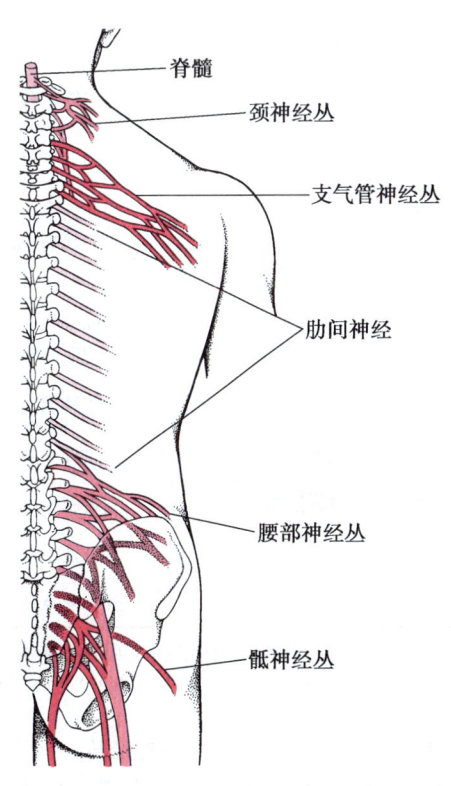

图 233-1 神经丛

狭义的周围神经是指神经根和神经丛以下的远端脊神经。周围神经是一直径为 0.3~22μm 的神经纤维束。直径在 0.3~22μm 之间。施万细胞可形成一个薄薄的细胞质套管,从而在一些较粗大的纤维上包裹多层绝缘膜(髓鞘)。

生理

髓鞘加快了神经冲动的传导。越是粗大的有髓纤维,传导速度越快;它们可传导运动、触觉及本体感觉的冲动。越是细小的髓鞘较少的或无髓纤维,传导速度越慢;它们传导痛温度觉和自主神经冲动。神经是具有代谢活性的组织,因此需要营养供给,给神经供养的血管称为神经滋养血管。

病因

周围神经疾病可以由胞体、髓鞘、轴索和神经肌肉接头的结构或功能损害引起。这些疾病可以是遗传性的或是获得性的(由中毒、代谢、外伤、感染或炎症等引起,表 233-1)。周围神经病可能影响单根神经(单神经病变)或多根神经(多数性单神经病)或周围神经弥漫受累(多发性神经病)。

表 233-1 周围神经系统疾病的病因

部位	类型	举例
运动神经元*	遗传性疾病	脊肌萎缩症 Ⅰ～Ⅳ 型
	急性获得性疾病	脊髓灰质炎,柯萨奇病毒或其他肠道病毒感染(较少见的疾病),西尼罗河病毒感染
	慢性获得性疾病	肌萎缩侧索硬化,副癌综合征,脊髓灰质炎后综合征,进行性延髓麻痹
神经根	遗传性疾病	神经纤维瘤
	获得性疾病	椎间盘突出,椎管狭窄,感染性疾病,转移性癌,外伤
神经丛	获得性疾病	急性臂丛神经炎,糖尿病,血肿,局部肿瘤(如神经鞘瘤),转移性癌,神经纤维瘤病(罕见),出生时牵引伤,严重外伤
周围神经	卡压	腕管综合征,肘管综合征,桡神经麻痹,腓总神经麻痹,踝管综合征
	遗传性疾病	成人起病的遗传性周围神经病,遗传性感觉和运动神经病,遗传性感觉自主神经病
	感染性疾病	丙肝,带状疱疹,HIV 感染,莱姆病,梅毒 在不发达国家中还有白喉,麻风,寄生虫感染等
	炎症	慢性炎性脱髓鞘性多发性神经根神经病,吉兰-巴雷综合征及其变异型
	缺血性疾病	股神经梗死(糖尿病性肌萎缩),血管炎引起的多数性单神经病
	中毒-代谢性疾病	淀粉样变性,糖尿病,异常蛋白血症性周围神经病,酒精相关性营养不良(尤其是维生素 B 缺乏),ICU 周围神经病,脑白质营养不良(罕见),肾功能不全,中毒(如砷、铅、汞、铊、化疗药、维生素 B_6 中毒)
神经肌肉接头	—	婴儿肉毒中毒,先天性肌无力(极少见),兰伯特-伊顿综合征,重症肌无力,中毒性神经肌肉接头疾病(如由于暴露于杀虫剂或神经毒气,高镁血症或使用神经肌肉阻滞剂)
肌纤维	肌营养不良	远端型肌营养不良(遗传性迟发性远端肌病,罕见),进行性假肥大性肌营养不良(Duchenne muscular dystrophy,迪谢内肌营养不良)及其相关肌营养不良,面肩肱型肌营养不良,肢带型肌营养不良,眼咽肌型肌营养不良(罕见)
	离子通道病(肌强直)	家族性周期性瘫痪,先天性肌强直(Thomsen 病),强直性肌营养不良(Steinert 病)
	先天性	中央轴空病,中央核肌病,线状体肌病(极少见)
	内分泌相关	肢端肥大,库欣综合征,糖尿病,甲状腺功能减退,甲状腺中毒性肌肉病变
	炎性	感染性(病毒感染较细菌感染更多见)疾病,多发性肌炎或皮肌炎
	代谢性	酸性麦芽糖酶缺乏症,酒精中毒,卡泥汀缺乏病,糖原贮积症和脂质沉积病(罕见),低钾血症

*下运动神经元病(如脊肌萎缩)严格上讲属于中枢神经系统疾病,因为运动神经元的胞体位于脊髓内。

经 Little Brown 许可改编自 Tandan R, Bradley WA. Amyotrophic lateral sclerosis. Part Ⅰ: Clinical features, pathology and ethical issues[J]. Annals of Neurology, 1985, 18:271-280

在某些情况下,其累及范围包括神经丛(神经丛病)或神经根(神经根病)。多个部位可同时受到损害,如在吉兰-巴雷综合征最常见的变异型中,多节段的脑神经受到影响,通常累及双侧面神经。

病理生理

由于支配感觉和运动的神经元胞体位于不同部位,典型的单一神经元胞体损害表现为感觉或运动功能障碍,而很少同时损害两种功能。

损伤 髓鞘损伤减慢神经的传导速度。脱髓鞘损害主要影响粗大的有髓纤维,引起粗大纤维感觉功能障碍(蚁走感和麻刺感)、运动无力以及反射降低。严重的无力伴轻微肌萎缩是获得性脱髓鞘性多发性神经病的特点。

因为神经滋养血管不能到达神经中央,血管性疾病(如血管炎、缺血等)最易累及该部位。该类疾病引起细小纤维的感觉障碍(锐痛和烧灼样感觉)及与萎缩匹配的肌无力。相对于其他神经疾病而言,较少出现反射异常。最易累及远端2/3的肢体。最初,由于血管炎或缺血的发生部位是随机的,所以周围神经损害表现往往是不对称的;然而,多发的血管梗死可能最终融合,从而引起对称性损害(多数性单神经病)。

中毒-代谢性或遗传性周围神经病通常对称起病。免疫介导的周围神经病可能是对称起病,也可能在早期发展较快时不对称。

细胞轴索传输系统的破坏,尤其是微管和微丝的损害,可以引起严重的轴索功能障碍。首先受到影响的是细小纤维(因为它们有更多的代谢需求)以及神经的最远端部分。继而,轴索变性缓慢上行,从而产生特征性的由远端向近端发展的症状(远端无力及长袜套手套分布的感觉缺失)。

恢复 髓鞘破坏(如吉兰-巴雷综合征引起的损坏)通常在6~12周内由尚存的施万细胞修复。当轴索受损时,施万细胞管内的神经纤维以每天1mm的速度再生。然而,神经纤维再生可能错配,从而引起神经支配错乱(如纤维支配肌肉不正确、触觉感受器位置错误、温度觉感受器替代触觉感受器等)。

当细胞体死亡或轴索完全缺失时,神经再生是不可能的。

评估

- 通过病史及检查确定病损症状
- 注意周围神经系统疾病的临床线索
- 神经传导速度和肌电图的检查
- 有时进行神经或皮肤穿刺活检
- 基因检测(用于遗传性神经病)

临床评估 病史需关注患者的症状、起病、进展、受累部位,以及潜在的病因(如家族史、毒物接触及既往用药史)。体检和神经系统检查需进一步确定缺损症状的类型(如运动缺损,感觉缺损,混合性)。需评估感觉(针刺觉、轻触觉检查细小纤维,振动觉、本体感觉检查粗大纤维)、肌力及深反射。脑神经和中枢及周围神经功能一样需要被评估。同时需注意肌无力与萎缩是否相符及反射异常的类型和分布。需评估自主神经功能。

根据神经缺损症状的类型,特别是当缺损分布在脊神经根、脊神经、神经丛、特定的周围神经或者混合区域时,临床医生需怀疑周围神经系统疾病。当患者出现混合性感觉运动缺损症状、症状呈多灶性或者不能由中枢神经系统单个解剖病灶所解释时,也应当怀疑周围神经系统疾病。

当患者出现全身或者广泛的肌力下降却没有感觉缺损时也需怀疑周围神经系统疾病。在这些病例中,由于周围神经系统疾病不是引起这些症状的常见原因而往往被忽视。引起全身肌无力的周围神经系统疾病的线索如下:

- 全身肌无力的模式提示有特定病因(如主要表现为眼上睑下垂和复视,提示重症肌无力早期)
- 肌无力及其他的症状和体征提示特异的疾病或症状群(如胆碱能反应提示有机磷中毒)
- 袜子-手套样缺损提示弥漫性轴索损伤或多发性神经病
- 肌束震颤
- 肌张力降低
- 肌肉萎缩不伴腱反射亢进
- 肌无力呈慢性进展性,无法解释

腱反射亢进及肌张力升高是提示非周围神经系统疾病的线索。这些缺损提示肌无力由上运动神经元损伤引起。腱反射降低与周围神经系统缺损相符但不具有特异性。例如颈髓压迫可以模拟吉兰巴雷综合征的表现,特别是在先前存在神经病变的患者。

尽管可能有许多例外,一些临床线索可以提示周围神经系统缺损的可能原因(表233-2)。

表233-2 周围神经系统疾病*病因的临床线索

发现	考虑的病因
对称、广泛的缺损	弥散性疾病(如中毒代谢、遗传、感染或炎性疾病,大多数免疫介导疾病)
单侧缺损	局灶性疾病(如单神经病,神经丛病)
病灶局限在一个或多个周围神经系统结构[如神经根、脊神经、神经丛、单根周围神经、多数性单神经病变(multiple mononeuropathy)]	病灶在周围神经系统结构
手套袜子样分布的缺损	弥漫性多发周围神经病,可能为轴索损害
不对称的以近端肌无力为主(如爬楼梯、梳头困难),不伴感觉症状	弥漫性肌肉功能障碍,如弥漫性肌病 如果累及眼球运动可能为神经肌肉接头疾病
慢性进展性肌无力主要影响远端肌肉,不伴感觉障碍	运动神经元病
蜂鸣声、麻刺感伴肌无力,反射降低	脱髓鞘疾病
严重的近端和远端肌力下降及轻度萎缩	获得性脱髓鞘性多发性神经病
痛温觉缺失;疼痛,常有烧灼感	血管疾病(如血管炎、缺血、高凝状态)
肌无力与肌萎缩相符,不成比例的轻度反射异常,远端重于近端	

*下运动神经元病(如脊肌萎缩)严格上讲属于中枢神经系统疾病,因为运动神经元的胞体位于脊髓内。

临床评估可以缩小诊断的可能范围,指导进一步检查。

辅助检查 通常,还需要对患者进行神经传导速度和针极肌电图的检查(统称为肌电图)。这些检查有助于明确疾病的范围(神经、神经丛、神经根)以及鉴别脱髓鞘(传导速度极其缓慢)和轴索变性。其他检测,如影像学检查是否进行取决于是否应当排除中枢神经系统可能的病灶(如若所有肢体受累,行MRI检查排除颈髓压迫)。

有时神经活检有助于区分脱髓鞘与血管炎性大-纤维神经病。如果考虑血管炎,活检标本应包括皮肤和肌肉以增加明确诊断的可能性。如果怀疑小-纤维神经病变,应进行皮肤穿刺活检,神经末梢缺失可支持该诊断。

> **经验与提示**
> - 如果临床表现和电生理检查结果不能确诊,则进行活检(对疑似大-纤维神经病进行神经活检,对疑似小-纤维 神经病行皮肤穿刺活检)
> - 如果所有的四肢都受到影响,可以考虑MRI排除颈脊髓压迫

如果怀疑遗传性神经病,则进行基因检测。

患者有肌无力不伴感觉缺损症状,应对肌无力进行评估。电生理检查有助于区分周围神经系统疾病与其他可导致肌无力的情况,并有助于区分不同的外周神经系统疾病(如根、神经丛、周围神经、神经肌肉接头、肌纤维)。它还可以帮助区分轴索和脱髓鞘周围神经病变。

治疗
- 基础疾病的治疗
- 支持性护理,通常由多学科治疗团队提供

在可能的情况下,治疗应针对患者的基础疾病。除此之外应以支持性治疗。多学科合作可帮助患者处理进行性神经功能缺陷。
- 理疗有助于患者保持肌肉功能
- 康复中的职业治疗可为患者推荐适当的支架和助步器,以帮助患者完成日常活动
- 言语治疗师可提供替代性交流工具
- 如果咽喉部肌无力继续发展,需要专门从事吞咽困难的言语治疗师或一个多学科团队帮助评估误吸的风险,并给出预防措施(如经口喂养和/或根据需要使用插胃管的注意事项)
- 消化科医生可能建议行经皮内镜胃造瘘术
- 当患者发生呼吸肌无力时,需评估最大肺活量,并请呼吸科或重症监护专家评估是否需要重症监护、非侵袭性辅助通气(如双相气道正压通气)或行气管切开及机械通气

在致命性疾病的早期,专业的卫生保健医师需要坦诚地同患者、患者家属及其护理者交谈,确定可接受的疾病干预措施。鼓励患者在他们变得无能力之前以书面形式作出决定(预先指示)。上述决定或方案需在疾病的各个时期进行回顾和确认。

> **关键点**
> - 常常根据临床表现而怀疑周围神经系统疾病(如手套-袜套样分布、反射减退、远端肌肉无力和萎缩、定位到周围神经分布)
> - 如果患者有严重的运动无力、轻微的萎缩和反射消失,考虑获得性脱髓鞘性多神经病
> - 如果患者有异常的疼痛和温度感觉和与无力成正比的萎缩(有时有不成比例的保护反应),则考虑血管炎性或缺血性神经病
> - 如果患者有慢性进行性肌肉无力、肌束震颤、肌肉萎缩,而无感觉障碍,则考虑运动神经元病
> - 神经传导检查及肌电图有助于确定累及的水平(根、神经丛、周围神经、神经肌肉接头、肌肉纤维)并有助于区分脱髓鞘与轴突疾病

神经肌肉传递障碍疾病

神经肌肉传递障碍疾病是指影响神经肌肉接头的疾病,包括:
- 突触后膜受体损害(如重症肌无力)
- 突出前膜乙酰胆碱释放受损(如肉毒杆菌中毒)
- 突触间隙乙酰胆碱破坏(如由药物或神经毒物引起的)

这类疾病的共同特点包括波动性疲劳和肌肉无力。一些主要影响人体其他部位的疾病(如僵人综合征)、艾萨克综合征也会有神经肌肉表现。

兰伯特-伊顿综合征 兰伯特-伊顿综合征是由神经末梢突触前膜乙酰胆碱释放受损引起的。

肉毒杆菌中毒 肉毒杆菌中毒也是由神经末梢突触前乙酰胆碱释放受损引起。肉毒毒素由肉毒杆菌芽孢产生,并可与胆碱能神经末梢突触前膜上的特定受体(突触结合蛋白Ⅱ)不可逆结合,由此引发疾病。该病可引起严重的无力,有时会累及呼吸和吞咽功能。其他系统症状还包括瞳孔散大、口唇干燥、便秘、尿潴留及交感兴奋引起的心动过速等(抗胆碱能综合征)。以上可与重症肌无力相鉴别。

肉毒杆菌中毒时,肌电图(EMG)显示低频(2~3Hz)重复电刺激波幅轻微衰减,但在运动10秒后或予高频刺激(50Hz)时,波幅显著增强。

药物或有毒化学药品 胆碱能药物、有机磷杀虫剂以及大多神经毒气(如沙林毒气)等可产生过度的乙酰胆碱反应使突触后膜持续去极化而阻断神经肌肉的传递,造成瞳孔缩小、支气管分泌物增多、腹部痛性痉挛、腹泻、肌无力等表现。

氨基糖苷类和多肽类抗生素会减少突触前膜乙酰胆碱的释放并可降低突触后膜对乙酰胆碱的敏感性。对于症状潜伏的重症肌无力患者,上述抗生素在血药浓度高时能加重其对神经肌肉传导的阻断。长期使用青霉胺也可引起一种可逆的临床和肌电图表现类似重症肌无力的综合征。过量口服或静滴(保持血清浓度在8~9mg/dl)镁也可以引起严重肌无力,症状类似重症肌无力。

治疗包括清除药物或有毒化学药品,提供必要的呼吸辅助及重症监护。口服阿托品 0.4~0.6mg/d,分 3 次可减少胆碱能过量引起支气管分泌物增加。对于有机磷杀虫剂或神经毒气中毒的患者,有必要使用更大剂量(如每 5 分钟静脉注射 2~4mg)来治疗。

ISAACS 综合征

ISAACS 综合征能导致包括肌纤维颤搐在内的神经肌肉表现。

ISAACS 综合征(神经性肌强直)是一种周围神经高兴奋性综合征,被普遍认为是一种电压门控钾离子通道病。其有时可作为一种副肿瘤综合征发生,也可伴发于其他病症(如重症肌无力、胸腺瘤、癌症、淀粉样变性),部分则由遗传所致。该病病因不明,但被认为源于周围神经,因其症状可在予箭毒后消失,但通常在全身麻醉后持续存在。

本病主要累及四肢。必不可缺的特征是肌颤搐——通常被描述为"虫蠕"样的持续肌肉抽搐。其他症状包括束颤、手足抽搐、间歇性痛性痉挛、出汗增多、假性肌强直(在肌肉强力收缩后舒张障碍,但没有真性肌强直的肌电图表现,即肌电图未显示典型的消长变化)。

诊断
- 临床评估
- 神经传导速度检测和肌电图检查

ISAACS 综合征的诊断依赖于临床评估及神经电生理检查。典型的电生理检查结果包括,神经传导速度检测中出现后发放,针极肌电图检查中出现纤颤、束颤、肌纤维颤搐电位和神经性肌强直、肢体远端的痛性痉挛放电。

实验室检查包括对多种自身免疫抗体,如抗横纹肌、电压门控钙离子、钾离子通道、谷氨酸脱羧酶(GAD)、乙酰胆碱受体(AchR)、醇溶蛋白(gliadin)抗体等的检测。

治疗
- 对症治疗
- 血浆交换或静脉注射免疫球蛋白

卡马西平、苯妥英钠、加巴喷丁、美西律(该药使用经验有限)、丙戊酸钠、拉莫三嗪、氯硝西泮可缓解 ISAACS 综合征的症状。血浆置换和静脉注射免疫球蛋白通常对治疗有益,并常与泼尼松和硫唑嘌呤联用。

僵人综合征

僵人综合征是一种中枢神经系统疾病,引起渐进性肌肉僵硬和痉挛。

僵人综合征累及中枢神经系统但亦可出现神经肌肉的表现。该病患者常可检出抗谷氨酸脱羧酶(GAD)抗体,该酶参与抑制性神经递质 GABA(氨酪酸)的合成。该综合征可为自身免疫性、副肿瘤性或特发性。

自身免疫型僵人综合征常与 1 型糖尿病或其他自身免疫性疾病如甲状腺炎、白癜风、恶性贫血合并存在。此型存在多种针对 GABA 突触蛋白成分的自身免疫抗体如抗 GAD 抗体,主要累及脊髓前角内的抑制性神经元。

副肿瘤型则常有抗神经元突触囊泡(amphipgysin)抗体阳性,亦存在抗 GAD 抗体、抗 Ri 抗体。此型常伴发于乳腺癌,亦可伴发于肺癌、肾癌、甲状腺癌、结肠癌、淋巴瘤。

所有类型的 ISAACS 综合征的临床表现类似。特征表现为隐匿起病、进行性发展的躯干和腹部强直,少部分可以累及四肢。体检除肌肥大和肌强直外均正常。EMG 显示肌肉正常收缩的电活动。

该综合征的诊断依赖于症状的识别和抗体的检测。肌肉僵硬可被地西泮控制。肌电图检查表现为主动肌及拮抗肌运动单位的持续电活动。

治疗
- 地西泮或巴氯芬
- 静脉输注免疫球蛋白可能有效

对症治疗有效。首选地西泮,其能最大限度缓解肌肉僵硬。如地西泮无效,可考虑口服或鞘内予巴氯芬。糖皮质激素据报道有效,但有很多长期不良反应。血浆置换疗效报道不一。静脉用免疫球蛋白(IVIG)似可改善病情长达一年。

吉兰-巴雷综合征

(急性特发性多神经炎;急性炎性脱髓鞘性多神经根神经病;Guillain-Barré 综合征)

吉兰-巴雷综合征(Guillain-Barre syndrome)是一种急性起病、通常快速进展但自限的炎性多发性神经病,临床上以肌肉无力和四肢远端轻度感觉减退为特征表现。其病因可能为自身免疫性。诊断依赖于临床。治疗包括血浆置换、静脉用免疫球蛋白;严重病例,需要机械通气。

吉兰-巴雷综合征是最常见的获得性炎性神经病。尽管病因尚未明确,但是目前推测与自身免疫相关。本病有数种类型。某些以脱髓鞘为主要改变;另一些则以轴索损害为主。

大约 2/3 的患者首发症状在非特异性感染手术或接种疫苗后 5 日到 3 周的时间内出现。>50% 的患者是由感染诱发的;常见病原体包括空肠弯曲菌、肠道病毒、疱疹病毒(包括巨细胞病毒、EB 病毒)以及支原体等。1976 年曾发生接种猪流感病毒疫苗后集体发病,但由于确认偏倚的存在,该关联后来被证明是有谬误的。

症状及体征

大多患者的主要表现是弛缓性肌无力;无力总是比感觉异常更显著,且可能在肢体近端最突出。对称性肌无力和感觉异常,通常是从双下肢开始,逐渐发展至双上肢,但偶尔也可以由双上肢或头部开始。约 90% 的患者肌无力症状在 3~4 周内达到最高峰。深反射消失而括约肌功能常不受累。无力症状在一段时间内维持不变,通常 1 周左右,随后逐渐缓解。>50% 严重病例可出现面部和咽喉部肌肉无力。可能导致脱水和营养不良。5%~10% 的患者需行气管插管及呼吸机辅助通气。

部分患者(通常是变异型)会出现显著且危及生命的自主神经功能紊乱,如血压波动、抗利尿激素分泌异常、心律失常、胃肠麻痹、尿潴留以及瞳孔改变等。本病的少见变异型(Fisher 综合征)仅引起眼肌麻痹、共济失调和反射消失。

诊断
- 临床评估
- 电生理检测
- 脑脊液检查

诊断主要依据临床。重症肌无力、肉毒杆菌中毒、脊髓灰质炎（主要是指美国以外地区）、蜱咬麻痹、西尼罗河脑炎病毒感染以及代谢性周围神经病也可以引起类似的急性肌无力表现。但可依据以下几点与本病相鉴别，具体如下：
- 重症肌无力的症状呈波动性，常在劳累后加重
- 肉毒杆菌中毒，可以引起瞳孔散大固定（约50%的病例），主要累及脑神经，而无感觉异常
- 脊髓灰质炎，通常出现在其流行区域
- 蜱咬麻痹，可以出现上行性麻痹，但无感觉异常
- 西尼罗病毒感染可引起头痛、发热及不对称的弛缓性瘫痪，但感觉不受累
- 代谢性周围神经病常伴随有慢性代谢性疾病

检查：需行感染及免疫疾病相关检查，包括肝炎、HIV检测及血清蛋白电泳等。

如怀疑患者为吉兰-巴雷综合征，需建议住院诊治。需行电生理检查（神经传导速度和针极肌电图）、腰穿并且需每6或8小时进行一次用力肺活量测定。2/3的患者的早期肌电图可出现神经传导速度减慢和节段性脱髓鞘改变。然而，肌电图检查正常亦不能除外本诊断，更不能延误相应的治疗。

脑脊液分析可能发现蛋白细胞分离（蛋白增高而白细胞计数正常），但病程在1周以上时可能才有上述现象。另外，约10%的患者没有上述改变。

很少的情况下，颈脊髓压迫可能被误诊为吉兰-巴雷综合征，尤其是当与多发性神经病共存（后者可导致反射减弱）且延髓受累不突出时；在这样的情况下，应行MRI检查。

预后
本病的致死率<2%。大多患者的病情在数月后有明显改善，但约30%的成人以及更大比例的儿童患者在患病后3年内仍残留有不同程度的肌无力症状。伴后遗症的患者可能需行恢复功能的康复训练、使用矫正器或手术治疗。

在最初的改善后，3%~10%的患者会发展成慢性炎性脱髓鞘性多发性神经病（CIDP）。

治疗
- 加强支持治疗
- 血浆置换或者静脉注射免疫球蛋白

吉兰-巴雷综合征是一种医学急症，需密切监测患者生命体征和进行相应的支持治疗，通常需将患者置于重症监护病房。需经常测定患者的用力肺活量，以便必要时对患者进行辅助通气。肺活量<15ml/kg是行气管插管的指征。若患者无法屈颈将头抬离枕头，则常提示病情危重，该症状常伴有膈神经麻痹（膈肌无力）。

如果口服流质困难，需要静脉补液维持每日尿量至少1~1.5L。卧床患者需避免四肢受到外伤或外力压迫。保暖有助于缓解躯体疼痛，并利于患者尽早进行物理治疗。制动可引起关节强直、挛缩，故应避免。需及早进行最大限度的关节被动运动，当急性期症状消退后则应立即进行主动运动锻炼。长期卧床患者每日2次皮下注射5 000U肝素可避免深静脉血栓的形成。

在疾病早期，可每日1次静脉滴注免疫球蛋白（丙种球蛋白，400mg/kg），连用5日为一个疗程。起病后1个月内使用能获益。

发病早期使用血浆置换对改善病情极为有效，当丙种球蛋白无效时可使用。血浆置换是一种相对安全的治疗方法，它能缩短病程和住院时间，降低病死率和减少永久性瘫痪的发生率。由于血浆置换会祛除了之前输入的丙种球蛋白，即抵消了丙种球蛋白的治疗作用，所以在使用IVIG后不久或使用期间不应进行。推荐在停止IVIG后至少等2~3日再进行。

激素不能改善本病病情，故不宜使用。

> **经验与提示**
> - 不要给吉兰-巴雷综合征患者使用糖皮质激素，因其可能会使结局恶化

> **关键点**
> - 吉兰-巴雷综合征通常以上升性的，相对对称的弛缓性无力起病
> - 根据病史和检查结果，可与引起类似症状的其他疾病（如重症肌无力、肉毒中毒、蜱瘫痪、西尼罗病毒感染、代谢性神经病；在美国境外的如脊髓灰质炎）初步鉴别
> - 尽管该病主要依赖临床诊断，但仍需完善电生理和脑脊液检查
> - 约70%的患者可完全恢复，但3%~10%可进展为慢性炎性脱髓鞘多发性神经根神经病（CIDP）
> - 重症监护是疾病恢复的关键
> - 首先尝试IVIG，如果无效，则进行血浆置换

慢性炎性脱髓鞘性多发性神经根神经病（CIDP）
（慢性获得性脱髓鞘性多发性神经病；慢性复发性多发性神经病）

慢性炎性脱髓鞘性多发性神经根神经病（chronic inflam-matory demyelinating polyneuropathy，CIDP）是一种免疫介导的多发性神经病。临床上以对称性肌无力累及四肢近端和远端为特征。病程进展>2个月。

症状类似于吉兰-巴雷综合征。CIDP病程进展>2个月，可与病程呈单相自限性的GBS相鉴别。3%~10%的GBS患者可发展为CIDP。

诊断
- 脑脊液分析及电生理检查

结果与GBS患者相似：前者可发现蛋白细胞分离（脑脊液蛋白增加但白细胞数正常），后者提示脱髓鞘病变。神经活检也可发现脱髓鞘，但很少需要行该检查。

治疗

- 静脉注射免疫球蛋白
- 血浆置换
- 糖皮质激素

决定先予患者上述方案中的哪一种是困难的。与激素相比，静脉注射免疫球蛋白更易耐受且副作用更少，但治疗停止后复发更早，皮下注射免疫球蛋白可能一样有效。血浆置换是有创的，故最后考虑。免疫抑制剂如硫唑嘌呤常有效并可减少对激素的依赖。该病需要长期治疗。

遗传性周围神经病

遗传性周围神经病包括一系列先天性周围神经变性病。

遗传性周围神经病可分为：

- 运动和感觉
- 感觉和自主神经
- 运动

遗传性神经病可以是原发的或继发于其他遗传疾病，后者包括雷夫叙姆病（Refsum disease）、卟啉症和法布里病。

运动和感觉神经病 本病可分为三型（Ⅰ型、Ⅱ型和Ⅲ型），均为幼年起病。某些少见类型出生时就可发病引起严重的残疾。

Ⅰ型和Ⅱ型（进行性神经性腓骨肌萎缩症或腓骨肌萎缩症）是本病最常见的类型，通常为常染色体显性、也可为X连锁遗传。Ⅰ型由周围髓鞘蛋白22基因（*PMP22*）重复突变（即突变产生该基因一额外拷贝）所致，PMP22定位在第17号染色体短臂。该病以肌肉无力和萎缩为典型表现，主要累及腓骨肌和双腿远端肌群。患者通常有神经病变的家族史。该病的自然病程不同：有些患者无症状，仅在神经传导检查中发现有传导速度减慢，有些患者则有严重的临床表现。Ⅰ型患者通常儿童中期起病，表现为足下垂和缓慢进展的远端肌群萎缩，形成"鹤腿"。其后出现手内肌的萎缩；振动觉，痛温觉的减退呈手套袜子样分布。患者的深反射消失。少数携带者可仅表现为高弓足或槌状趾。肌电图提示患者的神经传导速度减慢、远端潜伏期延长。节段性脱髓鞘和髓鞘再生也可出现。有时可触及增粗的周围神经。本病进展缓慢但不影响患者寿命。在某个亚型中，男性症状重，女性症状轻或无影响。Ⅱ型病情进展更缓慢，其肌无力症状出现较Ⅰ型晚。患者的神经传导速度相对正常，但存在感觉神经动作电位和复合肌肉动作电位波幅的降低。神经活检可发现存在轴索沃勒变性（Wallerian degeneration）。

Ⅲ型[肥大性间质性周围神经病或德热里纳-索塔斯病（Dejerine-Sottas disease）]是一种罕见的常染色体隐性遗传疾病，多在儿童期起病，表现为进行性肌无力、感觉减退和深反射消失。尽管本病的最初表现类似进行性神经性腓骨肌萎缩症（Charcot-Marie-Tooth disease，夏科-马里-图思病），但是其运动无力的进展更快。由于神经反复脱髓鞘和髓鞘再生，神经活检可以发现粗大的周围神经以及其洋葱皮样改变。

感觉和自主神经病 遗传性感觉和自主神经病是一种罕见疾病，共有五种类型。其主要表现为肢体远端痛温觉消失，且较振动觉和位置觉的受损更为明显。该病的主要并发症是痛觉迟钝造成的双足断肢。患者感染和罹患骨髓炎的风险也因此增加。

诊断

- 临床评估
- 电生理诊检查

特征性分布的运动无力、足部畸形以及家族史提示本病的诊断，进一步确诊有赖于肌电图检查。目前本病可行遗传分析，但没有特殊的治疗方法。

治疗

- 支持治疗

支具有助于矫正足下垂；进行矫形手术来固定足部可能有所帮助。物理治疗（加强肌肉）及职业治疗可能有帮助。

对于年轻患者，需进行疾病进展相关的职业性咨询，维持职业技能。

遗传性压力敏感性周围神经病

遗传性压力敏感性周围神经病（hereditary motor neuropathy with liability to pressure palsies，HNPP）患者的神经对压迫和牵拉极为敏感。

在遗传性压力敏感性周围神经病（HNPP，腊肠样神经病）中，神经髓鞘脱失并导致神经冲动传导异常。该病常为常染色体显性遗传。80%的患者的病因是周围髓鞘蛋白-22基因（*PMP22*）的一个拷贝缺失。该基因定位于第17号染色体的短臂上，其维持正常的功能需两个拷贝。HNPP的发病率约为2~5/100 000。

症状及体征

患者可于任何年龄发病，但多在青少年及成年早期。表现为腓神经麻痹后足下垂，尺神经麻痹及腕管综合征。麻痹可轻可重，持续数分钟或者数月。受累区域可出现肢体无力和感觉麻木。一次卡压事件后，约一半的患者可完全恢复，其余的仅遗留轻微症状。

诊断

- 电生理检查
- 基因检测

患者出现以下特征需怀疑HNPP：

- 复发性压迫性单神经病
- 不明原因的多数性单神经病
- 症状提示复发性脱髓鞘性多发性神经病
- 腕管综合征家族史

肌电图、基因检测有利于该病的诊断，很少需要进行神经活检。

治疗

- 支持治疗

治疗包括避免或减少可以诱发症状的运动。护腕和手肘护垫可以减少压力、避免损伤，且有助于神经修复。本病较少进行手术治疗。

肌萎缩侧索硬化症和其他运动神经元疾病

(Lou Gehrig 病;Charcot 综合征)

肌萎缩侧索硬化症(ALS)及其他运动神经元病(MND)是一类持续进展、不可逆的神经系统变性病,主要累及皮质脊髓束、脊髓前角细胞、延髓运动神经核团或上述部位同时受累。症状轻重不等,包括肌无力、肌萎缩、肌束颤动、呼吸肌无力和情绪障碍等。诊断需要完善神经传导速度、针极肌电图检查,并需通过影像学和实验室检查除外其他疾病。治疗主要为支持治疗。

ALS(Lou Gehrig 病,Charcot 综合征)是最常见的运动神经元病。运动神经元病可累及中枢和或周围神经系统。目前病因不明。由于运动系统内主要受累的部位不同,此类疾病的症状和命名亦多种多样。MND 临床表现类似于肌肉疾病,但后者主要累及肌膜和肌肉收缩相关结构。MND 可按上运动神经元病变和下运动神经元病变来分类;某些类型(如 ALS)两者同时受累。MND 男性多见,多于 50 岁左右起病。

症状及体征

上运动神经元病(如原发性侧索硬化) 影响位于皮质的运动神经元,后者发出纤维延伸至脑干(皮质脑干束)或脊髓(皮质脊髓束)。临床表现包括肌肉僵硬、动作笨拙或运动困难,通常最先累及口部和或咽喉,进展至四肢。

下运动神经元病 主要累及脊髓前角细胞、脑神经运动核团或其支配骨骼肌的传出神经轴索。延髓麻痹患者,只有脑干内(延髓核)脑神经运动核受损。通常表现为面肌无力、吞咽困难和构音障碍。当脊髓(非颅内)前角运动神经元受损时,如脊髓萎缩症常出现肌无力、肌萎缩、肌束颤动(肉眼可见的肉跳)和痛性痉挛等症状,最初可发生在单侧肢体或舌。脊髓灰质炎(一种肠道病毒感染引起前角细胞受损的疾病)、脊髓灰质炎后综合征也属于下运动神经元病。

体检有助于鉴别上、下运动神经元病(表 233-3)区分下运动神经元病和肌病(表 233-4)。

表 233-3　上、下运动神经元病变的鉴别

表现	上运动神经元病变	下运动神经元病变
反射	亢进	减退或消失
肌萎缩	无*	有
肌束颤动	无	有
肌张力	增高	减退或缺失

* 在肢体长期失用后也可现肌萎缩。

表 233-4　下运动神经元损伤和肌病*肌无力的鉴别

表现	下运动神经元损伤	肌病
分布	远端>近端	近端>远端
肉跳	可能有	无
反射	减退	通常仍然存在

* 神经功能未受影响。
\>:受累更严重。

肌萎缩侧索硬化(ALS) 患者运动症状无规律、不对称常有痛性痉挛、肌无力及双手(最常见的表现)或双足肌肉萎缩。肌无力逐渐进展到前臂、肩部和下肢,随后出现束颤、肌张力高、深反射亢进,病理征阳性、活动笨拙僵硬、体重减轻、乏力及表情肌和舌肌控制不利等。其他症状还包括声音嘶哑、吞咽困难、言语不清。因吞咽困难患者口水增多饮水呛咳。

疾病后期,可能出现假性延髓性麻痹,强哭强笑。感觉、意识、认知、眼球随意活动、性功能及尿便功能通常不受累。

患者常因呼吸肌无力而死亡;其中 50% 在起病后 3 年内死亡,20% 可存活 5 年,10% 可存活 10 年。生存时间>30年的患者少见。对于快速进展的延髓麻痹 ALS(延髓变异型),患者病情恶化和死亡更快。

进行性延髓麻痹 本病主要累及由脑神经和皮质脑干束支配的肌肉,从而引起如下表现:进行性咀嚼、吞咽、言语功能障碍;鼻音;咽反射减弱;面舌肌肌束震颤和运动减弱;腭运动减弱。该病有误吸的危险。皮质延髓束受累时,患者可出现情绪不稳及假性延髓麻痹表现。通常来说,疾病影响到延髓以外,就称为延髓变异型 ALS。

吞咽困难的患者其预后较差;误吸引起的呼吸并发症常使患者在 1~3 年内死亡。

进行性脊肌萎缩 大多数患者,尤其是儿童起病的患者,为常染色体隐性遗传。其他则为散发病例。本病可在任何年龄发病。本病可仅累及前角细胞,或前角细胞受累较皮质脊髓束的受累更重。与其他运动神经元病相比,本病进程更趋良性。

本病最早的表现可为肉跳。肌肉萎缩及显著无力症状可从双手进行性发展至双臂、双肩及双下肢,最后累及全身。患者的存活时间可 ≥25 年。

> ● **经验与提示**
>
> ■ 以上和/或下运动神经元损伤为特征(如足底伸肌反应加上肌肉萎缩和束颤)的患者要怀疑 ALS 或 其他运动神经元疾病

原发性侧索硬化和进行性假性延髓麻痹 患者的肌强直和远端无力症状逐渐加重,其中原发性侧索硬化多累及四肢肌肉,而进行性假性延髓性麻痹多影响后组脑神经所支配的肌肉。肉跳和肌萎缩可于数年后才发生。这两种疾病通常在发病若干年后才造成患者的劳动力完全丧失。

诊断

■ 肌电图
■ 头颅 MRI,如脑神经未受累及应行颈髓 MRI 检查
■ 实验室检查寻找可治疗的病因

进行性、全身性运动无力且不伴显著感觉异常往往提示本病的诊断。应该排除其他引起单纯肌无力的神经系统疾病:

■ 神经肌肉传递障碍疾病
■ 各类肌病(包括非炎症性和药物介导肌病)

- 脊肌萎缩症（主要在儿童）
- 多肌炎
- 皮肌炎
- 甲状腺和肾上腺疾病
- 电解质紊乱（低钾血症、高钙血症、低磷血症）
- 各种感染性疾病（如梅毒、莱姆病、丙肝）
- 自身免疫-介导运动神经病

当病变累及脑神经时，其他继发性的可治性的疾病的可能性不大。上、下运动神经元病变加上面肌无力症状强烈提示为肌萎缩侧索硬化症。

> **经验与提示**
> - 如果脑神经受累，且检查结结果符合 ALS，则存在可治性病因的可能性低

需要对患者进行电生理检查，以明确是否存在神经肌肉传递障碍或脱髓鞘病变。在运动神经元病中，电生理检查并不存在上述疾病的典型表现；即便疾病晚期，患者的神经传导速度通常也是正常的。针极肌电图是最有效的检查方法，甚至在没有临床表现的肢体也可检测出纤颤波、正尖波或束颤波，有时会出现巨大电位。

需行头颅 MRI。另外，当临床无脑神经支配的肌肉无力或肌电图无相关表现时，需完善颈椎 MRI 以排除相关结构病变。可以通过实验室检查排除可治性疾病。包括血常规、电解质、肌酸激酶、甲状腺功能。血清和尿液免疫固定电泳可发现并明确副蛋白血症，罕见情况下，后者可合并 MND，此时，对副蛋白血症的治疗能缓解 MND 的症状。抗髓鞘相关糖蛋白（MAG）抗体与脱髓鞘性运动神经病相关，症状与 ALS 类似。有重金属接触史的患者还需行 24 小时尿重金属检测。行腰椎穿刺术以排除其他临床疾病；如脑脊液白细胞计数或蛋白定量升高，则强烈提示其他诊断。

当有相关危险因素或病史时，需完善性病实验室检测（VDRL）、血沉、特定抗体[类风湿因子、Lyme 滴度、HIV、丙肝病毒、抗核抗体、抗 Hu（检测抗 Hu 副癌综合征）]等检查。对于有意愿行遗传咨询的患者可行基因检测（如超氧化物歧化酶基因突变或导致脊肌萎缩的遗传异常）或酶定量（如氨基己糖苷酶 A）测定。但上述检查对疾病治疗没有帮助。

治疗

- 支持治疗
- 利鲁唑治疗延髓变异型 ALS

此病尚无有效治疗方法。口服抗谷氨酸的药物，利鲁唑（riluzole），每日 2 次，每次 50mg，可以延长延髓变异型 ALS 患者的生命 2~3 个月。多学科合作可帮助患者应对进行性神经功能缺陷。

以下药物可以帮助患者减轻症状：
- 巴氯芬可缓解患者的肢体痉挛
- 奎宁或苯妥英有助于减少痛性痉挛
- 强效的抗胆碱能药物（如格隆溴铵、阿米替林、苯扎托品、苯海索、经皮使用的东莨菪碱、阿托品）能减少唾液的分泌
- 阿米替林、氟伏沙明或联合运用右美沙芬、奎尼丁可用于改善假性延髓麻痹

对进行性延髓麻痹的患者行改善吞咽功能的手术意义不大。

> **关键点**
> - 对有广泛上和/或下运动神经元损害所致肌无力症状而无感觉异常的患者，应考虑 MND 的诊断
> - 对有上、下运动神经元损害的体征合并颜面部肌无力的患者，应怀疑 ALS
> - 行头颅 MRI、电生理及实验室检查，排除其他疾病
> - 支持治疗为主（如多学科支持以帮助患者应对残疾；对肌张力高、痛性痉挛和假性延髓麻痹症状予药物对症）

重症肌无力

重症肌无力（myasthenia gravis，MG）主要表现为由自身抗体和免疫细胞介导的乙酰胆碱受体破坏而导致的波动性肌无力和易疲劳。本病可在任何年龄起病，但常见于年轻女性。其症状可在运动后加重，休息后缓解。乙酰胆碱受体（AChR）抗体测定，肌电图，依酚氯铵试验（静脉注射依酚氯铵后肌无力症状改善）有助于诊断该病。治疗包括抗胆碱酯酶药物、免疫抑制剂、糖皮质激素、血浆置换和胸腺切除等。

重症肌无力最常见于 20~40 岁的女性，是由突触后膜乙酰胆碱受体受自身免疫攻击、神经肌肉传递受阻引起。自身抗体产生的机制至今不明。MG 与胸腺疾病、甲状腺毒症以及其他自身免疫性疾病有关（如 RA、SLE、恶性贫血）。胸腺在重症肌无力发病中所起的作用尚不清楚，65% 的重症肌无力患者伴发胸腺增生，10% 的患者伴发胸腺瘤，其中约一半的胸腺瘤是恶性的。本病的诱发因素包括感染、手术以及特定药物（如氨基糖苷类、奎宁、硫酸镁、普鲁卡因胺、钙离子拮抗剂）。

只有 10%~20% 的全身型重症肌无力患者血清乙酰胆碱受体（AChR）抗体检测不出。他们中上达 50% 血清肌肉特异的酪氨酸激酶（MuSK）抗体阳性。该酶位于细胞膜表面，在神经肌肉接头的发育过程中帮助 AChR 分子聚集。抗 MuSK 抗体不会出现在 AChR 抗体阳性或孤立的眼肌型重症肌无力患者中。抗 MuSK 抗体的临床意义仍在研究中，但与抗 AchR 抗体阳性相比，抗 Musk 抗体阳性患者对抗胆碱酯酶药物的反应可能更差，需要更早期、更积极地进行免疫治疗。

不常见类型　**眼肌型重症肌无力**：仅累及眼外肌，这一类型占了约 15%。

先天性重症肌无力：是一种罕见的儿童期起病的常染色体隐性遗传疾病。该病并不是自身免疫性疾病，而是由突触后膜受体结构异常引起。眼肌麻痹为该病常见表现。

女性重症肌无力患者的孩子中，约 12% 罹患新生儿重症肌无力。这是 IgG 抗体通过胎盘进入胎儿体内所致。抗

体可引起婴儿全身肌无力。随抗体滴度下降，婴儿全身肌无力症状可在数天至数周内缓解。通常行支持治疗即可。

症状及体征

本病最常见的症状是上睑下垂、复视和受累肌运动后肌无力。当受累肌肉得到休息后，无力症状缓解；再活动后，无力症状再现。40%的患者以眼外肌受累为首发表现。85%病程中会出现眼外肌受累。15%的 MG 患者仅表现为眼外肌受累。部分眼外肌受累的患者可以并多于起病后3年内进展为全身型重症肌无力。

患者握力在减弱和正常间交替（挤奶员样握力），颈部肌也可受累。肌无力常累及四肢近端。部分患者有延髓症状（如声音改变、口鼻反流、呛咳、吞咽困难等）。感觉功能和深反射通常正常。无力症状可在数小时至数天内波动。

肌无力危象 表现为严重的四肢瘫或危及生命的呼吸肌无力。15%~20%的 MG 患者在病程中至少经历一次。其通常继发于感染，后者能激活免疫系统。一旦出现呼吸功能障碍，患者会迅速发生呼吸衰竭。

胆碱能危象 是过量的新斯的明或溴吡斯的明等抗胆碱酯酶药物引起的肌无力表现。轻微的胆碱能危象较难与重症肌无力的加重相鉴别。严重的胆碱能危象因出现泪液、唾液分泌过多、心动过速和腹泻等表现通常能与肌无力加重相区分。

诊断

- 床旁抗胆碱酯酶试验
- AChR 抗体水平，肌电图，或两项同时检查

临床症状和体征对本病的诊断有提示作用，需完善辅助检查以确诊。

大多有明显肌无力症状的 MG 患者胆碱酯酶抑制剂试验阳性。该试验常规于床旁进行，使用速效药物腾喜龙（起效时间<5分钟）。该试验仅用于有显著上睑下垂或眼外肌麻痹的患者；此类症状能清晰判断其是否改善至正常水平，从而提供明确的阳性结果。试验前，要求患者运动受累肌肉，直至出现疲劳感（如维持睁大双眼直至眼上睑下垂，或者大声数数直至口齿不清）；然后静脉注射 2mg 依酚氯铵。如果30秒内没有出现不良反应（如心动过缓、房室传导阻滞），再给予 8mg 依酚氯铵。肌无力症状快速改善（<2分钟）为阳性结果。该试验因如下原因不够理想：

- 阳性结果不能明确 MG 诊断，因为其他神经肌肉疾病也可能产生相同结果
- 结果可能是模棱两可的，特别当被试者本身无明确的上睑下垂或眼肌瘫痪时
- 试验可加重胆碱能危象患者的肌无力症状，在试验时须配备复苏设备和阿托品（作为拮抗剂）

MG 所致肌无力在温度降低时减轻，据此原理，可对眼上睑下垂的患者行冰袋试验。嘱患者闭合眼睑，将冰袋置于其上2分钟，然后移除。阳性的结果为上睑下垂症状部分或完全缓解。对眼肌瘫痪的患者，冰袋试验一般为阴性。对此类患者可行休息试验要求患者闭上双眼安静地平躺于一黑暗环境中休息5分钟。如果眼肌麻痹改善，则试验结果阳性。

> **经验与提示**
> - 在抗胆碱酯酶测试之前尝试冰袋或其他测试
> - 只有在患者有明显的上睑下垂或眼肌瘫痪时进行抗胆碱酯酶测试（以获得明确的结果）

若抗胆碱酯酶试验为可疑阳性，可行血清乙酰胆碱受体抗体水平检测和或肌电图来明确诊断。80%~90%的全身型和50%的眼肌型 MG 血清 AChR 抗体阳性，抗体水平与疾病严重程度不相关。AChR 抗体阴性的患者中上达一半 MuSK 抗体阳性。

60%的 MG 患者肌电图重复电刺激（每秒2~3次）显示动作电位波幅显著衰减。单纤维肌电图可将检出率提高到 >95%。

一旦确诊为重症肌无力，需行胸腺 CT 或 MRI 以明确是否存在胸腺瘤。另外，还需行其他检查以除外与重症肌无力密切相关的自身免疫性疾病（如维生素 B_{12} 缺乏、甲状腺功能亢进、类风湿关节炎、系统性红斑狼疮）。

肌无力危象患者需要评估感染诱发因素。床边肺功能检查（如最大肺活量）可帮助早期发现呼吸衰竭。

治疗

- 抗胆碱酯酶药物缓解症状
- 糖皮质激素，免疫调节治疗[如静脉注射免疫球蛋白（IVIG），血浆置换]，免疫抑制剂和胸腺切除减轻自身免疫反应
- 支持治疗

对于先天性重症肌无力患者，胆碱酯酶抑制剂和免疫调节剂通常无效，应避免使用。出现呼吸衰竭的患者需进行气管插管和呼吸机辅助通气。

对症治疗 胆碱酯酶抑制剂是对症治疗的主要药物，但其不能改变疾病进程。此外，这类药物极少能够缓解患者的所有症状，并且可产生耐药性。溴吡斯的明的初始剂量是 60mg，每3~4小时口服一次，可根据症状调整剂量，渐加至最大量每剂 120mg。肠外营养治疗时（如由于吞咽困难），可予新斯的明（1mg 新斯的明 = 60mg 溴吡斯的明）替代。使用胆碱酯酶抑制剂出现腹部痉挛或腹泻时，可予阿托品 0.4~0.6mg（和溴吡斯的明或新斯的明同时服用）或丙胺太林 15mg 口服，每日3~4次。

对治疗反应良好但随后症状恶化的患者需暂停抗胆碱酯酶药物并行呼吸支持，因其可能发生胆碱能危象。

免疫调节治疗 免疫调节可以抑制自身免疫反应、减缓疾病进程，但不能迅速缓解症状。连用静脉注射免疫球蛋白5日（400mg/kg 体重计算剂量，每日1次），70%的患者在1~2周内病情改善。其疗效可持续1~2个月。血浆置换（如在7~14日内累计5次共3~5L 血浆置换）可以有类似的效果。

多数患者需使用糖皮质激素维持治疗；但激素无法迅速改善肌无力危象，超过1/2的患者甚至在接受大剂量激素治疗短期内，病情短暂加重（随后缓解）。可予起始剂量，泼尼松 10mg 口服，每日1次；每周增加 10mg，直至每日 60mg，

可维持此剂量约 2 个月,随后缓慢减量。症状改善需要数月。在能够控制症状的前提下,将激素尽可能减量。

每天口服硫唑嘌呤 1 次(2.5~3.5mg/kg 体重),其效果可能等同于糖皮质激素,但需要数月才能达到显著疗效。环孢素(2~2.5mg/kg 体重,每日 2 次,口服),可减少激素的用量。上述药物需要谨慎使用。

其他有效药物包括甲氨蝶呤、环磷酰胺和吗替麦考酚酯等。

对于大多<80 岁且患有全身型 MG 的患者,可行胸腺切除术;有胸腺瘤的患者必须行胸腺切除术。术后,80% 的患者症状可得到缓解或只需要使用较低剂量的维持量药物。

对于药物治疗无效的肌无力危象和胸腺切除术前患者,血浆置换术或静脉用免疫球蛋白可能有效。

> **关键点**
> - 对波动性眼上睑下垂、复视和肌肉无力的患者考虑重症肌无力
> - 完善血清 AChR 抗体(通常存在于重症肌无力时)检测和肌电图(EMG)检查明确诊断
> - 在确诊之后,检测是否有胸腺增生、胸腺瘤、甲状腺功能亢进和自身免疫性疾病,它们通常伴随重症肌无力发生
> - 大多数患者,可予抗胆碱酯酶药物缓解症状,免疫调节治疗延缓疾病进展辅助减轻症状;先天性 MG 患者无需上述治疗
> - 对抗胆碱酯酶药物治疗反应良好的患者病情突然恶化,则暂停使用该类药物并提供呼吸支持

神经根疾病

(神经根病)

神经根病可引起节段的根性症状(按皮节分布的疼痛、感觉异常和神经根支配区域的肌无力)。诊断依赖影像学、肌电图及排查潜在疾病的系统性检查。治疗主要为对因治疗,可予 NSAID 等镇痛药物和激素来缓解症状。

神经根疾病是由脊柱内或邻近脊柱病变压迫神经根所致的一类急性或慢性疾病。此类疾病最常见的病因是:
- 椎间盘突出

类风湿关节炎或骨关节炎所致骨性改变,特别是颈椎和腰椎的病变,也可能压迫孤立的神经根。

少见情况下,癌性脑脊膜病可累及大片、多数神经根。罕见情况下脊髓占位性病变(如硬膜外脓肿或肿瘤、脊膜瘤、神经纤维瘤)可能主要表现为根性症状而不是常见脊髓症状。糖尿病会导致神经根缺血而引起胸部或四肢疼痛的神经根病。感染性疾病,譬如分枝杆菌(结核)、真菌(如组织胞浆菌病)和螺旋体(如莱姆病、梅毒)感染等,有时也可以影响神经根。带状疱疹感染通常引起痛性神经根病并伴有相应皮节感觉缺失和特征性皮疹,但此病也可能累及运动根、引起相应节段肌无力和反射消失。巨细胞病毒导致的多神经根炎是 AIDS 的一个并发症。

症状及体征

神经根疾病多引起受累脊髓节段的特征性神经根症状,表现为疼痛和节段性神经功能障碍(表 233-5)。运动神经根受累表现为所支配肌肉的无力、萎缩可出现弛缓性瘫痪伴肌束颤动。感觉神经根受累则引起相应皮节的感觉缺损。对应节段的腱反射可能减弱或消失。电击样疼痛可放射至受累神经根支配区域。

表 233-5 不同脊髓平面神经根病的常见症状

脊髓平面	症状
C6	斜方肌脊和肩峰处疼痛,常放射至拇指,并有上述区域的感觉异常和感觉减退
	肱二头肌无力
	肱二头肌和肱桡肌反射减退
C7	肩胛骨和腋窝疼痛,放射至中指
	肱三头肌无力
	肱三头肌反射减退
T(任一胸髓节段)	环绕胸廓的束带状感觉障碍
L5	臀部、大腿后侧面、小腿和足部的疼痛
	足下垂伴胫前肌、胫后肌和腓肌无力
	胫前和足背部感觉消失
S1	沿腿后和臀后的疼痛
	腓肠肌内侧头无力伴踝部跖屈受损
	踝反射消失
	腓肠肌侧面至足部的感觉消失

运动可加重疼痛,这是由于运动后压力可通过蛛网膜下腔传导至神经根(如脊柱活动、咳嗽、打喷嚏、瓦尔萨尔瓦动作等)。马尾病变可影响多根腰骶神经根出现双下肢根性症状的同时,也可影响括约肌和性功能。

研究指出,脊髓压迫症可表现为:
- 异常感觉平面(脊髓某平面以下的明显的感觉改变)
- 四肢瘫或弛缓性双下肢瘫
- 压迫位置以下的反射异常
- 早期反射减退随后反射亢进
- 括约肌功能障碍

诊断
- 神经影像
- 某些时候需要电生理检查

出现神经根症状需要进行受累区域的 CT 或 MRI 检查。仅在有 MRI 禁忌(如植入起搏器或其他金属)且 CT 诊断不明确时行脊髓造影术。可根据症状和体征来确定行影像检查的部位。如不能确定受累平面,则需行电生理检查来明确受累的神经根,但该检查不能帮助明确病因。

如影像学检查无结构异常,进一步行脑脊液检查来除外感染性或炎性疾病。同时行查空腹血糖以筛查糖尿病。

治疗
- 病因治疗和疼痛治疗

特殊病因引起的神经根病变需对因治疗。急性期疼痛

需给予适当的镇痛药(如 NSAID,有时可给予阿片类药物)。NSAID 对有炎症参与的疾病尤其有效。肌肉松弛剂、镇静剂和局部治疗收效甚微。如果使用非阿片类镇痛药症状没有减轻,可全身或硬膜外注射给予糖皮质激素;然而,镇痛往往是温和而暂时的。可给予甲泼尼龙,6 日内逐渐减量,开始时每日 24mg 口服,而后每日减少 4mg。

慢性疼痛较难处理。对乙酰氨基酚和 NSAID 通常只对部分患者有效,长期服用有很多风险。阿片类药物易成瘾。三环类抗抑郁药和抗癫痫药物可能有效,物理治疗和心理咨询师也可能有所帮助。如果常规治疗均未见效,对于少数患者,传统或民间疗法(如经皮神经电刺激、脊柱推拿、针灸、草药等)可以尝试。

> **关键点**
>
> - 对有节段性缺损的患者,如存在皮节区感觉异常(如疼痛、感觉异常),和/或在神经根水平运动异常(如无力、萎缩、肌束震颤、反射减弱),应怀疑神经根疾病
> - 如果患者有感觉平面,双侧弛缓性无力和/或括约肌功能障碍,则怀疑脊髓压迫
> - 如果临床表现暗示神经根病,应做 MRI 或 CT 检查
> - 使用镇痛药,有时可使用糖皮质激素治疗急性疼痛,并考虑其他药物和其他治疗,以及镇痛药,用于慢性疼痛

椎间盘髓核突出
(椎间盘突出;破裂;脱出)

髓核突出是指椎间盘中心区域突破外周纤维环而脱出。外周纤维环的破坏会引起疼痛。当椎间盘压迫邻近的神经根后会引起节段性神经根病,表现为受累根支配区域的感觉异常和无力。诊断依靠 CT 或 MRI。轻微病例可在必要时给予镇痛药来治疗。多数患者无需卧床休息。如果患者存在进展性神经功能障碍、顽固性疼痛或括约肌功能障碍,可能需行紧急手术(如椎间盘切除术、椎板切除术)。

脊椎骨经由软骨盘分隔,后者由外部的纤维环和内部的髓核构成。当出现变性改变时(伴或不伴有外伤)可引起腰椎或颈椎处的髓核自纤维环突出或破裂,髓核可向后外侧或后方突入硬膜外间隙。当脱出的髓核压迫或刺激神经根后引起神经根病(参见第 1773 页)髓核向后突出可压迫脊髓或马尾,尤其是先天性椎管狭窄时(椎管狭窄)。在腰椎处,>80% 的椎间盘破裂影响到 L5 或 S1 神经根;而在颈椎处,C6 和 C7 是最易受累的部位。椎间盘突出很常见。

症状及体征

椎间盘突出常不引起临床症状,或者引起受累神经根分布区的症状和体征。疼痛症状往往突然发生,卧床休息往往能缓解背部疼痛。相反,由硬膜外肿瘤或脓肿引起的神经根病起始得更隐匿,并且卧床休息会加重背部疼痛。

腰椎间盘突出的患者,直腿抬高试验时,因神经根受牵拉,出现背部和腿部的疼痛(如果椎间盘是中央突出的,则表现为双侧疼痛);坐时伸直膝关节也可引起疼痛。

颈椎间盘突出的患者,头颈屈曲和侧弯时亦会感到疼痛。颈髓受压可能引起双下肢痉挛性瘫痪,如果急性起病可出现四肢瘫。

马尾受压常因括约肌功能障碍而引起尿潴留或尿失禁。

诊断

- MRI 或 CT

CT、MRI 检查可以明确病因和确切的受累平面。在极少数情况下(如 MRI 检查禁忌且 CT 不能明确诊断),CT 脊髓造影术是必要的。肌电图检查可明确受累的神经根。椎间盘突出常常是无症状的,因此,临床医师在有创治疗前必须仔细地将临床症状和 MRI 上的异常进行比对。

治疗

- 首选保守治疗
- 出现进行性或严重的神经缺损症状时考虑侵袭性手术治疗
- 脊髓受压时需要评估急诊手术指征

由于椎间盘随着时间会变干缩小,无论有无治疗,椎间盘突出的症状均会减轻。超过 85% 的椎间盘突出患者可在大约 6 周内不通过手术而自行恢复。

通常仅对患者行保守治疗,除非神经功能障碍渐进性加重或症状十分严重。应尽量避免重体力劳动或剧烈运动,但可进行一些能耐受的行走或轻微活动[如应用正确的方式提举物体<2.5~5kg(5~10lb)];应尽量避免长期卧床(包括牵引)。必要时可给予对乙酰氨基酚,或其他 NSAID 类镇痛药物来缓解疼痛。如非阿片类镇痛药不能缓解症,可予全身或硬膜外注射糖皮质激素;然而,其镇痛效果往往是温和而暂时的。可给予甲泼尼龙,6 日内逐渐减量,开始时每日 24mg 口服,而后每日减少 4mg。

理疗和运动可以改善姿势和增强背部肌肉,并进一步减少脊柱活动所致神经根压迫或激惹。

如出现以下情况,需考虑行侵袭性手术治疗:
- 腰神经根病引起持续或进行性加重的神经系统损害,尤其是出现客观性缺损(如无力、深反射消失等)时
- 剧烈的根痛或严重的感觉缺损且用药物难以缓解

通常可选择显微镜下椎间盘切除术或椎板切除术而达到祛除脱出物质的目的。经皮穿刺祛除椎间盘膨出物这一方法仍处于评估中。不推荐通过局部注射木瓜凝乳蛋白酶来溶解脱出的椎间盘。如果出现脊髓或马尾的急性压迫(如引起尿潴留或尿失禁),需行急诊手术指征评估。

如果颈神经根病出现脊髓压迫体征,须行急诊手术减压;非手术治疗无效时也可选择手术治疗。

> **关键点**
>
> - 椎间盘突出是很常见的,通常会影响 C6、C7、L5 或 S1 神经根
> - 如果症状突然出现且背痛在休息后可缓解,应考虑椎间盘突出,而非硬膜外肿瘤或脓肿
> - 推荐使用镇痛药,进行轻微的、能耐受的活动和能改善姿势、增强力量的锻炼;如疼痛或病损严重或恶化,可考虑侵入性手术治疗

周围神经病

周围神经病是一个或多个周围神经(神经根或神经丛远端)的功能障碍。其包括多种综合征,典型表现为不同程度的感觉障碍、疼痛、肌无力和肌萎缩、深反射减退及血管舒缩障碍。这些症状可以单一出现,也可以任意组合出现。可依据病史和体格检查初步归类。针极肌电图和神经传导速度(肌电图)检查可以帮助确定受损位置并判断病理生理学变化是原发性轴索变性(通常是代谢性)还是脱髓鞘(通常是自身免疫性)。治疗主要是对因治疗。

周围神经病可累及单一神经(单神经病变),也可以累及不同区域内的≥2的单神经(多数性单神经病),或者同时累及多支神经,呈弥漫受累(多发性神经病)。

单神经病

单神经病的特征性表现是受累神经分布区域出现感觉障碍和肌无力。本病通过临床表现诊断,但确诊需行肌电图检查。治疗为对因治疗,有时需行夹板固定、NSAID口服、糖皮质激素注射等,对于某些严重的神经卡压病变,可行手术治疗。

外伤是急性单神经病最常见的病因,可在如下情况下发生:

- 剧烈的肌肉运动或关节被动过伸可引起局部神经病变,反复的微小创伤(如经常紧握某些小工具、空气锤的过度振动冲击)也可以引起此类疾病
- 骨性突起部位的持续、长时间压力会导致压力性神经病,通常累及浅表神经(尺、桡、腓神经),特别是在体瘦的人群中;这种过度受压可发生于熟睡、中毒、麻醉中或骑脚踏车时
- 行走于狭窄管道内的神经受压可引起卡压性神经病(如腕管综合征)
- 肿瘤、骨质增生、石膏固定或长时间使用拐杖、处于特殊的狭窄姿势(如从事园艺活动)等可使神经受到压迫造成麻痹

出血压迫、神经受寒或受辐射或肿瘤直接侵袭也可引起病变。神经受压可能是短暂的(如由一个活动引起的),也可为固定存在的(如由肿块或解剖异常引起)。

症状及体征

单神经病的特征性表现为受累神经支配区域的疼痛、无力和感觉异常。单纯运动神经受累时,初始表现为无痛性肌无力;而单纯感觉神经受累时,初始表现为不伴无力的感觉障碍。

尺神经麻痹 通常是由尺神经于肘部尺神经沟处受外伤引起的,例如反复用肘部作支撑或儿童期肘部发生骨折后骨骼不对称生长(迟发性尺神经麻痹)等。尺神经在肘管内受压

也可引起本病。压迫可引起环指尺侧和小指感觉异常或感觉缺失;拇指内收肌、小指外展肌及骨间肌出现无力甚至肌萎缩。严重的慢性尺神经麻痹可导致爪形手畸形。尺神经麻痹所致感觉症状和颈神经根病累及C8神经根所致症状类似,但后者通常会影响更近端的C8皮节。

腕管综合征 可为单侧或双侧。它由在腕掌侧走行于腕浅横韧带和前臂屈肌腱之间的正中神经受压产生。这种压迫导致掌桡侧感觉异常,及腕掌部疼痛。疼痛可放射至前臂和肩部。症状可能在夜间更严重。后续可出现拇指、示指、中指掌侧感觉缺失。支配拇指外展和对掌的肌肉可出现无力和萎缩。本病引起的感觉症状与颈神经根病变引起的C6神经根功能障碍相似。

腓总神经麻痹 通常是由腓总神经在腓骨颈的外侧面受压迫引起。它常见于瘦弱卧床患者和习惯性地交叉双腿的体瘦人群。本病可引起足下垂(足背屈和外翻力弱),偶尔可引起小腿前外侧、足背部或第1、第2足趾间皮肤的感觉缺失。L5神经根病可引起类似的功能缺损,但和腓总神经麻痹不同是的是,其往往有臀中肌肌力减弱引起的髋关节外展。

桡神经麻痹 ("周六晚麻痹")是桡神经在肱骨所受压造成,例如长时间将上臂挂在椅背上(如醉酒或熟睡时)。典型症状包括垂腕(腕和手指的伸肌无力)和第1背侧骨间肌手背处皮肤感觉缺失。C7神经根病可引起类似的运动障碍。

诊断

- 临床评估
- 临床诊断不明时行电生理检查

症状和体格检查基本能确定诊断。

通常需要对患者行肌电图检查明确诊断,尤其是通过临床表现不能明确诊断时,例如:

- 区分尺神经麻痹导致的感觉症状和颈神经根病的C8神经根功能障碍
- 区分腕管综合征导致的感觉症状和颈神经根病的C6神经根功能障碍

肌电图检查还能帮助确定损伤位置,评估严重程度和预后。

治疗

需对潜在病因进行治疗。对于压迫性周围神经病的治疗主要是对因治疗:

- 通过手术解除固定压迫(如肿瘤等)
- 对于短暂性压迫症状通常可以通过休息、热敷及避免或限制进行引发症状的活动来得到缓解。一定疗程和剂量的NSAID药物可减轻炎症(如布洛芬800mg每日3次)
- 对于腕管综合征患者,保守治疗包括夹板固定手腕,口服或注射糖皮质激素,及超声波理疗。对于难治性病例,手术松解通常是有效的

支架和夹板经常用来辅助治疗以预防挛缩。保守治疗期间病情仍发生进展时,需考虑行手术治疗。

> **关键点**
> - 如果检查结果表明单个神经受到影响,创伤是最可能的原因
> - 如有必要需做电生理检查以区分单一神经病变、神经根病,及导致类似症状的其他疾病
> - 对于短暂性神经压迫,建议患者避免诱发活动

多数性单神经病

（多数性单神经炎）

多数性单神经病的特点是受影响神经分布区域的感觉障碍和无力。

多数性单神经病变通常继发于结缔组织疾病（如结节性多动脉炎、SLE、其他类型的血管炎、干燥综合征、RA）、结节病、代谢性疾病（如糖尿病、淀粉样变性），或感染性疾病（如莱姆病、HIV感染、麻风病）。尽管糖尿病可导致该病，但其更常出现远端性多发性感觉运动神经病。

多数性单神经病的特点是疼痛、无力及受影响神经分布区域的感觉异常。累及纯运动神经时首先可见无痛性无力，累及纯感觉神经时首先可见感觉障碍，没有无力的表现。其起病通常是不对称的；可同时或相继出现多根神经受累。很多神经广泛受累时可与多发性神经病类似。

症状和检查结果几乎是特异性的。当不能明确诊断时，可行电生理检查以明确诊断、确定病变部位，评估严重程度及估计预后。

治疗基础性疾病。

多发性神经病

多发性神经病是一组周围神经弥漫受累所致疾病，其症状不局限于单一神经分布区域或单一肢体，且常常双侧对称。需行肌电图检查以明确受累神经结构、分布区域及疾病的严重程度，从而找出潜在病因。治疗应纠正病因。

一些多发性神经病（如铅中毒、服用氨苯砜、蜱咬伤、卟啉病或吉兰-巴雷综合征引起的周围神经病）主要累及运动神经纤维；一些则（如由肿瘤引起的背根神经节病、麻风病、艾滋病、糖尿病或慢性维生素 B_6 中毒等引起的周围神经病）主要累及感觉神经纤维。某些疾病（如吉兰-巴雷综合征、莱姆病、糖尿病、白喉等）还可累及脑神经。某些药物或中毒可损害感觉或（和）运动神经纤维（表233-6）。

症状及体征

根据病因，症状可能突然出现或缓慢进展呈慢性病程。由于病理生理学和症状是相关的，多发性神经病通常根据神经受累部位进行分类：髓鞘、神经滋养血管，或轴索。其可能是获得性的或遗传性的。

脱髓鞘 脱髓鞘性多发性周围神经病中很多是由有荚膜的细菌（如弯曲杆菌属）、病毒（如肠道病毒、流行性感冒病毒、HIV）或疫苗（如流感疫苗）触发的感染相关性免疫应答反应引起。据推测，这些病原体中的抗原成分与周围神经系统中的抗原存在交叉反应，从而引发免疫反应（细胞或体液免疫或两者同时存在），最终造成不同程度的脱髓鞘病变。在急性病例（如吉兰-巴雷综合征）中，可发生快速进展的肌无力和呼吸衰竭。在慢性炎症性脱髓鞘性多发性神经病（CIDP），症状可在几个月或几年中复发或逐渐进展。

髓鞘功能障碍通常导致大纤维感觉障碍（感觉异常），显著大于萎缩程度的肌无力及反射明显减弱。本病可能会累及躯干肌和脑神经。脱髓鞘病变一般累及神经全长，同时出现近端和远端症状。症状可能从一侧肢体发展至另一侧而呈不对称，或上肢较下肢更早受累。患者的肌容积和肌张力相对完好。

表233-6 中毒所致周围神经病

神经损伤类型	病因
运动轴索受损	神经节糖苷病，破伤风，蜱咬麻痹 长期接触铅、汞
感觉运动轴索受损	丙烯酰胺、酒精（乙醇）、氯丙烯、砷、镉、二硫化碳、氯苯氧基复合物、雪卡毒素、秋水仙素、氰化物、DMAPN、双硫仑、环氧乙烷、锂、溴代甲烷、呋喃妥因、有机磷酸盐、鬼臼树脂、多氯联苯（PCB）、石房蛤毒素、西班牙毒油、紫杉醇、河豚毒素、铊、三氯乙烯、TOCP、吡甲硝苯脲（PNU）、长春碱
感觉轴索受损	阿米替林、硼替佐米、氯霉素、阿霉素、乙胺丁醇、乙硫异烟胺、依托泊苷、吉西他滨、格鲁米特、肼屈嗪、异磷酰胺、干扰素α、异烟肼、铅、甲硝唑、米索硝唑、一氧化二氮、核苷[地达诺新（ddI）、司坦夫定（d4T）、安西他滨（ddC）]、苯妥英、铂类、普罗帕酮、维生素 B_6、他汀类药物、沙利度胺
脱髓鞘损害	鼠李、氯奎、白喉、六氯酚、莫唑胺、哌克昔林、普鲁卡因胺、他克莫司、碲、齐美定
混合性损害	胺碘酮、乙二醇、金、六角芳烃、正己烷、氰酸钠、苏拉明

DMAPN，二甲胺基丙腈；PCB，多氯联苯；PNU，吡甲硝苯脲；TOCP，磷酸三甲酚酯。

神经滋养血管损害 慢性动脉硬化性缺血、血管炎、感染以及高凝状态可以损害神经血供，导致神经梗死。

通常情况下，首先发生小纤维感觉和运动功能障碍。患者通常表现为烧灼样疼痛。并有痛温觉受损。神经滋养血管损害（常见于血管炎或感染）起始可为多数性单神经病，当双侧多发神经受累时，则类似多发性神经病。疾病早期症状多不对称，并且较少累及四肢近端1/3的肌肉以及躯干肌。本病较少累及脑神经，除了可累及第Ⅲ对脑神经（动眼神经）的糖尿病性周围神经病。此后，随神经病灶的融合，其症状和体征渐渐变得对称。有时会出现自主神经功能异常和皮肤营养改变（如萎缩、皮肤发亮）。患者肌无力程度与肌萎缩度一致，深反射多不会完全消失。

轴索病变 轴索病变更易发生在肢体远端；可能是对称性或不对称性的。

对称性轴索病变多由中毒-代谢性疾病引起。常见病因包括以下：

- 糖尿病
- 慢性肾功能不全
- 化疗药物副作用（如长春碱）

轴索病变也可能是由营养缺乏（最常见的是维生素 B_6、维生素 B_{12} 或维生素 E）或维生素 B_6、酒精摄取过多所造成。较少见的代谢性病因包括甲状腺功能减退、卟啉病、结节病和淀粉样变性。其他病因还包括特殊感染（如莱姆病）、毒品（一氧化二氮）、化学药剂暴露（如橙剂、正己烷）或重金属中毒（如铅、砷、汞）等。在小细胞肺癌相关的副癌综合征患者中，背根神经节和感觉轴索的病变可引起亚急性感觉性周围神经病。

原发性轴索功能障碍初期表现可能是粗大或（和）细小神经纤维功能障碍。通常，此类病变引起的周围神经病存在四肢远端对称性手套袜子样分布的感觉异常；症状由下肢逐渐向上肢发展，从肢体远端进展到肢体近端。

不对称性轴索损害可以由感染伴随性或血管性疾病引起。

诊断
- 电生理检查
- 根据拟诊的神经病类型行相应的实验室检查

多发性神经病多见于存在弥漫或多部位感觉损害和或腱反射不亢的肌无力表现的患者。然而，如果检查结果相对弥漫，但起病不对称，则可能是多数性单神经病发展所致。

> **经验与提示**
> - 如果检查结果符合多发性神经病，应确定初始症状是否不对称（不对称提示可能为多数性单神经病）

临床表现，尤其是起病速度，有助于诊断和明确病因，比如：
- 不对称性周围神经病提示疾病损害髓鞘或神经滋养血管
- 对称性周围神经病或远端周围神经病则提示中毒或代谢性疾病
- 缓慢进展、慢性周围神经病提示可能是遗传性、长期毒物暴露或代谢性疾病
- 急性周围神经病提示病因可能是自身免疫、血管炎、毒物、药物、感染、感染后炎症反应或癌症
- 不对称性轴索损害伴有皮疹、皮肤溃疡和雷诺现象时，提示高凝状态、感染伴随疾病或自身免疫性血管炎
- 体重减轻、发热、淋巴结肿大以及肿块往往提示肿瘤或副癌综合征

所有多发性神经病患者均需要考虑轴索病变的可能。

电生理检查　不论临床倾向如何，针极肌电图（EMG）和神经传导速度检查有助于明确周围神经病的分类。至少，应做两下肢 EMG 以评估不对称性和轴索缺失的程度。由于针极肌电图和神经传导速度仅仅可以评估肢体远端的粗大有髓纤维，所以，对于近端脱髓鞘性疾病（如早期吉兰-巴雷综合征）和主要累及细小纤维的疾病患者，针极肌电图检查通常是正常的。此时，需依据患者的临床症状来选择定量感觉神经、自主神经功能检查，或行皮肤穿刺活检。

实验室检查　所有患者需要做的实验室检查包括血常规、电解质、肾功能、RPR、2-h 葡萄糖耐量试验、空腹血糖、HbA_{1C}、维生素 B_{12}、叶酸和甲状腺功能。可行血清蛋白电泳检查。由多发性神经病的类型来决定是否需要其他的测试。当 EMG 和临床对类型判断有分歧时，应完善针对所有类型的检测。

对于**急性脱髓鞘性周围神经病**的处理与吉兰-巴雷综合征相同：需测定患者的最大肺活量以明确是否存在早期呼吸衰竭。对于急性或慢性脱髓鞘病变，需进行感染性疾病或免疫功能相关的检查，包括肝炎、HIV 和血清蛋白电泳。同时，需完善腰穿；自身免疫反应引起的脱髓鞘病变常会引起脑脊液的蛋白细胞分离，即蛋白升高（>45mg%），但白细胞计数正常（≤5/μl）。

对于神经滋养血管损害或不对称性轴索性多发神经病，需排查高凝状态和感染伴疾病或自身免疫性血管炎，特别是临床表现支持的患者；至少要行血沉，血清蛋白电泳，和类风湿因子，抗核抗体，以及血清 CK 的检测。急性起病的疾病引起肌肉损害时，患者 CK 可升高。若有高凝的个人史或家族史，需要进行凝血功能的检测（如蛋白 C、蛋白 S、抗凝血酶Ⅲ、抗心磷脂抗体、同型半胱氨酸水平等）。若患者临床症状和体征提示结节病、丙肝或结节性肉芽肿[也叫韦氏肉芽肿病（Wegener granulomatosis）]时，需进行此类疾病相关检查。如果无法明确病因，可以行神经或肌肉活检。通常活检受累的腓肠神经。毗邻腓肠神经的肌肉、股四头肌、肱二头肌或三角肌可进行活检。被检肌必须是中度无力且未被针极肌电图检过。如被检肌对侧的肌肉有肌电图异常，活检通常有阳性结果，尤其在对称性的周围神经病中。神经活检对于诊断对称性和不对称性的多发性周围神经病均有帮助，但对诊断不对称性轴索性周围神经病更具意义。

如果常规检查不能明确远端对称性轴索病的病因，需检测 24 小时尿重金属含量和尿蛋白电泳。如果怀疑为慢性重金属中毒，阴毛和腋毛的检测将有助于诊断。根据患者病史和体征决定是否需要进行其他有关病因的检查。

治疗
- 对因治疗
- 支持治疗

如果可能的话，治疗主要为纠正病因；祛除引起疾病的药物或毒素，或者纠正不良饮食习惯引起的营养不良。尽管这些手段可以阻止病情进展和减少症状，但疾病恢复缓慢且可能不完全。如果无法纠正病因，则应侧重于减少残疾和缓解疼痛。理疗师和作业治疗师可推荐有效的辅助器械。三环抗抑郁药如阿米替林或抗惊厥药如加巴喷丁对缓解神经痛（如糖尿病性烧灼样足）是有用的。

对于脱髓鞘性多发性神经病患者，通常可以使用免疫调节治疗：
- 对于急性脱髓鞘病变，可用血浆置换或静脉注射丙种球蛋白
- 对于慢性脱髓鞘病变，可用血浆置换、静脉注射丙种球蛋白、糖皮质激素和/或抗代谢药物

> **关键点**
> - 如果患者有弥漫性感觉缺损和或无力（无反射亢进），应怀疑多发性神经病
> - 缓慢进展的慢性多发性神经病，需考虑遗传性、长期接触有毒物质或代谢性疾病可能
> - 对称性远端神经病，考虑中毒或代谢性病因
> - 不对称多发性神经病，考虑累及髓鞘或神经滋养血管的疾病
> - 多发性神经病伴有萎缩不明显的肌无力和腱反射减退时考虑脱髓鞘疾病
> - 多发性神经病伴有痛温觉异常，与无力成正比的肌萎缩，或不成比例的反射保留，考虑神经滋养血管受累
> - 所有多发性神经病均需考虑轴索病变

臂丛和腰骶丛疾病

臂丛或腰骶丛疾病引起相应肢体的痛性感觉运动障碍。

神经丛由数根神经根合并而成（图233-1），其症状与单独的神经根或神经分布不符。头端臂丛神经病变累及双肩，尾端臂丛神经病变累及双手，而腰骶丛神经病变累及双下肢。

神经丛病变通常由物理压迫或损伤引起。婴儿出生时受到牵拉可引起本病。而在成人中，其病因通常是外伤（典型情况为跌倒时头部在外力作用下远离肩膀牵拉臂丛）或转移癌浸润（常见的有乳腺癌或肺癌侵犯臂丛，肠癌或胃癌侵犯腰骶丛）。接受抗凝治疗的患者，可出现血肿压迫腰骶神经丛的症状。神经纤维瘤偶尔也可累及神经丛。其他病因还包括放射后纤维化（如在乳腺癌放射治疗后）以及糖尿病。

尽管急性臂丛神经炎（痛性肌萎缩，Parsonage-Turner综合征）可以发生在任何年龄，但以男性，尤以年轻人多见。其病因不明，可能为病毒感染或免疫性炎症反应。

症状及体征

临床表现包括肢体疼痛和与不符合单一神经根或周围神经分布的运动或感觉缺失。

急性臂丛神经炎的表现包括剧烈的锁骨上疼痛、无力和反射减退，伴臂丛神经支配区域轻度感觉障碍。肌无力和反射减退通常在疼痛缓解后出现，患者可在3~10日内出现严重肌无力，并通常在数月内逐渐恢复。最常见的受累肌是前锯肌（导致翼状肩胛），其他受累肌包括臂丛神经上干肌前骨间神经（前臂处——患者不能用拇指和示指做成"O"形）支配的肌肉。

诊断

- 针极肌电图和神经传导速度测试
- 对受累神经丛行MRI或CT检查

诊断主要依靠临床。需要对患者行针极肌电图和神经传导速度测试来明确受累神经在解剖上的分布（包括可能累及的神经根）。对受累神经丛和相邻脊柱行MRI或CT检查以明确有无肿瘤浸润或血肿压迫等。除了典型臂丛神经炎，应尽早对所有非外伤性神经丛病变行MRI或CT检查。

治疗

- 直接对因治疗

尽管常使用皮质激素来治疗神经丛病，但此药疗效并未得到证实。当创伤、血肿以及良性或转移性肿瘤引起该病时，可行手术治疗。对于转移性肿瘤，可行放疗和或化疗。控制血糖对于治疗糖尿病性神经丛病有效。

> **关键点**
> - 神经丛病变通常由压迫或损伤引起
> - 如果患者在几天内出现严重的锁骨上疼痛，随后有无力和反射减退，数月后消退，怀疑是急性臂丛神经炎
> - 如果疼痛或周围神经功能缺损并不符合神经根或周围神经分布，怀疑为神经丛病变
> - 在大多数情况下，做肌电图和MRI或CT检查
> - 对因治疗

脊肌萎缩症

脊肌萎缩症（spinal muscular atrophies，SMA）是一类包括数种类型的遗传性疾病，特征表现为脊髓前角细胞和脑干运动核进行性变性所致肌肉萎缩。本病可于婴儿期或儿童期起病。症状因类型而异，包括肌张力减低；反射减退；吸吮、吞咽和呼吸困难；生长发育迟滞；在严重类型中，患者早亡。该病的诊断有赖于基因检测。治疗多为对症支持治疗。

脊肌萎缩症通常是由定位在5号染色体短臂上的单基因突变引起的常染色体隐性遗传病。突变引起纯合子缺失而发病。该病可能会累及中枢神经系统而并非单纯的周围神经系统病变，本症主要有4型。

Ⅰ型脊肌萎缩症（Werdnig-Hoffmann病） 在胎儿期或在出生6个月内起病，临床表现包括肌张力减低（多在出生时就被发现）、反射减退、舌肌束颤且明显的吸吮、吞咽困难，最终出现呼吸困难。死因通常是呼吸衰竭。95%的患儿在1岁内死亡，其余的多在4岁内死亡。

Ⅱ型（中间型）脊肌萎缩症 其症状通常在患儿出生3~15个月内出现；仅<25%的患儿能学会端坐，不会行走或爬行。患儿的肌肉松弛无力并且有肉跳，但在年幼患儿中可能较难察觉。伴有深反射消失，可能存在吞咽困难。大多数患儿在2~3岁时仅能靠轮椅行走。患儿多在年幼时死亡，死因通常是呼吸系统并发症。但有时，本病可能会自发停止发展，仅遗留下永久性不进展的肌无力，极可能伴有严重的脊柱侧弯和其他并发症。

Ⅲ型脊肌萎缩症（Wohlfart-kugelberg-Welander病） 通常在患儿出生后15个月到19岁间发病。临床表现类似Ⅰ型，但进展缓慢且预期寿命较长；部分患者的生存期与常人相同。部分家族性病例继发于特殊酶的缺乏（如己糖胺酶缺乏症）。对称性的肌无力和肌萎缩大多从肢体近端发展到远端，下肢的表现更明显。症状多从股四头肌和屈髋肌开始，随后逐渐累及双上肢。患者的生存期与是否存在呼吸系统并发症直接相关。

Ⅳ型脊肌萎缩症 可以是常染色体隐性遗传、常染色体显性遗传或X伴性遗传，多为成年起病（起病年龄在30~60岁），症状主要是缓慢进展的近端肌无力和萎缩。本病较难与以下运动神经元受损为主的肌萎缩侧索硬化相鉴别。

诊断

- 电生理检查
- 基因检测

肌肉萎缩和迟缓性瘫痪的患者需要考虑此病可能，尤其是婴儿和儿童。

需行针极肌电图和神经传导速度的检查；检查需包含脑神经支配的肌群。神经传导多为正常，尽管受累肌临床上没有任何症状，但肌电图上可表现为失神经支配。

确诊需行基因检查，约95%的患者可以检测到致病基因突变。偶尔需行肌肉活检。血清酶（如肌酸激酶、醛缩酶）可能会轻度升高。

如有家族史，行羊膜腔穿刺术也具有诊断意义。

治疗

- 支持治疗

本病没有特殊的治疗方法。理疗、支具和特殊器械可以防止脊柱侧弯和肌肉挛缩，从而帮助患者处于功能位或减缓疾病进程。理疗师和作业治疗师可推荐适当的设备来提高患儿的自理和自我照顾的能力，让患儿可以自行进食、书写或使用电脑等。

> **关键点**
> - 如果婴儿和儿童有不明原因的肌肉萎缩和弛缓性无力，对其进行脊肌萎缩症的评估
> - EMG 显示肌肉失神经支配
> - 进行基因检测以证实脊肌萎缩症的存在和类型
> - 将患者转给理疗师和作业治疗师，他们可以帮助患者学会更独立地活动

胸廓出口综合征

胸廓出口综合征（thoracic outlet compression syn-dromes）是一组以颈、肩、臂和手部疼痛和感觉异常为特征，概念尚不明确的疾病。臂丛神经（可能包括锁骨下血管）等穿过胸廓出口的结构受到压迫引起本病，但是其具体机制尚不明确。目前尚无特定的诊断方法。治疗包括理疗、镇痛，严重病例可行手术治疗。

发病机制尚不明确，但有时是由于臂丛神经下干（可能包括锁骨下血管）等结构在穿过第1胸肋、斜角肌间的胸廓出口而未入腋窝前受到压迫所致。压迫可能是由于颈肋、异常的第1胸肋、斜角肌位置异常、锁骨骨折愈合不良等引起。该综合征在女性多见，且多在 35~55 岁发病。

症状及体征

疼痛和感觉异常多起自颈肩部，逐渐累及手臂和手掌的尺侧，有时会发展到邻近的前胸壁。多数患者在疼痛侧 C8~T1 支配区域有轻微至中等程度的感觉障碍；少数患者手部会出现明显的血管-自主神经改变（如发绀、肿胀）。整个受累手出现肌无力的情况较为少见。

罕见的并发症包括雷诺现象和肢体远端坏疽。

诊断

- 临床评估
- 电生理检查及臂丛和/或颈椎 MRI 检查

症状的累及范围有助于诊断。多种手法可用以明确是否存在血管结构受压（如拉伸臂丛神经），但这些方法的敏感性和特异性还不确定。锁骨或腋窝顶部听到杂音或 X 线发现颈肋有助于诊断。尽管血管造影可发现腋动脉或腋静脉扭折或部分性梗阻，这些发现都不是诊断本病的铁证。所有具有提示性症状的患者都应进行电生理检查，以及臂丛或颈椎 MRI]，两者都做通常也是有必要的。

治疗

- 理疗和镇痛
- 严重患者行手术治疗

对于大多数没有客观神经系统损害的患者，理疗、NSAID 和小剂量三环类抗抑郁药等治疗有效。如果明确存在颈肋或锁骨下动脉压迫，需有经验的专家决定是否需要行手术治疗。除少数病例外，手术治疗仅用于有明显症状的或进行性神经血管功能损害的患者以及对保守治疗无反应的患者。

> **关键点**
> - 如果患者有不明原因的疼痛和感觉异常，且开始于颈部或肩膀并沿着臂内侧向下延伸，应考虑胸廓出口综合征
> - 行电生理检查并通常行臂丛和/或颈椎 MRI 检查
> - 对大多数患者可给予镇痛药和理疗
> - 如果患者有颈肋或锁骨下动脉压迫及经保守治疗仍在进展的神经血管损害，应考虑手术治疗

234. 朊病毒病

（传染性海绵样脑病）

朊病毒病（prion disease）是一种进展性、致死性且不可治愈的脑部病变。主要类型包括：

- 克-雅病（Creutzfeldt-Jakob disease，CJD），经典型（通常散发）
- 变异型 CJD（Vcjd；通过食用被朊病毒感染的肉类食物获得）
- 可变蛋白酶敏感型朊病毒病（VPSPr；散发）
- 格-斯-施综合征（Gerstmann-Sträussler-Scheinker syndrome，GSS；遗传）
- 致死性失眠（FI；包括了散发和遗传形式）
- 库鲁病（Kuru disease）（通过食人礼仪获得）

最近确定的一种朊病毒疾病被称为腹泻和自主神经病

变相关的朊病毒病。这种类型具有遗传性。

朊病毒病是由一种确切功能不明的正常细胞表面脑蛋白——朊蛋白（PrPC）异常折叠所致。错误折叠的朊蛋白被称为朊病毒或羊瘙痒病蛋白（PrPSc——得名于羊原型朊病毒疾病）。

朊病毒（PrPSc）具有致病性且通常有传染性。它们引起朊病毒病是通过：

- 复制：朊病毒诱导朊蛋白的构象转变，造成重复的PrPSc，后者通过连锁反应，使更多朊蛋白转变为朊病毒。这一转变过程使朊病毒扩散到脑的各个区域
- 引起神经元细胞死亡
- 变得可转移

大部分的PrPSc非常不易变性（与β-淀粉样蛋白相似），导致其在细胞内缓慢但无法遏制的聚集及神经元死亡。伴随的病理改变包括胶质增生及特征性的空泡样（海绵样）改变，引起痴呆和其他神经功能缺损。症状在第一次接触朊病毒后的数月至数年内逐渐发展。

所有患痴呆的患者，特别是疾病进展迅速的，都应考虑到朊病毒病的可能。朊病毒病的起源：

- 散发型（自发地开始，没有已知的原因）
- 通过基因遗传（家族性的）
- 通过传染性的传播

散发型朊病毒病 是最常见的一种类型，全球的年发病率约为1/1 000 000。朊病毒最初是如何形成的尚不得知。

家族型朊病毒病 源于20号染色体短臂上PrP基因的缺陷。引起朊病毒病的基因突变是常染色体显性遗传；换言之，只要从父母一方继承了突变的基因就会患病。不过，外显率是可变的；这取决于突变的类型，只有部分突变的携带者有疾病的临床症状。一些缺陷可导致家族性CJD，一些则导致GSS。目前研究者已确认只有一种突变导致FFI，即家族型致死性失眠。特殊密码子（核苷酸序列是基因的基石）的轻微改变可能决定主要的症状和疾病的进展速度。

具有传染性的朊病毒病 是罕见的。它们可以如下方式传播：

- 人与人之间的传播：医源性，经器官和组织移植、使用受污染的手术器械，或罕见的，经输血（如vCJD）或经食人（如库鲁病）
- 动物与人之间的传播：通过食用受污染的肉类（如vCJD）

尚未发现朊病毒病在人与人的日常接触中传播。朊病毒病存在许多哺乳动物（如水貂、麋鹿、鹿、驯养的牛羊）且可以通过食物链在不同种类间传播。然而，在人食用了有牛海绵状脑病（BSE，即疯牛病）的牛肉后即可得病。也只有vCJD被发现能从动物传染给人类。在美国西部的一些州、加拿大、韩国和挪威，人们担心慢性消耗性疾病（CWD），麋鹿和鹿的朊病毒病可能会传染给狩猎、屠宰或食用受感染动物的人。虽然CWD从动物传播给人的可能性并不大，但近期的数据表明如果CWD已经在动物间传播了数次（如在野生环境中可能发生的那样），它可能削弱了病毒在物种间的传播屏障。

朊病毒病的治疗

- 支持治疗

朊病毒病没有有效的治疗方法，主要是支持性的。当疾病确诊后鼓励患者准备预先指示（如临终关怀）。

建议家族型朊病毒病的患者亲属进行遗传学咨询。

朊病毒病的预防

朊病毒能耐受所有标准的消毒措施，并且其他患者、外科医生、病理科医生和处理受感染组织和器械的技术人员都有被传染的危险。

谨慎处理受感染组织和使用正确的消毒器械方法可预防该病传播。以下推荐方案任选：

- 对高压蒸汽灭菌材料在132℃灭菌1小时
- 将它们浸泡在氢氧化钠1N（正常）或10%次氯酸钠溶液1小时

克-雅病

（亚急性海绵样脑病；Creutzfeldt-Jakob病）

克-雅病（Creutzfeldt-Jakob disease，CJD）是最常见的人类朊病毒病。它存在于世界各地，且有几种分型，克-雅病的症状包括：痴呆、肌阵挛和其他中枢神经系统受损。死亡一般发生在感染后的4个月至2年内，取决于分型的不同。治疗方法以支持治疗为主。

克-雅病有几种分型：

- 散发型（sCJD）
- 家族型
- 获得型

散发型克-雅病 最常见，占85%。散发型克-雅病感染者通常大于40岁（中位数约60岁）。

家族型克-雅病 占5%～15%。遗传方式为常染色体显性遗传，家族型克-雅病的患者的发病年龄较散发型克-雅病早，且病程较长。

获得型克-雅病 不足1%。通常在食入受朊病毒（见于变异型克-雅病）污染的牛肉后发生。克-雅病也可医源性传播，通过尸体的角膜或硬脑膜移植、颅内立体定位电极的使用或人垂体提取的生长激素的使用。近一半的医源性克-雅病患者有着和阿尔茨海默病相似的改变。这表明了在医源性克-雅病中，和阿尔茨海默病相似症状者可通过医源性方式获得。

变异型克-雅病（vCJD） 变异型克-雅病是罕见的。大多数病例发生在英国（UK），至2016年11月共有178病例，相比之下所有其他欧洲和非欧洲国家的病例之和只有53例。变异型克-雅病发生于食入患牛海绵状脑病（BSE），即疯牛病的牛的牛肉后。

变异型克-雅病的症状出现年龄（<30岁）较散发型克-雅病年轻。在近期的案例中，潜伏期（食用受污染牛肉到产生临床症状之间）大约12年至20年以上。

20世纪80年代初，由于动物副产品加工的法规过于

宽松，可能使患羊瘙病的羊或患疯牛病的牛的受污染组织，经由牛的饲料，传播了朊病毒（PrPSc）。这使得成千上万的牛感染了疯牛病。尽管疯牛病的影响遍及整个世界，因食用受感染牛肉而患上变异型克-雅病的人却只占少数。

因为疯牛病的潜伏期较长，直至疯牛病在英国大肆流行后，人们才发现其与受污染饲料之间的联系。疯牛病的控制得益于对牛的大规模宰杀以及加工程序的改善，这些都大大减少了神经组织对肉的污染。在英国，变异型克-雅病每年的新发病例，在2000年达到顶峰后，一直在稳步下降，至2011年后只有2例。

有4例变异型克-雅病与输血相关，它们发生在1996～1999年间接受输血的人中。在英国，大约1/2 000的人可能为变异型克-雅病的无症状携带者（基于大量阑尾组织样本的检查），如果这些人去献血或接受外科手术，可能会传播疾病。目前尚不清楚是否有一群因为输入了受污染的血制品，将来可能会发展为变异型克-雅病的潜伏者群体。然而，变异型克-雅病相关的新献血参照标准将会进一步降低通过输血获得该病的风险，虽然这种风险在法国和英国以外本来就是极低的。

虽然变异型克-雅病的案例在北美并未被报道过，疯牛病却已经在北美的几头牛身上被发现（4头在美国，19头在加拿大）。

症状及体征

约有70%的患者表现为记忆衰退、意识混乱，所有的患者最终都会出现上述症状。15%～20%的患者有运动和共济失调，这些症状在发病早期多见。病程的中到晚期经常出现噪音或其他感觉刺激引发的肌阵挛（惊吓阵挛）。变异型克-雅病的患者的精神症状（如焦虑、抑郁），较记忆衰退更显著。两种类型的晚期症状类似。

尽管痴呆、共济失调和肌阵挛是本病的特征性症状，患者也可有其他神经症状（如幻觉、癫痫、周围神经病、各种运动障碍）。

视觉异常（如视野缺损、复视、视物模糊和视觉失认症）在散发型克-雅病中较常见。

诊断

- 弥散加权磁共振
- 脑脊液标志物
- 排除其他疾病

有快速进展性痴呆的老年患者，尤其是伴有肌阵挛或共济失调的患者应考虑此病可能。然而，有些疾病的临床表现与克-雅病类似，必须加以考虑；包括：

- 中枢神经系统血管炎
- 快速进展的阿尔茨海默病
- 桥本脑病（一种自身免疫性脑病，其特点是高甲状腺抗体水平，且对糖皮质激素有反应）
- 血管内淋巴瘤（一种罕见的淋巴瘤）
- 累及边缘系统、脑干和小脑的脑炎
- 路易体痴呆
- 锂或铋中毒

对于有英国或其他高危国家的受朊病毒污染的牛肉接触史的有症状年轻患者，或是有克-雅病家族史（家族型克-雅病）的患者，需考虑克-雅病的可能。散发型克-雅病很少发生在年轻患者，对于这些患者，其他疾病必须被排除在外。

诊断可能会比较困难。克-雅病最好的无创诊断方法是：

- 弥散加权磁共振成像

它可以检测到皮质区不断变化的斑片状高信号区（亮区），强烈提示克-雅病的可能。

14-3-3蛋白，脑特异性烯醇化酶，以及tau蛋白的脑脊液含量通常增加，但这并非克-雅病所特有。一种名为实时震动诱导转化（RT-QUIC）的相对较新的CSF测试，放大并检测脑脊液中极少量的朊病毒活性；这种测试似乎比以往的脑脊液测试更准确。类似的测试可以通过识别尿液中的朊病毒来检测克-雅病。

完善脑电图。约70%的克-雅病患者脑电图呈阳性；脑电图显示特征性周期性尖波，但这种模式通常发生在疾病的晚期，并且可能只是一过性的。脑组织活检通常没有必要。

预后

患者多在6～12个月后死亡，肺炎是常见死因。与散发型克-雅病相比，变异型克-雅病的生存期较长（平均1.5年）。

治疗

- 支持治疗

克-雅病没有治疗有效的方法。治疗主要是支持性的。

预防

由于缺乏有效的治疗方法，预防传染性克-雅病显得更为重要。

处理可疑患者体液和组织的人员必须戴上手套，避免黏膜接触。被污染的皮肤可用4%氢氧化钠消毒5～10分钟，而后用大量清水冲洗。

消毒方法推荐用132℃高压蒸气消毒1小时，或在1N（常规）的氢氧化钠溶液或10%次氯酸钠溶液浸泡1小时。标准的消毒措施（如甲醛）是无效的。

美国农业部（USDA）近期每月对2 000～5 000头牛进行疯牛病管制。2004年，美国一例疯牛病阳性病例导致平均每天1 000头牛被检测，后来检测逐渐减少至每年40 000头（其中0.1%被宰杀）。

可变蛋白酶敏感性朊病毒病

可变蛋白酶敏感性朊病毒病（VPSPr）是一种罕见的散发型朊病毒病（2008年被发现）。

每100万人有2～3人患可变蛋白酶敏感性朊病毒病。

可变蛋白酶敏感性朊病毒病在异常朊病毒（PrPSc）特

性方面与格-斯-施综合征（GSS）类似。然而，不同于格-斯-施综合征的是，并没有发现朊病毒蛋白基因的突变。

其临床表现不同于克-雅病，且朊病毒 Sc 对蛋白酶消化的抗性较少；一些变异株对蛋白酶比其他株更敏感，因此得名：可变蛋白酶敏感。

患者表现为精神症状，言语障碍（失语和/或构音障碍）和认知障碍。可能会有共济失调和帕金森综合征。发病的平均年龄是 70 岁，生存期为 24 个月。40% 患者有痴呆家族史。

诊断具有一定困难。MRI 脑电图，14-3-3 蛋白和 tau 蛋白的检测通常没有帮助，且 PrP 基因的编码区没有发现基因突变。

可变蛋白酶敏感性朊蛋白病目前只有支持治疗。

格-斯-施综合征

格-斯-施综合征（Gerstmann-Sträussler-Scheinker syndrome，GSS）是一种常染色体显性遗传的朊病毒脑病，通常为中年起病。

格-斯-施综合征在全球均有发病，但与克-雅病相比更少见（仅为其 1%）。其发病年龄较轻（40 岁，小于克-雅病的 60 岁），生存期较长（5 年，长于克-雅病的 6 个月）。

患者有小脑性共济失调的症状：步态不稳、构音障碍和眼震。凝视麻痹、耳聋、痴呆、帕金森病、反射减弱、病理征阳性等均常见。肌阵挛较克-雅明显少见。

有上述特征性的症状、体征和家族史的患者，尤其是年龄≤45 岁的，应考虑格-斯-施综合征。基因检测可明确诊断。对于格-斯-施综合征目前只有支持治疗。

致死性失眠

（致死性家族性失眠症；散发型致死性失眠）

致死性失眠是一类遗传或散发的朊病毒病，可引起睡眠困难、运动障碍和死亡。

致死性家族性失眠症由常染色体显性遗传的 PrP 基因突变引起。

平均发病年龄为 40 岁（从 20 岁后期到 70 岁早期）。预期存活期为 7~73 个月。

致死性失眠的早期症状包括越来越难以入睡和维持睡眠，以及认知功能减退，共济失调和精神症状。后期可能出现交感活性增加（如高血压、心动过速、体温增高、出汗等）。

散发型致死性失眠缺乏 PrP 基因突变。和致死性家族性失眠症相比，平均发病年龄稍大，预期生存期稍长。早期症状包括认知减退和共济失调。患者通常不表现为睡眠异常但是它可以在睡眠检查中观察到。当患者有快速进展的认知障碍伴有行为或情绪变化、共济失调和睡眠障碍时，致死性失眠应被考虑为一种很罕见的可能。当怀疑是散发型致死性失眠时，应及时通过多导睡眠图对患者的睡眠进行检查。基因检测可明确诊断家族型。MRI、脑脊液中 14-3-3 蛋白和 tau 蛋白的检测对本病的诊断没有帮助，但多导睡眠图和 PET（提示丘脑代谢减退）可明确诊断。

对于致死性失眠目前仅有支持治疗。

库鲁病

库鲁病（Kuru disease）是一种罕见的朊病毒脑病，是巴布亚、新几内亚的地方性疾病，并被认为是通过吃人肉的途径而传播。

虽然食人仪式 20 世纪 50 年代结束，库鲁病在 1996 年和 2004 年之间仍有 11 个新病例被报道，意味着该病的潜伏期可能超过 50 年。

库鲁病的症状开始表现为震颤（类似发抖）和共济失调。之后发展为运动障碍如舞蹈样手足徐动、肌束震颤、肌阵挛，而后是痴呆。

脑脊液检查并没有帮助。其他的检测结果鲜有报道。在 PrP 基因上也没有发现具有诊断意义的异常。尸检能发现典型的含 PrPSc 斑块，且在小脑的密度最大。

死亡通常发生在症状开始后的 2 年内；死亡原因通常是肺炎或压疮所致的感染。

对库鲁病目前只有支持治疗。

朊病毒病相关腹泻及自主神经病

腹泻和自主神经病变相关的朊病毒病是一种新的遗传性朊病毒病，主要表现为周围而非中枢神经系统的症状。

该病于 2013 年在一个英国大家庭中被发现，当时尚未被正式命名。

这种病不同于其他朊病毒病，因为：

- 朊病毒淀粉样蛋白不仅存在于中枢神经系统，而且分布在周围神经及内脏器官中；因此，开始主要表现为周围症状，到疾病后期才出现中枢神经系统症状
- 本病与朊病毒基因中一个新的突变（Y163X 突变）相关，它可使突变的朊病毒蛋白发生截断；突变的蛋白因此缺少了将它们拴到细胞膜上的锚，这可能有利于朊病毒蛋白在体液中漂浮并迁移到其他组织

这种新的朊病毒病表明，一个新的突变可以从根本上改变异常蛋白沉积的位置和疾病的临床症状，而且提示我们，对于不明原因的慢性腹泻和神经病变或是那些具有与家族性淀粉样多发性神经病变类似症状的原因不明综合征，诊断时也应考虑朊病毒病。

本病的症状开始于成年早期，包括慢性水样泻、自主神经功能衰竭（如尿潴留、尿失禁、直立性低血压）以及主要累及感觉的周围神经病。患者的认知能力下降和癫痫发作通常发生在 40 多~50 多岁。

本病在起病后的数十年内逐渐发展，患者在症状产生后能存活的最长时间达 30 年。

本病的治疗方法只是对症处理。

235. 发作疾病

发作疾病

发作是大脑皮质灰质的异常、不规则的放电，并引起大脑功能的一过性失常。典型的发作表现为意识障碍、感觉异常、局部的不自主运动和惊厥（随意肌的广泛的剧烈不自主运动）。诊断需结合临床，以及新发的发作疾病的神经影像学、实验室检测和脑电图检查结果，或先前诊断的发作疾病的抗惊厥药物的血药浓度。治疗包括尽可能去除病因、抗癫痫药物和手术（如果抗癫痫药物无效）。

大约2%的成年人在其一生中的某个时间有过发作。这些人中的2/3永远不会再发。

定义 术语上容易混淆。

癫痫（也被称为癫痫发作性疾病）是一种以非诱发性（如与可逆性诱因无关）和间隔大于24小时的反复（≥2次）发作为特征的慢性大脑疾病。单次发作不属于癫痫发作。癫痫多为特发性，但是各种脑部疾病如畸形、卒中、肿瘤可以引起症状性癫痫。

症状性癫痫是由于一个已知的原因（如颅脑肿瘤、卒中）造成的癫痫。它导致的发作被称为症状性癫痫发作。症状性癫痫最常见于新生儿和老年人。

隐源性癫痫是由特殊原因导致的癫痫，但其具体的原因目前尚不清楚。

非痫性发作是由于暂时的异常或应激（如代谢紊乱、中枢神经系统感染、心血管异常、药物毒性、戒断反应或心因性疾病）。儿童患者中发热可诱发发作（热性惊厥）。

心因性非痫性发作（假性发作）是一系列由患者心因性疾病而并非脑部异常电活动所诱发的类似发作的症状。

病因

发作的常见病因（表235-1）随起病年龄不同而异：
- 2岁以前：发热、出生或发育异常、产伤以及代谢疾病
- 2~14岁：特发性发作性疾病
- 成人：脑部创伤、酒精戒断、肿瘤、卒中以及不明原因（占50%）
- 老年人：肿瘤和卒中

在较少见的反射性癫痫中，发作可被某个固定的外部刺激所诱发，如重复性的声音、闪光、视觉游戏、音乐甚至碰触特殊的身体部位。

在隐源性癫痫及难治性癫痫中，一种罕见但越来越明确的原因是抗NMDA（N-甲基-d 天冬氨酸）受体脑炎，尤其是在年轻女性中。这种疾病还会导致精神症状、运动障碍及脑脊液细胞数增多。约60%的抗NMDA受体脑炎的女性合并有卵巢畸胎瘤。这些患者中，畸胎瘤（如果存在）的切除和免疫治疗比抗癫痫药物能更好地控制发作。

分类

发作分为全面性和部分性。

表235-1 发作的病因

分类	病因
自身免疫性疾病	脑血管炎、抗NMDA受体脑炎、多发性硬化（罕见）
脑水肿	子痫、高血压脑病
脑缺血或缺氧	心律失常、一氧化碳中毒、非致死性溺水、近乎窒息、卒中、血管炎
脑外伤*	产伤、钝挫伤、穿通伤
中枢感染	艾滋病、脑脓肿、恶性疟疾、脑膜炎、脑囊虫病、神经梅毒、狂犬病、破伤风、弓形虫病、病毒性脑炎
先天或发育异常	皮质发育异常、遗传性疾病（如fifth day fits†、脂质沉积症如泰-萨克斯病）、神经移行异常（如神经异位症）、苯丙酮尿症
药物和毒物‡	诱导发作的药物：樟脑、环丙沙星、可卡因及其他中枢兴奋剂、环孢霉素A、亚胺培南、铅、戊四氮、苦味毒、士的宁、他克莫司。降低发作阈值的药物：氨茶碱、抗抑郁药（尤其三环类）、抗组胺镇静药、抗疟药、某些抗精神病药（如氯氮平）、丁螺环酮、氟喹诺酮类、茶碱。当苯妥英钠的血药浓度非常高时，会反常地导致发作增加
大范围脑损伤	出血、脑积水、肿瘤
高热	药物毒性（如服用苯丙胺、可卡因）、发热、中暑
代谢性疾病	常见的：低钙血症（如继发于甲状旁腺功能减退）、低血糖、低钠血症。相对少见的：氨基酸尿症、肝性或肾性脑病、高血糖症、低镁血症、高钠血症、新生儿中维生素B_6（吡哆醇）缺乏
神经皮肤疾病	如神经纤维瘤、结节性硬化
压力相关	减压病、高压氧舱治疗
戒断综合征	酒精、麻醉类、巴比妥类、苯二氮䓬类

* 创伤后发作在25%~75%的脑挫伤、颅骨骨折、颅内出血、长时间昏迷或局灶神经功能缺损患者中出现。
† fifth day fits（良性新生儿发作）为发生于4~6日龄原本健康的新生儿的强直阵挛发作；其中一种为遗传所致。
‡ 如果使用中毒剂量，很多药物都会导致发作。
NMDA，N-甲基-d 天冬氨酸。

全面性 在全面发作中，通常两侧大脑皮质均有弥散性的异常放电，多伴有意识丧失。全面发作最多见于代谢性疾病，有时也见于遗传性疾病。全面发作包括：
- 婴儿痉挛
- 失神发作
- 强直阵挛发作
- 强直发作
- 失张力发作
- 肌阵挛发作（如青少年肌阵挛癫痫）

部分性 部分发作中神经元的异常放电起始于一侧大脑皮质,最常源于结构异常。部分发作可被分为:
- 简单部分发作(无意识障碍)
- 复杂部分发作(意识减退但是没有完全丧失)

部分发作可发展为发全面发作(称为继发全面发作)并导致意识丧失。当部分发作扩散并激活两侧大脑半球时会引起继发全面发作。两侧半球的激活可能很快以至于部分发作并未在临床上表现出来或非常短暂。

一个部分发作的修订术语已被提出[1]。在这个系统中,部分发作被称为局灶发作,并且以下术语被用于命名亚型:
- 相对于单纯部分发作:不伴有意识或认识减退的局灶发作
- 相对于复杂部分发作:伴有意识或认识减退的局灶发作
- 相对于继发全面部分发作:演变为双侧或抽搐发作的局灶发作

以上术语尚未普遍使用。

[1] Berg AT, Berkovic SF, Brodie MJ, et al. Revised terminology and concepts for organization of seizures and epilepsies: Report of the ILAE [International League Against Epilepsy] Commission on Classification and Terminology, 2005-2009. Epilepsia, 2010, 51:676-685.

症状及体征

先兆 可在发作前出现。先兆是局灶性开始的简单部分发作。先兆可能由运动或感觉、自主神经、精神症状(如感觉异常、胃气上升感、异常气味、恐惧感、似曾相识感或旧事如新感)组成。旧事如新感指熟悉的地方或经历感觉非常陌生——和似曾相识感相反。多数发作在1~2分钟内自行停止。

全面发作后状态常出现于癫痫大发作之后,表现为:深睡、头痛、意识不清、肌痛,持续数分钟至数小时。有时发作后状态还包括 Todd 麻痹(一过性神经功能缺失,常为致痫灶对侧的肢体无力)。

尽管大剂量的治疗癫痫的药物尤其是抗癫痫药物会降低患者的意识水平,大多数患者在发作间期神经功能正常。任何进行性精神衰退的表现通常与导致癫痫发作的神经疾病相关,而非与癫痫发作本身有关。

偶尔,发作表现为持续性,如癫痫持续状态。

部分发作 部分发作可分为几类。

简单部分发作:可出现运动、感觉和精神症状,而不伴意识障碍。特定的症状反映病变的相应部位(表235-2)。在jacksonian 发作(也称为jacksonian 扩散)中,局部的运动症状由一侧手部开始,扩展到上臂。其他局灶发作通常先累及面部,而后扩展到一侧上肢或下肢。一些部分运动发作开始时一侧上肢上举,之后头部转向该上肢(称为击剑姿势)。

癫痫部分持续状态:是导致局灶运动发作的少见情况,通常累及手臂、手或一侧面部,病程可数天至数年,发病时患者可每几秒或几分钟发作一次。原因常包括:
- 成年人:结构性损害(如卒中)
- 儿童:局部的大脑皮质炎性改变(如 Rasmussen 脑炎),可由病毒感染或自身免疫引起

表 235-2 不同部位部分发作的临床表现

局灶性临床表现	功能异常的部位
双侧肢体强直	额叶(副运动皮质)
单纯抽动(如肢体抽搐、Jacksonian 扩散)	对侧额叶
头眼歪斜	辅助运动皮质
味觉异常(味觉障碍)	岛叶
内脏或自主神经异常	岛叶-前额叶底部皮质
幻嗅、咀嚼、流涎、言语骤停	颞叶前中部杏仁核前盖区
复杂行为的自动症	颞叶
精神原因或睡眠障碍导致的不寻常行为	额叶
幻视(成型的图像)	颞叶后部或杏仁海马区
局部感觉异常(单侧或半侧躯体的麻木刺痛感)	顶叶(感觉皮质)
幻视(不成型的图像)	枕叶

> **经验与提示**
> - 当患者出现短暂的、原因不明、反复发作的精神异常(如幻觉、复杂行为的自动症、语音停止、凝视伴反应下降),需要考虑部分发作

复杂部分发作:发作前多有先兆。发作时,患者可能出现凝视。患者虽然意识受损,但仍能感受到周围环境(如可以有目的地躲避有害刺激)。可有以下表现:
- 口部自动症(不自主的咀嚼或咂嘴唇)
- 肢体自动症(如手部无目的自动运动)
- 发出毫无意义的声音,别人无法理解
- 拒绝帮助
- 癫痫灶对侧肢体的张力性或失张力性姿势
- 头和眼睛转向癫痫灶的对侧
- 来自额中回或眶额部的癫痫灶会导致下肢的骑单车或踏板样运动

运动症状在1~2分钟后消退,但意识与定向障碍可能还要持续1~2分钟。发作后失忆十分常见。如发作时或者全面性发作后恢复意识时对患者进行约束保护,患者可能会有攻击行为。然而,患者较少出现突发的攻击行为。

左侧颞叶癫痫可能导致言语记忆的异常;右侧颞叶癫痫可能导致视觉空间记忆的异常。

全面发作 发作时通常有意识丧失,运动功能异常通常从一开始就会出现。

婴幼儿痉挛的特征是突发的上肢屈曲与伸展动作,伴躯干前屈。发作持续数秒,每天发作数次。此种发作只发生在出生后5年内,其后由其他发作形式代替。通常存在发育缺陷。

典型失神发作(以前称为小发作):意识丧失持续10~30秒,有眼睑扑动,伴或不伴躯干失张力。患者不会跌倒或抽搐,他们突然停止活动,而后突然恢复,事后不能回忆且无后遗症状。失神发作与遗传有关,主要发生于儿童。如不治疗,一天内可多次发作。多发生于患者静坐时,可被过度通气诱发,运动时较少发生。神经系统检查与认知功能检查通常是正常的。

不典型失神发作:经常作为 Lennox-Gastaut 综合征(一

种4岁前起病的严重的癫痫）的一部分出现。不典型失神发作与典型失神发作区别如下：
- 持续时间更长
- 抽动或自动症更常见
- 意识不完全丧失

许多患者有神经系统受损病史、发育迟滞史、伴有异常的神经系统查体结果和其他类型的发作。不典型失神发作通常持续至成年。

失张力发作：多发生于儿童，常作为Lennox-Gastaut综合征的一部分出现。特征为短暂完全的肌张力和意识的丧失。患者跌倒在地，有外伤尤其头部受伤的风险。

强直发作：经常在睡觉时发生，尤其是在儿童中。Lennox-Gastaut综合征常是其病因。中轴肌的强直（持续）收缩可以突然发生或缓慢出现，而后扩展到肢体的远端肌肉。强直发作通常持续10~15秒。在持续较长时间的强直发作结束时会有一些快速的阵挛抽动。

强直阵挛发作：可表现为：
- 原发性全面发作
- 继发性全面发作

全面发作时患者通常先大叫一声，继而出现意识丧失、跌倒强直，而后出现四肢与躯干、头部的阵挛性收缩（肌肉收缩与舒张快速交替）。有时伴有大小便失禁和口吐白沫。发作持续1~2分钟。且没有先兆。

继发性全面发作开始发作时常为简单或复杂部分发作，然后发展为类似其他的全面发作。

肌阵挛发作：是短暂的一个或多个肢体或躯干的闪电样抽动。可重复发生，导致强直阵挛发作。抽动可以是双侧或单侧。它与其他双侧肢体运动异常的发作不同，若没有发展为全面性发作一般不会伴有意识丧失。

青少年肌阵挛癫痫：是一种以肌阵挛、强直阵挛和失神发作为表现的癫痫综合征。常出现于青春期。发作以轻微的双侧同步的肌阵挛开始，90%继发全面发作。多发生于早晨醒来的时候，尤其是在睡眠剥夺或饮用酒后。约有1/3的患儿有失神发作。

热性惊厥：就如其定义那样，伴随发热但无颅内感染出现，被视为一种诱发性发作。在3个月到5岁的儿童中发病率有4%。良性的热性惊厥表现为短暂、单独的全身强直阵挛发作。复杂的热性惊厥为局灶性，持续时间>15分钟，或在<24小时内发作≥2次。总的说来，只有2%的热性惊厥患者以后会有后续的癫痫发作。然而，在以下儿童中，出现发作性疾病和热性惊厥复发的风险要远高于其他同龄人群：
- 有复杂热性惊厥的病史
- 同时伴有其他神经系统异常
- 一岁前发作
- 有发作性疾病的家族史

癫痫持续状态 癫痫持续状态有2种形式：惊厥性和非惊厥性。

全面惊厥性癫痫持续状态：至少包括以下一项：
- 强直阵挛发作持续>5~10分钟
- 患者在尚未完全恢复意识的情况下≥2次发作

之所以修改原来的癫痫持续状态的定义即持续时间>30分钟，是为了更快地诊断与治疗。全面发作持续>60分钟而未予以治疗，可导致脑组织的永久性损伤；持续更长时间可以致死。心率和体温会上升。癫痫持续状态原因很多，包括头部外伤和抗癫痫药的快速停药。

非惊厥性癫痫持续状态：包括复杂部分性癫痫持续状态，以及失神性癫痫持续状态。他们通常表现为较长时间的意识状态改变。可能需要脑电图进行诊断。

诊断
- 临床评估
- 新发的发作需要行神经影像学、实验室检查，以及常规地进行脑电图检查
- 已明确的发作性疾病，通常测定抗癫痫药物的血药浓度
- 对于新发或已明确的发作性疾病，依临床提示决定其他检查

对患者进行评估需明确本次事件是否是一次癫痫发作或是其他原因导致的迟钝（如假性发作、晕厥），而后确定可能的病因或诱发因素。对于首次发作的患者，在急诊进行完整检查评估后可予出院。而对明确的发作性疾病患者可在门诊进行评估。

病史 应当询问患者的异常感觉以便能提示是否有癫痫发作的先兆，以及典型的发作表现。患者通常不记得全面发作，所以发作本身的描述必须从目击者那里获得。

其他情况下的临床表现，如突发大脑缺血（可由室性心律失常所致）可有类似发作的表现，包括意识丧失和一些肌阵挛抽动。

> **经验与提示**
> - 突然失去意识的患者，要考虑广泛的大脑缺血（如由于室性心律失常所致），即使目击者报告发现肌阵挛

病史应包括首次和后续的发作情况，如发作持续时间、发作频率、病程演化、最长与最短的发作间期、先兆、发作后状态及诱因等。另外，还应寻找发作的危险因素：
- 既往的脑外伤史或中枢感染史
- 已知的神经科疾病
- 药物使用或停用，特别是软性毒品
- 酒精戒断
- 抗癫痫药物使用的依从性差
- 癫痫或其他神经科疾病家族史

同样应当询问患者是否存在一些少见的诱因（如重复的声音、闪光刺激、视频游戏、碰触身体某个特殊部位）以及可降低发作阈值的睡眠剥夺。

体格检查 在失去了知觉的患者中，发现咬舌，二便失禁（如衣物上有尿液或粪便），或意识丧失后长时间的昏迷，提示存在癫痫发作。

在假性发作中，全身的肌肉活动、对言语刺激反应的消失在初看时很像全面强直阵挛发作。但假性发作可以通过临床表现和真正的发作相区分：
- 假性发作通常持续更久（数分钟或更长）
- 没有发作后思维混乱
- 没有典型的强直期后的阵挛期
- 肌肉活动与真实的发作模式不相符[如抽动从一边到另

一边以及背部（非生理性进展），夸张的胯部动作]
- 强度可能有起伏
- 生命体征通常仍然正常，例如体温
- 患者常常对被动睁眼表现抗拒

体格检查很少对发现特发性发作的病因有帮助，但可为症状性发作的病因提供线索（表235-3）。

表235-3 症状性发作的临床证据

临床表现	可疑病因
发热和颈项强直	脑膜炎
	蛛网膜下腔出血
	脑膜脑炎
视乳头水肿	颅内压增高
自发静脉搏动消失（在检眼镜检查时发现）	颅内压增高（特异性80%~90%*）
局灶神经功能缺失（如反射或肌力不对称）	结构性异常（如肿瘤、卒中）
	发作后瘫痪
全身肌肉反应亢进（如震颤、反射亢进）	药物毒性（如拟交感类药物）戒断综合征（如酒精或镇静药）
	特殊的代谢障碍（如低钙血症、低镁血症）
皮肤损伤（如腋下斑点或咖啡牛奶斑、黑色素减少、鲨鱼皮斑）	神经皮肤综合征（如神经纤维瘤、结节性硬化）

* 眼底自发静脉搏动在所有颅内压增高的患者中消失；这种搏动在10%~20%的正常颅内压的人中也不能观察到，但有时只是暂时的。

辅助检查 需要常规进行实验室检查，但是正常的结果并不能除外诊断。最终的诊断仍是基于临床的。实验室检查取决于病史和神经系统检查结果。

对于确诊为癫痫的患者，如神经科检查正常或没有变化，除了需要监测抗癫痫药的血药浓度外，其他需要的检查很少。除非患者有外伤、感染或代谢性等可治性疾病的证据，不做额外的检查。

如果是新发的发作或首次发现检查结果异常，则需要神经影像学检查。新发的发作或表现不典型的患者也需要实验室检查，包括血液检查（血清电解质、尿素氮、肌酐、葡萄糖、钙、镁和磷的水平），以及肝功能试验。另外，还需对临床怀疑的疾病进行相关检查：

- 任何怀疑脑膜炎或中枢感染的患者，如影像检查结果正常，应行腰穿
- 使用未申报的软性毒品，可诱发或造成发作：可以行毒品检测，然而这种做法具有争议，因为阳性的结果并不表明直接因果关系，并且测试结果可能不准确
- 隐源性癫痫：应考虑进行抗NMDA受体抗体检测，尤其是年轻女性（多达26%可检测为阳性）；阳性结果提示抗NMDA受体脑炎

神经影像（通常行头颅CT检查，有时行MRI检查）：应立即行检查以排除颅内占位或出血。一些专家认为对于表现为典型热性惊厥且神经系统症状迅速恢复正常的儿童，CT检查应当被顺延或取消。

当CT阴性时，应随访MRI。它可以更好地提供肿瘤和脓肿等的证据，并可发现皮质发育不良、脑静脉血栓形成和单纯疱疹性脑炎。一份癫痫头颅MRI检查方案包括高分辨率的冠状位T1、T2序列，可以很好地发现海马萎缩或硬化。MRI可以发现一些引起癫痫的常见病因如幼儿中皮质发育异常、内侧颞叶硬化、外伤性胶质细胞增生以及成年人中的小肿瘤。

脑电图：对于诊断癫痫发作尤其是在复杂部分发作和失神发作非常重要，脑电图可能是确诊发作最明确的检查。脑电图可以检测到痫样放电（棘波、尖波、棘-慢复合波、多棘-慢复合波）。在原发性全面发作患者中脑电图表现为双侧、对称和广泛的痫样放电，而在部分发作患者中的表现是局灶的。脑电图的结果可表现为以下：

- 颞叶起源的复杂部分发作的患者，在发作间期可见到颞叶局灶痫样波
- 全面强直阵挛发作的患者，发作间期的脑电图异常可表现为双侧对称的4~7Hz的痫样波
- 继发性全面发作患者，脑电图可表现为局灶放电
- 典型失神发作，脑电图表现为双侧3Hz的棘慢波。发作间期脑电图正常
- 不典型失神发作，脑电图表现为<2.5Hz棘慢波，发作间期脑电图通常为无序的背景活动和弥漫性慢波
- 青少年肌阵挛发作，脑电图以双侧4~6Hz的多棘波为特征

然而，癫痫的诊断主要依据临床表现，脑电图正常不能排除癫痫。如发作不频繁，脑电图异常发现率较低。最终确诊癫痫的患者中仅有30%~55%的患者脑电图可监测到痫样放电，通过动态脑电图监测可将这些患者的脑电图阳性率提高至80%~90%。通常来说延长记录时间的动态脑电图以及睡眠脑电图能够提高癫痫发作患者的诊断率。

入院患者的视频脑电图：通常该检查记录可长达2~7日，可以同步记录脑电活动和临床表现。这是目前可以获得的最敏感的区分是否为痫性发作的检查方法。

如果考虑行手术切除致痫灶，应在癫痫中心行进一步的影像学检查来明确病变部位。功能MRI可以识别皮质功能区并引导手术切除。如果脑电图和MRI不能很清楚的确定致痫灶，脑磁图联合脑电图（磁成像）或许能确定病灶，从而避免侵袭性的手术定位。单光子发射计算机断层成像技术（SPECT）通多比较发作期和发作间期致痫灶灌注的改变从而确定病灶，帮助手术定位。由于造影剂要在癫痫发作时注射，患者在发作间期进行SPECT检查的同时要进行视频脑电图检测。

神经心理学检查：同样能帮助区分术前和术后功能改变以预测社会功能、心理预后和康复能力。

预后

治疗后，有1/3患者发作得到缓解，另1/3的患者发作频率减少>50%。有约60%的药物疗效良好的患者可以最终停药，并且不再发作。

当患者已经10年没有发作，并在最近的5年时间内都没有接受抗癫痫药物治疗，可以认为癫痫发作缓解。

癫痫中突发不可解释的死亡（SUDEP）是一种罕见的并发症，且病因不明。

治疗

- 尽可能避免诱因
- 在意识丧失时，避免可能会有生命危险的场合或作好防范

- 药物控制发作
- 如果≥2种药物在治疗剂量内不能控制发作,手术治疗癫痫理想的治疗方法是尽可能的消除病因。

当无法明确或纠正病因时,通常予以抗癫痫药物治疗,特别是在第二次发作后,首次发作后是否应用抗癫痫药物尚有争议,须对患者进行利弊分析。由于第二次发作的风险较小,尤其是在儿童患者,药物应当在第二次发作出现以后使用。因为在儿童中,某些抗癫痫药物会引起严重的行为和学习障碍。

在全身强直阵挛发作时,应解开领口,在颈后垫上枕头以防受伤。试图保护患者的舌头是意义不大的,还可能伤害患者牙齿或施救者的手指。应使患者左侧卧以防误吸。以上措施均应教会患者的家属和同事。

由于部分性发作可继发全面性发作,患者有意识丧失的风险,所以应当建议采取相应的预防措施。在发作没有控制之前,应禁止患者参加那些在发生意识丧失时可能危及生命的活动,如驾驶、游泳、攀登、操作电器、盆浴。当发作被完全控制后(通常>6个月),可在使用适当的安全措施的前提下从事上述活动。应鼓励患者正常生活,包括锻炼和社会活动。

在某些情况下,医生应将癫痫患者报告给交通部门。然而,多数情况下,6个月到1年未发作的患者是可以驾车的。可卡因和其他违禁药物(如苯环己哌啶、苯丙胺)可以诱发发作,故应建议患者避免使用;同时避免酒精摄入。一些药物(如氟哌利多、酚噻嗪)可降低发作的阈值,尽可能避免。应教会家属对待患者的常识。不应过度保护,而应给予同情与支持,以减少患者负性情绪(自卑和自我意识等);应预防患者伤残。一般极少建议患者进护理中心,除非患者存在严重认知功能障碍、发作频繁以及在药物治疗下仍有暴力倾向而别处无法照顾的患者。

急性发作和癫痫持续状态 大多数发作在数分钟或更短时间内自行停止,不需要急诊药物处理。然而,持续状态和发作>5分钟的,应予药物控制,并监测呼吸。如有任何气道阻塞的迹象则应气管内插管。

越早开始抗惊厥治疗,发作将越容易得到控制。

迅速建立静脉通道,予劳拉西泮0.05~0.1mg/kg(通常给予成人4mg的静脉注射剂量)以2mg/min的速度静推。有时需要更大剂量。劳拉西泮给予之后,随后予以长效抗癫痫药物。

目前没有共识或循证指南提示哪些长效抗癫痫药物是首选的。一些专家建议选用以下的一种方案:

- 磷苯妥英15~20PE(苯妥英当量)/kg静脉注射,以100~150PE/min的速度给予
- 苯妥英钠15~20mg/kg静脉注射,以50mg/min的速度给予

如果这些药物给予后发作仍然持续,则再予5~10PE/kg的磷苯妥英或5~10mg/kg的苯妥英。

其他可替换使用的抗癫痫药物包括:

- 丙戊酸盐20~40mg/kg静脉注射(负荷剂量)大于30分钟,随后4~8mg/kg口服,每日3次
- 左乙拉西坦1 500~3 000mg静脉注射超过25分钟,随后1 500mg口服,每日2次

如果静脉通路不能马上建立,可以选择肌内注射磷苯妥英以及经舌下或直肠予苯二氮䓬类。

使用劳拉西泮和苯妥英(或其他的第二个抗癫痫药物)后仍持续的发作定义为难治性癫痫持续状态。

第三个抗癫痫药物的推荐各不相同,包括苯巴比妥、丙泊酚、咪达唑仑、左乙拉西坦和丙戊酸钠。苯巴比妥剂量为15~20mg/kg静脉注射以100mg/min[儿童为3mg/(kg·min)]的速度给予;如发作仍持续,增加额外5~10mg/kg的剂量。另一选择是静推负荷剂量的丙戊酸盐(20~40mg/kg)。

此时癫痫持续状态仍不能控制的,需要行气管插管和全身麻醉。最佳的麻醉药物使用还有争议,但很多医生都应用1~2mg/kg的丙泊酚100mg/min静推或5~8mg/kg(负荷剂量)戊巴比妥静推,继之以2~4mg/(kg·h)静脉注射维持,直至脑电图显示发作电活动受抑制。吸入麻醉很少使用。

症状控制后,必须寻找和治疗引发持续状态的原因。

外伤后发作 如果头颅外伤导致严重的结构性损伤(如大面积挫伤或血肿、脑挫裂伤、颅骨凹陷性骨折)或Glasgow昏迷评分(GCS)<10,应当预防性使用药物以防止发作。这些药物可以降低受伤后一周内的发作风险,却不能预防数月、数年、或更长时间后的发作。若未出现发作,一周后应停药。

如果外伤后>1周仍有发作,需要长期使用抗癫痫药物。

长期药物治疗 抗癫痫药物需要长期使用,但许多类型的发作(如大多数热性惊厥、由于酒精戒断导致的发作、不复发的单次发作)不需要用抗癫痫药物治疗。

没有一种抗癫痫药物能控制所有的发作,且不同的患者需用不同的药物。有时还需要多种药物联合使用。药物依据发作的类型不同而选择(表235-4)。详细的药物特点,参见第2010页长期抗癫痫药物选择。

表235-4 发作药物的选择

型别	药物	用法
原发性全面强直阵挛发作	双丙戊酸钠	一线单药治疗
	丙戊酸盐	
	拉莫三嗪	二线单药治疗或添加治疗
	左乙拉西坦	
	托吡酯	
	吡仑帕奈	添加治疗
	唑尼沙胺	
	苯巴比妥	因为会导致镇静、行为和学习问题,虽然有效但仍通常被认为是二线单药治疗
部分性发作伴或不伴继发性全面发作	卡马西平	一线单药治疗
	拉莫三嗪	
	左乙拉西坦	
	奥卡西平	
	磷苯妥英	
	苯妥英	
	托吡酯	
	双丙戊酸钠	二线单药治疗或添加治疗
	艾利西平	
	加巴喷丁	
	拉科胺	
	普加巴林	

续表

型别	药物	用法
	丙戊酸盐	
	唑尼沙胺	
	氯巴占	三线单药治疗或添加治疗
	依佐加滨(ezogabine)	
	非尔氨酯	
	塞宾	
	氨己烯酸	
	苯巴比妥	因为会导致镇静、行为和学习问题,虽然有效但仍通常不作为选择
典型失神发作	双丙戊酸钠	一线单药治疗
	乙琥胺	
	拉莫三嗪	
	丙戊酸盐	
	氯巴占	同样有效
	左乙拉西坦	
	托吡酯	
	唑尼沙胺	
非典型失神发作 失神发作伴其他发作类型	双丙戊酸钠	
	非尔氨酯	
	拉莫三嗪	
	托吡酯	
	丙戊酸盐	
	氯硝西泮	同样有效,但容易不耐受
	乙酰唑胺	用于难治性病例
婴儿痉挛	双丙戊酸钠	一线单药治疗;存在不可逆视野缺损的风险
失张力发作 肌阵挛发作	丙戊酸盐	
	氨己烯酸	
	氯硝西泮	二线单药治疗
Lennox-Gastaut 综合征中的强直和/或失张力发作	双丙戊酸钠	一线单药治疗
	拉莫三嗪	
	托吡酯	
	丙戊酸盐	
	氯巴占	有时在失张力发作中作为替代治疗或添加治疗
	非尔氨酯	
	唑尼沙胺	
青少年肌阵挛发作	双丙戊酸钠	一线单药治疗
	丙戊酸盐	
	拉莫三嗪	二线单药治疗或添加治疗
	左乙拉西坦	
	托吡酯	
	唑尼沙胺	
不能分类的发作	双丙戊酸钠	一线单药治疗
	丙戊酸盐	
	拉莫三嗪	二线单药治疗
	左乙拉西坦	三线单药治疗或添加治疗
	托吡酯	
	唑尼沙胺	

手术 有10%~20%药物治疗无效的难治性癫痫患者可进行手术治疗。大多数由局灶的、可切除的脑组织异常引起发作的患者,在病灶切除后得到有效的发作控制。如果病灶在颞叶前内侧,其中60%的患者切除病灶后可终止发作。术后,一些患者即使不使用抗癫痫药物也不再发作,但多数人仍然需要抗癫痫药物治疗,但可使用较低剂量以及单药治疗。

因为外科手术需要全面的检查和监测,这类患者最好在专门的癫痫治疗中心进行治疗。

迷走神经刺激 植入起搏器样装置(迷走神经刺激器)以间歇性地刺激左侧迷走神经可以作为不能手术的难治性癫痫患者的药物治疗的补充。这个装置可以在40%的部分性发作患者中降低≥50%的发作频率。装置设定好之后,当患者感觉即将发作时,可以使用磁铁激活此装置。

迷走神经刺激的副作用包括刺激时的声音的低沉、咳嗽和声音嘶哑。并发症是微小的。

效果持续时间尚不清楚。

> ● **关键点**
>
> ■ 发作的常见原因包括:小于2岁的儿童中的出生缺陷或损伤、发育缺陷及代谢紊乱;2~14岁儿童中的特发性发作;成年人中的头部创伤、酒精戒断、肿瘤和卒中;老年人中的肿瘤和卒中
> ■ 如果患者咬伤自己的舌头、大小便失禁(如衣服上发现尿液或粪便),或意识丧失后的很长一段时间仍然昏迷,则意识丧失很可能是癫痫发作引起的
> ■ 评估发作患者的可能病因的体征(如发热、颈项强直、局灶性神经功能缺损、神经肌肉反射亢进、视乳头水肿),并进行相应的检查
> ■ 对所有新发的或病因不明的发作患者进行神经影像学检查、脑电图和血液检测
> ■ 告诉患者如何避免或减少发作的诱因,以及如何减少癫痫的并发症风险(如不开车、不单独游泳)
> ■ 抗癫痫药物可能需要长期使用,但许多类型的发作(如大多数热性惊厥、由于酒精戒断导致的发作、不复发的单次发作)不需要用抗癫痫药物治疗
> ■ 如果治疗剂量下≥2种抗癫痫药物不能控制发作,则考虑手术治疗

发作的药物治疗

没有一种抗癫痫药物能控制所有的发作,且不同的患者需用不同的药物。有时还需要多种药物联合使用。(也见美国神经病学学会和美国癫痫学会的 treatment of refractory epilepsy 实践指南。)

长期治疗的原则

以下是抗癫痫药物的一些基本原则:
■ 单药治疗,通常在第一或第二种药物尝试时能控制60%患者的发作
■ 对于一开始就很难控制的发作(在30%~40%患者中),

可能最终需要≥2种药物才能控制
- 如果发作是难治的（经过适当的≥2种药物治疗还复发），应当推荐患者去癫痫中心评估是否适合手术治疗

一些药物（如苯妥英、丙戊酸盐）通过静脉或口服给药能很快达到药物治疗浓度。另一些药物（如拉莫三嗪、托吡酯）必须从一个相对较小的剂量开始，而后逐渐经过数周达到标准的、依患者体重计算出的治疗浓度，剂量应当依据患者的耐受性而制订。有些患者在血药浓度较低的情况下就出现药物毒性症状，而有的患者则能耐受高血药浓度而无症状。如果仍有发作，应当小剂量缓慢增加每日剂量。

抗癫痫药物的理想剂量是在最小的副作用下能控制任何形式的发作的最小剂量，而不论血药浓度多少。血药浓度仅供参考。一旦药物疗效得以明确，随访临床病程比监测血药浓度更为重要。

如果药物毒性在发作控制前出现，则剂量应减少至毒性出现前的剂量。随后，增加低剂量的另一种药物，并逐渐增到发作得到控制。患者应被严密监测，因为2种药物可以互相作用，干扰其中任何一个药物的代谢。对于先用的药物，应缓慢减量，直至完全撤除。

可能的话应避免联合用药，因联合用药时药物不良反应和相互作用的发生率明显增加。使用第二种药物可以让10%的患者得到缓解，但不良反应发生率增加了2倍以上。很多药物会改变抗癫痫药的血药浓度，反之亦然。医生在开任何一种药时，均应意识到药物间的相互作用。

一旦发作被控制，该药物应长期使用，直到患者至少2年完全没有发作。到那时可以考虑停药。大多数抗癫痫药物可以每两周减少10%的用量。以下患者复发概率较高：
- 儿童期起病
- 需要>1种药物联合应用
- 使用一个抗癫痫药物时发生过发作
- 部分性发作或肌阵挛发作
- 存在潜在的器质性脑病
- 近一年内有脑电图异常
- 结构性病变（影像学检查发现）

约有60%的患者在一年内复发，80%在2年内复发。那些未服抗癫痫药物的患者出现发作时应立即治疗。

长期抗癫痫药物选择

药物依据发作的类型不同而选择（表235-4）。更详细药物特点参见第1787页。药物基于最早开始使用的时间分为老药和新药。然而，一些所谓的新药已经使用了许多年了。

广谱抗癫痫药物（对部分性发作及多数全面性发作有效）包括拉莫三嗪、左乙拉西坦、托吡酯、丙戊酸钠和唑尼沙胺。

对于部分性发作或全面强直阵挛发作，更新的抗癫痫药物[如氯巴占、氯硝西泮、依佐加滨（Ezogabine）、非尔氨酯、拉科酰胺（Lacosamide）、拉莫三嗪、左乙拉西坦、奥卡西平、普瑞巴林、塞宾、托吡酯、唑尼沙胺]并不比目前已有药物更为有效。但是新型药物有更小的副作用且更容易被接受。

婴儿痉挛、失张力发作以及肌阵挛发作较难以治疗。丙戊酸盐或氨己烯酸是首选的，其次是氯硝西泮。对于婴儿痉挛，8~10周的皮质激素应用通常有效，但最适当的用法尚有争议。

可以试用20~60单位的ACTH，每天肌内注射。生酮饮食（高脂饮食诱导产生酮症）可能有效，但很难坚持。

对于青少年肌阵挛发作推荐终身治疗。卡马西平、奥卡西平或加巴喷丁会加重发作。

对热性惊厥的儿童，一般不提倡使用抗癫痫药物，除非热性惊厥消失后出现后续的发作。原先，很多医生给复杂的热性惊厥儿童使用苯巴比妥和其他抗癫痫药物，以预防非热性惊厥的发生，但效果并不好，且长期使用苯巴比妥会使患儿的学习能力降低。

对于由于酒精戒断引起的发作不推荐药物治疗。作为替代，对戒断反应的治疗可以预防发作。治疗通常包括苯二氮䓬类药物应用

不良反应：抗癫痫药物的不同的不良反应会影响各个患者对药物的选择。例如导致体重增加（如丙戊酸盐）的抗癫痫药物可能不是一个超重患者的最佳选择，以及托吡酯或唑尼沙胺可能不适合于有肾结石的患者。

逐渐加量可以减少一些抗癫痫药物的不良反应的发生。总体而言，较新的抗癫痫药物具有更好的耐受性、更小的镇静作用和更少的药物相互作用等优点。任何抗癫药都可能引起过敏性猩红热样皮疹或麻疹样皮疹。有些类型的发作可能被抗癫痫药物恶化。例如普瑞巴林和拉莫三嗪可能会加重肌阵挛发作；卡马西平可加重失神、肌阵挛、和失张力发作。

其他的不良反应根据不同药物而有所不同（参见第1787页）。

孕期的抗癫痫药物的使用　抗癫痫药物与致畸的风险增加有关。4%应用抗癫痫药物的孕妇生产的孩子会发生胎儿抗惊厥药综合征（唇裂、腭裂、心脏缺损、小头畸形、体格发育迟滞、智能发育延迟、特殊面容、肢体及指趾发育不全等）。

尽管如此，若孕期全面发作不能很好控制，会造成胎儿受伤或死亡，还是建议继续抗癫痫药物治疗（参见第2103页）。育龄期患者需要被告知抗癫痫药物对胎儿的风险，此外需要预见到：酒精比任何抗癫药对胎儿发育的毒性更大。怀孕前补充叶酸可减少神经导管发育缺损的发生，因此建议所有育龄妇女及接受抗癫痫药物治疗的妇女补充叶酸。

许多抗癫痫药物降低叶酸和B_{12}血清水平；口服维生素补充剂可以降低该风险。

单药治疗可降低致畸的风险，并且风险因抗癫痫药物而异；没有一种药在怀孕期间是完全安全的。卡马西平、苯妥英钠和丙戊酸盐的风险相对较高；已有证据证实其致畸性。丙戊酸盐所致的神经管发育缺损的风险比其他经常使用的抗癫痫药物大。一些较新的药物（如拉莫三嗪）的风险似乎要少一些。

抗癫痫药物详解

如无明确体重要求则以70kg计算一个成人的剂量。

乙酰唑胺 该药的适应证为难治性失神发作。

【剂量】
- 成人：4~15mg/kg 口服，每日 2 次（<1g/d）
- 儿童：4~15mg/kg 口服，每日 2 次（<1g/d）

治疗和中毒浓度为：
- 治疗浓度：8~14μg/ml（34~59μmol/L）
- 中毒浓度：>25μg/ml（>106μmol/L）

不良反应：包括肾结石、脱水和代谢性酸中毒。

卡马西平 该药适应证为部分性、全面性及混合性发作，但不适用于失神、肌阵挛或失张力发作。

【剂量】
- 成人：200~600mg 口服，每日 2 次（普通片剂与缓释片剂使用初始剂量相同）
- 6 岁以下儿童：5~10mg/kg 口服，每日 2 次（片剂）或 2.5~5mg/kg 口服，每日 4 次（混悬液）
- 6~12 岁儿童：100mg 口服，每日 2 次（片剂）或 2.5ml（50mg）口服，每日 4 次（混悬液）
- 12 岁以上儿童：200mg 口服，每日 2 次（片剂）或 5ml（100mg）口服，每日 4 次（混悬液）

治疗和中毒浓度为：
- 治疗浓度：4~12μg/ml（17~51μmol/L）
- 中毒浓度：>14μg/ml（>59μmol/L）

不良反应：包括复视、头晕、眼震、胃肠道反应、构音障碍、嗜睡、白细胞降低（3 000~4 000/μl）以及严重的皮疹（5%）。特殊不良反应包括粒细胞减少、血小板减少、肝脏毒性和再生障碍性贫血。

如果患者带有 *HLA-B * 1502* 等位基因，尤其是亚洲人群，出现严重皮疹［重症多形红斑（Stevens-Johnson syndrome）或中毒性表皮坏死松解症］的风险比高于其他人群 5% 的比例。因此，在使用卡马西平之前，至少在亚洲人群中，临床医生应该检测 HLA 等位基因。

在治疗的第一年常规监测血常规。白细胞降低和剂量依赖的中性粒细胞减少（中性粒细胞计数<1 000/μl）很常见。有时候如果没有其他药物可以替代，降低剂量可减少不良反应。然而如果白细胞明显降低，则应停用卡马西平。

氯巴占 这种药物的适应证为失神发作；它也用于 Lennox-Gastaut 综合征的强直或失张力发作，以及无论是否伴有继发全面发作的难治性部分性发作的添加治疗。

【剂量】
- 成人：5~20mg 口服，每日 2 次
- 儿童：5~10mg 口服，每日 2 次（在>30kg 的儿童中最高剂量可用至 20mg 口服，每日 2 次）

治疗浓度没有明确的规定。

不良反应：包括嗜睡、镇静、便秘、共济失调，自杀念头、药物依赖、烦躁和吞咽困难。

氯硝西泮 这种药物的适应证为 Lennox-Gastaut 综合征中的非典型失神发作、失张力和肌阵挛发作、婴儿痉挛，并可能对乙琥胺难治的失神发作有效。

【剂量】
- 成人：初始剂量 0.5mg 口服，每日 3 次，逐渐增加至维持量 5~7mg 口服，每日 3 次（最大剂量 20mg/d）
- 儿童：初始剂量 0.01mg/kg 口服，每日 2 次至每日 3 次（最大剂量 0.05mg/kg·d）每 3 日增加 0.25~0.5mg 直至发作控制或出现不良反应（常规维持剂量 0.03~0.06mg/kg 口服，每日 3 次）

治疗和中毒浓度为：
- 治疗浓度：25~30ng/ml
- 中毒浓度：>80ng/ml

不良反应：包括嗜睡、共济失调、行为异常和部分或完全耐药（通常在 1~6 个月内）；严重不良反应较少。

双丙戊酸钠 这种药物是一种丙戊酸钠和丙戊酸组成的化合物，并具有和丙戊酸盐相同的适应证；它的适应证为失神发作（典型和不典型）、部分发作、强直阵挛发作、肌阵挛发作，少年肌阵挛性癫痫、婴儿痉挛、新生儿或热性惊厥。该药也适用于 Lennox-Gastaut 综合征中的强直和失张力发作。

【剂量】
- 成人：5mg/kg 口服，每日 3 次，逐渐增加，如每周加 1.67~3.33mg/kg 口服，每日 3 次，尤其是同时使用其他药物时；最大剂量 20mg/kg 口服，每日 3 次）
- 儿童：起始剂量 5mg/kg 口服，每日 2 次，每周加 5~10mg/（kg·d）（常规维持剂量 10~20mg/kg 口服，每日 3 次）

儿童可给予缓（慢）释片剂，每日 1 次给药。缓释片剂的每日总剂量比常规片剂高 8%~20%。缓释双丙戊酸钠副作用可能较少，可提高依从性。

治疗和中毒浓度为：
- 治疗浓度：50~100μg/ml（347~693μmol/L 早晨用药前）
- 中毒浓度：>150μg/ml（>1 041μmol/L）

不良反应：包括恶心、呕吐、胃肠道不适、体重增加、可逆性的脱发（5%）、一过性嗜睡、一过性中性粒细胞减少症和震颤。可能发生特异性的高血氨性脑病。罕见地，神经功能受损的儿童在多种抗癫痫药物使用后发生致死性的肝坏死。丙戊酸钠所致的神经管发育缺损的风险比其他常用的抗痫药都要大。

由于其可能的肝脏毒性，使用双丙戊酸钠的患者一年内需每三个月检查一次肝功能，若血清转氨酶或血氨水平显著升高（>正常高限的 2 倍），则应停药。血氨水平升高至正常上限的 1.5 倍时，患者尚可以耐受。

乙琥胺 该药的适应证为失神发作。

【剂量】
- 成人：250mg 口服，每日 2 次；每 4~7 日增加 250mg（常规最大剂量 1 500mg/d）
- 3~6 岁儿童：250mg 口服，每日 1 次［常规最大剂量 20~40mg/（kg·d）］
- 6 岁以上儿童：初始剂量 250mg 口服 每日 2 次；每 4~7 日增加 250mg（常规最大剂量 1 500mg/d）

治疗和中毒浓度为：
- 治疗浓度：40~100μg/ml（283~708μmol/L）
- 中毒浓度：>100μg/ml（>708μmol/L）

中毒浓度尚未明确。

不良反应：包括恶心、嗜睡、头晕和头痛。特殊不良反应有白细胞减少或全血细胞减少、皮炎和系统性红斑狼疮。

艾司利卡西平　此药的适应证为部分性发作的单药治疗或添加治疗。

【剂量】
- 初始剂量 400mg 口服，每日 1 次，每周增加 400～600mg/d，至推荐维持剂量 800～1 600mg，每日 1 次

艾司利卡西平不适用于 18 岁以下患者。

不良反应：包括头晕、复视、嗜睡、低钠血症、自杀意念和皮肤反应，包括重症多形红斑（Stevens-Johnson syndrome）。

依佐加滨　此药的适应证为部分性发作的三线单药治疗或添加治疗。

【剂量】
- 成人：200～400mg 口服，每日 3 次

依佐加滨不适用于 18 岁以下患者。血药浓度与药物疗效间无显著联系。不良反应包括尿潴留、神经精神症状（如混乱、精神病、幻觉、自杀念头）、视网膜异常、QT 间期延长、头晕和嗜睡。

非尔氨酯　此药的适应证为 Lennox-Gastaut 综合征中的难治性部分性发作及不典型失神发作。

【剂量】
- 成人：起始剂量 400mg 口服，每日 3 次（最大剂量 3 600mg/d）
- 儿童：起始剂量 15mg/（kg·d）口服［最大剂量 45mg/（kg·d）］

治疗及中毒浓度为：
- 治疗浓度：30～60μg/ml（125～250μmol/L）
- 中毒浓度：不详

不良反应：包括头痛、乏力、肝功能衰竭，及再生障碍性贫血（罕见）。取得患者的书面知情同意是必需的。

磷苯妥英　这种药物的适应证为癫痫持续状态。适应证与静脉用苯妥英相同。它们包括强直阵挛发作、复杂部分性发作、预防继发于脑外伤的发作，以及惊厥性癫痫持续状态。

【剂量】
- 成人：10～20 苯妥英钠当量（PE）/kg 静脉注射或肌内注射一次（最大输注速率 150PE/min）
- 儿童：和成人剂量相同

如果使用最大输注速率，则必须监测心率和血压。

治疗和中毒浓度为：
- 治疗浓度：10～20μg/ml（40～80μmol/L）
- 中毒浓度：>25μg/ml（>99μmol/L）

不良反应：包括共济失调、头晕、嗜睡、头痛、瘙痒症及感觉异常。

加巴喷丁　这种药物的适应证为 3～12 岁患儿的部分性发作的添加治疗，以及大于 12 岁患者中的部分性发作（无论是否继发性全面强直阵挛发作）的添加治疗。

【剂量】
- 成人：300mg 口服，每日 3 次（常规最大剂量 1 200mg，每日 3 次）
- 3～12 岁儿童：12.5～20mg/kg 口服 每日 2 次［常规最大剂量 50mg/（kg·d）两次］
- 12 岁以上儿童：300mg 口服，每日 3 次（常规最大剂量为 1 200mg/d 三次）

治疗和中毒浓度尚未确定。

不良反应：包括嗜睡、眩晕、体重增加和头痛，在 3～12 岁儿童中包括嗜睡、攻击行为、情绪不稳和多动症。

拉科酰胺（Lacosamide）　这种药物的适应证为 17 岁以上患者的部分性发作的二线单药治疗或添加治疗。

【剂量】
- 成人：100～200mg 口服，每日 2 次

拉科酰胺不适用于 17 岁以下儿童。

治疗和中毒浓度为：
- 治疗浓度：5～10μg/ml
- 中毒浓度：尚未明确

不良反应：包括头昏、复视和自杀念头。

拉莫三嗪　这种药物的适应证为 2 岁以上患者的部分性发作、Lennox-Gastaut 综合征中的全面发作及原发全面强直阵挛发作的添加治疗。在 16 岁以上患者，拉莫三嗪用于同时使用酶诱导抗癫痫药物（如卡马西平、苯妥英钠、苯巴比妥）或停用丙戊酸钠后的部分性或继发性全面发作的替代单药治疗。拉莫三嗪的代谢能被酶诱导剂增强，被酶抑制剂（如丙戊酸钠）减弱。丙戊酸盐是广谱的肝酶抑制剂。

拉莫三嗪与丙戊酸盐合用可能会有特殊药物反应。

成人用量为：
- 使用酶诱导抗癫痫药物且不使用丙戊酸盐的患者：50mg 口服，每日 1 次 2 周，随后 50mg 口服，每日 2 次 2 周，之后每 1～2 周增加 100mg/d 直至常规维持剂量（150～250mg 口服，每日 2 次）
- 使用丙戊酸盐（无论有无使用酶诱导剂抗癫痫药）的患者：25mg 口服隔天一次 2 周，随后 25mg 口服，每日 1 次 2 周，之后每 1～2 周增加 25～50mg/d 直至常规维持剂量（100mg，每日 1 次～200mg 口服，每日 2 次）

16 岁以下患者用量为：
- 同时使用酶诱抗癫痫药物，而未用丙戊酸盐的患者：1mg/kg 口服，每日 2 次 2 周，随后 2.5mg/kg 口服，每日 2 次 2 周，之后 5mg/kg 口服，每日 2 次（常规最大量 15mg/kg 或 250mg/d）
- 同时使用酶诱导抗癫痫药物和丙戊酸盐的患者：0.1mg/kg 口服，每日 2 次 2 周，随后 0.2mg/kg 口服，每日 2 次 2 周，之后 0.5mg/kg 口服，每日 2 次（常规最大量 5mg/kg 或 250mg/d）
- 使用丙戊酸盐，而未使用酶诱导剂的抗癫痫药物的患者：0.1～0.2mg/kg 口服，每日 2 次 2 周，随后 0.1～0.25mg/kg 口服，每日 2 次，之后 0.25～0.5mg/kg 口服，每日 2 次（常规最大量 2mg/kg 或 150mg）

血药浓度与药物疗效间无显著联系。

常见不良反应包括头痛、困倦、头晕、嗜睡、乏力、恶心、呕吐、复视、共济失调、震颤、月经失调和皮疹（2%～3%），皮

疹有时会进展为重症多形红斑(Stevens-Johnson syndrome)(儿童中 1/50~1/100,成人中 1/1 000)。缓慢增加拉莫三嗪的量可以减少皮疹发生(尤其在使用丙戊酸盐时)。在成人中拉莫三嗪可能加剧肌阵挛发作。

左乙拉西坦 该药物的适应证为下列情况的添加治疗:4岁及以上患者的部分性发作、6岁以上患者的原发性强直阵挛发作、12岁以上患者的肌阵挛发作,和青少年肌阵挛性癫痫。

【剂量】
- 成人:500mg 口服,每日 2 次(最大剂量 2 000mg/d 两次)
- 儿童:250mg 口服,每日 2 次(最大剂量 1 500mg/d 两次)

血药浓度与药物疗效间无显著联系。

不良反应:包括肥胖、乏力、共济失调、情绪和行为障碍。

奥卡西平 这种药物的适应证为 4 岁至 16 岁的儿童的部分性发作的添加治疗,以及成人部分性发作。

【剂量】
- 成人:300mg 口服,每日 2 次,按需每周增加 300mg/d 两次,最高可至 1 200mg 口服,每日 2 次
- 儿童:起始剂 4~15mg/kg 口服,每日 2 次,2 周以上加至 15mg/kg 口服,每日 2 次(常规维持剂量)

治疗浓度为:
- 15~25μg/ml

不良反应:包括乏力、恶心、腹痛、头晕、嗜睡、白细胞减少、复视和低钠血症(2.5%)。

吡仑帕奈 这种药物的适应证为 12 岁及以上癫痫患者的部分性发作,以及原发性全面强直阵挛发作的添加治疗。

【剂量】
- 初始剂量 2mg 口服,每日 1 次,根据临床反应和耐受程度每周增加 2mg/d,直到达到推荐的维持剂量:部分性发作 8~12mg/d 一次,全面性发作 8mg/d 一次

吡仑帕奈不适用于 12 岁以下儿童。

不良反应:包括攻击性、情绪和行为改变、自杀意念、头晕和步态异常。

苯巴比妥 这种药物的适应证为全面性强直阵挛性发作、部分性发作、癫痫持续状态,以及新生儿惊厥。

剂量:通常是每日 1 次,但也可以分次服用。对于除癫痫持续状态以外的所有适应证,剂量为:
- 成人:1.5~4mg/kg 口服睡前
- 新生儿:3~4mg/kg 口服,每日 1 次,然后逐渐增加(基于临床疗效和血液浓度)

婴儿:5~8mg/kg 口服,每日 1 次
- 1~5 岁儿童:3~5mg/kg 口服,每日 1 次
- 6~12 岁儿童:4~6mg/kg 口服,每日 1 次

癫痫持续状态时的剂量为:
- 成人:15~20mg/kg 静脉注射[最大输注速率 60mg/min 或 2mg/(kg·min)]
- 儿童:10~20mg/kg 静脉注射[最大输注速率 100mg/min 或 2mg/(kg·min)]

治疗和中毒浓度为:
- 治疗浓度:10~40μg/ml(43~129μmol/L)
- 中毒浓度:>40μg/ml(>151μmol/L)

不良反应:包括嗜睡、眼球震颤、共济失调、学习困难,在儿童中还有反常的多动症。特殊的不良反应包括贫血和皮疹。

苯妥英 这种药物的适应证为继发性全面强直阵挛发作、复杂部分性发作和惊厥性癫痫持续状态。它也用于脑外伤后发作的预防。

对于除癫痫持续状态以外的所有适应证,剂量为:
- 成人:4~7mg/kg 口服睡前
- 新生儿:初始剂量 2.5mg/kg 口服,每日 2 次(常规维持剂量~4mg/kg 口服,每日 2 次)

癫痫持续状态时的剂量为:
- 成人:15~20mg/kg 静脉注射
- 6 个月到 3 岁儿童:8~10mg/kg 静脉注射
- 4~6 岁儿童:7.5~9mg/kg 静脉注射
- 7~9 岁儿童:7~8mg/kg 静脉注射
- 10~16 岁儿童:6~7mg/kg 静脉注射

最大输注速率:儿童(16 岁及以下)为 1~3mg/(kg·min),成人为 50mg/min。

治疗和中毒浓度为:
- 治疗浓度:10~20μg/ml(40~80μmol/L)
- 中毒浓度:>25μg/ml(>99μmol/L)

不良反应:包括巨细胞性贫血、牙龈增生、毛发增多、腺病和骨量减少。补充叶酸(0.5mg/d)能显著减轻牙龈增生。高血药浓度时,苯妥英可导致眼震、共济失调、构音障碍、嗜睡、易激惹和意识错乱。特殊不良反应包括皮疹、剥脱性皮炎及癫痫恶化(罕见)。

普瑞巴林 这种药物的适应证为部分性发作的添加治疗。

【剂量】
- 成人:起始剂量 50mg 口服,每日 3 次或 75mg 口服,每日 2 次,按需及耐受情况加至 200mg 口服,每日 3 次或 300mg 口服,每日 2 次(最大剂量:600mg/d),普瑞巴林不适用于 18 岁以下儿童

血药浓度与药物疗效间无显著联系。

不良反应:包括头晕、嗜睡、共济失调、视物模糊、复视、震颤及体重增加。普瑞巴林可能会加剧肌阵挛发作。

塞加宾 这种药物的适应证为 12 岁及以上患者的部分性发作的添加治疗。

【剂量】
- 成人:4mg 口服,每日 1 次,每周加 4~8mg/d,至 28mg 口服,每日 2 次或 14mg 口服,每日 4 次(最大剂量 56mg/d)
- 2 岁及以上儿童:4mg 口服,每日 1 次,按需每周增加 4mg/d,至 16mg 口服,每日 2 次或 8mg 口服,每日 4 次(最大剂量 32mg/d)

血药浓度与药物疗效间无显著联系。

不良反应:包括头晕,头晕,神志不清,思维缓慢,乏力,震颤,镇静,恶心和腹痛。

托吡酯 这种药物的适应证为 2 岁及以上患者的部分性发作及非典型失神发作,并用于原发性全面强直阵挛发

作二线单药治疗或添加治疗。

【剂量】
- 成人:50mg 口服,每日 1 次,每 1~2 周加 25~50mg/d(最大剂量 200mg 口服,每日 2 次)
- 2~16 岁儿童:0.5~1.5mg/kg 口服,每日 2 次(最大剂量 25mg/d)

治疗浓度为:
- 5~20mg/ml(可能)

不良反应:包括注意力下降、感觉异常、乏力、言语功能障碍、头脑不清、厌食症、体重减轻、代谢性酸中毒、肾结石(1%~5%)及精神病(1%)。

丙戊酸盐 这种药物的适应证为失神发作(典型和非典型)、部分性发作、强直阵挛发作、肌阵挛发作、青少年肌阵挛癫痫、婴儿痉挛和新生儿或热性惊厥。它也适用于 Lennox-Gastaut 综合征中的强直和失张力发作。丙戊酸盐是广谱的肝酶抑制剂。

【剂量】
- 成人:5mg/kg 口服,每日 3 次,逐渐增加,如每周加 1.67~3.33mg/(kg·d)三次,尤其是同时使用其他药物时;最大剂量:20mg/kg 口服,每日 3 次
- 儿童:起始剂量 5mg/kg 口服,每日 2 次,每周加 5~10mg/(kg·d)[常规维持剂量 10~20mg/(kg·d)三次]

治疗和中毒浓度为:
- 治疗浓度:50~100μg/ml(347~693μmol/L 早晨用药前)
- 中毒浓度:>150μg/ml(>1 041μmol/L)

不良反应:包括恶心、呕吐、胃肠道不适、体重增加、可逆性的脱发(5%)、一过性嗜睡、一过性中性粒细胞减少症和震颤。可能发生特异性的高血氨性脑病。罕见地,神经功能受损的儿童在多种抗癫痫药物使用后发生致死性的肝坏死。丙戊酸钠所致的神经管发育缺损的风险比其他通常使用的抗痫药都要大。

由于可能的肝脏毒性,使用双丙戊酸钠的患者一年内需每三个月检查一次肝功能,如血清转氨酶或血氨水平显著升高(>正常高限的 2 倍),则应停药。血氨水平升高至正常上限的 1.5 倍时,患者尚可以耐受。

氨己烯酸 这种药物的适应证为部分性发作的添加治疗;它也适用于婴儿痉挛。

【剂量】
- 成人:起始剂量 0.5~1.0g/d 口服,每 1~2 周加 0.5~1.0g,常规维持剂量 2~4g/d
- 儿童:1 周内滴定剂量到 100mg/(kg·d),维持剂量 100~150mg/(kg·d)

血药浓度与药物疗效间无显著联系。

不良反应:包括困倦、头晕、头痛、乏力及不可逆的视野缺损(需要定期的视野评估)。

唑尼沙胺 这药的适应证为 16 岁及以上患者的部分性发作添加治疗;它也适用于 Lennox-Gastaut 综合征的强直性或失张力发作的替代或添加治疗。

【剂量】
- 成人:100mg 口服,每日 1 次,每两周加 100mg/日(最大剂量 300mg/d 两次)唑尼沙胺通常不用于 16 岁以下儿童

治疗和中毒浓度为:
- 治疗浓度:15~40μg/ml(当>30μg/ml 时,中枢神经系统的不良反应可能会增加)
- 中毒浓度:>40μg/ml

不良反应:包括镇静、乏力、头晕、共济失调、意识错乱、认知受损(如找词困难)、体重减轻和恶心。唑尼沙胺偶尔会导致抑郁、精神症状、肾结石和少汗。

236. 睡眠和觉醒障碍

在美国约有一半的人有睡眠相关问题。睡眠障碍能够导致情绪异常、记忆困难、运动技能减退、工作效率降低以及增加交通事故的风险。它甚至与心血管疾病和死亡相关。

睡眠和觉醒障碍的研究方法

据报道,最常见睡眠问题是失眠(insomnia)和日间睡眠过多(excessive daytime sleepiness,EDS)。
- **失眠:**是入睡或保持睡眠困难、早醒或睡眠质量差
- **EDS:**是指在正常觉醒时间感到困倦,容易睡着

EDS 本身不是疾病,而是各种不同睡眠相关障碍的表现。失眠可以是一种疾病,即使它与其他疾病共存,也可以是其他疾病的一种症状。异态睡眠是睡眠相关异常事件(如夜惊、梦游参见深眠状态,参见第 2029 页)。

病理生理

睡眠有两种状态,两者均有其特征性的生理改变:
- **非快速眼动睡眠(nonrapid eye movement,NREM):**NREM 占成人总睡眠时间的 75%~80%。随着睡眠深度的不同可分为三个期(N1 到 N3)。安静清醒状态和 N1 期睡眠早期的特征是缓慢的眼球转动,当睡眠加深时此活动消失。肌活动同时减少。N3 期被认为是深睡眠时期,因为此时唤醒阈值较高;故也被认为是高质量睡眠期
- **快速眼动睡眠(REM):**REM 睡眠发生在每个 NREM 睡

眠周期后。其特征为 EEG 上的低电压快速脑电活动,姿势性肌张力消失。呼吸频率、深度显著地波动。大多数梦出现在此期

这些睡眠时相是连续的,通常在三期后有一个短暂的 REM 睡眠,每晚循环 5~6 次(图 236-1)。短暂的觉醒周期(W 期)周期性出现。

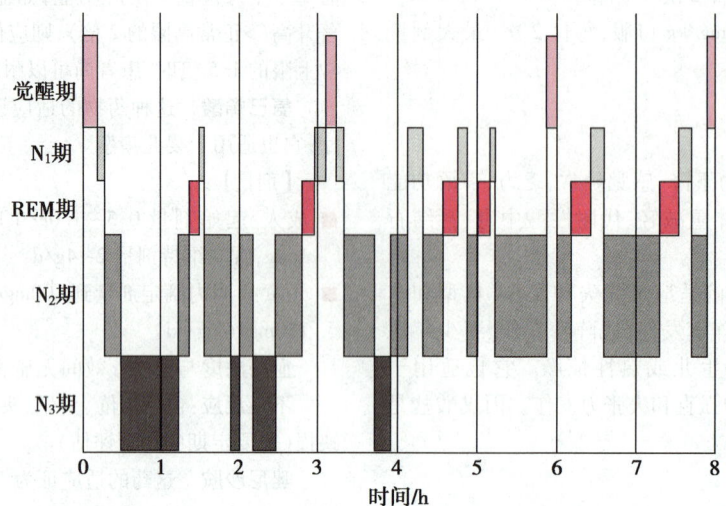

图 236-1　年轻成人的典型睡眠模式。在夜间,快速眼动睡眠通常每 90~120min 出现一次。短暂的觉醒期(W 期)周期性发生。各期所占睡眠时间如下:
N_1 期:2%~5%
N_2 期:45%~55%
N_3 期:13%~23% REM 期:20%~25%

个人对睡眠的需求差异很大,每天从 6 小时到 10 小时不等。婴儿一天之内睡眠时间很长;随着年龄增长,总的睡眠时间和睡眠深度逐渐下降,睡眠的间断也增多。在老年人中,N3 期睡眠可能消失。这些改变可能与 EDS 的增加及随年龄增长的疲乏有关,但其临床意义尚不明确。

病因

一些疾病可能导致失眠或 EDS(有时均可发生),另一些只引起其中的一种(表 236-1)。

表 236-1　失眠和日间睡眠过多的一些原因

疾病	失眠	日间睡眠过多
不恰当的睡眠习惯	√	√
适应性睡眠障碍	√	—
精神生理性失眠	√	—
躯体或心理性睡眠障碍	√	—
睡眠不足综合征	—	√
药物依赖和药物诱导的睡眠障碍	√	√
阻塞性睡眠呼吸暂停	—	√
中枢性睡眠呼吸暂停综合征	√	—
昼夜节律异常睡眠障碍	√	√
发作性睡病	—	√
周期性肢体运动障碍	√	√
不宁腿综合征	√	—

√,通常存在(但失眠和/或日间睡眠过多可以在以下任何一种疾病中发生)。

失眠(参见第 1793 页)　最常见的原因是:
- 失眠障碍(如适应性睡眠障碍和精神生理性失眠)
- 不恰当的睡眠习惯
- 心理障碍,特别是情绪、焦虑和药物滥用障碍
- 多种躯体疾病如肺心病、骨骼肌疾病、慢性疼痛

EDS(参见第 1793 页)　的常见病因有:
- 睡眠不足综合征
- 阻塞性睡眠呼吸暂停
- 多种内科、神经内科和精神科疾病
- 昼夜节律紊乱如倒时差及轮班所致的睡眠障碍

不良睡眠习惯　指不利于睡眠的行为(表 236-5)。
- 摄入咖啡因或拟交感或其他刺激性药物(特别是在睡前,但对特别敏感者下午亦可致)
- 在深夜运动或兴奋(如看惊悚片)
- 无规律的作息,为补偿睡眠而晚起或打盹而使得夜间睡眠片段化的人也包括在内

适应性失眠　指由急性情感应激引起(如失业,住院等)的睡眠紊乱。

心理生理性失眠　是一种持续时间远超出诱发因素的失眠(无论原因),通常是因为患者对疲劳一天之后的晚上无法入睡的预期性焦虑。通常,患者会花好几小时去想自己失眠的事实,且在自己的卧室会比在外更难入睡。

躯体性睡眠障碍　引起疼痛与不适的一些疾病(如关节炎、肿瘤、椎间盘突出等),尤其是由运动诱发加重的,可导致一过性的无法入睡及睡眠质量降低。夜间癫痫发作亦可影响睡眠。

精神性睡眠障碍　多数精神性睡眠障碍与 EDS 和失眠

相关。约80%的抑郁症患者有EDS和失眠症状;反观,慢性失眠症患者中40%有严重的精神疾病,常是一种情绪障碍。

睡眠不足综合征 是指夜间有条件睡眠但仍有睡眠不足的情况,多数因为承担着社会或工作责任。

药物相关性睡眠障碍 是由使用慢性药物或撤药引起的失眠(表236-2)。

表236-2 影响睡眠的药物

病因	举例
药物使用	酒精
	抗癫痫药(如苯妥英)
	抗代谢化疗药
	特定的抗抑郁药SSRI、SNRI、MAOI和TCA类
	中枢神经系统兴奋性药物如苯丙胺,咖啡因
	口服避孕药
	普萘洛尔
	激素类(合成代谢激素、糖皮质激素)
	甲状腺素类药物
撤药	酒精
	一些抗抑郁药SSRI、SSNI、MAOI、TCA类 CNS抑制性药物如阿片类,苯巴比妥,镇静药违禁药物,如可卡因海洛因苯环己哌啶

MAOI,单胺氧化酶抑制剂;SNRI,五羟色胺-去甲肾上腺素再摄取抑制剂;TCA,三环类抗抑郁药。

昼夜节律性睡眠障碍(参见第1801页) 导致内源性睡眠-觉醒节律与外周环境明暗周期之间的不协调。原因可能是外部的(如时差、轮班工作)或内部的(如睡眠时相延迟或提前综合征)。

中枢性睡眠呼吸暂停 包括睡眠期间呼吸停止或浅呼吸的反复发作,持续时间至少10秒,这是由于呼吸运动的减少引起的。这睡眠障碍通常会表现为失眠或是易醒、睡眠质量差。

阻塞性睡眠呼吸暂停 由睡眠期间间断性的上呼吸道的部分或完全阻塞,导致呼吸停止时间≥10秒。多数患者有打鼾,有时患者会气喘着醒来。这些事件会扰乱睡眠,导致睡眠质量差和EDS。

发作性睡病(参见第1802页) 以慢性EDS为特征,常伴猝倒,睡眠麻痹,以及入睡前幻觉。

- **猝倒**:是由突发的情绪反应(如高兴、生气、害怕、开心、惊讶)引起的短暂的肌无力或麻痹,而不伴有意识丧失。无力可能局限于肢体(如当鱼上钩时患者可能松开钓竿),或在大笑大怒时(如"笑到乏力")突然瘫倒在地。
- **睡眠瘫痪**:是指在刚入睡或刚醒时发生的瞬间运动不能
- **睡前或半醒现象**:是指通常在刚入睡发生的生动的听或视幻觉,偶尔也发生在刚睡醒时

周期性肢体运动障碍(PLMD,参见第1805页) 特征是睡眠时反复(通常每20~40秒)抽搐或蹬腿。患者常抱怨夜间睡眠中断或EDS。他们通常不记得其后伴随的活动和短暂觉醒,且四肢无异常感觉。

不宁腿综合征(参见第1805页) 特征是不可抗拒的抖腿冲动,以及较少见的手臂抖动,通常在倚靠时伴有感觉异常(如蠕动或爬行样的感觉)。为了缓解症状,患者常会不断屈伸患肢、踢腿或行走。造成难以入睡、反复夜惊或两者兼有。

评估

病史 现病史:应包括出现症状时的年龄和持续时间,以及任何一次发作时发生的事件(如生活或工作上的变动、服用新药、新发疾病)。睡眠和清醒时的症状应引起注意。

睡眠的质和量是通过以下因素确定:

- 就寝时间
- 睡眠的潜伏期(从就寝至入睡)
- 觉醒的次数和时间
- 早晨最后一次觉醒时间和起床时间
- 打盹的频率和持续时间

让患者记录下几周内睡眠的情况,比询问更加可靠。睡前事件(如进食、饮酒、躯体或精神活动等)也应予以评估。还应包括药物、酒精、咖啡因和尼古丁的摄入或戒断,以及躯体活动的时间和强度。

如果主要问题是EDS,则应根据患者在不同的情境下(如休息时或开车时)入睡倾向评估患者疾病的严重性。可以使用Epworth睡眠量表进行评估(表236-3),如总分≥10分应考虑日间睡眠异常。

表236-3 Epworth睡眠量表

情境
坐着和阅读
看电视
安静地坐在公共场所
持续坐车1h
下午躺下休息
坐着与人谈话
午饭后静坐(未饮酒)
坐车时,车在路上停了几分钟

以下任一情境中,打瞌睡的可能性可分为从不(0)、轻度(1)、中等(2)、重度(3)。总分≥10分者提示为日间睡眠过多。

全身性疾病回顾:需寻找特定睡眠障碍的症状,包括:

- 打鼾、呼吸中断模式和其他夜间呼吸紊乱(睡眠呼吸暂停综合征)
- 抑郁,焦虑,躁狂症,轻躁狂(精神睡眠障碍)
- 不停地抖腿,有不可抗拒的抖腿冲动,和腿部痉挛动作(不宁腿综合征)
- 猝倒,睡眠麻痹和睡前现象(发作性睡病)

同床者或其他家庭成员能更好地描述这些症状。

既往史:需要排除有无影响睡眠的疾病,包括COPD、哮喘、心力衰竭、甲状腺功能亢进、胃-食管反流、神经系统疾病(尤其是运动和退行性疾病)以及疼痛(如类风湿关节炎)。睡眠呼吸暂停的危险因素包括肥胖、心脏病、高血压、卒中、

吸烟、打鼾、鼻创伤等。药物史询问中需要包括有无使用能引起睡眠紊乱的药物（表236-2）。

体格检查　体格检查主要是为了寻找与阻塞性睡眠呼吸暂停相关的体征。
- 颈部脂肪堆积或腹型肥胖
- 大颈围（男性≥43.2cm，女性≥40.6cm）
- 下颌发育不全和后缩
- 鼻塞
- 肿大的扁桃体、舌头、悬雍垂或软腭（Mallampati评分3或4，图236-2）

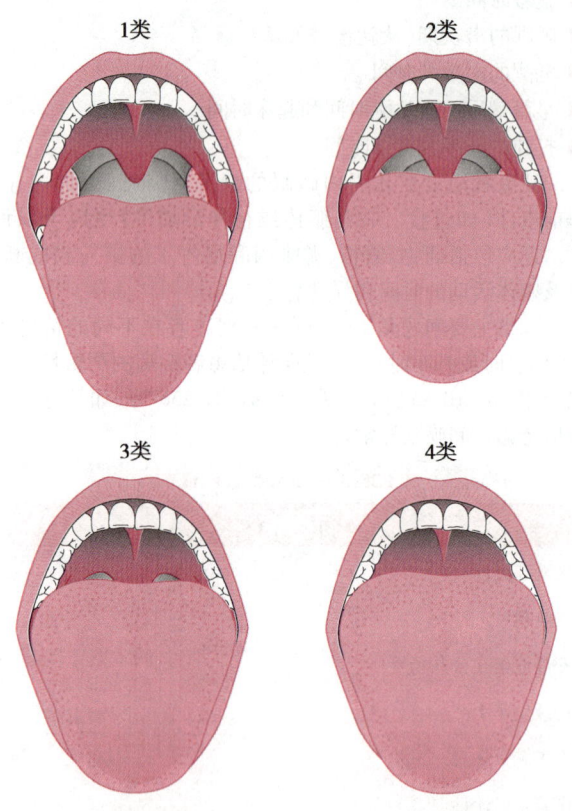

图236-2　Mallampati评分

- 咽部通畅度下降
- 因舌引起的悬雍垂和软腭阻塞
- 咽部黏膜增厚

胸部检查以排除喘鸣音与脊柱后侧凸畸形。应注意有无右心室衰竭的体征。进行全面的神经科检查。

预警症状：以下发现需提高警惕：
- 在开车或进行其他有潜在危险的活动时入睡
- 反复睡眠发作（无预兆地入睡）
- 呼吸暂停或家属诉醒来时大喘
- 不稳定的心肺状况
- 近期卒中病史
- 猝倒状态（连续猝倒发作）
- 睡着时对自己或他人有暴力或伤害性行为
- 频繁夜游或其他的离床活动

症状的解释　睡眠习惯不良或情景性应激通常在病史中表现突出。ED在睡眠时间增加后（如周末或假日）消失，则提示睡眠不足综合征。EDS伴有猝倒、睡前或半醒时幻觉或睡眠瘫痪，提示发作性睡病。

入睡困难（入睡困难性失眠）需与睡眠维持困难和早醒（睡眠维持困难性失眠）相鉴别。入睡困难性失眠提示延迟睡眠时相综合征、慢性心理生理性失眠、不宁腿综合征或童年期恐惧。

睡眠维持困难性失眠提示重度抑郁、中枢性或阻塞性睡眠呼吸暂停、周期性肢体运动障碍或老龄。

入睡早和早醒提示睡眠时相提前综合征。临床医师对有显著打鼾、频繁觉醒和其他风险因素的患者应考虑阻塞性睡眠呼吸暂停。STOP-BANG评分可以帮助预测阻塞性睡眠呼吸暂停综合征的风险（表236-4）。

表236-4　阻塞性睡眠呼吸暂停的STOP-BANG风险评分

评估项目	表现
打鼾（snoring）	大声打鼾（比说话更响或透过紧闭的大门能被听到）
疲倦（tired）	白天经常感到疲劳或困倦
观察（observed）	观察到有睡眠中呼吸暂停现象
血压（bp）	高血压或目前高血压治疗中
体重指数（BMI）	>35kg/m²
年龄（age）	>50岁
颈围（neck circumference）	头围>40cm（>15.75英尺）
性别（gender）	男性

≥3发现=OSA的风险高。
<3发现=OSA的风险低。
BMI，体重指数；OSA，阻塞性睡眠呼吸暂停。

辅助检查　当特定的症状或体征提示阻塞性睡眠呼吸暂停时应进行辅助检查，夜间癫痫发作、发作性睡病、周期性肢体运动障碍或其他疾病的诊断主要依靠多导睡眠图特征性发现。如临床诊断不明或最初拟定的治疗方案反应欠佳时，应进行辅助检查。如果症状或体征强烈提示某些原因（如不宁腿综合征、不良睡眠习惯、短暂的应激、轮班工作），则不需要进行测试。

多导睡眠描记术　特别适用于怀疑是阻塞性睡眠暂停、发作性睡病、夜间癫痫发作、周期性肢体运动障碍或异睡症的患者。这也有助于临床医生评估睡眠相关的暴力行为或潜在伤害。它能监测睡眠时的脑电图（通过EEG）、眼球运动、心率、呼吸、血氧饱和度和肌张力及肌肉运动。视频记录可用于发现睡眠中的异常活动。多导睡眠描记术多在睡眠实验室进行；家庭装备已研发但仅用于诊断阻塞性睡眠呼吸暂停，而非其他睡眠障碍。

多睡眠潜伏期测试　共监测5次间隔2小时的日间瞌睡中患者入睡的速度。患者被安置在一个黑暗的房间里，并被要求入睡。以多导睡眠描记术监测其入睡和睡眠各个时期（包括REM）的情况，以评估睡眠深度。该测试主要用于诊断发作性睡病。

觉醒状态保持测试 要求患者待在一个安静的房间内，坐在床或躺椅上，在 4 次间隔 2 小时的觉醒时段内保持清醒。此检查评价日常情境下的睡眠倾向可能更精确。

EDS 患者通常还应检查肝肾及甲状腺功能。

治疗

特殊的情况下需要治疗。良好的睡眠习惯（表 236-5）对于任何原因引起的睡眠障碍均非常重要，通常也是治疗轻度睡眠障碍患者的唯一方法。

表 236-5 睡眠习惯

措施	实施
有规律的睡眠	每日入睡与晨起时间应保持一致，包括周末。患者在床上的时间不应太久
合理使用床	限制床上的时间能够改善睡眠的持续性。如不能在 20min 内入睡，应下床，待有睡意时再回到床上。除了睡眠或性活动外，不应在床上进行其他活动（如不应进行阅读、进食、看电视或付账）
除外工作倒班、老年人或发作性睡病的患者应避免日间打瞌睡	日间打瞌睡可能加重患者的失眠。但是，打盹可以减少发作性睡病患者对于刺激的要求，改善倒班工作人员的工作表现。打盹应固定在每日同一时间且限制于 30min 之内
睡前的常规准备	固定的活动，可以培养睡觉的情绪，如刷牙、洗脸、设置闹钟等。在就寝之前及夜间觉醒时，应当避免明亮的灯光
有益于睡眠的环境	卧室应当较暗、安静且较为凉爽；最好仅用于睡眠或性活动。厚重的窗帘和眼罩可以减少光线，耳塞、风扇或白噪声装置可以减少噪声
枕头	膝盖或腰部下垫上枕头可以增加舒适感。有背部疾病的患者，仰卧并在膝下垫上块大枕头或是侧睡并在两膝之间夹一个枕头都会有助于睡眠
有规律的运动	运动能促进睡眠、减轻压力，但如果是在深夜运动，却会因为其对神经系统的兴奋作用而干扰睡眠
放松	压力与焦虑会干扰睡眠。睡前阅读与洗热水澡有助于放松。此外如视觉想象、逐步肌肉放松、呼吸练习等方法也可以起到作用。患者不应看钟表
避免使用兴奋剂与利尿剂	应避免饮用含酒精或咖啡因的饮料、吸烟、食用含咖啡因的食物（如巧克力），服用抑制食欲的药物，尤其是在睡前服用利尿剂
醒时过亮的光线照射	白天的光线照射有助于调整睡眠周期与节律，但如果光线暴露太接近睡眠时间，则会干扰睡眠

安眠药 安眠药的使用指导如下（表 236-6），其目标为尽可能减少药物滥用、误用及成瘾。

表 236-6 安眠药使用指导

设定明确的指征与治疗目标
使用最小的有效剂量
除了特殊的安眠药和患者，安眠药的使用时间应限制在几周之内
用量依据患者个体情况而定
对于同时服用中枢神经系统镇静剂的患者、老年患者和肝肾功能异常的患者，应减少剂量
有睡眠呼吸暂停、呼吸系统疾病或药物滥用史的患者，饮酒者及孕妇，禁止服用安眠药
需长期用药的患者应考虑间断疗法
应避免突然停药（有可能的话应逐渐减量）
隔段时间应重新评估药物的疗效，以及不良反应。

安眠药的常规使用见表 236-7。所有的安眠药（除雷美替胺、低剂量多塞平和苏沃雷生外）都作用于氨酪酸（GABA）受体上的苯二氮䓬识别位点上以增强 GABA 的抑制作用。

安眠药的主要区别于清除半衰期和起效时间。半衰期较短的药物用于入睡困难。半衰期较长的则对入睡困难及睡眠维持困难都有效，而小剂量多塞平则只用于睡眠维持困难。一些安眠药（如早期的苯二氮䓬类药物）有更多潜在的日间后遗作用，尤其是在使用时间过长及用于老年人时。作用时间很短的新药（如舌下含服低剂量的唑吡坦）可以在半夜服用，患者夜间觉醒服药后至少能睡 4 小时。

患者如有白天镇静、共济失调或其他日间反应的，应避免从事需要警惕性的活动如驾驶等，并予以减药、停药或换药。其他不良反应包括：健忘、幻觉、共济失调和跌倒等。

最近被批准使用的安眠药包括苏沃雷生和他司美琼。

苏沃雷生 是治疗失眠的新药，该药通过阻断大脑食欲素受体结合，从而阻断食欲素诱导的觉醒信号，并可诱导睡眠。推荐剂量为 10mg，每晚服用不超过一次，睡前 30 分钟服用，与起床时间至少相隔 7 小时。剂量可以增加，但不应超过 20mg/d 一次。最常见的副作用是嗜睡。

他司美琼 是一种褪黑激素受体激动剂，对于患非 24 小时睡眠-觉醒综合征的全盲患者，可以增加夜间睡眠时间和减少日间睡眠时间。剂量是每晚睡前 20mg，需在夜间同一时间服用。最常见的不良反应是头痛、多梦或噩梦。他司美琼似乎没有潜在滥用倾向。

有肺功能不全的患者，应慎重选用安眠药。老年人即使是服用非常小剂量的安眠药，也会导致不安、激动或谵妄和痴呆加重。少见情况下，安眠药可诱发复杂性睡眠相关行为，如梦游甚至夜间驾驶。用药超过推荐剂量并同时饮用酒精饮料时可增加发生上述行为的风险。罕见情况下可导致严重过敏。

表 236-7　口服安眠药的常规用法

药物	半衰期*/h	用法†	备注
苯二氮䓬类受体激动剂：苯二氮䓬类			
三唑仑	1.5~5.5	0.25~0.5mg	可能导致顺行性健忘，重复使用后容易产生耐受和反弹
替马西泮	9.5~12.4	7.5~15mg	诱导睡眠的潜伏期最长
艾司唑仑	10~24	0.5~2mg	对促进入睡与保持睡眠均有效
夸西泮	39~100	7.5~15mg	高亲脂性，可减轻连续使用的起始7~10日残留的镇静作用
氟西泮	47~100	15~30mg	第二日很可能残留镇静作用，老年人不推荐
苯二氮䓬受体激动剂：非苯二氮䓬类			
扎来普隆	1	5~20mg	超短效，入睡困难和夜间觉醒时均可服用（离起床至少4h）
唑吡坦，片剂	2.5	男性：5~10mg 女性：5mg	仅用于入睡困难性失眠
唑吡坦口腔喷雾‡	2.7	男性：5mg，10mg 女性：5mg	用于入睡困难性失眠
唑吡坦，缓释剂	2.8	男性：6.25~12.5mg 女性：6.25mg	对入睡困难性失眠和睡眠维持困难性失眠均有效；超过6个月，3~7夜/周使用不会产生耐药性
唑吡坦，舌下含服‡	2.9	睡前服用 男性：5mg，10mg 女性：5mg	比唑吡坦片起效更快 对于入睡困难性失眠应加大剂量 低剂量用于早醒时（若患者服药后睡眠持续时间不超过4h再服用该药）
艾斯佐匹克隆	6	1~3mg	对入睡困难性失眠和睡眠维持困难性失眠均有效；超过6个月夜间使用不会产生耐药性
褪黑素受体激动剂			
雷美替胺§	1~5	8mg	仅对入睡困难性失眠有效；药物依赖性少见。可放心应用于轻到中度睡眠呼吸暂停综合征或COPD的患者 可以长期使用
三环类抗抑郁药			
多塞平§，超低剂量	15.3	3mg，6mg	用于睡眠维持困难性失眠；无药物依赖倾向

* 包括原始和活性代谢产物。按照半衰期从短到长排序。
† 睡前服用的剂量。
‡ 新型唑吡坦。
§ 雷美替胺是个特例，可应用于轻到中度睡眠呼吸暂停或COPD或镇静药物滥用病史的患者。小剂量多塞平也没有滥用倾向。

尤其不建议长期使用安眠药，因为会产生耐药性，且长期用药后突然停药会导致失眠反弹，甚至引起焦虑、震颤与癫痫。这些反应在苯二氮䓬类药物中较多见（尤其是三唑仑），非苯二氮䓬类药物中少见。短期内使用最小有效剂量，并逐渐减量直至停药可以减少上述副作用。许多慢性失眠患者需要长期服用安眠药而且不能停药，因为慢性失眠本身可以破坏情绪和身体健康。

其他镇静药　许多并非用于失眠的药物有诱导睡眠与帮助维持睡眠的作用。

很多患者通过饮酒来帮助睡眠，但酒精并不是好的选择，长期、大量饮酒可导致睡眠期间频繁的觉醒，睡后不能恢复精神，且会增加日间困倦。酒精还会损害阻塞性睡眠呼吸暂停患者和其他有肺部疾病如COPD的患者睡眠时呼吸功能。

非处方抗组胺药（抗敏安、苯海拉明等）　同样可以诱导睡眠。但是此类药物的效用无法预计，并且有日间镇静、意识混乱和尿潴留等抗胆碱能副作用，对老年人尤甚。

睡前少量服用抗抑郁药也能促进睡眠（如多塞平25~50mg，曲唑酮50mg，曲米帕明75~200mg）。然而，这些药物应在标准剂量的安眠药不耐受（少见）的情况下小剂量使用，或在抑郁患者中大剂量（抗抑郁药）使用。超低剂量的多塞平（3或6mg）的适应证为睡眠维持困难。

褪黑素　是一种由松果体分泌的人体激素（一些食物中也存在）。黑暗能刺激其分泌，而明亮的光线则抑制其分泌。褪黑素与视上核的褪黑素受体结合，介导昼夜节律尤其是生理性睡眠周期的发生。口服褪黑素（睡前0.5~5mg）对于迟发性睡眠相综合征等睡眠问题可能有效。当用于治疗这种疾病时，必须在恰当的时间服药（内源性褪黑素在睡前数小时内分泌增加——对于大多数人一般在夜间睡前3~5小时），并以0.5~1mg的低剂量服用；在错误的时间服药可能加重睡眠问题。对于其他类型的失眠，褪黑素的药效并未被证明，但因褪黑素似能引起动物冠脉的改变故其安全性存疑。然而广泛应用后，并没有相关副作用的报道。目前尚无褪黑素的常规药物，其成分与纯度也不确定，长期使用此药的效果也未知。因此应在医生指导下使用。

> **关键点**
> - 不良睡眠习惯和干扰因素（如轮班、情感应激等）是失眠的重要原因
> - 躯体疾病（如睡眠呼吸暂停综合征，疼痛障碍）和心理疾病（如情绪障碍）也是可能原因
> - 当怀疑睡眠呼吸暂停综合征，周期性肢体运动障碍或其他睡眠障碍，且临床诊断不确定，或初步的治疗方法不充分时，需行睡眠监测（如多导睡眠图）
> - 老年患者安眠药和镇静药需慎用
> - 对于轻度失眠患者，可通过养成良好的睡眠习惯进行治疗

打鼾

打鼾是睡眠过程中鼻咽部发出的刺耳噪音。打鼾很常见，大约在57%的男性和40%的女性身上都会发生；随着年龄的增长患病率升高。然而，由于同床者对打鼾的感知和反应非常主观，且打鼾的情况每晚不同，估计的患病率差异很大。

噪声可以几乎听不见，或是非常恼人甚至在另一个房间都能听到。

相较打鼾者本人而言，打鼾更会使他人感到困扰（通常为想睡觉的同床者或室友）；较少的情况下，打鼾者会被自己的鼾声吵醒。

打鼾可能会导致严重的社会后果。它可以导致同床者或室友之间的纷争；罕见情况下，打鼾者会因自己的鼾声太大而被攻击甚至杀害。

其他症状，如睡眠时频繁的觉醒，喘气或呛咳，白天过度嗜睡和晨起头痛时也可能存在，这些取决于打鼾的严重程度、病因和后果。

病理生理

打鼾是因气流引起的鼻咽尤其软腭组织的摆动而产生。与任何摆动物理结构（如一面旗）一样，鼻咽部摆动的发生取决于许多相互作用的因素，包括重量、硬度和摆动部分的附着情况以及气流的速度和方向。人们不会在清醒时打鼾表明，睡眠诱导的肌肉松弛至少是部分病因，因组织重量和附着情况并没有发生变化，而肌张力是睡眠时唯一变化的因素。此外，在吸气时，口腔内呈负压，如果咽部扩张肌不能令保持气道通畅，则上气道变窄，继而增加局部气流速度（对于给定的吸气体积）。增加的流速会加强振动，减小腔内压力，进一步导致气道关闭，从而产生振动和打鼾。

打鼾更可能发生在结构异常的气道中，包括：
- 小颌畸形或后缩
- 鼻中隔偏移
- 鼻炎引起组织肿胀
- 肥胖

病因

原发性鼾症 原发性鼾症是睡眠时不伴随觉醒或过度唤醒、无气流受限、氧饱和度下降或心律不齐的打鼾，且打鼾者白天无过度嗜睡（EDS）。

唤醒是指睡眠过渡为浅睡眠或觉醒的短暂转换期，持续时间<15秒，通常不被注意到。

睡眠呼吸障碍 打鼾有时是睡眠呼吸障碍的一种表现，它涵盖了从上气道阻力综合征到阻塞性睡眠呼吸暂停（OSA）的多种疾病。每种疾病都有相似的上气道阻塞的病理生理学基础，但其程度与临床结局各有不同。

睡眠呼吸障碍的临床结局主要包括干扰睡眠和/或气流。

OSA的患者在睡眠中，每小时≥5次的呼吸暂停低通气[呼吸暂停/低通气指数（AHI）]，加上以下情况，≥1条：
- 日间嗜睡，意外睡眠发生，睡后无法恢复精力，疲乏及失眠
- 因屏气、喘息或呛咳等导致觉醒
- 同床者诉患者睡眠中有响亮的鼾声、呼吸中断或两者兼有

OSA可根据严重性分为：轻度（5~15次/小时）、中度（16~30次/小时）或重度（>30次/小时）。

上气道阻力综合征导致EDS或其他临床表现，但并不满足OSA是所有诊断标准。

并发症 虽然打鼾本身并没有已知的不良生理效应，OSA却可能导致其他不良后果（如高血压、卒中、心脏疾病、糖尿病）。

危险因素 打鼾的危险因素包括：
- 高龄
- 肥胖
- 使用酒精或其他镇静剂
- 慢性鼻塞或堵塞
- 小颌或下颌后移
- 男性
- 绝经后状态
- 黑人
- 妊娠
- 可以阻挡气流的结构异常（如肥大的扁桃体、鼻中隔偏曲、鼻息肉）

遗传因素

评估

评估的主要目标是发现具有OSA高风险的打鼾者。许多打鼾者没有OSA，但大多数OSA患者有打鼾（具体的比例未知）。

由于OSA的一些主要表现通常由他人发现，如有可能应对其同床者或室友进行询问。

病史 现病史：应当包括打鼾的频率、持续时间和响度。另外，应注意打鼾对同床者的影响程度。可以使用打鼾严重程度量表。

全身性疾病回顾：需寻找可提示OSA的症状，例如能提示睡眠受受到干扰的症状
- 夜间觉醒次数
- 有呼吸暂停或喘气/窒息发作

- 存在睡后精力无法恢复或晨起头痛
- EDS

可以使用 Epworth 睡眠量表(表 236-3)量化日间困倦程度。STOP-BANG 评分(表 236-4)是预测打鼾者 OSA 风险的有用工具。

既往史：应注意与 OSA 相关的疾病，特别是高血压、冠状动脉缺血、心力衰竭、卒中、胃食管反流(GERD)、心房颤动、抑郁、肥胖(尤其是病态肥胖)和糖尿病。询问患者酒精摄入情况、时间及与睡眠的关系。询问用药史以鉴别是否为镇静和肌肉松弛药的相关作用。

体格检查　体检应首先包括身高、体重及体重指数(BMI)的计算。

其他检查使用有限，主要侧重于发现口鼻部阻塞的证据。体征包括：
- 鼻息肉及鼻甲骨充血
- 高拱的软腭
- 舌、扁桃体及悬雍垂肥大
- 小颌或下颌后移

Mallampati 评分为 3 或 4 分(口腔检查中未发现悬雍垂或仅可见基部——见图 236-2)表明 OSA 的风险增加。

预警症状：要特别注意以下表现：
- 目击有呼吸暂停或睡眠时窒息
- 晨起头痛
- EPWORTH 睡眠量表得分≥10
- BMI≥35
- 很响且持续地打鼾

检查结果解读：临床评估对于 OSA 的诊断并非完全可靠，但有提示作用。预警症状的发现与 OSA 具有显著的相关性。然而，所有症状是逐渐发展的，对于诊断的界定与相对权重并没有一个广泛的共识。但是预警症状越多提示疾病越严重，OSA 的可能性也越大。

辅助检查　当怀疑 OSA 的诊断时应进一步检查，包括多导睡眠图(PSG)。

由于打鼾非常普遍，只有当临床十分怀疑为 OSA 时，才应进一步做 PSG。合理的做法是对有预警症状(特别是被发现有呼吸暂停的患者)及那些有多个预警症状但总分未达到标准的患者进行测试。

对于除打鼾以外，没有其他睡眠紊乱的症状或体征的人并不需要进行检查，但应对其发展进行临床监测。

治疗

与打鼾相关的其他疾病的治疗，如慢性鼻塞和 OSA，会在本手册的其他部分讨论。

总体而言，打鼾的治疗的一般措施应包括控制危险因素及开放气道和/或加固相关结构的物理方法。

一般治疗　一些一般措施可用于原发性鼾症。其功效尚未全面评估，主要因为对打鼾的感知是非常主观的；不过，也有个别患者能从中受益。

一般措施包括：
- 避免睡前数小时内服用酒精和镇静药物
- 睡时取头高位(最好使用床或身体定位设备来实现，如楔子)
- 减肥
- 使用耳塞
- 换一种睡眠安排(如分房睡)
- 治疗鼻充血(如使用血管收缩剂和/或糖皮质激素喷雾或保持鼻孔开放的橡皮筋)

口腔内装置　口腔内装置仅在睡眠时佩戴；包括下颌前移装置和舌头固定装置。这些装置必须由受过专门训练的牙医安装。他们对轻度至中度 OSA 患者有帮助，通常对单纯打鼾十分有效，虽然这个领域的研究很少。

副作用包括颞下颌关节(TMJ)不适、牙齿错位和过度流涎，但大多数患者能良好耐受装置。

下颌前移装置　最常用。这些装置将下颌和舌头相对于上颌骨前推，从而避免睡眠时气道塌陷。这些装置可分为固定型或可调节型；对于可调装置，下颌前移的距离可以在初次安装之后逐步调节，直至效果最优化。可调装置比固定装着更有效。

舌固定装置(TRD)　通过吸力保持舌头处于前位。TRDS 相比下颌前移装置舒适性较差，且效果较差。

持续气道正压通气(CPAP)　CPAP 设备通过安装在鼻或口鼻上的小型面罩来维持上呼吸道恒定正压。CPAP 可消除吸气时产生负压导致的气道狭窄或塌陷。因此，它为 OSA 和原发性鼾症提供了有效的治疗。不过，它在原发性鼾症的使用却是受限的，主要由于保险公司对 CPAP 使用的报销问题以及患者的不积极使用。虽然患者往往愿意使用 CPAP 设备来避免 OSA 的严重症状及长期不良后果，但他们却不太愿意使用此设备治疗原发性鼾症，因其后果也主要是社交方面的。

手术　由于鼻腔不通畅能打鼾导致，手术纠正某些气道阻塞(如鼻息肉、扁桃体肥大、鼻中隔偏曲)似乎是减少打鼾的有效措施。然而，相关研究尚未证实这一理论。

目前已有许多通过改变腭或悬雍垂结构来治疗 OSA 的咽部手术方法。其中一些对非窒息性打鼾也有用。

悬雍垂腭咽成形　能有效治疗打鼾，虽然效果可能持续不了几年。该手术需入院治疗，需要全身麻醉；因此，仅用来治疗单纯打鼾作用有限。

所以，一些可以通过使用局部麻醉剂来完成的门诊手术已经被发明：

- **激光辅助悬雍垂成形术**：比悬雍垂腭咽成形术创伤更小。虽然有患者反馈手术的益处，其在治疗打鼾的有效性尚未得到证实
- **注射软腭硬化剂**：通过在软腭黏膜下层注射一种硬化治疗剂，以固定软腭和悬雍垂。其用于治疗单纯打鼾的效用需要进一步研究
- **射频消融术**：用探针将热能深传至软腭。有研究表明其对打鼾的效用，但还需要进一步的研究
- **腭植入物**：由聚乙烯制成，可以植入软腭使其变硬。有三种小的植入物可以使用。其对于单纯打鼾的效果未被证实

> **关键点**
> - 只有一些打鼾者有 OSA，但有 OSA 的患者大多打鼾
> - 夜间呼吸暂停或窒息发作、白天嗜睡和高 BMI 等临床危险因素可以帮助患者确定有 OSA 风险，因而需要进一步行多导睡眠监测
> - 建议采用一般措施以减少打鼾（如避免使用酒精和镇静药物、睡时取头高位、减肥）
> - 具体措施，如下颌前移装置、悬雍垂腭咽成形术、腭改变操作和 CPAP 的治疗多用于 OSA 引起的打鼾

昼夜节律紊乱性睡眠障碍

昼夜节律紊乱性睡眠障碍是体内睡眠觉醒周期与环境明暗周期失同步。患者通常有失眠、日间睡眠增多或两者兼有，通常在生物钟调整后能恢复。诊断主要依据临床表现。治疗因病因不同而异。

昼夜节律紊乱是由于内源性睡眠觉醒节律（生物钟）和外源性昼夜节律失调（失同步）造成的。原因可能是内源性的（如睡眠时相延迟或提前综合征）或外源性的（如时差、倒班工作）。

如果原因是外界的，则其他身体昼夜节律，如体温、激素分泌，可能与外界昼夜失同步（外源性失同步），或是彼此间失同步（内源性失同步）。除了失眠和日间困倦，还会造成恶心、不适、易激惹和抑郁。同时可增加心血管疾病和代谢性疾病的发生风险。

反复的昼夜循环改变（如频繁长途旅行、轮转倒班等）尤其难以适应，特别是当改变为逆钟向改变时。逆钟向改变是指睡觉和起床都提前的情况（如向东飞行或从早班向晚班夜班倒）。

生物节律恢复后，症状可在几天内缓解，在一些患者（如老年人）中，症状需要数周甚至数月才能缓解。因光线的变化是昼夜节律的有力同步装置，故让患者在期望的起床时间暴露在强光下（5 000~10 000 勒克司强度的阳光或人工照明）或在期望的睡眠时间前通过戴墨镜来减少光线暴露可以加速节律的调整。也可尝试睡前使用褪黑素治疗（参见第 1798 页）。

睡眠节律紊乱的患者常会误用酒精、安眠药和兴奋剂。睡眠节律紊乱包括以下表现：
- 时差型睡眠节律紊乱（时差障碍）
- 倒班型睡眠节律紊乱（倒班障碍）
- 睡眠时相改变型睡眠节律紊乱

时差型睡眠节律紊乱（时差障碍） 此综合征是由于短时间内跨越>2 个以上时区引起。向东旅行（睡眠周期提前）比向西旅行（睡眠周期延后）引起的症状更加严重。

如有可能，旅行者可在启程前逐渐改变他们的睡眠觉醒周期以使其接近于目的地的情况，并且在到达后白天尽量暴露于阳光下（尤其在早晨），入睡前提前暴露于黑暗。也可在到达目的地后短期使用短效安眠药或促觉醒药物（如莫达非尼）。

倒班型睡眠节律紊乱（倒班障碍） 症状的严重程度正比于
- 换班频率
- 每次改变的程度
- 连续工作数晚的次数
- 倒班的时间长短
- 睡眠时间逆钟向变化（提前睡眠）的频率

固定的倒班（如总是白班或总是夜班）相对更好一些，轮转的倒班应该顺时针较好，如由早班到晚班到夜班。然而，即使是固定的倒班也会给工作者带来麻烦，因为白天的嘈杂与光线会影响睡眠的质量，且参加社会或家庭活动会减少其白天睡眠时间。

倒班工作者在保持清醒时应尽量地让自己暴露于光线中（阳光或夜班中的人工照明），而在睡觉时则应尽量保持房间的黑暗与安静。早上回家时戴上太阳镜对促进入睡也有效果。

眼罩和白噪音装置都有效。睡前使用褪黑素也有帮助。如症状持续存在并影响社会功能，可谨慎使用短效安眠药与促醒药。

睡眠时相改变型睡眠节律紊乱 这些综合征患者在一个 24 小时的昼夜周期内睡眠质量与时间正常，但整个周期与患者自身所希望的或需要的周期不同步。

少数患者的昼夜周期不是 24 小时，其每天的觉醒与睡眠的时间或提早或延后。如果患者按照自身的昼夜周期，则不表现出症状。

- **睡眠时相延迟综合征**：患者的睡眠、觉醒时间延后（如 3am 睡，10am 醒）。此种模式在青春期少年较常见。如果需要为工作或学习而早起，则会导致日间困倦；患者表现为学习成绩差或早晨缺课。这些患者与熬夜的人不同，因为即使他们努力想早点睡觉也无法入睡。轻度的睡眠延后（<3 小时）可以通过不断的早起以及亮光疗法来纠正，同时也可睡前 1 小时使用褪黑素辅助治疗。另一种方法是不断推迟睡觉和起床时间（1~3 小时/日）直至达到正常睡眠觉醒时间
- **睡眠时相提前综合征**：这种综合征（睡觉与起床时间提前）在老年人中更为常见，采用夜间强光，早晨使用遮光的护目镜有效
- **非 24 小时睡眠-觉醒综合征**：这种综合征很少见，以独立的睡眠-觉醒周期为特征。这种睡眠-觉醒周期有固定的时长，但通常>24 小时，导致睡眠和觉醒时间每天延迟 1~2 小时。这种障碍常见于盲人。他司美琼，褪黑激素受体激动剂可助患此疾病的全盲患者提高夜间睡眠时长，且减少日间睡眠时间。剂量是每晚睡前同一时间服用 20mg

失眠与日间过度嗜睡

许多睡眠障碍可以表现为失眠与日间过度嗜睡（EDS）。
- **失眠**：是入睡或保持睡眠困难，或睡后感觉没有恢复精神
- **EDS**：是指在正常觉醒时间内感到困倦，容易睡着

睡眠障碍可由机体的内在或外在因素导致。

睡眠习惯不良 特定的行为会使睡眠受损。他们包括：

- 使用咖啡因或拟交感或其他兴奋性药物（特别在睡前，但特别敏感者下午使用亦可导致）
- 深夜里运动或兴奋（如看惊悚电视演出）
- 无规律的作息

患者通过晚起或打瞌睡来补偿丢失的睡眠，反而会进一步影响夜间睡眠。

失眠患者应固定起床时间，且不管夜间睡眠如何都应避免白天打瞌睡。

良好的睡眠习惯可改善睡眠（表236-5）。

适应性失眠 急性的精神应激（如失去工作、住院）可能导致失眠。症状通常在应激缓解后即减轻，失眠通常短暂且为一过性。但如果日间困倦和疲乏加重，尤其当影响到日间的工作时，可给予安眠药短期治疗。持续性的焦虑则可能需要特殊治疗。

精神生理性失眠 不管何种原因引起的失眠，都可能在诱发因素解除后仍然持续存在。其原因通常是对下一个无眠之夜及之后的疲倦的预期性焦虑。患者常会在床上花数小时思考自己的失眠问题。且他们在自己的卧室更难入睡。

最佳治疗组合：

- 认知行为治疗
- 安眠药

尽管认知-行为治疗的实施较难且持续时间较长，但其效果的维持时间也更长，最长疗效可维持2年。治疗策略包括：

- 睡眠习惯（尤其是限制在床上的时间，表236-5）
- 教育
- 放松训练
- 刺激控制
- 认知疗法

只有那些需要快速缓解症状或失眠已影响到日间工作（如EDS和疲乏）的患者，才适合使用安眠药。此类药物大多数情况下不能无限制使用。

躯体性睡眠障碍 躯体疾病可影响睡眠并引起失眠和EDS。引起疼痛与不适的一些疾病（如关节炎、肿瘤、椎间盘突出等），尤其那些运动后加剧的，可导致短暂的觉醒和睡眠质量降低。夜间癫痫发作同样会影响睡眠。

治疗应针对基础疾病及缓解症状（如睡前服止痛药）。

精神性睡眠障碍 多数严重精神疾病可以导致失眠和EDS。约80%的重度抑郁患者诉有此类症状。

相反，40%的慢性失眠者会有突出的精神症状，其中大多是情绪障碍。

重度抑郁的患者可有入睡困难或睡眠维持困难。有时双相障碍抑郁相或季节性情绪障碍的患者，睡眠不受影响，但会主诉存在日间持续的疲倦。

如抑郁同时伴失眠，可以使用镇静作用较强的抗抑郁药（如西酞普兰、帕罗西汀、米氮平等）。这些药物应采用正常剂量而非低剂量，以保证抑郁得到纠正。然而，临床医生应注意，这些药物并非一定起镇静作用，有时甚至可以有刺激性的属性。

此外，药物提供的镇静作用可能比需要更长，从而引起EDS，且存在其他副反应，如体重增加。另外，任何一种抗抑郁药应与安眠药联用。

如抑郁伴EDS，可选择使用含兴奋作用的抗抑郁药，（如安非他酮、文拉法辛或SSRI如氟西汀、舍曲林等）。

睡眠缺乏综合征（睡眠剥夺） 此类患者即使有充分机会能睡着，他们却要在醒时保持警觉状态从而导致夜间睡眠不足。原因通常是各种社会或工作压力。该综合征可能是引起EDS的最常见原因，症状可随睡眠的增加（如周末或度假）而消失。

当睡眠长时间被剥夺后，需要数周至月的延长睡眠才能恢复白天警觉性。

药物相关性睡眠障碍 下列药物长期使用可以引起失眠与EDS：中枢兴奋剂（如苯丙胺、咖啡因）、安眠药（苯二氮䓬类）、其他镇静药、抗代谢剂、抗痫药（如苯妥英）、口服避孕药、甲基多巴、普萘洛尔、酒精以及甲状腺素替代物（表236-2）。通常处方类安眠药会导致易激惹、情感淡漠、警觉性降低。许多精神活性药物可引起睡眠中躯体的异常活动。

失眠也可在以下药物戒断以后出现：中枢抑制剂（如巴比妥类、阿片类、镇静药）、三环类抗抑郁药、单胺氧化酶抑制剂或违禁药物（如可卡因、海洛因、大麻、苯环己哌啶）。突然停用安眠药或镇静类药物可导致紧张、震颤和或癫痫发作。

发作性睡病

发作性睡病的特征主要是慢性日间过度嗜睡，常伴突发的失张力（猝倒）。

其他症状包括睡瘫、睡前及半醒幻觉。依据多导睡眠图和多重睡眠潜伏期测试可诊断。治疗日间过度嗜睡可选用莫达非尼，多种激动剂或羟丁酸钠，某些抗抑郁药可用于治疗并发症。

其病因未明。在欧洲、日本和美国，发病率为0.2/1000～1.6/1000。男女发病率相等。

发作性睡病与特定的HLA等位基因密切相关，若父母患有此病则其孩子的发病风险将增加40倍，提示遗传性因素的存在。但是，双生子同时发病的概率较低（25%），提示环境因素的重要作用，而环境因素常能诱发本病。患发作性睡病的动物与多数患者的脑脊液中神经肽下丘脑泌素-1缺失，提示本病病因可能是HLA相关的自身免疫因素导致下丘脑一侧的含下丘脑泌素-1的神经元受损。

发作性睡病的特征是REM睡眠的时间与控制受干扰。因此，REM睡眠干扰了清醒时以及从清醒到睡眠的转换过程。

许多发作性睡病的症状包括体位性肌肉麻痹和生动的梦境，而后者正是REM的特征。

可分为两种类型：

- 类型 1：由于下丘脑分泌素缺乏所导致，且伴有猝倒的发作性睡病（由突然的情绪反应所诱发的瞬间肌无力或瘫痪）
- 类型 2：下丘脑分泌素水平正常，且不伴猝倒的发作性睡病

症状及体征

主要症状为：
- 日间过度嗜睡（EDS）
- 猝倒
- 睡前或半醒幻觉
- 睡瘫

大约 10% 的患者同时有这 4 个症状。许多患者还有夜间睡眠障碍，一些患者伴有睡眠增多症（睡眠时间延长）。

症状多从青春期或成人早期开始，无原发疾病，但可由一种疾病、应激原或一段时间的睡眠剥夺诱发。一经确诊，发作性睡病会持续终身，但不会影响寿命。

EDS 可在任何时候发生。睡眠事件在一天内可以不发生或多次发生，每次持续数分钟到数小时。患者只能短暂的克服想睡的欲望，但能像正常睡眠一样被唤醒。睡眠多在单调的情景下发生（如阅读、看电视和参加会议等），但也可发生于复杂的活动中（如驾驶、演讲、写作、进食等）。

患者还可能遭遇睡眠发作，即无征兆的突发性睡眠事件。患者睡后可能感到清醒，但几分钟后又很快入睡。

夜间的睡眠可能被生动、恐怖的梦惊醒，且睡眠质量差。

后果包括：生产力下降、人际关系破裂、注意力不集中、失去动力、抑郁、生活质量的急剧下降，以及潜在的躯体伤害（尤其是交通事故的原因）。

猝倒 突发的情绪反应（如高兴、生气、害怕、开心，或通常是惊讶）引起的短暂的肌无力或麻痹，不伴有意识的丧失。无力可局限于某些肢体（如当鱼上钩时患者无法握住鱼竿），也可在大笑（如"笑到脱"）或突然生气导致肢体乏力。猝倒也可能影响其他肌肉：可有颚下垂、面部肌肉颤动、闭目、点头和语言含糊不清。这些表现与 REM 睡眠时的肌肉失张力相似。

约 3/4 的发作性睡病患者会发生猝倒。

睡瘫 是指刚进入睡眠或从睡眠中醒来时短暂的运动不能。这些表现的偶尔发作可令非常人害怕。其与 REM 睡眠期伴随的运动抑制相似。

1/4 的患者有睡瘫，但健康的儿童，甚至少数健康的成人也可发生睡瘫。

入睡或半醒幻觉 是指通常发生在刚入睡时（半睡时）的生动的听或视幻觉，有时也会发生在刚醒时（半醒时）。它们很难与强烈的空想区分，且与生动的梦境有点类似，后者在快速眼动睡眠中是正常的。

约 1/3 的患者存在入睡幻觉，且在健康的儿童和成人，偶尔也会发生。

诊断
- 多导睡眠描记术
- 多睡眠潜伏期测试

诊断的延迟比较常见，常在首次发病的 10 年后才被诊断。

对于有 EDS 的患者，猝倒史能强烈提示发作性睡病。对于有 EDS 的患者，夜间多导睡眠图加多睡眠潜伏期测试（MSLT），若有以下发现，可以确诊发作性睡病：
- 在 5 次日间小睡中的至少 2 次中有 REM 睡眠期发生，或 1 次日间小睡中及之前的夜间多导睡眠图有 REM 发生
- 平均睡眠潜伏期（入睡的时间）≤8 分钟
- 夜间多导联睡眠图无其他具有诊断意义的异常发现

发作性睡病 1 型的患者可以通过猝倒史确诊；2 型患者则依据无猝倒史诊断。

清醒维持试验对诊断没有帮助，但有助于监测治疗的效果。其他导致慢性日间过度嗜睡的疾病通常由病史和体格检查提示；脑影像学和血、尿的检测可以帮助明确诊断。这些疾病包括：下丘脑或脑干上部的占位性病变、颅内压增高和某些脑炎。甲状腺功能减退、高血糖、低血糖、贫血、尿毒症、高碳酸血症、高钙血症、肝衰竭和癫痫，均会引起日间过度嗜睡，伴或不伴睡眠增多。急性、短暂的日间过度嗜睡及睡眠增多，一般伴随于全身性的疾病如流行性感冒。

Kleine-Levin 综合征 是发生于青春期男孩的一种非常罕见的疾病，表现为发作性睡眠与食欲增加。其病因不明，可能是对某种感染的自身免疫反应。

治疗
- 莫达非尼
- 哌甲酯及其衍生物、苯丙胺及其衍生物或羟丁酸钠
- 某些 REM 抑制性的抗抑郁药

偶发睡瘫、入睡及半醒幻觉、不频繁的部分性猝倒及 EDS 的患者无需治疗。其余患者可使用兴奋性药物和抗猝倒药物。患者应在夜间保证充足的睡眠，并在每天的同一时间（多为下午）打个小盹（<30 分钟）。

莫达非尼 长效促觉醒药物，可对轻至中度的 EDS 起到帮助。药物的作用机制尚不清楚。经典的使用方法是莫达非尼 100~200mg 早晨口服。根据需要剂量可加至 400mg。更多的剂量并未显示会增加有效性。如药效不能持续至夜间，虽然有可能影响夜间睡眠，仍可在中午或下午 1 点加服小剂量（如 100mg）本药。或者，可在常规或按需剂量基础上，在下午添加一次短效的哌甲酯。

莫达非尼的副作用包括恶心和头痛，可以通过降低初始剂量和缓慢滴定来缓解。莫达非尼可以降低口服避孕药的药效，且存在少见的滥用倾向。罕见情况下，服用莫达非尼的患者会发生严重的皮疹和重症多形红斑（Stevens-Johnson syndrome）。如果发生了这些反应，则应永久停止服药。

阿莫达非尼 是莫达非尼的右对映异构体，有类似的优点和副反应；剂量为 150 或 250mg 一次早晨口服。

哌甲酯或苯丙胺衍生物 通常用来代替或与莫达非尼联用，如果患者对莫达非尼没有反应。哌甲酯 5mg/d 两次口服至 20mg/d 三次口服对需要迅速起效的患者是极有效，因莫达非尼的起效时间较长。也可以使用哌甲酯 5~20mg/d 两次口服或右旋苯丙胺 5mg/d 两次口服至 20mg/d 三次口服；这些药物都有长效作用制剂，因此可以一天服药一次。服用莫达非尼的患者也可按需使用这类药，因为它们起效快，时程短。不良反应包括激动、高血压、心动过快和情绪改变（躁狂反应等）；这些药品的滥用风险较高。

匹莫林 虽然成瘾性较苯丙胺低，但很少推荐使用；因

其可能存在肝毒性,且必须每两周检查一次肝酶。

羟丁酸钠 也可用作治疗 EDS 与猝倒。睡前口服 2.25g,2.5~4 小时后再服用相同剂量。最大剂量为每晚 9g。副作用包括头痛、恶心、眩晕、鼻咽炎、嗜睡、呕吐、尿失禁,有时可出现梦游。羟丁酸钠是三线药物,具有潜在的滥用性或依赖性。琥珀酸半醛脱氢酶缺陷病及未治疗的呼吸道疾病患者禁用。

三环类抗抑郁药(尤其是氯米帕明、丙米嗪和普罗替林)**和单胺氧化酶抑制剂**(如文拉法辛、氟西汀) 在治疗猝倒、睡眠麻痹、入睡和半醒幻觉时有效。氯米帕明 25~150mg 晨起口服一次,可能是治疗猝倒最有效的药物,但该药只能在日间服用以减少对夜间睡眠的干扰。

> **关键点**
> - 含危险基因的人群中,发作性睡病可能是自身免疫性因素破坏下丘脑外侧中含下丘脑分泌素的神经元而引起的
> - 主要的症状是日间过度嗜睡(EDS)、猝倒、入睡和半醒时幻觉,以及睡瘫
> - 确诊需要通过多导睡眠图和多睡眠潜伏期测试
> - EDS 通常对莫达非尼或羟丁钠(有时与哌甲酯、苯丙胺联用)有反应
> - 三环类抗抑郁药和 SSRI 对猝倒、睡瘫及入睡和半醒时幻觉可能有效

特发性睡眠增多

特发性睡眠增多是日间过度嗜睡伴或不伴夜间睡眠增多,其与发作性睡病区别之处在于没有猝倒、睡瘫和入睡前幻觉。

特发性睡眠过多没有什么特征性表现。病因可能与中枢神经系统功能障碍相关。

白天过度嗜睡是主要症状;睡眠时间可能会或不会延长。

诊断
- 病史或睡眠记录
- 睡眠测试

在伴夜间睡眠增多的特发性睡眠增多中,病史及睡眠记录提示夜间睡眠时间>10 小时,无夜间睡眠增多的特发性睡眠增多中,夜眠时间>6 小时但<10 小时。以上两型多导睡眠图均显示无其他睡眠异常。多睡眠潜伏期测试显示睡眠潜伏期缩短(<8 分钟)且睡眠相关性快速动眼睡眠小于两次。

治疗
- 与发作性睡病的治疗相似治疗与发作性睡病相似,只是不需使用抗猝倒药(参见第 1802 页)

异睡症

异睡症是在入睡、睡眠及起床时的行为异常。诊断依靠临床诊断。治疗包括药物和心理疗法。

对于此类疾病,通过病史和体检即可诊断。

梦游病:指睡眠中出现坐、行走或其他复杂的活动,患者通常双眼睁开却没有自知力。梦游病在儿童晚期或青春期较多见,通常在从非快速眼动睡眠(NREM)3 期觉醒后发生。睡眠剥夺和不良的睡眠习惯可以加重疾病发作,且患者的一级亲属患病风险也更高。可由睡眠过程中导致觉醒的因素(如咖啡因、其他兴奋剂性药物,扰乱睡眠行为)或增强 N3 期睡眠的因素(如睡眠剥夺、运动过度)诱发。

患者可能有反复自语,有些患者会因为障碍物或楼梯而受伤。患者在醒后或第二天早上通常不记得做梦,也不记得疾病的发作。

治疗的目标在于消除诱发因素。包括保护患者免于受伤,如设置电铃,使患者离床时能被叫醒;移开床边的尖锐物品及卧室内的障碍物。有时,建议患者睡在矮体床上。

睡前口服苯二氮䓬类药物,特别是氯硝西泮 0.5~2mg,对行为治疗效果不完全的患者特别有效。

睡(夜)惊 夜间,患者突发尖叫、抖动、表现为受到惊吓与激动。发作可导致梦游。患者难以叫醒。夜惊在儿童中常见,通常易发生在从 N3 期觉醒时,因此并非梦魇。在成人,夜惊通常与精神疾病和酒精中毒有关。

对于儿童夜惊,父母的安慰是主要的治疗方法。如果日间活动受影响(如学习变差),睡前服用中效或长效的苯二氮䓬类药物(如氯硝西泮 1~2mg,地西泮 2~5mg)可能有所帮助。成人可能受益于心理治疗或药物治疗。

梦魇 儿童较成人常见。在 REM 睡眠相发生,尤其在发热、过度疲劳或存在精神压力和饮酒后。

治疗需针对任何潜在精神疾病。

REM 睡眠行为障碍 是 REM 睡眠时的异常言语(有时是污秽的言语)和暴力动作(挥舞手臂、拳打、脚踢等)。这些行为说明患者在 REM 睡眠时肌张力并未消失,因而表现出梦境中的动作,其原因不明。患者能在觉醒后回忆起生动的梦境。

该病在老年人中较多见,特别是中枢神经系统变性疾病(如帕金森病、阿尔茨海默病、血管性痴呆、橄榄脑桥小脑萎缩、多系统萎缩和进行性核上性麻痹等)。同样的症状可发生于发作性睡病患者或使用去甲肾上腺素再摄取抑制剂(如阿托西汀、瑞波西汀、文拉法辛)的患者中。病因常不明确。有些患者在诊断 REM 睡眠行为障碍多年以后会发展为帕金森病。

诊断通常依靠由患者自述或同床者表述的临床症状。多导睡眠图常可确诊。可观察到 REM 期内患者的运动增加;视听监测可记录异常的肢体活动和发声。神经系统检查以排除神经系统变性疾病。若发现异常,需行 CT 或 MRI 检查。

治疗方法为睡前口服氯硝西泮 0.5~2mg。多数患者需长期服药以防止复发;药物耐受或滥用的风险较低。同床者应谨防受伤,最好分床睡直至症状缓解。尖锐物品需远离床边。

睡眠相关腿部痉挛 在其他方面都健康的中老年患者中,常有夜间小腿或足部肌肉痉挛。

根据临床表现、阴性体征和无功能障碍即可做出诊断。

预防措施包括睡前拉伸受累肌肉数分钟。发作时及时的拉伸肌肉可以迅速缓解症状,且疗效优于药物治疗。很

多药物(如奎宁、补钙、补镁、苯海拉明、苯二氮䓬类和美西律等)曾用于治疗该病,但均疗效不佳并有严重的不良反应(特别是使用奎宁和美西律时)。避免使用咖啡因和其他交感兴奋剂。

周期性肢体活动障碍和不宁腿综合征

周期性肢体活动障碍(periodic limb movement disorder,PLMD)和不宁腿综合征(restless leg syndrome,RLS)特征是上下肢的异常活动,有时伴有感觉障碍,并可影响到睡眠。

PLMD 和 RLS 在中老年人中较常见。>80% 的 RLS 患者同时伴有 PLMD。

发病机制不明,但可能与中枢神经系统的多巴胺神经递质传导异常相关。该疾病可以:

- 孤立发生
- 在撤药期间
- 在使用兴奋剂,抗抑郁药或某些多巴胺拮抗剂时
- 妊娠期
- 伴有有慢性肝肾衰竭、缺铁性贫血、糖尿病、神经系统疾病(如多发性硬化,帕金森病)或其他疾病

遗传因素可能与原发性 RLS 相关,超过 1/3 原发性 RLS 患者有家族史。危险因素还包括缺乏运动、吸烟及肥胖。

周期性腿动在发作性睡病和 REM 行为障碍患者身上常见。

症状及体征

PLMD 特征为睡眠时远端肢体重复(通常为每 20~40 秒)的抽搐或踢腿样动作。患者通常抱怨夜间睡眠不良或日间过度嗜睡。他们通常对这些动作和之后短暂的觉醒没有记忆,也没有肢体的感觉障碍。

RLS 是一种运动感觉障碍,表现为不可抗拒的肢体或其他身体部分的活动,常伴有感觉异常(如爬行或蠕动的感觉);症状在患者静止或躺下时更显著,睡眠前后最显著。为了减轻这些感觉,患者会不断的屈伸患肢、踢腿或行走。致使难以入睡,反复夜间觉醒,或两者兼有。

诊断

- RLS 通过病史即可诊断
- PLMD 需通过睡眠障碍史或 EDS 史以及多导睡眠图诊断

患者或其同床者提供的病史可辅助诊断。例如 PLMD 患者通常具有失眠、EDS 和/或入睡前或睡时的过度抽搐。

PLMD 需多导睡眠描记图以确诊,与肌电图上的反复放电一样明显。RLS 诊断明确的患者也可行多导睡眠描记术检查以排除合并 PLMD,但并非 RLS 诊断所必需的检查。

对于这两种疾病,应该进行继发性病因的检查(怀疑贫血和铁缺乏的进行血液学及肝肾功能的检查)。

治疗

- 针对 RLS:普拉克索,罗匹尼罗,罗替戈汀贴片或加巴喷丁恩那卡比,如果铁蛋白<50 纳克/毫升则再补充铁剂
- 针对 PLMD:治疗方法通常与 RLS 相同

很多药物曾被用于治疗(包括多巴胺能药物、苯二氮䓬类、抗痛药、维生素、矿物质等)RLS。

多巴胺能药物 虽然常常有效,但可能产生不良反应,如症状加重(RLS 症状在给予下一剂药物之前即恶化并且影响到身体的其他部位,如手臂),症状反弹(停药后或药效分散后症状恶化)、恶心、直立性低血压和失眠。三种多巴胺激动剂:普拉克索、罗匹尼罗和罗替戈汀(贴剂)均有效,除可能导致症状加重外少有严重的不良反应:

- 普拉克索 0.125mg 口服,用于中到重度发作前 2 小时,根据需要,可增加 0.125mg 每晚两次口服,直到症状缓解(最大剂量 0.5mg)
- 罗匹尼罗 0.5mg,可于发作前 1~3 小时口服,之后根据需要每晚增加 0.25mg(最大量为 4mg)
- 罗替戈汀贴片(1mg/24 小时)最初应用于日间的任何时间;可根据需要每隔一周增加 1mg/d,最大量为 3mg/d

左旋多巴/卡比多巴都可以使用,但其他不易导致症状加重和反弹药物,通常是首选。

加巴喷丁 可能有助于缓解 RLS 症状,用于 RLS 伴有疼痛时。药物用量开始为睡前 300mg,可以每周增加 300mg(最大剂量 900mg 口服,每日 3 次)。但该药未被批准用于 RLS 的治疗。

加巴喷丁恩那卡比 加巴喷丁的前体药物,可能有助于缓解 RLS 症状,被批准用于 RLS 的治疗。推荐剂量为每日 600mg,下午 5 点餐时服用。常见的副反应有嗜睡、头晕。

普瑞巴林 一种非多巴胺能 α2δ 配体,可能有助于缓解 RLS 症状;与普拉克索相比较少发生症状加重的副作用。普瑞巴林也可以用于伴有疼痛的 RLS。对于 RLS,目前使用剂量为 300mg/d。最常见不良反应为嗜睡和头晕。然而,尚未有广泛研究证实此药可用于治疗 RLS。

苯二氮䓬类药物 可促进睡眠连续性,但不能减少肢体活动;应谨慎使用以防耐药和白天困倦。

阿片类药物 对 RLS 伴疼痛的患者也可能有效,但因其耐药性、副作用和成瘾性而通常作为最后的选择。

必须监测铁蛋白,如果铁蛋白<50μg/L,则需要在睡前服用硫酸亚铁 325mg 联合维生素 C 100~200mg。患者需要养成良好的睡眠习惯。

PLMD 没有特殊的治疗方法,但针对 RLS 常用到的治疗方法对其通常有效。但 PLMD 的治疗方法仍需进一步研究。

> **关键点**
>
> - PLMD 是睡眠时上下肢反复地抽搐或踢动,常影响到夜间睡眠并导致日间过度嗜睡
> - RLS 的特点是一种不可抗拒的肢体或其他身体部位的异常运动,通常伴有感觉异常,往往造成入睡困难和/或反复夜间觉醒
> - RLS 的诊断主要依靠临床,但如果考虑是 PLMD,应进行多导睡眠监测
> - PMLD 没有特殊的治疗方法,但适用于 RLS 的治疗经常能起到作用
> - 对于 RLS,使用多巴胺能药物或加巴喷丁恩那卡比往往有效

237. 脊髓病变

脊髓病变可引起严重永久性神经系统后遗症。对部分患者而言，如果尽早诊断和治疗，这些后遗症可避免或降至最低限度。脊髓病变多由髓外引起，如、椎管狭窄导致的压迫、椎间盘突出、肿瘤、脓肿或血肿。少数脊髓病变由髓内引起，如梗死（参见脊髓梗死，参见第 1809 页）、出血、横贯性脊髓炎（参见急性横贯性脊髓炎，参见第 1807 页）、HIV 感染、脊髓灰质炎病毒感染、梅毒（可以引起脊髓痨）、外伤、维生素 B_{12} 缺乏（可以引起亚急性联合变性）、减压病、雷击伤（产生雷击后麻痹）、放射性治疗（可造成脊髓病）、空洞（参见脊髓或脑干的空洞，参见第 1811 页），和脊髓肿瘤（参见脊髓肿瘤，参见第 1706 页）。动静脉畸形可以是外源性的或内源性的（参见脊髓动静脉畸形，参见第 1808 页）。铜缺乏症可导致脊髓病变，类似于维生素 12 缺乏症引起的病变。脊神经根也可被累及（神经根疾病，参见第 1773 页）。

解剖

脊髓在枕骨大孔水平与延髓相连，向下终止于上段腰椎，通常位于 L1 和 L2 椎体之间，在此形成脊髓圆锥。在腰骶处，从低位脊髓发出的神经根在椎管内几乎是垂直下降，形成马尾。

脊髓周边的白质，包含上行感觉和下行运动有髓神经纤维。脊髓中央 H 形的灰质由细胞体和无髓纤维构成（图 237-1）。脊髓灰质的前角（腹侧）内含有下运动神经元，它们接收发自运动皮质、并通过皮质脊髓束传导的神经冲动；以及来自中间神经元和肌梭传入纤维的信号。下运动神经元的轴突是脊髓的传出纤维。脊髓后角（背侧）包含脊髓背根神经节内细胞体发出的感觉神经纤维。灰质中还包含许多中间神经元，它们传导从脊神经前根到脊神经后根、从脊髓一边到另一边或从脊髓一个层面到另一个层面的运动、感觉或反射冲动。脊髓丘脑束在脊髓内传递对侧的痛温觉；大多数其他的神经束传递同侧的神经冲动。可大致按 31 对脊髓神经根的附着处来划分脊髓的功能性节段（层面）。

症状及体征

脊髓疾病造成的神经系统功能障碍常累及病变及其以

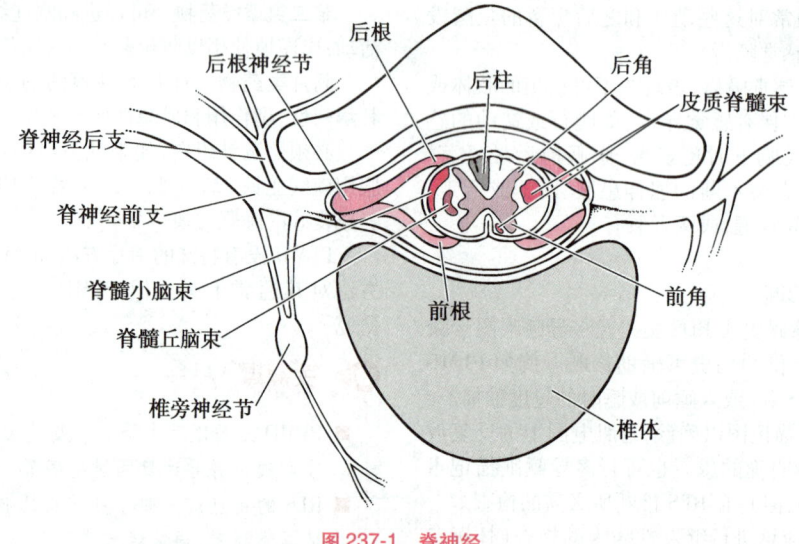

图 237-1 脊神经

下的所有脊髓节段（表 237-1）。但是，脊髓中央综合征（表 237-2）是个例外，其损伤平面以下节段可能不受累。

脊髓疾病可以因受累的髓内传导束或髓外神经根不同而产生不同的神经功能障碍。累及脊神经但是没有直接累及脊髓的疾病，可以引起相应脊神经支配区的纯感觉、纯运动或同时累及感觉和运动的异常表现。

脊髓功能障碍 可以导致瘫痪、感觉缺失、反射改变以及自主神经功能障碍（如肠道、膀胱、勃起障碍；不能出汗）。

表 237-1 各层面脊髓功能障碍的表现

病变部位	可能的表现
C5 或以上节段	呼吸肌麻痹
	四肢瘫痪
C5 和 C6 间	双下肢、手腕、手掌瘫痪
	肩部外展和屈肘无力
	肱二头肌反射消失
	肱桡肌腱反射消失

病变部位	可能的表现
C6 和 C7 间	双下肢、手腕、手掌瘫痪，而肩部运动和肘屈曲通常仍然保留 肱三头肌反射消失
	四肢瘫痪
C7 和 C8 间 C8 至 T1	霍纳综合征（瞳孔缩小、上睑下垂、面部无汗）
	双下肢瘫痪
T1 和脊髓圆锥之间	双下肢瘫痪

* 缩写指相应椎骨：脊髓比脊柱短，因此沿脊柱下行时，脊髓节段和椎骨水平需进行适当调整。在脊髓损伤的各个水平，病灶水平以下出现腱反射亢进（起先减弱后增强），膀胱和直肠括约肌功能丧失，损伤水平以下感觉缺失。

表 237-2　各种脊髓综合征

综合征	病因	症状和体征
脊髓前部综合征	不对称地损害脊髓前部，通常由梗死引起（如脊髓前动脉阻塞）	除后索以外的所有传导束功能障碍，因此患者的位置觉和振动觉仍保留
Brown-Séquard 综合征（罕见）	单侧脊髓病变，通常由外伤引起	病变同侧瘫痪
		同侧的触觉、位置觉和振动觉缺失
		对侧痛温觉缺失*
累及颈髓的脊髓中央综合征	累及颈髓中央的病变，主要是累及中央灰质（包括交叉的脊髓丘脑束），通常由脊髓中央的外伤、空洞和肿瘤引起	双上肢瘫痪比双下肢和骶尾部瘫痪更为严重
		上颈部、肩膀和躯体上半部分披肩样的痛觉和温度觉缺失，而轻触觉、位置觉和振动觉仍相对保留（分离性感觉缺失）
脊髓圆锥综合征	L1 附近的病变	双腿远端瘫痪
		肛周感觉缺失（鞍区感觉缺失）
		勃起障碍
		尿潴留、尿频或尿失禁
		大便失禁
		肛门括约肌张力降低
		球海绵体肌异常和肛门收缩反射异常
横贯性脊髓病	影响≥1 个节段的整个脊髓平面的病变	所有脊髓神经功能的缺失（所有传导束都受到不同程度的影响）

* 偶尔，出现仅半侧脊髓的部分功能障碍（部分性 Brown-Séquard 综合征）。

这些功能障碍可能是部分性的（不完全的）。自主神经功能和反射异常，通常是脊髓功能障碍最客观的体征；而感觉异常则最不具有特异性。

皮质脊髓束受损　可引起上运动神经元功能障碍。急性严重的损伤（如梗死、外伤病变）可引起脊髓休克和弛缓性瘫痪（肌张力减低、反射减弱、跖伸肌反射缺失），但在数日或数周后上运动神经元功能障碍可发展为痉挛性瘫痪（肌张力增高、反射亢进、阵挛）。可以出现跖伸肌反射和自主神经功能障碍。持续超过几周的弛缓性瘫痪常提示下运动神经元病变（如吉兰-巴雷综合征）。

特殊的脊髓综合征　包括横贯性感觉运动性脊髓病、布朗-塞卡综合征、脊髓中央综合征、脊髓前部综合征以及脊髓圆锥综合征（表 237-2）。

马尾综合征　是脊髓终末马尾处的神经根损害，而并不是一种脊髓综合征。但是，该病类似于脊髓圆锥综合征，可引起会阴、肛门处（鞍区感觉缺失）及其周围的感觉缺失和膀胱、直肠和阴部的功能障碍（如尿潴留、尿频、小便失禁或大便失禁、勃起障碍、直肠张力丧失、球海绵体肌异常和肛门收缩反射异常）。在马尾综合征中（不像在脊髓损伤中），下肢的肌张力和深腱反射降低。

诊断

■ **MRI**

节段性神经功能障碍提示脊髓疾病。神经根或周围神经疾病也可有类似表现，尤其是症状仅为单侧时，此时可根据临床表现来鉴别。神经功能缺损的平面和组合方式有助于明确是否存在脊髓病变以及脊髓病变的部位，但不总能明确病变的类型。

MRI 是诊断脊髓疾病最准确的影像学检查，它可以显示脊髓实质、软组织（如脓肿、血肿、肿瘤、椎间盘异常）以及骨骼的病变（如骨质破坏、严重的骨肥大改变、骨塌陷、骨折、骨关节半脱位、肿瘤等）。CT 脊髓造影术已经较少应用，该检查不如 MRI 精确，且为有创性操作，但相对而言更容易获得。X 线平片则有助于发现骨性病变。

急性横贯性脊髓炎

急性横贯性脊髓炎是一种急性炎症性疾病，病变同时累及一个或多个相邻节段的灰质和白质，以胸髓最为常见。其病因包括多发性硬化、视神经脊髓炎、感染、自身免疫性或感染后炎症、血管炎和药物等。症状包括病灶所在节段以下的双侧运动、感觉和括约肌功能缺失。诊断通常需靠 MRI、CSF 和血液检查。疾病早期给予静脉滴注糖皮质激素和血浆置换可能有效。此外，治疗主要是支持治疗和纠正病因。

急性横贯性脊髓炎在多发性硬化中最常见，也可发生在患有血管炎、支原体感染、莱姆病、梅毒、结核或病毒性脑膜脑炎以及服用苯丙胺、静脉注射海洛因或服用抗寄生虫、抗真菌药物的患者。横贯脊髓炎伴视神经炎可发生在视神经脊髓炎（Devic 病）中,该病曾被认为是多发性硬化的一种,但现在认为是不同的疾病。横贯性脊髓炎的发病机制目前仍然不明,但某些病例在病毒感染或接种疫苗后发病,提示该病可能是一种自身免疫反应。炎症可弥漫至一个或多个脊髓节段,从而影响脊髓的所有功能。

症状及体征

起病时可有头颈、背部或头部的疼痛。起病数小时或数天后,可以出现胸部或腹部束带感、肢体无力、麻刺感、双足和双腿麻木、大小便困难等症状。功能缺损可在数天后进展成为完全的横贯性运动感觉性脊髓病,造成截瘫、病灶节段以下感觉缺失、尿潴留、大便失禁等症状。偶尔,患者的位置觉和振动觉仍保留然存在,或至少在起病之初仍可保留。症状在多发性硬化、系统性红斑狼疮或抗磷脂综合征的患者中偶尔会出现复发。

诊断

- MRI 和脑脊液分析
- 其他检查明确可治疗病因

横贯性感觉运动障碍伴脊髓节段性神经功能缺损提示该诊断。吉兰-巴雷综合征（参见吉兰-巴雷综合征,参见第1985 页）无法定位于特定的脊髓节段,以此可相鉴别。诊断需行 MRI 和 CSF 检查。MRI 典型表现为脊髓肿胀,MRI 还有助于除外其他可以治疗的脊髓疾病（如脊髓压迫症）。CSF 提示有单核细胞、蛋白轻微升高、IgG 指数增高（正常值≤0.85）。

针对水通道蛋白 4 的视神经脊髓炎标志抗体（NMO-IgG）的检测有高度的特异性,并能与多发性硬化相鉴别。

需行以下检查除外可治性病因：胸片、PPD 试验、支原体、莱姆病和 HIV 相关血清检测；维生素 B_{12}、叶酸、锌和铜的含量；血沉；抗核抗体；以及 CSF 和血性病实验室(venereal dis-ease research laboratory, VDRL)检查。病史可能提示与发病有关的药物。

需行头颅 MRI；约 50% 的多发性硬化患者 MRI 上 T2 相显示脑室旁多发的高信号,而约 5% 的患者没有上述表现。

预后

一般来说,病情进展越快,其预后越差。疼痛常提示较为剧烈的炎症反应。约 1/3 的患者可完全恢复,1/3 的患者残留部分肌无力和尿急表现,而 1/3 的患者将卧床和大小便失禁。10%~20% 的病因不明的患者,最终可能发展为多发性硬化。

治疗

- 病因治疗
- 有时使用糖皮质激素

治疗主要是针对病因或相关疾病的治疗及支持治疗。对于某些特发性病例,病因可能是自身免疫性疾病,通常可使用大剂量糖皮质激素治疗,且有时可在激素后予以血浆置换。但是,上述治疗方案的疗效尚不明确。

> **关键点**
> - 自身免疫性疾病和脱髓鞘疾病、感染及药物能导致脊髓节段的组织产生炎症,造成横贯性脊髓炎,可能进展为完全横贯性感觉运动性脊髓病
> - 进行脊髓 MRI、CSF 分析,检测视神经脊髓炎 IgG 并进行可治疗病因（如感染、营养缺乏）的其他检查
> - 如能确定病因,则针对病因治疗,如果没有明确的病因,考虑皮质激素和血浆置换

脊髓动静脉畸形

髓内或髓周的动静脉畸形可导致脊髓受压、缺血、髓质出血、蛛网膜下腔出血或同时出现上述多种症状。病程可能表现为逐渐进展的上行性或波动性节段性神经功能缺损,根性疼痛,或者表现为突发的背部疼痛伴节段性神经功能受损。诊断依据 MRI 检查。治疗可通过常规手术或立体定向放射手术,或在血管造影下行栓塞术。

动静脉畸形是最常见的脊髓血管畸形。大多位于胸腰段脊髓后侧的髓外,其余则可能发生在颈髓或上段胸髓的髓内。动静脉畸形可以小而局限,也可以累及一半的脊髓平面。它们可能压迫甚至替代正常的脊髓实质,或者破裂导致局部或广泛出血。

症状及体征

有时脊髓动静脉畸形的相应节段的皮肤区域会有表皮血管瘤。动静脉畸形常常压迫：
- 神经根,可引起沿此神经根支配区放射性疼痛
- 脊髓,引起缓慢进展或波动性的脊髓神经功能缺损

通常会同时累及上下运动神经元。动静脉畸形破入脊髓实质,可引起突发的后背部剧烈疼痛和节段性神经功能缺损。高颈段动静脉畸形破入蛛网膜下腔,若发生,可造成突发的剧烈头痛、颈项强直和意识不清（参见蛛网膜下腔出血,参见第 1822 页）。

诊断

- 影像学

脊髓动静脉畸形可能在行影像学检查时被偶然发现。如果患者出现临床无法解释的节段性神经功能缺失或蛛网膜下腔出血,尤其是伴突发剧烈背痛或表皮中线血管瘤时,需怀疑是否为脊髓动静脉畸形。

诊断需行 MRI（通常首先完成）、MRA,及选择性动脉造影等,偶尔,需行 CT 脊髓造影术。

治疗

如果脊髓功能受损,需行手术治疗,但需要专业的显微手术专家来实行。对于体积小且外科手术难以达到部位的动静脉畸形,立体定向放射术将有所帮助。血管造影下栓塞术可以阻塞供血动脉,并常在手术或立体定向放射术治疗前进行。

颈椎病及其相关脊髓病变

颈椎病是颈椎骨关节炎导致的椎管狭窄,骨关节炎（骨

赘)侵入下段颈髓时可引起颈髓病,有时可累及下颈段神经根。

(脊髓脊神经根病)。诊断需要依赖 MRI 或 CT,治疗常常包括服用非甾体消炎药(NSAID),佩戴柔软的颈托或接受颈椎椎板切除术。

颈椎病常由骨关节炎引起。尤其是先天性椎管狭窄(<10mm)的患者,骨关节炎可导致椎管狭窄和骨性结构压迫脊髓,从而引起压迫和脊髓病(脊髓的功能受损)。黄韧带肥大可以加重影响。神经孔处的骨赘,多位于 C5~C6 和 C6~C7 处,可造成神经根病变(参见第 1773 页)。本病的表现因受累神经结构的不同而各异,但是经常出现疼痛症状。

症状及体征

脊髓压迫常引起渐进性痉挛性截瘫、感觉异常,症状可同时累及双手和双足,并引起反射亢进。神经系统受损表现可不对称、非节段性,也可因咳嗽或瓦尔萨尔瓦动作而加重。颈椎病患者在创伤后可能出现脊髓中央综合征。最终,患者可在病变水平出现相应的上肢肌萎缩、弛缓性瘫痪和病变水平以下的痉挛性瘫痪。

神经根压迫通常在早期引起根痛;后期出现肌无力、反射减退和肌萎缩表现。

诊断

- MRI 或 CT

当患有骨关节炎或 C5~C6 水平有根痛表现的老年患者出现典型神经受损症状时,需怀疑为颈椎病。诊断依赖 MRI 或 CT。

治疗

- 仅存在神经根病变的患者可使用非甾体消炎药(NSAID)和柔软的颈托
- 累及脊髓及难治性神经根病变患者需行颈椎椎板切除术

对那些病变累及脊髓的患者,需行颈椎椎板切除术;后路手术可以缓解压迫症状,但是会遗留前方压迫性骨赘,且可能造成脊柱不稳定和脊柱后凸。因此,愈来愈多的医师选用前路脊柱融合术。那些仅存在神经根病变的患者可试用非手术治疗,如非甾体消炎药和柔软的颈托;如果以上方法无效,可能需行手术减压。

遗传性痉挛性截瘫

遗传性痉挛性截瘫是一组罕见的遗传性疾病,特征表现为进行性、脊髓性、非节段性的双下肢痉挛性瘫痪,有时伴有智力障碍、癫痫和其他脊髓外神经缺损表现。诊断依靠临床表现,又是依赖于基因检测。

遗传性痉挛性截瘫的遗传基础各种各样,且有许多未知的形式。在所有类型中都存在皮质脊髓束受累,部分出现后索和脊髓小脑束变性,有时伴前角细胞的丢失。任何年龄均可发病,从出生后第 1 年到老年;起病年龄与特定的遗传方式相关。

症状及体征

症状和体征包括双下肢痉挛性截瘫,伴渐进性行走困难、反射亢进、阵挛和病理征阳性。感觉和括约肌功能通常是正常的。双上肢也可受累。神经缺损症状并不局限于单个脊髓节段。在某些类型中,患者还会出现脊髓外的神经系统缺损表现(如脊髓小脑症状和眼部症状、锥体外系症状、视神经萎缩、视网膜变性、智力障碍、痴呆、多发性周围神经病等)。

诊断

- 临床评估

对有家族史且临床表现为痉挛性截瘫的患者,需怀疑为遗传性痉挛性截瘫。诊断本病需除外其他疾病,有时需行基因检测。

治疗

- 缓解痉挛状态的药物

本病所有类型的治疗主要是对症治疗。可口服巴氯芬来缓解痉挛状态;用法为每次口服 10mg,每日 2 次,可根据需要缓慢加量至 40mg,每日 2 次。其他可选用药物包括地西泮、氯硝西泮、丹曲林、肉毒素(肉毒素 A 或肉毒素 B)、替扎尼定等。物理治疗和锻炼可以帮助患者维持运动能力和肌力,提高运动幅度和耐力,减轻疲劳,预防痉挛。有些患者通过使用夹板、手杖或拐杖获益。

脊髓梗死

(缺血性脊髓病)

脊髓梗死常由椎外动脉缺血引起。症状包括突发的剧烈后背疼痛、迅速进展的双侧肢体弛缓性瘫痪和感觉缺失,尤其是痛温觉。诊断依据 MRI 检查。治疗主要为支持治疗。

脊髓后 1/3 主要由脊髓后动脉分支供血,而前 2/3 则由脊髓前动脉分支供血。上颈段脊髓前动脉仅有少数滋养血管,而较大滋养血管,即腰膨大动脉(Adamkiewicz 动脉),主要供应下胸段脊髓。这些滋养动脉均发自主动脉。

脊髓前动脉的侧支循环在局部区域较少,故某些特定节段(如胸 2 至胸 4 节段)特别容易发生缺血。椎外滋养动脉或主动脉的损伤(如动脉粥样硬化、主动脉夹层和手术钳夹)较脊髓动脉本身更易引起脊髓梗死。栓塞不是本病的常见病因,而结节性多动脉炎则更为罕见。

症状及体征

患者可出现突发的后背部疼痛伴向周围放射的紧绷感,其后出现节段性双侧弛缓性瘫痪和感觉缺失。痛温觉也有不同程度受损。典型脊髓前动脉受损,可导致脊髓前部综合征(表 237-2)。由脊髓后索支配的位置觉和振动觉以及轻触觉通常保留。如果梗死较小且主要累及闭塞动脉远端的组织(靠近脊髓中央),也可能会出现脊髓中央损伤综合征。神经系统缺损症状可在开始几天内部分缓解。

诊断

- MRI

当出现剧烈的背部疼痛和迅速进展的特征性的神经系统缺损症状时,需怀疑脊髓动脉梗死。诊断依据 MRI 检查。急性横贯性脊髓炎、脊髓压迫和脱髓鞘性疾病可引起类似表现,但病程为渐进性发展,并且可通过行 MRI 和 CSF 检查除外。

治疗

- 支持性治疗

偶尔,可针对梗死的病因(如主动脉夹层、结节性多动脉炎)进行治疗,但通常本病唯一可行的治疗是支持治疗。

脊髓压迫症
(脊髓创伤治疗)

各种病变均可造成脊髓受压,引起节段性感觉、运动、反射及括约肌功能障碍。诊断依据 MRI 检查。治疗为直接解除压迫。

与髓内病变相比,髓外病变是引起脊髓压迫症更为见的病因。压迫可以是急性、亚急性或慢性的。

急性压迫 多在数分钟至数小时内发生。它通常由外伤(如脊椎压缩性骨折伴骨折碎片移位、椎间盘突出、转移性肿瘤、严重的骨或韧带伤造成血肿、脊椎半脱位或脱位)。偶尔由脓肿或自发性的硬膜外血肿引起。急性压迫也可继发于亚急性或慢性压迫,尤其当病因为脓肿或肿瘤时。

亚急性压迫 病程可达数天至数周。其病因通常是转移性髓外肿瘤、硬膜下或硬膜外脓肿或血肿、颈椎椎间盘破裂或罕见的胸椎椎间盘破裂。

慢性压迫 病程通常超过数月或数年。其病因常常是骨或软骨突入颈、胸、腰椎椎管内(如骨质增生、脊椎病,尤其是椎管狭窄如椎管狭窄症的患者)。椎间盘突出和黄韧带肥大可加重压迫症状。其他少见病因还包括动静脉畸形和缓慢生长的髓外肿瘤。

寰椎半脱位和其他颅颈交界畸形(参见第 1864 页)也可导致急性、亚急性及慢性脊髓压迫症。

压迫脊髓的病灶也可压迫神经根,更少见情况下,可以造成脊髓供应血管闭塞而引起梗死。

症状及体征

急性或进展性脊髓压迫可造成节段性神经缺损、下肢瘫痪或四肢瘫痪、反射先减退(急性期)后亢进、病理征阳性、括约肌功能丧失(伴直肠和膀胱功能障碍)以及感觉缺失。亚急性或慢性压迫常以局限性背部疼痛起病,并向下放射至相应神经根分布区域(根痛),有时还有反射亢进和感觉缺损表现。感觉缺损可能首先发生在骶髓节段,随后可能出现突发的、不可预料的完全性脊髓功能缺损,通常继发于脊髓梗死。如果病因为转移性肿瘤、脓肿或血肿,则可出现明显的脊椎叩痛。

髓内病变引起的局部严重烧灼样疼痛比其引起的根痛更为明显,且骶尾部皮肤的感觉保留。这些病灶常引起痉挛性瘫痪。

诊断
- MRI 或 CT 脊髓造影

若患者出现脊髓或神经根性疼痛伴反射、运动或感觉缺失,尤其是伴有明显的受损平面时,需怀疑脊髓压迫。

> **经验与提示**
> - 若患者出现脊髓或神经根性疼痛伴反射、运动或感觉缺失,尤其是伴有明显的受损平面时,需立即行脊髓影像检查

如果可以行 MRI,则尽快完成该检查。如果没有条件行 MRI,则行 CT 脊髓造影;使用小剂量碘海醇(非离子低渗性造影剂)经腰穿注入椎管内,并流入头端,以明确阻塞部位。如果检测到阻塞,造影剂经由颈椎穿刺引入,以确定该阻塞的头端延伸。如果怀疑有需要立即行脊椎固定的创伤性骨质异常(如骨折、脱位、半脱位),可以做普通脊柱 X 线平片。然而,CT 能更好地发现骨质异常。

治疗
- 解除压迫

治疗为直接解除脊髓压迫。不完全性或病程很短的完全性脊髓功能缺损可能是可逆的,但是完全性功能缺损则较难恢复;因此,对于急性压迫,必须及早诊断和治疗。如果是肿瘤引起脊髓受压,需及时给予静脉滴注 100mg 地塞米松,其后每 6 小时给予 25mg 滴注,并尽快进行手术或放射治疗。手术适应证包括:
- 神经缺损在非手术治疗后加重
- 需行活检时
- 脊柱结构不稳定
- 放射治疗后肿瘤复发
- 怀疑存在脓肿或硬膜下血肿或硬膜外血肿

> **关键点**
> - 脊髓压迫症通常继发于一个外在肿块
> - 症状可能包括背部和根性疼痛(早期)和节段性感觉和/或运动障碍、反射改变、病理征阳性和括约肌张力丧失(大小便功能障碍)
> - 需立即进行 MRI 或 CT 脊髓造影
> - 为了减轻对脊髓的压力,尽快进行手术或给予糖皮质激素

硬膜外脓肿

硬膜外脓肿是脓液积聚于硬膜外,从而造成对脊髓机械性压迫。诊断需要依赖 MRI 或者 CT 脊髓造影,治疗包括抗生素,有时可进行脓肿引流。

脊髓硬膜外脓肿通常发生在胸段或腰段。患者通常存在潜在感染;此感染可能离脓肿较远(如心内膜炎、疖、牙脓肿)或较近(如脊椎骨关节炎、压疮、后腹膜脓肿)。约 1/3 的病例病因不明。最常见的病原菌是金黄色葡萄球菌,其次是大肠埃希菌和混合性厌氧菌。少见病因有胸髓的结核性脓肿(Pott 病)。发生在硬膜下类似的脓肿则更罕见。

症状及体征

起始症状通常是局部的或根性的后背疼痛以及叩痛,逐渐进展,疼痛常在侧卧时加重。患者常有发热。可发展为脊髓压迫;腰段脊神经根受压可导致马尾综合征,与圆锥综合征症状相似(如下肢瘫痪,鞍区感觉缺失,膀胱和直肠功能障碍)。神经缺损的进程可为数小时至数天。

诊断
- MRI

由于需要尽快治疗以防止或减少神经功能缺损,若患者出现显著的非创伤性背痛,尤其是伴局部脊髓叩击痛,或是伴有发热、近期感染史,或齿科手术史,临床医生需要考虑到本病。典型的神经功能缺损更具有特异性,但可能出现较晚,所以等到出现这些神经系统功能缺损再进行影像检查,会造成预后不良。

诊断有赖于 MRI,如果没有条件行 MRI,也可行 CT 脊髓造影。血液及来自感染部位的样本需进行培养。如果脓肿导致椎管内完全阻塞,腰穿可能会诱发脊髓疝。X 线片不是常规检查,但约 1/3 的患者中可有骨髓炎表现。ESR 升高,不过非特异性表现。

治疗
- 抗生素
- 造成神经压迫的脓肿需要行脓肿引流术

单用抗生素或同时行局部抽吸治疗可能已经足够;但造成神经压迫(如截瘫、直肠膀胱功能障碍)的脓肿需要在短时间内行脓肿引流术。需对脓液进行革兰氏染色和培养。在等待培养结果期间,若合并脑脓肿,需给予同时针对葡萄球菌和厌氧菌的抗生素。如果脓肿在外科手术后仍然进展,需加用覆盖革兰氏阴性菌的氨基糖苷类药物。

硬膜下及硬膜外血肿

脊髓硬膜下及硬膜外血肿是血液积聚于硬膜下及硬膜外,引起对脊髓的机械性压迫。需立刻进行血肿引流术。

脊髓硬膜下及硬膜外血肿(通常发生在胸段或腰段)较罕见,但可由背部外伤、抗凝药物或溶栓药物治疗、对有出血倾向患者行腰穿等造成。

症状及体征
起始症状多为局限性或放射性背部疼痛和叩痛,这种疼痛通常是剧烈的。患者可出现脊髓压迫症状,腰部神经根受压时可能引起马尾综合征和双下肢瘫痪。神经功能的缺损可在数分钟至数小时内进展。

诊断
- MRI

若患者出现急性非外伤性脊髓压迫或不能解释的双下肢瘫痪,尤其是存在可能的相关病因时(如外伤、出血倾向),需怀疑为本病。诊断依靠 MRI,而当没有条件行 MRI 时,可行 CT 脊髓造影术。

治疗
- 血肿引流

治疗主要为尽早行血肿引流术。服用香豆素抗凝剂的血肿患者,需皮下注射维生素 K_1 2.5～10mg,并予以新鲜冷冻血浆,使 INR 到达正常。伴有血小板减少症的血肿患者,需予以输注血小板。

脊髓或脑干的空洞

脊髓或延髓空洞是指在脊髓(脊髓空洞症,syringomyelia)或延髓内(延髓空洞症,syringobulbia)形成一充满液体的空腔。本病的诱发因素包括颅颈交界畸形、脊髓外伤和脊髓肿瘤。症状包括双手双臂的弛缓性瘫痪、背部和颈部的披肩样痛温觉缺失,轻触觉、位置觉、振动觉仍然保留。诊断依据 MRI 检查。治疗包括去除病因和手术引流或脑脊液引流。

空洞(syrinx)通常由导致脑脊液循环部分阻塞的病变引起。至少 1/2 的空洞患者伴有先天性颅颈交界畸形(如小脑组织疝入椎管,即 Chiari 畸形)、大脑先天畸形(如脑膨出),或者脊髓先天畸形(如脊髓脊膜膨出)。这些先天性畸形通常在青少年期或青年期进展,其原因不明。存在脊髓肿瘤或脊髓外伤导致的瘢痕形成或无明显诱因的患者,也可能发生空洞。约 30% 的脊髓肿瘤患者最终会发展出空洞。

脊髓空洞症　是指位于脊髓旁正中的、通常为不规则的纵向空腔。它多发生在颈部,但可向下延伸至整个脊髓。

延髓空洞症　较为少见,常表现为位于下位脑干的、类似裂缝样缺口,可破坏或压迫后组脑神经核、上行感觉通路或下行运动通路。

症状及体征
通常为青少年期至 45 岁间隐匿发病。

脊髓空洞症　发生在脊髓中央,引起脊髓中央综合征(表 237-2)。早期就会出现痛温觉缺失,但可能在症状发生后数年才被发现。首先发现的异常可能是无痛性烧伤或切割伤。脊髓空洞症通常会导致手和手臂的肌无力、萎缩,肌肉束颤及反射降低;肩膀、手臂和背部披肩样分布的痛觉和温度觉特征性的减退。轻触觉、位置觉和振动觉不受影响。最后,可出现双腿痉挛性瘫痪。神经系统缺损可表现为不对称。

延髓空洞症　可导致眩晕、眼球震颤、单侧或双侧面部感觉减退、舌肌萎缩和无力、构音障碍、吞咽困难、声音嘶哑等,有时还会出现延髓受压导致的外周感觉或运动损害。

诊断
- 脊髓和头颅钆增强 MRI

对于无法解释的脊髓中央综合征或其他典型的神经系统缺损尤其是痛温觉披肩样缺失的患者,需怀疑本病。需行全脊髓和头颅 MRI。钆增强 MRI 对于诊断相关肿瘤有所帮助。

治疗
- 手术减压

如有可能,需纠正潜在病因(如颅颈交界畸形、术后瘢痕形成、脊髓肿瘤等)。椎间孔和上颈段的手术减压是唯一有效的治疗,但手术通常不能逆转严重的神经系统损害。

热带痉挛性截瘫/HTLV-1 感染相关脊髓病

热带痉挛性截瘫/HTLV-1 感染相关脊髓病是一种病毒介导的缓慢进展的脊髓疾病,其病原体为人类嗜 T 淋巴细胞病毒 1 型（HTLV-1）。该病可引起双腿痉挛性截瘫。诊断主要靠血清学检测以及血和脑脊液的 PCR 检测。治疗包括支持治疗，有时还可用免疫抑制剂治疗。

HTLV-1 是通过性接触、静脉内注射毒品、输血或母婴间的哺乳来传播的。本病常发生在妓女、静脉注射毒品的人群、血透患者或是来自疾病流行地区人群（如近赤道地区、日本南部和部分的美国南部地区）。热带痉挛性截瘫/HTLV-1 感染相关脊髓病发生在<2% 的 HTLV-1 携带者上。该病较常见于女性；这同 HTLV-1 在女性中的感染率较高一致。HTLV-2 也可引起类似的疾病。

病毒存在于血液和脑脊液的 T 细胞内。$CD4^+$ T 细胞和 $CD8^+$ 毒性 T 细胞，巨噬细胞浸润脊髓血管周围和脊髓实质，同时伴有星形细胞增多。脊髓灰质和白质内的炎症可在出现神经系统症状后数年内进展，导致脊髓侧索和后索的变性。脊髓前索的髓鞘和轴索也可受累。

症状及体征

双下肢逐渐出现痉挛性瘫痪，并存在病理征阳性、对称性双下肢振动觉消失，及常伴跟腱反射消失。尿失禁和尿急症状常见。病情可在数年内进展。

诊断

- 血清学检测及血清和脑脊液 PCR

若患者出现典型的无法用其他病因解释的神经系统缺损症状，尤其是有本病的危险因素时，要考虑该诊断。需进一步行血清和脑脊液的血清学检查、PCR 检测及脊髓 MRI。如果脑脊液/血清 HTLV-1 抗体比值>1 或 PCR 发现脑脊液内存在 HTLV-1 抗原，该诊断基本明确。该病患者的脑脊液蛋白和免疫球蛋白可有所升高，常存在寡克隆带；50%以上患者的脑脊液淋巴细胞增多。MRI T2 相上可发现高信号的脊髓病灶。

治疗

- 免疫调节或免疫抑制治疗

目前尚无有效治疗方法，但干扰素 α、静脉滴注免疫球蛋白和口服甲泼尼龙可能部分有效。对于痉挛的治疗则为对症治疗（如巴氯芬、替扎尼定）。

238. 脑卒中

（脑血管意外）

脑卒中是一组由突发的局部脑血液循环障碍引起神经功能障碍的疾病的总称。脑卒中可分为由血栓形成和栓塞引起的缺血性脑卒中（80%）和由血管破裂（如蛛网膜下腔出血或脑出血）引起的出血性脑卒中（20%）。短暂的卒中症状（通常持续<1 小时）而无急性脑梗死（基于弥散加权 MRI）的证据被称为短暂性脑缺血发作（TIA）。在美国，脑卒中是第四位常见死亡原因和最常见的成人神经科致残性疾病。

脑卒中的发生与颅内动脉有关（图 238-1），包括前循环（由颈内动脉分支组成）和后循环（由椎动脉和基底动脉分支组成）。

危险因素 以下是增加卒中风险的主要可控因素：
- 高血压
- 吸烟
- 血脂异常
- 糖尿病
- 腹型肥胖
- 酗酒
- 缺乏运动
- 高风险饮食习惯（如高饱和脂肪、高反式脂肪和高热量）
- 心理社会应激（如抑郁症）
- 心脏疾病（特别是易造成血栓的疾病，如急性心肌梗死、感染性心内膜炎或心房颤动）
- 高凝状态（仅栓塞性卒中）
- 颅内动脉瘤（仅蛛网膜下腔出血）
- 某些药物的服用史（如可卡因、苯丙胺等）
- 血管炎

不可控的危险因素包括下列各项：
- 既往卒中史
- 高龄
- 卒中家族史
- 性别为男性

症状及体征

首发症状突然出现。一般包括麻木、无力、对侧肢体和面部的瘫痪、失语、意识混乱、单眼或双眼的视力障碍（如一过性单眼盲）、头昏、平衡失调、协调障碍和头痛。

神经缺损症状能反映出大脑的受损区域（表 238-1）。前循环的脑卒中往往引起单侧的症状。而后循环脑卒中可引起单侧或双侧的症状，更容易伴有意识水平的改变，特别是基底动脉受累时。

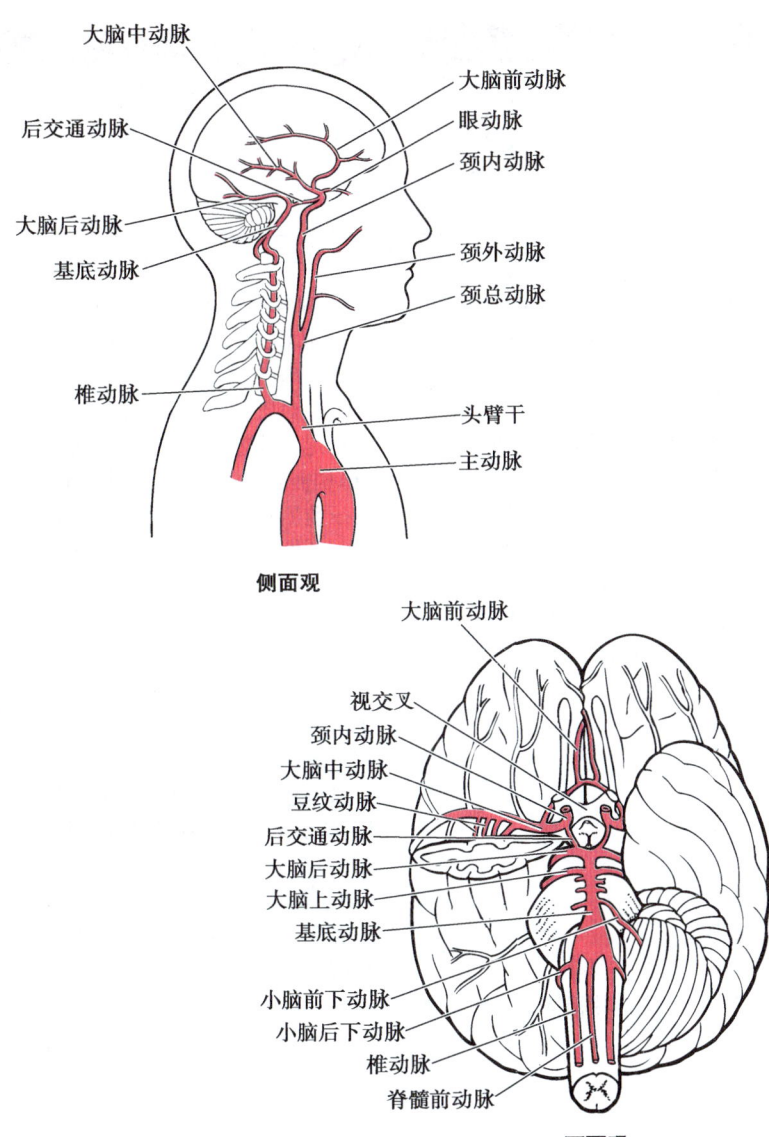

图 238-1 大脑的动脉。大脑前动脉为额叶和顶叶的内侧、胼胝体供血。大脑中动脉提供绝大部分额顶颞叶表面的血供。大脑前动脉和大脑中动脉的分支(豆纹动脉)还为基底核和内囊前支供血。基底动脉、椎动脉提供脑干、小脑、后部大脑皮质和颞叶内侧的血供。大脑后动脉由基底动脉发出,主要负责颞叶内侧(包括海马)和枕叶、丘脑、乳头体、膝状体等的血供。前循环和后循环在 Willis 环形成交通支

表 238-1 各种不同的脑卒中综合征

症状和体征	综合征
对侧肢体偏瘫(下肢为重)、尿失禁、淡漠、意识障碍、判断力下降、缄默、握持反射、失用性步态	大脑前动脉(不常见)
对侧肢体偏瘫(脸部、上肢重于下肢)、构音障碍、偏身感觉缺失、对侧同向偏盲、失语(如果优势半球受累)、或失用、偏身感觉忽略(如果非优势半球受累)	大脑中动脉(常见)
对侧同向偏盲、单侧皮质盲、记忆力减退、单侧动眼神经麻痹、偏身投掷	大脑后动脉
单眼视力减退(黑矇症)	眼动脉(颈内动脉分支)
单侧或双侧脑神经受累(如眼震、眩晕、吞咽困难、构音障碍、复视、失明等)、躯干或肢体共济失调、痉挛性瘫痪、交叉性感觉运动障碍*、意识障碍或昏迷、死亡(如果基底动脉完全性阻塞)、心动过速、血压不稳定	椎基底动脉系统

症状和体征	综合征
不伴有皮质功能受累,并伴有下列一项: ● 单纯运动轻偏瘫 ● 单纯偏身感觉障碍 ● 共济失调轻偏瘫 ● 构音障碍手笨拙综合征	腔隙性脑梗

* 同侧面部无力、感觉缺失或面瘫及对侧肢体偏瘫、偏身感觉减退提示病变在脑桥或延髓。

系统性或自主神经紊乱(如高血压,发烧)偶有发生。非神经功能缺损的其他表现形式,经常提示卒中的类型。例如突发的剧烈头痛提示蛛网膜下腔出血。意识障碍或昏迷,并伴有头痛、恶心和呕吐,提示颅内压升高,一般发生在大面积脑梗后48~72小时内和许多出血性脑卒中的早期;其最终可使患者因脑疝而死亡。

并发症 卒中并发症包括睡眠障碍、意识混乱、抑郁、二便失禁、肺不张、肺炎和吞咽功能障碍。吞咽功能障碍可导致误吸、脱水或营养不良。丧失活动能力可导致血栓栓塞性疾病、适应性减退、肌萎缩、泌尿道感染(UTI)、压疮和肌肉关节挛缩。日常功能可能减退(包括行走、看、感觉、记忆、思考和语言能力)。

评估 评估的目的是明确以下内容:
■ 是否发生卒中
■ 缺血性或出血性卒中
■ 是否需要紧急处理
■ 预防再次卒中的最佳策略
■ 是否需要和如何开展康复训练

发生下列情况要怀疑脑卒中的发生:
■ 突发与某一动脉血供区脑组织受损症状相符合的神经缺损症状
■ 突发剧烈的头痛
■ 突发不明原因的昏迷
■ 突发意识障碍

在床旁测量血糖,以排除低血糖。如果仍怀疑发生脑卒中,应立刻行神经影像学检查以区分出血性和缺血性脑卒中,同时观察是否有颅内压升高征象。CT对于颅内出血比较敏感,但在缺血性脑卒中时可以完全正常,或在前循环卒中出现症状的最初数小时内表现出轻微异常。CT也往往容易遗漏比较小的后循环卒中和多达3%的蛛网膜下腔出血。MRI对检测颅内出血敏感,MRI也可检查出CT漏诊的缺血性卒中。但是CT通常能更快地完成。如果CT无法确诊临床怀疑的脑卒中,DWI(弥散加权成像)常常可以检测出缺血性卒中。如果仅有意识障碍而没有明确的偏侧体征,则应进一步检查明确其他疾病(参见第1655页)。

当脑卒中被确诊为缺血性或出血性之后,应行各种检查来明确病因。同时需评价其他并存的急性全身性疾病(如感染、脱水、缺氧、高血糖和高血压等)。询问患者是否有常见的卒中后抑郁。同时有专业小组评估是否存在吞咽困难,有时需采用钡剂吞咽检查。

治疗
■ 稳定生命体征
■ 缺血性卒中的再灌注治疗
■ 支持治疗和并发症的处理
■ 预防脑卒中再发的策略

在对患者做全面的评估之前,首先需保证患者生命体征稳定。昏迷或反应迟钝的患者(如Glasgow昏迷评分≤8分)则需要气道支持。如果怀疑有颅内压升高,则需予以颅内压监测和减轻颅内水肿的治疗。

急性期的具体治疗因脑卒中的类型不同而异。包括用于缺血性卒中的再灌注治疗(如静脉重组组织纤溶酶原激活剂、溶栓和机械取栓)。

不论在急性期和恢复期,给予支持治疗、纠正并发症(如发热、缺氧、脱水、高血糖、有时包括高血压)的治疗都是十分重要的(表238-2),这些措施可明显改善临床预后。在恢复期,需给予适当的措施以防止误吸、深静脉血栓形成、泌尿道感染、压疮、营养不良等。同时应早期进行康复锻炼,特别是瘫痪肢体的被动运动和呼吸训练,以防止关节挛缩、肺不张和肺炎。卒中发作后,大多数患者需要康复治疗(如职业治疗、物理治疗)以获得最大的功能恢复。另一些患者需要其他治疗(如语言康复治疗、喂食控制等)。多学科治疗对康复最佳。有些卒中后抑郁患者则需服用抗抑郁药;心理咨询对患者也大有好处。

表238-2 防治脑卒中并发症的措施

若抗凝药物存在禁忌则穿着紧的弹力袜或者充气支持袜,以及频繁进行主动和被动的腿部锻炼
经常给卧床的患者翻身,特别留意受压部位
被动运动有挛缩风险的肢体,并把它们置于合适的静息位置,必要时使用夹板
确保入液量和营养,包括评估患者是否存在吞咽障碍,提供必要的营养支持
排除禁忌后,予小剂量依诺肝素40mg q24h皮下注射,或者肝素5 000单位q12h皮下注射,来预防深静脉血栓和肺栓塞
在密切监护下鼓励尽早行走(生命体征正常即可开始)
使肺功能最大化(如戒烟、深呼吸锻炼、呼吸疗法、防止吞咽困难的患者发生误吸)
尽早发现并治疗感染,特别是肺炎、泌尿道感染和皮肤感染
管理卧床患者的泌尿系膀胱相关问题,尽量不使用留置导尿管
促使患者减少危险因素(如戒烟、减轻体重和健康饮食)
早期康复训练(如主被动运动锻炼,关节活动范围锻炼)
用患者可接受的言语和患者讨论残余功能、预后以及弥补缺失功能的办法
通过康复训练,鼓励最大化的生活自理
鼓励患者及其家属与卒中支持小组联系以获取社会及心理的支持

通过改变生活方式(如戒烟)和药物治疗(如治疗高血压)来改善风险因素,进而延缓或预防脑卒中再发。其他卒中预防措施的选择要基于患者的危险因素。对于缺血性脑卒中的预防措施,还包括手术(如颈动脉内膜切除术、支架置入术)、抗血小板治疗和抗凝。

缺血性脑卒中

缺血性脑卒中是由于局部脑缺血及永久性脑梗死(如DWI检查呈阳性)引发的突发神经功能缺损。其常见原因(按发病率排列)包括大动脉的动脉粥样硬化性闭塞、脑栓塞(栓塞性梗死)、小的深部穿支动脉的非栓塞性梗死(腔隙性脑梗)、和由近端动脉狭窄及低血压引起脑血流下降导致的分水岭区域梗死(血流动力学卒中)。缺血性脑卒中的诊断主要靠临床诊断,但 CT 或 MRI 能帮助排除出血,明确诊断,同时能判断病变的范围。对于某些患者,急性期溶栓治疗可能会有帮助。根据病因不同,颈动脉内膜切除术或支架植入、抗血小板治疗或华法林等可帮助降低再次脑卒中的发生率。

病因

以下是增加缺血性卒中风险的主要可控因素:

- 高血压
- 吸烟
- 血脂异常
- 糖尿病
- 腹型肥胖
- 酗酒
- 缺乏运动
- 高风险饮食习惯(如高饱和脂肪、高反式脂肪和高热量)
- 心理社会应激(如抑郁症)
- 心脏疾病(特别是易造成血栓的疾病,如急性心肌梗死、感染性心内膜炎和心房颤动)
- 某些药物的服用史(如可卡因、苯丙胺等)
- 高凝状态
- 血管炎

不可控的危险因素包括下列各项:

- 既往卒中史
- 高龄
- 卒中家族史
- 性别为男性

缺血性脑卒中通常由脑血栓形成或栓塞导致。即使根据临床标准(形态、大小和位置)确诊的腔隙性梗死也常常有小的脑血栓形成或栓塞。

血栓形成 大动脉的动脉粥样硬化闭塞(血栓形成于粥样硬化的动脉内)是缺血性卒中的最常见原因。

动脉内的粥样斑块,尤其是伴有局部溃疡时,容易导致血栓形成。粥样斑块可在任何颅内大动脉形成,常见于血流发生紊流的区域,尤其是颈动脉分叉处。部分或完全的血栓性闭塞多见于大脑中动脉的主干及其分支,也常见于大脑基底部的大动脉、大脑深部穿通动脉和小的皮质支。另外,基底动脉和位于海绵窦和床突之间的颈内动脉段也较易被堵塞。

引起脑血栓形成的较少见的原因包括其他疾病继发的炎性血管性病变,如急性或慢性脑膜炎、血管炎、梅毒等,颅内动脉或主动脉的夹层,高凝状态(如抗磷脂综合征,高同型半胱氨酸血症等),高黏度(红细胞增多症,血小板增多症,血红蛋白病,浆细胞病),其他罕见疾病[如肌纤维发育不良、烟雾病、宾斯旺格病(Binswanger disease)等]。一些比较老的口服避孕药也会增加脑血栓形成可能。在儿童中,镰状细胞病是缺血性卒中的常见原因。

栓塞 体内的栓子可落在颅内动脉及其分支的任何地方从而引起脑栓塞。

栓子可源自心内血栓,特别是在下列情况时:

- 心房颤动
- 风湿性心脏病(常伴有二尖瓣狭窄)
- 心肌梗死后
- 细菌性或非细菌性心内膜炎,在心脏瓣膜上有瓣膜赘生物
- 换瓣术后
- 机械循环辅助装置(如左心室辅助装置,或 LVAD)

其他来源包括开心手术中的血凝块和颈动脉或主动脉弓的粥样斑块。另外,极少见情况下可发生脂肪栓塞(长骨骨折)或空气栓塞(减压病)或卵圆孔未闭的患者其静脉血栓从右心房至左心房(反常血栓)。这些栓子可以自发脱落或是在进行心血管操作(如心导管介入治疗)后脱落。极少见的情况下,锁骨下动脉的血栓形成可导致椎动脉及其分支的栓塞性脑卒中。

腔隙性脑梗 缺血性脑卒中有一类称为腔隙性脑梗。这些小的梗死(≤1.5cm)由供应深部皮质结构的深穿动脉的阻塞引起,且其阻塞原因并非为粥样斑块性血栓形成引起。常见病因为脂肪透明变性(小动脉中膜变性,被脂质和胶原蛋白替代)。目前,对于微血栓是否可以引起腔隙性梗死尚有争议。腔隙性脑梗好发于患有糖尿病或血压控制不佳的老年患者。

其他原因 任何损害全身灌注的因素(如一氧化碳中毒、严重贫血或缺氧、红细胞增多症、低血压)都会增加所有类型的缺血性脑卒中的危险。卒中可发生在不同动脉供血区域的交界处(分水岭区);这些区域,血液供应通常较差,尤其是如果患者有低血压和/或主要的脑动脉存在狭窄时。

较少见的导致缺血性卒中的原因有血管痉挛(如偏头痛时、蛛网膜下腔出血后、用拟交感神经药物如可卡因或苯丙胺后),或静脉窦血栓形成(如颅内感染、术后、围生期间、继发于高凝障碍)。

病理生理

一般情况下,单根脑动脉的供血不足往往可以由邻近区域侧支循环所代偿,尤其在颈内动脉系统和椎动脉系统间可由 Willis 动脉环的交通支来实现代偿;最低程度来说,供应大脑半球的各大动脉间都有一定的侧枝代偿。但是,Willis 动脉环和各血管侧支循环的正常变异、动脉硬化和其他获得性的动脉病变可影响侧支循环的代偿,使单根动脉阻塞引起脑缺血的机会增加。

当灌注小于正常值的 5%>5 分钟,一些神经元就会死亡;但是损伤程度决定于缺血的严重程度。如果缺血程度轻,损伤进展缓慢;因此,尽管灌注量为正常值的 40%,在脑组织完全死亡之前可能还有 3~6 小时的时间。但是,如果严重缺血持续 15~30 分钟,所有受到影响的组织都会死亡(梗死)。当体温升高时,损伤速度较快;相反,体温较低时则损伤速度较慢。如果缺血脑组织没有发生不可逆损伤,较快地恢复该区域的脑血流,则能减少甚至逆转该部位的损伤。比如,治疗可能会挽救中等程度缺血的区域(半暗带),半暗带经常围绕在严重缺血区域周围(这些区域组织因侧支循环血流而存活)。脑缺血后引起脑组织损伤的机制包括水肿、微血管血栓形成、程序性细胞死亡(凋亡)以及梗死造成的细胞坏死。其中,炎性介质(如 IL-1β,肿瘤坏死因子-α 等)的参与介导了细胞水肿和微血管血栓形成。广泛而严重的脑水肿可引起颅内压增高。许多因素可以引起细胞坏死,包括储存的 ATP 的耗竭、电解质紊乱(包括钙内流)、自由基引起细胞膜的脂质过氧化(一个由铁离子介导的过程)、兴奋性神经毒性(如谷氨酸)和乳酸堆积造成的细胞内酸中毒等。

症状及体征

缺血性脑卒中的症状和体征取决于其受累区域。尽管一定形式的神经科症状能提示受累的动脉(表 238-1),但有时并不一定完全准确。

一般而言,症状在发病后数分钟内达到最高峰,尤其是栓塞性脑卒中。有些少见情况下,症状可在 24~48 小时内缓慢进展(称之为进展性脑卒中),尤其在动脉血栓形成性卒中时。在大多数进展性脑卒中的患者中,单侧肢体的神经功能障碍逐步进展(通常从上肢受累,然后发展为整个偏侧身)而无头痛、肢体疼痛和发热等症状,而且其症状的进展为阶梯式的,即加重后出现一段时间的稳定期。当受累区域有残余功能保留时,则认为该区域的脑卒中是非完全性的,提示存在缺血半暗带。

栓塞性脑卒中常在白天发生,在出现神经科症状之前往往有头痛等表现;而血栓形成性脑卒中则多发生于晚上,患者在早上醒来时才会注意到。另外,腔隙性脑梗的患者则表现为典型的腔梗综合征(如纯运动性偏瘫、纯感觉性偏身感觉障碍、共济失调轻偏瘫、构音障碍手笨拙综合征等),但没有大脑皮质功能受累(如失语)。但多发腔梗可引起血管性痴呆。

癫痫发作可在卒中发生时伴发;与血栓形成性卒中比,更常见于栓塞性卒中。癫痫发作也可出现在数月至数年后;后期发作是由于缺血的部位瘢痕或含铁血黄素沉积造成的。

在发病后最初 48~72 小时内出现症状的恶化,尤其是渐进性意识水平的改变,大多数是由于脑组织的水肿而不是梗死灶的扩大引起。除了大面积脑梗外,患者的症状可在几天内开始好转,在随后的 1 年内逐步改善。

诊断

- 主要靠临床评估
- 神经影像及床旁血糖测试
- 评估以明确病因

某一特定动脉支配区的突发神经功能障碍常提示脑卒中的发生。但必须将缺血性脑卒中与其他可引起类似局部神经功能障碍[如低血糖、发作后瘫(Todd 麻痹)、出血性脑卒中、极少见的偏头痛等]的疾病相鉴别。伴有头痛、昏迷或意识障碍和呕吐等症时多提示出血性脑卒中。

仅凭临床表现区别不同类型的卒中是不精确的;但是,一些基于症状的进展、发病时间、和神经功能缺损的类型的线索可以提供帮助。

虽然脑卒中的诊断为临床诊断,但神经影像学检查和床旁快速血糖检查还是很有必要的。首先应行 CT 检查以除外脑出血、硬膜下或硬膜外血肿、瘤卒中等。在脑梗开始几小时内,即便是前循环大面积脑梗,其 CT 上的证据也是很微小的,包括受累区域脑沟或岛叶皮质带状结构的消失、灰白质交界的消失以及大脑中动脉的高密度影。在脑缺血 6~12 小时,中到大面积的梗死开始表现为 CT 可见的低密度灶;小的梗死(如腔隙性梗死)可能仅能在 MRI 上发现。因此,当怀疑缺血性脑卒中时,在行最初的 CT 检查后可立即查弥散加权 MRI(对早期缺血灶敏感)。

基于病史、查体和神经影像学检查得到的腔隙性脑梗、栓塞性脑卒中和血栓形成性脑卒中的诊断不总是可靠的,所以需对常见的和可治疗的病因及所有类型脑卒中的危险因素进行常规检查。患者应进行以下几类病因和危险因素的评估:

- 心脏(如心房颤动、潜在的易形成血栓的结构)
- 血管(如关键动脉的狭窄)
- 血液(如高凝状态)

对**心源性病因**,检查通常包括心电图、遥测或动态心电图、肌钙蛋白和经胸或经食管超声心动图。

对于**血管性病因**,检查可包括磁共振血管造影(MRA)、CT 血管造影(CTA)、颈动脉和经颅多普勒超声和常规血管造影。基于临床发现个体化进行检查的选择和顺序。MRA、CTA 和颈动脉超声检查都可以显示前循环血管;然而,MRA 和 CTA 对后循环血管的检查优于颈动脉超声。如果患者能在行 MRA 检查过程中保持静止(以避免运动伪影),MRA 通常比 CTA 优先选择。

对于**血液相关的病因**(如血栓性疾病),应完成血液检查,以评估他们的状况,以及其他病因的影响。常规检查通常包括血细胞计数、血小板计数、PT/PTT、空腹血糖和血脂。

根据临床怀疑的病因,额外的检查可包括同型半胱氨酸的计量、血栓性疾病的测试(抗磷脂抗体、蛋白 S、蛋白 C、抗凝血酶Ⅲ、凝血因子 V Leiden 突变),风湿性疾病检查(如抗核抗体、类风湿因子、ESR),梅毒血清学检测,血红蛋白电泳,可卡因和苯丙胺的尿液检测。

某些患者不能被识别为具体的卒中类型(隐源性卒中)。

预后

通常,有一些标准量表对脑卒中的严重程度和预后进行评价,如美国国立卫生研究院(National Institutes of Health,NIH)卒中评分(表238-3);NIH卒中评分与卒中功能受累的范围及其预后有关。但在发病最初的几天内,疾病的进展及预后较难预测。年龄较大、意识障碍、失语及有脑干症状常提示预后较差。发病年龄小和早期就有功能改善则提示预后较好。

表238-3 美国国立卫生研究院(NIH)卒中评分*

判断指标	患者临床表现	评分	判断指标	患者临床表现	评分
意识水平	完全清醒	0	下肢运动功能(左右侧分别计分)	无下落	0
	嗜睡	1		缓慢下落	1
	昏睡	2		可抗重力,但立即下落	2
	昏迷	3		不能抗重力	3
对提问的意识水平†	2个问题回答都对	0		不能运动	4
	1个问题回答正确	1	肢体共济失调	正常	0
	2个问题回答都错	2		单个肢体存在共济失调	1
对指令的意识水平‡	2项均可完成	0		两个肢体存在共济失调	2
	可完成1项	1		不能检测	–
	2项均不能完成	2	感觉	正常	0
凝视	正常	0		轻度或中等程度感觉	1
	部分凝视麻痹	1		缺失	
	完全凝视麻痹	2		严重或完全感觉缺失	2
视野	正常	0	最佳语言功能	没有失语	0
	部分偏盲	1		轻度或中等程度失语	1
	完全偏盲	2		严重失语	2
	双侧偏盲	3		哑	3
面瘫	正常	0	构音障碍	正常	0
	轻微面瘫	1		轻度或中等程度构音障碍	1
	部分面瘫	2		严重构音障碍(难以理解或哑)	2
	完全面瘫	3		不能检测	–
上肢运动功能(左右侧分别计分)	无下落	0	漠视	没有忽略	0
	轻微下落	1		部分忽略	1
	可抗重力,但立即下落	2		完全忽略	2
	不能抗重力	3			
	不能运动	4			

* 总分是指将所有项目的评分相加。
† 询问患者年龄和现在的月份。
‡ 让患者作睁闭眼和握拳的动作。

约50%严重或中等偏瘫的患者及大多数轻度功能障碍的患者最终可恢复到可以生活自理,并且可以独立行走。约10%的患者能完全康复。大多患者的患肢使用仍会受限,如果神经功能障碍持续超过12个月,则往往提示该功能障碍是永久的。很多脑卒中的患者会发生再次卒中,而且会使原有症状加重。在卒中恢复的患者中有25%在5年内再发卒中。约有20%的患者因缺血性脑卒中在住院期间死亡;其死亡率随着年龄的增加而上升。

治疗

- 常规脑卒中治疗
- 急性期仅在特定情况下进行降压治疗
- 抗血小板治疗
- 有时在急性期,行再灌注治疗[如静脉重组组织型纤溶酶原激活剂(tPA)或动脉取栓治疗]
- 有时使用抗凝剂
- 长期控制危险因素
- 有时行颈动脉内膜剥离术或支架植入术

急性期 Stroke Council of the American Heart Association/American Stroke Association 颁布了脑卒中早期管理指南。急性期缺血性脑卒中的患者通常应住院治疗。在脑卒

中的诊疗过程中及在病情的稳定期需予以支持治疗。由于缺血组织缺乏自我调节机制,该区域的血流灌注需要较高的血压;因此,一般缺血性脑卒中的患者不予降压治疗,除非出现下列情况:

- 间隔时间超过>15 分钟,连续 2 次收缩压>220mmHg 或舒张压>120mmHg
- 有终末器官受损(如主动脉夹层、急性心肌梗死、肺水肿、高血压脑病、视网膜出血和急性肾衰等)
- 可能会使用 tPA 溶栓和/或机械取栓

降压时可静脉予以尼卡地平降压,初始剂量 2.5mg/h,然后可每 5 分钟增加 2.5mg/h,逐步可增加至最高剂量 15mg/h 以使收缩压下降 10%~15%。也可以选用静脉拉贝洛尔,先予 20mg 静脉注射持续超过 2 分钟;如果效果不明显,每 10 分钟可给予 40~80mg,直至 300mg 的总剂量。

怀疑有血栓或栓子的患者应使用 tPA、动脉溶栓治疗、抗血小板治疗和/或抗凝治疗。大多数患者并不适合溶栓治疗,应在入院时给予抗血小板药(一般口服阿司匹林 325mg)。抗血小板治疗的禁忌证包括阿司匹林或 NSAID 药物诱发哮喘或荨麻疹、对阿司匹林或柠檬黄过敏、急性胃肠道出血、G-6-PD 缺乏症和正在服用华法林等。

重组组织纤溶酶原激活物(rtPA) 可应用于<3 小时以内的急性缺血性脑卒中且没有使用 tPA 禁忌证(表 238-4)的患者。一些专家建议使用 tPA 可延长到症状出现后 4.5 小时内(见 Expansion of the Time Window for Treatment of Acute Ischemic Stroke With Intravenous Tissue Plasminogen Acti-vator);然而,症状出现后 3~4.5 小时之间,有额外的排除标准(表 238-4)。虽然 tPA 可引起致死性或有其他严重后遗症的脑出血,但严格按照治疗方案予以 tPA 治疗能使患者神经功能得到最大限度的恢复。只有专门处理脑卒中的有经验的医生才能使用 tPA 治疗急性脑卒中患者;没有经验的医生更有可能会违反治疗流程,导致更多的患者出现脑出血甚至死亡。不正确地给予 tPA(如在存在排除标准时给予)时,由 tPA 导致的出血风险在真正患有卒中的患者中较高;在卒中模拟征(stroke mimic)的患者中较低。如现场没有有经验的医师,可能的话咨询卒中中心的专家[包括视频评估患者(远程医疗)],可有助现场医师判断使用 tPA。由于大多数预后不良是因未严格遵守流程造成的,应该使用包括纳入和排除标准的检查列表来严格筛选患者。

tPA 必须在发病后 4.5 小时内给药——这是一个非常困难的要求。因为有时很难知道确切的发病时间,临床医师必须从患者最后被观察到正常的时间开始计时。

在予以 tPA 治疗前需行头颅 CT 以除外脑出血,保持收缩压<185mmHg 且舒张压<110mmHg,降压药(静脉尼卡地平、静脉拉贝罗尔)可按照前文所述使用。tPA 静脉给药剂量为 0.9mg/kg 体重(最大剂量不超过 90mg);先静脉注射总剂量的 10%,其余剂量予以静脉滴注持续超过 60 分钟。给药后 24 小时内应严密观察患者的生命体征,血压保持在收缩压<185mmHg 且舒张压<110mmHg。及时处理任何可能出现的出血并发症。在予以 tPA 溶栓治疗的 24 小时内不应使用抗血小板药物和抗凝药。

表 238-4 缺血性脑卒中使用组织纤溶酶原激活物溶栓治疗的排除标准

症状出现后 3h 内
CT 扫描发现有颅内出血
CT 扫描发现有累及多个脑叶的大面积脑梗(1/3 以上的大脑中动脉供血区低密度灶)
临床表现提示存在蛛网膜下腔出血,即使 CT 阴性
有颅内出血史
颅内动脉瘤,动静脉畸形,或者肿瘤
过去 3 个月内有脑卒中或脑外伤的病史
降压治疗后收缩压>185mmHg 或舒张压>110mmHg 过去 7 日内在不能压迫部位行动脉穿刺或行腰穿
活动性内出血
怀疑有出血性疾病
血小板计数<100 000/μl
48h 内使用过肝素且 PTT 升高
正在口服抗凝剂,INR>1.7 或 PT>15 血清葡萄糖<50mg/dl(<2.8mmol/L)
目前正在使用直接凝血酶抑制剂和直接因子 Xa 抑制剂,并经过检测,如 PTT、INR 及适当因子 Xa 活性测定证实具有抗凝血效应
卒中样症状合并痫样发作,如果有证据表明残留的局灶性神经功能缺损是发作后的现象(如弥散加权 MRI 扫描没有急性缺血性脑卒中的证据)
血浆葡萄糖<50 或>400mg/dl(<2.78 或者>22.2mmol/L)细菌性心内膜炎或可疑心包炎
相对禁忌证
症状快速缓解
过去 14 日内有大手术或严重外伤
过去 21 日内有胃肠道或泌尿道出血
起病时有癫痫发作并伴有后遗神经功能缺损
怀孕
过去 3 个月内有急性心肌梗死
症状出现后 3~4.5h
年龄>80 岁
正在口服抗凝剂,无论 INR 基线如何,美国国立卫生研究院卒中评分>25
存在既往卒中和糖尿病史

对于血栓形成或栓塞的**局部溶栓治疗**(动脉内溶栓)可应用于大多数脑卒中,但要在发病后 6 小时内,特别是因大脑中动脉主干造成,并且不能用静脉 rtPA 治疗的卒中。基底动脉的血栓在卒中发病 12 小时内可以予动脉内溶栓治疗,有时甚至发病超过 12 小时也可使用,根据临床具体情况决定。上述治疗在一些大型卒中临床中心是脑卒中的标准

治疗方案之一,但在其他医院可能并不常用。

机械取栓(利用特定装置在造影下直接取出动脉内的血栓或栓子) 经常被用来作为对于严重卒中患者(NIH卒中评分≥6)在静脉和/或动脉溶栓已经无效时的抢救措施;但它必须在症状出现的6小时内完成。机械取栓可作为大型卒中中心的标准治疗的一部分。它不能在卒中中心以外使用;也不能代替在符合条件的4.5小时内急性缺血性卒中患者中使用静脉重组tPA溶栓。取栓装置正在逐步优化,最近的一些装置可在90%~100%的患者上实现再灌注。目前还不清楚机械取栓后再灌注的患者的临床预后是否比静脉tPA治疗的更好;有证据表明,无论采取何种方式,越早获得再灌注则预后越好。

在某些卒中中心,静脉tPA、动脉内溶栓和/或机械取栓的选择是基于影像学的标准(基于组织的标准),而不是症状发作后的时间(基于时间的标准)。基于组织的标准可以用于当无法明确症状发生的确切时间(如患者在卒中发生的几个小时之后醒来,或者患者有失语不能提供发病时间)时。临床医生使用影像技术来识别潜在的可挽救的脑组织(也称为半暗带),从而决定合适治疗的患者。通过弥散加权MRI确定梗死组织的体积,与由灌注加权MRI或CT确定的有风险的低灌注组织的体积进行比较。如果弥散加权和灌注加权成像确定的组织体积之间存在较大的不匹配,表明尚有大量的仍可挽救的半暗带,因此有必要采取溶栓和/或机械取栓。然而,在临床实践中仍在使用基于时间的标准;一些正在进行中的研究将会明确,使用基于组织还是基于时间的标准,哪种方法的临床预后更好。

使用肝素或低分子肝素的**抗凝治疗**可应用于静脉血栓、心房颤动引起的脑栓塞;虽予抗血小板治疗但脑血栓仍持续进展而不能采取任何其他治疗(如tPA或其他有创治疗)方案的患者。一项大的研究表明,接受静脉注射肝素联合静脉tPA治疗基底动脉血栓的患者预后和接受血管内治疗的患者预后相当,甚至更好。予以肝素的同时可予以华法林。当然,在抗凝治疗前需先行CT除外脑出血。可持续静脉给以基于体重计算的肝素(图61-2),使PTT延长至基线水平的1.5~2倍,直到华法林增加INR至2~3之间(INR达3时易发生出血性疾病)。华法林较肝素引起出血,但出院后需继续使用,所以仅限于对剂量依从性好、愿意进行监测和不易摔倒的患者。

长期治疗 支持治疗在脑卒中的恢复期仍需继续。对高血糖和发热的控制能减少卒中后脑组织的损害和改善预后。

长期管理还侧重于预防卒中复发(二级预防)。减少可控的危险因素(如高血压、糖尿病、吸烟、酗酒、血脂异常、肥胖)。降低收缩压至<120mmHg,而不是常规水平(<140mmHg),对预防卒中复发可能更有效。

颅外段颈动脉内膜切除术或支架植入术 可用于期望寿命超过5年、由单侧颈动脉狭窄70%~99%或颈动脉破溃斑块引起的近期非致残性次严重的脑卒中患者中。对于其他有症状的患者(如发生TIA的患者),颈动脉狭窄超过60%(无论有无破溃斑块)如果期望寿命超过5年,可行颈动脉内膜切除术或支架植入术同时予以抗血小板治疗。该手术的操作需选择院内有成功手术经验(如手术的致残率和死亡率小于3%)的外科医生或介入医生来进行。如果颈动脉狭窄是非症状性的,只有当非常有经验的外科医生或介入医生进行手术时,患者才有可能获益,且获益可能很小。对大多数患者来,尤其是小于70岁并有高手术风险的患者,有血栓保护装置(一种滤网)的颈动脉支架植入术比颈动脉内膜切除术更值得推荐。颈动脉内膜剥脱术和支架植入术对预防卒中同样有效。在围术期,心肌梗死较易继发于内膜剥脱术后,而复发性卒中更易继发于支架术后。

颅外段椎动脉血管成形术和/或支架置入术 可应用于某些椎动脉狭窄程度在50%~99%之间的反复发生椎基底动脉缺血症状的患者,无论他们是否正在接受最佳的药物治疗。

颅内大动脉血管成形术和/或支架置入术 对颅内大动脉狭窄程度在50%~99%之间且反复发生卒中或TIA的患者,无论是否正在接受最佳的药物治疗,是可以考虑的治疗手段。

卵圆孔未闭的血管内关闭治疗 不比药物治疗更能有效预防卒中,但研究尚正在进行。

口服抗血小板药 用来防止非心源性卒中(动脉血栓形成性、腔隙性、隐源性)的再次发生(二级预防)。一般可予阿司匹林81~325mg/d、氯吡格雷75mg每日1次或阿司匹林25mg/双嘧达莫200mg缓释片的混合制剂每日2次。对口服华法林的患者,抗血小板药物会增加出血的风险,所以不主张同时使用。但是在某些高危患者中,在使用华法林的同时,可偶尔合用阿司匹林。对阿司匹林过敏的患者可使用氯吡格雷。如果服用氯吡格雷的患者出现缺血性卒中复发或者冠状动脉支架阻塞,临床医生应该怀疑其氯吡格雷代谢障碍(因CYP2C19活性降低导致氯吡格雷不能有效转换到其活性形式);需要进行CYP2C19状态测定(如CYP450多态性的基因测定)。如果代谢障碍被证实,阿司匹林或阿司匹林/缓释双嘧达莫合剂是一个合理的替代选择。对于TIA或轻微卒中的患者,发病24小时内给予氯吡格雷联合阿司匹林比单用阿司匹林能更好降低90日内的卒中风险,并不增加出血的风险。然而要避免长期(如大于6个月)联用氯吡格雷和阿司匹林,因为两药联用在对在二次卒中的长期预防方面并不比单用阿司匹林效果更好,同时会导致更多的出血并发症。氯吡格雷联合阿司匹林在支架植入术前和术后≥30日使用是推荐的,通常≤6个月;如果患者不能耐受氯吡格雷,可以用噻氯匹定250mg/d两次来替代。

口服抗凝药 被用于心源性卒中二级预防(以及一级预防)。对于某些非瓣膜病或瓣膜病性心房颤动的患者,需使用华法林(维生素K拮抗剂),并调整其剂量使INR达到2~3之间的目标值。如果患者有人工机械心脏瓣膜,则目标INR为2.5~3.5之间。对非瓣膜病性心房颤动的患者,华法林的有效替代品包括以下新型抗凝药:
- 达比加群(直接凝血酶抑制剂)150mg/d两次,用于没有严重肾衰竭(肌酐清除率<15ml/min)和/或肝功能衰竭

(INR 升高)的患者
- 阿哌沙班(直接 Xa 因子抑制剂)5mg/d 两次,用于≥80岁的患者、血清肌酐≥1.5mg/dl 和肌酐清除率≥25ml/min 的患者,或替代阿司匹林用于不能使用华法林的患者
- 利伐沙班(直接 Xa 因子抑制剂)20mg/d 一次,用于无严重肾衰竭(肌酐清除率≥15ml/min)的患者

这些新型抗凝药的主要优点是使用方便(如在使用初始剂量后无需检查抗凝水平;或者无需重叠使用非口服抗凝药,例如从非口服过渡到口服抗凝药时连续输注给予肝素)。他们的主要缺点是缺乏可用来在出血并发症发生时逆转抗凝治疗的拮抗剂。达比加群的拮抗剂为依达赛珠单抗。任何一种这些新抗凝药与抗血小板药物联用的疗效和安全性尚未被证实。

他汀类药物 用于预防复发性卒中,使血脂水平显著的降低。循证建议阿托伐他汀 80mg/d 一次,用于动脉粥样硬化性卒中并且 LDL(低密度脂蛋白)胆固醇≥100mg/dl 的患者中。合理的 LDL 胆固醇的目标是减少 50% 或<70mg/dl。其他他汀类药物(如辛伐他汀、普伐他汀)也可以使用。

> **关键点**
> - 缺血性卒中要除外低血糖、发作后麻痹、出血性卒中和偏头痛
> - 仅凭临床表现区别不同类型的卒中是不精确的;但是,一些线索可以帮助鉴别常见的卒中类型,如症状的进展(起病数分钟症状到达高峰提示栓塞性 vs 症状缓慢或阶梯样进展提示血栓形成性)、发病时间(白天提示栓塞性 vs 夜间提示血栓形成性)和神经功能缺损的类型(如特殊的综合征,以及没有皮质功能缺损提示腔隙性梗死)
> - 检查患者的心源性病因(包括心房颤动)和动脉狭窄,并做血液化验(如针对血栓、风湿和其他可能的疾病)
> - 一般情况下,在急性缺血性卒中后不应积极降低血压
> - 要确定是否符合使用 tPA 的条件,可使用一个检查列表,并且可能的话向专家咨询,无论是面对面还是通过远程医疗
> - 为了预防缺血性卒中复发,减少可控的危险因素,以及在适当的时候,使用抗血小板药物、他汀类药物和/或动脉内膜切除术或支架置入术

短暂性脑缺血发作

短暂性脑缺血发作(transient ischemic attack,TIA)是由于局部脑缺血引起的突发、短暂的神经功能障碍,同时不伴有永久性的脑梗死(如 DWI 检查示阴性结果)。其诊断为临床诊断。颈动脉内膜切除术或支架植入术、给予抗血小板药物或抗凝治疗能减少某些类型的 TIA 发作后的脑卒中风险。

TIA 与缺血性脑卒中类似,除了其症状通常<1 小时;大部分 TIA 持续<5 分钟。如果症状在 1 小时内缓解,梗死灶不太容易形成。由弥散加权 MR 和其他的研究表明,在 1~24 小时内自行缓解的神经功能缺损常伴梗死灶,因此这些症状不再被认为是 TIA。在中老年人中,TIA 十分常见。在 TIA 发作后的 24 小时内,发生脑卒中的危险大大上升。

病因

TIA 的危险因素和缺血性卒中类似。可控的危险因素包括:
- 酗酒
- 高血压
- 吸烟
- 血脂异常
- 糖尿病
- 肥胖
- 缺乏运动
- 高风险饮食习惯(如高饱和脂肪、高反式脂肪和高热量)
- 心理社会应激(如抑郁症)
- 心脏疾病(特别是易造成血栓的疾病,如急性心肌梗死、感染性心内膜炎和心房颤动)
- 某些药物的服用史(如可卡因、苯丙胺等)
- 高凝状态
- 血管炎

不可控的危险因素包括下列各项:
- 既往卒中史
- 高龄
- 卒中家族史
- 性别为男性

虽然许多可引起缺血性脑卒中的原因也可导致 TIA 的发生,但大多数 TIA 是由于小的栓塞引起,栓子通常来源于颈动脉或椎动脉。少数情况下,引起 TIA 的原因是由于严重缺氧、血液携氧量下降(如严重贫血、一氧化碳中毒等)或血黏度升高(如严重的红细胞增多症)导致的脑血流灌注受损,尤其是原先存在狭窄的颅内动脉。一般,低血压不会引起脑缺血,除非是严重低血压或原先存在动脉狭窄,因为当血压在一定范围内时,脑血流总能通过自我调节维持在正常水平。

在锁骨下动脉窃血综合征中,由于椎动脉起始部近段的锁骨下动脉存在狭窄,当用力运动时,血流从椎动脉倒流至远端锁骨下动脉,为上肢供血,从而引起椎基底系统的缺血症状。

偶然情况下,在患有严重心血管疾病的儿童中,易存在附壁血栓或高血红蛋白血症,从而引起 TIA。

症状及体征

其神经科症状和体征与缺血性脑卒中类似(参见第 1813 页,表 238-1)。当眼动脉受累时,可能出现一过性的单眼盲(一过性黑矇),通常持续时间不超过 5 分钟。症状突然发作,一般持续 2~30 分钟,然后彻底缓解。患者可能有一日数次的 TIA 发作,或几年内只有 2、3 次发作。症状通常在连续的颈动脉系统内发作时是刻板的,但在连续的椎动脉系统内发作时是变化的。

诊断

- 卒中样症状在 1 小时内缓解
- 神经影像学检查
- 评估以明确病因

TIA 的诊断是回顾性的，即某一血管支配区的神经功能障碍能在 1 小时内缓解。单独的周围性面瘫、意识丧失或意识障碍并不提示为 TIA 发作。TIA 必须与其他引起类似症状的疾病相鉴别[如低血糖、偏头痛、发作后瘫痪（Todd 麻痹）等]。

由于临床表现并不能除外脑梗、小的出血和颅内占位，故需进行神经影像学的检查。一般来说，CT 是最容易马上获取的检查。但是 CT 有时在发病 24 小时后也不能明确脑梗。MRI 能在发病后几小时内发现脑梗的受累区域。弥散加权 MRI 是除外脑梗的最精确的影像学检查，但不少地方并不能做此检查。

为预防缺血性脑卒中的发生，需寻找引起 TIA 的原因，包括颈动脉狭窄、心源性栓子、心房颤动和凝血功能异常的检查及脑卒中危险因素的筛查。由于 TIA 后立即发生缺血性脑卒中的风险较高，对于住院患者可给予紧急干预措施。哪些患者可以从急诊部安全出院并不明确。TIA 或小卒中后卒中的风险在前 24~48 小时之内是最高的，所以如果怀疑有 TIA 或小卒中，患者通常需住院检测和评估。

治疗

- 卒中的预防

TIA 治疗的主要目的是预防脑卒中的发生，可用抗血小板和他汀治疗。颈动脉内膜切除术或动脉血管成形术加支架植入术对一些患者，特别是那些没有神经功能缺损，但为卒中高危人群的患者有益。如果有心源性血栓则选用抗凝治疗。

尽可能控制脑卒中的危险因素，可以预防卒中。

> **关键点**
> - 在 1 小时内缓解的局灶性神经功能缺损几乎总是 TIA
> - 检查类似缺血性卒中
> - 使用与缺血性卒中中的二级预防相同治疗（如抗血小板药物、他汀类药物、必要时颈动脉内膜切除术或动脉血管成形术加支架植入术）

脑出血

脑出血是指由于局部脑血管破裂引起的脑实质内出血。其最常见的原因为高血压。典型症状包括局部神经功能障碍及发病时突发的头痛、恶心和意识障碍。其诊断主要靠 CT 或 MRI。治疗包括控制血压和支持治疗，对某些患者需要外科手术。

大多数脑出血发生在基底核、脑叶、小脑或脑桥。脑出血也可发生在脑干的其他部位或中脑。

病因

脑出血一般是由于硬化的小动脉薄弱处的破裂引起，该病变原发于慢性高血压。这样的出血通常是大的、单一的、和致命性的。其他可导致动脉硬化性高血压脑出血的可控的危险因素包括吸烟、肥胖和高风险的饮食习惯（如高饱和脂肪、高反式脂肪和高热量）。使用可卡因，或有时使用其他拟交感神经药，可引起短暂的严重的高血压导致出血。

> **框 238-1 颅内血管病变**
>
> 常见的颅内血管病变见包括动静脉畸形和动脉瘤。
>
> **动静脉畸形（AVM）** 动静脉畸形是指缠结的扩张的血管丛，该处血流从动脉直接进入静脉。动静脉畸形多发生于动脉的分支处，通常位于额顶交界、额叶、小脑外侧和枕叶表面等区域。AVM 也可以硬脑膜内发生。动静脉畸形可以引起出血或直接压迫脑组织，从而引起癫痫发作或脑缺血。
>
> 神经影像学检查有时可能偶尔发现动静脉畸形；增强 CT 或 CT 平扫能发现直径>1cm 的动静脉畸形，但需 MRI 确诊。偶尔，颅内的杂音提示存在动静脉畸形。动静脉畸形的确诊需要脑血管造影并明确该病变能否进行手术治疗。
>
> 位于浅表的直径>3cm 的动静脉畸形通常采用显微外科、放射外科、血管内治疗联合治疗。深部或直径<3cm 的动静脉畸形可予以立体定向放射外科治疗、血管内治疗（如动脉导管栓塞治疗）或质子光抗凝治疗。
>
> **动脉瘤** 动脉瘤是动脉的局部扩张。其在人群中的发病率约 5%。动脉瘤的病因包括动脉硬化、高血压和遗传性结缔组织病[如埃勒斯-当洛斯综合征（Ehlers-Danlos syndrome）、弹性假性黄瘤、常染色体显性遗传的多囊肾综合征等]。少数情况下，菌栓可引起菌性动脉瘤。颅内动脉瘤一般为直径小于 2.5cm 的囊性结构，有时伴有小的薄壁多突起结构（称为浆果样动脉瘤）。动脉瘤大多位于大脑中动脉或大脑前动脉及 Willis 动脉环的交通支，尤其在动脉分叉处。菌性动脉瘤则多位于构成 Willis 环的动脉的第一个分支的远端。
>
> 许多动脉瘤可不引起任何症状，少数可由于动脉瘤对邻近组织的压迫而出现症状。眼肌麻痹、复视、斜视及眶区疼痛等均提示第Ⅲ、Ⅳ、Ⅴ或Ⅵ脑神经受压。视力下降及双侧颞侧的视野缺损则提示存在视交叉的压迫性病变。动脉瘤破裂出血至蛛网膜下腔可引起蛛网膜下腔出血。破裂之前，由于动脉瘤的痛性膨胀或血液渗漏到蛛网膜下腔，动脉瘤偶尔会引起前哨性（警示性）头痛。动脉瘤急性破裂会导致突发的严重头痛，被称为雷击样头痛。
>
> 神经影像学检查有时可能偶尔发现动脉瘤。
>
> 动脉瘤的诊断需行血管造影、CTA 或 MRA。
>
> 对于位于前循环的直径<7mm 的无症状性动脉瘤很少会破裂，因此考虑到动脉瘤治疗的风险，不需要对这类动脉瘤进行特别治疗。可以通过连续的影像检查进行随访。对于较大的、位于后循环或因出血或压迫邻近结构引起神经功能障碍的动脉瘤，如果可行，可尝试血管介入治疗。

少见的导致脑出血的原因有：先天性动脉瘤、动静脉或其他血管畸形（框 238-1）、外伤、真菌性动脉瘤、脑梗死（出血性梗死）、原发性或转移性脑肿瘤、抗凝过度、血液恶病质、颅内动脉夹层、烟雾病，以及出血性或血管炎性疾病。

脑叶内出血（在脑叶内的血肿，而不是基底核出血）通常由颅内动脉的淀粉样沉积导致的血管病变（颅内淀粉样血管病变）引起，该病在老年患者中常见。脑叶内出血可能是多发的、易复发的。

病理生理

颅内出血后，血在局部积聚形成一血肿从而分割和压迫邻近脑组织，引起神经功能障碍。大的颅内血肿可引起颅内压升高。幕上血肿及其邻近的水肿可引起颅内压升高，从而引起小脑幕疝，进一步压迫脑干，常引起中脑和脑桥的继发出血。如果出血破入脑室系统（脑室内出血），可引起急性脑积水。小脑血肿也可以蔓延至脑室从而阻塞第四脑室引起急性脑积水；出血也可渗入脑干。直径大于 3cm 的小脑血肿可导致中线移位或脑疝。脑疝、中脑或脑桥出血、急性脑积水或出血渗入脑干等均可影响患者的意识水平，引起昏迷甚至死亡。

症状及体征

脑出血常以活动中突发的头痛起病。但在老年人中头痛症状可能轻微或者缺失。发病后几秒或几分钟内意识丧失也比较常见。另外，恶心、呕吐、谵妄和部分性或全面性发作也十分常见。脑出血引起的神经功能障碍常是突发及进行性加重的。位于大脑半球的大的血肿可引起偏瘫；位于后颅窝的大的血肿可引起小脑或脑干的功能障碍（如头眼反射消失、眼肌麻痹、鼾样呼吸、针尖样瞳孔和昏迷等）。约有 1/2 的大面积脑出血患者在几天内死亡。幸存的患者，随着出血的吸收，其意识水平及神经功能障碍可缓慢恢复。有些患者可以奇迹般地几乎没有任何神经功能障碍，因为与脑梗相比，脑出血对脑组织的损害相对较轻。

小的脑出血可仅有局部神经功能障碍而无意识水平的改变，不伴有或仅伴有轻度的头痛、恶心。小的脑出血的临床表现往往与缺血性脑卒中类似。

诊断

- 神经影像学检查

突发的头痛、局部神经功能障碍和意识水平障碍需考虑脑出血的发生，尤其是高危者。颅内出血必须与缺血性脑卒中、蛛网膜下腔出血和其他引起急性神经功能障碍的疾病相鉴别（如痫样发作、低血糖等）；应立即在床旁完成血糖的测定。

急诊 CT 或者 MRI 是必要的。神经影像学检查常常是有诊断特征的。如果 CT 提示没有脑出血而怀疑蛛网膜下腔出血时，需进一步行腰穿。出血后几个小时内行 CT 血管造影，可能会发现造影剂超出血管范围并进入血肿内［点征（spot sign）］；这一发现表明出血仍在继续，血肿将扩大，其预后会很差。

治疗

- 支持治疗
- 有时采用手术清除（如大多数大于 3cm 的小脑血肿）

脑出血的治疗包括支持治疗和控制脑出血可干预危险因素。禁用抗凝药物和抗血小板药物。如果患者正接受抗凝治疗，输注新鲜冷冻血浆、凝血酶原复合物、维生素 K 或血小板能逆转抗凝药物的作用。透析可以去除约 60% 的达比加群。根据美国心脏和卒中学会 2015 年指南推荐，如果收缩压在 150~220mmHg 之间，急性降压治疗无禁忌的情况下将收缩压降至 140mmHg 是安全的。如果收缩压大于 220mmHg，高血压必在密切监测下可采用持续静脉输注积极治疗。可静脉给以尼卡地平，初始剂量 2.5mg/h，然后每 5 分钟增加 2.5mg/h，逐步增加至最大剂量 15mg/h 以使收缩压下降 10%~15%。对于直径>3cm 的小脑半球脑血肿可能导致中线移位和脑疝，外科手术往往能拯救患者的生命。对脑叶内大面积出血的早期手术也有助于拯救患者生命，但常发生再次出血，加重神经功能障碍。对大脑深部的出血一般不选择外科手术治疗，因为手术有较高的死亡率和严重神经缺损症状。抗惊厥药通常不预防性使用；仅当患者有癫痫发作时使用。

> **关键点**
>
> - 脑出血常表现为突发的、严重的症状（如突发头痛、意识丧失、呕吐）；但可能不伴头痛（尤其是老年人中）；以及微小的出血可能模拟缺血性卒中的症状
> - 需要立即做 CT 或 MRI 检查，并在床旁完成血糖测试
> - 基本的支持治疗包括逆转抗凝，及当收缩压>150mmHg 时则应予以降压治疗。收缩压>220mmHg 时，考虑积极持续静脉输注尼卡地平降压
> - 大的脑叶血肿和小脑半球血肿>3cm 时要考虑手术清除血肿

蛛网膜下腔出血

蛛网膜下腔出血（subarachnoid hemorrhage）是指突发的出血进入蛛网膜下腔。最常见的自发性出血原因为动脉瘤的破裂。其症状包括突发严重的头痛，常伴有意识丧失或障碍。常可引起继发血管痉挛（引起局部脑缺血）、假性脑膜炎和脑积水（常引起持续头痛和反应迟钝）。其诊断依靠 CT 或 MRI 检查；如果神经影像学检查正常，诊断需依靠脑脊液检查。患者需在综合性卒中中心进行支持治疗、外科手术或血管内治疗。

病因

蛛网膜下腔出血是蛛网膜和软脑膜之间的出血。一

一般来说,头颅外伤是最常见的原因,但外伤性蛛网膜下腔出血通常作为一类独立的疾病进行讨论。自发性(原发性)蛛网膜下腔出血通常是由于动脉瘤的破裂引起。约85%患者是由于先天性颅内囊性或浆果样动脉瘤的破裂。出血可自发停止。动脉瘤出血可在任何年龄发病,但好发于40~65岁。

其他少见的病因包括菌性动脉瘤、动静脉畸形和出血性疾病。

症状及体征

蛛网膜下腔出血引起的头痛常常是剧烈的,并且在几秒钟内达到高峰。随后常常马上出现意识丧失,但有时意识障碍不会持续几小时。在几分钟或几小时内,严重的神经功能障碍可能进展并且变得不可逆。患者可能会出现感知障碍、烦躁等;也可能出现癫痫发作。起病时,除非有小脑扁桃体疝,患者并不一定有颈项强直。但是,发病后24小时内,化学性脑膜炎可引起中等或严重的假性脑膜炎症状、呕吐等,有时甚至可引起双侧病理征阳性。同时,常伴有心率或呼吸异常。发病后5~10日内,患者通常会出现发热、持续头痛及意识障碍。继发的脑积水常可引起持续几周的头痛、反应迟钝和运动障碍;而再出血可引起症状的反复或出现新的症状。

病理生理

蛛网膜下腔出血可引起化学性脑膜炎,常可导致持续几天或几周的颅内压增高。另外,继发的脑血管痉挛可引起局部脑缺血;约25%患者可出现TIA发作或缺血性脑卒中。在发病后72小时至10日内,脑水肿最为明显,且发生血管痉挛和继发脑缺血(脑激惹期)的可能性最大。继发急性脑积水也十分常见。有时还会出现血管瘤的第2次破裂(再出血),常在发病后7日内发生。

诊断

■ 通常进行CT平扫,如果CT平扫阴性则行腰穿

根据患者的典型症状可提示该诊断。在蛛网膜下腔出血引起不可逆损伤之前应尽快行相关检查。非增强CT在症状发生6小时内完成。MRI有相似的敏感性,但是不容易立刻获得该检查。如果出血量比较小,或者患者严重贫血以至于出血表现为和脑组织等密度,则CT可能出现假阴性。如果临床怀疑蛛网膜下腔出血,而神经影像学检查不能明确或没有条件立即行神经影像学检查时,则需行腰穿明确。如果可疑有颅内压升高则禁做腰穿,因为脑脊液压力的突然下降可能使破裂动脉瘤处血凝块的压迫填塞松解,从而引起再次出血。

> **经验与提示**
> ■ 如果头痛的严重程度在发作的数秒钟内达到高峰或导致意识丧失,需怀疑蛛网膜下腔出血;如果CT没有显示出血或不能马上做,则做腰椎穿刺。但是如果怀疑有颅内压升高,存在腰穿禁忌

脑脊液中发现红细胞计数增加、脑脊液黄变和颅内压升高,则提示蛛网膜下腔出血。当然,脑脊液中发现红细胞,也有可能是由于腰穿本身的损伤。在一次腰穿中,连续几管脑脊液中的红细胞计数逐渐下降,需要怀疑腰穿损伤。在蛛网膜下腔出血后6小时或更久,脑脊液中的红细胞会皱缩及溶解,使脑脊液上清液发生黄变;脑脊液镜检可看到皱缩的红细胞;因此上述发现常常提示在腰穿之前就存在蛛网膜下腔出血。如果仍有疑问,则应先假设存在蛛网膜下腔出血,或可在8~12小时内复查腰穿。

对于蛛网膜下腔出血的患者,在出血后应尽快行常规脑血管造影。其他包括磁共振和CT血管造影。所有的4条大脑供血的动脉(2条颈动脉和2条椎动脉)都应进行造影检查,因为多达20%的患者(多数为女性)存在多发动脉瘤。

在心电图上(ECG),蛛网膜下腔出血可使ST段升高或压低,引起患者晕厥,容易和心肌梗死相混淆。其他心电图的异常表现可能包括QRS或QT间期延长,T波高耸或T波倒置。

预后

大约有35%的患者在第1次动脉瘤破裂引起蛛网膜下腔出血后死亡;另外有15%的患者死于首次出血后几周内的再次动脉瘤破裂。发病6个月后,出现动脉瘤再破裂的可能则下降为3%/年。一般来说,动脉瘤的预后较差,动静脉畸形的预后较好;而预后最好的是造影发现大脑4条主要供血动脉均无明显病变的患者,可能是因为出血源很小并且已经自行愈合。在存活的患者中,即便得到了适当的治疗,神经功能损害也是十分常见。

治疗

■ 在综合性卒中中心治疗
■ 如果平均动脉压>130mmHg予尼卡地平
■ 予尼莫地平预防血管痉挛
■ 闭塞责任动脉瘤

如果有可能,应该让蛛网膜下腔出血的患者在综合性卒中中心进行治疗。

只有当平均动脉压>130mmHg这时需要处理高血压;维持体液平衡的同时静脉滴注尼卡地平防止颅内出血(参见第2048页)。患者必须卧床休息。对于头痛、烦躁等症状应予以对症治疗。另外,需给予通便药预防便秘,因为便秘极易使患者过度用力。禁用抗凝剂和抗血小板药物。

血管痉挛 可以通过给予尼莫地平60mg口服,每4小时1次,持续用药21日来预防,但在用药期间,需控制血压在一定范围内(一般平均动脉压维持在70~130mmHg且收缩压维持在120~185mmHg)。有急性脑积水临床症状的应尽快行脑室引流。

动脉瘤 闭塞术能降低再出血的风险。在行动脉造影时,可置入血管内弹簧圈填塞动脉瘤。另外,如果动脉瘤的位置合适,可行外科手术钳夹动脉瘤或行分流术,尤其是对

血肿扩散或有急性脑积水的患者。如果患者神志清醒,大多数血管神经外科医生主张在发病后24小时内手术以降低再出血的风险和脑激惹期的风险。发病24小时后,不少外科医生则建议等到发病10日后再行手术,这样能降低脑激惹期的风险,但会增加再出血的风险及总的病死率也会增高。

> **关键点**
> - 蛛网膜下腔出血后可能发生的并发症包括化学性脑膜炎、血管痉挛、脑积水、再出血和脑水肿
> - 如果头痛在起病时非常严重,在几秒钟内达到高峰或导致意识丧失,需怀疑蛛网膜下腔出血
> - 如果蛛网膜下腔出血被确诊,则需使用传统的脑血管造影、磁共振血管造影或CT血管造影检查双侧颈动脉和椎动脉,因为许多患者有多发性动脉瘤
> - 如果可能的话,将患者送至综合性卒中中心接受治疗

第十八篇

泌尿生殖系统疾病

239. 泌尿生殖系统疾病的评估与检查 1827
Anuja P. Shah, MD
　肾脏病患者的评估　1827
　泌尿外科疾病的检查方法　1832

240. 泌尿生殖系统疾病的症状 1833
Anuja P. Shah, MD
　排尿困难　1833
　血性精液　1834
　单纯性血尿　1835
　多尿　1837
　阴茎异常勃起　1839
　蛋白尿　1841
　无痛性阴囊肿块　1842
　阴囊疼痛　1844
　尿频　1846

241. 泌尿生殖系统的检查和操作 1848
Bradley D. Figler, MD
　膀胱置管　1848
　肾脏、膀胱和前列腺活检　1848
　膀胱镜　1849
　泌尿系统影像学检查　1849
　尿道扩张术　1850

242. 急性肾损伤 1850
James I. McMillan, MD
　急性肾损伤　1850

243. 慢性肾脏病 1855
Anna Malkina, MD
　慢性肾脏病　1855

244. 肾血管性疾病 1859
Zhiwei Zhang, MD
　良性高血压性小动脉性肾硬化　1859
　肾动脉狭窄和闭塞　1859

　肾动脉硬化性栓塞　1861
　肾皮质坏死　1862
　肾静脉血栓形成　1863

245. 肾小球疾病 1864
Navin Jaipaul, MD, MHS
　肾炎综合征概论　1867
　遗传性肾炎　1867
　免疫球蛋白 A 肾病　1868
　感染后肾小球肾炎　1869
　急进性肾小球肾炎　1870
　薄基底膜肾病　1872
　肾病综合征概要　1872
　先天性肾病综合征　1874
　糖尿病肾病　1875
　局灶节段性肾小球硬化　1876
　HIV 相关肾病　1877
　膜性肾病　1878
　微小病变肾病　1879
　纤维状免疫触须样肾小球疾病　1880
　膜增生性肾小球肾炎　1880
　狼疮性肾炎　1882

246. 小管间质疾病 1883
Navin Jaipaul, MD, MHS
　急性肾小管坏死　1884
　止痛剂滥用性肾病　1885
　造影剂肾病　1885
　重金属肾病　1886
　代谢性肾病　1887
　骨髓瘤相关性肾病　1887
　小管间质性肾炎　1888
　膀胱输尿管反流和反流性肾病　1892

247. 肾脏转运异常综合征 1893
L. Aimee Hechanova, MD
　范可尼综合征　1893
　利德尔综合征　1894

肾性尿崩症 1894
假性醛固酮减少症Ⅰ型 1895
肾性糖尿 1896
肾小管性酸中毒 1896

248. 肾脏囊肿性疾病 1898
Navin Jaipaul, MD, MHS
获得性肾囊肿 1899
常染色体显性遗传多囊肾病 1899
先天性肾脏囊性发育不良 1901
髓质海绵肾 1901
肾痨和常染色体显性遗传小管间质肾病 1901
常染色体显性遗传小管间质性肾病 1902

249. 泌尿生殖系统肿瘤 1903
J Ryan MARK, MD
膀胱癌 1903
阴茎癌 1904
前列腺癌 1905
肾细胞癌 1908
肾转移 1910
肾盂和输尿管癌 1910
睾丸癌 1911
尿道癌 1912

250. 肾脏替代治疗 1913
L. AimeeHechanova, MD
血液透析 1914
连续性血液滤过和血液透析 1916
腹膜透析 1916
长期肾脏替代治疗的医疗问题 1917

251. 男性生殖内分泌学和相关疾病 1918
Irvin H. Hirsch, MD
男性性腺功能不全 1919
男子乳腺发育 1923

252. 男性性功能障碍 1925
Irvin H. Hirsch, MD
男性性功能障碍概要 1925

勃起功能障碍 1926

253. 良性前列腺疾病 1928
Gerald L. Andriole, MD
良性前列腺增生 1928
前列腺炎 1930
前列腺脓肿 1931

254. 排尿异常 1932
Patrick J. Shenot, MD
间质性膀胱炎 1932
神经源性膀胱 1933
成人尿失禁 1934
尿潴留 1941

255. 梗阻性尿道疾病 1942
Glenn M. Preminger, MD
梗阻性尿道疾病 1942

256. 泌尿系结石 1945
Glenn M. Preminger, MD

257. 尿路感染 1947
Talha H. Imam, MD
细菌性尿路感染(UTI) 1948
导管相关性尿路感染 1952
慢性肾盂肾炎 1953
真菌性尿路感染 1953

258. 阴茎和阴囊疾病 1955
Patrick J. Shenot, MD
龟头炎、包皮炎和龟头包皮炎 1955
阴茎皮肤病变 1955
附睾炎 1956
睾丸炎 1957
阴茎纤维性海绵体炎病 1957
包茎和嵌顿性包茎 1957
睾丸扭转 1958
尿道狭窄 1958

239. 泌尿生殖系统疾病的评估与检查

尽管有些疾病同时影响肾脏和下尿路（如肾盂肾炎、结石病），但是肾脏和下尿路疾病通常需要不同的检查方法。

肾脏病患者的评估

肾脏病患者疾病早期症状和体征可能是非特异性的，或者无表现，直到疾病严重时才出现。临床可发现局部异常（肾脏炎症或肿块表现）或因肾功能不全导致的全身异常，也可表现为排尿功能受损（尿液自身改变或尿的产生异常）。

病史

由于症状无特异性，病史的作用有限。

血尿是泌尿生殖系统疾病较特异的表现，但患者主诉有红色尿可能由以下原因引起：

- 肌红蛋白尿
- 血红蛋白尿
- 卟啉尿
- 卟吩胆色素尿
- 食物导致的尿色异常（一些食物，例如甜菜、大黄，有时食用色素可致尿色变红）
- 药物导致的尿色异常（一些药物，多见于非那吡啶，但有时鼠李、苯妥英、利福平、甲基多巴、非那西汀、苯茚二酮、酚酞、酚噻嗪类、番泻叶等可使尿色从深黄变橘色或红色）

高浓度尿蛋白导致泡沫尿。对于患者主诉排尿多，要鉴别是多尿（尿量多）（参见第1837页）还是尿频（排尿次数多）（参见第1846页）。夜尿增多可能是两者的特征，亦可能是睡前饮水过多、前列腺肥大的结果，或由慢性肾脏病（CKD）导致。家族史对明确多囊肾疾病和其他遗传性肾病（遗传性肾炎、薄基底膜肾病、指甲-髌骨综合征、胱氨酸尿症、高草酸尿症）的遗传方式及患病风险很有帮助。

体格检查

中到重度的CKD患者有时表现为苍白、衰弱或不适。深长呼吸（Kussmaul式呼吸）是代谢性酸中毒、酸血症后代偿性高通气的表现。

胸部检查 心包和胸膜摩擦音可以是尿毒症的体征。

腹部检查 上腹部膨胀是多囊肾疾病的非常少见非异表现。也可能意味着肾脏或腹部肿块、肾盂积水存在。肾动脉狭窄时偶尔能听到上腹部或胁腹部的柔和杂音；若存在舒张期成分则提示肾血管性高血压的可能性。

腰背部、第12肋与腰椎的夹角（肋脊角）钝性叩击痛提示肾盂肾炎或泌尿系梗阻（结石病导致）可能。正常肾脏通常不能扪及。但是一些妇女，在深吸气时偶可扪及右肾下极；对于巨大肾脏或肾脏肿块有时不需要特殊手法也可扪及。在新生儿，拇指放在前部，其他四指放在后部的肋脊角，可以用拇指触诊其肾脏。

对一些<1岁儿童，如果将肾脏和肿块推到腹壁下，则能用透视法鉴别肿块是囊性还是实质性。

皮肤检查 CKD可以导致：

- 皮脂腺和外分泌汗腺萎缩导致的干燥症
- 贫血导致的苍白
- 黑色素沉积导致的色素过度沉着
- 尿素沉着导致的皮肤发黄或呈黄褐色
- 血小板功能障碍导致的瘀点瘀斑
- 高磷血症或尿毒症所致瘙痒引起的抓痕

尿毒症霜，即汗液蒸发后尿素结晶由白转黄褐色沉积在皮肤上的表现，很少见。

神经系统检查 急性肾衰竭患者可有昏睡、意识混乱、注意力不集中、发声不清。扑翼样震颤表现为写字或手腕最大限度伸展时，保持该姿势数秒钟后不能继续保持屈曲状态。扑翼样震颤提示：

- CKD
- 慢性肝衰竭
- CO_2 昏迷
- 中毒性脑病

实验室检查

尿液分析和血肌酐的检测是评价肾脏疾病的第一步。其他尿液、血液、影像学检查（如B超、CT、MRI）根据特定情况进行。理想方法是清洁尿道口后收集首次晨尿的中段尿标本（清洁收集标本）；尿液要立即检查，延误送检会影响检查结果。当不能通过自主排尿收集尿标本或者尿标本被阴道分泌物污染时，可以行膀胱置导尿管或耻骨上膀胱穿刺收集尿标本。但创伤可能导致标本的红细胞数假性增高，因此，当要明确是否存在镜下血尿时，应避免置导尿管操作。通过导尿管收集袋采集的尿标本不能用于显微镜检和细菌学检查。

尿液分析 全面的尿液分析包括：

- 检查尿液的颜色和外观、气味
- 用尿分析仪检测尿液的pH值、比重、蛋白、葡萄糖、红细胞计数、亚硝酸盐、白细胞酯酶
- 显微镜检查尿液管型、晶体和细胞（尿沉渣）

虽然很多尿分析仪检查的标准项目包括胆红素和尿胆原的检查，但对于肝肾疾病的评估不再起重要作用。

颜色 是尿液特征中最明显的部分。观察尿液颜色是尿液分析中必不可少的一部分（表239-1）。尿色改变预示着可能的病因，可以帮助指导进一步检查。

气味 尿液的气味常可在不经意间发现，但只在少数氨基酸代谢障碍的遗传性疾病引起尿液有明显气味时（如枫糖尿中的枫糖、异戊酸血症的汗脚、多种羟化酶缺乏患者的猫尿味）有意义。（参见第2280页，表313-9）

表239-1 尿色改变的原因

颜色	原因
红色、橙色或棕色	胆红素
	药物(鼠李、苯妥英、左旋多巴、甲基多巴、非那西汀、非那吡啶、苯茚二酮、酚酞、酚噻嗪类、利福平、番泻叶)
	食物(甜菜)
	游离的肌红蛋白
	卟啉
	红细胞
白色混浊尿	感染(脓尿)
	丝虫病或后腹膜淋巴管阻塞导致的淋巴液(乳糜尿)
	磷酸盐晶体沉淀
绿色	药物(如阿米替林、亚甲基兰、丙泊酚)
	假单胞菌感染
紫色(罕见)	导尿管内革兰氏阴性杆菌*
深棕色或黑色	黑色素瘤†

* 导尿及卧床患者集尿袋里的尿液,尿中革兰氏阴性菌在碱性尿中将色氨酸代谢物(吲哚)转变为靛蓝色(紫色尿袋综合征),非常罕见,没有重大临床意义。

† 由尿液在空气中暴露数小时,过多尿黑酸或黑色素原氧化所致。

pH值 尿pH值正常在5.0~6.0(范围4.5~8.0)。当诊断某些疾病需要精确尿pH值时(如肾小管酸中毒),推荐使用玻璃pH值电极测量;要在尿标本上覆盖一层矿物油脂以阻止CO_2外逸。延迟送检可能导致尿pH值升高,因为细菌分解尿素会释放氨。产尿素酶的病原感染会造成尿pH值的假性升高。

比重 比重能大致估测尿浓度(渗透压)。正常范围是1.001~1.035;老年人或肾功能受损致尿浓缩功能减退者尿比重较低。检测方法包括液体比重计或折射计或试纸法。试纸法的精确度有争议,但尿路结石患者如需自我监测比重以维持尿液稀释状态,则试纸法已足够。当尿pH值<6或>7时试纸法测得的比重会假性升高。当尿中存在较多大分子物质(如造影剂、白蛋白、葡萄糖、羧青霉素),则液体比重法和折射法测得的值也会升高。

蛋白 由标准试纸法检测,主要反映尿白蛋白的浓度,其结果分类为阴性(<10mg/dl),微量(15~30mg/dl),或1+(30~100mg/dl)~4+(>500mg/dl)。微量白蛋白尿是糖尿病肾脏并发症的重要标志,不能通过标准试纸法检测,使用特殊的微量白蛋白试纸可以测定。轻链蛋白(如多发性骨髓瘤引起)也不能使用标准试纸法检测。蛋白尿的意义依赖于总蛋白排泄量而不是由试纸法估计的尿蛋白浓度。因此,试纸法测定蛋白尿的同时,需测定尿蛋白定量。稀释尿会导致假阴性结果。假阳性结果见于:

- 高pH值(>9)
- 尿存在细胞
- 造影剂
- 浓缩尿

葡萄糖:血浆葡萄糖升高>180mg/d(>10.1mmol/L)而肾功能正常时,尿中可出现葡萄糖。试纸法测定的阈值是50mg/dl(2.8mmol/L)。尿中出现葡萄糖都是异常现象。假性偏低或假阴性结果见于:

- 维生素C
- 酮体
- 阿司匹林
- 左旋多巴
- 四环素
- 非常高的尿pH值
- 稀释尿

血尿 尿中的RBC在试纸法的条带上溶解,释放血红蛋白导致条带颜色改变,从而确定血尿存在。范围从阴性(0)~4+。部分人群在一些情况下(如运动),尿液中含有微量血液[3~5RBC/每高倍镜视野(HPF)]属正常。由于试纸可以与血红蛋白反应,游离血红蛋白(如血管内溶血)或肌红蛋白(如横纹肌溶解)都会导致阳性结果。血尿与血红蛋白尿或肌红蛋白尿能通过显微镜检视红细胞存在与否以及试纸条带上颜色的不同分布来鉴别。RBC在条带上呈点状分布模式;游离血红蛋白和肌红蛋白则呈均一的颜色分布。碘酊能导致假阳性结果(均一颜色);维生素C则致假阴性结果。

亚硝酸盐 细菌能将氨基酸代谢产物硝酸盐转化为亚硝酸盐。正常情况下尿中不出现亚硝酸盐,出现则表示菌尿。测试结果呈阳性或阴性。假阴性结果见于:

- 感染某些不能将硝酸盐转变为亚硝酸盐的致病菌(如粪肠球菌、淋病奈瑟球菌、结核分枝杆菌、假单胞菌属)
- 尿在膀胱留置时间<4小时导致硝酸盐尚未转化为亚硝酸盐
- 尿排泄硝酸盐含量很低
- 酶(某些细菌)直接将硝酸盐转化为氮
- 高尿胆原水平
- 维生素C的存在
- 尿pH值<6.0

亚硝酸盐结合白细胞酯酶检测,用于随访反复尿路感染的患者,尤其是输尿管膀胱反流的儿童。也用于确定育龄妇女非复杂性尿路感染的诊断。

白细胞酯酶 中性粒细胞溶解后释放尿中出现白细胞酯酶提示急性炎症,多数由细菌感染引起,但也可由间质性肾炎、肾结石、肾结核引起。尿中检测到白细胞(WBC)的阈值为5WBC/HPF,检查结果范围从0~4+。这种检查对细菌感染不很敏感。尿标本被阴道菌群污染是导致假阳性结果的最主要原因。假阴性结果见于:

- 高度稀释尿
- 葡萄糖尿
- 尿胆原
- 服用非那吡啶、呋喃妥因、利福平或大量维生素C

白细胞酯酶主要与亚硝酸盐联合检测,随访患者的复发性尿感及诊断育龄妇女的非复杂性尿感。如果两个试验都呈阴性,则尿培养阳性的可能性很小。

显微镜检查 尿液固体成分(细胞、管型、晶体)需要显微镜检查发现。最理想的方法是在排尿后先进行试纸法检测,然后立即进行显微镜检查。将尿标本10~15ml以1500~2500转速离心5分钟。将全部上层液体轻轻倒出;离心管底部剩下少许尿液与残渣。通过轻轻击打试管或拍打试管底部将残渣与尿液混合。用吸管吸取一滴滴至载玻片上再覆以盖玻片。常规显微镜分析,染色可选。标本在低倍镜下用弱光源,高倍镜检测标本时配合强光源;后者特别用于半定量估测(如10~15WBC/HPF)。偏振光显微镜用于识别尿中的一些结晶及脂肪。相差显微镜有助于识别细胞和管型。

上皮细胞:尿中常可出现上皮细胞(肾小管上皮细胞、移行上皮细胞、鳞状上皮细胞)。最常出现的是来自尿道末端和阴道污染的鳞状上皮细胞。仅肾小管上皮细胞对诊断比较重要;但其很难与移行上皮细胞区分,除非是管型中发现上皮细胞。正常尿液中可以出现少量肾小管上皮细胞管型,但大量出现则提示肾小管损伤(如急性肾小管坏死、小管间质性肾病、肾毒性、肾病综合征)。

红细胞:正常尿红细胞计数<3/HPF(有时<5/HPF 也是正常的,例如运动后),任何血尿都要结合临床进行评价(参见第1835页)。显微镜下,肾小球源性红细胞形态不规则,有棘突、折叠状或水疱状;非肾小球源性红细胞则保持正常形态和大小。

白细胞:<5/HPF 为正常;特殊染色可以鉴别嗜酸性粒细胞和中性粒细胞。脓尿指离心尿沉渣镜检>5WBC/HPF。

脂质尿:肾病综合征最特征性的是脂质尿;肾小球上皮细胞重吸收滤过的脂质(在显微镜下呈椭圆脂肪滴)和胆固醇(在偏振光下产生 Maltese 交叉模式)。这些脂质和胆固醇可以自由漂浮或与管型结合。

结晶:尿中常出现结晶,通常没有临床意义(表239-2)。结晶形成依赖于:
- 尿液浓缩结晶成分
- 尿 pH 值
- 结晶抑制剂的缺乏

药物是结晶形成的不易发现的原因(表239-3)。

管型:由亨氏袢升支粗段分泌的糖蛋白构成(Tam-Horsfall 蛋白)。管型呈圆柱状,边界清楚。提示肾脏来源,对诊断很有帮助。管型分类根据不同成分和外观(表239-4)。

其他尿检 其他检查适用于特殊情况。

表239-2 常见尿结晶种类

种类	外观	备注
草酸钙	以多种形状出现,但当它们形成小的八面体的信封样形状最易辨认	大量出现时强烈提示乙烯乙二醇中毒或一些较罕见的病因,如短肠综合征、遗传性草酸盐血症和草酸尿或服用大量维生素C;结石成分分析的重要价值
胱氨酸	正六边形,可以单独出现,呈扁平盘状或各种大小的晶体相互交叠	诊断胱氨酸尿,一种罕见的遗传性结石
氨基磷酸镁	类似棺材盖或石英水晶	常出现在正常碱性尿中以及鸟粪结石患者的尿中
尿酸	可以无固定形状,也可以呈钻石型、针尖样或菱形	常出现在酸性、低温、高浓缩尿中
		可能提示新生儿轻度脱水、肿瘤患者出现溶瘤综合征或肾衰竭

表239-3 导致结晶形成的药物种类

药物	结晶描述	药物	结晶描述
阿昔洛韦	呈星芒状或单个针尖样,可游离存在或被白细胞吞没	茚地那韦	星爆状或单个针尖样结晶,偏振光下观察最佳
阿莫西林	针尖样,在偏振光下观察最佳	磺胺	针尖样或扇状,可呈簇状;偏振光下观察最佳

表239-4 管型尿

类型	描述	意义
普通管型		
透明管型	糖蛋白基质主要由肾小管分泌的 TH 蛋白组成可见于正常尿液,脱水或使用利尿剂后引起尿量减少的患者,或者在生理应激、急性肾病伴其他异常、慢性肾病(粗大管型形成于扩张的肾小管)的患者(属于有意义部分!)	无特异性
蜡样管型	糖蛋白基质和降解的蛋白形成于萎缩的肾小管,高度折射而呈现蜡样外观	见于晚期肾脏病
内涵物管型		
红细胞管型	糖蛋白基质与红细胞多呈橘红色	肾小球肾炎的特征表现
		极少数可出现于肾皮质坏死、急性肾小管损伤或长跑者出现的血尿中

类型	描述	意义
上皮细胞管型	蛋白基质和不同程度的肾小管细胞结合	可出现急性肾小管损伤、肾小球肾炎、肾病综合征
白细胞管型	蛋白基质和不同程度的白细胞结合	提示肾盂肾炎、其他原因致小管间质性肾炎或增殖性肾小球肾炎（属于有意义部分）
颗粒管型	糖蛋白基质和蛋白或细胞碎片	偶可见于运动、脱水、正常肾功能时，更多提示急性肾小管坏死
色素管型	色素沉着的肾小管细胞或颗粒管型	多见于溶血或横纹肌溶解导致的急性肾衰竭或急性肾小管坏死
脂肪管型	脂肪滴或椭圆形的脂肪小体（胆固醇在偏振光下产生 Maltese 交叉模式）	可出现于多种类型的小管间质性疾病；大量出现则强烈提示肾病综合征
混合管型	透明管型和不同细胞结合（如红细胞、白细胞、肾小管细胞）	常见于增殖性肾小球肾炎
假性管型		
—	聚集的尿酸盐、白细胞、细菌、毛发、玻璃碎片、衣料纤维或加工品	不要与真性管型混淆，为圆柱状，形状类似肾小管

总蛋白排泄：通过测定 24 小时尿蛋白或测定随机尿中蛋白与肌酐的比值来估计。后者与 24 小时尿检测的以 g/1.73m² 体表面积为单位的数值呈良好的相关性（如随机尿样本中 400mg/dl 蛋白和 100mg/dl 肌酐相当于 24 小时尿蛋白 4g/1.73m²）。当肌酐分泌明显增加（如肌肉发达的运动员）或明显减少（如恶病质）时，尿蛋白/肌酐准确度下降。

微量白蛋白尿：指白蛋白的排泄率持续在 30~300mg/d（20~200μg/min），小于此值为正常，而临床蛋白尿>300mg/d（>200μg/min）。尿白蛋白与肌酐的比值可靠且便于筛检，可避免定时地收集尿标本，且与 24 小时测得值有较好的相关性。结果>30mg/g（>0.03mg/mg）提示微量白蛋白尿。最可靠的检测方法是收集上午 10 点左右的尿标本，之前避免剧烈运动，因可导致一过性蛋白尿，并排除异常肌酐产生（如恶病质患者或肌肉发达患者）。微量白蛋白尿见于：

- 糖尿病
- 高血压
- 移植肾失功
- 子痫前期
- 泌尿系感染
- CKD

微量白蛋白尿是 1 型和 2 型糖尿病肾病的早期表现，预测疾病进展意义在 1 型糖尿病高于 2 型糖尿病。微量白蛋白尿不仅是心血管疾病的危险因素，也是独立于糖尿病和高血压的早期心血管死亡的危险因素。

磺基水杨酸：(SSA)试纸法，当常规尿检蛋白阴性时，SSA 测试条带能发现除白蛋白以外的蛋白（如多发性骨髓瘤的免疫球蛋白）；如果存在蛋白，上层尿液与 SSA 混合后出现混浊。这个检查为半定量，范围从 0~4+（絮状沉淀）。造影剂使结果假阳性率升高。

酮体：酮症时尿中可出现酮体。目前不再广泛推荐使用试纸法测试尿酮，因只能检测出乙酰乙酸、丙酮，无法测出 β-羟丁酸。即使没有外源性因素（如维生素 C、非那吡啶、N-乙酰半胱氨酸）也可能出现假阴性结果；因此直接检测血酮更为准确。内分泌和代谢疾病能引起酮尿，但酮尿不能反映肾功能障碍。

渗透压：每单位容量的溶质颗粒的总量用(mOsm/kg)(mmol/kg) 表示，通过渗透压计测定。正常渗透压为 50~1 200mOsm/kg。渗透压的测定对评价高钠血症、低钠血症、抗利尿激素分泌失调综合征(SIADH)、尿崩症最有意义。

电解质测定有助于诊断特殊疾病。钠的水平能鉴别急性肾功能不全或衰竭的病因是容量不足（尿 Na<10mmol/L）还是急性肾小管坏死（尿 Na>40mmol/L）。钠排泄分数(FE_{Na})是滤过钠中排泄钠所占的百分比，计算方法是排泄钠和滤过钠的比值，可简化为：

$$FE_{Na} = \frac{(U_{Na})(P_{Cr})}{(P_{Na})(U_{Cr})} \times 100\%$$

上式中 U_{Na} 指尿钠，P_{Na} 指血钠，P_{Cr} 指血肌酐，U_{Cr} 指尿肌酐。

比值测定比单独测尿钠更可靠，因为尿钠水平在 10~40mmol/L 之间无特异性，$FE_{Na}<1\%$ 提示肾前性因素，例如容量缺失。然而，在急性肾小球肾炎或一些类型的急性肾小管坏死（如横纹肌溶解、造影剂所致肾衰竭）情况下，可以出现 $FE_{Na}<1\%$。>1%，提示急性肾小管坏死或急性间质性肾炎。

其他有用的检测包括：

- HCO_3^- 排泄分数可评价肾小管酸中毒
- Cl^- 水平和尿阴离子间隙可诊断代谢性碱中毒和代谢性酸中毒
- K^+ 水平，诊断高钾血症或低钾血症
- Ca^{2+}、Mg^{2+} 水平，尿酸、草酸、枸橼酸、胱氨酸等成分可用于评价结石

嗜酸性粒细胞：即 Wright 或 Hansel 染色呈亮红色或粉白色的细胞，最常用于提示：

- 急性间质性肾炎
- 急进性肾小球肾炎

- 急性前列腺炎
- 肾动脉栓塞

细胞学检查：用于：
- 筛查尿路肿瘤的高危人群（如石化工人）
- 评价非肾小球疾病导致的无痛性血尿（表现为：无异形红细胞、蛋白尿、肾衰竭）
- 随访膀胱肿瘤切除术后的复发情况

对原位癌的敏感性达90%左右，然而对低度的移行上皮细胞癌的敏感性相当低。炎症或反应性增生性病变或抗肿瘤的细胞毒药物可能导致假阳性结果。用少量生理盐水（50ml）通过导尿管用力冲洗膀胱然后吸取冲洗液进行细胞学检查，则诊断膀胱肿瘤的准确性将得到提高。收集盐水中的细胞浓集供检查。

革兰氏染色和培养：怀疑生殖泌尿系统感染时需要革兰氏染色和细菌培养。阳性结果必须结合具体临床情况来分析（参见第1950页）。

氨基酸：在正常情况下可以自由滤过并被近端肾小管重吸收。当有先天性或获得性肾小管转运功能障碍（如范可尼综合征、胱氨酸尿）时，尿中可以出现氨基酸。检测氨基酸的种类和数量有助于诊断某些类型的结石、肾小管酸中毒、遗传性代谢疾病。

血液检查 对评估肾脏疾病有意义。

血清肌酐：男性血清肌酐>1.3mg/d（>114μmol/L）；女性血清肌酐>1mg/d（>90μmol/L）为异常。血清肌酐水平由肌酐产生和肾脏肌酐排泄决定。肌肉重量越大，肌酐水平越高，因此肌肉发达的人血清肌酐水平较高，而老年人和营养不良的人血清肌酐水平较低。

血清肌酐水平在以下情况下也可升高：
- 使用ACE抑制剂和血管紧张素Ⅱ受体阻断剂
- 进食大量肉类
- 使用某些药物（西咪替丁、甲氧苄啶、头孢西丁、氟胞嘧啶）

ACE抑制剂和血管紧张素Ⅱ受体阻断剂能可逆性降低GFR，升高血清肌酐水平，因为它们扩张出球小动脉的作用强于入球小动脉，常发生在脱水或服用利尿剂的人群中。总体上讲，血清肌酐水平自身不是一个很好的反映肾功能的指标。Cockcroft-Gault方程和改良的MDRD方程基于血清肌酐和其他参数估算GFR，因此在评价肾功能方面更可靠。

尿素氮/肌酐比值：用来鉴别肾前性或肾后性（梗阻性）氮质血症；比值>15为异常，见于肾前性或肾后性氮质血症。然而BUN受到摄入蛋白质和多种非肾性病理过程（如创伤、感染、消化道出血、糖皮质激素应用）的影响，虽然推荐使用，但一般不作为肾脏功能异常的证据。

血清胱抑素C：是一种丝氨酸蛋白酶抑制剂，由所有有核细胞产生，经肾脏滤过，也可以用来评价肾功能。其血浆浓度不受性别、年龄和体重影响。其检测并不总是可行，且各实验室间测定值未标准化。

血清电解质（如Na^+、K^+、HCO_3^-）：会出现异常，阴离子间隙[$Na^+-(Cl^-+HCO_3^-)$]在急性肾损伤和CKD时可能升高。因此血清电解质应定期监测。

全血细胞计数（CBC）：能发现慢性肾脏疾病的贫血，比较少见的肾细胞癌或多囊肾导致红细胞增多症。贫血是多因素的综合结果（主要为促红素缺乏，有时透析管路或消化道的失血会导致或加重），可以是小细胞或正细胞性、低色素或正色素性贫血。

肾素：是一种蛋白裂解酶，储存在肾脏的肾小球旁器细胞内。血容量或肾血流量不足时能促肾素的分泌，水钠潴留则抑制其分泌。血浆肾素水平的测定能通过衡量肾素的活性，即测定每小时生成血管紧张素Ⅰ的量来获得。标本的采集要求患者容量和钠钾水平正常。血浆肾素活性、醛固酮、皮质醇、ACTH在以下情况下需进行测定：
- 肾上腺功能不全
- 醛固酮增多症
- 难治性高血压

对于醛固酮增多症患者，在直立位时测得的血浆醛固酮/肾素比值是最好的筛查检查，此时肾素活性>0.5ng/（ml·h），醛固酮>12~15ng/dl。

评价肾功能

肾功能通过使用尿和血液指标检测，进行特定的公式计算数值予以评价。

GFR 肾小球滤过率（GFR）即每分钟从肾脏滤过的血浆量，是最好的整体评价肾功能的指标。它以ml/min来表示。由于正常的GFR值随身体大小增加而增高，故用体表面积来校正。该校正对判断一个人的GFR是否正常及定义CKD分期非常必要。由于平均的正常体表面积为1.73m，校正因子为1.73/人体表面积，校正的GFR结果以ml/（min·1.73m^2）来表示。年轻、健康成人正常的GFR大约为120~130ml/（min·1.73m^2），随年龄递减，在70岁约为75ml/（min·1.73m^2），CKD定义为GFR<60ml/（min·1.73m^2）持续3个月或以上。GFR测定的金标准为菊粉清除率。菊粉既不被重吸收、也不被肾小管分泌，是评价肾功能最理想的标志物。但是菊粉清除率测定较复杂，多用于科学研究。

肌酐清除率 肌酐通过肌肉代谢以恒定的速率产生，可由肾小球自由滤过，也可经肾小管分泌。由于肌酐可被分泌，肌酐清除率（CrCl）在肾功能正常的患者可高估GFR达10%~20%，在晚期肾衰竭患者可高估GFR达50%。因此，不推荐在CKD患者中使用CrCl估计GFR。

采用计时（一般24小时）尿标本收集法，CrCl可用以下公式计算：

$$CrCl = U_{Cr} \times \frac{UVol}{P_{Cr}}$$

U_{Cr}指尿肌酐，以mg/ml表示，UVol指尿量，以ml/min表示（收集24小时尿，即1440分钟），P_{Cr}指血清肌酐水平，以mg/ml表示。

估计肌酐清除率 由于血清肌酐水平本身不足以评价肾功能，人们开发了一些公式利用血清肌酐水平及其他因子来估算 CrCl。

Cockcroft-Gault 方程可以用来估算 CrCl,它使用年龄、体重和血清肌酐水平作为指标。它基于以下前提:肌酐产生水平为 28mg/(kg·d),且每增长一岁,数值减少 0.2mg。

$$CrCl_{(估算)} = \frac{(140-岁数)[净体重(kg)]}{72 \cdot S_{Cr}(mg/dl)} \times 0.85(女性)$$

MDRD 方程(目前为 4 因子方程)也可以使用,但需要通过计算器或电脑计算。

$$CrCl_{(估算)} = 186 \times S_{Cr}^{-1.154} \times 岁数^{-0.203} \times 0.742(女性) \times 1.210(黑人)$$

CKD 流行病学协作(CKD-EPI)公式:灵敏度较低,但对于 GFR 小于 60ml/(min·1.73m²)具有较高的特异性,并且在评估患者的正常或接近正常的肾功能时更为有用。与 Cockcroft-Gault 方程和 MDRD 方程相似,该方程也是基于血清肌酐水平。

$$eGFR = 141 \times \min\left(\frac{S_{Cr}}{\kappa},1\right)^{\alpha} \times \max\left(\frac{S_{Cr}}{\kappa},1\right)^{-1.209} \times 0.993^{岁数} \times 1.018[女性] \times 1.159[黑人]$$

S_{Cr} 是血清肌酐(mg/dl),κ 是 0.7(女性)或 0.9(男性),α 为 -0.329(女性)或 -0.411(男性),min 表示 S_{Cr}/κ 或 1 两者之最小者,max 表示 S_{Cr}/κ 或 1 两者之最大者。

计算器可从 National Kidney Foundation(www.kidney.org)获得

泌尿外科疾病的检查方法

泌尿外科疾病患者可能有肾脏或泌尿系统以外部分的症状。

病史

起源于肾脏或输尿管的疼痛常模糊定位于腰部或低背部,可放射至同侧髂窝、大腿上部、睾丸或阴唇。典型结石导致的疼痛可表现为绞痛,卧床不起。如果是感染引起的疼痛则更为持续。膀胱远端急性尿潴留导致耻骨上疼痛;慢性尿潴留疼痛可能较轻,也可以没有症状。排尿困难是膀胱或输尿管刺激的症状。前列腺疼痛表现为会阴、直肠或耻骨上部位的隐约不适或胀满感。

男性膀胱梗阻的症状包括排尿不畅、排尿费力、尿流力减弱或尿流变细、尿末淋漓不尽。尿失禁有多种形式。3 岁或 4 岁后发生尿床,在女孩可以是尿道狭窄所致,在男孩可以是后尿道瓣膜、心理障碍所致,若是新发有感染可能。

气尿(尿中有空气)提示膀胱阴道瘘、膀胱肠道瘘、输尿管肠道瘘。后两者可由憩室、克罗恩病、脓肿、结肠癌引起。气尿也可由气肿性的肾盂肾炎引起。

体格检查

体格检查集中于肋脊角、腹部、直肠、腹股沟、生殖器。女性有泌尿系统症状,应进行盆腔检查。

肋脊角 腰背部、第 12 肋与腰椎的夹角(肋脊角)钝性叩击痛提示肾盂肾炎、结石或尿道梗阻可能。

腹部 上腹部饱满很少见,是肾积水、肾脏或腹部肿块的非特异性表现。下腹部叩诊浊音提示膀胱扩张;正常情况下,即使充盈的膀胱在耻骨联合上也不能叩及。膀胱触诊可用于诊断膀胱扩张及尿潴留。

直肠 直肠指检能发现前列腺炎,表现为前列腺肿痛。局部结节或不连续的硬质区域必须与前列腺癌鉴别。良性前列腺增生时,前列腺表现为对称性增大,光滑、无触痛。

腹股沟及生殖器 在患者站立情况下行腹股沟及生殖器检查。腹股沟疝或腺瘤可以解释阴囊或腹股沟疼痛。睾丸严重的不对称、肿胀、红斑、变色提示感染、扭转、肿瘤或其他肿块。水平的睾丸位置(bell-clapper deformity)预示睾丸扭转风险增加。一侧睾丸升高(正常情况下左侧较低)可能是睾丸扭转的征兆。阴茎检查时,包皮可否回缩。阴茎视诊可以发现:

- 年轻男孩尿道下裂或尿道上裂
- 成人 Peyronie 病
- 年轻男孩或成人阴茎异常勃起、溃疡、异常分泌物

触诊可能发现腹股沟疝。睾丸扭转时提睾反射消失。睾丸肿块的位置及触痛的程度和部位有助鉴别睾丸肿块性质(如:精液囊肿、附睾炎、鞘膜积液、肿瘤)。如果有肿胀,行透照试验以明确肿胀为囊性或实性。阴茎体发现纤维斑块是 Peyronie 病的标记。

实验室检查

尿液分析对评价泌尿外科疾病很关键。也常使用影像学检查(如超声、CT、MRI)。精液检查(参见第 2020 页)。

膀胱肿瘤抗原检测发现尿路移行细胞癌比尿细胞学检查发现低度恶性癌更敏感;但它不如内镜敏感,无法代替内镜检查。尿细胞学检查是发现高度恶性癌最好的检测方法。

前列腺特异性抗原(PSA)是一种由前列腺上皮细胞产生、功能未知的糖蛋白。前列腺癌和一些常见非癌性疾病(如良性前列腺增生、感染、创伤)PSA 水平升高。PSA 的测定能用于前列腺癌治疗后随访复发;但广泛使用 PSA 筛查前列腺癌仍存争议。

240. 泌尿生殖系统疾病的症状

排尿困难

排尿困难是排尿疼痛或不适,典型表现是剧烈的烧灼样感觉。一些疾病可出现膀胱上或会阴部疼痛。排尿不适在女性最为常见(主要因为尿路感染),但男性也同样受影响,可发生于任何年龄。

病理生理

排尿不适由膀胱三角或尿道受刺激引起。尿道的炎症或狭窄导致排尿启动障碍及排尿时烧灼感。膀胱三角受激惹后引起膀胱收缩,导致尿频及尿痛。排尿不适多由下尿路感染引起,但也可与上尿路感染相关。肾浓缩功能受损是上尿路感染时出现尿频的主要原因。

病因

典型情况下,排尿不适由尿道或膀胱炎症引起,尽管会阴病变(如外阴阴道炎或单纯疱疹病毒感染)受尿液刺激后也可产生疼痛。大多数病例由感染引起,但有时非感染性疾病也可引起(表240-1)。

整体来讲,最常见排尿不适的原因是:
- 膀胱炎
- 性传播疾病(STD)引起的尿道炎

表 240-1 排尿不适的原因

原因	提示性的发现	诊断方法
感染性疾病*		
子宫颈炎	宫颈分泌物 不安全性行为史	STD 检查
膀胱炎	典型尿频、尿急 有时血性或恶臭性尿液 膀胱触痛	临床评估,可做或不做尿液分析,除非有红色报警† 发现
附睾睾丸炎	附睾触痛、肿胀	临床评估
前列腺炎	前列腺增大、触痛 既往有梗阻性症状	临床评估
尿道炎	可见的尿道分泌物 不安全性行为史	STD 检查
外阴阴道炎	阴道分泌物 阴唇及阴道口红斑	临床评估、尿液分析、尿培养以除外尿路感染 置管收集尿液以减少标本污染
炎症疾病		
接触刺激剂或过敏原(如杀精剂、润滑剂、橡胶避孕套)、膀胱异物、寄生虫、结石	外部炎症 临床病史 家族史	临床评估 尿液分析 泌尿道及盆腔影像学检查
间质性膀胱炎	慢性症状 无其他常见病因	膀胱镜
脊柱关节病(如反应性关节炎或白塞综合征)	前驱消化系或关节症状或两者均有可有皮肤、黏膜病变	临床评估 STD 检查
其他异常		
萎缩性阴道炎	绝经后的(包括药物、手术或放射线所致的雌激素不足) 性交困难 阴道皱褶萎缩或红斑 阴道分泌物	临床评估
肿瘤(膀胱癌或前列腺癌)	长期症状 无脓尿或感染存在的血尿	膀胱镜 前列腺活检

* 常见病原包括非性传播细菌(通常是大肠埃希菌、葡萄球菌、肠球菌、克雷伯菌、变形杆菌)及性传播病原体(淋病奈瑟菌、沙眼衣原体、溶尿脲原体、阴道毛滴虫、单纯疱疹病毒)。
† 红色警报指发热、腰痛、腰部触痛、近期泌尿生殖器器械置入、免疫缺陷患者、反复发作、已知的泌尿系异常及男性。
STD,性传播疾病。

评估

病史　现病史：应包括症状的持续时间及既往有无类似病史。重要的伴随症状包括发热、腰痛、尿道或阴道分泌物及膀胱激惹征（尿频、尿急）或梗阻（排尿踌躇、排尿滴沥）。还应询问患者尿液是否为血样、云絮状、恶臭性及任何分泌物的性质（如稀薄如水样或脓性黏稠样）。医生还应询问患者最近是否有不安全性行为、是否使用了可能有会阴刺激的物品、是否有尿路器械使用史（如膀胱镜检查、尿道置管、手术）及是否怀孕。

全身性疾病回顾：需寻找可能病因相关的症状，包括背痛、关节痛、眼干涩（结缔组织疾病）及消化系统症状，如腹泻（反应性关节炎）。

既往史：需注意既往泌尿系感染（包括儿童期开始的）及任何已知的泌尿系异常，包括肾结石史。对任何潜在的感染性疾病，免疫缺陷病史（包括 HIV/艾滋病）或近期住院史都是很重要的。

体格检查　体格检查始于观察生命体征，尤其注意有无发热。

检查皮肤、黏膜及关节以发现反应性关节炎病变（如结膜炎、口腔溃疡、手掌、足底或甲周水疱样或硬膜样变，关节压痛）。腰部叩诊以发现有无肾区叩痛。腹部触诊以发现有无膀胱触痛。

对女性，需做盆腔检查以发现会阴炎症或病变及阴道或子宫分泌物。进行拭子检查以检测 STD，与湿涂片检查需同时进行，以避免第二次检查。

对男性，外部视诊以发现阴茎病变或异常分泌物。包皮下也需要检查。睾丸和附睾需触诊以明确有无触痛及肿胀，直肠指检检查前列腺大小、硬度及触痛。

预警症状：以下发现需特别注意：
- 发热
- 腰痛或腰部触痛
- 最近的器械使用史
- 免疫缺陷患者
- 反复的发作（包括频繁的儿童期感染）
- 已知的泌尿系异常
- 男性

检查结果解读：一些发现极有提示性（表 240-1）。年轻、健康女性出现排尿不适及明显的膀胱刺激征，膀胱炎是最可能的原因。可见的尿道或宫颈分泌物提示 STD。脓性黏稠分泌物提示淋病奈瑟菌感染。稀薄水样分泌物提示非淋病奈瑟菌感染。阴道炎及单纯疱疹病毒引起的溃疡视诊即可见到。对于男性，有前列腺触痛提示前列腺炎，附睾触痛、肿胀提示附睾炎。其他发现也有帮助，但往往无法确诊。例如有外阴阴道炎的女性可能同时合并泌尿系感染或其他原因的排尿困难。根据症状诊断 UTI 对中老年人不太准确。

在有警示症状的患者中，提示感染的发现往往更加有可能。发热、腰痛或两者都有提示伴随的肾盂肾炎。频繁的泌尿系感染应怀疑有无潜在的解剖学异常或免疫缺陷状态。住院或器械置入后的感染往往提示非典型的或耐药的病原菌感染。

辅助检查　无单一的检查方法被一致接受。很多临床医生不做任何检查（甚至不做尿液分析）就对有排尿不适、尿频、尿急但无报警发现的健康女性经验性使用抗生素治疗膀胱炎。其他医生对每人收集清洁中段尿标本做尿液分析和尿培养检查。有些医生在试纸法检查发现白细胞时才予以尿培养检查。在育龄妇女，需做尿妊娠试验（妊娠期的尿路感染需引起注意，因为它可增加早产或胎膜早破的风险）。出现阴道分泌物需行湿涂片检查。由于许多 STD 感染患者没有典型临床表现，大多临床医生常规对女性宫颈分泌物或男性尿道分泌物取样以检查有无 STD（淋病奈瑟菌或衣原体培养或 PCR 检查）。

尿培养结果 $>10^5$ 细菌集落形成单位（CFU）/ml，提示细菌感染。在有症状的患者中，有时低至 $10^2 \sim 10^3$ CFU/ml 也提示感染。培养结果阴性但存在白细胞是非特异性的，可提示性传播疾病感染、外阴阴道炎、前列腺炎、结核、肿瘤或其他原因。尿白细胞阴性、尿培养阴性，但尿红细胞阳性，可能由于癌症、结石、异物、肾小球疾病或近期泌尿系器械置入。

膀胱镜及泌尿系影像学检查适用于梗阻、解剖学异常、癌及对抗生素治疗无反应的、有反复发作症状的及非感染性血尿的患者。妊娠患者、男性、老年患者及有长期或反复发作表现的患者需要密切关注及更详细的探查。

治疗

治疗针对病因。如果检查结果及尿液分析未提示明确原因，许多医师对没有警示表现的排尿困难的女性不予治疗。

若决定治疗，推荐使用 3 日的甲氧苄啶/磺胺甲噁唑或单独使用甲氧苄啶。由于可能导致跟腱病，氟喹诺酮类不推荐用于非复杂性 UTI。一些医生对于症状不显著的 STD 男性给予经验性针对 STD 的治疗。其他医生则等待 STD 检查结果，尤其是比较可靠的患者。

对于急性不能耐受的膀胱炎所致排尿不适者，发作初的 24~48 小时内予以口服非那吡啶、每次 100~200mg，每日 3 次，用于缓解一定程度症状。该药能使尿液变成橘红色，可能染上内裤；患者应该注意不要与感染或血尿加重相混淆。复杂性尿路感染需要 10~14 日的抗生素治疗，尤其是对革兰氏阴性菌（特别是大肠埃希菌）有效的抗生素。

> ● **关键点**
> - 排尿不适并不总是由膀胱感染引起
> - 需考虑到 STD 的可能

血性精液

血性精液是精液中带血。虽然听起来有些可怕，但几乎都是良性病变。男人有时误以为来源于性伴侣的血尿或血为血精。

病理生理

精液由来自附睾远端的精子、来自输精管囊泡、前列腺、尿道球腺的液体等组成。因此，这一通路的任何部位病变均可使得精液中带血。

病因

血性精液大部分情况下为：

- 特发性和良性

这些患者可在数天或数月后自行缓解。

最常见的已知病因为：

- 前列腺活检术后

不太常见的病因包括其他器械检查、良性前列腺增生、感染（如前列腺炎、尿道炎及附睾炎）及前列腺癌（在>35～40岁的男性）。偶然情况下，血性精液可能与精囊或睾丸肿瘤有关。尿道、前列腺部及输精管的血管瘤可能致严重的血性精液。

埃及血吸虫，一种在非洲、部分中东、东南亚地区流行可引起严重疾病的寄生性吸虫，可以侵入泌尿系统，引起血尿，血性精液不少见。只有在疫区逗留的男性才会考虑此病。结核病也是血精的一种罕见病因。

评估

病史 现病史：应注意症状持续时间。对于没有主动提及近期有前列腺活检手术的患者，尤其注意询问。重要的伴随症状可有血尿、排尿起始或终止困难、夜尿、排尿烧灼感及阴茎分泌物。应注意与性行为的关系。

全身性疾病回顾：应注意是否存在全身其他部位出血的症状，包括容易擦伤、频繁的鼻血、刷牙或牙科操作时的牙龈出血（血液系统疾病），发热、寒战、夜间出汗、骨痛，体重下降（前列腺感染或癌）。

既往史：应特别注意询问已知的前列腺疾病、结核或HIV的病史或接触史、性传播疾病的危险因素（如不安全性行为、多个性伴侣）、已知的出血性疾病、已知的可致出血的疾病（如肝硬化）。应注意有无抗凝或抗血小板药物服用史。还有前列腺癌家族史及血吸虫病疫区旅游史。

体格检查 视诊及触诊外生殖器以发现有无炎症（如红斑、触痛、肿块），尤其注意沿附睾的走行检查。进行直肠指检查前列腺有无增大、压痛及肿块。

预警症状：以下发现需特别注意：

- 症状持续>1个月
- 附睾处或前列腺可触及的病变
- 血吸虫病流行区旅游史
- 系统症状（发热、体重下降、盗汗）

检查结果解读：对于前列腺活检后的患者，血性精液是无害的，可自行缓解。

对于无其他病史及检查发现、未到过血吸虫疫区的健康、年轻人，短暂血性精液考虑为特发性疾病。

前列腺检查异常的患者可能存在前列腺癌、良性前列腺增生及前列腺炎。尿道分泌物提示性传播疾病。

附睾触痛提示性传播疾病或少见的结核（多见于有接触史或免疫缺陷的人群）。

有出血性疾病特征性表现或使用可增加出血风险的药物可能是血性精液的原因，但不能除外其他潜在的疾病。

辅助检查 在多数情况下，尤其是在<35～40岁的男性，血性精液一般是良性的。若体格检查未发现明显异常（包括直肠指检），需做尿液分析和尿培养及STD检查，但不需进一步的检查。

对于有严重潜在疾病或有以下表现者需进一步检查：

- 症状持续时间较长（>1个月）
- 血尿
- 泌尿系梗阻症状
- 异常的检查发现
- 发烧，体重减轻，或盗汗

这些发现在>40岁的男性尤其需引起注意。检查包括尿液分析、尿培养、PSA及经直肠超声。必要时需要做MRI及膀胱镜检查。精液视诊及分析检查很少做，但对有血吸虫疫区旅游史的患者，则较有价值。

治疗

若已知病因，对因治疗。对几乎所有男性，唯一需要的干预是让其确信血性精液不是恶性肿瘤的表现，也不影响性功能。若怀疑前列腺炎，可给予4～6周的甲氧苄啶/磺胺甲噁唑或其他抗生素。氟喹诺酮可导致跟腱炎，在非复杂性UTI不建议使用。

> **关键点**
>
> - 多数情况是特发性或前列腺活检术后
> - 对症状持续时间长或有异常发现的患者进行进一步检查
> - 若患者有血吸虫疫区旅游史，需考虑该病

单纯性血尿

血尿是指尿中有红细胞，具体来说，指尿沉渣镜检每高倍镜视野>3个RBC。尿色可以呈红色、血样或可乐色（肉眼血尿）或无颜色变化（显微镜下血尿）。单纯性血尿指仅有尿红细胞而没有其他尿检异常（如蛋白尿、管型尿）。

红色尿并不均由红细胞引起。红色或棕红色尿可能由以下引起：

- 尿中含血红蛋白或肌红蛋白
- 卟啉病（多种类型）
- 食物（如甜菜、胡萝卜、食物色素）
- 药物（多见于非那吡啶，但也见于鼠李、苯妥英、甲基多巴、非那西汀、苯茚二酮、酚酞、酚噻嗪类、番泻叶）

病理生理

红细胞可从泌尿系统的任一部位进入尿液中，如肾脏、集合系统和输尿管、前列腺、膀胱、尿道。

病因

许多病例为自限性的、特发性的短暂的镜下血尿，暂时的镜下血尿在儿童尤其常见，大约有5%的儿童尿标本可阳性。镜下血尿有很多特定的病因（表240-2）。

最常见的特定的原因 因年龄不同而异，但整体来讲，最常见的原因为：

- 尿路感染
- 前列腺炎
- 泌尿系结石（成人）

表 240-2 血尿的常见原因

原因	提示性的发现	诊断方法
感染	尿路刺激征,伴或不伴发热	尿常规和尿培养
结石	起病突然、常为绞痛、严重的腰痛或腹痛,有时伴呕吐	腹部CT平扫或超声
肾小球疾病(类型繁多)	多数患者有高血压、水肿或两者兼有	尿液分析
	可能有红色或暗色(可乐色)尿	尿沉渣镜检找红细胞管型及异形红细胞
	有时发生在感染之后,肾脏病家族史,结缔组织疾病	血清学检查
	通常有蛋白尿	肾活检
癌(膀胱、肾、前列腺、输尿管)	多见于>50岁且有危险因素[如吸烟、家族史、化学物质或药物(非那西丁、环磷酰胺)接触史]的患者	PSA、盆腔及前列腺超声及活检(男性)
	有时伴随膀胱癌排尿症状	膀胱镜(所有患者)
	肾细胞癌时有系统症状	
前列腺增生	多见于>50岁的人群	PSA
	尿路梗阻症状	残余尿检查
	可触及的前列腺增大	盆腔超声
前列腺炎	多见于>50岁的人群	临床评估
	尿路刺激征及梗阻症状	
	前列腺触痛	
多囊肾	慢性腰部或腹部疼痛	超声或腹部CT平扫
	高血压	
	肾脏增大	
肾乳头梗死或坏死	常见于镰刀细胞病或典型特征者(如黑人,特别是有已知疾病的儿童和年轻成人),有时大量镇痛药的使用(镇痛药肾病)	镰状细胞制备和血红蛋白电泳
子宫内膜异位征	与月经周期一致的血尿	临床评估
外伤(钝性伤或穿通伤)	往往以外伤而不是血尿作为表现	腹部及盆腔CT
腰痛-血尿综合征	腰痛、血尿	CT
胡桃夹综合征	血尿、左侧睾丸疼痛	CT血管造影
	精索静脉曲张	

* 所有患者需要进行尿液分析和肾功能评估;老年患者需要进行肾脏和骨盆的影像学检查。
PSA,前列腺特异性抗原。

剧烈运动可引起短暂血尿。癌和前列腺疾病主要见于>50岁的患者,但有危险因素的年轻患者也可能出现癌。

肾小球疾病可以是任何年龄段单纯性血尿的病因。肾小球疾病可表现为原发的肾脏疾病(获得性的或遗传性的)或继发于许多病因的肾脏疾病,包括感染(如A组β溶血性链球菌感染),结缔组织疾病(如所有年龄阶段的系统性红斑狼疮、IgA相关血管炎、儿童的过敏性紫癜),及血液系统疾病(如混合性巨球蛋白血症、血清病)。全球来看,IgA肾病是肾小球肾炎最常见的类型。

血吸虫,一种在非洲(在印度和中东一些地区,疾病严重程度可降低)可引起严重疾病的寄生性的吸虫,可以侵入泌尿系统,引起血尿。只有曾在疫区逗留的患者才会考虑此病。分枝结核杆菌也可能会感染下或上尿路,引起血尿,偶尔引起尿道狭窄。

评估

病史 **现病史:**包括血尿的病程及既往任何的发作史。尿路梗阻症状(如排空不完全、夜尿、排尿起始或终止困难)及刺激征(如激惹症状、尿急、尿频、排尿困难)需要引起注意。还应询问有无疼痛及疼痛部位、严重程度,有无剧烈运动。

全身性疾病回顾:应注意某些可能病因相关的症状,包括关节痛及皮疹(结缔组织疾病)。注意有无发热、盗汗、体重减轻。

既往史:应包括有无近期感染,尤其是有无喉咙痛,这提示A组β溶血性链球菌感染。注意找寻有无引起泌尿系出血(尤其是肾结石、镰状细胞病或迹象、肾小球疾病)的情况。此外,还应注意识别提示肾小球疾病(尤其是系统性红斑狼疮及类风湿关节炎)、心内膜炎、分流感染、腹部脓肿等相关情况。注意识别泌尿生殖系统恶性肿瘤的危险因素如吸烟(最重要的)、药物(如环磷酰胺、非那西汀)、工业性化学物的暴露(如硝酸盐、次氮基三醋酸酯、亚硝酸盐、三氯乙烯)等。

家族史方面,需要明确有无多囊肾、肾小球疾病及泌尿生殖系统癌症等疾病。还应注意有无血吸虫病疫区旅游史,结核病危险因素。用药史方面明确有无抗凝药或抗血小板药物使用史(尽管控制使用的抗凝药本身并不引起血尿),大量解热镇痛剂的使用。

体格检查 生命体征注意有无发热及高血压。注意心脏听诊有无杂音(提示心内膜炎)。腹部触诊以检查肿块,腰部叩诊以检查肾区叩痛。在男性,需行直肠指检以检查有无前列腺增大、结节及触痛。

检查面部及四肢有无水肿(提示肾小球疾病),注意有无皮疹(提示血管炎、系统性红斑狼疮或IgA相关血管炎)。

预警症状:以下发现需引起注意:
- 肉眼血尿
- 持续的镜下血尿,尤其是老年人
- 年龄>50岁
- 高血压和水肿
- 全身症状(如发热、盗汗、体重减轻)

检查结果解读:许多疾病临床表现有明显交叉,故常常需要做血液及尿液检查。根据检查结果,可进一步做影像学检查。有些临床发现可提供有益的线索(表240-2)。
- 尿中血凝块往往可以除外肾小球疾病。肾小球疾病常伴随水肿、高血压或两者兼有,症状可能在感染(尤其是儿童的A组β溶血性链球菌感染)后出现
- 结石往往伴随剧烈的绞痛。持久而轻度的疼痛多由感染、癌、多囊肾、肾小球肾炎、腰痛-血尿综合征(LPHS)引起
- 尿路刺激征提示膀胱或前列腺感染,但可能与某些癌症(主要是膀胱及前列腺癌)伴随存在
- 尿路梗阻症状往往提示前列腺疾病
- 异常腹部肿块提示多囊肾或肾细胞癌
- 有肾炎、镰状细胞病或其迹象、多囊肾家族史的提示,这些疾病为可能病因
- 非洲、中东、印度旅游史提示血吸虫病可能
- 全身症状(如发热、盗汗、体重减轻)可能表明癌症或亚急性感染(如肺结核)

另一方面,一些常见的发现(如前列腺增大、过量抗凝药物使用)尽管是血尿可能的病因,但若无进一步检查评估,不应妄下结论。

辅助检查 在进一步检查前,应通过尿液分析鉴别是真性血尿还是红色尿。阴道出血时,应通过直接留置导尿收集尿标本以避免被非泌尿系来源的血液污染。没有RBC的红色尿提示血红蛋白尿或肌红蛋白尿、卟啉尿或摄入某些药物或食物。一般来说,血尿必须通过测试第二杯尿进行确认。

管型尿、蛋白尿或异形红细胞尿(RBC形态失常,有棘突或呈折叠状或水疱状)提示肾小球疾病。白细胞或细菌提示病因为感染性疾病。但是,在某些膀胱炎患者,尿液分析显示红细胞为主,此时需做尿培养。尿培养阳性需抗生素治疗。对<50岁的患者,尤其是女性,若经过治疗后血尿消失,无其他症状存在,则不需进一步检查。

对<50岁的患者(包括儿童),若仅有镜下血尿,且没有其他尿液检查提示肾小球疾病,没有可预示其他病因的临床表现,没有癌症危险因素,则可进一步观察,每6个月或12个月做一次尿液检查。若血尿持续存在,建议行膀胱镜或CT增强扫描检查。

<50岁的肉眼血尿或无法解释的系统症状的患者需做腹部及盆腔的超声或CT检查。

若尿液或临床发现提示肾小球疾病,需行血BUN、肌酐、电解质、尿液检查及周期性尿蛋白/肌酐检查以评估肾功能。进一步检查可行血清学、肾活检或两者兼有。

对于≥50岁或<50岁但有危险因素(如癌症家族史或全身症状)的患者需行膀胱镜检查。≥50的男性需行PSA检查,PSA升高的则需进一步评估以排除前列腺癌。

治疗

病因治疗。

> **关键点**
> - 血尿(尿中有RBC)需与红色尿鉴别
> - 尿液分析及尿沉渣镜检可区分肾小球性和非肾小球性病因
> - 随着年龄增长,血尿的持续时间延长、程度加重,严重疾病的可能性也增大
> - 膀胱镜或影像学检查只对>50岁的患者或年轻者有系统性症状、癌症危险因素的患者有价值

多尿

多尿指每天尿量>3L;多尿应与尿频鉴别,后者指每天白天或晚上解尿次数很多,但尿量正常甚至少于正常。两者都包括夜尿。

病理生理

水稳态是一个水的摄入(水摄入本身是需要复杂的调节)、肾脏灌注、肾小球滤过、肾小管重吸收溶质及集合管重吸收水分等多方参与的复杂的调节过程。

水摄入增加时血容量增加,血渗透压下降,减少了自下丘脑、垂体系统的抗利尿激素ADH(也称为精氨酸血管升压素)的释放。由于ADH可促进集合管水的重吸收,ADH减少,则尿量增加,使得血渗透压回到正常水平。

此外,肾小管内溶质浓度增高,可引起被动性渗透性利尿(溶质性利尿),从而增加尿量。这一过程典型的例子是未控制的糖尿病患者尿中葡萄糖导致的渗透性利尿。当尿中葡萄糖水平升高(>250mg/dl),超过肾小管的重吸收能力,可导致肾小管内葡萄糖浓度升高,水分被动进入肾小管,导致糖尿及尿量增多。

因此,包含任何以下过程的疾病可产生多尿:
- 持续的水分摄入增多(烦渴)
- ADH分泌减少(中枢性尿崩症)
- 外周ADH敏感性下降(肾性尿崩症)
- 溶质性利尿

病因

成人最常见的多尿病因为:
- 服用利尿剂

在成人及儿童,多尿最常见的病因为(表240-3):
- 未控制的糖尿病

无糖尿病时,最常见的病因为:
- 原发性烦渴征
- 中枢性尿崩症
- 肾性尿崩症

表 240-3　多尿的常见原因

原因	提示性的发现	诊断方法
水利尿[†]		
中枢性尿崩症（部分性或完全性）	突发的或慢性的口渴、多尿	实验室检查
• 遗传性		禁水试验、ADH 刺激
• 获得性（由于外伤、肿瘤、其他病变）	有时在创伤、垂体手术、低氧性或缺血性脑血管损伤之后，或在出生后数周	诊断不明时，测 ADH
肾性尿崩症	渐进的口渴及多尿见于服用锂剂治疗双相障碍精神患者，甲状旁腺功能亢进引起的高钙血症	实验室检查
• 淀粉样变		禁水试验、ADH 刺激
• 药物（锂、西多福韦、膦甲酸）	患者、家族成员因副瘤疾病大量饮水的小孩或出生后数年内的婴儿	
• 高钙血症（癌、甲状旁腺功能亢进、肉芽肿性疾病）		
• 遗传性疾病		
• 镰形细胞病		
• 干燥综合征		
烦渴	焦虑的中年妇女精神疾病史下丘脑浸润性病变（多为结节病）	实验室检查
• 原发性（下丘脑口渴中枢的病变）		禁水试验、ADH 刺激
• 精神性		
过多的低张静脉点滴	住院患者接受静脉补液	停止补液或减慢速度后缓解
利尿剂使用	近期开始的容量过多服用利尿剂（存在心力衰竭临床评估或外周水肿）	
	可能会秘密使用利尿剂以减轻体重的患者（如饮食障碍、过于关注体重、运动员、青少年）	
尿崩症	多尿没有过多口渴	有时候，高渗（如 300~340mOsm/kg）和高钠血症没有过多的口渴
	有时病变位于下丘脑区域，如生殖细胞瘤或颅咽管瘤，或近期前交通动脉修复	
妊娠期尿崩症（由于 ADH 代谢增加所产生）	妊娠第三周期首次出现烦渴（过度口渴）和多尿	不适当的正常血浆钠与尿渗透压比血浆渗透压低（一般在妊娠晚期减少 5mmol/L）产后 2~3 周缓解
溶质性利尿[†]		
未控制的糖尿病	年轻孩子或有 2 型糖尿病家族史的肥胖成人出现口渴和多尿	手指末梢血糖测定
等渗或高渗盐水补液	住院患者接受静脉补液	实验室检查[如 24h 尿总渗透物排泄（渗透压×尿量）]
		停止或减慢补液速度（确定多尿有缓解）
高蛋白管饲	任何管饲的患者	更换为低蛋白管饲（确定多尿有缓解）
泌尿系梗阻解除	膀胱出口梗阻患者，留置尿管后出现的多尿	临床评估

* 多数患者需行尿、血渗透压及钠浓度测定。
[†] 尿渗透压在水利尿时<300mOsm/kg，在溶质性利尿时>300mOsm/kg。
ADH，抗利尿激素。

评估

病史 **现病史**：应问问每天摄入的水分及排出的尿量，以区分多尿与尿频。如果存在多尿，应问问患者发生年龄、频率（如突然出现或渐进性出现）及近期任何可能导致多尿的临床情况（如静脉点滴、管饲、尿路梗阻的缓解、卒中、头部外伤、手术）。还应问口渴程度。

全身性疾病回顾：应寻找可能病因相关症状，如口干、眼干（干燥综合征）、体重下降及盗汗（癌）。

既往史：应回顾有无多尿相关的情况，如糖尿病、精神疾病、镰状细胞病、结节病、淀粉样变性、甲状旁腺功能亢进等。注意有无多尿、过多水摄入家族史。有无与肾性尿崩症（表240-3）相关的药物服用史及增加尿量药物使用史（如利尿剂、酒精、咖啡因饮料）。

体格检查 一般情况检查需注意有无肥胖体征（作为2型糖尿病的危险因素）、营养不良或恶病质，后者是潜在的癌症或饮食障碍，及秘密使用利尿剂的表现。

头颈部检查注意有无干眼、口唇干燥（干燥综合征），皮肤检查注意色素过度沉着或低色素病变、溃疡、皮下结节（可预示结节病）。复杂的神经系统检查应注意有无任何局部缺陷，这提示潜在的神经系统创伤。评估精神状态以发现有无思维障碍。评估容量状态。检查下肢有无水肿。

预警症状：以下发现需引起注意：
- 突然起病或在婴幼儿期起病
- 盗汗、咳嗽、体重下降，尤其是有重度吸烟史
- 精神异常

检查结果解读：单从病史看可区分多尿与尿频，但极少数情况下，需行24小时尿量测定。

临床评估可以提示病因（表240-3），但检查往往很必要。当有癌症病史、慢性肉芽肿病（由高钙血症引起）、药物使用史（如锂、西多福韦、膦甲酸、异环磷酰胺），或更少见的一些本身临床表现比多尿要明显且发生在多尿之前的情况（如镰状细胞病、肾淀粉样变、结节病、干燥综合征）等，提示尿崩症。

若在某一具体时间点突发多尿或有偏好冷水或冰水，提示中枢性尿崩症。在婴幼儿期发生的多尿提示遗传性的中枢或肾性尿崩症或未控制的1型糖尿病。溶质利尿引起的多尿提示有糖尿病。精神性烦渴多见于有精神障碍的患者（主要是双相障碍或精神分裂症），而不是作为一个最初的临床表现。

辅助检查 多尿一旦经病史或检查确认，需行血浆或指端血糖检查，以除外未控制的糖尿病。

如无高血糖症，需行：
- 血清及尿液生化检查（电解质、钙）
- 血、尿渗透压检查，有时需测血浆ADH水平

这些检查可发现高钙血症、低钾血症（利尿剂使用）、高钠或低钠血症
- 高钠血症（Na>142mmol/L）提示中枢性或肾性尿崩症导致过多的水分丢失
- 低钠血症（Na<137mmol/L）提示烦渴引起的过多的水分摄入
- 水利尿时，尿渗透压<300mOsm/kg。溶质利尿时，尿渗透压>300mOsm/kg

若仍不能明确病因，则需行禁水试验，检测给予外源性ADH后血、尿钠浓度及渗透压变化。由于这一试验可致严重脱水，只能在患者情况稳定且住院情况下实施。另外，对于怀疑有精神性烦渴的患者，需严密观察以阻止其秘密饮水。

各种方案可以在禁水试验中使用。每个方案有一定的局限性。禁水试验一般早晨开始，测患者体重，采静脉血测血电解质浓度及渗透压，并测尿渗透压。随后每小时收集一次尿液测尿渗透压，禁水持续直到出现直立性低血压或体位性心率加快，体重减少达到或超过初始体重的≥5%或后续收集的尿液渗透压升高数值末>30mOsm/kg。再次采血测血电解质及渗透压，后注射5U水溶性血管升压素。注射后60分钟收集最后一次尿液测渗透压，试验结束。

正常反应是禁水后尿渗透压可达最高值（>700mOsm/kg），且注射血管升压素后，尿渗透压升高不超过5%。

在中枢性尿崩症，患者不能将尿液浓缩至渗透压超过血液渗透压，但在注射血管升压素后尿渗透压可以升高（参见第1895页）。中枢性尿崩症尿渗透压升高可达50%～100%，而部分中枢尿崩症升高可达15%～45%。

在肾性尿崩症，患者不能将尿液浓缩至渗透压超过血液渗透压，在注射血管升压素后尿渗透压也无升高（参见第1895页）。偶尔地，在部分肾性尿崩症，尿渗透压升高可达45%，但整体来讲，这一数字与部分中枢性尿崩症（一般<300mOsm/kg）相比，则仍然很低。

对于精神性烦渴患者，尿渗透压<100mOsm/kg。逐渐减少水分摄入，可以使尿量减少，从而增加血浆和尿渗透压及血钠浓度。

测量循环中的ADH是诊断中枢性尿崩症最直接的方法。禁水试验结尾时（未注射血管升压素前），中枢性尿崩症者ADH水平是低的，而肾性尿崩症患者则是适当增高的。然而，测量ADH浓度并不总是可行。此外，禁水试验比较精确，因此一般不需要直接测定ADH。如果检测，ADH水平应该在禁水试验开始时检查，此时患者水容量充分；ADH水平应随着血管内容量减少而增加。

治疗

治疗因病因而异。

> **关键点**
> - 利尿剂和未控制的糖尿病患者是多尿的常见原因
> - 若无糖尿病及利尿剂使用，慢性多尿最常见的原因为原发性烦渴、中枢性尿崩症及肾性尿崩症
> - 高钠血症往往提示中枢性或肾性尿崩症
> - 低钠血症更多为烦渴的特征
> - 突发的多尿提示中枢性尿崩症
> - 禁水试验可帮助诊断，但需在严密监测下实施

阴茎异常勃起

阴茎异常勃起是不伴性欲或性兴奋的痛性的、持续的

阴茎异常勃起,多见于5~10岁儿童及20~50岁男性。

病理生理

阴茎由2个尿道海绵体及一个阴茎海绵体构成。阴茎勃起是平滑肌舒张、阴茎海绵体动脉血流增多,导致阴茎充血、变硬。

缺血性阴茎异常勃起 大多数阴茎异常勃起与血流消退障碍有关,多由于静脉流出障碍引起(流出量少),也称为缺血性阴茎异常勃起。缺血持续4小时以后出现严重的疼痛。若持续时间>4小时,阴茎异常勃起可导致海绵体纤维化、继发阴茎勃起障碍,甚至可致阴茎坏死及坏疽。

间断性阴茎异常勃起:是反复发作的缺血性阴茎异常勃起,发作间歇可有血流消退。

非缺血性阴茎异常勃起 由动脉血流调节异常(如高流量)引起的阴茎异常勃起,较少见,一般是外伤后的动脉瘘引起。非缺血性阴茎异常勃起无疼痛,不会导致阴茎坏死。继发勃起功能障碍较多见。

病因

在成人,最常见的原因为(表240-4):
- 治疗勃起功能障碍的药物所致

在儿童,最常见的原因为:
- 血液系统疾病(如镰状细胞病、少见的如白血病)

在多数情况下,阴茎异常勃起可为特发,并反复发作。

表240-4 阴茎异常勃起的原因

原因	提示性的发现	诊断方法
治疗勃起功能障碍的药物 • 前列地尔(经尿道注射) • 罂粟碱(注射) • 酚妥拉明(注射) • 5型磷酸二酯酶抑制剂(阿伐那非、西地那非、他达拉非、伐地那非)	见于有勃起功能障碍药物治疗史的男性,表现为痛性的缺血性阴茎异常勃起	临床评估
消遣性毒品 • 苯丙胺 • 可卡因	痛性的缺血性阴茎异常勃起伴精神兴奋及焦虑	临床评估 有时毒物筛查
其他药物 • β-受体阻滞剂(哌唑嗪、坦索罗辛、特拉唑嗪) • 抗凝药物(华法林) • 抗高血压(硝苯地平) • 抗精神药物*(利培酮、氟哌利多、氯氮平、喹硫平、曲唑酮、氯丙嗪) • 糖皮质激素 • 降血糖药(甲苯磺丁脲) • 锂 • 甲喹酮	见于治疗其他疾病的男性,表现为痛性缺血性阴茎异常勃起	临床评估
血液系统疾病 • 白血病 • 淋巴瘤 • 镰状细胞病(镰状细胞征少见) • 珠蛋白生成障碍性贫血	年轻男性,多为非洲人或地中海后裔	全血细胞计数 血红蛋白电泳
局灶性晚期前列腺癌 任何转移性疾病 脊椎管狭窄或受压 持续的硬膜外灌注	50岁以上男性,有进行性加重的膀胱出口梗阻症状伴随下肢无力	前列腺特异性抗原 CT 脊髓CT或MRI
外伤(导致动脉血流调节障碍或动脉瘘形成)	近期外伤的男性出现非缺血性、无痛的阴茎异常勃起	阴茎多普勒超声 血管造影 MRI
少见的原因 • 脑脊髓疾病(如梅毒、肿瘤) • 生殖器感染及炎症(如前列腺炎、尿道炎、膀胱炎),尤其是合并膀胱结石 • 盆腔血肿或肿瘤 • 盆腔静脉血栓 • 全肠道外营养	多种多样	多种多样

*所有非典型抗精神药物可导致阴茎异常勃起。

评估

阴茎异常勃起需要急诊治疗，以避免慢性并发症出现（主要为勃起功能障碍）。评估及治疗需同时进行。

病史 **现病史**：应包括勃起持续时间，阴茎为部分僵硬还是全部僵硬，有无疼痛、既往及近期有无生殖器外伤。询问有无触发药物服用史、毒品及治疗勃起功能障碍药物服用史。

全身性疾病回顾：应询问可引起疾病的症状，如排尿困难（泌尿系感染）、排尿踌躇或尿频（前列腺癌）、发热及盗汗（白血病）及下肢无力（脊髓受损）。

既往史：应明确有无引起阴茎勃起异常的情况（表240-4），尤其是血液系统疾病。应询问患者有无血红蛋白病家族史（如镰状细胞病或珠蛋白生成障碍性贫血）。

体格检查 仔细检查生殖器，以评估阴茎硬度、触痛及有无阴茎头及尿道海绵体累及。注意有无阴茎或会阴部外伤、感染、炎症或坏疽表现。

一般检查应注意有无精神运动性激动、检查脸部有无兴奋剂相关的瞳孔扩大表现。触诊腹部及耻骨上区以明确有无肿块或脾大。直肠指检以明确有无前列腺增大或其他异常。神经系统检查应注意有无下肢无力或鞍区感觉异常，这可能提示脊髓病变。

预警症状：以下发现需特别注意：
- 疼痛
- 儿童发病
- 近期外伤
- 发热和盗汗

检查结果解读：在多数情况下，临床病史可发现有治疗勃起功能障碍药物使用、非法药物使用、镰状细胞病或镰状细胞征。在上述情况下，不需进一步检查。

在缺血性阴茎异常勃起，体格检查可发现阴茎完全僵硬，可有疼痛、阴茎海绵体触痛、阴茎头及尿道海绵体回缩。相反，在非缺血性阴茎异常勃起，阴茎无疼痛、触痛，阴茎可呈部分性或全部性僵硬。

辅助检查 若病因不明显，可行以下检查以明确有无血红蛋白病、白血病、淋巴瘤、泌尿系感染及其他原因：
- 全血细胞计数
- 尿常规和尿培养
- 黑人及地中海后裔男性行血红蛋白电泳检查

许多医生也做药物筛查、海绵体动脉血气分析及多普勒超声检查。在缺血性阴茎异常勃起男性，阴茎多普勒超声可发现海绵体血流少或完全中断，而在非缺血性阴茎异常勃起，血流则正常甚至升高。超声也可发现解剖学异常，如海绵体动脉瘘或假性动脉瘤（多提示非缺血性阴茎异常勃起）。偶尔，MRI增强检查可鉴别动静脉瘘及动脉瘤。

治疗

即使病因明确，治疗也往往较困难，较难成功。不管何时发作，患者最好能去急诊由泌尿外科医生治疗。其他疾病需要同时治疗，如镰状细胞病患者治疗后，阴茎异常勃起可缓解。治疗方法取决于疾病类型。

缺血性阴茎异常勃起 常需立即治疗，通常采用无肝素注射器从海绵体底部抽血，同时行生理盐水冲洗及经海绵体注射α受体激动剂去氧肾上腺素。将1%的去氧肾上腺素1m（10mg/ml）加入到19ml生理盐水中，最终药物浓度为500μg/ml。注射方法为每5～10分钟注射100～500μg（0.2～1ml），直到症状缓解，或可给到1000μg的总量。在抽血或注射前，可行阴茎背神经或局部浸润麻醉。

若以上措施无效，或症状已持续>48小时（一般对上述措施无效），需行阴茎海绵体与龟头或尿道海绵体与其他静脉分流术。

间断性阴茎异常勃起 急性发作时，治疗方法与缺血性阴茎异常勃起相同。有多个病例报道镰状细胞病引起的此种严重情况对单剂口服西地那非无效。可防止再次发作的措施包括：抗雄激素治疗，可使用促性腺激素释放素类似物、雌激素、比卡鲁胺、氟他胺、5型磷酸二酯酶抑制剂及酮康唑。抗雄激素治疗的目标是将血浆睾酮水平降至正常的10%以下。也有报道使用地高辛、特布他林、加巴喷丁、羟基脲治疗成功的案例。

非缺血性阴茎异常勃起 保守治疗（如冰敷、镇痛剂）常常有效，若无效，可行选择性栓塞或手术治疗。

反复发作性阴茎异常勃起 若其他治疗均无效，可植入阴茎假体。

> **关键点**
> - 阴茎异常勃起需紧急评估及治疗
> - 药物（如处方药及毒品）及镰状细胞病是最常见的病因
> - 紧急处理可使用α受体激动剂、穿刺减压或两者均采用。

蛋白尿

蛋白尿指尿中出现蛋白质，通常为白蛋白。高浓度蛋白尿可导致泡沫尿。很多肾脏疾病会出现蛋白尿和其他尿检异常（如血尿）。单纯性蛋白尿指仅有蛋白尿而没有其他症状或尿检异常。

病理生理

尽管肾小球基底膜是阻止大分子（如大多数血浆蛋白、主要为白蛋白）漏出的有效屏障，仍有小部分蛋白质可通过毛细血管基底膜进入肾小球滤液中。其中一些蛋白可被近端小管降解、重吸收，但有一些被分泌进入尿液。尿蛋白排出正常值上限为150mg/d，可通过收集24小时尿测定或由随机的尿蛋白/肌酐比值估计（比值>0.3为异常）。对于尿白蛋白，正常值为30mg/d。尿白蛋白排泄在30～300mg/d（20～200μg/min）称为微量白蛋白尿，更高水平的尿蛋白称为大量蛋白尿。蛋白尿产生机制可分为：
- 肾小球性
- 肾小管性
- 溢出性
- 功能性

肾小球性蛋白尿：由肾小球疾病产生，多有肾小球通透性增加,导致过多的血浆蛋白(有时总量很大)进入滤液中。

肾小管性蛋白尿:发生在肾小管间质疾病,此时近端小管重吸收蛋白功能受损,导致蛋白尿(主要为小分子蛋白,如免疫球蛋白轻链,而不是白蛋白)。病因往往伴随其他肾小管功能缺陷(如丢失 HCO_3^-、葡萄糖尿、氨基酸尿),有时合并肾小球病理改变(同样可导致蛋白尿)

溢出性蛋白尿:发生机制为尿中存在过多的小分子血浆蛋白(如多发性骨髓瘤产生的免疫球蛋白轻链),超出近端肾小管重吸收能力,而出现在尿中。

功能性蛋白尿:发生在肾脏血流增多时(如运动、发热、高输出型心力衰竭),可输送过多的蛋白质到肾单位,结果尿中蛋白也增多(通常<1g/d)。当肾血流量正常后,功能性蛋白尿可消失。

体位性蛋白尿:是一种良性改变(主要见于儿童和青少年),蛋白尿主要在患者站立位时出现。在行走时(往往直立),尿中蛋白含量多,平卧时尿中蛋白含量少。功能性蛋白尿预后良好,不需特殊干预。

结局 由肾脏疾病引起的蛋白尿往往是持续性的(连续监测可持续阳性),而且,当蛋白尿达到肾病综合征范围,可导致明显的蛋白丢失。尿蛋白对肾脏有毒性,可导致肾损伤。

病因
病因可根据发病机制分类。蛋白尿最常见的病因为肾小球疾病,典型的表现是以肾病综合征出现(表 240-5)。

表 240-5 蛋白尿的原因

机制	举例
肾小球性蛋白尿	原发性肾小球疾病(如膜性肾病、微小病变肾病、局灶节段性肾小球硬化)
	继发性肾小球疾病(如糖尿病肾病、子痫前期、感染后肾小球肾炎、狼疮性肾炎、淀粉样变)
肾小管性蛋白尿	范可尼综合征
	急性肾小管坏死
	小管间质性肾炎
	多囊肾
溢出性蛋白尿	急性单核细胞白血病伴溶菌酶尿
	单克隆免疫球蛋白病
	多发性骨髓瘤
	骨髓增生异常综合征
功能性	发热
	心力衰竭
	剧烈锻炼或活动
未知原因	体位性

成人蛋白尿(及肾病综合征)最常见的病因:
- 局灶节段性肾小球硬化
- 膜性肾病
- 糖尿病肾病

儿童蛋白尿最常见的病因为:
- 微小病变肾病(在年龄较小的儿童)
- 局灶节段性肾小球硬化(在年龄较大的儿童)

评估
病史和体格检查 **现病史**:可以揭示液体超负荷或低蛋白血症的症状,如睡醒后眼部水肿,腿或腹部肿胀。蛋白尿本身可能导致尿的大量泡沫。然而,蛋白尿患者没有明显的液体超负荷可能不会有任何症状。

全身性疾病回顾:寻求症状提示的原因,包括红色或棕色尿(肾小球肾炎)或骨痛(骨髓瘤)。需询问患者有无引起蛋白尿的情况,如近期严重的疾病(尤其是发热)、剧烈运动、已知的肾脏疾病、糖尿病、妊娠、镰状细胞病、系统性红斑狼疮及肿瘤(尤其是骨髓瘤及相关疾病)。

体格检查意义不大,但需注意有无高血压,这提示肾小球肾炎。还应注意有无外周水肿、腹水等反映体内液体负荷过多、低血清白蛋白的体征。

辅助检查 尿试纸检查主要检测白蛋白。沉淀技术例如加热或使用磺基水杨酸可检测所有蛋白。因此,偶然发现的孤立性蛋白尿通常是白蛋白。试纸法对测量微量白蛋白不敏感,因此试纸法出现尿蛋白阳性往往提示显性蛋白尿。试纸法也无法测定小管性蛋白尿或溢出性蛋白尿中的小分子蛋白。

尿试纸法测定阳性(不管为蛋白或其他成分)的患者应常规行尿液显微镜检查。尿液检查异常(如出现管型或异形红细胞可提示肾小球肾炎,出现尿糖、尿酮或两者兼有提示糖尿病)或病史及体格检查异常(如外周水肿提示肾小球疾病)需要进一步评估。

若尿检正常,则可根据复查尿蛋白结果来决定是否进一步检查。如果再无蛋白尿出现,尤其是在近期有剧烈运动、发热或心力衰竭恶化的患者,则很可能是功能性蛋白尿引起。持续的蛋白尿阳性则提示肾小球疾病,需要到肾脏病专科医师就诊,行进一步检查。这些检查包括全血细胞计数、血清电解质、BUN、肌酐、葡萄糖、GFR(参见第 1831 页),尿蛋白定量(可收集 24 小时尿或测随机尿尿蛋白/肌酐),肾脏大小(超声或 CT),在多数肾小球疾病患者,蛋白尿往往在肾病综合征范围(>3.5g/d 或尿蛋白/肌酐>2.7)。

其他检查如血脂、补体、冷球蛋白、乙肝及丙肝血清学、抗核抗体、血/尿蛋白电泳、HIV 检测、梅毒快速血浆反应素检测。如果依靠这些无创检查不能诊断(事实也经常如此),则需行肾活检。无法解释的蛋白尿及肾衰竭,尤其发生在老年人时,原因可能为骨髓增生异常疾病(如多发性骨髓瘤)或淀粉样变。

在<30 岁的患者中,需考虑体位性蛋白尿的可能。诊断该病需收集两次尿,一次尿为 7am~11pm(昼尿),一次为 11pm~7am(夜尿),如果昼尿蛋白大于正常值(或尿蛋白/肌酐>0.3),而夜尿中无上述发现,则可以诊断。

治疗
治疗因病因不同而异。

无痛性阴囊肿块

无痛性阴囊肿块可由患者自己发现,也可在常规体检阴囊疼痛及痛性阴囊肿块或肿胀（参见第1957页）可由睾丸扭转、阑尾扭转、附睾炎、附睾睾丸炎、阴囊脓肿、外伤、绞窄性腹股沟疝、睾丸炎及富尼埃坏疽（Fournier gangrene）引起。

病因

无痛性阴囊肿块可由许多原因引起（表240-6），但最常见的原因包括：

- 鞘膜积液
- 非嵌顿性腹股沟疝
- 精索静脉曲张（见于约20%的成年男性）

不太常见的原因包括精液囊肿、积血、液体过多及睾丸癌。

表240-6 无痛性阴囊肿块的原因

原因	提示性的发现	诊断方法
鞘膜积液（交通性）	囊性肿胀	临床评估
	直立位或腹内压增高时，肿块变大	诊断不明时超声检查
	通常为先天性	
	透照试验	
鞘膜积液（非交通性）	囊性肿胀	临床评估
	体位或腹内压改变时，肿块大小无变化	通常超声检查
	同时合并阴囊异常（如肿瘤、附睾炎）	
	透照试验	
精液囊肿	阴茎上极、靠近附睾的囊性肿块	临床评估
	透照试验	诊断不明时，超声检查
腹股沟疝	直立位或腹内压增大时，肿块变大	临床评估
	侧卧位时可能消失、复位或被压缩	
	可能存在肠鸣音	
	肿块上方正常精索结构消失	
	在腹股沟管可触及	
精索静脉曲张	直立位可触及，呈团蚯蚓状	临床评估
	通常在左侧	
	站立时可有疼痛或肿胀感	
	可能有睾丸萎缩	
积血	肿痛感	通常超声检查
	危险因素（如外伤、手术、出血性疾病或使用抗凝药物）	
液体过多	弥散、双侧阴囊增大	临床评估
	凹陷性	诊断不明时超声检查
	病因明显（心力衰竭、腹水）	
	透照试验	
淋巴水肿（丝虫病、先天性或特发性因素）	弥散性阴囊肿胀	临床评估
	非凹陷性	诊断不明时超声检查
睾丸癌	肿块贴附睾丸或是睾丸的部分	超声检查
	实性或透照试验阴性	α-甲胎蛋白
	可为钝痛，或出血引起的急性疼痛	绒毛膜促性腺激素β亚单位（β-hCG）
		LDH
		腹部CT

睾丸癌是无痛性阴囊肿块最需注意的原因。尽管与其他原因相比,睾丸癌更少见,但它是<40岁男性中最常见的实质性癌。由于睾丸癌对治疗反应好,及时的诊断是非常重要的。

评估

病史 **现病史**:应明确症状持续时间、是否与直立位或腹内压升高有关及有无相关症状如疼痛存在。

全身性疾病回顾:应寻找可提示病因的症状,包括腹痛、纳差或呕吐(间断绞窄性的腹股沟疝);呼吸困难及下肢水肿(提示右心衰竭);腹部膨隆(腹水);性欲减退、女性化及不育(睾丸萎缩伴双侧精索静脉曲张)。

既往史:应明确有无可导致肿块的疾病(如右心衰竭,导致双侧淋巴水肿的腹水),已知的阴囊疾病(如睾丸肿瘤或引起鞘膜积液的附睾炎)及腹股沟疝。

体格检查 体格检查包括可导致水肿的系统性疾病评估(如心力衰竭、腹水)及详细的腹股沟及生殖器检查。

腹股沟及生殖器检查时,患者取站立位及侧卧位。进行腹股沟区视诊及触诊,尤其注意有无可复位性肿块。进行睾丸、附睾及精索触诊,以发现有无肿胀、肿块及触痛。仔细触诊可以发现这些结构上不连续的肿块。非复位性的肿块需行透照试验以明确为囊性还是实性。

预警症状:以下发现需引起注意:
- 非复位性肿块引起精索结构不清
- 位于睾丸或睾丸周围的不能被透照的肿块

检查结果解读:发现非复位性的可引起精索结构不清的肿块提示嵌顿性腹股沟疝。若肿块位于睾丸或贴附于睾丸,且透照试验阴性,可能为睾丸癌。

其他临床表现可提供重要线索(表240-6)。例如肿块透照试验阳性,则囊性可能大(如鞘膜积液、积血)。若侧卧位时肿块变小或消失,则提示精索静脉曲张、腹股沟疝或交通性鞘膜积液。鞘膜积液存在,不易通过检查发现其他肿块。少见的是,当患者侧卧位时,仍可看到精索静脉曲张,或精索静脉曲张出现在右侧时,均提示存在下腔静脉梗阻。

辅助检查 临床评价可以明确诊断(如精索静脉曲张、淋巴水肿、腹股沟疝)。否则,需行进一步检查。以下情况下需行超声检查:
- 诊断不明
- 鞘膜积液存在(用于诊断引起阴囊肿块的病因)
- 透照试验阴性

若超声证实肿块为睾丸实性肿块,需行进一步检查来排除睾丸癌(参见第1911页),包括:
- 绒毛膜促性腺激素β亚单位(β-hCG)
- α-甲胎蛋白
- LDH
- 腹部CT

治疗

针对不同病因进行治疗。不是所有肿瘤均需要接受治疗。如怀疑腹股沟疝可行复位术(参见第83页)。

> **关键点**
> - 非复位性的可引起精索结构不清的肿块提示嵌顿性腹股沟疝
> - 睾丸实性肿块或透照试验阴性或两者均有,需要进一步检查排除睾丸癌
> - 发现鞘膜积液,需明确病因

阴囊疼痛

阴囊疼痛可发生在从新生儿到老年人中任何年龄的男性。

病因

阴囊疼痛最常见的病因包括:
- 睾丸扭转
- 睾丸附件扭转
- 附睾炎

列举了其余一些不常见的原因。年龄、症状及其他发现可帮助确定病因(表240-7)。

表240-7 阴囊疼痛的原因

原因	提示性的发现	诊断方法
睾丸扭转	突发的单侧、持续性的剧痛 提睾反射消失 患侧非对称性的、横向的高位睾丸 主要发现在新生儿及青春期后男孩,但也可见于成年男性	彩色多普勒超声
附件扭转(贴附于睾丸头部的囊状无蒂结构)	数天内亚急性疼痛 睾丸上极疼痛 提睾反射存在 反应性鞘膜积液,蓝斑征(睾丸或附睾上部皮下可见蓝色或黑色斑点) 主要见于7~14岁的男孩	彩色多普勒超声
附睾炎或附睾睾丸炎(多为感染性,在青春期前男孩或老年男性,病原菌为革兰氏阴性细菌,在性行为活跃男性,可为STD;也可为非感染性,由尿液反流入邻近管道引起)	附睾或睾丸的急性或亚急性疼痛尿频、排尿困难、近期的抬举或用力提睾反射存在 阴囊硬结、肿胀、红斑 阴茎排泄物 主要见于青春期后男孩及成年人	尿常规和尿培养 核酸扩增试验找淋病奈瑟菌及沙眼衣原体

续表

原因	提示性的发现	诊断方法
输精管切除术后、急性或慢性疼痛（输精管切除术后疼痛综合征）	输精管切除史 性交、射精时疼痛 用力时疼痛 附睾触痛、饱满	临床评估
外伤	明确的生殖器外伤史 多有肿胀、可能有睾丸内血肿或积血	彩色多普勒超声
腹股沟疝（绞窄性）	长期无痛性肿胀病史（疝的诊断明确）出现急性或亚急性疼痛阴囊肿块、通常较大、可压缩可闻及肠鸣音 非可复性	临床评估
免疫球蛋白A相关性血管炎（过敏性紫癜）	可触及的紫癜（主要见于小腿、臀部）、关节痛、关节炎、腹痛、肾脏疾病 主要见于3~15岁的男孩	临床评估 皮肤活检
结节性多动脉炎	发热、体重下降、腹痛、高血压、水肿 皮肤病变包括可触及的紫癜及皮下结节 可为急性或慢性 可导致睾丸缺血或梗死 多见于40~50岁的男性	血管造影 受累器官活检
放射痛（腹主动脉瘤、尿路结石、下腰部或骶神经根撞击、盲肠后位阑尾炎、腹膜后肿瘤、疝修补术后疼痛）	阴囊检查正常 有时可有腹部压痛	根据检查结果及可疑病因而定
睾丸炎（多为病毒性，如流行性腮腺炎病毒、风疹病毒、柯萨奇病毒、埃可病毒、细小病毒）	阴囊和腹部疼痛、恶心、发热 阴囊单侧或双侧肿胀、红斑	急性期和恢复期病毒滴度
富尼埃坏疽（Fournier gangrene）（坏死性会阴筋膜炎）	剧烈的疼痛、发热、中毒性表现、红斑、疱疹性或坏死性病变 可触及的皮下积气 近期腹部手术史 多见于有糖尿病或外周血管疾病的老年男性	临床评估

评估

对阴囊疼痛进行迅速的评价、诊断、治疗很重要，若不治疗，可导致睾丸功能丧失。

病史 **现病史**：应明确疼痛部位（单侧或双侧）、起病表现（急性或慢性）及持续时间。重要的伴随症状包括发热、排尿困难、阴茎分泌物及阴囊肿块。还应询问起病前的情况，包括外伤、用力或抬举及性接触。

全身性疾病回顾：应寻找可能的病因，包括紫癜样皮疹、腹痛及关节痛[IgA相关血管炎（过敏性紫癜）]，间断性阴囊肿块、腹股沟肿胀或两者兼有（腹股沟疝），发热及腮腺肿大（流行性腮腺炎性睾丸炎），腰痛或血尿（肾结石）。

既往史：应明确有无已知可引起疼痛的疾病，包括疝、腹主动脉瘤、肾结石及一些严重疾病的危险因素，包括糖尿病及外周血管疾病（富尼埃坏疽）。

体格检查 首先进行生命体征检查并评估疼痛程度。检查重点在腹部、腹股沟区及生殖器。

进行腹部检查，明确有无触痛、肿块（包括膀胱膨胀），检查腰部有无肋脊角叩痛。

患者取站立位进行腹股沟及生殖器检查。进行腹股沟区视诊及触诊，明确有无腺病、肿胀或红斑。阴茎检查应注意有无溃疡、尿道分泌物、穿孔或文身（细菌感染的来源）。阴囊检查应注意对称性、肿胀、红斑或颜色变化、睾丸位置（水平或垂直，高位或低位）。检查双侧提睾反射。检查睾丸、附睾及精索有无肿胀及触痛。如有肿胀，行透照试验以明确肿块为囊性或实性。

预警症状：以下发现需特别引起注意：
- 突发的疼痛、剧痛及高位、水平方向的睾丸（睾丸扭转）
- 有严重疼痛、呕吐、便秘的腹股沟区或阴囊非可复性肿块（嵌顿性腹股沟疝）
- 阴囊或会阴部红斑、坏死性或疱疹性皮肤病变及中毒性表现（富尼埃坏疽）
- 突发的疼痛、低血压、脉弱、苍白、头晕及意识障碍（腹主动脉瘤破裂）

检查结果解读：重点是识别需要马上治疗的疾病。临床发现可提供重要的线索（表240-7）。

主动脉病变及富尼埃坏疽一般见于>50岁的人群。其他需要紧急处理的情况可发生在任何年龄。睾丸扭转多见于新生儿及青春期后男孩，睾丸附件扭转多见于青春期前男孩（7~14岁），附睾炎多见于青少年及成人。

突发的剧烈疼痛提示睾丸扭转或肾结石。附睾炎、嵌顿性疝或阑尾炎疼痛多呈渐进性。睾丸附件扭转疼痛多为中度,可持续数天,疼痛局限在上极。双侧疼痛提示感染(如睾丸炎、尤其是伴随发热及病毒性症状)或相关的原因。腰痛伴阴囊放射痛提示肾结石,如>55岁以上男性,应考虑腹主动脉瘤。

阴囊和会阴部检查结果正常但有牵涉痛。此时必须对阴囊外的疾病引起注意,尤其是阑尾炎、肾结石,年龄>55岁的男性患者还需要考虑腹主动脉瘤。

异常的阴囊及会阴部检查发现可提示病因。有时,在附睾炎早期,触痛及硬结可局限在附睾。睾丸扭转早期,睾丸可处于高位、呈水平方向,附睾可无触痛。然而,通常睾丸和附睾都有肿胀及触痛,阴囊有水肿,通过触诊无法鉴别附睾炎和扭转。但是,睾丸扭转时提睾反射消失,也无性传播疾病症状(如脓性尿道分泌物),而两者在附睾炎时可存在。

有时,腹股沟疝可在腹股沟管触及。而其他情况下,腹股沟疝与睾丸肿胀较难区分。

阴囊痛性红斑不伴睾丸或附睾触痛需怀疑感染,可为蜂窝织炎或富尼埃坏疽早期。

血管炎性皮疹、腹痛及关节痛提示系统性血管炎综合征如IgA相关性血管炎或结节性多动脉炎。

辅助检查 通常需做检查:
- 尿液分析及尿培养(所有患者)
- STD检查(所有尿检阳性、尿道分泌物或排尿困难的患者)
- 彩色多普勒超声以排除睾丸扭转(无明确的其他病因时)
- 根据检查发现完善其他检查(表240-7)

通常需行尿液分析及尿培养检查。泌尿系感染相关发现(如脓尿、细菌尿)提示附睾炎。有泌尿系感染相关发现及有尿道分泌物及排尿困难的患者需完善STD及其他引起泌尿系感染的细菌学检查。

及时诊断睾丸扭转非常重要。若相关发现高度提示睾丸扭转,及时的手术探查比进一步检查更有价值。若无明确发现、无其他原因引起急性阴囊疼痛,可行彩色多普勒超声。若无彩色多普勒超声,可行放射性核素扫描,但敏感性及特异性较差。

治疗

治疗因病因而异,可能需急诊手术(睾丸扭转),也可能需卧床休息(睾丸附件扭转)。若存在睾丸扭转,及时手术(发生后12小时内)很有必要。延迟手术可能导致睾丸梗死、长期睾丸损伤或睾丸功能丧失。手术校正睾丸位置可迅速缓解疼痛,同时行双侧睾丸固定术可避免再次扭转。

镇痛剂如吗啡或其他阿片类药物可用于缓解急性疼痛。对于细菌性附睾炎或睾丸炎,需要抗生素治疗。

老年医学精要

睾丸扭转在老年男性不常见,当出现时,症状往往不典型,因此常延误诊断。附睾炎、睾丸炎及外伤在老年男性更常见。偶尔情况下,在老年男性,腹股沟疝、结肠穿孔或肾结石可引起阴囊疼痛。

> **关键点**
> - 对于急性阴囊疼痛的病因,尤其是儿童和青少年,要想到睾丸扭转。迅速、准确的诊断很有必要
> - 阴囊疼痛其他常见的原因为睾丸附件扭转及附睾炎
> - 诊断不明时,可行彩色多普勒超声
> - 阴囊及会阴部无异常发现时提示疼痛为放射性

尿频

尿频指每天白天或晚上解尿次数很多,但尿量正常甚至少于正常。尿频可伴有尿急(即急于排尿的感觉)。尿频与多尿不同,后者指每天尿量>3L。

病理生理

尿频多由下尿路异常引起。膀胱或尿道炎症产生尿意。但膀胱排空后,尿意并不能缓解。因此,排空膀胱后,患者仍试图排尿,但每次尿量很少。

病因

尿频有很多病因(表240-8),但最常见的病因包括:
- 泌尿系感染
- 尿失禁
- 良性前列腺增生
- 尿路结石

表 240-8 尿频的原因

原因	提示性的发现	诊断方法
良性前列腺增生或前列腺癌	进展性的排尿踌躇、尿失禁、尿流慢、尿不尽感	直肠指检超声 膀胱测压
膀胱膨出	尿失禁 阴道胀感 性交时疼痛或尿溢	盆腔检查 排泄性膀胱尿道造影
药物及其他物质 • 咖啡因 • 酒精 • 利尿剂	健康人中尿频	经验性的除外侵袭性物质(确定尿频有缓解)
妊娠	妊娠6~9个月	临床评估

续表

原因	提示性的发现	诊断方法
前列腺炎	尿急、排尿困难、夜尿、脓性尿道分泌物伴发热、寒战、下背痛、肌痛、关节痛及会阴胀感 前列腺触诊时疼痛	直肠指检 前列腺按摩后分泌物培养
放射性膀胱炎	下腹部、前列腺或会阴部癌症放疗史	临床评估 膀胱镜及活检
反应性关节炎	非对称的膝关节、踝关节及跖趾关节炎 单侧或双侧结膜炎 性接触后1~2周口唇、舌、阴茎头、手掌、足底小的无痛溃疡	STD 检查
脊髓外伤或疾病	下肢无力、肛门括约肌张力减低、肛门收缩反射消失 横断性感觉丧失 损伤通常临床表现明显	脊柱 MRI 检查
尿道狭窄	排尿踌躇、里急后重、尿流细、无力	尿道造影
尿失禁	弯腰、咳嗽或喷嚏时,不自主排尿	膀胱测压
泌尿系结石	绞窄性腰部或腹股沟区疼痛	尿液分析检查有无血尿 肾脏、输尿管、膀胱超声或 CT 检查
泌尿系感染	排尿困难、恶臭性尿液、有时有发热、意识障碍、腰痛尤其是妇女及女童 在性活跃的年轻男性可有排尿困难及尿频(提示STD)	尿常规和尿培养 STD 检查
膀胱逼尿肌过度活跃	夜尿,急迫性尿失禁,尿弱流,有时甚至尿潴留	膀胱测压

STD,性传播疾病。

评估

病史 **现病史**:首先应询问摄入水量及尿量,以区别尿频及多尿。如有尿频,应询问患者症状出现的具体时间,有无刺激症状(如尿急、排尿困难)、梗阻症状(如排尿踌躇、尿流慢、排尿不尽感、夜尿)及近期的性接触。

全身性疾病回顾:应注意提示某些原因的症状,如发热、腰部或腹股沟痛及血尿(感染)、过期月经、乳腺肿胀、晨起恶心(妊娠)、关节炎及结膜炎(反应性关节炎)。

既往史:应询问已知的病因如前列腺疾病、既往盆腔放疗或手术史。询问有无服用可增加尿量的药物和食物(如利尿剂、酒精、咖啡因饮料)。

体格检查 检查重点在泌尿系统。

注意任何尿道分泌物或与性传播疾病关联的病变。男性直肠指检注意前列腺大小及硬度、直肠张力。女性盆腔检查注意膀胱膨出。嘱患者咳嗽观察尿道有无尿液溢出。

肋脊角触诊检查有无触痛,腹部检查有无肿块或耻骨上压痛。

神经系统检查下肢肌无力及感觉丧失。

预警症状:以下发现需引起注意:
■ 下肢无力或脊髓损伤的迹象(如横断性感觉丧失,肛门括约肌张力和肛门收缩反射消失)

■ 发热和背痛

检查结果解读:尿频伴排尿困难提示泌尿系感染或结石。既往盆腔手术提示尿失禁。尿流慢、夜尿提示良性前列腺增生。在健康年轻人,尿频可能由过度饮酒或咖啡因饮料引起。年轻人肉眼血尿提示泌尿系感染及结石,在老年人则提示癌。

辅助检查 所有患者需行尿液分析及尿培养,两种检查均很方便,可发现感染或血尿。

膀胱镜、膀胱测压及尿道造影可用于诊断膀胱炎、膀胱出口梗阻及膀胱膨出。前列腺特异抗原、超声及前列腺活检在老年男性可用于鉴别良性前列腺增生及前列腺癌。

治疗
治疗因病因不同而异。

老年医学精要

在老年男性,尿频多由继发于前列腺增生或前列腺癌所致膀胱颈梗阻引起。这些患者需行残余尿检查。在男女两性,泌尿系感染或利尿剂使用为可能原因。

> **关键点**
> ■ 泌尿系感染是儿童或妇女尿频最常见的原因
> ■ 在>50 岁的男性,前列腺疾病多见
> ■ 在健康人,过多的咖啡因饮料可导致尿频

241. 泌尿生殖系统的检查和操作

膀胱置管

膀胱置管用于以下情况：
- 获取尿液检查
- 测量残余尿
- 缓解尿潴留或尿失禁
- 直接注射造影剂或药物到膀胱
- 膀胱冲洗

置管的方式可经尿道也可以在耻骨上。

导管 不同的导管有不同的口径、顶端构型、孔数、球囊尺寸、材料的类型和长度。

口径：标准导管口径用 French 单位（F）——也称 Charriere（Ch）单位。每个单元为 0.33mm，所以一个 14F 导管直径为 4.6mm。尺寸范围从 12~24F 用于成人，8~12F 用于儿童。小导管适用于简单尿液引流、尿道狭窄及膀胱颈梗阻；大导管的适应证是膀胱冲洗和某些出血情况（如术后或出血性膀胱炎）和脓尿，因为血块可能会阻碍小口径导管。

顶端：大部分导管（如 Robinson，whistle-tip）顶端是直的，用于间断性尿道插管（如膀胱导尿后立即拔掉的导管），Foley 导管有一个直头和一个可充气球囊可供留置。其他可留置导管可具有扩大的尖端形似蘑菇（德 Pezzer 导管）或 4-翅穿孔蘑菇（马勒科特导管）；用于耻骨上导尿或肾造口术。这种带有气囊可留置导管有一个弯头能使它易于通过狭窄或梗阻（如前列腺的梗阻）。

孔数：所有导管都有孔，可用于持续导尿。很多导管的孔可用于球囊充气或冲洗或两者均可（如三通 Forley 导管）。

球囊大小：供自由留置的导管，其球囊有不同的容积，儿童导管 2.5~5ml，成人导管 10~30ml。大球囊和大口径的导管用于控制出血；牵引球囊使之顶住膀胱底部，压迫血管，可以减少出血但可能导致缺血。

导丝：导引钢丝是可弯曲的金属导丝，插入导管赋予其一定强度，使之易于通过尿道狭窄或膀胱梗阻，应由技术熟练的医师操作。

导管材料：根据用途选择导管材料。塑料，乳胶或聚氯乙烯导管用于间断性使用。胶乳用硅氧烷，水凝胶，或镀银的合金系聚合物（以减少细菌定植）导管供连续使用。硅胶导管用于患者对乳胶过敏。

经尿道插管 尿道插管可由医护工作者完成，有时候患者自己也可以操作。患者无需事先准备；除非有尿道禁忌，一般经尿道进行膀胱插管。

相对禁忌证包括：
- 尿道裂
- 目前尿路感染
- 尿道重建或膀胱手术
- 尿道外伤

抗菌剂仔细清洗尿道口后，运用严格无菌技术，导尿管用无菌凝胶润滑后，从尿道轻柔地插入至膀胱。在置管之前，可将利多卡因凝胶注入男性尿道以减少不适。

膀胱插管并发症包括：
- 尿道或膀胱创伤导致的出血或镜下血尿（常见）
- 尿路感染（常见）
- 造成假性通道
- 结瘢或狭窄
- 膀胱穿孔（少见）

导管相关性尿路感染往往会增加发病率，死亡率，医疗费用和住院时间。推荐减少尿路感染发生率的方法有：
- 限制使用导尿，按照医疗需求的适应证（如仅仅为了减少医务工作者处理床边小便的次数）
- 尽快拔管
- 导管插入过程中严格执行无菌操作技术
- 维护集尿系统的无菌和封闭

耻骨上置管 经皮耻骨上膀胱造瘘导管应由泌尿科医师或其他经验的医师进行。患者无需事先准备。一般适应证包括需要长期膀胱引流但无法通过尿道置管或尿道置管禁忌。

禁忌证包括：
- 临床或超声下无法定位膀胱
- 空虚膀胱
- 可疑的盆腔或下腹部粘连（如盆腔或下腹部手术或放疗后）

先对下腹部耻骨上区域局麻，然后将穿刺针插入膀胱，如果可行，可在超声引导下实施。最后将导管沿特殊的套管针或导丝（导丝穿过穿刺针）插入膀胱。对于以往下腹部手术和放射治疗患者禁忌盲插。并发症包括尿路感染，肠道损伤，出血等。

肾脏、膀胱和前列腺活检

活检需要接受过训练的专科医生（肾脏科医生、泌尿外科医生或放射介入医生）完成。

肾脏组织活检 诊断性活检的适应证包括不明原因的肾炎或肾病综合征或急性肾损伤。偶尔进行活检以评估对治疗的反应。相对禁忌证包括出血倾向，未控制的高血压。可能需要苯二氮䓬进行轻度术前镇静。并发症是罕见的，但可能包括肾出血，需要输血或放射科或手术干预。

膀胱活检 适应证包括诊断某些疾病（如膀胱癌，有间质性膀胱炎或血吸虫病），有时也用于评价治疗反应。禁忌证包括出血倾向和急性结核性膀胱炎。只有活动性 UTI 存在时考虑术前予抗生素。活检器械通过膀胱镜插入膀胱;刚性或柔性的器械都可以使用。烧灼活检部位,以防止出血。放置引流导管,以促进愈合和血栓引流。并发症包括出血过多、尿路感染和膀胱穿孔。

前列腺活检 主要用于诊断前列腺癌。禁忌证包括出血倾向、急性前列腺炎和尿路感染。患者准备包括术前一周需停用阿司匹林、抗血小板药、抗凝剂,术前使用抗生素(通常用氟喹诺酮),灌肠以清洁直肠。患者取侧卧位,前列腺由触诊或经直肠超声定位。先对覆盖其上的结构(会阴或直肠)进行麻醉,然后将上了弹簧的活检针插入前列腺,再从不同部位取组织核心 12 块。并发症包括:

- 尿脓毒症
- 出血
- 尿潴留
- 血尿
- 血性精液(常发生于活检后 3~6 个月)

膀胱镜

膀胱镜是一个能插入膀胱的硬性或可弯曲的纤维光学仪器。适应证包括:

- 帮助诊断泌尿外科疾病(如膀胱肿瘤或结石)
- 治疗尿道狭窄
- 进入膀胱行尿道 X 线摄片或放置 JJ 支架(支架末端卷曲,放在肾盂和膀胱)

主要禁忌证为活动性尿路感染。

患者行膀胱镜检查通常在门诊,采用局麻(尿道应用 2% 利多卡因凝胶),必要时用持续镇静或全身麻醉。并发症包括尿路感染、出血、膀胱和/或尿道损伤。

泌尿系统影像学检查

影像学检查常用于肾脏和泌尿外科疾病患者评估。

X 线平片(无造影剂)

腹部平片用于检测尿道支架的位置、观察肾脏结石的位置和生长。然而,对于尿石症的初步诊断,普通 X 线片比 CT 更不敏感,缺乏解剖细节,不选择用于研究。

使用造影剂的 X 线

注射水溶性造影剂后 X 线摄片能凸显肾脏和尿路集合系统。现广泛使用非离子性等渗造影剂(如欧乃派克、碘必乐),它们较之以前的高渗造影剂副作用更少,但还是有发生急性肾损伤的危险(造影剂肾病,参见第 1885 页)。

尿路造影可以经静脉、经皮顺行性或逆行性、经膀胱逆行性注射造影剂后进行 X 线摄片。主要的禁忌证包括所有对碘过敏及有造影剂肾病的危险因素。

静脉尿路造影或肾盂造影(IVU) 已经被快速多维 CT 和 MRI 平扫或增强扫描广泛取代。行 IVU 时压迫腹部能改善肾脏肾盂、尿道近段(压迫时)和远端(释放时)的显像。肾后梗阻或肾积水可以加做 12 小时和 24 小时的 X 线摄片。

经皮顺行性尿路造影 指通过已有的肾盂引流管或在 X 线透视引导下经皮肾盂穿刺注射造影剂。有时也能用输尿管造口或回肠膀胱造瘘术。顺行尿路造影在以下情况下使用:

- 逆行性尿路造影不成功时(如膀胱水平的肿瘤梗阻)
- 巨大结石需做经皮手术的术前评估
- 怀疑存在集合系统上段的移行细胞肿瘤
- 患者无法耐受逆行性尿路造影需要的全身麻醉或其他程度的镇静

泌尿道穿刺或放置引流管相关并发症包括出血、感染症、肺或结肠损伤;血尿,疼痛和延长尿液漏出。

逆行性尿路造影 是在膀胱镜检查和输尿管插管后直接将造影剂注入输尿管和肾脏集合系统。需要使用镇静剂或全身麻醉。当 CT 和 MRI 对静脉注射造影剂禁忌(如 CKD)或没有条件时,可以采用此技术,或者当结果是模棱两可时(如在肾功能不全)。

它也可以用于详细检查肾盂肾盏集合系统、输尿管判断有无损伤、狭窄及瘘。然而,过度扩张或肾脏到静脉系统反流可能导致肾盏变形及掩盖细节情况。逆行性尿路造影感染的危险高于其他类型的尿路造影。急性尿道水肿和继发性狭窄形成很少见。

膀胱尿道造影 膀胱尿道造影是将造影剂直接注入尿道和膀胱。这个检查在评价下列疾病时比其他影像学检查提供更详细的信息:

- 膀胱输尿管反流
- 尿失禁
- 复发性尿路感染
- 尿道狭窄
- 怀疑尿道或膀胱创伤

排泄性膀胱尿道造影是在排尿时进行摄片,用于显示后尿道(如狭窄或瓣膜)。不需要患者准备。副作用包括尿路感染和尿脓毒症。

血管造影 常规置管血管造影已经被无创性血管成像(如 MRI 血管成像、CT 血管成像、B 超、核素扫描)广为取代。血管造影仅适用于肾静脉肾素检测和肾动脉狭窄行血管成形术和支架植入术患者。动脉造影较少用于评价和治疗肾出血以及保肾前的评价。当有快速序列多维 CT 和螺旋 CT 时,数字减影血管造影则不再使用。

超声

超声检查可以提供许多泌尿结构有用的图像,而使患者避免电离辐射。图像获取时被解读,因此,技术人员可以聚焦关注区域,获得更多的信息。它的主要缺点是需要熟练的操作者和检查时间。膀胱需要充溢,有助于提供更好的结构图像,无需其他的准备。

能显示的临床情况及常见的适应证包括:

- 肾:肾积水,结石和肿瘤
- 膀胱:膀胱容量(如排尿后尿量,排尿后立即进行评估疑似由于膀胱出口梗阻致尿潴留),憩室,和结石
- 阴囊:对于鞘膜积液,精液囊肿,睾丸肿瘤,精索静脉曲张,以及(多普勒血流测定)用于睾丸扭转
- 前列腺:测量前列腺体积(如以帮助评估良性前列腺增生或解释前列腺特异抗原的结果),并引导针吸活检
- 阴茎:为了帮助评估阴茎硬结病;多普勒检测血流(评估勃起功能障碍时)
- 尿道:测量尿道狭窄的长度和口径

CT

CT能广泛显示肾、泌尿道及其周围的结构。常规或螺旋平扫或静脉注射造影剂增强有很多用途。常规或螺旋CT增强检查类似于IVU,但可提供更具体的信息。以往对于创伤患者,有顾虑使用造影剂无法鉴别腹腔出血还是泌尿道损伤,但现代成像技术和方法可以予以区别。无造影剂螺旋CT是结石检查的首选;双能扫描仪可提供额外的信息帮助确定结石成分。

CT的主要缺点是患者暴露相当大剂量的电离辐射。CT血管成像是传统血管成像之外的创伤性更小的备选方法(参见第2899页)。

MRI

与CT相比,MRI对患者造影剂肾病更安全,不暴露患者于电离辐射,并提供卓越的软组织的细节(但图像骨骼和结石很差)。MRI检查禁忌用于有铁磁性金属(即含铁)植入物和带有磁影响或电子控制设备的患者(如心脏起搏器)。见MRI安全网址(MRI safety web site)。

此外,由于肾性系统性纤维化的危险,在患者GFR<30ml/min,禁忌用钆造影剂行MRI检查。MRI最常见的泌尿系统的应用是肾囊肿和小的肾脏肿块的评价。直肠内的MRI提供了前列腺的良好的解剖细节,可用于将来诊断和治疗前列腺癌,但这些用途目前尚处于研究阶段。MRI也对成像血管有帮助(如肾动脉狭窄和肾静脉血栓形成),随着MRI的广泛使用,其用途越来越多。

放射性核素扫描

皮质放射性核素示踪剂与近端肾小管上皮细胞结合[如锝-99m二巯基琥珀酸(^{99m}Tc DMSA)]用于肾间质显像;分泌性同位素示踪剂能被快速滤过并分泌到尿液中[^{99m}Tc二亚乙三胺五醋酸(DTPA),^{99m}Tc 硫乙甘肽(MAG-3)]用于评价GFR及整体肾灌注。当无法使用静脉造影剂时,可使用放射性核素扫描评估肾功能。放射性核素扫描与IVU或横截面成像(cross sectional imaging)相比,在以下方面提供更多的信息:

- 节段性肾栓塞
- 膀胱输尿管反流导致的肾实质瘢痕
- 肾动脉狭窄的功能性意义
- 移植前供体肾功能评估

尽管超声多普勒因其使用便捷更为广泛接受,但^{99m}Tc注射液亦可用于睾丸血流显像,对发生急性睾丸疼痛的患者可区别扭转和附睾炎。患者不需要准备,但应询问是否有同位素过敏史。

尿道扩张术

尿道扩张术用于治疗:

- 尿道狭窄
- 尿道口狭窄

禁忌证包括未经处理的感染和出血倾向。扩张可使用各种技术,例如扩张气囊或通过插入逐渐扩大的仪器。一般,将利多卡因凝胶局部麻醉阴茎。通常情况下,扩张后导尿管短暂临时留置,以促进愈合。有时患者被要求在家中定期自行插入尿道扩张仪器。

242. 急性肾损伤

急性肾损伤

(急性肾衰竭)

急性肾损伤(AKI)是指肾功能在数日至数周内迅速下降,引起血中含氮产物堆积(氮质血症)。急性肾损伤常由严重创伤、疾病或手术导致肾脏灌注不足引起,但部分情况下则由快速进展的内源性肾脏病引起。症状包括厌食、恶心、呕吐。若未得到治疗还可进展至抽搐和昏迷。常很快发生水、电解质和酸碱紊乱。诊断依据肾功能方面的实验室检查,包括血清肌酐,尿指数和尿沉渣检查。为确定病因还需进行影像及其他方面的检查。以病因为指导进行治疗,同时也包括对水、电解质紊乱的对症处理,有时需进行透析。

在引起AKI的所有情况下,血肌酐和尿素氮均在数日内上升,出现水和电解质紊乱。这些紊乱中最严重的是高钾血症和体液负荷过多(可能会引起肺水肿)。磷酸盐潴留可导致高磷血症。常认为因肾脏损伤及高磷血症时骨化三醇生成减少,磷酸钙沉积于组织中从而发生低钙血症。因氢离子排泌功能障碍而发生酸中毒。有明显尿毒症时可能损害凝血功能,也可发生心包炎。尿量因AKI病因和类型不同而各异。

病因

AKI(表242-1)的原因可分为:

- 肾前性
- 肾性
- 肾后性

肾前性氮质血症是由于肾灌注不足。主要原因为:

- 细胞外液容量减少
- 心血管疾病

由肾前性因素引起者占AKI的50%~80%,但不会造成

表 242-1　急性肾损伤的主要病因

病因	示例
肾前性	
细胞外液容量减少	过度利尿、出血、胃肠液丢失、细胞间隙液累积（腹水、腹膜炎、胰腺炎、烧伤）、皮肤和黏膜缺失、肾盐和水消耗状态
低心排量	心肌病、心肌梗死、心脏压塞、肺栓塞、肺动脉高压、正压机械通气
低全身血管阻力	败血症、肝衰竭、抗高血压药物
肾血管阻力升高	非甾体抗炎药、环孢素、他克莫司、高钙血症、一些麻醉剂、肾动脉阻塞、肾静脉血栓形成、脓毒血症、肝肾综合征
出球小动脉张力降低（肾小球毛细血管压力下降导致 GFR 下降，尤其是双侧肾动脉狭窄的患者）	ACE 抑制剂或血管紧张素 II 受体阻滞剂
肾脏	
急性肾小管损伤	缺血（肾前性状态延长或加重）：手术、出血、动脉或静脉阻塞、非甾体抗炎药、环孢素、他克莫司、两性霉素 B
	毒素：氨基糖苷类药物、两性霉素 B、膦甲酸钠、乙二醇、血红蛋白（血红蛋白尿）、肌红蛋白（肌红蛋白尿）、异环磷酰胺、重金属、甲氨蝶呤、放射造影剂、链脲霉素
急性肾小球肾炎	ANCA 相关性：新月体性肾炎、结节性多动脉炎、肉芽肿性多血管炎
	抗 GBM 肾小球肾炎：肺出血肾炎综合征
	免疫复合物：狼疮性肾小球肾炎、感染后肾小球肾炎、冷球蛋白血症性肾小球肾炎
急性小管间质性肾炎	药物反应（β-内酰胺类、非甾体抗炎药、磺胺类、环丙沙星、噻嗪类利尿剂、呋塞米、西咪替丁、苯妥英钠、别嘌呤和其他）、肾盂肾炎、肾乳头坏死
急性血管性肾病	血管炎、恶性高血压、血栓性微血管病、系统性硬化、动脉粥样硬化性栓塞
浸润性疾病	淋巴瘤、肉瘤样病、白血病
肾后性	
肾小管内沉积	尿酸（溶瘤）、磺胺类、氨苯蝶啶、阿昔洛韦、茚地那韦、甲氨蝶呤、草酸钙（乙二醇摄取）、骨髓瘤蛋白、肌红蛋白
输尿管梗阻	内源性：结石、血凝块、脱落的肾组织、真菌球、水肿、肿瘤、先天性缺陷
	外源性：恶性肿瘤、后腹膜纤维化、手术或高度冲撞造成的输尿管损伤
膀胱梗阻	机械性：良性前列腺增生、前列腺癌、膀胱癌、尿道狭窄、包茎或轻度包茎、尿道瓣膜、留置导尿管梗阻
	神经源性：抗胆碱能药物、上或下运动神经元病变

ANCA，抗中性粒细胞胞浆抗体；GBM，肾小球基底膜。

永久性肾损害（因此存在逆转的可能性），除非低灌注的程度严重到产生肾小管缺血。有功能肾脏在低灌注时会引起水钠重吸收增加，导致尿量减少、尿渗透压增高和低尿钠。

AKI 的**肾性**病因包括内源性肾脏病或肾损害。肾性病因大约占所有 AKI 的 10%～40%。病变可包括肾小球、肾小管或间质。总体上，最常见的病因包括：
- 长期肾脏缺血
- 肾毒性物质（包括含碘放射造影剂的静脉应用）

肾小球疾病可造成肾小球滤过率（GFR）下降和肾小球毛细血管对蛋白的渗透性增加；可为炎性（肾小球肾炎）或因缺血或血管炎引起的血管损害所致。

缺血也可损害肾小管，因细胞碎片、蛋白或结晶沉积、细胞或间质水肿而被阻塞。肾小管损害使钠重吸收功能受损，因此尿钠常增高，该异常对诊断有所帮助。

间质炎症（肾炎）通常有免疫或变态反应现象参与。这些因素相互掺杂和依赖，显示出以前常用的"肾小管坏死"一词在描述上有所欠缺。

肾后性氮质血症（梗阻性肾病）由各种类型的泌尿系统排空和收集部分梗阻所致，占所有 AKI 病例的 5%～10%。当结晶或蛋白样物质沉淀于肾小管时，也可发生梗阻，因其发病机制为梗阻，所以这种类型也被划分为肾后性。

肾小管或更远端内的超滤液被梗阻后，使肾小球尿囊内压力增高，GFR 下降。梗阻早期通过减少入球小动脉阻力增加肾小球毛细血管的流量和压力来影响肾血流量。由于增加的肾血管的阻力，3～4 小时内，肾血流量减少，至 24 小时，已经下降到<正常的 50%，若持续 24 小时的梗阻被解

除，近1周后肾血管阻力可回复至正常。

除非患者仅一侧肾脏有功能，否则输尿管水平的梗阻为双侧受累时才会产生氮质血症。

膀胱出口梗阻可能为男性突发完全性尿流停止的最见病因。

症状及体征

疾病早期可能仅发现体重增加和外周性水肿。主要症状常为原发病或促使肾脏损害加重的手术并发症的表现。

尿毒症的症状含氮产物积累以后可能会产生。这些症状是：

- 纳差
- 恶心
- 呕吐
- 无力
- 肌阵挛
- 癫痫
- 精神错乱
- 昏迷

检查时可发现扑翼样震颤和反射亢进。若存在尿毒症性心包炎，则胸痛、心包摩擦感和心脏压塞的征象均可能发生。肺内液体负荷可引起呼吸困难和听诊时的水疱（皮肤病）音。

根据病因不同可有其他发现。在肾小球肾炎或肌红蛋白尿情况下，尿色可呈可乐样。膀胱出口梗阻时，膀胱可被触及。如果肾脏急性增大该肋脊角可能有触痛。

尿量变化 肾前性病因多表现为少尿而不是无尿。无尿通常仅发生于梗阻性尿道疾病，或在更为少见的情况下发生于双侧肾动脉闭塞、急性肾皮质坏死或急进性肾小球肾炎。大多数肾脏原因在起病时相对能保持的尿量为1~2.4L/d。急性肾小管损伤中，尿量变化可分为3期：

- **前驱期**的尿量多正常，不同阶段而变化，因致病因素不同（如毒素摄取量、低血压的持续时间和严重程度）而各异
- **少尿期**的尿量多在50~400ml/d，持续时间从1日至8周不等，平均为10~14日。然而，许多患者从来不出现少尿。非少尿患者的病死率、发病率和需要透析的概率均较低
- 在**少尿后阶段**，尿量逐渐恢复正常，但血清肌酐和尿素水平可能数天内不下降。肾小管功能障碍可能会持续数天或数周，表现为钠丢失，多尿（可能大量）对加压素无反应，或高氯代谢性酸中毒

诊断

- 血清肌酐
- 尿沉渣检查
- 尿液诊断指数
- 残余膀胱容量如果怀疑肾后性

尿量减少或血尿素氮和肌酐升高时，需考虑AKI诊断。进行评估时应确定是否存在AKI及其类型，并寻找原发病。血液检查通常包括血细胞计数、血尿素氮、肌酐、电解质（包括钙和磷酸盐）。尿液检查包括尿钠、尿肌酐浓度和尿沉渣显微镜检查。早期检查和治疗可使肾衰竭逆转的机会增加。一些病例可预防发生。

血清肌酐的每日进行性升高即可诊断AKI。血清肌酐可根据肌酐产生的数量（随净体重不同而异）和体内总含水量，以2mg/(dl·d)(180μmol/L)的速度上升。>2mg/dl的升高速度提示有横纹肌溶解造成的过度分解状态。

尿素氮可以10~20mg/(dl·d)(3.6~7.1mmol尿素/L)的速度上升，但手术、创伤、糖皮质激素、烧伤、输血反应、肠内营养、胃肠道或内脏出血等导致的蛋白分解代谢增加，血尿素氮常随之出现反应性升高，因此可造成误导。

当肌酐升高时，血清肌酐浓度的升高滞后于GFR下降，虽可收集24小时尿液检测内生肌酐清除率，或利用各种公式，根据血清肌酐计算肌酐清除率，但两者均不够精确，不应用于估测GFR。

其他实验室检查所见有进展性酸中毒、高钾血症、低钠血症和贫血。酸中毒通常为中度，血浆碳酸氢盐含量在15~20mmol/L。血清钾浓度缓慢升高，但当分解代谢明显时，可以1~2mmol/(L·d)的快速上升。低钠血症多为中度（血清钠125~135mmol/L），与水过多有关。血液学检查表现为正色素正细胞性贫血，红细胞容积在25%~30%。

高磷血症和低钙血症在AKI常见，在横纹肌溶解或肿瘤溶解综合征者更明显。横纹肌溶解症低钙血症更重的主要原因为钙沉积于坏死的肌肉，骨化三醇生成减少和骨对甲状旁腺激素（PTH）抵抗及高磷血症的共同作用的结果。在横纹肌溶解导致的急性肾小管坏死引起的AKI恢复期间，随着肾脏骨化三醇产生增多、骨对PTH反应性增强和损伤组织中沉积的钙被动员出来，可能会发生高钙血症。AKI恢复期间高钙血症不常见。

病因确定 必须先排除能立即逆转的肾前性或梗阻性病因；所有患者应考虑ECF容量缺乏及梗阻的可能。用药史应详细回顾并停止使用所有可能的肾毒性药物。肾前性氮质血症和急性肾小管损伤，是院内AKI最常见的两种原因，尿液指数（表242-2）对鉴别两者很有帮助。

表242-2 肾前性氮质血症和急性肾小管损伤的尿液诊断指数

指数	肾前性	肾小管损伤
U/P 渗透压	>1.5	1~1.5
尿钠（mmol/L）	<10	>40
钠排泄分数（FENa）*	<1%	>1%
肾衰指数†	<1	>2
BUN/肌酐比值	>20	<10

* U/P 钠÷U/P 肌酐。
† 尿钠 Na÷U/P 肌酐比值。
Na，钠；U/P，尿/血浆比值。

经 American College of Physicians 和作者许可改编自 Miller TR, Anderson RJ, Linas SL, et al. Urinary diagnostic indices in acute renal failure[J]. Annals of Internal Medicine, 1978, 89(1): 47-50。

肾前性病因：临床表现常较明显。一旦明确，应纠正原发的血流动力学异常。例如补液纠正低血容量，心脏衰竭应用利尿剂和减少前负荷的药物，在肝功能衰竭，奥曲肽可以尝试。如能够纠正AKI即确定为肾前性。

在大部分 AKI 病例，应寻找是否存在**肾后性原因**。患者排尿后即刻用床旁超声检测膀胱（或置入导尿管），测定膀胱内残余尿。虽然逼尿肌无力和神经源性膀胱也可引起残余尿，但如果排尿后残余尿量>200ml，提示存在膀胱出口梗阻。第 1 日需留置导尿管以监测每小时尿量，一旦确定为少尿则需将其拔出（若不存在膀胱出口梗阻）以减少感染的风险。

然后需行肾脏超声检查以诊断更近端的梗阻。但因集合系统并不总是处于扩张状态，特别是在急性因素情况下，输尿管常被包绕（如后腹膜纤维化或新生物），或患者合并低容量时，超声诊断梗阻的敏感性仅为 80%~85%。如强烈怀疑存在梗阻，非增强 CT 可用来确定梗阻部位并指导治疗。

尿沉渣检查：可有病因学方面的提示。在肾前性氮质血症、部分尿路梗阻时，尿沉渣检查结果可能正常。肾小管损伤时的尿沉渣特征为含有小管细胞、小管细胞管型和许多颗粒管型（常常为棕色色素）。尿中出现嗜酸性粒细胞，提示过敏性小管间质性肾炎；但诊断正确性有限。红细胞管型提示为肾小球肾炎或血管炎但偶尔见于急性肾小管坏死。

某些**肾脏原因**也可从临床上得到提示。肾小球肾炎患者常有水肿、大量蛋白尿（肾病综合征）或皮肤、视网膜动脉炎的征象，多不伴有先天性肾脏病史。咯血提示多血管炎性肉芽肿或肺出血肾炎综合征（Goodpasture syndrome）；皮疹（结节性红斑，皮肤血管炎，盘状狼疮）提示为冷球蛋白血症、系统性红斑狼疮或 IgA 相关血管炎。用药史和斑丘疹或紫癜样皮疹提示为小管间质性肾炎、药物过敏、显微镜下多血管炎可能。

为进一步鉴别肾脏原因，可行抗链球菌溶血素-O、补体滴度、抗核抗体和抗中性粒细胞胞浆抗体检测。如诊断仍不能明确可行肾活检（表 242-3）。

表 242-3　基于实验室检查的急性肾损伤病因

血液检查	结果	可能诊断
抗肾小球基底膜抗体	阳性	肺出血肾炎综合征
抗中性粒细胞胞浆抗体	阳性	小血管炎（多血管炎性肉芽肿或结节性多动脉炎）微脉管炎
抗核抗体或抗双链 DNA 抗体	阳性	SLE
抗链球菌溶血素-O 或抗链激酶或透明质酸酶抗体	阳性	急性链球菌感染后肾小球肾炎
CK 或肌红蛋白水平、补体滴度	明显升高	横纹肌溶解
蛋白电泳（血清）	低	感染后肾小球肾炎、SLE、亚急性细菌性心内膜炎、胆固醇栓塞
尿酸水平	单克隆条带	多发性骨髓瘤
	升高	癌症或肿瘤溶解综合征（导致尿酸结晶）
		肾前性急性肾损伤

影像学　除肾脏超声外有时也可应用其他影像学检查。评估输尿管梗阻时更倾向应用 CT 平扫，而不是顺行性或逆行性尿道造影。CT 可描绘软组织结构和含钙结石，能检测到不透放射线结石。

尽量减少不必要的造影剂的使用。若临床上提示存在血管性病因则可行肾动脉或静脉造影。应用磁共振血管造影诊断肾动脉狭窄和动静脉血栓形成的情况不断增多，与放射性血管造影和增强 CT 相比，其优点为使用钆而非含碘造影剂，可降低患者发生造影剂肾病的危险。然而，最近的证据表明，钆可能与肾性系统性纤维化的发病有关，这是一种只发生在急性肾损伤和 CKD 患者的严重并发症。因此，钆在肾功能减退患者尽可能避免。

正常或增大肾脏的疾病可逆性较好，而缩小的肾脏则提示为慢性肾功能不全，因此通过影像学检查了解肾脏大小有所帮助。

预后

尽管许多病因可在早期诊治条件下得到逆转，但由于许多 AKI 患者存在严重的原发病（如脓毒血症、呼吸衰竭），因此总体生存率仍只有约 50%；死因多为这些原发病而非 AKI 本身。最终存活的患者多有充分的肾功能；仅约 10% 的患者需行透析或肾移植——其中 1/2 的患者即刻就需要替代治疗，其余患者则随着肾功能缓慢减退而行替代治疗。

治疗

- 及时处理肺水肿与高血钾
- 严重高血钾、肺水肿、酸中毒、尿毒症症状需进行透析予以控制
- 调整药物应用
- 限制水、钠、磷、钾的摄入，但给予充足的蛋白质
- 磷结合剂以及聚磺苯乙烯钠的应用

急诊处理　最好在重症监护室处理上述危及生命的并发症。肺水肿的处理包括氧疗、静脉使用血管扩张剂（如硝酸甘油）、利尿剂（AKI 时常常无效）或透析。

高钾血症　需要用 10ml 10% 葡萄糖酸钙，50g 葡萄糖，5~10 个单位的胰岛素的静脉注射治疗。这些药物不会减少体内钾的总量，因此需（缓慢作用）进一步处理（如聚磺苯乙烯钠、透析）。

尽管对使用碳酸氢钠纠正阴离子间隙增高型代谢性酸中毒还存在争议，但对应用碳酸氢钠处理严重非阴离子间

隙代谢性酸中毒（pH 值<7.20）争议较少。非阴离子间隙代谢酸可以缓慢静脉输注碳酸氢钠（≤150mmol 碳酸氢钠加入 1L 5%D/W，速度为 50～100ml/h）。使用 delta delta 梯度计算，正常阴离子间隙代谢酸中毒叠加高阴离子间隙代谢性酸中毒产生负 delta delta 梯度。给予碳酸氢钠提高血清碳酸氢浓度，直至 delta delta 梯度达到零。因为身体缓冲体系和酸的生产速率变化很难预测，通常不建议计算达到全面校正所需碳酸氢盐的量。另外，碳酸氢根的补充是连续的静脉滴注，期间需要多次监测阴离子间隙的变化。

当出现以下情况时，需要进行血液透析或血液滤过：
- 严重的电解质紊乱无法得到控制（如钾>6mmol/L）
- 肺水肿对药物治疗无反应
- 代谢性酸中毒对药物治疗无反应
- 出现尿毒症症状（如尿毒症造成的呕吐、震颤、脑病、心包炎或抽搐）

血尿素氮和肌酐水平并不是指导 AKI 透析时机的最佳指标。对病情尚不严重的无症状患者，尤其是肾功能很有可能恢复的患者，透析可尽量推迟直至出现症状再进行，这样可避免放置中心静脉导管及其伴随的并发症。

一般治疗 停止使用肾毒性药物，对所有经肾脏排泄的药物（如地高辛、某些抗生素）使用进行调整；测定药物的血浓度可有所帮助。

每日水摄入量须严格限制，应相当于前一天的尿量加检测的肾外丢失量（如呕吐物），再加不显性失水量 500～1 000ml/d。低钠血症时需进一步限制水的摄入，而高钠血症时可增加入水量。虽然体重增加提示有过多液体潴留，但若血清钠水平正常可不减少水量，而应限制饮食中钠摄入量。

除非此前即存在钠、钾缺乏或经胃肠道丢失，否则均需使两者的摄入量限制在最低。应提供每日蛋白质摄入量达 0.8g/kg 的充足饮食。若不能经口或肠道营养摄入，则可应用胃肠外营养，但在 AKI 中静脉营养会增加体液负荷过多、高渗透压和感染的风险。餐前使用钙盐（碳酸钙、醋酸钙）或不含钙的合成性磷结合剂有助于维持血清磷<5mg/dl（<1.78mmol/L）。

为使不透析时的血清钾<6mmol/（其他治疗如利尿剂也不能降钾），可应用聚苯乙烯磺酸钠（一种阳离子交换树脂）15～60g 口服或直肠给药，用水或糖浆（如 70%山梨醇）配制成混悬液，每天给药 1～4 次。

极少需要留置导尿管除非必须，因为会增加 UTI 和尿脓毒血症风险。

许多患者在梗阻解除后发生明显甚至强烈的利尿，是对梗阻期间细胞外液扩容的生理反应，对容量状态并无损害。但多尿常伴随大量钠、钾、镁和其他溶质的排泄，可引起低钾血症、低钠血症、高钠血症（若没有补充自由水）、低镁血症或细胞外液容量减少及外周血管萎陷。在少尿期后必须密切注意体液和电解质平衡。梗阻解除后过度给予水、盐可致利尿过程延长。少尿期后发生利尿时，应补充尿量的 75%，选用 0.45%盐水，可防止容量耗竭，若体内容量过多且成为多尿的原因时，还可排除过多自由水。

预防

在创伤、烧伤、大量出血和行大型手术的患者中维持正常的体液平衡、血容量和血压，常可预防 AKI 的发生。输注等张性盐水和输血可有所帮助。

应尽量减少造影剂的使用，尤其是在高危人群中（如老年人、已存在肾功能不全、容量减少、糖尿病或心力衰竭的患者）。若必须使用造影剂，可通过采取某些措施以降低其危险度，包括尽量减少造影剂使用量、使用不含碘的低渗或等渗造影剂、确保患者操作前充分水化、避免使用非甾体抗炎药、检查前预先用生理盐水以 1ml/(kg·h)的速度静脉输注 12 小时等。造影剂应用前后予等渗碳酸氢钠输注也被成功地用来代替生理盐水。N-乙酰半胱氨酸（使用造影剂当天和前一天，口服 600mg，每日 2 次）可用于预防造影剂肾病，但有关报道结果并不一致。

某些肿瘤性疾病（如淋巴瘤、白血病）进行溶细胞治疗前，应考虑应用拉步立酶或别嘌醇，以及通过口服和静脉增加液体量以增加尿量，以减少尿酸盐结晶。尿液的碱化（口服或静脉给予碳酸氢钠或乙酰唑胺）虽被推荐但仍存在争议，因为尿液的碱化也可以引起钙磷酸盐的沉积和结晶，可能加重 AKI。

内皮素是一种高效血管收缩剂，可减少肾血流量和 GFR，肾血管对其非常敏感。内皮素参与进展性肾脏损害，内皮素受体拮抗剂可有效延缓甚至遏制实验模型中的肾脏病。目前有关缺血性 AKI 时抗内皮素抗体或内皮素受体拮抗剂肾脏保护作用的研究正在进行中。

关键点

- AKI 的原因可能是肾前性（如肾脏灌注不足），肾性（如肾脏直接影响），或肾后性（如肾脏远端的尿路梗阻）
- 对于 AKI，应考虑 ECF 容量不足和肾毒素，检测尿诊断指数，测定膀胱残余量，以确定有无梗阻
- 影像学检查时避免静脉造影剂
- 对于肺水肿，高血钾，代谢性酸中毒，或尿毒症症状，如其他治疗无效，开始血液透析或血液滤过
- 维持正常的体液平衡，如果可能尽量避免肾毒性药物（包括造影剂），在使用造影剂或溶细胞药时采取输液或保护药物的预防措施，尽量减少患者 AKI 的风险

243. 慢性肾脏病

慢性肾脏病
（慢性肾脏功能衰竭）

慢性肾脏病（CKD）是肾功能长期、进展性的减退。症状进展缓慢，晚期出现包括纳差、恶心、呕吐、口腔炎、味觉障碍、夜尿、疲乏、易倦、瘙痒、思维敏锐性下降、肌肉抽搐和痉挛、水潴留、营养不良、周围神经病、抽搐。诊断依据肾功能的实验室检查，有时需行肾活检。治疗主要为针对原发因素的处理，但也包括对水、电解质的处理，血压控制、治疗贫血，不同类型透析和/或肾移植。CKD的患病率（1～5期）在美国的成人中为14.8%（NHANES 2011—2014数据库）。

病因
任何导致足够程度的肾功能异常均可成为CKD的原因（表243-1）。

在美国最常见的原因按照排序为：
- 糖尿病肾病
- 高血压肾硬化
- 各种原发性和继发性肾小球疾病

包含高血压和2型糖尿病的代谢综合征是主要CKD原因，并不断增长。

病理生理
CKD开始表现为肾脏储存功能减少、肾功能不全，随后进展至肾衰竭（终末期肾病）。早期的肾脏功能减退因残余肾组织功能增加（肾功能代偿）而很少有异常表现。

肾功能下降使肾脏维持水、电解质内稳态的功能受到干扰。疾病早期时尿浓缩功能下降，随后出现磷酸盐、酸和钾的排泄功能降低。晚期肾衰竭[GFR≤15ml/(min·1.73m^2)]时尿稀释或浓缩功能丧失，因此尿渗透压多固定在300～320mOsm/kg左右，接近血渗透压（275～295mOsm/kg），尿量也不随入水量的改变而产生相应的变化。

肌酐，尿素 开始时血浆肌酐和尿素氮浓度（与肾小球滤过情况高度相关）随着GFR的减少呈双曲线性升高。早期这些变化是微乎其微的。当肾小球滤过率降至低于15ml/(min·1.73m^2)[正常=90ml/(min·1.73m^2)]，其水平迅速增加，并且通常与全身表现（尿毒症）相关联。尿素氮和肌酐并不是引起尿毒症症状的主要因素；它们是引起症状的其他多种物质的代表，其中的一些尚未确定。

钠和水 尽管GFR有所下降，仍可因钠排泄分数增加和对渴感的正常反应而较好地维持水、钠平衡，因此，血浆钠浓度通常正常。高容量不常见除非膳食钠或水摄入过度。水、钠负荷过多时可发生心力衰竭，尤其是在心脏储备功能减退的患者。

钾 主要是通过远端肾单位分泌，直到肾衰竭前通常能通过代偿维持正常血钾水平。保钾利尿剂、ACE抑制剂、β-阻断剂、NSAID、环孢素、他克莫司、甲氧苄啶/磺胺甲噁唑、喷他脒或血管紧张素Ⅱ受体阻断剂等可升高较早期肾衰患者的血钾水平。

钙和磷 可发生钙、磷、甲状旁腺激素（PTH）、维生素D代谢异常和肾性骨营养不良。降低肾产生骨化三醇导致低钙血症。肾脏磷排泄减少导致高磷血症。继发性PTH在肾衰竭中很常见，且在钙及磷水平发生异常之前即可出现。因此，推荐对包括还没有出现高磷血症的中度CKD患者检测其PTH水平。

表243-1　慢性肾脏病的主要病因

病因	举例
慢性小管间质性肾病	表246-3，参见第1888页
肾小球疾病（原发）	局灶性肾小球硬化
	特发性新月体性肾小球肾炎
	IgA肾病
	膜增生性肾小球肾炎
	膜性肾病
系统性疾病相关的肾小球疾病	淀粉样变
	糖尿病肾病
	抗基底膜抗体病（又称肺出血肾炎综合征）
	肉芽肿血管炎
	溶血性尿毒症综合征
	混合性冷球蛋白血症
	感染后肾小球肾炎
	系统性红斑狼疮
遗传性肾病	常染色体显性间质性肾脏病（髓质囊性肾脏病）
	家族性出血性肾炎（奥尔波特综合征）
	甲髌综合征
	多囊肾病
高血压	高血压性肾硬化
梗阻性尿道疾病	良性前列腺增生
	后尿道瓣膜
	后腹膜纤维化
	输尿管梗阻（先天性、结石、恶性肿瘤）
	膀胱输尿管反流
肾大血管病（肾动脉和肾静脉的血管病）	动脉粥样硬化或纤维肌发育不良所致的肾血管狭窄

肾性骨营养不良（甲状旁腺功能亢进、骨化三醇缺乏、血磷水平增加或血清钙水平降低/正常可导致异常的骨质矿化）通常表现为甲状旁腺功能亢进性骨病（纤维性骨炎）致骨转化增加，但也可表现为无动力性骨病致骨转化降低（甲状旁腺抑制增强）或骨软化。骨化三醇的缺乏可引起骨质减少或骨软化。

pH 值和碳酸氢盐 中度酸中毒（血浆 HCO_3^- 含量在 15~20mmol/L）为典型表现。酸中毒导致由于蛋白质分解代谢肌肉松弛，由于骨缓冲酸的骨质流失，和肾脏疾病的进展。

贫血 贫血是中度至晚期 CKD（≥3 期）的特点。CKD 的贫血为正细胞正色素性，红细胞容积为 20%~30%（在多囊肾病患者中为 35%~40%）。通常是由于功能性肾组织减少，促红细胞生成素生产缺乏所致，（参见第 977 页）。其他原因包括铁，叶酸和维生素 B_{12} 缺乏。

症状及体征

肾脏储存功能轻度下降的患者可无症状。即使轻、中度肾功能不全患者的血尿素氮和肌酐升高，也可不出现任何症状。夜尿常引起注意，主要因尿浓缩障碍所致。乏力、易倦、纳差和思维敏锐性下降，多为尿毒症的早期表现。

肾功能不全更加明显时［eGFR 如无糖尿病患者的肌酐清除率<10ml/min，糖尿病患者的肌酐清除率<15ml/（min·1.73m²）］出现神经肌肉症状，包括粗大肌肉抽动、周围感觉和运动神经异常、肌痉挛，过度反射，不宁腿综合征和癫痫（一般由高血压和代谢性脑病造成）。

纳差、恶心、呕吐、体重下降、口腔炎和口腔异味多同时出现。皮肤可呈黄褐色。有时，汗液中的尿素于皮肤表面形成结晶（尿毒症霜）。瘙痒可使患者特别感到不适。营养不良导致非特异性组织消耗，是慢性尿毒症的显著特征。

晚期 CKD 时常见心包炎和胃肠道溃疡、出血。80%的晚期肾功能不全的患者出现高血压，多与高容量相关。高血压或冠状动脉疾病、肾脏水钠潴留可引起心力衰竭，出现坠积性水肿/呼吸困难。

诊断

- 电解质、尿素氮、肌酐、血磷、血钙、血细胞计数、尿检（包括尿沉渣检测）
- 定量尿蛋白（24 小时尿蛋白或随机尿蛋白/肌酐比）
- 超声
- 必要时肾活检

血清肌酐升高时，常最先考虑 CKD 诊断。初始措施为确定肾衰竭为急性、慢性或慢性基础上的急性加重（使 CKD 患者肾功能进一步损害的急性病-表 243-2）。以及明确肾衰竭的病因。有时明确肾衰竭持续的时间有助于病因的诊断，而有时更容易明确病因且有助于判断肾衰竭持续的时间。

表 243-2 急性肾损伤与慢性肾脏病的鉴别

发现	评价
之前已知的血清肌酐升高	最可靠的 CKD 证据
肾脏超声图像显示肾脏缩小	多为 CKD
肾脏超声图像显示肾脏大小正常或增大	可能与 ARF 和某些类型的 CKD［糖尿病肾病、急性高血压肾硬化、PCKD、骨髓瘤、急进性肾小球肾炎、浸润性疾病（如淋巴瘤、白血病、淀粉样变性）梗阻］相关
少尿、血清肌酐和尿素氮逐日升高	可能为 AKI 或 CKD 基础上的 AKI
眼周角膜病变	可能为 CKD
无贫血	可能 AKI 或 PCKD 引起的 CKD
严重的贫血、高磷血症、低钙血症	可能为 CKD，但也可见于 AKI
放射学检查显示骨膜下侵蚀	可能 CKD
慢性症状或体征（如疲倦、恶心、瘙痒、夜尿、高血压）	多为 CKD

AKI，急性肾衰竭；CKD，慢性肾脏病；PCKD，多囊肾病。

检查包括尿检（含尿沉渣检查）、电解质、尿素氮、肌酐、血磷、血钙和全血细胞计数。有时需行特殊的血清学检测。多由肌酐升高水平或尿检异常的病史，帮助鉴别急性肾损伤和 CKD。尿检所见依原发病性质而不同，但任何原因造成的晚期肾功能不全中常可见粗大管型（>3 个白细胞直径宽度），抑或更常见的蜡样管型（高度折光性）。

肾脏超声常有助于梗阻性尿道疾病的评估，根据肾脏大小也可帮助鉴别急性肾损伤和 CKD。除某些特定情况下（表 243-1），CKD 患者肾脏变小萎缩与皮质变薄（长度多<10cm）。患者接近终末期肾病时，确切诊断越来越难。确定性的诊断手段为肾活检，但超声图像提示肾脏缩小、纤维化时，不建议行肾活检。

分类 CKD 的分期有助于病情严重程度的判断。CKD 分 5 期。

- 1 期：GFR 正常［≥90ml/（min·1.73m²）］伴持续性白蛋白尿或已知结构或遗传性肾脏病
- 2 期：GFR 在 60~89ml/（min·1.73m²）
- 3 期：GFR 在 30~59ml/（min·1.73m²）
- 4 期：GFR 在 15~29ml/（min·1.73m²）
- 5 期：GFR<15ml/（min·1.73m²）

CKD 时的 GFR［以 ml/（min·1.73m²）为单位］可按 MDRD 方法估测：186.3×（血清肌酐）−1.154×（年龄）−

0.203。若患者为女性,该结果需乘以 0.742;若为非洲裔美国人,需乘以 1.21。对于女性非洲裔美国人,该结果需乘以 0.742×1.21(0.898)。这种计算对于老年人和久坐不动,非常肥胖,或非常瘦弱不够准确。另外,GFR 可使用 Cockcroft-Gault 公式(参见第 1832 页)近似肌酐清除率来估算;这个方程高估 GFR10%~40%。

CKD 流行病学协作(CKD-EPI)公式比 MDRD 和 Cockcroft-Gault 公式更精确,尤其是对患者接近正常值的 GFR。该 CKD-EPI 公式产生更少诊断 CKD 假阳性结果,预测预后结果比其他公式更好。

预后

大部分患者根据其蛋白尿程度可预测 CKD 的进展情况。有肾病性蛋白尿(>3g/24 小时或尿蛋白/肌酐>3mg/g)患者的预后不良,常较快进展至肾衰竭。即使原发病未处于活动期仍可发生 CRF 进展。尿蛋白<1.5g/24 小时的患者通常即使进展也比较缓慢。高血压、酸中毒、甲旁亢常伴发于进展较迅速的情况。

治疗

- 控制原发病
- 限制饮食中蛋白质、磷以及钾的摄入
- 补充维生素 D
- 治疗贫血
- 治疗伴发疾病(如心力衰竭、糖尿病、肾结石、前列腺肥大)
- 所有药物剂量根据需要调整
- 对严重的 GFR 降低、药物无法控制症状和体征者给予透析治疗
- 保持碳酸氢钠水平在 23mmol/L

原发疾病和危险因素必须予以控制,特别是:在糖尿病肾病患者中控制高血糖,在所有患者中控制高血压,可使 GFR 恶化进程得到充分延缓。最近的指南建议血压靶目标<140/90mmHg,但一些作者继续推荐 110~130/<80mmHg。血管紧张素转化酶抑制剂和血管紧张素受体阻滞剂,可减慢大部分原因所致 CKD 的 GFR 下降速度,特别是对蛋白尿患者。越来越多的证据表明,与单独的任一药物相比,联合使用 ACE 抑制剂和血管紧张素Ⅱ受体阻滞剂增加并发症发生,且没有减缓肾功能下降,尽管联合使用确实更多降低蛋白尿。虽然困倦和疲乏常使患者的锻炼能力受到限制,但无需限制其日常活动。血清磷水平增高的情况下,瘙痒可能对磷结合剂的治疗有一定反应。

营养 是否须严格控制饮食蛋白尚存争议。然而,对于 eGFR<60ml/(min·1.73m²)没有肾病综合征者,蛋白质摄入限制在 0.8g/(kg·d)时较为安全,且多数患者均能耐受。有些专家对合并糖尿病及对无糖尿病 GFR 小于 25ml/(min·1.73m²)的患者推荐 0.6g/(kg·d)的蛋白质摄入量。当蛋白分解代谢和尿素生成减少时,许多尿毒症症状可明显减轻。需给予患者充足的碳水化合物和脂肪以达到能量需求并预防酮症发生。对于蛋白摄入<0.8g/(kg·d)的患者,营养师应密切随访。

饮食控制可造成必需维生素的摄入减少,因此患者应服用含水溶性维生素的多种维生素复合制剂。维生素 A 或 E 的补充并非必须。应根据 PTH 水平,给予 1,25-羟化维生素 D(骨化三醇)或其拟似物。剂量由 CKD 分期、PTH 水平及磷水平决定(表 243-3)。钙的目标水平为 8.4~9.5mg/dl (2.10~2.37mmol/L);钙磷乘积<55mg/dl。

表 243-3 慢性肾脏病 PTH 及磷的目标水平

慢性肾脏病分期	PTH/(Pg/ml)	磷/[mg/dl(mmoL/L)]
3	35~70	2.7~4.6(0.87~1.49)
4	70~110	2.7~4.6(0.87~1.49)
5	150~300	3.5~5.5(1.13~1.78)

PTH,甲状旁腺激素。

经典方案骨化三醇(或应用骨化三醇拟似物)的起始剂量为 0.25μg/d,1 次或 1~4μg 每周 2 次口服。PTH 不应被纠正至正常水平,以免发生无动力性骨病。

应关注异常脂质血症(参见第 1164 页)。饮食调整可能有助于高甘油三酯血症的控制。他汀类药物对高胆固醇血症患者有效。纤维酸衍生物(氯贝丁酯、吉非贝齐)可使 CKD 患者发生横纹肌溶解的危险增加,尤其在合用他汀类药物时;但依泽替米贝(减少胆固醇的吸收)可能相对安全。纠正高胆固醇血症,可延缓原发肾脏疾病的进展并降低冠心病的风险。

体液和电解质 只有当血清钠水平<135mmol/L 或有心力衰竭或严重水肿时才限制水摄入。

控制钠摄入:对于 eGFR<60ml/(min·1.73m²)、高血压、容量过多或蛋白尿者,建议钠摄入<2g/d

钾摄入:根据每位患者的血钾水平、eGFR、饮食习惯、是否应用升血钾药物(如 ACEI、ARB、保钾利尿剂)而异。一般 eGFR>30ml/(min·1.73m²)不需限钾。轻中度高钾(5.1~6mmol/L)可予饮食限制(如避免替换盐)、纠正代谢性酸中毒、排钾利尿剂及胃肠道离子交换树脂治疗。更严重的高钾血症(>6mmol/L)须予以紧急处理。

磷 eGFR<60ml/(min·1.73m²)患者,磷摄入 0.8~1.0g/d 可以控制正常血磷。肠道磷结合剂(含钙及不含钙)可有效控制高血磷。有高血钙、怀疑无动力骨病、影像学有血管钙化证据者应选用非含钙磷结合剂。如选用含钙结合剂,eGFR<60ml/(min·1.73m²)者,饮食钙及药物钙的总量不能超过 2 000mg/d。

代谢性酸中毒:应进行处理,以使血清碳酸氢正常(>23mmol/L),有助逆转或减慢肌肉松弛,骨损失,和 CKD 的进展。酸中毒可以口服碱,如碳酸氢钠或碱性饮食(主要是水果和蔬菜)。可应用 NaHCO₃ 1~2g/d 口服 2 次,逐渐增加剂量直至 HCO₃⁻ 浓度达到 23mmol/L,至出现钠负荷过多征象时不再增加剂量。如果使用碱性饮食,因为水果和蔬菜中含有钾,应监测血钾。

贫血和凝血功能异常 贫血是中晚期 CKD(≥3 期)的常见并发症。严重时应予红系刺激剂(ESA)治疗,如重组人促红素(如阿法依泊汀)。由于心血管并发症包括卒中、血栓形成、死亡的风险,应已最小剂量维持血红蛋白在 10~

11g/dl 之间。红系刺激后,铁利用增加,应补充铁储备,常需静脉补铁。密切监测铁浓度、铁结合力、铁蛋白水平。转运铁蛋白饱和度(TSAT),血清铁除以总铁结合力乘以100%,靶目标为>20%,非透析患者铁蛋白的靶目标>100ng/ml。一般不考虑输血,除非外贫血严重(血 Hb<8g/dl)或症状严重。CKD 时的出血倾向很少需要治疗。需要时给予冷沉淀物,红细胞成分输血,去氨加压素 $0.3 \sim 0.4 \mu g/kg$[最大量为 $20\mu g$],溶于20ml 等张盐水中,静脉注射 20~30 分钟以上,或需要时予结合性雌激素 2.5~5mg/d,1 次口服,可能有所帮助。除结合性雌激素作用可持续数日外,以上治疗的疗效可持续 12~48 小时。

心力衰竭 症状性心力衰竭可通过限制钠盐摄入和使用利尿剂治疗。即使肾功能明显减退时,攀利尿剂如呋塞米常可起效,但使用时需增大剂量。左心室功能下降时,应使用血管紧张素转化酶抑制剂和 β-受体阻滞剂(卡维地洛或美托洛尔)。晚期心力衰竭推荐醛固酮受体阻滞剂。可加用地高辛,但须根据肾功能减量使用。

应该治疗中度或重度高血压,以避免其对心、肾功能的有害效应。对限钠(1.5g/d)无反应的患者需利尿剂治疗,袢利尿剂(呋塞米,80~240mg 口服,每日 2 次)可与噻嗪类利尿剂合用(如氯噻酮 12.5~100mg 口服,每日 1 次;氢氯噻嗪 25~100mg,每日 1~2 次口服;美托拉宗 2.5~20mg 口服,每日 1 次或每日 2 次),如果高血压或水肿没有控制。即使在肾衰竭,联合袢利尿剂和噻嗪类利尿剂作用相当强,必须谨慎使用,以避免过度利尿。

偶尔,需要透析控制心力衰竭。如果减少细胞外液量尚不能控制血压,应加用降压药。这种治疗可能加重氮质血症,因此心力衰竭和/或高血压的控制应恰当。

药物 肾衰竭患者肾脏的药物排泄功能常常受损。常见需要调整剂量的药物包括青霉素、头孢霉素、氨基糖苷类和氟喹诺酮类抗生素、万古霉素和地高辛。血液透析可降低某些药物的血清浓度,因此在透析后应予补充。特别强调对这些非常易受伤害的肾衰患者,医生在开药物处方前应参阅有关肾衰竭的药物使用剂量。一些适当的参考资料可来自以下网站:
- CKD and Drug Dosing Information for Providers, (www.niddk.nih.gov)
- Drug Dosing Adjustments in Patients with Chronic Kidney Disease(www.aafp.org)
- Drug dosing consideration in patients with acute and chronic kidney disease-a clinical update from Kidney Disease: Improving Global Outcomes(KDIGO-www.kdigo.org)

大多数专家避免在 CKD 患者予非甾体抗炎药,可能会恶化肾功能,在 eGFR<60ml/(min·1.73m²) CKD 患者中应完全避免使用某些药物。包括呋喃妥因和非那吡啶。MRI 造影剂钆发现在部分患者存在肾性系统纤维化的可能,特别在 eGFR<30ml/(min·1.73m²) 时风险特别高,钆应该在这些患者中尽可能地避免。

透析 透析通常是在以下情况开始:
- 尿毒症症状(如纳差,恶心,呕吐,体重减轻,心包炎,胸膜炎)
- 药物或生活习惯很难控制体液过多,高血钾,酸中毒

这些问题通常发生在 eGFR 达到≤10ml/min(非糖尿病患者)或≤15ml/min(糖尿病患者);患者的 eGFR 接近这些值时应密切监测,以便早期识别体征和症状。透析要充分考虑并作好准备,可避免血液透析导管的紧急插入。这些准备通常在 CKD4 期早、中阶段开始,内容包括:充裕准备时间,患者教育,透析类型的选择,并及时行腹膜透析导管置管及动静脉内瘘术(透析准备,参见第 1913 页)。

> **经验与提示**
>
> - 在 CKD4 期早、中阶段开始准备,给予患者充分时间进行教育,选择透析类型及导管类型、肾移植及保守治疗

肾移植 若有活体肾脏捐献者,即使在开始进行透析前,尽早接受肾移植,患者的长期预后会较好。没有活体供肾的移植候选人应在开始透析后,纳入等候名单,尽早接受尸体肾移植。

> **关键点**
>
> - 在美国最常见的原因是糖尿病肾病(最常见)、高血压肾血管硬化、肾小球病和代谢综合征
> - CKD 的影响包括低钙血症,高磷血症,代谢性酸中毒,贫血,继发性甲旁亢和肾性骨营养不良
> - 根据病史,临床表现,常规化验,B 超区分急性肾损伤和 CKD
> - 控制潜在疾病(如糖尿病)和血压水平(通常予 ACE 抑制剂或血管紧张素Ⅱ受体阻滞剂)
> - 给补充维生素 D 和碳酸氢钠,并根据需要限制钾和磷
> - 治疗心力衰竭,贫血和其他并发症
> - 尽早开展晚期 CKD 患者的教育,了解各种治疗选项(透析、肾移植、保守治疗),充分时间准备
> - 药物和生活习惯干预无法纠正 eGFR 严重下降者的症状和体征,开始透析治疗

244. 肾血管性疾病

良性高血压性小动脉性肾硬化

良性高血压性小动脉性肾硬化症是由于长期血压控制不佳引起的进行性肾脏损害。CKD 的症状和体征（如纳差、恶性、呕吐、瘙痒、失眠和精神错乱），还可有高血压引起其他靶器官受累的表现。本病诊断主要是根据临床表现，超声和常规实验室检查有助诊断。治疗主要是严格血压控制和保护肾功能。

当长期高血压损伤肾脏小血管、肾小球、肾小管和间质时可引起良性高血压性小动脉性肾硬化症。进而导致进行性 CKD。

良性肾硬化症患者仅小部分进展至终末期肾病。但由于慢性高血压和良性肾硬化症很常见，良性肾硬化症是终末期肾病患者的常见诊断之一。被称为良性，以区别于高血压急症——恶性小动脉肾硬化。

本病的危险因素包括：
- 高龄
- 控制不良的中重度高血压
- 其他肾脏疾病（如糖尿病肾病）

黑人为高危人群，尚不明确是否与他们普遍血压控制不佳或他们具有高血压导致肾损害的基因易感性有关。

症状及体征

可表现为慢性肾功能不全的症状和体征，如纳差、恶心、呕吐、瘙痒、嗜睡和精神错乱，体重下降，以及口里有难闻的味道。与高血压有关的靶器官损害的表现可见于眼部、皮肤、中枢神经系统和外周血管系统。

诊断
- 高血压病史
- 血液化验表明肾衰竭
- 高血压靶器官损害的迹象
- 没有其他引起慢性肾脏疾病的原因

当常规血液检查提示肾功能逐渐恶化时（如高血压患者血肌酐和尿素氮升高，出现高磷血症），应怀疑是否有良性高血压性小动脉性肾硬化症。诊断主要根据高血压史以及体格检查发现高血压相关的靶器官损害的证据（如视网膜病变、左室肥大）。高血压应该在蛋白尿和肾衰竭发生前出现，排除其他引起肾衰竭的临床依据。

尿液测试不提示其他导致肾衰竭的原因（如肾小球肾炎，恶性高血压）。典型的尿沉渣少见红白细胞或管型。每日尿蛋白排泄通常<1g,（偶可见肾病性蛋白尿）。

若为了排除其他原因引起的肾衰竭，可进行肾脏超声检查。本病肾脏超声提示肾脏缩小。仅当诊断仍不明确时可进行肾脏活检。

预后

血压控制程度和肾衰竭的程度决定患者的预后。通常肾损伤进展缓慢：5~10 年后仅 2% 的患者临床上进展至明显的肾功能不全。

治疗
- 血压控制

治疗包括严格的血压控制。根据 JNC8 指南血压控制的靶目标是<140/90mmHg。有蛋白尿的患者，大多数专家建议使用血管紧张素Ⅱ受体阻滞剂或 ACE 抑制剂。若控制血压需要，亦可应用钙通道拮抗剂、噻嗪类利尿剂和 β-受体阻滞剂。大多数患者需要联合用药。另外，减肥、锻炼、限制盐分和水分的摄入亦有助于血压控制。同时应针对 CKD 进行治疗。

> **关键点**
> - 慢性高血压可以引起良性高血压动脉性肾硬化，导致慢性肾脏疾病，少数发展为终末期肾脏疾病
> - 如果慢性高血压先于肾功能不全的发生应考虑该诊断
> - 为了排除其他原因引起的肾衰竭，可进行肾脏超声检查
> - 治疗大多数患者予 ACE 抑制剂或血管紧张素Ⅱ受体阻断剂和可能的其他药物

肾动脉狭窄和闭塞

肾动脉狭窄，使一侧或双侧主要肾动脉或其分支血流量减少；肾动脉闭塞使一侧或双侧主要肾动脉或其分支急性或慢性血流中断。狭窄和闭塞常见原因为血栓栓塞、动脉粥样硬化或纤维肌性发育不良。急性闭塞的症状包括持续性胁痛、腹痛、发热、恶心、呕吐和血尿，可发生急性肾损伤。慢性进行性闭塞可引起难治性高血压和 CKD。依靠影像学检查（如 CT 血管造影、磁共振）诊断。急性闭塞的治疗包括抗凝和溶栓，和/或外科或导管介导的栓子切除术，或联合应用。慢性进行性闭塞的治疗包括支架血管成形术、外科旁路手术和梗死肾切除。

肾脏低灌注引起高血压、肾衰竭，如果出现完全梗阻导致肾脏梗死和坏死。

病因

闭塞可为急性或慢性。急性闭塞多为单侧，慢性闭塞可为单侧或双侧。

急性肾动脉闭塞 最常见的原因是血栓栓塞。栓子常来源于心脏（心房颤动、心肌梗死后、细菌性心内膜炎的赘生物）或主动脉（动脉硬化性栓塞），较少见的原因是脂肪或

肿瘤栓塞。肾动脉血栓可在肾动脉自发产生或发生于外伤、外科手术、血管造影、血管成形术后。其他原因还有肾动脉瘤的剥离或破裂。

大的肾动脉若迅速、完全闭塞达30~60分钟将引起梗死。梗死呈典型的楔形，从受累的血管向周围放射性分布。

慢性进行性肾动脉狭窄 约90%的病例病因是动脉粥样硬化，通常为双侧。约10%病例的病因是肌纤维发育不良(FMD)，通常发生在单侧。小于1%的情况下是川崎病，大动脉炎，1型多发性神经纤维瘤，主动脉壁血肿或主动脉夹层引起。

动脉粥样硬化常发生于>50岁的男性，常累及主动脉口或肾动脉主干近端。慢性闭塞常在动脉粥样硬化10年后出现临床症状，导致肾脏萎缩和CKD。

FMD是动脉壁的病理性增厚，多见于肾动脉主干远端或肾内分支。增厚往往是不规则的，可以包括任何层(但最多是中层)。本病多见于年轻成人，尤其是20~50岁女性。在肌纤维发育不良患者的一级亲属或是有ACE1基因的人中更为常见。

症状及体征

临床表现取决于发病的急慢性程度、闭塞范围和肾脏低灌注的时间。一侧肾动脉的狭窄常在相当一段时间内无症状。

一侧或双侧肾动脉主干的急性完全闭塞，可引起持续性胁腹部疼痛、发热、恶心和呕吐。可出现肉眼血尿、少尿或无尿，高血压少见。大约24小时后可出现急性肾损伤的症状或体征。如果是血栓栓塞引起的闭塞，可出现其他部位栓塞的特征性表现(如蓝色脚趾、网状青斑、检眼镜发现视网膜病变)。

慢性进行性狭窄可引起高血压，这种高血压可发生于非典型年龄(如<30岁或>50岁)，尽管应用多种抗高血压药但仍难以控制。体格检查可发现腹部杂音或动脉粥样硬化的体征。CKD的症状和体征逐渐出现。

诊断

- 临床表现
- 影像表现

肾衰患者出现以下情况应考虑该诊断：

- 急性肾动脉闭塞的症状
- 血栓栓塞的症状或体征
- 30岁之前出现高血压或使用>3种抗高血压药物的难治性高血压

血和尿检查可明确肾功能不全，明确诊断依靠影像学检查(表244-1)。根据患者的肾功能和其他表现，以及现有的检查手段决定采用何种检查。

表244-1 诊断肾动脉狭窄或闭塞的影像学检查

检查	优点	缺点
CT血管造影	无创 快速 常规可用	需要静脉使用含碘造影剂,可能有肾毒性
磁共振血管造影	高精确度 无创 对GFR>60ml/min并可能对GFR 30~60ml/min的患者安全	需要钆造影剂,增加了肾源性系统性纤维化的风险
多普勒超声	非侵入性的,高度准确 提供有关肾功能的信息	技术依赖,费时,不是随时随地,在肥胖患者准确度有限
放射性核素肾图	无创 肾血流成像	单侧狭窄比双侧狭窄准确度高;服用卡托普利更准确,即使服用卡托普利至少10%的假阳性和假阴性率 通常不用于起始诊断
血管造影	诊断的金标准 为手术和创伤性放射操作提供详细的解剖结构	创伤性 有动脉血栓(由动脉导管引起)和造影剂诱发肾病的风险
数字减影血管造影	无创 使用碘造影剂量较血管造影小	需要碘造影,但剂量较血管造影小
二氧化碳血管造影	无需造影剂	相对不常用

某些检查(CT血管造影,动脉造影,数字减影血管造影)需要静脉注射可能有肾毒性的离子型造影剂,现在普遍使用低渗透压或等渗透压非离子型造影剂后,这种风险降低(参见第2901页)。磁共振血管造影(MRA),需要使用钆造影剂,对严重的慢性肾脏疾病患者增加了一种类似于系统性硬化症的肾源性系统性纤维化的风险,这种情况尚没有满意的治疗方法。

当临床上高度怀疑,但其他检查结果不能确诊甚至是阴性时,有必要行造影明确诊断。在创伤性干预之前也必须行肾动脉造影。

当怀疑血栓性疾病时,可能需要进行心电图(检测心房颤动)和高凝状态检测,找出可治疗的栓子来源。经食管超声心动图检测升主动脉和胸主动脉的动脉粥样硬化病变和心源性栓子或瓣膜赘生物来源。

血液和尿液检查为非诊断性，但可以根据血肌酐和尿素氮升高以及高钾血症明确肾衰竭。可有白细胞增多、肉眼或镜下血尿以及蛋白尿。

治疗

- 立即恢复急性闭塞的血管畅通，在慢性狭窄者如果有顽固性高血压或肾衰竭的予血管通畅

根据病因进行治疗。

急性肾动脉闭塞 肾脏血栓栓塞性疾病应联合应用抗凝、溶栓、纤溶、外科或应用导管进行栓子切除术。在症状出现后 3 小时内的治疗有助于改善肾功能。但肾功能通常不能完全恢复，且由于肾外栓塞或基础的动脉粥样硬化性心脏病的存在，早期和晚期的死亡率很高。

静脉或局部动脉内给予纤溶（溶栓）治疗（如链激酶或阿替普酶），对发病 3 小时内的患者有益，但很少有患者能得到如此迅速的诊断和治疗。

除非有禁忌证，所有血栓栓塞性疾病的患者均应接受静脉肝素抗凝治疗。若不进行侵入性的干预，应立即同时给予长期口服华法林抗凝。抗凝治疗应至少持续 6~12 个月，对反复发作血栓栓塞性疾病或高凝状态的患者，治疗时间尚不确定。

外科手术开放血管与溶栓治疗相比，死亡率较高，且肾功能无明显恢复。但推荐对创伤性肾动脉血栓形成的患者进行手术治疗，特别是在最初的几小时内实施。严重肾衰竭的无创伤患者，若经过 4~6 周药物治疗肾功能仍未恢复，可考虑外科血管形成术（血栓切除术），但仅在少数患者中有效。

若本病是由血栓栓塞性疾病引起，应明确来源并积极治疗。

慢性进行性肾动脉狭窄 治疗的适应证为符合以下 5 条标准之一或更多的患者：

- 难治性高血压≥3 种药物
- 肾功能恶化，尽管最佳药物治疗
- 肾血管性疾病的诊断之前血压短期升高
- 反复肺水肿发作
- 不能解释的肾功能不全快速进展

治疗包括经皮腔内血管成形术（PTA）及支架置入，或在狭窄节段外外科旁路手术。若估计血管形成术不能恢复肾功能，通常将广泛梗死的肾脏切除。对动脉粥样硬化性闭塞，外科手术比 PTA 有效，能治愈或缓解 60%~70% 患者的高血压。然而，手术只是在患者有复杂的解剖病变，PTA 不成功，特别是反复支架内再狭窄。对纤维肌性发育不良的患者建议行 PTA，风险小而成功率高，再狭窄率低。

肾血管性高血压 在血管恢复再通之前，药物治疗常常无效（参见第 669 页）。ACE 抑制剂、血管紧张素Ⅱ受体拮抗剂或肾素抑制剂可用于单侧闭塞的患者，对于双侧肾动脉狭窄的患者密切监测 GFR 后也可小心使用。这些药物能够降低 GFR，使血肌酐和尿素氮升高。出现这种情况，应增加或改为钙通道拮抗剂（如氨氯地平、非洛地平）或血管扩张剂（如盐酸肼屈嗪、米诺地尔）。

> **关键点**
> - 肾动脉狭窄或闭塞可以是急性（一般为血栓栓塞）或慢性（一般为动脉粥样硬化或肌纤维营养不良）
> - 腹部疼痛或胁部疼痛，有时发热，恶心，呕吐和/或肉眼血尿应考虑急性闭塞
> - 患者出现不明的严重、起病早的高血压应怀疑慢性闭塞
> - 血管影像确认诊断
> - 急性闭塞的患者应立即恢复血管再通，慢性闭塞部分选择性患者（如有严重并发症或难治性疾病）也考虑恢复血管再通
> - 高血压难以控制直至血管通畅恢复，但开始治疗可予 ACE 抑制剂，血管紧张素Ⅱ受体阻断剂，或肾素抑制剂；密切监测 GFR；如果 GFR 下降改用钙通道阻滞剂或血管扩张剂

肾动脉硬化性栓塞

肾动脉粥样硬化栓塞是动脉粥样硬化的栓子阻塞肾小动脉，导致肾功能进行性损害，是由动脉粥样硬化斑块破裂所致。可出现肾衰竭的症状以及广泛性小动脉栓塞病的症状和体征。根据肾活检进行诊断。通常长期预后不良。治疗的目的是预防进一步栓塞。

动脉粥样硬化斑块可因在血管手术、血管成形术或动脉造影术中对主动脉或其他大动脉进行操作导致；自发破裂少见，见于弥漫性、侵蚀性动脉粥样硬化或正在接受抗凝或溶栓、纤溶治疗的患者。

动脉粥样硬化栓塞可引起不完全阻塞和继发性萎缩，而非肾梗死。异体免疫反应常在栓塞形成后出现，导致 3~8 周肾功能持续恶化。大块或复发的栓塞形成，会导致急性肾损害。

症状及体征

通常出现急慢性肾功能不全、尿毒症症状（参见第 1855 页），肾动脉粥样硬化栓塞高血压少见。出现腹部器官（如胰腺、胃肠道）微循环阻塞可引起腹痛、恶心和呕吐。合并视网膜小动脉栓塞可出现突然失明和形成视网膜亮黄色斑块（Hollenhorst 斑）。有时可出现广泛外周栓塞（网状青斑、疼痛性肌肉结节、明显坏疽，常称为垃圾综合征）的体征。

诊断

- 临床疑似
- 影像学检查（通常为肾脏超声）
- 必要时行肾活检
- 栓子的来源定位

对于近期接受过主动脉操作的患者出现肾功能恶化，尤其是有栓塞表现的，应考虑该诊断。鉴别诊断包括药物性肾病、造影剂肾病。应予以影像学检查（常规行肾脏 B 超）。若患者高度怀疑存在动脉粥样硬化栓塞，应行经皮肾穿刺予以诊断，敏感性可达 75%。诊断是很重要的，因为可能存在没有血管阻塞栓子及可治疗的原因。在组织固定过

程中，栓子中的胆固醇结晶溶解，可在阻塞的血管上出现特异性的两面凹的针样裂隙。有时皮肤、肌肉或胃肠道活检也能提供相似的信息，有助于诊断。

血、尿检查能确定急、慢性肾功能不全的诊断，但不能明确病因。典型的尿液分析结果提示镜下血尿和少量蛋白尿，但偶有肾病性蛋白尿（>3g/d）。可出现嗜酸性粒细胞增多、嗜酸性粒细胞尿和一过性低补体血症。

若出现不明原因的肾脏或全身栓塞复发，可行经食管超声心动图了解升主动脉和胸主动脉粥样硬化病变情况以及心源性栓子，或双螺旋CT有助于了解升主动脉和主动脉弓的特征。

预后
患者的肾动脉粥样硬化栓塞的总体预后差。

治疗
- 尽可能防治栓子来源
- 支持性处理
- 纠正危险因素

栓子的来源有时是可以治疗的（如对心源性栓子、心房颤动或有新血块聚结成栓子的患者进行抗凝）。尚没有对已有的肾脏栓子直接有效的治疗。糖皮质激素、抗血小板药物、血管扩张剂和血浆置换也无效。目前没有明确的证据证明抗凝治疗有效，许多专家意见抗凝治疗可促进动脉粥样硬化斑块栓塞形成。肾功能不全的治疗包括控制血压、纠正水电解质紊乱，必要时需要透析治疗。纠正动脉粥样硬化的危险因素，能延缓肾衰竭的进展并促进缓解。治疗策略包括控制高血压、血脂、血糖、戒烟、鼓励规律的有氧锻炼和良好的营养（参见第655页）。

> **关键点**
> - 肾动脉粥样硬化性栓塞通常是血管外科、血管成形术或动脉造影处理主动脉时发生，而不是自发的动脉粥样硬化栓塞术过程
> - 如果在处理主动脉或其他大动脉后出现肾功能恶化应考虑诊断
> - 主要根据发现或有时依据肾活检诊断
> - 治疗为支持，纠正危险因素，可能时治疗栓子来源。总体而言，预后较差

肾皮质坏死

肾皮质坏死是肾小动脉损伤导致的肾皮质结构的破坏和肾衰竭。本病少见，典型者见于新生儿和妊娠期或产后妇女发生脓毒血症或妊娠并发症时。症状和体征包括肉眼血尿、胁肋部痛、尿量减少、发热和尿毒症的症状。基础疾病症状可能为主要表现。根据MRI、CT、同位素肾扫描或肾活检诊断。第1年死亡率>20%。主要针对原发病治疗和保护肾功能。

肾皮质坏死时，由于双侧肾小动脉损伤导致皮质组织的破坏和急性肾衰竭，肾皮质组织最终钙化。皮髓交界处、髓质和包膜下区域可不受累。

病因
通常是由于血管痉挛、微血管损伤或血管内凝血造成肾动脉灌注减少。

10%的病例发生于婴儿和儿童。妊娠并发症可增加新生儿和妇女发生本病的风险，如同脓毒血症。其他病因[如弥散性血管内凝血（DIC）]少见（表244-2）。

表244-2　肾皮质坏死的病因

患者分组	病因
新生儿	胎盘早剥（50%患者的原因）
	先天性心脏病（严重）
	脱水
	母婴输血
	溶血性贫血（严重）
	围生期窒息
	肾静脉血栓形成
	脓毒血症
儿童	脱水
	溶血-尿毒综合征
	脓毒血症
	休克
妊娠和产后妇女	妊娠并发症（>50%的患者）：胎盘早剥、羊水栓塞、宫内胎儿死亡、前置胎盘、子痫前期、产后脓毒血症、子宫出血
	脓毒血症（约30%的患者）
其他人群	烧伤
	弥散性血管内凝血
	药物（如NSAID）
	超急性肾移植排异
	血型不相容的输血
	造影剂肾毒性
	胰腺炎
	中毒（磷、砷）
	脓毒血症
	蛇咬伤
	外伤

症状及体征
可出现肉眼血尿、胁肋部痛，有时可有尿量减少或突发的少尿。发热常见，并有伴高血压的肾衰竭。但这些症状常被潜在疾病的症状掩盖。

诊断
- 影像学检查，通常选用CT血管造影

有潜在病因的患者出现典型的症状时，应怀疑本病。

影像学检查常能确诊。尽管应用造影剂有风险，通常CT血管造影仍为首选。因磁共振的钆造影剂有导致系统性肾源性纤维化的风险，不推荐严重肾功能障碍患者

选用。

可以用二亚乙基三胺戊醋酸进行放射性核素肾扫描。能显示肿大的、非梗阻的肾脏,但肾血流量极少或无。仅在诊断不明确且无禁忌证情况下进行肾活检。可以明确诊断并判断预后。

常规检测尿检、血常规、肝功能、电解质以及肾功能。这些检测常可确诊肾功能异常(如血肌酐和尿素氮升高、高钾血症)并提示病因。根据病因不同有时可出现严重的电解质紊乱(如高钾血症、高磷血症、低钙血症)。血常规检查常可发现白细胞增多(即使病因不是败血症),若病因为溶血、DIC或脓毒血症,还会出现贫血和血小板减少。在相对低容量状态下(如脓毒性休克、产后出血)会出现转氨酶升高。若怀疑病因为DIC,行凝血功能检查。可见纤维蛋白原降低、纤维蛋白降解产物增加、PT/INR和PTT升高。典型的尿液分析提示蛋白尿和血尿。

预后

过去肾皮质坏死的预后不佳,第1年的死亡率>50%。由于近年来积极的支持性治疗,第1年的死亡率约为20%,并且高达20%的存活患者可恢复部分肾功能。

治疗

针对基础疾病及保护残余肾功能进行治疗(如早期透析)。

> **关键点**
> - 肾皮质坏死少见,典型者见于新生儿和妊娠期或产后妇女发生脓毒血症或妊娠并发症时
> - 高风险患者出现典型症状(如肉眼血尿,腰痛,尿量减少,发热,高血压)应考虑该诊断
> - 肾血管造影,一般为CT血管造影确认诊断
> - 治疗基础疾病

肾静脉血栓形成

肾静脉血栓形成是血栓闭塞一侧或两侧肾静脉,引起急性或慢性肾衰竭。常见原因包括肾病综合征、原发性高凝性疾病、肾脏恶性肿瘤和外来压迫、创伤以及少见的炎症性肠病。可出现肾衰竭的症状,有时可有恶心、呕吐、腰痛、肉眼血尿、尿量减少和静脉血栓栓塞的全身表现。诊断依靠CT或磁共振血管造影或肾静脉造影。经治疗后预后较好。治疗包括抗凝、保护肾功能、治疗原发病。一些患者需要血栓切除或肾切除。

病因

肾静脉血栓形成常发生于伴局部或全身高凝状态的膜性肾病(最常见)、微小病变肾病或膜增生性肾小球肾炎的肾病综合征患者。肾病综合征血栓形成的风险与低蛋白血症的严重程度呈正比。过量利尿或长期大剂量激素治疗可能导致这些患者肾静脉血栓形成。

其他病因包括:
- 同种异体肾移植排斥反应
- 淀粉样变
- 糖尿病肾病
- 雌激素治疗
- 妊娠
- 原发性高凝性疾病(如抗凝血酶Ⅲ缺乏、蛋白C或S缺乏、Ⅴ因子Leiden突变、凝血酶原基因G20210A突变)
- 肾血管炎
- 镰状细胞肾病
- 系统性红斑狼疮

其他更少见原因通常与肾血流减少有关,包括恶性肾肿瘤(典型的为肾细胞癌)转移至肾静脉,肾静脉或下腔静脉的外来压迫(如血管异常、肿瘤、腹膜后疾病、下腔静脉结扎、主动脉瘤)、口服避孕药、创伤、脱水或不常见的游走性血栓性静脉炎和滥用可卡因。

症状及体征

肾功能异常常为隐匿起病。但也可急性起病,出现肾梗死伴恶心、呕吐、腰痛、肉眼血尿和尿量减少。

若是由高凝性疾病引起,可出现静脉血栓栓塞疾病(如深静脉血栓形成、肺栓塞)的体征。若是由肾脏恶性肿瘤引起,则主要是恶性肿瘤的表现(如血尿、消瘦)。

诊断

- 血管成像

肾梗死或任何不明原因的肾功能恶化的患者,应考虑肾静脉血栓形成,尤其是对肾病综合征或其他危险因素的患者。下腔静脉造影是传统选择且为诊断标准,该检查有诊断意义,但可能会使血凝块移动。由于传统肾静脉造影的风险,磁共振静脉成像和多普勒超声的使用越来越多。如GFR>30ml/min可以进行磁共振静脉成像。多普勒超声检查有时也能显示肾静脉血栓形成,但假阳性率和假阴性率较高。侧支静脉扩张形成输尿管切迹可为某些慢性病例的典型发现。CT血管造影具有高灵敏度和特异性,可良好显示细节,且检查快速,但需要应用造影剂,可能具有肾毒性。血电解质、尿检有助于明确肾功能恶化。常可见镜下血尿。蛋白尿可达肾病综合征程度。

若病因不明,应检查是否有高凝性疾病(参见第1059页)。肾活检为非特异性,可能发现并存的肾脏疾病。

治疗

- 治疗基础疾病
- 抗凝
- 必要时经皮导管取栓或溶栓

基础疾病应及时治疗。

肾静脉血栓形成的治疗包括肝素抗凝、溶栓、介入或手术取栓。若不打算进行创伤性操作,应尽早进行长期的低分子肝素或口服华法林治疗。抗凝治疗可最大限度地减少新栓子的形成,促进已存在凝块的再通和改善肾功能。若存在高凝性疾病(如持续性肾病综合征),抗凝治疗应至少持续6~12个月,但不确定。

目前推荐经皮导管取栓或溶栓术。手术取栓很少使用,但应在急性双侧肾静脉血栓和急性肾损伤无法采取经皮导管取栓和/或溶栓治疗时考虑。

肾脏切除术仅在某些完全梗死或原发病需要时进行。

> **关键点**
> - 肾静脉血栓形成的最常见的原因是与膜性肾病相关的肾病综合征
> - 肾梗死或任何不明原因的肾功能恶化的患者，应考虑肾静脉血栓形成，尤其是对肾病综合征或其他危险因素的患者
> - 血管成像，通常磁共振静脉造影（GFR 如果>30ml/min）或多普勒超声确认诊断
> - 治疗基础疾病，并开始抗凝、溶栓，或血栓切除

245. 肾小球疾病

肾小球疾病的特点是蛋白尿，往往是在肾病范围（≥3g/d）。

肾小球疾病分类基于尿的变化特别是：
- 肾病范围的蛋白尿，肾病的尿沉渣（脂肪管型，椭圆形的脂肪体，少数细胞或细胞管型）
- 血尿，通常合并蛋白尿（可能是肾病范围）；红细胞通常是畸形，常常有红细胞或混合细胞管型（肾炎尿沉渣）

肾病综合征肾病尿沉渣加水肿，低蛋白血症（通常有高胆固醇血症和高甘油三酯血症）。

肾炎综合征肾炎尿液沉渣有或无高血压，血肌酐升高，少尿。

一些肾小球疾病同时存在典型的肾炎和肾病特征。这些疾病包括但不限于纤维丝免疫样肾炎、膜增生性肾小球肾炎（GN）以及狼疮性肾炎。

肾炎和肾病的病理生理学在本质上有区别，但在临床上却有相似之处——例如几种疾病可能有相同的临床表现——但血尿或蛋白尿存在本身不能作为治疗反应和判断预后的依据。

虽有重叠之处，但不同肾小球疾病可在不同年龄发病（表245-1）。这些疾病可能是：
- 原发性（特发性）
- 继发性（表245-2 和表245-4）

诊断
- 血清肌酐水平和尿液分析

通常，当筛查或诊断性试验显示血肌酐水平升高和尿检异常（血尿伴/或不伴管型、蛋白尿，或两者兼有之）时，才会对肾小球疾病做出诊断。在患者中甄别以肾炎或肾病为主要特征及其可能的致病原因，可依据患者的年龄、伴随疾病（表245-1 和表245-4），以及病史中的其他资料（如病程、系统性表现、家族史）。

当通过病史难以对疾病作出诊断或当组织学对治疗方案的选择以及疾病预后（如狼疮性肾炎）产生影响时，则有指征进行肾活检。

表 245-1 按照年龄和表现对肾小球疾病进行分类

年龄/岁	肾炎综合征	肾病综合征	混合型肾炎和肾病综合征
<15	轻度 PIGN	先天性肾病综合征	狼疮性肾炎
	IgA 肾病	微小病变肾病	膜增生性 GN
	薄基底膜肾病	局灶节段性肾小球硬化	
	遗传性肾炎	狼疮性肾炎（膜性亚型）	
	IgA 相关的血管炎		
	狼疮性肾炎		
15~40	IgA 肾病	局灶节段性肾小球硬化	膜增生性 GN
	薄基底膜肾病	狼疮肾炎（膜性亚型）	纤维丝免疫样肾炎*
	狼疮性肾炎	微小病变肾病	IgA 肾病 狼疮肾炎
	遗传性肾炎	膜性肾病	RPGN
	RPGN	糖尿病肾病	

续表

年龄/岁	肾炎综合征	肾病综合征	混合型肾炎和肾病综合征
	PIGN	子痫前期	
		迟发性 PIGN	
		IgA 肾病	
>40	IgA 肾病	局灶节段性肾小球硬化	IgA 肾病
	RPGN	膜性肾病	纤维丝免疫样肾炎*
	血管炎	糖尿病肾病	RPGN
	PIGN	微小病变肾病	
		IgA 肾病	
		淀粉样变（原发性）	
		轻链沉积病	
		良性高血压小动脉肾硬化（蛋白质排泄通常为<1g/d）	
		迟发性 PIGN	

*大多数表现与肾病综合征相似。GN，肾小球肾炎；PIGN，感染后肾小球肾炎；RPGN，急进性肾小球肾炎。经许可摘自 Rose BD. Pathophysiology of Renal Disease. 2nd ed. New York: McGraw-Hill, 1987, 167。

表 245-2 肾小球肾炎的病因

分类	实例	分类	实例
原发性			带状疱疹病毒
特发性	纤维丝免疫样肾炎		麻疹
	特发性新月体性 GN		腮腺炎
	IgA 肾病		水痘
	膜增生性 GN	其他感染及感染后因素	真菌（白色念珠菌，粗球孢子菌）
继发性 GN			
细菌性*	A 组 β 链球菌感染		立克次体感染
	支原体感染	结缔组织病	嗜酸性多血管炎肉芽肿
	脑膜炎奈瑟菌感染		多血管炎肉芽肿
	伤寒沙门菌感染		IgA 相关的血管炎
	葡萄球菌感染（特别是细菌性心内膜炎）		微型多血管炎
	肺炎链球菌感染		结节性多动脉炎
	内脏脓肿（大肠埃希菌、假单胞菌属、变形菌、克雷伯菌属、梭菌属）		SLE
		药物导致	SLE（少见，肼屈嗪或普鲁卡因胺导致）
	脓毒血症		溶血性尿毒症综合征（奎宁、顺铂、吉西他滨、丝裂霉素 C）
寄生虫性*	恶丝虫病	血液病	混合性 IgG-IgM 冷球蛋白血症
	疟疾（合胞体镰状柄、P 型疟疾）		血清免疫性疾病
	血吸虫病（曼氏血吸虫）		血栓性血小板减少性紫癜-溶血性尿毒症综合征
病毒性*	柯萨奇病毒感染	肾小球基底膜疾病	肺出血肾炎综合征
	巨细胞病毒感染		
	EB 病毒感染	遗传性疾病	遗传性肾炎
	乙型肝炎病毒		薄基底膜肾病
	丙型肝炎病毒		

*感染及感染后因素。
GN，肾小球肾炎。

表 245-3 急进性肾小球肾炎的免疫荧光分类

型别	所占比例	病因
1型:抗基底膜抗体介导	≤10%	抗GBMGN(无肺出血)*
		肺出血肾炎综合征(有肺出血)
2型:免疫复合物型	≤40%	感染后因素:
		• 抗链球菌抗体(如链球菌感染后GN)
		• 感染性心内膜炎
		• 人造血管性肾炎
		• 乙型肝炎病毒感染
		• 内脏脓肿或脓毒血症
		结缔组织疾病:
		• 抗DNA自身抗体(如狼疮性肾炎)
		• IgA免疫复合物(如IgA相关性血管炎)
		• 混合性IgG-IgM冷球蛋白血症(如冷球蛋白血症性GN)
		其他肾小球疾病:
		• IgA肾病
		• 膜增生性GN
		• 特发性新月体性GN(罕见)
3型:寡免疫型	≤50%	多血管炎嗜酸性肉芽肿
		肺坏死性肉芽肿(如多血管炎肉芽肿)
		局限于肾脏的疾病(如特发性新月体GN)
		显微镜下多血管炎
4型:双抗体阳性	罕见	与1型和3型相同

* 当肺部也受到影响,抗GBM肾炎被称为肺出血肾炎综合征。
GBM,肾小球基底膜;GN,肾小球肾炎;RPGN,急进性肾小球肾炎。

表 245-4 肾病综合征的病因

病因	实例	病因	实例
原发性病因		特发性	Castlman病
特发性	免疫触须样肾炎		结节病
	局灶节段性肾小球硬化	肿瘤性	肿瘤(支气管、乳腺、结肠、胃、肾脏)
	IgA肾病*		白血病
	膜增生性GN		淋巴瘤
	膜性肾病		黑色素瘤
	微小病变肾病		多发性骨髓瘤
	急进性GN*	药物相关性	金
继发性病因			海洛因
代谢性	淀粉样变		干扰素α
	糖尿病		锂
免疫性	冷球蛋白血症		NSAID
	多形性红斑		汞
	IgA相关的血管炎		氨羟二磷酸二钠
	显微镜下多血管炎		青霉胺
	血清病		丙磺舒
	干燥综合征	细菌性†	感染性心内膜炎
	SLE*		麻风病

病因	实例	病因	实例
原虫[†]	梅毒		• 弥漫性系膜硬化
	丝虫病		• 芬兰型，nephrin 缺陷
	蠕虫病		• 糖皮质激素抵抗性肾病综合征(podocin 缺陷)
	恶丝虫病		• 德尼-德拉什综合征(Denys-Drash syndrome)
	疟疾		• 家族性 FSGS
	血吸虫病(埃及血吸虫)		• 甲髌综合征
	弓形虫病		法布里病(Fabry disease)
病毒[†]	EB 病毒		家族性 FSGS
	乙型和丙型肝炎病毒		遗传性肾炎*
	带状疱疹病毒		镰形细胞病
	HIV 感染	生理性	肾单位减少的适应
变应性	抗毒素		疾病性肥胖
	昆虫叮咬		先天性肾单位减少症伴代偿性肥大
	常春藤属毒药或橡木	其他	慢性移植物肾病
	蛇毒液		恶性高血压
遗传综合征	先天性肾病综合征		子痫前期

* 更多常见症状同肾炎综合征。
[†] 感染及感染后因素。
FSGS，局灶节段性肾小球肾炎；GN，肾小球肾炎。

肾炎综合征概论

肾炎综合征定义为血尿、不同程度蛋白尿、尿沉渣镜检发现异形红细胞及红细胞管型。通常具有≥1 种以下表现：水肿、高血压、血肌酐水平的升高和少尿。可以有原发性和继发性的因素。诊断主要基于病史和体格检查，有些时候也依据肾活检。治疗和预后根据病因而有所不同。

肾炎综合征是肾小球炎症(肾小球肾炎 GN)的一种表现且可以发生于任何年龄。其病因可因年龄而有所不同(表 245-1)，发生机制因病因而异。综合征可为：

- 急性(血清肌酐升高超过数周或更短)
- 慢性(肾功能不全可持续数年)

肾炎综合征也可分为：

- 原发性(特发性)
- 继发性

急性肾小球肾炎 感染后肾小球肾炎是急性肾小球肾炎的典型表现，但这种情况也可能由其他的肾小球疾病和系统性疾病如结缔组织疾病及血液系统疾病所导致(表 245-2)。

急进性肾炎是另一种急性肾炎。

慢性肾小球肾炎 慢性肾小球肾炎与急性肾小球肾炎的表现相似，但进展缓慢，且可能表现为轻到中度的蛋白尿。例如：

- IgA 肾病
- 遗传性肾炎

- 薄基底膜肾病

遗传性肾炎

[Alport 综合征(Alport syndrome，家族性出血性肾炎)]

遗传性肾炎为遗传异质性疾病表现为肾炎综合征(血尿、蛋白尿、高血压、最终肾衰竭)伴有神经性耳聋，较少合并眼科疾病。病因是影响编码Ⅳ型胶原的基因发生突变。诊断主要依据病史，包括家族史，尿液检查和活检(肾脏或皮肤)。治疗同其他 CKD，有时包括肾移植。

遗传性肾炎是由编码Ⅳ型胶原 α-5 链的 *COL4A5* 基因突变所导致的肾炎综合征。目前，基因突变引起肾小球疾病的机制尚不清楚，但推测与结构和功能的损伤有关；在大多数的家族中，的确存在着肾小球和小管基底膜的增厚或者变薄，并伴随有分层致密层，呈局灶性或局部分布(方平样结构)。最终出现肾小球瘢痕形成及间质纤维化。

此类疾病大多以 X 连锁的方式遗传，尽管也有常染色体隐性遗传，偶尔出现常染色体显性遗传。X 连锁遗传可以在临床分类为：

- 少年形式：20~30 年间发展为肾功能不全
- 成人形式：>30 岁开始发展为肾功能不全

症状及体征

男性经典的 X 连锁疾病在临床上和常染色体隐性遗传病相似。大多数男性会最终出现与急性肾炎综合征相似的症状和体征(如镜下血尿，高血压，最终甚至肉眼血尿伴蛋白尿)，并在 20~30 岁之间发展为肾功能不全。

通常存在神经性耳聋,高频听力受累,在幼儿时期常不被注意。

视觉异常-白内障(最常见)、前圆锥形晶状体(由于晶状体囊变薄而在晶状体前部形成的规则圆锥形突起)、球形晶状体(可导致晶状体半脱位)、眼球震颤、色素性视网膜炎、失明同样存在,但发生概率少于听力减退。

在杂合子 X 连锁女性患者因为有一个正常的 X 染色体,症状通常不太严重,进展慢于男性。

有些男性 X 连锁疾病 30 岁后出现肾功能不全,听力损失轻微、发生迟缓,常染色体显性遗传病通常在 45 岁前不会出现肾衰竭(成人型)。

X 连锁 Alport 综合征患者,神经性听力损失通常表现在儿童时期,而肾脏疾病通常不会显现,直到成年。

其他的非肾脏罕见表现包括多发性神经炎、血小板减少症。

诊断

- 尿液分析
- 肾脏组织活检

可以通过尿液检查发现镜下血尿或大量血尿反复发作,特别是存在听力或视觉异常及慢性肾脏疾病家族史作出诊断。

通常进行尿液分析及肾脏活检检查。除了有异形红细胞外,尿液中可能有蛋白、白细胞以及各种类型的管型。肾病综合征很少发生。光学显微镜检查没有特征性组织学改变。可通过下列任何一项确诊:

- 肾脏活检免疫组化显示Ⅳ型胶原纤维亚型
- 电镜观察可见典型的肾小球毛细血管基底膜致密层不同程度的增厚或变薄
- 阳性家族史患者皮肤活检进行Ⅳ型胶原纤维亚型免疫组化检测

常联合应用免疫组化和电镜观察对遗传性肾炎和薄基底膜病进行鉴别诊断。虽未广泛应用,但用分子技术检测 DNA 基因突变或 mRNA 将成为诊断技术的一项选择。

治疗

- 与其他病因引起慢性肾脏疾病的治疗相似
- 肾移植只有在发生尿毒症时才有指征进行治疗

出现尿毒症状时予以治疗。其治疗与其他原因导致的 CKD 相似。有报道表明,ACE 抑制剂或血管紧张素Ⅱ受体阻断剂可能减缓肾脏疾病的进展。肾移植已经成功,但可能在男性会发生抗基底膜抗体疾病。需要进行遗传分析。

> **关键点**
> - 应考虑遗传性肾炎,如果患者有血尿加听力和/或视力异常或 CKD 家族史
> - 确诊由肾脏活检或有时皮肤活检免疫检测Ⅳ型胶原亚型
> - 治疗 CKD,并考虑肾移植

免疫球蛋白 A 肾病

(IgA 肾病;Berger 病)

IgA 肾病是 IgA 免疫复合物在肾小球沉积,以慢性进行性血尿、蛋白尿以及肾功能不全为特征的疾病。诊断主要依据尿液检查和肾活检。预后一般良好。治疗方法的选择包括 ACE 抑制剂、血管紧张素Ⅱ受体拮抗剂、糖皮质激素、免疫抑制剂以及 ω-3 多不饱和脂肪酸。

IgA 肾病是一种以 IgA 免疫复合物在肾小球沉积为特征的慢性肾小球肾炎(GN)。是世界范围内最常见的肾小球疾病。可发生在任何年龄,在 10~20 年龄段人群中发生率最高;男性的发生率是女性的 2~6 倍;在白人及亚洲人中比黑人多见。估计 IgA 肾炎的患病率在美国为 5%,在南欧和澳大利亚为 10%~20%,在亚洲为 30%~40%。然而,有些人 IgA 沉积不发展为临床疾病。

原因不明,但有证据表明,有可能是多个机制,包括:

- IgA1 产生增多
- 有缺陷的 IgA1 糖基化造成更多结合系膜细胞
- IgA1 清除下降
- 黏膜免疫系统缺陷
- 过多细胞因子刺激系膜细胞增生

IgA 肾病中同样观察到存在着家族聚集性,提示至少在一些病例中存在着遗传因素。

开始肾功能正常,但可能发展为有症状的肾脏疾病。少数患者出现急性肾损伤或 CKD,严重高血压或肾病综合征。

症状及体征

最常见的表现是持续性或复发性镜下血尿或无症状性镜下血尿伴随轻度的蛋白尿。腰部疼痛和低烧可能伴随急性发作。其他症状通常并不显著。

IgA 肾病中大量血尿通常开始于伴发热的黏膜(上呼吸道、窦道、肠内)疾病的 1~2 日后,除了血尿发生较早(与发热同时发生或在发热之后立即发生)之外,其他表现与急性 GN 相似。

<10% 的患者可首先表现为急进性 GN。

诊断

- 尿液分析
- 必要时肾活检

有下列表现时可考虑诊断:

- 肉眼血尿,尤其是 2 日内伴发热的黏膜疾病或腰痛
- 尿液分析偶然发现
- 偶尔,快速进展性 GN

当临床表现中度或严重,诊断经肾活检证实。

尿液检查:证实有镜下血尿,通常伴随异形红细胞有时红细胞管型。典型的有轻度蛋白尿(<1g/d),但可能并不伴有血尿;其中≤20%的人发展为肾病综合征。血肌酐水平通常正常。

肾活检:免疫荧光染色中显示扩大的系膜区,有 IgA 和 C3 呈颗粒样沉积,且伴有局灶性节段增殖或坏死性损伤。

重要的是,系膜的 IgA 沉积是非特异性的,同样出现在许多其他疾病中,包括 IgA 相关血管炎、肝硬化、炎症性肠病、银屑病、HIV 感染、肺癌以及一些结缔组织疾病。

肾小球 IgA 沉积是 IgA 相关血管炎的主要特征,在肾活检中难以与 IgA 肾病相区别,因此有人认为 IgA 相关性血管炎可能是 IgA 肾病的一种系统性表现。然而,在临床上 IgA 相关性血管炎和 IgA 肾病可以加以区别,前者通常表现为血尿、紫癜性皮疹、关节痛和腹痛。

其他血清免疫学检验通常是不必要的。补体浓度通常正常。血浆 IgA 的浓度可以升高,有循环 IgA-纤连蛋白复合体的存在;然而,这些发现无助诊断。

预后

IgA 肾病通常进展缓慢;在 10 年内 15%~20% 的患者进展为肾功能不全和高血压。20 年后 25% 的患者进展为终末期肾病。在儿童期即诊断为 IgA 肾病,预后通常良好。然而,持续性血尿常常会导致高血压、蛋白尿以及肾功能不全。肾功能进行性损害的危险因素包括:

- 蛋白尿(>1g/d)
- 肌酐水平升高
- 未控制的高血压
- 持续的镜下血尿
- 广泛的肾小球或间质纤维化
- 活检可见新月体

治疗

- 高血压,血肌酐水平>1.2mg/dl,或大量尿蛋白(尿蛋白>300mg/d),应用 ACE 抑制剂或血管紧张素Ⅱ受体拮抗剂,蛋白尿靶目标<500mg/d
- 糖皮质激素对进展性疾病,包括大量蛋白尿尤其是进入肾病范围,或血清肌酐水平升高
- 糖皮质激素和环磷酰胺用于增殖性损伤或急进性肾炎
- 如果可能,优选肾移植

血压正常而肾功能未受损(肌酐<1.2mg/dl)以及仅有轻度蛋白尿(<0.5g/d)的患者通常不需要治疗。肾功能不全伴有严重的蛋白尿、血尿的患者通常需要治疗,一般理想的治疗应开始于发生显著的肾功能不全之前。

IgA 肾病的血管紧张素抑制 ACE 抑制剂或血管紧张素Ⅱ受体拮抗剂因可以降低血压和减少蛋白尿及肾小球纤维化而用于治疗。具有 ACE 基因 DD 型的患者可能疾病进展的风险大,但对 ACEI 或 ARB 药物的治疗反应较好。对于高血压患者,血管紧张素转化酶抑制剂或血管紧张素Ⅱ受体阻滞剂是首选抗高血压药物,尽管有轻度肾损伤。

IgA 肾病的糖皮质激素和免疫抑制剂 糖皮质激素已经使用了很多年,但其益处没有得到很好的证明。一种疗法是在第 1、3、5 个月的开始甲泼尼龙 1g 静脉使用每日 1 次,连用 3 日,加用泼尼松 0.5mg/kg 口服,隔日 1 次,维持 6 个月。另一种方案采用泼尼松开始 1mg/(kg·d)口服,6 个月后剂量逐渐减量。

由于存在副作用,糖皮质激素只用于下列表现患者:
- 恶化或持续性蛋白尿(>1g/d),尤其是如果在肾病范围,最大 ACE 抑制剂或血管紧张素Ⅱ受体阻断剂治疗无效
- 血肌酐水平升高

静脉糖皮质激素和环磷酰胺联合口服泼尼松的组合用于治疗严重的疾病,如增生或新月体(急进性)肾病。霉酚酸酯的证据是相互矛盾的,不应用作一线治疗。所有这些药物均无法预防移植肾复发。免疫抑制治疗避免在晚期纤维化肾脏疾病应用,因为疾病已不可逆。

其他治疗 ω-3 多不饱和脂肪酸(4~12g/d)是鱼油中的有效成分,已被用作治疗 IgA 肾病,但治疗效果有争议。其有效的机制可能包括改变炎症因子的水平。

其他尚有一些干预措施被用于减少 IgA 过度产生和抑制系膜增殖。饮食中减少谷蛋白、牛奶制品、鸡蛋以及肉类,扁桃体切除术,以及使用免疫球蛋白(1g/kg 静脉用,每日 2 次,连用 3 个月,随后 16.5% 的溶液中免疫球蛋白 0.35ml/kg 肌内注射,每周 2 次,连用 6 个月)在理论上均可减少 IgA 产生。而仅有少量资料表明肝素、双嘧达莫以及他汀类药物在体外是系膜细胞增殖抑制剂。这些干预措施的治疗效果的研究数据相当有限甚至缺失,没有一项可以推荐作为常规治疗。

肾移植因其可以做到长期无病存活效果优于透析。≤15% 的移植受者 IgA 肾病会复发。

关键点

- IgA 肾病是世界 GN 的最常见原因,在年轻人,白人,和亚洲人之间常见
- 对无法解释的 GN 体征,尤其是 2 日内伴发热的黏膜疾病或腰痛应考虑
- 对肌酐>1.2mg/L 或蛋白尿>300mg/d 的患者予 ACE 抑制剂或血管紧张素Ⅱ受体阻滞剂
- 糖皮质激素限于患者肾功能恶化或蛋白尿(>1g/d),尽管已予最大剂量 ACE 抑制剂或血管紧张素Ⅱ受体阻滞剂治疗
- 增殖性损伤或急进性肾炎患者予糖皮质激素和环磷酰胺

感染后肾小球肾炎

(PIGN;链球菌感染后肾小球肾炎;非链球菌 PIGN)

感染后 GN 发生于感染后,通常由 A 组 β-溶血性链球菌的致肾炎菌株所致。诊断主要依据病史以及尿液检查,补体水平降低有时抗体水平检查可进一步确诊。预后良好。治疗主要是支持。

病因

感染后肾小球肾炎(PIGN)是临床 5~15 岁年龄段肾小球疾病中最常见的病因;在<2 岁的儿童和>40 岁的成年人中十分少见。

大多数病例由致肾炎性 A 组 β-溶血性链球菌所致,且大多为 12 型(引起咽炎)和 49 型(引起脓疱病);估计 5%~10% 患有链球菌性咽炎以及 25% 的患有脓疱病的患者可发展为该病。典型的潜伏期从感染到 GN 发生为 6~21 日,也

可延长至6周。

少见的致病原为非链球菌性细菌、病毒、寄生虫、立克次体以及真菌(表245-2)。细菌性心内膜炎和脑室心房引流感染是可发展为PIGN的其他重要情况;脑室腹膜引流术对该感染有一定的抵抗性。

发病机制不明,但一般认为微生物抗原和肾小球基底膜结合以及补体的旁路途径首先激活,可直接或间接通过与循环抗原的相互作用,导致肾小球局灶性或弥漫性损伤。另外,循环免疫复合物可能沉淀在肾小球基底膜。

症状及体征

症状和体征变化不一,从无症状性血尿(50%的患者)伴轻度的蛋白尿到典型的肾炎伴有镜下或肉眼血尿(可乐样色、棕色、烟色或明显的血色)、蛋白尿(有时肾病综合征范围)、少尿、水肿、高血压以及肾功能不全。发烧不寻常,提示持续感染。

1%~2%的患者出现肾衰竭导致液体潴留,伴发心力衰竭,严重高血压,需要透析治疗。可有血尿和咯血(肺-肾综合征表现)。

严重疾病缓解后肾病综合征仍然存在的情况不常见。非链球菌性PIGN的临床表现可能与其他疾病相似(如结节性多动脉炎、肾栓塞、抗菌药物导致的急性间质性肾炎)。

诊断

- 临床显示近期感染
- 尿检显示典型红细胞畸形,红细胞管型,蛋白尿,白细胞和肾小管细胞
- 常有低补体血症

链球菌性PIGN的诊断依据是咽炎或脓疱病的典型症状和尿液检查。低补体血症的存在基本上可以确诊。

相应确诊检查根据临床发现。常检测抗链球菌溶血素O,抗透明质酸酶,抗脱氧核糖酸酶(抗DNA酶)抗体。血清肌酐和补体水平(C3和总补体)也常被检测,而临床症状典型的患者有些检查可以省略。有时,可做其他检测。肾活检可以明确诊断但常常很少做。

抗链球菌溶血素O:是诊断新近链球菌感染最常用的检查,在75%患有咽炎和50%患有脓疱病的患者中可增高并将持续升高数月,但无特异性。链球菌酶检测加上检测抗透明质酸酶、抗脱氧核糖核酸酶及其他等可检测最近链球菌性咽炎95%和皮肤感染的80%。

尿液检查:显示有蛋白尿[0.5~2g/(m²·d)]、异形红细胞、白细胞、肾小管细胞以及红细胞、白细胞和颗粒管型。随机测定尿蛋白/肌酐比值一般在0.2~2之间(正常,<0.2),有时可达肾病综合征程度(≥3)。

血清肌酐:可出现快速升高,但峰值通常在需要透析水平以下。

C3和总补体活性(CH50)水平在疾病活动期下降,且在80%的PIGN病例中在6~8周内恢复到正常水平;C1q、C2和C4水平仅轻度下降或保持正常。可出现冷球蛋白血症并持续数月,而循环中的免疫复合物仅在前几周可以检测到。

肾活检:显示肾小球体积扩大以及细胞增多,早期伴有中性粒细胞浸润而晚期则为单核细胞浸润。上皮细胞增生是常见的早期、短暂性的特征。可能有微血栓形成;如果损伤严重,细胞增生和肾小球水肿致血流动力学改变会产生少尿,有时伴随有上皮新月体(由上皮细胞在包氏囊腔中增生形成)。内皮细胞和系膜细胞增加,系膜区常因水肿而大大增宽,包含中性粒细胞、死亡细胞、细胞碎片和上皮下电子致密物沉积。

免疫荧光显微镜:通常显示IgG和补体的免疫复合物呈颗粒样沉积。电镜下,这些沉积物呈半月形或驼峰状分布在上皮下区域。这些沉积物以及小的内皮下和系膜区沉积物启动一种补体介导的炎症反应,从而导致了肾小球损伤。主要抗原可能为酶原半胱氨酸蛋白酶外毒素B(酶原/SPE B)。

预后

85%~95%的患者可以维持或恢复至正常的肾功能。GFR通常在1~3个月内恢复至正常水平,但蛋白尿可能会持续6~12个月且镜下血尿会持续数年。尿沉渣的短暂性变化可能会随轻微上呼吸道感染(URI)反复出现。肾脏内细胞增殖在数周内消失,但通常会残留硬化。在10%的成年人和1%的儿童中,PIGN将进展为急进性GN。

治疗

- 支持治疗

治疗多为支持性,可包括限制饮食中的蛋白,钠和液体摄入以及在较严重的病例中针对水肿和高血压的治疗。偶尔需要透析。抗菌治疗的给予仅在感染的36小时内及GN出现前才具有预防作用。

> **关键点**
> - 年轻患者有咽炎或脓疱加GN的迹象要考虑PIGN
> - 肾活检可以明确诊断但常常不是必需的,低补体血症的存在基本上可以确诊
> - 支持治疗通常可以使肾功能恢复

急进性肾小球肾炎
(新月体性肾小球肾炎)

急进性肾小球肾炎(RPGN)是急性肾炎综合征,伴有镜下肾小球新月体形成且在数周至数月内进展为肾衰竭。诊断依据于病史、尿液检查、血清学试验以及肾活检。治疗需要糖皮质激素,联合/不联合环磷酰胺,有时需采用血浆置换。

RPGN相对并不常见,在肾小球肾炎(GN)患者中占有10%~15%,且主要发生在20~50岁的患者人群中。疾病的类型和病因根据免疫荧光显微镜下表现及血清学检测[如抗GBM抗体,抗粒细胞胞浆抗体(ANCA)]而分类(表245-3)。

抗肾小球基底膜抗体 抗肾小球基底膜(GBM)疾病(1型RPGN)是一种自身免疫性GN,占RPGN病例的10%。当呼吸道暴露时发生率升高,(如吸烟、病毒性上呼吸道感染)暴露了肺泡毛细血管胶原,从而触发抗胶原抗体的形成。抗胶原抗体与GBM的交叉反应在肺部和肾脏内引起

补体的固定并触发了细胞介导的炎症反应。

在抗GBM抗体存在的条件下同时出现GN和肺出血被命名为肺出血肾炎综合征（Goodpasture syndrome）。无肺泡出血GN，存在抗GBM抗体被称为抗GBM肾小球肾炎。肾组织活检免疫荧光染色证实IgG呈线性沉积。

免疫复合物RPGN　免疫复合物型RPGN（2型RPGN）与多种感染和结缔组织疾病相关，同样可发生于其他的原发性肾小球疾病。

免疫荧光染色表现为非特异性免疫物质颗粒样沉积。此型可发生于40%的RPGN病例。发病机制通常不明。

寡免疫RPGN　寡免疫性RPGN（3型RPGN）通过免疫荧光染色未见免疫复合物或补体沉积而与其他类型区别。在所有的RPGN病例中占了50%。几乎所有的患者都有抗中性粒细胞胞浆抗体（ANCA，一般为抗蛋白酶3-ANCA或髓过氧化酶ANCA）升高以及全身性血管炎。

双抗体病　双抗体病（4型RPGN）具有1型和3的特征，同时存在抗GBM和ANCA抗体。这是罕见的。

特发性RPGN　特发性病例少见。具有下列任何一项的患者：

- 免疫复合物（与2型相似），但没有明显的病因，如感染、结缔组织疾病或肾小球疾病
- 寡免疫型（与3型相似），但ANCA阴性

症状及体征

起病通常呈隐匿性，表现为虚弱、疲乏、发热、恶心和呕吐，纳差，关节痛以及腹痛。一些患者的临床表现与PIGN相似，有突发性血尿。约50%的患者有水肿和急性流感样疾病，4周内出现肾衰竭，通常出现严重少尿。肾病综合征占10%~30%。高血压不常见，很少严重。抗GBM抗体疾病的患者可有肺出血，通常表现为咯血或仅胸部X线检查示弥散性肺泡浸润性改变（肺肾综合征或弥散性肺泡出血综合征）。

诊断

- 几周或几个月内进展性肾衰竭
- 肾炎性尿沉渣
- 血清学检测
- 血清补体水平
- 肾脏组织活检

急性肾损伤伴随血尿异形红细胞和红细胞管型可提示诊断。检查包括血清肌酐，尿液分析，CBC，血清学检查和肾脏活检。诊断常依据血清学检查和肾脏活检。

血清肌酐：大多升高。

尿液分析：显示血尿总是存在，RBC管型通常存在。万花筒样尿沉渣（即多种成分的尿沉渣，包括WBC，异形红细胞、白细胞、红细胞、颗粒样、蜡样、粗大管型）常见。

全血细胞计数：一般存在贫血，白细胞增生也十分普遍。**血清学检查**包括抗GBM抗体（抗GBM抗体疾病）、抗链球菌溶血素O抗体、抗DNA抗体或冷球蛋白（免疫复合物型RPGN），以及ANCA滴度（寡免疫性RPGN）。

当怀疑免疫复合物型RPGN时需进行**补体测定**，因为低补体血症是十分常见的表现。

早期**肾活检**是必需的。所有类型的RPGN普遍具有的特征是肾小球上皮细胞局灶性增生，有时有许多中性粒细胞散在分布，形成新月体性细胞块（新月体），充满了>50%肾小球的包氏囊腔中。肾小球毛细血管袢通常表现为细胞减少及塌陷。可见毛细血管内坏死或新月体形成，可能是最明显的异常。在这些患者中应寻找血管炎的组织学证据。

免疫荧光显微镜下各种类型的RPGN是有差别的。

- 在抗GBM抗体疾病（1型）中，IgG沿着GBM呈线状或丝带样沉积是最突出的表现且有时会有C3呈颗粒样沉积
- 在免疫复合物型RPGN（2型）中，免疫荧光显示弥散性不规则性系膜区IgG和C3沉积
- 在寡免疫性RPGN（3型）中，并未检测到免疫染色及沉积。然而，无论哪种类型的荧光分布，新月体均可发生纤维化
- 在双抗体RPGN（4型）中，见GBM线状沉积物（与1型相似）
- 在特发性RPGN有些患者有免疫复合物（与2型相似），有些患者免疫染色和沉积物阴性（与3型相似）

预后

自发性缓解发生较少，且80%~90%未治疗的患者在6个月内进展为终末期肾病。早期治疗可以改善预后。

判断治疗反应的有利预测性指标包括下列所致RPGN：

- 抗GBM疾病如果早期治疗特别是少尿出现之前，肌酐<7mg/dl
- PIGN
- SLE
- 多血管炎肉芽肿
- 显微镜下多血管炎

不利的预测指标：

- 年龄>60岁
- 少尿型肾衰
- 较高血肌酐水平
- >75%肾小球为环状新月体
- 寡免疫性RPGN患者对治疗无反应

寡免疫性RPGN患者中约有30%对治疗无反应；其中约有40%需进行透析治疗，且4年内的死亡率为33%。相反，对治疗有反应的患者中则仅有<20%需进行透析治疗，死亡率仅为3%。

伴有双抗体的患者预后较抗GBM抗体RPGN稍好但比寡免疫型RPGN差。

肾功能恢复至正常的患者表明残余的组织学改变特别是肾小球主要表现为细胞过度增生，肾小球包氏囊腔中仅有少量或无硬化，或上皮细胞和间质的少量纤维化。

通常死亡的原因是感染或心脏疾病，由于透析很少死于尿毒症。

治疗

- 皮质激素
- 环磷酰胺

■ 血浆置换

治疗因疾病类型而异,至今没有对治疗方法进行严格研究。治疗需尽早开始,理想治疗应在血肌酐水平<5mg/dl且肾活检发现新月体累及所有肾小球或新月体机化合并间质纤维化和小管萎缩之前开始。当这些特征越来越突出时,治疗的有效性就大为降低,且在一些人群中可能反而有害(如年龄大以及伴有感染的患者)。

糖皮质激素和环磷酰胺: 通常给予对于免疫复合物型和寡免疫型RPGN,在50%的患者中糖皮质激素(甲泼尼龙1g静脉使用每日1次,大于30分钟,连用3~5日,然后用泼尼松1mg/kg口服,每日1次)可以降低血肌酐水平或将进入透析的时间延缓3年以上。

环磷酰胺: 1.5~2mg/kg口服,每日1次,对ANCA阳性的患者特别有益;每月冲击的治疗方法比口服可以减少累积剂量而减少不良反应(如白细胞减少,感染),但其疗效尚不肯定。经典的治疗是使用泼尼松和环磷酰胺和血浆置换进行诱导,和维持期的治疗以减少新抗体的产生。特发型患者应用糖皮质激素及环磷酰胺治疗,但临床有效资料非常少。

血浆置换: (14日每天3~4-L血浆交换)被推荐为治疗抗GBM抗体的疾病。对免疫复合物和寡免疫ANCA相关RPGN有肺出血或严重肾功能障碍血肌酐>5.7mg/dl或透析依赖者考虑予血浆置换。大多认为血浆置换是有效的,因其可以快速清除游离抗体、完整的免疫复合物以及炎症介质(如纤维蛋白原、补体)。

淋巴细胞清除法,一种从循环中祛除外周淋巴细胞的技术,对寡免疫性RPGN可能有益,但需要进一步的研究证明。

肾移植: 对所有类型均有效,但疾病有可能在移植肾上复发;其危险性随时间而递减。在抗GBM抗体疾病中,需至少在移植前12个月检测不到抗GBM抗体。对寡免疫RPGN患者,应控制病情活动移植前至少6个月;ANCA滴度不需要被抑制。

> **关键点**
> - 考虑RPGN,如果患者有急性肾损伤、血尿和畸形红细胞或红细胞管型,特别是亚急性全身、非特异性的症状(如乏力,发热,食欲减退,关节痛,腹痛)
> - 行血清学检测以及早行肾组织活检
> - 开始治疗早期,用糖皮质激素,环磷酰胺和血浆置换
> - 疾病活动被控制后考虑肾移植

薄基底膜肾病
(良性家族性血尿)

薄基底膜肾病是一种肾小球基底膜弥漫性变薄的疾病,从正常厚度300~400nm减少到150~225nm。

薄基底膜病是一种肾炎综合征,为遗传性,通常为常染色体显性遗传。不是所有的遗传突变都已确定,但一些患有薄基底膜疾病的家族有Ⅳ型胶原α4基因突变。估计发病率为5%~9%。

症状及体征

尽管偶尔表现为轻度蛋白尿和大量血尿,大多数患者无症状,有时常规尿液检查发现镜下血尿。典型病例中肾功能正常,但少数患者可因为一些未知的原因发展为进展性肾衰竭。与IgA肾病相似的复发性侧腹痛较少。

诊断
■ 临床评估
■ 必要时肾活检

诊断依据于家族史和不伴有其他症状和病理改变的血尿,特别是当无症状的家庭成员也有血尿时。肾活检不是必需的但常常作为评价血尿的一部分。在早期,薄基底膜病与遗传性肾炎由于组织学相似,很难鉴别。

治疗
■ 对于频繁肉眼血尿、侧腹痛或蛋白尿,予ACE抑制剂或血管紧张素Ⅱ受体阻滞剂

长期预后较好,且在大多数的病例中不需要治疗。经常有大量血尿或侧腹疼痛或蛋白尿(如尿蛋白/肌酐比值>0.2)的患者可以从ACE抑制剂或血管紧张素Ⅱ受体拮抗剂中获益,因可以降低肾小球毛细血管内压。

肾病综合征概要

肾病综合征因肾小球疾病导致的尿中蛋白排泄>3g/d伴水肿和低白蛋白血症。在儿童中较为常见,有原发性和继发性因素。诊断依据于随机尿蛋白/肌酐比值或24小时尿蛋白的测定;病因诊断则要根据病史、体格检查、血清学检查以及肾活检。治疗和预后因不同的病因而异。

病因

肾病综合征可发生于任何年龄,但在儿童中最为常见(主要为微小病变),大多介于1岁半到4岁之间。先天性肾病综合征在出生的第一年出现。儿童时期(<8yr),男孩比女孩的发病率高,但到了老年阶段,则男性和女性的发病率相等。病因因年龄而有所不同(表245-1),可能为原发性或继发性(表245-4)。

最常见的原发性病因:
■ 微小病变肾病
■ 局灶节段性肾小球硬化
■ 膜性肾病

继发性病因: 仅仅发生于<10%的儿童期病例中,但却发生于>50%的成人病例中,最常见的是:
■ 糖尿病肾病
■ 子痫前期

4%的病例中,淀粉样变可能是尚未被认识的原因。

HIV相关性肾病是一种发生于艾滋病患者的局灶性节段性肾小球硬化。

病理生理

蛋白尿是由于毛细血管内皮细胞、肾小球基底膜(GBM)或足细胞的改变所产生的,在正常情况下这些结构根据蛋白的大小和电荷选择性地滤过血清蛋白。

在原发性和继发性肾小球疾病中这些结构损伤的发病

机制是未知的,但有证据提示作为对未确认的免疫原和细胞因子的应答,T 细胞上调了循环中的渗透性因素或下调了渗透性因素的抑制剂。其他可能因素包括肾小球裂孔膜蛋白遗传缺陷,补体激活导致肾小球上皮细胞损伤及肾小球基底膜和上皮细胞阴性蛋白的缺失。

肾病综合征并发症　导致尿液中大分子蛋白丢失,主要为白蛋白,但也有调理素、免疫球蛋白、促红细胞生成素、转铁蛋白、激素结合蛋白(包括甲状腺结合蛋白和维生素 D 结合蛋白)以及抗凝血酶Ⅲ。这些及其他蛋白质的丢失导致一系列并发症(表 245-5);其他生理因素也起作用。

表 245-5　肾病综合征并发症

并发症	加重因素
水肿(包括腹水和胸膜腔积液)	广义毛细血管渗漏,由于低蛋白血症降低胶体渗透压 可能肾脏钠潴留
感染(尤其蜂窝织炎,2%~6%患者有自发性细菌性腹膜炎)	不明确 可能调理素和免疫球蛋白的缺失
贫血	促红细胞素和转铁蛋白的缺失
甲状腺功能检查结果异常(以往甲状腺功能减退患者需增加甲状腺素替代治疗的剂量)	甲状腺结合球蛋白的缺失
高凝状态及血栓性栓塞症(尤其肾静脉血栓形成及肺栓塞,发生于超过5%儿童及40%的成人中)	抗凝血酶Ⅲ的缺失 肝脏凝血因子合成增加 血小板异常 血容量减少导致的高黏状态
儿童期营养不良(头发和指甲脆性增加、秃发症和生长发育障碍)	蛋白丢失 肝脏合成减少 肠系膜水肿引起的进食减少
高脂血症 成人冠状动脉疾病	肝脏脂蛋白合成增加 高脂血症伴动脉粥样硬化 高血压 高凝状态
成人高血压	肾脏钠潴留
骨病	使用糖皮质激素
慢性肾脏疾病	不明确 血容量不足,间质水肿,应用 NSAID
近端肾小管功能异常(获得性范可尼综合征),引起糖尿、氨基酸尿、钾缺失、磷酸盐尿、肾小管酸中毒、碳酸氢尿、高枸橼酸尿、和高尿酸尿	大量蛋白重吸收对近端肾小管细胞的毒性作用

症状及体征

主要的症状包括纳差、不适、高浓度蛋白导致的泡沫尿。体液潴留可引起
- 呼吸困难(胸水或喉头水肿)
- 关节痛(关节积液)
- 腹部疼痛(腹水或在儿童肠系膜水肿)

可出现相应的体征,包括外周水肿和腹水。水肿可掩盖肌肉松弛的体征且在指甲床上形成平行的白线(Muehrcke线)。

其他的症状和体征可归因于肾病综合征的许多并发症(表 245-5)。

诊断
- 随机尿蛋白/肌酐比≥3 或蛋白尿大于等于 3g/24 小时
- 当临床病因不明时,行血清学检查或肾脏活检

水肿和尿液检查发现有蛋白尿的患者应怀疑该诊断,经随机尿蛋白和肌酐水平,24 小时尿蛋白的测定证实。病因可由临床发现(如 SLE、子痫前期、癌症)提示;当病因不清时,建议进一步行血清学检验和肾活检。

尿检　若发现大量蛋白尿(24 小时尿中有 3g 的蛋白)则具有诊断性(正常<150mg/d)。以随机样本中尿蛋白/肌酐比值可以估计 24 小时尿中蛋白克数/$1.73m^2$ BSA(如随机尿液样本中 40mg/dl 的蛋白和 10mg/dl 的肌酐相当于 24 小时样本中 $4g/1.73m^2$)。

当肌酐排泄率极高(如运动训练过程中)或极低(如恶病质)时,采用随机尿蛋白/肌酐比值可靠性降低。然而多选用随机标本尿检而不是 24 小时样本,因随机标本更简便还不易出错(如依从性缺乏),在治疗过程中更方便的监测变化。

除了蛋白尿,**尿液检查**可显示管型(透明管型、颗粒管型、脂肪管型、蜡状管型、红细胞管型或上皮细胞管型)。脂肪尿、游离脂质或小管细胞内脂质(椭圆形脂肪体)、管型内脂质(脂肪管型)或游离脂滴,是肾小球疾病导致 NS 的主要表现。尿胆固醇可通过简单显微镜来监测,且在偏振光下证实为"Maltese 交叉";必须采用苏丹染色以显示甘油三酯。

肾病综合征的辅助检查 辅助检查帮助描述疾病的严重度和并发症。
- BUN 和肌酐水平因肾损伤的程度而不同
- 血清白蛋白通常<2.5g/dl
- 总胆固醇和甘油三酯水平明显增高

无需常规测定 α 和 γ-球蛋白、免疫球蛋白、激素结合蛋白、血浆铜蓝蛋白、转铁蛋白以及补体成分水平，这些蛋白水平是降低的。

继发性肾病综合征病因检查 明确继发性因素（表245-4）的检查因其作用有限且尚有争论。可根据临床表现进行检查，这些检验包括：
- 血糖或糖化血红蛋白（HbA_{1c}）
- 抗核抗体
- 乙型和丙型肝炎血清学试验
- 血浆或尿蛋白电泳
- 冷球蛋白类
- 类风湿因子
- 梅毒血清学检查（如快速血浆反应素）
- HIV 抗体检测
- 补体水平（CH50、C3、C4）

可能据此改变治疗方法或无需进行肾活检。如冷球蛋白的存在提示混合性冷球蛋白血症（如慢性炎症性疾病如SLE、干燥综合征或丙型肝炎病毒感染），而血清或尿蛋白电泳显示有单克隆蛋白则提示单克隆免疫球蛋白病（如多发性骨髓瘤），特别是在>50岁的有贫血患者中。

成人中，若需诊断特发性 NS 的潜在病因则需进行**肾活检**。儿童中特发性 NS 大多为微小病变肾病，且通常认为只有在糖皮质激素治疗不能改善患者症状时才需进行肾活检。特异性的活检发现在以下各个疾病中进行介绍。

预后

预后因病因而异。可自发性或通过治疗达到完全缓解。对糖皮质激素反应好的患者通常预后良好。

在所有的患者中，预后可因下列因素恶化：
- 感染
- 高血压
- 显著的氮质血症
- 血尿
- 脑、肺、外周或肾静脉的血栓形成

在局灶节段性肾小球硬化、IgA 肾病以及膜增生性肾小球肾炎（尤其是 2 型）的肾移植患者中复发率较高。

治疗
- 病因治疗
- 血管紧张素抑制剂
- 限制钠摄入
- 他汀类
- 过多的液体超负荷予利尿剂
- 少有，肾切除

肾病综合征病因治疗 针对根本病因的治疗可包括对感染（如葡萄球菌心内膜炎、疟疾、梅毒、血吸虫病）的及时治疗、过敏的脱敏疗法（如常青藤属毒药或橡木以及昆虫抗原的暴露）、停止使用药物（如金、青霉胺、NSAID）。这些方法在特定的情况下可以治疗 NS。

蛋白尿的治疗 可抑制血管紧张素（ACE 抑制剂或血管紧张素Ⅱ受体拮抗剂）以降低系统和肾小球囊压力及减少蛋白尿。这可能会在中度至重度肾功能不全的患者中引起或加重高钾血症。

限制蛋白摄入因缺少证据表明在疾病进展中的有效性而不再被推荐。

水肿的治疗 推荐限制钠的摄入（<2g，或<100mmol/d）以控制全身性水肿。

通常需要使用袢利尿剂以控制水肿，但可能会引起先前存在的肾功能不全以及低血容量、血黏度增高以及高凝状态的加重，但在限制钠摄入无效或有血管内容量过多证据的情况下则应使用。在严重的肾病综合征，静脉输注白蛋白接着袢利尿剂，也可以用以控制水肿。

血脂异常的治疗 血脂异常时有指征使用他汀类药物。限制饱和脂肪酸和胆固醇摄入有助于控制高脂血症。

高凝状态治疗 血栓形成时有指征可使用抗凝剂，但仅有少量资料支持其预防性使用。

感染危险的处理 若无禁忌，所有的患者必须接受肺炎链球菌疫苗接种。

肾病综合征的肾切除 罕见，严重的肾病综合征伴随持续的低蛋白血症应行双侧肾脏切除。在高危患者用线圈栓塞肾脏动脉也可取得同样效果，高危患者可以避免手术。需要时进行肾脏替代治疗。

> **关键点**
> - 肾病综合征在年轻儿童中最为常见，通常特发性，最常是微小病变
> - 在成人中，肾病综合征通常是继发的，最常见于糖尿病或子痫前期
> - 考虑患者为肾病综合征，尤其是年幼的孩子出现不明原因水肿或腹水
> - 通过检查随机蛋白/肌酐比值≥3 或尿蛋白≥3g/24小时，确认肾病综合征
> - 根据临床表现，选择性进行继发性原因和肾活检检查
> - 如突发性肾病综合征患儿糖皮质激素治疗后好转考虑微小病变
> - 治疗致病原因和血管紧张素抑制，钠的限制，利尿剂和/或他汀类药物

先天性肾病综合征

先天性和婴儿肾病综合征是指那些在生命的第一年出现表现。包括弥漫性系膜硬化和芬兰型肾病综合征。

肾病综合征儿童比成年人更普遍。

先天性和婴儿肾病综合征一般为肾小球滤过屏障出现罕见的遗传缺陷。症状是围绕蛋白尿，水肿和低蛋白血症。这些疾病最好检测基因突变，因为他们的表现和组织病理

不够特异。早期，积极治疗可以包括 ACE 抑制剂，血管紧张素Ⅱ受体阻断剂，NSAID（如吲哚美辛）控制蛋白尿；利尿剂，静脉白蛋白和液体限制治疗水肿；抗生素，抗凝和营养治疗。肾切除后的透析或肾移植，可能停止蛋白尿。

弥散性系膜硬化 该肾病综合征较少见。遗传可变。它是由 *PLCE1* 基因突变所致，编码磷脂酶 Cε。进展至终末期肾衰竭发生在 2 岁或 3 岁。

有严重蛋白尿的患者因为严重的低蛋白血症而需要切除双侧肾脏；需在疾病的早期开始透析治疗以改善营养不良以及缓和肾衰竭。这类疾病通常会在移植肾后复发。

芬兰型 NS 一种常染色体隐性遗传疾病，发生于 1/8 200 的芬兰新生儿中，是由 *NPHS1* 基因突变所引起的，该基因编码足细胞裂孔隔膜蛋白（nephrin）。

芬兰型 NS 进展迅速且通常在一年之内需要透析。大多数患者在一年内死亡，但少数患者维持营养支持治疗直到肾衰竭，随后进行透析或肾移植治疗。然而，该病可在肾移植后复发。

其他先天性肾病综合征 现在其他一些罕见的先天性肾病综合征的遗传特点已明确。这些疾病包括：

- 糖皮质激素抵抗性肾病综合征（编码 podocin 的 *NPHS2* 基因缺陷）
- 家族性局灶节段性肾小球硬化（缺陷 *ACTN 4* 基因，编码 α-肌动蛋白 4）
- 德尼-德拉什综合征（Denys-Drash syndrome），其特征是弥漫性肾小球系膜硬化，男性假两性畸形，和肾母细胞瘤（缺陷 *WT1* 基因）

糖尿病肾病

糖尿病肾病是由糖尿病代谢和血流动力学改变导致的肾小球硬化和纤维化。该疾病表现为缓慢进展的白蛋白尿伴有进行性恶化的高血压和肾功能不全。诊断依据病史、体格检查、尿液检查以及尿白蛋白/肌酐比值。治疗包括严格的血糖控制、ACE 抑制剂和/或血管紧张素Ⅱ受体拮抗剂的使用以及血压和血脂的控制。（糖尿病肾病，参见第 1120 页）

糖尿病肾病（DKD）是成人肾病综合征最常见的原因。也是美国终末期肾病最常见的病因，占达 80% 的病例。肾衰竭的发生率在 1 型糖尿病中约 40%。肾衰竭的患病率在 2 型糖尿病中大概为 20%～30%，但这一数字可能是低的。肾功能不全在某些族裔群体，如黑人，墨西哥裔美国人，波利尼西亚人和 Pima 印第安人特别常见。其他危险因素包括：

- 高血糖的持续时间和程度
- 高血压
- 血脂异常
- 吸烟
- 影响肾素-血管紧张素-醛固酮系统的一些基因多态性
- 糖尿病肾病家族史
- 遗传变异（肾小球数量减少）

2 型糖尿病在诊断前常有几年的潜伏期，因此在糖尿病确诊后，糖尿病肾病的出现常<10 年。

肾衰竭通常在肾病发病后≥10 年。

病理生理

病理变化开始于小血管病变。发病机制复杂，涉及糖基化蛋白、受激素影响的细胞因子的释放（如转化生长因子β）、系膜基质的沉积以及肾小球血流动力学的改变。高滤过，作为一种早期的功能异常，仅是肾衰竭进展的一种相对预测因子。

高血糖导致肾小球蛋白的糖基化，这可能是系膜细胞增殖和基质扩张以及血管内皮损伤的原因。肾小球基底膜增厚。

毛细血管间肾小球硬化的弥散性或结节性损伤具特征性。结节样肾小球硬化又称为 K-W 病变。出现入球和出球小动脉显著的透明样变和动脉硬化；可存在间质纤维化和小管萎缩。仅系膜基质扩张显现出与进展为终末期肾病相关联。

DKD 开始于肾小球高滤过（GFR 增加）；早期肾损伤以及轻度高血压时 GFR 正常，随时间推移而逐渐恶化。随后发生微量白蛋白尿，尿白蛋白排泄在 30～300mg/d 范围内。尿白蛋白在这一浓度范围内称为微量白蛋白尿，因为通过常规尿液检查被发现需要>300mg/d。微量白蛋白尿进展到大量白蛋白尿（尿蛋白>300mg/d）病程不一，通常数年。肾病综合征（蛋白尿≥3g/d）先于终末期肾脏病，平均 3～5 年，但这个时间也是变化不一。

通常与 DKD 加速肾功能的衰退发生一起出现的其他泌尿系统异常包括肾乳头坏死，Ⅳ型肾小管酸中毒，尿路感染。在糖尿病肾病患者，肾脏体积通常正常或稍大（长度>10～12cm）。

症状及体征

DKD 在早期阶段是无症状的。持续微量白蛋白尿是早期预警征象。在大多数未治疗的患者中，最后会进展为高血压和某些形式的坠积性水肿。

在晚期阶段，患者会比不伴有 DN 的患者更早（如伴有高 GFR）出现尿毒症的症状和体征（如恶心、呕吐、厌食症），这可能是由于糖尿病导致的终末期器官损伤（如神经病变）以及肾衰竭恶化症状的联合作用。

诊断

- 每年检测糖尿病患者随机尿白蛋白/肌酐比
- 尿液分析检测其他肾脏异常体征（如血尿、红细胞管型）

对有蛋白尿，尤其有糖尿病视网膜病变（提示小血管病变）或其他糖尿病肾病的危险因素的患者应疑诊该病。有下列表现者应考虑其他肾脏疾病：

- 糖尿病病史较短却有大量蛋白尿
- 糖尿病视网膜病变缺乏
- 快速发生的重度蛋白尿
- 肉眼血尿
- RBC 管型
- GFR 急剧下降
- 肾脏体积较小

蛋白尿 如果尿液检查中有蛋白尿的证据，微量白蛋白尿试验不是必需的,因为已经有提示糖尿病肾病的大量白蛋白尿存在。尿液检查没有蛋白尿的患者,需测定清晨第一次排尿的微量白蛋白与肌酐比值。如果在3~6个月内,至少2~3次测定中均存在不能用感染或运动解释的微量白蛋白与肌酐的比值≥0.03mg/mg 表明微量白蛋白尿。

一些专家推荐收集24小时尿液进行微量白蛋白尿的测定,但这种方法并不方便且许多患者对正确的收集尿液样本存在困难。因为肌肉重量减少可引起肌酐产生减少,在超过30%>65岁的患者中,随机白蛋白/肌酐比值高估24小时微量蛋白尿检查。不精确结果也可出现于肌肉发达或标本收集前进行剧烈运动的患者。

对大多数伴随蛋白尿的糖尿病患者,诊断是临床性的。肾活检可以确诊,但很少需要做。

筛查 在没有已知肾脏疾病的1型糖尿病患者中需在诊断后的开始5年内对微量白蛋白尿以及蛋白尿进行监测且在此后至少每年进行一次。

2型糖尿病患者需在诊断明确时即进行监测且在此之后每年进行一次。

预后

经过细致的治疗和监测的患者预后良好。但实际做到非常困难,大多数的患者逐渐丧失肾功能;即使是高血压前期(120~139/80~89mmHg)或一期高血压(140~159/90~99mmHg)的患者肾脏损害持续加重。全身性动脉粥样硬化性疾病(卒中、MI、外周动脉疾病)预示着死亡率的增加。

治疗

- 维持糖化血红蛋白(HbA_{1c})≤7.0
- 控制血压,开始应用血管紧张素抑制剂

血糖控制 首要处理是严格控制血糖维持糖化 HbA_{1c} ≤7.0;维持血糖正常可减少微量白蛋白尿,但一旦DKD确诊不能延缓疾病进展。

血压控制 血糖控制也必须同时进行 BP 的严格控制,达到<130/80mmHg,但也有一些专家建议<140/90mmHg。有人建议血压应110~120/65~80mmHg,尤其对蛋白分泌>1g/d 的患者;然而另外一些人认为血压<120/85mmHg 与心血管疾病高死亡率及心力衰竭有关。

血管紧张素抑制剂:是首选治疗。ACE 抑制剂或血管紧张素Ⅱ受体拮抗剂可作为降压药物的选择;可降低血压,减少蛋白尿以及延缓 DKD 的进展。ACE 抑制剂不太贵,但如果其引起持续的咳嗽,血管紧张素Ⅱ受体拮抗剂可替代 ACE 抑制剂。无论是否存在高血压,一旦检测出微量蛋白尿就应开始服用;一些专家推荐甚至在出现肾脏疾病的症状之前就应使用。

虽然血管紧张素拮抗剂可使患者达到目的血压水平,但大多数患者仍需要加用利尿剂。如果出现直立性低血压或血清肌酐水平升高大于30%,应减少药物剂量。

非二氢吡啶类钙通道阻滞剂(地尔硫䓬、维拉帕米):同样具有降血压和肾脏保护作用,且可作为高钾或有使用 ACE 抑制剂或血管紧张素Ⅱ受体拮抗剂禁忌证患者的替代治疗。

尽管二氢吡啶类钙 Ca 通道阻滞剂(如硝苯地平、非洛地平、氨氯地平)不降低蛋白尿,但能降压,与 ACEI 合用有心脏保护作用。ACE 抑制剂和非二氢吡啶类钙 Ca 通道阻滞剂联合使用具有较强的降蛋白尿以及肾脏保护作用,且限制 Na 钠摄入可以增加其降蛋白尿的作用。在服用 β 受体阻滞剂的患者中应谨慎使用非二氢吡啶类钙 Ca 通道阻滞剂,可能加重心动过缓。

血脂异常 血脂异常也应治疗。

他汀类药物:因为降低心血管死亡率和尿蛋白,应作为一线治疗 DKD 血脂异常。

其他治疗 膳食蛋白质限制:不同的结果。美国糖尿病协会推荐糖尿病伴明显肾脏病患者蛋白摄入为0.8~1.2g/d。不建议严格蛋白质限制。

补充维生素 D:通常予维生素 D_3。

碳酸氢钠:给予维持血清碳酸氢盐浓度>22meq/L,可能会减缓慢性肾脏疾病和代谢性酸中毒的进展。

水肿治疗包括如下:
- 限制饮食钠(如<2g/d)
- 液体限制
- 袢利尿剂,根据需要,小心调整剂量以避免低血容量

肾移植 伴或不伴同时或随后的胰腺移植是治疗 DKD 终末期肾病患者的一种方法。2型糖尿病接受肾移植患者的5年生存率接近60%,与之相比,依赖透析而不接受移植患者的5年生存率仅为2%(尽管这种数据可能存在显著的选择偏倚)。2年的肾移植物存活率>85%。

> **关键点**
> - 糖尿病肾病很常见,无症状至晚期,所有糖尿病患者应考虑
> - 定期尿检查筛查所有糖尿病患者,如没有蛋白尿,需测定清晨第一次排尿的微量白蛋白与肌酐比值
> - 严格控制血压,一般开始应用血管紧张素抑制剂
> - 控制血糖维持糖化 HbA_{1c} ≤7.0

局灶节段性肾小球硬化

局灶节段性肾小球硬化是一些但不是全部肾小球中散在的(节段性)系膜硬化,最终累积所有肾小球。大多为特发性的但也可继发于使用海洛因或其他药物、HIV 感染、肥胖、镰状细胞病、动脉粥样硬化栓塞症或肾单位的丧失(如反流性肾病,或肾脏次全切除术,或肾发育不良)。主要表现在青少年,也在年轻人和中年人中。患者有隐匿起病的蛋白尿,轻度血尿,高血压和氮质血症。诊断依据肾活检证实。治疗使用血管紧张素抑制剂,对特发性疾病,糖皮质激素以及有时细胞毒药物。

局灶节段性肾小球硬化(FSGS)现在是美国成年人中特发性(或原发性)NS 最常见的病因。在黑种人中尤其普遍。尽管通常是特发性的,FSGS 的发生也与其他因素有关(继发性 FSGS)包括药品[如海洛因,锂,干扰素 α,氨羟二磷酸二钠,环孢素,或 NSAID(引起止痛药性肾病)],动脉粥样硬化栓塞性疾病影响肾脏,肥胖,HIV 感染(参见第1877页),

引起肾单位缺失的疾病[如反流性肾病、肾脏次全切除术、肾脏发育不良（先天性肾单位减少症伴代偿肥大；肾发育不全伴肾单位减少）]。存在家族史。

在FSGS，电荷或孔径超滤屏障缺陷导致大分子蛋白（如免疫球蛋白）和白蛋白滤出，引起非选择性蛋白尿。肾脏体积将减小。

症状及体征

FSGS患者通常存在重度蛋白尿、高血压、肾功能不全、水肿。有时唯一体征是无症状非肾病范围蛋白尿。偶尔也会发现有镜下血尿。

诊断

■ 肾脏活检，可行免疫荧光染色及电镜观察

伴随肾病综合征，蛋白尿或无明显病因的肾功能不全的，尤其是有与FSGS相关的异常或滥用药物的患者应疑诊FSGS。

做尿液分析，测定BUN、血清肌酐、24小时尿蛋白。

诊断由肾活检证实，肾活检显示肾小球局灶性和节段性透明样变，通常免疫染色显示IgM和C3以结节性和粗颗粒的形式沉积。电镜下突发性病例显示弥散性足细胞足突消失但在继发性病例也显示局部性足突消失。可发生球性硬化，继发肾小球萎缩。如果取材没有取到局灶病变，肾活检可呈假阴性。

预后

预后差。<10%的患者自发缓解。>50%的患者在10年内将发生肾衰竭；尽管治疗20%的患者2年内发展为终末期肾病特别是有明显的小管间质纤维化者。该疾病在成人中比在儿童中发展更快。

节段性硬化存在于肾小球极，即小管起始处（尖端病变），预示对糖皮质激素治疗反应较好。另一种类型，表现为毛细血管壁皱缩或塌陷（塌陷性FSGS，典型见于毒品静脉滥用或HIV感染），提示病变更为严重且进展为肾衰竭的速度更快。妊娠可加重FSGS。

FSGS患者在肾移植后可能出现复发；有时在移植后的数小时内即出现蛋白尿。在FSGS导致的终末期肾病患者接受肾移植后，8%~30%出现FSGS复发而导致移植物失去功能；年幼儿童、非黑人、在疾病发生<3年内进展为肾衰竭、系膜增生、首次移植前的诊断为原发FSGS接受重复肾移植者等危险性更高。家族性FSGS移植后很少复发。

海洛因上瘾者所致FSGS的NS，如果在疾病的早期停止吸食海洛因则可达到完全缓解。

治疗

■ 血管紧张素抑制剂
■ 对特发性FSGS，用糖皮质激素，有时用细胞毒药物
■ 肾移植治疗终末期肾脏疾病患者

治疗通常不十分有效。若无血管性水肿或高钾血症等禁忌证，FSGS患者应使用血管紧张素抑制剂（ACE抑制剂或血管紧张素Ⅱ受体拮抗剂）治疗。伴随肾病综合征的患者应使用他汀类药物治疗。

当特发性FSGS患者蛋白尿水平达到肾病范围或出现肾功能不全，特别是肾脏病理显示尖端病变，则有指征使用免疫抑制剂治疗。反之，继发性FSGS、塌陷型FSGS或肾活检显示晚期小管间质纤维化一般不予免疫抑制，因为往往治疗无反应，应治疗原发病。

免疫抑制剂治疗　FSGS患者推荐使用糖皮质激素（如泼尼松1mg/kg口服，每日1次或2mg/kg隔天口服）至少2个月，一些专家则推荐持续长达9个月。据报道延长治疗的应答率为30%~50%，取决于不同的组织病理分类。蛋白尿缓解2周后，糖皮质激素应缓慢逐渐减量≥2个月。继发性和家族性、塌陷型和晚期小管间质纤维化病例大多是糖皮质激素抵抗。

激素治疗如果仅有轻微的改善或发生复发，则可使用环孢素（1.5~2mg/kg口服，每日2次，持续6个月）或霉酚酸酯（患者体表面积>1.25m²，750~1 000mg口服，每日2次，持续6个月或600mg/m² BSA~1 000mg，每日2次）以诱导缓解。

对大剂量糖皮质激素有禁忌证的患者（如糖尿病、骨质疏松症），可应用环孢素联合小剂量糖皮质激素（泼尼松0.15mg/kg口服，每日1次）治疗。

也可选择血浆置换联合他克莫司免疫抑制治疗。

> **关键点**
>
> ■ 伴随肾病综合征，蛋白尿或无明显病因的肾功能不全的，尤其是有与FSGS相关的异常或滥用药物的患者应疑诊FSGS
> ■ 肾脏活检，免疫荧光染色及电镜观察确诊
> ■ 特发性、蛋白尿达到肾病范围或肾功能恶化FSGS，考虑用糖皮质激素，并可予环孢素或霉酚酸酯治疗

HIV相关肾病

HIV相关肾病临床表现与局灶节段性肾小球硬化相似，肾活检以塌陷性肾小球病（局灶节段性肾小球硬化的一个亚型）为特征。

HIV-相关肾病（HIVAN），一种肾病综合征类型，在注射毒品的黑人HIV患者、对抗反转录病毒治疗依从性差者中常见。可能由HIV感染肾脏细胞引起。

许多临床表现与FSGS相似，但高血压少见，肾脏体积保持增大。

许多患者在1~4个月内快速进展至终末期肾病。

诊断

■ 肾脏组织活检

AIDS或有AIDS症状的患者，伴随肾病综合征或肾病，可疑诊HIVAN。HIVAN需与其他在HIV感染患者中发病率较高且引起肾脏病变的疾病鉴别，如血栓性微血管病（溶血性尿毒症综合征和血栓性血小板减少性紫癜），免疫复合物介导的肾小球肾炎，药物诱导性间质性肾炎（印地那韦和利托那韦）和横纹肌溶解（他汀类药物引起）。

若进行超声，结果显示肾脏体积增大及高回声。

行**肾活检**。光镜下显示毛细血管不同程度的塌陷（塌陷性肾小球疾病）以及系膜基质不同程度增生。肾小管细

胞表现出明显的退行性变化和肾小管萎缩或小细胞扩张。间质免疫细胞浸润,纤维化和水肿常见。小管网状包裹,类似于在 SLE 内皮细胞中发现,但现在用更有效的 HIV 治疗后罕见。

血压正常且持续性扩大的肾脏可以作为 HIVAN 和 FSGS 之间的鉴别要点。

治疗

- 同时应用高效抗反转录病毒治疗(HAART)和 ACEI

HIV 感染的控制可改善肾脏损伤;事实上 HAART 治疗良好控制的 HIV 感染患者 HIVAN 非常罕见。ACE 抑制剂可能会有一些益处。糖皮质激素的作用尚不确切。通常需要透析治疗。在一些中心,肾移植效果较好。

膜性肾病
(膜性肾小球肾炎)

膜性肾病是指免疫复合物在肾小球基底膜(GBM)沉积并伴随有 GBM 的增厚。尽管继发性病因包括药物、感染、自身免疫性疾病以及癌症,但病因通常是未知的。症状和体征包括隐匿出现的水肿、重度蛋白尿、良性尿沉渣物、正常肾功能以及血压正常/升高。诊断需进行肾活检。自发缓解常见。治疗具有病情进展高危风险的患者,通常需要使用糖皮质激素和环磷酰胺或苯丁酸氮芥。

在肾小球足细胞的 M 型磷脂酶 A2 受体(PLA2R)已被确定为沉积免疫复合物的主要靶抗原。

膜性肾病(MN)大多好发于成年人,是肾病综合征的常见病因。

病因

MN 通常是特发性的,但也可由下列因素引起:

- 药物(如金、青霉胺、NSAID)
- 感染(如乙型或丙型肝炎病毒感染、梅毒、HIV 感染)
- 自身免疫性疾病(如 SLE)
- 甲状腺炎
- 癌症
- 寄生虫疾病(如疟疾、血吸虫病、利什曼病)

依患者的不同年龄,4%~20% 的患者患有癌症,包括肺、结肠、胃、乳腺或肾脏的实体癌,霍奇金或非霍奇金淋巴瘤,慢性淋巴细胞白血病以及黑色素瘤。

MN 在儿童中发生较少,其发生通常与乙型肝炎病毒感染或 SLE 有关。

肾静脉血栓形在 MN 中常见,通常无症状,但可能有腰痛,血尿和高血压表现。可进展至肺栓塞。

症状及体征

典型的患者存在水肿和肾病性蛋白尿以及偶尔发生的镜下血尿和高血压。最初可能存在引起 MN 原发病(如肿瘤)的症状和体征。

诊断

- 肾脏组织活检
- 继发病因的评估

对出现肾病综合征,尤其是具有引起 MN 的潜在病因的患者,可提示诊断。通过活检明确诊断。

80% 的蛋白尿在肾病范围。进行有关明确肾病综合征的实验室检测。肾小球滤过率正常或降低。

免疫复合物在电子显微镜下为致密沉积物(图 245-1)。早期出现上皮下致密物沉积,沉积物之间有致密层钉突。随后沉积物在 GBM 出现明显增厚。弥漫性,沿 GBM 颗粒样 IgG 沉积出现,没有细胞增殖,渗出或坏死。

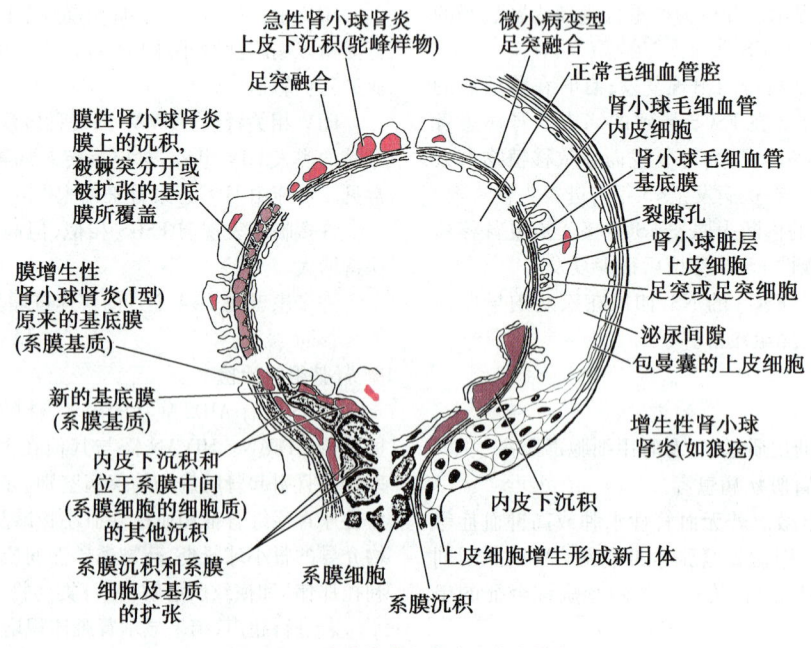

图 245-1 免疫性肾小球疾病的电镜表现

病因诊断 需对诊断 MN 的患者进行以下评估：
- 需对患者进行隐匿癌症的检查，特别是在体重减轻，有不可解释的贫血或隐血阳性或者是老年患者中
- 需考虑药物诱发的 MN
- 乙型或丙型肝炎病毒血清学检查
- 抗核抗体检测

对隐匿性肿瘤应进行适合年龄的筛选，如对年龄>50 岁或有其他症状或危险因素的患者进行结肠镜检查，年龄>40 岁女性进行乳房 X 线检查，年龄>50（黑人>40 岁）的男性进行前列腺特异抗原的检测，对有肺癌危险的患者行胸部平片或 CT 检查。

预后

约有 25% 的患者可有自发缓解，25% 演变为持续性非肾病性蛋白尿，25% 进展为持续性 NS，以及 25% 发展为终末期肾病。存在非肾病性蛋白尿的女性、儿童和年轻人以及诊断后 3 年内肾功能持续正常的患者疾病进展的可能性较小。伴有肾病性蛋白尿，无症状或有可用利尿剂控制的水肿患者，>50% 可在 3~4 年内部分或完全缓解。

进展至肾衰的危险 在下列患者中最高：
- 年龄>50 岁且蛋白尿≥8g/d 的男性患者
- 就诊或诊断时出现血清肌酐升高
- 活检证实大量间质炎症

治疗
- 继发性病因和肾病综合征根据指针进行治疗
- 对有进展危险性的患者进行免疫抑制治疗
- 肾移植治疗终末期肾脏疾病患者

主要是针对病因的治疗。在特发性 MN 的患者中，非肾病性蛋白尿的无症状患者不需要治疗；然而，必须对肾功能进行定期性监测（如当明显稳定后可一年两次）。

伴有肾病性蛋白尿，无症状或有可用利尿剂控制的水肿患者，应对肾病综合征进行治疗。

对有高血压的患者应给予 ACE 抑制剂或血管紧张素 II 受体拮抗剂，这些药物也可通过减少蛋白尿有利于无高血压的患者。

免疫抑制剂治疗 仅在有症状的特发性 NS 患者以及大多数具有疾病进展危险因素的患者中需考虑使用免疫抑制剂。然而，没有强有力的证据表明肾病综合征成年患者可从免疫抑制治疗长期受益。老年人和慢性病患者予免疫抑制后感染并发症的风险更大。

没有共识治疗方案，但历史上，一个常用的方案包括糖皮质激素，加苯丁酸氮芥。然而该方案目前不常用。许多专家建议联合应用环磷酰胺和糖皮质激素，因为它们较安全。

对于不能耐受细胞毒药物或治疗无反应的患者，给予环孢素 4~6mg/kg 口服，每日 1 次，持续 4 个月或利昔单抗 375mg/m² 静脉注射一次/wk 持续 4 周可能有益。

未经证实的长期疗效包括静脉注射免疫球蛋白和 NSAID。

肾移植是治疗终末期肾病患者的一种方法。MN 复发的患者约 10%，其中移植物失功达 50%。

> **关键点**
> - 虽然 MN 通常是特发性，患者有可治疗的相关疾病，如癌症，自身免疫性疾病，或感染
> - 起始表现为典型的肾病综合征（水肿、肾病性蛋白尿及偶尔发生的镜下血尿和高血压）
> - 肾活检确认诊断，并考虑相关的疾病和原因
> - 血管紧张素抑制剂治疗肾病综合征和高血压
> - 仅在特发性 NS 具有疾病进展危险因素的患者中考虑使用免疫抑制剂

更多信息

Cochrane Review: Immunosuppressive treatment for idiopathic membranous nephropathy in adults with nephrotic syndrome

微小病变肾病

（脂性肾病；无病变性疾病）

微小病变肾病（MCD）会引起突然发生的水肿和大量蛋白尿，儿童中多见。肾功能一般正常。主要根据临床发现或依据肾活检诊断。预后良好。治疗为糖皮质激素，或在对糖皮质激素无反应的患者中，可使用环磷酰胺或环孢素。

微小病变（MCD）是 4~8 岁儿童中（80%~90% 的儿童 NS）最常见的病因，但在成人中（10%~20% 的成人 NS）也有发生。尽管少数病例可继发于药物使用（特别是 NSAID）和血液学恶性肿瘤（特别是霍奇金淋巴瘤），病因通常大多是未知的。

症状及体征

MCD 导致的 NS 不伴有高血压或氮质血症；约 20% 的患者会有镜下血尿，主要在成人。继发性病例以及在>60 岁的患者中会出现氮质血症。MCD 患者尿中白蛋白丢失比大分子蛋白更多，可能是因为 MCD 导致的是肾小球毛细血管壁电荷屏障，累及白蛋白的选择性。

诊断
- 对于特发性肾病综合征成人患者，进行肾活检

在儿童：
- 突然发生的无法解释的肾病性蛋白尿，主要是白蛋白
- 正常肾脏功能
- 非肾炎性尿沉渣
- 非典型患者进行肾活检

对于非典型病例和成人需进行活检。电镜下显示上皮足细胞水肿并伴有弥散性肿胀，足突消失（图 245-1）。免疫荧光染色未见补体和免疫球蛋白沉积。尽管在没有蛋白尿的情况下可未观察到足突消失，而正常足突也可发生重度蛋白尿。

治疗
- 皮质激素
- 有时需环磷酰胺或环孢素

皮质激素 40%的患者可自发缓解,但大多数的患者仍需给予糖皮质激素治疗。80%~90%的患者对最初的糖皮质激素治疗有反应(儿童泼尼松 60mg/m² 口服;每日 1 次,维持 4~6 周,成人泼尼松 1~1.5mg/kg 口服,每日 1 次,维持 6~8 周),但对治疗有反应者中 40%~73% 会复发。治疗有反应者(即蛋白尿消失或水肿出现利尿)需继续以泼尼松治疗 2 周后改为维持性治疗剂量以减小毒性(儿童 2~3mg/kg,隔天服用,维持 4~6 周,成人维持 8~12 周,随后 4 个月内逐渐撤停)。较长时间的初始治疗及泼尼松缓慢撤药可减少复发率。糖皮质激素无效者可能因为存在局灶性硬化,由于取样误差在活检时未发现。

应用糖皮质激素治疗的患者,>80%可获完全缓解,治疗常需持续 1~2 年。然而一多半会复发,需要相同或不同的治疗方法。

口服细胞毒药物 糖皮质激素无效(儿童中<5%,成人中>10%),经常复发以及糖皮质激素依赖的患者,口服细胞毒性药物(通常是环磷酰胺 2~3mg/kg,每日 1 次,持续 12 周或苯丁酸氮芥 0.15mg/kg,每日 1 次,持续 8 周)可获得延长缓解。然而,这些药物可诱发性腺抑制(最严重是在青春期前),出血性膀胱炎、致突变可能、骨髓抑制以及淋巴细胞功能的抑制。应经常行全血细胞计数以确定用药剂量,出血性膀胱炎可通过尿液检查发现。成人,特别是高龄或高血压患者,更易发生细胞毒性药物的不良反应。另一种方法是环孢素 3mg/kg 口服,每日 2 次,并调整全血谷浓度为 50~150μg/L(40~125nmol/L)。

环孢素治疗有效的患者在停用药物后通常会复发。

其他治疗 许多对这些治疗无反应的患者,对其他治疗有效包括 ACE 抑制剂、硫鸟嘌呤、左旋咪唑、硫唑嘌呤和麦考酚酸酯;<5%进展到肾衰竭。

> **关键点**
> - MCD 占小儿肾病综合征大多数,通常是自发性的
> - 突然起病的肾病范围的蛋白尿,肾功能正常和非肾炎尿沉渣的儿童应怀疑 MCD
> - 在成人和儿童不典型病例肾穿刺活检明确诊断
> - 一般予糖皮质激素治疗

纤维状免疫触须样肾小球疾病

纤维状免疫触须样肾小球疾病较少见,定义为病理上肾脏系膜区和基底膜上非淀粉样微纤维或微管结构有规律地沉积。

许多专家认为纤维丝样和免疫触须样肾小球疾病是相关的疾病。肾活检中占 0.6%,在男性和女性中的发生率相同,且在≥10 岁的患者中已有描述。诊断的平均年龄是 45 岁。尽管有免疫球蛋白沉积,特别是 IgGκ 和 λ 轻链以及补体(C3)的沉积,提示存在免疫系统功能不全,但发病机制仍不清楚。患者可伴随有肿瘤、副蛋白血症、冷球蛋白血症、浆细胞病、丙型肝炎病毒感染或 SLE,或者患者本身可能有原发性肾病而无全身性疾病的证据。

所有患者都有蛋白尿,>60%为肾病性蛋白尿。约 60% 的患者存在镜下血尿;70%存在高血压。大概>50%的患者就诊时存在肾功能不全。

诊断
- 肾脏组织活检

实验室数据可提示诊断,但确诊仍需肾活检。如果存在肾病综合征,实施和其他肾病综合征患者同样的检查。

通常尿液检查显示混合性肾炎综合征和肾综合征表现。血清 C3 和 C4 有时降低。

活检组织在光镜下显示系膜扩张伴无形嗜酸性物质沉积以及轻度的系膜细胞增多。光镜下也存在许多其他改变(如新月体形成、膜增生性形态)。刚果红染色中淀粉样蛋白阴性。免疫染色显示沉积区域有 IgG 和 C3,有时可见 κ 和 λ 轻链。电镜显示细胞外、伸长的、不分支的微纤维或微管组成的小球内沉积物。微纤维和微管的直径变化从 20~30nm 以上不等。在免疫触须样肾小球肾炎,微纤维和微管的直径变化从 30~50nm 以上不等。与此相反,在淀粉样变性,纤丝是 8~12nm。

一些专家根据沉积物中微管(与更小的微纤维对立)结构的表现来区别免疫多聚体及微纤维肾小球疾病;其他专家根据是否存在系统性疾病进行区别。例如淋巴增生性障碍,单克隆丙种球蛋白病,冷球蛋白血症,或 SLE 可能考虑免疫触须样肾小球肾炎。

预后

伴有肾功能不全的病变通常进展缓慢,50%的患者在 2~4 年内进展为终末期肾病。高血压、肾病性蛋白尿以及存在肾功能不全的临床表现则预示着肾功能快速下降。

治疗
- 依据缺乏,治疗方法的选择包括 ACE 抑制剂、血管紧张素 II 受体拮抗剂、糖皮质激素、免疫抑制剂

虽然 ACE 抑制剂和血管紧张素 II 受体阻断剂可减少蛋白尿,但是尚缺乏支持证据。免疫抑制剂依据有限的证据,但不是核心治疗;当血清补体降低时,糖皮质激素更为有效。这种疾病移植后可复发。

膜增生性肾小球肾炎

(系膜毛细血管性肾小球肾炎;分叶样肾小球肾炎)

膜增生性肾小球肾炎是一组混合有肾炎性和肾病性特征以及镜下表现的异质性疾病。多数影响儿童。病因是特发性或继发于全身性疾病的免疫复合物沉积。诊断需做肾活检。预后一般较差。治疗予糖皮质激素和抗血小板药物。

膜增生性肾炎是一组由免疫介导、在光镜下肾小球基底膜(GBM)增厚和增生性改变为组织学特征的一组疾病。有 3 种类型,每一种可有原发(特发性)或继发性原因。原发性疾病影响 8~30 岁之间的儿童和年轻人,占儿童 NS 的 10%,而继发性更趋向于影响>30 岁的成年人。男性和女性同样受到影响。某些家族性病例报告表明遗传因素在至少一些情况下发挥作用。许多因素可导致低补体血症。

膜增生性肾小球肾炎 I 型 I 型(系膜增生伴免疫沉

积)占80%~85%的病例。特发型少见。Ⅰ型最常见继发于下列疾病：

- 全身性免疫复合物性疾病(如SLE、混合性冷球蛋白血症、干燥综合征)
- 慢性感染(如细菌性心内膜炎、HIV、乙型和丙型肝炎、内脏脓肿、脑室与心房分流感染)
- 恶性肿瘤(如慢性淋巴细胞白血病、淋巴瘤、黑色素瘤)
- 其他疾病(如不完全性脂肪营养障碍、C2或C3缺乏、结节病、血栓性微血管病)

膜增生性肾小球肾炎Ⅱ型 Ⅱ型(与Ⅰ型相似，但系膜增生较少并伴有GBM致密物沉积)占15%~20%病例。可能是一种IgG自身抗体(C3肾炎因子)与C3转化酶结合的自身免疫性疾病，表现为对C3灭活产生抵抗;免疫荧光染色显示C3在系膜和致密沉积物周围分布。

膜增生性肾小球肾炎Ⅲ型 认为是一种与Ⅰ型相似的疾病，占很少比例。病因未知但可能与免疫复合物(IgG、C3)沉积有关。在70%的患者中可发现一种针对补体末端成分的IgG自身抗体。上皮下沉积物可局灶性侵犯GBM。

症状及体征

60%~80%病例的症状和体征为肾病综合征。肾炎综合征(急性肾小球肾炎)的症状和体征在15%~20%的Ⅰ型和Ⅲ型以及高比例的Ⅱ型疾病患者中。诊断时，30%的患者有高血压，20%有肾功能不全;高血压通常在GFR下降之前就有发生。

Ⅱ型疾病患者视觉异常发生较高(基底层玻璃疣，弥散性视网膜色素改变，盘样视网膜分离，脉络膜新生血管形成)，最终会损伤视力。

诊断

- 肾脏组织活检
- 血清补体系列
- 血清学检查

诊断由肾活检证实。免疫复合物沉积部位可以帮助类型之间区分;通常Ⅰ型位于内皮下和系膜中，Ⅱ型在基底膜内，Ⅲ型在上皮下。其他检查也做。

膜增生性GN中**血清补体系列**的异常率较其他肾小球疾病高，且为诊断提供了支持性证据(表245-6)。C3水平常降低。在Ⅰ型疾病，经典补体途径被激活，C3和C4减少。诊断时C3降低较C4多，随访过程中继续降低，但最终会恢复正常。在Ⅱ型疾病中，替代补体途径激活，C3降低比Ⅰ型更严重，而C4水平正常。疾病Ⅲ型中C3降低但C4正常。在80%的Ⅱ型以及一些Ⅰ型患者中可以检测到C3肾炎因子。在20%的Ⅰ型，极少的Ⅱ型以及70%的Ⅲ型患者中可以检测到补体末端肾炎因子。

表245-6 膜增生性肾小球肾炎的血清补体系列

型别	补体系列	备注
Ⅰ型	经典补体途径激活	疾病Ⅰ型中，诊断时C3降低较C4多，随访过程中继续降低，但最终恢复正常
	C3:减少	C3肾炎因子可以在一些患者中被检测到
	C4:减少	终端补体肾炎因子可以在20%的患者体内检测到
Ⅱ型	替代补体途径激活	C3肾炎因子可以在80%的患者体内检测到
	C3降低更常见也更为严重	终端补体肾炎因子很少能够被检测到
	C4:正常	
Ⅲ型	C3:减少	终端补体肾炎因子可以在70%的患者被检测到
	C4:正常	

Ⅰ型疾病需进行**血清学试验**(如对于SLE、乙型和丙型肝炎以及冷球蛋白血症)以保证检出继发病因。

CBC检测，可有正常细胞正常色素性贫血，与肾功能不全的分期不成比例(可能是因为溶血)，以及血小板消耗引起的血小板减少症。

预后

如果引起继发性膜增生性肾炎的原因可治愈则预后良好。特发性Ⅰ型膜增殖性肾小球肾炎进展缓慢;Ⅱ型多进展迅速。一般而言，长期预后较差。50%的患者在10年内，90%的患者在20年内发展为终末期肾病。<5%的Ⅱ型患者可自发缓解。30%Ⅰ型，90%的Ⅱ型膜增生性GN的肾移植患者会复发，尽管复发较高但移植肾失功少见。出现肾病性蛋白尿则预后较差。

治疗

- 出现肾病性蛋白尿的儿童应用糖皮质激素
- 在成人可给予双嘧达莫和阿司匹林
- 肾移植治疗终末期肾脏疾病患者

如果可能则治疗基础性疾病。故在非肾病性蛋白尿的患者中可不采用特异性的治疗。

在肾病儿童中，需给予糖皮质激素[泼尼松2.5mg/kg口服，每日1次，隔天服用(最大剂量80mg)]，维持一年，随后逐渐减量至维持剂量20mg，隔天服用，维持3~10年，可维持肾功能的稳定。然而，糖皮质激素治疗会延缓生长并导致高血压。

在成人中，双嘧达莫225mg口服，每日1次和阿司匹林975mg口服，每日1次维持1年，可在3~5年内保持肾功能稳定，但10年后的效果与安慰剂相比无差异。抗血小板治疗效果不一。

替代疗法有时可用来替代常规疗法(如皮质固醇激素可恶化潜在的丙型肝炎)。替代疗法包括α-干扰素2A与

2B(若肌酐清除率>50ml/min,则需附加病毒唑)治疗丙型肝炎病毒相关性疾病,以及血浆置换联合糖皮质激素治疗伴发的严重冷球蛋白血症或急进性肾小球肾炎。ACE 抑制剂可减少蛋白尿并有助控制血压。

> **关键点**
> - 膜增生性肾炎是一组具有一些共同的组织学特征的免疫介导病症
> - 患者大多表现肾病综合征,但也可以肾炎综合征呈现
> - 确诊依靠肾活检,并进行血清补体系列和血清学试验
> - 儿童肾病综合征范围蛋白尿予糖皮质激素

狼疮性肾炎

狼疮性肾炎是系统性红斑狼疮(SLE)引起。临床表现包括血尿、肾病性蛋白尿以及疾病进展阶段出现的氮质症。诊断依据肾活检。治疗是针对原发病,通常包括糖皮质激素、细胞毒性药物以及其他免疫抑制剂。

约 50% 的 SLE 患者诊断为狼疮性肾炎(参见第 235 页),通常在 SLE 诊断的 1 年内出现。有部分患者疑诊 SLE 而没有肾病临床证据经肾活检证实有肾小球肾炎改变,故总发病率可能>90%。

病理生理

病理生理包括免疫复合物沉积肾小球致肾炎进展。免疫复合物包括:
- 核抗原(尤其是 DNA)
- 高亲和力的补体固定的 IgG 抗核抗体
- 抗 DNA 抗体

内皮下、基底膜膜内、上皮下、或系膜区多部位沉积的特点。免疫复合物沉积的区域,免疫荧光染色显示不同程度的补体、IgG、IgA 和 IgM 阳性。上皮细胞增生可形成新月体。

狼疮肾炎的分型依据组织学发现(表 245-7)。

表 245-7 狼疮性肾炎的分类

分类	描述	组织学表现	临床表现	肾脏预后
I	微小病变型	正常(免疫荧光和电镜检查可有免疫复合物)	没有	好
II	系膜增生	仅系膜区免疫复合物和系膜细胞增生	镜下血尿,蛋白尿,或均有	好
III	局灶性增生型	<50%肾小球中呈节段性分布的毛细血管内和毛细血管外细胞性增生和炎症	常见血尿和蛋白尿 有时可见高血压,肾病综合征,血清肌酐升高	不确定
IV	弥散增生型†	>50%肾小球中呈毛细血管内和毛细血管外细胞性增生和炎症	常见血尿和蛋白尿 高血压,肾病综合征,血清肌酐升高多见	不确定
V	膜型	肾小球基底膜增厚伴上皮下和基底膜内免疫复合物沉积	常见肾病综合征 有时镜下血尿或高血压 血清肌酐常正常或轻度升高	较差
VI	硬化型	>90%的肾小球毛细血管发生硬化	尿沉渣较轻,终末期肾疾病或血清肌酐缓慢升高	差

* 应用光学显微镜。
† 常见类型。

抗磷脂综合征肾病(APLS) 该疾病可独立发生或与超过 1/3 的狼疮患者并存。该综合征在 30%~50% 患者没有其他自身免疫过程。在抗磷脂抗体综合征中,循环狼疮样抗凝物质引起微血栓、内皮损伤和皮质缺血性萎缩。与单独的狼疮性肾炎相比,抗磷脂综合征肾病增加了患者患高血压和肾功能不全或衰竭的危险。

症状及体征

最突出的是 SLE 的症状和体征,合并存在肾病的患者可有水肿、泡沫尿、高血压,或同时存在。

诊断

- 尿液分析和血清肌酐(所有 SLE 患者)
- 肾脏组织活检

所有 SLE 患者应怀疑狼疮肾炎,特别是有蛋白尿,镜下血尿,红细胞管型,或高血压者。对出现提示 SLE 的临床表现,伴有无法解释的高血压,血清肌酐水平升高,尿检异常的患者也应疑诊该病。

进行**尿检**和血清肌酐测定。

若有一项异常,则应进行**肾活检**证实诊断并进行组织学分类。肾活检组织病理分型有助于判断预后和指导治疗。

一些组织学亚型与其他肾小球肾病相似;例如膜性和弥漫性增生性狼疮性肾炎分别与特发性膜性肾小球肾炎以及 I 型膜增生性肾小球肾炎在组织学上相似。实质上这些类型之间是有重叠的,也可能从一型进展到另一型。

应定期监测肾功能和 SLE 的活动性。血肌酐水平的升高反映出肾功能的恶化,而血清补体水平的降低或抗 DNA 抗体滴度的升高则提示疾病活动性增加。

预后

肾炎类型影响肾的预后(表 245-7),和其他肾组织学特征一样,肾脏病理评分包括慢性指数和半定量活动分数。

黑人狼疮肾炎进展至终末期肾病的风险高。

狼疮性肾炎患者存在患癌的高风险,以 B 细胞淋巴瘤为主。而由于常见血管炎、高血压、异常血脂、使用激素,发生动脉粥样硬化的并发症(如冠心病,缺血性卒中)的风险

也很高。

治疗

- 血管紧张素抑制控制高血压或蛋白尿
- 活动性、可逆患者应用环磷酰胺和激素
- 肾移植治疗终末期肾脏疾病

血管紧张素抑制：血管紧张素转化酶抑制剂或血管紧张素Ⅱ受体阻滞剂，可用于即使是轻度高血压（如血压>130/80mmHg）或蛋白尿患者。同时应积极治疗异常脂血症和动脉粥样硬化的危险因素。

免疫抑制治疗 考虑到药物毒性，适用于以下特点的患者：

- 疾病活动
- 预后较差
- 有可逆的可能性

评估疾病的活动性依据活动评分以及临床诊断标准（如尿沉渣、尿蛋白增多、血清肌酐升高）。

活动性评分：描述炎症的程度。评分是基于细胞的增殖，纤维素样坏死，细胞新月体，透明血栓，wire loop病变，肾小球白细胞浸润，和间质单核细胞浸润。活动性评分与疾病进展的相关性较小，而是用于活动性肾炎的评估。

慢性指数：描述瘢痕的程度。基于肾小球硬化，纤维新月体，肾小管萎缩，间质纤维化的存在。该慢性指数预示着狼疮性肾炎到肾衰竭的进展。轻至中度的慢性指数表明疾病至少部分可逆，而指数较高可能提示疾病的不可逆性。

许多专家认为，慢性指数为轻度到中度的患者因其相比较重度的患者尚有可逆性，应该予以更积极的治疗。进展性和可逆性狼疮肾炎通常是Ⅲ型或Ⅳ型，而是否应积极治疗Ⅴ型狼疮肾炎目前尚不明确。

对增殖性狼疮肾炎治疗通常需联合细胞毒药物和糖皮质激素，有时其他免疫抑制剂。

诱导治疗：方案包括环磷酰胺，通常静脉推注给药（每月给药至6个月），起始剂量$0.75g/m^2$溶于生理盐水30~60分钟，如果白细胞数>3 000/μl，剂量增加至最大$1g/m^2$。口服或静脉水化可以快速增加尿流量以减少环磷酰胺的膀胱毒性，如同美司钠（表33-2，参见第238页）。

另一种诱导方案采用霉酚酸酯3g/d的目标剂量。开始泼尼松60~80mg口服，每日1次，根据治疗反应，逐渐减量至20~25mg口服，隔日1次，维持6~12个月。泼尼松的剂量由肾外的临床表现以及复发的次数决定。复发通常予增加泼尼松剂量治疗。这两种诱导方案同样有效，尽管全身毒性霉酚酸酯可能比环磷酰胺低。

许多专家正在予更多方案取代有毒环磷酰胺维持治疗方案（诱导后6或7每月静脉注射环磷酰胺的剂量），使用霉酚酸酯500mg~1g口服，每日2次，或作为第二选择，硫唑嘌呤2mg/kg口服，每日1次（最大150~200mg/d）。苯丁酸氮芥，环孢素，他克莫司也被使用，但相对的疗效都不清楚。低剂量的泼尼松需持续使用（0.05~0.20mg/kg，每日1次），根据疾病的活动性调整减量。维持性治疗的持续时间至少为1年。

其他治疗 理论上抗凝治疗对抗磷脂综合征肾病的患者有益，但这种治疗的价值至今尚不确定。

狼疮肾终末期肾病也可行肾移植。疾病复发不常见（<5%），但在黑人，女性，和年轻的患者风险增加。

> **关键点**
>
> - 有肾炎临床表现的虽然只有50%，在SLE患者大概>90%有肾脏累及
> - 所有的狼疮患者行尿液分析和血清肌酐测定，如果有不能解释的异常需做肾活检
> - 开始血管紧张素抑制，即使轻度高血压患者，积极治疗动脉粥样硬化的危险因素
> - 对急性、潜在可逆性肾炎，用皮质激素加环磷酰胺和/或霉酚酸酯治疗

246. 小管间质疾病

小管间质疾病是一类与小管和间质损伤有相似特征的异质性疾病。在严重和持续时间较长的病例中，可能会影响整个肾脏，并伴有肾小球功能不全甚至肾衰竭。小管间质疾病的主要类型是：

- 急性肾小管坏死
- 急性或慢性小管间质性肾炎

造影剂肾病是由碘造影剂致急性肾小管坏死。

止痛药肾病，反流性肾病，和骨髓瘤肾病为慢性肾小管间质性肾炎的类型。

多种代谢紊乱和毒物接触可导致肾小管间质疾病。

病理生理

肾脏接触非常高浓度毒性物质，在所有组织中肾脏的血供最佳[约1.25ml/(g·min)或心搏量的25%]，当肾小球滤过率≥100ml/min时，非结合溶质可以脱离循环经肾脏排出；因此毒性物质能够以其他组织50倍的速率以及更高的浓度而被排出。尿液被浓缩时，小管细胞腔表面则暴露在血浆浓度300~1 000倍的分子浓度中。近端小管细胞的细微刷状缘暴露于巨大的表面区域。对流机制使髓质间质液

体中的离子浓度（因此增加了尿浓度）增加至血浆浓度的4倍。

此外，接触有毒物质后，细胞的抗损伤能力受到影响。
- 小管转运机制将药物与其结合蛋白分离，后者通常保护细胞免受药物毒性
- 跨细胞转运暴露了细胞内部且将其细胞器暴露于新遇到的化学物质中
- 一些制剂的结合位点（如巯基基团）可促进某些毒物进入但延缓其排出（如重金属）
- 化学反应（如碱化作用、酸化作用）可改变任一方向的转运
- 对转运受体的封闭可改变组织暴露（如氨茶碱封闭腺苷A1受体出现利尿），减少其与配体的结合
- 最后，肾脏是耗糖耗氧量最高的组织，因此易受毒素损害而影响细胞能量代谢

急性肾小管坏死

急性肾小管坏死（ATN）是以急性小管细胞损伤和功能障碍导致的肾脏损伤。常见的病因是低血压或脓毒症导致的肾脏低灌注以及肾毒性药物。临床表现多无症状，除非出现肾衰竭。当低血压、严重败血症，或接触药物后出现氮质血症则需怀疑该诊断，且可通过实验室检查和对扩容治疗的反应与肾前性氮质血症相鉴别。治疗方法为对症处理。

病因

导致急性肾小管坏死的常见病因包括：
- 肾脏灌注不足，往往是由低血压或败血症引起（缺血性ATN；最常见，尤其是在ICU患者）
- 肾毒素
- 大手术（通常是由于多种因素）

ATN的其他病因包括：
- 三度烧伤面积>15%体表面积
- 肌红蛋白和血红蛋白（由于横纹肌溶解或大量溶血）
- 其他内源性毒素，由于疾病如肿瘤溶解或多发性骨髓瘤而致
- 毒物，如乙二醇
- 草本植物和民间偏方，如在东南亚摄入鱼胆

常见的肾毒性物质包括：
- 氨基糖苷类
- 两性霉素B
- 顺铂和其他化疗药物
- 造影剂（尤其是离子型高渗性静脉给予剂量>100ml，参见第1885页）
- NSAID（特别是当同时有肾灌注差或其他肾毒性药物）
- 甲磺酸黏菌素
- 钙调磷酸酶抑制剂（如环孢素、他克莫司的全身使用）

严重的血容量损失，特别是患感染性休克、出血性休克、胰腺炎、大手术会增加其风险，风险最高的是合并严重并发症的患者。

大手术和晚期肝胆疾病增加氨基糖苷类毒性的危险。

某些药物组合（如两性霉素B和氨基糖苷类）可能会加重肾毒性。NSAID可导致多种肾实质疾病，包括急性肾小管坏死。

毒物暴露造成片状，节段性，管腔内管型和细胞碎片致堵塞或节段性肾小管坏死。

ATN更容易在以下患者中发生：
- 已经有的CKD
- 糖尿病
- 已有低血容量或肾脏低灌注
- 高龄

症状及体征

ATN通常无症状，但可引起急性肾损伤的症状和体征，如果严重，出现典型的少尿首发症状。然而，如果ATN不太严重，尿量不一定减少（如典型见于氨基糖苷类抗生素ATN）。

诊断

- 与肾前性氮质血症鉴别，主要依赖实验室结果和血容量不足的病例对扩容治疗的反应

当有明确的诱因（如低血压或接触肾毒素后），血肌酐水平较基线值上升≥0.5mg/(dl·d)时，应怀疑ATN；血肌酐水平的升高可能在接触某些肾毒性物质1~2日后发生（如静脉造影剂）或延迟更长时间（如氨基糖苷类）。

ATN与肾前性氮质血症治疗不同，故需鉴别。肾前性氮质血症的肾灌注降低，导致BUN上升水平与血肌酐不成比例，但不至于引起肾小管细胞缺血损伤。肾前性氮质血症可为直接的血管内血容量丢失（如失血、胃肠道或尿路流失）或无体液损失但有效循环血量不足（如心功能不全、门脉高压伴腹水）。如果失水是原因，使用静脉注射生理盐水扩容，会增加尿量、恢复正常血清肌酐水平。如果ATN是原因，静脉注射盐水通常会导致尿量不增加，血清肌酐没有急剧变化。不治疗的肾前性氮质血症可能进展为缺血性ATN。

实验室检查结果有助于ATN和肾前性氮质血症的鉴别（表246-1）。

表246-1 急性肾小管坏死与肾前性氮质血症的实验室检查鉴别

试验	急性肾小管坏死	肾前性氮质血症
每日血肌酐升高速度	0.3~0.5mg/dl	变异和波动
尿素氮/肌酐比值	10~15:1	>20:1
尿渗透压（mOsm/kg）	<450（通常<350）	>500
尿比重	≤1.010	>1.020
尿Na（mmol/L）	>40	<20
尿/血肌酐比值	<20	>40
Na排泄分数（%）	>2	<1
尿沉渣	暗棕色颗粒管型，上皮细胞管型，游离上皮细胞，或都有	正常或伴有透明管型

* 该标准不适用与慢性肾脏病或近期使用利尿剂的患者。

预后

平素体健的患者纠正了基础病因后短期预后良好；血肌酐水平通常在1~3周内恢复或接近正常水平。在体弱患病的患者，即使是轻度急性肾衰竭，发病率和病死率也升高。非ICU患者的预后比ICU患者预后好（病死率32%与72%）。死亡的预测因素有以下几点：

- 尿量减少（如无尿，少尿）
- 基础疾病的严重度
- 并发症的严重度

ATN生存患者CKD的风险增加。

死亡原因通常是感染或基础疾病。

治疗

- 对症支持治疗

治疗是支持性的，包括尽可能停用肾毒性药物、维持正常血容量、营养支持、治疗感染（尽量选用无肾毒性药物）。在无尿型ATN中通常使用利尿剂来维持排尿量，但其益处未经证实、不改变肾损伤的病程；也没有证据支持甘露醇或多巴胺。急性肾损伤的一般处理在其他章节讨论

> **经验与提示**
>
> - 利尿剂可能有助于维持ATN患者尿量，但不改变肾损伤的过程

预防

预防手段包括以下方面：

- 在病情危重的患者中保持出入液量平衡和肾脏灌注
- 尽量避免使用肾毒性药物
- 若必须使用有肾毒性药物，密切监测肾功能
- 采取措施预防造影剂肾病
- 控制糖尿病患者葡萄糖水平

没有证据表明袢利尿剂、多巴胺、甘露醇有预防或改变确诊ATN病变。

> **关键点**
>
> - ATN可以在各种疾病后发生，降低肾灌注或暴露肾脏毒素
> - 除了在严重的情况下出现少尿、肾功能进展至肾衰竭，症状不明显
> - 由对扩容的反应和尿液、血液检查及相关计算可鉴别肾前性氮质血症和ATN
> - 尽快纠正ATN的原因，可取得良好的短期预后
> - 停止肾毒素，保持容量平衡和治疗感染和营养不良

止痛剂滥用性肾病

止痛剂滥用性肾病（AN）是长时间使用大量（如≥2kg）特定止痛剂累积所导致的慢性小管间质性肾炎。患者表现为肾功能不全，尿沉渣基本无异常或有无菌脓尿，以及非肾病性蛋白尿。一旦肾功能恶化，出现高血压、贫血和尿浓缩功能受损。肾乳头坏死发生较晚。诊断依据止痛剂使用病史和CT平扫结果。治疗是停用止痛剂药物。

最初描述的AN，表现慢性间质性肾炎，与过度联合使用包含非那西汀（经典的包括阿司匹林、对乙酰氨基酚、可卡因或咖啡因）的止痛剂有关。然而，尽管从市场中撤除了非那西汀，AN仍持续发生。确定病因的研究结果模棱两可，但对乙酰氨基酚，阿司匹林和其他NSAID可能涉及。机制尚不清楚。COX-2抑制剂会否导致不知道，但这些药物可能会引起急性肾小管间质性肾炎和由于微小病变或膜性肾病致肾病综合征。

AN在女性中较突出（最多的发病年龄，50~55岁），在美国，终末期肾病的患者中占到3%~5%（澳大利亚和南非中占13%~20%）。

症状及体征

患者表现为肾功能受损，尿沉渣无异常或有无菌脓尿，以及非肾病性蛋白尿。一旦肾功能恶化，常出现高血压、贫血和尿浓缩功能受损。

侧腹部疼痛和血尿及肾乳头排出（导致上尿道梗阻）是疾病晚期发生肾乳头坏死的体征。

慢性症状包括骨骼肌疼痛、头痛、不适和消化不良，可能长时期使用止痛剂所导致，而不是AN的作用。

诊断

- 慢性止痛剂药物史
- CT

诊断依据慢性止痛剂药物史和CT平扫。AN的CT表现为：

- 肾脏缩小
- 轮廓崎岖不平，定义为在正常凸出的肾脏轮廓表面至少有3个缺口
- 肾乳头钙化

联合应用这些发现的早期诊断敏感性为85%而特异性为93%，但这些结果是以非那西丁广泛应用为基础的。

治疗

- 停止止痛药使用

当停止使用止痛剂后肾功能即趋于稳定，除非是晚期，肾功能不全可进展为肾衰竭。AN患者泌尿道移行细胞癌的危险性较高。

造影剂肾病

造影剂肾病是静脉注射造影剂后肾脏功能恶化，通常是暂时性的。诊断依据于造影剂检查后的24~48小时血肌酐水平的进行性升高。治疗为对症处理。在注射碘造影剂前后进行等渗盐水大量水化可有助于预防。

造影剂肾病是碘化造影剂引起的急性肾小管坏死，所有制剂都有肾毒性。然而，较新的非离子型低渗造影剂比老的制剂风险小，后者渗透压为约1 400~1 800mOsm/kg。第二代非离子低渗造影剂（如碘海醇、碘帕醇）渗透压为500~850mOsm/kg，但这仍高于血渗透压。碘克沙醇为首个更新型的非离子等渗造影剂，其渗透压为290mOsm/kg，与血液大致相当。

关于造影剂毒性发生的确切机制尚不明了，但怀疑可

能是与活性 O_2 族的形成,引起肾血管收缩以及直接的细胞毒性联合作用引起 ATN 有关。

大多数患者没有症状。肾功能通常在后期恢复正常。

造影剂肾病的危险　肾毒性的危险因素:
- 高龄
- 存在的 CKD
- 糖尿病
- 心脏衰竭
- 多发性骨髓瘤
- 大剂量(如>100ml)的高渗性造影剂(如在经皮冠脉介入的过程中)
- 降低肾脏灌注的因素,如容量不足或合并使用 NSAID、利尿剂或 ACEI
- 同时使用肾毒性药物(如氨基糖苷类)
- 肝衰竭

诊断
- 血清肌酐测定诊断依据于造影剂检查后的 24~48 小时血肌酐水平的进行性升高

股动脉插管介入术后患者,造影剂肾病与肾动脉粥样硬化栓塞鉴别较为困难。可以提示肾动脉粥样硬化栓塞的因素包括以下内容:
- 术后>48 小时延迟发作血肌酐升高
- 其他肾动脉粥样硬化栓塞发现存在(如下肢或脚趾的变蓝的网状青斑)
- 肾功能不全持续存在、持续下降
- 一过性嗜酸性粒细胞增多或嗜酸性粒细胞尿和低补体水平(高度考虑肾动脉粥样硬化栓塞时检测)

治疗
- 支持治疗

治疗基本为支持治疗。

预防

预防包括尽可能避免使用造影剂(如不使用 CT 诊断阑尾炎),对于有危险因素的患者必须使用造影剂时选用非离子型渗透压最低的造影剂。

建议造影后予以等渗氯化钠(即 154mmol/L)轻度扩容;以 1ml/(kg·h)速度由造影前 6~12 个小时,持续到造影结束后 6~12 小时。碳酸氢钠溶液也可以使用,但没有证明比生理盐水更优越。在先前存在轻度肾病患者予小剂量造影剂,容量扩张可能是最有效的。容量扩张避免用于心力衰竭患者。在操作过程前后应避免使用肾毒性药物。

乙酰半胱氨酸,一种抗氧化剂,有时给予高危患者,但没有证明获益。用药方案均不相同,可在操作前一天或当天给予 600mg 口服,每日 2 次,同时联合输注生理盐水。

造影前后予 CVVH 预防有 CKD、需要大剂量造影剂患者急性肾损伤,与其他非侵入性方法相比没被证明有效,没有用于临床实践。因此,不建议使用此方法。常规接受血液透析的终末期肾脏疾病患者,需要造影剂时造影结束后不需要额外增加预防性血液透析,除非患者有残余肾功能(每天尿量>100ml)。

> **关键点**
> - 虽然大多数患者使用碘造影剂后恢复,而无临床后果,所有这些造影剂具有肾毒性
> - 造影检查后的 24~48 小时血肌酐水平升高,应疑似造影剂肾病
> - 降低造影剂肾病的风险,尤其是高危患者,通过尽量少开展、减少剂量和尽可能扩量

重金属肾病

接触重金属和其他毒素,可导致小管间质疾病。

重金属(如铅、镉、铜)及其他毒素可引起慢性间质性肾炎。

铅中毒肾病　铅在近端肾小管细胞蓄积可导致慢性小管间质性肾炎。

短时间铅接触:导致近端小管功能不全,包括尿酸盐分泌减少和高尿酸血症(尿酸是铅中毒性痛风的底物),氨基酸尿症以及肾性糖尿。

慢性铅接触(5~≥30 年):导致小管进行性萎缩、间质纤维化,随着肾功能不全出现高血压和痛风。慢性低水平的接触可导致与小管间质疾病无关的肾功能不全和高血压。以下为高风险人群:
- 接触含铅涂料粉尘或碎屑的儿童
- 焊接工
- 电池工人
- 高蒸馏酒精(私酒)的酒鬼

儿童接触后可能在成年发生肾病。常见的发现包括基本无异常的尿沉渣和高尿酸血症与程度不相称的肾功能不全:
- 血清尿酸>9mg/dl 同时血肌酐<1.5mg/dl
- 血清尿酸>10mg/dl 血肌酐 1.5~2mg/dl
- 血清尿酸>12mg/dl 并且血肌酐>2mg/dl

诊断通常依据于全血铅水平。另外,可采用 X 线荧光检测骨骼铅浓度的升高,从而反映铅的高蓄积。

螯合剂治疗可稳定肾功能,但肾功能的恢复可能是不完全的。

镉肾病　接触受污染的水、食物或烟草中以及工作场所的镉可导致肾病。也可引起无症状的肾小球损害。

早期表现为小管功能障碍,包括低分子量的小管蛋白尿(如 β2-微球蛋白)、氨基酸尿症以及肾性糖尿。当出现症状和体征时,可归结于慢性肾病。肾脏疾病遵循剂量反应曲线。

镉中毒肾病诊断依据:
- 职业镉接触史
- 尿 β2-微球蛋白水平增高(试纸法可能会漏诊,放射免疫法可检出)
- 尿中镉水平的升高(>7μg/g 肌酐)

治疗主要是消除镉中毒;注意用 EDTA 螯合可能加重急性镉中毒肾毒性,但在慢性镉暴露的情况下成功应用。小

管性蛋白尿通常是不可逆的。

其他重金属肾病 具有肾毒性的其他重金属包括：
- 铜
- 金
- 铀
- 砷
- 铁
- 汞
- 铋
- 铬

这些重金属均可导致小管损伤和功能障碍（如小管性蛋白尿、氨基酸尿症）以及小管坏死，但一些化合物引起的肾病中则是肾小球疾病占优势（如汞、金）。

治疗包括使患者脱离接触，以及单用或联合应用如下措施：
- 螯合制剂（铜、砷、铋）
- 透析（铬、砷、铋），通常用在螯合无效或严重砷中毒联合螯合剂的情况

代谢性肾病

多种代谢紊乱可导致肾小管间质疾病。

一些代谢紊乱可引起肾小管间质性肾炎。

急性尿酸盐肾病 不是真正的急性小管间质性肾炎，而是肾小管管腔内尿酸结晶沉积导致的管腔内阻塞性尿路病变；可引起急性少尿或无尿性肾衰竭。

急性尿酸盐肾病的**最常见病因**是：
- 淋巴瘤、白血病或其他骨髓增生性疾病治疗后的溶瘤综合征

其他急性尿酸盐肾病包括：癫痫、实体肿瘤治疗、罕见的原发性尿酸产生过多（次黄嘌呤-鸟嘌呤磷酸核糖转移酶缺乏）、偶发由近端小管重吸收功能下降（Fanconi 样综合征）导致的尿酸过度排泄。

尿酸产生过多和排泄过多的疾病罕见。

患者通常没有症状。

当发生伴有显著高尿酸血症（>15mg/dl）的急性肾损伤时应怀疑该诊断。尿液检查表现正常或显示有尿酸结晶。

若极早开始治疗，则肾功能完全恢复的预后较好。

在正常心和肾功能患者，治疗通常用别嘌醇加积极的静脉输注生理盐水。给予支持性措施。严重的情况下，袢利尿剂和静脉注射盐水不能诱导缓解，可推荐血液透析以清除过多的循环尿酸盐。不再推荐使用碱化碳酸氢钠输液，因为即使可增加尿酸的溶解，有磷酸钙盐小管沉淀的风险。

高风险的患者（如有溶瘤综合征）可采取措施预防急性尿酸盐肾病，预防是在化疗或放射治疗前使用别嘌醇 300mg 口服，每日 2~3 次加生理盐水负荷保持尿量>2.5L。尿酸氧化酶（拉布立酶），分解尿酸为更可溶的化合物，也是预防和更常用于重症高尿酸血症患者。但因必须经静脉给药以及因可能导致过敏反应、溶血和其他的不良反应，使用时必须仔细监测。

慢性尿酸盐肾病 是慢性高尿酸血症发生时髓间质尿酸钠结晶沉积所导致的慢性小管间质性肾炎。后遗症包括慢性炎症和纤维化，导致慢性肾功能不全和肾衰竭。慢性尿酸盐肾病曾经在有痛风结石的患者中十分普遍，但目前因痛风可以有效治疗而较前少见。

非特异性表现包括基本无异常尿沉渣和高尿酸血症程度不相称的肾功能不全：
- 尿酸>9mg/dl 并且血肌酐<1.5mg/dl
- 尿酸>10mg/dl 并且血肌酐 1.5~2mg/dl
- 尿酸>12mg/dl 并且血肌酐>2mg/dl

许多原因的肾小管间质疾病可能有这些表现，铅性肾病是最常见的。

慢性尿酸盐肾病治疗主要针对高尿酸尿。

高草酸尿症 高草酸尿症是一种常见的肾结石的原因，但是急性和慢性小管间质肾炎少见。高草酸尿症的原因及预防见其他章节讨论。

高钙血症 高钙血症通过两种机制导致肾病。

重度（>12mg/dl）一过性高钙血症可因肾血管收缩和钠排泄增多引起的容量减少而导致可逆性肾功能不全。

长时间高钙血症和高钙尿症可导致慢性小管间质性肾病：小管细胞钙化和坏死、间质纤维化以及钙化（肾钙质沉着）。较为常见的相关表现为：
- 肾结石
- 肾小管酸中毒
- 肾性尿崩症

诊断依据于高钙血症和不能解释的肾功能不全的存在；肾钙质沉着可以通过超声或 CT 平扫检测。

治疗主要是处理高钙血症。

慢性低钾血症 中度至重度的慢性低钾血症可产生表现为尿浓缩功能受损以及近端肾小管细胞和偶尔远端肾小管细胞空泡样形成。持续严重的低血钾有助于诊断。诊断一般不需要肾活检，但低钾血症≥1 个月的患者，如果肾活检可见慢性间质炎症改变，纤维化以及肾囊肿形成。

治疗包括对根本病因的纠正以及口服补充钾。尽管低钾血症以及囊肿的数量和大小都是可逆的，慢性间质性肾炎和肾功能不全则可能是不可逆的。

骨髓瘤相关性肾病
（骨髓瘤肾；骨髓瘤管型肾病）

多发性骨髓瘤患者过度产生单克隆 Ig 轻链（本周蛋白）；这些经肾小球滤过的轻链具有肾毒性，以不同形式（游离、管腔管型、淀粉样物质）最终导致肾实质所有区域的损伤。诊断依靠尿液测试（磺基水杨酸测试或尿蛋白电泳）或肾活检。治疗重点为多发性骨髓瘤，并保证足够的尿流量。骨髓瘤相关肾病很少是由免疫球蛋白重链造成的。

最常见的是肾小管间质疾病和肾小球的损伤。轻链如何损害肾小球的机制仍属未知。高钙血症可引起肾血流量减少、肾功能不全。

小管间质疾病 多发性骨髓瘤导致的肾小管间质性肾疾病的类型包括：

- 骨髓瘤肾（骨髓瘤管型肾病）
- 获得性范可尼综合征（近端小管病）
- 间质性轻链沉积，引起急性肾小管坏死

轻链在近端肾小管的重吸收达到饱和后，到达远端肾单位，并与滤过蛋白以及 Tamm-Horsfall 黏蛋白（由亨氏袢升支粗段细胞分泌）结合，形成梗阻性管型。"骨髓瘤肾"或骨髓瘤管型肾病通常指由骨髓瘤造成的小管间质损伤所导致的肾功能不全。促使管型形成的因素包括：
- 低尿流量
- 放射性造影剂
- 高尿酸血症
- NSAID
- 管腔 NaCl 浓度的升高（如由袢利尿剂所导致）
- 高钙血症导致的小管内 Ca 的增加，继发于多发性骨髓瘤骨溶解

与本周蛋白尿相关的其他类型的小管间质损伤包括近端小管转运功能障碍导致的 Fanconi 综合征和轻链间质沉积伴炎症浸润以及活动性小管损伤，导致急性肾小管坏死。

肾小球疾病　多发性骨髓瘤合并的肾小球疾病的类型包括：
- 原发性（AL）淀粉样变性
- 轻链沉积病（LCDD）
- 重链沉积病，罕见

AL 淀粉样变性导致在肾小球系膜、上皮下或内皮下区域 AL 淀粉样蛋白的沉积。淀粉样蛋白沉积物是由 λ 轻链的不同区域形成的随机排列、非折曲的纤维。轻链沉积病（LCDD）是非极性轻链（无纤维），通常是 κ 轻链的固定区在肾小球的沉积而成，也可以出现在淋巴瘤和巨球蛋白血症中。

比较少见的是在晚期骨髓瘤相关的肾脏病出现非增殖性非炎症性肾小球病，引起肾病范围内蛋白尿。而增殖性肾小球肾炎可以为 LCDD 的早期形式，进展为膜增殖性肾小球肾炎和结节性肾小球病，与糖尿病肾病相似，常见肾病综合征范围蛋白尿。

症状及体征

症状和体征主要指那些骨髓瘤的表现（如骨痛、病理性骨折、弥散性骨质疏松、细菌性感染、高钙血症和正细胞正色素性贫血与肾衰程度不成比例）。

诊断
- 尿磺酸水杨酸检测或尿蛋白电泳（骨髓瘤肾）
- 肾活检（肾小球疾病）

以下情况联合出现提示骨髓瘤相关肾病的诊断：
- 肾功能不全
- 尿沉渣基本正常
- 尿蛋白检测阴性或弱阳性（除非伴随肾病综合征的尿白蛋白升高）
- 总蛋白尿升高

即使患者没有多发性骨髓瘤的病史或检查结果，总尿蛋白升高超过尿白蛋白，应怀疑该病的诊断。检测 24 小时的总尿蛋白（往往升高足以表明肾病综合征），或随机尿的测量（如使用尿磺基水杨酸试验）；尿白蛋白由试纸测量。

若尿磺酸水杨酸检测呈强阳性（提示尿蛋白不是白蛋白）和/或尿蛋白电泳（UPEP）可以确诊轻链小管间质性肾病（骨髓瘤肾病）。

肾小球疾病的诊断可由肾活检证实。即使免疫电泳检查未发现血清或尿异常蛋白，但肾活检仍可发现 30%～50% 的患者有轻链沉积。

预后

肾病是预测多发性骨髓瘤总体预后的一个主要指标。接受治疗的肾小管间质性和肾小球 LCDD 的患者预后较好。AL 型淀粉样变性的患者预后较差，许多患者淀粉样蛋白持续沉积并进展至肾衰竭。但无论何种类型，如果不予治疗，最终所有肾脏病变都可进展为肾衰竭。

治疗
- 治疗多发性骨髓瘤
- 预防容量不足和保持高尿流率

多发性骨髓瘤的治疗、预防容量不足（生理盐水扩容）和保持高尿流量是主要的治疗。此外，应防治引起肾功能恶化的因素（如高钙血症、高尿酸血症、使用肾毒性药物）。

某些治疗措施未经证实但常推荐使用。血浆置换可清除轻链。尿液碱化可改变轻链的电荷，减少与 Tamm-Horsfall 黏蛋白的相互电荷作用，使轻链更易溶解。可给予秋水仙碱减小 TH 糖的分泌黏蛋白到管腔并减少与轻链的相互作用，从而降低毒性。避免袢利尿剂，以防止血容量不足和远端高钠加重骨髓瘤有关的肾脏疾病。

> **关键点**
> - 多发性骨髓瘤患者能够通过各种机制导致肾小管间质或肾小球损伤
> - 患者如果有不明原因肾功能不全，基本正常尿沉渣，和/或非白蛋白尿蛋白增加，应怀疑骨髓瘤相关肾病
> - 治疗多发性骨髓瘤和保持正常容量

小管间质性肾炎

小管间质性肾炎是一组主要损伤肾小管和间质从而导致肾功能下降的疾病。急性形式最常见是由药物过敏反应或感染引起。慢性形式则因基础病因的不同而不尽相同，包括遗传性或代谢性疾病，尿路阻塞性疾病以及慢性接触环境毒素或特定药物、草药。病史以及尿液和血液检查可提示诊断，并由肾活检证实。治疗和预后因诊断时的病因以及潜在的可逆性的疾病而不同。

病因

小管间质性肾炎可以是原发性的，也可继发于肾小球损伤和肾血管疾病。

原发性小管间质性肾炎可分为：
- 急性（表 246-2）
- 慢性（表 246-3）

表 246-2 急性小管间质性肾炎的病因

病因	实例	病因	实例
药物 *		**肾实质感染**	
抗生素	β-内酰胺类（最常见的原因）	细菌性	布鲁菌
	环丙沙星		白喉棒状杆菌
	乙胺丁醇		军团杆菌属
	茚地那韦		螺旋体
	异烟肼		分枝杆菌
	大环内酯类		支原体
	米诺环素		立克次体
	利福平		沙门菌
	四环素		金黄色葡萄球菌
	甲氧苄啶/磺胺甲噁唑		链球菌属
	万古霉素		苍白球梅毒螺旋体
抗惊厥药	卡马西平		耶尔森菌属
	苯巴比妥	真菌	念珠菌属
	苯妥英	寄生虫	弓形虫
	丙戊酸钠	病毒	巨细胞病毒
利尿剂	布美他尼		E-B 病毒
	呋塞米		汉坦病毒
	噻嗪类		丙型肝炎病毒
	氨苯蝶啶		HIV
NSAID	双氯芬酸		腮腺炎
	非诺洛芬		多瘤病毒属
	布洛芬	**其他情况**	
	吲哚美辛	特发性伴或不伴有	—
	萘普生	眼葡萄膜炎	
其他	别嘌醇	免疫性	冷球蛋白血症
	马兜铃酸†		多血管炎肉芽肿
	卡托普利		特发性慢性间质性肾炎
	西咪替丁		IgA 肾病
	干扰素 α		IgG4 相关小管间质性肾病
	兰索拉唑		肾移植后排异
	美沙拉嗪		结节病
	奥美拉唑		干燥综合征
	雷尼替丁		系统性红斑狼疮（极少）
代谢性疾病		肿瘤性	淋巴瘤
高草酸尿	乙二醇中毒		骨髓瘤
高尿酸尿	溶瘤综合征		

* 列出的是最常见致病药物；涉及>120 药物。
† 包含在传统中药中使用的一些药材。

表 246-3 慢性小管间质性肾炎的病因

病因	实例	病因	实例
巴尔干肾病	—		肺出血肾炎综合征
囊性疾病	获得性囊性病变		IgA 肾病
	髓质囊性病变		肾移植后排异
	髓质海绵肾		结节病
	肾痨		干燥综合征
	多囊肾病*		SLE
药物	止痛剂*	感染	肾实质
	抗肿瘤药物[顺铂、亚硝(基)脲]		• 肾盂肾炎
	中药(因马兜铃酸†)		• 汉坦病毒-Puumula 型(流行性肾病)
	免疫抑制剂(环孢素*、他克莫司)		全身性
	锂*	机械性	阻塞性尿路病变
肉芽肿	多血管炎肉芽肿		反流性肾病*
	炎症性肠病	代谢性	慢性低钾血症
	结节病		胱氨酸贮积症
	结核		法布里病
血液系统疾病	再生障碍性贫血		高钙血症高钙尿症
	白血病		高草酸尿症
	淋巴瘤		高尿酸血症*,高尿酸尿
	多发性骨髓瘤*	放射性肾炎	—
	镰状细胞贫血	毒素	马兜铃酸†
高尿酸血症和痛风相关的遗传性肾病	—		重金属(如砷、铋、镉、铬、铜、金、铁、铅、汞、铀)
特发性	—	血管性	动脉粥样硬化栓塞
免疫性	淀粉样变		高血压
	冷球蛋白血症		肾静脉血栓形成

* 常见的原因。
† 包含在传统中药中使用的一些药材。

急性小管间质性肾炎 急性肾小管间质性肾炎(ATIN)是在数周至数月内进展的,影响肾间质与炎症浸润和水肿相关的疾病。超过 95% 的病例由感染或药物过敏反应所导致。

ATIN 可导致急性肾功能不全或衰竭;严重的病例、延迟治疗或持续性使用不良药物可导致永久性损伤和 CKD。

肾-眼综合征:ATIN 加上葡萄膜炎,也可发生,是特发性。

慢性小管间质性炎症 慢性小管间质性肾病(CTIN)是逐步发生的慢性小管损伤导致间质浸润和纤维化,小管萎缩和功能障碍以及肾功能逐步恶化,通常需数年。在 CTIN 中共存的肾小球受累(肾小球硬化)较 ATIN 常见。

CTIN 的病因难计其数,首推免疫介导的疾病,其次是感染、反流性或阻塞性肾病、药物及其他疾病。由毒素、代谢性疾病、高血压以及遗传性疾病引起的 CTIN 可导致对称性和双侧性病变;而由其他疾病引起的 CTIN,肾脏瘢痕化可以是非对称的,且仅影响单侧肾脏。CTIN 的一些典型特征形式包括:

- 止痛剂性肾病
- 代谢性肾病
- 重金属肾病
- 反流性肾病
- 骨髓瘤肾病

遗传性囊性肾脏疾病在其他地方讨论。

症状及体征

急性小管间质性肾炎 症状体征可能是非特异性的,往往没有临床表现,除非有肾功能进行性恶化。许多患者可有多尿症及夜尿增多(浓缩和钠重吸收障碍)。

急性小管间质性肾炎起病可在第一次接触毒素后的数周或在第二次接触的 3~5 日后;最极端的潜伏期范围是从接触利福平后的 1 日到接触 NSAID 后的 18 个月。发热和荨麻疹是药物性 ATIN 的早期临床表现,但经典三联征:发热、皮疹和嗜酸性粒细胞增多仅见于 <10% 药物导致的 ATIN 患者。同时可有腹痛,体重减轻,和双侧肾脏增大(由间质水肿所导致),且如果伴有发热则会误认为是肾脏恶性肿瘤或多囊肾脏疾病。除非发生肾衰竭,周围性水肿和高血压不常见。

慢性小管间质性炎症 除非有肾功能不全,CTIN 时通常缺少症状和体征。一般无水肿，早期血压正常或仅轻度升高，也可有多尿症及夜尿增多。

诊断
- 危险因素
- 在ATIN，活动性尿沉渣为无菌脓尿
- 肾活检
- 影像学排除其他原因

临床表现和常规实验室检查结果很少具有特异性。以下情况应高度怀疑：
- 典型的症状或体征
- 存在致病风险，尤其有与发病时间相关的可致病药物
- 典型的尿检结果，特别是无菌脓尿
- 少量蛋白尿，通常<1g/d（除使用非甾体抗炎药，可能导致肾性蛋白尿，3.5g/d）
- 肾小管功能障碍的证据（如肾小管性酸中毒、Fanconi综合征）
- 和肾衰竭不成比例的浓缩功能缺陷

嗜酸粒细胞尿不能用于做出或排除诊断，但没有嗜酸性粒细胞，使诊断的可能性较小（高阴性预测值）。必要时，其他辅助检测手段（如影像检查）可协助ATIN或CTIN与其他疾病相鉴别。ATIN的推定临床诊断往往是基于上面提到的特异性发现，但肾活检可以明确诊断。

急性小管间质性肾炎 尿液检查可发现活动性肾脏炎症典型迹象（活动性尿沉渣），包括白细胞、红细胞和白细胞管型及细菌培养阴性（无菌性脓尿）；显著的血尿和异形红细胞并不常见。嗜酸粒细胞尿一直被认为提示ATIN；然而，尿嗜酸性粒细胞是否存在对诊断无特别有用。蛋白尿一般较轻，NSAID、氨苄西林、利福平、干扰素α或雷尼替丁诱导的ATIN-肾小球合并疾病中可达到肾病范围。

血液检查发现的小管功能障碍包括低钾血症（K^+重吸收障碍）和非阴离子间隙代谢性酸中毒（碳酸氢根近端小管重吸收障碍或远端小管酸排泄障碍）。

鉴别ATIN与因其他原因引起的急性肾损伤，如急性肾小管坏死，可能需要超声、核素扫描。ATIN肾脏间质的炎症细胞和水肿，体积变大，在超声检查中显示为高回声。在放射性核素检查中也可显示吞噬吸收具放射活性的镓-67或放射性核素标记的白细胞。阳性结果强烈提示ATIN（表明急性肾小管坏死可能小），但阴性结果尚不能排除ATIN。

肾活检的适应证包括以下几种情况：
- 诊断不明确
- 进行性肾功能受损
- 停用可能的致病药物，病情没有改善
- 检查结果表明早期疾病
- 药物引起的ATIN，考虑皮质激素治疗

ATIN中肾小球通常是正常的。最早发生的是间质水肿，典型的随后发生间质淋巴细胞、浆细胞、嗜酸性粒细胞以及少量多形核白细胞浸润。在严重病例中，可见炎症细胞侵入到覆盖于小管基底膜上的细胞间（小管炎）；在其他病例中，可见到继发于β内酰胺抗生素、磺胺类药物、分枝杆菌以及真菌的肉芽肿反应。非干酪样肉芽肿的存在提示结节病。免疫荧光法和电镜很少显示任何特异病征改变。

慢性小管间质性炎症 虽然尿红细胞和白细胞并不常见，通常CTIN和ATIN的表现仍是相似的。因CTIN起病隐匿且与间质纤维化有关，影像学检查可显示肾脏缩小及瘢痕化和不对称的证据。

CTIN中肾活检不是常规诊断手段，但有助于提示肾小管间质疾病的性质和进展。肾小球的变化从正常到完全毁坏不等。小管可缺失或萎缩。小管腔直径发生改变但可因均质性管型而显示显著性扩张。间质包含有不同程度的炎症细胞和纤维化。非瘢痕化的区域接近正常。大体上，肾脏缩小并萎缩。

预后
急性小管间质性肾炎 药物引起的ATIN中，尽管肾脏残留瘢痕化十分常见，但在撤除致病药物后6~8周内肾功能通常可恢复正常。恢复可能是部分性的，并伴有超出基线水平的持续氮质血症。如果ATIN由NSAID所致的比其他药物引起的预后更差。其他因素导致的ATIN，如果可识别并祛除病因，则组织学改变通常是可逆的；然而，一些严重的病例进展为纤维化和CKD。无论是什么病因，以下情况常提示损伤不可逆转：
- 弥漫性而非局灶性间质浸润
- 明显的间质纤维化
- 对泼尼松的反应不佳
- 持续性急性肾损伤>3周

慢性小管间质性炎症 CTIN中，预后依赖于病因以及在不可逆性纤维化发生之前认识和中止疾病进展的能力。许多遗传性（多囊肾脏疾病）、代谢性（胱氨酸贮积症）和毒素性（重金属）病因是不可改变的，而在这些CTIN病例通常进展为终末期肾病。

治疗
- 治疗是对因（如停用致病药物）
- 对免疫介导的和部分药物引起的急性肾小管间质肾炎应用糖皮质激素

ATIN和CTIN的治疗主要是针对根本病因的处理。

在免疫诱导的ATIN中，糖皮质激素（如泼尼松 1mg/kg口服，每日1次，在4~6周内逐渐减量）可促进恢复。

对于药物引起的ATIN，当停止致病药物2周内给予皮质激素治疗是最有效的。NSAID诱发ATIN对糖皮质激素比其他药物诱导的ATIN敏感性差。ATIN在糖皮质激素开始前应活检明确诊断。

CTIN往往需要一体化治疗，如控制血压和治疗肾性贫血。同样在CTIN患者和进展性肾功能不全的患者中，ACEI/ARB可延缓疾病进展，但不能联用，因为有加重高钾血症及加速疾病进展的叠加风险。

> **经验与提示**
> - 在慢性肾小管间质性肾炎，ACE抑制剂和血管紧张素Ⅱ受体阻断剂不应该一起使用，因为有加重高钾血症及加速疾病进展的叠加风险

> **关键点**
> - CTIN 的原因比 ATIN（通常由药物过敏反应或由感染引起）更加复杂和多样化
> - 症状往往缺乏或非特异性，特别是在 CTIN
> - 根据风险因素和尿沉渣考虑诊断，使用影像检查排除其他原因，有时通过活检可明确诊断
> - 停止致病药物，治疗任何其他病因，并提供支持治疗
> - 糖皮质激素治疗活检证实的免疫介导、有些药物引起的 ATIN（停止任何致病药物的 2 周内）

膀胱输尿管反流和反流性肾病

（参见膀胱输尿管反流；参见第 2258 页）

反流性肾病是膀胱输尿管反流使感染的尿液反流入肾实质而引起的肾脏瘢痕形成。有尿路感染或反流肾病家族史，或出生前超声检查显示肾积水的儿童应考虑该病。诊断依据排泄性膀胱尿道造影或放射性核素显像。儿童中度或重度反流可选择预防性应用抗生素或手术治疗。

反流性肾病是慢性小管间质性肾炎的一种病因（参见第 1890 页）。传统观点认为这种瘢痕形成是慢性肾盂肾炎所致。然而，反流可能是最重要的因素，而与反流无关的因素或肾盂肾炎（如先天性因素）也为致病因素。

约 1% 的新生儿和 30%~45% 有 UTI 伴发热的幼年儿童存在膀胱输尿管反流（VUR）；在所有肾脏瘢痕形成的儿童中几乎都存在，但黑人儿童比白人儿童少见，至今原因不明。家族倾向常见。儿童显著反流（达肾盂和输尿管加扩张）使瘢痕和随后 CKD 的风险最高。

反流往往需有膀胱输尿管瓣功能不全或下尿路机械性梗阻。幼儿膀胱内输尿管短者易患；正常生长通常在 5 岁时肾内和膀胱输尿管反流自发停止。因此在 >5 岁的儿童中新形成的瘢痕并不常见，但可发生于急性肾盂肾炎后。

症状及体征

幼年儿童中几乎无症状和体征除非有时出现的 UTI，且常被忽略，直到青春期患者出现以下复合表现：
- 多尿
- 夜尿
- 高血压
- 肾功能不全的症状及体征

诊断

- 超声检查初步筛查
- 排泄性膀胱尿道造影和放射性核素显像

反流性肾病可产前或出生后。初步筛选予超声，敏感性高。诊断和分期反流性肾病（产前或产后表现）最终依靠排尿膀胱尿道摄影（VCUG），可以显示输尿管扩张程度。放射性核素膀胱造影（RNC），也可以使用；提供的解剖细节比 VCUG 少，但辐射较少。采用锝-99m 二巯基丁二酸（DMSA）放射性核素扫描对肾脏瘢痕化进行诊断。

产前诊断　因家族史或其他原因，行产前超声检查显示肾积水即可怀疑先天性反流性肾病；10%~40% 患者在出生后诊断为 VUR。

产后诊断　产后下列情况需怀疑 VUR：
- 泌尿道感染时年龄 ≤3 岁
- 发热性 UTI 年龄 ≤5 岁
- 儿童反复发生尿路感染
- 男性泌尿道感染
- 明显的家族史，如有膀胱输尿管反流的兄弟姐妹（有争议的）
- 复发尿路感染的成年人（或者孩子 >5 岁）肾超声显示瘢痕或尿路解剖异常

实验室检查异常包括蛋白尿，钠丢失，高血钾，代谢性酸中毒，肾功能不全，或组合表现。

予 RNC 或 VCUG 检查这些患者。这些检查需要应用导管（且有泌尿道感染风险）并且有辐射，因此其应用均存在争议。一些专家建议只有显著的家族史或产后肾超声提示明显或持续异常时再行 VCUG 或 RNC；然而，目前尚不清楚肾脏超声是否对检测 VUR 足够敏感。DMSA 扫描可在婴儿或儿童有尿路感染如上面所列时进行。

在反流不再活动的年长儿童中，尽管 DMSA 扫描显示有瘢痕化，VCUG 则显示无反流存在；膀胱镜检查可提供输尿管口先前存在反流的证据。因此对怀疑反流但没有确诊的患者，可以做 DMSA 和膀胱镜检查。

疾病晚期阶段肾活检显示 CTIN 和局灶性肾小球硬化，导致轻度蛋白尿（1~1.5g/d）至肾病范围蛋白尿（3.5g/d）。

治疗

- 一般预防性抗生素
- 手术治疗中度或重度 VUR

基于未经证实的假设，治疗主要是减少反流和尿路感染防止肾瘢痕。儿童非常轻微的 VUR 不需要治疗，但应该密切观察泌尿道感染症状。轻中度反流的孩子通常给予抗生素。然而，药物治疗易出现急性肾盂肾炎的新发作，尚不清楚预防性抗生素是否比保守观察更有效。

严重反流的患者肾功能不全的风险更高，可予预防性抗生素或外科手术，包括输尿管移植或在输尿管以下用内镜注射特殊物质预防反流（排尿过程中，膀胱收缩，从而压迫膀胱和特殊物质间的输尿管部分）。肾脏新形成瘢痕的发病率在外科手术治疗和药物的患者中基本相同。

5 岁之内的幼年儿童中有 80% 反流可自发性消退。

> **关键点**
> - <5 岁有 UTI 或家族史，尤其是男生或者患者有发热或反复泌尿系感染者，考虑儿童反流性肾病
> - 如果怀疑反流性肾病，做超声检查；如有异常，可考虑 VCUG 或者，尽量减少放射暴露，行放射性核素膀胱造影
> - 考虑预防性应用抗生素，如果反流严重，可考虑手术治疗
> - 一些诊治缺乏共识，比如何时以及如何对患者进行影像学诊断以及何时予预防性抗生素
> - **5 岁之内的幼年儿童中有 80% 反流可自发性消退**

247. 肾脏转运异常综合征

（先天性肾转运异常；参见第 2261 页）

许多物质如电解质、氢离子、碳酸氢分子、葡萄糖、尿酸、氨基酸和自由水等在肾小管系统分泌或重吸收，上述过程的异常将导致一系列临床综合征。

可为遗传性、获得性，或两者兼有。有些综合征几乎总是出现在儿童期，包括：
- 巴特综合征（Bartter syndrome）（参见第 2261 页）
- Gitelman 综合征（参见第 2261 页）
- 胱氨酸尿（参见第 2262 页）
- 哈特纳普病（Hartnup disease）（参见第 2263 页）
- 低血磷性佝偻病（参见第 2264 页）

其他影响肾小管的综合征可表现在无论是成人或儿童，包括：
- 范可尼综合征
- 利德尔综合征（Liddle syndrome）
- 肾性尿崩症
- 假性醛固酮减少症 I 型
- 肾性糖尿
- 肾小管酸中毒

范可尼综合征

范可尼综合征包括多种近端肾小管重吸收的缺陷，导致糖尿、磷酸盐尿、非选择性氨基酸尿和碳酸氢的流失。可以是先天性的也可以后天获得。儿童表现为成长停滞，发育迟缓，佝偻病。在成人表现为骨软化和肌肉无力。通过糖尿、磷酸盐尿、氨基酸尿可诊断。治疗是碳酸氢盐和钾替代、去除肾毒素、针对肾衰竭的措施。

病因

范可尼综合征可为：
- 遗传性
- 获得性

遗传性范可尼综合征　这种疾病通常伴随着其他遗传性障碍，尤其是胱氨酸蓄积病。胱氨酸病是一种（常染色体隐性）遗传性疾病，胱氨酸代谢紊乱，在细胞和组织内积聚（不会出现尿中胱氨酸排出量增加而出现胱氨酸尿的情况）。除肾小管功能障碍外，胱氨酸病的并发症还包括眼病，肝大、甲状腺功能减退及其他表现。

范可尼综合征可能还伴随着威尔逊氏症（Wilson disease），遗传性果糖不耐受、半乳糖血症、眼脑肾综合征（Lowe综合征），线粒体细胞病，酪氨酸血症。疾病相关的遗传方式各不相同。

获得性范可尼综合征　可由于各种药物，包括某些癌症化疗药物（如异环磷酰胺、链佐星），抗反转录病毒药物（如去羟肌苷、西多福韦），和失效的四环素。所有这些药物均有肾毒性。获得性范可尼综合征也可能在肾移植后、多发性骨髓瘤、淀粉样变、重金属或其他化学物质中毒，或者缺乏维生素 D 患者中发生。

病理生理

近端肾小管出现各种转运功能缺陷，包括葡萄糖、磷、氨基酸、碳酸氢、尿酸、水、钾、钠的吸收障碍。氨基酸尿是非选择性的，且与胱氨酸尿不同，胱氨酸排泄增加很少。基础病理生理异常尚不明确，但可能涉及线粒体的干扰。低磷血症导致佝偻病，近端肾小管维生素 D 活化减少加重之。

症状及体征

遗传性范可尼综合征的主要临床特征为：通常在婴儿期出现肾小管性酸中毒、低磷佝偻病、低钾血症、多尿、烦渴。范可尼综合征的病因为胱氨酸病时，常见儿童成长停滞，发育迟缓，佝偻病。视网膜斑片状色素脱失。出现间质性肾炎，导致进行性肾衰竭，可能在青春期前致命。获得性范可尼综合征，成人表现为肾小管性酸中毒（近端 2 型，表 247-1）、低磷血症、低钾血症等实验室异常。可能会出现骨骼疾病（软骨病）和肌肉无力的症状。

表 247-1　不同类型肾小管性酸中毒的特点*

特征	1 型	2 型	4 型
发生率	少见	非常少见	常见
机制	H+排泄障碍	碳酸氢盐重吸收障碍	醛固酮分泌减少或活性降低
血浆碳酸氢（mmol/L）	经常<15，偶尔<10	一般 12~20	一般>17
血钾	常较低，但碱中毒时趋于正常	常较低，碱化时更明显	高
尿 pH 值	>5.5	>7（血浆 HCO_3^- 正常） <5.5（血浆 HCO_3^- 低下，如<15mmol/L）	<5.5

*3 型非常罕见。

诊断

- 尿液检查：葡萄糖尿、磷酸盐尿和氨基酸尿

诊断依靠肾功能异常，尤其糖尿（正常血糖的存在）、磷酸盐尿和氨基酸尿。胱氨酸病患者进行裂隙灯检查角膜可发现胱氨酸晶体。

治疗

- 碳酸氢钠或碳酸氢钾或枸橼酸钠或枸橼酸钾
- 需补钾

除了祛除肾毒性因素没有特定的具体治疗方法。

酸中毒可以通过给予碳酸氢钠或碳酸氢钾或枸橼酸钠或枸橼酸钾片剂或口服液，例如Shohl溶液（枸橼酸钠和枸橼酸；1ml相当于1mmol的碳酸氢盐）给予1mmol/kg每日2~3次或饭后及睡前5~15ml。

缺钾需要含钾盐予以替代补充。

低磷佝偻病可以治疗。

肾移植已经成功治疗肾衰竭。然而，当胱氨酸病为其病因时，病变损害仍在其他器官继续存在，最终导致死亡。

> **关键点**
>
> - 多发缺陷损害近端肾小管对葡萄糖、磷酸盐、氨基酸、碳酸氢盐、尿酸、水、钾和钠的重吸收
> - Fanconi综合征通常是由药物引起的或伴随另一个遗传病症
> - 遗传性范可尼综合征的主要临床特征为：通常在婴儿期出现肾小管性酸中毒、低磷佝偻病、低钾血症、多尿、烦渴
> - 血糖正常时监测尿糖、尿磷酸盐和尿氨基酸
> - 根据需要联合给予钾或钠的碳酸氢或枸橼酸盐，或有时仅仅给予钾盐

利德尔综合征

利德尔综合征（Liddle syndrome）是一种罕见的遗传性疾病，涉及上皮钠通道（ENaC）活性增强使肾脏排钾多但潴留过多的钠和水，从而导致高血压。表现为高血压、水潴留和代谢性碱中毒的症状。根据尿电解质测定进行诊断。保钾利尿剂是最有效的治疗。

利德尔综合征是一种罕见的肾小管上皮细胞转运异常的常染色体显性遗传疾病，临床上类似原发性醛固酮增多症，出现高血压、低钾性代谢性碱中毒，但血浆肾素或醛固酮水平不高。本综合征导致先天性位于集合管管腔膜的上皮钠通道（ENaC）活性增加，从而加速集合管钠的重吸收和钾的分泌（ENaC活性下降致钠排泄和钾潴留，参见第1144页）。

利德尔综合征的患者发病年龄常<35岁，出现高血压及低钾血症和代谢性碱中毒症状。

诊断

- 尿钠水平
- 血浆肾素和醛固酮水平

当年轻的患者出现高血压，尤其是有阳性家族史，应考虑该诊断。尿钠排泄减少（<20mmol）、血浆肾素和醛固酮水平正常及经验治疗有效时可诊断利德尔综合征。明确诊断应通过遗传学检测。

治疗

- 氨苯蝶啶或阿米洛利

氨苯蝶啶100~200mg口服，每日2次或阿米洛利5~20mg口服，每日1次，因都能关闭钠通道，故对本综合征治疗有效。螺内酯治疗无效。

肾性尿崩症

肾性尿崩症（NDI）是由于肾小管对ADH（抗利尿激素）反应缺陷引起的尿液浓缩功能异常，从而导致大量稀释尿。本病可为遗传性或继发于肾脏浓缩功能受损的疾病。临床上出现多尿以及与脱水和高钠血症相关的症状和体征。根据禁水后和/或给予外源性血管升压素后产生的尿渗透压的变化进行诊断。治疗包括充足的水分摄入、噻嗪类利尿药、NSAID、低盐低蛋白饮食。

NDI的特点是对血管升压素反应缺陷引起尿液浓缩功能异常。中枢性尿崩症的特点是缺乏血管升压素。两种类型尿崩症都有完全性或部分性可能。

病因

NDI可为：

- 遗传性
- 获得性

遗传性NDI 最常见X连锁遗传在女性杂合子不同外显累及精氨酸升压素（AVP）受体2基因。杂合子女性可能没有任何症状或不同程度的多尿和烦渴，或可能会严重影响男性。

少数为常染色体隐性或常染色体显性遗传，影响水通道蛋白2基因的突变，男女都可累及。

获得性NDI 可见于一些涉及肾髓质或远端肾单位的疾病（许多为小管间质疾病）或药物，使尿液浓缩功能受损，导致肾脏对血管升压素不敏感。这些疾病包括：

- 常染色体显性多囊肾病
- 肾痨和髓质囊性病复合体
- 镰状细胞肾病
- 输尿管周围纤维化梗阻解除后
- 髓质海绵肾
- 肾盂肾炎
- 高钙血症
- 淀粉样变性
- 干燥综合征
- 巴尔得-别德尔综合征（Bardet-Biedl syndrome）
- 某些肿瘤疾病（如骨髓瘤、肉瘤）
- 许多药物，尤其是锂，还有其他（去甲金霉素、两性霉素B、地塞米松、多巴胺、氧氟沙星、奥利司他）
- 可能慢性低钾性肾病

获得性肾性尿崩症也可为特发性。任何年老体弱或有急性或慢性肾功能不全的人都可以出现轻型肾性尿崩症。

此外，临床某些情况出现类似于肾性尿崩表现：

- 在孕后半期胎盘能分泌血管升压素酶（称为妊娠期尿崩

症综合征）
- 垂体手术后,部分患者分泌无作用的ADH的前体而不是血管升压素

症状及体征

产生大量的稀释尿(3~20L/d)是本病的标志。典型的患者渴觉反应正常,血钠接近正常。但某些水的来源困难或不能表达口渴的患者(如婴儿、痴呆的老年人)可因过度脱水引起高钠血症。高钠血症可能会引起神经系统症状,如神经肌肉兴奋,精神错乱,抽搐或昏迷。

诊断

- 24小时尿量和渗透压
- 血电解质
- 禁水试验

多尿的患者均应怀疑是否存在NDI。在婴儿,多尿可以由护理人员注意;如果没有,第一个表现可能是脱水。

初步检测包括24小时(不限制液体)的尿量和渗透压和血电解质。

NDI患者尿量>50ml/(kg·d)(多尿)。如果尿渗透压<300mOsm/kg(水利尿),可能是中枢或肾性尿崩症(NDI)。NDI患者的尿渗透压通常<200mOsm/kg,尽管有低血容量的临床症状(正常情况下,低血容量患者的尿渗透压应该偏高)。如果渗透压>300mOsm/kg,可能是溶质利尿。须排除糖尿和其他原因引起的溶质利尿。

有足够自由水摄入的患者,血钠轻度升高(142~145mmol/L),但若患者自由水摄入不足,则血钠明显升高。

禁水试验 本病确诊根据禁水试验,该试验可检查最大尿液浓缩能力和对外源性血管升压素的反应。

在测试过程中,尿渗透压浓度每小时测定,血清渗透压测定则每2小时。禁水3~6小时后,NDI患者尿液的最大渗透压异常低下(<300mOsm/kg)。可通过给予外源性血管升压素(5单位抗利尿激素皮下注射或10μg去氨升压素鼻内吸入)并检测尿渗透压,与中枢性尿崩症(血管升压素缺乏)鉴别。患者中枢性尿崩症,外源性给血管升压素后的2小时以上尿渗透压增加50%~100%(增加15%~45%的为部分性中枢性尿崩症)。NDI患者通常尿渗透压轻度上升(<50mOsm/kg;在部分NDI上升45%)。

预后

患有遗传性肾性尿崩症的婴儿如不及早治疗,可发生脑部损害,出现永久性智力发育迟缓。即使经过治疗,患儿常因频繁脱水而出现身体发育迟缓。除了输尿管扩张,NDI的所有并发症可以充足的水分摄入预防。

治疗

- 摄入足够的水分
- 限制饮食中的盐和蛋白质
- 纠正病因
- 有时予以噻嗪类利尿剂,NSAID,或阿米洛利

治疗包括确保患者摄入足够量的水,低盐低蛋白饮食;纠正病因,停用任何可能的肾毒性药物。若患者能很好摄入水,则很少发生严重后果。这些治疗若症状未改善,可予以药物减少尿量。噻嗪类利尿药(氢氯噻嗪,25mg/d,每日1次或2次)可通过减少到达集合管血管升压素敏感部位的水分反而减少尿量。NSAID(如吲哚美辛)、阿米洛利也有效。

> **关键点**
>
> - NDI患者因肾小管对血管升压素的反应受损,不能使尿液浓缩
> - 通常排泌大量稀释尿液,适度口渴,接近正常血清钠水平
> - 对遗传性NDI婴儿有多饮或家族成员累及的应预防、尽量减少神经系统后遗症
> - 检测24小时尿量和渗透压和血清电解质
> - 行禁水试验明确诊断
> - 确保有足够的自由水的摄入量,限制饮食盐和蛋白质,并根据需要使用噻嗪类利尿剂或阿米洛利

假性醛固酮减少症Ⅰ型

假性醛固酮减少症是一组罕见遗传性疾病,使肾脏潴留过多钾但排泄过多的钠和水,从而导致低血压。症状表现低血压,低血容量,低钠血症和高钾血症。治疗是高钠饮食,有时可用氟氢化可的松。

有3种类型的假性醛固酮减少症:
- 常染色体隐性遗传型假性醛固酮减少症Ⅰ型
- 常染色体显性遗传型假性醛固酮减少症Ⅰ型
- 假性醛固酮减少症Ⅱ型遗传为常染色体隐性或显性

假性醛固酮减少症Ⅰ型类似于其他形式的醛固酮减少症除外醛固酮水平高。

非常罕见的假性醛固酮减少症Ⅱ型这里不讨论。

常染色体隐性遗传型假性醛固酮减少症Ⅰ型 常染色体隐性形式往往严重、永久。婴儿期醛固酮的抵抗作用,是由于位于集合管管腔膜上皮钠通道(ENaC)突变活性下降所致(ENaC的过度活跃会导致钾的排泄和钠潴留,参见第1144页)。肾脏以外组织钠通道可能会受到影响,从而导致类似于囊性纤维化的粟粒样皮疹和/或并发症。

常染色体显性遗传型假性醛固酮减少症Ⅰ型 儿童因盐皮质激素受体的突变而出现对盐皮质激素产生抵抗。常染色体显性形式通常不太严重,影响主要在肾脏的盐皮质激素受体,并可能在儿童成长后有所恢复。

诊断

- 血浆肾素和醛固酮水平

诊断是基于血容量不足的临床表现、高血钾、低血钠、高肾素和醛固酮的水平,特别是在有阳性家族史的婴儿。确诊有赖于基因检测。

治疗

- 高钠饮食,有时氟氢化可的松

高钠饮食有助于维持容量和血压,增加钾的排泄。如果饮食治疗无效,可以给予氟氢化可的松0.5~1.0mg口服,每日2次或1~2mg口服,每日1次。

肾性糖尿

肾性糖尿是不伴有高血糖时,尿中有葡萄糖排出,可为获得性或遗传性孤立的葡萄糖转运异常伴或不伴其他肾小管疾病。

肾性糖尿是在血糖水平正常时,尿中有葡萄糖排出。

肾性糖尿可为遗传。本病由于葡萄糖的最大转运量(葡萄糖能被重吸收的最大速率)减少,引起尿中葡萄糖丢失。本病的遗传形式为不完全性常染色体隐性(杂合子葡萄糖尿为中等程度)。

肾性糖尿可不伴其他肾功能异常或是广泛近端肾小管缺陷的一部分(范可尼综合征)。也可出现于不同的系统性疾病,如胱氨酸贮积症、威尔逊氏症、遗传性酪氨酸血症和眼脑肾综合征(Lowe综合征)。

症状

肾性糖尿无症状,也无严重后果。但如果肾性糖尿和近端肾小管的广泛缺陷共存时,可出现低磷血症性佝偻病、容量不足、身材矮小、肌张力减退、白内障或青光眼引起的视力减退(眼脑肾综合征)或凯-弗环(Kayser-Fleischer ring)(威尔逊氏症)。若出现这些表现,应寻找除了糖尿以外的其他转运缺陷。

诊断

- 尿液分析
- 24小时尿收集

这种疾病通常最初注意到是常规尿检。

诊断基于24小时尿液(当饮食中含有50%的碳水化合物)在没有高血糖(血糖<140mg/dl)时发现尿糖。应确认为葡萄糖,并排除戊糖尿、果糖尿、蔗糖尿、麦芽糖尿、半乳糖尿和乳糖尿,所有实验室检测应采用葡萄糖氧化酶方法。一些专家需要口服葡萄糖耐受性试验的正常结果。

治疗

- 孤立性肾性糖尿为良性疾病,不需治疗

肾小管性酸中毒

肾小管性酸中毒(RTA)是由于肾脏氢离子排泄障碍(1型)、HCO_3^-重吸收障碍(2型)、醛固酮产生或对醛固酮反应异常(4型)而引起的酸中毒和电解质紊乱(3型极少见,不详述)。患者可无症状,或表现为电解质紊乱的症状或体征,或进展至慢性肾衰竭。根据给予酸或碱负荷试验后,尿pH值和电解质的特征性变化进行诊断。治疗为补充碱剂、电解质等纠正pH值和电解质紊乱,罕用药物。

RTA是由于肾脏氢离子排泄障碍,或HCO_3^-重吸收障碍而引起的慢性代谢性正常阴离子间隙酸中毒。通常伴有高氯血症,并继发其他电解质紊乱,如钾(常见)、钙(少见,表247-1)。

慢性RTA常伴有肾小管的结构损伤,可进展至CKD。

1型(远端)RTA 是由于远端肾小管泌氢障碍,引起持续性尿pH值增高(>5.5)和全身性酸中毒。血浆HCO_3^-<15mmol/L,常见低钾血症、高钙尿症和尿枸橼酸盐排泄减少。在某些家族性病例中高钙尿症是其主要的异常,钙诱导肾小管间质病变引起远端RTA。如果尿为相对碱性,肾钙化和肾结石是高钙和低枸橼酸尿可能的并发症。

本综合征少见。散发病例最常见于成人,可能是原发的(几乎都发生在女性),也可能是继发的。家族性病例通常开始见于儿童且为常染色体显性遗传病。继发性1型RTA可由药物、肾移植或其他疾病所致。

- 伴有高丙种球蛋白血症的自身免疫性疾病,尤其是干燥综合征或类风湿关节炎
- 肾移植
- 肾钙质沉着
- 肾髓质海绵肾
- 慢性肾脏梗阻
- 药物(主要为两性霉素B、异磷酰胺、锂)
- 肝硬化
- 镰状细胞贫血

当合并慢性梗阻性肾病或镰状细胞贫血时可出现血钾升高。

2型(近端)RTA 是由于近端肾小管碳酸氢重吸收障碍,导致血浆HCO_3^-浓度正常时尿液pH值>7,而血浆碳酸氢因持续丢失,水平降低时,尿液pH值可<5.5。

本综合征可为广泛性近端肾小管功能障碍的一部分,故伴有尿葡萄糖、尿酸、磷、氨基酸、钙、钾和蛋白质排泄增加。骨软化症或骨质减少(包括小儿佝偻病)可能发生。机制可能包括高钙尿症,高磷酸尿,维生素D代谢改变和继发性甲状旁腺功能亢进。

2型RTA非常罕见,最经常发生在具有下列之一的患者:

- 范可尼综合征
- 多发性骨髓瘤引起的轻链肾病
- 某些药物(常见的有乙酰唑胺、氨苯磺胺、异磷酰胺、过期的四环素、链脲霉素)

其他病因包括维生素D缺乏症、继发性甲状旁腺功能亢进伴慢性低钙血症、肾移植后、重金属中毒和其他遗传性疾病[果糖不耐受症、威尔逊氏症、眼脑肾综合征(Lowe综合征)、胱氨酸贮积症]。

4型(广泛)RTA 是由于醛固酮生成不足或肾小管对醛固酮抵抗所致。由于醛固酮促进钠重吸收以排泌钾和氢,所以本综合征远端肾小管排泌K^+减少,而发生高钾血症和酸排泄减少。高钾血症减少氨的排泄,加重代谢性酸中毒。尿pH值通常与血清pH值一致(酸中毒时通常<5.5)。通常血浆碳酸氢盐>17mmol/L。本综合征是最常见的RTA类型。典型病例为散发性,继发于肾素-醛固酮-肾小管轴损伤的疾病(低肾素醛固酮减少症)。可见于以下病例:

- 糖尿病肾病
- 慢性间质性肾炎

其他引起4型RTA的病因有:

- ACE抑制剂
- 醛固酮I或II型合成酶缺乏症
- 血管紧张素II受体阻断剂
- 慢性肾脏疾病,通常是由于糖尿病肾病或慢性间质性

- 肾炎
- 先天性肾上腺增生症,特别是21-羟化酶缺乏症
- 危重病
- 环孢素使用
- 肝素(包括低分子肝素)
- HIV肾病(可能部分合并结核分枝杆菌或巨细胞病毒感染)
- 间质性肾损害(如SLE、梗阻性尿路病变、镰状细胞病)
- 保钾利尿剂(如阿米洛利,依普利酮,螺内酯,氨苯蝶啶)
- NSAID
- 梗阻性尿路病变
- 其他药物(如喷他脒、甲氧苄啶)
- 原发性肾上腺皮质功能不全
- 假性醛固酮减少症(Ⅰ型或Ⅱ型)
- 容量增加(如急性肾小球肾炎或CKD)

症状及体征

RTA通常无症状。严重的电解质紊乱少见但可危及生命。

可出现肾结石和肾钙化,尤其是1型RTA。

2型RTA尿电解质的丢失常伴随尿中水分的丢失,故可出现细胞外液容量缺乏的表现。

1型或2型RTA可出现低钾血症的症状或体征,包括肌无力、反射减弱和麻痹。部分1型和2型RTA的钙紊乱可导致骨组织受累(如成人出现骨痛、骨软化症;和小儿佝偻病)。

4型RTA常仅有轻度酸中毒而无临床症状,但如果高钾血症很严重可致心律失常或麻痹。

诊断

- 患者代谢性酸中毒合并正常阴离子间隙或不明原因的高钾血症
- 血清和尿液的pH值,电解质浓度和渗透压
- 进行负荷试验(如氯化铵、碳酸氢根离子,或袢利尿剂)

对出现不可解释的代谢性酸中毒(低血碳酸氢钠和低血pH值)而阴离子间隙正常的患者应怀疑为RTA。对代谢性酸中毒伴无明显原因(如严重肾功能不全、钾补充过多或应用潴钾利尿剂)的持续性高钾血症的患者,应考虑4型RTA。动脉血气取样有助于确诊RTA并排除呼吸性碱中毒导致的代偿性代谢性酸中毒。所有患者均检测血电解质、尿素氮、肌酐和尿pH值。有时可依据考虑的RTA的类型进一步检查并进行负荷试验:

- **1型RTA** 可通过全身性酸中毒时尿pH值仍>5.5确诊。酸中毒可以是自发或酸负荷试验诱导(给予氯化铵100mg/kg口服)。正常肾脏在酸中毒6小时内使尿pH值降到<5.2
- **2型RTA** 通过测定给予HCO_3^-[$NaHCO_3$,静脉滴注0.5~1.0mmol/(kg·h)]时尿pH值和HCO_3^-排泄分数进行诊断。2型RTA尿pH值上升超过7.5,尿碳酸氢钠排泄分数>15%。静脉应用HCO_3^-可以加重低血钾,因此输液前应给予足量的钾剂
- **4型RTA** 是由与4型RTA相关基础疾病的病史,长期升高的钾和正常或轻度下降碳酸氢予以确认。在大多数情况下,血浆肾素活性低,醛固酮浓度低,皮质醇正常

治疗

- 不同类型治疗不同
- 常用碱液治疗
- 同时纠正钾、钙、磷代谢紊乱

治疗包括用碱剂纠正pH值和电解质紊乱。儿童RTA若得不到有效治疗可引起生长延缓。

碱剂如$NaHCO_3$或枸橼酸钠治疗有助于将血浆HCO_3^-纠正至接近正常(22~24mmol/L)。若存在持续性低钾血症或钙结石可用枸橼酸钾替代,因钠增加钙排泄。补充维生素D(麦角钙化醇,每日口服800IU)和钙剂(元素钙500mg口服,每日3次,比如碳酸钙1 250mg口服,每日3次)有助于减少由于骨软化症或佝偻病造成的骨变形。

1型RTA 成人可给予碳酸氢钠或枸橼酸钠(0.25~0.5mmol/kg口服,6小时1次)。儿童每日总剂量必须2mmol/kg,8小时1次,这一剂量应根据儿童的生长情况进行调整。当脱水和继发性醛固酮增多予碳酸氢盐疗法纠正时通常不需要钾补充剂。

2型RTA 血浆HCO_3^-不能恢复到正常范围,但HCO_3^-补充应超过饮食中的酸负荷(成人$NaHCO_3$ 1mmol/kg,6小时1次或儿童2~4mmol/kg,6小时1次),以维持血HCO_3^-在22~24mmol/L,因为过低会影响生长)。但过量的HCO_3^-补充将使尿中$KHCO_3$丢失增加。因此可用枸橼酸盐替代$NaHCO_3$且耐受性佳。若患者用碳酸氢钠治疗后发生低钾血症,可能需补充钾或枸橼酸钾,但对血钾正常或高血钾的患者则不推荐。对治疗困难的患者,给予小剂量氢氯噻嗪25mg口服,每日2次能刺激近端小管的转运功能。对广泛近端小管功能障碍的患者,可予补充磷或维生素D,将血磷纠正至正常以改善低磷血症和骨病。

4型RTA 高钾血症可用扩张容量、限钾饮食和排钾利尿剂治疗(如呋塞米20~40mg口服,每日1次或每日2次直至起效)。碱化治疗往往是不必需的。部分患者需用糖皮质激素替代治疗(氟氢化可的松0.1~0.2mg口服,每日1次,低肾素醛固酮减少症时剂量更高),但必须谨慎应用,因其可使潜在的高血压、心力衰竭或水肿加剧。

> ### 关键点
>
> - RTA是由于肾脏氢离子排泄障碍,或HCO_3^-重吸收障碍而引起的代谢性酸中毒,而阴离子间隙正常。
> - 通常是由于异常的醛固酮产生或反应(类型4),或由于受损氢离子排泄(1型)或受损的碳酸氢重吸收(类型2)所致
> - 患者代谢性酸中毒合并正常阴离子间隙或不明原因的高钾血症,考虑RTA
> - 检查动脉血气和血清电解质,尿素氮,肌酐,和尿pH值
> - 其他检查,以确认RTA的类型(如对于1型酸负荷试验,2型碳酸氢盐输注)
> - 治疗用补碱措施,2型、部分1型RTA纠正低血钾,4型RTA予限制钾、排钾利尿剂;根据需要予其他电解质

248. 肾脏囊肿性疾病

肾脏囊肿性疾病可为先天性或获得性。先天性异常可由常染色体显性遗传或隐性遗传或其他因素（如自然突变，染色体异常，致畸因子）引起。一些是畸形综合征的一部分（表248-1）。

表248-1 囊肿性肾病的主要分类

异常	临床特征	异常	临床特征
常染色体显性		常染色体隐性多囊肾病	肾脏大、双侧有多个囊肿
常染色体显性多囊肾病	腹胁和腹部痛		肝纤维化
	血尿		高血压
	高血压		ESRD出现于儿童期
	肾脏大、双侧有多个囊肿	巴尔得-别德尔综合征（Bardet-Biedl syndrome）	男性性腺功能不全
	肾外囊肿（肝、胰、肠道）		
	脑动脉瘤		智力障碍
	憩室病		视网膜病
	腹壁疝		肥胖
	ESRD出现于成人期		多指（趾）
鳃-耳-肾综合征（Melnick-Fraser综合征）	鳃瘘和鳃囊肿	Ellis-van Creveld综合征	短肢性侏儒
			多指（趾）
	前耳凹陷和下垂		常有心脏缺陷
	听力损失	Ivemark综合征	脾发育不全
家族性肾错构瘤	原发性甲状旁腺功能亢进		发绀性心脏病
	下颌纤维瘤骨化		胃肠道转位
髓质囊性病	肾脏大小偏小或正常	Jeune综合征（窒息性胸廓萎缩）	累及胸廓、上肢、下肢的侏儒症
	烦渴、多尿	Joubert综合征	智力障碍
	轻度蛋白尿沉渣阴性		肌张力下降
	成人期出现ESRD		不规则呼吸
	偶有痛风发作		眼球运动异常
口-面-指（趾）综合征	部分性唇裂、舌裂和牙槽嵴裂	梅克尔-格鲁贝尔综合征（Meckel-Gruber syndrome）	枕部脑膨出
	鼻软骨发育不良		
	肾脏微小囊肿		多指（趾）
结节性硬化症	脑、肾和皮肤的良性肿瘤		颅面发育不良
	肾脏血管肌脂瘤	肾单位肾痨和肾髓质囊性疾病	肾脏体积小或正常
Von Hippel-Lindau病	视网膜、脑、脊髓、肾上腺血管瘤增生		
	肾细胞癌		烦渴、多尿
	嗜铬细胞瘤		轻度蛋白尿沉渣阴性
常染色体隐性			童年的ESRD（肾单位肾痨）或成年期ESRD（肾髓质囊性疾病）
Alstrom综合征	肥胖	Zellwegger综合征（脑肝肾综合征）	脑、肝缺陷
	2型糖尿病		
	色素性视网膜炎		发育迟缓

异常	临床特征	异常	临床特征
	血清铁、铜水平升高	肾脏囊性发育不良	与尿路结构性梗阻或后肾畸形有关
	肌张力下降		
其他先天性*			两侧肾脏的发育不良程度不对称
非肾小管来源的囊肿（包括肾小球、包膜下及肾盂肾盏囊肿）	临床特征多样		18 三体综合征抽象思维发育迟缓
肝细胞核因子-1β 变异	青年起病的 2 型糖尿病，多囊性肾发育不良，先天性肾单位减少症伴代偿肥大，及肾发育不全		头、面、手、足畸形
		获得性	
		获得性囊肿性疾病	多发囊肿
畸形综合征	临床特征多样		与长期透析一般>10 年有关
髓质海绵肾	小管扩张，集合管囊肿		患肾细胞癌的危险度高
	与 1 型肾小管酸中毒及肾结石有关	肿瘤相关的囊肿	如肾细胞癌或肾母细胞瘤相关
	没有发展到 ESRD	孤立性简单囊肿	患慢性肾脏疾病或高血压的危险度低
多囊性肾发育不良	由囊肿及结缔组织构成的单侧不均质肿块，有功能肾组织的缺失		与年龄有关

* 由自然突变、染色体异常、致畸剂或其他未知原因所引起。
ESRD，终末期肾脏病。

获得性肾囊肿

获得性肾囊肿为单纯性囊肿，须与更严重的囊性疾病相区别。

获得性囊肿多为单纯性，也即为圆形、界线清晰、囊壁光滑。囊肿可为孤立性或多发性。

孤立性囊肿 为孤立性（极少数为数个），多偶然在影像学检查被发现。需与其他囊性肾脏病变和肾脏肿块相区分，如肾细胞癌，多呈不规则形或呈多个囊腔的复杂特点，如：囊壁不规则、有隔膜、界限不清或钙化。病因不明临床表现不明显，偶可引起血尿或并发感染。

多发性囊肿 最常见于 CKD 患者，特别是进行血液透析多年的患者。病因尚不清楚，囊肿可能为有功能的残余肾单位代偿性增生。超过 50%~80% 接受透析>10 年以上的患者有获得性囊肿病（具有多个囊肿）。诊断标准为超声或 CT 显示每侧肾脏的囊肿≥4 个。该病变因缺乏家族史及肾脏体积较小或正常可与常染色体显性遗传的多囊性肾病鉴别。

获得性囊肿通常无症状，但偶可出现血尿，肾内或肾周出血，感染或腰痛。获得性囊肿患者肾癌发病率较高；目前尚不清楚囊肿是否会恶变。因此，许多医师对获得性囊肿患者进行定期超声或 CT 检查以排除肾癌。囊肿引起持续出血或感染，需经皮引流，少部分需部分或全部肾脏切除。

常染色体显性遗传多囊肾病

多囊肾病（PKD）是遗传性肾囊肿形成性病变，引起两侧肾脏逐渐增大，有时可进展至肾衰竭。所有此病几乎均由家族性基因突变造成。症状和体征包括腰痛和腹痛、血尿、高血压。通过超声和 CT 检查进行诊断。肾衰竭前进行对症治疗，进展至肾衰竭后需行透析和肾移植。

病因
遗传性 PKD
- 常染色体显性
- 常染色体隐性
- 散发性（罕见）

常染色体显性遗传性多囊肾病（ADPKD）的发病率为 1/1 000，占需要肾脏替代治疗的终末期肾病患者的 5%。成人期前临床表现很少，但几乎完全外显，所有≥80 岁的患者均有某些体征。相反，常染色体隐性遗传性 PKD 极少见，发病率为 1/10 000，常在儿童期即引起肾衰竭（参见第 2256 页）。

ADPKD 患者中的 86%~96% 由 16 号染色体上编码多囊蛋白（polycystin）1 的 *PKD1* 基因突变造成；其他病例多由 4 号染色体上编码多囊蛋白 2 的 *PKD2* 基因突变引起。少数家族性病例与上述任意一种位点的变异均无关。

病理生理

多囊蛋白 1 可能调节肾小管上皮细胞的黏附和分化；多囊蛋白 2 可能发挥离子通道的作用，其突变可导致液体向囊肿腔内分泌。这些蛋白的突变可改变肾脏纤毛的功能，纤毛使肾小管细胞能感受到流速。目前的主流假说认为肾小管细胞增生和分化与流速密切相关，纤毛功能障碍可导致囊肿性转化。

在疾病早期阶段，肾小管扩张并由肾小球滤过液缓慢填充。最后，肾小管从功能肾单位中分离出来，由分泌的液体而非滤过液填充，从而形成囊肿。囊肿出血可产生血尿。患者也处于急性肾盂肾炎，囊肿感染，和尿路结石（20%）的高风险。虽然机制不清，最终血管硬化和间质纤维化仅累及<10% 的肾小管；然而约有 35%~45% 的患者在 60 岁时进展至肾衰竭。

肾外表现常见：
- 大多数患者有肝囊肿，多不影响肝功能
- 患者也有较高的胰腺和小肠囊肿、结肠憩室、腹股沟疝和腹壁疝发生率
- 通过心脏超声可在 25%~30% 的患者中检查到瓣膜性心脏病（二尖瓣脱垂和主动脉瓣反流最常见）；其他瓣膜病变因胶原异常所致

- 动脉壁改变(包括主动脉瘤)造成主动脉根部扩张,从而导致主动脉瓣反流
- 冠状动脉瘤
- 约4%的年轻患者和近10%的老年患者有脑动脉瘤。其中65%~75%患者常在50岁前发生动脉瘤破裂;危险因素包括动脉瘤或动脉瘤破裂的家族史、动脉瘤较大及高血压控制不良

症状及体征

ADPKD早期常不引起任何症状;1/2的患者一直维持无症状状态,不会进展至肾功能不全或肾衰竭,也从未被诊断过。多数有症状发展的患者在20岁后出现。

症状包括因囊肿增大导致的轻度腰部、腹部和下背部痛和感染征象。急性疼痛的发生多因囊肿内出血或由结石通过造成。发热常见于急性肾盂肾炎和囊肿破裂入腹膜后间隙,可以持续数周。如果增大或感染,肝囊肿可引起右上腹痛。

瓣膜病变很少引起症状,但少数情况下引起心力衰竭,需行瓣膜置换。

脑动脉瘤未破裂时无症状和体征,或可有包括头痛、恶心、呕吐和脑神经功能不良;出现这些症状时须立即进行干预(表241-1)。

体征为非特异性,包括血尿、高血压(各占40%~50%),20%患者有亚肾病综合征的蛋白尿(成人<3.5g/24小时)。由于仍保留促红细胞生成素的产生功能,故贫血较其他类型CKD少见。疾病晚期,肾脏可能明显增大、可触及,导致上腹及侧腹部胀满感。

诊断

- 超声
- CT或MRI或基因测定

患者有以下症状时可疑诊该病:
- 阳性家族史
- 典型症状或体征
- 偶然影像学检查发现的囊肿

患者在进行诊断性检查前应进行咨询,尤其是没有症状时。许多机构反对对无症状的年轻患者进行检查,因现在没有有效的缓解疾病的治疗措施,且诊断可能对患者获得有利健康保险及情绪带来负面影响。

通常通过影像学进行诊断,显示整个肾脏的显著、双侧性囊肿性改变,和肾增大、因囊肿取代正常功能组织造成的虫蚀样表现。这些改变在年轻患者较少发生,随年龄而出现。

首选超声检查。如果超声检查结果不确定,则应进行CT或MRI,两者更敏感(尤其应用造影剂时)。MRI对衡量囊肿和肾脏体积特别有用。这些测量可以预测进展至慢性肾脏疾病和终末期肾脏疾病的风险,通常在常规实验室检测改变之前。例如囊肿大小和肾脏大小预测慢性肾病的8年的风险比年龄,蛋白尿的程度,或血清尿素氮,或肌酐更准确。尿液分析,肾功能测定及全血细胞计数也可采用,但结果不具特异性。

尿液分析可检测到轻度蛋白尿和显微镜下血尿或肉眼血尿。肉眼血尿可能因结石排出或囊肿破裂出血所致。即使在不伴细菌感染的情况下脓尿也较多见。因此感染的诊断应根据培养结果和临床表现(如排尿困难,发热,腰痛)以及尿检。开始时BUN和肌酐正常或轻度升高,但会缓慢上升,特别在出现高血压时。少数情况下血细胞计数可检测到红细胞增多症。

脑动脉瘤症状的患者需行高分辨率CT或磁共振血管造影检查。然而,大多数专家不推荐对无症状患者进行常规脑动脉瘤的筛查。较为合理的方法是对有出血性卒中或脑动脉瘤家族史的ADPKD患者进行筛查。

有如下情况可对PKD基因突变进行基因测定检查:
- 患者怀疑PKD,不具有明确家族史
- 影像学检查结果不明确
- 年轻患者(<30岁,影像学检查结果常不明确)必须做出诊断(如潜在的肾脏捐赠者)

建议ADPKD患者的1级亲属进行遗传学咨询。

预后

在75岁,50%~75%的ADPKD患者需行肾脏替代治疗(透析或肾移植)。快速进展至肾衰竭的预测因素包括如下:
- 诊断年龄较轻
- 男性
- 镰状细胞遗传特性
- PKD1基因型
- 肾脏体积较大或肾脏迅速增大
- 肉眼血尿
- 高血压
- 黑人
- 蛋白尿增加

ADPKD并不增加肾癌的危险,但若ADPKD患者发生肾癌则很可能为双侧性。肾癌很少导致死亡。患者一般死于心脏病(有时瓣膜病)、播散性感染或脑动脉瘤破裂。

治疗

- 对并发症(如高血压,感染,肾衰竭)的控制
- 支持治疗

严格的血压控制非常必要,通常使用ACE抑制剂或血管紧张素Ⅱ受体阻断剂。除了控制血压,这些药物有助于阻止血管紧张素和醛固酮及生长因子,这些因子有助于肾脏纤维化和肾功能丧失。UTI应予以及时治疗。经皮囊肿抽液可能有助于缓解出血或压迫引起的严重疼痛症状,但对长期转归无效。肾切除术可作为一种治疗选择来缓解由巨型肿大肾脏或复发性UTI造成的严重症状。

进展至慢性肾衰竭的患者需行血液透析、腹膜透析或肾移植。移植物中不会出现ADPKD复发。较其他肾衰竭患者而言,进行透析的ADPKD患者可维持更高的血红蛋白水平。

哺乳动物西罗莫司靶蛋白(mTOR)抑制剂可能减缓肾脏体积增大,但对肾功能下降无作用,因此,通常并不是常规实践使用。

托伐普坦,血管升压素受体2拮抗剂,可能是ADPKD患者收益的一种新的药物。托伐普坦可减缓肾体积增加和肾功能下降,但它可能会产生自由水利尿增加的副作用(如口渴,烦渴,多尿),使依从性降低。另外,托伐普坦已报道引起严重肝功能衰竭,以及长期结果数据尚不足以证实有利的益处/伤害平衡的报道,儿童ADPKD早期应用普伐他汀可延缓肾脏的进展。

> **关键点**
> - 常染色体显性多囊肾病，发生率 1/1 000
> - 约半数患者没有表现，但其他患者有背部或腹部疼痛，血尿和/或高血压的症状逐渐发展，通常是 30 岁前开始；到 60 岁时 35%~45%发展到肾衰竭
> - 肾外表现常见，包括脑和冠状动脉瘤，心脏瓣膜疾病，肝、胰腺和肠道囊肿
> - 诊断基于影像学和临床表现，对于没有家族史，成像不确定、年轻、诊断可能影响治疗的患者进行基因检测
> - 不要常规筛查无症状患者有无脑动脉瘤
> - 建议 ADPKD 患者的 1 级亲属进行遗传学咨询
> - 给予高血压患者血管紧张素转化酶抑制剂或血管紧张素 Ⅱ 受体阻滞剂，帮助防止肾瘢痕和功能障碍；对其他并发症，出现时考虑使用托伐普坦

先天性肾脏囊性发育不良

先天性肾脏囊性发育不良是分布较宽泛的一类散发性先天性畸形，包括后肾畸形或先天性梗阻性尿道疾病。

先天性肾脏囊性发育不良可影响单侧或双侧肾脏。肾囊性发育不良可为独立的先天性异常，也可为畸形综合征的一部分（相关的其他临床特征，表 248-1）。相关的泌尿系统畸形包括肾盂输尿管和输尿管膀胱连接处梗阻、神经源性膀胱、输尿管囊肿、尿道后瓣膜和梅干腹综合征［腹肌缺损、尿路畸形（如输尿管扩张、膀胱和尿道扩张）］和双侧隐睾］。

症状和体征随残存肾实质的多少、单侧或双侧受累而变化。可进展至一定程度的肾功能不全或肾衰竭。先天性肾脏囊性发育不良多通过产前或年幼时超声检查发现。

由于无法量化残余肾实质功能，因此很难估计预后。治疗为手术矫正任何相关的泌尿生殖系统异常，若出现肾功能不全或肾衰竭则行肾脏替代治疗。

髓质海绵肾

髓质海绵肾由肾盏周围终末段集合管异常所致，为双侧弥散性髓质囊肿形成。

髓质海绵肾的病因尚不清楚，但<5%的患者发生基因遗传。

患者多无症状，此病也常处于漏诊状态。此病易发生结石（常常有尿钙排泄增加）和 UTI，因而最常出现的症状是：
- 肾绞痛
- 血尿
- 排尿困难

髓质海绵肾为良性病变，长期预后很好。有肾结石造成的梗阻可暂时使 GFR 下降、血清肌酐水平升高。

诊断
- CT 或 IVU

对有复发性结石和 UTI 症状的患者及无意 X 线检查发现髓质肾钙质沉着和扩张充满造影剂的结合管的表现应疑诊该病。尿液分析显示不完全性远端肾小管酸中毒（明显的代谢性酸中毒少见）及尿液浓缩功能下降但无明显多尿。

通常经 CT 检查诊断此病，也可应用 IVU。由于囊肿较小且位于髓质深部，所以超声检查无助于诊断。

治疗
- 控制并发症（如泌尿道感染，肾结石）

治疗应仅针对 UTI 和复发性结石形成。噻嗪类利尿剂（如氢氯噻嗪 25mg，每日 1 次）和增加液体摄入量可抑制结石形成，预防尿滞留。这些治疗可以减少反复发作性结石患者梗阻性并发症的发生。

肾痨和常染色体显性遗传小管间质肾病

肾痨和常染色体显性遗传小管间质性肾病（ADTKD）为遗传性疾病，其囊肿仅局限于肾髓质或皮髓质交界处，最终可进展至终末期肾病。

由于肾痨和 ADTKD 有许多共同的特征，因此将两者合并分类。其病理学上表现为囊肿局限于肾髓质或皮髓质交界处，以及肾小管萎缩、肾小管基底膜断裂和间质纤维化三联表现。虽然这些都不具有很强的特征性，但两者可能有相似的发病机制。两种疾病的共同特征如下：
- ADH 抵抗的尿液浓缩障碍，可导致多尿和烦渴
- 钠丢失非常严重，需给予补充
- 贫血
- 轻度蛋白尿和良性尿沉渣
- 最终终末期肾脏病变（ESRD）

肾痨和 ADTKD 的主要区别在于遗传方式和慢性肾脏疾病的发病年龄。

肾痨

肾痨为常染色体隐性遗传，占儿童和年轻成人患者（<20 岁）CKD 肾衰竭的 15%。有 3 种类型：
- 婴儿，发病年龄中位数为 1 岁
- 青少年，中位发病年龄为 13 岁
- 青年，中位发病年龄为 19 岁

肾痨患者鉴定出 11 个基因突变。NPHP1 基因的突变最常见，见于 30%~60%的患者。约 10%的患者还有其他临床表现，包括视网膜色素变性、肝纤维化、智力残疾和其他神经异常。

在儿童时期可出现终末期肾脏疾病（ESRD），引起生长迟缓和骨病。然而，在许多患者，这些异常发展较慢，很好的代偿以至于不被认为异常，直到典型的泌尿系统症状出现。有时可出现高血压。

诊断
- 影像学检查和/或基因检测

在儿童，出现以下症状时应疑诊该病，尤其是当尿液沉渣良性时：
- 烦渴和脓尿
- 进展性肾功能下降，尤其不伴高血压时

- 相关肾外表现
- 贫血程度与肾衰竭不成比例

常不出现蛋白尿。诊断通过影像学检查来确定,但囊肿常仅发生于疾病晚期。超声、CT 或 MRI 可显示肾脏轮廓光滑、肾脏大小正常或缩小、皮髓质分界消失和皮髓质连接处的多发囊肿。常无肾盂积水表现。可进行基因测定。

治疗
- 支持治疗

疾病早期阶段的治疗包括处理高血压、电解质和酸碱紊乱及贫血。伴生长发育限制的儿童患者可能对营养补充和生长激素疗法有反应。最后,所有患者都会进展至肾衰竭,需透析或肾移植。

常染色体显性遗传小管间质性肾病

常染色体显性遗传小管间质性肾病(ADTKD)(以往称为髓质囊性肾脏病)是一组少见的遗传病。KDIGO 共识提出根据致病基因分类,其中 4 种已知(表 248-2)。

表 248-2　常染色体显性遗传小管间质性肾病(ADTKD):根据基因分类

致病基因	以往命名	特点
尿调素(UMOD)	尿调素肾病(UKD)	儿童罕见
	尿调素相关肾病(UAKD)	早期出现高尿酸痛风
	家族少年高尿酸肾病(FJHN)	
	髓质囊性肾脏病 2 型(MCKD2)	
黏蛋白-1(MUC1)	黏蛋白-1 肾病(MKD)	儿童期无表现
	髓质囊性肾脏病 1 型(MCKD1)	
肾素(REN)	家族少年高尿酸肾病 2 型(FJHN2)	常有儿童期起病
		轻度低血压
		AKI 风险
		贫血、高尿酸、高钾风险
肝细胞核因子-1β(HNF1B)	青少年起病成人糖尿病 5 型(MODY5)	常有儿童期起病
	肾脏囊肿和糖尿病综合征	产前超声发现
		生殖器异常
		胰腺萎缩
		低镁 低钾
		肝酶异常

常见组织病理改变:
- 间质纤维化
- 小管萎缩
- 小管基底膜增厚
- 小管扩张致囊肿形成
- 免疫荧光没有补体和免疫球蛋白阳性

该病在 30~70 岁时发病。约 15% 的患者无家族史,提示为一新型散发突变。高血压常见,一般为中度,不早于肾功能障碍的起始。高尿酸血症和痛风常见,往往早于肾功能不全的发生。患者多在 30~50 岁进展至终末期肾病。

ADTKD 出现以下症状时应疑诊该病,尤其是当尿液沉渣良性时:
- 烦渴和多尿
- 年轻时发生痛风
- 痛风和 CKD 家族史

蛋白尿没有或轻度。影像学检查发现与肾痨有许多相同之处,仅仅见到肾髓质囊肿。基因测定可证实诊断。肾脏活检可用于诊断。

治疗与肾痨基本相似。别嘌醇可用来控制痛风。

> **关键点**
> - 肾痨和 ADTKD 导致尿无法浓缩(与多饮多尿),钠丢失,贫血,和终末期肾病
> - 肾痨是常染色体隐性遗传,儿童时期引起终末期肾病,而 ADTKD 是常染色体显性遗传,在 30~50 岁出现终末期肾病
> - 获取肾显像,必要时可行基因检测
> - 治疗相关疾病和支持治疗肾脏疾病

249. 泌尿生殖系统肿瘤

泌尿生殖系统肿瘤（膀胱、阴茎、前列腺、肾脏和肾盂、睾丸、输尿管和尿道）占男性肿瘤的40%（主要是前列腺肿瘤），占女性肿瘤的5.6%（参见第2027页）。

膀胱癌

膀胱癌通常为移行细胞（泌尿道上皮）癌。患者通常出现血尿（最常见的），或刺激性排尿症状，如尿频和/或紧迫性；随后出现尿路梗阻可引起疼痛。根据膀胱镜和活检诊断。治疗包括电灼疗法、经尿道切除、膀胱灌注、根治手术、化疗或联合疗法。

美国每年约有>7万新发膀胱癌病例，每年死亡15 000例。膀胱癌是男性第四位的肿瘤，女性的发生率低，男女发生比例约为3:1。白人的膀胱癌高发于黑人，发生率随年龄增加。

膀胱癌的危险因素包括：
- 吸烟（最常见的危险因素，是≥50%新病例的发病原因）
- 过量应用非那西丁（止痛剂滥用）
- 长期应用环磷酰胺
- 慢性刺激（如血吸虫病、慢性置管、膀胱结石）
- 接触碳氢化合物、色氨酸代谢产物或工业化学药品、著名的芳香族胺（苯胺染料，如染料工业中应用的萘胺）和橡胶、电子、电缆、油漆和纺织工业中用到的化学物质

膀胱癌的分型：
- >90%的膀胱癌是移行细胞癌（泌尿道上皮癌）。大多数为乳头状癌，位于浅表、分化良好且向外生长。固定的肿瘤更隐匿，易于早期侵袭和转移
- 鳞状细胞癌较少见，通常见于寄生虫感染或慢性黏膜刺激
- 腺癌可以是原发肿瘤，罕见为肠癌的转移。应除外肿瘤转移

>40%的患者膀胱癌可在膀胱的同一部位或其他部位复发，尤其是肿瘤较大、分化差或多发的患者。膀胱癌易于转移至淋巴结、肺、肝和骨。p53基因突变可能和肿瘤的进展相关。膀胱原位癌级别较高，但为非侵袭性，通常呈多发病灶，易于复发。

症状及体征

大多数患者可出现难以解释的血尿（肉眼或镜下）。某些患者出现贫血，在检查中发现血尿。尿路刺激症状（排尿困难、灼热感、尿频）和脓尿也较常见。疾病晚期会出现骨盆疼痛，触诊可扪及盆腔肿块。

诊断

- 膀胱镜+活检
- 尿细胞学检查

根据临床表现怀疑膀胱癌。尿细胞学检查可发现肿瘤细胞。应该一开始行膀胱镜检查（参见第1849页）和异常区域活检，即使癌细胞的尿液细胞学检测呈阴性，也应进行上述检查。可行尿抗原检测但不作为常规推荐。如果癌症疑似但细胞学结果为阴性，有时可以使用。

对低分化（T_1期或更加表浅）肿瘤（占70%~80%），膀胱镜活检已足以进行分期。但是，如果活检显示肿瘤侵袭更深，需做额外的活检，包括肌肉组织。若肿瘤侵犯肌层（≥T_2期），可行腹部或骨盆CT和胸片检查，以明确肿瘤浸润程度和有无转移。麻醉后双合诊（男性直肠指检，女性直肠阴道检查）并同时行膀胱镜活检。应用标准的TNM（T肿瘤，N淋巴结，M转移）分期系统（表249-1和表249-2）。

预后

浅表膀胱癌（Ta或T_1期）很少致死。原位癌（Tis期）可以更具侵袭性。病变侵袭膀胱肌层的患者5年生存率约50%，但辅以化疗可能改善。总的来说，进展性或复发的侵袭性膀胱癌预后差。膀胱鳞状细胞癌及腺癌常有高度浸润且多在疾病晚期才被发现，预后也差。

治疗

- 经尿道切除和膀胱内化疗（浅表肿瘤）
- 膀胱切除术（侵袭性肿瘤）

浅表肿瘤 浅表肿瘤经尿道切除术或电灼疗法可完全切除。反复地膀胱内灌注化疗药物，如丝裂霉素C可减少复发。对于原位癌或高度浅表移行细胞癌，经尿道切除后，免疫治疗如灌注卡介苗比灌注化疗药物更有效。灌注治疗可从每周到每月间隔进行，持续1~3年。

表249-1　AJCC/TNM* 膀胱癌分期

分期	肿瘤	局部淋巴结转移	远处转移
0A	T_a	N_0	M_0
0is	T_{is}	N_0	M_0
I	T_1	N_0	M_0
II	T_{2a}	N_0	M_0
II	T_{2b}	N_0	M_0
III	T_{3a}	N_0	M_0
III	T_{3b}	N_0	M_0
III	T_{4a}	N_0	M_0
IV	T_{4b}	N_0	M_0
IV	任何T	N_1-N_3	M_0
IV	任何T	任何N	M_1

* 对于AJCC/TMN定义，表249-2。
AJCC，美国癌症协会；T，原发肿瘤；N，局部淋巴结转移；M，远端转移。
经许可摘自Edge SB, Byrd DR, Compton CC, et al. AJCC Cancer Staging Manual. 7th ed. New York: Springer, 2010。

表 249-2 TMN 膀胱癌定义

特点	定义
原发肿瘤	
T_a	非浸润性乳头
T_{is}	扁平肿瘤（原位癌）
T_1	侵犯上皮下结缔组织
T_2	侵犯肌层
T_{2a}	侵犯上层肌肉（内半）
T_{2b}	侵犯深部肌肉（外半）
T_3	侵犯膀胱周围组织
T_{3a}	显微镜下肿瘤侵犯膀胱周围组织
T_{3b}	肉眼肿瘤侵犯膀胱周围组织
T_4	侵犯邻近器官
T_{4a}	侵犯前列腺、子宫、阴道
T_{4b}	侵犯盆壁或腹壁
局部淋巴结转移	
N_X	未累及的
N_0	无淋巴结转移
N_1	在真骨盆单个结节
N_2	在真骨盆 ≥ 2 个结节
N_3	≥ 1 髂总结节
远处转移	
M_0	无远处转移
M_1	远处转移

TMN，肿瘤、淋巴结、转移。

经许可摘自 Edge SB，Byrd DR，Compton CC，et al. AJCC Cancer Staging Manual. 7th ed. Now York：Springer，2010。

侵袭性肿瘤 肿瘤侵犯膀胱壁肌层（ ≥ T_2 期）常需根治性膀胱切除术（切除膀胱和邻近结构），同时进行尿道改道；<5% 的患者可行部分膀胱切除术。对于局限性晚期疾病频繁发作的患者，在膀胱切除术前应先行化疗。在手术时扩大淋巴结清扫可以提高生存率。尿道改道通常是通过回肠代膀胱，导管通过腹壁造口将尿液导入体外集尿袋。其他一些方法，如原位新膀胱或连续皮肤改道的应用越来越普遍，适合许多患者。这两种方法都是用肠道在体内建立一贮尿池。原位新膀胱的贮尿池与尿道相连。患者通过放松盆底肌肉和增加腹压排空贮尿池，尿液经尿道以几乎完全自然的方式排尿。大多数患者在白天能控制排尿，但晚上有时会尿失禁。连续性皮肤改道的贮尿池与一腹壁造口相连患者通过每天有规律地自行插管排空。

对于老年或拒绝接受大的手术患者，膀胱保留术即化疗联合根治术可能更合适。这些方法可使 5 年存活率达到 36%～74%。

应每 3～6 个月监测患者是否有进展或复发。

转移以及复发的肿瘤 转移肿瘤需要化疗，化疗通常有效但很少治愈，除非转移灶仅限于淋巴结。联合应用化疗可延长肿瘤转移患者的生命。对于顺铂不耐受或治疗后仍进展者，可选用新型免疫抑制剂 PD-1 及 PD-L1 抑制剂。

复发的肿瘤根据临床分期、复发部位和既往的治疗情况进行治疗。经尿道切除后的浅表或局部侵袭性肿瘤复发，可行第二次切除或电灼疗法。

> **关键点**
> - 膀胱癌的风险增加与吸烟，非那西丁或环磷酰胺使用，慢性刺激或接触某些化学品有关
> - >90% 的膀胱癌是移行（泌尿道上皮）细胞癌
> - 对不明原因的血尿或其他泌尿症状（特别是中年或老年男性）者应怀疑膀胱癌
> - 通过膀胱镜活检明确诊断膀胱癌，如果有肌层的侵袭，做影像学检查以明确分期
> - 经尿道切除或电灼切除浅表肿瘤，随后给予膀胱反复药物灌注
> - 如癌肿穿透肌层，治疗予膀胱根治术加尿路改道术

阴茎癌

大多数阴茎癌是鳞状细胞癌，通常发生于未割除包皮者，特别是局部卫生差者。阴茎癌的诊断依靠活检。治疗包括手术切除。

人类乳头瘤病毒，特别是第 16 型和第 18 型，参与了本病的发生。癌前病变包括 Queyrat 增殖性红斑、鲍恩病（Bowen disease）和 Bowen 样丘疹病。Queyrat 增殖性红斑（累及龟头或内阴茎包皮）和鲍恩病（累及阴茎体）的患者中，有 5%～10% 进展至侵袭性的鳞状细胞癌，但在 Bowen 样丘疹病的患者中无此报道。这三种病变有不同的临床表现和生物学效应，但在组织学上都是相同的，因此称之为上皮内新生物或原位癌可能更合适。

症状及体征

大多数鳞状细胞癌发生于龟头、冠状沟或包皮下。起病时为一小型红斑，并长时间局限于皮肤。肿瘤可表现为真菌状向外生长或浸润性溃疡。后者较前者更易转移，常转移至腹股沟浅表和深部以及盆腔的淋巴结。除非到了疾病晚期，很少转移至较远部位（如肺、肝、骨、脑）。

大多数患者可出现未愈合的溃疡、皮肤小硬结或有时有脓或疣生长。病变可浅可深伴卷边。许多患者未注意到肿瘤或未及时咨询医生。疼痛少见。腹股沟淋巴结可因炎症和继发感染而增大。

诊断

若怀疑阴茎癌，应进行活检，若可能的话，活检应包括病变下的组织。MRI 和 CT 有助于对局部肿瘤进行分期、了解对阴茎体部的侵袭以及淋巴结情况。

治疗

- 手术切除
- 小的病变可局部治疗

未治疗的阴茎癌呈进展性，通常在 2 年内死亡。若早期治疗，阴茎癌通常能被治愈。

包皮环切或激光切除对小的、浅表病变可有效。如果能完全切除肿瘤和足够的边缘，行阴茎部分切除术是恰当的，留下的阴茎残余部分可顺利进行排尿，这些患者可有性功能。但较大的侵袭性病变的患者需行阴茎完全切除术。若为高级别肿瘤或侵袭入阴茎海绵体，应行双侧髂腹股沟淋巴结清扫术。放疗的效果尚未明确。对晚期侵袭性肿瘤，手术和放疗可缓解症状，但不可能治愈。化疗对晚期肿瘤的效果有限。

> **关键点**
> - 阴茎癌通常是鳞状或其他皮肤癌
> - 任何未愈合疼痛，硬结，或脓性或疣状阴茎增长，尤其是在男性未割包皮者应考虑阴茎癌
> - 通过活检诊断阴茎癌，并切除治疗

前列腺癌

前列腺癌为腺癌。症状通常不存在，直至肿瘤的生长导致血尿和/或阻塞引起的痛苦。诊断通过直肠指检、前列腺特异抗原检查，确诊依靠活检。筛选是有争议的，应涉及共同决策。大多数前列腺癌患者，尤其是病灶局限或局部的（一般在症状出现前），预后良好，大多数前列腺癌的患者不是因前列腺癌而死亡。治疗为前列腺切除术、放疗、姑息措施（如激素治疗、放化疗），对某些老年或高度选择的年轻患者可密切随访。

前列腺腺癌是美国>50 岁男性最常见的非皮肤病性恶性肿瘤。美国每年新病例约 161 360 人，死亡约 26 730 人（2017 年）。年龄每增加 10 岁，其发病率也逐渐增加，活检结果提示在 60~90 岁的男性中有 15%~60%患有前列腺癌，随着年龄的增长而增加。即一生中被诊断为前列腺癌的风险为 1/6。诊断时的平均年龄为 72 岁，有>75%的患者诊断时年龄>65 岁。黑人为高危人群。

前列腺肉瘤少见，主要见于儿童。未分化前列腺癌、鳞状细胞癌和移行细胞癌也可见。前列腺上皮内新生物形成是癌前期组织学病变。

激素的影响与腺癌的发生肯定有关，但与其他类型前列腺癌几乎肯定无关。

症状及体征

前列腺癌一般发展较慢，可直至疾病晚期才出现症状。疾病晚期可出现血尿和膀胱出口梗阻的症状（如排尿用力、排尿踌躇、尿流弱或间断、膀胱充盈不完全感、尿末滴沥）。骨转移（主要为骨盆、肋骨和脊椎体）可引起骨痛、病理学骨折、脊髓压缩。

诊断

- 直肠指检与前列腺特异性抗原检查进行筛查
- 经直肠细针活检评估异常
- 组织学分级
- CT 与骨扫描分级

直肠指检（DRE）有时可发现如石头样的硬结或小结节，但直肠指检经常无明显异常。硬结或结节可提示肿瘤，但必须与结节性前列腺炎、前列腺结石和其他前列腺疾病相鉴别。硬结侵犯至精囊继而腺体固定，提示局部晚期前列腺癌。能被直肠指检查到的前列腺癌较大，>50%的肿瘤均穿过包膜。

诊断前列腺癌需要组织学证实，大多是在经直肠超声（TRUS）引导下行经直肠针刺活检，可在诊室局麻下进行。低回声区高度怀疑肿瘤。偶尔从手术摘除的怀疑为良性的前列腺增生（BPH）的组织中发现恶性变，可诊断前列腺癌。

筛查 今天大部分癌通过筛查前列腺特异抗原（PSA）水平（有时为直肠指检）。在>50 岁的男性中应常规每年做一次筛查。有时，对有高危因素（有前列腺癌家族史、黑人）的男性，该检查应提早进行。男性预期寿命<10~15 年者不建议进行筛查。异常结果需进一步行活检。

前列腺癌筛查能否降低患病率与死亡率、对无症状癌症患者进行治疗获益是否超过生活质量下降，目前尚不清。建议筛查在专业机构开展。大多数初诊的前列腺癌患者直肠指检正常，且目前血清 PSA 测定不是一项理想的筛查检查。虽然 PSA 在 25%~92%的前列腺癌患者中升高（根据肿瘤大小），但在 30%~50%的良性前列腺增生患者（根据前列腺大小和梗阻程度）、某些吸烟者和前列腺炎后数周的患者也有中度升高。对>50 岁男性，PSA 水平≥4ng/ml 是前列腺活检的指征（年轻的患者 PSA 水平>2.5ng/ml 即应进行活检，因为在年轻患者中，BPH 这一 PSA 升高最主要的原因很少见）。虽然 PSA 水平很高有意义（提示肿瘤包膜外蔓延或发生转移），且随 PSA 水平增加，前列腺癌的可能性增加，但没有何种 PSA 水平认为是无肿瘤风险的截断值。

对无症状的患者，PSA>10ng/ml 的阳性预测值为 67%，PSA 在 4~10ng/ml 的阳性预测值为 25%。最近的数据显示，≥55 岁的 PSA<4ng/ml 的男性，其前列腺癌的发生率为 15%，PSA 在 0.6~1ng/ml，前列腺癌的发生率为 10%。然而 PSA 水平低的前列腺癌患者通常肿瘤较小（常<1ml）且分级较低，而分级高的肿瘤（Gleason 评分 7~10 分）其 PSA 可为任何水平，约 15%PSA<4ng/ml 的前列腺癌分级却很高。以 4ng/ml 为截断值，可能会漏诊一些潜在严重的肿瘤，但目前仍不明确增加活检的医疗经济学意义。

即便是对于无前列腺癌家族史的患者，也可通过其他 PSA 相关指标来决定是否进行活检。例如 PSA 的变化频率（PSA 速率）应<0.75ng/ml/年（在年轻患者中更低）。当 PSA 速率>0.75ng/ml/年时提示需进行活检。

测定游离抗原与结合抗原比值以及复合 PSA，比标准的 PSA 更具特异性，可以减少无肿瘤患者的活检次数。前列腺癌的游离 PSA 较低，目前没有标准的截断值，通常认为比值<10%~20%需要进行活检。PSA 的其他亚型和前列腺癌新的标记物正在研究中。所有这些 PSA 检查没有开展的原因是考虑可能增加更多的活检原因。许多新的测试［如泌尿前列腺癌抗原 3（PCA-3）、前列腺健康指数、4K 分数、选择性 MDX、确诊性 MD］正在评估作为帮助筛查的决定。

临床医生应评估对患者进行 PSA 检测的风险与益处。

有的患者愿意不惜一切代价的根除肿瘤,尽管进展和转移的风险很低,选择每年都进行 PSA 的检测。而有的患者更加注重生活质量并且接受一些不确定因素,他们可能较少甚至不做 PSA 检测。

分期和分级 根据肿瘤结构与正常腺体结构的相似程度进行分级,有助于了解肿瘤的侵袭性。分级也考虑到肿瘤的异质性。通常应用 Gleason 评分对组织标本中肿瘤的最大两个区域,均进行级别判定,等级范围从 1～5,然后两个级别加在一起就产生 Gleason 总评分。多数专家认为≤6 为分化良好,7 为中度分化,8～10 为低分化。分数越低,肿瘤的恶性和侵袭性越小,预后越好。对局灶的肿瘤,Gleason 评分有助于预计肿瘤包膜侵犯、精囊累及或播散至淋巴结的可能性。

不再采用 Gleason Ⅰ 及 Ⅱ 型+评分,WHO 在 2016 年提出最新分期标准:

- 1 期=Gleason 3+3
- 2 期=Gleason 3+4
- 3 期=Gleason 4+3
- 4 期=Gleason 8
- 5 期=Gleason 9 和 10

结合 Gleason 评分、临床分期和 PSA 水平(表和线图),比单独使用其中任何之一,能更好地预计病理分期和预后对前列腺癌进行分期明确肿瘤的程度(表 249-3 和表 249-4)。经直肠超声检查(TRUS)可提供分期的依据,特别是穿透包膜和侵袭精囊时。临床分期为 T_{1c}～T_{2Aa}、Gleason 评分(≤7)、PSA<10ng/ml 的患者在治疗前通常不需要额外的分期检查。除非 PSA>20ng/ml,或 Gleason 评分高[≥8 或(4+3)]。放射性核素骨扫描对发现骨转移意义不大(因其通常因外伤导致的关节改变而发生异常)。如 Gleason 评分达到 8～10 分及 PSA>10ng/ml,或者无 Gleason 评分但 PSA>20ng/ml,进行腹部及盆腔 CT(或 MRI)扫描以检查盆腔与腹膜后淋巴结。可疑的淋巴结检查还可通过针刺活检进行。对于 T_3 期的前列腺癌患者可行直肠线圈 MRI 检查以明确肿瘤的定位。应用 IN-111 卡罗单抗喷地肽进行扫描可被用于肿瘤分期,但对早期、局限性的肿瘤患者并不需进行这项检查。血清酸性磷酸酶(特别是酶分析法)升高与癌症转移,尤其是淋巴结转移密切相关。但此酶在 BPH(前列腺用力按摩后出现轻度增高)、多发性骨髓瘤、戈谢病(Gaucher disease)和溶血性贫血时也可升高。特别是放免检测的价值(一般用此法)尚未确定,目前不大用于指导治疗和治疗后随访。正在研究应用 RT-PCR 方法检测循环中前列腺癌细胞在分期和估计预后中的价值。

以下条件则认为癌症扩散的风险较低:

- 分期≤T_{2a}
- Gleason 评分≤6 分
- PSA 水平≤10ng/ml

大多数专家认为 T_{2b} 期肿瘤、Gleason 评分达 7 分或 PSA 水平>10ng/ml 为中度风险。而 T_{2c} 期肿瘤、Gleason 评分≥8 分或 PSA 水平>20ng/ml(或同时满足两条中度风险的条件)则通常认为是高度风险的标志。

表 249-3 前列腺癌的 AJCC/TNM* 分期

分期	肿瘤	局部淋巴结转移	远处转移	前列腺特异性抗原水平	Gleason 评分
Ⅰ	T_{1a}-T_{1c}	N_0	M_0	<10ng/ml	≤6
	T_{2a}	N_0	M_0	<10ng/ml	≤6
	T_1-T_{2a}	N_0	M_0	未知	未知
ⅡA	T_{1a}-T_{1c}	N_0	M_0	<20ng/ml	7
	T_{1a}-T_{1c}	N_0	M_0	≥10ng/ml,但<20ng/ml	≤6
	T_{2a}	N_0	M_0	≥10ng/ml,但<20ng/ml	≤6
	T_{2a}	N_0	M_0	<20ng/ml	7
	T_{2b}	N_0	M_0	<20ng/ml	≤7
	T_{2b}	N_0	M_0	未知	未知
ⅡB	T_{2c}	N_0	M_0	任何	任何
	T_1-T_2	N_0	M_0	≥20ng/ml	任何
	T_1-T_2	N_0	M_0	任何 PSA	≥8
Ⅲ	T_{3a},T_{3b}	N_0	M_0	任何 PSA	任何 Gleason
Ⅳ	T_4	N_0	M_0	任何 PSA	任何 Gleason
	任何 T	N_1	M_0	任何 PSA	任何 Gleason
	任何 T	任何 N	M_1	任何 PSA	任何 Gleason

*对于 AJCC/TMN 定义,请参阅表 249-4。
AJCC,美国癌症协会;PSA,前列腺特异抗原;TNM,肿瘤、淋巴结、转移。
经许可改编自 Edge SB,Byrd DR,Compton CC,et al. AJCC Cancer Staging Manual. 7th ed. Now York:Springer,2010。

表 249-4 TNM 定义前列腺癌

特点	定义
原发肿瘤	
T_1	临床上触诊或影像学检查不明显
T_{1a}	在≤5%的切除组织中偶然发现
T_{1b}	在>5%的切除组织中偶然发现 T_{1c}
T_{1c}	PSA 水平升高，针刺活检证实
T_2	可触及，或影像学可明确识别
	局限于前列腺
T_{2a}	侵犯单叶前列腺的≤50%
T_{2b}	侵犯单侧前列腺>50%，另侧无累及
T_{2c}	侵犯双叶前列腺
T_3	突破前列腺包膜
T_{3a}	突破单侧或双侧前列腺包膜
T_{3b}	侵犯精囊
T_4	肿瘤固定或侵犯除精囊外的其他邻近组织
局部淋巴结转移	
N_X	没有评估
N_0	没有
N_1	有
远处转移	
M_0	没有
M_1	有

PSA，前列腺特异抗原；TNM，肿瘤、淋巴结、转移。
经许可摘自 Edge SB, Byrd DR, Compton CC, et al. AJCC Cancer Staging Manual. 7th ed. New York: Springer, 2010。

癌症扩散的风险可以通过肿瘤分期，Gleason 评分和 PSA 水平来估计：

- 低风险：分期≤T_{2a}的，Gleason 评分≤6，和 PSA 水平≤10ng/ml
- 中级风险：分期T_{2b}，Gleason 评分=7 或 PSA 水平≥10 但≤20ng/ml
- 高风险：分期≥T_{2c}，Gleason 评分≥8 或 PSA≥20ng/ml

酸性磷酸酶和 PSA 都是在治疗后下降，疾病复发后上升，但 PSA 是监测肿瘤进展和治疗反应的更敏感指标，且在该方面 PSA 可替代酸性磷酸酶。

预后

大多数前列腺癌患者，尤其是病灶局限或局部的，预后良好。老年前列腺癌患者的预后与同年龄的无前列腺癌患者无明显区别，取决于年龄及并发症。许多患者能够长期肿瘤局部控制，甚至治愈。肿瘤是否能够治愈，即使肿瘤为局灶性，也与肿瘤的分期和分级有关。分级高且分化不良的患者若不早期治疗预后很差。未分化前列腺癌、鳞状细胞癌和导管移行细胞癌对常规治疗的反应不佳。转移性瘤无法治愈，转移性肿瘤中位预期寿命为1~3年，虽然有些患者可以存活许多年。

治疗

- 对局限于前列腺的肿瘤，手术或放射治疗
- 肿瘤侵袭至前列腺外，激素治疗、放化疗姑息手段
- 低风险肿瘤患者，密切监测肿瘤，暂不治疗

根据 PSA 水平、肿瘤的分级和程度、患者年龄、伴发疾病和预期寿命指导治疗。治疗的目的为：

- 主动监测
- 局部（以治愈为目的）
- 全身（旨在减少或限制肿瘤扩展）

大多数患者，无论年龄，如肿瘤很可能被治愈应行根治性治疗。但若肿瘤侵袭至前列腺外治愈的可能性已不大，应采取姑息治疗而不是根治性治疗。观察等待，可用于不太可能从确定的治疗中获益者（如由于老年或并发症，）；这些患者如果出现症状予姑息治疗。

主动监测 对一些有局部前列腺癌的年龄>70岁的无症状患者，特别是肿瘤体积较小，分化较好或好的；或同时存在影响其寿命的其他疾病，可能仅需予以密切随访，因为其他原因死亡危险性超过前列腺癌。随访措施包括定期行直肠指检、测定 PSA 和症状监测。低风险的年轻患者，肿瘤的监测还需包括定期的活检。活检之间的最佳时间尚未确定，但大多数专家一致认为，应≥1年，频次增加，重复活检结果可能阴性。如果症状加重，则应该进行治疗。大约有30%的患者从密切监测阶段进入治疗阶段。老年患者的密切随访的总体生存率和前列腺切除相似，但手术患者远处转移的风险和疾病特异性死亡率明显降低。

局部治疗 局部治疗目的是治愈前列腺癌又称为根治性治疗。根治性前列腺切除术，放疗术，和冷冻疗法。决定这些治疗应根据患者特定特征（年龄，健康状况，肿瘤特征）考虑风险和收益。

根治性前列腺切除术（切除前列腺和精囊以及局部淋巴结） 对于年龄<70岁，肿瘤局限于前列腺的患者治疗最佳。对于一些老年者，是否行前列腺切除取决于预期寿命、合并疾病、对手术和麻醉的耐受。前列腺切除术经过下腹部切口。

最近机器人辅助腹腔镜手术逐渐开展，减少出血、缩短住院时间，但未显示改变死亡或并发症。并发症包括尿失禁（5%~10%）、膀胱颈挛缩或尿道狭窄（7%~20%）、勃起功能障碍（30%~100%，与年龄和目前的功能密切相关）和直肠损伤（1%~2%）。保留神经的根治性前列腺切除术可减少勃起功能障碍的可能，但并非所有患者都能进行，应根据肿瘤分期和部位而定。

冷冻疗法（用冷疗探针冷冻细胞，继而溶化的方法破坏细胞） 尚不成熟，长期疗效不明确。副作用包括膀胱出口梗阻、尿失禁、勃起功能障碍和直肠疼痛或损伤。在美国冷冻疗法不常用，但如果放射治疗不成功可以使用。

标准的外放射疗法 一般在7周内给予70Gy的照射量。等角的三维放疗或调强适形放疗可安全地增加前列腺照射量达80Gy，资料表明局部控制率较高，特别是对高危患者。勃起功能下降的发生率至少为40%。其他副作用包括

放射性直肠炎、膀胱炎、腹泻、疲劳和可能发生尿道狭窄,特别是既往有经尿道前列腺切除史的患者。放疗和前列腺切除术的结果相似,特别是对于治疗前 PSA 水平低的患者。新形式的放射治疗如质子治疗更昂贵,而在男性前列腺癌的益处尚未明确。体外放射治疗对于根治性前列腺切除后肿瘤仍在或手术后 PSA 水平开始上升但未发现转移有一定作用。

近距离放射疗法 涉及经会阴将放射性粒子植入前列腺。这些粒子在一个有限的时间内(一般为 3~6 个月)发出辐射,然后就失效。目前的研究方案正在研究将高品质植入单一治疗或植入加外照射放疗对于中度风险患者是否更优。近距离放射疗法也会使勃起功能下降,但比较迟发,且与神经血管束切除或损伤的患者相比,对 5 型磷酸二酯酶(PDE5)抑制剂的反应较好。尿频、尿急和次之的尿潴留较常见,但随着时间延长而减轻。其他副作用包括肠道蠕动增加、直肠急迫、出血或溃疡及前列腺直肠瘘。

如果癌症定位是高风险的,需要各种疗法联合应用(如外照射加激素疗法治疗高危前列腺癌)。

全身治疗 如果癌细胞已经扩散出前列腺,治愈的可能性不大;通常给予降低或限制肿瘤扩张的全身治疗。

晚期的局部前列腺癌或发生转移的患者,采用去势疗法,降低雄激素,去势疗法可双侧睾丸切除或用促黄体素释放激素(LHRH)兴奋剂药物治疗,如醋酸亮丙瑞林、戈舍瑞林、曲普瑞林、组胺瑞林、布舍瑞林,伴或不伴放疗。LHRH拮抗剂(如地加瑞克)也可以降低睾酮水平,通常比 LHRH激动剂更快。LHRH 激动剂和拮抗剂通常降低血清睾酮几乎相当于双侧睾丸切除术。

如果在标准治疗中加入阿比特龙(雄激素拮抗剂)和泼尼松可延长激素敏感的转移性患者的生存。

所有这些去雄激素类药物治疗都使性欲丧失、勃起功能障碍和热潮红。LHRH 兴奋剂能使 PSA 水平暂时性升高。为了完全阻断雄激素,可加用抗雄激素药物[如氟他米特、比卡鲁胺、尼鲁米特、醋酸环丙氯地黄体酮(美国没有)],对某些患者可有效。联合阻断雄激素是指 LHRH兴奋剂合并抗雄激素药物,其疗效比单用 LHRH 兴奋剂(或睾丸切除术)稍好。其他方法包括间断的阻断雄激素,可延缓不依赖雄激素的前列腺癌的发生,减少一点程度副作用。给予完全雄激素阻断治疗,直至 PSA 水平降低(通常到无法检测的水平),然后停止治疗;若 PSA 水平再次上升,则重新开始治疗。最佳的阈值水平尚未明确。最佳治疗的开始和结束尚无定论,不同的医生有不同的方法。去雄激素明显影响了患者的生活质量(如自我形象、对肿瘤及其治疗的态度、活力),并导致骨质疏松、贫血、长期治疗后肌肉丢失。少用外源性雌激素治疗,因为会增加心血管疾病和栓塞并发症的风险。对激素抵抗的前列腺癌没有激素治疗对转移性前列腺癌的有效时间有限。去势后睾酮(<50ng/dl)仍进展的肿瘤(PSA 水平增加)被分类为**去势抵抗前列腺癌**(2010 年以来越来越多被发现)。延长生存期的治疗包括多西紫杉醇(紫杉烷类化疗药),sipuleucel-T(设计诱导抗前列腺癌细胞的免疫疫苗),阿比特龙(在肿瘤以及睾丸和肾上腺抑制雄激素合成),恩扎鲁胺(阻断雄激素与其受体结合),和卡巴他赛(紫杉类化疗药物用于对多西紫杉醇抵抗的肿瘤治疗)。一些数据表明,sipuleucel-T 应在早期出现去势抵抗前列腺癌的迹象时就应用。在一般情况下,对于去势抵抗前列腺癌的治疗应早期开始。然而,选择治疗方法可能涉及的因素很多,而很少数据可帮助预测结果;因此,建议患者教育和共同决策。

为了帮助治疗和预防因**骨转移**并发症(如病理性骨折,疼痛,脊髓压迫),破骨细胞抑制剂(如狄诺塞麦、唑来膦酸)可以使用。传统体外放射疗法用于治疗骨转移患者。镭-233,其发射 α 射线,最近被发现可以延长生存期,以及防止去势抵抗前列腺癌骨转移所致并发症。

> **关键点**
>
> - 前列腺癌在老年中非常普遍,但并不总是临床上重要的
> - 症状出现时癌症已扩大难以治愈
> - 骨转移所致并发症是常见的结果
> - 经直肠超声引导下穿刺活检诊断前列腺癌
> - 男性>50 岁、预期寿命>10 或 15 年的人群进行筛选的优缺点还在争论
> - 对于局部前列腺癌,考虑局部治愈性治疗(如前列腺切除,放射治疗)和密切监测
> - 对于癌症已经扩散出前列腺,考虑全身治疗(如各种激素疗法,sipuleucel-T,紫杉类化疗)
> - 对于骨转移,考虑镭-233 和破骨细胞抑制剂

肾细胞癌
(肾脏腺癌)

肾细胞癌是最常见的肾脏肿瘤。症状包括血尿、腰痛、可触及的肿块和不明原因的发热。然而,症状往往不存在,所以诊断通常是偶然发现。根据 CT 或 MRI 和偶尔靠活检明确诊断。治疗方法包括早期患者行手术治疗,靶向治疗,对晚期患者通常是试验性治疗或姑息治疗。

肾细胞癌(RCC),是一种腺癌,占原发性肾脏恶性肿瘤的 90%~95%。其他少见的原发性肾脏肿瘤包括移行细胞癌、Wilm 瘤(常见于儿童,参见第 2477 页)和肉瘤。

美国约有 65 000 的 RCC 及盆腔肿瘤患者,每年有 13 000 人死亡。RCC 在男性中略多见(男:女比例大约为 3:2),罹患年龄一般在 50~70 岁。危险因素包括:

- 抽烟(见于 20%~30%患者),使危险加倍
- 肥胖
- 过度使用非那西丁
- 透析患者获得性肾囊肿
- 暴露于某些辐射不透光的染料、石棉、镉、皮革和石油产品
- 在某些家族性综合征,如 von Hippel-Lindau 病

RCC 可引起肾静脉血栓形成,后者偶可延伸至腔静脉。肿瘤侵袭静脉壁不常见。RCC 常转移至淋巴结、肺、肾上

腺、肝、脑和骨。

症状及体征

通常直到疾病晚期,当肿瘤巨大或转移时才出现症状。肉眼或镜下血尿是最常见的表现,其次是腰痛、可扪及的肿块和不明原因的发热。高血压可因节段性缺血或肾蒂压迫而发生。副瘤综合征发生于20%的患者。有时因促红细胞生成素活性增高而出现红细胞增多症。有时也可发生贫血。高钙血症常见,且常需要治疗(参见第1152页)。还可见血小板增多、恶病质、继发性淀粉样变。

诊断

- 增强CT或MRI

常因其他原因行腹部影像学(如CT、超声)检查时偶然发现肾脏肿块。临床怀疑RCC,通过腹部CT或MR前后增强确诊。肾脏肿块可被造影剂明显增强提示为RCC。CT和MRI也能提供局部扩散以及结节和静脉累及的信息。MRI可进一步了解是否已扩散至肾静脉和下腔静脉,目前已基本取代了下腔静脉造影。超声检查和静脉尿路造影也能显示肿块,但提供的信息较少,且不能像CT或MRI那样准确地显示肿块特征性信息和侵袭程度。通常非肿瘤性和肿瘤性肿块可通过X线摄影鉴别,但有时需要手术进行诊断。当针刺活检的结果模棱两可时,其敏感性不足,仅在以下情况下进行:如肿块为浸润性而非离散的;肾脏肿块是其他已知的肿瘤转移而来;或在化疗前明确是否为转移瘤。

三维CT、CT血管造影和磁共振血管造影可在手术前,特别是在保留肾脏手术前进行,以明确RCC的性质,更正确地描述肾脏动脉的数目和血管类型。这些影像学检查实际上已取代了主动脉造影和选择性肾动脉血管造影。

必须进行胸片和肝功能检查。如果胸片异常,则必须行胸部CT检查。如果碱性磷酸酶升高,必须进行骨扫描。应测定血电解质、BUN、肌酐和血钙。除非双肾均受累,BUN和血肌酐无明显变化。

分期 各项检查的结果有助于初步对肿瘤进行分期。TNM分期(肿瘤,淋巴结转移)系统最近已更精确的细化(表249-5和表249-6)。诊断时局灶RCC占45%,局部侵犯占33%,播散至邻近器官占25%。

表249-5 AJCC/TNM* 肾细胞癌分期

分期	肿瘤	局部淋巴结转移	远处转移
Ⅰ	T_1	N_0	M_0
Ⅱ	T_2	N_0	M_0
Ⅲ	T_1 或 T_2	N_1	M_0
	T_3	N_0 或 N_1	M_0
Ⅳ	T_4	任何 N	M_0
	任何 T	任何 N	M_1

* 对于 AJCC/TMN 定义,表249-6。
AJCC,美国癌症协会;TNM,肿瘤、淋巴结、转移。
经许可改编自 Edge SB, Byrd DR, Compton CC, et al. AJCC Cancer Staging Manual. 7th ed. Now York:Springer,2010。

表249-6 TNM 肾细胞癌定义

特点	定义
原发肿瘤	
T_1	最大径≤7cm
	局限于肾脏内
T_{1a}	最大径≤4cm
T_{1b}	最大径>4cm,但≤7cm
T_2	最大径≥7cm
	局限于肾脏内
T_{2a}	最大径>7cm,但≤10cm
T_{2b}	最大径>10cm
T_3	肿瘤侵犯主要的静脉或肾周围组织,但没有突破 Gerota 筋膜或肾上腺
T_{3a}	肿瘤侵犯静脉或主要分枝或侵犯肾周和/或肾窦脂肪,但没有突破 Gerota 筋膜
T_{3b}	明显地侵犯膈下下腔静脉
T_{3c}	明显的侵犯膈上下腔静脉,或侵犯下腔静脉壁
T_4	侵入到肾筋膜,包括连续的扩展至同侧肾上腺
	(非连续延伸到肾上腺被认为是转移)
局部淋巴结转移	
N_X	未受到侵犯
N_0	无
N_1	有
远处转移	
M_0	无
M_1	有

TNM,肿瘤、淋巴结、转移。
经许可摘自 Edge SB, Byrd DR, Compton CC, et al. AJCC Cancer Staging Manual. 7th ed. Now York:Springer,2010。

预后

5年生存率从 AJCC 分期 Ⅰ 期($T_1N_0M_0$)的81%下降至 Ⅳ 期(T_4 或 M_1)的8%。对转移性或复发性的患者预后差,通常无明显治愈效果,此时治疗为姑息性。

治疗

- 早期RCC,手术治疗
- 晚期RCC通常应用姑息治疗或试验性方案

根治性治疗 根治性肾切除术(切除肾脏、肾上腺、肾周脂肪和 Gerota 筋膜)并清扫局部淋巴结是局部RCC标准的治疗方式,有利于治愈。开放手术或经腹腔镜手术的结果相似。后者术后恢复较好。肾单位保留术(肾部分切除术)对许多患者,甚至是肿瘤<4~7cm 对侧肾脏正常的患者

可行、合适。非手术方法如冰冻（冷冻手术）或热能（射频消融）破坏肾脏肿瘤，目前不推荐为首选治疗。这些方法在严格选择的患者中进行，其长期有效性和适应证目前尚不明确。

累及肾静脉和腔静脉的肿瘤，若无淋巴结和远处转移，仍可手术治愈。

如果双肾均受累，若技术上可行，推荐进行单肾或双肾部分切除术，而非双肾根治术。

放射性治疗不与手术切除联用。

姑息治疗 姑息治疗包括肾切除、肿瘤栓塞及可能的外源性辐射治疗。如果转移灶数量有限，则行转移灶切除术可延长某些患者的生命，特别是起始治疗（肾脏切除术）和发生转移间隔时间较长的患者。尽管通常转移性肾细胞癌对辐射抵抗，当发生骨转移时放射治疗可作为姑息治疗。

在某些患者中，药物可以缩小肿瘤、延长生命。10%～20%的患者对α-2b干扰素或IL-2起反应，但仅在<5%的患者反应长时间存在。7个新的靶向治疗药物治疗晚期肿瘤显示出了疗效：舒尼替尼、索拉非尼、阿西替尼、贝伐单抗和帕唑帕尼（酪氨酸激酶抑制剂）、西罗莫司脂化物和依维莫司，他们抑制哺乳动物西罗莫司靶蛋白（mTOR）。

转移性RCC也可采用靶向治疗。在已经过多重酪氨酸激酶抑制剂的患者中，纳武单抗（PD-1的单克隆抗体）与依维莫司相比可提高生存5.4个月（25.0个月 vs 19.6个月）。其他治疗为实验性。包括干细胞移植、其他白介素、血管生成抑制治疗（如沙利度胺）和疫苗治疗。传统的化疗药物不论单用或联合应用黄体酮均无效。在足够体力可以耐受的患者，在全身治疗前行肿瘤细胞减灭肾切除术，或治疗转移后有效再行切除原发肿瘤的延迟外科手术。

RCC的基因亚型的知识的增加导致不断发展的更特异性的治疗。

> **关键点**
> - 肾细胞癌（RCC），是一种腺癌，占原发性肾脏恶性肿瘤的90%～95%
> - 症状（最常为肉眼或镜下血尿）通常不发展，直到肿瘤较大或转移，因此偶然发现是常见的
> - 通过MRI或增强CT诊断RCC，做胸部X线检查和肝功能检查
> - 根治性肾切除术治疗大多数局部性RCC
> - 治疗晚期RCC予姑息性手术，放射治疗，靶向药物疗法，和/或α2b-干扰素或IL-2。

肾转移

非肾脏肿瘤可转移至肾脏。最常见的转移至肾的肿瘤是黑色素瘤和实体瘤，特别是肺、乳腺、胃、妇科器官、肠道和胰腺。白血病和淋巴瘤可侵袭双肾，使肾脏变大，往往不对称。

尽管间质广泛受累，但症状少见，且肾功能变化轻。蛋白尿阴性或不明显，除非发生并发症（如尿酸性肾病、高钙血症、细菌感染等），血尿素或肌酐水平很少升高。

肿瘤肾脏转移常在对原发肿瘤进行评估或腹部影像学检查时偶然发现。若未发现原发性肿瘤，则诊断倾向为肾细胞癌（参见第1908页）。

治疗主要是针对原发肿瘤的全身治疗，很少手术。在细针穿刺无法获取足够组织，可行部分肾切除，以指导原发肿瘤的治疗。

肾盂和输尿管癌

肾盂和输尿管癌常为移行细胞癌（TCC），有时是鳞状细胞癌。症状包括血尿，有时有疼痛。根据CT、细胞学诊断，有时行活检诊断。外科手术治疗。

肾盂的移行细胞癌（transitionalcell carcinoma，TCC）占所有肾脏肿瘤的7%～15%。输尿管的TCC占上尿路肿瘤的4%。危险因素与膀胱癌相同（吸烟，过量非那西丁使用，长期环磷酰胺使用，慢性刺激，暴露于某些化学品）。巴尔干地区有家族性肾病的居民易患上尿路TCC，原因不明。

症状及体征

大多数患者出现血尿，膀胱受累可出现排尿困难和尿频。堵塞时可发生绞痛（参见第1943页）。肾盂肿瘤较少出现肾积水。

诊断

- 超声或造影剂CT检查
- 细胞学或组织学检查

对于有不明原因的尿路症状患者，通常做超声或CT造影。如果诊断不能被排除，则可以行细胞学或组织学分析进行确认。当需要进行上尿路活检，或尿细胞学阳性但未发现明显的恶性细胞来源时，可行输尿管镜检查。腹部和盆腔CT以及胸片可明确肿瘤程度，并检查是否有转移。

预后

预后与肿瘤穿入或穿透尿路上皮细胞壁的深度有关，但难以确定。对浅表、局灶的肿瘤治愈的可能性>90%，若肿瘤深度浸润，则治愈的可能性仅10%～15%。若肿瘤穿透尿路上皮细胞壁或有远处转移，则不可能治愈。

治疗

- 手术切除
- 治疗后的膀胱镜监测

治疗通常是施行根治性肾输尿管切除术，包括膀胱袖切除。对于一些高度选择患者可行输尿管部分切除术（如远端输尿管肿瘤、肾功能减退或独肾）。某些激光电灼疗法对精确分期明显可见的肾盂癌或分级低的输尿管癌是可行的。有时可灌注化疗药物，如丝裂霉素C或卡介苗。但激光治疗和化疗的效果尚未肯定。上尿路肿瘤对顺铂不耐受患者，PD-1/PD-L1抑制剂可作为有效的辅助治疗。

建议定期进行膀胱镜检查，因为肾盂癌和输尿管癌可以在膀胱复发，如果能早期发现复发，可通过电灼疗法、经

尿道切除术或膀胱内灌注药物治疗。对转移性肿瘤的治疗与转移性膀胱癌相似。

> **关键点**
> - 肾盂和输尿管癌的风险随吸烟，非那西丁或环磷酰胺使用，慢性刺激或接触某些化学品而增加
> - 超声或造影剂 CT 检查（如果泌尿道症状无法解释）
> - 组织学确诊
> - 切除或消融，通常采用根治性肾输尿管切除术，并定期膀胱镜检查监测

睾丸癌

睾丸癌起病时表现为阴囊肿块，一般无痛。通过超声诊断。治疗根据组织学病变和分期，可行睾丸切除术、有时淋巴结切除、放疗、化疗或放化疗联合治疗。

睾丸癌是 15~35 岁男性最常见的实体肿瘤，每年约有 8000 例，但死亡仅 400 例。隐睾症的患者其睾丸癌的发生率增高 2.5~20 倍，10 岁前行睾丸固定术可减少或清除这种高风险。对侧正常下降的睾丸也有肿瘤的危险。睾丸肿瘤的病因不明。

大部分睾丸癌起源于原生殖细胞。原生殖细胞肿瘤可分为精原细胞瘤（40%）和非精原细胞瘤（肿瘤中含非精原细胞瘤成分）。非精原细胞瘤包括畸胎瘤、胚胎瘤、内胚窦瘤（卵黄囊瘤）和绒毛膜癌。组织学混合常见，例如畸胎癌中含有畸胎瘤和胚胎瘤。睾丸的功能性间质细胞癌罕见。

即使是明显局灶病变的患者，也可能有隐蔽的结节性或内脏的转移。例如非精原细胞瘤患者在睾丸切除术后不进一步治疗约有 30% 的患者会出现淋巴结或内脏的转移。绒毛膜癌转移的风险最高，而畸胎瘤最低。

睾丸附件和精索上的肿瘤往往是良性纤维瘤、纤维腺瘤、腺瘤样肿瘤和脂肪瘤。偶尔发生肉瘤，最常见是横纹肌肉瘤，大多见于儿童。

症状及体征

常见表现是阴囊肿块，可为无痛性，有时伴有钝痛。少数患者肿瘤内出血会产生急性局部疼痛和触痛。许多患者在轻微阴囊损伤后，自我检查时发现肿块。

诊断

- 阴囊肿块超声
- 探查睾丸肿块是否存在
- 腹部、盆腔、胸部 CT 检查及组织检查明确分期

大多数肿块是由患者自己发现。对年轻人鼓励其进行每月的自我检查。

阴囊肿块的起因和性质必须正确查清，因为大多数的睾丸肿块是恶性的，而睾丸外的肿块是良性的；凭体格检查鉴别两者比较困难。阴囊超声可以确定是睾丸来源。如果确定是睾丸肿块，应测定 α-甲胎蛋白和 β-人绒毛膜促性腺激素以及胸片检查。然后通过腹股沟探查，先暴露和夹住精索，再检查和暴露异常睾丸予以确诊。

若确定为肿瘤，应行腹部、盆腔及胸部 CT 检查，应用标准的 TNM（肿瘤，淋巴结、转移）系统对病变进行分期（表 249-7，表 249-8）。治疗期间（通常为根治性睾丸切除术）获取的组织能提供重要的组织学信息，特别是不同组织学类型的比例和肿瘤内血管或淋巴侵袭情况。这些信息有助于预测隐匿的淋巴结及内脏的转移。非精原细胞瘤的患者，即便 X 线、血清学指标正常以及肿瘤局限无转移，仍有 30% 复发的可能。而精原细胞瘤的患者，该复发概率为 15%。

预后

预后取决于组织学和肿瘤累及范围。精原细胞瘤和局限于睾丸的或后腹膜有少量转移的非精原细胞瘤的 5 年生存率>95%。而后腹膜已广泛转移、肺或其他脏器有转移者的 5 年生存率从 48%（某些非精原细胞瘤）到>80%，取决于转移灶的部位、范围及组织学类型。但即使发现时已是晚期的患者仍可治愈。

表 249-7　AJCC/TNM* 睾丸癌分期

分期	肿瘤	局部淋巴结转移	远处转移	血清肿瘤标志物
0	pT_{is}	N_0	M_0	S_0
I	$pT_1 \sim pT_4$	N_0	M_0	S_X
I A	pT_1	N_0	M_0	S_0
I B	pT_2	N_0	M_0	S_0
	pT_3	N_0	M_0	S_0
	pT_4	N_0	M_0	S_0
I S	任何 pT/pT_X	N_0	M_0	$S_1 \sim S_3$
II	任何 pT/pT_X	$N_1 \sim N_3$	M_0	S_X
II A	任何 pT/pT_X	N_1	M_0	S_0
	任何 pT/pT_X	N_1	M_0	S_1
II B	任何 pT/pT_X	N_2	M_0	S_0
	任何 pT/pT_X	N_2	M_0	S_1
II C	任何 pT/pT_X	N_3	M_0	S_0
	任何 pT/pT_X	N_3	M_0	S_1
III	任何 pT/pT_X	任何 N	M_1	S_X
III A	任何 pT/pT_X	任何 N	M_{1a}	$S_0 \sim S_1$
III B	任何 pT/pT_X	$N_1 \sim N_3$	M_0	S_2
	任何 pT/pT_X	任何 N	M_{1a}	S_2
III C	任何 pT/pT_X	$N_1 \sim N_3$	M_0	S_3
	任何 pT/pT_X	任何 N	M_{1a}	S_3
	任何 pT/pT_X	任何 N	M_{1b}	任何 S

* 对于 AJCC/TNM 分期定义，表 249-8。

经许可改编自 Edge SB, Byrd DR, Compton CC, et al. AJCC Cancer Staging Manual. 7th ed. New York: Springer, 2010。

表 249-8 TMN 和血清标志物睾丸癌定义

特点	定义
肿瘤	
pT_X	N_X = 未发现受到侵犯
pT_0	没有原发肿瘤的证据（如瘢痕睾丸）
pT_{is}	管内生殖细胞肿瘤（原位癌）
pT_1	局限于睾丸和附睾不侵犯血管或淋巴可侵犯白膜，但鞘膜不侵犯
pT_2	局限于睾丸和附睾并侵犯血管或淋巴或侵犯白膜和鞘膜
pT_3	侵犯精索，伴或不伴血管或淋巴结浸润
pT_4	侵犯阴囊，伴或不伴血管或淋巴结浸润
局部淋巴结转移	
N_X	N_X = 未发现受到侵犯
N_0	无
N_1	≥1 个结节，其最大径均≤2cm
N_2	≥1 结节直径>2cm 但≤5cm 的最大径 有或没有其他结节 ≤5cm 的最大径
N_3	≥1 个结节其最大径>5cm
远处转移	
M_0	无
M_1	有
M_{1a}	非局部淋巴结或肺转移
M_{1b}	除外局部淋巴结或肺以外的远处转移
血清标志物	
S_X	标志物没有或无法测定
S_0	在正常范围内的水平
S_1	LDH<1.5 倍正常的 LDH 检测上限和 hCG <5 000mIU/ml 和 AFP<1 000ng/ml
S_2	LDH = 1.5～10 倍 LDH 测定的正常上限或 hCG 5 000～50 000mIU/ml 或 AFP 1 000～10 000ng/ml
S_3	LDH>10×正常值上限为 LDH 测定法或 hCG >50 000mIU/ml 或 AFP>10 000ng/ml

AFP，α-甲胎蛋白；hCG，人绒毛膜促性腺激素；P，病理分期；pT，原发瘤；N，局部淋巴结（临床评估）；M，远处转移；S，血清肿瘤标志物。

经许可摘自 Edge SB, Byrd DR, Compton CC, et al. AJCC Cancer Staging Manual. 7th ed. Now York：Springer，2010。

治疗

- 根治性睾丸切除术
- 精原细胞瘤行放射性治疗
- 非精原细胞瘤腹膜后淋巴结切除术

根治性腹股沟睾丸切除术是治疗的基础，可提供重要的组织病理学信息，以及制订进一步的治疗方案。在睾丸切除术时可进行假体睾丸修复术。与硅胶乳房植入的问题一样，硅胶假体修复术未广泛应用。但已发展了盐水植入。对于想保有生育能力的男性而言，可在化疗与放疗前于精子库中储精。

放射治疗 精原细胞瘤的标准疗法是在单侧睾丸切除术后行放疗，剂量为 20～40Gy（对伴有结节性肿块的患者剂量较大），通常在主动脉旁区域和到横膈为止，同侧髂腹股沟区域不需要常规治疗。有时根据临床分期，可在纵隔和左锁骨上区域照射。在 Ⅰ 期病例，由于放疗的长期心血管毒性作用，可予单次卡波铂替代放疗。对于非精原细胞瘤放疗无作用。

淋巴结清除术 非精原细胞瘤许多专家的标准治疗是后腹膜淋巴结切除。对 Ⅰ 期的，没有预计会复发因素的患者应密切监测（反复血清标志物检测、胸部 X 线、CT）。后腹膜有中等大小的结节状肿块，可能需行后腹膜淋巴结切除和化疗（如博来霉素、依托泊苷、顺铂），但两者的治疗次序仍有争议。

一些中心通过腹腔镜做淋巴结切除术。淋巴结切除术的最常见不良反应是无法射精。若肿瘤在早期，应用保留神经的手术，则可保留射精能力。

化疗 结节状肿块>5cm，横膈以上淋巴结有转移或有器官转移的患者需先行以顺铂为基础的联合化疗，随后手术切除残余肿块。这种治疗常可长期控制肿瘤。化疗对受孕有一定影响，但如怀孕已证实对胎儿无影响。

监测 虽然非常适用于部分患者，但是临床医生通常并不主张对肿瘤进行检测，除非该患者能够严格遵守随访方案并有足够的遵从医嘱的耐心。对肿瘤的监测通常用于复发概率很小的患者，对复发风险较大的患者通常在睾丸切除术后行腹膜后淋巴结切除术或在某些中心在睾丸切除术后以 2 个周期的化疗来代替淋巴结清除手术。

复发 非精原细胞瘤复发一般行化疗，某些患者若伴有淋巴结转移而无内脏转移会行进一步的腹膜后淋巴结切除。监测并不常用于精原细胞瘤，由于两周的放射治疗复发率很低，而且能很好地控制晚期的复发，治疗复发可能性很小。

> **关键点**
> - 睾丸癌是 15～35 岁男性最常见的实体肿瘤，常可治愈特别是精原细胞瘤
> - 超声评估阴囊肿块，如果是睾丸，做一次胸部 X 线检查，测量 α 甲胎蛋白和 β 人绒毛膜促性腺激素。
> - 做根治腹股沟睾丸切除术，通常合用放射治疗（用于精原细胞瘤）和腹膜后淋巴结清扫术（用于非精原细胞瘤）

尿道癌

尿道癌罕见，男女均可发生，可为鳞状细胞癌或移行细胞癌，或偶尔为腺癌。

大部分患者年龄≥50岁。人类乳头状瘤病毒的特定病株已被证实与某些病例相关。尿道癌常早期侵犯邻近结构,在诊断时已是晚期。腹股沟或骨盆(闭孔肌)淋巴结常是最先的转移部位。

症状及体征

大多数女性表现为血尿和排尿梗阻的症状或尿潴留。大多有尿频或尿道综合征(盆底肌的敏感性高)的病史。男性大多表现为尿道狭窄的症状,仅某些患者有血尿或血性分泌物。有时如果是晚期肿瘤,可触及肿块。

诊断

根据临床疑诊,膀胱尿道镜检查确诊。为鉴别尿道癌、脱垂和尿道肉阜,需要进行活检。CT或MRI检查可用于分期。

预后

预后与肿瘤在尿道的精确部位以及范围,特别是浸润的深度相关。尿道远端肿瘤的患者5年生存率>60%,而近端肿瘤的患者为10%~20%。复发率>50%。

治疗

- 通常行手术切除

前尿道远端小的浅表性浸润性肿瘤,治疗包括手术切除、放疗(内照射或内外照射联合)、电灼疗法或激光。大的或更深浸润的前部肿瘤和后尿道的近端肿瘤需要多种治疗,如根治性手术和尿流改道术,通常联合放疗。手术包括双侧骨盆有时合并腹股沟淋巴结切除,常合并部分耻骨联合和耻骨下支切除。有时应用化疗,但其价值尚不肯定。

250. 肾脏替代治疗

肾脏替代治疗(RRT)可对肾衰竭患者的非内分泌性肾脏功能进行替代,有时还可用于治疗某些形式的中毒。RRT技术包括间歇性血液透析、连续性血液滤过和血液透析及腹膜透析。所有治疗方式均利用跨通透膜的透析和滤过从血中交换溶质和清除水分。

RRT不能纠正肾功能衰竭时的内分泌异常(促红细胞生成素和1,25羟化维生素D_3生成减少)。透析中,血清溶质(如钠、氯、钾、碳酸氢、钙、镁、磷酸盐、尿素、肌酐、尿酸)在液体两室之间随浓度梯度发生被动弥散(弥散性转运)。在滤过机制中,血清水携带溶质随水静压梯度在不同液体间流动(对流性转运)。两种过程常联合应用(血液透析滤过)。血液灌流技术较少使用,它是让血液流经吸附物质装置(通常为树脂化合物或活性炭)时将毒素清除。

透析和滤过可间歇性或连续性进行。连续治疗只用于急性肾损伤;与间歇性疗法相比,其水和溶质的清除更缓慢,因此患者可得益于更好的耐受性。除腹膜透析外,所有的RRT形式均需要建立血管通路;连续性技术需建立直接的动静脉或静静脉循环。

不同技术的选择取决于多重因素,包括主要需要(如溶质和/或水的清除)、原发适应证(如急性或慢性肾衰竭、中毒)、血管通路、血流动力学稳定性、治疗可获得性、当地的专业技术水平和患者的倾向和能力(如居家透析)。表250-1列出了RRT常见方法的适应证和禁忌证。

对需长期RRT治疗的患者,其医疗工作最好由肾脏科医师、精神科医师、社会工作者、肾病营养师、透析护士、血管外科医师(或行腹透置管有经验的医生)和移植手术组成员共同参与。在已预见终末期肾衰竭的发生但还不需要RRT时,即可先对患者进行评估,以便于协调组织医疗工作,患者也可接受有关如何选择的教育,同时对资源和需要进行评估并建立血管通路。

表250-1 常见肾脏替代治疗的适应证和禁忌证

肾脏替代治疗	适应证	禁忌证
血液透析	肾功能不全或肾衰竭(急性或慢性)其他治疗无法控制	不能配合或血流动力学不稳定的患者
	• 液体过负荷(包括难治性心衰)	
	• 高钾血症	
	• 高钙血症	
	• 代谢性酸中毒	
	• 心包炎	
	• 尿毒症状	
	• GFR*<10ml/(min·1.73m²)BSA(慢性肾病,非糖尿病)	
	• GFR*<15ml/(min·1.73m²)BSA(慢性肾病,糖尿病)	
	• 某些中毒	

肾脏替代治疗	适应证	禁忌证
腹膜透析	与血液透析的适应证相同（除中毒外），适用的患者为： • 无有效血管通路或 • 乐意自我治疗者	绝对： • 腹膜功能丧失 • 粘连限制透析液流量 • 近期腹部伤口 • 腹部瘘管 • 腹壁缺失影响有效透析或增加感染风险（如无法修复的腹股沟疝或膈疝、膀胱外翻） • 患者病情不适合透析 相对： • 腹壁感染 • 反复发作的憩室炎 • 不能承受大剂量腹膜透析 • 炎症性肠病 • 缺血性肠炎 • 病态肥胖症 • 腹膜渗漏 • 严重营养不良
血液灌流	某些中毒（如巴比妥类、多种抗抑郁药、氯乙基戊烯炔醇、氨甲丙二酯、百草枯、地芬诺酯酮、重金属如锂或钡、中毒剂量的氨基糖苷类或心血管用药）	不能配合或血流动力学不稳定的患者

* 计算 GFR 参见第 1831 页。
BSA，体表面积。
GFR，肾小球滤过率。

RRT 可增加患者在社会和情感方面的脆弱性，因此进行社会心理评估非常重要。透析可对患者日常工作、学习和娱乐活动造成干扰，产生不悦、沮丧、紧张、内疚和依赖；自我意识由于体能下降、性功能丧失或改变而改变、血管通路手术、置管、穿刺针印记、骨病、体质下降等导致外观变化。一些患者反应是对治疗不依从、不配合。

调整人格特质包括：适应性，独立性、自我控制、对挫折的耐受性和乐观，可以改善长期的预后。情感稳定性、家庭鼓励、和谐的治疗团队支持、患者及其家庭共同参与做决定也很重要。有关鼓励患者发展独立性和最大限度恢复以前的生活乐趣的项目活动，在减少心理问题方面较为成功。

血液透析
（间歇性血液透析）

血液透析时患者的血液通过动力泵被引至透析器，透析器有两个液体室，表现形式为中空纤维毛细管束或平行、被夹在中间的半透膜。在任一形式中，第一室内的血液沿半透膜一侧被泵出，而晶体溶液（透析液）沿另一侧隔离室以反方向泵出。

血液和透析间的溶质浓度梯度使患者血清溶质产生预想中的变化，如尿素氮和肌酐降低、碳酸氢盐升高及钠、氯、钾、镁均衡。透析液室相对血室而言处于负压状态，防止透析液过滤进入血流，也可清除患者体内过多的体液。然后，经过透析的血液再返回到患者体内。

血液透析期间患者多采取全身抗凝，防治透析机内血液凝集。但血液透析治疗也可在肝素或枸橼酸钠体外循环局部抗凝方式下进行，或者采用盐水冲洗方式，每 15~30 分钟以 50~100ml 盐水冲洗清除透析环路中的任何血凝块。

血液透析的近期目标为纠正水和电解质失衡以及清除毒素。远期目标是：
- 使患者的功能状态、舒适感和血压达到最佳水平
- 预防尿毒症并发症
- 改善生存率

"最佳"血液透析剂量并不确定，但多数患者行每周 3 次、每次 3~5 小时的血液透析时情况良好。评估每个疗程充分性的一个方法为测量每次透前和透后 BUN。透前 BUN 水平减少 ≥65%（透前 BUN－透后 BUN）/透前 BUN×100% ≥65% 表明透析充分。专家可以使用其他更复杂性计算公式，例如 KT/V≥1.2［K 是透析器的尿素清除率，单位为 ml/min；T 是透析时间，单位为分钟；V 是尿素分布容积（体内总含水量），单位为 ml］。上调透析时间、血流量及增加膜面积或膜上孔径数量可增大血液透析剂量，但其益处尚未得到证实。尝试采用每日短时（1.5~2.5 小时）血液透析和夜间透析（每天 6~8 小时，5~6 日/周）方式，用于以下患者：
- 透析间期增加过多的液体
- 血液透析过程中经常性的低血压
- 血压控制不佳
- 其他方式难以控制的高磷血症

如果患者可以在家做血液透析，这些每日治疗最经济可行。

血管通路
- 手术行动静脉瘘（首选）
- 中央静脉导管

手术建立动静脉内瘘行血液透析。

中心静脉导管：可用于动静脉瘘尚未创建或未准备使用，或者动静脉瘘的创建不可能。中心静脉导管的主要缺

点是相对窄的口径,达不到足够高血流量,以达到最佳的清除,以及导管口部位感染和血栓形成的高风险。以导管作为血管通路的最佳置管部位在右侧颈内静脉。若能严格执行皮肤无菌操作且导管仅用于血液透析,大部分颈内静脉导管可在2~6周内保持有效。而且,有皮下隧道和涤纶套的导管有更长使用寿命(一年时仍存在29%~91%的功能),可用于无法建立传统血管通路的患者。

手术建立动静脉内瘘:耐受性更好、不易感染,因此要优于中心静脉导管。但也易有发生并发症(血栓形成、感染、动脉瘤和假性动脉瘤)的倾向。新创建的瘘管可能需要2~3个月才能成熟,应用。重建的内瘘可能需要更长时间成熟。因此CKD患者应在需要透析前至少6个月做内瘘。手术操作将桡动脉、肱动脉或股动脉与邻近静脉以端(静脉)-侧(动脉)方式吻合。当邻近静脉不适宜建立通路时,可使用一段人工合成的移植物。对于静脉条件不理想患者,也可选择一段自体大隐静脉作为移植物。

血管通路并发症 血管通路并发症包括:
- 感染
- 狭窄
- 血栓形成(通常在一个狭窄通道)
- 动脉瘤或假性动脉瘤

血管通路并发症可使血液透析的质量受到明显限制,可增加长期发病率和病死率,而且由于并发症较常见,患者和医疗工作者应对此保持警惕性。这些变化包括疼痛、水肿、红斑、内瘘上方的皮肤破损、杂音和血管通路搏动消失、血管通路周围血肿及透析套管的穿刺部位出血时间延长。血管通路的感染可通过应用抗生素或(和)手术进行治疗。

可通过系列超声显像方法、热动力学或尿素稀释技术或测定静脉腔静态压力来监测内瘘的开放性。内瘘开放性的检测推荐每月一次。血栓形成、假性动脉瘤或动脉瘤的治疗包括血管成形术、支架置入和手术。

透析并发症 并发症列于表250-2。

表250-2 肾脏替代治疗的并发症

类型	血液透析	腹膜透析
心血管病	空气栓塞 心绞痛 心律失常 心脏停搏(罕见) 心脏压塞 低血压*	心律失常 低血压* 肺水肿
感染	菌血症 临时性中心静脉导管的细菌定植 血管通路和临时中心静脉导管出口处感染 心内膜炎 脑膜炎 骨髓炎 脓毒血症 血管通路的蜂窝织炎或脓肿	导管出口部位感染* 腹膜炎*
机械性损伤	动静脉内瘘血栓或感染导致的阻塞 反复使用锁骨下静脉和颈内静脉导管造成的锁骨下静脉或上腔静脉的狭窄或血栓形成	血凝块、纤维蛋白、网膜或纤维性物质包绕造成的导管梗阻 导管周围透析液渗漏 液体分流入腹壁 导管通路周围血肿 导管插入造成的内脏穿孔
代谢性	糖尿病胰岛素使用者出现低血糖 低钾血症 低钠血症或高钠血症 铁丢失	低白蛋白血症 高糖血症 高三酰甘油血症 肥胖
肺部疾病	对血液透析膜发生过敏反应导致的呼吸困难 使用醋酸盐缓冲的透析液导致的缺氧	肺不张 胸腔积液 肺炎
其他	淀粉样物质沉积 导管相关的出血 菌血症、致热原或过热的透析液导致的发热 出血(胃肠道、颅内、后腹膜、眼内) 失眠 肌痉挛* 瘙痒 烦躁不安 抽搐	腹壁疝和腹股沟疝 导管相关的腹腔内出血 低体温症 腹膜硬化 抽搐

*最常见的并发症。

透析最常见的并发症是：
- 低血压

低血压为常见并发症且有多重病因，包括水清除过快、渗透性液体转移、透析液中的醋酸盐、热相关的血管扩张、过敏反应、败血症和基础疾病（如自主神经病变、心搏量减少的心肌病、心肌缺血、心律不齐）。

其他常见并发症包括：
- 不宁腿综合征
- 痉挛
- 瘙痒
- 恶心和呕吐
- 头痛
- 胸和背痛

这些并发症大多在不明原因的情况下发生，但有些可能是首次使用综合征（患者的血液暴露于铜仿膜或纤维素膜透析器时）或透析失衡综合征的部分表现，认为是由于过快清除血液中尿素或其他溶质分子导致渗透性液体移动入脑所产生。透析失衡更严重的情况表现为定向障碍、烦躁不安、视物不清、意识模糊和抽搐，甚至死亡。

透析相关淀粉样变：多发生于进行血液透析多年的患者，表现为腕管综合征、骨囊肿、关节炎和颈部脊柱关节病。由于目前高通量透析器的广泛使用，透析相关淀粉样变性已经不常见，因为透析器可以更有效地清除 $β_2$-微球蛋白（引起淀粉样变性的蛋白）。

预后 血透依赖性患者的年总体病死率为20%。五年生存率糖尿病患者比肾小球肾炎者低。所有年龄组中死亡主要为心血管疾病，其次为感染。所有年龄组的患者中，黑人的生存率较高。死亡的非血液透析因素包括并发症（如甲状旁腺功能亢进、糖尿病、营养不良和其他慢性病），老年和开始透析的时间过晚。

连续性血液滤过和血液透析

连续性血液滤过和血液透析技术可不间断地对血液进行滤过和透析；其主要优点是在能清除大量水分的同时，避免间歇性血液透析和间断清除大量液体引起的低血压。这些技术适用于血流动力学不稳定和/或必须接受大量补液（如需要高营养或血管加压药滴注的多脏器系统衰竭或休克患者）的急性肾损伤患者。

连续性血液滤过时通过对流机制可将水和分子质量在20 000以下的溶质从血液中穿过通透膜过滤出来；滤过液被丢弃，因而患者须输注接近生理学平衡的水和电解质溶液。滤器中可加入透析液循环以增加溶质清除。程序可以是：
- 动脉-静脉
- 静脉-静脉

在**动脉静脉技术**，股动脉进行插管，动脉压力驱动血压通过滤器进入股静脉。滤过率常较低，尤其在低血压患者中。

连续静静脉技术中，需要动力泵推动血液从大静脉（股静脉、锁骨下静脉或颈内静脉）通过透析环路返回至静脉循环系统。使用双腔套管时，血液被引出后再返回同一静脉。

连续性动静脉血液滤过的优点是简单、不需要泵，但在低血压患者中，血流可能不理想。连续性静静脉血液滤过的优点是血压控制好，液体清除平缓。静静脉技术仅需一根插管。两种技术相比没有哪种更有效。

两种技术都需要抗凝，最常见的是局部而不是全身性的。局部枸橼酸抗凝，血液流出患者时注入枸橼酸，结合钙，防止凝血；然后钙回输入血液从机器返回至患者。这种方法避免了全身肝素化的并发症。然而，并非所有的患者都能用枸橼酸[1]。

[1] Acute Kidney Injury Work Group. KDIGO 急性肾损伤临床实践指南. Kidney Int Suppl, 2012, 2(1):89-115。

腹膜透析

腹膜透析利用腹膜作为天然的通透膜，水和溶质通过腹膜达到平衡。相比血液透析，腹膜透析是：
- 较少的生理压力
- 不需要血管通路
- 可以在家里操作
- 允许患者有更大的灵活性

但是，腹膜透析比中心血透需要患者更多参与。使用无菌操作技术是很重要的。估计总 1 200ml/min 静息内脏血流，只有70ml/min 接触到腹膜，所以溶质平衡比血液透析时要慢得多。由于溶质和水清除与接触时间有关，腹膜透析几乎连续进行，溶质清除效率等同于血液透析。

一般情况下，透析液通过导管缓慢灌输并留置于腹膜腔内，之后再将其引流出来。在双袋技术中，患者将灌输于腹部的液体引流至其中一袋，然后将另一袋中的液体输注入腹膜腔内。

腹膜透析可手工或使用自动装置来完成。

手工方法包括：
- 持续性不卧床腹膜透析（CAPD）无需机器进行液体交换。一般成年人注入2~3L的透析液（儿童，30~40ml/kg），每日4~5次。透析液可以保持为白天4小时，晚上8~12小时。腹透液常以手工方式引流出来。灌输腹膜腔前冲洗输注系统可减少腹膜炎发生率
- 间歇性腹膜透析（IPD）操作简单，实现了比自动间歇性腹膜透析更高的溶质清除，主要用于治疗急性肾损伤（AKI）。成人中可于10~15分钟内灌入2~3L（儿童为30~40ml/kg）、温热至37℃的透析液，在腹膜腔内保留30~40分钟，再用10~15分钟将其引流出来。12~48小时内可能需要多次换液

自动腹膜透析（APD）已成为腹膜透析最普遍的形式。采用自动装置做多次夜间交换，白天留腹。有3种类型：
- 持续性循环腹膜透析（CCPD）的日间留腹时间较长（12~15小时），而夜间应用自动循环装置进行3~6次换液
- 夜间间歇腹膜透析（NIPD）涉及夜间交换，白天患者的腹腔没有透析液
- 潮汐腹膜透析（TPD）包括留在腹膜一些透析液（通常超过一半）从一个交换到下一个，从而提高患者的舒适度和避免一些无法完全排出透析液的麻烦（如频繁的变换体

位)。TPD白天可以也可以不留腹

部分患者需结合CAPD和CCPD治疗来获得充分的清除率。

通路 腹膜透析需腹腔内通路,多通过一根硅胶软管或聚氨酯导管。埋入导管可在手术室内直视条件下进行,抑或在床旁通过套管盲插埋入,或通过腹腔镜进行可视化操作。大多数导管都带有一个聚酯涤纶套,使皮肤和前腹膜筋膜组织向内生长,形成不透水、细菌不能通过的理想密封状态,可防止微生物沿导管通路进入。导管埋入间隔10~14日后使用,可改善患者愈合及减少过早导管使用出现的管周透析液渗漏的发生。双套导管要好于单套导管。同样的,以尾部定位出口部位(导管进入腹腔的隧道开口处)可降低出口部位感染的发病率(如淋浴时可收集较少水)。

通路一旦建立,患者即可进行腹膜平衡试验,对留腹4小时后被引流出来的透析液进行分析,并与血清相比较以测定溶质清除率。这种方法可帮助确定患者的腹膜转运特性、需要的透析剂量及最适合应用的技术。透析充分的定义一般为每周KT/V≥1.7[K是尿素清除率,单位为ml/min;T是透析时间,单位为分钟;V是尿素分布容积(体内总含水量),单位为ml]。

腹膜透析并发症

最常见的腹透并发症(表250-2)为:
- 腹膜炎
- 导管出口部位感染

腹膜炎 腹膜炎症状和体征包括腹痛,腹水浑浊,发热,恶心,并有触痛。

腹膜炎的诊断通过临床表现和检查。诊断通过腹膜腔内液体的革兰氏染色和培养及白细胞分类计数确定。革兰氏染色常无发现,但培养的阳性率>90%。约90%患者的腹膜透析液白细胞>100/μl,多为中性粒细胞(真菌性腹膜炎时以淋巴细胞居多)。阴性的培养结果和白细胞<100/μl并不能排除腹膜炎,因此,腹膜炎的治疗应基于临床表现与实验室检查,而不必等待培养结果。之前的抗生素使用、局限于导管出口部位或隧道感染、透析液取样过少等均可能导致腹透液检查的假阴性。

> **经验与提示**
> - 如果依据临床表现怀疑腹膜炎,则无论化验结果如何应该立即开始治疗

经验治疗可根据各中心的耐药情况选用,一般推荐起始治疗以抗革兰氏阳性菌药物如万古霉素或一代头孢菌素与抗革兰氏阴性菌药物如三代头孢菌素(头孢他啶)或氨基糖苷类药物(庆大霉素)联用。剂量根据肾衰调整。基于腹膜透析液培养的结果进行药物的调整。腹膜炎抗生素治疗通常是静脉或腹腔内(IP)给药,出口部位感染予口服。当腹膜炎患者需要静脉给药或出现血流动力学不稳定或其他严重并发症时往往需要住院治疗。

腹膜炎有效的大多数病例提示为合适的抗生素治疗。如果腹膜炎对抗生素在5日内无反应。或者由相同病原体所致复发或由真菌引起,应拔除透析导管。

导管隧道出口部位感染 导管隧道出口处感染表现为隧道处压痛或出口处结痂,红斑,或分泌物。诊断根据临床。没有分泌物的感染治疗予外用杀菌剂(如聚维酮碘,氯己定);如果无效,经验性予万古霉素,待培养结果指导后续的治疗。

预后

腹膜透析患者的5年总体生存率略好于血液透析患者(腹透为41%,血透为35%)。

长期肾脏替代治疗的医疗问题

所有长期RRT患者均可逐渐伴发代谢或其他方面的异常。这些异常需要高度关注及相应治疗。措施因人而异,但大多包括改善营养和处理多种代谢异常(参见第1857页)。

饮食 应予以很好控制。通常血液透析患者倾向于发生纳差,应鼓励其进食,使每日饮食的能量在35kCal/kg理想体重[儿童根据年龄和活动量为40~70kCal/(kg·d)]。每日的钠盐摄入应限制在2g(88mmol),钾为2.3g(60mmol),磷为800~1 000mg。水的摄入限制在1 000~1 500ml/d,并通过透析间期的体重增加进行监测。腹膜透析患者的蛋白质摄入1.25~1.5g/(kg·d)(与血透患者1.0~1.2g/d相比),以补充经腹膜的丢失量(8.4g/d±2.2g/d)。维持血清白蛋白>3.5g/dl的患者(无论血液透析和腹膜透析)有最高的生存率;血清白蛋白是这些患者生存率的最佳预测指标。

肾衰竭性贫血 应以重组人促红细胞生成素和补充铁剂治疗(参见第1857页)。由于口服铁剂吸收有限,许多患者需在血液透析过程中应用静脉铁剂(葡萄糖酸钠铁和蔗糖铁优于葡萄糖酐铁,后者有很高的过敏反应)。铁储备状况评估应用的指标为血清铁、总铁结合力和血清铁蛋白。一般在促红细胞生成素治疗开始前和治疗后每2个月评估。铁缺乏是促红细胞生成素抵抗的最常见原因。某些多次接受输血的透析患者存在铁负荷过多不应再予补铁。

冠状动脉疾病 冠心病的危险因素必须积极处理,因为多数需行RRT的患者有高血压、血脂异常、糖尿病、吸烟史且最终死于心血管病。持续性腹膜透析在清除水分方面比血透更有效。因此该群患者的抗高血压药物需求量更少。单纯超滤也可以控制80%血透患者的高血压。剩下20%患者需要降压药。血脂异常的治疗,糖尿病的处理,戒烟非常重要。

高磷血症 高磷血症是GFR降低造成的磷酸盐潴留的结果,当$Ca×PO_4>50$时可增加软组织钙化的危险,特别是冠状动脉和心瓣膜。也可刺激继发性甲状旁腺功能亢进的进展。早期可用含钙抗酸剂(进餐时口服碳酸钙1.25g/d,分3次,醋酸钙667~2 001mg/d,分3次),作用为磷结合剂以降低PO_4水平。长期使用的并发症为便秘和腹胀。应监测患者是否存在高钙血症。

发生高钙血症的患者在应用含钙磷结合剂时,可改选

择在进餐时服用司维拉姆 800~1 600mg 或碳酸镧 250~1 000mg 或 Velphoro 500~1 000mg。部分患者(急性肾损伤住院伴有非常高血磷)需加用含铝的磷结合剂,但仅供短期使用(如需要时应用 1~2 周)以防止铝中毒。

低钙血症和继发性甲状旁腺功能亢进 作为肾脏维生素 D 生成受损的结果常共同存在。低钙血症的治疗为骨化三醇口服(0.25~1.0μg 口服,每日 1 次)或静脉注射(每次透析时成人 1~3μg、儿童 0.01~0.05μg/kg)。骨化三醇治疗可增加血清磷水平,应予撤药直至血磷水平达到正常,以避免发生软组织钙化。应调整剂量以将甲状旁腺激素(PTH)水平抑制在 150~300pg/m(PTH 比血清钙能更好地反映骨转化)。过度抑制可降低骨转化,导致无动力性骨病,发生骨折的危险增高。维生素 D 拟似物度骨化醇(doxercalciferol)和帕立骨化醇(paricalcitol)对肠道钙磷吸收的作用较小,但同样能较好地抑制 PTH。与骨化三醇相比这些药物是否降低死亡有待证实。

西那卡塞为钙敏受体拟似剂,可以增加甲状旁腺钙敏受体的敏感性,用于甲旁亢的治疗,但常规应用的效果尚未确定。其高达 75% 降低 PTH 水平的能力可以减少在这些患者行甲状旁腺切除的需要。

铝中毒 中毒危险在血透患者暴露在透析液铝污染情况下(目前少见)及应用含铝磷结合剂时。铝中毒的表现为骨软化、小细胞贫血(铁抵抗),还可能为透析性痴呆(以失忆、运用障碍、幻觉、面部扭曲、肌阵挛、抽搐、特征性脑电图变化为表现的一组症状群)。

铝中毒应在接受 RRT 的患者有软骨病,铁抵抗小细胞性贫血,或神经系统症状,如记忆力减退,运动障碍,幻觉,面部鬼脸,肌阵挛,或癫痫发作等表现应予以考虑。诊断是测定应用去铁胺 5mg/kg 的二天前血铝的水平。去铁胺螯合铝,从组织释放,提高铝中毒患者的血液水平。铝水平的上升≥50μg/L 表明毒性。铝相关性骨软化也可通过针吸骨活检(需进行铝的特殊染色)诊断。治疗为避免使用含铝的磷结合剂,并应用去铁胺静脉或腹腔内给药。

> **经验与提示**
>
> ■ 对于出现软骨病、铁抵抗性小细胞性贫血或有神经系统症状的肾脏替代治疗患者,应考虑为铝中毒

骨病 肾性骨营养不良是骨的矿化异常。有多种病因,包括维生素 D 缺乏、血磷水平升高、继发性甲状旁腺功能亢进、慢性代谢性酸中毒和铝中毒。治疗为处理原发因素。

维生素缺乏 由透析引起水溶性维生素(如 B、C、叶酸)的丢失导致,可通过每日服用多种维生素制剂加以补充。

钙化防御 是一种极少见的全身动脉钙化异常,可导致躯干、臀部及下肢的局部区域脂肪和皮肤出现缺血和坏死。病因尚不清楚,但目前认为甲状旁腺功能亢进、维生素 D 补充和钙、PO_4 水平升高均有可能参与。其表现为紫红色的痛性紫癜样斑块和溃疡性结节,可形成焦痂和出现感染。常为致命性的。治疗为对症处理。部分病例报道透析结束时静脉予硫代硫酸钠,每周三次,并积极控制血清钙磷乘积([Ca]×[PO_4])可使症状得到明显改善。

便秘 便秘是长期 RRT 患者次要但很棘手的问题,可导致肠道膨胀,可干扰腹膜透析时的导管引流。许多患者需服用渗透性(如山梨醇)或刺激性(如车前子)轻泻剂。应避免使用镁剂或磷酸盐的轻泻剂。

251. 男性生殖内分泌学和相关疾病

男性的性发育和性功能依赖复杂的反馈通路,涉及中枢神经系统调控的下丘脑-垂体-睾丸。男性性功能障碍(参见第 1925 页)可以继发于性腺功能减退、神经肌肉疾病、药物或其他疾病。

生理

下丘脑产生促性腺激素释放素(GnRH),每隔 60~120 分钟呈脉冲式释放。靶器官垂体前叶对 GnRH 的脉冲式释放产生相应的反应,表现为相应的脉冲式释放黄体素(LH)和卵泡刺激素(FSH),对后者刺激的程度较低。如果 GnRH 的脉冲不以适当的振幅,频率,和昼夜变化发生,可导致性腺功能减退症(特发性低促性腺激素性腺功能低下)。连续通过 GnRH 激动剂(相反于脉冲)刺激(如作为对晚期前列腺癌的治疗)实际上抑制垂体的 LH 和 FSH 释放及睾酮产生。

睾丸 Leydig 细胞对 LH 的反应表现为每天生成 5~10mg 睾酮。睾酮的水平在每天早上达到最高在晚间最低,老年人这种昼夜节律有障碍。

睾酮的合成是通过胆固醇合成一些中间产物而来,如脱氢睾雄酮(DHEA)和雄烯二酮。循环睾酮主要和蛋白结合,约 40% 与性激素结合蛋白(SHBG)紧密结合,58% 与白蛋白结合。因此,只有大约 2% 循环睾酮是生物可利用的游离睾酮。

4%~8% 的睾酮通过靶组织内的 5α 还原酶转化为更强的代谢产物——双氢睾酮(DHT)。DHT 对前列腺有重要的营养作用,并且介导雄激素性脱发。成年男性的生精作用需

要睾丸内有充足的睾酮,但是 DHT 对生精的作用尚不明确。

睾酮和 DHT 有代谢和其他作用,包括:
- 刺激蛋白合成代谢(增加肌肉质量和骨密度)
- 刺激肾促红细胞生成素产生(增加红细胞数量)
- 刺激骨髓干细胞(调节免疫系统)
- 对皮肤的影响(即皮脂分泌,头发生长)
- 引起神经的效果(即,影响认知,增加性欲和可能的暴力)

睾酮转化为雌二醇及 DHT;雌二醇介导多数睾酮对靶器官的作用如骨骼和大脑。

睾酮、DHT 和雌二醇负反馈调节下丘脑-垂体轴。在男性,雌二醇主要抑制 LH 的生成,而雌二醇和抑制素 B[由睾丸支持(Sertoli)细胞产生的多肽]抑制 FSH 的生成。睾酮存在的情况下,FSH 能刺激 Sertoli 细胞诱导精子发生。精子发生是由每个生殖细胞(精原细胞),与 Sertoli 细胞比邻,分化为 16 个初级精母细胞,每个初级精母细胞产生 4 个精子细胞。每个精子细胞成熟后变成一个精子。精子发生一般为 72~74 日,每天新生成约 1 亿个精子。精子成熟后释放到睾丸网,再迁移到附睾,最终进入输精管。迁移另外需要 14 日。射精时,精子与精囊、前列腺和尿道球腺产生的分泌物混合。

性分化、肾上腺皮质功能和青春期

胚胎期,Y 染色体启动睾丸的发育和生长,在妊娠 7 周时睾丸开始分泌睾酮和中肾旁管(Müllerian duct,中肾旁管)抑制剂。睾酮使中肾管(Wolffian duct)向男性化发育(发育为附睾、输精管和精囊)。DHT 促进男性外生殖器的发育。睾酮水平在妊娠 3~6 个月时达高峰,到出生时几乎降至零。在出生后 6 个月睾酮的生成又呈短暂的上升,随后睾酮维持在低水平直至青春期。

出生时 LH 和 FSH 升高,但在数月内回落到低水平,并且整个青春期前都维持在低水平,甚至无法测得。青春期前几年,血液肾上腺雄激素 DHEA 和硫酸 DHEA 开始升高,机制不明。它们小部分转化为睾酮,启动阴毛和腋毛的生长(肾上腺皮质功能初现)。肾上腺皮质功能初现可发生在早至 9 或 10 岁的年龄。青春期的确切启动机制尚不清楚,但青春期早期下丘脑对性激素的抑制作用变得不敏感。这种不敏感使 LH 和 FSH 分泌增多,与 GnRH 脉冲式分泌相似,从而刺激睾酮和精子产生。升高的睾酮水平引起男孩的青春期改变,最早是睾丸和阴囊的生长。之后阴茎变长;肌肉重量和骨骼密度增加;声音变低沉;阴毛腋毛变厚变密(图 251-1)。

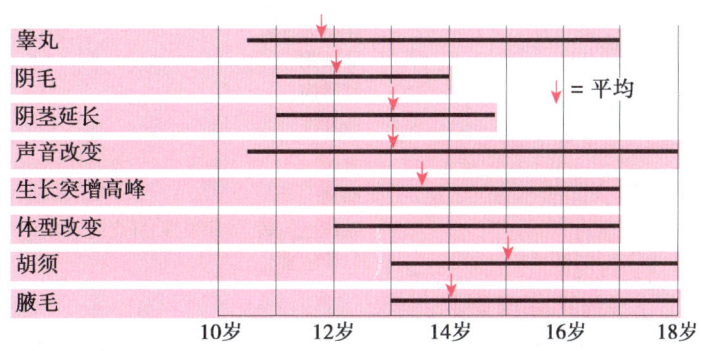

图 251-1 青春期——男性性征发育。直条图指示正常范围,目前无体质变化的平均值

年龄效应

下丘脑分泌 GnRH 和 Leydig 细胞对 FSH 和 LH 的效应都随着年龄的增长而减退。在老年人,睾丸间质细胞的数目也减少。男性自 30 岁左右起,血清总睾酮水平每年下降 1%~2%。70~80 岁时,睾酮水平只有他们 20 岁时的 1/2~2/3。此外 SHBG 水平随着年龄的增长而升高,致使血清游离的有生物活性的睾酮水平更低。FSH 和 LH 水平趋于正常或高于正常。这种改变被视为男性更年期,虽然激素水平并没有像女性绝经期那样突然改变(相应症状)。睾酮下降可出现称为**老年男性雄激素缺乏症(ADAM)症状的组合**,其中包括:
- 年龄相关的肌肉丢失
- 脂肪沉积增加
- 骨质疏松
- 性欲和勃起功能丧失
- 认知能力下降

如果男人有这些症状加上低血清睾酮,诊断患有性腺功能低下症,并有睾酮补充治疗的需要。

关于睾酮水平低于正常的男性是否需要补充睾酮尚有争议。部分专家推荐,有性腺功能减退症状和体征的老年男性以及血清睾酮水平低于正常值下限的 20~40 岁男性可以尝试补充睾酮治疗。没有数据支持任何睾酮制剂,特别是用于 ADAM,每日皮下给予最符合生理、最耐受。

男性性腺功能不全

男性性腺功能不全定义为睾酮缺乏伴有相关症状或体征,精子生成缺陷,或两者皆有。可能由于睾丸疾病(原发性性腺功能不全)或下丘脑-垂体轴疾病(继发性性腺功能不全)所致。可以是先天性或获得性(衰老、疾病、药物或其他因素导致的结果)。此外,一些先天性酶的缺乏导致不同程度的靶器官雄激素抵抗。确诊需要检测激素水平。治疗需针对不同的病因,但一般包括 GnRH、促性腺激素或睾酮替

代治疗。

病因

原发性性腺发育不全包括睾丸不能对 FSH 和 LH 产生反应。原发性性腺功能不全影响睾酮的产生，致使睾酮不足以抑制 FSH 和 LH 的产生；因此 FSH 和 LH 水平升高。最常见的原因是克兰费尔特综合征（Klinefelter syndrome）。表现生精小管发育不全和 47XXY 染色体组型（参见第 2219 页）。

继发性性腺功能不全是指下丘脑不能产生 GnRH 或垂体不能产生足够的 FSH 和 LH。继发性性腺功能不全时，睾酮呈低水平，但 FSH 和 LH 水平可以呈低水平或不相称的正常水平。任何急性系统性疾病能导致暂时性的继发性性腺功能不全。一些性腺功能不全综合征同时有原发性和继发性因素在内（混合性性腺功能不全）。表 251-1 列举了一些性腺功能不全的常见原因分类。

表 251-1 性腺功能不全的病因*

类型	先天性原因	获得性原因
原发性（睾丸性）	克兰费尔特综合征 无睾丸（双侧性） 隐睾 肌强直性营养不良 睾酮合成酶的缺陷 睾丸间质细胞发育不全 努南综合征	化疗/放疗 睾丸感染（腮腺病毒、埃可病毒、黄热病病毒） 服用大剂量抗雄激素药物（如西咪替丁、螺内酯、酮康唑、氟他胺、环丙黄体酮）
继发性（下丘脑-垂体性）	特发性低促性腺激素性性腺功能低下 卡尔曼综合征 普拉德-威利综合征 Dandy-Walker 畸形 孤立性 LH 缺乏	任何急性系统性疾病 垂体功能不全（肿瘤、梗死、浸润性疾病、感染、创伤、放射诱发） 高泌乳素血症 铁负荷过多（血色病） 某些药物（如雌激素，精神药品，甲氧氯普胺，阿片类药物，亮丙瑞林，戈舍瑞林，曲普瑞林，新的用于前列腺癌的雄激素生物合成抑制剂） 库欣综合征 肝硬化 肥胖病 特发性
混合性	—	衰老 酗酒 系统性疾病（如尿毒症、肝衰竭、AIDS、镰状细胞病）药物（酒精、糖皮质激素）

* 大致按发病频率排序。

一些性腺功能不全的综合征（如隐睾和一些系统性疾病）对精子产生的影响多于睾酮水平。

症状及体征

睾酮缺乏的起病年龄决定了临床表现，包括先天性、儿童起病和成人起病的性腺功能不全。

先天性性腺功能不全：可以在妊娠的 1~3 个月、3~6 个月或 6~9 个月起病。先天性性腺功能妊娠前 3 个月起病导致男性性分化不充分。睾酮的完全缺乏导致女性外生殖器的正常表象。睾酮部分缺乏导致的不正常可以从外生殖器不明确到尿道下裂。妊娠第 3~6 个月或第 6~9 个月出现的睾酮缺乏导致小阴茎和睾丸不降。

儿童起病的睾酮缺乏（参见第 2363 页）通常没有明显表现，直到青春期延迟才发现。性腺功能不全如果不治疗就会损害第二性征的发育。至成人出现肌肉发育差，说话音调高，阴囊小，阴茎和睾丸的发育减慢，阴毛和腋毛稀疏，体毛缺乏。还可能出现男子乳房发育和阉人样体型比例（双手间距＞身高 5cm，耻骨至地板的长度＞颈根至耻骨的距离 5cm），因为骨骺融合延迟，长骨持续生长。

成人起病的睾酮缺乏呈多样化表现，这取决于睾酮缺乏的程度和持续时间。性欲缺乏、勃起功能障碍、认知能力减退，如视觉空间判断能力；睡眠障碍、情绪改变，如抑郁和愤怒比较常见。而肌肉重量下降，内脏脂肪增加，睾丸萎缩，骨量减少，男性乳房发育和体毛稀疏等变化一般需要数月至数年时间。睾酮缺乏可增加冠状动脉疾病的风险。

诊断

■ FSH、LH 及睾酮水平的测定

青春期延迟或发育异常要怀疑先天性和儿童起病的性腺功能不全。成人起病的性腺功能不全根据症状和体征诊断但容易漏诊，因为临床表现不敏感、非特异性。青春期延迟的青少年男性，性腺功能不全的青年男性和所有睾丸很小的成人男性要考虑克兰费尔特综合征（Klinefelter syndrome）。性腺功能不全需要辅助检查证实（图 251-2）。

诊断原发性和继发性性腺功能不全 FSH 和 LH 的升高对发现原发性性腺功能不全比睾酮水平减退更敏感。FSH 和 LH 的水平可以帮助判断性腺功能减退是原发性还是继发性：促性腺激素水平升高伴睾酮水平低于正常提示原发性性腺功能不全；若促性腺激素水平降低或低于预计水平（睾酮降低引起的促性腺激素水平升高）提示继发性性腺功能不全。对于一些身材矮小，青春期延迟的男孩，低水平睾酮

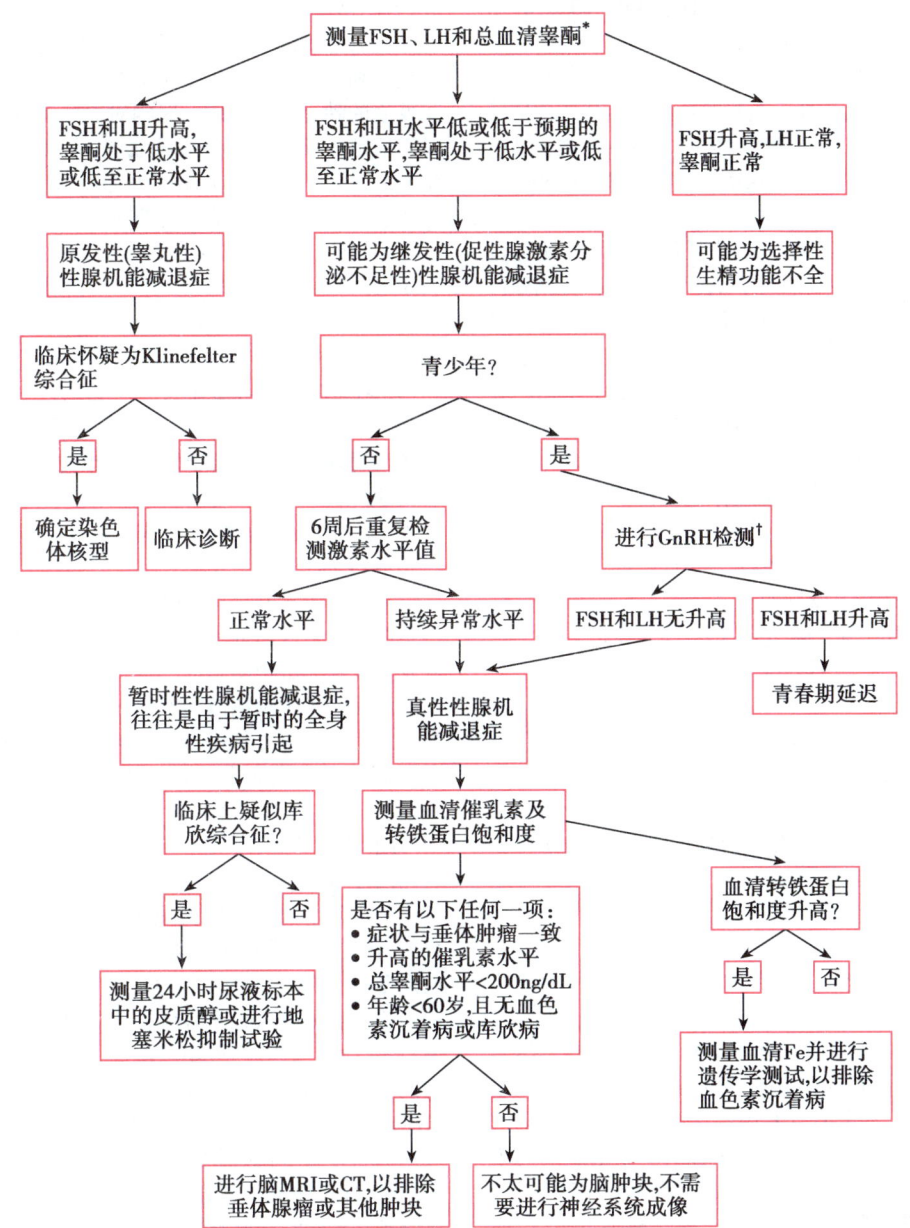

图 251-2 男性性腺功能不全的实验室评价。Fe,铁;FSH,卵泡刺激素;GnRH,促性腺激素释放素;LH,促黄体素

*对于50岁以上男性中的性腺机能减退症,总睾酮敏感度较低。如果可以进行游离睾酮和弱结合睾酮测试,则可测量睾酮水平。否则应计算睾酮水平

†一些医生推荐

和低水平促性腺激素可能由体质性青春期延迟引起。血浆FSH水平升高而睾酮、LH水平正常一般出现于精子发生受损但睾酮产生正常的情况下。临床上性腺功能不全的原因往往是显而易见的。原发性性腺功能不全不需要进一步检查,尽管一些临床医生做染色体组型检查以明确诊断克兰费尔特综合征(Klinefelter syndrome)。

同时测定总(可能的话游离)血清睾酮、FSH 和 LH 水平。睾酮的正常范围:300~1 000ng/d(10.5~35nmol/L)。该睾酮水平应该在早上检测(上午10:00 之前)确认性腺功能低下。因为性激素结合蛋白(SHBG)随着年纪衰老而升高,因此50岁以后检测血浆总睾酮水平对评价性腺功能不全不敏感。尽管血浆游离睾酮更精确反映了功能性睾酮水平,但它需要用平衡透析法测定,该技术难度很高而且应用不广泛。

一些商业计算工具包括游离睾酮测定模型,试图测定血清游离睾酮水平,但结果常不准确,尤其在2型糖尿病、肥胖和甲状腺功能低下等造成SHBG 改变的情况下。可基于SHBG、白蛋白和睾酮值利用网上提供的计算器计算游离睾酮水平。

因为 FSH 和 LH 的波动分泌,这些激素有时在 20 分钟

间隔取 3 次静脉抽血混合后测定,但比较单次血液样品这些合并样品很少有临床上意义。血浆 FSH 和 LH 水平青春期前一般≤5mIU/ml,成人介于 5~15mIU/ml。

精子计数检查对要求生育治疗的男性应进行。青少年或成人,禁止射精 2 日后用性刺激收集精液样本是评价生精小管功能的良好指标。正常精液样本(WHO 标准)体积>1.5ml。每毫升精液中含有>2 000 万个精子,其中 60% 形态和活力正常(参见第 2019 页)。

评价继发性性腺功能不全 因为任何系统性疾病都能使睾酮、FSH、LH 水平暂时降低,所以在系统性疾病缓解后,间隔 4 周再次测定这些激素的水平以明确继发性性腺功能不全。为确诊青春期的继发性性腺功能不全可考虑行 GnRH 刺激试验。如果 FSH 和 LH 对静脉注射予 GnRH 刺激后水平增加,考虑单纯青春期延迟。如果不升高则说明真性性腺功能不全可能大。

为确诊继发性性腺功能不全的原因应检测血浆泌乳素水平(筛查垂体腺瘤,参见第 1178 页),转铁蛋白饱和度(筛查血色病,参见第 1014 页)。MRI 或 CT 鞍区成像是为了排除以下患者垂体腺瘤或其他肿瘤

- 年龄<60 岁,没有发现性腺功能低下其他原因
- 非常低的总睾酮水平(<200ng/dl)
- 催乳素水平升高
- 症状与垂体瘤一致(如头痛,视觉症状)

此外,如果有库欣综合征(Cushing syndrome)症状和体征,24 小时尿收集检测游离氢化可的松或地塞米松抑制试验(参见第 1106 页)。如果没有异常被识别,诊断是获得性特发性继发性性腺功能低下。

治疗

- 睾酮替代治疗
- 对于继发性性腺功能不全导致的不育,使用促性腺激素治疗

性腺功能不全需要简便安全的雄激素替代治疗。尽管原发性性腺功能不全的患者用任何内分泌治疗都不能生育,继发性性腺功能不全的患者用促性腺激素治疗常常可以生育。这里讨论的睾酮制剂限于美国有。其他制剂的睾酮可在其他国家有。

睾酮替代治疗(TRT) 由于外源睾酮损害生精,可能的情况下,在继发性性腺功能低下时或以后考虑生育时(除非有不可逆的原发性睾丸功能衰竭)应该避免 TRT。男孩促性腺激素替代治疗继发性性腺功能减退通常会刺激产生雄激素和精子生成。

TRT 可用于男性

- 没有青春期的迹象
- 接近 15 岁
- 已排除继发性性腺功能减退

可以肌内注射长效庚酸睾酮 50mg,每月 1 次,持续 4~8 个月。这些低剂量药物能导致第二性征发育而不会限制成人的身高。缺乏睾酮的大龄青少年患者接受长效的庚酸睾酮或环戊丙酸治疗的剂量为 50mg 起始,在 18~24 个月逐渐加量至 100~200mg,每 1~2 周肌内注射 1 次。经皮肤凝胶外用也可以,只是价格更贵,且在亲密接触时可传给其他人,很难把握剂量。对于大龄青少年,当其肌内注射剂量逐渐加大至每 2 周 100~200mg 时再改为成人剂量的睾酮凝胶治疗更合理。

成人起病的睾酮缺乏予替代治疗有效。能阻止或减少骨量和肌肉的丢失、血管舒缩不稳定、性欲缺失、压抑及偶尔发生的勃起功能障碍。睾酮对冠状动脉疾病的影响还不是很清楚。TRT 可改善冠脉血流,并且可以减少冠状动脉疾病的风险;然而,TRT 能够增加心血管事件风险,对此的担忧有所提高。替代治疗的选项包括:

- 睾酮凝胶 1% 或 1.62%(每天 5~10g,相当于给予 5~10mg/d 睾酮)
- 透皮溶液(60mg,每日 1 次)
- 颊黏膜含片(30mg,每日 2 次)
- 睾酮透皮贴剂(4mg/d)
- 新的鼻配方[每个鼻孔一喷(5.5mg),每日 3 次]
- 皮下睾酮植入物,给予 4~6 个单位(75mg/粒)放置 3~6 个月
- 肌内注射庚酸睾酮或环戊丙酸(100mg,7 日或 200mg,10~14 日)

睾酮凝胶比其他治疗更能恒定的保持生理性血浓度,但是肌内注射或贴剂治疗因为其价格便宜而常被使用。口服制剂吸收无法预测。

潜在的睾酮及拟似剂不利影响包括:

- 红细胞增多症(尤其是男性≥50 岁,肌内注射睾酮)
- 静脉血栓栓塞症非红细胞增多所致
- 痤疮
- 男子乳房发育
- 精子计数低

极少发生前列腺肥大或水肿。前列腺梗阻症状罕见。目前,替代睾酮达到生理水平不被认为造成新的前列腺癌或局限性前列腺癌的加速增长或扩散,TRT 被认为在良性前列腺增生和前列腺癌治疗患者中对血清前列腺特异性抗原(PSA)水平的影响很小。然而,产品说明也指出 TRT 对前列腺癌患者应禁用,对前列腺癌高危人群应小心,应用 TRT 时仔细随访直肠指检和 PSA 检测。如果 TRT 停止后,PSA 仍然升高,可能需要前列腺穿刺活检。性腺功能减退的男子,怀疑患有前列腺癌应寻求专家咨询。口服制剂有肝细胞功能紊乱和肝腺瘤的风险。

补充睾酮者应予定期性监测。血细胞比容,PSA,和睾酮水平应在第一年每季度检测,此后每半年一次。直肠指检应在同一时间进行。如果 Hct≥54% 睾酮剂量应该减少。明显的 PSA 水平升高男性应行前列腺活检,考虑前列腺癌的诊断和治疗。

治疗性腺功能不全引起的不育 不育除了性腺功能不全还有其他很多原因,在其他部分讨论(参见第 2019 页)。原发性性腺功能不全导致的不育对激素治疗无反应。原发性性腺功能不全的男性,其睾丸内偶尔会有少许精子能通过各种显微外科技术获得,并用辅助生殖技术(如细胞质内注射)使卵子受精。

继发性性腺功能不全导致的不育一般对促性腺激素替代治疗有反应。其他继发性性腺功能不全的症状仅对睾酮替代治疗反应好。如果继发性性腺功能不全的原因是垂体疾病,促性腺激素替代治疗通常能成功。治疗先用 LH 和 FSH 替

代。起始 LH 替代使用剂量 1 500IU SC 3 次/周的人绒毛膜促性腺激素(hCG)。FSH 替代治疗昂贵，用人卵泡刺激素或人重组 FSH，剂量 75~150IU，3 次/周。剂量可以根据定期检测的精液分析的结果和血清 FSH、LH 和睾酮水平进行调整，一旦足够的精子数达到，FSH 可以停止，继续 hCG 单药治疗。大多数下丘脑缺陷所致的继发性性腺功能减退(如特发性低促性腺激素性功能减退，卡尔曼综合征)治疗后可以受孕，尽管精子数很低(如<500 万/ml)。当 LH 和 FSH 治疗无效，脉动的 GnRH 替代疗法(通过程序控制的微泵每 2 小时皮下)尽管不太方便，可能会更有效。多数男性(80%~90%)接受治疗后反应良好。

> **关键点**
> - FSH 和 LH 水平可以区分原发性性腺功能减退(高水平)和继发性性腺功能减退(低或不恰当的正常水平)
> - 男性性腺功能减退与年龄有关的症状包括不充分的性分化(先天性)，青春期延迟(儿童期发病)，以及各种非特异性症状，如性欲减退，勃起功能障碍，认知功能下降，减少瘦体重比例，睡眠障碍的比例和情绪变化(成人发病)
> - 游离睾酮水平，可以通过计算或测定，比总睾酮水平更好地反映性腺水平
> - 诊断可以使用系统性流程图
> - 睾酮替代疗法可缓解性功能减退症状，但不恢复生育能力
> - 促性腺激素替代治疗可以恢复继发性性腺功能减退者的不育功能

男子乳腺发育

男子乳腺发育指男性乳腺增生。需与假性男性乳腺发育鉴别，后者指乳腺脂肪增多，但腺体无增大。

病理生理

在婴儿及青春期，男性乳腺增大是正常现象(生理性男性乳腺发育)。这种增大往往是短暂、双侧、光滑、结实、分布对称；乳房可有压痛。发生在青春期的生理性乳腺发育一般 6 个月到 2 年内可消失。类似的变化可发生在老年，可为单侧或双侧。多数增大是间质增生引起，而非乳腺导管。发生机制为雄激素作用下降或雌激素作用增强(如雄激素产生减少、雌激素产生增多、雄激素阻断、性激素结合蛋白异常引起的雌激素异常、雄激素受体缺陷等)。

> **经验与提示**
> - 在婴儿和青春期，双侧、对称，光滑，紧致，软性肿大是正常的

如找不到男性乳腺发育的病因，则考虑为特发性。有时可找不到病因，因其为生理性或起始疾病不再存在。

病因

在婴儿及男孩中，最常见的原因为：
- 生理性男性乳腺发育，最常见的病因为(表 251-2)：
- 持续的青春期乳腺发育
- 特发性男性乳腺发育
- 药物(尤其是螺内酯、促蛋白合成类固醇及抗雄激素药物，表 251-3)

表 251-2 男性乳腺发育的病因

原因	提示性的发现	诊断方法
慢性肾脏病	慢性肾脏病病史	血清电解质、BUN、肌酐 尿液分析 尿培养、尿钠、钾、肌酐水平
肝硬化	肝脏病史、饮酒史或两者都有腹水、蜘蛛痣、腹壁静脉扩张	常规实验室检查 有时肝脏活检
药物(表 251-3)	药物使用史	停用药物
女性化肾上腺皮质瘤	可触及的肿块、睾丸萎缩	影像学检查(MRI 或 CT)
甲状腺功能亢进	震颤、怕热、腹泻、心动过速、体重下降、甲状腺肿、眼球突出	甲状腺功能检查
性腺功能不全	青春期前发病、第二性征发育不全 青春期后发病、性欲下降、阴茎勃起障碍、情绪改变、肌肉减少、脂肪增多、骨质减少、睾丸萎缩、轻度认知改变	血清 FSH、LH、睾酮水平(参见第 1920 页)
副肿瘤性异位分泌人绒毛膜促性腺激素(hCG)	原发肿瘤的体征或性腺功能不全的症状与体征	对怀疑的原发肿瘤进行评价
睾丸肿瘤	睾丸肿块 性腺功能不全的症状和体征	超声
营养不良后的再喂养	肌肉及脂肪丢失、脱发、皮肤改变、频繁的感染、疲劳、维生素缺乏的表现(如骨质减少)	临床评估 选择性的实验室检查
特发性男性乳腺发育	除了乳腺发育外，无其他发现，无症状，无明显原因	6 个月内重复临床评估 血清睾酮水平

FSH，卵泡刺激素，LH，促黄体素。

表 251-3 引起男性乳腺发育的常见药物*

分类	药物
抑制雄激素合成或活性的药物	环丙特龙(抗雄激素药物) 度他雄胺、非那雄胺(5α-还原酶抑制剂) 戈舍瑞林,组氨瑞林,亮丙瑞林,和曲普瑞林(LH-RH 激动剂) 氟他胺、比卡鲁胺、恩扎鲁胺、尼鲁米特(用于治疗前列腺癌的雄激素拮抗药)
抗菌药	依法韦仑 乙硫异烟胺 异烟肼 酮康唑 甲硝唑
抗肿瘤药	烷化剂 伊马替尼 甲氨蝶呤 长春碱
心血管药物	血管紧张素转化酶抑制药(如卡托普利、依那普利) 胺碘酮 钙通道阻滞剂(如硝苯地平、地尔硫䓬) 甲基多巴 利血平 螺内酯
中枢神经系统药物	地西泮 氟哌利多 美沙酮 吩噻嗪 三环类抗抑郁药
抗溃疡药物†	西咪替丁 雷尼替丁 奥美拉唑
激素	雄激素 促蛋白合成类固醇 雌激素 人生长激素
消遣类药物	苯丙胺 酒精 海洛因 大麻
非处方中药	熏衣草油 茶树油
其他药物	金诺芬 安非拉酮 多潘立酮 甲氧氯普胺 苯妥英 青霉胺 舒林酸 茶碱

*并不是所有与男性乳腺发育相关的药物在进行刺激-复刺激试验中引起男性乳腺发育。

†药物以相关度大小排列。

男性少见的乳腺癌可导致单侧乳腺异常,但一般不易与男性乳腺发育混淆。

评估

病史 现病史:应询问乳腺增大的持续时间,第二性征是否发育完全,乳腺发育与青春期的关系,生殖系统症状(如性欲下降、阴茎勃起障碍)及乳腺症状(如疼痛,乳头溢液)等。

全身性疾病回顾:通过系统回顾寻找可以引起症状的原因,如:

- 体重下降和乏力(肝硬化,营养不良,CKD,甲状腺功能亢进)
- 皮肤变色(慢性肾脏疾病,肝硬化)
- 脱发和频繁的感染(营养不良)
- 脆性骨折(营养不足,性腺功能减退)
- 情绪和认知改变(性腺功能减退)
- 震颤,怕热,和腹泻(甲状腺功能亢进)

既往史:应询问可引起男性乳腺发育的疾病,还包括所有处方及非处方药物服用史。

体格检查 完整的体格检查包括生命体征、皮肤及一般情况检查。检查颈部有无甲状腺肿。检查腹部有无腹水、静脉曲张及可疑的肾上腺肿块。第二性征发育(如阴茎、阴毛及腋毛)的评估,检查睾丸有无肿块及萎缩。

患者取侧卧位,双手举过头,以检查乳腺。检查者以拇指和示指自乳头两侧逐渐向中心靠拢完成乳腺检查。乳头溢液检查有无肿块、肿块位置、质地、是否固定及皮肤改变。对男性乳腺肿块要检查腋窝淋巴结有无累及。

预警症状:以下发现需引起特别注意:

- 局部的或偏心的乳腺肿胀,尤其伴乳头溢液、与皮肤有粘连或质地较硬的肿块
- 性腺功能减退的症状和体征(如青春期延迟,睾丸萎缩,性欲减退,勃起功能障碍,减少瘦体重的比例,视觉空间能力的损失)
- 甲状腺功能亢进的症状和体征(如震颤,心动过速,出汗,怕热,消瘦)
- 睾丸肿块
- 成人近期出现的痛性伴压痛的乳腺发育

检查结果解读:假性男性乳腺发育时,检查者用拇指和示指检查乳腺,感觉不到阻力,直到在乳头处相遇。相反是,在男性乳腺发育患者,在乳头周围可触及一对称性的直径>0.5cm 的组织,组织硬度与乳头相似。乳腺肿胀伴以下任意一种情况时提示乳腺癌:

- 偏心性的单侧分布
- 硬度大
- 与皮肤或系带粘连
- 乳头溢液
- 皮肤凹陷
- 乳头回缩
- 腋窝淋巴结累及

成人近期出现的伴疼痛的乳腺发育往往由激素水平紊乱(如肿瘤、性腺功能不全)或药物引起。其他发现也可助于诊断(表 251-4)。

表 251-4 男性乳腺发育一些异常发现的解读

发现	可能的原因
心动过速、震颤、甲状腺肿、突眼征	甲状腺功能亢进
体重下降	慢性肾脏病
	肝硬化
	甲状腺功能亢进
	营养不良后的再喂养
脆性皮肤	慢性肾脏病
	营养不良
腹水、蜘蛛痣	肝硬化
第二性征发育不全	性腺功能不全（青春期前发病）
皮肤色泽异常	慢性肾脏病
	肝硬化
睾丸萎缩	肝硬化
	性腺功能不全（青春期后发病）
睾丸肿块	睾丸（Leydig 细胞）肿瘤

辅助检查 如怀疑乳腺癌，行钼靶检查。若怀疑其他疾病，完善相关检查（表 251-2）。一般不需广泛的检查，尤其是在慢性乳腺发育或仅在体检时发现的乳腺发育患者。

由于性腺功能不全随年龄增长而发病增多，一些专家建议在老年男性检查睾酮水平，尤其是有其他发现怀疑性腺功能低下时。对于近期出现的痛性乳腺发育，且无药物史或其他明显病理学原因存在的成人，需检查血清 LH、FSH、睾酮、雌二醇及人绒毛膜促性腺激素（hCG）。生理性或特发性乳腺发育患者 6 个月内再次评估。

治疗

在大多数情况下，男性乳腺发育不需特别治疗，因为可以自行恢复或停用相关药物（也许除了促蛋白合成类固醇）或治疗原发病后，可消失。有些医生尝试用他莫昔芬 10mg 口服，每日 2 次治疗有疼痛或触痛不能耐受的男性或青少年，但这一治疗并不总是有效。对于使用大剂量抗雄激素药物（比卡鲁胺）治疗前列腺癌的男性，他莫昔芬可阻止男性乳腺发育；也可选择乳腺放射治疗。12 个月后，男性乳腺发育一般缓解。因此，在 12 个月后，若出于美观考虑，可手术（单独的脂肪吸出术或合并整形手术）移除过多的乳腺组织。

> **关键点**
> - 男性乳腺发育需与乳腺内脂肪过多鉴别
> - 男性乳腺发育通常为生理性或特发性
> - 很多药物可导致男性乳腺发育
> - 对怀疑有生殖系统或全身性疾病者需进行临床评估

252. 男性性功能障碍

男性性功能障碍概要

男性性功能主要有 4 个组成部分：
- 性欲
- 勃起
- 射精
- 性高潮

男性性功能障碍即性交的兴趣或能力受干扰。很多药物和身体、心理疾病都能影响性功能。

性欲

性欲是性功能的意识成分。性欲下降是指对性的兴趣缺乏，自发或性刺激的性想法的强度和频度下降。性欲对睾酮水平和总体营养，健康状况和药物都很有关。

可能导致性欲减退的情况包括性腺功能不全、CKD 和抑郁。约 25%糖尿病男性有性功能不全的表现。

潜在地降低性欲的药物包括弱雄激素受体拮抗剂（如螺内酯,西咪替丁），黄体生成激素-释放激素（LHRH）激动剂（如亮丙瑞林,戈舍瑞林,布舍瑞林）和拮抗剂（如地加瑞克）用于治疗前列腺癌，抗雄激素用于治疗前列腺癌（如氟他胺，比卡鲁胺），用于治疗良性前列腺增生症药物 5α 还原酶抑制剂（如非那雄胺，度他雄胺），某些抗高血压药，而且几乎是作用 CNS 的药物（如 SSRI,三环抗抑郁药,抗精神病药）。SSRI 或三环类抗抑郁药导致的性欲下降在服用安非他酮或曲唑酮后可能会部分逆转。

勃起

勃起是心理和/或触觉刺激致神经血管反应。高级皮质输入和骶神经介导的副交感反射弧刺激勃起反应。传出神经为阴部神经，它贯穿前列腺的后外侧。终止于阴茎血管，这些非肾上腺素，非胆碱能神经释放一氧化氮气体。一氧化氮扩散到阴茎动脉平滑肌细胞，增加生产 cGMP，放松动脉，使更多的血液进入海绵体。随着海绵体充满血液，阴茎海绵体内压力升高,压缩周围的静脉，造成静脉闭塞和减少静脉流出。血液流入增加和流出减少进一步增加海绵体内压,促进勃起。很多因素影响勃起的能力(参见下面)。

射精和性高潮

射精: 由交感神经系统控制。男性生殖器(如阴茎,睾丸,会阴,前列腺,精囊)上 α-肾上腺素能受体的神经刺激导致附睾、输精管、精囊和前列腺收缩,运输精液至尿道。然后,盆底肌肉的节律性收缩导致累积精液搏动射精。同时,膀胱颈关闭,阻止逆行性射精入膀胱。SSRI 类药物和 α 受体阻滞剂抑制这些部位的受体,延迟或抑制射精。

性高潮: 是大脑产生高度愉悦的感觉,一般与射精同时出现。性高潮缺失可能是阴茎的感觉下降(如神经病变)或精神障碍和精神药物引起的神经精神现象所致。

射精功能障碍 射精功能障碍是减少或无精液。也可由逆行性射精所致,常见于糖尿病患者以及膀胱颈手术或经尿道前列腺切除术的并发症。它也可由交感神经受影响所致,见于手术(如腹膜后淋巴结清扫术)或药物(如胍乙啶,酚妥拉明,酚苄明,硫利达嗪)。根治性前列腺切除术(切除前列腺加精囊和区域淋巴结)导致无射精,因为除去精囊和前列腺使精液无法产生。

早泄 早泄是射精比男方或他的性伙伴预计的要早,影响双方情绪。一般是由无性经验,焦虑和其他心理因素导致,而不是疾病。可以通过性疗法、三环抗抑郁剂和 SSRI 成功治疗。

勃起功能障碍

(性无能;ED)

勃起功能障碍(ED)是指性交时无法勃起或不能满意的维持勃起。多数勃起功能障碍与血管、神经、精神、激素的疾病相关,药物也是常见原因。评价包括筛查基础疾病和检测睾酮水平。可供选择的治疗:口服磷酸二酯酶抑制剂,尿道内或海绵体内注射依前列醇,机械泵装置和手术植入假体。

勃起功能障碍(ED;以前称为阳痿)在美国影响达 2 000 万人。40~70 岁男性的部分或完全性 ED 患病率约 50%,并随着年龄的增长而增加。多数男性能治愈。

病因

有两种类型的 ED:

- 原发性 ED,男子始终无法达到或维持勃起
- 继发性 ED,以前能够达到勃起,以后的生活中起病

原发性 ED: 罕见,几乎总是因心理因素或临床明显的解剖异常。

继发性 ED: 常见,超过 90% 有器质性病因。许多继发性 ED 患者产生反应性心理障碍,加重问题严重性。无论原发还是反应性,所有 ED 患者都应考虑心理因素。

原发性 ED 的心理原因包括内疚,害怕亲密关系,抑郁或焦虑。继发性 ED 的原因与能力焦虑、压力或抑郁相关。心理性 ED 可能有情境性,包括特殊的地点、时间或对象。

ED 的主要器质性原因是:

- 血管病变
- 神经系统疾病

这些疾病往往来源动脉粥样硬化或糖尿病。

最常见的**血管性原因**阴茎海绵体动脉硬化,常继发于抽烟和糖尿病。动脉硬化和衰老使动脉的扩张能力和平滑肌的松弛能力减退,限制了进入阴茎的血流量(参见第 1925 页)。静脉闭塞功能障碍使静脉泄漏,导致无法维持勃起。

阴茎异常勃起,通常与曲唑酮的使用,滥用可卡因,镰状细胞病有关,可能导致阴茎纤维化,使阴茎静脉回流阻断无法维持导致 ED。

卒中、局部复杂性癫痫发作、多发性硬化、外周和自主神经性疾病、脊髓损伤是常见的**神经性病因**。糖尿病神经病变和手术损伤是尤其常见的原因。

盆腔手术并发症[如前列腺癌根治术(甚至神经保留技术)、根治性膀胱切除、经尿道前列腺切除、直肠癌手术]是其他常见原因。其他原因包括激素性疾病、药物、盆腔放疗和阴茎结构异常(如 Peyronie 病)、长期压迫会阴部(骑自行车期间发生时)或盆腔或会阴外伤可引起 ED。

任何与睾酮缺乏(性腺功能不全)相关的内分泌疾病或年龄可引起性欲下降而导致 ED。但是勃起功能在血浆睾酮水平正常后却很少好转,因为大部分患者还有神经血管异常。药物引起的原因很多(表 252-1)。酒精能造成暂时性 ED。

表 252-1 引起勃起功能障碍的常见药物

类型	药物
抗高血压药	β-受体阻断剂、可乐定、袢利尿剂(有可能)、螺内酯、噻嗪类利尿剂
CNS 药物	酒精、抗焦虑药、可卡因、单胺氧化酶抑制剂、阿片类药物、SSRI、三环类抗抑郁药
其他	苯异丙胺、5α-还原酶抑制剂、抗雄激素药物、抗癌药、抗胆碱能药物、西咪替丁、雌激素、促性激素释放激素类似物和拮抗剂

诊断

- 临床评估
- 筛查抑郁
- 睾酮水平测定

评价应包括药物(包括处方药和草药制剂)、酒精、盆腔手术和外伤、吸烟、糖尿病、高血压、动脉硬化和血管性、激素性、神经性和心理性疾病症状。应了解性关系的满意度,包括合作伙伴的互动和合作伙伴的性功能障碍(如萎缩性阴道炎,性交疼痛,抑郁)等。

筛查抑郁很重要,虽然其表现不总是很明显。贝克抑郁量表或 Yesavage 老年抑郁量表容易掌握也很有帮助。

检查重点是生殖器和生殖器外的如激素性、神经性、血管性疾病的体征。应检查生殖器的异常,性腺功能不全的

体征和纤维条带或斑点（Peyronie 病）。直肠张力差、会阴感觉下降或球海绵体肌反射异常可能提示神经性疾病。周围血管搏动减弱提示血管性疾病。

年轻健康男性突然发生 ED，尤其是起病与特殊的情感事件相关或勃起障碍仅发生在特定情境下，应怀疑心理原因。ED 伴自行缓解同样提示心理原因（精神性 ED）。精神性 ED 的男性患者通常夜间勃起或醒来时勃起功能正常，而患有器质性 ED 的男性通常无法做到。

检测

实验室检查应包括清晨睾酮水平的检测；如果水平低或低于正常，应该检测泌乳素和 LH。临床怀疑隐匿性糖尿病、血脂异常、高泌乳素血症、甲状腺疾病和库欣综合征（Cushing syndrome）要进行相关检查。

目前，血管活性药物如前列腺素 E1 海绵体注射后行多普勒超声，常用于评估阴茎血管。正常值包括收缩期峰值流速>20cm/秒和阻力指数>0.8。阻力指数是收缩期峰值速度和舒张末期速度差除以收缩期峰值速度。少数情况下，在特定的盆腔外伤患者，考虑行阴茎血运重建术，行阴茎海绵体造影术和阴茎海绵体灌流试验。

治疗

- 潜在病因治疗
- 药物，一般口服磷酸二酯酶抑制剂
- 真空勃起装置或尿道内或海绵体内注射前列腺素 E1（二线治疗）
- 如果其他治疗失败，阴茎假体植入手术

基础器质性疾病（如糖尿病、性腺功能低下、Peyronie 病）需要适当的治疗。停用与 ED 发病相关的药物或换用其他药物。治疗抑郁。反复宣教（有可能的话包括对性伙伴的教育）对所有患者都很重要。

进一步治疗首先予口服磷酸二酯酶抑制剂。如果需要的话，接着尝试其他非侵入性的方法，如真空勃起装置或海绵体或尿道前列腺素 E1。只有当非侵入性方法失败后，使用侵入性治疗。在确认无效之前，所有药物或装置必须使用至少≥5次以上。

治疗勃起功能障碍的药物 一线治疗是口服磷酸二酯酶抑制剂。其他药物包括尿道内或海绵体内注射前列腺素 E_1，然而由于大部分患者选择口服治疗，除非有禁忌证或不能耐受可使用。

口服磷酸二酯酶抑制剂：可选择性抑制 cGMP-特异性磷酸二酯酶 5 型（PDE5），是阴茎最主要的磷酸二酯酶的异构体。这些药物包括西地那非、伐地那非、阿伐那非、他达那非（表 252-2）。通过抑制 cGMP 的水解，这些药物增强 cGMP 依赖的平滑肌舒张，使勃起功能正常。尽管伐地那非和他达那非对阴茎血管的选择性比西地那非更强，但临床反应和副作用是相似的。在临床试验中，这些药物显示同等的疗效（60%～75%）。

表 252-2　勃起功能障碍的口服磷酸二酯酶 5 抑制剂

药物	剂量*	起效时间	备注
阿伐那非	50、100 或 200mg	30min	可在性交前 15min 服用
西地那非	初始：50mg		
	维持：25～100（但多数男性对 100mg 的剂量反应最好）	60min	持续时间：≈4h
他达拉非	10～20mg	60min	作用持续：24～48h
他达拉非，低剂量	2.5～5mg	60min	每日使用，在每天的同样时间服用，而不考虑性活动时间
			对于每日应用患者也需要治疗良性前列腺增生
伐地那非	10～20mg	60min	作用持续：≈4h
伐地那非，口腔崩解制剂	10mg	30min	性交前 30min 服用

* PDE5 抑制剂应空腹性交之前至少 1h 服用，特别注明的除外。除非另有说明，最高频率是 1 次/d。

所有 PDE5 抑制剂都能导致直接的冠状血管扩张，并可能加重硝酸酯类药物的低血压效应，包括那些用于治疗心血管疾病的硝酸酯类药物和用于娱乐的亚硝酸异戊酯（"pop-pers"）。因此，同时使用硝酸盐和 PED5 抑制剂可能有危险，应该避免。患者只是偶尔使用硝酸盐（如偶尔发作的心绞痛），应该与心脏科医师讨论风险、药物选择及 PDE5 抑制剂使用适当的时机。

PDE5 抑制剂的副作用包括潮红，视觉异常，听力丧失，消化不良和头痛。西地那非和伐地那非可能会导致不正常的颜色感知（蓝色的烟雾）。他达拉非的使用与肌痛有关。很少，非动脉缺血性视神经病变（NAION）与 PDE5 抑制剂的使用有关，但是因果关系尚未建立。所有 PDE5 抑制剂应慎重服用，如果患者同时服用 αβ 受体阻滞剂（如哌唑嗪，特拉唑嗪，多沙唑嗪，坦洛新），应予较低起始剂量，因为低血压的风险。患者服用 α 受体阻滞剂使用 PDE5 抑制剂前，应至少等待 4 小时。PDE5 抑制剂引起阴茎异常勃起很罕见。

前列地尔（前列腺素 E1）：自行尿道内或海绵体内注射，能导致勃起并持续平均 30～60 分钟。前列地尔海绵体内注射必要时可复合罂粟碱和酚妥拉明，可提高疗效。过量服药可能引起≤1%的患者阴茎异常勃起，在约 10%的患者有生殖器或骨盆疼痛。由医师教学和监控有助于实现最优和安全的使用，包括最小化延长勃起的风险。尿道内治疗效果（达到男性 60%）比海绵体内注射（高达 90%）效果要差。PDE5 抑制剂和尿道内前列地尔的联合治疗对单用 PDE5 抑制剂无效的患者可能有一定作用。

勃起功能障碍的机械装置　男子有勃起但不能持续可

以使用收缩环,以帮助维持勃起;弹性环放置在勃起阴茎根部,防止勃起的早期减退。对于无法勃起的男性,可首先使用真空装置,可以将血液吸引到阴茎,然后将弹力环置于阴茎根部保持勃起。但这些装置能导致阴茎瘀伤,阴茎头部冷淡以及自发性勃起缺乏。这些装置根据需要还可以与药物治疗相结合。

治疗勃起功能障碍的手术 如果药物和真空装置失效,阴茎假体的手术植入可以考虑。假体包括半刚性硅胶棒和生理盐水填充多成分充气装置。两者都有发生全身麻醉、感染和假体破裂或功能障碍的危险。凭借经验丰富的外科医生,感染或功能障碍的长期发生率远低于5%,患者和性伙伴的满意率>95%。

> **关键点**
> - 血管,神经,心理和激素失调,有时药物的使用可能会损害满意勃起
> - 评估所有 ED 患者激素,神经和血管疾病和抑郁症
> - 测量睾酮水平,并根据临床表现考虑其他检测
> - 治疗潜在疾病,如果需要,可以使用口服 PDE5 抑制剂
> - 如果这些措施无效,考虑海绵体或尿道前列腺素 E1 注射或使用真空装置;手术植入阴茎假体是最后治疗

253. 良性前列腺疾病

良性前列腺增生
(良性前列腺肥大)

良性前列腺增生(BPH)是尿道周围前列腺的良性腺瘤样增生。导致不同程度的膀胱流出道梗阻症状:尿频、尿急、夜尿、排尿踌躇、出现排空不完全的感觉、尿末淋沥、充溢性尿失禁或完全尿潴留。通过直肠指检和症状、膀胱镜检查、经直肠超声或静脉尿路造影进行诊断。有时也需其他影像学检查。可用5α-还原酶抑制剂、α-阻滞剂、他达拉非和手术治疗。

采用前列腺容积>30ml,中等或高出美国泌尿学会症状评分(表253-1)的标准进行评价,BPH 在 55~74 岁无前列腺癌的男性中的患病率为19%;若将最大尿流率<10ml/s 和排尿后残余尿容量>50ml 的标准也纳入在内,则患病率仅4%。经组织学诊断为 BPH 的患病率在31~40 岁的男性中为8%,51~60 岁的男性中增加到40%~50%,年龄>80 岁的男性发病率>80%。

病因不明,可能与随年龄增长引起的激素改变有关。

表253-1 美国泌尿科协会良性前列腺增生症状评分

过去一个月	从未有	<20%时	<50%时	约50%时	>50%时	总是有此情况
是否经常有尿不尽感?	0	1	2	3	4	5
排尿后<2h 内经常又想排尿	0	1	2	3	4	5
是否经常有间断性排尿?	0	1	2	3	4	5
是否经常有憋尿困难?	0	1	2	3	4	5
是否经常有尿线变细现象?	0	1	2	3	4	5
是否经常需要用力使劲才能开始排尿?	0	1	2	3	4	5
从入睡到早起一般需要起来排几次尿?	无=0	1次=1	2次=2	3次=3	4次=4	≥5次=5

美国泌尿科协会症状评分=总分

经许可摘自 Barry MJ, Fowler FJ, O'Leary MP, et al. The American Urological Association symptom index for benign prostatic hyperplasia[J]. Journal of Urology, 1992, 148:1549。

病理生理

前列腺尿道周围区域内出现的多发性纤维腺瘤样结节,可能源自尿道周围腺体,而不是发生在真正的纤维肌性前列腺(外科包膜),后者被不断生长的结节挤到一旁。

当前列腺部的尿道管腔狭窄并延长时,尿液流出逐渐受阻。排尿压力增加和膀胱扩张,使膀胱逼尿肌肥大、小梁形成、小房形成和憩室。膀胱排空不完全引起尿淤积,易形成结石和感染。长期梗阻,即使是不完全性梗阻,亦能引起肾盂积水并损害肾功能。

症状及体征

下尿路症状:BPH 的表现包括进展性下尿路症状(LUTS)

- 尿频
- 尿急
- 夜尿
- 排尿踌躇
- 间断尿

尿频、尿急、夜尿为膀胱不完全排空及快速充盈所致。尿路狭窄、用力排尿导致排尿踌躇和间断尿。

一般没有尿痛和排尿困难。可出现排尿不畅感、尿末淋沥、充溢性尿失禁或完全尿潴留。尽力排尿可引起前列腺尿道和膀胱三角的表浅静脉充血,血管破裂可出现血尿。尽力排尿也可引起血管迷走神经性晕厥,长时间可引起痔静脉扩张或腹股沟疝。

尿潴留:部分患者可出现急性完全性尿潴留,出现明显腹部不适感和膀胱扩张。以下原因可导致尿潴留:
- 长期憋尿
- 不活动
- 受寒
- 使用麻醉药、抗胆碱能药、拟交感神经药、阿片类药或酒精

症状评分:症状可用评分来定量,如美国泌尿学会七个问题的症状评分(表253-1)。医师可以根据评分了解症状程度
- 轻度:评分1~7
- 中度:评分8~19
- 重度:评分20~35

直肠指检:前列腺常肥大,无触痛,橡皮样质地,中沟往往消失。但直肠指检查出的前列腺大小有可能被误导,直肠检查感觉小的前列腺,可能已足够大到引起梗阻。腹部体检时可扪及或叩到膨胀的膀胱。

诊断
- 直肠指检
- 尿检与尿液培养
- 前列腺特异性抗原水平
- 尿流速计与膀胱超声

BPH的下尿路症状同样可由其他疾病所引起,包括感染及前列腺癌。此外,BPH和前列腺癌可共存。明显的前列腺压痛可提示感染,直肠指检的发现在前列腺增生与前列腺癌经常重叠。虽然硬如石头的结节状、不规则增大的前列腺通常提示前列腺癌,但大多数前列腺癌、BPH或两者共有的患者的前列腺触诊为良性增大。因此,有症状患者或可扪及前列腺异常应考虑进一步检查。

通常,需对患者进行尿液分析与培养、检测血清的前列腺特异性抗原(PSA)水平。男性患者伴有明显的尿道梗阻症状还须进行尿流计检测(一项有关尿量与尿流速的检查)以及通过膀胱B超判断残余尿量。尿流速<15ml/sec提示尿道梗阻,残余尿量>100ml提示尿潴留。

PSA水平:评价血PSA水平往往较复杂。根据前列腺的大小和梗阻程度,30%~50%的良性前列腺增生的患者,会有前列腺特异性抗原中度升高;根据肿瘤大小,25%~92%的前列腺癌患者可出现前列腺特异性抗原的升高。

在患者没有癌症,血清PSA水平>1.5ng/ml,通常表明前列腺体积≥30ml。若PSA>4ng/ml,或直肠指检异常(并非光滑、对称性肿大),则建议进行其他检查或前列腺活检。

对年龄<50岁男性或前列腺癌高危人群,PSA>2.5ng/ml即应认为是异常。应行其他检查,包括PSA升高速度,游离与结合PSA比值及其他指标(对前列腺癌筛查和诊断的详细讨论参见其他章节)。

其他检查:经直肠活检通常在超声引导下进行。经直肠超声检查也可评价前列腺大小。

应根据临床判断患者是否需要进一步检查。造影剂影像学检查(如CT或IVU)很少需要,除非患者有尿感伴发热或梗阻症状较严重或持续。上尿路异常多由于膀胱出口梗阻所致,包括输尿管末端部分向上移位(鱼钩状)、输尿管扩张和肾盂积水。当出现疼痛或血清肌酐水平升高时,往往需要进行上尿路影像学检查,超声检查可避免放射及静脉造影剂暴露。

治疗
- 避免使用抗胆碱类药物、促交感神经类药物以及阿片类药物
- 应用α-受体阻断剂(如特拉唑嗪、阿夫唑嗪、多沙唑嗪、坦索罗辛)或5α-还原酶抑制剂(如非那雄胺、度他雄胺),如同时有勃起障碍用PDE-5抑制剂他达拉非。
- 经尿道电切前列腺或其他创伤性较小的侵入性手术

尿潴留 完全梗阻应当迅速减压。首先选择插标准导尿管,如无法插入,用coudé尖端的导尿管可能有效。若导尿管仍不能通过,则需要可弯曲的膀胱镜或插入线形探条(能够逐步扩张尿路的导引和扩张器),通常由泌尿外科医生操作。经尿道操作失败者也可应用经皮耻骨上膀胱减压。

药物治疗 对部分梗阻症状明显的患者,应停用所有抗胆碱能药、拟交感神经药和阿片样物质,用抗生素治疗感染。一些有轻度或中度梗阻症状的患者,使用α-肾上腺素能阻滞剂(如特拉唑嗪、多沙唑嗪、坦洛新、阿夫唑嗪)可改善排尿。两种药物联合应用效果优于单药使用。对于男性同时伴发勃起功能障碍,每日他达拉非可能有助于缓解这两个情况。许多OTC补充剂和传统替代制剂用于治疗BPH,但没有一种(包括广泛研究的锯棕榈)被证明比安慰剂更效。

手术治疗 若患者对药物治疗无效,或出现并发症如:反复UTI、尿路结石、严重膀胱功能障碍或上尿路扩张等时,可考虑行手术治疗。经尿道电切前列腺(transurethral resection of the prostate,TURP)是标准的手术方法。虽然术后通常能保留勃起功能和自主排尿,但有5%~10%的患者会出现一些术后的问题,最常见的是逆行射精。TURP术后勃起功能障碍的发生率为1%~35%,尿失禁的发生率为1%~3%。TURP术后大约有10%的患者由于前列腺的持续增生在十年后仍需手术治疗。各种激光消融技术被用作替代TURP。较大的前列腺(常>75g)可能需要开放的手术治疗。采用耻骨上或耻骨后进路手术。所有手术方法都要求术后导尿管引流1~7日。

其他疗法 其他创伤性较小的措施包括微波热疗法、电汽化疗法、高能聚焦超声疗法（美国尚未开展）、经尿道针切除、高频汽化疗法、压力热水注射、尿道托和尿道内支架等。何种情况下需要应用这些治疗目前尚无定论，但某些能在医生诊室中进行的操作（如微波热疗法、高频技术）已越来越广泛应用且不需全身或局部麻醉。这些治疗是否能长期改变 BPH 的病程进展，目前仍在研究中。

> **关键点**
> - 前列腺增生症在老龄中极为常见，但仅有时引起症状
> - 急性尿潴留发生可与暴露于寒冷、长时间的尝试推迟排尿、不活动或使用麻醉剂、抗胆碱药、拟交感神经药、阿片类药物或酒精有关
> - 直肠指检和一般尿检，尿培养，和 PSA 检查用以评估患者
> - 男性患有 BPH，应避免使用抗胆碱类药物、促交感神经类药物以及阿片类药物
> - 考虑缓解梗阻症状的烦恼，可应用 α-受体阻断剂（如特拉唑嗪、阿夫唑嗪、多沙唑嗪、坦索罗辛）或 5α-还原酶抑制剂（如非那雄胺、度他雄胺），如伴有勃起功能障碍给予他达拉非。
> - 前列腺增生如果引起并发症（如复发性结石，膀胱功能障碍，上尿路扩张），或者令人烦恼的症状药物治疗无效，考虑 TURP 或切除

前列腺炎

前列腺炎是一系列表现为刺激性或梗阻性尿路症状和会阴部疼痛的疾病。有些是前列腺的细菌感染所致，有些是机制不清的某些非感染性炎症因素，或是由于泌尿生殖器隔膜痉挛，或是共同作用的结果。主要根据临床症状诊断，结合前列腺按摩前后尿液的镜检和培养。若是由细菌感染引起，则用抗生素治疗。非细菌性则用热坐浴、肌松药、抗炎药或抗焦虑药治疗。

病因

前列腺炎可为细菌性或更常见的非细菌性。但鉴别细菌性或非细菌性前列腺炎比较困难，特别是慢性前列腺炎患者。

细菌性前列腺炎：可为急性或慢性，通常由典型的尿道病原体（如克雷伯菌、变形杆菌、大肠埃希菌）以及衣原体引起。但这些病原体如何进入并感染前列腺目前仍不明确。慢性感染还可能是未被抗生素根除的一些隐蔽细菌的感染。

非细菌性前列腺：可为炎性或非炎性。机制不明，可能与尿道括约肌不完全舒张和排尿协同失调有关。其造成的尿路压力增加，导致尿液反流入前列腺（触发炎症反应）或骨盆自主神经活性增加引起非炎症性慢性疼痛。

分类

前列腺炎可分为四大类（表 253-2）。主要根据临床表现与 2 次尿液标本是否有感染和炎症分类。第一次留取中段尿。然后对患者进行前列腺按摩后迅速排尿，前 10ml 尿液作为第二次尿液标本。尿培养中有细菌生长定义为感染，尿液分析中出现白细胞为炎症。不建议使用前列腺痛名称指代无炎症的前列腺炎。

症状及体征

不同类型的前列腺炎症状不一，但典型的症状都包括不同程度的尿路刺激症状或梗阻及疼痛。尿路刺激症状表现为尿频和尿急；梗阻症状表现为膀胱排空不完全感，排尿后短期又需排尿或夜尿症。典型的表现为会阴部疼痛，阴茎顶端、下背部或睾丸部也可感觉疼痛。有些患者主诉射精疼痛。

急性细菌性前列腺炎：常引起全身表现，如发热、寒战、不适、肌痛。前列腺有触痛，局部或弥漫性肿胀、变软和/或变硬。可出现全身脓毒血症的表现，伴心动过速、呼吸急促和有时有低血压。

表 253-2 前列腺炎 NIH 共识分类系统

数字编码	分类	特征	尿检发现	前列腺按摩前	前列腺按摩后
I	急性细菌性前列腺炎	急性尿路感染的症状	WBC	+/−	+
			细菌	+/−	+
II	慢性细菌性前列腺炎	同样病原体的再发尿路感染	WBC	+/−	+
			细菌	+/−	+
III	慢性前列腺炎/慢性盆腔疼痛综合征	主要症状疼痛、排尿和性功能障碍			
IIIa	炎症		WBC	−	+
			细菌	−	−
IIIb	非炎症*		WBC	−	−
			细菌	−	−
IV	无症状炎症性前列腺炎	因其他原因行泌尿道检查（如前列腺活检、精液分析）时偶然发现	WBC	−	+
			细菌	−	−

* 原来叫做前列腺痛。
+/−，可能有；+，有；−，无。
来源 Krieger JN, Nyberg L, Nickel JC 美国国立卫生研究院前列腺炎定义和分类的共识. JAMA,1999,282:236-237.

慢性细菌性前列腺炎：是反复的前列腺感染，伴或不伴每次感染的完全缓解。慢性细菌性前列腺炎的症状和体征轻于急性前列腺炎。

慢性前列腺炎/慢性盆腔疼痛综合征：以疼痛为主诉，常包括射精痛。不适感常非常明显而影响生活质量。也可出现尿路刺激或梗阻的症状。指检发现前列腺可有触痛但通常无变软或肿胀。临床上炎症与非炎症性慢性前列腺炎/慢性盆腔疼痛综合征很相似。

无症状炎症性前列腺炎：无症状，是由于检查其他前列腺疾病时无意发现，尿中可出现白细胞。

诊断

- 尿液分析
- 除非急性细菌性前列腺炎，进行前列腺按摩

Ⅰ、Ⅱ、Ⅲ型前列腺炎可根据临床疑诊。尿道炎、直肠周围脓肿或尿路感染也可有相似的症状。检查仅对急性细菌性前列腺炎有诊断价值。

伴急性细菌性前列腺典型症状和体征的发热患者，中段尿尿液分析通常有 WBC 和细菌。一般不必再进行前列腺按摩以获取按摩后的尿液标本，对患者可能有危险（虽然尚未证实），可能导致菌血症。同样道理，直肠检查必须轻巧。对有毒性症状表现（如发热、严重乏力、意识障碍和定向障碍、低血压、四肢冰凉）的患者应行血培养。对无发热的患者，可留取前列腺按摩前后的尿液标本。

对抗生素治疗效果不佳的急慢性细菌性前列腺炎患者，需进行经直肠超声检查，有时行膀胱镜检查，以排除前列腺脓肿以及精囊破坏和炎症。

对于Ⅱ、Ⅲ、Ⅳ（非急性前列腺炎）型的患者，可考虑进行膀胱镜、尿细胞学（如存在血尿）与尿动力学检测（如怀疑存在神经性异常或尿道括约肌功能障碍）。

治疗

- 治疗因病因而异

急性细菌性前列腺炎 无毒性症状患者的治疗，包括抗生素、卧床休息、止痛、软化大便及水化。在尿培养和药敏结果出来之前，予氟喹诺酮类药物（环丙沙星 500mg 口服，每日 2 次或氧氟沙星 300mg 口服，每日 2 次）通常有效。若治疗反应良好，可继续治疗至 30 日以防止慢性细菌性前列腺炎。

如怀疑有脓毒血症，患者应住院治疗并静脉使用广谱抗生素（如氨苄西林和庆大霉素联合使用）。培养标本送检后，立即开始抗生素治疗，直到细菌药敏结果出来。如果临床疗效满意，可继续静脉给药直到患者 24~48 小时无发热，随后改口服治疗 4 周。

辅助治疗包括 NSAID 以及 α-受体阻断剂（如存在膀胱排空障碍）的应用以及坐浴等支持疗法。罕见发生的前列腺脓肿，需要手术引流。

慢性细菌性前列腺炎 慢性细菌性前列腺炎应接受口服抗生素，如氟喹诺酮类药物至少 6 周。根据细菌培养结果治疗，培养结果可疑或阴性的患者，应用经验性抗菌药物治疗的成功率较低。其他治疗包括抗炎药物、肌松药（如环苯扎林，可能缓解盆腔肌肉的痉挛）、α-肾上腺素能阻滞剂，其他的对症治疗如坐浴。

慢性前列腺炎/慢性盆腔疼痛综合征 治疗困难，通常价值不大。除了上述的治疗方法，还可考虑抗焦虑剂（如 SSRI、苯二氮䓬类）、骶神经刺激、生物反馈治疗、前列腺按摩和前列前微创治疗（如微波治疗），结果不一。

无症状炎症性前列腺炎 无症状患者不需治疗。

> **关键点**
>
> - 前列腺炎可以是急性或慢性细菌感染或更知之甚少的病原感染病症，典型特征是刺激性和阻塞性尿路症状，泌尿生殖器隔膜肌肉痉挛和会阴疼痛
> - 对慢性细菌性前列腺炎和急性细菌性前列腺炎无毒性症状患者，给予氟喹诺酮类药物及对症措施
> - 对于急性细菌性前列腺炎及全身症状提示脓毒症住院患者，给予广谱抗生素如氨苄西林加庆大霉素
> - 慢性前列腺炎或盆腔疼痛综合征，可考虑抗焦虑剂（如 SSRI、苯二氮䓬类）、骶神经刺激、生物反馈治疗、前列腺按摩和前列腺微创治疗（如微波治疗）

前列腺脓肿

前列腺脓肿为急性前列腺炎的并发症，表现为前列腺局部的脓肿。

常见的病原体为有氧革兰氏阴性杆菌，其次为金黄色葡萄球菌。

症状

常见症状包括：

- 尿频
- 排尿困难
- 尿潴留

会阴疼痛、急性附睾炎的表现、血尿和脓性尿道分泌物不常见。发热有时存在。

直肠检查可发现前列腺压痛及波动感，但前列腺肿大往往是唯一的异常，有时检查正常。

诊断

- 前列腺超声、需要时膀胱镜

对持续性会阴部疼痛、已接受抗感染治疗仍有持续性或再发性泌尿道感染患者，应怀疑脓肿的可能。这些患者应行前列腺超声检查，可能的话，行膀胱镜检查。

然而不少脓肿出乎意料的在前列腺手术或内镜检查过程中发现，侧叶膨胀进入前列腺尿道或检查时破裂揭示了脓肿。虽然脓尿和菌尿常见，尿液也可正常。某些患者血培养阳性。

治疗

- 抗生素
- 引流

治疗包括适当的抗生素治疗和经尿道分泌物引流，或经会阴吸引和引流。等待培养的结果，经验性抗生素治疗开始予氟喹诺酮类药物（如环丙沙星）。

254. 排尿异常

（参见儿童尿失禁；参见第 2344 页）

排尿异常是尿的贮存和释放受到影响；这两者都由相同的神经和尿道结构控制。排尿异常表现为尿失禁或尿潴留。

正常的排尿功能必须具备完整的自主神经系统和有功能的尿道肌。正常情况下，膀胱充盈刺激膀胱壁的牵张感受器，通过脊神经 S2~S4 释放冲动至脊髓，然后传导至感觉皮质产生想排尿的感觉。每个人有不同容量阈值激发排尿的欲望。然而膀胱出口处的尿道外括约肌受自主神经控制，一般保持收缩状态，直到人们决定排尿才松弛。额叶排尿抑制中枢同样能控制排尿。当决定排尿时，运动皮质的自主信号启动排尿过程。这些冲动是通过脑桥排尿中枢协调同步信号引起膀胱逼尿肌收缩（通过副交感胆碱能神经纤维）、内括约肌舒张（通过 α 交感神经纤维）、外括约肌和盆底横纹肌的收缩（图 254-1）。除排尿功能需正常外，尿液的控制及排泄还要求正常的认知功能（包括动力）、活动性、灵巧性以及能及时找到厕所。

排尿过程中的任何一部分受损或功能障碍都能导致尿失禁或尿潴留。

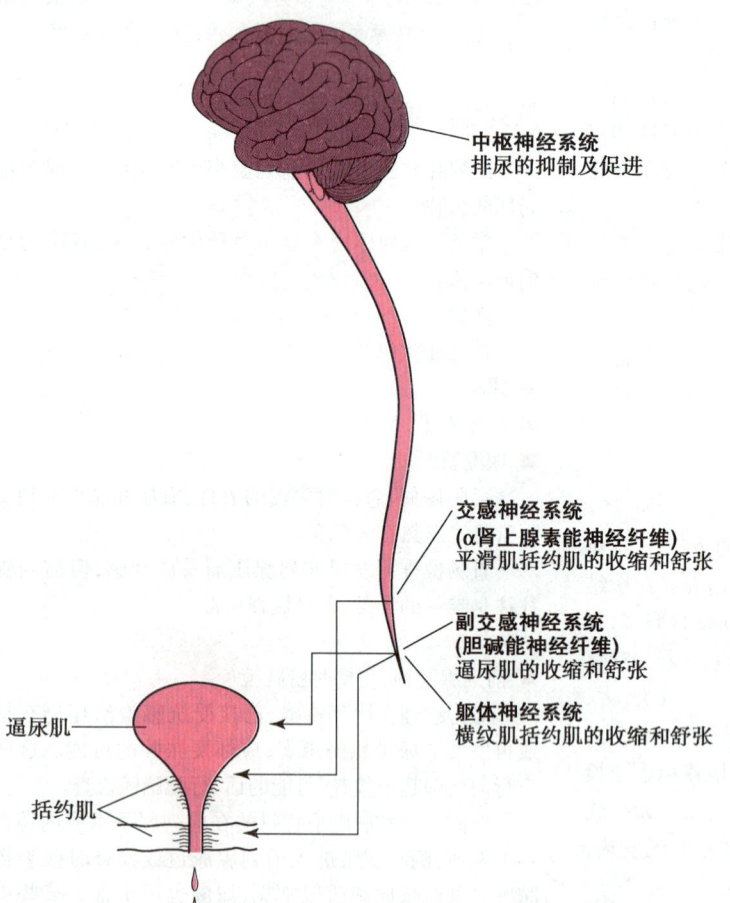

图 254-1 膀胱收缩与尿道括约肌舒张协同参与正常排尿。中枢神经系统抑制排尿直到在时机合适时协同并促进下尿路开始和完成排尿。交感神经系统促进平滑肌括约肌的收缩。副交感神经系统通过胆碱能神经促进膀胱逼尿肌的收缩。躯体神经系统通过会阴神经的胆碱能神经纤维促进横纹肌括约肌的收缩。经许可改编自 Dubeau CE,Resnick NM,马萨诸塞州健康署 EDU-CATE 计划合作者. Urinary Incontinence in the Older Adult: An Annotated Speaker/Teacher Kit,1993

间质性膀胱炎

间质性膀胱炎是膀胱的非感染性炎症，能导致疼痛（耻骨上、骨盆和腹部）、尿频、尿急伴尿失禁。诊断主要结合病史、膀胱镜、活检检查并排除其他疾病。经过治疗多数患者能改善症状但很少治愈。治疗方法包括饮食改变、膀胱训练、戊聚糖、止痛剂和膀胱内疗法。

间质性膀胱炎的发生率尚不清楚，但较以往认识的要更常见，而且可能是其他一些临床症状的基础（如慢性骨盆疼痛）。白人更易感，90% 病例为女性。

间质性膀胱炎的病因不清楚，但病理生理学机制可能与尿道保护性黏蛋白的丢失，尿钾和其他物质渗透入膀胱壁，感觉神经激活以及平滑肌损伤相关。肥大细胞可能起介导作用但其机制不明确。

症状及体征

间质性膀胱炎起初没有症状，但经过数年膀胱壁的损伤后，症状逐渐出现并加重。耻骨上和骨盆压力或疼痛的出现常伴有尿频（每天多达60次）或尿急。这些症状随着膀胱充盈而加重，随排尿而减轻；一些患者在排卵期、经期、季节性过敏、身体或精神压力、性交时症状加重。含高钾的食物（如柑橘、巧克力、含咖啡因的饮料、西红柿）可以使症状恶化。烟草、酒精和辛辣食物也可加重症状。如果膀胱壁瘢痕化，会造成膀胱的顺应性和容量下降，导致尿急和尿频。

诊断

- 临床评估
- 膀胱镜必要时活检

诊断可由症状提示，但要先通过检查排除其他引起相似症状的常见疾病（如尿路感染、骨盆炎性疾病、慢性前列腺炎或前列腺痛、憩室炎）。膀胱镜是必要的，有时能显示良性膀胱溃疡（Hunner）；活检可以排除膀胱肿瘤。用标准化症状量表或膀胱内灌注氯化钾（K^+敏感性检查）评价症状能提高诊断的准确性，但不作为常规检查。

治疗

- 饮食改变
- 膀胱训练
- 药物（如戊聚糖、三环类抗抑郁药、NSAIDS、二甲亚砜滴注）
- 手术为最后选择

多达90%患者治疗后症状有所改善但治愈可能小。治疗包括避免茶、烟、酒精、高钾食物和辛辣食物的摄入，膀胱训练，药物，膀胱内疗法，必要时可以手术治疗。减轻压力和生物反馈干预（可加强盆底肌，如凯格尔体操）可能有效。目前没有一种治疗被明确证实有效，但考虑手术之前，一般推荐至少联合≥2种非手术治疗的措施。

最常使用的药物是戊聚糖；它是一种肝素样分子，类似于尿道上皮糖胺聚糖；100mg口服，每日3次，可能有助于恢复膀胱表面保护层，至少2~4个月才可能起效。膀胱内滴注15ml溶液，内含100mg戊聚糖或40 000单位肝素，80mg利多卡因和3ml碳酸氢钠，对口服药物治疗无效的患者可能有用。三环类抗抑郁药（如丙咪嗪25~50mg口服，每日1次）和标准剂量的NSAID可能缓解疼痛。抗组胺药（睡前一次服用羟嗪10~15mg）可能通过直接抑制肥大细胞或阻断致敏而起效。

通过导管将二甲基亚砜滴入膀胱并保留15分钟可以减少P物质及促使肥大细胞形成颗粒；50ml每周一次或每周二次持续6~8周（必要时可重复进行），约1/2患者症状缓解。膀胱内滴注BCG和透明质酸的治疗方法尚在研究中。

膀胱水疗法、膀胱镜Hunner溃疡切除术、骶神经根（S3）刺激法对部分患者可能有用。

手术（如膀胱部分切除术、膀胱扩大术、膀胱新建术和尿流改道术）最后考虑，用于不能耐受疼痛而且对其他所有治疗无效的患者。结果不能预测，部分患者症状持续存在。

> **关键点**
> - 间质性膀胱炎是膀胱非感染性炎症，易于导致慢性盆腔疼痛和尿频
> - 诊断需要排除引起症状的其他病因（如UTI、盆腔炎、慢性前列腺炎，前列腺痛症，憩室炎），可以进行膀胱镜检查和活检
> - 很少能治愈，但高达90%的患者治疗后可以改善症状
> - 治疗包括饮食改变、膀胱训练、药物治疗（如聚戊糖、三环类抗抑郁药、NSAIDS，二甲亚砜滴注）
> - 手术是不耐受疼痛而且对其他所有治疗无效的患者最后的选择

神经源性膀胱

神经源性膀胱是指因为神经损伤导致的膀胱功能障碍（无力或痉挛）。最主要的症状是溢出性尿失禁、尿频、尿急、急迫性尿失禁和尿潴留。严重并发症（复发性感染、膀胱输尿管反流、自主反射异常）的危险性高。诊断包括影像学、膀胱镜或尿动力学检查。治疗包括置导尿管或促进排尿的措施。

任何导致膀胱受损或膀胱出口传入传出信号损伤的情况都会导致神经源性膀胱。原因可以涉及CNS（如卒中、脊髓损伤、脊髓脊膜膨出、肌萎缩性脊髓侧索硬化）、周围神经（如糖尿病、酒精性或维生素B_{12}缺乏性神经病变、椎间盘突出、骨盆手术导致的损伤），或两者都有（如帕金森病、多发性硬化、梅毒）。膀胱流出道梗阻常伴随存在，而且可能加重症状。

无力（张力低下）的神经源性膀胱：表现为容量大，压力小，收缩力缺乏。可能因为外周神经损伤或脊髓S2~S4节段损伤所致。急性脊髓损伤初期的膀胱无力以后可能会衍变为长期的无力或膀胱痉挛，但膀胱功能也可能在数天数周或数月后得到改善。

痉挛膀胱：表现为容量正常或缩小伴不自主收缩。通常由大脑损伤或脊髓T12以上节段的损伤引起。更详细的症状取决于病变的部位和严重程度。膀胱收缩和尿道外括约肌的松弛常不同步（括约肌协同失调）。

混合类型（无力和痉挛同时存在）：可以有很多疾病导致，包括梅毒、糖尿病、大脑或脊髓肿瘤、卒中、椎间盘破裂、神经脱髓鞘病变或变性疾病（如多发性硬化、肌萎缩性侧索硬化）。

症状及体征

无力型膀胱者溢出性尿失禁是主要症状。患者尿潴留，有持续溢出性尿漏。男性还常存在勃起功能障碍。

痉挛性膀胱可以表现为尿频、夜尿、尿急或痉挛性麻痹伴感觉缺失。除非感觉缺失以及尿急，大多有间歇性膀胱收缩，导致尿液漏出。逼尿肌-括约肌协同失调患者，排尿时括约肌痉挛可妨碍完全排空膀胱。

常见并发症包括复发性尿路感染和尿路结石。肾积水伴膀胱输尿管反流可发生,因为尿量大造成膀胱输尿管接口处压力增大,导致功能障碍伴反流,严重时引起肾病。高位胸段或颈段脊髓病变的患者发生自主反射异常(交感神经不受控制的过度兴奋导致的威胁生命的恶性高血压、心动过缓或心动过速、头痛、竖毛和出汗)的危险高。急性膀胱扩张(因为尿潴留)或肠道扩张(因为便秘或粪便压迫)也可以引起此类疾病。

诊断
- 排尿后残余尿
- 肾脏超声
- 血肌酐水平
- 膀胱造影、膀胱镜、膀胱内压测定仪、尿动力学检查

诊断有赖临床表现。常可通过测膀胱残余尿,肾脏超声发现肾积水,血肌酐检测评价肾功能

不能自行导尿或不能去厕所的患者(严重虚弱老年或卒中后的患者)常无法进行进一步检查。

对于不是严重虚弱的肾盂积水或肾病患者,可行膀胱造影、膀胱镜、膀胱内压力测定结合尿动力学检查,以指导更进一步的治疗。膀胱造影用于评价膀胱的容量并发现反流。膀胱镜用于评价潴留的持续时间和严重程度(通过发现膀胱小梁)以及寻找膀胱流出道梗阻。膀胱内压力测定能明确膀胱容量和压力的高低;如果在脊髓损伤后造成无力型膀胱的恢复期检查有助于评价逼尿肌的功能和预测恢复情况(参见第1938页)。

尿动力学检查尿流率和括约肌肌电图检查能显示膀胱收缩和括约肌松弛是否同步。

治疗
- 尿道置管
- 增加饮水量
- 药物
- 如果保守治疗失败予手术

如果在肾脏损伤前得到诊断和治疗,预后较好。

具体治疗包括导尿或促进排尿的措施。一般治疗包括肾功能监测,控制尿路感染,多饮水减少尿路感染和尿路结石的危险(尽管这样可能加重尿失禁),早期活动,多改变体位和限制钙饮食抑制结石形成。

无力型膀胱,尤其病因为急性脊髓损伤,需要进行持续性或间歇性导尿。间歇性自行导尿优于留置导尿,因为后者发生复发性尿路感染以及男性尿道炎、尿道周炎、前列腺脓肿和尿道瘘的危险大。耻骨上膀胱穿刺置管导尿可以用于无法自行导尿的患者。

痉挛性膀胱的治疗取决于患者潴留尿液的能力。能保持正常尿量的患者可以使用促使排尿的技术(如应用耻骨上压力、刮擦大腿);抗胆碱能药物或许有效。不能保持正常尿量的患者,治疗方法同急迫性尿失禁(参见第1938页),包括药物(表254-3)和骶神经刺激法。

手术是最后的手段。通常只在患者有发生严重的急性或慢性后遗症的危险时,或由于社会环境、强直或四肢瘫痪阻碍持续性或间歇性导尿时才进行手术。男性括约肌切开后将膀胱变为开放的排尿管道。骶神经根切断术(S3~S4)将痉挛型膀胱转变为无力型膀胱。尿流改道包括回肠膀胱术或输尿管造口术。

对膀胱容量足够、膀胱排空功能良好、上肢运动能力完整、对设备使用依从性良好的患者,可以选择手术植入人工的由机械控制的尿道括约肌;如果患者依从性差会发生威胁生命的情况(如肾衰竭、尿脓毒症)。

> **关键点**
> - 控制排尿的神经通路损伤可使膀胱过于无力或痉挛
> - 松弛性膀胱往往造成排出无力
> - 痉挛性膀胱易于导致尿频、急迫性尿失禁,特别是逼尿肌-括约肌协同失调患者
> - 测量残余尿量,做肾脏B超和血清肌酐检查,很多患者可做膀胱造影、膀胱镜、膀胱内压测定与尿动力学测试
> - 弛缓性膀胱的治疗包括增加液体摄入量和间歇性自我导尿
> - 痉挛性膀胱的治疗包括引发排尿的措施和/或用于治疗急迫性尿失禁(包括药物)的措施

成人尿失禁

尿失禁是不能自行控制排尿;部分专家认为该病症仅在患者认为存在问题时才会主诉。尿失禁很大程度上不被认识和报道;许多患者不向医生陈述该病、许多医生也不特别问及尿失禁问题。尿失禁可以发生于任何年龄,但在女性和老年人群中更常见,约30%的老年女性和15%的老年男性患病。

尿失禁会使患者窘迫、孤独和抑郁,导致生活质量大大下降。因为尿失禁对其照料者是一种负担,所以很多老年人被送到专门机构照料。卧床的患者,尿液会浸湿并刺激皮肤造成骶骨部压力性溃疡。老年人因为尿急导致跌倒和骨折的危险也增加。

类型　尿失禁可以表现为近乎持续的滴尿,或有意识或无意识的间歇性排尿。一些患者表现为突然极度尿急(抑制不住的排尿欲望),很少或无警告,没到达厕所就已经排尿。尿失禁可以在腹内压增加时出现或加重。尿后淋漓非常常见,可能是男性的正常变化。明确临床类型有时会有帮助,但多数情况下病因重叠出现,大部分治疗方法也相同。

急迫性尿失禁:指急迫的无法抑制的排尿欲望,紧接着出现不受控制的尿液漏出(中至大量);夜尿和夜间尿失禁很常见。这是老年人最常见的尿失禁类型,但也可以影响年轻人。常在使用利尿剂后突然出现并因无法快速赶到厕所而加重。在女性,随年龄增长而出现的萎缩性阴道炎可导致尿道壁变薄及受激惹、引起尿频。

压力性尿失禁:指因为突然增加的腹内压(如咳嗽、打喷嚏、大笑、弯腰或举重物)引起的尿液漏出。漏出的尿量呈小到中量,是女性尿失禁第二常见的类型,大部分是因

为生育时的并发症和萎缩性尿道炎的进展所致。男性可在手术如前列腺根治后出现压力性尿失禁。压力性尿失禁在肥胖人群中更严重,因为腹部内容物对膀胱顶部的压力更大。

溢出性尿失禁:指尿液从过度充盈的膀胱中滴出。尿失禁的量可以很小,但常持续滴漏,致使漏出的总量较大。溢出性尿失禁是男性尿失禁第二常见的原因。

功能性尿失禁:指认知功能或身体损伤(如痴呆或卒中)或环境因素阻碍了控制排尿。例如患者可能没有意识到排尿需要,不知道厕所在哪里,或可能不能走到一个离所在地较远的厕所处。神经和尿道结构可以正常。

混合型尿失禁:指以上任意类型的组合。最常见的组合是急迫性合并压力性尿失禁;或功能性尿失禁合并急迫性或压力性尿失禁。

病因

不同年龄患者的原因不同。老年人更常出现膀胱容量减少,抑制排尿的能力减退和不自主的膀胱收缩(膀胱逼尿肌过度活跃),膀胱的伸缩力受损。容易造成延缓排尿困难和排尿不完全。膀胱残余尿增加至约≤100ml(正常<50ml)。骨盆内筋膜减弱。

绝经后妇女,雌激素水平降低导致萎缩性尿道炎和尿道阻力、长度及最大关闭压下降。

男性前列腺增大,部分阻塞尿道,导致膀胱排空不完全,膀胱逼尿肌紧张。这在很多正常、有自制力的老年男性中出现并可能促进了尿失禁,但不是引起尿失禁的原因。

年轻患者,尿失禁常突然发生,尿漏的量小,通常不需要治疗就能快速恢复。通常年轻人尿失禁只有一种原因,而老年人尿失禁有好几种原因。

在概念上将尿失禁划分为可逆性(暂时性)尿失禁或长期尿失禁可能有所帮助。但尿失禁的原因和机制常互相重叠或合并出现。

暂时性尿失禁 很多原因可导致暂时性尿失禁(表254-1)许多暂时性原因可以用 DIAPPERS 帮助记忆:D 痴呆,I 感染(常见,有症状的尿路感染),A 萎缩性尿道炎和阴道炎,P 药物(如 α-肾上腺素能、胆碱能或抗胆碱能药物;利尿剂;镇静药),P 精神性疾病(尤其是抑郁),E 尿量过多(多尿),R 活动受限和 S 粪便压迫。

长期尿失禁 指神经或肌肉持续受影响而造成的尿失禁。发病机制常为膀胱出口闭合不全或阻塞,逼尿肌过度活跃或活动低下,逼尿肌括约肌协同失调,或上述原因的任意组合(表254-2)。然而这些机制也涉及一些暂时性的原因。

表254-1 暂时性尿失禁的病因

原因	评论
胃肠道疾病	
粪便压迫	发病机制包括膀胱或尿道的机械障碍
	常表现为急迫性或溢出性尿失禁,典型的还伴有大便失禁
泌尿生殖系疾病	
萎缩性尿道炎	尿道上皮和黏膜下层变薄可以导致局部激惹和尿道阻力、长度和最大闭
萎缩性阴道炎	合压降低及黏膜覆盖层缺失
	典型表现为尿急,偶有灼热尿痛
尿路结石	膀胱激惹引起痉挛
异物	
尿路感染	唯有症状的尿路感染能引起尿失禁
	因为排尿困难和尿急使患者在到达厕所前就排尿
神经精神疾病	
谵妄	排尿欲望或能力受损
抑郁	
精神病	
运动能力受限	
乏力	到达厕所的过程受阻
损伤	
活动限制	
系统性疾病	
各种原因导致的尿量过多(如尿崩症、糖尿病)	能引起尿频、尿急、夜尿
药物	
酒精	酒精有利尿效应,还能导致镇静、谵妄或行动障碍,这些都能引起功能性尿失禁
咖啡因(如咖啡、茶、可乐和其他软饮料、可、巧克力、和运动饮料)	尿量产生和出量增加,导致多尿、尿频、尿急和夜尿

原因	评论
α-肾上腺素能拮抗剂（如阿夫唑嗪、多沙唑嗪、哌唑嗪、特拉唑嗪、坦索罗辛）	女性膀胱颈肌和男性前列腺平滑肌松弛有时能引起压力性尿失禁
抗胆碱能药物（如抗组胺、抗精神病药、苯托品、三环类抗抑郁药）	膀胱收缩力受损有时能引起尿潴留和溢出性尿失禁 这些药物同样能引起谵妄、便秘和粪便压迫
Ca通道阻滞剂（如地尔硫䓬、尼非地平、维拉帕米）	逼尿肌收缩力减弱有时引起尿潴留、溢出性尿失禁、夜尿（外周水肿、便秘和粪便压迫引起）
利尿剂[如布美他尼、呋塞米（非噻嗪类）]	尿量产生和出量增加，导致多尿、尿频、尿急和夜尿
激素治疗（系统性的雌激素/黄体酮联合疗法）	尿道周围结缔组织胶原被降解，导致尿道闭合不全
米索前列醇	米索前列醇松弛尿道造成尿失禁
阿片类药物	阿片类药物引起尿潴留、便秘、粪便压迫、镇静和谵妄
精神类药（如抗精神病药、苯二氮䓬类药物、镇静催眠类药物、三环类抗抑郁药）	排尿欲望减退，灵敏度和活动力下降 这些药物能促进谵妄

表254-2 永久性尿失禁的病因

尿动力学诊断	神经性原因	非神经性原因
膀胱流出道功能不全	下运动神经元病变（罕见） 男性，前列腺根治切除术*	内括约肌缺陷 尿道活动过度 女性，多次阴道分娩，盆腔手术（如子宫切除术）或年龄相关性病变（如萎缩性尿道炎） 男性，前列腺手术
膀胱流出道梗阻	脊髓病变导致逼尿肌-括约肌协同失调（罕见）	前尿道狭窄 尿道憩室（很少）或大膀胱憩室（非常少） 膀胱结石 膀胱颈悬吊术 女性，膀胱疝（如果巨大） 男性，良性前列腺增生或前列腺癌
逼尿肌过度活跃	阿尔茨海默病 脊椎损伤/功能障碍 多发性硬化 卒中	膀胱肿瘤 膀胱炎 特发性 流出道梗阻或功能不全
逼尿肌活动低下	自主神经病变（如糖尿病，酗酒或维生素B_{12}缺乏引起） 椎间盘压缩神经丛病 脊髓神经管缺陷（较少见，导致过度活动） 手术损伤（如前后的切除术） 肿瘤	慢性膀胱流出道梗阻 特发性（女性常见）
逼尿肌——括约肌协同失调	脊髓损伤 大脑的病变影响脑桥排尿中枢的传递通路	排尿功能障碍的儿童（害怕尿床或弄脏衣服导致膀胱收缩括约肌放松不良）

*其他前列腺手术很少引起永久性尿失禁。

流出道功能不全：是压力性尿失禁的常见原因。在女性，通常为盆底肌无力或韧带松弛的结果。盆底肌无力或韧带松弛主要是多次阴道分娩、盆腔手术（如子宫切除术）、年龄相关性疾病（如萎缩性尿道炎）或混合因素所致。最终尿道膀胱接口下沉，膀胱颈和尿道的活动度增加，尿道压力低于膀胱内压。男性的流出道功能不全通常因为前列腺根治术造成的尿道后括约肌或膀胱颈损伤。

流出道梗阻：是男性尿失禁的常见原因，但大部分有梗阻的男性不一定发生尿失禁。梗阻原因包括良性前列腺增生、前列腺癌或尿道狭窄。女性的流出道梗阻少见，但先前因尿失禁动手术或膀胱疝脱垂致使用力排尿时尿道扭曲也会导致梗阻。粪便压迫也能导致梗阻。流出道梗阻导致慢性的膀胱过度扩张和收缩能力丢失，膀胱不能完全排空而导致尿液溢出。梗阻还可以导致逼尿肌过度活跃和急迫性尿失禁。如果逼尿肌失去收缩功能，就会出现溢出性尿失禁。流出道梗阻有部分可逆性原因（如膀胱巨大憩室、膀胱膨出、膀胱感染、结石、肿瘤）。

逼尿肌过度活跃：是老年人和年轻人急迫性尿失禁的常见原因。逼尿肌常在膀胱部分或接近充盈时出现不明原因的间歇性收缩。逼尿肌过度活跃可以是特发性也可以是由额叶排尿抑制中枢功能障碍（通常因为年龄相关性病变、痴呆或卒中引起）或流出道梗阻造成。急迫性尿失禁的另一种表现是逼尿肌过度活跃伴收缩力受损，即表现为尿急、尿频、尿流率低、尿潴留、膀胱小梁形成和残余尿量>50ml。男性可有类似前列腺疾病的表现而女性类似压力性尿失禁的表现。

逼尿肌活动低下：其导致的尿潴留和溢出性尿失禁在所有尿失禁患者中占约5%。逼尿肌活动低下可以由脊髓损伤，支配膀胱的神经损伤（如椎间盘压迫、肿瘤或手术），外周或自主神经疾病，或其他神经性疾病造成（表254-2）。抗胆碱能和阿片类药物显著降低逼尿肌的收缩性，这些药物是常见的可逆性原因。有慢性流出道梗阻的男性，其逼尿肌活动低下主要因为逼尿肌被纤维结缔组织替代，阻止膀胱排空所致，甚至在梗阻祛除后仍可发生。女性的逼尿肌活动低下通常是特发性的。老年女性常有轻度的逼尿肌功能减退，该异常不会引起尿失禁，但如果同时存在其他尿失禁的原因时就会使治疗复杂化。

逼尿肌-括约肌协同失调：即膀胱收缩和尿道外括约肌松弛的协调性丧失可以导致流出道梗阻伴溢出性尿失禁。协同失调常因脊髓病变造成，阻断了与脑桥排尿中枢之间的传递通路，而脑桥排尿中枢起协调括约肌松弛和膀胱收缩的作用。膀胱收缩时，括约肌不松弛反而收缩就会造成膀胱流出道梗阻。因此协同失调能导致严重的小梁形成、膀胱憩室、"圣诞树"样膀胱变形、肾盂积水和肾衰竭。

功能性损伤：尤其对老年人，功能性损伤（如认知损伤、活动力减退、灵敏度下降、并存疾病、动力缺乏）可以对长期尿失禁起作用但很少导致尿失禁。

评估

多数患者对尿失禁难以启齿，所以尽管他们可能提及相关症状（如尿频、夜尿和排尿踌躇）但不会主动提供尿失禁主诉。因此应该询问每个成年人"你有尿液漏出吗？"作为筛查提问。

临床医生不要认为尿失禁长期存在就一定不可逆。同样，在治疗逼尿肌活动过度前还必须排除尿潴留。

> **经验与提示**
> ■ 多数患者对尿失禁难以启齿，因此应该询问每个成年人尿失禁问题

病史 病史要注意排尿的持续时间和方式、肠道功能、药物使用情况、产科及盆腔手术史。排尿记录能提供病因线索；患者或照料者记录48～72小时内患者每次排尿的尿量，排尿时间，与每次尿失禁发作相关的活动（如吃、喝或服用药物）和睡觉时出现的尿失禁。尿液漏出的总量可以用"滴、小量、中量或浸透"估计；或用护垫估计（用女性护垫或尿失禁护垫吸收尿液，从而检测24小时的漏尿的重量）。

如果夜间排尿量明显小于膀胱容量（定义为排尿日记中记录的单次排尿的最大量）提示睡眠相关障碍［因为患者醒着而老是排尿功能障碍的儿童（害怕尿床或弄脏衣服导致膀胱收缩括约肌放松不良）排尿］或膀胱异常（没有膀胱功能障碍或睡眠相关疾病的人，只在膀胱充盈的时候才排尿）。

有尿道梗阻症状（排尿踌躇、尿线细、排尿中断或感觉膀胱排空不全）的男性约有1/3有逼尿肌活动过度而没有梗阻。尿急或在没有预兆或没有腹内压增加的情况下尿液突然涌出（常称为反射或无意识尿失禁）典型提示逼尿肌活动过度。膀胱过度活动症，有时描述为尿急（含或不含尿失禁），通常伴有尿频和夜尿。

体格检查 神经系统、盆腔和直肠是检查重点。

神经系统检查包括评价精神状态、步态和下肢功能并检查外周或自主神经病变的体征（包括直立性低血压）。检查颈部和上肢了解有无颈椎强直或狭窄征象。检查脊柱了解有无先前手术和脊柱畸形、凹陷等提示神经管缺陷。

可通过以下检查来评价尿道外括约肌的神经支配，与肛门括约肌一样，都来自骶神经根：

- 会阴感觉
- 意念引起的肛门括约肌收缩（S2~S4）
- 肛门收缩反射（S4~S5）（指轻擦肛周皮肤能引起肛门括约肌收缩）
- 球海绵体肌反射（S2~S4）（指对阴茎头或阴蒂施压能引起肛门括约肌收缩）

然而缺乏这些反射并非都是病态。

女性盆腔检查能明确萎缩性阴道炎和尿道炎、尿道活动过度、盆底无力伴或不伴盆腔器官脱垂。苍白变薄的阴道黏膜伴褶皱提示萎缩性阴道炎。咳嗽时用扩阴器检查阴道发现后壁固定提示尿道活动过度。膀胱膨出或肠疝、直肠疝或子宫脱垂提示盆底无力（参见第1996页）。前壁膨出后壁固定提示膀胱疝，后壁膨出前壁固定提示直肠疝或肠疝。除非存在巨大的膀胱膨出，否则盆底无力不一定是病因。

直肠检查能明确粪便压迫、直肠肿块以及男性前列腺结节或肿块。应注意前列腺大小，但与尿道出口梗阻的相关性差。除非严重急性尿潴留，很少能通过耻骨上触诊和叩诊发现膀胱扩张。

如果怀疑压力性尿失禁，可以在检查台上进行尿液压力测试，其敏感性和特异性都>90%。膀胱必须充盈；患者两腿分开站直，放松会阴，剧烈咳嗽一下。

- 如果尿液立即漏出但咳嗽后随即停止可以明确压力性尿失禁
- 尿液的漏出延迟或持续漏尿提示引起逼尿肌过度活跃

如果咳嗽引起尿失禁，可以将刚才的测试再做一次，做的同时将一指或两指放入患者阴道将尿道抬高（Marshall-Bonney检查）；如果尿失禁得到纠正，提示手术治疗可能有效。

- 如果测试中患者突然想排尿会造成假阳性结果
- 如果患者难以放松，或膀胱没有充满，或咳嗽不够剧烈，或存在巨大的膀胱突出（女性）都会造成假阴性结果。

对于后者如果可能的话,应让患者取仰卧位在膀胱突出减轻的情况下重复试验

辅助检查
- 尿液分析,尿培养
- 血 BUN,肌酐
- 残余尿量
- 有时进行尿动力学检查

包括尿液分析、尿培养和血尿素氮、肌酐的测定。其他检查——如果排尿记录提示多尿应测定血葡萄糖和钙水平(测定白蛋白计算非蛋白结合钙水平),如果患者意识不清应测定电解质,如果临床发现提示神经病变应测定维生素 B_{12} 水平。

超声或尿道插管可以用于残余尿的测定。总的膀胱容量可以用残余尿量加上排出的尿量估计,有助于评价膀胱的功能。残余尿量<50ml 为正常,残余尿量<100ml 对年龄>65 岁者可以接受,残余尿量>100ml 提示逼尿肌活动低下或尿道流出道梗阻。

当临床发现和上述检查不能明确诊断或手术前必须明确异常特征时可以进行尿动力学检查。

膀胱测压有助于诊断急迫性尿失禁,但敏感性和特异性不清楚。用 12-F 或 14-F 导尿管插入膀胱,然后用 50ml 的注射器将无菌水注入膀胱并以 50ml 逐渐加量,当尿急或膀胱收缩时(通过观察注射器的液平发现)停止,如果注入液量<300ml 就引起尿急或膀胱收缩,提示逼尿肌过度活跃和急迫性尿失禁的可能性大。

流量计测尿流率峰值用于明确或排除男性的尿道流出道梗阻。虽然检查结果依赖膀胱的初始容量,但流率峰值<12ml/s 伴尿量≥200ml 和排空延迟提示尿道流出道梗阻或逼尿肌活动低下。若≥12ml/s 可排除梗阻并提示逼尿肌过度活跃。要检查排尿是否费力,尤其是怀疑压力性尿失禁或打算手术时,可要求患者在排尿时将手放在腹部;排尿费力提示逼尿肌无力,可能引起术后尿潴留。

膀胱内压测定是用无菌水充盈膀胱的同时记录压力-容量曲线和膀胱感知;激发试验(氯贝胆碱或冰水)可以刺激膀胱收缩。

会阴肌的肌电图用于评价括约肌的神经支配和功能。还可以检测尿道、腹部和直肠压力。通常用排泄性膀胱尿道造影术,进行压力流量的视频研究,将膀胱收缩力、膀胱颈的适宜性、逼尿肌-括约肌协同性相互关联,但仪器还没被广泛使用。

治疗
- 膀胱训练
- 凯格尔训练法
- 药物

针对具体病因进行治疗,停用能导致或加重尿失禁的药物或改变用药的时间安排(如服用利尿剂后估计起效时附近正好有洗手间)。其他治疗取决于不同的尿失禁类型。但无论尿失禁的类型和原因如何,一些常用措施经常有效。

一般措施 指导患者在具体时间段限制液体摄入(如外出前、睡前 3~4 小时),避免摄入有膀胱刺激作用的液体(如含咖啡因的液体),每天摄入液体量 48~64oz(1 500~2 000ml)(因为浓缩的尿液会刺激膀胱)。对一部分患者尤其是活动受限或认知障碍的患者,可以用可携带式便桶。其他用可吸收护垫或特殊填充的内衣。这些产品大大提高患者和看护者的生活质量但不能替代控制或纠正尿失禁的措施,且需要经常替换防止皮肤刺激和尿路感染。

膀胱训练 患者受益于膀胱训练(改变排尿习惯)和液体摄入习惯的改变。膀胱训练包括定时排尿(醒着时每 2~3 小时排尿 1 次)。随着时间的推移,清醒时的时间间隔可以增加至每 3~4 小时 1 次。对认知受损的患者要督促排尿即每 2 小时询问他们是否需要排尿或有无尿湿。排尿日记有助于建立排尿频率和时间,以及了解患者是否有膀胱充盈感。

凯格尔训练法 骨盆肌训练(如 Kegel 训练)常有效,尤其是压力性尿失禁。患者必须收缩骨盆肌(如耻尾肌和阴道旁肌)而不是大腿、腹部或臀部肌肉;持续收缩 10 秒然后放松 10 秒,每日 3 次,每次 10~15 分钟。反复指导和生物反馈同样有用。女性<75 岁治愈率 10%~25%,另外 40%~50%有所改善,尤其是对动机明确,按指导训练,受到书面指导或随访鼓励的患者。

骨盆电刺激是 Kegel 训练的自动模式,它是用电流抑制逼尿肌过度活跃并收缩骨盆肌。优点是改善依从性收缩正确的骨盆肌,但是否优于单独的行为改变尚不清楚。

药物 药物治疗常有用(表 254-3)。此类药物包括抗胆碱药、抗毒蕈碱药(松弛逼尿肌)、α 激动剂(增加括约肌的张力)。在老年人使用强效抗胆碱药需慎重。α 拮抗剂和 5α 还原酶抑制剂用于治疗男性尿道流出道梗阻伴急迫性或溢出性尿失禁。

急迫性尿失禁 治疗目标是减轻逼尿肌过度活跃,首先是膀胱训练、Kegel 训练和放松技术。生物反馈可以运用于这些治疗。有时还需要药物和间歇性自行导尿(如残余尿量很大时)。骶神经刺激、膀胱内疗法及手术应用较少。

膀胱训练帮助患者耐受并最终抑制逼尿肌的收缩。逐渐延长规律排尿的间期(如在排尿受控的情况下,每 3 日延长 30 分钟),增加对逼尿肌收缩的耐受力。放松技术能改善对排尿冲动的情绪反应和身体反应。放松(站在原地或坐下而不是冲到厕所)和收紧骨盆肌能帮助患者一直排尿的冲动。

药物(表 254-3)是行为改变的辅助治疗而不是替代治疗。最常用的药物是奥昔布宁和托特罗定;都是抗胆碱能药物和抗毒蕈碱药物,均有缓释制剂,可每天口服 1 次。奥昔布宁还有皮肤贴剂,每周换 2 次。新型抗胆碱能药物及抗毒蕈碱药物包括索利那辛、达非那辛每日 1 次口服,及曲司氯铵可每日 1 次或两次口服。有时需要药物抑制逼尿肌过度兴奋伴收缩力减退(DHIC)引起的尿急症状。快速起效的药物(如立即释放的奥昔布宁)能预防预期时段内发生尿失禁。药物联合治疗能同时增加有效性和副作用,因此限制了其在老年人中的应用。肉毒杆菌素 A 是通过膀胱镜注射到膀胱逼尿肌。肉毒杆菌素 A 对于其他治疗方法无效的神经系统原因引起的(如多发性硬化、脊髓功能障碍)急迫性尿失禁患者有效。

表 254-3 治疗尿失禁的药物

药物	机制	剂量	评论
膀胱出口闭合不全（压力性尿失禁）			
度洛西汀	中枢 5 羟色胺和去甲肾上腺素再摄取抑制剂	20～40mg po bid～80mg po qd	度洛西汀能增加尿道括约肌的张力,看似有效但使用经验有限
丙米嗪	三环类抗抑郁药,抗胆碱能药和 α-受体激动剂效应	25mg po 夜间,可以 25mg 递增,最大剂量达到 150mg	丙咪嗪对于夜尿和逼尿肌过度活动和膀胱出口功能不全引起的混合性尿失禁有效
伪麻黄碱	α-激动剂作用	30～60mg po q6h	伪麻黄碱刺激尿道平滑肌收缩 副作用包括失眠、焦虑和男性尿潴留。不推荐有心脏疾病、高血压、青光眼、糖尿病、甲状腺功能亢进及良性前列腺增生的患者使用
男性膀胱出口梗阻有急迫性和溢出性尿失禁			
阿夫唑嗪 多沙唑嗪 哌唑嗪 西罗多辛 坦索罗辛 特拉唑嗪	α-肾上腺能阻断剂	10mg po qd 1～8mg po qd 0.5～2mg po bid 4～8mg po qd 0.4～0.8mg po qd 1～10mg po qd	这些药物对男性能缓解流出道梗阻的症状,可能减轻残余尿量和出口阻力,可能增加尿流率。数天至数周起效 副作用包括低血压、疲乏、虚弱和眩晕
度他雄胺 非那司提	5α-还原酶抑制剂	0.5mg po qd 5mg po qd	度他雄胺和非那司提减轻前列腺大小和梗阻症状,并可能不需要经尿道切除>50g 前列腺 副作用很小,包括性功能障碍（如性欲减退、勃起障碍）
他达拉非	未确定	5mg po qd	他达拉非还可用于治疗勃起功能障 如果有可能,服用硝酸盐或 α-肾上腺素能受体阻滞剂的患者不应该使用
逼尿肌过度活跃（急迫性或压力性尿失禁）*			
达非那新	抗胆碱能效应,选择性 M₃ 毒蕈碱拮抗剂	缓释制剂:7.5mg po qd	副作用与奥昔布宁类似,但因其选择性作用于膀胱,副作用相对较轻
双环胺	平滑肌松弛和抗胆碱能作用	10～20mg po tid to qid	双环胺尚未很好研究
非索罗定	抗胆碱能作用,选择性 M₃ 毒蕈碱拮抗作用	4～8mg po qd	此药物与托特罗定具有相同的活性代谢产物 肾功能不全的患者,剂量不应超过 4mg qd 不良反应与奥昔布宁类似
黄酮哌酯	平滑肌松弛剂	100～200mg po tid～qid	黄酮哌酯常无效 副作用包括恶心、呕吐、口干、视力模糊最大剂量1 200mg/d 时副作用仍可耐受
莨菪碱	抗胆碱能作用	片剂或液体:0.125～0.25mg qid 长效制剂药丸:0.375mg bid	莨菪碱尚未很好研究
丙咪嗪	三环类抗抑郁药,抗胆碱能作用和 α-激动剂	10～25mg po qn 可以 25mg 递增,最大可至 150mg	丙咪嗪对于夜尿和逼尿肌过度活动和膀胱出口功能不全引起的混合性尿失禁有效
米拉贝隆	β₃ 肾上腺素能激动剂	25～50mg po qd	米拉贝隆可以用于治疗膀胱过度活动症(尿急伴或不伴有急迫性尿失禁,通常伴有尿频) 可升高 BP
肉毒杆菌素 A（肉毒素产品）	通过结合神经末梢的受体结合位点,抑制乙酰胆碱的释放,阻止神经肌肉传递	根据需要（膀胱过度活动症）100 单位或 200 个单位［尿失禁是由于神经源性逼尿肌过度活动（神经源性急迫性尿失禁）］注射到膀胱逼尿肌,经常为 q12 周根据需要	通过膀胱镜注射肉毒杆菌素 A 用来治疗对抗胆碱能药物反应不足或不能耐受的神经功能障碍引起的膀胱过动症成人患者的尿失禁（如脊髓功能障碍、多发性硬化症）

药物	机制	剂量	评论
奥昔布宁	平滑肌松弛剂,抗胆碱能、非选择性毒蕈碱样、局部麻醉作用	立即释放型:2.5~5mg po tid~qid 长效制剂:5~30mg po qd 透皮制剂:3.9mg bid 透皮制剂(10%):在1g的小袋里含有100mg,qd 透皮凝胶3%:3泵,qd	奥昔布宁是用于治疗逼尿肌过度活动引起的急迫性或压力性尿失禁最有效的药物 效能随时间增加 副作用:抗胆碱能效应(如口干、便秘),可影响依从性、加重尿失禁 长效和经皮制剂的副作用相对少
丙胺太林	抗胆碱能作用	7.5~15mg po 4~6次/d	丙胺太林已被副作用更小的新药广泛替代 此药必须空腹服用
索利那辛	抗胆碱能作用、选择性M_1、M_3毒蕈碱拮抗剂	缓释制剂:5~10mg po qd	副作用与奥昔布宁类似,但因其选择性作用于膀胱,副作用相对较轻
托特罗定	抗胆碱能作用,选择性M_3毒蕈碱拮抗剂	立即释放型:1~2mg po bid 长效制剂:2~4mg po qd	有效性和副作用与奥昔布宁相似,长期使用的经验不足 M_3受体选择性,所以副作用比奥昔布宁更小 对肾功能损害的患者,需减量
曲司氯铵	抗胆碱能作用	立即释放型:20mg po bid(对肾功能不全者,20mg qd)	副作用与奥昔布宁相似,对严重肾功能损害的患者,需减量
逼尿肌活动低下(溢出性尿失禁)			
乌拉胆碱	胆碱能激动剂	10~50mg po q6h	常常无效 副作用包括皮肤潮红、心动过速、腹部痉挛和不适

* 老年人使用抗胆碱能药物需慎重。

骶神经刺激用于其他治疗无效的严重的急迫性尿失禁。工作机制是抑制膀胱感觉的传入。开始时先经皮S3神经刺激至少3日;如果有反应在臀部皮下再植入永久性神经刺激器。胫后神经刺激(PTNS)是与电神经调节类似的用于治疗排尿障碍的技术,是可替代传统的骶神经刺激的一种微创技术。在内踝上方后胫神经附近插入一根针,随后在30分钟内给予低电压刺激,每周一次,持续10~12周。PTNS的耐受性尚不明确。

很少情况下,可以用膀胱内滴注辣椒素或超辣椒素(resiniferatoxin,辣椒素类似物)治疗脊髓损伤或其他CNS疾病导致的急迫性尿失禁。使膀胱排空反射中的C-纤维膀胱传入器脱敏。

手术是最后的手段,通常仅用于其他治疗无效的严重急迫性尿失禁的年轻男性患者。膀胱扩大成形术(用一段小肠缝入膀胱增加膀胱容量)最常使用。如果膀胱扩大成形术导致膀胱收缩力弱,或不能协调腹内压力(瓦尔萨尔瓦动作)和括约肌松弛的关系,可以进行间歇性自行导尿。还可行逼尿肌切除减少不希望发生的膀胱收缩。尿道改道作为最后的手段,可将尿液自膀胱引流至其他旁路。应根据其他基础疾病,身体限制和患者要求选择不同的方法。

压力性尿失禁 治疗包括膀胱训练和Kegel训练。同样还有药物、手术、其他方法或闭合装置(女性用)供选择。治疗主要针对尿道出口闭合不全,但如果同时伴有逼尿肌活动过度还要治疗急迫性尿失禁。避免引起尿失禁的物理压力会有帮助。肥胖患者减轻体重可能有助于减轻尿失禁。

药物(表254-3)包括伪麻黄碱(对女性尿道出口闭合不全可能有用)、丙咪嗪(对压力性尿失禁,急迫性尿失禁或两者混合的类型可能有效)、度洛西汀。因为萎缩性尿道炎引起的压力性尿失禁,局部使用雌激素(联合使用0.3mg或0.5mg雌二醇每日1次维持3周,然后改为每周2次)常有效。

当非创伤性治疗无效时,手术或其他操作可能是治愈的最佳选择。膀胱颈悬吊术用于纠正尿道的过度活动;尿道下悬吊,尿道周围注射膨胀剂,或手术植入人工括约肌用于治疗括约肌缺陷。方法的选择基于患者耐受手术的能力,和需要其他手术(如子宫切除术、膀胱疝修补术)和医生的个人经验。

闭合装置用于老年女性伴或不伴膀胱或子宫脱垂(在手术危险大或之前手术治疗压力性尿失禁无效的情况下)。子宫托可能有效,它们抬高膀胱颈及膀胱尿道结合处,将尿道压迫到耻骨联合上以增加尿道阻力。新近更容易接受的方法包括用硅树脂吸气帽罩在尿道口,插入尿道内闭合装置,以及阴道内膀胱颈支持物。可祛除的尿道内塞尚在研究中。

使用阴道圆锥的训练疗法(将圆锥体插入阴道内,保留15分钟,每日2次,并逐渐增加圆锥的重量,用以训练骨盆肌的收缩力)尚在研究中。

充溢性尿失禁 治疗针对原因——流出道梗阻,逼尿肌活动低下或两者都有。

良性前列腺增生或前列腺癌引起的流出道梗阻用药物或手术治疗;尿道狭窄导致的流出道梗阻用扩张或支架治

疗。女性膀胱膨出用手术治疗或者可以用子宫托减轻症状。单侧缝合切除或尿道粘连松解术对手术造成的膀胱膨出可能有效。如果尿道过度活动同时存在应行膀胱颈悬吊术。

逼尿肌活动低下需要膀胱减压（减少残余尿量），可以通过间歇性自行导尿或临时留置导尿（少用）完成。膀胱减压需要数周时间以恢复膀胱功能。如果膀胱功能不能完全恢复，可以使用增加排尿的方法[如两次排尿，Valsalva动作，排尿时应用耻骨上压力（Crede法）]。逼尿肌完全不能收缩需要间歇性自行导尿或留置导尿。对间歇性自行导尿的患者是否使用抗生素或孟德立酸乌洛托品预防尿路感染还有争议，但对有复发性症状性尿路感染的患者，或者有人工瓣膜或义肢的患者有指征使用。此类预防措施对留置导尿无效。

其他用于诱导膀胱收缩和促进膀胱排空的治疗包括电刺激和使用胆碱能激动剂氯贝胆碱。但后者通常无效而且副作用多（表254-3）。

难治性尿失禁 需要吸水性护垫、特殊内衣和间歇性自行导尿。不能走到厕所的患者，或者有尿潴留但不能自行导尿的患者可以选择留置导尿，但这不适用于急迫性尿失禁的患者因为可能会加重逼尿肌的收缩。如果必须使用导管（如为治疗难治性逼尿肌过度活跃患者的压力性溃疡），应该挑选球囊小的狭窄的导管，对膀胱的刺激可降低到最低。而膀胱刺激可使尿液流出，甚至可渗到导管周围。依从性好的男性患者更适合使用阴茎套导尿管，因为它们可以减少发生尿路感染的风险；但是此类导管可能造成皮肤破损并减弱患者摆脱尿湿的欲求。新型外收集装置对女性可能有效。奥昔布宁或托特罗定可以用于无意识的持续膀胱收缩。如果患者活动受限，则必须使用预防尿液引起皮肤刺激破损的措施（参见第939页）。

> **关键点**
> - 因为患者不会主动提及他们患有尿失禁，所以需要明确的询问
> - 尿失禁并不是正常老化的结果，应当进行调查
> - 有4种类型尿失禁：急迫性、压力性、溢出性和功能性
> - 甚至一些长期存在的尿失禁原因也是可逆的
> - 所有尿失禁患者至少要做尿分析、尿培养、血清BUN和肌酐以及残余尿量的检查
> - 考虑进行膀胱训练和凯格尔训练
> - 进行纠正膀胱功能障碍机制的直接药物治疗

尿潴留

尿潴留是指膀胱排空不完全或停止排尿，可以是：
- 急性
- 慢性

病因包括膀胱收缩力受损，膀胱流出道梗阻，逼尿肌-括约肌协同失调（膀胱收缩和括约肌松弛不同步）或上述原因的联合作用。

尿潴留在有前列腺异常或尿道狭窄导致流出道梗阻的男性中常见。无论性别，尿潴留原因可能如下：药物（尤其是那些具有抗胆碱能效应的药物包括很多OTC药物）、严重的粪便压迫（加重膀胱三角区的压力）、糖尿病、多发性硬化、帕金森病患者所致的神经源性膀胱、骨盆手术导致的膀胱去神经支配。

尿潴留可无症状或能造成尿频、排尿不尽、急迫性或溢出性尿失禁。可能导致腹部膨胀和疼痛。当尿潴留进展缓慢时可以缺乏疼痛。尿潴留长期存在容易发生尿路感染，还能引起膀胱压力增加导致梗阻性尿道疾病。

诊断

对于不能排尿的患者诊断很明确。对于能排尿的患者，膀胱排空不全的诊断标准为排尿后插导尿管或超声检查显示残余尿量增加。尿量<50ml为正常；<100ml对于>65岁的患者可以接受，但对于年轻人则为异常。其他检查（如尿液分析、血液学检查、超声、尿动力学检查、膀胱镜、膀胱造影）则根据不同的临床情况决定。

治疗
- 尿道置管及病因治疗

急性尿潴留的缓解需要尿道置管。后续治疗针对病因。有良性前列腺增生的男性，可通过药物（通常为α-肾上腺能阻断剂或5α-还原酶抑制剂）或手术有助于降低膀胱出口梗阻。

膀胱收缩力受损或神经源性膀胱缺乏有效的治疗，但α-肾上腺素能阻断剂可降低流出道阻力增加膀胱排空。

常需要间歇性自行导尿或留置导尿。耻骨上置管或尿道改道是最后的手段。

> **关键点**
> - 机制包括：膀胱收缩受损、膀胱流出道梗阻、逼尿肌-括约肌协同失调
> - 残余尿量>50ml（>65岁的患者大于100ml）进行诊断
> - 可以进行尿道插管和尿潴留病因的治疗

255. 梗阻性尿道疾病

梗阻性尿道疾病

（尿路梗阻）

梗阻性尿道疾病是正常尿流的功能和结构异常，有时导致肾功能障碍（梗阻性肾病）。症状有T11和T12皮肤区域的放射痛和排尿异常（如排尿困难、无尿、夜尿或多尿），但较少见于慢性梗阻。诊断基于膀胱插管、膀胱尿道镜和影像（如超声、CT、肾盂造影），根据不同梗阻程度。依照不同病因需要采取即时引流、器械操作、手术（如内镜、碎石术）和/或激素疗法，或联合应用这些治疗手段。

尿路梗阻的患病率取决于原因，范围从5/10 000~5/1 000。其患病情况呈双峰形分布。在儿童期主要因先天性尿路畸形所致。之后发病率下降，直至60岁时又有所升高，这在男性患者中表现得尤为显著，因其良性前列腺增生（BPH）和前列腺癌发病率增高。总体上看，梗阻性尿道疾病占终末期肾脏病的4%。尸检发现有2%~4%的患者存在肾盂积水。

病因

很多因素可导致梗阻性尿道疾病，可表现为急性或慢性、部分性或完全性、单侧或双侧（表255-1）。

最常见病因：不同年龄而异：
- 儿童：解剖异常（包括后尿道瓣膜或狭窄，膀胱输尿管或肾盂输尿管移行部狭窄）
- 青壮年：结石
- 老年患者：为BPH或前列腺癌，腹膜后或盆腔肿瘤（包括转移癌），以及结石

梗阻可以发生在从肾小管（管型、结晶）至尿道外口的任何部位。梗阻近端的影响可导致腔内压升高、尿流淤滞、尿道感染或结石形成（也可加重或引起梗阻）。该组疾病在男性中更常见，但获得性或先天性尿道缩窄和尿道口狭窄在男性和女性中均可发生。女性的尿道梗阻可继发于原发或转移肿瘤或放疗、手术或泌尿系统器械操作（通常为反复扩张）引起狭窄。

病理生理

病理所见包括集合管和远端小管扩张及慢性肾小管萎缩，而肾小球损害较少。梗阻性肾病起病3日后出现扩张，在之前集合系统相对正常很少扩张。没有扩张的梗阻性肾病见于纤维化或腹膜后肿瘤累及集合系统，梗阻较轻肾功能没有影响，存在肾内肾盂。

梗阻性肾病 梗阻性肾病由尿道梗阻所致，可引起肾功能异常（肾功能不全、肾衰竭或肾间质损害）。发病机制涉及许多因素，包括肾小管内压升高、局部缺血或经常尿道感染。如果梗阻是双侧的，则可导致肾功能不全。单侧梗阻很少发生肾功能不全，因为自主神经介导的血管和输尿管痉挛可以影响有功能的肾脏。

表255-1 梗阻性尿道疾病的病因

位置	举例
解剖结构异常	
膀胱	膀胱颈挛缩
输尿管	息肉
	狭窄
尿道	前瓣膜或后瓣膜异常
	憩室
	损伤：如骨盆骨折，骑跨伤
	尿道口狭窄
	嵌顿包茎
	包茎
	狭窄
外源性肿块或突起的压迫	
女性生殖系统	脓肿
	卵巢冠纵管囊肿
	妊娠
	输卵管卵巢脓肿
	肿瘤（子宫颈癌，卵巢癌）
	子宫脱垂
胃肠道	阑尾脓肿
	克罗恩病（炎症或脓肿）
	囊肿
	憩室脓肿
	肿瘤
泌尿生殖道	良性前列腺增生
	纤维性慢性前列腺炎
	尿道周围脓肿
	前列腺癌
血管	异常血管
	动脉瘤
	产后卵巢静脉血栓性静脉炎
	输尿管位于腔静脉后
腹膜后	纤维化（特发性、外科性、药物诱导性）
	血肿
	淋巴囊肿
	淋巴瘤
	转移性肿瘤（如乳腺癌，前列腺癌，睾丸癌）
	盆腔脂肪过多症

续表

位置	举例
	结节病
	结核
功能异常	
膀胱	膀胱颈功能异常
	药物所致膀胱功能异常（如抗胆碱能药物）
	神经系统功能障碍引起的神经源性膀胱
输尿管	输尿肾盂或尿道膀胱连接处功能异常
尿道腔内机械性梗阻	
肾盂或输尿管	血凝块
	真菌团
	肾乳头脱落
	尿石病
	尿路上皮癌
肾小管	尿酸结晶

因为影响因素很多，很难预测尿路梗阻后肾脏不可逆损害的发生时间和速度。为了防止不可逆损伤，应尽早对尿路梗阻进行诊断和治疗。

症状及体征

症状和体征随梗阻性尿道疾病的发生部位、程度和起病快慢而异。

疼痛症状常见，因梗阻致膨胀膀胱、集合系统（输尿管、肾盂和肾盏）或肾包囊结构急性膨胀所致。输尿管上段或肾盂损害可引起腰痛或触痛，而输尿管下段梗阻可导致同侧睾丸或阴唇放射痛。肾脏和输尿管疼痛可沿 T11~T12 分布。急性完全性尿道梗阻（如尿道结石）疼痛可达严重程度，伴有恶心、呕吐。若尿量增加水平超过梗阻区域的尿流量，大量水负荷（如由于饮酒或咖啡饮料，静脉用放射造影剂导致的渗透性利尿）造成尿道扩张和疼痛。

部分性或缓慢进展性梗阻性尿道疾病（如先天性输尿管盆腔连接部梗阻、盆腔肿瘤）的疼痛常很轻微或缺如。肾盂积水偶尔可形成能触及的腰部肿块，尤其是在婴幼儿和儿童大量肾盂积水情况下。

单侧梗阻时尿量并不减少，除非仅一侧有功能的肾（孤立肾）被累及时才会发生。膀胱和尿道的完全梗阻出现绝对无尿。该水平的部分性梗阻可引起尿排空困难或尿流异常。部分性梗阻时，尿量通常正常，很少增多。多尿与夜尿增多很少发生于部分梗阻性尿道疾病，除非随后的肾病造成肾浓缩功能和钠重吸收功能损害。长期存在的肾病也可导致高血压。感染合并梗阻可引起排尿困难、脓尿、尿频和尿急及肾脏输尿管牵涉痛、肋脊角压痛、发热，偶可发生败血症。

诊断

- 尿液分析和血清电解质，尿素氮，肌酐
- 膀胱内留置导管，床旁排尿后超声测定膀胱容积，有时行膀胱尿道镜和排泄性膀胱尿道造影，诊断尿道梗阻
- 对可能存在的输尿管或更近端的梗阻或无明显梗阻而引起的肾盂积水，应行影像学检查

患者有下列症状时都应考虑梗阻性尿道疾病的可能：

- 尿量减少、无尿液排出
- 不能解释的肾功能不全
- 尿道扩张性疼痛
- 少尿或无尿与多尿交替出现

病史中可能提示 BPH、肿瘤（如前列腺、肾脏、输尿管、膀胱、妇科、结直肠）或尿道结石的症状。应尽早诊断，因为早期解除梗阻可以获得最好的预后。

应进行尿液分析和血清生化检查（电解质、血尿素氮、肌酐）并根据症状和疑似梗阻部位来确定是否进行其他检验。尿道梗阻相关感染需要立即进行评估和治疗。

在无症状的长期梗阻性尿道疾病患者中，尿液分析可正常或仅发现少量管型、白细胞或红细胞。若患者发生急性肾衰竭而尿液分析正常，则应考虑双侧梗阻性肾病。

如果血清生化提示肾功能不全，则梗阻可能是严重的或完全的、双侧性的。在双侧梗阻性肾病中还可见高钾血症。高钾血症继发于因远端肾小管氢和钾分泌减少引起的Ⅳ型肾小管酸中毒。

可疑尿道梗阻的评估 若出现尿量减少或扩张的膀胱或耻弓上疼痛，应进行膀胱内留置导尿管。如果置入导管后尿流正常或导尿管难以通过，应疑诊尿道梗阻（如前列腺增大、狭窄或有瓣膜存在）。当不存在可触及膀胱膨胀但是不能排尿的情况下，可以通过床边超声检查确定排尿后膀胱容量来证实是否阻塞，如果体积>50ml（中老年人稍高）则表明可能为阻塞。患者有这样的结果应进行膀胱尿道镜检查，儿童患者通常应该进行排泄性膀胱输尿管造影（参见第1849页）。

排泄性膀胱尿道造影（VCUG）检查几乎可以诊断所有的膀胱颈部和尿道梗阻，还可诊断膀胱输尿管反流，能够充分显示解剖结构和残余尿。诊断儿童患者最常考虑解剖或先天性异常。但是如果成人患者怀疑尿道狭窄，也可以使用该检查。

如果尿道梗阻的症状缺乏，膀胱尿道镜和排泄性膀胱尿道造影没有显示梗阻，则梗阻部位可能在输尿管或接近输尿管部位。

输尿管或更近端梗阻的评估 患者应行影像学检查确定梗阻的存在和部位。应根据临床症状选择相应影像学检查和检查顺序。

腹部超声：是多数无尿道畸形患者的首选检查，因其可避免放射学造影剂潜在的过敏或中毒并发症，并能评估相关的肾实质萎缩。超声检查针对发现肾积水。然而按照最低判断标准（可见集合系统）会有25%的假阳性率，诊断时应予以考虑。同时，在梗阻早期（最初几天）或梗阻较轻，或

腹膜后纤维化或肿瘤浸润集合管系统时,输尿管无扩张,肾盂积水可以不显示(假阴性结果)。

CT:对梗阻性肾病的诊断较敏感,当B超或静脉内尿路造影不能显示梗阻时,可以采用。平扫螺旋CT是合适的选择,尤其适用于输尿管结石引起的梗阻。使用或不使用造影剂的CT尿路造影对于评估血尿尤其有用。肾实质变薄表明更严重的慢性阻塞。

多普勒超声:通常可在急性梗阻起病数日内,通过检测受累侧肾脏的阻力指数升高(肾血管阻力增高的反映),集合系统扩张之前就可诊断单侧梗阻性尿道疾病。这种检查手段在肥胖患者和双侧梗阻患者中应用价值较小,难以分辨双侧梗阻和内源性肾脏疾病。

排泄性尿道造影[增强性尿道造影、静脉肾盂造影(IVP)、静脉尿路造影(IVU)]:大多已被CT或磁共振(MR)成像取代(伴或不伴增强)。但是,当CT无法识别梗阻性尿道疾病所在部位及在考虑由结石、脱落的肾乳头或血凝块造成的急性梗阻性尿道疾病时,IVU或逆行性肾盂造影可以有所提示。

顺行性或逆行性肾盂造影:在血管内注入造影剂,更多应用于氮质血症患者。逆行性检查通过膀胱镜进行,而顺行性检查则需留置经皮至肾盂内的导管。有间断性梗阻的患者应在其有症状时进行检查,否则易漏诊梗阻。

核素扫描也需要有一定的残存肾功能,但可在不使用造影剂的情况下检查梗阻。当评估一侧肾脏无功能时,放射性核素扫描可确定其灌注情况并识别有功能的肾实质。由于该项检查不能检测梗阻特定区域,因此主要与利尿性肾脏造影结合应用来评价无明显梗阻的肾盂积水。

MRI应用于需避免电离辐射的患者(如儿童或孕妇)。然而,与超声和CT相比,MRI精确度低,特别是检测结石。

肾盂积水不伴明显梗阻的评估 在其他影像学检查并没有发现明显梗阻时,应做检测确定,肾盂积水患者后背和肋腹部疼痛是否由梗阻引起。在偶然发现肾盂积水的患者,也应做检测找寻可能未被发现的梗阻。

利尿性肾脏造影:进行肾脏放射性核素扫描(或IVU)前给予一种襻利尿剂(如呋塞米 0.5mg/kg 静脉注射)。患者必须有足够的肾功能,利尿剂才能更好地发挥作用。若梗阻存在,从显影剂出现在肾盂的时间,到放射性核素(或造影剂)洗脱的半衰期将>20分钟(正常<15分钟)。若肾图检查为阴性或可疑而患者有症状,可经皮置入导管至扩张的肾盂处进行灌注压检查,随后向肾盂内以 10ml/min 的速率灌注液体。

此时患者应采取俯卧位。如果尿路梗阻存在,尽管尿流显著增加,肾扫描期间放射性核素的洗脱速率延迟,并且有集合系统的进一步扩张,肾盂的灌注压升高>22mmHg。

肾图或灌注试验出现患者开始抱怨的相似的疼痛被认为阳性。如果灌注试验为阴性,疼痛可能为非肾脏原因。两种检查方法均常出现假阳性和假阴性结果。

预后

多数梗阻可被纠正,但治疗上的延误可能导致不可逆性肾损害。肾脏病多久会出现、病变是否逆转取决于原发病、是否有尿道感染(UTI)及梗阻程度和病程而异。一般由输尿管结石导致的急性肾衰竭常为可逆性,肾功能恢复充分。慢性进展性梗阻性尿道疾病时的肾功能不全可为部分或完全不可逆性。若尿路感染未治疗则预后较差。

治疗

▶ **解除梗阻**

治疗包括通过手术、器械操作(如内镜、碎石术)或药物疗法(如对前列腺癌的激素疗法)来减轻梗阻。肾盂积水时若肾功能受损、UTI持续存在或疼痛持续、无法控制则建议立即引流。如果梗阻伴有感染立即予引流。较低位的梗阻性尿道疾病可能需要置入导管引流或更近端的引流。可在所选患者中放置留置导尿管做短期或长期引流。

严重的梗阻性尿道疾病、UTI或结石情况下需要应用经皮穿刺技术进行临时性引流。

UTI和肾衰竭的强化治疗也是必要的。在无明确梗阻的肾盂积水病例中,若患者有疼痛症状且利尿性肾图检查呈阳性结果应考虑手术。然而,对利尿性肾图检查结果阴性或结果虽为阳性但肾功能正常的无症状患者而言,治疗并非必需。

> **关键点**
>
> - 儿童患者的常见原因为先天性畸形,年轻患者为结石,中老年男性患者为前列腺肥大
> - 结局可能包括肾功能不全和感染
> - 疼痛常见于上泌尿道(通常在侧腹感觉)或膀胱(通常在睾丸、耻骨上区或阴唇)快速膨胀时
> - 患者有不明原因的肾功能不全、尿量减少、表明有梗阻的疼痛,或少尿或无尿与多尿交替时,怀疑尿路梗阻
> - 对于怀疑下尿路梗阻的患者,可以进行膀胱插管,然后考虑膀胱尿道镜检查,对于特定病例,可进行排泄性尿道造影
> - 对于怀疑上尿路梗阻的患者,可以做影像学检查(如腹部超声、CT、多普勒超声检查、静脉肾盂造影和MRI)
> - 及时解除梗阻,特别是有UTI时

256. 泌尿系结石

(肾石症;结石病;尿石症)

泌尿系结石是泌尿系统中的固体颗粒,可引起疼痛、恶心、呕吐、血尿,并可能因继发感染而出现寒战、发热。诊断依据尿液分析和放射影像,一般螺旋 CT 平扫。治疗包括镇痛药物,应用抗生素治疗感染,药物排石疗法,有时可震波碎石或内镜手术。

美国每年约有 1/1 000 成人因泌尿系结石而住院,尸检中发现约 1% 有结石。在 70 岁时,12% 的男性与 5% 的女性将患有泌尿系结石。结石的大小可从显微镜下的晶体核到直径达数厘米的石头不等。称作鹿角样结石的大型结石可填满整个肾盂肾盏系统。

病因

美国约 85% 的结石由钙组成,主要为草酸钙(表 256-1);10% 为尿酸;2% 为胱氨酸;余为磷酸铵镁(鸟肠石)。

表 256-1 尿路结石的组分

结石组分	所有结石的百分比	常见病因
草酸钙	70	高尿钙
		甲状旁腺功能亢进
		低枸橼酸尿
		肾小管酸中毒
磷酸钙	15	高尿钙
		甲状旁腺功能亢进
		低枸橼酸尿
		肾小管酸中毒
胱氨酸	2	胱氨酸尿症
磷酸铵镁结石(鸟肠石)	3	尿素分解细菌引起的尿路感染
尿酸	10	尿 pH 值<5.5
		偶尔高尿酸尿

常见危险因素包括使尿盐浓度增加的异常状况,可通过增加钙或尿酸盐排泄,也可通过减少枸橼酸盐分泌所致。

对**钙结石**而言,危险因素因人群而异。美国国内的主要危险因素是高尿钙,有钙结石的 50% 男性患者和 75% 女性患者存在遗传性因素,因此有结石家族史,结石复发的危险升高。患者血清钙水平正常而尿钙增高,男性>250mg/d(>6.2mmol/d),女性>200mg/d(5.0mmol/d)。

40%~50% 形成钙结石的患者中存在尿枸橼酸盐减少[尿枸橼酸盐<350mg/d(1 820μmol/d)],由于正常情况下枸橼酸盐与尿液中的钙结合并抑制钙盐结晶形成,因而尿枸橼酸盐减少可促进钙结石形成。

5%~8% 的钙结石由肾小管酸中毒引起。1%~2% 钙结石患者有原发性甲状旁腺功能亢进。少见高尿钙症病因为结节病、维生素 D 中毒、甲状腺功能亢进、多发性骨髓瘤、转移性癌和高尿草酸盐。

高尿草酸盐[尿草酸盐>40mg/d(>440μmol/d)]可为原发性,或因过多摄取含草酸盐食物(如大黄、菠菜、可可、坚果、胡椒粉、茶),或由于多种肠道疾病(如细菌过度生长综合征、慢性胰腺或胆道疾病)或空回肠手术(如减肥手术)引起的草酸盐过多吸收所致。

其他危险因素包括摄入过多维生素 C(如>2 000mg/d),限制 Ca 饮食(可能由于饮食钙与饮食草酸盐结合),轻度高尿酸尿。尿中尿酸盐增高的定义为女性尿尿酸>750mg/d(>4mmol/d)、男性尿尿酸>800mg/d(>5mmol/d),几乎均由嘌呤(蛋白质物质,一般为肉类、鱼类和禽类)摄入过多引起;可以引起草酸钙结石形成(高尿酸草酸钙肾结石)。

尿酸结石:形成与尿液酸度增高(尿 pH 值<5.5)有关,或少有的严重高尿酸尿[尿尿酸>1 500mg/d,(>9mmol/d)],使未溶解的尿酸形成结晶。尿酸晶体可构成整个结石,或者更常见的是提供一个使钙或钙与尿酸混合结石形成的场所。

胱氨酸结石:仅发生于胱氨酸尿症。

磷酸铵镁结石(鸟肠石,感染性结石):提示有尿素分解性细菌引起的 UTI 存在(如变形杆菌、肺炎克雷伯菌)。结石必须以处理感染性异物和完全清除的方法来治疗。与其他类型结石不同,磷酸铵镁在女性中的发生率有 3 倍之多。

泌尿系结石的罕见原因包括茚地那韦、三聚氰胺、氨苯蝶啶和黄嘌呤。

病理生理

泌尿系结石可持续存在于肾实质或肾盂中,或被移动至输尿管和膀胱。移动过程中结石可刺激输尿管且变为定植性,阻塞尿流并引起输尿管积水,有时会造成肾盂积水。常见定植区域包括:

- 肾盂输尿管连接处
- 输尿管远端(在髂血管水平)
- 输尿管膀胱连接处

大的结石容易定植,一般结石直径必须>5mm 才会定植,而直径≤5mm 的结石则倾向于自发性移动。即使部分梗阻也可引起肾小球滤过率下降,且在结石通过后仍可暂时持续。伴发肾盂积水和肾小球内压力增高时,肾血流量下降,使肾功能进一步恶化,但通常没有感染,仅在完全性梗阻约 28 日后发生永久性肾功能不全。

伴有长期梗阻时可发生继发性感染,但大多含钙结石患者的尿液并未显示感染。

症状及体征

即使是存留在肾实质或肾盂中的大型结石通常也无症状除非引起梗阻和/或感染。但稍小的结石通过时可引起明显的疼痛症状，尤其在伴有梗阻情况下，常伴恶心、呕吐，有时发生肉眼血尿。

可有不同程度的疼痛症状（肾绞痛），典型的疼痛症状呈间歇性、难以忍受，周期性发作，持续20~60分钟。恶性和呕吐常见，腰部或肾区疼痛，放射至腹部，提示上尿路或肾盂梗阻。疼痛沿输尿管走行放射至会阴区，提示下尿路梗阻。远端输尿管、输尿管膀胱移行部或膀胱内的结石可引起耻骨上区域疼痛，伴有尿频、尿急。（参见第1832页）

检查时可发现患者极度不适，常有面色苍白、出汗。患者无法安静平卧，可能有踱步、辗转或经常变动体位。触诊时可增加已膨胀的输尿管内压力，因此受累侧腹部可有轻度压痛，但无腹膜炎体征（肌紧张、反跳痛、腹壁强直）。

一些患者，最早可出现血尿或尿中出现碎石、结石。另一些患者则有尿路感染的症状，发热、排尿困难，出现浑浊或有异味的尿液。

诊断

- 临床鉴别诊断
- 尿液分析
- 影像学检查
- 结石组分的测定

症状和体征对其他诊断有所提示。腹膜炎（阑尾炎，异位妊娠或盆腔炎症性疾病引起）患者，疼痛呈持续性，且患者静卧不动，因活动可加重疼痛。患者可出现反跳痛或腹强直。胆囊炎可引起上腹部或右上腹部绞痛，常伴墨菲征（Murphy sign）。肠梗阻可引起腹部绞痛和呕吐，疼痛通常位于两侧腹部，并不位于侧腹部或沿输尿管分布。胰腺炎通常引起上腹部疼痛和呕吐，且疼痛呈持续性，位于两侧腹部，并不位于侧腹部或沿输尿管分布。伴随以上这些异常，而泌尿系统症状很少见，其他症状可能提示相应器官系统病变（如女性阴道分泌物或出血提示盆腔病变）。夹层主动脉瘤应该特别考虑，尤其在老年人，因为如果影响到肾动脉，就可引起血尿和/或沿输尿管走行分布的放射疼痛。急腹症的大体评估其他考虑在别处讨论（参见第77页）。

> **经验与提示**
>
> - 补充液体（口服或静脉注射）不能加快泌尿系结石的移动过程

疑似结石引起绞痛的患者需行尿液分析和影像学检查；若已确定为结石，则需评估原发病，包括结石成分测定。

尿液分析 肉眼血尿或显微镜下血尿较为常见，但尽管有多发结石存在，尿液检查仍可能在正常范围。尿液分析中可出现伴或不伴细菌的脓尿。脓尿常提示感染，尤其是合并相应临床症状如发热或有异味的尿液。尿沉渣中可发现结石和多种结晶物质，进一步对结石和结晶组分进行检查，因为显微镜无法确定。唯一例外的是在浓缩酸化标本中发现典型的胱氨酸六角形晶体时提示为胱氨酸尿症。

影像学检查 应首先进行螺旋CT平扫检查。肾脏CT平扫可提示结石的位置和梗阻程度。另外，螺旋CT也可发现疼痛的其他病因（如主动脉瘤）。对结石复发患者，应当注意多次CT检查时累积辐射的暴露。有典型症状患者，行超声或腹部平片检查即可以确定结石的存在，该类检查很少或没有辐射暴露。MRI不能区分结石。

尽管大多数泌尿系结石可由平片证实，但在平片中结石是否显示或显示缺如均不能减少对确定性更强的影像学检查的需求，因此可以避用该检查手段，除非怀疑结石的复发。肾脏超声检查和排泄性尿路造影（以往称为静脉尿路造影）均能分辨出结石和肾盂积水，但超声对不伴肾盂积水的小结石的敏感性不高，而排泄性尿路造影又耗时，且患者有静脉造影剂暴露危险，因此这些检查手段多在无法行螺旋CT时应用。

确定原发病 手术取石或尽量使患者排尿可获得结石，并送至实验室进行结晶学检测。某些结石标本由患者自带。尿沉渣中有显微镜下结晶应送去行结晶学检查

只有钙结石没有其他结石危险因素，可足够评估除外甲旁亢。进行2个时间点的血钙浓度和尿检查。应进行筛查潜在诱发因素，如反复发作性结石、高动物蛋白饮食或过多补充维生素C或D。

有明显结石家族史的患者，相关结石诱发形成因素（如结节病、骨转移瘤、多发性骨髓瘤），或者某些状况使结石难以治疗（如孤立肾、尿路畸形），对所有可能的病因和危险因素进行评估。应在2个不同时间点对血清电解质、尿酸和钙进行评估。如果需要可做甲状旁腺激素水平的随访。尿检应包括常规尿液分析和2次24小时尿液收集对尿量、pH值、钙、尿酸、枸橼酸、草酸、钠和肌酐进行分析。

治疗

- 镇痛
- 促进结石排出，如α受体阻断剂坦索罗辛（药物排石治疗）
- 对顽固性或感染引起的结石可首行内镜术彻底去除

镇痛 应用阿片类药物可使肾绞痛得以缓解，如吗啡，芬太尼可快速起效。酮咯酸30mg静脉注射同样快速有效且无镇静作用。呕吐常随疼痛减轻而缓解，但若持续呕吐可用止吐剂处理（如甲氧氯普胺10mg静脉注射）。

药物排石治疗 虽然传统意义上推荐增加液体补充量（口服或静脉），但并未证实能加快结石排泄过程。对直径<1cm的结石且不伴梗阻或感染的患者可应用镇痛药物控制疼痛；若患者感觉尚可耐受，在家中饮水治疗，服用镇痛剂、α受体阻断剂（如坦索罗辛，0.4mg口服，每日1次）以促进结石排出。那些无法在6~8周内排出的结石需要取出。若患者有感染和梗阻症状，首先治疗是输尿管支架解除梗阻、治疗控制感染，随后尽快取出结石。

结石清除 据结石的位置和大小选择不同的技术，这些技术包括体外震波碎石术以及为确保完全清除或对大的结石用内镜技术。可应用硬质或软质输尿管镜（内镜）直视下取石（取石篮），及碎石技术（气动、超声、激光）。

对直径<1cm、有症状的肾盂或近端输尿管结石而言,震波碎石是常用疗法。

对较大结石或体外震波碎石无效者,常用输尿管镜(逆行上行)钬激光碎石。有时可行经皮肾内镜顺行性取石。对于肾结石>2cm,经皮肾镜直接进入肾脏取石,是首选的治疗。

对输尿管中段结石,输尿管镜钬激光碎石是首选,震波碎石为备选。

对远端输尿管结石,内镜直视取石和体内碎石术(如气动、电动液压、激光)被认为是首选。震波碎石也可应用。

结石溶解 经长期的碱化尿液处理(枸橼酸钾 20mmol 口服,每日 2~3 次)后,上尿路或下尿路的尿酸结石偶可溶解,其他结石则不可能发生化学溶解,半胱氨酸结石很难溶解。

预防

对于曾经有过 1 次排出结石的患者而言,其形成第 2 次结石的可能性约为 1 年 15%、5 年 40%、10 年 80%。推荐每日饮用大量液体——8~10 杯(300ml),预防所有结石。结石的发现和分析、尿液中结石形成物质的测定和临床病史有助制订预防计划。

未发现代谢异常的患者不超过 3%,这些患者在正常尿液结石形成盐的范围内就形成结晶。噻嗪类利尿剂、枸橼酸钾和增加液体摄入均可降低结石生成率。

高尿钙:患者可应用噻嗪类利尿剂(如氢氯噻嗪 25mg/d 口服一次,或吲达帕胺 1.25mg/d 口服一次)减少尿钙排泄、减轻尿草酸钙的过饱和状态。应鼓励患者增加液体摄入达 3L/d 以上。建议低钠高钾饮食,即使为高钾摄入,仍推荐补充枸橼酸酸钾来防止低钾血症。限制动物蛋白的摄入。

低枸橼酸尿:患者用枸橼酸钾(20mmol 口服,每日 2 次)可增加枸橼酸盐的分泌。建议正常钙饮食(如每日 1 000mg 或 2~3 份乳制品),避免限钙。口服正磷酸盐的效果尚未得到全面的研究。

高尿草酸盐:预防手段差异较大。短肠综合征患者可结合大量液体摄入,钙负荷(通常以口服枸橼酸钙 400mg、每日 2 次与饮食一起)、考来烯胺和低草酸盐低脂饮食治疗。尿草酸盐增多可能对每日口服一次吡哆醇 100~200mg 有治疗反应,可能因其使负责转化乙醛酸的转氨酶活性增加,而乙醛酸又是甘氨酸的直接草酸盐前体。

高尿尿酸盐:应减少动物蛋白的摄入。若不能改变饮食,每早服用 300mg 别嘌醇可使尿酸产生减少。对尿酸结石而言,必须用碱性含钾药物(如枸橼酸钾 20mmol,每日 2 次)使尿 pH 值升高至 6~6.5,同时需增加液体摄入量。

尿素分解性细菌感染:需用培养结果特异性抗生素及完全结石清除治疗。若感染已不可能根除,则必需应用长期抑菌疗法(呋喃妥因)。此外,可应用醋羟胺酸减少鸟肠石样结石的复发。

对于**胱氨酸结石**必须使尿胱氨酸水平降低至<250mg/L 才能预防复发。任何能增加尿量并减少胱氨酸排泄(α-巯基丙酰-甘氨酸或 D-青霉胺)的结合疗法均可降低尿液中胱氨酸浓度。

> **关键点**
> - 泌尿系结石 85% 是由钙组成,主要是草酸盐钙(表 256-1);10% 为尿酸;2% 为胱氨酸;而其余大部分为镁磷铵酸镁(鸟肠石)
> - 较大的结石更容易阻塞;然而,即使很小的输尿管结石(即 2~5mm)也可发生梗阻
> - 症状包括血尿、感染的症状和肾绞痛
> - 一般进行尿液分析和影像学检查,并且如果结石随后被取出,应判定结石的成分
> - 给予止痛药和促进结石排出的药物(如 α-受体阻滞剂),立即取出引起感染的结石和或持续内镜检查
> - 根据结石成分,通过治疗措施如噻嗪类利尿剂、枸橼酸钾、增加液体摄入量并减少饮食中动物性蛋白质的摄入,减少后续结石形成的风险

257. 尿 路 感 染

(参见儿童尿路感染;参见第 2465 页)

尿路感染(UTI)可分为累及肾脏的上尿路(肾盂肾炎)感染和下尿路累及膀胱(膀胱炎)、尿道(尿道炎)或前列腺(前列腺炎)的感染。然而,在临床实践中,尤其在儿童患者中,根据部位分类可能较为困难甚或无法分类。此外,感染经常由某一区域向另一区域转移。虽然尿道炎前列腺炎是涉及泌尿道的感染,术语 UTI 通常指肾盂肾炎和膀胱炎。

大多数膀胱炎和肾盂肾炎由细菌感染引起。最常见的非细菌性病原体是真菌(通常念珠菌种),以及较不常见的分枝杆菌、病毒和寄生虫。非细菌性病原体通常会影响免疫功能低下;有糖尿病、梗阻或泌尿道结构畸形;或者最近有过尿路仪器应用的患者。

除了腺病毒(出血性膀胱炎),病毒在免疫缺陷患者尿路感染中不起重要作用。

尿路感染的主要寄生虫是丝虫病、滴虫、利什曼病、疟疾和血吸虫病。这些寄生虫中，在美国常见的只有滴虫病，一般是性传播疾病（STD）。

尿道炎通常由 STD 引起。前列腺炎通常是由细菌引起，有时也由性病引起。

细菌性尿路感染（UTI）

细菌性尿路感染包括尿道、前列腺、膀胱或肾脏。症状包括尿频、尿急、排尿困难、下腹痛和腰痛，抑或症状缺如。肾脏感染可发生全身症状甚至脓毒血症。诊断依据尿液分析和尿培养。治疗方法为应用抗生素和拔除所有尿道插管和解除梗阻。

在 20～50 岁的成人中，UTI 更常见于女性，其患病率较男性高 50 倍左右。该年龄段的女性最常见的 UTI 是膀胱炎或肾盂肾炎。在同年龄段的男性，大多数尿路感染为尿道炎或前列腺炎。超过 50 岁的患者发病率增加，但因前列腺增生、插管增多而使女性男性患病比值下降。

病理生理

尽管远端尿道常被肠道细菌污染，但从肾脏至尿道口的尿路通常为无菌状态，且能抵抗细菌定植。防御尿路感染最主要的是排尿时膀胱完全排空。使尿路保持无菌的机制包括尿液的酸性状态、膀胱输尿管瓣及各种免疫和黏膜屏障。约 95% 的 UTI 在细菌由尿道上行至膀胱时发生，肾盂肾炎也因细菌由输尿管上行至肾脏而发生。其余感染途径为血源性。全身感染可由 UTI 导致，特别是在老年患者中约 6.5% 的院内获得性菌血症的原因为 UTI。

单纯性尿路感染： 通常认为是膀胱炎或肾盂肾炎，发生在绝经前成年女性泌尿道没有结构或功能异常、没有怀孕、没有显著可能导致严重后果并发症的患者。此外，一些专家认为尿路感染是简单的，即使是绝经后妇女或良好控制糖尿病患者。在男性中，大多数尿路感染发生在儿童或老年患者，是由于解剖异常或仪器使用，为复杂性。

罕见的发生在 15～50 岁的男性尿路感染，通常见于无保护肛交及未受割礼者，通常认为是单纯性的，非常罕见，但应进行泌尿系统异常的检查。

复杂性尿路感染： 可以在任何年龄任何性别。通常是肾盂肾炎或膀胱炎，不符合单纯性的标准。如果患者是儿童、怀孕或有以下情况，尿路感染被认为是复杂的
- 结构或功能性尿路异常和尿流梗阻
- 存在并发症，如控制不佳的糖尿病、慢性肾脏疾病、免疫功能低下者，增加受感染或治疗抵抗的风险
- 最近的仪器检查或泌尿道手术

危险因素 女性发生 UTI 的危险因素包括下面：
- 性交
- 隔膜和用杀精剂
- 使用抗生素
- 近一年内有新性伙伴
- 1 级女性亲属尿路感染史
- 反复发作尿路感染史
- 初次尿路感染发病年龄早

即使应用杀精剂包被的避孕套也可增加女性患 UTI 的危险。使用抗生素或杀精剂的女性的阴道菌群发生改变，使大肠埃希菌过多生长，成为患 UTI 危险度增加的可能原因。老年女性由于大便失禁而污染会阴部，也增加了罹患 UTI 的危险。

解剖结构和功能异常是尿路感染的风险因素。解剖异常的常见结果为膀胱输尿管反流（VUR），出现在 30%～45% 的有症状 UTI 年幼患儿中。VUR 通常是由先天性缺陷导致输尿管膀胱瓣膜异常导致。由于脊索损伤或尿道手术后造成膀胱无力的患者也可有 VUR。其他使 UTI 易感的解剖异常包括尿道瓣膜（先天性梗阻）、膀胱颈成熟延迟、膀胱憩室和双尿道。结构和功能泌尿系统异常的易患尿路感染通常涉及尿流阻塞和膀胱排空差。结石和肿瘤可影响尿流。神经源性功能障碍（参见第 1933 页）、妊娠、子宫脱垂和膀胱膨出可使膀胱排空受损。先天因素在儿童时期 UTI 表现最常见。大多数其他危险因素在老年人较常见。尿路感染的其他危险因素包括：仪器（如膀胱置管，支架置入术，膀胱镜检查）和最近的手术。

病因

最常导致膀胱炎和肾盂肾炎的细菌是：
- 肠道菌，一般为革兰氏阴性需氧菌（最常见）
- 革兰氏阳性菌（较少）

在正常的泌尿道，对膀胱和输尿管移行上皮有特异性黏附因素的大肠埃希菌占 75%～95%。其余的革兰氏阴性尿道病原为其他种类的肠杆菌，特别是克雷伯菌，奇异变形杆菌和铜绿假单胞菌。在革兰氏阳性菌中，腐生性葡萄球菌（Staphylococcus saprophyticus）在细菌尿路感染占分离菌的 5%～10%。不太常见的分离出的革兰氏阳性细菌为粪肠球菌（Enterococcus faecalis）（D 组链球菌）和无乳链球菌（Streptococcus agalactiae）（B 组链球菌），可能是污染，尤其是在单纯性膀胱炎者分离到。

在**住院患者**中，由大肠埃希菌引起的约占 50% 的病例；革兰氏阴性菌如克雷伯菌、奇异变形杆菌、肠杆菌（Pseudomonas）和沙雷菌属等约占 40%；其余病原为革兰氏阳性球菌，如屎肠球菌和腐生葡萄球菌和金黄色葡萄球菌。

分类

尿道炎 细菌（或原虫、病毒、真菌）进入尿道后，可暂时或长期定植于多个尿道周围腺体，在男性为尿道球部和悬垂部，在女性为整个尿道，致使尿道细菌感染发生。性传播病原体如沙眼衣原体（参见第 1542 页），淋病奈瑟菌（参见第 1545 页），阴道滴虫（参见第 1552 页）和单纯疱疹病毒，在男女患者中均为常见病因。

膀胱炎 膀胱炎是膀胱的感染。常见于女性，在其中单纯性膀胱炎的病例通常是由性交（蜜月性膀胱炎）开头。男性的膀胱细菌感染常为复杂性且大多由尿道或前列腺的上行性感染所致，或继发于尿道器械操作。男性复发性膀

胱炎最常见的原因是慢性细菌性前列腺炎。

急性尿道综合征 急性尿道综合征常见于妇女,有排尿困难、尿频和脓尿(排尿困难-脓尿综合征),与膀胱炎相似。但急性尿道综合征患者(不像膀胱炎),尿液细菌培养阴性或菌落计数没有达到传统诊断细菌性膀胱炎的标准。尿道炎是可能的原因,因为致病微生物包括沙眼衣原体(*Chlamydia trachomatis*)和解脲支原体(*Ureaplasma urealyticum*),尿常规培养无法检出。

非感染性原因也被提出,但支持证据不是结论性的,并且大多数非感染性的原因通常会导致很少或没有脓尿。非感染性的可能原因包括解剖异常(如尿道狭窄),生理异常(如盆底肌肉功能障碍),激素失衡(如萎缩性尿道炎),局部外伤,胃肠系统症状和炎症。

无症状菌尿 无症状性菌尿患者的尿培养符合 UTI 标准,但无尿路感染症状或体征。伴或不伴脓尿。由于无症状,细菌尿的发现是高风险的患者进行筛选时或其他原因做尿培养时。

筛选患者无症状性菌尿的适应证为那些有并发症的风险,细菌尿尚未处理。这样的患者包括:

- 孕妇在 12~16 周的妊娠或拖延至第一次产前检查(存在症状性 UTI,包括妊娠时肾盂肾炎;不良妊娠结局,包括低出生体重新生儿和早产的风险)(见 US Preventive Services Task Force Reaffirmation Recommendation Statement)
- 肾移植 6 个月内患者
- 幼儿明显膀胱输尿管反流
- 某些泌尿系统侵袭性操作前,这些操作可能会导致黏膜出血(如经尿道前列腺切除术)

某些患者(如绝经后妇女;良好控制糖尿病;患者持续使用尿路异物,如支架、肾引流管和留置导尿管)往往有持续无症状性菌尿,有时脓尿。然而,这样的患者不宜进行筛选,因为菌尿致复杂性 UTI 的风险低,不需要治疗。此外,在患者留置导尿管,治疗往往不能清除细菌,产生抗生素高耐药微生物。

急性肾盂肾炎 肾盂肾炎是肾实质的细菌性感染,除非特别指明,该定义不能用于描述小管间质性肾病。在女性中,约 20% 的社区获得性菌血症由于肾盂肾炎。肾盂肾炎在尿路正常的男性中并不常见。

95% 肾盂肾炎病例,原因是尿道上行性的细菌感染。虽然梗阻(狭窄、结石、肿瘤、前列腺增生、神经源性膀胱、VUR)是肾盂肾炎的诱因,大多女性肾盂肾炎患者并不存在确定的功能性或解剖性缺陷。在男性中,肾盂肾炎是由于某些功能性或解剖缺陷造成的。膀胱炎本身或解剖异常可导致反流,当输尿管蠕动被抑制(如妊娠期间,或由梗阻、革兰氏阴性菌内毒素导致)时,这种细菌上行风险进一步加强。肾盂肾炎常见于年轻女性和膀胱置管后的孕妇。

不是由细菌上升引起的肾盂肾炎是由血源性传播,由特别有毒生物引起如金葡菌 *S. aureus*,铜绿假单胞菌 *P. aeruginosa*,沙门菌 *Salmonella*,和念珠菌 *Candida*。

受累肾脏常因炎性多形核粒细胞和水肿而发生肿大。感染为局灶性分散分布,起始于肾盂和髓质,以增大的边缘范围向皮质内扩展。细胞介导慢性炎症在数日内出现,可能会形成髓质和皮质下脓肿。感染灶之间的实质组织多为正常。

合并糖尿病、梗阻、镰状细胞病、肾移植肾盂肾炎、念珠菌性肾盂肾炎或止痛剂肾病的急性肾盂肾炎可发生明显的肾乳头坏死。

儿童患者的急性肾盂肾炎常与肾脏瘢痕形成相关,但成人若不伴反流或梗阻时并不能检查到类似的瘢痕。

症状及体征

老年患者及伴有神经源性膀胱或长期留置导尿管的患者可能仅表现为脓毒血症和谵妄症状而没有相关的尿路症状。

因为存在显著的重叠缘故,患者出现的症状可能并不与尿路感染部位相关,但某些普遍化情况仍有帮助。

尿道炎的主要症状是排尿困难,主要在男性患者中,还常有尿道分泌物。分泌物可为脓性,发白或黏液。分泌物的特性,如脓的量,不能可靠地区分淋球菌性和非淋球菌性尿道炎。

膀胱炎:通常为突然起病,典型病例伴有尿频、尿急,少量排尿时即有烧灼感或尿痛。夜尿也属多见症状,伴耻骨上区痛及经常发生下背部痛。尿往往是混浊,镜下(很少肉眼)血尿。也可伴有轻微发热。膀胱肠道瘘、膀胱阴道瘘或气肿性膀胱炎导致的感染可出现气尿(空气通过尿液)。

急性肾盂肾炎:症状可与膀胱炎相同,1/3 的患者有尿频和排尿困难。但典型的肾盂肾炎症状包括寒战、发热、腹部绞痛、恶心、呕吐。若不存在或仅有轻微的腹壁僵硬,有时可触及柔软、肿大的肾脏。感染侧常出现肋脊点压痛。儿童患者的症状常较少且缺乏特征性。

诊断

- 尿液分析
- 尿液培养

尿液培养 对诊断并非必需。诊断需要正确收集尿液,培养到明确的细菌证实。

尿液收集 若疑诊性传播疾病(STD),需在排尿前做尿道拭子进行 STD 检测,然后通过清洁操作和导尿收集尿液。

为获取**清洁中段尿标本**,尿道开口处应先予以温和、无泡的消毒剂清洗,并自然风干。应尽量减少尿流与黏膜的接触,为此可展开女性患者的阴唇、后推未行包皮环切男性患者的包皮。不要留取最初的 5ml 尿液,用无菌容器收集随后的 5~10ml 尿液。

对老年女性(通常较难进行清洁操作)和有阴道流血或分泌物的女性倾向**导尿后留取标本**。若评估内容包括盆腔检查,许多临床医师也倾向留取导尿标本。留置导尿管患者的诊断在其他地方讨论（参见第1952页）。

检测，特别是培养，应在标本采集的2小时内完成；如果不行，标本应冷藏。

尿液检查 显微镜检查：结果虽有一定帮助但不具有确定性。脓尿的定义是非离心尿液标本的白细胞≥8个/μl，相对应于离心沉淀标本的2~5个白细胞/高倍视野。大部分真性感染患者的尿白细胞>10个/μl。不伴脓尿时的菌尿，尤其发现多种不同菌株时，常因取样过程中污染所致。近50%的患者有显微镜下血尿，但肉眼血尿并不常见。需要应用特殊染色来分辨白细胞管型和肾小管管型，前者仅提示存在炎症反应，可出现于肾盂肾炎、肾小球肾炎和非感染性小管间质性肾炎。

脓尿在没有菌和泌尿道感染是可能的，例如如果患者有肾结石、尿路上皮肿瘤、阑尾炎或炎症性肠病或者标本被阴道白细胞污染。有排尿困难和脓尿但没有明显菌尿的妇女称为尿道综合征或排尿困难-脓尿综合征。

试纸法：也常用。新鲜尿标本亚硝酸盐试验阳性（若标本无法得以快速检测，容器中的细菌增殖会削弱结果的可靠性）对UTI具有高度特异性，但此试验的敏感性不高。在尿白细胞>10个/μl条件下，白细胞酯酶试验的特异性较高，同时具有一定的敏感度。对有典型症状的非复杂性感染的成年女性而言，多数临床医师认为显微镜检查和试纸法检测呈阳性已足够；在该类患者中，若已知可能的病原，进行尿培养除了显著增加费用以外并不能对治疗有所改变。

培养：建议在患者的特征和症状提示复杂性UTI或细菌治疗的指征时推荐。常见病例包括以下：

- 怀孕期妇女
- 绝经后妇女
- 男性
- 青春期前的孩子
- 患者有泌尿系统异常或尿道近期进行过有创性操作
- 患者的免疫抑制或明显并发症
- 患者其症状提示肾盂肾炎或败血症
- 复发性尿路感染（≥3/岁）

包含大量上皮细胞样本被污染，不太可能有帮助。培养需要未受污染的标本。早晨标本培养最有可能发现尿路感染。样品在室温下>2小时因持续的细菌繁殖菌落计数会假性升高。培养阳性标准包括从清洁中段尿或导尿标本中获得单株细菌。

无症状性细菌尿的培养阳性标准参照美国传染病学会指南（参阅 Guidelines for the Diagnosis and Treatment of Asymptomatic Bacteriuria in Adults）

- 连续2次清洁尿液（男性仅一次）标本发现同样细菌菌落计数>10^5/ml
- 男性或女性患者，导尿管尿液标本，细菌菌落计数>10^2/ml

对于**有症状的患者**，培养标准是：

- 女性单纯性膀胱炎：>10^3/ml
- 单纯性膀胱炎的妇女：>10^2/ml（这种定量可以提高对大肠埃希菌检测的敏感性）
- 急性单纯性肾盂肾炎的妇女：>10^4/ml
- 复杂性尿路感染的女性：>10^5/ml；或男性或女性导尿标本>10^4/ml
- 急性尿道综合征：>10^2单个细菌株

经由耻骨上膀胱穿刺获得的标本，任何培养阳性结果，无论计数，应该被认为是真阳性。

在中段尿，大肠埃希菌混合菌群为真正的病原体[1]。

少数情况下菌落计数较低时也存在UTI，可能因之前曾用抗生素治疗、尿液过度稀释（比重<1.003）或感染严重的尿流被阻塞所致。重复培养可增加诊断精确度，区分污染还是真的感染。

感染定位 在许多患者中对上尿路和下尿路UTI不可能进行临床鉴别诊断，通常也不建议做检测。当患者有高热、肋脊角压痛、肉眼脓尿且伴有管型时，为肾盂肾炎的可能性较高。鉴别膀胱和肾脏感染的最佳非侵入性方法似为观察对短程抗生素治疗的反应情况。治疗3日后，尿液检查未转阴，应高度考虑肾盂肾炎。

阴道炎的症状可与膀胱炎和尿道炎类似，尿流经过发炎的阴唇时也可造成排尿困难。出现阴道分泌物、阴道异味和性交困难常可鉴别出阴道炎。

其他检查 病情严重的患者常需要检测血细胞计数、电解质、乳酸、血尿素氮、肌酐和血培养来评估脓毒血症情况。对有腹痛和腹部压痛的患者需评估是否有其他急腹症病因。

有排尿困难/脓尿但无菌尿患者应进行STD检测，通常使用尿道和宫颈拭子进行核酸的检测（参见第1540页）。

除非出现以下情况大多数成年人不要求进行结构异常的评估：

- 患者并发肾盂肾炎的次数≥2次
- 感染是复杂的
- 怀疑是肾结石
- 无痛性肉眼血尿或新的肾功能不全
- 发热持续≥72小时

尿道影像学检查包括IVU、超声和CT。有时也可采用排泄性膀胱尿道造影，逆行性尿道造影或膀胱镜检查。对女性症状性膀胱炎或无症状复发性膀胱炎患者而言，进行泌尿科检查并不会有助于治疗，所以不论其是否有症状都不需要常规进行该项检查。儿童尿路感染常需行影像学检查。

[1] Hooton TM, Roberts PL, Cox ME, Stapleton AE. 排泌中段尿培养及在绝经前妇女急性膀胱炎[J]. N Engl J Med, 2013, 369(20): 1883-1891.

治疗

- 抗感染治疗
- 手术治疗（如脓肿引流，矫正潜在结构异常或解除梗阻）

所有形式的有症状细菌性 UTI 的治疗都需应用抗生素。患者伴有严重的排尿困难时，非那吡啶可帮助控制症状直到抗生素发挥作用（通常 48 小时内）。

抗生素的选择应根据患者药物过敏和依从的历史，当地的耐药模式（如果知道），抗生素的可用性和成本，医患双方对治疗失败的风险容忍度。用于诱导抗生素抵抗的倾向也应予以考虑。当尿培养完成后，抗生素应根据培养和药敏结果选择最窄谱药物谱对病原鉴定有效的药物进行调整。

梗阻性尿道疾病、解剖异常和神经病性泌尿生殖系统损害例如脊髓压迫等常需手术矫正。尿路梗阻时以导尿管引流尿液可对尽快控制 UTI 有所帮助。少数情况下肾皮质脓肿或肾周脓肿需手术引流。出现感染性尿液时应尽可能推迟下尿路器械操作。器械操作前应消毒尿液，操作后应用抗生素治疗 3~7 日可预防致命性尿道源性脓毒症。

尿道炎 有症状且性生活活跃的患者在 STD 检测结果未决前要对其进行经验性治疗，经典疗法是头孢曲松 250mg 肌内注射+阿奇霉素 1g/d，1 次口服或多西环素 100mg/d，分 2 次口服，共 7 日。所有 60 日内的性伴也需要进行检测。诊断尿道炎男性应进行艾滋病毒和梅毒检测，根据美国疾病预防和控制中心 2015 年性传播疾病治疗指南要求。

膀胱炎 单纯性膀胱炎的一线治疗是 5 日呋喃妥因 100mg 口服，每日 2 次（如果肌酐清除率<60ml/min 禁用），甲氧苄啶/磺胺甲噁唑（TMP/SMX）160/800mg 口服，每日 2 次×3 日，或磷霉素 3g 口服一次。氟喹诺酮类或 β-内酰胺类抗生素的效果不太理想。如果膀胱炎一两个星期之内再次发生，更广泛的广谱抗生素可选用，进行尿液培养。

复杂性膀胱炎应根据当地的病原体和耐药模式予经验性广谱抗生素治疗，并根据培养结果进行调整。泌尿系畸形必须处理

急性尿道综合征 诊断根据临床表现和尿培养结果。
- 女性排尿困难，脓尿和尿培养单个菌落生长>10^2/ml 应作为单纯性膀胱炎治疗
- 有排尿困难和脓尿，没有菌尿的妇女应该检查性病（包括淋球菌 N. gonorrhoeae 和沙眼衣原体 C. trachomatis）
- 有排尿困难但既无脓尿也没有菌尿女性，不是真性尿道综合征。应进行非感染性原因的排尿困难评估。评估可以包括治疗试验，例如行为疗法（如生物反馈和骨盆肌肉松弛），手术（尿道狭窄），和药物（如激素替代治疗疑似萎缩性尿道炎，麻醉剂，抗痉挛）

无症状性菌尿 通常情况下，合并糖尿病、年龄较大或长期留置导尿管患者中的无症状性菌尿无需治疗。但是，无症状菌尿患者有并发症的危险（参见第 1949 页）应该对任何可治疗的疾病进行处理和给予针对膀胱炎的抗生素治疗。在孕妇，只有少数的抗生素可以安全使用。认为早期妊娠期间口服 β-内酰胺类、磺胺类和呋喃妥因是安全的，甲氧苄啶在第一妊娠周期应避免使用，磺胺类在第三妊娠周期和临近分娩时应避免应用。患者无法治疗阻塞性问题（如结石，反流）可能需要长期抑菌疗法。

急性肾盂肾炎 需要抗生素。如果所有的下列条件都满足，可以口服抗生素门诊治疗：
- 患者预计依从良好
- 患者有免疫力
- 患者无恶心或呕吐或无血容量不足或败血症的证据
- 患者无复杂性尿路感染的因素

如果社区尿路病原体<10%耐药，一线抗生素予环丙沙星 500mg 口服，每日 2 次×7 日，左氧氟沙星 750mg 口服，每日 1 次连续 5 日。第二个选项通常是甲氧苄啶/磺胺甲噁唑（TMP/SMX）160/800mg 口服，每日 2 次×14 日。然而，应参考当地细菌的药物敏感谱，在美国一些地区发现>20% E. coli 对磺胺类耐药。

患者无法接受门诊治疗应住院，并参考当地细菌药物敏感谱选择静脉给药治疗。第一线抗生素通常是肾脏排泄的喹诺酮类如环丙沙星和左氧氟沙星。其他选择如氨苄西林加庆大霉素、广谱头孢菌素（头孢曲松、头孢噻肟、头孢吡肟），氨曲南、β-内酰胺类/β-内酰胺酶抑制剂联合制剂（氨苄西林/舒巴坦，替卡西林-克拉维酸，哌拉西林-他唑巴坦）和亚胺培南-西司他汀，常作为更为复杂（如梗阻、结石、细菌耐药、院内获得性感染）的肾盂肾炎患者或近期有尿路器械操作患者的保留用药。

至热退及其他临床征象改善时才可停止静脉给药。在>80%患者，症状 72 小时内改善。然后开始口服疗法，可以出院并继续完成余下的 7~14 日的治疗过程。对复杂性病例而言，可能需要延长静脉抗生素，总疗程 2~3 周并行泌尿外科手术矫正解剖缺陷。

孕妇肾盂肾炎可以考虑门诊处理，但只有当症状轻微，密切随访方便，（最好）妊娠<24 周妊娠。门诊治疗予头孢菌素（如头孢曲松 1g~2g 静脉注射或肌内注射，然后头孢氨苄 500mg 口服，每日 4 次持续 10 日）。其他一线静脉抗生素包括头孢菌素类、氨曲南或氨苄西林加庆大霉素。如果肾盂肾炎严重，可能包括哌拉西林/他唑巴坦或美罗培南。应尽量避免使用喹诺酮类和 TMP/SMX。因为复发是常见的，一些权威人士建议急性感染缓解后在怀孕的剩余时间和怀孕后 4~6 周，予预防性每天晚上呋喃妥因 100mg 口服或头孢氨苄 250mg 口服。

预防
女性经历≥3 尿路感染/年，推荐行为的措施，包括增加液体摄入量，避免杀精剂和隔膜的使用，不延迟排尿，排便后由前向后餐巾擦拭，避免冲洗，性交后立即排尿。虽然有证据表明，蔓越莓产品可以防止女性尿路感染，但有争议；最佳剂量未知；但有大量的草酸盐（可能增加草酸盐结石的风险），因此，大多数专家不推荐使用蔓越莓产品预防女性症状性尿路感染。（对于进一步的细节参见杰普森等人 2012 年的 Cochrane 评价文章，Cranberries for preventing uri-

nary tract infections。）

如果上述措施均无效,应考虑使用预防性抗生素。通常的选择是连续性和性交后预防服用。

连续的预防:通常开始予 6 个月。若 UTI 在预防治疗 6 个月后时复发,可能需再制订 2 或 3 年的预防计划。抗生素的选择取决于先前感染的易感模式。常用的选项是 TMP/SMX 40/200mg 口服,每日 1 次或 3 次/周,呋喃妥因 50 或 100mg 口服,每日 1 次,头孢氨苄 125～250mg 口服,每日 1 次,磷霉素 3g 口服每 10 日。氟喹诺酮类药物尽管有效,因为抗药性目前广泛存在,不再推荐。妊娠妇女和儿童禁用氟喹诺酮类药物。当肌酐清除率<60ml/min,呋喃妥因禁忌使用。长期使用很少能造成对肺、肝、和神经系统的损害。

性交后预防:妇女如果尿路感染可能与性交有关可能更有效。通常,用于连续预防药物中的一个单次剂量(磷霉素除外)有效。

使用氟喹诺酮类药物的妇女应进行**避孕**,因为这些药物有可能伤害胎儿。尽管顾虑抗生素可能降低口服避孕药的效力,但药代动力学研究中未显示显著或一致的效果。但是一些专家仍然认为口服避孕药的女性在服用上述抗生素期间应选用屏障性避孕措施。

孕妇的 UTI 有效预防措施与非妊娠妇女相似,包括性交后预防。适合的患者包括妊娠期间有急性肾盂肾炎者、妊娠期间有>一次 UTI 或细菌尿的发作(尽管治疗)、妊娠前需要预防复发性 UTI 的患者。

绝经后妇女的抗微生物预防治疗与上述情况相似。另外,在萎缩性阴道炎/尿道炎患者中局部使用雌激素可明显减少复发性 UTI 的发病。

> **关键点**
> - 细菌 UTI 最常见的原因总体上是 *E. coli* 和其他革兰氏阴性肠细菌
> - 不要检测或治疗无症状性菌尿,除了孕妇、免疫功能低下患者,或侵入性泌尿系统操作的过程前
> - 一般来说,考虑复杂性尿路感染行尿液培养,但单纯性膀胱炎不考虑
> - 如果感染复发或为复杂性、疑诊肾结石、无痛性血尿或新发肾功能不全、发热持续≥72 小时等情况,患者需要进行结构异常性的评估
> - 如果可行,UTI 选择抗生素治疗时要考虑当地的耐药谱
> - 尽管予行为预防措施,对于女性≥3 次尿路感染/年,考虑连续或性交后预防性应用抗生素

导管相关性尿路感染

导管相关性尿路感染(CAUTI)是留置导尿管>2 日,细菌培养阳性的 UTI。留置导尿管患者易发生菌尿和尿路感染。患者可无明显症状或可发生败血症。可依据相关症状做出诊断。在旧导管移除,新导管插入后可进行尿液分析和培养。最有效的预防措施是尽量减少不必要的导管插入和尽早拔除导管。

细菌可通过导管插入、导管内腔或外周进入膀胱。导管外周与尿路上皮之间可形成一层生物膜。细菌可进入该生物膜内,使其免于尿液冲刷、宿主防御和抗生素的作用,从而难以被清除。尽管对导管进行绝对无菌的护理,每天仍有 3%～10%留置导管患者出现菌尿。出现菌尿的患者中 10%～25%可发生尿路感染的症状。很少出现脓毒血症症状。尿路感染的危险因素包括长时间留置导管、女性、糖尿病患者、打开封闭系统、未达标准的无菌措施。膀胱留置导管也易诱发真菌性尿路感染。

在女性患者,尿路感染也可发生于导管移除后。

症状及体征

CAUTI 患者没有一些典型的尿路感染(尿痛,尿频)的症状,但他们可能会抱怨需要小便的感觉或耻骨上不适。然而,此类下尿路 UTI 症状,也可以由导管梗阻或膀胱结石所致。引起急性或慢性肾盂肾炎患者也可缺乏尿路感染的典型症状。患者可能具有不典型症状如不适,发热,腰痛,纳差、精神状态改变和败血症症状。

诊断

- 对有症状或败血症危险倾向的患者进行尿液分析和培养

检测是仅在可能需要治疗的患者,包括有症状及败血症的高危人群,如:
- 粒细胞缺乏患者
- 器官移植患者服用免疫抑制剂
- 怀孕期妇女
- 进行泌尿外科手术的患者

诊断性检查包括尿液分析和尿液培养。若怀疑菌血症,应进行血液培养。尿液培养最好在换管后进行(避免培养定植细菌),应用无菌措施直接针刺导管收集标本,使标本污染减少到最小。

女性患者移除导管后 48 小时内推荐进行尿液培养,不管是否出现症状。

治疗
- 抗生素

无症状,低危患者不治疗。症状者和高危患者予抗感染治疗和支持疗法。治疗开始时,应更换导管。经验性抗生素的选择与急性肾盂肾炎一样,有时万古霉素加入治疗方案。随后根据培养和药敏结果,选择最窄谱活性的抗生素。最佳持续时间没有很好地明确,但是 7～14 日是合理的,患者有满意的临床反应,包括全身表现缓解。

近期拔除导尿管后无症状但尿液培养结果诊断尿路感染的患者应该根据培养结果进行治疗。治疗的最佳持续时间尚不清楚。

预防

最有效的预防措施是尽量减少不必要的导尿和尽早拔除导管。严格无菌操作及保持封闭的排泄系统同样可减少

感染的危险。多久甚至是否每日更换留置导管尚未知。间歇性导尿比使用留置导管的风险较小,可能时应采用。预防性抗生素治疗和涂抗生素导管不再推荐应用于长期留置导尿患者。

> **关键点**
> - 长期使用留置导尿管的膀胱会增加菌尿的风险,虽然通常无症状
> - UTI 症状可能表现全身性(如发热、精神状态改变、血压下降),或很少或根本没有尿路感染症状的典型表现
> - 对有症状或败血症危险倾向的患者进行尿液分析和培养(如免疫缺陷患者)
> - 治疗与其他复杂尿路感染相似
> - 只要有可能,应避免使用导管或一有机会予以拔除

慢性肾盂肾炎
(慢性感染性小管间质性肾炎)

慢性肾盂肾炎是肾脏的持续性化脓性感染,几乎仅发生于有显著解剖异常的患者。症状可无或包括发热、乏力、腰痛。通过尿液分析、尿培养和影像学检查进行诊断。治疗方法为应用抗生素和矫正任何结构异常。

通常机制为感染性尿液反流至肾盂。病因包括梗阻性尿道疾病、鸟粪样结石和最常见的输尿管膀胱反流(VUR)。

病理上有萎缩,肾盏畸形及实质组织瘢痕。慢性肾盂肾炎可进展至 CKD。慢性肾盂肾炎患者残余病灶感染可引起菌血症,或在肾移植患者尿道和移植肾引起感染。

黄色肉芽肿性肾盂肾炎(XPN):是一种少见类型,对感染产生异常炎症反应。感染组织的黄色因巨细胞、富含脂质的巨噬细胞和胆固醇结晶而形成。常见肾脏增大、肾周纤维化和粘连到相邻的腹膜后结构。几乎累及单侧,大多发生于有复发性 UTI 史的中年女性。长期尿路梗阻(通常由结石)和感染使风险增加。最常见的病原体是奇异变形杆菌 Proteus mirabilis 和大肠埃希菌 Escherichia coli。

症状及体征

症状和体征往往是模糊,不一致。部分患者有发热,腹部疼痛、不适,或纳差。XPN 中常可触及单侧肿块。

诊断
- 尿液分析和培养
- 影像学

有复发性尿路感染和急性肾盂肾炎病史应考虑慢性肾盂肾炎。然而,大多数患者中,除了儿童有 VUR,没有这样的病史。有时偶然的影像学检查出现典型表现可疑诊慢性肾盂肾炎。因症状模糊不具特异性,常不能明确诊断。

可进行尿液分析、尿培养和常见影像学检查。尿沉渣常缺如,可发现肾脏上皮细胞、颗粒管型,偶可见白细胞管型。蛋白尿几乎总是存在,并且可以在肾病范围如果 VUR 导致广泛的肾损害。两侧肾脏均受累时,可在发生氮质血症前出现尿浓缩能力缺陷和高氯性酸中毒。尿培养可为阴性或阳性,一般为革兰氏阴性菌。

首选影像学检查是超声、螺旋 CT 或 IVU。慢性肾盂肾炎(通常伴反流或梗阻)影像学典型表现是一个大、深、节段性、粗糙的皮质瘢痕延伸至一个或几个肾盏。最常发生于肾上极。肾皮质消失,实质变薄。未受累肾组织呈现局灶节段性增生肥大。严重慢性反流可引起输尿管扩张。尿路结核也可引起类似改变。

在 XPN,尿培养几乎总是奇异变形杆菌 P. mirabilis 或大肠埃希菌 E. coli 生长。CT 成像检测结石或其他梗阻。成像显示肾脏周围延伸的不同程度的无血管肿块。有时,为鉴别癌(如肾细胞癌),需行活组织检查,或肾脏切除组织病理检查。

预后

慢性肾盂肾炎的病程变化差异较大,但是均进展较慢。很多患者在发病 20 年后才引起肾功能不全。急性肾盂肾炎的持续恶化,虽得到控制,但仍可引起肾脏结构和功能的进一步损害。持续性梗阻易伴发肾盂肾炎,同时盆腔内压升高也可直接损害肾脏。

治疗

如果阻塞不能被清除和复发尿道感染一直存在,可用长期抗生素治疗(如甲氧苄啶/磺胺甲噁唑、甲氧苄啶、氟喹诺酮、呋喃妥因),并且可以根据需要无限制。尿毒症或高血压的并发症必须适当治疗。

对于 XPN,应起始给予抗生素治疗以控制局部感染,随后行全肾切除术,祛除所有受累组织。

慢性肾盂肾炎患者在肾移植前需要行肾切除术。

> **关键点**
> - 慢性肾盂肾炎通常会累及有尿液反流进入肾盂(如膀胱输尿管反流、尿路梗阻或鸟肠石结石)的患者
> - 如果有反复急性肾盂肾炎应考虑慢性肾盂肾炎,但诊断往往首先基于影像学偶然发现
> - 进行影像学检查(超声、螺旋 CT 或 IVU)
> - 如果阻塞不能缓解,考虑长期抗生素预防

真菌性尿路感染

真菌性尿路感染主要累及膀胱和肾脏。

念珠菌属是人类的正常共生菌,但也是最常见的病因。念珠菌定植和感染有区别,后者产生组织反应。所有侵袭性真菌(如新型隐球菌、曲霉菌属、毛霉菌属、荚膜组织胞浆菌、芽生菌属、厌酷球孢子菌)均可感染肾脏,作为全身性或播散性真菌感染的一部分。若其单独出现也表示感染。

下尿路 UTI:念珠菌多发生于留置导尿管情况下,特别是应用抗生素治疗之后,虽然念珠菌感染和细菌感染经常同时发生。白色念珠菌性前列腺炎有时可发生于糖尿病患

者,但更常见于器械操作后。

肾脏念珠菌病:通常起源于胃肠道,多由血源性扩散而来。上行性感染也可来源于肾脏造瘘的管道、其他永久性留置装置和支架。高危患者为糖尿病和肿瘤、艾滋病、化疗或使用免疫抑制剂导致的免疫低下者。这些高危住院患者中念珠菌血症的主要来源是血管内留置导管。肾移植结合长期留置导管、应用支架、使用抗生素、吻合处渗漏、梗阻和免疫抑制治疗等多种因素,也使罹患念珠菌感染的危险度增加。

念珠菌感染的**并发症**包括气肿性膀胱炎或肾盂肾炎,肾盂内、输尿管、膀胱内真菌球。膀胱内可形成肠石。可引起上尿路或下尿路梗阻,肾乳头坏死,肾内和肾周脓肿形成。虽有肾功能下降,很少发生严重的肾衰竭除非出现肾后梗阻。

症状及体征

大部分念珠菌尿症患者没有症状。在男性患者中,念珠菌属能否引起症状性尿道炎(轻度尿道瘙痒、排尿困难、水样分泌物)尚无定论。女性患者中念珠菌性尿道炎很少引起排尿困难,但可因尿流与发炎的尿道口周围组织接触而发生排尿困难。

在**下尿路** UTI,念珠菌性膀胱炎可引起尿频、尿急、排尿困难和耻骨上区痛。血尿常见。糖尿病控制不良的患者中可发生气尿和气肿性膀胱炎。真菌球或软结石可造成尿道阻塞的症状。

血源性**肾脏念珠菌**病患者大多缺少肾脏相关症状,但存在对抗生素无效的发热、念珠菌尿和无法解释的肾功能恶化。上行性感染多在输尿管和肾盂产生真菌球组分,造成血尿和梗阻。少数情况下会发生肾乳头坏死或肾内或肾周脓肿,引起疼痛、发热、高血压和血尿。患者也可出现其他部位(中枢神经系统、皮肤、眼、肝、脾)念珠菌病的临床表现。

诊断
- 尿培养
- 组织反应的证据(膀胱炎)或肾盂肾炎

有易感因素,UTI 的症状及念珠菌血症的患者可诊断念珠菌性 UTI。男性患者,在排除其他引起尿道炎的因素后,才考虑念珠菌感染。

诊断念珠菌需通过培养确定,通常为尿培养。目前尚不清楚念珠菌尿到何程度能真正反映念珠菌 UTI 而不是单纯的定植或污染。鉴别念珠菌的感染与定植往往需要组织反应的证据。

通常在有念珠菌尿且出现膀胱炎症或刺激症状、脓尿证据的高危患者中诊断**膀胱炎**。膀胱镜和肾脏、膀胱超声检查可有助于检测软结石和梗阻。

发热、念珠菌尿以及偶有真菌球排出等提示上行性**肾脏念珠菌病**。严重的肾衰竭提示肾后梗阻。尿路影像学检查可有助于评估受累程度。念珠菌的血培养多为阴性。出现无法解释的念珠菌尿时需评估尿路结构异常情况。

治疗
- 只对有症状或高危因素的患者进行治疗
- 氟康唑或为耐药菌予两性霉素 B;有时加氟胞嘧啶

导管的真菌定植无需治疗。无症状性念珠菌尿极少需要治疗。以下情况出现的念珠菌尿需要治疗:
- 有症状的患者
- 中性粒细胞缺乏患者
- 接受肾移植患者
- 正进行泌尿外科操作的患者

若有可能,应拔除尿道支架和 Foley 导尿管。对于有症状的膀胱炎,氟康唑 200mg 口服,每日 1 次进行治疗。对于肾盂肾炎选择氟康唑 200~400mg 口服,每日 1 次。两者均需治疗维持 2 周。对氟康唑抵抗真菌,两性霉素 B 在膀胱炎予 0.3~0.6mg/kg 静脉注射,每日 1 次,持续 2 周;在肾盂肾炎于 0.5~0.7mg/kg 静脉注射,每日 1 次,持续 2 周。

对抵抗性肾盂肾炎,如肾功能正常予氟胞嘧啶 25mg/kg 的口服,每日 4 次;如果肾功能异常,剂量应根据肌酸酐清除率进行调整(参见第 1407 页)。

氟胞嘧啶可有助于根除非白色念珠菌引起的念珠菌尿,但该药作为单一用药时可能会较快出现耐药性。应用两性霉素 B 治疗膀胱刺激症状可能暂时性清除念珠菌尿,但不再作为膀胱炎或肾盂肾炎的治疗指征。即使对念珠菌尿有显著疗效的局部或全身抗真菌疗法,复发仍较常见,并且这种可能性会因导尿管的持续使用而增加。用伏立康唑治疗尿路感染的临床经验不足。

> **关键点**
> - 真菌尿路感染主要影响有尿路梗阻或器械操作或免疫功能低下(包括糖尿病)患者,或两者兼而有之
> - 具有 UTI 一致临床表现和实验室检查结果的高危患者或念珠菌血症者应考虑诊断
> - 只有当患者将接受泌尿系统的操作或有症状、白细胞减少或肾移植者使用抗真菌的药物治疗

258. 阴茎和阴囊疾病

男性外生殖器官的异常会带来心理上的困扰,且有时十分严重。睾丸和阴囊畸形参见第 2259 页。

龟头炎、包皮炎和龟头包皮炎

龟头炎是龟头的炎症;包皮炎是包皮的炎症;龟头包皮炎是两者的炎症。龟头的炎症可分为感染性和非感染性(表 258-1)。经常没有原因。

表 258-1 阴茎炎症的原因

分类	举例
感染性	念珠菌病
	软下疳
	衣原体性尿道炎
	淋球菌性尿道炎
	单纯疱疹病毒感染
	传染性软疣
	疥疮
	梅毒,原发或继发
	毛滴虫病
非感染性	干燥性闭塞性龟头炎
	接触性皮炎
	固定性药疹
	扁平苔藓
	慢性单纯性苔藓
	银屑病
	反应性关节炎*
	脂溢性皮炎

*反应性关节炎可导致浅的无痛性龟头溃疡(环状龟头炎)。

龟头炎常导致包皮炎,包皮环切患者除外。
龟头包皮炎常见病因有:
- 糖尿病
- 包茎(紧,包皮无法上翻)

包茎会影响卫生。包皮下分泌物可能感染厌氧菌,导致炎症。慢性包皮龟头炎增加下列疾病患病的风险:
- 干燥性闭塞性龟头炎
- 包茎
- 嵌顿包茎
- 癌症

症状及体征

常在性交后 2 日或 3 日出现疼痛、刺激症状和包皮下分泌物。随之可出现包茎、浅表溃疡和腹股沟淋巴结病。

诊断
- 临床评估与选择性检查

应询问乳胶避孕套使用史。应检查患者的皮肤以发现累及生殖器的皮肤病变。应检查感染性和非感染性原因,特别是念珠菌病。应检测血糖。

治疗
- 注意卫生和治疗特殊病因
- 有时包皮下冲洗
- 有时包皮环切术

非特异性的卫生措施和针对特异病因的治疗。应清洗包皮下以清除分泌物和碎屑。持续性包茎一旦炎症消退,应考虑作包皮环切术。

阴茎皮肤病变

常见皮肤疾病及感染可导致阴茎皮肤病变(表 258-2)。

表 258-2 导致阴茎皮肤病变的病因

分类	病因
常见皮肤疾病	过敏性和刺激性接触性皮炎
	干燥性闭塞性龟头炎
	原位癌:Queyrat 增殖性红斑,鲍恩病
	固定性药疹
	丘疹鳞屑性或全身性疾病
	银屑病
	鳞状上皮细胞癌
性传播疾病*	软下疳
	生殖器疱疹
	生殖器疣(尖锐湿疣)
	性病肉芽肿
	梅毒
少见的感染性病因	真菌感染
	带状疱疹
	性病性淋巴肉芽肿
	结核

*参见第 1540 页。

干燥性闭塞性龟头炎 该疾病也叫男性硬化萎缩性苔藓,是龟头周围接近顶部的硬化和白色区域,常导致尿道口收缩。本病由慢性炎症所致,可导致包茎、嵌顿包茎或尿道狭窄。治疗予外用药物,包括糖皮质激素,他克莫司,抗生素和抗炎药,但它们的功效有限。严重的病例需要手术。

原位癌 原位癌可包括:
- Queyrat 增殖性红斑
- 阴茎鲍恩病
- 乳头佩吉特病(Paget disease)
- 鲍文样丘疹病

Queyrat 增殖性红斑和阴茎鲍恩病,是生殖器部位有淡红色柔和的色素沉着,边界清楚,通常位于龟头或冠部,常见于未受割礼的男性。

乳房的佩吉特病(与骨骼的佩吉特病不同)是一种罕见的上皮内腺癌,有时可在非乳房区发生,如阴茎。

鲍温样丘疹病表现阴茎体上较小,常为多发性丘疹。

这些疾病认为是上皮内肿瘤或原位癌,需要进行活检。

治疗为5%氟尿嘧啶乳膏、局部切除或激光治疗。应进行密切随访。

阴茎扁平苔藓 该病变是龟头或阴茎体部小丘疹或环状病变,可误认为类天疱疮或多形性红斑。瘙痒常见。

在男性 Penogingival 综合征(外阴阴道牙龈综合征)是侵蚀性扁平苔藓的更严重的形式。它发生在口腔和生殖器黏膜。溃疡可能发生而引起疼痛。

扁平苔藓通常会自行消退。若无症状通常不需要治疗。局部糖皮质激素治疗有助于缓解症状。

阴茎珍珠丘疹 这些丘疹是小、无害血管纤维瘤,出现在阴茎冠如圆顶形或毛发状突起,显示皮肤色。它们也可能出现在阴茎远侧。本病较常见,发生于10%的男性。本病和人乳头瘤病毒无关,但常被误认为生殖器疣。本病无需治疗。

阴茎接触性皮炎 阴茎接触性皮炎已变得更加普遍,与广泛使用乳胶避孕套有关。皮炎显示为红色,瘙痒性病变,有时或裂口。治疗予外用糖皮质激素和使用非乳胶避孕套(但不是自然的避孕套,不提供针对HIV足够的保护)。可首先尝试性的应用一些温和的OTC糖皮质激素,随后中等或高强度的处方制剂。

附睾炎

附睾炎是附睾的炎症,偶可伴有睾丸的炎症(附睾-睾丸炎)。通常发生单侧阴囊疼痛和肿胀。根据体格检查可诊断。治疗包括抗生素、镇痛药和阴囊支托。

病因

细菌性附睾炎 大多数附睾炎(和睾丸-附睾炎)是由细菌感染引起。当炎症累及输精管,则引起输精管炎。当整个精索都被累及,就诊断为精索炎。附睾脓肿、阴囊附睾外脓肿、脓囊肿(鞘膜内积脓)或睾丸梗死罕见。

对<35岁的男性,大多数由性传播病原体引起,特别是淋球菌或沙眼支原体,以尿道炎开始。>35岁者大多数情况下是由于革兰氏阴性大肠埃希菌,通常发生在有泌尿系统异常、留置导管或最近行泌尿外科手术者。

在美国结核性附睾炎、梅毒瘤现已罕见,除非是免疫功能受损(如HIV感染)的患者。

非细菌性附睾炎 病毒(如巨细胞病毒感染)及真菌(如放线菌病、酵母菌病)引起的附睾炎在美国比较罕见,除非免疫缺陷(如HIV感染)。非感染性附睾炎和睾丸-附睾炎可由尿液逆行反流入附睾的化学性刺激引起,可发生于Valsalva 动作(如提举重物)或局部外伤后。

症状及体征

细菌性和非细菌性附睾炎都可表现为阴囊疼痛。疼痛可较严重,有时放射至腹部。细菌性附睾炎患者还会出现发热、恶心或尿路症状。若病因是尿道炎,还有尿道排出物。

体检发现患侧附睾整个或部分肿胀、变硬、红斑及明显触痛,有时会累及邻近的睾丸。脓毒血症常伴有发热、心动过速、低血压和中毒症状。

诊断

- 临床评估
- 尿道拭子、尿培养

发现附睾的肿胀与压痛可直接诊断附睾炎。但除非现有检查已明确局限于附睾,应考虑睾丸扭转可能,特别是<30岁患者,应行彩色多普勒超声检查。若病因不明或疾病再发,应行泌尿生殖系统的检查。

> **经验与提示**
>
> - 急性阴囊疼痛的男性,应排除睾丸扭转,除非确实局限于附睾

尿道炎提示性传播性病原体感染,可采用尿道拭子查淋球菌和衣原体培养或PCR检查。另外,还可行尿培养以明确病原体。对非细菌性附睾炎,尿液分析和尿液培养为阴性。

治疗

- 抗生素
- 支持治疗

治疗包括卧床休息、阴囊支托(如站立时三角绷带)减少往复移动、减少冲撞、阴囊冰敷、抗炎止痛和口服广谱抗生素治疗,如环丙沙星500mg口服,每日2次或左氧氟沙星500mg口服,每日1次,持续21~30日。也可使用多西环素100mg,每日2次或甲氧苄啶/磺胺甲噁唑双倍强度(160/800mg)口服,每日2次。

如果怀疑有败血症,知道感染微生物及其药敏之前,可静脉用氨基糖苷类,如妥布霉素1mg/kg,每8小时1次或第三代头孢菌素如头孢曲松1~2g/d 静脉注射。

脓肿和脓囊肿通常需要外科引流。

继发于难治性慢性尿道炎或前列腺炎的复发性细菌性附睾炎,有时做输精管切除术有效。有时慢性附睾炎行附睾切除术,但不能缓解症状。

持续留置导尿的患者,容易发生复发性附睾炎和睾丸-附睾炎。耻骨上膀胱造口或制订自行导尿方案可能有效。

非细菌性附睾炎的治疗与上述一般方案类似,但不提倡抗生素治疗。局麻下作精索神经阻滞,可缓解严重的持续发作患者的症状。

> **关键点**
> - 附睾炎的最常见的原因是细菌：在年轻男性和青少年是淋病奈瑟菌和沙眼衣原体，在老年男性为革兰氏阴性杆菌大肠菌群
> - 触痛影响到附睾及睾丸
> - 临床诊断附睾炎应排除睾丸扭转，如果有必要行彩色多普勒超声
> - 大部分患者使用抗生素［如门诊予氟喹诺酮、多西环素或复方磺胺甲噁唑（TMP/SMX）］和治疗疼痛

睾丸炎

睾丸炎是睾丸的感染，通常是由腮腺炎病毒引起。症状为睾丸疼痛和肿胀。根据临床表现诊断。主要是对症治疗。若有细菌感染依据则予抗生素治疗。

孤立性睾丸炎（如感染仅局限于睾丸）基本上都是病毒感染，大多数为腮腺炎病毒引起。其他少见的原因包括先天性梅毒、结核、麻风病、埃可病毒感染、淋巴细胞性脉络丛脑膜炎、柯萨奇病毒感染、感染性单核细胞增多症、水痘和B族虫媒病毒感染。大多数细菌性睾丸炎是严重的细菌性附睾炎延伸到睾丸（附睾睾丸炎）的结果。

睾丸炎（orchitis）见于20%～25%感染腮腺炎病毒的男性患者，80%的病例发生于<10岁的患者。2/3的病例为单侧性，1/3为双侧性。60%的腮腺炎病毒睾丸炎患者会发生单侧睾丸萎缩。睾丸萎缩与生育力或睾丸炎的严重程度无关。本病不增加肿瘤的发生率，但1/4单侧腮腺炎病毒睾丸炎患者和2/3双侧患者的生育能力降低。

症状及体征

腮腺炎病毒感染致腮腺肿胀4～7日，即可发生单侧睾丸腮腺炎。约30%患者可在1～9日内波及另一侧睾丸。会出现不同程度的疼痛。除了睾丸疼痛和肿胀外，还会出现全身性症状，如全身不适、发热、恶心、头痛和肌痛。睾丸检查可发现睾丸触痛、肿大、硬结和阴囊皮肤水肿和红斑。

其他感染源也会产生相似的症状，发病速度和疾病的严重程度与其致病原有关。

诊断
- 临床评估与选择性检查
- 彩色多普勒超声以排除其他急性阴囊病变

病史和体格检查有助于睾丸炎的诊断，需要迅速应用彩色多普勒超声检查，将睾丸炎与睾丸扭转及其他原因引起的睾丸疼痛和肿胀相鉴别。

腮腺炎病毒可用血清免疫荧光抗体检测证实。其他病原感染可用尿培养或血清学检查明确。

治疗
- 止痛剂
- 如果细菌感染予抗生素

若排除细菌感染，给予支持治疗，如镇痛药、热敷或冰敷即可。若是细菌感染（一般引起附睾-睾丸炎），应选用合适的抗生素治疗。

应泌尿外科随访。

阴茎纤维性海绵体炎病

阴茎纤维性海绵体炎是海绵体鞘的纤维化引起包绕海绵体的筋膜挛缩，造成勃起阴茎弯曲和勃起疼痛。

本病见于成年男性。病因不明，可能与掌腱膜挛缩相似，与以往外伤有关，可能是在性交时。挛缩往往造成勃起阴茎弯向患侧，有时造成勃起疼痛，可能妨碍性交插入。纤维化可扩展到海绵体，使远处发生肿胀。

诊断通常根据临床表现。勃起的阴茎超声等其他检查可用于明确纤维化。

经过数月病情可能会自行缓解。轻度阴茎纤维性海绵体炎病并不引起性功能障碍，无需治疗。

治疗
- 某些患者口服维生素E、维生素K和氨基苯甲酸盐
- 手术更换纤维化的补片移植
- 局部注射维拉帕米、强效糖皮质激素或溶组织梭菌胶原酶
- 超声或放射治疗或再造修复术

治疗效果难以预测。某些患者口服维生素E、维生素K和氨基苯甲酸盐可能有效。手术切除纤维组织和代之以补片可能有效，也有可能会形成瘢痕加重病情。局部注射维拉帕米或强效糖皮质激素可能有效，但口服糖皮质激素无效。为伴随有可触知的斑块>30°的阴茎弯曲，也可以单次或多次斑块注射溶组织梭菌胶原酶，随后手工阴茎重构。

超声治疗可加速血运，减轻瘢痕的继续形成。放射治疗虽可减轻疼痛，但进一步加重组织损伤。为改善阴茎功能，可植入假体，但需要补片使阴茎直立。

包茎和嵌顿性包茎

包茎是不能缩回包皮。当包皮回缩至龟头和阴茎后可出现嵌顿包茎，须急症处理。

包茎 包茎在儿童期是正常现象，通常在5岁左右缓解。在没有并发症如龟头炎、尿路感染、尿道口梗阻、无反应的皮肤病或怀疑肿瘤时可不必治疗。

0.05%倍他米松软膏每日2次或3次涂抹于包皮顶部和龟头周围区域为期3个月，可有效。用两个手指轻轻地伸展包皮，或使阴茎直立2～3周，注意防止发生嵌顿包茎可能成功。如果保守治疗无效，包皮环切术是最佳选择。

对成年人而言，包茎可能会导致龟头炎或引起长期刺激，增加尿路感染的机会。UTI，阴茎癌，艾滋病和性传播疾病的风险增加。包皮环切是最常用的治疗方法。

嵌顿包茎 当包皮回缩至龟头和阴茎后可出现嵌顿包茎。包皮回缩可能由于插导尿管或行体格检查所致。若回缩的包皮较紧，就像止血带一样引起龟头肿胀，既阻止包皮回到其正常位置，又加重了收缩。

> **经验与提示**
> - 一定要记住，尿道插管后回复包皮

本病应被视为急症，因为收缩可迅速引起血管紊乱和阴茎体坏死。用手对龟头周围进行紧密压缩有助于缓解水肿，并能使包皮回复至其正常位置。若无效，在局麻下背部纵切有助于暂时缓解症状。当水肿缓解后，进行包皮环切术。

睾丸扭转

睾丸扭转是由于睾丸旋转而使其血供受压引起的急症。症状包括急性阴囊疼痛和肿胀、恶心和呕吐。根据体格检查可诊断，彩色多普勒超声可确诊。治疗为迅速手法扭转矫正，然后手术干预。

睾丸鞘膜和精索的发育异常可导致睾丸与睾丸鞘膜的不完全固定（睾丸钟摆畸形，图258-1）。这种异常使睾丸易于自发或在创伤后发生旋转。这些异常出现于约12%的男性。扭转最常发生于12~18岁，婴儿是第二个发病高峰。在>30岁的男性不常见。左侧睾丸发生扭转较多。

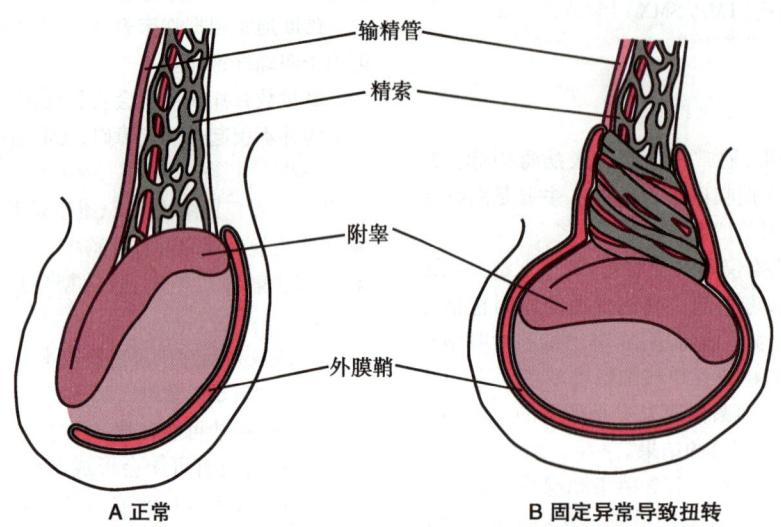

图258-1 睾丸固定异常导致的扭转。 通常，睾丸的前2/3被鞘膜所包绕，其中液体可聚集。睾丸鞘膜与睾丸的后外侧面相连，从而限制其在阴囊内运动。当固定点过高（前部或头侧），睾丸可自由运动，并可能发生扭转。A. 固定点正常。B. 固定过高，允许睾丸横向旋转，导致扭转

症状及体征

即刻出现的症状包括迅速发生的局部疼痛、恶心和呕吐，然后是阴囊水肿和硬结。可出现发热和尿频。睾丸有触痛，可提升并呈横位。对侧睾丸也可呈横位，因为解剖异常通常是双侧。患侧通常提睾反射消失。有时睾丸扭转可自行缓解，之后的复发表现为一种轻度的急性症状。通常情况下，每次发作疼痛的出现与消失都非常迅速。

诊断

- 临床评估
- 多普勒超声检查

必须马上识别扭转。附睾炎也可出现相似的症状。附睾炎疼痛和肿胀不很急，开始就位于附睾。但是，两种情况下都会出现肿胀与压痛，使得扭转与附睾炎难以鉴别。临床诊断足以着手进行治疗。

诊断不明立即行影像学检查，可选阴囊彩色多普勒超声检查。放射性核素阴囊扫描也可诊断，但耗时较长，较少进行。

治疗

- 手法扭转矫正
- 手术治疗：若扭转矫正失败，应迅速进行手术

当最初的检查高度怀疑睾丸扭转时，应该迅速手法扭转矫正，不必行影像学检查，成功率不一。由于睾丸通常向内扭转，为了矫正应向外旋转睾丸（如对左侧睾丸，当从前方看时，扭转为顺时针方向）。为了矫正扭转，可能需要进行不止一次的旋转，根据疼痛的缓解情况进行操作。

若扭转矫正失败，应迅速进行手术，因为只有在几个小时内进行探查才能挽救睾丸。睾丸的存活率在6~8小时可为80%~100%，而在12小时则迅速降至0。对侧睾丸也固定是为了防止在该侧扭转。当手动复位成功后，择期行双侧睾丸固定术。

> **关键点**
>
> - 睾丸扭转导致迅即出现的症状包括迅速发生的阴囊疼痛、恶心和呕吐，然后是阴囊水肿和硬结
> - 无论是尿频、发烧不能排除睾丸扭转，但提睾反射通常不存在
> - 治疗患者基于临床发现；对于模棱两可的情况应行影像学检查
> - 向外旋转受累睾丸，如果没有成功，安排立即手术

尿道狭窄

尿道狭窄是指阻碍前尿道的瘢痕形成。

尿道狭窄可以是：

- 先天性
- 获得性

任何造成尿道上皮细胞或海绵体损伤的因素均能导致获得性尿道狭窄。

常见原因包括：
- 外伤
- 性传播疾病如淋病
- 原因不明（特发性狭窄）

其中，最常见的病因为外伤，如骑跨伤与偶然的医源性损伤（创伤性内镜检查或置管后）。

不太常见的原因包括：
- 苔藓样硬化
- 尿道炎（常为慢性的或未经治疗的）

症状及体征

一般不出现症状，直到尿路管腔明显变窄。狭窄可使排尿分流，梗阻性排尿症状（如尿流弱、尿踌躇、尿不尽）或反复 UTI（包括前列腺炎）。

尿道憩室有可能出现，有时伴有脓肿形成，偶尔形成瘘管，尿外渗到阴囊及会阴部。

诊断

- 逆行尿路造影或膀胱镜检查

当导尿困难时应怀疑尿道狭窄。男性逐渐出现尿路梗阻或反复的尿路感染时，尤其对伴有高危因素或较年轻患者，也应考虑尿道狭窄。尿道狭窄一般通过逆行尿路造影或膀胱镜检查确诊。

治疗

- 扩张或尿道内切开术
- 自我导尿
- 开放尿道成形术

根据尿路梗阻的类型选择治疗方法。通常采用尿道扩张与内镜治疗（尿道内切开术）。但是，某些类型的狭窄（复杂性狭窄如长时间、反复发作或开始治疗后仍持续存在），应避免尿道扩张与内镜治疗，可指导其自行进行每日的导尿。

如果狭窄位于局部且是引起疾病反复发作的病因可行开放式尿道成形术。

第十九篇

妇产科学

259. **接诊妇科患者** 1963
    David H. Barad, MD, MS
    全面妇科评估 1963

260. **妇科疾病症状** 1966
    David H. Barad, MD, MS
    盆腔包块 1966
    盆腔疼痛 1966
    阴道出血 1969
    阴道瘙痒和排液 1971

261. **妇科良性疾病** 1974
    S. Gene McNeeley, MD
    附件扭转 1974
    巴氏腺囊肿 1974
    卵巢良性包块 1975
    宫颈肌瘤 1976
    宫颈息肉 1976
    宫颈狭窄 1976
    Skene 管囊肿 1977
    子宫腺肌症 1977
    外阴子宫内膜异位症 1978
    外阴包含物和表皮囊肿 1978

262. **乳腺疾病** 1978
    Mary Ann Kosir, MD
    乳腺癌 1979
    乳腺肿块 1987
    乳腺痛 1988
    乳头溢液 1988
    乳腺分叶状肿瘤 1990

263. **阴道炎、宫颈炎和盆腔炎** 1990
    David E. Soper, MD
    阴道炎概述 1990
    细菌性阴道病 1992
    念珠菌性阴道炎 1992
    炎性阴道炎 1993

子宫颈炎 1993
盆腔炎 1994

264. **盆底松弛综合征** 1996
    S. Gene McNeeley, MD
    膀胱膨出、尿道膨出、肠疝和直肠膨出 1997
    子宫脱垂及阴道膨出 1997

265. **子宫内膜异位症** 1998
    James H. Liu, MD

266. **女性生殖内分泌学** 2001
    Jennifer Knudtson, MD, and Jessia
        E. McLaughlin, MD
    女性生殖内分泌学 2001

267. **月经异常** 2004
    JoAnn V. Pinkerton, MD
    闭经 2004
    功能失调性子宫出血 2011
    痛经 2014
    盆腔瘀血综合征 2015
    多囊卵巢综合征 2015
    卵巢早衰 2016
    经前期综合征 2018

268. **不孕症** 2019
    Robert W. Rebar, MD
    精液异常 2020
    宫颈黏液异常 2021
    卵巢储备功能降低 2022
    排卵功能障碍 2022
    输卵管功能异常和盆腔病变 2023
    不明原因的不孕 2024
    辅助生育技术 2024

269. **绝经** 2025
    Margery Gass, MD

270. **妇科肿瘤** 2027
　　Pedro T. Ramirez, MD, David M. Gershenson, MD, and Gloria Salvo, MD
　　　宫颈癌　2028
　　　子宫内膜癌　2031
　　　输卵管癌　2033
　　　滋养细胞疾病　2033
　　　卵巢癌　2035
　　　子宫肉瘤　2038
　　　阴道癌　2039
　　　外阴癌　2040

271. **子宫肌瘤** 2041
　　David G. Mutch, MD, and Scott W. Biest, MD

272. **计划生育** 2043
　　Penina Segall-Gutierrez, MD, MSc, Emily Silverstein, MD, Daniel R. Mishell, Jr., MD and Laura Sech, MD
　　　避孕概述　2044
　　　口服避孕药　2045
　　　避孕贴剂和阴道避孕环　2047
　　　孕激素注射剂　2047
　　　皮下埋植　2048
　　　屏障避孕　2048
　　　宫内节育器　2049
　　　基于生育意识的避孕方法　2050
　　　紧急避孕　2051
　　　绝育手术　2051
　　　人工流产（终止妊娠）　2052

273. **女性性功能障碍** 2053
　　Rosemary Basson, MD
　　　性趣/性欲障碍　2056
　　　性唤起障碍　2057
　　　性高潮障碍　2057
　　　阴道痉挛　2057
　　　性交痛　2058
　　　诱发性外阴前庭痛　2059
　　　持续性性兴奋综合征　2059

274. **家庭暴力和强奸** 2060
　　Erin G. Clifton, MA, and Norah C. Feeny, PhD
　　　强奸受害者的医学检查　2060
　　　家庭暴力　2062

275. **产前遗传咨询和评估** 2063
　　Jeffrey S. Dungan, MD
　　　产前遗传咨询　2063
　　　遗传学评估　2064

276. **接诊孕妇和产前检查** 2068
　　Haywood L. Brown, MD
　　　妊娠和产前发育　2068
　　　妊娠生理　2069

277. **妊娠期症状** 2072
　　R. Phillips Heine, MD, and Geeta K. Swamy, MD
　　　孕早期盆腔疼痛　2072
　　　孕早期阴道流血　2075
　　　孕早期恶心呕吐　2076
　　　孕晚期下肢水肿　2078
　　　孕晚期阴道流血　2079

278. **正常妊娠与分娩** 2081
　　Haywood L. Brown, MD
　　　正常分娩的处理　2081
　　　胎儿监护　2083
　　　正常分娩的处理　2084

279. **孕期用药** 2087
　　Ravindu Gunatilake, MD, and Avinash S. Patil, MD

280. **妊娠并发症** 2092
　　Lara A. Friel, MD, PhD
　　　妊娠贫血　2092
　　　妊娠期缺铁性贫血　2093
　　　妊娠期叶酸缺乏性贫血　2093
　　　妊娠期血红蛋白病　2093
　　　妊娠期哮喘　2093
　　　妊娠期自身免疫疾病　2094
　　　妊娠期抗磷脂综合征　2094
　　　妊娠期免疫性血小板减少性紫癜　2094
　　　妊娠期重症肌无力　2094
　　　孕期类风湿关节炎　2094
　　　妊娠期系统性红斑狼疮　2094
　　　妊娠期癌症　2095
　　　妊娠期发热　2098
　　　妊娠期子宫肌瘤　2098
　　　妊娠合并心脏病　2099
　　　瓣膜狭窄和关闭不全　2100
　　　妊娠期其他心脏病　2100
　　　妊娠期肝病　2100
　　　妊娠期高血压　2101
　　　妊娠期感染类疾病　2102
　　　妊娠期肾功能损伤　2103

妊娠期癫痫　2103
妊娠期需要手术的疾病　2104
妊娠期血栓栓塞性疾病　2104
妊娠期甲状腺疾病　2104
妊娠期尿路感染　2105

281. **异常妊娠**　2106
　　Antonette T. Dulay, MD
　　胎盘早剥　2106
　　宫颈功能不全　2107
　　羊膜腔感染　2107
　　异位妊娠　2108
　　胎儿骨髓成红细胞增多症　2110
　　妊娠类天疱疮　2111
　　妊娠剧吐　2111
　　羊水过多　2112
　　羊水过少　2113
　　前置胎盘　2113
　　子痫前期和子痫　2114
　　妊娠期瘙痒性荨麻疹性丘疹和斑疹　2116
　　自然流产　2117
　　复发性流产　2118
　　流产合并感染　2118
　　死产　2119
　　前置血管　2119

282. **高危妊娠**　2120
　　Raul Artal, MD
　　高危妊娠概述　2120

妊娠期并发症的危险因素　2123
接触汞　2125
新生儿遗传或先天性疾病史　2125

283. **异常分娩和分娩并发症**　2126
　　Julie S. Moldenhauer, MD
　　阴道手术助产　2126
　　引产　2126
　　剖宫产　2127
　　羊水栓塞　2127
　　胎儿难产　2128
　　子宫内翻　2129
　　多胎妊娠　2129
　　胎盘植入　2129
　　产后出血　2130
　　过期妊娠　2131
　　胎膜早破（PROM）　2131
　　早产　2132
　　产程延长　2133
　　脐带脱垂　2133
　　子宫破裂　2134

284. **产后护理和相关疾病**　2134
　　Julie S. Moldenhauer, MD
　　产后护理　2134
　　乳腺炎　2136
　　产褥期子宫内膜炎　2136
　　产后肾盂肾炎　2138
　　产后抑郁症　2138

259. 接诊妇科患者

全面妇科评估

　　大多数妇女都需要完整的病史、体格检查和妇科检查，寻求全面预防性健康服务的妇女更是如此。

　　在评估诸如盆腔疼痛、阴道出血和阴道排液之类的问题时，有必要做妇科检查。妇女需要定期做妇科检查，可由妇科医生、内科医生或家庭医生来完成，建议年龄>18岁的女性或有性生活的女性每年做一次妇科检查。

　　许多妇女希望由妇科医生提供全面健康服务和妇科健康服务。全面体检包括咨询全身健康状态、并常规筛查下列项目：

- 高血压
- 血脂异常
- 糖尿病
- 抑郁症
- 吸烟
- 饮酒
- 吸毒

　　如想了解更多信息，可查询 Well-Woman Task Force: Components of the Well-Woman Visit (http://journals.lww.com)。

病史

　　妇科病史包括描述患者就诊的原因（主诉、现病史）、月经史、生育史、性生活史以及妇科症状、疾病和治疗史。

当前症状 通过开放性提问，辅以如下方面的特定问题来获得：
- 盆腔痛（部位、持续时间、特征、程度、激发和缓解因素）
- 异常阴道出血（出血量、持续时间、与月经周期的关系）
- 阴道排液（颜色、气味、黏稠程度）、阴道炎症或合并存在

生育年龄的患者还要询问与妊娠有关的症状（如晨吐、乳腺触痛、月经推迟）。

月经史 包括以下内容：
- 初潮的年龄
- 经期天数
- 月经间隔时间及规律性
- 末次月经（LMP）时间
- 前次月经时间（前次月经周期，或 PMP）
- 出血的颜色及出血量
- 月经期的任何症状（如腹部绞痛、大便稀薄）

通常月经量中等、暗红色，持续时间 5（±2）天，月经周期为 21～35 日；平均失血量为 30ml（范围为 13～80ml）；月经第 2 日出血最多。浸透的月经垫或月经棉塞所吸的血有 5～15ml。绞痛通常发生在月经前和月经的第 1 日。无痛、量少和色深的阴道出血，经期过短或过长，或者间隔时间不规则，这提示没有排卵（无排卵）。

生育史 包括所有妊娠、既往异位妊娠或葡萄胎的时间和结局。

性生活史 需通过非常专业、同时没有偏见的方式获取如下：
- 性生活频率
- 性伙伴人数及性别
- 避孕情况
- 不安全性交
- 性生活效果（如愉悦、性高潮、性交痛）

既往妇科病史 包括以前的妇科症状（如疼痛）、体征（如阴道出血、排液）、已知的诊断和各种检查结果。

应该常规**筛查家庭暴力**。方法包括问卷调查表和由员工或医生主导的直接会谈。在不承认遭受虐待的患者中，下列信息可能提示曾经遭受虐待：
- 受伤原因解释不一致
- 不积极寻求治疗
- 异常躯体主述
- 精神症状
- 经常看急诊
- 头部或颈部受伤
- 曾分娩低出生体重儿等

体格检查

检查者应该向患者说明检查的内容，包括乳腺、腹部和盆腔。

做盆腔检查时，患者仰卧在检查床上，两腿放在脚镫上，通常用大单盖住患者。通常需要一个人在旁边陪伴，尤其是检查者为男性时，陪伴者也可以提供一些帮助。

盆腔检查包括以下内容：
- 外阴检查
- 窥器检查
- 双合诊
- 直肠检查（有时需要）

盆腔检查的指征是：
- 患者有症状（如盆腔痛）
- 患者无症状但有特殊要求（如需要宫颈癌筛查）

有些专家推荐对于 <21 岁的女性只在有医学指征时行盆腔检查，而对 ≥21 岁的女性则每年做一次盆腔检查。但是，对于无症状、低危患者而言，尚无证据支持或反对盆腔检查。因此，对这类患者而言，多久行盆腔检查合适，应该由相关医务人员与患者商量后决定。

外阴检查：检查阴部和阴毛，以了解有无病变、毛囊炎和阴虱。检查会阴部，以了解有无充血、水肿、抓痕、异常色素沉着和病变（如溃疡、脓疱、结节、疣和肿瘤）。应当注意先天性畸形或女性割礼导致的器质性疾病。阴道 <3cm 提示可能遭受了阴部扣锁，是女性割礼的一种严重类型。

接下来检查阴道口，用拇指和示指触摸了解有无巴氏腺囊肿或脓肿。检查到阴唇时要求患者蹲下，检查者检查阴道口了解有无盆腔松弛的体征：前壁膨出（提示有膀胱脱垂）、后壁膨出（提示有直肠脱垂）以及宫颈位置朝阴道口方向移动（提示子宫脱垂）。

窥器检查 在使用窥器检查前，先让患者大腿和臀部放松并做深呼吸。

有时需要用热垫温暖窥器，在放置前应该让窥器变湿。或者涂抹润滑剂，尤其当阴道干燥时。如果打算做宫颈巴氏涂片（Pap）检查或宫颈分泌物培养，应该用温水浸湿窥器。传统的做法是不用润滑油，但现代有水剂润滑剂，可以增加患者舒适度。

戴上手套，将一只手指放入阴道内以确定宫颈的位置。随后，两个手指下压阴道后壁（会阴体）撑开阴道后，采用窥器叶垂直的方式（在 1 点和 7 点）把窥器放入阴道内。窥器朝向宫颈完全放入，再旋转窥器，使窥器柄朝下，轻轻打开窥器；后退窥器以便看到宫颈。

看到宫颈后，应该调整窥器的位置使后叶片比宫颈深（在后穹窿），轻轻抬高前叶使放在宫颈上（在前穹窿）。检查者应该小心打开窥器前叶，动作轻柔，避免张开窥器时夹痛阴唇或会阴。

正常情况下，宫颈呈粉红色、发亮、没有分泌物。

用刷子和塑料刮铲从宫颈管和宫颈外口提取标本做巴氏涂片检查，或用宫颈取样器同时刷取收集宫颈管和移行带的细胞；经液体漂洗刷子和塑料刮铲后产生的细胞悬液将用来寻找癌细胞和人乳头瘤病毒。自宫颈管采集用于检测性传播疾病（STD）的标本。取出窥器时，注意不要让窥器的叶片夹痛阴唇。

双合诊 在双合诊检查前，先让患者大腿和臀部放松并做深呼吸。

把优势手的示指和中指置入阴道，放在宫颈的正下方。另外一只手放在耻骨联合上轻轻地下压，以确定子宫的大小、位置和质地，如有可能，也应确定卵巢的大小、位置和

质地。

正常情况下,子宫大小约为6cm×4cm,呈不同程度的前倾位(前倾)。也可能向后倾斜(后倾)一定的角度。子宫也有一定角度的前屈或后屈。子宫活动且光滑,不规则提示有子宫肌瘤(平滑肌瘤)。

正常情况下,年轻女性的卵巢大小约为2cm×3cm,绝经后妇女的卵巢摸不到。摸到卵巢时患者有轻度恶心和压痛属于正常反应。

当轻轻地把宫颈从一边推到另一边时,如果有严重的压痛(宫颈举痛)提示有盆腔炎。

直肠检查做完双合诊后,检查者把示指放在阴道里,中指放在直肠里,触摸直肠阴道隔。

儿童 应根据儿童的性心理发育情况对检查做调整,检查内容通常仅限于外阴。年幼的孩子可以坐在妈妈的大腿上检查。年长的孩子检查时可采取膝胸位或屈膝侧卧位。可以收集阴道分泌物做检查和培养。

有时可以用一根细导管连接装有生理盐水的注射器,可以收集阴道冲洗液。如果需要做宫颈检查,就要用带光导纤维的阴道镜、膀胱镜或能用盐水灌洗的可弯曲的宫腔镜。

儿童的盆腔包块可以在触摸腹部时被发现。

青少年:如尚未开始性生活,其检查与儿童类似。

有些专家推荐,对于<21岁的患者,只在有医学指征时进行检查(如患者有持续性、有症状的阴道排液时)。

所有性生活活跃的女孩或虽目前无活跃性生活但曾患性传播疾病的女孩,都应行盆腔检查。但是,临床医生通过尿检或阴道棉签取样就可以查出性传播疾病,而不必行窥器检查。

性生活活跃的女孩应每年筛查衣原体和淋菌感染情况。

评估青春期状态。

看诊时,适当提供避孕信息,推荐人乳头瘤病毒(HPV)疫苗。临床医生应允许女孩说出个人隐私方面的担忧(如避孕、安全的性生活、月经相关问题)。

辅助检查

有症状时做才做检查。

妊娠试验 大多数有妇科症状的育龄期妇女需要做妊娠试验。分析尿液中的人绒毛膜促性腺激素β亚单位(β-hCG)具有很高的特异性和灵敏度;受孕1周内就可以为阳性。血液分析也具有很高的特异性及更高的灵敏度。

宫颈癌筛查用于宫颈癌筛查的检测项目包括:
- 巴氏涂片
- 人乳头瘤病毒(HPV)检测

有宫颈癌征象时做巴氏涂片以获得宫颈细胞标本,该份标本也可用于检测人乳头瘤病毒。大多数女性定期做巴氏涂片。(参见网站 www.cdc.gov 上针对一般风险女性的宫颈癌筛查指南)。

- 21~30岁者:通常每3年一次巴氏涂片检测(一般不推荐HPV检测)
- 30~65岁者:如果仅查巴氏涂片,则每3年一次;如果联合筛查巴氏涂片与HPV,则每5年一次(更多用于有宫颈癌高危因素的女性)
- 65岁以上者:如果过去10年的检测结果都正常,则无需再做筛查

如果有了新的性伴侣,则应复查巴氏涂片;对于有多位性伴侣的女性,筛查应持续进行。

对于有特定指征的女性(如HIV感染),筛查应加强,应在更年轻的时候就启动筛查。

显微镜检查阴道分泌物 该检查对确定阴道感染的原因(如滴虫病、细菌性阴道病及酵母菌感染)有帮助。

微生物学检查 如果患者有症状或危险因素,也可以用培养或分子检测方法(如PCR)分析标本以寻找某种特定的STD病原体(如淋病奈瑟菌,沙眼衣原体)。在某些单位,这些分析已成常规做法。取样自泌尿生殖系统,包括取自宫颈管(巴氏涂片时的取材)与尿液。(参考美国预防服务实践指南网站上与淋菌、沙眼衣原体感染筛查相关的内容 www.uspreventiveservicetaskforce.org)。

宫颈黏液检查 受过训练的检查者所做的床旁检查宫颈黏液可以提供与月经周期和激素状况有关的信息,这些信息可能对评价不育和排卵时间有帮助。

标本放在玻片上晾干,然后在显微镜下评估结晶程度(蕨样),它反映了循环雌激素水平。排卵前宫颈黏液清,量多,有大量蕨样结晶,其原因是雌激素水平高。排卵后变得稠厚,蕨样结晶几乎没有。

影像学检查 怀疑有包块或其他病变时需要做超声检查,超声检查可以在办公室做,可以用经阴道探头或腹部探头。MRI有很高的特异性,但是价格太贵。通常不需要CT,因为它不够精确,有严重的放射暴露,以及通常需要不透射线的试剂。

腹腔镜检查 该手术操作能发现影像学检查不能发现的更小的结构性异常和内部器官表面的异常(如子宫内膜异位症、炎症、瘢痕)。它也可用于组织取样。

后穹窿穿刺 现在很少做的后穹窿穿刺,是用针穿刺阴道后穹窿以获取后陷凹(位于子宫的后方)的液体做培养,或者获取异位妊娠破裂或卵巢囊肿破裂引起的积血。

子宫内膜吸出术 如果妇女>35岁且有无法解释的阴道出血就做子宫内膜吸出术。自宫颈口置入细的、可弯曲的塑料套管达宫腔底部,通常不需要扩宫颈。可以用该装置吸内膜,此时应360°上下翻转移动数次,目的是获取宫腔不同部位的标本。有时需要用宫颈抓钳固定子宫。

其他检查 在评估不孕因素或可疑异常时,可能需要测定下丘脑-垂体激素(参见第1092页)和卵巢激素。

特殊情况下需要补充下列检查:

阴道镜:可以通过放大镜检查阴道与宫颈情况(如明确哪些需要取活检的部位)。

宫颈管搔刮:将刮棒置入宫颈管深处取组织送检(如用阴道镜引导的活检以诊断宫颈癌)。

扩宫颈与刮宫(D&C):用窥器撑开阴道壁,置入刮匙刮取子宫内膜组织或捞取宫腔内容物(如治疗不全流产)。

宫腔输卵管造影:将造影剂注入宫腔或输卵管内获取

荧光显像(如需要去除盆腔与宫腔内病变,以免妨碍受孕、移植或导致痛经)。

宫腔镜:通过阴道与宫颈往宫腔内置入一根细的显像管(宫腔镜)(用于检查宫腔内壁情况、发现异常,和/或通过镜体置入器械进行某些手术操作)。

宫颈环形电切术(LEEP):用一根细的环形电线导入电流切除组织(如活检或治疗)。

子宫超声显像术(盐水灌注超声):超声引导下自宫颈往宫腔注入等张液体(如探查、评估小的子宫内膜息肉、其他子宫畸形或输卵管病变等)。

260. 妇科疾病症状

盆腔包块

(妇科良性疾病,参见第1974和2004页)

在定期妇科检查时可能发现盆腔包块。

病因

盆腔包块可以起源于妇科器官(宫颈、子宫或附件),也可以起源于盆腔其他器官(如肠管、膀胱、输尿管、骨骼肌或骨骼)。

包块类型与年龄有关。

婴儿期 母体激素可导致新生儿附件囊肿的形成。但这种情况很罕见。

由于经血排出受阻,在青春期月经积聚可以形成阴道包块(阴道积血)。常见的病因是处女膜闭锁,其他病因还包括子宫、宫颈或阴道的先天性畸形。

毋庸置疑,育龄期妇女最常见的子宫均匀增大原因是妊娠。其他常见的原因是肌瘤,它可以外凸生长。常见的附件包块有成熟卵泡(通常5~8cm),它虽然正常发育但却无法排卵(被称为功能性卵巢囊肿)。这些囊肿通常会在数月内自行消失。附件包块也可以由异位妊娠、卵巢癌和输卵管癌、良性肿瘤(如良性囊性畸胎瘤)或输卵管积水引起。子宫内膜异位症可以引起盆腔单个或多个包块,通常包块位于卵巢上。

绝经后妇女 包块很可能是癌症。许多卵巢良性包块(如子宫内膜样囊肿、肌瘤)都依赖卵巢激素分泌,因此绝经后不常见。

评估

病史 应该获得一般病史和完整的妇科病史。阴道出血和盆腔疼痛提示异位妊娠或较罕见的妊娠滋养细胞疾病。痛经提示子宫内膜异位症或子宫肌瘤。年轻妇女出现性早熟可能提示有男性化或女性化的卵巢肿瘤。妇女男性化提示有男性化卵巢肿瘤,月经过多或绝经后出血提示有女性化卵巢肿瘤。

体格检查 在做一般检查时,检查者应该寻找非妇科(如胃肠道、内分泌)疾病和腹水的体征,做完整的妇科检查。区别子宫和附件包块可能有困难。严重的子宫内膜异位症通常是位于后陷凹固定的包块。附件恶性、良性肿瘤(如良性囊性畸胎瘤)和异位妊娠引起的附件包块通常是活动的。检查输卵管积水通常可活动、有压痛或固定,有时为双侧。年轻女孩的盆腔包块可以在腹部摸到,因为她们的盆腔太小,无法容纳巨大的包块。

辅助检查 如果临床上无法判断包块存在与否或来源(妇科或非妇科)不明确,通常就需要做影像学检查。通常首先做盆腔超声。如果超声不能清楚地描述包块的大小、位置和质地,就可能需要做其他影像学检查(如CT、MRI)。有癌症放射图像特征的卵巢包块(如实性成分、表面有赘生物、形状不规则)需要做细针穿刺或活检。肿瘤标志物对诊断某些特殊肿瘤有帮助。

育龄期妇女应该做妊娠试验,如果为阳性,则不一定需要做影像学检查(参见第2068页),除非怀疑有异位妊娠。在育龄期妇女中,直径为5~8cm的单纯薄壁附件囊肿(通常为卵泡囊肿)不需要做进一步的检查,除非其持续存在>3个月经周期或伴有中重度的疼痛。

> **关键点**
> - 盆腔包块在不同年龄阶段有不同的类型
> - 育龄期女性子宫均匀增大最常见的原因是妊娠,其他盆腔包块常见的原因有子宫肌瘤或功能性卵巢囊肿
> - 绝经后妇女,包块更有可能是癌症相关的
> - 育龄期女性应做妊娠试验
> - 如果临床评估无法明确,应做影像学检查,通常,首选盆腔超声

盆腔疼痛

盆腔疼痛表现为下腹部不适,它是妇女常见的主诉。应考虑与会阴痛相鉴别,后者发生部位是外阴和会阴周围的皮肤。

病因

盆腔疼痛可以起源于妇科器官(宫颈、子宫或附件)或非妇科器官。有时其病因不清楚。

妇科疾病 一些妇科疾病(表260-1)可以引起周期性疼痛(在月经周期的同一时间段内反复疼痛)。也有一些疾

表 260-1 盆腔痛的一些妇科病因

病因	有价值的发现	诊断方法*
与月经周期有关		
痛经	在月经前或月经初始发生的剧痛或痉挛性疼痛，通常伴有头痛、恶心、便秘、腹泻或尿频 症状通常在 24h 内达到最严重程度，有时可以持续到月经的第 2~3 日	临床评估
子宫内膜异位症	在月经前或月经早期发生的剧痛或痉挛性疼痛，通常伴有痛经、性交痛和大便痛 最终可以发展为与月经周期无关的疼痛 到后期，可以有子宫后屈、触痛和活动度减小 在做双合诊或阴道直肠检查时，有时触及固定的附件包块（可能是子宫内膜异位症）或触痛结节	临床评估 有时需要做腹腔镜
经间期疼痛	突然发生的严重的剧烈疼痛，初始往往加重，1~2 日后缓解 通常伴有少量阴道点滴出血 发生在月经中期（排卵期），卵泡囊肿破裂引起会阴轻微、短暂的激惹所致	临床评估 排除性诊断
与月经周期无关的妇科疾病		
盆腔炎	盆腔痛逐渐加重，宫颈排液脓性 有时有发热、尿痛、性交痛 典型的表现有宫颈举痛和附件压痛 附件包块（如脓肿）罕见	临床评估 宫颈分泌物培养 有时需要做盆腔超声（疑似脓肿时）
卵巢囊肿破裂	突然发生疼痛，在刚发生时疼痛很剧烈，经过几个小时后疼痛迅速减轻 有时有少量阴道出血、恶心呕吐和腹膜炎体征	临床评估 有时需要盆腔超声检查
异位妊娠破裂	突然发生的局限性的持续性疼痛（非痉挛性），通常伴有阴道出血，有时有晕厥和失血性休克 宫颈口闭合 有时有急性腹部膨隆或柔软的附件包块	β-hCG 定量分析 盆腔超声检查 有时需要做腹腔镜或剖腹探查
急性子宫肌瘤变性	突然发生的疼痛，有阴道出血 通常发生在妊娠的前 12 周或分娩后和终止妊娠后	盆腔超声
附件扭转	突然发生的严重的单侧疼痛，偶尔表现为绞痛（因为间歇性扭转） 通常有恶心呕吐、会阴体征和宫颈举痛 高危因素（如妊娠、诱发排卵、卵巢增大>4cm）	带有彩色多普勒血流评价的盆腔超声检查 有时需要做腹腔镜或剖腹探查
子宫或卵巢癌	逐渐加重的疼痛、阴道排液（发生在出血前）、异常阴道出血（如绝经后出血、绝经前反复发作的子宫出血） 偶尔可扪及的盆腔包块	盆腔超声检查 活检 有时需要进一步检查，如宫腔镜或生理盐水宫腔声学造影来发现内膜的异常
粘连	腹部手术或盆腔感染史的患者出现逐渐加重的盆腔痛（通常变为慢性）或性交痛 无阴道出血和排液 有时有恶心呕吐（提示肠梗阻）	临床评估 排除性诊断 有时需排除腹部梗阻（平位和立位腹部 X 线）
自然流产	在妊娠早期出现痉挛性下腹痛或背痛和阴道出血，伴有其他早孕症状，如乳房痛、恶心和月经延迟	临床评估 妊娠试验 盆腔超声判断胚胎发育情况

*应做盆腔检查、尿液分析以及尿或血妊娠试验。大多数急性或有严重反复发作的患者需要盆腔超声检查。
β-hCG，人绒毛膜促性腺激素 β 亚基。

病引起的疼痛与月经周期无关。了解疼痛是突然发生还是逐渐加重有助于鉴别病因。

总的来说，最常见的盆腔疼痛的病因包括：

- 痛经
- 排卵（经间期疼痛）
- 子宫内膜异位症

子宫肌瘤如果变性，或者位于宫腔内引起经量过多或痉挛时也可引起盆腔疼痛。

非妇科疾病 这些疾病可能是:
- 胃肠道疾病(如胃肠炎、炎症性肠病、阑尾炎、憩室炎、肿瘤、便秘、肠梗阻、肛周脓肿、肠激惹综合征)
- 泌尿道疾病(如膀胱炎、间质性膀胱炎、肾盂肾炎、结石)
- 肌肉骨骼病(如因阴道分娩导致的耻骨联合分离、腹部肌肉拉伤)
- 心理方面(如躯体化,生理、心理或性虐待的影响)最常见的问题是难于鉴别

评估

应该迅速完成诊断,因为盆腔疼痛的一些病因(如异位妊娠、附件扭转)需要立即治疗。对育龄期女性,无论其陈述的病史都应除外妊娠。

病史 **现病史**:包括妇科病史(怀孕次数和产次、月经史、性传播疾病史)和疼痛的发生、持续时间、部位及特点。应注意疼痛的严重程度及疼痛与月经周期的关系。重要的相关症状包括阴道出血或排液、血流动力学不稳的症状(如眩晕、轻度头痛、晕厥或近于晕厥)。

全身性疾病回顾:以寻找能提示可能疾病的症状,包括晨吐、乳腺胀痛或月经未来潮(妊娠),发热和寒战(感染),腹部疼痛、恶心、呕吐或大便习惯改变(胃肠道疾病),尿频尿急和尿痛(尿路疾病)。

既往史:询问既往史时应注意不育、异位妊娠、盆腔炎、尿路结石、憩室炎及胃肠道和生殖泌尿道肿瘤等病史。也应当注意腹部和盆腔手术史。

体格检查 在对生命体征不稳定(如发热、低血压)的患者开始进行评估时就应做体格检查,重点是腹部和盆腔检查。

腹部触诊确定有无压痛、包块和腹膜体征。做直肠检查确定有无触痛、包块和隐性出血。疼痛部位及有关的检查结果能为诊断病因提供线索(表260-2)。

盆腔检查包括检查外阴、窥器检查和双合诊检查。检查宫颈以确定有无排液、子宫脱垂、宫颈狭窄或病变。通过双合诊评估有无宫颈举痛、附件包块和压痛、子宫增大和压痛。

预警症状:对以下发现应特别当心:
- 晕厥或出血性休克(如心率快、低血压)
- 腹膜刺激征(反跳痛、强直、肌卫)
- 绝经后阴道出血
- 发热或寒战
- 伴有恶心、呕吐、出汗或刺痛的突发剧痛

检查结果解读:疼痛的急慢性、严重程度及与月经周期的关系能够提示最可能的病因(表260-1)。疼痛的性状、部位及有关的发现也能提供一些线索(表260-2)。然而,发现可以是非特异性的。例如,子宫内膜异位症可能导致各种各样的体征。

辅助检查 所有的患者都应做:
- 尿液分析
- 尿妊娠试验患者:妊娠需经超声检查排除异位妊娠,如超声不能确定就需要其他检查(参见第2068页)。如果疑似妊娠<5周,应该做血清妊娠试验,因为尿妊娠试验敏感度不够,无法除外早期妊娠。

表 260-2 盆腔疼痛的诊断线索

发现的结果	可能的诊断
晕厥或出血性休克	异位妊娠破裂 也可能是卵巢囊肿破裂
阴道排液、发热、双侧疼痛或压痛	盆腔炎
严重的间歇性的绞痛(有时伴恶心),可以在数秒或数分钟内发生并达到最严重的程度	附件扭转 肾绞痛
恶心伴食欲减退、发热、右侧疼痛	阑尾炎
便秘、腹泻,排便后疼痛缓解或加重	胃肠道疾病
年龄>40岁的妇女左下腹痛	憩室炎
全腹部压痛或有腹膜刺激体征	腹膜炎(由阑尾炎、憩室炎、其他胃肠道疾病、PID、附件扭转或者卵巢囊肿或异位妊娠破裂等引起)
阴道前壁压痛	下尿路疾病(引起膀胱或尿道疼痛)
双合诊发现子宫固定	粘连 子宫内膜异位症晚期癌症
附件区压痛或宫颈举痛	异位妊娠 盆腔炎 巢囊肿或肿瘤 附件扭转
已育妇女耻骨压痛,尤其在走路时出现疼痛	耻骨联合分离
急性排便疼痛,且在直肠内检或外检时感觉有局部压痛的包块;伴或不伴发热	直肠周围脓肿
肉眼见或显微镜下见直肠出血	胃肠道疾病
慢性排便疼痛,且在直肠内检或外检时感觉有固定木质样包块,没有发热	严重的子宫内膜异位症 晚期宫颈癌

根据临床所怀疑的疾病决定选择其他检查。如果患者检查不满意(如由于疼痛或不配合)或者怀疑有包块时,需要做盆腔超声检查。如果严重或持续性疼痛的病因仍不能确定,可以做腹腔镜检查。

使用阴道探头做盆腔超声检查可能更有用,它能更好地发现包块,帮助诊断大于孕5周的妊娠(月经推迟超过一周)。例如盆腔游离积液、妊娠试验阳性,且无宫内妊娠证据有助于确定异位妊娠。

治疗

可能的话,治疗应针对引起疼痛的疾病。首先应使用NSAID药物治疗疼痛。患者对某种NSAID可能无反应,但对另一种可能有反应。如果NSAID无效,可以尝试其他止痛药或催眠术。肌肉骨骼疼痛也需要休息、热敷、物理治疗

或激发点注射。对于纤维肌痛来说,压痛点注射0.5%的丁哌卡因或1%的利多卡因。

如果所有的方法都没有效果,可以做子宫切除术,但是可能无效。

老年医学精要

老年人的盆腔疼痛症状不典型。对排便和膀胱功能做仔细评价非常必要。

在老年女性中,引起盆腔疼痛的常见原因可能不同。因为随着女性年龄增长,一些引起盆腔疼痛的障碍变得更加常见,尤其是在绝经后,这些障碍包括:

- 膀胱炎
- 便秘
- 盆腔松弛综合征
- 生殖道肿瘤,包括子宫内膜、输卵管、卵巢和阴道癌等

应该获取性生活史,通常医生没有意识到许多妇女的性生活持续终身。在询问性生活史前,应确定其性伴侣是否存活。在老年人中,阴道疼痛、瘙痒、尿路症状和出血可能继发于性交后,此类症状通常在休息几天后就可缓解。

急性食欲差、体重下降、消化不良或大便习惯改变可能是卵巢癌和子宫癌的体征,需要做全面的临床评估。

关键点

- 盆腔疼痛较常见,其病因可能是妇科方面也可能是非妇科方面
- 育龄期妇女需除外妊娠
- 疼痛的特点、严重程度、部位以及与月经周期的关系对发现最可能的病因有提示作用
- 痛经是常见的盆腔痛,排除其他疾病后才能诊断

阴道出血

异常阴道出血包括:

- 经期延长(月经过多)或月经过频(月经频发)
- 出血与月经无关,月经周期间不规则出血(子宫不规则出血)
- 月经期出血过多并且出现月经期间不规则(月经过多)
- 绝经后出血,在距最后一次月经>6个月发生的出血

妊娠早期和晚期也可能发生阴道出血(孕早期阴道流血,参见第2075页)(孕晚期阴道流血,参见第2079页)。

阴道出血可源于生殖道的任何部位,包括外阴,宫颈和子宫。当阴道出血来源于子宫时,称为异常子宫出血(AUB,参见第2011页)。

病理生理

大多数异常阴道出血包括:

- 下丘脑-垂体-卵巢轴激素异常(最常见)
- 器质性、炎性或其他妇科疾病(如肿瘤)
- 出血性疾病(不常见)

由于激素方面的原因无法排卵或稀发排卵。在无排卵周期中,无法形成黄体,因此不能周期性地分泌孕激素。无孕激素作用,雌激素可使内膜持续生长,最终血供无法支持其增生过长,结果子宫内膜不规则、不彻底地脱落,出血不规则,有时量多或持续较长时间。

病因

成人的病因(表260-3)和儿童的病因(表260-4)不同。在生育年龄期间,未知妊娠状态的女性阴道出血常见的病因是:

表260-3 成年女性异常阴道出血的一些病因

分类	病因
孕早期*及相关并发症	自然流产(流产时立即出血,如流产物未及时排出可能出血发生时间较晚)
	异位妊娠
晚期妊娠*及相关并发症	胎盘早剥
	妊娠滋养细胞疾病
	胎盘息肉
	前置胎盘
器质性妇科疾病	子宫腺肌病
	阴道癌、宫颈癌和宫体癌
	子宫内膜增生
	子宫内膜异位症
	子宫肌瘤(黏膜下或已脱出的)
	宫颈息肉或子宫内膜息肉
其他妇科疾病	萎缩性阴道炎
	宫颈炎
	阴道异物
	外阴、阴道和宫颈损伤
	阴道炎
排卵性疾病	无排卵(功能失调性子宫)出血
	功能性卵巢囊肿(可能是无排卵的体征)
	多囊卵巢综合征
内分泌疾病	高催乳素血症
	甲状腺疾病(如甲状腺功能减退)
出血性疾病	凝血功能异常(如药物性、肝病或遗传性疾病)
	血小板异常
避孕药和激素治疗	甲羟黄体酮注射
	激素替代治疗
	宫内节育器
	放置左炔诺黄体酮
	口服避孕药,尤其是漏服、使用长周期方案或单一孕激素制剂时更易发生

* 在交流时,患者可能未疑有妊娠(包括近期的自然流产)。

表 260-4 儿童阴道出血的常见病因

年龄组	病因
婴儿	宫内经胎盘转运的雌激素刺激子宫内膜（引起出生后的前 2 周内少量出血）
大龄儿童	性早熟伴有月经过早来潮
	尿道口脱出
	外伤（包括性侵害）
	肿瘤（如葡萄状肉瘤、继发于 DES 暴露所致的宫颈腺癌）
	阴道异物
	宫颈或阴道疣

DES，己烯雌酚。

- 异常子宫出血，尤其是无排卵性出血
- 早期、未确诊妊娠的并发症
- 黏膜下子宫肌瘤
- 与排卵有关的月经中期出血
- 服用避孕药期间发生的突破性出血

无排卵性子宫出血是育龄期女性异常阴道出血最常见的原因。

对于非妊娠的育龄期女性异常子宫出血的病因，在 PALM-COEIN 分类系统中被归纳为器质性或非器质性两类。PALM-COEIN 是器质性病因（PALM）和非器质性病因（COEIN）的缩写。

在阴道炎，异物，创伤，性侵犯是月经初潮前的阴道出血的常见病因。

评估

由于妊娠期一些出血疾病（如异位妊娠）是致命的，因此育龄期女性应该考虑并诊断有无未被发现的妊娠。

病史 现病史：包括出血量（如计数每天或每小时使用的卫生巾量）、出血持续时间以及出血与月经和性交的关系。应该了解月经史，包括末次月经、初潮时间和绝经时间、月经周期和规律性、月经出血量及持续时间。应了解既往发生的异常出血，包括频率、持续时间、出血量及出血模式（周期性）。应了解性生活史，包括可能的强暴或性侵犯史。

应该对可能确定病因的症状进行系统评价，包括月经延迟、乳腺胀和恶心（与妊娠有关的出血），腹痛、轻度头痛和晕厥（异位妊娠或卵巢囊肿破裂），慢性头痛和体重减轻（癌），皮肤容易瘀血、刷牙、轻度撕裂和静脉穿刺时大出血（血液疾病）。应该明确能引起出血的既往史，包括近期自然或治疗性流产和器质性疾病（如子宫肌瘤和卵巢囊肿）。医生应该确定有无子宫内膜癌的危险因素，包括肥胖、糖尿病、高血压、长期无对抗的使用雌激素（如无孕激素拮抗）和多囊卵巢综合征。询问药物史时要特别询问是否使用激素。

如果怀疑儿童有性虐待史，可以采用基于美国儿童健康和人类发展研究所（NICHD）指南制订的结构化辩论式访谈，可以帮助儿童报告经历过的事件，提高获取的信息质量。

体格检查 应该评估生命体征，尤其低血容量的体征（如心率快、呼吸快和低血压）。在做全身体格检查时，医生应寻找贫血的体征（如面色苍白）和与出血病因有关的证据，具体如下：

- 皮肤温暖、湿润或干燥，眼异常，颤抖，异常反射，甲状腺肿（甲状腺疾病）
- 肝脏肿大、黄疸、扑翼性震颤或脾肿大（肝脏疾病）
- 乳头溢液（高催乳素血症）
- 体重指数低，且皮下脂肪丢失（可能无排卵）
- 体重指数高或皮下脂肪过多（雄激素或雌激素过多或多囊卵巢综合征）
- 多毛、痤疮、肥胖和卵巢增大（多囊卵巢综合征）
- 易擦伤、瘀斑、紫癜或黏膜出血（出血性疾病）
- 儿童乳腺增大，出现阴毛和腋毛（青春期）

儿童出现行走或坐立困难；生殖器，肛门，或嘴巴周围的瘀伤或撕裂；和/或阴道分泌物或瘙痒时（性侵犯）。

腹部检查以确定有无腹部膨隆、压痛和包块（特别是增大的子宫）。如果子宫增大，可听诊，了解有无胎心。

除非腹部检查提示晚期妊娠，否则必须做全面的妇科检查。确定胎盘位置后以行盆腔指检。对所有的其他病例来说，窥器检查对明确尿道、阴道和宫颈病变有帮助。应该做双合诊以评估子宫大小和卵巢增大的情况。如果阴道内没有血，应该做直肠检查以确定出血是否来自胃肠道。

预警症状：应特别当心以下发现：

- 出血性休克（心率快、低血压）
- 初潮前或绝经后阴道出血
- 妊娠妇女的阴道出血
- 大量出血
- 儿童出现行走或坐立困难；生殖器，肛门，或嘴巴周围的瘀伤或撕裂；和/或阴道分泌物或瘙痒时（性侵犯）

检查结果解读：有严重的低血容量或失血性休克时，不排除异位妊娠破裂或少见的卵巢囊肿破裂（尤其当触及软的盆腔包块时）。

儿童有乳腺发育及阴毛或腋毛提示性早熟和月经提前出现。对没有上述表现的患者，除非有明显的可用来解释的病变或异物，都应调查性虐待的可能。

对生育年龄的妇女，应该通过检查寻找引起出血的妇科病变或其他能提示病因的发现。如果年轻妇女在使用激素治疗，而检查时没有明显的异常，且有点滴出血，那么出血可能与激素治疗有关。如果只有经期大量阴道出血，应该考虑子宫病变或出血倾向。遗传性出血性疾病最初表现为从初潮或青春期就出现月经过多。

对绝经后女性，应考虑妇科恶性肿瘤。功能失调性子宫出血是育龄期最常见的出血原因，只有排除其他疾病后才能诊断，通常需要做一些检验。

辅助检查 育龄期妇女都应：

- 尿妊娠试验。在妊娠早期（<5 周），尿妊娠试验不一定足够敏感。尿液中混入少量血液可能导致假结果。如果尿妊娠试验结果为阴性，但仍疑似妊娠时，需做血清 β 亚基（β-hCG）检验。妊娠期阴道出血需要特定的方法（孕早期阴道流血，参见第 2075 页；孕晚期阴道流血，参见第

2079页)。

如果出血很多(>1块卫生巾/h)、出血持续数天或有提示贫血和低血容量时,需做血液化验,应包括CBC。如果明确有贫血,且没有明显的缺铁证据(如基于小红细胞、低色素红细胞指数)时,应该做有关铁的检验。

即使没有溢乳,通常也要测定促甲状腺素(TSH)和泌乳素(PRL)。

疑似有出血性疾病,应该检测血管性血友病因子(vWF)、血小板计数、PT和PTT。

疑似有多囊卵巢综合征,应该测定睾酮和硫酸脱氢表雄酮(DHEAS)水平。有以下任何一种情况时都应做包括盆腔超声在内的**影像学检查**:
- 年龄>35岁
- 子宫内膜癌高危因素
- 经验性激素治疗后出血仍持续

如果超声筛查时发现局灶性子宫内膜增厚,就要做宫腔镜或宫腔生理盐水灌注超声造影以确定有无小的宫腔赘生物(如子宫内膜息肉、子宫黏膜下肌瘤)。

当对于>35岁、且有子宫内膜癌高危因素或子宫内膜增厚>4mm者,如果体检和超声不能发现任何异常时,行其他检查包括内膜活检。内膜活检可通过吸取实现。如果需要扩宫颈管,就行D&C来获取内膜。在绝经后妇女,推荐宫腔镜联合D&C以评估整个宫腔。

治疗

治疗出血性休克。缺铁性贫血需口服补充铁。根据病因治疗阴道出血。激素,通常是口服避孕药,为非排卵性异常子宫出血的一线治疗方案。

老年医学精要

对大多数妇女来说,绝经后阴道出血(绝经6个月后发生阴道流血)都属于异常,需要进一步的评估以除外癌症,除非由明显的外源性激素撤退引起。

对没有使用外源性激素的妇女来说,绝经后出血的最常见的原因是子宫内膜病变和阴道萎缩。

由于缺少雌激素所致的阴道黏膜脆弱、阴道狭窄和阴道粘连,对一些老年妇女做阴道检查非常困难。对这些患者来说,使用儿童窥器可能更舒适一些。

> **关键点**
> - 对育龄期妇女来说,即使病史未提示,也应除外妊娠
> - 非排卵性子宫出血是育龄期妇女异常阴道出血的最常见原因
> - 初潮前女性,阴道出血的常见原因有阴道炎、异物、外伤和性侵犯
> - 对绝经后阴道出血应做进一步的评估以排除恶性肿瘤

阴道瘙痒和排液

阴道瘙痒和排液都是阴道黏膜感染性或非感染性炎症(阴道炎,参见第1990页)所导致的结果,通常伴有外阴炎(外阴阴道炎)。症状包括刺痛、烧灼感、红肿,有时有尿痛和性交痛。阴道炎症状是最常见的妇科病之一。

病理生理

一些阴道排液属于正常现象,尤其是在排卵前几天雌激素水平较高时。在生命的最初2周内(母体内的雌激素转运至胎儿体内所致)、初潮前数月、孕期(雌激素合成增加)以及使用雌激素或增加雌激素合成的药物时,雌激素水平也很高。但刺痛、烧灼感、尿痛不是正常现象。

乳酸菌是育龄期女性阴道内正常菌群中的优势细菌。它们能使阴道内的pH值保持在正常范围(3.8~4.2),阻止致病菌的过度生长。高水平的雌激素能维持阴道壁厚度,在局部起到保护作用。

导致阴道致病菌过度生长的因素包括:
- 使用抗生素(可能使乳酸杆菌减少)
- 由月经出血、精液和乳酸杆菌减少导致的碱性阴道pH值
- 卫生状况差
- 经常冲洗
- 妊娠
- 糖尿病

阴道内异物(如遗漏的卫生棉条或子宫托)

病因
常见的病因与年龄有关(表260-5)。

表260-5 阴道瘙痒和排液的一些病因

病因	有提示作用的发现	诊断方法
儿童		
会阴卫生状况差	瘙痒、外阴阴道红肿、阴道异味,有时有尿痛,无排液	排除性诊断
化学物质刺激(如肥皂、沐浴露)	外阴阴道红疹和刺痛,经常复发且伴有瘙痒和尿痛	临床评估
异物(通常是卫生纸)	阴道排液,通常有异味和阴道点滴出血	临床评估(可能需要局麻和镇静剂)
感染性(如念珠菌、蛲虫、链球菌、葡萄球菌)	伴有外阴红肿的瘙痒和阴道排液,通常有尿痛 夜间瘙痒加重(提示蛲虫感染) 明显的红斑和外阴水肿,伴有排液(提示链球菌或葡萄球菌感染)	显微镜下检查阴道分泌物,寻找酵母菌和菌丝并通过培养证实 检查外阴和肛门,寻找蛲虫
性侵犯	外阴阴道痛、血性或有异味的阴道排液 通常主诉模糊、没有特异性(如乏力、腹痛)或行为改变(如发脾气)	临床评估 性传播疾病病原体培养或PCR 怀疑有性侵犯时,采取措施保护儿童安全并向有关部门报告

续表

病因	有提示作用的发现	诊断方法
生育年龄女性		
细菌性阴道病	异味（鱼腥味）、稀薄、灰白色阴道排液，伴有瘙痒和刺痛 红肿和水肿不常见	诊断标准（4项中满足3项）： • 灰白色排液 • 阴道分泌物pH值>4.5 • 鱼腥味排液 • 显微镜下见线索细胞
念珠菌性感染	外阴阴道刺痛、肿和瘙痒 分泌物像豆渣样黏在阴道壁上 性交后和月经前症状可能加重 近期可能使用过抗生素或有糖尿病史	临床评估： • 阴道pH值<4.5 • 证实有酵母菌或菌丝 有时需要做培养
滴虫性感染	黄绿色、有气泡的阴道排液，常有鱼腥样异味 常有外阴阴道疼痛、红斑和水肿 有时有尿痛和性交痛 阴道壁或宫颈上有时有点状、红草莓样斑点 双合诊时常有轻度宫颈举痛	显微镜下发现活动的梨状带鞭毛的微生物 有条件的话，滴虫快速检测
异物（通常是忘记取出的卫生棉塞）	极难闻的异味，通常有大量阴道排液，常伴有阴道红疹。尿痛，有时有性交痛 检查时可看到	临床评估
盆腔炎症性疾病	腹部或盆腔疼痛 发热 宫颈举痛和/或附件压痛	性传播疾病病原体培养或PCR
绝经后妇女		
萎缩性（炎性）阴道炎	性交痛、少量阴道排液，阴道壁薄、干燥	临床评估： • 阴道pH值>6 • 无鱼腥味分泌物 • 显微镜下发现中性粒细胞、基底旁细胞和球菌数增加，杆菌数减少
阴道癌、宫颈癌和子宫内膜癌	逐渐加重的疼痛、水样或血性阴道排液（发生在出血前）、异常阴道出血（如绝经后出血、绝经前反复发作的子宫出血） 经常等到肿瘤发展至晚期才出现其他症状 有时体重下降 偶尔可扪及的盆腔包块	盆腔超声检查 活检
尿液和粪便刺激导致的化学性外阴炎	弥散的红斑 高危因素（如失禁、卧床）	临床评估
各个年龄段		
超敏反应	外阴阴道红斑、肿、瘙痒（通常比较重）、阴道排液 近期使用卫生喷雾和香水，洗浴水添加剂，局部抗念珠菌感染，丝织物柔化剂、漂白剂和肥皂	临床评估 避免接触
炎性（如盆腔放疗、卵巢切除或化疗）†	脓性阴道分泌物、性交痛、尿痛、刺痛 有时有瘙痒、红斑、烧灼样痛、少量出血 阴道壁薄、干燥	基于病史和危险因素做排除性诊断 阴道pH值>6 Whiff试验结果为阴性 显微镜下可见粒细胞和基底旁细胞
肠瘘（为分娩、盆腔肿瘤、盆腔手术或炎性肠道疾病的并发症）	阴道排液有异味，阴道排出粪便	在阴道下段直接看到或触及瘘
皮肤疾病（如牛皮癣、硬化性苔藓，花斑癣）	特征性的生殖器与生殖器外皮肤病损	临床评估

* 如果有排液，就在显微镜下检查生理盐水涂片和KOH涂片并做性传播疾病病原体的培养或PCR（除非明显是非感染性因素，如过敏或异物）。
† 该炎性疾病不是阴道炎常见的病因。
KOH，氢氧化钾。

儿童 阴道炎通常与胃肠道菌群感染（非特异性外阴阴道炎）有关。2~6岁的女孩的常见病因是会阴卫生状况差（如排便后从后向前擦，排便后不洗手）。沐浴露和肥皂中的化学物质可引起外阴炎症和瘙痒，通常会复发。异物也可引起非特异性阴道炎，通常有少量的血性排液。

育龄期妇女 阴道炎通常为感染性。常见的类型有：
- 细菌性阴道病
- 念珠菌性阴道炎
- 滴虫性阴道炎（通常由性传播）有时其他传染（如淋病、衣原体感染）引起排液。这些感染也经常导致盆腔炎性疾病（参见第1994页）

生殖器疱疹有时会导致阴道瘙痒，但典型症状是疼痛和溃疡（参见第895页）。

异物（如被遗忘的卫生棉条）也可能导致阴道炎。非感染性阴道炎症罕见。

绝经后妇女 萎缩性阴道炎是绝经后妇女（参见第1990页）一个常见的原因。

排液的其他原因包括阴道、宫颈和子宫内膜癌、失禁、卧床、化学性外阴炎。

各年龄段的妇女 对各个年龄段的女性来说，容易发生阴道和外阴感染的因素包括：肠道和生殖道之间的瘘（使肠道菌群种植于阴道内）以及盆腔放疗和肿瘤（破坏组织，损害正常宿主的保护能力）。瘘的发生通常与产科有关（由阴道产伤和会阴切口感染引起），有时可由炎性肠道疾病或盆腔肿瘤手术或盆腔手术并发症（如子宫切除术、肛门手术）引起。非感染性外阴炎占外阴阴道炎病例多达30%。它可能缘于过敏或对某些物质刺激的反应，包括卫生喷雾或香水、卫生巾、肥皂、漂白剂、丝织品柔化剂、杀精剂、阴道药膏和润滑剂、乳胶避孕套、阴道避孕环和阴道隔膜。

评估

病史 **现病史**：包括症状（如瘙痒、烧灼感、疼痛、排液）、持续时间和严重程度。如果有阴道排液，应向患者询问排液的颜色、气味、加重和缓解的因素（尤其是与月经和性交有关的因素）。也应当询问使用卫生喷雾和香水、杀精剂、阴道药膏和润滑剂、乳胶避孕套、阴道避孕环和阴道隔膜的情况。

全身性疾病回顾：的目的是寻找对病因有提示的症状，包括发热、发冷、腹部和耻骨上疼痛［盆腔炎（PID）或膀胱炎］、多尿和烦渴（新发的糖尿病）。

既往史：应当注意念珠菌感染的高危因素（如最近使用过抗生素、糖尿病、HIV感染、其他免疫抑制性疾病）、瘘的高危因素（如克罗恩病、泌尿道或消化道癌、盆腔或直肠手术、产时裂伤）和性传播疾病的高危因素（如无保护性性交、多个性伴侣）。

体格检查 体格检查主要是盆腔检查。检查外阴确定有无红斑、抓痕和肿胀使用经水润滑的窥器检查阴道壁以确定有无红斑、排液和瘘。检查宫颈有无炎症（如滴虫）和排液。测定阴道pH值，对分泌物进行化验。行双合诊了解有无宫颈举痛、附件和子宫压痛（提示PID）。

预警症状：要特别注意以下结果：
- 儿童的滴虫性阴道炎（提示性虐侵犯）
- 排出大便（提示有瘘，即使看不到也是如此）
- 发烧或盆腔疼痛
- 绝经后妇女血性分泌物

检查结果解读：通常病史和体格检查对诊断有提示作用（表260-5），尽管它们之间有交叉重复。对儿童来说，阴道排液提示阴道内有异物。如果没有异物而有滴虫性阴道炎，就可能是性侵犯。如果有无法解释的阴道排液，应考虑可能是性传播疾病导致的宫颈炎。排除其他诊断后才能诊断非特异性外阴阴道炎。

在育龄期妇女中应区别阴道炎引起的排液和正常分泌物。正常排液通常呈乳白色或黏液状、无味、没有刺激性，它可以导致阴道湿润并弄湿内裤。

细菌性阴道病产生的排液为稀薄、灰白色，并有鱼腥味。滴虫性感染产生多泡、黄绿色阴道排液，并引起外阴阴道痛。念珠菌性阴道炎产生的白色分泌物像豆渣，通常在月经前一周增加，性交后症状加重。

接触性刺痛或过敏反应引起严重的疼痛和炎症，排液比较少。

宫颈炎（如PID引起的）引起的排液和阴道炎类似。腹部疼痛、宫颈举痛或宫颈炎提示有PID。

在各个年龄段的妇女中，阴道排液和瘙痒都可能由皮肤病变引起（如银屑病、花斑癣），可通过病史和皮肤检查结果进行鉴别。

水样、血性排液可由外阴、阴道或宫颈恶性肿瘤所致，一些检查和巴氏（P）检验能区别癌症和阴道炎。

萎缩性阴道炎，阴道排液少，性交痛较常见，阴道壁薄且干燥。

辅助检验 所有的患者都应做以下的诊室检验：
- pH值
- 湿涂片
- 制备氢氧化钾（KOH）溶液

除非是明显的非感染性病因（如过敏、异物），都应做淋球菌和衣原体的检查。

用测试范围为pH 4.0~6.0、间隔0.2的pH值试纸检测阴道分泌物。接着用棉签把阴道分泌物涂在2个玻片上，一个用0.9%的生理盐水稀释（湿涂片），另一个用10%的KOH稀释（KOH制备）。

KOH处理的有鱼腥味（whiff试验），这是滴虫性阴道炎和细菌性阴道病产生的氨所导致的。用显微镜检查玻片。除了菌丝外，KOH能溶解大部分细胞成分，使得诊断变得更容易。

及时用显微镜检查盐水湿涂片，目的是寻找活动的滴虫，玻片制备几分钟内滴虫就不活动，这使得识别变得较困难。

如果临床症状和诊室检查结果不能得出诊断结论，就应该做分泌物培养以寻找真菌和滴虫。

治疗

治疗特定的病因。尽可能地保持外阴清洁。避免使用肥皂和不必要的局部制剂（如女性卫生喷雾）。如需要，应使用防过敏的肥皂。间断使用冰袋和温水坐浴(用不用苏打都可以)能减轻疼痛和瘙痒。如果慢性炎症由卧床或失禁引起的,良好的外阴卫生对改善症状有帮助。

对其他处理都没有反应的中重度症状,需要药物治疗。对外阴瘙痒,可外用糖皮质激素(如 1% 的氢化可的松),但不能放到阴道内。口服抗组胺药能缓解瘙痒,但会引起嗜睡,对患者睡眠有利。

对青春期前女孩进行好的会阴卫生教育(如大便后从前向后擦、洗手,避免用手触摸会阴)。

老年医学精要

对绝经后妇女来说,雌激素显著下降导致阴道变薄(萎缩性阴道炎),易于感染和发炎。老年人中其他较常见的雌激素减少病因包括卵巢切除术、盆腔放疗和某些化疗药物。

在萎缩性阴道炎,炎症常常导致异常排液,可能呈水样和薄或厚且淡黄色。在萎缩性阴道炎中,阴道排液较少,性交痛较常见,阴道组织变薄和干燥。

在卫生状况差(如失禁的患者和卧床的患者)时,由于尿液和大便的化学刺激也能导致慢性外阴炎。

细菌性阴道病、真菌性阴道炎和滴虫性阴道炎在绝经后妇女中不常见,但有高危因素的患者也可能发生。

绝经后,患癌症的风险增加,血性或水样排液更可能是由于癌症引起;因此应及时评估绝经后妇女的阴道分泌物增多。

> **关键点**
>
> - 有关阴道的主诉通常没有特异性
> - 病因与年龄有关
> - 大多数患者需要做阴道 pH 值测定、显微镜下检测分泌物,必要时还应做性传播疾病的病原体培养
> - 对绝经后女性,应考虑到妇科恶性肿瘤

261. 妇科良性疾病

附件扭转

附件扭转是卵巢扭转,有时候是输卵管扭转。有时候扭转可阻断动脉血供,造成缺血。

附件扭转不常见,最常发生在育龄期妇女。通常提示卵巢异常。

高危因素包括:
- 妊娠
- 促排卵
- 卵巢增大>4cm(尤其是良性肿瘤)

良性肿瘤比恶性肿瘤更容易引起扭转。正常附件的扭转很罕见,儿童比成人常见。

典型的扭转只累及一侧卵巢,有时也会累及输卵管。附件扭转可引起腹膜炎。

症状及体征

扭转可以引起突发的严重盆腔痛,有时候有恶心和呕吐。在突发的疼痛前数天,偶尔为数周,可能会发生间歇性的绞痛,目前推测它是由能自然复位的阵发性扭转引起的。通常有宫颈举痛、单侧压痛的附件包块和腹膜体征。

诊断
- 经阴道彩色多普勒超声

疑似附件扭转是基于典型症状(即间歇性,剧烈骨盆疼痛)和不明原因腹膜刺激症及严重的宫颈举痛或附件包块。疼痛可能是单侧的。通常做经阴道多普勒超声检查可以证实诊断。

治疗
- 手术复位卵巢

如果怀疑扭转或超声证实有扭转,就应立即做腹腔镜或剖腹探查术,尝试卵巢或输卵管复位。如果组织已坏死,则切除卵巢和输卵管。如果有卵巢囊肿或包块且卵巢可复位,则行卵巢囊肿剥除术。否则,就需要卵巢切除术。

> **关键点**
>
> - 附件扭转,并不常见,良性肿瘤比恶性肿瘤更容易引起扭转
> - 扭转可以引起突发的严重盆腔痛,有时候有恶心和呕吐。在突发的疼痛前数天,偶尔为数周,可能会发生间歇性的绞痛,目前推测它是由能自然复位的阵发性扭转引起的
> - 疑似附件扭转是基于典型症状,通常做经阴道多普勒超声检查可以证实诊断
> - 立即行腹腔镜或剖腹探查术,尝试卵巢或输卵管复位。如果组织已坏死,则切除卵巢和输卵管。如果组织已坏死,或可见卵巢囊肿或包块,行输卵管卵巢切除术,卵巢囊肿剥除术

巴氏腺囊肿
(前庭大腺囊肿)

巴氏腺囊肿充满黏液,可以发生在阴道口的任何一侧。是最

常见的外阴大囊肿。大囊肿的症状包括外阴激惹、性交痛、行走时疼痛和外阴不对称。巴氏腺囊肿可形成脓肿，脓肿会引起疼痛，通常呈红色。根据体格检查进行诊断。大的囊肿和脓肿需要引流，有时需要切除。需要抗生素治疗脓肿。

巴氏腺呈圆形，非常小，用手摸不到，位于阴道口后外侧深处。巴氏腺导管阻塞引起腺体增大，充满黏液，导致囊肿形成。阻塞原因一般不清楚。性传播疾病引起性传播疾病引起囊肿的情况很罕见（如淋病）。

约2%的妇女有囊肿形成，通常发生在20多岁的时候。年龄越大，囊肿越不容易形成。

囊肿感染形成脓肿。目前耐甲氧西林金黄色葡萄球菌 Staphylococcus aureus（MRSA）致感染更常见（且在其他外阴感染）。外阴癌很少起源于巴氏腺。

症状及体征

大多数囊肿没有症状，大的囊肿有刺激症状，会影响性交和行走。大多数囊肿无压痛、单侧以及在阴道口能触及。囊肿增大会影响大阴唇，引起外阴不对称（彩图261-1）。

脓肿能引起严重的外阴疼痛，有时有发热；有压痛，典型的有红斑。可能有阴道排液。可能同时存在性传播疾病。

诊断

- 临床评估

通常根据体格检查进行诊断。如果有排液，则进行化验以确定有无性传播疾病。脓液行培养。对>40岁妇女必须活检以排除外阴癌。

治疗

- 有症状的囊肿和>40岁的妇女的囊肿需要手术治疗

<40岁妇女的无症状的囊肿不需要治疗。坐浴可使轻微症状缓解。另外，有症状的囊肿需要手术治疗。脓肿也需要手术治疗。由于单纯引流后囊肿经常复发，因此手术的目的是造一个永久性的通口。通常选择下面中的一个：

- **放置导管**：放置一个末端带气囊的导管，充气，留置4~6周。该方法刺激纤维化，从而产生一个永久性的开口
- **造口术**：把囊肿的外翻边缘向外缝合

囊肿复发需要再次手术切除。

>40岁妇女的囊肿必须手术探查并切除活检（排除外阴癌。持续数年且没有变化的囊肿无需活检或手术切除，除非有症状出现。

脓肿 还与覆盖MRSA口服抗生素治疗方案（如甲氧苄啶/磺胺甲噁唑 160mg/800mg 出价或阿莫西林/克拉维酸 875mg 口服，每日2次，共1周）+克林霉素（300mg 口服，每日4次，共1周）。

> **关键点**
> - 对于大多数前庭大腺囊肿，导管阻塞的原因未知；性传播疾病导致囊肿罕见
> - 囊肿可能常因 MRSA 感染，形成脓肿
> - 对>40岁妇女做前庭大腺囊肿活检以排除外阴癌
> - 如果囊肿引起症状，行手术治疗（如用导管插入，造口和/或切除）

卵巢良性包块

良性卵巢包块包括功能性囊肿和肿瘤，大多数没有症状。

功能性囊肿 有2种功能性囊肿：
- **卵泡囊肿**：由 Graaffian 卵泡发展而来
- **黄体囊肿**：由黄体发展而来。黄体囊肿可以向囊腔内出血，从而卵巢包膜扩张或破裂，血液流到腹腔内

大多数功能性囊肿直径<1.5cm，几乎不超过 5cm。功能性囊肿通常会在数天或数周后自然消退。功能性囊肿在绝经后妇女中少见。

多囊卵巢综合征经常被定义为临床综合征，而并不是依据卵巢囊肿的存在与否定义。在典型病例中，卵巢含多个 2~6mm 的卵泡囊肿，有时有较大且含有闭锁细胞的囊肿。

良性肿瘤 通常良性卵巢肿瘤生长得慢，很少发生恶变。包括如下：
- **良性囊性畸胎瘤**：也被称为皮样囊肿。尽管它起源于3个胚层，但是它主要由外胚层组织组成
- **纤维瘤**：生长缓慢，直径通常<7cm
- **囊腺瘤**：最常见的类型是浆液性和黏液性

症状及体征

大多数功能性囊肿和良性肿瘤没有症状。有时会引起月经异常。出血性黄体囊肿可产生疼痛或腹膜体征，尤其是在破裂时。偶尔会发生严重的疼痛，它是由囊肿或包块扭转所致偶尔会发生严重的疼痛，它是由囊肿或包块扭转所致，扭转的囊肿或包块通常>4cm。纤维瘤可伴有腹水和少见的胸腔积液。

诊断

- 经阴道超声检查
- 有时检验肿瘤标记物

包块通常是偶然发现，但是也可能因为一些症状和体征的提示才被发现。行妊娠试验排除异位妊娠。常通过经阴道超声检查确诊。在超声无法确定结果时，MRI 或 CT 可能有所帮助。

需切除有癌性 X 线特征的包块（如囊实性、表面有赘生物、多房表现、形状不规则）。如果肿瘤需切除或可疑特异性肿瘤时，需检验肿瘤标志物。市售产品可检测5种肿瘤标志物[β2 微球蛋白，癌抗原（CA）125Ⅱ，载脂蛋白 A-1，前白蛋白，运铁蛋白]，并且可能有助于确定对手术的需要。肿瘤标记物最好用于监测对治疗的反应，而不是用于筛选，因为其缺乏足够的敏感性，特异性和预测值。例如子宫内膜异位症，子宫肌瘤，腹膜炎，胆囊炎，胰腺炎，炎症性肠病，或各种癌症时，妇女肿瘤标记物可能会假性升高。

在育龄期妇女中，如果是 5~8cm 的单纯薄壁囊性附件包块（通常是卵泡囊肿）且没有癌特点，就不需要进一步的评估，除非持续时间>3个月经周期。

治疗

- 囊肿剥除术
- 有时行卵巢切除术

许多<5cm的卵巢囊肿不经治疗就可消退,连续做超声检查以确定囊肿消退。纤维瘤和囊腺瘤需要治疗。有癌性X线特征的包块需切除。

有以下情况时,需要做腹腔镜或剖腹手术来切除囊肿(卵巢囊肿剥除):
- 囊肿≥10cm且持续时间>3个月经周期
- <10cm的囊性畸胎瘤
- 伴有腹膜炎的出血性黄体囊肿

纤维瘤及其他实性瘤有以下情况时行卵巢切除术:
- 无法做囊肿切除术的纤维瘤
- 囊腺瘤
- >10cm的囊性畸胎瘤
- 无法剥离的卵巢囊肿
- 绝经后大多数>5cm的囊肿

> **关键点**
> - 功能性囊肿往往很小(直径通常<1.5cm),发生在绝经前妇女,并自发消退
> - 功能性囊肿和良性肿瘤通常没有症状
> - 行妊娠试验排除异位妊娠
> - 切除具有癌症影像学特征的囊肿(如囊实性、表面凸起、大小>6cm、形状不规则)
> - 切除良性肿瘤,包括不自行消退的囊肿

宫颈肌瘤

宫颈肌瘤是光滑的宫颈良性肿瘤。

宫颈肌瘤不常见。通常与子宫肌瘤同时存在(fibroids,参见第2041页)大的宫颈肌瘤可使尿路发生不完全性梗阻,也可能脱垂到阴道内。脱垂的肌瘤有时有溃疡,感染或出血,有时上述表现可同时有。

症状及体征

大多数宫颈肌瘤最后总会出现一些症状。最常见症状是出血,出血可表现为不规则或量很大,有时会引起贫血,可能有性交痛;感染可引起疼痛、出血或排液。宫颈肌瘤脱垂引起盆腔受压或盆腔包块的情况较少见。尿路梗阻会引起排尿不畅、尿流细或尿潴留,也可能发展为尿路感染。

诊断
- 体格检查

通过体格检查诊断。宫颈肌瘤,尤其是脱垂的肌瘤可以在窥器下看到。一些肌瘤在做双合诊时可触及。

有以下情况时才做经阴道超声检查:
- 明确诊断
- 排除尿路梗阻
- 确定其他肌瘤行Hb、Hct检验以排除贫血。行宫颈细胞学检查以排除宫颈癌

治疗
- 切除有症状的肌瘤

治疗方法与其他肌瘤相似。小的、无症状的肌瘤不需要治疗。大多数有症状的宫颈肌瘤都是做肌瘤切除术(尤其有生育要求)。如果肌瘤剥出有困难,就可能需要做子宫切除术。如果可能的话,脱垂的肌瘤应经阴道切除。

> **关键点**
> - 宫颈肌瘤是良性的
> - 大多数宫颈肌瘤最终都会引起症状,多数为出血;大的肌瘤可以使尿路发生不完全性梗阻,也可能脱垂到阴道内
> - 通过体格检查,有时也需要经阴道超声诊断宫颈肌瘤
> - 通常可通过肌瘤剥除术切除有症状的宫颈肌瘤,如果困难,可行子宫切除术

宫颈息肉

宫颈息肉是宫颈和宫颈管上常见的良性赘生物。

宫颈息肉在妇女中的发生率为2%~5%。通常起源于宫颈管。宫颈管息肉很可能是由慢性炎症引起,很少发生恶变。

症状及体征

大多数宫颈息肉没有症状。宫颈管息肉可以发生经间期出血、性交后出血或者感染,引起脓性阴道排液(白带)。宫颈管息肉通常呈粉红色,发亮,直径<1cm、组织脆。

诊断

通过窥器检查进行诊断。

治疗

引起出血或排液的应切除。可以在门诊做切除术,钳夹息肉蒂部,扭转摘除,不需要麻醉。切除后很少发生出血,化学烧灼可以控制出血。行宫颈细胞学检查以排除宫颈癌。

如果治疗后出血和排液仍持续存在,就要做宫颈细胞学检查和子宫内膜活检以排除癌。

> **关键点**
> - 宫颈息肉很少恶变
> - 大多数是无症状的,有些可引起出血或感染,脓性阴道排液
> - 通过窥阴器诊断
> - 如果息肉引起症状,需治疗;如果治疗后出血和排液仍持续存在,需行活检排除肿瘤

宫颈狭窄

宫颈狭窄指宫颈内口狭窄。

宫颈狭窄既可能是先天性的,也可能是继发性的。最常见的获得性病因是:
- 绝经
- 宫颈手术(如锥切术、烧灼术)
- 内膜消融治疗月经过多
- 宫颈或宫体癌

■ 放疗

宫颈狭窄可能是完全性，也可能是部分性。宫颈狭窄可导致子宫积血（血液积聚在子宫内）；或者导致绝经前妇女的经血逆流至盆腔，因此有可能引起子宫内膜异位症。也可能发生子宫积脓（脓液积聚在子宫内），尤其是患有宫颈癌或子宫癌的妇女。

症状及体征

绝经前妇女常见的症状包括闭经、痛经、异常出血和不孕。绝经后妇女可能长时间没有症状。子宫积血和子宫积脓可引起子宫扩大，有时可触及包块。

诊断

■ 临床评估

根据症状、体征（尤其是宫颈手术后发生闭经和痛经），或做诊断试验（如巴氏检查）时不能获得宫颈管细胞或子宫内膜标本，就可以怀疑有宫颈狭窄。如果直径1~2mm的探针不能进入宫腔，就诊断为完全性宫颈狭窄。

如果宫颈狭窄引起症状或子宫异常（如子宫积血、子宫积脓），应做宫颈细胞学检查和子宫内膜活检或诊刮术以排除癌。对没有巴氏检查异常史的绝经后妇女和没有症状及子宫异常的妇女，不需要做进一步的评价。

治疗

■ 如果有症状，就要扩宫颈管并放置支架

如果存在症状或子宫异常，就有治疗的指征，典型的治疗方案包括扩宫颈和放置支架。

> **关键点**
> - 宫颈狭窄既可能是先天性的，也可能是继发性的（如绝经，宫颈手术，宫颈或宫体癌，放疗）
> - 宫颈狭窄可导致绝经前妇女出现闭经，痛经，异常出血，不孕。绝经后妇女可能很长时间无症状
> - 根据症状、体征，或做诊断试验时不能获得宫颈管细胞或子宫内膜标本，就可以怀疑有宫颈狭窄。如果直径1~2mm的探针不能进入宫腔，就诊断为完全性宫颈狭窄
> - 如果有症状或子宫异常（如子宫积血、子宫积脓），应做宫颈细胞学检查和子宫内膜活检或诊刮术以排除癌，然后性宫颈扩张并放置支架

Skene管囊肿

Skene管囊肿紧靠尿道的远端，有时可引起会阴排液、性交痛、尿路梗阻或脓肿形成。

Skene腺（尿道旁腺或尿道周围腺体）紧靠尿道的远端。如果导管受阻，就形成囊肿，通常由感染引起。主要发生在成人。囊肿可形成脓肿或引起尿道梗阻和反复发作的尿路感染。

大多数囊肿<1cm，没有症状。一些大的囊肿可以引起性交痛。最主要的症状是尿路受阻症状（如排尿不畅、尿流细、尿潴留）或尿路感染。脓肿有疼痛、肿胀、压痛和红斑，但是很少发热。

诊断

■ 临床评估

通常根据临床诊断。大多数有症状的囊肿和脓肿能在靠近尿道远端触及。尽管如此，临床上它与尿道远端的憩室不容易鉴别，需要行超声检查或膀胱镜检查来进行鉴别。

治疗

■ 如果囊肿引起症状就需要手术切除

切除有症状的囊肿。治疗脓肿首先选用口服广谱抗生素（如头孢氨苄500mg，每6小时1次，共7~10日），然后再切除或行造口术。

> **关键点**
> - 导管受阻，就形成Skene腺囊肿，通常由感染引起
> - 囊肿可形成脓肿或引起尿道梗阻和反复发作的尿路感染
> - 大多数囊肿是小的，没有症状。大的囊肿可以引起性交痛
> - 可通过体格检查诊断Skene腺囊肿，必要时需要行超声或膀胱镜
> - 切除有症状的囊肿，治疗脓肿选用口服广谱抗生素，再切除或造口术

子宫腺肌症

子宫腺肌症是子宫内膜腺体和间质存在于子宫肌层；导致子宫弥漫性增大。

子宫腺肌病的异位内膜组织往往会诱发子宫弥漫性肿大（球状子宫增大）。子宫可以增大为原来的2~3倍，但通常不超过妊娠12周大小的子宫。

真正的患病率未知，部分因为诊断困难。然而，子宫腺肌症通常在评估子宫内膜异位症，子宫肌瘤，或盆腔疼痛时同时发现。产次数多增加风险。

症状及体征

常见的症状是经期大量出血，痛经，和贫血。慢性盆腔疼痛也可以存在。

绝经后症状消失。

诊断

■ 通常超声或MRI

症状和弥漫性子宫增大，且没有子宫内膜异位症或子宫肌瘤，可以帮助诊断。经阴道超声和MRI通常用于诊断，但确诊需要子宫切除术后组织学检查。很少行穿刺活检（如需除外子宫内膜癌时）；因取样误差限制其精确性。

治疗

■ 子宫切除术

最有效的治疗是子宫切除术。可以尝试类似治疗子宫内膜异位症的激素治疗（参见第1998页）。可以尝试口服避孕药治疗，但通常不成功。左炔诺黄体酮缓释宫内节育器可能有助于控制痛经和出血。

> **关键点**
> - 子宫腺肌症时,子宫可以增大为原来的 2~3 倍
> - 经常引起经期大量出血,痛经,和贫血,也可导致慢性盆腔疼痛。绝经后症状消失
> - 经阴道超声和 MRI 通常用于诊断,但确诊需要子宫切除术后组织学检查
> - 最有效的治疗是子宫切除术。但可尝试激素治疗(如口服避孕药)

外阴子宫内膜异位症

外阴子宫内膜异位症是少见的疼痛性囊肿,由于有功能的子宫内膜组织种植在子宫外引起(子宫内膜异位症,参见第 1998 页)。

子宫内膜异位症很少发生在外阴(或阴道)上,有时也会形成囊肿(子宫内膜异位症),通常发生在前次手术的部位或伤口(如分娩时的会阴切开)。

子宫内膜异位症通常沿中线发展。患者疼痛,尤其是在性交时。在月经期疼痛加重,内膜异位病灶增大。异位病灶有压痛,呈蓝色。可能破裂,引起剧烈的疼痛。

诊断根据体格检查和活检诊断。

治疗包括切除。

外阴包含物和表皮囊肿

外阴包含囊肿含有上皮组织,表皮囊肿由皮脂腺发展而来。这两种囊肿含有细胞碎片,最后都将增大,有时也会感染。

包含囊肿 是最常见的外阴囊肿,也可发生在阴道。他们可由外伤引起(如撕裂、外阴切开修补术),由表皮下的上皮组织包裹形成,也可自然发生。

262. 乳腺疾病

乳腺症状(如肿块,乳头溢液,疼痛)非常常见,是每年>1 500 万人次就诊的原因。尽管>90%的症状是由良性疾病所致,但乳腺癌总是令人担心。由于乳腺癌很常见,并与许多乳腺良性疾病的表现相似,因此对所有乳腺症状进行检查就是为了绝对排除或诊断乳腺癌。

评估

病史 病史包括以下内容:
- 症状持续时间
- 症状与月经和生育情况的相关性
- 疼痛、分泌物和皮肤变化的表现形式和类型
- 用药情况,包括激素治疗
- 乳腺癌的个人和家族史
- 最后一次乳腺钼靶检查的日期和结果

乳腺检查 检查原则对患者和医生是相似的。乳腺视诊包括外形有无不对称,有无乳头内陷、膨胀、酒窝征(图 262-1A 和 B 是常见位置)。尽管两个乳腺大小常有区别,但每个乳腺的形状应该是规则的。让患者两手放在髋部或双手掌相对置于额前,通过这种体位的体检有时可以发现潜在的癌症(图 262-1C 和 D)。这两种体位可使胸部肌肉收缩,如果正在生长的肿瘤侵犯了 Cooper 韧带,皮肤上就会出现微小的酒窝征。

挤压乳头,检查其分泌物,并确定来源(如是否多导管来源的)。

患者坐位或站立时最容易检查到腋下和锁骨上淋巴结(图 262-1E)。检查腋下淋巴结时举起患者上肢让胳膊完全放松,这样深藏在腋下的淋巴结才可以摸到。

在患者坐位和仰卧位时触诊乳腺,同侧的胳膊应放在高于头部的位置,用枕头垫在同侧肩膀下方(图 262-1F)。仰卧位也同样适合于乳腺的自我检查,患者用对侧的手检查另一侧的乳腺。让患者转身侧向一边使乳腺向检查侧下垂,有助于区别胸壁和乳腺的疼痛,因为触诊时可将胸壁从乳腺组织中区别开来。

用第 2、3、4 指的指腹进行乳腺触诊,以乳头为中心由内向外环状对称性移动到乳腺边缘(图 262-1G)。任何病变应确定位置和大小(用测量器测量),并在乳腺图上作出标记并作为患者病史中的一部分。还应书面记录病变的硬度,及其与周围正常组织的可区分程度。即使影像学检测正常,体格检查中的异常发现也意味着需要活检。

检查 影像学检查用于
- 筛查:对无症状妇女进行检查,以发现早期癌症
- 诊断:评估乳腺病变(如肿块,乳头溢液)

所有女性应进行乳腺癌筛查。所有专业协会和团队都认可这个观点,虽然他们在筛查的开始年龄及筛查的确切频率上有分歧。

对处于平均风险的女性,推荐进行乳腺 X 线筛查,但一般建议,筛查始于 40 或 50 岁,每一年或两年重复进行,直至 75 岁,或直至预期寿命不超过 10 年(参见第 1979 页,表 262-1)。乳腺 X 线摄影对中老年妇女更有效,因为随着年龄增长,乳腺纤维腺组织逐渐被脂肪组织替代,这样更容易区分病变组织。乳腺 X 线摄影对致密乳腺组织不敏感;一些国家在乳腺 X 线筛查检测到致密乳腺组织时会通知患者。

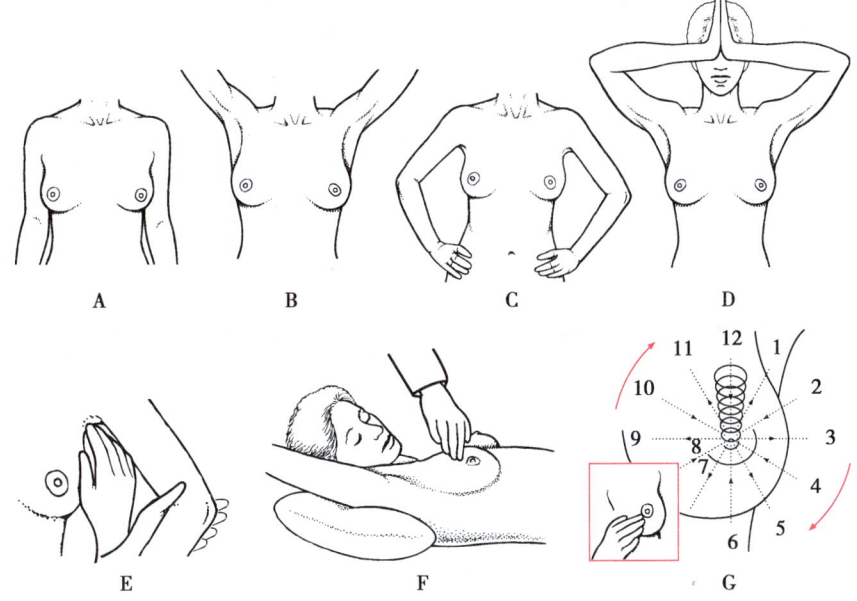

图 262-1 乳腺检查。患者体位可包括坐位或站位。A. 手臂位于两侧。B. 手臂上举过头,提升胸筋膜和乳房。C. 双手支撑于髋部。D. 双手掌相对置于额前,收缩胸肌。E. 腋部触诊;支撑患者胳膊,放松胸肌。F. 患者取仰卧位,枕头垫于肩下,检查侧手臂举过头。G. 乳房触诊以乳头为中心,由内向外环状检查

表 262-1 对处于平均风险的妇女推荐使用乳腺癌乳腺 X 线筛查

建议	USPSTF	ACS	ACP	AAFP	ACOG	ACR	NCCN
起始年龄/岁	50	45	50*	50*	40	40	40
发病频率/年	2	每年直至54岁,以后每2年	1~2	2	1	1	1
戒烟年龄/岁	75	当预期寿命<10年	75	75	75†	75†	75†

* 40~50岁中年女性:建议咨询乳腺X线检查的优点和风险,检查可根据风险和患者的偏好来完成。
† 年龄≥75的女性:如果预期寿命好或者患者需求做的,可行筛查。
AAFP,美国家庭医师协会;ACOG,美国妇产科医师协会;ACP,美国医师协会;ACR,美国放射学会;ACS,美国癌症医学会;NCCN,美国综合癌症网络;USPSTF,美国预防服务工作组。

乳腺X线检查时,采用小剂量射线,一个(侧位)或两个(侧位及轴位)投照位置。在检测到的异常肿块中,仅10%~15%为癌症。乳腺X线诊断的准确率部分依赖于摄影人员的经验及所用的技术手段;假阴性率超过15%。一些中心使用数字化乳腺摄影图像的计算机分析帮助诊断。这样的系统不建议用于单机诊断,但在放射科医生检测小肿瘤时他们似乎能提高灵敏度。

乳腺断层摄影(三维乳腺X线摄影):与数字乳腺X线摄影一起进行能稍微增加癌症的检测率,降低召回成像率;该方法对检测致密乳腺组织有帮助。但是,该方法使女性暴露于相当于传统X线摄影两倍的辐射。

诊断学乳腺X线摄影:用于以下情况:
- 评估肿块,疼痛,乳头溢液
- 确定病灶的大小、位置,提供周围组织和淋巴结的影像情况
- 指导活检
- 手术后,进行乳腺及切除肿块的摄影,能帮助确定切除是否完整

诊断性乳腺X线摄影术所需投照位置应多于筛查性乳腺X线摄影投照,包括放大投照和局部点压投照,能为可疑区域提供更好的可视化。

超声检测:可用于以下情况:
- 诊断乳腺异常
- 识别可能需要中心活检的异常腋窝淋巴结
- 进行乳腺癌分期
- 评估MRI或乳腺X线摄影检测到的异常(如确定它们是实性还是囊性)

MRI检测:可用于以下情况:
- 诊断乳腺异常
- 手术前,准确判断肿瘤大小,数目,胸壁是否累及
- 识别异常腋窝淋巴结(帮助进行乳腺癌分期)

对于患乳腺癌的高危女性(如存在 *BRCA* 基因突变或计算所得乳腺癌的终身风险≥15%~20%),筛查除了临床乳腺检查和乳腺X线摄影还应包括磁共振。但对一般或危险性稍增加的妇女不考虑用MRI进行筛查。

乳腺癌

乳腺癌(breast cancer)常侵犯乳腺导管或小叶的腺体细

胞大多表现为在体格检查或乳腺 X 线片筛查中发现的无症状的肿块。诊断依据活检。治疗通常包括外科手术切除，常合用放射治疗，合用或不合用辅助化疗和/或激素治疗。

2017 年预期新增 252 710 例浸润性乳腺癌病例,将有 40 610 例因此而死亡。此外,2017 年预期新增约 63 410 例原位乳腺癌患者。女性中,乳腺癌致死率第二(仅次于肺癌)。男性乳腺癌占大约病例总数的 1%;2017 年预期新增 2 470 例浸润性乳腺癌病例,将有 460 人因此而死亡。男性中,乳腺癌的临床表现、诊断和处理与女性相同,只是男性就诊更晚。

危险因素

在美国女性中,至 95 岁发生乳腺癌的累积风险是 12%(1/8),死亡风险大约是 4%。发生乳腺癌的风险大多数在 60 岁以后(表 262-2)。这些数据可能会引起误解,因为大部分人死于 95 岁之前,在 20 年内发展成癌的累积风险是相当低的。

表 262-2 被确诊为浸润性乳腺癌的风险

年龄/岁	10 年风险/%	20 年风险/%	30 年风险/%	寿命风险/%	死于浸润性乳腺癌的风险/%
30	0.4	1.9	4.1	12.5	2.8
40	1.4	3.7	6.8	12.2	2.8
50	2.3	5.5	8.8	11.1	2.6
60	3.5	6.9	8.9	9.4	2.4
70	3.9	6.2	—	6.7	2.0

2010—2012 年的数据。经许可摘自 seer. cancer. gov,2016 年 2 月 22 日。

能够影响乳腺癌风险的因素包括如下:

年龄 乳腺癌的最大风险因素是年龄。大多数乳腺癌发生在>50 岁的女性。

家族史 1 级直系亲属中有患乳腺癌(母亲、姐妹、女儿)的女性,其患乳腺癌的风险增加了 2~3 倍,如果家族史是在远亲中,危险性增加比较小。一级亲属中有≥2 人患乳腺癌者,其患乳腺癌的风险增加 5~6 倍。

乳腺癌基因突变 大约 5%的乳腺癌妇女携带乳腺癌基因 BRCA1 或 BRCA2 突变。若此基因突变携带者的亲属也携带这种基因突变,她们一生中患乳腺癌的风险为 50%~85%。携带 BRCA1 突变的妇女患卵巢癌的风险为 20%~40%;而携带 BRCA2 突变的妇女患卵巢癌的风险增加较少。没有 2 个一级亲属患乳腺癌家族史的妇女,几乎不可能携带这种基因突变,因此不要求做常规 BRCA1 和 BRCA2 突变筛查。男性携带 BRCA2 突变也增加患乳腺癌的危险。这种基因突变在犹太人中更常见。BRCA1 或 BRCA2 基因突变的妇女需密切监测或采用预防措施,如服用他莫昔芬或雷洛昔芬或进行双侧乳腺切除术。

个人史 有原位或浸润性乳腺癌病史者再发乳腺癌的危险性增加,乳腺切除术后对侧乳腺癌的风险为 0.5%~1%/年。

妇科病史 月经初潮早,绝经迟,或第一次妊娠较晚者风险增加。30 岁以后首次妊娠的妇女比未孕妇女危险性高。

乳腺改变 有病灶活检病史者危险性稍增加。妇女有多个乳腺肿块但无确定的组织学高危证据者不能被认为是高危人群。良性肿块稍增加患浸润性乳腺癌的危险,包括复杂性纤维腺瘤、中度或鲜红的良性增生(有或没有不典型)、硬化性腺病和乳头瘤。不规则导管或小叶增生使乳腺癌危险性增加 4~5 倍;家族一级亲属中有浸润性乳腺癌患者的妇女患乳腺癌的危险性增加 10 倍。筛查性 X 线摄影显示乳腺密度增加与乳腺癌发生危险性增加相关。

小叶原位癌(LCIS) LCIS 使每侧患浸润性乳腺癌的风险增加了约 25 倍;每年患 LCIS 的患者中 1%~2%会发展为浸润性乳腺癌。

口服避孕药 口服避孕药轻微增加患乳腺癌的危险(大约每 100 000 中增加 5 个病例)。危险性主要在服用避孕药期间增加,而在停药后 10 年内逐渐递减。20 岁前开始服用避孕药的妇女危险性最高(尽管绝对风险仍然较低)。

绝经后仅用 3 年的激素治疗(雌激素与孕激素合用)似乎稍微增加了患乳腺癌的风险[1]。使用时间 5 年或以上,乳腺癌发生危险性增加至 7~8 人/10 000 妇女/年(相对危险性增加 24%)。单用雌激素似乎并不增加乳腺癌的危险(来源于妇女健康协会的报道),选择性雌激素受体调节剂(如雷洛昔芬)可能降低患乳腺癌的危险。

放疗 30 岁前有放射治疗史者危险性增加。治疗霍奇金淋巴瘤所用的外照射放射治疗可使其未来 20~30 年间的乳腺癌危险性增加 4 倍。

饮食 饮食可能在乳腺癌的发生和进展中起一定作用,但对某一特定饮食(如高脂饮食)的致癌作用尚缺乏结论性证据。肥胖的绝经后妇女危险性是增加的,但没有证据证明饮食改变可以减少患乳腺癌的危险。比正常妇女月经来潮晚的肥胖妇女患乳腺癌的危险性可能降低。

乳腺癌风险评估工具(BCRAT)或(盖尔模型),可用于计算妇女 5 年及终身患乳腺癌的危险性(见 Breast Cancer Risk Assessment Tool)。

[1] Writing Group for the Women Health Initiative Investigators. 健康绝经后妇女联合使用雌激素和孕激素的好处与风险:主要结果来自妇女健康倡议协会的随机对照试验[J]. JAMA,2002,288(3):321-333。

病理

大多数乳腺癌是上皮性肿瘤,由乳腺导管或小叶的覆层细胞发展而来;少见的是非上皮性癌,来源于支持间质(如血管肉瘤、原发性间质肉瘤、叶状肿瘤)。癌分为原位癌和浸润癌。

原位癌是癌细胞增殖局限在导管或小叶内，未侵犯间质组织。有2种类型：

- 导管内原位癌(DCIS)：约85%的原位癌是这种类型导管内原位癌。通常只能由乳腺X线摄影检查发现。它可能会侵犯小面积或大面积乳腺；如果大面积受累，微观浸润灶可能会随时间推移而进展
- 原位小叶癌(LCIS)：LCIS往往呈多灶性和双边性。有2种类型：经典与多形性。经典的原位小叶癌不是恶性的，但增加了每侧乳腺患浸润性癌的风险。这种隐匿性病灶通常由活检检测出；它很少被乳腺X线摄影发现。多形性LCIS更像DCIS；应该切除至切缘阴性

浸润癌 主要是腺癌，大约80%是浸润性导管癌，其余多数是浸润性小叶癌。罕见的为髓样癌、黏液性癌、化生性癌和管状癌。黏液癌往往发生于中老年妇女，而且进展缓慢。患这些类型乳腺癌的妇女比患其他类型浸润性乳腺癌的妇女预后更好。

炎性乳腺癌 是一种进展快，常常致死的癌症。癌细胞阻断乳腺皮肤的淋巴管；因此，乳腺出现红肿，皮肤出现增厚，类似橘子皮(橘皮征)。一般，炎性乳腺癌扩散到腋下淋巴结。淋巴结像是坚硬的肿块。然而，由于这种癌症分散在整个乳腺，使得乳腺本身没有肿块。

典型的称为Paget细胞的恶性细胞存在于表皮内。女性乳头佩吉特病(Paget disease)往往有潜在的患浸润性或原位癌的风险。

病理生理

乳腺癌可局部扩散或通过局部淋巴结、血流或两者同时转移。转移性乳腺癌能影响身体的所有器官，大多数是肺、肝、骨、脑和皮肤。

多数皮肤转移发生在近乳腺手术区域；头皮转移也常见。乳腺癌的转移常在初期诊断和治疗后几年和几十年后发生。

激素受体 存在于某些乳腺癌的雌激素和孕激素受体，与适当的激素结合后能促进DNA复制和细胞分化。因此，受体阻断剂可用于治疗受体阳性的肿瘤。大约2/3的绝经后妇女的乳腺癌组织雌激素受体阳性(ER+)，绝经前的肿瘤患者雌激素受体阳性率稍低。

另一种细胞受体是人表皮生长因子受体2(HER2；也叫HER2/neu或ErbB2)，无论临床期别如何，乳腺癌中存在HER2提示预后不良。

症状及体征

许多乳腺癌患者通过自己发现或常规体检，或乳腺X摄片发现肿块。少见的症状是乳腺疼痛或增大，或无法形容的乳腺增厚。

乳头佩吉特病 表现为皮肤改变，包括红斑、结痂、缩放和分泌物，这些表现酷似良性而被患者忽视，从而延误诊断1年或更长时间。大约50%的佩吉特病患者就诊时表现为乳头区可及的肿块。

一些患者首发表现为转移疾病(如病理性骨折、肺功能损坏)。

体格检查中常见的体征是不对称的或明显的肿块——一个明显与周围组织不同的肿块。乳腺一个象限中尤其外上1/4象限出现的弥漫性纤维性病变是良性肿块的特征，而局限于一侧乳腺(对侧没有)的轻微增厚固定的肿块则可能是癌症的表现。

进展期乳腺癌 以固定在胸壁或皮肤表面的肿块为特征，在皮肤表面可以出现卫星病灶或溃疡，或因为真皮淋巴管浸润引起的淋巴水肿而出现皮肤异常(称为橘皮征)。粘连融合或固定的腋下或锁骨上或锁骨下淋巴结提示肿瘤扩散。

炎性乳腺癌 常以橘皮征、红斑或乳腺增大为特征，常没有肿块，而且具有特殊的侵袭过程。

筛查

所有女性均应进行乳腺癌筛查[1]。所有专业协会和团队都认可这个观点，虽然他们在筛查的开始年龄及筛查的确切频率上有分歧。

筛查方式包括：

- 乳腺X线摄影(包括数字和三维)
- 临床乳腺检查(CBE)由保健医生进行
- 磁共振(用于高风险人群)
- 每月进行乳腺自检

乳腺X线 乳腺X线检查时，采用小剂量射线，一个(侧位)或两个(侧位及轴位)投照位置。

乳腺X线摄影对中老年妇女更有效，因为随着年龄增长，乳腺纤维腺组织逐渐被脂肪组织替代，这样更容易区别于病变组织。乳腺X线摄影对致密乳腺组织不敏感；一些国家在乳腺X线筛查检测到致密乳腺组织时会通告患者。

对处于平均风险的乳腺癌患者，乳腺X线筛查的指南发生了改变，但一般来说，筛查始于40或50岁，每一年或两年重复进行，直至75岁，或直至预期寿命不超过10年(表262-3)。临床医师应确保患者了解他们个人患乳腺癌的风险是什么，并询问患者他们喜欢何种筛查方式。

乳腺癌的风险评估工具(BCRAT)，或盖尔模型，可用于计算女人的5年和终身患乳腺癌的风险(见Breast Cancer Risk Assessment Tool)。当一个女人终身患乳腺癌的风险<15%，可认为她是处于平均风险的女性。

有关何时以及多久进行乳腺X线筛查的问题包括：

- 准确性
- 效益和成本

只有10%~15%的X线片异常表现是由癌引起-假阳性率达到85%~90%。假阴性结果可能会超过15%。许多假阳性是由良性病变(如囊肿、纤维腺瘤)引起的，但也有新的观点认为在患者一生中需要检测出那些在组织学上符合癌症定义但并未发展成浸润癌的病变。

准确性部分依赖于摄片者的技术和经验。有些中心采用计算机分析数码X线影像(全数字化乳腺摄影)来帮助诊断。这个系统可能在诊断<50岁浸润癌患者时敏感性略高于放射科医生，但相比于计算机检测可能并不敏感。

虽然乳腺X线检查使用低剂量辐射，但辐射暴露对癌症风险有累积效应。在年轻时就进行了影像检查，那么患

表 262-3 对处于平均风险的女性,推荐进行乳腺 X 线筛查

建议	USPSTF	ACS	ACP	AAFP	ACOG	ACR	NCCN
起始年龄/岁	50	45	50*	50*	40	40	40
发病频率/年	2	每年进行检查直至54岁,以后每2年进行检查	1~2	2	1	1	1
戒烟年龄/岁	75	当预期寿命<10年	75	75	75[†]	75[†]	75[†]

*40~50岁女性:建议咨询乳腺 X 线检查的优点和风险,可根据风险和患者的偏好来完成乳腺 X 线检查。
[†]年龄≥75岁女性:如果预期寿命好或者患者有要求,可进行乳腺 X 线筛查。
AAFP,美国家庭医师协会;ACOG,美国妇产科医师协会;ACP,美国医师协会;ACR,美国放射学会;ACS,美国癌症医学协会;NCCN,美国综合癌症网络;USPSTF,美国预防服务工作组。

癌症的风险会增加。

成本不仅包括成像本身的成本,还包括评估假阳性结果所需诊断测试的成本和风险。

乳腺检查 常规临床或乳腺自我检查的价值仍存在争议。一些协会如美国癌症医学会和美国预防服务工作组不推荐对任何形式的处于平均风险的妇女进行任何形式的例行检查。包括美国妇产科医师协会在内的其他协会认为临床和乳腺自我检查应作为乳腺癌筛查的重要内容。

临床乳腺检查(CBE) 通常是年龄>40岁女性[1]每年例行的护理检查。在美国,临床乳腺检查可补充而不是代替了乳腺 X 线检查。然而在一些国家因为乳腺 X 线检查费用昂贵而仅做临床乳腺检查,其所起的作用并不确定。

乳腺自我检查(BSE) BSE并不降低死亡率,其有效性的证据混杂,但还是被广泛使用。由于自查阴性可能让一些妇女放弃了 X 线或临床检查,因此对患者进行自我检查的宣教时要强调这些检查项目的必要性。应指导患者在每月的同一天进行BSE。对于经期妇女,建议月经结束后2日或3日进行乳腺自我检查,因为这期间乳腺不太可能有触痛和肿胀。

磁共振显像 MRI对于乳腺癌高风险(>15%)比如带有BRCA基因的妇女的筛查优于CBE或X线检查。对于这些妇女,筛查应包括MRI以及乳腺 X 线摄影和CBE。MRI敏感性高但特异性低。因为特异性低,MRI不宜用于筛查中低危风险的女性。

[1] The American College of Obstetricians and Gynecologists. 美国妇产科医师协会的第122号实践指南美国妇产科医师协会的第122号实践指南:乳腺癌筛查[J]. Obstet Gynecol,2011,118(2),第1部分:372-382。

诊断
- 筛查可采取乳腺 X 线平片,乳腺检查,超声和/或 MRI
- 活检,包括雌激素及孕激素受体和 HER2 蛋白的分析

检查要求区别良恶性肿块。因为早期诊断和治疗可以改善预后,在评估完成之前一定要明确鉴别。

若体格检查怀疑是晚期癌症,首先应行活检,否则可按乳腺肿块作相关检查(参见第1987页)。所有可能是癌症的病变,都应活检。活检前行双侧乳腺 X 线摄片可明确需活检的区域,并为以后的对照提供基础。但乳腺 X 线结果并不能改变进行活检的决定。

经验与提示
- 乳腺 X 线结果并不改变进行活检的决定,若此决定基于体格检查做出

活检 经皮穿刺活检是首选的手术活检方式。穿刺活检可以通过成像或触诊(徒手)指引。常规来说,为提高准确性应行实体活检(在2个平面进行 X 线摄片并用计算机分析成三维图像时进行针刺)或超声引导下活检。用夹子或别针在活检部位进行标志。

如果穿刺活检不能进行(如病灶位置太深或太后),可以进行手术活检;插入导丝,用成像作指引,以帮助确定活检部位。

带有皮肤的活检标本应该检查皮肤,因为它可能显示皮肤淋巴管内有癌细胞。

切除后的标本应该行 X 线摄片,并应该与活检前的 X 线片比较来判定所有肿块是否已被切除。并应在活检后6~12周乳腺疼痛消失后复查 X 线摄片以确定肿块是否被切净。

癌症诊断后的评估 癌症被诊断后,通常会与肿瘤学家一起商讨评估,因为针对特定的患者,肿瘤学家能帮助确定所需要进行的检查。

部分阳性活检标本应行雌激素、孕激素受体和HER2蛋白分析。

血或唾液中的细胞应检测 BRCA1 和 BRCA2 基因:
- 家族史中包括多个年轻乳腺癌患者
- 有乳腺癌或卵巢癌家族史的卵巢癌患者
- 当乳腺癌或卵巢癌发生在同一患者身上
- 当患者有德系犹太血统
- 家族史中有一个男性乳腺癌患者
- 发生乳腺癌的年龄<45岁
- 三阴性乳腺癌不具有雌激素或孕激素受体或HER2蛋白的表达(三阴性乳腺癌)

胸部 X 线检查,血常规,肝肾功能检查以及血钙水平可用来了解有无转移。

肿瘤学家应确定是否检测血清癌胚抗原(CEA),癌抗原(CA)15-3,或 CA 27-29,是否进行骨扫描。

对于**骨扫描**,常规适应证包括:
- 肌肉骨骼痛
- 血清碱性磷酸酶水平升高
- Ⅲ期或Ⅳ期癌症患者应做腹部 CT 检查

- 肝功能异常
- 腹腔或盆腔检查异常
- Ⅲ期或Ⅳ期癌症患者应做胸部CT检查
- 肺部症状，如气促
- Ⅲ期或Ⅳ期癌症

MRI经常用于术前评估，它能准确评估肿块大小，胸壁累及和肿块数目。

分期和分级 基于活检后组织学检查。

分期使用TNM分类（肿瘤、淋巴结、转移）表262-4。因为临床检查及图像分析评估淋巴结转移的敏感度差，如术中能够评估区域淋巴结是否累及，术中可重新修改分期。但是，如果患者能触及异常的腋窝淋巴结，需要在术前进行超声引导下细针穿刺或活检：

表262-4 乳腺癌的分期

分期	肿瘤	区域性淋巴结/远处转移
0	Tis	N_0/M_0
ⅠA	T_1*	N_0/M_0
ⅠB	T_0	N_{1mi}/M_0
	T_1*	N_{1mi}/M_0
ⅡA	T_0	$N_1^\dagger/M_0$
	T_1*	$N_1^\dagger/M_0$
	T_2	N_0/M_0
ⅡB	T_2	N_1/M_0
	T_3	N_0/M_0
ⅢA	T_0	N_2/M_0
	$T1$*	N_2/M_0
	T_2	N_2/M_0
	T_3	N_1/M_0
	T_3	N_2/M_0
ⅢB	T_4	N_0/M_0
	T_4	N_1/M_0
	T_4	N_2/M_0
ⅢC	任何T	N_3/M_0
Ⅳ	任何T	任何N/M_1

* T_1包括T_{1mi}。
† 在这里，N_1不包括N_{1mi}。

T_{is}=原位癌或者不伴肿瘤的乳头Paget病（有肿瘤的Paget病按肿瘤大小分级）；T_1=肿瘤<2cm；T_{1mic}=肿瘤≤0.1cm；T_2=肿瘤>2cm而<5cm；T_3=肿瘤>5cm；T_4=任何大小的肿瘤已浸润至胸壁，或皮肤，或有溃疡或皮肤结节或炎性肿瘤。大肿瘤淋巴转移可能性大，但肿瘤大是独立于淋巴结状态的危险因素。

N_X=局部淋巴结无法获得（如以前已切除）；N_0=无区域淋巴结转移；N_1=转移至1~3个腋下淋巴结；N_{1mi}=N1期淋巴结出现微小转移（>0.2mm和/或200个细胞，但并没有>2mm）；N_2=有以下情况之一者：
- 转移至腋下淋巴结，较为固定
- 转移至乳房内淋巴结，但没有出现临床或影像提示的腋窝淋巴结转移

N_3=具有以下任一特点：
- 出现临床或影像提示的内乳淋巴结及腋窝淋巴结转移
- 转移至锁骨下淋巴结
- 转移至锁骨上淋巴结

M_0=无远处转移；M_1=有远处转移。

改编 The American Joint Committee on Cancer. AJCC Cancer Staging Manual. 7th Ed. New York：Springer，2010。

- 如果结果阳性，术中显然需要进行腋窝淋巴结清扫术
- 如果结果阴性，可行前哨淋巴结活检

预后

远期预后取决于肿瘤分期。淋巴结转移（包括数目和部位）与无瘤生存率和总生存率的相关性优于其他预后因素。5年生存率[美国National Cancer Institute Surveillance，Epidemiology，and End Results（SEER）Program]取决于肿瘤分期：

- 局部（局限于原发灶）：98.6%
- 区域（局限于区域淋巴结）：84.9%
- 远处（转移）：25.9%

预后差 与下列因素有关：

- **年轻**：20~30岁之间的年轻女性比中年女性预后差
- **原发肿瘤大**：大的肿瘤淋巴结阳性可能性大，但肿瘤大是独立于淋巴结状态的危险因素
- **高级别肿瘤**：分化差的肿瘤预后差
- **雌、孕激素受体阴性**：ER+的肿瘤患者预后较好，激素治疗更有效。孕激素受体阳性的肿瘤预后可能较好。雌激素和孕激素两种受体均阳性者预后比一种阳性者好，但这种益处不明
- **蛋白的表达**：当HER2[HER2/neu（erb-b2）]基因扩增时，HER2过度表达，刺激细胞的生长繁殖，常导致肿瘤细胞侵袭性增加。HER2高表达是预后差的独立危险因素；HER2高表达可能与分化低、雌激素受体阴性、肿瘤增长快、肿瘤体积大有关，这些都是预后差的因素
- *BRCA*基因：任何期别的肿瘤，如有*BRCA1*基因表达，可能因为分化低、激素受体阴性的肿瘤细胞的比例更高，预后比散发肿瘤差。携带*BRCA2*的患者与没有该基因的患者相比，如果肿瘤特征相似，预后相同。携带任何一个基因者，留下的乳腺组织再次患乳腺癌的危险增加（大约高40%）

治疗

- 手术
- 常联合放疗
- 综合治疗：激素治疗，化疗或同时使用

对于大多数类型的乳腺癌，治疗方式包括手术治疗，放疗以及综合治疗。治疗方式的选择取决于肿瘤和患者情况（表262-5）。手术指南正在不断发展。

外科手术 手术方式包括乳腺切除或保乳手术加上放疗。

乳腺切除术 是切除整个乳腺，并包括以下几种类型：

- **保留皮肤的乳腺切除术**：留下胸肌和足够的皮肤覆盖伤口，使乳腺重塑更容易些，而且保留腋窝淋巴结
- **保留乳头的乳腺切除术**：同保留皮肤的乳腺切除术加保留乳头和乳晕
- **单纯乳腺切除术**：保留胸肌及腋窝淋巴结肿
- **乳腺癌改良根治术**：保留胸肌，切除一些腋窝淋巴结
- **根治术**：切除腋窝淋巴结和胸肌

很少做乳腺癌根治术，除非肿瘤已侵及胸肌。

保乳手术 包括以下内容：

表 262-5　治疗取决于乳腺癌的类型

类型	治疗选择
DCIS	乳房切除 部分患者可行保乳手术（病灶局限于一个象限的患者）*加或不加放疗 部分患者可用激素治疗
典型的小叶原位癌	手术切除以排除癌症 结果阴性，可行常规体检和乳房摄片随访观察 对于某些绝经后妇女，给予他莫昔芬、雷诺昔芬或芳香化酶抑制剂可减少浸润癌风险 双侧乳房预防性切除（很少采用）
小叶原位癌，多形性	手术切除至切缘阴性 对于一些患者可用他莫昔芬或雷诺昔芬预防治疗
Ⅰ和Ⅱ期（早期）癌	如果肿瘤直径>5cm或累及胸壁可行术前化疗 放疗后进行保乳手术 采用乳房切除加或不加乳房重建术 基于肿瘤检测结果（如激素受体及HER2蛋白的分析）行全身治疗（如术后化疗，激素治疗，曲妥单抗或上述药物合用）
Ⅲ（局部晚期）癌，包括炎性乳腺癌	术前全身治疗，常为化疗 术前治疗后如果肿瘤能切除则行保乳手术或乳房切除 炎性癌做乳房切除 术后常采用放疗 术后化疗，激素治疗，或两者同时
Ⅳ期（转移）癌	如果肿瘤症状明显，病灶多发，采用激素治疗、卵巢去势，或化疗 如果HER-2过表达，则用曲妥单抗 对于脑转移，局部皮肤复发，或孤立的、有症状的骨转移，采用放疗 对于骨转移，静脉用二碳磷酸基化合物减少骨丢失和骨痛
乳头Paget病	通常情况下，基于潜在的乳腺癌 偶尔，仅行局部切除
对于局部复发癌	乳房切除或手术切除（若已行乳房切除），有时再辅以化疗或激素治疗 有些采用放射治疗 化疗或激素治疗
分叶状肿瘤，恶性	广泛切除 有时放射治疗 如果肿瘤大或组织学提示癌则行乳房切除

*可行单纯广泛切除或保乳手术，尤其当肿块<2.5cm以及组织学类型较好者；如果肿块大以及组织类型差加用放疗。
DCIS，导管内原位癌；LCIS，小叶原位癌。

- 肿块切除
- 广泛切除
- 象限切除（图 262-2）

对于浸润性癌患者，行乳腺切除术或保乳手术联合放疗，在生存率上并无明显差异。

因此，患者的偏好可以适当作为治疗选择的参考。保乳手术联合放疗的主要优势是手术范围更小并且有机会保留乳腺。其中15%的患者治疗后美容效果很好。然而为彻底切除肿块使切缘无瘤组织残存，就不能强调美容的需要。

进行这两种类型的手术，通常都需要评估腋窝淋巴结。方法包括：

- 腋窝淋巴结清扫
- 前哨淋巴结活检

腋窝淋巴结清扫是一个相当广泛的手术，包括尽可能多的切除腋窝淋巴结；副作用，特别是淋巴水肿，很常见。除非临床可疑淋巴结活检检测到癌症，否则现在大多数临床医生首先做前哨淋巴结活检。腋窝淋巴结清扫不建议作为常规，因为淋巴结切除的主要价值是诊断而不是治疗；而且前哨淋巴结活检对腋窝淋巴结转移的监测有95%的敏感度。

前哨淋巴结活检时，将蓝色染料和放射性胶体注射到乳腺周围，可用γ探针（一用染料就会直接监测）引导染料引流并定位到淋巴结。由于这些淋巴结最先获得示踪剂，淋巴结中的转移细胞最有可能显影，因此被称为前哨淋巴结。在以下因素的基础上，例如肿瘤期别，激素受体情况，累及的淋巴结数目，淋巴结外转移，以及患者特征，如果任何前哨淋巴结含有癌细胞，腋窝淋巴结清扫是必需的。一些外科医生在前哨淋巴结活检时进行冰冻切片分析，在术前与患者事先达成协议，以便在出现淋巴结阳性时作腋窝淋巴结清扫术；另一些医生会等待病理结果，若有需要再将腋窝淋巴结清扫术作为第二次手术。

一些医生在手术前用术前化疗让肿瘤缩小并且辅助放疗；这就使一些本应行乳腺切除的患者可以接受保乳手术。早些有证据证明这种方法不影响存活率。

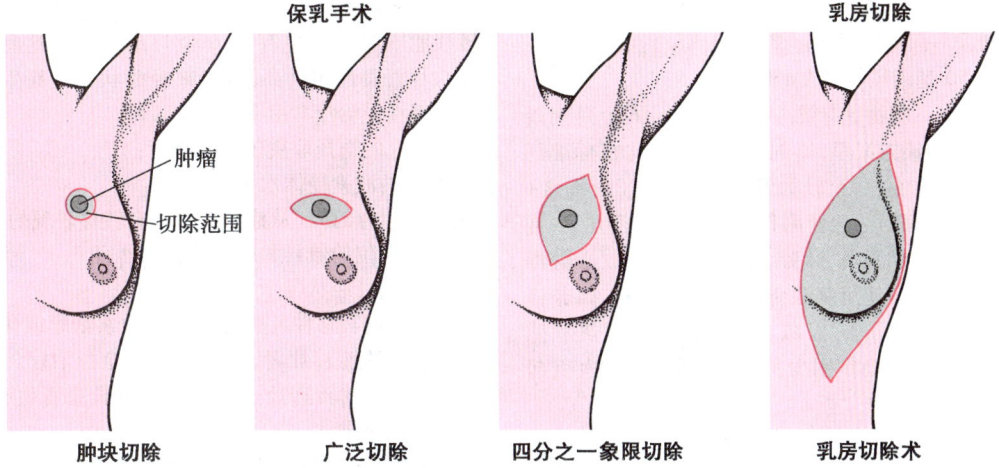

图 262-2 乳腺癌手术。乳腺癌手术主要有两种：保乳手术和乳房切除术

肿块>5cm 或≥4 个腋下淋巴结转移的患者乳腺切除后加用放射疗法明显降低了胸壁局部复发和局部淋巴结复发，使总存活率得到提高。放疗的副作用（如乏力和皮肤改变）常是短暂和轻微的。远期副作用（淋巴水肿，臂丛神经病，放射性肺炎，肋骨损害，继发癌，心脏毒性）不常见。

腋窝淋巴结切除（ALND 或 SLNB）或放射治疗后常发生同侧手臂的淋巴回流受损，有时会因为淋巴水肿造成较重的肿胀。程度、范围大部分受切除淋巴结的数目影响；因此，前哨淋巴结活检较腋窝淋巴结清扫出现淋巴水肿少。AL-ND 后发生淋巴水肿的终身风险为约 25%。然而，即使行前哨淋巴结活检，还是有 6% 的终身风险出现淋巴水肿。为了降低淋巴水肿的风险，一般避免患侧给予静脉输注。穿压缩服装和防患肢感染（如工作时戴手套）是很重要的。即使有一小部分支持的证据，有时也建议避免患侧血压测量和静脉穿刺。

如果发生淋巴水肿，需要由接受过特殊培训的医生进行治疗。每天进行一次或两次特殊的按摩，可以帮助淋巴引流；手动引流后立即进行低压包扎，并要求患者每天锻炼。在淋巴水肿缓解后，尤其在缓解后 1~4 周内，坚持日间锻炼、夜间用绑带的方法是否对患肢有影响目前还不确定。

乳腺重建的方法 包括：
- 假体重建：有时在组织扩张后，放置硅酮或盐水植入物
- 自体重建：肌皮瓣移植（用背阔肌、臀大肌或腹直肌下端的肌皮瓣）或肌游离皮瓣移植

乳腺再造术可在初始乳腺切除术中完成或后期单独完成。手术时间取决于患者偏好以及是否需要辅助治疗，如放射治疗。乳腺再造术的优点包括能让乳腺切除术的患者改善心理健康。缺点包括手术并发症和植入物可能出现的长期副反应。

全身辅助治疗（也可以看看 NCCN Clinical Practice Guide-line：Breast Cancer）

LCIS（原位小叶癌）的患者每日口服他莫昔芬，绝经后妇女可用雷诺昔芬或芳香化酶抑制剂替代。

浸润性乳腺癌患者，在术后不久即常规用持续几个月或几年的化学或激素治疗；这些治疗可以延缓或预防所有患者的复发，对一些患者可以延长生存时间。而一些专家认为对小肿瘤（<0.5~1cm）的患者（尤其是绝经后的患者），若淋巴结未被侵犯，不必用这些方法治疗，因为其本身预后就很好。一些专家认为对肿瘤>5cm 的患者在术前即开始全身辅助治疗。

化疗和激素治疗降低复发和死亡危险的作用是相似的，与肿瘤临床病理分期无关。因此复发和死亡危险性较大的患者受益较大（如减少 20% 的复发是指复发率从 10% 降至 8%，但若是 50% 即降低至 40%）。辅助化疗使绝经前患者每年死亡率降低 25%~35% 不等；使绝经后患者的每年死亡率减少大约一半（9%~19%），而对提高 10 年生存率益处较少。辅助化疗对绝经后 ER 阴性患者的治疗效果较好。

辅助化疗对绝经后 ER 阴性患者的治疗效果较好（表 262-6）。原发肿瘤的遗传基因检测的应用已逐渐增加，据此评估患者风险并决定是否需要联合或单用化疗和激素治疗。常用预后因素包括：

表 262-6 推荐的乳腺癌辅助全身治疗*

腋淋巴结	ER⁺ 和/或 PR⁺	ER⁻ 和 PR⁻
绝经前		
阴性†	化疗和/或他莫昔芬	化疗
	如果 HER2⁺ 就用曲妥珠单抗	如果 HER2⁺ 就用曲妥珠单抗
阳性	化疗加他莫昔芬	化疗
	如果 HER2⁺ 就用曲妥珠单抗	如果 HER2⁺ 就用曲妥珠单抗
绝经后		
阴性†	一种芳香化酶抑制或他莫昔芬（雷诺昔芬）伴或不伴化疗	化疗
	如果 HER2⁺ 就用曲妥珠单抗	如果 HER2⁺ 就用曲妥珠单抗
阳性	化疗联合芳香化酶抑制剂或他莫昔芬（或雷诺昔芬）	化疗
	如果 HER2⁺ 就用曲妥珠单抗	如果 HER2⁺ 就用曲妥珠单抗

*注意：对于所有包括化疗的计划，可考虑参加临床试验。
†治疗淋巴结阴性的肿瘤也取决于肿瘤大小和分化程度。
ER，雌激素受体；HER2，人表皮生长因子受体 2；PR，孕激素受体。

- 21-基因复发评分法(基于 Oncotype Dx™)
- 阿姆斯特丹 70-基因谱(MammaPrint®)
- 复发评分的 50-基因风险(PAM50 法)

联合化疗比单一药物更有效。推荐给予 4~6 个月剂量密集方案;在剂量密集方案里,每剂之间的时间比在标准剂量方案短。有许多方案:一个较为常用的是 ACT(阿霉素+环磷酰胺接着用紫杉醇)。急性副作用取决于用药方案,常见的包括恶心、呕吐、黏膜炎、疲劳、脱发、骨髓抑制、心脏毒性和血小板抑制。经常使用刺激骨髓的生长因子(如非格司亭,聚乙二醇化非格司亭)以减少化疗引起的发热和感染。大多数方案的长期副作用少见;由于感染或出血引起的死亡更少见(<0.2%)。

大剂量化疗合并骨髓移植或干细胞移植与标准治疗相比没有优势,不应使用。

如果肿瘤 HER2 阳性(HER2+),联用单克隆抗体曲妥单抗和化疗有益。曲妥单抗通常连续使用一年,尽管最优治疗时间还不清楚。一个严重的潜在副作用是心脏每搏输出量降低。

用激素疗法(如他莫昔芬、雷洛昔芬、芳香酶抑制剂),好处取决于雌激素和孕激素受体表达情况:
- 当肿瘤表达雌激素和孕激素受体,激素治疗的好处最大
- 当肿瘤只表达雌激素受体,激素治疗的好处也很大
- 当肿瘤只表达孕激素受体,激素治疗的好处较小
- 当肿瘤没有激素受体表达,激素治疗就没有意义

在 ER+肿瘤,特别是低风险的肿瘤,可用激素疗法而不是化疗。

- **他莫昔芬**:能竞争性结合雌激素受体。无论是否有腋下淋巴结转移,每日口服他莫昔芬辅助治疗 5 年,能降低绝经前和绝经后患者的死亡率约 25%/年不等;治疗 2 年效果不显著。如果肿瘤有雌激素受体,治疗 10 年与治疗 5 年相比,能延长生存期,减少复发的风险。他莫昔芬可以引起或加重绝经期综合征,但降低了对侧乳腺癌发病率,也降低了血清胆固醇水平。他莫昔芬增加了绝经后妇女的骨密度,有证据表明可使骨折和缺血性心脏病减少。他莫昔芬可能降低心血管病死亡的危险,但明显增加了子宫内膜癌的发生,有报道绝经后妇女服用他莫昔芬 5 年后内膜癌发病率是 1%。因此这些妇女有点滴状出血应注意内膜癌。但是其对乳腺癌患者生存率的提高远远超过其导致的内膜癌引起的死亡风险的增加。血栓形成的风险也增加
- **芳香化酶抑制剂**:这类药物(如阿那罗唑、依西美坦、来曲唑)阻断了绝经后妇女外周雌激素的转化。由于其远远比他莫昔芬有效,近来对于绝经后早期 ER+乳腺癌患者,更推荐芳香化酶抑制剂治疗。绝经后妇女完成他莫昔芬治疗后可以用来曲唑治疗。芳香化酶抑制剂最佳的治疗时间还不确定。最近的一项试验表明,治疗延长到 10 年能降低乳腺癌复发率,提高无病生存率。延长治疗时间,在总生存率上没有变化(增加了骨折和骨质疏松的发生率)
- **雷诺昔芬**:适用于预防,不适用于治疗

转移性疾病　有任何转移征象应立即作出评估。治疗转移能增加中位生存期 6 个月或更长。这些治疗(如化疗),尽管毒性相对高,但能减轻症状和提高生存质量。因此是否接受治疗常由个人决定。

治疗的选择取决于以下因素:
- 肿瘤的激素受体水平
- 无瘤生存时间(从症状缓解到有转移表现的时间)
- 转移部位的数目和所被转移的器官
- 患者的月经状况

大多数转移性乳腺癌用全身激素治疗或化疗。神经系统外有多处转移灶者,开始应给予全身治疗。没有证据表明对无症状的转移灶进行治疗会延长患者生存期,反而可能降低生存质量。

发生下列情况推荐使用激素治疗而不是化疗:
- ER+肿瘤
- 无病间隔>2 年
- 不会立刻危及生命的疾病

绝经前首先选择他莫昔芬。通过外科手术切除卵巢,或放射破坏卵巢功能,或促黄体生成激素释放激素将卵巢去势(如布舍瑞林、戈舍瑞林、亮丙瑞林)也是合理选择。一些专家用他莫昔芬或芳香化酶抑制剂治疗时联合卵巢切除。芳香化酶抑制剂逐渐成为绝经后妇女的首选治疗。如果肿瘤初期对激素治疗有反应,但几个月或几年以后肿瘤进展,可以继续用其他激素药物(如孕激素,抗雌激素氟维司群),直到肿瘤对治疗无反应。

治疗转移性乳腺癌最有效的化疗药物联合用药有效率高于单一用药,但生存率并不增加且细胞毒性增加,所以一些肿瘤学家用单一药物序贯治疗。

对于有 HER2/neu 基因扩增的肿瘤,人单克隆抗体曲司珠(曲妥单抗)常有效地治疗和控制内脏转移灶,可以单独用,或与激素治疗或化疗合用。

拉帕替尼:正被越来越多地使用,它的作用在不断发展。

放疗:适用于孤立的、有症状的骨病灶或局部皮肤复发病灶不适合手术切除的患者。放射治疗是治疗脑转移的最有效方法,有时可以长期控制病情。

姑息切除术:有时可用于稳定转移性乳腺癌患者。

静脉用二碳磷酸基化合物:如帕米磷酸二钠(如博宁、唑来膦酸)可以减少骨疼痛和骨质丢失,预防和减少骨转移造成的并发症。大约 10% 的骨转移患者最终发展为高钙血症,也可用静脉二碳磷酸基化合物治疗。

临终事宜　对于转移性乳腺癌,生活质量可能会下降,进一步治疗延长生命的机会可能很小。缓解最终可能比延长生命更为重要,参见第 2855 页)。

一些药物,包括阿片类镇痛剂可以适当控制癌症疼痛。其他症状(如便秘、呼吸困难、恶心),应同时治疗。

应提供心理和精神辅导。应鼓励转移性乳腺癌患者更新他们的意愿,作好预先指示,以便在他们不能做决定时知道他们需要的护理类型。

预防

他莫昔芬或雷诺昔芬预防治疗的适应证如下:

- 年龄>35 岁,以前患 LCIS 或不典型导管或小叶增生
- 有 *BRCA1* 或 *BRCA2* 突变
- 多变量 Gail 模型提示年龄在 35~59 岁之间,5 年发展为乳腺癌的风险>1.66%,这些变量包括目前年龄,初潮年龄,生育第一胎时的年龄,1 级亲属中乳腺癌患者的数目,以前乳腺活检的结果

用 Gail 模型计算乳腺癌发病风险的计算机软件由 NCI(1-800-4CANCER)提供,可在 NCI 网上获得。美国预防服务工作组对于乳腺癌预防性化疗的意见可在网站 USPSTF web site 查询。

在给予预防性化疗前应告知风险。他莫昔芬的风险包括子宫内膜癌,血栓性疾病,白内障,以及卒中可能。在老年妇女中风险增加。对于绝经后妇女,雷诺昔芬有效性同他莫昔芬,但子宫内膜癌、血栓性疾病和白内障的风险更低。雷诺昔芬,同他莫昔芬,能增加骨密度。雷诺昔芬应考虑作为绝经后妇女预防性化疗替代 tamoxifen 的药物。

关键点

- 在女性,乳腺癌是第二致死癌症;至 95 岁发展为乳腺癌的累积风险是 12%
- 大大增加风险的因素包括:近亲乳腺癌(特别是存在 *BRCA* 基因突变),导管或小叶不典型增生,小叶原位癌,在 30 岁之前常常接受胸部放射治疗
- 通过临床**乳腺**检查,乳腺摄片(开始于 50 岁,通常在 40 岁)对女性进行筛查,对于高危妇女,应行 MRI 检查
- 提示预后较差的因素包括年龄小,缺乏雌孕激素受体和存在 HER2 蛋白或 *BRCA* 基因
- 对于大多数女性来说,治疗需要手术切除,淋巴结取样,全身治疗(激素疗法或化疗),以及放射治疗
- 若肿瘤有激素受体,可用激素治疗(如他莫昔芬、芳香化酶抑制剂)
- 即使生存期不太可能被延长,治疗转移性疾病还是应当考虑缓解症状(如化疗、激素治疗,或者,对于骨转移,可用放射治疗或二膦酸盐)
- 对于高危妇女,用他莫昔芬或雷诺昔芬预防治疗的适应证如下:

更多信息

NCCN Clinical Practice Guideline; Breast Cancer U. S. Preventive Services Task Force; Breast Cancer; Medications for Risk Reduction National Cancer Institute

乳腺肿块

(乳房肿块)

对于任意大小的离散区域,术语乳腺肿块优于乳房肿块。患者可偶然发现乳腺肿块或自我检查时或常规体检时发现。

肿块无痛或伴有疼痛并有时伴有乳头排液或皮肤改变。

病因

尽管乳腺癌是最可怕的病因,但是大部分(大约 90%)乳腺肿块是良性的。最常见的病因包括:
- 纤维囊性改变
- 纤维腺瘤

乳腺纤维囊性变(以前称为纤维囊性疾病) 是包罗万象的总称,包括乳腺疼痛(mastalgia)、乳腺囊肿、和难于描述的肿块(通常在乳腺的外上象限),可以单独或同时存在。乳腺有结节,质地致密,触诊时常常感觉疼痛。纤维囊性变可引起各种常见乳腺症状,有许多原因。纤维囊性变与癌症风险增加无关。

雌激素和孕激素反复刺激有助于纤维囊性变,常见于月经初潮早的妇女、第一次生育年龄>30 岁的妇女,或者从未生育过的妇女。

纤维腺瘤 通常是光滑、圆润、活动的无痛性肿块;它们可能会被误认为是癌症。纤维腺瘤往往好发于生育年龄妇女,随着时间的推移可能会缩小。少年纤维腺瘤,一种变体,多发生在青少年,不像中老年妇女的纤维腺瘤,它会随着时间的推移而增长。单个纤维瘤并不增加患乳腺癌的危险,多发的纤维瘤可能稍增加危险性。

乳腺感染(乳腺炎) 引起疼痛,红斑和肿胀,一个脓肿可产生一个孤立的肿块。感染很少见,除非在产后或穿透性外伤时,也可发生在胸部手术后。产后乳腺炎病原体多为金黄色葡萄球菌,可引起大面积炎症和乳腺痛,有时形成脓肿。若感染在其他情况下发生,应立即检查有无潜在的乳腺癌。

乳腺囊肿 常在停止哺乳后的 6~10 个月发生,表现为圆形、活动度好、充满乳汁的囊肿。这种囊肿很少发生感染。各种类型的癌都可表现为肿块。大概 5% 的癌症患者有疼痛。

评估

病史 现病史:应包括肿块出现的时间,是否已经出现及消失或伴有疼痛。应询问既往是否出现肿块及其结局。

全身性疾病回顾:应明确是否出现乳头排液,如果出现应明确该液体是自发流出的还是乳腺推拿时流出来的,是透明、奶样还是血性的。应注意晚期乳腺癌的体征(如体重减少、乏力、骨头痛)。

既往史:应包括乳腺癌高危因素,包括既往乳腺癌病史,30 岁之前接受胸部放疗史(如霍奇金淋巴瘤)。注意一级亲属(母亲、姐妹、女儿)乳腺癌家族史,如果有家族史,是否携带已知的乳腺癌相关基因,*BRCA1* 或 *BRCA2*。

体格检查 检查乳腺周围组织。检查肿块表面皮肤是否改变及是否有乳头排液。皮肤改变包括红斑,皮疹,正常皮肤肿胀,有时轻微肿胀,命名为橘皮样改变。

检查肿块大小,触痛,软硬度(如硬或软,光滑或不规则)和活动度(是否活动度好,或固定于皮肤或胸壁)。检查腋窝,锁骨上及锁骨下区域是否有肿块及腺病。

预警症状:须注意以下特殊体征:
- 肿块固定于皮肤或胸壁
- 坚硬如石,不规则肿块
- 酒窝征
- 不光滑或固定于腋窝淋巴结

- 血性或自发性乳头溢液
- 增厚,皮肤红斑

临床表现的意义 年轻妇女出现疼痛、触痛、有弹性的肿块和以前有过类似病史者,常提示有纤维囊性变。

红斑常提示癌。然而良恶性肿瘤的表现以及高危因素常有相当一部分是重叠的,而漏诊乳腺癌会有严重的后果,因此要做检查排除乳腺癌。

检查 医师首先应区分实性和囊性肿块,因为囊性肿块很少为恶性的。一般先作超声检查,囊性肿块有时可以穿刺,而实性肿块可作乳腺 X 线摄片,再在影像引导下进行活检。有的医生诊断时对所有的肿块进行细针穿刺,如果没有液体部分,医生通过针吸评估所有肿块;若未抽得液体或吸引不能排除肿瘤,再进行乳腺 X 线摄片和影像引导下活检。

仅当下述情况时,囊肿抽出液体应送细胞学检查:
- 混浊或严重血性液体
- 抽取极少量积液
- 穿刺抽吸之后仍有肿块

患者需要在 4~8 周后复查。如果囊肿触知不明显,则是良性的。如果囊肿复发了,需要重新穿刺抽吸,任何吸出来的液体不管外观如何都需要送细胞学检查。囊肿第三次复发或第一次抽吸后肿块一直存在(即使细胞学检查阴性)都应该进行活检。

治疗
- 治疗需针对病因

如果纤维腺瘤在长大或引起症状应该切除。纤维瘤可以在局麻下进行切除,但常常复发。乳腺纤维腺瘤尚未切除的患者应定期进行检查了解纤维腺瘤的变化。有多个确定为良性纤维瘤的患者可能不愿意将后发的切除。由于少年纤维腺瘤往往会增长,应该切除。

应用对乙酰氨基芬、解热镇痛药和使用运动防护乳罩避免外伤可以缓解纤维囊性变的症状。维生素 E 和月见草胶囊可能在某种程度上是有效的。

> **关键点**
> - 大部分乳腺肿块并非癌症
> - 鉴于良性与恶性临床表现有很多重叠相似处,应常规辅助检查

乳腺痛

乳腺痛很常见,可以是局灶性或弥漫性的,可以单侧或双侧。

病因

局灶性乳腺痛 通常源于引起乳腺肿块的局灶病变,如乳腺囊肿或感染(如乳腺炎、乳腺脓肿)。大部分癌变不会引起疼痛。

弥散性双侧痛 可能因为纤维囊性改变或不常见的弥散性双侧乳腺炎。但是,弥散性双侧痛在乳腺异常的女性中很常见。主要原因是:
- 激素改变引起乳腺组织增生(如在黄体期或孕早期,口服雌激素或孕激素的女性)
- 巨大的乳腺下垂牵拉 Cooper 韧带

评估

病史 **现病史**:应描述当时疼痛的形式及性质(局灶性或弥散性,单侧或双侧)。应注意慢性或复发性疼痛与月经周期间的关系。

全身性疾病回顾:应探寻提示妊娠的其他症状(如腹部增大、停经、晨间恶心)或纤维囊性改变(如很多囊块的出现)。

既往史:应说明能引起慢性疼痛的病因(如纤维囊性改变)及雌孕激素使用史。

体检 乳腺及周围组织检查,需要寻找异常改变,如红斑、皮疹、正常皮肤纹理的夸大改变、轻微水肿有时称为橘皮样变(橘皮),以及一些感染症状,如红肿热疼。

预警症状:以下症状应引起关注:
- 感染征象

临床表现的意义 没有异常体征提示疼痛起因于激素改变或大的乳腺下垂。异常表现提示其他特殊问题。

检查 如果疼痛无法解释需做妊娠试验,并已经持续至少好几个月,特别是其他症状或体征提示妊娠。

其他检查不是常规推荐-只有体检提示其他问题时需做检查。

治疗

月经相关乳腺痛,对乙酰氨基酚或 NSAID 通常有效。如果疼痛严重,可给予短疗程的达那唑或他莫昔芬,这些药物能抑制雌激素或孕激素;如果正在口服雌激素,孕激素,需停服。

对于妊娠相关乳腺痛,穿坚挺且有支撑作用的胸罩,服用对乙酰氨基酚,或两者兼而有之,可以提供帮助。

新近证据表明,月见草油、维生素 E,或两者一起使用,可以减少乳腺痛的严重程度。

> **关键点**
> - 弥散性双侧乳腺痛通常由激素改变,巨大乳腺下垂引起,常常无异常体征

乳头溢液

乳头溢液是非妊娠期或非哺乳期妇女的常见主诉,特别常见于育龄期妇女。尽管男性乳头溢液常常为异常,但是绝经后妇女乳头溢液并非均为异常。

乳头溢液(nipple discharge)可以是浆液性的(黄色)、黏液性的(透明或水样)、乳汁状的、血样的,脓性的,多种颜色的及糨糊样或黏液血性(粉红色)。可以表现为自发溢液或认为挤压时溢液。

病理生理

乳头溢液可以是乳汁或一些情况下的排液。非妊娠期或非哺乳期分泌乳汁(溢乳)典型妇女包括:催乳素水平增高,刺激乳腺腺管组织。但是仅有部分高催乳素血症发展为溢乳(参见第 1178 页)。

病因

大部分情况下,乳头溢乳为良性病变(表 262-7)。<10%是由癌症引起的(常是导管内癌或浸润性导管癌)其余可由内分泌紊乱或乳腺脓肿或感染(如导管扩张、纤维囊性变、导管内乳头状瘤)引起。这些病因中,乳腺导管内乳

表 262-7 乳头溢液的原因

原因	提示性表现	诊断方法
良性乳房疾病		
导管内乳头状瘤(最常见病因)	单侧血性(或隐血实验阳性)或血样分泌物	检查有无乳房肿块
乳腺导管扩张	单侧性或常常为双侧性(或愈创木隐血实验阳性),血样或多色(脓性、灰色,或乳汁样)分泌物	检查有无乳房肿块
纤维囊状改变	肿块,常常橡皮样,柔软,通常发生在绝经前妇女	检查有无乳房肿块
	可能是浆液性、绿色或白色分泌物	
	既往有其他肿块史	
脓肿或感染	急性发作出现疼痛,柔软,或红斑	临床检查
	脓肿形成时,柔软肿块伴脓性分泌物	如果治疗后仍有分泌物,应检查有无乳房肿块
乳腺癌		
通常,导管内癌或浸润性导管癌	可扪及明显肿块,有皮肤改变,或淋巴结肿大	如怀疑,应检查有无乳房肿块
	有时伴血性或愈创木隐血实验阳性分泌物	
高催乳素血症		
多种原因	常为双侧性,乳汁样而非血性,累及多导管,没有肿块	催乳素水平,TSH,药物使用情况
	可能伴有月经异常和闭经	如果催乳素和 TSH 水平升高,做头颅 MRI
	如果垂体病变是病因,可能有中枢系统肿瘤的症状(视野改变、头痛)或其他内分泌疾病的症状	

TSH,促甲状腺素。

头状瘤最常见,同样也是不伴有乳腺肿块的血性乳头溢液的主要病因。内分泌因素引起催乳激素水平增加,导致溢乳有很多病因。

评估

病史 **现病史**:应包括下述:
- 分泌物是单侧还是双侧
- 它是什么颜色
- 它持续多久
- 是自发的还是只有乳头刺激时才发生
- 是否伴肿块及乳腺疼痛

全身性疾病回顾:需寻找能提示潜在病因的症状,包括:
- 发热:乳腺炎或乳腺脓肿
- 畏寒、便秘或体重增加:甲状腺功能减退
- 闭经、不孕、头痛、视觉障碍:垂体瘤
- 腹水或黄疸:肝脏疾病

既往史:应包括高催乳素血症的各种病因:慢性肾衰、妊娠、肝功能异常及甲状腺疾病、不孕史、高血压病史、抑郁症、哺乳期及月经情况、癌症。应询问特殊药物如引起催乳素分泌的药物如口服避孕药,降压药(甲基多巴、利血平、维拉帕米),H_2 拮抗剂(西咪替丁、雷尼替丁),阿片类药物,多巴胺 D2 拮抗剂(如很多精神药品包括吩噻嗪及三环抗抑郁药)。

体格检查 体格检查的重点是检查乳腺检查。是否对称,皮肤酒窝征、红斑、水肿、乳头及皮肤色泽改变、硬节、溃疡或乳头回缩。触诊乳腺是否有结节及腋窝或锁骨上区域是否有淋巴结病。如无自发溢液,乳头周围系统触诊以发现是否有刺激溢液,并且甄别出与溢液相关的特殊部位。

强光源及放大透镜有助于评估是否乳头溢液是单导管或多导管。

预警症状:以下症状应引起关注:
- 自发排液
- 年龄≥40
- 单侧排液
- 血性或愈创木隐血实验阳性的溢液
- 可扪及的肿块
- 男性

临床表现意义 重要的差异点是
- 无论肿物是否存在
- 是否溢液涉及一侧或双侧乳腺
- 无论溢液是否为血性(愈创木隐血实验阳性)

如果出现肿块,必须考虑肿瘤。因为发病时肿瘤很少累及乳腺双侧或多导管,所以双侧乳腺排液或隐血实验阴性提示内分泌原因。但是,如果排液隐血实验阳性,即便是双侧也必须考虑肿瘤可能。

出现乳腺肿块、血性(或隐血实验阳性)排液,自发的单侧排液,或异常乳腺 X 线平片病史或 B 超异常需有经验的乳腺外科医师随访。

其他提示表现表 262-7。

辅助检查 如果怀疑内分泌原因,需做下列检查:
- 催乳素水平
- 促甲状腺素(TSH)水平

如果排液隐血实验阳性,需做下列检查:
- 如果有可扪及的肿块,按乳腺囊块评估,首先进行细胞学检查
- 超声检查囊性病变常需抽吸,实质性肿块或任何抽吸后剩余肿块

需乳腺摄片指导下活检。如果不是囊块或其他检查不能确诊,而须怀疑乳腺癌,需进行以下项目:
- 乳腺 X 线检查

异常结果需进行活检引导下影像图像评估。如果乳腺 X 线检查和超声检查不能识别排液的来源,是来源于单导管还是整个乳腺的,以及排液是否自发的,可进行乳管造影(乳管造影增强成像);没有标志的来源和排放是自发的,来自单导管或乳腺可检测到。

治疗

需针对病因治疗。如果病因是良性的,但出现排液持久且令人困扰,可在门诊进行切除终末导管。

> **关键点**
> - 乳头排液大部分是良性病变
> - 双侧多导管隐血实验阴性的排液,通常是良性且多为内分泌因素引起
> - 自发的单侧排放要进行诊断测试;这种类型的排放可能是癌症,特别是如果它是血性(隐血实验阳性)的
> - 出现乳腺肿块、血性(或隐血实验阳性)排液,或异常乳腺 X 平片病史或 B 超异常需要有经验的乳腺外科医师随访

乳腺分叶状肿瘤
(叶状囊肉瘤)

乳腺分叶状肿瘤是非上皮性乳腺肿瘤,可以是良性或恶性的。

诊断时肿瘤常很大(4~5cm)。大约 1/2 是恶性的,占乳腺癌的<1%。该肿瘤 20%~35% 局部复发,10%~20% 发生远处转移。

常用的治疗方法是局部广泛切除,对肿瘤较大、组织学提示癌的患者单纯乳腺切除可能更合适。某些情况下建议放射治疗。

若没有转移(通常是肺转移)预后好。

上皮囊肿　源于皮脂腺导管受阻。未感染的囊肿一般没有症状,偶尔有刺激症状。呈白色或黄色,一般<1cm。感染的囊肿呈红色,有压痛,可引起性交痛。

根据临床进行诊断。

有症状的需要治疗,治疗方法是切除囊肿。单个病灶切除可使用局部麻醉。对于多个病灶,推荐区域或全身麻醉。

263. 阴道炎、宫颈炎和盆腔炎

女性下生殖道和上生殖道以宫颈为分界线。下生殖道炎症包括阴道和外阴的炎症(阴道炎和外阴炎,参见第 1990 页)或两者同时发生的炎症(外阴阴道炎)

盆腔(参见第 1994 页)是上生殖道的感染:子宫,输卵管,若感染严重可累及卵巢(单侧或双侧)。宫颈也可能发生炎症改变(宫颈炎,参见第 1993 页)。

阴道炎概述

阴道炎是阴道黏膜的感染性或非感染性炎症,有时伴有外阴炎。症状有阴道排液、刺痛、瘙痒和红斑。根据门诊阴道分泌物检查进行诊断。根据病因和显著症状进行治疗。

阴道炎是最常见的妇科疾病之一。其中一些病因可能只影响外阴(外阴炎)或同时影响外阴和阴道(外阴阴道炎)。

病因

不同年龄段的常见病因不同。

儿童　儿童期阴道炎通常涉及胃肠道菌群感染(非特异性的外阴阴道炎)。2~6 岁女孩常见的发病因素有会阴不洁(如大便后从后向前擦;大便后不洗手;用手指摸,尤其在有瘙痒时)。

泡澡或肥皂中的化学物质可引起炎症。异物(如纸片)可引起非特异性阴道炎,同时伴有血性分泌物。

有时儿童的外阴阴道炎是由特殊病原体引起的感染(如链球菌,葡萄球菌和念珠菌;偶尔有蛲虫)。

育龄期妇女　这些女性的阴道炎通常是感染性的。最常见的类型是
- 细菌性阴道病(参见第 1992 页)
- 念珠菌性阴道炎(参见第 1992 页)
- 滴虫性阴道炎(参见第 1993 页)

通常是性传播,在生育年龄的妇女,乳杆菌是阴道正常菌群的主要组成部分。这些细菌集落使阴道 pH 值保持在正常范围内(3.8~4.2),从而防止致病细菌过度生长。高水平的雌激素能维持阴道壁厚度,在局部起到保护作用。

导致阴道致病菌过度生长的易感因素包括:
- 由月经出血、精液和乳酸杆菌减少导致的碱性阴道 pH 值
- 卫生状况差
- 经常冲洗阴道,也可由异物引起(如忘记取出月经棉条)

非感染性的阴道炎不常见。

绝经后妇女　通常雌激素水平急剧降低使阴道壁变薄,导致感染和炎症易发。一些治疗(如卵巢切除、盆腔放疗、某些化疗药物)也使雌激素减少。雌激素水平降低易发

生感染性(尤其是萎缩性)阴道炎。

若卫生状况差(如失禁的患者和卧床的患者),由于尿液和大便中的化学刺激,或由于非细菌性感染,也能导致慢性外阴炎。

细菌性阴道病、真菌性阴道炎和滴虫性阴道炎在绝经后妇女中不常见,但有危险因素的患者也可能发生。

各个年龄段的妇女 在任何年龄,易患阴道或外阴感染的条件包括:

- 肠道和生殖道瘘使肠道菌群播散到生殖道
- 盆腔放疗或肿瘤损伤组织,从而危及正常的宿主防御

非感染性外阴炎占的外阴阴道炎的比例高达30%。其病因包括:卫生喷雾剂或香水导致的过敏或刺激反应,卫生巾,洗衣皂,漂白剂,织物柔软剂,织物染料,合成纤维,洗澡水添加剂,卫生纸,或偶尔由杀精剂,阴道润滑剂或药膏,乳胶避孕套,阴道避孕药环或隔膜导致。

症状及体征

阴道炎 产生的分泌物应与正常的分泌物相鉴别。雌激素水平高时常常有正常阴道分泌物,如出生后的前2周,原因是出生前母亲的雌激素转运到胎儿体内(雌激素水平急剧下降时通常会发生少量出血);初潮前几个月,原因是雌激素生成增加。

正常阴道分泌物通常呈乳白色或黏液样、无味、无刺激性,它使阴道湿润,也可弄湿内裤。阴道炎引起的分泌物伴有瘙痒、红斑,有时有烧灼感、疼痛和少量出血。瘙痒可能会干扰睡眠。可发生排尿困难或性交痛。在萎缩性阴道炎,分泌物很少,性交困难是常见的,阴道组织壁薄且干燥。尽管不同的阴道炎症状不同,但是它们还是有许多共同的表现(表263-1)。

表263-1 常见的阴道炎

疾病	典型的症状和体征	诊断标准	显微镜检查的结果	鉴别诊断
细菌性阴道病	灰色、稀薄、鱼腥味分泌物,常有瘙痒和刺激症状,没有性交痛	满足下述三项即可:灰白色分泌物、pH值>4.5、鱼腥味和线索细胞	线索细胞、乳酸杆菌减少、球杆菌增加	滴虫性阴道炎
念珠菌性阴道炎	白色稠厚白带;阴道瘙痒有时有外阴瘙痒,可伴或不伴有烧灼感、刺激症状或性交痛	典型的分泌物、pH<4.5和显微镜发现*	出芽的酵母菌、假菌丝或菌丝体,最好用10%的KOH溶液来检测	接触性刺激性或过敏性外阴炎 化学性刺激 外阴痛
滴虫性阴道炎	大量有异味的黄绿色白带;尿痛;性交痛;红斑	通过显微镜确定导致该病的病原体*(偶尔需要做培养)	活动的有鞭毛的原虫、多形核白细胞增加	细菌性阴道病 感染性阴道炎
炎性阴道炎	脓性分泌物、阴道干燥变薄、性交痛、尿痛,通常发生在绝经后的妇女	pH值>6、Whiff试验阴性、显微镜下特征性的结果	多形核白细胞、基底旁细胞和球菌增加,杆菌减少	侵蚀性扁平苔藓

*如果显微镜检查结果为阴性或症状持续存在,需要做培养。

外阴炎 可引起红斑、瘙痒,有时有压痛和外阴分泌物。

诊断

- 临床评估
- 阴道pH值及生理盐水和KOH涂片

根据临床标准和实验室检查进行阴道炎诊断。首先,放置用水润滑的窥器取阴道分泌物,用间隔0.2、测定范围为4.0~6.0的pH值试纸测定pH值。接着,用棉签把分泌物放在2个玻片上,第一个玻片用0.9%的NaCl稀释(盐水涂片),第二个玻片用10%氢氧化钾稀释(KOH涂片)。KOH涂片用来检测鱼腥气(气味试验),该气味是由滴虫性阴道炎或细菌性阴道病产生的胺所致。应尽快在显微镜下检查盐水载片寻找滴虫,因为制作玻片数分钟后滴虫就不能活动了,识别很困难。除酵母菌菌丝外大多数细胞物质都可以被KOH所分解,这使得识别工作变得更容易。

如果临床症状和办公室检查结果不能得出确切诊断,就应该做分泌物培养以寻找真菌和滴虫。

其他引起阴道排液的原因也要排除。如果儿童有阴道排液,应怀疑可能有阴道异物。宫颈炎(参见第1993页)引起的排液和阴道炎类似。腹痛、宫颈举痛或者宫颈炎提示为盆腔炎(参见第1994页)。水样白带、血样白带或者两者都有可能是由外阴、阴道和宫颈癌引起的,通过检查和巴氏涂片检查可以鉴别癌和阴道炎。阴道瘙痒和分泌物也可以由皮肤病(如银屑病、花斑癣)引起,通常根据病史和皮肤检查的结果可以进行鉴别。

如果儿童有滴虫性阴道炎,需要做性虐待评估。如果儿童有无法解释的阴道分泌物,应当考虑性传播疾病引起的宫颈炎。如果妇女有细菌性阴道病或滴虫性阴道炎(增加性传播疾病的发病危险),应当做宫颈检查以寻找引起性传播盆腔炎的常见病因淋球菌和衣原体。

治疗

- 卫生措施
- 系统治疗
- 病因治疗

尽可能地保持外阴清洁。避免使用肥皂和不必要的局

部制剂(如女性卫生喷雾剂)。间歇性地用冰袋或温水坐浴,可用或不用碳酸氢钠,这样可减少疼痛与瘙痒。如果症状为中度到重度,或者其他处理无效,就需要药物治疗。有瘙痒时,可在外阴局部涂抹氢化可的松(如1%氢化可的松每日2次,必要时),但不能涂在阴道上。口服抗组胺药能减少瘙痒、引起嗜睡,因此可以帮助患者入睡。

感染或其他病因均需要治疗。异物要取出。青春期女孩应被教会如何作好外阴卫生(如便后自前向后擦拭,洗手、避免用手指摸会阴)。更好的外阴卫生对由卧床不起或失禁引起的慢性外阴炎有帮助。

> **关键点**
> - 阴道炎常见的与年龄有关的病因包括儿童中的非特异性(通常与卫生有关的)阴道炎和化学刺激;育龄期妇女中的细菌性阴道病、念珠菌和滴虫性阴道炎;绝经后妇女中的萎缩性阴道炎
> - 诊断主要根据临床表现,阴道酸碱度测量,生理盐水和KOH湿涂片检查
> - 治疗感染和其他具体病因,治疗症状,并讨论如何改善卫生状况

细菌性阴道病

细菌性阴道病(BV)是因阴道菌群改变,乳酸杆菌减少,厌氧菌过度生长而导致的阴道炎。症状包括灰色,稀薄,有腥味的白带和瘙痒。诊断通过检测阴道分泌物证实。治疗通常是口服或外用甲硝唑或局部使用克林霉素。

细菌性阴道病是最常见的感染性阴道炎。病因是未知的。过度增生的厌氧菌病,包括类杆菌种、消化链球菌属、阴道加得纳菌,游动钩菌和支原体增加了10~100倍,取代了正常有保护作用的乳酸杆菌。

危险因素包括性传播疾病(参见第1540页)。在与其他女性性交的妇女中,风险随着性伴侣数的增加而增加。可是处女也可以发生细菌性阴道病;对有性生活的妇女来说,治疗男性性伙伴似乎不影响以后的发生率。使用宫内节育器也是一个危险因素。

细菌性阴道病也能增加盆腔炎、流产后和产后子宫内膜炎、全子宫切除术后阴道感染、绒毛膜羊膜炎、胎膜早破和早产的风险。

症状及体征

阴道分泌物有异味、色灰白、稀薄。通常分泌物有鱼腥味,在性交及月经后当分泌物碱性加重时,鱼腥味常常变得更重。瘙痒和刺激是常见的。红斑和水肿并不常见。

诊断

- 临床标准
- 阴道pH值和湿涂片

以下4个标准中有3个存在即可诊断:
- 灰白色排液
- 阴道分泌物pH值>4.5
- 胺臭味试验有鱼腥味
- 线索细胞

通过显微镜下检查盐水稀释的载片可以确定线索细胞(细菌黏附于上皮细胞,有时可使细胞边缘模糊)的存在。盐水稀释的玻片中有白细胞提示伴随有感染(很可能是滴虫、淋球菌或衣原体性宫颈炎),需要做其他的检验(彩图263-1)。

治疗

- 甲硝唑或克林霉素

下列的治疗可能效果相同:
- 0.75%甲硝唑阴道凝胶,每日2次,共5日
- 2%克林霉素阴道,每日1次,共7日
- 甲硝唑500mg口服,每日2次,共7日或2g顿服

口服甲硝唑500mg共7日是用于没有怀孕的患者的治疗,但口服药物有全身作用,局部治疗方案更适用于怀孕的患者。用克林霉素霜的妇女不能用乳胶产品(如避孕套或隔膜)避孕,因为此药使乳胶变弱。

无症状的性伴侣不需要治疗。

尽管妊娠期治疗不能减少妊娠并发症,孕早期阴道炎仍应使用甲硝唑阴道凝胶治疗。为预防子宫内膜炎的发生,所有的选择性流产女性术前均可以预防性口服甲硝唑,或者只给阴道分泌物检查为阳性的细菌性阴道病患者。

念珠菌性阴道炎

念珠菌性阴道炎是阴道的念珠菌感染,通常是白色念珠菌。

大多数真菌性阴道炎是由白色念珠菌(参见第1992页)感染引起的,未孕妇女有酵母菌生长者占15%~20%,已孕妇女有酵母菌生长者占20%~40%。

念珠菌阴道炎的危险因素包括下列各项:
- 糖尿病
- 使用广谱抗生素或糖皮质激素
- 怀孕
- 紧身内衣
- 免疫受损
- 使用宫内节育器

念珠菌性阴道炎在绝经后妇女中不常见,除非她们使用全身激素治疗。

症状及体征

阴道外阴瘙痒、烧灼感或刺激症状(性交后可加重)及稠厚、白色、干酪样阴道分泌物黏附于阴道壁上较常见。月经前一周,症状和体征加重。红斑、水肿及脱屑常见。

男性性伴侣感染是罕见的。治疗后复发不常见。

诊断

- 阴道pH值和湿涂片

阴道pH值<4.5,在湿涂片上看到酵母芽孢、假菌丝或菌丝体,特别是用氢氧化钾湿涂片(彩图263-2)。如果症状提示有念珠菌性阴道炎,但是没有相应的体征(包括外阴刺

痛),显微镜下也未发现念珠菌的成分,那就做真菌培养。经常复发者也要通过做培养来证实诊断及排除非白色念珠菌。

治疗

- 抗真菌药物(优选单剂量口服氟康唑)
- 避免过于潮湿

保持外阴清洁,穿宽松、吸潮的棉质服装,让空气流通,可以使外阴干燥减少真菌生长。

局部或口服药非常有效(表263-2)。氟康唑150mg单剂方案增加了患者的依从性。局部使用的布康唑、克霉唑、咪康唑和噻康唑都是可以买到的非处方药。尽管如此,仍然要告诫患者含有矿物油或植物油的局部使用的霜剂或栓剂可以使乳胶做的避孕套变脆。如果局部治疗时症状持续存在或加重,应当考虑对局部抗真菌药不敏感。

表263-2　治疗念珠菌性阴道炎的药物

用药	剂量
局部或阴道	
布康唑	2%缓释型霜,单次使用5g
克霉唑	1%霜剂5g,qd,共7～14日,或者2%霜剂5g,共3日
咪康唑	2%霜剂5g,qd,共7日,或者4%霜剂5g,共3日
	阴道栓100mg,qd,共7日;或者200mg,qd,共3日;或者一次性用1 200mg
特康唑	0.4%霜剂5g,qd,共7或0.8%霜剂,qd,每次5g,共3日
	阴道栓剂80mg,qd,共3日
噻康唑	单次使用6.5%乳膏5g
口服	
氟康唑	单次口服150mg

经常复发需要用口服药物长时期进行抑制(氟康唑150mg,每周1次到每月1次;或酮康唑每日100mg,共6个月)。只有药物被吸收,抑制才有效。肝病可能是这些药物的禁忌证。使用酮康唑的患者应定期监测肝功能。

炎性阴道炎

炎性阴道炎指没有阴道炎常见感染病因的阴道感染。

病因可能是自身免疫性因素。阴道上皮细胞表面脱落,链球菌过度生长。

主要的危险因素是:

- 由于绝经或卵巢功能不足(如由卵巢切除、盆腔放疗或化疗引起)引起的雌激素缺乏。生殖道萎缩使炎性阴道炎容易发生,并且增加了复发的危险

症状及体征

脓性阴道分泌物、性交痛、尿痛或阴道刺激症状常见。可能会出现阴道瘙痒和红斑。灼热感、疼痛或轻度出血较少发生。阴道组织看上去壁薄、干燥。阴道炎可以复发。

诊断

- 阴道pH值和湿涂片

由于症状与其他阴道炎有重叠,因此需要做实验室检查(阴道液pH值测定、显微镜、胺臭味试验)。如果阴道液pH值>6、胺臭味试验为阴性以及显微镜下主要是白细胞和基底旁细胞,就可以诊断。

治疗

- 克林霉素阴道霜

用克林霉素阴道霜治疗,每晚5g,治疗1周。克林霉素治疗后应该评估生殖道萎缩情况。如果有生殖道萎缩,就用局部雌激素制剂治疗(如0.01%雌二醇阴道霜,2～4g每日1次,治疗1～2周后改为1～2g每日1次,再治疗1～2周后改为1g每周1～3次;半水合雌二醇阴道片10μg,每周2次;雌二醇环,每3个月1次)。考虑到口服激素治疗的安全性问题,局部治疗通常是首选;局部治疗可有较少的全身作用。

子宫颈炎

宫颈炎是宫颈的感染性或非感染性炎症。可能出现阴道排液,阴道出血,宫颈红斑和脆性。妇女检测阴道炎和盆腔炎感染原因,并通常经验性治疗衣原体感染和淋病。

急性宫颈炎通常是由感染引起的;慢性宫颈炎通常不是由感染引起的。宫颈炎可上行感染并引起子宫内膜炎和盆腔炎(PID)。

宫颈炎最常见的感染原因是衣原体,其次是淋球菌。其他原因包括单纯疱疹病毒(HSV)、滴虫和支原体。常常无法确定病因。宫颈炎也可能是阴道炎的一部分(如细菌性阴道炎,滴虫)。

宫颈炎的非感染性原因包括妇科手术,异物(如阴道栓剂,阻隔避孕器),化学因素(如灌洗或避孕霜),和过敏原(如乳胶)。

症状及体征

宫颈炎可能不会出现症状。最常见的症状是白带增多,以及经间期或性交后阴道出血。有些妇女有性交疼痛,外阴和/或阴道刺激,和/或排尿困难。

检查结果可包括脓性或黏液脓性分泌物,宫颈脆性(如用棉签接触宫颈后出血),宫颈红斑和水肿。

诊断

- 临床表现
- 阴道炎和性病检测

如果女性有宫颈分泌物(脓性或黏液脓性)或宫颈脆性,可诊断宫颈炎。

特定病因或其他疾病的现象包括以下内容:

- 发热:盆腔炎或单纯疱疹感染
- 宫颈举痛:盆腔炎
- 囊泡,外阴或阴道疼痛,和/或溃疡:单纯疱疹感染
- 点状出血(草莓点):滴虫

妇女应进行临床评价是否患盆腔炎(参见第1994页)，检查是否有衣原体感染(参见第1542页)、淋病(如用PCR或文化,参见第1545页)、细菌性阴道炎(参见第1992页)和毛滴虫病(参见第1552页)。

治疗

- 常进行衣原体感染和淋病的经验治疗

在第一次就诊时,大多数急性宫颈炎应该同时做衣原体感染的经验治疗,特别是有性病高危因素的(如年龄<25,新的或多个伴,无保护的性行为),或后续不能保证随访的。如果有性病的危险因素,或当地患病率很高(如>5%),或不能保证后续随访,应经验性治疗淋病。

治疗应包括以下内容：

- 衣原体感染：大观霉素1g顿服,或多西环素100mg口服,每日2次,共7日
- 淋病：头孢曲松250mg肌内注射1次,加上大观霉素1g口服1次(由于淋球菌对头孢菌素类出现耐药)

一旦病因是基于微生物检测结果而确定的,后续处理应相应地调整。

如果经过这样的治疗后宫颈炎仍持续存在,应排除再感染衣原体和淋球菌,并予莫西沙星400mg口服,每日1次,共7~14日(如10日)经验治疗,以应对可能存在的支原体感染。如果病因是细菌性性病,性伴侣应进行检查,并同时治疗。患者在本人及性伴侣的感染治愈前禁止性交。确诊衣原体感染或淋病后,所有的患者应在治疗后3~6个月再次检测,因为再感染是常见的。

> **关键点**
> - 急性宫颈炎通常是由性病引起的,可以预示着盆腔炎
> - 感染可以是无症状的
> - 检测衣原体感染,淋病,细菌性阴道炎和滴虫
> - 初诊时应治疗多数妇女衣原体感染和淋病

盆腔炎

盆腔炎(PID)指女性的上生殖道感染,包括宫颈、子宫、输卵管和卵巢；可以有脓肿。常见的症状和体征有下腹痛、宫颈分泌物、不规则阴道出血。长期并发症有不孕、慢性盆腔痛和异位妊娠。根据宫颈样本的PCR检查、检测淋球菌和衣原体,显微镜下检查宫颈分泌物(常用),偶尔也用超声检查或腹腔镜检查。用抗生素治疗。

宫颈感染(宫颈炎,参见第1993页)引起黏液性脓性分泌物。输卵管感染(输卵管炎)和子宫感染(子宫内膜炎)倾向于一起发生。如果病情严重,感染能扩散到卵巢(卵巢炎),然后扩散到腹膜(腹膜炎)。伴有子宫内膜炎和卵巢炎的输卵管炎,不管有没有腹膜炎,通常都称为输卵管炎,即使累及其他器官也是如此。脓可以积聚在输卵管管(输卵管积脓),并可能形成脓肿(输卵管卵巢脓肿)。

病因

盆腔炎是由于微生物丛阴道和宫颈上行感染至子宫内膜和输卵管导致的。淋球菌和衣原体是盆腔炎常见的原因,它们都能通过性传播。衣原体也是通过性传播,也可引起或导致盆腔炎。

盆腔炎通常也牵涉其他需氧菌或厌氧菌,包括与细菌性阴道病相关的病原菌(参见第1994页)。

危险因素　盆腔炎常发生于<35岁的妇女。在初潮前、绝经后或妊娠期很少发生。危险因素包括：

- 既往盆腔炎
- 存在细菌性阴道病或性传播疾病

其他危险因素,尤其是淋球菌或衣原体性盆腔炎包括：

- 低龄化
- 非白种人
- 社会经济地位低下
- 多个或新的性伙伴

症状及体征

下腹痛、发热、宫颈分泌物和异常子宫出血常见,尤其是在月经期或月经后。

宫颈炎　宫颈外观呈红色,易出血(参见第1993页)。黏液脓性排泄物常见,通常可以看到从宫颈口流出黄绿色分泌物。

急性输卵管炎　通常有下腹痛,多为两侧,也可以是单侧,即使两侧输卵管均受累。上腹部也可出现疼痛。疼痛严重时有恶心、呕吐。超过1/3的患者有不规则阴道出血(由子宫内膜炎引起)和发热。

早期体征很轻或没有体征。以后宫颈举痛、肌卫或反跳痛就常见了。

偶尔有性交痛或尿痛。许多妇女病情严重到能形成伤疤的程度,可是她们的症状很轻或没有症状。与沙眼衣原体引起的盆腔炎相比,由淋球菌引起的盆腔炎病情更急,症状更重。沙眼衣原体引起的盆腔炎可能呈潜伏状态。因支原体引起的盆腔炎和由滴虫引起的类似,也是温和的,应在一线治疗后效果不明显的妇女中予以考虑。

并发症　急性淋球菌或沙眼衣原体输卵管炎可导致Fitz-Hugh-Curtis综合征(引起右上腹痛的肝周围炎)。感染可以变为慢性,特征是间断性的加重和缓解。

在患输卵管炎的妇女中,约15%可以发展成输卵管-卵巢脓肿(附件积脓)。可伴有急性或慢性感染,如果治疗较晚或不彻底这就更可能发生了。常有疼痛、发热和腹膜刺激症,也可能加重。可扪及一侧附件包块,虽然显著压痛可能影响到检查。脓肿破裂也可发生,导致进行性加重的严重症状和感染性休克。

输卵管积水是输卵管伞部阻塞,输卵管扩张充满非脓性液体；一般无症状,但可引起盆腔压迫感、慢性盆腔疼痛、性交痛和/或不孕。

输卵管炎可引起输卵管结疤和粘连,能引起慢性盆腔痛,不孕,增加异位妊娠的风险。

诊断

- 怀疑指数高

- PCR
- 妊娠试验

生育年龄妇女，尤其有危险因素的妇女，有下腹痛、宫颈分泌物或无法解释的阴道分泌物时应怀疑盆腔炎。在无法解释的不规则阴道出血、性交痛或尿痛时，应考虑盆腔炎。如果有下腹压痛、单侧或双侧附件压痛和宫颈举痛，就很可能是盆腔炎。摸到附件包块提示有输卵管卵巢积脓。即使症状最轻微的感染也可造成严重后果，应高度怀疑。

如果怀疑盆腔炎，就应该取宫颈样本做 PCR 以寻找淋球菌和衣原体（灵敏度和特异性约为 99%），也要做妊娠试验。如果没有 PCR，就做培养。然而，即使宫颈标本是阴性的，上生殖道感染也有可能。通常用革兰氏染色和盐水稀释玻片来检查宫颈分泌物，目的是证实为脓性，但是这些检查既不敏感也不具有特异性。

如果由于压痛而不能对患者进行彻底的检查，那么应尽可能地做超声检查。

白细胞计数可能升高，但对诊断没有帮助。

如果妊娠试验为阳性，应该考虑异位妊娠，因为它也能出现相似的症状。

盆腔疼痛等常见的原因包括子宫内膜异位症、附件扭转、卵巢囊肿破裂和阑尾炎。这些疾病的差异特性在其他地方讨论（参见第 1966 页）。

Fitz-Huge-Curtis 综合征可与急性胆囊炎相似，但是可根据盆腔检查时发现输卵管炎的表现进行鉴别，如果有必要还可以用超声鉴别。

> **经验与提示**
>
> - 如果临床研究结果表明盆腔炎，但妊娠试验为阳性，检测是否存在异位妊娠

- 如果临床上怀疑有附件包块或盆腔包块，抗生素治疗 48~72 小时无反应，就应该尽可能地做超声检查以排除输卵管卵巢脓肿、输卵管积脓和与盆腔炎无关的疾病（如异位妊娠、附件扭转）。如果超声检查后诊断仍不明确，就应该做腹腔镜检查。腹腔镜下得到化脓性腹腔物是诊断的金标准。

治疗

- 抗菌谱能覆盖淋球菌和衣原体、有时也包括其他微生物的抗生素

根据经验给予抗菌谱包括淋球菌和衣原体的抗生素，以后根据实验室检查的结果进行调整。诊断不明确时先经验性治疗的原因如下：

- 检查（尤其是床边血糖检测）是没有定论
- 根据临床标准的诊断可能不精确
- 对症状轻微的盆腔炎不治疗可能会导致严重的并发症

宫颈炎患者和轻到中度的盆腔炎患者不需要住院。通常门诊治疗（表 263-3）的目标也包括根除细菌性阴道病，因为它们经常同时存在（参见第 1992 页）。

表 263-3　盆腔炎治疗方案[*]

治疗	方案	替代方案
注射用药[†]	**方案 A**：头孢替坦 2g IV q12h 或 或头孢西丁 2g IV q6h 加 多西环素 100mg po 或 IV q12h **方案 B**：克林霉素 900mg IV q8h 加 庆大霉素 2mg/kg（负荷量）IV 或 IM，以后改为维持量（1.5mg/kg q8h），可用每日 1 次的单剂量代替（如 3~5mg/kg, qd）	—
口服[‡]	**方案 A**：头孢曲松 250mg 单次肌内注射 加 多西环素 100mg po bid 共 14 日 同时用或不用 甲硝唑 500mg po q12h 共 14 日 **方案 B**：头孢西丁 2g 单次肌内注射，同时口服 1 次丙磺舒 1g 加 多西环素 100mg po bid 共 14 日 同时用或不用 甲硝唑 500mg po q12h 共 14 日 **方案 C**：其他三代非肠道途径头孢菌素（如头孢克肟、头孢噻呜） 加 多西环素 100mg po bid 共 14 日 同时用或不用 甲硝唑 500mg po q12h 共 14 日	[§]氟喹诺酮类（如左氧氟沙星 500mg po qd 或氧氟沙星 400mg po bid 共 14 日） 同时用或不用 甲硝唑 500mg po q12h 共 14 日[‖]

[*] 经许可摘自 the Centers for Disease Control and Prevention. 性传播疾病治疗指南. 2010 年 12 月 17 日可见于 www.cdc.gov/std/treatment。

[†] 治疗轻、中度盆腔炎时，口服方案与注射用药方案的疗效类似。临床上应指导向口服方案过渡，通常在临床症状改善的 24h 内开始。

[‡] 考虑用口服方案治疗轻、中度急性盆腔炎，因为口服方案与注射用药方案的临床结局类似。如果患者在治疗后的 72h 内对口服治疗无反应，应重新评估以明确诊断，另外无论是在门诊还是病房都应给予注射治疗。

[§] 如果注射头孢菌素不可行，以及淋球菌的社区发生率及个人风险都很低，应考虑该方案。在开始治疗前先做淋球菌检验，如果结果为阳性就推荐如下方案：
- 核酸扩增试验结果（NAAT）为阳性：注射头孢菌素
- 淋球菌培养结果为阳性：根据药敏结果选择治疗
- 证实淋球菌对喹诺酮类抵耐药或药敏结果不能确定：注射头孢菌素

[‖] 关于门诊治疗方案的信息有限；尽管如此，阿莫西林/克拉维酸和多西环素或大观霉素联合或不联合甲硝唑，都能提供短期的临床治愈。此方案应考虑另加甲硝唑。

> **经验与提示**
>
> - 当诊断不明确时先经验治疗，因为检测（尤其是床边血糖检测）还没有定论，根据临床诊断标准可能不准确，而不治疗症状轻微的盆腔炎可能会导致严重的并发症

有淋球菌和衣原体感染的患者的伴侣也应接受治疗。如果患者在使用覆盖常见病原体的抗生素后症状治疗后没有改善，应考虑由支原体引起的盆腔炎。患者可以经验性使用莫西沙星 400mg 口服来处理，每日 1 次，7~14 日（如 10 日）。如果盆腔炎出现以下任何情况应住院治疗：

- 诊断不明确，不能排除外科急诊（如阑尾炎）
- 怀孕
- 严重症状或高烧

- 输卵管卵巢脓肿
- 不具有耐受性或不能进行后续的门诊治疗(如由于呕吐)

对门诊治疗(口服药物)没有反应的这些患者中,培养结果一出来就立即开始静脉使用抗生素(表263-3),连续使用至患者不发热后的24小时。

输卵管卵巢脓肿 可能需要更长时间的静脉抗生素治疗。如果单用抗生素效果欠佳,可考虑采用超声或CT引导下的经皮或经阴道引流进行治疗。有时需要腹腔镜手术或剖腹探查术进行引流。怀疑输卵管卵巢脓肿破裂时,需要立即做剖腹探查术。对育龄妇女来说,手术目的是保留存盆腔器官(有希望保留生育力)。

> **关键点**
> - 淋球菌和衣原体是盆腔炎常见的原因,但感染常有多种病原体
> - 盆腔炎可引起输卵管结疤和粘连,能引起慢性盆腔痛,不孕,增加异位妊娠的风险
> - 即使症状最轻微的感染也可造成严重的后果,因此应高度怀疑
> - PCR和培养是准确的检测;然而,如果治疗时还未得到检查结果,通常建议经验性治疗
> - 盆腔炎妇女的住院根据临床标准(见上文)

264. 盆底松弛综合征

盆底松弛综合征(即盆底功能障碍性疾病,译者按)是由支持盆腔器官的韧带、筋膜和肌肉的松弛(与疝类似)而引起的一系列疾病综合征(盆底,图264-1)。大约9%的盆底松弛需要进行手术修补。

常见的致病因素包括分娩(尤其是经阴道分娩)、肥胖、衰老、损伤(如盆腔手术)和慢性盆底张力过高。其他较为少见的致病因素包括先天性畸形、腹压增加(如腹水、腹部肿瘤或慢性呼吸道疾病)、骶神经功能障碍和结缔组织

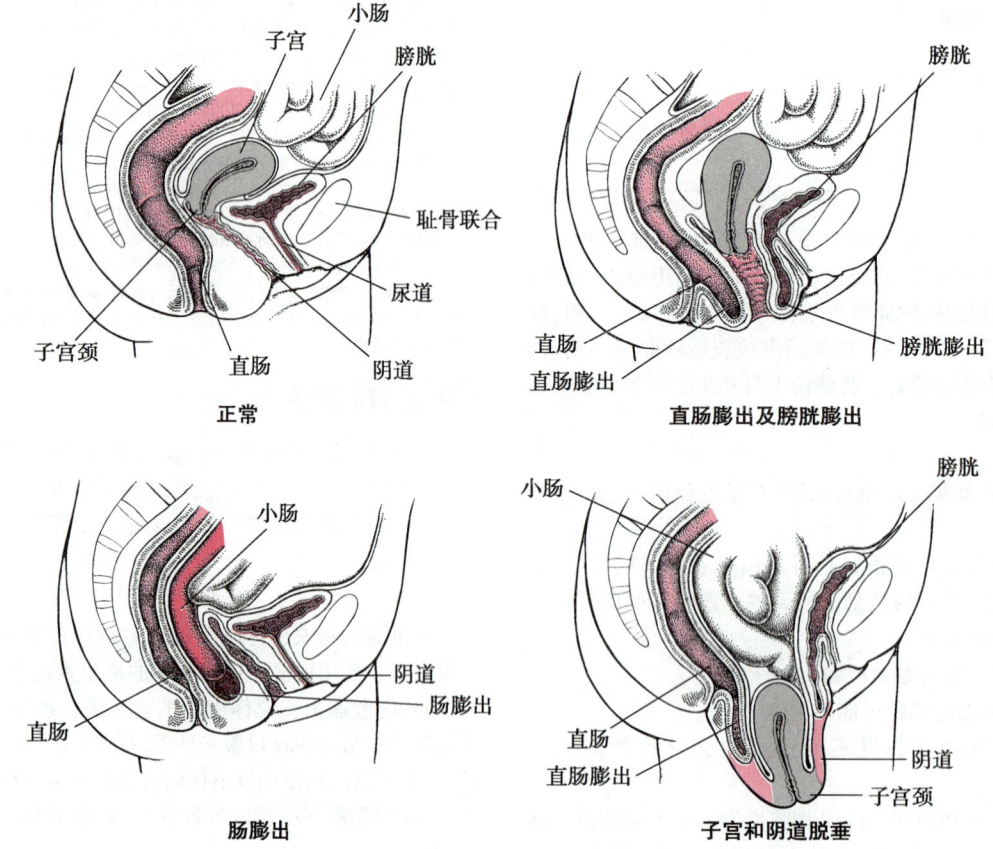

图264-1 盆底松弛综合征

疾病。

盆底松弛综合征包括涉及不同部位的脱垂，包括膀胱膨出、尿道膨出、直肠膨出和子宫及阴道脱垂。通常，膨出可在多个部位同时发生。

膀胱膨出、尿道膨出、肠疝和直肠膨出

这类疾病表现为盆腔器官凸出到阴道内，包括：膀胱膨出（膀胱）、尿道膨出（尿道）、肠疝（小肠和腹膜）和直肠膨出（直肠）。症状包括盆腔或阴道胀满感或挤压感。诊断是根据临床判断。常用的治疗包括应用子宫托、盆腔肌肉锻炼和手术。

膀胱膨出、尿道膨出、肠疝和直肠膨出特别容易同时发生。实际上，尿道膨出几乎总是伴有膀胱膨出（称为膀胱尿道膨出）。膀胱膨出和尿道膨出通常由于耻骨宫颈膀胱筋膜变弱后发生。肠疝通常发生在全子宫切除术后。当维持阴道顶的耻骨宫颈筋膜和直肠阴道筋膜变弱后，阴道顶协同其包裹的腹膜和小肠同时下降即发生肠疝。直肠膨出是由肛提肌受损引起的。

基于膨出的程度可对疾病严重程度进行分级：
- 1级：到达阴道上段
- 2级：到达阴道口
- 3级：脱出阴道口外

症状及体征

盆腔或阴道内胀满感、挤压及器官下坠感较为常见。盆腔器官可以膨出到阴道内或阴道口外，特别是在用力或咳嗽时。性交困难亦可出现。

压力性尿失禁也往往伴随着膀胱膨出或膀胱尿道膨出而出现。充盈性失禁（尤其在骶神经受损以后）、急迫性尿失禁也可能发生。肠疝可能会导致下腰疼痛。直肠膨出可能导致便秘和排便不尽，患者可能需要手指按压阴道后壁帮助排便。

诊断
- 患者用力屏气时方能评估阴道的前、后壁膨出的情况
- 通过阴道检查来确定诊断

患者取截石位时，把单叶窥器压在阴道后壁上就可以发现膀胱膨出或膀胱尿道膨出。让患者用力屏气就可以看到膀胱膨出或尿道膨出，或者触摸到柔软的可回纳的凸出阴道前壁的包块。需要与感染的尿道旁腺相鉴别，后者常常位于尿道的前侧方，有压痛，触摸时偶尔会脓液流出。由于巴氏腺位于大阴唇的中下段，感染时增大并伴有压痛，因此也要与增大的巴氏腺相鉴别。

当患者取截石位时，通过按压使阴道前壁回纳，肠疝和直肠膨出便可发现并评估。进行阴道直肠检查时，嘱患者用力屏气，便可见和触摸到小肠膨出和直肠膨出。也可以嘱患者取一腿抬高、另一腿站立位（如站在高脚凳上）来做阴道直肠检查；一些盆底功能障碍性疾病有时只能通过这样的检查方式来发现。

如果合并有尿失禁，也应同时做出相应的评估。

治疗
- 应用子宫托和盆底功能锻炼（如凯格尔锻炼）
- 必要时采用手术修补支持结构

初始的治疗应包括子宫托和凯格尔锻炼。

子宫托 是将假体放入阴道以阻止盆底器官和结构下降的方法。子宫托包括一系列的形状、型号，有时还可变形。如果大小不合适或者无定期漂洗，可能会引起阴道溃疡（至少每月洗一次）。子宫托一般先由专业人员予以适配，在有些国家，子宫托可以按照非处方器械在柜台直接购买。

盆底功能锻炼 盆底功能锻炼（包括凯格尔锻炼）值得推荐。凯格尔锻炼涉及耻骨尾骨肌的等长收缩。一般需要持续收紧肌肉1~2秒，再放松10秒，如此反复，渐渐地加强，达到收紧10秒再放松10秒，重复10次为一组，并建议每天数次。

盆底肌肉锻炼还可以辅以下列方法可以促进锻炼：使用一定重量的阴道哑铃（该法能帮助患者重点锻炼相关盆底肌肉）或通过生物反馈或电刺激，此法可直接刺激肌肉收缩。

盆底锻炼可以缓解脱垂和压力性尿失禁引起的烦恼，但似乎并不能减少脱垂的严重程度。

手术修补：如果症状非常严重，非手术治疗不能缓解，就需要手术修复支持结构（阴道前壁和后壁修补术）。也可能需要进行会阴体修补术（通过手术缩短或加强会阴）。通常应尽可能地推迟阴道修补术，除非没有生育要求，因为阴道分娩会破坏已修补组织。阴道修补术和会阴体修补术通常需要经阴道来完成。在做阴道修补术时可同时行针对尿失禁的手术。术后3个月患者应避免抬举重物。手术修补膀胱膨出和尿道膨出后，通常留置导尿管<24小时。

> **关键点**
> - 实际上尿道膨出总是伴有膀胱膨出，而且尿道膨出、膀胱膨出、肠疝和直肠膨出也常常同时出现
> - 取截石位，嘱患者用力屏气，用单叶窥器按压阴道后壁上就可以发现膀胱膨出或尿道膨出
> - 而患者取截石位，嘱患者用力屏气，用单叶窥器按压阴道前壁壁上，让患者用力，则可发现肠疝和直肠膨出
> - 初始治疗推荐应用子宫托和/或盆底锻炼，如果无效，则可考虑手术

子宫脱垂及阴道膨出

子宫脱垂指子宫下降接近或超过阴道口。阴道膨出指阴道或子宫切除后的阴道穹隆下降。症状包括阴道受压和胀满感。根据临床表现诊断。治疗包括回纳、子宫托和手术。

根据下降程度对子宫脱垂进行分级：
- 1度：下降达阴道上段
- 2度：到达阴道口
- 3度：宫颈达到阴道口外
- 4度（有时也指子宫脱出）：子宫和宫颈全部位于阴道

口外

阴道膨出可能为2度或3度。

症状及体征

1度子宫脱垂时症状很轻。在2度和3度时,常表现为胀满感、挤压感、性较困难和器官脱落的感觉。可出现腰骶部疼痛。尿潴留和便秘也可能出现。

3度子宫脱垂表现为宫颈或阴道穹窿膨出,但可自行回纳。阴道壁黏膜可变干、增厚和慢性炎症,炎症进一步加重可出现溃疡。溃疡可有疼痛感或出血,与阴道癌的表现类似。宫颈如果膨出,也可破溃。

阴道膨出的症状与之相似。常伴有膀胱膨出和直肠膨出。

尿失禁较常见。盆腔器官下降引起阴道前壁反折,可间断地阻断尿路,引起尿路梗阻和充溢性尿失禁,也会掩盖压力性尿失禁。阴道或子宫脱垂可能伴有尿频和急迫性尿失禁。

诊断

■ 盆腔检查

根据窥器检查或双合诊检查可诊断。需要对阴道溃疡做活检,以排除癌。需要同时进行尿失禁的评估。

治疗

■ 对于轻度症状的脱垂,应用子宫托
■ 如果有必要的话,可行盆腔支持结构的修复,通常需行全子宫切除术

子宫脱垂 无症状的1度和2度脱垂可不需要治疗。

有症状的1度和或2度脱垂,如果会阴能支持子宫托,可以采用子宫托治疗。

有严重的或持续的症状或3度和4度脱垂时需要手术治疗,通常做全子宫切除术加盆腔支持结构修复术(阴道成形术)和阴道悬吊术(把阴道上段缝到附近固定的结构上)。手术可经阴道(骶棘韧带固定术)和经腹途径(阴道骶骨固定术)。在经腹部的方法中选择可选择机器人辅助下腹腔镜完成。

对于3度和4度脱垂,经腹手术(开腹或腹腔)比经阴道手术能取得更大的结构支撑效果,而且并发症风险较低(网片植入)。腹腔镜下行阴道修补术比开腹手术有更少的围术期并发症。使用网片植入可以降低脱垂复发的风险,但并发症增加。应告知患者,植入的网片可能无法完全去除,需要完全知情同意。

如有溃疡,应该在溃疡治愈之后再进行手术。

阴道脱垂 阴道脱垂的治疗与子宫脱垂相似。如果患者不适合接受长时间的手术,可行阴道封闭术(如果他们有严重并发症)。阴道封闭术的优点包括手术时间短,围术期并发症的风险低,脱垂复发的风险非常低。但是该手术的缺点是使患者失去了经阴道性交的能力。

需要同时对尿失禁进行治疗。

> **关键点**
>
> ■ 下降盆腔器官可能会造成间歇性尿路梗阻,造成尿潴留和充溢性尿失禁,并掩盖压力性尿失禁
> ■ 3度子宫脱垂(宫颈达阴道口以外)可能会出现脱垂器官自行回纳
> ■ 通过检查确认诊断,但阴道或宫颈溃疡需要排除癌症
> ■ 如果会阴能够支撑子宫托,1度或2度脱垂和有症状时,可考虑应用子宫托
> ■ 如果脱垂达3度或4度或症状严重或持续存在,需要手术处理

265. 子宫内膜异位症

在子宫内膜异位症中,有功能的子宫内膜组织种植在子宫腔以外的地方。症状与种植的部位有关,包括痛经、性交痛、不育、排尿痛和排便疼痛。症状的严重程度与疾病的分期是不相关的。通常依据腹腔镜活检进行诊断。治疗包括抗炎药、抑制卵巢功能和子宫内膜组织生长的药物、手术切除内异灶,对病情严重且无生育要求的可以做全子宫及双侧输卵管卵巢切除术。

子宫内膜异位症通常局限于腹腔器官的腹膜面或浆膜面,常见的部位有卵巢、阔韧带、直肠子宫陷凹及子宫骶骨韧带。较少见的部位包括输卵管、小肠和大肠的浆膜面、输尿管、膀胱、阴道、宫颈、手术瘢痕、胸膜和心包膜。目前认为种植腹膜的异位内膜的出血启动了炎症反应,进而导致纤维蛋白的沉积,粘连形成,最终结疤,从而导致盆腔器官腹膜面和盆腔解剖发生扭曲。

不同报道的子宫内膜异位症发病率各不相同,但在女性中的发病率约为6%～10%,不孕女性中约占25%～50%,并在有慢性盆腔疼痛的女性中约占75%～80%。子宫内膜异位症诊断的平均年龄是27岁,尽管如此,它也可以发病于青春期女孩。

病因和病理生理

最被广泛接受的假说是子宫内膜细胞被转运出宫腔,并种植于异位处。经血经过输卵管逆流,可把子宫内膜细

胞运输到腹腔内；子宫内膜细胞可通过淋巴和循环系统被运送到远处（如胸腔）。另外一个假说是体腔上皮化生学说：体腔上皮被转化成内膜样腺体。

在显微镜下，种植的异位内膜由与宫腔在位内膜一样的腺体和间质组成。这些组织包含雌激素和孕激素受体，通常能够生长、分化，在月经周期中能随着激素水平的变化发生出血。同样，这些组织能够产生雌激素和前列腺素。怀孕期间异位种植内膜可以维持现状或逐渐萎缩（可能与高孕激素水平有关）。最终，异位灶引起炎症并增加活化巨噬细胞的数量和产生炎性细胞因子的能力。

子宫内膜异位症患者一级亲属的发病率较一般人群高，提示遗传可能是一个发病因素。

有严重子宫内膜异位症及盆腔解剖结构变形的患者，其不孕发病率高，可能因为盆腔解剖结构的破坏和炎症影响了拾卵、受精和输卵管运输的机制。一些子宫内膜异位症较轻且盆腔解剖结构正常的患者，也会不孕；其病因尚不明确，可能包含以下病因：

- 未破裂卵泡黄素化综合征的发病率增加
- 腹膜前列腺素的产生或巨噬细胞活性的增加，从而影响精子及卵子的功能
- 无反应性子宫内膜（由孕激素拮抗，黄体功能失调或其他异常引起的）

子宫内膜异位症的潜在危险因素包括：一级亲属患子宫内膜异位症，晚育或未育，初潮年纪轻，绝经年龄大，月经周期短（<27岁）伴经期长（>8日），苗勒管缺陷，胎儿期暴露于己烯雌酚。潜在的保护因素有多次妊娠、哺乳时间长、月经初潮晚、使用小剂量口服避孕药（连续性或周期性的）、规律运动（最好在15岁前开始或每周>4小时，或者两者皆有）。

症状及体征

周期性的下腹部疼痛，尤其是经前或经期的腹痛及性交痛，是子宫内膜异位症的典型症状并呈进行性加重。附件包块及不孕也是典型症状。也可能出现经间期出血。子宫内膜异位病灶广泛者可能没有症状，而病变较轻者却可能有难以忍受的疼痛。痛经是一个重要的诊断线索，特别是发病于多年无痛经者。症状常在孕期减轻或消失。

子宫内膜异位症的症状因种植部位而异。

- 结肠与直肠：排便时疼痛、腹胀、腹泻、便秘或经期便血
- 膀胱：尿痛、血尿、耻骨上疼痛（尤其是排尿时），或同时有上述2个及以上症状
- 卵巢：形成内膜样囊肿（位于卵巢的2～10cm的囊性包块），可能发生突发性破裂或渗液，从而导致急性腹痛和腹膜征
- 附件结构：附件粘连，导致盆腔肿块或疼痛
- 盆腔外结构：不明确的腹痛（有时）

盆腔检查可能是正常的，或者发现子宫后倾并固定、卵巢增大、活动性差的卵巢肿块、直肠阴道隔增厚、后陷凹变硬、宫骶韧带结节和/或附件肿块。外阴、宫颈、阴道内、脐部或手术瘢痕处的病灶很罕见。

诊断

- 直接观察，通常在盆腔腹腔镜检查期间
- 有时通过活检

子宫内膜异位症的诊断可依据典型症状高度怀疑，如肉眼看到病灶可直接诊断，有时需要活检。通常是通过腹腔镜检查进行活检，有时通过剖腹探查，阴道检查，乙状结肠镜，或膀胱镜检查。活检并非必须，但可以帮助诊断。在月经的不同阶段，病灶的肉眼表现（如透明、红、棕或黑色）和大小并不同。然而，盆腔腹膜的子宫内膜异位病灶的典型表现是呈红色点状分布，或>5mm的蓝色或紫褐色斑点，此时通常被称为火焰样病灶。显微镜下，子宫内膜腺体和间质必须都存在才能诊断子宫内膜异位症。

影像学检查（如超声）对诊断子宫内膜异位症均无特异性，且均非"金标准"。然而，在某种意义上它们可以反映子宫内膜异位症的严重程度。因此当诊断一旦明确，可用于该疾病的监测。血清CA125水平可升高，但这对于疾病的诊断或处理并无多大帮助，也不具备特异性。可能需要做其他不孕相关检查。

对该病进行分期能够帮助医生制订诊疗计划并评估疗效。依据美国生育医学会，子宫内膜异位症分为Ⅰ期（微型）、Ⅱ期（轻型）、Ⅲ期（中型）或Ⅳ期（重型）。该分期主要基于根据子宫内膜异位灶的数量、部位、种植深度、是否有子宫内膜瘤以及膜状或致密粘连（表265-1）。

表265-1 子宫内膜异位症的分期

分期	分类	描述
Ⅰ	微型	少量表面种植
Ⅱ	轻型	较多、稍深的种植
Ⅲ	中型	许多深部种植，一侧或双侧卵巢有子宫内膜瘤，并有一些膜性粘连
Ⅳ	重型	许多深部种植，一侧或双侧卵巢有大的子宫内膜瘤，及广泛致密粘连，有时直肠与子宫后壁形成粘连

子宫内膜异位症生育指数（EFI），已用于子宫内膜异位症相关不孕的患者。这个系统可以帮助预测各种治疗后的妊娠率。EFI评分因素包括患者的年龄，不孕年数，是否有妊娠史，双侧输卵管、伞端及卵巢的最低功能评分，以及ASRM子宫内膜异位症分期（内异病灶评分和总的评分）的评分。

治疗

- 非甾体抗炎药进行对症治疗
- 抑制卵巢功能的药物
- 保守性手术：切除或电灼异位内膜组织，伴或不伴药物治疗
- 如果病情严重且患者无生育要求，可行全子宫切除伴或不伴双侧卵巢输卵管切除术

首先用非甾体抗炎药进行对症治疗。应根据患者的年龄、症状、是否有保留生育的要求和疾病范围给予个体化的治疗。

药物及保守性手术治疗都是对症治疗。对于大多数患者在停止药物治疗6个月到1年后,子宫内膜异位症往往会复发,除非卵巢功能被永久性的完全去除。

药物治疗 抑制卵巢功能的药物可抑制异位种植内膜的生长和活性。这些药物包括(表265-2)

表265-2 治疗子宫内膜异位症的药物

用药	剂量	不良反应
复方雌/孕激素口服避孕药		
炔雌醇20μg加黄体酮	连续的,长期服用(1片,qd,服用4~6个周期,然后停服4日)或周期性服用(同避孕用法,每月周期性停服数天或一周)	腹胀、乳房胀痛、食欲增加、水肿、恶心、突破性出血、深静脉血栓形成、心肌梗死、卒中、外周血管病变
孕激素		
左炔诺孕酮宫内节育器(IUD)	约20μg/d,5年后逐渐减少至10μg(由IUD释放)	不规则子宫出血,随着时间推移有时发生闭经,体重增加
醋酸甲羟孕酮	20~30mg po,qd,共服用6个月,其次每两周肌注100mg,共2个月,然后每月肌注200mg,共4个月	突破性出血、情绪不稳定、抑郁、萎缩性阴道炎、心肌梗死、卒中、外周血管病变、体重增加
醋酸炔诺酮	2.5~5mg睡前口服	不规则子宫出血,情绪不稳定,抑郁,体重增加
雄激素		
达那唑	100~400mg po,bid,共3~6个月	体重增加、痤疮、声音低沉、多毛、潮热、萎缩性阴道炎、水肿、肌肉痉挛、突破性出血、乳房变小、情绪不稳定、肝功能异常、腕管综合征、影响血脂水平的副反应
GnRH激动剂*		
亮丙瑞林†	1mg 皮下注射,qd	潮热、萎缩性阴道炎、估值丢失、情绪不稳定、头痛、乏力、肌肉痛
亮丙瑞林缓释剂	3.75mg 肌注每28日1次 或 11.25mg 肌注每3个月1次	和皮下注射相同
那法瑞林	200~400μg,鼻喷,bid	潮热、萎缩性阴道炎、骨质丢失、情绪不稳定、头痛、痤疮、性欲减退、关节僵直、阴道干涩

* 治疗≤6个月。
† 亮丙瑞林通常与黄体酮诸如醋酸炔诺酮(2.5~5mg po,qd)联用,以预防在治疗期间的骨质流失。
GnRH,促性腺激素释放激素。

- 连续口服避孕药(常用)
- 孕激素:用于女性不能服用口服复方避孕药时
- 促性腺激素释放素(GnRH)激动剂:仅用于女性不能服用口服复方避孕药或复方避孕药无效时
- 达那唑:仅用于女性不能服用口服复方避孕药或复方避孕药无效时

GnRH激动剂 暂时性抑制卵巢分泌雌激素;然而,治疗仅限于≤6个月,因为长期使用可能会导致骨质流失。如果持续治疗>4~6个月,可同时使用孕激素或二磷酸盐(如反向添加疗法),以最大限度地减少骨质流失。

达那唑 一类合成的雄激素及抗促性腺激素释放激素,可抑制排卵。然而,它的雄激素作用的不良反应限制了它的应用。

口服避孕药 使用达那唑或GnRH激动剂后,给予周期性的或连续性的口服避孕药可减慢疾病的进展,并可用于希望延缓生育的女性。

对于微型或轻型子宫内膜异位症患者,药物治疗并不能改善妊娠率。

手术 对于中型至重型子宫内膜异位症最有效的治疗是尽可能多的摘除或切除异位病灶,同时尽可能地恢复盆腔解剖结构并保留生育能力。腹腔镜手术及全子宫切除的指征包括:

- 中度至重度盆腔疼痛,对药物无反应
- 持续存在的子宫内膜异位囊肿
- 明显的盆腔粘连
- 输卵管阻塞
- 生育的意愿
- 性交痛

病变通常是通过腹腔镜切除；腹膜或卵巢病灶有时可通过电灼、切除或激光汽化去除。子宫内膜异位囊肿应被切除而非仅仅引流，因为切除能够更有效的预防复发。通过手术治疗，子宫内膜异位症的妊娠率有所改善。如果未完整切除病灶，需在围术期给予GnRH激动剂，但是这些药物是否能够提高妊娠率尚未明确。腹腔镜下通过电灼或激光切除宫骶韧带病灶也许可以减轻盆腔疼痛。直肠阴道子宫内膜异位症是最严重的疾病形式，可以采用子宫内膜异位症的常规治疗方法进行治疗；然而，可能需要结肠镜下切除或手术来防止结肠梗阻。

全子宫切除术 伴或不伴双侧卵巢切除适用于中重度盆腔疼痛且无生育要求，希望根治的患者。同时子宫切除术有助于去除粘连或种植于子宫或后陷凹的病灶。如果50岁以下患者要求做子宫切除术和双侧输卵管卵巢切除术，术后应该考虑补充雌激素（为了预防更年期症状）。同时，连续孕激素治疗（如醋酸甲羟孕酮2.5mg口服，每日1次）应与雌激素治疗联合用药，因为如果单用雌激素，残留的异位病灶可能继续生长，并导致疾病复发。对于大于50岁，已行双侧输卵管卵巢切除术但仍有症状的患者，可考虑单用连续孕激素治疗（醋酸炔诺酮2.5~5.0mg口服，醋酸甲羟孕酮5mg口服，每日1次，微粒化黄体酮100~200mg，睡前口服）。

> **关键点**
> - 子宫内膜异位是周期性盆腔疼痛，痛经和不孕的一个常见病因
> - 子宫内膜异位症的分期与症状的严重程度不相关
> - 需通过腹腔镜检查确诊；活检往往非必须但是可以帮助诊断
> - 疼痛对症治疗（如使用非甾体抗炎药），并根据患者的生育要求，通常使用抑制卵巢功能的药物以抑制异位内膜的生长及活性
> - 对于中型至重型的子宫内膜异位症，应考虑尽可能的切除异位病灶，并保留生育能力

266. 女性生殖内分泌学

女性生殖内分泌学

激素在下丘脑、垂体前叶腺体和卵巢之间相互作用，调节女性生殖系统。下丘脑分泌一种名为促性腺激素释放素（GnRH）的短肽类激素，该激素也被称为促黄体素释放激素。GnRH调控垂体前叶特定细胞分泌促性腺激素-促黄体素（LH）和卵泡刺激素（FSH）（图266-1；参见第2001页）。这些激素呈短脉冲式释放，脉冲频率为每1~4小时1次。LH和FSH能促进排卵，刺激卵巢分泌性激素雌二醇（一种雌激素）和孕激素。

血液循环中的雌激素和孕激素几乎完全与血浆蛋白结合。只有未结合的雌激素和孕激素有生物学活性。它们刺激生殖系统的靶器官（如乳腺、子宫和阴道）。它们通常抑制促性腺激素的分泌，特定情况下也会刺激促性腺激素分泌（如排卵前后）。

青春期

青春期是儿童获得成人体格特征和生育能力的一系列过程。出生时LH与FSH是升高的，但在数月后降至低水平，在整个青春期前LH和FSH均保持在低水平。在青春期前生殖器官几乎不发生任何变化。

青春期启动的年龄 青春期启动的年龄和不同阶段的发展速度，受到不同因素的影响。在过去的150年里，青春期启动的时间提前了，主要原因是健康状况和营养状况得

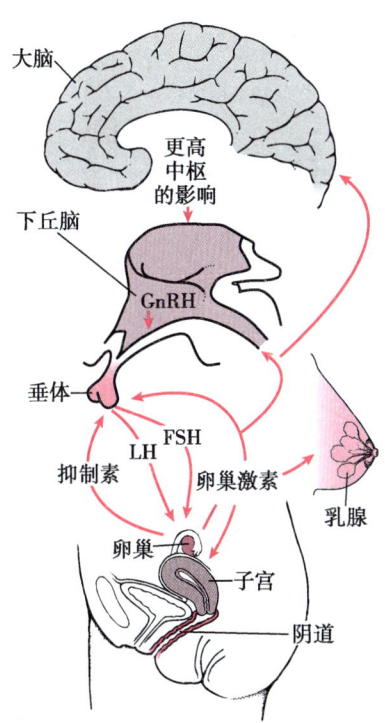

图266-1 中枢神经-下丘脑-垂体-性腺靶器官轴。卵巢激素对其他组织有直接或间接的作用（如骨骼、皮肤和肌肉）。FSH，卵泡刺激素；GnRH，促性腺激素释放素；LH，促黄体素

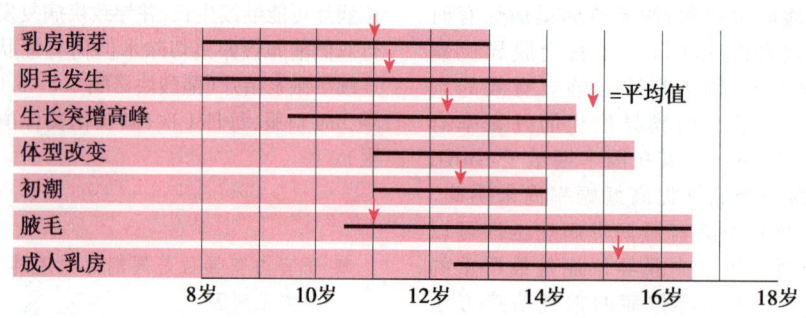

图 266-2 青春期——女性性征发育时间。长条代表正常范围

到了改善,但这个趋势目前已经稳定了。

中等肥胖的女孩的青春期启动时间通常偏早,而重度低体重和营养不良的女孩的青春期启动时间通常偏晚。这些观察结果提示体重水平或脂肪含量是青春期启动的关键要素[1]。

许多其他因素会影响青春期的启动和发展进程。例如,有一些证据表明,胎儿宫内生长受限,尤其是随之而来的出生后过度喂养,可能会导致青春期提早和发展过快。

母亲成熟较早的女孩青春期启动时间较早,生活在城市的女孩或双目失明的女孩往往青春期启动时间较早,具体原因不明[2]。

青春期启动年龄也存在种族差异(如黑人和西班牙裔比亚洲人和非西班牙裔白人更早)。

青春期体格变化 青春期体格变化是按一定的顺序发生的(图266-2)。乳腺发育(图266-3)和身高突增通常是最先被发现的变化。接着,是阴毛和腋毛的出现(图266-4)及

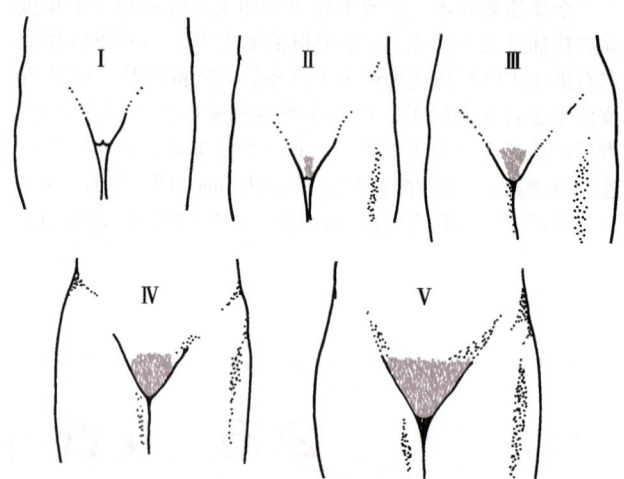

图 266-4 女孩阴毛发育的 Tanner Ⅰ～Ⅴ 期图解。经许可摘自 Marshall WA, Tanner JM. Variations in patterns of pubertal changes in girls[J]. Archives of Disease in Childhood, 1969, 44: 291-303[3]

身高突增达到峰值。初潮(第一次月经)发生在乳腺发育的 2～3 年后。初潮时的月经周期通常是不规则,5 年后逐渐规则。初潮后身高增加就很有限了。体型发生改变,骨盆和臀部变宽。身体脂肪增加,主要积聚在臀部和大腿。

青春期启动的机制 青春期启动机制不清楚。调节 GnRH 释放的主要影响因素包括神经递质和肽[如氨酪酸(GABA)、kisspeptin]。这些因素抑制了儿童期 GnRH 的释放,在青春期早期 GnRH 释放被启动,从而导致了青春期的发生在青春期早期,下丘脑 GnRH 的释放对雌孕激素的抑制变得不敏感。GnRH 释放的增加促进了 FSH 和 LH 的分泌,后者又刺激性激素主要是雌激素的生成。雌激素促进第二性征发育。肾上腺雄激素脱氢表雄酮(DHEA)和硫酸脱氢表雄酮可能促进阴毛和腋毛生长;这些雄性激素的产生在青春期的前几年增加,这一过程称为肾上腺功能初现。

[1] Rosenfield RL, Lipton RB, Drum ML: Thelarche, pubarche, and menarche attainment in children with normal and elevated body mass index[J]. Pediatrics, 2009, 123(1): 84-8. doi: 10.1542/peds. 2008-0146。

[2] Herman-Giddens ME, Slora EJ, Wasserman RC, et al: Secondary sexual characteristics and menses in young girls seen in office practice: A study from the Pediatric Research

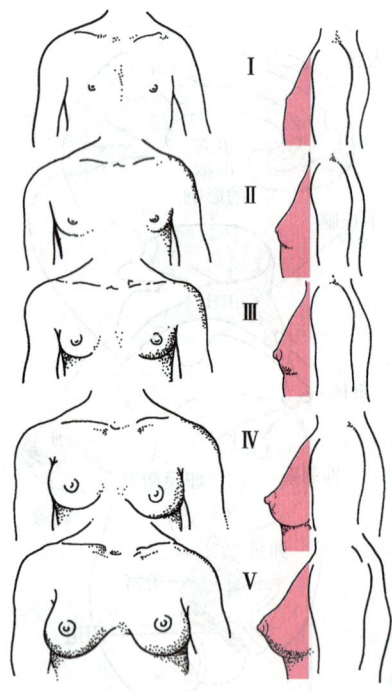

图 266-3 人类乳房发育的 Tanner Ⅰ～Ⅴ 期图解。经许可摘自 Marshall WA, Tanner JM. Variations in patterns of pubertal changes in girls[J]. Archives of Disease in Childhood, 1969, 44: 291-303[3]

in Office Settings network [J]. Pediatrics, 1997, 99: 505-512。

[3] Marshall WA, Tanner JM: Variations in patterns of pubertal changes in girls. http://cts2.imsw.eu/CTS-PRO-UPD-ZH-20180531/100032[J].htmArch Dis Child, 1969, 44: 291-303。

卵巢卵泡发育

女性出生时卵子前体（生殖细胞）的个数是固定的。开始时生殖细胞是原始的卵原细胞，原始的卵原细胞在妊娠的第4个月进行有丝分裂。在妊娠第3个月，一些卵原细胞开始进行减数分裂，染色体数目减少1/2。到妊娠第7个月时，所有存活的生殖细胞周围均围绕一层颗粒细胞，从而形成始基卵泡，生殖细胞均处于减数分裂的前期，这些生殖细胞是初级卵母细胞。从妊娠4个月后开始，卵原细胞（以后是卵母细胞）开始自然丢失，该过程被称为闭锁，最终将有99.9%丢失。在老年妇女里，卵母细胞长期阻止在减数分裂的前期，是遗传相关异常妊娠的发生增加的原因。

FSH诱导卵巢卵泡生长。在每个月经周期中，都有3~30个卵泡被募集进入到加速生长阶段。通常在每个周期仅排出一个卵泡。在排卵期优势卵泡释放出卵母细胞，并促使其他被募集的卵泡闭锁。

月经周期

月经是经阴道周期性地排出脱落的子宫内膜和血（总称为月经）。在没有怀孕的每个周期，由于卵巢产生的孕激素和雌激素迅速下降引起月经来潮。除外妊娠，月经贯穿女性整个生殖期。绝经是月经永久性的停止（参见第2025页）。

月经期平均为（5±2）天。每周期平均失血30ml（正常范围13~80ml），通常月经第2日量最多。浸透的卫生巾或卫生棉条能吸收5~15ml。通常月经血中没有血块（除非出血非常多），可能是因为纤溶蛋白酶和其他因子抑制了凝血过程。

月经周期平均时间是28日（通常范围是25~36日）。总的来说，在初潮后的1年和绝经前的1年，排卵不规律，月经变化最大，间隔时间最长。以月经第1日作为月经周期开始和结束的时间。

通常基于卵巢状态，月经周期可分为几个阶段。月经周期可分为卵泡期（排卵前）、排卵期和黄体期（排卵后）（图266-5）。子宫内膜也有周期性变化（参见第2001页）。

卵泡期　该阶段时长变化比其他阶段大。在卵泡期的前一半时间里（卵泡早期），最主要的事件是被募集卵泡的生长。

这个时候垂体前叶促性腺激素几乎不含FSH和LH，雌激素和孕激素的生产也很少。结果，总的FSH分泌轻度增加，从而刺激被募集卵泡的生长。从FSH增加后1~2日开始，循环LH水平也缓慢增加。被募集卵泡产生的雌二醇也迅速增加。雌二醇刺激LH和FSH的合成，但却抑制它们的分泌。

在卵泡期的第二阶段（卵泡晚期），优势卵泡成熟，大量能分泌激素的颗粒细胞积聚；卵泡液使窦腔增大，排卵前卵

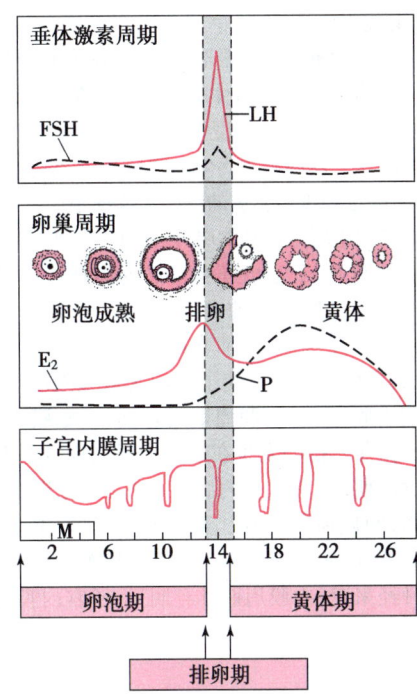

图266-5　正常月经周期，垂体促性腺激素、雌二醇（E_2）、黄体酮（P）和子宫内膜的规律周期性变化。M代表月经周期中出血的天数。FSH，卵泡刺激素；LH，促黄体素。经允许改编自 Rebar RW. Normal physiology of the reproductive system. In Endocrinol-ogy and Metabolism Continuing Education Program, American Association of Clinical Chemistry, November 1982. Copyright 1982 by the American Association for Clinical Chemistry

泡达到18~20mm。FSH水平下降，LH水平受影响较小。FSH和LH水平发生偏离，部分原因是由于雌二醇对FSH分泌的抑制作用强于LH。同时，生长卵泡分泌的抑制素也能抑制FSH的分泌，但对LH的分泌没有抑制作用。其他相关因素还有半衰期不同（LH为20~30分钟；FSH为2~3小时）及其他不明原因。雌激素，尤其是雌二醇水平呈指数增长。

排卵期　排卵（释放卵子）发生。通常在排卵期开始时，雌二醇水平达到峰值。孕激素水平也开始增加。储存的LH大量释放（LH峰），通常超过36~48小时，同时FSH水平小幅度增加。LH峰发生的原因是高水平的雌二醇通过促性腺激素启动了LH的释放（正反馈）。GnRH和孕激素也能刺激LH峰。在LH峰存在时，雌二醇水平下降，但孕激素水平持续增加。LH峰激活了能启动溶解卵泡壁的酶，在16~32小时内促使已成熟的卵子排放。LH峰也能在36小时内启动完成卵母细胞的第一次减数分裂。

黄体期　卵子释放后，优势卵泡转化成黄体。该阶段的时长最稳定，平均为14日，之后，如没有妊娠，黄体退化。黄体主要分泌孕激素，随着孕激素量不断增加，在排卵后6~8日达到25mg/d的峰值。孕激素促进内膜向分泌期转化，这对胚胎种植非常必要。由于孕激素有致热作用，黄体期基础体温增加0.5℃。由于在黄体期的大多数时间里循环雌二醇、孕激素和抑制素水平都高，因此LH和FSH水平降低。没有妊娠时，雌二醇和孕激素水平在这一阶段后期

减少,黄体退化为白体。

如果发生妊娠种植,妊娠早期,在胚胎发育分泌的人绒毛膜促性腺激素的作用下黄体就会持续存在,不会退化。

其他生殖器官的周期性变化

子宫内膜 子宫内膜由腺体和间质组成,分为3层:基底层、中间的海绵层和覆盖宫腔的致密上皮细胞层。总的来说,海绵层和上皮细胞层组成功能层,该层在月经来潮时脱落。

在月经周期中,子宫内膜有自己的周期:月经期,增殖期和分泌期。月经后留下的内膜非常菲薄,内含致密间质和内衬矮柱状上皮细胞、细而直的管状腺体。随着雌二醇水平的增加,完好的基底层使子宫内膜最大限度增生,达到晚期卵泡期内膜厚度(内膜周期增殖期)。黏膜变厚,腺体变长、缠绕、扭曲。排卵发生在子宫内膜周期分泌期的开始阶段。在黄体期,孕激素使内膜腺体扩张,充满糖原,呈分泌反应;同时间质血管增加。黄体期晚期/分泌期晚期,雌二醇和孕激素水平下降,间质水肿,内膜及其血管坏死,从而导致出血和月经来潮(内膜周期月经期)。子宫内膜的纤溶活性降低了经血的血液凝固。

由于月经周期不同阶段的组织学改变具有特异性,因此可以根据子宫内膜活检来确定月经周期的不同阶段及组织对性激素的反应。

宫颈 宫颈作为宫腔与外界的门户,是生殖道的重要屏障。在卵泡期,雌二醇水平的增加使宫颈充血、水肿,黏液的量、弹性和盐浓度(氯化钠或氯化钾)都增加。在排卵期,宫颈外口轻度开大,充满黏液。在黄体期,孕激素水平的增加使宫颈黏液变厚,缺少弹性,降低精子穿透的成功率。有时可以根据显微镜下检查玻片上变干的宫颈黏液来确定月经周期的阶段;羊齿状结晶(树枝状黏液)提示宫颈黏液中的盐含量增加。排卵前羊齿状结晶最明显,因为此时雌激素水平高;而黄体期羊齿状结晶最少甚至没有。黏液的伸缩性(弹性)和拉丝度随着雌激素水平的增加(如排卵前)而增加;这种改变可以识别月经周期的排卵前期(生育年龄妇女)。

阴道 在卵泡期早期,雌二醇水平低,阴道上皮薄而苍白。卵泡期晚期,随着雌二醇水平的增加,鳞状细胞成熟、角化,使上皮增厚。黄体期,随着成熟鳞状上皮脱落,角化前的中间细胞数量增加,白细胞数和细胞碎屑量增加。

---

267. 月 经 异 常

(月经周期的描述,参见第 2001 页)

月经异常包括:
- 闭经
- 功能失调性子宫出血
- 痛经
- 经前期综合征

月经不规则、闭经或非月经期阴道出血有许多病因,对育龄妇女来说首先要怀疑妊娠。

非妊娠妇女异常阴道出血的评价与妊娠妇女阴道出血的评价不同(参见第 2072 和 2092 页)。

多囊卵巢综合征可以导致月经异常。

盆腔瘀血综合征是慢性盆腔痛的一种常见原因,它通常伴发异常子宫出血。

闭经

闭经(月经停止来潮)可以是原发的或继发的。

原发性闭经 指以下没有月经来潮的情况:
- 16 岁或青春期开始 2 年后
- 14 岁女孩还没有进入青春期的(如生长突增、第二性征的发育)

如果患者在 13 岁时还没有初潮,也没有青春期发育的性征(如乳腺发育),他们应该接受原发性闭经评估。

继发性闭经 指在有过月经来潮后月经停止来潮。通常,如果 ≥3 个月或 ≥3 个月经周期没有月经来潮,那么患者应该接受继发性闭经的评估,因为从初潮到围绝经期,持续>90 日的月经周期是不常见的。

病理生理

通常下丘脑脉冲式地分泌 GnRH。GnRH 刺激垂体产生促性腺激素(FSH 和 LH,参见第 2001 页),它们会被释放到血液中。促性腺激素刺激卵巢分泌雌激素(主要是雌二醇)、雄激素(主要是睾酮)和黄体酮。这些激素有如下作用:

- FSH 刺激正在发育的卵母细胞旁的组织将睾酮转化为雌二醇
- 雌激素刺激子宫内膜增殖
- LH,当其在月经周期间分泌的时候,会促进占优势的卵母细胞成熟,释放卵细胞,排卵后黄体分泌孕激素
- 孕激素使子宫内膜向分泌期转化,为受精卵着床做准备(子宫内膜蜕膜化)。如果没有受孕,雌激素和孕激素的分泌减少,在月经期子宫内膜失去激素的支持而脱落。月经在典型周期中排卵的 14 日后出现。当月经调节系统的部分功能失调时,会发生排卵功能失调。促性腺激素刺激的雌激素分泌和子宫内膜的周期性变化被干扰,

这样导致无排卵性闭经,月经无法来潮。大多数闭经,尤其是继发性闭经是无排卵性闭经

尽管如此,排卵正常时也可能发生闭经,如生殖器解剖异常[如引起月经流出受阻的先天性畸形、宫腔粘连(子宫腔粘连综合征)]导致正常月经流出受阻时,尽管此时有正常的激素刺激。

病因

闭经通常被分为:
- 无排卵性(表 267-1)
- 排卵性(表 267-2)

表 267-1 无排卵性闭经的病因

病因	例子
下丘脑功能失调,器质性	遗传性疾病(如先天性 GnRH 缺乏、GnRH 受体基因突变能够导致 FSH 分泌减少,雌二醇水平降低,LH 水平增高,Prader-Willi 综合征)
	下丘脑渗透性疾病(如朗格汉斯细胞性肉芽肿、淋巴瘤、结节病、TB)
	下丘脑放疗
	脑外伤
	脑肿瘤
下丘脑功能失调,功能性	恶病质
	慢性疾病,尤其是呼吸系统、消化系统、血液系统、肾和肝脏疾病(如克罗恩病、囊性纤维化、镰状细胞贫血、重度珠蛋白生成障碍性贫血)
	节食
	滥用药物(如酒精、可卡因、大麻或阿片)
	饮食障碍(神经性纳差或暴食症)
	锻炼,特别是过度的锻炼
	HIV 感染
	免疫缺陷
	精神疾病(如压力、抑郁、强迫症、精神分裂症)
	精神药物
	营养不良
垂体功能失调	垂体动脉瘤
	高泌乳素血症*
	特发性低促性腺激素性性腺功能减退
	垂体渗透性疾病(如血红蛋白沉着病、朗格汉斯细胞性肉芽肿、淋巴瘤、结节病、TB)
	孤立性促性腺激素缺乏
	Kallmann 综合征(伴有嗅觉缺失的低促性腺激素性性腺功能低下)
	产后垂体梗死(Sheehan 综合征)
	脑外伤
	脑肿瘤(如脑膜瘤、颅咽管瘤、胶质瘤)
	垂体肿瘤(如微腺瘤)
卵巢功能失调	自身免疫性疾病(如因为重度肌无力、甲状腺炎和白癜风患者发生的自身免疫性卵巢炎)
	化疗(如大量的烷化剂)
	遗传性疾病,包括染色体异常(如先天性胸腺发育不全、脆性 X 综合征、特纳综合征[45,X]、特发性卵巢卵泡加速闭锁)
	性腺发育不全(卵巢发育不全,有时继发于遗传性疾病)
	盆腔放疗
	代谢性疾病(如艾迪生病、糖尿病、半乳糖血症)
	病毒感染(如腮腺炎)
其他内分泌疾病	雄激素不敏感综合征(睾丸女性化)
	先天性肾上腺性男性化(先天性肾上腺皮质增生症-如 17-羟化酶或 17,20-裂解酶缺陷)或成人型肾上腺性男性化†
	库欣综合征†‡
	药物引起的男性化(如雄激素、抗抑郁药、丹那唑或大剂量的孕激素)†
	甲状腺功能亢进
	甲状腺功能减退
	肥胖(引起腺外雌激素生成增加)
	多囊卵巢综合征†
	真两性畸形† 分泌雄激素的肿瘤(通常来自卵巢或肾上腺)†
	分泌雌激素或 hCG 的肿瘤(妊娠滋养细胞疾病)

* 其他疾病引起的高泌乳素血症(如甲状腺功能低下、使用某些药物)也可导致闭经。
† 这些疾病的女性患者可有男性化特征或性征模糊。
‡ 继发于肾上腺肿瘤的库欣综合征也表现为男性化。

表 267-2 排卵性闭经的一些病因

病因	例子
生殖道先天性异常	宫颈狭窄（少见）
	处女膜闭锁
	假两性畸形
	阴道横隔
	阴道或子宫发育不良（如副中肾管发育不全）
获得性子宫异常	子宫腔粘连综合征（Asherman syndrome）
	子宫内膜结核
	阻塞性子宫肌瘤和息肉

每种类型都有很多可能的原因，总的来说，最常见的闭经原因有：
- 妊娠（育龄期妇女最常见的原因）
- 体质性青春期延迟
- 功能性下丘脑性无排卵（如运动过多、饮食障碍或压力）
- 使用或滥用药物（如口服避孕药、孕激素、抗抑郁药或抗精神病药）
- 母乳喂养
- 多囊卵巢综合征

避孕药能导致子宫内膜变薄，有时候可以引起闭经；一般停止口服避孕药后的大约3个月可以重新来潮。

抗抑郁药和抗精神病药能使泌乳素增加，泌乳素刺激乳腺泌乳，并导致闭经。

一些疾病能导致排卵性或无排卵性闭经。先天性解剖异常通常只能引起原发闭经。所有导致继发闭经的疾病都能造成原发闭经。

无排卵性闭经最常见的原因（表267-1） 是下丘脑-垂体-卵巢轴的调控障碍。因此，这些病因包括
- 下丘脑功能失调（特别是功能性下丘脑性无排卵）
- 垂体功能障碍
- 原发性卵巢功能不全（卵巢早衰）
- 引起雄激素过多的内分泌疾病（特别是多囊卵巢综合征）

无排卵性闭经通常是继发的，但是如果是从未排卵也可以表现为原发的，如一些先天性遗传疾病。如果是原发性无排卵，青春期和第二性征发育也会不正常。Y染色体相关的遗传疾病能够增加患卵巢恶性生殖细胞肿瘤的风险。

排卵性闭经常见的病因（表267-2） 包括：
- 染色体异常
- 其他阻碍经血流出的先天性生殖道解剖异常

阻塞性异常通常伴有正常的激素功能。阻塞可导致引起阴道膨大的阴道积血（月经血积聚在阴道内），或者引起宫腔积血（血液积聚在宫腔内），表现为子宫张力增高、包块或宫颈膨大。由于卵巢功能正常，外生殖器和第二性征的发育正常。一些先天性疾病（如伴有阴道闭锁或阴道膈的疾病）也同时有泌尿道和骨骼的异常。

一些获得性的解剖异常也能引起继发性排卵性闭经，如因产后出血或感染而放置的宫腔装置后引起的内膜瘢痕形成（子宫腔粘连综合征）。

评估

如果有以下情况，需进行原发性闭经的评估：
- 女孩到13岁还没有青春期体征（如乳腺发育、生长突增）
- 14岁无阴毛
- 16岁还没有初潮，或者青春期启动（第二性征发育）2年后依然没有初潮

就生育年龄妇女如果有一次月经未来潮，就应该做妊娠试验。如果有以下情况，需对闭经进行评估：
- 没有怀孕，月经≥3个月或≥3典型周期没来潮
- 1年之中月经来潮次数<9次
- 月经模式突然改变

病史 **现病史**：应包含下列情况：
- 是否来过月经（鉴别原发闭经和继发闭经）；如已有初潮，应询问初潮年龄
- 月经周期是否曾经规律
- 末次正常月经的时间
- 经期时间及经量情况
- 患者是否有周期性乳腺胀痛和情绪变化
- 何时开始青春期，特别是乳腺开始发育的年龄（一般即青春期开始）

全身性疾病回顾：需涵盖提示病因的症状，包括：
- 溢乳，头痛和视野缺损：垂体疾病
- 疲劳，体重增加，不耐寒冷：甲状腺功能减退
- 心悸、神经质、震颤以及不耐热：甲状腺功能亢进
- 痤疮，多毛，声音低沉：雄激素过多
- 对于继发性闭经的患者出现潮热，阴道干燥，睡眠障碍，脆性骨折，性欲减退：雌激素不足

对原发闭经的患者应询问青春期症状（如乳腺发育、生长突增、出现阴毛和腋毛）以确定是否有过排卵。

既往史：应关注以下风险因素：
- 是否为下丘脑功能障碍性无排卵，如压力；慢性疾病；新药物；近期体重，饮食，或运动强度的变化
- 对于继发性闭经的患者，是否可能存在子宫腔粘连综合征（如诊刮术，子宫内膜去除术，子宫内膜炎，产伤，子宫手术）

用药史：应当包括以下特定的问题：
- 影响多巴胺分泌的药物（如抗高血压药，抗精神病药，阿片类药物，三环类抗抑郁药）
- 恶性肿瘤化疗药物[如白消安（二甲磺酸丁酯），瘤可定（苯丁酸氮芥），环磷酰胺]
- 可引起男性化的性激素（如雄激素，雌激素，大剂量孕激素，OTC的合成类固醇）
- 避孕药，特别是近期曾有使用
- 全身用糖皮质激素
- OTC产品和补充剂，其中一些含有牛激素或与其他药物相互作用 **家族史** 包括家庭成员的身高、家族中的青春期延迟或遗传性疾病病例，包括脆性X染色体综合征

体格检查 医生应关注生命体征、体态和体格，包括身

高、体重,要计算体重指数(BMI)。评估第二性征,用 Tanner 分级方法对乳腺和阴毛发育进行分级。阴毛和腋毛的存在意味着肾上腺功能初现已发生。

让患者坐着,医生用手触诊乳腺的各个分区,从基底部开始,逐步移向乳头,目的是检查乳腺分泌物。可能会发现溢乳(与生产无关的乳汁分泌),它需要与其他类型的乳腺分泌物相鉴别,在低分辨率的显微镜下看到液体内脂肪颗粒就可诊断。

盆腔检查 用于发现生殖道解剖异常:处女膜膨大可能由阴道积血引起,提示生殖道流出道存在梗阻。盆腔检查的结果对确定雌激素是否充足也有帮助。在绝经后女性中,阴道黏膜薄、色苍白、没有皱襞以及 pH 值>6.0 提示雌激素缺乏。出现宫颈黏液拉丝现象通常提示有足够的雌激素。

体格检查重点是男性化体征,包括多毛、暂时性秃顶、声音低沉、肌肉质量增大、阴蒂增大以及去女性化(以前正常发育的第二性征退化,包括乳腺变小和阴道萎缩)。真正的多毛应与一些家族中常见的多毛症(四肢、头和背部毛发生长过多)相鉴别,前者的特点是上唇、下颌及两个乳腺间的毛发增多。还应该关注皮肤颜色的改变(如黄疸症或胡萝卜血症的黄色、黑棘皮症的黑色斑块)。

预警症状:对以下结果应特别关注:
- 青春期延迟
- 男性化
- 视野缺损
- 嗅觉受损

检查结果解读:不应该仅仅根据病史就排除妊娠,需要做妊娠试验。

> **经验与提示**
> - 如果闭经在第二性征发育的女孩中或在育龄期妇女中发生,那么不管其性生活和月经史如何,都要进行妊娠试验

对原发闭经来说,正常第二性征的存在说明有正常的激素功能,通常为排卵性闭经,主要由先天性生殖道阻塞引起。伴有第二性征异常的原发闭经通常为无排卵型(如遗传性疾病)。

对继发闭经来说,有时临床发现能提示发病机制(表267-3):

表 267-3 对闭经的病因可能有提示作用的结果

结果	其他可能的结果	可能的病因
使用某些药物		
影响多巴胺(能调节泌乳素的分泌)的药物:	溢乳	高泌乳素血症
• 抗高血压药(如甲基多巴、利血平、维拉帕米)		
• 2 代抗精神病药(如吗茚酮、奥氮平、利培酮)		
• 传统的抗精神病药(如氟哌丁胺、吩噻嗪、哌咪清)		
• 可卡因		
• 雌激素		
• 胃肠道药物(如西咪替丁、甲氧氯普胺)		
• 迷幻剂		
• 阿片类(如可卡因、吗啡)		
• 三环类抗抑郁药(如氯丙嗪、脱甲丙咪嗪)		
影响雌激素样作用和雄激素样作用平衡的激素或药物(如雄激素、抗抑郁药、达那唑、大剂量的孕激素)	男性化	药物导致的男性化
体态		
高体重指数(>30kg/m²)	男性化	雌激素过多
		多囊卵巢综合征
低体重指数(<18.5kg/m²)	诸如慢性疾病、节食或饮食紊乱之类的危险因素	功能性下丘脑性无排卵
	低体温、心率快、低血压	神经性纳差或饥饿导致的功能性下丘脑性无排卵
	呕吐反射减弱、上颚病灶、结膜下出血	伴有经常呕吐的贪食症引起的功能性下丘脑性无排卵
身材矮小	原发闭经、蹼颈、乳头间距宽	特纳综合征
皮肤异常		
皮肤温暖、潮湿	心率快、颤抖	甲状腺功能亢进
皮肤粗糙、增厚,眉毛减少	心率慢、深肌腱反射迟钝、体重增加、便秘	甲状腺功能减退

续表

结果	其他可能的结果	可能的病因
痤疮	男性化	引起雄激素过多： • 多囊卵巢综合征 • 分泌雄激素的肿瘤 • 库欣综合征 • 肾上腺男性化 • 药物（如雄激素、抗抑郁药、丹那唑、大剂量孕激素）
皮纹	满月脸、水牛背、躯干肥胖、四肢瘦、男性化、高血压	库欣综合征
黑棘皮症	肥胖、男性化	多囊卵巢综合征
手掌白斑或色素沉着	直立性低血压	艾迪生病
对雌激素或雄激素异常有提示作用的结果		
雌激素缺乏的症状（如潮热、盗汗，尤其是伴有阴道干燥或萎缩）	卵巢切除、化疗或盆腔放疗等危险因素	原发性卵巢功能不全 功能性下丘脑性无排卵 垂体肿瘤
多毛伴男性化	—	引起雄激素过多： • 多囊卵巢综合征 • 分泌雄激素的肿瘤 • 库欣综合征 • 肾上腺男性化 • 药物（如雄激素、抗抑郁药、丹那唑、大剂量孕激素）
	原发闭经	引起雄激素过多： • 真两性畸形 • 假两性畸形 • 分泌雄激素的肿瘤 • 肾上腺男性化 • 性腺发育不全 • 遗传性疾病
	卵巢增大	引起雄激素过多： • 17-羟化酶缺陷 • 多囊卵巢综合征 • 分泌雄激素的肿瘤
乳房和生殖器异常		
溢乳	—	高泌乳素血症
	夜间头痛，视野缺损	垂体瘤
乳房未发育或未充分发育（第二性征）	肾上腺功能初现正常	孤立性卵巢衰竭引起的原发性无排卵性闭经
	肾上腺功能缺失	下丘脑-垂体功能失调引起的原发性无排卵性闭经
	没有肾上腺功能初现，伴有嗅觉受损	Kallmann 综合征
乳房和第二性征发育延迟	初潮延迟的家族史	体质性生长及青春期延迟
乳房及第二性征发育正常的原发闭经	周期性腹痛、阴道膨大、子宫拉伸	生殖道阻塞
生殖器模糊	—	真两性畸形 假两性畸形 男性化
出生时有阴唇融合、阴蒂增大	—	孕早期雄激素暴露，可能提示有： • 先天性肾上腺男性化 • 真两性畸形 • 药物导致的男性化
出生后阴蒂增大	男性化	分泌雄激素的肿瘤（通常卵巢来源）肾上腺男性化 使用有合成代谢作用的类固醇
外阴正常，第二性征未充分发育（有时有乳房发育，但阴毛很少）	没有宫颈和子宫	雄激素不敏感综合征

结果	其他可能的结果	可能的病因
卵巢增大（双侧）	雌激素缺乏的症状	自身免疫性卵巢炎引起的原发性卵巢功能不全
	男性化	17-羟化酶缺陷
		多囊卵巢综合征
病变		
盆腔包块（单侧）	盆腔痛	盆腔肿瘤

- 溢乳提示高泌乳素血症（如垂体功能紊乱，使用某些药物）。如果有视野缺损和头痛，就要考虑垂体瘤
- 雌激素缺乏的症状和体征（如潮热、盗汗、阴道干燥或萎缩）提示卵巢功能不全（卵巢早衰）或功能性下丘脑性无排卵（如因为过度锻炼，低体重或低体脂含量）
- 男性化提示雄激素过多（如多囊卵巢综合征、分泌雄激素

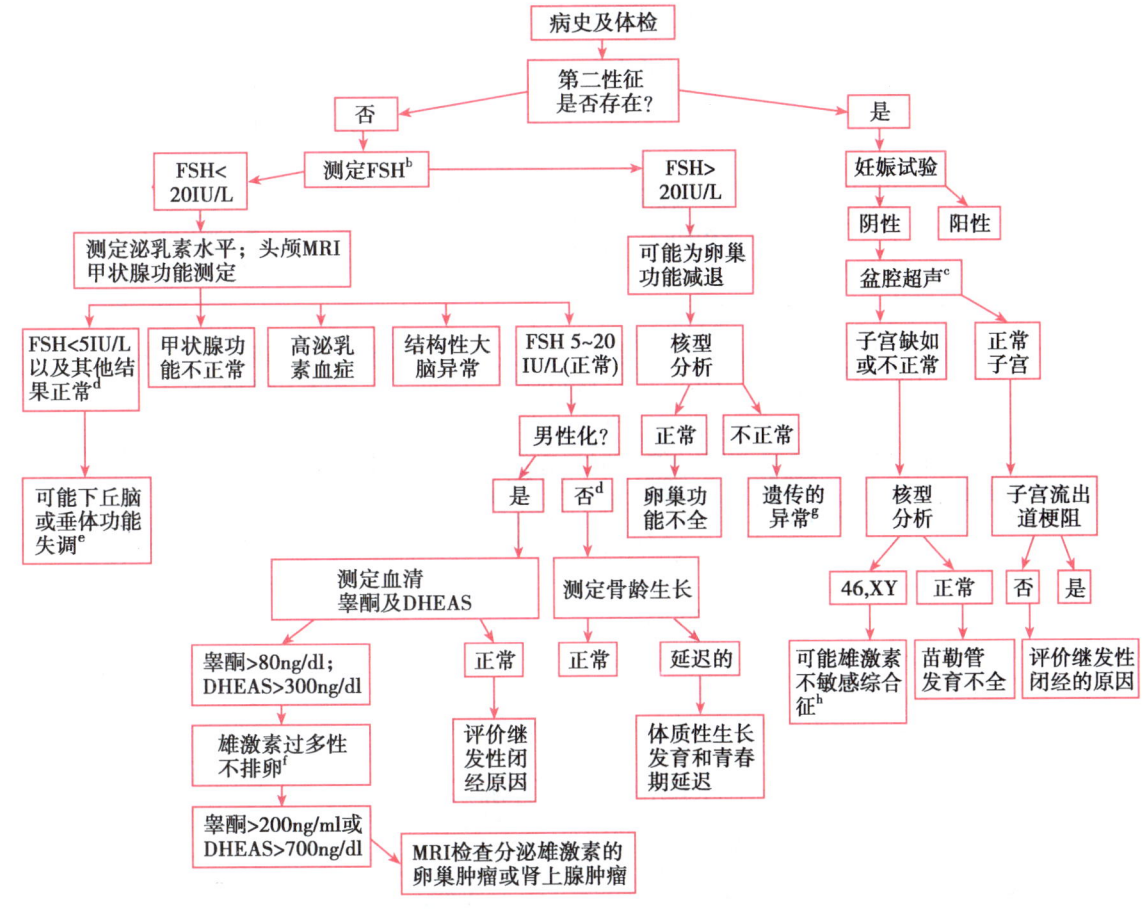

图267-1 原发闭经的评估[a]

[a] 正常值是：
- DHEAS：250~300ng/dl（0.7~0.8μmol/L）
- FSH：5~20IU/L
- LH：5~40IU/L
- 染色体核型（女）：46,XX
- 泌乳素：100ng/ml
- 睾酮：20~80ng/dl（0.7~2.8nmol/L）

[b] 当测量FSH的同时或是FSH水平不明确时，一些医生可同时测量LH水平
[c] 原发闭经第二性征正常提示先天性生殖道阻塞性疾病，有做盆腔超声的指征
[d] 体质性生长与青春期延迟可能
[e] 可能的诊断包括下丘脑功能慢性无排卵和遗传性疾病（如先天性促性腺激素释放素缺乏，Prader-Willi综合征）
[f] 可能的诊断包括库欣综合征，外源性雄激素，先天性肾上腺男性化，以及多囊卵巢综合征
[g] 可能的诊断包括特纳氏综合征和以染色体异常为特征的疾病
[h] 阴毛可稀疏

DHEAS，脱氢表雄酮；FSH，卵泡刺激素；LH，促黄体素；TSH，促甲状腺素

的肿瘤、库欣综合征、使用某些药物)。如果有高的BMI、黑棘皮症,就很可能是多囊卵巢综合征

辅助检查 病史和体格检查对指导检验有帮助。如果有第二性征,就要做妊娠试验,目的是排除妊娠和妊娠滋养细胞疾病。生育年龄女性在漏掉一次月经后也应做妊娠试验。

原发闭经的诊断流程(图267-1)与继发闭经(图267-2)不同,没有通用的或被广泛接受的流程。

原发闭经患者第二性征正常,可首先行盆腔超声以检查是否存在先天性生殖道梗阻。

如果有症状和体征提示某一疾病,就有做特定检查的指征,不管诊断流程是否推荐。例如,对有腹部皮纹、满月

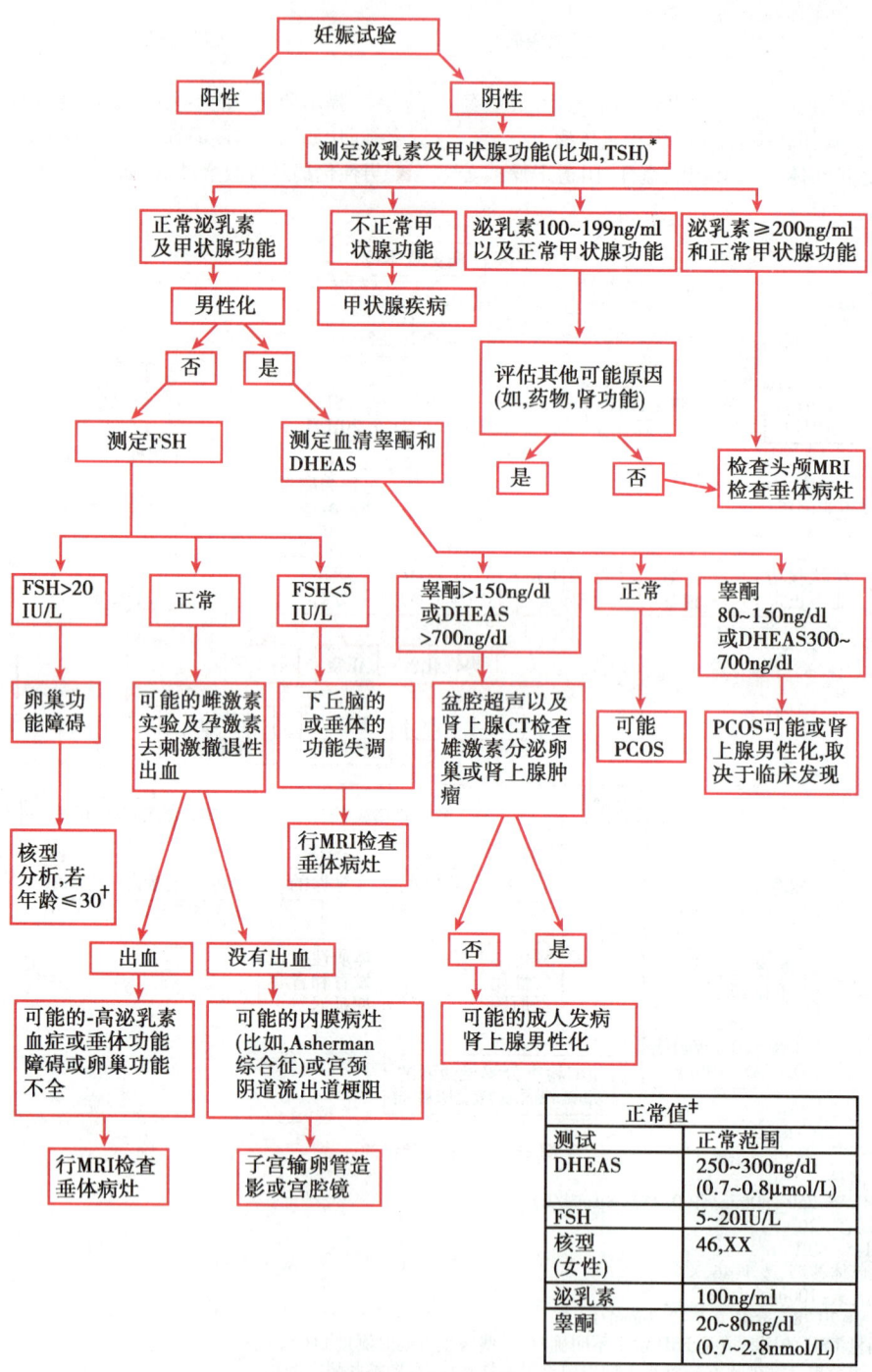

图267-2 继发闭经的评估

* 一些临床医生同时测量 FSH 和 LH 水平
† 临床医生应检查是否有 Y 染色体和脆性 X 综合征
‡ 虽然这些值的正常范围在不同实验室之间有所不同
DHEAS,脱氢表雄酮;FSH,卵泡刺激素;LH,促黄体素;PCOS,多囊卵巢综合征;TSH,促甲状腺素

脸、水牛背、躯干肥胖和四肢瘦的患者应做与库欣综合征有关的检查。有头痛、视野缺损或垂体功能失调证据的患者需要做头颅 MRI。

如果临床评估提示有慢性病，应做肝、肾功能的测定，同时测定 ESR。

通常要测定激素水平：只要有男性化体征，就要测定总血清睾酮或硫酸脱氢表雄酮。为证实结果需要对某些激素反复测定。例如如果血 PRL 水平高，就需要再次测定。如果 FSH 水平高，就需要至少需监测两个月行每月 1 次测定。FSH 水平升高的闭经（高促性腺激素性性腺功能低下）提示卵巢功能失调。FSH 水平降低的闭经（低促性腺激素性性腺功能低下）提示下丘脑或垂体功能失调。

如果患者有继发闭经，没有男性化、泌乳素、FSH 水平及甲状腺功能正常，就可以给予雌孕激素治疗以刺激撤退性出血的发生（孕激素刺激实验）。

孕激素刺激实验 的方法为：甲羟黄体酮 5～10mg 口服，每日 1 次，或使用其他孕激素，共使用 7～10 日。

- 如果有出血，闭经就不可能是子宫内膜病变（如子宫腔粘连综合征）或经血流出道阻塞引起，发病原因还可能是下丘脑-垂体功能失调、卵巢功能不全或雌激素过多
- 如果没有出血，就给予雌激素（如结合雌激素 1.25mg、雌二醇 2mg），每日 1 次，共 21 日；随后给甲羟黄体酮 10mg 口服，每日 1 次，共使用 7～10 日。如果这样还没有出血，就说明有子宫内膜病变或经血流出道阻塞。但是，对于没有这些异常的患者也可能不会发生撤药性出血（如子宫对雌激素不敏感）；因此，为了确证，应该进行重复该应用雌激素和孕激素的试验

由于该试验需要数周时间，结果又不精确，可能会明显耽误一些严重疾病的诊断。因此应在做该试验前或期间考虑脑 MRI。

睾酮或 DHEAS 轻度升高提示多囊卵巢综合征，可是下丘脑或垂体功能失调以及无多毛的多囊卵巢综合征的患者也有该表现。有时可以根据测定 LH 水平来判断雄激素水平升高的原因。在多囊卵巢综合征中，通常 LH 水平及 LH/FSH 比值均升高。

治疗

针对基础疾病进行治疗，这样月经有时候才可能恢复。例如大部分生殖道阻塞性疾病通过手术修补治疗。

如果患者有 Y 染色体，就建议做双侧腺切除术，因为保留的卵巢中发生生殖细胞恶性肿瘤的风险增加。

与闭经有关的问题可能也需要治疗，包括：
- 有生育意愿，即行促排卵
- 治疗雌激素缺乏的症状和长期不良作用（如骨质疏松）
- 治疗和管理雌激素过多的症状（如出血时间长，持续或显著的乳腺痛，子宫内膜增生和癌症的风险）长期的影响
- 减少多毛及雄激素过多长期不良作用（如心血管疾病、高血压）

> **关键点**
> - 没有正常第二性征的患者原发闭经通常是不排卵的（如因为遗传疾病）
> - 必须通过妊娠试验排除妊娠而非通过病史
> - 应区别原发闭经和继发闭经
> - 如果患者有原发性闭经但第二性征正常，可行盆腔超声确认是否提示先天性生殖道阻塞性疾病
> - 男性化提示雄激素过多（如多囊卵巢综合征、分泌雄激素的肿瘤、库欣综合征或使用某些药物）
> - 雌激素缺乏的症状和体征（如烘热、盗汗、阴道干燥或萎缩）应检查原发性卵巢功能不全及可能引起功能性下丘脑性无排卵的病因
> - 溢乳提示高催乳素血症（如垂体功能失调或使用某些药物）

功能失调性子宫出血
（功能性子宫出血）

功能失调性子宫出血（DUB）是子宫的异常出血，经体格检查和超声检查证实出血原因不能归因于常见的疾病（器质性妇科疾病、肿瘤、炎症、全身疾病、妊娠、妊娠并发症、使用避孕药或某些药）。通常用激素治疗，如口服避孕药，或者服用非甾体抗炎药。

功能失调性子宫出血是子宫异常出血最常见的病因，好发于 >45 岁的妇女（>50% 的病例）和青少年（20% 病例）。

约 90% 为无排卵型，10% 为排卵型。

病理生理

在无排卵周期里，没有黄体形成。这样就不能产生正常周期所分泌的孕激素，无孕激素对抗的雌激素刺激子宫内膜。如果没有孕激素，子宫内膜就会持续生长，最终超过血供所承受的范围；接着子宫内膜不规则、不完全地脱落、出血，有时出血量会很大或出血时间长。如果该异常过程反复发生，就有可能发展为子宫内膜增生，有时甚至有不典型增生或肿瘤细胞。

在有排卵的 DUB 中，黄体酮分泌延期；可能由于雌激素水平低，接近出血的阈值（经期发生时阈值），子宫内膜就不规则脱落。在肥胖的妇女中，如果雌激素水平高就会发生排卵性 DUB，结果闭经和不规则或长时间出血交替出现。

并发症 慢性出血会引起缺铁性贫血。如果 DUB 是由慢性不排卵引起的，就可能出现不孕症。

病因

无排卵性 DUB 是由任何可导致无排卵的疾病或情况引起的（表 270-1）。排卵障碍是最常见的。

- 继发于多囊卵巢综合征
- 特发性（促性腺激素水平正常时发生）

有时无排卵是因为甲状腺功能减退在围绝经期 DUB 可能是卵巢功能不全的早期征象，尽管 FSH 水平升高，卵泡仍继续生长，可是卵泡却不能分泌足够多的雌激素来激发排卵。约 20% 的子宫内膜异位症患者有无排卵性 DUB，具体

机制不清。

排卵性 DUB 在以下情况可能发生：
- 多囊卵巢综合征（因为孕激素分泌延期）
- 不影响排卵的子宫内膜异位症

其他原因是很短的卵泡期和黄体期功能障碍（由于子宫内膜受到的孕激素的刺激不足）；雌激素迅速下降导致在排卵前可出现点滴出血。

症状及体征

与典型的正常月经相比，出血可能：
- 更频繁（<21日——月经过频）
- 持续时间更长或失血更多（>7日或>80ml——月经过多）
- 或者在两次月经间经常不规则出现
- 月经期间出现更多失血，两次月经期间频繁出现不规则出血（月经过多）

在规律的月经周期中排卵型DUB常有大出血。患者可有其他排卵征象，如经前期症状、乳腺痛、月经中期绞痛（经间痛）、因排卵出现的基础体温改变以及痛经（参见第2016页）。

无排卵型 DUB 发生时间及出血模式无法预测，也没有基础体温的周期性变化。

诊断

- 除外其他潜在的病因
- CBC（全血细胞检测）、妊娠试验和激素测定（如 TSH、PRL）
- 常用经阴道超声检查及子宫内膜取样
- 经常是宫腔声学造影和/或宫腔镜

当阴道出血量和出血时间与正常月经不一致时，就要做有关DUB的评估。DUB为排除性诊断，应排除其他能引起类似出血的其他疾病。应该排除妊娠，无论是年轻的青春期女孩还是围绝经期的女性都应如此（参见第1996页）。妊娠应该被排除，即使在年轻的青少年和围绝经期妇女。凝血功能障碍应被考虑，特别是在因贫血或需住院治疗出血的青少年。月经周期规律而出血量多或时间长（可能是排卵型DUB）提示有器质性疾病。

实验室检查 要做一些检查：
- 尿或血妊娠试验
- 全血细胞计数
- TSH、PRL和黄体酮水平

所有的生育年龄妇女都应做妊娠试验。

常规检测CBC。主诉出血多的人的Hct可能正常，周期规律但出血量大的患者的贫血症状可能很重。如果女性具有慢性严重出血，那么要检测能够反映身体铁储存量的血清中铁的水平。

通常要测定TSH水平，即使没有溢乳也应测定PRL水平，因为甲状腺功能异常和高催乳素血症是引起异常出血的常见原因。

为确定出血是排卵型还是无排卵型，一些医生在黄体期（正常月经周期的第14日以后或基础体温升高后）测定血黄体酮水平。黄体酮水平≥3ng/ml（≥9.75nmol/L）提示有排卵。

根据病史及体格检查的结果选择其他检验，具体如下：
- 如果有凝血功能障碍、擦伤和出血的危险因素，做凝血检查
- 如果怀疑有肝脏疾病，做肝功能检查
- 如果怀疑有多囊卵巢综合征，测定睾酮和硫酸脱氢表雄酮的水平
- 如果有卵巢功能不足的可能，测定FSH和雌二醇水平
- 如果结果过期，做宫颈防癌筛查（宫颈细胞学检查，HPV检查）
- 如果怀疑有盆腔炎和宫颈炎，做淋球菌和衣原体的检测

如果所有的临床检查结果都正常，就可以诊断功能性子宫出血

其他辅助检查 如果妇女有以下情况，行经阴道超声检查：
- 年龄≥35岁
- 有子宫内膜癌的危险因素（如肥胖、糖尿病、高血压、多囊卵巢综合征、慢性正常不排卵、多毛症与无对抗的雌激素长期作用有关的其他情况）
- 尽管使用激素，出血仍持续
- 体格检查期间不能充分检查盆腔器官
- 提示卵巢或子宫异常的临床证据

此标准可纳入所有功能性子宫出血妇女。经阴道超声能发现器质性疾病，包括大多数包块其他肿块、子宫内膜癌、和子宫内膜局部增厚。如果发现有子宫内膜局部增厚，就需要做宫腔镜或灌注盐水的超声子宫造影，目的是确定更小的宫内包块（如子宫内膜息肉、黏膜下子宫肌瘤）。在评估这种异常中是有效的；这可以决定是否进一步行更具侵入性的宫腔镜检查术，和是否可以用于宫腔内肿块切除。或直接进行宫腔镜而不宫腔盐水声造影来完成。

子宫内膜活检 仅分析了25%的子宫内膜，但是检测异常细胞的敏感性约为97%。通常用于以下情况以排除子宫内膜增生或癌：
- >35岁且具有一个或多个子宫内膜癌风险因子（见上）
- 小于35岁且具有多个子宫内膜癌风险因子（见上）
- 出血时间长、不规则、量多
- 月经不规则，提示有慢性无排卵性出血
- 子宫内膜厚度>4mm或呈灶状或有不规则区域
- 超声检查结果没有结论可以做宫腔镜直视下活检（子宫镜检查术），这样可以直接看到宫腔及异常组织。大多数子宫内膜活检标本包含增生或非同步发生的内膜，因为没有发现分泌期子宫内膜，所以被证实为停止排卵

治疗

- 控制出血，经常应用非甾体抗炎药、氨甲环酸或激素治疗
- 有子宫内膜增生的患者应防止发展为子宫内膜癌

出血 非激素治疗方法：比激素治疗方法具有更少的风险和不良反应，并且当发生出血的时候，可以间歇性的给予治疗。主要用于严重常规出血（月经过多）治疗中。可供选择的方法包括：
- 非甾体抗炎药，能降低25%~35%的出血，并能通过降低前列腺素水平缓解痛经

- 氨甲环酸能抑制纤溶酶原激活剂，降低40%～60%的月经失血

围绝经期女性的月经失调通常首先使用激素疗法（如口服避孕药、孕激素）该疗法有以下作用：
- 抑制子宫内膜增生
- 重新建立规律的月经来潮习惯
- 减少月经量激素疗法经常在出血已经被控制了数月后给予

口服避孕药（OC）：为最常见的治疗药物。口服避孕药无论是周期性使用还是序贯使用，都可以控制功能障碍性出血。有限的数据表明，OC有以下作用：
- 降低40%～50%的经血量
- 降低乳腺压痛和痛经
- 降低子宫及卵巢肿瘤的风险

联合治疗方案包括雌激素联合孕激素，或者单独使用孕激素。OC的不良反应风险依赖于OC的种类和患者的因素。

黄体酮或其他孕激素：可以在下列情况下单独使用：
- 雌激素对患者是禁忌的（如对于具有心血管风险因素或继往深静脉血栓的患者）
- 患者拒绝使用雌激素
- 经过3个月的复合口服避孕药使用效果不佳

每月给予21日的循环孕激素治疗（醋酸甲羟黄体酮10mg/d，口服或醋炔诺酮2.5～5mg/d，口服）比联合使用OC更能出现停药性出血。可以每月给予21日的200mg/d的循环天然黄体酮（微粉化黄体酮），尤其在可能怀孕的女性中；但是，这样会导致嗜睡，且不能与孕激素一样降低出血量。

如果使用孕激素或者黄体酮的患者想要避孕，那么应该应用其他避孕措施。可供选择的避孕方式包括：
- **左炔诺黄体酮宫内节育器（IUD）**：其有效性可在6个月内高达97%，产生避孕作用，并能缓解痛经
- **醋酸甲羟黄体酮注射液**：能造成闭经并产生避孕作用，但是能造成不规则点滴出血和可逆的骨质丢失

其他治疗也可用于DUB，包括：
- **达那唑**：能减少月经出血量（造成子宫内膜萎缩），但具有很多雄激素的不良反应，这些不良反应能通过降低剂量或应用阴道制剂而减轻。达那唑必须连续使用才能有效，一般要连续使用约3个月。在其他治疗存在禁忌证的时候，才会选择达那唑治疗
- **促性腺激素释放激素（GnRH）类似物**：这些药物抑制卵巢激素的生产，并造成闭经；他们一般在术前用于缩小子宫肌瘤，使子宫内膜变薄。但是，GnRH类药物引起的雌激素过少的不良反应（如骨质丢失）限制了它们的应用
- **去氨加压素**：它是作为治疗具有凝血功能障碍的患者治疗DUB的最后方法；它能够快速升高血管血管性血友病因子（von Willebrandy因子）和Ⅷ因子水平约6小时。麦角碱衍生物因为很少有效而不推荐用于DUB的治疗中

如果想怀孕且出血不多，可以用氯米芬（在月经周期的第5～9日，每天口服50mg）进行促排卵。

宫腔镜下诊刮 既是治疗手段也是诊断的方法，当无排卵型出血很严重或者激素治疗无效时可以选择。宫腔镜也可用于诊断或治疗器质性病因，如子宫内膜息肉或黏膜下肌瘤。该手术能减少出血量，可是在某些患者中反复操作后子宫内膜瘢痕的形成，也可能造成闭经（子宫腔粘连综合征，宫腔粘连综合征）。

子宫内膜消融术（如激光、滚珠、切割、热疗或冷冻）可以控制60%～80%患者的大量出血。子宫内膜消融术相较于全子宫切除术侵袭性小，并且康复时间也稍短。如果消融术最开始有效后又出现严重出血，可进行重复复消融。如果该治疗不能控制出血，那么出血就通常是由腺肌病引起的，而不是DUB引起的。子宫内膜消融术不能预防怀孕。消融后，怀孕率高达5%。消融所导致子宫内膜瘢痕可能会使得之后再行子宫内膜活检困难。

无论是经腹或经阴道的全子宫切除术，仍推荐用于拒绝激素疗法的女性，或者其他治疗方案均无效，仍具有症状性贫血或因持续不规则出血导致生活质量较差的女性中。

急诊措施 只在极少的出血量多的情况下应用。出血量多时应开放静脉通路补充晶体液、血制品或使用所需的其他方法使血流动力学稳定。如果出血持续存在，可以导尿管球囊置入宫腔内，并注入30～60ml水使其膨大，以起到压迫止血的作用。一旦病情稳定，激素疗法应被应用于控制出血。

在非常少见的情况下，对无排卵型DUB的大出血，用结合雌激素治疗，25mg静脉注射，每4～6小时1次，共4次。该疗法可以阻止约70%的患者的出血，但是有较高的血栓风险。之后，患者应立即接受复合型口服避孕药OC治疗，直到出血已经被控制数月后。

子宫内膜增生 对于绝经后妇女的子宫内膜不典型增生，应选择行全子宫切除术。

对于绝经前妇女，这种病变可予醋酸甲羟黄体酮进行治疗，治疗剂量为20～40mg口服，每日1次，连续3～6个月，或放置可缓释左炔诺黄体酮的宫内节育器[1]。如果再次做子宫内膜活检提示病变消失，可用周期性醋酸甲羟黄体酮（5～10mg/d 口服，每月10～14日）治疗，如果有生育需求，可辅助氯米芬治疗。如果活检提示子宫内膜不典型增生持续存在或有进展，需要做全子宫切除。

内膜良性囊性或腺瘤性增生可以予用周期性大剂量的孕激素治疗（如周期性服用醋酸甲羟黄体酮），或放置可以缓释孕激素或左炔诺黄体酮的宫内节育器，在治疗3个月后再次活检。

[1] Mentrikoski MJ, Shah AA, Hanley KZ, et al: Assessing endometrial hyperplasia and carcinoma treated with progestin therapy[J]. Am J Clin Pathol, 2012, 38(4):524-534.

关键点

- 无排卵性DUB是异常子宫出血的最常见原因
- 对出血的可以治疗的原因进行检查；检查包括妊娠试验、CBC、激素水平检查（TSH、催乳素、黄体酮），并进行超声检查和子宫内膜取样
- 对于具有风险的女性，要检查和治疗子宫内膜增生
- 如果需要药物控制出血，要给予NSAID、氨甲环酸、OC或其他激素，这些方法通常有效

痛经

痛经是指在月经期出现的子宫部位的疼痛。痛经可以开始于月经期，也可以开始于经前1~3日。通常疼痛在月经开始24小时后达到高峰，2~3日后缓解。通常是尖锐的剧痛，绞痛，但也可以是持续性钝痛，疼痛可以放射到大腿。

常伴有头痛、恶心、便秘或腹泻以及尿频，偶尔有呕吐。在某些或所有的月经期中可能有经前期综合征的一些症状。

有时会排出内膜血凝块或管型。

病因

痛经可能是：
- 原发性（更常见）
- 继发性（盆腔病变引起）

原发性痛经 不能用妇科器质性疾病解释其痛经症状。目前认为是由子宫收缩和缺血所致，这很可能是由分泌期子宫内膜产生的前列腺素（如前列腺素 $F_{2\alpha}$，一种子宫兴奋剂和血管收缩剂）介导的，与子宫收缩时间长和子宫内膜血供减少有关。

相关因素 包括以下几个方面：
- 子宫颈部位月经流出的通道
- 宫颈口狭窄
- 子宫位置不佳
- 缺乏运动
- 月经焦虑

原发痛经在初潮后的1年内发生，并且总是在有排卵的周期中发生。疼痛一般发生于月经开始时（或者在月经开始前），持续1~2日；这种疼痛被描述为痉挛性疼痛，总是与下腹部疼痛相叠加，而这种持续的下腹部疼痛会放射至背部或大腿。患者也会具有虚弱、疲劳、恶心、呕吐、腹泻、腰痛或头痛。

症状严重的危险因素 包括下列各项：
- 初潮较早期
- 过长的月经周期或月经量过多
- 吸烟
- 痛经的家族史随着年龄的增加和妊娠，症状会减轻

5%~15%的原发痛经的女性，腹部痉挛足以严重至干扰日常活动，并可能导致旷课或旷工。

继发性痛经 症状由盆腔疾病引起。几乎任何能够影响盆腔脏器神经的异常或处理方法都能够导致痛经。

常见原因 包括：
- 子宫内膜异位症（最常见的原因）
- 子宫腺肌症
- 子宫肌瘤

常见的病因 包括先天性畸形（如双角子宫、不全纵隔子宫、阴道横隔）、卵巢囊肿和肿瘤、盆腔炎性疾病、盆腔充血、宫腔粘连、心理性疼痛和宫内节育环（特别是铜制或含左炔诺黄体酮）。缓释左炔诺黄体酮的IUD比铜制IUD导致更少的痛性痉挛。

在少数妇女中，痛经还可能与宫颈口特别紧（如继发于锥形切除、LEEP术后，冷冻或热疗），当子宫试图排出组织时就会发生疼痛。偶尔在有蒂的黏膜下肌瘤或子宫内膜息肉通过宫颈排出时也会出现疼痛。

继发痛经的风险因素与原发痛经的相同。

继发痛经通常在成人期开始发生，除非由先天性畸形引起。

评估

病史 现病史：应包括完整的月经史，包括初潮年龄、月经期和月经量、两次月经间隔时间及变化、与月经有关的症状。医生需要询问以下问题：
- 痛经开始的年龄
- 疼痛的性质和严重程度
- 影响疼痛缓解和加重的因素（包括避孕药的影响）
- 对日常生活的干扰程度
- 性生活对于痛经的影响
- 与月经无关的盆腔疼痛是否存在

全身性疾病回顾：包括伴随症状，如周期性的恶心呕吐、腹胀、腹泻和乏力。

既往史：应鉴别已知的病因，包括子宫内膜异位症、子宫腺肌症或子宫纤维肌瘤。应确定避孕方法，尤其应询问IUD的使用情况。

性生活史包括之前或者现在的性虐待史。

体格检查 盆腔检查重点是查找继发闭经的原因。检查有无外阴、阴道、宫颈病变及从宫颈口排出的组织。妇科双合诊确定宫颈口是否紧，有无脱出的息肉或纤维瘤、子宫包块、附件包块、直肠-阴道隔增厚、后陷凹硬结及宫骶韧带结节。

腹部检查腹膜炎的证据。

预警症状：尤其注意一些发现：
- 新的或突然发生的疼痛
- 不缓解的疼痛
- 发热
- 阴道排液
- 腹膜炎的迹象

检查结果解读：红色标示结果提示是盆腔痛而不是痛经的病因。

如果存在以下情况应怀疑原发痛经：
- 如果症状在初潮后不久或青春期发生如果存在以下情况应怀疑继发痛经
- 症状从青春期过后才开始
- 患者有已知原因，包括子宫腺肌症，子宫肌瘤，宫颈口过紧，有从宫颈口排出的组织，或者是子宫内膜异位症

子宫内膜异位症 有附件包块、直肠-阴道隔增厚、后陷凹硬结及宫骶韧带结节应考虑子宫内膜异位症，偶尔在有非特异性的阴道、外阴或宫颈病变时考虑子宫内膜异位症。

辅助检查 检查的目的是排除器质性妇科疾病。大多数患者应做：
- 妊娠试验
- 盆腔超声检查

通过妊娠试验排除宫内或宫外妊娠。如果怀疑盆腔

炎,就做宫颈分泌物培养。

盆腔超声对子宫纤维肌瘤、子宫内膜异位症和子宫腺肌症等盆腔包块很敏感,和不见的和异常定位的 IUD。

如果通过这些检查仍不能得到结论,而且症状持续存在,应做其他检查,如下:
- 子宫输卵管造影和超声子宫造影可用于子宫内膜息肉、黏膜下子宫肌瘤或先天畸形的诊断
- 磁共振成像,可以确定其他异常,包括先天性异常;如果有手术计划,以进一步确定之前发现的不正常
- 静脉肾盂造影仅在子宫畸形已经被证实导致了痛经或对痛经作用的时候才能对疾病进行指征

如果其他的检查也得不出结论,可以做宫腔镜或腹腔镜。因为能够让医生对所有的骨盆和生殖器官进行直接检查,并且能够对异常进行核验,因此腹腔镜检查术是最权威的检查方法。

治疗
治疗基础病变。

一般治疗 对患者来说全身治疗首先是充分的休息和睡眠及有规律的锻炼。低脂饮食及补充一些营养成分如 ω-3 脂肪酸、亚麻仁、镁、维生素 E、锌和维生素 B_1 可能有潜在的效果。

原发性痛经的患者应保证没有器质性妇科疾病。

药物 如果疼痛持续存在,应尝试药物治疗,最典型的药物是诸如 NSAID 之类的前列腺素抑制剂。通常在月经开始前 24~48 小时开始用 NSAID,持续到月经开始后 1~2 日。

如果该方法无效,可以尝试用含低剂量雌孕激素的口服避孕药来抑制排卵。

其他激素治疗,如丹那唑、孕激素(如左炔诺黄体酮、依托孕烯、缓释型醋酸甲羟黄体酮)、GnRH 激动剂或缓释左炔诺黄体酮的宫内节育环,也能减轻症状。

可能需要定期使用一些镇痛剂作为辅助治疗。

其他治疗 催眠也被认为是有效的治疗。其他非药物治疗包括:针灸,推拿,捏脊疗法,和经皮神经电刺激,还没有被完全充分的论证有效,但可能会使一些患者受益。

对难治的病因不明的疼痛,通过骶前神经切除或切断宫骶韧带来阻断子宫神经可能对症状缓解有帮助,有些患者相应症状可以缓解 12 个月。

> **关键点**
> - 大多数痛经为原发
> - 需要排除器质性盆腔病变
> - 通常最开始做的辅助检查是超声,以明确是否存在器质性妇科疾病
> - NSAID 或 NSAID 联合低剂量口服避孕药经常是有效的

盆腔瘀血综合征

盆腔瘀血综合征是指,因为卵巢中或卵巢附近有静脉曲张,女性会因为站立或性交而慢性疼痛加重。

盆腔瘀血综合征是慢性盆腔痛的一种常见原因。静脉曲张和静脉功能不全在卵巢静脉中常见,但是通常是无症状的。尚不了解为什么有些女性会出现症状。

症状及体征
盆腔痛在怀孕后出现。后续妊娠都会使疼痛恶化。典型的疼痛表现是模糊的,但是也可以表现为尖锐的疼痛或刺痛。每天结束的时候(久坐或久站后)都会疼痛加重,躺下后症状缓解。性交期间或性交后也会使疼痛加重。疼痛也会伴随后背痛、腿疼和异常子宫出血。

一些女性偶尔会有阴道中流出清澈或水样分泌物。其他症状包括疲劳、情绪波动、头痛、腹胀。盆腔检查检测卵巢压痛和宫颈摇摆痛。

诊断
- 临床标准
- 在影像诊断时检测是否存在卵巢静脉曲张

诊断要求疼痛存在>6 个月,并且卵巢在检查时要有压痛。可以进行超声造影术,但是当女性处于躺卧位的时候不会显示静脉曲张。一些专家建议,如果必要的话可以用其他影像学检查(如静脉造影术、CT、MRI,磁共振静脉造影)来确诊盆腔静脉曲张。

当盆腔痛令人困扰并且不能鉴别病因需行腹腔镜检查。

治疗
- 通常应用 NSAID

NSAID 可以尝试应用于治疗。如果无效,可考虑介入栓塞或硬化疗法。

多囊卵巢综合征

(高雄激素血症性慢性不排卵,Stein-Leventhal 综合征)

多囊卵巢综合征(PCOS)的特征是轻度肥胖、月经不规则或闭经和雄激素过多的体征(如多毛、痤疮)。
- 在大多数病例中,卵巢含多个未成熟卵泡
- 根据妊娠试验、激素水平测定以及排除男性化肿瘤的影像学检查进行诊断
- 对症治疗

多囊卵巢综合征(PCOS),在 5%~10% 的妇女会发生。在美国,PCOS 是不孕症的最常见原因。

PCOS 经常被定义为临床综合征,而并不是依据卵巢囊肿的存在与否定义。在典型病例中,卵巢含多个 2~6mm 的卵泡囊肿,有时较大的囊肿含有闭锁的细胞。卵巢可以增大,有光滑、增厚的包膜;卵巢大小也可以正常。

该综合征包括无排卵或排卵功能障碍和不明病因的雄激素过多。但是,一些证据表明,患者可具有能够影响 17-羟化酶(雄激素的分泌率限制酶)功能的细胞色素 P450c17 的功能异常,结果导致雄激素分泌增加。

并发症 多囊卵巢综合征可以有很多严重的并发症。雌激素水平升高,使子宫内膜增生的危险增加,最终增加子宫内膜癌变的风险。通常雄激素水平也升高,引起代谢综合征发病危险增加。

并导致多毛。因胰岛素抵抗导致的高胰岛素血症可以存在,并会导致卵巢雄激素的产生增加。经过长时间的作用,雄激素过多也会使心血管疾病的风险增加,包括高血压。无论是否体重超重,雄激素过多及其并发症的风险是相同的。

症状及体征

典型的**多囊卵巢综合征**在青春期开始发病,病情随年龄增长而加重。肾上腺功能**早现**是常见的,肾上腺功能早现的特征是硫酸脱氢表雄酮(DHEAS)的增多,以及过早出现的腋毛、体味以及小粉刺。

典型的症状包括轻度肥胖,轻微多毛和月经失调或闭经。然而,在有近一半的PCOS女性患者中,体重是正常的,有的女性甚至体重偏低。男性化体毛生长形式(如下巴及脸上、乳头周围以及阴毛沿腹中线在下腹部生长。一些妇女有其他男性化体征,如痤疮和暂时性秃顶。

腋窝、颈项部和皮肤皱褶处可能出现增厚、色深的皮肤(黑棘皮症),其病因是继发于胰岛素抵抗的高胰岛素水平。

诊断
- 临床标准
- 血清睾酮、FSH、PRL和TSH水平
- 盆腔超声检查

通常在青春期就出现排卵功能失调,导致原发闭经的发生。如果在初潮后的一段时间内有规律月经,就不一定为该综合征。

检查经常检测丰富的宫颈黏液,反应高雌激素水平。如果妇女有不少于2个的典型症状,就要怀疑可能是该诊断。

辅助检查包括妊娠试验和测定血总睾酮、卵泡刺激素(FSH)、泌乳素及促甲状腺素。盆腔超声检查除外症状的其他可能原因。血清游离睾酮比总睾酮更敏感,可是从技术上来说它的测定更难(参见第2363页)正常水平或轻度睾酮增加,正常或轻度FSH降低提示PCOS。

需要以下3项中的至少2项才能诊断:
- 引起月经失调的排卵功能异常
- 高雄激素血症的临床或生化证据
- 每侧卵巢有>10个卵泡(通过盆腔超声),卵泡通常分布在外周,像一条珍珠项链

如果妇女满足诊断标准,就应测定血皮质醇以除外库欣综合征,早晨测定17-羟黄体酮以排除肾上腺男性化。测定血硫酸脱氢表雄酮水平。如果DHEAS水平异常,就要按照闭经来进行评估。对患有多囊卵巢综合征的成年女性,要通过测定血压、血糖及血脂来评估代谢综合征的情况。

> **经验与提示**
> - 如果月经在初潮后的一段时间是规律的,那么可能不是PCOS

治疗
- 间断使用孕激素或口服避孕药
- 治疗多毛及雄激素过多对成人长期作用的结果
- 希望怀孕者治疗不育症治疗旨在
- 纠正激素异常,以降低雌激素过多(如子宫内膜增生)和雄激素过多(如心血管疾病)的风险
- 缓解症状

鼓励减轻体重,规律锻炼。这对诱发排卵、增加胰岛素的敏感性、减少黑棘皮症和多毛有帮助。

如果体重降低不成功或月经未恢复,可以用甲福明500~1 000mg 每日2次来提高胰岛素的敏感性。甲福明也能使游离睾酮的水平下降。在使用甲福明时期应监测血糖水平,定期做肾功能和肝功能的检测。由于甲福明能诱发排卵,因此如果不想怀孕就要采取避孕措施。

对无生育要求的妇女间断使用孕激素(如甲羟黄体酮5~10mg/d 口服,每1~2个月用10~14日)或口服避孕药以降低子宫内膜增生及子宫内膜癌的风险,并能使循环中的雄激素减少,建立正常、规律的月经周期。

对有生育要求的妇女针对不孕症进行治疗(如氯米芬、甲福明)。降低体重对生育有帮助。避免有避孕作用的激素治疗。

物理方法(如漂白、电蚀、拔出、打蜡、脱毛)可用于治疗。13.9%的依氟鸟氨酸霜每日2次可以祛除面部毛发。对不想怀孕的成年女性,可以使用激素来降低雄激素水平,也可尝试使用螺内酯。

常规药物就可以治疗(如过氧化苯甲酰、维A酸乳膏、外用和口服抗菌药)。

> **关键点**
> - PCOS是排卵障碍的常见原因
> - 疑似PCOS患者,月经不规则,轻度肥胖并且毛发稍多,部分PCOS患者可能体重正常或偏低
> - 对能导致相似症状的严重疾病(如库欣综合征、肿瘤)和并发症(如代谢综合征)进行检查

卵巢早衰

(早绝经;高促性腺激素性功能减退症;原发性卵巢功能不足;原发性卵巢早衰)

在原发性卵巢功能不全中,在<40岁的妇女的循环促性腺激素水平很高(尤其是FSH),卵巢无法正常排卵,并且不能产生足够多的性激素。通过检测FSH和雌二醇水平进行诊断。典型的治疗方法通常是进行雌激素/孕激素联合治疗。

在原发性卵巢功能不全的患者中,<40岁的女性卵巢功能衰退。用于这种疾病被称为卵巢早衰或早更;然而,这些术语具有误导性,因为女性原发性卵巢功能不全并不是完全的停经或者卵巢完全停止工作。因此,原发性卵巢功能不全的诊断并不意味着怀孕是不可能的。另外,该病症并不意味着一个女人过早老化;它仅仅意味着她的卵巢功能不再正常。

在原发性卵巢功能不全的患者当中,卵巢:
- 停止排出卵泡或间歇性地排出卵泡
- 停止生产激素雌激素,黄体激素,和睾酮或间歇性地产生激素

病因

原发性卵巢功能不全有许多病因（表 267-4），包括以下：

表 267-4 原发性卵巢功能不全的常见病因

病因	例子
酶缺陷	半乳糖血症
	17α-羟化酶缺陷
	17,20-裂解酶缺陷
遗传缺陷	卵泡闭锁加速（特发性）
	某些染色体缺陷
	FMR1 前突变（脆性 X 染色体综合征）
	遗传缺陷导致的性腺发育不全（如特纳综合征[45,X]、单纯性[46,XX 或 46,XY]或混合性性腺发育不全）
	特发性性腺功能减退症
	卡尔曼综合征（Kallmann syndrome）
	肌强直性营养不良
	生殖细胞数目减少
	X 染色体三体，伴有或不伴有染色体镶嵌型
免疫紊乱	自身免疫性疾病（最常见，甲状腺炎、艾迪生病、甲状旁腺功能减退、糖尿病、重症肌无力、白斑、恶性贫血、黏膜皮肤念珠菌病）
	先天性胸腺发育不全
	孤立性卵巢衰竭
	结节病
其他因素	艾迪生病
	肾上腺功能不全
	化疗（尤其是烷化剂）药物
	吸烟
	糖尿病
	性腺受到辐射
	手术切除性腺或附件
	病毒感染（如腮腺炎）

- 出生时卵巢卵泡的数目不足
- 卵泡闭锁率加快
- 卵泡功能失调（在自身免疫性卵巢功能障碍中出现）
- 某些特定的遗传病

携带 Y 染色体的染色体异常可导致原发性卵巢功能不全这种情况通常在 35 岁之前症状就很明显，并会使卵巢生殖细胞肿瘤风险增加。

症状及体征

在隐匿性或生化的原发性卵巢功能不全女性中（见分类，如下），仅有的症状可能是无法解释的不孕症。具有明显的原发性卵巢功能不全或卵巢早衰女性，典型症状包括闭经或不规则出血及雌激素缺乏的症状和体征（如骨质疏松、萎缩性阴道炎和性欲降低）。

卵巢通常较小，甚至无法探及，但是当病因是自身免疫性疾病时卵巢增大。患者也会具有致病疾病本身的症状和体征（如特纳综合征导致的畸形；脆性 X 染色体综合征导致的智力残疾、畸形和孤独症；罕见的，因肾上腺功能不全导致的直立性低血压、色素沉着、腋窝和阴毛下降）。

除非接受雌激素治疗，否则患者患上痴呆症、帕金森病、冠状动脉疾病的风险就会增加。

如果原发性卵巢功能不全是由自身免疫性疾病引起，患者存在原发性肾上腺功能不全的风险，这一疾病可能存在影响生命的危险。

诊断

- 测定 FSH 和雌二醇水平
- 甲状腺功能检查，空腹血糖，电解质和肌酐
- 有时需要进行基因检测

<40 岁且具有不明原因不孕症、月经异常或雌激素缺乏症状的女性应怀疑原发性卵巢功能不全。

行妊娠试验后确定无妊娠情况后，每周测一次血促性腺激素水平和雌二醇水平，连续 2~4 周。如果 FSH 水平高（>20mIU/ml，通常>30mIU/ml）、雌二醇水平低（通常<20pg/ml），就可以诊断卵巢功能不全。然后，根据所怀疑的病因做进一步的检查。

因为抗中肾旁管激素仅在小卵泡中产生的，这种激素的血液水平已被用来诊断卵巢储备是否下降。正常水平是 1.5~4.0ng/ml。非常低的水平提示卵巢储备功能下降。

如果女性具有卵巢功能不全或卵巢功能早衰伴有智力障碍、震颤、共济失调的家族史，那么应行 *FMR1* 前突变的遗传咨询和检测。如果妇女在<35 岁前诊断为卵巢功能不全或卵巢功能衰竭，应做核型分析。

如果核型是正常的，怀疑自身免疫性原因，行血清肾上腺和抗 21 羟化酶抗体（肾上腺抗体）检查。

如果怀疑为自身免疫性病因，检查自身免疫性甲状腺功能减退；包括测量促甲状腺素（TSH），甲状腺素（T_4），和抗甲状腺过氧化物酶和抗甲状腺球蛋白抗体。

如果女性具有雌激素缺乏的症状和体征，那么要测量骨密度。

不建议行卵巢活检。

分类 基于临床结果和血清 FSH 水平，卵巢功能不全分为：

- 隐匿性原发性卵巢功能不全：不明原因不孕症和正常基础血清 FSH 水平
- 生化性原发性卵巢功能不全：不明原因不孕症和升高的基础血清 FSH 水平
- 显性的原发性卵巢功能不全：不规则月经周期和升高的基础血清 FSH 水平
- 卵巢功能早衰：不规则或月经稀发数年，小概率受孕，升高的基础血清 FSH 水平
- 更年期提早：闭经、永久不孕、原始卵泡完全耗尽

治疗

- 雌激素/孕激素治疗

不希望生育的妇女给予雌孕激素治疗（激素联合治疗）一直持续到51岁左右。除非存在相关的激素禁忌证；该疗法有助于改善雌激素缺乏的症状并维持骨密度，预防冠脉疾病、帕金森病以及痴呆的发生。

对有生育要求的妇女，可以尝试给予赠卵体外受精加外源性雌孕激素治疗，后者使得子宫内膜能够支持移植的胚胎。卵细胞供体年龄比受体年龄更重要。尽管该技术已经相当成功，可是在不使用该技术时，一些确诊卵巢功能不全的女性可能会自然受孕。没有治疗被证实能够提高原发性卵巢功能不全的女性的排卵率或恢复生育能力。

对于有生育要求的女性可选择卵巢组织、卵母细胞、胚胎的冻存或卵子捐赠。这些技术可以在卵巢功能衰竭之前或者之中使用，特别是对于肿瘤患者。新生儿和成人卵巢仅有很少数的卵原干细胞，它们可以稳定增殖数月，在体外产生成熟的卵母细胞；这些细胞在未来可能可以进行不孕的治疗。

为了帮助防止骨质疏松，妇女原发性卵巢功能不全应该摄入足够量的钙和维生素 D（在饮食当中和/或作为额外补充）。

有 Y 染色体的患者需要做腹腔镜或剖腹探查术以切除全部的性腺组织，因为这类患者有较高的卵巢生殖细胞瘤的风险。

> **关键点**
> - 不明原因月经异常、不孕或具有雌激素缺乏症状的女性要怀疑原发性卵巢功能不足
> - 通过检测 FSH（升高，通常>30mIU/ml）和雌二醇（降低，通常<20pg/ml）来明确诊断
> - 除非有激素使用的禁忌证，应在 51 岁之前给予循环雌激素/孕激素治疗，以维持骨密度和缓解雌激素缺乏的症状和并发症

经前期综合征
（经前紧张综合征）

经前期综合征（PMS）的特征是易受刺激、焦虑、情绪不稳定、抑郁、水肿、乳腺痛和头痛，在月经前 7~10 日发生，通常在月经开始后数小时消失。根据临床进行诊断，通常根据患者每天记录的症状。针对症状进行治疗，包括饮食、药物和精神辅导。

20%~50% 的育龄期妇女具有 PMS；大约 5% 具有严重的 PMS，也称月经前焦虑障碍。

病因

目前病因尚不明确。可能的病因或影响因素包括：
- 多种内分泌因素引起（如低血糖、碳水化合物代谢的其他变化、高泌乳素血症、循环雌激素和孕激素水平波动、对雌激素和孕激素的反应异常、醛固酮或 ADH 过多）
- 遗传倾向
- 血清素缺乏
- 镁和钙的不足

与醛固酮或 ADH 过多一样，雌激素和孕激素可以引起暂时性的体液潴留。

因为最被 PMS 影响的女性具有较低的 5-羟色胺水平，又因为 SSRI 能够增加 5-羟色胺水平）有时能够缓解 PMS 的症状，所以血清素缺乏可能是 PMS 影响因素。

镁和钙缺乏也可能是相关影响因素。

症状及体征

在不同的妇女不同的周期中，症状的类型与强度也各不相同。症状持续数小时至≥10 通常在月经开始时停止。压力或围绝经期症状会变得更严重。围绝经期妇女的症状可持续到月经后。

最常见的症状　是情绪不稳定、焦虑、易怒、愤怒、失眠、注意力不易集中、嗜睡、抑郁及重度乏力。体液潴留造成水肿、暂时的体重增加和乳腺胀痛。盆腔沉重和压迫感及背痛也可能发生。一些妇女，尤其是年轻的妇女在月经开始时有痛经。

其他非特异性的症状　还包括头痛、眩晕、四肢感觉异常、晕厥、心悸、便秘、恶心、呕吐及食欲改变。痤疮和神经性皮炎也可能发生。已存在的皮肤疾病可能会加重，呼吸道疾病（如过敏、感染）及眼疾（如视力障碍、结膜炎）也可能加重。

经前期焦虑　一些妇女有严重的 PMS 症状，这些症状有规律地在月经的后半期发生，月经开始或开始后不久消失。患者有明显的抑郁，也有焦虑、易怒和情绪不稳。可能有自杀念头。对日常活动的兴趣明显下降。

相较于 PMS，PMDD 可以严重影响日常活动或日常生活。P-MDD 的感觉非常痛苦，影响行动，并且经常诊断不出来。

> **经验与提示**
> - 如果女性恰在月经开始前具有非特异但是严重的症状，那么考虑月经前焦虑障碍

诊断
- 对 PMS，患者主诉
- 对 PMDD，临床标准

根据身体症状诊断 PMS（如腹胀、体重增加、乳腺胀痛、手脚肿胀）。可以向患者询问所记录的每天的症状。体格检查和实验室检测无效。

如果怀疑 PMDD，就必须要求记录自己的症状，至少记录≥2 个月经周期，目的是确定严重的症状的发生是否有规律。患者经前一周的大部分时间里者必须具备以下症状中的≥5 个、且症状在经后缓解或消失，才能诊断为 PMDD：一般而言，症状至少包括以下一项：
- 明显的情绪波动（如突然的悲伤）
- 持续出现易激惹或愤怒，导致人际冲突增加
- 情绪明显压抑，感到无助或有自我贬低想法
- 明显的焦虑，紧张，或边缘感

另外，具备至少一项下列表现：
- 对日常活动缺乏兴趣，可能导致很多事情中途放弃

- 注意力集中困难
- 乏力或疲劳
- 食欲改变,暴饮暴食,或特定的食物的渴望明显变化
- 失眠
- 压倒感或失控感
- 与 PMS 有关的躯体症状(如乳腺胀痛、水肿)

在之前的 12 个月的周期中的大部分时间里已经有了症状,症状严重到影响日常活动和功能的程度。

具有抑郁症状的患者应用一种抑郁量表进行评估,或者去看心理保健医生来进行正式的评估。

治疗

- 一般治疗
- 有时用 SSRI 或激素

PMS 治疗很难。没有证实哪一种单一疗法对所有女性都有效,并且很少有女性的症状从任何类型的单一治疗中完全缓解。因此,治疗需要试验和差错的存在,同样需要耐心。

一般治疗 针对症状进行治疗,首先充分休息、睡觉及进行规律的锻炼以及相应的休闲活动。规律运动可帮助缓解腹胀、易激惹、焦虑和失眠。瑜伽可能有一定帮助。

饮食习惯的改变,增加蛋白质,糖分下降,摄入足够的碳水化合物,少吃多餐,可能会对症状有帮助;同样,进行心理辅导,避免紧张的活动,放松训练,光疗,调整睡眠和认知行为治疗也可以起到改善症状的作用。其他可选择的策略包括避免食用某些事物和饮料,如可口可乐、咖啡、热狗、薯片、罐头食品,多吃以下食物,如水果、蔬菜、牛奶、高纤维食物、低脂肉类、钙和维生素 D 含量较高的食物。膳食补充剂是否有益尚未得到证实。

药物 非甾体抗炎药能够缓解疼痛和痛经。

SSRI(如氟西汀 20mg/d 口服)可用来缓解焦虑、易激惹和其他情绪症状,尤其在压力不能避免时。SSRI 对缓解 PMS 和 PMDD 的症状有效。连续给药比间歇给药更有效。SSRI 比其他药物更有效。

无论是全周期还是半周期,氯丙米嗪和萘法唑酮[一种 5-羟色胺去甲肾上腺素再摄取抑制剂(SNRI)]一样,能够有效缓解情绪症状。

抗焦虑药是有用的,但是由于可能会产生依赖和成瘾而通常不可取。丁螺环酮,它可以在整个周期或在晚黄体期使用,有助于减轻经前综合征和 PMDD 的症状。副作用包括恶心,头痛,焦虑,头晕等。

对一些妇女来说,使用激素是有效的。可供选择的方案有:

- 口服避孕药
- 黄体酮阴道栓剂(200~400mg/d)
- 月经前 10~12 日口服孕激素(如睡觉时使用微粒化黄体酮 100mg)
- 长效孕激素(如甲羟黄体酮 200mg 肌内注射,每 2~3 个月 1 次)

选择使用口服避孕药避孕可以使用屈螺酮加炔雌醇。但是,使用激素会使得静脉血栓栓塞的危险性增加。

在症状非常严重或难治的少见情况时,可用促性腺激素释放素激动剂(如亮丙瑞林 3.75mg 肌内注射或戈舍瑞林 3.6mg 每月皮下注射 1 次)加低剂量的雌孕激素(如雌二醇 0.5mg/d 及睡觉时口服微粒化黄体酮 100mg)把周期性波动降到最低水平。

在预期症状出现前,减少盐的摄入及使用利尿剂(如螺内酯,100mg 口服,每日 1 次)。尽管如此,可是把体液潴留降到最低程度并不能缓解所有的症状,有时甚至无效。

溴隐亭和单胺氧化酶抑制剂没有明确作用。

手术 具有严重症状的女性,双侧卵巢切除术可能因能使月经周期消失而减轻症状,之后激素替代治疗可以一直用至 51 岁(即一般围绝经期开始时间)。

> **关键点**
> - PMS 的症状是非特异性,并且每个女性之间都有差异
> - PMS 可仅基于症状而确诊
> - 如果症状严重且导致日常生活失能,需考虑 PMDD(PMDD 经常得不到确诊),并且让患者记录≥两个周期的症状;为了确诊 PMDD,须符合临床标准
> - 通常,治疗是尝试不同的策略以决定什么方法能够帮助特定患者

268. 不 孕 症

不孕症是指夫妻在无保护性行为一年后仍未孕。

WHO 将不孕症定义为一种病。

通常,无保护的性行为可致 50% 的夫妻在 3 个月内怀孕,75% 的夫妻在 6 个月内怀孕,90% 的夫妻在一年内怀孕。

不孕症的因素包括以下:

- 精子异常(占 35%)
- 排卵异常或卵巢储备功能下降(约占 20%)
- 输卵管因素和盆腔病变(约占 30%)
- 宫颈黏液异常(≤5%)
- 不明原因(约占 10%)

不孕通常导致患者有挫败、愤怒、内疚、怨恨和无能感。

鼓励备孕的夫妻进行频繁的性生活，排卵前 6 日内，特别是前 3 日内性交受孕的概率最大。排卵通常是发生在月经周期的中期。

月经规则的患者每天测基础体温（BBT）能帮助确定排卵的时间。基础体温降低提示即将排卵；基础体温升高 ≥0.5℃提示已排卵。而商品化的促黄体素（LH）测试纸可确认月经周期中的 LH 脉冲峰，这可能是测试排卵的最好的办法，相对于测基础体温更不易受干扰。对于经济条件较差的女性或者购买不到 LH 测试纸的女性来说，测基础体温还是有用的。然而对于性生活规律的夫妻，没有证据表明确定排卵时间可以提高妊娠率。

摄入过多咖啡因和烟草会影响受孕，应尽量避免。

如果采纳以上建议并实施 1 年以上仍未能受孕，夫妻双方应进行评估。评估从病史、体格检查和遗传咨询开始。男方评估精子是否异常，女方评估排卵是否异常，输卵管炎和有无盆腔病变。

有以下情况的应在 1 年内进行评估：

- 女方年龄大于 35 岁
- 月经稀发
- 已知的患有子宫、输卵管及卵巢畸形
- 男方生育力低下或患有生育力低下的高危因素

互助机构（如美国的 P2P，RESOLVE）可为不孕的夫妻提供帮助。如果患者的受孕可能性较低（通常是已证实的 3 年以上不孕不育，即使女性年龄<35 岁，或经过 2 年的治疗仍然不孕不育的），临床医生应建议其领养。

精液异常

精液异常包括产精的质和量的异常，及射精异常。诊断包括精液检查和基因检测。最有效的治疗是胞质内精子注射的体外受精。

病理生理

精子的生成是连续不断的。每个生殖细胞完全成熟需要 72~74 日。精子生长的适宜温度是 34℃。在输精管内，支持细胞调节精子的成熟过程，而睾丸间质细胞产生必需的睾酮。果糖通常在精液囊泡内产生，并通过射精管分泌。

精液异常可能导致精子数量不足——太少（少精症）或没有（无精症）。

精子质量异常，如活力或结构异常。

病因

精子生成障碍：精子生成异常有下列因素造成（表 268-1），导致精子量不足或精子质量缺陷。

- 热症
- 疾病（泌尿生殖系统，内分泌或遗传）
- 毒品
- 药物

射精功能受损：射精受损是由于逆行射精进入膀胱。逆行射精通常是由于下列因素：

- 糖尿病
- 神经功能紊乱

- 腹膜后的占位病变（如霍奇金淋巴瘤）
- 经尿道前列腺切除史

表 268-1 精子生长异常原因

病因	例如
内分泌异常	下丘脑-脑垂体-性腺轴紊乱
	肾上腺疾病
	高催乳素血症
	性腺功能减退症
	有时与肥胖相关的甲状腺功能低下
家族性遗传病	性腺发育不全
	Klinefelter 综合征 Y 染色体片段的微灶缺损（占严重精子生成障碍患者中的 10%~15%）
泌尿生殖系统异常	隐睾
	感染损伤
	流行性腮腺炎性睾丸炎
	睾丸萎缩
	精索静脉曲张
热症	过去 3 个月暴露于过热环境中发热
药物和毒品	合成类固醇类激素
	抗疟疾药物
	长期服用阿司匹林
	苯丙酸氮芥
	环磷酰胺
	秋水仙碱
	磺胺甲噁唑
	酒精
	促性腺释放激素（GnRH）类似物
	酮康唑
	甲氨蝶呤
	单胺氧化酶抑制剂
	呋喃妥因
	螺内酯
	阿片样物质
	大麻
	毒品

射精受损也可以由以下因素造成

- 输精管堵塞
- 输精管或附睾先天性发育异常，通常出现在囊性纤维化跨膜传导调节蛋白（CFTR）基因突变的男性

双侧精囊缺失患有症状的囊性纤维的几乎所有的男性都有双侧输精管的缺失，而 CFFR 基因突变的男性也会出现

输精管的缺失,但不会引起症状性的囊性纤维化。

其他原因:Y 染色体微缺失的男性,特别是在 AZFc(无精因子 c),根据缺失的具体部位通过各种机制发展成无精症。

不育的另外一个罕见的机制是男子自身产生的精子被精子抗体破坏或失活。

诊断

- 精液检查
- 有时需要进行基因检测

对于不育的夫妻,丈夫都应该检查精子是否有异常。病史和体格检查着重于发现潜在的病因(如泌尿生殖系统异常)。明确的睾丸容量;正常是 20~25ml。分析精液结果。

如果发现少精或无精,应该做基因检测。基因检测包括:

- 标准核型分析
- 标记染色体位点的 PCR(检测影响 Y 染色体的微缺失)
- CFTR 基因突变的评估

CFTR 基因突变的男性和他的伴侣应有妊娠意愿,其伴侣也应作相关检测排除是否是囊性纤维化携带者。

精液检测:在精液检测前应告知禁性生活 2~3 日。然而数据表明每天射精并不影响精子的量,除非该男子自身有问题。由于精子计数的差异,检测要求间隔≥1 周,检测≥2 个样本;每次手淫后玻璃瓶收集样本,最好是在实验室进行。如果这种方法有困难,可以在家使用避孕套收集,避孕套需不含润滑剂和其他化学物质。精液样本室温环境下放置 20~30 分钟后进行评估(表 268-2)。

表 268-2 精液分析

指标	正常值
精液量	2~6ml
黏度	30min 内开始液化,1h 内完全液化
肉眼和显微镜下观察	透明,油脂色,每高倍显微镜视野下≤1~3 个白细胞
pH 值	7~8
精子计数	>2 000 万/ml
1h 和 3h 的精子活动度	>50%活动
正常形态的精子所占比率	>14%
果糖	出现(表明至少一侧射精管通畅)

另外借助计算机进行辅助精子活力的检测(如精子线性活动速度);然而这些指标与不孕症的关系还不明确。

没有性腺功能减退或先天性双侧输精管缺失的男性,一次射精量小于 1ml,射精后应检查尿液中的精子量。如果尿液与精液中的精子量不成比例地升高提示有精液反流。

其他检查:如果精液检查异常,特别是精子浓度<1 000 万个/ml 时,需要进行内分泌检查。最初的检查至少应包括:

- 血清卵泡刺激素(FSH)水平
- 睾酮水平

如果睾酮低,应检测血清促黄体素(LH)和催乳素。精子产生异常的男性血 FSH 通常是正常的,但是 FSH 升高可明确提示精子产生异常。催乳素升高需评估肿瘤是否累及或侵犯脑垂体前叶的可能性,或提示服用各类处方药软性毒品。

如果夫妻双方的常规检查不能解释不孕的原因,或拟行体外受精或输卵管内配子植入的患者,一些不孕不育中心可提供具体化的精液检查项目,包括以下:

- 免疫磁珠试验检测精子抗体
- 低渗膨胀试验检测精子细胞膜结构的完整性
- 半环分析和精子穿透试验可以分析精子的体外受孕能力

以上这些特殊检查的意义有争议,尚未证实。如果需要,睾丸活检能区分阻塞性和无阻塞性无精症

治疗

- 氯米芬
- 如果氯米芬是无效的需要辅助生育技术
- 潜在的泌尿生殖疾病要治疗

男方精子计数在 1 000 万~2 000 万/ml 之间,不伴有内分泌失调,可尝试服用枸橼酸氯米芬(25~50mg 口服,每日 1 次,每月服用 25 日,连续 3~4 个月)。氯米芬具有抗雌激素作用,可以刺激精子的产生,增加精子数量。然而能否提高精子活动力和改善精子形态尚不清楚,能否增加受孕力尚未证实。

如果男方精子计数<1 000 万个/ml 或者氯米芬治疗失败而精子活力正常,最有效的治疗是单卵单精子穿刺的体外受精(即胞质内精子注射)。另外,有时可以配合排卵监测并用洗涤过的精液样本进行人工授精。通常可在 6 个月经周期内受孕。

精子数量减少、活动力减弱并不妨碍受孕。在这种情况下,可通过可控性超促排卵加人工授精或者其他辅助生育技术(如体外受孕,胞质内精子注射),提高受孕率。

如果男方不能产生足够的有活力的精子,可考虑用捐献者的精子人工授精。供精者精子冷冻≥6 个月,在人工授精前供精者再次进行检查是否患有传染性疾病,这样可以降低患 AIDS 和其他性病的风险。在美国,如果捐精者诊断 Zika 病毒感染,或者在 Zika 病毒感染区生活或旅游,CDC 推荐延迟收集精液 6 个月。

> **关键点**
> - 产生精子受损或射精障碍导致精子的数量和质量下降
> - 诊断精液异常从精液分析开始,有时需要遗传学检测
> - 纠正已有的生殖泌尿系统疾病,使用氯米芬或体外受精或卵母细胞胞质内注射

宫颈黏液异常

宫颈黏液异常可以影响精子的穿透,破坏精子的活力,

造成不育。

正常情况下,宫颈黏液在卵泡期受雌激素水平升高的影响从稠厚、不能穿透,变得稀薄、具有伸展性。宫颈黏液异常可能:
- 排卵期阻止精子穿透宫颈黏液
- 破坏精子活力通过阴道内细菌量流入增多(如宫颈炎引起的)
- 存在的抗精子抗体(罕见)

宫颈黏液异常很少造成不孕,除非是患有慢性宫颈炎或宫颈上皮内瘤样病变治疗后宫颈狭窄的妇女。

诊断
- 妇科检查了解有无宫颈炎症和宫颈狭窄

如果女方患有脓性或黏性脓性宫颈分泌物或宫颈脆性(触碰宫颈管易出血),可诊断为宫颈炎。如果直径1~2mm的探针不能深入宫腔,可诊断为完全性宫颈管狭窄。过去在不孕诊治过程中常规进行性生活后宫颈黏液检查,了解有无活力的精子出现,现在一般不需要这种检查。

治疗
- 辅助生殖技术(人工授精或体外受精)

治疗包括宫腔内授精和体外受精。然而,治疗是否有效尚未证实。

没有证据表明,使用药物稀释黏液(如愈创甘油醚)能够提高生育能力。

卵巢储备功能降低

卵巢储备能力降低是卵母细胞数量减少和质量降低从而导致受孕力下降。

卵巢储备能力在30岁或更早开始衰退,40岁以后衰退更快。卵巢损伤也会加快卵巢储备能力的衰退。尽管年龄大是卵巢储备能力衰退的危险因素,但年龄和卵巢储备能力衰退是相互独立的不孕预测指标,同时也是不孕治效果较差的因素。

诊断
- 检测卵泡刺激素(FSH)和雌二醇水平
- 抗中肾旁管激素(AMH)水平和窦状卵泡计数(AFC)

对于下列女性应行卵巢储备功能的检测
- 年龄≥35
- 卵巢手术史
- 外源性促性腺激素促排卵治疗效果较差

月经期第三天卵泡刺激素水平(FSH)>10mIU/ml或雌激素水平<80pg/ml则可诊断卵巢储备功能下降。可以通过于月经期第5~9日给患者氯米芬100mg/d(氯米芬刺激试验),然后再次测量FSH和雌二醇水平做出诊断。FSH和雌二醇从第3日的水平周期到第10日显著升高提示卵巢储备下降。

AMH水平是卵巢功能下降的早期,可靠的预测指标。AMH越来越多地被用于评估卵巢储备功能。低AMH水平预测妊娠的机会较低。在体外受精(IVF)后,当AMH太低而被不能检测到时受孕几乎不可能。

AFC指在卵泡早期测量双侧卵巢中2~10mm(平均直径)的卵泡的总数;AFC是通过阴超检查的。如果AFC低(3~10),IVF后受孕的可能性较小。

卵巢储备功能也可通过氯米芬兴奋试验进行评估,然而不是可靠的。具体是在月经周期中的第5~9日,氯米芬100mg/d一次口服,然后再次检查FSH和雌二醇水平,如果从月经期第3日至第10日,FSH和雌二醇水平急剧上升则提示储备功能下降。

治疗

使用捐赠卵子怀孕有时仍然是可能的。

治疗卵巢储备降低应根据患者实际情况和年龄实施个体化治疗。

如果是年龄>42岁,或卵巢储备能力衰退的妇女,可能需要利用捐献的卵子进行辅助生育。

排卵功能障碍

排卵功能障碍是指异常、不规则(每年小于等于9个周期)或者无排卵。月经通常不规则或闭经。诊断根据病史或者检测激素水平或连续的盆腔超声检查来明确。治疗通常是用氯米芬或其他药物促排卵。

病因

绝经前妇女持续性无排卵的最常见原因是:
- 多囊卵巢综合征(PCOS,参见第2015页)

但也包括其他多种病因:
- 高泌乳素血症
- 下丘脑功能失调(如下丘脑性闭经)
- 引起无排卵的其他疾病

症状及体征

如果有闭经、月经不规则或者经前没有前驱症状如乳腺触痛、下腹胀,或者情绪化(统称为不适),应怀疑有排卵功能障碍可能。

诊断
- 月经史
- 有时监测基础体温
- 尿或血清激素的检验或者超声检查
- 根据月经史无排卵通常很容易判断

每天测量基础体温可以帮助明确是否及何时排卵。然而这种方法通常不够准确。

更精确的方法包括:

家用测排卵试剂盒,其主要监测尿中促黄体素(LH),其在排卵前24~36小时分泌增加(需要在月经中期左右的那段时间内每天连续检测,通常是在月经第9日或之后开始)。

盆腔超声检查 用来监测卵巢卵泡直径和排卵(应在卵泡晚期开始)

血清检测黄体酮和孕二醇葡糖醛酸酯(黄体酮的尿代谢产物) 血清净激素水平≥3ng/ml(≥9.75nmol/L),或者孕二醇葡糖醛酸酯的增加(如果可以检测,在下次月经前1周检测),表明有排卵。

间断排卵或不排卵应检查脑垂体、下丘脑或卵巢是否功能异常(如PCOS)。

治疗

- 氯米芬或来曲唑
- 如果体重指数≥35 可服用甲福明

如果氯米芬无效，可使用促性腺激素诱导排卵。

通常，对于不是由于高泌乳素血症导致的持续性无排卵，最初使用抗雌激素枸橼酸氯米芬治疗。对于多囊卵巢综合征导致的无排卵，氯米芬是最有效的治疗。月经开始后第3~5日，开始口服氯米芬每日1次每次50mg，连续5日。不管月经是生理性的还是人工诱发（如黄体酮撤退后的月经），氯米芬连续服用5日。排卵通常发生在最后一天口服氯米芬后的5~10日（平均7日）；如果有排卵，则认为促排卵周期的35日内会有月经来潮。

根据促排卵需要，每个月经周期每天口服剂量可增加50mg，最高剂量每天可达200mg。根据需要可以连续4个促进排卵周期的治疗。氯米芬治疗的妇女中有75%~80%会发生排卵，但受孕率仅为40%~50%。

氯米芬的副作用包括血管舒缩性潮红（10%）、腹胀（6%）、乳腺触痛（2%）、恶心（3%）、视力模糊（1%~2%）和头痛（1%~2%）。多胎妊娠（主要是双胞胎）发生率约5%，卵巢过度刺激综合征的发生率为≤1%。卵巢囊肿是常见的。既往提出的>12周期的氯米芬促排卵和患有卵巢癌的相关性目前还没有得到证实。

妊娠妇女不应该服用氯米芬，理论上可能会导致生殖器先天缺陷。

来曲唑 证据1表明对于肥胖PCOS患者，来曲唑（芳香化酶抑制剂），比氯米芬更有可能诱发排卵。最近的研究表明来曲唑对于瘦的PCOS患者同样更易诱发排卵。没有证据表明，对于不是PCOS导致的无排卵患者，来曲唑比氯米芬更有效。和氯米芬一样，在阴道出血开始后第3~5日开始口服来曲唑。最初，口服2.5mg每日1次，连续服用5日。若排卵无明显改善，剂量每周期可增加2.5mg，每次最大剂量可达7.5mg。

来曲唑最常见副反应是疲乏和头晕。

来曲唑不应该给妊娠妇女服用，理论上可能会导致生殖器先天缺陷。

甲福明 PCOS患者可以服用甲福明辅助促排卵（750~1 000mg，每日2次），特别是患有胰岛素抵抗的患者，而PCOS大多数患有胰岛素抵抗。单药服用氯米芬较单独服用甲福明更有效，而与甲福明联合氯米芬服用效果相仿。对于患有PCOS有妊娠意愿的妇女，甲福明不是一线治疗用药。

甲福明可用于体重指数>35及以上的妇女，对于糖耐量异常的PCOS患者也应考虑使用。

外源性促性腺激素 对于所有排卵功能失调而对氯米芬治疗（或使用来曲唑）没有反应的妇女，可用人促性腺激素[即含有纯化或者重组促卵泡生成素（FSH）和LH含量不等的制剂]。也有一些可肌肉和皮下用药、效果相似的制剂；这些制剂含有75IU的FSH活性，含或不含LH活性。一般一天给药1次，诱发或者自发月经出血的第3~5日开始用药；理想情况下，超声监测可见7~14日内有1~3个卵泡发育成熟。

卵泡成熟后，人绒毛膜促性腺激素（hCG）5 000~10 000IU 肌内注射促排卵，促排卵的时机选择可能不同，但至少一个卵泡直径>大于16mm。

有多胎妊娠史或卵巢过度刺激综合征风险的妇女不适合促排卵。高危因素包括：

- 直径大于16mm的卵泡多于3个
- 排卵前血清雌二醇水平>1 500pg/ml（或>1 000pg/ml）而卵巢内有多个小卵泡的妇女

当合理使用外源性促性腺激素后，>95%的患者发生排卵，但受孕率仅50%~75%。

促性腺激素治疗后，10%~30%受孕成功的妇女为多胎妊娠。

10%~20%的患者会发生卵巢过度刺激综合征；卵巢增大，血管内液体容量部分会转移到腹腔，形成腹水和低血容量血症，甚至危及生命。

潜在疾病的治疗

潜在疾病（如高催乳素血症）的治疗。

如果闭经的原因在于下丘脑，脉冲式静脉注射醋酸戈那瑞林，一种合成促性腺激素释放素（GnRH）可以促发排卵。每隔60~90分钟规则给予2.5~5.0μg的一个剂量最有效。醋酸戈那瑞林不会导致多胎妊娠。

因为这种药在美国无法获得，所以枸橼酸氯米芬是治疗下丘脑性闭经的首选药物，如果无效，继而使用外源性促性腺激素治疗。

[1] Legro RS, Brzyski RG, Diamond MP, et al. Letrozole versus clomiphene for infertility in the polycystic ovary syndrome [J]. N Engl J Med, 2014, 371: 119-129.

> **关键点**
>
> - 绝经前妇女排卵功能障碍的最常见的原因是PCOS；其他的原因包括下丘脑和垂体功能障碍
> - 排卵障碍的诊断是根据月经史，盆腔超声结果，和/或血清黄体酮和尿孕二醇葡糖苷酸
> - 对大多数妇女来说，促排卵通常使用氯米芬或来曲唑

输卵管功能异常和盆腔病变

输卵管功能异常是指输卵管堵塞或者上皮功能异常损伤卵母细胞，受精卵，和/或精子活力；盆腔病变是指盆腔结构异常妨碍受精或者受精卵着床。

病因

可能造成输卵管功能异常的原因：

- 盆腔炎性疾病
- 放置宫内节育器（一种引起盆腔感染的罕见原因）
- 阑尾穿孔
- 下腹部手术造成的盆腔粘连
- 炎性病变（如结核）
- 异位妊娠

妨碍受孕的盆腔病变如：

- 宫腔粘连[子宫腔粘连综合征(Asherman syndrome)]
- 子宫平滑肌瘤阻塞输卵管或者使宫腔形态变形
- 已明确的畸形
- 盆腔粘连

子宫内膜异位症也可引起输卵管、子宫或其他病变造成不育。

诊断
- 子宫输卵管造影
- 有时采用宫腔超声造影术或腹腔镜术

所有的不孕评估应包括输卵管的检查。

最常用的是子宫输卵管造影(宫内注射造影剂后子宫和输卵管的荧光成像),于月经净后2~5日进行。子宫输卵管造影提示的输卵管通畅很少有阳性,但约有15%输卵管阻塞的假阳性结果。这种检查也能发现一些盆腔和宫内病变。即使子宫输卵管造影检查结果是正常的,检查后受孕率也往往会增加,原因尚无法解释。因此,如果子宫输卵管造影检查结果正常,对于年轻的患者,输卵管功能诊断性检查应推迟数个月经周期。

宫内和输卵管病变可以通过超声宫腔造影检查(经宫颈宫腔内注射等张液体行超声检查)检测或进一步评估。输卵管病变也腹腔镜检查进一步评估,宫内病变可通过宫腔镜。腹腔镜和宫腔镜可以同时进行诊断和治疗。

治疗
- 腹腔镜和/或宫腔镜
- 辅助生育技术

腹腔镜诊治过程中,可以松解盆腔粘连,或者电灼、激光切除子宫内膜异位灶。同样,宫腔镜下分解宫腔粘连、摘除黏膜下肌瘤或宫腔内息肉。这样处理后的怀孕率都很低(一般不超过25%),而宫腔镜下治疗宫内异常通常是成功的,妊娠率60%~70%。辅助生殖技术对于盆腔异常的妇女常常是有必要的,并且通常是优先选择的。

不明原因的不孕

当男方精液正常,女方排卵、输卵管及月经周期均正常时的不孕通常被认为是不明原因的。一些专家不同意这一概念,对于男性精液正常和有正常排卵和输卵管,且排卵规律的女性,建议继续检测其他原因。接受上述概念的其他专家,建议开始经验性治疗。

治疗
- 控制性超促排卵

控制性超促排卵(COS)可以增加受孕的概率和缩短受孕的时间。该治疗会刺激多个卵泡的发育;目的是诱发排卵>1个卵子(超排卵)。然而,COS可能导致多胎妊娠,从而增加妊娠的风险和患病率。

COS的步骤如下:

氯米芬和人绒毛膜促性腺激素(hCG)诱发排卵,累计连续3个周期。

注射hCG 2日内,宫内授精。如果没有妊娠,体外受精或使用促性腺激素(含有纯化或重组的促卵泡生成素和不同剂量促黄体素的混合物),随后进行宫腔内授精。

有些临床医生在辅助生育以前,使用促腺激素,继以hCG治疗排卵功能异常,注射hCG 2日内,宫内授精。

黄体期可能需要补充黄体酮增加着床的机会。促性腺激素的使用剂量根据患者的年龄和卵巢储备功能而不同。

预后

无论是氯米芬加hCG治疗后紧接着体外受精,还是体外受精前予以促性腺激素和宫腔内授精的治疗,受孕的概率相仿(约65%)。

氯米芬加hCG治疗后未受孕,紧接着体外受精,患者能够更快怀孕,而且多胎妊娠(大于等于3个胎儿)的可能性比最初使用促性腺激素的概率要小很多。因此,如果氯米芬加绒毛膜促性腺激素不成功,更多的医生现在建议体外受精作为下一步治疗方案。最新数据1表明,大于38岁的不明原因不孕的女性在尝试COH前进行体外受精,怀孕会更快,花费更低。

[1] Goldman MB, Thornton KL, Ryley D, et al: A randomized clinical trial to determine optimal infertility treatment in-old-er couples: the forty and over treatment trial (FORT-T) [J]. *Fertil Steril*, 2014, 101(6): 1574-81。

辅助生育技术

辅助生育技术(ART)是指采用医疗辅助手段通过体外受精,胚胎移植使不孕夫妇受孕的一组方法。

辅助生育技术可能会产生多胎妊娠,但这种可能性小于控制性超促排卵。如果基因缺陷的风险高,胚胎植入前可以进行基因筛查(植入前胚胎遗传学诊断)。

体外受精(IVF)

IVF可用于治疗因精子过少、精子抗体、输卵管功能异常、子宫内膜异位症以及不明原因造成的不孕。

经典操作步骤如下:

- 控制性超促排卵:氯米芬加促性腺激素或单独使用促性腺激素。促性腺激素释放激素(GnRH)类似物或拮抗剂常被用于预防未成熟卵泡排卵。卵泡经过充分地生长,给予人绒毛膜促性腺激素(hCG)激发卵泡的最后成熟和排出
- 取卵:hCG用药后的34小时,B超引导下,经阴道直接针刺卵泡取卵,少数情况腹腔镜下进行。在一些中心,自然周期体外受精(取其中的单个卵母细胞)被作为一种替代方式;这种技术怀孕率比那些取多个卵母细胞的要低,但其成本较低和成功率相对较高
- 受精:卵母细胞体外受精。精液样本用组织培养液清洗多次后,挑选活力好的精子,随后与卵母细胞混合培养
- **胚胎孵育**:精子和卵子共同培养2~5日
- 胚胎移植:IVF最大的风险是多胎妊娠,仅将1或少数个胚胎移植到宫腔,减少多胎妊娠的概率。胚胎移植的数量根据妇女的年龄和IVF的效果来决定。可将其余胚胎冷冻在液氮内备用

出生缺陷可能是IVF较常见的并发症,但专家们不确定出生缺陷风险的增加是否是由于IVF,还是由于不育的因素;不孕不育本身增加了出生缺陷的风险。但是,截至2017年年初,累及超过600万中的试管婴儿中,绝大多数儿童在

出生后没有出生缺陷。

植入前基因检测可以使用来自卵母细胞极体或来自胚胎的细胞（来自3日龄胚胎的卵裂球或来自5或6日龄胚胎的滋养外胚层细胞）完成。

测试可能涉及植入前基因筛查，以排除非整倍体和/或植入前基因诊断，以检查特定的严重遗传性疾病。如果测试结果延迟，胚胎可以冻存，待结果出来后再进行移植。2014年的初步数据显示，在美国，每次获取卵母细胞带回家的活婴儿累计机会（计算患者自身胚胎的新鲜和冷冻解冻的所有转移）为<35岁的女性是48.7%，41~42岁的女性为12.3%。>42岁的妇女通常建议采用捐赠的卵子。

配子输卵管内移植（GIFT） GIFT是试管婴儿的替代，但被用得越来越少频繁，因为试管婴儿的成功率增加的缘故。

当女性出现以下情况时最常选用GIFT：
- 不明原因的不育
- 输卵管功能正常而患有子宫内膜异位症取多个卵子和精子拟行体外受精的，但在B超引导下经阴道或腹腔镜下，植入到输卵管远端，并形成了受精卵

多数不育诊疗中心的数据表明每周期活产比例在25%~35%。

卵细胞胞质内单精子注射

下述情况下，这种技术有用：
- 借助其他技术受孕不成功，或者不可能借助其他技术时
- 存在严重的精子异常

卵母细胞作为用于体外受精获得。
单个精子注入卵母细胞以避免畸形精子受精。
体外受精后培养胚胎并植入。

2014年，在美国超过2/3的ART的病例中是进行的卵细胞胞质内单精子注射。在卵母细胞产量低或母亲年龄较高的夫妇中使用卵胞质内单精子注射没有益处。如果一对夫妇的不孕症涉及该女性，则必须进行>30次这些手术才能再次怀孕。因此，在决定是否使用时，必须考虑到胞质内精子注射的额外成本和风险。卵细胞胞质内单精子注射后出生缺陷的风险增加，可能是由以下原因造成的：
- 该过程自身会损坏精子，卵子或胚胎
- 来自Y染色体突变男性的精子被使用。报道最多的出生缺陷涉及男性生殖道

其他技术

有时会借助其他技术包括：
- 联合IVF和GIFT
- 受精卵输卵管内移植
- 使用供卵者的卵子
- 冷冻胚胎植入到代孕妈妈一些技术会涉及道德和伦理的范畴（如代孕母亲的合法亲权，多胎妊娠时选择性减灭移植胚胎数目）

269. 绝 经

生理性或医源性的卵巢功能降低引起的月经停止（闭经）称为绝经。临床表现有潮热、外阴阴道萎缩。根据临床表现诊断：停经1年。临床症状可以治疗（如改变生活方式，补充和替代治疗，和/或激素治疗）。

在美国，生理性闭经的平均年龄是52岁。如吸烟、居住在高海拔地区和营养不良可能使闭经年龄提前。

围绝经期指最后一次月经前几年（时间范围变化很大）至最后一次月经后1年的一段时间。围绝经期通常是最典型的症状期。绝经过渡期（围绝经开始到最后一次月经的时间）的特征是月经周期的改变。

生理

随着卵巢的衰老，它对垂体促性腺激素FSH和LH的反馈性降低，最初引起卵泡期缩短（月经周期更短、更不规则）、排卵减少，孕激素生成减少（参见第2003页，图266-5）。双排卵和黄体乱相（LOOP）事件（即由于FSH在黄体期的激增过早形成卵泡）发生，偶尔会引起雌二醇水平高于正常。可视的卵泡的数量减少；最终，剩下的几个卵泡无应答，而卵巢产生很少雌二醇。雌激素也可以由周围组织（如脂肪、皮肤）的雄激素（如雄烯二酮、睾酮）转化生成的。尽管如此，总的雌激素水平降低很多，雌酮取代雌二醇作为最多的雌激素。

围绝经期，雄烯二酮的水平下降一半。睾酮从青春期就开始逐步下降，在绝经期下降没有加速，因为绝经后的卵巢皮质和肾上腺还继续分泌一定量的睾酮。由于卵巢抑制素和雌激素能抑制垂体释放FSH和LH，因此它们的减少导致FSH和LH的显著增加。

卵巢早衰（卵巢储备功能不足）指40岁前由非医源性卵巢衰竭引起的月经停止。致病因素主要是遗传或自身免疫因素。

症状及体征

月经周期的改变通常从女性的40岁开始，主要是月经周期时间的变化。持续性的月经期时间改变，经期≥7日定义为早绝经过渡期。月经周期大于2个既往周期定义为晚绝经过渡期。雌激素水平的显著波动可能导致其他围绝经期症状和体征，如：
- 乳腺胀痛

- 月经周期的变化
- 情绪变化
- 月经期偏头痛加重症状持续从6个月到大于10年,程度从不存在到严重

血管舒缩功能　75%~85%的妇女由于血管舒缩功能异常出现潮热、盗汗,通常在绝经前开始。大多数女性潮热持续大于1年,50%女性大于4年,10%女性大于12年。妇女感到暖或热时,就可能出汗,有时是大汗淋漓;体温增加。皮肤,尤其是面部、头部和颈部的皮肤,可能变红、变热。一阵潮热持续30秒到5分钟后,出现寒战。夜晚盗汗时,潮热会变得更明显。潮热的机制是未知,通常认为是位于下丘脑的体温调节中枢的改变造成的。女性舒适的体温范围减小;当体温稍微增加就会触发热释放导致热潮红。

阴道症状　包括阴道干涩,性交困难,偶尔有刺痛和瘙痒。由于雌激素减少,外阴和阴道黏膜变薄,干燥,质脆,缺乏弹性,阴道皱褶消失。

更年期综合征泌尿生殖道症状　包括阴道症状,及尿道和膀胱有关症状,后者包括尿急,尿痛及频繁的尿路感染。

神经精神症状　绝经期短期内伴有神经精神变化(如注意力不集中、健忘、抑郁和焦虑)。反复盗汗会影响睡眠,从而导致失眠、乏力、易怒和注意力不集中。

其他症状　更年期是女性一生中的一个正常生理阶段,但每位女性的经历是不同的。

如果更年期症状严重,或者出现如关节疼痛更年期不太常见的一些症状,那么生活质量可能会下降。对一些妇女(如患有子宫内膜异位症,痛经,月经过多,经前期综合征,或经期偏头痛),生活质量在绝经后会得到改善。

诊断
- 临床评估
- 很少根据FSH水平

根据临床症状诊断。如果妇女处于绝经期年龄,并出现更年期的症状,那么很可能就是围绝经期。但是,要排除妊娠。

当一位女性连续12个月没有来月经,那么可以诊断为绝经。妇科检查时,外阴阴道的萎缩支持绝经的诊断。任何异常表现的评估(参见第290页)可以检测FSH的水平,但是FSH不是必需的除非该患者有子宫切除术的手术史,或者其年龄小于平均的绝经年龄。FSH持续升高确诊绝经。有骨质疏松高危因素(如根据骨折风险评估工具,FRAX)的绝经后妇女和年龄>65岁的妇女都应筛查是否患有骨质疏松。

治疗
- 改变生活方式
- 补充和替代治疗
- 激素治疗
- 其他神经活性药物

对症治疗(如缓解由于外阴阴道萎缩造成的潮热、干涩症状)。

激素治疗(雌激素,孕激素,或两者共用)是最有效的治疗更年期症状。与患者讨论绝经的原因、其可能出现的症状和体征,可以帮助她们改善这些变化。

改变生活方式　对于潮热,以下方式可能会有帮助:
- 避免触发:如明亮的灯光,羊毛围巾,可预测的情绪反应等
- 降低环境温度(如降低恒温器,使用风扇)
- 依次脱掉穿的衣服可能会有帮助

OTC阴道润滑剂和湿润剂能帮助缓解阴道干涩症状。定期性交或其他的阴道刺激有助于保持阴道的功能。

补充和替代治疗　黑升麻、其他植物制剂、OTC产品似乎对治疗没有帮助。大豆蛋白的研究结果好坏参半;然而报道称大豆产品,S-牛尿酚可以减轻热潮红。去氢表雄酮(DHEA)可能可以缓解阴道干涩和阴道萎缩的其他症状;目前正处于研究阶段。适量运动,有节奏的呼吸(一种缓慢的深呼吸),或放松技术以减少潮热的结果迥异,但是锻炼和放松技术可以改善睡眠。针灸也产生了不同的结果。一项研究中表明,催眠似乎可以缓解潮热,并被推荐给想要尝试的女性。

神经活性药物　在精心设计的,随机对照试验中,选择性血清素再摄取抑制剂(SSRI),血清素-去甲肾上腺素再摄取抑制剂(SNRI),和加巴喷丁显示出在减少潮热方面中度有效。小剂量的帕罗西汀可以专门用来治疗为潮热。然而,所有这些药物都比激素治疗效果较差。

激素治疗　激素治疗(雌激素、孕激素,或两者共用)是最有效的治疗更年期症状。可以用来缓解中度至重度的潮热症状,雌激素可以缓解因外阴阴道萎缩的造成的干涩、潮热症状。激素疗法通过减轻许多妇女的症状从而改善了她们的生活质量,但是对于无症状的围绝经期妇女是不能提高她们的生活质量,因此激素疗法不是常规推荐给绝经后的妇女。如果激素疗法需要用来控制更年期症状,应该是在最短时间内使用最小的剂量。

另外,激素治疗不能推荐用来预防或治疗慢性疾病(如冠心病、痴呆、骨质疏松)。

激素治疗的选择　对子宫切除术的女性,雌激素可以单独使用。可以口服,经皮(贴剂、洗剂、喷雾剂或凝胶),或经阴道。治疗应从最低剂量开始;根据需要每2~4周增加剂量。剂量由于配制不同而不同。低剂量包括:
- 0.3mg 口服,每日1次(结合型或合成雌激素)
- 0.5mg 口服,每日1次(口服雌二醇)
- 0.025mg/d,1次(雌二醇经皮给药)

有子宫的女性应给予孕激素联合雌激素因为无雌激素的拮抗剂会增加子宫内膜癌的危险性。孕激素联合雌激素连续用药(即每日)或序贯用药(每4周中连续12~14日)剂量醋酸甲羟黄体酮:2.5mg/d用药,5mg序贯用药微粒化黄体酮(一种天然的,而不是人工合成孕激素):100mg/d用药,200mg序贯用药由于孕激素撤退的阴道出血在连续治疗中的可能性较小。

另外,激素治疗不能推荐用来预防或治疗慢性疾病(如冠心病、痴呆、骨质疏松)。雌激素和孕激素的复合产品可作为丸剂(如0.3mg结合型雌激素加1.5mg醋酸甲羟黄体

酮,每日1次)或贴剂(如0.045mg雌二醇加0.015mg左炔诺黄体酮,每日1次)。

只出现阴道不适的症状时,优先选择低剂量阴道雌激素治疗。局部制剂(如霜剂,阴道片剂或环)在改善阴道症状时,比口服制剂更有效。阴道片剂和环含低剂量的雌二醇(如片剂中10μg,环中7.5μg),从而释放到全身循环中雌激素较少。阴道雌激素应推荐最低剂量使用,因为高剂量的会像雌激素口服或经皮制剂释放较多的雌激素,并且对于有子宫的妇女建议加入孕激素。

孕激素(如醋酸甲羟黄体酮为10mg口服,每日1次或150mg的肌内注射一月一次,醋酸甲地黄体酮10~20mg口服,每日1次)用于减轻热潮红症状时,可单独使用;但其不像雌激素改善潮热症状那么有效,而且不能缓解阴道干涩症状。微粒化黄体酮使用的剂量为100~200mg,睡前服用;因其可能会出现嗜睡症状。对于氨基糖苷类药物过敏的患者中禁止使用微粒化黄体酮。

雌激素治疗对增加骨密度的有效果,并减少绝经后妇女骨折的发生率(不特指患有骨质疏松症的患者)。然而,雌激素治疗(加或不加黄体酮),不建议作为治疗或预防骨质疏松症的一线方案。当骨质疏松症或骨质疏松症的预防是唯一的问题时,在下列情况下,临床医生应该考虑开始激素治疗:只有当患者患有骨质疏松高风险,但不能够使用一线药物治疗骨质疏松症时(参见第2016页)。

风险和不利影响 雌激素治疗及联合使用雌孕激素的风险包括:

- 子宫内膜癌,主要保留子宫的妇女采用雌激素而未使用孕激素
- 深静脉血栓形成
- 肺栓塞
- 脑卒中
- 乳腺癌
- 胆囊疾病
- 压力性尿失禁

乳腺癌的风险在雌孕激素联合治疗后3~5年开始增加。患乳腺癌的风险在单独使用雌激素的10~15年后才开始增加。胆囊疾病和尿失禁的发生率可能增加。所有这些疾病的风险在健康女性于围绝经期及绝经后短期内使用激素治疗都很低。年龄大的绝经后妇女(绝经>10年)是上述疾病的高风险人群,而且使用雌孕激素联合治疗的妇女存在患有冠状动脉疾病的风险。经皮雌激素给药导致的静脉血栓风险较低。

雌激素治疗在那些患有乳腺癌或是乳腺癌高危人群,卒中,冠状动脉疾病,或血栓形成的高风险的妇女是禁忌的。孕激素可能产生副反应(如腹胀,乳腺胀痛,乳腺密度增加,头痛,低密度脂蛋白增多,高密度脂蛋白降低);微粒化黄体酮出现的副作用较少。孕激素可能会增加血栓形成的风险。目前没有关于孕激素的长期安全性的资料。开激素治疗处方之前,临床医生应和患者讨论其风险和利弊。

选择性雌激素受体调节剂(SERM) SERM他莫昔芬和雷洛昔芬现主要用于抗雌激素的治疗,而不是缓解更年期症状。然而,澳培米芬,另一种SERM,如果女性不能使用雌激素或阴道药物(如患有严重的关节炎),或如果她们更喜欢使用除了雌激素的其他口服药;可用于治疗由于阴道萎缩造成的性交疼痛;剂量为60mg口服,每日1次。

巴多昔芬联合雌激素可以减轻潮热和阴道萎缩。静脉血栓栓塞的风险和雌激素的相似,但可以保护子宫内膜和潜在地保护乳腺。巴多昔芬作为单一药物尚未在美国上市。

> **关键点**
> - 在美国,绝经的平均年龄是52岁
> - 除了外阴阴道萎缩症状外,更年期症状往往在绝经开始之前的几年里和之后的一年里最为严重,前者随后会进一步加重
> - 如果一位女性接近绝经期的年龄,没有怀孕而12个月没有来月经可诊断为绝经
> - 对于阴道干涩的患者,推荐阴道刺激和OTC阴道润滑剂和保湿剂;如果无效的,可予低剂量经阴道雌激素乳膏剂,片剂,或环
> - 在激素治疗前,请告知有关风险(如深静脉血栓形成,肺栓塞,卒中,乳腺癌,及胆囊疾病和压力性尿失禁的低风险)
> - 如果患者选择激素治疗以减轻潮热,对于有子宫的妇女,予雌激素联合孕激素治疗
> - 考虑到SSRI类药物,SNRI和加巴喷丁作为激素治疗的低效替代剂,可以用来缓解潮热

270. 妇科肿瘤

妇科肿瘤常累及子宫、卵巢、宫颈、外阴、阴道和输卵管,通常继发累及腹膜。在美国最常见的妇科肿瘤是子宫内膜癌,其次为卵巢癌。发达国家由于巴氏涂片的广泛普及和有效使用,宫颈癌并不十分常见。无论恶性与否,滋养细胞疾病是一类具有侵袭行为的妇科肿瘤。

许多妇科肿瘤表现为盆腔肿块(见盆腔肿块的诊断,参

见第 1966 页)。

宫颈癌

宫颈癌通常是由人乳头瘤病毒感染引起的,多见为鳞癌,腺癌少见。宫颈病变常常无症状,早期宫颈癌首发症状常是不规则出血,常为性交后阴道流血。通过宫颈刮片筛查和组织活检来诊断。分期是临床分期。治疗通常包括早期疾病的外科手术切除和局部晚期的放化疗。如果广泛转移,常单用化疗。

在美国,宫颈癌占最常见妇科肿瘤的第三位,占女性常见肿瘤的第八位。中位发病年龄是 50 岁,但也可早在 20 岁时就发病。2013 年,新增病例约 12 300 例,死亡 4 000 例。

宫颈癌由人乳头瘤病毒(humanpapillomavirus,HPV)16、18、31、33、35 或 39 型感染导致的宫颈上皮内瘤变(cervical intraepi-thelial neoplasia,CIN)转变而来。宫颈癌的危险因素包括:

- 初次性交年龄过早
- 性伴侣数偏多
- 吸烟
- 免疫缺陷

无论性生活史如何,临床医生都应该假设妇女已经接触过 HPV,因为它无处不在。

病理

CIN 分 Ⅰ 级(轻度上皮内不典型增生)、Ⅱ 级(中度不典型增生)、Ⅲ 级(重度不典型增生和原位癌)。CIN Ⅲ 不可能自行消退;若不治疗,它可能在几个月或几年内突破基底膜成为浸润癌。

有 80%~85%的宫颈癌是鳞癌,其余多数是腺癌。肉瘤和小细胞神经内分泌肿瘤罕见。

浸润癌常常是通过直接扩散进入周围组织或由淋巴转移到盆腔或腹主动脉旁淋巴结。也可经血行转移,但罕见。

如果子宫颈癌扩散到盆腔或主动脉旁淋巴结,预后更差,放射治疗的位置和大小也会受到影响。

症状及体征

早期的宫颈癌可以无症状。首发症状常为不规则阴道流血,常发生在性交后但也可在两次月经间期。大的肿瘤更可能自发出血,可产生恶臭的阴道分泌物或盆腔痛。更广泛的肿瘤可致尿路梗阻、背痛和因静脉或淋巴阻塞所致的腿肿;妇科检查可发现宫颈外生型坏死性肿瘤。

诊断

- 巴氏涂片
- 活检
- 通过活检,盆腔检查,胸片确定临床分期

宫颈癌可能在常规妇科检查时得到诊断。有以下症状的妇女应怀疑宫颈癌:

- 肉眼可见的宫颈病变
- 异常巴氏涂片结果
- 不规则阴道流血

宫颈细胞学结果报告是标准化的(表 270-1)[1]。若发现不典型或癌症样细胞,需作进一步评估,尤其是有高危因素的妇女。如没有明显的癌症,常利用阴道镜(通过放大镜来检查阴道宫颈病变)来确定需要活检的区域。阴道镜指导下的活组织检查合并宫颈管搔刮是常用的诊断方法。否则可作锥形活检(锥切),可用线圈环状电切或冷刀切除锥形宫颈组织。

表 270-1 BetHesda 宫颈细胞学分类*

分类	特点	注释
标本类型	传统或薄层液基细胞学、巴氏涂片或其他检查	检测方法要说明
标本是否充足	满意的评估	任何影响质量的因素(如宫颈管/移行带成分、部分隐血、炎症)需要描述
	可用作评估但不满意	说明原因
	不能作评估	说明原因
普通分类(可选择)	没有上皮病变或肿瘤	如有发现要明确描述
	上皮细胞异常	
	其他异常	
阴性(非恶性)异常的描述	生物体(微生物)	可能的发现包括如下: • 滴虫性阴道炎 • 真菌形态提示念珠菌感染 • 球菌占优势,发现线索细胞,提示细菌性阴道炎 • 杆菌形态提示放线菌感染 • 细胞形态变化提示单纯疱疹病毒感染
	其他(报告是选择性的)	可能的发现包括如下: • 反应性细胞改变,包括炎症,放射或 IUD • 子宫全切除术后出现的腺上皮细胞 • 萎缩
上皮细胞异常的描述	鳞状细胞	可能的发现包括如下:

分类	特点	注释
		• 不明确意义的不典型鳞状上皮细胞（ASC-US）
		• 不典型鳞状细胞,高级别病变不能除外（ASC-H）
		• 低度鳞状上皮细胞内病变包括HPV[†]感染或轻度不典型增生（CIN1）
		• 高级别鳞状上皮内病变包括中度（CIN2）和重度细胞不典型增生（CIN3/CIS）,病变是否有提示浸润的特征应描述
		• 鳞状细胞癌
	腺上皮细胞	可能的发现包括如下:
		• 不典型细胞:颈管、子宫内膜、颈管腺上皮
		• 可能为癌细胞的不典型细胞:颈管或颈管腺
		• 原位腺癌:宫颈管
		• 腺癌:颈管、内膜、宫外或其他非特异性部位
其他异常描述	子宫内膜细胞（妇女>40岁）	标本是否非鳞状上皮内瘤变需说明
其他肿瘤	—	类型要特别指出

* 若用自动装置筛查需写入报告,其他试验如HPV筛查及结果也应写入报告。

[†] HPV感染的细胞学改变-以往被称为挖空细胞,挖空细胞样不典型增生和尖锐湿疣异型增生-被归为低度宫颈上皮内瘤变。

CIN,宫颈上皮内瘤变;CIS,原位癌;HPV,人乳头瘤病毒;IUD,宫内节育器。

经许可摘自The Bethesda System 2001,National Institutes of Health。

分期 宫颈癌临床分期通过活检,体格检查和胸部X线结果（表270-2）确定。在国际妇产科联合会（FIGO）分期系统中,分期不包括淋巴结状态的信息。虽然不包括在分期内,但治疗计划需要淋巴结状态,并影响放疗时区域大小和位置的确定。

表270-2 宫颈癌的临床分期

期别	描述
I	肿瘤局限于子宫（包括宫体）
IA	显微镜下诊断,间质浸润深度≤5mm,最大宽度≤7mm）*
IA1	间质浸润深度≤3mm,宽度≤7mm
IA2	间质浸润深度>3mm而≤5mm,宽度≤7mm
IB	肉眼可见病灶局限于宫颈,或显微镜下病灶>IA2期
IB1	临床可见病灶直径≤4cm
IB2	临床可见病灶直径>4cm
II	病灶超出宫颈,但未达盆壁,未达阴道下1/3
IIA	无明显宫旁浸润
IIA1	肉眼可见病灶最大直径≤4cm
IIA2	肉眼可见病灶最大直径>4cm
IIB	宫旁浸润
III	侵犯盆壁,和/或累及阴道下1/3,和/或肾积水或无功能肾
IIIA	侵犯阴道下1/3但未达盆壁
IIIB	侵犯盆壁,肾积水或无功能肾
IV	肿瘤超出真骨盆或累及膀胱或直肠黏膜（泡状水肿不提示IV期）
IVA	侵及膀胱或直肠黏膜和/或超出真骨盆
IVB	肿瘤转移至远处器官（包括腹腔）

* 浸润的深度应从肿瘤起源的上皮（表层或腺体）的基底膜开始测量。脉管累及（血管或淋巴管）不改变分期。

经许可改编自Staging established by the International Federation of Gynecology and Obstetrics (FIGO) and the American Joint Committee on Cancer. AJCC Cancer Staging Manual. 7th Ed. New York: Springer, 2010。

若分期>IB1期,腹部和盆腔CT或MRI检查可判断有无转移,尽管结果并不用于分期。通常用PET-CT（PET/CT）检查超越子宫颈的转移病变。若没有PET/CT、MRI或CT,当临床有指证时,膀胱镜、乙状结肠镜检查和静脉肾盂造影检查可用于分期。

分期系统的目的是建立大资料库以备研究;因此这个系统采用全球统一的诊断标准。这个系统祛除了一些不在全球范围内可用的检查结果（如MRI）,因为绝大多数宫颈癌发生在发展中国家。由于不能使用这些检查,宫旁累及和淋巴转移经常被漏诊,可能导致分期不足。

当影像检查提示盆腔或主动脉旁淋巴结明显增大（>2cm）,提示需作手术探查尤其腹膜后探查。

目的是切除增大的淋巴结,从而使放射治疗更精确、更有效。

[1] Nayar R, Wilbur DC. The Pap test and Bethesda 2014[J]. Cancer Cytopathology, 2015, 123: 271-281。

预后

鳞形细胞癌远处转移常发生在疾病晚期或复发时。5年生存率如下:

- I期 80%~90%
- II期 60%~75%
- III期 30%~40%
- IV期 0%~15%

近80%的复发在2年内。预后不良因素包括淋巴结转移、肿瘤体积大、宫颈深纤维间质浸润、宫旁侵犯、脉管累及和非鳞状细胞组织学分型。

治疗

- 如果肿瘤未转移至宫旁或更晚期可用手术或根治性放疗
- 肿瘤转移至宫旁或更晚期采用放疗联合化疗

- 转移和复发则采用化疗

治疗包括手术、放疗和化疗。如果需要做子宫切除但患者不能耐受手术,可采用放疗加化疗。

CIN 和 ⅠA1 期鳞状细胞癌 治疗包括锥切或全子宫切除。宫颈癌微浸润,定义为 FIGO ⅠA1 期,无淋巴管浸润,淋巴结转移风险<1%,可用 LEEP,激光或冷刀进行锥切保守治疗。锥切术适用于要求保留生育能力的患者。如果患者不要求保留生育能力或者锥切后边缘阳性,建议行子宫切除术。ⅠA1 期同时脉管浸润,建议可行宫颈锥切术(切缘阴性)加腹腔镜下盆腔前哨淋巴结(SLN)绘图活检加淋巴结切除术。

ⅠA2 和 ⅡA 期鳞状细胞癌 对于ⅠA2 或ⅠB1 期子宫颈癌,标准建议是根治性子宫切除术加双侧盆腔淋巴结切除术(±前哨淋巴结绘图活检)。根治性子宫切除术包括切除子宫(包括子宫颈)、部分主韧带和宫骶韧带、阴道上部 1~2cm 和盆腔淋巴结。根治性子宫切除术可通过开腹手术或微创手术完成。同时行双侧输卵管卵巢切除术。Querleu & Morrow 分类系统描述了 4 种基本类型的根治性子宫切除术,其中一些亚型将保留神经和子宫颈旁淋巴结切除术考虑在内[1]。对于ⅠB2~ⅡA 期子宫颈癌,最常见的方法是联合化疗和盆腔放疗。另一种治疗选择是根治性子宫切除术加双侧盆腔淋巴结切除术,有时联合放射治疗。ⅠB 和 ⅡA 期患者用这两种治疗方式的 5 年生存率是 85%~90%。通过手术,可以保留卵巢功能。由于卵巢转移在鳞状细胞癌患者(0.8%)中比在腺癌患者(5%)中较少见,所以鳞癌患者可保留卵巢,腺癌患者通常切除卵巢。如果术中发现子宫外扩散,则不进行根治性子宫切除术,建议术后放射治疗以防止局部复发。一些要求保留生育功能的早期宫颈癌患者可采用广泛宫颈切除术。手术途径可采用经腹部或阴道,腹腔镜或机器人辅助。这种术式切除范围包括宫颈、宫颈旁组织、阴道上段 2cm 和盆腔淋巴结。残余宫体缝合到阴道,保留生育功能。这种术式适用于以下患者:

- 组织学类型为鳞癌、腺癌或腺鳞癌
- ⅠA1/G2 或 G3 有脉管内累及
- ⅠA2 期
- ⅠB1 期肿瘤<2cm

术前应用 MRI 排除宫颈上段和宫体下段累及。复发率和死亡率与广泛子宫切除术相似。如果广泛宫颈切除术后患者怀孕,需采用剖宫产分娩。广泛宫颈切除术后生育率 50%~70%,复发率 5%~10%。

ⅡB 到 ⅠVA 期 放疗联合化疗(如顺铂)是更为合适的初始治疗。手术分期可用来确定是否有主动脉旁淋巴结转移以确定术后是否需要扩大放疗的范围,尤其适用于治疗前影像学提示盆腔淋巴结阳性的患者。常用腹膜后手术方式。建议采用腹腔镜腹膜后入路。当肿瘤局限于宫颈和/或盆腔淋巴结时,标准建议是外照射治疗,然后进行近距离放疗(局部放射性植入物,通常使用铯)到宫颈。放疗可能引起急性并发症(如放射性直肠炎和膀胱炎),偶尔也会引起一些晚期并发症(如阴道狭窄,肠梗阻,直肠阴道瘘和膀胱阴道瘘形成)。

宫颈癌放疗时常同步化疗,目的在于增加肿瘤对放疗的敏感性。

尽管ⅠVA 期癌常首选放疗,全盆腔脏器祛除术亦可以考虑(切除所有盆腔脏器)。若放射治疗后肿瘤残留但局限在盆腔中央,可行全盆腔脏器祛除术,治愈率达 40%。步骤包括尿路吻合术,低位直肠吻合,无结肠造口或采用末端降结肠造口,大网膜关闭盆底(J-flap),用腹直肌皮瓣进行阴道重建。

ⅠVB 期和复发癌 首选化疗,但只有 15%~25% 的患者有反应。在最近的一项研究中,对复发、持续或转移的宫颈癌患者在联合化疗中加入贝伐单抗(顺铂加紫杉醇或托泊替康加紫杉醇)后,其总生存期的中位数提高 3.7 个月[2]。放射区以外的转移灶似乎比盆腔照射范围内的转移灶对化疗更敏感。

宫颈癌的前哨淋巴结定位活检 前哨淋巴结(SLN)定位活检作为一种潜在的工具以确定不需要盆腔淋巴结切除术的患者,从而减少这些可能产生并发症(如淋巴水肿,神经损伤)的手术量。对于 SLN 定位,将蓝色染料或锝-99(^{99}Tc)直接注入宫颈,通常在 3 点和 9 点钟位置。当开腹或微创手术时,可以使用称为吲哚菁绿(ICG)的染料。在手术过程中,可通过直接观察蓝色染料、通过摄像头检测 ICG 的荧光或通过伽马探针检测 ^{99}Tc 来辨认 SLN。SLN 通常位于髂外血管的内侧、腹下血管的腹侧或闭孔的上部。所有 SLN 的超分期用于检测微转移。无论定位如何,切除任一可疑的淋巴结。如果半侧盆腔没有定位,则进行一侧特定淋巴结切除术。前哨淋巴结定位最适用于肿瘤<2cm。

根治性子宫切除术后的放疗标准 用于确定根治性子宫切除术后是否应进行盆腔放疗的标准包括以下内容:

- 脉管浸润
- 浸润深度
- 肿瘤大小

[1] Querleu D, Morrow CP. Classification of radical hysterectomy[J]. Lancet Oncol, 2008, 9(3):297-303。doi:10.1016/S1470-2045(08)70074-3。

[2] Tewari KS, Sill MW, Long HJ Ⅲ. Improved survival with bevacizumab in advanced cervical cancer[J]. N Engl J Med, 2006, 354(8):795-808。doi:10.1056/NEJMoa1309748。

预防

巴氏涂片 常规行宫颈巴氏涂片筛查的建议如下:

1. 21~30 岁:通常每 3 年进行一次宫颈涂片检查(一般不推荐 HPV 检测)。

2. 30~65 岁:每 3 年进行一次宫颈涂片检查或者每 5 年进行一次宫颈涂片检查和 HPV 检测(对于宫颈癌高危妇女可增加检查频率)。

3. 65 岁以后:如果之前 10 年的检查结果正常,则不需要再进行检查。

如果女性因癌症外的疾病行子宫切除术,并没有不正常的宫颈涂片检查结果,筛查就不需要了。HPV检测是所有巴氏检测结果判断为ASCUS(意义不明的非典型鳞状细胞)的女性患者的首选随访评估方法。如果HPV检测阴性,也应继续在规定的时间间隔进行HPV检测。如果HPV阳性,则做阴道镜检查。

HPV疫苗预防性疫苗包括:
- 二价疫苗:针对16、18亚型(导致大多数宫颈癌)
- 四价疫苗:针对16、18、6、11亚型
- 九价疫苗:可针对与四价疫苗相同的亚型,同时还针对31、33、45、52、58亚型(导致15%的宫颈癌),6和11亚型导致>90%的可见生殖器疣

疫苗旨在预防宫颈癌而非治疗。对于年龄≥15岁的患者,6个月内(0,1~2,6个月)给予三次剂量。对于<15岁的患者,两次剂量相隔6~12个月。该疫苗被推荐用于男孩和女孩,最好是在他们性生活活跃之前。标准推荐是9岁开始接种。

> **关键点**
> - 如果女性有异常子宫颈涂片检查结果,需要考虑宫颈病变,如果有异常阴道出血尤其是发生在性交后,应考虑宫颈癌
> - 做一次巴氏涂片检查,如果提示异常,进行活检以明确诊断
> - 通过活检、盆腔检查、胸部X线确定宫颈癌临床分期,如果分期>ⅠB1,采用PET/CT、MRI或CT检查以除外转移
> - 治疗方法是:早期癌(ⅠA~ⅠB1)采用手术切除,局部晚期癌(ⅠB2~ⅣA)采用放疗加化疗,转移性癌采用化疗
> - 通过定期做子宫颈涂片和HPV测试筛查所有女性
> - 推荐女孩和男孩在9岁开始接种HPV疫苗

子宫内膜癌

子宫内膜癌(endometrial cancer)多为腺癌,典型症状为绝经后阴道流血,诊断依靠活检,分期为手术分期,治疗为全子宫和双侧附件切除,高危患者需要同时行盆腔和主动脉旁淋巴结清扫。对晚期癌,可用放射治疗、激素治疗或细胞毒药物治疗。

子宫内膜癌在饮食中脂肪比例高的发达国家中常见。在美国,子宫内膜癌是女性中第四常见的肿瘤,发病率1/50。随着代谢综合征发生率增加,内膜癌可能会更常见。

美国癌症医学会估计,2017年新发病例约61 380例,死亡病例约10 920例。子宫内膜癌好发于绝经后妇女。患者的平均确诊年龄为61岁。大多数病例被确诊的年龄在50~60岁;92%发生在>50岁女性。

病因
主要危险因素如下:
- 无对抗的雌激素刺激
- 年龄>50岁
- 肥胖
- 糖尿病

其他危险因素包括:
- 他莫昔芬应用>5年
- 既往盆腔放疗史
- 乳腺癌或卵巢癌个人史或家族史
- 家族遗传性非息肉性结直肠癌(hereditary non-polyposis colorectal cancer,HNPCC),或1级亲属患内膜癌
- 高血压

无对抗的雌激素刺激(循环中高雌激素水平,无或孕激素水平低)可能与肥胖、多囊卵巢综合征、未产、绝经延迟、分泌雌激素的肿瘤、无排卵(排卵障碍)以及无孕激素对抗的单雌激素治疗有关。大多数子宫内膜癌是由散发性突变引起的。然而,在约5%的患者中,遗传突变导致子宫内膜癌;由于遗传突变导致的子宫内膜癌倾向于较早发生,并且通常比散发性癌症早10~20年诊断。约半数涉及遗传的病例发生在家族史中有遗传性非息肉性结直肠癌(HNPCC;Lynch综合征)。患有HNPCC的患者具有发生第二种癌症(如结直肠癌,卵巢癌)的高风险。

病理
子宫内膜癌前期病变为子宫内膜增生过长。子宫内膜癌通常分为两类。

Ⅰ型 肿瘤是比较常见的,通常是雌激素依赖型,通常发生在年轻、肥胖或围绝经期妇女。这些肿瘤通常是低级别的。内膜样癌是最常见的组织学类型。这些肿瘤可能会显示微卫星不稳定性,并有 *PTEN*、*PIK3CA*、*KRAS* 和 *CTNNBI* 突变。

Ⅱ型 肿瘤通常是高级别的(如浆液性或透明细胞性)。多发于老年女性。10%~30%的有 *p53* 突变。高达10%的子宫内膜腺癌是Ⅱ型。

子宫内膜癌中腺癌比例达75%~80%。子宫乳头状浆液性癌、透明细胞癌和癌肉瘤被认为是更具侵袭性、高风险的组织学类型,因此与子宫外疾病发病率较高有关。癌肉瘤已被重新分类为高危恶性上皮肿瘤。

子宫内膜癌扩散途径如下:
- 沿宫腔表面扩散至宫颈管
- 经肌层扩散至浆膜和腹腔
- 经输卵管腔扩散到卵巢、阔韧带和腹膜表面
- 经血流远处转移
- 经淋巴道扩散

分级越高(未化程度高)的肿瘤,深肌层浸润、主动脉旁淋巴结转移或子宫外扩散的可能性越大。

症状及体征
多数(>90%)患者有异常阴道流血(如绝经后阴道流血、绝经前反复子宫不规则出血)。1/3的绝经后阴道流血患者为子宫内膜癌。绝经后阴道流血之前数周或数月可能有阴道排液。

诊断
- 子宫内膜活检
- 手术分期

以下症状提示子宫内膜癌：
- 绝经后阴道流血
- 绝经前妇女子宫不规则出血
- 绝经后妇女常规巴氏涂片发现子宫内膜细胞
- 任何年龄妇女常规巴氏涂片发现不典型子宫内膜细胞

如果怀疑子宫内膜癌，在门诊应做子宫内膜活检，准确率>90%。异常出血的女性也建议子宫内膜取样，尤其>40岁。

假如没有明确诊断或提示癌（如复杂不典型增生），建议门诊宫腔镜下分段诊刮。或者可作经阴道超声；但组织学诊断是必需的。

一旦诊断为内膜癌，术前评估包括血电解质、肝肾功能、全血细胞计数、胸片和心电图。由于子宫内膜癌有时源于遗传突变，如果患者年龄<50岁或有子宫内膜癌和/或HNPCC家族史，应考虑进行遗传咨询和/或检测。在如下情况下，盆腔和腹部CT也用做检查患者是否存在宫外或其他转移癌：
- 体检过程中发现腹部包块或肝肿大
- 肝功能检查异常
- 癌症的高危病理亚型（如浆液性乳头状癌、透明细胞癌、癌肉瘤）

分期 分期基于组织分化［1级（分化良好）至3级（分化不良）］和扩散程度，包括浸润深度、宫颈累及（腺体累及或间质浸润），以及子宫外转移（表270-3）情况。手术分期包括腹腔和盆腔的探查、子宫外可疑病灶的活检和切除、完全的经腹子宫切除术，具有高危因素的患者（G1或G2伴深肌层浸润，G3，高危组织学类型）同时行盆腔和腹主动脉旁淋巴结切除术。手分期手术也可通过开腹、腹腔镜或机器人辅助手术进行。

表270-3 子宫内膜癌的分期

期别	定义
Ⅰ期	癌局限于子宫体
ⅠA	局限于内膜或侵犯不超过1/2肌层
ⅠB	侵犯超过1/2肌层
Ⅱ期	癌侵犯宫体和宫颈，但未扩散至子宫外
Ⅲ期	肿瘤的局部或区域性传播
ⅢA	癌侵犯子宫浆膜层和/或附件
ⅢB	转移或直接蔓延至阴道或宫旁
ⅢC	盆腔和/或主动脉旁淋巴结转移，或两者兼而有之
ⅢC1	盆腔淋巴结转移
ⅢC2	转移至腹主动脉旁淋巴结，有或无盆腔淋巴结转移
Ⅳ期	癌侵犯膀胱或肠黏膜，或远处转移
ⅣA	癌侵犯膀胱和/或肠黏膜
ⅣB	远处转移，包括腹腔内和/或腹股沟淋巴结转移

* 子宫内膜癌通常为手术分期。
† 对除ⅣB期以外的癌，分化程度指（G）非鳞状或非桑葚状实性生长类型所占比例：
- G1: ≤5%
- G2: 6%~50%
- G3: >50%

核呈明显不典型的G1和G2肿瘤，分级应提高一级。对浆液性腺癌、透明细胞腺癌和鳞状细胞癌核的分级更重要。有鳞化的腺癌按腺体成分的核分级来定。

* 经许可改编自Staging established by the International Federation of Gynecology and Obstetrics (FIGO) and the American Joint Committee on Cancer. AJCC Cancer Staging Manual. 7th Ed. New York: Springer, 2010。

预后

高级别、广泛转移和年龄大者预后差。平均5年生存率如下：
- Ⅰ期或Ⅱ期 70%~95%
- Ⅲ期或Ⅳ期 10%~60%

总体上，63%的患者治疗后无瘤生存期为≥5年。

治疗

- 通常全子宫及双附件切除术
- G1或G2伴子宫深肌层浸润（>50%）、G3、高危组织学类型，应行盆腔及腹主动脉旁淋巴结清扫术
- Ⅱ期或Ⅲ期行盆腔放疗加减化疗
- Ⅳ期行多种模式、个性化治疗

Ⅰ期G1或G2伴肌层浸润深度<50%，淋巴结转移的概率<2%。治疗方式为开腹、腹腔镜或机器人辅助下全子宫切除加双侧输卵管卵巢切除术。然而，对于ⅠA或ⅠB期子宫内膜样腺癌的年轻女性，保留卵巢通常是安全的，并建议保留生育能力。符合以下任一情况均应行盆腔及腹主动脉旁淋巴结清扫术：
- G1或G2伴深肌层浸润（>50%）
- G3
- 高危组织学类型（乳头状浆液性癌、透明细胞癌、癌肉瘤）

腹主动脉旁淋巴结清除范围是否需到达肠系膜下动脉或肾静脉是争论的焦点。

Ⅱ、Ⅲ期内膜癌需盆腔放疗和/或化疗。Ⅲ期内膜癌的治疗需个体化，手术是一个选择；总体上手术联合放疗预后较好。除非宫旁有大块癌灶，一般需作全子宫切除加双侧输卵管卵巢切除术。

Ⅳ期患者治疗无确定方案并且应个体化，一般为手术联合放化疗。有时也可考虑激素治疗。

在20%~25%的患者中，肿瘤对孕激素治疗有反应。某些细胞毒药物（尤其卡铂和紫杉醇）有效。主要用于转移或复发患者。另一种选择是阿霉素。

子宫内膜癌前哨淋巴结定位 目前正在评估前哨淋巴结（SLN）定位在子宫内膜癌中的作用。SLN定位与宫颈癌使用相同的示踪剂［蓝色染料，锝-99（^{99}Tc），吲哚菁绿（ICG）］。SLN定位可用于肿瘤局限于子宫时的分期手术。在高危组织学癌症（乳头状浆液性癌、透明细胞癌、癌肉瘤）中进行SLN定位应谨慎。子宫内膜癌患者何处注射示踪剂存在争议；然而，将染料注入子宫颈是用于鉴定淋巴结的有用且有效的技术。在3点和9点钟时，染料通常注射到子宫颈表面（1~3mm）和深（1~2cm）。通过这种技术，染料渗透到子宫淋巴干（在宫旁汇聚），并到达阔韧带，从而到达盆腔和腹主动脉旁淋巴结。SLN最常见位于：
- 髂外血管的内侧
- 髂内血管的腹侧
- 闭孔的上方

其次位于髂骨和/或骶前区。

出现下列情况需进行盆腔淋巴结清扫术：
- 没有定位到SLN
- 半侧盆腔未能定位
- 无论定位如何，都有可疑或增大的淋巴结

子宫内膜增生和早期子宫内膜癌保留生育功能 复杂

型子宫内膜增生和不典型增生患者进展为子宫内膜癌的风险高达 50%。根据病变程度和患者有无保留生育功能的意愿，子宫内膜增生的治疗方式包括孕激素治疗或手术治疗。如果年轻患者肿瘤 G1、并未累及肌层（MRI）、希望保留生育功能，可以选择孕激素治疗。46%～80% 患者在初始治疗 3 个月内完全缓解。3 个月后应行诊刮而非内膜活检再次评估。另外，左炔诺黄体酮释放宫内节育器（IUD）越来越多地被用于治疗复杂型非典型增生或子宫内膜癌患者（G1）。如果保守治疗无效（在治疗 6~9 个月后子宫内膜癌仍然存在）或患者已经完成生育，建议手术。对于高级别子宫内膜样腺癌、子宫乳头状浆液性癌、透明细胞癌或癌肉瘤患者，保留生育功能的治疗是禁忌的。在ⅠA或ⅠB期子宫内膜样腺癌的年轻女性中，保留卵巢是安全的，并推荐使用。

一般措施 由于肥胖和高血压增加子宫内膜癌的风险，并且因为有证据表明某些生活方式选择可能有助于预防子宫内膜癌，因此需告知患者运动、控制体重和适当饮食的重要性。

高危组织学类型 子宫乳头状浆液性癌、透明细胞癌和癌肉瘤（重新分类为高危恶性上皮肿瘤）被认为是组织学上侵袭性强、高危的癌症，通常已扩散到子宫外。对于这些侵袭性强的子宫内膜肿瘤，通常推荐使用多种形式的治疗。主要治疗包括经腹子宫切除术，双侧输卵管卵巢切除术伴盆和腹主动脉淋巴结切除术，以及大网膜和腹膜活检。当子宫外已经有广泛病灶时，应该进行肿瘤细胞减灭术以尽可能切除肿瘤直至无残余病灶。

乳头状浆液性癌和透明细胞癌的辅助治疗取决于肿瘤分期：

- ⅠA期无子宫肌层浸润、切除的子宫标本中无残留病灶：观察和密切随访（可接受的方法）
- 其他ⅠA和ⅠB期或Ⅱ期：通常采用阴道近距离放疗加卡铂和紫杉醇全身化疗
- 更晚期别的治疗：化疗

癌肉瘤的辅助治疗也取决于肿瘤分期：

- ⅠA期无子宫肌层浸润、切除的子宫标本中无残留疾病：观察和密切随访（可接受的方法）
- 所有其他期别：通常采用异环磷酰胺加紫杉醇进行全身化疗

> **关键点**
> - 子宫内膜癌是女性最常见的癌症之一，并且随着代谢综合征患病的增加，可能会变得更加普遍
> - Ⅰ型肿瘤预后更佳，往往被诊断在较年轻或围绝经期妇女，是雌激素反应型，并有更良性的组织学特征
> - 推荐有异常出血的妇女进行子宫内膜取样，尤其>40岁
> - 子宫内膜癌通过开腹手术、腹腔镜或机器人辅助进行手术分期
> - 治疗方式为全子宫切除、双侧输卵管卵巢切除术、淋巴清扫，有时需放疗和/或化疗
> - 当肿瘤局限于子宫时可行前哨淋巴结定位
> - 对于一些子宫内膜样腺癌G1或子宫内膜复杂不典型增生的患者，可行保留生育功能的治疗
> - 对<50岁以及有子宫内膜癌和/或结肠直肠癌家族史（遗传性非息肉性结直肠癌）的患者进行遗传咨询和检测

输卵管癌

输卵管癌（fallopian tube cancer）多为腺癌，表现为附件肿块或症状不明显。诊断、分期和治疗依靠手术。原发性输卵管癌少见。患者在诊断时通常是绝经后。

危险因素包括：

- 年龄
- 输卵管炎
- 不孕

绝大多数输卵管癌（>95%）为乳头状浆液性腺癌；少数为肉瘤。转移途径，径：

- 直接扩散
- 腹腔种植
- 淋巴转移

症状及体征

许多患者主诉为盆腔肿块或不典型的盆腹腔症状（如腹部不适、腹胀及疼痛）。少数患者表现为特异的输卵管大量积液三联症（腹痛、阴道排液和附件肿块）。

诊断

- CT
- 手术确定诊断和分期

一般都需做 CT。一个增大、实性附件肿块和正常卵巢提示输卵管癌。除绝经后妇女，患者需做妊娠试验以除外异位妊娠。

若疑诊输卵管癌，手术为诊断、分期和治疗所必须。分期（与卵巢癌相似）需以下内容：

- 包括盆腔冲洗液、盆腹腔侧沟和横膈隐窝的冲洗液做细胞学检查
- 盆腹腔的腹膜做多点活检
- 盆腔和主动脉旁淋巴结清扫术或淋巴结活检术

治疗

- 经腹全子宫切除、双侧输卵管卵巢切除
- 横结肠下大网膜切除
- 有时需行肿瘤细胞减灭术

治疗包括经腹全子宫切除、双侧输卵管卵巢切除以及横结肠下大网膜切除。假如肿瘤为晚期，则行肿瘤细胞减灭术。这些手术可以在手术分期中完成。与卵巢癌一样，临床医生必须确定首选治疗肿瘤细胞减灭术（手术分期过程中完成）是否能切除所有病灶，化疗和间隔手术（通常 3 个周期的新辅助化疗随后进行肿瘤细胞减灭术和 3 个周期的辅助化疗）是否是患者最好的治疗方法。可以进行腹腔镜检查以确定癌症的程度，并且在某些情况下可以治疗癌症。腹腔镜使临床医师能够彻底评估骨盆，小肠和大肠，上腹部，膈肌表面和所有其他腹膜表面。如在卵巢癌中一样，可以使用预测指数评分例如 Fagotti 评分。在这个评分系统中，评估腹腔和盆腔中的几个部位，并根据癌症的程度给予评分。如果患者评分≥8，首选治疗推荐化疗，而非肿瘤细胞减灭术。术后治疗同卵巢癌。很少用外照射治疗。

滋养细胞疾病

滋养细胞疾病（gestational trophoblastic disease）是一类

妊娠或近期妊娠滋养细胞增生引起的疾病。临床表现包括异常子宫增大、呕吐、阴道流血、子痫前期，尤其在早期妊娠时。诊断依据为人绒毛膜促性腺激素的β亚单位测定和盆腔超声，确诊靠活检。通过行清宫术。清宫后肿瘤持续存在，需用化疗。

滋养细胞疾病是一类来源于滋养细胞的肿瘤，滋养细胞包围囊胚，发育成绒毛膜和羊膜（参见第2068页）。这类疾病发生或继发于宫内或异位妊娠。如果疾病发生于妊娠期，常发生自然流产、子痫或胚胎死亡，胎儿存活者少见。有些为恶性，有些为良性但具有侵袭性。

病理

妊娠滋养细胞疾病可分为：
- 葡萄胎：完全型或部分型
- 妊娠滋养细胞肿瘤包括恶性葡萄胎（侵蚀性葡萄胎）、绒癌、胎盘部位滋养细胞肿瘤（非常罕见）和上皮样滋养细胞肿瘤（非常罕见）

妊娠滋养细胞疾病从形态学可分为：
- 葡萄胎：这种异常妊娠表现为绒毛水肿、滋养细胞增生
- 侵蚀性葡萄胎：是葡萄胎浸润局部子宫肌层
- 绒毛膜癌：是一种侵袭性、广泛转移疾病，组织学为恶性滋养细胞增生但无绒毛结构，这类肿瘤大部分继发于葡萄胎之后
- 胎盘部位滋养细胞肿瘤：罕见，由中间型滋养细胞组成，多继发于足月妊娠后。该病可侵犯邻近组织或转移
- 上皮样滋养细胞肿瘤：罕见，属变异的胎盘部位滋养细胞肿瘤，由中间型滋养细胞组成。像胎盘部位滋养细胞肿瘤一样，它可能侵犯邻近组织或转移

葡萄胎在<17岁或>35岁的曾经发生滋养细胞疾病的妇女中最常见。在美国的发生率为1:2 000次妊娠。而在亚洲国家中为1:200次妊娠，其原因不明。多数（>80%）的葡萄胎为良性。其余可能进展为侵蚀性葡萄胎；2%~3%进展为绒毛膜癌。

症状及体征

葡萄胎的初始表现为早孕，但孕10~16周内子宫常大于正常妊娠。通常，妊娠试验阳性，伴阴道流血、严重呕吐、无胎动、无胎心音，排出葡萄样组织强烈提示该诊断。妊娠早期可能出现以下并发症包括子宫感染、败血症、失血性休克、子痫前期。
- 胎盘部位滋养细胞肿瘤易引起阴道流血
- 绒毛膜癌常表现为转移症状
- 妊娠滋养细胞疾病不影响生育；也不提示产前或围生期并发症（如先天性畸形、自发性流产）

诊断

- 血β绒毛膜促性腺激素亚基（β-hCG）
- 盆腔B超
- 活检

在妊娠试验阳性以及具有以下症状之一的女性中要怀疑妊娠滋养细胞疾病：
- 子宫大小远远大于停经月份
- 先兆子痫的症状或体征
- 葡萄样排出物
- B超提示性表现（多囊性包块，无胎儿及羊水）
- 育龄期女性无法解释的转移灶
- 妊娠试验无法解释的高水平血清β-hCG
- 无法解释的妊娠并发症

> **经验与提示**
> - 在怀孕早期做B超，如果子宫大小是比预期的日期要大得多，如果女性有症状或子痫前期的迹象，或者如果β-hCG水平是明显升高。

假如怀疑妊娠滋养细胞疾病，检查包括血清β-hCG测定，若既往未行盆腔超声检查，应进行。异常发现（如很高的β-hCG水平，经典超声表现）常提示本疾病，但需要活检明确诊断。如果活检结果提示侵袭性疾病或葡萄胎治疗后高于预期的高水平血清β-hCG，提示侵袭性葡萄胎或绒癌（见下文）。

分期

国际妇产科联合会（FIGO）制订了妊娠滋养细胞肿瘤的分期系统。

预后

在转移性疾病中，转移性妊娠滋养细胞疾病WHO预后评分系统可帮助预测预后，包括死亡风险（表270-4）。

表270-4 转移性妊娠滋养细胞疾病WHO评分系统

预后因素	描述	评分
年龄/岁	<40	0
	≥40	1
前次妊娠	葡萄胎	0
	流产	1
	足月产	2
间隔时间（月）†	<4	0
	≥4,<7	1
	≥7,<13	2
	≥13	4
治疗前血清β-hCG/(IU/ml)	<1 000	0
	1 000~<10 000	1
	10 000~<100 000	2
	≥100 000	4
最大肿瘤，包括任何子宫肿瘤	3~<5cm	1
	≥5cm	2
转移部位	肺部	0
	脾脏、肾脏	1
	胃肠道	2
	脑部、肝脏	4
转移数目	1~4	1
	5~8	2
	>8	4
化疗失败药物的数量	1	2
	≥2	4

* 总分为所有预后因素分值之和：
- ≤6=为低危
- ≥7=为高危

† 指前次妊娠终止到化疗开始之间的间隔。
hCG，人绒毛膜促性腺激素。

经许可摘自 The International Federation of Gynecology and Obstetrics (FIGO) Oncology Committee. FIGO staging for gestational tropho-blastic neoplasia 2000 [J]. International Journal of Gynaecology and Obstetrics, 2002, 77(3):285-287。

预后不良的因素如下(参见 NIH 标准)：
- 尿 hCG 24 小时分泌量>100 000IU
- 病程>4 个月(距前次妊娠的间隔)
- 脑或肝转移
- 疾病继发于足月妊娠后
- 血清 hCG>40 000mIU/ml
- 前次化疗失败
- WHO 评分≥7

治疗
- 吸宫术或子宫切除术清除肿瘤
- 评估持续性病变和肿瘤播散情况
- 持续性病变需化疗
- 持续性病变治疗后避孕

葡萄胎、侵袭性葡萄胎、胎盘部位滋养细胞肿瘤和上皮样滋养细胞肿瘤可通过吸宫术清除组织。或者，如果无生育要求，可行子宫切除术。

肿瘤去除后，根据滋养细胞疾病的临床分期决定后续治疗。临床分期与形态学分期不相符合。侵袭性葡萄胎和绒癌都按临床分类为持续性疾病。使用临床分类因为两者治疗相同且确切的组织分类需行全子宫切除术。

需作胸片检查和血清 β-hCG 测定。如果组织清除后 10 周 β-hCG 还未恢复正常，疾病为持续状态。此时需作脑、胸部、腹腔、盆腔的 CT 检查。根据结果确定疾病为转移性或非转移性。

持续性疾病的治疗通常为化疗。如果治疗后每周测一次血清 β-hCG，连续 3 次正常则为治疗成功。治疗后 6 个月应该避孕，因为怀孕后 β-hCG 水平升高，难以确定治疗是否成功。一般可给予 6 个月的口服避孕药(任一种均可)；或者用其他有效的避孕方法。非转移性的疾病可用单一化疗药物治疗(甲氨蝶呤或放线菌素 D)。子宫切除术则适用于下列患者：年龄>40 岁，要求绝育，合并严重感染或出血不能控制者。如果单药治疗无效，可考虑全子宫切除或多药联合化疗。理论上 100%的非转移性疾病都能被治愈。

低危转移性疾病可单药或多药联合化疗。高危转移性疾病需要多药联合化疗。低危型治愈率为 90%~95%，高危型为 60%~80%。

葡萄胎患者再次妊娠时的复发率为 1%。这类患者再次妊娠时应及早作超声检查并且胎盘应送病理检查。

> **关键点**
> - 怀疑妊娠滋养细胞疾病的情况有：子宫大小比预期大得多，女性在怀孕早期出现子痫前期的迹象，或 β-hCG 水平异常升高，或者超声提示妊娠滋养细胞疾病
> - 测量 β-hCG 水平，做盆腔超声检查，如果发现疑似妊娠滋养细胞疾病，应活检明确诊断
> - 清宫清除肿瘤，然后根据临床标准对肿瘤分类
> - 如果疾病是持久性的，应化疗，治疗后避孕 6 个月

卵巢癌

卵巢癌(ovarian cancer)由于发现时多为晚期所以常为致命性。早期时常无症状，晚期无特异性症状。检查手段包括超声、CT 或 MRI 和肿瘤标志物(如肿瘤抗原 CA125)。确诊需组织学检查。分期靠手术分期。治疗方式为全子宫切除、双侧输卵管卵巢切除，尽可能切除肿瘤累及的组织，除非肿瘤局限，一般都需化疗。

在美国，卵巢癌是第二常见(影响约 1/70 妇女)妇科癌症；它为妇女肿瘤死因中的第五位，2017 年估计有 22 440 新发病例和 14 080 死亡病例。发达国家中发生率较高。

病因
卵巢癌常发生于围绝经期和绝经后妇女。
如果有以下症状，风险会增加：
- 一级亲属诊断为卵巢癌
- 未产
- 晚育
- 月经初潮早
- 绝经晚
- 内膜癌、乳腺癌或结肠癌个人史和家族史

风险降低 通过：
- 使用口服避孕药

5%~10%的卵巢癌与常染色体 BRCA 基因突变有关，携带这种突变者一生中乳腺癌的发病风险为 50%~80%。携带 BRCA1 突变者一生中卵巢癌的发生风险为 20%~40%；携带 BRCA2 突变者风险增加较少。这些突变的发生率在德系犹太人比一般人群高。其他基因突变包括：*TP53*、*PTEN*、*STK11/LKB1*、*CDH1*、*CHEK2*、*ATM*、*MLH1* 和 *MSH2*，与遗传性乳腺癌和/或卵巢癌有关。

XY 性腺发育不全者倾向于发生卵巢生殖细胞肿瘤。

病理
卵巢癌组织学分类多样(表 270-5)。至少 80%来源于上皮，其中 75%为浆液性囊腺瘤，10%是侵袭性黏液癌。近 27%的 I 期上皮性卵巢癌是黏液性的，但Ⅲ期或Ⅳ期中的比例<10%。大约 20%的卵巢癌原发于生殖细胞或性索间质细胞或者是转移性卵巢癌(最常见的是从乳腺和胃肠道)。生殖细胞肿瘤多发生于 30 岁以下妇女。

表 270-5 卵巢癌分类

来源	类型
上皮	勃勒纳瘤
	透明细胞
	内膜样腺癌
	黏液性腺癌
	浆液性囊腺癌(最常见)
	移行细胞癌
	未分类癌
生殖细胞	绒毛膜癌
	无性细胞瘤
	胚胎癌

续表

来源	类型
	内胚窦瘤
	未成熟畸胎瘤
	多胚瘤
性索和间质细胞	颗粒细胞-卵泡膜细胞瘤
	Sertoli-Leydig 细胞瘤
转移	乳腺癌
	胃肠道肿瘤
	卵巢癌转移

卵巢癌扩散包括：
- 直接蔓延
- 细胞脱落至腹腔（腹腔种植）
- 经淋巴道扩散至盆腔和主动脉旁
- 较少由血行转移至肝及肺

症状及体征

早期癌通常无症状；常在无意中发现实性、不规则和固定的附件肿块。盆腔和直肠阴道检查可扪及散在结节。少部分妇女因肿瘤扭转表现为严重腹痛（参见第1974页）。晚期卵巢癌患者症状无特异（如消化不良、腹胀、饱满感、腹部胀气、背痛）。随后，由于肿瘤增大或腹水导致盆腔痛、贫血、恶病质及腹部肿胀。

生殖细胞肿瘤或间质肿瘤可能发生功能性症状（如甲状腺功能亢进、女性化及男性化等）。

诊断

- 超声检查（疑为早期癌）或CT或MRI（疑为晚期癌）
- 肿瘤标志物（如癌抗原CA125）
- 手术分期

有下列症状时应怀疑卵巢癌
- 有不能解释的附件肿块
- 不能解释的腹胀
- 大便习惯改变
- 非故意的体重减轻
- 不能解释的腹痛

老年妇女的卵巢肿块为癌症的可能性大。良性功能性囊肿（参见第1975页）能刺激年轻妇女发生功能性生殖细胞或间质肿瘤。盆腔肿块合并腹水通常提示卵巢癌，但有时提示麦格综合征（良性纤维瘤合并腹水和右侧胸水）。

影像学检查 怀疑为早期卵巢癌时，首先作超声检查，以下发现提示癌：
- 实质性成分
- 表面乳头状突起
- 直径>6cm
- 形状不规则
- 经阴道多普勒血流检查发现低血流阻力

如果怀疑为晚期肿瘤（腹水、腹胀、妇科检查发现固定的肿块）通常在手术前作CT或MRI检查以确定肿瘤的范围。

肿瘤标志物 肿瘤标志物包括人绒毛膜促性腺激素的β-亚单位（β-hCG）、LDH、α-甲胎蛋白、抑制素、CA125等，主要应用于年轻女性中，因为她们发生非上皮性肿瘤的风险高（如生殖细胞肿瘤，间质肿瘤）。在围绝经期和绝经后的妇女中，只需测定CA125，因为发生在这个年龄段的肿瘤多为上皮性肿瘤。80%的晚期卵巢癌中CA125升高，但其在子宫内膜异位症、盆腔炎症性疾病、妊娠、肌瘤、腹膜炎或非卵巢来源腹膜癌中轻度升高。绝经后妇女囊实性附件肿块，尤其伴有CA125升高，提示卵巢癌。

活检 活检不常规推荐，除非患者有手术禁忌。在这种罕见情况下，可用细针穿刺肿块或腹水获得标本。超声表现为良性者无需组织学检查，6周后复查超声检查。良性肿瘤包括良性囊性畸胎瘤（皮样囊肿）、卵泡囊肿或子宫内膜样瘤。

分期 疑诊或确诊的卵巢癌通过手术确定分期（表270-6）。假如疑为早期卵巢癌，可采用腹腔镜或机器人辅助下腹腔镜手术分期。否则，经腹正中切口有利于暴露上腹部。所有腹膜表面、偏侧膈、盆腹腔脏器均须仔细视诊和触诊。取盆腹腔侧沟和横膈隐窝的冲洗液做细胞学检查，盆腹腔的腹膜做多点活检。早期卵巢癌需做横结肠下大网膜切除和盆腔及主动脉旁淋巴结活检。

表270-6 卵巢癌的手术分期

期别	定义
Ⅰ	癌灶局限于卵巢
ⅠA	癌灶局限于一侧卵巢，包膜完整，外表面无肿瘤
ⅠB	癌灶局限于两侧卵巢，包膜完整，外表面无肿瘤
ⅠC	ⅠA或ⅠB期，一侧或两侧卵巢表面有癌灶、包膜破裂或腹水或腹腔冲洗液中找到癌细胞†
Ⅱ	癌灶侵犯单侧或双侧卵巢，并累及或转移至盆腔
ⅡA	癌灶侵犯卵巢，侵及或转移至子宫和/或输卵管
ⅡB	癌灶侵犯其他盆腔脏器
ⅡC	ⅡA或ⅡB期，但在腹水或腹腔冲洗液中找到恶性细胞*
Ⅲ	癌灶侵犯单侧或双侧卵巢，组织学检查确认盆腔外的腹腔转移
ⅢA	镜下证实的盆腔外腹膜转移，淋巴结阴性
ⅢB	镜下证实盆腔外腹膜上癌灶直径<2cm，淋巴结无转移
ⅢC	盆腔外腹膜上癌灶直径>2cm，和/或区域淋巴结转移
Ⅳ	伴远处转移，包括肝实质转移；假如伴胸腔积液，细胞学检查需确认癌细胞阳性

† 对于ⅠC和ⅡC期肿瘤，知道肿瘤包膜破裂是自发的或由手术者引起的和恶性细胞来自腹水或腹腔冲洗液有助于预测预后。

* 经许可改编自 Staging established by the International Federation of Gynecology and Obstetrics (FIGO) and the American Joint Committee on Cancer. AJCC Cancer Staging Manual. 7th Ed. New York: Springer, 2010。

卵巢癌根据分化程度分为1级（分化良好）至3级（分化不良）。最新的分类将上皮性卵巢癌分为低级别（1级）或高级别（2或3级）。

筛查 卵巢癌没有筛查试验。然而，具有已知遗传风险如 BRCA 突变的女性应密切随访。虽然从大型试验数据表明，CA125 具有高特异性（99.9%），灵敏度仅为中等（71%），阳性预测值低；所以 CA125 不建议作为无症状、中等风险的妇女的筛查试验。超声和血清 CA125 测定可能筛查出一些无症状卵巢癌，但是不改善结局，即使是高危群体（如携带 BRCA 基因突变者）也是如此。然而，对于携带异常 BRCA 基因同时家族中有以下情况之一者需进行筛查：

- 一级亲属 40 岁前诊断为卵巢癌
- 仅 1 个一级亲属 50 岁之前诊断为乳腺癌及卵巢癌
- 相同年龄段一级及二级亲属有 2 名卵巢癌患者
- 相同年龄段一级或二级亲属有 2 例乳腺癌及 1 例卵巢癌患者
- 相同年龄段一级或二级亲属中有 1 名乳腺癌及 1 名卵巢癌，而且乳腺癌在 40 岁之前发现，卵巢癌在 50 岁之前发现
- 相同年龄段一级或二级亲属 2 名乳腺癌，且两例都发生于 50 岁之前
- 相同年龄段一级或二级亲属 2 名乳腺癌，其中一例发生于 40 岁之前

而且，在德系犹太妇女中，如果家族中有一名 50 岁以前诊断的乳腺癌患者或一名卵巢癌患者，就应考虑筛查 BRCA 基因异常。

预后
治疗后五年存活率
- Ⅰ期 85%~95%
- Ⅱ期 70%~78%
- Ⅲ期 40%~60%
- Ⅳ期 15%~20%

高级别肿瘤或手术不能切除所有肉眼下所累及的组织则预后差；反之，若手术后残余病灶直径<1cm 或显微镜下残留则预后好。Ⅲ或Ⅳ期卵巢癌复发率为 70%。

治疗
- 一般应做全子宫及双侧附件切除术
- 肿瘤细胞减灭术
- 术后应用铂类及紫杉醇辅助化疗

一般应做全子宫及双侧附件切除术，年轻妇女Ⅰ期非上皮性或低级别单侧上皮性癌例外，通过保留非侵犯侧卵巢和子宫可保留生育功能。广泛转移的患者，如果具有一个或多个下列的情况不推荐手术或推迟手术：

- 肝脏多发转移
- 肝门淋巴结肿大
- 肾血管水平的主动脉旁淋巴结肿大
- 弥漫肠系膜累及
- 胸膜或肺实质累及

这些患者应接受新辅助化疗（铂类加紫杉醇），手术有时可以初始化疗后进行。

进行全子宫加双附件切除时，应尽可能切除所有癌灶累及组织（肿瘤细胞减灭术）。肿瘤细胞减灭术影响生存时间，术后残留的病灶与生存时间成反比。肿瘤细胞减灭术：

- 完全：肿瘤细胞减灭术后没有肉眼可见的病灶
- 理想：根据妇科肿瘤小组的定义，肿瘤细胞减灭术后最大残余病灶直径≤1cm
- 不理想：肿瘤细胞减灭术后肿瘤结节>1cm

肿瘤细胞减灭术包括：

- 结肠下大网膜切除，有时需切除乙状结肠（通常需一期肠吻合）
- 广泛腹膜剥离
- 切除横膈腹膜或脾脏

预测肿瘤细胞减灭术的可行性 由于肿瘤细胞减灭术与生存率增加有关，能够预测何时进行肿瘤细胞减灭至无残留疾病是很重要的，但这样做很困难；没有统一的标准。如果患者有下列情况，完成理想的肿瘤细胞减灭术可能性较小：

- 表现不佳
- 年龄>60 岁
- 美国麻醉医师协会身体状况 3 或 4
- 内科并发症
- 营养状况差
- 腹腔以外的病灶
- 巨块型肿瘤
- 大肠累及
- 转移至肾血管上方的腹膜后淋巴结，最大尺寸>1cm
- 肝实质累及
- 术前 CA125>500U/ml

基于术前成像（如 CT，MRI，PET/CT）结果来评估理想瘤体细胞减灭术的算法尚未可靠地重现。剖腹手术前的诊断性腹腔镜检查可以避免患者进行不必要的剖腹手术（不理想的肿瘤细胞减灭术）。腹腔镜检查可使临床医生进行组织活检，确定诊断并分析活检样本。因此，不适合进行肿瘤细胞减灭术的患者可以早点进行化疗。腹腔镜检查结果显示以下情况时不太可能完成理想的肿瘤细胞减灭术：

- 大网膜成蛋糕状
- 广泛的腹膜或膈肌转移
- 肠系膜回缩
- 胃肠道浸润
- 脾脏和/或肝脏浅表转移

基于 7 种腹腔镜检查结果的 Fagotti 评分可帮助预测晚期卵巢癌患者完成理想肿瘤细胞减灭术的可能性（表 270-7）。该评分系统根据疾病是否存在于特定位置来分配分值 0 或 2。如果患者评分≥8，理想的肿瘤细胞减灭术是不太可能的。如果得分<8，可进行肿瘤细胞减灭术。

术后治疗
术后治疗取决于分级和分期（表 270-8）。即使对化疗后达到临床完全缓解（如盆腔检查阴性、CA125 正常、盆腹腔 CT 检查阴性），仍有 50% 的Ⅲ期和Ⅳ期患者有残余瘤。对于持续 CA125 升高者，90%~95% 的患者有残余瘤。初次化疗（6 个疗程的铂类及紫杉醇）后临床完全缓解的患者的复发率为 60%~70%。

表 270-7　计算 Fagotti 分数以预测理想肿瘤细胞减灭术的可能性

腹腔镜下的特征	0	2
腹膜转移	侵犯有限区域（沿着结肠旁沟或盆腔腹膜）的癌灶通过腹膜切除术切除	腹膜大面积受累呈粟粒状分布时无法手术切除
横膈受累	无浸润的癌灶、大部分横膈表面无结节	广泛浸润的癌灶，大部分横膈表面有结节
肠系膜受累	没有大的浸润结节，没有侵犯肠系膜根部（即肠段的运动不受限制）	大的浸润结节或侵犯肠系膜根部，表现为肠段运动受限
大网膜受累	沿大网膜至胃大弯未见肿瘤扩散	沿大网膜至胃大弯见肿瘤扩散
肠道浸润	未作肠切除术，也未在肠上皮观察到粟粒性癌	肠切除术或在肠上皮观察到粟粒性癌
胃浸润	胃壁没有明显的肿瘤累及	胃壁有明显的肿瘤累及
肝转移	无表面病变	任何表面病变

取决于疾病是否存在于这些位置，分值为 0 或 2。如果患者评分 ≥8，理想的肿瘤细胞减灭术是不太可能的。如果他们得分 <8，可进行肿瘤细胞减灭术。

经许可改编自 Fagotti A, Ferrandina G, Fanfani F, et al. Prospective validation of alaparoscopic predictive model for optimal cytoreduction in advanced ovarian carcinoma［J］. Am J Obstet Gynecol, 2008, 199: 642, e1-642. e6. doi: 10. 1016/j. ajog. 2008.06.052。

表 270-8　基于分期和分类的卵巢癌的术后治疗

分期和类别	治疗
ⅠA 或 ⅠB/G1 上皮性腺癌	无术后治疗
ⅠA 或 ⅠB/G2 或 G3 腺癌	6 个疗程化疗（紫杉醇和卡铂为主）
Ⅱ期	
Ⅲ期	6 个疗程化疗*（同ⅠA 或ⅠB G2 或 G3 腺癌）
Ⅳ期	放疗，不常用
	考虑腹腔内紫杉醇和顺铂治疗
生殖细胞肿瘤	通常联合化疗，常用药物博来霉素、顺铂和依托泊苷
Ⅱ或Ⅲ期间质肿瘤	

*腹腔内化疗（顺铂+紫杉醇）比静脉化疗获得更长的生存时间，但可能并发症更多。腹腔内化疗还未成为Ⅲ期和Ⅳ期肿瘤的标准治疗。

假如有效化疗后癌症复发或进展，需重新开始化疗。其他有效药物包括拓扑替康、脂质体阿霉素、多西紫杉醇（紫杉醇帝）、长春瑞滨、吉西他滨、贝伐单抗和环磷酰胺联合贝伐单抗或吉西他滨联合顺铂。生物靶向治疗正在研究中。

预防

携带 *BRCA1* 或 *BRCA2* 基因突变，如果已完成生育，行预防性双侧附件切除术，能降低卵巢癌及乳腺癌的风险。这种方法比常规监测，患癌症的风险似乎较低。*BRCA1* 或 *BRCA2* 基因突变的患者应有妇科肿瘤医生评估。

Other resources include the National Cancer Institute Cancer Information Service（1-800-4-CANCER）及 Women Cancer Network（www.wcn.org）。

> **关键点**
> - 卵巢癌常发生于围绝经期和绝经后妇女。未产、晚育、月经初潮早、绝经晚及特定基因表达增加发病风险
> - 早期卵巢癌患者症状无特异（如消化不良、腹胀、饱胀感、腹部胀气、背痛）
> - 如果疑有癌症，CT，测量肿瘤标志物（如 CA125），并进行手术分期
> - 用 B 超检查和/或 CA125 筛选无症状妇女是无用的，除非 *BRCA* 突变风险高
> - 剖腹术前的诊断性腹腔镜手术可以避免患者进行不必要的剖腹手术（不理想的肿瘤细胞减灭术）
> - 通常情况下，治疗采用全子宫加双侧输卵管卵巢切除术，肿瘤细胞减灭术和术后化疗（如卡铂和紫杉醇）

子宫肉瘤

子宫肉瘤（uterine sarcomas）是源于子宫体部位的一组独立的高度恶性的肿瘤。常见的表现包括异常子宫出血和盆腔疼痛或肿块。对于疑似子宫肉瘤，子宫内膜活检或诊断性刮宫可以完成，但结果往往是假阴性；在子宫切除术或子宫肌瘤剥除术后，大多数肉瘤才在组织学上被确诊。治疗方式为经腹全子宫切除加双侧输卵管卵巢切除术，对于晚期肿瘤建议化疗，有时需放疗。在美国，2017 年将有 4910 例子宫肉瘤发生。肉瘤占子宫恶性肿瘤的 <3%。子宫肉瘤的高危因素包括：

- 既往盆腔放疗史
- 服用他莫昔芬

子宫肉瘤包括：

- 内膜间质肉瘤（21%）
- 未分化的子宫肉瘤

罕见的子宫间叶肉瘤亚型包括：

- 腺肉瘤
- 血管周上皮样细胞瘤（PEComas）
- 横纹肌肉瘤

癌肉瘤曾被归类为肉瘤，但现在被视为高级别上皮性肿瘤（癌）。高级别的子宫肉瘤倾向于血行转移，最常见于肺部；淋巴结转移并不常见。

症状及体征

许多肉瘤临床表现为不规则阴道流血，少数表现为盆腔疼痛、腹部饱胀感、阴道肿块、尿频或可触及的盆腔肿块。

诊断

组织学，大多数在手术切除后。需对有症状者作阴道超声和子宫内膜活检或分段诊断性刮宫。然而，这些检测灵敏度有限。子宫内膜间质肉瘤和子宫平滑肌肉瘤常常在子宫切除术或子宫肌瘤剥除术后偶然诊断。如果术前确诊为癌症，通常需要进行CT或MRI检查。如果在手术切除后诊断子宫肉瘤，建议进行影像学检查，并考虑再次手术探查。当患者患有子宫肉瘤时一般不会筛查遗传性非息肉性结肠直肠癌（Lynch综合征）；相反，当患者患有子宫内膜癌时会进行这种筛查。

分期

分期依靠手术（表270-9，表270-10）：

表270-9　FIGO子宫肉瘤的手术分期：平滑肌肉瘤和子宫内膜间质肉瘤

分期	描述
Ⅰ期	肿瘤局限于宫体
ⅠA	肿瘤≤5cm
ⅠB	肿瘤>5cm
Ⅱ期	肿瘤侵及盆腔
ⅡA	附件受累
ⅡB	子宫外盆腔内组织受累
Ⅲ期	肿瘤侵及腹腔组织（不包括子宫肿瘤突入腹腔）
ⅢA	一个病灶
ⅢB	一个以上病灶
ⅢC	盆腔淋巴结和/或腹主动脉旁淋巴结转移
ⅣA	肿瘤侵及膀胱和/或直肠
ⅣB	远处转移

经许可改编自Staging established by the International Federation of Gynecology and Obstetrics (FIGO) and the American Joint Committee on Cancer. AJCC Cancer Staging Manual. 7th Ed. New York: Springer, 2010（也可参见National Cancer Institute: Uterine Sarcoma Treatment）。

表270-10　FIGO手术分期子宫肉瘤：腺肉瘤

分期	描述
Ⅰ期	肿瘤局限于宫体
ⅠA	肿瘤局限于子宫内膜或宫颈内膜，无肌层浸润
ⅠB	肌层浸润≤1/2
ⅠC	肌层浸润>1/2
Ⅱ期	肿瘤侵及盆腔
ⅡA	附件受累
ⅡB	子宫外盆腔内组织受累
Ⅲ期	肿瘤侵及腹腔组织（不包括子宫肿瘤突入腹腔）
ⅢA	一个病灶
ⅢB	一个以上病灶
ⅢC	盆腔淋巴结和/或腹主动脉旁淋巴结转移
ⅣA	肿瘤侵及膀胱和/或直肠
ⅣB	远处转移

经许可改编自Staging established by the International Federation of Gynecology and Obstetrics (FIGO) and the American Joint Committee on Cancer. AJCC Cancer Staging Manual. 7th Ed. New York: Springer, 2010（也可参见National Cancer Institute: Uterine Sarcoma Treatment）。

预后

与同期子宫内膜癌相比，肉瘤预后差；当肿瘤扩散至子宫外生存率低。组织学并不是独立预后因素。有研究显示，Ⅰ～Ⅳ期的5年生存率分别为51%、13%、10%和3%。肿瘤常局部复发，如腹部和肺。

治疗

- 经腹全子宫切除加双侧输卵管卵巢切除术

治疗方式为经腹全子宫切除加双侧输卵管卵巢切除术，子宫肉瘤应整体切除；粉碎是禁忌的。如果手术中标本碎裂，建议进行影像学检查，并可考虑重新探索。也建议化疗治疗。如果某些患有早期子宫平滑肌肉瘤的患者希望保留激素功能，则可以保留卵巢。额外的手术切除应基于术中探查情况。平滑肌肉瘤及子宫内膜间质肉瘤淋巴结切除有效性存在争议，未证实治疗价值。对于不能手术的肉瘤，建议采用或不采用近距离放射治疗和/或全身治疗的盆腔放射治疗。辅助放疗可以延缓局部复发但不能提高总生存率。化疗药物通常用于晚期肿瘤或肿瘤复发；药物根据肿瘤类型而异。建议采用联合化疗方案：多西他赛/吉西他滨（平滑肌肉瘤首选）、多柔比星/异环磷酰胺、阿霉素/达卡巴嗪、吉西他滨/达卡巴嗪、吉西他滨/长春瑞滨，总的来说，对化疗的反应很差。激素治疗用于子宫内膜间质肉瘤或激素受体阳性的子宫平滑肌肉瘤。孕激素常常有效。激素治疗包括：

- 醋酸甲羟黄体酮
- 醋酸甲地黄体酮
- 芳香化酶抑制剂
- 促性腺激素释放素激动剂

> **关键点**
> - 子宫肉瘤不常见
> - 大多数肉瘤无症状；症状包括异常阴道出血、阴道肿块、盆腔疼痛、腹部饱胀感和尿频
> - 预后通常比同期别的子宫内膜癌差
> - 治疗主要为全子宫及双附件切除术
> - 激素治疗用于子宫内膜间质肉瘤和激素受体阳性的平滑肌肉瘤
> - 不能手术治疗的肉瘤行放疗和/或化疗

阴道癌

阴道癌（vaginal cancer）常为鳞形细胞癌，多发生于年龄>60岁，最常见的症状是异常的阴道流血。诊断通过活检。治疗小的癌灶的方法是全子宫加阴道切除加淋巴结切除；其他情况，用放射治疗。

在美国，阴道癌占妇科恶性肿瘤的发病率是1%。诊断时平均年龄为60～65岁。高危因素是HPV感染和宫颈或外阴癌变。罕见情况下，宫内己烯雌酚暴露史者易得透明细胞腺癌，平均发病年龄是19岁。

大多数（95%以上）原发性阴道癌是鳞形细胞癌，其他包括原发或继发性腺癌、继发性鳞癌（老年妇女）、透明细胞

腺癌(年轻的妇女)和黑色素瘤。最常见的阴道肉瘤是葡萄状肉瘤(胚胎性横纹肌肉瘤),高发年龄为3岁。

大多数阴道癌发生在阴道后壁上1/3。可通过直接扩散(进入局部阴道旁组织、膀胱或直肠)、从阴道下段病变经腹股沟淋巴结、从阴道上段病变经盆腔淋巴结、血行转移。

症状及体征

大多数患者表现为异常的阴道流血:绝经后阴道流血、性交后流血或月经间期流血。有些则表现为水样的阴道分泌物增多或性交困难。少数患者无症状,而在常规盆腔检查或巴氏涂片报告不正常时被发现。

晚期病变可出现膀胱阴道瘘或直肠阴道瘘。

诊断

- 活检
- 临床分期

点状活检常可以诊断,但偶尔可以需要做局部广泛切除。

肿瘤分期为临床分期(表270-11),依据为体格检查和内镜检查(如膀胱镜、直肠镜),胸部X线(检查有无肺转移)摄片或CT(检查有无腹部或盆腔淋巴结转移)检查。生存率取决于分期。

表270-11 阴道癌分期

分期	描述	5-年生存率
I	肿瘤局限在阴道壁内	65%~70%
II	肿瘤侵及阴道周围组织	47%
III	肿瘤扩散到盆腔	30%
IV	肿瘤超过真骨盆或侵犯膀胱或直肠黏膜	15%~20%

*肿瘤大或分化差者预后差。

治疗

- 对仅限于阴道壁上1/3的阴道癌,行全子宫切除术加阴道切除术加淋巴清扫术
- 其他大多数采用放射治疗

位于阴道上1/3的I期肿瘤可做根治性子宫切除、上段阴道切除及盆腔淋巴结切除术,有时候再加放疗。其他大多数原发肿瘤用放疗,常用外照射和近距离放疗联合治疗。膀胱阴道瘘或直肠阴道瘘被视为放射治疗的禁忌证,可行盆腔脏器祛除术。

> **关键点**
> - 阴道癌的危险因素包括人乳头瘤病毒感染和宫颈癌或外阴癌
> - 大多数患者表现为异常阴道出血
> - 通常用点状活检进行诊断;有时需要广泛的局部切除
> - 当肿瘤局限于阴道壁上1/3时,可行子宫切除术加阴道切除术加淋巴结切除术,有时需进一步放疗。其他大多数情况采用放疗

外阴癌

外阴癌(vulvar cancer)常是鳞状细胞皮肤癌,大多数发生在老年妇女。常是明显可触及的病灶。诊断通过活检。治疗包括手术切除和淋巴结切除或前哨淋巴结定位。

外阴癌是美国第四常见的妇科肿瘤;它占女性生殖道肿瘤的5%;2016年,新增病例约5 950例,死亡病例约1 110例。平均诊断年龄是70岁,发病率随着年龄增加而增加。外阴癌发病率在年轻女性越来越多。危险因素包括外阴上皮内瘤变(vulvar intraepithelial neoplasia, VIN)、人乳头瘤病毒感染、严重的吸烟、苔藓样硬化、鳞状上皮不典型增生、阴道或宫颈鳞状细胞癌及慢性肉芽肿病。

病理

VIN是外阴癌的前期病变。VIN可以是多病灶的。有时外阴、乳腺、前庭大腺也会发生腺癌。

大约90%的外阴癌是鳞形细胞癌,另有大约5%是黑色素瘤。其他包括腺癌、移形细胞癌、囊性腺癌和腺鳞癌,所有这些均可能起源于前庭大腺。在腺癌基础上可同时发生基底细胞癌和肉瘤。

外阴癌可以通过直接扩散(如进入尿道、膀胱、阴道、会阴、肛门、直肠)、血行转移、腹股沟淋巴结或从腹股沟淋巴结转移至盆腔和腹主动脉旁淋巴结。

症状及体征

最常见的临床表现是可以触及的外阴肿块,通过局部麻醉取小块皮肤组织活检进行诊断,有时局部广泛切除有助于区分VIN和外阴癌。偶尔,有必要行扩大局部切除,以区分外阴癌和VIN。细微的病变可通过甲苯胺蓝外阴染色或使用阴道镜检查确定。

诊断

- 活检
- 手术分期

外阴癌的表现与性传播的生殖器溃疡(软下疳)、基底细胞癌、外阴佩吉特病(一种灰白湿疹样的病变)、巴氏腺囊肿或尖锐湿疣相似。如果在性传播疾病发生风险低(性病)的女性患者发生了会阴病变,或者如果它对性病治疗无效,临床医师应考虑外阴癌。

> **经验与提示**
> - 如果低危型性传播疾病发生外阴病变,或对治疗无反应,应考虑外阴癌

分期 分期依据肿瘤的大小、位置和初始手术治疗时局部淋巴结的转移情况(表270-12)。

表270-12 外阴癌分期

期别	描述	5-年生存率
I	局限在外阴或会阴,没有淋巴结转移	>90%
I A	直径≤2cm,浸润<1mm	
I B	直径>2cm,浸润>1mm	
II	邻近组织播散的任何大小的肿瘤(尿道下1/3,阴道下1/3或肛门),无淋巴结转移	

期别	描述	5-年生存率
Ⅲ	任何大小,有或无邻近组织播散的肿瘤(尿道下 1/3,阴道下 1/3,或肛门),以及与各区域(腹股沟)淋巴结转移	50%~60%
ⅢA	1 或 2 个淋巴结转移,每个<5mm 或 1 个淋巴结转移≥5mm	
ⅢB	3 个或更多淋巴结转移中,每个<5mm 或 2 个或更多淋巴结转移中,每个≥5mm	
ⅢC	淋巴包膜外扩散转移	
Ⅳ	其他区域的结构(尿道上 2/3,阴道的上部 2/3,膀胱黏膜或直肠黏膜)的侵袭,被固定到骨盆壁,或具有固定或溃疡区域(腹股沟)淋巴结或远端转移	15%
ⅣA	尿道、阴道的上部 2/3,膀胱黏膜或直肠黏膜的入侵;骨盆转移;或有固定或破溃的区域淋巴结	
ⅣB	任何远处转移,包括盆腔淋巴结	

预后

5 年生存率取决于临床分期。淋巴结扩散的危险性与肿瘤大小和浸润深度成正比。黑色素瘤常有转移,多数取决于侵犯的深度,但也和肿瘤的大小有关。

治疗

■ 广泛外阴切除加淋巴清扫术,除外间质浸润<1mm

■ Ⅲ或Ⅳ期,放疗、化疗或两者联合

广泛切除术(距离病灶边缘≥2cm)在任何情况下都能应用。间质浸润>1mm 时行腹股沟及股淋巴结清扫术;当间质浸润为<1mm 没必要。广泛外阴切除术通常用于前庭大腺腺癌。

最近的研究表明,相较于淋巴结切除术,前哨淋巴结活检是女性外阴鳞状上皮细胞癌的一个更合理的选择。如果临床检查提示癌症已扩散至腹股沟淋巴结,则不应考虑前哨淋巴结定位。前哨淋巴结定位时,将示踪剂[蓝色染料、锝-99(^{99}Tc)、吲哚菁绿(ICG)]皮内注射到外阴癌前缘周围和前方。对于单侧的直径≤2cm 的病灶,可作单侧广泛外阴切除和单侧前哨淋巴结切除。病灶接近中线和病灶>2cm 的需要行双侧前哨淋巴结切除。

对Ⅲ期患者,广泛切除前可行淋巴结切除术,术后外照射及辅助化疗(如氟尿嘧啶、顺铂)。另一种选择是行范围更大的根治术或去脏术。

Ⅳ期患者的治疗常联合用盆腔脏器祛除术、放射治疗和系统化疗。

> **关键点**
>
> ■ 大多数外阴癌症是皮肤癌(如鳞状细胞癌、黑色素瘤)
> ■ 如果有外阴病变,包括瘙痒性病变和溃疡,治疗不理想的性传播疾病或低风险性传播疾病的女性发病,应考虑外阴癌
> ■ 通过活检诊断外阴癌,进行手术分期
> ■ 无远处转移,进行广泛切除的患者,除非间质浸润<1mm,需做淋巴结清扫或前哨淋巴结活检

271. 子宫肌瘤

(平滑肌瘤;肌瘤)

子宫肌瘤是起源于平滑肌的良性子宫肿瘤,通常会引起异常子宫出血、盆腔疼痛和压迫感、尿路和肠道症状以及妊娠并发症。根据盆腔检查、超声或其他影像学检查可进行诊断。对于有症状的患者,治疗方式取决于患者的生育意愿以及是否要保留子宫。治疗方法包括应用口服避孕药、术前短期应用促性腺激素释放激素缩小肌瘤、孕激素治疗以及疗效更加确切的手术治疗(如子宫切除术和子宫肌瘤切除术)。

子宫肌瘤是最常见的盆腔肿瘤,45 岁以上的妇女患病率约为 70%。大多数子宫肌瘤较小,多无症状。约 25% 的白人妇女和 50% 的黑人妇女最终发展为有症状的子宫肌瘤。子宫肌瘤在体重指数较大的妇女中更为常见。其潜在的保护因素包括分娩和吸烟。

大多数子宫肌瘤是浆膜下肌瘤,其次是肌壁间肌瘤和黏膜下肌瘤(图 271-1)。有时,肌瘤也可位于阔韧带、输卵管或宫颈部位。

有些子宫肌瘤是带蒂的。大部分肌瘤呈多发性,每个肌瘤从单平滑肌细胞发展而来,所以它们都起源于单克隆。由于肌瘤能够受到雌激素的影响,因此在育龄期肌瘤往往增大,而在绝经后缩小。

有时肌瘤的生长速度会超过其血供能力而发生变性。肌瘤变性可分为玻璃样变、黏液瘤样变、钙化、囊性变,脂肪

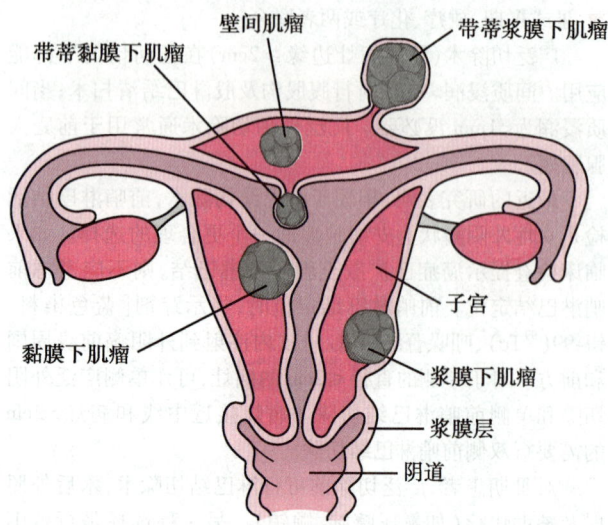

图271-1 肌瘤生长部位。肌瘤可能位于：肌壁间（位于子宫肌壁间）、黏膜下（位于子宫黏膜下）、浆膜下（位于子宫表面浆膜下）、带蒂肌瘤（在蒂上生长）

变性、红色样变（通常只在妊娠期发生）或者坏死。患者非常关心肌瘤是否会发生恶变，但肉瘤样变较少见，发生率<1%。

症状及体征

子宫肌瘤可以引起异常子宫出血（如月经过多及经期延长）。

如果肌瘤生长较快、发生变性，或者子宫肌瘤蒂扭转，会导致严重的急性或慢性压迫症状及疼痛不适。膀胱受压可引起尿路症状（如尿频或尿急），直肠受压可引起肠道症状（如便秘）等。子宫肌瘤还可能会增加不孕的风险。怀孕期间子宫肌瘤可引起复发性自然流产、早产或胎位异常，必要时需要剖宫产终止妊娠。

诊断

- 影像学检查（超声、盐水灌注超声或 MRI）

盆腔双合诊时，如在耻骨联合上方摸到增大、活动、不规则的子宫，则可考虑诊断子宫肌瘤。需要影像学检查进一步明确诊断，常见的提示征象包括：

- 新发现的肌瘤
- 子宫体积增大
- 引起相关症状
- 子宫肌瘤需要与其他异常（如卵巢肿块）鉴别

当影像提示存在肌瘤，超声检查（通常经阴道做）或生理盐水灌注超声（宫腔声学造影）是最常用的方法。生理盐水灌注超声，是指将生理盐水注入子宫内后行超声检查，可更明确子宫肌瘤的位置。

如果超声检查，包括生理盐水灌注超声（如果已做）仍不能明确诊断，那么要进行更精确的影像学检查，通常需行 MRI。

治疗

- GnRH 激动剂（或类似物）或其他药物可用于短期缓解轻微症状
- 采用子宫肌瘤切除术（保留生育力）或子宫切除术治疗

症状明显的子宫肌瘤

无症状的子宫肌瘤 一般不需要治疗，患者应定期随访（如每6~12个月）。

有症状的子宫肌瘤 药物治疗，包括抑制卵巢激素来止血，治疗效果都十分有限且不理想，并非首选治疗方法。然而，临床医师在决定行手术治疗前，应优先考虑能否应用药物治疗。术前可用 GnRH 激动剂使子宫肌瘤缩小，这类药物应用后往往会闭经，可纠正贫血。对围绝经期妇女应尝试期待疗法，绝经后症状可能会随着肌瘤变小而缓解。

子宫肌瘤的药物治疗 一些药物可用于缓解症状，和/或减缓肌瘤的生长速度。

- GnRH 激动剂
- 外源性孕激素
- 抗孕激素
- 选择性雌激素受体调节剂（SERM）
- 达那唑
- 非甾体抗炎药（NSAID）
- 氨甲环酸

GnRH 激动剂 是常用的药物。这些药物可以缩小子宫肌瘤的体积和减少出血。用法如下：

- 肌内注射或皮下注射（如亮丙瑞林 3.75mg 肌内注射，每月 1 次；戈舍瑞林 3.6mg 皮下注射，每 28 日 1 次）
- 作为皮下微球
- 作为鼻腔喷雾剂（如那法瑞林）

这些药物可以减少雌激素的产生。术前应用 GnRH 激动剂能够十分有效地缩小肌瘤和子宫体积，降低手术难度和减少术中出血。但总的来说这些药物都不能长期使用，因为在停药后 6 个月内肌瘤大小往往又增大如初，另外还可能引起骨质疏松等副作用。为了预防长期用药导致的骨质疏松，临床医生应给患者补充雌激素（反向添加疗法），如低剂量的雌-孕激素联合制剂。

外源性孕激素 能一定程度上拮抗雌激素的促肌瘤生长作用。孕激素同样可减少子宫出血，但缩小肌瘤的作用不如 GnRH 激动剂。醋酸甲羟黄体酮 5~10mg 口服，每日 1 次或醋酸甲地黄体酮 40mg 口服，每日 1 次，每个月经后半周期应用 10~14 日，1~2 个周期后就可有效控制出血。另一方法是一个月当中每天都口服药物（续惯治疗），这种治疗方式在减少出血的同时，也可以避孕作用。醋酸甲羟黄体酮缓释剂 150mg 每 3 个月肌内注射 1 次，该方法的疗效与续惯疗法相似。在选择肌内注射治疗前，应先试用口服孕激素，以了解患者能否耐受其副反应（如体重增加、抑郁和不规则出血）。部分妇女应用孕激素治疗反会促进子宫肌瘤生长。左炔诺黄体酮释放宫内避孕器（IUD）或可作为一种替代方案用于减少子宫出血。

抗孕激素（如米非司酮）的剂量为 5~50mg，每日 1 次，使用 3~6 个月。该剂量比用于终止妊娠的 200mg 剂量低，因此需要药房专门配制，有时候可能无法获得。

SERM（如雷洛昔芬）可能有助于减少肌瘤生长，但它们是否能与其他药物一样缓解症状，目前还不清楚。

达那唑 是一种雄激素类似物，能抑制子宫肌瘤的生长,但是不良反应(如体重增加、痤疮、多毛、水肿、脱发、声音低沉、潮热、出汗和阴道干燥)的发生率很高,因此患者难以接受。

非甾体抗炎药 可用于治疗疼痛,但却不能使出血减少。

氨甲环酸(一种抗纤溶药) 最多可降低40%的子宫出血。应用剂量为1 300mg每8小时1次,共5日。

子宫肌瘤的手术治疗 手术通常用于有以下情况的妇女:
- 盆腔包块增大迅速
- 反复子宫出血且药物治疗无效
- 重度或持续性疼痛或压力(如需要阿片类药物控制,或是患者不能忍受)
- 增大的子宫在腹腔会引起占位效应,导致泌尿系统或肠道症状,或压迫其他器官,造成功能障碍(如肾积水,尿频,性交痛)
- 不孕(如果有生育要求)
- 反复自然流产(如果有生育要求)

如患者不要求保留生育功能,迫切渴望彻底治愈,可考虑手术治疗。

子宫肌瘤切除术 通常在腹腔镜下或宫腔镜下(用带有广角镜头和电切环进行切除)进行,也可通过机器人手术。

子宫切除术 可选择腹腔镜,阴式或开腹手术。

两种术式的大部分适应证是相似的。患者的选择是很重要的一个因素,必须充分告知其两种手术方式(肌瘤剥除VS全子宫切除术)的预期困难、后遗症等。

如果患者有妊娠意愿或要求保留子宫,则需要做子宫肌瘤切除术。大约55%的不孕是单纯由肌瘤引起的,因此肌瘤切除术后可能恢复生育能力,一般术后15个月左右能够怀孕。然而,有时全子宫切除是必要的,或者是患者的选择。

选择全子宫切除术的主要因素包括:
- 此治疗更为彻底。子宫肌瘤切除术之后,新的肌瘤可能会再次生长,约25%做过子宫肌瘤切除术的妇女在4~8年后再次行子宫切除术
- 多发性子宫肌瘤的切除术可能比子宫切除术还困难许多
- 此外,微创治疗的疗效不佳
- 患者有其他异常情况使手术更加复杂(如广泛粘连,子宫内膜异位症)
- 子宫切除术将降低其他疾病的风险(如宫颈上皮内瘤变、子宫内膜增生、子宫内膜异位症、BRCA突变的卵巢癌等)

新技术 可缓解症状,但症状缓解的有效期和对生育力的恢复方面尚无系统评估。这些方法包括:
- 高能聚焦超声
- 冷冻治疗
- 射频消融
- 磁共振引导聚焦超声术
- 子宫动脉栓塞术

子宫动脉栓塞 目的是在保留正常子宫组织的同时使子宫肌瘤梗死。该方法患者恢复的速度远比子宫切除术和子宫肌瘤切除术快,但是并发症和需二次治疗的发生率可能较高。

治疗的选择 治疗应该个体化,以下因素有助于做出选择:
- 无症状的子宫肌瘤:不需要治疗
- 绝经后妇女:尝试期待方法(绝经后,随着肌瘤的缩小症状会缓解)
- 不易做手术的有症状的子宫肌瘤,尤其有生育需求:子宫动脉栓塞,另一项新技术(如高频聚焦超声)或子宫肌瘤切除术
- 症状严重时,当其他治疗无效,特别是无生育需求:子宫切除术,必要时术前可先行药物治疗(如GnRH类似物)

> **关键点**
> - 45岁以上的妇女发生子宫肌瘤的概率达70%左右,但多无症状或很少有症状
> - 如果有必要,通常应用超声(有时需盐水灌注超声)或MRI来进行影像学诊断
> - 对于轻度症状的暂时缓解,可考虑药物(如GnRH激动剂、孕激素类、SERM、米非司酮、氨甲环酸、达那唑)
> - 对于更持久的缓解症状,可考虑手术治疗(如新术式或子宫肌瘤切除术,特别是有生育需求的患者;子宫切除术是最后选择的治疗方式)

272. 计划生育

一对夫妻在决定开始、避免或终止一次妊娠可能受到很多种因素的影响,包括母体疾病,妊娠的危险及社会经济因素。

夫妻一方或双方可以通过避孕来避免妊娠或通过绝育手术达到永久性避孕的目的。若避孕失败,则可能需要考虑流产(终止妊娠)。

避孕概述

在美国,最常用的避孕方法有口服避孕药(28%),女性绝育术(27.1%),男用避孕套(16.1%),男性绝育术(9.9%),宫内节育器(避孕环,5.5%),体外射精(5.2%),注射孕激素(3.2%),阴道避孕药环(2.4%),皮下埋植(<1%),避孕皮贴(<1%),安全期避孕(定期禁欲<1%),女性屏障法(<1%,表272-1)。

表272-1 常用避孕方法的比较

类型	在使用第一年的妊娠率		继续使用的妊娠率	使用要求	一些副反应
	熟练地使用	一般使用			
激素					
口服避孕药(OC)*	0.3%	9%	67%	每天服用	水潴留,不规则流血,乳房胀痛,恶心,呕吐,头痛,多种药物的相互作用
				单孕激素片:服用于每天的同一时间	联合避孕药:增加静脉血栓的风险
					单孕激素避孕药,与皮埋类似
注射用孕激素	0.2%	6%	56%	每3个月注射一次	闭经,不规则阴道流血,体重增加
皮下埋植剂	0.05%	0.05%	84%	每3年埋植	闭经,不规则阴道流血
避孕贴剂	0.3%	9%	67%	每周更换	同口服避孕药
					局部刺激
阴道环	0.3%	9%	67%	每月更换(插入阴道使用)	同口服避孕药
屏障					
杀精宫颈帽	—	8%(经产妇中更高)	N/A	必须在每次性行为中使用	如果放置阴道内超过48h,可能会刺激阴道并导致溃疡
				3种尺寸(基于女方妊娠史选择)	
				性交后需在阴道内放置至少6h	
避孕套,男†	2%	18%	43%	必须在每次性行为中使用	需要伴侣配合
					过敏反应
避孕套,女用†	5%	21%	41%	必须在每次性行为中使用	过敏反应
避孕海绵	9%(未产妇)	12%(未产妇)	36%	必须在每次性行为中使用	过敏反应,阴道干燥或刺激
包含缓释杀精剂	20%(经产妇)	24%(经产妇)		性交前24h放入阴道	
				并在性交后留置≥6h	
杀精隔膜	6%	12%	57%	必须在每次性行为中使用	有时阴道刺激
				必须性交前≤6h内放入阴道	尿路感染的发生率增加
				性交后留置阴道内6~24h	
其他					
宫内节育器(IUD)	释放左炔诺孕酮的宫内节育器:0.3%~0.5%[LNg14(3年期宫内节育器)]或0.2%[LNg20(5年宫内节育器)]	释放左炔诺孕酮的宫内节育器:同熟练使用	78%~80%	释放左炔诺孕酮的宫内节育器:每3年或5年更换(取决于类型)	脱落,子宫穿孔(罕见)
	含铜宫内节育器T380A:0.6%	含铜宫内节育器T380A:8%		含铜宫内节育器T380A:每10年更换	释放左炔诺孕酮的宫内节育器:不规则出血,闭经
					含铜宫内节育器T380A:增加月经量,盆腔疼痛

续表

类型	在使用第一年的妊娠率		继续使用的妊娠率	使用要求	一些副反应
	熟练地使用	一般使用			
基于生育意识的方法(安全期避孕)	0.45%或更高,取决于使用方法	24%	47%	为了达到更有效的避孕效果,需多方面的努力	没有全身性或局部明显的副作用
体外排精	4%	22%	46%	必须在每次性行为中使用	需要伙伴配合
绝育手术,女性	0.5%	同熟练使用	100%	需要手术(通常在手术室中完成,但有时在检查室)	永久性避孕；在等待确认不孕的时间内,需要采用其他的避孕方法来避孕(3个月)
绝育手术,男性	0.15%	同熟练使用	100%	需要手术(在检查室完成)和局部麻醉剂	永久性避孕；在等待确认不孕的时间,需要其他的避孕方法(3个月)

* 口服避孕药除了避孕之外还有其他益处。
† 避孕套使双方均可预防性传播性疾病。
N/A,不适用。

在使用各类避孕方式的第一年,妊娠率为：
- <1%,与性行为无关,并且不需要避孕者参与的避孕方式(宫内节育器、孕激素皮下埋植、绝育手术)
- 6%~9%,与性行为无关,但需避孕者参与的激素类避孕方式(口服避孕药、孕激素注射剂、透皮贴片、阴道药环)
- >10%,与性行为有关的避孕方法(如避孕套、隔膜、安全期、杀精剂、体外射精)

在使用避孕的第一年的妊娠率常常较高,但在随后的几年逐渐下降,因为使用者对于所选择的避孕方法越来越熟悉。当然,随着女性年龄的增加,生育能力也随之下降。对于尝试怀孕的育龄期夫妇,其1年的受孕率约为85%。

尽管使用避孕套有相对高的妊娠率,专家仍建议性交时使用避孕套,因为避孕套可预防性传播疾病。最重要的是,避孕套可以预防感染HIV。为了保证有效的避孕,其他节育方法应与安全套一起使用。

如果避孕失败,紧急避孕药可用于防止意外怀孕。紧急避孕不应被当作常规避孕方法。

口服避孕药

口服避孕药(OC)模拟卵巢分泌激素。一旦被摄入,它们可以抑制下丘脑释放促性腺激素释放激素(GnRH),从而抑制刺激排卵的垂体激素的释放。口服避孕药也会影响子宫内膜并使宫颈黏液黏稠,从而起到阻碍精子穿透的作用。坚持正确地使用口服避孕药避孕是一种有效的避孕方式。

口服避孕药可以是雌孕激素的联合或单孕激素。对于大多数联合避孕药,含雌孕激素的药片需连续服用21~24日。然后连续服用无活性药片(安慰剂)4~7日,以发生撤退性出血。在一些产品中,安慰剂药片中含有铁和叶酸；在另一些产品中,这些药片包含10μg炔雌醇,但不具有药效。

大多数联合避孕药包含10~35μg炔雌醇。这个含量是相对低的。相对于高剂量的口服避孕药(含50μg雌激素),低剂量的口服避孕药更易被接受,因为低剂量口服避孕药起到相同效果且副作用较少,除了在使用的头几个月中易发生不规则阴道出血。一个新产品使用戊酸雌二醇来代替炔雌醇。在一些口服避孕药中,整个周期中雌激素和孕激素的剂量固定(单相片)；其他一些口服避孕药,雌孕激素含量随着周期改变(多相片)。

所有联合避孕药有相似的效果；使用得当1年的妊娠率是<0.3%,一般地服药(如不规律地服用),妊娠率为9%。为了达到有效的避孕效果,单孕激素口服避孕药必须在每天同一时间服用。不含安慰剂药片。单孕激素避孕药主要由通过使宫颈黏液黏稠和防止精子穿过宫颈管及宫腔进而影响受精,以达到有效的避孕效果。在一些周期中,口服避孕药也可以抑制排卵,但这不是避孕的主要机制。常见的副作用包括不规则出血。单孕激素避孕药常适用于希望口服避孕药避孕但有雌激素使用禁忌证的女性。熟练及一般使用单孕激素避孕药的妊娠率和口服联合避孕药相似。

短效避孕药可用于育龄期女性的任何阶段,直至绝经。然而,联合避孕药在一些女性中需谨慎使用(有关详细信息,请参阅美国避孕选择的医学标准)。以下情况禁止使用联合避孕药：
- <产后21日,或<产后42日,静脉血栓栓塞的风险较高
- 每日吸烟>15支的大于35岁女性
- 现在或曾经患乳腺癌
- 严重的失代偿期肝硬化,肝细胞腺瘤,或肝癌
- 静脉血栓(深静脉血栓形成或肺栓塞),血栓突变,或未明确的红斑狼疮或抗磷脂抗体阳性
- 患先兆偏头痛或任何类型的偏头痛的>35岁的女性
- 高血压
- 缺血性心脏疾病
- 围生期心肌病
- 患糖尿病>20年或合并血管性疾病(如神经病变、肾病、

视网膜病变)
- 吸收不良型减肥手术史
- 合并心脏瓣膜疾病并发症
- 合并实体器官移植并发症
- 目前患有或药物治疗中的胆囊疾病或有避孕相关胆汁淤积的病史
- 高甘油三酯血症
- 急性病毒性肝炎

不良反应 虽然口服避孕药可能有一定的不良反应,但这些事件的发生概率是很小的。

口服避孕药可能造成突破性出血(其可以随时间或者增加雌激素剂量改善)或闭经;如果不能接受闭经,可以通过降低孕激素剂量降低来解决。在一些女性中,她们停服避孕药的几个月内仍会抑制排卵。在服药期间或停服口服避孕药后怀孕,并不会影响妊娠的结局。

激素使醛固酮生成增多而致水钠潴留,进而造成可逆的、剂量相关的血压和体重的升高(体重增加可高达 2kg)。体重增加可能伴随腹胀,水肿,乳腺胀痛。大多数的口服避孕药中的孕激素是 19-去甲基睾酮的衍生物,具有雄激素样作用。诺孕酮、依托孕烯和去氧孕烯比左旋甲基炔诺酮、炔诺酮、醋酸炔诺酮、双醋炔诺醇的雄激素活性低。雄激素样作用导致痤疮,精神紧张和代谢改变导致的体重增加。若一名女性每年体重增加>4.5kg,就应用低雄激素活性的避孕药。新的第四代抗雄激素孕激素包括地诺孕酮、诺孕素和屈螺酮(与螺内酯有关,可利尿)。

深静脉血栓形成和血栓栓塞症(如肺栓塞)的发生率随雌激素剂量增加而增加。雌激素含量 10~35μg 的口服避孕药,其发生栓塞的风险是在基线的 2~4 倍。然而,这种增加的风险仍然比与怀孕有关的风险要低得多。复方避孕药中的孕激素也可能造成这种风险。含左炔诺孕酮口服避孕药可降低此风险,而含屈螺酮或去氧孕烯的口服避孕药可能会增加此风险。由肝脏产生的凝血因子和血小板黏附的增加,可能引起此风险增加。若口服避孕药的女性有可疑的深静脉血栓或肺栓塞,应立即停药,直至诊断明确或排除此诊断。此外,在需卧床等长期制动的大手术前,应尽快停服避孕药。有特发性静脉血栓栓塞症家族史的女性不应使用含有雌激素的口服避孕药。

当前服用或 35~65 岁之间曾服用 OC 者,乳腺癌发病风险并不增加。此外,在高危人群中(如有良性乳腺疾病或乳腺癌家族史)乳腺癌的发病率也不增加。

服用 OC>5 年的女性患宫颈癌的风险会轻度增加,但是停服 OC 10 年后,宫颈癌的患病率会降至正常。该风险的增加是由于激素的作用还是自身行为(如不使用屏障避孕)导致的,尚不清楚。

尽管口服避孕药增加了卒中的风险,但是小剂量联合避孕药并不增加健康人群、血压正常者及不吸烟女性卒中的风险。然而,如果存在局灶性神经系统症状,失语,或者其他可能预示卒中等症状,应立即停服口服避孕药。

OOC 中枢系统副作用包括恶心、呕吐、头痛、抑郁和睡眠障碍。

尽管孕激素可能引起可逆的、剂量相关的胰岛素抵抗,但口服小剂量孕激素的避孕药很少会引起高血糖。服用含高剂量孕激素的 OC 后导致血清高密度脂蛋白(HDL)降低,但服用含低剂量孕激素和雌激素的 OC 使 HDL 水平升高。口服避孕药中的雌激素会使甘油三酯水平增加,并加重已经存在的高甘油三酯血症。大多数其他新陈代谢产物的血清水平的转变是没有临床意义的。口服避孕药使用者体内甲状腺素结合球蛋白的含量可能增加。然而游离甲状腺素、促甲状腺素释放激素和甲状腺的功能没有变化。

口服避孕药使用者体内维生素 B_6、叶酸、复合维生素 B、维生素 C、钙、镁、锌水平下降;维生素 A 水平增加。这些变化都不具有临床意义,而且同时补充维生素不建议作为口服避孕药的辅助药物。

最近的证据表明,低剂量的口服避孕药不会增加患胆结石的风险。然而,在口服避孕药前已患有胆汁淤积者,不建议继续口服避孕药。孕期曾患肝内胆汁淤积症(妊娠特发性持续性黄疸)的女性口服避孕药后可能会出现黄疸。因此这些女性应谨慎使用口服避孕药。

可自发性破裂的良性肝腺瘤会变大,但这种情况比较罕见。在服药期间且随着口服避孕药剂量的增加,这种风险会上升;但一旦停药,肝腺瘤常常会萎缩。

一些女性会产生黑斑,阳光照射后会加重;但停服口服避孕药后慢慢消退。因黑斑治疗困难,黑斑一旦出现时应停服口服避孕药。口服避孕药不增加患恶性黑色素瘤的风险。

益处 口服避孕药还有一些其他非常重要的健康益处。高剂量和低剂量的复方避孕药可使内膜癌和卵巢癌的患病风险降低 50%,并持续至停用口服避孕药 20 年后。也可降低良性卵巢肿瘤、异常子宫出血、痛经、骨质疏松、经前期综合征、缺铁性贫血、乳腺良性疾病、功能性卵巢囊肿的发病率。异位妊娠和输卵管炎(可影响受孕)的发生率在口服避孕药者中的也相对低。

药物相互作用 尽管口服避孕药可减慢某些药物的代谢(如盐酸哌替啶),这些作用不具有临床意义。一些药物可以诱导肝酶(如细胞色素 P-450 酶),从而加速口服避孕药的代谢而影响其生物活性。服用这些药物的女性不宜同时服用口服避孕药,除非其他避孕方法不可行或不能接受。这些药物包括某些抗惊厥药(最常见的是苯妥英钠、卡马西平、巴比妥、扑痫酮、托吡酯及奥卡西平),利托那韦(提高蛋白酶抑制剂),利福平和利福布丁。拉莫三嗪不应与口服避孕药同时使用,因为口服避孕药能降低拉莫三嗪含量从而影响其控制癫痫发作的药效。

开始 在口服短效避孕药前,临床医生应详细了解疾病史、社会及家族史,以排除潜在禁忌证。需测量血压,并行尿妊娠试验。除非血压正常且尿妊娠试验结果为阴性,否则不能予以口服避孕药。虽然在服用避孕药时常常做体格检查,但体格检查是不需要的。然而,在口服短效避孕药 1 年内建议行体格检查。口服避孕药后随访 3 个月有利于发现潜在的不良反应并复测血压。口服避孕药可一次给予 13 个周期的药量。

口服避孕药可在咨询避孕方式的当天即服用（通常称为快速启动模式）。在月经周期的哪一天、哪个时段起开始口服避孕药并不重要。但是，如果在月经周期第五天后开始服用口服避孕药，在服用的头 7 日需使用其他避孕方式（如避孕套）。

单孕激素避孕药需每一天同一时段服用。如果漏服单孕激素避孕药超过 27 小时，在继续正确服用后，需加用其他避孕方法 7 日。对于联合口服避孕药，服用时间并不严格。但是，如果漏服 1 粒，第二天需口服两粒。如果漏服 2 粒，应继续每天口服 1 粒，并应使用其他避孕方法 7 日。

孕早期的自然或人工流产后，可立即使用口服避孕药。孕 12~28 周的流产，则在流产 1 周内口服联合避孕药。>孕 28 周的分娩，应在分娩>21 后开始服用联合避孕药，因为血栓栓塞风险在产褥期是增加的。如果是纯母乳喂养（按需喂奶包括夜间喂奶，不添加辅食），或者静脉血栓栓塞的风险增加者（如近期剖宫产），应在产后 42 日服用口服避孕药。98%纯母乳喂养且未转经的女性，即使不使用避孕方法，产后 6 个月内一般不会发生意外妊娠。然而，这些女性常常在分娩 3 个月内被劝告需避孕。

单孕激素口服避孕药可产后立即使用。对有肝病史的女性，应用口服避孕药前必须明确肝功能已正常。有糖尿病高危因素的女性（如有糖尿病家族史、患妊娠期糖尿病，巨大儿分娩史或有胰岛素抵抗的体征如黑棘皮症）需要每年检测血糖并行全套血脂测定。血糖和血脂异常不是低剂量口服避孕药的禁忌证，除非甘油三酯水平>250mg/dl。大多数患糖尿病女性可以口服联合避孕药，除外合并血管病变者（如神经病变、视网膜病变、肾病）和糖尿病病史>20 年者。

> **关键点**
> - 所有联合避孕药（雌激素加孕激素）效果相似。低雌激素剂量制剂更被喜欢，因为此类的副作用较小
> - 单孕激素避孕药可能会引起不规则出血，因此必须在每天同一时间服用
> - 对于没有口服避孕药禁忌证的女性，可一直口服避孕药至绝经
> - 联合避孕药会增加血栓性疾病的风险，但其风险小于妊娠相关血栓性疾病的风险
> - 口服避孕药不增加乳腺癌的患病率
> - 在给予口服避孕药前，需全面详细地了解患者的病史；体格检查并非必需，但是最好在给药前 1 年内行体格检查

避孕贴剂和阴道避孕环

类似于使用口服避孕药的快速启动模式，可用于避孕皮贴和阴道避孕环。任一避孕方法如果在非月经周期的头 5 日内使用，需加用其他避孕方法 7 日。

避孕贴剂 一种 $20cm^2$ 的经皮贴剂每天释放 $150\mu g$ 的甲基黄体酮（诺孕酯的活性代谢成分）和 $20\mu g$ 的炔雌醇进入血液循环，药效持续 7 日，1 周后，在另一皮肤区域更换新的皮贴。使用 3 块贴剂后，停药一周以出现撤退性出血。

使用皮贴者体内雌孕激素的水平比口服避孕药者更稳定。总体来讲，皮贴的避孕效果、出血发生率和副作用与口服避孕药相似，但患者配合度更高，可能与皮贴是每周更换而无需每天更换有关。对体重>90kg 的肥胖女性，使用皮贴的避孕效果欠佳。

如果漏贴 2 日，需加用其他避孕方式 7 日。

阴道避孕环 在美国，只有一种类型的阴道避孕环可以使用。这种阴道避孕环是灵活，柔软，透明的；一个避孕环直径为 58mm，厚 4mm。避孕环每天释放 $15\mu g$ 炔雌醇（雌激素）和 $120\mu g$ 依托孕烯（孕激素）。这些激素通过阴道上皮吸收。使用阴道避孕环时，血液中的激素水平是相对恒定。

阴道避孕环可自行放入和取出，无需医师帮助。避孕环通常放置 3 周，拿出 1 周，得以撤退性出血。然而，每个避孕环含有足量的激素以有效地抑制排卵长达 5 周。因此，该环可被持续使用，每 5 周更换新的阴道避孕环。但连续使用避孕环，常出现突破性出血。需向考虑连续阴道避孕环的女性解释这种副反应。

阴道避孕环的避孕效果和副反应同口服避孕药类似，但阴道避孕环的依从性可能更好。因为阴道避孕环每月更换而无需每日更换。

女性可以在撤退性出血外的时间拿出阴道避孕环。但是，如果取环时间>3 小时，应建议同时使用其他避孕方法 7 日。

孕激素注射剂

长效醋酸甲羟孕酮（DMPA）是醋酸甲羟孕酮的长效可注射结晶悬浮制剂。正确使用注射试剂的第一年妊娠率是 0.2%，而一般使用（如延迟注射）的妊娠率是 6%。

DMPA 每 3 个月肌内注射 150mg 或皮下注射 104mg。注射部位不能进行按摩，因为这样做可能增加药物的吸收速率。注射后 24 小时可达到有效的血清避孕激素水平，并至少维持 14 周，最长可长达 16 周。如果两次注射时间间隔>16 周，下次注射前要做尿妊娠试验排除妊娠可能。如果 DMPA 在月经周期第 5~7 日内立即使用。如果不是这个时间段内启用，需同时使用其他避孕方式 7 日。DMPA 也可自然或人工流产后立即给予，或产后立即给予，无需考虑母乳喂养情况。

DMPA 最常见的副作用是不规则阴道流血。在第一次注射 DMPA 的 3 个月内，约 30%的女性出现闭经。另外 30%的女性可能出现点滴出血或不规则出血（通常较轻）>11 日/月。尽管有异常阴道流血，但通常不会导致贫血。随着持续使用，出血倾向会降低。2 年后，约 70%的 DMPA 使用者发生闭经。因为 DMPA 具有长效性，在距最后一次注射的 18 个月内仍有抑制排卵的作用。排卵恢复后，生育能力通常可迅速恢复。

通常在使用 DMPA 的第一年内体重增加 1.5~4kg，其后体重会继续增加。体重的增加多是源于 DMPA 使食欲增

加而非代谢因素,因此建议使用 DMPA 的女性限制热量的摄入并增加能量的消耗。

头痛是停止使用 DMPA 的常见原因,但严重程度往往会随时间而减弱。大多数使用 DMPA 的女性不会出现头痛,而先前已存在的紧张性头痛和偏头痛的症状通常不会恶化。糖耐量和血脂可能会出现轻度可逆地异常。虽然因雌激素水平较低而导致骨密度可能会降低,但没有证据表明骨折风险会增加。因此不推荐使用 DMPA 的女性进行骨扫描。无论是否使用 DMPA,女性每日均应摄入 1 500mg 钙和 400U 的维生素 D,如有必要,可加用补充剂。

不像复方口服避孕药,DMPA 不增加高血压的风险。孕激素不认为能够增加血栓栓塞的风险;然而,一些证据表明,使用 DMPA 可能使血栓栓塞的风险加倍。两者间的关系尚未明确,目前认为对于有服用雌激素禁忌证的女性服用 DMPA 是安全的。

DMPA 并不增加乳腺癌、卵巢癌或浸润性宫颈癌的风险。DMPA 可降低子宫内膜癌,盆腔炎和缺铁性贫血的风险。一些证据表明,DMPA 能够缓解镰状细胞引起的疼痛。

对于患癫痫症的女性,DMPA 是一种较为合适的避孕方式。

世界其他地方可选择的其他避孕注射剂。

皮下埋植

只有一种单孕激素皮下埋植是在美国上市。其长 4cm,置于与其尺寸匹配的皮套管内,被植入二头肌和三头肌之间。无须皮肤切口。埋植物每天释放依托孕烯(一种孕激素)50μg,可持续 12 个月。皮下埋植的避孕效果可持续 3 年。医疗护理人员需完成赞助商提供 3 小时培训,才能进行植入或去除埋植物的操作。目前的埋植物与先前使用埋植物的生物效能相同,但其设计为不透射线的,以便在被移除时能够准确定位。而且植入推入器使用更加方便,使得埋植物不会被植入过深。

皮下植入物可在月经周期任何时间内被植入。如果在前一个月有无保护性生活,则需使用其他避孕方法,直至排除妊娠可能,如使用妊娠试验阴性或月经来潮。如果埋植物在月经周期的头 5 日内被植入,则不需要同时使用其他避孕方法。如果不是在这个时间段内使用,需同时使用其他避孕方式至少 3 日。埋植物可在自然或人工流产或产后立即植入,无需考虑母乳喂养情况。

最常见的副作用与其他孕激素避孕药相似(如不规律阴道流血、闭经、头痛)。应在不迟于植入的 3 年内取出,但需要做一个皮肤切口。植入物取出后,卵巢功能立即恢复正常。

世界其他地方也有可用的皮下埋植。

屏障避孕

屏障避孕包括阴道杀精剂(泡沫、乳剂或栓剂)、避孕套、阴道隔膜、宫颈帽和避孕海绵。

杀精剂 阴道泡沫,乳膏和栓状杀精剂包含可破坏精子细胞膜的化学屏障剂,从而阻止受精。大多数杀精剂含壬苯醇醚-9,是非处方药。这些试剂有相似的效果,使用得当 1 年的妊娠率是 19%,而一般地使用(如不规律地使用),妊娠率是 28%。

杀精剂应在性交前至少 10~30 分钟内放置于阴道,且每次性交都要使用。因为它们避孕效果有限,杀精剂常和其他屏障避孕方式一同使用。杀精剂不能用于预防性传播疾病。此外,杀精剂可引起阴道的刺激,因此增加艾滋病病毒感染的风险。出于这个原因,避孕套润滑剂中不包含壬苯醇醚-9。

避孕套 避孕套的使用减少了性传播疾病的风险,包括感染艾滋病毒。避孕套由乳胶、聚氨酯、硅橡胶和羊肠皮组成。羊肠皮安全套可阻止精子透过,但不能阻止其他许多可引起严重感染的病毒(如 HIV)。因此,乳胶和聚氨酯避孕套都是优选的。避孕套可预防感染人类乳头状瘤病毒(HPV),从而降低患宫颈癌前病变的风险。

男用避孕方法中男用避孕套是除外体外排精唯一可逆的避孕方法,但后者具有较高的避孕失败率。

男用避孕套是生殖器插入前使用;顶端需排空气泡并距阴茎约 1cm 以收集精液。

女性避孕套是包含内环和外环的阴道套;内环插入阴道,而外环置于阴道外并覆盖会阴。女性避孕套应性交前不超过 8 小时放置,性交后 6 小时取出。阴茎应套入外环内以确保精液收集在套袋内。

性交后,阴茎应小心撤出阴道以防止精液漏出。如出现精液溢出、避孕套滑脱或避孕套破裂,应采取紧急避孕措施。每次性交都应使用新的避孕套。

正确使用男性避孕套 1 年的妊娠率是 2%,而一般使用的妊娠率是 5%;正确使用女性避孕套 1 年的妊娠率是 5%,而一般使用的妊娠率是 21%。

阴道隔膜 阴道隔膜是一种圆形有弹性的橡胶杯,可覆盖宫颈、阴道上段及阴道后壁。阴道隔膜有各种尺寸。阴道隔膜常和杀精剂一起使用,以提供隔离精子的有效屏障。在性交前将杀精剂涂在阴道隔膜上。第一性交后的再次性交,每次均应添加杀精剂。阴道隔膜可以清洗并重复利用。

保健医生可为女性选择尺寸合适的阴道隔膜,使其及性伴侣性交时感到舒适。分娩或体重显著变化后,需重新选择合适的尺寸。阴道隔膜在性交后需留置阴道内至少 6~8 小时,但不能超过 24 小时。正确使用的第一年妊娠率为 6%,一般使用妊娠率为 12%。

隔膜曾一度被广泛使用(1940 年 1/3 的女性使用),但到 2002 年,在美国只有 0.2%的女性被报道使用阴道隔膜。阴道隔膜使用率下降的主要原因是其他更有效避孕方式的发展。此外,需要到医生处定期随访以判断是否合适及不良反应(如不适感,阴道刺激),这也可能是使用率下降的原因之一。

一种新型的阴道隔膜正在开发中。这种隔膜的尺寸可适用于大部分人群。它是由硅树脂制成,据说更加柔软和比传统的胶乳隔膜更耐用。这种阴道隔膜可能在医疗资源有限的发展中国家更适用。

宫颈帽 宫颈帽类似于阴道隔膜,但是更小、更硬。需在性交前放入宫颈帽;并留置阴道内性交后至少 6 小时,但不超过 48 小时。宫颈帽一般使用第一年妊娠率为 8%,而经产妇的妊娠率更高,因为产后选择合适尺寸的宫颈帽较困难。

只有一种宫颈帽在美国上市。宫颈帽有 3 种尺寸(小、中、大);尺寸的选择是基于分娩史。宫颈帽需使用处方方可买到,但不需要专门定制。

避孕海绵 避孕海绵同时起到屏障和杀精剂的作用。无需处方即可购买避孕海绵,其最早在性交前 24 小时内放入阴道。性交后,避孕海绵需留置阴道内至少 6 小时。最长的佩戴时间不要超过 30 小时。对于初产妇,一般使用的妊娠率 12%,而经产妇者为 24%。

宫内节育器

在美国,5.5% 的女性使用宫内节育器(避孕环);宫内避孕器因其优于口服避孕药的优势越来越受欢迎。

- IUD 避孕效果显著
- IUD 的全身副作用很小
- 仅需每 3、5 或 10 年更换避孕环

在美国,3 种类型的避孕环目前已经上市。其中 2 种类型为释放左炔诺孕酮宫内避孕器。其一的有效为 3 年,且 3 年的累积妊娠率为 0.9%。另一种的有效期为 5 年,且 5 年的累积妊娠率为 0.5%。第三宫内节育器是一种含铜宫内节育器 T380A。它的有效期为 10 年;且 12 年的累积妊娠率 <2%(表 272-2)。临床医师在放入 IUD 前无需行巴氏筛查,除非他们怀疑宫颈存在病变。随后,应行巴氏涂片或宫颈活检。此外,临床医生在置入宫内节育器前无需要等待性传播疾病(如淋病和衣原体感染)的结果。然而,在放置宫内节育器前应行性传播疾病检查。如果结果为阳性,患者应给予适当的抗生素治疗,子宫内节育器无需被去除。如果在放置宫内节育器时见有脓性分泌物流出,则应停止放置宫内育器,同时行 STD 检查。在检查结果出来前可予以经验性抗生素治疗。

表 272-2 宫内节育器比较

特点	左炔诺孕酮		含铜宫内节育器 T380A
	3 年期宫内节育器	5 年期宫内节育器	
有效性(一般使用的 1 年妊娠率)	0.3%~0.5%	0.2%	0.8%
可逆性	快速	快速	快速
最大使用时间	3 年	5 年	10 年
出血的变化	不规则出血	不规则出血	月经周期无变化
	1 年内闭经:6%	1 年内闭经:20%	
月平均失血量	—	5ml	50~80ml
其他用途	—	可用于治疗月经量多,慢性盆腔痛,或子宫内膜异位症	可用于紧急避孕
			非激素类
不良反应	最小:头痛,点状出血,乳房胀痛,恶心(通常 6 个月内好转)	同 3 年期宫内节育器	更严重的痛经(通常需 NSAID 缓解)和经量增多
主要作用机制	宫颈黏液变稠并阻止受精	同 3 年期宫内节育器	铜离子导致无菌性的炎性反应,其对精子有毒性作用,从而阻止受精

放置宫内节育器时,应尽量保持无菌。行双合诊确定子宫的位置;宫颈钳钳于宫颈上唇固定子宫,拉直子宫以帮助明确宫内节育器正确放置的位置。在 IUD 放置前,子宫探条或子宫内膜活检装置(用于内膜活检)经常用于测量宫腔的深度。放入 IUD 前应仔细阅读使用说明书,因为 3 种类型宫内节育器的使用方式不同。

大多数妇女可以使用宫内节育器。禁忌证包括:
- 当前盆腔感染,经常患盆腔炎(PID),疑似性病的黏液脓性宫颈炎,盆腔结核,感染性流产,过去 3 个月内的产褥期子宫内膜炎或败血症
- 子宫腔解剖异常
- 血清 β 人绒毛膜促性腺激素(β-hCG)水平持续升高的妊娠滋养细胞疾病(相对禁忌证,因为缺乏数据支持)
- 不明原因的阴道出血
- 已知的宫颈或宫体癌
- 妊娠
- 对于释放左炔诺孕酮宫内避孕器而言,乳腺癌或对左炔诺孕酮过敏为禁忌证
- 对于含铜宫内节育器 T380,威尔逊氏症(Wilson disease)或铜过敏

不属于宫内节育器禁忌证的:
- 禁止堕胎的宗教信仰,因为宫内避孕器不是堕胎药(但是

含铜 IUD 可用于避孕,因为其可阻碍胚囊着床)
- 盆腔炎、性传播疾病或异位妊娠史
- 存在含雌激素避孕药的禁忌证(如静脉血栓栓塞史,大于35 岁的每天吸烟>15 支/d 的女性,有先兆偏头痛,大于35 岁合并任何类型偏头痛的女性)
- 母乳喂养
- 青春期

6%使用 3 年期宫内节育器的女性 1 年内闭经,而 20%使用 5 年期宫内节育器的女性 1 年内闭经。含铜宫内节育器 T380A 可导致经量增多和痛经加重,痛经可使用 NSAID(例如布洛芬)后缓解。在放入宫内节育器前,应告知女性上述副反应。因为这信息能够帮助他们决定选择哪种类型的宫内节育器。

如果在前一个月经周期没有无保护性生活,那么宫内节育器可在月经周期任意一天置入。

如果过去 7 日内有无保护性生活,含铜宫内节育器 T380 可用于紧急避孕。如果女性愿意,可留置含铜宫内节育器以长期避孕。月经来潮加上妊娠试验阴性可有效排除妊娠;在置入宫内节育器 2~3 周后需行妊娠试验,以确保置入前无意外妊娠。

孕早中期的自然或人工流产后可立即放入宫内节育器;在剖宫产及阴道分娩中,胎盘娩出后可立即放入宫内节育器。

IUD 不增加反而有可能降低子宫癌的发病率。

并发症 在置入 1 年内,IUD 平均脱落率通常<5%;然而,产后立即放入 IUD(<10 分钟)的脱落率较高。在放入 IUD 6 周后,临床医生可判断尾丝的长度来判断 IUD 位置是否放置正确(尾丝脱出宫颈口的长度约 3cm)。

IUD 的穿孔率约为 1/1 000。穿孔多发生在放置宫内节育器时。有时开始只是节育器末端的穿孔。数月后在子宫收缩力的作用下,节育器可被挤入腹腔。如果妇科检查时未看到尾丝,需用宫腔探条或活检器械探查宫腔(除外妊娠可能)和/或行超声检查。如果没有探及宫内节育器,行腹部 X 线排除 IUD 在腹腔可能。腹腔内 IUD 会引起肠粘连。穿出子宫的 IUD 常需腹腔镜手术取出。

如果怀疑 IUD 脱落或穿孔,应使用其他避孕方法。极少数情况下,在置入 IUD 第一个月内可发生输卵管炎(盆腔炎),因为置入 IUD 时可将细菌带入宫腔。但是,这种风险较低且无需常规使用抗生素预防感染。如果发生盆腔炎,需使用抗生素抗感染治疗。除非抗感染后感染仍持续存在,宫内节育器无需被取出。IUD 尾丝不会导致细菌感染。除外放置后的第一个月,宫内避孕器不增加盆腔炎的风险。

IUD 使用者异位妊娠的发病率远远低于不避孕者,因为宫内节育器可有效避免妊娠。但是,如果带环妊娠,应告知异位妊娠的风险增加,需立即进行评估(参见第 2108 页)。

> **关键点**
> - 宫内节育器是非常有效的,且全身副作用小,仅需每 3、5 或 10 年更换
> - 类型包括释放左炔诺孕酮释放宫内节育器(3 年或 5 年有效)和含铜宫内节育器(10~12 年有效)
> - 放置宫内节育器前无需行巴氏涂片
> - 告知女性,这两种类型宫内节育器均会影响月经。6%使用 3 年期宫内节育器的女性出现闭经,使用 5 年期的闭经率为 20%;使用含铜宫内节育器 T380 可使经量增多并加重痛经
> - 放置宫内节育器 6 周后,可通过检查环尾丝来判断节育器是否放置正确
> - 如果在妇科检查时未发现尾丝,需使用宫腔探条或活检装置探查宫腔(除非可疑妊娠),必要时需行 B 超或腹部平片检查环的位置

基于生育意识的避孕方法

(安全期避孕)

虽然卵子在排卵后只能存活 12 个小时,而精子可存活 5 日。因此在排卵前 5 日内性交均可能导致妊娠。因此,基于生育意识的避孕方法需要从排卵前 5 日起禁欲。

有几种方法可以预测排卵,从而决定禁欲的时间。他们包括:
- 日历表法
- 2 日(排卵)法
- 症状体温结合法

日历表法 是基于日历(即发生月经的日期)并且只适合于月经周期规律的女性。排卵发生在月经开始的前 14 日。确定月经周期中禁欲时间的方法:以往的 12 个月周期中最短的月经周期减去 18 日且最长的周期减去 11 日。例如如果月经周期是 26~29 日,禁欲时间是月经第 8~18 日。月经周期波动越大,禁欲时间越长。周期性串珠(一串用不同颜色标注月经周期中不同时间的珠子)可用于帮助女性推算自己的排卵期。

2 日(排卵)法 仅基于对宫颈黏液的评估。月经后宫颈黏液会消失几天。当宫颈黏液再次出现时,往往是黏稠、厚重的,且缺乏弹性。然后随着黏液的增加,宫颈黏液变的稀薄、清亮且有弹性(拉丝度好)。就像生鸡蛋的蛋清,可在两指间拉伸。经期应避免性交(因为无法判断宫颈黏液)。在没有宫颈黏液期间可以性交,但性交应隔天进行(这样就不会混淆精液和宫颈黏液)。从经后宫颈黏液出现直至分泌量最多的 4 日内应避免性交。自宫颈黏液分泌最多的 4 日后到月经来潮这段时间可以性交。通过宫颈黏液的改变预测排卵比基础体温更加精确。

症状体温结合法 是结合测量基础体温(排卵后基础体温上升),评估宫颈黏液和查看日历表的方法。通过日历表确定禁欲的第一天,直到宫颈黏液减少和体温上升后 3 日内避免性交。

正确使用症状体温结合法比2日法(基于宫颈黏液)或日历表法(无论有无周期性串珠)的妊娠率低。然而，一般使用任何这些方法的妊娠率都较高，所以不推荐有强烈避孕意愿的女性使用这些方法。

哺乳期闭经避孕法 是另一种基于生育意识的避孕方法。它是利用产后纯母乳(或几乎)喂养且月经尚未恢复的自然避孕法。婴儿的吸允会抑制刺激排卵所必需的激素的释放。没有排卵，妊娠就不会发生。如果满足以下条件，该方法的有效避孕率可达98%：

- 婴儿<6个月
- 母乳喂养是婴儿的主要营养来源(添加配方奶粉或固体食品或吸奶器吸奶会降低避孕的有效率)
- 白天至少每4小时而夜间至少每6小喂奶1次
- 月经没有恢复(闭经)

紧急避孕

常用的紧急避孕法包括：
- 在无保护性生活5日内置入含铜的宫内节育器T380A
- 无保护性生活120小时内，口服左炔诺孕酮炔诺酮0.75mg 1粒，12小时后补服1粒
- 无保护性生活120小时内，一次性口服左炔诺孕酮1.5mg
- 无保护性生活120小时内，一次性口服醋酸乌利司他30mg

对于月经规律的女性，一次性行为的妊娠率约为5%。如果性交发生于月经中期，妊娠率约为20%～30%。

当含铜宫内节育器用于紧急避孕，它必须在无保护性交后5日内或可疑排卵7日内置入。这种紧急避孕方法的妊娠率为0.1%。当然，宫内节育器可不取出而用于长期避孕。作为紧急避孕方式之一，带铜宫内节育器可影响胚胎着床;然而，其不会破坏已经着床的胚胎。

左炔诺孕酮通过抑制或延迟排卵预防妊娠。应用左炔诺黄体酮紧急避孕后，妊娠可能性下降89%而妊娠率约为2%～3%。然而，总体避孕效果取决于以下几个方面：
- 不使用紧急避孕时，女性妊娠的风险
- 紧急避孕的给予时间(处于月经周期的时段)
- 女性的BMI(在BMI>30的肥胖女性中，醋酸乌利司他紧急避孕比左炔诺孕酮有效)

醋酸乌利司他(一类孕激素受体调节剂)比左炔诺孕酮的避孕效果更好，其妊娠率约为1.5%。醋酸乌利司他，与左炔诺孕酮类似，主要是通过延迟或抑制排卵避孕。尽管对于BMI>30的女性醋酸乌利司他比左炔诺孕酮更有效，但其效果也随着BMI的增加而下降。因此，对于强烈要求避孕的肥胖女性，带铜宫内节育器是紧急避孕的首选方法。

紧急避孕用的醋酸乌利司他及左炔诺孕酮无绝对使用禁忌证。紧急避孕用左炔诺孕酮是非处方药，可在药店购买。而醋酸乌利司他是处方药。应在无保护性生活120小时内尽快服用左炔诺孕酮或醋酸乌利司他以紧急避孕。

另外一种方法(Yuzpe法)包含2个药片，每片含炔雌醇50μg和左炔诺孕酮0.25mg,12小时后补服2片，需在无保护性生活72小时内服用。大剂量雌激素常引起恶心及呕吐。这种方法不比其他方法有效。因此，除非在无法使用其他方法的情况下，不推荐此种避孕方式。

在使用其他激素类避孕方式的初期，可使用紧急避孕药。建议使用紧急避孕2周后，行尿妊娠试验。

> **关键点**
>
> - 通常，激素类药物(如醋酸乌利司他,左炔诺孕酮)用于紧急避孕,且需在无保护性生活120小时内尽快服用
> - 含铜宫内节育器,需在无保护性交后5日内置入,是有效的且可不取出以长期避孕
> - 使用醋酸乌利司他的妊娠率是1.5%,左炔诺孕酮的是2%～3%,而含铜宫内节育器的妊娠率是0.1%
> - 使用激素类紧急避孕药后,妊娠的可能性取决于不采用紧急避孕药妊娠的风险,紧急避孕药在月经周期中的给药时间和女性BMI

绝育手术

在美国,1/3有意愿避孕的夫妻,尤其是>30岁以上的妇女,常选择输精管或输卵管结扎。绝育手术是永久性的避孕方式。然而,如果再次有妊娠意愿,45%～60%已绝育的男性和50%～80%已绝育的女性行复通手术后可恢复生育能力。同样,体外受精可用于帮助妊娠。

男性绝育手术(输精管结扎术)

过程就是切除输精管,然后结扎或电灼切除的末端。输精管结扎术在局部麻醉下20分钟即可完成。在术后大约需要20次射精直至有2次射精证明是无精子的,方可实现绝育,一般需要3个月。在这段时间内需使用其他避孕方法。

手后有2～3日感到轻微不适是常见的。在此期间,推荐口服NSAID且不建议射精。

输精管切除术的并发症包括血肿(≤5%)、精液肉芽肿(精液漏出液引起的炎症反应)和自然复通(常发生在术后短时间内)。5年累积妊娠率是1.1%。

女性绝育手术

在女性绝育手术中,输卵管被切断并切除部分输卵管组织或通过结扎、电灼或其他各种机械装置(硅胶环,弹簧夹)封闭管腔。另外,输卵管也可被闭塞。使用器械装置完成的绝育手术,引起组织损伤小,因此更易复通。

有几种方法可使用,包括：
- 腹腔镜手术
- 宫腔镜手术
- 经腹小切口

输卵管结扎术可在行剖宫产时或阴道分娩后1～2内通过脐周一个小切口(经腹腔镜)完成。腹腔镜下输卵管结扎术手术过程(与妊娠无关)与传统手术相似,需在分娩后>6

周,手术室内全麻下完成。输卵管绝育术的 10 年累积失败率约 1.8%;然而,某些技术有更高的失败率。产后行输卵管绝育术较腹腔镜手术有更低的失败率。

对于宫腔镜下绝育手术,临床医师在宫腔镜引导下,通过插入线圈插入物来堵塞输卵管管腔。线圈的外层是镍/钛合金的,而内层是不锈钢和聚对苯二甲酸乙酯(PET)组成的。PET 纤维刺激向内生长反应,从而闭塞输卵管管腔。

宫腔镜下绝育手术较输卵管结扎术的优点如下:
- 可以在门诊手术完成
- 不需要在切开、切割、剪断或电灼输卵管

缺点在于在放置线圈后,最多需 3 个月才能达到避孕效果。因为闭塞管腔的刺激反应需要几个星期。通常情况下,医生建议在完成手术的 3 个月内同时使用另一种避孕方法。女性应该选择一种(如缓释甲羟孕酮)可以稳定子宫内膜且不影响宫腔镜检查的避孕方法。直至术后 3 个月,通过子宫输卵管造影证实输卵管封闭,均可使用此避孕方法。如果女性对造影剂过敏,可通过超声检查来确认输卵管阻塞。

当女性希望在分娩后立即行绝育手术,经腹小切口手术有时可用来代替腹腔镜下绝育术。它可在全身麻醉、区域麻醉或局麻下完成。它需要一个小的腹部切口(长 2.5~7.6cm),且需切除双侧输卵管部分组织。与腹腔镜手术相比,经腹小切口手术造成更多疼痛且恢复时间长。

腹腔镜下或经腹小切口绝育术后 2 周内,医生建议不要在阴道内放置任何东西(如卫生棉条或灌洗),并禁同房。

女性绝育术副作用较少见。一些并发症包括:
- 死亡率:1~2/100 000
- 出血或肠损伤:约 0.5%
- 其他并发症(如梗死、闭塞失败):多达约 5%
- 异位妊娠:约 30%发生在输卵管结扎术后

> **关键点**
> - 告诉患者绝育手术是永久性的,虽然大约一半的男性,甚至更多的女性行再通手术(如果需要的话)后可以恢复生育力
> - 对于男性,切断输精管,然后将其断端结扎或电灼;在两次射精确认为无精子后,可确定绝育手术成功,这个过程常需 3 个月
> - 对于女性,切断输卵管,然后切除输卵管部分组织,或通过微小插入物闭塞输卵管,或通过结扎、电灼或机械装置,如硅胶环或弹簧夹封闭输卵管。手术可通过腹腔镜、宫腔镜和经腹小切口手术来完成

人工流产(终止妊娠)

在美国,尚不能存活的胎儿的流产是合法的,尽管一些州最近已出台相关限制政策(如强制等待期,孕龄限制)。在美国,大约有一半的怀孕是意外妊娠。约 40%的意外妊娠通过选择性流产终止;其中约 90%发生于孕早期。

在流产是合法的国家里,流产通常是安全的且并发症少。在世界范围内,13%孕产妇死亡是因为人工流产。而这绝大多数发生在认为流产是非法的国家中。

人工流产常用的方法是
- 经阴道吸宫术
- 药物流产(刺激子宫收缩)

子宫外科手术(子宫切开术或子宫切除术)是最后采用的方法,这种方式因死亡率高应尽量避免。子宫切开取胚可引起子宫瘢痕,从而导致以后妊娠时子宫破裂的危险。人工流产前应确定妊娠。通常情况下,通过超声检查确定孕周,但有时病史和体格检查可以在孕早期准确地确认孕周。孕中期合并前置胎盘或胎盘位于前壁的瘢痕子宫,应行多普勒超声检查。

可在 B 超监护下行清宫术终止妊娠。如果在手术过程中不使用超声,可通过手术前后测量血清 β 人绒毛膜促性腺激素(β-hCG)的水平变化确定手术情况。术后 1 周血 β-hCG 下降>50%,可确认手术成功。

在流产当天,因给予患者专门针对生殖道感染(包括衣原体)有效的抗生素。通常,术前口服多西环素 100mg,术后再口服 200mg。对于 RH 阴性血女性,术后需给予 RhO(D)免疫球蛋白。

孕早期流产常仅需局部麻醉,但有经验医师会再加用镇静剂。对于晚期流产,通常需要更深层次的镇静。

在<孕 28 周的人工流产后,可立即给予各种形式的避孕的方式。

吸宫术 <孕 14 周妊娠,通常采用吸宫术,且需要大直径的吸管插入宫腔。

<孕 9 周妊娠,可使用手动负压吸引术(MVA)。它能够产生足够的压力吸空子宫。MVA 设备是便携式的,不需要的电源,并且比电子负压吸引(EVA)装置更安静。MVA 也可以使用于妊娠早期的自然流产。9 周后的妊娠,需使用 EVA;它包括一个套管连接到一个电子真空装置。

在孕 14~24 周,扩宫和抽吸术(D&E)通常被使用。镊子被用于肢解并取出胎儿,以及一个负压吸引器用于吸羊水、胎盘和胎儿碎屑。D&E 需要更多的技能,并且比其他负压吸引术需要更多的训练。

通常,在手术前需用从小到大的宫颈扩张器逐步扩宫颈。但是,根据患者孕周和孕产史,临床医生可能需要选择其他扩宫颈方法来替代宫颈扩张器,以尽量减少后者对宫颈带来的损伤。选择包括前列腺素 E_1 类似物(米索前列醇)和渗透性扩张器,如海带(干的海草茎)。渗透扩张器可插入子宫颈并放置≥4 小时(如果孕周>18 周,通常需放置过夜)。米索前列醇通过刺激前列腺素的释放扩张宫颈;渗透扩张器通过膨胀扩张子宫颈。渗透扩张器通常在>16 周使用。米索前列醇通常是在手术前 2~4 小时给药。

如果患者希望术后避孕,宫内避孕器(IUD)可以在妊娠终止立即置入。这种方法使得重复流产的可能性变小。

药物流产 药流适用于<孕 9 周或>孕 15 周的妊娠。如果患者有严重贫血,药物流产需在医院内完成,以便能随时输血。

在美国,药物流产占在<孕 9 周流产的 25%。对于<9 周

的妊娠,有2种有效方案;都包括孕激素受体拮抗剂米非司酮(RU 486)和前列腺素E1类似物米索前列醇。两种方案如下:

- 循证医学治疗方案:口服米非司酮200mg,其次是米索前列醇800μg,6~72小时后自行阴道用药,或24~48小时后含服(期间只需要2次回访)
- FDA批准的方案:口服米非司酮600mg,其次是米索前列醇400μg,在48小时后由医生给药(需回访3次)

循证医学治疗方案是在妊娠<9周流产的有效率约98%;FDA批准的方案是在妊娠<9周流产的有效率约95%。任意一种方案,需后续的访问需要来确认是否终止妊娠,必要时提供避孕。

对于15周后妊娠,在流产前24~48小时给予米非司酮200mg做预处理,以缩短流产时间。前列腺素是用来诱发流产的。包括阴道用地诺前列酮栓(地诺前列素),阴道用药和口服米索前列醇和肌内注射前列腺素$F_{2\alpha}$(地诺前列素氨丁三醇)。米索前列醇的常规剂量为600~800μg,阴道用药,随后每3个小时口服400μg,共5次。或者,每6小时给予2片200μg米索前列醇,48小时内可以达到100%的流产成功率。

前列腺素副作用包括:恶心、呕吐、腹泻、高热、面部潮红、血管迷走神经综合征、支气管痉挛、降低癫痫发作阈。

并发症

流产的并发症发生率(严重并发症<1%,死亡率<1/10万)高于避孕人群。然而并发症率小于足月妊娠分娩者,而且近几十年逐渐下降。并发症发生率随孕龄的增加而增加。

重的早期并发症包括子宫穿孔(0.1%),或更少见的是因设备导致的肠管或其他器官损伤。子宫损伤和收缩乏力可能导致大出血(0.06%)。宫颈撕裂伤(0.1%~1%),可从浅表撕裂到宫颈阴道连接处,很少形成瘘管。全身或局部麻醉很少引起严重的并发症。

常见的晚期并发症包括出血和严重感染(0.1%~2%),常见原因为部分胎盘组织残留。如果出血或怀疑感染,应做盆腔超声检查以发现残留的胎盘组织。一般是轻度感染,如果发生中重度感染,就可能发生腹膜炎和败血症。感染可引起子宫腔或输卵管纤维粘连进而导致不孕。大月份妊娠流产强行扩张宫颈可能导致宫颈功能不全。然而,选择性的流产可能并不增加下次妊娠胎儿和孕妇的危险。

心理方面的并发症通常不会发生,但可能出现在:

- 怀孕前有精神症状的女性
- 有强烈的妊娠意愿(如因母亲或胎儿医学指征需被迫终止妊娠)
- 关于流产持保守的政治观点
- 有限的社会支持

> **关键点**
> - 约40%的意外妊娠通过选择性流产终止
> - 一般的流产方法是经阴道负压吸引法和药物流产(刺激子宫收缩)
> - 流产完成之前,需确认妊娠,并根据病史和体格检查和/或超声检查确定孕周
> - 对于负压吸引,通常<孕14周妊娠使用D&C方法和孕14~24周使用D&E法,有时可通过使用米索前列醇或渗透扩张器(如海带)扩张宫颈
> - 对于药物流产,在<9周妊娠先给予米非司酮,随后给予米索前列醇;大于15周的妊娠,先予米非司酮预处理,然后给前列腺素(如地诺前列酮,阴道用药;米索前列醇,阴道用药和口服;前列腺素$F_{2\alpha}$肌内注射)
> - 严重的并发症(如子宫穿孔、大出血或严重感染)的发生率小于1%
> - 选择性的流产可能并不增加下次妊娠风险

273. 女性性功能障碍

男女发起或同意性活动的原因很多,包括享受性兴奋、性生理愉悦以及体验喜爱、爱情、浪漫或亲密关系。然而,女性更多的是出于情感动机,比如:

- 体验和促进感情的亲密
- 增加幸福感
- 满足需求
- 满足或取悦自己的伴侣

尤其当两人已经确立关系后,女性总是很少甚至不会主动提出性的要求,但一旦性刺激引起了兴奋、愉快(主动唤起)和生殖器官的充血(躯体生殖唤起),她会接受性的要求(对性的要求作出回应)。性满足感随着两人之间的性行为和亲密感的延续而建立,可能包含或不包含一次或多次性高潮。它是一种生理和情感上快乐的满足体验并且增强了女性最初的动机。

女性性反应周期很大程度上受她自身的心理和她与伴侣之间的关系的影响。对性的主动要求通常随着年龄的增长而减少;但当换了一名新的伴侣时,在任何年纪,其性的需求都会增加。

生理

性反应包括以下内容：
- 动机（包括欲望）
- 主观性性唤起
- 生殖器官充血
- 性高潮
- 性消退

对女性的性反应的生理学还未完全了解，但可能与激素和中枢神经系统的调节因子有关。

雌激素影响性反应。可疑但未证实的是，雄激素可能通过雄激素受体和雌激素受体（在细胞内雄激素转化为雌二醇）起作用。

绝经后，卵巢产生雌激素停止了，同时雄激素的产生也发生了变化。然而，女性在30岁左右开始，肾上腺产生性激素前体（如硫酸脱氢表雄酮）的量开始下降，在外周转化为雄激素和雌激素的量也相应减少。绝经后卵巢产生的性激素前体的量也下降了。但这种下降是否与性欲、性趣及主观性唤起的下降有关还不清楚。

大脑也能将胆固醇转化为性激素（神经类固醇），而且在绝经后生成增加。这种增加是否是普遍现象，是否在外周的激素减少时增加性唤起，是否会受到外源性补充的激素的影响都还未知。

性动机 性欲是从事性活动的愿望。想要性活动的理由有很多，包括性欲。性欲可以通过思维、语言、视觉、气味或触摸而触发。它可能会一开始就很明显或女性性唤起之后而建立。

性唤起 性唤起时脑内有关认知、情感、动机、控制生殖器官的充血的部位都兴奋了。这些反应有作用于特异性的受体的神经递质的参与。基于已知的药物作用和动物实验，有些神经递质是促进性欲的，包括多巴胺、去甲肾上腺素和褪黑素。5-羟色胺一般抑制性欲，就如催乳素和氨酪酸（GABA）。

生殖器官充血 这是一种出现于性刺激后数秒内的自发反射反应，导致生殖器官的充血和润滑。大脑对性刺激的评价是生物性的，不一定是色情或主观性唤起触发此反应。外阴、阴蒂和阴道的小动脉周围的平滑肌细胞舒张，导致血流增加（充血）和组织液从阴道上皮之间渗出（润滑）。女性并不是总能意识到充血，一些年轻女性更多的是感到生殖器刺痛和搏动。当妇女年龄增大时，生殖器官基础血流减少，但对于性刺激（如与性有关的录像）产生反射的性器官充血可能并不减少。

性高潮 性高潮是一种到达兴奋顶端的体验，伴随着骨盆肌每0.8秒收缩一次的频率释放，之后生殖器官充血缓慢消退。胸腰交感传出通路可能与之有关，但性高潮即使在完全性脊髓横切的情况下也可能达到（当使用振动器刺激宫颈时）。催乳素、抗利尿激素和缩宫素在性高潮时释放，并可能和随后产生的幸福感、放松感或疲劳感（消退）有关。但是，许多女性即使没有经历任何确定的性高潮仍可体验幸福感和放松感。

消退 消退是高潮之后的一种幸福感，广泛的肌松弛，或疲劳。然而，消退也能在没有性高潮的高度唤起的性活动之后缓慢出现。许多女性在消退后对立即的额外刺激有反应。

分类

女性性功能障碍（sexual dysfunction）包括性反应的减弱或增强。分类取决于症状。主要分成五种减弱性障碍和一种增强性障碍（持续性性唤起障碍）。

性欲/性趣障碍 是指性欲、性趣、性的想法、性幻想的减弱或消失以及性回应消失。

性唤起障碍 是指单纯或同时的主观性唤起或生殖器唤起的消失。

性高潮障碍 是指性高潮的消失或者强度显著减弱，或即使有较高程度的主观性唤起而对刺激的反应显著延迟。

阴道痉挛 是物体试图或已经进入阴道时阴道反射性的变紧，尽管该妇女表达了允许进入的愿望，而且没有结构和生理的异常。

性交痛 是指物体试图或已经进入阴道后或性交时的疼痛。诱发性外阴前庭痛（PVD，之前被称为外阴前庭炎）是最常见阴道口性交困难的原因，是一种与免疫功能异常、神经系统过度敏感有关的慢性疼痛综合征。

持续性性唤起障碍 包括过度性唤起。女性性功能障碍在症状导致痛苦时即可被诊断。有些妇女在性欲、性趣、性唤起或性高潮降低或消失时并不感到痛苦或烦恼。

几乎所有的性功能障碍的妇女都有不止一种的障碍。例如，诱发性外阴前庭痛造成慢性性交困难时通常导致性欲/性趣和性唤起障碍；性唤起障碍可能导致性生活愉悦度下降甚至造成疼痛，继而降低达到性高潮的可能性以及性欲。但是，在一些具有较高程度的性欲，性趣和主观性唤起的妇女中，因为润滑不足造成的性交痛可能作为一种单独的症状出现。

女性性功能障碍还可分为先天的或后天获得的；环境特异性的或普遍的；基于妇女的痛苦程度的高低分为轻微的、中等的或严重的。

尽管研究很少，这些障碍可能在有异性性取向或同性性取向的女性中都存在。

病因

传统的将病因分割为心理或生理上的方法是武断的；心理上的痛苦可以导致激素和神经生理的改变，而生理上的改变可以造成心理的反应，这些都能够构成功能障碍。在不同类的或同一功能障碍中的症状常常有多种原因，这些病因常常还不清楚。

原发性心理因素 心理障碍常常与性欲和性唤起降低有关。在80%的抑郁或者性功能障碍的妇女中，抗抑郁剂的治疗可以显著减轻性功能障碍的严重程度。但抗抑郁药物无效时症状会持续或加重。焦虑症妇女也易出现性功能障碍，包括性欲、性唤起、性高潮障碍和诱发性外阴前庭痛。不同的忧虑-被轻视，敏感，被拒绝，失控以及自卑感都是诱因。

既往的经历可以影响妇女性心理的发展，比如：

- 以前不良的性经历或其他经历可导致自卑,害羞或罪恶感
- 幼年或青春期的心理、生理或性虐待可致儿童控制和隐藏自身情感——一种有效的防御机制,但这种自我抑制可导致日后性感觉表达困难
- 幼年失去父母或其他挚爱的人造成的创伤可因害怕再次失去而阻碍与性伴侣的亲密关系的建立

对不良后果的担心也会影响性反应[如担心计划外的妊娠,性传播疾病(STD),不能达到高潮,伴侣的性功能障碍]。

其他相关原因(特别是与女性所处环境有关的)有:

- 个人方面:自我性评价低下(如不孕不育、早绝经或手术切除乳腺、子宫或其他与性相关身体部分)
- 双方关系方面:对性伴缺乏信任,负面感觉,对方的吸引力降低(如因为伴侣的行为或者逐渐意识到性取向的改变)
- 性的方面:如周围环境不够情趣,私密或安全
- 文化方面:比如文化对性活动的限制。其他困扰(如来自家庭的、工作的或经济的)都可能影响性唤起

原发性生理因素 各种生殖道病变,全身和性激素因素以及可能导致性功能障碍的药物(表273-1)。

表273-1 引起女性性功能障碍的生理因素

分类	因素
生殖道病变	萎缩性阴道炎
	先天性畸形
	生殖道单纯疱疹
	苔藓样硬化
	术后阴道口狭窄
	放射性纤维化
	阴唇后系带反复撕裂
	阴道感染
	外阴萎缩
其他生理因素	绝经前妇女双侧卵巢切除
	虚弱
	乏力
	高催乳素血症
	甲状腺疾病,肾上腺功能低下,垂体功能低下
	神经病变(如因糖尿病,多发性硬化,脊髓功能障碍引起)
药物	酒精
	促性腺激素释放素激动剂
	抗惊厥药
	β受体阻滞剂
	某些抗抑郁药,尤其是选择性5羟色胺再摄取抑制剂(SSRI)

SSRI类药物是一种特别常见的药物原因。

虽然在将来雄激素可能会显示出对女性性反应的影响,但是目前的证据是比较弱的。一些证据表明补充睾酮可能会性欲低下但是能获得满意性经历的女性中一定程度上受益。在有或者没有性欲的女性中雄激素总的活性(代谢产物测定)是相似的。

酒精成瘾也是原因之一。

诊断

- 对性伴双方都要单独和同时询问病史
- 妇科检查,主要确定性交痛的原因

关于性功能障碍的诊断和病因要依靠病史和体检。理想状态下,病史应从伴侣双方获得,不仅单独也要一起接受询问。一开始由让妇女用自己的话来描述问题,最好包括一些具体要素(表273-2)。初次询问中发现的问题(如过去挫败的性经历,对性的自我评价低)在之后的随访中应详细问。

表273-2 评估女性性功能障碍时病史内容

部位	要点
病史(过去史和现病史)	一般健康情况(包括体能,压力和焦虑程度,精神病史和情绪)、药物、孕产次、妊娠结局、性传播疾病,避孕、安全措施
与性伴的关系	性取向,情感的亲密性、信任、尊重、吸引、交流、忠诚、愤怒、敌意、不满
现在的性生活情况	性伴性功能,尝试性活动前数小时的活动和行为,性刺激是否足够,性交流是否充足,时间(如太晚,太匆忙),隐私度
性欲和性唤起的激发物	环境;视觉的、书面和口头的性暗示;活动(如一起洗澡、跳舞、听音乐);刺激的类型(非生理的,生理性但非生殖器的,非插入性的生殖器)
性唤起的抑制因素	疲劳、紧张、焦虑、抑郁、既往不良性体验、担心不利结果(如失去控制、疼痛、意外受孕、不孕)、日常分心
性高潮	存在或缺失,对缺乏性高潮的反应(是否感到失落),对性伴侣或手淫的不同反应
结果	心理或生理的满意程度
性交痛的性质和部位	烧灼,撕裂,摩擦,牵拉,或钝痛浅表/阴道口或盆腔深部
性交痛的时间	部分或全部进入时,进入深处时,阴茎运动时,男性射精时,插入后即刻,或阴道插入后排尿时
自我评价	自信,对能产生性欲的感觉,身体,生殖器,性能力
成长史	和看护人以及兄弟姐妹的关系,创伤史,挚爱的人的去世,虐待(情感,身体或性),作为孩子表达情感的后果,文化或宗教的限制
以往的性经历	类型(是否自愿的、强迫的、性虐待或兼而有之的),主观体验(快乐程度、多样性、满意度),结果(正面或者负面,比如非计划妊娠、性传播性疾病、父母或社会不满、因宗教原因感到罪恶)

续表

部位	要点
个人因素	对他人的信任度,对受伤的安慰,对愤怒的压制导致对性情感的压抑,需要有控制感,对自身不理智的期望,对伤害的高度警觉(如因担心疼痛而抑制享受)妄想,焦虑,抑郁倾向

确定性交痛病因最重要的方法是体检,所用的技术可能与常规的妇科检查有一些不同。向患者解释在体检中可能会遇到哪些情况能帮助患者放松,而且解释应贯穿在整个体检过程中。在检查中应问问患者是否愿意坐起来,通过镜子看到自己的生殖器可能会赋予她一种能控制自己的感觉。对于检查发现外阴炎、阴道炎、盆腔炎或有这些病史的患者建议阴道分泌物检查以及对培养物做革兰氏染色或者DNA探针检查有无淋球菌和衣原体感染。

尽管低雌激素可能引起性功能障碍,但一般不建议检测其水平。临床可以检出低雌激素。性功能和睾酮水平不相关,不管它们是如何测量的。假如怀疑高催乳素血症,要检测泌乳素水平。如果临床怀疑甲状腺疾病,应该做适当的检测;包括怀疑甲状腺功能低下时测定TSH,怀疑甲状腺功能亢进时测定甲状腺素(T_4),有时需要测定其他甲状腺功能。

治疗

- 向夫妇解释女性的性反应
- 纠正病因
- 用其他抗抑郁药替代SSRI,或者加用丁氨苯丙酮
- 心理治疗

治疗因障碍类型和原因不同而异,通常应用多种治疗方法因为不同障碍会叠加。同情和理解患者和仔细地检查本身就有治疗效果。如果可能,对病因进行纠正。心理障碍应给予治疗。向患者解释性反应中涉及的因素也能帮助患者。由于SSRI可引起数种性功能障碍,可考虑改用不良反应更小的药物(如丁氨苯丙酮,吗氯贝胺,米氮平,度洛西汀)。也有证据证明在一个SSRI基础上加用丁氨苯丙酮能改善性功能障碍。

心理治疗是治疗的主要手段。认知行为疗法应用于因疾病(包括妇科疾病)或不育造成的消极或常视为灾难的自我认知者。

一种与佛教禅修同根的东方行为,正念,可能会有帮助。它侧重于对当下情况的非评判性意识。该做法有助于女性从干扰性感受的心烦意乱中解放出来。正念能够让健康女性和患有盆腔肿瘤或者诱发性外阴前庭痛的女性减轻性功能障碍。妇女可以参考社区或互联网资源学习如何修习正念。正念认知疗法(MBCT)结合了认知行为疗法与正念。如认知行为治疗,鼓励妇女识别不良想法,然后简单地观察它们的存在,意识到它们只是精神事件,不能反映现实。这种方法可以使这些想法让人少分心。MBCT用于预防复发性抑郁症和治疗性唤起障碍、性欲/兴趣障碍以及诱发性外阴前庭痛导致的慢性疼痛。

> **关键点**
>
> - 心理和生理因素往往导致女性性功能障碍;他们可能会相互作用,从而加重功能障碍
> - 心理因素包括情绪障碍,过去经历的影响,对负面结果的担忧,该妇女的具体情况(如自我性评价低下),和注意力分散
> - 生理因素包括生殖器病变,全身性和性激素因素,以及药物(尤其是SSRI类药物)
> - 对性伴双方都要单独和同时询问病史
> - 通常情况下采用心理疗法[如认知行为疗法,正念,或两者结合(MBCT)]

性趣/性欲障碍

性欲/性趣障碍是指性欲、性趣、性的想法、性幻想的减弱或消失以及性反应消失。

在性趣/性欲障碍患者中,被性唤起的兴趣降低或消失。这种降低的程度高于对年龄和两性关系的预期判断。

病因包括原发性的心理因素(如忧郁,焦虑,压力,关系问题)和不愉快的体验(如缺乏性技巧或需求的交流不足)。特定药物的使用,比如SSRI(特别是)、一些抗惊厥药和β阻断剂以及饮酒过量会降低性欲。激素水平改变和波动(如绝经,孕期,经期)也可以影响性欲,例如萎缩性阴道炎和高泌乳素血症。

性欲/性趣障碍的女性易于焦虑,自卑,即使无临床的心理障碍,也会情绪不稳定。

诊断根据临床(参见第2055页)。

治疗

- 教育
- 心理治疗
- 激素治疗

当原因是伴侣间缺少信任、尊重、吸引和感情的亲密性时,这对夫妻应该获得咨询,因为对妇女的性反应来说,感情的亲密性是正常需要的,所以应该通过专业或非专业的帮助来培养。关于足够和适当的刺激的教育可能有帮助;患者可能需要提醒她们的伴侣她们需要非身体的、身体其他部位但非生殖器的、和非性交状态的生殖器的刺激。更强烈情欲刺激和性幻想的提示可能会减少注意力的分散。一些能增进私密性和安全性的措施可能也会有帮助,因为对不良后果的恐惧(如被他人发现、意外妊娠、感染性传播疾病)会阻碍性唤起。

对于患者特异的心理因素,可能需要心理治疗(如认识-行为治疗),尽管让患者对心理因素的重要性产生简单认识本身就足以改变患者的思考和行为模式。正念认知疗法(MBCT,参见第2056页)通常用于小部分妇女,它可以增加性唤起、性高潮和随后的性欲及动力。

激素的原因需要靶向治疗——如萎缩性阴道炎需要局部雌激素,高泌乳素血症需要溴隐亭。

全身的雌激素治疗 在绝经及之后（参见第2025页）的几年内开始的全身的激素治疗可能改善情绪，帮助维持皮肤和生殖道的敏感性和阴道的润滑。其益处是增强性欲和性唤起。绝经后雌激素的透皮制剂通常是首选，但没有研究识别在美国上市的哪种制剂最有益。对于没有切除子宫的妇女也可以给予孕激素或者黄体酮治疗。

睾酮治疗 对于绝经后补充睾酮的益处和风险仍需要继续研究。在治疗前曾有过性满意体验的绝经后性健康妇女（大部分正在服用雌激素）的早期研究显示出一定疗效。因此，当没有与他人交往及所处环境或内在原因时，某些有经验的临床医生已经考虑了补充雄激素治疗（如甲基睾酮1.5mg口服，每日1次或睾酮300μg/d经皮给药；经皮制剂参照的是给予男性的剂量）。然而，最近关于没有抑郁或者夫妻关系问题的性健康绝经后妇女（其中一半人正服用雌激素）的研究显示使用睾酮没有获益。

服用睾酮可能会使一些正在服用雌激素和因其他原因（肾上腺或垂体功能障碍，化疗，特发性）导致卵巢早衰女性获益。服用睾酮也可能会使正在服用雌激素但再也不能被以前的有效刺激或者环境而致性唤起，因此而不能有满意性体验的绝经后妇女获益。然而，这些人群还没有被研究，所以不能给出推荐。

对于睾酮治疗的长期安全性和有效性太少，无法做出推荐。然而，如果使用了睾酮，那么对于该疗法有效性的冲突性数据以及长期安全性数据的缺乏的充分解释以及定期随访是必需的。应该定期计算游离睾酮和测定生物活性的睾酮水平（参见第2025页）；如果任何一项高于绝经前妇女正常值，睾酮剂量应该减量。妇女还应检查有无多毛症状。应该行乳腺钼靶摄片以检查乳腺变化，因为有一些不一致的证据显示睾酮对乳腺癌的危险性有关。有关高脂血症和糖耐量异常的检测也应该进行。

性唤起障碍

性唤起障碍涉及主观性唤起或对性刺激（非生殖器，生殖器，或者两者均有）的生理性生殖器反应缺乏。

性唤起障碍分为主观性，生殖器性或混合性。所有定义取决于临床表现，部分区别于妇女对生殖器和非生殖器刺激的反应。见下：

- **主观性**：妇女对任何生殖器刺激或非生殖器刺激都没有感到性唤起（如亲吻，跳舞，观看色情影片，生理刺激），尽管发生了生殖器的反应（如生殖器充血）
- **生殖器性**：主观性性唤起发生在对非生殖器刺激（如色情影片）产生了反应，而对生殖器刺激没有反应。生殖器性唤起障碍通常影响绝经后妇女和表现为静态生殖器。阴道润滑和/或生殖器性敏感性降低
- **混合性**：对任何的性刺激的主观性性唤起下降或缺失，而且也缺乏生殖器性唤起（如她们需要外用润滑剂，而且她们会说阴蒂不再发生勃起）

病因

原因包括心理因素（如抑郁、自卑、焦虑、压力、注意力不集中）或生理因素或两者兼而有之（参见第2055页）。没有足够的性刺激或错误的性行为也会导致发生。

生殖器性唤起障碍可能由绝经后或产后低雌激素水平引起。与年龄有关的睾酮下降或外阴营养不良（如硬化性苔藓）可能也是病因之一。一些慢性病（如糖尿病，多发性硬化）损害了自主神经和体神经，造成生殖器官充血减少和敏感性降低。

诊断

诊断依据临床表现（参见第2055页）。

治疗

主观性性唤起障碍 治疗方法类似性欲/性趣障碍（参见第2058页）。

生殖器性唤起障碍 假如雌激素缺乏，初始治疗是阴道应用雌激素（如果出现其他绝经后症状应采取全身雌激素治疗）。其他的研究性治疗包括晚上阴道使用脱氢表雄酮（DHEA）13mg。这种药物可能会增加阴道润滑，并在2周内减轻外阴阴道萎缩，12周内提高生殖器的敏感性和性高潮。这种药物不会增加血清睾酮或者雌激素。它轻度增加血清DHEA，但水平仍明显低于年轻女性。

性高潮障碍

性高潮障碍是指性高潮的消失或者强度显著减弱，或即使有较高程度的主观性唤起而对刺激的反应显著延迟。

性高潮障碍的妇女常在非性刺激环境下难以放弃控制。

环境因素（如持续缺乏前戏，伴侣早射精，对性爱好缺乏沟通），心理因素（如焦虑，压力，缺乏对伴侣的信任，害怕失控）和药物都可能引起性高潮障碍（参见第2055页）。对性行为缺乏知识也可能引起。损害生殖器官感觉神经或自主神经（如糖尿病和多发性硬化），外阴营养不良（如硬化性苔藓），或更常见的，使用SSRI可引起性高潮障碍。

治疗

- 自我刺激
- 心理治疗

数据统计支持自我刺激。将振动器放置于阴蒂旁的阴阜可能有帮助，同时，如果必要，也可增加刺激的数量和程度（心理、视觉、触觉、听觉、阅读）。对于性功能的教育（如在刺激阴蒂前需要刺激身体其他地方）也可能有帮助。

心理治疗如认知-行为治疗和精神疗法可能帮助妇女识别和管理对控制感丧失的恐惧，对脆弱的恐惧，或如何相信伴侣。推荐正念行为和正念认知疗法（MBCT，参见第2058页），可以帮助女性注意性生活的感受（通过停留在那一刻），而不是判断或监视这些感觉。

对服用SSRI的妇女，加用丁氨苯丙酮可能减轻症状。一项研究支持使用昔多芬。

阴道痉挛

阴道痉挛是物体（如阴茎、手指或人造阴茎）试图或已经进入阴道时阴道反射性的变紧，尽管该妇女表达了允许

进入的愿望,而且没有结构和生理的异常。

阴道痉挛常常是害怕性交引起疼痛的后果,常在初次性交时开始发生。但也可能在周期性紧张后发生。妇女可能对插入产生恐惧样回避。许多阴道痉挛妇女因此不能忍受全部甚至部分插入。一些人不能忍受卫生棉插入或从来没有想过尝试。然而,许多阴道痉挛妇女能享受非插入性的性活动。

反射性肌肉收紧伴随各种原因造成的性交痛,从而使疼痛加重,并更加难于进入。性交开始时患者预料到疼痛再发生,使之后的过程中疼痛加剧。

诊断

■ 临床检查

诊断取决于临床症状。生理异常可能引起疼痛,因此要体检排除生殖道异常导致的性交痛。然而,这种情况本身可造成检查的困难。一个策略是开始以下的治疗而推迟确定性的检查。当检查结束后,医师可以让患者坐起在镜子中观察生殖器从而建立自我控制感。患者可分开阴唇,在能忍受的情况下,通过处女膜,伸进自己或检查者的戴手套的手指。这个简单的手指试验可判定是否为正常的阴道或先前推测的阴道痉挛。

治疗

■ 渐进性的脱敏治疗

在渐进性脱敏治疗中,患者渐渐习惯于自我触摸,从接近到直接接触到通过阴道口。

■ 患者先每天自我触摸,越接近阴道口越好,用自己的手指分开阴唇
■ 一旦自我触摸阴道口的恐惧和焦虑减少,她就更可能耐受妇科检查
■ 下一步患者将手指通过处女膜进入,坚持不抽出或下压,扩大阴道口,最终为了使进入变得容易
■ 如果手指的进入不再带来不适,逐渐加大插入的窥阴器尺寸,并使窥阴器在阴道内停留10~15分钟,从而使阴道旁的肌肉适应逐渐增加的压力而不产生反射性的收缩。患者可以先将扩阴器放入阴道,当感觉适应后,她可以让自己的伴侣帮助自己在性兴奋时将其置入
■ 当适应这种情况下,男方应被鼓励在性生活时将阴茎放置于阴道口进行刺激,以使女方能熟悉阴茎在阴道口的感觉
■ 最后,女方可以握住男方的阴茎部分或全部地放入。如果采取女上位,患者可以变得更自信

一些男性可能在此过程中会出现场景性的勃起障碍,服用磷酸二酯酶抑制剂可能会有帮助。

性交痛

性交痛是指物体试图或已经进入阴道后或性交时的疼痛。

性交痛可发生在插入时(表浅的或阴道口的)、插入很深,阴茎抽送或性交后。部分盆底肌张力很高,表现为自发性肌卫,或非自发性肌肉高度紧张,这种情况在各种慢性性交痛中很常见。

病因

病因包括心理和生理因素(参见第2055页)。浅表性性交痛的原因可能是诱发性外阴前庭痛(PVD),萎缩性阴道炎,外阴疾病(如苔藓样硬化症,外阴营养不良),先天性畸形,生殖器单纯疱疹,放射纤维化,术后阴道口狭窄,阴唇后系带反复撕裂。

深部性交痛可能因为盆底肌张力高或子宫或卵巢疾病(如肌瘤,慢性盆腔炎和子宫内膜异位症)。阴茎大小和插入深度影响症状的出现和严重程度。因诱发性外阴前庭痛造成性交痛的患者常常(参见第2055页)自我期望很高,害怕别人对她的负面评价、躯体反应性增加、病情恶化(可能后果恶化),一般痛阈低下,疼痛过渡警觉,并且常伴有其他慢性疼痛综合征(如肠易激综合征,颞下颌关节紊乱,间质性膀胱炎)。

诊断

■ 临床评估

诊断基于症状和盆腔检查。

对浅表/阴道口的性交痛的评估应集中在所有外阴皮肤的检查,包括大小阴唇之间的皱褶(寻找慢性假丝酵母菌病造成的裂伤),阴蒂区,尿道口,处女膜和前庭大腺的开口(寻找萎缩,炎症的特征,异常皮肤病变需要活检)。通过用棉签拭子发现异常疼痛(无害刺激引起疼痛)可诊断诱发性外阴前庭痛。应先触摸外周的非疼痛区域,然后再移至典型疼痛的部位(即处女膜环的外周边缘,靠近尿道口的裂缝)。当触及深部肛提肌,尤其是位于坐骨棘周围时,可诱发出如性交时的疼痛,则要怀疑有骨盆肌张力增高。触及尿道和膀胱可以辨别异常压痛。

对深部性交困难的评价需要仔细的双合诊检查以了解有无宫颈举痛或子宫或附件的触痛以及检查直肠子宫陷凹或穹窿处有无结节。应该进行肛查来检查阴道直肠膈以及子宫后壁和附件的情况。临床需要的话也可进行影像学检查来评估是否有子宫和卵巢疾病。

治疗

■ 尽可能病因治疗(如萎缩性阴道炎局部使用雌激素,对盆腔肌肉的张力过高进行盆底理疗)
■ 宣讲关于慢性疼痛及对性欲的影响

心理治疗 治疗多包括以下内容:

■ 鼓励和教育夫妻双方建立一种满意的在非性交层次上的关系
■ 讨论引起慢性疼痛的心理原因
■ 治疗原发的生理上的引起疼痛的异常情况(如子宫内膜异位、苔藓样硬化、外阴营养不良、阴道感染、先天性生殖器畸形、放射性纤维硬化)
■ 治疗同时存在的盆底肌张力增加
■ 治疗同时存在的性欲/性趣或性唤起障碍

局部雌激素的应用对萎缩性外阴阴道炎(参见第1990

页)和复发性后部阴唇系带的撕裂也有帮助。局部麻醉或坐浴可能有助于缓解浅表性交痛。心理疗法,比如认知行为疗法、正念以及基于认知疗法的正念(参见第2058页)往往可以提供帮助。有骨盆肌张力增高的妇女,包括部分诱发性外阴前庭痛者,可以从盆底肌肉锻炼疗法中获得帮助,这种疗法可能与生物反馈有关,用以训练骨盆肌放松。

诱发性外阴前庭痛

诱发性外阴前庭痛(外阴前庭炎,局部外阴感觉迟钝)是浅表(阴道口)性交困难的最常见的类型。源于阴道口受压的疼痛。治疗包括用于慢性疼痛综合征的心理疗法。辅助疗法包括局部利多卡因或色甘酸钠,但当它们被单独使用,其功效是未经证实的。

诱发性外阴前庭痛(PVD)发生于神经系统——从外周受体到大脑皮质——被敏化和重编。由于敏化,源于一种刺激即使被认为是轻度或微弱的刺激(如触摸)的不适感也被放大为显著的疼痛(异常性疼痛)。这种疾病被认为很可能是一种慢性疼痛综合征(参见第2055页)。外周的敏化引起一种神经源性炎症反应。少数女性有PVD和可能导致PVD的念珠菌性外阴阴道炎。

症状及体征

患外阴前庭痛时,阴道口受压、阴茎移动或男性的射精通常会引起即刻的疼痛。当阴茎或人造阴茎)移动停止,疼痛通常就消失,反之疼痛再出现。外阴前庭痛也能引起性交后烧灼感和排尿困难痛。

诊断

- 临床评估

外阴前庭痛的诊断以症状为基础,并被用于评估异常性疼痛的Q-tip试验来证实。在阴道口受压时和阴茎插入及移动时阴道痉挛可引起类似的疼痛。然而,阴道痉挛,与外阴前庭痛不同,一般不会引起异常性疼痛或性交后的症状。出现异常性疼痛的一些妇女有明显体现阴道痉挛的病史(如插入阴道的恐惧性回避),这表明外阴前庭痛可继发于阴道痉挛,以及异常性疼痛和阴道痉挛可同时出现。

治疗

- 用于慢性疼痛管理的心理治疗方法
- 治疗继发于疼痛的性功能障碍
- 盆腔理疗
- 治疗慢性疼痛的辅助性药物
- 在阴茎插入前可能局部使用利多卡因或色甘酸盐

诱发性外阴前庭痛的最佳治疗方法尚不清楚;许多方法目前正在被使用;并且很可能存在需要不同治疗方法的尚未定义的疾病亚型。由于这种疾病涉及慢性疼痛,治疗变得更全面,包括对压力的管理和针对伴随疼痛的思想和情感的治疗。

小群体的治疗提示将基于认知疗法或认知-行为疗法的正念(参见第2058页)和有关慢性疼痛、PVD、性行为和压力的教育结合起似乎是有益的。辅助药物疗法(如三环抗抑郁药或抗惊厥药)有时也被使用。

一旦阴茎插入似乎值得尝试,局部用药(如2%色甘酸钠或2%或在glaxal基座5%利多卡因)可以用来中断慢性疼痛环路。色苷酸钠通过稳定白细胞细胞膜,包括稳定肥大细胞膜,来阻断引起PVD的神经源性炎症。应使用不带针头的1ml针管将色苷酸钠或利多卡因精确地放置于异常疼痛区域。临床医生的指导和镜子的使用(至少在最初阶段)是有帮助的。

盆底肌张力高的妇女可能受益于盆底肌锻炼的盆腔理疗,这种方法可能与生物反馈有关。

如果有的妇女之前没有痛苦的性交并且也愿意参加心理疗法,她们也没有抑郁、焦虑或没有尿道旁阴道口边缘参与,包括处女膜、下部阴道近端边缘和小阴唇的最中间部分的切除在内的手术有时会提供给她们。然而,疼痛因神经再生可能复发。

一些患有PVD和阴道念珠菌病的妇女获益于长期念珠菌预防(如每周使用阴道硼酸胶囊)。

> **关键点**
>
> - 诱发性外阴前庭痛(一种慢性疼痛综合征)是无害阴道口受压导致局部疼痛
> - 阴道口受压(如由于阴茎或人工阴茎移动或射精产生)可立即引起疼痛,这种疼痛压力停止时通常减轻
> - 通过引Q-tip试验引发疼痛可明确该诊断
> - 使用心理疗法,有时辅助使用药物和/或骨盆的物理疗法

持续性性兴奋综合征

持续性性兴奋综合征是一种极度的多余的、自发的兴奋。

原因不明。焦虑和对疼痛复发的高度警觉可能使该综合征持续存在。目前认为这些症状是盆腔肌肉张力过高导致的。

在没有任何性欲或主观冲动情况下,不必要的、扰人的、自发的性兴奋(如刺痛、搏动)即出现。这样的感觉持续数小时或数天,通常会造成很大的痛苦。尤其老年妇女可能因这些症状感到十分尴尬。

治疗

治疗方法还不确定。自我刺激达到高潮可能在最初时有用,但这种方法往往随着时间的推移会越来越不管用,而且大多数女性发现这种治疗方法很痛苦。

带有生物反馈的盆底肌肉物理疗法可能会有帮助,尤其是当它与基于认知疗法的正念相结合时(参见第2058页)。有报道高剂量SSRI治疗有效,但数据有限。

对这种疾病的存在且该症状有可能自发消失的简单认识可能对某些患者有帮助。

274. 家庭暴力和强奸

强奸受害者的医学检查

尽管道德和医学的定义各异,强奸通常被定义为用威胁或暴力手段,插入非意愿(如未经同意)或无反抗能力(患有认知障碍或躯体残疾或醉酒状态)个体的口腔、肛门和阴道。如果受害者是法律规定的未成年女性,无论本人是否愿意,这种插入行为都是法定意义的强奸。性侵犯或其他任何强制性的性接触行为都被认为是强奸,包括用甜言蜜语、贿赂诱惑儿童,也包括触摸、胁迫、接吻或暴露外生殖器。强奸和性侵犯,包括对孩子的性侵犯比较常见。一生中的发生率估计达2%~30%,一般为15%~20%。但是,实际的发生率可能更高,因为强奸和性侵犯没有被完全报道出来。

通常,强奸是侵略、愤怒或权力需要的表现,在心理上比性生理上更强烈。约50%的被强奸的女性有非生殖或生殖器的创伤。

女性比男性更容易遭遇强奸和性侵犯。男性强奸者一般是男性,通常发生在监狱中。男性被强奸者比女性更易遭受生理伤害。他们多不愿报警,并可能被群体性骚扰。

症状及体征

强奸可能引起以下后果:
- 外生殖器损伤
- 生殖道损伤
- 精神症状
- 性传播疾病[如肝炎、梅毒、淋病、衣原体感染、支原体感染、HIV 感染(罕见的)]
- 妊娠(不常见)

大部分身体上的损伤是相对轻微的,但有时阴道上段的撕裂会比较严重。还有由撞击、推、刺伤或射击而引起的其他损伤。强奸可能造成影响长久的精神创伤。短期内,许多受害者会经历恐惧、噩梦、睡眠障碍、愤怒、尴尬、羞辱感、罪恶感或上述多个经历。刚遭受性侵犯后,患者表现多样,可表现为多语、紧张、痛哭、震惊颤抖及不相信、沉默以及微笑。后续的反应很少显示为缺乏关注。相反,他们表现为拒绝反应、生理衰弱、需要控制情绪的应对机制。愤怒也许会发泄到医务工作者身上。

朋友、家庭成员、官员的反应常是评判性的、嘲弄的,或者其他种消极的方式。这些反应会阻碍患者被侵犯后的恢复。最终,大多数患者可以恢复。然而,强奸后的远期影响有创伤后应急障碍(PTSD,参见第 1562 页),尤其易发生在女性患者中。PTSD 是一种焦虑性疾病;症状包括情景再现(如倒叙、侵入性的悲伤想法或图像)、逃避(如和创伤相关的情境、想法和感觉)、高度应激(如睡眠困难、易怒、注意力集中障碍)。症状可持续>1 个月并可显著影响社交和工作。

评估

评估强奸的目标是:
- 对创伤的医学评估和治疗以及对妊娠和性传播疾病的评估、治疗和预防
- 收集法庭证据
- 心理评估
- 心理支持

在进行医学评估之前,应建议患者:不要扔掉或更换衣服,洗澡或冲淋,灌洗,刷牙或漱口,因为这样做会破坏证据。

如果可能,遭受强奸的受害者应转诊至当地处理强奸的诊疗中心,通常是医院的急诊部门。这样的部门配备有经过特殊培训的职业工作者(如性骚扰检查护士)。向患者介绍强奸评估的好处,但患者有接受或拒绝评估的自由选择权。一旦患者同意评估,需通知警方。大部分患者受到巨大的创伤,对他们的照顾需要保密、有同情心和热心。女性患者如果由女医生检查,会感觉更舒适;当所有男医生检查女性患者时,必需有一名女性工作人员陪同。尽可能给患者提供隐秘且安静的检查环境。

用一个表格(强奸检查的一部分)来记录法律证据和医学发现(表格中的经典要素,表 274-1);这也需符合当地的要求。由于医学记录可能被应用于法庭,医学结果的书写需符合法律规范,并使用能被法官理解的非专业性语言。

表 274-1 被强奸者的标准检查

分类	特点
一般信息	患者的人口统计学信息
	姓名、地址、监护人电话(如果患者未成年)
	警员的名字、警徽编号和部门
	检查日期、时间和地点
病史	受攻击的环境,包括:
	• 日期、时间、地点(患者是否熟悉)
	• 袭击者资料[人数、姓名(如果患者知道的话)、特征]
	• 使用威胁、控制、武器
	• 性接触的方式(阴道、口、直肠;是否用避孕套?)
	• 外生殖器损伤的类型
	• 是否出血(患者或攻击者的)
	• 攻击者是否射精及部位
	患者受攻击后的活动,如:
	• 冲洗、洗澡
	• 使用棉条或卫生巾
	• 排尿、排便

分类	特点
	• 换衣服
	• 进食或饮水
	• 使用牙膏、漱口、灌肠剂或药物
	末次月经
	前次性交时间、日期（如果时间接近的话）
	避孕史（如口服避孕药、宫内节育器）
体格检查	（生殖器外）任何地方损伤，会阴部、处女膜、外阴、阴道、宫颈或肛门部的创伤，身体上的异物（如染料、头发、泥土、小树枝等）如有条件，使用Wood灯或阴道镜检查
资料收集	衣服的情况（如损坏，染色，其他物体附着）
	衣服的小块样品，包括未弄脏的样品，送至警方或实验室
	头发标本，包括掉下的黏附于患者或布衣料上的毛发，有精液的阴毛，和剪取患者头发和阴毛（至少10根作对比）
	从宫颈、阴道、直肠、口和大腿处取得的精液
	患者的血样
	从患者身体和衣服取得的攻击者的干的血样本
	尿
	唾液
	口腔黏膜涂片
	剪下的手指甲和手指甲屑
	其他标本，按照病史或体格检查的要求
实验室检查	酸性磷酸酯酶用于检测精子的存在*
	阴道的生理盐水悬浮液†（检测精子活动性）
	精液分析用于分析精子形态和A、B或H血型组分的存在与否‡
	患者的梅毒血清学检测§
	患者性传播疾病的检测§
	血型检测（用患者的血和攻击者干的血样本）
	尿液检测，包括药物筛查‖ 和妊娠试验
	其他检查，按照病史或体格检查的要求
治疗,转诊,医生的临床评价	具体说明
检查目击者	签名
证据保存	证据寄信人和收信人的名字，寄信和收信的日期，时间

* 这个试验特别适用于攻击者做过输精管切除术，或患少精症，或使用避孕套者而导致精子缺乏。假如不能马上做这个试验，标本应放在冷冻箱内。

† 这个检查应及时由医师检测以查出活动的精子。

‡ 在80%的病例中，精液中可发现血型物质。

§ 并不是所有的机构推荐这项检查，因为之前存在的性传播疾病在法庭上是不利于患者的证据。

‖ 许多机构建议不要评估或检测患者体内是否含有酒精或药物，因为醉酒在法庭上是不利于患者的证据。

病史与检查 检查开始前，检查者需征得患者的同意。因为重温这些事件常使患者感到惊吓和尴尬，检查者必须安慰、同情患者，不能带有评判的目光，而且不能催促患者。应确保保密性。检查者应仔细检查以下细节，包括：
- 创伤的类型（尤其是口腔，乳腺，阴道和直肠部位）
- 患者或攻击者有无出血或撕裂伤（用于评估被感染HIV或肝炎的危险性）
- 攻击的描述（如处女膜是否被穿破和是否射精或是否使用避孕套）
- 攻击者的侵犯、威胁、武器和暴力行为
- 对攻击者的描述

很多关于强奸的表格包括以上大部分或全部问题（表274-1）。患者应被告知为什么要回答上述问题（如关于使用避孕措施的信息有助于判断强奸后妊娠的风险；前次性交的信息有助于判断精子检测的有效性）。

检查在进行的同时应逐步向患者解释。应与患者一起回顾检查的结果。如果可以，对于损伤应尽可能存照。应仔细检查口腔、乳腺、生殖器和直肠部位。常见的损伤部位包括小阴唇和阴道后壁。用Wood灯检查也许可发现皮肤上的精液或碎屑。阴道镜检查对于检测微小的生殖器损伤尤其敏感。一些阴道镜带有摄像头，使发现并对损伤处进行拍照成为可能。应用甲苯胺蓝染色突出显示创伤部位，能否作为证据取决于司法机构。

检查和证据收集 常规检查包括妊娠试验和梅毒、乙肝和HIV的血清学检测；如果在强奸后数小时内检查，这些检查能提供强奸前是否妊娠和感染的信息，而不是因为此次强奸而引起的。阴道分泌物用于检测滴虫性阴道炎和细菌性阴道病。对于任何可能被插入的孔腔（阴道，口腔或直肠）应取样进行淋球菌和衣原体的检测。如果患者对强奸前后发生的事情失去记忆，应考虑药物氟硝西泮（约会强奸药物）和γ-羟基丁酸的检测。药物滥用和酒精的检查是有争议的，因为醉酒的证据能损害患者的名誉。

随访的检查包括：
- 在第6个星期检测淋球菌、衣原体感染，人乳头状病毒感染（取材来自巴氏宫颈涂片），梅毒和肝炎
- 在90日检测HIV感染
- 在第6个月检测梅毒、肝炎和HIV感染

然而性传播疾病的检测存在争议，因为先前存在性传播疾病可成为法庭上不利于患者的证据。

如果患者阴道被攻击者插入且在第一次检查时妊娠检查为阴性，该检查应在未来的两星期内复做。如果患者阴道上段有撕裂，尤其是儿童，可能需要腹腔镜来判断损伤的深度。

应收集强奸的证物；典型的包括衣物，口腔、阴道和直肠黏膜的涂片，梳理头皮和阴道留下的样品以及作为对照的样品（从患者身上拔下的）；指甲和指甲屑；血液和唾液；以及精液（如果有的话）（表274-1）。在市面上有很多种类的证物收集工具包，有时需要特殊的工具包。在洗澡、更衣、冲洗后，证据通常不能被找到或具有不确定性。随着时间推移，尤其>36个小时后，证物常会减少甚至消失。但是，依据司法，证物最长可以在强奸后7日内收集。

证物保管人（证物在具体何人的手里）的名单，应一直保留。而且，每个样本应放入单独样本袋中，贴好标签，注

明日期后密封,并妥善保管直至移交给他人(通常是执法人员或实验室人员),并让其签好收据。收集标本进行 DNA 测试来辨认攻击者需要一些特定的授权。

治疗
- 心理支持和介入
- 对性传播疾病和可能的乙型肝炎或 HIV 感染的预防
- 必要时紧急避孕

评估后,必要时应提供患者必要的物品以便洗澡、更衣、漱口以及大小便。当地的强奸危机小组应提供人员进行医疗、心理以及法律方面的援助服务。

大多数的损伤是轻微的,只需保守治疗。阴道撕裂有时需要手术修补。

心理支持 有时候检查者应采取常识性的方法(如反复保证、全面性的支持、不带审判意味的态度)来缓解患者强烈的罪恶感或焦虑感。向患者解释可能出现的心理和社会方面的影响,并将患者介绍给经过专门强奸危机干预训练的专家。因为在首次检查中不能完全确认心理方面的影响,所以接下来应安排每两周一次的随访检查。如果在随访中出现严重的心理方面的影响(如脑海中持续的情节重现,显著的睡眠障碍,因恐惧所致的明显逃避)或者心理上的持续影响,患者应转诊至心理或精神方面的专家。

家庭成员以及朋友能给予重要的支持,但他们有时仍需要强奸危机方面的专家来帮助消除他们自身出现的负面反应。

PTSD 可以通过心理以及药物干预得到有效的治疗(参见第 1562 页)。

预防感染 对于性传播疾病的经验性预防措施包括头孢曲松 125mg 单次肌内注射(预防淋病),甲硝唑 2g 单次口服(预防滴虫性阴道炎以及细菌性阴道病),多西环素 100mg 口服,每日 2 次,共服七天或者阿奇霉素 1g 单次口服(预防衣原体感染)。也可以给予阿奇霉素 2g 及甲硝唑 2g 单次口服(同时预防淋病以及衣原体感染)。

对于强奸后乙肝和 HIV 的经验性治疗仍有争议。对于乙肝,CDC 推荐给予乙肝疫苗,除非患者以前曾经注射过疫苗且证明现在具有免疫力。疫苗在第一次给予后仍需在 1 及 6 个月后重复注射。不需要给予乙肝免疫球蛋白(HBIG)。对于 HIV,大多数专家建议给予预防性措施;但是,应该告知患者在被不清楚是否有 HIV 感染的攻击者强奸后,该病的发生率大约只有 0.2%。但在下列情况时风险可能增加:
- 肛交
- 出血(受害者或攻击者)
- 男-男强奸
- 被多人侵犯(如监狱中的男性受害者)
- 强奸发生在 HIV 高发区

治疗的最好时机为被插入的 4 小时内;如果 >72 小时,治疗将失去意义。如果是感染低风险,通常给予患者固定的组合剂量:300mg 齐多呋定(ZDV)和 150mg 拉米呋定(3TC),每日 2 次,共 4 周。如果是感染高风险,应加用蛋白酶抑制剂(参见第 1450 页)。

预防妊娠 尽管由于强奸导致的妊娠少之又少(除非发生在排卵前几天)(参见第 2050 页),对于全部妊娠试验阴性的女性还是应该给予紧急避孕措施。通常给予口服紧急避孕药;如果在强奸后 >72 小时使用,其效果微乎其微。如果出现呕吐的症状,止吐药可能会有帮助。在强奸后 10 日内使用宫内节育器可能有效。如果因为强奸导致怀孕,患者对于继续妊娠还是人工流产的态度需明确。对患者做出的选择,应认真讨论是否恰当。

家庭暴力
- 家庭暴力包括亲密伴侣间身体、性和精神上的虐待
- 受害者通常是女性
- 家庭暴力可能导致身体伤害,心理问题,社会孤立,失去工作,经济困难,甚至死亡
- 保持安全,例如有计划逃跑,是最重要的考虑因素

家庭暴力包括亲密伴侣,父母和子女,子女和(外)祖父母,及兄弟姐妹之间的身体、性和精神上的虐待(框 274-1)。它可发生在各类不同文化、种族、职业、收入水平和年龄段的人群中。在美国,多达 30% 的婚姻被认为是存在身体侵犯的。

框 274-1 目睹家庭暴力的儿童

估计每年至少有 330 万儿童目睹了家庭的身体或语言虐待。这些孩子可能会出现一些问题,如在学校过度焦虑或哭闹,恐惧,失眠,抑郁,社交退缩和困难。此外,孩子可能会自责自身的处境。大龄儿童可能会离家出走。见过自己的父亲虐待母亲的男孩,长大后更有可能有虐待倾向。见过自己的父亲虐待母亲的女孩,长大后更有可能容忍他人的虐待。犯罪者可能也会伤害孩子。在家庭暴力存在的家庭中,孩子们更容易被身体虐待。

在家庭暴力中,女性较男性是更为常见的受害者。约 95% 因家庭暴力而寻求医疗帮助的患者为女性,而且每年大约有 40 万到 50 万名女性因家庭暴力需急诊就诊。女性患者更有可能受到男性伴侣的严重侵犯或杀害。在美国,每年约有 200 万妇女受到伴侣严重地殴打。

身体虐待是家庭暴力最常见的形式。它可能包括打击、扇耳光、拳打脚踢、骨折、揪头发、推搡和扭曲手臂。受害人可能会被剥夺食物或睡眠。武器,如枪或刀,可以被用来威胁或造成人身伤害。

性侵犯也很常见:33%~50% 被伴侣身体虐待的女性往往同时遭受性侵犯。性侵犯包括使用威胁或武力强迫性接触,也包括非自愿的接触,抢夺,或接吻。

精神虐待可能比身体虐待更常见,并可能先发生于它。精神虐待包括任何损害或蔑视受害者或使犯罪者控制受害者的非躯体行为。精神虐待包括粗言秽语,社会孤立和财务控制。通常情况下,犯罪者在公开或私下场合使用语言贬低、侮辱、恐吓或威胁受害者。犯罪者可能会使受害人认为自己疯了,或让受害者对于两者间的虐待关系感到愧疚或者应负责任,并指责受害者。犯罪者也可能羞辱受害人的性能力、外貌或两者。

犯罪者可能通过控制受害者和其朋友、亲戚及其他人接触的途径,以部分或完全孤立受害者。控制方式包括禁止直接接触,或禁止通过书信、电话或电子邮件方式与他人

接触。犯罪者可能通过嫉妒来辩解自己的行为。

通常，犯罪者通过掌控金钱来控制受害者。受害者需要依靠犯罪者获得经济收入。犯罪者可能通过阻止受害人找到工作，或者盗取受害者的理财信息并取走受害者钱款，从而达到控制受害者的目的。

虐待事件后，犯罪者可能乞求原谅，并承诺改变和停止虐待行为。然而，通常虐待行为会持续并常常升级。

效应

家庭暴力的受害者可受到身体上的伤害。身体伤害包括瘀伤、黑眼圈、割伤、擦伤、骨折、牙齿脱落和烧伤。伤害会导致受害人无法按时上班，从而丢失工作。被伤害以及处于被虐待的情形，会使受害者感到羞辱，从而使自己孤立于自己的家人和朋友。受害人可能还需要经常搬家（造成经济负担），从而摆脱犯罪者。有时，犯罪者会杀害受害者。

由于家庭暴力，许多受害者有心理问题。这些问题包括创伤后应激障碍，药物滥用，焦虑和抑郁。约60%的被虐待女性患有抑郁。严重被虐待女性更容易罹患心理问题。即使当躯体虐待减少，精神虐待往往持续存在。因为受害者认为自己随时会遭受躯体虐待。被虐待的妇女会觉得精神虐待比躯体虐待更摧残。精神虐待增加了抑郁和药物滥用的风险。

处理

一旦发生家庭暴力，首要考虑的是安全问题。在暴力事件中，受害人应试图逃离她易被捕获或行凶者可能找到武器的地方，如厨房。如果可以的话，受害人应及时拨打110或报警，并离开房屋。受害者应拍摄伤口及治疗病历图片，以保存证据。受害者应教育孩子们不要参与到打斗中，并教会他们何时、如何求救。

制订一个安全计划是非常重要的。它应包括去哪里寻求帮助，如何脱身，以及如何获得钱财。受害者也应备份和隐藏一些重要文件（如孩子出生证、社保卡、保险卡和银行账号）。受害者需收拾好一个旅行背囊，必要时能迅速逃离。

有时永久地逃离这段关系是唯一的解决办法，因为家庭暴力往往会继续存在，特别是具有侵略性的男人。此外，即使躯体虐待减少，精神虐待仍可能持续存在。离开的决定并不容易。当犯罪者知道受害者决定离开后，受害者遭受严重伤害和死亡的风险大大增加。此时，受害者应采取其他措施（如获取限制和保护令）以保护自己和孩子。可通过被殴打女性收容场所、支持团体、法院和全国热线（如在美国有热线 1-800-799-SAFE 或为 TTY，1-800-787-3224）来寻求帮助。

275. 产前遗传咨询和评估

产前遗传咨询

最好在受孕前向所有准父母，提供产前遗传咨询，以分析发生先天异常的危险因素（建议所有计划怀孕的妇女采取相应的措施防止出生缺陷，如为避免神经管缺陷补充叶酸）。建议应用于所有计划怀孕的妇女。具有高危因素的父母接受咨询时，应被告知所有的可能以及可以进行的选择。如果证实存在异常，则需讨论是否生育。

孕前选择方案包括：
- 避孕
- 丈夫为携带者时，行捐精人工授精
- 妻子为携带者时，接受捐赠卵子

孕期的选择包括：
- 终止妊娠
- 孕产妇抗心律失常药物来治疗心律失常的胎儿
- 转到第三方机构分娩，其应该具有新生儿异常处理的能力

胚胎植入前遗传学诊断 用于那些通过体外受精胚胎培育者在胚胎植入前识别遗传缺陷。如果一对夫妇或具有一定的孟德尔病或染色体异常的高风险的父代可进行之。

为了帮助焦虑中的夫妇更容易理解，遗传咨询的内容应该尽可能简单易懂，避免专业术语。必要时需要反复说明。应给予夫妇一定的时间来考虑问题。关于很多常见问题（如高龄妇女、反复的自发流产、曾生育过神经管缺损的子女、三体核型的子女）的信息虽可在英特网上（www.marchofdimes.com）查询到，但也应该告知这些夫妇。很多夫妇（如那些携带已知或可疑高危因素）受益于遗传专家的当面告知和检查项目的选择。如果胎儿畸形被怀疑，患者可参考正在专门的新生儿护理中心进行的特殊照顾方案。

高危因素 一些基因异常的风险存在于所有妊娠中。在活产儿中，基因异常的发生率如下：
- 染色体数目和结构异常的发生率为0.5%
- 单基因（孟德尔）异常为1%
- 多基因异常占1%

死产儿中，基因异常比例更高。大多数畸形涉及单个器官系统（如神经管缺损、大多数先天性心脏缺陷），但源自多基因或多因素遗传（当然也受环境因素影响）。大多数情况下，曾孕育过染色体异常胎儿或新生儿（检出或者漏诊的）的再次妊娠染色体异常的风险增加，除非是一些特殊类型的异常（如45X，三体；染色体重排）。染色体异常很可能出现：

- 孕早期自然流产(50%~60%)
- 明显畸形胎儿(30%;如果包括亚微异常35%~38%)
- 死产(5%)

少数情况下,父母亲一方患有一项染色体异常,也会增加胎儿染色体异常的风险。无症状的亲代染色体异常(如染色体的平衡易位和倒位)可能未引起注意。如果有反复的自发流产、不育或畸形患儿生育史,应怀疑亲代染色体有平衡重排异常。随着孕妇年龄的增加,胎儿患染色体疾病的机会也随着增加,因为不分离率(染色体不能正常分离)在减数分裂期间增加。活产儿中染色体异常的比例如下:

- 20岁的产妇为0.2%
- 35岁的产妇为0.5%
- 40岁的产妇为1.5%
- 49岁的产妇为14%

与高龄孕妇有关的染色体异常大多涉及额外增加的染色体异常(三体),尤其是21三体(唐氏综合征)。父亲年龄>50岁会增加下一代自发性显性突变的风险,例如软骨发育不全。

某些染色体异常是亚显微结构的,因此不能通过传统的核型分析鉴定。亚微染色体异常独立发生于年龄相关的不分离机制。这些异常的准确发病率是不清楚的,但其发病率在结构异常胎儿中更高。由尤尼斯肯尼迪施莱佛美国儿童健康和人类发展研究所(NICHD)发起的一项多中心研究证实对于核型正常的受检患儿临床相关拷贝数变异发生率达到1%,而且胎儿结构异常达到6%[1]。

既往一代以上有家族史的,应怀疑常染色体显性异常;常染色体异常对男性和女性胎儿的影响是相同的。如果夫妻一方有常染色体显性异常,这种异常传给下一代的风险为50%。

如果有常染色体隐性异常,下一代必须从父母双方各遗传一个突变基因才会发病。双亲可以是杂合子(携带者),临床表现通常是正常的。如果双亲都是杂合子,子代(男性或是女性)成为突变基因纯合子并患病的风险为25%,杂合子携带者的风险为50%,还有25%为正常基因。如果仅有兄弟姐妹而没有其他亲属患病,应考虑有常染色体隐性异常的可能。如果父母双方有血缘关系,则他们携带相同常染色体隐性特征的可能性更大。

因为妇女具有两条X染色体而男性只有一条,X连锁染色体隐性突变在男性患儿中都将患病。这种异常基因遗传给女儿则可能成为临床表现正常的杂合子(携带者)。女性携带者的儿子患病的可能性为50%,她的女儿成为携带者的可能性为50%。男性患者不会将该异常基因遗传给他的儿子,但是会遗传给他的所有女儿,并成为携带者。未患病的男性不会向下遗传这种基因。

[1] Wapner RJ, Martin CL, Levy B: Chromosomal microarray versus karyotyping for prenatal diagnosis[J]. N Engl J Med, 2012, 367: 2175-2184。

遗传学评估

基因筛查是产前诊断常规的一部分,并且最好在孕前进行。妇女进行基因检查的程度与权衡其自身因素相关:

- 根据高危因素和以往的检查结果来判断胎儿异常的可能性
- 侵袭性胎儿检查发生并发症的可能性
- 知道妊娠结局的重要性(如当一项异常得到确认后是否应该终止妊娠,如果不知道结局会导致焦虑)

因此,所做的决定应个体化,医生的建议对所有的妇女,即使风险相当,也不能一概而论。

根据家族史进行筛选是检查的一部分。家族系谱可以用来概括整个家族史的情况。家族系谱的情况应该包括双亲的健康状况,父母双方异常基因的患病和携带状况,以及一级亲属(父母、兄弟姐妹、子女)和二级亲属(父母的兄弟姐妹、祖父母)的这些状况,同时还应包括人种和种族背景和血亲的婚配情况。既往孕产史也应有记录。如果怀疑有基因异常,应该回顾相关的病史记录。

基因筛选实验最好在怀孕前进行。根据传统做法,应对一些可能成为常见孟德尔染色体异常的无症状携带者(表275-1)的父母进行基因筛选实验。如果需要还应对父母双方的异常进行特殊的诊断实验(表275-2)。因为与以往认为的相比,父母的种族更为复杂和不为人所熟知,也因为产前基因检测正变得更便宜,便捷,一些临床医生也开始筛选所有潜在的(和预期的)父母,不分民族(称通用携带者筛查)。共识就是,其异常在发病之前应该被检测到。增加的测试和评估预计将增加检测前咨询的复杂性。

表275-1 某些种族的基因筛选

种族	疾病	亲代筛选实验	产前诊断
全部	囊性纤维化	DNA分析23种*CFTR*突变,在美国,各种突变的发生率≥0.1%	CVS或者羊膜穿刺术检查基因型*
德系犹太人†	卡纳万病	DNA分析检出最常见的突变	CVS或者羊膜穿刺术行DNA分析
	家族性自主神经功能紊乱	DNA分析检出最常见的突变	CVS或者羊膜穿刺术行DNA分析
	泰-萨克斯病(Tay-Sachs disease)	检测血清己糖胺酶A有无缺陷;必要时DNA分析	CVS或者羊膜穿刺术行酶检或者分子水平检测己糖胺酶A;DNA分析
黑种人	镰状细胞贫血	血红蛋白电泳	CVS或者羊膜穿刺术行基因型测定(直接DNA分析)
Cajuns	泰-萨克斯病	检测血清己糖胺酶A有无缺陷;必要时DNA分析	CVS或者羊膜穿刺术行酶检或者分子水平检测己糖胺酶A

续表

种族	疾病	亲代筛选实验	产前诊断
东南亚人、印度人亚洲、非洲、地中海地区和中东人	β-珠蛋白生成障碍性贫血	CBC；若 MCV < 80fL，血红蛋白电泳	CVS 或者羊膜穿刺术行基因型测定（直接 DNA 分析或连锁分析）
东南亚人柬埔寨人、中国人、菲律宾人、老挝人、越南人	α-珠蛋白生成障碍性贫血	CBC；若 MCV < 80fL 血红蛋白电泳	CVS 或者羊膜穿刺术行基因型测定（直接 DNA 分析或连锁分析）

* 确诊并不总能获得的；不同种族的敏感性是有差异的。
† 对于德系犹太人，专家亦建议进行戈谢病、尼皮病 A 型、范康尼综合征 C 型、布卢姆综合征和黏脂病Ⅳ型的疾病筛选。大多数（90%）犹太人是德系犹太人；因此，若不能明确是否德系犹太人也应进行筛选。
CFTR，囊性纤维化跨膜传导调节蛋白；CVS，绒膜绒毛采样；MCV，平均细胞体积。

表 275-2 胎儿基因诊断实验的指征

指征	意见
自愿参加	无论是否高危，所有孕妇均可参加
预产期时孕妇年龄>35 岁	ACOG 建议所有孕妇无论年龄大小，都应进行创伤性检查明确胎儿核型
既往反复自然流产	父母双方染色体分析
以往生育过染色体异常的子女	父母双方染色体分析
父亲年龄>50 岁	检测尚有争议
父母亲染色体异常的	并非所有的亲代染色体重排会增加后代的患病概率
父母亲可疑的性连锁孟德尔基因异常	—
父母双方为明确诊断或可疑的常染色体隐性孟德尔基因异常	—
孕妇血清指标* 提示 21 或 18 三体,母亲无创 NDA 检测异常	孕早期行绒膜绒毛采样，或者孕中期行羊膜穿刺术
孕妇 α-胎球蛋白升高和不确定的超声检查结果	行羊膜穿刺术
超声检查提示胎儿结构异常（包括孕早期的颈项透明层增厚）	胎儿染色体异常的发现有赖于特殊的解剖学发现

* 在孕早期和孕中期检查。
ACOG，美国妇产科协会。

应对孕妇进行多种血清指标的筛选[α-胚胎蛋白，β-人绒毛膜促性腺激素（β-hCG），雌激素，抑制素 A]检出神经管的缺损,唐氏综合征（和其他染色体异常），以及其他一些出生缺陷。在孕 15~20 周之间,应该完成这些检查。对于唐氏综合征或 18 三体异常也可以通过母亲血的无创 DNA 检测。

胎儿基因诊断实验基因诊断实验需要通过羊膜绒毛采样，羊膜穿刺术或经皮脐血管采样（较少）来完成。以上检查可以发现三倍体和很多其他染色体异常，以及几百种的孟德尔染色体异常。亚微观染色体异常被传统的核型检测遗漏，可以通过微阵列技术,如阵列比较基因组杂交和基因多态性（SNP）来识别。胎儿染色体异常的风险增加时应建议这一检查（表 275-2）。胎儿的基因诊断测试，不同于筛选试验，通常是侵入性的，有危及胎儿的风险。因此，在过去，这些测试不是常规推荐那些无危险因素的妇女。然而，因为目前胎儿基因诊断容易获得，安全性也得到了证实，建议向所有的孕妇提供胎儿基因诊断，而不需考虑是否具有高危因素。阵列比较基因组杂交技术在产前检查中的作用正在评估中；它是最常用的，用以评估胎儿结构异常的方法。

胚胎植入前遗传学诊断可供体外受精的夫妇选择。

操作步骤 除了超声检查，所有诊断基因异常的操作都是侵入性的，胎儿会有轻度的致命风险。如果检出严重的异常，可以终止妊娠；在一些病例中，某项异常能得到治疗（如进行宫内胎儿手术修补脊柱裂）。即使这些所有的希望都不存在，有些妇女还是愿意在分娩前了解胎儿是否异常。

超声检查

一些专家建议所有孕妇都应该接受常规超声检查。另外一些则认为超声检查仅针对有特殊指征的，诸如怀疑有基因或者产科异常或者孕妇血清指标异常而需要进一步检查。由技术熟练的医务人员完成的超声检查检出大的先天性畸形的敏感性还是很高的。然而一些情况（如羊水过少，孕妇肥胖，胎儿体位）可能会影响检查。超声检查是非创伤性的，对母胎没有已知明确的风险。

常规超声检查 可以达到以下目的：
- 确认胎龄
- 了解胎儿存活力
- 检出多胎妊娠
- 孕中晚期，超声可能检出颅内结构、脊柱、心脏、膀胱、肾脏、胃、胸廓、腹壁、长骨和脐带大的畸形尽管超声只是检查胎儿结构,一些异常的结构可以提示基因异常。多发畸形则可能是染色体异常引起。

产科高危超声检查 则需要高分辨率超声设备,在特定的医疗中心可以进行,能比基础超声检查提供更为具体的图像。这种检查可能适用于有先天畸形家族史的夫妻(如先天性心脏病、唇裂和腭裂、幽门狭窄),尤其是那些出生前(如后尿道瓣伴巨大膀胱)或出生时(如膈疝)能够得到有效治疗的病例。如果孕妇血清指标检测异常,也可进行高分辨率B超检测。高分辨率超声还可以检测:

- 肾脏畸形[如肾发育不全(Potter综合征),多囊肾]
- 致死型的短肢骨骼发育不良(如致死型的骨骼发育不良,软骨发育不全)
- 肠畸形(如肠梗阻)
- 膈疝
- 小头畸形
- 脑积水

孕中期辨认出与胎儿染色体异常相关的结构畸形有助于明确诊断。

羊膜穿刺术

羊膜腔穿刺术中,在超声引导下,穿刺针经腹进入羊膜囊,抽取含有胎儿细胞的羊水后进行检测,其中包括化学指标的检测(如α-胎球蛋白,乙酰胆碱酯酶)。进行羊膜穿刺术最安全的时间是孕14周以后。羊膜穿刺术前应进行超声检查胎儿心脏活动,确定孕龄、胎盘位置、羊水区定位、胎儿数目。如果孕妇Rh血型阴性而且未致敏,事后给应予RhO(D)免疫球蛋白300球蛋白防止操作引起的致敏。

传统的做法要求>35岁的孕妇进行羊膜穿刺术,因为这些孕妇的新生儿患唐氏综合征以及其他染色体异常疾病的风险增加。随着羊膜穿刺术的普及和安全性的提高,ACOG建议所有的孕妇都应进行羊膜穿刺术检查胎儿是否有染色体异常的风险。

有时,抽取的羊水会呈血性。血一般来自母体,并不影响羊膜细胞的生长;如果血来自胎儿,会造成羊水α-胎球蛋白假阳性升高。暗红色或者棕色羊水表明羊膜腔内曾有出血,胎死宫内的风险增加。绿色羊水主要是胎儿粪染造成,并不表示胎死宫内的风险增加。

羊膜穿刺术很少造成孕妇患病病率(如有症状的羊膜炎)。对有经验的操作者来说,胎儿死亡的风险在0.1%~0.2%。羊膜穿刺术后阴道点滴出血或羊水渗漏通常是自限性的,发生率是1%~2%。孕14周前,尤其是孕13周前进行羊膜穿刺术,流产的风险很高,马蹄内翻足的发生率也会增加(畸形足)。

绒毛膜绒毛采样

行绒毛膜绒毛采样(CVS)时,用注射器吸取绒毛膜绒毛进行培养。CVS跟羊膜穿刺术提供一样的关于胎儿基因和染色体状态的信息,准确性亦相仿。然而,CVS在孕10周和孕早期末之间进行,因此较早得到结果。如果需要,可以较早结束妊娠(更安全简便),如果检查结果是正常的,夫妻俩也可以较早放下心理的负担。跟羊膜腔穿刺术不一样,CVS检查并不能抽得羊水,也不能进行α-胎球蛋白的检测。经过CVS的孕妇到孕16~18周时应进行血清α-胎球蛋白筛选,了解胎儿有无神经管缺陷的风险。

超声检查了解胎盘位置后,可以将导管通过宫颈或者用穿刺针通过腹壁完成CVS。CVS后,应给予Rh阴性且未致敏的孕妇注射RhO(D)免疫球蛋白300μg。

由于母体细胞污染而造成误诊的情况很少见。一些局限于胎盘的镶嵌型的染色体异常(如四倍体)的检出并不一定能反应胎儿的真实情况。局限于胎盘的镶嵌型染色体异常在CVS标本中出现的概率是1%。建议向熟悉这些异常的专家咨询。少数情况下,还需要进一步行羊膜穿刺术以获得其他信息。

因CVS而流产的比例跟羊膜穿刺术相仿(即约0.2%)。CVS可造成四肢横向缺损和口下颌支发育不全,但如果CVS在孕10周以后进行操作者又经验丰富则发生率很低。

经皮脐血采集

胎儿的血样采集可以通过超声引导下经皮脐静脉穿刺进行。染色体分析可以在48~72小时内完成。因为出结果时间较短,以前经常进行经皮脐血采集(PUBS)检查。这项检查在孕晚期的后期尤为重要,特别是当时刚开始怀疑胎儿异常的。目前,羊水细胞的基因分析或母胎界面的绒毛膜绒毛原位荧光免疫杂交(FISH)可以在24~48小时内诊断(或除外)更多的常见染色体异常,因此PUBS很少用于基因诊断。

与PUBS有关的胎儿死亡率大约为1%。

着床前基因诊断

体外受精后,有时候基因诊断可以在着床前进行;从卵母细胞到极体,从6~8个细胞的胚胎到卵裂球,或者胚泡的滋养外胚层都可以采集到样本。这样的实验只有在特殊的医学中心才能进行,费用较贵,且主要面向一些孟德尔病变(如囊性纤维化)或染色体异常的高危夫妇。然而,新技术可能会减少这些检查的费用,并且使其得到广泛开展。着床前基因诊断用于高龄孕妇的胚胎筛选并不增加成功妊娠的概率。

非创伤性孕妇筛查策略

孕妇非创伤性的筛查与有创检查不同,一般没有相关并发症。经过更精确地评估胎儿异常的可能性,非创伤性的孕妇筛查可以帮助决定是否需要进行创伤性检查。所有不准备行羊膜穿刺术或CVS的孕妇都应该行染色体异常的非创性筛查。然而,就算准备行CVS,孕妇仍应接受血清学筛查了解胎儿是否会有神经管缺陷的风险。

血清学指标的正常值随着孕周而改变。还需要矫正孕妇体重、糖尿病、人种和其他干扰因素。在孕早期、中期或孕早期加中期均需做筛查(称作系列或综合筛查),进行三种方法中的任何一种筛查都是可以接受的。孕妇孕中期的α-胎球蛋白水平都应该得到检测,以期排除神经管缺陷。

> **● 经验与提示**
>
> ■ 孕中期检测血清母体α甲胎蛋水平来排除神经管缺陷,而不需考虑其他计划中产前检查和那些检查的时序。

孕早期筛查

传统的做法中,孕早期的综合筛查包括下列手段:

- 孕妇血清 β-hCG（总的或游离的）
- 妊娠相关血浆蛋白 A（PAPP-A）
- 胎儿颈项透明层（超声检查）

胎儿唐氏综合征相关表现是 β-hCG 升高，PAPP-A 的降低，颈项透明层增厚。尽管颈项透明层增厚与唐氏综合征的风险增加有关，但没有提示诊断的准确 NT 阈值。在美国的几项大型前瞻性的临床试验中，对不同年龄的孕妇来说，检出唐氏综合征总的敏感性为 85%，假阳性率 5%。特殊的超声检查训练和坚持严密的 NT 监测才能保证筛查的准确性。孕早期筛查应提供给所有孕妇。因为是早期筛查提供的信息，能提示及时进行 CVS 从而得以确诊异常情况。孕早期筛查的另一个优点是必要时可以尽早终止妊娠，比孕中期更加安全。

胎儿游离细胞核酸检测 一种新的、可商购的测试（使用有时称为无创性产前检验或无创 DNA 检测）可以通过分析母体血液样品中循环的无细胞胎儿核酸鉴定胎儿染色体异常。这个测试可以早在 10 周完成，能取代传统的孕早期无创筛查。无细胞胎儿核酸，最常见的 DNA 片段，是胎盘滋养层细胞的正常破裂时脱落进入母体循环的。利用变化的特定染色体片段含量来预测染色体异常非常精确。此外，性染色体异常（X,XXX,XYY,XXY），可在单胎妊娠中识别。早期的验证试验报告提示识别唐氏综合征（21 三体）和 18 三体高危妊娠的敏感性和特异性>99%。13 三体也可以被检测，虽然灵敏度和特异性尚未精确验证。

目前，无创 DNA 检测被推荐用于孕中期尚未具有高危因素患者的筛查。最近，一个大样本的多中心研究证实，在低风险人群中，无创 DNA 检测唐氏综合征的有效性和敏感性与在高风险人群中相当。对于唐氏综合征发生率较低的年轻孕妇来说，其特异性和阳性预测值要比仅仅检测高危患者低一些。然而总体来说，无创 DNA 检测要优于传统的染色体检查。在高危患者中，无创 DNA 检测已经大部分取代传统的染色体检查。但是对于低危患者，仍旧依赖于传统的、廉价的、孕早期的超声和染色体检查。

无创 DNA 测试结果如有异常，应该通过对利用微创技术获得的胎儿标本进行传统核型分析加以证实。这些测试的阴性结果可能减少使用侵入性检测。

[1] Norton ME, Jacobsson B, Swamy GK, et al: Cell-free DNA analysis for noninvasive examination of trisomy[J]. N Engl J Med, 2015, 372(17): 1589-1597。

孕中期筛查

孕中期筛查可包括无创 DNA 和多种筛查指标的排查：
- 孕妇血清 α-胎球蛋白水平（MSAFP）：MSAFP 仅可作为神经管缺陷的独立筛查指标，不代表唐氏综合征的风险。水平升高提示开放性脊柱裂，无脑畸形，或腹壁缺损的出现。无法解释的 MSAFP 增高可能与孕晚期的并发症，如死胎、宫内生长受限相关
- 孕妇 β-hCG，游离雌激素，α-胎球蛋白水平，有时抑制素 A 水平：以上检查可作为孕早期的选择性筛查，或后续检查

孕中期多种筛查指标可以筛查唐氏综合征，18-三体，和一些少见的单基因综合征（如 mith-Lemli-Opitz 综合征）。孕妇血清学筛查已被广泛推广，但唐氏综合征的检出率不及孕早期。孕中期终止妊娠的风险也高于孕早期。

孕中期筛查还包括：
- 产科高危超声检查

神经管缺损的孕妇血清学筛选 MSAFP 升高表明开放如型脊柱裂等类似的胎儿畸形。尽管孕 15～20 周都可以进行筛选，首次采样时间在孕 16～18 周之间的结果最准确。应设定一个界值用以决定是否需要进一步检查时，应衡量漏诊相对于不必要检查可能造成并发症的风险。通常，**这个界值位于第 95 到第 98 百分位或者正常孕妇中位数的 2.0～2.5 倍（中位数的倍数，或 MOM）。该数值对于诊断开放型脊柱裂的敏感性为 80%，无脑儿敏感性 90%。该指标不能检出闭合性脊柱裂。需要选择羊膜腔穿刺术的孕妇占筛选患者的 1%～2%**。MSAFP 界值降低可以增加检测的敏感性，但特异性有所降低，导致接受羊膜穿刺术的例数增加。通过无创 DNA 检测发现胎儿染色体异常的应该单独进行神经管缺损的孕妇血清学检测，而不是多种指标的筛查。

如果需要进一步的检查，接下来便是超声检查。如果一般超声检查不能明确解释，应行高危超声检查，加或不加羊膜腔穿刺术。超声检查可以确认孕龄（可能估计不足）或者检出多胎妊娠，死胎，或者先天畸形。超声检查可以确认孕龄（可能估计不足），检出多胎妊娠、死胎、先天畸形。在一些病例中，超声检查并不能找出 α-胎球胎蛋白升高的原因。一些专家认为经过高分辨率的超声仪器加上有经验的超声医生的检查，如果提示未见异常，则不再需要进一步检查。但是，这样的检查偶尔会将神经管缺损遗漏。因此无论超声检查结果如何，很多专家还是建议进一步的检查。

如需进一步的检查，则行羊膜穿刺术和检测羊水中 α-胎球蛋白及乙酰胆碱酯酶的水平。羊水中 α-胎球蛋白升高表明：

- 神经管缺损
- 其他畸形（如脐疝、先天性肾病、囊状水瘤、腹裂、上消化道闭锁）
- 羊水中出现乙酰胆碱酯酶说明所采集的样本受胎儿血污染
- 神经管缺损
- 另一种畸形

羊水中 α-胎球蛋白升高加上乙酰胆碱酯酶的出现对诊断无脑儿的敏感性可以达到 100%，开放性脊柱裂的敏感性为 90%～95%。高分辨率超声（虽然可以检查出大多数畸形）即使不能检查出畸形，羊水指标异常也提示畸形可能，上述应该告知被检查夫妇。

染色体畸形的孕妇血清学筛查 孕中期进行的最常见手段是多种血清学指标的筛查。这些指标，矫正了孕周的影响，主要用于精确评估与孕妇年龄无关的唐氏综合征的风险。三项筛选（如 α-胎球蛋白，hCG，和游离雌激素）检出唐氏综合征的敏感性大约是 65%～70%，假阳性率大约 5%。

四项筛选是三项加上筛选抑制 A。四项筛选可使敏感性增加到 80%,假阳性率 5%。

如果孕妇血清学筛选结果提示唐氏综合征,则进行超声检查确认孕龄,若之前估计的孕龄不准确,应重新计算风险。如果开始抽血时间过早,应该在适当的时间再抽一次血。如果风险值超过通常需要做羊膜穿刺术的阈值(1 比 270,与孕妇年龄>35 岁时的风险相同)时行羊膜穿刺术。

三级筛选也能评估 18 三体综合征的风险,通过所有 3 个低水平的血清标记进行指示。18 三体综合征的敏感度为 60%~70%;假阳性率约 0.5%。超声和血清筛查联合使用能使敏感度增加到约 80%。

无创 DNA 检测的分析并不依赖于孕龄,因此不会因孕龄不对出现差错。

高危超声检查 一些围产医学中心可以提供高危超声检查,通过寻找胎儿非整倍体畸形有关的结构表现(软指标),用于评估染色体异常风险。然而,已知染色体异常还没有相关的诊断性结构异常,所有的软指标也可见于染色体正常的胎儿。尽管如此,找出这样的指标可以建议进一步的羊膜穿刺检查,以明确或除外染色体异常。如果发现大的结构异常,则可能存在胎儿染色体异常。

缺点是检出软指标后带来多余的焦虑和不必要的羊膜穿刺术检查。据一些有经验的医学中心的报道,超声检查的敏感性高,但阴性结果是否就表示胎儿染色体异常风险小还不一定。

孕早期和孕中期的系列筛查

孕早期无创性筛查和孕中期的四项筛查可以联系起来,无论孕早期的检查结果是否正常,等孕中期的检查结果出来后决定是否需要进一步有创性胎儿基因检查。孕期系列筛查,继以羊膜穿刺术可将唐氏综合征检出的敏感性提高至 95%,假阳性率仅 5%。

这种孕期的系列筛查可以根据孕早期筛查结果提示的风险情况进行调节:

- 高风险:不需要孕中期的筛查直接行有创性检查
- 中风险:行孕中期筛查
- 低风险(如<1:1 500):孕早期筛查提示风险低,不需要孕中期筛查

276. 接诊孕妇和产前检查

妊娠和产前发育

受精时一个活的精子在上皮功能正常的输卵管内和一个卵子结合。受精紧接着排卵发生,大约在月经周期的第 14 日。排卵时,宫颈黏液黏度有所减弱,有利于精子迅速向通常位于输卵管伞端的卵子运动。性交后精子可以在阴道内存活 3 日。

5~8 日的时间内,受精卵(合子)一边向子宫内膜的着床部位(通常接近宫底部)移动,一边反复分裂。当着床时,受精卵已经变成围绕空腔的一层细胞,叫做胚囊。胚囊的壁除了胚胎极为 3~4 层细胞的厚度,其他部位为一层细胞。将来会发育为胚胎的胚胎极首先着床。

羊膜囊和胎盘 着床后的 1~2 日内,一层细胞(滋养细胞)围绕着胚囊生长发育。绒毛滋养细胞前体,胎盘干细胞,发育形成 2 种细胞:

- 非增殖性的绒毛外滋养细胞:这些细胞穿透子宫内膜,促进着床和胎盘的固定
- 合体滋养细胞:这些细胞第 10 日开始产生绒毛膜促性腺激素和此后产生的其他滋养细胞激素

从滋养层发育形成内层(羊膜)和外层膜(绒毛膜);这些膜形成含有妊娠物的羊膜囊(图 276-1)。羊膜囊形成时囊胚腔闭合(大约 10 日),妊娠物叫做胚胎。羊膜囊充满液体,随着胚胎的生长不断膨大,受孕后 12 周占满子宫腔;于

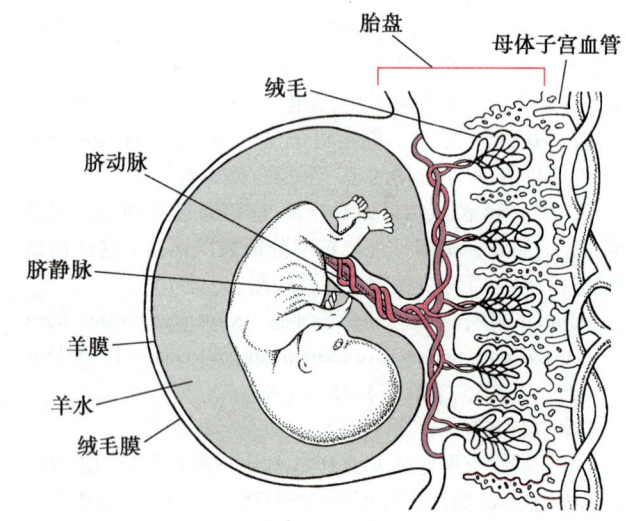

图 276-1 约妊娠 11^{+4} 周的胎盘和胚胎。胚胎长 4.2cm

是,羊膜囊成为子宫唯一的空腔。

滋养细胞也发育形成胎盘细胞的一部分。绒毛外滋养细胞形成侵入子宫的绒毛。合体滋养细胞覆盖绒毛。合体滋养细胞合成促激素,完成妊娠物和母体循环之间的动静脉交换。

胎盘于 18~20 周完全形成,而且继续生长,分娩时大约

重500g。

胚胎 第10日左右，胚胎通常明显出现3个生殖层（外胚层，中胚层，内胚层）的分化。接着，将要成为神经管的原条开始发育。第16日左右，中胚层的头侧部分增厚，形成一条中央管并发育成心脏和大血管。第20日左右心脏开始泵血，接下来的一天，未成熟有核胎儿红细胞出现。胎儿红细胞很快被成熟红细胞代替，并且血管继续发育分布至胚胎的各个部分。渐渐的，脐动脉和脐静脉发育，连接胚胎血管和胎盘。大多数器官在受精第21和57日之间（孕5周和10周之间）形成；然而，中枢神经系统在整个孕期连续发育。胎儿畸形很可能是器官形成过程中受致畸因子影响而发生。

妊娠生理

妊娠的最早表现和大多数孕妇最初就医的原因是停经。月经规则，有性生活的育龄期妇女月经推迟≥1周需考虑怀孕可能。

若孕妇月经规则，周期28日，从受孕的时间开始计算妊娠持续266日，或者从末次月经的第一天算起则为280日。预产期根据末次月经时间估算。分娩较预产期提早或者推迟2周以内都属正常。

生理

妊娠时孕妇所有的器官系统都发生生理性改变；分娩后大都恢复正常。一般来说，多胎妊娠的生理改变较单胎妊娠更大。

心血管 心排出量孕6周开始增加，16~28周（通常大约24周）到达高峰，增加30%~50%。并且保持该高峰量直到孕30周以后。而后心排出量可随体位改变而改变。心每搏输出量可能因为体位的关系（如卧位）使增大的子宫阻断下腔静脉的大部分回流而明显减少。从孕30周一直到临产前，心排出量一般稍有减少。临产后，心排出量再增加30%。分娩后，子宫收缩，心排出量明显降低，约较非孕期增加15%~25%，然后慢慢降低（3~4周），产褥期满6周时达到孕前水平。

孕期心排出量的增加主要为了满足子宫胎盘循环的需要；子宫胎盘循环血容量明显增加，而绒毛间隙的循环可以部分看做是动静脉短路。随着胎盘和胎儿的发育，足月时流经子宫的血量增加1L/min（正常心排出量的20%）。皮肤（调节体温所需）和肾脏（排泄胎儿代谢产物所需）增加的循环也是心排出量增加的部分原因。

为增加心排出量，心率从非孕期的70增至90次/分钟，同时每搏输出量也增加。孕中期，即使心排出量和肾素-血管紧张素水平升高，因为子宫胎盘循环量增大（胎盘绒毛间隙增大）和血管系统阻力减小，血压通常下降（脉压增大）。阻力减小是因为血黏度和对血管紧张素的敏感性减小。孕晚期，血压可能恢复正常。双胎妊娠孕20周时心排出量增加更多，而舒张压低于单胎妊娠。

孕期运动时心排出量、心率、耗氧量和每分钟呼吸流量等指标比其他时候增加更明显。孕期的高循环动力学会增加心脏功能性杂音的频率，使心音增强。X线或心电图可发现心脏变成水平位，向左旋转，横径增大。妊娠期心房和心室扑动常见。所有这些改变是正常的，不应该错误地诊断为心脏疾病；应向孕妇解释清楚。然而，孕期阵发性房性心动过速发作更为频繁，可能需要预防性洋地黄化或其他抗心律失常药。妊娠期心脏复苏的指征和安全性不变。

血液系统 总血容量随心排出量相应增加，但血浆的增加量大（接近50%，通常是约1 600ml，共5 200ml），多于红细胞质量（约25%）；因此，血红蛋白是通过稀释降低，13.3~12.1g/L。这种稀释性贫血降低血液黏稠度。双胎妊娠的孕妇血容量增加更多（接近60%）。

白细胞计数轻度增加至9 000~12 000/μl。临产时和产后的数天内，白细胞明显增多（≥20 000/μl）。

整个孕期铁的需要量共增加1g，后半孕期需要量更大——6~7mg每日。胎儿和胎盘使用约300mg的铁，增加的母体红细胞质量需要额外的500mg。排泄占200mg。需要铁补充剂，以防止血红蛋白水平的进一步下降，因为从饮食吸收及铁储备（平均总的300~500mg）通常不足以满足怀孕所需。

泌尿系统 肾功能的改变与心功能的改变相适应。肾小球滤过率增加30%~50%，孕16~24周间达到峰值，并保持该水平，直到足月时，子宫对下腔静脉的压迫造成下肢静脉淤积，肾小球滤过率可能会轻微降低。肾血浆流量也相应增加。结果是尿素氮降低，可以达到<10mg/dl（<3.6mmol/L），肌酐水平相应降至0.5~0.7mg/dl（44~62μmol/L）。受激素（主要是孕激素）的影响，以及增大子宫对输尿管的压迫造成阻滞，输尿管明显扩张（输尿管积水），甚至肾盂积水。分娩后尿集合系统需要12周的时间恢复正常。

孕期较平时肾功能更容易受体位变化的影响；即仰卧位可以更增强肾功能，而直立位减弱肾功能。侧卧位时，尤其是左侧卧位时，肾功能亦明显增强；该体位缓解了孕妇仰卧位时增大的子宫对大血管的压迫。该体位增强了肾功能也是孕妇睡觉时小便增多的原因之一。

呼吸系统 肺功能改变部分由于孕激素增加，部分由于子宫增大影响肺膨胀。孕激素增强了大脑对低浓度CO_2的敏感性。低浓度CO_2时，潮气量、每分钟通气量和呼吸频率都有所增加，从而使血浆pH值升高。O_2消耗大约增加20%以满足胎儿、胎盘、和一些母体器官代谢增长的需要。吸气、呼气储备，残气量和肺容量，血浆CO_2分压均降低。肺活量和血浆O_2分压没有改变。胸围大约增加10cm。心排出量的增加引起呼吸道的充血和水肿。偶尔会出现有症状的鼻咽部的阻塞和鼻窒息，咽鼓管暂时性阻塞，音调和音质发生改变。用力时常见轻度呼吸困难，并且经常需要深呼吸。

胃肠道和肝胆系统 随着妊娠继续，增大的子宫会造成对直肠和下段结肠的压迫产生便秘。孕激素浓度的升高使平滑肌松弛胃肠道活动减弱。胃灼热感和嗳气常见，可能是因为食管下端括约肌和膈裂隙的松弛，胃排空延迟和胃食管反流。盐酸产物减少，孕期消化性溃疡疾病较少发生，而且已经存在的溃疡也会稍微缓解。

胆囊疾病的发生有所增加。妊娠会轻微影响肝功能，特别是胆汁的运输。常规的肝功能检查一般为正常值，但孕晚期碱性磷酸酶水平进行性增高，到足月时可能达到正常的2~3倍；这种酶的增高主要是胎盘的分泌，而并非肝功能异常。

内分泌 妊娠改变了大多数内分泌腺的功能，部分是因为胎盘产生激素，部分是因为大多数循环激素以蛋白结合形式存在，而在孕期蛋白结合更多。

胎盘产生一种激素（类似促甲状腺素）刺激甲状腺，引起增生，血管供应增加，体积适度增大。雌激素刺激肝细胞，使甲状腺结合球蛋白增多，所以总的甲状腺素虽然增多，但循环中游离甲状腺素仍保持正常。甲状腺素增加的结果类似甲状腺功能亢进，表现为心动过速、心悸、多汗和情绪不稳定。然而，真性甲状腺功能亢进孕期发生率仅为0.08%。胎盘产生促肾上腺皮质释放激素（CRH），促进母体促皮质激素的产生。促皮质激素的增多刺激肾上腺激素的分泌，尤其是醛固酮和皮质醇，与水肿的发生有关。皮质激素的产生增加和胎盘产生孕激素增加，对妊娠的应激反应、人胎盘催乳素可能增多同样导致胰岛素抵抗和胰岛素需要量增多。胎盘产生的胰岛素酶也会增加胰岛素的需要量，所以很多妊娠期糖尿病的妇女会发展成更明显的糖尿病（参见第2572页）。胎盘产生黑素细胞激素（MSH），在孕晚期增加皮肤色素沉着。胎盘还生产β人绒毛膜促性腺激素亚基（β-hCG），一个营养激素，像卵泡刺激素和促黄体素，维持黄体，从而阻止排卵。

孕期腺垂体增大135%。母体血浆催乳素增加10倍。在雌激素的刺激下，促甲状腺素释放素产生增加，导致催乳素分泌增多。催乳素的主要功能是为产乳做准备。产后该激素降为正常水平，即使是哺乳的妇女。

皮肤 雌激素、孕激素和黑素细胞激素的增多与孕期色素改变有关，但是确切的病理原因尚不明确。这些改变包括黑斑病（妊娠面具），为前额和颧骨突出部位的棕色斑块；乳晕、腋窝、生殖器颜色变暗；以及下腹中线处颜色加深，呈一黑线。妊娠引起的黑斑病一般在一年内褪去。

蜘蛛痣通常只在腰部以上出现，而薄壁、扩张的毛细血管增多，小腿部尤其明显。

症状及体征

妊娠状态下雌激素（原发性）和孕激素水平升高引起乳腺肿胀-较月经前乳腺肿胀更为明显。因为胎盘的合体细胞在受精后10日开始分泌雌激素和人绒毛膜促性腺激素β亚基（β-hCG），孕妇会有恶心，偶尔伴有呕吐（参见第2076页）。卵巢中的黄体在β-hCG的刺激下，继续分泌大量的雌激素和孕激素以维持妊娠。这时期很多孕妇易疲劳，还有一些妇女很早就注意到腹部膨胀。孕妇常常在孕16~20周之间开始自觉胎动。在妊娠后期，下肢水肿，静脉曲张是常见的；主要原因是由增大的子宫对下腔静脉的挤压。

盆腔检查可以发现宫颈软，子宫不规则增大变软。可能因为子宫的血供增加，宫颈通常为蓝紫色。孕12周左右，子宫高度超过真骨盆，进入腹腔；20周时达到脐平；36周时，子宫上极几乎达到剑突。

诊断

通常尿检，或血检，最早可以在停经前几天或受孕后几天准确诊断或者排除妊娠。正常妊娠时的β-hCG水平与孕龄有关，能够提示胎儿是否正常生长。最好的方法是比较相隔48~72小时同一实验室检测的两次血清β-hCG值。正常单胎妊娠时，妊娠的前60日内，血β-hCG的倍增时间是1.4~2.1日，孕10~18周开始降低。孕早期血β-hCG的正常倍增表明胚胎在正常地生长。

妊娠的其他表现包括：
- 4~5周时超声检查可以发现宫腔内的孕囊，同时血β-hCG大约1 500mIU/ml（5周时孕囊内通常可见卵黄囊）
- 最早5~6周实时超声可以观察到胎心搏动
- 最早8~10周腹部多普勒超声探头可探及胎心音
- 20周后检查医师可触及胎动

评估

理想情况下，有计划怀孕的妇女在受孕前应该向医生咨询怀孕的风险和学习减小风险的方法。作为孕前保健的一部分，初级保健医师应建议育龄期女性服用含有400μg叶酸的维生素每日1次。叶酸降低神经管缺陷的风险。对有过胎儿或者新生儿神经管缺损的不良生育史的女性而言，则建议每天的口服计量为4mg。

一旦怀孕，孕妇需要常规的产前检查帮助确保孕妇和胎儿的健康。同时也需要观察一些妊娠相关疾病的症状和体征。跟妊娠有关的症状包括阴道流血，盆腔疼痛，呕吐，和体位低处的水肿（对于妊娠相关疾病，参见第2092页；对于孕妇的妊娠合并疾病，参见第2106页）。

常规产前检查于孕6~8周开始。4周一次随访检查直到孕28周，从28周到36周随访间隔改为2周，36周直到分娩每周随访一次。产前检查包括异常情况的筛选，采取措施减少胎儿和孕妇的风险，以及进行咨询。

病史 开始产前检查时，需要记录一份完整的病史，包括：
- 既往和目前的疾病
- 用药情况（治疗用的、社会的和非法的）
- 发生妊娠并发症的危险因素（表276-1）
- 生育史，以及既往妊娠的结局，包括孕妇和胎儿的并发症（如妊娠糖尿病，子痫前期，先天畸形，死产）

表276-1 产前检查的常规项目

型别	初次检查	随访检查
体格检查	测身高	
	测体重和血压	X
	甲状腺、心脏、肺、乳房、腹部、四肢和眼底	
	脚踝有无水肿	X
	全面的盆腔检查	
	骨盆测量	
	子宫大小和胎方位[a]	X
	胎心音[a]	X

型别	初次检查	随访检查
血液检查[b]	CBC[c]	
	血型和 RhO(D)抗体水平[d]	
	乙肝血清学检查(参见第2150页)	
	人类免疫缺陷病毒(HIV)	
	风疹和水痘免疫力[e]	
	梅毒血清学检查	
宫颈检查	宫颈淋球菌和衣原体培养[f]	
	宫颈涂片(Pap)	
尿液检查	尿培养	
	尿蛋白和尿糖定量	X
其他	TB 筛选(如果有高危因素)	
	基因筛选(参见第2064页),其中包括 孕早期非整倍体筛查	
	盆腔超声检查[g]	

[a] 在妊娠不同阶段检查时不一定能查清某个问题。
[b] 糖尿病筛查只做一次-常规在孕24~28周,有高危因素的提早进行。
[c] Hct 在孕晚期重复。
[d] Rh 阴性的妇女孕26~28周时复查。
[e] 风疹和水痘效价测定,除非妇女已接种疫苗或有过记载既往感染,从而证实免疫力。
[f] 针对有高危因素的妇女,孕36周时复查。
[g] 孕中期检查较为理想,16~20周之间;并非每个参检者都常规进行。
X=随访时重复检查。

家族史应该包括所有家族成员的慢性疾病以发现可能的遗传性疾病(参见第2063页)。

在以后的产前检查中,询问应着重于暂时的发展情况,尤其是阴道流血,或者阴道排液、头痛、视力改变、脸部或手指的水肿,以及胎儿活动频率或强度的改变。

孕次和产次:孕次是指明确妊娠的次数;怀孕妇女称为孕妇。产次指20周以后分娩的次数。多胎妊娠无论是孕次还是产次都记为一次。流产次是指无论什么原因(如自发性的,治疗性的,或选择性流产;异位妊娠)孕20周以前结束妊娠(流产)的次数。产次加上流产次等于孕次。

经产状况通常以4个数字记录:
- 足月分娩的次数(37周以后)
- 早产的次数(>20周并且<37周)
- 流产的次数
- 现存活儿的个数

这样如果一个孕妇曾经有过一次足月分娩,一次双胎妊娠于32周分娩,并且流产2次,应记为孕5,1-1-2-3。

体格检查 首先进行全面的体格检查,包括身高和体重。应计算和记录体重指数。

第一次产前检查时,应该进行阴道扩张器检查和盆腔双合诊检查。
- 观察有无病变或分泌物
- 记录宫颈颜色和硬度
- 宫颈采样检查

还有胎儿心率和孕晚期的胎儿产式的估计(图278-1)。

盆腔容量临床双合诊检查时可以用中指进行估计。如果从耻骨联合下缘至骶岬的距离>11.5cm,盆腔入口几乎肯定是充分的。正常情况下坐骨棘之间的距离≥9cm,骶棘韧带的长度为4到≥5cm,耻骨弓≥90°。

接下来的产前检查中,血压和体重的随访是非常重要的。产科检查主要是子宫大小、宫底高度(离耻骨联合上方的距离cm),胎儿心率和活动,以及孕妇的饮食,体重的增加和一般状况。除非有阴道分泌物或流血、漏液或疼痛,一般不进行阴道扩张器检查和双合诊检查。

辅助检查 实验室检查:妊娠诊断参见第2068页。初次检查时需全面化验;一些项目在以后的随访中需要反复检查(表276-1)。

若妇女血型 Rh 阴性,她可能有产生 RhO(D)抗体的风险,胎儿可能患有核红细胞增多症。孕妇于孕18~20周检测 RhO(D)抗体水平然后在26~28周复查。为防止孕妇 Rh 抗体滴度的升高需要采取一些必要的措施(胎儿骨髓成红细胞增多症参见第2110页)。

孕妇通常于孕24~28周时常规接受妊娠期糖尿病的糖耐量筛选,使用50g和1小时糖粉(参见第1124页)。如果孕妇有妊娠期糖尿病的显著高危因素,她们将在孕早期接受筛选。这些危险因素包括:

- 妊娠期糖尿病或巨大新生儿(既往妊娠胎儿出生体重>4 500g)
- 不明原因胎儿流产
- 一级亲属糖尿病家族史
- 持续糖尿史
- 体重指数(BMI)>30kg/m²
- 多囊卵巢综合征(polycystic ovary syndrome)胰岛素抵抗

如果孕早期的检查是正常的,应在24~28周再次检查,如果出现异常,3小时再检查。两个测试结果异常证实妊娠糖尿病的诊断。

超声检查:大多数产科医师建议整个孕期至少接受一次超声检查,理想的时间在16~20周之间,这时候预产期(EDD)仍然可以相当准确地估算,而且胎盘位置和胎儿解剖结构也能分辨。孕龄的估计是根据胎儿头围、双顶径、腹围和股骨长的测量结果。孕早期测定胎儿头臀径估算预产期特别准确:孕<12周时误差不超过5日,12~15周时误差不超过7日。孕晚期的超声检查估计预产期误差在2~3周之内。

超声检查的特殊指征包括:
- 孕早期了解有无异常(如非创伤性母体筛查结果异常)
- 需要胎儿解剖结构的详细评估(通常在16~20周),如果先天性心脏缺陷的风险很高(如有1型糖尿病或生过先天性心脏病孩子的妇女),可能需在20周做胎儿超声心动图
- 发现多胎妊娠,葡萄胎,羊水过多,前置胎盘和异位妊娠
- 明确胎盘位置,胎儿方位和大小,以及子宫大小和孕周是否相符(太小或者太大)

超声也可用于进行绒膜绒毛采样、羊膜穿刺术、胎儿输

血穿刺进针时的引导。高分辨率超声可以最大限度地使胎儿畸形检测技术的敏感性提高。

如果孕早期有需要超声检查的情况（如评估疼痛、出血、继续妊娠的可能），阴道内超声探头的应用使诊断结果更为准确；宫内妊娠的证据（妊娠囊或胎儿极）最早可见在孕4~5周，至孕7~8周时>95%可见。如果有实时超声，孕5周由于 Rh 阴性血型的孕妇有产生 RhO（D）抗体的风险，到6周时还可以直接观察胎儿活动和心脏搏动。

其他影像学检查：传统的 X 线检查会引起自然流产或者先天畸形，尤其在孕早期。如果子宫部位受到遮蔽保护，四肢或者颈部、头部、胸部的每一次 X 线检查则风险很小（大约 1/1 000 000）。腹部、盆腔或者低背部的 X 线检查风险较高。因此，所有生育年龄的妇女应尽可能行放射性较低（如超声检查）的影像检查，如果需要 X 线检查，子宫部位应该受到保护（因为有怀孕的可能）。如果诊疗上需要，则不应该因为妊娠而推迟 X 线或其他影像检查。但选择性的 X 线检查应该推迟到妊娠结束以后。

治疗

检查中发现了情况需要处理。孕妇会咨询关于运动和饮食的问题，应给予一些营养补充的建议。向孕妇详细解释应该避免什么，需要什么，以及何时需要进一步检查。鼓励夫妇参加分娩培训班。

饮食和营养补充 为保证胎儿有足够的营养，大多数孕妇每天还需要额外 250kcal 的能量；多数卡路里应从蛋白质获取。如果孕妇体重增加过多（孕早期>1.4kg/月）或不足（<0.9kg/月），必须调整饮食。孕期即使是病态肥胖者也不建议节食。

大多数孕妇需要每天口服补充铁剂，硫酸亚铁 300mg 或者更容易耐受的葡萄糖酸铁 450mg。贫血者需要一天口服两次铁剂。所有的孕妇孕期还需要口服包含 400μg（0.4mg）叶酸的维生素，每日1次；叶酸可以降低神经管缺损的风险。如果有过胎儿或者新生儿神经管缺损的不良生育史，则建议每天的口服计量为 4 000μg（4mg）。

运动 孕妇可以保持适当的体育活动和锻炼，但应当避免腹部受伤。除非有阴道流血、疼痛、羊水渗漏、子宫收缩，孕期可以过性生活。

旅行 孕期旅行最安全的时间段是孕14周至28周之间，孕期任何时间去旅行都没有绝对禁忌证。无论孕龄和何种交通工具，都应该系好安全带。

孕36周前乘飞机都是安全的。这个限制的主要原因是临产和在一个陌生环境生产风险。

在任何一种旅行，孕妇应伸展和定期活动自己的腿和脚踝，防止静脉瘀血和血栓形成的可能性。例如，在长途飞行中，她们应每2~3小时活动或伸展一次。在一些情况下，对于长途旅行临床医生可以推荐预防血栓。

免疫 孕期不应该接受麻疹、流行性腮腺炎、风疹、水痘疫苗的接种（参见第1298页）。如果有指征，可以安全接种乙肝疫苗，在流感季节强烈建议孕妇和产妇接种流感疫苗。对白喉，破伤风和百日咳（Tdap）的加强免疫建议在孕20周或产后进行，即使妇女已经接种过疫苗。

在任一下列情况下，应给予她们 RhO（D）免疫球蛋白 300μg 肌内注射：
- 有过任何显著阴道出血或胎盘出血或分离（胎盘早剥）的其他迹象
- 自然或治疗性流产后
- 羊膜穿刺术或绒毛取样后
- 在28周预防
- 如果新生儿为 RhO（D）阳性血型，分娩后

轻度危险因素 孕妇不应喝酒吸烟并且避免吸二手烟。避免接触化学物质或油漆，不要直接碰触猫的废弃物（弓形虫感染的危险），不要长时间暴露在高温下（如热的澡盆或者桑拿），不要跟病毒感染活跃期的人接触［如风疹、细小病毒（第五种疾病）、水痘］。

有药物滥用问题的孕妇应被看做是高危孕妇接受专家的监护。应对妇女筛查家庭暴力（参见第2062页）和抑郁症。

不主张服用无用药指征的药物和维生素（妊娠期用药参见第2087页）。

需要就医的表现 建议患有不同寻常的头痛、视物模糊、盆腔疼痛或痉挛、阴道流血、胎膜早破、手或面部明显水肿、尿量少、任何长时间的不适或者感染或者持续存在产兆的妇女就医。有急产史的经产妇一旦发生临产的表现立刻通知医师。

277. 妊娠期症状

孕早期盆腔疼痛

盆腔疼痛在孕早期比较常见，可伴有一些或轻微或严重的异常情况。一些引起盆腔疼痛的情况也可引起阴道流血。其中一些疾病（如异位妊娠破裂，黄体囊肿出血破裂）出血可以很严重，甚至造成出血性休克。

上腹部和全腹疼痛的原因与非孕期患者类似。

病因：孕早期盆腔疼痛的原因可能是（表277-1）：

表 277-1 孕早期盆腔疼痛的原因

病因	提示性表现	诊断方法
产科疾病		
异位妊娠	腹痛或盆腔痛,通常是突发的,局部的,持续的(非痉挛性的),伴或不伴阴道流血	定量 β-hCG 检测
	宫颈口闭合	血常规
	无胎心音	ABO 血型和 Rh 血型
	若异位妊娠破裂,可能造成血流动力学不稳定	盆腔超声检查
自然流产(先兆,难免,不全,完全,稽留流产)	绞痛,弥漫性腹痛,常伴阴道流血	同异位妊娠
	宫颈口的开闭取决于流产类型(表 277-2)	
流产合并感染	通常有近期宫腔操作或人工流产史(经常是非法或自行进行的)	同异位妊娠,额外加宫颈分泌物培养
	发热,寒战,持续性腹痛或盆腔痛,伴脓性阴道分泌物	
	宫颈口开放	
孕期的正常改变,包括孕早期子宫的拉伸增大	下腹部、盆腔、下背部或多处痉挛痛或烧灼感	同异位妊娠
		排除性诊断
非产科的妇科疾病		
子宫肌瘤变性	突发的盆腔痛,常伴有恶心、呕吐、发热	评估同异位妊娠
	有时出现阴道流血	
附件(卵巢)扭转	突发的局部盆腔痛,可能为痉挛痛,如果扭转自然复位疼痛可能较轻	同异位妊娠,额外加多普勒超声检查
	常伴恶心呕吐	
黄体囊肿破裂	局部腹痛或盆腔痛,有时类似附件扭转	同异位妊娠,额外加多普勒超声检查
	阴道流血	
	常突然起病	
盆腔炎性疾病(孕期不常见)	宫颈分泌物增多,附件压痛明显	同异位妊娠,额外加宫颈分泌物培养
非妇科疾病		
阑尾炎	常持续性疼痛,压痛	同异位妊娠,额外加宫颈分泌物培养
	疼痛部位(如右上腹)或疼痛性质(较轻,痉挛痛,无腹膜刺激征)与非孕妇相比可能不典型	盆腔/腹部超声检查
		若超声检查不能排除,可考虑行 CT 检查
泌尿系统感染	耻骨上方不适,膀胱症状(如:灼烧感,尿频,尿急)	尿常规和尿培养
炎症性肠病	疼痛各异(痉挛性或持续性),疼痛部位不固定,常伴腹泻,有时带黏液或血液	临床评估
		有时内镜检查
	常病史明确	
肠梗阻	绞痛,呕吐,无肠蠕动,肠胀气	同异位妊娠,额外加宫颈分泌物培养
	腹胀,腹部鼓音	盆腔/腹部超声检查
	常有腹部手术史(引起粘连)或有时在检查中发现嵌顿疝	若超声检查不能排除,可考虑行 CT 检查
胃肠炎	常呕吐,腹泻	临床评估
	无腹膜刺激征	

β-hCG,人绒毛膜促性腺激素 β 亚基。

- 产科疾病
- 妇科疾病,非产科疾病
- 非妇科疾病

有时可以没有特殊异常。

最常见的产科原因是:
- 自然流产(先兆、难免、不全、完全、感染或稽留流产)

最常见的严重产科原因是:
- 异位妊娠破裂

非产科的妇科原因包括附件扭转,其在孕期更常见的原因是孕期黄体使卵巢增大,卵巢蒂扭转的风险增高。

常见的非妇科原因包括各种常见的消化系统和泌尿系统疾病:
- 病毒性胃肠炎
- 肠易激综合征
- 阑尾炎
- 炎症性肠病
- 泌尿道感染
- 肾结石

孕晚期盆腔痛可能是由临产或非产科盆腔痛原因造成。

评估

首先应除外潜在的严重可治性疾病(如破裂或非破裂的异位妊娠,流产合并感染,阑尾炎)。

病史 现病史:应包括患者的孕产次,以及疼痛的起病(突然或逐渐)、部位(局部或弥散)和性质(痉挛痛或绞痛)。有非法流产史的提示流产合并感染,但无相关病史不能完全除外该诊断。

全身性疾病回顾:应了解泌尿生殖系统和消化系统的症状来寻找证据。重要的泌尿生殖系统症状包括阴道流血(异位妊娠或流产);昏厥或近昏厥(异位妊娠);尿频、尿急、尿痛(尿路感染);阴道排液和无保护的性生活史(盆腔炎性疾病)。重要的消化系统症状包括腹泻(胃肠炎、炎症性肠病或肠易激综合征);呕吐(原因很多,包括胃肠炎和肠梗阻);以及便秘(肠梗阻、肠激惹或肠功能紊乱)。

既往史:应询问已知可引起盆腔痛的疾病(如炎症性肠病,肠易激综合征,肾结石,异位妊娠,自然流产)。应该明确这些疾病的危险因素。

异位妊娠的危险因素包括:
- 性传播疾病或者盆腔炎性疾病史
- 吸烟
- 放置宫内节育器
- 年龄>35岁
- 既往腹部手术史(尤其是输卵管手术)
- 应用促孕药物或辅助生殖技术
- 既往异位妊娠史(最重要)
- 多个性伴侣
- 冲洗

自然流产的危险因素包括:
- 年龄>35岁
- 自然流产史
- 吸烟
- 药物(如可卡因、酒精、大剂量的咖啡因)
- 子宫异常(如平滑肌瘤、粘连)

肠梗阻的危险因素包括:
- 腹部手术史
- 疝

体格检查 体格检查应从生命体征开始,尤其是对发热和低血容量(血压低,心率快)的患者。

应强调腹部和盆腔检查。了解腹部有无压痛,有无腹膜刺激征(反跳痛、肌紧张、肌卫),子宫大小,叩诊看看有无鼓音。多普勒听胎心。

盆腔检查包括阴道窥诊检查宫颈有无分泌物、扩张或出血。采集阴道分泌物送培养。轻轻擦去阴道顶端的血和血块。双合诊检查宫颈活动度和举痛,附件包块或压痛,以及子宫大小。

预警症状:应特别注意以下表现:
- 血流动力学不稳定(血压低,心率快,或两者皆有)
- 昏厥或近昏厥
- 腹膜刺激征(反跳痛,肌紧张,肌卫)
- 发热,寒战,和阴道脓性分泌物
- 阴道流血

检查结果解读:有些表现可提示盆腔痛的原因,但并不一定总能诊断(表277-1)。

无论是否有其他表现,所有孕早期出现盆腔痛的妇女,一定要排除最常见的严重病因——异位妊娠。对非孕妇女,则应警惕和除外引起盆腔疼痛的非产科疾病(如急性阑尾炎)。

对于有腹膜刺激症状(如局部压痛,肌紧张,反跳痛,肌卫)的患者应加以注意。引起上述表现的常见疾病包括阑尾炎,异位妊娠破裂,和较少见的卵巢囊肿破裂。然而,即使没有腹膜刺激症状,也不能除外以上病变,仍应高度怀疑。阴道流血合并腹痛提示自然流产或异位妊娠。如果宫颈口扩张或者组织物排出,则高度提示难免、不全或完全流产。发热、寒战、阴道脓性分泌物则提示流产合并感染(尤其有子宫手术操作史或非法堕胎史者)。孕期盆腔炎性疾病很少发生,但仍有可能。

辅助检查 如果怀疑盆腔疼痛是产科疾病引起,应定量检测β-hCG、血常规、ABO血型、Rh血型。如果患者血流动力学不稳定(血压低,持续心率快,或两者皆有),应交叉配血,检测纤维蛋白原、纤维蛋白裂解产物及PT/PTT。

盆腔超声检查可以明确宫内妊娠。然而,对于妊娠实验阳性,高度怀疑异位妊娠或自然流产出血,但血流动力学不稳定的患者可以并应当推迟超声检查。如有必要,可同时行经腹和经阴道超声检查。若宫腔内未见妊娠物,也没有组织物排出,应怀疑异位妊娠。若多普勒超声显示附件的血供缺失或减少,应怀疑附件(卵巢)扭转。然而,这种表现可能因为扭转自然复位而消失。

治疗

治疗应针对病因。如果确诊异位妊娠但未破裂,可以考虑使用甲氨蝶呤,或手术行输卵管切开或切除。若异位妊娠破裂,应立即腹腔镜或开腹手术。

自然流产的治疗根据流产的类型和患者的血流动力学情况而定。先兆流产可以用口服止痛药保守治疗。难免、不全或稽留流产,可以口服米非司酮或行清宫术。流产合并感染行清宫术应添加静脉抗生素治疗。

Rh阴性血的妇女如果阴道流血或异位妊娠应给予RhO(D)免疫球蛋白治疗。黄体囊肿破裂和子宫肌瘤变性的患者予口服止痛药保守治疗。

附件扭转应手术治疗:若卵巢仍有生机可以复位;若卵巢已经梗死无生机,应予卵巢切除或附件切除术。

> **关键点**
> - 临床医生应警惕异位妊娠
> - 应考虑到非产科原因，孕期也可能发生急腹症
> - 如果没有发现明确的非产科疾病，常需行超声检查
> - 近期有宫腔操作或人工流产史，应怀疑流产合并感染
> - 若有阴道流血，应明确 Rh 血型，Rh 阴性血的妇女应给予 RhO(D) 免疫球蛋白治疗

孕早期阴道流血

孕 20 周以前的妊娠，阴道流血发生率为 20%～30%；其中大约一半的结局为自然流产。阴道流血与低出生体重、早产、死产、围生期死亡等不良妊娠结局有关。

病因

孕早期阴道流血可能由产科或非产科的疾病引起（表 277-2）。

表 277-2 孕早期阴道流血的原因

病因	提示性表现	诊断方法
产科疾病		
异位妊娠	阴道流血，腹痛（突然起病、局部、持续性、非痉挛性）或两者都有	β-hCG 的定量检测
	宫颈口闭合	血常规
	有时可触及附件包块，伴压痛	血型
	若异位妊娠破裂则可能血流动力学不稳定	盆腔超声检查
先兆流产	阴道流血伴或不伴腹部痉挛性疼痛	同异位妊娠
	宫颈口闭合，附件区无压痛	
	常见于孕 12 周内	
难免流产	腹部痉挛性疼痛，阴道流血	同异位妊娠
	宫颈口开放（宫颈扩张）	
	宫颈口处可见妊娠物或有妊娠物排出	
不全流产	腹痛，阴道流血	同异位妊娠
	宫颈口开放或闭合	
	宫颈口处可见妊娠物或有妊娠物排出	
完全流产	仍有少量阴道流血，通常就诊前有明显阴道流血；部分可有腹痛	同异位妊娠
	宫颈口闭合，子宫小，已收缩	
流产合并感染	发热、寒战、持续性腹痛，阴道流血，阴道脓性分泌物	同异位妊娠加宫颈分泌物培养
	通常近期有宫腔操作或人工流产史（非法的或自行进行的）	
	宫颈口开放	
稽留流产	阴道流血，早孕症状（恶心、疲劳、乳房胀痛）逐渐减轻	同异位妊娠
	宫颈口闭合	
妊娠滋养细胞疾病	子宫大于正常孕周，血压升高，呕吐严重，有时排出葡萄样组织	同异位妊娠
黄体囊肿破裂	局部腹痛，阴道流血	同异位妊娠
	常见于孕 12 周内	
非产科疾病		
外伤	明显的外伤史（如因器械操作或虐待而宫颈或阴道撕裂，有时为绒膜绒毛采样、羊膜穿刺术的并发症）	临床诊断
		必要时了解是否存在家庭暴力
阴道炎	仅点滴或少量阴道出血伴阴道分泌物	排除性诊断
	有时性交困难，盆腔痛，或两者都有	宫颈分泌物培养
宫颈炎	仅点滴或少量阴道出血	排除性诊断
	有时宫颈活动性触痛，腹痛，或两者都有	宫颈分泌物培养
宫颈息肉（大多良性）	少量流血，无痛性	临床诊断
	息肉从宫颈突出	产科进一步随访，判断是否需要摘除

β-hCG，β 绒毛膜促性腺激素 β 亚基。

最危险的情况是：
- 异位妊娠破裂

最常见的原因是：
- 自然流产（先兆、难免、不全、完全、合并感染、稽留）

评估

孕妇出现阴道流血时应立即进行评估。异位妊娠或其他引起大量阴道流血的疾病（如难免流产，黄体囊肿破裂出血）可以导致出血性休克。一旦出现这些并发症，应尽早建立静脉通路。

病史 现病史：包括患者的孕次（确认怀孕的次数），产次（20周后分娩的次数），流产次（自然或人工的）；关于阴道流血的描述和流血量，包括浸湿了多少卫生巾，是否有血块或组织排出；有无腹痛。如果有腹痛，则应明确腹痛的起病情况，部位，持续时间，性质。

全身性疾病回顾：应注明发热，寒战，腹痛或盆腔痛，阴道分泌物，神经系统症状如头晕，头痛，昏厥或近昏厥。

既往史：应包括异位妊娠和自然流产的危险因素（参见第2074页）。

体格检查 体格检查包括生命体征，注意是否有发热以及低血容量表现（心率快，血压低）。

评估着重于腹部和盆腔检查。腹部触诊了解有无压痛、腹膜刺激征（肌卫、肌紧张、反跳痛）和子宫大小。多普勒听胎心。盆腔检查包括外阴视诊，窥阴器检查和双合诊检查。清除阴道顶的血和妊娠产物；妊娠物应送病理明确诊断。检查宫颈有无分泌物、扩张、损伤、息肉，以及宫颈口有无组织物。如果孕周<14周，可以用环钳轻轻探查宫颈口（不超过指尖深度）了解宫颈内口是否闭合。若孕周≥14周，不应探入宫颈以免撕裂胎盘血管，特别是当胎盘覆盖宫颈内口时（前置胎盘）。双合诊可以了解宫颈有无举痛，附件包块或压痛，子宫大小。

预警症状：有下列表现应特别警惕：
- 血流动力学不稳定（血压低，心率快，或两者都有）
- 脉搏或血压的直立性改变
- 昏厥或近昏厥
- 腹膜刺激征（反跳痛，肌紧张，肌卫）
- 发热，寒战，脓性阴道分泌物

检查结果解读：临床表现有助于提示病因但很少能够诊断（表277-2）。然而，宫颈扩张加胎儿组织排出，腹部痉挛性疼痛强烈提示自然流产，流产合并感染可伴有严重的感染征象（发热，中毒表现，脓性或血性分泌物）。即使没有典型表现，也不能除外先兆或稽留流产，当然必须排除最严重的情况——异位妊娠破裂。异位妊娠的典型表现包括严重腹痛，腹膜刺激征，有压痛的附件包块，但也可能临床表现不典型，即使阴道流血不多，疼痛不明显，也应时刻警惕这种可能。

辅助检查 尿检可以确认妊娠。明确妊娠的妇女应做一系列检查：
- β-hCG的定量检测
- ABO血型和Rh血型
- 通常行超声检查

Rh血型决定是否需要给予RhO(D)免疫球蛋白防止孕妇致敏。如果出血多，应行包括血常规，或者血型加不规则抗体筛查，或者交叉配血在内的检查。如果大出血甚至失血性休克，需要进一步行PT和PTT检查。

除非妊娠物已完全排出（提示完全流产），经阴道盆腔超声检查能确认宫内妊娠。如果患者处于休克状态或大出血，应行床旁超声检查。β-hCG的定量检测结果有助于解释超声检查的结果。β-hCG水平≥1 500mIU/ml，超声检查不能确认宫内妊娠时（无论胚胎是否存活），可能为异位妊娠。β-hCG水平<1 500mIU/ml，又未见宫内妊娠时，仍有宫内妊娠可能。

如果患者情况稳定，异位妊娠可能性不大，可门诊随访β-hCG水平。正常情况下，孕41日以上的β-hCG倍增时间是1.4~2.1日；异位妊娠（和流产）的β-hCG水平低于相应停经时间，倍增也较慢。如果临床上中度或高度怀疑异位妊娠（如大出血，附件压痛，或两者都有），可行诊断性刮宫或清宫，或诊断性腹腔镜检查。

超声检查可以帮助鉴别黄体囊肿破裂和妊娠滋养细胞疾病。它可以显示不全流产、流产合并感染及稽留流产患者宫腔内的妊娠物。

治疗

治疗针对病因：
- 异位妊娠破裂：立即腹腔镜或者开腹手术
- 未破裂异位妊娠：可以用甲氨蝶呤或者经腹腔镜或开腹行输卵管切开或输卵管切除术
- 先兆流产：血流动力学稳定的患者期待疗法
- 难免流产、不全流产或稽留流产：诊刮或清宫
- 流产合并感染：静滴抗生素，如果超声检查发现妊娠物残留行急诊清宫术。产科随访
- 完全流产：产科随访

> **关键点**
> - 临床医生应时刻警惕异位妊娠，其症状可轻可重
> - 自然流产是孕早期阴道流血最常见的原因
> - 孕早期阴道流血的患者都应检查Rh血型，以决定是否需要给予RhO(D)免疫球蛋白

孕早期恶心呕吐

近80%的孕妇会有恶心呕吐。这些症状在孕早期最多见也最严重。尽管常称为早孕反应，恶心和/或呕吐在一天中的任何时间都可能发生。症状可轻可重（妊娠剧吐）。

妊娠剧吐 为妊娠引起的持续、严重呕吐，并可导致明显的脱水、电解质紊乱、酮症酸中毒和体重减轻（参见第2077页）。

病理生理

孕早期发生恶心呕吐的病理生理学机制还不清楚，代谢、内分泌、胃肠道、精神因素可能都有参与。妊娠剧吐的孕妇雌激素水平较高提示雌激素发挥了一定的作用。

病因

孕早期单纯恶心呕吐最常见的原因如下（表277-3）：

表277-3 孕早期恶心呕吐的原因

病因	提示性表现	诊断方法
产科		
早孕反应（单纯性恶心呕吐）	轻度，一天中不同的时间段间歇发作，主要发生于孕早期	排除性诊断
	生命体征正常，体格检查正常	
妊娠剧吐	频繁、持续的恶心呕吐，不能保证充分地摄入水分、食物，或两者都有	尿酮，血电解质、镁、尿素氮、肌酐
	通常表现出脱水的体征（如心动过速，嘴唇干燥，口渴），体重减轻	如果持续不缓解，应行肝功能、盆腔超声检查
葡萄胎	子宫大于孕周，没有胎心和胎动	血压，hCG定量，盆腔超声，活检
	有时血压升高，阴道出血，排出葡萄样组织	
非产科		
胃肠炎	急性，非慢性；通常伴有腹泻	临床评估
	腹部体征正常（软，无压痛，无腹胀）	
肠梗阻	急性，常见于有腹部手术史的患者	立卧位腹部平片，超声检查，必要时行CT检查（若平片和超声检查不能明确）
	痉挛性疼痛，伴有便秘和腹胀，腹部鼓音	
	可能由阑尾炎引起或发生于阑尾炎患者	
泌尿系统感染或肾盂肾炎	尿频、尿急或排尿踟蹰，伴或不伴胁腹痛和发热	尿常规和尿培养

hCG，绒毛膜促性腺激素。

- 早孕反应（最常见）
- 妊娠剧吐
- 胃肠炎

孕期维生素和铁剂的补充偶尔也会引起恶心。少见的还有葡萄胎引起的严重顽固性呕吐。

呕吐也可因为很多非产科疾病引起。很多急腹症可在孕期发生（如阑尾炎、胆囊炎），并且有呕吐症状，但典型的主诉还是腹痛。同样，一些中枢神经系统疾病（如偏头痛、中枢神经系统出血，颅内压增高）可能伴有呕吐，但典型的主诉还是头痛或神经症状。

评估

评估的目的是排除可引起恶心呕吐的严重或致命病因。早孕反应（单纯恶心呕吐）和妊娠剧吐为排除性诊断。

病史　现病史：应特别注明下列情况：
- 呕吐的起病和持续情况
- 恶化和缓解因素
- 呕吐物的性状（如血性、水性、含胆汁）和量
- 频率（间歇或持续）

重要的相关症状包括腹泻、便秘和腹痛。如有腹痛，则应了解腹痛的部位、放射痛和严重程度。检查者也应询问这些症状对患者本人及其家庭的社会影响（如患者是否能够工作或照顾孩子）。

全身性疾病回顾：应了解引起恶心呕吐的非产科疾病的症状，包括寒战或发热，尤其伴发胁腹痛或排尿症状（泌尿系统感染或肾盂肾炎），以及神经系统症状，如头痛、虚弱、聚焦障碍、精神错乱（偏头痛或中枢神经系统出血）。

既往史：包括既往妊娠中有无早孕反应或妊娠剧吐。既往手术史应包括可能引起机械性肠梗阻的腹部手术史。

了解孕妇服用药物的功效（如含铁复合物，激素治疗）和孕期使用的安全性。

体格检查　首先检查生命体征了解是否有发热、心动过速及血压是否正常（过低或过高）。全身状况评估了解有无中毒表现（如嗜睡、意识模糊、躁动）。全面的体格检查，包括盆腔检查可以帮助发现引起恶心呕吐的严重或致命的疾病（表277-4）。

表277-4 呕吐孕妇的相关体检发现

系统	表现
全身	嗜睡，躁动
HEENT	黏膜干燥，巩膜黄染
颈部	僵直至被动弯曲（假性脑膜炎）
消化系统	腹胀伴鼓音
	肠鸣音缺失或亢进
	局部压痛
	腹膜刺激征（肌卫、僵硬、反跳痛）
泌尿生殖系统	侧腹压痛及叩击痛
	子宫明显大于孕周
	无胎心音
	宫颈口见葡萄样组织
神经系统	精神错乱，畏光，聚焦困难，眼球震颤

HEENT，头、眼、耳、鼻和喉。

预警症状：应特别注意有无下列情况的发生：
- 腹痛
- 脱水体征（如直立性低血压、心动过速）
- 发热
- 血性或胆汁样呕吐物
- 无胎动或胎心
- 神经系统检查异常
- 症状持续存在或者恶化

检查结果解读：辨别呕吐是与妊娠相关还是由其他原

因引起是十分重要的。临床表现有助于鉴别(表277-3)。

孕早期以后发生的,或者伴随着腹痛腹泻的呕吐与妊娠的关系较小。腹部压痛可能提示急腹症。假性脑膜炎、神经系统异常都提示神经系统疾病。

孕早期出现的呕吐更可能为妊娠所致。呕吐持续或反复发作数天、数周,无腹痛,也没有涉及其他器官系统的症状体征。

如果呕吐与妊娠相关,并且情况严重(如频繁的、顽固的、伴有脱水),应考虑妊娠剧吐和葡萄胎的可能。

辅助检查 有明显的呕吐、脱水表现的患者需要进行化验检查。怀疑妊娠剧吐的,检查尿酮体;呕吐特别严重、顽固的,应检查血电解质。若多普勒听胎心音不明显或未及,则行盆腔超声检查除外葡萄胎。其他检查主要针对临床怀疑的非产科疾病(表277-3)。

治疗

妊娠引起的呕吐可以通过少食多餐的方法来缓解(每天5~6顿),应进清淡饮食[如薄脆饼干、软饮料、BRAT饮食(香蕉、米饭、苹果酱、干吐司)]。起床前进食可能有帮助。如果有脱水现象(如由妊娠剧吐导致的),静滴生理盐水或者乳酸林格液1~2L,并纠正电解质紊乱。

一些药物(表277-5)可以在孕早期缓解恶心、呕吐,并且未见对胎儿有不良反应的证据。

表277-5 孕早期恶心呕吐的建议用药

药物	剂量
维生素B_6(吡哆醇)	每次25mg,口服,tid
多西拉敏	25mg睡前口服
异丙嗪	12.5~25mg按需口服、肌注或直肠用药,q6h
甲氧氯普安	5~10mg口服或肌注,q8h
昂丹司琼	8mg按需口服或肌注,q12h

维生素B_6可单药治疗;若症状不缓解可加用其他药物。生姜(如生姜胶囊250mg口服,每日3次或4次,生姜棒棒糖)、针灸、晕动带、催眠术可能有用,也可将所服用的孕期维生素换成含有叶酸的儿童维生素咀嚼片。

> **关键点**
> - 孕期呕吐常常是自限性的,饮食调整可以改善
> - 妊娠剧吐较少见但很严重,可导致脱水、酮症和体重减轻
> - 应考虑非产科疾病引起的呕吐

孕晚期下肢水肿

孕晚期水肿很常见。主要累及下肢,但有时出现面部和手的肿胀。

病因

孕期水肿最常见的原因:
- 生理性水肿

生理性水肿的原因是激素引起的钠潴留。水肿也可能是由于卧位时增大的子宫间歇性压迫下腔静脉,阻断了双侧股静脉回流。

病理性水肿较少发生但非常危险。主要包括深静脉血栓(DVT)、子痫前期(表277-6)。孕期血液处于高凝状态,孕妇又缺少运动,故深静脉血栓较多见。子痫前期由妊娠期高血压发展而来;然而,但并非所有子痫前期的患者都有水肿。而伴有局部红斑的广泛蜂窝织炎可能表现与全身水肿相似。

表277-6 孕晚期水肿的原因

病因	提示性表现	诊断方法
生理性水肿	双腿对称性水肿,休息后可缓解	排除性诊断
DVT	一侧大腿或仅小腿肿胀伴压痛,红斑,皮温升高有时有DVT的危险因素	下肢多普勒超声检查
子痫前期	高血压和蛋白尿,伴或不伴明显的单独水肿(如脸和手)。如有水肿,不红,皮温不高,没有压痛	血压测量
	有时有子痫前期的危险因素	蛋白尿检查
	当子痫前期情况严重时,可伴有头痛;右上腹、上腹部疼痛;视物模糊	血常规、电解质、尿素氮、血糖、肌酐、肝功能检查
	体检发现视神经乳头水肿,视野缺失,肺湿啰音(水肿基础上)	
蜂窝织炎	一侧大腿或仅小腿肿胀伴压痛,红斑(不对称),皮温升高,有时有发热临床表现较DVT更为局限性	除非肿胀是明显局灶性的,否则进行超声检查排除
		寻找感染源

DVT,深静脉血栓。

评估

评估的目的是排除DVT和子痫前期。生理性水肿依靠排除法诊断。

病史 **现病史:**应包括症状的起病和持续状况,恶化和缓解因素(左侧卧位可以减轻生理性水肿),以及DVT和子痫前期的危险因素。

DVT的危险因素包括:
- 静脉功能不全
- 外伤
- 血液高凝状态
- 血栓性疾病
- 吸烟
- 不活动
- 肿瘤

子痫前期的危险因素包括:
- 慢性高血压
- 子痫前期的既往史或家族史

- 年龄<17岁或>35岁
- 初次妊娠
- 多胎妊娠
- 糖尿病
- 血管病变
- 葡萄胎
- 孕妇血清筛查指标异常

全身性疾病回顾：应寻找可能病因的相关症状：恶心、呕吐、腹痛、黄疸（子痫前期）；肢端疼痛、发红或皮温升高（DVT或蜂窝织炎）；呼吸困难（肺水肿或子痫前期）；体重突然增加或脸部、手部水肿（子痫前期）；头痛、意识模糊、精神状态改变、视物模糊、抽搐（子痫）。

既往史：应明确有无DVT、肺栓塞、子痫前期、高血压史。

体格检查　首先检查生命体征，尤其是血压。

检查水肿发生的部位和分布（如是否为双侧的、对称的或单侧的），有无发红、皮温升高和压痛。全身体格检查重点观察与子痫前期有关的器官系统。眼科检查包括了解有无视野缺损，检眼镜检查应了解有无视乳头水肿。

心血管系统检查包括心肺听诊了解有无液体超负荷（如闻及S3或S4心音、呼吸急促、水疱（皮肤病）音、湿啰音），颈静脉有无怒张。腹部触诊了解上腹部或右上腹有无压痛。神经系统检查了解精神状态有无精神错乱，有无局灶性的神经功能缺损。

预警症状：应特别注意下列情况：
- 血压≥140/90mmHg
- 一侧大腿或小腿皮温升高、发红、压痛，伴或不伴发热
- 高血压和任何全身症状体征，特别是精神状态的改变

检查结果解读：尽管水肿在孕期为常见情况，考虑到并除外可能存在的最危险病因（子痫前期和DVT）是非常重要的：
- 如血压>140/90mmHg，应考虑子痫前期
- 如单侧腿发生水肿，特别是合并皮肤发红、皮温升高、压痛，应考虑DVT和蜂窝织炎
- 双侧腿水肿可能是生理性的也可能是子痫前期

临床表现有助于提示病因（表277-6）。额外的一些表现可以提示子痫前期（表277-7）。

表277-7　提示子痫前期的表现

系统或部位	症状	临床表现
眼	视物模糊	视野缺损，视乳头水肿
心血管系统	呼吸困难	心音S3增强或闻及S4
		呼吸急促，水疱（皮肤病）音，湿啰音
消化系统	恶心，呕吐，黄疸	上腹部或右上腹压痛
泌尿生殖系统	尿量减少	少尿
神经系统	意识模糊，头痛	精神状态异常
肢端	体重突然增加或增加过多	腿、脸、手部水肿
皮肤	皮疹	瘀点，紫癜

辅助检查　如果怀疑子痫前期，应检查尿蛋白；高血压加上蛋白尿提示子痫前期。常规使用尿试纸检查，但如果诊断不明确，可以进行24小时尿蛋白定量。很多实验室可以通过检测尿蛋白/尿肌酐比率来快速评估尿蛋白。

如果怀疑DVT，应进行下肢多普勒超声检查。

治疗

针对特殊疾病进行治疗。间歇性地左侧卧位（将子宫从下腔静脉移开）、抬高下肢、穿弹力袜可以缓解生理性水肿。

> **关键点**
> - 孕晚期水肿（生理性）常见，并通常是良性的
> - 左侧卧位、抬高下肢、穿弹力袜可以缓解生理性水肿
> - 高血压加蛋白尿提示子痫前期
> - 单侧腿水肿、皮肤发红、皮温升高和压痛应除外DVT

孕晚期阴道流血

孕晚期阴道流血（≥孕20周，至分娩前）占全部妊娠的3%~4%。

病理生理

一些疾病会引起大量失血，偶尔也会导致失血性休克和弥散性血管内凝血。

病因

孕晚期最常见的阴道流血原因：
- 临产见红

见红　是分娩的前兆，量少并混有黏液，是由于临产时宫颈扩张和容受时小血管撕裂所致。

更严重但较不常见的原因（表277-8）包括：

表277-8　孕晚期阴道流血的一些病因

病因	提示性表现	诊断方法
临产见红	排出含少量血的黏液栓，非活跃性出血	排除性诊断
	规律的宫缩痛，伴宫颈扩张和容受	
	胎儿和孕妇正常	
胎盘早剥	疼痛，子宫压痛，宫缩时加重	临床怀疑
	暗红色出血或血块	行超声检查，尽管敏感性不高
	有时孕妇低血压	
	胎儿窘迫的表现（如胎心慢或者延长减速，反复晚期减速，正弦波）	
前置胎盘	突然发生的无痛性阴道流血，血色鲜红，子宫压痛不明显或无压痛	常规超声筛查时可发现
		经阴道超声检查
前置血管	无痛性阴道流血，胎儿情况不稳定，但孕妇正常	常规超声筛查时可发现

病因	提示性表现	诊断方法
前置血管	常常发生在临产时	带彩色多普勒的阴超检查
子宫破裂	腹痛严重,压痛,子宫停止收缩,子宫无张力	临床怀疑,常有子宫手术史
	轻到中度阴道流血	剖腹探查
	胎心慢或胎心消失	

- 胎盘早剥
- 前置胎盘
- 前置血管
- 子宫破裂(罕见)

胎盘早剥 是指胎儿娩出前正常部位的胎盘从子宫壁剥离。发生机制尚不清楚,可能是子宫胎盘血管慢性功能不全发展到晚期的结果。一些病例中孕妇有外伤史(如受到攻击、机动车碰撞)。由于一些或大部分出血可能隐藏于胎盘和子宫壁之间,外出血(阴道出血)量并不能完全反映失血程度或胎盘分离程度。胎盘早剥是孕晚期致命出血的最常见原因,约占30%。它可能发生在孕期的任何时间,孕晚期最多见。

前置胎盘 是指胎盘的异常种植,覆盖或接近宫颈内口。前置胎盘的危险因素很多。出血可能自然发生,或因指检触发或由临产引起。前置胎盘出血占孕晚期出血的20%,也是孕晚期阴道流血的最常见原因。

前置血管 连接脐带和胎盘的胎儿血管覆盖宫颈内口,位于胎先露的前方。前置血管通常是由于脐带血管越过部分绒毛膜,而不是直接进入胎盘而造成的(帆状附着)。临产的机械力可能破坏这些小血管,造成破裂。因为胎儿血容量相对小,前置血管即使出血量很少,对胎儿来说也是灾难性的失血,可以引起胎儿死亡。

子宫破裂 可能发生在分娩时,几乎都发生于有子宫瘢痕的孕妇(如剖宫产、子宫手术或子宫感染)或严重的腹部外伤之后。

评估

评估的目的是排除潜在的可产生阴道流血的严重疾病(胎盘早剥、前置胎盘、前置血管、子宫破裂)。临产见红和胎盘早剥是排除性诊断。

病史 现病史:应包括患者的孕次(确认怀孕的次数)、产次(20周以后分娩的次数)、流产次数(自然或人工的);阴道流血持续时间;出血量和颜色(鲜红还是暗红)。重要的伴随症状,例如腹痛和胎膜破裂。临床医生应注明有无这些症状,并加以描述(如疼痛为间歇性、痉挛性的,如临产样的,还是持续性的、严重的,提示胎盘早剥或子宫破裂)。

全身性疾病回顾:应阐明昏厥或近昏厥的病史(表明出血量大)。

既往史:应注明引起出血的主要疾病的危险因素(表277-9),尤其是既往剖宫产史。医生应明确患者有无高血压史、吸烟史、是否体外受精或服用毒品(尤其是可卡因)。

表277-9 引起孕晚期阴道流血的主要疾病的一些危险因素

病因	危险因素
胎盘早剥	高血压
	年龄>35岁
	经产妇
	吸烟
	可卡因
	胎盘早剥史
	外伤
前置胎盘	剖宫产史
	经产妇
	多胎妊娠
	前置胎盘史
	年龄>35岁
	吸烟
前置血管	低置胎盘
	胎盘分叶或副胎盘
	多胎妊娠
	体外受精
子宫破裂	剖宫产史
	任何子宫手术
	年龄>30岁
	宫腔感染史
	引产
	外伤(如枪伤)

体格检查 对有低血容量表现的患者首先检查生命体征,尤其是血压。听胎心,如果可能的话需进行连续胎心监护。

腹部触诊了解子宫大小、有无压痛、张力(正常、增高、降低)。

除非超声检查确认胎盘和血管位置正常(除外前置胎盘和前置血管),否则发生孕晚期阴道流血时宫颈指检应视为禁忌。可以小心地进行阴道窥诊。如果超声检查是正常的,可阴道检查了解宫颈扩张和容受情况。

预警症状:应特别注意下列表现:

- 低血压
- 子宫张力高,有压痛
- 胎儿窘迫(胎心监护发现胎心消失,胎心慢,变异或晚期减速)
- 宫缩停止,子宫无张力

检查结果解读:如果观察到出血量较多或胎儿窘迫,应除外更严重情况:胎盘早剥、前置胎盘、前置血管、子宫破裂。有些胎盘早剥或子宫破裂的患者尽管腹腔内或子宫内大出血,但显性出血并不多。

临床表现可以提示出血的原因(表277-8)。混有黏液的少量暗红色血块出血可能为临产见红。突然发生的无痛性鲜红色阴道流血提示提示前置胎盘或前置血管。子宫张力高、收缩、有压痛,提示胎盘早剥;子宫无张力或形态异常,伴腹部压痛,提示子宫破裂。

辅助检查 辅助检查包括下列内容:
- 超声检查
- 血常规,血型和筛查
- 如可能的话,进行 Kleihauer-Betke 检查

所有孕晚期阴道流血的孕妇需要进行经阴道超声检查,患者情况不稳定的行床旁检查。胎盘位置、脐带、血管进入部位正常可以除外前置胎盘和前置血管。尽管超声检查有时会提示胎盘早剥,但不能准确区分胎盘早剥和子宫破裂。这些诊断都是根据危险因素和检查发现所作的临床诊断(子宫张力高更多见于胎盘早剥;子宫无张力更多见于子宫破裂)。剖腹探查可明确子宫破裂。

另外,应行血常规、定血型和异常抗体筛查的检查。如果出血严重,中度至高度怀疑胎盘早剥的,或孕妇低血压,需要交叉配型、备血,进行有关 DIC 的检查(PT/PTT、纤维蛋白原、d-二聚体)。

Kleihauer-Betke 检查可以检测母体循环中的胎儿血量,了解是否需要额外剂量的 RhO(D) 免疫球蛋白防止母体致敏。

治疗

治疗主要针对病因。低血容量的患者需要静脉输液复苏,首先给予 20ml/kg 生理盐水。输入 2L 生理盐水无效的患者应考虑输血。

> **关键点**
> - 所有患者应建立静脉通路以备复苏时输液、输血,同时对孕妇和胎儿实行连续监护
> - 评估孕晚期阴道流血的患者时,只有排除了前置胎盘和前置血管后,才能进行阴道指检
> - 胎盘早剥的患者如果出血隐藏在胎盘和子宫壁之间,可能没有显性出血
> - 有剖宫产史或其他子宫手术史的患者应考虑子宫破裂可能
> - 孕妇血压降低时,阴道流血也可能不明显

278. 正常妊娠与分娩

正常分娩的处理

临产包括一系列有规律、非自主性、逐渐增强的子宫收缩,伴随宫颈管消失(宫颈变薄、变短)和宫口扩张。分娩的动因还不清楚,但检查时手指的操作和机械性牵拉宫颈可以增加子宫的收缩活动,最有可能是刺激了神经垂体释放缩宫素。正常分娩通常发生在预产期的前后 2 周内。初产妇整个产程平均 12~18 小时;经产妇产程较短,平均 6~8 小时。产程中并发症需要特别的处理(如引产、产钳或者胎头吸引器、剖宫产)。

先兆临产 见红(宫颈排出的混有黏液的少量血性分泌物)为临产前的常见产兆,最早可先于临产前 72 小时发生。见红与孕晚期的阴道异常流血不同,见红时阴道出血量少,通常混有黏液,而且没有胎盘早剥(提早剥离)的那种疼痛。大部分孕妇,前期的孕期超声检查已排除前置胎盘。然而,如果超声检查尚未排除前置胎盘时而发生阴道出血,仍应怀疑前置胎盘存在的可能。此时阴道指检为禁忌,应尽快超声检查。

分娩开始于不规则、强度不一的宫缩;宫颈明显软化(宫颈成熟),使得宫颈开始容受和宫口开始扩张。随着分娩的进程,宫缩在持续时间、强度和频率上也逐步增加。

产程分期 产程分为三个阶段。

第一产程:从临产到宫口开全(大约 10cm),分为 2 期:潜伏期和活跃期。

在潜伏期内,不规则宫缩越来越协调,有些许不适,宫颈容受并且宫口扩张到 4cm。准确计算潜伏期的时间很困难,其长短不一,初产妇平均 8 小时,经产妇 5 小时;潜伏期持续时间初产妇>20 小时,经产妇>12 小时被认为异常。

活跃期时,宫口进一步开全,胎先露很好地下降到中骨盆。活跃期初产妇平均 5~7 小时,经产妇 2~4 小时。在此阶段初产妇宫颈扩张 1.2cm/h,经产妇 1.5cm/h。每隔 2~3 小时做一次盆腔检查了解产程进展。宫口扩张和先露下降没有进展可能提示难产(头盆不称)。如果胎膜还没有自发破裂,有些临床医生于活跃期常规行人工破膜术。破膜后产程可能进展更快,也可以较早发现羊水粪染。而在此阶段需要胎儿宫内监护以明确胎儿安危的必须行人工破膜术。HIV 感染或乙型肝炎、丙型肝炎患者应避免人工破膜术,防止胎儿接触病原体。第一产程中孕妇心率、血压和胎儿心率必须连续电子监护或者使用便携式多普勒仪进行间歇性听诊(参见第 2083 页)。当先露部分降至骨盆时孕妇开始有向下屏气的紧迫感。但直到宫颈开全时方可鼓励产妇向下屏气,否则会导致宫颈撕裂或产妇力气耗竭。

第二产程:是指宫口开全到胎儿娩出的时间。初产妇平均 2 小时(中位时间:50 分钟),经产妇 1 小时(中位时间:

20分钟)。如果用(硬膜外)镇痛或强效的阿片类药物,第二产程可能会延长1小时或者更多。若要自然分娩,孕妇必须配合宫缩,用力向下排便样屏气。第二产程中,孕妇应得到持续的护理,和胎心连续监护或每次宫缩后听取胎心。子宫收缩情况可以通过触诊或者电子监护了解。

第三产程:开始于胎儿娩出后,结束于胎盘娩出。

破膜 有时,胎膜(羊膜和绒毛膜囊)在临产前破裂,羊水经过宫颈和阴道流出。临产前的任何阶段胎膜破裂叫做胎膜早破(PROM,参见第2131页)。一些 PROM 的妇女自觉阴道一阵流水,接着不断有排液。如果检查时发现液体是从宫颈流出的就不再需要进一步确认。如果情况不明需进一步检查确认。例如可以用石蕊试纸检测阴道排液的 pH 值,pH 值>6.5时试纸变为深蓝(羊水 pH 7.0~7.6);阴道排液混合有血或精液或有一些感染存在时,可能发生假阳性。从阴道后穹窿或宫颈采集分泌物,置于玻片上,空气中自然干燥,显微镜下寻找羊齿状结晶。看到羊齿状结晶(羊水中棕榈叶状的 NaCl 结晶)通常可以确认胎膜破裂。如果还是不能确认,超声检查如果有羊水过少(羊水缺乏)可以提示胎膜破裂。极少的情况下,行羊膜穿刺术注入染料,如果阴道内或者护垫上发现染料证明胎膜有破裂。

孕妇发生胎膜破裂时应立即联系医师。80%~90%胎膜早破的足月孕妇和50%胎膜早破的未足月孕妇于24小时内自发临产;>90%胎膜早破的孕妇2周内临产。37周前胎膜破裂发生越早,胎膜破裂和临产之间的时间越长。如果足月后胎膜破裂,数小时后仍然没有临产,引产可以减少母胎感染的风险。

分娩方式的选择 大多数孕妇愿意在医院分娩,并且大多数医疗工作者也这样建议,主要是因为即使没有高危因素,临产、分娩或产后都可能发生意料之外的母亲和胎儿的并发症。大约30%的住院分娩孕妇会发生产科并发症(如撕裂、产后出血)。其他并发症包括胎盘早剥、胎心率异常、肩难产、急诊剖宫产、新生儿窒息或异常。很多孕妇希望得到家庭式分娩环境;于是一些医院会提供不那么正式和严格控制的分娩设施,并随时保证急救设备和人员。分娩中心可以位于不同的地方或者就在医院里;每个分娩地点的医疗模式都相似或者相同。在一些医院,对低危孕妇的护理主要由有执照的助产士完成。与助产士合作的有随叫随到的医师,随时可以处理产程和手术(如产钳、胎头吸引、剖宫产)。所有分娩方式的选择都应该经过讨论。

分娩时有伴侣或者其他人的陪伴对于很多孕妇来说确有帮助,值得鼓励。精神支持、鼓励、亲情的表达可以减少焦虑以及对产程的恐惧感和不愉快。分娩教育课程可以帮助父母对正常或高危妊娠和分娩作好准备。共同分担分娩的压力和见证自己孩子的出生、倾听孩子的哭声也会加强夫妻之间以及父母和孩子之间的联系纽带。应该向父母详细告知所有可能的并发症。

入院 一般建议确认胎膜已经破裂或者有持续至少30秒钟,间隔≤6分钟的规律宫缩的孕妇去医院。到医院后的一小时内,根据有无规律并且可以忍受的疼痛性子宫收缩,见红,胎膜破裂,以及宫颈完全容受,判断孕妇是否临产。如果没有达到以上标准,可暂时认为是假临产,孕妇需特殊观察一段时间,如果数小时内还未临产,则回家待产。

孕妇入院时应记录血压、心率、呼吸频率、体温、体重,以及是否有水肿。收集尿样进行尿蛋白和尿糖分析,抽血化验 CBC 和定血型。进行体格检查。腹部检查时,医师以 Leopold 手法(图 278-1)估计胎儿的大小、胎方位、和胎先露。医生应记下是否听到胎心音及胎心心率。应记录开始时的宫缩强度、频率、和持续时间。适当的记忆符如 3P

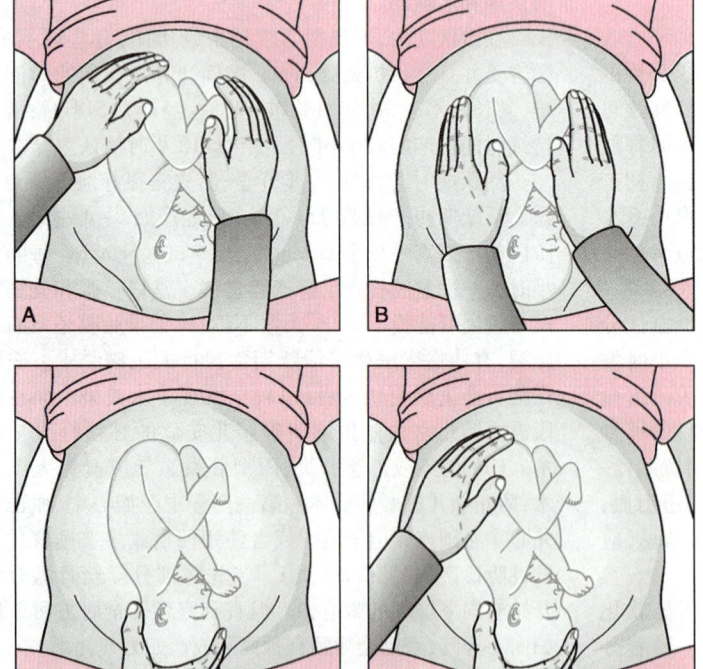

图 278-1 Leopold 手法。A. 宫底触诊明确宫底位置是胎体哪一部分。B. 触摸孕妇腹部两侧分辨胎儿脊柱和四肢的位置。C. 耻骨联合上区域触诊了解胎儿先露部分的位置,明确胎儿下降程度及是否入盆。D. 一只手在宫底加压,另一只手的示指和拇指触握胎儿先露部分,确认先露及其能否入盆

对产程评估有很大帮助：产力（宫缩强度、频率、持续时间），产道（盆腔测量），和胎儿（如胎儿大小、胎方位、胎心率）。

如果妊娠已足月并且产程活跃，医务人员应带消毒手套，以两个手指进行阴道检查了解产程进展。如果有出血（特别是出血量多时），应先超声检查明确胎盘位置后再行阴道检查。前置胎盘有出血时，阴道检查会造成严重的出血。产程进展不活跃而胎膜已破时，先行窥器检查了解宫颈扩张和容受情况，并且估计胎方位（胎儿先露部分的位置）；然而，往往会到产程活跃期或有异常（如胎心减慢）时才行指检。如果胎膜已破，应注意有无胎粪污染（羊水黄绿色）这一胎儿窘迫征象。如果这时还未足月（<37周），无论是否临产，只能做消毒窥器检查，并且取分泌物行淋球菌、衣原体、B族链球菌培养。

宫颈扩张情况记录形式为宫颈环的直径；10cm作为开全。容受情况以百分比例估计，从0到100%。宫颈容受不仅是宫颈变薄而且缩短，因此也可以cm为单位记录，正常未容受的宫颈平均长度为3.5～4.0cm作为衡量标准。

胎头位置指高于或者低于产妇坐骨棘水平的距离，以厘米表示。坐骨棘水平相当于0；高于(+)或者低于(-)坐骨棘的以厘米为单位累加记录。同时记录胎产式、胎方位、和胎先露。胎产式描述的是胎儿和母亲身体纵轴的相对位置关系（纵位，倾斜位，横位）；胎先露描述的是最先进入骨盆入口的胎儿部分（如臀、头、肩）。胎方位描述的是胎儿先露部分和母亲骨盆的关系［如枕左前位（LOA），骶右后位（RSP）］。

接产准备 孕妇进入分娩室以便更好地观察直到分娩。如果产程活跃，孕妇不应进食或者少进食以防分娩时呕吐吸入或分娩紧急情况需要全身麻醉。不推荐剃除外阴的阴毛；剃除阴毛会增加伤口感染的风险。可以用大号的静脉留置针穿刺手或前臂静脉滴注乳酸林格液。6～10小时的正常产程内，可以补液500～1 000ml。补液用以防止分娩时脱水和继发性血液浓缩，保持一定的循环血容量。静脉留置针还可以保证需要时随时给药或者输血。若打算硬膜外或脊柱麻醉的，预先补液也非常有意义。

镇痛 分娩过程中如果需要也可以给予镇痛，但因为药物通过胎盘可能抑制新生儿的呼吸，所以只能使用最小剂量。而且新生儿的代谢和排泄系统还未发育成熟，脐带剪断后通过肝脏代谢或肾脏排泄清除胎盘转运来的药物较慢，还可能会发生新生儿中毒。充分的准备和相关的课程可以减少分娩的焦虑，并且明显减少镇痛的需要。

越来越多的医师们将硬膜外用药（局域性麻醉）作为分娩镇痛的首选。通常的局部麻醉（如0.2%罗哌卡因，0.125%丁哌卡因）为腰部硬膜外间隙的连续滴注，常合用阿片类（如芬太尼、舒芬太尼）。开始麻醉时应谨慎小心，避免影响感知宫缩压力时的下屏动作和阻滞运动神经。

硬膜外麻醉不够的话，或需要静脉用药，通常给予芬太尼（100μg）或硫酸吗啡（最多10mg）每隔60～90分钟静脉用药。这些阿片类药物仅用很小的剂量就会有很好的镇痛作用。如果产生毒性作用，应支持呼吸，纳洛酮作为特异的解毒剂给新生儿0.01mg/kg肌肉、静脉、皮下注射，或气管内给药。

根据新生儿的反应，如果需要1～2分钟后可以重复给予纳洛酮。随着纳洛酮药效的褪去，临床医生应该在初次给药剂量后1～2小时检查新生儿的状况。如果芬太尼、吗啡止痛效果不够，可以增加一个剂量的阿片类药物，或选择其他镇痛方法，而不是选用有协同作用的药物（如异丙嗪），（这些药物表现为累加作用而非协同作用）使用后可以减少阿片类药物引起的恶心；因其没有拮抗剂应该小剂量使用。

胎儿监护

分娩过程中必须进行胎儿监护。主要参数包括胎心率和胎心率变异，尤其是与宫缩及胎动有关的胎心率和胎心率变异。由于胎儿心率的解释可能是主观的，某些参数已经被定义（表278-1）。

表278-1 胎儿监护定义

参数	定义
心率：基线	10min内的平均心率，不包括波动较大的时期，四舍五入为最接近0或5
	必须确定为≥2min（但不一定连续2min）
心率：变异性	在10min内最高和最低HR间的差值
加速：适合孕周	<32周EGA：≥10 BPM>基础心率为≥10s
	≥32周EGA：≥15 BPM>基础心率为≥15s
减速：与宫缩间接的关系	早期减速：短暂的渐进的胎心减速发生在宫缩开始不久，≥30s胎心下降至最低点，胎心率在子宫收缩近峰值时达到最低点
	减速的起始，达峰和结束通常接近于宫缩的起始，达峰和结束
	晚期减速：短暂的渐进的胎心减速发生于子宫收缩之后，≥30s到达其最低点，胎心下降至最低点发生于子宫收缩的峰值之后 减速的起始，峰值和结束时间，通常晚于子宫收缩的起始，峰值和结束时间
	变异减速：短暂的渐进的超过15bpm以上的胎心减速时间持续15s至2min，<30s胎心下降至最低点，胎心减速可与也可不与子宫收缩相关 发生，深度和持续时间连续宫缩之间通常不同

EGA，估计的孕龄。

几种模式被认可；它们被分为3层（类），通常与胎儿的酸碱状态关联：
- 第一类：正常
- 第二类：不确定
- 第三类：异常

一个正常模式强烈预示在观测时胎儿正常的酸碱状态。这种模式都具有以下特点：
- 基线每分钟110～160次

- 中等胎心率基线变异性(由6~25次)伴有胎动或宫缩
- 宫缩时并无变异或晚期减速,早期减速和符合孕周的胎心加速是可以在正常的胎心模式中存在,也可以不存在

不确定模式 是没有明确分类为正常或不正常的任何图案。很多图案都被归类为不确定模式。胎儿是否是酸中毒,不能从模式确定。不确定的模式需要密切监测胎儿,使任何恶化可以尽快发现。

一个异常模式通常表明在观测时胎儿存在代谢性酸中毒。这种模式具有一下几个特征之一:

- 胎心率基线变异消失加上频发性晚期减速
- 胎心率基线变异消失加上频发性变异减速
- 胎心率基线变异消失加胎儿心动过缓(胎心率<110次/分,没有变异或<100次/分)
- 正弦图案(每分钟3~5个循环的5~40次/分的固定变性/分钟,像一个正弦波)

异常模式需要及时行动纠正它们(如补充氧气,重新定位,治疗产妇低血压,中止缩宫素),或者准备急诊剖宫产。

模式反映在特定时间点的胎儿状态;模式可以改变。胎心监护可以是用胎儿听诊器人工、间歇地听取胎儿心率。在美国,胎心电子监护(外监护或内监护)已经作为高危孕妇监护的基本设备,并且很多医生将其运用于所有孕妇。常规应用在低风险分娩的电子监控的价值往往存在争议。然而,电子胎儿监护在大型临床实验中尚未显示能减少总体死亡率,并已被证明能增加剖宫产率,可能是因为许多明显的异常是假阳性。电子监护的孕妇比胎心听诊的孕妇剖宫产率更高。胎儿脉搏氧定量被作为胎心率异常或者电子监护结果可疑时确认胎儿状况的方法加以研究;了解胎儿的氧饱和度可以帮助明确是否需要剖宫产。胎儿ST段和(STAN)T波分析可以用来检测胎儿心电图ST段的抬高或压低;任何一个发现都有可能提示胎儿低氧血症,而且对于胎儿性酸中毒具有高度的灵敏度和特异性。对于STAN,电极必须被连接到胎儿头皮;然后T波和胎儿心电图ST段改变被自动识别和分析。

如果是人工听取胎心,整个产程中应该按照指南进行听诊,并且需要一对一的护理。产程正常的低危孕妇,每次宫缩后或者第一产程中至少每隔30分钟,第二产程中每隔15分钟应听胎心。至于高危孕妇,第一产程每隔15分钟,第二产程每隔3~5分钟应听取胎心。一般建议宫缩峰值时开始连续听诊至少1~2分钟了解有无晚期减速。规律听诊胎儿异常的假阳性率和人工干预的概率较电子监护的低,并且在产程中增加了医护人员与孕妇接触的机会。但是按照标准指南进行听诊经常会有实际执行的困难而且不经济。如果不是准确地听诊,也许还不能发现异常。

胎儿电子外监护时,探头应置于孕妇腹壁记录胎心和子宫收缩。内监护时,羊膜应该已经破裂。这样,探头可以伸入宫颈;电极贴于胎儿头皮监测胎心率,并且将一导管置于宫腔内测量宫腔压力。一般来说,外监护和内监护同样可信。外监护用于正常产程;内监护在外监护不能确定胎儿是否安全或者宫缩强度时使用(如外监护感受器不能正常工作)。

胎儿电子外监护可以应用在产程中,或者选择性地连续记录胎心率及其在胎动时的改变(称为无激惹试验)。一个负荷试验通常是20分钟(有时40分钟)。如果20分钟内有超过2次的加速,该结果被认为是反应型。没加速的情况下被认为无反应性。晚期减速的存在表明低氧血症,胎儿性酸中毒的可能,并且需要干预。一个无反应型的无激惹试验通常紧接着需要做一个生物物理评分(增加羊水量的评估,有时需要评估胎动,胎儿肌张力,胎儿呼吸运动,胎心率)。这些试验经常用于有并发症或者高危孕妇的监护(如妊娠合并糖尿病或高血压、有死产史或胎儿生长受限史)。外监护也同样可以用于宫缩激惹试验;监测缩宫素刺激产生宫缩或者自发宫缩时的胎动和胎心率(缩宫素激惹试验)。然而,缩宫缩激惹实验现在很少这样做,需要做时必须在医院进行。

一旦在产程中发现问题(如胎心减速,胎心率变异消失),需尝试行胎儿宫内复苏;用面罩给孕妇吸氧或者快速静脉输液或者侧卧位。如果胎儿曲线在短时间内没有改善,并且胎儿不能及时娩出,应立即剖宫产。

正常分娩的处理

现在很多产房使用的是一种集临产、分娩、复苏、和产后观察(LDRP)为一体的空间,这样,产妇、丈夫、其他陪伴人员和新生儿可以始终在一起。也有一些会使用传统概念的和隔离的产房,孕妇分娩前进入产房。应鼓励伴侣或其他陪伴人员陪伴孕妇。分娩室内,外阴消毒铺巾后,进行接产。分娩后,产妇可以留在分娩室也可以转移至产后观察室。分娩过程中并发症需要另外的处理(参见第2126页)。

麻醉

可以选择的麻醉方式包括部分麻醉、局部麻醉、全身麻醉。局部麻醉和阿片类麻醉剂也经常使用。这些药物可以通过胎盘;因此,胎儿娩出前的1小时内,这些药物只能小剂量使用以免对新生儿产生毒性(如CNS抑制和心动过缓)。单独使用阿片类并不能产生足够的镇痛作用,所以常与麻醉药一起使用。

区域麻醉 几种方法可供选择。

腰部硬膜外注射 最常用。硬膜外注射在分娩时,包括剖宫产的应用有所增加,并且基本替代了阴部和宫颈旁阻滞麻醉。常用于硬膜外注射的局部麻醉药(如丁哌卡因)较阴部阻滞用的麻醉药(如利多卡因)药效更持久,起效更缓慢。

腰麻(麻醉药打入脊柱旁的蛛网膜下腔) 可以用于剖宫产,但因为其持效时间较短和一个小的麻醉过后脊柱性头痛的风险,使其在经阴道分娩中较少运用。腰麻的患者必须连续观察,每隔5分钟检查生命体征,及时发现和纠正可能出现的低血压。

局部麻醉 包括阴部阻滞麻醉、会阴浸润麻醉、宫颈旁阻滞麻醉。

阴部阻滞麻醉 因为硬膜外麻醉的广泛应用而较少用,方法是通过阴道壁注射局麻药,使阴部神经绕过坐骨棘时浸浴在麻醉药中。这种阻滞可以麻醉阴道下段、会阴、和

外阴后部；外阴前部为腰部皮神经分布，未受阻滞麻醉。阴部神经阻滞麻醉对于自然临产且愿意阴道试产、没有并发症的产妇，或者已经进入产程晚期、没有时间硬膜外注射的产妇，是一种安全、简单的方法。

会阴浸润麻醉 是一种常用的方法，但这种方法不如阴部阻滞麻醉效果好。

宫颈旁阻滞麻醉 不适用于分娩，因为可使胎心过缓的发生率>10%。它主要用于孕早期和孕中期的流产。操作包括在宫颈3点和9点位置注射1%的利多卡因或普鲁卡因(半衰期更短)5~10ml，镇痛作用持续较短。

全麻 因为强效和易挥发的吸入性药物(如异氟烷)，对孕妇和胎儿可以产生明显的抑制作用；因此全麻并不推荐在分娩时常规使用。少数情况下，经阴道分娩时只要能够保证与孕妇语言交流，可用40%的一氧化二氮和氧气的混合气体止痛。催眠药硫喷妥钠，剖宫产时常和其他药物一起作为全麻的辅助静脉用药(如琥珀酰胆碱、一氧化二氮加氧气)，硫喷妥钠单用时镇痛效果不充分。使用硫喷妥钠以后，麻醉诱导和复苏都较为迅速。其可以在胎儿肝脏内聚积，防止中枢神经系统内过多聚积造成新生儿窒息。除非剖宫产，硬膜外镇痛可迅速转换为硬膜外麻醉，已经减少了对全麻的需求。

胎儿娩出

阴道检查了解胎头的方位和胎头位置，胎先露多为头位(图278-2)。宫颈完全容受宫口开全后，每次宫缩时指导孕妇向下屏气使胎儿通过骨盆，阴道口逐渐扩张，于是胎头显露越来越多。初产妇宫缩时胎头显露达3~4cm时(经产妇显露更少时)，进行以下操作可以促进产程，降低会阴撕裂的风险。

- 习惯用右手的医师在助产时左手手掌于宫缩时置于胎儿头部进行控制，必要时减慢胎头娩出速度
- 同时，医务人员右手手指屈曲，抵住扩张的会阴，可以感觉到胎儿的额部和颏部
- 为帮助胎头娩出，医务人员可用敷料巾将手包裹，手指屈曲，在额部或者颏部下方加压(改良里特根助产手法)

助产者应控制胎头娩出的速度以保证分娩缓慢而安全。

产钳或者胎吸 经常用于第二产程延长时(如孕妇过度疲劳或硬膜外部分麻醉而不能有效向下屏气)阴道助产。局部麻醉(阴部阻滞麻醉或会阴浸润麻醉)不一定影响下屏，除非有并发症，并不一定需要产钳和胎吸助产。产钳和胎吸助产的指征是一样的。两种操作都有风险，相较于胎吸，使用产钳时，三、四度会阴撕裂和肛门括约肌的损伤更常见。其他使用产钳的风险有胎儿面部撕裂，面神经麻痹，角膜擦伤，眼外部损伤，颅骨骨折和颅外出血。胎吸的风险有胎儿头皮撕裂伤，头部血肿，颅骨下或颅内出血，此外，也有报道视网膜出血，高胆红素血症发生率增加。

会阴切开 对于大部分正常分娩并不是常规，只有在足月初产妇会阴不能充分伸展并且阻碍分娩时才需要会阴切开。如果硬膜外麻醉效果不理想可加用局部浸润麻醉。会阴切开可以防止会阴组织的过度伸展和不规则撕裂，包括前撕裂。会阴切开术(第2度会阴切开术)仅仅切开皮肤和会阴体，并不破坏肛门括约肌，切口通常较会阴撕裂容易修复。最常用会阴切开术采用正中切开，从阴唇系带的中点往直肠方向。中线外阴切开术的风险主要是延伸撕裂到肛门括约肌和直肠，但如果能及时发现，能够成功地修复并且愈合良好。保证胎头很好地俯曲直到枕骨隆突通过耻骨弓下缘，可以预防撕裂或切口延伸到直肠。另一种会阴切开术是从阴唇系带的中点向45°角侧切开。这种切法不会延及括约肌和直肠，但会引起术后疼痛，更难愈合，术后出血更多，愈合较正中切开需要更长时间。因此，还是推荐会阴正中切开。但是，因为考虑到延伸或者撕裂到括约肌或者直肠的可能，会阴切开术的应用有所减少。因为有直肠阴道瘘可能，故不建议外阴直肠切开术(有目的地切入直肠)。

大约35%的妇女在会阴切开后出现腹痛。头部娩出后，应检查有无脐带绕颈。如果有脐带绕颈则松开脐带；若不能很快松开脐带，可以钳夹并切断脐带。头部娩出后，婴儿的身体发生旋转使肩部呈前后位置；在胎头上方轻轻加压向下，使前肩在耻骨联合下娩出。轻轻托起胎头，后肩从会阴上方滑出，身体的其他部分随之轻易娩出。用吸引球吸去鼻、口、咽部的黏液和羊水，帮助胎儿开始建立呼吸。双重钳夹脐带，在中间断开，于距脐带根部2~3cm处以塑料夹子夹扎。如果怀疑有胎儿或者新生儿异常，需要双重钳夹一段脐带，以便进行动脉血气分析。动脉血pH值>7.15~7.20为正常。将新生儿擦干后，放在产妇的腹部，若需要复苏的，放在复苏暖床上。

胎盘的娩出

积极处理第三产程可以减少产后出血——引起孕产妇并发症及死亡的主要原因。积极的处理包括在胎儿娩出后尽快给予缩宫素等促进子宫收缩的药物。缩宫素可促进子宫收缩，减少因子宫收缩不良导致的出血。缩宫素可10单位肌内注射，或者20单位/1 000ml生理盐水125ml/h静滴。不应以静脉注射方式给药，因为可能会引起心律失常。

胎儿娩出，给予缩宫素后，医务人员轻轻牵拉胎盘，将一只手轻轻放在腹壁宫底部位了解宫缩情况；胎盘剥离通常发生在第一或第二次宫缩时，剥离的胎盘后方常有一阵鲜血从阴道流出。孕妇下屏可以帮助胎盘娩出。如果胎盘不能娩出并且有大量出血，将手放在腹壁上，使劲下压子宫，使胎盘排出；只有子宫壁够结实时才可以这样操作，否则腹部加压可使松软的子宫内翻。如果胎盘还是不能排出，拉紧脐带，一手放在腹壁上(于头端)推子宫，使其离开胎盘；应避免过度牵拉脐带以免造成子宫内翻。胎儿娩出后45~60分钟胎盘还未娩出的，需要行人工剥离胎盘；此时需要适当的麻醉是。对于人工剥离胎盘，医务人员将整个手伸入宫腔内，将胎盘从其附着处剥离，然后拉出胎盘。这种情况下，应注意有无胎盘异常附着(胎盘粘连)。

胎盘娩出后注意检查胎盘是否完整，部分胎盘残留于子宫内会引起出血和感染。如果胎盘不完整，需要徒手探查宫腔。一些产科医师常规产后探查宫腔，但宫腔探查会引起不适，不提倡作为常规。

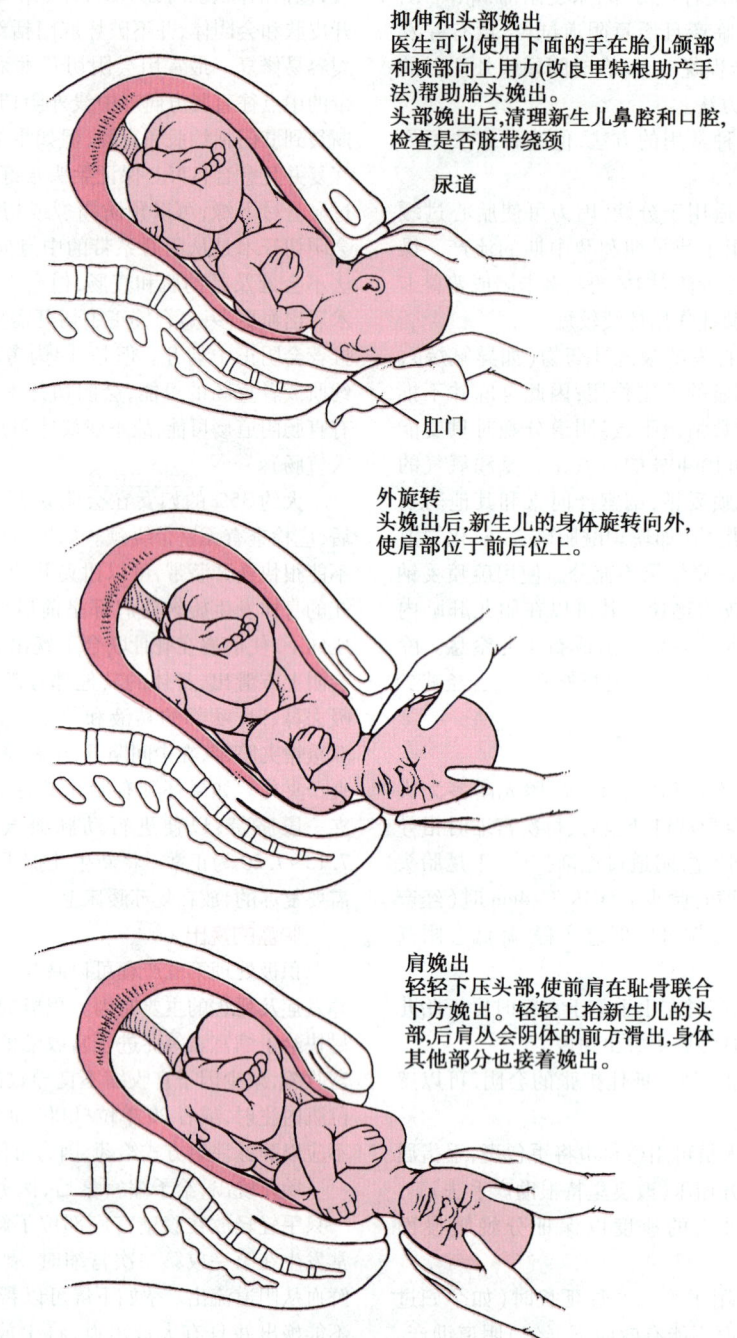

图 278-2 头先露分娩的分娩机制

产后及时护理

应探查宫颈和阴道有无撕裂,如果有,则进行修补,同时修补会阴切开伤口。孕妇和新生儿能够正常复苏的,则可以亲子接触。很多产妇希望分娩后不久开始哺乳,这值得鼓励。母亲、新生儿、父亲或伴侣应待在一个温暖、私人的环境里 1 小时以上,这样可以加强父母亲和新生儿的亲子关系。然后新生儿可以根据产妇的要求送去婴儿室或者留在产妇身边。产后 1 小时应密切观察产妇的宫缩(通过腹部触摸子宫)及出血情况、血压有无异常及一般情况。从胎盘娩出到产后 4 小时的这段时间被称为第四产程;大多数并发症,尤其是产后出血多发生于这个时间段,必须加强观察。

279. 孕期用药

妊娠期药物使用超过一半以上，且使用率呈上升趋势。妊娠期最常用的药物包括止吐药、抗酸药、抗组胺药、镇痛药、抗生素、利尿剂、安眠药、镇静药及社交和违禁药品。尽管如此，仍缺乏强有力的循证依据的妊娠期用药指南。

孕期用药安全监管信息 最近，FDA 根据孕期用药的安全性将非处方和处方药物分为 5 类（A、B、C、D、X）。然而，评估治疗性药物对孕妇安全性的严格对照研究寥寥无几。大多数关于孕期用药安全性的信息来自动物研究、非对照性研究和药物上市后监测。因此，根据可用的信息，FDA 分类系统给临床决策带来了混淆和困难。2014 年 12 月，FDA 回应要求将所有药物的妊娠分类 A、B、C、D 和 X 删除。

取而代之的是 FDA 现在要求特定药物提供一致格式的信息（称为 the final rule；有关更多信息，请参阅 the FDA announcement）。

信息包含 3 个部分：

- **妊娠**：有关孕妇使用该药的信息（如剂量，胎儿的风险）以及是否有收集和保存孕妇用药影响相关数据的登记
- **哺乳期**：有关哺乳期使用药物的信息（如乳汁中药物含量，对母乳喂养的孩子的潜在影响）
- **女性和男性的生殖潜能**：孕期检测，避孕和药物相关的不孕

在妊娠和哺乳期部分的分别包含 3 个副标题（风险总结，临床思考，和数据），提供更多的细节。

孕期用药的影响 孕期，一些疾病经常需要药物治疗。一般情况下，当潜在的益处大于已知的风险时，孕期可考虑用该药物治疗疾病并非所有母体药物都能通过胎盘到达胎儿，透过胎盘的药物可能对胎儿有直接毒性作用或致畸作用，不能透过胎盘的药物仍然可以通过以下途径影响胎儿。

- 收缩胎盘血管，进而影响气体和营养物质交换
- 子宫张力增高导致缺氧损伤
- 改变母体生理功能（如引起低血压）

妊娠期一些有不良影响的药物请参见表 279-1。

表 279-1 妊娠期有不良影响的一些药物

举例	不良反应	注解
抗生素		
氨基糖苷类	耳毒性（如损伤胎儿迷路），导致耳聋	—
氯霉素	灰婴综合征	—
	在 G-6-PD 缺乏妇女或胎儿，导致溶血	—
氟喹诺酮类	可能导致关节痛；理论上导致肌肉骨骼缺陷（如骨骼发育受损），但缺乏相应证据	—
呋喃妥因	在 G-6-PD 缺乏的妇女或胎儿，导致溶血	孕早期，足月（38~42 周），分娩时，分娩发动前禁用
伯氨喹	在 G-6-PD 缺乏的妇女或胎儿，导致溶血	—
链霉素	耳毒性	—
磺胺类（除柳氮磺胺吡啶外，该药对胎儿危害极小）	妊娠 34 周以后给药会造成新生儿黄疸，如不予治疗，则进展为核黄疸	—
	在 G-6-PD 缺乏的妇女或胎儿，导致溶血	
四环素	减慢骨骼发育，牙釉质发育不全，牙齿永久性发黄，增加子代龋齿发生危险	—
	有时会导致孕妇肝功能衰竭	
甲氧苄啶	由于其拮抗叶酸的作用增加神经管缺陷的风险	—
抗凝药		
低分子肝素	血小板减少症和产妇出血	孕期相容
普通肝素	血小板减少症和产妇出血	—
华法林	在孕早期给予华法林，会造成胎儿华法林综合征（如鼻骨发育不良，骨骼局部钙化，双侧视神经萎缩，不同程度的智力障碍）	孕早期为绝对禁忌
	在孕中期或孕晚期服用药物导致视神经萎缩，白内障，智力障碍，小头畸形，小眼畸形，以及母体和胎儿出血	
抗惊厥药物		
卡马西平	新生儿出血性疾病	—

续表

举例	不良反应	注解
	某些先天畸形发生的风险,包括神经管缺陷	
拉莫三嗪	剂量达600mg/d时,无明显风险增加	孕期相容
左乙拉西坦	在动物研究中,有轻微骨骼畸形,但在人类中,无明显风险增加	孕期相容
苯巴比妥	新生儿出血性疾病	—
	某些先天畸形风险	
苯妥英	先天性畸形(如唇裂,泌尿生殖道缺陷,如尿道下裂或发育不全,心血管缺陷)	尽管补充叶酸,仍有发生先天畸形的持续风险
	新生儿出血性疾病	
三甲双酮	先天性畸形高风险(如腭裂;心脏、颅面部、手和腹部缺陷)以及自发流产风险	孕期禁忌使用
丙戊酸盐	主要的先天畸形(如神经管缺陷:脊髓脊膜膨出;心脏、颅面部和四肢缺陷)	尽管补充叶酸,仍有发生先天畸形的持续风险
抗抑郁药		
安非他酮	孕早期暴露后,先天畸形发生的危险仍存在争议	剂量受肝肾功能损害的影响
西酞普兰	当孕早期给予西酞普兰,增加先天性畸形的风险(尤其是心脏)孕晚期用药,导致停药综合征和持续性肺动脉高压	咨询精神卫生执业医生,孕晚期考虑逐渐减量
艾司西酞普兰	孕晚期用艾司西酞普兰,导致新生儿停药综合征和持续性肺动脉高压	咨询精神卫生执业医生,孕晚期考虑逐渐减量
氟西汀	孕晚期用氟西汀,导致新生儿停药综合征和持续性肺动脉高压	半衰期长;停药数周后仍会发生药物相互作用
		咨询精神卫生执业医生,孕晚期考虑逐渐减量
帕罗西汀	孕早期服用帕罗西汀,增加先天性畸形的风险(尤其是心脏)	一些专家不建议在妊娠期间使用*
	孕晚期服用帕罗西汀,导致新生儿停药综合征和持续性肺动脉高压	咨询精神科执业医生,孕晚期考虑逐渐减量
舍曲林	孕晚期用舍曲林,导致新生儿停药综合征和持续性肺动脉高压	咨询精神科执业医生,孕晚期考虑逐渐减量
文拉法辛	孕晚期用舍曲林,导致停药综合征	剂量受肝肾功能损伤影响很大
		咨询精神科执业医生,孕晚期考虑逐渐减量
止吐药		
多西拉敏和吡哆醇(维生素B_6)	无导致先天畸形发生风险增加的证据	—
昂丹司琼	在动物实验中无显著致畸风险	在妊娠期间仅用于其他治疗无效的妊娠剧吐患者
	孕早期服用昂丹司琼,可能导致先天性心脏疾病的风险(证据较弱)	
异丙嗪	在动物实验中没有显著致畸风险	—
	总体上不增加先天畸形发生的风险	
	可能导致新生儿血小板聚集降低	
抗真菌药		
两性霉素B	在动物实验中无显著致畸风险	推荐监测母体全身毒性(电解质紊乱,肾功能障碍)
氟康唑	动物实验显示高剂量有致畸性	—
	150mg/d的单次剂量,先天畸形发生的风险无明显增加	
	大部分或整个孕早期服用高剂量氟康唑(>400mg/d),各种畸形的风险增加	
咪康唑	动物实验显示,口服有不良反应	不建议孕早期通过阴道用药,除非对母体健康很重要
	皮肤外用,无显著的致先天畸形风险	

举例	不良反应	注解
酮康唑	动物实验显示,有副反应	不建议孕早期通过阴道用药,除非对母体亲的好处大于胎儿的风险
	无显著的致先天畸形风险	
抗组胺/抗胆碱能药物		
美克洛嗪	在啮齿动物中有致畸作用,但在人类无相应证据	—
降压药		
ACE 抑制剂	孕中期或孕晚期服药导致胎儿颅骨发育异常和灌注减少(可导致肾脏缺陷),肾衰以及羊水过少系列并发症(羊水过少,颅面部畸形,四肢挛缩,肺发育不全)	—
β-受体阻滞剂	胎儿心动过缓,低血糖症,可能造成胎儿生长受限和早产	—
钙通道阻滞剂	孕早期用药,可能导致指骨畸形	—
	孕中期和孕晚期用药可导致胎儿生长受限	
噻嗪利尿剂	影响孕妇正常的血容量扩张,降低胎盘灌注,导致胎儿生长受限	—
	新生儿低钠血症,低钾血症和血小板减少症	
抗肿瘤药†		
放线菌素	对动物有致畸性,但在人类无相应证据	—
白消安	先天性畸形(如胎儿生长受限,下颌骨发育不全,腭裂,颅骨成骨不全,脊髓缺陷,耳缺陷,畸形足)	—
苯丁酸氮芥	同白消安	—
秋水仙碱	可能导致先天畸形和精子异常	—
环磷酰胺	同白消安	—
多柔比星	对动物和人类均有致畸性	在妊娠期间不推荐使用
	可能导致剂量依赖性心功能不全	在妊娠期间,男性或女性伴侣治疗后的 6 个月内,建议采取有效的避孕措施
巯嘌呤	同白消安	—
甲氨蝶呤	同白消安	妊娠时禁忌使用
		推荐最后一次给药后的 8 周内采取有效避孕措施
长春碱	对动物有致畸性,但在人类无相应证据	—
长春新碱	对动物有致畸性,但在人类无相应证据	—
抗精神病药和情绪稳定剂		
氟哌利多	在动物实验中有不良反应	—
	孕早期服用氟哌利多,可能提示导致肢体畸形	
	孕晚期服用氟哌利多,导致新生儿锥体外束症状或戒断症状的风险增加	
鲁拉西酮	在动物研究中,无不良反应的证据	—
	孕晚期服用鲁拉西酮,导致新生儿锥体外束症状或戒断症状的风险增加	
锂盐	在动物实验中有不良反应	—
	孕早期服用锂盐,有致畸性(心脏畸形)	
	孕晚期服用锂盐,导致新生儿嗜睡,张力减退,喂养不良,甲状腺功能减低,甲状腺肿,肾性尿崩症	
奥氮平	在动物实验中有不良反应	—
	孕晚期服用奥氮平,导致新生儿锥体外束症状或戒断症状的风险增加	
利培酮	在动物实验中有不良影响	—
	根据有限的数据,不增加致畸风险	

续表

举例	不良反应	注解
利培酮	孕晚期服用利培酮,导致新生儿锥体外束症状或戒断症状的风险增加	
抗焦虑剂		
苯二氮䓬类	妊娠晚期用药,导致新生儿呼吸抑制或戒断综合征,后者可造成新生儿易激惹,震颤和反射亢进	—
降糖药(口服)		
氯磺丙脲	新生儿低血糖	—
格列本脲	新生儿低血糖	—
甲福明	新生儿低血糖	—
甲苯磺丁脲	新生儿低血糖	—
NSAID		
阿司匹林及其他水杨酸类	胎儿核黄疸	
	大剂量使用导致孕早期自然流产,分娩发动延迟,胎儿动脉导管早闭,黄疸,有时造成母亲(产时或产后)和新生儿出血,坏死性小肠结肠炎和羊水过少,低剂量阿司匹林(81mg),无显著致畸风险	
非水杨酸 NSAID	同水杨酸 NSAID	孕晚期禁用
阿片类和部分激动剂		
丁丙诺啡	在动物实验中有副反应,但无致畸作用	与使用违禁药物的孕妇相比,胎儿预有所改善
	后新生儿阿片类戒断综合征的风险(新生儿戒断综合征)	
可卡因 氢可酮	母亲嗜阿片类成瘾者,新生儿出生 6h 到 8 日内可能出现戒断症状	—
氢吗啡酮		
哌替啶	分娩前大剂量给药可能导致中枢神经系统抑制和心动过缓	
吗啡		
美沙酮	在动物实验中的不良影响	与孕妇使用违禁药物相比,胎儿预后有所改善
	很难将美沙酮对孕妇的特定作用与伴随药物(如违禁药物)的作用区分开来	分娩过程中可能需要快速短效镇痛
	新生儿阿片类戒断综合征风险	药补充维持剂量
维 A 酸类		
异维 A 酸	高度致畸风险(多发先天性畸形),自发流产和智力发育障碍	妊娠期间和有可能怀孕的女性禁用
性激素		
达那唑	妊娠14周前用药,造成女性胎儿外阴男性化(如假两性畸形)	妊娠时禁忌使用
合成孕激素(但不包括低剂量的口服避孕药)	同达那唑	妊娠时禁忌使用
甲状腺药物		
甲巯咪唑	胎儿甲状腺肿和新生儿头皮缺损(皮肤不发育)	孕早期应避免使用
丙硫氧嘧啶	胎儿甲状腺肿大、产妇的肝毒性和粒细胞缺乏症	
放射性碘(^{131}I)	破坏胎儿甲状腺,或者在孕早期的最后阶段用药导致严重的胎儿甲状腺功能亢进	妊娠期间禁忌使用。
碘化钾饱和溶液	胎儿巨大甲状腺肿可能导致新生儿呼吸阻塞	—
三碘甲腺原氨酸	胎儿甲状腺肿	—
疫苗		

续表

举例	不良反应	注解
活病毒疫苗如麻疹、流行性腮腺炎、风疹、脊髓灰质炎、水痘和黄热病毒疫苗	风疹和水痘疫苗有潜在感染胎盘和发育中胎儿的风险	不应给孕妇或可能怀孕的妇女接种活疫苗
	其他疫苗有潜在但未知的风险	
其他药物		
皮质激素	孕早期暴露这些药物,可能有导致唇腭裂的风险	—
羟氯喹	常规剂量不增加风险	
氯雷他定	尿道下裂的可能	
伪麻黄碱	胎盘血管收缩和可能腹裂的风险	
维生素 K	G-6-PD 缺乏的妇女或胎儿,可能导致溶血	—

* 也见美国妇产科医师协会(ACOG)推荐避免孕期使用帕罗西汀。
† 欧洲肿瘤医学学会(ESMO)发表了诊断,治疗和随访妊娠期肿瘤的指南。一般来说,如果有化疗指征,孕早期不应给予化疗,而是孕中期开始化疗,最后的化疗药物应在预计分娩前 3 周使用,孕 33 周后不应再使用化疗。
G-6-PD,6-磷酸葡萄糖脱氢酶。

药物通过胎盘弥散与通过其他上皮屏障弥散的方式相似(参见第 2069 页)。

药物是否能够通过胎盘及其速度与药物的分子量,与其他物质的结合程度(如载体蛋白),通过胎盘绒毛的交换面积以及由胎盘代谢的药物量有关。大多数分子量<500 道尔顿的药物能够穿过胎盘进入胎儿血液循环。大分子量物质(如与蛋白结合的药物)通常不通过胎盘。免疫球蛋白 IgG 是一个例外,有时会用来治疗胎儿免疫血小板减少症之类的疾病。一般情况下,药物浓度在母体血液循环和胎儿组织之间达到平衡最少需要 30~60 分钟。

药物对胎儿的影响很大程度上取决于暴露的胎龄,药物效能和药物剂量。胎龄对药物影响的分类如下:

- **受精后 20 日内**:此时药物影响通常是全或无的效应,即或者杀死胚胎或者完全不影响。这个阶段一般无致畸作用
- **器官形成过程中(受精后 20~56 日)**:致畸作用最可能发生在这个阶段。药物在这个阶段作用于胚胎可能导致自然流产,亚致死的大体解剖学缺陷(真正的致畸效应),或者隐性胚胎病(一种出生后表现出的永久的轻度代谢或者功能缺陷),或者药物无可检测的不良作用
- **器官形成以后(孕中晚期)**:不会有致畸作用发生,但药物可能影响已发育正常的胎儿器官和组织的生长和功能。由于胎盘代谢增加,发生胎儿毒性需要更高的药物剂量

尽管药物安全性问题受到了广泛关注,但药物暴露引起的胎儿先天畸形仅占所有畸形的 2%~3%;大多数胎儿畸形由基因、环境因素或不明原因所致。

妊娠期疫苗接种免疫接种对孕妇和非孕妇女同样有效。

在流感季节,建议所有孕中期和孕晚期妇女接种流感疫苗。

对于其他疫苗,除非孕妇或胎儿受到危险感染的风险较高,且疫苗的不良反应很小时才使用。如果感染的风险较大,孕期可以接种霍乱、甲肝和乙肝、麻疹、流行性腮腺炎、鼠疫、脊髓灰质炎、狂犬病、破伤风-白喉、伤寒、黄热病的疫苗。

不应该给孕妇或可能怀孕的妇女接种活疫苗。风疹疫苗是一种减毒活疫苗,可能引起亚临床的胎盘和胎儿感染。然而,并没有新生儿缺陷是由于风疹疫苗所致,对于孕早期意外接种了该疫苗的妇女,不建议仅仅因为接种疫苗理论上的风险而终止妊娠。水痘疫苗是另一种减毒活疫苗,有感染胎儿的可能;孕 13~22 周感染风险最大。孕期禁止接种该疫苗。

孕期使用维生素 A
产前维生素类的常规需要量中(5 000IU/d),维生素 A 没有致畸风险。然而,孕早期剂量>10 000IU/d 会增加先天性畸形的风险。

妊娠期抗抑郁药
因为 7%~23% 的孕妇患有围生期抑郁症,通常需要在孕期使用抗抑郁药,尤其是 SSRI 类药物。孕期的生理和心理变化可能会导致抑郁症病情加重,并降低抗抑郁药物的效果。由产科医师和精神科专科医师组成的多学科团队应在孕期管理抑郁症患者。

每次产前检查时,应询问服用抗抑郁药的孕妇的抑郁症状,并做相应的胎儿检测。包括以下内容:

- 孕中期详细评估胎儿的解剖发育情况
- 如果孕妇服用帕罗西汀,应做超声心动图评估胎儿的心脏发育,因为帕罗西汀可能增加胎儿先天性心脏畸形的风险

孕晚期,临床医生应考虑在逐渐减少抗抑郁药的剂量,以减少在新生儿戒断症状的风险。然而,必须权衡减量的益处和症状复发及产后抑郁症发生的风险。产后抑郁症普遍存在且需要及时治疗,但往往未被意识到。定期咨询精神科医师和/或社会工作者可能会有帮助。

妊娠期使用社交和违禁药品
是孕妇最常见的嗜好。而且吸烟和过度吸烟的妇女的比例有增加的趋势。仅 20% 的吸烟者在孕期戒烟。烟中的一氧化碳和尼古丁导致缺氧和血管收缩,增加了以下的风险:

- 自然流产(胎儿流产或<20 周分娩)

- 胎儿生长受限
- 胎盘早剥
- 前置胎盘
- 胎膜早破
- 早产
- 绒毛膜羊膜炎
- 死产

母亲吸烟,新生儿容易发生先天性无脑畸形、先天性心脏缺陷、唇腭裂、婴儿猝死综合征、体格和智力发育障碍以及行为问题。戒烟和控制吸烟可降低其发生的危险性。

酒精是最常使用的致畸剂。孕期饮酒增加自发流产的风险,可能与摄入酒精的量有关,但安全摄入量尚无定论。孕妇经常饮酒,新生儿体重降低1~1.3kg。尤其是酗酒,如果每天饮用45ml纯酒精(相当于3次饮酒),可造成胎儿酒精综合征。此综合征发生率为2.2/1 000次活产;包括胎儿生长受限、面部和心血管缺陷以及神经系统发育异常。是造成智力发育障碍最主要的原因,由于生长障碍可造成新生儿死亡。

使用可卡因有间接的风险(如孕妇卒中或死亡)。还可造成胎儿血管收缩和缺氧。反复使用增加了以下风险:
- 自然流产
- 胎儿生长受限
- 胎盘早剥
- 早产
- 死产
- 先天性畸形(如中枢神经系统,泌尿生殖系统,和骨骼畸形,孤立性小肠闭锁)

尽管大麻的主要代谢产物可通过胎盘,但是以消遣为目的服用大麻并不一定增加先天性畸形、胎儿生长受限或出生后神经行为异常发生的危险。

浴盐 是指一组由各种苯丙胺类物质制成药物;这些药物在孕期越来越多地被使用。虽然浴盐的影响尚不清楚,可能造成胎儿血管收缩和缺氧,并有死胎,胎盘期前收缩,先天性畸形的风险。

致幻剂 根据不同的药物,增加如下风险:
- 自然流产
- 早产
- 胎儿或新生儿戒断综合征

致幻剂包括二亚甲基苯丙胺(MDMA或迷魂药),迷幻药,氯胺酮,甲基苯丙胺和LSD(麦角酰二乙胺)。

大量摄入咖啡因是否增加围生期并发症尚不清楚。少量的咖啡因摄入(如每天一杯咖啡)对胎儿影响很小或没有影响,但一些数据表明,若不考虑烟草和酒精的使用,大量摄入咖啡因(每天>7杯咖啡)增加死产、早产、低体重出生儿、自发性流产的风险。理论上,去咖啡因饮料对胎儿影响很小。

孕期服用阿斯巴甜(食用糖替代物)经常引起质疑。苯丙氨酸是阿斯巴甜最常见的代谢产物,可通过活跃的胎盘的转运在胎儿体内聚集;到达毒性作用浓度时可能造成智力发育迟缓。然而,服用常用量时,胎儿体内的苯丙氨酸浓度远低于达到毒性作用浓度。因此,孕期适度食用阿斯巴甜(如每天不超过1L食用苏打的量)对胎儿的毒性作用很小。但是,如果孕妇有苯丙酮尿症,禁止使用阿斯巴甜。

> **更多信息**

The FDA Content and Format of Labeling for Human Prescription Drug and Biological Products;Requirements for Pregnancy and Lactation LabelingFDA issues final rule.

280. 妊娠并发症

非产科疾病经常与妊娠合并;有时治疗与非妊娠患者不同。产科医生和内科专家之间相互协调合作对预防母儿并发症有利。

妊娠贫血

正常来说,妊娠期间,骨髓红细胞系数量会增生,并且红细胞量增加。但是,血浆体积不成比例增加会导致血液稀释(稀血症妊娠):未妊娠的健康女性的Hct从38%~45%之间降到单胎妊娠晚期的约34%和多胎妊娠晚期的30%。这样,妊娠期,贫血的定义为Hb<10g/dl(Hct<30%)。如果一开始妊娠Hb<11.5g/dl,那么该孕妇就要接受预防量治疗,因为随后的血液稀释经常降低Hb到<10g/dl。尽管发生血液稀释,但是携氧能力仍然在整个妊娠期维持正常。通常情况下,Hct在分娩后会立即增加。

妊娠晚期会有1/3的孕妇出现贫血。主要原因是:
- 铁缺乏
- 叶酸缺乏

产科医生,在与围产专家协商后,应尽快评估那些耶和华见证人的妊娠期贫血情况(谁都有可能拒绝输血)贫血。

症状及体征

通常没有早期症状或非特异症状(如疲劳、乏力、轻度头晕目眩、运动后中度呼吸困难)。其他症状和体征包括脸色苍白等,如果贫血严重的话,还会有心动过速或低血压。

贫血可增加新生儿早产和产妇产褥期感染的风险。

诊断
- CBC，随后测定 MCV 值

诊断从 CBC 开始。通常，如果女性有贫血，那么后续的检查就要基于 MCV 是低（<79fl）还是高（>100fl）
- 对于小红细胞性贫血：评估包括铁缺乏检查（检测血清铁蛋白）和血红蛋白病检查（应用血红蛋白电泳）。如果这些检查仍不能明确诊断，并且同时患者对经验性治疗没有反应，那么就需要请血液科专家共同诊治
- 对于巨红细胞性贫血：评估包括血清叶酸和维生素 B_{12} 水平
- 对于多种原因引起的贫血：要求评价两种类型

治疗
- 治疗纠正贫血
- 必要时可进行输血治疗的方法针对纠正贫血

如果具有严重的全身症状（如头晕目眩、乏力、疲劳）或心肺症状或体征（如呼吸困难、心动过速、呼吸急促），那么通常任何程度的贫血都需要进行输血治疗。

妊娠期缺铁性贫血

妊娠期约有95%的贫血是由于缺铁造成的（参见第974页）。原因通常是以下
- 膳食摄入量不足（尤其是少女）
- 以前的怀孕
- 经血中铁的正常流失（将近每月正常摄入的总量，这样会防止铁储存的建立）

诊断
- 血清铁、铁蛋白和运铁蛋白测定

典型的，Hct≤30%，MCV<79fl。血清铁和铁蛋白的降低以及血清运铁蛋白水平的升高可以明确诊断。

治疗
- 通常硫酸亚铁 325mg 口服，每日 1 次

通常早上服用一片 325mg 的硫酸亚铁片是有效的。高剂量或频繁服用会增加胃肠道副反应，尤其会导致便秘，并且一次给药会阻止下次给药的吸收，因此降低摄入比例。大约20%的妊娠妇女不能通过口服铁制剂来吸收足够的铁；其中很少一部分人需要非肠道治疗，通常是葡萄糖酐铁100mg 隔天肌内注射，3周总共需要≥1 000mg。每周都要测量 Hct 或 Hb，确定疗效如何。如果补充铁剂无效，则需要怀疑是否同时存在叶酸缺乏。

缺铁性贫血的母亲分娩的新生儿通常 Hct 正常，但是降低了总铁储备，并需要早期膳食补铁。

预防

虽然该举措有争议，但是铁补充剂（硫酸亚铁 325mg 口服，每日 1 次）作为常规药物，可以帮助妊娠女性预防体内铁储备耗尽和预防因异常出血或随后分娩时带来的贫血。

妊娠期叶酸缺乏性贫血

叶酸缺乏（参见第979页）会增加神经管缺陷和可能的胎儿酒精综合征的风险。0.5%~1.5%的妊娠女性会出现叶酸缺乏；如果是中度至重度缺乏，会出现巨红细胞、巨幼红细胞性贫血。罕见的，会出现严重贫血和舌炎。

诊断
- 血清叶酸测定

如果 CBC 表明巨红细胞性贫血指征或高红细胞分布宽度（RDW），那么要怀疑是否是叶酸缺乏。降低的血清叶酸水平可以帮助明确诊断。

治疗
- 叶酸 1mg 口服，每日 2 次

治疗为叶酸 1mg 口服，每日 2 次。

严重巨幼红细胞性贫血需要骨髓检查并在医院中接受进一步治疗。

预防

为了预防，所有孕妇都要口服叶酸 0.4mg，每日 1 次。之前有过脊柱裂胎儿的女性则剂量为 4mg，每日 1 次，且在怀孕前就要开始服用。

妊娠期血红蛋白病

妊娠期，血红蛋白病，尤其是镰状细胞病、血红蛋白镰状细胞病（参见第987页）、血红蛋白 S-C 病（参见第990页）、β珠蛋白生成障碍性贫血病和α-珠蛋白生成障碍性贫血病（参见第990页），能够影响孕产妇和围产儿的结局（可以用基因筛查检测这些疾病，表275-1）。

原有的镰状细胞病，尤其是严重的时候，能增加母体感染的风险（最常见的是肺炎、尿路感染、子宫内膜炎）、妊娠相关高血压、心力衰竭、肺梗死的风险。胎儿生长受限、早产、低出生体重很常见。随着妊娠的进展，贫血几乎总是越来越严重。镰状细胞疾病增加泌尿感染风险，但是与严重妊娠相关并发症无关。

妊娠期镰状细胞病的治疗是复杂的。疼痛的危机应该积极治疗。预防性交换输血来保持 HbA≥60%能降低溶血危象和肺部并发症的风险，但是因为能增加输血反应、肝炎、HIV 传播、血型同种免疫的风险而不能用于常规推荐中。预防性输血不能降低围生期风险。治疗性输血用于以下：
- 症状性贫血
- 心力衰竭
- 严重细菌感染
- 严重分娩并发症（如出血、脓毒症）

血红蛋白 S-C 病　会在妊娠期首先出现症状。该疾病通过偶尔造成骨针栓塞而增加肺梗死风险。对胎儿的影响不常见，但是如果发生，常会出现胎儿生长受限。

镰状细胞细胞病　β珠蛋白生成障碍性贫血与血红蛋白镰状细胞病相似，但是不太常见且多是良性的。

α-珠蛋白生成障碍性贫血不能造成母体发病，但是如果胎儿是纯合子的，那么就会在第二或第三妊娠期出现积水和胎儿死亡。

妊娠期哮喘

妊娠对哮喘的影响各不相同；恶化比改善更常见一些，但是大多数孕妇没有受到严重影响。

哮喘对妊娠的影响也各不相同，但严重，控制不良的哮

喘会增加早产，子痫前期，生长受限，和产妇的发病率和死亡率的风险，并且剖宫产分娩的概率更高。

治疗
- 吸入支气管舒张剂和糖皮质激素
- 对于急性恶化，静脉注射甲泼尼龙，其次是口服泼尼松

妊娠并不总是改变哮喘的治疗方法（参见第355页）。应告知妇女如何管理哮喘，包括：如果降低诱发哮喘，以及如何连续监测肺功能（通常使用手持式峰流速测试器）。

吸入支气管扩张剂和对糖皮质激素是一线的维持治疗的方法布地奈德（妊娠B类），是首选的吸入糖皮质激素。茶碱不再孕期常规推荐。

对于急性恶化，除了支气管扩张剂，也可以每6小时静脉注射甲泼尼龙60mg，持续24～48小时，其次是口服逐渐减量的泼尼松。

妊娠期自身免疫疾病

自身免疫疾病在女性中是普通疾病的5倍，并且育龄年龄期间，发病率处于峰值。因此，这些疾病在孕妇中普遍发生。

妊娠期抗磷脂综合征

抗磷脂综合征（APS，参见第1060页）是一种自身免疫性疾病，血栓风险增加，胎儿死亡，妊娠高血压，子痫前期和胎儿宫内生长受限的风险均增加。

APS是由于对自身磷脂结合蛋白产生抗体，而磷脂结合蛋白可防止过度凝血激活。

诊断
- 抗磷脂抗体的测定

下列情况下应考虑APS，1次胎儿死亡或≥3次胚胎死亡，不明原因的静脉血栓栓塞，在妊娠期间首次出现的新的静脉血栓栓塞。测定循环抗磷脂抗体水平，若间隔12周≥2次阳性，则可诊断成立。

治疗
- 抗凝血剂和低剂量阿司匹林预防

抗磷脂综合征的女性在妊娠期间通常需要预防性抗凝血剂和低剂量阿司匹林治疗，并持续到产后6周

妊娠期免疫性血小板减少性紫癜

免疫性血小板减少性紫癜（ITP，参见第1055页），通过母体抗血小板IgG介导，在妊娠期趋于恶化，并且增高母体发病率的风险。

糖皮质激素可以降低IgG水平，并可使大部分患者的病情得到缓解，但是仅有50%的患者病情能获得持久改善。免疫抑制剂治疗和血浆置换能够更进一步降低IgG，增加血小板计数。罕见的，难治性病例需要进行脾切除术；最好在孕中期进行，这样就可以有约80%的女性病情获得持续性缓解。静脉注射免疫球蛋白能够显著增加血小板计数，但是却是短暂性的，以便产妇可以在低血小板计数的情况下分娩。仅在剖宫产且产妇血小板计数<50 000/μl的情况下需要血小板输注。

虽然抗血小板IgG能够穿过胎盘，但是却很少导致胎儿或新生儿血小板减少症。产妇抗血小板抗体水平（通过直接或间接试验测量）不能预测胎儿是否受累。虽然母体患ITP，但是新生儿颅内出血的风险并不受分娩方式或产伤影响。因此，目前通行的做法是阴道分娩，不需要定期常规测定胎儿血小板计数，有产科指证可行剖宫产术。

妊娠期重症肌无力

妊娠期重症肌无力（参见第1771页）随着其病程而症状不同。频繁发作的急性肌无力需要增加抗胆碱酯酶类药物的剂量（如新斯的明），而这类药物能造成胆碱能过剩的症状（如腹痛、腹泻、呕吐、愈加乏力）；出现这种情况，就需要阿托品。有时，肌无力对标准治疗方案无反应，就需要糖皮质激素或免疫抑制剂。

分娩期，产妇需要辅助通气，并对抑制呼吸的药物极度敏感（如镇静药、阿片类药物、硫酸镁）。因为肌无力产生的免疫应答IgG可以穿过胎盘，所以有20%的新生儿会发生短暂的肌无力，甚至母亲没有胸腺切除术也会如此。

孕期类风湿关节炎

RA（参见第230页）可以在妊娠期发生，而更经常的情况是在产后期间发生。原有的RA在妊娠期一般暂时消退。胎儿一般不会受到特别影响，但是如果女性的髋关节或腰椎被累及，那么分娩会非常困难。

如果女性在妊娠期进展为RA暴发，那么一线治疗要从泼尼松开始。对于难治性病例，需要其他免疫抑制剂。

妊娠期系统性红斑狼疮

系统性红斑狼疮（SLE）（参见第235页）可以在妊娠期首次出现；具有不明原因孕中期死胎、胎儿生长受限、早产、反复自然流产的女性日后被确诊为SLE。

妊娠期原有SLE的病程不能预测，但是SLE可以加重，尤其是产后立即出现。如果在SLE病情被控制至少6个月以上、药物疗法已提前调整、高血压已控制和肾功能正常的前提下，再计划妊娠，那么妊娠结局可能更好

并发症包括：
- 胎儿生长受限
- 因子痫前期导致的新生儿早产
- 由于能通过胎盘的母源性抗体而导致的胎儿先天性心脏传导阻滞

显著的原有肾或心脏并发症会增加产妇发病率和死亡率风险。弥漫性肾炎、高血压或存在循环抗磷脂抗体（经常是抗心磷脂抗体或狼疮抗凝物）增加围产儿死亡率风险。新生儿会出现贫血、血小板减少症或白细胞减少症；当母源性抗体消失时，这些疾病在出生后的第一周就会解决。

如果怀孕前用羟氯喹，那么在整个怀孕期需要继续使用。SLE暴发通常用低剂量泼尼松，静脉注射甲泼尼龙，羟氯喹，和/或硫唑嘌呤治疗。大剂量泼尼松和环磷酰胺提高产科风险，因此被保留用于重症狼疮并发症。

妊娠期癌症

妊娠不应该延迟癌症治疗。除了直肠和妇科肿瘤外，妊娠期癌症的治疗方法与非妊娠期女性相似。

因为胚胎组织生长迅速，并且具有高DNA转换率，所以他们类似于肿瘤组织，并且容易受到抗肿瘤药物的攻击。许多抗代谢物和烷化剂类药物（如白消安、苯丁酸氮芥、环磷酰胺、硫嘌呤、甲氨蝶呤）能造成胎儿畸形。甲氨蝶呤特别成问题；孕早期使用该药会增加自然流产的风险，如果继续妊娠，会发生多发性先天性畸形。癌症治疗期间虽然妊娠能够经常成功，但因治疗造成的胎儿损伤的风险使得一些女性选择流产。

直肠癌 直肠癌需要子宫切除才能保证肿瘤完全移除。剖宫产要尽早在28周之前进行，接着进行子宫切除术，这样婴儿会被保留，同时积极的癌症治疗就可以开始进行。

子宫颈癌 妊娠并不加重子宫颈癌。子宫颈癌病情能在妊娠期间进展，异常的巴氏试验（Pap）不应归因于妊娠。异常巴氏试验需要进行阴道镜检查，并且需要的时候进行活检。通常，能避免宫颈锥形切除术。阴道镜检查不增加不良妊娠结局的风险。在准备宫颈活检前，专家需评估阴道镜并和病理学家协商，因为活检可能引起出血或早产。如果阴道镜检查表明，病变是低级别，可能不需要活检，特别是如果宫颈细胞学检查也表明，病变是低级别。

对于原位癌［妇产科联盟（FIGO）0期，表265-2］和早期浸润癌（1A1期），治疗经常推迟到分娩后，因为那时进行保守治疗是可能的。

如果浸润性恶性肿瘤（FIGO1A2期或更高）被确诊，能否保留生育功能需要与妇科肿瘤专家共同探讨决定如果浸润性恶性肿瘤在妊娠早期确诊，对癌症立即进行合适的治疗是传统推荐的。如果浸润性恶性肿瘤在20周后确诊，并且孕妇风险会无可定量的增高，那么治疗可以推迟到孕晚期（如32周），以便最大限度地提高胎儿成熟度，但是不要推迟治疗太久。对于患有浸润性肿瘤的孕妇，剖宫产与根治性子宫切除可同时完成；阴道分娩是可以避免的。

其他妇科肿瘤 怀孕12周后，卵巢癌很难被发现；因为，卵巢和子宫从骨盆中上升，并且不再轻易间被摸到。如果是肿瘤期别较晚，卵巢癌合并妊娠在分娩结束前都是致命的。患病的女性需要尽早进行双侧卵巢切除术。

子宫内膜癌和输卵管癌在妊娠期罕见发生。

白血病和霍奇金淋巴瘤 这些疾病妊娠期并不常见。通常应用的抗肿瘤药物会增加胎儿流产和先天性畸形的风险。

因为白血病可以致命迅速，所以一经确诊立即给予治疗，而没有任何理由延迟治疗以允许胎儿成熟。

如果霍奇金淋巴瘤仅限于隔膜之上，放射治疗也可以使用；但腹部必须屏蔽。如果淋巴瘤是膈下，建议流产。

乳腺癌 妊娠期乳腺增生很难区别于乳腺癌。乳腺任何硬块或囊性肿块都应被评估（参见第1987页）。

妊娠加重原有的1型糖尿病（胰岛素-依赖糖尿病）和2型糖尿病（非-胰岛素-依赖糖尿病）但是并不加重糖尿病视网膜病、肾病或神经病变。

妊娠糖尿病（妊娠期开始的糖尿病）会出现于超重、高胰岛素、胰岛素抵抗女性或瘦弱却相对胰岛素缺乏的女性中。所有孕妇中，至少5%会发生妊娠期糖尿病，但是在某些群体中，该比例会更高（如墨西哥裔美国人、美国印第安人、亚洲人、印度人、太平洋岛民）。妊娠糖尿病的女性在产后或者将来患2型糖尿病的风险增加

妊娠期糖尿病增加胎儿和母体的发病率和死亡率。新生儿的呼吸窘迫、低血糖、低血钙症、高胆红素血症、红细胞增多症，和高黏滞症的风险增高。在胎儿器官形成期（约10周妊娠）时，原有糖尿病或妊娠期糖尿病血糖控制较差会增加严重先天畸形和自然流产的风险。妊娠晚期糖尿病血糖控制较差会增加巨大胎儿（通常定义为出生时胎儿体重>4000g或>4500g）、子痫前期、自然流产及肩难产的风险。但是，即使血糖已经控制到正常水平，妊娠糖尿病仍能导致巨大儿。

诊断

- 口服葡萄糖耐受性试验（OGTT）或单个血浆葡萄糖测定（空腹或随机的）

大多数的专家建议所有孕妇应该进行妊娠糖尿病筛查（参见第1124和2071页）。应该经常使用OGTT，而当空腹血糖>126mg/dl（>6.9mmol/L）或任意血糖>200mg/dl（>11mmol/L）时就可确诊糖尿病。

推荐的检查方法有两个步骤。首先是用50g口服葡萄糖负荷和单次测量1小时葡萄糖水平进行筛查。如果1小时的血糖值是>130～140mg/dl（>7.2～7.8mmol/L），那么需进行第二步，使用100g葡萄糖负荷进行3小时血糖值测定（表280-1）。

表280-1　妊娠期糖尿病糖阈值测定使用3h口服葡萄糖耐量试验*

组织	空腹血糖 mg/ml(mmol/L)	1h mg/ml(mmol/L)	2h mg/ml(mmol/L)	3h mg/ml(mmol/L)
正常值	95(5.3)	180(10)	155(8.6)	140(7.8)
美国糖尿病资料组	105(5.8)	190(10.5)	165(9.1)	145(8)

*也可采用100g糖耐量检查。

在美国以外的大多数组织推荐单步,2小时的测试。

治疗

- 密切监测
- 严格控制血糖
- 并发症管理

孕前咨询和妊娠前、中、后的糖尿病最佳控制使得产妇和胎儿的风险降到最低,包括先天性畸形。由于畸形可在妊娠确诊前发展,因此已经具有糖尿病的女性和考虑怀孕的女性(或没有使用避孕手段的女性)应该进行持续和严格的血糖水平控制。

为了将风险最小化,医生应该进行如下操作:

- 接收糖尿病工作组(如内科医生、护士、营养师、社会工作者)和儿科医生
- 不管表现多么微不足道,都要及时诊断和治疗妊娠并发症
- 计划分娩,并让有经验的儿科医生在场
- 确保有新生儿重症监护保障在当地围生期中心,确保糖尿病并发症治疗专家在场

妊娠期 治疗可能是不同的,但是一些一般治疗指南是有用的(表280-2~表280-4)。

表280-2 妊娠期1型糖尿病的管理*

时间范围	治疗方法
受孕前	糖尿病被控制住了
	如果受孕时 HbA_{1c} 水平≤8%,那么风险是最低的。† 评估包括:
	• 24h 尿液采样(蛋白排泄率和肌酐清除率)来核查肾脏病并发症
	• 眼科检查来核查视网膜并发症
	• ECG 检查来核查心脏并发症
妊娠期	意识到怀孕后要尽早开始产前检查
	根据血糖控制程度来确定产前检查的频率
	根据 ADA 指南要进行个体化膳食,并与胰岛素给药相协调
	推荐每日三餐和三次零食,但要注意要时间保持一致
	孕妇应该学会血糖监测知识技能并自己进行血糖监测
	应该注意预防妊娠妇女在运动时和夜间低血糖的风险
	妊娠妇女及家庭成员应该被传授胰岛素的给药技能
	妊娠期每个阶段都应该检查 HbA_{1c} 水平
	从第32周到分娩(如果需要的话也可以更早些)时,每周都应该进行如下的胎儿监测:
	• 无应激试验
	• 物理生理评分
	• 胎动计数
	胰岛素数量和种类应该个体化。在白天,要给予2/3的总剂量(60%NPH,40%常规);在晚上,给予1/3的剂量(50%NPH,50%常规)。或者,女性可以分开使用 NPH 胰岛素一天两次和早餐,午餐和晚餐前立即使用门冬胰岛素‡
分娩期	如果女性做记录性标准检查和良好的血糖控制,那么足月阴道分娩是可能的
	除非怀疑其他问题或因夫妇需求,否则不进行羊水穿刺
	仅在具有产科适应证,或巨大胎儿(>4 500g)而增加肩难产的情况下才进行剖宫产。39周时分娩
	分娩期,通常进行持续低剂量胰岛素输注,并且皮下注射胰岛素要停止。如果计划引产,那么需要在引产前的一天给予常规夜间 NPH 胰岛素剂量
	应该安排产后和持续糖尿病护理
	产后胰岛素需求会降低50%

*指南仅用于建议;显著的个体差异需要适宜的调整。
†根据所应用的试验方法,正常值可能不同。
‡一些医院方案建议每天注射4次胰岛素。持续、密集的皮下胰岛素注射,有时可在专业的糖尿病研究中进行。
ADA,美国糖尿病协会;HbA_{1c},糖化血红蛋白;NPH,中效低精蛋白胰岛素。

表280-3 妊娠期2型糖尿病的管理*

时间范围	治疗方法
受孕前	糖尿病控制可
	如果受孕时 HbA_{1c} 水平≤8%那么风险是最低的†
	如果 BMI>27kg/m²,需要减重
	膳食应该低脂,高复合碳水化合物应该,高纤维
	鼓励进行运动
妊娠期	对于超重女性,应个体化膳食和卡路里摄入,并要监测体重,避免增重超过>9kg;对于肥胖女性,避免增重超过>7kg
	建议餐后进行中等强度的步行
	女性应该被传授血糖自我监测知识技能并自己进行

时间范围	治疗方法
妊娠期	如果可能每周要进行门诊检查餐后2h血糖水平
	妊娠期每个阶段都应该检查HbA$_{1c}$水平
	从第32周到分娩(如果需要的话也可以更早些)时,每周都应该进行如下的胎儿监测:
	• 无应激试验
	• 物理生理评分
	• 胎动计数
	胰岛素数量和种类应该个体化。对于肥胖症女性,每餐前都要常规胰岛素注射。对于非肥胖症女性,白天的时候要给予2/3的总剂量(60%NPH,40%常规);1/3的剂量要在夜间进行(50%NPH,50%常规)。或者,女性可以分别使用NPH胰岛素一天两次和在早餐、午餐、晚餐前立即使用门冬胰岛素
分娩期	治疗与1型糖尿病相同(表282-2)

* 指南仅用于建议;显著的个体差异需要适宜的调整。
† 根据所应用的试验方法,正常值可能不同。
BMI,体重指数;HbA$_{1c}$,糖化血红蛋白;NPH,中效低精蛋白胰岛素。

表280-4 妊娠期妊娠糖尿病的管理

时间范围	治疗方法
受孕前	前一次妊娠就有妊娠糖尿病的女性需要拥有一个正常的体重并鼓励进行中等强度锻炼。膳食应该低脂,高复合碳水化合物应该,高纤维
	应该检查空腹血糖和HbA$_{1c}$水平
妊娠期	应个体化膳食和卡路里摄入,并要监测体重,避免增重>9kg,或者如果肥胖妇女,增重不超过>7kg
	推荐餐后进行中等强度锻炼
	从第32周到分娩(如果需要的话也可以更早些)时,每周都应该进行如下的胎儿监测:
	• 无应激试验
	• 物理生理评分
	• 胎动计数
	尽管进行了≥2周的饮食治疗,但是对于持续高血糖者(空腹血糖>95mg/dl或餐后2h血糖>120mg/dl),需要使用胰岛素治疗
	胰岛素数量和种类应该个体化。对于肥胖症女性,每餐前都要常规注射胰岛素。对于非肥胖症女性,白天的时候要给予2/3的总剂量(60%NPH,40%常规);1/3的剂量要在夜间进行(50%NPH,50%常规)。或者,女性可以分别使用NPH胰岛素一天两次和早餐、午餐、晚餐前立即使用门冬胰岛素
分娩期	如果女性做记录性标准检查和良好的血糖控制,那么足月阴道分娩是可能的
	不需要羊水穿刺
	对于有产科指征或巨大胎儿(>4 500g)而增加肩难产的情况,可剖宫产终止妊娠
	39周时分娩

HbA$_{1c}$,糖化血红蛋白;NPH,中效低精蛋白胰岛素。

1型糖尿病和2型糖尿病女性应该在家中监测血糖水平。在妊娠期,正常空腹血糖水平是大约76mg/dl(4.2mmol/L)。

治疗的目标是:
■ 空腹血糖水平<95mg/dl(<5.3mmol/L)
■ 2小时餐后水平≤120mg/dl(≤6.6mmol/L)
■ 没有明显的血糖波动
■ 糖化血红蛋白(血红蛋白A$_{1c}$)在<8%的水平

由于胰岛素不能穿过胎盘并可提供预期的血糖控制,因此胰岛素是治疗1型和2型糖尿病的传统药物。胰岛素用于1型糖尿病和2型糖尿病及妊娠糖尿病的女性中。由于能够最大限度地减少抗体的形成,因此如果可能的话,要应用人胰岛素。胰岛素抗体能穿过胎盘,但是其对胎儿的影响是未知的。对于一些患有长期1型糖尿病的女性,低血糖不能触发反调节激素(如儿茶酚胺、高血糖素、皮质醇、生长激素)的正常释放,因此,太多的胰岛素能触发低血糖昏迷而没有前驱症状。如果发生严重低血糖[无意识、混乱,或血糖水平<40mg/dl(<2.2mmol/L)],那么所有1型糖尿病孕妇都要有高血糖素试剂盒,并培训如何使用高血糖素(家庭成员也应接受培训)。

> **经验与提示**
>
> ■ 如果发生严重低血糖,那么所有1型糖尿病孕妇都要有高血糖素试剂盒,并培训如何使用高血糖素(家庭成员也应接受培训)

由于给药方式简便(比注射剂简便的片剂)、成本低和每日1次给药等优点,口服降糖药物(如格列本脲)正越来越来越多的用于孕妇糖尿病的治疗中。一些研究已经表明,格列本脲在妊娠期是安全的,并在妊娠糖尿病女性的血糖控制上,与胰岛素等效。对于怀孕前就有2型糖尿病的女性,缺乏妊娠期服用口服降糖药的数据,因此,胰岛素最常使用的。妊娠期口服降糖药要一直持续到产后哺乳期,但是要密切监测婴儿的低血糖指征。

并发症的管理 虽然糖尿病视网膜病变、肾病和轻微神经病变对怀孕是非禁忌的,但是仍然需要孕前咨询,并妊娠前和妊娠期对并发症进行密切管理。

糖尿病视网膜病变 需要在妊娠期的每个阶段进行眼科检查。如果在首次产检时发现增殖性视网膜病,则要尽早进行光凝来阻止逐步恶化。

糖尿病肾病 尤其在肾移植的女性中,易患妊娠高血压。如果孕妇肾功能受损,或者是最近进行的移植,那么早产的风险较高。如果肾移植后≥2年进行分娩,那么预后是最好的。

先天性畸形 在怀孕时和怀孕的第一个8周间评估 HbA1c 水平能够预测主要器官的先天性畸形。如果第一妊娠期的 HbA1c 水平≥8.5%,先天畸形的风险就要显著性增加,就需要在第二妊娠前期进行靶向超声和胎儿超声心动图来检查畸形。如果2型糖尿病的女性在第一妊娠期服用口服降糖药,那么胎儿先天畸形的风险是不清楚的(表280-1)

分娩 需要某些预防措施来确保最佳的结局。

分娩的时间 依赖于胎儿的情况。医生告诉产妇每天要进行60分钟的胎动计数(胎动计数)并且如果胎动减少要立即告诉产科医生。产前检查(参见第2070页)自32周开始;如果女性患有严重高血压或肾病或如果怀疑胎儿生长受限,那么要早些开始这些检查。以下女性有必要进行羊水穿刺来评估胎儿肺成熟度:

- 继往妊娠中有产科并发症
- 不充分的产前护理
- 分娩日期不详
- 血糖控制较差
- 不正规的坚持治疗

分娩方式 通常为足月自然阴道分娩。在分娩过程中死胎和肩难产的风险增加,因此,如果39周时没有自发性分娩,引产是有必要;同时,如果不正规的坚持治疗或者血糖控制不良,可以在妊娠37~39周进行引产。功能障碍性分娩、头盆不称或肩难产的可能都必须采取剖宫产。

通过持续输注低剂量胰岛素,将分娩期的血糖水平控制到最佳。如果计划引产,那么女性应该在分娩前的一天正常进食和正常使用胰岛素剂量。引产的早上,停止早餐和胰岛素,测量空腹血糖,应用胰岛素泵,以125ml/h的速度静脉输注含有5%葡萄糖的0.45%生理盐水。根据毛细血管血糖水平确定初始胰岛素输注速度。胰岛素的剂量由毛细血管血糖水平决定胰岛素用量由以下决定:

- 初始:毛细血管血糖水平<80mg/dl(<4.4mmol/L,0单位)或者毛细血管血糖水平 80~100mg/dl(4.4~5.5mmol/L),0.5单位/h
- 此后:血糖水平超过 100mg/dl 时,每升高 40mg/dl(2.2mmol/L),胰岛素增加0.5单位/h;直到血糖水平>220mg/dl(>12.2mmol/L)时,胰岛素增加到2.5单位/h
- 分娩期的每小时:测量基线血糖水平,调整胰岛素剂量使血糖水平保持在70~120mg/dl(3.8~6.6mmol/L)
- 如果血糖水平显著增高:可能额外丸剂给药

自然分娩的程序是相同的,只是没有在之前的12小时内接受中效胰岛素,否则胰岛素的剂量需要降低。对于发烧、感染或其他并发症及具有2型糖尿病并怀孕期需要接受>100单位/d 胰岛素的肥胖症女性,胰岛素的剂量应该增加。

产后 分娩后,胎盘脱落(能够在整个妊娠期合成大量的胰岛素拮抗剂激素)会立即降低,因此胰岛素需求将降低。因此,妊娠糖尿病的女性和许多2型糖尿病的女性不需要产后胰岛素。对于1型糖尿病女性,胰岛素需求急剧下降,但是产后72小时后逐渐增加。

产后的6周内,应该严格控制血糖。餐前和睡前要检查血糖水平。哺乳不是禁忌,但是若口服降糖药能导致新生儿低血糖。妊娠糖尿病女性应该在产后的6~12周进行75g葡萄糖的两小时口服葡萄糖耐量试验,确定糖尿病是否已经治愈。

> **关键点**
>
> - 妊娠期糖尿病增加巨大儿、肩难产、子痫前期、自发性流产的危险,而且,如果孕前已经存在糖尿病或妊娠糖尿病的孕妇,在胎儿器官形成期,血糖控制欠佳,那么先天畸形和流产风险增加
> - 所有孕妇需常规接受糖耐量试验来进行妊娠期糖尿病的筛选
> - 如果可以的话,参加一个糖尿病治疗团队,治疗的目标为保持空腹血糖水平<95mg/dl(<5.3mmol/L)和餐后两小时血糖水平≤120mg/dl(≤6.6mmol/L)
> - 开始产前的测试在32周和39周时分娩
> - 在胎盘娩出后,需立即调整胰岛素剂量

妊娠期发热

孕早期体温>39.5℃(>103℉)能够增加自然流产和胎儿脑或脊髓缺陷的概率。妊娠晚期发烧增加早产风险。

治疗针对病因,但是需要退烧药来降低产妇体温。对于体温过高的女性,可以应用冰毯。

妊娠期子宫肌瘤

子宫肌瘤能够增加早产、异常胎先露、胎盘前置、反复自然流产和产后出血的风险。罕见的,子宫肌瘤局部阻塞产道。

对于具有非常大的子宫肌瘤或具有子宫肌瘤且已经自然流产过的女性,建议孕前评估。

妊娠合并心脏病

心脏病占到了产妇产科死亡的约10%。在美国，因为风湿性心脏病的发病率已经明显下降，所以大多数的妊娠期心脏问题来源于先天性心脏病。然而，在东南亚、非洲、印度、中东和澳大利亚的部分地区和新西兰，风湿性心脏瓣膜病仍是普遍现象。

尽管患有严重先天性心脏缺陷等心脏病的患者的生存期和生活质量得到显著提高，但是有以下高风险疾病的女性仍不宜妊娠，如

- 肺动脉高压
- 艾森曼格综合征
- 没有矫正的主动脉缩窄或伴有动脉瘤
- 马方综合征的主动脉根部内径>4.5cm
- 严重的主动脉瓣狭窄
- 二叶型主动脉瓣及主动脉直径>50mm
- 单心室收缩功能受损（是否能与Fontan手术治疗或不能）
- 先于产后心肌病

病理生理

妊娠会加重心血管系统负荷，通常使已有的心脏病更重。轻度心脏病在妊娠期间有可能有临床表现。包括心血管系统负担包括降低的Hb和增加的血容量、每搏输出量，最终是心率。心脏输出增加30%~50%。这些变化在28~34周妊娠时最大。分娩期，每回子宫收缩，心脏输出都会增加约20%。其他压迫包括分娩第二产程腹部压力和子宫收缩中使回流到心脏的静脉血增多。心血管系统负荷不会在妊娠结束立马恢复正常，要到分娩结束后数周才能回到孕前水平。

症状及体征

类似于心力衰竭的结果（如轻度呼吸困难、收缩期杂音、颈静脉扩张、心动过速、坠积性水肿、胸部X线显示轻微心脏扩大，参见第599页）会在正常妊娠期典型出现，也可由心脏病造成。心脏病的舒张期或收缩期前杂音更特异。

心力衰竭能造成早产或心律失常。产妇或胎儿死亡的风险与纽约心脏学会（NYHA）的功能分类相关，该功能分类基于造成心力衰竭症状的体力活动的总量。

如果有以下症状，风险会增加：
- 轻度劳累时发生（3类）
- 静息下或轻微劳累时发生（4类）

诊断
- 临床评估
- 通常需要超声心动图

通常基于临床评估和超声心动图确诊。由于基因可以促进心脏病的风险，遗传咨询和胎儿超声心动图应提供给女性患有先天性心脏疾病。

治疗
- 避免使用华法林、ACE抑制剂、醛固酮拮抗剂和某些抗心律失常药（如胺碘酮）
- 对于NYHA3级或4级，20周后要进行活动限制或可能的卧床休息
- 心力衰竭和心律失常的其他常规治疗方法

经常产检、充分休息、避免体重过度增长和压力、治疗贫血是需要的。对妊娠期心脏病熟悉的麻醉师应该参与分娩过程并对分娩给予指导。分娩期，要积极治疗疼痛和焦虑，以减少室性心动过速。产后要立即对女性密切监测，并由心脏病专家对其进行产后为期数周的随访。

在NYHA3类或4类的女性怀孕前，心脏病应该用药物进行优化治疗，如果需要的话（如心脏瓣膜疾病），进行外科治疗。四级心力衰竭的女性可能被建议进行早期治疗性流产。

一些具有心脏病和心脏功能较差的女性需要在20周时开始每日1次口服地高辛0.25mg，加上卧床休息。强心苷类药物（如地高辛、洋地黄毒苷）能穿过胎盘，但是新生儿（及儿童）对其毒性具有相对的抗性。由于能造成胎儿肾损伤，因此ACE抑制剂是禁忌的。由于能造成男性胎儿女性化，因此，要避免使用醛固酮拮抗剂（如螺内酯、依普利酮）。心力衰竭的其他治疗方法（如非噻嗪类利尿剂、硝酸盐、正性肌力药物）要依据心脏病专家和围生期专家确定的疾病严重程度和胎儿风险如何，来确定是否可以在妊娠期继续使用。

心律失常 心房颤动可以伴随心肌病或心瓣损害发生。孕妇的心率控制方法通常和非孕妇相似，应用β-受体阻滞剂、钙通道阻滞剂或地高辛（参见第561页）。某些抗心律失常药（如胺碘酮）应该被禁止使用。如果孕妇有新发心房颤动或血流动力学不稳定或药物不能控制心律，可以使用心脏复律来恢复窦性心律。

由于妊娠期的相对高凝状态使得心房血栓（和随后的全身或肺栓塞）更易发生，因此需要抗凝治疗。标准或低分子量肝素使用。不管是标准肝素还是低分子量肝素都能穿过胎盘，但是，低分子量肝素具有较低的血小板减少风险。华法林可以穿过胎盘并导致胎儿异常（表279-1），尤其在孕早期的时候。然而，风险是剂量依赖性的，如果剂量≤5mg/d，发病率很低。妊娠最后一个月使用华法林具有风险。因产伤导致胎儿或新生儿颅内出血，或因产妇出血，所以需要快速的去除华法林的抗凝影响，但这是困难的（如从产伤到紧急剖宫产）。

孕妇的急性室上性或室性心动过速的治疗与非孕妇的治疗相同（参见第571和574页）。

心内膜炎的预防 对于具有结构性心脏病的孕妇，心内膜炎预防的适应证和应用与非怀孕的女性（参见第594页）相同。2008年美国心脏学会指南不建议剖宫产和阴道分娩时常规预防心内膜炎，因为菌血症率低。然而，在高风险的患者（例如那些与假体心脏材料，有心内膜炎的病史，未修复的先天性发绀型心脏损伤，或心脏移植用瓣膜病），当胎膜破裂是，通常会预防感染性心内膜炎，即使没有证据表明任何好处。

如果患者有结构性心脏疾病发展绒毛膜炎或其他感染（如肾盂肾炎）需要住院，抗生素用于治疗感染应涵盖最容

易引起心内膜炎的病原体。

> **关键点**
> - 有某些高风险的心脏疾病的女性不宜妊娠（如肺动脉高压，艾森曼格综合征，未矫正的主动脉狭窄或伴随的动脉瘤，马方综合征患者主动脉根部直径＞4.5cm，严重症状的主动脉瓣狭窄，单心室收缩功能受损，产后心肌病，心功能Ⅲ或Ⅳ级心脏衰竭）
> - 治疗妊娠期的心脏衰竭和心律失常同非孕期一样，除了避免某些药物（如华法林，ACE抑制剂，醛固酮拮抗剂，噻嗪类利尿剂，某些抗心律失常药物如胺碘酮）
> - 对待大多数心房颤动孕妇患者使用标准或低分子肝素
> - 预防有心脏结构紊乱的感染性心内膜炎孕妇患者的方法有非孕期相同

瓣膜狭窄和关闭不全

妊娠期，瓣膜狭窄和反流（瓣膜关闭不全）最常影响二尖瓣和主动脉瓣。二尖瓣狭窄是在怀孕期间最常见的心脏瓣膜疾病。妊娠可放大二尖瓣和主动脉瓣狭窄的杂音，但是减少二尖瓣和主动脉瓣反流。妊娠期，轻度二尖瓣或主动脉瓣反流通常容易忍受；而狭窄更难以忍受，并更易造成产妇和胎儿并发症。二尖瓣狭窄尤其是危险的；能够增加血容和妊娠期心排出量的心动过速与该病相互作用导致快速升高肺毛细血管压，造成肺水肿。心房颤动也是常见的。

治疗
- 二尖瓣狭窄，预防心动过速，治疗肺水肿和心房颤动，有时需要瓣膜切开术
- 主动脉瓣狭窄，最好在怀孕前行手术矫正

理论上，心脏瓣膜疾病能够在受孕前就得以确诊和药物治疗；对于重症，通常建议外科矫正。某些情况下，需要预防性抗生素（参见第1311页）。

二尖瓣狭窄 因为二尖瓣狭窄能迅速变得更严重，所以整个妊娠期都要密切观察。如果需要，妊娠期瓣膜切开术是相对安全的；但是，开放的心脏外科手术能够增加胎儿风险。应当防止心动过速以防止多的血流过狭窄二尖瓣。

如果出现肺水肿，可以使用袢利尿剂。如果心房颤动发生时，抗凝和心律控制（参见第561页）是必要的。分娩期，最好进行传导阻滞麻醉（如硬膜外缓慢注入）。

主动脉瓣狭窄 主动脉瓣狭窄如果可能的话，应在怀孕前进行矫正，因为在怀孕期间手术修复有更多的风险和导管术不是很有效。

分娩期，最好行区域麻醉，但是如果必要的话，也可使用全麻。因为能够降低或许已经被主动脉狭窄降低的充填压力（预载），所以要避免传导阻滞麻醉。分娩的第二产程要阻止能够突然降低填充压力和影响心排出量的排尿困难；如果合适，最好进行手术性阴道分娩。如果需要的或者有产科指证，可以进行剖宫产（参见第2127页）。

妊娠期其他心脏病

二尖瓣脱垂 该病在年轻女性中越来越多的出现，并趋于家族化。二尖瓣脱垂通常是一个孤立的异常，但是能造成一定程度的二尖瓣反流或与马方综合征或房间隔缺损伴随发生。

二尖瓣脱垂女性一般能很好的耐受怀孕。正常妊娠期心室大小的相对增加能够降低不成比例增大的二尖瓣和心室之间的差异。

β-受体阻滞剂可以治疗频发的心律失常。血栓形成切需要抗凝治疗较少见。

先天性心脏病 对于大多数无症状的患者，妊娠期的风险不会增加。但是，艾森门格综合征（罕见）、原发性肺动脉高压或可能的单纯肺动脉狭窄患者在未知原因下会在分娩期、产后（分娩后的第六周）或妊娠＞20周时出现猝死。不推荐妊娠。如果这些患者怀孕，她们应该在分娩期用肺动脉导管和动脉导管进行密切监测。

对于心内分流的患者，治疗目标是通过维持外周血管阻力和最小化肺血管阻力来阻止右至左分流。

马方综合征患者妊娠期主动脉夹层和主动脉瘤破裂的风险较高。需要卧床休息、β-阻滞剂，避免Valsalva动作，和用超声心动图测量主动脉直径。

围生期心肌病 之前没有心脏病的患者在妊娠最后一个月和产后5个月期间能够发生没有明确原因的心力衰竭（如心肌梗死、心脏瓣膜疾病）。危险因素包括：
- 多产
- 年龄≥30岁
- 多胎妊娠
- 子痫前期

5年死亡率为50%。后续妊娠中可能复发，尤其在残留心脏功能障碍的患者中；因此，不建议再次妊娠。

治疗方法和心力衰竭（参见第604页）一样。ACE抑制剂和醛固酮相对禁忌，但当预期利益显然超过潜在的风险可被使用。

妊娠期肝病

妊娠期肝病可
- 妊娠期特有
- 基础疾病
- 与怀孕症状相重合或者在孕期加重

黄疸 黄疸（参见第2410页）能因非产科或产科疾病造成。

非产科原因 包括：
- 急性病毒性肝炎（最常见）
- 药物
- 急性胆囊炎
- 因胆石症所致的胆道梗阻

胆结石在妊娠期更常见，可能由于胆汁增加和胆囊收缩功能受损。

产科原因 包括：

- 妊娠剧吐（可造成轻度黄疸）
- 流产合并感染可同时导致肝细胞损伤和溶血

急性病毒性肝炎 妊娠期黄疸的最常见原因是急性病毒性肝炎。怀孕不会影响大多数类型的病毒性肝炎的过程中（A,B,C,D）；然而，戊肝可以是在怀孕期间更为严重。

急性病毒性肝炎其可能导致早产，但似乎不能致畸。

乙型肝炎病毒能够在分娩后立即传播给新生儿，不经常的情况是，经胎盘传播给胎儿。如果女性e抗原阳性并且是乙型肝炎表面抗原（HBsAg）的慢性携带者，或者在孕晚期接触过肝炎病毒，那么这些患者传染病毒是特别可能的。感染的新生儿更可能进展为亚临床肝功能障碍，和病毒携带者，而非进展为临床肝炎。所有孕妇都要检测HBsAg来确定是否需要防止垂直传播的预防措施（出生前应用免疫球蛋白预防，新生儿用乙肝疫苗预防参见第1303页）。

慢性肝炎 慢性肝炎，尤其是肝硬化，能够使胎儿受损。妊娠期自然流产和早产风险增加，但是产妇死亡率并不增加。尽管有标准的免疫预防，但是很多具有高病毒载量的妇女分娩的新生儿感染乙肝病毒。数据显示，孕晚期间给予抗病毒药物可以预防免疫预防失败。胎儿应最少暴露于抗病毒药物，只有当女性有发展性肝炎或肝功能失代偿。拉米夫定、替比夫定或替诺福韦是最常用的。

由于糖皮质激素造成的胎儿风险不比产妇慢性肝炎造成的风险高，所以用于治疗慢性自身免疫性肝炎的糖皮质激素能够在妊娠期继续使用。尽管具有胎儿风险，但是一些严重疾病有时仍然需要咪唑硫嘌呤和其他免疫抑制剂。

妊娠期肝内胆汁淤积（瘙痒） 这种相对常见的疾病显然来自因激素变化而导致的正常胆汁郁积的特殊加重。发病基于种族而异，最高的是玻利维亚和智利。

后果包括增加胎儿早产，死胎和呼吸窘迫综合征的风险。剧烈瘙痒为最早期的症状，在中孕和孕晚期发展；有时可伴随尿色加深黑尿和黄疸。常常无急性疼痛和全身症状。分娩后，该病通常产后治愈，但是每次妊娠或口服避孕药时都会复发。该病诊断为临床诊断敏感度和特异度最佳的实验室结果是>10mmol/L时的空腹血清总胆汁酸水平。这可能是唯一存在的生化异常。当空腹总胆汁酸水平>40mmol/L，胎儿死亡的可能性更大。

熊去氧胆酸（UDCA）5mg/kg 口服，每日2次或3次（或高达7.5mg/kg 每日2次）是首选药物。它有助于减轻症状的严重程度和正常化肝功能的生化标志物；然而，不降低胎儿并发症的发生率。

妊娠急性脂肪肝 这种罕见发生且知之甚少的疾病在临近分娩时发生，有时合并子痫前期。患者可能在线粒体脂肪酸β氧化的遗传缺陷（其为骨骼肌和心肌提供能量）；长链3-羟酰基辅酶A脱氢酶（LCHAD）突变的女性妊娠期脂肪肝的发病率高达20倍，尤其是在一个G1528C突变或两个等位基因（常染色体继承）。

症状包括急性恶心和呕吐、腹部不适、黄疸，重症病例中随后会发生快速进展性肝细胞衰竭。重症病例中，产妇和胎儿死亡率非常高。

如果静脉注射高剂量四环素类药物，那么妊娠的任何阶段都会有相类似的症状。

临床和试验室结果类似于暴发性病毒性肝炎，但是转氨酶水平可<500/L，并且可以存在高尿酸血症。

诊断给予临床标准、肝功能检查、乙型肝炎血清学试验和肝活检。活检可显示在肝细胞中呈现弥漫性小液滴状脂肪，通常还会有最小的明显的坏死，但是有些病例，结果与病毒性肝炎难以分辨。

受影响的妇女和她们的婴儿应进行 LCHAD 已知的遗传变异测试。

根据孕龄，虽然是否会改变产妇结局是未知的，但通常建议适时引产或终止妊娠。存活者可以完全康复并且不再复发。

子痫前期 重度子痫前期（参见第2114页）能造成肝纤维蛋白沉积、坏死和出血等肝脏问题，从而导致腹痛、恶心、呕吐和轻度黄疸。

偶尔会出现被膜下血肿合并腹腔内出血，多数在具有进展到 HELLP 综合征（溶血、肝酶升高、低血小板计数）的先兆子痫的女性中发生。罕见的，血肿造成肝脏自发性破裂；自发性破裂危及生命，病因未知。

慢性肝脏疾病 在原发性胆汁性肝硬化和其他慢性胆汁淤积性疾病中，怀孕能够暂时的恶化胆汁郁积，并且第三妊娠期血浆容量的升高能够轻微增加肝硬化女性静脉曲张破裂失血的风险。但是，怀孕通常并不对慢性肝病女性有所危害。

有产科指征时，剖宫产终止妊娠。

妊娠期高血压

（参见第660页）

妊娠期血压（收缩压 BP≥140mmHg，或者舒张压 BP≥90mmHg 或者两者同时达到）能够分为以下几类：

- **慢性**：怀孕前或妊娠20周前 BP 就高。1%～5%的孕妇会合并慢性高血压
- **妊娠期**：妊娠20周后（典型的在37周后）进展高血压并且直到产后6周才减轻。其在5%～10%的孕妇中发生，且多胎妊娠更易发生

两种类型高血压都能增加子痫前期、子痫（参见第2114页）和其他造成产妇死亡或致病的疾病的风险，如高血压脑病、卒中、肾衰竭、左心室衰竭、HELLP 综合征（溶血、肝酶升高、低血小板计数）。因为胎盘血流量降低，能够造成血管痉挛、生长受限、缺氧和胎盘早剥，从而胎儿致病和死亡的风险也会增加。如果高血压非常严重（BP≥160/110mmHg）或伴随肾功能不足[如肌酐清除率<60ml/分，血清肌酐>2mg/dl（>180μmol/L）]，那么结局会恶化。

诊断

- 检查除外其他疾病

产前要常规测量 BP。如果重症高血压在非多胎妊娠或妊娠滋养细胞病的孕妇中首次出现，那么应该考虑进行排除肾动脉狭窄、主动脉缩窄、库欣综合征、SLE、嗜铬细胞瘤检查（参见第794页）。

治疗

- 对于轻度高血压，应该进行保守治疗，如果需要，可以接

着服用抗高血压药
- 最开始试试甲基多巴、β-受体阻滞剂或钙通道阻滞剂
- 避免使用 ACE 抑制剂和血管紧张素Ⅱ受体阻断剂,和醛固酮拮抗剂
- 对于中度或重度高血压,要进行抗高血压治疗、剂量监测,如果病情恶化,可能需要根据孕龄来确定适时终止妊娠

慢性和妊娠期高血压的治疗建议是相似的,并依赖于疾病的严重程度。然而,慢性高血压可能会更严重。在妊娠期高血压,血压增高往往只发生在妊娠晚期,可能不需要治疗。

妊娠期轻度至中度高血压且没有肾功能不足的治疗是有争议的;该问题在于治疗是否可以改善结局,药物治疗的风险是否能够超过不经治疗的风险。因为子宫胎盘循环能够被最大限度地扩张并且不能自动调节,所以应用药物降低产妇血压能突然降低子宫胎盘血流量。利尿剂降低有效产妇循环血容量;持续降低能够增加胎儿生长受限的风险。但是,即使高血压是轻度或中度的,高血压合并肾功能不足者都必须进行治疗。

高血压是轻度的(140/90~159/109mmHg),并且血压是不稳的,那么体力活动的减少能降低血压并改善胎儿生长,使得围生期的风险与没有高血压的女性相似。但是,如果这些保守疗法没有降低血压,那么许多的专家建议药物治疗。妊娠前服用甲基多巴、β-受体阻滞剂、钙通道阻滞剂,或联合使用的女性,可以继续使用这些药物。但是,ACE 抑制剂和 ARB 在怀孕一旦确定的时候就应该停止使用。

对于重度高血压,出现收缩压≥160mmHg,或舒张压≥110mm,药物治疗是需要的。产妇(终末器官功能障碍或子痫前期的进展)和胎儿(早产、生长受限、死胎)的并发症风险显著性升高。需要一些其他的降压方案。

若收缩压>180mmHg 或舒张压>110mmHg,需要立即进行评估病情。有多种降压药物可供选择。另外,大部分妊娠后期的住院治疗也是必要的。如果孕妇的病情恶化,可能会建议终止妊娠。

所有患有慢性高血压的女性在妊娠期间应学会自我监测血压,同时需对靶器官的损害进行评估。在基础检验完成并在此后定期检测、评估,包括:
- 血清肌酐,电解质和尿酸水平
- 肝功能检查
- 血小板计数
- 蛋白尿检查
- 经常检眼镜检查

如果孕妇有超过 4 年的高血压病史,那么超声心动图检查应予以考虑。超声每月做监测胎儿生长;如果有并发症发展,那么随后产前检查开始于 32 周。37~39 周时可以完成分娩,但是如果发现子痫前期或胎儿生长受限,或者胎心测试不安全,则要早些分娩。

药物 妊娠期高血压治疗的一线药物:
- 甲基多巴
- β-受体阻制剂
- 钙通道阻断剂

起始甲基多巴的剂量为 250mg 口服,每日 2 次;根据需要增加到每天总量 2g,除非出现了过度嗜睡、抑郁和症状性直立性低血压,有时也需要更大的剂量。

最常用的 β-受体阻滞剂为拉贝洛尔(β-受体阻滞剂具有一些 $α_1$ 阻滞作用),其能单独使用,或者当达到每天甲基多巴最大剂量时与甲基多巴联用。拉贝洛尔的常用剂量为 100mg,每天 2~3 次,根据需要增加到最高剂量每日 2 400mg。β-受体阻滞剂的不良反应包括增加胎儿生长受限、产妇能量水平降低、产妇抑郁的风险。

由于可以每天给药一次,因此需要硝苯地平(起始剂量为 30mg,最大剂量为 120mg/d)的延长释放;其不良反应包括头痛和胫前水肿。噻嗪类利尿剂仅用于妊娠期间治疗慢性高血压,如果对胎儿的潜在利益超过了潜在的风险对胎儿的潜在利益。剂量可以被调节以最小化不良影响,例如低钾血症。

妊娠期要避免以下几种类型的抗高血压药:
- 由于可增加胎儿泌尿系统异常的风险,而要禁忌 ACE 抑制剂
- ARB 类药物是禁忌,因为可增加胎儿肾功能不全,肺发育不良,骨骼畸形和死亡风险
- 由于能造成男性胎儿女性化,所以避免使用醛固酮拮抗剂(螺内酯和依普利酮)

> **关键点**
> - 两种类型高血压都能增加子痫前期、子痫和其他造成产妇死亡或致病的疾病的风险(高血压脑病、卒中、肾衰竭、左心室衰竭、HELLP 综合征)以及引起胎盘灌注不足
> - 检查高血压发生的原因,特别是如果发生在孕妇不具有多胎妊娠或妊娠滋养细胞疾病等高危因素
> - 如果药物治疗是必要的(如 BP>150/100mmHg),开始与甲基多巴,β 受体阻滞剂或钙通道阻滞剂。
> - 不要使用 ACE 抑制剂,ARB 类药物,或醛固酮拮抗剂
> - 如果是 BP>180/110mmHg,考虑住院或终止

妊娠期感染类疾病

虽然一些生殖道感染(细菌性阴道病和生殖器疱疹)能够影响分娩或分娩方式,但是大多数常见的产妇感染(如 UTI、皮肤和呼吸道感染)在妊娠期通常并不是严重的问题。因此,主要问题是抗菌药物的经常应用和药物安全性。但是,某些产妇感染能够毁坏胎儿(先天性巨细胞病毒或单纯疱疹病毒感染、风疹、弓形虫病、肝炎、梅毒,参见第 2420 页;HIV 感染,参见第 2443 页)。

HIV 感染可以经过胎盘,从孕妇传染给胎儿,当孕妇没有给予治疗时,新生儿感染的概率增加到 25%~30%。

李斯特菌病 在妊娠期更常见。李斯特菌病能够增加自然流产、早产和死产的风险。新生儿传播是可能的。

细菌性阴道炎和可能的沙眼衣原体感染 易引起胎膜

早破和早产。在常规产检评估期间或症状进展时,应进行这些感染的检查。

分娩期生殖器疱疹 能够传播给新生儿。以下情况的风险足够高,所以剖宫产更佳:

- 当女性具有可见的疱疹性病变时
- 当分娩前具有已知感染史的女性进展前驱症状时
- 疱疹感染常在孕晚期首发(宫颈病毒在分娩过程中脱落)

如果没有可见的病变或前驱症状,那么甚至在复发性感染的女性中,风险也是低的,并且阴道分娩是可能的。如果女性没有症状,那么连续产前培养不能帮助鉴别具有传播风险的女性。如果女性妊娠期具有复发性疱疹感染,但是没有传播的其他风险因素,那么有时需要进行引产,以便分娩在复发之间发生。当阴道分娩时,那么要进行宫颈和新生儿疱疹病毒培养。妊娠期阿昔洛韦(口服和局部给药)是安全的。

抗菌药 尽量不给妊娠妇女开具抗菌药物,除非患者有强烈证据表明有细菌感染,这是非常重要的一件事情。妊娠期使用任何一种抗菌药都要衡量获益是否大于风险,而这种关系也随着妊娠期的不同而有所变化(表-特殊不良反应)。感染的严重性和治疗的其他选择也应该考虑。

氨基糖苷类 可以在妊娠期用于治疗肾盂肾炎和绒毛膜羊膜炎,但是应该仔细监测治疗,避免产妇或婴儿受损。

头孢菌素 通常被认为是安全的。

氯霉素 甚至是大剂量给药,也不会伤害胎儿;但是,新生儿不能充分代谢氯霉素,并且造成的高血药水平能够导致循环衰竭(灰婴综合征)。氯霉素在美国很少应用。

氟喹诺酮类 妊娠期不使用氟喹诺酮类药物;其具有骨和软骨的高亲和性,因此具有不良的肌骨骼反应。

大环内酯类 通常被认为是安全的。

甲硝唑 过去被认为有争议的头三个月期间使用;然而,多项研究未见致畸或致突变效应。

呋喃妥因 是否会导致先天畸形,还不清楚。据近期的研究表明,它可以引起新生儿溶血性贫血。

青霉素 通常被认为是安全的。

磺胺类药物 妊娠期通常是安全的。但是,长效磺胺类药物能够穿过胎盘,并且从结合位点取代胆红素。这些药物在妊娠34周后由于会使新生儿处于核黄疸的风险而通常避免使用。

四环素 类药物能够穿过胎盘并且在胎儿骨和牙齿部位富集和沉积,此处会与钙相结合并且损害发育;妊娠中期至妊娠末期禁止使用。

妊娠期肾功能损伤

怀孕通常不加重肾脏疾病;仅当存在控制不良的血压时才会恶化非感染性肾疾病。但是,怀孕前严重肾功能不足[血清肌酐 > 3mg/dl (> 270μmol/L) 或 BUN > 30mg/dl (>10.5mmol/L 尿素)],通常妊娠不能至足月。产妇肾功能不足能造成胎儿生长受限和死胎。

肾移植后,如果女性符合以下所有条件,那么足月、未合并发症的妊娠通常是可能的:

- 肾移植 > 两年
- 肾功能正常
- 没有排斥反应
- 血压正常

治疗需要与肾病学家密切合作。每两周测量一次血压和体重;根据疾病严重程度和疾病进程来确定检测 BUN 和肌酐水平加上肌酐清除率的时间。呋塞米仅用于需要控制血压或过度水肿;有些女性需要其他药物控制血压。严重肾功能不足的女性需要在妊娠28周后住院进行卧床休息、血压控制和严密的胎儿监护。如果胎儿监护结果仍然正常和令人放心,那么继续妊娠。

因子痫前期、胎儿生长受限或子宫胎盘功能不全,经常需要在预产期前进行分娩。有时,要进行羊膜穿刺术来检查胎儿肺成熟度,这样能帮助确定什么时候可以分娩;卵磷脂/鞘磷脂比值>2:1或存在磷脂酰甘油,说明已经成熟。如果宫颈已经成熟,并且阴道分娩无禁忌,那么阴道分娩是可行的,但剖宫产仍非常普遍。

终末期肾脏疾病 透析治疗的进步已经提高终末期肾脏疾病患者的生存期,改善妊娠结局,并增加了生育力。孕妇接受血液透析治疗的胎儿存活率从(约1980年),23%已提高到近90%。其原因可能是在怀孕期间使用的血液透析剂量的显著增加。高通量,高效率的血液透析通常为6次/周。透析可以根据实验室,超声和临床结果(如严重高血压,恶心或呕吐,水肿,增重过多,持续羊水过多)进行调整。虽然妊娠结局得到了改善,患者终末期肾病的并发症发生率居高不下。

妊娠期癫痫

癫痫病能够损伤胎儿。但是某些抗癫痫药能使得口服避孕药失去效果,导致意外怀孕。

妊娠期抗癫痫药的剂量应该增加以维持治疗水平。如果女性具有足够睡眠并且抗癫痫药的水平保持在治疗范围内,那么妊娠期癫痫发作频率通常不会增加,并且妊娠结局是好的;但是,子痫前期、胎儿生长受限和死胎的风险仍然轻微升高。一般来说,控制不佳的癫痫在妊娠期比使用抗癫痫药的危害更大;这样,妊娠期治疗的首要任务是控制癫痫。建议怀孕前要与神经科医生进行孕前咨询,稳定癫痫。临床医师应尽量使用最小剂量抗惊厥药,同时种类应该尽可能减少。

胎儿先天性畸形的风险在癫痫症患者中(6%~8%)比在普通妇女妊娠中(2%~3%)更加高。同时可增加胎儿智力低下发病风险。这些风险可能会涉及癫痫症,以及抗癫痫药物使用。宫内暴露某种抗癫痫药(如苯妥英钠,卡马西平,苯巴比妥)能增加新生儿出血性疾病的风险(新生儿幼红细胞增多病);但是,如果产前服用过维生素D,并且给予新生儿维生素K,那么出血性疾病就会罕见发生。

妊娠期服用苯巴比妥能降低新生儿普遍存在的生理性黄疸,可能是由于药物诱导了新生儿肝结合酶。苯妥英钠一般是首选。

所有的抗癫痫药都能增加补充叶酸的需求；口服4mg，每日1次。理论上，受孕前就应开始补充。

阴道分娩经常是首选，但是如果女性分娩期具有反复的癫痫，那么就需要剖宫产了。产后抗癫痫药的水平能迅速改变，并且需要密切监测。

妊娠期需要手术的疾病

妊娠期，某些需要外科手术的疾病难于诊断。需高度怀疑；假定所有腹部症状都是妊娠相关的，是错的。

大手术，尤其是腹腔内手术，会增加早产和胎儿死亡的风险。但是，当提供合适的支持治疗和麻醉（维持血压和氧气供给在正常水平）时，孕妇和胎儿都能很好地耐受手术，这样医生应该不迟疑地实施手术；腹部急诊延迟治疗会更危险。

阑尾炎　妊娠期可以发生阑尾炎，但是产后更普遍一些。因为阑尾随着妊娠的进程而在腹中上升，所以疼痛和压痛可能不出现在经典的右下腹，而且疼痛可以是轻度的和抽筋的，与妊娠相关症状类似。同样，WBC计数在妊娠期通常有一定程度的升高，使得WBC计数比平时更无用。连续临床评估和高频加压B超是有用的。

因为诊断经常延迟，所以阑尾破裂导致的死亡率在妊娠期，尤其是产后有所增长。这样，如果怀疑阑尾炎，应立即着手手术评估（根据妊娠分期决定腹腔镜或开腹手术）。

良性卵巢囊肿　妊娠期卵巢囊肿常见。在妊娠14~16周出现的囊肿通常为黄体囊肿，一般情况下会自行消失。可能发生附件扭转（参见第1974页）。如果附件扭转没有解决，需要进行手术治疗，根据术中情况恢复扭转的附件或切除附件。12周后，因为卵巢和子宫从骨盆中上升，因此囊肿变得难以诊断。

卵巢肿块首先由超声方法评估（参见第1975页）。明确的评估（如切除）要延迟，如果可能的话，除非以下中的任何一种情况发生，否则需要到14周后才能明确：

- 囊肿不断扩大
- 囊肿具有压痛
- 囊肿具有癌症的影像学特征（如固体成分、表面凸起、大小>6cm、形状不规则）

胆囊疾病　该疾病在妊娠期偶发。如果可能，通常是期待治疗；如果症状没有缓解，要进行手术治疗。

肠梗阻　妊娠期，肠梗阻能造成肠坏疽合并腹膜炎，及产妇或婴儿致病或死亡。如果孕妇具有肠梗阻的风险因素的症状和指征（如之前接受过腹部手术、腹腔内感染），那么需要进行及时剖腹探查术。

妊娠期血栓栓塞性疾病

在美国，血栓栓塞性疾病——深静脉血栓（DVT，参见第678页）或肺动脉栓塞（PE，参见第434页）——为产妇死亡率的首要原因。妊娠期，因为腿部静脉容量和静脉压升高，血栓的风险增加，同时因为妊娠状态易致一定程度的高凝状态。但是，大部分的血栓疾病是在产后发生和发展，多数由于分娩时血管的损伤而造成的。剖宫产也能够增加风险。血栓性静脉炎的症状或者它们的不存在不能准确预测地预测诊断、疾病严重程度或栓塞风险。血栓栓塞性疾病可以没有症状，仅有最小症状或显著症状的发生。同样，妊娠期能正常发生的小腿水肿、痉挛和压痛等症状，可以冒充霍曼斯征。

诊断

- 多普勒超声，或者有时行CT，并且两者对比来诊断DVT
- 行螺旋CT诊断PE

通常通过多普勒超声诊断DVT。产后，如果多普勒超声和体积描记法显示正常，但是怀疑髂骨、卵巢或其他盆腔静脉血栓，那么应用CT进行对比。目前越来越多的PE诊断方法为螺旋CT，而不用通气灌注扫描法，因为CT辐射更小，并且同样敏感。如果PE诊断不确定，则需要肺血管造影。

治疗

- 除了避免使用华法林外，治疗方法与非孕妇相似
- 妊娠期患者的风险增加，那么预防性低分子肝素的使用需维持整个妊娠期并至产后6周

如果妊娠期确诊DVT或PE，那么应用低分子量肝素（LMWH）进行抗凝治疗。由于其分子的大小，LMWH不能穿过胎盘。LMWH不能造成产妇骨质疏松，并且很少可能造成血小板减少，而血小板减少能因延长使用普通肝素（≥6个月）而造成。华法林可以穿过胎盘，并导致胎儿异常或死亡。

妊娠期溶栓指征与非孕妇相同。

尽管使用了有效的抗凝、手术，但如果PE复发，那么通常需要替换为肾血管远端的下腔静脉过滤器。如果之前怀孕发生了DVT或PE，或具有潜在的易栓症，那么需要在首次确诊怀孕后开始接受皮下预防LMWH 40mg，皮下，每日2次，并持续到产后6周。

妊娠期甲状腺疾病

甲状腺疾病可能先于怀孕，或在妊娠期发展。怀孕并不改变甲状腺功能亢进和甲状腺功能减退的症状，或者血清游离甲状腺素（T_4）和甲状腺刺激激素（TSH）的正常值和波动范围。

疾病和治疗药物对胎儿的影响各不相同。但是一般来说，未治疗的甲状腺功能亢进或者控制不满意的甲状腺功能亢进能造成胎儿生长受限、子痫前期和死胎，未治疗的甲状腺功能减退能造成后代智力缺陷和流产。产妇甲状腺功能减退的最常见原因为桥本甲状腺炎和格雷夫斯病（Graves disease）的治疗。

如果女性有或曾经有过甲状腺疾病，那么妊娠期和妊娠后要密切监测孕妇及其后代的甲状腺功能状态。即使她们是作为其他疾病患者（妊娠期间发现甲状腺肿和甲状腺结节应进行评估参见第1289页和第1290页）。

格雷夫斯病　要临床监测产妇格雷夫斯病，并且进行游离T_4和超敏TSH测定。治疗方法不同。通常，给予孕妇

最低的口服丙硫氧嘧啶剂量（50~100mg，每 8 小时 1 次）。3~4周出现治疗应答；如果需要，改变剂量。丙硫氧嘧啶能够穿过胎盘，并造成胎儿甲状腺肿和甲状腺功能减退。因为能够掩盖孕妇过量使用丙硫氧嘧啶的影响并导致胎儿甲状腺功能减退，所以左旋甲状腺素和左旋三碘甲腺原氨酸的同时使用是禁忌的。甲巯咪唑是甲硫氧嘧啶的替代选择。格雷夫斯病在孕晚期普遍减轻，通常允许降低剂量或停用该药。

在有经验的甲状腺外科中心，虽然非常不普遍，但是甲状腺功能恢复正常后仍可在孕中期进行甲状腺切除术。甲状腺切除后，女性要在 24 小时后开始全替换为左旋甲状腺素（0.15~0.2mg/d，口服）治疗。放射性碘（诊断或治疗用）和碘溶液在妊娠期是禁忌的，因为其对胎儿甲状腺具有不良反应。β-受体阻滞剂仅在甲状腺危象或严重产妇症状时使用。

如果孕妇具有或曾经具有格雷夫斯病，那么胎儿可以进展为甲状腺功能亢进。这些女性是否是临床甲状腺功能正常、甲状腺功能亢进还是甲状腺功能减退，促甲状腺素免疫球蛋白（Igs）和甲状腺阻断 Ig（如果存在）都能穿过胎盘。胎儿甲状腺功能反映了这些刺激和阻断 Igs 在胎儿中的相对水平。甲状腺功能亢进能造成胎儿心动过速（>160 次/分）、生长受限和甲状腺肿，而较罕见甲状腺肿导致胎儿吞咽功能降低、羊水过多和早产。超声用来评估胎儿生长、甲状腺和心脏等的功能。

先天性格雷夫斯病 如果孕妇已经服用了丙硫氧嘧啶，那么先天性格雷夫斯病会在胎儿出生后的 7~10 日被掩盖，而此时药物的作用会消退。

产妇甲状腺功能减退 具有轻度至中度甲状腺功能减退的女性会具有正常的月经周期，并可怀孕。妊娠期，常规剂量的左旋甲状腺素继续使用。随着妊娠的进展，有必要进行较小的剂量调整，理论上基于数周后 TSH 的测量结果。如果甲状腺功能减退在妊娠期首次确诊，那么要开始每日 1 次口服 0.1mg 的左旋甲状腺素治疗。

桥本甲状腺炎 产妇妊娠期进行免疫抑制治疗经常能减轻该疾病；但是，需要治疗的甲状腺功能减退或甲状腺功能亢进有时会进展。

急性（亚急性）甲状腺炎 妊娠期常见的疾病，该疾病通常在呼吸道感染后产生甲状腺肿。会引起短暂性的 T_4 水平的升高和有症状的甲状腺功能亢进，通常也会导致格雷夫斯病的难以诊断。

通常不必治疗。

产后产妇甲状腺功能异常 4%~7%的产妇在分娩后的头 6 个月期间会发生甲状腺功能减退或甲状腺功能亢进。具有以下因素的孕妇，其发病率较高：

- 甲状腺肿
- 桥本甲状腺炎
- 具有较强的自身免疫性甲状腺疾病家族史
- 1 型糖尿病（胰岛素依赖）

具有任何一个这些风险因素的女性中，应该在孕早期和产后测量 TSH 和游离血清 T_4 水平。功能异常通常是暂时的，但是需要治疗。分娩后，格雷夫斯病会短暂或永久存在。

近来识别的产后无痛甲状腺炎合并短暂甲状腺功能亢进，可能的自身免疫性疾病。其会在产后最初的数周内突然发生，导致低放射性碘的摄取，并以淋巴细胞性浸润为特征。诊断基于症状、甲状腺功能检测和除外其他情况。该病可以持续存在、短暂复发或进展。

妊娠期尿路感染

UTI 在妊娠期很普遍，主要是因为激素使输尿管扩张、激素使输尿管蠕动迟缓、子宫压迫输尿管造成的压力等而致排尿困难所致。约 15%的孕妇发生无症状性细菌尿，有时进展为症状性膀胱炎或肾盂肾炎。UTI 并不总是继发于无症状性细菌尿。无症状性细菌尿、UTI、肾盂肾炎能够增加早产和胎膜早破的风险。

诊断
- 尿液分析及尿培养

在无症状性细菌尿初始评估时要常规检查尿常规和尿液培养。症状性 UTI 的诊断结果不因怀孕而改变。

治疗
- 抗菌药，如头孢氨苄，呋喃妥因，或甲氧苄啶/磺胺甲噁唑
- 治疗证据培养，有时进行抑制性治疗

除了避免使用会对胎儿造成损害的药物外，症状性 UTI 的治疗不因怀孕而改变。因为无症状性细菌尿能导致肾盂肾炎，因此对其治疗应该采取与急性 UTI 相似的抗菌药治疗。

抗菌药的选择基于个体和当地的敏感性及耐药模式，但是良好的起始经验性选择包括以下：

- 头孢氨苄
- 呋喃妥因
- 甲氧苄啶/磺胺甲噁唑

治疗后，需要治疗证据培养。

具有肾盂肾炎的女性或曾经>1UTI 的女性需要抑制性治疗，药物通常为甲氧苄啶/磺胺甲噁唑（34 周前）或剩下的妊娠期用呋喃妥因治疗。

细菌尿且具有或不具有 UTI 或肾盂肾炎的女性，每月都应该培养尿液。

> **关键点**
>
> - 无症状性细菌尿、UTI、肾盂肾炎能够增加早产和胎膜早破的风险
> - 初次治疗包括头孢氨苄，呋喃妥因，或甲氧苄啶/磺胺甲噁唑
> - 治疗后，需要培养证明治愈
> - 具有肾盂肾炎的女性或曾经具有>1UTI 的女性需要抑制性治疗，通常用甲氧苄啶/磺胺甲噁唑（34 周前）或呋喃妥因治疗（34 周后）

281. 异常妊娠

孕期发生的异常可能直接与妊娠有关或无关（非产科疾病，参见第2092页）。产科异常情况，与其他因素如母体情况、前次妊娠问题和药物滥用一样，可增加孕产妇、胎儿或新生儿发病率或死亡率（参见第2488页）。

胎盘早剥

胎盘早剥（abruptio placentae）是指种植部位正常的胎盘过早地从子宫上剥离，通常发生在孕20周以后。为产科急症。临床表现包括阴道流血，子宫疼痛、压痛，失血性休克以及弥散性血管内凝血。诊断依赖临床表现，有时超声可协助诊断。症状轻者可限制活动（如卧床休息），母胎情况不稳定或近足月儿应立即终止妊娠。

胎盘早剥发生率0.4%~1.5%；孕24~26周时发生率最高。

胎盘早剥可能包括任何程度的胎盘剥离，从仅数毫米到完全剥离。剥离可为急性或慢性。胎盘剥离造成血液流入胎盘后蜕膜基底层（胎盘后出血）。多数情况下，病因不明。

危险因素 包括以下危险因素：
- 孕妇高龄
- 高血压（妊娠期高血压或慢性高血压）
- 胎盘缺血（缺血性胎盘疾病）表现为宫内生长受限
- 羊水过多
- 羊膜腔内感染（绒毛膜羊膜炎）
- 脉管炎
- 其他血管疾病
- 胎盘早剥史
- 腹部创伤
- 孕妇获得性血栓性疾病
- 吸烟
- 胎膜早破
- 吸食可卡因（风险高达10%）

并发症 包括下列并发症：
- 母体失血可能导致血流动力学不稳定，可伴有休克，和/或弥散性血管内凝血（DIC）
- 胎儿损害（如胎儿宫内窘迫，死亡），或者如果胎盘早剥是慢性（通常情况下），可导致胎儿生长受限
- 有时发生胎母输血和同种异源免疫（如Rh致敏）

症状及体征

急性胎盘早剥可能造成鲜红或暗红的血液自宫颈口流出（显性出血）。血液也可能积于胎盘后（隐性出血）。症状与体征的严重程度与胎盘剥离的程度和失血量有关。随着剥离持续进展，子宫部位可能出现疼痛、压痛和拒按。可能发生失血性休克，也可能出现弥散性血管内凝血（DIC）征象。慢性胎盘早剥可能造成持续或间歇性深棕色点滴出血。

胎盘早剥可以没有或只有极少的症状和体征。

诊断
- 结合临床症状，实验室检查和超声结果

晚期妊娠出现以下任何一种情况提示该诊断：
- 阴道流血（痛性或无痛）
- 子宫疼痛和压痛
- 胎儿窘迫或死亡
- 失血性休克
- DIC
- 与阴道流血量不符的子宫疼痛或休克

有腹部外伤的妇女也应考虑该诊断。如果出血发生在妊娠晚期，在进行阴道检查前必须排除有相似症状的前置胎盘；如果有前置胎盘，阴道检查可能会增加出血量。检查包括以下各项：
- 胎心监测
- CBC
- 血型，包括Rh分型
- PT/PTT
- 血清纤维蛋白原和纤维蛋白裂解产物（最敏感的指标）
- 经腹部或盆腔超声检查
- 如果患者为Rh阴性血型，则进行Kleihauer-Betke检查——计算需要的RhO(D)免疫球蛋白

胎心监测可能发现提示胎儿宫内安危。腹部B超怀疑有前置胎盘时，必须进行阴道超声检查以明确诊断。然而，胎盘早剥时有可能任何一种类型的超声都可能正常。

> **经验与提示**
> - 超声检查结果正常无法排除胎盘早剥

治疗
- 必要时及时终止妊娠和积极的支持措施（如近足月，或母胎情况不稳定）
- 如果还未临近足月且母胎稳定，可住院观察、适当休息

出现如下任一情况应立即行剖宫产，特别是有阴道分娩的禁忌证时：
- 母体血流动力学不稳定
- 胎心监护异常
- 近足月妊娠（如>36周）

一旦认为可经阴道分娩，如果母亲血流动力学稳定，胎心率正常，并且没有经阴道分娩的禁忌证（如前置胎盘或前置血管），可以试行阴道分娩；可严密监护下引产或加速产程（如使用缩宫素和/或人工破膜）。应作好应对产后出血

的准备工作。

如果出现下列情况,建议住院并适当休息：
- 出血不危及母儿生命
- 胎心率正常
- 妊娠未近足月

该处理可保证母胎得到严密监测,必要时,可及时进行处理。（卧床休息期间,应避免长时间增加腹内压,例如孕妇大部分时间应卧床休息。）如果孕龄<34 周应考虑给予皮质激素（促进胎肺成熟）。如果出血得到缓解,母胎情况稳定,允许走动或出院。如果出血持续或情况恶化,应立即进行剖宫产。

并发症（如休克,DIC）需通过输血或血制品治疗。

> **关键点**
> - 胎盘早剥的出血可以是显性或隐性出血
> - 有时胎盘早剥仅有轻微的症状和体征
> - 如果检查结果（包括超声）正常,也不能排除诊断
> - 对于近足月妊娠,或母胎情况不稳定的,应考虑立即剖宫产
> - 对于近足月妊娠、母胎情况稳定的,可考虑经阴道分娩

宫颈功能不全

宫颈功能不全（cervical insufficiency,曾被称为 cervical incompetence）指孕中期宫颈无痛性扩张导致活婴娩出。孕中期经阴道超声宫颈检查可有助于评估风险。可通过宫颈缝合（环扎术）,或阴道用黄体酮治疗。

宫颈功能不全指不能用其他原因解释的早产,可能与宫颈组织薄弱相关。估计发病率差异很大（1/100 ~ 1/2 000）。

病因

病因不明,但与结构异常和生化因素（如炎症,感染）有关；这些因素可能是获得性的或遗传的。

危险因素 大多数宫颈功能不全妇女并没有危险因素；然而已发现以下危险因素：
- 先天性胶原蛋白合成异常［如埃勒斯-当洛斯综合征（Ehlers-Danlos syndrome）］
- 宫颈锥切史（尤其是当切除宫颈长度≥1.7~2.0cm 时）
- 深部宫颈裂伤史（通常继发于阴道分娩或剖宫产）
- 有使用器械使宫颈过度或快速扩张史（现在少见）
- 苗勒管缺陷（如双角子宫或纵隔子宫）
- 孕中期流产≥3 次

复发 宫颈功能不全导致反复流产的总体风险约≤30%,这使我们质疑明确的结构异常在导致宫颈功能不全中的作用究竟有多大。孕中期流产≥3 次的妇女风险最大。

症状及体征

宫颈功能不全在早产发生前常无症状。一些妇女有早期症状,例如阴道压迫感,阴道流血或点滴出血,非特异性腹部或下背部疼痛,或阴道排液。宫颈质地软,宫颈容受或扩张。

诊断

- 有症状或危险因素的妇女在>16 孕周时进行经阴道超声检查

宫颈功能不全通常在第一次早产后才被发现。

对有危险因素,或典型症状或体征的妇女应考虑该诊断。然后进行经阴道超声检查。在 16 孕周后检查结果最精确。有助诊断的超声检查结果包括宫颈缩短至<2.5cm,宫颈扩张以及胎膜突入宫颈管内。

对没有症状或危险因素的妇女不建议进行超声检查,因为检查结果不能准确预测早产。

治疗

- 环扎术
- 阴道用黄体酮

环扎术（用不可吸收的缝合材料加固宫颈环） 可以仅基于病史（基于病史的环扎术）或依据超声检查结果结合病史（基于超声的环扎术）。对有过≥3 次孕中期流产史的妇女,环扎术可以预防早产。对其他患者,宫颈环扎术只应用于病史强烈提示宫颈功能不全,且妊娠 22~24 周前超声发现宫颈缩短的孕妇；将宫颈环扎术仅限于这些患者并不增加早产的风险,且使目前接受宫颈环扎术的患者人数减少 2/3。最近的证据表明,宫颈环扎可能有助于防止具有特发性早产史且宫颈长度<2.0cm 的妇女发生早产。

阴道用黄体酮（200mg 每晚） 可降低特定妇女的早产风险。可应用于既往有特发性早产史或此次妊娠时发现宫颈缩短（超声检测）,特别是不适合环扎的孕妇。阴道用黄体酮是否可进一步降低已经接受环扎的孕妇发生的早产风险尚不清楚。

如果在 22~23 周后怀疑早产,建议同时使用糖皮质激素（促胎肺成熟）并充分休息。

> **关键点**
> - 一般,子宫颈功能不全的风险在首次早产发生前无法预测
> - 有症状或危险因素的妇女 16 孕周后进行经阴道超声检查
> - 高危孕妇进行环扎术或阴道塞黄体酮

羊膜腔感染
（绒毛膜羊膜炎）

羊膜腔感染（intra-amniotic infection）（曾被称为绒毛膜羊膜炎,chorioamnionitis）指绒毛膜、羊膜、羊水和胎盘单独或合并的感染。感染增加了产科并发症、胎儿和新生儿疾病的风险。症状包括发热,子宫压痛,阴道排液发臭,孕妇或胎儿心动过速。通过特定临床标准进行诊断,羊水分析可诊断亚临床感染。治疗包括广谱抗生素和终止妊娠。

羊膜腔感染的最常见的原因为生殖道上行性感染。

危险因素 包括以下危险因素：
- 早产

- 初产
- 羊水胎粪污染
- 胎儿宫内监护
- 存在生殖道病原体（如造成性传播疾病或细菌性阴道病的病原体，B族链球菌）
- 对胎膜早破孕妇产程中反复指检
- 产程过长
- 未足月胎膜早破

并发症　羊膜腔感染与未足月胎膜早破或早产互为因果。羊膜腔感染占孕30周前分娩原因的50%。33%胎膜完整的早产，40%入院时有宫缩的胎膜早破（PROM），以及75%入院时产程已发动的胎膜早破孕妇合并有羊膜腔感染。

胎儿并发症　包括增加如下风险：
- 早产
- Apgar评分<3
- 新生儿感染（如脓毒血症，肺炎，脑膜炎）
- 抽搐
- 脑瘫
- 死亡

母亲并发症　包括增加以下风险：
- 菌血症
- 需要剖宫产
- 子宫收缩乏力
- 产后出血
- 盆腔脓肿
- 血栓栓塞
- 伤口并发症

感染性休克，凝血功能障碍，以及成年人呼吸窘迫综合征，但如果感染得到治疗则少有发生。

症状及体征

羊膜腔感染典型症状为发热。其他症状包括母亲心动过速，胎儿心动过速，子宫压痛，以及羊水发臭和/或阴道排液。然而，感染也可能无典型的症状（如亚临床感染）。

诊断

- 临床标准
- 怀疑亚临床感染时行羊水穿刺

诊断通常需要满足母亲体温>38℃（>100.4℉），同时存在≥2种以下情况：
- 孕妇WBC计数>15 000个/μl
- 孕妇心动过速（心率>100次/分）
- 胎儿心动过速（心率>160次/分）
- 子宫压痛
- 羊水发臭或阴道分泌物

只有一种症状或体征并不可靠，因可能存在其他的原因。例如，子宫部位疼痛或压痛可能是胎盘早剥造成的。母亲心动过速可能缘于疼痛，硬膜外麻醉，或药物（如麻黄碱）；胎儿心动过速可能是由母亲服用药物或胎儿缺氧造成的。发热时母亲和胎儿心率也增加。然而，如果不存在羊膜腔感染，在解除这些诱因后，心率应恢复基础水平。如果这些情况不存在或胎儿和母亲心动过速与这些情况不相称；或在解除这些情况后心率仍不恢复，应怀疑羊膜腔感染。

亚临床感染　顽固的早产（使用宫缩抑制剂后仍持续存在）可能提示亚临床感染。如果发生未足月胎膜早破，临床医生也应考虑亚临床感染，从而决定是否应引产。

羊水穿刺及培养是诊断亚临床感染的最佳方法。以下羊水检查结果提示感染：
- 革兰氏染色出现任何细菌或白细胞
- 培养阳性
- 葡萄糖<15mg/dl
- WBC计数>30个/μl
- 白细胞酯酶临界或更高水平

对亚临床感染的其他诊断性检测方法正在研究中。

治疗

- 广谱抗生素及终止妊娠

治疗采用广谱抗生素静脉给药并终止妊娠。治疗为广谱静脉用抗生素并终止妊娠经典的产时抗生素治疗方案是氨苄西林2g静脉注射每6小时1次，加庆大霉素1.5mg/kg静脉注射每8小时1次。抗生素应用多久取决于个人情况（如分娩前最后一个热峰的温度有多高）。抗生素使用降低了母亲和新生儿的感染率。

预防

避免或尽量减少对足月前胎膜早破孕妇进行盆腔指检可降低羊膜腔感染发生的风险（参见第2107页）。未足月PROM孕妇也建议使用广谱抗生素以延长期待时间，直至分娩，同时降低新生儿病率及死亡率。

> **关键点**
> - 羊膜腔内感染可为亚临床或无症状
> - 胎儿或母亲心动过速，或难治性早产存在，以及母亲有明显感染征象（如发热，分泌物，疼痛，压痛）时，应考虑此诊断
> - 如果孕妇有顽固性早产或胎膜早破，考虑行羊水分析和培养
> - 采用广谱抗生素静脉给药治疗并终止妊娠

异位妊娠

异位妊娠（ectopic pregnancy）指胚胎种植在宫腔内膜以外的部位——输卵管、子宫角、宫颈、卵巢或盆、腹腔。异位妊娠不能维持至足月，以破裂或流产告终。早期的症状和体征包括盆腔疼痛、阴道流血以及宫颈举痛。破裂可导致昏厥或失血性休克。通过β-hCG测定和超声检查进行诊断。治疗为腹腔镜或开腹手术切除妊娠组织或肌内注射MTX。

异位妊娠发生率为2/100。

病因

输卵管病变增加风险。增加风险的主要因素包括：
- 异位妊娠病史（再发风险10%~25%）
- 盆腔炎病史（尤其是沙眼衣原体所致的炎症）

- 腹腔手术史，尤其是输卵管手术史，包括输卵管结扎术

其他特异性危险因素包括：
- 放置宫内节育器（IUD）
- 不育
- 多个性伴侣
- 吸烟
- 接触己烯雌酚
- 人工流产史

宫内节育器位置正确时不易发生妊娠；但是一旦妊娠，约 5% 为异位妊娠。

病理生理

最常见的异位种植部位为输卵管，其次为宫角。宫颈、剖宫产瘢痕部位、卵巢、腹腔或输卵管间质部妊娠少见。

宫内宫外同时妊娠 发生率仅 1/30 000 ~ 1/10 000，但在接受促排卵治疗或辅助生育技术，如配子输卵管内移植（GIFT）的妇女更易发生；据报道，这类妇女异位妊娠的发生率≤1%。妊娠囊常在孕 6~16 周破裂。破裂可造成慢性或急性出血，急性出血可造成失血性休克。腹腔内出血刺激腹膜。破裂发生越晚，失血速度越快，死亡风险越高。

症状及体征

症状可各有不同，通常直到破裂发生才出现症状。大多数患者有盆腔疼痛（有时为绞痛），阴道流血，或两者同时存在。月经可能正常、推迟或无月经来潮，患者可能尚未意识到自己怀孕。

破裂时可突然出现剧烈的疼痛，继之出现晕厥，或失血性休克或腹膜炎的症状和体征。宫角妊娠更易出现急性出血。可出现宫颈举痛、单侧或双侧附件压痛，或附件包块。子宫可轻度增大（但常小于停经月份）。

诊断

- 血清 β-人绒毛膜促性腺激素（β-hCG）定量检测
- 盆腔超声
- 必要时行腹腔镜

任何育龄妇女出现盆腔疼痛、阴道流血或无法解释的晕厥或失血性休克，不论有无性生活、避孕措施和月经史，均应怀疑异位妊娠。体格检查（包括妇科检查）敏感性和特异性均不高。

> **经验与提示**
> - 任何育龄妇女出现盆腔疼痛、阴道流血或无法解释的晕厥或失血性休克，不论有无性生活、避孕措施、月经史和相应检查结果，均应怀疑异位妊娠

第一步是行尿妊娠实验，其对妊娠（包括异位妊娠及其他类型妊娠）的敏感度约 99%。如果尿 β-hCG 为阴性，且临床表现不强烈支持异位妊娠，不需要进行进一步检查，除非症状再次发生或恶化。如果尿 β-hCG 阳性或临床症状强烈提示异位妊娠，需进行血清 β-hCG 定量检测和盆腔超声检查。

如果血清 β-hCG 定量测定 <5mIU/ml，可排除异位妊娠。如果超声发现宫内妊娠囊，异位妊娠的可能性极小，除非是采用辅助生殖技术的妇女（辅助生殖技术增加了宫内宫外同时妊娠的风险）；然而宫角妊娠和腹腔内妊娠可能有类似于宫内妊娠的超声表现。提示异位妊娠的超声检查表现（检出率 16%~32%）包括混合性包块（囊实混合性），尤其是附件区包块以及直肠子宫陷凹游离液体。

如果血清 β-hCG 水平高于一定水平（称为分界区），宫内妊娠孕妇在超声检查时应可发现孕囊。该水平通常是约 2 000mIU/ml。如果 β-hCG 高于分界区并且没有发现宫内妊娠囊，提示可能为异位妊娠。应用经阴道超声和彩色多普勒超声可提高检出率。

如果 β-hCG 水平低于分界区并且超声检查无异常发现，患者可能为宫内早孕或异位妊娠。如果临床评估提示异位妊娠（如明显出血体征或腹膜刺激征），应行诊断性腹腔镜检查进行确诊。如果异位妊娠可能性较小并且患者情况稳定，可门诊连续监测血清 β-hCG 水平（多为 2 日 1 次）。正常情况下，β-hCG 水平每 1.4~2.1 日增加一倍，直到妊娠 41 日；如为异位妊娠（和流产），β-hCG 水平可能低于预期值，而且不会迅速倍增。如果 β-hCG 水平如期未升高或者下降，应重新考虑自发流产和异位妊娠。

预后

异位妊娠胎儿不会存活，但如果在破裂发生前进行治疗，很少发生孕妇死亡。在美国异位妊娠占孕产妇死亡原因的 9%。

治疗

- 手术切除（通常采用）
- 较小的、未破裂的异位妊娠可接受 MTX 治疗

手术切除 血流动力学不稳定的患者需要急诊行剖腹手术和治疗失血性休克（参见第 505 页）。病情稳定的患者，通常可行腹腔镜手术；有时需行剖腹手术。可能的话，采用电灼、高频超声设备（超声刀）或激光行输卵管切开术，切除妊娠产物，以保留输卵管。

在发生以下任何情况时行输卵管切除术：
- 异位妊娠复发或病灶 >5cm
- 输卵管破坏严重
- 无妊娠意愿

只有切除输卵管被不可逆破坏的部分，最大限度的修复输卵管，才能保留生育功能。可同时进行或不进行输卵管修复。宫角妊娠后，通常可保留累及的输卵管和卵巢，但偶尔无法修补，需行子宫切除术。

甲氨蝶呤（MTX） 如果输卵管妊娠未破裂，直径 <3cm，未及胎心搏动，理想的 β-hCG 应 <5 000mIU/ml（有时可高达 15 000mIU/ml），可给予 MTX 50mg/m² 单剂肌内注射。第 4 日和第 7 日时复查 β-hCG。如果 β-hCG 水平下降不大于 15%，需再给予 MTX 或手术治疗。也可选择其他方案。例如，在第 1 和第 7 日测定 β-hCG 水平，如果下降小于 25%，则给予第二剂 MTX。15%~20% 接受 MTX 治疗的患者最终需要接受第二次 MTX 治疗。

每周测定 β-hCG 水平直到降至正常。MTX 的治疗成功率约 87%；7% 的患者有严重的并发症（如破裂）。MTX 治疗无效时需进行手术。

> **关键点**
> - 异位妊娠最常见的部位为输卵管
> - 症状包括盆腔疼痛，阴道出血和/或停经。但直至发生破裂，甚至严重后果发生时才有明显的症状
> - 任何育龄妇女出现盆腔疼痛、阴道流血或无法解释的晕厥或失血性休克，不论有无性生活、避孕措施、病史及妇科检查结果如何，均应怀疑异位妊娠
> - 如果尿妊娠试验阳性或临床症状提示异位妊娠，需进行血清 β-hCG 定量检测和盆腔超声检查。
> - 治疗主要为手术切除

胎儿骨髓成红细胞增多症

胎儿骨髓成红细胞增多症（erythroblastosisfetalis）指母体对胎儿红细胞的抗体通过胎盘进入胎儿体内，造成胎儿或新生儿溶血性贫血（新生儿骨髓成红细胞增多症）。该疾病常因母儿血型不合引起，多为 RhO(D) 抗原。通过产前孕妇血抗原和抗体筛查，有时需对父方进行筛查，连续监测母血抗体滴度，以及对胎儿的检查进行诊断。治疗包括胎儿宫内输血或新生儿换血。给高危妇女注射 RhO(D) 免疫球蛋白可以预防。

胎儿骨髓成红细胞增多症最常见的病因是 RhO(D) 血型不合，当胎儿的母亲为 Rh 阴性血型，父亲为 Rh 阳性血型，胎儿为 Rh 阳性血型时可能发生（参见第 1062 页）。其他可能造成胎儿骨髓成红细胞增多症的母儿不合包括 Kell、Duffy、Kidd、MNSs、Lutheran、Diego、Xg、P、Ee 和 Cc 抗原系统，以及其他的一些抗原。ABO 血型不合不造成胎儿骨髓成红细胞增多症。

病理生理

孕期胎儿红细胞经过胎盘进入母体血液循环。这种红细胞的迁移多发生在分娩或终止妊娠时。大量胎血进入母体内（如 10~150ml）即为显著胎母出血；可发生于创伤、分娩或终止妊娠后。Rh 阳性胎儿的 Rh 阴性孕妇，胎儿红细胞刺激母体产生针对 Rh 抗原的抗体。胎母出血量越大，抗体产生越多。其他抗原系统也是同样的机制；然而 Kell 抗体不合还会直接抑制骨髓红细胞的生成。

其他造成母体抗 Rh 抗体产生的原因包括使用沾有 Rh 阳性血的针头以及误输 Rh 阳性血。

初次致敏妊娠不会发生任何并发症；然而，再次妊娠时，母亲的抗体通过胎盘导致胎儿溶血，造成贫血、低白蛋白血症，可能出现高输出型心力衰竭或胎儿死亡。贫血刺激胎儿骨髓，产生和释放幼稚红细胞（有核红细胞）进入胎儿外周循环（胎儿骨髓成红细胞增多症）。溶血造成新生儿间接胆红素水平升高，造成新生儿核黄疸（参见第 2403 页）。通常同种免疫不造成孕妇症状。

诊断

- 母亲血型、Rh 血型以及相应抗体筛查
- 对高危孕妇连续测定抗体并测定其胎儿大脑中动脉血流

初次产检时，应对所有的妇女进行血型和 Rh 血型，抗 RhO(D) 抗体，以及其他可能造成胎儿骨髓成红细胞增多症的抗体筛查。如果妇女为 Rh 阴性血，并且抗 RhO(D) 抗体检测阳性，或者其他造成胎儿骨髓成红细胞增多症的抗体阳性，应检测父亲血型以及合子型（如果父子关系是肯定的话）。如果男方为 Rh 阴性，并且与母亲体内检测到的抗体相应的抗原检测阴性，则不需进行进一步检查。如果男方为 Rh 阳性，或存在抗原，应测定母亲抗 Rh 抗体滴度。如果滴度为阳性但小于实验室特异性界定值（通常为 1∶8~1∶32），孕 20 周后，应每 2~4 周测定一次。如果超出界定值，应根据初次血流检查结果和患者病史，每隔 1~2 周测定一次胎儿大脑中动脉血流；其目的是发现高输出型心力衰竭，提示存在贫血的可能大。对于血流速度高于该胎龄的患者，应考虑经皮脐带血液穿刺以获得胎儿血样；然而，因为该过程可引起并发症，有时不采样也可以治疗。如果父子关系肯定，并且父亲可能为 RhO(D) 杂合子，应测定胎儿 Rh 血型。如果胎儿为 Rh 阳性或未知，且大脑中动脉流速升高，可能是胎儿贫血。

治疗

- 胎儿输血
- 孕 32~35 周分娩

如果胎儿为 Rh 阴性或大脑中动脉血流正常，可维持妊娠至足月不需处理。如果可能存在胎儿贫血，可在备有高危妊娠监护设施的机构由专业人员对胎儿进行宫内经血管输血治疗。每 1~2 周输血一次，直到确认胎肺成熟（通常为 32~35 周），此时可终止妊娠。如果妊娠>24 周，可能的话>23 周，应当在第一次输血前给予皮质激素。

骨髓成红细胞增多症的新生儿应立即由儿科医生进行检查，决定是否需要换血（参见第 2110 页）。

预防

预防措施包括给予 Rh-阴性的母亲：

- RhO(D) 免疫球蛋白，在孕 28 周时以及终止妊娠 72 小时内使用

分娩应尽量避免创伤。应避免人工剥离胎盘，因其可能会将胎儿细胞挤入母体循环。

可以通过给予妇女 RhO(D) 免疫球蛋白预防由于 Rh 血型不合造成的母体致敏和抗体产生。该制剂含有高滴度抗 Rh 抗体，可以中和 Rh 阳性胎儿红细胞。由于在妊娠终止时最有可能发生胎儿抗原进入母体和母体致敏，因此无论是分娩、流产还是治疗异位妊娠，均在每次妊娠终止后 72 小时内给予免疫球蛋白。标准剂量为 300g 肌内注射。可行玫瑰花结试验排除严重的胎-母出血，若结果为阳性，可行 Kleihau-Betke（酸洗脱）试验测定进入母体血液循环内的胎血量。如该检测结果提示胎-母出血量大（>30ml 全血），需要再次注射（每 30ml 胎儿全血 300μg，24 小时内最多可注射 5 次）。

如果仅在分娩后或终止妊娠时给予治疗，有时可能无效，因为在此之前的孕期就已经致敏。因此，所有 Rh 阴性，没有已知致敏史的妇女，均在孕 28 周时给予抗体一剂注射。有些专家建议如果孕 40 周仍未分娩则给予第二次注射。在每次阴道流血、羊水穿刺或绒毛取样活检后均应当给予

RhO(D)免疫球蛋白。注射一剂免疫球蛋白后,抗Rh抗体持续存在>3个月。

> **关键点**
> - 分娩后或终止妊娠时,胎儿红细胞进入母体血液循环数量最多(导致产妇致敏的风险最大)
> - 筛查所有孕妇的血型,Rh血型,抗RhO(D)和其他可导致胎儿红细胞增多症的抗体
> - 对高危孕妇,需定期测定抗体滴度和胎儿大脑中动脉血流
> - 治疗胎儿红细胞增多症可通过胎儿宫内输血,在确认胎肺已成熟后,可终止妊娠
> - 对有致敏风险的孕妇,在孕28周时以及妊娠终止后72小时内使用RhO(D)免疫球蛋白

妊娠类天疱疮
(妊娠疱疹)

妊娠类天疱疮(pemphigoid gestationis)指孕期或产后发生的,以瘙痒性丘疹和大疱疹为特点的疾病。诊断依据临床表现和皮肤活检。治疗为局部或全身应用皮质激素。

妊娠类天疱疮为自身免疫性疾病,可能是由于针对位于表皮基底层180kD抗原的IgG抗体所致。尽管以前被称为妊娠疱疹,但该疾病不是疱疹病毒造成的。

妊娠类天疱疮在妊娠妇女中的发生率为1/50 000~1/2 000;通常在中、晚期妊娠时发生,但也可能发生于早期妊娠或产后立即发生。再次妊娠通常会复发,口服避孕药后约25%妇女复发。一般发生于产后24~48小时,也可在下次月经或排卵时发生。

大多数胎儿不受影响;然而,患妊娠类天疱疮的孕妇中<5%的新生儿会有一过性病变。早产和小于胎龄儿的风险及婴儿死亡率更高。

症状及体征

皮疹瘙痒明显。病灶通常始于脐周,而后蔓延。水疱和大疱是最常见的典型病变;可有红斑。手掌、足底、躯干、臀部以及四肢可被累及,但通常不影响面部或黏膜。

高达75%妇女的皮疹在分娩或产后迅速恶化,通常在几周或几月内消退。

新生儿可能发生红斑或小泡,在数周内自行消退。

诊断

- 临床评估
- 有时采用直接免疫荧光进行活检

妊娠类天疱疮可能在临床上与其他妊娠期瘙痒性皮疹相混淆,尤其是妊娠瘙痒性荨麻疹和斑疹。妊娠期天疱疮因常起自脐周部位而被辨识;妊娠瘙痒性荨麻疹和斑疹常首发于皮纹。

对病灶边缘皮肤进行直接免疫荧光检查可以确诊。可在基底膜部位检测到线状C3条带。

由于可增加胎儿风险,推荐产前检查(如无应激试验)。

治疗

- 局部应用皮质激素,对于严重病例可选择口服

对症状轻的患者,局部应用皮质激素(如0.1%曲安奈德软膏,每天6次)可能有效。泼尼松(如40mg口服,每日1次)可缓解中重度瘙痒,预防新的病变发生;逐渐递减剂量直至出现一些新的病灶,若症状恶化(如分娩时)可能需要增加剂量。晚期妊娠时全身应用皮质激素对胎儿并无损害。

非镇静的口服抗组胺药也能用于缓解瘙痒。

> **关键点**
> - 妊娠期天疱疮可能是一种自身免疫性疾病,虽然皮疹的表现类似于因单纯疱疹病毒感染引起的大疱疹
> - 大多数胎儿不受影响
> - 应根据临床表现来区分皮疹(如妊娠期天疱疮首先出现在脐周)
> - 治疗可用局部糖皮质激素,症状严重者可口服糖皮质激素

妊娠剧吐

妊娠剧吐(hyperemesis gravidarum)指孕期无法控制的呕吐,造成脱水、体重减轻和酮症。诊断基于临床表现、尿酮体、血清电解质和肾功能测定。治疗为暂时禁食、静脉补液,必要时给予止吐治疗,并补充维生素和电解质。

妊娠常造成恶心和呕吐;其原因可能为迅速升高的雌激素或β-hCG水平(β-hCG)。呕吐通常从孕5周开始,在孕9周时达到高峰,孕16~18周时缓解。呕吐常发生于晨间(所以称为晨吐),也可发生于一天中的任何时候。有晨吐的孕妇体重持续增加,不发生脱水。妊娠剧吐可能是妊娠期正常恶心和呕吐的极端状况。根据其造成的以下状况对其进行诊断:

- 体重减轻(>5%体重)
- 脱水
- 酮症
- 电解质紊乱(发生于多数患者)

妊娠剧吐可造成轻度暂时性甲状腺功能亢进。持续至孕16~18周后的妊娠剧吐少见,但可能会严重损害肝脏,造成严重的小叶中心性坏死或广泛脂肪变性,也可能引起Wernicke脑病或食管破裂。

诊断

- 临床评估(有时需要连续测量体重)
- 尿酮体
- 血清电解质和肾功能检查
- 排除其他原因(如急性腹痛)

如果怀疑妊娠剧吐,应测定尿酮体、促甲状腺素、血清电解质、BUN、肌酐、AST、ALT、Mg、P,有时需测量体重。应进行产科超声检查排除葡萄胎和多胎妊娠。还应排除其他造成呕吐的疾病;包括胃肠炎、肝炎、阑尾炎、胆囊炎、其他胆道疾病、胃溃疡疾病、肠梗阻、非妊娠剧吐所致的甲状腺功能亢进[如格雷夫斯病(Graves disease)导致的甲状腺功能亢进]、妊娠滋养细胞疾病、肾结石、肾盂肾炎、糖尿病痛

症酸中毒、胃肌轻瘫、良性颅内高压和偏头痛。典型的症状加上恶心和呕吐通常提示其他病因。应根据实验室、临床或超声发现进行针对性检查从而诊断。

治疗

- 暂时禁食，随后逐步恢复
- 按需补充液体、维生素 B_1、多种维生素和电解质
- 需要时给予止吐治疗

首先要求患者禁食。初步治疗是静脉补液，开始是 2L 林格乳酸盐液静滴持续 3 小时，以维持尿量>100ml/h。如果给予葡萄糖，应先静脉补充 100mg 维生素 B_1，以预防 Wernicke 脑病。应每天给予该剂量维生素 B_1，持续三天。

以后的液体需要量根据患者的反应决定，最多可至约 1L/4 小时，如此持续 3 日。应治疗电解质缺乏，根据需要给予 K、Mg、P。需注意不要过快纠正低钠血症，因可能造成渗透性脱髓鞘综合征。

初次补液和补充电解质后仍持续呕吐者，根据需要给予止吐药物；止吐药包括：

- 维生素 B_6 10～25mg 口服，8 小时 1 次或 6 小时 1 次
- 多西拉敏 12.5mg 口服，8 小时 1 次或 6 小时 1 次（可与维生素 B_6 同服）
- 异丙嗪 12.5～25mg 口服、肌内注射或直肠给药，每 4～8 小时 1 次
- 甲氧氯普胺 5～10mg 静脉给药或口服，8 小时 1 次
- 昂丹司琼 8mg 口服或肌内注射，12 小时 1 次
- 氯吡嗪 5～10mg 口服或肌内注射，每 3～4 小时 1 次

在脱水和急性呕吐缓解后，给予少量口服补液。在静脉补液和止吐治疗后，如果患者无法耐受任何口服补液，需要住院或在家静脉补液治疗，延长禁食时间（有时需要几天或更长时间）。当患者能够耐受口服液体时，可以开始进食少量软食，随着耐受力增强，逐渐增加饮食。治疗开始时需要静脉给予维生素治疗，直到能够口服为止。

如果治疗无效，需要全胃肠外营养，皮质激素治疗尽管存在争议，但仍可尝试；如甲泼尼龙 16mg，8 小时 1 次，口服或静脉给药，持续 3 日，在此后的 2 周时间内逐渐减量至最低有效剂量。皮质激素的使用应非常小心，并且使用时间<6 周。

不能在胎儿器官形成期间（受精后 20～56 日内）使用皮质激素；孕早期间使用这些药物与面裂关系不大。皮质激素治疗恶心的机制仍不清楚。

如果经治疗后仍出现进行性体重减轻、黄疸或持续性心动过速，可以考虑终止妊娠。

> **关键点**
> - 妊娠剧吐，与晨吐不同，可引起体重减轻，酮症，脱水，电解质异常
> - 根据症状排除其他可导致孕妇呕吐的病因
> - 通过测量血清电解质，尿酮，血尿素氮，肌酐和体重明确严重程度
> - 暂时禁食，静脉补充液体和营养物，逐渐恢复饮食，必要时给予止吐药

羊水过多

羊水过多是指羊水量超过正常；它与母亲及胎儿的并发症有关。诊断依据超声测量羊水量。治疗引起羊水过多的母体并发症。如果症状严重，或者发生痛性宫缩发动提前，可能需要羊膜穿刺放液。

羊水量并不能通过直接测量获得准确估计，除了剖宫产术中测量。因此，羊水过多采用超声的标准，主要为羊水指数（AFI）来间接定义。AFI 是指羊膜腔四个象限垂直羊水深度之和。AFI 正常范围为 5～25cm；当 AFI>25cm 时，提示羊水过多。

可引起羊水过多的情况如下：

- 胎儿畸形（如胃肠道或尿路梗阻，脑和脊髓发育缺陷）
- 多胎妊娠
- 妊娠期糖尿病
- 胎儿贫血，包括因 Rh 血型不合导致的溶血性贫血
- 其他胎儿疾病（如感染）或基因异常
- 特发性

并发症 羊水过多的孕妇，以下并发症的风险增加：

- 提早发动宫缩，可能导致早产
- 胎膜早破
- 胎位异常
- 母亲呼吸功能障碍
- 脐带脱垂
- 子宫收缩乏力
- 胎盘早剥
- 胎儿死亡（特发性羊水过多时，风险仍有增加）

风险与羊水量成正比，且与病因相关。还可出现其他问题（如低 Apgar 评分，胎儿宫内窘迫，脐带绕颈，需要剖宫产）。羊水过多孕妇可能合并有妊娠期高血压。

症状及体征

羊水过多通常无症状。然而，有些孕妇，尤其是严重的羊水过多患者，可表现为呼吸困难，和/或提早发动的宫缩。有些孕妇子宫大小可大于停经月份。

诊断

- 超声测量 AFI
- 超声检查，包括胎儿畸形筛查
- 对有相关病史的孕妇应进行母体相关检查

对于超声检查或子宫大小大于停经月份的孕妇，应怀疑羊水过多。然而，羊水量的定性估计往往是主观的。所以，若怀疑羊水过多，应使用 AFI 定量评估。

明确原因 若存在羊水过多，应进一步检查，以明确病因。基于临床怀疑的病因（通常是基于病史）选择针对性的检查。检查包括：

- 超声检查胎儿是否畸形（推荐用于所有病例）
- 糖耐量检查
- Kleihauer-Betke 测试（适用于胎母出血）
- 产妇血清学检查（如梅毒，细小病毒，巨细胞病毒，弓形体，风疹）
- 羊水穿刺和胎儿染色体核型检查

- 针对临床怀疑遗传性疾病（如贫血）的检查

治疗
- 可能的话，接受人工羊膜腔放液（羊水减量术）

由于羊水过多会增加胎儿死亡的风险，产前监测应在32周开始，应包括至少每周一次 NST。然而，这样的监护并未被证实可降低胎儿死亡率。39周可终止妊娠。根据产科指征决定分娩方式（如胎先露）。

只有当发生早产或羊水过多引起严重的症状时，才考虑减少羊水量（如通过人工羊膜穿刺放液）或减少其生成；没有证据表明此方法可以改善预后。另外，对于放出多少液体，以及放液速度如何，尚未取得共识，目前推荐 20 分钟内释放 1L 羊水量。

对可引起羊水过多的并发症（如妊娠期糖尿病）加以控制。

> **关键点**
> - 羊水过多可以因胎儿畸形，多胎妊娠，妊娠期糖尿病和多种胎儿疾病引起的
> - 它可以使宫缩提前发动，胎膜早破，产妇呼吸窘迫，胎位不正或胎儿死亡以及分娩期间的各种问题的风险增加
> - 若怀疑羊水过多，应测定 AFI 及采取针对病因的检查（包括综合超声评估）
> - 只有在发生早产或因羊水过多导致严重症状时，才考虑减少羊水量
> - 32 周起每周行无应激试验

羊水过少

羊水过少是羊水的量不足，它与一些母胎并发症相关。诊断依据超声对羊水量进行测定。对此类患者的管理包括密切监测和连续的超声评估。

除了剖宫产术中直接测量，否则羊水量不能安全地通过直接测量估计。因此，羊水过少是根据超声检查的结果，主要是通过羊水指数（AFI）间接判断的。羊水指数是羊膜腔的四个象限测液体的垂直深度之和。AFI 正常范围是 5~25cm；<5cm 提示羊水过少。

羊水过少的病因包括：
- 子宫胎盘功能不全（如子痫前期，慢性高血压，胎盘早剥，血栓性疾病，或其他母体疾病）
- 服用某些药物（如 ACEI、NSAID）
- 过期妊娠
- 胎儿畸形，特别是可以导致尿量减少的畸形
- 胎儿生长受限
- 死胎
- 染色体异常（如非整倍体）
- 胎膜早破
- 特发性

并发症 羊水过少的并发症包括以下方面：
- 死胎
- 胎儿生长受限
- 肢体挛缩（若孕早期即开始出现羊水过少）
- 胎肺成熟延迟（若孕早期即开始出现羊水过少）
- 胎儿无法耐受宫缩，需要剖宫产

并发症的发生风险取决于现有羊水量及羊水过少的原因。

症状及体征

除胎动减少外，羊水过少本身往往不造成产妇的其他症状。子宫大小可能小于停经月份。因羊水过少导致的疾病，或导致羊水过少的疾病，可能引起临床症状。

诊断
- 超声测量羊水量
- 全面的超声检查，包括胎儿畸形的评估
- 对临床上可疑的母体因素，进行针对性检查
- 必要时可进行脐动脉多普勒超声检查

若临床发现子宫小于相应停经月份，或胎动减少应怀疑羊水过少；若超声提示异常也可怀疑该诊断。然而，定性估计羊水量往往较主观。因而一旦怀疑羊水过少，应通过 AFI 进行定量评估。

明确原因 若诊断羊水过少，临床医生应排查可能的原因，包括胎膜早破等。应进行全面的超声检查，排查胎儿畸形和任何较明显的胎盘原因（如胎盘早剥）。

临床医生可以进行羊膜穿刺和胎儿染色体核型分析，特别是超声检查提示胎儿畸形或异倍体等染色体异常。

如果怀疑子宫胎盘功能不全，应进行脐动脉多普勒超声检查。

治疗
- 连续超声检查确定 AFI 并监测胎儿生长情况
- 必要时可行无应激试验以及生物物理评分

至少每 4 周一次超声检查以监测胎儿生长。（如已发生胎儿生长受限，应至少每 2 周一次）至少每周进行一次 AFI 测量。大部分专家推荐足月分娩前，至少每周一次无应激试验及生物物理评分。但是，此法并未证实可避免胎儿死亡。此外，分娩最佳时机的选择还是有争议的，需依据患者临床情况决定。

> **关键点**
> - 羊水过少可由子宫胎盘功能不全，药物，胎儿畸形，或胎膜早破等原因引起
> - 它可以导致一些胎儿问题（如生长受限，肢体挛缩，死胎，肺成熟延迟，不能耐受顺产）
> - 如果怀疑是羊水过少，应进行 AFI 测量并排查可能的原因（进行全面超声评估等）
> - 至少每 4 周一次超声检查，建议足月分娩前每周一次胎监（尽管最佳分娩时间因人而异）

前置胎盘

前置胎盘（placenta previa）指胎盘种植处覆盖或接近宫颈内口。典型表现是孕 20 周以后出现无痛性阴道流血，色

鲜红。通过经阴道或腹部超声进行诊断。治疗：孕36周以前阴道出血量少者卧床休息，至孕36周时如证实胎肺已成熟可行剖宫产终止妊娠。如阴道出血严重或反复发生或胎儿情况危险应立即终止妊娠，多采用剖宫产。

前置胎盘可以分为完全性（完全盖住宫颈内口）、部分性（盖住部分宫颈内口）或边缘性（位于宫颈边缘），或者低置胎盘（距离宫颈内口2cm以内但未达到宫颈内口）。前置胎盘在产妇中的发生率为1/200。发生于早期妊娠时的前置胎盘，通常会随着子宫增大在孕28周缓解。

危险因素 危险因素包括以下情况：
- 多次妊娠
- 剖宫产史
- 可影响胚囊正常种植的子宫畸形（如子宫肌瘤，刮宫史）
- 吸烟
- 多胎妊娠
- 高龄孕妇

并发症 对前置胎盘或低置胎盘的孕妇，可能的风险包括胎先露异常、胎膜早破、胎儿生长受限、血管前置和脐带帆状附着（此时包含脐血管的脐带，在胎盘末端处，仅被胎膜包绕）。对于有剖宫产史的孕妇，前置胎盘增加胎盘植入的风险（胎盘植入，参见第2114页）；随剖宫产次数增加风险显著增加（有一次剖宫产史的，风险约10%的人，若剖宫产>4次，则发生风险>60%）。

症状及体征
首发症状常出现在妊娠晚期。常表现为无诱因的无痛性阴道出血；可为鲜红色，量大，严重者可导致失血性休克。部分患者，出血同时可伴随子宫收缩。

诊断
- 经阴道超声检查

孕20周以后出现阴道出血的孕妇均应考虑前置胎盘的可能。如果存在前置胎盘，阴道指诊可能增加出血量，甚至诱发突发大出血；因此，如果孕20周后出现阴道出血，要在超声检查排除前置胎盘的可能后才能进行阴道指检。

尽管相比于胎盘早剥，前置胎盘更容易造成严重的无痛性、鲜红色出血，但临床上两者仍不易鉴别。因此，常需要超声检查鉴别两者。经阴道超声是准确、安全的诊断前置胎盘的方法。

> **经验与提示**
> - 对于孕20周后发生的阴道流血，要在B超排除前置胎盘后才能进行阴道指检

对所有存在怀疑前置胎盘的孕妇都应监测胎心。除非紧急情况（需要立即分娩），否则应在孕36周检测羊水以评估胎肺成熟度，并依此判断此时分娩是否安全。

治疗
- 若初次出血发生于36周之前，需住院并卧床休息
- 如果母胎情况不稳定或胎肺已成熟则可终止妊娠

对于初次阴道流血发生于36周之前的患者，治疗包括住院，卧床休息，避免性交（可能诱发宫缩或直接造成损伤导致出血）。（适当休息，包括避免采取任何可能持续增加腹压的活动——如孕妇应该尽可能保持卧床状态）如果出血停止，可起床活动、出院。

有些专家建议在需要孕<34周终止妊娠的患者应给予糖皮质激素促胎肺成熟。如发生再次出血，患者应再次入院，持续观察直至分娩。

出现以下情况时具有终止妊娠指征：
- 出血严重、无法控制
- 胎心监测提示胎儿存在危险
- 孕妇血流动力学不稳定
- 胎肺已成熟（一般要到36周后）

终止妊娠多采取剖宫产。但对于胎盘低置状态的产妇，若胎头可有效压迫胎盘前置部位以止血且产程已发动，或妊娠<23周且短期内可分娩者，可考虑阴道试产。失血性休克应及时予以治疗（参见第505页）。对于血型Rh(-)的孕妇，应预防性给予RhO(D)免疫球蛋白（参见第1062页）。

> **关键点**
> - 与胎盘早剥相比，前置胎盘更容易导致严重的、无痛性、鲜红的阴道流血，但临床上两者不容易鉴别
> - 可通过胎心监测（评估是否存在胎儿宫内窘迫）及羊水检查（评估胎肺成熟度），来评价是否需要紧急终止妊娠
> - 对大多数首次出血发生在孕36周前的患者，推荐住院治疗，适当休息，并禁止性交
> - 孕34周前需要终止妊娠的患者，应给予糖皮质激素促胎肺成熟
> - 对于出血严重，母胎情况不稳定，或胎肺已成熟的患者，建议终止妊娠

子痫前期和子痫

子痫前期（preeclampsia）指妊娠20周后新发的高血压和蛋白尿。子痫（eclampsia）指子痫前期患者出现无法解释的全身抽搐。子痫前期的诊断依据临表和尿蛋白测定。治疗常为硫酸镁静脉用药以及足月终止妊娠。

子痫前期的孕期发生率3%~7%。子痫前期和子痫在孕20周以后发生；高达25%的病例发生于产后，多为产后4日内，但有时可迟至产后6周。

未治疗的子痫前期通常在一段时间内较为稳定，然后突然进展为子痫，在子痫前期患者中其发生率为1/200。未治疗的子痫常为致死性的。

病因
病因不明；然而危险因素包括：
- 初产
- 合并慢性高血压
- 血管病变（如肾脏疾病、糖尿病血管病变）
- 妊娠前或妊娠期糖尿病
- 孕妇高龄（>35）或年龄过小（<17岁）
- 子痫前期家族史

- 继往妊娠子痫前期史或不良孕产史
- 多胎妊娠
- 肥胖
- 血栓性疾病(如抗磷脂抗体综合征,参见第1060页)

病理生理

子痫前期和子痫的病理生理学仍不清楚。可能的因素包括子宫胎盘螺旋动脉发育不良(可降低晚期妊娠时子宫胎盘血流量)、13号染色体先天异常、免疫异常、胎盘缺血或梗死。自由基导致的细胞膜脂质过氧化可能参与导致子痫前期的发生。

并发症 可导致胎儿生长受限甚至死胎。弥漫或多灶性血管痉挛可造成母体缺血,最终造成多器官损伤,尤其是大脑、肾脏和肝脏。造成血管痉挛的因素包括依前列醇减少(一种内皮来源的血管扩张因子),内皮素增加(一种内皮来源的血管收缩因子),以及可溶性Flt-1增加(一种循环中的血管内皮生长因子受体)。子痫前期是妊娠以及再次妊娠发生胎盘早剥的高危因素,可能是因为与这两者均与子宫胎盘功能不全有关。

凝血系统被激活(可能是继发于内皮细胞功能失调),可导致血小板被激活。10%~20%重度子痫前期或子痫的孕妇可发生HELLP综合征(溶血,肝酶升高,血小板减少);这两种人群中HELLP综合征的发生率是所有孕妇中发生率的100倍(1/1 000~2/1 000)。大多数子痫前期的孕妇表现为高血压和蛋白尿,但部分患者可血压正常,尿蛋白阴性。

症状及体征

子痫前期可能没有症状,也可导致水肿或体重增加过快。非低垂部位水肿,如面部或手部水肿(如可体现为患者的手指带不下原来的戒指)比低垂部位水肿更具特异性。反射亢进可能提示神经肌肉的易激惹性增强,这可进展为抽搐(子痫)。瘀点的出现可能是凝血异常的症状。

> **经验与提示**
> - 检查双手肿胀情况(如戒指不再适合)或面和反射亢进,这些可能是子痫前期较为特异性的一些症状

重度子痫前期可造成器官损伤,表现包括头痛、视觉障碍、精神错乱、上腹部或右上腹部疼痛(提示肝缺血或包膜下血肿)、恶心、呕吐、呼吸困难(提示肺水肿或急性呼吸窘迫综合征,或后负荷加重引起的心功能障碍),卒中(罕见)和少尿(提示血容量减少或急性肾小管缺血坏死)。

诊断
- 孕20周后新发高血压(BP>140/90mmHg)以及新发生的无法解释的蛋白尿>300mg/24小时

通过临床症状或出现高血压进行诊断,高血压定义为收缩压>140mmHg,舒张压>90mmHg,或两者同时存在。除非紧急情况,应相隔>4小时,>2次测量记录高血压。行24小时尿蛋白定量测定。>300mg/24小时定义为蛋白尿。另外,蛋白尿诊断还包括:肌酐比值≥0.3或尿试纸测试1+(仅用于其他定量方法不可用时)。不太精确的测试结果提示无尿蛋白(如尿试纸测试,常规尿检),并不能排除先兆子痫。

无蛋白尿的孕妇,若新发生血压升高及以下任何的新发情况,仍可诊断为子痫前期:
- 血小板减少<100 000/μl
- 肾功能不全(血肌酐>1.1mg/dl 或血肌酐是无肾脏疾病妇女的两倍)
- 肝功能受损(转氨酶>2倍正常值)
- 肺水肿
- 脑或视觉症状

以下几点帮助鉴别妊娠期高血压疾病:
- **慢性高血压**是指妊娠前已存在的高血压,表现为孕<20周出现,或持续至产后>6周(通常>12周)(即使首次发现高血压是在孕>20周)。慢性高血压可能因孕早期生理性血压降低而被掩盖
- **妊娠期高血压**指不伴蛋白尿和其他子痫前期症状体征的高血压;孕>20周首次发生(孕前无高血压),产后12周(常为6周)内恢复
- **子痫前期**是指孕20周后新发高血压(BP>140/90mmHg)及新发无法解释的蛋白尿>300mg/24小时或符合其他情况(如上述)
- **慢性高血压合并子痫前期**是指高血压妇女妊娠20周后,新发生无法解释的蛋白尿,或罹患高血压和蛋白尿的女性,在妊娠20周后,出现血压升高,或其他提示重度子痫前期的症状进展

进一步评估 若诊断为子痫前期,进一步检查包括尿常规,CBC,血小板计数,尿酸,肝功,血电解质,血尿素氮,肌酐以及肌酐清除率。胎儿评估采用无应激试验或生物物理评分(包括羊水量的评估),并且估计胎儿体重。

若出现外周血细胞涂片异常表现(如裂红细胞,头盔状红细胞),肝酶升高和血小板计数降低,应诊断HELLP综合征。

轻度子痫前期合并以下一条或几条即可诊断重度子痫前期:
- 中枢神经系统功能失常(如视力模糊,视野缺损,精神状态不稳定,对乙酰氨基酚无法缓解的严重头痛)
- 肝包膜下血肿症状(如右上腹或上腹部疼痛)
- 恶心和呕吐
- 血清AST或ALT>正常值2倍
- 间隔≥4小时,出现两次收缩压>160mmHg,或舒张压>110mmHg
- 血小板计数<100 000/μl
- 尿量<500ml/24小时
- 肺水肿或发绀
- 脑卒中
- 进行性肾功能不全(血肌酐>1.1mg/L或超过无肾脏疾病的女性血肌酐值两倍)

治疗
- 通常需住院,有时需要降压治疗
- 终止妊娠需根据胎龄,胎儿成熟情况及子痫前期严重程度综合决定

- 硫酸镁预防和治疗子痫

一般处理 确切的治疗方法是终止妊娠。然而还应权衡早产和孕周、子痫前期严重程度、对其他治疗的反应性之间的关系。通常以下情况中，产妇一般情况稳定后（如抽搐停止，血压稳定）应立即终止妊娠：
- 孕周≥37周
- 子痫
- 重度子痫前期，如果孕周≥34周或证实胎肺成熟
- 肾、肺、心、肝功能恶化
- 胎儿监护提示胎儿危险

其他治疗均为了尽量改善孕妇健康情况，这也使胎儿健康得到最大保障。孕32～34周，在可推迟分娩的情况下，应给予皮质激素48小时，以促进胎肺成熟。大多数患者需住院治疗。子痫或重度子痫前期患者需收住妇产科专科医院或ICU。

轻度子痫前期 若为轻度子痫前期，可以在门诊进行治疗；包括严格的卧床休息、尽量左侧卧位、监测血压、监测实验室指标，每周2～3次门诊随访。

然而大多数轻度子痫前期患者需要住院治疗，特别是初发患者；一些患者需要给予数小时药物治疗以稳定病情，降低收缩压至140～155mmHg，舒张压至90～105mmHg。高血压可根据需要，通过口服药物控制。只要未达到重度子痫前期，可期待至37周再终止妊娠（如通过引产）。

监护 门诊患者通常每2～3日进行一次评估，包括抽搐、重度子痫前期症状及阴道流血；还应检查血压、反射和胎心率（NST或生物物理评分）。监测血小板计数、血清肌酐和肝酶指标，稳定后至少每周测定一次。

所有住院患者由产科医生或母胎医学专科医生随访、评估，内容同门诊随访（如上述）；对于重度子痫前期或孕周<34周的孕妇，评估频率应更高。

硫酸镁 一经诊断子痫或重度子痫前期，必须给予硫酸镁终止或预防抽搐并降低反射活跃度。轻度子痫前期患者是否需要在分娩前给予硫酸镁仍存在争议。

硫酸镁4g，持续静脉滴注超过20分钟，随后持续静脉给药1～3g/h，必要时增加剂量。根据患者反射情况调整剂量。镁离子浓度过高（如>5mmol/L或反射反应性突然降低）、心功能不全（如呼吸困难或胸痛），或应用硫酸镁后肺换气不足时，应给予葡萄糖酸钙1g紧急静脉注射。

硫酸镁静脉给药可造成新生儿嗜睡、张力减退和暂时性呼吸抑制。然而，严重的新生儿并发症并不常见。

支持治疗 住院患者给予静脉滴注林格氏乳酸盐液或0.9%氯化钠，起始速度为125ml/h（以增加排尿量）。持续少尿者需严密监测液体出入量。一般情况下不需要利尿剂。极少情况下需要用肺动脉导管监测血容量，如需要，应与专业护理专家咨询，并在ICU进行。血容量正常的无尿患者需肾脏血管扩张剂或血透治疗。

如果硫酸镁仍无法控制抽搐，可予地西泮或劳拉西泮静脉注射；同时以一定的滴速静脉注射肼屈嗪或拉贝洛尔，逐步增加剂量，使收缩压降至140～155mmHg、舒张压90～105mmHg。

分娩方式 应采用最有效的分娩方式。如果宫颈条件良好，预计短时间内可经阴道分娩，可采用稀释的缩宫素静滴加速产程；如果进入分娩活跃期，行破膜处理。如果宫颈条件不佳，且无法短时间内经阴道分娩，应行剖宫产终止妊娠。子痫前期和子痫如果未能在分娩前缓解，通常会在产后6～12小时后开始缓解。

所有患者产后24小时内给予硫酸镁。

随访 产后应每1～2周对患者评估一次，定期随访血压。如果血压于产后6周仍处于较高水平，考虑慢性高血压可能，并应转至基层医生管理。

> **关键点**
> - 子痫前期在妊娠20周后发生；25%的病例为产后发生
> - 面部/手部水肿、反射亢进是子痫前期较为特异性表现
> - 若发生明显的器官功能障碍（临床或实验室检查提示），则为重度子痫前期
> - 重度子痫前期或子痫的患者中，10%～20%可发生HELLP综合征
> - 通常需住院或留ICU，密切监视母亲和胎儿情况
> - 一旦诊断为重度子痫前期或子痫，应使用大剂量硫酸镁治疗；对于轻度子痫前期，硫酸镁使用指征尚不明确
> - 当达到孕37周，或发生严重情况，或胎肺已成熟，通常可终止妊娠

妊娠期瘙痒性荨麻疹性丘疹和斑疹

妊娠期瘙痒性荨麻疹性丘疹（pruritic urticarial papules）和斑疹（plaques）为妊娠期发生的瘙痒性皮疹，病因不详。

大多数病例发生于孕早期。孕妇总体发病率1/300～1/160；但对多胎妊娠孕妇，风险可增加8～12倍。

症状及体征

皮损常表现为红色实质性浅表隆起（略高于皮肤表面），瘙痒难忍；部分皮损周围发白，部分病灶中央可见微小水疱。瘙痒使大多数患者无法入睡，但少见蜕皮。病灶首先在腹部出现，常位于萎缩性白纹上（延伸的标志），随后可扩展至大腿、臀部，有时可至手臂。手掌、足底和面部少见。大多数患者出现数百处病灶。

病变发生在晚期妊娠时，多见于妊娠最后2～3周，偶发于产前最后几天或产后。多在产后15日内缓解，但部分患者会持续更长时间。再次妊娠时复发率可高达5%。

诊断

根据临床表现进行诊断。和其他瘙痒性皮疹鉴别较困难。

治疗

- 糖皮质激素

症状轻者局部用质类固醇治疗（如0.1%曲安奈德软膏，可达每天6次）。偶发的更严重的症状需要全身用糖皮

质激素(如泼尼松40mg口服,每日1次,根据耐受情况适当减量)。孕晚期短时间内全身用糖皮质激素对胎儿并无伤害。

自然流产

自然流产(spontaneous abortion)指孕20周前自然发生的胚胎或胎儿死亡,或妊娠产物排出。先兆流产(threatened abortion)指在孕20周前出现不伴宫颈扩张的阴道流血,提示这些已确定宫内妊娠的孕妇可能发生自然流产。诊断依据通过临床表现和超声检查。先兆流产的治疗多为期待和观察,如果自然流产已经发生或无法避免,应行清宫术。

胎儿死亡或早产可分为以下类型:
- 流产:孕20周前胎儿死亡或妊娠产物(胎儿和胎盘)排出
- 死胎(死产):孕20周后胎儿死亡
- 早产:孕20~37周娩出活胎(参见第2132页)

流产可按不同分类标准分为早期流产或晚期流产,自然流产或治疗性/选择性人工流产(参见第2052页),先兆流产或难免流产,不全流产或完全流产,复发性流产(复发性流产,参见第2118页)、稽留流产或流产合并感染(表281-1)。

表281-1 流产的分类

类型	定义
早期流产	孕12周前流产
晚期流产	孕12~20周间流产
自然流产	非人工干预的流产
人工流产	治疗性或选择性原因终止妊娠
治疗性流产	当妊娠威胁到母体生命或健康时,或因为胎儿死亡或胎儿合并致死性畸形,需终止妊娠
先兆流产	孕20周前出现阴道流血,不伴宫口扩张,提示可能发生自然流产
难免流产	阴道流血或胎膜破裂伴宫口扩张
不完全性	部分妊娠物排出
完全流产	妊娠物全部排出
复发性或习惯性流产	连续≥3次的自然流产
稽留流产	未被发现的胚胎或胎儿死亡,没有排出且无阴道流血(也称为孕卵枯萎、无胚胎妊娠或胎儿宫内死亡)
流产合并感染	宫腔内容物在流产前、流产时或流产后短期内发生的严重感染

20%~30%确诊妊娠的妇女在孕20周前发生阴道出血;其中1/2为自然流产。因此,确诊妊娠妇女中自发性流产的发生率为10%~15%。自然流产在所有的孕妇中发生率可能更高,因为有些极早期的流产可能被误认为月经延迟。

病因

散发的自然流产可能是由于某些病毒感染导致——最多见的为巨细胞病毒、疱疹病毒、细小病毒和风疹病毒——或者是由于一些可造成偶发性或复发性流产的疾病(如染色体或孟德尔异常、黄体功能不全)。其他原因包括免疫异常,巨大创伤,和子宫畸形(如子宫肌瘤,宫腔粘连)。但多数情况下病因不明。

危险因素包括:
- 年龄>35
- 自然流产史
- 吸烟
- 使用某些药物(如可卡因、酒精、大量咖啡因)
- 母亲控制不佳的慢性疾病(如糖尿病,高血压,甲状腺病症)

亚临床甲状腺疾病、后倾子宫以及轻微创伤,尚未证实可造成自然流产。

症状及体征

症状包括下腹绞痛、出血,以及最后组织物排出。晚期自然流产可表现为胎膜破裂时突然阴道流液大量出血少见。宫口扩张提示流产不可避免。

如果自发流产后宫腔内仍有妊娠产物残留,可出现阴道流血,多在流产发生数小时至数天后出现。也可发生感染,造成发热、疼痛,有时甚至发生脓毒血症。

诊断

- 临床表现
- 通常采用超声检查和β-人绒毛膜促性腺激素定量检测(β-hCG)

通常可根据临床表现和尿妊娠试验阳性诊断先兆流产、难免流产、不全流产和完全流产(表281-2)。应用超声检查和血清β-hCG定量分析来排除异位妊娠,判断妊娠产物是否残留在宫腔(提示流产为完全性还是不完全性)。但检查结果可能无法确诊,尤其是在孕早期。

表281-2 自然流产的症状和体征

流产类型	阴道出血	宫口扩张*	妊娠产物排出†
先兆流产	Y	N	N
难免流产	Y	Y	N
不完全性	Y	Y	Y
不全流产	Y	Y 或 N	Y
稽留流产	Y 或 N	N	N

* 指诊时可发现宫颈内口扩张,可容一指尖。
† 阴道内可见妊娠物。有时需要组织学检查以鉴别血块和妊娠物。有时在检查前,妊娠物就已在患者不自觉的情况下排出了。

稽留流产 如果子宫不随孕周相应增大;或β-hCG定量低于孕龄应有水平,或在48~72小时内未成倍增长,应怀疑稽留流产。如果超声检查发现以下任何情况确诊稽留流产:
- 之前检测到的胎心搏动消失
- 当胎儿头臀径>5mm时未发现胎心搏动(通过经阴道超声判断)
- 平均孕囊直径>18mm时(孕囊三个径线平均值)未见胚芽(通过经阴道超声判断)

对复发性流产,有必要检查造成流产的原因(参见第2118页)。

治疗

- 先兆流产以观察随访为主
- 难免流产、不全流产或稽留流产进行清宫
- 情感支持

对于先兆流产,治疗主要为观察随访。尚无证据表明,卧床休息可降低完全流产的风险。

难免流产、不全流产或稽留流产 治疗是进行清宫术,或者等待妊娠组织自然排出。清宫术常包括:妊娠<12周者行吸宫术,12~23周者宫颈扩张和清宫术,孕>16~23周(没有子宫手术史的妇女)可行药物引产(晚期死胎的处理,死产参见第2052页)。清宫术进行得越晚,越有可能发生胎盘出血,胎儿长骨导致子宫穿孔,以及宫颈扩张困难。可于术前使用渗透性宫颈扩张剂(如laminaria,一种昆布属植物)、米索前列醇或米非司酮(RU486)来降低这些并发症的发生。

如果诊断为完全流产,不必常规进行清宫术。当有出血和/或其他征象提示妊娠产物残留时,应行清宫术。

在人工流产或自然流产后,患者夫妇多感到悲伤和负罪感。应给予情感支持,对自然流产者,告诉他们他们的行为不是流产的原因。很少需要正式的心理咨询,但在需要时应当提供。

关键点

- 自然流产发生率约为10%~15%
- 特发性的自然流产病因常不明确
- 宫颈扩张意味着流产不可避免
- 根据临床表现、超声检查及β-hCG定量结果,明确自然流产及其类型。
- 难免流产、不全流产或稽留流产应行清宫术
- 通常情况下,先兆流产和完全性流产无需清宫术
- 自然流产后,应提供给患者及其配偶情感支持

复发性流产

(习惯性流产)

复发性流产(recurrent abortion)指连续≥3次自发流产。明确病因需对夫妻双方进行详细检查。某些病因可治疗。

病因

复发性流产的原因可能与孕妇、胎儿或胎盘有关。常见的母体病因有:

- 子宫体或宫颈异常(如平滑肌瘤,粘连,宫颈功能不全)
- 母源性(或父源性)染色体异常(如平衡易位)
- 黄体功能不全(尤其孕<6周)
- 明显的和控制不良的内分泌疾病(如甲状腺功能低下,甲状腺功能亢进,糖尿病)
- 慢性肾脏疾病

孕10周后的复发性流产,与获得性血栓性疾病相关[如与狼疮抗凝物、抗心磷脂抗体(IgG或IgM)或抗β2糖蛋白I(IgG或IgM)相关的抗磷脂抗体综合征]。与遗传性血栓性疾病的关系尚不清楚,但似乎关联不强,除了可能的因子V Leiden突变。

胎盘 原因包括某些已经存在且控制不佳的慢性病(如SLE,慢性高血压)。

胎儿 原因常为:

- 染色体或基因异常
- 解剖结构畸形

染色体异常占复发性流产原因的50%;特别是孕早期的流产。在<10周发生的自然流产中,非整倍体原因占80%,但在孕≥20周,该原因所致流产<15%。复发性流产史是否增加再次妊娠时胎儿生长受限及早产的风险,取决于流产的原因。

诊断

需要进行以下检查以判断原因:

- 临床可疑时应进行夫妻双方的遗传检查(核型)以排除可能的遗传因素(参见第2063页)
- 若怀疑获得性血栓性疾病,需筛查抗心磷脂抗体(IgG和IgM),抗-β2糖蛋白I抗体及狼疮抗凝物
- 促甲状腺素
- 糖尿病筛查
- 评估卵巢功能,包括在月经周期第3日测定FSH水平
- 子宫输卵管造影或超声子宫成像检查子宫结构是否异常

仍有高达50%的妇女无法找到病因。不再常规推荐筛查遗传性血栓性疾病,除非由母胎医学专家指导。

治疗

有些原因可以治疗。如果无法找到原因,再次妊娠分娩活胎的可能性为35%~85%。

流产合并感染

流产合并感染是指流产时或流产前后短期内出现严重的子宫感染。

流产合并感染(septic abortion)常由于不正规的操作者进行人工流产时没有严格执行无菌原则;非法人工流产中更常见。自然流产后的感染很少见(自然流产,参见第2052页)。

典型的病原体包括大肠埃希菌、产氧肠杆菌、普通变形杆菌、溶血链球菌、葡萄球菌,以及一些厌氧菌(如产气荚膜梭状芽孢杆菌)。可伴单或多器官受累。

症状及体征

典型症状体征主要发生于流产后24~48小时内,与盆腔感染性疾病(如寒战、发热、阴道分泌物,常伴腹膜炎)以及先兆流产或不全流产常见症状(如阴道流血、宫颈扩张、妊娠物排出)相似。术中子宫穿孔通常会导致严重的腹痛。

可造成感染性休克,导致低体温、低血压、少尿以及呼吸窘迫。产气荚膜梭状芽孢杆菌所致的脓毒血症可能造成血小板减少症、瘀斑以及血管内溶血的表现(如无尿、贫血、黄疸、血红蛋白尿、含铁血黄素尿)。

诊断

- 临床评估
- 细菌培养可指导抗生素的应用
- 超声检查

流产合并感染通常有明显的临床表现,但确诊必须要有在妊娠患者中存在严重感染的证据。妊娠物残留是一个可能的病因,故应行超声进一步明确。清宫术最严重的并发症为子宫穿孔;当患者发生无法解释的腹痛及腹膜炎时应考虑。超声检查对穿孔的发现并不敏感。

若怀疑流产合并感染,应行需氧和厌氧菌血培养,用以指导抗生素治疗。实验室检查应包括全血细胞计数及分型,肝功能,电解质,血糖,尿素氮和肌酐。若肝功能异常或患者有出血倾向,则应检测凝血功能(PT 和 PTT)。

治疗
- 积极的抗生素治疗(如克林霉素联合庆大霉素,±氨苄西林)
- 清宫术

治疗为积极抗生素治疗,并尽快进行清宫。常用的抗生素治疗包括克林霉素 900mg 静脉注射 8 小时 1 次,加庆大霉素 5mg/kg 静脉注射每日 1 次,和/或氨苄西林 2g 静脉注射 4 小时 1 次。或者可联合使用氨苄西林、庆大霉素和甲硝唑 500mg 静脉注射 8 小时 1 次。

死产
(胎儿死亡)

死产(still birth)指孕>20 周分娩死胎。对母亲和胎儿进行检查以明确原因。治疗与正常产后常规护理相同。

病因
晚期妊娠死胎的原因可能是有母亲、胎盘或胎儿解剖或遗传异常(表 281-3)几方面。总体而言,最常见的原因是:

表 281-3 死产的常见原因

类型	示例
母体因素	控制不良的糖尿病
	遗传性血栓性疾病
	子痫前期或子痫
	败血症
	药物滥用
	外伤
胎盘因素	胎盘早剥
	绒毛膜羊膜炎
	胎母出血
	双胎输血综合征
	脐带因素(如脱垂、打结)
	子宫胎盘血管功能障碍
	前置血管
胎儿因素	免疫性血小板减少性紫癜
	染色体异常
	胎儿免疫性或遗传性贫血
	感染
	主要的先天性畸形(如心或脑)
	非免疫性胎儿水肿
	单基因病

- 胎盘早剥

并发症 如果胎儿在晚期妊娠或邻近足月时死亡,但仍留在子宫内数周,可能发生弥散性血管内凝血(DIC)。

诊断
明确病因的检查包括以下各项:
- 胎儿染色体核型和尸检
- 母亲全血细胞计数(寻找贫血或白细胞增多症的证据)
- Kleihauer-Betke 试验
- 有目的的筛查遗传性和获得性血栓性疾病,包括凝血酶原 G20210A 突变,蛋白 C 和 S 水平测试,活化蛋白 C 抵抗(若为阳性,检测凝血因子 V Leiden 突变),抗凝血酶活性,空腹同型半胱氨酸水平,抗磷脂抗体[狼疮抗凝物,抗心磷脂抗体(IgG 和 IgM),抗 β2 糖蛋白 I 抗体(IgG 和 IgM)]
- TORCH 检测[弓形虫(IgG 和 IgM),其他病原体(如细小病毒 B19,水痘带状疱疹病毒),风疹,巨细胞病毒,单纯疱疹病毒]
- 快速血清反应素试验(RPR)
- TSH(如果出现异常,检测游离 T_4)
- 糖尿病筛查(HbA1C)
- 检查胎盘通常,病因不明

治疗
- 必要时清宫
- 常规产后护理
- 情感支持

流产可自然发动。若未发动,应通过药物(如缩宫素)或手术引产[如扩宫颈及清宫术(D&E),术前用渗透剂,和/或米索前列醇扩张宫颈,完成宫颈准备。分娩后的处理与活产相同。

一旦发生 DIC,应快速积极处理,必要时输血或血制品。妊娠物排出以后,有时需行清宫术清除残留的胎盘组织。

若死产发生在妊娠早期,则更有可能发生妊娠物残留。

患者夫妇常感到非常悲哀,需要情感支持,有时需接受正规的心理咨询。此次胎儿死亡的病因与患者下一次妊娠的风险相关,应与患者讨论。

> **关键点**
> - 胎盘早剥是死产的最常见的原因,但也有许多其他原因(孕妇,胎儿,或胎盘因素)
> - 可继发 DIC
> - 可行相关检查以明确病因;然而,病因往往不明
> - 药物或 D&E 中排除妊娠物,并提供给患者夫妇情感支持

前置血管

前置血管指含连接脐带和胎盘的胎儿血管的胎膜,覆盖宫颈内口。

前置血管可以单独或与胎盘异常同时发生,如脐带帆状附着。脐带帆状附着,脐带来的血管穿过部分绒毛膜,而

非直接进入胎盘(图281-1)。因此,血管不受脐带华通胶的保护,一旦发生胎膜破裂,更容易发生胎儿出血。

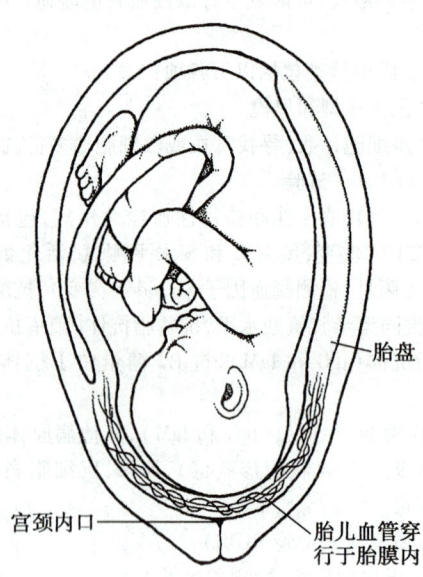

图281-1 前置血管

患病率约占总分娩数的1/5 000~1/2 500。如果前置血管出生前未诊断,胎儿死亡率可能达60%。

症状及体征
典型临床表现为无痛性阴道出血,胎膜破裂,胎儿心动过缓。

诊断
- 经阴道超声检查

需依据临床表现及产前超声诊断诊断。胎心监护可见正弦波,常提示胎儿存在危险。确诊需依据经阴道超声检查。可见含有胎儿血管的胎膜穿过宫颈内口。可用多普勒彩色血流图辅助检查。前置血管需与脐带先露鉴别(在胎先露及宫颈内口间可见脱垂的脐带),胎儿血管包裹于华通胶内,覆盖宫颈部。

治疗
- 产前无应激试验检测脐带是否受压
- 剖宫产

对前置血管的产前处理尚存争议,随机临床试验缺乏也是原因之一。在大多数医疗中心,孕28~30周,每周两次无应激试验。目的是检测是否脐带受压。可采取持续监护或在孕30~32周时,每6~8小时行一次无应激试验。糖皮质激素可用于促胎肺成熟。

如果发生胎膜早破,持续阴道出血,或胎儿状态危急,应行急诊剖宫产。如果这些问题都不存在,产程也尚未发动,可安排择期剖宫产;评估胎肺成熟情况(通常为32~35周),以确定剖宫产时机。

282. 高危妊娠

高危妊娠概述

在高危妊娠情况下,母亲、胎儿或新生儿在分娩前后发病和死亡率均有增加的危险。

2015年,据WHO评估,美国总体的孕产妇死亡率为14/100 000次分娩;在非白人妇女其发生率要高出3~4倍。美国的孕产妇死亡率比其他西方国家高(如德国,荷兰,波兰,西班牙,瑞典,瑞士,英国)(图282-1)。

最常见的孕产妇死亡原因为:
- 产后出血
- 子痫前期
- 败血症
- 流产(包括堕胎,流产,异位妊娠)
- 肺栓塞
- 其他疾病(如既往史HIV感染)

近一半的孕产妇死亡是可以避免的。

围产儿死亡率 在美国大约是6/1 000~7/1 000次分娩;晚期胎儿期(胎龄>28周)和早期新生儿期(出生后<7日)围产儿死亡率所占比例大致相同。

围产儿死亡最常见的原因是:
- 产科并发症
- 母体疾病(如高血压,糖尿病,肥胖,自身免疫病)
- 感染
- 胎盘异常
- 先天性畸形
- 早产

其他增加围产儿死亡风险的母亲因素包括:母亲年龄(较平均年龄小或大很多),未婚,吸烟,多胎妊娠。

妊娠期风险评估

风险评估是产前检查的常规内容之一。分娩过程中、产后短期内以及任何有可能改变风险状态的事件发生时应进行风险评估。危险因素(表282-1)应进行系统的评估,因为每出现一个危险因素都会增加总体的危险。

一些孕期监护和风险评估系统可供使用。最广泛使用的是妊娠评估监护系统(PRAMS),这是美国疾病预防和控制中心(CDC)和美国卫生部的一个项目。PRAMS为美国卫

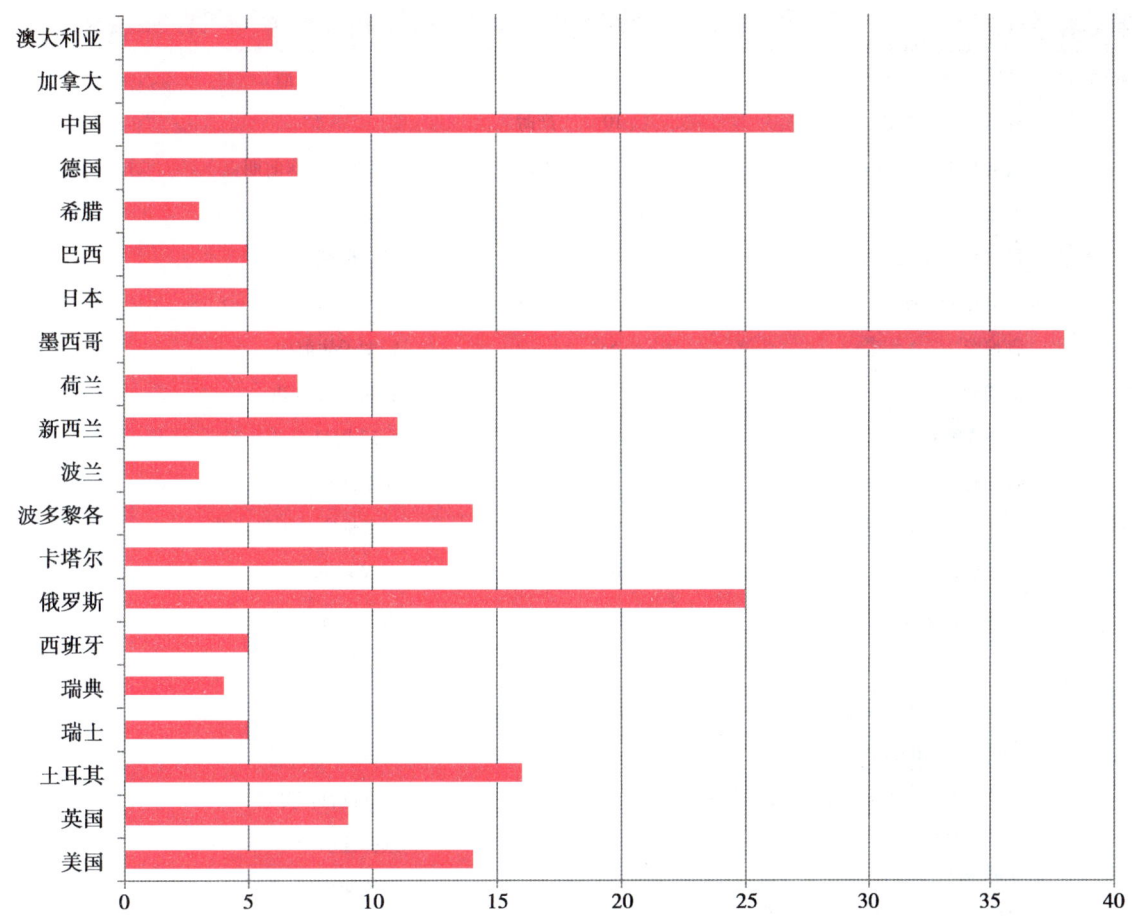

图 282-1 各国孕产妇死亡率。孕产妇死亡率是指,每 10 万活产妊娠中,妊娠期间或产后 42 日内因妊娠相关疾病死亡的妇女数。2015 年,孕产妇死亡率从 3/10 万活产(芬兰),到 1 360/10 万(塞拉利昂)不等。美国孕产妇死亡率较其他西方国家高。数据来自世界卫生组织,联合国儿童基金会,联合国人口基金,世界银行和联合国人口司的数据。孕产妇死亡趋势:1990—2015 年,日内瓦,世界卫生组织(WHO)

表 282-1 妊娠危险评价

分类	危险因素	评分	分类	危险因素	评分
基础疾病				胰岛素依赖型糖尿病	10
心血管和肾脏疾病	中、重度子痫前期	10		内分泌腺体切除史	10
	慢性高血压	10		甲状腺疾病	5
	中、重度肾脏疾病	10		†Ⅱ类肥胖	5
	严重心衰(心功能Ⅱ-Ⅳ级,NYHA 分类)	10		妊娠期糖尿病	5
	子痫史	5		糖尿病家族史	1
	肾盂肾炎史(感染肾盂)	5	产科病史	因 Rh 血型不合进行胎儿换血治疗	10
	轻度心衰(Ⅰ级,NYHA 分类)	5		死产	10
	轻度子痫前期	5		晚期流产(16~20 周)	10
	急性肾盂肾炎	5		过期妊娠(>42 周)	10
	膀胱炎史	1		早产(<37 周及<2 500g)	10
	急性膀胱炎	1		胎儿宫内生长受限(体重<估计孕龄 10th 百分位数)	10
	子痫前期病史	1		胎位异常	10
代谢性疾病	†肥胖Ⅲ类	10		羊水过多	10

分类	危险因素	评分	分类	危险因素	评分
产科病史	多胎妊娠	10		阴道少量流血	5
	臂丛神经损伤史	10	产时		
	新生儿死亡	5	母亲	中、重度子痫前期	10
	剖宫产	5		羊水过多或羊水过少	10
	习惯性(≥3次)流产	5		子宫破裂	10
	新生儿>4.5kg	5		过期产(>42周)	10
	肩难产	5		轻度子痫前期	5
	多产>5次	5		胎膜早破>12h	5
	癫痫或脑瘫	5		≥37周早产	5
	胎儿畸形	1		原发性宫缩乏力	5
其他障碍	异常宫颈细胞学结果	10		继发性宫口扩张停滞	5
	镰状细胞病	10		产程>20h	5
	血栓形成倾向	10		第二产程>2.5h	5
	自身免疫疾病	10		药物引产	5
	STD阳性血清学发现	5		急产(<3h)	5
	严重贫血(Hb<9g/dl)	5		初次剖宫产分娩	5
	结核病史或PPD试验注射部位硬结≥10mm	5		再次剖宫产分娩	5
	肺部疾病	5		选择性引产	1
	轻度贫血(Hb 9.0~10.9g/dl)	1		潜伏期延长	1
解剖结构异常	子宫畸形	10		缩宫素加速产程	1
	宫颈功能不全	10	胎盘	前置胎盘	10
	均小骨盆	5		胎盘早剥	10
母亲因素	年龄≥35岁或≤15岁	5		绒毛膜羊膜炎	10
	体重<45.5或91kg	5	胎儿	异常先露(臀、额、面)或横位	10
	精神疾病或智力障碍	1		多胎妊娠	10
产前				胎儿心动过缓>30min	10
暴露于致畸物质	B组链球菌感染	10		脐带脱垂	10
	吸烟>10支/d(与胎膜早破有关)	10		胎儿体重<2.5kg	10
	某些病毒感染(如风疹,巨细胞病毒)	5		胎儿体重>4kg	10
	严重的流感	5		胎儿酸中毒pH值≤7	10
	酒精(中度或重度)	1		胎儿心动过速>30min	10
妊娠并发症	<37周早产	10		使用产钳或负压吸引手术分娩	5
	未足月胎膜早破	10		臀位分娩,自然分娩或助产	5
	RH致敏(不需要换血)	5			

* 评分≥10分提示高危。
† 美国国立卫生研究院基于BMI的肥胖定义：
- Ⅰ类：30~34.9
- 第Ⅱ类：35~39.9
- Ⅲ类：>40

NYHA,纽约心脏协会;STD,性传播疾病。

生部提供改善母亲和婴儿健康的信息。PRAMS 也使 CDC 和美国能够监测卫生指标的变化（如意外怀孕、孕期保健、母乳喂养、吸烟、饮酒、婴儿健康）。

高危妊娠需要严密监护，有时需转诊至围产中心。如果需要转诊，在分娩前而不是分娩后转诊可降低新生儿的发病率和死亡率。

产前转诊最常见的原因是：
- 早产（常由于胎膜早破造成）
- 子痫前期
- 出血

妊娠期并发症的危险因素

妊娠期并发症的危险因素包括：
- 母体基础疾病
- 身体和社会特征
- 年龄
- 既往妊娠的问题（如自然流产）
- 妊娠期间发生的问题
- 临产及分娩时发生的问题

高血压

如孕妇有以下情况，认为是慢性高血压（CHTN）：
- 孕前高血压
- 孕 20 周之前发生的高血压

慢性高血压与妊娠期高血压不同，后者在妊娠 20 周以后发病。但不论在哪种情况，高血压的定义是间隔>24 小时，两次测得收缩压>140mmHg 或舒张压>90mmHg。

高血压增加以下风险：
- 胎儿生长受限（通过降低子宫胎盘血流量）
- 胎儿和孕妇不良结局

高血压妇女，怀孕前应告知其妊娠的风险。如果高血压妇女怀孕，应尽早开始产前监护，包括检测基础肾脏功能（如血清肌酐、BUN）、检眼镜检查、心血管系统检查（听诊、有时心电图和/或心脏超声）。在孕期的每一阶段检测 24 小时尿蛋白、血清尿酸和肌酐以及血细胞比容。孕 28 周起，每 4 周超声检查监测胎儿生长情况。由母胎专科医师利用多血管多普勒超声检测评价胎儿生长迟缓情况（妊娠期高血压管理，参见第 2101 页）。

糖尿病

妊娠期，显性糖尿病发生率≥6%，妊娠期糖尿病发生率为 8.5%。随着肥胖发生率的增加，糖尿病发病率也随之增加。

先前存在胰岛素依赖型糖尿病增加了以下的风险：
- 肾盂肾炎
- 酮症酸中毒
- 子痫前期
- 胎儿死亡
- 严重胎儿畸形
- 巨大胎儿（胎儿体重>4.5kg）
- 如果存在血管病变，导致胎儿生长受限

孕期对胰岛素的需要量常会增加。

妊娠糖尿病增加了以下的风险：
- 妊娠期高血压疾病
- 巨大胎儿
- 需剖宫产分娩

孕 24~28 周，常规行妊娠期糖尿病筛查，如果有高危因素，则在孕早期进行筛查。危险因素包括：
- 妊娠期糖尿病史
- 既往妊娠分娩巨大儿
- 非胰岛素依赖型糖尿病家族史
- 不明原因流产
- 体重指数（>30kg/m²）
- 特定的种族（墨西哥裔美国人，美洲印第安人，亚洲人，太平洋岛人）

一些医生首先做随机血浆葡萄糖测试，以检查是否有妊娠糖尿病的可能。然而，妊娠糖尿病的筛查和确诊最好是基于口服葡萄糖耐量试验结果（OGTT-表 282-2）。根据 2013 年美国国立卫生研究院（NIH）共识的推荐，筛查首先用 1 小时 50g 葡萄糖负荷试验（GLT）；如结果为阳性（血浆葡萄糖>130~140mg/dl），需要进一步检测 3-H100-GOG-TT。

表 282-2 使用 100g 口服葡萄糖耐量试验诊断妊娠糖尿病的血糖阈值

测试时间	血浆葡萄糖 mg/dl	血浆葡萄糖水平 mg/dl†
空腹‡	105	95
1h	190	180
2h	165	155
3h	145	140

当至少 2 项达到或超过阈值则诊断为妊娠期糖尿病。

† VandorstenJP，多德森 WC，Espeland MA 等。美国国立卫生研究院（NIH）共识发展会议声明：诊断妊娠期糖尿病。美国国立卫生研究院共识：美国科学声明 29：1-31，2013。

‡ 当医生怀疑患者有未确诊的糖尿病时，为了避免不必要糖负荷，患者需要监测空腹血糖。

最佳的治疗妊娠期糖尿病方法是（饮食调整，运动，密切监测血糖水平和必要时使用胰岛素）减少孕产妇，胎儿和新生儿不良结局的风险。

妊娠糖尿病患者可能在孕前已存在未确诊的糖尿病。因此，应在产后 6~12 周进行糖尿病筛查，测试方法和诊断标准同非妊娠期患者（表 282-3）。

表 282-3 诊断显性糖尿病的阈值

试验	阈值
空腹血浆葡萄糖	126mg/ml
HbA₁C	6.5%
随机血浆葡萄糖	200mg/ml>1 次

* 如果临床医生怀疑患者有糖尿病，则检测空腹血糖和糖化血红蛋白（如有危险因素的患者，如肥胖症，糖尿病的家族史，或者前次妊娠发生了妊娠糖尿病）。

HbA_{1c}，糖化血红蛋白。

性传播疾病

(性传播疾病,参见第 1540 页;孕期感染性疾病,参见第 2102 页)

胎儿宫内梅毒可造成胎儿死亡、先天性畸形以及严重的残疾。

如果不治疗,HIV 由孕妇传染给胎儿的风险在产前约为 30%,产时约为 25%。新生儿出生 6 小时内接受抗反转录病毒治疗,以减少产时传染的风险。

孕期细菌性阴道病、淋病和生殖道衣原体感染增加早产和胎膜早破发生的风险。

初次产前检查时常规对这些感染性疾病进行筛查。如果危险持续存在,应在孕期重复进行梅毒检测,在分娩时对所有妇女进行梅毒检测。孕妇感染以上病原体均需抗菌治疗。

治疗细菌性阴道病、淋病或衣原体感染可能延长从胎膜破裂到分娩的时间,可减少胎儿炎症从而改善胎儿预后。

采用齐夫多定或奈韦拉平治疗感染 HIV 的孕妇,可以将胎儿/新生儿感染的危险降低 2/3;联合应用 2 种或 3 种抗病毒药可能进一步降低病毒传播的风险(<2%)(参见第 2102 页)。尽管对胎儿和母亲可能有毒性作用,但仍建议使用这些药物。

肾盂肾炎

肾盂肾炎增加以下风险:
- 胎膜早破
- 早产
- 呼吸窘迫综合征

肾盂肾炎是孕期住院最常见的非产科原因。

患肾盂肾炎的孕妇应住院检查和治疗,先进行尿培养和药敏试验,静脉应用抗生素(如 3 代头孢菌素加或不加氨基糖苷类),给予退热剂和补充液体。在热退后 24~48 小时开始给予针对致病微生物的抗生素口服,并完成抗生素治疗疗程,通常为 7~10 日。

在此后的孕期中,预防性使用抗生素(如呋喃妥因、甲氧苄啶/磺胺甲噁唑)同时定期尿培养。

外科急诊问题

大手术,尤其是腹腔内手术,会增加以下风险:
- 早产
- 胎儿死亡

然而,若给予适当的支持治疗和麻醉(维持血压和供氧在正常水平),孕妇和胎儿通常能很好地耐受手术,延误治疗腹部急症要危险得多,因此,如有手术指征,医生不应拒绝手术。术后,使用抗生素和宫缩抑制剂 12~24 小时。

如需在孕期须施行非急诊手术,孕中期最为安全。

生殖道异常

子宫和宫颈结构异常(如子宫纵隔、双角子宫)增加以下可能性:
- 胎儿先露异常
- 分娩障碍
- 需要剖宫产

子宫肌瘤可造成胎盘异常(如前置胎盘)、早产以及反复自然流产。肌瘤可能在孕期生长迅速或变性;变性常造成严重的疼痛和腹膜炎体征。

宫颈功能不全易发生早产。宫颈功能不全可通过手术治疗(环扎术),阴道用孕激素或子宫托。

如果在孕前曾进行过子宫肌瘤剥除术,且术中进入宫腔,需行剖宫产分娩,因为阴道分娩有发生子宫破裂的风险。导致不良产科结局的子宫畸形,常需要在分娩后进行手术纠正。

母亲年龄

青少年占所有妊娠的 13%,子痫前期、早产和贫血的发生率增加,常导致胎儿生长受限。究其原因,至少一部分是由于青少年多忽视产前检查,经常抽烟,STD 发生率较高。

年龄>35 岁的妇女,子痫前期、妊娠期糖尿病、功能障碍性分娩、胎盘早剥、死产和前置胎盘的发生率增加。这些妇女患有基础疾病的可能性更大(如慢性高血压、糖尿病)。由于随着母亲年龄增加,胎儿染色体异常的发生率增加,应进行遗传学检查。

母亲体重

孕前 BMI<19.8kg/m^2 的孕妇被视为低体重,其新生儿易出现低出生体重(<2.5kg)。鼓励这些孕妇在孕期体重增加至少 12.5kg。

孕前 BMI 在 25~29.9kg/m^2(超重)或>30kg/m^2(肥胖)的孕妇,母体有发生高血压、糖尿病、过期妊娠、妊娠丢失、巨大儿、先天畸形、胎儿宫内生长受限、子痫前期,需剖宫产的风险。理想情况下,应在怀孕前开始减重,首先尝试改变生活方式(如增加运动,饮食结构的改变)。建议超重或肥胖妇女,孕期最好通过改善生活方式限制体重增加。医学研究所(IOM)使用以下指南:

超重:体重增加限制在 6.8~11.3kg(15~25lb)
肥胖:体重增加限制在 5~9.1kg(11~20lb)[1]

然而,并非所有的专家都认可 IOM 的推荐。很多专家推荐个体化的方案,包括限制体重增加和改善生活方式(如增加体育锻炼、饮食调整),尤其是对于肥胖妇女。

在初次产检和妊娠过程中定期讨论适当的孕期体重增加、饮食、锻炼是很重要的。

[1] Artal R, Lockwood CJ, Brown HL: Weight gain recommendation in pregnancy and the obesity epidemic[J]. Obestet Gynecol, 2010, 115(1): 152-155. Doi: 10.1097/AOG.0b013e3181c51980。

母亲身高

矮小妇女(约<152cm)小骨盆发生率高,可能因头盆不称或肩难产造成难产。矮小妇女易发生早产和胎儿宫内生

长受限。

暴露于致畸原

常见的致畸原（造成胎儿畸形的因素）包括感染、药物以及物理因素。受孕2~8周期间（末次月经后4~10周）为器官形成期，如暴露于致畸原，最易发生胎儿畸形。也容易发生其他不良妊娠结局。妊娠期暴露于致畸原的妇女，应详细告知其可能增加的风险，并进行详细的超声检查以发现畸形。

常见的可能致畸的感染包括单纯疱疹、肝炎病毒、风疹、水痘、梅毒、弓形虫、巨细胞病毒、柯萨奇病毒、寨卡病毒感染。

致畸的常用药物包括酒精、烟草和可卡因（参见第2087页），以及一些处方药（表279-1，参见第2087页）。

接触汞

海鲜中的水银可能对胎儿有毒。美国食品药品监督管理局提出以下建议：
- 避免食用墨西哥湾的方头鱼、鲨鱼、旗鱼和鲭鱼
- 限制食用长鳍金枪鱼至4盎司（平均为一餐）/周
- 在食用当地湖泊、河流和沿海区域捕的鱼之前，检查当地的报告了解这些鱼的安全性，如果不能确定汞的水平很低，限制食用量为4盎司/周，同时避免食用其他海鲜

专家建议，对于低汞海鲜，怀孕或哺乳妇女（幼儿）可食用8~12盎司（2或3的平均餐）/周。海鲜，包括比目鱼、虾、罐装淡金枪鱼、鲑鱼、鳕鱼、罗非鱼、鳕鱼和鲶鱼。鱼含有的营养素对胎儿生长发育非常重要。

前次死胎史

死胎（stillbirth）指孕>20周分娩死亡胎儿。妊娠后期胎儿死亡可能有母体，胎盘，胎儿解剖或遗传因素所致（表283-3，参见第2119页）。死胎或晚期流产史（如16~20周）增加了再次妊娠胎儿死亡的风险。风险的程度取决于前次的死胎的原因。推荐使用产前监测监护胎儿情况（如无应激试验、生物物理评分）。

治疗母体疾病（如慢性高血压、糖尿病、感染）可能会降低本次妊娠死胎发生的风险。

既往早产史

早产指在孕37周前分娩，前次早产增加再次妊娠早产的风险；如果前次早产儿出生体重<1.5kg，再次妊娠早产发生的风险是50%。

前次妊娠早产的妇女应在孕20周以后，每2周进行一次严密监护。监护内容包括：
- 超声评价，包括在孕16~18周时测量宫颈长度和形状
- 监测宫缩
- 进行细菌性阴道病检测
- 测量胎儿纤维连接蛋白

前次妊娠由于分娩过早发动、宫颈缩短（<25mm）或呈漏斗状而造成早产的妇女应当给予每周一次17α-OH-黄体酮250mg肌内注射。

新生儿遗传或先天性疾病史

对大多数夫妇来讲，曾分娩染色体异常胎儿再次发生胎儿或新生儿有染色体异常的风险增加（被识别的或者忽略，参见第2063页）。大多数遗传性疾病的复发风险是未知的。大多数先天畸形的发生是多因素的，再次发生畸形胎儿的风险≤1%。

如果夫妇曾有一个基因或染色体疾病新生儿，推荐做基因筛查。如果一对夫妇有存在先天性畸形的新生儿，建议进行遗传筛查、高分辨率超声检查和母胎医学专家评估。

羊水过多和羊水过少

羊水过多可造成孕妇严重的气促和早产。危险因素包括：
- 未控制的妊娠糖尿病
- 多胎妊娠
- 同种免疫
- 胎儿畸形（如食管闭锁、无脑儿、脊柱裂）

羊水过少常伴发胎儿泌尿道先天性畸形和严重胎儿生长受限（<第3百份位数）。此外，伴肺发育不良的Potter综合征或胎儿体表压迫畸形，通常在孕中期，可能会造成胎儿死亡。

如果子宫大小与孕龄不符合则需怀疑有羊水过多或羊水过少，或偶然经超声检查发现并诊断。

多胎妊娠

多胎妊娠增加了以下的风险：
- 胎儿生长受限
- 早产
- 胎盘早剥
- 先天性畸形
- 围生期发病率和死亡率
- 产后，子宫收缩乏力和出血

孕16~20周常规超声检查多胎妊娠。

既往产伤史

大多数脑瘫和神经发育障碍的原因与产伤无关。产钳或负压吸引分娩术可能导致臂丛神经损伤等，但往往是由于分娩时宫内压力或妊娠最后几周胎位不正所致。

前次肩难产史是再次发生难产的危险因素，应回顾前次分娩记录以发现可能得到纠正的导致产伤的危险因素（如巨大儿、阴道手术助产）。

283. 异常分娩和分娩并发症

应尽早诊断及处理异常分娩和并发症。以下的大多数并发症在分娩发动前最为常见：
- 多胎妊娠
- 过期妊娠
- 胎膜早破
- 胎位异常

下述并发症部分发生在分娩期或在分娩期更明显：
- 羊水栓塞
- 肩难产
- 头盆不称
- 早产
- 产程延长
- 脐带脱垂
- 子宫破裂（罕见）

某些并发症可能导致无法自然分娩或阴道试产。可替代的方案有：
- 引产
- 阴道手术助产
- 剖宫产

当选择阴道试产替代方案时，应通知新生儿护理团队，便于他们及时处理各种新生儿并发症。

有些并发症（如产后出血、子宫内翻）常在胎儿娩出后即刻发生，或在胎盘娩出前后发生。

一些胎盘异常性疾病，如胎盘植入，可在孕期发现，也可能直到分娩后才被发现。

新生儿复苏和分娩过程中，参见第 2084 页；对于胎粪吸入综合征，参见第 2107 页。对于子痫前期和子痫，参见第 2114 页。

阴道手术助产

阴道手术助产包括采用产钳或胎吸牵引胎儿头部，以辅助第二产程并帮助分娩。

产钳分娩和胎吸应用指征基本相同：
- 第二产程延长（从宫口开全到胎儿娩出）
- 疑有胎儿窘迫（如异常胎心率）
- 为保障母亲安全需缩短第二产程——如母亲心功能不全（如左向右分流）或神经系统疾病（如脊髓创伤）无法有效屏气，或产妇已精疲力竭

第二产程延长的定义如下：
- 在初产妇中：使用分娩镇痛 3 小时或未用分娩镇痛 2 小时，产程无进展
- 在经产妇中：使用分娩镇痛 2 小时或未用分娩镇痛 1 小时，产程无进展

助产器械的选择 主要取决于使用者的偏好及手术经验。

当胎头位置低[低于坐骨棘下 2cm（S+2）]时使用以上方法助产；此时需要略微旋转和牵引帮助胎头分娩。在开始阴道手术助产时，临床医生需要做以下事情：
- 确定宫颈完全扩张
- 确定胎头先露部位已衔接[S+2 或更低]
- 确定胎膜已破
- 确定胎方位适宜阴道手术助产
- 孕妇排空膀胱
- 对骨盆径线进行临床评估（骨盆测量），以明确骨盆是否足以进行阴道手术助产

还需要知情同意，充分的人员配备和充分的麻醉。新生儿护理团队应对分娩方式高度警惕，以便随时处理各种新生儿并发症。

禁忌证 包括胎头未入盆、胎位不清、某些胎儿疾病如血友病。因可能增加脑室出血的风险，对于孕周<34 周的早产儿禁忌胎吸。

主要并发症 为母儿损伤及出血，尤其在操作者缺乏经验或孕妇情况不适宜阴道手术助产的情况下容易发生。严重的会阴体损伤和新生儿擦伤在产钳助产时更常见；肩难产、头颅血肿、黄疸和蛛网膜下腔出血更常见于胎吸助产。

引产

引产指在产程自然发动前刺激子宫收缩，从而得以阴道分娩。

适应证 引产可能为：
- 有医学指征（如子痫前期或胎儿窘迫）
- 选择性（分娩时控制）必须在选择性引产前确定孕周。孕 39 周前，不建议选择性引产

引产禁忌证 包括有或既往有过如下情况：
- 宫底部手术
- 开放式胎儿手术（如脊髓脊膜膨出修复）
- 进入子宫腔的子宫肌瘤切除术
- 既往传统术式或在子宫体增厚肌层部位行纵切口剖宫产史
- 活动期生殖道疱疹
- 前置胎盘或前置血管
- 异常胎先露（如横位，脐带先露，某些类型头盆不称）

子宫多处瘢痕及臀先露是相对禁忌证。

技术 如果宫口闭合,宫颈长而硬(宫颈条件不佳),应使用药物使宫颈扩张和容受(使宫颈条件适合分娩)。可使用不同的药物或机械方法。具体如下:

- 米索前列醇 25μg,阴道用药,每 3~6 小时 1 次
- 地诺前列酮(0.5mg)宫颈注射,或(10mg)阴道给药(因可增加子宫破裂的危险,对有剖宫产史或子宫手术史的患者,禁用前列腺素。)
- 低剂量或高剂量缩宫素
- 应用海藻(棒)和经宫颈放置球囊(当其他方法都无效或存在禁忌证可能是有用的)

一旦宫颈条件适宜,予以引产。

持续缩宫素静滴是最常用的方法;该方法安全、有效。给予低剂量缩宫素 0.5~2mIU/min,通常每 15~60 分钟增加 1~2mIU/min。高剂量缩宫素剂量为 6mIU/min,每 15~40 分钟增加 1~6mIU,直至最大剂量 40mIU/min。剂量>40mIU/min 时,过度水潴留可能造成水中毒。使用缩宫素时必须监测,预防宫缩过频(每 10 分钟宫缩>5 次,平均持续超过 30 分钟),后者可能造成胎儿缺氧。

在人工破膜后常规进行胎心监护,如果胎心监护无法评估胎儿情况,可进行宫内监护。当宫颈成熟,胎头与骨盆衔接良好时,可行人工破膜促进产程进展。

剖宫产

剖宫产(cesarean delivery)指切开子宫娩出胎儿。

在美国超过 30%的孕妇通过剖宫产分娩。剖宫产率存在波动性,最近有上升趋势,部分是由于有剖宫产史的妇女担心尝试经阴道分娩时(VBAC)子宫破裂风险增加。

适应证 尽管剖宫产的患病率和死亡率低,但仍比阴道分娩高数倍;因此,只有在剖宫产较阴道分娩对胎儿或母亲更安全时才采用。

剖宫产最常见的指征是:

- 剖宫产史
- 产程延长
- 胎儿难产(尤其是臀先露)
- 胎心率异常需要立即分娩

许多孕妇喜欢选择性剖宫产。理由包括避免盆底损伤(以及随之发生的失禁)和严重的产时胎儿并发症。然而,这种选择是有争议的,支持该理论的数据有限,需要产妇和她的医生进行讨论;讨论应包括即时发生的风险以及长期生育计划(如妇女打算生多少孩子)。

许多接受剖宫产的产妇有上次剖宫产史,对于她们,阴道分娩增加了子宫破裂的危险;然而总体来说阴道分娩子宫破裂的危险只有 1%(多次剖宫产史和子宫直切口者,尤其是延伸至增厚肌层部位者危险更高)。

对于单次剖宫产史的患者,阴道分娩成功率 60%~80%,此类人群,可考虑阴道分娩。VBAC 的成功依赖于初次剖宫产的指征。VBAC 需要在随时可提供产科医生、麻醉科医生和手术团队的机构进行,所以在某些情况下不适合 VBAC。

技术 剖宫产手术时,应当有熟悉新生儿复苏的医生在场。子宫切口可以是经典切口或下段切口。

- **经典切口**:是子宫前壁直切口,向上延至子宫上段或宫底部。此种切口较下段切口失血多,只在胎盘前置、胎儿横位背部朝下、早产或子宫下段形成很差或存在胎儿异常时采用
- **下段切口**:下段切口最常使用。在膀胱返折下方,宫体下段延长、变薄的部分进行横切口分离子宫。下段直切口只在某些异常先露和胎儿过大时采用。在这些病例不采用横切口,因横切口会向侧方延伸至子宫动脉,有时造成大量出血。建议告知有子宫下段横切口剖宫产史的妇女下次妊娠时试产的安全性

羊水栓塞

羊水栓塞可出现缺氧,低血压和凝血功能障碍,是胎儿抗原进入母体血液循环引起的一组临床综合征。

羊水栓塞是罕见的产科急症,估计发生率为 2~6 例/100 000 例妊娠。它通常在妊娠后期出现,也可在第一产程、第二产程终末出现。

虽然死亡率差异很大(约 20%~90%),该综合征风险巨大,对于在分娩时突然死亡的女性,羊水栓塞是最可能的原因之一[1]。生存率依赖于早期发现和迅速治疗。

[1] Clark SL: Amniotic fluid embolism[J]. *Obstet Gynecol*, 2014,123:337-48.

病理生理

经久不衰的术语羊水"栓塞"意味着主要机械、梗阻性病症,如在血栓或空气栓塞时发生。然而,由于羊水是在血液中完全可溶的,并不引起阻塞。此外,少量的胎儿细胞及组织碎片可能伴随羊水进入母体循环,它们太小以至于无法机械地阻塞肺血管树继而引起典型的血流动力学变化。相反,目前认为分娩期暴露于胎儿抗原可激活母体促炎介质,触发母体炎症级联反应并释放血管活性物质(如去甲肾上腺素),与败血症和感染性休克。时发生的全身性炎症反应综合征(SIRS)类似。

这种炎症反应能够引起器官损伤,特别是肺和心脏,并触发凝血级联反应,导致弥散性血管内凝血(DIC)。所导致的母体缺氧和低血压对胎儿产生不良影响。

由于母体分娩时暴露于胎儿抗原相当普遍,目前尚不清楚为什么只有少数妇女发生羊水栓塞。可能是不同类型和水平的胎儿抗原与母体未知易感因素相互作用。

危险因素 许多因素可增加羊水栓塞风险,但证据是不一致的。由于暴露于胎儿抗原,许多危险因素是司空见惯或者至少比羊水栓塞更易发生,然而对于为何少数有危险因素的孕妇发展为羊水栓塞并没无好的病理生理解释。尽管如此,风险一般随下列因素而增加:

- 剖宫产
- 孕妇高龄
- 多胎妊娠
- 胎盘早剥
- 腹部创伤
- 前置胎盘

- 子宫破裂
- 宫颈裂伤
- 产钳助产
- 羊水过多
- 引产

症状及体征

羊水栓塞通常发生在分娩时及分娩后不久。首先可表现为心搏骤停。其他的患者可能突然发生呼吸困难、心动过速,呼吸急促和直立性低血压。随即发生呼吸衰竭,可伴明显发绀,缺氧以及肺部湿啰音。

凝血功能障碍表现为从子宫和/或切口和静脉穿刺部位出血。

子宫灌注不足会导致子宫收缩乏力及胎儿宫内窘迫。

诊断

- 临床评估
- 排除其他原因

当分娩时或分娩后出现经典的三大症状,应怀疑羊水栓塞:

- 突然缺氧
- 低血压
- 凝血功能障碍

结合临床并排除以下原因得出诊断:

- 在年轻女性心搏骤停(如冠状动脉夹层,先天性心脏疾病)
- 急性呼吸衰竭(肺栓塞,肺炎)
- 凝血功能障碍(如败血症,产后出血,子宫收缩乏力)

尸体解剖可能在肺循环中发现胎儿鳞状细胞和毛发,但无法确认诊断。有时,在非羊水栓塞的患者中,亦能检测出胎儿细胞。

治疗

- 支持治疗

羊水栓塞的治疗为支持治疗。包括输注红细胞悬液(根据需要补充丢失的血液),新鲜冰冻血浆和凝血因子(如需要改善凝血功能障碍),必要时加上呼吸循环支持与正性肌力药物。重组凝血因子Ⅶa不应常规使用,但在使用了其他凝血因子后仍大量出血的妇女中,可予使用。

立即手术分娩似乎并不能改善或加重产妇的预后,但对胎儿的生存至关重要。

关键点

- 羊水栓塞通常发生于分娩时或分娩后,导致缺氧,低血压和凝血功能障碍三大症状
- 该病不是一个机械的栓塞现象,但在接触了胎儿抗原的母亲体内,可能触发级联瀑布样的炎症反应
- 死亡率高,而且患者需要立即接受积极的呼吸、血流动力学支持,并更换凝血因子
- 即刻终止妊娠对胎儿存活非常重要,但似乎并不能改善或加重产妇的预后

胎儿难产

胎儿难产(fetal dystocia)指胎儿大小或位置异常造成分娩困难。通过检查、超声或对加速产程措施的反应进行诊断。治疗方法为徒手转胎位、手术阴道助产或剖宫产。

如果胎儿相对于骨盆入口过大(头盆不称),或胎位不正(如臀位)可发生难产。正常胎先露为枕前位。

头盆不称 通过产前检查估计盆腔大小,超声检查和产程延长进行诊断。

如果加速产程措施可恢复产程进展,有糖尿病孕妇胎儿体重<5 000g或无糖尿病孕妇胎儿体重<4 500g,可以安全地继续观察产程进展。

如果第二产程进展缓慢,应进行检查,判断手术阴道助产(产钳或胎吸助产)是否安全、恰当。

枕后位 最常见的先露异常为枕后位。胎儿颈部常呈一定程度的屈曲状态;使更大的胎头径线通过骨盆。许多枕后位需要手术阴道助产或剖宫产。

面先露或额先露 如为面先露,胎头过度仰伸,其胎位决定于下颏的位置。如果下颏位于后方,胎头多数不能转动,不能经阴道分娩,需行剖宫产术。

额先露通常能自行转为顶先露或面先露。

臀先露 第二个常见的异常先露为臀先露(臀部在头部前面)。有许多类型:

- **单臀先露**:胎儿髋部屈曲,膝部伸直(梭子鱼体位)
- **完全臀先露**:胎儿似乎是髋部和膝盖屈曲而坐
- **单足或双足先露**:胎儿的一条或两条腿完全伸直,位于臀部之前

臀先露的问题在于先露部分无法使宫颈充分扩张,使随后娩出的胎头娩出困难,常压迫脐带。

脐带压迫可造成胎儿缺氧。如果可以在阴道口看到脐带,胎头可能会压迫脐带,尤其是在初产妇,没有先前使其盆底组织充分扩张的分娩经历。

臀先露的易感因素包括:

- 早产
- 子宫异常
- 胎儿畸形如果经阴道分娩,臀先露可能增加风险
- 产伤
- 难产
- 围生期死亡

预防并发症的发生比治疗简单有效得多,所以必须在分娩以前发现先露异常。尽管外倒转有时可在分娩前将胎儿转至头先露,常在37~38周进行,但仍常在孕39周孕妇临产时施行剖宫产。外倒转手法为轻轻地压迫母亲腹部使胎儿复位。使用短效的宫缩抑制剂对某些妇女可能有效(间羟叔丁肾上腺素0.25mg皮下注射)。成功率为50%~75%。

横位 胎儿横位,胎儿长轴与母亲长轴垂直或呈斜角,而非平行。除非胎儿是双胎中的第二胎,肩先露需要剖宫

产终止妊娠。

肩难产 该情况少见,先露为胎儿顶部,但胎头娩出后前肩嵌在耻骨联合后方,无法自阴道分娩。当胎头经过会阴体后似乎被会阴体牢牢地拉回(胎头回缩),诊断为肩难产。

危险因素 包括胎儿巨大、母亲肥胖、糖尿病、前次肩难产、手术阴道分娩、急产或产程延长。新生儿病率(如臂丛神经损伤和骨折)和死亡率增加。

一旦发现肩难产,应召集其他人员到产房,依次采用不同的手法,使前肩脱离嵌顿:

- 孕妇大腿高度屈曲,增宽骨盆出口(McRobert 手法),在耻骨上方施压,旋转,使前肩松动。避免在宫底部加压,以避免使情况恶化或造成子宫破裂
- 产科医生将手伸入阴道后壁,压迫后肩,旋转胎儿致任何容易分娩的位置(Wood 旋转手法)
- 产科医生将手伸入,使胎儿后肘屈曲,使臂部和手部通过胎儿胸前,使整个后肩娩出

这些手法增加肱骨和锁骨骨折的风险。有时故意向胎肺反方向折断锁骨,使前肩松解。可以在任何时候行会阴侧切以辅助这些手法。

如果所有的手法均无效,产科医生屈曲胎头逆着胎儿分娩方向将其推入阴道或子宫;然后剖宫产分娩(Zavanelli 手法)。

子宫内翻

子宫内翻(inverted uterus)是罕见的急症,子宫体向外翻出,突入阴道内或阴道口外。

子宫内翻最常见于试图使胎盘娩出时使用暴力牵拉脐带。胎盘娩出时过度按压宫底,宫缩乏力,侵入性胎盘植(胎盘异常粘连)可促进子宫内翻的发生。

子宫内翻的诊断要结合临床。

治疗
- 手法复位

子宫内翻的治疗为立即手工复位,用手将宫底上推,直到子宫回到正常位置。如果胎盘仍附着于子宫,应在剥离胎盘前使子宫复位。有时可能需要静脉麻醉、镇静剂或全身麻醉缓解产妇不适。有时可能还需要间羟叔丁肾上腺素 0.25mg 或硝酸甘油 50μg 静脉给药。如果子宫复位操作失败,需开腹手术;经阴道和腹腔操作使子宫恢复正常状态。一旦子宫复位,应开始静滴缩宫素。

多胎妊娠

多胎妊娠(multifetal pregnancy)指宫内胎儿数>1。

多胎妊娠发生概率为 1/70~1/80。危险因素包括:

- 卵巢刺激(通常采用克罗米酚或促性腺激素)
- 辅助生育(如体外受精)
- 多胎妊娠史
- 高龄产妇

过度扩张的子宫易诱发产程过早发动,造成早产(双平均孕龄 35~36 周,三胎 32 周,四胎 30 周)。胎先露可异常。娩出第一个胎儿后,子宫可能出现收缩,造成胎盘剥离,增加留在宫腔内胎儿的风险。有时子宫扩张影响产后子宫收缩,造成宫缩乏力和孕妇出血。

并发症 多胎妊娠增加子痫前期、妊娠期糖尿病、产后出血、剖宫产、早产和胎儿生长受限发生的风险。一些并发症,只有在多胎妊娠中发生。例如双胎输血综合征(当双胞胎共享同一胎盘;该综合征可致血管沟通,进而导致血供不均)。

诊断
- 产前超声检查

如果子宫大于孕龄,应怀疑多胎妊娠;产前超声检查可确诊。

治疗
- 有指征时行剖宫产

有指征时行剖宫产。除非双胎中第一胎为头位,否则建议行剖宫产。无论先露如何,三胞胎及以上均应剖宫产。

胎盘植入

胎盘植入(placenta accreta)指胎盘异常粘连,造成胎盘娩出延迟。胎盘功能正常,但滋养细胞侵入超过了正常边界(称为 Nitabuch 层)。在这种情况下,除非异常小心操作,否则手工剥离胎盘会导致产后大出血。通过超声进行产前诊断。治疗常为择期剖宫产。

胎盘粘连,胎盘绒毛并不像正常胎盘一样由子宫蜕膜细胞覆盖,而是附着于子宫肌层表面。

相关异常包括:

- 胎盘植入(绒毛侵入子宫肌层内)
- 穿透性胎盘植入(placenta percreta)(绒毛膜绒毛侵入或穿透子宫浆膜层)

所有三种异常导致类似问题。

病因

胎盘植入发生的主要危险因素是:

- 子宫手术史

在美国,胎盘植入最常见于前次妊娠因前置胎盘行剖宫产分娩的妇女。胎盘植入的发生率从 20 世纪 50 年代的约 1/30 000 增加到 20 世纪 80、90 年代的 1/2 000~1/500,再到 21 世纪初的 3/1 000;仍在 2/1 000 的范围内。有前置胎盘史的妇女如果进行过一次剖宫产,其风险增加 10%,如进行过>4 次剖宫产则风险增加至超过 60%。对于没有前置胎盘的女性,既往剖宫产史对其风险的增加的影响极微(最多占剖宫产者的 1%~4%)。

其他**危险因素**包括:

- 孕妇年龄>35 岁
- 多产(随产次增加风险增加)
- 黏膜下肌瘤
- 子宫手术史,包括子宫肌瘤切除术
- 子宫内膜病变,如子宫腔粘连综合征

症状及体征

通常表现为在胎儿娩出后手工剥离胎盘时出现大量阴道出血。然而,也可能少量出血或无出血,但胎儿娩出 30 分钟后胎盘未娩出。

诊断

- 对有风险妇女进行超声检查

应当对存在风险的妇女进行超声检查(经阴道或经腹部超声)评估子宫胎盘交界部位;可从孕 20~24 周开始定期超声检查。如果 B 超(黑白超声)无法确诊,MRI 或多普勒血流可助诊断。

分娩过程中,若发生下述情况,应怀疑胎盘植入
- 胎盘在胎儿娩出 30 分钟后未娩出
- 尝试手工剥离却无法找到分离间隙
- 胎盘牵引导致大量出血

如果怀疑粘连性胎盘,应大量备血并进行剖腹探查。

治疗

- 择期剖宫产

完善分娩前准备是最佳选择。通常情况下,除非孕妇拒绝,剖宫产子宫切除术应在 34 周进行;这是母胎预后的最佳平衡点。如果进行剖宫产(最好由有经验的盆底医生完成),取宫体部切口,在胎儿娩出后立即钳夹脐带可减少失血。不处理胎盘,直接行全子宫切除术。主动脉或髂内动脉气囊阻塞可在术前进行,但需有经验的介入医生,而且可能造成严重的血栓栓塞并发生。

极少数情况下(如当粘连性胎盘呈局灶性,位于宫底或后壁),临床医生可以尝试在不存在急性出血时保存子宫;例如,可在高剂量甲氨蝶呤溶解胎盘的情况下保留子宫。子宫动脉栓塞,动脉结扎,和气囊压迫有时也使用。

> **关键点**
> - 在美国,胎盘植入越来越普遍,最常见于前次妊娠因前置胎盘行剖宫产分娩的妇女
> - 对于年龄>35 岁或者多产(特别是既往前置胎盘史或剖宫产史)的女性,对于有黏膜下肌瘤或子宫内膜病变或既往子宫手术史的患者可考虑定期超生筛查
> - 如胎儿娩出 30 分钟内胎盘未娩出,或者手工剥离胎盘找不到界限,或牵拉胎盘造成大量出血均应怀疑胎盘植入
> - 如果确诊胎盘植入,在 34 周行剖宫产及子宫切除术

产后出血

产后出血(postpartum hemorrhage)指第三产程中或胎盘娩出后短时间内出血,阴道分娩时 >500ml,剖宫产时 >1 000ml。诊断应结合临床。应根据出血的病因进行治疗。

病因

产后出血最常见病因是
- 子宫收缩乏力

宫缩乏力的高危因素包括:
- 子宫过度伸展(多胎妊娠,羊水过多或巨大儿)
- 产程延长或异常
- 多次分娩史(分娩≥5 个胎儿)
- 麻醉肌松药
- 急产
- 绒毛膜羊膜炎

其他造成产后出血的原因包括:
- 产道撕裂
- 会阴侧切切口延伸
- 子宫破裂
- 出血性疾病
- 胎盘组织残留
- 血肿
- 子宫内翻
- 绒毛膜羊膜炎
- 胎盘部位复旧不良(不完全复旧)(常在早期发生,但也可晚至产后 1 个月发生)

子宫肌瘤可能造成产后出血。有产后出血病史者风险可能增加。

诊断

- 临床评估

产后出血的诊断应结合临床。

治疗

- 清除残留的胎盘组织、修复生殖道撕裂
- 促进宫缩药物(如缩宫素、前列腺素、甲麦角新碱)
- 补充液体和输血
- 有时需手术治疗

静脉补充生理盐水最多可达 2L,以增加血容量;如果补充的生理盐水量仍不足,应给予输血。

双手按摩子宫并静滴缩宫素止血。胎盘娩出后立即给予稀释缩宫素静滴[10~20 单位(最高 80 单位)/1 000ml 静脉补液,速度为 125~200ml/h]。持续使用缩宫素直到子宫变得坚硬;然后减少用量直到停药。因可能产生严重的高血压,缩宫素不能静脉推注。此外,探查子宫以发现裂伤和残留的胎盘组织。同时检查宫颈和阴道;修补裂伤。导尿管排空膀胱有时可缓解宫缩乏力。

如果在使用缩宫素时仍有大量出血,应尝试应用 15-甲基前列腺素 $F_{2\alpha}$ 250μg 肌内注射,每 15~90 分钟 1 次,最多可给药 8 次,或甲麦角新碱 0.2mg 肌内注射,每 2~4 小时 1 次(此后 0.2mg,每日 3~4 次,口服,共 1 周);剖宫产术中,可将这些药物直接注射入子宫肌层。缩宫素 10 单位也可直接注入子宫肌层。哮喘妇女应避免使用前列腺素;高血压孕妇避免使用甲基麦角新碱。有时可将米索前列醇 800~1 000μg 纳入直肠,增强子宫收缩。

有时可采用纱条或 Bakri 气囊填塞宫腔。该硅酮气囊可容量可达 500ml,承受达 300mmHg 内部或外部压力。如仍不能止血,可能需行 B-Lynch 缝合(通过多点贯穿压迫子宫下段的缝合方式),髂内动脉结扎或全子宫切除。子宫破

裂需手术修补。

根据失血程度和休克的临床表现,需要输入血制品。在有严重威胁生命安全出血的妇女,输入Ⅶa因子(50~100μg/kg,缓慢静脉输入,持续2~5分钟)可使血止。每2~3小时给予一次该剂量,直到血止。

预防

应在产前发现易造成产后出血的情况(如子宫肌瘤、羊水过多、多胎妊娠,母体凝血功能障碍、分娩时出血或产后出血史),在可能的情况下予以纠正。

如果妇女为特殊血型,应提前备血。仔细、稳妥地分娩,尽量少的干扰,是最明智的做法。

在胎盘剥离以后,予以缩宫素10U肌内注射或稀释的缩宫素静脉滴注(10U或20U加入1 000ml补液中,125~200ml/h静脉滴注,共1~2小时)常能够促进子宫收缩,减少出血。

胎盘娩出后,仔细检查胎盘的完整性;如果胎盘不完整,徒手探查子宫,将残留部分清除。极少数情况需要刮宫。

第三产程结束后,观察宫缩情况、阴道出血量1小时。

> **关键点**
> - 分娩前,评估产后出血的风险,包括产前危险因素(如出血性疾病,多胎妊娠,羊水过多,巨大胎儿,多次分娩史)
> - 补充血容量,修复外阴撕裂伤,并清除残留的胎盘组织
> - 必要时,按摩子宫和使用宫缩剂(如缩宫素,前列腺素,甲基麦角新碱)
> - 如果持续出血,应考虑填塞,外科手术和输注血制品
> - 对于有高危因素的孕妇,让其自然缓慢分娩,避免不必要的干预

过期妊娠

过期妊娠(posttermpregnancy)指妊娠≥42周。应在41周考虑产前监测。41周后可考虑引产,42周后建议引产。

准确的孕龄判断是过期妊娠诊断的基础。在月经规则、周期正常的妇女,可根据末次月经的第一天推算孕龄。如果日期不确定或与月经时间不符,孕早期超声检查(直至20周)是最准确的孕龄推算方法,可接受的变异在±7日内。在孕晚期,20~30周内变异增大至±14日内,30周后为±21日内。

过期妊娠增加孕妇和胎儿的风险。风险包括:
- 胎儿生长异常(巨大儿和成熟障碍综合征)
- 羊水过少
- 羊水粪染
- 胎儿检查结果提示有风险
- 胎儿和新生儿死亡
- 需要有新生儿重症监护保障
- 难产(分娩异常或困难)
- 剖宫产
- 会阴裂伤
- 产后出血

指胎儿在胎盘不能维持健康环境以供其生长发育的状态,通常是因为怀孕已经持续了太长时间。胎儿可能有干燥,脱皮,指甲过长,有大量的头皮,手掌脚掌明显的掌纹,缺乏脂肪沉积,皮肤粪染成黄色或绿色。存在胎粪吸入风险。

产前监测 应在41周后加以考虑;它包括以下:
- 无应激试验(NST)
- 改良生物物理评分(NST及羊水量的评估)
- 一个完整的生物物理评分(羊水量及胎动,健康状态,呼吸和心率的评估)

治疗
- 引产史及分娩史

如果有胎儿异常的证据或羊水过少,应终止妊娠。应在41~42周(尤其是宫颈成熟时)考虑引产,建议42周后引产。

胎膜早破(PROM)

临产前胎膜破裂称为胎膜早破。诊断根据临床表现。当孕周≥34周或出现感染或胎儿窘迫时(无论孕周如何),应终止妊娠。

胎膜早破(premature rupture of membranes,PROM)可发生于足月(≥37周)或更早孕周(<37周,称为未足月胎膜早破)。

足月前胎膜早破易造成早产。任何时候的PROM都会增加孕妇(绒毛膜羊膜炎)和/或新生儿(脓毒血症)感染的风险,以及异常胎先露和胎盘早剥的风险。B族链球菌及大肠埃希菌是感染的常见原因。其他阴道内微生物也可能造成感染。

PROM可以增加新生儿脑室内出血的危险;后者可能导致神经发育障碍(如脑瘫)。

在胎儿可存活前(<24周)长时间胎膜早破状态增加胎儿肢体畸形(如异常关节定位)、因羊水流出造成的肺发育不良(Potter综合征)等风险。

PROM到自然临产的间隔时间(潜伏期)以及分娩预后与孕龄负相关。足月妊娠者,约>90%PROM后24小时内临产;孕32~34周者平均潜伏期约4日。

症状及体征

除非出现并发症,胎膜早破唯一的症状是阴道液体漏出或突然涌出。

发热、大量阴道分泌物或白带恶臭、腹痛、胎儿心动过速、尤其是与母亲体温不成比例,强烈提示绒毛膜羊膜炎。

诊断
- 羊水池或羊水或可见的胎脂胎粪
- 羊水的检测:羊齿状结晶或硝嗪试纸(pH值试纸)检测显示碱性(蓝色)
- 有时候经超声引导下羊膜穿刺术进行染料确认

无菌窥器检查明确 PROM,评价宫颈扩张,收集羊水进行胎儿成熟度检测,并行宫颈分泌物培养。盆腔指诊,尤其是多次检查,增加感染的危险,最好避免,除非将马上分娩。

应评估胎位。如果考虑亚临床羊膜腔内感染,羊水穿刺(使用无菌器械获取羊水)可证实感染存在。

> **经验与提示**
>
> - 如果怀疑胎膜早破,避免做盆腔指诊,除非将马上分娩

如果羊水从宫颈口流出,或见到胎脂、胎粪可明确诊断。其他精确度较低的指标包括阴道流液,在玻片上干燥后呈羊齿状改变,或使 pH 值试纸变蓝为羊水,试纸变蓝提示为碱性,故为羊水;正常阴道液为酸性)。硝嗪测试(pH 值试纸检测)结果可能是假阳性,如果血液、精液、碱性消毒剂,或尿液污染标本,或者如果女人有细菌性阴道炎。超声提示羊水过少,可辅助诊断。

如果诊断存在疑问,可在超声引导下进行羊膜腔穿刺注入靛胭脂。阴道塞或会阴垫上出现蓝染液体可明确诊断。

如果胎儿可存活,常将孕妇收入院连续进行胎儿监护。

治疗

- 如出现胎儿窘迫、感染或孕龄>34 周可终止妊娠
- 否则则让孕妇卧床休息,严密监护,抗生素治疗,必要时使用糖皮质激素

胎膜早破的治疗应当权衡推迟分娩造成感染的风险和立即分娩胎肺不成熟的风险。没有一个处理方法是绝对正确的,但通常来说,在有胎儿窘迫或感染征象时(如持续的胎儿检查结果可疑,子宫压痛和发热)应立即终止妊娠。其他情况下,如果胎肺未成熟或可自然临产(如晚期妊娠)可将分娩推迟长短不等的一段时间。

孕周>34 周时建议引产。

在不清楚何种治疗方式合适时,可行羊水检查评价胎肺成熟情况以指导治疗;可通过阴道或羊水穿刺获取标本。

期待治疗 如采用期待治疗,应限制孕妇活动,从改良的卧床休息到绝对卧床。每天必须至少监测血压、心率和体温≥3 次。

给予抗生素(常采用氨苄西林和红霉素静脉给药 48 小时,此后 5 日口服阿莫西林和红霉素);这些治疗可延长潜伏期,降低新生儿疾病发生的风险。

如孕龄<34 周,应使用糖皮质激素促进胎肺成熟(参见第 2132 页)。

在孕龄<32 周的患者可考虑使用硫酸镁,分娩前使用硫酸镁可能降低严重的神经功能障碍的风险(如因胎儿脑室内出血造成),包括新生儿脑瘫。

在足月前胎膜早破患者使用宫缩抑制剂(抑制宫缩的药物)存在争议;必须根据不同病例决定是否使用。

> **关键点**
>
> - 如果有阴道羊水池或胎脂或胎粪,可预测胎膜早破
> - PROM 的次要预测指标为羊水齿状结晶,碱性阴道液(用硝嗪纸检测)以及羊水过少
> - 如果存在胎儿异常,感染或者证据表明胎肺成熟,或者孕龄>34 周,应考虑引产
> - 如果不考虑分娩,那么卧床休息并家用抗生素
> - 如果孕龄<34 周,给糖皮质激素促胎肺成熟,如果孕龄<32 周,加用硫酸镁,以减少严重的神经功能障碍的风险

早产

孕 37 周前分娩(宫缩造成宫颈改变)称为早产(preterm labor)。危险因素包括胎膜早破、子宫异常、感染、宫颈功能不全、早产史、多胎妊娠、和胎盘异常。诊断基于临床表现。可能的情况下可针对原因治疗。治疗包括卧床休息、宫缩抑制剂(如果持续有宫缩)、糖皮质激素(如果孕龄<34 周)以及硫酸镁(如果孕龄<32 周)。给予抗链球菌抗生素,直到肛门阴道培养结果阴性时停药。

可能诱发早产的因素:
- 胎膜早破
- 绒毛膜羊膜炎
- 上行宫腔感染(常见的原因是 B 组链球菌)
- 多胎妊娠
- 胎儿或胎盘异常
- 子宫异常
- 肾盂肾炎
- 性传播疾病(STD)

诱因可能并不明显。

早产史和宫颈功能不全可增加早产的风险。

早产可以增加新生儿脑室内出血的危险;脑室内出血可能造成神经发育性疾病(如脑瘫)。

诊断

- 临床评估

早产的诊断是基于分娩的体征以及妊娠时间。

应行肛门阴道 B 族链球菌(GBS)培养,适时开始预防性治疗。可进行尿液分析、尿培养检测膀胱炎、肾盂肾炎。如有临床证据,可行宫颈分泌物培养检测性传播疾病(STD)。

大多数怀疑早产的妇女并不进一步发展为胎儿娩出。

治疗

- 在肛周阴道细菌培养报告发出前给予针对 B 族链球菌的抗生素
- 宫缩抑制剂
- 如果孕周<34 周,给予糖皮质激素
- 如果孕周<32 周,给予硫酸镁治疗通常先卧床休息并补液治疗

抗生素 使用有效抑制B族链球菌的抗生素,直到肛门阴道分泌物培养阴性时停药。可选择的抗生素包括:
- 对青霉素不过敏的妇女:青霉素500万单位静脉注射,此后每4小时给药250万单位,或氨苄西林2g静脉注射,此后每4小时1g静脉注射
- 有青霉素过敏史但低过敏反应风险的患者(如前次使用出现斑丘疹):头孢唑林2g静脉注射,此后每8小时1g
- 青霉素过敏并且高过敏反应风险的患者(如前次使用出现支气管痉挛症、血管神经性水肿或低血压,尤其在用药30分钟内出现者):如果肛门阴道培养可疑,予以克林霉素900mg静脉注射,每8小时1次,或红霉素500mg静脉注射,每6小时1次;如果培养证实耐药或尚无结果,给予万古霉素1g静脉注射,每12小时1次

宫缩抑制剂 如果宫颈扩张,宫缩抑制剂(中止宫缩的药物)常可推迟分娩至少48小时,这样就可以给予糖皮质激素以降低胎儿风险。宫缩抑制剂包括:
- 硫酸镁
- 钙通道阻滞剂
- 前列腺素抑制剂

抑制宫缩是第一线的选择;选择应个体化,以最大限度地减少不利影响。

硫酸镁比较常用并且通常良好的耐受性。前列腺素抑制剂可能引起短暂羊水过少。在孕32周以后禁用该药,因可造成动脉导管早闭或狭窄。孕周<32周应考虑使用硫酸镁。在子宫内暴露于这种药物,可减少严重的神经功能障碍的风险(如由于脑室内出血),包括新生儿脑瘫。

糖皮质激素 如果孕周<34周,应给予糖皮质激素治疗,除非马上分娩。可使用下列之一:
- 倍他米松12mg肌内注射,每24小时1次,共2次
- 地塞米松6mg肌内注射,每12小时1次,共4次

这些皮质激素可促使胎肺成熟,降低新生儿呼吸窘迫综合征、颅内出血和死亡的风险。

孕激素 有早产史的孕妇再次妊娠时,可选用孕激素降低再次早产风险。该治疗从孕中期开始,持续到分娩前。

> **关键点**
> - 进行肛周阴道B组链球菌的培养,并对临床怀疑的可能引起早产的感染进行培养(如肾盂肾炎,性病)
> - 使用有效抑制B族链球菌的抗生素,直到肛门阴道分泌物培养报告回示
> - 如果子宫颈扩张,可以考虑用硫酸镁及钙通道阻滞剂保胎,如果孕周≤32周,可考虑使用前列腺素抑制剂
> - 如果孕周<34周,给予糖皮质激素
> - 如果孕周<32周,考虑使用硫酸镁
> - 有早产史的孕妇,再次妊娠时,可使用孕激素预防早产

产程延长

产程延长(protracted labour)指产程活跃阶段宫颈扩张或胎儿下降异常缓慢。诊断应基于临床。治疗为应用缩宫素、手术阴道分娩或剖宫产。

产程活跃期常发生在宫颈扩张≥4cm以后。通常宫颈扩张和胎头入盆下降的速度至少1cm/h,在经产妇更快。

病因

产程延长可能由于胎盆不称造成(胎儿不能适应、穿过母亲盆腔),在母亲盆腔特别小,胎儿特别大或胎位异常(胎儿难产)时发生。

另一个原因是子宫收缩乏力或不规则(低张性子宫收缩乏力)或偶尔宫缩过强或过密(高张性子宫收缩乏力)。

诊断
- 评估骨盆径线、胎儿大小、胎位以及宫缩
- 常见治疗后反应

产程延长的诊断应基于临床。

需明确病因,因为它决定了治疗。评估胎儿大小、骨盆经线以及胎位(参见第2008页),有时能确定引起胎盆不称的原因。例如胎儿体重>5 000g(糖尿病患者胎儿体重>4 500g)提示胎盆不称。

通过触摸子宫或使用宫内压力导管评估宫缩强度和频率来诊断宫缩乏力。

诊断常基于对治疗的反应。

治疗
- 缩宫素
- 胎盆不称或顽固性低张性子宫收缩乏力者可行剖宫产
- 有时在第二产程行手术助产

如果第一和第二产程进展太慢,胎儿体重<5 000g(糖尿病孕妇<4 500g),可应用缩宫素治疗低张性子宫收缩乏力,促进产程进展。如果恢复正常进展,可继续产程。如果产程进展不顺利,可能出现胎盆不称或顽固性低张性宫缩乏力,需行剖宫产终止妊娠。

在第二产程,在评估胎儿大小、先露、位置[坐骨棘下2cm(+2)或者更低]以及盆腔条件后,产钳或真空吸引助产可能更合适。

高张性子宫收缩乏力处理困难,但以下方法可能有效:复位术和短效宫缩抑制剂(如间羟叔丁肾上腺素0.25mg静脉注射1次给药),如在使用缩宫素则停用缩宫素,止痛药抑或许有效。

脐带脱垂

脐带脱垂(umbilicial cord prolapse)指脐带位置异常,位于先露的前方,因此分娩过程中胎儿压迫脐带,造成胎儿低氧血症。

该脐带脱垂可能:
- 隐性:位于子宫内

- 显性：从阴道脱出两者均少见

隐性脱垂 在隐性脱垂者，脐带常被肩或头部压迫。胎心率参见第 2083 页提示脐带压迫和进行性低氧血症（如严重的心动过缓、严重的变异加速）可能是唯一的线索。

改变孕妇的体位可缓解对脐带的压力；然而，如果异常胎心率持续存在，需要立即行剖宫产。

显性脱垂 显性脱垂在胎膜破裂时发生，臀先露或横位时更常见。显性脱垂还可发生在头先露时，尤其是胎膜在胎头尚未入盆时破裂（自发性或医源性）。

显性脱垂的治疗为：轻轻上推先露部分，持续固定其位置，使其不压迫脐带，恢复胎儿血流，同时立即行剖宫产。让孕妇膝胸卧位，使用间羟叔丁肾上腺素 0.25mg 静脉给药一次可帮助减轻宫缩。

子宫破裂

子宫破裂为子宫自发性撕裂，可能导致胎儿被动进入腹腔。

子宫破裂少见。它可以在妊娠晚期或活跃期发生。子宫破裂最常发生于有剖宫产史妇女子宫愈合的瘢痕处。其他危险因素包括先天性子宫异常，创伤，其他子宫手术史，如肌瘤剥除史或开放性胎儿手术。

子宫破裂原因包括：
- 子宫过度膨胀（多胎妊娠，羊水过多，胎儿畸形）
- 胎儿内旋转或外旋转
- 医源性穿孔
- 过度使用宫缩剂
- 没有意识到子宫过度收缩与下端缩复环造成的难产

有剖宫产史的孕妇如希望阴道试产，则不应使用前列腺素，后者可增加子宫破裂的风险。

子宫破裂的症状和体征包括胎儿心动过缓，出现变异减速，低血压，（宫颈检查时）胎位不清，以及严重的或持续性腹部疼痛。如果胎儿被排出宫腔位于腹腔内，其发病率和死亡率明显增加。

剖腹手术可明确诊断。

子宫破裂的治疗是即刻剖腹行剖宫产，必要时切除子宫。

284. 产后护理和相关疾病

产后护理

产褥期（分娩后 6 周）主要的临床表现是恢复妊娠期的生理改变（表 284-1）。这些变化是短暂和轻微的，有别于病理性改变。

产后并发症罕见最常见的病因包括：

表 284-1 正常产后变化

参数	生后最初 24h	产后 3~4 日	5 日~2 周	2 周后	4 周后
临床评价					
心率	开始降低	降至基础水平	基础水平	基础水平	基础水平
体温	轻度上升	常为基础水平	基础水平	基础水平	基础水平
阴道分泌物	血性（血性恶露）	血性（血性恶露）	淡棕色（浆液性恶露）*	淡棕色到黄白色（白色恶露）	黄白色或正常
尿量	增高	增高	降至基础水平	基础水平	基础水平
子宫	子宫复旧开始	持续复旧	质地变硬，不再柔软 宫底位于脐耻之间	腹部无法扪及	孕前大小
情绪	产后忧郁	产后忧郁	产后 7~10 日恢复正常	基础水平	基础水平
乳房（如果不哺乳）	轻度增大	肿胀	变小	基础水平	基础水平
排卵（如果不哺乳）	不太会发生	不太会发生	不太会发生	不太会发生但有可能	有可能
实验室					
WBC 计数	至 20 000~30 000μl	下降	降至基础水平	基础水平	基础水平
血清纤维蛋白原和 ESR	升高	升高	产后 7 日降至正常	基础水平	基础水平

* 胎盘部位焦痂脱落出血能够造成 7~14 日约 250ml 的血液丢失。

- 产后出血
- 产褥期子宫内膜炎
- 尿路感染（膀胱炎和肾盂肾炎）
- 乳腺炎
- 产后抑郁症

临床参数 产后24小时内，产妇脉搏开始下降，体温可能轻微升高。

阴道分泌物主要为血性（血性恶露）持续3~4日，然后转为淡棕色（浆液性恶露）持续10~12日，最后变为黄白色（白色恶露）。

在产后1~2周，胎盘附着部位焦痂组织脱落发生出血；出血多为自限性。总失血量约为250ml；可以使用合适的护垫或者阴道内棉塞（经常更换）来吸收血液。但是如果会影响会阴或阴道裂伤的愈合，就不宜用棉塞。出血时间延长（产后出血）可能是感染或胎盘滞留的征象，应进行检查。

子宫逐渐复旧；5~7日后质地变硬，不再柔软，宫底位于脐耻之间。2周后在腹部已不能触及，常在产后4~6周恢复孕前大小。子宫复旧收缩，如果发生疼痛（产后痛），可能需用止痛药。

实验室参数 产后第一周内尿量短暂增加；因恶露可能会影响尿液检查结果，所以应谨慎解释尿检结果。

由于血容量重新分配，红细胞比积可能有所波动，如果产妇没有出血，红细胞比积可能维持在孕前水平。由于分娩时白细胞计数增加，所以在产后24小时内发生显著的白细胞增多症（可至20 000~30 000/μl）；产后1周内白细胞计数恢复正常。血浆纤维蛋白原和ESR（红细胞沉降率）在产后1周内持续高于正常水平。

初始处理

应把发生感染、出血和疼痛的风险控制到最低。第三产程后至少观察产妇1~2小时，如果分娩期间使用全身麻醉或局部麻醉（如使用产钳、胎吸或剖宫产），或者高危妊娠时则需延长观察时间几个小时。

出血（了解更多信息，产后出血，参见第2130页） 首先需要减少出血；方法包括：

- 子宫按摩
- 适当时使用缩宫素

在第三产程结束后的1小时内应间断按摩子宫以保证其良好收缩，预防过多出血。

如果按摩不能使子宫良好收缩，给予缩宫素10单位肌内注射或稀释缩宫素静滴[10~20单位（最高80单位）/1 000ml静脉补液]，速度为125~200ml/h，胎盘娩出后立即给药。持续使用缩宫素直到子宫变得坚硬；然后减少用量直到停药。缩宫素不能静脉推注，因其可能产生严重的低血压。

如果出血量进一步增多，可予麦角新碱0.2mg肌内注射，或者将米索前列醇800μg置入直肠，增强子宫收缩。必要时可予麦角新碱0.2mg每6~8小时口服1次持续7日。

所有妇女，恢复期均应作好下述准备：

- O_2
- O型阴性血，或交叉配血试验
- 静脉补液

如果失血过多，应在让产妇离院前进行全血细胞计数（CBC）以明确产妇有无贫血。如果失血不多，就不用此检查了。

饮食和活动 24小时后，产妇迅速恢复。如果产妇要求进食，应尽快提供正常饮食。鼓励尽早下床活动。

何时开始锻炼根据产妇是否存在其他疾病或并发症而进行个体化决定。通常当分娩引起的不适症状缓解后，可开始运动增强腹肌力量的锻炼，阴道分娩者则可在产后24小时内开始，剖宫产者则稍延后。在床上抱膝曲臀可以收紧腹肌而不增加腰疼。盆底锻炼（如Kegel锻炼）的有效性仍不清楚，但可以在产妇准备好后立即开始。

会阴护理 如果分娩没有并发症出现，可以淋浴或盆浴，但在早期产褥期禁止冲洗阴道。外阴需从前向后清洗。冰袋在产后立即使用可能减少会阴侧切或撕裂修补部位的疼痛和水肿；有时利多卡因软膏或者喷雾可以减轻疼痛，分娩后稍迟一段时间，可以一天数次温水坐浴。

不适和疼痛 非甾体抗炎药，如布洛芬400mg口服，每4~6小时1次，可有效减轻会阴体不适和子宫收缩痛；也可使用对乙酰氨基酚500~1 000mg口服，每4~6小时1次。哺乳期间使用对乙酰氨基酚和布洛芬似乎是相对安全的，而许多其他的止痛剂可分泌至母乳中。手术或显著裂伤修补后，妇女可能需要阿片类药物来缓解不适。

如果疼痛显著加重，应对并发症，如外阴血肿等，进行评估。

膀胱和肠道功能 应尽可能避免尿潴留、膀胱过度扩张和导尿。可能发生一过性多尿，尤其是停用缩宫素后，必须鼓励和监控排尿，以免发生无症状性膀胱过度充盈。耻骨联合上触及包块，或宫底达脐上者提示膀胱过度充盈。如发生膀胱过度扩张，需进行导尿以立即缓解不适和防止远期排尿功能异常。如果反复膀胱过度充盈，可能需要留置或间歇导管。

鼓励产妇在出院前排便，尽管由于在产后短时间内即让患者出院，这个建议常不易实施。如果产后3日没有排便，可以给予缓泻剂（如蚤草、多库酯钠、比沙可啶）。避免便秘可预防或帮助减轻痔疮的发生，这也可以用温水坐浴治疗。对于累及直肠或肛门括约肌的广泛会阴裂伤修补术后的产妇，可给予大便软化剂（如多库酯）。

区域（脊髓或硬膜外）或全身麻醉可能由于下床活动较晚，使排便和自发排尿延迟。

预防接种和Rh脱敏 产妇风疹血清反应阴性者，出院当天应给注射疫苗。如果产妇未接受过白喉、破伤风、非细胞性百日咳混合疫苗（TdaP）预防接种（理论上在妊娠27~36周间接种），并且2年内未接受过破伤风和白喉类毒素（Td）加强免疫的，无论是否哺乳，均应在出院或离开生育中心给予Tdap注射。对于将与新生儿接触的家庭成员，如果之前没有接受 Tdap 的,也应该给 Tdap,使他们产生免疫对抗百日咳。

如果 Rh 阴性产妇分娩 Rh 阳性婴儿,并且没有致敏,应在产后 72 小时内肌内注射抗 RhO(D) 免疫球蛋白 300μg 以预防致敏(参见第 2087 页)。

乳腺肿胀 在早期哺乳时,乳腺可因乳汁增加而感胀痛。母乳喂养可以缓解乳腺胀痛。

对于**准备母乳喂养的妇女**,建议以下措施调整奶产量直到满足婴儿的需求:

- 在两次哺乳间热水淋浴时用手挤出乳汁或用吸奶器吸出乳汁可暂时缓解乳腺肿胀,(然而,这样做会促进乳汁分泌,所以只在需要时才这样操作)
- 定期母乳喂养婴儿
- 每天 24 小时穿着舒适的哺乳文胸

对于不打算母乳喂养的妇女,有以下建议:

- 建议紧紧压迫住双侧乳腺以抑制乳汁分泌;重力可刺激泌乳反射,促进乳汁分泌
- 刺激乳头以及手动挤奶,可以增加母乳的产量
- 在很多妇女,根据需要采取收缚乳腺、冷敷、止痛剂,然后稳定支撑乳腺(如舒适的胸罩),能有效缓解回奶时暂时出现的症状

不建议用药物回奶。

精神异常 在产后 1 周内,产妇出现一过性的抑郁(产后情绪低落)非常普遍。症状(如情绪波动,易怒,焦虑,注意力不集中,失眠,哭泣)通常比较轻微,通常 7~10 日消退。

医生应询问妇女在分娩前后的抑郁症状,并注意发现抑郁症状,后者可能类似于初为人母时的一些正常表现(如疲劳,无法集中注意力)。医生应建议妇女在出现以下情况时与他们联系:症状持续>2 周、影响正常活动、有自杀或杀人想法。在这些病例,可能存在产后抑郁或其他精神异常。

有精神疾病史者,包括之前的产后抑郁症,产褥期可能复发或加重,对这类妇女应严密监护。

居家处理

产妇和婴儿可在产后 24~48 小时出院;当产妇没有使用全身麻醉,无并发症时,许多以家庭为中心的产科病房甚至在产后 6 小时就让产妇出院。

出院后很少会出现严重的情况,但需要在 24~48 小时内进行家庭访视、门诊访视或电话随访。对没有并发症的阴道分娩妇女,在产后 6 周进行常规产后随访。如果是剖宫产分娩或存在其他并发症,需要更早进行随访。

一旦产妇可以胜任,就应当尽早恢复日常活动。阴道分娩后,若有需求并且觉得舒适,即可开始性生活,然而应首先让会阴撕裂或侧切伤口愈合。剖宫产术后性生活应在手术伤口已经愈合后。

计划生育 如果妇女接种了风疹或水痘疫苗,妊娠必须延迟 1 个月。产后避孕至少 6 个月,最好是 18 个月后妊娠可改善再次妊娠的产科结局。

为避免妊娠,妇女应在出院后立即采取避孕措施。如果产妇不哺乳,产后 4~6 周即恢复月经,就可以恢复排卵;然而排卵可能提前出现,产妇最早可以在产后 2 周怀孕。哺乳妇女排卵和月经恢复均延迟,通常在产后 6 个月左右。但是也有极少数产妇提前恢复月经和排卵,如同非哺乳妇女。

产妇应当根据不同避孕措施的利弊及是否哺乳来选择合适的避孕措施。对于哺乳女性,倾向于非激素类避孕措施;在激素类避孕药中,由于不影响哺乳,单纯孕激素口服避孕药、长效醋酸甲羟黄体酮针剂和孕激素皮下埋植是理想的选择。雌激素-孕复合类激素可以抑制泌乳,在乳汁充足时才可使用。如果妇女不哺乳,可从产后 4 周开始放置复合雌激素、孕激素阴道药环。

只有产后 6~8 周,当产妇子宫复旧完全后,才可使用阴道隔膜;同时应当使用泡沫、凝胶类外用避孕套。为将被排出的风险降到最低,最好在产后 4~6 周放置宫内节育器。

乳腺炎

乳腺炎(mastitis)**指乳腺疼痛性炎症,通常伴感染。**

产褥后期发热常由乳腺炎造成。葡萄球菌类是最常见的病因。

乳腺脓肿非常少见,偶由耐甲氧西林金黄色葡萄球菌造成。

乳腺炎症状可包括高热及乳腺局部症状:红肿、硬结、压痛、疼痛、肿胀和局部发热。乳腺炎与开始哺乳时常出现的乳头疼痛和皲裂不同。

乳腺炎根据临床做出诊断。

治疗

- 抗葡萄球菌抗生素

乳腺炎治疗包括鼓励饮水和使用针对金黄色葡萄球菌的抗生素,后者为最常见的病原体。例如:

- 双氯西林 500mg 口服,每 6 小时 1 次,持续 7~10 日
- 对于女性对青霉素过敏,头孢氨苄 500mg 口服,每日 4 次或克林霉素 300mg 口服,每日 3 次;共用 10~14 日

较少情况下也可红霉素 250mg 口服,每 6 小时 1 次。如果症状不缓解并且没有脓肿,可考虑给予万古霉素 1g 静脉注射,12 小时 1 次;或头孢替坦 1~2g 静脉注射,12 小时 1 次,以覆盖耐药菌群。治疗期间应继续哺乳,因为排空受感染的乳腺也是有效的治疗措施。

乳腺脓肿的治疗主要为切开和引流。常使用针对金黄色葡萄球菌的抗生素。并不清楚是否需要使用针对耐甲氧西林金黄色葡萄球菌的抗生素来治疗乳腺炎或乳腺脓肿。

产褥期子宫内膜炎

产褥期子宫内膜炎(puerperal endometritis),主要是由下生殖道或消化道细菌上行性感染所致的子宫感染。症状包括子宫压痛,腹部或盆腔疼痛,发热,全身乏力,有时可伴分泌物。诊断主要靠临床表现,偶尔依赖细菌培养。治疗是应用广谱抗生素(如克林霉素联合庆大霉素)。

产后子宫内膜炎发生率主要与分娩方式有关:

- 阴道分娩发生率为 1%~3%

- 择期剖宫产(分娩发动前剖宫产)为5%~15%
- 非择期剖宫产(分娩发动后剖宫产)为15%~20%

患者体质也影响发生率。

病因

子宫内膜炎可由分娩时绒毛膜炎发展而来或产后发生。诱因包括:
- 破膜时间过长
- 胎儿内监护
- 产程延长
- 剖宫产
- 反复阴道指检
- 胎盘组织残留
- 产后出血
- 下生殖道感染
- 贫血
- 细菌性阴道病
- 孕妇年龄过小
- 社会经济地位低下

感染多为混合性感染;最常见的病原体包括:
- 革兰氏阳性球菌(最常见的是B型链球菌、表皮葡萄球菌和肠球菌类)
- 厌氧菌(最常见的是链球菌,拟杆菌属和杆菌属)
- 革兰氏阴性细菌(最常见的是阴道加德纳杆菌、大肠埃希菌、肺炎克雷伯菌和奇异变形杆菌)

腹膜炎、盆腔脓肿、盆腔血栓性静脉炎(有致肺栓塞的危险)偶有单发或合并发生。罕有发生感染性休克及其并发症,包括死亡。

症状及体征

通常首发症状为下腹痛和子宫压痛,随后出现发热——通常出现在产后24~72小时内。常见症状为寒战、头痛、倦怠和食欲减退。有时候患者仅表现为低热。

患者常表现为面色苍白、心动过速、白细胞增多、子宫大而软且有压痛。恶露可减少、过多并伴恶臭,伴或不伴出血。如累及宫旁组织,则疼痛和发热严重;子宫增大压痛,阔韧带增厚,向两旁延伸至盆壁或道格拉斯窝。

盆腔脓肿可表现为盆腔包块,贴近或子宫分离。

诊断

- 临床评估
- 常进行辅助检查以排除其他原因(如尿液分析和尿液培养)

根据临床表现,包括疼痛、压痛和产后体温>38℃可在产后24小时内进行诊断。如患者产后24小时后体温连续2日≥38℃,且无其他原因,就应怀疑存在产褥期子宫内膜炎。需排除其他原因引起的发热和下腹症状,如尿路感染、伤口感染、盆腔血栓性静脉炎和会阴感染等。剖宫产者子宫压痛较难与术后切口触痛相鉴别。

低热且无下腹痛的患者需要排除其他比较隐匿的感染,包括肺不张、乳腺过度充盈或感染、尿路感染和下肢血栓性静脉炎等。乳腺过度充盈时,患者体温≤39℃。如果低热持续2~3日后突然升高,应考虑感染所致,而非乳腺过度充盈。

一般要求做尿常规和尿培养检查。

因为宫腔培养取标本时易沾染阴道和颈管菌群,不宜推荐。只有对常规抗生素方案耐药,而又排除其他明显感染因素才进行宫腔培养。取样时,采用阴道窥器和严格的无菌措施避免阴道内容物污染,同时行厌氧菌和需氧菌培养。

很少进行血培养,仅在顽固性子宫内膜炎和临床表现提示败血症时进行血培养。

如果充分治疗后,发热持续时间>48小时(有些临床医生以72小时为时间点),需考虑其他原因,如盆腔脓肿和盆腔血栓性静脉炎。通常腹盆腔CT成像,对脓肿比较敏感,但只能检测到血块较大的盆腔血栓性静脉炎。如果成像显示没有异常,肝素试验通常作为血栓性静脉炎的排除诊断。治疗反应可进一步证实诊断。

> **经验与提示**
> - 如果产褥期子宫内膜炎充分治疗48~72小时后,体温峰值没有下降趋势,应考虑盆腔脓肿,特别是如果没有脓肿的影像学证据,则应考虑盆腔血栓性静脉炎

治疗

- 克林霉素联合庆大霉素,可加氨苄西林

治疗时静脉应用广谱抗生素至患者退热后48小时,首选克林霉素和庆大霉素联合应用,其中克林霉素900mg每8小时1次,庆大霉素1.5mg/kg每8小时1次,或者5mg/(kg·d)1次。如果怀疑肠道球菌感染,或者治疗后48小时无效,可加用氨苄西林1g每6小时1次。没有必要连续口服抗生素。

预防

防止诱因或者把诱因降至最低是非常必要的,鼓励洗手。尽管阴道分娩难以保证无菌,但是仍要保证严格的消毒措施。

剖宫产时在术前60分钟预防性应用抗生素,可以把子宫内膜炎发病率降低3/4。

> **关键点**
> - 产后子宫内膜炎是剖宫产术后比较常见,特别是计划外剖宫产
> - 这种感染通常是多种微生物导致的
> - 根据临床结果(如产后疼痛,宫底压痛,或不明原因的发热),使用广谱抗生素治疗
> - 不常规行子宫内膜培养和血培养
> - 对于剖宫产,手术前60分钟内给予预防性应用抗生素

产后肾盂肾炎

肾盂肾炎（pyelonephritis）是由细菌感染肾实质所致。

当细菌沿膀胱向上感染可导致肾盂肾炎，可源于妊娠期无症状菌尿，有时可因产时或产后导尿所致。病原菌通常为大肠菌类（如大肠埃希杆菌）。

症状包括发热、肾区痛、全身不适，偶尔尿痛。

诊断

- 尿液分析和培养

诊断依据尿液分析和尿培养（参见第 1963 页）。

治疗

- 单用头孢曲松钠或氨苄西林加庆大霉素

治疗时用头孢曲松单药 1~2g 静滴，每 12~24 小时 1 次；或者氨苄西林 1g 静滴每 6 小时 1 次，联合庆大霉素 1.5mg/kg 静滴每 8 小时 1 次，直至患者热退后 48 小时。建议行细菌培养及药敏实验，药物治疗可相应调整，疗程为 7~14 日。静脉使用抗生素后可改口服。鼓励产妇大量喝水。

6~8 周后再次行尿培养以判断疗效。对妊娠期或产后患者反复出现肾盂肾炎者，应行影响学检查排除泌尿道结石或畸形可能。妊娠期影像学检查通常采用超声，分娩后影像学检查采用增强 CT。

产后抑郁症

产后抑郁症为产后抑郁症状持续>2 周，影响产妇日常生活。

产后抑郁症发病率为 10%~15%。所有产妇都有发病的风险，但以下为高危因素：

- 产后忧郁（如快速的情绪波动，烦躁，焦虑，注意力下降，失眠，哭泣）
- 产后抑郁史
- 抑郁史
- 抑郁家族史
- 显著的生活压力（如婚姻冲突，在过去一年内有应激事件，失业，没有朋友，与抑郁症患者共事）
- 缺乏来自伴侣或家庭成员的支持（如财务或照看孩子）
- 情绪的演变时间上与月经周期或使用口服避孕药相关
- 以前或现在的不良产科结局（如以前的流产，有先天畸形的婴儿）
- 在此之前对是否继续该次妊娠的矛盾心理（如因为它是计划外或者正在考虑终止妊娠）

确切病因不清；然而抑郁史是主要的危险因素，产褥期激素水平改变、睡眠不佳和遗传易感性可能也有影响。

在产后 1 周内，产妇出现一过性的抑郁（产后情绪低落）非常普遍。与产后情绪低落不同，产后抑郁持续>2 周，干扰或影响日常活动，而前者通常持续 2~3 日（最长 2 周），并且症状轻微。

症状及体征

产后抑郁的症状和其他主要的抑郁症相似。它包括：

- 极度悲哀
- 负罪感
- 无法控制的哭泣
- 失眠或昏昏欲睡
- 食欲缺乏或暴饮暴食
- 烦躁不安和愤怒
- 头疼和身体疼痛
- 极度疲劳
- 不切实际的担心或对孩子不感兴趣
- 感觉自己没有足够能力照看好婴儿或者感觉自己作为母亲不合格
- 害怕伤害孩子
- 自杀想法
- 焦虑或惊恐发作

通常症状可隐匿性发展 3 个月，但突然发病。产后抑郁影响妇女看护自己和孩子的能力。

很少发展为精神病，但产后抑郁增加了自杀和杀害婴儿的风险，这是最严重的并发症。

妇女可能不照看她们的孩子，造成孩子今后情感、社会和认知方面的问题。

父亲抑郁发生风险增加，婚姻危机增加。如不治疗，产后抑郁可自行缓解或发展为慢性抑郁。复发风险为 1/3~4 例。

诊断

- 临床评估
- 有时进行正式抑郁量表评分

早期诊断和治疗可明显改善母儿预后。如果妇女出现以下情况时（或其他严重的精神疾病），应怀疑产后抑郁：

- 症状持续>2 周
- 症状影响日常活动
- 自杀或杀人想法（应就此问题专门提问）
- 幻觉、妄想或精神病行为

由于文化和社会因素，妇女可能不会主动告知抑郁症状，所以应由护理人员询问她们分娩前后的相关症状。也应教会她们识别抑郁的症状，这些症状可能会被误认为初为人母的正常反应（如疲劳，注意力难于集中）。

可利用不同的抑郁量表在产后复查时对产后抑郁进行筛查。这样的工具，可在 MedEdPPD 获得（www.mededppd.org/screening_tools.asp）。

治疗

- 抗抑郁药
- 心理治疗治疗包括抗抑郁药治疗和心理治疗

一些小规模研究显示锻炼治疗，光疗，按摩，针灸和补充 ω-3 脂肪酸有一定效果。产后精神病妇女可能需要住院，最好是在有监督的单位，可让婴儿跟他们待在一起。抗精神病药以及抗抑郁剂同样被需要。

> **关键点**
> - 产后抑郁在产后第一周非常常见,一般持续2~3日(最多2周),并且是相对温和的
> - 产后抑郁症发病率为10%~15%,持续时间超过2周,与产后情绪低落相比,产后抑郁症患者可丧失生活能力
> - 症状可能是相似的抑郁症,并且还可以包括忧愁和害怕成为一个母亲
> - 产后抑郁症通常也会影响其他家庭成员,往往造成婚姻压力,父亲抑郁症,造成孩子后续问题
> - 教导所有的妇女认识产后抑郁症的症状,询问她们分娩前后抑郁症的症状
> - 为了获得最佳的可能结果,识别并尽早治疗产后抑郁症

第二十篇

儿 科 学

285. **儿科学引言** 2146
　　Manuals Staff
　　　儿科学引言　2146

286. **婴儿和儿童的症状** 2146
　　Deborah M. Consolini, MD
　　　绞痛　2146
　　　儿童便秘　2147
　　　儿童咳嗽　2152
　　　啼哭　2155
　　　儿童腹泻　2157
　　　婴儿和儿童发热　2160
　　　婴儿和儿童恶心和呕吐　2168
　　　婴幼儿及儿童皮疹　2169
　　　分离焦虑和陌生人焦虑　2172

287. **健康儿童的预防保健** 2173
　　Deborah M. Consolini, MD
　　　排便训练　2184

288. **儿童免疫接种** 2185
　　Michael J. Smith, MD, MSCE
　　　疫苗的效用和安全性　2185
　　　反疫苗运动　2185
　　　儿童疫苗接种计划　2190

289. **儿童药物治疗的原则** 2195
　　Cheston M. Berlin, Jr., MD
　　　药物代谢动力学　2195
　　　儿童不依从性　2197

290. **生长和发育** 2197
　　Daniel A. Doyle, MD
　　　婴儿和儿童的体格生长　2197
　　　发育　2198
　　　青少年身体生长和性成熟　2201
　　　青少年发育　2201

291. **新生儿和婴儿护理** 2203
　　Deborah M. Consolini, MD
　　　正常新生儿的评价和保健　2203
　　　婴儿营养　2206
　　　睡眠　2210

292. **患病儿童及家庭照护** 2211
　　Deborah M. Consolini, MD
　　　照顾生病的新生儿　2211
　　　有慢性健康状况的儿童　2211
　　　死亡和濒临死亡　2212

293. **染色体和基因异常** 2213
　　Nina N. Powell-Hamilton, MD, FAAP, FACMG
　　　唐氏综合征　2213
　　　18 三体综合征　2216
　　　13 三体综合征　2216
　　　染色体缺失综合征　2216
　　　基因微缺失综合征　2217
　　　性染色体异常概述　2217
　　　特纳综合征　2218
　　　先天性睾丸发育不全综合征(47,XXY)　2219
　　　47,XYY 综合征　2219
　　　其他的 X 染色体异常　2219
　　　脆性 X 染色体综合征　2219

294. **遗传性周期性发热综合征** 2220
　　Stephen E. Goldfinger, MD
　　　家族性地中海热　2220
　　　高 IgD 综合征　2221
　　　肿瘤坏死因子受体相关性周期热综合征(TRAPS)　2221
　　　遗传性冷吡啉相关周期性综合征　2222
　　　PAPA 综合征　2222
　　　PFAPA 综合征　2222

295. **先天性心血管畸形** 2223
　　Jeanne Marie Baffa, MD
　　　房间隔缺损　2226
　　　室间隔缺损　2228

房室间隔缺损 2229
动脉导管未闭 2230
主动脉缩窄 2231
法洛四联症 2233
大动脉转位 2234
三尖瓣闭锁 2235
左心发育不良综合征 2236
完全性肺静脉异位引流 2237
永存动脉干 2238
艾森曼格综合征 2239
其他先天性心脏畸形 2240

296. 先天性颅面部和肌肉骨骼畸形 2241
Simeon A. Boyadjiev Boyd, MD
先天性多发性关节挛缩 2241
常见的先天性肢体缺损 2242
先天性颅面部畸形 2242
先天性髋、腿、足畸形 2244
先天性肌肉畸形 2246
先天性颈部和背部畸形 2246

297. 先天性胃肠道畸形 2246
William J. Cochran, MD
高位消化道梗阻 2247
空回肠和结肠梗阻 2247
腹壁关闭缺损 2247
食管闭锁 2247
膈疝 2248
十二指肠梗阻 2249
空回肠闭锁 2249
肠旋转不良 2249
肠重复畸形 2250
先天性巨结肠 2250
先天性巨结肠小肠结肠炎 2251
肛门闭锁 2251
脐突出 2251
腹裂 2251

298. 先天性神经系统异常 2251
Stephen J. Falchek, MD
脑积水 2252
无脑畸形 2253
脑膨出 2253
大脑半球畸形 2253
空洞脑 2254
透明隔-视神经发育不良 2254
脊柱裂 2254

299. 先天性肾脏和泌尿生殖系统畸形 2256
Ronald Rabinowitz, MD, and Jimena Cubillos, MD

肾脏畸形 2256
输尿管畸形 2257
膀胱输尿管反流 2258
膀胱畸形 2259
阴茎和尿道畸形 2259
阴道畸形 2260
睾丸和阴囊畸形 2260
隐睾 2260
梅干腹综合征 2261

300. 先天性肾转运异常 2261
Christopher J. LaRosa, MD
巴特综合征和 Gitelman 综合征 2261
胱氨酸尿症 2262
Hartnup 病 2263
低血磷性佝偻病 2263

301. 儿童骨和结缔组织疾病 2264
David D. Sherry, MD, and Frank Pessler, MD, PhD
先天性低磷酸酯酶症 2265
骨软骨病概述 2265
骨软骨发育不全（骨软骨发育不全侏儒症） 2265
特发性脊柱侧凸 2266
休门病 2266
股骨头骨骺脱位 2266
Legg-Calvé-Perthes 病 2267
Osgood-Schlatter 病 2267
髌骨软骨软化症 2267
髌腱炎 2268
科勒骨病 2268
骨硬化病概述 2268
骨样硬化 2268
颅管发育不良 2269
颅管骨肥大 2269
成骨不全 2269
皮肤松弛症 2270
埃勒斯-当洛斯综合征 2270
马方综合征 2271
甲髌综合征 2272
弹性假黄瘤 2272

302. 囊性纤维化 2272
Beryl J. Rosenstein, MD

303. 遗传性代谢病 2277
Lee M. Sanders, MD, MPH
可疑遗传性代谢病的诊断程序 2277
线粒体氧化磷酸化缺乏 2278
过氧化物酶体缺乏 2279
氨基酸和其他有机酸代谢异常概述 2279

支链氨基酸代谢疾病 2280
蛋氨酸代谢紊乱 2282
苯丙酮尿症 2289
酪氨酸代谢紊乱 2291
鸟氨酸循环障碍 2293
碳水化合物代谢紊乱概述 2295
果糖代谢紊乱 2295
半乳糖血症 2295
糖原贮积症 2296
丙酮酸代谢障碍 2298
其他碳水化合物代谢障碍 2298
脂肪酸和甘油代谢异常概述 2299
β氧化循环障碍 2299
甘油代谢异常 2301
溶酶体贮积病概述 2302
胆固醇酯沉积症和Wolman病 2308
Fabry病 2308
戈谢病 2312
克拉贝病 2312
异染性脑白质病 2313
尼曼-匹克病 2313
家族性黑蒙性白痴病和桑德霍夫病 2313
嘌呤和嘧啶代谢障碍概述 2313
嘌呤分解代谢障碍 2314
嘌呤核苷酸合成障碍疾病 2315
嘌呤补救障碍 2316
嘧啶代谢障碍 2316

(304.) **遗传性肌病 2317**
Michael Rubin, MDCM
遗传性肌病引言 2317
Duchenne肌营养不良和Becker肌营养不良 2317
Emery-Dreifuss肌营养不良 2318
肌强直性营养不良 2318
肢带型肌营养不良 2319
面肩胛臂肌营养不良 2319
先天性肌营养不良症 2319
先天性肌病 2319
家族性周期性瘫痪 2320

(305.) **幼年特发性关节炎 2321**
David D. Sherry, MD, and Frank Pessler, MD, PhD
幼年特发性关节炎 2321

(306.) **神经皮肤综合征 2323**
Margaret C. McBride, MD
神经纤维瘤病 2323
斯特奇-韦伯综合征 2324
结节性硬化症 2325
Von Hippel-Lindau病 2326

(307.) **新生儿胃肠道疾病 2327**
William J. Cochran, MD
婴儿胃食管反流 2327
肥厚性幽门狭窄 2328
肠套叠 2329
各种外科急症 2330

(308.) **年幼儿童呼吸系统疾病 2330**
John T. McBride, MD
细菌性气管炎 2330
支气管炎 2330
义膜性喉炎 2331
婴幼儿喘息 2332

(309.) **儿童眼缺陷 2333**
Christopher M. Fecarotta, MD, and Wendy W. Huang, MD, PhD
弱视 2333
先天性白内障 2334
原发性婴儿青光眼 2334
斜视 2335

(310.) **儿童神经系统疾病 2336**
Margaret C. McBride, MD
脑性瘫痪综合征 2336
热性惊厥 2338
婴儿痉挛症 2339
新生儿惊厥 2340
儿童和青少年抽动障碍和抽动-秽语综合征 2342

(311.) **儿童失禁 2344**
Teodoro Ernesto Figueroa, MD
儿童尿失禁 2344
儿童大便失禁 2347

(312.) **儿童耳鼻咽喉疾病 2348**
Udayan K. Shah, MD
儿童听力障碍 2349
幼年性血管纤维瘤 2349
复发性呼吸道乳头状瘤 2350
儿童沟通障碍 2350

(313.) **儿童内分泌疾病 2351**
Andrew Calabria, MD
儿童生长激素缺乏症 2351
先天性甲状腺肿 2353
婴儿和儿童甲状腺功能减退 2353
婴儿和儿童甲状腺功能亢进 2354
儿童与青少年糖尿病 2355
先天性肾上腺皮质增生症概述 2360

由 21-羟化酶缺乏引起的先天性肾上腺增生　2361
由 11β-羟化酶缺乏引起的先天性肾上腺增生　2362
儿童男性性腺功能减退　2363
青春发育延迟　2365
性早熟　2366

314. 婴儿和儿童杂症　2368
Elizabeth J. Palumbo, MD
明显的危及生命的事件　2368
生长障碍　2369
出血性休克和脑病综合征　2371
川崎病　2372
早老症　2373
Reye 综合征　2374
婴儿猝死综合征　2375

315. 儿童行为关注和问题　2376
Stephen Brian Sulkes, MD
屏气发作　2377
饮食问题　2377
逃避上学　2378
睡眠问题　2378
暴怒发作　2379
暴力行为　2379

316. 学习和精神发育障碍　2380
Stephen Brian Sulkes, MD
注意力缺陷/多动症　2380
孤独症　2383
智力障碍　2384
学习障碍概述　2387
阅读障碍　2389
瑞特综合征　2390

317. 儿童期和青春期精神障碍　2391
Josephine Elia, MD
儿童和青少年焦虑症概述　2392
儿童和青少年广泛性焦虑症　2393
儿童和青少年社交焦虑障碍　2393
分离性焦虑障碍　2394
儿童和青少年强迫症及其相关疾病　2394
儿童和青少年的恐慌症　2395
儿童和青少年的广场恐怖症　2395
儿童和青少年急性创伤后应激障碍　2396
儿童期精神分裂症　2396
儿童和青少年抑郁症　2397
儿童和青少年双相情感障碍　2398
破坏性行为障碍　2400
对立违抗性障碍　2400
行为障碍　2401
儿童和青少年自杀行为　2401
非自杀性自残　2402

318. 新生儿电解质、代谢紊乱及中毒　2403
Alan Lantzy, MD
新生儿高胆红素血症　2403
核黄疸　2406
新生儿高钙血症　2407
新生儿低钙血症　2407
新生儿高血糖症　2408
新生儿低血糖　2408
新生儿高钠血症　2409
新生儿低钠血症　2410
胎儿毒品接触　2411
胎儿酒精综合征　2412

319. 脱水和液体疗法　2412
Michael F. Cellucci, MD
儿童脱水　2412
口服补液　2414

320. 新生儿感染　2415
Mary T. Caserta, MD
新生儿抗生素使用　2415
先天性和围生期巨细胞病毒感染（CMV）　2418
先天性风疹　2419
先天性梅毒　2420
先天性弓形虫病　2421
新生儿结膜炎　2422
新生儿乙型肝炎病毒感染　2423
新生儿单纯疱疹病毒感染　2424
新生儿医院内获得性感染　2425
新生儿李斯特菌病　2426
新生儿脑膜炎　2427
新生儿肺炎　2429
衣原体肺炎　2429
新生儿脓毒血症　2430
围生期结核病（TB）　2434

321. 婴儿和儿童的各种病毒感染　2435
Mary T. Caserta, MD
传染性红斑　2435
麻疹　2436
腮腺炎　2438
进行性风疹全脑炎　2439
呼吸道合胞病毒和人偏肺病毒　2440
幼儿急疹　2441
风疹　2441
亚急性硬化性全脑炎　2442

322. 儿童人类免疫缺陷病毒感染　2443
Geoffrey A. Weinberg, MD

323. 婴儿和儿童的各种细菌感染　2458
Geoffrey A. Weinberg, MD

　　细菌性脑膜炎发生于3个月以上新生儿　2458
　　在婴儿和幼儿中没有明显来源的隐匿性菌血症和
　　　发热　2462
　　儿童尿路感染　2465
　　风湿热　2468
　　链球菌感染后反应性关节炎　2472

324. 儿童恶性肿瘤　2472
John J. Gregory, Jr., MD

　　脑肿瘤概述　2473
　　星形细胞瘤　2473
　　髓母细胞瘤　2474
　　室管膜瘤　2474
　　神经母细胞瘤　2475
　　视网膜母细胞瘤　2476
　　横纹肌肉瘤　2477
　　肾母细胞瘤　2478

325. 儿童虐待　2478
Alicia R. Pekarsky, MD

　　女性生殖器毁损　2482

326. 围生期生理　2483
Melissa M. Riley, MD

　　围生期生理　2483

327. 围生期问题　2485
Eric Gibson, MD, and Ursula Nawab, MD

　　胎龄　2485
　　新生儿生长参数　2485
　　新生儿复苏　2488
　　产伤　2490
　　颅外头损伤　2490
　　面神经损伤　2491
　　臂丛神经损伤　2491

　　膈神经损伤　2491
　　其他周围神经损伤　2492
　　脊髓损伤　2492
　　颅内出血　2492
　　骨折　2493
　　软组织损伤　2493
　　新生儿低体温症　2493
　　大于胎龄儿　2493
　　过期产儿　2494
　　晚期早产儿　2495
　　早产儿　2496
　　早产儿视网膜病　2499
　　小于胎龄儿　2500
　　胎粪性肠梗阻　2501
　　胎粪栓塞综合征　2502
　　坏死性小肠结肠炎　2502
　　新生儿胆汁淤积症　2503
　　新生儿暂时性呼吸增快　2505
　　围生期呼吸系统疾病概述　2505
　　新生儿呼吸窘迫综合征　2506
　　新生儿和婴儿呼吸支持　2507
　　早产儿呼吸暂停　2509
　　支气管肺发育不良　2510
　　胎粪吸入综合征　2511
　　新生儿持续性肺动脉高压　2512
　　肺气漏综合征　2513

328. 围生期血液系统疾病　2514
David A. Paul, MD

　　围生期贫血　2514
　　围生期红细胞增多症和高黏综合征　2517

329. 青少年问题　2518
Sharon Levy, MD, MPH

　　青少年体格问题　2518
　　青少年肥胖　2519
　　避孕和青少年怀孕　2519
　　青少年心理社会问题概述　2520
　　青少年行为问题　2520
　　青少年学校问题　2520
　　药物和毒品在青少年中的使用　2521

285. 儿科学引言

儿科学引言

儿童生长发育过程中,生理和情感上都不断发生着变化。因此,定义明确的年龄为基础的分组是有益的。本章节使用下列术语:

- 新生儿(初生婴儿):出生~1个月
- 婴儿:1个月~1岁
- 年幼儿童:1~4岁
- 年长儿童:5~10岁
- 青少年:11~17或19岁

本章节介绍儿童所特有的疾病及异常(包括可能持续到成人期的一些疾病),以及同样发生于成人,但其特点却有显著差异的疾病。而对于发生于儿科年龄组,也同样发生于成人,且表现相似的疾病和异常(如咽炎、哮喘、糖尿病),则将会更多地在本手册的其他章节中进行全面叙述。

286. 婴儿和儿童的症状

绞痛

绞痛是指在没有明确诱因的情况下,其他方面均健康的婴儿出现频繁且长时间的哭吵。

绞痛这一术语虽然提示是由肠道所引起的,但其病因仍旧不明。

绞痛通常在生后的第一个月内出现,在大约6周龄时发作频率达到最高,随后在3~4月龄时确切且自发地消失。阵发性哭闹和易激怒在没有明显诱因的情况下发作,大致在白天或晚上的同一时间,并持续几个小时。少数婴儿几乎哭个不停。过度哭闹会引起吞气症,导致胃肠胀气和腹胀。典型绞痛发作的婴儿好似过度饥饿,几乎任何可得到的物品都用力吸吮,但进食和体重的增加都很正常。绞痛同迫切、急躁的人格发育可能没有关联。

评估

目的是将绞痛与引起过度哭闹的其他原因区分开来(参见第2155页),尤其是严重的和/或可治疗的内科疾病,如耳部感染,尿路感染,脑膜炎,阑尾炎,食物过敏,反酸,便秘,肠梗阻,颅内压增高,头发止血带,角膜擦伤,青光眼和非意外伤害。

病史 **现病史**:明确哭闹的发生时间和持续时间,以及对安抚的反应,从而判定婴儿的哭闹是否超过了正常的范围(6周龄的婴儿每日3小时以内)。

全身性疾病回顾:要关注可能提示病因的一些症状,包括便秘、腹泻、呕吐(消化道疾病);咳嗽、气喘、鼻塞(呼吸道感染)。

既往史:包括完整的问诊,可能会发现哭闹其实并不是父母主要关心的问题,而只是以此就诊,从而向医生提出其他的问题,如为以前孩子的夭折而忧虑,或担心不能照顾好一个新的婴儿等。

体格检查 体格检查先从生命体征的检查开始,随后对创伤或内科疾病的体征进行系统检查。绞痛儿童的体格检查通常并不能发现异常,而只是为了让孩子的父母安心。

预警症状:要特别注意以下检查所见:

- 呕吐(尤其是如果呕吐是绿色或血性,或出现次数>每日5次)
- 便秘或腹泻,特别是带有血液或黏液
- 发热
- 呼吸窘迫
- 嗜睡
- 体重增长缓慢

检查所见的解释 通常情况下,绞痛的婴儿通常出现数日或数周反复发作的、每日均有的哭闹;在这一点上,相对于急性哭闹(1~2日)的婴儿而言,绞痛之外其他方面的病史和体格检查均正常的婴儿更让人放心。

辅助检查 如果病史和体格检查没有特别的异常,则不需要进行辅助检查。

治疗

应该让父母消除顾虑,告知他们孩子的哭闹并非他们照顾不妥,绞痛会自然消退而不留下长期不良。医生还应该不时安抚婴儿父母,应理解作为绞痛儿童父母是十分焦虑的。

下列措施可能有所帮助：
- 短时间哭闹的婴儿可以通过抱起、轻摇或轻拍来安抚
- 有强烈吸吮要求的婴儿，在喂食后不久就哭闹：可能需要更长的吸吮时间（如一个橡胶奶嘴）
- 如果一瓶奶的喂哺时间<15~20分钟：应该使用孔较小的奶嘴，吸吮安抚奶嘴，或是两者同时使用，也可以使婴儿安静
- 对于特别好动、不肯安静的婴儿：用一条小被单紧紧裹住，可能使之安静

婴儿秋千、音乐、轻噪声（如真空吸尘器、汽车引擎、衣服或头发干燥器）也可以起到镇静效果。由于疲劳常常会加重过度哭闹，父母也应知晓，当婴儿清醒时，应常规置于婴儿床内，以鼓励婴儿自我安抚并培养良好的睡眠习惯，从而避免婴儿养成依赖父母、摇摆、安抚奶嘴、特殊噪音或是其他某些事物才能入睡的习惯。

可以在短时间内试用低过敏原的配方奶粉，以确定婴儿有无牛奶蛋白不耐受，但应避免频繁更换配方奶。有时，对于母乳喂养的婴儿，去除牛奶或从母亲的饮食中去除一种食物[特别是刺激性食物（如咖啡、茶、可乐、巧克力、饮食补充剂）]，可能会由于停止了含有兴奋剂（如减充血剂）的药物，从而能够缓解绞痛发作的情况。

> **关键点**
> - 绞痛指的是其他方面均健康，且无明确病因的婴儿过度哭闹
> - 绞痛应在婴儿3~4月龄时消退
> - 通过病史及体格检查排除哭闹的病因；除非有特殊的检测所见，否则没有必要进行辅助检查
> - 可以尝试物理措施（如摇摆、摇荡、襁褓），改变喂养习惯可能有帮助；婴儿对这些措施的反应不尽相同，而绞痛常常会随着时间而缓解

儿童便秘

便秘在儿科门诊中占了高达5%的比率。便秘的定义是，排便延迟或排便困难。

大便的正常频率和稠度因儿童的年龄和饮食而有所不同；而不同个体之间同样存在较大的差异。

大多数（90%）正常新生儿在生后的24小时内有胎粪排出。在生后第一周内，婴儿每日的大便次数是4~8次；母乳喂养的婴儿的排便次数要高于配方奶喂养的婴儿。在生后的数周之内，母乳喂养的婴儿每日平均排便3次，而配方奶喂养的婴儿每日平均排便2次。到2岁时，排便频率减低至略低于每日2次。4岁后，排便频率降低至略高于每日1次。

一般情况下，小婴儿用力的征象（如使劲）并不意味着便秘。婴儿的肌肉需要逐渐发育来协助排便。

病因

儿童便秘可以分为两种主要类型：
- 器质性（5%）
- 功能性（95%）

器质性 器质性病因包括特殊的结构、神经性、毒性/代谢性或是肠道紊乱。这些病因都是较为罕见的，但是，识别这些病因确实很重要的（表286-1）。

最常见的器质性病因是：
- 先天性巨结肠

其他可能在新生儿时期或之后时期内表现出症状的器质性病因包括：
- 肛门直肠畸形
- 囊性纤维化
- 代谢性疾病（如甲状腺功能减退、高钙血症、高钾血症）
- 脊柱异常

功能性 功能性便秘是因器质性病因之外的其他原因引起的排便困难。

表286-1 婴幼儿便秘的器质性病因

病因	有提示意义的临床表现	诊断方法
解剖变异		
肛门狭窄	出生后24~48h排便延迟	临床评估
	排便疼痛	
	腹胀	
	肛门异常或异位	
	肛门指检发现肛管紧缩	
肛门前异位	严重的慢性便秘，排便时伴有明显的用力和疼痛	因性别不同，预测肛门前置的API*计算亦不同
	通常对积极应用大便软化剂和泻药无反应	女孩：<0.29
	肛门未开口于会阴部着色区的中央	男孩：<0.49
肛门闭锁	腹胀	临床检查
	无排便	
	肛门外观或开口异常，或可能无肛	

续表

病因	有提示意义的临床表现	诊断方法
内分泌或代谢紊乱		
尿崩症	烦渴	尿液和血清渗透压
	多尿症	ADH 水平
	饮水使得过度哭闹停止	血钠
	体重下降	有时采用禁水试验
	呕吐	
高钙血症	恶心,呕吐	血钙
	肌无力	
	腹痛	
	纳差,体重下降	
	烦渴	
	多尿	
低钾血症	肌无力	电解质检查
	多尿,脱水	
	有生长障碍史	
	可能有氨基糖苷类,利尿剂,顺铂或两性霉素使用史	
甲状腺机能减退	喂养不良	促甲状腺激素(TSH)
	心动过缓	甲状腺素(T_4)
	新生儿大囟门,张力减退	
	寒冷耐受不良,皮肤干燥,易疲劳,黄疸期延长	
脊髓缺陷		
脊髓脊膜突出	出生时脊柱有可见性损伤	腰骶脊柱常规 X 线检查
	下肢反应或肌张力减弱	脊柱 MRI
	肛门反射消失	
隐蔽性脊柱裂	骶骨处毛发生长或凹陷	脊柱 MRI
脊髓栓系	步态改变	脊柱 MRI
	下肢疼痛或无力	
	尿失禁	
	背痛	
脊髓肿瘤或感染	背痛	脊柱 MRI
	下肢疼痛或无力	
	下肢反射减弱	
	步态改变	
	尿失禁	
肠道功能紊乱		
乳糜泻(麸质肠病)	添加小麦辅食后开始有症状(通常在4~6月龄后)	全血细胞计数
	发育不良 反复腹痛	乳糜泻的血清学筛查(组织谷氨酰胺转氨酶 IgA 抗体)
	腹胀	内镜下十二指肠活检
	腹泻或便秘	

病因	有提示意义的临床表现	诊断方法
牛奶蛋白不耐受（牛奶蛋白过敏）	呕吐	通过去除牛奶蛋白能够根除症状
	腹泻或便秘	有时需内镜或结肠镜检查
	便血	
	肛瘘	
	发育不良	
囊性纤维化	新生儿期胎粪排出延迟或胎粪性肠梗阻	发汗试验
	年长儿童可能反复发作小肠梗阻（相当于胎粪性肠梗阻）	基因检测
	发育不良	
	反复肺炎或喘息	
先天性巨结肠	大便排出延迟	钡剂灌肠
	腹胀	肛门直肠测压和直肠全层活检可以确诊
	肛门指检发现肛管紧缩	
肠易激综合征	慢性反复腹痛	临床评估
	通常腹泻和便秘交替出现	
	里急后重	
	黏液性大便	
	无纳差或体重减轻	
假性肠梗阻	恶心，呕吐	腹部 X 线检查
	腹痛和腹胀	结肠通过时间
		胃十二指肠测压
肠道肿瘤	体重下降	MRI
	盗汗	
	发热	
	腹痛和/或腹胀	
	腹部可触及包块	
	肠梗阻	
脑瘫和严重神经系统缺陷	对大多数脑瘫患儿，这会导致肠肌张力低下和运动麻痹	临床评估
	低纤维配方奶通过胃管喂养	
药物不良反应		
使用抗胆碱能药物，抗抑郁药，化疗药物，或阿片类药物	追问详细用药史	临床评估
毒素		
婴儿服用肉毒杆菌	新发吸吮无力，喂养困难，纳差，流口水	检测大便中肉毒杆菌
	哭声低	
	易激惹	
	眼上睑下垂	
	逐渐下降的或全身性的肌张力下降和肌无力	
	可能在 1 岁前服用过蜂蜜	
铅中毒	大多数无明显临床症状	血铅浓度
	可能出现间断性腹痛，偶发疲劳，烦躁	
	发育标志缺失	

* 备注：API（肛门位置指数）是根据以下方法计算：

女孩：是从肛门至阴唇系带之间的距离或是尾骨到阴唇系带之间的距离（平均值±标准差：0.45±0.08）。

男孩：是从肛门至阴囊之间的距离或是尾骨到阴囊之间的距离（平均值±标准差：0.54±0.07）。

儿童易于在以下三个时期发生便秘：
- 在添加谷物和固体食物后
- 在如厕训练期间
- 开始上学时

以上每一个阶段都有可能将排便变成一种不愉快的经历。

儿童有时会推迟排便，这是因为大便干硬且排便不适，或是因为他们不愿中断玩耍。为了避免一次排便，他们会收紧肛门外括约肌，将粪便于直肠穹窿内推高。如果这种行为如果重复的话，那么直肠就会延展，以适应滞留的粪便。接着，排便的紧迫感就减低了，粪便会变得更加坚硬，从而进入到排便疼痛和便秘加重的恶性循环中。有时，软的粪便会从收影响硬粪便周围经过，从而导致粪便不连续。

对于年长的儿童而言，饮食内纤维含量低和奶含量高，可能会引起粪便干硬，导致排便不适，并且会引起肛门开裂。肛裂引起排便疼痛，导致类似的延迟排便的恶性循环，造成大便干硬，排便痛苦。

应激，控制意愿和性虐待也是粪便滞留及其之后便秘的部分功能性病因。

评估

评估时应注意区分功能性便秘与器质性便秘。

病史 现病史：对于新生儿，应明确是否排过胎便，若已排胎便，需知是何时排胎便的。对于较大的婴幼儿和儿童，需注意发生便秘的起始时间和持续时间，排便的频率和黏稠度，便秘的诱因是否继发于某一特殊事件，如摄入某种食物或某些应激事件导致大便干结（如小孩刚开始接受上厕所的训练）。重要的伴随症状包括遗粪（大便失禁），排便不适感，大便带血或排血便。应该注意饮食成分，特别是流质和纤维的摄入量。

全身性疾病回顾：针对可能是由器质性病因导致的症状进行询问，包括新发的吸收不良，肌张力减退，以及 12 月龄之内摄食过蜂蜜（婴儿肉毒杆菌中毒）；寒冷耐受不良，干性皮肤，疲乏，肌张力减退，延迟的新生儿高胆红素血症，尿频，烦渴（内分泌疾病）；步态改变，下肢疼痛或无力，尿失禁（脊髓损伤）；夜尿，发热，体重下降（肿瘤）；呕吐，腹痛，生长缓慢，间歇性腹泻（肠功能紊乱）。

既往史：能够导致便秘的已知的疾病，包括囊性纤维化和乳糜泻。需注意是否服用过致便秘的药物以及接触过含铅油漆粉尘。临床医师应询问患者在生后 24~48 小时是否有胎粪延迟排出，以及既往是否有便秘病史或是否有便秘家族史。

体格检查 首先要对患儿的不适或痛苦程度及全身表现（包括皮肤和发质）进行全面的评估。对身高和体重进行评估，并绘制生长曲线图。

进行体格检查时应重点关注腹部，肛门以及神经系统。腹部视诊是否膨隆，听诊肠鸣音是否改变，触诊腹部是否有包块以及腹部柔韧度。肛门视诊是否有肛裂（注意动作不要粗暴导致裂口延长）。肛门指诊时要轻柔，注意大便性质是否改变，留取样本进行大便潜血试验。直肠镜检时应注意直肠肛门移行处的紧张度以及直肠穹窿处是否有粪便残留。肛门部检查时还应包括肛门的位置以及骶骨表面皮肤是否有毛发生长或小凹陷。

婴幼儿神经系统检查应重点关注音调和肌力。对于较大的儿童，应注意步态，深部腱反射，以及下肢无力的体征。

预警症状：要特别注意以下情况：
- 胎粪排出延迟（出生后>24~48 小时仍未排便）
- 肌张力减退以及吸收不良（提示婴幼儿肉毒杆菌中毒）
- 步态及深部腱反射异常（提示脊髓受损）

检查结果解读：提示新生儿有器质性病变的一个主要发现就是出生时即有便秘。排便功能正常的患儿不大可能有显著的结构异常。

对于较大儿童，提示有器质性病变的指征主要包括便秘的症状（尤其是体重减轻，发热或呕吐），生长缓慢（生长曲线上百分比递减），病态表现，以及检查时发现的任何局灶性异常（表 286-1）。对于那些除了便秘外没有任何其他不适，无致便秘药物接触史，体格检查也正常的状态良好的儿童，有可能是出现了胃肠道功能紊乱。

正常儿童当粪块在直肠内堵塞导致直肠膨胀或者存在肛裂时会发生功能性便秘。使用致便秘药物或饮食结构发生改变时出现的便秘主要归因于药物或食物。已知的能够导致便秘的食物包括奶类（如牛奶、奶酪、蛋黄），淀粉类以及不含纤维的加工食品。然而，如果是摄入小麦类食品后出现的便秘，应考虑乳糜泻的可能。如患儿遭遇新的应激事件（如新增了一个兄弟姊妹）或有其他潜在的导致大便干结的原因，但是体格检查正常，支持功能性便秘。

检查 功能性便秘的患者，除非是对常规治疗无反应，才需要进行实验室检查。如果患者一直对治疗无反应或者怀疑有器质性病变，应行腹部 X 线片检查。针对器质性病因所做的检查应以病史和体格检查为基础（表 286-1）：

- 钡剂灌肠，直肠测压，活检（小儿先天性巨结肠）
- 普通 X 线片检查（腰腿痛）；考虑磁共振（脊髓栓系或肿瘤）
- 促甲状腺素和甲状腺素（甲状腺功能减退）
- 血铅水平（铅中毒）
- 粪肉毒素检测（婴儿肉毒杆菌中毒）
- 发汗实验和遗传检测（囊性纤维化）
- Ca^{2+} 和电解质（代谢紊乱）
- 血清学筛查通常针对组织转谷氨酰胺酶（乳糜泻）的 IgA 抗体

治疗

明确的器质性病变应该治疗。

功能性便秘理想的起始治疗方案应该是：
- 饮食结构改变
- 行为矫正

饮食的变化 在婴幼儿配方中增加黑莓汁的量，较大的婴儿和儿童应增加水果，蔬菜以及其他含纤维食物的摄入量，增加饮水量，减少致便秘食物的摄入量（如牛奶，奶酪）。

行为矫正 对于较大的儿童，如果接受过上厕所的训练，应鼓励他们餐后规律排便，并且制作一个强化表，鼓励他们按时排便。对于正在接受上厕所训练的儿童，有时让他们从训练中休息一下也是值得的,直到不用再担心便秘发生。

对治疗无反应的便秘治疗时重在嵌塞解除,维持规律饮食及规律排便。嵌塞解除可以经口或经直肠灌药。口服药物会消耗大量的水分。直肠给药属侵入性的,操作会有困难。这两种方法都可以由父母在医生的监督下进行操作。然而,有时如果门诊患者治疗不成功的话,需要住院进行嵌塞解除。通常,婴幼儿不建议极度治疗,但是如果需要干预的话,甘油栓通常就足够了。为了维持肠道的健康,一些儿童需要给予非处方膳食纤维补充剂。这些补充剂每日需要消耗 1~2L(32~64oz)的水才能达到有效疗效(表286-2)。

表 286-2 便秘的治疗用药

给药方式	致病菌	剂量	可选择性不良反应
通便			
经口给药(口服)	口服高剂量的油性剂型药(但对于年龄小于 1 岁的婴儿,以及神经功能障碍的儿童不宜使用,以避免)	随年龄增长剂量每增一岁可加 15~20ml(最大剂量 240ml/d,可持续 3 日或是直到大便排出)	腹泻(大便失禁),脂溶性维生素吸收不良(长期反复使用的情况下)
	口服甘露醇类含有电解质溶液	25ml/(kg·h)(最大剂量 1 000ml/h)直到大便自行排出,或20ml/(kg·h),持续 4 日	恶心,呕吐,抽搐,腹胀
	口服甘露醇但不含电解质溶液	浓度为 1~1.5g/kg 甘露醇溶解在 10ml/kg 蒸馏水,qd,持续 3 日	大便失禁
经直肠给药	甘油栓剂	婴儿和大龄儿童:1/2 至 1 粒栓剂,qd,持续 3 日,或直至大便自行排出	无
	经直肠予矿物油灌肠	2~11 岁:70ml/次(2.25 盎司/次)**,持续 3 日,或直至大便排出 ≥12 岁:140ml/次,持续 3 日,或直至大便排出	腹泻,机械性损伤
	经直肠予磷酸盐、钠盐灌肠	2~4 岁:40ml/次,持续 3 日,或直至大便排出 5~11 岁:70ml/次,持续 3 日,或直至大便排出 12 岁:140ml/次,持续 3 日,或直至大便排出	机械性损伤,高血磷
维持剂量			
口服渗透性泻药和润滑剂泻药	乳果糖(70%溶液)	1ml/kg,qd~bid(最大剂量 60ml)	腹部痉挛,肛门排气
	氢氧化镁(400mg/5ml 溶液)	1~2ml/kg,qd	若服用过量,可能会出现高镁血症,低磷血症,或继发低钙血症
	矿物油	1~3ml/kg,qd	腹泻
	聚乙二醇 3350 电解质溶液(溶于水中)	1~18 月:1 茶匙粉溶于 60ml(2 盎司)的水中,qd >18 月~3 岁:1/2 包粉(8.5g)溶于 120ml(4 盎司)水中,qd ≥3 岁:1 包(17g)溶于 240ml(8 盎司)水中,qd	大便
口服刺激性泻剂(在有限的时间内使用)	比沙可啶(5mg 片剂)	2~11 岁:1~2 片,qd ≥12 岁:1~3 片,qd	大便失禁、低钾血症、腹部绞痛
	番泻叶糖浆:8.8mg 番泻苷/5ml 番泻叶片剂:8.6mg 番泻苷/片	>1 岁:1.25ml,qd~2.25ml,bid 2~5 岁:2.5ml,qd~3.75ml,bid 6~11 岁:5ml,qd~7.5ml,bid ≥12 岁:1 片,qd,最多一次 2 片,bid	腹部绞痛、结肠黑色素沉着病

续表

给药方式	致病菌	剂量	可选择性不良反应
维持膳食补充			
膳食纤维的补充	甲基纤维素	<6岁:0.5~1g,qd 6~11岁:1g,qd~tid ≥12岁:2g,qd~tid	比其他纤维补充剂腹胀少
	蚤草*	6~11岁:1.25~15g,qd~tid ≥12岁:2.5~30g,qd~tid	腹胀,肠胃胀气
	含果汁的山梨醇(如西梅、梨、苹果)	婴儿和年长儿童:每日30~120ml (1~4盎司)	肠胃胀气
	小麦糊精*	2~20岁:5g,每增加一岁则增加1g,qd	腹胀,肠胃胀气

* 许多商业产品和制剂提供了不同的浓度类别,所以剂量是参照纤维素的克数给予的。
** 本篇中按美制单位换算,1盎司=29.571ml。

> **关键点**
> - 功能性便秘占所有便秘的95%
> - 器质性病因占少数,但也应该引起注意
> - 出生后>24~48小时胎粪排除延迟,应怀疑是否有结构紊乱,尤其是小儿先天性巨结肠。
> - 早期进行饮食干预和行为矫正可以成功的治疗功能性便秘

儿童咳嗽

咳嗽是一种反射活动,可以帮助清理呼吸道分泌物,保护呼吸道防止异物吸入,而且也是一些疾病的早期症状。咳嗽是家长带孩子进行医疗护理的最常见的主诉。

病因

根据症状是急性(<4周)或慢性,咳嗽的病因不同,见表286-3。

对于**急性咳嗽**,最常见的病因是:
- 病毒性上呼吸道感染

对于**慢性咳嗽**,最常见的病因包括:
- 哮喘(最常见)
- 胃食管反流性疾病(GERD)
- 鼻后滴漏

异物吸入和一些疾病如囊性纤维化及原发性纤毛运动障碍虽然会导致持久的咳嗽,但是相对比较少见。

评估

病史 现病史:应包括咳嗽持续时间及咳嗽性质(犬吠样,不连贯,阵发性),发作时状况(突发或无痛性发作)。临床医生应该询问相关伴随症状。某些症状是普遍存在的(如流鼻涕,喉咙痛,发烧);其他一些症状可能提示某种特定的病因:头痛,眼睛发痒,咽痛(鼻后滴漏);哮鸣和用力咳嗽(哮喘);盗汗(结核);以及反流,烦躁不安,或在婴儿喂养后背部拱起(胃食管反流)。对于6个月到6岁的孩子,应询问家长是否有异物吸入的潜在可能性,如周围大的兄弟姐妹或客人带有玩具,接触到一些小的物体,摄入一些小的,光滑的食物(如坚果,葡萄)。

全身性疾病回顾:应注意一些可能是病因的症状,包括腹痛(一些细菌性肺炎),体重减轻或体重不增,大便恶臭(囊性纤维化),肌肉酸痛或(通常伴随有病毒性疾病或非典型肺炎,但痛常不伴细菌性肺炎)。

既往史:应注意近期发生的呼吸道感染,反复发作的肺炎,以及已知的过敏或哮喘病史,应注意结核高危因素(如暴露于结核或疑似有结核感染的人群,有毒物,HIV感染接触史,有旅游史或是有地方性感染的国家的移民)以及呼吸道刺激物接触史。

体格检查 应注意一些重要的体征,包括呼吸频率,体温,氧氧饱和度。呼吸衰竭的体征(如鼻翼扇动,反常呼吸,发绀,打鼾,气喘,显著焦虑)也应注意。

头颈部检查应重点关注是否有鼻涕以及鼻涕的量,鼻甲的状态(苍白,宽大,红肿)。检查咽部明确是否有鼻后滴漏。

颈部及锁骨上淋巴结的视触诊。

肺部体格检查应重点关注是否有喘鸣,哮喘,干湿啰音,呼吸音减弱,以及支气管扩张的体征(如羊鸣音,音调由E变成A,由浊音变成了乐音)。

腹部检查要注意是否有腹痛,尤其是上象限(提示可能为左或右下叶性肺炎)。

四肢检查应注意是否有槌状指或甲床发绀(囊性纤维化)。

预警症状:以下指征应尤其注意:
- 氧饱和度检测提示发绀或缺氧
- 喘鸣
- 呼吸窘迫
- 中毒表现
- 肺部检查提示异常

检查结果解读:临床检查结果常常提示某种特殊病因(表286-3);虽然许多引起慢性咳嗽的疾病起病是急性的,患者可能在慢性咳嗽前4周就有急性发病史,这一点值得注意,但是,急慢性咳嗽的鉴别对临床诊断还是很有帮助的。

表 286-3　儿童咳嗽原因

病因	有提示意义的临床表现	诊断方法
急性		
细菌性气管炎（罕见）	上呼吸道样前驱症状、喘鸣、咳嗽、高热、呼吸困难、中毒症状、脓痰	前后位和侧位颈部 X 线 可能需支气管镜检查
支气管炎	鼻漏、气促、喘鸣、湿啰音、回缩、鼻翼煽动、可能的咳后呕吐 24 月内的婴儿；3~6 月龄婴儿最为常见	临床评估 有时需行胸部 X 线检查 有时需要鼻拭子进行快速病毒抗原分析或病毒培养
义膜性喉炎	上呼吸道样前驱症状、咳嗽（夜间加重）、喘鸣、鼻翼扇动、回缩、气促	临床评估 有时需前后位和侧位颈部 X 线摄片
环境性呼吸中毒	烟草暴露、香水或周围污染物	临床评估
会厌炎（罕见）	突然发作、高热、过敏、显著焦虑、喘鸣、呼吸困难、流涎、中毒表现	如果病情稳定且临床可疑较低，则行颈部侧位 X 线检查 否则，需要在手术室行直接喉镜
异物	突然出现咳嗽和/或呛咳 初期无发热 无上呼吸道前驱症状	胸部 X 线片（吸气相和呼气相） 有时需行支气管镜检查
肺炎（病毒、细菌）	**病毒**：上呼吸道感染前驱症状、发热、哮鸣、间断性或阵法性咳嗽、可能性肌肉痛或胸膜炎性胸痛 可能出现呼吸功，弥漫性啰音，鼾音或哮鸣音 **细菌**：发热、病态面容、胸痛、可能性的胃痛或呕吐 无病灶整合的征象包括局灶性啰音，鼾音，呼吸音减弱，羊鸣音和叩诊浊音	胸部 X 线检查
上呼吸道	鼻漏、鼻黏膜红肿、可能发烧和喉咙痛、弹丸状颈腺病（许多小的无触痛结节）	临床评估
慢性*		
气道损害（气管软化，气管食管瘘）	**气管软化**：原发性喘鸣或咳嗽、可能的呼吸困难 **气管食管瘘**：羊水过多病史（如果伴有食管闭锁），与喂食伴随的咳嗽或呼吸困难、反复肺炎发作	**气管软化**：气道透视和/或支气管镜 **气管食管瘘**：尝试经导管进入胃（有助于诊断有食管闭锁的气管食管瘘） 胸部 X 线 吞咽造影检查，包括食管造影 支气管镜和内镜检查
哮喘	运动后间歇性咳嗽，过敏或天气变化或上呼吸道感染 夜间咳嗽 哮喘家族史 湿疹或过敏性鼻炎病史	临床评估 哮喘药物试验 肺功能检测
非典型肺炎（支原体，衣原体）	逐渐起病 头痛，身体不适，肌肉酸痛 耳朵疼痛，鼻炎和嗓子痛 可能有哮鸣音或湿啰音 持续性咳嗽	胸部 X 线检查 PCR 检测
肺的出生缺陷（如先天性肺腺瘤样畸形）	肺内同一部位数次发生肺炎	胸部 X 线 有时需 CT 和 MRI 检查
囊性纤维化	胎粪性肠梗阻，复发性肺炎或喘息，发育不良，粪便有恶臭味，杵状指或甲床发绀	汗氯试验 直接突变分析的分子诊断
异物	急性咳嗽和气哽发作史，且伴随有一段持续咳嗽发作史 可能有发热 无上呼吸道前驱症状 儿童附近有小物体或玩具	胸片（吸气相和呼气相） 支气管镜检查

续表

病因	有提示意义的临床表现	诊断方法
胃食管反流	**婴儿和幼儿**：有喂食后反流史，喂食刺激，后背僵硬和成拱（sandifer综合征），发育不良，反复哮喘或肺炎 **年长儿童和青少年**：饭后和躺卧后胃灼热或胸痛，夜间咳嗽，哮鸣，声音嘶哑，口臭，胃灼热，恶心，腹痛	婴儿：临床评估 有时采用上呼吸道造影，以明确解剖 H_2 受体阻滞剂试验或质子泵抑制剂 可能需要食管 pH 值或阻抗探头检查 年长儿童：临床评估 H_2 受体阻滞剂试验或质子泵抑制剂 内镜检查
百日咳（或副百日咳）	轻度上呼吸道感染鼻黏膜炎 1 到 2 周，进展阵发性咳嗽，饮食困难，窒息发作，年龄较大儿童有吸入性喘声，咳后呕吐	取鼻内标本做细菌培养和 PCR
过敏性鼻炎，伴有后鼻滴涕	头痛，眼睛发痒，喉咙肿痛，鼻甲苍白，后口咽有肿块，有过敏史，夜间咳嗽	抗组胺剂试验和/或鼻内类固醇试验 可能需要进行白三烯抑制剂
后呼吸道感染	有呼吸道感染并伴有持续性阵咳历史	临床评估
原发性纤毛运动障碍	反复上呼吸道（中耳炎，鼻窦炎）和较低的（肺炎）呼吸道感染史	胸部 X 线片 鼻窦 X 线片或 CT 胸部 CT 扫描 活组织（通常来自鼻窦或气道黏膜）显微镜检查，以明确是否存在纤毛异常
心源性咳嗽	持续性咳嗽，上课，玩耍间隙，晚上尤其明显 无发热或其他症状	临床评估
结核（TB）	存在暴露风险或暴露病史 免疫缺陷 有时发热，寒战，盗汗，全身淋巴结肿大，体重下降	结核菌素试验 痰培养（针对年龄小于 5 岁的儿童，或进行晨起胃吸出液培养） 干扰素-γ 释放分析法（特别是有 BCG 接种史的患儿） 胸部 X 线片

* 所有患者第一次出现慢性咳嗽时必须要进行胸部 X 线片检查。
MIF，纤维免疫荧光技术；TEF，气管食管瘘。

咳嗽的其他特征对临床诊断也是有帮助的但特异性不高。犬吠样咳嗽提示格鲁布性喉炎或支气管炎；也可能是心因性咳嗽或下呼吸道感染性咳嗽的特征。断续的咳嗽常提示为病毒性或非典型肺炎。阵发性咳嗽是百日咳或某些病毒性肺炎（腺病毒）的特征。生长迟缓或体重减轻常伴随结核感染或囊性纤维化。夜间咳嗽常提示有鼻后滴漏或哮喘。入睡时咳嗽或晨起散步时咳嗽常提示鼻窦炎；午夜咳嗽提示哮喘。对于突发咳嗽不伴发热或上呼吸道感染的幼儿，临床医生应高度怀疑异物吸入。

检查 有高危指征的儿童还应测动脉血氧饱和度以及胸部 X 线检查。所有慢性咳嗽的儿童都需要进行胸部 X 线检查。

伴有喘鸣，流口水，发热和显著焦虑的患儿需要评估是否有会厌炎，典型患者应在手术室由耳鼻喉科专家进行气管插管或器官切开插管。如果怀疑有异物吸入，应行吸气和呼气状态下的胸部 X 线检查。

有结核高危因素或体重减轻的患儿应进行胸部 X 线检查或结核 PPD 实验。

肺炎反复发作，生长迟缓或大便恶臭的患儿也应该行胸部 X 线检查和发汗实验以排除囊性纤维化。

伴有上呼吸道感染症状却没有高危指征的急性咳嗽患儿，通常是由病毒性感染引起的，很少需要进一步的实验室检查。许多不伴高危因素的其他患儿在询问病史和体格检查后就会有初步诊断了。在下面这些情况下，实验室检查不是必需的；但是，若已给予经验性治疗仍不成功，可能就需要实验室检查了。例如，怀疑有过敏性鼻窦炎，用抗组氨药治疗症状未减轻，有必要行头部 CT 进一步评估。如怀疑有胃食管反流性疾病，有 H_2 受体阻滞剂和/或质子泵抑制剂治疗失败的患儿，应行 pH 值检测，阻抗探头或内镜。

治疗
治疗主要是针对一些潜在的疾病。例如，细菌性肺炎应给予抗生素治疗；哮喘患者应给予支气管扩张药物或抗炎药物。病毒感染的患儿应给予支持治疗，包括吸氧氧和/支气管扩张药物。

没有证据支持可以使用咳嗽抑制剂和黏蛋白溶解剂。咳嗽是清除呼吸道分泌物的一个重要机制，有利于呼吸道感染的恢复。不鼓励给患儿应用非特异性的咳嗽抑制剂。

▶ **关键点**

- 临床诊断通常是充分的
- 6 个月~6 岁的患儿应高度怀疑异物吸入
- 大多数患者止咳药和祛痰药是无效的
- 高危患者或慢性咳嗽者应行胸部 X 线检查

啼哭

哭是所有婴幼儿交流的一种方式;也是他们表达自己的需要的唯一方式。因此,大多数的哭闹是对饥饿、不适(如弄湿尿布)或孤独的一种反应,当需要得到满足(如喂奶,换过尿布,拥抱)时会停止哭泣。这种哭闹是正常的,3月龄之后啼哭的持续时间和频率会减少。然而,如果在满足了基本需求或给予安慰后孩子仍然哭闹,或者孩子的啼哭时间超过了同龄儿童的基线水平,就应该检查下是否有某一特殊的病因。

病因

哭泣的原因中
- 器质性病因所占比例<5%
- 功能性病因所占比例 95%

器质性 器质性病因尽管少见,但必须引起注意。需要从心脏,胃肠道,感染和创伤(表 286-4)等方面进行考虑。其中,心力衰竭,肠套叠,肠扭转,脑膜炎以及头外伤引起的颅内出血有生命威胁。

表 286-4 导致哭泣的部分原因

病因	具有提示性的检查发现	诊断方法
心脏		
主动脉缩窄	股动脉搏动或缺失	胸部 X 线片
	呼吸急促	心电图
	咳嗽	超声波
	发汗	
	喂养不良	
	收缩期射血杂音,收缩期喀喇音	
心脏衰竭	呼吸急促	胸部 X 线片
	咳嗽	心电图
	发汗	超声心动图
	喂养不良	
	第 3 心音(S_3)奔马律	
室上性心动过速	呼吸急促	胸部 X 线检查
	咳嗽	心电图检查
	发汗	
	喂养不良	
	心跳>180 次/min(通常,婴儿 220~280 次/min;儿童:180~220 次/min)	
胃肠道		
便秘	肛裂或肛瘘	临床评估
	排便频率低,大便干硬病史	
	腹胀	
肠胃炎	肠鸣音亢进	临床评估
	稀便,频繁	
胃食管反流	喂食后反流,背拱或哭闹病史	吞咽检查
		食管 pH 值或阻抗探头检查
肠套叠	严重的腹部绞痛与平静,无痛苦的间歇期交替出现	腹部 X 线检查
	嗜睡	空气灌肠
	呕吐	
	果酱样大便	
牛奶蛋白不耐受(牛奶蛋白过敏)	呕吐	粪便血红素检测
	腹泻或便秘	
	喂养不良	

续表

病因	具有提示性的检查发现	诊断方法
	发育不良	
肠扭转	胆汁性呕吐	腹部 X 线检查
	腹软,血便	钡剂灌肠
	无肠鸣音	
嵌顿性疝	柔软,带有红斑的腹股沟肿块	临床评估
感染		
脑膜炎	发热	腰椎穿刺做脑脊液
	无法,烦躁	
	嗜睡	
	婴儿前囟膨隆	
	年长儿童脑膜炎	
中耳炎	发热	临床评估
	揪耳朵或诉耳痛	
	鼓膜出现红斑,不透明、隆起	
呼吸道感染(毛细支气管炎、肺炎)	发热	胸部 X 线检查
	呼吸急促	
	有时缺氧	
	有时哮鸣、肺部啰音,听诊呼吸音减弱	
泌尿系统感染	发热	尿常规和尿培养
	可伴呕吐	
外伤		
角膜擦伤	哭泣,无其他伴随症状	荧光检测
骨折(受虐待)	肿胀和/或瘀斑的部位	骨骼 X 线检查
	偏向某肢体	
头发止血带综合征	头发缠绕在肢体近端,导致手指脚趾阴茎肿胀	临床评估
头部创伤合并颅内出血	高声哭泣不止	头部 CT
	颅骨表面肿胀隆起,潜在畸形可能	
惊吓婴儿综合征	高声哭泣不止	头部 CT
	嗜睡	视网膜检查
	癫痫发作	骨骼检查
其他		
感冒药	近来有感冒药治疗史	临床评估
睾丸扭转	不对称肿胀红斑的阴囊,提睾反射缺乏	多普勒超声或阴囊核磁共振扫描
疫苗反应	近来免疫接种史	临床评估

S_3,第 3 心音。

绞痛(参见第 2146 页)会引起不超过 4 个月的婴儿过度哭泣,连续>3 周,每周>3 日,每日至少哭 3 小时,但是找不到明显的器质性病因。

评估

病史 现病史:应着重询问啼哭的起始状况,持续时间,对安慰的反应,以及啼哭的频率和啼哭发作的独特性。应问家长相关一些相关的事件或情况,包括近期的免疫接种史,外伤史(如摔倒),与兄弟姐妹的关系,感染,药物服用情况,以及啼哭与喂养和排便的关系。

全身性疾病回顾:主要关注可能提示病因的一些症状,包括便秘,腹泻,呕吐,角弓反张,排出大量稀便或血便(胃肠道失调);发热,咳嗽,气喘,鼻塞,呼吸困难(呼吸道感染);外伤或洗澡后明显疼痛。

既往史:应询问以前是否有过啼哭发作,是否有可能导致啼哭的潜在病因(如心脏病史,发育迟滞)。

体格检查 体格检查首先应对重要的体征进行评估,尤其是发热和呼吸急促。初期观察应评估婴幼儿是否有嗜睡或痛苦的体征,并且要注意父母与患儿的沟通情况。

婴幼儿应适当裸露以便观察呼吸窘迫(如锁骨上窝及肋间隙凹陷,发绀)的体征。对整体面貌进行检查,是否有水肿和擦伤。

听诊时应注意呼吸道感染(如气喘,啰音,呼吸音减弱)和心脏受损(如心动过速,奔马律,全收缩期杂音,收缩期喀喇音)。腹部触诊柔软。检查生殖器和肛门时应撤去尿布,以排除睾丸扭转(如阴囊红色瘀斑,触诊疼痛),阴茎上头发止血带综合征,腹股沟斜疝(阴茎或阴囊区水肿),肛裂。

检查四肢是否有骨折(如水肿,红斑,压痛,反跳痛)。检查指甲和趾甲是否有头发止血带综合征。

检查耳部是否有创伤(如耳道或鼓膜后出血)或感染(鼓膜发红,膨胀)。角膜用荧光染色,蓝光下检查是否有角膜磨损,用检眼镜检查眼底是否有出血。(如果怀疑有视网膜出血,建议由眼科医师进行检查)。检查口咽部是否有鹅口疮或口腔磨损。轻柔的触诊颅骨检查是否有颅骨骨折。

预警症状:以下检查结果应尤其警惕:
- 呼吸窘迫
- 擦伤
- 极度易激惹
- 发热和无法安抚
- ≤8周的婴儿发热

检查结果解读:对患儿啼哭进行评估时心里要保持高度怀疑。父母的关心是一个重要的变量。若关心程度比较高,当没有结论性发现时临床医生应特别谨慎,因为可能对一些轻微的但是有意义的变化,父母潜意识里就会做出反应。相反,若父母对孩子的关心很不够,尤其是当父母与婴幼儿缺乏沟通时,可能会产生代沟问题或不能评估和满足孩子的需求。当病史和患儿的临床表现不一致时,应考虑到孩子被虐待的可能性。

能够辨别通常关注的领域对临床诊断是有帮助的。例如,发热最可能的病因就是感染;呼吸窘迫不伴发热表明可能是心源性或疼痛引起的。有排便异常史或体格检查时有腹部疼痛与胃肠道疾病相一致。一些特殊的检查结果常常提示某种特定的疾病(表286-4)。

哭泣的时间范围也是有助于诊断的。与突发的持续性哭泣相比,几天内的间断性啼哭不用特别引起注意。是否只在白天或夜里的某个时刻啼哭对临床诊断也是有帮助的。例如,健康快乐的婴幼儿新近出现的夜间啼哭可能由于分离焦虑或睡眠相关问题引起的。

哭泣的特点也具有提示作用。父母通常能够区分出由疼痛引起的哭泣和疯狂或恐惧的哭泣。对急性程度进行评判也是重要的。无法被哄住的婴幼儿的哭泣比办公室里表现良好能够被哄住的婴幼儿的啼哭更能引起注意。

检查 实验室检查主要是针对疑似病例(表286-4),对有潜在生命威胁的患者也应特别注意,除非病史和体格检查足够临床做出诊断。若没有或只有很少的临床检查发现,实验室检查又不能很快出结果,合适的措施是密切随访和重新评估。

治疗

潜在的器质性疾病要给予治疗。当婴幼儿没有明显的潜在疾病时,对父母的支持和鼓励是很重要的。在出生后第一个月用襁褓包裹婴儿是有帮助的。抱住婴儿或儿童对减少啼哭时间是有帮助的。鼓励一下父母也是有价值的,如果他们感到沮丧,让他们放下哭闹的孩子,把孩子放在安全的环境里几分钟,休息一下。对父母进行教育,并且允许他们休息,对避免虐待孩子似有帮助的。对那些不堪重负的父母给以支持服务可以防止以后担忧。

> **关键点**
> - 哭闹是正常生长发育的一部分,在出生后前3个月内是最普遍的
> - 由器质性病变引起的啼哭需要排除疝气
> - 不到5%的啼哭是由器质性病变引起的
> - 当没找到器质性病变时,父母可能需要支持

儿童腹泻

腹泻是指与小儿正常排便不同,排便次数增加或排水样便。

腹泻可能会伴随纳差,呕吐,体重急剧下降,腹痛,发热或便血。若腹泻比较严重或持续时间长,极有可能会出现脱水症状。即使没有脱水,慢性腹泻通常也会导致体重下降或体重不增。

腹泻是儿科常见疾病,世界上每年会有大约150万儿童死于腹泻。在美国,腹泻患儿占5岁以下儿童住院人数的9%。

对于成人腹泻,参见第79页。

病理生理

腹泻的发病机制包括以下几个方面:
- 渗透性
- 分泌性
- 炎症
- 吸收不良

渗透性腹泻 是胃肠道内不可吸收的溶质导致的,如乳糖不耐受。禁食2~3日渗透性腹泻即可停止。

分泌性腹泻 是因某些物质(如细菌毒素)导致肠道内氯离子和水分泌增加导致的。分泌性腹泻不会因禁食而停止。

炎症性腹泻 常合并有能够引起肠黏膜炎症或溃疡的疾病(如克罗恩病,溃疡性结肠炎)。血浆,血清蛋白,血液和黏液的大量排出,增加了粪便的体积和流体成分。

吸收不良性腹泻 可能继发于渗透性腹泻或分泌性腹泻,或一些导致肠道表面积减少的疾病。某些疾病如胰腺功能不全和短肠综合征,以及一些加速肠内容物通过时间的疾病引起的腹泻是由吸收减少导致的。

病因

急性(<2周)慢性(>2周)腹泻的病因和意义不同(表286-5)。大多数腹泻是急性的。

表 286-5 腹泻原因

病因	有提示意义的临床表现	诊断方法
急性		
抗生素（如广谱抗生素多重耐药抗生素）	抗生素服用后的一过性腹泻	临床评估
细菌[如弯曲菌属，难辨梭菌，大肠埃希菌（能引起溶血尿毒症性综合征），沙门菌，志贺菌属，耶尔森菌属]*	发热，血便，腹痛 可能瘀斑或苍白（患有溶血性尿毒症综合征的患者） 动物接触史（大肠埃希菌）或爬行动物接触史（沙门菌属） 生食服用史（沙门菌属） 最近（<2 个月内）使用抗生素（难辨梭菌） 日间护理中心爆发	粪便培养 粪便白细胞 如果患者出现不适，需进行全血细胞计数，肾功能检查，和血培养 病人近来使用过抗生素则进行大便难辨梭菌检测
食物（过敏或中毒）	**过敏**：进食后数分钟至几小时内出现荨麻疹，唇腭，腹痛，呕吐，腹泻，呼吸困难 **中毒**：摄入污染的食物后数小时出现腹痛及腹泻	临床评估
寄生虫[如肠贾第虫（鞭毛虫），隐孢子虫]*	腹胀及腹部痉挛，大便难闻，食欲减退 可能的旅行史，污水使用史	大便卵清蛋白及寄生虫镜检 粪便抗原试验
病毒（如星状病毒属，杯状病毒，肠腺病毒，轮状病毒）*	无血性腹泻<5 日 常常发生呕吐 可能发烧 接触感染者 存在有可能感染的原因	临床评估
慢性		
先天性巨结肠相关性小肠结肠炎	出生后胎便排出延迟>48h 可能有长期便秘史 胆汁性呕吐，腹胀，病态	腹部 X 线检查 钡剂灌肠 直肠活检
短肠综合征	肠切除病史（如坏死性小肠结肠炎，肠扭转，或先天性巨结肠症）	临床评估
乳糖不耐受	腹胀，肛门排气增多，暴发性腹泻 乳制品摄入后腹泻	临床评估 有时行氢呼气试验 有时进行大便还原产物检测以及大便 pH 值检测（<6.0 表示大便为碳水化合物）
牛奶蛋白不耐受（牛奶蛋白过敏）	呕吐 腹泻或便秘 便血 肛瘘 发育不良	当牛奶蛋白质被消除，症状消失 有时需内镜或结肠镜检查
摄入过多果汁	果汁、糖水汁摄入过多（120~180ml/d）	临床评估
儿童慢性非特异性腹泻（幼儿腹泻）	年龄 6 个月~5 岁 3~10 稀便/d，通常是在白天清醒时排便，有时是在进食后立即排便 有时在粪便中能够见到未消化的食物 正常生长，体重增加，活动和食欲	临床评估
免疫缺陷（如 HIV 感染，IgA 或 IgG 缺乏症）	复发性皮肤，呼吸道或肠道感染的病史 体重减低或体重增长缓慢	HIV 检测 全血细胞计数 免疫球蛋白浓度
炎症性肠病（如克罗恩病，溃疡性结肠炎）	血便，痉挛性腹痛，体重下降，纳差 关节炎，口腔溃疡，皮肤病变，肠瘘	结肠镜检查
嗜酸性胃肠炎	腹痛，恶心，呕吐，体重下降	全血细胞计数提示嗜酸性粒细胞增多 有时检测 IgE 浓度 内镜和/或结肠镜检查

续表

病因	有提示意义的临床表现	诊断方法
乳糜泻（麸质肠病）	添加小麦辅食后出现症状（通常 4~6 个月龄之后） 发育不良 反复腹痛 腹胀 腹泻或便秘	全血细胞计数 乳糜泻血清学筛查（组织谷氨酰胺转移酶的 IgA 抗体） 内镜下十二指肠活检
囊性纤维化	生长迟缓 反复肺炎或喘息 脂肪和恶臭的粪便 腹胀，肠胃胀气	72h 粪便脂肪排泄 发汗试验 基因检测
肠病性肢端皮炎	有时出现牛皮癣状皮疹，口角炎	锌浓度
便秘大便失禁	硬便史 大便失禁	腹部 X 线检查

* 也可引起慢性腹泻。

急性腹泻 通常由以下原因引起：
- 胃肠炎
- 使用抗生素
- 食物过敏
- 食物中毒

多数胃肠炎是由病毒引起的；然而，任何一种肠道病原体都可引起急性腹泻。

慢性腹泻 通常有以下原因引起：
- 饮食因素
- 感染
- 乳糜泻
- 炎症性肠病

慢性腹泻也可能是由组织结构紊乱和那些妨碍消化或吸收的疾病引起的。

评估

病史 现病史：应重点询问大便的性质、频率和腹泻的持续时间以及其他的伴发症状如发热、呕吐、腹痛和大便带血。询问父母患儿近期（2个月内）的抗生素使用情况。临床医生应明确饮食中的成分（如大量的果汁，食物中的高糖或高山梨醇）。大便硬结或便秘史也应引起注意。医生应当评估感染的危险因素（如近期旅游史；可疑食物饮用史、动物接触史或爬行动物接触史，和有类似症状的人群接触史）。

全身性疾病回顾：应注意并发症的症状及腹泻的原因。并发症的症状包括体重减轻，排尿次数减少以及液体摄入情况（脱水）。病因包括与饮食相关（食物过敏）的荨麻疹；鼻息肉、鼻窦炎和生长迟缓（囊性纤维化）；关节炎，皮肤病损和关节裂隙（炎症性肠病）。

既往史：应该评估患者及其家族中已知的诱发疾病（如免疫功能低下，囊性纤维化，乳糜泻，炎症性肠病）。

体格检查 应对可能提示有脱水（心动过速，低血压）和发热的重要体征进行检查。

系统评估包括对嗜睡或窘迫迹象的检查。生长参数也应注意。

因为腹部检查可能会引起不适，合理的做法是从头部开始检查。体格检查应关注黏膜部位，评估它们是干燥的还是潮湿的。鼻息肉；眼、鼻、口周围牛皮癣样皮炎；口腔溃疡，这些都应该注意。

四肢检查应注意是否有脱水，毛细血管充盈时间，是否有瘀点，紫癜，其他皮肤病损（如结节性红斑，坏疽性脓皮病），皮疹，红斑，关节肿胀。

腹部检查要注意腹部是否膨隆，是否有腹痛，肠鸣音的性质（如高调，正常，缺失）。外阴部检查应注意是否有皮疹，肛裂或溃疡性病变。

预警症状：要特别注意以下情况：
- 心动过速，低血压和嗜睡（明显脱水）
- 血便
- 胆汁性呕吐
- 极重的腹部压痛和腹胀
- 瘀斑和/或苍白

检查结果解读：抗生素相关性，感染后和解剖学相关性腹泻根据病史局可以清楚诊断。腹泻的时间窗可以帮助鉴别急慢性腹泻。判断腹泻的急慢性程度也是很重要的。大多数急性腹泻患者都有病毒感染史，是低敏度的，病毒感染会引起发热和非出血性腹泻。然而，细菌性腹泻会引起严重的后果；临床表现包括发热，出血性腹泻，并可能会引起瘀点或紫癜样皮疹。

慢性腹泻的症状不一，一些不同的病因可能会引发相同的症状。例如，克罗恩病和乳糜泻均可导致口腔溃疡，好多疾病都可引起皮疹，而且任何一种疾病都能导致体重减轻。若病因不清，应根据临床发现进一步行实验室检查（表 286-5）。

实验室检查 对于大多数急性自限性腹泻，实验室检查都不是必需的。然而，若临床评估提示腹泻病因不是病毒性腹泻，应直接对可疑病因进行实验室检查（表 286-5）。

治疗

针对病因进行治疗（如乳糜泻应给予无麸质饮食）。

一般治疗应重点治疗脱水，通常可以口服治疗。只有少数情况下才需要静脉输液。注意：不推荐给婴幼儿应用止泻药（如洛派丁胺）。

补液 口服补液盐（ORS）应包含碳水化合物或75mEq/L葡萄糖和75mmol/L钠（共245mOsm/L溶液）。运动饮料、苏打水、果汁等饮料不符合补液标准故不作为口服补液盐。这些饮料钠含量低，而糖含量高，影响钠-葡萄糖耦联转运，其高糖所致的高渗状态可能使液体丢失加重。

口服补液盐是由世界卫生组织推荐的，在美国不用医师开处方就可以广泛应用。在一些药店或超市里可以买到预混合液。

少量多次使用，起始剂量5ml/5分钟，逐渐增加剂量至耐受量（参见口服补液第2412页）。一般，轻度脱水的补液剂量是50ml/kg，持续输液4小时以上；中度脱水的补液剂量是100ml/kg，持续输液4小时以上。每次腹泻增加口服补液10ml/kg（最大量至240ml/kg）。4小时后脱水需要重新评估。如果脱水症状仍存在，应给予相同液体量反复补液。

饮食与营养 对于急性腹泻的患儿，一旦补液完成而且不再呕吐，就应该给患儿以与年龄相匹配的饮食成分。婴儿应重新给予母乳喂养或配方奶喂养。

对于童年的慢性非特异性腹泻（幼儿腹泻），应增加膳食脂肪和纤维，而液体摄入量（尤其是果汁）应减少。

对于慢性腹泻的其他病因，应注意维持合理的营养，尤其是脂溶性维生素。

> **关键点**
> - 腹泻是儿科常见疾病
> - 胃肠炎是最常见的病因
> - 急性腹泻一般没有必要进行实验室检查
> - 如果腹泻严重或持续时间长，可能会导致脱水
> - 口服补液对大多数患者都是有效的
> - 不推荐给婴幼儿应用止泻剂（如洛派丁胺）

婴儿和儿童发热

正常体温存在个体差异，而且一天之内的体温会发生波动。学龄前儿童的正常体温是最高的。数个研究已经证明了峰值体温往往是在下午，并且当儿童处于18~24个月的年龄时的体温是最高的，许多正常健康的儿童的正常体温为38.3℃（101°F）。但是，发热的定义一般为核心体温（直肠）≥38.0℃（100.4°F）。

发热的意义依赖于临床症状而不是峰值温度；一些小病可以导致高热，然而一些严重的疾病仅仅引起轻微的体温升高。尽管父母常会因为孩子发热产生恐慌而干扰了对病情的判断，还是应该将患儿在家的体温记录与在医院测量的体温进行综合考虑的。

病理生理

发热是对内生致热原，即细胞因子，释放的一种反应。细胞因子通过下丘脑刺激前列腺素的分泌，从而使体温调定点上调（参见第1430页）。

发热尽管有可能会引起不适，但是在抗感染方面起着重要作用，对于一个除了发热其他都正常的患儿是不必要治疗的。一些研究甚至表明降低体温会延长某些疾病的病程。然而，发热会提高代谢率和对心肺系统的要求。由此，发热对有心肺损伤或神经系统损伤的患儿是有害的。发热也是热性惊厥（一种典型的良性小儿疾病）的一种刺激因素（参见第2338页）。

病因

发热的原因（表286-6）不尽相同，基于发烧是急性（≤14日），急性复发性或周期性（发热期与无发热期交替），或慢性（＞14日），这是通常被称为待查（FUO）的发热。对退热药的反应以及体温值与疾病病因和严重程度之间没有直接关系。

表286-6 小儿发热的一些常见原因

类型	示例
急性	
病毒感染	<1月：TORCH感染（弓形虫病，梅毒，水痘病毒，柯萨奇病毒，艾滋病毒，细小病毒B19），风疹，细胞巨化病毒（CMV），单纯疱疹病毒（HSV）
	≥1个月：肠道病毒和呼吸道病毒（如呼吸道合胞病毒，副流感病毒，腺病毒，流感病毒，鼻病毒，偏肺病毒），巨细胞病毒，Epstein-Barr病毒（EBV），单纯疱疹病毒，人疱疹病毒6
细菌感染（最常见的病原菌因年龄而异）	<1月：B族链球菌，大肠埃希菌和其他肠道病原体，单核细胞增多性李斯特菌[这些微生物可以引起菌血症，肺炎，肾盂肾炎，脑膜炎和/或败血症；以及沙门菌属SP和金黄色葡萄球菌（如在幼儿园暴发），它除了菌血症和败血症，可引起软组织，骨骼和关节感染]
	1~3月：肺炎链球菌，B族链球菌，脑膜炎奈瑟球菌，单核细胞增生李斯特菌[这些微生物可引起菌血症，肺炎，脑膜炎和/或败血症；其他常见的感染包括中耳炎（肺炎链球菌，流感嗜血杆菌，黏膜炎莫拉菌），尿路感染（大肠埃希菌和其他肠道致病菌），肠炎（沙门菌属SP，志贺杆菌和其他细菌），皮肤及软组织感染（金黄色葡萄球菌，A族及B族链球菌），骨和关节感染（金黄色葡萄球菌，沙门菌属SP）]
	3~24月：肺炎链球菌，脑膜炎奈瑟菌[这些微生物可引起菌血症，脑膜炎和/或败血症；其他常见的感染包括中耳炎，肺炎等（肺炎链球菌，流行性感冒杆菌，卡他莫拉菌），尿路感染（大肠埃希菌和其他肠道致病菌），肠炎（沙门菌属SP，志贺菌属和他致病菌），皮肤及软组织感染（金黄色葡萄球菌，A族链球菌），骨和关节感染（金黄色葡萄球菌，沙门菌属SP，金氏金氏杆菌）]

类型	示 例
细菌感染(最常见的病原菌因年龄而异)	>24月:肺炎链球菌,脑膜炎奈瑟菌[这些微生物可引起菌血症,脑膜炎和/或败血症;其他常见的感染包括中耳炎,鼻窦炎和肺炎(S肺炎链球菌,流行性感冒杆菌,卡他莫拉菌,支原体),咽炎或猩红热(A族链球菌),尿路感染(大肠埃希菌和其他肠道致病菌),肠炎(沙门菌SP,志贺菌属和其他致病菌),皮肤及软组织感染(金黄色葡萄球菌,A族链球菌),骨和关节感染(金黄色葡萄球菌,沙门菌属SP,金氏杆菌)]
	结核分枝杆菌暴露或处于危险人群中
	在适当的地理位置立克次体感染
	其他病媒传播疾病(如莱姆病)
非感染性	川崎病
	急性风湿热
	中暑
	体温调控紊乱(如自主神经功能异常,尿崩症,无汗症)
	摄入毒物(如抗胆碱药)
	疫苗
	药物
真菌感染	新生儿或免疫缺陷:念珠菌属SP最常见的(尿路感染,脑膜炎和/或败血症)
急性反复发作	
病毒感染	年幼儿童频繁或连续的轻微病毒性疾病
周期性发热综合征	周期性中性粒细胞减少
	周期性发热伴有溃疡性口炎、咽炎和淋巴结炎)综合征(PFAPA)
	家族性地中海热(FMF)
	肿瘤坏死因子受体相关性周期热综合征(TRAPS)
	高免疫球蛋白血症D综合征(HIDS)
慢性(不明原因发热)	
感染*	病毒感染(如人类疱疹病毒,巨细胞病毒,肝炎病毒,虫媒病毒)
	鼻窦炎
	肺炎
	肠道感染(如沙门菌属)
	脓肿(腹腔脓肿,肝脓肿,肾脓肿)
	骨关节感染(如骨髓炎,败血病关节炎)
	心内膜炎
	人类免疫缺陷病毒感染(罕见的)
	结核杆菌感染(罕见的)
	寄生虫感染(如疟疾蜓罕见)
	猫抓病
	莱姆病(慢性发热的少见原因)
非感染	炎症性肠病
	结缔组织病(如幼年特发性关节炎、系统性红斑狼疮,急性风湿热)
	癌症(最常见的淋巴网状恶性肿瘤,例如淋巴瘤或白血病,以及神经母细胞瘤或肉瘤)
	药物
	体温调控紊乱(如自主神经功能异常,尿崩症,无汗症)
	假性不明原因发热
	人工性发热(如孟乔森综合征)

*慢性发热有许多感染病因。该目录并不是详尽无遗的。

急性　大多数婴幼儿的急性发热是由感染引起的。最常见的病因包括：
- 病毒性呼吸道感染或胃肠道感染（所有病因中最常见）
- 某些细菌感染（中耳炎，肺炎，尿道感染）

然而，不同年龄阶段的患儿发热的潜在急性发热的感染病因也是不同的。新生儿（婴儿<28日）由于往往并没有局部感染，因而被认为在功能上是免疫缺陷，而免疫缺陷使得新生儿处于严重侵入性细菌感染高风险状态，这些感染最常见的病原菌是围生期获得的。新生儿最常见的围生期病原菌是B族链球菌，大肠埃希菌（和其他革兰氏阴性肠道菌），单核细胞增多性李斯特菌，以及单纯疱疹病毒。这些微生物可能会引起菌血症、肺炎、肾盂肾炎、脑膜炎和/或败血症。

多数处于1个月到2岁年龄段的，且检查并未发现明显感染灶的发热儿童[不明原因发热（FWS）]，都患有自限性病毒感染。然而，这样的患者中有一小部分（在疫苗接种后时期内，其比率可能小于1%）正好处于某种严重感染的早期（如细菌性脑膜炎）。因而，对于不明原因发热患儿，重点应关注是否存在隐性菌血症（血中有致病菌，但是检查并没有发现局部感染的症状或体征）。隐匿菌血症的最常见的致病菌是肺炎链球菌和流感嗜血菌。针对两种病原菌的疫苗的广泛使用，使得隐性菌血症更少见了。

急性发热的非感染性病因包括川崎病，中暑和毒物吸入（如一些药物的抗胆碱能副作用）。某些疫苗接种后24~48小时出现发热（如接种百日咳疫苗），或是在接种后1~2周出现发热（如接种麻疹疫苗）。这种发热典型的过程可以从几小时持续到1日。如果患儿其他方面表现良好，没有必要再进行评估。出牙不会引起明显发热或长期发热。

急性复发性/周期性　急性复发性或周期性发热是正常体温和发烧交替出现（表286-6）。

慢性　每日发生，并且持续≥2周，同时最初的细菌培养和其他检查无法明确诊断的发热，均考虑为不明原因发热（不明原因发热，参见第1434页）。

潜在的病因分类（表286-6）包括局部或全身性感染，结缔组织病和癌症。其他具体的原因包括炎性肠道疾病，脱水尿崩症，和体温调控紊乱。假性不明原因发热可能比真性不明原因发热更为常见，这是因为，微小的病毒感染可能被过度解读了。在儿童中，尽管存在许多可能的原因，但是真性不明原因发热是更可能是一种常见的疾病的一种罕见的表现，而不是一种罕见的疾病；呼吸道感染占感染相关性不明原因发热病例的近一半。

评估

病史　现病史：应注意发热的程度和持续时间，处理方法，退烧药的剂量和频率（如果给过退烧药）。能够提示疾病严重程度的重要伴发症状包括食欲减退，易激惹，嗜睡以及哭闹特征发生改变（如持续时间，特征）。能够提示病因的相关症状包括呕吐，腹泻（包括大便带血或黏液），咳嗽，呼吸困难，四肢或关节表现，气味强烈或有恶臭气味的尿液。应仔细询问用药史—排除药物诱导性发热。

鉴别那些增加感染倾向的因素。在新生儿期，这些因素包括早产，破膜延迟，母亲发热和围生期试验阳性（通常是B族链球菌感染，巨细胞病毒感染或性传播疾病）。对于所有的孩子，易感因素包括近期暴露于感染因素（包括家庭人员或护理人员感染），留置的医疗设备（如导管，脑室-腹腔分流管），近期手术，以及旅游和环境暴露（如至病菌流行区域，接触虱子、蚊子、猫、农场动物或爬行动物），以及已知和可疑的免疫缺陷。

全身性疾病回顾：应注意那些具有病因提示作用的症状，包括流鼻涕和鼻塞（病毒性上呼吸道感染），头痛（鼻窦炎、莱姆病、脑膜炎），耳朵疼痛或因夜间不适而惊醒（中耳炎），咳嗽或气喘（肺炎、支气管炎），腹痛（肺炎、链球菌性咽炎、胃肠炎、尿路感染、腹腔脓肿），背痛（肾盂肾炎），和关节肿胀或发红病史（莱姆病、骨髓炎）。要注意鉴别反复感染的病史以及提示慢性的症状，如体重不增或体重下降（结核，肿瘤）。一些症状有助于非感染性疾病的诊断；它们包括心悸，出汗，暑热症（甲状腺功能亢进）和复发或循环症状（类风湿，炎症或遗传性疾病）。

既往史：应注意先前的发热或感染病史以及已知的易感因素（如充血性心力衰竭，镰刀贫血症，肿瘤，免疫缺陷）。注意寻找自身免疫性疾病或其他遗传性疾病（如家族性自主神经功能异常，地中海热）的家族史。回顾疫苗接种史以鉴别患者的易感因素是否可以通过疫苗阻断。

体格检查　对一些重要的体征进行检查，注意体温或呼吸节律的异常。病态面容的患儿要注意测量血压。对于婴儿为了精确应测直肠温度。对于咳嗽，呼吸急促或呼吸困难的患儿需要测血氧饱和度。

患儿的整体变现及对体格检查的反应很重要。反应过于强烈或无精打采的发热患儿比不配合的患儿更应引起注意。然而，易激惹无法平静下来的婴幼儿也应引起医生注意。看起来病情相当严重尤其是体温已经降下来的发热患儿，应高度注意，并需进一步评估，继续观察。然而，那些给予退热药后病情就缓和的患者，并不总是良性病变的。

余下的体格检查应注意寻找一些可能是致病原因的体征（表286-7）。

预警症状：以下情况应尤其注意：
- 年龄<1个月
- 嗜睡，无精打采或中毒表现
- 呼吸窘迫
- 瘀点或紫癜
- 病情无法减轻

检查结果解读：尽管严重疾病并不总是引起高热，而且许多高热是由自限性病毒感染引起的，<2岁体温≥39℃的患儿患隐性菌血症的风险会更高。

其他生命体征也同样显著。低血压应重点关注血容量不足，败血症或心肌功能障碍。没有低血压的心动过速可能是由发热（较之正常值每增加10~20次/分则视为提高一个等级）或血容量不足引起的。一个呼吸频率增加可能是对发烧的反应，这表明发热的原因是肺源性的，或者是代谢性酸中毒呼吸代偿。

表 286-7 发热儿童的检查

部位	表现	可能病因
皮肤	非热红疹(例如瘀点或紫癜)	感染病原包括肠道病毒,脑膜炎球菌血症,和洛基山斑疹热
		败血症引起的弥散性血管内凝血
	水疱(皮肤病)样变	水痘-带状疱疹病毒,单纯疱疹病毒
	躯干和四肢带状斑丘疹合并掌掴脸颊外观	传染性红斑
	局灶性红斑伴有肿胀,硬结和压痛	蜂窝织炎,皮肤脓肿
	在躯干和四肢近端有消散的红斑麻疹样皮疹	幼年特发性关节炎
	牛眼样红斑皮疹,单或多个损伤	莱姆病
	红色,砂纸状皮疹	猩红热(链霉菌感染的 A 族)
	红皮病	中毒性休克,毒素介导的疾病
囟门(婴儿)	膨出	脑膜炎或脑炎
耳	鼓膜红色,彭隆,标志和流动性丧失	中耳炎
鼻	鼻孔堵塞,流鼻涕	上呼吸道感染
		鼻窦炎
	鼻孔呼气扩张	下呼吸道感染
喉	发红	咽炎(上呼吸道感染或链锁状球菌感染)
	时常有分泌物,肿胀	咽喉肿
	有时流口水	扁桃体周围脓肿
颈部	局灶性淋巴结肿大伴有发红,发热,有触痛;可能还伴有斜颈	淋巴结炎继发金黄色葡萄球菌或 A 族链球菌感染
	局灶腺病,伴有局限性红斑或无红斑,皮温高或压痛	猫抓病
	广泛性颈部淋巴结病	淋巴瘤
		病毒感染(尤其是 EB 病毒)
	弯曲疼痛或弯曲抵抗感(假性脑膜炎*)	脑膜炎
肺部	咳嗽,呼吸急促,有鼾音,呼吸音减弱,喘息	下呼吸道感染(如肺炎,细支气管炎,慢性异物吸入)
心脏	新发现的杂音,特别是二尖瓣或主动脉反流	急性风湿热
		心内膜炎
腹部	有压痛,腹部膨隆	肠胃炎
	无肠鸣音	阑尾炎
		胰腺炎
		腹腔脓肿
	团块	肿瘤
	肝大	肝炎
	脾大	新生儿 EB 病毒,弓形虫病、其他病毒、风疹、巨细胞病毒、单纯疱疹病毒感染
		白血病,淋巴瘤
泌尿生殖系统	肋椎压痛(对于年幼儿童而言,该体征更不可靠)	肾盂肾炎
	睾丸触痛	附睾炎,睾丸炎
四肢	关节肿胀,有红斑,皮温高,压痛,活动范围减少	化脓性关节炎(触痛感很强)
		莱姆关节炎
		风湿病或炎症
	局部骨压痛	骨髓炎
	手或足肿胀	川崎病

*不足两周岁的脑膜炎患儿并不总是会出现假性脑膜炎。

急性发热 最常见的病因是感染,其中,病毒感染最常见。对那些除了发热外其他表现良好,且没有中毒表现的年龄超过2岁的患儿,病史和体格检查对临床诊断已经足够了。特别是有的患儿有病毒性呼吸道感染(近期与该类患者有过接触,流鼻涕,气喘或咳嗽)或胃肠道疾病(与该类患者有过接触,腹泻,呕吐)。其他的检查结果也会提示某些特定的病因(表286-7)。

然而<24月龄的婴幼儿,他们有可能存在隐性菌血症,加上患有严重细菌感染的婴幼儿缺乏局部症状,需要寻找一种不同的检查方法。不同年龄组的患儿评估方式不同。公认的年龄分类范畴是新生儿(≤28日以内),婴儿(1~3个月),较大婴儿和儿童(3个月到2岁)。不管临床症状如何,发热的新生儿需立即住院治疗并进行相关化验,防止危重感染的发生。婴幼儿是否需要住院治疗要根据实验室筛查结果进行判断,可能的话他们需要后续的随访观察。

急性反复发热或周期性发热慢性发热 需要高度怀疑各种潜在的病因。然而某些临床症状还是能够提示特定病因的:口疮性口腔炎,咽炎和腺炎(PFAPA);间断性头痛伴鼻涕或鼻塞(鼻窦炎);体重减轻,高危因素暴露,夜间盗汗(结核);体重减轻或体重不增,心悸和出汗(甲状腺功能亢进);体重减轻伴纳差,夜间出汗(肿瘤)。

实验室检查 根据年龄,儿童的表现和发热的急慢性,进行实验室检查。

对于急性发热,针对感染病因进行的实验室检查直接视患儿的年龄。通常情况下,儿童<36个月,即使是看起来病得并不重,同时也有明显的感染源(如中耳炎),也都需要进行一次彻底的检查,以排除严重的细菌感染(如脑膜炎,败血症)。在这个年龄组,早期随访(通过电话和/或门诊就诊)是对于所有在家照料的患儿来说是非常重要的。

<1个月的急性发热患儿如组织危险因素所示,需进行手工白细胞分类,血培养,尿分析和尿培养(尿液应是通过导尿管获得的,而不是用袋子接的),以及脑脊液评估和培养,相适的PCR检测(如针对单纯疱疹病毒,肠道病毒属)。对于存在呼吸道症状的患儿,需要进行胸部X线检查,而对于腹泻的患儿,需要进行肛拭子检查白细胞,以及大便培养。新生儿住院并给予经验性静脉用抗生素,覆盖最常见的致病菌新生儿(如使用氨苄西林和庆大霉素或氨苄西林和头孢噻肟);抗生素用药需一直持续到血液,尿液和脑脊液培养是转阴48~72小时。对于存在病态表现,有皮肤黏膜水疱,有生殖器疱疹病毒(HSV)感染的孕产史,或有癫痫发作史的新生儿,需给予阿昔洛韦;如果脑脊液生殖器疱疹病毒的PCR检测的结果是阴性的,那么就可以停用阿昔洛韦。

1~3个月的发热儿童 可以根据体温,临床表现,以及实验室结果进行鉴别。通常情况下,所有患儿需进行手工白细胞分类,血培养,尿分析和尿培养(尿液应是通过导尿管获得的,而不是用袋子接的)。对于存在呼吸道症状的患儿,需要进行胸部X线检查,而对于腹泻的患儿,需要进行肛拭子检查白细胞,以及大便培养。需要进行腰穿脑脊液评估,包括脑脊液培养除了年龄在61~90日之间,一般情况良好,直肠温度<38.5℃,尿液检查正常,白细胞计数正常(5 000~15 000/μl)的婴儿,而对于年龄在29~60日之间的婴儿,其最小必要检查目前暂无固定的指南,但是对于具有专业医疗护理人员,可靠的转运机制,以及良好的随访机制的婴儿,某些专家也认为针对一般情况良好的婴儿,可以推迟脑脊液检查。

1~3个月之间的发热婴儿,呈现病态面容,哭声异常,或者直肠温度≥38.5℃,有严重细菌感染(SBI)的高风险,那么无论初步化验结果如何,均需检查。这样的婴儿应住院治疗,在等待血液,尿液和脑脊液培养的结果期间,对于年龄61~90日的婴儿,应给予使用氨苄西林和头孢噻肟经验性抗生素治疗,而对于年龄29~60日的婴儿,应给予头孢曲松治疗。

一般情况良好的,年龄在1和3个月之间的发热婴儿,如脑脊液细胞增多,尿液分析异常,胸片异常,或是外周血白细胞≤5 000/μl 或≥15 000/μl,应该立即住院接受治疗,采取上述的年龄特异的经验性抗生素治疗。如果给予经验性抗生素治疗,应进行脑脊液分析(如果尚未完成)。

一般情况良好的,年龄在1和3个月之间的发热婴儿,如直肠温度<38.5℃,白细胞计数和尿液分析正常(如果进行了脑脊液分析和胸部X线,也需正常),其严重细菌感染的风险低。如果通过电话或通过回访可进行可靠的随访,这些婴儿可以在门诊接受治疗,在门诊可以对患儿的初步培养结果进行回顾。如果家庭的社会状况表明,在24小时内随访是有问题的,那么婴儿应住院观察。如果婴儿被送到家里,在临床状态恶化或发热恶化的情况下,血培养阳性且不考虑外源性污染,或是仍处于发热状态且尿培养阳性的婴儿,建议应立即住院,复查培养,并给予上述的年龄特异性的经验性抗生素治疗。

年龄为3~36个月之间的发热儿童 对于具有明显发热源的婴儿,以及没有病态或中毒表现的婴儿,可以基于这些临床诊断进行治疗。对于呈现病态的儿童,应充分评估严重细菌感染,进行白细胞计数,血和尿培养,而且,当怀疑脑膜炎时,应行脑脊液检查和培养。那些有呼吸急促或白细胞计数>20 000/μl 应进行胸部X线检查。这些儿童应给予针对该年龄组可能致病菌的胃肠外抗生素治疗(通常使用头孢曲松)(肺炎链球菌,金黄色葡萄球菌,脑膜炎奈瑟球菌,流感嗜血杆菌B型),并住院接受等待细菌培养结果。

在这个年龄组,一般情况良好,体温>39℃,检查也未能发现感染灶[不明原因发热(FWS)],以及未完全接种疫苗的儿童,罹患隐匿性菌血症的风险高达5%(等于肺炎和流行性感冒杆菌联合疫苗投入使用之前的风险)。这些儿童需要接受全细胞计数及分类检查,以及血培养,尿液分析和尿培养。如果白细胞计数大于等于20 000/μl,应进行胸部X线检查。在等待血和尿培养期间,白细胞计数≥15 000/μl的儿童应经胃肠外途径给予抗生素治疗。头孢曲松(50mg/kg,肌内注射)是优选的,因为其广泛的抗菌谱和持久的作用时间。接受胃肠外抗生素治疗的儿童,应在24小时内接受电话或复查随访,此时可以检查初次培养的结果。如果社会情形认为24小时内随访存在问题,那么这些儿童就应该接受住院治疗。未接受抗生素治疗的儿童，如果仍存在发热(≥38℃)，那么48小时(如果他们的情况变得更差，或是出现了新的症状或体征)后就应该接受再次评估。

对于一般情况良好，体温>39℃，且完全接种疫苗的不明原因发热的儿童，菌血症的风险是<0.5%。在这种低风险水平，大多数实验室测试和经验性抗生素治疗是没有指征的，不具有成本效益。但是，对于这个年龄组的儿童，尿路感染可能是隐形感染的感染源。女孩<24个月，包皮环切术后的男孩<6个月，包皮环切术后的男孩<12个月，均应接受尿液和尿液培养(尿液应是通过导尿管获得的，而不是用袋子接的)，如果检测到尿路感染，就应接受相适的治疗。对于其他的完全免疫接种的儿童，只有当他们存在尿路感染的症状或体征，或是存在泌尿生殖系统异常，或发烧的已经持续了>48小时，才会对他们进行尿液检查。对于所有的儿童，孩子的照看者都应认识到，如果体温较前升高，孩子看起来病情加重，或出现新的症状或体征，那么就应立即返回医院。

对于>3岁的发热患儿，应基于病史和体检来选择检查。在这个年龄段，儿童对严重疾病的反应足以在临床上识别(如颈项强直是脑膜刺激症的一个可靠的表现)，所以不建议进行经验性检查(如筛查白细胞计数，尿和血培养)。

对于急性复发性或周期性发热，实验室检查和影像学应朝着基于病史和体格检查的结果所提示的可能病因来进行。对于周期性高热，间隔期大约为3~5周，且伴有口疮性溃疡，咽炎和/或腺炎的年幼儿童，应考虑PFAPA。在发作间期，抑或是发作期间，儿童看起来都是健康的。诊断需要6个月重复的发作期，咽拭子培养阴性，并且排除其他原因(如特定的病毒感染)。在患者出现发热，关节痛，皮肤损伤，口腔溃疡，腹泻，应检测IgD的水平，以明确是否为高免疫球蛋白血症D综合征(HIDS)。HIDS的实验室检查的特征包括C反应蛋白(CRP)升高和红细胞沉降率升高，以及IgD明显升高(通常IgA也升高)。基因检测可用于遗传周期性发热综合征，包括家族性地中海热(FMF)，TNF受体相关周期性综合征(TRAPS)和HIDS。

对于**慢性发热**(FUO)，实验室检查和影像学应朝着基于病史和体格检查的结果所提示的可能病因来进行。不加区分的实验室检查不太可能是有益的，反而可能是有害的(因为对假阳性的不必要确认而带来的不良作用)。评估的步调是由儿童的外观决定。如果儿童呈现病态就需要加快步调，如果儿童一般情况良好，就可以放缓。

所有的不明原因发热的儿童均应接受下列检查：
- 手工白细胞分类
- 血沉和C反应蛋白
- 血培养
- 尿液分析和培养
- 胸部X线检查
- 血清电解质、血尿素氮、肌酐、白蛋白和肝酶
- HIV血清学检查
- PPD试验

这些检查的结果结合病史和体格检查的结果，就能够聚焦进一步诊断检查。

贫血提示可能存在疟疾，感染性心内膜炎，炎症性肠病，系统性红斑狼疮，或结核病。血小板增多症是一种非特异性急性期反应。虽然中性粒细胞绝对值>10 000的儿童具有较高的严重细菌感染的风险，然而总白细胞计数和分类通常对诊断的作用较小。如果存在异型淋巴细胞，就可能存在病毒感染。如出现不成熟白细胞，就应进一步评估白血病。嗜酸性粒细胞提示可能存在寄生虫，真菌，肿瘤，过敏或免疫缺陷性疾病。

血沉和C反应蛋白非特异性急性反应物，是炎症的一般指标；血沉增快或C反应蛋白增高，使得人为发烧的可能性较小。如果血沉和C反应蛋白是正常的，那么评估的步调就可以放缓。然而，对于非炎症病因的不明原因发热，血沉或C反应蛋白可能是正常的(表286-8)。

表286-8 婴儿、儿童和青少年呕吐的一些病因

病因	有提示意义的临床表现	诊断方法
婴儿呕吐		
病毒性胃肠炎	通常有腹泻 有时发热，和/或与相似症状的人接触	临床评估 有时需要快速病毒抗原免疫分析(如轮状病毒，腺病毒)
胃食管反流性疾病	期间或喂食之后反复烦躁 可能体重增长不佳，背部拱起，反复呼吸道症状(如咳嗽、喘鸣、喘鸣)	经验性应用抑酸药 有时需要进行上消化道造影检查，牛奶扫描，食管pH值监测和/或阻抗的研究，或胃镜检查
细菌性肠炎或结肠炎	通常伴有腹泻(通常带血)，发热，痉挛腹痛，腹胀 通常曾与相似症状的人接触	临床评估 有时需进行粪便检查白细胞，粪便培养
幽门狭窄	新生儿2~12周内，饭后直接反复喷射性呕吐，且排便不频繁 可能是瘦弱和脱水的 有时在左上腹可触及"橄榄"样包块	幽门超声 如没有超声或检查无法确诊可行上消化道造影
原发性闭锁或狭窄	腹胀 出生后24~48h呕吐胆汁(狭窄程度较低，呕吐可延迟出现) 有时可有怀孕期间羊水过多，唐氏综合征，黄疸	腹部X线检查 根据检查结果行上消化道药物或造影剂灌洗

续表

病因	有提示意义的临床表现	诊断方法
肠套叠	腹部绞痛,哭泣无法安抚,嗜睡,腿伸向胸壁 接着,血性("果酱样")大便 通常在3~36个月,但也可在此之外	腹部超声 如果超声阳性或无法诊断,空气灌肠或用造影剂灌肠(除非患者出现腹膜炎或穿孔表现)
先天性巨结肠	新生儿、胎粪排空延迟、腹壁紧张、呕吐胆汁	腹部X线检查 造影剂灌肠 直肠活检
肠旋转不良伴肠扭转	新生儿、胆汁性呕吐、腹胀、腹痛 便血	腹部X线检查 造影剂灌肠或上消化道系列
败血症	发热、呆滞、心动过速、气促 脉压增大,低血压	细胞计数和培养(血液,尿液,脑脊液) 如有胸部症状,行胸部X线片检查
食物不耐受	腹痛、腹泻 可能有湿疹或荨麻疹	禁食 有时需要进行皮肤试验和/或放射变应性吸附法试验
代谢性障碍	喂养差,发育不良,嗜睡,肝脾肿大,黄疸 有时可有异常气味,白内障	电解质、氨、肝功能、BUN、肌酐、血清胆红素、总或直接胆红素、全血细胞计数、促凝血试验 新生儿代谢筛查 根据检查结果进行进一步特殊检查
儿童和青少年呕吐		
病毒性胃肠炎	通常有腹泻 有时发热,与相同症状的人接触,或旅行史	临床评估 有时需要进行快速病毒抗原免疫分析(如轮状病毒,腺病毒)
细菌性肠炎或结肠炎	通常伴有腹泻(通常带血),发热,痉挛腹痛,腹胀,便急 通常曾与相同症状的人接触,或有旅行史	临床评估 结合病史,粪便中检出白细胞
非消化道感染	发热 基于病因,常有局部表现(如头痛、耳痛、喉痛、颈淋巴结病、排尿困难、侧腹痛、慢性鼻部分泌物)	临床评估 对可能原因进行必要的检查
阑尾炎	全身不适,肚脐不适,伴有右下腹疼痛,痛后呕吐,纳差,发热,麦氏点柔软,肠鸣声减弱	超声检查(优先于CT,减少辐射)
严重感染	发热,中毒,背痛,排尿困难(肾盂肾炎) 颈强直,恐光(脑膜炎) 无精打采,低血压,心跳过速(脓毒病)	按检查所示,进行细胞计数和培养(血液,尿液,脑脊液)
周期性呕吐	激烈急性的恶心和不间断的呕吐发作次数≥3次,有时伴有腹痛或头痛,持续数小时至数天 无症状间歇期持续数星期到数月	排除代谢,消化道造影(如肠旋转不良),或中枢神经系统(如脑肿瘤)疾病
颅内高压(由肿瘤或创伤引起)	慢性,进行性头痛;夜间觉醒;早上呕吐;因咳嗽或瓦尔萨瓦动作使得头痛加重;视力变化	头部CT(无造影剂)
饮食紊乱	暴饮暴食和清除循环,牙齿的珐琅质,体重减轻或增加 有时因催吐引起皮肤损伤(罗素体征)	临床评估
怀孕	闭经,晨吐,肿胀,乳房触痛 无保护性行为史	尿妊娠试验
摄入毒物(如对乙酰氨基酚,铁,酒精)	常有摄入史 摄入的物质不同,可能有不同发现	定性,有时定量测定血药浓度(依据摄入物质而定)
药物不良反应(如对化疗药物反应)	特定药物接触史	临床评估

*按照病因发生频率列表。
许多数青少年不承认有性生活史。

对于不明原因发热的所有患儿，均应至少进行一次进行血培养，如果严重细菌感染的可疑度高，血培养的频率就应提高。具有任何感染性心内膜炎表现的患儿，在超过24小时后均应接受三次血培养检查。血培养阳性，特别是金黄色葡萄球菌，应提高对隐匿性骨骼或内脏感染或感染性心内膜炎的警惕，随后进行骨扫描和/或心脏超声检查。

尿液分析和尿培养很重要，因为尿路感染是不明原因发热的儿童最常见的原因之一。不明原因发热的患儿即使肺部检查是正常的，也应进行胸部X线检查，以明确是否存在浸润和淋巴结肿大。所有患者均检测血电解质、尿素氮、肌酐和肝酶，以明确是否患及肾脏和肝脏。由于HIV感染或结核感染也可以表现为不明原因发热，因而应进行HIV血清学试验和PPD试验。

基于检查结果，应选择性地进行其他一些检查：
- 粪便检查
- 骨髓检查
- 特定感染的血清学检测
- 结缔组织病和免疫缺陷病的检查
- 影像学检查

稀便或近期旅行过的患儿，应确保进行大便培养或寄生虫和虫卵检查。沙门菌属肠炎可以偶尔表现为不明原因发热不伴有腹泻。

小儿骨髓检查是诊断癌症（特别是白血病）或其他血液疾病（如噬血细胞病）最有帮助的检查，如患儿出现难以解释的肝脾肿大，淋巴结肿大或血细胞减少，应确保进行骨髓检查。

确保进行血清学检查，根据情况，包括但不限于EB病毒感染、巨细胞病毒感染、弓形虫病、巴尔通体病（猫抓病）、梅毒和某些真菌或寄生虫感染。

对于年龄>5岁，且具有明显风湿病家族史的儿童，应进行核抗体（ANA）检查。ANA试验阳性表明潜在的结缔组织疾病，尤其是系统性红斑狼疮。初次评估为阴性的患儿，应进行免疫球蛋白水平（IgG、IgA和IgM）检查。浓度低可能提示免疫缺陷病。浓度升高提示可能存在慢性感染或自身免疫病症。

只有当患儿出现与鼻窦、乳突和胃肠道这些部位相关的症状或体征时，应进行这些部位的成像，但是对于初次检查未能明确诊断的不明原因发热，则应确保进行这些检查。ESR或CRP升高，纳差和体重减轻的儿童应该进一步检查排除炎症性肠病，尤其是当它们也有腹部症状，不论有无贫血。然而，对于发热持续，而没有其他原因，并且可能是由于某些疾患例如腰大肌脓肿或猫抓病所引起的情况，应进行胃肠道成像。超声，CT和MRI对于评估腹部是有帮助的，可检测脓肿，肿瘤和淋巴结肿大。中枢神经系统成像对于不明原因发热的患儿来说，通常是没有帮助的。对于存在持续性头痛，神经系统体征或是存在内在脑室腹膜分流的儿童，应确保进行腰穿检查。其他成像技术，包括骨扫描或标记的白细胞扫描，对于发热持续且没有其他原因，而这些检查手段又能够检测可疑病原的部分经由选择的患儿，这些检测手段可能是有所帮助的。裂隙灯眼科检查对于某些不明原因发热的患儿来说，是有所帮助的，能够发现是否存在葡萄膜炎［如发生在幼年特发性关节炎（JIA）］或白血病浸润。活检（如淋巴结或肝）应限定于具有特定器官累及依据的儿童。

除非怀疑JIA，否则与消炎药或抗生素经验性治疗均不应该被用作当作诊断方法；在这种情况下，非甾体抗炎药试验性用药是推荐的第一线治疗。对消炎药或抗生素的反应将感染性疾病与非感染性疾病区分开来。此外，抗生素可能会导致假阴性的培养结果，掩盖或延缓重要感染（如脑膜炎、脑膜感染、心内膜炎、骨髓炎）的诊断。

治疗
根据潜在疾病进行治疗。

其他方面均健康的发热儿童不一定需要治疗。虽然退烧药可以使患儿感到舒适，但不会改变感染的过程。事实上，发热是感染引起的炎症反应的一个主要部分，可以帮助患儿抵抗感染。然而，大多数临床医师会使用退烧药减轻患儿的不适感，而且可以减轻有心肺疾病，神经系统疾病或热性惊厥病史的患儿的生理应激。

经典的退烧药物包括：
- 对乙酰氨基酚
- 布洛芬

人们更倾向于使用对乙酰氨基酚，因为布洛芬会减少胃内前列腺素的保护作用，而且若长期使用，会导致胃炎。然而，最近的流行病学研究已经发现，使用对乙酰氨基酚同儿童和成人哮喘的患病率之间的关联；所以一些医生建议，患有哮喘或哮喘家族史的儿童应避免使用对乙酰氨基酚。对乙酰氨基酚的使用剂量是10~15mg/kg口服，静脉给药或直肠给药，每4~6小时1次。布洛芬的使用剂量是10mg/kg，每6小时口服一次。推荐在同一时间使用一种解热药。对于高热患儿，一些临床医师会改为两种药物合用（如上午6点，12点和下午6点分别给一次对乙酰氨基酚，上午9点，下午3点和9点分别给一次布洛芬）。但是不鼓励使用这种方法，因为护理人员会产生困惑，不小心给了推荐剂量以上的药物。儿童应避免使用阿司匹林，因为若某些病毒感染性疾病如流感和水痘存在的话，会增加患雷氏综合征的风险。

非药物治疗 发热的方法包括对患儿使用温水浴或凉水浴，冷敷和脱去患儿的衣服。儿童照看者应注意不能对患儿使用冷水浴，这样会导致不适而且会诱发寒战，也许反而会导致体温升高。只要水温比患儿的体温稍微低些，水浴就会导致患儿体温下降。

应避免的事项 强烈反对用异丙醇擦拭患儿身体，因为酒精可能会通过皮肤吸收导致中毒。存在各种各样的偏方，有些事无害的（如将洋葱或土豆放到袜子里），有些会引起不适（如印花，拔火罐）。

> **关键点**
> - 大多数急性发热是由病毒感染引起的
> - 患儿年龄不同，急性发热的病因和评估也不同
> - 年龄<24个月，无局灶症状的发热儿童（主要是接种不完全的儿童），其血流中可能存在致病菌（隐性菌血症），并可能处于危及生命的感染病程的早期
> - 出牙不会引起明显的发热
> - 退热药不能改变预后，但会使患儿感觉更好些

婴儿和儿童恶心和呕吐

恶心是呕吐前的一种感觉，常伴有自主性变化，如心率加快和唾液分泌增加。恶心和呕吐通常相继发生；然而，他们也会单独发生（如呕吐前可以没有发生恶心，而只是颅内压增高的结果）。

呕吐是不舒服的，会因液体丢失，通过喝水的补液量有限，进而导致脱水。

病理生理

呕吐是延髓内呕吐中枢所调节的一系列反应的而最后一部分。呕吐可以被消化器官（如咽、胃、小肠）和非消化器官（如心脏、睾丸）的传入神经中枢，第四脑室最后区的化学感受器触发区（包括多巴胺和血清素受体），和其他的中枢神经系统中心（如脑干、前庭系统）激活。

病因

患儿年龄不同，呕吐的病因也不同，在相对良性疾病和具有潜在生命威胁的疾病间波动（表286-8）。呕吐是一种保护性机制，可以清除体内潜在的毒素；然而，它也可能提示了一些严重疾病（如肠梗阻）。胆汁性呕吐提示高位肠梗阻，尤其是婴儿，需要立即评估。

婴儿 正常情况下婴儿在喂养期间或喂养后会有少量吐奶（通常<5ml），常发生在打嗝时。喂养过快，吞入空气和喂养过度可能都是其病因，尽管没有这些因素时也会发生吐奶。偶尔呕吐可能是正常的，但是反复呕吐就不正常了。

婴儿和新生儿最常见的呕吐原因如下：
- 急性病毒性胃肠炎
- 胃食管反流疾病

婴儿和新生儿发生呕吐的其他重要病因如下：
- 幽门狭窄
- 肠梗阻（如胎粪性肠梗阻，肠扭转，肠道闭锁或狭窄）
- 肠套叠（通常见于龄为3个月至36个月的婴儿）

频繁呕吐的一些不太常见的病因包括败血症和食物不耐受。代谢性疾病（如尿素循环代谢障碍，器质性酸血症）不常见但也会有呕吐表现。

较大儿童 最常见的原因是：
- 急性病毒性胃肠炎

非胃肠道感染性疾病也会导致呕吐发生。应注意的其他病因包括重症感染（如脑膜炎，肾盂肾炎），急性腹痛（如阑尾炎），颅内占位性疾病（如创伤或肿瘤导致的）所致的颅内压增高，以及周期性呕吐。

对于青少年，呕吐的病因还包括妊娠，进食障碍和毒物吸收。

评估

临床评估包括对疾病的严重性进行评估（如脱水，外科疾病或其他有生命威胁的疾病）以及对病因的诊断。

病史 现病史：应明确呕吐的始发时间，频率和呕吐的性质（尤其是明确呕吐是否是喷射性的，或胆汁源性的或者是少量吐叶）。应明确呕吐的形式（如喂食后，仅仅摄入某种食物后，主要在早上或反复发生的周期性呕吐）。重要的伴随症状包括腹泻（含血或不含血），发热，纳差，腹部疼痛，腹部膨隆或两者均有。应注意大便频率，大便硬度以及尿排出量。

全身性疾病回顾：应注意捕捉可能是病因的症状，包括虚弱，吸收不良，生长迟缓（代谢性疾病）；胎粪排出延迟，腹部膨隆，嗜睡（肠梗阻）；头痛，颈项强直，视野改变（颅内疾病）；暴饮暴食或体型扭曲（饮食障碍）；无月经或乳房肿胀（妊娠）；皮疹（湿疹或因食物过敏源引起的荨麻疹，败血症或脑膜炎引起的瘀点）；耳痛或咽喉痛（局灶性非胃肠道感染）；发热伴头痛，颈痛，背痛或腹痛（脑膜炎，肾盂肾炎或阑尾炎）。

既往史：应注意旅游史（可能导致感染性胃肠炎），任何近期的头部创伤史和没有保护措施的性行为（妊娠）。

体格检查 重要的体征可以作为感染（如发烧）和体液容量减少（如心动过速、低血压）的指标。

在常规的检查中，情绪低落（如嗜睡、易怒、伤心哭泣）和体重下降（恶病质）或体重增加的表现要引起足够重视。

由于腹部的检查可能会引起不适，体格检查应该首先从头部开始。头颈部的检查主要应着重于感染体征（如红肿，鼓膜膨隆，前囟膨隆，扁桃体肿大）和脱水征象（结膜干燥、少泪）的判断。颈部被动弯曲若有颈强直和不适，提示有脑膜刺激征。

心血管检查应该注意心动过速的表现（如脱水、发热、情绪低落）。腹部检查应该注意腹部膨隆；肠鸣音的次数和性质（如活跃、正常、消失）；腹部柔韧度和任何一种相关联的肌紧张，肌强直或反跳痛（腹膜反应）；以及内脏器官的异常增大。

皮肤及四肢检查要注意是否有瘀斑、紫癜（严重感染）或是其他的发疹症状（可能是严重感染或是特异性反应），黄疸（可能是代谢性疾病）和脱水征象（皮肤皱褶，毛细血管充盈减慢）。

生长参数和指标以及神经系统发育状况也要注意。

预警症状：以下检查结果尤其要引起重视：
- 胆汁性呕吐
- 嗜睡或精神萎靡
- 烦躁和婴儿前囟膨隆
- 稍大的儿童出现颈项抵抗，畏光，发热
- 腹膜刺激征或是腹胀（外科急腹症）
- 呕吐伴生长发育障碍

发现的解释 最初的临床表现可以帮助诊断疾病严重性和提供及时的干预措施。

- 任何婴儿或新生儿出现周期性胆汁性或喷射性呕吐大多是胃肠道障碍，需要外科手术
- 若婴儿或稍大的儿童出现腹部绞痛，间歇性痛或是精神萎靡，无便或血便，需要考虑肠套叠
- 幼儿或是青少年有发热，颈项抵抗和畏光应该考虑脑膜炎
- 儿童或是青少年有发热，腹痛伴呕吐，纳差和肠鸣音减少应该考虑阑尾炎

- 近期有头部外伤史，或是伴有晨起呕吐的慢性进行性头痛，以及提示有颅内高压的视力改变

其他体征相对应的诊断应根据年龄进行分析（表286-8）。

对于婴儿，烦躁，窒息和呼吸道征象（喘鸣）可能提示胃食管反流征。生长发育障碍史或神经系统发育障碍史提示中枢神经系统或是代谢障碍。胎便排出延迟，延迟性呕吐，或是两者都有提示先天性巨结肠或是肠狭窄。

在幼儿和青少年中，发热提示有感染；合并呕吐和腹泻提示急性肠炎。手指的损伤和牙釉质腐蚀，或是青春期无意识性体重下降或伴有体像扭曲，提示进食障碍。晨起恶心呕吐，月经不调以及体重增加提示妊娠。过去发生的一过性短暂的呕吐，不伴其他症状提示周期性呕吐。

检查　根据疑似病因进行检查（表286-8）。影像学检查通常是为了方便腹部或中枢神经系统病理检查。各种特异的血液学检测或培养，是用于诊断先天性代谢障碍或严重感染。

如果怀疑有脱水，要进行血电解质检查。

治疗

治疗的目标是病因治疗。脱水的治疗很重要（参见第2417页）。

经常用于治疗成人呕吐和恶心的药物较少用于儿童，因为这些药物的有效性没有得到验证，并且这些药物有可能产生副作用和掩盖潜在的疾病。但是，如果恶心或呕吐严重或者不能缓解，止吐药可以在>2年儿童中谨慎使用。有效的药品包括：

- 异丙嗪：对于年龄>2岁的儿童，剂量为0.25~1mg/kg（最大剂量为25mg），通过口服、肌内注射、静脉用药或直肠给药，每4~6小时1次
- 丙氯拉嗪：儿童>2岁，体重9~13kg，2.5mg口服，每12~24小时1次；体重13~18kg，2.5mg，每8~12小时1次；体重18~39kg，2.5mg，每8小时1次；体重>39kg，5~10mg，每6~8小时1次
- 甲氧氯普胺：0.1mg/kg口服或静脉用药，每6小时1次（最大剂量为10mg/剂）
- 昂丹司琼：0.15mg/kg（最多8mg）静脉给药，每8小时1次，如果口服形式使用时，对于2~4岁的儿童，剂量为2mg，每8小时1次；对于年龄为4~11岁的儿童，剂量为4mg，每8小时1次；对于≥12岁的儿童，剂量为8mg，每8小时1次

异丙嗪是H_1受体阻断剂（抗组胺剂），能够抑制催吐中心对外周刺激的反应。最常见的副作用是呼吸抑制和镇静；该药物禁止在<2岁的儿童中使用。治疗剂量异丙嗪可引起锥体外系不良反应，包括斜颈。

丙氯拉嗪是一种弱的多巴胺受体阻滞剂，同样抑制了化学感受器触发区。静坐不能和肌张力障碍是最常见的不良影响，可见于多达44%的患儿。

甲氧氯普胺是多巴胺受体拮抗剂，是中枢性和外周性作用的，通过增加胃肠蠕动，减少传入化学感受器触发区的冲动。多达25%的儿童存在静坐不能和肌张力障碍。

昂丹司琼是选择性血清素（5-HT_3）受体阻断剂，能够抑制外周呕吐反射的启动。对于患有急性胃肠炎，以及对口服补液疗法（ORT）无反应的儿童来说，昂丹司琼单剂量是安全和有效的。通过促进口服补液疗法，这种药物可能会避免进行静脉输液，或在已经给予静脉输液的儿童，可能有助于避免住院治疗。通常情况下，仅需要使用单一剂量，因为重复剂量可引起持续性腹泻。

● 关键点

- 总体来说，引起呕吐的最常见原因是急性病毒性胃肠炎
- 相关的腹泻提示该病是由胃肠道感染引起的
- 胆汁性呕吐，血便或肠蠕动减少提示肠梗阻
- 顽固性呕吐（尤其是婴儿）需要紧急治疗

婴幼儿及儿童皮疹

皮疹是一种常见的主诉，特别是在婴儿期。大多数皮疹并不严重。

病原学

皮疹可通过感染（病毒、真菌或细菌），与刺激物接触，遗传性过敏症，药物过敏，等过敏反应，炎性病症，或血管炎（表286-9）。

表286-9　婴幼儿皮疹的某些器质性病因

病因	有提示意义的临床表现	诊断方法
感染		
念珠菌感染	尿布区似牛肉的红色皮疹，周边是邻近的卫星病灶，包括皮肤皱褶 舌头或口腔黏膜上常有蓬松的白色斑块 近期抗生素使用史	临床评估 有时需要进行病损刮片，以进行氢氧化钾湿涂片
水痘*	面部，头皮，躯干和四肢近端的红小点，持续超过10~12h，至小的结节性红斑，囊泡，接着是形成结痂的脐型脓疱，严重瘙痒水疱（皮肤病），这也可能发生在手掌，脚掌，头皮和黏膜，以及在尿布区	临床评估
传染性红斑	脸颊上的红斑汇合（掴脸颊外观） 有时发热，不适感	临床评估

续表

病因	有提示意义的临床表现	诊断方法
脓疱病	**非大疱性脓疱疮**：靠近鼻或口的无痛但痒的红疮，很快就溢出脓液或液体，并形成一个蜂蜜色痂 **大疱性脓疱病**：主要发生在2岁以下儿童 无痛，充满液体的水疱（皮肤病），主要是在胳膊、腿和躯干，由红色和皮肤发痒，破溃后，形成黄色或银色结痂。	临床评估
莱姆病	游走性红斑皮疹；一个扩大的(5~7cm)红斑病变，有时伴有中心空白，以及较罕见的中心紫癜(2%) 通常疲劳，头痛，关节或身体疼痛 通常发生于存在蜱暴露风险的地方性区域，伴有或不伴有蜱咬	临床评估 有时需要EBV病毒血清学检测
麻疹*	斑丘疹首先出现在脸上，并蔓延到躯干和四肢 通常有科泼力克斑（颊黏膜白点） 发烧，咳嗽，鼻炎，结膜充血	临床评估 血清学试验（因公共卫生原因）
脑膜炎球菌血症	瘀点状皮疹，有时有暴发性紫癜 发烧，嗜睡，烦躁 在年龄较大的儿童，脑膜刺激征 心动过速，有时低血压	血与脑脊液革兰氏染色和培养
传染性软疣	肉色，脐丘疹集群 无瘙痒或不适	临床评估
幼儿急疹	在高热后4到5日突然出现斑丘疹，通常按发热治疗。	临床评估
风疹*	有时发痒的皮疹是从脸部而后向下蔓延，表现为淡红色或亮红色的斑点（可能汇合形成均匀的色斑），通常随着它扩展而逐渐消失持续高达3日 通常淋巴结病（枕骨下、耳后、颈后），轻度发热	临床评估 血清学试验（因公共卫生原因）
猩红热（猩红热）	发烧，有时会喉咙痛 通常情况下，发热后12~72h出现，最先是出现在胸部，腋窝和腹股沟，继而泛发至全身的细微，红色，纹理粗糙的热疹 口周特征性的白斑（口周苍白），重点在皮肤区域（巴氏线），草莓舌 通常伴随有手掌和脚掌，指端和趾端以及腹股沟的广泛性脱皮	临床评估 有时需快速链球菌分析或咽拭子培养
葡萄球菌烫伤皮肤综合征	大面积痛性红斑进展为巨大的、松弛性水疱，易于破裂，并留下大面积脱皮 轻压水疱，疱壁向侧向扩展（尼氏征阳性） 累及皮肤黏膜 通常发生在年龄<5岁的儿童	临床评估 有时候需通过活检和/或培养来证实
体癣	鳞屑，椭圆形病变伴有边缘轻微隆起，而中央则无病变 轻度瘙痒	临床评估 有时需行病灶刮取，以进行氢氧化钾湿涂片
病毒性感染（全身性）	斑丘疹 通常有病毒性呼吸道症状	临床评估
超敏反应		
特应性皮炎（湿疹）	慢性或复发性的红色，鳞片状斑块，往往出现在曲肌褶皱内 有时具有家族史	临床评估
接触性皮炎	严重瘙痒红斑，有时伴有小水疱 无全身表现	临床评估
药物反应	弥漫性斑丘疹 目前或近期（1周以内）用药史	临床评估
史-约综合征 中毒性表皮坏死溶解病	发热，不适，咳嗽，喉咙痛，结膜炎的前驱症状 痛性黏膜溃疡，几乎总是在嘴和嘴唇出现，但有时也出现在生殖器和肛门区域 大面积痛性红斑进展为巨大的、松弛性水疱，易于破裂，并留下大面积脱皮；可能影响脚底但通常不影响头皮 轻压迫水疱，疱壁向侧向扩展（尼氏征阳性） 有时使用致病药物（如磺胺类，青霉素类，抗惊厥药）	临床评估 活检

续表

病因	有提示意义的临床表现	诊断方法
荨麻疹	界限清楚,瘙痒,红色,隆起的病变 有或没有暴露于已知或潜在过敏原的病史	临床评估
血管炎		
免疫球蛋白 A 相关性血管炎(以前称为亨诺-许兰氏紫癜)	在数天至数周内分批出现可触及的紫癜,通常相依的部位(如腿部,臀部) 通常有关节炎,腹痛 有时有血尿,血红素阳性的粪便,和/或肠套叠 通常发生在年龄<10 岁的儿童	临床评估 有时需皮肤活检
川崎病	弥漫性红斑斑丘疹,外观上不尽相同(如荨麻疹,靶样,紫癜),但从不表现为小疱或大疱状;可能涉及手掌和/或脚底 发烧(通常>39℃)持续>5 日 红色,嘴唇干裂,草莓舌,结膜炎,颈部淋巴结肿大 手和足的水肿 接着是手指和脚趾的脱屑,并延至手掌和脚底	临床标准 检测以排除其他疾病
其他		
脂溢性皮炎	头皮上红色和黄色的鳞屑(乳痂),有时也累及皮肤褶皱处	临床评估
尿布疹(无念珠菌感染)	尿布区亮红疹,累及褶皱部位	临床评估
溶血尿毒综合征	瘀点性皮疹,苍白 通常在感染性结肠炎期间或感染后出现,表现为腹痛,呕吐和血性腹泻 少尿或无尿 高血压	全血细胞计数与血小板和外周血涂片,以检测微血管病性贫血和血小板减少症的依据 肾功能检查 大便检测(志贺毒素检测或特定的培养大肠埃希菌 O157:H7)
粟粒疹	新生儿脸部微小的珍珠样囊肿	临床评估
多形性红斑	粉红色的斑点,对称性分布,最先出现于四肢,接着转变成经典的靶样病变,外周粉红色环围绕中心白斑 有时口腔黏膜病变,瘙痒	临床评估
痱子(热疹)	红色的小丘疹或偶有小水疱(皮肤病) 最常见于年幼儿童,但可发生于任何年龄段儿童,特别是在湿热的天气	临床评估
毒性红斑	平平红的斑点(通常在中间的白色丘疹样隆起),它出现在了 50% 婴儿 年龄超过 5 日后罕见,通常在 7~14 日内消失	临床评估
新生儿痤疮	新生儿面部的结节性红斑,有时中心有白点 通常发生在出生后 2~4 周之间,但是也可能发生在生后 4 个月之后,并持续 12~18 个月	临床评估
玫瑰糠疹	有时有上呼吸道感染前驱症状 皮损通常初起为躯干或四肢近端单个的,瘙痒的,直径为 2~10cm 的卵圆形的红色前驱斑 前驱斑出现后 7~14 日,躯干部出现大面积的粉色或红色,鳞状,卵圆形的斑片,有时会呈现一种特征性的圣诞树样分布	临床评估

*因为疫苗接种,目前并不常见,但对于未接种的儿童,应考虑该病。
KOH,氢氧化钾。

总而言之,婴儿和年幼儿童皮疹最常见的病因包括:
- 尿布疹(合并或不合并念珠菌感染)
- 皮脂溢出
- 湿疹
- 病毒皮疹

尿布皮炎伴有丘疹脓疱
这张照片显示了婴儿尿布皮炎和卫星丘疹脓疱。

许多病毒感染可以引起皮疹。有的病毒感染(如水痘、传染性红斑、麻疹)具有相当典型的外在表现和临床表现;其他病毒感染是非特异性的。皮肤药物反应通常是自限性斑丘疹,但有时会出现更严重的反应。

皮疹罕见但严重的原因包括:
- 葡萄球菌烫伤皮肤综合征
- 脑膜炎球菌血症

- 川崎病
- 重症多形性红斑（Stevens-Johnson syndrome，SJS）

评估

病史 现病史：关注疾病的时间过程，尤其是皮疹和其他症状之间的关系。

全身性疾病回顾：重点是病因性疾病的症状，包括胃肠道症状[提示免疫球蛋白 A 相关性血管炎（以前称为过敏性紫癜）或溶血性尿毒症综合征]，关节症状（提示免疫球蛋白 A 相关性血管炎或莱姆病），头痛或神经症状（提示脑膜炎或莱姆病）。

既往史：应该注意任何近期使用的药物，尤其是抗生素或抗惊厥药。注意有无遗传性过敏症家族史。

体格检查 体格检查首先应对生命体征进行评估，尤其是发热。初期观察应评估婴儿和儿童是否有嗜睡、易激惹或痛苦的体征。全面体检完成后，尤其要注意皮损的特点（参见第 865 页），包括是否存在起泡、囊泡瘀斑、紫癜或荨麻疹，是否累及黏膜。虽然年龄<2 岁的儿童往往并无脑膜刺激征的体征，但是仍应评估儿童的脑膜刺激征（颈部僵硬、克尼格和布鲁金斯基征）。

预警症状：要特别注意以下情况：
- 起泡或腐肉形成
- 腹泻和/或腹痛
- 发热，无法安抚或极度易怒
- 黏膜炎症
- 瘀点和/或紫癜
- 荨麻疹伴有呼吸衰竭

检查结果解读：一般情况良好，且无全身症状或体征的儿童，不太可能有危险的疾病。皮疹的出现通常缩小了鉴别诊断的范围。相关的症状和体征有助于确定患者的严重疾病，并常提示诊断（表 286-9）。

大疱和/或腐肉形成，提示葡萄球菌烫伤样皮肤综合征或重症多形性红斑（Stevens-Johnson syndrome），这是公认的皮肤病急诊。川崎病、麻疹、葡萄球菌性烫伤样皮肤综合征和史蒂芬强森综合征，可能会出现结膜炎。任何儿童出现发烧和瘀斑或紫斑时必须小心，需对脑膜炎球菌血症的可能性进行评估。如出现出血性腹泻伴有苍白和瘀斑，就应提高对溶血性尿毒症综合征的可能性的警惕。发烧>5 日，且有黏膜炎症和皮疹的证据，提示应考虑和进一步评估川崎病。

检查 对于大多数儿童而言，通常病史及体格检查即足以明确诊断。检查针对潜在的生命威胁；包括革兰氏染色和血液和脑脊液的脑膜炎球菌血症的培养；进行全血细胞计数、肾功能检查以及大便，以检测溶血性尿毒症综合征。

治疗

针对病因实施治疗（如采用抗真菌乳膏治疗念珠菌感染）。

对于尿布疹，我们的目标是保持尿布区域的清洁和干燥，主要通过更频繁地更换尿布，并采用温和的香皂和水，轻轻洗涤尿布区。有时含有氧化锌或维生素 A 和 D 的屏障软膏可能会有所帮助。

可以通过口服抗组胺药来减轻婴儿和儿童瘙痒。

- 苯海拉明：儿童>6 个月，1.25mg/kg，每 6 小时 1 次（最大 50mg，每 6 小时 1 次）
- 羟嗪：儿童>6 个月，0.5mg/kg，每 6 小时 1 次（最大为儿童<6 岁，12.5mg，每 6 小时 1 次；对于那些≥6 岁的儿童，25mg，每 6 小时 1 次）
- 西替利嗪：儿童 6~23 个月，2.5mg，每日 1 次；对于那些 2~5 岁，2.5~5mg，每日 1 次；对于那些>6 岁，5~10mg，每日 1 次
- 氯雷他定：儿童 2~5 岁，5mg，每日 1 次；对于那些>6 岁，10mg，每日 1 次

● **关键点**

- 大多数儿童皮疹是良性的
- 对于大多数婴儿和儿童的皮疹，病史及体格检查就足以诊断了
- 由于严重疾病引起的皮疹，通常都有疾病的全身性表现

分离焦虑和陌生人焦虑

分离焦虑 分离焦虑是指当父亲或母亲离开房间时婴儿出现焦躁和哭闹。有些孩子尖叫和发脾气，拒绝离开父母的身边，和/或有夜间觉醒。

分离焦虑是一个正常的发育阶段，通常是从 8 月龄开始，在 10~18 月龄之间达到高峰，通常在 24 月龄时消退。分离焦虑应和分离焦虑障碍进行鉴别（参见第 2394 页），后者发生的年龄更大，出现焦虑的时间与发育的年龄不相称，拒绝上学（或幼稚园）是分离焦虑的一个主要的表现。

当婴儿开始明白，他们是独立于主要照顾者之外一个独立的人，但还没有掌握物体存继性的概念——虽然它没有看到或听到，但物体仍然存在，此时婴儿就出现分离焦虑。因此，当婴儿与他们的主要照顾者分开，他们不明白，护理人员是会回来的。因为孩子没有时间概念，所以他们害怕与父母永久分离。当儿童有了记忆的感觉，分流焦虑自然就解决了。他们能在父母不在时在脑子里保留他们的画面，并在父母回来前回忆这些画面时，分离焦虑就消退了。

建议父母不要因为分离焦虑而限制或放弃和孩子分开；如此会损害儿童的成熟和发育。当父母离开家时（或把孩子留在育儿中心），他们可以尝试下列方法：
- 应该鼓励护理孩子的人想办法分散其对父母的注意力
- 父母不必理会孩子会哭闹多久
- 父母应保持镇定，鼓励孩子
- 设计好程序来减轻孩子的焦虑
- 在父母离开之前，给孩子喂食并让孩子小睡（这是因为孩子饥饿或疲劳时可能会加重期分离焦虑）

如果父母要到家里的另一个房间去，应该让孩子知道以安抚之。这逐渐地让孩子明白虽然他们不能看到父母，但父母还是在某个地方。

如果孩子的分离焦虑在 2 岁之前得以解决，那么分离焦虑是不会引起长期的损害。如果在 2 岁以后分离焦虑依然

存在,根据其对儿童发育的影响程度产生不同的后果。

对于儿童来说,当他们前往学前班或幼儿园时,感觉有些害怕,这是正常现象。这种感觉应该随时间而渐减少。过度的分离恐惧,以至于孩子不能参加儿童保健或是学前班,抑或是不能正常与其他同伴玩耍,这种情况是较为罕见的。这种焦虑可能是不正常的(分离焦虑,参见第 2394 页)。父母应带孩子就医。

陌生人焦虑 陌生人焦虑表现为遇见不熟悉的人后哭闹。通常是 8~9 月龄开始,2 岁时消退。陌生人焦虑与婴儿发育过程中学习将熟悉和不熟悉的事物区分开来有关。焦虑的持续时间和焦虑程度在孩子之间差异较大。

一些婴儿和年幼儿童在一定的年龄对双亲之一表现出强烈的偏爱,祖父母突然之间被视为陌生人。在健康儿童随访中,预见到这些事件能够避免误解婴儿的行为。治疗上只需要安慰儿童,并避免对这种行为过度的反应。

常识应支配管理。如果新的临时看护婴孩者要来,应让看护者事先和这个家庭相处一段时间,这样较为合理。当临时带看婴孩者要开始照看孩子时,家长在离开之前应花点时间同孩子以及照看者在一起,这样要慎重些。如果祖父母要在父母离开时照看几天孩子,也应该提前一、两天来。相似的技巧可用于孩子的住院治疗。

程度很重、持续时间很长的陌生人焦虑可能是焦虑症的表现,需要尽快对其家庭情况、抚育技巧以及孩子的总体情感状况进行评估。

287. 健康儿童的预防保健

健康儿童随访的目的是:
- 促进健康
- 通过定期的预防接种和教育来预防疾病
- 早期发现和治疗疾病
- 指导父母养育孩子,达到最理想的情感和智能发育

美国儿科学会(AAP)推荐的预防保健程序(表 287-1~表 287-3)适用于无明显健康问题、生长发育良好的儿童。那些不能达到标准的儿童需要更经常和细致的访视。如果一个孩子在接受检查时第一次落后于程序,或有一些指标未通过,应尽早执行该程序。患有发育迟缓,社会心理疾病,或是慢性疾病的儿童,可能需要频繁的咨询和治疗就诊,而这些就诊是与预防性保健就诊相区分的。如果妊娠处于高危(参见第 2120 页),或是第一次生育,或是父母想要一个会诊,那么推荐在产前接受一次有儿科医生在场的就诊。

表 287-1 推荐用于婴儿的预防保健表[a]

项目	年龄						
	新生儿	3~5 日	1 个月	2 个月	4 个月	6 个月	9 个月
病史(初期或间期)							
—	X	X	X	X	X	X	X
测量							
身高和体重	X	X	X	X	X	X	X
头围	X	X	X	X	X	X	X
重高指数	X	X	X	X	X	X	X
血压[b]	RA	RA	RA	RA	RA	RA	RA
感觉筛查							
视觉	RA	RA	RA	RA	RA	RA	RA
听觉	X	RA	RA	RA	RA	RA	RA
发育和行为评估							
发育监测[c]	X	X	X	X	X	X	
发育筛查[d]							X
社会心理和行为评估	X	X	X	X	X	X	X
体格检查							
—	X	X	X	X	X	X	X

项目	年龄						
	新生儿	3~5日	1个月	2个月	4个月	6个月	9个月
实验室检查[e]							
新生儿代谢与血红蛋白病筛查[f]	←————— X —————→						
血红蛋白比容或血红蛋白					RA		
铅筛查[g]						RA	RA
结核菌素试验[h]				RA		RA	
其他							
免疫[i](表288-2,表288-4)	X	X	X	X	X	X	X
口腔健康[j]						RA	RA
预期指南	X	X	X	X	X	X	X

[a] 这些指南是基于美国儿科学会（AAP）和光明未来所达成的一致意见。

[b] 如果婴儿和儿童具有一定的高危状况，在儿童3岁之前，应于就诊时测量其血压。

[c] 发育监测是一个进行性的过程。它包括确定父母对他们孩子发育所关注的方面，准确地观察孩子，识别危险和保护因素，并且记录该过程（儿童发育史，所采用的方法，结果）。

[d] 发育筛查包括采用一种标准化的检查，常规是在第9个月，第18个月和第30个月时候完成。但是，当危险因素被识别或是发育监测发现一个问题的时候，也会完成该筛查；在这些情况下，筛查会集中于所关注的方面。

[e] 视儿童加入到日程表的时间和儿童的需求，可以改动检查。

[f] 对于代谢和血红蛋白筛查，因遵从州法律。临床医生应在就诊时回顾这些结果，并根据需要，重新检查或是参考这些结果。

[g] 如果儿童存在铅暴露的风险，临床医生应咨询AAP声明，Lead exposure in children：prevention，detection，and management 2005年（可登录pediatrics.aappublications.org/content/116/4/1036；重申5/09），并应根据适用的州法律筛查的儿童。

[h] 对于结核杆菌检查，应遵从在红皮书：感染疾病委员会报告所发表的感染疾病委员会的建议。一旦识别到高危儿童，应对其进行检查。

[i] 临床医师应遵循传染病委员会所建议的时间表，发表在每年一月出版"儿科学"。应利用每次就诊，作为新和完成儿童免疫的一次机会。

[j] 如果可行的话，儿童应该去看牙科医生。否则，临床医生应评估儿童的口腔健康危险。如果主要的水源都是缺氟的，就应该考虑通过口服的方式给儿童补充氟。

RA，应该完成危象评估的年龄，如果通过合适的检查或试验，证实结果是阳性的；X，应该进行评估的年龄；←X→，可以完成评估的年龄范围，X代表首选年龄。

经许可摘自 The Bright Futures/Academy of Pediatrics. 儿科预防保健建议，2008。在 http：//practice.aap.org/content.aspx? aid=1599 可获得。

表287-2 推荐用于幼儿和少儿的预防保健表[a]

项目	年龄												
	12个月	15个月	18个月	24个月	30个月	3岁	4岁	5岁	6岁	7岁	8岁	9岁	10岁
病史（初期或间期）													
—	X	X	X	X	X	X	X	X	X	X	X	X	X
测量													
身高和体重	X	X	X	X	X	X	X	X	X	X	X	X	X
头围	X	X	X	X									
重高指数	X	X	X										
体重指数				X	X	X	X	X	X	X	X	X	X
血压[b]	RA	RA	RA	RA	RA	X	X	X	X	X	X	X	X
感觉筛查													
视觉	RA	RA	RA	RA	RA	X[e]	X	X	X	RA	X	RA	X
听觉	RA	RA	RA	RA	RA	RA	X	X	X	RA	X	RA	X
发育和行为评估													
发育监测[d]	X	X		X		X	X	X	X	X	X	X	X
发育筛查[e]			X		X								
孤独症[f]			X										
社会心理和行为评估	X	X	X	X	X	X	X	X	X	X	X	X	X

项目	年龄												
	12个月	15个月	18个月	24个月	30个月	3岁	4岁	5岁	6岁	7岁	8岁	9岁	10岁
体格检查													
—	X	X	X	X	X	X	X	X	X	X	X	X	X
实验室检查[g]													
血红蛋白比容或血红蛋白	X		RA	RA		RA	RA	RA	RA	RA	RA	RA	RA
铅筛查[h]	X 或 RA		RA	X 或 RA		RA	RA	RA	RA				
结核菌素试验[i]	RA		RA	RA		RA	RA	RA	RA	RA	RA	RA	RA
血脂异常筛查[j]				RA			RA		RA		RA		RA
其他													
免疫[k](表288-2, 表288-3, 表288-4)	X	X	X	X	X	X	X	X	X	X	X	X	X
口腔健康[l]	X 或 RA		X 或 RA	X 或 RA	X 或 RA	X			X				
预期指南	X	X	X	X	X	X	X	X	X	X	X	X	X

[a] 这些指南是基于美国儿科学会(AAP)和光明未来所达成的一致意见。
[b] 如果婴儿和儿童具有一定的高危状况,在儿童3岁之前,应于就诊时测量其血压。
[c] 如果孩子不配合,可以在6个月内再次筛查。
[d] 发育监测是一个进行性的过程。它包括确定父母对他们孩子发育所关注的方面,准确地观察孩子,识别危险和保护因素,并且记录该过程(儿童发育史,所采用的方法,结果)。
[e] 发育筛查包括采用一种标准化的检查,常规是在第9个月、第18个月和第30个月时候完成。但是,当危险因素被识别或是发育监测发现一个问题的时候,也会完成该筛查;在这些情况下,筛查会集中于所关注的方面。
[f] 建议在18个月时,采用一种孤独症特异性的工具进行筛查。在24个月的时候,应再次进行筛查,这是因为,在18个月之前,家长有可能尚未注意到问题(家长报告的孤独症消退的平均年龄是20个月)。获取
[g] 视儿童加入到日程表的时间和儿童的需求,可以改动检查。
[h] 如果儿童存在铅暴露的风险,临床医生应咨询AAP声明,Lead exposure in children: prevention, detection, and management 2005(可登录 aappolicy. aappublications. org/cgi/content/full/pediatrics;116/4/1036;reaffirmed5/09 获取),并应根据所适用的州法律,对儿童进行筛查。基于针对具有医疗补助方案或高流行地区的患者的统一筛查要求,进行风险评估或筛查。
[i] 对于结核菌素试验,传染病委员会的建议,应遵循发表在最新版 Red Book:Report of the Committee on Infectious Diseases。一旦识别到高危儿童,应对其进行检查。
[j] 对高危病人的胆固醇筛查根据美国儿科学会关于"儿童胆固醇"的规定(1998)。如果家族史不明并且存在其他危险因素,由医生判断是否筛查。应在2岁之后进行筛查,但是年龄不得大于10岁。最有效的方法是一种快速的脂分布检查。如果值在正常范围内,应在3~5年内再次进行检查。
[k] 临床医师应遵循传染病委员会所建议的时间表,发表在每年一月出版的《儿科学杂志》,应利用每次就诊,作为新和完成儿童免疫的一次机会。
[l] 如果可行的话,儿童应该去看牙科医生。否则,临床医生应评估儿童的口腔健康危险。如果主水源缺乏氟化物,建议口服氟化物补充。在3年和6年时点访问,临床医生应该确定孩子是否有牙科诊所,如果没有,予以建议。
RA,应该完成危象评估的年龄,如果通过合适的检查或试验,证实结果是阳性的;X,应该进行评估的年龄。
经许可摘自 The Bright Futures/Academy of Pediatrics. 儿科预防保健建议,2008。在 http://practice. aap. org/content. aspx? aid=1599 可获得。

表287-3 推荐用于青少年的预防保健表[a]

项目	年龄/岁										
	11	12	13	14	15	16	17	18	19	20	21
病史(初期或间期)											
—	X	X	X	X	X	X	X	X	X	X	X
测量											
身高和体重	X	X	X	X	X	X	X	X	X	X	X
体重指数	X	X	X	X	X	X	X	X	X	X	X
血压	X	X	X	X	X	X	X	X	X	X	X
感觉筛查											
视觉	RA	X	RA	RA	X	RA	RA	X	RA	RA	RA
听觉	RA	RA	RA	RA	RA	RA	RA	RA	RA	RA	RA
发育/行为评估											
发育监测[b]	X	X	X	X	X	X	X	X	X	X	X
社会心理和行为评估	X	X	X	X	X	X	X	X	X	X	X

续表

项目	年龄/岁										
	11	12	13	14	15	16	17	18	19	20	21
酒精和药物使用评估	RA	RA	RA	RA	RA	RA	RA	RA	RA	RA	RA
体格检查											
—	X	X	X	X	X	X	X	X	X	X	X
检查[c]											
血红蛋白比容或血红蛋白	RA	RA	RA	RA	RA	RA	RA	RA	RA	RA	RA
结核菌素试验[d]	RA	RA	RA	RA	RA	RA	RA	RA	RA	RA	RA
血脂异常筛查[e]							←――――X――――→				
STD 筛查[f]	RA	RA	RA	RA	RA	RA	RA	RA	RA	RA	RA
颈部发育异常筛查[g]	RA	RA	RA	RA	RA	RA	RA	RA	RA	RA	RA
其他											
免疫[h]（表 288-3 和表 288-4）	X	X	X	X	X	X	X	X	X	X	X
预期指南	X	X	X	X	X	X	X	X	X	X	

[a] 这些指南是基于美国儿科学会（AAP）和光明未来所达成的一致意见。
[b] 发育监测是一个进行性的过程。它包括确定父母对他们孩子发育所关注的方面，准确地观察孩子，识别危险和保护因素，并且记录该过程（儿童发育史，所采用的方法，结果）。
[c] 视儿童加入到日程表的时间和儿童的需求，可以改动检查。
[d] 对于结核病的检测，传染病委员会的建议，应遵循发表在最新版《红皮书：传染病委员会报告》。一旦识别到高危儿童，应对其进行检查。
[e] 对高危病人的胆固醇筛查根据美国儿科学会关于《儿童胆固醇》的规定（1998）。如果家族史不明并且存在其他危险因素，由医生判断是否筛查。应在 2 岁之后进行筛查，但是年龄不得大于 10 岁。最有效的方法是一种快速的脂分布检查。如果值在正常范围内，应在 3~5 岁内再次进行检查。
[f] 所有有性活动的病人都应检查性传播疾病。
[g] 对所有性活跃的女孩，宫颈发育不良都应该作为盆腔检查的一部分，开始时间为第一阴道性交后 3 年内，或是 21 岁时（以先到者为准）。
[h] 临床医生应遵从每年发表在儿科学杂志上的感染疾病委员会所推荐的日程表。应该利用每一次就诊的机会，来更新和完成儿童的免疫。
RA, 应该完成危象评估的年龄，如果通过合适的检查或试验，证实结果是阳性的; STDs, sexually transmitted diseases; X, 应该进行评估的年龄; ←X→, 可以完成评估的年龄范围。
经许可摘自 The Bright Futures/Academy of Pediatrics. 儿科预防保健建议, 2008. 可在 http://practice.aap.org/content.aspx? aid=1599 可获得。

除体格检查外，还应评价儿童智力和社会行为以及父母-儿童之间的相互影响。这些评估可以通过从对父母和孩子的一个完整的回顾、直接的观察、有时也可以从外部来源如老师和儿童保健师那儿获得信息。工具的使用可以使得智力和社会行为的评估变得更方便（参见第 2380 页）。

体格检查和筛查流程是新生儿和儿童保健很重要的部分。大多数的指标如体重等，是所有儿童都应该监测的，而其他的一些指标则只针对某些患儿，例如在 1 岁和 2 岁的儿童中进行铅筛查。

预期指南 对于预防性健康保健也是很重要的。它包括有：
- 获取有关儿童和父母的信息（如通过调查问卷，会面或是评估）
- 与父母一同操作，以促进患儿健康（形成一个治疗联合）
- 告知父母有关于他们孩子发育过程中预期会发生的情形，并且教育父母如何才能有助于孩子的发育（如通过建立一种健康的生活方式），以及健康生活方式的益处

体格检查

生长 每次随访均应测定孩子的身长（头顶到足跟）或身高（一旦孩子可以站立）和体重。在出生后的 3 年内，每次随访都应测量头围。运用百分位数的生长曲线对婴儿的生长速度进行监测，应评估这些参数的偏离（参见第 2197 页）。

血压 3 岁以后，每次健康检查都应采用大小合适的袖带，常规检查血压。测量血压的袖带应覆盖上臂的至少 2/3，气囊应环绕臂周的 80%~100%。如果没有合适的型号，最好使用稍大型号的。（表 287-4，表 287-5）

如果儿童的收缩压和舒张压<90 百分位，则可认为是正常的;每个百分数的实际意义随着性别、年龄和体型（身高百分数）的变化而不同，所以参考公布的表格是很有必要的（见下表:男孩和女孩第 50~99 百分位数血压水平）。如果收缩压和舒张压在 90 百分位和 95 百分位之间，应继续观察并评估高血压的危险因素。如果收缩压和舒张压持续在≥第 95 百分位，应考虑有高血压并寻找原因。

头 最常见的异常是中耳积液（引起分泌性中耳炎），表现为鼓膜形状改变。听力缺失筛查将在下文进行阐述（参见第 2349 页）。

每次随访都应检查眼睛的位置（内斜视和外斜视）;眼球大小的异常应考虑先天性青光眼。瞳孔大小和/或虹膜颜色的不同应考虑霍纳综合征、外伤或神经母细胞瘤。不对称的瞳孔，可以是正常的，但也可能代表视觉、自主神经或颅内疾病。如对红光反应消失或散射，则应怀疑有白内障或视网膜母细胞瘤。

表287-4 1~17岁的男孩按照身高百分比计算的第50~99百分位数血压水平

年龄/岁	BP百分位数	SBP/mmHg 身高百分位数							DBP/mmHg 身高百分位数						
		5	10	25	50	75	90	95	5	10	25	50	75	90	95
1	50	80	81	83	85	87	88	89	34	35	36	37	38	39	39
	90	94	95	97	99	100	102	103	49	50	51	52	53	53	54
	95	98	99	101	103	104	106	106	54	54	55	56	57	58	58
	99	105	106	108	110	112	113	114	61	62	63	64	65	66	66
2	50	84	85	87	88	90	92	92	39	40	41	42	43	44	44
	90	97	99	100	102	104	105	106	54	55	56	57	58	58	59
	95	101	102	104	106	108	109	110	59	59	60	61	62	63	63
	99	109	110	111	113	115	117	117	66	67	68	69	70	71	71
3	50	86	87	89	91	93	94	95	44	44	45	46	47	48	48
	90	100	101	103	105	107	108	109	59	59	60	61	62	63	63
	95	104	105	107	109	110	112	113	63	63	64	65	66	67	67
	99	111	112	114	116	118	119	120	71	71	72	73	74	75	75
4	50	88	89	91	93	95	96	97	47	48	49	50	51	51	52
	90	102	103	105	107	109	110	111	62	63	64	65	66	66	67
	95	106	107	109	111	112	114	115	66	67	68	69	70	71	71
	99	113	114	116	118	120	121	122	74	75	76	77	78	78	79
5	50	90	91	93	95	96	98	98	50	51	52	53	54	55	55
	90	104	105	106	108	110	111	112	65	66	67	68	69	69	70
	95	108	109	110	112	114	115	116	69	70	71	72	73	74	74
	99	115	116	118	120	121	123	123	77	78	79	80	81	81	82
6	50	91	92	94	96	98	99	100	53	53	54	55	56	57	57
	90	105	106	108	110	111	113	113	68	68	69	70	71	72	72
	95	109	110	112	114	115	117	117	72	72	73	74	75	76	76
	99	116	117	119	121	123	124	125	80	80	81	82	83	84	84

续表

年龄/岁	BP百分位数	SBP/mmHg 身高百分位数							DBP/mmHg 身高百分位数						
		5	10	25	50	75	90	95	5	10	25	50	75	90	95
7	50	92	94	95	97	99	100	101	55	55	56	57	58	59	59
	90	106	107	109	111	113	114	115	70	70	71	72	73	74	74
	95	110	111	113	115	117	118	119	74	74	75	76	77	78	78
	99	117	118	120	122	124	125	126	82	82	83	84	85	86	86
8	50	94	95	97	99	100	102	102	56	57	58	59	60	60	61
	90	107	109	110	112	114	115	116	71	72	72	73	74	75	76
	95	111	112	114	116	118	119	120	75	76	77	78	79	79	80
	99	119	120	122	123	125	127	127	83	84	85	86	87	87	88
9	50	95	96	98	100	102	103	104	57	58	59	60	61	61	62
	90	109	110	112	114	115	117	118	72	73	74	75	76	76	77
	95	113	114	116	118	119	121	121	76	77	78	79	80	81	81
	99	120	121	123	125	127	128	129	84	85	86	87	88	88	89
10	50	97	98	100	102	103	105	106	58	59	60	61	61	62	63
	90	111	112	114	115	117	119	119	73	73	74	75	76	77	78
	95	115	116	117	119	121	122	123	77	78	79	80	81	81	82
	99	122	123	125	127	128	130	130	85	86	86	88	88	89	90
11	50	99	100	102	104	105	107	107	59	59	60	61	62	63	63
	90	113	114	115	117	119	120	121	74	74	75	76	77	78	78
	95	117	118	119	121	123	124	125	78	78	79	80	81	82	82
	99	124	125	127	129	130	132	132	86	86	87	88	89	90	90
12	50	101	102	104	106	108	109	110	59	60	61	62	63	63	64
	90	115	116	118	120	121	123	123	74	75	75	76	77	78	79
	95	119	120	122	123	125	127	127	78	79	80	81	82	82	83
	99	126	127	129	131	133	134	135	86	87	88	89	90	90	91

续表

年龄/岁	BP 百分位数	SBP/mmHg 身高百分位数							DBP/mmHg 身高百分位数						
		5	10	25	50	75	90	95	5	10	25	50	75	90	95
13	50	104	105	106	108	110	111	112	60	60	61	62	63	64	64
	90	117	118	120	122	124	125	126	75	75	76	77	78	79	79
	95	121	122	124	126	128	129	130	79	79	80	81	82	83	83
	99	128	130	131	133	135	136	137	87	87	88	89	90	91	91
14	50	106	107	109	111	113	114	115	60	61	62	63	64	65	65
	90	120	121	123	125	126	128	128	75	76	77	78	79	79	80
	95	124	125	127	128	130	132	132	80	80	81	82	83	84	84
	99	131	132	134	136	138	139	140	87	88	89	90	91	92	92
15	50	109	110	112	113	115	117	117	61	62	63	64	65	66	66
	90	122	124	125	127	129	130	131	76	77	78	79	80	80	81
	95	126	127	129	131	133	134	135	81	81	82	83	84	85	85
	99	134	135	136	138	140	142	142	88	89	90	91	92	93	93
16	50	111	112	114	116	118	119	120	63	63	64	65	66	67	67
	90	125	126	128	130	131	133	134	78	78	79	80	81	82	82
	95	129	130	132	134	135	137	137	82	83	83	84	85	86	87
	99	136	137	139	141	143	144	145	90	90	91	92	93	94	94
17	50	114	115	116	118	120	121	122	65	66	66	67	68	69	70
	90	127	128	130	132	134	135	136	80	80	81	82	83	84	84
	95	131	132	134	136	138	139	140	84	85	86	87	87	88	89
	99	139	140	141	143	145	146	147	92	93	93	94	95	96	97

第 90 百分位数超过平均值 1.28 个标准差（SDS），第 95 百分位数是 1.645SDS，第 99 百分位数是 2.326SD。

表 287-5 1~17 岁的女孩按照身高百分比计算的第 50~99 百分位数血压水平

年龄/岁	BP百分位数	SBP/mmHg 身高百分位数							DBP/mmHg 身高百分位数						
		5	10	25	50	75	90	95	5	10	25	50	75	90	95
1	50	83	84	85	86	88	89	90	38	39	39	40	41	41	42
	90	97	97	98	100	101	102	103	52	53	53	54	55	55	56
	95	100	101	102	104	105	106	107	56	57	57	58	59	59	60
	99	108	108	109	111	112	113	114	64	64	65	65	66	67	67
2	50	85	85	87	88	89	91	91	43	44	44	45	46	46	47
	90	98	99	100	101	103	104	105	57	58	58	59	60	61	61
	95	102	103	104	105	107	108	109	61	62	62	63	64	65	65
	99	109	110	111	112	114	115	116	69	69	70	70	71	72	72
3	50	86	87	88	89	91	92	93	47	48	48	49	50	50	51
	90	100	100	102	103	104	106	106	61	62	62	63	64	64	65
	95	104	104	105	107	108	109	110	65	66	66	67	68	68	69
	99	111	111	113	114	115	116	117	73	73	74	74	75	76	76
4	50	88	88	90	91	92	94	94	50	50	51	52	52	53	54
	90	101	102	103	104	106	107	108	64	64	65	66	67	67	68
	95	105	106	107	108	110	111	112	68	68	69	70	71	71	72
	99	112	113	114	115	117	118	119	76	76	76	77	78	79	79
5	50	89	90	91	93	94	95	96	52	53	53	54	55	55	56
	90	103	103	105	106	107	109	109	66	67	67	68	69	69	70
	95	107	107	108	110	111	112	113	70	71	71	72	73	73	74
	99	114	114	116	117	118	120	120	78	78	79	79	80	81	81
6	50	91	92	93	94	96	97	98	54	54	55	56	56	57	58
	90	104	105	106	108	109	110	111	68	68	69	70	70	71	72
	95	108	109	110	111	113	114	115	72	72	73	74	74	75	76
	99	115	116	117	119	120	121	122	80	80	80	81	82	83	83

续表

年龄/岁	BP百分位数	SBP/mmHg 身高百分位数							DBP/mmHg 身高百分位数						
		5	10	25	50	75	90	95	5	10	25	50	75	90	95
7	50	93	93	95	96	97	99	99	55	56	56	57	58	58	59
	90	106	107	108	109	111	112	113	69	70	70	71	72	72	73
	95	110	111	112	113	115	116	116	73	74	74	75	76	76	77
	99	117	118	119	120	122	123	124	81	81	82	82	83	84	84
8	50	95	95	96	98	99	100	101	57	57	57	58	59	60	60
	90	108	109	110	111	113	114	114	71	71	71	72	73	74	74
	95	112	112	114	115	116	118	118	75	75	75	76	77	78	78
	99	119	120	121	122	123	125	125	82	82	83	83	84	85	86
9	50	96	97	98	100	101	102	103	58	58	58	59	60	61	61
	90	110	110	112	113	114	116	116	72	72	72	73	74	75	75
	95	114	114	115	117	118	119	120	76	76	76	77	78	79	79
	99	121	121	123	124	125	127	127	83	83	84	84	85	86	87
10	50	98	99	100	102	103	104	105	59	59	59	60	61	62	62
	90	112	112	114	115	116	118	118	73	73	73	74	75	76	76
	95	116	116	117	119	120	121	122	77	77	77	78	79	80	80
	99	123	123	125	126	127	129	129	84	84	85	86	86	87	88
11	50	100	101	102	103	105	106	107	60	60	60	61	62	63	63
	90	114	114	116	117	118	119	120	74	74	74	75	76	77	77
	95	118	118	119	121	122	123	124	78	78	78	79	80	81	81
	99	125	125	126	128	129	130	131	85	85	86	87	87	88	89
12	50	102	103	104	105	107	108	109	61	61	61	62	63	64	64
	90	116	116	117	119	120	121	122	75	75	75	76	77	78	78
	95	119	120	121	123	124	125	126	79	79	79	80	81	82	82
	99	127	127	128	130	131	132	133	86	86	87	88	88	89	90

续表

年龄/岁	BP百分位数	SBP/mmHg 身高百分位数							DBP/mmHg 身高百分位数						
		5	10	25	50	75	90	95	5	10	25	50	75	90	95
13	50	104	105	106	107	109	110	110	62	62	62	63	64	65	65
	90	117	118	119	121	122	123	124	76	76	76	77	78	79	79
	95	121	122	123	124	126	127	128	80	80	80	81	82	83	83
	99	128	129	130	132	133	134	135	87	87	88	89	89	90	91
14	50	106	106	107	109	110	111	112	63	63	63	64	65	66	66
	90	119	120	121	122	124	125	125	77	77	77	78	79	80	80
	95	123	123	125	126	127	129	129	81	81	81	82	83	84	84
	99	130	131	132	133	135	136	136	88	88	89	90	90	91	92
15	50	107	108	109	110	111	113	113	64	64	64	65	66	67	67
	90	120	121	122	123	125	126	127	78	78	78	79	80	81	81
	95	124	125	126	127	129	130	131	82	82	82	83	84	85	85
	99	131	132	133	134	136	137	138	89	89	90	91	91	92	93
16	50	108	108	110	111	112	114	114	64	64	65	66	66	67	68
	90	121	122	123	124	126	127	128	78	78	79	80	81	81	82
	95	125	126	127	128	130	131	132	82	82	83	84	85	85	86
	99	132	133	134	135	137	138	139	90	90	90	91	92	93	93
17	50	108	109	110	111	113	114	115	64	65	65	66	67	67	68
	90	122	122	123	125	126	127	128	78	79	79	80	81	81	82
	95	125	126	127	129	130	131	132	82	83	83	84	85	85	86
	99	133	133	134	136	137	138	139	90	90	91	91	92	93	93

第90百分位数超过平均值1.28个标准差（SDS），第95百分位数是1.645SDS，第99百分位数超过平均值2.326标准差。

上睑下垂和血管瘤使视力模糊,需要引起注意。<32 周的早产儿在每次随访时都应检查是否有早产儿视网膜病以及更为常见的(参见第 2399 页)屈光不正。3~4 岁时,可通过 Snellen 视力表或更新的测试技术测定视力。E 视力表优于图形视力表;视敏度<20/30 时应请眼科医生进一步检查。

龋齿的检查是很重要的,如果发现龋齿,哪怕是仅仅有脱落的牙齿,应向牙科医生进行咨询。鹅口疮在婴儿较常见,通常不是一种免疫抑制的表现。

心脏 每次检查都应进行心脏听诊以确定有无新的杂音或心律不齐,良性血流杂音很常见,需要和病理性杂音进行鉴别。胸壁触诊到心尖冲动提示可能存在心脏扩大;股动脉搏动不对称应考虑主动脉缩窄。

腹部 每次随访都应进行腹部触诊,因为许多包块,尤其是肾母细胞瘤(Wilms tumor)、神经母细胞瘤是随着婴儿的生长而逐渐明显的。左下腹部常可触及粪团。

脊柱及四肢 儿童能站立时,应注意观察身体姿势、肩峰、两个肩胛骨是否对称、躯干,尤其是身体前屈时脊柱旁是否对称,以筛查脊柱侧突(参见第 2264 页)。

在儿童开始行走之前的每一次就诊时,都应观察髋部是否存在发育异常。在年龄 4 个月之前,都采用巴罗试验和外展试验(参见第 2244 页)。在年龄大于 4 个月之后,应观察腿长度不等、内收肌紧张、腿外展或皱褶不对称,这些都是髋关节脱位的体征。

前足内收、胫骨扭转或股骨扭转可引起内八字。当然,只有症状明显的儿童才需要进行矫形治疗。脚尖不对称(一侧脚尖朝内,一侧脚尖朝外——风吹拂外观)通常需要矫形评估。

生殖器检查 女孩第一次阴道内性交后 3 年内,或是 21 岁时,以两者中先发生的情况为准,都应对女孩进行骨盆检查和宫颈刮片检查。所有性活跃的患者均应筛查性传播疾病。

每次访视都应该检查男孩的睾丸和腹股沟,特别要注意检查婴儿期和儿童早期是否有睾丸未降,青春后期是否有睾丸肿物,每个年龄段都要注意检查腹股沟疝。应教育青少年男孩如何进行睾丸自我检查,检查是否有包块;应教育青少年女孩进行乳房自我检查。

筛查

血液检查 为了筛查铁缺乏症,8~9 月龄的足月儿和 5~6 月龄的早产儿应测定血细胞比容或血红蛋白,青春期开始月经后(的女孩)如果存在以下危险因素:中度至重度月经、慢性体重减轻、营养缺乏,或是参加体育活动,就应每年检查一次。如果在新生儿筛查时未做过血红蛋白的测定,则应在 6~9 月龄时进行(参见第 2514 页)。

血铅测定各地不尽相同。总的来说,那些有铅暴露危险(居住在 1980 年前建的房子)的儿童,应该在 9 个月到 1 周岁之间进行检查。如果对危险度并不确定,则均建议进行检查。血铅水平>10μg/dl(0.48μmol/L)表明存在有神经系统损害的危险(参见第 2368 页),但一些专家对此存有质疑,认为在人体中只要有铅就都有毒。

有高脂血症或早发心脏病或卒中家族史的高危儿童,应在>2 岁时进行血胆固醇测定。如果存在其他危险因素(如肥胖)或家族史不清,医生应慎重考虑进行血胆固醇测定。所有的孩子在 9~11 岁和 17~21 岁,都应该进行血脂检查。

听力检查 (参见第 2349 页。)如果孩子停止对噪音或语音作出恰当的反应,无法理解对话或不能发声,家长应该怀疑其是否有听力缺失(表 287-6)。因听力缺失会影响语言功能的发育,听力问题必须及早进行治疗。因此在儿童早期的每次访视中,都应该向父母灌输关于听力的知识,一旦出现有听力障碍,都要准备进行正规的治疗或是咨询听力专家。

表 287-6 幼小儿童的正常听力

年龄	预期反应
3 个月	对附近大的声响会出现惊跳
	有人讲话或弄出声响会从睡眠中惊动或惊醒
	母亲的声音能使他安静
6 个月	向感兴趣的声音注视
	叫他名字会转过脸
	对玩具发出"姆、妈、哒、嘀"的声音
	听音乐时会发出"咕咕"
10 个月	能自己发声
	模仿某些声音
	理解"不"和"再见"
18 个月	理解许多简单的词或命令
	用类似于句子的形式咿咿呀呀

* 对不能达到上述最低标准的儿童,或其父母怀疑有听力缺失,在任何年龄都应进行听力测试。

听力测验在基层的保健机构中就可以进行;其他大多数听力检查(如电生理学检查、耳声发射、脑干听觉激发反应)都应由听力学家来完成。传统的听力测验可以用于 3 岁以上的儿童;年幼的儿童也可以通过观察他们对耳机声音的反应,观察他们试着定位声音的来源或完成一个简单的任务来测试听力。鼓膜测量术,是另一个必须在诊所内进行的测试(参见第 2349 页),用于测试中耳的功能,任何年龄的儿童均适用。鼓室压测量不正常往往提示咽鼓管功能障碍或中耳积液,这在耳声传射检查中是不能被检测出来的。虽然气式耳镜检查可较好地评价中耳状况,但它和鼓室压测量结合起来评价则比单独使用其中任何一个更加有益。

其他筛查 当怀疑有结核病接触时,应进行结核菌素试验(如暴露于一名存在结核感染的家庭成员或亲密接触存在结核感染的家庭成员)。所有在发展中国家出生的儿童和新近从发展中国家迁入美国的移民,或是新近被监禁的父母的孩子均应进行检查。

对于常见的性传播疾病(性病)的常规实验室筛查的适用于性活跃的青少年(参见第 2519 页)。所有年龄≤25 岁,性生活活跃的女性,以及性生活不再活跃,但有 STD 病史的女性,应每年常规筛查沙眼衣原体和淋病奈瑟球菌。对于年龄≤25 岁的孕妇,初次产前检查时应进行筛查,接着在第三个月期间还应进行筛查。异性活跃的青年男性(如在青少年和性病诊所惩教设施入口)。和男子发生性关系的男子,如果前一年内正处于性生活活跃期,就应该接受筛查。

核酸扩增试验(NAAT)是用于检测沙眼衣原体和淋病奈瑟菌感染的最灵敏的检测方法。核酸扩增试验使用尿,宫颈和尿道标本都可行。应同所有的青少年讨论 HIV 的筛查,并鼓励性生活活跃的青少年以及使用注射药物的青少年接受筛查。性活跃开始的前 3 年之内,应开始进行宫颈部发育异常的筛查。

预防

预防性的建议是每次访视的一个重要内容,涵盖许多方面,从督促父母让孩子仰卧睡到预防外伤,从营养建议到暴力、枪支和药物滥用的讨论。

安全 对外伤预防的建议随年龄而不同。下面列出了一些例子。

对 6 个月以内的婴儿:
- 采用面朝后的汽车坐椅
- 降低家庭用水的温度<49℃(<120°F)
- 防止摔落
- 睡眠时的预防措施:让婴儿仰卧睡、不共同使用床、使用硬床垫、婴儿床上不允许有毛绒动物、枕头和毯子
- 避免孩子吸入食物或其他物体

对 6~12 个月的婴儿:
- 继续使用上述的汽车座椅
- 继续让婴儿仰卧睡
- 避免使用婴儿学步车
- 在婴儿的小房间使用安全的门闩
- 避免在更换桌子时和在楼梯旁跌跤
- 当婴儿在浴池和学步时要保持高度警觉

对 1~4 岁的儿童:
- 使用同年龄和体重相适的汽车座椅(婴儿及幼儿应使用面向后的汽车座椅直到他们的年龄至少为 2 岁,或直到他们超过儿童安全座椅体重或身高限制时)
- 复习乘客和行人都应注意的汽车安全
- 系上窗帘布
- 使用安全帽和安全带
- 防止摔落
- 别把手枪放在家中

对≥5 岁的儿童:
- 预防措施包括上述所有的措施
- 使用自行车头盔、运动保护装备
- 向儿童介绍关于安全穿过街道的事项
- 游泳时紧密关注和必要时使用救生圈

营养 过度热是儿童肥胖症的流行病学基础(参见第 2519 页)。对于 2 岁以内的儿童,膳食营养推荐量随着年龄而不同;请参见第 2206 页。随着儿童成长,父母应允许儿童自行选择食物,同时保持饮食处于健康参数内。当孩子年龄更大后,在用健康指标来保证饮食的前提下,父母可以让孩子对食物有一定的选择性,劝导儿童少食用快餐和高热量的食物。苏打和过量果汁摄入是引起肥胖症的重要原因。

锻炼 缺乏锻炼也是儿童肥胖症的流行病学基础,体育锻炼在保持身体和情感健康方面有很多的益处,父母应确保其孩子在早期就养成良好的习惯。在婴儿期和儿童早期,在密切监督下,允许孩子们在一个安全的环境里漫游和探索。从婴儿期开始就应当鼓励户外游玩。

当儿童更大以后,玩耍变得更复杂,常常发展为正式的校园田径活动。父母应该做出良好的示范,鼓励正式和非正式的游戏,切记安全注意事项,并对运动员精神和竞争保持一个健康的心态。以家庭的方式参加体育运动和其他活动能给孩子一个锻炼的机会,极有益于心理和体格发育。建议在参加运动之前,对儿童进行筛查。

看电视、不活动与肥胖有直接的联系,应该从出生一直到青春期都限制看电视的时间。儿童长大后同样应该限制玩视频游戏的时间和非教育性的使用电脑的时间。

排便训练

排便训练包括准备和实施等几个步骤:谈话、脱裤子、排便、穿好衣服、冲水和洗手。大多数儿童 2~3 岁时被训练控制大便,3~4 岁时被训练控制小便。到 5 岁时一般儿童可以自己上厕所了。对于≥4 岁的儿童尿失禁(遗尿)和大便失禁,参见第 2344 页和 2347 页。

排便训练成功的关键在于家长要认识到儿童是否对排便训练已有准备(通常在 18~24 个月):
- 例如,控制几小时排一次尿
- 对坐在排便椅上感兴趣、可用简单的词表达要排便或排尿
- 裤子湿了或脏了要换
- 表现出把东西放回原位的能力、能听懂并执行简单的命令

所有保育员对排便的训练方法应当一致。

定时训练 是最常用的方法。一旦儿童表现出排便训练的准备后,家长和孩子讨论将要进行的事,用孩子能听懂并能说的词语,逐渐引导。引导孩子走到排便椅并穿着衣服在上面坐一会儿;然后练习脱裤子,坐在排便椅上大约 5 分钟或 10 分钟之内,穿好衣服。应反复解释训练的目的并强调将湿的或脏的便纸扔进便盆中。一旦排便和便盆的这种联系建立起来,家长应参与儿童的排便并对成功的排便进行积极的强化。应鼓励儿童不论是否要排便,都练习使用便盆。同样应教育儿童便后冲水和洗手。对排便无规律的儿童,偶尔的强化较难成功,训练要延续到孩子能自己参与排便。家长因孩子的偶然不成功的排便而发怒或惩罚都不利于排便训练。

若孩子拒绝坐在便盆上,建议饭后再试一次。如果持续几天拒绝,最好推迟几个星期进行排便训练。对成功排便进行奖励的行为矫正法是一种选择。一旦排便模式建立,应逐渐地撤销奖励。避免强迫训练,因为这是有害的并可能导致亲子关系的紧张。排便训练可能在疾病、情绪不好或当孩子想引起更多的注意,已经新兄弟姐妹到来时退步。拒绝使用便盆也可能代表想以此操纵父母。在这种情况下,父母应避免给孩子压力,应常常鼓励,如果可以的话,父母应经常给孩子更多的关心和照顾,而不仅仅是在排便的时候才关心。

288. 儿童免疫接种

疫苗的效用和安全性

疫苗接种对于预防严重疾病来说，是非常有效的（表288-1）。由于其适度的成本（特别与必须长期服用的药物相比），疫苗是最具有成本效益的药物产品中的一个。疫苗是如此有效，以至于许多当前正在实践中的健康保健工作人员，几乎没有或是根本没见过这些曾经是十分常见和致命的疾病。因为疫苗所预防的疾病，通常在美国已经十分罕见，另外由于疫苗是给健康儿童接种的，所以疫苗必须具有较高的安全性。

表288-1　通过接种疫苗能够预防的某些疾病的病例率

疾病	在疫苗开发之前每年的平均病例数（20世纪）	2010年病例（2008）
白喉	21 053	0
流感嗜血杆菌B型	20 000（估算）	270
甲肝	117 333	（11 049）
乙型肝炎（急性）	66 232	（11 269）
麻疹	503 217	61
腮腺炎	162 344	2 528
百日咳	200 752	21 291
肺炎球菌（侵入性，所有年龄）	63 067	（44 000）
肺炎球菌（侵入性，<5岁）	16 069	（4 167）
脊髓灰质炎（小儿麻痹症）	16 316	0
轮状病毒（住院<5岁）	62 500	（7 500）
风疹	47 745	6
天花	29 005	0
破伤风	580	8
水痘	4 085 120	（449 363）

经许可摘自附件G：Data and statistics：Impact of vaccines in the 20th and 21st centuries. In Epidemiology and Prevention of Vaccine-Preventable Diseases：The Pink Book. 12th ed. CDC, 2012. 见以下网址 http：//www. cdc. gov/vaccines/pubs/pinkbook/downloads/appendices/G/impact-of-vaccines. pdf。

许可之前，疫苗（如任何医疗产品）以随机对照试验（RCT）的方式，将新的疫苗与安慰剂（如果已存在，则为以前存在的疫苗）进行比较。这种预许可的随机对照试验的目的主要是评估疫苗的有效性，并确定常见不良事件（如发热；局部反应，如注射部位发红，肿胀和疼痛）。然而，在任何规模的随机对照试验中，某些不良事件发生率太低，以至于难以检测到，这些不良事件可能一直要到疫苗投入日常使用后才能出现。这样，两个监控系统，疫苗不良事件报告系统（VAERS）和疫苗安全数据链路（VSD），用于监测上市后疫苗安全性。

VAERS是由FDA和疾病预防和控制中心（CDC）共同发起的安全程序；VAERS收集来自个别患者，这些患者相信他们在最近接种疫苗后出现了不良事件。医疗保健从业者也必须报告接种后的某些事件，甚至是他们不能确定事件与疫苗相关的可能报告事件。VAERS报告来源于全国各地，并对潜在的安全问题进行快速评估。然而，VAERS报告可以显示疫苗接种疑似不良事件之间只存在时间关联；他们并不能证明因果关系。因此，VAERS报告必须进一步使用其他方法进行评估。一个这样使用VSD的方法，使用来自9个大型管理保障组织（MCO），代表了超过900万的人口。这些数据包括疫苗管理（作为常规护理的一部分在医学记录中记录），以及后续的病史以及不良事件。与VAERS不同，VSD包括了来自接受疫苗接种的患者以及未接受疫苗注射的患者的数据。作为结果，VSD可以帮助区分接种后偶然发生的症状和实际不良事件，从而确定不良事件的实际发生率。

对于特定疫苗的特定不利影响，参见第2211页。

反疫苗运动

尽管美国的疫苗安全系统如此严格，很多家长仍然担心儿童疫苗和免疫程序的安全性。这些担忧导致一些家长不允许孩子接种部分或全部推荐的疫苗。在美国，疫苗豁免率从2006年的1%，增加至2011年的2%；一些州报告，6%的儿童获得豁免。父母因非医学原因拒绝≥1种疫苗，则儿童罹患疫苗可预防疾病的发生率较高。具体地，他们是[1]感染百日咳的概率增高23倍[2]，8.6倍感染水痘的概率增高8.6倍[3]，感染肺炎球菌的概率增高6.5倍。美国儿童仍然有死于疫苗可预防的疾病[4]。在2008年，在明尼苏达州，有5例（一个致命的）的侵入性流感嗜血杆菌B型感染，是自1992年以来之最。受感染的儿童中有三例，包括死亡的儿童在内，未接受疫苗接种，原因是他们的父母已经推迟或拒绝接种疫苗。

推迟或拒绝疫苗的决定同样也影响公众健康。当对某一疾病免疫（群体免疫）的总人口的比例减少，则疾病的发生率就增加，增加危险人群的患病可能性。人们可能处于危险之中，因为：

- 他们以前接种疫苗，但该疫苗不诱导免疫（如2%~5%的接收者者的对麻疹疫苗的第一剂量无反应）
- 免疫可能随着时间减弱（如中老年人）
- 他们（即某些免疫功能低下患者）不能接种活病毒疫苗（如麻疹-腮腺炎-风疹，水痘），依靠群体免疫对此类疾病的保护

家长们不给孩子接种疫苗的原因有很多。在过去十年中父母比较担心的两个突出问题已经是：

- 疫苗可能导致自闭症
- 儿童接受过多的疫苗接种

[1] Glanz JM, et al. Parental refusal of pertussis vaccination is associated with an increased risk of pertussis infection in children[J]. *Pediatrics*, 2009, 123(6):1446-1451。

[2] Glanz JM, et al. Parental refusal of varicella vaccination and the associated risk of varicella infection in children[J]. *Arch Pediatr Adolesc Med*, 2010, 164(1):66-70。

[3] Glanz JM, et al. Parental decline of pneumococcal vaccination and risk of pneumococcal related disease in children[J]. *Vaccine*, 2011, 29(5):994-999。

[4] Invasive Haemophilus influenzae type B disease in five young children-Minnesota, 2008[J]. *MMWR Morb Mortal Wkly Rep*, 2009, 58(3):58-60。

MMR 疫苗与孤独症 1999 年，Andrew Wakefield 及其同事在《柳叶刀》published abrief report in. 这份报告涉及 12 名儿童发育障碍和胃肠道的问题；其中 9 例也有自闭症。根据该报告，家长声称，12 个孩子中有 8 个孩子的症状的发生之前 1 个月内，接种了合并麻疹-腮腺炎-风疹疫苗。韦克菲尔德推测在 MMR 疫苗内的麻疹病毒到达肠道，并引起炎症，使蛋白质从胃肠道进入血流，行进到脑，并导致孤独症。这项研究受到世界范围内大量媒体的关注，很多家长开始怀疑 MMR 疫苗的安全性。在另一项研究中，韦克菲尔德声称在 90 名孤独症儿童中，有 75 例儿童的肠活检标本中找到了麻疹病毒，而在对照患者中，70 例中仅有 5 例儿童的肠活检标本中找到了麻醉病毒，从而推断孤独症患者接种的 MMR 疫苗种的活麻疹病毒一定程度上受到了影响。

由于 Wakefield 的方法可以只显示时间关联，而不是原因和结果的关系，许多其他研究人员研究了 MMR 疫苗与孤独症之间的可能存在的关联。Gerber 和 Offit[1] 回顾至少 13 个大型流行病学研究，所有这些研究都未能支持 MMR 疫苗与孤独症之间存在关联。许多研究表明，在接种 MMR 疫苗的国家中，接种率与自闭症的诊断率没有直接的相关趋势。例如，在 1988 年和 1999 年之间，英国的 MMR 疫苗接种率没有变化，但自闭症的比率增长了。

其他研究将接受 MMR 疫苗接种的儿童与未接受 MMR 疫苗接种的儿童罹患孤独症风险进行了比较。在最大和最引人注目的这些研究中，Madsen 等[2] 评估 537 303 例在 1991 年和 1998 年之间出生的丹麦儿童，82% 的人接受了 MMR 疫苗。在控制了可能的混杂因素后，他们发现在接种疫苗和未接种疫苗的儿童罹患自闭症或其他自闭症谱系疾病的相对风险没有差异。自闭症或自闭症谱系疾病的总体发生率在疫苗接种组为 440 655 中 608 例(0.138%)，在未接种疫苗组为 96 648 中 130 例(0.135%)。来自世界各地的其他基于人口的研究也得出了类似的结论。

为了应对 Wakefield 的从自闭症儿童肠道活检标本中麻疹病毒的检出数增加，Hornig 等[3] 针对具有胃肠道症状，并且接受了结肠镜检查的儿童，从所得的活检样本中检测麻疹病毒，共计有 38 例患者，其中 25 名儿童患有自闭症，而 13 名患儿不患有自闭症。患有自闭症的儿童相比较于不患有自闭症的儿童而言，在麻醉病毒的检出率方面要更高。

[1] Gerber JS, Offit PA: Vaccines and autism: A tale of shifting hypotheses[J]. *Clin Infect Dis*, 2009, 48(4):456-61。

[2] Madsen KM, et al. A population-based study of measles, mumps, and rubella vaccination and autism[J]. *N Engl J Med*, 2002, 347(19):1477-1482。

[3] Hornig M, et al. Lack of association between measles virus vaccine and autism with enteropathy: A case-control study[J]. *PLoS ONE*, 2008, 3(9):e3140。

硫柳汞和自闭症 硫柳汞是一种汞化合物，既往作为一种防腐剂用于许多剂量疫苗瓶中；单剂量瓶不需要防腐剂，也不能用于活病毒疫苗。硫柳汞在体内被代谢为乙基汞，从体内迅速排除。因为环境甲基汞(其是一个不同的化合物，不能迅速从体内排除)是对人体有毒的，有人担心，在疫苗中使用的极少量的硫柳汞可能导致神经系统的问题，特别是自闭症儿童。由于这些理论问题，虽然没有研究能给出有害的证据，但是，到 2001 年为止，美国、欧洲和其他几个国家均从常规儿童疫苗中去除了硫柳汞。然而，在这些国家中，硫柳汞继续在某些流感疫苗和成人使用的其他几种疫苗中使用(参见 Thimerosal Content in Some US Licensed Vaccines)。发展中国家所生产的许多疫苗中仍在使用硫柳汞；世界卫生组织并不建议去除硫柳汞，这是因为并无临床数据能够证实常规使用硫柳汞会导致毒性。

尽管去除硫柳汞，然而自闭症发生率仍持续增加，强烈提示疫苗中的硫柳汞不会导致自闭症。此外，2 个独立的疫苗安全数据链(VSD)的研究结论是，硫柳汞(消毒液)和自闭症之间没有关联。在一项针对 124 170 例儿童，在 3 个保健管理组织(MCO)中进行的队列研究中；Verstraeten 等[1] 发现硫柳汞与自闭症或其他发育条件之间没有关联，但硫柳汞和特定语言障碍之间存在不一致的关联(即在一个 MCO 看到，而其他并没有)。在 1 000 名儿童(256 与自闭症谱系障碍和 752 没有自闭症匹配的对照)的病例对照研究 2 中，Price 等[2] 运用回归分析，发现硫柳汞暴露和自闭症之间没有关联。

如果父母还是担心流感疫苗中的硫柳汞，那么可以使用单剂量小瓶疫苗或给予减毒活流感疫苗接种；这些疫苗都不含有硫柳汞。

[1] Verstraeten T, et al. Safety of thimerosal-containing vaccines: A two-phased study of computerized health maintenance organizations[J]. *Pediatrics*, 2003, 112:1039-1048。

[2] Price CS, et al. Prenatal and infant exposure to thimerosal from vaccines and immunoglobulins and risk of autism[J]. *Pediatrics*, 2010, 126(4):656-664。

多个疫苗的同时应用 在 20 世纪 90 年代末进行的一项全国代表性的调查显示，近 1/4 家长觉得自己的孩子所接种的疫苗超过他们应该接种的疫苗。从那时起，更多的疫苗被添加到免疫接种计划中，使得到孩子 6 岁为止，孩子们被建议接种了多剂量的疫苗，能够对抗 15 种不同的感染(表 288-2)。为了尽量减少注射和就诊次数，从业者给出许多疫苗的组合产品(如白喉-破伤风-百日咳，麻疹-腮腺炎-风疹)。然而，一些家长已经开始关注儿童的(特别是婴儿)免疫系统不能处理多个同时出现的抗原。已经引起了一些家长担忧，请求延迟，有时甚至完全拒绝某些疫苗免疫接种。最近的全国代表性的调查发现，13% 的家长使用这样一个接种计划。

表 288-2 推荐用于 0~6 岁儿童的免疫计划

疫苗	出生时	1个月	2个月	4个月	6个月	9个月	12个月	15个月	18个月	19~23个月	2~3岁	4~6岁
乙型肝炎病毒(HepB)[a]	第一次剂量	第二次剂量										
轮状病毒(RV)[b]			第一次剂量	第二次剂量	见脚注b							
百白破(DTaP,<7岁)[c]			第一次剂量	第二次剂量	第三次剂量			*	*			第五次剂量
流感嗜血杆菌b(Hib)[d]			第一次剂量	第二次剂量	见脚注d		第三四次剂量[d]					
肺炎球菌结合疫苗(PSV13)[e]			第一次剂量	第二次剂量	第三次剂量		第四次剂量					
非活化脊髓灰质炎病毒(IPV)[f]			第一次剂量	第二次剂量	第三次剂量							第四次剂量
流行性感冒[灭活流感疫苗(IIV)或减毒活流感疫苗(LAIV)][g]					每年(IIV)							
麻疹、流行性腮腺炎、风疹(MMR)[h]							第一次剂量	*				第二次剂量
水痘(VAR)[i]							第一次剂量	*				第二次剂量
甲型肝炎(HepA)[j]							二剂次[j]					
脑膜炎球菌结合疫苗(MCVHib-MenCY, MenACWY-D 和 MenACWY-CRM)[k]			见脚注k									
肺炎链球菌多聚糖疫苗(PPSV23)[e]											†	

* = 推荐年龄为追赶免疫接种的儿童的乙型肝炎疫苗。
† = 某些高危组的推荐年龄范围。
‡ = 某些高危儿童以及需要追赶免疫接种的儿童的推荐年龄范围。

这个免疫计划包括 2016 年 2 月 2 日批准的推荐。任何未在推荐年龄接种的疫苗,如果具有指征并且可行的,那就应在接下来一次的就诊时予以接种。通常情况下,结合疫苗和与其等价的成分疫苗的分次注射,优先采取前者。注意事项应包括供应商的评估,患者的意愿,以及不良事件的可能性。医务人员应该向疫苗不良事件报告系统(VAERS)报告,报告网址为 http://www.vaers.hhs.gov, 或者拨打电话 800-822-7967 报告。疫苗可预防疾病的疑似病例,应上报州或当地卫生部门。在接种后如果具有有临床意义的不良现象,应该向疫苗不良事件报告系统(VAERS)报告,报告网址为 http://www.cdc.gov/vaccines/hcp/acip-recs/index.html。如果孩子计划接种落后或者开始延后,应采取疫苗接种追赶计划。
对于每剂接种之间的间隔时间的计算,4 周 = 28 日。而间隔 ≥4 个月的时间计算,则是由历月来决定的。
有关旅游疫苗之间的要求的信息,请参阅疾病预防和控制中心(CDC)的网站 For Travelers。
[a] 乙型肝炎(乙肝)疫苗:最低年龄为出生时。
出生时:
所有新生儿在出院前应接种单价的乙型肝炎疫苗。
如果母亲乙型肝炎表面抗原阳性,乙型肝炎病毒疫苗的接种方法是:在出生后 12h 内接种 0.5ml 乙型肝炎免疫球蛋白(HBIG)。这些婴儿应在年龄为 9~18 个月时(最好在下一次健康儿童就诊时),或乙肝系列疫苗接种结束后 1~2 个月进行测试检测 HBsAg 和抗 HBsAg 抗体(抗-HBs)。疾病预防和控制中心(CDC)最近建议:缩短了乙肝母亲生育的婴儿疫苗接种后血清检测的间隔时间)。

第二十篇 儿科学

如果母亲乙型肝炎病毒表面抗原情况未知，不论出生体重多少，所有的婴儿均需在出生后12h内接种乙型肝炎病毒疫苗。如果婴儿出生体重<2 000g，除了出生12h内接种乙型肝炎疫苗，还应该给予乙型肝炎病毒表面抗原阳性，如果出生体重≥2 000g的婴儿，给予接种乙型肝炎免疫球蛋白（不能迟于7日）。

出生后的剂量：
第二剂应该在1～2月龄时进行。
孩子出生时已经接种了含有乙型肝炎病毒的联合疫苗，单价乙型肝炎病毒疫苗应该在6月龄前给种。
婴儿出生时未接种乙肝疫苗者，应尽早按0月，1～2月和6月的程序接种3剂乙肝疫苗（表288-4）。
第1剂和第2剂接种间隔时最短为4周，第2剂与第3剂接种间隔不应早于24周龄，最后一（第三或四）剂乙肝疫苗接种不应早于24周龄，但至少在第一剂后16周。

b 轮状病毒（RV）疫苗接种 RV-1（Rotarix®），使用2剂次；分别在2月和4月龄
如果接种 RV-5（RotaTeq®），使用3剂次；分别在2月、4月和6月龄
最大年龄为一个接种程序中的任何剂次是 RV-5（RotaTeq®）或未知，不应接种该疫苗。
最大年龄为14周，首剂为8月龄最后一剂。在15周龄时，不需更大的婴儿，1日或更大的婴儿，不应进行第3次接种。
如果已经完成了 RV-1（Rotarix®）疫苗的第1次和第2次接种，之后为8月龄最后一剂。

c 白喉和破伤风类毒素和非细胞百日咳疫苗（DTaP）接种的最小年龄为6周，DTaP-IPV（Kinrix®）、DTaP-IPV/Hib 疫苗的最小接种年龄为4岁
在年龄为2月、4月、6月、15～18月和4～6岁，给予第5剂DTaP
如果第四剂接种不小于4个月，而第三剂接种之后已经过去至少6个月，那么第三剂接种可以在1岁前就接种。
如果在4岁之前完成了DTaP疫苗的四次接种，那么就没必要进行第5次接种。

d 流感嗜血杆菌B型（Hib）B 型联合疫苗 PRP-T[ActHIB®, DTaP-IPV/Hib 疫苗（Pentacel®）]和 Hib-MenCY（MenHibrix®）PRP-OMP（PedvaxHIB®）COMVAX® 的最小接种年龄为6周，PRP-T[Hiberix®] 的最小接种年龄PRP-T，以及PRP-OMP为12个月。
给予2剂或3剂Hib初级系列，在儿童12～15月龄时外加一剂初级加强疫苗（基于初级系列所接种的疫苗），为第3剂或第4剂。初级系列疫苗接种包括2，4和6月龄时的加强（最终）剂量
在2和4月龄时接种的PRP-OMP
应在儿童2,4月龄时接种了PRP-OMP[流感嗜血杆菌B型耦联疫苗 PedvaxHIB® 或者 ComVax®（HepB-Hib）]则6月龄时就不需要接种该疫苗了。
流感嗜血杆菌疫苗并不常规接种于>5岁儿童，一例外是Hiberix®，它仅能用于年龄为12月～4岁，且接受了至少一剂 Hib 疫苗的儿童，就应该给予单剂量接种。
对于年龄≥15月，尚未接种初级系列和加强剂量的儿童，接种一剂或两剂 Hib 疫苗，那么必须进行第5次接种。
对乙型流感嗜血杆菌感染高风险儿童的建议如下：

如果年龄为12～59月的儿童，处于乙型流感嗜血杆菌感染[包括接受化疗者和那些有解剖学或功能学无脾（如镰刀细胞病）、HIV 感染、免疫球蛋白缺乏症、或早期部分补体缺损]的风险高，在12月龄前没有收到任何剂量或汉伍未接种3剂 Hib 疫苗，就应该这2剂额外的 Hib 疫苗，同隔8周。
对于年龄12个月之前就接种了≥2剂 Hib 疫苗的儿童，应该给予一个额外的接种
儿童12～15月龄时接种了PRP-OMP（基于初级系列所接种的疫苗，为第3剂或第4剂）。一个例外是 Hiberix®，它仅能用于年龄为12月～4岁，且接受了至少一剂 Hib 疫苗。患有 HIV 感染的未免疫患儿，5～18岁，患有HIV感染的未免疫患儿，或是早期部分补体缺损，应给予单剂量接种。
无论疫苗接种史如何，造血干细胞移植的受者都在在解剖学成功后6～12个月，再次接种3剂 Hib 疫苗；剂量间隔至少4周。
对于年龄≥15月的儿童或青少年，正要接受选择脾脏切除术，则应该给予含乙型流感嗜血杆菌多糖疫苗（PPSV23）的最小接种年龄为6周，23价肺炎球菌多糖疫苗（PPSV23）的最小接种年龄为2岁。

e 肺炎球菌13价肺炎球菌结合疫苗（PCV13）最小接种年龄的24～59月龄健康的，对所有健康的，对所有健康的儿童的，给予7价PCV（PCV7）系列疫苗接种了3剂PCV7，对既往接种了3剂PCV7和/或PCV13，那么给予单剂量PCV13补充剂量
对于所有年龄14～59月，且患有某些疾病的儿童，并且接种了一剂与年龄相适的7价PCV（PCV7）系列疫苗接种了3剂PCV13，那么就给予单剂量PCV13 疫苗接种
这些孩子均未完成其疫苗接种计划，对所有年龄24～59月龄的儿童，且患有某些疾病（包括人工耳蜗植入者）还没有接种过的PCV7系列疫苗，或是完成了PCV7系列疫苗的儿童，补充接种的PCV13 疫苗接种。
如果孩子<5岁，正接受化学治疗或放射治疗的患儿在开始治疗后14日或治疗结束后的三个月内，应重复接种
如果年龄<5岁，且接受化学治疗或放射治疗的患儿在开始治疗后14日或治疗结束后的三个月内，应重复接种
如果年龄≥6岁，且患有某些慢性病或者青少年，如果他们已经收到<3剂PCV（PCV7和/或PCV13），那么就给予单剂量PCV13接种；如果他们已经收到了≥3剂PCV7和/或PCV13），给予单剂量补充PCV13接种
对于有解剖学或功能学无脾的儿童，应在首次剂量后5年给予单剂量 PPSV23 再次接种
对于年龄2～5岁，且患有某些疾病的儿童，给予1剂量 PPSV23，接种在8周内给予PCV13 和 PPSV23，接种的间隔至少为8周。对于患有解剖学功能无脾或是免疫频发者的儿童，或是免疫频发者，或是免疫频发者的儿童，应是免疫频发者的间隔至少为8周。
对于患有某些临床情况包括人工耳蜗植入的孩子，最后一剂 PPSV13 接种的8周内，应接种的PCV7疫苗。[见 MMWR, 2010, 59 (RR-11):1-19, 可在 http://www.cdc.gov/mm-wr/pdf/rr/rr5911.pdf 获取]。

f 脊髓灰质炎病毒灭活疫苗（IPV）最小接种年龄为6周
在年龄为2,4,6～18月和4～6岁，给予4剂量 IPV 系列疫苗接种。接种计划中的最后一剂应该在4周岁生日或4周岁生日之后，与前一剂的间隔至少4个月。对于患有脊髓灰质炎病发的环境中（如去脊髓灰质炎流行地区或爆发旅游），建议采用加速接种的最短间隔为6个月。
如果出生后6个月以内的婴儿，如果将要暴露于脊髓灰质炎病发的环境外接种，并且与最后接种的间隔至少6个月。
如果4岁之前接种了≥4剂的 IPV 疫苗，那么4～6岁时应应接种单剂量额外接种，并且与最后剂的间隔需至少6个月。

如果第 3 次接种时的年龄≥4 岁,而且与前次接种的时间间隔≥6 个月,第 4 次接种不作为必须要求。

脊髓灰质炎疫苗(OPV)和脊髓灰质炎病毒灭活疫苗是作为一个疫苗系列的一部分进行接种的,那么不论孩子当前的年龄是多大,都应该接种共 4 剂疫苗。如果只给了 OPC,在 4 岁之前已经接种了所有剂量,那么应在年龄≥4 岁时给予单剂 IPV,并且应在最后一次口服脊髓灰质炎疫苗剂量后至少 4 周后。

g 流感疫苗(季节性) 灭活流感疫苗(IIV)的最小接种年龄为 6 个月。减毒活流感疫苗(LAIV)的最小接种年龄为 2 岁,包括哮喘患儿,年龄为 2~4 岁的目曾在过去 12 个月喘鸣的儿童,以及患有其他使他们易患流感并发症的其他任何疾病的孩子。对于所有年龄为 6 个月至 8 岁儿童。

对于大多数年龄≥2 岁的健康儿童,可以接种 LAIV 疫苗或 IIV 疫苗。然而,LAIV 不应该接种于一些儿童,包括 LAIV 使用禁忌,请参阅 MMWR,2013,62(RR-7):1-43;可在 http://www.cdc.gov/mmwr/preview/mmwrhtml/rr6207a1.htm 获取。

对于 2015—2016 年度,首次接种了流感疫苗的儿童,应给予 2 剂接种(至少 4 周间隔)。对于先前接受疫苗接种的儿童也需要接种两剂量。有关其他指南,请参阅 2015—2016 ACIP 建议的流感疫苗剂量准则 MMWR,2015,64(30):818-25;可在 http://www.cdc.gov/mmwr/preview/mmwrhtml/mm6430a3.htm 获取。

欲了解更多信息,请参阅流感疫苗 ACIP 建议。最小接种年龄为 12 个月。

h 麻疹、腮腺炎和风疹(MMR)疫苗。最小接种年龄为 12 个月。

但是,如果第一剂接种之后已经过去至少 4 周,那么可以在 4 岁或更晚接种第二剂。

对于正在国际旅行的 6~11 个月龄的婴儿,接种一剂 MMR 疫苗。以下这些儿童应重新接种 2 剂 MMR 疫苗:12~15 月龄时接种第一剂(如果儿童处于高危地区,则在 12 个月时接种),而第二剂的接种应在首剂接种后至少 4 周。

i 水痘(VAR)疫苗 最小接种年龄为 12 个月。

对于正在国际旅行的,年龄≥12 个月的儿童,给予两剂 MMR 接种;在年龄大于 12 个月时给予第一剂,而第二剂的接种应在 4 岁之前就给予。如果第二剂的接种已在 4 岁之前进行,如果第二剂接种距离第一剂已经超过了 4 周,也应视为有效的。

j 甲型肝炎(HEPA)疫苗 最小接种年龄至少 3 个月,那么第二剂的接种应在 12 个月。

第一剂接种后 6~18 个月接种第二剂(最少一剂)。

儿童接种第一剂 HepA 疫苗时的年龄是在 24 个月之前,那么就应在第一剂接种之后 6~18 个月接种。见 MMWR,2006,55(RR-7)(可在 www.cdc.gov/mmwr/pdf/rr/rr5507.pdf 获取),并可登录 http://www.cdc.gov/vaccines/hcp/acip-recs/vacc-specific/hepa.html 以获取更多信息。

如果儿童对高危状态未接种儿童,或是生活在任何接种计划针对于年长对于未接种儿童,都应接种 HepA 疫苗。

k 脑膜炎球菌结合疫苗,四价脑膜炎球菌(Hib-MenCY(MenHibrix®),Men B-4C(Bexsero®),MenB-FHbp(Trumenba®))的最小接种年龄为 10 岁。

MenACWY-D(Menactra®) 最小接种年龄为 9 月,MenACWY-CRM(Menveo®) 最小接种年龄为 2 月。

对于年龄为 2~18 岁,患有持久补体成分缺乏症(包括患者的 C3,C5~9,备择素,D 因子或 H 因子遗传性或慢性不足以及服用依库株单抗),或解剖学或功能性无脾儿童(包括镰状细胞贫血),在 2、4、6 和 12~15 月接种一个 4 剂的婴儿系列的 Hib-MenCY 或是在 2、4、6 和 12 个月接种 MenACWY-CRM。

对于年龄为 7~23 个月,患有持久的补体成分不足,且尚未开始接种疫苗的儿童,有两种选择。MenACWY-CRM 可以在年龄 7~23 个月时,以 2 剂系列给予,年龄 12 个月后再给予第二剂,或是第一次剂量后至少 12 周后,或是第一次剂量后至少 12 周以上。

给予第二剂量。或 MenACWY-D 可以在年龄为 9~23 个月以两剂系列给予,两剂之间相隔 12 周以上。

对于年龄为 19~23 个月,有解剖或功能性无脾,尚未完全接种 Hib-MenCY 或 MenACWY-CRM,接种两剂初级剂量 Men-ACWY-CRM,间隔至少 12 周。

对于年龄≥24 个月,患有持久的补体成分缺乏,或解剖学或功能性无脾,或尚未完全接种疫苗,则给予 2 个初级剂量的 MenACWY-D 或 MenACWY-CRM 疫苗,两剂之间至少间隔 8 周。

MenACWY-D 用于解剖或功能学无脾的儿童,那么最小接种年龄为 2 岁,并且需要在完成所有 PCV13 剂量后至少 4 周。

如果儿童处于高风险,或是正在旅行在国家所包括的脑膜炎球菌疾病状态高流行(如非洲脑膜炎带,朝觐),那么 cdc.gov/mmwr/preview/mmwrhtml/rr6202a1.htm 获取。

即便先前接种了 Hib-MenCY 疫苗,仍不建议在任何下地区,见 MMWR,2013,62(RR-2):1-22;可在 http://www.cdc.gov/mmwr/preview/mmwrhtml/rr6202a1.htm 获取。

如果儿童处于高危状态,处于某种疫苗血清群所引起的爆发,或是就接种或完成所有年龄相适或风险相适的 Hib-MenCY、MenACWY-D、MenACWY-CRM、MenB-4C,或 MenB-FHBP 系列疫苗。

如果一个处于高危状态的儿童在 12 个月龄前超过 12 个月时接种了 Hib-MenCY 首次剂量,至少 8 周后接种两剂,以确保对抗血清群 C 和脑膜炎球菌病的保护。

如果患婴儿年龄在 7~9 月龄有持续危险状态儿童接种 MenACWY-CRM 首次剂量,则给予 2 剂系列,第二剂应在 12 月龄后接种,和第一剂接种至少间隔 3 月。

如果患儿状态补体成分缺乏或解剖学或功能性无脾,或是有持续补体成分缺乏或解剖学或功能性无脾,患儿应在完成完整的脑膜炎球菌疫苗系列,可给予 2 剂 MenB-4C,至少 1 个月间隔,或是给予 3 剂整个 Men B-FHBP 接种,第二剂与第一剂的间隔至

少 2 个月,第三剂与第一剂的间隔≥6 个月,包括复向指导,请参阅 MMWR,2013,62(RR-2):1-22(可在 http://www.cdc.gov/mmwr/preview/mmwrhtml/rr6202a1.htm 获取)和脑膜炎球菌 ACIP 建议。这两种 MenB 疫苗是不可相互替换的;所有剂量的接种都必须采用同一种疫苗。

为进一步指导,包括复向指导,请参阅 MMWR,2015,64(41):1171-1176(可在 http://www.cdc.gov/mmwr/preview/mmwrhtml/mm6441.pdf 获取)和脑膜炎球菌 ACIP 建议。Neisseria meningitidis 多糖基核糖醇磷酸盐/外膜蛋白。

ACIP,Advisory Committee on Immunization Practices;MMWR,Morbidity and Mortality Weekly Review;PRP-OMP,Neisseria meningitidis 多核糖基核糖醇磷酸盐/外膜蛋白

经许可摘自 The Centers for Disease Control and Prevention, United States. Recommended Immunization Schedule for Persons Aged 0 Through 18 Years. 201. 请参考 http://www.cdc.gov/vaccines/schedules/hcp/child-adolescent.html.

使用替代的接种计划是存在风险的，并且缺乏科学的根据。官方的接种计划的设计目的是，当儿童处于最易感状态是，保护儿童免受疾病。延迟接种会增加儿童罹患这些疾病风险的时间。此外，虽然父母可能计划只有推迟接种，然而，由于替代接种计划二就诊的次数就会增加，从而增加接种依从的难度，从而增加了儿童无法接受全系列疫苗接种的风险。关于免疫挑战，应告知父母，与在日常生活中遇到的抗原比较，疫苗中所含有的抗原的剂量和数量是微乎其微。即使在出生时，婴儿的免疫系统就已准备应对经过产道时，以及母亲（未消毒的）怀抱时所接触的数以百计的抗原。在平常日，儿童通常很容易就遇到并对数十个，甚至数百个抗原产生免疫反应。单一微生物的典型感染，会刺激对微生物的多种抗原的免疫反应（在一个典型的上呼吸道感染中，可能是4~10种抗原）。此外，由于当前的疫苗含有较少的抗原（即这是因为关键抗原得到了更好的鉴别和纯化），今日的儿童所接触的疫苗抗原，比之20世纪大部分时间的儿童所接触的疫苗抗原要少。

综上所述，替代疫苗接种计划并不是循证的，并把孩子罹患感染性疾病的风险增加。更为重要的是，他们并无优势。利用来自VSD的数据，史密斯和伍兹[1]对比了接受所有疫苗接种的儿童与未接受所有疫苗接种的儿童在神经发育结局方面的差异。在经检测的42项神经发育结局方面，延迟组的儿童并不好于接受所有疫苗接种的儿童。这些结果应该能使那些担心儿童接受过度、过快疫苗接种的父母消除顾虑。

[1] Smith MJ, Woods CR: On-time vaccine receipt in the first year does not adversely affect neuropsychological outcomes [J]. Pediatrics, 2010, 125(6): 1134-1141。

儿童疫苗接种计划

在美国，疫苗接种依照美国CDC、美国儿科学会和美国家庭医师协会推荐的程序（表288-2，表288-3和表288-4）。最新的资料可以从www.cdc.gov/vaccines/获取，也可以从免费移动app（free mobile app）获取；每次访视都应对疫苗接种的情况进行再评估。对于不良事件和特定疫苗的接种细节（参见第2211页）。

表288-3 推荐用于7~18岁儿童免疫接种计划

疫苗	7~10岁	11~12岁	13~18岁
乙型肝炎病毒（HepB）[a]	*完成3剂系列接种		
流感嗜血杆菌b Haemophilus influenzae（Hib）[b]	见脚注b		
肺炎球菌结合疫苗（PCV13）和肺炎球菌多糖疫苗（PPSV23）[c]	见脚注c		
非活化脊髓灰质炎病毒（IPV）[d]	见脚注		
流感嗜血杆菌[e]	每年（IIV或LAIV）		
麻疹、流行性腮腺炎、风疹（MMR）][f]	*完成2剂系列接种		
水痘（VAR）[g]	*完成2剂系列接种		
甲型肝炎（HepA）[h]	完成[‡]2剂系列接种		
脑膜炎球菌结合疫苗，四价杆菌（Hib-Men-CY, MenACWY-D 和 MenAC-WY-CRM）[i]	[†]	第一次剂量	*在16岁加强剂
破伤风，白喉，百日咳混合疫苗（Tdap）[j]	*	Tdap	*
人乳头状瘤病毒疫苗（HPV）[k]	见脚注	3剂	*
脑膜炎双球菌疫苗[i]	见脚注i		

* = 追赶免疫接种的儿童的推荐年龄范围。
[†] = 某些高危组儿童的推荐年龄范围。
[‡] = 某些非高危儿童和追赶接种计划的儿童的推荐年龄范围。

这个免疫计划包括2014年1月1日起生效的推荐。任何未在推荐年龄接种的疫苗，如果具有指征并且是可行的，那么就应在接下来一次的就诊时予以接种。通常情况下，结合疫苗和与其等价的成分疫苗的分次注射，优先采取前者。医务人员可登录http://www.cdc.gov/vaccines/pubs/acip-list.htm，向免疫实施计划的顾问委员会咨询一些具体的建议。在接种后如果出现具有临床意义的不良现象，应该向疫苗不良事件报告系统（VAERS）报告，报告的网址为http://www.vaers.hhs.gov，或者拨打电话800-822-7967报告。疫苗可预防疾病的疑似病例，应上报州或当地卫生部门。如果孩子计划接种落后或者开始延后，应采取疫苗接种追赶计划。

对于每剂接种之间的间隔时间的计算，4周 = 28日。而间隔≥4个月的时间计算，则是由历月来决定的。

有关旅游疫苗的要求的信息，请参阅疾病预防和控制中心的网站。

[a] **乙型肝炎（乙肝）疫苗：**
对于先前未接种的儿童，应接种3剂量系列疫苗。
对于未完成接种的儿童，请遵循追赶接种的建议（表288-4）。
两剂量系列疫苗（两剂间隔时间至少4个月）的成人制剂 Recombivax HB® 被批准可用于年龄为11~15岁的儿童。

[b] 流感嗜血杆菌B型（Hib）结合疫苗。
流感嗜血杆菌疫苗并不常规接种于>5岁儿童。但是，如果未免疫的患儿存在解剖学或功能学上的无脾（包括镰状细胞病），或是年龄为5~18岁，患有HIV感染的未免疫患儿，就应该给予单剂量接种。如果患儿尚没有接受一个初级系列接种和加强免疫接种，或年龄14月后接受至少1剂Hib疫苗接种，则视患儿为

未免疫。

如果年龄≥15月的儿童或青少年，正要接受选择性脾切除术，则应给予含有乙型流感嗜血杆菌疫苗的任何一单剂量疫苗接种；如果可能的话，疫苗应在手术前至少 14 日接种。

c 肺炎球菌疫苗[13价肺炎球菌结合疫苗(PCV13)和 23 价肺炎球菌多糖疫苗(PPSV23)]。

如果孩子年龄为 6~18 岁，且患有某些疾病(包括人工耳蜗植入)还没有接种 PCV13 和 PPSV23，则给予 1 个剂量 PCV13，接着在 8 周内给予 1 剂量 PPSV23 至 [见 MMWR,2010,59 (RR-11):1-19,可在 http://www.cdc.gov/mmwr/pdf/rr/rr5911.pdf 获取]。

在年龄≥2 岁，且伴有一些临床情况包括人工耳蜗的孩子，最后一剂 PPSV13 接种后的 8 周内，应接种 PPSV23。对于患有解剖学或功能学无脾，或是免疫损害的儿童，应在首次剂量后 5 年给予单剂量 PPSV23 再次接种。

d 灭活脊髓灰质炎疫苗(IPV)。

接种计划中的最后一剂应与前一剂的间隔至少要有 6 个月。

如果口服脊髓灰质炎疫苗(OPV)和脊髓灰质炎病毒灭活疫苗是作为一个疫苗系列的一个部分进行接种的，那么不论孩子当前的年龄是多大，都应该接种共 4 剂疫苗。如果只给了 OPC，在 4 岁之前已经接种了所有剂量那么，应在年龄≥4 岁时给予单剂 IPV，并且应在最后一次口服脊髓灰质炎剂量后至少 4 周后。

流感嗜血杆菌疫苗常规并不推荐用于≥18 岁的美国居民。

e 流感疫苗[灭活流感疫苗(IIV)和减毒活流感疫苗(LAIV)]。

对于大多数健康的、非妊娠的，年龄在 2~49 岁的人，可以使用流感减毒活疫苗或 IIV。然而，LAIV 不应用于一些人群，包括哮喘或任何其他疾病状况而易致流感并发症者。对于其他所有 LAIV 禁忌证，请参阅 MMWR,2013,62(RR-7):1-43;可在 http://www.cdc.gov/mmwr/preview/mmwrhtml/rr6207a1.htm 获取。

给年龄≥9 年的儿童 1 个剂量接种。

对于年龄为 6 个月至 8 岁儿童：

■ 对于 2015—2016 年度，首次接种了流感疫苗的儿童，应给予 2 剂接种(至少 4 周间隔)。对于先前接受疫苗接种的儿童也需要接种两剂量。有关其他指南，请参阅在 2015—2016 流感疫苗的 ACIP 建议的剂量准则 MMWR,2015,64(30):818-25;可在 http://www.cdc.gov/mmwr/preview/mmwrhtml/mm6430a3.htm 获取

■ 欲了解更多信息，请参阅流感疫苗 ACIP 建议(可在 http://www.cdc.gov/vaccines/hcp/acip-recs/vacc-specific/flu.html 获取)

f 麻疹、流行性腮腺炎、风疹疫苗(MMR)。

MMR 疫苗的第 1 次接种和第 2 次接种的间隔时间最短为 4 周。

确保所有学龄儿童和青少年接种 2 剂 MMR 疫苗。

g 水痘(VAR)疫苗。

对于年龄为 7~18 岁，且没有免疫证据的儿童，[请参考 MMWR,2007,56(RR-4),www.cdc.gov/mmwr/pdf/rr/rr5604.pdf,和 ACIP 推荐,www.cdc.gov/vaccines/hcp/acip-recs/vacc-specific/varicella.html]，如果先前并未接种过疫苗，那么应接种 2 剂疫苗；如果孩子仅仅接受了 1 剂疫苗接种，那么就应接受第 2 剂疫苗接种。

对于年龄为 7~12 岁的儿童，两剂疫苗之间相隔的最短时间建议为 3 个月。然而，如果第二剂在第一剂后至少 4 周后进行，也可视为有效的。

对于年龄≥13 岁的儿童，两剂疫苗之间相隔的最短时间应为 4 周。

h 甲型肝炎(HEPA)疫苗。

对于居住地的免疫计划是针对年长儿童地区，且先前未接种的儿童，如果他们有甲型肝炎感染的高危险，或者他们要求抗甲型肝炎病毒的免疫力，那么推荐接种两剂甲肝疫苗系列。

给未接种的人接种 2 剂，间隔至少 6 个月。

i 脑膜炎球菌结合疫苗，四价杆菌[Hib-MenCY(MenHibrix®),MenACWY-D(Menactra®)和 MenACWY-CRM(Menveo®)]，B 血清群脑膜炎球菌(MenB)疫苗[MenB-4C(Bexsero®),MenB-FHBP(Trumenbal®)]。

在年龄为 11~12 岁时接种 MenACWY-D 或 MenACWY-CRM，年龄 16 岁时给予一剂加强免疫。

如果之前没有接受接种，应在 13~18 岁接种 MenACWY-D 或 MenACWY-CRM。

如果第一剂是在年龄为 13~15 岁时接种，那么应该在年龄为 16~18 岁时给予一剂加强剂量，加强剂距离前一剂的间隔至少应 8 周。

如果第一剂疫苗是在年龄≥16 岁时接种，则不需要加强剂量。

如果患者患有持续的补体成分缺乏症(包括 C3,C5~9,备解、系数 D 或 H 因子遗传性或慢性的不足和服用依库珠单抗)，或解剖学或功能性无脾和尚未完全接种初级系列疫苗接种的儿童，给予 2 个初级剂量至少间隔 2 个月，每 5 年接种 1 个剂量 MenACWY-D 或 MenACWY-CRM 疫苗。在 7 岁生日之前已接受初级系列疫苗接种的儿童应在 3 岁时接受加强剂接种，随后每 5 年接受一剂加强剂量[有关更多信息，请参阅脑膜炎球菌病的预防和控制 Prevention and Control of Meningococcal Disease:咨询委员会的免疫实践(ACIP)]的建议。

年龄为 11~18 岁，艾滋病毒感染的青少年应接受 2 剂初级系列 MenACWY-D 或 MenACWY-CRM 接种，剂量之间间隔应至少 8 周。

年龄为 16~23 岁的青壮年(首选年龄范围：16~18 岁)可接种 2 剂系列 MenB-4C 的或 3 剂系列 MenB-FHBP，以提供对大多数 B 血清群脑膜炎球菌病的菌株的短期保护(在临床医生的判断)。这两种 MenB 疫苗是不可相互替换的；所有剂量的接种都必须采用同一种疫苗。

如果患儿年龄≥10 岁，患有持续补体成分缺乏或解剖学或功能性无脾，并且还没有完成完整的脑膜炎球菌疫苗系列，可给予 2 剂 MenB-4C，至少 1 个月间隔，或是给予 3 个剂量 Men B-FHBP 接种，第二剂与第一剂的间隔至少 2 个月，第三剂与第一剂的间隔至少 6 个月。这两种 MenB 疫苗是不可相互替换的；所有剂量的接种都必须采用同一种疫苗。

为进一步指导，包括复材指导，请参阅 MMWR,2013,62(RR-2):1-22(可在 http://www.cdc.gov/mmwr/preview/mmwrhtml/rr6202a1.htm),MMWR,2015,64(41):1171-76(可在 http://www.cdc.gov/mmwr/pdf/wk/mm6441.pdf 获取)和脑膜炎疫苗 ACIP 建议(可在 http://www.cdc.gov/vaccines/hcp/acip-recs/vacc-specific/mening.html 获取)。

j 破伤风和白喉类毒素和无细胞百日咳(Tdap)疫苗。Boostrix® 的最低接种年龄是 10 岁，Adacel® 的最低年龄是 11 岁。

年龄为 11~18 岁的儿童，如果没有接种 Tdap 的疫苗，应该接受一剂接种，随每 10 年接种一剂破伤风和白喉类毒素(TD)加强剂量接种。

7~10 岁儿童，如果未完全接种儿童 DTaP 系列疫苗，应在追赶系列中，给予 Tdap 疫苗作为 Td 的第一次剂量。如果需要额外的剂量，可以使用 Td 的疫苗。青少年 Tdap 疫苗不能接种于这些儿童。

给予 7~10 岁儿童岁疫苗的 DTaP 一个意外的剂量，可以算作追赶系列的一部分。该剂量可算作青少年 Tdap 的剂量，或孩子在年龄 11~12 岁后可接受 Tdap 的加强剂量。

给予 11~18 岁青少年岁疫苗的 DTaP 的意外剂量，应算作青少年 Tdap 的剂量。

不论间隔的上次接种破伤风和含有白喉类毒素疫苗接种的时间多长，都可以接种 Tdap 疫苗。

k 人乳头状瘤病毒(HPV)疫苗[HPV4(Gardasil®),HPV2(Cervarix®),HPV9(Gardasil® 9)]。最低接种年龄为 9 岁。

无论是 HPV4,HPV2 或 HPV9，均推荐用于 11 或 12 岁的女性的 3 剂系列中。无论是 HPV4 或 HPV9，均推荐用于 11 或 12 岁的男性的 3 剂系列中。接种是按 0、1~2 和 6 月的时间表来进行的。

该疫苗系列可以在 9 岁时开始接种。如果儿童有任何性虐待或性侵犯的病史，以及未完成 3 剂系列疫苗接种，那么应在 9 岁时接种。

在第一剂接种后 1~2 个月接种第二剂(最小间隔为 4 周)，在第一剂接种之后 24 周以及第二剂接种之后 16 周，接种第三剂(最小间隔为 12 周)。

给予年龄为 13~18 岁，以前未接种疫苗的女性(HPV4,HPV2,或 HPV9)和男性(HPV4 或 HPV9)接种疫苗。

ACIP,Advisory Committee on Immunization Practices;MMWR,Morbidity and Mortality Weekly Review。

经许可摘自 The Centers for Disease Control and Prevention,United States. Recommended Immunization Schedule for Persons Aged 0 Through 18 Years. 2016。请参考 http://www.cdc.gov/vaccines/schedules/hcp/child-adolescent.html。

表 288-4　4 个月~18 岁儿童追赶免疫计划

疫苗	首剂最小年龄	第一剂和第二剂的最小间隔期	第二剂和第三剂的最小间隔期	第三剂和第四剂的最小间隔期	第四剂和第五剂的最小间隔期
对于 4 个月~6 岁					
乙型肝炎病毒（乙肝）[a]	出生时	4 周	8 周且与首次接种时的间隔期至少为 16 周最终剂量的最小年龄:24 周	—	—
轮状病毒（RV）[b]	6 周	4 周	4 周[a]最终剂量:4 月	—	—
白喉、破伤风和百日咳（DTaP）[c]	6 周	4 周	4 周	6 月	6 月[b]
Haemophilus influenzae 嗜血杆菌 b（Hib）[d]	6 周	如果首次接种时年龄<12 个月，为 4 周如果首次接种时年龄为 12~14 个月，则为 8 周（作为最后的剂量）如果首次接种时年龄≥15 个月，无需再进行接种	如果当前年龄<12 个月，且首次接种时年龄<7 个月，为 4 周[c]8 周和当前年龄 12~59 个月（作为最后的剂量）[c] 如果当前年龄为 12 个月且第一次剂量作为第一次剂量为 11 个月（不管当前年龄为 12~59 个月且第一剂量为 PRP-OMP 且接种时年龄≥12 个月如果接种前年龄≥15 个月，没有必要再进行接种	8 周（作为最后剂量）仅对于 12~59 月龄的儿童，并且在 12 个月龄以前完成了 3 次接种初级系列接种的，在 7 月龄之前开始完成 3 次免疫接种（PRP-T）的儿童来说，是有必要的	—
肺炎链球菌疫苗[e]	6 周	如果孩子当前年龄<12 个月，为 4 周如果首次接种时年龄≥12 个月，为 8 周（作为最后剂量）年龄≥24 个月的健康儿童无需再进一步接种该疫苗	4 周	8 周（作为最后剂量）仅对于 12~59 月龄的儿童，且在 12 月龄以前完成了 3 次接种；或是无论以前完成了任何年龄段，都已完成 3 次接种的高危儿童来说，第 4 次疫苗接种是有必要的	—
非活化脊髓灰质炎病毒（IPV）[f]	6 周	4 周	4 周	6 月[e]最小年龄:4 岁接种最终剂量	—
脑膜炎双球菌[g]	6 周	8 周[f]	见脚注 f	见脚注 f	—
麻疹、流行性腮腺炎、风疹（MMR）[h]	12 月	4 周	—	—	—
水痘（VAR）[i]	12 个月	3 个月	—	—	—
甲型肝炎（甲肝）[j]	12 个月	6 个月	—	—	—

续表

疫苗	首剂最小年龄	第一剂和第二剂的最小间隔期	第二剂和第三剂的最小间隔期	第三剂和第四剂的最小间隔期	第四剂和第五剂的最小间隔期
对于7~18岁					
破伤风，白喉混合疫苗(Td) 破伤风，白喉，百日咳(Tdap)k	7岁j	4周	如果首次接种DTaP/DT时年龄<12个月，为4周 如果首次接种DTaP/DT时年龄≥12个月，为6个月	如果首次接种DTaP/DT时年龄<12个月，为6个月	—
人乳头瘤病毒(HPV)l	9岁	推荐的常规接种间期k	—	—	—
甲型肝炎(甲肝)j	12个月	6个月	—	—	—
乙型肝炎病毒(乙肝)b	出生时	4周	8周，与首次接种时的间隔期至少为16周	—	—
非活化脊髓灰质炎病毒(IPV)f	6周	4周	4周e	6个月e	—
脑膜炎双球菌g	6周	8周f	—	—	—
麻疹，流行性腮腺炎，风疹(MMR)h	12个月	4周	—	—	—
水痘(VAR)i	12个月	如果年龄<13岁，为3个月 如果年龄≥13岁，为4周	—	—	—

注意：上述表格主要是为首次接种疫苗较晚，或者1岁以后才开始进行疫苗接种的孩子提供加强免疫方案以及疫苗最小接种间期(参看www.cdc.gov/vaccines/schedules/hcp/child-adolescent.html)。不管各剂之间的间隔时间长短如何，疫苗系列都不需要重新启动。采用适合于儿童年龄的部分。始终将此表与计划表连同使用。关于免疫接种后的反应报告信息，包括其脚注，包括适合于儿童和青少年的免疫计划表连同使用。始终将此表与计划表连同使用。关于免疫接种后的反应报告信息，请登录http://www.vaers.hhs.gov 或者通过电话，800-822-7967。对于可通过疫苗预防的疾病，一旦发现疑似病例应及时上报。其他信息，包括注意事项和禁忌事项，可从疾病控制中心(CDC)网站www.cdc.gov/vaccines 或通过电话[800-232-4636(800-CDC-INFO)]。

对于每剂接种之间的间隔期时间的计算，4周=28日。而间隔≥4个月的时间的计算，则是由月历来决定的。

有关旅游疫苗的需求信息，请参阅疾病预防和控制中心的网站 For Travelers。

对于疫苗使用的禁忌和注意事项，以及更多的信息，请参阅ACIP建议，参看www.cdc.gov/vaccines/hcp/acip-rees/index.html。

a 乙型肝炎(乙肝)疫苗。

b 两剂量系列疫苗(相隔至少4个月)的成人制剂Recombivax HB® 可用于年龄为11~15岁的儿童。

b 轮状病毒(RV)疫苗[RV-1(Rotarix®)和RV-5(RotaTeq®)]。

系列中的第一剂疫苗最大接种年龄为14周6日。该系列中的最后剂量的最大接种年龄为8个月0日。对于≥15周0日的孩子不应再接种该疫苗。

c 如果已经完成了RV-1疫苗的第1次和第2次接种，不需要进行第3次接种。

c 白喉和破伤风类毒素和非细胞性百日咳疫苗(DTaP)。

如果在4岁之前完成了该疫苗的四次接种，没必要进行第5次接种。

d b(Hib)联合疫苗。

儿童若未接种疫苗或部分接种疫苗，年龄≥5岁，患有镰状细胞病，白血病，艾滋病毒感染，解剖学或功能性无脾，或其他免疫受损状态，那么应接种一剂Hib疫苗。

如果前两次接种的是PRP-OMP[PedvaxHIB®或ComVax®(HepB-Hib)，而且接种时年龄>11个月(即最后一剂)接种时年龄应为12~15月，与第2次接种的间隔至少应为8周。

如果首次接种时年龄为12~14个月，至少应间隔8周再进行第2剂接种。

如果首次接种时年龄为 7~11 个月，至少间隔 4 周再进行第 2 次接种，第 3 次接种时年龄应为 12~15 个月。如果首次接种时年龄≥15 月，尚未接种疫苗的儿童，接种一剂疫苗。

e 肺炎球菌疫苗 13 价肺炎球菌结合疫苗（PCV13）最小接种年龄为 6 周，23 价肺炎球菌多糖疫苗（PPSV23）的最小接种年龄为 2 岁。
如果儿童年龄为 24~71 个月，患有某些疾病，且尚未接种 PCV；如果先前接种了 3 剂 PCV，则接种 1 个剂量的 PCV；如果先前未接种 PCV，则接种 1 个剂量的 PCV（见表 288-2，参见第 2187 页了解详细信息）。
如果儿童年龄为 6~18 个月，患有某些疾病，应接种 PPSV23 疫苗 1 个剂量的 PCV 间隔至少 8 周。对于患有功能性无脾，解剖上无脾或是免疫受损的儿童，应在 5 岁后接受单次 PPSV23 疫苗再接种。见 MMWR，2010，59（RR-11）（参考 www.cdc.gov/mmwr/pdf/rr/rr5911.pdf）。
在年龄为≥2 岁儿童，若有符合特定内科疾病，应接种 PPSV23 疫苗，与最后一剂 PCV 间隔至少 8 周。对于患有功能性无脾，解剖上无脾或是免疫受损的儿童，应在 5 岁后接受单次 PPSV23 疫苗再接种。

f 灭活脊髓灰质炎疫苗（IPV）
如果第 3 次接种时的年龄≥4 岁，而且与第 2 次接种的时间间隔≥6 个月，第 4 次接种不作为必须要求。
如果第 4 岁前接种≥3 剂，那么应在 4~6 岁期间额外再接种一剂。
对于出生 6 个月以内的婴儿，如果将要暴露于脊髓灰质炎病毒流行的地区环境中（如去脊髓灰质炎流行地区旅游），建议采用最小接种年龄和最短接种间隔流脑嗜血杆菌疫苗常规并不推荐用于年龄≥18 岁的美国居民。

如果口服脊髓灰质炎疫苗（OPV）和脊髓灰质炎疫苗是作为一个疫苗系列的一部分进行接种的，那么不论孩子当前的年龄是多大，都应该接种共 4 剂疫苗。如果只给了 OPC，在 4 岁之前已经接种了所有剂量，那么应在年龄≥4 岁时给予单剂 IPV 并且应在最后一次口服脊髓灰质炎疫苗剂量之后至少 4 周后。

g 脑膜炎球菌结合疫苗（MCV4）Hib-MenCY 的最小接种年龄为 6 周（用于流感嗜血杆菌 B 型和脑膜炎奈瑟氏菌血清群 C 和 Y），MCV4-D（Menactra®）的最小接种年龄为 9 个月，MCV4-CRM（Menveo®）最小接种年龄为 2 岁。
对年龄为 13~18 岁，且未接种疫苗的儿童，接种 MCV4 疫苗。
如果首次接种时的年龄为 13~15 岁，应在 16~18 岁期间加强剂量。如果首次接种时的年龄≥16 岁，则不需要加强剂量。
对于第 3 次接种时年龄 4~6 岁期间额外再接种一剂。

h 麻疹，流行性腮腺炎，风疹疫苗（MMR）。
4~6 岁的儿童应常规接种第二剂疫苗。
确保所有学龄期儿童和青少年接种 2 剂 MMR 疫苗。如果第二剂接种距离第一剂已经超过了 4 周，也视现为有效的。

i 水痘（VAR）疫苗。
4~6 岁的儿童应常规接种第二剂疫苗。对于年龄 7~18 岁，且没有免疫证据的儿童，[请参考 Prevention of Varicella, MMWR, 2007, 56（RR-4）]，如果先前并未接种过疫苗，那么应接种 2 剂疫苗；如果孩子仅仅接受了 1 剂疫苗接种，那么就应接受第 2 剂接种。对于年龄≥13 岁的儿童，两剂疫苗之间相隔的最短时间为 4 周。

j 甲型肝炎（甲肝）疫苗。
对于年龄≥2 岁儿童，尚未接种甲肝疫苗系列的儿童。然而，如果第二剂在第一剂后至少 4 周后进行，也可视为有效的。如果第二剂接种之间相隔的最短时间推荐为 3 个月。然而，如果第二剂在第一剂后至少 4 周后进行，也可视为有效的。

k 破伤风和白喉类毒素疫苗（Td），破伤风，白喉和百日咳联合疫苗（Tdap）
年龄为 11~18 岁儿童，如果尚没有接种 Tdap 疫苗，应接受一剂疫苗，随后每 10 年接种一剂破伤风和白喉类毒素（TD）加强剂量接种。
7~10 岁儿童未全程接种 DTaP 儿童期的 DTaP 者，因意外的剂量，按追赶接种程序的首剂接种 Tdap 疫苗；如需要补充剂次，使用 Td 疫苗。青少年 Tdap 疫苗不应用于儿童接种。
11~18 岁青少年时期接种了 DTaP，应算作青少年 Tdap 的一部分。该剂可在年龄 11~12 岁时较晚的接种 1 剂加强 Tdap。

l 人乳头状瘤病毒（HPV）疫苗 [HPV4（Gardasil®）和 HPV2（Cervarix®）]。
给予年龄为 13~18 岁，以前未接种疫苗的女性（HPV4，HPV2 或 HPV9）和男性（HPV4 或 HPV9）接种疫苗系列（表 288-3）。
采用推荐的疫苗系列追赶计划的常规死亡率（Morbidity and Mortality Weekly Review）。

MMWR，每周摘自 The Centers for Disease Control and Prevention, United States. Recommended Immunization Schedule for Persons Aged 0 Through 18 Years. 2016. 见网址 http://www.cdc.gov/vaccines/schedules/hcp/child-adolescent.html。
经许可摘自 The Centers for Disease Control and Prevention, United States. Recommended Immunization Schedule for Persons Aged 0 Through 18 Years. 2016. 见网址 http://www.cdc.gov/vaccines/schedules/hcp/child-adolescent.html。

289. 儿童药物治疗的原则

儿童的药物治疗和成人不同,最明显之处在于儿童是按体重给药的。药物剂量(和给药间隔)的不同主要是由于与年龄相关的药物吸收、分布、代谢、清除的不同。给儿童用成人的药量是很危险的,当然也不能认为儿童剂量和成人剂量是和体重成比例的(如7kg的儿童用药量为70kg成人的1/10)。目前大多数的药物都没有对儿童进行过充分的研究。虽然联邦立法机构[2001年儿童最佳制药法令和2003年儿科研究公平法案(均于2012年更新)]为开始这些研究提供了法令和监管机构。

不良反应和毒性 药物对儿童的不良反应通常是和成人相同的,但儿童的危险度比成人要高,这是由于药物代谢动力学的不同或是由于药物对生长发育的影响。对儿童有特殊不良反应及在儿童发生不良反应危险度高的常见药物在表289-1中列出。

表 289-1 对儿童有特殊毒性的药物

药物	临床综合征	机制	注释
局部麻醉药(如苯佐卡因、利多卡因和丙胺卡因)	发绀	形成高铁血红蛋白(二价铁氧化成三价铁)	发生率较低
头孢曲松	黄疸 核黄疸	从血浆白蛋白中置换出胆红素	只发生在新生儿
可待因	呼吸抑制 死亡	可待因至吗啡的超速代谢	遗传变异 手术后发生死亡,摄入可待因的母亲母乳喂养的婴儿发生死亡
地芬诺酯	呼吸抑制 死亡	中枢神经系统抑制(在未成熟的中枢神经系统)	药物过量综合征,常见于<2岁的儿童
氟喹诺酮	软骨毒性	未知	怀疑源自动物实验,但尚未在人类被证实——短期使用可能是安全的
六氯化苯(局部)	癫痫发作 中枢神经系统毒性	可能促进儿童的吸收	对体重<50kg的儿童不应(应使用替代剂)
丙氯拉嗪	中枢神经系统功能改变 影响锥体外系 角弓反张 囟门膨出	通过多种中枢神经系统受体作用	尤其是发热和脱水的婴儿高发
选择性5羟色胺再吸收抑制剂	自杀想法	未知	自杀观念的概率增高的儿童和青少年
四环素	牙釉质的褪色和孔蚀	在成长的牙齿中螯合钙	<8岁的儿童不应使用

当年幼的儿童服用了看护者的维生素或药物时,他们很有可能意外中毒。婴儿也有可能因为成人用药而中毒,毒性可能是产前通过胎盘或产后通过母乳传递(很多介质参见第2206页和表291-3),或是由于和最近有皮肤局部用药(如运动疾病时用东莨菪碱,虱子咬时用马拉硫磷,常青藤中毒用苯海拉明)的成人有皮肤接触。

接受非处方的可售和感冒处方的儿童,都发生过不良反应,其中包括死亡在内。这些除非包括一些抗组胺药,拟交感神经解充血药和中枢性镇咳药的联合用药。当前公认的建议是,对于年龄<4岁的儿童,不应采用这类药物。

药物代谢动力学

药物代谢动力学是指药物的吸收、分布、代谢和清除的过程(参见第2603页)。

吸收 通过胃肠道吸收药物受以下因素的影响:

- 胃酸分泌
- 胆盐生成
- 胃排空时间
- 肠蠕动
- 肠管长度和有效吸收面积
- 肠道菌群

新生儿(足月儿和早产儿)时期上述各项都较低下,而在其他年龄的患病儿童中则有可能升高或降低。胃酸分泌下降会增加对酸敏感的药物(青霉素)的生物利用度,而降低弱酸性药物(如苯巴比妥)的生物利用度。胆盐形成减少会降低亲脂性药物(如地西泮)的生物利用度。当年龄<3个月的婴儿肠内给药时,胃排空和肠蠕动变慢会增加药物达到治疗浓度的时间。小婴儿肠内的药物代谢酶是药物吸收较差的另一个原因。先天性肠闭锁、手术肠道切除或留置空肠营养管的婴幼儿可能有特定的吸收缺陷,这取决于肠道丢失的长度、旁路以及丢失肠段的位置。

注射的药物吸收通常缺乏规律,这是因为:
- 药物化学性质不同
- 注射部位不同(肌内注射或皮下注射)
- 不同婴儿肌肉的差异
- 疾病状况不同(如循环系统状况不佳)的缘故
- 注射深度的变异(过深或过浅)

肌内注射会引起疼痛并有可能导致组织损伤,一般不主张使用,如确有需要,水溶性药物因不会沉淀在注射部位而成最佳选择。

因为新生儿角质层薄,体表面积和体重的比例比年长儿童和成人大得多,新生儿经皮给药吸收明显增强。皮肤受损(如擦伤、湿疹、烧伤)会使任何年龄段儿童的药物吸收增加。

经直肠给药通常只用于不能静脉给药的紧急情况(如癫痫持续状态经直肠给予地西泮)。因直肠内不同部位静脉回流系统的差异,直肠内给药的部位也会影响药物的吸收。婴幼儿也可能在发生显著吸收后才排出药物。

呼吸道给药的吸收(如β-激动剂治疗哮喘,肺表面活性物质治疗肺透明膜病)的不同很少是由于生理指标的差异,而更多是由于给药装置的可靠性以及患者或护理人员使用技巧的不同所致。

分布 儿童药物分布是随年龄而变化的。这种与年龄相关的变化,其原因是体内成分(特别是细胞外液和体液总量)和血浆蛋白结合随年龄而有变化。

由于年幼儿童体内水分高(图289-1),水溶性药物的用药剂量也较高(按每kg体重)。反之,随着年龄增长,体内水分比例下降,水溶性药物的剂量应减少,以避免药物的毒性作用。

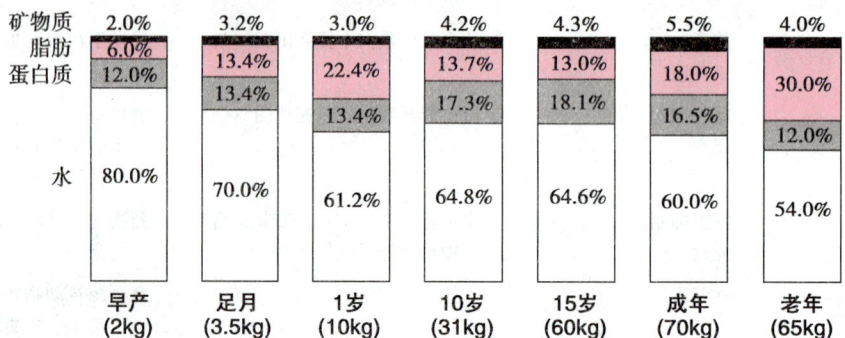

图289-1 随着生长和年龄人体组成成分的改变(经许可改编自 Puig M. Body composition and growth. In: WA Walker, JB Watkins. *Nutrition in Pediatrics*. 2nd ed. Hamilton, Ontario: BC Decker, 1996)

许多药物都和蛋白结合(主要是白蛋白、α_1-酸球蛋白、脂蛋白),与蛋白结合限制了药物在身体内的自由分布。新生儿白蛋白和总蛋白浓度较低,但会在10~12月龄时接近成人水平。新生儿蛋白结合力低也可能系其结合蛋白有所不同,以及同一些在新生儿和婴儿血中的浓度较高的分子如胆红素和游离脂肪酸竞争结合,结果导致游离药物浓度升高,与受体位点的结合增加。最终结果可能是增加游离药物浓度,受体位点药物可用性更高,药物作用的药理作用和药物浓度较低时的副作用频率较高。

代谢和清除 药物的代谢和清除功能随年龄而变化,同时也取决于底物和药物本身。大多数药物如苯妥英、巴比妥类、镇痛药、强心苷等,在新生儿的血浆半衰期比成人长2~3倍。

小肠和肝脏中的细胞色素P450酶(CYP450)系统是目前已知的最为重要的药物代谢系统。细胞色素P450酶通过:
- 氧化、还原、水解(Ⅰ期代谢)
- 羟基化和结合使药物失活(Ⅱ期代谢)

Ⅰ期活性在新生儿时降低,在生后6个月内逐渐升高,对某些药物来说可在生后数年超过成人水平,在青春期降低,通常在青春期后期达到成人水平。然而,某些药物(如巴比妥酸盐、苯妥英)的代谢率在生后2~4周的婴儿也能达到成人水平。细胞色素P450酶的活性也可能因为联合用药而诱发(降低药物的浓度和作用)或抑制(增强药物的浓度和作用)。当P450酶活性受到抑制时这些药物相互作用可能导致药物中毒,或当CYP450活性被诱导可引起药物浓度不足。肾脏、肺脏和皮肤在某些药物的代谢中也起一定作用,新生儿期的肠内药物代谢酶也有一定作用。Ⅱ期代谢因底物不同,差异相当大。与胆红素和对乙酰氨基酚结合反应的酶成熟较迟,与吗啡结合反应的酶即使在早产儿也已完全成熟。

药物主要是通过胆汁或肾脏排泄的。肾脏的排泄依赖于:
- 血浆蛋白结合
- 肾血流量
- 肾小球滤过率
- 肾小管分泌

这些在出生后2年都会变化。出生时肾血浆流量很低

（12ml/min），在出生后1年达到成人的水平140ml/min。类似地，肾小球滤过率在出生时为2~4ml/min，2~3日时达到8~20ml/min，3~5个月达到成人的120ml/min。

药物剂量 基于以上因素，年龄<12岁的儿童用药要根据儿童的年龄、体重，或者两者兼顾。这种方法虽然可行，但并不理想。即使在一个年龄和体重都相近的人群中，由于吸收、代谢和排出的成熟度不同，药物的需要量也是不同的。因此，实际应用时，应根据血药浓度来调整剂量（但是，血浆药物浓度不能反映靶器官内药物浓度）。遗憾的是，对大多数药物来说难以做到。因联邦立法的结果已经进行了研究[2001年儿童最佳制药法令和2003年儿科研究公平法案（均于2012年更新）]提供使用剂量>450的药物，以前没有儿科剂量的信息。

儿童不依从性

用药的不依从性（参见第2598页）是由于费用、疼痛、用药不方便或是需要进行乏味和/或复杂的疗法，任何年龄均可发生。但儿童的不依从有许多独特的因素。年龄<6岁的儿童吞服药片有困难，拒绝口味不佳的药物。年长儿童常常拒绝那些需要他们离开学习和活动的，或是让他们看起来和同龄人有别的药物或疗法（如胰岛素，定量雾化吸入剂）。青少年会通过不服药来表达他们的叛逆和向父母寻求个人独立。年幼儿童的父母或保姆可能仅部分理解或记得用药的原理和介绍，由于工作关系不能按时给孩子用药。一些家长想试用民间疗法或草药治疗。有些家长的收入有限，不得不优先把钱花在其他地方如食物；另一部分人由于信仰和信念的因素，使得他们不给儿童用药。

为了尽量减少用药不依从性，医生开药时，可以按以下的步骤进行：
- 确定患者或家长是否同意诊断，是否认识到严重性，是否相信治疗会起作用
- 解释患者或家长不理解的地方，并告诉他们可信的信息来源
- 除了口头说明之外，把内容记录在纸上，这样患者或家长可以回顾或理解
- 尽早给家庭随访电话回答遗留的问题
- 评价治疗过程并提醒患者或家长随访
- 随访时检查药瓶来确认服用的药量
- 教患者或家长如何记录每日的症状和用药日志

青少年尤其需要意识到他们的疾病和治疗是受控制的，应该鼓励他们自由地交往和尽可能担负起依从的责任。治疗方案应尽量简化（如多种药物同步应用和保证疗效的前提下尽量减少每日用药的次数），并且使治疗方案与患者及其家长的日程安排相配合。对治疗计划中的关键之处应加以强调（如抗生素需用足疗程）。如果必须改变生活方式（如改变饮食和体育活动），应该在几次随访中，逐步单个地引进，制订目标应该现实[如在2周1次的随访中减掉14kg中的1kg（30磅中的2磅）]。达到目标时应该赞扬、加以巩固，并且只有在这时，才提出下一个目标。对于需要昂贵、长期治疗的患者，可寻找有关患者用药辅助计划的资料进行参考，可登录网站 www.needymeds.org。

290. 生长和发育

生长是身体大小增长的正常过程。发育是功能和能力成长的过程。两种过程在很大程度上受遗传、营养和环境因素的影响。

婴儿和儿童的体格生长

生长包括身高、体重和所有器官大小的增加（淋巴组织除外，淋巴组织随年龄增加而逐渐减少）。从出生到青春期的生长有两个时期。第一期（从出生到1~2岁）生长快速、但逐渐减慢；第二期（从2岁左右到青春期前）表现为每年持续稳定地增长模式。青春期则是身体从儿童到成人的成熟过程。青春期为一个特定年龄组（参见第2518页）。在青春期，开始第二次的生长暴发，对男孩和女孩的影响略有不同。所有的生长指标都可在相关部门研究绘制的标准生长曲线上查出。

身高/身长

对太小不能站立的儿童测量身长，一旦可以站立，则测量身高。一般地说，婴儿5个月内身长增加30%，1岁时增加>50%，婴儿第一年生长25cm；5岁时达到出生时身长的2倍。大多数男孩在2岁时达到成年身高的1/2，而大多数女孩在19个月时达到成年身高的1/2。

身高变化的速率（增高速度）是一个比时间特异性身高测量更合理的衡量生长的指标。一般地说，健康婴儿和儿童从出生到6月龄每个月大约增长2.5cm，7~12月每个月增长约1.3cm，12个月到10岁每年增长7.6cm。在12个月之前，增高速度是不同的，部分是由于围生期因素（如早产儿）。12个月以后，身高主要是由遗传决定的，增高速度几乎保持不变直到青春期；儿童的身高在同龄儿之间比较一致。一些小于胎龄儿在整个生命过程中都比适于胎龄儿长得矮。婴幼

儿期的男孩和女孩在身高和增长速度上几乎没有差异。

四肢生长比躯干更快，导致相对比例逐渐变化；冠到耻骨/耻骨与脚跟的比例为出生时 1.7，12 个月时 1.5，5 岁时 1.2，7 岁时 1.0。

体重

体重的增长曲线与身高相似。正常足月儿一般在出生后数天失去 5%～8% 的体重，但在 2 周内重新恢复到出生体重水平。然后，他们体重增加 14～28g/d，直到 3 个月，3 个和 12 个月之间再增加 4 000g，5 个月增加一倍的体重，12 个月时增长三倍，而 2 岁时几乎翻了两番了。在 2 岁到青春期之间，体重每年增长 2kg。目前流行的儿童肥胖症已使体重增长明显更快，即使在很年幼的儿童也是如此。一般地说，生长完成时男孩的体重和身高大于女孩，因为男孩的青春期前的生长时期更长，青春期生长暴发期较长，生长暴发期增高的峰速度较高。

头围

头围反映脑的大小，2 岁前常规测量。出生时，脑是成人脑大小的 25%，头围平均为 35cm。在出生后第 1 年头围平均每个月增加 1cm，在最初的 8 个月增长的速度更快，到 12 个月时，脑已经完成了出生后生长的 1/2，并达到成人大小的 75%。头围在之后的 2 年内增加 3.5cm，到 3 岁时脑达到成人大小的 80%，7 岁达到 90%。

身体组分

身体组分（体脂和水分的比例）改变和影响药物分布容积（参见第 2198 页）。脂肪的比例从出生时 13% 迅速增加到 12 个月时的 20%～25%，这就是为什么大多数婴儿都看起来胖嘟嘟的原因。接着，比例开始缓慢下降直至青春期前，体脂比例重新回到 13%。再次缓慢上升，直到青春期启动，此时体内的脂肪可能再次回落，尤其是男孩。青春期后，女孩的比例保持稳定，而男孩会有轻度的下降。

体内的水分在出生时为体重的 70%，到 12 个月时下降到 61%（大约和成人的比例相同）。这个变化主要是由于细胞外液从占体重的 45% 下降到 28%。而细胞内液相对保持不变。12 个月以后，细胞外液缓慢且波动地下降而细胞内液上升至成人水平，分别占体重的 20% 和 40%。由于婴儿体内相对更大的体液总量、高周转率和相对更高的体表水分散失（归因于相对较大的体表面积），因而婴儿比年长儿童和成人对体液丢失更为敏感。

出牙

乳牙萌出的时间存在差异性（表 290-1），主要是因为遗传因素。一般情况下，正常婴儿在 12 月龄时出牙 6 颗，18 月龄时出牙 12 颗，2 岁时出牙 16 颗，2 岁半时萌出所有乳牙（20 颗）。5～13 岁时，恒牙替换乳牙。在 5 岁到 13 岁之间乳牙为恒牙所替换。出牙延迟可能是因为家族模式，或是由于佝偻病，垂体功能低下，甲状腺功能低下，或患有唐氏综合征。多生牙和先天性牙缺如也可见于正常儿。

表 290-1　出牙时间

牙齿	编号	萌出时间
乳牙（总共 20 颗）		
下中切牙	2	5～9 个月
上中切牙	2	8～12 个月
上侧切牙	2	10～12 个月
下侧切牙	2	12～15 个月
第一尖磨牙	4	10～16 月龄
尖牙	4	16～20 月龄
第二磨牙	4	20～30 月龄
恒牙（总共 32 颗）		
第一尖磨牙	4	5～7 岁
切牙	8	6～8 岁
前磨牙	8	9～12 岁
尖牙	4	10～13 岁
第二磨牙	4	11～13 岁
第三磨牙	4	17～25 岁

* 表示有很大变异。
恒牙顺序从前往后进行命名（图 101-1）。

发育

（参见第 2485 页）

通常把发育分为几个方面，如粗大动作、精细动作、语言、认知和社会/情感发育。这些分类是有用的，但实际上存在部分重叠。已研究确定了发育过程中达到特定标志性事件的平均年龄和正常范围。一个正常的儿童，不同方面的进步是有差异的，如幼儿学走路较晚，但可能学说话的时间却较早（表 290-2）。

表 290-2　发育过程*

年龄	行为	年龄	行为
出生时	大部分时间睡觉		对噪声做出某种反应，如吃惊、哭闹或安静
	能吃		可能会转向不熟悉的声音或语音的方向
	能清理呼吸道		聚焦于一张脸
	不舒服或受干扰时以哭声作反应	6 周龄	注视视线中的物体
4 周	能把手移向眼睛和嘴巴		对他说话开始微笑
	俯卧时会摇头		能俯卧
	眼睛能追随一个在正中线附近、脸上方 15cm 弧形移动的物体		拉至坐位时头后仰
		3 月龄	坐位时头挺直

年龄	行为	年龄	行为
	俯卧时头能抬起45°		画一竖
	能张开和握紧手		做一个4立方体塔
	把脚放在平整的表面时能把手也放下		一次翻几页书
	摆动身体以拿到悬摆着的玩具		大约能说10个单词
	眼睛能跟随在脸上方摆动的物体		用绳子拖玩具
	专心地盯着脸看		在帮助下能自己进食
	听到保姆的声音会笑	2~2岁½	跑得很好/与协调
	发声		爬家具
5到6月	直立时头挺直		跳跃
	能扶坐		无需帮助可自行上下楼梯
	能翻身,通常是从俯卧到仰卧		握勺良好
	能伸手拿东西		一页一页翻书
	在一定距离就能认出某人		做一个7立方体塔
	专心地听人们说话		打开门
	自发微笑		画一圆形图案
	高兴地尖叫		能穿简单的衣服
	对玩具咿呀发声		说2~3个词的句子
7月	不用扶能坐		能说出要大小便
	直立时双腿能承受一定的重量	3岁	行走步态成熟
	能将物品从一只手转到另一只手		骑三轮车
	抓住奶瓶		喜欢使用某一侧手
	寻找掉落的物体		划圈
	能对自己的名字做出回应		能穿衣但不会扣纽扣和系带子
	能对"不"做出回应		数到10并会重复数
	能把元音和辅音结合在一起		至少认识3种颜色
	在玩耍中兴奋地移动身体		不断提问
	能玩躲猫猫		自己能很好地进食
9月	坐稳		大约有一半的孩子能自己上厕所
	会用手和膝盖爬行和挪动	4岁	双脚交替迈步上下楼梯
	自己拉着站起		手过肩扔球
	努力去拿够不着的玩具或是物体		单脚跳
	能从俯卧位变成坐位		模仿划十字
	扶着站立		自己穿衣
	随意说出"妈妈"或"爸爸"		自己洗手洗脸
12月	扶着家具或其他人的手能走("巡游")	5岁	会蹦跳
	能自己走1或2级台阶		抓住弹起的球
	一次可以站立几分钟		模仿画三角
	对合适的人说"爸爸"和"妈妈"		画一个人的6个部分
	能用杯子喝水		知道4种颜色
	拍手和挥手再见		穿衣脱衣不需要帮助
	说几个词	6岁	沿着一条直线走,从脚跟到脚趾
18月	走得稳		写名字
	扶着能爬楼梯		

*顺序比较恒定,但时间点有所差异,上述时间点为中位值。

环境因素的范围包括从营养到刺激,从疾病的影响到心理因素的作用。它与遗传因素相互作用来决定发育的速度和模式。

家长、学校工作人员和医生应时常对儿童的发育进行评估。可采用许多工具来更加专业地监测发育情况。丹佛发育筛查测试Ⅱ方便了在若干方面的评价。评分表指出某一特定事件发生的平均年龄和正常范围。同样也可以采用其他工具(表290-2)。

运动发育

运动发育包括精细动作(如拾起小物体、绘画)和粗大动作(如走路、爬楼梯)。这是一个连续的过程,受到家庭因素、环境因素(如当长期的疾病限制了活动时)和疾病(如脑性瘫痪、智力发育延迟、肌肉萎缩症)的影响。通常情况下,儿童在12个月时开始走路,18个月时可以爬楼梯,2岁时可以跑得很好,但是正常儿童发生这些重要事件时的年龄差异很大。运动发育不会因为增加刺激而明显加快。

语言发育

理解语言在讲话之前,尚未会讲话的孩子却常可以理解许多话。虽然讲话的延迟通常不伴有其他发育延迟,但所有讲话延迟的儿童都应检查有无其他发育延迟。有语言理解和语言表达两种行为延迟的儿童更有可能存在其他方面的发育问题。对任何发育延迟的评价都应先从听力开始。大多数说话延迟的儿童智力正常。相比之下,开始讲话较早的儿童通常智力都在平均水平以上。

语言行为的发展是从元音(喔啊声)到以辅音(巴-巴-巴)开头的音节。大多数孩子到12月龄时可以有针对性地说"爸爸"和"妈妈",到18月龄时使用几个单词,到2岁时形成2或3个字的词组。平均3岁的孩子可以进行交谈。4岁大的孩子可以说一些简单的故事,并可以与成人或其他儿童与其进行通话。5岁大的孩子可能有几千个词汇。

即使在18月龄前,孩子们可以倾听和了解一个读给他们的故事。5岁时,孩子们能够背诵字母表和识别简单的印刷字。这些技能都是学习如何阅读简单的单词,短语和句子的基础。根据接触到的书籍和自然的能力,大多数孩子在6岁或7岁时开始阅读。这些里程碑是高度变异的。

认知发育

认知发育是指儿童的智力成熟。越来越多的人认为,给婴儿和年幼儿童提供合适的环境和培养,对于认知发育和情感发育是很重要的。例如,从年龄很小就开始给孩子念书,对智力进行刺激,关心和培养孩子,对于孩子在这些方面的发育都是有很大影响的。年幼儿童的智力评价主要是通过观察儿童的语言技巧、好奇心和解决问题的能力。当儿童语言能力变得更好后,就可以使用许多专门的临床工具,这使得对智力的评价变得更为简单。一旦孩子开始上学,对孩子发育进行长期的检测将是学业的一部分。

在年龄为2岁时,大多数孩子认识时间是一个比较宽泛的概念。许多2和3岁的孩子都相信,任何在过去发生的事是发生在"昨天",而任何将来发生的事会发生在"明天",在这个年龄段的儿童有一个生动的想象力,但幻想区别于现实有困难。到年龄4岁时,大部分孩子对时间会有更复杂的理解。他们意识到一天被分为上午,下午和夜间。他们甚至可以欣赏四季的变化。

到年龄7岁时,孩子的智力能力变得更加复杂。而此时,孩子变得越来越能够同时专注于一个事件或情况的多个方面。例如,学龄儿童可以理解,一个高且细长的集装箱同一个短且宽的集装箱能够装同样量的水。他们能够认识到药的味道不好,但可以让他们感觉更好,或者说他们的母亲可以对他们生气,但仍然爱他们。儿童越来越能够理解他人的观点,并且学习在轮流游戏或谈话的要领。此外,学龄儿童都能够遵循相互认同的游戏规则。这个年龄段的孩子也越来越能够利用观察力和多叙述视角。

情感及行为发育

情感和行为是以孩子的发育阶段和气质为基础的。每个孩子都有个人的气质或情绪。有些孩子可能是开朗的,适应性强,容易形成规律的睡眠,醒来,进食,以及其他日常活动。这些孩子往往会积极地对新情况做出反应。其他的孩子适应能力差,在日常生活中可能有较大的不符合常规的现象发生。这些孩子往往会消极地对新情况做出反应。还有一些孩子是介于两者之间的。

情感发育和社交技能的评估是通过观察儿童在日常生活中与其他人的交往能力。当儿童能够开始用语言表达时,情感状态的评估就更加容易了。就像智力评估一样,情感活动也能够用专门的工具加以衡量。

哭是婴儿交流的主要手段。婴儿哭,因为他们饿了,不适,痛苦,为此,也可能因为是其他许多不明显的原因。6周龄时,大多数婴儿哭的时间通常为3h/d,到3月龄时,通常减少至1h/d。家长们通常会给哭闹的婴儿提供食物,换尿布,并查找疼痛或不适的缘由。如果这些措施不起作用,抱起婴儿或抱着婴儿走动有时会有帮助。有时做什么都没用。父母不应该强迫哭闹的婴儿进食,如果饥饿是孩子哭闹的原因,那么他们很容易就进食了。

在大约9月龄,婴幼儿通常会变得更担心与父母分离。在睡眠时间分离以及在类似儿童护理中心的地方分离可能是有困难的,重要的特征是发脾气。这种行为可以持续很多月。对于许多年龄较大的儿童,在这个时候提供特殊毯子或毛绒动物,作为充当缺席父母的象征性的过渡对象。

在2岁到3岁时,孩子开始测试自己的极限,做一些被禁止做的事,只是看看会发生些什么。孩子从父母这里听到频繁的"不",是反映这个年龄争取独立的斗争。虽然发脾气让父母和孩子烦恼,但是发脾气是正常的,因为在这个年龄段他们不能用语言很好地表达他们的情感,他们这样可以帮助孩子表达他们的挫折。家长可以帮助不让自己的孩子过度疲劳或过度沮丧,并通过了解孩子的行为模式,避免都有可能诱发发脾气的情况下减少发脾气的次数。一些年幼的孩子难以控制自己的冲动,需要父母在周围设置更严格的限制,这样孩子的世界具有一定的安全性和规律性。

在年龄18个月至2岁时,孩子通常会开始建立性别认同。对于学龄前时期,孩子们也获得性别角色的观念,男孩和女孩通常都会。生殖器探索预期会发生在这个年龄,孩子们开始将性别和体像之间进行连接。

年龄在2岁和3岁之间时,孩子们开始与其他孩子更多的互动。虽然他们可能仍然占有玩具,他们可能会开始分享,甚至轮流玩耍。他们会说"这是我的玩具",以此来声明对玩具的所有权,帮助树立自我意识。虽然这个年龄的孩子争取独立,他们仍然需要他们的父母在附近提供安全和支持。例如,当他们感到好奇,他们就离开父母,而当他们害怕时,他们会隐藏在父母身后。

在3岁到5岁之间,许多孩子对幻想游戏和想象中的朋友产生兴趣。幻想游戏可以让孩子安全地表演出不同的角色,并以可以接受的方式来表达强烈的感情。幻想游戏还可以帮助孩子们在社交方面成长。他们学会处理与父母或其他儿童的冲突,以此帮助他们宣泄不满和维护自尊。也就在这个时候,典型的童年恐惧像"在衣柜里的怪物"的出现。这些恐惧是正常的。

在7岁到12岁,孩子们解决大量的问题:自我概念,这是教室内能力的基础;与同伴的关系,这是由社交和适应良好的关系所决定的;以及家庭关系,是由从父母和兄弟姐妹获得的批准儿童所部分决定的。虽然许多孩子在同伴组里看起来处于高值,但是他们仍首先从父母处获取支持和指导。兄弟姐妹可以作为角色的榜样,并提供关于什么能做和什么不能做的宝贵的支持和批评。这段时间孩子是十分活跃的,

积极参加多种活动,并且渴盼探索新的活动。在这个年龄段,孩子们渴望学习,对于有关安全,健康的生活方式和高危行为的规避建议通常反应良好。

青少年身体生长和性成熟

在青春期(一般认为10岁到十几岁后期或20岁出头),男孩和女孩达到成人的身高和体重,并经历青春期(男孩,参见第2518页;女孩,参见第2518页)。这些变化发生的时间和速度各不相同,且受遗传和环境双重影响。

身体生长

男孩在12~17岁时出现生长突增,峰值通常在13~15岁;生长速度峰值年可以预期生长>10cm。女孩在9~14½岁时出现生长突增,峰值通常在11~13½岁;生长速度峰值年可以预期生长9cm。如果青春期延迟(参见第2518页),那么身高增长将严重缓慢。如果青春期延迟并非病理性的,那么青少年的突发生长要晚些出现,并且身高将越过百分位线,直到孩子达到了遗传决定的身高。18岁的时候,男孩仍能够生长近2.5cm,女孩则要少些,99%的孩子身高增长完成。在真性性早熟女孩子中(6岁前出现),较低年龄时就会出现早期突发生长伴随月经初潮,并且最终因早期生长板闭合导致身材矮小症。

所有的器官系统和身体作为一个整体,在青春期经历巨大的生长;女孩的乳房,两性均有的生殖器和体毛变化最为明显。即使这个过程正常进行,实质性的情感调节还是需要的。如果这个过程不能正常进行,尤其是男孩身体发育推迟或女孩早熟,可能会产生额外的情感压力。大多数生长缓慢的男孩存在体质上的滞后,但最终将会赶上。需要进行检查以排除病理性原因并消除疑虑。

所有的青少年都应给予关于营养适合度和生活方式的指导,特别是关注活动如体育运动、艺术、社会活动和个体生活中的团体服务。虽然蛋白质和能量的绝对需要量上升,但相对需要量从婴儿末期逐渐下降直至青春期结束(表290-2)。青春期晚期的蛋白质需要量是每日0.9g/kg;平均的相对能量需要量是170kJ/kg(40kcal/kg)。

性成熟

性成熟在两性中普遍以特定的顺序进行。性发育开始的年龄和速度因人而异,并受遗传和环境因素的影响。可能系营养、健康状况、居住条件改善的缘故,与一个世纪以前比较,现在性成熟的开始时间较早。儿童性成熟生理上的变化参见第2518页。男孩性变化开始于阴囊、睾丸的生长,随之阴茎变长以及精囊和前列腺的增大。下一步,出现阴毛。腋窝和面部毛发在阴毛出现后约2年出现。体重的快速增加通常在睾丸开始生长后1年出现。第一次射精的平均年龄(美国为12~14½岁之间)受心理、文化、生物因素的影响。第一次射精一年后阴茎快速生长。在青春期早期的男孩中,常见单侧或双侧男子乳房女性化,通常在一年内消失。

在大多数女孩中,乳房发育是性成熟最早见到的信号,紧接着开始进入生长暴发期。不久出现阴毛和腋毛。月经初潮大约出现在乳房开始发育2年后,而且此时生长已达到高峰,身高增长变缓。初潮的年龄变异很大,大多数女孩是在12岁或13岁。Tanner分期可以详细描述乳房发育和阴毛生长的各个阶段。

如果正常的性变化顺序被打乱,可能有生长异常,应考虑病理原因。

青少年发育

青春期是一个发育期,在这个时期内,儿童成长为一个独立的成人。这个阶段通常从10岁到20岁这一时期。在这段时间里,儿童经历巨大的生理、智力和情感上的变化。指引儿童经历这个阶段对父母和医生都是一个挑战。

智力和行为发育

在青春期早期,孩子开始发展出抽象,逻辑思维能力。这种增长的复杂性导致了自我意识增强以及反思自己存在的能力的增强。由于青春期的许多明显的身体变化,这种自我意识往往变成自觉意识,伴随尴尬的感觉。青少年也关注外表和吸引力,以及高度的敏感,以同其同伴区分

开来。

青少年对道德问题也会应用他们新的反射能力。青春期的少年理解对与错是固定的和绝对的。年长的青少年常常质疑行为标准，并可能会拒绝传统，引起父母的惊愕。理想情况下，这种反射的高峰是青少年自己的道德守则的发展和内在化。

当青少年遇到更复杂的学业时，他开始识别强势和劣势。青春期年轻人开始考虑他们的职业选择，但大多数并没有一个明确的目标。家长和医生必须清楚青少年的能力，帮助年轻人树立切合实际的希望，并准备好识别需要进行纠正的学习障碍，如学习能力缺失、注意力问题或不合适的学习环境。不论是在学校还是假期，父母和医生都应该督促年龄较大的青少年学习和经历潜在的职业机会。这些机会能够帮助他们关注他们的职业选择和未来的学习。

许多青少年开始做一些危险行为，如超速驾驶。许多青少年开始尝试性，有的可能是危险性行为。一些青少年会从事非法活动，如盗窃和酒精和药物使用。专家推测，这些行为发生的部分原因是青少年往往高估自己的能力，准备离开他们的家。神经系统最近的研究也表明，抑制的冲动的大脑部位还没有完全成熟，直到成年早期。

情绪发育

在青春期，大脑中控制情绪的区域发展并成熟。这个阶段的特点是看似自发的暴发，对经常受到冲击的家长和老师来说是具有挑战性的。青少年逐渐学会抑制不适当的思想和行动，并以目标导向行为来取代它们。

情感方面的成长是最伤脑筋的，常令家长、老师和医生不耐烦。情感不稳定性是该阶段神经系统发育的直接结果，大脑控制情感的部分趋于成熟。原因是寻求众多方面的发展而引致的挫折感。冲突的主要来源是青少年需要更多的自由，与家长强烈的要保护他们的孩子避免伤害的本能相抵触的。父母应帮助他们重新认定他们的角色，并且慢慢地赋予他们更多的人权，并期望他们承担更多自己和家庭的责任。家庭内部交流在情况稳定的家庭尚有难处，在有家庭破裂或家长有情感障碍的情况下，则更加困难。医生可在促进家庭内部的交流时，提供明智的、实际的、支持性的帮助，这是非常有益的。

社会和心理发展

家庭是儿童社会生活的中心。在青春期，同龄群体开始取代家庭成为孩子的主要社交焦点。同龄群体往往是因为着装，外表，态度，兴趣爱好，兴趣等特点的区别，可能在外人看起来是深奥的或微不足道的。最初，同龄群体通常是同性，但通常在青春期后变为混合的。这些群体对青少年来说是重要的，因为他们为青少年的初步选择提供验证，并在紧张的情况下提供支持。

青少年发现自己没有同龄群体可能产生强烈的与众不同和疏远的感觉虽然这些情感通常不具有永久性的影响，他们可能会恶化为功能失调行为或反社会行为的可能性。在另一个极端，同龄群体具有太多的重要性，也导致反社会行为。当家庭环境和社会环境都无法抗衡同龄群体的不正常需求时，帮会是比较常见的。

临床医生应该筛查所有青少年是否存在心理健康障碍，如抑郁症，双相情感障碍和焦虑。在这个生命阶段，精神健康障碍的发生率增加，并可能导致自杀想法或行为。精神病性精神障碍，如精神分裂症，虽然少见，最常在青春期后期引起关注。饮食失调，如神经性纳差症和暴食症，在女孩比较常见，这可能是难以察觉的，因为青少年会竭尽全力隐藏行为和体重的变化。

药物滥用通常开始于青春期（参见第2521页）。在美国有超过70%的青少年，在高中毕业之前尝试饮酒。酗酒是常见的，导致急性和慢性健康风险。研究表明，在年轻的时候开始饮酒的青少年，在成年期更容易患酒精使用障碍。例如，在13岁就开始饮酒的青少年比之在21岁的开始饮酒的青少年，更容易发生酒精使用障碍，其概率有5倍之多。美国青少年中，有50%的青少年在高中时尝试香烟，40%以上的尝试大麻。其他药物的使用是不太常见，但处方药，包括用于治疗疼痛和兴奋剂的药物滥用，还在上升。

家长可以通过梳理一个好榜样，对他们的孩子产生强烈的正面影响（如适度饮酒，避免使用非法药物），分享他们的价值观，并对远离毒品寄予厚望。家长还应教导孩子，处方药应该由医生指导使用。所有的青少年应该秘密地筛查是否药物滥用。合适的建议应该作为日常健康保健的一部分，因为即使医生和保健医生非常简练的干预措施，也已被证明能够减少青少年的药物滥用。

性别

除了适应身体的变化外，青少年还必须适应成年男性或成年女性的角色，必须正确处理性冲动。

性冲动可以是非常强烈的，有时也很可怕。同性恋青少年可能因为他们的性发展，而面临着独特的挑战。如果他们表达的同性恋欲望，青少年可能会感受到家人或同伴的厌恶或不接纳。这样的压力（尤其是在社会认可还是非常重要的时期）可引起严重的应激。害怕父母遗弃，有时是真实的，可能会导致青少年和他们的父母之间不诚实或至少不完全的沟通。这些青少年还可能被他们的同龄人嘲弄和欺负。身体暴力威胁应该严肃对待，并报告给学校官员。同性和异性青少年的情绪发育，最好是能够受到支持性临床医生，朋友和家人的帮助。

人类的经历中没有什么可以比性别结合体力、智力和情感方面更彻底。通过诚实的回答关于生殖和性传播疾病诚实的问题，帮助青少年健康地处理性别是非常重要的。应鼓励青少年及其父母公开表达对性和性的态度；父母的意见仍然是青少年行为的重要决定因素。

291. 新生儿和婴儿护理

婴儿和新生儿常规保健的目的旨在通过教育、常规疫苗接种、疾病的早期发现和治疗等手段，促进儿童的健康成长。

正常新生儿的评价和保健

对于所有的人而言，洗手在预防感染性疾病的传播方面都是至关重要的。

父母双方积极地参与孩子的出生过程，有助于他们比较顺利地适应新的父母角色。

出生后最初数小时

孩子一出生，就应评估其呼吸、心率、皮肤颜色、声音和反射。这些都是出生后1分钟和5分钟的Apgar评分的关键指标（表327-2）。Apgar评分8~10分表明新生儿将平稳过渡到子宫外的生活；在出生后5分钟的评分≤7（尤其是持续时间超过10分钟）则可能有较高的新生儿病死率和死亡率。许多正常新生儿在出生后1分钟有发绀，但在5分钟内会自然消除。发绀不消除要考虑有先天性心肺畸形或中枢神经抑制。

除了Apgar评分，还应观察有无明显畸形（如足畸形、多指或趾畸形）和其他一些重要的异常如心脏杂音等。理想的情况下，这些操作都应置于保暖环境下进行，并有家属在场。

预防性的用药包括在眼中涂抗生素眼膏（如1%硝酸银溶液，0.5%的红霉素眼膏，1%的四环素眼膏），以预防淋球菌和滴虫性眼炎。肌内注射维生素K 1mg 可以预防新生儿出血性疾病。

随之，给新生儿洗澡、包裹并交给家属。其头部一定要带上帽子，防止热量散失。鼓励新生儿母子同室并尽早哺乳，以便让家人更好地了解婴儿，同时能获得医务工作人员的指导。如果父母获得充分帮助，母乳喂养就更容易成功。

出生后最初数天

体格检查 新生儿出生后24小时内应进行全面的体格检查。检查时母亲以及其他家庭成员应在场，这样家属可以提出问题，医生也能告知检查所见，并予以先期指导。

基本测量包括有身长、体重和头围（参见第2197页）。身长的测量是从头顶到脚跟；身长的标准值要根据胎龄来判断，并且应该在标准的生长曲线图上标注出来。当胎龄不确定或是婴儿看上去大于或小于胎龄时，利用体格检查和神经肌肉检查的结果可以准确计算胎龄（图291-1）。这种方法一般能精确到±2周。

许多临床医生都选择婴儿安静时开始检查心肺，接着进行从头到脚的全身性体格检查，特别是要观察产伤和先天性畸形的体征。

心脏呼吸系统 在婴儿安静时对其心脏和肺脏进行评估。

检查者应该找出心音最强的位置以排除右位心。应检查心率（正常心率为100~160次/分）和心律。虽然临床上由于婴儿未成熟的心房或心室而产生心律不齐并不少见，但正常的心律应该是规则的。出生后24小时内听见的心脏杂音一般是动脉导管未闭所致。应每日随访心脏检查以确认该杂音消失，通常是在3日以内消失。检查股动脉搏动时，应与手臂动脉的搏动相比较。若股动脉搏动微弱或延迟，可能存在主动脉缩窄或左心室流出道梗阻。中央型发绀提示有先天性心脏病、肺部疾病或败血症。

由于新生儿的呼吸节律呈不规则，检查呼吸频率的时间一定要超过1分钟，正常为40~60次/分。胸壁和整个胸部呼吸音应对称。呼噜音、鼻翼扇动、三凹征提示有呼吸窘迫。

头部和颈部 头位产者可见头部变形、颅缝重叠和头皮水肿及瘀斑（产瘤）。臀产位者通常无头部变形，先露部位（如臀、生殖器或足）可有水肿和瘀斑。囟门大小从指尖至数cm不等。巨大前囟可能是甲状腺功能低下的一种表现。

头颅血肿是较常见的；是血液聚集在骨和骨膜之间而产生的不超过骨缝的肿胀。可发生于一侧或两侧顶骨，偶见于枕骨。头颅血肿通常在出生后最初几小时出现，头皮水肿消退前并不明显，血肿几个月内将逐渐消失。

应观察头的大小和形状，以检查新生儿是否有先天性脑积水。

大量的遗传性综合征会引起颅面的异常（参见第2213页）。需要检查面部的对称性和正常发育，尤其是下颚，上颚，耳郭和外耳道。

大量由于生产过程引起眼睑周围的水肿，因此在出生后第2日进行眼睛的检查可能较容易。应检查眼睛的红光反射，阴性提示有青光眼、白内障、视网膜母细胞瘤等。常见结膜下出血，通常是由于生产过程中的外力损伤所致。

耳位低常提示有遗传性疾病如21三体综合征（唐氏综合征）。许多遗传综合征通常存在耳畸形，外耳道畸形，或是两者兼有。临床医生应检查外耳道，注意外耳有无凹陷或赘肉，这有时和听力缺失和肾脏异常相关。

临床医生应观察和触诊上颚，以明确是否存在软腭或硬腭缺陷。唇腭裂是最常见的先天缺陷之一。些新生儿出生时有牙龈瘤，这是一种牙龈的良性错构瘤，如果过大可引起喂食困难并有可能阻塞呼吸道。它可以被切除并且不会复发。也有新生儿出生时即有乳牙或诞生牙。诞生牙没有牙根，需要将其拔除，以防其脱落并被吸入气道。口腔壁上也可能出现一种被称为爱泼斯坦小节的包囊。

神经肌肉成熟度

评分	-1	0	1	2	3	4	5
体位							
方窗（腕）	>90°	90°	60°	45°	30°	0°	
手臂反弹		180°	140~180°	110~140°	90~110°	<90°	
窝角	180°	160°	140°	120°	100°	90°	<90°
围巾征							
足跟触耳							

体躯成熟度

皮肤	粘胶样,薄,透亮	明胶状,红,透亮	光滑,粉红色;可见血管	表皮剥落和/或皮疹;少许静脉	表皮皲裂,苍白区,偶见静脉	羊皮纸样,表皮皲裂;不见血管	皮革样,表皮皲裂,有褶纹
胎毛	无	稀少	浓密	变稀	部分无	极大部分无	
足纹	足跟-足趾 40~50mm:-1 <40mm:-2	>50mm,无皱纹	不清楚红纹	仅前半部分有横纹	前2/3有皱纹	整个足底有皱纹	
乳房	难以察觉	勉强察觉	乳晕平坦,无乳头	乳晕点状,乳头1~2mm	乳晕隆起,乳头3~4mm	乳晕丰满,乳头5~10mm	
眼/耳	眼睑闭合 松:-1 紧:-2	眼睑睁开;耳廓平;易折叠	耳廓稍弯;软;弹回慢	耳廓弯曲;软;但弹回快	耳廓成型;硬;立刻弹回	厚软骨,耳朵挺立	
生殖器（男性）	阴囊平滑	阴囊空,无褶皱	睾丸在腹股沟上端,少量褶皱	睾丸下降,有些褶皱	睾丸已降,褶皱多	睾丸悬垂,褶皱深	
生殖器（女性）	阴蒂突出,阴唇平	阴蒂突出,小阴唇小	阴蒂突出,小阴唇增大	大小阴唇同样突出	大阴唇大,小阴唇小	大阴唇遮盖阴蒂和小阴唇	

成熟度判断

评分	周
-10	20
-5	22
0	24
5	26
10	28
15	30
20	32
25	34
30	36
35	38
40	40
45	42
50	44

图291-1 将神经肌肉和体格的评分相加得到总分［经 CV Mosby 公司许可摘自 Ballard JL, Khy JC, Wedig K, et al. New Ballard score, expanded to include extremely premature infants［J］. The Journal of Pediatrics, 1991, 119（3）:417-423］

当检查颈部的时候，应该把下巴抬起来观察有无鳃弓残留、水囊瘤、甲状腺肿。由于产伤引起的胸锁乳突肌血肿可以导致斜颈。

腹部和骨盆 腹部应该是圆形对称的。舟状腹提示可能存在膈疝，胎儿在宫内时，肠管即由此移位到胸腔，有时可引起肺脏发育不良和出生后呼吸窘迫。不对称的腹部提示腹部有异常的团块。脾肿大提示可能存在先天性感染或者溶血性贫血。一般两侧肾脏深触诊均可触及，左侧比右侧更容易触及。巨大肾可能由梗阻、肿瘤或囊性病变所引起。正常情况下，肝脏在肋缘下 1~2cm 处可触及。由于脐周围肌肉系统薄弱，脐疝很常见，但很少引起症状或需要治疗。临床医生需要检查明确肛门的位置正常，并且是开放的。

男婴还应该检查阴茎以确定有无尿道上裂或尿道下裂。足月男婴的睾丸应在阴囊内，阴囊的肿块常提示有鞘膜积液、腹股沟疝，或是较少见的睾丸扭转。阴囊肿大可能意味着鞘膜积液，腹股沟斜疝，或是更为罕见的睾丸扭转。若是鞘膜积液，肿块是透光的。睾丸扭转属于外科急诊，表现为瘀斑和硬块。

足月女婴阴唇是突出的。可出现阴道黏液和呈血性的分泌物，这是由于胎儿在子宫内有来自母体的激素，出生后激素突然撤离所致。阴唇系带后可见一小肿物，认为是母亲激素刺激所致，几周后即消失。

性别模糊（阴阳人）可能是由于诸多疾病所引起的（如先天性肾上腺增生症、5α 还原酶缺乏、克氏综合征、特纳综合征、斯威尔综合征），应该咨询内分泌专家，并做出评估，和家属商讨立即或延期进行性别定向的各种利弊。

骨骼肌系统 四肢检查需要关注的是畸形，截肢（不完全截肢或肢体缺失)、挛缩和发育不良。因产伤而引起的臂丛神经麻痹可能会表现为受影响侧的手臂运动受限或无法自发运动,有时肩膀的内收和内旋,以及前臂的内转也会受到影响。

脊柱检查应关注脊柱裂,尤其是脑膜或脊髓暴露,或是两者同时暴露(脊髓脊膜膨出)。

肌肉骨骼系统检查包括触诊长骨视有无产伤(尤其是锁骨),但主要是检查有无髋关节脱位。髋关节脱位的高危因素包括女性、宫内臀位、双胞胎和家族史。巴罗试验(Barlow)和外展试验(Ortolani)可以对之进行诊断。这些检查需要在新生儿处于安静的情况下进行。两种情况的姿势是一样的:新生儿应仰卧,且其髋和踝应弯曲90°(足部将会离开床面),足面向临床医生,而临床医生则将示指置于大转子处,将拇指置于小转子处。

对于巴罗试验而言,临床医生在将股骨向后推的过程中,内收髋(如拉动踝部跨过身体)。如果听到咔哒声,则表明股骨头已移出髋臼;接着,外展试验重新将其置位,并且确认诊断。

对儿外展试验而言,髋回到起始的位置;而接着正在接受检查的髋就处于外展位了(如踝部移开中线位置,面向检查台面,进入到一个蛙腿位),并轻轻向前推动。脱位的股骨头滑入髋臼时可摸到"弹响声",是先天性髋关节脱位的主要体征。

该试验用在>3月龄的婴儿时,可能出现假阳性,这是因为这个时候的婴儿肌肉和韧带都更加结实了。如果检查可疑,或是婴儿是处于高危人群(如臀位女婴),在4~6周内必须进行髋关节超声检查,有些专家建议应该在4~6周内,对所有的有高危因素的婴儿进行髋关节超声普查。

神经系统 神经系统的检查包括新生儿的声调、警觉度、四肢运动和反射。应引出拥抱反射、吸吮反射和觅食反射。

- 拥抱反射:是将两只手臂轻轻地提离床面,然后突然放开,这是测试新生儿受惊后的反应。正常的反应是新生儿把手伸长并且手指张开,屈髋,啼哭
- 觅食反射:触碰脸颊或口角,新生儿出现把头转向触碰方向,并张口的动作
- 吸吮反射:可以用假乳头或戴了手套的手指来试验

以上这些反射都是外周神经系统的正常表现,在出生后数月将自然消失。

皮肤 皮肤通常是红润的,但在出生后最初的几小时常出现手足发绀。在妊娠>24周以后,新生儿体表大多覆盖一层胎脂。几天后发生干燥、蜕皮,尤其是足踝和手腕的皱褶处。

由于分娩时受产道挤压,头位娩出的婴儿在头面部可见瘀斑,但若见弥散性的瘀点,则表示可能为血小板减少症。

许多新生儿出生时有中毒性红斑,这是一种良性皮疹,表现底为红色,丘疹为白色或黄色。皮疹通常在出生后24小时出现,扩散到全身,最多可以持续2周。

筛查
临床上的筛查和政府的要求并不完全相同。

因为存在新生儿发生溶血性疾病的危险,所以当母亲的血为O型、Rh阴性,或者是出现少见的血液抗体时,都应筛查血型(参见第2514页)。

所有新生儿在住院期间和出院前都应进行与黄疸的有关检查。用危险标准或胆红素测量,或两者兼用,来评估高胆红素血症的危险度(参见第2514页)。胆红素量可以通过检测血清或是经皮检测。许多医院筛查了所有的新生儿,并用预期数据表来对高胆红素血症进行危险度分级。随访方案基于出院的年龄、出院前胆红素水平和黄疸进展的危险度。

大多数地方都进行一些特别的遗传病筛查(参见第2277页),包括苯丙酮尿症、酪氨酸血症、生物素化物酶缺乏、同型胱氨酸尿症、枫糖尿病、半乳糖血症、先天性肾上腺增生症、镰状细胞病和甲状腺功能减退。有些地方也筛查囊性纤维病、脂肪酸氧化异常和其他有机酸血症。

一些地方要求对新生儿进行HIV筛查,而其他一些州则要求仅对母亲HIV阳性的孩子或是属于HIV高危人群婴儿进行检测。

当母亲有用药史、难以解释的胎盘早剥或早产、母亲产前检查不规范或者婴儿表现出撤药反应时建议进行毒物筛查。

筛查危重先天性心脏疾病(CCHD) 使用脉搏血氧饱和度是目前常规新生儿评估的一部分。先前,新生儿CCHD的筛查是通过产前超声,并通过体检,但这种方法未能确定CCHD的情况很多,这导致发病率和死亡率增加。婴儿≥24小时时进行筛查,如果有以下检查结果:

- 任何氧饱和度测量值<90%
- 右手和脚氧饱和度测量值同时<95%,要求3个独立的测量,间隔1小时
- 右手(导管前)和脚(导管后)的氧饱和度测量值相差>3%,要求3个独立的测量,间隔1小时

任何筛查阳性的婴儿均应接受额外的检查,包括X线胸片,心电图和超声心动图。婴幼儿的儿科医生应被通知,婴儿可能需要由心脏病专家进行评估。

听力筛查 在各地不尽相同。听力损失是最常发生的出生缺陷之一。约3/1 000婴儿出生即有中度,深刻的,还是严重的听力损失。听力损失在出生住进加护病房的婴儿中更为常见。目前,某些州仅仅筛查高危的新生儿(表291-1),而另一些州则筛查所有的新生儿。初级筛查通常是用一个手持的装置,检查正常耳对软喀哒音(耳声发射)的回声,如果这个试验结果异常,则需要进行脑干听觉反应试验。一些机构也用这个试验来进行初级筛查。需要时可请听力学专家进行检查。

常规保健和观察
新生儿出生后体温稳定在37℃ 2小时以后才能洗澡。

如果脐带出现干燥,就可以将脐带夹移除,这通常是在生后24小时。脐带护理旨在减少脐部感染(脐炎)的风险。脐带残端应保持清洁干燥;其他保健取决于出生环境。在医院分娩(或在管理得当的家庭出生),脐带夹闭,无菌切割,干燥脐带护理或用肥皂和水清洁就足够了;外用剂不降

低感染的风险。然而，如果钳夹脐带和/或切割不是无菌的（如在一些发展中国家，医院外分娩），对脐带采用局部消毒剂（如氯己定）以降低脐炎和新生儿死亡率的风险。应每日观察脐部是否有红肿或渗出。

表 291-1 新生儿听力缺失的高危因素

因素	特点
出生体重	<1 500g
Apgar 评分	5min Apgar 评分≤7
血清胆红素	或出生体重<2 000g 的新生儿，血清胆红素>17mg/dl（>290μmol/L）
	出生体重<2 000g 的新生儿，血清胆红素>17mg/dl（>290μmol/L）
疾病	围产期缺氧或低氧症
	新生儿败血症或脑膜炎
	新生儿高胆红素血症
	癫痫发作或呼吸暂停
先天性感染	风疹
	梅毒
	单纯疱疹病毒感染
	巨细胞病毒感染
	弓形虫病
母亲暴露	氨基糖苷类
家族史	父母或近亲有早年听力缺失的病史

如果家属要求，包皮环切术在出生后头几天可在局麻下安全实施。但若有尿道口移位、尿道下裂或任何其他形式的阴茎或龟头畸形，应延迟手术（因为包皮可在以后供作整形修补之用）。如果有血友病或其他出血性疾病家族史，应禁止手术。

大多数新生儿出生后头几天体重会减少5%～7%，这主要是由于排尿和不显性失水所引起，小部分是由于胎粪的排出、胎脂的脱落和脐带干燥等所引起。

新生儿在生后头2日的尿液是浓缩的，常含有尿酸盐，能把尿布染成粉红色或橙色。大多数婴儿应在生后24小时内排尿，第一次排尿的平均时间是在出生后7～9小时，并且大多数在生后第二个24小时内至少排尿2次。排尿延迟更多见于男婴，可能是由于包皮过紧。男婴不排尿提示可能存在后尿道瓣膜。包皮环切术至少要等第一次排尿后才能实施，术后12小时内不排尿提示存在并发症的可能。

生后24小时内未排便，应注意检查有无引起胎粪梗阻的解剖异常，例如肛门闭锁、先天性巨结肠和囊性纤维化（可导致胎粪性肠梗阻）。

出院

出生后48小时内出院的新生儿至少要观察2～3日，以评价能否成功地喂养（母乳喂养或人工喂养）、水分摄入和黄疸（对那些危险度升高的新生儿）。出生后超过48小时出院者的随访要根据危险因素而定，包括黄疸、母乳喂养有困难以及任何已确定问题的新生儿。

婴儿营养

如果分娩过程顺利，新生儿健康、活泼，可立即把孩子抱到母亲身边开始哺乳。分娩后越早让孩子接近乳房，母乳喂养就越容易成功。由于新生儿胃、食管平滑肌较松弛，常见喂养后溢乳，但一般在48小时内消失。如果溢乳或呕吐持续超过48小时，特别是黏液中含有胆汁，则需要彻底检查胃肠道的上端和呼吸道以排除先天性消化道畸形（参见第2246页）。

每日的液体和能量需要量随年龄而变化，且相对需要量比年长儿童和成人大（表291-2）。虽然相对需要量（克或kcal/kg体重）从婴儿后期逐渐降低一直持续到青春期(-)，例如，蛋白质的需要量，1岁时为每日1.2g/kg，18岁下降到每日0.9g/kg，但是蛋白质和能量的绝对需要量是随年龄而逐渐增加的。平均相对能量的需要量，1岁时每日100kcal/kg，青春后期下降到每日40kcal/kg。营养的推荐常常都是依据经验做出的。对维生素的需求取决于营养（如母乳对比标准婴幼儿配方奶粉），产妇饮食因素，和每日摄入量。

表 291-2 不同年龄儿童能量的需要量*

年龄	需要量	
	kcal/(lb·d)	kcal/(kg·d)
<6个月	50～55	110～120
1岁	45	95～100
15岁	20	44

* 蛋白质和能量如果由母乳供给，由于消化、吸收完全，3～9个月龄间的需要量可能低一些。

喂养问题 每日进食量少量的变化是正常的，尽管许多父母仍为之担心，但除非有疾病的征兆或是生长指标的改变，特别是体重（标准生长曲线上的百分等级的变化比绝对变化要明显得多）的变化，否则只需要进行安慰或一般指导就可以让父母解除顾虑。

在出生后第1周体重减少>出生体重的5%～7%表明存在营养不良，在2周时应该达到出生时的体重。在开始的数月以每日20～30g的速度增加。在6个月时，体重应该达到出生体重的2倍。

母乳喂养

母乳是营养的理想选择，美国儿科学会（AAP）推荐6个月内应完全母乳喂养，然后继续母乳喂养并添加食物直到1岁。超过1岁，母乳喂养根据母婴双方的情况来决定，即使是在1岁以后，母乳仍可作为由固体食物和液体食物构成的普通饮食的补充。医生应在产前与母亲讨论母乳喂养，介绍母乳喂养对婴儿的许多好处：

- 对于儿童：营养和心理上的好处，预防感染、过敏、肥胖、克罗恩病和糖尿病
- 对于母亲：减少哺乳期怀孕、更快地恢复到分娩前的状态如子宫回缩、体重下降，预防骨质疏松症、肥胖、卵巢癌、绝经前乳腺癌

初产妇在72～96小时内可以完成哺乳，经产妇的时间

短一些。乳房在出生前及出生后几天分泌的乳汁称为初乳,是一种高能量、高蛋白质、淡黄色的液体。初乳中含有抗体、淋巴细胞、巨噬细胞,具有免疫保护作用;初乳还刺激胎粪排出。初乳之后分泌的乳汁具有以下特点:

- 乳糖含量较高,提供了一种与新生儿相适宜的易被利用的能量来源
- 含有大量的维生素 E,有助于延长红细胞的寿命从而预防贫血,同时也是一种重要的抗氧化剂
- 人乳中钙磷比例为 2∶1,可预防钙缺乏性手足抽搐
- 母乳能很好地改变粪便的 pH 值和小肠的菌群,可预防细菌性腹泻
- 母乳还将母体的抗体转移给婴儿
- 不管母亲的饮食情况如何,人乳都含有胆固醇和牛磺酸,这对脑的发育非常重要
- 母乳也是一种 ω-3 和 ω-6 脂肪酸的一个自然来源

这些脂肪酸及其非常长的长链多不饱和衍生物(LC-PUFAS)花生四烯酸(ARA)和二十二碳六烯酸(DHA),是母乳喂养的婴儿比人工喂养的婴儿具有更佳视觉和认知能力的一个重要原因。现在大多数商业公式补充 ARA 和 DHA,使其更接近母乳,以减少潜在的发育差异。

如果母亲的饮食摄入充足且多样化,对母亲和母乳喂养的足月儿都不再需要饮食或补充维生素。但是,为了防止维生素 D 缺乏性佝偻病,在出生前后 2 个月给予所有全母乳喂养的儿童维生素 D 200 单位,每日 1 次。早产儿、深肤色儿和光照缺少地区的婴儿(如美国北部地区的居民)的维生素 D 缺乏尤为显著。6 个月之后,在家中母乳喂养的婴儿,如果水中含氟量不足,则应滴加氟。临床医生可以从当地的牙科医生或卫生处获得有关氟内容物的信息。

由于存在低钠血症的危险,对于 6 个月以内的母乳喂养的婴儿建议不要另外喂水。

母乳喂养技巧

母亲可以采取一种舒适放松的体位,并用手调整乳房的位置以确保乳头进入婴儿嘴中,尽量减少不适。用乳头刺激婴儿下唇中部,这样婴儿就产生觅食反射并张大嘴。应鼓励婴儿尽量地咬住乳头和乳晕,婴儿的唇离乳头 2.5~4cm。婴儿的舌头压紧乳头并抵住上腭。开始时,至少要 2 分钟才会产生射乳反射。随着婴儿的生长和和哺乳刺激的增加,乳汁的分泌量也逐渐上升。哺乳的持续时间通常视婴儿需要而定。有些妇女需要吸奶器来增加或维持乳汁的分泌,大多数情况下,每日使用吸奶器 6~8 次,一共 90 分钟,吸出的乳汁就可以满足一个没有直接母乳喂养的婴儿需要了。

应该培养婴儿先吸一个乳房,直到乳房变软,吸吮变慢或停止。母亲可以用一个手指头来中断吸吮,并把婴儿从一个乳房换到另一个。在开始的几天,婴儿可能只在一个乳房吸吮,这时每次喂养都应该让两个乳房轮流进行。如果一边乳房还没吸完,婴儿有睡着的表现,母亲应该在吸吮减慢时就把婴儿移开乳房,轻轻拍打背部让其打嗝,并换到另一边乳房继续喂。这种"转换"可以让婴儿在喂养时持清醒,并刺激两个乳房的乳汁分泌。

应按需哺乳或每 1.5~3 小时喂养一次(每日喂养 8~12 次),喂养的频次逐渐下降。出生体重<2 500g 的新生儿需要喂养频繁一些,以预防低糖血症。在生后最初的几天,应该让新生儿保持清醒和兴奋。低体重婴儿和早产儿夜间不应睡眠时间大体重足月婴儿若喂养良好(经由排便方式来判定),则能够睡得更久。最后,让婴儿晚上睡眠时间尽可能延长,对孩子和家人都有好处。

上班的母亲可以用吸奶器把乳汁吸出保存,以备当她们不在婴儿身边时也能喂养母乳。喂养的频次可以改变,但应适合婴儿的喂养时间。吸出的乳汁如准备在 48 小时内使用,应该放入冰箱中冷藏;如在 48 小时以后使用,应立即冷冻。由于细菌污染的风险较高,冷藏的乳汁在 96 小时后没有使用的必须丢弃。冰冻的乳汁应该放于温水中融化,而不推荐在微波炉中解冻。

婴儿并发症

主要的并发症是可能引起脱水的喂养不足和高胆红素血症(参见第 2403 页)。喂养不足的危险因素包括低体重儿或早产儿、初产妇母亲生病、分娩有困难或是剖宫产儿。可以用每日的尿布数目粗略估计喂养是否充分。5 日左右的新生儿,正常每日至少要因尿湿更换 6 块尿布,因排便换 2~3 块尿布,低于这个数字则有认为有脱水和营养不足。大便应该从出生时的暗绿胎粪,逐渐过渡为浅褐色,接着呈现黄色。体重也是一个合理的评价指标(参见第 2197 页),不达标者提示存在营养不足。出生后 6 周内,持续易激惹可能提示与饥饿或口渴无关的腹痛,或是喂养不足。应当注意婴儿是否有哭闹减少和皮肤弹性下降,这些都是脱水的表现。嗜睡和想睡是脱水的严重症状,应该立即检查有无高钠血症。

母亲并发症

常见的母亲并发症包括乳房肿胀、乳头疼痛、乳管堵塞、乳腺炎和焦虑。

乳房肿胀 发生在哺乳早期并可延续 24~48 小时的乳房肿胀,可以通过早期频繁的喂养而获得缓解。每日 24 小时佩戴舒适的乳罩可减轻肿胀,也可以在哺乳之后采用冷敷法,或是服用少量的止痛药(如布洛芬)。为了让新生儿把肿胀的乳头含入嘴中,母亲可能在喂哺之前不得不进行按摩、热敷或挤出乳汁。在哺乳时过度挤奶会使肿胀加剧,因此挤奶应当以能够减轻不适为度。

乳头疼痛 时应该检查新生儿的体位;有时新生儿会咂进自己的下唇并吸吮,这样会刺激乳头。母亲可以用拇指移出婴儿的嘴唇。喂哺之后,可以挤出少量的乳汁,让奶干在奶头上。冰敷法可以减轻肿胀并让乳房得到较长时间的放松。

乳管堵塞 在没有其他系统疾病表现的哺乳妇女中表现在不同的地方出现并且是没有触痛的。不间断的母乳喂养能够确保乳房充分的排空。在喂乳之前对受影响的部位进行热敷和按摩有助于排空。母亲也可以改变哺乳的体位,因为婴儿在乳房的位置决定了哪一部分的乳房排空更彻底。选择合适的乳罩也很有帮助,采用有金属丝或松紧

带的普通乳罩可能引起被束缚部位的乳汁淤积。

乳腺炎 常见,表现为乳房有处触痛、发热和肿胀的楔形区域。这是由乳房肿胀、堵塞或是部分的乳房堵塞引起的;感染是其次的原因,绝大多数是由抗青霉素金黄色葡萄球菌引起,少部分是由链球菌 sp 或大肠埃希菌引起。如果感染,会出现发热≥38.5℃、寒战、流感样头痛等症状。依据病史和检查诊断。细胞计数(白细胞>10^6/ml)和乳汁的细菌培养(细菌数>10^3/ml)可鉴别感染性和非感染性乳腺炎。如果症状较轻并且出现时间<24 小时,保守治疗已足够(通过喂养或吸奶器将乳汁排出、冰敷、止痛药、支撑乳罩、减少刺激)。如果症状在 12~24 小时内没有得到缓解,或是母亲得了急性疾病,应马上使用对婴儿安全、并能有效抑制金黄色葡萄球菌的抗生素(如双氯西林、氯唑西林、头孢氨苄,500mg 口服,每日 4 次),治疗的时间为 10~14 日。如果使用这些治疗措施病情没有很快缓解或出现脓肿,那么可以考虑社区获得性耐甲氧西林金黄色葡萄球菌感染。延误治疗的并发症有复发和脓肿形成。在治疗期间可以继续喂养。

哺乳经验不足、机械性地抱住孩子并让其咬住乳头吸吮、疲劳、不知如何判断哺乳是否充分以及产后的生理改变都可能导致母亲焦虑、恼怒和情绪失控。这些都是妇女选择停止母乳喂养最常见的原因。儿科医生或咨询专家的早期随访能有效地预防早期终止母乳喂养。

药物

如果允许的话,哺乳的母亲应该避免用药。如果一定需要用药,则应避免使用禁忌药物和抑制泌乳的药物(如溴隐亭、左旋多巴、曲唑酮)。美国医学图书馆维护着一份有关药物和哺乳的扩展数据库,应咨询该数据库有关于特殊药物或药物类别的使用或暴露的相关内容。对于某些常见的哺乳母亲禁用的药物,见表 291-3。

表 291-3 哺乳妇女禁用的药物

药物类别	示例	婴儿主要问题和具体作用
抗凝药	双香豆素 华法林	慎用。大剂量可引起出血(人奶中不含肝素)
细胞毒性药物	环磷酰胺 环孢素 多柔比星 甲氨蝶呤	可干扰婴儿细胞的新陈代谢,可能导致免疫抑制和中性粒细胞减少症(环磷酰胺和甲氨蝶呤) 尚不清楚是否有影响生长和致癌作用
精神药物	抗焦虑药,包括苯二氮䓬类(阿普唑仑、地西泮、劳拉西泮、咪达唑仑、普拉西泮、夸西泮、替马西泮)和奋乃静 抗抑郁药(丁安非它酮、选择性 5-羟色胺再摄取抑制剂、三环类抗抑郁剂) 地西泮药(氯丙嗪、氯普噻吨、氯氮平、氟哌利多醇、美索达嗪、三氟拉嗪)	大多数精神科药物对婴儿的作用不明,但药物及其代谢产物可出现在母乳和婴儿的血浆和组织中,可能会对中枢神经系统造成短期或长期的影响 氯丙嗪可引起婴儿困倦、嗜睡和生长评分下降 氟西汀可引起腹痛、易激惹、喂养和睡眠紊乱、体重增长缓慢 氟哌利多醇:生长评分下降
个别在母乳中被检测出,理论上具有危险的药物	胺碘酮	可能导致甲状腺功能减退
	氯霉素	可能导致特异的骨髓抑制
	氯法齐明	母亲用高剂量后可能会转移给婴儿 可能会增加皮肤的色素沉着
	糖皮质激素	当持续几周或几月给予母亲大剂量的药物后,可导致母乳中的高浓度类固醇,可能会抑制生长或干扰内源性的类固醇分泌
	拉莫三嗪	理论上存在婴儿血清中浓度升高的可能
	甲氧氯普胺	没有报道
	甲硝唑 替硝唑	体外诱变剂 2g 单剂量疗法之后,可中断哺乳 12~24h,让药物排泄 6 月龄之后就可安全使用了
	磺胺吡啶 磺胺异噁唑	黄疸、葡萄糖-6-磷酸脱氢酶缺乏症、生病、应激或早产儿慎用
个别在母乳中被检测出,理论上具有危险的药物	醋丁洛尔	高血压,心动过缓,呼吸急促
	氨基水杨酸	腹泻
	阿替洛尔	发绀,心动过缓

续表

药物类别	示例	婴儿主要问题和具体作用
	溴隐亭	抑制乳汁分泌 对母亲可能有危险
	阿司匹林(水杨酸)	代谢性酸中毒 当母亲大剂量用药或维持用药时,<1个月的婴儿血中阿司匹林浓度可加重高胆红素血症(水杨酸竞争白蛋白结合位点),仅在葡萄糖-6-磷酸脱氢酶缺乏症的婴儿可引起溶血
	氯马斯汀	困倦,易激惹,拒乳,尖声哭泣,颈项僵硬
	麦角胺	呕吐,腹泻,癫痫发作(用于治疗偏头痛的剂量)
	雌二醇	撤药性阴道出血
	碘甲胆碱	甲状腺肿
	碘	
	锂	婴儿血中的浓度为一般治疗量血药浓度的1/3~1/2
	苯巴比妥	镇静;哺乳后婴儿抽搐;高铁血红蛋白血症
	苯妥英	高铁血红蛋白血症
	扑米酮	镇静;喂养问题
	柳氮磺吡啶(水杨酸偶氮磺胺吡啶)	血性腹泻
	呋喃妥因,磺胺吡啶,磺胺异噁唑	在葡萄糖-6-磷酸脱氢酶缺乏症的婴儿可引起溶血,而对其他的婴儿是安全的
滥用药物*	苯丙胺	易激惹,睡眠不足
	酒精	每日<1g/kg体重可降低射乳反射 大剂量引起婴儿困倦、出汗、深睡眠、虚弱、身高的增长速度减慢、体重增长异常
	可卡因	可卡因中毒:易激惹、呕吐、腹泻、发抖、癫痫发作
	海洛因	震颤,不安,呕吐,喂养不足
	大麻	能在母乳中检测出,但是作用仍不明确
	苯环利定	致幻剂

* 吸烟的作用不明;尼古丁可在母乳中检测出,吸烟不仅可降低母乳的分泌和婴儿体重的增长,而且还增加呼吸系统疾病的发生率。

经许可摘自 Committee on Drugs of the American Pediatric Association:The transfer of drugs and other chemicals into human milk[J]. Pediatrics,2001,108(3):776-789。

如果一定需要用药,应使用已知的最为安全的替代品;在可能的情况下,大多数药物应在哺乳后或在婴儿晚上睡觉之前应用。但这种方案对于频繁、单一母乳喂养的婴儿收效甚微。大多数药物的副作用的信息主要来自病例报道和小样本调查。一些药物(如对乙酰氨基酚、布洛芬、头孢菌素类药物、胰岛素)的安全性已经为广泛的研究所证实,而其他的药物仅仅是依据现有的副作用报道,就被认为是安全的。临床上使用了较长时间的药物,比所知甚少的新药要安全些。

断奶

12个月以后根据母婴双方的情况可以断奶。开始喂固体食物后,在几周或几个月内逐渐断奶是较为常用的方式;也有一些婴儿可以突然断奶,而不出现任何问题;有些婴儿继续每日吃奶1~2次直至18~24个月。断奶不存在一个固定的模式。

配方奶喂养

在生后第1年内,唯一可以替代母乳喂养的是配方奶,过多的水能引起婴儿低钠血症,全牛奶营养是不够的。人工喂养的好处包括可以量化营养,并让家庭成员都参与喂养。但同时也带来了弊端,母乳喂养对健康的益处要优于以上这些优点,这是无可争议的。

商业化的婴儿配方奶有粉状、浓缩液和已稀释好的液体(可立即食用),每一种都含有维生素,大多数都配有铁。配方奶应该用含氟水配,对于水中缺氟的地区,6个月以后的婴儿,应加用氟滴剂(0.25mg/d,口服)。由于已稀释好的液体是用无氟水配置的,使用这种配方奶的婴儿同样要加用氟滴剂。

选择何种配方奶应视婴儿的需要而定。除非呕吐,腹泻(有或没有血液),皮疹(荨麻疹),或体重增长缓慢提示对牛奶过敏产生胃肠道不适或乳糖不耐受(新生儿少见),否则以牛奶为基础的配方奶为标准选择。当存在以上这些情况时，则推荐更换配方奶。美国所有的豆制配方奶都不含乳糖，但是对牛奶蛋白过敏的婴儿有可能也对豆蛋白过敏，这可能是由于当中的一种水解配方。水解配方奶粉源自牛奶，但蛋白质被分解成较小的链，这使得它们过敏性较低。对于少数对水解配方奶仍旧过敏的婴儿，则采用自由氨基酸所制备的真实要素奶粉。

人工喂养的婴儿应根据需要喂养，但因为配方奶比母乳消化得慢，其喂养间隔通常要更长些，最开始每3~4小时喂一次。喂养量在生后1周内从最初15~60ml（0.5~2oz）逐渐增加至90ml（3oz），每日约喂养6次，为一个3kg的婴儿提供了大约120kcal/kg的能量。

固体食物

世界卫生组织建议6个月以前的婴儿只需要单一的母乳喂养，而在6个月后，开始添加固体食物。其他的一些组织则建议在不中断母乳喂养或人工喂养的前提下，4~6个月就开始添加固体食物。4月龄之前，固体食物在营养上并不是必需的，婴儿的舌头把任何放入嘴中的东西推出，称为排出反射，它使得难以添加固体食物。

开始时，应该在母乳喂养或人工喂养之后喂固体食物，以保证足够的营养。习惯上第一推荐加铁米糊，因为它不过敏，易消化，且富含铁。许多组织都推荐每周喂仅一种新的"单一成分"的食品，这样就可以鉴别出婴儿对何种食物过敏。通常是逐渐增加较为粗糙的食物，例如，从米糊到软的餐桌食物，再到碎的餐桌食物，但并没有一个固定的添加顺序。为了预防误吸而精制的肉类是提供铁和锌很好的来源，单纯母乳喂养的婴儿这两种元素的摄取很有限，因而这是一种很好的早期添加食物。然而素食的婴儿也能从加铁谷类、绿叶蔬菜、干豆中获得足够的铁，从经发酵的全谷面包和强化的婴儿米粉中获取足够的锌。

家庭食品和商业化的食品是一样的，但是如果条件允许，商业化的胡萝卜、甜菜、萝卜、芥蓝菜和菠菜更适合于1岁前的婴儿食用，因为这些商业化的食物已经筛查了高浓度的硝酸盐；当蔬菜用被肥料污染过的水浇灌时硝酸盐含量较高，它可引起婴幼儿的高铁血红蛋白血症。

应避免的食物包括：
- 为了预防食物过敏，蛋类、花生和牛奶通常要到婴儿1周岁时才开始添加
- 在婴儿1周岁前，不应食用蜂蜜，因为存在婴儿肉毒杆菌中毒的危险
- 应避免喂食容易堵塞婴儿呼吸道的食物（如坚果、圆的糖果、热狗、精制肉类或小块食品如葡萄）

2岁或3岁前不要食用坚果，因为咀嚼不能将其完全溶解，而小片块可被吸入支气管，并引起肺炎和其他并发症。

1岁或1岁以上，可以开始饮用全牛奶。低脂奶在2岁前不应饮用，2岁时儿童的饮食就可以接近于其他家庭成员。对于年幼儿童，应该限制牛奶的饮用量在0.5~0.7L/d（16~24oz/d）。高于此标准的食用量将减少其他重要营养的摄入，并引起铁缺乏。

果汁仅能提供较少的营养，容易引起龋齿，应该限制在118~177ml/d（4~6oz/d）或不添加。

到大约1岁时，生长速度通常开始减慢。食物需求量下降，孩子偶尔会拒食。应该建议并确保父母评价孩子进食量的时间要超过1周，而不限于某一餐饭或某一天的量。当孩子无法以正常的速度达到预期体重时，固体食物喂养不足只是其中的一个可能原因。

睡眠

睡眠行为取决于教养，睡眠障碍倾向于被定义为行为问题，行为不同于公认的习惯或标准。文化习惯上，在同一所房子里，父母和孩子分开睡。睡眠障碍是家长和孩子都经常遇到的问题之一。

建议所有婴儿的每一个睡眠阶段均采用仰卧睡眠姿势，以减少婴儿猝死综合征的风险（SIDS，参见第2375页）。俯卧或侧卧着睡觉使得婴儿处于SIDS的高危状态，尤其是侧卧睡觉，胃部受压。

孩子与父母睡一起，以便能够看到、听到和/或相互接触（在同一表面或不同表面上）。孩子和父母一起睡觉的安排可以包括床共享（婴儿在同一平面上和父母一起睡觉）或房间共享（婴儿睡在同一个房间内，靠近父母）。父母-婴儿床共享很常见，但存争议。父母选择床共享常有文化和个人因素，包括便利觅食，黏接，相信自己的警惕性，以保持他们的婴儿安全的唯一途径，并相信床共享，使他们能够保持警惕，甚至睡觉时。然而，床共享与SIDS的危险性增加以及婴儿受伤或死亡的窒息，扼杀和裹入相关。房间共享而非床共享使得父母能够与孩子亲密接触，便于喂养，安抚和监视；房间共享比床共享或独自睡觉（婴儿睡在一个单独的房间里）更为安全；与SIDS风险降低相关。由于这些原因，在生后的前数月，建议房间共享而非床共享。

婴儿在4~6月龄之间逐渐地习惯于一个白天-夜晚的睡眠时间表。超过这个年龄段的孩子睡眠障碍有许多种，包括夜间难以入睡、频繁的夜醒、不典型的白天瞌睡和在喂养或被抱时才能觉醒。这些问题和家长的期望、孩子的体温和生物钟以及儿童-父母相互影响有关。

影响睡眠方式的因素因年龄而异。体内生物模式是儿童睡眠方式的中心。9月龄和18月龄时，常常发生睡眠障碍是因为：
- 孩子出现分离焦虑
- 自己移动和控制周围环境的能力增强
- 午睡时间较长
- 睡前玩得太兴奋
- 噩梦现象较常见

情感因素和形成的习惯对正在学走路的儿童和年长的儿童更加重要。应激事件（如移动、疾病）可能会导致年龄较大的儿童发生急性睡眠问题。

评估

病史 病史主要关注孩子的睡眠环境、睡眠的连贯性、睡眠的时间表和家长期望。对孩子普通的一天的详细描述

是很有帮助的。病史应探索儿童生活中的应激源,如在学校的挫折和观看糟糕的电视节目和喝含咖啡因的饮料(如苏打)。不连贯的睡眠时间、吵闹或混乱的环境,或是孩子频繁地尝试利用睡眠习惯,来让家长认为有必要改变生活的方式。父母极度的挫折会引起家庭关系紧张,这种情况往往是持久和不易祛除的。

记录数个晚上的睡眠日志有助于确定不正常的睡眠方式和睡眠异常(如睡行症和夜惊症,参见第2210页)。仔细询问年长儿童和青少年关于学校、朋友、焦虑、抑郁综合征和整体精神状态,常常有助于发现睡眠障碍的原因。

体格检查和辅助检查 检查和诊断性试验通常用处不大。

治疗

临床医生在治疗中的责任是向家长解释并提供选择,家长必须随之进行调整,给孩子制订一个可以接受的睡眠时间表。方法因年龄和环境而不同。包裹、周围噪声和摇动让婴儿觉得舒适。但是,一直都摇着婴儿入睡就不能让婴儿自己学会如何入睡,而这是一个很重要的发育任务。作为摇摆的替代,父母可以安静地坐在摇篮旁,直到婴儿睡着。最终孩子会学着适应,并且在没抱着的情况下入睡。所有的孩子在晚上都会醒来,但是学会自己入睡的孩子通常会自己重新入睡。当孩子无法重新入睡时,家长可以检查孩子以确保安全,并安抚孩子,但是接着应该让孩子自己重新入睡。

对于年长的儿童,在一段"缓和"期进行安静的活动如在就寝时间阅读可以帮助睡眠。连贯的睡眠时间是很重要的,固定的习惯对年幼儿童是有益的。让能说话的儿童回忆白天发生的事常常可以减少梦魇和觉醒。鼓励白天多锻炼,避免观看恐怖的电视节目和电影,拒绝让睡眠时间成为孩子操纵家长的一个手段也都有助于预防睡眠障碍。

如果应激事件是病因,对此安抚和鼓励一直都很有效。允许有睡眠障碍的儿童睡在父母床上,大多数是耽搁而不是解决问题。

292. 患病儿童及家庭照护

疾病和死亡可引起儿童及其家庭情感上的压力。

照顾生病的新生儿

当一个患病的或早产的新生儿在出生后,因为疾病必须被带离家庭时,就会出现困难。在病情稳定前,家长或许不能看到病情危急的新生儿。家长可能因新生儿要被转送至另一所医院而要与之分离。一些婴儿因为长期住院治疗而需要和父母别离良久。专家现建议,新生儿转运团队鼓励婴儿转移到专业护理中心前,父母和他们的婴儿患病之间的身体接触。

许多医院都已认识到鼓励婴儿同其家庭接触的重要性。在大多数地方,都鼓励家长探望新生儿,并采取预防措施使感染播散的危险性降至最低。大多数医院都不限制家长的探访时间。有些还提供专门区域,让家长有更多时间和他们的孩子亲近。

大多数医院都鼓励家长尽量和他们患病的孩子多接触。没有一个新生儿,即使是用呼吸机的,会因病情太重而不让其父母探望和触摸的。

鼓励家长直接护理婴儿,以了解婴儿,作好带婴儿回家的准备。一些医院通过鼓励皮肤-皮肤的接触来增加家长和早产儿或患病婴儿的接触,这将有助于增强父母将来在家抚育孩子的信心。有皮肤-皮肤接触的婴儿体重增长比没有这种护理的婴儿来得快。母亲可以直接进行母乳喂养或通过喂养管进行喂养。

如果新生儿有出生缺陷,不管情况如何,应让父母尽早探望。否则,他们会将孩子的外貌和病情想象得较现实更糟。必须加强对父母的支持,提供详细的咨询服务,以了解他们的孩子的状况及所需的治疗,并从心理上接受现实。为了避免过多讨论孩子的异常问题,医生应该强调孩子正常的一面及其潜能。

当一个婴儿死亡时,其父母还从未见过或触摸过他,会令他们以后有好似从来没有真正有过孩子的感觉。据报道,这些父母往往会夸大他们的空虚感觉。由于这些父母不能对失去一个"真正的婴儿"表示哀伤,其结果是长期陷于消沉中。如果可能,对在孩子活着时不能看望和抱过孩子的父母,在婴儿死亡后不久就应提供长期的帮助。在所有的病例中,医生和社会工作者的随访有助于回顾婴儿患病和死亡的详情,回答父母所提出的问题,评判并减轻不恰当的悲伤感觉。医生可以评估父母的悲伤程度,如果有必要应提供适当的指导或予以转诊,以提供更大的帮助。

有慢性健康状况的儿童

慢性健康状况(包括慢性疾病和慢性残疾)通常是指这些状况持续时间>12个月,并且严重限制了日常的活动。据估计,依此标准,慢性健康状况影响了10%~30%的儿童。

慢性疾病包括哮喘、囊性纤维化、先天性心脏病、糖尿病、注意力缺陷多动障碍和抑郁症等。慢性残疾包括脊髓膜膨出、听觉或视觉受损、脑性瘫痪和肢体残疾等。

对儿童的影响 有慢性健康状况儿童存在一些活动上的限制、频繁疼痛和不适、生长发育异常、经常住院和门诊就诊及内科治疗。重残患儿可能难以正常上学和参加同龄儿的活动。

儿童对慢性健康状况的反应主要来自这些状况发生时的发育阶段,婴儿期和青春期儿童的对慢性病的反应是不同的。不能上学并和同龄人交往,对已经达到上学年龄的儿童影响严重。如果青少年要为日常生活而求助于父母或其他人,他们可能会为无法独立生活而感到痛苦。父母应在青少年能力范围内鼓励其自力更生,避免保护过度。青少年最不愿意被认为和同龄人有何不同之处。

应提倡卫生保健人员给有慢性健康状况的儿童提供适当的医疗服务。建立适宜的游乐室,在受过训练的儿童生活专家的监督下开始他们的学习计划。任何情况下,都应鼓励儿童多和同龄人交往。所有的步骤和计划都应向儿童和家属解释,让家属知道在住院期间将会发生什么,这样就可以减少因不确定因素而造成的焦虑。

对家庭的影响 对家庭来说,慢性健康状况导致他们对有一个"理想的孩子"的希望落空,忽视了其他兄弟姐妹,消耗大量的金钱和时间,打乱了日常生活秩序,失去机会(如家庭成员为了给孩子提供基本照顾而不能再工作),以及孤立于社会。兄弟姐妹也会因患儿得到了更多的关心而不满。这些压力会导致家庭破裂,尤其是当存在婚姻和家庭问题时。

影响婴儿外貌的情况(如唇裂、腭裂和脑积水)会影响孩子与家人和保姆之间的关系。一旦畸形的诊断确定,父母会表现出震惊、否认、愤怒或抑郁、内疚、焦虑。这些反应可出现在孩子发育的任何阶段,造成他们之间的交流困难。他们可能会在卫生保健人员面前表示出愤怒,或是由于他们的否认而去寻求关于他们孩子情况的更多的意见。

保健协调 没有协调服务,保健将面临困境。某些服务将重复,而某些将被忽视。保健协调需要知道有关儿童状况、家庭以及社会的功能。

所有照料有慢性健康状况儿童的专业人员必须保证人人得到协调保健。理想状况下,协调者应该是孩子的父母。然而,这一相互协商的系统是如此的复杂,即使是最能干的父母也需要帮助。其他可能的协调者是初级保健医生,专科人员,社区保健护士以及福利基金会职员,无论谁帮助协调服务,家庭和孩子必须参加这一过程。无论出于何种情况,家庭与儿童必须是一种情同手足的合作关系。总的来说,低收入家庭的孩子有慢性健康状况更为糟糕,部分是因为缺乏健康护理的方法和协调保健服务。一些有晚期病症的儿童需要临终关怀。

死亡和濒临死亡

面对患病和濒死的儿童,家属通常感到困难;而儿童面对一个朋友或家庭成员死亡的事实尤其困难(参见第2496页)。

儿童的死亡 多数情况下,儿童的死亡都发生在医院或急诊室。死亡可发生在长期疾病后,如癌症,或突发性如外伤或猝死之后。一个儿童的死亡对家庭而言是难以理解和接受的。对父母来说,孩子的死亡意味着他们在孩子身上的梦想和希望已成泡影。悲伤的过程可能同样意味着他们不能满足其他家庭成员的需求,包括其他的孩子。卫生保健人员可以通过在这个时期给家庭提供咨询来帮助他们,并尽可能地给予安抚。在某些情况下,可以介绍给一些专家,他们在处理经历过孩子死亡的家庭上较有经验。

有些家长对孩子的死作出的反应是快速计划再次怀孕,可能是企图创造一个"替代"的孩子。与悲痛的父母有着支持关系的卫生保健提供者应该劝阻这么快怀孕。因为如果父母着手下一次的怀孕,那么担心和恐惧再一次失去孩子的顾虑,可能会使得他们难于对新的孩子产生情感。一个孩子死亡后再生一个孩子,其替代儿童综合征或脆弱孩子综合征的风险增高。对于替换孩子综合征,对已死亡的"理想"的孩子的情感和期望,将会遮掩下一个孩子。对于脆弱孩子综合征,因为他们以前的损失,家长错误地认识新的孩子在行为,发育或医疗问题的风险,并认为孩子需要避免潜在的危害而需要特别的照顾和保护。对于正处于孩子死亡伤痛,同时无法喜欢一个新孩子的父母而言,他们需要知道,这种感受都是正常的。如果他们的情感被认为是不正常的,那么家长和孩子都存在心理健康疾病的风险。如果再一次怀孕,那应该是向前看的,而不是向后看。

家庭成员或朋友的死亡 许多儿童都经历过所爱的人死亡。儿童接受这种事件的方式(通过父母和卫生保健人员的最佳反应)是受儿童发育水平的影响的。学龄前儿童对死亡的理解很有限。把这件事和先前经历的宠物死亡联系起来会比较有帮助。年长儿童更容易理解这种事。不要将死亡和上床睡觉永远醒不过来等同,因为儿童可能会因此而害怕睡觉。

父母应该和卫生保健人员商量是否让孩子去探访病危的儿童或成年人。一些儿童可能会表示出特别的愿望要探访濒死的家庭成员或朋友。应该为孩子的探访做充分的准备,使他们就知道将要发生的事。同样,成人常犹豫是否应该带孩子去参加葬礼。决定因人而异,在任何情况下,都要与孩子商量。当孩子参加葬礼时,应有一个亲密的朋友或亲戚陪着,并全程提供帮助,如果有必要,应允许孩子离开。

293. 染色体和基因异常

染色体疾病可引起各种异常。其中常染色体异常（22对在男性和女性中相似的染色体）多于性染色体异常（X和Y染色体）。

染色体异常适合分为几类，但大致可以认为是数目或结构异常。

骨骼畸形 包括：
- 三倍体（额外的染色体）
- 单倍体（缺失的染色体）

结构性异常 包括：
- 染色体的易位（整条染色体或染色的节段不合适地与其他染色体连接在一起的异常）

不同染色体和部分的染色体缺失和重复

术语 遗传学领域的一些具体的术语对于描述染色体异常是非常重要的：
- 非整倍体：引起的额外的或缺失染色体的最常见的染色体异常
- 核型：一个人细胞的染色体的组成
- 基因型：由核型决定遗传组成
- 表型：是一个人在生物化学、生理学和体格结构方面的表现，它是由基因和环境共同决定的（参见第2277页）
- 镶嵌：从单一受精卵发育成人的过程中，有≥2细胞系分化成不同的基因型

诊断
- 染色体分析
- 条带
- 染色体核型分析
- 染色体微阵列分析

多用血液中的淋巴细胞来做染色体分析，宫内胎儿可用羊水细胞检测（参见羊膜穿刺）。核型分析包括在中期阻断细胞的有丝分裂，并给致密染色体染色。对来自单细胞的染色体进行拍照，并将其图像的进行排列，从而形成了染色体核型。

此外还有几种技术可以以更好地检测染色体：
- 在常规的绑定[如G（吉姆萨），Q（荧光）和C绑定]中，染料被用于绑定在染色体上
- 高分辨率染色体分析，使用特殊的培养方法，以获得高比例的前期和前中期扩展。比之常规的中期分析，这种方法的染色体浓集度较低，识别频带的数目被扩展时，允许更敏感的核型分析
- 光谱染色体核型分析（也称为染色体涂染）使用多色荧光原位杂交（FISH）技术，提高了某些缺陷的可视性，包括易位和插入
- 染色体微阵列分析（CMA，也称为微阵列比较基因组杂交）比较基因组杂交技术是一种单步技术，可以进行整个基因组的染色体剂量异常，包括增加（复制）或减少（删除），这些结果提示可能存在不平衡易位。单核苷酸多态性（SNP）微阵列分析还具有检测纯合的区域中的能力，这在父母有着同一先辈的情况下出现（近亲），此外，当存在单亲二体（UPD，即一对染色体均来自同一个父母）也会出现这种现象。重要的是，需要注意：CMA不检测与缺失和重复无关联的平衡重排（如易位，倒位）

筛查 最近，非侵入性产前筛查（NIPS）的方法已被开发，从母体血液样品中获得的无细胞胎儿DNA序列用于产前筛查21三体（唐氏综合征），13三体综合征，和18三体综合征与性染色体非整倍体。虽然NIPS用于某些染色体异常具有良好的灵敏度和特异性，但是建议检查结果需使用的诊断试验来确认。最近，NIPS已被用作共同微缺失综合征筛选试验（如22q11微缺失）；然而，灵敏度和特异性仍然相对较低。

唐氏综合征
（21三体；G三体）

唐氏综合征（Down syndrome）是由21染色体异常引起，可导致智力低下、小头、身材矮小及特殊面貌。根据特殊的体格表现和智能落后考虑诊断，确诊需进行细胞遗传学分析。根据特殊表现和畸形给予相应的治疗。

唐氏综合征在活产婴儿中的发病率为1/700，随着母亲年龄增大而风险亦随之增高。母亲年龄<20岁，发病率为1/2 000，母亲年龄35岁，发病率为1/365，母亲年龄>40岁，发病率可增加到1/100。但大多数唐氏综合征是由年轻母亲所生，大多数孕育唐氏综合征儿童的母亲年龄<35岁，仅20%的唐氏综合征由>35岁母亲所生。

病因

95%的唐氏综合征病例，多一条21号染色体，这条额外的染色体几乎均来自母亲。这样的人有47条染色体。

余下的患有唐氏综合征的人群中，有5%有46条染色体的正常计数，但有一个额外的21号染色体易位到另一个染色体（这种异常的染色体在数目统计上仍然只计为1）。

最常见的染色体易位是t(14;21)，即外加的21号染色体附着到14号染色体上。约1/2病例患有t(14;21)异位，父母均为正常核型，患儿染色体为新发易位。另外约1/2病例，尽管母亲表型正常，但其染色体仅为45条，其中一条染色体为t(14;21)。理论上，母亲携带者出生唐氏综合征患儿的比例为1:3，但由于未知原因，实际的比例为1:10，父亲携带者引起唐氏综合征患儿的比例为1:20。如果父亲是携带者，风险仅为1:20。

下一个最常见的易位为t(21;22)。在这些病例中，母亲携带者有1:10概率出生唐氏综合征患儿，父亲的概率要

低许多。

21q21q 易位染色体，额外的 21 号染色体附于另一个 21 号染色体，这种情况很少见。确定父母是否是 21q21q 易位的携带者，或嵌合体，（嵌合体有一些正常细胞和某些含有与21q21q 易位的 45 个染色体的细胞）是特别重要的。在这种情况下，染色体异位的携带者的每一个后代或者是唐氏综合征，或者是 21 单体（后者通常是不能存活的）。如果父亲是嵌合体，虽然这些人也可能有染色体正常的后代，但是风险是相似的。

唐氏综合征嵌合体 据推测是在胚胎期细胞分裂时染色体未分离所致（染色体未能分离进入单独的细胞内）。唐氏综合征嵌合体有两种细胞株，一株为 46 对染色体，一株有47 对染色体，其中包含有额外的 21 号染色体。患者智力的预后并发症的风险，可能与不同组织内的 21 三体的比例有关，包括大脑。然而，在实践中，风险是无法预测的，这是因为，无法明确身体内每一个细胞的基因型。有些唐氏综合征嵌合体的临床体征十分轻微，智力可能是正常的；但是，即使是在不可检测的嵌合体人群中，其临床特征的差别也是很大的。在 21 三体综合征中，嵌合型的发病率尚不明确，如果父母生殖细胞有 21 三体嵌合型，生产第二个患儿的概率就会大大增加。

病理生理

大多数情况下，唐氏综合征是由于染色体不平衡所导致的结果，唐氏综合征影响多个系统，并导致人体结构和功能的缺陷（表 293-1）。并不是所有的缺陷都存在于每个人。

大多数受累患者都有一定程度的认知功能障碍，分为严重的（IQ 20~35）轻度的（IQ 50~75）。在生命的早期，粗动作和语言延误也明显存在。身高通常降低，并且该人肥胖的风险增加。约 50% 的受累新生儿患有先天性心脏病；最常见的是室间隔缺损和房室管缺陷（心内膜垫）。大约 5% 的受累患者有胃肠道异常，特别是十二指肠闭锁，有时伴有环状胰腺。先天性巨结肠症和腹腔疾病也较常见。很多人发生了内分泌疾病，包括甲状腺疾病（最常见的甲状腺功能减退）和糖尿病。寰枕和寰枢椎肥大，以及颈椎骨异常，可引起寰枕，颈椎不稳，可能会导致无力和瘫痪。大约有 60% 的人眼睛有问题，包括先天性白内障，青光眼，斜视，屈光不正。大多数人有听力损失和耳部感染是很常见的。

唐氏综合征患儿衰老较快，平均死亡年龄为 49 岁，也有许多可达到 50 或 60 岁。平均预期寿命约为 55 岁；然而，最近，一些受累患者已经活到他们的 70 多岁和 80 多岁。预期寿命降低的主要原因是心脏病，感染及急性髓细胞性白血病是其次的原因。许多患儿在年轻时就表现出阿尔默茨综合征的危险度增高，尸检发现唐氏综合征成人的脑部有显微改变。最近的研究结果表明，患有唐氏综合征的黑人比白人大大缩短寿命。该发现或许是较差的医疗、教育和其他支持性服务的结果。

唐氏综合征妇女有 50% 概率其胎儿也患有唐氏综合征。但是，许多受累的胎儿易于自发流产。唐氏综合征男性，除了嵌合体外，多不育。

表 293-1 唐氏综合征的一些并发症[*]

系统	缺陷
心脏	先天性心脏疾病，最常见的是室间隔缺损 VSD 和 AV 管
	二尖瓣脱垂和主动脉瓣关闭不全（成人更为常见）风险增加
中枢神经系统	认知功能障碍（轻度到重度）
	运动和语言发育迟缓
	自闭症行为
	阿尔茨海默病
胃肠道	十二指肠闭锁或狭窄
	先天性巨结肠
	乳糜泻
内分泌	甲状腺功能减退症
	糖尿病
EENT	眼耳鼻喉科，眼科疾病（如先天性白内障、青光眼、斜视、屈光不正）
	听力损失
	中耳炎的发生率增加
生长	身材矮小
	肥胖
血液系统	血小板减少症
	新生儿红细胞增多症
	暂发性骨髓增生异常
	急性巨核细胞白血病
	急性淋巴细胞性白血病
肌肉骨骼	骨骼寰枢椎和寰枕不稳
	关节松弛

[*] 不是所有的并发症都存在于一个给定的患者，但与未受影响的人口相比，发病率增加。
AV，房室；EENT，眼睛、耳朵、鼻子和喉咙；VSD，室间隔缺损。

症状及体征

一般状况 唐氏综合征的新生儿较安静，很少哭，肌肉松弛。多数患者有平坦的面部轮廓（特别是扁平的鼻梁），但某些患者在出生时并不具有明显的异常特性，然后在婴儿期逐渐出现更为明显的面部特征。较为常见的特征是扁平的枕部，小头畸形，围绕颈部后的额外皮肤。眼睛都向上倾斜，并且通常有内角内眦褶皱。可见布鲁什菲尔德斑（虹膜周围存在类似于盐沉积的灰色至白色的斑点）。常张口，沟裂舌，舌外伸，沟舌无中央沟。耳朵往往小而圆。

该手短而宽，往往有一个猿痕（单一手掌折痕）。手指常是短的，伴有指弯曲（内侧弯曲），第五指常常只有 2 节指骨。第一和第二脚趾之间的间距可能较大，足底沟经常向后延伸。手及脚均显示特征性的皮纹。

生长和发育 当唐氏综合征患儿长大后，其体格及智力发育迟缓会越来越明显。身材矮小,平均智商为50。提示注意力缺陷/多动症的行为常出现在儿童期,自闭症行为的发生率增加(特别是严重智力残疾的儿童)。抑郁症常见于儿童和成人。

心脏症状 心脏疾病的症状是由心脏畸形的类型和程度的。婴幼儿室间隔缺损可以是无症状或是具有心脏衰竭的迹象(如呼吸困难,呼吸频率快,喂养困难,盗汗,体重增加)。根据缺陷的大小不同,可能会出现的高频率,2/6或大声的收缩期杂音。房室管缺陷的婴儿最初可以出现心脏衰竭的迹象或症状。特征性的心脏杂音包括第二声音内容广泛固定分裂。杂音可能不能识别,但是,可能有许多不同的杂音。

消化系统表现 婴幼儿先天性巨结肠症通常有胎粪排出延迟,出生后48小时。严重感染的婴儿可能有肠梗阻的迹象(如胆汁性呕吐、不排便、腹胀)。十二指肠闭锁或狭窄,可以是明显的胆汁性呕吐或没有症状,视狭窄的程度而定。

诊断

- 产前绒毛取样和/或羊膜穿刺术有核型分析和/或染色体微阵列分析
- 新生儿染色体核型分析(如果没有进行产前核型分析)

胎儿期可应用胎儿产前超声检测到发育异常(颈部透明带增加)可确诊唐氏综合征,或根据在出生后前三个月末浓度异常的血浆蛋白A,以及α-甲胎蛋白,β-HCG(人绒毛膜促性腺激素),在早期的第二个三月(15~16周妊娠)母血筛检时的未结合雌三醇和抑制素。最近,无创产前筛查(NIPS),来自母体循环中获得的胎儿DNA的检测,已经成为21三体筛选选项。

如果孕妇血清筛查试验或超声检查可疑唐氏综合征,推荐进行胎儿或新生儿确认性检测。确认性检测方法包括绒毛取样和/或羊膜穿刺术,进行核型分析和/或染色体微阵列分析(CMA)的检测。尤其在筛选结果不确定或不明确的情况下,需要进行确认性检测;对于年轻女性,NIPS的阳性预测值较低;诊断其他胎儿染色体异常。管理决策,包括终止妊娠,不应该仅仅依据于NIPS检查结果。核型分析也可用于诊断相关的易位,由此家长可以收到有关复发的风险的适当遗传咨询。

不论产妇年龄多大,都推荐对所有怀孕前20周,正在进行产前保健的妊娠产妇,进行唐氏综合征的孕妇血清筛查和诊断测试。

根据美国妇产科学遗传学会和孕产妇医学协会委员会的意见建议,对非整倍体风险增加的患者提供无细胞胎儿DNA检测。在高危者包括孕妇年龄≥35年,以及胎儿超声检查结果表明风险增加的情况下。委员会建议,无细胞胎儿DNA不会取代产前绒毛取样或羊膜穿刺术的准确性和诊断精确度。

如果在出生前没有做出诊断,那么出生后根据异常的体格发育及核型分析确诊。

伴随的疾病 某些特定年龄的常规筛查有助于确定唐氏综合征相关的状况(参见2011年美国儿科学会指南对唐氏综合征儿童的健康监督):

- 超声心动图:在产前检查或分娩时
- 甲状腺筛查[促甲状腺素(TSH)水平]——出生时,6个月,12个月进行,而且此后每年进行1次
- 听力评估——出生时,每6个月1次直至听力正常(四岁),直至3岁,以后每年进行1次
- 眼科评价——6个月时进行,接着每年一次直至5岁;接着每2年一次直至13岁,接着每3年一次直至21岁(如有指征,可更频繁地评估)
- 生长:身高,体重和头围,在健康管理就诊时,使用唐氏综合征的生长散点图绘制
- 阻塞性睡眠呼吸暂停的评估需在4岁前完成

不再推荐进行寰枢椎不稳和乳糜泻常规筛查。基于临床怀疑对儿童进行检测,并建议有着颈部疼痛,根性痛,虚弱,或任何其他神经症状病史的患者接受检测,建议脊髓病患者行中间位颈椎的X线检测;如果没有可疑的异常,应该在弯曲位和伸展位进行X线检测。

治疗

- 需治疗的特殊表现
- 遗传咨询

目前无根治方法治疗策略视所出现的特殊临床表现而定。某些先天性心脏畸形需要外科手术纠治。甲状腺功能减退需甲状腺素替代治疗。

护理还应包括家庭遗传咨询,社会支持和适合智力功能的水平教育节目(智力障碍,参见第2384页)。

> ### 关键点
>
> - 唐氏综合征包括额外的21号染色体,后者是一条独立的染色体,或者是易位至另一个染色体
> - 基于胎儿超声检查异常(如颈部半透明带增加),第一孕期晚期的母体血的无细胞胎儿DNA分析,或是母体多标记物筛查血清蛋白A水平;第二孕期晚期的α胎蛋白,β-人绒毛膜促性腺激素(测试版绒毛膜促性腺激素),游离雌三醇,可以在产前就怀疑该诊断。
> - 应在第一孕期利用绒毛膜取样行染色体微阵列分析(CMA)或核型分析,在第二孕期行羊膜腔穿刺术,或出生后由血液样品的细胞遗传学测试来确认
> - 预期寿命的降低主要归因于心脏疾病,次要原因是由于易于患有感染,急性髓细胞性白血病,和早发性阿尔茨海默病
> - 作好常规年龄特异的筛查,检测相关的疾病(如心脏畸形,甲状腺功能减退)
> - 对症治疗,并提供社会和教育的支持及遗传咨询

更多信息

美国妇产科学遗传学会和孕产妇医学协会委员会关于胎儿非整倍体无创产前检测的委员会意见美国儿科学会关于唐氏综合征儿童健康管理指南

18 三体综合征

(爱德华综合征；E 三体综合征)

18 三体综合征因为多一条 18 号染色体所致，导致智力低下、低出生体重、多种先天异常，其中包括小头畸形、高枕部、低耳位和特征性面容。

18 三体综合征在活产婴儿中的发病率为 1/6 000，多易于自然流产。其中高于 95% 的患儿是完全型 18 三体。这条多余的染色体来自母体。高龄产妇是危险因素。男女患病比例为 1∶3。

症状及体征

孕期胎动少，羊水多，小胎盘，多见单根脐动脉。出生时多为明显的小于胎龄儿，伴有肌张力低下，骨骼肌肉及皮下脂肪发育不良。患儿哭声低下，对声音刺激反应低下。睑裂及睑裂窄，嘴和下颌小，这些形成特殊的夹紧面容。小头、高枕部、低耳位、窄骨盆和小胸骨均常见。

示指和第 3、4 指交叉握拳也较常见。小指末端指节纹缺失。指端出现低弓形的皮肤纹理。指甲发育不良，大脚趾短小、弯曲。常见马蹄足和摇篮底足。患儿多伴有严重的先天性心脏病特别是动脉导管未闭和室间隔缺损。多见肺、膈肌、胃肠道、腹壁、肾脏及输尿管的异常。男孩可能有睾丸未降。常见的肌肉表现包括疝气，腹壁直肌的分离，或两者兼有。

诊断

- 产前绒毛取样和/或羊膜穿刺术行核型分析
- FISH 和/或染色体微阵列分析
- 细胞遗传学检测

通过后天的外观即怀疑 18 三体综合征诊断，或是通过产前超声检查（如四肢和胎儿生长受限的异常），或者使用从母体血液样品中获得无细胞胎儿 DNA 序列行多个标志物的筛选或无创性产前筛查（NIPS）。

在所有情况下，都是通过羊膜穿刺术或绒毛膜取样得到的样本，采用细胞遗传学检测 [核型分析，荧光原位杂交（FISH）分析，和/或染色体微阵列分析（CMA）] 来确诊的。由于 18 三体可以是密闭胎盘内嵌合体，非整倍性存在于胎盘内，但在胎儿检测不到，因而绒毛取样检测 18 三体可能需要进一步调查，或者通过羊膜穿刺检测，或者通过产后检测。

尤其在筛选结果不确定或不明确的情况下，需要进行确认性检测；对于年轻女性，NIPS 的阳性预测值较低；诊断其他胎儿染色体异常。管理决策，包括终止妊娠，不应该仅仅依据于 NIPS 检查结果。参见美国妇产科学遗传学会和孕产妇医学协会委员会关于无细胞胎儿 DNA 检测的意见。

治疗

- 支持治疗

目前尚无 18 三体综合征的特异性疗法。超过 50% 的儿童在第一个星期内死亡；<10% 的患儿能存活至 1 岁。存活的患儿多有发育延迟和残疾。对家庭的支持是十分重要的。

更多信息

美国妇产科学遗传学会和孕产妇医学协会委员会关于胎儿非整倍体无创产前检测的委员会意见

13 三体综合征

(帕陶综合征；D 三体综合征)

13 三体综合征是由于额外多一条 13 号染色体引起，可出现前额、面部、眼部发育异常。多伴有严重的智力发育落后和出生低体重。

13 三体综合征在活产婴儿中的发病率为 1/10 000，约 80% 病例多整条 13 号染色体。高龄产妇是危险因素，额外的染色体都来自母体。

患儿出生时为小于胎龄儿，中线异常包括头皮缺损和窦道是其特征性表现。中线异常是常见的，包括前脑无裂畸形（前脑的不正确划分），面部异常，如虹膜的唇裂和腭裂，小眼球，缺损（裂缝），和视网膜发育异常。眼眶间距窄、睑裂斜。耳位低且畸形。耳聋是常见的。头皮缺陷和皮窦也很常见。颈后部皮肤松弛。

通贯手、多指畸形、指甲过度凸出常见。80% 病例有先天性心脏病，右位心常见。男性和女性的生殖器常见异常；男性可患有隐睾和异常阴囊，女性可患有双角子宫。婴儿早期频发呼吸暂停。智力障碍较严重。

诊断

- 通过核型分析，FISH 分析，和/或染色体微阵列分析来进行细胞遗传学检测

13 三体综合征诊断可通过超声检查（如胎儿宫内生长受限），或通过外观或产前怀疑注意到多个标记筛选或使用从母体血液样品中获得无细胞胎儿 DNA 序列的无创性产前筛查（NIPS）风险增加的异常出生后。

在所有情况下，都是通过羊膜穿刺术或绒毛膜取样得到的样本，采用细胞遗传学检测 [核型分析，荧光原位杂交（FISH）分析，和/或染色体微阵列分析（CMA）] 来确诊的。出生后，诊断确认是通过血液样本的细胞遗传学检测。

尤其在筛选结果不确定或不明确的情况下，需要进行确认性检测；对于年轻女性，NIPS 的阳性预测值较低；诊断其他胎儿染色体异常。管理决策，包括终止妊娠，不应该仅仅依据于 NIPS 检查结果。参见美国妇产科学遗传学会和孕产妇医学协会委员会关于无细胞胎儿 DNA 检测的意见。

- 支持治疗

严重受累的患儿大多数（80%）在 1 个月内死亡；<10% 活过 1 岁。对家庭的支持是十分重要。

更多信息

美国妇产科学遗传学会和孕产妇医学协会委员会关于胎儿非整倍体无创产前检测的委员会意见

染色体缺失综合征

因染色体部分缺失导致的临床综合征。可引起严重的先天异常、智力损害及体格发育异常。产前较少发现，多见于其他疾病检查核型时发现。产后诊断由临床表现怀疑并且通过核型分析证实，如果缺失片段是比较大的，可以通过其他细胞遗传学技术，例如原位杂交或微阵列分析荧光进

行检测。

染色体缺失综合征通常涉及更大片段的缺失,通常在核型分析上就能够观察到。涉及小片段缺失(和增加),影响一个染色体上的一个或多个连续的基因,并且在核型分析上不能被观察到,这类综合征就称为微缺失和重复综合征。

5p 缺失(猫叫综合征) 指 5 号染色体短臂末端丢失,患者通常在新生儿初期即发出高调哀号哭声(特别像猫叫),可持续几个星期,以后逐渐消失。患者常为低出生体重儿,肌张力降低,有小头畸形、面圆、眼大、睑裂下斜(伴或不伴内眦赘皮)。斜视,宽鼻,耳位低,形状异常,常伴有外耳道狭窄,耳前赘肉。可发生程度不等的并指(趾)及多指,眼距过宽和心脏畸形。智力和体格发育明显滞后。许多患者可存活到成人时期,但残疾程度严重。

4p-缺失(沃夫-贺许宏氏综合征) 指 4 号染色体短臂丢失,常导致多种的智力障碍;较大片段缺失的患儿病情通常较为严重。可有宽鼻或钩状鼻,中线头皮缺失,上睑下垂和缺损,腭裂,骨龄发育落后。男性常有尿道下裂和隐睾症。有的患有沃夫-贺许宏氏症的患者同时也有免疫缺陷。婴儿期死亡率较高;少数存活到二十余岁者常有严重的残疾。

亚端粒缺失 缺失发生在染色体的任一末端,在核型上有可能观察到,但有时是亚显微结构的缺失。表型改变可能较轻微。端粒的缺失可能存在于非特异性智力残疾和轻度畸形特征的人中,以及在更严重多发性先天性畸形中。

基因微缺失综合征

微缺失综合征是因染色体特殊节段上的连续基因的微显微和亚显微的缺失或重复说导致的一类疾病。产后诊断由临床外观所疑似,由原位杂交和染色体微阵列分析荧光证实。

微缺失综合征不同于染色体缺失综合征,染色体缺失综合征由于其缺失了较大的片段(通常>5 兆碱基)因而在核型分析上通常是可见的,而微缺失综合征的异常所涉及的是更小的节段(通常为 1~3 兆碱基),并且只能通过荧光探针(荧光原位杂交)和微阵列分析进行检测。一个给定的基因片段可以被删除或复制(称为相互重复)。显微相互重复的临床效应与涉及相同片段的缺失相似,但病情较轻。连续基因综合征这一术语包括了微缺失综合征和核型上可见的连续异常。

临床上最显著的微缺失和重复似乎是零星散发的;然而,当一个孩子被发现存在异常后,如果对其父母进行检测,可能会对轻度受影响的父母做出诊断。大量的综合征已被识别,其临床表现相去甚远(表 293-2)。

表 293-2 微缺失综合征范例

综合征	染色体缺失	描述
Alagille 综合征	20p.12	胆汁淤积,胆管缺失,心脏畸形,肺动脉狭窄,蝴蝶椎和后方角膜胚胎环
天使人综合征	母亲染色体 15q11	惊厥,木偶样共济失调,常大笑,手扑翼样运动,严重智力障碍
DiGeorge 综合征(DiGeorge 异常、腭心面综合征、咽囊综合征、胸腺发育不全)	22q11.21	胸腺和甲状旁腺发育不全或缺如,常有心脏畸形,腭裂,智力障碍,精神障碍
Langer-Giedion 综合征(Ⅱ型毛发鼻指骨综合征)	8q24.1	外生骨疣,锥形骨骺,头发稀疏,球形鼻和智力障碍
Miller-Dieker 综合征	17p13.3	无脑回,鼻短而上翘,严重生长迟缓,严重的智力障碍
Prader-Willi 综合征	父亲的染色体 15q11	婴儿:肌张力降低,喂养差,发育落后
		儿童和青少年:肥胖症,性功能减退,手脚小,智力发育迟缓,强迫性行为
Rubinstein-Taybi 综合征	16p13-	拇指宽和巨大脚趾,鼻和鼻梁突出,智力障碍
Smith-Magenis 综合征	17p11.2	短头畸形,面中部发育不良,下颌前突,声音嘶哑,身材矮小,智力障碍
Williams 综合征	7q11.23	主动脉狭窄,智力障碍,小精灵面容,婴儿暂时性高钙血症

性染色体异常概述

性染色体异常包括性染色体部分、非整倍体缺失或重复或存在嵌合体。

性染色体异常较常见,会导致多种与先天异常和发育异常相关的综合征。产前较少发现,多由于其他原因做核型分析时偶然发现,例如高龄产妇。出生时难以发现这些异常,往往至青春期才诊断。

X 染色体异常较常染色体异常症状要轻微。3X 染色体的女性体格、智力发育及生育能力正常。而常染色体三体型异常却有致命损害。同样,缺失一条 X 染色体尽管会有特殊的表现(特纳综合征),但较常染色体异常的症状来说也是轻微的,缺一条常染色体一定会导致死亡。

里昂假说(X 染色体失活) 正常女性在 X 染色体上有

两个基因位点,而男性仅有单一位点。这个失衡现象看起来引起了一个遗传"剂量"问题。然而,根据里昂假说:女性体细胞中两个X染色体之一,在胚胎早期已失活(约在第16日)。实际上,不管基因组中有多少条X染色体,除一条外,其余X染色体上基因大部分均失活。然而,分子遗传学研究表明,在失活的X染色体上一些基因是有功能的,虽然少,单对维持正常的女性发育也是有作用的。(XIST)基因是使X染色体失活的基因,产生RNA,启动灭活。

母亲或父亲的X染色体失活在每一细胞中是随机发生的,在所有后代的细胞中存有同一条失活的X染色体。因此,所有女性均是嵌合体。有一条来自母系的有活性的X染色体和来自父系的X染色体。

有时,X染色体失活在少量细胞中是随机的,符合正态分布曲线,导致位于父系或母系的X染色体的下传优势(偏性失活)。X性连锁隐性异常的常有较少的临床症状,携带者可以用X染色体偏性失活来解释。肌营养不良或血友病的女性杂合子通常无临床症状(活性X染色体的分布是一致的,50%的母源染色体和50%的父源染色体)。偏性失活可能发生在失活后选择。

特纳综合征

(X单体;性腺发育不全)

特纳综合征,女孩出生时两个X染色体中的某一条部分或完全缺失。诊断依据临床表现,并通过染色体核型分析加以证实。治疗取决于临床表现,包括用于治疗心脏畸形的外科手术,以及经常用于治疗矮小身材的生长激素疗法和治疗青春期故障的雌激素替代疗法。

特纳综合征在全球活女婴中的发生率为1/2 500。在妊娠早期,99%的45,X患者自发性流产。

约50%为45,X核型、80%活产新生儿的X单体来自母亲,父系X染色体丢失最常见,其他50%患者为嵌合型(45,X/46,XX或45,X/47,XXX)。其他50%患者中大多为嵌合型(如45,X/46,XX或45,X/47,XXX)。在这些嵌合体女孩中,其临床表型可以从典型的特纳综合征到正常。偶尔,受累的女孩有一条正常的X染色体,而另一条X染色体则形成一个环状染色体。有些受累的女孩有一条正常的X染色体,而另一条X染色体则形成长臂等臂染色体,其短臂缺失,从而形成一条含有两个长臂的X染色体。这些女孩往往有许多特纳综合征的表型特征;因而,X染色体的短臂的缺失似乎在产生表型中发挥着重要的作用。

病理生理

常见的心脏畸形,包括主动脉缩窄和二叶主动脉瓣。高血压,经常伴随发生衰老,甚至没有缩窄。肾功能异常和肝血管瘤是常见的。有时,毛细血管扩张发生在胃肠道,造成胃肠道出血或蛋白质的损失。听力损失;斜视和远视(远视眼)常见,弱视的风险增加。甲状腺炎,和麸质过敏症比在普通人群中更常见的。

婴幼儿髋关节发育不良的风险较高。青少年中,10%患儿有脊柱侧弯。对于特纳综合征的妇女,骨质疏松症和骨折是比较常见的。特纳综合征在90%的女性中发生(卵巢被双侧的纤维基质条纹取代,并且缺乏发展的卵子)。特纳综合征青少年中15%~40%为自发青春期,但只有2%~10%出现自发初潮。

智力障碍是罕见的,但很多女孩都有非语言学习障碍,注意力缺陷/多动症,或两者皆有,因而,虽然他们在智力测试的语言环节的得分属平均水平或平均水平以上,但是在作业测试和数学方面较差。

症状及体征

新生儿期较少出现症状,一些婴儿患者可在手、脚背部出现明显的淋巴水肿,颈后部淋巴水肿使皮肤皱褶消失。其他特征包括:颈蹼、胸部乳头间距离宽、乳头内陷、矮小身材。与家庭成员相比,受累的女孩身材矮小。

较少见的特征包括在颈后发际线低,上睑下垂,多个色素痣,短第四掌骨和跖骨,在手指上的端部的皮纹旋涡突出指垫,和指甲发育不良。肘部提携角增大。

心血管畸形的症状视其严重度的不同而不同。主动脉缩窄可导致上肢高血压,股动脉搏动减弱,下肢血压低或没有。在性腺发育不全导致无法进入青春期,乳腺组织无法发育,或月经无法开始。其他的医疗问题,与伴有老龄化的特纳综合征的发展相关,如果没有筛查,可能并不明显。

诊断

- 临床表现
- 通过核型分析,FISH分析,和/或染色体微阵列分析来进行细胞遗传学检测
- 检查相关状况

新生儿期多由于淋巴水肿或颈蹼而考虑特纳综合征。如果没有这些检查发现,那么某些孩子的诊断就会延后,根据身材矮小,青春期缺乏发展,闭经来进行诊断。

通过细胞遗传学分析[原位杂交(FISH)核型分析,荧光分析,和染色体微阵列分析(CMA)]来明确诊断。

超声心动图或MRI有助于发现心脏异常。

所有性腺发育不全者,都需进行细胞遗传学分析和Y染色体特定探针检查,以排除携带Y染色体的嵌合型(如45,X/46,XY)。这些患者通常为女性表现型,伴程度不等的特纳综合征表现。罹患性腺癌症的风险增加,尤其是性腺母细胞瘤,虽然仍存争议,但是仍建议将性腺预防性地进行性腺摘除。

伴随的疾病 某些常规评估有助于鉴别与特纳综合征可能相关的问题:

- 专家进行心血管评估,MRI和超声心动图诊断,以排除缩窄和主动脉瓣二叶,每3~5年的时间内,评估主动脉根部直径
- 肾功能超声在诊断时,每年验尿,BUN和肌酐的患者与泌尿系统异常
- 听觉病矫治专家进行听力评估,以及听力图检查,每3~5年一次
- 评估脊柱侧凸/后凸,儿童期和青春期每年检查一次
- 髋关节脱位的评价
- 小儿眼科医生的视力检查
- 甲状腺功能检查,诊断,接着每1~2年一次

- 腹腔屏幕(如肌内膜抗体水平)
- 空腹血糖试验可能是异常的;成年后每年接受快速血糖和血脂检测(如果有指征,可以提早进行)

治疗
- 伴随疾病的处理
- 心脏异常的可能修复手术

对于潜在的遗传问题,没有特异的治疗,处理也是基于个体的情况。

主动脉缩窄通常需要手术修复。其他心脏异常需要监测,并根据需要修复。

淋巴水肿通常可以使用针织品和其他技术,如按摩。

含有生长激素的疗法能够刺激生长。在 12 或 13 岁时可应用雌激素替代治疗促进青春期出现。此后,孕激素和避孕药合用以维持第二性征。可给予生长激素治疗,配合雌激素替代治疗,直至骨垢融合时,停用生长激素。雌激素持续替代治疗有助于骨骼密度和骨架的形成。

关键点
- 女孩缺少了两个 X 染色体中的一个的全部或部分
- 临床表现有所不同,但身材矮小,蹼颈,宽阔的胸廓,性腺发育不全和心脏异常是常见的(普遍缩窄的主动脉和二叶式主动脉瓣);智力障碍是罕见的
- 罹患性腺癌症的风险增加,尤其是性腺母细胞瘤,虽然仍存争议,但是仍建议将性腺预防性地进行性腺摘除
- 作好常规年龄特异的筛查,检测相关的疾病(如心脏畸形,甲状腺功能减退)
- 给予雌激素以启动青春期,紧接着是采用含有孕激素的避孕药的来维持第二性征
- 对症治疗,并提供社会和教育的支持及遗传咨询

先天性睾丸发育不全综合征(47,XXY)

克兰费尔特综合征 ≥两条的 X 染色体和一条 Y 染色体,表型为男性。

先天性睾丸发育不全综合征是最常见的性染色体异常,在男性活产儿中发生率为 1/500。在 60%病例中,额外的 X 染色体来源于母亲。睾丸生殖细胞在测试中无法生存,导致精子和雄性激素下降。

患者临床表现身材一般较高,四肢较长,与身体不成比例。睾丸常小而硬,约 30%患者会出现男性乳房肿大。

青春期启动年龄正常,但面部毛发稀少,有学习困难倾向,许多人语言能力不足,听力及阅读亦有困难。存在语言学习障碍的倾向。临床表现大相径庭,很多 47,XXY 男性有正常的外观和智力。睾丸发育从玻璃样无功能的小管,至部分产生精子;尿液中分泌的卵泡刺激素的通常增加。

嵌合体的发生率约为 15%。这些患者可能可以生育。可有三个、四个甚至五个 X 染色体,X 染色体越多,智能落后和畸形的严重程度也随之增加。由于 X 染色体数目增加,智力障碍的严重程度和畸形也增加。每个额外的 X 染色体与智商降低 15~16 点相关,语言的影响最大,尤其是语言表达能力。

诊断
- 产前诊断时常常是由于其他原因进行细胞遗传学检测,如高龄孕妇
- 生后诊断依据临床表现
- 通过核型分析,FISH 分析,和/或染色体微阵列分析来进行细胞遗传学检测

基于体格检查发现青春期儿童存在小睾丸和男性乳房发育,考虑先天性睾丸发育不全综合征的诊断。许多男性是在生育评估过程中被诊断该疾病的(几乎所有 47,XXY 男性都不能生育)。

通过细胞遗传学分析[原位杂交(FISH)核型分析,荧光分析,和染色体微阵列分析(CMA)]来明确诊断。

治疗
- 睾酮补充疗法
- 青春期一开始,就进行生育能力保留

先天性睾丸发育不全综合征的男性应该从青春期开始就接受终身睾酮补充,以确保男性性征的发展,肌肉体积,骨结构,和更好的社会心理功能。

言语和语言疗法以及语言理解,阅读,认知障碍神经心理测试通常对于患有先天性睾丸发育不全综合征的男孩有益。

青春期开始后,男孩应接受有关保留生育功能的辅导。

47,XYY 综合征

47,XYY 综合征患者有两条 Y 染色体和一条 X 染色体,产生男性表型。

活产男婴中 47,XYY 综合征的发生率大约 1/1 000。

受累的男孩的身高往往高于平均水平,与家庭成员相比,IQ 降低 10~15 点。很少有物理问题。精细动作障碍,多动症,注意力缺陷障碍,和学习障碍更为常见。

其他的 X 染色体异常

约 1/1 000 表面正常的女性具有 47,XXX(三体 X)核型。躯体异常是罕见的。有时会发生月经失调和不孕。受累的女孩可能有轻度智力受损,可能比兄弟姐妹有更多的上学问题。母亲年龄增大是三 X 畸形的危险因素,多余的 X 来自母体。

虽然罕见,但也存在 48,XXXX 和 49,XXXXX 的女性。没有一致的表型。如果有>3X 染色体,那么罹患智力残疾和先天异常的风险就会明显增加。X 失活前早期胚胎基因不平衡会导致该类异常的发生。

脆性 X 染色体综合征

脆性 X 染色体综合征是一种导致智力障碍和行为障碍的 X 染色体遗传异常。

脆性 X 染色体综合征是最常见的中度智力障碍的遗传性病因,受累的男性通常多于女性。(唐氏综合征是男性智力障碍的最常见的原因;虽然它是一种遗传性疾病,但是多

数情况下呈散发,无遗传性。)欲了解更多信息,请参阅美国脆性X染色体基金会。

脆性X染色体综合征的症状是由于 FMR1 X染色体上的DNA的异常。异常是一种不稳定的CGG重复序列延伸;正常的人有<60CGG重复,而患有脆性X综合征有>200。60~200CGG重复被认为是一个前突变,因为重复增加的数量增加了进一步突变的可能性,进一步的突变会导致在随后的世代中>200的重复。由于设计的碱基对的数量相对较少,脆性X染色体综合征不被认为是染色体异常。

脆性X染色体综合征影响 1/4 000 的男性和 1/8 000 的女性。前突变更为常见。这种疾病的女性通常比男性少受损。脆性X是以X连锁的模式进行遗传的,并不一直会引起临床症状。

过去,核型的检验揭示了X染色体的长臂末端的缩窄,紧接着是薄链的遗传物质,这就是脆性X染色体综合征被认为是一种染色体异常疾病的原因所在。然而,采用现代细胞遗传学技术无法检测到这种结构缺陷,这就是为什么脆性X综合征目前被认为是一个单基因病症,而不是染色体异常的原因。

症状及体征

患有脆性X染色体综合征的患者可能有身体,认知和行为上的异常。典型的症状包括大的,突起的耳朵,一个突出的下巴和额头,高高耸起的腭,在青春期后的男性有大睾丸。关节过度伸张,可能会出现心脏疾病(二尖瓣脱垂)。

认知异常可能包括轻度至中度智力障碍。自闭症的特点会逐步进展,包括固执的言论和行为,较少的眼神接触,和社交的焦虑。

具有前突变的妇女可能患有卵巢早衰;有时更年期发生在30岁中期。

诊断

■ **DNA检测**

脆性X染色体综合征经常不被怀疑,直到上学的年龄,青春期才引起注意,诊断是根据症状的严重程度进行的。应检测患有孤独症和智力障碍的男孩是否患有脆性X综合征。进行分子DNA分析,检测CGG重复数目的增加。

治疗

■ **支持治疗**

脆性X染色体综合征的儿童早期干预,包括语音和语言治疗及职业治疗,可以帮助患儿最大限度地提高自己的能力。

兴奋剂,抗抑郁药和抗焦虑药,对一些孩子可能是有益的。

更多信息

美国脆性X染色体基金会

294. 遗传性周期性发热综合征

遗传性周期性发热综合征是一种以没有继发原因的反复发热和其他综合征为特征的遗传病。

大多数患者在儿童期发病,<10%的患者在18岁后发病。该病最典型的特征是:
- 家族性地中海热
- 高IgD综合征
- 肿瘤坏死因子(TNF)受体相关性周期热综合征

其他包括:
- 遗传性冷吡啉蛋白相关周期性综合征(cryopyrin病):家族性寒冷性自身炎症性综合征、Muckle-Wells综合征,新生儿发病多系统炎性疾病(NOMID)
- PAPA(化脓性关节炎、坏疽性脓皮病、痤疮)综合征
- PFAPA(周期性发热、溃疡性口炎、咽炎和颈淋巴结炎)综合征,可能不是遗传性的

家族性地中海热

家族性地中海热是一种以反复发热和腹膜炎为特征的遗传性疾病,有时伴有胸膜炎、皮肤病变、关节炎,罕见有心包炎。可发展有肾脏淀粉样变,最终导致肾衰竭。地中海地区居民的后代较之其他种族更常受累。即使可以进行遗传学检查,诊断该病仍高度依赖临床表现。对几乎所有的患者,预防性秋水仙碱治疗可以防止急性发作和淀粉样变。经过治疗预后较好。

家族性地中海热主要发生于有地中海地区血统的人群,主要是西班牙犹太人、北非阿拉伯人、亚美尼亚人、土耳其人、希腊人和意大利人。但是其他人群中(如北欧犹太人、古巴人、比利时人)已发生足够多的病例,应引起警惕,需在家系不典型时排除诊断。大约50%患者有家族史,常常包括同胞。

病因

家族性地中海热是由于(MEFV)基因在16号染色体短臂上的变异造成的,呈常染色体隐性遗传。(MEFV)基因正常情况下编码一种称之为pyrin的蛋白,该蛋白表达在中性粒细胞。推测该蛋白的作用是减缓炎症反应,可能是通过抑制中性粒细胞的活性和趋化性。基因变异产生有缺陷的pyrin分子;有假设认为少量的,未知的免疫促发因素在正常情况下可以被正常的pyrin蛋白监视出,但是变异了的pyrin蛋白则无法行使功能。临床后果是产生一种腹腔内和其他

部位自发的以中性粒细胞为主导的炎症反应。

症状及体征

发病通常是在 5~15 岁之间，也可能提前或延迟，其至在婴儿期发病。反复发作没有固定的规律。通常持续 24~72 小时，但可能持续更长时间。发作频率为 2 次/周到 1 次/年（最常见的是每 2~6 周 1 次）。怀孕或有淀粉样变时其严重度和发作频率降低。自发性缓解可能持续数年。

主要临床表现是发热高达 40℃，通常并发腹膜炎。大约 95% 的患者有腹痛（常常开始于某一部位，接着扩展到全腹），每次发作的严重程度不尽相同。发作高峰期可有肠鸣音减少、腹膨隆、肌卫及反跳痛，体格检查难以与消化道穿孔鉴别。因此有些患者在确诊前就已经进行了剖腹手术。随着膈肌被波及，可能出现胸部夹紧感，一侧或双侧肩痛。

其他表现包括急性胸膜炎（30%）、关节炎（25%），常常波及膝关节、踝关节和髋关节；小腿部丹毒样皮疹，以及阴囊肿胀和由睾丸鞘膜炎症引起的疼痛。心包炎非常罕见。家族性地中海热的胸膜、滑液和皮肤的临床表现出现的频率在不同的群体有很大区别，美国比其他地区要低很多。

家族性地中海热的最显著的长期并发症，是由淀粉样蛋白在肾脏沉淀导致的慢性肾衰竭。淀粉样沉淀也可出现在消化道、肝脏、脾脏、心脏、睾丸和甲状腺。

FMF 造成 1/3 的女性不育和自然流产，因为腹腔盆腔粘连形成，干扰受孕。FMF 女性中，20%~30% 的孕妇以胎儿丢失为结局。

尽管急性发作期症状严重，大多数的患者仍迅速恢复并且保持无病，直到下次发作时。

诊断

- 临床评估
- 基因检测

诊断主要依据临床，但是现在可以进行遗传学检查，特别是在非典型的病例的评价上是很有帮助的。然而，目前的基因检测不是万无一失的；有些患者的表型是明确的家族性地中海热只有一个单一的突变基因或偶尔没有明显 pyrin 突变。

非特异的发现包括伴中性粒细胞为主的白血病计数升高，红细胞沉降率、C反应蛋白和纤维蛋白原也增高。24 小时尿蛋白>0.5g 考虑有肾脏淀粉样变。鉴别诊断包括急性间歇性卟啉病，遗传性血管性水肿伴发腹部症状，反复发作性胰腺炎和其他的遗传性反复发热。

治疗

- 秋水仙碱

预防性秋水仙碱 0.6mg 口服，每日 2 次（某些患者需要每日 4 次，其他的单次剂量）可以使得 85% 的患者完全恢复或明显改善。对潜伏发病、发作较少的患者，可到开始症状发作时再应用秋水仙碱，开始 0.6mg 口服，每小时 1 次，共 4 个小时；接着每 2 小时 1 次，共 4 个小时；接着每 12 小时 1 次，共 48 个小时。在发作高峰时开始使用秋水仙碱很难奏效。儿童通常需要成人的剂量以达到有效的预防。预防性秋水仙碱的广泛性应用已经导致淀粉样变性和随后肾衰竭的发病率大幅度降低。

秋水仙碱增加受累女性的不孕和流产的风险；怀孕时服用，不增加致畸事件的风险。对秋水仙碱缺乏反应常常是由于不能遵从治疗计划，但也注意到其和循环中单核细胞中的秋水仙碱浓度下降有关。对于无反应者的替代疗法包括英夫利昔单抗 5mg/kg 静脉用药每 8 周一次，阿那白滞素 100mg，皮下注射，每日 1 次，利纳西普 2.2mg/kg，皮下注射，每周一次。

有时可以给予罂粟碱缓解疼痛，但应注意避免成瘾。

> **关键点**
>
> - 家族性地中海热是有助于调节中性粒细胞的炎症反应的蛋白质的常染色体隐性突变所引起的
> - 具有地中海地区的遗传起源的人更常受累（但不限于）
> - 患者有短暂发作的发热、腹痛，有时有其他症状，如胸膜炎，关节炎和皮疹
> - 肾淀粉样变，有时会造成肾衰竭，这是最常见的并发症，但预防性使用秋水仙碱能够提供保护，防止淀粉样变性
> - 诊断依据临床，但不典型病例则考虑基因检测
> - 每日使用秋水仙碱能够显著保护大多数患者免于发作，但一些患者给予需要免疫调节剂如英夫利昔单抗，阿那白滞素或利纳西普

高 IgD 综合征

高 IgD 综合征是一种少见的遗传性疾病，表现为生后 1 年内反复发作的寒战、发热，通常持续 4~6 日。发作由疫苗接种或轻微外伤等躯体应激因素诱发，没有确定的治疗。

高 IgD 综合征高发于荷兰、法国及其他北欧人群。该病是由于编码甲羟戊酸激酶的基因突变所致，该酶在胆固醇的合成中起重要作用。抗炎的异戊二烯蛋白合成的减少可以解释该临床综合征。

除了寒战、发热，症状和体征还包括：腹痛、呕吐、腹泻、头痛和关节痛。体征包括颈部淋巴结病、肝脾肿大、关节炎、皮肤损害（斑丘疹、瘀点和瘀斑）和口腔、生殖器溃疡。

诊断根据病史、体格检查和血清 IgD 水平>14mg/ml。非特异性表现包括发热期白细胞增多和急性相反应物水平升高；发作期检测到高尿甲羟戊酸有助于明确诊断。基因检测是可用的，但是在 25% 的患者为阴性。

没有确切的治疗可以阻止疾病发作。尽管到青春期后发作的频率减少，但反复发热仍可持续终身。非甾体抗炎药和糖皮质激素治疗有助于缓解发作期的症状。

肿瘤坏死因子受体相关性周期热综合征（TRAPS）

（爱尔兰家族热）

肿瘤坏死因子受体相关性周期热综合征（TRAPS）是一种遗传性疾病，表现为反复发热、疼痛、转移性肌痛伴有红

斑触痛。Ⅰ型TNF受体低水平。给予皮质激素和依那西普治疗。

肿瘤坏死因子受体相关性周期热综合征最初描述建议一个具有爱尔兰和苏格兰血统的家庭，但是目前已报道了许多不同的人种。研究报道，但在其他不同种族中的案例也已有报道。病因是编码TNF受体的基因突变所致。这种受体的保护缺陷可能使TNF信号检测障碍导致炎症的发生。

这种罕见疾病常在20岁之前发作。可以持续1~2日至>1周。最典型的表现是四肢肌肉疼痛和肿胀。上覆的皮肤是红色和柔软的。其他症状包括：头痛、腹痛、腹泻或便秘、恶心、痛性结膜炎、关节痛、皮疹和睾丸痛。男性易合并腹股沟疝。在少数家族中有报道合并肾脏淀粉样变性。

治疗后预后好，但要警惕防止肾脏淀粉样变性。

诊断

诊断根据病史、体格检查和疾病发作时测定Ⅰ型TNF受体低水平（<1ng/ml）。非特异性症状包括：中性粒细胞增多症、急性相反应物升高、发作期多细胞系丙种球蛋白病。患者应常规筛查蛋白尿。肿瘤坏死因子受体相关性周期热综合征的基因检测是可用的。

治疗

泼尼松至少20mg/d，1次口服，可有效地控制疾病发作。随时间的延长可能需要增加剂量。

如果泼尼松治疗发作不能提供足够的缓解，其他选项包括依那西普以及阿那白滞素，依那西普能够结合并灭肿瘤坏死因子。依那西普的推荐儿童剂量为0.4mg/kg，皮下注射；而成人剂量为50mg，皮下注射，每周2次。阿那白滞素1.5mg/kg皮下注射，每日1次，在儿童中是有效的。

遗传性冷吡啉相关周期性综合征

（cryopyrin病）

遗传性冷吡啉相关周期性综合征是由寒冷天气引发的一组自身免疫性疾病，它们包括家族性寒冷自身免疫综合征，Muckle-Wells综合征，新生儿发病多系统自身免疫性疾病。

遗传性冷吡啉相关周期性综合征代表了一类日益严重的疾病。它们是由于编码蛋白冷吡啉的基因突变引起，冷吡啉可介导炎症反应和IL-1处理。冷吡啉活性增强，引起从炎症小体中释放IL-1β增加，导致发炎和发热。

家族性寒冷自身免疫综合征　通常情况下，家族性寒冷自身免疫综合征会导致寒冷引起的荨麻疹，伴有发热，有时引起关节痛。疾病发生于生后第一年。

Muckle-Wells综合征　会导致间歇性发热，荨麻疹，关节痛，渐进性耳聋，25%的患者发生肾淀粉样变性。

新生儿发病多系统自身免疫性疾病　除了发热和迁移性荨麻疹之外，新生儿发病多系统自身免疫性疾病往往还会导致关节和肢体畸形，面部畸形，慢性脑膜炎，脑萎缩，发育迟缓，淀粉样变。多达20%的患者在20岁死亡。

遗传性冷吡啉相关周期性综合征常染色体显性遗传性疾病。可以用阿那白滞素或依那西普进行治疗。

PAPA综合征

PAPA综合征（坏疽性脓皮病，化脓性关节炎，痤疮）是一种常染色体显性遗传性疾病，影响皮肤和关节。

PAPA综合征是由染色体15q上的一个基因的突变。突变基因产生的过度磷酸化的蛋白质结合过度PYRIN，从而限制PYRIN的抗炎活性。

关节炎开始的第一个十年的生活和是逐步破坏性。情节轻微的创伤可能会引发关节炎。难以愈合的溃疡，破坏了边缘可能会出现，通常在损伤部位（如在疫苗接种点）。痤疮通常是囊性的，如果不及时治疗，会导致瘢痕。

诊断根据临床表现和家族病史。溃疡活检。活检可见浅表溃疡及中性粒细胞炎症。

依那西普或阿那白滞素治疗可能有用。口服四环素或异维A酸可治疗痤疮。

PFAPA综合征

PFAPA综合征（周期性发热，口疮性口腔炎，咽炎，淋巴结炎）是一种周期性发热综合征，年龄在2岁和5岁之间的典型表现，它的特点是发热性发作持续3~6日，咽炎，口腔溃疡，淋巴结肿大。病因和病理生理学不确定。

PFAPA综合征是一种较常见的儿童周期性发热。虽然遗传原因尚未确定，这种综合征往往与遗传性发热症状进行分组。它通常开始于幼儿（年龄在2岁和5岁之间），而且往往是较常见的男性。

发热事件过去3~6日，大约每28日重复。该综合征会导致倦怠，畏寒，和偶尔腹痛和头痛，以及发热，咽炎，口腔溃疡，和淋巴结肿大。患者发作间期的健康和成长是正常的。

诊断

诊断根据临床研究结果，其中包括以下内容：

- ≥3次发热发作，长达5日，规律的间隔期
- 咽炎加腺病或口炎
- 在发作和正常生长间期健康良好

急性期反应物（如C-反应蛋白，ESR）在发热发作期升高，但在发作间期不升高。嗜中性白细胞减少或其他症状（如腹泻、皮疹、咳嗽）不存在，他们存在表明是不同的疾病。

治疗

治疗方法有多种选择，包括糖皮质激素、西咪替丁，少数时候施行扁桃体切除术。患者能摆脱这种综合征并且无后遗症。

295. 先天性心血管畸形

先天性心脏疾病（CHD）是最常见的先天性畸形,活产婴儿中的发生率近1%。在出生缺陷中,先天性心脏病是婴儿死亡的主要原因。

病因

环境因素和遗传因素共同作用引起先天性心脏病。

常见的环境因素包括母亲疾病（如糖尿病,风疹,全身性红斑狼疮）或母亲服入致畸剂（如锂、异维A酸、抗惊厥药）。父亲年龄也可能是危险因素。

某些染色体数目的异常,如21三体、18三体、13三体和X单体（特纳综合征）,与先天性心脏病密切相关。然而,这些异常只占的先天性心脏病患者中约5%。许多其他的病例则涉及染色体显微缺失（参见第2213页）或单基因突变。通常,显微缺失和突变引起先天性综合征,在心脏之外还影响诸多器官。例子包括迪乔治综合征（22q11.2微缺失）和威廉姆斯-博伊伦综合征（7p11.23微缺失）。引起先天性心脏病有关的综合征的单基因缺陷包括原纤蛋白-1（马方综合征）的突变,*TXB5*（心手综合征）,并有可能有*PTPN11*［努南综合征（Noonan syndrome）］。单基因缺陷也可能引起孤立的（即非综合征的）先天性心脏缺陷。

先天性心脏病在一个家庭内的复发风险因病因不同而各不相同。新发突变中风险可以忽略,非综合征性多因素先天性心脏病的风险为2%~5%,当为常染色体显性突变时,风险为50%。确定遗传因素很重要,因为更多的先天性心脏病患者可存活到成年,并可组建家庭。

病理生理

先天性心脏病分为（表295-1）：

- 青紫型
- 非青紫型（左向右分流型或梗阻型）

先天性心血管畸形的生理结局差别很大,从无症状的心脏杂音或异常脉搏至严重的青紫,充血性心力衰竭（HF）或循环衰竭。

左向右分流型 氧合血通过不正常的通道从左心系统（左房、左室或主动脉）流向右心系统（右房、右室）或通过开放处或两处间连接进入肺动脉。出生后的短时间内,肺血管阻力高,流过这种管道的血流可能是最小的或双向的。但是,生后24~48小时之内,肺血管阻力逐步下降,在该点的血液会越来越多地从左至右分流。分流右心的血液使肺循环血量增加,引起肺动脉压力不同程度的增加。分流越多,症状越重。小的左向右分流通常是并不会引起症状或体征。

高压性分流（室间隔或大血管水平）多在生后几天至数周被发现,而低压性分流（如房间隔水平）的发现则相当晚。如果不治疗,增加的肺血流和肺动脉压力可导致肺血管疾病并最终引起艾森曼格综合征（参见第2239页）。大的左向右分流［如大型室间隔缺损（VSD）或动脉导管未闭（PDA）］使肺血流增加和容量超负荷,可能导致心力衰竭体征,在婴儿期常引起发育不良。大的左向右分流使肺的顺应性降低,导致反复的下呼吸道感染。

表295-1 先天性心脏病的分类*

分类	疾病
青紫型	
—	法洛四联症
	大动脉转位
	三尖瓣闭锁
	肺动脉闭锁
	永存动脉干
	完全性肺静脉异位
非紫绀性	
左向右分流	室间隔缺损
	房间隔缺损
	动脉导管未闭
	房室隔缺损
梗阻型	肺动脉狭窄
	主动脉瓣狭窄
	主动脉缩窄
	左心发育不良综合征（通常也表现出发绀,可能是轻度的）

*以发病率的降序排列。

梗阻性病变 血流受阻,血流通过梗阻部位时形成压力梯度。梗阻近端压力负荷可导致心室肥厚和心力衰竭。最为明显的表现是心脏杂音,是由于血流通过梗阻（狭窄）部形成湍流所致。如先天性主动脉狭窄占先天性心脏畸形的3%~6%,先天性肺动脉狭窄约占8%~12%（参见第2240页）。

青紫型先心病 未氧合静脉血分流到左心,降低了全身血氧饱和度。如果还原血红蛋白大于5g/dl,则出现发绀（皮肤、黏膜、甲床青紫）。皮肤色暗有色素沉着的婴儿青紫的判断可能被延误。持续发绀可并发症：红细胞增多症、杵状指（趾）、血栓栓塞、出血和高尿酸血症。重度发绀可发生于未经治疗法洛四联症患儿（参见第2233页）。

根据畸形的不同,肺动脉血可以增多（常在发绀之外还导致心力衰竭）、正常或减少,导致严重度多变的发绀。可以听到各种心脏杂音,但杂音不具有特异性。

心脏衰竭 有些先天性心脏畸形没有血流动力学改变

（二叶式主动脉瓣、轻度主动脉狭窄）。其他畸形可引起压力和容量负荷增加，有时引起心力衰竭。当心排出量不能满足代谢需要时或心脏不能排出静脉回心血量时，导致肺循环瘀血（左心衰竭），相应组织水肿和腹腔内脏水肿（右心衰竭）或全心力衰竭（参见第599页）。心力衰竭的原因除了心脏畸形外还有很多原因（表295-2）。

表295-2 小儿心力衰竭的常见原因

发病年龄	病因
在子宫内	慢性贫血继发的过度容量负荷
	巨大的体循环动静脉瘘（如Galen大脑静脉分流术）
	继发于心肌炎的心肌功能障碍
	持续的宫内心动过速
生后数日	上述任一项
	极重度主动脉瓣狭窄或重度主动脉缩窄
	Ebstein畸形严重三尖瓣和/或肺动脉瓣关闭不全
	左心发育不良综合征
	宫内的或新生儿的阵发性室上性心动过速
	代谢紊乱（如低血糖、低体温、严重的代谢性酸中毒）
	伴心肌损伤的围产期窒息
	严重的宫内贫血（胎儿水肿）
	完全性肺静脉异位引流伴重度梗阻（通常是心下型）
~1月	上述任一项
	肺静脉异位引流（伴不太严重的梗阻）
	主动脉缩窄伴有或不伴有其他畸形
	完全性心脏传导阻滞伴有心脏结构异常
	早产儿左向右分流（如PDA）
	大动脉换位合并大的室间隔缺损
婴儿期（尤其是6~8周）	肺静脉异位引流（无梗阻）
	支气管肺发育不良（右心衰竭）
	完全性房室隔缺损
	动脉导管未闭
	永存动脉干
	少见的代谢性疾病（如糖原贮积症）
	单心室
	室上性心动过速
	室间隔缺损
儿童期	急性肺源性心脏病（由上呼吸道梗阻所致，如巨大扁桃体）
	急性风湿热伴心脏炎
	急性严重高血压（伴急性肾小球肾炎）
	感染性心内膜炎
	严重慢性贫血
	扩张性充血型心肌病
	由于铁代谢改变而导致的铁超负荷（青少年血色病），或由于频繁输血导致的铁超负荷（如重型珠蛋白生成障碍性贫血）
	营养缺乏
	由先天或获得性心脏病导致的心脏瓣膜疾病（风湿热）
	病毒性心肌炎
	非心源性疾病引起的容量过度负荷

症状及体征

先天性心脏病的临床表现各异,但是通常包括如下表现

- 有杂音
- 发绀
- 心力衰竭

其他体格检查异常可能包括循环性休克,灌注不良,异常第二次声音(S_2-单或泛分裂 S_2),收缩期喀喇音,疾驰,或心律不齐。

杂音 多数左向右分流和梗阻性心脏病产生收缩期杂音。收缩期心脏杂音和震颤,在距其最近的体表最明显,有助于定位诊断。增加的通过肺动脉瓣和主动脉瓣的血流产生收缩中期递增递减型(喷射性收缩期)杂音。房室瓣反流或室间隔缺损部位反流引起的全收缩期杂音,其响度的增强常掩盖心音。

动脉导管未闭由于导管内血液在收缩期和舒张期持续流动产生连续性杂音,并且不为 S_2 而中断。这是 2 色调的杂音,心脏收缩期间(当较高压力迫使时)声音不同于舒张期。

发绀 中央发绀的特点是嘴唇和舌头和/或甲床变为蓝色;它意味着低氧水平(通常氧氧饱和度<90%)。外周性发绀和手足发绀(手和脚的发绀),不伴有口唇或甲床青紫,这是由于末梢血管收缩,而不是低氧血症引起的,是新生儿常见的,正常的现象。年长儿的长期发绀往往进展为甲床的杵状指。

心力衰竭 婴儿心力衰竭的症状或体征包括:

- 心动过速
- 呼吸急促
- 喂养时呼吸
- 发汗,尤其是喂养时
- 烦躁,易怒
- 肝大

喂养会的摄入不足,呼吸困难和穷人的经济增长,这可能是恶化的代谢需求增加,HF 和常见的呼吸道感染。在成人和年龄较大的儿童相比,大多数婴儿不会有颈静脉扩张性水肿,但是他们偶尔也有水肿】眶周区。调查结果显示,年龄较大的儿童的心力衰竭与成人相似(参见第599页)。

其他表现 在新生儿,循环性休克可能是第一个体现某些异常(如左侧心脏发育不全综合征,关键主动脉瓣狭窄,主动脉弓离断,主动脉缩窄)。新生儿出现病得非常厉害的四肢发冷,减少脉冲,BP 低,减少对刺激的反应。

儿童胸部疼痛通常不是心源性的。婴儿胸部疼痛可能是原因不明的标记易怒被表现出来,尤其是在或喂食后,并且可以通过从肺动脉左冠状动脉异常起源引起的。在年龄较大的儿童和青少年中,由于心脏病因引起的胸痛通常与运动相关,可能由冠状动脉异常,心肌炎或严重主动脉瓣狭窄引起。

晕厥,一般不会有警示症状,常和劳累有关,可能与某些异常现象,包括心肌病,冠状动脉起源异常或遗传性心律失常综合征相关(如长 QT 综合征,Brugada 综合征)发生。高中的运动员最受影响。

诊断

- **通过脉搏氧饱和度仪进行筛查**
- 心电图和胸部 X 线片
- 超声心动图
- 有时心脏 MRI 或 CT 血管造影,心脏导管插入术与心血管造影

如果存在心脏杂音,发绀,异常脉冲,或心力衰竭的表现提示冠心病。在这些新生儿中,超声心动图可以明确诊断先天性心脏病。如果发绀是仅有的异常,高铁血红蛋白血症也应排除。

然而,先天性心脏病的表现在新生儿可能隐匿或者缺失,可导致先天性心脏病不能或者延迟检查,特别是新生儿期需要手术或住院医疗 10%~15%的新生儿患者中[称为严重的先天性心脏病(CCHD)],可能会导致新生儿死亡或发病率明显增加。因此,所有无症状的新生儿使用脉搏血氧饱和度出院前筛查 CCHD。当婴儿≥24 小时被筛查完成,如果有以下一个以上的因素存在时被认为是阳性。

- 任何氧饱和度测量值<90%
- 右手和脚氧饱和度测量值同时<95%,要求 3 个独立的测量,间隔 1 小时
- 右手(导管前)和脚(导管后)的氧饱和度测量值相差>3%,要求 3 个独立的测量,间隔 1 小时

所有具有阳性筛查的新生儿应对 CHD 和其他原因的低氧血症(如各种呼吸系统疾病,中枢神经系统抑郁症,败血症)进行综合评估,通常包括胸部 X 线检查,心电图,超声心动图检查以及经常进行血液检测。脉搏血氧饱和度检测的灵敏度略高于 75%;最常见的 CHD 病变是左心脏梗阻性病变(如主动脉缩窄)。

心脏 MRI 或 CT 血管造影可明确重要的解剖细节。偶尔也需要心脏导管插入术与心血管造影,以明确诊断或评估异常的严重的,它是更加频繁地进行以治疗为目的的。

治疗

- 心力衰竭的医学处理(如氧,利尿剂,血管紧张素转化酶抑制药,地高辛和限盐)
- 外科手术修复或介入干预治疗

在医疗稳定的急性心力衰竭症状或发绀,大多数孩子需要手术或经导管修复的异常有一定的变速驱动器有可能变得更小的随着时间的推移或关闭,或是轻度瓣膜功能不全。经导管程序包括球囊房间隔造口术为缓解严重发绀新生儿换位(最常见的大血管,严重的主动脉瓣或肺动脉瓣狭窄球囊扩张术,心脏分流封堵房间隔缺损和动脉导管未闭)。

新生儿心脏衰竭 急性,严重心力衰竭或发绀的第一个星期的生活是一种医疗急救。应建立安全的血管通路,最好是通过脐静脉导管。

当疑似或确诊重症先天性心脏病时,前列腺素 E_1 静脉滴注应以 $0.01\text{mg}/(\text{kg}\cdot\text{min})$ 的初始剂量开始。有些情况

下，婴儿需要更高的剂量，例如 0.05~0.1mg/(kg·min)，以重新打开或保持动脉导管的通畅。保持动脉导管开放是很重要的，因为大多数心脏的病变，表现在这个年龄段是导管相关的全身血流量（如左侧心脏发育不全综合征，关键主动脉瓣狭窄，主动脉缩窄），或肺血流量（发绀型病变，如肺动脉闭锁或严重的法洛四联症）。

机械通气对于危重新生儿往往是必要的治疗措施。补充氧应谨慎或甚至被禁止，因为氧可以降低肺血管阻力，这对具有某些缺陷的婴儿（如发育不良的左心综合征）有害。

新生儿心力衰竭的其他治疗包括利尿剂，正性肌力药物以及减少后负荷的药物。按初始剂量 1mg/kg 给予呋塞米静推，并基于尿量进行滴定。正性肌力药多巴胺或多巴酚丁胺的输注可以支持血压，但具有增加心率和心脏后负荷的作用，因而增加心肌的氧耗量。米力农常用于先天性心脏术后的患儿，是一个正性肌力药物和血管扩张剂。多巴胺，多巴酚丁胺和米力农都有增加心律失常风险的潜能。硝普钠，是一种纯血管扩张剂，通常用于术后高血压。硝普钠的起始剂量为 0.3~0.5μg/(kg·min)，并滴定到所需的效果[通常的维持剂量约 3μg/(kg·min)]。

较大婴儿和儿童的心力衰竭 治疗通常包含一种利尿剂（如呋塞米 0.5~1.0mg/kg 静脉注射，或 1~3mg/kg 口服，8~24 小时/次，根据需要滴定向上），和血管紧张素转化酶抑制药（如卡托普利为 0.1~0.3mg/kg 口服，每日 3 次）。保钾利尿剂（如螺内酯 1mg/kg 口服，每日 1 次或每日 2 次，滴定至 2mg/kg，如果需要的话）可能是有用的，尤其是当需要高剂量呋塞米。β受体阻滞剂（如卡维地洛，美托洛尔）通常用于慢性充血性心力衰竭的儿童。地高辛的使用较过去减少了，但是对于患有巨大左向右分流的心力衰竭儿童仍有作用，以及某些先天性心脏病术后的患儿，某些患有室上性心动过速的婴儿（剂量根据年龄而变化；表 295-3）。

表 295-3 儿童地高辛口服剂量*

年龄	洋地黄化剂量[†]/(μg/kg)	维持量[‡]/(μg/kg，bid)
早产儿	20	2.5
足月儿	30	5
1月~2岁	30~50	5~6
2~5岁	30~40	4~5
6~10岁	20~35	2.5~4
>10岁[§]	10~15	1.25~2.5

* 所有剂量根据具有正常肾功能的儿童的理想体重。静脉注射剂量是口服的 75%。

[†] 洋地黄化剂量只用于治疗心律失常或急性充血性心力衰竭。完全洋地黄化通常 24h 给予，最初给予一半的剂量，接下来给予 ¼，分两次给药，每隔 8~12h，同时需要 ECG 的监测。

[‡] 维持量是洋地黄化剂量的 25%，分两次给。

[§] 不超过成年数值化/维持剂量 1~1.5mg/0.125~0.250mg/d（10岁后可接受 1 次/d 给药）

吸氧可以减轻低氧血症，缓解呼吸窘迫；如果可能的话，分次氧（FIO_2）应保持<40%，以减少肺上皮损伤的风险。

尽管也取决于具体的病症和临床表现而需要进行饮食调整，但一般情况下，建议健康饮食，包括限盐。心力衰竭增加代谢需求和相关的呼吸困难，使得喂养更加困难。对于患有重症先天性心脏病的婴儿，尤其是患有左心肌梗死阻性疾病的婴儿，应控制喂养，以减少发生坏死性肠炎的风险。对于患有因左向右分流引起的心力衰竭的婴儿，建议加强热量喂养，这样的喂养增加能量供应，从而减少容量超负荷的有些孩子需要管饲，以维持体重增长。如果这些措施没有导致体重增加，手术修复的异常显示。

感染性心内膜炎的预防 预防感染性心内膜炎（参见第 594 页）美国心脏学会目前的指导方针指出，预防性应用抗生素需要有以下儿童患有先天性心脏疾病：
- 未纠治的发绀型先天性心脏病（包括儿童在内的姑息性分流器和管道）
- 完全纠治的先天性心脏病手术后的前 6 个月期间，如果采用了人工材料或植入装置
- 已纠治的先天性心脏病，但是在邻近补片或修补装置附近仍有残余缺损

房间隔缺损
（继发孔型房间隔缺损）

房间隔缺损是指房间隔有一个或多个缺损，产生左向右分流及右心房和右心室容量超负荷。儿童罕见有症状，但 20 岁后的长期并发症包括肺动脉高压、心力衰竭、房性心律失常。成人、罕见的青少年症状和体征包括：运动不耐受、呼吸困难、乏力和心律失常。胸骨左缘上方可闻及柔和的收缩中期杂音，通常伴有第二心音（S_2）固定分裂。根据超声心动图可明确诊断。可行介入封堵或外科手术治疗。

房间隔缺损占先天性心脏病的 6%~10%。多数是单独发生和散发，有一些是某些遗传病的一部分[如 5 号染色体基因突变，心手综合征（Holt-Oram syndrome）]。

分类 房间隔缺损根据缺损的位置又分为：
- 继发孔：卵圆窝缺陷蜒在房间隔的中心（或中间）部位
- 静脉窦：鼻中隔后部缺陷，邻近上腔大静脉或下腔静脉，并且频繁的与右上或下肺静脉异常回流到右心房或下腔静脉有关
- 原发孔：房间隔前下方缺陷，一种房室间隔（心内膜垫）缺陷形式参见第 2229 页

病理生理
为了理解房间隔缺损和其他心脏畸形的血流动力学变化，正常血流动力学数据见图 295-1。

房间隔缺损早期是左向右分流（图 295-2）。很多小型房间隔缺损在生后数年内自然闭合。持续的中至大的房间隔缺损引起大的分流，导致右房、右室容量超负荷。如果未能纠治，那么这些大型的分流可能会导致肺动脉高压，肺血管阻力增加，到患儿 20 多岁时出现左心室房性心律失常，如室上性心动过速（SVT），心房扑动或心房颤动也在较晚时候出现。最终，右心压力增加可在成人期导致右向左分流引起发绀（艾森曼格综合征）。

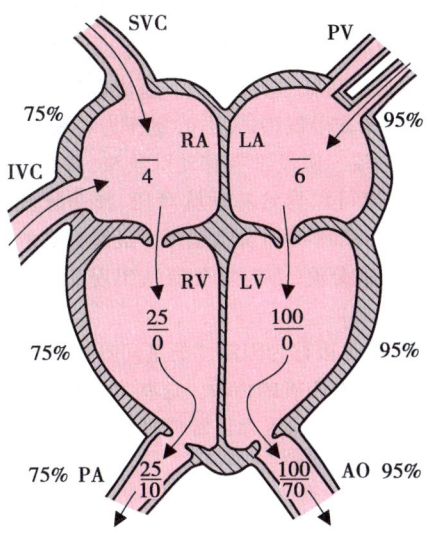

图 295-1 标示左心和右心压力（以 mmHg 为单位）的正常循环。右心氧氧饱和度=75%；左心氧饱和度=95%。心房压为平均压。AO，主动脉；IVC，下腔静脉；LA，左心房；LV，左心室；PA，肺动脉；PV，肺静脉；RA，右心房；RV，右心室；SVC，上腔静脉

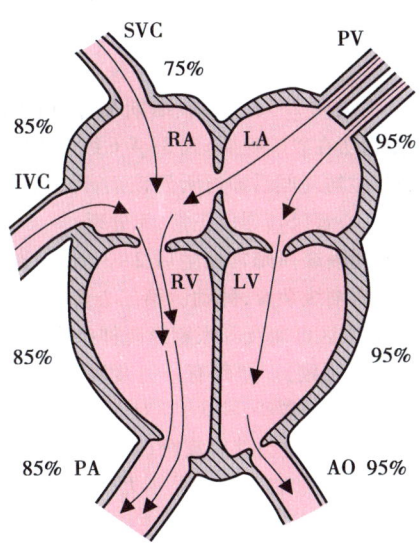

图 295-2 房间隔缺损。肺血流、右心房和右心室容量增加。（注意：在整个儿童时期心腔内压力一般都处于正常范围内。）较大缺损 RA 和 LA 压力相等。AO，主动脉；IVC，下腔静脉；LA，左心房；LV，左心室；PA，肺动脉；PV，肺静脉；RA，右心房；RV，右心室；SVC，上腔静脉

症状及体征

小型房间隔缺损患者没有症状。大的分流可以导致运动不耐受、劳力性呼吸困难、乏力、房性心律失常，可有心悸。静脉微血栓可以穿过房间隔（反常血栓形成），引起脑栓塞和体循环栓塞，可导致脑栓塞或全身栓塞，例如卒中。很少的情况下，如果未诊断或治疗房间隔缺损，可能发展为艾森曼格综合征。

胸骨左缘上方可闻及典型的 2~3/6 级收缩中期（喷射性杂音）并伴有第二心音（S_2）固定分裂。大的左向右分流可以于胸骨下方三尖瓣听诊区闻及低音调的舒张期杂音（由于三尖瓣反流）。这些结果在婴儿中可能不存在，甚至是那些具有较大缺陷的婴儿。突出的右心室心脏波动增强，可能表现为通胸骨旁隆起。

诊断

- **胸片和心电图**
- **超声心动图**

诊断通常依靠临床表现、胸片、心电图，并借助二维彩色多普勒超声心动图明确缺损部位。

大的左向右分流心电图示电轴右偏、右室肥厚或右束支传导阻滞（V_1 导联 rSR′波形）。X 线片中可见右房、右室均增大、肺动脉段突出以及肺血纹理增多。

除非计划行缺损介入堵闭术，否则通常不需进行心导管介入。

治疗

- **观察，经导管封堵或手术修复**

多数小型中央房间隔缺损（小于 3mm）自行闭合；3~8mm 到 3 岁前自行闭合的概率为 80%。这些缺损可能代表的是一种延伸的卵圆孔未闭，而不是一种真正的继发孔房间隔缺损。而原发孔房间隔缺损和静脉窦型房间隔缺损不能自行闭合。

无症状型且分流量小的患儿，需要每年行超声心动图检查。由于这些患儿仍有引起全身血栓的风险，但在儿童期较少见。因而，对于小型的，无明显血流动力学缺陷的房间隔缺损，将其关闭并非标准治疗。

对于中型及大型房间隔缺损（超声心动图显示右室容量超负荷的明确证据），建议关闭，推荐年龄为 2~6 岁。对于患有慢性肺病的儿童，建议尽早修补。当适当的解剖特点存在时，如室间隔组织边缘和到重要结构（如主动脉，肺静脉，三尖瓣环）的距离充足时，适合进行各种设备经导管封堵术（如 Amplatzer® 或 Gore Helex® 封堵器）。否则，就需要手术修复。静脉窦和原发孔（房室间隔式）缺陷不适合封堵。如果房间隔缺损在儿童期给予修补，围术期死亡率为 0，远期生存率接近一般人群。

心内膜炎预防无需术前并且只需要在修复后第 6 个月或者如果有相邻的手术补片的残余缺损。

> **关键点**
>
> - 房间隔缺损是指房间隔上若干部位中某一个部位的孔洞，产生左向右分流
> - 小型的房间隔缺损通常自行关闭，但是较大的房间隔缺损则无法自行关闭，导致右心房和右心室超负荷，最终引起肺动脉高压，肺血管阻力升高，以及右心室肥厚；也可能发生室上性心动过速，心房扑动或心房颤动
> - 房间隔使得栓子从静脉进入全身循环（反常栓塞），导致动脉闭塞（如卒中）
> - 胸骨左缘上方听诊可闻及典型的 2~3/6 级收缩中期杂音，并伴有固定 S_2；婴儿可能缺乏这些表现
> - 中等大的房间隔缺损应该被关闭，通常在 2 岁和年 6 岁之间，尽可能使用导管装置

室间隔缺损

损(VSD)是指室间隔上的缺损,产生心室水平的分流。大的缺损引起明显的左向右分流,造成喂养困难、生长受限。常可于低位胸骨左缘听到明显的粗糙的全收缩期杂音。可伴发反复的呼吸道感染和心力衰竭。根据超声心动图可明确诊断。它可能在婴儿期自然闭合,有些可能需要手术治疗。

室间隔缺损(图295-3)是继二叶式主动脉瓣之后的第二常见的心脏畸形,占20%。可以单独发生,也可伴有其他心脏畸形(如法洛四联症、完全性房室隔缺损、大动脉换位)。

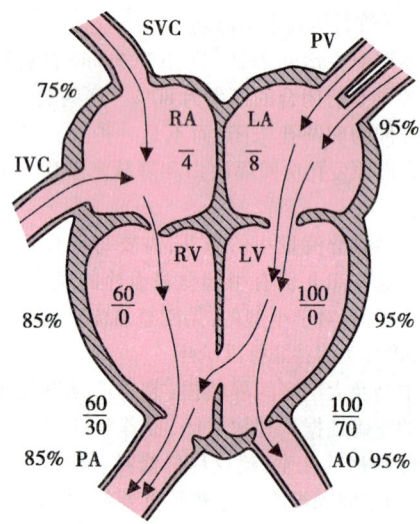

图295-3 室间隔缺损。血流、左心房和左心室容量增加。心房压为平均压。右心室压力和氧饱和度与缺损大小相关。AO,主动脉;IVC,下腔静脉;LA,左心房;LV,左心室;PA,肺动脉;PV,肺静脉;RA,右心房;RV,右心室;SVC,上腔静脉

分类 室间隔缺损根据位置不同分类:
- 膜周部
- 小梁肌部
- 肺动脉流出道下(嵴上或双动脉瓣下)
- 流入道型

膜周部缺损(70%~80%)是邻近三尖瓣的膜性室间隔的缺损,可不同程度地延及周围的肌性组织;此种缺损最常见的类型是紧邻主动脉瓣下的缺损。

小梁肌部室间隔缺损(5%~20%)完全为肌性组织所包绕,可发生于室间隔上任何部位。

肺动脉流出道型室间隔缺损(美国5%~7%,东方国家30%)发生在肺动脉瓣下的室间隔。这些缺陷经常指的是嵴上型、圆锥部,或双动脉瓣下缺损,并且与主动脉瓣脱垂缺陷相关,引起主动脉瓣反流。

流入道型缺损(5%~8%)发生在三尖瓣环上,位于膜部室间隔的后方。这些缺陷有时是指房室间隔型缺陷。

病理生理

分流量取决于室间隔缺损的大小,下游气道阻力(即肺动脉流出道阻塞和肺血管阻力)。血流容易通过较大的缺损,因而被称为非限制型;左右心室压力均衡,存在一个较大的左向右分流。假设没有肺动脉狭窄,那么随着时间的推移,大的分流可以导致肺动脉高压、肺动脉血流阻力增加、右室压力负荷增加和右室肥厚。最终升高的肺血管阻力还可导致反向分流(右向左分流),出现艾森曼格综合征(参见第2239页)。

小的缺陷,也被称为限制性的室间隔缺损,限制血液流动和高压力的向右心脏的传输。这些室间隔缺损产生的左向右分流较小,肺动脉压力正常或轻度升高。一般不发生心力衰竭和艾森曼格综合征。

症状及体征

症状取决于缺损的大小和分流量。小型室间隔缺损患儿通常无症状,生长发育正常。大型室间隔缺损的儿童在4~6月龄肺血管阻力降低时,可出现心力衰竭症状(如:呼吸窘迫、体重低下、吃奶困难)。可能出现反复下呼吸道感染。最终,未经治疗的患者可能发展为艾森曼格综合征。

听诊发现结果根据缺陷大小的不同而不同。小型室间隔缺损通常在生后不久即可于胸骨左缘下方闻及响亮粗糙杂音,范围从1级到2/6级,短收缩期杂音(由于微小的缺陷,实际上是密切在收缩晚期)到3~4/6级全收缩期(伴/不伴有震颤);出生短时间后即可听到该杂音。有时可见心前区搏动,但第二心音(S_2)强度正常,无分裂。

较大的室间隔缺损则常在生后2~3周,于胸骨左缘下方听到一全收缩期级杂音,肺动脉第二心音亢进,通常可闻及S_2分裂。心尖区可闻及舒张期隆隆样杂音(因为通过二尖瓣的血流增多所致)。常伴有心力衰竭表现(呼吸急促、喂养困难、奔马律、湿啰音、肝大)。对于中度高流量室间隔缺损,杂音通常很响,并且伴有震颤(4~5级杂音)。大型缺陷,使均衡的左心室和右心室承受压力,收缩期杂音往往是衰减的。

诊断
- 胸片和心电图
- 超声心动图

诊断根据临床表现、胸片、心电图,确诊根据超声心动图。

分流量大的室间隔缺损,胸片显示心影增大、肺血增多。心电图显示左室肥大或双心室肥大,和/或左房肥大。小型室间隔缺损心电图、胸片正常。

二维彩色多普勒超声心动图可确诊,并能提供重要的解剖和血流动力学信息,包括缺损的位置、大小和右室的压力。通常不必行心导管检查。

治疗
- 心力衰竭的药物治疗(如利尿剂,地高辛,血管紧张素转化酶抑制药)
- 有时需要外科手术修补

小型室间隔缺损,尤其是肌部室间隔缺损,通常在生后几年内自行闭合。小型缺损保持开放,并不需要药物或手术治疗。大的缺损很少自行闭合。

利尿剂,地高辛和ACE抑制剂可能对于控制心脏手术前HF症状有效,或对于可能随着时间的推移自发关闭中等大小的VSD的婴儿有益。如果婴儿对药物治疗无反应或生长缓慢,通常在生后数月内进行外科手术治疗。患有大型室间隔缺损的儿童,即使没有临床症状,也应接受修补术,手术通常需要在生后第一年内进行,以预防随后的目前手术死亡率为小于2%。手术并发症包括:残余心室分流和/或完全性心脏传导阻滞。

心内膜炎预防无需术前并且只需要在修复后第6个月或者如果有相邻的手术补片的残留缺陷。

> **关键点**
> - 室间隔缺损是指室间隔上单一或多处缺损,产生左向右分流
> - 随着时间的推移,大的左向右分流可以导致肺动脉高压、肺动脉血流阻力增加、右室压力负荷增加和右室肥厚,最终导致分流方向倒转,引起艾森曼格综合征
> - 较大的缺损可在4~6周时引发心力衰竭症状
> - 通常情况下,出生后不久于胸骨下端左缘可闻及3~4/6级全收缩期杂音
> - 对心力衰竭药物治疗无反应,或是生长发育落后的婴儿,应在生后数月内接受外科手术纠治;即使是无症状的儿童,也应在生后第一年内就接受修补术纠治

房室间隔缺损

(房室间隔缺陷;心内膜垫缺损;原发孔型房间隔缺损)

房室间隔(AV)缺损由原发孔房间隔缺损伴有房室瓣发育畸形,伴有/不伴室间隔缺损(VSD)。这些缺损是由于心内膜垫的发育不良引起的。不包含室间隔缺损,或是仅有小型室间隔缺损,且房室瓣功能良好的患者,可能没有临床症状。如果有一个大的VSD组件或显著AV瓣关闭不全,患者往往有心脏衰竭的迹象,包括呼吸困难喂养,生长不良,呼吸急促,出汗。常见心脏杂音,呼吸急促,心动过速和肝大。根据超声心动图可以诊断。除了最小的缺损之外,都需要给予手术治疗。

房室间隔缺损约占先天性心脏病的5%。房室间隔缺损可以是完全性、过渡性或部分性。对于完全性,流入道室间隔缺损是大型的(非限制性)对于过渡性,室间隔缺损是小型的或中型的(限制性)。对于部分性,则无室间隔缺损大多数完全性房室间隔缺损的患儿都合并有唐氏综合征。房室隔缺损还常见于无脾综合征和多脾综合征(内脏异位)。

完全性房室间隔缺损 完全性房室隔缺损(图295-4)包括原发孔房间隔缺损(房间隔前下方)、非限制性流入道室间隔缺损和共同房室瓣的反流。这种缺陷也被称为完全性房室共同通道缺损。房、室间隔水平左向右分流且通常分流较大,房室瓣反流明显,有时产生左室右房直接分流。这些异常导致所有的4个腔室都扩大。血流动力学结果与大型室间隔缺损相似。随时间推移,肺血流增多、肺动脉压力增高和肺血管阻力增加还可致右向左分流,引起发绀、艾森曼格综合征(参见第2239页)。

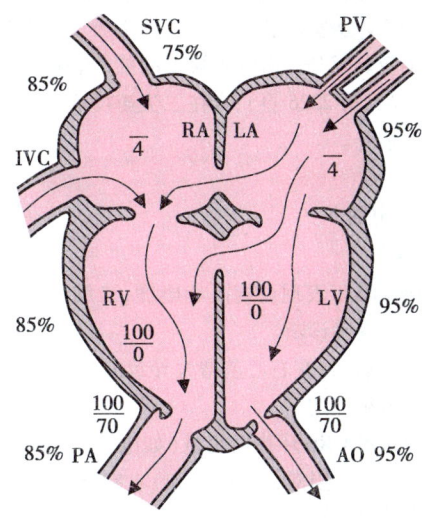

图295-4 房室间隔缺损(完全性)。肺血流量、所有房室容量均增加,肺血管阻力常增高。心房压为平均压。AO,主动脉;IVC,下腔静脉;LA,左心房;LV,左心室;PA,肺动脉;PV,肺静脉;RA,右心房;RV,右心室;SVC,上腔静脉

过渡性房室间隔缺损 过渡性方式间隔缺损包括一个原发孔房间隔缺损;一个限制性流入道室间隔缺损,可能是小型或中型缺损;以及一个共同房室瓣。这种缺损也被称为过渡性房室通道缺损。心房水平的分流通常较大。心室水平的分流较之完全性房室间隔缺损为小,右心室的压力比左心室小。血流动力学很大程度上取决于室间隔缺损的大小以及是否存在明显的房室瓣反流。

部分性房室间隔缺损 部分性房室间隔缺损包括原发孔房间隔缺损,房室瓣发育为2个独立开口,导致二尖瓣裂缺(左房室瓣)。室间隔完整。血流动力学变化与继发孔房间隔缺损相似(如心房水平左向右分流,右心腔室增大,肺血流增加),另外有不同程度左房室瓣反流。

症状及体征

完全性房室隔缺损伴有大量左向右分流可于出生后4~6周出现心力衰竭(表现为呼吸急促、喂养困难、生长障碍、出汗)。肺循环梗阻(艾森曼格综合征),是通常的晚期并发症,但可能会较早的出现,尤其是患有唐氏综合征的儿童。

如果二尖瓣反流轻度或不存在,则部分隔膜缺损在儿童期不会引起症状。成人期可以出现运动不耐受、乏力和心悸等,在青少年时期也可出现。中重度房室瓣反流的婴

儿常会有心力衰竭的发生。患有过渡性房室间隔缺损的患者，如果室间隔缺损仅仅是轻度限制性的，可能有心脏衰竭体征；如果是重度限制的(小)，那可能是无症状的。

完全性房室隔缺损患儿因压力容量负荷增加，体检可见心前区搏动增强；由肺动脉高压引起单独响亮的第二心音(S_2)可闻及增强；3~4/6级全收缩期杂音。有时在心尖区和低胸骨左缘有舒张期杂音。多数部分性房室隔缺损于胸骨左缘上方可闻及宽的 S_2 分裂和收缩中期喷射性杂音。当房间隔水平分流量大时，于胸骨左缘下方可闻及舒张中期隆隆样杂音。房室瓣裂缺可闻及二尖瓣反流产生的心尖区吹风样杂音。部分性房室隔缺损的临床表现同继发孔房间隔缺损(参见第 2226 页)；存在二尖瓣反流时可闻及心尖区收缩早期杂音。

诊断
- 胸片和心电图
- 心动超声图

诊断根据临床表现、胸片、心电图，二维彩色多普勒超声心动图可以明确诊断。

胸片显示右房、左右心室增大导致的心影增大，肺动脉段突出和肺血纹理增多。

心电向量示 QRS 环指向明显(如电轴左偏或西北轴)，频发一度房室传导阻滞，左室或(和)右室肥大，偶尔右房肥大和右束支传导阻滞。

二维超声心动图与彩色血流多普勒研究，建立了诊断，并能提供重要的解剖和血流动力学信息。通常不需行心导管检查，除非在手术前需要进一步明确解剖特征(如对于年级较大的儿童，评估其肺血管阻力)。

治疗
- 外科手术纠治
- 对于心力衰竭，在外科手术之前先进行内科治疗(如地高辛，利尿剂，ACEI)

完全性房室隔缺损应该于 2~4 个月即手术治疗，因为大多数婴儿发展为心力衰竭并且生长发育停滞。即使婴儿生长良好且没有明显症状，仍然需要在 6 个月前进行修复来阻止肺血管疾病的进展，尤其是伴有唐氏综合征的患儿。若心室腔大小适当且无其他缺损，大的中央缺损(原发孔 ASD 联合 VSD 入口)比较近，并且常见的 AV 值可以改造成 2 个独立的瓣膜。外科手术的死亡率为 5%~10%，但是最近降低至 3%~4%。手术并发症包括：完全性心脏传导阻滞(3%)、残余室间隔缺损，和/或左房室瓣反流。肺动脉环扎术目前已不推荐使用，除非相关畸形使一期修补有很大的风险。部分性房室隔缺损无症状的患儿，可于 1~3 岁择期手术。死亡率应该是非常低的。

伴有心力衰竭的分流量大的患儿，手术前需要给予利尿剂、地高辛和血管紧张素转化酶抑制药有助于控制症状。

术前无需预防感染性心内膜炎，只有在修补术后前 6 个月需要预防，或者如果有与手术补片相邻的残留缺陷。

> **关键点**
> - 房室间隔缺损可能是完全性、过渡性或部分性；大多数患有完全性房室间隔缺损的患者有唐氏综合征
> - 完全性房室间隔缺损包括一个大型原发孔房间隔缺损(ASD)，室间隔缺损(VSD)，以及一个共同的房室瓣(通常伴有严重反流)，所有这些畸形导致心房和心室水平大量的左向右分流，以及心脏四个腔室的增大
> - 部分性方式间隔缺损也包括一个房间隔缺损，但是共同房室瓣分为两个独立的房室瓣，并且不存在室间隔缺损，由于仅存在心房水平的分流，而无心室水平的分流，最终导致右心腔增大
> - 过渡性房室间隔缺损包括一个原发孔房间隔缺损，一个共同的房室瓣，以及一个小型或中型的室间隔缺损
> - 完全性房室间隔缺损伴有大量左向右分流可于出生后 4~6 周出现心力衰竭
> - 部分性房室间隔缺损的症状因二尖瓣反流的程度不同而不同；如果反流为轻度或无反流，那么症状可能在青春期或成年早期出现，但是如果婴儿存在中度或重度二尖瓣反流，通常都会出现心力衰竭症状
> - 过渡性房室间隔缺损的症状各异，视室间隔缺损的大小不同而不同
> - 基于特定的缺损类型和症状的严重程度不同，在 2~4 个月和 1~3 岁施行外科手术修补

动脉导管未闭

动脉导管未闭(patent ductus arteriosus，PDA)是指生后连接肺动脉和主动脉间的动脉导管持续存在，导致左向右分流。症状包括：生长迟缓、营养不良、心动过速和呼吸急促。胸骨左缘上方常可闻及连续性机器样杂音。根据超声心动图可以诊断。消炎结合/不结合限液可用于有明显分流早产儿动脉导管未闭，但对足月儿或年长儿童的动脉导管未闭则效果不著。如果动脉导管未闭持续存在，可给予介入封堵或外科手术治疗。

脉导管未闭占先天性心脏畸形的 5%~10%；男女之比为 1:3。常见于早产儿(体重小于 1 750g 动脉导管未闭持续开放率大约为 45%；小于 1 200g 为持续开开放率为 80%)。分流明显的动脉导管未闭可引起心力衰竭，小于 1 750g 早产儿发生率为 15%；小于 1 500g 为 40%~50%。

病因

动脉导管是连接肺动脉与主动脉的正常结构，动脉导管的开放在胎儿循环中是非常必要的。出生时，PaO_2 的升高和前列腺素水平的下降引起动脉导管的关闭，多见于生后 10~15 小时。如果不能自行闭合，形成动脉导管未闭(图 295-5)。

血流动力学变化取决于动脉导管的大小。小的动脉导管未闭很少产生症状。大的动脉导管未闭产生左向右分流。随着时间的过去，大的分流导致左心增大，肺动脉高压和肺血管阻力增加，最终可导致艾森曼格综合征(参见第

295. 先天性心血管畸形

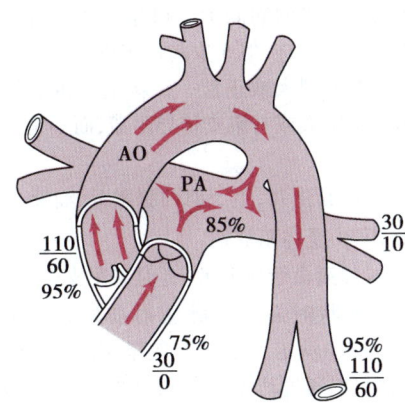

图 295-5　**动脉导管未闭。**肺血流、左心房和左心室、升主动脉的容量增加。AO，主动脉；PA，肺动脉

2239 页）。

症状及体征

临床表现取决于动脉导管未闭的大小和出生时的胎龄。婴儿小型动脉导管未闭常无症状；大的动脉导管未闭可以有心力衰竭表现（生长迟缓、营养障碍、呼吸急促和喂养困难、心动过速）。早产儿可表现为呼吸窘迫、呼吸暂停日益恶化机械通气需求，和其他严重并发症（如坏死性小肠结肠炎）。心力衰竭的体征在早产儿出现早于足月儿，并且更严重。早产儿上的一个大的导管分流，往往会恶化早产儿肺部疾病的严重程度。

很多小型动脉导管未闭患儿心音和脉搏正常。于胸骨左缘上方可闻及 1~3/6 级的连续性机器样杂音。杂音从收缩期第二心音（S_2）持续到舒张期，并且在收缩期和舒张期有不同的音高。

明显分流的足月儿动脉导管未闭可及洪脉和脉压增宽。典型杂音为 1~4/6 级的连续性杂音。如果杂音响，则具有"机械音"特点。如果具有大的左至右分流或进展为心力衰竭，那么可听见心尖部典型的舒张期隆隆声（因较高跨尖瓣流量）或奔马律。

明显分流的早产儿动脉导管未闭可以扪及洪脉和心前区搏动增强。肺动脉瓣听诊区可闻及杂音；杂音可以是连续性、收缩期伴有短的舒张期杂音或仅仅是收缩期杂音。一些患儿不能闻及杂音。

诊断

- 胸片和心电图
- 超声心动图

诊断根据临床表现、胸片、心电图，二维彩色多普勒超声心动图可以确诊。

小型动脉导管未闭胸片和心电图正常。如果分流明显，胸片可显示左房、左室、主动脉占优势，肺血纹理增多；心电图显示左室肥大。通常无需心导管检查除非用于治疗。

治疗

- 前列腺素合成酶抑制剂治疗（如吲哚美辛、布洛芬）
- 有时需要经导管封堵或手术修复术

早产儿　呼吸系统不完善时，有时应用前列腺素抑制剂吲哚美辛剂关闭动脉导管（如给予吲哚美辛，表 295-

4）。基于尿量，给予三剂吲哚美辛，静脉给药，每 12~24 小时给药 1 次；如果尿量<0.6ml/(kg·h)，那么就停止给药。一种替代的药物是布洛芬，10mg/kg 口服，接着给予两剂 5mg/kg，间隔为 24 小时。限液可能有助于动脉导管的关闭。过去，如果这种处理不成功，那么就施行动脉导管结扎术。然而，目前的数据并未证实外科干预能够改善长期预后，但是专家正在评估是否存在子组的患者，外科手术可能对其是有益的。对于没有呼吸窘迫的早产儿，通常无需处理动脉导管未闭。

表 295-4　吲哚美辛的用药指南/(mg/kg)*

第一剂给予的年龄	第一剂	第二剂	第三剂
<48h	0.2	0.1	0.1
2~7 日	0.2	0.2	0.2
>7 日	0.2	0.25	0.25

* 给药间隔基于尿量（见正文）。

足月儿使用吲哚美辛通常无效。导管封堵术已经成为 >1 岁儿童的治疗选择；有各种导管分娩封堵装置（如 coil 封堵器、Amplatzer 封堵器®）。对于<1 或具有某些导管的解剖差异的儿童，外科切除和结扎比导管的方法更有效。对于分流大足以引起心力衰竭或肺动脉高压症状的 PDA，封堵术应在病情稳定后进行。对于永久 PDA 但没有心力衰竭或肺动脉高压，一般选择治疗年龄大于 1 岁。动脉导管未闭封堵效果好。

围术期不需要预防感染性心内膜炎，仅在封堵术后的最初的 6 个月需要，或者在导管放置设备或手术材料附近具有残余缺陷时，才需要预防。

> **● 关键点**
>
> - 动脉导管未闭（patent ductus arteriosus，PDA）是指生后连接肺动脉和主动脉间正常的胎儿连接（动脉导管）持续存在，导致左向右分流
> - 临床表现基于动脉导管的大小和早产的程度而不尽相同，但是连续性杂音是特征性的，如果杂音响，则具有"机械音"特点。
> - 早产儿可表现为呼吸窘迫或其他严重并发症（如坏死性小肠结肠炎）
> - 随着时间过去，大的分流导致左心增大，导致肺动脉高压和肺血管阻力增加，最终可导致艾森曼格综合征
> - 给予早产儿前列腺素抑制剂（如吲哚美辛），以促进动脉导管的闭合；外科结扎术并未证实能够改善预后
> - 对于足月儿而言，前列腺素抑制剂通常是无效的，但是介入封堵术或外科结扎术通常是有益的

主动脉缩窄

主动脉缩窄时主动脉管腔局部狭窄导致上肢高血压、左室肥大、腹部脏器和下肢低灌注。症状根据病变的严重

程度不同而不同,表现为:头痛、胸痛、肢冷、疲乏、小腿跛行导致暴发性心脏衰竭和休克。缩窄部位可闻及柔和的杂音。诊断根据超声心动图、CT 或 MR 血管造影术。治疗可给予介入球囊扩张、放置支架或外科手术治疗。

主动脉缩窄(contraction of the aorta)占先天性心脏畸形的 6%~8%。特纳综合征 10%~20% 伴主动脉缩窄。男女比例为 2:1。

病因

主动脉的缩窄通常位于胸主动脉近端,在左锁骨下动脉远端,动脉导管开口近端。缩窄很少累及腹主动脉。因此,在子宫内,动脉导管未闭(PDA)关闭前,许多心排出量通过动脉代管而绕过了缩窄处。可以单独发生,也可伴有其他心脏畸形(二叶式主动脉瓣、室间隔缺损、主动脉狭窄、动脉导管未闭、二尖瓣病变和颅内动脉瘤)。

生理结果包括两种现象:
- 近缩窄处动脉循环的压力超负荷
- 缩窄的远端低灌注

血压超负荷引起左心肥厚,上半身高血压,包括脑。

灌注不足会影响腹腔脏器和下肢。肠灌注不良增加肠道微生物引起的败血症风险。

最终,压力梯度增加侧支循环通过肋间、内乳、肩胛部和其他动脉供应腹部和下肢。

未治疗的主动脉缩窄可导致左心衰竭、主动脉破裂、颅内出血、高血压脑病和其他成人期高血压病。

症状及体征

如果缩窄明显,生后 7~10 日内可能出现循环不足引起休克、肾衰竭(少尿或无尿)、代谢性酸中毒,还可能发生其他全身性疾病,如脓毒血症。一旦动脉导管收缩或闭合,严重的(重度)缩窄的婴儿的病情可变得很严重。

婴儿期较不严重的缩窄可以是无症状的。儿童时期可能出现轻微的症状(如在身体活动时头痛、胸痛、疲劳、腿跛行)。上肢高血压是经常出现的,但在新生儿期之后,很少发生心脏衰竭(HF)。在极少数情况下,颅内动脉瘤破裂,造成蛛网膜下腔或脑出血。

典型的体检结果,包括上肢的强脉和高血压,股动脉搏动减弱或延迟,以及血压梯度,下肢动脉血压低或不能取得。一个 2~3/6 级喷射性收缩期杂音往往是出现在上胸骨左缘边界,左腋下,有时最显著的部位是左肩胛间区。如果二叶主动脉瓣也存在,可及顶端喷射样收缩期杂音。扩张的肋间动脉可为肋间产生连续性杂音。受累女孩可能伴有特纳综合征,一种先天性的疾病引起淋巴水肿的脚、颈蹼、正视状胸、肘外翻和广泛分布的乳头(参见第 2218 页)。

诊断
- 胸片和心电图
- 心动超声或 CT 及 MR 血管造影

诊断根据临床表现(包括四肢血压的测量),同时行胸片、心电图检查,确诊可根据二维彩色多普勒超声心动图;对于具有次优超声心动图窗的年长患儿,进行 CT 和 MR、心血管造影。

胸片于左纵隔上方显示"3"影征。除非伴有心力衰竭,否则心影正常。扩张的肋间动脉可累及 3~8 肋骨,可见动脉扩张引起的肋骨切迹,但 5 岁前切迹少见。

心电图示左室肥大或正常。在新生儿和小婴儿中心电图通常显示右室肥大或右束支传导阻滞,而不是左室肥大。

治疗
- 对于有症状的新生儿,给予前列腺素 E_1 输液
- 对于高血压,β-受体阻滞剂
- 手术矫正或球囊血管成形术(有时采用支架放置)

新生儿有症状时需要静脉注射前列腺素 E_1 [0.01~0.10μg/(kg·min)滴定至最低有效量]使动脉导管重新开放。肺动脉血可以通过动脉导管,绕开主动脉梗阻处,灌注降主动脉,增加全身灌注,改善代谢性酸中毒。利尿剂有助于治疗心力衰竭的症状。吸-氧应谨慎对新生儿使用,因为肺血管阻力降低会导致肺血流量增加,体循环的血流量减少。静脉用心血管药物(如米力农、多巴胺、多巴酚丁胺),在某些情况下可能是有效的(如心力衰竭或明显心功能不全的婴儿)。

在非急诊情况下,高血压患者可能会接受 β-受体阻滞剂,血管紧张素转化酶抑制药治疗,这些药物可能会影响肾功能。缩窄修复后,高血压可能持续或是在修复后数年继续进展,可采用 β-受体阻滞剂,血管紧张素转化酶抑制药,血管紧张素 II 受体阻滞剂,钙通道阻滞剂治疗。

首选的确定性治疗目前仍有争议。一些中心推荐行球囊扩张,伴/不伴植入支架。一些中心推荐行手术治疗,采用球囊扩张治疗以后出现的再狭窄。首次球囊扩张的成功率为 73%;再次缩窄患者的成功率约为 80%。儿童长大后可采用介入导管扩张支架。

手术方式包括:缩窄段切除端端吻合术、主动脉补片成形术、左锁骨下动脉翻转术。在生命早期存在严重主动脉缩窄中,横主动脉和峡部往往发育不良,并且该主动脉区域需要手术扩大。可根据缩窄类型和个人经验选择不同的术式。婴儿手术死亡率<5%,年长儿手术死亡率<1%。残余缩窄较多(6%~33%)。手术中由于阻断主动脉血供,极少数可引起截瘫。

围术期不需要预防感染性心内膜炎,仅在封堵术后最初的 6 个月需要,才需要预防。

> **关键点**
> - 主动脉缩窄部位是管腔的局灶性狭窄,常发生在左锁骨下动脉远段,动脉导管开口处近端
> - 临床表现取决于缩窄严重度,但通常包括缩窄近端压力超负荷,导致心力衰竭,和缩窄远端低灌注
> - 严重缩窄可出现新生儿酸中毒,肾功能不全和休克,但轻度缩窄可能临床表现并不明显,直到青少年或成人期诊断为高血压
> - 上肢和下肢的血压通常存在压差,可闻及 2~3/6 喷射性收缩期杂音,有时在左肩胛间区杂音最为明显
> - 对于有症状的新生儿,输注前列腺素 E_1 以重新开放业已收缩的动脉导管
> - 外科手术矫正或球囊血管成形术,采用或不采用支架放置

法洛四联症

法洛四联症(tetralogy of Fallot)的心脏解剖结构异常表现包括：大型室间隔缺损、右室流出道梗阻、右室肥大和主动脉骑跨。症状包括：发绀、喂养困难、生长落后和发绀缺氧摄发作(突然的、潜在的、致命的严重发绀发作)。常可闻及胸骨左缘上方粗糙的收缩期杂音伴有单一第二心音(S_2)。根据超声心动图可明确诊断。可行心导管术。确定性治疗是外科手术纠治。

法洛四联症(图 295-6)占先天性心脏畸形的 7%～10%。除了以上 4 种畸形还可能伴有其他畸形，包括：右位主动脉弓(25%)、冠状动脉畸形(5%)、肺动脉分支狭窄、主动脉与肺动脉间的侧支循环、动脉导管未闭、完全性房室间隔缺损、主动脉瓣反流。

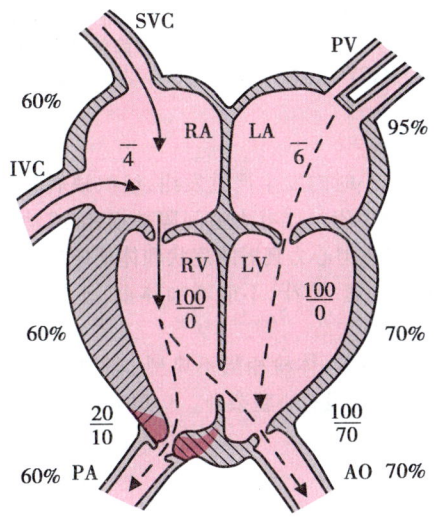

图 295-6 法洛四联症。 肺血流减少，右心室肥厚，未氧合的血进入主动脉。右心室、左心室和主动脉的收缩压相同。动脉血的氧饱和度情况与右心室流出道梗阻的严重度相关。心房压为平均压。AO，主动脉；IVC，下腔静脉；LA，左心房；LV，左心室；PA，肺动脉；PV，肺静脉；RA，右心房；RV，右心室；SVC，上腔静脉

病因

室间隔缺损较大，使左、右室收缩期与主动脉的压力相同。病理生理改变取决于右室流出道梗阻的程度。轻度的梗阻可以通过室间隔缺损产生左向右分流；重度的梗阻产生右向左分流，导致全身血氧饱和度降低(发绀)，且吸氧不能改善。

在一些法洛四联症未经治疗的儿童中，大多在几个月到 2 岁时，患儿可突然出现严重发绀，出现缺氧症(tet spell)，危及生命。任何诱发血氧饱和度降低的事件(如哭泣、排便)或突然降低全身血管阻力(如玩耍、醒后蹬腿)或突然心动过速发作、低血容量均可突发发绀加重。缺氧发作的机制仍是未知，但是一些因素在增加右至左分流和动脉血氧饱和度降低方面可能很重要。由于右室流出道梗阻，肺血管阻力增加和/或全身循环阻力降低由-P 氧初始降低导致的恶性循环，可刺激呼吸中枢产生呼吸急促并且使肾上腺素增加。增加的循环儿茶酚胺随后刺激增强收缩力，加重流出道梗阻。

症状及体征

伴严重右室流出道梗阻(或闭锁)的新生儿有严重的发绀和喂养困难及生长迟缓。轻度的流出道梗阻的新生儿可能休息时无发绀。

缺氧发作 可由活动后或深呼吸(快和深呼吸)、长时间哭吵诱发，发绀加重或心脏杂音降低。缺氧发作多发生于小婴儿，高峰年龄为 2～4 个月。严重的缺氧发作可导致软弱、惊厥、偶尔可引起死亡。玩耍时，一些孩子间歇蹲踞，可增加系统血管阻力，降低右-左心室分流，以提高动脉血氧饱和度。

生后不久即可在其胸骨左缘上方闻及肺动脉狭窄产生的收缩中期 3～5/6 级杂音。因为较大并且没有压力梯度，VSD 可以无声。由于肺血显著减少，第二心音(S_2)通常单一。右室明显搏动增强，收缩期震颤有时可扪及。

诊断

- 胸片和心电图
- 心动超声图

诊断根据病史、临床表现、胸片和心电图辅助诊断，二维彩色多普勒超声心动图可以确诊。胸片显示肺动脉段凹陷的靴型心影，肺血纹理减少。25%为右位主动脉弓。心电图示右室肥大，有时示右房肥大。很少需要心导管插入术，除非怀疑有冠状动脉异常，超声心动图不能清楚显示，影响手术(如右冠状动脉前降支升高)。

治疗

- 对于有症状的新生儿，给予前列腺素 E_1 输液
- 对于缺氧发作，定位，镇静，吸氧，有时给予药物
- 外科手术纠治

在新生儿期因动脉导管收缩而发绀加重者，静脉滴注前列腺素 E_1[0.01～0.1μg/(kg·min)] 能维持动脉导管开放。

缺氧发作 缺氧发作的治疗是通过将婴儿放置在一个膝胸卧位(通常年龄较大的儿童自发地蹲下和不发展 TET 法术)，建立一个平静的环境，并给予吸氧。如果该缺氧仍然存在，可选的治疗方案(大致按优先顺序排列)，包括吗啡 0.1～0.2mg/kg 静脉注射或肌内注射，静脉输液体积膨胀，$NaHCO_3$ 1mmol/kg，静脉注射，普萘洛尔在 0.02～0.05mg/kg，滴定高达 0.1～0.2mg/kg 静脉注射(如果疗效需要)。如果这些措施无法控制，全身 BP 可以增加氯胺酮 0.5～3mg/kg 静脉注射或 2～3mg/kg 肌内注射(氯胺酮也有一个有利的镇静作用) 或去氧肾上腺素开始在 5μg/kg 和滴定高达 20μg/kg 的静脉输注，用来确保效果。最后，如果前面的步骤没有解除的缺氧，或如果婴儿正在迅速恶化，肌内麻痹和全身麻醉插管可能是必要的。普萘洛尔 0.25～1mg/kg 口服，每 6 小时可以防止复发，但多数专家认为，即使一个显著的缺氧都提示需要迅速修复手术。

明确的管理 根治术包括室间隔缺损补片修补、扩大右室流出道。肌肉切除术和肺动脉瓣成形术，小的补丁穿过肺动脉环，如果必要穿过肺主动脉。如果症状明显，3～6

个月即可手术治疗。

对于某些低出生体重或解剖结构复杂的新生儿,有限考虑初步缓解以完成修复;通常的程序是一个改良的B-T分流术,即植入锁骨下动脉人造血管,同侧肺动脉连接。

不复杂的法乐氏四联症的完全修复术的围术期死亡率<5%。对于未接受治疗的患者,5年生存率为55%,10年的生存率为30%。

对于感染性心内膜炎的预防,建议术前预防,但除非有毗邻手术补片或假体材料存在残留分流,否则只要求在修复后的前6个月内进行预防。

> **关键点**
> - 法洛四联症的心脏解剖结构异常表现包括:大型室间隔缺损(VSD)、右室流出道和肺动脉瓣梗阻和主动脉骑跨
> - 肺血流减少,右心室肥厚,未氧合的血通过室间隔缺损进入主动脉
> - 临床表现依右心室流出道梗阻的程度而定;病情较重的新生儿有着明显的发绀,喂养呼吸困难,体重增加不良,以及3~5/6收缩期喷射性杂音
> - 缺氧发作是突发的严重发绀发作,可能是因为氧饱和度(如哭闹,大便时),全身血管阻力降低(如玩耍、踢腿)或突然性心动过速或血容量不足所诱发的
> - 对于严重发绀的新生儿,给予静脉滴注前列腺素 E_1 能维持动脉导管开放
> - 将缺氧发作的婴儿置于膝胸位,给予吸氧;有时,给予吗啡,扩容,$NaHCO_3$,普萘洛尔,去氧肾上腺素可能有所帮助
> - 在3~6个月进行修复,如果症状严重,也可以更早进行手术修复

大动脉转位

大动脉换位表现为主动脉源于右心室而肺动脉则源于左心室,从而形成两套独立平行的肺循环和体循环。含氧血不能到达身体,除了通过打开连接左右两侧的开口[如卵圆孔未闭、室间隔缺损(VSD)]。如果具有一个相关的VSD,症状为缺氧发绀和心力衰竭。心音和杂音取决于伴有的畸形。根据超声心动图可以明确诊断。确定性治疗是外科手术纠治。

大动脉换位(TGA,图295-7)占先天性心脏畸形的5%~7%。其中有30%~40%的患儿患有VSD,而5%的患儿患有肺动脉下狭窄。

病因

体循环与肺循环完全相互独立。非氧合的静脉血未经肺的氧合自右心泵入体循环,氧合血流入左心,不进入体循环而又回到肺循环。这种畸形除非有一个或多个通道(房间隔、室间隔、大血管水平)将氧合血和非氧合血混合,否则不能存活。

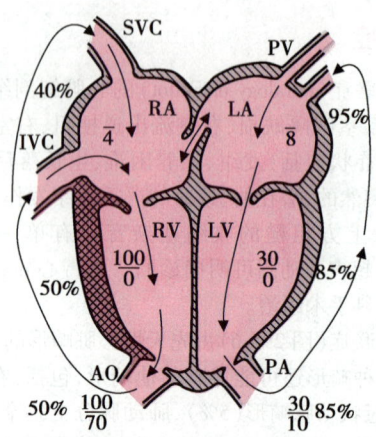

图295-7 大动脉转位。 未氧合血回流到右心并进入主动脉,产生严重发绀氧合血回流到左心房后又进入肺循环。右心室肥厚,卵圆孔水平有少量混合,但是可能是不重复的。心房压为平均压。AO,主动脉;IVC,下腔静脉;LA,左心房;LV,左心室;PA,肺动脉;PV,肺静脉;RA,右心房;RV,右心室;SVC,上腔静脉。

症状及体征

出生后几小时内发生严重发绀,组织缺氧状态迅速发展为代谢性酸中毒。伴有大室间隔缺损和/或动脉导管未闭时,发绀较轻,但心力衰竭的症状和体征(如呼吸急促、呼吸困难、心动过速、流汗、不能增加体重)于生后数周仍可表现。

除了全身青紫,体检相当不典型。除非存在其他相关畸形,否则可能并没有心脏杂音。S_2单一而响亮。

诊断

- 胸片和心电图
- 超声心动图

诊断根据临床、胸片、心电图,根据二维彩色多普勒超声心动图确诊。

胸片上,心影可能呈现经典的绳蛋征,上纵隔窄。心电图示右室肥厚,但生后头几天可能正常。

心导管检查通常诊断大动脉换位是不必要的,但是能用于扩大心房沟通。

治疗

- 前列腺素 E_1(PGE_1)静脉滴注
- 有时行球囊房间隔造口术
- 外科手术纠治

除非动脉血氧饱和度仅是轻微降低,并且心房沟通充分,否则采用 PGE_1[0.01~0.1μg/(kg·min),静脉注射]静脉输注可能有助于开启并维持动脉导管的开放。前列腺素的输注能够增加肺血流量,可促进左至右分流,改善全身氧合作用。然而,如果卵圆孔未闭仅有个小开口,PGE_1 可能会产生相反效果,因为增加的血液回流到左心房可能会关闭卵圆孔瓣,导致血液混合减少。同时,动脉导管开放可能会降低体循环的血流量。因此,PGE_1 必须谨慎使用,必须密切监测患者。代谢性酸中毒通过输注 $NaHCO_3$ 予以纠正。肺水肿和呼吸衰竭可能需要机械通气支持。

> **经验与提示**
>
> PGE₁ 输注对于大动脉转位通常是有益的，但如果卵圆孔未闭开孔较小，它可能是有害的。
>
> 严重缺氧的新生儿，对 PGE₁ 不能立即反应，或者为非常有限的第二中隔孔，行心导管球囊房间隔造口术（Rashkind 手术），以促进心房水平的血液混合，提高血氧饱和度。球囊导管通过未闭卵圆孔进入左房。稀释放射造影剂充盈球囊，然后迅速拉回右房，产生一个大的房间隔缺损。作为一种将新生儿带入导管室的替代选择，可以在床边超声导引下完成间隔造口术。
>
> 根本治疗是大动脉调转术（Jantene 手术）。在生后 1 周内手术治疗，将大动脉的近端横断，冠状动脉移植到肺动脉的近段，能够变为新主动脉根，主动脉与左心室相连，肺动脉与右心室相连。术后生存率>95%。相关的 VSD 应该在初步修复时关闭，除非较小和血流动力学改变很小。除非肺动脉狭窄是轻度的，并且能够在大动脉调转术时手术解除，否则，肺动脉狭窄是成问题的。
>
> 对于感染性心内膜炎的预防，建议术前预防，但除非有毗邻手术补片或假体材料存在残留分流，否则只要求在修复后的前 6 个月内进行预防。

> **关键点**
>
> - 对于大动脉转位（TGA），主动脉源自右心室，而肺动脉源自左心室，导致肺循环和体循环相互独立
> - 大动脉转位的患儿如果没有房间隔和/或室间隔缺损，或是动脉导管所产生的血液混合，那么是无法存活的
> - 出生后几小时内发生严重发绀，迅速发展为代谢性酸中毒；除非存在其他畸形，否则听诊不能闻及杂音
> - 通过给予 PGE₁ 输液，以保持动脉导管开放，有时可采用球囊导管扩大卵圆孔
> - 在生后第一周内施行根治手术纠治

三尖瓣闭锁

三尖瓣闭锁是指三尖瓣缺乏伴右室发育不良。常见的其他畸形包括：房间隔缺损、室间隔缺损、动脉导管未闭、肺动脉瓣狭窄和大动脉换位。症状包括发绀和心力衰竭。S₂单一，杂音根据伴有畸形而不同。根据超声心动图可明确诊断。可能需要施行心导管术。确定性治疗是外科手术纠治。

三尖瓣闭锁占 1%~3%的先天性心脏畸形。最常见的类型（有时也被称为经典的三尖瓣闭锁）包括室间隔缺损（VSD），肺动脉瓣狭窄，导致肺血流量减少，升高右心房的压力，以及强制性从右到左心房分流通过拉伸卵圆孔未闭或房间隔缺损（ASD），导致发绀（图 295-8）。在 12%~25%的情况下，大动脉换位与室间隔缺损和肺动脉瓣正常，不受限制的肺血流量直接来自左心室，通常会导致心脏衰竭（HF）和肺动脉高压。因此，肺血流量可以增加或

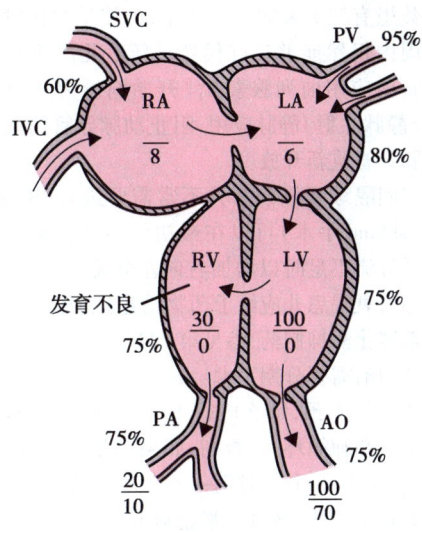

图 295-8　三尖瓣闭锁。三尖瓣缺乏，右室发育不良。一定存在心房沟通。AO，主动脉；IVC，下腔静脉；LA，左心房；LV，左心室；PA，肺动脉；PV，肺静脉；RA，右心房；RV，右心室；SVC，上腔静脉

减少。

症状及体征

肺血流量减少的婴幼儿，通常在出生时有轻度至中度发绀，在生后的前几个月，发绀会加重，有时甚至会大幅增加。婴儿出生时可有严重发绀。4~6 周可能出现呼吸急促、喂养困难、生长缓慢、出汗等心力衰竭表现。

体检常可闻及 S₂ 单一，胸骨左缘下方可闻及室间隔缺损的 2~3/6 级全收缩期或收缩早期杂音。胸骨左缘上方闻及肺动脉狭窄的收缩期杂音、动脉导管的连续性杂音。肺动脉狭窄时偶尔可扪及收缩期震颤。如果肺动脉血流增加，心尖区可闻及舒张期隆隆样杂音。>6 个月的发绀可以导致指（趾）杵状变。

诊断

- 胸片和心电图
- 超声心动图
- 通常进行心导管检查

诊断根据临床、胸片、心电图，根据二维彩色多普勒超声心动图确诊。

在最常见的类型中，胸片可以显示正常或轻度增大的心影、右房增大、肺血纹理减少。有时心影与法洛四联症相似（靴形心和肺动脉段凹陷）。伴大动脉换位的患儿肺血纹理增多，心脏扩大。心电图特征性显示电轴左偏（0°~-90°）和左室肥大。如果具有相关的大动脉转位，那么经常不存在轴左偏。右房增大并肥厚也常见。

除非超声心动图或其他方式清楚地显示出了肺血管解剖，并且确信肺血管压力正常，否则，在第一次手术之前，心导管检查是很必要进行的（尤其对于年长儿童）。

治疗

- 对于严重发绀新生儿，给予前列腺素 E₁ 输液
- 有时行球囊房间隔造口术
- 分期手术修复

大多数患有三尖瓣闭锁的儿童，即使是存在发绀，但是在生后数周内仍然能够良好代偿。新生儿严重发绀，术前或介入导管前应用前列腺素 E_1[开始剂量为 0.01～0.1m/(kg·min)静脉注射]静脉应用，阻止动脉导管的关闭，或使缩小的动脉导管重新开放。

虽然房间隔球囊撕裂术并不常需要进行，房间隔球囊撕裂术（Rashkind 手术）可以在最初行心导管检查时进行，当心房水平分流不足时以增加右向左分流。一些伴有大动脉换位的心力衰竭患儿应给予药物治疗（利尿剂、地高辛和血管紧张素转化酶抑制药，参见第 2223 页）。

确定性纠治需要分期手术。如果生后 4～8 周内需要针对低氧血症进行干预，那么施行 B-T 分流术（用 Gore-Tex® 管连接体循环和肺循环）。否则，如果婴儿病情稳定生长良好，那么应该在 3～6 个月时第一次手术予以双向 Glenn 分流术或半 Fontan 手术（连接上腔静脉和右肺动脉）。接着施行改良 Fontan 手术，通常在 1 年到 2 年之间。Fontan 手术包括下腔静脉血流直接分流到肺动脉，通常在右心房内建间隔，或由外管道，完全绕开了右心房。近端肺动脉根被连接，从而防止跨肺动脉流出道的顺行流，并创建足够式房开口，如果不是已经存在，以允许左、右心房压力和自由这些室之间的通信的均衡。通常在 Fontan 通道和右心房之间保留开窗（小开口）。虽然以轻度动脉去饱和为代价，但是 Fontan 通道至心房和左心室的右向左分流使得体静脉压力降低，并改善心排出量。这种治疗使早期生存率大于 90%，5 岁时大于 80%，10 岁时大于 70%。

对于感染性心内膜炎的预防，建议术前预防，但只要求在修复后的前 6 个月内预防，除非患儿仍青紫，或存在毗邻手术补片或假体材料的残留缺损。

> **关键点**
>
> ■ 三尖瓣缺如，以及右心室发育不良；除非心房间存在沟通，以及室间隔缺损和/或动脉导管未闭，否则这些缺陷是致命的
> ■ 肺血流量减少的婴儿发绀进行性加重；肺血流量增加的婴儿通常患有心力衰竭（如呼吸急促，呼吸困难喂养，体重增加不良，出汗）
> ■ 给予 PGE_1 输液，以保持动脉导管开放，从而缓解严重发绀
> ■ 确定性纠治需要分期手术

左心发育不良综合征

左心发育不良综合征包括左心室和升主动脉发育不良、主动脉瓣和二尖瓣发育不良、房间隔缺损和动脉导管未闭。如不给予前列腺素阻止动脉导管关闭，病儿很快发展为心源性休克和死亡。S_2 单一响亮，较少闻及其他收缩期杂音。根据急诊超声心动图明确诊断。治疗施行分期手术或心脏移植。

左心发育不良综合征（hypoplastic left heart syndrome）占先天性心脏畸形的 2%。因为二尖瓣，来自肺循环进入左房的氧合血不能进入发育不良（常合并主动脉瓣闭锁）的左室，而通过心房水平的交通进入右房，与非氧合血混合（图 295-9）。这种相对不饱和血存在于右心室中，通过右室进入肺动脉，或可通过动脉导管进入体循环。全身血流依靠右向左分流的动脉导管来供应，因此近期生存取决于动脉导管的开放。

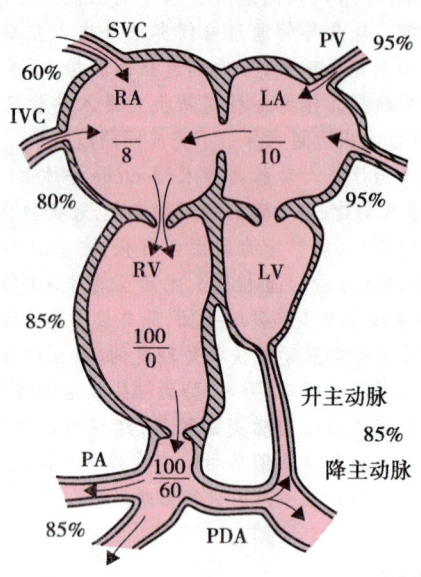

图 295-9 左心发育不全。 左心室、升主动脉、主动脉和二尖瓣发育不良；也可有房间隔缺损和动脉导管未闭。AO，主动脉；IVC，下腔静脉；LA，左心房；LV，左心室；PA，肺动脉；PDA，动脉导管未闭；PV，肺静脉；RA，右心房；RV，右心室；SVC，上腔大静脉

症状及体征

症状出现于生后 24～48 小时动脉导管开始关闭时，随即出现心源性休克（包括呼吸急促、呼吸困难、脉搏细弱、苍白、发绀、低体温、代谢性酸中毒、嗜睡、少尿和无尿）。当体循环血流灌注减少时，冠脉和脑的灌注明显减少，可以导致心肌梗死和脑梗死。如果动脉导管不能再开放，患儿很快死亡。

体格检查可见非常活跃的心前区合并与非常差的外周灌注、四肢冰凉、皮肤蓝灰，并且不存在或几乎无法察觉脉搏。S_2 单一响亮。有时可闻及柔和的非特异性收缩期杂音。严重代谢性酸中毒是其特征性表现。

诊断

■ 胸片和心电图
■ 超声心动图

根据临床表现考虑诊断，尤其是吸氧后代谢性酸中毒加重的新生儿；氧降低肺血管阻力，从而增加了右心室输出量的相对比例，更多的血液进入到肺部，而不是通过动脉导管进入到体循环。根据急诊超声心动图明确诊断。手术前常需心导管检查进一步明确解剖情况。

胸片显示心影扩大、肺静脉瘀血和肺水肿。心电图示右室肥大。

治疗

■ 前列腺素 E_1（PGE_1）静脉滴注

- 分期手术修复
- 有时心脏移植

受累患儿出生后应立即进入新生儿重症监护或儿科心脏重症监护室。应建立安全的血管通路,快速通过脐静脉和/或外周静脉输液,不论何种通道更快。PGE_1[开始剂量为 $0.01 \sim 0.1 \mu g/(kg \cdot min)$ 静脉注射]以阻止动脉导管的闭合或使闭合的动脉导管重新开放。新生儿通常需要气管插管机械通气。代谢性酸中毒给予 $NaHCO_3$ 治疗。伴有心源性休克的严重病例需给予利尿剂或缩血管药物(如米立农)改善心功能和控制心脏容量负荷。保持比较高的肺血管阻力和低全身血管阻力,以防止全身灌注的负荷时,标记的肺过量循环,这是关键。这些的电阻量程维护避免高氧、碱、低钙血症,所有这些都可能导致肺血管扩张。因为氧是最有效的肺血管扩张剂,婴儿给婴儿吸入室内空气或甚至低氧混合气体,目标是 70%~80% 饱和度。如果婴儿需要机械通气,PCO_2 可控制在正常或轻度升高的范围内。全身血管阻力的管理,避免或尽量减少,血管收缩药的使用(如肾上腺素或高剂量的多巴胺)。米力农可能是有益的,因为它可以造成全身血管舒张作用。

> **经验与提示**
> - 保持相对高的肺血管阻力和低全身血管阻力,以避免牺牲体循环灌注时肺循环量增加

生存病例需要行分期手术以改变右心结构,使之具有左心功能并控制肺血流量。

第一期,生后第一周进行 Norwood 术:分离并切断肺动脉,远段给予补片关闭肺动脉,结扎动脉导管。将主肺动脉切断,远端用补片缝闭,将发育不良的主动脉和近端肺动脉结合入新的主动脉内。结扎动脉导管。通过施行右侧改良 Blalock-Taussig 分流术(参见第 2236 页)或右心室-肺动脉通道(Sano 改良)重建肺血流。最后,扩大房间隔交通。另一种替代的杂交手术,通常心脏外科医生和介入心脏病专家的共同努力,包括支架置入开放性动脉导管(维持体循环血流),并行双侧肺动脉分支环缩术(限制肺血流量)。在一些中心,杂交手术是针对高风险的患者(如早产儿,患有多器官功能障碍)。

第二期,3~6 个月时完成,行双向 Glenn 手术或半 Fontan 手术(上腔静脉与右肺动脉端侧吻合)。第三期,18~36 个月时完成,行改良 Fontan 手术(参见第 2236 页)。一期手术后生存率为 75%,二期手术后为 95%,三期手术后生存率为 90%。手术矫治后 5 年的总体生存率约为 70%。与其他复杂先天性心脏病的孩子一样,由于存活者存在一定程度神经发育障碍的问题,可能因为存在神经系统发育异常或多阶段手术期间发生的明显的或隐匿性中枢神经系统灌注不足或血栓栓塞。

在一些心脏中心,心脏移植被认为是左心发育不良综合征的手术选项,然而,必须给予 PGE_1 输注与仔细的肺及全身血管阻力管理,直至有心脏供体。但是心脏供体非常少,约 20% 的患儿在等待心脏移植的过程中死亡。移植后 5 年生存率与分期手术是相似的。心脏移植后常需抗免疫排斥药物治疗。这些药物使患儿对感染更敏感,在大于 5 年以上的患者中相当大比例的患者存在冠状动脉的病理变化,且唯一的移植冠状动脉病变的治疗方法就是再移植。

对于感染性心内膜炎的预防,建议术前预防,但只要求在修复后的前 6 个月内预防,除非患儿仍青紫,或存在毗邻手术补片或假体材料的残留缺损。

> **关键点**
> - 左心发育不良综合征包括左心室和升主动脉发育不良、主动脉瓣和二尖瓣发育不良、房间隔缺损和大的动脉导管未闭对于体循环血流量是必要的(因而立即生存)
> - 在生后 24 小时到 48 小时,当动脉导管开始关闭时,心源性休克症状(如呼吸急促,呼吸困难,脉搏微弱,脸色苍白,发绀,体温,代谢性酸中毒,嗜睡,少尿或无尿)出现
> - 最初,给 PGE_1 保持动脉导管开放,尽可能少吸氧(以避免在牺牲体循环为代价增加肺血流量),并避免血管收缩;按需给予 $NaHCO_3$
> - 确定性治疗需要分期手术

完全性肺静脉异位引流

对于完全性肺静脉异位引流,肺静脉不与左房相连。相反,全部的肺静脉经由一个或一个以上永久性胚胎连接回流到体静脉循环中。如果肺静脉引流部位没有梗阻,青紫比较轻微,患儿症状轻。而当合并严重的梗阻,则会出现严重的新生儿青紫、肺水肿和肺高压。根据超声心动图可明确诊断。需外科手术纠治。

完全性肺静脉异位引流(TAPVR,图 295-10)占先天性心脏畸形的 1%~2%。临床表现取决于肺静脉和右心循环

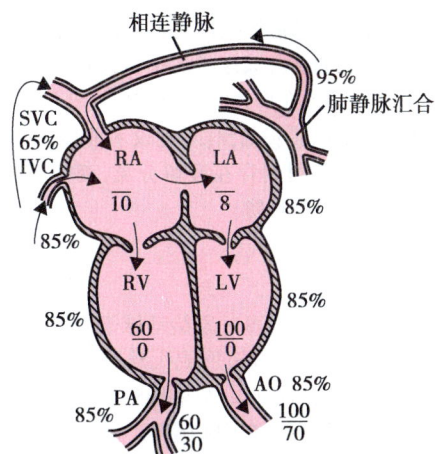

图 295-10 完全性肺静脉异位。 肺静脉不与左房相连,而是通过多种方式与体循环静脉相连。体循环的血流取决于右心房水平右向左的分流量。AO,主动脉;IVC,下腔静脉;LA,左心房;LV,左心室;PA,肺动脉;RA,右心房;RV,右心室;SVC,上腔静脉

的汇流情况。最常见的类型包括：
- 通过升左垂直静脉汇入无名静脉（心上型 TAPVR）
- 通过一支下行的静脉汇入膈下的门静脉循环（心下型 TAPVR）
- 共同肺静脉汇入冠状窦（心内型 TAPVR）

上述第二种类型将会造成严重的梗阻，导致严重的肺水肿以及对吸氧无反应的青紫。另外两种类型尚不会有梗阻，在出生后 1 个月左右会出现心力衰竭的轻度体征和轻度的青紫。

症状及体征

新生儿肺静脉引流部位如合并严重的梗阻，则会出现严重的肺高压、肺水肿和青紫。查体可及胸骨旁抬举和单纯性 S_2 增强，不伴明显的杂音。

如肺静脉引流部位不合并梗阻，可能会出现心力衰竭的症状，查体可及心前区抬举以及胸骨左缘响亮的 2～3/6 级舒张期杂音和 S_2 分裂。胸骨左缘下方可闻及舒张期中度的三尖瓣反流杂音。某些无梗阻的心上型或心内型 TAPVR 的婴儿可无症状。

诊断

- 胸部 X 线片和心电图
- 超声心动图

通过胸片怀疑，最终根据超声心动图可确诊。心导管诊断很少采用，心脏 MRI 或 CTA 可用来更好地描绘肺静脉引流的具体解剖。

胸片示心脏偏小以及当有肺静脉梗阻时严重的弥漫性肺水肿；其他情况下则会有心脏增大伴增多的血管影。心电图室电轴右偏、右室肥大和可能出现的右房增大。

治疗

- 外科手术纠治
- 治疗手术前，利用药物治疗心力衰竭（如利尿剂，地高辛，血管紧张素转化酶抑制药）

膈下引流梗阻的新生儿需外科紧急治疗。较大的新生儿心力衰竭治疗后，情况一旦稳定应立即进行外科手术。

外科的修复包括肺静脉共汇处和左房后壁大的吻合术以及体循环静脉端的结扎减压术。引流入冠状窦类型的治疗与前者不同，包括入左房处的去顶以及关闭右房开口。

对于感染性心内膜炎的预防，建议术前预防，但除非有毗邻手术补片或假体材料存在残留分流，否则只要求在修复后的前 6 个月内进行预防。

永存动脉干

动脉单干是指胚胎发育时原始动脉干未能分隔为两大动脉（肺动脉与主动脉），以至形成大动脉干骑跨于大的膜周部室间隔缺损之上的畸形。结果导致氧合血和非氧合血混合进入体循环、肺循环和冠脉循环。症状包括：发绀、喂养困难、出汗、呼吸急促。S_1 正常，S_2 响亮单一，杂音可以多样。根据超声心动图或心导管检查诊断。治疗主要是手术治疗。

永存动脉干（图 295-11）占先天性心脏畸形的 1%～2%。约 35% 的患儿伴有迪格奥尔格综合征（DiGeorge syndrome）

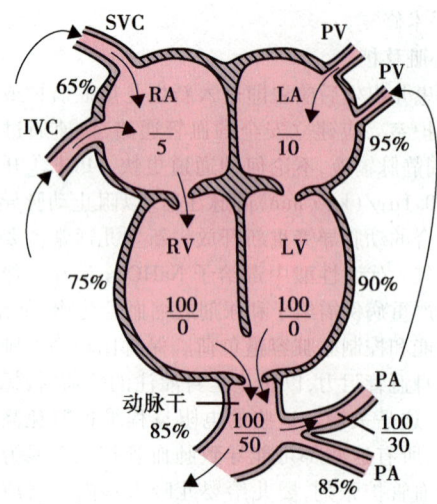

图 295-11　动脉干。 原始动脉干没有分化为肺动脉和主动脉，造成单一大动脉干骑跨于一个大的室间隔缺损之上。IVC，下腔静脉；LA，左心房；LV，左心室；PA，肺动脉；PV，肺静脉；RA，右心房；RV，右心室；SVC，上腔大静脉

和 velocardiofacial 综合征。

分类　目前正在使用的分类系统有数个。

第一种分类系统是由 Collett 和 Edwards 确立的
- Ⅰ型：主肺动脉起源于动脉干，然后分出左、右肺动脉
- Ⅱ型：右肺动脉和左肺动脉分别从动脉干的后方和侧方发出
- Ⅲ型：右肺动脉和左肺动脉从彼此相当远的主干根部外侧发出
- Ⅳ型：通过降主动脉侧支血管供应两支肺动脉（Ⅳ型目前被归入法洛四联症合并肺动脉闭锁）

由 Van Praagh 更新的分类系统由 A 型［动脉干同室间隔缺损（VSD）］和非常罕见的 B 型（动脉干无 VSD）。A 型细分为 4 种类型：
- A1 型：主肺动脉起源于动脉干，然后分出左、右肺动脉
- A2 型：右肺动脉和左肺动脉分别从动脉干的后方发出
- A3 型：一侧肺是由从动脉干发出的肺血管供血，而另一侧肺（通常为左侧）则是由导管般的侧支循环供血
- A4 型：动脉干是一个大型肺动脉，而主动脉弓离断或存在主动脉缩窄

动脉干瓣膜可能相当异常，伴有狭窄，关闭不全，或者两者兼之。可以合并其他心脏畸形（如右位主动脉弓、主动脉弓离断、冠状动脉畸形、房室隔缺损），这些畸形与高手术死亡率相关。

动脉单干的病理生理结果包括：轻度发绀、明显的肺循环超负荷、心力衰竭。

症状及体征

新生儿在生后数周表现为轻度发绀和心力衰竭的症状和体征（呼吸急促、喂养困难和发汗）。体格检查可见心前区搏动明显，脉压增强，S_2 单一响亮，和喷射性喀喇音。胸骨左缘可闻及 2～4/6 级全收缩期杂音。当肺血增加时，心尖区可闻及二尖瓣中度舒张期杂音。当动脉干瓣膜功能不全时，于胸骨左缘可闻及高调的渐弱的舒张期杂音。

诊断

- 胸部 X 线和心电图
- 超声心动图
- 偶尔行心导管检查,心脏 MRI 或 CT 血管造影

诊断根据临床、胸片、心电图,根据二维彩色多普勒超声心动图确诊。术前为明确解剖心导管检查常是必要的,但是心脏 MRI 或 CT 血管造影能够取代导尿的需求。

X 线胸片示心影大和肺血增加,右位主动脉弓(约占30%)和相对高位肺动脉。心电图常示双室肥大。实际上肺血过多还可以导致左房肥大。

治疗

- 手术修复
- 治疗手术前,利用药物治疗心力衰竭(如利尿剂,地高辛,血管紧张素转化酶抑制药)

合并心力衰竭给予利尿剂、地高辛和血管紧张素转化酶抑制药,随即尽早手术。Ⅳ应用前列腺素是无效的。

外科治疗为一期矫治术。关闭室间隔缺损使左室射血入动脉干。带/不带瓣的外管道连接右室与肺动脉的汇合处。近年的手术死亡率低至 10%。由于管道是在婴儿早期放置的,随着孩子的成长,它的大小变得不足,在儿童期,管道必须修改。分支肺动脉狭窄是一种常见的后遗症。

对于感染性心内膜炎的预防,建议术前预防,但除非有毗邻手术补片或假体材料存在残留分流,否则只要求在修复后的前 6 个月内进行预防。

关键点

- 对于永存动脉干,原始动脉干没有分化为肺动脉和主动脉,造成单一大动脉干骑跨于一个大的室间隔缺损(VSD)之上
- 基于肺动脉起源和并发畸形来区分不同类型的永存动脉干
- 患者出现轻度发绀,显著的肺循环超负荷,和心力衰竭(HF);沿胸骨左缘可闻及 2~4/6 级收缩期杂音,心尖处可闻及舒张中期二尖瓣血流杂音
- 采用利尿剂,地高辛和血管紧张素转化酶抑制药来治疗心力衰竭,前列腺素输注对治疗是没有帮助的
- 外科手术早期纠治;随着孩子的成长,通常需要一次或多次纠治

艾森曼格综合征

(肺血管梗阻性疾病)

艾森曼格综合征(Eisenmenger Syndrome)是由于未纠正的大型心内左向右分流的一种并发症。随时间延长,肺血管阻力增加,使左向右分流变为双向分流,接着变为右向左分流。非氧合血进入体循环,引起缺氧症状。杂音和心音取决于基础病变的类型。根据超声心动图或心导管检查诊断。治疗通常为支持治疗,但是当症状严重时,可以考虑心肺移植。推荐行心内膜炎预防治疗。

可能导致艾森曼格综合征的先天性心脏畸形有:

- 室间隔缺损
- 房室管缺损
- 房间隔缺损
- 动脉导管未闭
- 动脉干
- 大动脉转位

在美国,由于此类先天性心脏病的早期诊断和治疗,该综合征的发病率明显减少。

右向左分流导致艾森曼格综合征,引起发绀机器并发症。体循环血氧饱和度减低导致杵状指(趾)、继发性红细胞增多症、高黏滞血症、咯血、中枢神经系统中枢神经系统事件(如脑脓肿、脑血管意外),以及红细胞循环增加导致的并发症(如高尿酸血症导致痛风、高胆红素血症导致胆石症、伴/不伴贫血的铁缺乏症)。

症状及体征

通常直到 20~40 岁方有症状,包括:发绀、晕厥、劳累后呼吸困难、疲乏、胸痛、心悸、房性和室性心律失常、少见的右心衰竭(肝大、外周性水肿、颈静脉扩张)。

咯血是晚期的症状。还可有脑血栓形成、脑脓肿或心内膜炎的症状。

继发性红细胞增多可以引起症状(如短暂脑缺血发作和言语不清或其他神经系统症状、视觉障碍、头痛、疲劳加重和血栓形成)。胆石症可引起腹痛。

体检可见中央性发绀和杵状指(趾)。右心衰竭(参见第 599 页)的体征是少见的。三尖瓣反流时于胸骨左缘下方可闻及全收缩期杂音。肺动脉瓣关闭不全时于胸骨左缘可闻及渐弱的舒张早期杂音。常可闻及响亮的 S_2 和喷射性咯喇音。约 1/3 的患儿伴有脊柱侧弯。

诊断

- 胸片和心电图
- 超声心动图或心导管

根据先心病的未治疗史考虑诊断,胸片和 ECG 给予支持诊断,确诊根据二维彩色多普勒超声心动图。心导管检查通常用于测量肺动脉压力,肺血管阻力和应对肺血管扩张剂的反应。

实验室检查显示红细胞增多,血细胞比容>55%。铁缺乏状态提示红细胞循环增加(小红细胞症)、高尿酸血症和高胆红素血症。

胸片可以显示中央肺动脉突出、外周肺血减少、右心扩大。ECG 示右室肥大,心电轴右偏,有时右房也肥大。

治疗

- 药物,以降低肺动脉压力(如依前列醇拮抗剂,内皮素受体拮抗剂,氧化亚氮促进剂)
- 支持疗法
- 心脏和肺移植

实际上,早期手术治疗基础病变可以预防艾森曼格综合征的发生。一旦症状出现没有特效的治疗。降低肺动脉压力的药物正在研究中。包括:依前列醇拮抗剂(曲罗尼尔、依前列醇)、内皮素拮抗剂(波生坦)和氧化亚氮增强剂

（西地那非）。

支持治疗包括：避免加重这种综合征的情况（如怀孕、血容量不足、剧烈锻炼和登高）；给氧治疗。症状性红细胞增多症是可以治疗的，谨慎放血，以降低血细胞比容 55%~65%，同时用生理盐水量更换。然而，无论血细胞比容，放血如何，补偿和无症状性红细胞增多症都并不需要放血，最终导致缺铁，且不改变自然的历史。高尿酸血症可以给予别嘌醇，300mg 口服，每日 1 次。华法林抗凝治疗潜在有害，它的使用应个体化，阿司匹林 81mg 口服，每日 1 次，以减少血栓并发症的发生。

生存期根据基础病变的严重性和类型不等，20~50 岁；平均死亡年龄是 37 岁。然而，极低的运动耐受和继发的并发症严重影响了患儿的生活质量。

心肺联合移植是治疗的选择，但是对具有严重症状和不可接受的生活质量的患者来说是保留的。移植后的远期生存率也不是很乐观。

所有的患者应该在容易造成菌血症的口腔或手术前给予感染性心内膜炎的预防。

> **关键点**
> - 涉及大型心内左向右分流的心脏畸形往往最终会导致肺血管阻力增加，这首先引起双向分流，最终导致右至左分流（分流反转）
> - 分流反转后，脱氧血进入体循环中，导致缺氧及其并发症（如杵状手指和脚趾，继发性红细胞增多）；红细胞增多症可能导致血液高黏，卒中或其他血栓栓塞性病症，和/或高尿酸血症
> - 通常直到 20~40 岁方有症状，包括：发绀、晕厥、劳累后呼吸困难、疲乏、胸痛、心悸、房性和室性心律失常、少见的右心衰竭
> - 在适当的年龄针对潜在的心脏畸形施行纠治手术，应能够防止艾森曼格综合征
> - 一旦出现症状，目前除了心肺移植手术，尚无特异性的治疗方案，降低肺动脉压力的药物（如环前列腺素拮抗剂，内皮素拮抗剂，氧化亚氮增强剂）正在研究当中

其他先天性心脏畸形

其他结构性先天心脏畸形如下：
- 合并或不合并肺动脉瓣狭窄的单心室
- 肺动脉闭锁伴室间隔完整
- 右室双出口
- 三尖瓣下移畸形
- 先天性纠正型大动脉转位

单心室 这类畸形包括单一功能心室合并任何其他病变，左室发育不良和右室发育不良以及少见的分化不良型的单心室。外科处理：对于肺血流不足的患儿主要通过腔-肺动脉吻合术（如 Blalock-Taussing 分流术，参见第 2236 页）保证适量的肺血流，或针对肺血超负荷采用肺动脉环扎以保护肺血管床。随后，施 Fontan 手术（参见第 2236 页）作为最后的治疗-将功能单心室改变成为唯一的体循环心室。

肺动脉闭锁伴室间隔完整 此畸形大多数伴有三尖瓣和右心室发育不良。冠状动脉异常，尤其是冠状动脉的发育不全的右心室和冠状动脉狭窄的动脉瘘连接，是常见的，对预后和手术选择产生重要影响。

右室双出口 此畸形多伴随多种其他畸形，生理学上取决于室间隔缺损的大小和位置以及是否合并肺动脉狭窄以及肺动脉狭窄的程度。对最多出现的主动脉下室间隔缺损，将室间隔修补完整会使左室射入主动脉。

三尖瓣下移畸形 此种畸形包括三尖瓣的位置异常、间隔发育不良以及三尖瓣后瓣叶发育不良，而前瓣叶的起源和位置多正常。三尖瓣位置的下移畸形出现了瓣膜开口处房化右心室的形成，从而影响其正常功能。这种畸形可能与孕妇服用锂剂有关。伴随的畸形有房间隔缺损、肺动脉狭窄以及沃-帕-怀综合征（Wolff-Parkinson-White syndrome）。

临床表现多样，有新生儿的严重青紫，儿童期心脏扩大伴轻微的青紫以及无症状的仅于成人期出现的房性心律失常或折返性室上性心动过速。症状的出现取决于三尖瓣畸形的程度、功能的紊乱以及旁路的出现（如沃-帕-怀综合征）。由于严重后果的三尖瓣功能不全而出现症状时，可考虑三尖瓣修补手术。

先天性纠正型大动脉转位 这种畸形相对少见，仅占心脏畸形的 0.5%。胎儿心管的正常环化被颠倒，使得房-室和心室-动脉连接异常，其结果是右房与位于右侧的形态左室相连以及左房和位于左侧的形态左室相连。几乎在所有情况中，形态左心室与肺动脉相连而形态右心室与主动脉相连，血液循环在生理上看起来是"正确的"，但大多数患者存在其他畸形：包括室间隔缺损、肺动脉狭窄、三尖瓣下移畸形、其他左侧三尖瓣发育不良、先天性房室传导阻滞、中位心或右位心以及内脏异位综合征。这些畸形引起一系列的临床表现。当患儿到成人期时，一个共同关注的问题就是形态右心室作为体循环心室的功能不全。这种功能不全可能表现为亚临床症状或严重的心肌病和心力衰竭，考虑心脏移植治疗。

少数非结构性心脏畸形包括：
- 先天性完全性心脏传导阻滞
- 先天性代谢异常导致的心肌病

参见第 570 页针对长 QT 综合征和其他遗传性心律失常综合征（有严重的或可能致死的室性心律失常风险）。

296. 先天性颅面部和肌肉骨骼畸形

颅面部和肌肉骨骼畸形在儿童是常见疾病。他们可能只涉及单一的，特定部位（如唇裂、腭裂、马蹄内翻足），或者是多个先天性异常[如腭心面综合征，特雷彻·柯林斯综合征（Treacher Collins syndrome）]综合征的一部分。仔细的临床评估可能是有必要的，将孤立性异常与不典型或轻度表现的综合征区分开来。

先天性异常可分为变形或畸形。

变形 是指在形状上的改变，是由于妊娠后期子宫内不正常的压力和/或定位所引起的。变形约占活产婴儿的2%；某些变形会在生后几天内自行纠正，但其他一些变形则持续存在，需要治疗。

畸形 是指正常器官和组织发育中出现的错误。原因包括染色体异常，单基因缺陷，致畸剂，或遗传和环境因素的组合；特发性病例的数量在逐渐降低。先天畸形大约占活产婴儿的3%~5%。临床遗传学家应评估受影响的患者以明确诊断，这对于制订最佳的治疗方案至关重要，提供预期指导和遗传咨询，并识别具有相似问题的亲戚。

先天性多发性关节挛缩

先天性多关节挛缩症是指各种先天性关节运动限制。智力是比较正常的，除非是由某种疾病或综合征造成关节弯曲，而这种疾病或综合征同时也影响智力，患儿的智力才会有所缺陷。

关节挛缩是不是一个具体的诊断，而是先天性挛缩的临床表现；可涵盖>300 的不同病症。不同的研究说得出的发病率各异，约为活产婴儿的 1/12 000~1/3 000。对于具有潜在疾病的患儿，围产儿死亡率更是高达 32%，因此建立一个具体的诊断是预后和遗传咨询非常重要。

主要有两种类型的先天性多发性关节挛缩（AMC）：

- **肌发育不全（经典关节弯曲）**：多发对称性挛缩，好发于四肢。受累的肌肉发育不良，并有纤维及脂肪变性。智力通常是正常的。由于肌肉形成的缺乏，约 10%的患者有腹部异常（如腹裂，肠闭锁）。几乎所有的病例均为散发
- **远端关节弯曲**：手和脚都受累，但大关节通常并无异常。远端关节弯曲是一组异质性病症，其中有许多病症与大量编码收缩组件的基因中的某一个特定基因缺陷相关。许多远端关节完全被视为常染色体显性遗传疾病，但是目前也已发现 X 染色体遗传。

病因

任何影响子宫运动的状况>3 周，都有可能会导致 AMC。原因可能包括：

- 物理运动限制（如由于子宫畸形，多胎妊娠，羊水过少）引起胎儿运动不能/运动功能减退综合征（Pena-Shokeir 综合征），通常与肺发育不良相关。
- 产妇疾病（如多发性硬化症，子宫血管受损）
- 影响胎儿的遗传疾病（如神经病变，肌病，包括肌营养不良症，结缔组织异常；胎儿的血管受损；前角细胞疾病）

AMC 已与超过 35 个特定的遗传性疾病相关联（如脊髓性肌萎缩症 I 型，18 三体综合征）。

症状及体征

出生时症状明显，全身屈曲或关节僵硬，即先天性多关节挛缩。AMC 不是进行性加重；但是引起 AMC 的原因（如肌营养不良）可能继续加重。受累关节屈曲或过伸。AMC 的典型临床表现包括肩关节内收、内旋，肘关节过伸，腕关节、指间关节屈曲。髋关节可能脱位，通常伴有轻度屈曲。膝关节过伸，足常呈马蹄内翻足样。下肢肌肉发育不良，肢体缺乏肌肉外观，呈管状。有时屈曲关节的腹面可呈现软组织蹼翼。脊柱可能侧弯。除了长骨较细长外，其他骨骼的 X 线正常。治疗障碍可能是严重的。值得注意的是，某些儿童可能患有原发性中枢神经功能障碍，但是其智力通常不受影响。

气管插管手术过程中可能会很困难，因为儿童有小的不动颚。先天性多关节挛缩较少伴随的其他畸形包括小头畸形、腭裂、隐睾、泌尿道和心脏畸形。这些检查结果提升了对潜在染色体缺陷或遗传综合征的怀疑。

诊断

- **临床评估**
- **病因检查**

如果新生儿患有多发挛缩，初步评估应明确疾病是否为肌发育不全，远端关节弯曲，或是另一种综合征，多发挛缩与不相关的先天性异常和/或代谢紊乱相关联。如条件允许，临床遗传专家应协调评估和治疗的过程；通常情况下，许多专业的人员都涉及其中。当出现发育迟缓和/或其他先天异常，怀疑 AMC 的形式的综合征时，应对这些患者进行中枢神经系统疾病评估和监测，是否存在神经症状进展。

评估也应包括针对相关生理异常，染色体异常和遗传异常的全面评估。需要评估的特定疾病包括 Freeman-Sheldon 综合征，心手综合征，Larsen 综合征，Miller 综合征，多发性翼状胬肉综合征和迪格奥尔格综合征（22q11 微缺失综合征）。检测通常从染色体微阵列分析开始，随后进行特定的基因检测，这些检测是个体化的，或是许多遗传实验室所采用的标准面板。肌电图和肌肉活检对诊断是神经性还是肌性病变有帮助。肌肉活检多表现为肌纤维发育不良，伴随有纤维和脂肪组织的增生，替代了正常的肌纤维。

治疗

- 关节操作和塑性
- 有时需手术治疗

早期作矫形处理及物理治疗。在生后几月内推拿可促使关节挛缩得到相当大的缓解。矫形治疗可能有帮助。虽然后期需要手术以恢复关节角度,但很少能改进关节的活动度。肌肉转移可以改善关节功能(外科手术转移肱三头肌使肘关节能屈曲)。2/3 的病例治疗后可以独立步行。

常见的先天性肢体缺损

先天性肢体缺损包括出生时即存在的肢体缺失、不完整、多余,或异常发育。

肢体缺失 先天性截肢或肢体缺损是指出生时肢体缺失或不完整。活产婴儿总体患病率为 7.9/10 000。大多数的病因为原发性的宫内生长抑制或继发性的宫内胚胎组织破坏。上肢更常受累。

先天性肢体缺失的病因有很多,往往是作为各种先天性综合征的一个组成部分而发生。目前已知致畸药物(如沙利度胺,维生素 A)是肢体发育不全/缺失的病因。先天性截肢的最常见的原因是血管破裂缺损,如羊膜带相关的肢体缺陷,其中羊膜缠绕变松,或是与胎儿组织融合。

肢体缺失可以是:

- 纵向(多见)
- 横向

纵向缺损 发生特定的发育不全,比如,桡骨、腓骨、胫骨完全或部分缺损。放射线缺失是最常见的上肢缺损,腓骨发育不全是最常见的下肢缺损。大约 2/3 的病例与其他先天性疾病,包括 Adams-Oliver 综合征(表皮发育不全与先天性颅骨骨骼和终端的横向肢体畸形的部分再生障碍性贫血),心手综合征,TAR 综合征(相关 thrombocytopenia-absent radius)和 VACTERL 综合征(vertebral anomalies, anal atresia, cardiac malformations, tracheoesophageal fistula, renal anomalies and radial aplasia,以及 limb anomalies)。

横向缺损 此水平远端所有部分都丧失,患肢就像一条被截肢的残肢。羊膜带是最常见的原因;缺损的程度因带的位置不同而不同。通常情况下,并无其他缺损或异常。余下的病例大多是归因于潜在的遗传综合征如 Adams-Oliver 综合征或染色体异常。

患有横向、纵向肢体缺损的婴儿,取决于致病原因,可能伴有骨发育不全、成骨分叉、骨融合、骨重叠、脱位或其他骨畸形。一个或多肢体受累,每个肢体缺陷类型都不一样。中枢神经系统异常是罕见的。

多指(趾) 多指是指存在多余的指头,是最常见的先天性肢体变形。这种变形分为内侧、中央和轴后。

轴前多指(趾): 是指一个额外的拇指或 27FF9 趾。临床表现发热范围从广泛的或重复的远端指骨,直至完全的手指重复。它可能单独发生,可能是常染色体显性遗传,或者它可以是某些遗传综合征,包括 acrocallosal 综合征(与发育迟缓和胼胝体缺陷),Carpenter-Pfeiffer 综合征(颅缝),范可尼和先天性纯红细胞再生障碍性贫血和心手综合征(先天性心脏缺陷)。

中央多指(趾): 是罕见的,涉及环,中,示指的重复。它可与并指和裂手相关联。大多数病例都是综合征。

轴后多指(趾): 是最常见的,并涉及在肢体上的尺/腓骨侧的额外的手指或足趾。最常见的是,额外的手指是发育不全的,单也可以是完全发育的。对于非洲非洲后裔,这种类型的多指(趾)通常是孤立性缺陷。而对于其他人种,它更经常与具有多个先天性异常或染色体缺陷的综合征相关。在这些综合征中,需要考虑的是端部多发性并指综合征,梅克尔综合征,Ellis-van 综合征,McKusick-Kaufman 综合征,唐氏综合征和巴尔得-别德尔综合征(Bardet-Biedl syndrome)。

并指(趾) 并指是指手指或脚趾的蹼或融合。数种类型业已明确,且多数遵循常染色体显性遗传。简单并指仅涉及软组织融合,而复杂的指畸形也涉及骨头融合。复杂并指存在于阿佩尔综合征(Apert syndrome)(颅缝)中。环指和小指的指畸形常见于眼、牙、指(趾)发育不良。史-莱-奥综合征(Smith-Lemli-Opitz syndrome)表现为第二和第三脚趾并指畸形,以及多个其他先天性异常。

诊断

- 常规 X 线检查
- 有时需要进行基因检测

通常情况下,行 X 线检查以明确受累的骨。如果缺陷看起来呈家族性或怀疑遗传综合征时,评估还应包括其他生理,染色体或遗传异常的全面评估。如果条件许可,由临床遗传学家的评估是非常有用的。

治疗

- 假体

治疗需要高度个体化,主要在于假肢设备,在下肢缺损或上肢完全或接近完全缺损时,假肢非常有用。如果前臂和手有一点活动能力,不管畸形怎样,在手术前或安装假肢前必须正确评价其功能状况。只有在评估了损失的功能和心理影响以及截肢对于假体进行装配的必要时,才应考虑肢体或肢体部分的治疗性截肢。

上肢假肢应该被设计成能适合更多的要求。一个儿童成功地使用一只早已适应的假肢,在生长发育过程中,将成为其肢体的一部分。婴儿假肢设备应尽可能简单和耐久。许多有先天性肢体短缺的儿童,在有效的矫治、辅助治疗下,可过正常的生活。

先天性颅面部畸形

先天性颅面畸形是头部及面部骨骼的异常生长和/或发育所引起的一类缺陷。

各种各样的颅面部畸形(CFA)源于第一、二对鳃弓的发育异常,两者在妊娠第二月发育为颅骨和耳。其病因包括有超过数千个的遗传综合征,以及产前环境因素(如服用维生素 A 和丙戊酸)。

这里讨论的每一个具体先天性异常的都通常都与许多不同的遗传综合征相关,其中一些已经被命名(如特雷彻·柯林斯综合征)。由于存在大量的综合征,因而我们的讨论集中于不同的结构表现。许多具体证候的详细信息,可从在线的人孟德尔遗传®(OMIM®)遗传性疾病类中查找到。

一般来说,应评估颅面部畸形的孩子其他相关生理异常和发育迟缓,可能需要治疗和/或帮助识别特定的综合征和病因。潜在综合征的鉴定对于预后及家庭咨询是很重要的;如果有条件,临床遗传专家可以帮助指导评估。

大头畸形 大头畸形(巨头)是指头围超过同年龄平均值3个标准差以上。有两种类型。

对于不成比例的大头畸形,头部大小较之儿童的身体不成比例地增大;而受影响的儿童罹患自闭症,发育障碍和癫痫发作的风险高。

对于成比例大头畸形,头部看起来和身体成比例地增大(即大的头部与一个大身材相关联),应考虑过度生长综合征(如生长激素过量)。

评价应包括3代家族史,发育和神经系统的评估,检查肢体是否不对称,有误皮肤损伤和行脑MRI检查。有时不成比例的大头畸形是家族性的,不与其他异常情况,并发症,或发育迟缓相关联;这种形式是一种常染色体显性模式,这样至少有一个家长的头围增大。要考虑的诊断包括神经纤维瘤病的 I 型,脆性 X 综合征,儿童巨脑综合征和溶酶体贮积症。

小头畸形 小头畸形头围超过同年龄的平均值2个标准差以上。对于小头畸形,头是相对于身体其余部分不成比例的缩小。小头畸形有许多染色体或环境因素病因,包括产前药物,酒精,或辐射照射,产前感染[如TORCH(弓形虫病,其他病原体,风疹,巨细胞病毒,单纯疱疹)和可能兹卡病毒],以及控制不良的产妇苯丙酮尿症。小头畸形也是>400个遗传综合征的某一表现。小头畸形本身的预后包括神经系统发育障碍(如癫痫症,智力障碍,痉挛)。

评价应包括详细的产前病史,以确定风险因素,发育和神经系统的评估以及脑MRI检查。主常染色体隐性遗传的小头畸形可能涉及至少4个基因中的一个或多个基因缺陷。

需要考虑的遗传综合征是Seckel综合征,史-莱-奥综合征,由于DNA修复缺陷的综合征[如范可尼和科凯恩综合征(Cockayne syndrome)],和快乐木偶综合征(Angelman syndrome)。对受累的儿童的父母,随后的后代出现病症的风险可能会高达25%,这取决于存在何种综合征,因此临床遗传评估是有必要的。

颅缝早闭 颅缝早闭是一个或多个颅骨缝线的过早融合,由于生长的方向垂直于所述封闭缝合而导致生长受限,这将导致一个特征性的颅骨畸形。它发生在1/2 500的活产婴儿中。基于融合颅缝的不同,颅缝早闭可被分为几类。

矢状面颅 是最常见的类型,并导致一窄和长的颅骨(长头)。大多数病例是孤立和散发的,具有传给后代的风险<3%。多达40%~50%的患者可存在学习障碍。

冠状颅缝早闭 是第二个最常见的类型,可以是双边的,造成短而宽的头骨(短头),或单侧,造成颅骨角畸形(斜头畸形)。真性斜头(即由于颅缝早闭引起)经常导致非对称轨道,与扁头综合征相区别,这是由于斜颈或主要在一侧放置婴儿和不会导致非对称轨道区分。对于体位性扁平,颅骨的背面一侧平坦化,同一侧前额突出,并且在扁平侧的耳朵可以向前移,但轨道仍保持对称。约25%的冠状颅病例是综合征,以及由于单基因突变或染色体缺陷造成的。冠状颅缝早闭通常与克鲁宗综合征(Crouzon syndrome),Muenke综合征,Pfeiffer综合征,Saethre-Chotzen综合征,Carpenter综合征,或者阿佩尔综合征(Apert syndrome)中面部和颅外异常有关。

眼睛异常 眼距过宽:是指眼距增宽,通过测量瞳距增大来确诊,出现在数个先天综合征中,包括额鼻发育不良(存在中线面部裂和脑畸形),颅面部发育不良(存在颅缝早闭),和Aarskog综合征(存在四肢和生殖器异常)。

眼距过窄:是指眼间距变窄,测量瞳距减小来确诊。这种不正常现象应提高前脑无裂畸形(中线大脑异常)的怀疑。

眼残缺:是指可能影响眼睑,虹膜,视网膜,或一个或两个眼睛的视神经眼睛的结构的间隙。眼睑缺损经常与眼球表面皮样囊肿有关,并多见于无脸症,Nager综合征,以及戈尔登哈尔综合征(Goldenhar syndrome)。虹膜缺损增加了CHARGE的可能性(眼残缺,心脏缺陷,后鼻孔闭锁,智力和/或神经发育延缓,性腺发育不全,耳畸形),猫眼综合征,歌舞伎综合征或Aicardi综合征。

小眼畸形:是小眼球,可能是单侧或双侧的。即使是单侧,另一只眼也经常存在轻度异常(如小角膜,缺损,先天性白内障)。它会导致威及视力的并发症,如闭角型青光眼,视网膜脉络膜病变(如葡萄膜渗漏),斜视,弱视。原因包括出生前暴露于致畸剂、酒精和感染(TORCH),以及众多的染色体或遗传疾病,其中有一些是由其他临床特征所提示的。小眼球经常并发生长发育迟缓,这是由染色体紊乱所引起的。

面部不对称考虑戈尔登哈尔综合征或特雷彻·柯林斯综合征;手异常提示13三体综合征,oculo-dental-digital综合征或胎儿酒精综合征;生殖器异常可能提示染色体缺陷,Fraser综合征,或CHARGE综合征。

无眼:是完全没有眼球,>50个遗传综合征都存在该表型,这些综合征是由于染色体异常或数个基因(如*SOX2*,*OTX2*,*BMP4*)中某一个基因的突变所引起的。当皮肤覆盖在眼眶上,这种异常称为隐眼,这提示Fraser综合征,Nager综合征或眼炎-智力低下。

唇裂和腭裂 唇裂,唇腭裂和孤立腭裂,统称为唇腭裂(OCS)。唇腭裂是头部的最常见的先天性畸形,在活产婴儿中的总体发病率是2.1/1 000。发病与环境因素和遗传因素有关。产前孕母吸烟和酗酒发病风险增加。唇腭裂患儿的母亲再生育时,后代患病风险增加。孕前和妊娠前3个月服用叶酸可以降低唇腭裂发生率。

唇腭裂可被分为两种类型:
- 综合征(30%)
- 非综合征(70%)

综合征 唇腭裂是那些存在于已认知的先天性综合征

或多个先天性异常患者的唇腭裂。这些唇腭裂是由染色体异常和已明确的单基因综合征引起的。

非综合征性(孤立性) 唇腭裂是指不存在相关异常或发育迟缓的患儿的唇腭裂。许多不同的基因突变可引起表型,包括综合征唇腭裂所涉及的某些基因的突变,这提示综合征和非综合征唇腭裂存在明显的重叠。

腭裂的范围可以累及软腭到硬腭、上颌骨齿槽,嘴唇可完全裂开。轻型是悬雍垂分叉。也可仅发生局限性的唇裂。

腭裂会影响进食和语言的发育。治疗目的是确保正常喂养、讲话和上颌的生长,避免瘘管形成。

早期治疗,等待手术修复,依赖于特定的异常,但可能包括专门设计的奶嘴(方便流量),牙科用具(堵塞裂缝,所以哺乳可能发生),进纸器,可榨,提供配方,录音,和人工腭成型,孩子自己的味觉。频繁发作的急性化脓性中耳炎,必须认识和处理。

最终的治疗是外科整形。然而,考虑到切牙骨生长中心的问题,手术的时机还仍有部分争论。腭裂通常分二期手术来完成。唇裂和软腭裂在婴儿期手术修补(3~6个月)。而硬腭裂修补手术则在15~18月龄时施行。外科手术可以明显地改善这些畸形,但如果治疗不恰当就可以引起鼻音,出现面部缺陷、外貌受累以及反流的倾向。牙科、颌面外科、精神病学以及语言的训练等综合治疗可能是必需的。

小颌畸形(小下颌骨) 小颌畸形可能发生在>700遗传综合征中。

Pierre Robin 序列 是小颌的一个常见的表现,特征为U形的裂口软腭和由舌后坠(即下降到咽喉后部的舌)引起上呼吸道阻塞;也可能存在传导性听力损伤。进食可能是困难的,有时发绀发展,这是因为舌头位于后方可能会妨碍咽。俯卧在喂养过程中可能会有所帮助,但不协调,吞咽可能需要鼻饲管饲喂养或胃造口管。如果发绀或呼吸问题仍然存在,就需要气管造口术或手术,可能要纠正舌头的位置(如缝内下唇)。耳科评价是适用的。

大约1/3小颌畸形的患者并发相关异常,这提示存在潜在的染色体缺陷或遗传综合征异常。如果存在其他异常,那么临床遗传专家就可以帮助指导评估,因为潜在的病征对于疾病的预后及家庭咨询是非常重要的。一些需要考虑的诊断包括无脸症[与眼睛的向下倾斜相关,眼睑缺损,畸形的耳郭(畸形)和听力丧失],Nager综合征,戈尔登哈尔综合征(Goldenhar syndrome,眼耳脊椎畸形)和脑肋下颌综合征。

延长的下颌骨的外科治疗能改善外观和功能。在典型的,被称为牵张成骨的手术中,进行截骨术,和分离(分离器)装置附连到两件上。两片之间的距离随着时间的推移,被加宽,新骨生长在放大下颌骨之间。

无颌畸形 先天性下颌关节突缺如(有时伴冠状突、下颌支和下颌体的缺如),是一严重畸形。面部偏离患侧,导致严重错颌;健侧伸长扁平。常合并内耳、中耳、外耳、颞骨、腮腺、咀嚼肌和面神经畸形。要考虑的综合征包括无颌-前脑无裂畸形,无下颌并耳畸形,严重的脑肋下颌综合征,以及Ivemark综合征。

下颌骨和颞下颌关节的X线片或面部CT可显示发育不全的程度和区分发育不良与其他相似面部表现的疾病(不具有以上严重的结构丧失)。通常在手术前完成血管造影检查治疗给予自体骨(肋软骨)移植重建下颌,以防面部畸形的进展。通常颏成形术、骨和软骨移植物、软组织瓣可进一步改善面部对称性。牵拉骨生成技术已经逐渐广泛应用。青少年早期应给予牙齿矫正治疗,帮助纠正错颌畸形。

先天性耳畸形 耳郭畸形(小耳畸形)、外耳道闭锁,可以导致传导性耳聋。这些畸形经常共存,出生时或生后发现。偶尔学校的例行体检发现有耳郭正常合并部分外耳道阻塞。

听力测试(参见第2348页)和颞骨的CT扫描是有必要的,有助于评价可能的骨骼畸形。

治疗包括手术和骨传导助听器,治疗取决于是单侧病变还是双侧病变;是否影响听力、学习和社会发展;是否有并发症(面神经受累、胆脂瘤和中耳炎)。手术为耳郭重建术和/或外耳道、鼓膜和听小骨手术。

先天性髋、腿、足畸形

骨科异常的臀、腿、足,有时并不在出生时出现。原因包括在子宫内的定位,韧带松弛,骨骼畸形。某些异常不需要进行干预就能解决,但是,另一些异常则需要治疗。

发育性髋关节脱位(DDH-以前称先天性髋关节脱位) 是指髋关节发育异常导致的脱位或半脱位。高危险因素包括:

- 臀先露
- 其他畸形的存在(如斜颈,先天性足畸形)
- 阳性家族史(尤其女孩)

DDH可能继发于宫内的位置以及关节周围韧带的松弛。常见大腿和腹股沟不对称皮肤皱折,但这样的折痕也发生在不患有DDH婴幼儿上。如果该病未诊断和治疗,则出现患肢短、髋部疼痛。内收肌痉挛致髋外展受限。

所有的婴儿都需要通过体检筛查。由于体检敏感性有限,高风险的婴儿(体检时发现异常)通常应该需要接受一个成像研究。

常用两种筛查方法Ortolani征,当股骨头复位到髋臼内可以听到或感觉到咔哒声";Barlow征,当大腿内收伸展时,可听到股骨头脱出髋臼的声音。每个髋关节都应该单独检查。两种手法都于婴儿仰卧、髋关节和膝关节屈曲90°(脚在床下)开始。为了进行Ortolani手法,正在检查的髋关节的大腿要外展(即膝关节从中线移开,最后变成青蛙腿位置)并且逐渐向前拉。可触及,有时可听得见,股骨头弹响移动至髋臼后缘并定位在腔体,可以确定不稳定。下一步,在Barlow手法中,髋关节回到起始位置,然后轻轻内收(即膝盖从身体中抽出)并且大腿向后推。弹响表明,股骨头移出髋臼。同样,当儿童仰卧并髋关节屈曲、膝盖弯曲和脚放在检查桌上(Galeazzi征,图296-1)时,膝高有差别认为发育不良,尤其单侧性的。稍晚(如3或4月龄),半脱位、全脱

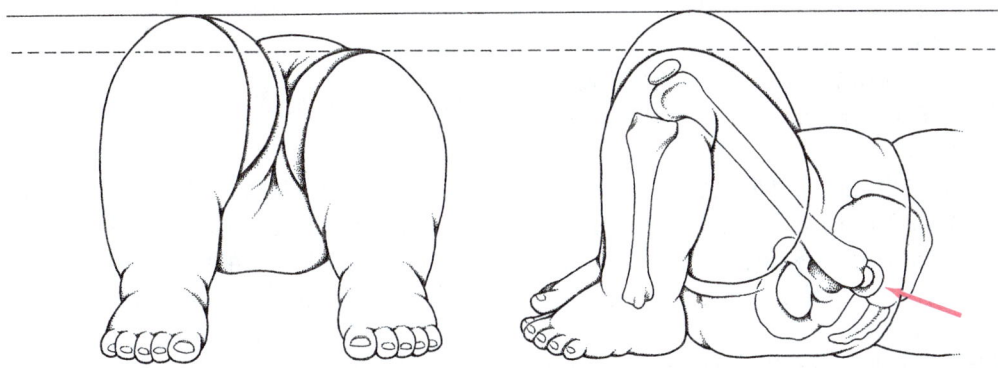

图 296-1 Galeazzi 征。患儿按图示摆好体位。受损侧的膝盖较低,这是因为发育不良的髋关节移位(箭头)

位主要的体征是屈髋、屈膝时,不能完全外展大腿,这是因为内收肌挛缩,在检查时经常存在,但即使实际上无髋脱位时也可能存在。轻微的"咔哒声"也很常见。虽然在 1~2 个月内自行消失,但仍应常规检查。双侧的脱位在出生时往往很难察觉,所以建议在生后第一年内定期检查髋关节外展的受限程度。

建议在 6 周龄婴儿的高危人群中进行臀部的超声检查,包括那些与臀位出生的人,以及患有其他畸形(如斜颈,先天性足部畸形)的人,以及有阳性家族史的 DDH 的女孩。

所有体检阳性的病例均需行影像学检查。髋关节超声可以早期确诊髋关节脱位。当股骨头骨化中心形成时,通常在 4 个月之后,行髋 X 线检查有助于诊断。

早期治疗是非常重要的。然而如果延迟治疗,非手术复位的可能性会下降。因为髋关节在出生后能立刻复位,随着发育,髋臼会塑型为正常。治疗包括用吊带、支架等器具以保持患髋外展、外旋位,这样随着生长,可以促使髋臼正确地塑型。Frejka 枕头和其他夹板可能会有所帮助。垫尿垫以及两层或三层的尿片不是有效的治疗方法,不应用于纠治髋关节发育不良。

股骨的旋转或扭曲 股骨头可能也扭曲。旋转可以向内(向前型蜓膝关节对趾)或向外(向后型蜓膝关节指向相反方向),新生儿常见。出生时前倾角大于 40°或后倾明显均可以是正常。在出生时向外扭曲也可以是明显的,但这仍然是正常的。通过将孩子俯卧在检查台上,从而识别扭转。内部和外部的臀部旋转。限制内旋表示股骨前倾角,外旋的限制而表示倾股。

股骨内旋 患儿常取 W 坐位(膝盖并在一起,而脚分开)或俯卧位伴腿部外展或屈曲内旋。这些儿童之所以采取这种姿势,可能是因为这样较为舒适。W 坐位被认为会加重股骨扭转,但对于这种姿势是应该鼓励还是应该避免,目前尚缺乏证据。青少年不治疗者前倾角也逐渐降到 15°。骨科转诊和治疗,其中包括去旋转截骨术(骨头断了,旋转进入正常对齐,重塑),是为了给患有神经功能障碍的孩子进行的,例如脊柱裂或是扭转干扰下床活动。

股骨外旋 是因为宫内体位导致的股骨外展和外旋。如果出生时股骨外旋明显,则建议行全部的髋脱位的检查(包括 X 线片或超声)。当患儿站立和行走后,外旋畸形可以自行矫正,如果外旋畸形 8 岁后仍持续存在,则需要行手术矫正治疗。治疗方法包括去旋转截骨术。

膝内翻和膝外翻 膝或股骨-胫骨角度畸形有两种主要的类型(弓形腿和敲击腿)。如果不治疗,两种类型都可导致成膝部骨关节炎。

膝内翻:在刚学走路的孩子中多见,常常在 18 月龄时自行纠正。如果膝内翻持续存在或加重,应怀疑 Blount 病(胫骨内翻),同时还应该排除佝偻病和其他代谢性骨疾病(参见第 2263 页)。Blount 病是由于内侧的胫骨近端生长板生长障碍,可能会出现膝内翻,胫骨扭转。Blount 病可能发生在儿童早期或青春期(当与超重相关时)。Blount 病早期 X 线表现可正常,早期诊断困难;典型的 X 线的发现是内侧干骨后端成角(鸟嘴)。早期使用 Danish 夹板夜间治疗可能有效,但常仍需行骨切开术治疗。

膝外翻:较少见,而且即使程度严重,一般在 9 岁时仍可以自行纠正。应该排除骨骼发育不良或低磷酸酯血症。如 10 岁后仍有明显畸形,需施行股骨远端骨骺阻滞术。

膝关节脱位 膝关节前脱位伴有过度伸展出生时是非常罕见的,须急症处理。可伴有 Larsen 综合征(包括肘、髋和膝多种先天性畸形)、畸形足、特殊面容(如凸前额、鼻梁塌陷、眼距增宽)和/或关节弯曲(参见第 2265 页)。这种脱位和肌力不平衡(如存在脊髓发育不良和关节弯曲)和宫内位置有关。常合并同侧的髋脱位。

在检查中,腿被扩展,并且不能被弯曲超过几度。

如果其他方面正常,立即给以每日被动屈曲运动和夹板固定治疗,可使膝关节功能正常。

胫骨扭转 可以外旋转和内旋转。外旋转随正常生长发育出现,从出生时的 0°增加到成人时的 20°。胫骨外旋很少有问题。

内旋转在出生时常见,但随着生长会改善。过度的扭曲可能导致神经肌肉问题,扭曲也可和胫骨内翻一起发生(参见第 2272 页)。持续的过度扭曲可致足尖内收和膝内翻。

要评估胫骨扭转,需进行脚和大腿的轴线的轴线之间的角度测量,孩子俯卧,膝盖弯曲至 90°。通常情况下,横向相对于大腿轴的脚轴 10°的。通过就座的儿童并绘制连接外侧和内侧的脚踝之间的连接线,也可以测量该角度。

马蹄内翻足 马蹄内翻足(马蹄畸形足)畸形以足距曲及跟骨内收(距腿部中线)和前足内收(偏腿部中轴内侧)为

特征。源于距骨的畸形。发病率为活产婴儿 2/1 000,受累患儿双侧患病达 50%。可单独存在,也可作为其他综合征的一部分。这些孩子的髋发育不良更为常见宫内位置所致的畸形可与马蹄内翻足区分开来,这是因为宫内位置所致的畸形易于被动矫正。

需要骨科治疗,其中包括:在婴儿室就可以开始进行石膏和绷带以及支架固定来纠正足的位置。对严重病例,如石膏不能成功矫形则需进行手术治疗。最佳情况下,手术最好在 1 岁前进行,因为此时跗骨仍为软骨。随着儿童生长,马蹄内翻足也可复发。

仰趾外翻足 足平或凸,且有背屈,跟骨外翻。足可以容易地适应下段胫骨。这些孩子的髋发育不良更加常见。早期给以石膏(将足固定于马蹄内翻位)或矫形支架常有效。

跖骨内收 前足内收。休息时可以旋后。一般足可以被动外展而且当足底受刺激时外翻超过中位。有时受累的足僵硬,不能矫正到中位。这些孩子的髋发育不良更加常见

这种畸形常在生后一年内自行纠正。如果无法自行纠正,那么就需要石膏或手术治疗(中足截骨术)。

跖骨内翻 足的跖面向内翻,因而足弓抬高。这种畸形常由于宫内体位所致。通常在生后不会自行纠正,而需要矫形石膏固定。

先天性肌肉畸形

出生时,可能出现单束肌肉或肌肉成群缺失或发育不完全。肌肉畸形可以单独存在,也可以作为综合征的一部分存在。

部分或完全性胸大肌未发育较常见,可单独存在或伴发同侧手的畸形以及不同程度的乳房和乳头发育不全,正如波伦综合征(Poland syndrome)。波伦综合征可以和 Möbius 综合征(低位脑神经麻痹,如第 6、7 和 12 对脑神经)同时存在,与孤独症相关。

梅干腹综合征(参见第 2261 页),是指出生时有单层或多层腹壁肌肉缺失在,常伴随有严重的泌尿生殖系统畸形,尤其是肾积水。发病以男孩居多,并多患有隐睾症。畸形也可包含足和直肠畸形。即使早期手术解除尿路梗阻,此症预后不乐观。

治疗取决于病情的严重程度,范围可以从最小的干预到整形外科。

先天性颈部和背部畸形

颈部和背部的异常可引起软组织或骨的损伤或脊椎畸形。脊椎畸形可以是单一或部分的一种综合征。

先天性斜颈 是出生后即发生的头部倾斜。最常见的原因是产时颈部损伤。在生后 1 周或数月内可能因胸锁乳突肌(SCM)血肿、纤维化和挛缩而进展形成。在 SCM 中段可见明显的无痛性包块。斜颈是斜头畸形(头一侧扁平)和面部不对称的常见病因(参见第 2335 页)。

其他因素包括脊椎骨的异常,例如克利佩尔-费尔综合征(Klippel-Feil syndrome)(颈椎融合、短颈、发际低,常合并泌尿系畸形)或是寰椎到枕骨的融合(寰-枕融合)。中枢神经系统肿瘤、延髓麻痹和眼功能障碍也是重要的神经病学因素,但极少在出生时就存在。颈椎骨折、脱位或半脱位(特别是颈 1 和颈 2)或是牙样异常是少见但是严重的病因,常因脊髓损伤,导致永久性的神经系统损害。

颈椎 X 线片对排除骨性原因十分重要,因为骨性斜颈可能需要固定。

出生损伤所致的斜颈,被动的胸锁乳突肌牵拉是有益的(旋转头部、屈曲颈部向反方向侧偏)。顽固病例可以 SCM 注射肉毒杆菌。

先天性脊柱缺陷 特发性脊柱侧弯是典型病例(参见第 2502 页),但其出生时罕有异常表现。较多见的有孤立性椎体缺损,例如半椎体、楔形椎体或蝴蝶椎。当有背中部皮肤异常、肾脏畸形、先天性下肢畸形时,应当怀疑有椎体缺损。有些如 VACTERL 综合征(脊柱畸形 vertebral anomalies,肛门闭锁 anal atresia,心脏畸形 cardiac malformations,食管气管瘘 tracheoesophageal fistula,肾脏畸形 renal anomalies 和桡骨发育不全 radial aplasia,以及肢体畸形 limb anomalies)包含椎体缺损。Alagille 综合征表现为蝴蝶椎,黄疸,归因于发育不全胆管和先天性心脏缺陷。卵形的椎骨中黏多糖贮积症和其他几种贮积障碍。

椎体缺损可能进展迅速,应密切随访监测脊柱情况。早期每日必须使用 18 小时支架或特制背心治疗,如果如弯曲进展,可能需要外科手术。因常伴随肾脏畸形,需行肾脏 B 超筛查。

297. 先天性胃肠道畸形

多数先天性胃肠道畸形导致某种肠道梗阻。常表现为生后或 1~2 日内出现进食困难、腹胀和呕吐。有些先天性胃肠道畸形,如肠旋转不良,预后非常好,而另一些,如先天性膈疝,则预后差,死亡率高达 10%~30%。

常见的胃肠道畸形的类型为胃肠道未发育或发育异常引起的闭锁。最常见的类型为食管闭锁,空回肠、十二指肠

闭锁次之。

急诊处理应首先放置持续性鼻胃管吸引行胃肠减压，预防呕吐（呕吐可致吸入性肺炎或因呼吸窘迫导致腹胀进一步加剧），然后行外科手术。术前重要措施包括：保持体温；静脉补充 10% 的葡萄糖和电解质以防止低血糖、预防和控制酸中毒、感染。

约 1/3 的胃肠道畸形伴有其他畸形（其中高达 50% 并发先天性膈疝，高达 70% 并发脐膨出），所以新生儿患者应该认真检查有无其他系统的畸形，尤其是中枢神经系统、心脏及肾脏。

高位消化道梗阻

羊水过多（多余的羊水）时应考虑食管（参见第 2247 页），胃，十二指肠（参见第 2249 页）梗阻，有时是空肠梗阻，是因为这些梗阻妨碍了胎儿吞咽和羊水吸收。新生儿娩出后，一旦心血管系统稳定，就应立即将 NGT 插入胃内。患儿出生后需立即插鼻胃管，如引流出大量的胃内容物，尤其呈胆汁性时，即支持上消化道梗阻的诊断。

空回肠和结肠梗阻

空肠和回肠梗阻的原因有：空回肠闭锁（参见第 2249 页）、肠旋转不良（参见第 2249 页）、肠重复畸形（参见第 2250 页）和胎粪性腹膜炎。典型结肠梗阻由于先天性巨结肠病（参见第 2250 页）、胎粪塞综合征或结肠或肛门闭锁（参见第 2251 页）所致。

由于吞咽的羊水可由梗阻近端的肠管吸收，75% 病例无羊水过多症状。与旋转不良、肠道重复及巨结肠不同，上述疾病通常生后最初几天出现喂养困难、腹胀加剧、伴有胆汁或粪汁样呕吐。婴儿生后可能排出少量胎粪，以后停止排便。肠旋转不良、肠重复畸形和先天性巨结肠可在生后数天或数年之后出现临床表现。

常规诊断方法及术前管理包括停止口服喂养，放置一个 NGT，以防止进一步肠扩张或可能误吸呕吐物，纠正水电解质紊乱，腹部 X 线检查，然后做一个造影剂灌肠了解解剖（灌肠也可缓解胎粪塞综合征或胎粪性肠梗阻梗阻）。先天性巨结肠需要直肠活检。

腹壁关闭缺损

几种腹壁的先天性缺陷（参见第 2251 页），导致内脏的突出。

食管闭锁

食管闭锁是指食管的连续性异常。食管闭锁患儿常伴有食管气管瘘。治疗方法是手术修补。

食管闭锁是最常见的胃肠道闭锁。估计活产婴儿发病率为 1/3 500。其他先天畸形占了高达 50% 的病例。有两种与食管闭锁特异相关的综合征，VACTERL 综合征（脊柱畸形 vertebral anomalies，肛门闭锁 anal atresia，心脏畸形 cardiac malformations，食管气管瘘 tracheoesophageal fistula，肾脏畸形 renal anomalies 和桡骨发育不全 radial aplasia，以及肢体畸形 limb anomalies）和 CHARGE 综合征（眼残缺 coloboma，心脏缺损 heart defects，后鼻孔闭锁 atresia of the choanae，身体和/或智力发热障碍 retardation of mental and/or physical development，生殖器发育不良 genital hypoplasia，以及耳畸形 ear abnormalities）。约 19% 的食管闭锁婴儿符合 VACTERL 的诊断标准。

食管闭锁有 5 种类型（图 297-1）。大多数还涉及气管和食管瘘。

大多数婴儿在新生儿期发病，而 H 型食管气管瘘的婴儿可能到较晚才会出现症状。典型的症状包括口腔分泌物增多、咳嗽、进食后青紫、吸入性肺炎。食管闭锁伴食管远端气管瘘患儿，患儿因哭吵气体由气管瘘管进入食管下端和胃内而导致腹胀。

诊断

- 出生前：超声检查
- 出生后：NGT 放置和 X 线片

例行的产前超声可能提示食管闭锁。可能存在羊水过多，但不具有诊断价值，因为它可以与许多其他疾病共同发生。胎儿胃泡可能是不存在的，但只发生在 <50% 的情况。较不常见的，有扩张的上段食管囊中，但是这通常是只发生在羊水过多，无胃泡的胎儿上。

娩出后，如果产前超声或临床检查可疑食管闭锁，那么就插入 NGT；如果无法将胃管置入胃内，就需要考虑食管闭锁诊断。X 线片上不透射线导管确定了闭锁的位置。在典型的情况下，可能需要少量水溶性造影材料以明确透视下的解剖结构。应迅速回吸造影材料，因为如果它进入肺部，可能引起化学性肺炎。以上检查需有经验的放射科医生参与，且在能进行新生儿手术治疗的医疗中心进行。

治疗

- 外科手术纠治

术前管理的目的是让婴儿进入最佳状态接受手术，防止吸入性肺炎，因为吸入性肺炎会增加手术矫正的危险性。严禁经口喂养。禁食、持续性 NGT 吸引远端食管闭锁盲端防止唾液吸入。婴儿体位应保持头高位 30°~40°，右侧卧位以有利于胃的排空及降低经瘘管吸入胃酸的危险。如果因为极度早产儿，吸入性肺炎或其他先天畸形，而必须延期进行确定性手术，那么就需要置入胃造口管以使胃减压。通过胃造口管进行吸引，从而降低了胃内容将通过瘘反流入气管支气管树的风险。

如果婴儿情况稳定，就可行食管闭锁胸膜外修补术，并关闭食管气管瘘。有些情况下，可能需要在食管节段之间插入一段结肠替代。

最常见的并发症是吻合口瘘、狭窄。手术修复成功后，喂养困难很常见，这是因为远端食管段的运动性较差，在高达 85% 的病例中出现。这是因为术后远端食管动力差以及胃食管反流所致。此时如果药物治疗失败，需作 Nissen 胃底折叠术。

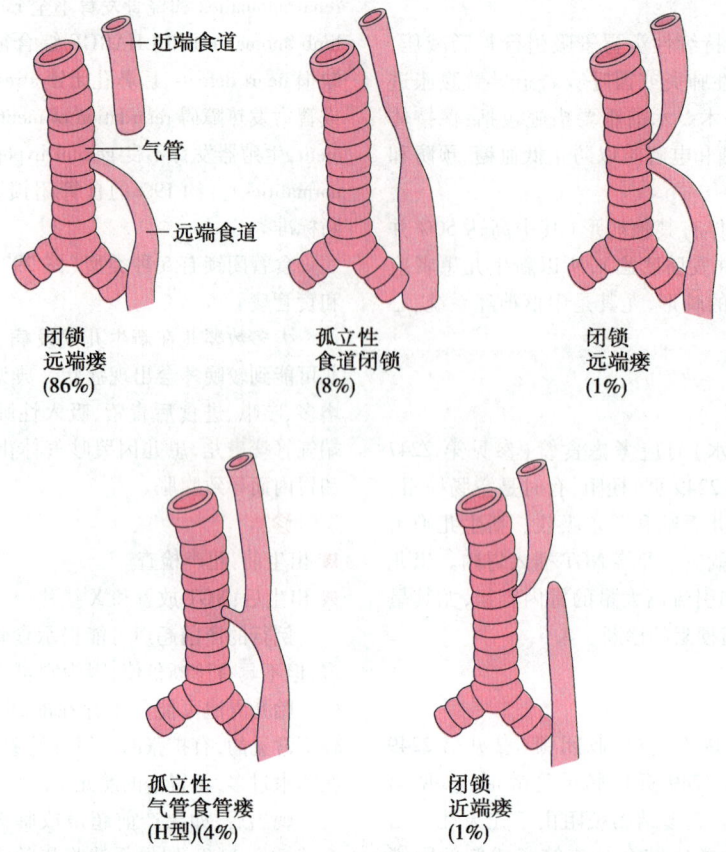

图 297-1　食管闭锁及气管食管瘘的类型和相对频率。相对频率是基于各种不同来源的并发症

> **关键点**
> - 食管闭锁分为五种类型；除了其中一种类型之外，其余几种类型都包含有食管气管瘘
> - 有时诊断是基于产前超声检查怀疑的
> - 临床表现包括口腔分泌物增多、咳嗽、进食后青紫、吸入性肺炎
> - 通过插入 NGT 进行诊断
> - 通过手术修复进行治疗

膈疝

先天性膈疝指腹腔内容物经膈肌缺损突入胸腔。肺压缩可能会造成持续性肺动脉高压。根据胸部 X 线片进行诊断。治疗方法是手术修补。

膈疝通常发生在膈肌（Bochdalek 疝）的外侧部，并且在左侧的病例占 90%；2% 的病例是双侧的。在活产儿的发病率估计为 2 200 : 1。前疝气（莫尔加尼的疝）是很不常见的。50% 的患儿并发有其他先天性畸形，而肾上腺功能不全相对较常见。

小肠和大肠、胃、肝、脾的环可能会膨出，进入所涉及的侧的半胸内。如果是巨大疝，且疝入的腹腔内容物是实质性的，那么受累侧的肺是发育不良的。一部分肺发育不良合并肺不张，肺血流减少，肺血管阻力增加产生持续性肺高压。持续性肺高压（参见第 2512 页）在卵圆孔或动脉导管水平出现右向左分流，即使吸氧或机械通气，仍处于严重缺氧状态。持续性肺动脉高压是先天性膈疝的重要死亡原因。

症状及体征

呼吸窘迫通常发生生后前几个小时，部分严重病例出生后立即发生。出生后，新生儿因哭闹吸入气体使胃及肠管充气扩张，迫使心脏及纵隔右移压迫右侧正常的肺而导致更为严重的急性呼吸窘迫症。可能有舟状腹（由于腹腔脏器移位到胸腔）。在受累侧胸廓可能闻及肠鸣音（和呼吸音缺如）。

在较不严重的情况下，在数小时或数日后，腹腔内容物进行性地通过一个较小的膈肌缺损入胸腔，而出现轻度呼吸困难。极少数情况下，临床表现滞后，直到儿童期才出现，有时在一场感染性肠炎之后出现，这是因为肠炎会引起肠道突然疝入胸腔。

诊断

- 有时产前超声检查
- 胸部 X 线片

产前超声可以作出诊断。生后可以行胸片检查，显示胃和肠袢突入胸腔。如缺损很大，典型的 X 线显示病侧胸腔存在充气的肠袢、心脏及纵隔移位。如果在患儿出生后尚未吞入多量气体前即作 X 线摄片，则病侧胸腔内表现为不透明的无气体的肿块阴影。

治疗
■ **外科手术纠治**

婴儿应在出生后立即气管插管维持通气。因为面罩通气可导致疝入胸腔的肠腔充气而加重呼吸妥协，应避免球囊和面罩通气。具有双腔的 NGT 的连续鼻胃管吸引，可避免经胃肠道而进行性吞入空气，进一步引起肺压缩。在新生儿肺功能、酸碱平衡和血压已控制到最佳状态时，需要进行手术将肠管重置入腹腔内，并闭合膈肌缺损。

> **经验与提示**
>
> 对于因膈疝而引起的新生儿呼吸窘迫，应避免球囊和面罩通气，因为这可能会进一步加重疝入胸腔的脏器的充气。

严重肺动脉高压者，为了保持情况稳定，手术前需要经静脉注射 $NaHCO_3$ 和吸入氧化亚氮，可扩张肺动脉、改善组织氧合作用。最新的研究显示，使用体外膜式氧合（ECMO）可改善结局；但严重的肺发育不良患儿仍难以存活。要成功转送一个先天性膈疝并且有持续性肺动脉高压的患儿非常困难。因此，如产前 B 超诊断为先天性膈疝者，最好在具备 ECMO 的医疗中心分娩。

> **关键点**
>
> ■ 先天性膈疝可使得腹腔内容物进入胸腔，压缩肺部，造成新生儿呼吸窘迫
> ■ 根据胸部 X 线片进行诊断
> ■ 气管插管后施行手术

十二指肠梗阻

十二指肠梗阻可能因为闭锁、狭窄或外在肿块的压迫所致。

十二指肠闭锁 这种异常是胃肠道的第三常见的闭锁。活产儿的估计发病率为 1/40 000～1/20 000。十二指肠闭锁是因为胚胎时期十二指肠再通障碍所致，约 30% 的十二指肠闭锁患儿伴唐氏综合征。十二指肠闭锁的婴儿中 25%～30% 患有唐氏综合征。其他先天性异常，尤其肠旋转不良，在十二指肠闭锁婴儿中约占 65%。

产前是否有羊水，肠管扩张，腹水，或它们的组合，可以怀疑是否有该诊断。十二指肠闭锁的婴儿表现为羊水过多，喂养困难，和呕吐，可能是胆汁性呕吐。诊断主要依据症状和经典的 X 线双泡征象，一泡在胃和另一泡是在近端十二指肠；远端肠道几乎没有空气。虽然上消化道系列检查能显示梗阻部位并明确诊断，但必须谨慎操作，防止误吸，如果需要立即施行外科手术，那么这通常不是必须要做的检查。如果手术延迟（如由于其他的医疗问题，如呼吸窘迫综合征，需要稳定病情），应行造影灌肠，以确认该双泡征不是由于旋转不良所引起。一旦可疑该疾病，婴儿不能经口喂养，需置入 NGT 以给胃减压。明确诊断后，需手术解除梗阻。

十二指肠狭窄 发生率低于十二指肠闭锁，但具有相似的临床表现，需要手术治疗。也常伴有唐氏综合征。

先天性胆总管囊肿或环状胰腺 这些异常能够从外部压迫十二指肠。

先天性胆总管囊肿 典型者可表现为腹痛（在新生儿一个非常难以推断的发现）、肿块、黄疸三联征。如果囊肿巨大，可以造成十二指肠梗阻。超声可以诊断胆总管囊肿。因残留囊肿有恶变可能，应行胆总管囊肿完全切除术。

环状胰腺 是一种罕见的先天性异常，常与唐氏综合征相关，胰腺组织环绕十二指肠的第二个部分，造成十二指肠梗阻；表现通常是出现在新生儿期，但也可能到成年期才有临床表现。新生儿具有羊水过多，存在喂养问题，呕吐可能是胆汁性。X 线片上出现十二指肠闭锁患儿可见的相同双泡征，那么就可以考虑该诊断。根据上消化道系列检查做出诊断，通过 CT 或 MRI 可以进一步确认。年龄较大的儿童可行 ERCP 检查治疗是通过十二指肠吻合术或胃空肠吻合术绕开环状胰腺。

空回肠闭锁

空回肠闭锁通常是缺血性损害导致的空回肠发育不全。

共有 5 种类型：
■ Ⅰ 型：膜型闭锁
■ Ⅱ 型：纤维索带连接于肠管的近断和远断
■ ⅢA 型：近、远断肠管闭锁，无索带相连
■ ⅢB 型：伴有肠系膜上动脉缺如的空肠闭锁；远端小肠像苹果皮一样盘绕，并且肠道短
■ Ⅳ 型：为多发性闭锁（类似一串香肠）

空回肠闭锁生后 1～2 日后出现症状，腹部膨胀逐步加重，肛门停止排便，呕吐和喂养问题。

腹部平片示肠袢扩张并有气液平面，结直肠内气体量少。一个钡灌肠揭示了巨结肠（因失用）。因为大约有 10% 的患者也有囊肿性纤维化（如果胎粪性肠梗阻也存在，就接近 100%）（参见第 2273 页）应该检测该疾病。

治疗
■ **外科手术修复**

术前处理包括：禁食、胃肠减压、静脉补液。手术纠治是明确性治疗。在手术过程中，应检查整个肠道的多个闭锁区域。闭锁部被切除，通常有一个主吻合。如回肠近端极度扩张与远端难以端端吻合，则作回肠双腔造瘘，一直到近端扩张肠段管腔缩小再行吻合，这样比较安全。

预后取决于残留肠段的长度和回盲瓣是否保留。患儿若出现短肠综合征，则以后需要静脉高营养。应与持续肠道内营养，促使肠道适应、增加吸收，减少静脉高营养的使用。给患儿经口少量喂食，以维持吸吮和吞咽功能。

肠旋转不良

肠旋转不良是指在胚胎发育时，肠管未能定位到正常位置。

在正常胚胎发育过程中，原肠突出在腹腔外。当它回纳入腹腔时，结肠逆时针方向旋转，回盲部固定在右下腹。旋转不完全时，回盲部可停留在任何部位（多见于右上腹或中上腹），因后腹膜索带（Ladd 带）压迫十二指肠引起肠梗阻，或因小肠缺少正常的腹膜附着固定，肠系膜狭长杆样，易引起肠扭转。其他异常在 30%～60% 的患者中出现，最常见的其他胃肠道异常（如腹裂、脐膨出、横膈疝气、肠闭锁）。

肠旋转不良可在婴儿期也可至成人期出现症状，表现为急性腹痛和胆汁样呕吐、急性肠扭转、典型的反流症状和慢性腹痛。婴儿胆汁性呕吐属急症，应立即评估除外肠旋转不良和中段肠管扭转，若不治疗可能发生肠坏死，继发短肠综合征或死亡概率高。

应立即进行腹部平片检查。如果检查显示出扩张的小肠，十二指肠远端肠道气体缺乏，或两者兼有（提示有肠扭结），则必须急诊完成进一步的诊断和治疗。钡剂灌肠示回盲部不在右下腹而诊断肠旋转不良。如诊断仍不明确，可行上消化道系列检查，但须谨慎进行。

肠扭转和中段肠管扭转是急诊手术指征，行 Ladd 手术切除腹膜索带、解除中段肠管扭转。

肠重复畸形

肠重复畸形是一种附于正常肠管的管型结构，两者有共同的血供，其结构与消化道相似。

肠重复畸形并不常见。肠重复畸形最常见的部位是空肠和回肠，接着是结肠，胃，十二指肠，和食管。结肠重复多伴有泌尿生殖系统畸形。肠重复畸形症状常出现在 1 岁或 2 岁之内。可无临床症状，或引起梗阻性、慢性腹痛、腹部肿块。如果诊断明确，则行重复肠管的全切除术。

先天性巨结肠

先天性巨结肠通常是因先天性神经分布异常引起的低位肠段（通常是结肠）部分或完全性功能性肠梗阻。症状是顽固性便秘和腹胀。诊断根据钡灌肠和直肠活检。肛门测压可以有助于评估并揭示肛门内括约肌松弛缺乏。手术治疗。

先天性巨结肠是由于肠壁缺少肌间神经丛和黏膜下神经丛而引起的病变。估计发病率为 1/5 000 活产婴儿。病变常发生在结肠远端（75% 的病例），但可累及整个结肠和小肠，无神经支配的区域是连续的。除非整个结肠均无神经支配，否则男性更易于受累（男女比例 4∶1），对于全结肠无神经支配的情况，是不存在性别差异的。家族成员疾病的发生率随着涉及的肠管长度而增加，累及远端结肠为 3%～8%，累及整个结肠时增加至 20%。大约 20% 的患者的巨结肠病同时也有另一个先天性异常，约 12% 的病例存在基因异常（唐氏综合征是最常见的）。

受累的肠节段的蠕动是缺乏或异常的，导致持续的平滑肌痉挛，部分性或完全性梗阻，近端有正常神经分布的肠内容物累积和严重的肠管扩张。"跳跃式病变"几乎很少见。

症状及体征

患者最常目前在生命的早期出现症状，但有些直到童年甚至成年才出现症状。

通常情况下，98% 的新生儿在生后 24 个小时内有胎粪排出。大约有 40% 患有先天性巨结肠症的新生儿在出生后的头 24 小时内无胎粪排出。婴儿表现为顽固性便秘、腹胀、呕吐，与其他远端肠梗阻相似。某些情况下，无神经节病变仅限于肛管，临床仅有轻微或阶段性便秘，经常与腹泻相交替，有时延误诊断。对于年龄较大的婴儿，症状和体征可有纳差，缺乏排便生理冲动，并且在直肠指检中，直肠虚空感，粪便位于较高的结肠，在检查指头抽出后爆破性排便（爆破征）。婴儿也可能有生长发育障碍。

诊断

- 钡剂灌肠
- 直肠活检
- 有时行直肠测压

应尽早诊断。治疗越晚，越易发生小肠结肠炎（中毒性巨结肠），病情凶险致命（参见第 2502 页）。绝大多数病例在婴儿早期就能得到诊断。

早期先给予钡灌肠或直肠吸引活检。钡剂灌肠在扩张段与狭窄段之间存在移行段，狭窄段缺少正常的神经分布，扩张段神经节细胞分布正常。钡灌肠检查无需进行肠道准备，因为灌肠可使病变段扩张，而误以为正常。在新生儿期间可能缺乏典型的表现，所以 24 小时后仍有钡剂残留，则提示巨结肠。直肠吸引活检能发现神经节细胞缺乏。乙酰胆碱酯酶染色可以突显增大的神经干。某些中心也做直肠测压试验，可提示肛门内括约肌的松弛缺乏，这是异常神经支配的一个典型表现。确定诊断需要直肠或结肠全层的活检以确定病损范围并制订手术方案。

> **经验与提示**
> - 在给先天性巨结肠患者行钡剂灌肠检查之前，不可行肠道准备

治疗

- **外科手术纠治**

新生儿治疗通常在无神经节细胞肠段的近端作造瘘。以后再作病变肠段切除根治术。但是，大量的中心目前在新生儿期行一期手术。使用腹腔镜手术治疗的效果与开放手术的治疗效果类似，并具有较短的住院，更早开始喂养，并且疼痛较轻。

确定性纠治后，预后是良好的，虽然大量的婴儿存在慢性肠动力障碍伴便秘，梗阻性问题，或是两者兼有。

> **关键点**
> - 先天性去神经化影响远端结肠，少数情况下往往影响较大的结肠区域，有时甚至小肠
> - 婴幼儿的典型表现为远端肠梗阻所引起的结果，如顽固性便秘，腹胀，呕吐
> - 钡剂灌肠检查（无需肠道准备）和直肠测压高度提示该诊断；根据直肠活检明确诊断
> - 手术切除受累肠段

先天性巨结肠小肠结肠炎
（中毒性巨结肠）

先天性巨结肠小肠结肠炎是先天性巨结肠患儿结肠严重扩张导致的致命的严重并发症，常出现脓毒血症和休克。

先天性巨结肠小肠结肠炎是因为继发于梗阻的近端肠管明显扩张、肠壁变薄、细菌过度生长和肠道菌群移位所致。能进展为休克或败血症，随后快速死亡；死亡率为10%。因此，需密切注意先天性巨结肠的病情变化。

先天性巨结肠小肠结肠炎一般发生在生后几个月，可发生在术前或术后。表现为发热、腹胀、腹泻（有时血性），随后出现便秘。

治疗给予补液支持治疗，行胃肠减压和肛管排气，联合应用使用包括抗厌氧菌的广谱抗生素（如氨苄西林+庆大霉素+克林霉素）。一些专家建议给以 NS 清洁灌肠，但必须仔细操作，以免引起肠内压力增加，导致肠穿孔。手术至今还是未接受手术修复婴儿疗效确切的治疗，也是穿孔或肠坏死婴儿的确切治疗。

肛门闭锁

肛门闭锁指肛门闭锁不通。

对于肛门闭锁，闭合肛门的组织可以是几 cm 厚或只是一个皮肤薄膜。瘘管往往从肛门袋至会阴或男性尿道，以及女性阴道，阴唇系带，或是较少见的，位于女性膀胱。

活产婴儿肛门闭锁的发病率为 1/5 000。该疾病通常与其他先天性异常相关，例如 VACTERL 综合征（脊柱畸形 vertebral anomalies，肛门闭锁 anal atresia，心脏畸形 cardiac malformations，食管气管瘘 tracheoesophageal fistula，肾脏畸形 renal anomalies 和桡骨发育不全 radial aplasia，以及肢体畸形 limb anomalies）。手术前，肛门闭锁的新生儿应针对其他先天性异常进行评估。

肛门闭锁易作出诊断，常规体格检查就能明确。如果遗漏诊断则进食后可导致低位肠梗阻表现。

排尿观察有无胎粪可提示有无直肠尿道瘘。腹部平片和侧位瘘管造影片能显示病变水平的高低。一种皮肤瘘通常意味着低位闭锁。在这样的情况下，经会阴行确定性纠治术是可能的。如不存在会阴瘘，可能是高位病变。

有瘘和低损伤的新生儿可以进行一期修复。高位闭锁的新生儿应行临时造瘘术；确定性纠治需要延后到婴儿较大时，需要修复的结构较大时再予以实施。

脐突出

脐膨出是部分腹腔内脏从脐基底部中线缺损处突出。

脐膨出患儿的疝出内脏的表面覆盖一层薄膜，它可以很小，仅少部分肠段突入，也可以很大，几乎大部分腹腔内脏可以嵌入（小肠、胃、肝脏）。即刻的危险包括：脏器表面的干燥、热量丢失导致低体温、脏器表面水分挥发导致脱水、腹膜感染。活产儿的估计发病率 1/3 000。脐膨出患儿伴有较高的其他畸形的发生率（高达70%），包括：

- 肠闭锁
- 染色体异常（如唐氏综合征）
- 心脏和肾脏畸形

常规产前超声检查可以检测到脐膨出，如果存在障碍，分娩应在三级医疗中心进行，医务人员必须是在处理与这种疾病和其他相关的先天性异常分娩经验丰富的。

分娩时，内脏外露，应立即盖上无菌，湿的，非黏附性敷料（如凡士林药纱布），以保持无菌，防止水分蒸发。

婴儿的脐膨出修补术之前，应评估相关的异常。在可行的情况下，施行一期闭合术。具有巨大脐膨出，腹腔可能太小，无法容纳内脏。在这种情况下，内脏由一小袋或聚合硅酮薄片所覆盖，随着腹腔容积缓慢增加，数天后外露的内脏体积进行性减小，直到所有的内脏都被腹腔内包围。

腹裂

腹裂指腹腔内容通过全层腹壁缺损突出，通常是脐右侧。

腹裂在活产婴儿中的发病率是 1:2 500（比脐膨出的发生率高）。与脐膨出不同，腹裂患儿的肠管表面没有薄膜覆盖，肠管表面水肿、红斑，常附有一层纤维素样物质。这些表明肠管长期直接暴露在羊水中可能存在感染（如化学性腹膜炎）。腹裂婴儿具有较低的不同于旋转不良的相关先天异常。在脐膨出中，通过产前超声检查能够检测出腹裂，并且应在三级医疗中心分娩。手术方式与脐膨出相似。通常，胃肠道功能恢复需要数周，恢复前可给予经口喂养；偶尔，偶尔因肠动力异常存在远期并发症。

298. 先天性神经系统异常

先天性脑畸形通常引起严重神经缺陷，有些可能致命。一些最严重的神经系统畸形（如无脑畸形，参见第2253页；脑膨出，参见第2253页；脊柱裂，参见第2254页）在怀孕的最初 2 个月内发生，表现为神经管缺陷（神经管闭合不全）。其他如脑回缺如（参见第 2253 页），在孕 9 周~24 周出现，与神经细胞迁移（参见第 2253 页）过程障碍有关。积水性无脑畸形（参见第 2253 页）和空洞脑（参见第 2254 页）继发于脑形成后产生的再次破坏。有些神经管缺陷呈相对良性过程（如脑脊膜膨出）。

通过羊膜穿刺术（参见第 2066 页）和产前超声检查（参见第 2066 页）可以准确地查出许多宫内发育畸形。在检测到畸形时，家长需要心理上的支持，以及遗传咨询，因为再次怀上这样一个畸形的孩子的风险是较高的。

预防

正怀着或者已经孕育一个神经管缺陷的胎儿或婴儿的女性，其风险很高，并应采取叶酸（叶酸，参见第 2072 页）补充 4mg（4 000μg），口服，每日 1 次，自怀孕之前 3 个月开始服用，一直持续第一个三个月期间。补充叶酸将未来怀孕神经管缺陷的风险降低 75%。

所有并没怀有一个胎儿或婴儿有神经管缺陷的女性，应该通过饮食或通过采取补充叶酸补充至少 400mg/d（有些专家建议 800μg/d，以进一步降低风险），并持续第一个三个月期间。尽管补充叶酸降低具有神经管缺陷孩子的风险，但是较之曾经怀有一个患有神经管缺陷的胎儿或婴儿的妇女而言，其风险较低的程度为低（即降低风险<75%）。

脑积水

脑积水是脑脊液过多，引起脑室腔扩大和/或颅内压增高。表现可包括增大的头部，囟门隆起，烦躁，嗜睡，呕吐和癫痫发作。对于囟门开放的新生儿和小婴儿，依据超声检查进行诊断，而对于较大的婴儿和儿童，则采用 CT 或 MRI 检查进行诊断。治疗方案的范围从观察到外科手术，视严重程度和症状的进展而定。

脑积水是造成新生儿异常头大的最常见原因，可因脑脊液流动受阻（梗阻性）和重吸收功能损害（交通性脑积水）所致。后囟门已经关闭之后发生的脑积水，不会增加头围或导致囟门隆起，但能显著并且快速增加颅内压。

病因

梗阻性脑积水通常是由于：
- 脑脊液流动受阻（梗阻性脑积水）
- 重吸收障碍导致的脑积水（交通性脑积水）
- 它可以是先天性或是在出生过程中或出生之后的事件中获得的

阻塞 最常发生在 Sylvius 管道，但有时也发生在第四脑室出口处（钩椎和马让迪椎间孔）。梗阻性脑积水最常见的病因为：
- 导水管狭窄
- Dandy-Walker 畸形
- Chiari Ⅱ型畸形

导水管狭窄是脑脊液从第三脑室向第四脑室的流出通道的狭窄。它可以是原发性的，或是继发于导水管因肿瘤、出血或感染而形成的瘢痕或狭窄。原发性脑导水管狭窄可能涉及真性狭窄（导水管分叉为更小，功能更差的通道），或在导水管内出现隔膜。原发性脑导水管狭窄可能是遗传的；有很多遗传综合征，其中有些是 X 连锁（因此男性婴儿遗传了该病，而母亲则不受累）。

Dandy-Walker 畸形是一种进行性第四脑室囊性扩大的畸形。

对于 Chiari Ⅱ型（原称 Arnold-Chiari）畸形，脑积水伴有脊柱裂（参见第 2254 页）和脊髓空洞症（参见第 2253 页）。Chiari Ⅰ型畸形小脑扁桃体或是 Chiari Ⅱ型中线小脑蚓部的明显延伸导致其突出于枕骨大孔，呈鸟喙样，上颈髓增厚。

蛛网膜下的重吸收障碍导致的脑积水常源于脑膜炎症，接着导致了蛛网膜下腔感染或出血，其原因是脑室或蛛网膜下腔出血，这是分娩的并发症，尤其是早产儿（参见第 2492 页）。

症状及体征

神经系统的检查发现依赖于颅内压力是否增加，婴儿的症状包括易激惹，高亢的呐喊，呕吐，嗜睡，斜视和囟门隆起。年纪大了，会说话的孩子可能会抱怨头痛，视力下降，或两者兼有。颅内压升高晚期可出现视乳头水肿，早期并不存在，但无法排除脑积水。

持续慢性压力升高的结果可有：女孩性早熟、学习障碍（注意力、信息处理能力和记忆力下降）视力缺失和执行力障碍（概括、抽象、归纳、推理和组织计划处理问题的能力下降）。

诊断

- 产前超声检查
- 新生儿：头颅超声
- 较大婴儿和儿童：CT 或 MRI

通常根据常规的产前超声进行诊断。生后如果常规体检头围增大、囟门凸出、颅缝分离可提示诊断。其他颅内占位性病变（硬膜下血肿、脑室穿通性囊肿、肿瘤等）也可引起相似的症状。巨头畸形也源于潜在的脑部疾病（如 Alexander 病或 Canavan 病），或者它可能是良性的，有时是可遗传的，其特征是正常脑组织周围的脑脊液量增加。疑及脑积水的患儿需行颅脑影像学检查，包括颅脑超声、CT 或 MRI。一旦诊断确立，需行 CT 或超声检查（囟门未闭时）以进一步随访脑积水的发展情况。如果发生惊厥，脑电图检查有助诊断。

治疗

- 有时随访观察或连续腰椎穿刺
- 对于严重病例，行心室分流术

治疗取决于病因、病情严重度、是否为进行性（其脑室增加明显大于脑组织）。轻度的，非进行性的病例可随访影像学并测量头围。为了暂时性降低婴儿脑脊液的压力，也可采用心室龙头或系列腰椎穿刺降低脑脊液压力（如果积水正在交通）。

进展性的脑积水通常需要脑室分流。分流器通常连接右侧脑室腹膜腔，或是在一些罕见的情况下，通过配有一个单通道，压力释放瓣的塑料管与右房相连。婴儿或年龄大的儿童初次置入引流管时，年龄较大儿童的囟门已关闭，快速抽出液体可能导致硬膜下出血，这是因为脑组织从颅骨上缩回说造成的。因此，关于分流器的放置，一些医生建议及早作出决定，使分流在前囟门闭合之前安置。

在第三脑室分流术中，开口是在内镜下，在第三脑室及蛛网膜下腔之间创建，使脑脊液能够流动。这个过程往往是结合消融脉络丛，目前在美国正变得越来越普遍。这对欠发达国家尤其有用，这是因为持续的神经外科护理通常是受限的。在某些情况下（如原发性脑导水管狭窄所引起的脑积水），第三脑室造口术可能是适当的首要治疗方法。

心室分流，进入到帽状腱膜下的空间，这种方法可用于婴幼儿，作为一项临时措施，患者可能不需要一个更永久的分流。

尽管某些儿童长大后不再需要分流，但由于很难决定何时可以拔除（可引起出血和损伤），因此很少拔除分流管。目前胎儿先天性脑积水手术尚未有成功的报道。

分流术后并发症 虽然脑室腹腔分流比起室房分流，其并发症少，但是脑室分流的类型还是依赖于神经外科医生的经验。术后并发症包括：
- 感染
- 功能障碍

任何分流术都有感染的危险。症状包括慢性发热，嗜睡，烦躁不安，头痛，或结合其他症状和体征，颅内压增高，有时发红在分流管上变得很明显。针对感染分流管的病原菌，应给予有效的抗生素治疗，并且通常必须拆卸和更换分流器。

分流可能会因为机械性梗阻或因管断裂（在脑室端通常堵塞）而发生故障。如果突然之间发生，会成为一个紧急医疗状况。儿童表现为头痛，呕吐，嗜睡，烦躁，内斜视，上视麻痹。可能会出现癫痫发作。如果梗阻是渐进的，发生的症状和体征可能更为轻微，如烦躁不安，学习成绩差，嗜睡，可能被误诊为抑郁症。为了评估分流管的功能，分流器系列（X线的分流管）和神经影像学研究已完成。目前许多分流系统能够压缩气泡，这并不是分流功能的可靠标志。

分流管放置后，应对头围和发育进行评估，并定期进行拍照。

> **关键点**
> - 脑积水通常是脑脊液的正常流动受阻所引起的，但可能是由于脑脊液的吸收障碍
> - 如果再颅缝闭合之前已经发生该病，那么头颅可能增大，伴有囟门隆起
> - 神经系统症状的出现主要视颅内压增高而定；婴儿可有烦躁不安，高频的哭泣声，呕吐，嗜睡，斜视
> - 产前和新生儿期利用超声进行诊断；对于年龄较大的儿童，则采用 MRI 或 CT 进行诊断
> - 根据病因和严重程度以及症状进展的情况，采用观察，系列连续腰椎穿刺，或脑室分流手术

无脑畸形

无脑儿是指大脑半球缺如。

缺如的脑有时是由畸形囊性神经组织所替代，可能是外露的，也可能是由皮肤覆盖。脑干和脊髓的某些部分可能缺失或畸形。这些新生儿或者为死胎，或者生后几天或数周内死亡。

治疗方法只是姑息治疗。

脑膨出

脑膨出是指神经组织和脑脊膜通过颅骨缺损处向外突出。

与颅顶不完全关闭（颅裂）有关。脑膨出通常发生在中线部位，从枕骨突出至突入鼻腔的各个部位，但在额骨或顶骨处也可以为不对称。小的脑膨出可以像头皮血肿，但 X 线片显示在它的基底部有颅骨缺损。脑膨出经常伴有脑积水（参见第 2252 页）。大约 50%受累婴儿患有其他先天性异常。症状包括可见的缺陷，癫痫发作和认知障碍，包括智力障碍和发育障碍。

预后取决于缺损的部位和大小。大多数脑膨出可以修补。即使是巨大的脑膨出也常含有异位神经组织，可以在不恶化的功能性能力的前提下切除。当同时合并其他严重畸形时，则手术应慎重决定。

大脑半球畸形

大脑半球的可能很大，很小，或不对称；脑回可能缺如，少见脑回巨大，多个或是脑回小。

除了非常明显的畸形，外观正常的脑的显微切片可能显示正常薄片神经排列紊乱。正常情况下仅由白质占据的部位，可能被灰质局部沉淀所替代（灰质异位）。

大脑半球的畸形可能是由于遗传性或后天性原因所致。后天的原因包括感染（如巨细胞病毒感染），以及脑血管事件将发育中的脑的血供中断。

小头畸形或大头畸形，常与这些病变有关，常伴有中度或严重的运动和智力障碍。

治疗是支持性的，如果需要，可采用抗癫痫药。

前脑无裂畸形 前脑无裂畸形是指胚胎前脑不进行分割和分裂。前正中线脑，头骨和面部是异常的。此畸形可以由音猬因子基因说阐释的蛋白的缺陷所引起。严重病例常于出生前死亡。

治疗是支持性的。

无脑回畸形 无脑回畸形包括大脑皮质异常增厚、脑表面的脑回结构减少或缺如，大脑皮质纹理的减少或缺如，以及常见的弥漫性神经组织异位。这种畸形的原因是由于胚胎时期神经组织的迁移异常，附于放射状神经胶质的未成熟的神经元从靠近脑室的生发原点迁移到大脑表面。数个单基因缺陷可导致该病[如(*LIS1*)基因缺陷]。

受累患儿可能有精神发育迟缓和癫痫发作（通常是婴儿痉挛，参见第 2339 页）。

治疗是支持性的；存活取决于癫痫发作的严重程度以

及其他并发症,包括吞咽功能障碍,呼吸暂停和难于清理的口咽分泌物。

多小脑回 多小脑回的脑回小而过多,也涉及异常的神经元迁移。其他常见的检查发现包括受累部位皮质纹理的简化或缺如,灰质异位症,胼胝体发育不全的或缺如,以及脑干和/或小脑畸形。结构异常可能是弥漫性或局灶性的。局灶性受累最常见的部位是大脑外侧裂裂隙(双侧或单侧)。

多小脑回与脑裂畸形高度相关(参见第2253页),大脑半球有异常的狭缝或裂。多小脑回的许多原因已经查明,其中包括大量单基因突变(如 *SRPX2*),以及初产妇巨细胞病毒感染(即母亲之前没有免疫力,参见第2422页)。最常见的临床表现是癫痫,智力障碍和痉挛性偏瘫或双侧瘫。

治疗是支持性的。

空洞脑

空洞脑是一个大脑半球于产前或出生后发展出的空腔。

空腔通常与心室相通,但是它们也可以是封闭的(即非交通)充满液体的囊肿。空洞脑可发生颅内压增高及进行性脑积水(参见第2252页),特别是与非交通型,但是并不常见的。

空洞脑的病因 包括:
- 遗传异常
- 炎症性疾病
- 疾病扰乱了局部皮质的血流(如脑室内出血伴脑实质的扩展)

神经系统检查通常是不正常的,有表现包括肌张力减低或肌张力增高,发育迟缓,偏瘫,或视觉注意力障碍。然而,一些孩子只有轻微的神经系统症状,且智力正常。颅脑CT、MRI和超声可以确诊。慢性肝炎预后差别大。治疗是支持性的。

脑积水 积水性无脑畸形是空洞脑的一个最严重的极端类型,大脑半球几乎完全缺如。通常,小脑和脑干通常是正常的,而基底核完好。覆盖颅腔的脑膜、骨骼和皮肤是正常的。脑积水通常是通过产前超声诊断。

神经系统检查通常是不正常的,婴儿发育不正常;患儿常有癫痫和智力障碍。头形外表正常,但当用光透照时,光线能完全透过。

CT或超声能确诊。

治疗是支持性的,如果头生长过大,可行分流术。

脑裂畸形 脑裂畸形,其中一些专家将其作为空洞脑的一种类型,包括脑半球异常的狭缝或裂。这些裂从皮质表面到心室延伸,并且,与在其他空洞脑,与灰质异位衬里。这灰质具有一定的多小脑回的结构特征(参见第2253页),即有微型褶皱和异常纹理,形成异常成形的脑回。如果该裂口的壁紧密相对,致使MRI不能从心室到蛛网膜下腔显示脑脊液的清晰通道,该缺陷就被称为封闭的唇脑裂畸形;如果可见脑脊液通道,该缺陷就被称为开放式唇脑裂畸形。开放式脑裂畸形可导致脑积水。

与其他空洞脑不同,其中许多被认为是因脑损伤引起,脑裂畸形是指在神经细胞迁移中的缺陷,因此更通常是由遗传所决定的畸形。受累的婴儿经常有发育迟缓,视缺陷的部位而有所不同,可能有局灶的神经学发现,如偏瘫无力或痉挛。两种类型的脑裂畸形均常见癫痫发作。

治疗是支持性的。

透明隔-视神经发育不良
(de Morsier 综合征)

透明隔-视神经发育不良是一种前脑的发育畸形,在妊娠的第1个月发生,包括视神经发育不良、透明隔缺失(分隔两个侧脑室前面的部分)和垂体缺乏。

尽管原因可能是多方面的,但在一些患者中发现一个特殊的基因异常(*HESX1*)和该综合征有关。

症状可能包括一只或两只眼睛视力下降,眼球震颤,斜视,内分泌功能障碍(包括生长激素缺乏症,甲状腺功能低下,肾上腺皮质功能不全,尿崩症和性腺功能低下)。可能会出现癫痫发作。虽然有些孩子智力正常,但许多孩子仍有学习障碍、智力障碍、脑瘫或其他发育迟缓。

诊断
- 磁共振显像

诊断依据MRI检查。所有诊断该综合征的患儿应行内分泌检查和发育功能的评估。

治疗
- 支持治疗
- 垂体激素替代

治疗是支持性的,包括任何缺陷的垂体激素的替代治疗。

脊柱裂

脊柱裂是指胚胎发育过程中椎管的关闭不完全。尽管病因尚不明确,但孕期叶酸水平低下增加脊柱裂发生的风险。有些可无症状,有些则出现病变以下部位严重的神经功能损害。显性脊柱裂产前超声或孕母血清和羊水中的α-胎儿球蛋白水平增加可以诊断。生后背部可见明显的病损。采用手术治疗。

与寿命延长情况相随,脊柱裂是神经管缺陷中最严重的一类缺陷。该缺陷是最常见的先天异常之一,在美国的发病率约为1/1 500。脊柱裂多发于胸椎下段、腰椎或骶部,通常跨越3~6个椎体。其严重程度从无临床表现的隐性脊柱裂、囊性脊柱裂,到有严重神经功能障碍直至死亡的脊髓完全性开放(脊柱裂)。

隐性脊柱裂 OSD中,典型者于腰骶部可见皮肤覆盖异常:深陷的窦道位于骶骨上方,有时偏离中央;该区域皮肤色素沉着;不对称的臀沟及上边缘倾斜向一侧;以及毛发丛。这些部位下面脊髓常存在病变,如脂肪瘤和栓系(以致脊髓附着异常,图298-1)。

显性脊柱裂 见背部突出的囊袋,其中含有脊膜(脊膜膨出)、脊髓(脊髓膨出),或两者都有(脊髓脊膜膨出)。在脊髓脊膜膨出的囊袋中通常可在脊膜中央存在一中心神经

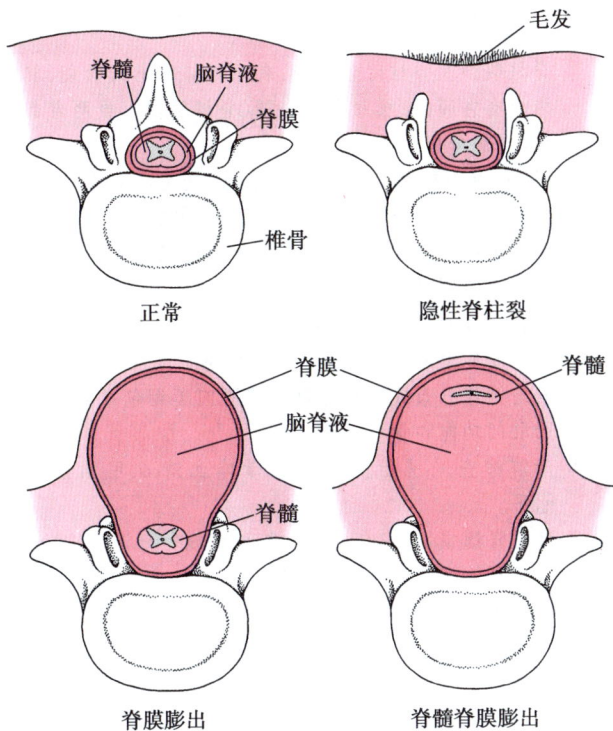

图 298-1 脊柱裂的形式。 在隐性脊柱裂中,不只 1 个椎骨未正常形成,脊髓和髓膜也可能受影响。在囊肿性脊柱裂中,膨出的囊可能包括髓膜(髓膜膨出)、脊髓(脊髓突出),或是两者皆有(脊膜脊髓膨出)。

板。若无皮肤覆盖,则囊壁很容易发生破裂,使发生脑脊髓膜炎的危险性增加。

脑积水 也是常见的并发症,可能与中脑导水管狭窄或 Arnold-Chiari 畸形有关(参见第 2253 页)。

脊髓空洞症(脊髓正常存在的常充满液体的小中央管内,中央管的扩张) 等先天性异常和脊髓周围的软组织肿块可能存在。

病因
原因似乎是多方面的。叶酸缺乏是一个重要的因素,似乎也有遗传的因素。其他危险因素包括母亲使用某些药物(如丙戊酸钠)和孕产妇糖尿病。

症状及体征
很多轻型的脊柱裂无症状。

神经病学 当脊髓或腰骶神经根受累,则产生不同节段水平以下的所有肌肉麻痹。直肠张力通常是下降的。

脑积水(参见第 2253 页)可能会导致轻微的颅内压增高的症状或体征。脑干受累时可引起的症状,如喘鸣、吞咽困难、间歇性呼吸暂停。

整形外科学 肌肉神经分布缺失也可致腿部肌肉萎缩包括累及直肠肛门功能。由于这类瘫痪自胎儿期即已形成,故在出生时即可表现出矫形外科疾患(如畸形足、关节弯曲、髋关节脱位参见第 2244 页)。脊柱后凸有时会与脊柱裂伴发,影响手术操作,并阻止患儿仰卧位平躺随后可能出现脊柱侧凸,而较高位病变(如 L3 以上)的儿童更为常见。

泌尿道 瘫痪通常会累及膀胱功能,导致膀胱输尿管反流,引起肾积水、反复泌尿系感染,最终导致肾脏损害。

诊断
- 超声或 MRI

脊柱的超声和 MRI 检查非常重要,即使局部皮肤表现不明显,也可能在其下面存在脊柱的病变。通常先做 X 线摄片了解脊柱和髋部,若它们发生畸形,再行头颅、下肢影像学检查行头颅影像学,包括超声、CT 和 MRI,以检查脑积水和脊髓空洞症。

一旦诊断确立,泌尿道检查也十分重要,包括尿常规、尿培养、尿素和肌酐测定、超声检查等。在膀胱输尿管反流的患儿中膀胱容量和压力测定,可以决定预后和治疗干预。进一步检查则取决于合并畸形的情况,有时尚需作尿流动力学和排尿性膀胱尿道造影检查。

筛查 产前筛查可以做胎儿超声检查和测量孕妇血清 α-胎儿蛋白,其理想的时间是孕龄为 16 周和 18 周之间。如果以前的测试中发现的风险增加,也可以做羊水样本的浓度检查。血清 α-胎儿蛋白浓度升高,提示脊柱裂囊肿的风险升高(OSD 很少引起很高的血清 α-胎儿蛋白浓度)。

预后
该畸形的预后取决于畸形累及脊椎的数目及严重程度。高位缺损(胸椎脊柱裂)者在缺损水平以下完全瘫痪,伴有脊柱后凸、脑积水、早期肾积水及其他先天性畸形时,预后最差。然而,经过适当的治疗,许多儿童预后良好。较年长的脊柱裂患儿死亡的原因通常是肾衰竭及脑脊液分流并发症。

治疗
- 脊柱损伤的手术修复
- 有时进行脑室分流术
- 整形外科和泌尿系统并发症的不同措施

如果不进行早期外科治疗,神经损伤可能进一步进展。治疗则需要不同专科专家的共同努力。最重要的是神经外科、泌尿科、矫形科、儿科、心理学和社会服务机构。首先即要对患儿作全面的评估,对其家庭作充分询问。应着重于评估缺损的类型、椎体累及的水平和范围、患儿总的身体状况和伴随畸形;与家庭进行讨论,应明确家庭的能力、期望和支付能力,交流理解能力,包括随后的继续治疗。

生后脊髓脊膜膨出应立即给予无菌敷料覆盖。若缺损处已有脑脊液漏出,使用抗生素预防脑膜炎。应于 72 小时内急诊行神经外科探查并修复漏口能降低发生脊膜炎或脑室感染的危险。如果缺损巨大或生于难以修补的位置,则需请矫形外科医生共同会诊协助关闭缺损。

脑积水 可能于新生儿期需行分流手术。有时,在背部修补时,可插入一个脑室分流管(参见第 2253 页)。

严密监控肾功能,积极治疗尿路感染。无论是膀胱出口或输尿管水平的梗阻均需立即治疗,尤其是当发生感染时。当孩子们的年龄 2~3 年,或在任何时候,如果他们有升高的压力在膀胱与膀胱输尿管反反流,应清洁间歇导尿定期排空膀胱。导管插入术增加尿失禁,并保持膀胱和肾脏的健康。

在大约在同一时间,孩子们就被放置在马桶或厕所饭后鼓励粪尿失禁。鼓励良好的平衡饮食,大便软化剂,缓泻剂或组合可能会有所帮助,以确保定时排便,并增加可控(参见第2184页)。在较大的儿童,顺行结肠灌肠过程中,在其中一个孔被放置进入结肠以允许通过腹壁输注液体,可以提高可控。利用一个管,保持该孔打开(如胃造口进食管)。

矫形外科处理亦宜早期施行。若有畸形足即当给予石膏固定纠正(参见第2244页)。仔细检查髋关节是否有髋脱位。其他进展中的问题如脊柱侧凸、病理性骨折、压疮、肌无力及痉挛都会造成进一步畸形。

预防

预防性措施:妊娠前3个月和头3个月补充叶酸(400~800μg 口服,每日1次)可以减少神经管缺陷的发生(参见第2253页)。被考虑处于神经管缺陷高危的妇女,即已经怀有一个患有有神经管缺陷的胎儿或婴儿,应补充叶酸,4mg(4 000μg),口服,每日1次。

> **关键点**
>
> - 脊柱裂涉及脊柱闭合缺陷,有时背部突出的囊袋,其内含有脊膜(脊膜膨出)、脊髓(脊髓膨出),或两者都有(脊髓脊膜膨出)
> - Chiari Ⅱ型畸形,往往造成脑积水,这是常见的
> - 叶酸缺乏是一个显著的危险因素,但其他因素还包括母亲使用某些药物(如丙戊酸),母亲糖尿病,和可能的遗传因素
> - 轻微缺陷的儿童是无症状的,但其他人通常都有不同程度的偏瘫和病变以下节段的感觉障碍
> - 肌肉神经分布缺失也可致腿部肌肉萎缩包括累及直肠肛门功能和骨科畸形
> - 产前筛查采用胎儿超声和母体血清α甲胎蛋白水平。
> - 修复脊髓损伤,将有症状的脑积水施行分流术,并根据需要治疗骨科和泌尿系统异常
> - 补充叶酸以预防该病

299. 先天性肾脏和泌尿生殖系统畸形

先天性泌尿生殖系统解剖异常较其他任何器官系统的解剖异常都为常见,泌尿道畸形使得患者易于伴有多种并发症(如感染、尿路梗阻、积水、结石形成和肾功能不全)。生殖系统畸形可以导致排尿或性功能障碍,不育,社会心理障碍,或是几种异常的综合。泌尿生殖系统异常经常需要手术重建。

目前很多泌尿生殖系统异常通过常规产前超声检查已能诊断。一些先天性肾脏畸形(常染色体显性多囊肾;肾髓质囊性病;遗传性肾炎,参见第1867页)直到成人才有临床表现。

肾脏畸形

尿路是各种不同显著度先天性异常的共同表现部位。许多异常是无症状的,通过产前超声检查进行诊断,或是作为其他先天异常的常规评估的一部分进行诊断。其他异常现象被诊断为继发于梗阻,感染或创伤。

肾缺如 双侧肾缺如:是羊水过少综合征的一部分,表现为肺发育不良、肢体和面部畸形(典型的 Potter 综合征),可在数分钟~数小时内死亡。胎儿死亡是常见的。

单侧肾缺如:不少见,约占到肾异常中的5%。许多病例都归因于子宫内多囊发育不良肾的完全退化。常合并输尿管不发育,以及同侧膀胱三角区和输尿管开口缺如。然而,同侧肾上腺并不受影响。因代偿增生的独肾可维持正常肾功能,不需治疗。因为肾脏同输精管和子宫有着共同的胚胎起源,男孩可有输精管发育不良,而女孩可能有子宫畸形。

常染色体隐性遗传性多囊肾 常染色体隐性遗传性多囊肾的发病率约为产婴的1/20 000~1/10 000。而常染色体显性遗传性多囊肾却更为常见,约为活产婴儿的1/1 000~1/500(参见第2257页)。

常染色体隐性遗传性多囊肾累及:
- 肾脏
- 肝脏

肾脏明显扩大且包含很多囊泡;常导致儿童肾衰竭。

肝增大且伴有门脉性肝硬化,胆管增生,囊泡散在分布,肝实质的残余部分是正常的。于5~10岁时,纤维化产生门脉高压,但肝功能正常或仅轻微异常。

疾病的严重程和进展程度不同。严重病例表现为年龄较小(产前、生后、儿童早期)即出现与肾脏相关的症状,而轻型病例在儿童后期或青春期发病,主要表现与肝脏有关的症状。

受累新生儿因双侧对称、巨大坚硬而表面光滑的肾脏而引起腹部膨隆。病情严重的新生儿通常肺发育不良,系因宫内肾功能不全、羊水过少所致。

至5~10岁,患儿出现门脉高压的征象,如食管、胃底静脉曲张和脾功能亢进(白细胞减少、血小板降低)。如果患

儿青春期出现症状,则患肾增大并不明显,肾功能不全呈轻度或中度,症状以进行性肝纤维化门脉高压为主。

诊断有一定难度,特别对无阳性家族史的患者。超声检查可显示肾或肝的囊肿,明确诊断须通过病理活检。妊娠后期超声波是最好的诊断工具,宫内诊断可以此为依据。当未能达到临床标准时,如果有需要的话,可以行 PKHD1 的分子检测。

大部分病儿在生后数天到数周因肺功能不全而死亡。大多数存活者出现进行性肾衰竭,需行肾移植。儿童肾脏和(或)肝脏移植的经验有限。假如进行移植手术,脾亢一定要控制(参见第1050页)以防止白细胞减少,避免全身感染的危险。门腔或脾肾分流只能减少病症发生而不能降低死亡率。

重复畸形 多余的集合管系统可为单侧或双侧,可涉及肾盂和输尿管(肾上腺素盂、双或三肾盂及输尿管)、肾盏、输尿管开口。重复肾仅有一个单一的肾单位,但是有着超过1个的集合系统。这种异常不同于融合肾,融合涉及维护各自单独集合系统的两个肾实质单位融合。一些重复畸形输尿管易出现异位开口,可伴或不伴输尿管囊肿和/或膀胱输尿管反流(VUR)。其治疗方式取决于畸形的解剖和每一集合管系统引流部分的肾功能。手术对于纠正输尿管梗阻和膀胱输尿管反流可能是有必要的。

融合畸形 伴有融合异常,肾融合,但输尿管在两侧分别进入膀胱。这些异常增加肾盂输尿管连接部梗阻,膀胱输尿管反流,先天性肾发育不良囊肿(参见第2257页),以及由于前腹部外伤造成损伤的风险。

马蹄肾是最常见的肾脏融合畸形,脊柱两侧的肾实质在相对应的上极或下极融合(通常是下极),在中线的融合部分即为肾实质或纤维组织构成的峡部。两侧输尿管从峡部前内侧跨越,通常尿液引流良好。如有梗阻,则常为继发于肾盂内输尿管高位开口,而非因峡部压迫。施行肾盂成形手术时不需切除峡部。

交叉融合异位肾是第二常见的融合异常。肾实质(两个肾脏)位于脊柱的同一侧。一根输尿管跨过中线并进入熔融肾脏相反侧的膀胱内。当出现肾盂输尿管连接部梗阻时,需行肾盂成形术。

盆腔融合肾(盘肾)是极为少见的融合畸形。位于盆腔的肾组织由两套集合系统及输尿管引流。如出现梗阻,则行重建手术。

旋转不良 旋转不良通常没有临床意义。超声检查经常提示肾积水。当临床医生担心可能存在梗阻时,可进一步磁共振尿路造影或肾扫描的评估。

多囊性肾发育不良(MCDK) 在这种情况下,存在由非纤维化,原始小管和软骨灶组成的非传染性囊肿组成的无功能肾单位。通常情况下,也存在输尿管闭锁。对侧肾脏通常是正常的,但高达10%的患者的可能有膀胱输尿管反流或肾盂输尿管连接部梗阻。通常情况下,肾脏进行性退化,最终在超声上再也看不到。罕见进展为肿瘤,感染和/或高血压。大多数专家建议观察,除非固体组织是广泛的或不寻常的-出现在超声检查,或有进行性囊性肿大,在这种情况下,肾脏可能被去除。

肾发育不良 对于肾发育不良(组织学诊断),其肾血管,肾小管,集合管,或排尿器官发育异常。诊断依靠活组织检查。如果发育不良是节段性的,往往是不必要治疗的。如为广泛发育不良,可能需要保护其肾功能,包括肾替代治疗。

异位肾 异位肾(肾位置异常),通常是由于肾脏无法从真性骨盆内的发源部位提升;有一种较为罕见的例外情况是肾脏过度提升(胸腔内)。上升不全的肾脏(如盆腔肾)其肾盂输尿管连接部狭窄,膀胱输尿管反流(VUR)和多囊性肾发育不良的发生率增加。指征明确时(如引起高血压、反复感染或肾生长障碍),梗阻和严重的反流可以通过手术纠治。

肾发育不全 未发育的肾脏往往由于输尿管芽分支发育不当形成肾发育不全,肾小,但组织学上正常。节段性肾发育不全,可致高血压,可能需要手术切除患肾。应对患者的膀胱输尿管反流程度进行评估。

输尿管畸形

输尿管异常经常并发于肾脏畸形,也可独立发生。输尿管异常的并发症包括:
- 梗阻,膀胱输尿管反流(参见第2258页),感染,尿路结石形成(因狭窄而致)
- 尿失禁(因输尿管异位开口于尿道,会阴和阴道而出现)

例行的产前超声诊断(如肾积水)和体检有时(如发现一个外部异位输尿管口或触及肿块),可能提示异常。在儿童肾盂肾炎的发作或复发性尿路感染的儿童,应高度怀疑输尿管异常。测试通常需要超声检查肾脏,输尿管,膀胱和排尿后,再行荧光排尿膀胱尿道造影。

需外科手术治疗。

重复畸形 单侧或双侧输尿管的部分或完全型重复畸形与同侧肾盂重复畸形相伴发生。对于完全重复,肾上极的输尿管开口较之肾下极开口,更靠背侧。其结果是,下极的输尿管容易回流,而上极容易阻碍时病理存在。可能发生一个或两个开孔的异位或狭窄,膀胱输尿管反流进入输尿管下段或双侧输尿管,以及输尿管囊肿。手术是治疗膀胱输尿管反流、输尿管梗阻及尿失禁的主要手段。不完全肾重复几乎无临床意义。

异位输尿管开口 重复的单侧或双侧输尿管可异位开口于膀胱侧壁、膀胱三角远端、膀胱颈部、女性尿道括约肌远端的尿道(导致持续尿失禁)、生殖系统(男性为前列腺、精囊,女性为子宫、阴道)或外阴。侧位输尿管异位开口常出现膀胱输尿管反流,输尿管异位开口于尾侧端常合并梗阻或尿失禁。出现梗阻、尿失禁是外科手术的指征,有时膀胱输尿管反流也需手术。

输尿管位于腔静脉后 腔静脉异常发育(输尿管前腔静脉)使肾脏平面以下的腔静脉位于输尿管前方(常见于右侧)。左侧腔静脉后输尿管仅见于左侧大静脉系统持续存在或完全内脏反位的情况,腔静脉后输尿管可导致输尿管梗阻。若梗阻明显,可进行输尿管离断,对于这些患者需于腔静脉或髂血管前再行吻合术。

输尿管狭窄 输尿管狭窄可发生在任何部位，最常见在肾盂输尿管连接处，其次为输尿管膀胱连接处（原发性巨输尿管），产生感染、血尿和梗阻。并发症包括感染，血尿，梗阻。随着孩子的成长，狭窄通常会改善。

当原发性巨输尿管伴有输尿管扩张加重、感染和梗阻时，可能需行输尿管重建（缩小管径）及再植手术。在肾盂输尿管连接部梗阻部位，可通过开放手术，腹腔镜手术，或机器人技术进行肾盂成形术（梗阻段切除并重新吻合）。

输尿管囊肿 膀胱内输尿管末端轻微梗阻所致的囊肿脱垂可导致进行性输尿管梗阻、扩张、肾盂积水、感染、偶尔形成结石以及肾功能受损。治疗可选经尿道内镜下切除或切开术。

当输尿管囊肿来源于重复输尿管上极时，治疗要根据上肾段的功能情况来定，因其常常伴有肾发育不良。如上段肾无功能或怀疑肾明显发育不良则作上半肾及其相应输尿管切除术以解除梗阻。

在极少数情况下，输尿管可能脱出超过膀胱颈，引起膀胱出口梗阻。女孩，这可能表现为一种阴唇间肿物。

膀胱输尿管反流

反流是尿液从膀胱逆向回到集合系统。

病原学

输尿管反流的主要原因是膀胱输尿管连接处的先天性发育异常。膀胱内黏膜下输尿管发育不全导致膀胱输尿管连接处的活瓣作用丧失，使膀胱内尿流回流至输尿管、肾盂。即使通道是足够通畅的，但是如果因为膀胱出口梗阻或排尿功能障碍而导致膀胱内压力升，可能发生反流排尿功能失调包括排尿频繁、便秘或两者兼而有之，这可能会延长膀胱输尿管反流的治疗。

病理生理

膀胱输尿管反流可通过细菌感染和增高的流体静压损伤上尿路。下尿路的细菌极易通过反流到上尿路，引起肾实质感染、肾瘢痕形成。肾瘢痕最终会导致高血压，有时甚至肾功能不全。膀胱输尿管反流引起是儿童尿路感染的一种常见病因；30%~40%的患有尿路感染婴幼儿都有膀胱输尿管逆流。

症状及体征

儿童通常有胎儿肾积水的病史，或是伴有尿路感染，或是表现为同胞筛查的一部分。少数情况下，儿童可出现高血压，这是肾瘢痕更为常见的长期结果。尿路感染的儿童可有发热，腹痛或腰痛，尿痛，尿频，尿急，湿裤事件，或少数情况下见血尿。

诊断

- 超声检查
- 排泄性膀胱尿道造影（VCUG）
- 有时候，放射性核素扫描

行尿液分析和尿液培养以检测感染。对于婴儿和年幼儿童，需要插入导尿管以获取标本。

评估包括超声检查肾脏，输尿管，膀胱排尿，接着行荧光排泄性膀胱尿道造影。肾超声检查用来评估肾脏大小，肾积水和肾瘢痕。排泄性膀胱尿道造影用于诊断膀胱输尿管反流和评估其他膀胱异常。放射性核素膀胱造影可以用于监测反流。急性感染或瘢痕累及肾皮质时，如果有指征，最佳的处理是行二巯丁二酸（二巯基丁酸）核扫描确诊。在适当的时候，尿流动力学检查可能会显示出较高的膀胱内压。

排泄性膀胱尿道造影回流发现的等级，可分为从Ⅰ到Ⅴ级（表323-4）。膀胱的容量和膀胱动力可影响反流的程度。

- 轻度：Ⅰ级和Ⅱ级
- 中度：Ⅲ级
- 重度：Ⅳ级和Ⅴ级

治疗

- 有时预防性使用抗生素
- 有时注射的填充剂或输尿管膀胱再植术

轻度至中度的膀胱输尿管反流往往在数月至数年内自行消退。避免儿童感染也是非常重要的。此前，有轻度到中度的膀胱输尿管反流的患儿，应每日给予抗生素预防，但目前对这种做法尚没有达成共识。大多数小儿泌尿外科医生建议所有年龄的严重膀胱输尿管反流均应用抗生素预防，而对于年龄<2岁儿童的Ⅱ级至Ⅴ级的反流，也建议应用抗生素预防。但是，美国儿科学会不建议对Ⅰ至Ⅳ的膀胱输尿管反流患儿采用抗生素预防。目前有多个基于年龄和体重的抗生素使用建议，但是，通常情况下，在睡前给予甲氧苄啶/磺胺甲噁唑，在晚餐时给予呋喃妥因，或头孢氨苄每日2次。

伴有高膀胱压力的重度反流采用抗胆碱能药物（如奥昔布宁，琥珀酸索非那新）治疗，少数情况采用手术治疗（如肉毒杆菌毒素或膀胱扩大术）。患有肠道和膀胱功能不全的患儿，不论患儿有无生物反馈，都可从行为纠正中获益。

有临床症状的反流（反复感染、肾生长受损和肾瘢痕）经腔镜膀胱三角下注射填充剂（如聚糖酐/透明质酸）或行输尿管膀胱再植术。

监测 根据儿童的年龄和反流的严重程度，以及相关的并发症，定期行病史、体格检查（包括血压测量），尿液分析和血清肌酐，以及使用排泄性膀胱尿道造影和超声检查。通常情况下，<2岁的儿童的超声检查每4~6个月一次，（超声上可见明显肾病的患儿，检查应更频繁些）；年龄较大的儿童有超声每6~12个月一次。排泄性膀胱尿道造影应每1~2年复查一次（对于分级较高的膀胱输尿管反流，双侧膀胱输尿管反流，和/或年龄较大的儿童，可间隔更长的时间）。

此外，经过如厕训练的儿童，应该在每次就诊时评估便秘和偶发排尿，尿失禁，尿频尿急和夜尿多，这些是排泄功能障碍常见的体征，并根据需求，采用行为纠正和/或药物治疗。

> **关键点**
> - 输尿管反流的主要原因是膀胱输尿管连接处的先天性发育异常
> - 尿从膀胱到输尿管的反流可能导致上尿路细菌感染;膀胱输尿管反流的婴儿和幼儿中 30%~40% 患尿路感染
> - 通过排泄性膀胱尿道造影诊断
> - 利用连续超声检查和排泄性膀胱尿道造影进行监测
> - 轻度至中度的膀胱输尿管反流往往会自行消退,但更严重的疾病,可能需要进行手术干预
> - 新近确诊的膀胱输尿管反流患儿,基于其病程,给予抗生素预防感染
> - 评估已接受如厕训练的儿童是否存在排泄功能障碍,并相应地给予治疗

膀胱畸形

先天性膀胱畸形常单独发生,不伴有其他泌尿生殖系统畸形。可引起感染、尿潴留、尿失禁和反流。有症状的畸形需要手术治疗。

膀胱憩室 膀胱憩室是通过膀胱肌肉缺陷而形成的膀胱黏膜的疝。膀胱憩室易致尿路感染,并可合并膀胱输尿管反流。通常是在年幼儿童反复尿路感染评估时被发现的。通过排尿性膀胱尿道造影可作出诊断。可能需要手术切除憩室和重建膀胱壁。

膀胱外翻 对于膀胱外翻,存在从脐至会阴的中线闭合障碍,导致膀胱黏膜续连腹部皮肤,耻骨联合的分离和尿道上裂或双歧生殖器。膀胱开放显露在耻骨联合上方,并见尿液从开放的膀胱滴出而不通过尿道。尽管畸形严重,一般肾功能能维持良好。膀胱几乎都可重建并回纳至盆腔,但膀胱输尿管反流难以避免,根据需要给以适当的处理。有时需行间断的额外的外科干预,以治疗膀胱扩张受限、容量过小或有括约肌功能障碍。需要重建生殖器。

巨大膀胱综合征 对于这种综合征,膀胱巨大、膀胱壁平滑肌薄且没有流出道的梗阻,通常发生于女孩。目前对本症仍所知甚少。本症可能为一种原发神经源性障碍综合征,特别是伴有小肠梗阻(巨膀胱-小结肠、肠蠕动减弱综合征)。症状常与泌尿系统感染和膀胱输尿管反流有关。膀胱排空时超声显示正常的上尿路,排尿性膀胱尿道造影可以显示反流和明显扩张的上尿路。输尿管再植可能有治疗效果。抗生素预防应用、训练定时排尿、间断导尿及各项措施的联合应用可能有助治疗。

神经源性膀胱 神经性膀胱(参见第 2259 页)是由于神经系统疾病,包括脊髓或中枢神经系统异常,外伤,或盆腔手术(如骶尾部畸胎瘤或肛门闭锁)而后遗的膀胱功能障碍。膀胱可以是松弛的、痉挛的,或两者兼有。弛缓性膀胱具有高容量,低压力,最小的收缩。痉挛性膀胱表现为容量正常或缩小,压力高和不自主收缩。慢性的膀胱压力增加($>40cmH_2O$),即使没有感染和反流,也会对肾脏产生进行性损害。

并发症包括反复尿路感染和尿潴留和/或失禁。

潜在的神经异常通常是显而易见的。常可通过测膀胱残余尿,肾脏超声发现肾积水,血肌酐检测评价肾功能。尿动力学检查通常用于明确诊断,以及监测膀胱压力和功能。

治疗的目标包括降低感染的风险,保持充足的存储膀胱压力和容积,有效膀胱排空,并实现社会可控。治疗包括药物(如抗胆碱能药,预防性抗生素),间歇性导尿,和/或手术干预(如膀胱扩大术,阑尾尿流改道术,肉毒杆菌毒素注射,神经刺激)。神经性膀胱的患儿也经常有便秘及大便失禁,也需要正确的治疗神经源性肠道。

阴茎和尿道畸形

男性尿道畸形常伴有阴茎畸形,反之亦然;女孩尿道畸形可以不伴有外生殖器畸形。当影响功能或美观时,需要外科手术治疗。

阴茎下弯 这种异常是腹侧,横向和/或阴茎旋转弯曲,勃起时最为明显,通常是由于纤维组织沿尿道海绵体分布所引起的,还是由两个主体之间的尺寸差所造成的。阴茎下弯可能伴有尿道下裂。严重畸形可能需要手术矫治。

尿道上裂 尿道开口于阴茎背侧阴茎头或阴茎干,或开口于耻骨联合。女孩尿道可开口于阴蒂和阴唇之间或腹部。可以是部分性(15%)或完全性尿道背侧融合缺陷所致,最严重的尿道上裂合并膀胱外翻(参见第 2259 页)。症状和体征如同尿失禁、反流和泌尿系统感染。手术治疗。在部分性尿道上裂的患儿中,治疗效果好,患者可无尿失禁。完全性尿道上裂的患儿,仅阴茎重建难以完全控制尿失禁,常需作膀胱颈成形术来达到控制排尿的目的。

尿道下裂 这种异常是由尿道沟的成管过程和融合的障碍造成的。它几乎总是发生在男孩,尿道开口于阴茎的下侧,在阴茎阴囊连接处,阴囊褶皱之间,或在会阴部。包皮无法包绕成周,并表现为背罩。尿道下裂常合并阴茎下弯。

手术可良好解决阴茎的功能及外观问题。可在 6 月龄时行门诊手术,纠正阴茎下弯,用包皮或阴茎体部皮肤成形新尿道。

尿道下裂女孩极少见,尿道开口于阴道口。

包茎和嵌顿性包茎 包茎,是最常见的阴茎异常,包皮回缩后无法暴露龟头;它可能是先天性或后天性。嵌顿是指回缩的包皮无法回复以覆盖龟头(完整讨论参见第 1957 页)。

包茎可外用糖皮质激素和柔和的伸展,一些男孩需要割礼。

嵌顿,应立刻减少,因为止血带的收缩包皮的功能,引起水肿和疼痛。周围压缩用手指水肿包皮可以充分减轻水肿允许包皮龟头推回,通过使用两个拇指紧包皮被恢复到其正常位置。如果这种技术是无效的,使用局部麻醉剂可以暂时减轻背部缝的状况。包皮环切术时水肿解决。

其他阴茎畸形 较不常见的异常包括阴茎发育不全,阴茎重复及淋巴水肿。许多异常也涉及尿道畸形,或其他

异常情况,如膀胱外翻。大多数异常都是需要手术纠治的。

小阴茎起因于雄激素缺乏或对雄激素不敏感;对于缺乏雄激素的男孩,行睾酮补充治疗。

尿道开口狭窄 最常见于男新生儿包皮环切术后,尿道狭窄偶尔是先天性的,与尿道下裂有关。如明显影响尿流方向,或尿流极细需行尿道口切开术。

尿道狭窄 尿道狭窄造成沿尿道的某些部位梗阻。它几乎总是发生于男孩,通常是获得性的,通常是从骑跨伤后的挤压伤所引起的。也有先天性的,表现与尿道瓣膜相似,根据产前超声或产后流出道梗阻的症状体征或脐尿管未闭要考虑这一诊断,逆行尿路造影可确诊。治疗首选内镜尿道狭窄切开术,必要时行开放尿道成形术。

尿道瓣膜 男孩后尿道的先天性皱褶形成瓣膜(后尿道瓣膜)影响尿流。尿道瓣膜的泌尿道后遗症包括尿流缓慢、尿线降低、尿路感染和充盈性尿失禁、神经肌源性膀胱功能异常、膀胱输尿管反流、上尿路损伤和肾功能不全。尿道瓣膜有时伴有脐尿管未闭。因为胎儿尿液排泄有助于羊水,严重尿道阻塞可引起羊水减少(羊水过少),这可能会导致肺发育不良并由此产生肺动脉高压,肺发育不良,和/或呼吸衰竭。肺动脉高压可接着引起系统性高血压。严重者可导致围生期死亡。

诊断往往通过常规产前超声检查,包括严重的双边肾积水或羊水过少。生后疑似病例应立即行排泄性膀胱尿道造影进行证实。

治疗首选通过尿道镜电灼瓣膜,早期治疗可预防肾功能进一步损伤。

前尿道憩室少见,其作用如同瓣膜(前尿道瓣膜),也可通过内镜治疗。

阴道畸形

大多数阴道畸形非常少见。阴道畸形包括阴道发育不良、梗阻、重复和融合畸形。重复和融合畸形临床表现多样(双子宫、双宫颈、双阴道;双子宫伴单宫颈单阴道)。女孩可有泌尿生殖窦畸形,泌尿道和生殖道一个共同通道;泄殖腔畸形,泌尿道、生殖道和直肠肛门共同开口于一个通道。

处女膜闭锁表现为由于受母体雌激素引起的子宫和阴道分泌物至收集的阴道口的位置处的凸起。治疗方法是手术引流。

多数诊断根据体检、超声、逆行造影可以做出。重复和融合畸形可能不需治疗,但其他情况需要外科矫形术。

睾丸和阴囊畸形

最常见的畸形包括:
- 先天性鞘膜积液
- 睾丸未降(隐睾症参见第2261页)
- 睾丸扭转(参见第2261页)

少见的睾丸和阴囊畸形包括:阴囊缺如、发育不良、异位或阴囊先天性血管瘤、阴茎阴囊转位、阴囊分裂。

先天性鞘膜积液 先天性鞘膜积液是阴囊内鞘膜层之间的液体积聚所致。可为孤立性或交通性,通过未闭的鞘状突(斜疝也可由此形成)与腹膜腔相连,形成鞘膜积液。表现为无痛性阴囊增大。鞘膜积液有自然消退的可能,但在12个月后仍然持续存在或增大则须手术治疗。

隐睾

隐睾是一个或两个睾丸不能下降到阴囊,它通常伴有腹股沟疝。诊断有时是通过检查,然后通过腹腔镜检查。治疗方法是手术睾丸固定术。

大约3%的足月儿和高达30%的早产儿患有隐睾症;2/3未下降的睾丸在生后4个月内将自行下降。因而,大约0.8%的男性婴儿需要接受治疗。

百分之八十的睾丸未降是在出生时诊断的。其余的是在儿童期或青春期早期诊断的;这些通常由异位的引带附件引起的,在身体快速生长之后就变得更加明显。

病理生理

正常的睾丸在胚胎7~8周发育,保持在腹股沟内环直至28周,然后在间充质细胞的导引下开始下降。这一过程中的影响因素包括:激素(雄激素、苗勒管抑制因子)、体格因素(睾丸引带回缩、腹内压)和环境因素(母亲接触雌激素和抗雄激素)。

一个真正的隐睾停留在腹股沟管下降沿路径或通常存在于腹腔或腹膜后。异位睾丸是一个通常通过外部环,但转接下降到不正常的位置,位于超出正常下降过程中(如耻骨弓上,在腹股沟浅袋,在会阴部,或沿大腿的内在方面的)。

并发症 未降睾丸可使精子生成能力衰退,也于睾丸肿瘤有关,尤其是腹腔内隐睾。然而,在单侧隐睾的患儿中,对侧睾丸恶变的发生率约为10%。未治疗的腹腔内隐睾可发生睾丸扭转,如同急腹症。几乎所有隐睾患儿出生时均伴有斜疝(鞘状突管未闭畸形)。

病原学

隐睾几乎都是特发性的,约10%为双侧隐睾。10%的病例为存在双侧病灶,先天性肾上腺增生症可能表型为男性、出生时不可扪及睾丸的双侧隐睾,特别是伴有尿道下裂时,易疑诊女性男性化(特别是伴有尿道下裂)。

症状及体征

80%的病例出生时阴囊是空的,其余病例出生时可扪及阴囊内的睾丸,但由于睾丸引带异常或缺如,随着身体快速生长,睾丸很快发生上行,异常的睾丸引带限制了睾丸降至阴囊。腹股沟疝很少引发可触及肿块,但该特有的过程往往可以检测到,尤其是婴幼儿(但不常见于异位睾丸未降者)。

诊断

- 临床评估
- 有时需要做腹腔镜
- 极少数情况下,需要行超声或MRI检查

所有的男孩都应该在出生时接受睾丸检查,此后每年评估睾丸的位置和发育情况。

睾丸未降和异位睾丸必须区别于可动性增强(伸缩)的

睾丸,可动性增强是睾丸虽然位于阴囊,但很容易通过提睾反射缩回到腹股沟管内。诊断是通过体格检查;一个温暖的环境,温暖的检查者的手,放松的患者是很重要的,以避免刺激睾丸回缩。

那些单侧未扪及的睾丸,一侧下降的睾丸较正常大提示未降睾丸萎缩,外科干预通常通过诊断性腹腔镜手术探查腹腔内的睾丸或证实睾丸发育不全。然而,如果怀疑睾丸停留在远离腹股沟内环处,应行阴囊或腹股沟探查术。

如果双侧睾丸不可触及,应在新生儿期立即进行评估可能性的性分化障碍(应考虑咨询儿科内分泌科)。如果已经排除性分化障碍,腹腔镜手术往往是必要的,以确定位于腹部的睾丸,然后做双侧睾丸固定术。

治疗
- 外科手术纠治

可以扪及睾丸的隐睾可行睾丸下降固定术,睾丸还纳入阴囊,固定缝合,同时闭合未闭的鞘状突管。对于不可触及的隐睾,行腹腔镜手术;如果睾丸存在,将其移动到阴囊内。如果睾丸是萎缩的,则将组织切除。手术应在6个月时进行,可以改善生殖功能和减少恶变的可能。患儿越小,所需下降的距离越短。未降睾丸的萎缩可能是产前发生睾丸扭转的结果。

活动度大的回缩性睾丸只要精索足够长,睾丸无需牵引也可降入阴囊(当未做提睾反射时),无需处理。到青春期时,随着睾丸体积的增大,回缩更困难,睾丸活动度大的情况会自行缓解。

> **关键点**
> - 大约3%的足月儿和高达30%的早产儿患有隐睾症;2/3未下降的睾丸在生后4个月内将自行下降
> - 未降的睾丸可能引起生育能力低下,罹患睾丸癌的风险增加(涉及未降的睾丸)
> - 临床评价通常是足够的,但有些患者应行腹腔镜检查
> - 治疗方法是手术睾丸固定术

梅干腹综合征
(三联综合征)

梅干腹综合征包括以下三联症:腹壁肌肉缺损、泌尿系畸形和腹腔内隐睾。

梅干腹综合征的名称源于新生儿腹壁的特征性皱纹外观。这种先天性综合征为特发性,全为男性,发病的原因仍不清楚。泌尿系统畸形包括:肾积水、巨输尿管、膀胱输尿管反流、尿道畸形。严重病例可出现肾衰竭、支气管肺发育不良和胎儿死亡。

通常根据常规的产前超声进行诊断。除外产后超声检查,进一步评估包括排尿性膀胱尿道造影和/或肾放射性核素显像。

泌尿系统畸形可以行开放外科手术纠治。如果无需泌尿道干预,可行睾丸固定术联合腹壁成形术。

300. 先天性肾转运异常

巴特综合征和 Gitelman 综合征

巴特综合征(Bartter syndrome)和 Gitelman 综合征的特点是液体,电解质,尿液和激素异常,包括肾钾、钠、氯和氢流失;低钾血症,不伴高血压的血管紧张肽原酶过多和醛固酮增多症;以及代谢性碱中毒。调查结果包括电解质,成长,有时是神经肌肉异常。通过的尿电解质测量和激素分析可协助诊断,但通常是一个排除性诊断。治疗包括非甾体抗炎药,保钾利尿剂,小剂量血管紧张素转化酶抑制药,及电解质更换。

病理生理
巴特综合征与更为常见的 Gitelman 综合征是因氯化钠的重吸收紊乱而引起的。巴特综合征的缺陷是在亨勒环路的升厚肢体。Gitelman 综合征的缺陷是在前端的小管。对于这两种综合征,氯化钠重吸收受损导致轻度血容量不足,从而导致肾素和醛固酮释放的增加,引起钾和氢的损失。对于巴特综合征,由于髓质浓度梯度受损而引起前列腺素分泌增加以及尿浓缩缺陷。对于 Gitelman 综合征,常见低镁血症和低尿钙排泄。在这两种疾病中,钠浪费高肾素和血管紧张素水平的血压正常至降低,尽管在长期低血浆量反映的结果。

在临床表现各不相同的特点(表 300-1)。

病因
通常这两种症状是常染色体隐性遗传,虽然也可能会在散发病例和其他类型的家族图案中发生。两种综合征都有数种基因型;不同基因型可以有不同的表现形式。

症状及体征
巴特综合征往往体现在胎儿期或婴儿期或幼儿期。
Gitelman 综合征往往体现在童年后期或成年期。巴特综合征可表现胎儿宫内生长受限及羊水过多。不同形式的巴特综合征可以有具体表现,包括听力丧失,低血钙,和肾钙化,这取决于潜在的遗传缺陷。巴特综合征的儿童,比

表 300-1 巴特综合征和 Gitelman 综合征的某些差异

特征	Bartter 综合征	Gitelman 综合征
肾缺陷的位置	亨利袢升高(袢利尿剂的模仿效果)	远曲小管(噻嗪类药物的模仿效果)
尿液中钙分泌	正常或增高,通常伴有肾钙质沉着症	降低
血清镁浓度	正常或降低	降低,有时降低程度巨大
肾前列腺素 E_2 产生	增高	正常
表现时的一般年龄	出生前到儿童早期,通常伴有智力障碍和生长障碍	儿童晚期到青少年
神经肌肉症状(如肌肉痉挛,虚弱)	不常见或轻度	常见

Gitelman 综合征更常见,可能会早产,出生后可能生长发育不良,有的孩子有智力障碍。

多数患者有低或低-正常血压和血容量减少的迹象。无法保留钾,钙,或镁可导致肌肉无力,痉挛,痉挛,抽搐,或疲劳,特别是 Gitelman 综合征。可能有烦渴,多尿,呕吐。

一般而言,巴特综合征和 Gitelman 综合征通常都不会导致慢性肾功能不全。

诊断
- 血清和尿液电解质浓度
- 排除类似疾病

如果孩子有特征性症状,或偶然注意到有实验室检查的异常,如代谢性碱中毒及低血钾,那就应怀疑巴特综合征和 Gitelman 综合征。尿电解质的测量显示出钠,钾,氯浓度高,那就不适于正常容量或低血容量状态患者的状态。诊断是通过排除其他疾病:
- 原发性和继发性醛固酮增多,通常可以通过高血压和正常或低血浆肾素的存在加以区分
- 偷摸的呕吐或泻药滥用,通常可以通过尿中氯的水平低加以区分(通常小于<20mmol/L)
- 滥用利尿剂,通常可以通过尿氯浓度低和尿液检测利尿剂加以区分

确定性诊断是通过基因检测,但是很少行此检查,这是因为许多因素造成的,例如大量的已知的突变,大的基因大小,以及高昂的费用。

尿钙或尿钙/肌酐比值可以帮助区分这两种症状的 24 小时测量;水平典型地垂直于在巴特综合征增加,并且 Gitelman 综合征低。

治疗
- 非甾体抗炎药(针对巴特综合征)
- 螺内酯或阿米洛利
- 低剂量血管紧张素转化酶抑制药
- 钾,镁和钙补充剂

因为肾前列腺素 E_2 的分泌有助于巴特综合征的发病,因而非甾体抗炎药(如吲哚美辛每日 1 次,2mg/kg 口服)是有帮助的;患者同时给予保钾利尿剂(如螺内酯 150mg 口服,每日 2 次或阿米洛利 10~20mg 口服,每日 2 次)。Gitelman 综合征则单独使用保钾利尿剂。低剂量血管紧张素转化酶抑制药可以帮助限制醛固酮介导的电解质紊乱。然而,尚无有效的治疗可以完全消除钾流失,钾补充(氯化钾 20~40mmol,口服,每日 1 次或 2 次)往往是必要的。镁和钙补充剂可能也是需要的。

外源性生长激素可以用于治疗身材矮小。

> **关键点**
> - 对于这两种综合征,氯化钠重吸收受损导致轻度血容量不足,从而导致肾素和醛固酮释放的增加,引起尿中钾和氢的损失
> - 表现因基因型而各不相同,但生长发育可能受到影响,电解质紊乱可引起肌肉无力,抽筋,痉挛,手足抽搐或疲劳
> - 诊断包括血,尿电解质的测定;少数情况下行基因检测
> - 治疗包括钾置换,有时也包括镁置换。可以使用保钾利尿剂和低剂量的血管紧张素转化酶抑制药;对于巴特综合征,可以加入非甾体抗炎药

胱氨酸尿症

胱氨酸尿症是肾小管的一种遗传性缺陷,肾小管重吸收胱氨酸减少、尿中含量增加,形成尿路胱氨酸结石。症状可有结石引起的腹痛、泌尿系统感染和继发的肾衰竭。诊断根据尿中胱氨酸的排泄量。治疗为增加液体摄入量和碱化尿液。

胱氨酸尿症最初的分类是根据胱氨酸和预留的载体中的二元氨基酸的尿排泄。在这个分类中,受累儿童的家长被评定为具有正常(Ⅰ型),中度(Ⅲ型),或重度(Ⅱ型)胱氨酸排泄增加。

较新的分类是根据基因型:A 型患者具有 *SLC3A1* 基因的纯合突变,B 型患者具有 *SLC7A9* 基因纯合突变。这些基因编码的蛋白一起形成一种异质二聚体,负责近端小管的胱氨酸和二元氨基酸转运。胱氨酸尿症不应与胱氨酸病混淆(参见第 2277 页)。

病理生理
主要缺陷导致胱氨酸的肾近端肾小管吸收减少和尿胱氨酸浓度增加。胱氨酸于酸性尿中很少溶解,当它的浓度超过其溶解度时就发生沉淀,结晶沉淀,形成胱氨酸肾结石。

其他二碱基氨基酸(赖氨酸、精氨酸、鸟氨酸)的重吸收也受影响,但不引起症状,因为它们除与胱氨酸共用一转运通道外另有一转运系统。它们亦较胱氨酸易溶于尿,从而

不引起结晶和结石形成。它们(包括胱氨酸)在小肠的吸收也是减少的。

症状及体征

胱氨酸尿症最常见的症状是肾绞痛,通常发生在10~30岁。由于尿路梗阻可引起尿感和肾衰竭。

诊断

- 尿沉渣镜检
- 尿胱氨酸分泌检测
- 收集的肾结石分析

不透光的胱氨酸结石在肾盂或膀胱形成,常见鹿角状结石。胱氨酸在尿中形成黄褐色、六角形的结晶体,这是具有诊断意义的。尿中过量胱氨酸可通过硝普盐氰化物试验检出。定量胱氨酸排泄胱氨酸通常>400mg/d(正常为<30mg/d)。

治疗

- 高液体摄入
- 尿碱化
- 饮食限制钠摄入
- 饮食限制蛋白质(如果可能)

可能发生终末期肾病。降低胱氨酸尿排泄就降低了肾毒性。需有充足的液体摄入量,以保证尿量达到3~4L/d。夜间尿pH值降低,水量充足更为重要。碱化尿液使其pH>7.0,口服枸橼酸钾或$KHCO_3$ 1mmol/kg,每日3~4次,在某些病例睡前口服乙酰唑胺5mg/kg(总量可达250mg)能明显增加胱氨酸在尿液中的溶解度。饮食中钠(100mmol/d)和蛋白[0.8~1.0g/(kg·d)]的轻度限制有助于降低尿液中胱氨酸的分泌。

当增加液量摄入和碱化尿液仍不能减少结石形成时,可考虑使用其他药物,如青霉胺(7.5mg/kg;年长儿 125mg~0.5g 口服,每日4次)增加胱氨酸的溶解度,但是毒性限制了其应用。约半数使用青霉胺的患者出现毒性反应,包括发热、皮疹和关节痛、肾病综合征、各类血细胞减少,SLE样反应也可出现但相对少见。吡哆醇补充剂(50mg 口服,每日1次)应该和青霉胺一同给药。由于硫普罗宁的不良反应发生率低,硫普罗宁(100~300mg 口服,每日4次)可以用于替代青霉胺,用于一些儿童的治疗。卡托普利(0.3mg/kg 口服,每日3次)不如青霉胺有效,但是毒性较少见。对治疗反应的密切监测是十分重要的。

关键点

- 胱氨酸的缺陷尿重吸收增加了尿中胱氨酸浓度,导致胱氨酸肾结石,有时导致慢性肾脏疾病
- 尿液中的黄棕色的六边形晶体能确定诊断的;胱氨酸排泄定量一般>400mg/d。
- 增加液体摄入量来进行治疗,产生尿量3~4L/d,利用枸橼酸钾或碳酸氢钾碱化尿液
- 限制饮食中的盐和蛋白质
- 药物如青霉胺,硫普罗宁,或卡托普利可能是必要的,但不良反应值得关注

Hartnup 病

Hartnup 病较罕见,由色氨酸和其他氨基酸吸收、分泌异常所致。皮疹、中枢神经系统异常、身材矮小、头疼、虚脱和晕厥为其临床特征。诊断根据尿中色氨酸和其他氨基酸增加。可用烟酰胺和烟酸可以预防疾病发作,发作时给予烟酰胺治疗。

哈特纳普病的病因是由 Na^+ 依赖性中性氨基酸转运蛋白基因,表达在肾脏和肠上皮细胞中的突变。Hartnup 病为常染色体隐性遗传。

患者小肠对色氨酸、蛋氨酸、苯丙氨酸和其他单氨基单羧基氨基酸吸收障碍。未被吸收的氨基酸在胃肠道内积聚,肠道菌群对其分解代谢增加。色氨酸降解产物包括吲哚、尿素和5-羟色胺,可被小肠吸收,并由尿排出。肾脏氨基酸重吸收亦减少,形成包括除脯氨酸和羟脯氨酸外的所有中性氨基酸的氨基酸尿。色氨酸转变为烟酰胺也受影响。

症状及体征

尽管是先天性的,但 Hartnup 病的症状可出现在婴儿、儿童和成年早期。日光、发热、服药和一些应激情况可促使症状出现。

症状出现前有营养摄入不足。临床表现由烟酰胺缺乏引起,类似于糙皮病,尤其是身体外露、光照部位的皮疹。神经系统症状包括小脑共济失调和精神异常。智能发育迟缓、矮小、头痛、虚脱和晕厥亦较常见。

诊断

- 尿液中氨基酸检查

Hartnup 病的诊断依据于尿中特征性排泄的氨基酸谱。尿中吲哚及其他色氨酸降解产物也提供了该病诊断的辅助依据。

治疗

- 烟酸或烟酰胺的补充
- 烟的攻击

本病预后较好,随年龄增加发病次数减少。维持良好的营养状况,饮食中添加烟酸或烟酰胺 50~100mg 口服,每日3次,可防止疾病发作。发作时可给予烟酰胺口服 20mg,每日1次。

低血磷性佝偻病

(维生素 D 抵抗性佝偻病)

低血磷性佝偻病以低磷酸盐血症、肠道钙吸收功能障碍、对维生素 D 无反应的佝偻病或骨软化症为特征,通常为遗传性。为遗传性疾病。症状表现为骨痛、骨折和生长畸形。诊断根据血清磷酸盐、碱性磷酸酶和1,25-二羟维生素 D_3 水平的测定。治疗给予口服磷酸盐加骨化三醇。

家族性低血磷性佝偻病为 X 连锁显性遗传;其他的家族模式可以出现,但是罕见。

散发的获得性病例常与良性间质性肿瘤有关(癌基因性佝偻病)。产生体液因素,降低近端肾小管重吸收的磷酸盐(肿瘤性骨软化症)。

病理生理

观察到的异常是近端肾小管对磷酸盐重吸收减少导致肾脏失磷及低磷酸盐血症。这一缺陷归因于被称为调磷因子的循环因子。遗传性低磷性佝偻病的要素调磷因子是FGF-23。小肠对钙、磷酸盐吸收亦减少。骨化不足是因为磷酸盐水平低和成骨功能缺陷有关而非钙缺乏性佝偻病中的低钙和甲状旁腺激素(PTH)水平升高所致(参见第2351页)。由于1,25-二羟维生素D_3正常或轻微降低,推测有转化障碍。低磷血症可以引起1,25-二羟维生素D_3升高。

伴高钙尿症的遗传低磷佝偻病(HHRH)中的一种类型是已知归因于近端小管式2c型磷酸钠协同转运蛋白的突变。在这种病例中,有缺陷的磷酸盐运输和低磷血症导致1,25-二羟基D_3的浓度相应增高,从而导致高钙尿症。

症状及体征

该病表现多样,可单纯表现为低磷血症,亦可表现为生长迟缓、身材矮小、严重佝偻病或骨软化症状。儿童通常在开始行走后,出现症状,腿和其他骨畸形,假骨折(X线表现骨软化症,可能是之前的应力性骨折已被充分矿化骨与骨侵蚀区的接替区),骨痛,以及身材矮小。肌肉附着处骨质增生可能影响运动。

营养性维生素D缺乏时出现的脊柱和骨盆佝偻病、牙釉质发育不良、手足搐搦改变在低血磷性佝偻病中极少出现。

低血磷佝偻病伴高钙尿症患者可出现肾结石和/或肾钙化。

诊断

- 血清钙,磷酸盐,碱性磷酸酶,1,25-二羟维生素D_3,和甲状旁腺激素,FGF-23,以及肌酸酐
- 尿中的磷和肌酸酐水平(针对磷酸盐的肾小管重吸收的计算)
- 骨骼X线

血磷酸盐浓度降低,但尿磷酸盐排泌增多。钙和甲状旁腺激素浓度正常,碱性磷酸酶常升高。不会发生骨化三醇诱发的低磷血症刺激。通常情况下,骨化二醇水平是正常的,而骨化三醇水平是正常至低于正常。对于钙缺乏性佝偻病,存在低钙血症、无低血磷症或程度很轻,尿磷不升高。

治疗

■ **口服磷和骨化三醇**

低磷酸盐血症性佝偻病的治疗包括中性的磷酸盐溶液或片剂。儿童起始剂量为10mg/kg(基于元素磷),口服,每日4次。补充磷离子降低了钙离子浓度,并进一步抑制骨化三醇的转换,导致继发甲状旁腺功能亢进,并加呋塞米磷排泄。因而,需以骨化三醇的形式补充维生素D,起始量为5~10ng/kg口服,每日2次。然而,这不可用于佝偻病伴高钙尿症,其1,25-二羟维生素D_3水平升高,给予钙三醇给药是有害的。

磷酸盐的剂量需要增加来达到骨生长或缓解骨痛的目的。腹泻可以限制口服磷酸盐的剂量。治疗后可见血磷浓度升高,碱性磷酸酶降低,佝偻病痊愈,生长加快。高钙血症、高钙尿症、肾钙质沉着症合并降低的肾功能使治疗复杂化。接受治疗的患者需要接受频繁的随访评估。

患有癌基因性佝偻病的成人,一旦导致该疾病的间叶性肿瘤被切除,疾病即可显著改善。否则,癌基因性佝偻病应用骨化三醇5~10ng/kg(口服,每日2次)和元素磷(250mg~1g口服,每日3~4次)治疗。

> **关键点**
>
> - 肾磷酸盐的重吸收降低导致肾磷酸盐消耗和低血磷磷酸盐血症
> - 有缺陷的骨矿化,归因于低磷酸盐水平和成骨细胞功能障碍
> - 孩子患有生长发育迟缓,骨骼疼痛和畸形(如腿弯曲),以及身材矮小
> - 患有低血磷佝偻病伴高钙尿症(HHRH)的患者可能出现肾结石和/或肾钙化
> - 通过检测低血磷水平,尿磷升高,以及正常的血清钙和PTH进行诊断
> - 口服磷酸盐补充剂进行治疗,除了低血磷佝偻
> - 病伴高钙尿症之外,给予维生素D补充(以骨化三醇的形式)

301. 儿童骨和结缔组织疾病

骨骼结缔组织疾病超过200种。那些影响下肢的疾病(如古德-施拉特疾病),多发生于生长期儿童肌肉骨骼系统明显变化时期。这些病变随着生长会缓解或恶化。有些疾病的特征则是过度活跃的免疫系统,导致炎症和全身性损害的组织[如SLE(参见第226页)和幼年特发性关节炎(旧称青少年类风湿关节炎,参见第2321页)]。其他疾病涉及生化异常或结构缺陷的结缔组织。一些骨骼和结缔组织疾病可能是遗传性的或者是获得性的(如Legg-Calvé-Perthes

疾病），有些则病因不明。

先天性低磷酸酯酶症

先天性低磷酸酯酶症是由于编码组织非特异性碱性磷酸酶的基因突变造成的血清碱性磷酸酶水平低下或缺乏。

由于血清碱性磷酸酯酶的减低或缺乏，Ca^{2+}不能广泛沉积于骨骼，从而引起骨密度减低和高钙血症。碱性磷酸酶缺乏也导致细胞内吡哆醇（维生素B_6）不足，这会导致全身性发作。常发生呕吐、体重不增、骨骺增大（类似佝偻病）。能在婴儿期存活的患者会出现骨骼变形和身材矮小，但智力发育正常。

没有特效治疗，输注碱性磷酸酶和骨髓移植有一定的作用。维生素B_6高剂量可减少发作；发作1次给予1次50~100mg，静脉用药，然后50~100mg口服，每日1次）。非甾体抗炎药物能减轻骨痛。

骨软骨病概述

骨软骨病指在发育最快的各种骨化中心发生时期扰乱骨的正常生长过程、影响骨骺的非炎症性、非感染性疾病。

病因通常是未知的；一些疾病的有家族史，但是遗传是复杂的。各种骨软骨病的解剖分布、病程、预后各不相同；他们通常引起疼痛，并且具有重要的整形外科学意义。常见的例子包括髌腱炎（参见第2268页），科勒骨病（参见第2268页），股骨头缺血性坏死病（参见第2266页），奥斯古德-施拉特疾病（参见第2267页），以及休门病（参见第2266页）。

罕见的骨软骨病包括Freiberg病（第2跖骨头）、Panner病（肱骨小头）、Blount病（胫骨近端）、Sever病（跟骨）。塞韦尔病（跟骨粗隆炎）是一种更为常见的骨软骨病。

骨软骨发育不全（骨软骨发育不全侏儒症）
（遗传性骨骼发育不良）

骨软骨发育不全是由于骨和软骨生长异常导致骨骼发育不良的一组疾病，许多是肢体短小的侏儒症。通过体格检查，X线片进行诊断，在某些情况下，也采用基因检测。手术治疗。

少数几种类型可能与Ⅱ型胶原异常有关，但大多数类型的基本缺陷仍不清楚。突变通常会引起蛋白功能的扰动，设计结缔组织，骨或软骨的生长和发育（表301-1）。

表301-1 骨软骨发育不全侏儒症的类型

疾病	症状和体征	常见遗传类型	缺陷基因产物
软骨发育不全	大前额，马鞍鼻，腰椎前凸、弓形腿	AD	成纤维细胞生长因子受体3
斑状软骨发育不全	骨骼外表现差别很大；X线片上见婴儿期钙化形成的骨骺斑点	如下所示	如下所示
斑状软骨发育不全肢体型	近端肢体明显短小婴儿期死亡	AR	过氧化物酶体引导信号受体2型（PTS2）
斑状软骨发育不全（Conradi-Hünermann型）	轻度不对称肢体短小；良性	AD或X染色体连锁	δ(8)-Δ(7)固醇异构酶依莫帕米结合蛋白（EBP）
软骨外胚层发育不全[Ellis~van Creveld（EVC）综合征]	远端肢体短小，轴后多指（趾）畸形，心脏结构缺损	AR	EVC，EVC2
骨畸形性发育不全	严重的侏儒症，伴硬hitchhiker拇指和固定的马蹄内翻足畸形	AR	溶质递体族26（硫酸盐转运蛋白），成员2（SLC26A2）
季肋发育不全	症状与软骨发育不全相似，但程度更轻	AD	成纤维细胞生长因子受体3（FGFR3-不是所有患者）
肢中骨发育不全*	主要是前臂和小腿短小面部和脊柱正常	AD或AR	没有确定
干骺端软骨发育不全	在一些类型中，吸收不良，中性粒细胞减少，T淋巴细胞减少	AD或AR	甲状旁腺激素受体（PTHR），X型胶原（COL10A1）
多发性骨骺发育不全	轻度侏儒症，脊柱和面部正常，有时有粗短的指（趾），髋部发育不良（常为首发症状）异质性明显	AD或AR	溶质递体族26（硫酸盐转运蛋白），成员2（SLC26A2AR型）
假性软骨发育不良	面部正常，不同程度的侏儒症和脊柱后侧凸异质性	AD或AR	软骨寡聚基质蛋白（COMP）
脊柱骨骺发育不良	明显脊柱后侧凸明显脊柱后侧凸；有时近视，面部扁平异质性	AD或AR或X染色体连锁	2型胶原（COL2A1），跟踪蛋白复合粒子，亚基2（TRAPPC2，也称为SEDL）

* 有几种以人名命名的类型如（Nievergelt，Langer）。
有许多不同的以人名命名的类型（如Jansen，Schmi，McKusick）。
AD，常染色体显性；AR，常染色体隐性遗传。

侏儒症患者身材矮小明显（成人身高<150cm），常伴随躯干和四肢的不协调。软骨发育不全是短肢侏儒症中最常见并且了解最清楚的类型。还有许多其他特殊类型，在遗传背景、病程和预后上差别很大（301-1）。致命性短肢侏儒症在新生儿中引起严重的胸壁畸形和呼吸衰竭，最终导致死亡。

诊断
■ **X线片**

特征性的X线表现具有诊断价值，对每一个受累的新生儿都应作全身的X线检查。即使是死产这样做也很重要，准确诊断是预测判断预后的基础。在一些病例中通过胎儿镜或超声波检查（包括胎儿肢体严重短小）可以产前诊断。常规实验室检查并没有帮助。但是对于已知分子缺陷的软骨发育异常，分子诊断是可行的。如果基于临床资料无法做出诊断，或是希望获得遗传咨询，那么建议行基因检测。

治疗
■ **有时可行外科肢体延长术或关节置换术**

在软骨发育不全中，人生长激素治疗一般无效。通过手术肢体延长可达到成年身高增长的目的。对一些非致命性的类型，外科手术（如人工髋关节）有助于功能改善关节功能。齿状突发育不良可能会使第一和第二颈椎半脱位和脊髓压迫。因此在手术前应该对齿状突进行X线检查，如果有异常，在麻醉时为气管插管而使头部过度后仰时应该小心地支持患者头部。

大多数类型的遗传形式已清楚，因此遗传咨询是有效的。一些组织如美国矮人组织（www.lpaonline.org）提供受累患者的资料并自愿给予倡导支持。其他国家也存在类似组织。

> **关键点**
> ■ 骨软骨发育不良是遗传性的生长异常，涉及结缔组织，骨和/或软骨的生长和发育
> ■ 有很多种类型，在遗传背景、病程和预后上有很大差异，但都会导致躯干和四肢的矮小和不相称的生长
> ■ 诊断主要依靠临床表现以及特征性的X线片改变的识别
> ■ 生长激素治疗通常是无效的

特发性脊柱侧凸

特发性脊柱侧凸，即脊柱侧弯。

特发性脊柱侧凸（scoliosis）在10~16岁的儿童中检出率是2%~4%。男孩和女孩同样都可能受累，但是，女孩疾病进展及需要治疗的可能性是男孩的10倍。

症状及体征
当一侧肩膀比另一侧高或上衣不整齐时首先怀疑脊柱侧凸，但经常在体格检查时发现脊柱侧凸。其他检查发现包括明显的腿长不等和胸壁不对称。患者常常首先主诉长时间坐或站立后腰部疲劳。随后出现肌肉牵张过度部位（如腰骶部）的背部肌肉痛。

诊断
■ **脊柱X线片**

当患者向前弯腰时脊柱弯曲很明显。多数脊柱弯曲在胸部凸向右侧而在腰部凸向左侧，所以右肩膀高于左侧。X线检查需包括站立时脊柱的后前位和侧位片。

脊柱弯曲越明显，骨骼成熟后病情越可能恶化。脊柱弯曲>10°被认为有明显意义。预后取决于脊柱弯曲的部位、严重程度和初始发病的年龄。<10%的患者需要矫形治疗。

治疗
■ **生理疗法和吊带**
■ **有时需要外科手术**

需要指明的是须尽快把患者介绍给整形外科医生。青春期的进展可能性最大。中度脊柱弯曲（20°~40°）需要用模型或米尔沃基支架治疗来防止进一步变形。严重弯曲（>40°）可以通过手术（如矫形棒植入的脊柱融合）来改善。脊柱侧凸和它的治疗常常影响青少年的自我形象和自尊心。可能需要个别辅导或心理治疗。

休门病

休门病是一种骨软骨病，引起椎体局部病变，导致背疼和驼背。

休门病见于青少年，相对普遍，男孩略多。可能是一组表现相似的疾病，但病因和发病机制还不确定。可能是由椎骨终板上下端软骨的骨软骨炎，但有时创伤也可引起。某些受累患者显示家族倾向。

屈背形的姿势和持续的轻度背疼是常见症状。一些受累患者有马方综合征的体型，躯干和肢体的长度不成比例。正常的胸椎后凸程度弥漫性或局部性增加。

诊断
■ **X线片**

轻型病例常在学校常规检查脊柱畸形时被发现。脊柱的X线侧位片通过显示3个或3个以上连续的椎体前部楔形≥5°来明确诊断，通常位于下胸部和随后，变得不规则和硬化。脊椎错位主要是脊柱后凸，但有时部分脊柱侧凸。对非典型病例，必须做X线骨骼检查排除全身性骨骼发育不全，如果依据临床依据考虑该病，那么就需要行做CT或MRI检查以除外脊柱结核。

治疗
■ **减轻负重，减少剧烈活动，或两者兼而有之**
■ **极少数情况下采用脊柱支架或外科手术**

病程长（变化很大，常常是几年），但症状轻。疾病静止后常常存在轻微的脊柱排列不齐。

轻型的非进行性的病例可以通过减轻负重和避免重体力活动来治疗。偶尔当驼背比较严重时，需要脊柱支架或躺卧在硬床上休息。很少对进行性病例行外科手术固定和纠正脊柱排列不齐。

股骨头骨骺脱位

股骨头骨骺脱位（SCFE）是股骨骨骺端股骨颈向上和向

前的移位。

SCFE 常常发生在青春期早期，更易累及男孩。肥胖是一个重要的危险因素。遗传因素也起作用。SCFE 在 1/5 的患者中是双侧病变，而超过 2/3 的单侧病变的患者会进展成双侧病变。具体病因不清楚，但可能和由于创伤、激素改变、炎症或肥胖导致剪切力增加造成的长骨体生长部（生长板）的减弱有关。

症状及体征

起病隐匿。症状和分期有关，首发症状可能是髋部僵硬，休息后减轻。接着出现跛行，髋部疼痛沿大腿前内侧放射到膝盖。超过 15% 的患者有膝盖或大腿疼痛，真正髋部问题常到滑脱情况恶化才被发现。早期髋部检查可能没有疼痛或活动受限。在进展期，会有受累髋部活动后疼痛和髋部弯曲、外展和内旋受限，无特别异样的膝痛、跛行或特伦德伦伯格步态。受累的腿外旋。如果受累部位血供受影响，会发生无血管性坏死和骨骺萎陷。

诊断

- **X 线平片**
- **有时需要磁共振检查或超声检查**

由于进展期治疗很困难，早期诊断很重要。需照双侧髋部前后位和蛙腿样侧位 X 线片。X 线片可见骨骺线增宽或明显的股骨头后下方移位。超声检查和 MRI 也有帮助，尤其是 X 线检查正常时。

治疗

- **外科手术修复**

SCFE 常常进展；一旦确诊应即刻手术。患者在 SCFE 被除外或被治疗前患侧腿不能负重。手术治疗可采用穿过骨骺的螺钉固定。

Legg-Calvé-Perthes 病

Legg-Calvé-Perthes 病是一种骨软骨病，股骨头骨骺的特发性无菌性坏死。

Legg-Calvé-Perthes 是最常见的骨软骨病，在 5～10 岁间发病率最高，好发于男性，而且通常是单侧的。10% 的患者是家族性的。主要的症状是髋关节疼痛和步态障碍（如跛行）；某些孩子主诉膝痛。发病是渐进的，而且进展缓慢。关节活动受限，大腿肌肉萎缩。

诊断

- **X 线片**
- **通常行 MRI 检查**

基于症状来考虑诊断。通常需要拍摄 X 线片，如果需要，需行 MRI 检查，以确认病变的诊断和病变范围。疾病初期 X 线片可能无法明确诊断，因为 X 线片常正常或显示股骨头轻度扁平。以后股骨头断裂，同时含有透亮区和硬化区。

双侧病变或家族史，以及骨骼 X 线检查可排除遗传性骨骼疾病，特别是多发性骨骺发育不良。甲状腺功能减退、镰状细胞贫血，和创伤也必须排除在外。

治疗

- **休息和固定**
- **有时需手术治疗**

矫形治疗包括长期卧床休息、牵引、悬吊、用外展的石膏固定和支架固定股骨头。一些学者提倡进行转子下截骨术，并予内固定，尽早下床活动。双膦酸盐已在初步试验中证实是有效的，但还需要进一步的研究。

未治疗的病例，通常病程延长，呈自限性（通常 2～3 年）。但当疾病最终静止时，留有股骨头和髋臼的变形，易于继发退行性骨关节炎。经过治疗的病例，后遗症不严重。在诊断时股骨头破坏较少的幼儿和儿童，其临床结局更佳。

Osgood-Schlatter 病

Osgood-Schlatter 病为胫骨结节骨软骨病。

Osgood-Schlatter 病发病年龄为 10 岁～15 岁，通常是单侧性。本病虽是男生中更为普遍，但这种状况正在改变，因为女孩在体育活动中更活跃。病因被认为是由于附着在未成熟骨骺上的髌韧带过度牵拉所造成的创伤引起。主要表现就是在髌韧带附着的胫骨结节处有疼痛、肿胀以及触痛。没有全身症状。

诊断

- **临床评估**
- **有时需要 X 线检查**

诊断依据于体检是胫骨结节特征性的表现。膝部侧位 X 线片检查可能表现为胫骨结节的断裂。然而，除非疼痛或肿胀的区域超出了胫骨结节范围，或是疼痛伴有发红和皮温高，考虑存在其他病症（如损伤、关节发炎），否则不需要行 X 线检查。

治疗

- **镇痛药物**
- **休息**
- **极少数情况下需要糖皮质激素注射或手术治疗**

通常在数周或数月内自行恢复。通常情况下，服用止痛药以及避免过度运动，尤其是膝部深弯运动，是唯一的必要措施。不需要完全避免运动极少数情况下，需要石膏固定、内注射氢化可的松、手术切除游离体（如小骨、骨撕脱碎片）、钻孔和骨移植。

髌骨软骨软化症

（髌股关节综合征）

髌骨软化症是软骨下髌骨软化。

髌骨软化症通常会导致广义膝关节疼痛，尤其是上下楼梯时，膝盖上施加轴向负荷，或坐很长一段时间的玩运动（剧院征）。通常疼痛不伴红肿。这种疾病可能导致的腿在运动过程中四头肌的不平衡，导致髌骨错位的角度或旋转的变化。

由髌骨软化症所引起的急性疼痛的处理，是通过物理治疗改善力学，应用冰敷，服用止痛药。髌骨软化症的儿童，应避免引起疼痛的活动（通常是那些涉及弯曲膝盖）数日。持续性或复发性疼痛很少需要关节镜下髌骨下表面平滑处理。

髌腱炎
（Jumper 膝；Sinding-Larsen-Johansson 综合征）

髌腱炎是一种骨软骨病，这是一个连接处的髌骨下极的髌骨肌腱过度损伤。

体力活动的儿童出现膝关节疼痛，髌腱压痛，其原因是由于过度使用综合征，通常发生在花样滑冰和篮球或排球运动员。它通常会影响孩子 10~13 岁。对力（如爬楼梯、跳、做膝盖弯曲）活动膝关节时，是最疼痛的时候。病因被认为是创伤，由于过度牵拉髌腱的起点，导致微撕裂骨折。通常通过病史和体格检查进行诊断，就已足够的，但是，MRI 可显示的伤害的程度。

改良的活动，非甾体抗炎药，物理治疗与疼痛治疗。手术修复可以治疗持续性疼痛，但是，这通常是没有必要。

科勒骨病

科勒骨病是影响足舟状骨的骨软骨病。

科勒骨病罕见，累及 3~5 岁儿童，常为男孩，单侧发病。脚部肿胀疼痛，在足弓中部上方触痛最明显。负重和行走会加重不适，步态受影响。X 线片显示，骨化前舟状骨首先变扁硬化，以后变成碎片。在骨化前比较患侧和健侧的 X 线片有助于评估疾病进程。

病程是慢性的，很少持续≥2 年。休息、缓解疼痛和避免过度负重。疾病通常自愈，没有长期的后遗症。在急性病例，穿过膝下行走石膏，纵弓下以及成型的几个星期内，可能会有帮助。

骨硬化病概述
（大理石骨）

骨硬化病是一种遗传病，是一组以骨密度增加和骨骼塑型异常为特征的疾病。

这些疾病可以通过是否有骨骼硬化或骨骼成型异常进行分类。有许多不同的类型，包括颅管发育不良的（参见第 2269 页），颅管骨肥大（参见第 2269 页），和骨硬化（参见第 2268 页）。这些都是遗传性疾病，但是有着不同的遗传方式。相对良性的，其他一些是进行性的和致命性的。

由于骨的过度生长造成的面部扭曲有时是严重的。牙齿的错位咬合需要特殊的畸齿矫正。X 线平片检查通常能作出诊断。

为减轻颅内高压，对面神经或听神经的压迫需要进行外科减压术。

骨样硬化

主要的 X 线特征表现是长骨的骨干皮质的骨膜和髓质表面的增厚，但检查结果不尽相同；某些类型累及骨髓腔，引起血细胞减少。

延迟型骨样硬化（Albers-Schönberg 病） 是常染色体显性遗传，为良性、迟发型，可在儿童期、青春期或成人早期发病。缺陷的（CLCN7）基因编码氯通道，对破骨细胞功能是十分重要的。这种类型较普遍，并具有广泛的地理和种族分布。受影响的人可无症状；总体健康状况通常是不受影响。然而，由于脑神经卡压，可能会出现面瘫和耳聋。骨过度生长可能缩小骨髓腔，造成血细胞减少，病变范围从贫血到全血细胞减少。可能发生髓外造血，造成肝脾肿大；随之而来的脾功能亢进可能导致致贫血恶化。

出生时骨骼的放射学表现通常是正常的。然而，骨硬化随着儿童年龄增长而越来越明显，诊断通常是基于不相干的原因做了 X 线检查。受累骨骼分布广泛但呈斑点状。颅顶骨密度增高但鼻旁窦可能闭锁。椎体终板硬化导致特征性的橄榄球衫外观（水平条纹）。

有些患者需要输血或行脾切除术治疗贫血。

早发性骨硬化病 这种类型的骨硬化症是常染色体隐性遗传的，恶性的，先天性的，于婴儿期即有表现。并不常见，通常是致命的，并且经常是由于破骨细胞相关的基因中的突变 TCIRG1 所引起的。骨质增生逐渐侵袭骨髓腔，引起严重的全血细胞减少。初期症状包括生长发育迟缓，自发的瘀斑，异常出血和贫血。在疾病的后期出现第Ⅱ、Ⅲ、Ⅶ对脑神经瘫痪进行性肝脾肿大。在生后第一年里常因骨髓功能衰竭（贫血、难以控制的感染或出血）而死亡。

通过存在伴有骨生长过度的贫血，异常出血，以及发育不良，而考虑该诊断。通常情况下，行普通 X 线检查，全血细胞计数和凝血试验。全身骨密度增加是显著的 X 线特征。长骨的穿透性摄片显示在骨骺区有横向条带，骨干有纵向条纹。随着疾病的进展，长骨的两端，尤其是肱骨近端和股骨远端形成"烧瓶"状。在椎骨、骨盆以及管状骨有骨内成骨。颅骨增厚，脊柱表现为"橄榄球衫"样。

HLA 相同的同胞骨髓移植，具有极好的效果。然而，HLA 不匹配的骨髓移植预后很差。泼尼松、骨化三醇、干扰素-γ 在某些病例中有效。

伴有肾小管酸中毒的骨硬化 是一种常染色体隐性遗传性疾病，引起无力、身材矮小以及生长不良。遗传缺陷包括碳酸酐酶Ⅱ基因的突变。放射学检查骨骼致密，可见大脑钙化。表现为肾小管性酸中毒（RTA），以及红细胞碳酸酐酶活性减低。骨髓移植可以治疗骨硬化症，但对 RTA 没有作用。支持治疗包括碳酸氢盐和电解质的补充。

致密性骨发育不良 这种常染色体隐性遗传疾病，是由编码组织蛋白酶 K 的基因的突变所引起的，破骨细胞衍生的蛋白酶在细胞外骨基质的降解中十分重要。身材矮小在幼儿期较为明显；成年身高≤150cm（5 英尺）。其他症状包括头颅增大，手和脚短而宽，短指骨末端硬化，指甲营养不良和乳牙滞留。婴儿通常能观察到蓝色巩膜（由于结缔组织缺乏而使得底层的血管颜色得以显示）。患者之间非常相像，都有小脸、后缩的下颌以及龋齿和错颌。颅骨突出，前囟未闭。病理性的骨折是其并发症。

诊断是由蓝巩膜，身材矮小，和特色的骨骼特征的存在来考虑的。通常情况下，行 X 线检查。X 线检查，在儿童期显示骨硬化，但没有骨条纹，也没有骨内成骨。面部骨骼及鼻窦是发育不全，下颌角是钝角。锁骨可能是细长的，以及它们的侧向部分可能是发育不良的；指骨远端退化。

整形外科手术用于纠正面部和颌部严重畸形。

颅管发育不良

颅管发育不良是骨硬化病，累及轻度骨硬化而骨骼成型正常。

干骺端发育不良（派尔病） 干骺端发育不良（派尔病）是一种罕见的常染色体隐性遗传性疾病，常常在名称上与颅骨干骺端发育不良相混淆（见下文）。受累患者除了膝外翻畸形外，临床表现正常，但是偶尔会发生脊柱侧凸和骨骼变脆。

常由于其他原因作 X 线检查时偶然发现而诊断。X 线变化显著。长骨成型不良而且骨皮质一般较薄。腿的管状骨呈锥形瓶喇叭形，尤其是在股骨远端。骨盆和胸廓扩大。颅骨常常有骨质疏松。

治疗通常是没有必要的，但可能涉及牙齿畸形或临床显著骨骼畸形矫形手术矫正治疗。

颅骨干骺端发育不良 此常染色体显性遗传疾病是由人类关节强直（*ANKH*）基因的突变引起的。婴儿期鼻窦发育，逐渐生长和增厚的颅骨和下颌骨使得下颌和面部变形。病变的骨组织损伤颅，引起功能障碍。鼻旁窦部分阻塞使鼻呼吸道易于发生反复的感染。身高和一般情况是正常的，进行性颅内压升高是罕见的严重并发症。

通常情况下，是因典型的面容异常考虑该诊断的，同时还有上呼吸道感染易感性增加，或是因颅底裹入而导致的脑神经功能障碍评估中发现疾病。通常情况下，行 X 线检查。X 线表现与年龄有关而且通常在 5 岁时已很明显。颅骨的主要表现是硬化症。长骨干骺端增宽，出现球杆状，特别是在股骨远端。然而，这些病变比派尔疾病轻。脊柱和骨盆不受影响。

治疗包括裹入神经减压，严重骨性畸形重塑手术；然而，仍会发生再生。

额骨干骺端发育不良 这种疾病具有明显的常染色体显性和 X 连锁遗传形式；在儿童幼年就十分明显了。眶上嵴突出，类似骑士的遮阳帽。下颌骨发育不良伴前收缩；牙齿畸形。牙齿异常很常见，而且由于内耳和中耳的硬化狭窄，在成人期出现耳聋或引起小骨畸形。腿部长骨有中度弯曲。指（趾）的进行性挛缩可能诱发。身高和一般健康状况正常。

诊断是通过在患者中与先前描述的骨骼异常的特征听力损失来考虑的。通常情况下，行 X 线检查。在 X 线上，前额部的骨明显过度生长；在颅顶部有斑点状硬化。椎体发育不良但没有硬化表现。髂嵴陡然外倾，骨盆入口变形。股骨头骺变扁平，伴有股骨头增大和髋外翻畸形。指骨成型不良，伴有关节腔侵蚀和缺失。

对于严重畸形损毁面容，包括小颌畸形，或引起矫形问题的病例需要矫形手术。听力损失与助听器治疗。

颅管骨肥大

颅管过度骨化是骨硬化并骨的过度生长，引起形状的改变和骨密度的增加。

骨内膜过度骨化（van Buchem 综合征） 通常是常染色体隐性遗传。儿童中期下颌骨和眉骨的过度生长和扭曲变得更为明显。随后，脑神经裹入，导致面瘫和耳聋。不影响正常寿命，身材正常，没有骨骼脆性变。主要的 X 线表现是颅顶部、颅底部以及下颌的增宽和硬化。管状骨骨干存在骨内膜增厚。

受累神经的外科减压术可能有帮助。

硬化性骨化病 这种常染色体隐性遗传疾病是由（*SOST*）基因的突变引起的，该基因编码骨硬化蛋白。该病在南非的荷裔人中最为常见。儿童早期出现骨骼的过度生长和硬化，尤其是颅骨。身高和体重常常超过标准。初始症状包括由于脑神经受压引起的耳聋和面瘫。面部变形在 10 岁时表现出来，最终变得很严重。第 2、第 3 指骨的皮性或骨性并指使硬化性狭窄与其他各型颅管过度骨化有明显的区别。

通过特性骨骼异常考虑诊断，特别是当患者也有指畸形时。通常情况下，行 X 线检查。主要的 X 线表现是颅顶骨和下颌骨明显的增宽和硬化。椎体骨质疏松，但椎弓密度增加。骨盆硬化但有正常的外形。长骨皮质硬化并且过度骨化、成型不良。可行诊断基因检测。

手术降低颅内压或裹入神经减压可能有所帮助。

骨干发育不良（Camurati-Engelmann 病） 该常染色体遗传病在儿童中期表现为肌肉痛，无力和消瘦，通常情况下是在腿部出现这些症状。这些症状通常在 30 岁缓解。骨肥大影响长骨和头骨。脑神经受压和颅内压增高时有发生。有些患者有严重的残疾，而另一些则完全没有症状。

如儿童出现肌肉缺陷和长骨及颅骨的肥大，就应考虑该诊断。通常情况下，行 X 线检查。主要的 X 线特征表现是长骨的骨干皮质的骨膜和髓质表面的增厚，但检查结果不尽相同。骨髓腔和骨的外形不规则。四肢和中轴骨通常有骨质疏松。少数情况下，颅骨亦受累，伴有颅顶部增宽和颅底部硬化。

糖皮质激素有助于缓解疼痛和改善肌力。

成骨不全

成骨不全（OI）是一种遗传胶原代谢紊乱引起的弥散性骨异常脆性变，有时合并感觉神经性耳聋、蓝色巩膜、牙本质发育不全和关节活动过度。

有 4 种类型成骨不全；Ⅰ型和Ⅳ型是常染色体显性遗传，Ⅱ型和Ⅲ型是常染色体隐性遗传。具有一种主要类型的患者中，有百分之九十的患者都有编码 Ⅰ 型前胶原蛋白的原 α 链的基因的突变，*COL1A1* 或 *COL1A2*。其他类型的是罕见的，是由不同的基因的突变引起的。

症状及体征

50%~65% 的 OI 患者存在听力缺失，4 型中的任何一型均可出现。

Ⅰ型 症状最轻。症状和体征在一些患者中仅限于蓝色巩膜（缺乏结缔组织使下面的血管显露）和关节过度活动导致的肌肉、骨骼疼痛。儿童可能出现复发性骨折。

Ⅱ型（新生儿致命型或先天性成骨不全） 是最严重的类型。多发性先天性骨折使肢体变短。蓝色巩膜头骨是软的,触及时感觉就像一个尸骨袋。由于颅骨软似骨囊,因此分娩时可损伤引起颅内血肿和死产或新生儿在生后头几天或几周突然死亡。

Ⅲ型 是最严重的非致命性OI。Ⅲ型患者有身高、脊柱弯曲和多处复发性骨折。巨头畸形合并三角形脸和并指常见。巩膜颜色变化。

Ⅳ型 严重性中等,生存率高。青春期前的儿童易发生骨折。巩膜颜色通常正常。身高为中等至矮小身材。这些患者能够从治疗中获益,因此准确诊断很重要。

诊断
- **临床评估**
- 有时需要Ⅰ型前胶原蛋白或基因检测分析

诊断依据临床表现,但没有明确的诊断标准。当临床诊断不明确时可以在皮肤活检后培养的成纤维细胞行Ⅰ型胶原蛋白分析或行 *COL1A1* 和 *COL1A2* 基因序列分析,以帮助诊断。子宫内的Ⅱ级超声可以检测严重的OI。

治疗
- **生长激素**
- 双膦酸盐

生长激素帮助成长应答的儿童(Ⅰ型和Ⅳ型)。儿童使用静脉注射二膦酸盐(如帕米膦酸二钠0.5~3mg/kg,每日1次,连续3日,根据需要重复4~6个月)的经验很有限,但可以增加骨密度,减少骨骼疼痛和断裂频率。初步研究表明,口服阿仑膦酸钠(1mg/kg,最大为20mg)也是有效的。骨科手术,物理治疗,职业治疗师帮助预防骨折,以改善功能。如果患者听力损失,可进行人工耳蜗植入。

皮肤松弛症

皮肤松弛症(CL)以皮肤松懈折叠、下垂为特征。该病依靠临床诊断。尚无特效治疗,但有时可做整形手术。

皮肤松弛症可能是遗传性或获得性的。有四种遗传模式:常染色体显性,X染色体隐性遗传,以及2种常染色体隐性遗传。常染色体隐性遗传模式更为常见。隐性遗传模式中某一种可引起潜在致命性的心血管、呼吸道和胃肠道并发症。其他遗传形式相对良性。

极少数获得性皮肤松弛症发生在婴儿期发热性疾病或暴露于特殊药物后(如青霉素高敏反应,母亲接受青霉胺治疗的胎儿)。儿童或青少年皮肤松弛症常发生在严重疾病如发热、多发性浆膜炎和多形性红斑之后。在成人患者,该病可以是潜伏状态或与多种病症,特别是浆细胞恶病质(参见第1044页)相关联。这些获得性病例的潜在缺陷目前还不清楚,但是所有的类型都出现了破碎的弹性蛋白。

病理生理
CL是由于的弹性蛋白代谢异常而引起的,其结果是皮肤弹性降低。目前确切病因不明,除了先天性的病例可以识别出潜在的基因缺陷[如 *ELN*、*FBLN4*、*FBLN5*、*ATP6V0A2*,或(*ATP7A*)基因]。该疾病涉及几个因素,如铜缺乏,弹性蛋白的数量和形态,以及弹性蛋白酶,弹性蛋白酶抑制剂,影响异常的弹性蛋白的降解。

症状及体征
对于遗传模式,皮肤松弛可能是在出生时即出现或晚期发生;它通常发生在正常情况下皮肤即处于松弛状态的部位,下垂,最明显的是位于脸上。受累的儿童有悲伤脸或丘吉尔样脸和鹰钩鼻。良性的常染色体隐性遗传模式也会引起严重的智力发育障碍和关节松弛。常伴有胃肠道疝和憩室。如果该病症严重,进行性肺气肿可能诱发肺心病。也可能发生支气管扩张,心力衰竭和主动脉瘤。

诊断
- **临床评估**
- 有时需要行皮肤活检,检测并发症

该病依靠临床诊断。并没有特异性实验室监测结果,但可以做皮肤活检。对于有心肺症状的患者,可以做一些检查(如超声心动图,胸部X线检查)以检查一些相关的疾病状况(如肺气肿,心脏肥大,心脏衰竭)。基因检测的适应证为早期发病的皮肤松弛症患儿,或是有家族史的患儿,因为测试结果可以预测遗传给后代的风险以及皮肤之外器官受累的风险。典型的皮肤松弛症没有埃勒斯-当洛斯综合征(Ehlers-Danlos syndrome)的皮肤脆性和关节活动过度表现。其他疾病有时也会引起局部的皮肤松弛。对于特纳综合征,该综合征中受累女性长大后松弛的皮肤折叠在颈根部拉紧呈蹼状。神经纤维瘤,它偶尔发展成单侧活动的丛状神经瘤,但它们的质地和结构与皮肤松弛症不同。

治疗
- 有时需整形手术治疗

该病没有特效治疗。对遗传型皮肤松弛症整形手术能改善外貌,但在获得性皮肤松弛症中很少成功。康复并不复杂,但皮肤松弛可复发。皮肤外并发症应予适当治疗。

埃勒斯-当洛斯综合征

埃勒斯-当洛斯综合征(Ehlers-Danlos syndrome)属遗传性胶原代谢疾病,以关节活动过度、皮肤过于松弛及普遍的组织脆性增加为特征,依靠临床诊断。治疗是支持性的。

埃勒斯-当洛斯综合征一般是常染色体显性遗传,但是遗传方式可以是多样性的。不同的基因突变影响着不同胶原的数量、结构或组成。突变可存在于胶原(如Ⅰ型Ⅲ或Ⅴ)或胶原蛋白的修饰酶(如赖氨酰羟化酶、胶原蛋白酶裂解酶)进行编码的基因。有6种主要的类型,经典型,过度活动型、血管型、脊柱后凸侧弯型、关节松弛型和皮肤脆裂症。还有几种罕见的或难以分类的类型。

症状及体征
变化很大。主要症状包括过度活动的关节,异常瘢痕形成和伤口愈合,脆弱的血管及光滑的过度伸展的皮肤。皮肤可以被捏起数厘米,但放开后恢复正常。宽大的纸样瘢痕常覆盖在骨的突起部分,尤其是肘、膝和胫骨处。瘢痕在关节活动过度型中程度要轻一些,在瘢痕顶部和受压部位常形成肉赘疣(软疣状假瘤)。关节活动过度的程度不同,但在关节松弛型、经典型和活动过度型中关节活动过度都相当明显。尽管血管型以血管破裂和擦伤为特征,但出血倾向很少见。皮下钙化结节可以扪出或经X线诊断。

并发症 轻微的创口可引起较大的开裂性伤口,但出血很少。由于缝合后脆性组织易于撕裂,伤口愈合困难。

因深部组织变脆引起外科并发症。在眼-脊柱后侧凸类型中巩膜可能脆性增加会导致眼球穿孔。

常发生滑液渗出、扭伤、脱臼。25%的患者有脊柱后侧凸（尤其在眼-脊柱后侧凸型中），20%有胸部畸形，5%有马蹄内翻足。90%的成人患者有平足症。1%的患者有先天性髋脱位（关节松弛型以双侧先天性髋关节脱位为特征）。

常伴有胃肠道疝和憩室。很少发生胃肠道自发性出血和穿孔，夹层主动脉瘤破裂和大动脉自发性破裂也少见。孕妇的组织伸展性大可引起早产。胎儿受到侵犯，可发生胎膜变脆，或引起羊膜早破。孕妇组织脆弱可使外阴切开术和剖宫术复杂化。可能发生产前、产时、产后出血。其他潜在严重并发症包括动静脉瘘、内脏破裂、气胸或血气胸。

诊断
- 临床评估
- 行超声心动图筛查心血管并发症

初步诊断主要是依据临床的，但应通过基因检测进行确诊，目前大多数亚型都可通过基因检测明确诊断。皮肤活检的超结构的研究，可以帮助诊断，经典的，肥大的，血管类型。超声心动图检查排查某些类型的心脏疾病（如心脏瓣膜脱垂，动脉瘤），某些类型是与心脏疾病相关的。

预后
疾病大多数类型的寿命通常正常。潜在致死性的并发症会发生在特定类型（如在血管类型中发生动脉破裂）。

治疗
- 早期识别和治疗并发症

该病无特效治疗。应尽量避免创伤。防护性衣物和垫子可能有用。如行手术须严格止血。缝合伤口应避免组织张力。妊娠和分娩期须予产科监护。应提供遗传咨询。

马方综合征

马方综合征是一组结缔组织异常，导致眼、骨骼、心血管异常（如升主动脉扩张，可导致主动脉夹层形成）。该病依靠临床诊断。诊断依据临床。治疗包括预防性应用β受体阻滞剂以减缓主动脉的扩张，或行预防性主动脉手术。

为常染色体显性遗传。基本的分子缺陷缘于编码糖蛋白 fibrillin-1 的基因 FBN1 突变，fibrillin-1 是微纤维的主要成分，能帮助细胞固定到细胞外基质，主动脉中层异常是主要的结构缺陷。呼吸系统和中枢神经系统也受到影响。造成马方综合征的基因突变有许多不同表现，长肢体、动脉根部膨胀和晶状体脱位组成的典型症状可资鉴别。

症状及体征
心血管系统 主要的检查发现包括：
- 主动脉瘤
- 瓣膜脱垂

最严重的并发症，是由于主动脉根部和升主动脉的病理改变所引起的。受到最大血流动力应力的主动脉中膜易于受累。主动脉逐渐扩张或快速撕裂，开始于冠状静脉窦，有时年龄10岁之前就已出现。主动脉根部扩张发生在50%的儿童和60%~80%的成人，引起主动脉瓣反流，于主动脉瓣膜听诊区可闻及舒张期杂音。冗余尖和腱索可能导致二尖瓣脱垂或关闭不全；二尖瓣脱垂可能会导致收缩期喀喇音或者晚期收缩期杂音，或者在严重的情况下，出现全收缩期杂音。受累瓣膜可发生感染性心内膜炎。

骨骼肌系统 严重程度变化很大。患者高于同龄人的平均身高和家庭成员，手臂指距超过身高。蜘蛛脚样指[指(趾)不成比例地长而细]，常有拇指征（拇指的远节指骨超出紧握拳头的边缘）。常见胸骨畸形—鸡胸（向外位移）或漏斗胸（向内位移）；常发生关节过度伸展（但通常小的肘关节屈曲挛缩），膝反屈（膝后弯），平足症，脊柱后侧凸；常有膈疝和腹股沟疝。皮下脂肪少。常有高腭弓。

马方综合征
马方综合征的特征是异常长的手指。在这张照片中，当这个女性的手环绕于手腕时，她的拇指与示指重叠。

视觉系统 眼的表现包括晶状体的异位（晶状体半脱位或全脱位），和虹膜震颤（虹膜的抖动）。脱位晶状体的边缘常可通过未扩大的瞳孔见到。可以出现高度近视，可能发生自发性视网膜脱离。

呼吸系统 可能发生囊性肺疾病和复发性气胸。这些疾病可引起疼痛和呼吸急促。

中枢神经系统 硬脑膜扩张症（脊髓周围硬膜囊扩大）是一种常见表现，最常发生在腰骶部。该病可能会导致头痛、下背痛或由肠道或膀胱无力的神经功能缺损表现。

诊断
- 临床标准
- 超声心动图/MRI（测量，检测瓣膜脱垂的主动脉根部）
- 裂隙灯检查（晶状体异常）
- 骨骼系统X线（手、脊柱、骨盆、胸部、脚和颅骨特征异常）
- MRI（硬脑膜扩张症）

诊断困难，因为许多患者仅有极少的症状和体征，而且没有特异的组织学或生物化学改变。基于这些多样性，诊断标准参考临床表现、家族史和遗传病史的相互影响。但是，有很大一部分马方综合征病例的诊断不明确。

高胱氨酸尿症部分类似马方综合征，但可以通过检测尿液中高胱氨酸进行区分。基因检测有助于未达到临床标准的患者明确诊断，但也存在 FBN1 突变阴性的病例。产前诊断通过分析（FBN1）基因是由不良的基因型/表型关联所牵涉（>1 700个不同的突变已被描述）。骨骼，心血管和眼系统的标准成像，以检测任何临床相关的结构异常，并提供有助于诊断标准的信息（如超声心动图，以确定主动脉根部扩大）。除外器官系统建立的标准，家族史（相对于马方综合征的1度）和遗传史（存在造成马方综合征的 FBN1 突变）也可考虑为主要标准。

预后
治疗和定期监测的进步，已经改善了患儿的生活质量并降低了死亡率。中位数预期寿命从1972年的48岁至1992年的72岁。然而，典型患儿的寿命预期仍旧是降低的，主要是因为心脏和血管的并发症。这减少的预期寿命，**对于青少年和家庭是一种情感上的损伤。**

治疗
- 在高大的女孩中诱发性早熟

- β-受体阻滞剂
- 可选择的主动脉修复和瓣膜维修
- 支撑和脊柱侧弯手术

治疗主要针对并发症的预防和治疗。对身材特别高的女孩,到10岁时用雌激素和孕激素诱导性早熟可以减低最终身高。所有患者应常规服用β-阻滞剂(如阿替洛尔、普萘洛尔等)来预防心血管并发症。这些药物减低了心肌收缩力和脉压,减缓主动脉根部扩张进程以及主动脉破裂的危险性。主动脉直径增加至>5cm(儿童更小些)时可以进行预防性手术。孕妇有主动脉并发症的高风险,可以考虑受孕前进行选择性主动脉修补。严重的瓣膜关闭不全手术修复。侵入性手术前的(参见第594页)细菌性心内膜炎预防性用药并无指征,除非是植入有人工瓣膜或先前患有过感染性心内膜炎的患者。脊柱侧凸的管理,只要可能的支撑,但外科干预建议在具有40~50℃曲线的患者上进行。

应每年进行心血管、骨骼和眼部检查(包括超声心动图检查)。应当给予适当的遗传咨询。

> **关键点**
> - 马方综合征是由于编码的糖蛋白蛋白基因的常染色体显性遗传突变所引起的,这是纤维的主要成分,可导致大量可能的畸形和缺损
> - 临床表现差异很大,但主要的结构缺陷涉及心血管,肌肉骨骼,和眼系统,从而典型的长四肢,主动脉根部扩张,和晶状体脱位
> - 最危险的并发症是主动脉夹层
> - 采用临床标准进行诊断;通常做基因检测
> - 结构异常:行骨骼、心血管系统和眼的成像检查
> - 所有患者均给予β受体阻滞剂,以帮助预防主动脉并发症;如出现其他并发症,则给予相应处理

甲髌综合征

(骨甲发育不良;关节指甲发育不良;指骨发育不良)

甲髌综合征是一种罕见的遗传性间质组织疾病,以骨关节、指(趾)甲和肾脏异常为特征。表现为双侧髌骨发育不全或缺如,肘关节桡骨小头半脱位和双侧副髂骨角。指(趾)甲缺如或发育不全伴孔蚀和隆起。

甲髌综合征是常染色体显性遗传病,由同源基因 *LMX1B* 的突变引起,该基因编码一个在脊柱四肢和肾脏发育中起重要作用的转录因子。

由于IgM和C3在肾小球局灶性或节段性沉积造成超过50%的患者出现肾功能不全,蛋白尿最明显。这些肾脏受累的患者中约30%会缓慢进展成肾衰竭和血尿。

诊断依据临床表现,肾活检及骨骼平片具诊断价值。可以做 *LMX1B* 基因突变分析,但是突变类型往往不能预测临床表现的严重程度。*LMXB1* 突变仅影响肾脏已有描述。

目前没有特殊治疗。但是如果有指征可以做肾移植,有证据表明移植的肾脏没有疾病复发。

弹性假黄瘤

弹性假黄瘤是一种罕见的遗传性疾病,其特征为钙化的皮肤,视网膜和心血管系统的弹性纤维。

弹性假黄瘤,是常染色体显性遗传和隐性遗传病,为 *ABCC6* 基因突变所致。*ABCC6* 基因产物是一种跨膜转运蛋白,可能扮演重要的角色在蜂窝解毒。特征性的皮肤丘疹性病变从童年开始,主要是对化妆品的关注。它们显示为黄色的小丘疹,通常发生在颈部和腋下和弯曲的表面。弹性组织钙化并分散,导致所涉及的器官系统的破坏。

- 眼部:视网膜血管样条纹或出血,渐进性视力减退
- 心血管系统:早期动脉粥样硬化与随后的间歇性跛行、高血压、心绞痛和心肌梗死
- 血管脆性:胃肠道出血和小血管出血,继而发生贫血

诊断依据临床和组织学研究及实验室和影像学检查相关结果(如全血细胞计数、超声心动图、头颅CT)。

与玻璃体内注射血管生成阻断抗体(如贝伐单抗)有望治疗视网膜血管样条纹,其目的是防止并发症的发生。除此之外,就没有特异性的治疗。人们应该避免,可能会导致胃或肠道出血,如阿司匹林,以及其他非甾体抗炎药和抗凝血剂的药物。弹性假黄瘤的人,应避免身体接触的运动,因为运动有伤害眼睛的危险。并发症可能会限制患者寿命。

许多骨骼结缔组织疾病,尤其是那些影响下肢的疾病(如古德-施拉特疾病),多发生于生长期儿童肌肉骨骼系统明显变化时期。这些病变随着生长会缓解或恶化。一些骨骼和结缔组织疾病可能是遗传性的或者是获得性的(如 Legg-Calvé-Perthes 疾病)。

302. 囊性纤维化

囊性纤维化(cystic fibrosis,CF)是一种遗传性外分泌腺疾病,主要影响消化和呼吸系统,导致慢性肺部病变、胰腺外分泌功能不足、肝胆疾病和大量出汗、电解质紊乱的特征。其诊断是对具有阳性新生儿筛查结果,或是具有典型症状患儿进行发汗试验或是两种囊性纤维化致病突变的检测。治疗主要是通过积极的多学科治疗,以及小分子校正

和针对囊性纤维化跨膜传导调节蛋白缺陷的增效剂。

囊性纤维化是白人中最常见的影响寿命的遗传性疾病。美国白人婴儿的发病率约为1/3 300,黑人婴儿为1/15 300,在亚裔美国人为1/32 000;由于治疗手段的改进和生命预期的改善,目前约50%的美国患者是成人。

病因

CF是常染色体隐性遗传,白人中基因携带者占3%。相关基因位于7号染色体长臂上。它编码膜相关蛋白,该蛋白称为囊性纤维化跨膜调节因子(CFTR)。最常见的基因突变为F508,发生在大约86%的CF等位基因中;>1 900的较少见的基因突变也已经被测定。

CFTR看起来是cAMP调节的氯离子通道的一部分,并且调节着氯、钠跨细胞膜的转运。大量的附加功能都被认为是相似的。仅有纯合子发病。杂合子虽然存在上皮细胞电解质转运的轻度异常,但是并无异常的临床症状。

基于突变如何影响CFTR蛋白的功能或处理,CFTR的突变已经被分为五类。Ⅰ类、Ⅱ类或Ⅲ类突变的患者被认为有一个更严重的基因型,该基因型可导致CFTR功能很少或缺乏,而1或2类Ⅳ或Ⅴ的突变的患者被认为具有一个较轻度的基因型,该基因型导致CFTR功能仍有残余。但是,特异突变和疾病表现之间没有严格的对应关系,所以,临床检查(即器官功能)而非基因分型可以更好指导预后。

病理生理

患者的外分泌腺几乎都受影响,但在分布和严重程度上差异很大。受侵犯的腺体可分为三类:

- 腺体被管腔内黏稠的和固体状的嗜酸性物质堵塞(如胰腺、小肠腺、肝内胆管、胆囊、颌下腺)
- 组织学异常,但产生过量分泌物的腺体(气管支气管腺和十二指肠腺)
- 组织学正常,但分泌过量的钠和氯离子的腺体(汗腺、腮腺、小的唾液腺)

呼吸系统 患儿出生时肺部在组织学上通常是正常的,但是大多数的患者都是在婴儿期或幼儿期发生肺部疾病。黏液填塞和慢性细菌感染,伴随着显著地炎症反应,损伤气道,最终导致支气管炎和呼吸功能不全。其病程是以感染的间歇性恶化和肺功能的进行性减退为特征的。

肺损伤可能是因稠厚的黏液性分泌物广泛阻塞小气管引起的。支气管炎和黏液脓性栓子继发于阻塞和感染。气道的改变比肺实质改变更常见,肺气肿表现不突出。因支气管扩张剂的使用,约50%的患儿具有支气管高反应性。

对于晚期肺病患者,慢性低氧血症导致肺动脉肌层肥厚、肺动脉高压和右心室肥大。许多肺部损害可能继发于呼吸道中性粒细胞释放蛋白酶所致免疫介导炎症反应。

大多数患者的肺存在病原菌的克隆。在病程早期,从气道中分离到的最常见病原菌是金黄色葡萄球菌,随着疾病进展,最多分离到的是假单胞菌。假单胞菌的黏液样变化是唯一与囊性纤维化有关的病菌,并且能导致比非黏液型铜绿假单胞菌更差的预后。

耐甲氧西林的金黄色葡萄球菌(MRSA)在呼吸道的感染率目前>25%;感染MRSA的患者较之没有感染MRSA的患者,其生存率更低。

2%的患者存在洋葱伯克霍尔德菌复合体的定植,这可能与肺部更加快速的恶化相关联。

非结核分枝杆菌,包括鸟型结核分枝杆菌复合体、龟分枝杆菌是潜在的呼吸道病原体。患病率随着年龄和地理位置而异,有可能超过10%。鉴别定植与感染具有挑战性。

其他常见的呼吸道病原体包括嗜嗜麦芽窄食单胞菌、木糖氧化无色杆菌和曲霉菌属。

消化道 胰腺,小肠和肝胆系统最常受到影响。外分泌的胰腺功能危害了85%~95%的患者。例外是有一类患者具有一定程度上的轻度CF突变,这些患儿的胰腺功能是不受损的。胰腺功能不全的患者对脂类和蛋白吸收障碍(以及脂溶性的维生素和蛋白)。十二指肠液异常黏滞,并且出现酶活性的缺乏或减少,HCO_3^-浓度下降;大便胰蛋白酶和糜蛋白酶缺乏或减少。胰腺内分泌功能障碍是不太常见的,但2%的儿童、20%的青少年和高达40%的成人会出现糖尿病或糖耐量受损。

胆管累及胆汁淤滞和胆道堵塞,会导致30%的患者患上无症状肝纤维化。2%~3%的患者进展为不可逆转的多结节性胆汁性肝硬化,胃底静脉曲张,门脉高压症,通常是发生在12岁的年龄。肝细胞衰竭是一种罕见的晚期事件。胆石症的发病率有所增加,但这通常是无症状的。

异常黏性的肠道分泌物常引起新生儿胎粪性肠梗阻,有时可引起结肠胎粪堵塞。大龄儿童和成人也有可能发展为间歇性或慢性便秘与肠梗阻。

其他的GI问题包括肠套叠、肠扭转、直肠脱垂、阑尾周围脓肿、胰腺炎,及肝胆和消化道癌症,胃食管反流,食管炎的风险增加。

其他 98%的成年男性患者由于输精管发育不良或其他形式的阻塞性无精,造成不育。成年女性患者由于子宫颈分泌物黏稠,生育力降低,但许多患囊性纤维化的妇女仍能妊娠到分娩期。母婴妊娠预后与母亲的健康情况相关。

其他并发症包括骨质减少/骨质疏松症,抑郁,肾结石,透析依赖性慢性肾脏疾病(可能与治疗以及囊性纤维化疾病相关),铁缺乏性贫血和间歇性关节痛/关节炎。

症状及体征

呼吸系统 目前,未经新生儿筛查的诊断的患者中,有50%的患者具有肺部症状,这些症状通常从婴儿期就开始出现。表现为咳嗽和喘息的反复性或慢性感染是较常见的。咳嗽是最麻烦的主诉,常伴有痰,作呕,呕吐,睡眠不安。随着疾病的进展,会出现肋间凹陷,使用呼吸辅助肌,桶状胸,杵状指和发绀和运动耐量降低。上呼吸道受累包括鼻息肉及慢性或复发性鼻窦炎。

青少年和成年人的肺部并发症包括气胸,感染非结核分枝杆菌,咯血,继发于肺动脉高压的右心衰竭。

胃肠道 由黏稠的胎粪引起的胎粪性肠梗阻可能是最早的征象,出现于13%~18%受累的新生儿中。它通常表现为腹胀,呕吐,胎粪无法排出。有些婴儿有肠穿孔,腹膜炎和休克的迹象。胎粪堵塞综合征的婴儿有胎粪排出延迟。他们可能会有相似的梗阻体征,或是非常轻微和短暂的症状,容易被忽视。老年患者或许有便秘发作或进展为反复发作,并且有时会有部分或完全小肠或结肠梗阻慢性发作(远端肠梗阻综合征)。症状包括痉挛性腹痛、大便形状改变、食欲降低,有时会有呕吐。

对于无胎粪性肠梗阻的婴儿,发病常由恢复出生体重的延迟,以及4~6周龄时体重增加不足所预示。

营养不良的婴幼儿,特别是采用低过敏配方或大豆配方喂养的婴儿,会出现继发于蛋白质吸收不良的全身水肿。

胰腺功能不全通常是在生命的早期,就出现临床上明显的表现,其病程可能是渐进式的。其表现包括包括频繁排出大团块的、恶臭的油性大便;腹部隆起,和尽管胃口正常或旺盛,但仍旧出现较差的生长模式,伴随有皮下组织和肌肉的坚实。继发于继发脂溶性维生素的缺乏,可能会出现相应的临床表现。

未经处理的婴幼儿,有20%的患儿会发生直肠脱垂。在儿童和成人患者中,胃食管反流是相对比较常见的。

其他 在炎热的天气中或有发热的情况下,出汗过多可能会导致低渗性脱水和循环衰竭。在干旱的气候条件下,婴儿可能会出现慢性代谢性碱中毒。在皮肤上的盐晶体的形成和有咸味,都强烈提示患有囊性纤维化的可能。青少年可能有生长迟缓,和青春期启动延迟。

诊断

- 条件许可的前提下,进行广泛的新生儿筛查
- 积极产前或新生儿筛查,结合家族病史或症状表现
- 通过排汗试验显示≥2次汗氯升高可证实诊断
- 可通过2个CF造成的突变(每个染色体1个)确诊
- 可通过基因测试或跨鼻黏膜上皮细胞离子转运异常证实

在美国对新生儿常规进行 CF 筛查;>90%的病例通过新生儿筛查首次确诊,但是高达10%是直到青春期或成年早期才确诊。尽管基因检查取得很大进展,但发汗试验仍然是大多数病例确诊 CF 的标准方法,因为其具有敏感性和特异性,并且简单和易操作。

发汗试验 此试验中,用毛果芸香碱刺激局部汗液分泌,测定汗液总量和氯离子浓度(表302-1)。虽然在生后48h内这一试验就有效,但在2周龄以前很难获得适当的汗液标本(在滤纸上>75mg或在毛细管中>15μl)。假阴性结果少见,但可见于水肿和低蛋白血症,或汗液量不足的情况下。假阳性结果归因于技术性错误。暂时性汗液氯离子浓度升高可能归因于社会心理环境丧失(虐待、忽视儿童),也可见于有神经性厌食的患者中。随着年龄的增长,汗液氯离子浓度也略有升高,排汗试验对所有年龄段都是有效的。发汗试验如果为阳性,则应该进行第二次发汗试验进行确认,或是通过测定2个囊性纤维化致病基因进行确认。

表302-1 囊性纤维化(CF)汗液氯化物浓度范围

年龄	正常值/ (mmol/L)*	临界值/ (mmol/L)†	异常值/ (mmol/L)‡
6个月	≤29	30~59	≥60
>6个月	≤39	40~59	≥60

* 这些浓度表明,囊性纤维化的可能性不大。
† 这些浓度表明 CF 是可能的。
‡ 这些浓度与囊性纤维化相符。

临界发汗试验结果 有一小部分患者具有轻度或部分性囊性纤维化表征,其汗液氯值持续位于临界范围甚至是正常范围内。此外,有些患者具有单一器官的表征,例如胰腺炎、支气管炎或先天性双侧输精管缺如,可能是部分性 CFTR 蛋白功能障碍所导致。在这些患者中,有一部分患者能够通过测定2个囊性纤维化致病突变就能够确诊囊性纤维化,每条染色体上各有一处突变。如果无法测定2个囊性纤维化致病突变,辅助评估可能有助于诊断,例如,胰腺功能检测和胰腺成像,高分辨率胸部 CT,鼻窦 CT,肺功能检测,男性泌尿生殖评估和包括菌丛评估在内的支气管肺泡灌洗。

其他可能有助于诊断的检测包括扩大的 CFTR 遗传分析和鼻黏膜跨膜电位差测定(基于跨上皮 Na 重吸收增高的观察结果,患有囊性纤维化的患者的上皮对于 Cl 离子的通透性相对较差)。

囊性纤维跨膜通道调节因子相关性代谢综合征 具有 CFTR 功能障碍依据,但不符合囊性纤维化的诊断标准的婴儿,具有 CFTR 相关的代谢综合征(CRMS)。新生儿筛查呈阳性的婴儿被诊断为 CRMS 的比率为3%~4%。为了确诊,婴幼儿必须是无症状,并且具有以下的任一表现:

- 在至少两个不同场合检测汗液氯化物浓度达到临界值,并且具有两个囊性纤维化致病基因突变
- 汗液氯化物浓度处于正常值范围,且具有2个 CFTR 突变,其中≤1的突变可能是已知囊性纤维化致病突变

随着时间的推移,有些患有 CRMS 的患儿将出现囊性纤维化的症状,但多数患儿仍保持健康。此类患者应进行评估,并在囊性纤维化治疗中心定期监测。

胰腺试验 在诊断时,应评估胰腺功能,通常是通过测定72小时粪便中脂肪排泄物或人胰蛋白酶来进行评估。后种方法在混有胰腺外分泌酶时依然奏效。最初胰腺功能不全,并且携带有2个严重的突变的婴儿,应进行一系列的检测,以确定胰腺功能不全的进展情况。

呼吸评估 肺部症状恶化或急性加重时及常规年度体检,都进行胸部 X 线检查。高分辨率 CT 可能更精确地确定肺损伤的程度,并检测轻微的气道异常。两种检查手段都可能显示通气过度和支气管壁增厚这两个表现是最早出现的表现。随后的改变包括有肺部浸润、肺不张和肺门淋巴结肿大;随着病情进展,可见节段性或大叶性肺不张、囊肿形成、支气管扩张、肺动脉增宽和右心室肥大。分支的指状阴影表示扩张支气管已被黏液嵌塞,具有特征性。

鼻窦 CT 检查适用于具有显著鼻窦症状或鼻息肉的患者,对于这些患者而言,正考虑行鼻窦内镜手术。这些研究几乎总是显示持续性的鼻旁窦浑浊化。

肺功能测试是临床状态的最佳指标,应每年完成4次。现在可以利用一种体积增加的快速胸腹的压缩技术对肺功能进行评估,对于年龄为3~5岁的儿童,采用脉冲振荡技术或多种呼吸冲洗操作[1]。肺功能检测提示:

- 用力肺活量(FVC)、第1秒用力呼气容积(FEV_1),25%~75%间的最大呼气流量(FEF_{25-75})以及 FEV_1/FVC 减低
- 而肺残气量以及残气量/肺总容量比值增加

50%的患者气道阻塞是可逆的,有证据表明通过雾化吸入支气管扩张剂可明显改善肺功能。

每年应至少完成4次的口咽或痰培养,尤其是对于尚无铜绿假单胞菌铜绿假单胞菌定植的患者。当精确明确患者下呼吸道微生物菌群(如指导抗生素的选择)是较重要的时候,那么就适于进行支气管镜检查/支气管肺泡灌洗。

新生儿筛查 在美国,新生儿筛查囊性纤维化正迅速扩展。筛查是基于检测血液中免疫反应性胰蛋白酶原的升高浓度(红外热成像)。有两种方法可用于确定升高的红外热成像浓度。在一种方法中,再进行一次红外热成像试验,如果仍旧升高,则紧接着进行一项排汗试验。而在另一种方法中,红外热成像浓度的升高,紧接着就进行 CFTR 突变检测,如果检测到1个或2个突变,那么就进行排汗试验。两种方法的敏感度都大约为95%。

携带者筛查 在美国,是能够进行囊性纤维化携带者筛查的,并且建议计划怀孕的夫妇或寻求产前护理的夫妇进行囊性纤维化携带者筛查。如果两个潜在的家长都携带了一个 CFTR 突变,可以通过绒毛膜绒毛取样或羊膜穿刺术来进行胎儿的产前筛查。在这种情况下,囊性纤维化的表型的广泛变异和通过筛查所测定的许多 CFTR 突变的临床结局的不完整信息,使得产前咨询复杂化。

[1] Aurora P, Gustafsson P, Bush A, et al. Multiple breath inert gas washout as ameasure of ventilation distribution in children with cystic fibrosis[J]. Thorax, 2004, 59:1068-73.

预后

CF 病程主要由视肺部受累的程度所决定。病情恶化是难以避免的,直致衰竭,最终常因呼吸衰竭和肺心病死亡。

在过去的50年中,由于在出现肺部不可逆病变前积极的治疗,预后逐步改善。美国平均中位存活年龄是41岁。没有胰腺功能不足的患者长期生存率较高。预后受到 CFTR 突变特征、调节基因、呼吸道微生物状况、性、暴露于空气污染(包括吸烟)和社会经济学状态的影响。经年龄和性别调整后的 FEV_1 是最好的死亡预测指标。

治疗

- 全面的,多学科的支持
- 抗生素,吸入性化痰药物和物理清除气道分泌物
- 吸入支气管扩张剂和对糖皮质激素有时反应
- 补充胰酶
- 高热量饮食(有时需要补充肠内营养喂养)
- 患者特异性突变,CFTR 校正和 CFTR 增强剂或组合

应在有经验的内科医生指导下,联合其他内科医生、护士、营养学家、物理和呼吸治疗师、药剂师、咨询师以及社会工作者共同进行综合强化治疗。治疗的目的是维持适当的营养状况,预防或积极治疗并发症,鼓励进行体格锻炼,提供适当的精神和社会支持。在适当的帮助下,大多数患者在家庭和学校中的表现能与相应的年龄适配。尽管许多存在问题,患者在职业和婚姻上取得的成就令人欣慰。

呼吸系统 肺部治疗集中防止呼吸道梗阻;预防和控制肺部感染,包括维持对百日咳、流感嗜血杆菌、水痘、肺炎链球菌和麻疹的免疫力,每年进行流感疫苗的接种。对流感易感患儿,可以预防应用神经氨酸酶抑制剂。应用单克隆抗体 palivizumab(帕利珠单抗)防止呼吸道合胞病毒感染是安全的,但确切疗效目前尚未证实。

在最初出现肺部受侵犯征象时建议进行胸部的物理治疗,包括体位引流、拍背、振动按摩和辅助咳嗽(胸部理疗)。大龄患者有多种气道清除方法如用力呼吸、自助引流、正压呼气装置以及机械背心治疗等,都能取得效果。建议进行规律的有氧运动;其有助于呼吸道清洁。

对可逆性的呼吸道梗阻,可口服和/或通过吸入给予支气管扩张药。吸入糖皮质激素通常是无效的。若有严重肺功能不足和低氧血症者给予氧疗。

慢性呼吸衰竭的患者一般无机械通气的指征。机械通气应严格限制用于基本情况较好,出现急性呼吸衰竭,或接受肺部手术的患者,或即将行肺移植的患者。通过鼻和面罩的非侵入性的正压通气也有益处。

口服祛痰剂使用广泛,但很少有资料证实其有效性。不应使用止咳药物。

长期吸入重组人类脱氧核糖核酸(重组的人类脱氧核糖核酸酶)和7%的高渗盐水(>6岁患儿)的联合治疗表明可减缓肺功能的下降,减少严重呼吸困难的发生率。

气胸患者可行胸腔闭式引流术。开胸手术或经胸腔镜切除胸膜大泡和胸膜表面海绵状磨损对复发性气胸有效。

大量的反复咯血可行支气管动脉栓塞术进行治疗。

口服糖皮质激素的指征包括:有长期毛细支气管炎的婴儿和顽固性支气管痉挛的患者、变应性支气管肺曲霉病;炎性并发症(如关节炎和血管炎)。长期隔日使用糖皮质激素治疗可以减缓肺功能的下降,但由于糖皮质激素的副作用而不主张常规使用。接受糖皮质激素治疗的患者需严密观察有无碳水化合物代谢异常及生长迟缓的情况。

过敏性支气管肺曲霉病也可口服抗真菌药物。

布洛芬血浆药物浓度高峰达到 $50\sim100\mu g/ml$,连续几年应用显示有延缓肺功能下降的作用,尤其对5~13岁的儿童。适宜剂量须根据药代动力学研究进行个体化应用。

Ivacaftor 是一种可增强如下(CFTR)基因突变患者 CFTR 离子通道的药物:G551D, G178R, S549N, S549R, G551S, G1244E, S1251N, S1255P, G1349D 或 R117H;它是首个靶向特异性 CF 突变的药物。Ivacaftor 能用于≥2岁的携带1或2个特异突变拷贝的患者。该药口服给药,每日2次,能改善肺功能、增加体重、减少 CF 症状和肺病加重,降低汗液氯浓度,有时也能使汗氯浓度恢复正常。

Lumacaftor 是一种小分子药物,部分地校正携带 F508del 突变的患者的 CFTR 缺陷(通过改变蛋白质错误折叠)。

lumacaftor 和 ivacaftor 的组合被推荐用于携带2个这种突变拷贝的,年龄≥12岁的囊性纤维化患者。

针对其他的 CF 突变,能够校正缺陷 CF 突变或增强 CFTR 功能的药物正在研究中。

抗菌药 对于轻度肺恶化,应该根据细菌培养和药物敏感试验结果短时间给予抗生素。对葡萄球菌选择使用耐青霉素酶的青霉素类(如邻氯青霉素、双氯青霉素)或头孢菌素(如头孢氨苄)。由各种细菌引起的慢性、迁延性肺部

感染可单独或联合使用红霉素,阿莫西林/克拉维酸,氨苄西林,四环素,利奈唑胺,甲氧苄啶/磺胺甲噁唑,偶尔也用氯霉素。对于铜绿假单胞菌,定植的患者,短疗程的吸入妥布霉素或氨曲南赖氨酸(如 4 周)和/或口服氟喹诺酮(如 2~3 周)是有效的。喹诺酮类应用于年幼儿童是安全的。

对中度至重度的肺部病变,尤其是有假单胞菌感染的患者,推荐静脉用抗生素。应住院接受住院治疗,但一些经选择的患者也可在家安全治疗。静脉联合使用氨基糖苷类(妥布霉素、庆大霉素)与一种抗假单胞杆菌青霉素。也可经静脉给予头孢菌素和抗假单胞杆菌效果较好的单环 β-内酰胺类抗生素。妥布霉素或庆大霉素的初始剂量是 2.5~3.5mg/kg,每日 3 次,但为了达到适当的血浆浓度,剂量可加大(3.5~4mg/kg,每日 3 次)[峰值浓度 8~10μg/ml(11~17μmol/L),谷底浓度<2μg/ml(<4μmol/L)]。每日单剂量使用妥布霉素(10~12mg/kg)也安全有效。由于肾脏清除率增加,需加大某些青霉素的剂量以达到适宜的血浆浓度。对于耐甲氧西林金黄色葡萄球菌,定植的患者,可以将万古霉素或利奈唑胺加入到Ⅳ方案中。

对于铜绿假单胞菌,长期定植的患者,吸入使用抗生素能够改善临床结局,并且可能降低气道中细菌负荷。对假单胞菌感染者可能需要长期使用抗生素。对有适应证的病例每月交替吸入妥布霉素和口服阿奇霉素,每周 3 次,治疗可能有效,以改进和稳定肺功能,减缓肺部病变的恶化。

对慢性假单胞菌定植的患者,抗生素的应用能减轻临床症状,可能减少细菌在气道的聚集。达到完全清除细菌的目标通常是不可能的。但是,有研究显示,早在假单胞菌黏液炎性栓子形成之前应用抗生素可能杀菌效果好。治疗策略各异,但是通常包括:吸入妥布霉素或多黏菌素通常联合喹诺酮类口服。具有临床显著非结核分枝杆菌感染的患者可能需要与口服,吸入,和静脉用抗生素的联合的长期治疗。

胃肠道 新生儿肠梗阻有时用高渗性或等渗性的液体造影剂灌肠能解除梗阻,否则需行外科肠造瘘术以清除小肠内黏稠的胎粪。新生儿期后,节段性的部分性小肠梗阻(远端肠梗阻综合征)可用含有高渗或等渗性放射造影剂,或乙酰半胱氨酸或口服的平衡液灌洗。大便软化剂如磺琥辛酯钠、乳果糖可能有助于预防梗阻的发生。熊去氧胆酸是一种亲水性胆汁酸,通常被用于患有因囊性纤维化而引起的肝脏疾病的患者,但是,目前还几乎没有任何证据能够支持其疗效。

胰酶替代疗法 每餐饭和点心时都给予胰酶类替代治疗。最有效的酶制剂含有 pH 敏感的胰脂肪酶、肠溶性微球体或微片。婴儿剂量一般从每 120ml 配方奶或每次母乳喂养加 2 000~4 000IU 脂肪酶开始。对于婴儿,将胶囊打开,把内容物与酸性食物混合。婴儿期后,按体重计算剂量,<4 岁儿童每餐每 kg 体重 1 000IU 脂肪酶,>4 岁儿童每餐每 kg 体重 500IU 脂肪酶。吃点心后给予标准剂量的一半。应该避免每餐每 kg 体重>2 500IU 脂肪酶或每日每 kg 体重>10 000IU 脂肪酶的剂量,因为酶剂量过高和纤维结肠病有关。对于酶需要量高的患者,用受体阻滞剂 H_2 或质子泵抑制剂可以提高酶的效能。

饮食疗法 包括为促进正常生长所需的足够热卡和蛋白质,应超过推荐的通常饮食量的 30%~50%。正常及高水平的脂肪摄入,以增加饮食中热卡量;双倍于推荐的日需要量的多种维生素;对于维生素 D 缺乏或不足的患儿,给予补充维生素 D_3(胆钙化醇);在炎热和大量出汗的情况下注意补充盐。使用广谱抗生素的婴儿和有肝脏疾病和咯血的患者应补充维生素 K。对有严重胰腺功能不足的婴儿,可用含蛋白水解产物和中链甘油三酯的配方奶代替改良的全奶配方。葡萄糖聚合物和中链甘油三酯的补充可增加热卡摄入量。

不能维持正常营养状况的患者,可经胃造瘘、空肠造瘘补充营养,以保持正常生长和肺功能的稳定(参见第 15 页)。对于某些患儿而言,增进食欲类药可能有助于增强其发育。

其他 囊性纤维化相关糖尿病(CFRD):由胰岛素不足引起,与 1 型和 2 型糖尿病的特征相同。胰岛素是唯一推荐的治疗药物。治疗包括胰岛素方案、营养咨询、糖尿病自我管理教育计划、微血管并发症的监测。该计划应该与治疗 CF 和糖尿病有经验的内分泌专家一同进行。

有症状的右心衰竭的患者需给予利尿剂治疗、限盐和吸氧。

重组人生长激素(rhGH) 能够改善肺功能、增加身高、体重和骨矿物含量,并且降低住院率。但是,由于增加了成本并使用不方便,不常使用 rhGH。

外科 适于药物治疗无效的局部支气管扩张或肺不张,以及鼻息肉、慢性鼻窦炎、门脉高压引起的食管静脉曲张出血、胆囊病变、内科不能减少的肠套叠。

肝移植已在终末期肝病患者成功完成。

双侧尸体肺和活体肝移植在晚期肺部疾病患者中已经顺利完成,以及肝-肺移植终末期肝癌联合肝移植。

随着经验的积累和技术的改进,为严重的肺病进行双肺移植,已经变得越来越常规化,其成功率也越来越高。50%~60%患者成功地在双侧肺移植术后存活了 5 年,他们的病情得到了极大的改善。

终末期关怀 整个疾病过程的预后和治疗选择应和患者与家长充分讨论,特别是接近病程终末期者。终末期的患者很多已是青少年或青年,能做出自己的选择。必须告诉他们已经作出的治疗和可能的预后。

对囊性纤维化患者的一个重要的尊重,是他们有做出人生选择的信息获得和机会,包括决定如何以及何时接受死亡。通常情况下,需要进行移植的讨论。在考虑移植时,患者需要通过移植来衡量更长生存期的优点,以避免移植的不确定性和器官移植的持续(但不同的)生活负担。

需向持续恶化的患者告知其可能到来的死亡。告知患者及家长死亡通常是平静的、无明显症状。姑息治疗,包括在适当时机给予充足的镇静剂以保证患者平和死亡。必要时,限时的充分抢救仍是一种有效的措施,但需事先和患者及家长商议,同意何时结束抢救终止生命[请参考不予急救(DNR)医嘱和维持生命治疗医嘱(POLST)]。

> **关键点**
> - 囊性纤维化是因大量编码囊性纤维化跨膜调节因子（CFTR）的蛋白的基因突变造成，CFTR能够调节氯和钠跨细胞膜的转运
> - 主要并发症累及肺，有小气道和大气道损伤、慢性及复发性细菌感染，尤其是假单胞菌感染
> - 其他的主要后果包括胰腺功能障碍，可导致营养和维生素吸收不良，从而影响生长和发育，并且在老年患者中会发生糖尿病
> - 气道清除措施（如体位引流、拍背、振动按摩和辅助咳嗽）在确诊时开始，并且定期进行；推荐常规有氧运动
> - 在任何肺疾病加重早期就应给予抗生素；药物选择要基于细菌培养和敏感性检查
> - 饮食应补充胰酶，大剂量维生素，主要来自脂肪的热量高达30%~50%

303. 遗传性代谢病

多数遗传性代谢病（亦称先天性缺陷）是由编码酶类的基因突变引起。酶缺陷或失调导致酶作用物前体增多，代谢产物或者酶产物的不足。数百种疾病存在，虽然大多数遗传性新陈代谢的疾病是极为罕见的个别，统称他们不罕见。常根据受累底物（如碳水化合物、氨基酸、脂肪酸）进行分类。

大多数州常规为新生儿筛查特殊的遗传性代谢病和其他疾病，如苯丙酮尿症、酪氨酸血症、生物素酶缺陷、高胱氨酸尿症、枫糖尿症和半乳糖血症。有些地方也检测脂肪酸氧化障碍疾病和其他有机酸血症。对于每个这些条件的综合评论，参见美国医学遗传学和基因组学（ACMG）新生儿筛查ACT表和算法表。

主要引起成人疾病（如痛风或卟啉病）的代谢缺陷、属器官特异性的（如肝豆状核变性、先天性肾上腺发育不良），或常见的（如囊性纤维化、血红蛋白沉着症）在手册中其他章节专门叙述。遗传性疾病脂蛋白见表168-3。

> **更多信息**
> 参见美国医学遗传学和基因组学学会（ACMG）新生儿筛查ACT表和算法表。

可疑遗传性代谢病的诊断程序

大部分遗传代谢病（先天性缺陷）较罕见，因此它们的诊断需要一个详细的诊断指南。及时诊断有利早期治疗，可有助于避免急性和慢性并发症、发育受限，甚至死亡。

评估

症状和体征可能是非特异性的，经常由一些不同于遗传性代谢病的疾病引起，比如感染。这些可能的原因也需要做鉴别。

病史和体格检查 在新生儿期出现症状的疾病通常更严重。疾病的许多表现通常包括嗜睡、喂养困难、呕吐和惊厥。症状出现较晚的疾病常影响生长和发育，但是呕吐、惊厥和无力也可能发生。

生长延迟预示着合成代谢减少或分解代谢增多，可能是产能的酶作用底物的可利用性减低（如糖原累积症）或者能量不足，蛋白利用障碍（有机酸血症或尿素循环缺陷）。

精神发育延迟 可以反应脑组织中慢性能量代谢不足（如丙酮酸脱氢酶缺陷），减少了脑的非能量底物的必须碳水化合物的供应[如在未治疗的半乳糖血症中，缺少尿苷-5'-二磷酸半乳糖（UDP-半乳糖）]，在脑中慢性氨基酸缺乏（苯丙酮尿症中酪氨酸缺乏）。

神经肌肉症状 如惊厥、肌无力、肌张力低下、肌阵挛、肌痛和脑卒中或昏迷可以提示急性的脑部能量不足[如在糖原贮积症（glycogen storage disease, GSD）Ⅰ型低血糖惊厥、线粒体氧化磷酸化障碍引起的脑卒中]或肌肉能量不足（GSD肌肉型产生肌无力）。神经肌肉的症状可以反映脑组织中毒性物质的积聚（在尿素循环障碍中高氨血症性昏迷）和组织分解（在长链脱氢酶缺陷或GSD肌型患者中横纹肌溶解症和肌红蛋白尿）。

先天性大脑发育畸形 可能反映能源供应的减少（如减少ATP输出丙酮酸脱氢酶缺乏症）或胎儿发育过程中的关键前体（如降低胆固醇在7-脱氢胆固醇还原酶缺乏或Smith Lemli的Opitz综合征）。

自主症状 可源于糖消耗增加和糖生成减少引起的低血糖症（GSD或遗传性果糖不耐症中呕吐、腹泻、苍白和心动过速）或代谢性酸中毒（有机酸血症中呕吐、Kussmaul呼吸）。还有一些疾病既有糖异生的抑制引起的低血糖症，也引起代谢性酸中毒（丙酸血症）。

新生儿期后的**非生理性黄疸**通常反应内在的肝病，但也可因遗传性代谢障碍所致（未治疗的半乳糖血症、遗传性果糖不耐受症和Ⅰ型酪氨酸血症）。

体液中的特殊气味 反映体内特殊物质的积聚(如异戊酸血症的汗足味,枫糖尿病中的呛人的甜味,苯丙酮尿症中的鼠臭味)。

一些疾病的尿液暴露于空气中可出现**尿色变化**(如尿黑酸尿症中尿呈暗褐色,卟啉病中尿呈紫色)。

器官肿大 反应酶作用底物降解障碍导致其在器官细胞中的积聚(肝病型 GSD 的肝大,很多溶酶体病和 GSD Ⅱ 型可以引起心肌肥大)。

眼睛的改变 包括白内障(半乳糖激酶缺乏症)、眼肌麻痹和视网膜退行性变(氧化磷酸化障碍)。

检查 当怀疑遗传性代谢紊乱时,评估开始于对新生儿筛查试验的结果和基本代谢筛选试验的结果和顺序,其通常包括以下:
- 葡萄糖
- 电解质
- 全血细胞计数和外周血涂片
- 肝功能检查
- 血氨测定和
- 血清氨基酸水平
- 尿液分析
- 尿有机酸

糖检查可以检测低血糖症和高血糖症;测定需考虑与饮食的相关性(GSD 中禁食低血糖)。

电解质的检查 可以检测是否有代谢性酸中毒和测量阴离子间隙,代谢性酸中毒还需行动脉血气分析进一步确诊。阴离子间隙正常型代谢性酸中毒发生在先天性缺陷引起的肾小管损害(半乳糖血症和酪氨酸血症Ⅰ型)。阴离子间隙升高型代谢性酸中毒发生在那些先天性可滴定酸积聚升高的疾病中(甲基丙二酸和丙酸血症);也可以由乳酸酸中毒所致(丙酮酸脱羧酶缺乏症、线粒体氧化磷酸化障碍)。当阴离子间隙升高,应进一步检测乳酸和丙酮酸水平。乳酸:丙酮酸比例升高用于鉴别氧化磷酸化缺陷和丙酮酸代谢障碍,两者的比例在后者为正常。

全血细胞计数和外周涂片可以检测由红细胞能量缺陷和白细胞缺陷引起的溶血(如磷酸戊糖途径障碍和 GSD Ⅰb 型)和由代谢产物积聚引起的白细胞减少症(丙酸血症中丙酰辅酶 A 积聚引起的中性粒细胞减少)。

肝功能检查可以显示肝细胞损害和/或功能不良(如未治疗的半乳糖血症,遗传性果糖不耐受症、酪氨酸血症Ⅰ型)。

尿素循环缺陷,有机酸性血症和脂肪酸氧化缺陷中的氨水平升高。

尿液分析检测酮症(如一些 GSD 和枫糖尿病);酸中毒时缺乏酮症提示脂肪酸氧化代谢障碍。

当≥1 的前述简单筛选试验支持遗传性代谢紊乱时,可以指示**更具体的检查**。糖代谢产物、黏多糖类和氨基酸及其他有机酸可以通过色谱分析和质谱法分析来测定。定量血浆氨基酸测试应包括血浆酰基肉碱概况。尿有机酸测试应包括尿酰基甘氨酸谱。

确诊试验 包括:活检(肝活检鉴别 GSD 与其他疾病引起的肝大,肌肉活检鉴定线粒体肌病中的粗糙红纤维);酶学分析(血细胞和皮肤成纤维细胞诊断溶酶体病);DNA 分析(确定疾病的基因突变位点)。DNA 的检测可用于所有的细胞(除了红细胞和血小板),如这样确定诊断可以避免活检,但是敏感性通常不是很高,因为并不是所有引起疾病的基因突变都具特征性。

诱发试验 仅谨慎用于在正常状态下不能检测到的症状、体征或可以检测的生物化学异常。随着敏感的特异性代谢检测方法的应用,减少了诱发试验需要。但有时在特殊情况下仍给予应用。如:禁食试验(肝病型 GSD 中诱发低血糖)、刺激试验(遗传性果糖不耐受症中应用果糖诱发症状,肝型 GSD 应用高血糖素刺激试验难以观察到血糖升高提示本病)、生理诱发试验(运动负荷试验在肌肉型 GSD 中诱发乳酸和其他异常产生)。诱发试验有潜在的风险并发症,试验时需有良好的监控,并为逆转症状和体征制订明确的措施。

线粒体氧化磷酸化缺乏

氧化磷酸化缺乏并不都引起疾病,但经常会引起乳酸酸中毒,特别会影响中枢神经系统、视网膜和肌肉。

(参见可疑遗传性代谢紊乱的检查。)

细胞呼吸作用(氧化磷酸化)发生在线粒体,一系列酶催化电子传递给分子氧,合成贮存能量的 ATP。线粒体或细胞核的遗传缺陷包括这一过程所用的酶类会使细胞呼吸作用减弱,降低 ATP:ADP 比例。需氧量高的组织如脑、神经、视网膜、骨骼肌和心肌特别容易受影响。最常见的临床表现是惊厥发作、肌张力减低、眼肌麻痹、卒中样发作、肌无力、重度便秘和心肌病。

在生化学上,由于 NADH:NAD 的比例增加,将乳酸脱氢酶反应的平衡偏向乳酸盐,会造成明显的乳酸酸中毒。丙酮酸羟化酶或丙酮酸脱氢酶缺陷等遗传缺陷造成的乳酸酸中毒中,乳酸盐:丙酮酸盐的比例是正常的,而氧化磷酸化缺陷的乳酸盐:丙酮酸盐比例增加,两者由此可资鉴别。很多氧化磷酸化缺陷已被阐述,故这里只叙述其中最常见的一部分和它们的独特特征。

线粒体突变和变异体被认为和许多相关的老年病有关,如帕金森病、阿耳茨海默氏病、糖尿病、耳聋、肿瘤。

以下病症是具有已知表型/基因型相关性的病症。线粒体功能存在其他不太明确的缺陷。此外,存在许多条件,其中遗传缺陷引起继发性线粒体功能障碍。

Leber 遗传性视神经病变(LHON) 这种疾病是由视网膜变性造成的急性或亚急性双侧中央视觉丧失。起病常在 20~30 岁,但从儿童到成人都可以发病。男女比例是 4:1。许多突变已被确认,但在欧洲患者中三种常见类型占全部的 90%。LHON 谱系常表现为线粒体疾病典型的母系遗传特征。

线粒体脑肌病、乳酸酸中毒和卒中样发作(MELAS) 线粒体($tRNA^{leu}$)基因突变引起这种以反复发作的"化学卒中"、肌病和乳酸酸中毒为特征的进行性神经变性疾病。在许多病例中,细胞包含着野生型和突变型的线粒体 DNA(异质性),因此表现也是多样性的。

伴粗糙红纤维的肌阵挛型癫痫(MERRF) 这是一种以不能控制的肌肉收缩(肌阵挛性癫痫发作)、痴呆、共济失调和肌病为特征的进行性疾病,活检时表现为特殊染色的粗糙红纤维(表明线粒体增生)。突变发生在线粒体($tRNA^{lys}$)基因。异质性很常见,因此表达差异也很大。

Kearns-Sayre 综合征和慢性进行性外眼肌麻痹(CPEO) 这种疾病以眼肌麻痹、上睑下垂、不典型色素性视网膜炎、粗糙红纤维肌病、共济失调、耳聋和心肌病为特征,典型发作在 20 岁之前。大部分突变包括线粒体 tRNA 和其他编码蛋白质的基因的临近部位的缺失或重复。

神经源性肌肉萎缩和色素性视网膜炎(NARP)和 Leigh 病(亚急性坏死性脑病) 存在神经肌肉变性的色素性视网膜炎和以共济失调和基底核变性为特征表现的亚急性坏死性脑病是一组遗传性异质性综合征。突变发生在线粒体基因组中的(ATP6)基因。

过氧化物酶体缺乏

过氧化物酶体是包含 β-氧化系列酶的细胞内细胞器。这些酶与线粒体酶中的酶有功能交叉,但线粒体缺乏代谢极长链脂肪酸 VLCFA(长度达 20~26 个碳原子)的酶类。因此,过氧化物酶体疾病表现为 VLCFA 的水平升高(除外肢体软骨发育不全)。VLCFA 水平测定可以筛查这类疾病,同时也需行血浆原始植烷六氢吡啶羧酸测定和红细胞质磷脂水平测定。有关影响脂肪酸代谢等疾患的信息,请参阅脂肪酸和甘油代谢紊乱概述(参见可疑遗传性代谢紊乱的检查)。

有 2 种类型的过氧化物酶体疾病:
- 具有过氧化物酶体形成缺陷的
- 那些在单一过氧化物酶缺陷

X 连锁脑白质肾上腺萎缩症是最常见的过氧化物酶体障碍,发生率为活产婴儿的 1/17 000;其他均为常染色体隐性遗传,发生率为活产婴儿的 1/50 000。

欲了解更多信息,请参阅表。

脑肝肾综合征(Zellweger syndrome,ZS)、新生儿脑白质肾上腺萎缩症、婴儿雷夫叙姆病(Refsum disease,IRD) 3 种疾病的严重性 ZS 最大,IRD 最小。涉及过氧化物酶体形成或蛋白运输[(PEX)基因家族]至少 11 个基因中,其中之一相关基因缺陷决定了该类过氧化物酶体疾病的发生。

临床表现包括:面部畸形、中枢系统异常、脱髓鞘病变、新生儿惊厥、肌张力低下、肝大、肾囊肿、短肢畸形伴有斑点状骨骺(软骨发育不全)、白内障、视网膜病变、听力缺损、精神运动迟缓和周围神经病变。

诊断根据 VLCFA、植烷酸、胆汁酸中间产物水平和六氢哌啶羧酸升高。

二十二碳六烯酸(DHA 水平在过氧化物酶体疾病中是降低的)的试验性治疗显示了一定的有效性。

肢根斑点状软骨发育异常 是由于(PEX7)基因突变导致的过氧化物酶体生物发生障碍,以骨骼变化为特征性表现,包括:面中部发育不良、明显的近端肢体短、额部隆起、小鼻孔、白内障、鱼鳞病和严重的精神运动发育障碍。脊柱裂也是常见的。

肢根斑点状软骨发育异常的诊断根据 X 线表现、血清植烷酸水平升高、红细胞质磷脂水平减低、VLCFA 水平正常。

肢根斑点状软骨发育异常尚无有效治疗方法

X 连锁脑白质肾上腺萎缩症 这种疾病是由于(ABCD1)基因编码的过氧化物膜转运蛋白 ALDP 缺陷所致。

大脑型占患者的 40%。开始发生在 4 岁和 8 岁之间,并且注意力缺陷的症状随着时间进展到严重的行为问题,痴呆,视力,听力和运动功能缺陷,在诊断后 2~3 年导致全部残疾和死亡。轻度的青少年型和成人型已被叙述。

约 45% 的患者具有称为肾上腺脊髓神经病(AMN)的较温和形式;发作发生在 20 多岁或 30 多岁,伴有进行性截瘫,括约肌和性紊乱。约 1/3 的病例也表现为中枢神经系统症状。

任何形式的患者也可发展肾上腺功能不全;约 15% 患有孤立的艾迪生病而没有神经系统的影响。

X 连锁肾上腺脑白质营养不良的诊断依据 VLCFA 水平升高。

一些病例中骨髓和干细胞移植可以稳定症状,控制病情进展。肾上腺功能不全的患者需要给予肾上腺类固醇激素。饮食中补充按 4:1 混合的三油酸甘油酯和三芥子酸甘油酯(Lorenzo 油)可降低 VLCFA 水平,对部分病例有益,但仍需进一步研究。

经典雷夫叙姆病 单个过氧化物酶体酶(植物酰基-辅酶 A 羟化酶)的遗传缺陷,其催化植烷酸(普通膳食植物组分)的代谢,导致植酸酸积累。

临床表现包括:进行性周围神经病、色素性视网膜炎导致的视力损害、听力受损、嗅觉丧失、心肌病、心脏传导障碍和鱼鳞病。发病通常在 20 岁。

根据血清植烷酸的升高和降植烷酸的下降,可以确诊雷夫叙姆病(有些其他过氧化物酶缺陷可见植烷酸升高和降植烷酸均升高)。

雷夫叙姆病的治疗给以限植烷酸饮食(<10mg/d),在症状出现前治疗可能对阻止和延缓症状发生有效。

氨基酸和其他有机酸代谢异常概述

肾小管中氨基酸转运缺陷包括胱氨酸尿和 Hartnup 病,其他地方讨论。氨基酸和其他有机酸代谢异常包括:
- 支链氨基酸病症
- 蛋氨酸代谢紊乱
- 苯丙酮尿症
- 酪氨酸代谢紊乱
- 鸟氨酸循环障碍

此外,还有许多其他氨基酸和有机酸代谢紊乱,包括涉及 β-和 γ-氨基酸,γ-谷周期,甘氨酸,组氨酸,赖氨酸,脯氨酸和羟脯氨酸和杂项其他氨基酸障碍。

支链氨基酸代谢疾病

缬氨酸,亮氨酸和异亮氨酸是支链氨基酸;涉及其代谢的酶的缺乏导致有机酸的积累与严重的代谢性酸中毒。

有许多支链氨基酸、氨基酸和有机酸代谢紊乱(参见可疑遗传性代谢紊乱的检查)。(表303-1)

表303-1 过氧化物生物合成因素和极长链脂肪酸代谢紊乱

疾病(OMIM编号)	蛋白质或酶缺陷	基因或基因组缺陷(染色体位置)	注释
脑肝肾综合征(Zellweger综合征;214100)	Peroxin-1 Peroxin-2 Peroxin-3 Peroxin-5 Peroxin-6 Peroxin-12 Peroxin-14 Peroxin-26	PEX1(7q21-q22)* PEX2(8q21.1)* PEX3(6q23-q24)* PEX5(12p13.3)* PEX6(6p21.1)* PEX12(17)* PEX14(1p36.2)* PEX26(22q11.21)*	生化特征:二羟丙酮磷酸酰基转移酶和缩醛磷脂降低;极长链脂肪酸、植烷酸、哌可酸盐、铁、总铁结合能力升高 临床特征:生长障碍、囟门偏大、巨头畸形、头骨宽阔、面貌畸形、白内障、眼球震颤、先天性心脏病、肝肿大、胆管发育不良、尿道下裂、肾囊肿、肌张力减退、脑畸形 治疗:无有效治疗方法 醚酯、低植烷酸饮食和二十二碳六烯酸可能有用
新生儿肾上腺脑白质营养不良(202370)	Peroxin-1 Peroxin-5 Peroxin-10 Peroxin-13 Peroxin-26	PEX1(7q21-q22)* PEX5(12p13.3)* PEX10(1)* PEX13(2p15)* PEX26(22q11.21)*	生化特征:极长链脂肪酸升高 临床特征:长头症、相貌畸形、白内障、色素沉着、癫痫、发育延迟、肾上腺机能不全 治疗:与脑肝肾综合征相似
婴儿雷夫叙姆病(266510)	Peroxin-1 Peroxin-2 Peroxin-26	PEX1(7q21-q22)* PEX2(8q21.1)* PEX26(22q11.21)*	生化特征:血浆植烷酸、胆固醇、极长链脂肪酸、双羟胆甾烷酸、三羟胆甾烷酸、哌可酸升高 临床特征:生长和发育延迟、外周神经病、肌张力降低、耳聋、面部畸形、视网膜病、骨质疏松症、脂肪泻、发作性出血、肝肿大 治疗:与脑肝肾综合征相似
肢根斑点状软骨发育异常 1型(215100) 2型(222765) 3型(600121)	Peroxin-7 磷酸二羟丙酮酰基转移酶 烷基二羟丙酮磷酸合酶	PEX7(6q22-q24)* GNPAT(1)* AGPS(2q31)*	生化特征:1型中,缩醛磷脂缺陷,血浆植烷酸升高和未加工的3-氧化酰基辅酶A硫解酶、酰基辅酶A磷酸二羟丙酮酰基转移酶缺乏 2型中,缩醛磷脂、植烷酸、烷基二羟丙酮磷酸合酶、过氧化物硫解酶正常;磷酸二羟丙酮酰基转移酶缺乏 3型中,过氧化物酶体异常,烷基二羟丙酮磷酸合酶缺乏 临床特征:四肢近端肢体缩短的侏儒症、点状骨骺钙化、干骺端增宽;严重生长和发育延迟;小头畸形;面中部发育不良;小颌畸形;感音神经性耳聋;白内障;腭裂;鱼鳞病;呼吸困难;脊柱后侧凸;脊柱裂;僵直;皮质萎缩;癫痫;2岁前死亡 治疗:与脑肝肾综合征相似
高哌啶酸血症(239400)	甲基哌啶氧化酶		生化特征:血浆哌可酸盐升高,轻度全氨基酸尿症 临床特征:肝肿大、髓鞘脱失、中枢神经系统退化、严重智力残缺和发育迟缓、视网膜病变 治疗:降低极长链脂肪酸的摄入
X-连锁肾上腺脑白质营养不良(300100)	ATP-结合盒转运子1	ABCD1(Xq28)*	生化特征:血浆极长链脂肪酸升高,过氧化物酶二十四烷辅酶A连接酶缺乏 临床特征:色素沉着过多、失明、认知听力损失、痉挛性截瘫、阳痿、括约肌功能障碍、共济失调、构音障碍、肾上腺皮质功能不全、性腺功能减退、脑桥和小脑萎缩 治疗:肾上腺皮质激素替代治疗,骨髓移植 三油酸甘油酯和三芥子酸甘油脂(罗伦佐的油) 4:1比例混合,显然无临床获益

续表

疾病(OMIM 编号)	蛋白质或酶缺陷	基因或基因组缺陷 (染色体位置)	注　释
乙酰辅酶 A 氧化酶 1 缺乏 (假新生儿肾上腺脑白质 营养不良;264470)	直链过氧化物酶体酰基辅 酶 A 氧化酶	ACOX(17q25)*	生化特征:血浆极长链脂肪酸升高;过氧化物酶 体植烷酸、哌可酸盐、双羟胆甾烷酸、三羟胆 甾烷酸正常 临床特征:新生儿肌张力降低、发育延迟、感音 神经性耳聋、视网膜病变、无畸形特征、2~3 岁任何阶段脑白质营养不良 治疗:未建立
D-双功能蛋白缺乏症 (261515)	D-双功能酶	HSD17B4(5q2)*	生化特征:血清极长链脂肪酸和哌可酸盐升高, 十二指肠抽吸中三羟胆甾烷酸升高,过氧化 物酶体 3-氧化酰基辅酶 A 硫解酶缺陷 临床特征:肌张力降低、过度的惊吓反射、两侧 面瘫、癫痫、高音和无力的哭叫、发育延迟、肌 病性面容、硬腭高拱、四肢外展、心室心脏病 治疗:未建立
2-甲酰基辅酶 A 消旋酶缺 乏症	2-甲酰基辅酶 A 消旋酶	AMACR(5p13.2-q11.1)*	生化特征:血浆降植烷酸升高 临床特征:成年人发病时感觉运动神经病变、视 网膜病变 治疗:未建立
原发性草酸尿			生化特征:尿草酸排泄量增加,羟基醋酸尿症 临床特征:草酸钙结石、肾钙质沉着症、肾衰竭、 心传导阻滞、周围血管功能不全、动脉闭塞、 间歇性跛行、视神经病变、骨折、儿童或成年 早期死亡 2 型比 1 型轻 治疗:肝肾联合移植
1 型高草酸尿症(259900)	过氧化物酶体的乙醛酸丙 氨酸氨基转移酶	AGXT(2q36-q37)*	
2 型高草酸尿症(260000)	D-甘油酸脱氢酶乙醛酸还 原酶	GRHPR(9cen)*	
雷夫叙姆病(266500)	植烷酸辅酶 A 羟化酶	PAHX(10pter-p11.2)*	生化特征:血浆和组织植烷酸升高 临床特征:视网膜色素变性、共济失调、上睑下 垂、瞳孔缩小、周围神经病变、嗅觉丧失、心 衰、耳聋、鱼鳞病、第四掌骨短 治疗:低植烷酸饮食,血浆置换
	Peorxin-7	PEX7(6q22-q24)*	
3 型戊二酸尿症(231690)	过氧化物酶体戊二酰辅酶 A 氧化酶		生化特征:赖氨酸负荷加重戊二酸尿症 临床特征:发育停滞、餐后呕吐 治疗:未建立
甲羟戊酸尿症	参见支链氨基酸代谢障 碍表	—	—
缺过氧化氢酶血(115500)	过氧化氢酶	CAT(11p13)*	生化特征:组织故障引起过氧化氢发泡 临床特征:日本人溃疡性口腔病变,但瑞士人 没有 治疗:症状

* 已经鉴别出基因,并且已经阐明分子基础。
OMIM,在线人类孟德尔遗传(见 OMIM 数据库,网址:http://www.ncbi.nlm.nih.gov/omim)。

枫糖尿症　是一组常染色体隐性遗传病,由脱羧酶的一个或多个亚单位的缺失所致。虽然相当罕见,发病率是显著的(可能是 1/200 出生)在阿米什人和门诺派人口。

临床表现包括体液闻起来像枫糖浆(在耳垢特别强)体液气味和压倒性的疾病在生命的第一天,呕吐及嗜睡开始,如果不及时治疗发展为抽搐,昏迷,甚至死亡。轻型患者仅仅在应激下(感染和外科手术时)有临床表现。

生化检查表现为较明显的酮血症和酸血症。根据升高的支链氨基酸水平(特别是亮氨酸),诊断枫糖尿症(参见可疑遗传性代谢紊乱的检查)。

急性地,可能需要用腹膜透析或血液透析治疗枫糖浆尿病以及静脉给予水合和营养(包括蛋白质限制和高剂量葡萄糖)。应密切监测患者的脑水肿和急性胰腺炎。但需要小剂量的支链氨基酸以维持正常的代谢功能。维生素 B_1 是脱羧的辅因子,一些患者对高剂量维生素 B_1(高达 200mg 口服,每日 1 次)有利。应该制订应急计划,如何管理可能引起代谢危机的急性疾病。肝移植是治疗性的。

异戊酸血症 亮氨酸代谢过程的第三步,即亮氨酸的脱氢作用,将异戊酸辅酶 A 转化成 3-甲基巴豆酰辅酶 A。亮氨酸脱氢酶的缺乏可以导致异戊酸血症,常被大家称为"汗脚综合征",因为积聚的异戊酸释放的气味闻起来如汗味。

临床表现,急性型发生在生后头几天,伴有喂养困难、呕吐、呼吸窘迫,婴儿可以发展称为阴离子间隙增大的代谢性酸中毒、低血糖症、高血氨症。骨髓抑制经常发生。慢性间歇性发作的患儿通常是数月或数年后发生。

根据血和尿中异戊酸及其代谢产物增加作出异戊酸血症诊断(参见可疑遗传性代谢紊乱的检查)。

异戊酸血症急性期治疗是给予补液和营养支持治疗(大剂量应用葡萄糖),给予措施增加异戊酸的清除率;甘氨酸和卡尼丁可以帮助增加排泄。如果上述措施无效,则予换血疗法和腹膜透析。长期的治疗是限亮氨酸饮食治疗,补充甘氨酸和卡尼丁。经过治疗预后较好。

丙酸血症 缺少丙酰辅酶 A 羧化酶,阻止丙酮酸代谢为甲基丙二酸盐,引起丙酸积聚。

病情始于生后头几天,伴有喂养困难、呕吐和阴离子间隙增大型代谢性酸中毒所致的呼吸窘迫、低糖血症、高氨血症。可能发生癫痫发作,并且骨髓抑制是常见的。生理压力可能引发复发性攻击。存活者可能出现智力损害和神经系统异常。丙酸血症可以看做是多种脱羧酶缺乏症的一部分。

丙酸血症诊断根据血和尿中丙酸代谢产物水平升高,根据测定白细胞和培养的成纤维细胞中丙酰辅酶 A 羧化酶的活性确定诊断(参见可疑遗传性代谢紊乱的检查)。

丙酸血症的急性治疗是用静脉输注水合(包括高剂量葡萄糖),营养,蛋白质限制;肉碱可能有帮助。如果这些措施不足,可能需要腹膜透析或血液透析。长期丙酸血症治疗是前体氨基酸和奇数链脂肪酸的饮食限制,并且可能需要持续肉碱补充。一部分患儿对大剂量生物素的治疗反应好,它是丙酰辅酶 A 及其他脱羧酶的辅助因子。应考虑间歇性疗程的抗生素以减少由肠道细菌引起的丙酸负荷。应该制订应急计划,如何管理可能引起代谢危机的急性疾病。

甲基丙二酸血症 这种疾病是由甲基丙二酸单酰 CoA 变位酶缺乏引起的,甲基丙二酸单酰 CoA 变位酶将甲基丙二酸单酰 CoA(丙酰 CoA 羧化的产物)转化为琥珀酰 CoA。腺苷钴胺素,维生素 B_{12} 的代谢物,是辅因子;其缺乏也可能引起甲基丙二酸血症(以及同型胱氨酸尿症和巨成红细胞性贫血)。甲基丙二酸累积。发病年龄,临床表现和治疗类似于丙酸血症,除了钴胺素而不是生物素可能对一些患者有帮助。

蛋氨酸代谢紊乱

蛋氨酸代谢过程中的一些缺陷导致高半胱氨酸及其二聚体高胱氨酸积聚,产生的副作用包括:血栓形成倾向、晶状体脱位和中枢神经系统和骨骼系统异常。

有许多甲硫氨酸和硫代谢紊乱(表 303-2~表 303-6),以及许多其他的氨基酸和有机酸的代谢紊乱(参见可疑遗传性代谢紊乱的检查)。

表 303-2 β-氨基酸和 γ-氨基酸障碍

疾病(OMIM 编号)	蛋白质或酶缺陷	基因或基因组缺陷(染色体位置)	注 释
高-β-丙氨酸血症(237400)	β-丙氨酸-α-酮戊二酸转氨酶	未确定	生化特征:尿 β-丙氨酸、牛磺酸、γ-氨基丁酸(GABA),和 β-氨基异丁酸升高 临床特征:癫痫、嗜睡、死亡 治疗:吡哆醇
甲基丙二酸/丙二酸半醛脱氢酶缺乏合并 3-氨基和 3-羟基酸尿症(236795)	甲基丙二酸/丙二酸半醛脱氢酶	ALDH6A1(14q24.3)*	生化特征:3-羟基异丁酸 3-氨基异丁酸、3-羟基丙酸 β 丙氨酸和 2-乙基-3-羟基丙酸甲酯升高 临床特征:没有至轻度 治疗:未确定
甲基丙二酸半醛脱氢酶缺乏合并轻度甲基丙二酸血症	甲基丙二酸半醛脱氢酶(也可参考支链氨基酸代谢,见上)	ALDH6A1(14q24.1)	生化特征:中度尿丙二酸二甲酯升高 临床特征:发育延迟、癫痫 治疗:无有效治疗方法
高-β-氨基异丁酸尿症(210100)	D(R)-3-3-氨基异丁:丙酮酸氨基转移酶	未确定	生化特征:β-氨基异丁酸升高 临床表现:良性 治疗:不需要

续表

疾病（OMIM 编号）	蛋白质或酶缺陷	基因或基因组缺陷（染色体位置）	注释
吡哆醇依赖性癫痫（266100）	未确定	特定的基因尚未确定（5q31.2-q31.3）	生化特征：CSF 谷氨酸升高 临床特征：传统抗惊厥药难治的癫痫疾病、高声叫、低温、神经过敏、肌张力障碍、肝脏肿大、肌张力低下、运动障碍、发育延迟 治疗：吡哆醇
GABA-转氨酶缺乏症（137150）	4-氨基丁酸-α-酮戊二酸转氨酶	ABAT（16p13.3）*	生化特征：血浆和 CSFGABA 和 β-丙氨酸升高、肌肽升高 临床特征：加速线性生长、癫痫、小脑发育不全、精神运动性延迟、脑白质营养不良、突发抑制模式的脑电图 治疗：无已知治疗方法
4-羟基丙二酸尿症（271980）	琥珀酸半醛脱氢酶	ALDH5A1（6p22）*	生化特征：尿 4-羟基丁酸和甘氨酸升高 临床特征：精神运动性迟滞、言语延迟、肌张力降低 治疗：氨己烯酸
肌肽血症，高肌肽病，或两者（236130、212200）	肌肽酶	特定的基因尚未确定（18q21.3）	生化特征：肌肽血症表型中，尽管无肉饮食，也出现肌肽尿；摄取含咪唑二肽食物后，尿鹅肌肽升高；CSF 正常 在高肌肽病表型中，CSF 高肌肽升高；血清肌肽正常 临床特征：通常为良性；报道症状大概是由于确认偏倚 治疗：不需要

* 已经鉴别出基因，并且已经阐明分子基础。
OMIM，在线人类孟德尔遗传（见 OMIM 数据库，网址：http：//www.ncbi.nlm.nih.gov/omim）。

表 303-3　γ-谷氨酰循环障碍

疾病（OMIM 编号）	蛋白质或酶缺陷	基因或基因组缺陷（染色体位置）	注释
γ-胱氨酸合成酶缺乏症（230450）	γ-胱氨酸合成酶	GGLC（6p12）*	生化特征：氨基酸尿症、谷胱甘肽缺乏 临床特征：溶血，脊髓小脑变性，周围神经病变，肌病 治疗：无明确治疗方法；避免使用在 G-6-PD 缺乏患者中引起溶血危机的药物
焦谷氨酸尿症（5-羟脯氨酸尿；266130、231900）	谷胱甘肽合成酶	GSS（20q11.2）*	生化特征：尿、血浆和 CSF 中 5-氧（代）脯氨酸升高；γ-谷氨酰半胱氨酸增加；谷胱甘肽水平降低 临床特征：溶血、共济失调、癫痫、智力残疾、痉挛、代谢性酸中毒 在症状轻者中，没有神经系统损伤的证据 治疗：碳酸氢钠或枸橼酸钠，维生素 E 和 C，避免使用在 G-6-PD 缺乏患者中引起溶血危机的药物
γ-谷氨酰转肽酶缺乏症（谷胱甘肽尿；231950）	γ-谷氨酰转肽酶	特定的基因尚未确定（22q11.1-q11.2）	生化特征：血浆和尿谷胱甘肽升高 临床特征：智力障碍 治疗：无特异治疗方法
5-氧脯氨酸酶缺乏症（260005）	5-氧脯氨酸酶	未确定	生化特征：尿 5-氧（代）脯氨酸升高 临床特征：可能良性 治疗：不需要

* 已经鉴别出基因，并且已经阐明分子基础。
OMIM，在线人类孟德尔遗传（见 OMIM 数据库，网址：http：//www.ncbi.nlm.nih.gov/omim）。

表 303-4 甘氨酸代谢紊乱

疾病（OMIM 编号）	蛋白质或酶缺陷	基因或基因组缺陷（染色体位置）	注 释
非酮性高甘氨酸血症（605899）	甘氨酸裂解酶系统 P 蛋白 H 蛋白 T 蛋白 L 蛋白	 GLDC（9p22）* GCSH（16q23）* ATM（3p21）* 未确定	生化特征：血浆和 CSF 甘氨酸升高 临床特征：在初期形式中，肌张力低下，癫痫发作，肌阵挛，呼吸暂停和死亡 在初期和发作的形式中，癫痫，智力残疾，发作性谵妄，抽搐，垂直凝视麻痹 在晚发作形式中，进行性痉挛性麻痹，视神经萎缩，但是没有认知功能障碍和癫痫 治疗：无有效治疗方法；某些患者中，苯甲酸钠和右美沙芬可以暂时获益

* 已经鉴别出基因，并且已经阐明分子基础。
OMIM，在线人类孟德尔遗传（见 OMIM 数据库，网址：http://www.ncbi.nlm.nih.gov/omim）。

表 303-5 组氨酸代谢紊乱

疾病（OMIM 编号）	蛋白质或酶缺陷	基因或基因组缺陷（染色体位置）	注 释
组氨酸血症（235800）	典型：l-组氨酸脱氨酶（肝和皮肤） 变异：l-组氨酸脱氨酶（仅肝）	HAL（12q22-q23）*	生化特征：血浆组氨酸升高 临床特征：经常良性；某些患者中有神经系统表现 治疗：低蛋白质饮食 对于仅有症状的患者，控制组氨酸摄入
尿苷酸尿症（276880）	尿苷酸酶	未确定	生化特征：尿苷酸升高 临床特征：可能良性 治疗：不需要

* 已经鉴别出基因，并且已经阐明分子基础。
OMIM，在线人类孟德尔遗传（见 OMIM 数据库，网址：http://www.ncbi.nlm.nih.gov/omim）。

表 303-6 赖氨酸代谢紊乱

疾病（OMIM 编号）	蛋白质或酶缺陷	基因或基因组缺陷（染色体位置）	注 释
高赖氨酸血症（238700）	赖氨酸：α-酮戊二酸还原酶	AASS（7q31.3）*	生化特征：高赖氨酸血症 临床特征：肌肉无力、癫痫、轻度贫血、智力残疾、关节和肌肉松弛、晶状体异位；有时是良性的 治疗：限制赖氨酸摄入
2-酮己二酸血症（245130）	2-酮己二酸脱氢酶	未确定	生化特征：尿 2-酮己二酸、2-氨基己二酸、2-羟己二酸升高 临床表现：良性 治疗：不需要
戊二酸血症Ⅰ型（231670）	戊二酰辅酶 A 脱氢酶	（19q13.2）*	生化特征：尿戊二酸和 2-羟基戊二酸升高 临床特征：肌张力障碍，运动障碍，尾状核和壳核退化，额颞叶萎缩，蛛网膜囊肿 治疗：并发疾病积极治疗，卡尼汀 蛋白质、赖氨酸和色氨酸限制可能有帮助
酵母氨羟酸尿症（268700）	α-氨基乙二酸半醛-谷氨酸还原酶	AASS（7q31.3）*	生化特征：尿赖氨酸、瓜氨酸、组氨酸和酵母氨酸升高 临床特征：智力残疾、痉挛性大脑性两侧瘫、身材矮小、EEG 异常 治疗：无明确疗法

* 已经鉴别出基因，并且已经阐明分子基础。
OMIM，在线人类孟德尔遗传（见 OMIM 数据库，网址：http://www.ncbi.nlm.nih.gov/omim）。

高半胱氨酸是蛋氨酸代谢过程中的一个代谢产物,再甲基化重新生成蛋氨酸或在一系列的硫化过程中结合丝氨酸形成胱硫醚,然后形成半胱氨酸。半胱氨酸再代谢为硫酸盐、牛磺酸和谷胱甘肽。再甲基化和硫化过程中的任何缺陷均可引起高半胱氨酸聚集,导致疾病。

蛋氨酸代谢的第一步是转化为腺苷蛋氨酸;这个过程需要腺苷转移酶的参与。如果这种酶缺乏,可以导致蛋氨酸水平升高,只有在新生儿筛查高胱氨酸尿症假阳性时有临床意义。

经典同型胱氨酸尿症 这是一种常染色体隐性遗传胱硫醚 β-合成酶缺陷,它催化由高半胱氨酸和丝氨酸合成胱硫醚。高半胱氨酸水平升高,聚合形成高胱氨酸,自尿中排出。由于再甲基化过程是完好的,一些过多的高半胱氨酸可以再转化为蛋氨酸,在血液中积聚。过量的同型半胱氨酸倾向于血栓形成并且对结缔组织(可能涉及原纤维蛋白)有不利影响,特别是眼睛和骨骼;不良的神经系统影响可能是由于血栓形成或直接效应。

动静脉血栓形成现象可以发生在任何年龄。很多发生晶状体易位(也称晶状体半脱位)、智力发育迟缓和骨质疏松。患者可有马方综合征样的体型,但通常不是很高。

经典的高胱氨酸尿的诊断根据新生儿筛查评定血清蛋氨酸水平,全血高半胱氨酸水平升高可以确诊。可以行皮肤成纤维细胞的酶学分析以进一步诊断。

表 303-7 脯氨酸和羟脯氨酸代谢紊乱

疾病(OMIM 编号)	蛋白质或酶缺陷	基因或基因组缺陷(染色体位置)	注　释
血脯氨酸过多症,Ⅰ型(239500)	脯氨酸氧化酶(脯氨酸脱氢酶)	PRODH(22q11.2)*	生化特征:血浆脯氨酸和尿脯氨酸、羟脯氨酸、甘氨酸升高 临床特征:通常良性,遗传性肾炎,神经性耳聋 治疗:不需要
血脯氨酸过多症,Ⅱ型(239510)	Δ1-吡咯啉-5-羧酸脱氢酶	P5CDH(1p36)*	生化特征:血浆脯氨酸和5-吡咯啉羧酸(P5C)升高;尿P5C、Δ1-吡咯啉-5-羧酸盐、羟脯氨酸和甘氨酸升高 临床特征:儿童时期,癫痫,智力残疾 成人期,良性 治疗:不需要
Δ1-吡咯啉-5-羧酸合成酶缺乏症(138250)	Δ1-吡咯啉-5-羧酸合成酶	PYCS(10q24.3)*	生化特征:低血浆脯氨酸、瓜氨酸、精氨酸和鸟氨酸 临床特征:高氨血症,白内障,智力残疾,关节松弛 治疗:避免空腹
高羟脯胺酸血症(237000)	4-羟基脯氨酸氧化酶	未确定	生化特征:羟脯氨酸血症 临床特征:疾病关联证据不足 治疗:无需要
脯肽酶缺乏症(170100)	脯氨肽酶	PEPD(19q12-q13.11)*	生化特征:未水解尿中氨基酸特征正常,但是过量脯氨酸和羟脯氨酸存在于酸水解尿中 临床特征:皮肤溃疡,频繁感染,畸形特征,免疫缺陷,智力残疾 治疗:脯氨酸补充,Mn++和维生素C,必需氨基酸,输血(浓缩红细胞),局部脯氨酸和甘氨酸软膏

* 已经鉴别出基因,并且已经阐明分子基础。
OMIM,在线人类孟德尔遗传(见 OMIM 数据库,网址:http://www.ncbi.nlm.nih.gov/omim)。

经典的高胱氨酸尿的治疗给予低蛋氨酸饮食,同时给予大剂量维生素 B_6(胱硫醚合成酶辅助因子)100~500mg/d,1次口服。约有1/2的患者对大剂量维生素 B_6 反应好,而不必限制饮食。一些患者还需给予甜菜碱增加甲基化,降低高半胱氨酸水平,剂量为 100~125mg/kg 口服,每日2次。叶酸 500~1 000μg/d,1次。如早期给予治疗,智力可以正常或接近正常。

其他形式的高胱氨酸尿症 甲基化过程中的各种缺陷可以导致高胱氨酸尿症。缺陷形式包括:蛋氨酸合成酶(MS)缺乏和 MS 还原酶(MSR)缺乏、甲钴胺和腺苷钴胺素的转运、甲基甲氢叶酸还原酶(MTHFR,是蛋氨酸合成反应中的5-甲基甲氢叶酸所必需的)。这种形式的高胱氨酸尿症,在新生儿的筛查中没有蛋氨酸水平的升高。

临床表现同其他形式的高胱氨酸尿症。MS 和 MSR 缺乏常伴有神经系统缺陷和巨幼红细胞贫血。MTHFR 缺乏的临床表现是不同的,包括智力残疾、精神病、无力、共济失调、痉挛。

MS 和 MSR 缺乏的诊断基于高胱氨酸尿症及巨幼红细胞性贫血进行鉴别,并且通过 DNA 检测进行证实。钴胺素缺乏患者具有巨幼细胞性贫血和甲基丙二酸血症。MTHFR 缺乏通过 DNA 检测确诊。

表303-8 其他氨基酸和有机酸代谢紊乱疾病

疾病(OMIM编号)	蛋白质或酶缺陷	基因或基因组缺陷 (染色体位置)	注 释
肌氨酸血症(268900)	肌氨酸脱氢酶	特定的基因尚未确定 (9q34)	生化特征:血浆肌氨酸升高 临床特征:良性;有智力障碍的报道 治疗:不需要
D-甘油酸尿(220120)	D-甘油酸激酶	未确定	生化特征:尿D-甘油酸升高 临床特征:慢性酸中毒、肌张力降低、癫痫、智力残疾 治疗:碳酸氢盐或枸橼酸盐治疗酸中毒
Hartnup病(234500)	系统B(0)中性氨基酸转运蛋白	SLC6A19(5p15)*	生化特征:中性氨基酸尿 临床特征:萎缩性舌炎,光照性皮炎,间歇性共济失调,肌张力增高,癫痫,精神病 治疗:烟酰胺
胱氨酸尿	肾氨基二羧酸转运蛋白	—	生化特征:尿胱氨酸、赖氨酸、精氨酸和鸟氨酸升高 临床特征:肾结石、小脑功能受损风险增高 治疗:维持流体摄入、碳酸氢盐或枸橼酸盐或青霉胺或巯丙酰甘氨酸
Ⅰ型(220100)	重亚基	SLC3A1(2p16.3)*	
Ⅱ和Ⅲ型(600918)	轻亚基	SLC7A9(19q13.1)*	
亚氨基甘氨酸尿症(242600)	脯氨酸、羟脯氨酸和甘氨酸的肾脏转运蛋白	未确定	生化特征:尿脯氨酸、羟脯氨酸、甘氨酸升高,但是血浆中的水平正常 临床特征:可能良性 治疗:无需要
胍基醋酸甲基转移酶缺乏症(601240)	胍基醋酸甲基转移酶	GAMT(19p13.3)*	生化特征:胍基醋酸升高、肌酸和磷酸肌酸降低 临床特征:发育迟缓,肌张力低下,锥体外系运动,癫痫发作,自闭症行为 治疗:肌酸补充
胱氨酸贮积症	见溶酶体转运缺陷表		

*已经鉴别出基因,并且已经阐明分子基础。
OMIM,在线人类孟德尔遗传(见OMIM数据库,网址:http://www.ncbi.nlm.nih.gov/omim)。

治疗是通过替代羟基钴胺素1mg,肌内注射,每日1次(对于MS,MSR和钴胺素缺陷的患者)和叶酸补充类似于特征性同型胱氨酸尿。

胱硫醚尿症 这种疾病是由胱硫醚酶缺乏引起的,其将胱硫醚转化为半胱氨酸。胱硫醚积累导致尿排泄增加,但没有临床症状。

亚硫酸盐氧化酶缺乏 亚硫酸盐氧化酶在半胱氨酸和甲硫氨酸降解的最后步骤中将亚硫酸盐转化为硫酸盐;它需要钼辅因子。任一因素的缺乏可以引起相似的疾病,两者均为常染色体隐性遗传。

在一些严重病例中,新生儿的临床表现可为惊厥、肌张力低下和肌阵挛,进一步发展为早期死亡。轻症患者可能的表现与脑性瘫痪相似,可能伴有舞蹈样动作。

表303-9 支链氨基酸代谢*疾病

疾病(OMIM编号)	蛋白质或酶缺陷	基因或基因组缺陷 (染色体位置)	注 释
枫糖尿病,或支链酮酸尿症(248600)	支链α酮酸脱氢酶复合物(BCKD)		生化特征:血浆缬氨酸,亮氨酸,异亮氨酸,和别异亮氨酸升高 临床特征(不与临床类型关联的分子类型,除了高百分比的Ⅱ型突变与维生素B1反应相关): 在典型类型中,肌张力过高、癫痫、昏迷、死亡 Ⅰ中间类型中,智力残疾、神经系统症状、成熟的进展为压力症状 间歇型中,只有压力症状(如发烧、感染) 硫铵反应型中,与轻度中间型的特征相似 E3亚基缺陷型中,与中间型特征相似,但是伴随严重的乳酸中毒,因为丙酮酸脱氢酶和α-酮戊二酸脱氢酶需要E3 紧急治疗:腹膜透析、血液透析或两者都需要;积极的营养管理,包括高剂量葡萄糖、胰岛素和特殊静脉输入营养液;密切监测脑水肿和急性胰腺炎 慢性治疗:限制支链氨基酸饮食、需要时补充硫铵 急性疾病的紧急计划,可能引起代谢危机 肝移植
ⅠA型	BCKD E1α组分	BCKDHA(19q13)	
ⅠB型	BCKD E1β组分	BCKDHB(6p22-p21)	
Ⅱ型	BCKD E2组分	DBT(1p31)	
Ⅲ型	BCKD E3组分	DLD(7q31-q32)	

续表

疾病(OMIM 编号)	蛋白质或酶缺陷	基因或基因组缺陷(染色体位置)	注释
丙酸血症(606054) Ⅰ型 Ⅱ型	丙酰辅酶 A 羧化酶 α-亚基 β-亚基	 PCCA(13q32) PCCB(3q21-q22)	生化特征:血浆甘氨酸、尿甲基枸橼酸、3-羟丙酸、丙酰甘氨酸、甲基巴豆酰甘氨酸升高 临床特征:肌张力减退、呕吐、嗜睡、昏迷、酮症酸中毒、低血糖、高氨血症、骨髓抑制、生长延迟、智力残疾、肢体残疾 治疗:急性发作期,高剂量葡萄糖和积极的液体复苏和蛋白质限制 对于极端的高氨血症,可能需要血液透析和腹膜透析 对于长期管理,控制苏氨酸、缬氨酸、异亮氨酸、蛋氨酸的摄入;补充卡尼汀;对于反应患者应用生物素(也可参见多种羧化酶缺乏和生物素酶缺乏症,见下) 间歇性课程的抗生素考虑减少来自肠道细菌的丙酸负荷 急性疾病的紧急计划,可能引起代谢危机
多种羧化酶缺乏症(253270)	羧化全酶合成酶	HLCS(21q22.1)	生化特征:与丙酸血症相同,但是也会升高乳酸和3-巴豆酸甲酯 临床特征:皮疹,脱发、癫痫、肌张力减退、发育延迟、酮酸中毒、有缺陷的T和B细胞免疫、听力缺失 治疗:生物素,肉碱
生物素酶缺乏症(253260)	生物素酶	BTD(3p25)	与多种羧化酶缺乏相似
甲基丙二酸血症(mut 缺陷;251000)	甲基丙二酸单酰辅酶 A 变位酶 Mut0(没有酶活性) Mut-(一些残余酶活性)	MUT(6p21)	生化特征:血浆甘氨酸升高、尿液丙二酸二甲酯、3-羟丙酸、枸橼酸甲酯和甲基巴豆酰甘氨酸增加 临床特征:肌张力减退、呕吐、嗜睡、昏迷、酮症酸中毒、低血糖、高氨血症、骨髓抑制、生长延迟、智力残疾、肢体残疾 治疗:急性发作期,高剂量葡萄糖和积极的液体复苏和蛋白质限制 密切监测中风、肾衰竭和急性胰腺炎 对于极端的高氨血症,可能需要血液透析和腹膜透析 对于长期管理,控制苏氨酸、缬氨酸、异亮氨酸、蛋氨酸的摄入;补充卡泥汀;对于mut-型患者,使用维生素 B_{12} 间歇性抗生素疗程考虑减少来自肠道细菌的丙酸负荷 急性疾病的紧急计划,可能引起代谢危机
甲基丙二酸血症(cblA;251100)	线粒体钴胺素移位酶	MMAA(4q31.1-q31.2)	生化特征:与变位酶缺乏造成的甲基丙二酸血症相似 临床特征:与变位酶缺乏造成的甲基丙二酸血症相似 治疗:响应高剂量羟钴胺
甲基丙二酸血症(cblB;251110)	ATP:cob(1)间羟胺腺苷转移酶	MMMB(12q24)	生化特征:与变位酶缺乏造成的甲基丙二酸血症相似 临床特征:与变位酶缺乏造成的甲基丙二酸血症相似 治疗:响应高剂量羟钴胺
甲基丙二酸血症-高胱氨酸尿症-巨幼细胞性贫血(cblC;277400)	甲基丙二酰-CoA 变位酶和亚甲基四氢叶酸;高胱氨酸甲基转移酶	遗传异质性	生化特征:与甲基丙二酸血症 cblA 和 cblB 相似,但是也会有高胱氨酸血症、高胱氨酸尿症、低蛋氨酸、高胱硫醚;血清钴胺素正常 临床特征:与 cblA 和 cblB 相似,但是也会有巨红细胞性贫血 治疗:蛋白限制、高剂量羟钴胺素
甲基丙二酸血症-高胱氨酸尿症-巨幼细胞性贫血(cblD;277410)	不确定	遗传异质性	与甲基丙二酸血症 cblC 相似
甲基丙二酸血症-高胱氨酸尿症-巨幼细胞性贫血(cblF;277380)	有缺陷的溶酶体释放钴胺素	遗传异质性	与甲基丙二酸血症 cblC 相似

续表

疾病(OMIM 编号)	蛋白质或酶缺陷	基因或基因组缺陷 (染色体位置)	注　释
甲基丙二酸血症-高胱氨酸尿症-巨幼细胞性贫血(内因子缺乏;261000)	内因子	GIF(11q13)	与甲基丙二酸血症 cblC 相似
甲基丙二酸血症-高胱氨酸尿症-巨幼细胞性贫血(维生素 B12 选择性吸收障碍综合征;261100)	靶标(内在因子受体)	CUBN(10p12.1)	与甲基丙二酸血症 cblC 相似
甲基丙二酸血症-高胱氨酸尿症-巨幼细胞性贫血(钴胺传递蛋白Ⅱ缺乏症;275350)	钴胺传递蛋白Ⅱ	TC2(22q11.2)	与甲基丙二酸血症 cblC 相似
甲基丙二酸半醛脱氢酶缺乏合并轻度甲基丙二酸血症(603178)	甲基丙二酸半醛脱氢酶(也可参见 β-和 γ-氨基酸紊乱,如下)	ALDH6A1(14q24.1)	生化特征:中度尿丙二酸二甲酯 临床特征:发育延迟、癫痫 治疗:无有效治疗方法
甲基丙二酸血症-高胱氨酸尿症(cblH;606169)	不确定	遗传异质性	与甲基丙二酸血症 cblA 相似
异戊酸血症(243500)	异戊酰辅酶 A 脱氢酶	IVD(15q14-q15)	生化特征:异戊酰甘氨酸、3-羟基异戊酸 临床特征:汗脚臭味特征、呕吐、嗜睡、酸中毒、智力残疾、骨髓抑制、低血糖、酮症酸中毒、高氨血症、新生儿死亡 治疗:控制甘氨酸摄入、亮氨酸、肉碱
3-甲基巴豆酰辅酶 A 羧化酶缺乏症 Ⅰ型(210200) Ⅱ型(210210)	3-甲基巴豆酰辅酶 A 羧化酶 α-亚基 β-亚基	 MCCC1(3q25-q27) MCCC2(5q12-q13)	生化特征:3-羟基异戊酸、3-甲基巴豆酰甘氨酸、3-羟基异戊酰基肉碱升高 临床特征:发作性呕吐、酸中毒、低血糖、肌张力减退、智力障碍、昏迷;有时具有无症状智力障碍 治疗:控制亮氨酸摄入(也可参见多羧化酶缺乏和生物素缺乏症,见上)
3-甲基戊烯二酸尿症Ⅰ型(250950)	3-甲基戊烯二酰-辅酶 A 水合酶	AUH(9)	生化特征:尿 3-甲基戊烯二酸二甲酯和 3-羟基异戊酸升高 临床特征:酸中毒、肌张力低下、肝肿大、语言发育迟缓 治疗:肉碱;亮氨酸限制的益处是未知的
3-甲基戊烯二酸尿症Ⅱ型(巴特综合征;302060)	Tafazzin	TAZ(Xq28)	生化特征:尿 3-甲基戊烯二酸二甲酯和 3-甲基戊二酸升高 临床特征:肌病、扩张型心肌病、线粒体异常、嗜中性白细胞减少症、发育迟缓 治疗:泛酸
3-甲基戊烯二酸尿症Ⅲ型(Costeff 视神经萎缩;258501)	不确定	OPA3(19q13)	生化特征:尿 3-甲基戊烯二酸二甲酯和 3-甲基戊二酸升高 临床特征:视神经萎缩、共济失调、痉挛、舞蹈样运动 治疗:无有效治疗方法
3-甲基戊烯二酸尿症Ⅳ型(250951)	不确定	不确定	生化特征:尿 3-甲基戊烯二酸二甲酯和 3-甲基戊二酸升高 临床特征:表达多变、生长和发育延迟、肌张力减退、癫痫、视神经萎缩、耳聋、心肌病、酸中毒 治疗:无有效治疗方法
3-羟基-3-甲基戊二酰基-辅酶 A 裂解酶缺乏症(246450)	3-羟基-3-甲基戊二酰-辅酶 A 裂解酶	HMGCL(1pter-p33)	生化特征:尿 3-羟基-3 甲基戊二酸、3-甲基戊烯二酸二甲酯、3-羟基异戊酸升高;血浆 3-甲基戊二酰肉碱升高 临床特征:瑞氏样综合征,呕吐,肌张力低下,酸中毒,低血糖,嗜睡,高氨血症无酮症 治疗:限制亮氨酸摄入,控制低血糖

疾病（OMIM 编号）	蛋白质或酶缺陷	基因或基因组缺陷（染色体位置）	注　释
甲羟戊酸尿症（251170、260920）	甲羟戊酸激酶	MVK（12q24）	生化特征：肌酸激酶、转氨酶、白三烯、尿甲羟戊酸升高；胆固醇降低 临床特征：经典型中，身材矮小症、肌张力降低、发育延迟、畸形特征、白内障、呕吐、腹泻、肝脾肿大、关节痛、淋巴结肿大、大脑和小脑萎缩、贫血、血小板减少症、早期死亡 在较高 IgD 型中，反复热性发作、呕吐、腹泻、关节痛、腹痛、皮疹、脾肿大、血清 IgD 和 IgA 水平增高 治疗：无有效治疗方法；急性发作期糖皮质激素可能有用
线粒体乙酰乙酰辅酶 A 硫解酶缺乏症（607809）	乙酰辅酶 A 硫解酶	ACAT1（11q22.3-a23.1）	生化特征：尿 2-甲基-3-羟基丁酸和 2-乙酰乙酸甲酯升高，血浆甲基巴豆酰甘氨酸升高 临床特征：酮酸中毒、呕吐、腹泻、昏迷、智力障碍 治疗：低蛋白饮食，控制异亮氨酸摄入
异丁酰辅酶 A 脱氢酶缺乏	异丁酰辅酶 A 脱氢酶	不确定	生化特征：C-4 肉碱升高、游离肉碱降低 临床特征：贫血、心肌病 治疗：肉碱
3-羟异丁酰基-辅酶 A 脱酰酶缺乏症（甲基丙二酸尿症；250620）	3-羟异丁酰基-辅酶 A 脱酰酶	不确定	生化特征：S（2-羟基基）-半胱氨酸和 S（2-羟丙基）-半胱胺酸升高 临床特征：生长和发育延迟、畸形特征、脊柱异常、中枢神经系统畸形、死亡 治疗：无有效治疗方法
3-羟基丙二酸尿症（236795）	3-羟基异丁酸脱氢酶	HIBADH（染色体位置未确定）	生化特征：尿 3-羟基异丁酸升高；50%的患者乳酸升高 临床特征：生理缺陷、中枢神经系统畸形、肌张力降低、酮症酸中毒 治疗：低蛋白饮食、肉碱
2-甲基丁酰甘氨酸尿症（600301）	短支链酰基辅酶 A 脱氢酶	ACADSB（10q25-q26）	生化特征：尿 2-甲基丁酰甘氨酸升高 临床特征：肌张力降低、肌肉萎缩、嗜睡、低血糖、低体温 治疗：无有效治疗方法
乙基丙二酸脑病变（602473）	未确定功能的线粒体蛋白	ETHE1（19q13.32）	生化特征：尿乙基丙二酸和甲基酸升高、血清乳酸升高 临床特征：视网膜病变、手足发绀、腹泻、瘀斑、发育迟缓、智力障碍、锥体外系症状、共济失调、癫痫、基底核高血压病变 治疗：无有效治疗方法
丙二酸尿症（248360）	丙二酰-CoA 脱羧酶	MLYCD（16q24）	生化特征：乳酸、丙二酸、甲基丙二酸、丙二酸肉碱升高 临床特征：肌张力降低、发育延迟、低血糖、酸中毒 治疗：无有效治疗方法；低脂、高碳水化合物饮食 某些患者肉碱可能有效
高缬氨酸血症或高异亮氨酸-高亮氨酸血症（277100）	线粒体支链转氨酶 2	BCAT2（19q13）	生化特征：尿和血清缬氨酸升高 临床特征：生长阻滞 治疗：控制缬氨酸摄入

* 支链氨基酸是缬氨酸，亮氨酸和异亮氨酸。
已经鉴别出基因，并且已经阐明分子基础。
OMIM，在线人类孟德尔遗传（见 OMIM 数据库，网址：http://www.ncbi.nlm.nih.gov/omim）。

根据尿升高的亚硫酸盐水平作出亚硫酸盐氧化酶缺乏症诊断，确诊根据成纤维细胞的亚硫酸盐氧化酶的水平和肝活检标本中辅助因子的水平。治疗是支持性的。

苯丙酮尿症

苯丙酮尿症（PKU）是一种氨基酸代谢性疾病，导致认知和行为异常的精神发育障碍的临床综合征。根本原因系苯丙氨酸羟化酶活性缺乏。根据苯丙氨酸浓度升高和酪氨酸浓度正常或降低诊断。治疗是终身饮食苯丙氨酸限制。经过治疗预后较好。

苯丙酮尿症常见于白人人群，但在德系犹太人、中国人和黑人中少见。苯丙酮尿症为常染色体隐性遗传，白人发病率为 1/10 000 活产婴儿。

有关其他相关的氨基酸疾病的信息，请参阅表苯丙氨酸和酪氨酸代谢紊乱(参见可疑遗传性代谢紊乱的检查)。

病理生理

正常情况下,过多摄入的苯丙氨酸(非用于蛋白质合成)经苯丙氨酸羟化酶作用化成酪氨酸,四氢生物蝶呤(BH_4)是参与这个反应的辅助因子。当几个基因突变之一导致苯丙氨酸羟化酶缺乏或缺乏时,膳食苯丙氨酸积累;大脑是受影响的主要器官,可能是由于髓鞘形成的干扰。

部分过量的苯丙氨酸经代谢作用转变为苯丙酮酸从尿中排出,故名苯丙酮尿症。苯丙氨酸羟化酶缺陷的程度、高苯丙氨酸血症的严重程度随患儿特定的基因突变情况而不同。

不同形式 大多数(98%~99%)PKU的病例是因为苯丙氨酸羟化酶缺陷,BH_4合成障碍也可使苯丙氨酸浓度升高,这是因为二氢生物蝶呤合成酶缺陷或由于二氢生物蝶呤还原酶BH_4再生障碍。因为BH_4是参与酪氨酸羟化酶反应的辅助因子,影响多巴胺和5-羟色胺的合成,BH_4缺陷改变了神经递质的生物合成,也引起和苯丙氨酸聚集无关的神经系统症状。

表303-10 甲硫氨酸和硫代谢紊乱

疾病(OMIM编号)	蛋白质或酶缺陷	基因或基因组缺陷(染色体位置)	注释
高胱氨酸尿(236200)	胱硫醚β-合成酶	CBS(21q22.3)*	生化特征:甲硫氨酸尿症、高胱氨酸尿症 临床特征:骨质疏松症、脊柱侧凸、皮肤白皙、晶状体异位、渐进性智力障碍、血栓栓塞 治疗:未反应患者,吡哆醇、叶酸、甜菜碱,带有一些L-半胱氨酸补充剂的低蛋氨酸饮食
亚甲基四氢叶酸还原酶缺乏症(236250)	亚甲基四氢叶酸还原酶	MTHFR(1p36.3)*	生化特征:低~正常的血浆蛋氨酸、高胱氨酸血症、高胱氨酸尿症 临床特征:症状不同,从无症状到小头畸形、肌张力降低、癫痫、步态异常、智力障碍,再到窒息、昏迷和死亡 治疗:吡哆醇、活性叶酸(叶酸)、羟钴胺素、蛋氨酸、甜菜碱
甲基丙二酸血症-高胱氨酸尿症(cblE;236270)	蛋氨酸合成酶还原酶	MTRR(5p15)*	生化特征:高胱氨酸尿症、高胱氨酸血症、低血浆蛋氨酸、无甲基丙二酸尿症、正常B_{12}和叶酸 临床特征:喂食困难、生长障碍,智力障碍,共济失调,脑萎缩 治疗:羟基钴胺素、叶酸、左旋蛋氨酸
甲基丙二酸血症-高胱氨酸尿症(cblG;250940)	亚甲基四氢叶酸同型半胱氨酸甲基转移酶	MTR(1q43)*	与甲基丙二酸血症-高胱氨酸尿症cblE相同
高甲维生素B1酸血症(250850)	甲硫氨酸腺苷转移酶Ⅰ和Ⅲ	MAT1A(10q22)*	生化特征:血浆蛋氨酸升高 临床特征:大多数无症状,胎儿呼吸 治疗:无需要
胱硫醚尿症(219500)	γ-胱硫醚酶	CTH(16)*	生化特征:胱硫醚尿症 临床特征:通常正常,有智力障碍的报道 治疗:吡哆醇
亚硫酸氧化酶缺乏症(606887)	亚硫酸氧化酶	SUOX(12q13)*	生化特征:尿亚硫酸盐、硫代硫酸盐和犀氨酸升高;硫酸盐降低 临床特征:发育延迟、晶状体异位、湿疹、出牙延迟、汗毛、偏瘫、小儿肌张力低下、肌张力过高、癫痫、舞蹈病手足徐动症、共济失调、肌张力异常、死亡 治疗:无有效治疗方法
钼辅因子缺陷(252150)	MOCS1A和MOCS1B蛋白 钼蝶呤合成酶 桥尾蛋白	MCOS1(14q24)* MCOS2(6p21.3)* GEPH(5q21)*	生化特征:尿亚硫酸盐、硫代硫酸盐、犀氨酸、牛磺酸、次黄嘌呤、黄嘌呤升高;硫酸盐和尿酸盐降低 临床特征:与亚硫酸盐氧化酶缺乏症相似,但是也有尿路结石 治疗:无有效治疗方法 含硫量低的饮食对症状较轻患者有益

* 已经鉴别出基因,并且已经阐明分子基础。
OMIM,在线人类孟德尔遗传(见OMIM数据库,网址:http://www.ncbi.nlm.nih.gov/omim)。

症状及体征

大多数患有苯丙酮尿症的儿童在出生时是正常的,但随着苯丙氨酸积累,在几个月内缓慢出现症状和体征。患儿还可表现出活动增多、步态障碍和精神病状态。由于尿和汗液有苯醋酸（一种苯丙氨酸的代谢产物）存在，出现令人极不愉快的鼠尿味。儿童也比未受影响的家庭成员具有更浅的皮肤，头发和眼睛颜色，并且一些可能发展类似于婴儿湿疹的皮疹。

诊断

■ 常规新生儿筛查

■ 苯丙氨酸水平

在美国和许多发达国家，出生后 24~48 小时内均接受苯丙酮尿症新生儿在筛查，所采用的是数个血液化验项目之一；结果被不正常的新生儿将接受直接苯丙氨酸水平检测以证实诊断。对于经典的苯酮尿症，新生儿的苯丙氨酸水平常>20mg/dl（1.2mmol/L）。那些有部分缺陷通常有水平<8~10mg/dl，而在正常饮食（水平>6mg/dl 需要治疗）；与经典 PKU 的区别需要肝苯丙氨酸羟化酶活性测定显示在正常的 5% 和 15% 之间的活性，或突变分析鉴定基因中的轻度突变。

BH_4 缺乏根据血、尿和脑脊液中升高的生物蝶呤和新蝶呤的浓度可以区分其他形式的 PKU，确立该诊断是非常必要的，因为标准的 PKU 治疗不能预防神经系统的损害。

家族史阳性的患儿可经羊水细胞或绒毛膜标本直接分析基因突变情况，在产前得到诊断。

预后

出生后第一天就开始足够的治疗可防止本病所有症状的发生。2~3 岁后开始的治疗，可能仅对控制极端的好动和顽固性惊厥有效。患苯丙酮尿症的母亲，若在孕期病情控制不佳，小头畸形和体格发育缺陷的风险增大。

治疗

■ 限制苯丙氨酸饮食

治疗苯丙酮尿是终身饮食苯丙氨酸限制。所有天然蛋白质含有约 4% 的苯丙氨酸。因此，膳食纤维包括低蛋白天然食品（如水果，蔬菜，某些谷物），处理以除去苯丙氨酸的蛋白水解产物和不含苯丙氨酸的元素氨基酸混合物。已祛除苯丙氨酸的蛋白水解产物和不含苯丙氨酸的产品，包括 PKU Anamix®；XPhe 产物（®XP Analog 适用婴儿，®XP Maxamaid 适用 1~8 岁儿童，®XP Maxamum 适用>8 岁儿童）；Phenex I and®Ⅱ；®Phenyl-Free I and®Ⅱ；PKU-1、-2 和 -3；PhenylAde（varieties）；PKU Loflex LQ® 和 Plexy10®（多选配方）。一些苯丙氨酸是生长代谢所必需的；通过测定自然蛋白质（牛奶和低蛋白食物）中的苯丙氨酸含量，来给予补充。

需要经常检测患儿的血浆苯丙氨酸水平；建议目标为，对于<12 岁的儿童，2~4mg/dl（120~240μmol/L），对于>12 岁的儿童，2~10mg/dl（120~600μmol/L）。膳食计划和管理需要育龄期女性在妊娠前开始，以保证对儿童带来一个较好的结局。酪氨酸补充剂正在越来越多的使用，因为其是 PKU 患者的必须氨基酸。此外，沙丙蝶呤也越来越多的使用。

对四氢生物蝶呤缺乏，治疗包括四氢生物蝶呤 1~5mg/kg 口服，每日 3 次，左旋多巴、卡比多巴、5-OH 色氨酸，给予四氢叶酸 10~20mg 口服，每日 1 次，以防二氢蝶呤还原酶缺乏。治疗目的和方法与 PKU 一样。

> **关键点**
>
> ■ PKU 是由导致苯丙氨酸羟化酶缺失或缺乏的几种基因突变之一引起的，从而膳食苯丙氨酸积累；大脑是受影响的主要器官，可能是由于髓鞘形成的干扰
>
> ■ PKU 导致智力残疾与认知和行为异常的临床综合征；如果不进行治疗，导致严重智力障碍
>
> ■ 在美国和许多发达国家，出生后 24~48 小时内均接受苯丙酮尿症新生儿筛查，所采用的是数个血液化验项目之一；结果不正常的新生儿将接受直接苯丙氨酸水平检测以证实诊断
>
> ■ 治疗是终身饮食苯丙氨酸限制；在生命的第一天开始的充分治疗预防所有疾病的表现
>
> ■ 虽然经治疗后预后良好，但是仍需要经常检测患儿的血浆苯丙氨酸水平；建议目标为，对于<12 岁的儿童，2~4mg/dl（120~240μmol/L），对于>12 岁的儿童，2~10mg/dl（120~600μmol/L）

酪氨酸代谢紊乱

酪氨酸是一种氨基酸代谢紊乱，并且是几种神经递质（如多巴胺，去甲肾上腺素，肾上腺素），激素（如甲状腺素）和黑色素的前体；涉及其代谢的酶的缺乏导致各种综合征。

有许多种苯丙氨酸和酪氨酸代谢紊乱（表 303-11）（参见可疑遗传性代谢紊乱的检查）。

表 303-11 苯丙氨酸和酪氨酸代谢紊乱疾病

疾病（OMIM 编号）	蛋白质或酶缺陷	基因或基因组缺陷（染色体位置）	注 释
苯丙酮尿症（PKU），典型和轻度（261600）	苯丙氨酸羟化酶	PAH（12q24.1）*	生物化学检测清单：血浆苯丙氨酸升高 临床特征：智力障碍、行为问题 治疗：限制苯丙氨酸饮食、酪氨酸补充
二氢蝶啶还原酶缺乏（261630）	二氢蝶啶还原酶	QDPR（4p15.31）*	生化特征：高血浆苯丙氨酸、高尿生物蝶呤、低血浆生物蝶呤 临床特征：与轻度 PKU 相似，但如果神经递质缺乏未被认知，可发展为智力残疾、癫痫、肌张力障碍 治疗：限制苯丙氨酸饮食、补充酪氨酸、亚叶酸、神经递质替代

续表

疾病(OMIM 编号)	蛋白质或酶缺陷	基因或基因组缺陷（染色体位置）	注　释
蝶呤-4α-甲醇胺脱氢酶缺乏(264070)	蝶呤-4α-甲醇胺脱氢酶	PCBD(10q22)*	生化特征:血浆苯丙氨酸升高、高尿新蝶呤和7-生物蝶呤、低血浆生物蝶呤 临床特征:与轻度PKU相似，但如果神经递质缺乏未被认知，可发展为智力障碍、癫痫、肌张力障碍 治疗:限制苯丙氨酸饮食、酪氨酸补充、神经递质替代
生物蝶呤合成缺陷	GTP-环化水解酶(233910) 6-丙酮酰-四氢蝶呤合成酶(261640) 墨蝶呤还原酶(182125)	GCH1(14q22)* PTS(11q22-q23)* SPR(2p14-p12)*	生化特征:血浆苯丙氨酸升高、低尿生物蝶呤、低尿新蝶呤(GCH)或高尿新蝶呤(PTS和SPR) 临床特征:与轻度PKU相似，但如果神经递质缺乏未被认知，可发展为智力障碍、癫痫、肌张力障碍 治疗:四氢生物蝶呤和神经递质补充
酪氨酸血症Ⅰ型(肝肾的;276700)	延胡索酰乙酰乙酸水解酶	FAH(15q23-q25)*	生化特征:血浆酪氨酸升高、血浆和尿琥珀酰丙酮升高 临床特征:肝硬化、急性肝衰竭、外周神经病变、范科尼综合征 治疗:限制苯丙氨酸、酪氨酸、甲硫氨酸饮食;尼替西农;肝移植
酪氨酸血症Ⅱ型(o眼皮肤的;276600)	酪氨酸转氨酶	TAT(16q22.1-q22.3)*	生化特征:血浆酪氨酸和苯丙氨酸升高 临床特征:智力障碍、掌跖角化病、角膜溃疡 治疗:限制苯丙氨酸和酪氨酸饮食
酪氨酸血症Ⅲ型(276710)	4-羟苯基丙酮酸双加氧酶	HPD(12q24-qter)*	生化特征:血浆酪氨酸升高、尿中4-羟基苯衍生物升高 临床特征:发育延迟、癫痫、共济失调 治疗:限制苯丙氨酸和酪氨酸饮食、维生素C补充
新生儿暂时性酪氨酸血症	4-羟苯基丙酮酸双加氧酶	非遗传性	生化特征:血浆苯丙氨酸和酪氨酸升高 临床特征:通常在早产儿中发生;大多数无症状 偶尔拒食和嗜睡 治疗:仅对有症状的患者进行酪氨酸限制和维生素C补充
醋酸尿(140350)	4-羟基苯丙酮酸双氧化酶	HPD(12q24-qter)*	生化特征:轻度高酪氨酸血症、尿霍金素升高 临床特征:生长迟缓,酮症性代谢性酸中毒 治疗:限制苯丙氨酸和酪氨酸饮食、维生素C补充
尿黑酸尿(203500)	尿黑酸氧化酶	HGD(3q21-q23)*	生化特征:尿中尿黑酸升高 临床特征:黑尿、黄褐病、关节炎 治疗:无;维生素C补充降低色素沉着
眼皮肤白化病Ⅰ型(A和B;203100)	酪氨酸酶	TYR(11q21)*	生化特征:血浆和尿液中氨基酸无异常,酪氨酸酶缺少(IA)或降低(IB) 临床特征:皮肤、头发、虹膜、视网膜中色素缺少(IA)或降低(IB);眼球震颤;失明;皮肤癌 治疗:保护皮肤和眼睛免受光化辐射

* 已经鉴别出基因，并且已经阐明分子基础。
OMIM，在线人类孟德尔遗传(见OMIM数据库,网址:http://www.ncbi.nlm.nih.gov/omim)。

新生儿暂时性酪氨酸血症 瞬时不成熟代谢酶,特别是4-羟基苯丙酮酸双加氧酶,有时导致血浆酪氨酸水平升高(通常在早产儿,特别是接受高蛋白饮食的患儿);代谢物可能在常规针对苯丙酮尿症(PKU)的新生儿筛查中发现。

多数病儿无症状,但是一些表现为嗜睡和喂养困难。

酪氨酸血症可以根据血浆酪氨酸水平升高和PKU的鉴别。

大多数病例自发解决。和维生素C 200~400mg口服,每日1次。

Ⅰ型酪氨酸血症 是一种常染色体隐性遗传导致的延胡索酰乙酰乙酸羟化酶缺乏,这是酪氨酸代谢过程中非常重要的一种酶,引起血中酪氨酸水平升高。

临床可表现为新生儿期暴发性肝衰竭或为在年长儿中表现为无痛性亚临床性肝炎、疼痛性周围神经病变和肾小管功能障碍(正常阴离子间隙性代谢性酸中毒、低磷血症、维生素D抵抗性佝偻病)。在婴儿期未死于相关肝衰竭的儿童,发生肝癌的风险显著增高。

酪氨酸血症Ⅰ型的诊断根据血浆酪氨酸水平升高,根据血浆和尿中琥珀酰丙酮升高和肝细胞中或肝活检标本中延胡索酰乙酰乙酸羟化酶活性降低确诊。急性期治疗给予尼替西农有效,可以减缓病情的进展。

建议饮食低苯丙氨酸和酪氨酸。肝移植是有效的。

Ⅱ型酪氨酸血症 少见的常染色体隐性遗传,由酪氨酸转氨酶缺乏所致。

聚集的酪氨酸引起皮肤和角膜溃疡。继发苯丙氨酸升高,尽管轻微,但如不治疗,可引起神经精神症状。

根据血浆中升高的酪氨酸水平、血浆和尿中缺乏琥珀酰丙酮和肝脏活检标本中测定的酶活性的降低可以诊断酪氨酸血症Ⅱ型。

该症轻中度可以通过限制苯丙氨酸和酪氨酸饮食有效治疗。

尿黑酸尿症 少见的常染色体隐性遗传性疾病,由尿黑酸氧化酶缺乏所致;尿黑酸氧化产物聚集使皮肤变黑、结晶物形成可沉积在关节中。

这种情况通常在成人中诊断,根据皮肤色素沉着(褐黄病)和关节炎可以诊断。由于尿黑酸的氧化产物,暴露在空气中的尿液变黑。黑酸尿症的诊断依据尿中尿黑酸水平升高(>4~8g/24小时)。

黑酸尿症目前没有有效治疗,维生素C每日1g/次可能通过肾脏尿黑酸排泄来减轻色素沉着。

酪氨酸缺乏症导致皮肤和视网膜的色素缺乏,可能引起皮肤恶变和严重的视力丧失。常出现眼球震颤,常见畏光。

鸟氨酸循环障碍

鸟氨酸循环障碍是以分解代谢和蛋白质负荷状态下的高血氨症为特征。

有许多类型的尿素循环的和相关病症(表303-12),以及许多其他的氨基酸和有机酸的代谢紊乱(参见可疑遗传性代谢紊乱的检查)。

表303-12 尿素循环和相关疾病

疾病(OMIM编号)	蛋白质或酶缺陷	基因或基因组缺陷(染色体位置)	注 释
鸟氨酸氨甲酰转移酶(OTC)缺乏症(311250)	OTC	OTC(Xp21.1)*	**生化特征**:鸟氨酸和谷氨酰胺升高、瓜氨酸和精氨酸降低、尿乳清酸显著增加 **临床特征**:男性,周期性呕吐、烦躁、嗜睡、高血氨昏迷、脑水肿、痉挛、智力障碍、癫痫、死亡;在女性中,表现不同,从生长延迟、身材矮小、蛋白质厌恶、产后高氨血症到与同样缺乏的男性症状一样严重 **治疗**:紧急高氨血症危机患者进行血液透析,苯甲酸钠,苯醋酸钠,苯丁酸钠,低蛋白饮食中添加必需氨基酸混合物,精氨酸,瓜氨酸,基因治疗的实验性尝试,肝移植(有疗效的)
N-乙酰谷氨酸合成酶缺乏(237310)	N-乙酰谷氨酸合成酶	NAGS(17q21.31)	**生化特征**:与OTC缺乏症相似,除了正常~低尿乳清酸盐 **临床特征**:与OTC缺乏症相似,除了携带者无症状 **治疗**:与OTC缺乏症相似,但是也需要氨甲酰谷氨酸补充
氨甲酰磷酸合成酶(CPS)缺乏症(237300)	氨甲酰磷酸合成酶	CPS1(2q35)*	**生化特征**:与OTC缺乏症相似,除了正常至低尿乳清酸盐 **临床特征**:与OTC缺乏症相似,除了携带者无症状 **治疗**:苯甲酸钠和精氨酸
瓜氨酸血症Ⅰ型(215700)	精氨酸琥珀酸合成酶	ASS(9q34)*	**生化特征**:高血浆瓜氨酸和谷氨酰胺、瓜氨酸尿症、乳清酸尿症 **临床特征**:发作性高氨血症、生长不良、蛋白厌恶、嗜睡、呕吐、昏迷、癫痫、脑水肿、发育迟缓 **治疗**:与OTC缺乏症相似,除了不建议瓜氨酸补充肝移植

续表

疾病(OMIM 编号)	蛋白质或酶缺陷	基因或基因组缺陷(染色体位置)	注 释
瓜氨酸血症Ⅱ型(603814、603471)	维生素 P	SCL25A13(7q21.3)*	**生化特征**:血浆瓜氨酸、蛋氨酸、半乳糖和胆红素升高 **临床特征**:新生儿发作,3月龄胆汁淤积解决;成年人发作时,遗尿、月经初潮延迟、睡眠颠倒、呕吐、妄想、幻觉、精神病、昏迷 **治疗**:肝移植;否则没有明确的治疗
精氨基琥珀酸尿症(207900)	精氨琥珀酸裂解酶	ASL(7cen-q11.2)*	**生化特征**:血浆瓜氨酸和谷氨酰胺升高,尿精氨琥珀酸升高 **临床特征**:发作性高氨血症,肝纤维化,肝酶升高,肝肿大,蛋白厌恶,呕吐,癫痫,智力残疾,共济失调,嗜睡,昏迷,结节性脆发病 **治疗**:精氨酸补充
精氨酸血症(107830)	精氨酸酶Ⅰ	ARG1(6q23)*	**生化特征**:血浆精氨酸升高、双氨基酸尿症(精氨酸尿症、赖氨酸尿症、胱氨酸尿症、鸟氨酸尿症)、乳清酸尿症、吡啶酸尿症 **生化特征**:生长和发育延迟、纳差、呕吐、癫痫、痉挛、易怒、多动、蛋白不耐受、高氨血症 **治疗**:低蛋白饮食、苯甲酸盐、醋酸苯酯
赖氨酸尿蛋白不耐受(双碱基氨基酸尿症Ⅱ;222700)	氨基二羧酸转运蛋白	SLC7A7(14q11.2)*	**生化特征**:尿赖氨酸、鸟氨酸和精氨酸升高 **临床特征**:蛋白不耐受、发作性高氨血症、生长和发育迟缓、腹泻、呕吐、肝肿大、肝硬化、白细胞减少症、骨质疏松、骨脆性、昏迷 **治疗**:低蛋白饮食、瓜氨酸
高鸟胺酸血症,高氨血症,和高瓜氨酸血症(238970)	线粒体鸟氨酸转移酶	SLC25A15(13q14)*	**生化特征**:血浆鸟氨酸升高,高瓜氨酸血症 **临床特征**:智力残疾、渐进性痉挛性截瘫、情节混乱、高氨血症、运动障碍、癫痫、呕吐、视网膜病变、神经异常传导和诱发电位、脑白质营养不良 **治疗**:赖氨酸、鸟氨酸或瓜氨酸补充
鸟氨酸血症(258870)	鸟氨酸转氨酶	OAT(10q26)*	**生化特征**:血浆鸟氨酸和尿鸟氨酸、赖氨酸和精氨酸升高;血浆赖氨酸、谷氨酸和谷氨酰胺降低 **临床特征**:近视,夜盲,失明,外周视力丧失,渐进性视网膜脉络膜萎缩,轻度的近端肌无力,肌病 **治疗**:吡哆醇、低精氨酸饮食、赖氨酸和 α-氨基异丁酸盐增加鸟氨酸肾损失;脯氨酸或肌酸补充
高胰岛素血症-高氨血症综合征(606762)	谷氨酸脱氢酶过度活跃	GLUD1(10q23.3)*	**生化特征**:尿 α-酮戊二酸盐升高 **临床特征**:癫痫,复发性低血糖,高胰岛素血症,无症状性高氨血症 **治疗**:预防低血糖

* 已经鉴别出基因,并且已经阐明分子基础。

OMIM,在线人类孟德尔遗传(见 OMIM 数据库,网址:http://www.ncbi.nlm.nih.gov/omim)。

主要尿素循环障碍(UCD)包括氨基甲酰磷酸合酶(CPS)缺乏,鸟氨酸转氨甲酰酶(OTC)缺乏,精氨基琥珀酸合成酶缺乏(瓜氨酸血症),精氨基琥珀酸裂解酶缺乏(精氨酸琥珀酸尿症)和精氨酸酶缺乏(精氨酸血症)。此外,已经报道了 N-乙酰谷氨酸合成酶(NAGS)缺陷。酶缺乏越"接近",高氨血越严重;因此,疾病严重程度降序是 NAGS 缺乏,CPS 缺乏,OTC 缺乏,瓜氨酸血症,精氨基琥珀酸尿症和精氨酸血症。

除了 OTC 缺乏症是 X 连锁遗传外,所有的 UCD 都是常染色体隐性遗传。

症状及体征

临床表现从轻度(生长障碍、智力障碍、发作性高氨血症)到重度(精神状态改变、昏迷和死亡)。在 OTC 缺乏症的女性中可表现为生长迟缓、发育延迟、精神异常、发作性(特别是产后)高氨血症,显性表现型同男患者(如复发性呕吐,易怒,嗜睡,高氨血症昏迷,脑水肿,痉挛,智力残疾,癫痫发作,死亡)。

诊断

■ **血清氨基酸特征**

根据氨基酸分析作出尿素循环代谢障碍诊断。例如,升高的鸟氨酸表示 CPS 缺乏或 OTC 缺乏,而升高的瓜氨酸表示瓜氨酸血症。为了区分 CPS 缺陷和 OTC 缺乏,乳清酸测量是有帮助的,因为氨基甲酰磷酸在 OTC 缺乏中的积累导致其替代性代谢为乳清酸。

治疗

■ **饮食限制蛋白质**

- 精氨酸和瓜氨酸补充
- 苯丁酸钠
- 可能需要肝移植

尿素循环障碍的治疗是仍然提供足够的氨基酸用于生长,发育和正常蛋白质周转的饮食蛋白质限制。

精氨酸是治疗的主要手段。它提供足够的鸟氨酸循环中间产物,促使更多的氮进入鸟氨酸循环,使之更易排泄。精氨酸也可以调节乙酰谷氨酸的合成。最近的研究表明在 OTC 缺乏症的患者中口服瓜氨酸比精氨酸更有效。

其他治疗还有:钠苯甲酸盐、丁酸苯酯或醋酸苯酯可以助于结合甘氨酸(钠苯甲酸盐)和谷氨酰胺(丁酸苯酯或醋酸苯酯),使氮沉积排出。

尽管治疗手段不断进展,很多 UCD 仍很难治疗,很多患者最终需要肝移植。肝移植的时序是至关重要的。最理想的婴儿成长为一个年龄时移植是危险的(>1 年),但重要的是不要等待,只要允许并发高氨血症发作(常与疾病)的中枢神经系统造成无法弥补的伤害。

碳水化合物代谢紊乱概述

碳水化合物代谢障碍是影响碳水化合物的分解代谢和合成代谢的代谢错误。不能有效使用碳水化合物的代谢物解释了大多数这些疾病。这些疾病包括:

- 果糖代谢紊乱
- 半乳糖血症
- 糖原贮积症
- 丙酮酸代谢紊乱
- 其他碳水化合物代谢紊乱

(参见可疑遗传性代谢紊乱的检查。)

果糖代谢紊乱

代谢果糖的酶缺陷可能无临床症状或引起低血糖。

果糖为一种单糖,在水果和蜂蜜中含量较高,是蔗糖和山梨醇的组成部分。果糖代谢紊乱是许多碳水化合物代谢紊乱之一。

(参见可疑遗传性代谢紊乱的检查。)

果糖-1-磷酸醛缩酶(醛缩酶 B)缺乏 这种缺乏导致遗传性果糖不耐受的临床综合征。遗传方式是常染色体隐性;发病率估计为活产婴儿 1/20 000。患儿摄入果糖后才出现症状,果糖-1-磷酸积聚引起低血糖、恶心、呕吐,腹部疼痛、出汗、震颤、头晕、嗜睡、惊厥和昏迷。长期摄入果糖可以引起肝硬化、智力退化、近端肾小管酸中毒并伴随尿中磷酸和葡萄糖丢失。

果糖 1-磷酸醛缩酶缺陷的诊断由与最近果糖摄入相关的症状提示,并且通过肝活检组织的酶分析或通过果糖输注 200mg/kg 静脉输注诱导低血糖来证实。通过直接的 DNA 分析可以诊断和确认基因突变的杂合子携带者(参见可疑遗传性代谢紊乱的检查)。

短期治疗果糖 1-磷酸醛缩酶缺乏是低血糖的葡萄糖;长期治疗是排除饮食果糖,蔗糖和山梨醇。许多患者对含果糖的食物产生自然厌恶。经过治疗预后较好。

果糖激酶缺乏 这种缺乏引起血液和尿果糖水平的良性升高(良性果糖尿)。遗传方式是常染色体隐性;发病率估计为活产婴儿 1/130 000。

无临床症状,偶尔通过检测到尿中非葡萄糖还原物质作出诊断。

果糖-1,6-二磷酸酶缺乏 使糖异生加强,导致饥饿性低血糖、酮症和酸中毒,对新生儿可能致命。为常染色体隐性遗传,发病率不清楚。遗传方式是常染色体隐性;发病率未知。发热性疾病可以触发发作。

果糖-1,6-二磷酸酶缺乏的急性治疗是口服或静脉输注葡萄糖。对饥饿的耐受性随年龄增长而提高。

半乳糖血症

半乳糖血症是由将半乳糖转化成葡萄糖的遗传性酶缺乏所致的碳水化合物代谢紊乱。症状和体征包括:肝肾功能损害、认知障碍、白内障、卵巢早衰。诊断根据 RBC 酶学分析。给予祛除半乳糖饮食治疗。治疗后体格发育预后好,但认知能力和表现常低于正常。

半乳糖存在于乳制品,水果和蔬菜中。常染色体隐性酶缺陷引起 3 种临床综合征。

(参见可疑遗传性代谢紊乱的检查。)

半乳糖 1-磷酸尿苷转移酶缺乏 这种缺乏引起典型的半乳糖血症。发病率为 1/62 000;携带率为 1/125。婴儿在消费母乳或含乳糖的配方食品的几天或几周内变得纳差和黄疸。呕吐,肝大,生长不良,嗜睡,腹泻和败血病(通常为大肠埃希菌)发展,肾功能障碍(如蛋白尿,氨基酸尿症,范可尼综合征)也导致代谢性酸中毒和水肿。可发生溶血性贫血。

若不治疗,患儿在青少年期有体格矮小、发生认知、语言、步态和平衡障碍,许多还有白内障和骨软化病(由高钙尿症所致),女性卵巢功能性早衰。伴有 Duarte 变异的患儿有较轻的表现型。

半乳糖激酶缺乏 患者因为产生半乳糖醇而导致白内障,其渗透性地损害晶状体纤维;特发性颅内高血压(假性脑瘤)是罕见的。发病率为活产婴儿的 1/40 000。

尿苷二磷酸半乳糖 4-表异构酶缺乏 有两种表现型:一种良性型和一种严重型。在日本,良性型的发病率是活产婴儿的 1/23 000。良性形式局限于 RBC 和 WBC,并且不引起临床异常。虽然有时伴有听力丧失,严重型产生的综合征与典型半乳糖血症仍难以鉴别。

诊断

- 半乳糖浓度
- 酶分析

半乳糖血症的诊断根据临床表现,半乳糖水平升高、尿中存在非葡萄糖还原物质(半乳糖和 1-磷酸半乳糖)可有助半乳糖血症的诊断,通过红细胞或(和)肝脏组织中的酶学分析加以确诊。大多数州常规进行新生儿筛查,针对半乳糖 1-磷酸尿苷转移酶缺乏(参见可疑遗传性代谢紊乱的检查)。

治疗

- 饮食限制半乳糖

半乳糖血症的治疗包括从饮食中祛除所有的半乳糖来

源,最重要的是存在于所有奶制品和许多食物甜味剂中的乳糖。虽然祛除半乳糖的饮食常可预防急性中毒,逆转白内障,但是长期的神经智能并发症(如生长不良,语言和神经异常,智能落后)仍常见。许多患者需要补充钙和维生素。对缺乏表异构酶的患儿,通过摄入半乳糖以适量补充代谢所需的尿苷二磷酸-5′-半乳糖(UDP-半乳糖)也至关重要。

糖原贮积症

糖原贮积症是碳水化合物代谢紊乱并且通过涉及糖原合成或分解的酶的缺陷引起的;所述缺陷可发生在肝脏或肌肉中,并引起低血糖或异常量或类型的糖原(或其中间代谢物)在组织中的沉积。

表 303-13 糖原贮积症和糖质新生障碍

疾病(OMIM 编号)	蛋白质或酶缺陷	基因或基因组缺陷（染色体位置）	注 释
Ⅰ型糖原贮积症(Von Gierke 病)			Ⅰ型糖原贮积症最常见的类型：Ⅰa 型(>80%)
Ⅰa 型(232200)	葡萄糖-6-磷酸酶	G6PC(17q21)*	发作:一岁前
Ⅰb 型(232220)	葡萄糖-6-磷酸酶转移酶	G6PT1(11q23)*	临床特征:1 岁前,严重低血糖、乳酸酸中毒、肝肿大;晚期,肝腺瘤、肾肿大合并进展性肾功能不全和高血压、身材矮小、高甘油三酯血症、高尿酸血症、血小板功能异常合并鼻出血、贫血
Ⅰc 型(232240)	微粒体磷酸盐或磷酸转运体	G6PT1(11q23)*	
Ⅰd 型	微粒体葡萄糖转运蛋白	可能与Ⅰc 型相同	
			Ⅰb 型中,严重程度较轻,但包括中性粒细胞减少、中性粒细胞功能障碍合并复发性感染、炎症性肠病
			治疗:口服未煮熟的玉米淀粉 1.5~2.5g/kg,q4~6h,或掺有麦芽糊精的无乳糖奶粉,来维持正常血糖;夜间喂养(重要);果糖和半乳糖限制;对乳酸酸中毒,碳酸氢盐 0.25~0.5mmol/kg,bid;别嘌醇保持尿酸<6.4mg/dl;肝肾移植(可能是有用的)
			对于中性粒细胞减少的Ⅰb 型患者,G-CSF
Ⅱ型糖原贮积症(Pompe 病,232300)			发作:婴儿、儿童或成年;在儿童和成年人模型中,残余酶具有活性
Ⅱa 型	溶酶体酸 α-葡萄糖苷酶	GAA(17q25)*	临床特征:在婴儿模型中,心肌病合并心衰、重症肌无力、巨舌症;在青少年和成人模型中,骨骼肌病合并运动发育迟缓、进行性外周和呼吸肌无力;在Ⅱb 型中,智力障碍
Ⅱb 型(Danon)	溶酶体膜蛋白-2	LAMP2(Xq24)*	治疗:未知
			对于心肌病患者,可以做心脏移植
Ⅲ型 GSD(Forbes 病、Cori 病、局限性糊精累积病;232400)			频率:Ⅲa 型,85%;Ⅲb 型,15%;Ⅲc 和Ⅲd,罕见
Ⅲa 和Ⅲb 型	脱支酶(淀粉葡萄糖苷酶和寡葡聚糖转移酶)	AGL(1p21)*	发作:婴儿或儿童
Ⅲc 型	仅淀粉葡萄糖苷酶		临床特征:Ⅲa 型中,肝和肌肉受累特征与Ⅰ型和Ⅱ型一样;在Ⅲb 型中,仅有肝受累,还有Ⅰa 型特征
Ⅲd 型	仅寡葡聚糖转移酶		在Ⅲc 和Ⅲd 型中,根据受影响的组织,会出现不同的特征
			治疗:未煮熟的玉米淀粉和持续喂养,维持血糖正常,高蛋白饮食刺激糖异生
Ⅳ型 GSD(Andersen 病;232500)	分支酶	GBE1(3p12)*	发作:婴儿早期,罕见的,新生儿期,儿童晚期,或成年(表现为进行性或神经肌肉形式的变异)
			临床特征:肝肿大合并进行性肝硬化和低血糖、食管静脉曲张、腹水、脾肿大;发育停滞
			在神经肌肉型中,肌无力和肌萎缩
			治疗:未知
			对于肝硬化,进行肝移植,可同时治疗原发病

续表

疾病(OMIM 编号)	蛋白质或酶缺陷	基因或基因组缺陷 (染色体位置)	注 释
V 型 GSD(麦卡德尔病;232600)	肌磷酸化酶	PYGM(11q13)*	**发作**:青少年或成年早期 **临床特征**:因肌肉痉挛导致的运动不耐受、横纹肌溶解 **治疗**:运动前给予碳水化合物、高蛋白饮食
VI 型 GSD(Hers 病;232700)	肝磷酸化酶	PYGL(14q21-q22)*	**频率**:罕见 **发作**:儿童早期 **临床特征**:随着年龄增长,病程趋于良好并且症状减轻;生长迟滞、肝肿大、低血糖、高血脂、酮症 **治疗**:无需治疗
VII 型 GSD(Tarui 病;232800)	磷酸果糖激酶	PFKM(12q13.3)*	**发作**:儿童中期 **临床特征**:因肌肉痉挛导致的运动不耐受、横纹肌溶解症、溶血 **治疗**:非特异,避免运动
VIII/IX型 GSD(306000、172490、604549、311870) VIII/IXa 型: IXb 型 IXc 型 IXd 型	X-连锁磷酸化酶激酶 肝脏和肌肉中磷酸化酶激酶 肝脏磷酸化酶激酶 肌肉磷酸化酶激酶	— PHKA2(Xp22)* PHKB(16q12-q13)* PHKG2(16p12.1-p11.2)* PHKA1(Xq13)*	**发作**:异质性 **临床特征**:异质性;肝肿大、生长迟滞、肌张力低、高胆固醇血症 **治疗**:非特异
GSD0(240600)	糖原合成酶	GYS2(12p12)*	**发作**:变化性的但是经常在夜间喂养中途或并发疾病后发生 **临床特征**:空腹低血压和酮症,餐后乳酸酸中毒 **治疗**:频繁摄入高蛋白肉类食物,睡前使用未煮熟的玉米淀粉
范可尼-Bickel 综合征(227810)	葡萄糖转运蛋白-2	GLUT2(3q26)*	**发作**:婴儿期 **临床特征**:发育停滞、腹胀、肝肿大、肾肿大、轻度空腹低血压和高血脂、葡萄糖不耐受、肾范可尼综合征 **治疗**:与糖尿病饮食相似,补充经肾脏流失的电解质、维生素 D
果糖 1,6-二磷酸酶缺乏症(229700)	果糖 1,6-二磷酸酶	FBP1(9q22)*	**发作**:婴儿或儿童早期 **临床特征**:发作性过度换气、贫血、低血糖、酮症或乳酸酸中毒;空腹、热性传染病或服用果糖、山梨糖醇、甘油等引起的发作 **治疗**:避免空腹和果糖,山梨醇和甘油;未煮过的玉米淀粉
磷酸烯醇式丙酮酸羧激酶缺陷症(261680)	磷酸烯醇式丙酮酸羧激酶	PCK1(20q13.31)*	**发作**:儿童 **临床特征**:发育停滞、肌张力降低、肝肿大、乳酸酸中毒、低血糖 **治疗**:避免空腹,未煮熟的玉米淀粉

*已经鉴别出基因,并且已经阐明分子基础。
G-CSF,粒细胞集落刺激因子;GSD,糖原贮积症;OMIM,在线人类孟德尔遗传(见 OMIM 数据库,网址:http://www.ncbi.nlm.nih.gov/omim)。

糖原贮积症除VIII/IX型为性连锁遗传外,其余类型的糖原贮积症(GSD)均为染色体隐性遗传。GSD 的发病率约为 1/25 000,这可能低估,因为某些类型的仅引起极轻的代谢紊乱而未被诊断。对于糖原贮积症的更完整列表,请参阅表糖原储存疾病和糖异生的疾病。

发病年龄、临床表现和严重度随类型不同而异,但症状和体征以低血糖和肌病最常见。

根据病史、体检、MRI 和组织活检发现有糖原和其中间代谢产物怀疑糖原贮积症。组织中酶活性明显降低可确诊,累及肝脏的为 I、III、VI 和VIII/IX型,累及肌肉则为

Ⅱb、Ⅲ、Ⅶ和Ⅷ/Ⅸ型、皮肤成纤维细胞为Ⅱa和Ⅳ型、红细胞为Ⅶ型，或根据前臂活动/缺血后静脉血无乳酸含量升高现象确诊Ⅴ和Ⅶ型（参见可疑遗传性代谢紊乱的检查）。

糖原贮积症的预后和治疗随各种类型各不相同，经典的治疗方法是对肝型GSD饮食中添加玉米淀粉，而对肌肉型GSD则避免锻炼。

糖酵解缺乏 本症少见，症状与GSD相似。磷酸甘油酸激酶、磷酸甘油酸变位酶和乳酸脱氢酶缺乏，症状与GSD Ⅴ和Ⅶ相似；葡萄糖转运蛋白2缺乏（范可尼-Bickel综合征）症状与其他肝脏损害型GSD Ⅰ、Ⅲ、Ⅳ、Ⅵ相似。

丙酮酸代谢障碍

丙酮酸代谢障碍引起乳酸酸中毒和多种中枢神经系统畸形。

丙酮酸是一种重要的碳水化合物代谢底物。丙酮酸代谢紊乱包括在碳水化合物代谢紊乱中（表303-14）（参见可疑遗传性代谢紊乱的检查）。

表303-14 酮代谢紊乱

疾病（OMIM 编号）	蛋白质或酶缺陷	基因或基因组缺陷（染色体位置）	注 释
3-羟基-3-甲基戊二酰辅酶A合成酶缺乏症（605911）	3-羟基-3-甲基戊二酰辅酶A合成酶	HMGCS2（600234）	**生化特征**：如下 **临床特征**：发作性非酮症性低血糖 **治疗**：避免空腹
3-羟基-3-甲基戊二酰辅酶A裂解酶缺乏症	参见支链氨基酸代谢障碍表	—	—
琥珀酰辅酶A 3-含氧酸辅酶A转移酶缺乏症（245050）	琥珀酰辅酶A 3-含氧酸辅酶A转移酶	OXCT（5p13）*	**生化特征**：酮尿 **临床特征**：严重发作性酮症酸中毒、呕吐、换气过度 **治疗**：急性发作期葡萄糖，加上明智地使用碳酸氢钠，高碳水化合物饮食，同时限制某些蛋白质和脂肪
线粒体乙酰乙酰辅酶A硫解酶缺乏症（607809）	参见支链氨基酸代谢障碍表	—	—
细胞质乙酰乙酰辅酶A硫解酶缺乏症（100678）	细胞质乙酰乙酰辅酶A硫解酶	ACAT2（6q25.3-q26）	**生化特征**：非特异 **临床特征**：智力障碍、肌张力降低 **治疗**：未建立

* 已经鉴别出基因，并且已经阐明分子基础。
OMIM，在线人类孟德尔遗传（见OMIM数据库，网址：http：//www.ncbi.nlm.nih.gov/omim）。

丙酮酸脱氢酶缺乏 丙酮酸脱氢酶是负责从克雷伯循环产生丙酮酸的乙酰CoA的多酶复合物。缺乏导致丙酮酸盐升高，从而提高乳酸水平。为X连锁或常染色体隐性遗传。

临床表现严重性不同，包括乳酸血症和中枢神经系统畸形和其他生后的变化，包括：大脑皮质、脑干以及基底神经节的囊性损害、共济失调和精神运动性迟缓。

皮肤成纤维细胞中酶分析和/或DNA测定可明确丙酮酸脱氢酶缺乏症诊断（参见可疑遗传性代谢紊乱的检查）。

丙酮酸脱氢酶缺乏症没有确切有效的治疗方法，但低碳水化合物或生酮饮食，以及饮食中补充维生素B$_1$可能有益。

丙酮酸羧化酶缺乏 丙酮酸羧化酶是肌肉中丙酮酸和丙氨酸糖异生过程中一种重要的酶。其缺乏可为原发性或继发性（继发于羧化全酶合成酶、生物素、生物素化物酶缺陷），两种类型的丙酮酸羧化酶缺乏均为常染色体隐性遗传，可以导致乳酸酸中毒。

原发性丙酮酸羧化酶缺乏发病率在<1/250 000，但在美洲印第安人群中可能高一些。精神运动发育迟缓、惊厥和痉挛常是主要的临床发现。其他的生化异常包括高氨血症、乳酸酸中毒、酮症酸中毒、瓜氨酸、丙氨酸、脯氨酸水平升高，α-酮戊二酸排泄增加。

继发性丙酮酸羧化酶缺乏临床表现相似，伴有生长障碍、惊厥和其他有机酸尿症。

培养的皮肤成纤维细胞中酶活性分析可明确丙酮酸脱氢酶缺乏症诊断。

没有有效的治疗丙酮酸羧化酶缺乏症，但一些原发性缺陷和所有那些有继发缺陷的患者应给予生物素补充5~20mg口服，每日1次。

其他碳水化合物代谢障碍

参见碳水化合物代谢紊乱概述、糖原贮积症和糖质新生障碍（表303-15）、可疑遗传性代谢紊乱的检查等章节。

磷酸烯醇式丙酮酸羧激酶缺乏影响糖异生，症状和体征同肝脏型GSD，但是没有肝糖原累积。

其他酶缺陷包括糖酵解缺乏和戊糖磷酸途径中的酶缺乏。常见的例子有：丙酮酸激酶缺乏和6-磷酸葡萄糖脱氢酶缺乏，两者均可导致溶血性贫血。

韦尼克-科尔萨科夫综合征（Wernicke-Korsakoff syndrome）系由转醇酶部分缺乏所致，它是戊糖磷酸途径中的一种酶，需要维生素B$_1$作为辅助因子。

表 303-15　其他脂肪代谢紊乱

疾病（OMIM 编号）	蛋白质或酶缺陷	基因或基因组缺陷（染色体位置）	注释
Sjögren-Larsson 综合征（270200）	脂肪醛脱氢酶	ALDH3A2（17p11.2）*	**生化特征**：不能轻松的检测到血浆或尿液异常 **临床特征**：鱼鳞癣、智力残缺、痉挛性瘫或四肢瘫、视网膜病变、癫痫 **治疗**：症状性；局部角质层或全身使用维 A 酸，饮食中降低长链脂肪并增加中链甘油三酯

* 已经鉴别出基因，并且已经阐明分子基础。
OMIM，在线人类孟德尔遗传（见 OMIM 数据库，网址：http://www.ncbi.nlm.nih.gov/omim）。

脂肪酸和甘油代谢异常概述

脂肪酸是心脏最好的能量来源，也是骨骼肌长时间劳作时最重要的能量来源。禁食期间，身体的能量来源也主要是靠脂肪代谢供应。脂肪供能时需要将脂肪组织分解代谢为游离脂肪酸和甘油。游离脂肪酸在肝脏和外周组织中经 β-氧化形成乙酰辅酶 A；甘油在肝脏中形成甘油三酯和糖异生。左旋肉碱是长链脂肪酸氧化所需。卡泥汀缺乏可以是原发性或继发性。继发性卡泥汀缺陷症常是继发于有机酸血症和脂肪酸氧化障碍引起的生化改变。

还有许多其他的脂肪酸和甘油代谢疾病，包括那些涉及的疾病：

- 脂肪酸转运和线粒体氧化
- 甘油
- 酮
- 过氧化物生物合成因素和极长链脂肪酸代谢紊乱
- 其他脂肪代谢紊乱

参见可疑遗传性代谢紊乱的检查。

β 氧化循环障碍

在这些过程中，存在许多遗传性缺陷，其通常在禁食期间表现为低血糖和酸中毒；一些导致心肌病和肌肉无力。

β-氧化循环障碍（表 303-16）属于脂肪酸和甘油代谢紊乱（参见可疑遗传性代谢紊乱的检查）。

表 303-16　脂肪酸运输和线粒体氧化障碍疾病

疾病（OMIM 编号）	蛋白质或酶缺陷	基因或基因组缺陷（染色体位置）	注释
系统性原发性肉碱缺乏（212140）	质膜肉碱转运 OCTN2	SLC22A5（5q31.1）*	**生化特征**：尽管血浆肉碱很少，依然分泌高尿肉碱，重要的二羧酸尿缺乏 **临床特征**：酮缺乏性、低血糖、空腹不耐受合并肌张力降低、中枢神经系统低落、贫血、癫痫、扩张型心肌病、发育迟缓 **治疗**：左旋肉碱
长链脂肪酸转运不足（603376）	—	—	**生化特征**：低于正常的游离肉碱；急性发作期，血浆 C8~C18 酰基肉碱酯升高 **临床特征**：肝衰竭急性发作、高氨血症、脑病 **治疗**：肝移植
肉碱棕榈酰转移酶Ⅰ（CPT-Ⅰ）缺乏症（255120）	CPT-I	CPT1A（11q13）*	**生化特征**：总的和游离肉碱数量正常，无二羧酸尿 **临床特征**：空腹不耐受、低酮症低血糖，肝肿大，抽搐，昏迷，肌酸激酶升高 **治疗**：避免空腹；频繁喂食；急性发作期，高剂量葡萄糖；膳食中长链脂肪替换为中链脂肪
肉碱/酰基肉碱移位酶缺乏症（212138）	肉碱/酰基肉碱移位酶	SLC25A20（3p21.31）*	**生化特征**：总血浆肉碱低，大多数与长链脂肪酸共轭；C16 肉碱酯升高 **临床特征**：新生儿型中，空腹不耐受合并低血糖昏迷、呕吐、无力、心肌病、心律失常、轻度高氨血症；在轻度型中，复发性低血糖，无心脏受累 **治疗**：避免空腹；频繁喂食；如果血浆水平低，补充肉碱；急性发作期，给予高剂量葡萄糖

续表

疾病(OMIM 编号)	蛋白质或酶缺陷	基因或基因组缺陷（染色体位置）	注释
肉碱棕榈酰转移酶Ⅱ(CPT-Ⅱ)缺乏症(255100、600649、608836)	CPT-Ⅱ	CPTⅡ(1p32)*	**生化特征**：C16 肉碱酯升高 在经典肌肉模型中，肉碱通常正常 在严重情况下，总血浆肉碱低，大多数与长链脂肪酸共轭 **临床特征**：在经典肌肉模型中，长时间运动、空腹、合并疾病或压力后，成年表现阵发性血红蛋白尿和无力 在严重情况下，新生儿或婴儿表现酮缺乏性、低血糖、心肌病、心律失常、肝肿大、昏迷或癫痫 **治疗**：避免空腹；频繁喂食；如果血浆水平低，补充肉碱；急性发作期，给予高剂量葡萄糖
极长链酰基辅酶 A 脱氢酶(VLCAD)缺乏症(201475)	极长链酰基辅酶 A 脱氢酶	ACADVL(17p12-p11.1)*	**生化特征**：饱和和不饱和 C14～C18 酰基肉碱酯升高，尿 C6～C14 二羧酸升高 **临床特征**：在 VLCAD-C 型中，心律失常、肥厚型心肌病、猝死 在 VLCAD-H 型中，复发性酮缺乏性、低血糖、脑病、轻度酸中毒、轻度肝肿大、高氨血症、肝酶升高 **治疗**：避免空腹；高碳水化合物饮食；肉碱；中链甘油三酯；急性发作期，给予高剂量葡萄糖
长链 3-羟酰-辅酶 A 脱氢酶(LCHAD)缺乏症(600890)	LCHAD	HADHA(2p23)*	**生化特征**：饱和和不饱和 C16～C18 酰基肉碱酯升高，尿 C6～C14 3-羟基二羧酸升高 **临床特征**：空腹诱导的酮缺乏性低血糖、运动诱导的横纹肌溶解症、心肌病、胆汁淤积性肝病、视网膜病变、产妇 HELLP 综合征 **治疗**：避免空腹；高碳水化合物饮食；肉碱；中链甘油三酯；急性发作期，给予高剂量葡萄糖 对于视网膜病变，二十二碳六烯酸可能有用
线粒体三功能蛋白(TFP)缺乏症(609015)	线粒体 TFP α-亚基 β-亚基	 HADHA(2p23)* HADHB(2p23)*	**生化特征**：与 LCHAD 缺乏症相似 **临床特征**：肝衰竭、心肌病、空腹低血糖、肌病、猝死 **治疗**：与 LCHAD 缺乏症相似
中链酰基辅酶 A 脱氢酶(MCAD)缺乏症	MCAD	ACADM(1p31)*	**生化特征**：饱和和不饱和 C8～C10 酰基肉碱酯升高；尿 C6～C10 二羧酸、软木酰甘氨酸、己酰甘氨酸升高；游离肉碱低 **临床特征**：空腹后酮缺乏性低血糖发作、呕吐、肝肿大、嗜睡、昏迷、酸中毒、SIDS、莱耶样综合征 **治疗**：避免空腹；频繁喂食，包括睡前加餐；高碳水化合物饮食；肉碱；急性发作期，高剂量葡萄糖
短链酰基辅酶 A 脱氢酶(SCAD)缺乏症(201470)	SCAD	ACADS(12q22-qter)*	**生化特征**：在新生儿型中，间歇乙基丙二酸尿症 在慢性型中，低肌肉肉碱 **临床特征**：在新生儿模型中，新生儿酸中毒、呕吐、生长和发育延迟 在慢性模型中，有渐进性肌病 **治疗**：避免空腹
戊二酸尿症Ⅱ型(231680)	电子转移黄素蛋白(ETF) α-亚基 β-亚基 ETF：泛醌氧化还原酶(ETF:QO)	— ETFA(15q23-q25)* ETFB(19q13.3)* ETFDH(4q32-qter)*	**生化特征**：尿乙基丙二酸、戊二酸、2-羟基戊二酸、3-羟基异戊酸、C6～C10 二羧酸和异缬草酰甘氨酸升高；戊二酸肉碱、异戊酰肉碱和 C4、C8、C10、C10:1 和 C12 脂肪酸的直链酰基肉碱酯升高；血清中肉碱含量低；血清肌氨酸升高 **临床特征**：空腹酮缺乏性低血糖、酸中毒、猝死、中枢神经系统异常、肌病、可能肝和心受累 **治疗**：避免空腹；频繁喂食；肉碱；维生素 B_2；急性发作期，高剂量葡萄糖

续表

疾病（OMIM 编号）	蛋白质或酶缺陷	基因或基因组缺陷（染色体位置）	注　释
短链 3-羟酰辅酶 A 脱氢酶（SCHAD）缺乏症（601609）	SCHAD	HADHSC（4q22-q26）	生化特征：酮病 C8~C12 3-羟基二羧基尿症 临床特征：复发性肌红蛋白尿、酮尿、低血糖、脑病、心肌病 治疗：避免空腹
短/中链 3-羟酰辅酶 A 脱氢酶（S/MCHAD）缺乏症	S/MCHAD	—	生化特征：MCHAD 和酰肉碱显著升高 临床特征：肝衰竭、脑病 治疗：避免空腹
中链 3-酮酯酰-CoA 硫解酶（MCKAT）缺乏症（602199）	MCKAT		生化特征：乳酸尿、酮症、尿 C4~C12 二羧酸尿症升高（尤其 C10 和 C12） 临床特征：空腹不耐受、呕吐、脱水、代谢性酸中毒、肝功能障碍、横纹肌溶解 治疗：避免空腹
2,4-二烯酰基-CoA 还原酶缺乏症（222745）	2,4-二烯酰基-CoA 还原酶	DECR1（8q21.3）*	生化特征：高赖氨酸血症、低血浆肉碱、血浆和尿中 2-反式,4-顺式癸二烯酰卡泥汀 临床特征：新生儿肌张力降低、呼吸性酸中毒 治疗：未建立

* 已经鉴别出基因，并且已经阐明分子基础。
HELLP，溶血、肝酶升高、低血小板计数；OMIM，在线人类孟德尔遗传（见 OMIM 数据库，网址：http://www.ncbi.nlm.nih.gov/omim）。

乙酰辅酶 A 是由脂肪酸经反复的 β-氧化产生。对不同长度链的脂肪酸完全分解代谢需要 4 种酶的参与：酰基脱氢酶、水解酶、羟酰基脱氢酶和分解酶，分别分解代谢极长链、长链、中链和短链脂肪酸。所有脂肪酸代谢缺陷均为常染色体隐性遗传。

中链酰基辅酶 A 脱氢酶缺乏（MCADD）　是最常见的 β-氧化障碍，已被很多国家纳入到扩大的新生儿筛查项目中。

典型的临床表现常始于生后 2~3 个月，通常伴有禁食 12 小时以上的情况。患者常有呕吐、嗜睡，然后很快进展为惊厥、昏迷，有时引起死亡（常表现为婴儿猝死综合征）。发作期间患儿出现低血糖症、高氨血症，难以预期的尿酮和血酮明显降低。常晚期出现代谢性酸中毒。

MCADD 的诊断是通过检测血浆中的肉碱或尿中的甘氨酸的中链脂肪酸缀合物或通过检测培养的成纤维细胞中的酶缺乏；然而，DNA 测试可以确认大多数情况。

急性发作期的治疗给予 10% 静脉葡萄糖（日维持需要量的 1~5 倍）治疗；一些医生主张给予卡尼汀治疗。预防是给予低脂高碳水化合物饮食，避免长期禁食。夜间禁食常需给予玉米淀粉，以提高安全性。

长链羟 3-酰辅酶 A 脱氢酶缺陷（LCHADD）　是第二常见的脂肪酸氧化缺陷。很多症状同 MCADD，但是患者常有心肌病、横纹肌溶解症、过量的肌酸激酶升高，肌肉劳累后可以出现肌红蛋白尿症。LCHADD 胎儿的母亲孕期可能患有 HELLP 综合征（溶血、肝功能检查升高和血小板计数低）。

LCHADD 的诊断根据有机酸分析中、长链羟基酸增多，卡泥汀以酰基卡泥汀的形式和甘氨酸以酰基甘氨酸的形式存在。可以根据皮肤成纤维细胞的酶学研究证实诊断。

急性加重期的治疗包括：补液、大剂量的葡萄糖、卧床休息、尿液碱化和卡泥汀补充治疗。长期的治疗包括给予高碳水化合物饮食、中链甘油三酯；避免禁食和高强度运动。

极长链酰基辅酶 A 缺乏症（VLCADD）　临床表现同 LCHADD 相似，但更常伴有心肌病。

戊二酸血症 II 型　为累及所有各种长度链脂肪酸代谢中脂肪酰基脱氢酶电子传递缺陷所致（多种酰基辅酶 A 脱氢酶缺乏），多种氨基酸氧化也受影响。

临床表现包括：低血糖、严重的代谢性酸中毒、高血氨症。

戊二酸血症 II 型的诊断是通过在有机酸分析中增加乙基丙二酸、戊二酸、2-和 3-羟基戊二酸和其他二羧酸，以及在串联质谱法研究中戊二酸和异戊酰和其他酰基肉碱。测定皮肤成纤维细胞中酶的缺陷可以证实诊断。

异戊酸血症 II 型治疗同 MCADD，除维生素 B_2 的应用于前者有效以外。

甘油代谢异常

是指甘油激酶缺陷导致的甘油向 3-磷酸甘油转化障碍，引起发作性呕吐、嗜睡和肌张力减退。

甘油代谢障碍（表 303-17）属于脂肪酸和甘油代谢紊乱（参见可疑遗传性代谢紊乱的检查）。

甘油激酶缺乏是 X 连锁的；许多患有这种缺陷的患者也具有延伸超过甘油激酶基因的染色体缺失到连续基因区域，其含有先天性肾上腺发育不全和进行性假肥大性肌营养不良（Duchenne muscular dystrophy，迪谢内肌营养不良）的基因。因此，甘油激酶缺乏的患者可以具有一种或多种这些疾病实体。

甘油代谢紊乱的症状可始于任何年龄，通常伴有酸中毒、低血糖、血和尿甘油浓度升高。

表 303-17 甘油代谢异常

疾病(OMIM 编号)	蛋白质或酶缺陷	基因或基因组缺陷（染色体位置）	注释
甘油激酶缺乏症(307030)	甘油激酶	GK(xp21.3-p21.2)*（复合物形式：删除 GK 基因和包含先天性肾上腺发育不良、杜氏肌营养不良或两者的连续基因青少年和成人形式：孤立的 GK 基因突变）	**生化特征**：高甘油 **临床特征**：在复合物形式中，除了那些因特异删除的基因或基因组外，症状与青少年相同 在青少年形式中，发作性呕吐、酸中毒、肌张力降低、中枢神经系统衰退、莱耶样综合征 成人形式中，假高甘油三酯血症 **治疗**：低脂饮食，避免长时间空腹
甘油耐受不良综合征	—	—	**生化特征**：低血糖、酮尿症，有果糖-1,6-二磷酸酶活性降低和该酶对甘油-3-磷酸盐抑制的敏感性增强的报道 **临床特征**：早产；暴露于甘油后，低血糖、嗜睡、出汗、癫痫、昏迷 **治疗**：低脂饮食

*已经鉴别出基因，并且已经阐明分子基础。
OMIM，在线人类孟德尔遗传（见 OMIM 数据库，网址：http://www.ncbi.nlm.nih.gov/omim）。

甘油代谢紊乱的诊断是通过检测血清和尿中的甘油的水平升高，并通过 DNA 分析证实（参见可疑遗传性代谢紊乱的检查）。

甘油代谢障碍治疗是用低脂肪饮食，但糖皮质激素替代对于肾上腺发育不全的患者是至关重要的。

溶酶体贮积病概述

溶酶体酶能够分解来自细胞本身（如细胞结构成分再循环利用时）或从细胞外获得的大分子。溶酶体酶或溶酶体其他成分的遗传性缺陷或不足会导致未分解代谢产物的沉积。因为有许多特征性的缺陷，沉积疾病常常以沉积的生化代谢产物来分类。子组包括：

- 黏多糖贮积症
- 鞘脂代谢障碍
- 黏脂病（参见可疑遗传性代谢紊乱的检查）

最主要的是黏多糖贮积症和鞘脂代谢障碍。Ⅱ型糖原贮积症是一种溶酶体沉积病，但大部分糖原贮积症不是。

由于网状内皮细胞在溶酶体中很丰富，（尤其在脾脏），这些组织为一部分溶酶体沉积病累及，但通常是富含酶作用底物的组织最常被累及。富含神经节糖苷脂的大脑特别会被神经节苷脂沉积症所累及，而黏多糖贮积症会累及许多组织，因为黏多糖遍布全身。

黏多糖贮积症　黏多糖贮积症(mucopolysaccharidosis，MPS)是氨基聚糖分解过程中的酶类的遗传性缺陷。氨基聚糖（以前被称作黏多糖）是在细胞表面、细胞外基质和结构中含量丰富的多糖。阻止氨基聚糖降解的酶缺陷导致溶酶体中氨基聚糖苷片段的蓄积，引起广泛的骨骼、软组织和中枢神经系统的病变。除外 MPS Ⅱ型，通常是常染色体隐性遗传。

发病年龄、临床表现和严重程度因类型不同而有差异（表 303-18）。常见临床表现包括面貌粗糙、神经发育延迟和退化、关节挛缩、器官巨大症、头发僵硬、进行性呼吸功能不全（源自气道阻塞和睡眠性呼吸暂停）、心瓣膜病变、骨骼改变和颈椎半脱位。

表 303-18 黏多糖贮积症(MPS)

疾病(OMIM 编号)	蛋白质或酶缺陷	基因或基因组缺陷（染色体位置）	注释
MPS I-H(Hurler 综合征;607014) MPS I-S(Scheie 综合征;607016) MPS I H/S(Hurler-Scheie 综合征;607015)	α-l-艾杜糖苷酸酶	IDUA(4p16.3)*	**发作**：I-H 中，1 岁 I-S 中，>5 岁 I-H/S 中，3~8 岁 **尿代谢**：硫酸皮肤素、硫酸肝素 **临床特征**：角膜混浊、关节强硬、挛缩、脂肪软骨营养不良、粗相、粗毛、巨舌、器官巨大症、智力残缺与衰退、心脏瓣膜病、听力和视觉受损、腹股沟疝和脐疝、睡眠呼吸暂停、脑水肿 **治疗**：支持性护理、酶替代、干细胞或骨髓移植
MPS Ⅱ (亨特综合征;309900)	艾杜糖硫酸酯酶	IDS(Xq28)*	**发作**：2~4 岁 **尿代谢**：硫酸皮肤素、硫酸肝素 **临床特征**：和 Hurler 综合征相似但症状较轻且没有角膜混浊 在轻微模型中，智力正常 严重模型中，会出现进行性智力和身体残疾，15 岁前死亡 **治疗**：支持性护理、干细胞或骨髓移植

续表

疾病（OMIM编号）	蛋白质或酶缺陷	基因或基因组缺陷（染色体位置）	注 释
MPS Ⅲ（Sanfilippo综合征） Ⅲ-A型（252900） Ⅲ-B型（252920） Ⅲ-C型（252930） Ⅲ-D型（252940）	硫酸乙酰肝素磺酰胺酶 N-乙酰氨基葡萄糖苷酶 乙酰辅酶A-葡糖胺N-乙酰转移酶 N-乙酰氨基葡萄糖-6-硫酸酯酶	SGSH（17q25.3）* NAGLU（17q21）* （14） GNS（12q14）*	发作：2~6岁 尿代谢：硫酸肝素 临床特征：和Hurler综合征相似但具有严重智力残缺和轻度肢体残疾症状 治疗：支持性治疗
MPS Ⅳ（Morquio综合征）			发作：1~4岁 尿代谢：硫酸角质素；Ⅳ-B中，也有硫酸软骨素 临床特征：和Hurler综合征相似但具有严重骨改变，包括牙状发育不良；智力可能正常 治疗：支持性治疗 对于Ⅳ-A型，用elosulfase alfa的酶替代疗法
Ⅳ-A型（253000）	半乳糖胺-6-硫酸硫酸酯酶	GALNS（16q24.3）*	
Ⅳ-B型（253010）	β-半乳糖苷酶	GLB1（3p21.33*也见神经类脂增多症表中神经节苷脂沉积症）	
MPS Ⅵ（Maroteaux-Lamy综合征；253200）	N-乙酰氨基半乳糖α-4-硫酸酯酶（芳基硫酸酯酶B）	ARSB（5q11-q13）*	发作：各不相同，但是和Hurler综合征相似 尿代谢：硫酸皮肤素 临床特征：Hurler综合征相似但智力正常 治疗：支持性治疗
MPS Ⅶ（Sly综合征；253220）	β-葡萄糖醛酸酶	GUSB（7q21.11）*	发作：1~4岁 尿代谢：硫酸皮肤素、硫酸肝素、软骨素4-,6-硫酸盐 临床特征：和Hurler综合征相似但严重程度不同 治疗：支持性护理、干细胞或骨髓移植
MPS Ⅸ（透明质酸酶缺乏症；601492）	透明质酸酶缺乏症	HYAL1（3p21.3-p21.2）*	发作：6个月 尿液代谢物：无 临床特征：双侧关节周围软组织肿块、畸形特征、身材矮小、智力正常 治疗：未建立

* 已经鉴别出基因，并且已经阐明分子基础。
OMIM，在线人类孟德尔遗传（见OMIM数据库，网址：http：//www.ncbi.nlm.nih.gov/omim）。

黏多糖贮积症的诊断通过病史、体格检查、骨骼检查中发现的骨骼异常（如脂肪软骨营养不良）和尿总氨基聚糖和氨基聚糖片段增多来明确。出生前根据培养的成纤维细胞或出生后外周血白细胞的酶学分析来确诊（参见可疑遗传性代谢紊乱的检查）。需要检查来监测器官特异性改变（如超声心动图来检查心瓣膜病、听力测试来检查听力改变）。

黏多糖贮积症Ⅰ型（Hurler病）治疗是α-L-艾杜糖醛酸酶置换，能有效地减缓进展，并逆转该病的非中枢神经系统并发症。也已经采用造血干细胞（HSC）移植。正在研究酶置换和造血干细胞移植联合治疗。对于MPSⅣ-A型（Morquio A综合征）患者，用elosulfase alfa替代酶可以改善功能状态，包括移动性。

鞘脂代谢障碍　鞘脂是细胞膜的正常脂质组分；它们在溶酶体中积累并且当酶缺陷防止它们分解时引起广泛的神经元，骨和其他变化。尽管发病率很低，有些类型的携带者比例很高。

有许多类型鞘脂代谢障碍的（表303-19），该**最常见的鞘脂代谢障碍**是：

■ 戈谢病

表 303-19 神经鞘脂沉积症

疾病（OMIM 编号）	蛋白质或酶缺陷	基因或基因组缺陷（染色体位置）	注　释
GM1 神经节苷脂贮积症，广泛的	神经节苷脂 β-半乳糖苷酶	GLB1（3p21.33*；MPS ⅣB 等位基因）	—
Ⅰ型（230500）			**Ⅰ型发作**：0~6 个月 **尿液代谢物**：无 **临床特征**：粗相；透明角膜、樱桃红黄斑斑点、牙龈增生、器官巨大症、脂肪软骨营养不良、多毛症、弥漫性躯体性血管角化瘤、脑变性；婴儿期死亡 **治疗**：支持性治疗
Ⅱ型（幼儿模型；230600）			**Ⅱ型发作**：6~12 个月 **尿液代谢物**：无 **临床特征**：步态障碍、僵直、肌张力障碍、精神运动转折点丧失、轻度内脏肥大和骨异常 **治疗**：支持性治疗
Ⅲ型（成年模型；230650）			**Ⅲ型发作**：3~50 岁 **尿液代谢物**：无 **临床特征**：弥漫性躯体性血管角化瘤、脊椎骨骺发育不良、构音困难、小脑功能障碍、无黄斑红点或内脏肥大 **治疗**：支持性治疗
GM2 神经节苷脂沉积症 Ⅰ型（家族性黑蒙性白痴病；272800） Ⅱ型（Sandhoff 病；268800） Ⅲ型（幼儿模型）	β-氨基己糖苷酶 A β-氨基己糖苷酶 B β-氨基己糖苷酶 A	HEXA（15q23-q24）* HEXB（5q13）* —	**发作**：Ⅰ和Ⅱ型中，5~6 个月 Ⅲ型中，2~6 岁 **尿液代谢物**：无 **临床特征**：娃娃般相、樱桃红的视网膜、早期失明、过度的惊吓反射、初始肌张力降低，随后肌张力过高；衰退、癫痫、出汗后出现受损精神运动性阻滞；5 岁死亡 Ⅰ型中，阿什肯纳兹犹太人中频率增加 **治疗**：支持性治疗
GM2 激活蛋白缺乏症（家族性黑蒙性白痴病的 AB 变体，GM2A；272750）	GM2 激活蛋白	GM2A（5q31.3-q33.1）*	**治疗**：支持性护理、干细胞或骨髓移植和GM2 Ⅰ和Ⅱ型相同
尼曼-匹克病（也见表其他脂质贮积病中尼曼-匹克病 C 和 D 型）	神经磷脂酶	SMPD1（11p15.4-p15.1）*	
A 型（257200）			**发作**：<6 个月 **临床特征**：生长延迟、樱桃红的视网膜、频繁呼吸道感染、肝脾肿大、呕吐、便秘、骨质疏松症、淋巴结肿大、肌张力降低后僵直、组织活检上海蓝组织细胞、骨髓中大空泡状泡沫细胞（NP 细胞）、3 岁时死亡 **治疗**：支持性护理、干细胞或骨髓移植
B 型（607616）			**发作**：不同 **临床特征**：症状更轻微，不包括神经系统、存活到成年 在 Ashkenazi 犹太人的频率增加 **治疗**：支持性护理、干细胞或骨髓移植
戈谢病	葡糖神经酰胺 β-葡糖苷酶	GBA（1q21）*	
Ⅰ型（成人或慢性型；230800）			**发作**：儿童或青少年 **尿液代谢物**：无 **临床特征**：肝脾肿大、带有骨痛的溶骨性病变、股骨头缺血性坏死、脊椎压缩、血小板减少症、贫血 在 Ashkenazi 犹太人的频率增加 **治疗**：支持性治疗 脾切除 酶替代（依鲁司他） 骨髓或干细胞移植

续表

疾病(OMIM 编号)	蛋白质或酶缺陷	基因或基因组缺陷（染色体位置）	注　释
Ⅱ型(婴儿模型;230900)			**发作**:婴儿期 **尿液代谢物**:无 **临床特征**:小儿水肿、肝脾肿大、吞咽困难、骨病变、拘挛、假性延髓性麻痹、喉痉挛、鱼鳞病、发育延迟、脾功能亢进,2岁时死亡 **治疗**:支持性治疗
Ⅲ型(幼儿模型,Norrbottnian型;231000)			**发作**:4~8岁 **尿液代谢物**:无 **临床特征**:除了症状较轻外其他和Ⅱ型相似,可能存活到成年 **治疗**:支持性治疗
Farber病(脂肪肉芽肿病;228000)	神经酰胺酶	ASAH(8p22-p21.3)*	**发作**:生命的最初几周 **尿液代谢产物**:神经酰胺 **临床特征**:脂肪肉芽肿瘤、关节周围皮下结节、易怒、嘶哑叫喊、精神运动或发育延迟、呼吸功能不全、多种组织细胞增生、肾病、肝脾肿大、樱桃红黄斑斑点 根据严重程度有时可以分为7个亚型的较轻程度变化 **治疗**:支持性治疗
Fabry病(301500)	三己糖神经酰胺 α-半乳糖苷酶	GLA(Xq22)*	**发作**:儿童或青少年 **尿液代谢产物**:球状神经酰胺 **临床特征**:涉及四肢和腹部沉淀压力的疼痛危机、疲劳、运动;血管角质瘤;生长和青春期延迟;角膜营养不良;肾衰竭;心肌病;心肌梗死和心衰;高血压;淋巴水肿;阻塞性肺疾病;卒中;癫痫;死亡 一般来说,仅有男性受影响,但是偶尔女性 **治疗**:支持性护理,酶替代治疗
异染色体脑白质营养不良(250100) 婴儿晚期模型 幼儿模型 成年模型 伪缺陷型	酰基硫酸酯酶A	ARSA(22q13.31)*	**发作**:婴儿晚期模型,1~2岁 幼儿模型,4岁~青春期 成年模型,青春期后的任何年龄 **尿液代谢物**:硫酯 **临床特征**:视神经萎缩、胆囊功能障碍、尿失禁、肌张力降低、步态障碍、反射减弱后反射亢进、延髓麻痹、共济失调、舞蹈症、脱髓鞘和发育衰退、CSF蛋白增加 成年模型中,并无缺失特点的精神分裂症样症状的,特征是酶活性轻度降低,但神经系统不衰退 **治疗**:支持性护理,考虑骨髓或干细胞移植
黏液脑硫脂病(多种硫酸酯酶缺乏症;272200)	硫酸酯酶修饰因子-1	SUMF1(3p26)*	**发作**:婴儿期 **尿代谢**:硫酯类、黏多糖 **临床特征**:和异染性脑白质病变的婴儿晚期模型类似,另外有鱼鳞癣和脂肪软骨营养不良 **治疗**:支持性治疗
克拉贝病(245200) 婴儿模型 婴儿晚期模型 幼儿模型 成年模型	半乳糖基神经酰胺β-半乳糖苷酶	GALC(14q31)*	**发作**:婴儿模型,3~6个月 婴儿晚期模型和幼儿模型,15个月~17岁 成年模型中,可变 **尿代谢**:无 **临床特征**:生长延迟、发育延迟后衰退、耳聋、失明、呕吐、应激性过度、对刺激过敏、深腱反射增加、僵直;癫痫;弥漫性脑萎缩和脱髓鞘;CSF蛋白升高;周围神经病变;阵发性发热 成年模型中,一般保持精神活动 **治疗**:支持性护理、骨髓或干细胞移植

续表

疾病（OMIM 编号）	蛋白质或酶缺陷	基因或基因组缺陷（染色体位置）	注　释
鞘脂酶激活蛋白缺失 鞘脂激活蛋白缺乏症（176801） 鞘脂激活蛋白 B 缺乏症（硫苷脂激活不足） 鞘脂激活蛋白 C 缺乏症（Gaucher 激活不足）	鞘脂激活蛋白原 鞘脂激活蛋白 B 鞘脂激活蛋白 C	PSAP（10q22.1）* PSAP（10q22.1）* PSAP（10q22.1）*	**发作**：婴儿期到儿童早期 **尿液代谢物**：硫脂 **临床特征**：鞘脂激活蛋白 B 缺乏症的特征与异染性脑白质病变相似 鞘脂激活蛋白 C 缺乏症的特征与Ⅲ型 Gaucher 病相似 鞘脂激活蛋白缺乏症中的特征为鞘脂激活蛋白 B 和 C 缺乏症 **治疗**：支持性护理；考虑骨髓或干细胞移植；对 Gaucher 病特征，考虑酶替代治疗

*已经鉴别出基因，并且已经阐明分子基础。
MPS，黏多糖贮积症；OMIM，在线人类孟德尔遗传（见 OMIM 数据库，网址：http://www.ncbi.nlm.nih.gov/omim）。

其他鞘脂代谢障碍包括：
- 胆固醇酯沉积病
- Fabry 病
- 克拉贝病
- 异染性脑白质病
- 尼曼-匹克病
- 桑德霍夫病
- 家族性黑蒙性白痴病
- Wolman 病

黏脂贮积病及其他溶酶体疾病　黏脂贮积病（ML）以及很多其他的溶酶体疾病包括：
- 其他脂质贮积病
- 寡糖症及相关疾病
- 溶酶体转运缺陷
- 其他溶酶体疾病

表 303-20　黏脂贮积病

疾病（OMIM 编号）	蛋白质或酶缺陷	基因或基因组缺陷（染色体位置）	注　释
ML Ⅰ	参见寡糖症及相关疾病表中唾液酸沉积症Ⅰ型		
ML Ⅱ（Ⅰ-细胞病；252500）	N-乙酰氨基葡萄糖-1-磷酸转移酶催化亚基	GNPTA（4q21-q23）	**发作**：1 岁 **尿代谢**：无黏多糖 **临床特征**：和 Hurler 综合征相似但更严重；成纤维细胞中存在致密相包含体（Ⅰ-细胞） **治疗**：支持性治疗
ML Ⅲ（假 Hurler 多种营养不良）	N-乙酰葡糖氨基-1-磷酸转移酶		**发作**：2~4 岁 **尿液代谢物**：无 **临床特征**：和 ML Ⅱ相似但发作较晚，并且可能存活至成年 **治疗**：支持性治疗
Ⅲ-A 型（252600）	催化亚基	GNPTA（4q21-q23）*	
Ⅲ-C 型（252605）	底物识别亚基	GNPTAG（16p）*	
ML Ⅳ	参见表寡糖症及相关疾病中唾液酸沉积症	—	

*已经鉴别出基因，并且已经阐明分子基础。
OMIM，在线人类孟德尔遗传（见 OMIM 数据库，网址：http://www.ncbi.nlm.nih.gov/omim）。

表 303-21 其他脂质贮积病

疾病（OMIM 编号）	蛋白质或酶缺陷	基因或基因组缺陷（染色体位置）	注 释
尼曼-匹克病（也见神经类脂增多症表中尼曼-匹克病，A 和 B 型） C1 型/D 型（257220） C2 型（607625）	NPC1 蛋白 附睾分泌蛋白 1（HE1；NPC2 蛋白）	NPC1（18q11-q12）* NPC2（14q24.3）*	发作：高度不同（婴儿早期或晚期，青春期，成年） 尿液代谢物：无 临床特征：垂直凝视麻痹、肝脾肿大、新生儿黄疸、吞咽困难、肌张力降低后僵直、癫痫、小脑共济失调、构音困难、精神运动延迟或衰退、精神和行为问题、胎儿腹水、和 A 型与 B 型尼曼-皮克病一样的泡沫细胞和海蓝组织细胞 发作更早与快速进行和寿命短相关 治疗：支持性治疗
溶酶体酸脂酶缺乏（278000） Wolman 病 胆固醇酯沉积病（CESD）	溶酶体酸脂酶	LIPA（10q24-q25）*	发作：Wolman 病中，婴儿期 CESD 中，可变 尿液代谢物：无 临床特征：生长障碍；呕吐；腹泻；脂肪泻；肝脾肿大；肝纤维化；肺动脉高压；肾上腺钙化；肝脏、肾上腺、淋巴结、骨髓、小肠、肺和胸腺等黄瘤病改变；高胆固醇血症和血脂从正常到升高；骨髓中的泡沫细胞 Wolman 病中，婴儿期死亡 CESD 中，早产儿动脉粥样硬化 治疗：酶替代与脂酶，一个新的重组人溶酶体酸性脂肪酶 CESD，他汀类药物加上低胆固醇饮食也是有效的
脑腱黄瘤病（胆甾烷醇脂质贮积病；213700）	固醇 27-羟化酶	CYP27A（2q33-qter）*	发作：青春期 尿代谢：7-α-羟基胆醇升高 临床特征：少年白内障、肌腱和皮肤黄色瘤、黄斑瘤、骨折、动脉粥样硬化、痴呆、脊髓麻痹、小脑共济失调、发展性能力丧失、假性延髓麻痹、脑白质营养不良、周围神经病变 治疗：鹅去氧胆酸、他汀
神经元蜡样质脂褐质沉积症 婴儿模型（CLN1，Santavuori-Haltia 病；256730） 婴儿晚期模型（CLN2，Jansky-Bielschowsky 病；204500） 幼儿模型（CLN3，Batten 病，Vogt-Spielmeyer 病；204200） 成人型（CLN4，Kufs 病；204300） 婴儿晚期模型变体，芬兰型（CLN5；256731） 婴儿晚期模型变体（CLN6；601780） 渐进性发作的智力残缺（600143） CLN9（609055）	棕榈酰蛋白硫酯酶-1 溶酶体的胃蛋白酶抑制剂不敏感的肽酶 CLN3 溶酶体膜蛋白 棕榈酰蛋白硫酯酶-1 CLN5 溶酶体膜蛋白 CLN6 跨膜蛋白 CLN8 跨膜蛋白 —	PPT1（1p32）* CLN2（11p15.5）* CLN3（16p12.1）* PPT1（1p32）* CLN5（13q21-q32）* CLN6（15q21-q23）* CLN8（8pter-p22）* —	发作：婴儿模型中，6~12 个月 婴儿晚期模型，2~4 岁 幼儿模型（包括 CLN9），4~10 岁 成年模型，20~39 岁 婴儿模型变体，4~7 岁 渐进性发作型，5~10 岁 尿液代谢物：无 临床特征：婴儿模型和晚期婴儿模型中，发育延迟、小头畸形、视神经和小脑萎缩、视网膜变性、失明、屈曲挛缩、肌张力降低、共济失调、肌阵挛、癫痫、言语不能、兴奋过度、神经元中自发荧光、细胞中嗜锇颗粒沉积、血清花生四烯酸增加、亚油酸降低 幼儿模型和成年模型中，除了上述特征外还有锥体外症状、行走能力渐进性丧失、学习和行为困难 治疗：支持性治疗

* 已经鉴别出基因，并且已经阐明分子基础。
OMIM，在线人类孟德尔遗传（见 OMIM 数据库，网址：http://www.ncbi.nlm.nih.gov/omim）。

胆固醇酯沉积症和 Wolman 病
（沃尔曼病）

胆固醇酯沉积症和沃尔曼病是溶酶体酸酯酶缺陷引起的神经类脂增多症，导致高脂血症和肝大。

欲了解更多信息，请参阅神经类脂增多症表和其他脂质贮积病表（参见可疑遗传性代谢紊乱的检查）。

这两种病是罕见的常染色体隐性遗传病，导致胆固醇酯和甘油三酯主要沉积在组织细胞的溶酶体中，从而在肝脏、脾脏、淋巴结和其他组织中形成泡沫细胞。血清 LDL 通常是升高的。

沃尔曼病 是更严重的形式，在生命的最初几周表现为不良喂养，呕吐和继发于肝脾肿大的腹部膨胀；婴儿通常在 6 个月内死亡。

胆固醇酯沉积症 程度略轻，直到儿童后期甚至成人才因肝大表现出来，可过早发展成较严重的动脉粥样硬化。

诊断基于临床表现和肝组织活检、皮肤成纤维细胞培养、淋巴细胞或其他组织中酸性脂酶的缺陷。产前诊断基于培养的绒毛膜绒毛中酸性脂酶活性的缺陷（参见可疑遗传性代谢紊乱的检查）。

没有经过证实的治疗，但他汀类药物降低血浆 LDL 水平，而且考来烯胺与低胆固醇饮食结合，据报减轻了其他症状。

Fabry 病
（凝血性角膜炎）

Fabry 病一种遗传性代谢病，是 α-半乳糖苷酶缺陷引起的鞘脂代谢障碍，能引起血管角质瘤、肢端感觉异常、角膜混浊、反复性发热和肾功能或心功能衰竭。

欲了解更多信息，请参阅神经类脂增多症表（参见可疑遗传性代谢紊乱的检查）。

Fabry 病是 X 染色体连锁的溶酶体酶 α-半乳糖苷酶 A 缺陷，该酶是正常的三己糖神经酰胺分解代谢所必需的。糖脂沉积在许多组织中（如血管内皮、淋巴管、心脏和肾脏）。

在男性中可以根据临床症状诊断，基于躯干下部典型的皮肤病变（血管角质瘤）和外周神经病变（引起肢端复发性灼痛）、角膜混浊和反复发热的特征表现。死亡通常由于肾衰竭、高血压或其他血管疾病引起的心脏和中枢神经系统并发症。杂合子的女性通常是无症状的，但也可能有症状较轻的类型，常以角膜混浊为特征。

Fabry 诊断诊断靠半乳糖苷酶活性的检测，产前检测羊水细胞或绒毛膜，产后检测白细胞或血清（参见可疑遗传性代谢紊乱的检查）。

Fabry 病的治疗是用重组的 α-半乳糖苷酶 A 置换，并对发热和疼痛给予支持治疗。肾脏移植是治疗肾衰竭的有效方法。

表 303-22 寡糖症及相关疾病

疾病（OMIM 编号）	蛋白质或酶缺陷	基因或基因组缺陷（染色体位置）	注释
涎酸贮积症（256550）	神经氨酸酶1（唾液酸酶）	NEU1（6p21.3）*	
Ⅰ型（樱桃红黄斑点肌阵挛综合征，轻微型）			发作：8~25 岁 尿代谢：唾液酸寡糖增加 临床特征：樱桃红黄斑斑点、潜在视力丧失、白内障、进行性肌阵挛和共济失调、智力正常、深部腱反射增加 治疗：支持性治疗
Ⅱ型（先天型、婴儿模型、幼儿模型、儿童模型）			发作：先天型，出生前 婴儿模型，出生到 12 个月 幼儿模型和儿童模型，2~20 岁 尿代谢：唾液酸寡糖增加 临床特征：Ⅰ型所有特征加粗相、肌张力降低、肝肿大、腹水、腹股沟疝、发育延迟、肌肉萎缩、喉软骨软化病、脂肪软骨营养不良 治疗：支持性治疗
半乳糖唾液酸沉积症（Goldberg综合征，结合神经氨酸酶和β-半乳糖苷酶缺乏症；256540） 新生儿型 婴儿晚期模型 幼稚/成年模型	保护蛋白/组织蛋白酶 A（PPCA）	PPGB（20q13.1）*	发作：新生儿型中，出生到 3 个月 婴儿晚期模型中，第一个月 幼稚/成人型，青春期，但是有很大不同 尿代谢：唾液酸寡糖增加，但没有游离唾液酸 临床特征：粗相、角膜混浊、樱桃红黄斑斑点、智力残缺、癫痫、脂肪软骨营养不良、听力丧失、血管瘤、心脏瓣膜病 治疗：支持性治疗

续表

疾病(OMIM 编号)	蛋白质或酶缺陷	基因或基因组缺陷(染色体位置)	注释
唾液脂沉积症(磷脂质病；Ⅳ型黏脂糖症，Berman 病；252650)		MCOLN1(19p13.3-p13.2)*	**发作**：1 岁 **尿代谢**：无黏多糖 **临床特征**：严重(Berman 病)和轻微模型 发育延迟、角膜计、视觉缺陷、斜视、肌张力降低、深部腱反射增加；无 X 线骨骼异常、巨脑畸形或脏器肿大 **治疗**：支持性治疗
甘露糖苷贮积症 α-甘露糖苷贮积症(248500)，Ⅰ型(重度)或Ⅱ(轻度)	α-D-甘露糖苷酶	MAN2B1(19cen-q12)*	**发作**：Ⅰ型，3~12 个月 Ⅱ型，1~4 岁 **尿代谢**：富含甘露糖的寡糖 **临床特征**：粗相、巨脑畸形、巨舌症、白内障、龈肥大、轻度肝脾肿大、脂肪软骨营养不良、肌张力降低、听力丧失、鞠躬股骨、全血细胞减少症、复发性呼吸道感染、免疫缺陷和自身免疫、发育障碍 **治疗**：支持性护理，考虑骨髓或干细胞移植
β-甘露糖苷贮积症(248510)	β-D-甘露糖苷酶	MANBA(4q22-q25)*	**发作**：1~6 岁 **尿代谢**：二糖、甘露糖基-(1~4)-N-乙酰氨基葡萄糖、硫酸肝素 **临床特征**：粗相、耳聋、语言迟缓、活动过度、生殖器血管角化瘤、结膜血管曲折 **治疗**：支持性护理，考虑骨髓或干细胞移植
岩藻糖苷贮积病(230000) Ⅰ型(重度婴儿型) Ⅱ型(轻度)	α-L-岩藻糖苷酶	FUCA1(1p34)*	**发作**：Ⅰ型，3~18 个月 Ⅱ型，1~2 岁 **尿液代谢物**：低聚糖 **临床特征**：身材矮小、生长延迟、粗相、巨舌症、心脏肥大、复发性呼吸道感染、脂肪软骨营养不良、疝、肝脾肿大、血管角质瘤、无汗症和汗液氯化物升高、发育障碍、肌张力降低变为肌张力过高、小脑萎缩、癫痫、痉挛性四肢瘫痪、空泡淋巴细胞 多数患者来自意大利或美国西南部 **治疗**：支持性护理，考虑骨髓或干细胞移植
天冬氨酰基葡萄糖胺尿症(208400)	N-天冬氨酰氨基糖苷酶	AGA(4q32-q33)*	**发作**：2~6 岁 **尿液代谢物**：天冬氨酰葡糖胺 **临床特征**：生长延迟、头小畸形、白内障、粗相、巨舌症、二尖瓣关闭不全、肝肿大、腹泻、疝、复发性呼吸道感染、巨睾丸、轻度多发性骨发育障碍、弥漫性躯体性血管角化瘤、痤疮、发育障碍、肌张力降低、僵直、小脑萎缩、癫痫、言语延迟、声音嘶哑 高发于芬兰人群 **治疗**：支持性护理，考虑骨髓或干细胞移植
Winchester 综合征(277950)	金属蛋白酶-2	MMP2(16q13)*	**发作**：婴儿早期 **尿液代谢物**：无 **临床特征**：身材矮小、粗相、角膜计、牙龈增生、关节挛缩、骨质疏松症、脊柱侧后凸畸、脊椎压缩、软骨溶解、脚的小关节强直、弥漫性皮肤增厚、色素沉着、多毛症 **治疗**：支持性治疗

续表

疾病(OMIM 编号)	蛋白质或酶缺陷	基因或基因组缺陷(染色体位置)	注释
Schindler 病	N-乙酰-半乳糖胺酶	α-NAGA(22q13)*	
Ⅰ型(婴儿严重型;609241)			发作:8~15个月 尿代谢:低聚糖和O连接唾液肽 临床特征:皮质盲、视神经萎缩、眼球震颤、斜视、骨质减少、关节挛缩、肌肉萎缩、发育延迟和衰退、肌阵挛、癫痫、僵直、反射亢进、去皮质体位、神经轴营养不良 治疗:支持性治疗
Ⅱ型(神崎病,成年发作型;609242)			发作:成年 尿代谢:低聚糖和O连接唾液肽 临床特征:粗相、耳聋、结膜和视网膜血管迂曲、弥漫性躯体性血管角化瘤、毛细管扩张、淋巴水肿、轻度智力受损、周围神经病变 治疗:支持性治疗
Ⅲ型(中间型;609241)			发作:儿童 尿代谢:低聚糖和O连接唾液肽 临床特征:发生于Ⅰ型和Ⅱ型中间;具有可变性,范围从癫痫和中度精神运动阻滞到轻度言语延迟的自闭症特 治疗:支持性治疗
N-糖基化的先天性疾病,Ⅰ型(预高尔基体糖基化缺陷)			发作:多数婴儿或童年 临床特征(以下的一些或大多数):生长障碍、前额突出和大耳朵、高高的拱形或腭裂、斜视、色素性视网膜炎、心包积液、心肌病、肝肿大、呕吐、腹泻、肝纤维化、原发性卵巢功能衰竭、肾囊肿、肾变病、近端肾小管病、脊柱后凸、关节挛缩、异位脂肪垫橘子皮样皮肤、肌肉无力、肌张力降低、周围神经病变、甲状腺机能减退、胰岛功能亢进、十一因子缺乏、抗凝血酶Ⅲ缺乏、血小板增多症、IgA和IgG降低、白细胞黏附缺陷(Ⅱc型中)、低白蛋白血症、低胆固醇血症、当进行血清转铁蛋白等电聚焦时二唾液酸转铁蛋白和去唾液酸转铁蛋白带增加 治疗:支持性治疗
CDG Ⅰa 型(单独神经系统和神经系统-脏器型;212065)	磷酸甘露糖变位酶-2	PMM2(16p13.3-p13.2)*	
CDG Ⅰb 型(602579)	磷酸甘露糖异构酶	MPI(15q22-qter)*	
CDG Ⅰc 型(603147)	Dolicho-P-Glc:Man9GlcNAc2-PP-多萜醇葡萄糖基转移酶	ALG6(1p22.3)*	
CDG Ⅰd 型(601110)	Dolicho-P-Man:Man5GlcNAc2-PP-多萜醇甘露糖基转移酶	ALG3(3q27)*	
CDG Ⅰe(608799)	Dolichol-P-麦芽糖合酶	DPM1(20q13.31)*	
CDG Ⅰf(609180)	甘露糖-P-多萜醇利用的蛋白质	MPUD1(17p13.1-p12)*	
CDG Ⅰg(607143)	多萜醇-P-甘露糖:Man-7-GlcNAc-2-PP-dolichyl-α-6-甘露糖基转移酶	ALG12(22)*	
CDG Ⅰh(608104)	多萜醇-P-葡萄糖:Glc-1-Man-9-GlcNAc-2-PP-多萜醇-α-3-葡萄糖基转移酶	ALG8(11pter-p15.5)*	
CDG Ⅰi(607906)	α-1,3-甘露糖基转移酶	ALG2(9q22)*	
CDG Ⅰj(608093)	UDP-GlcNAc:多萜醇-P NAcGlc 磷酸转移酶	DPAGT1(11q23.3)*	
CDG Ⅰk(608540)	β-1,4-甘露糖基转移酶	ALG1(16p13.3)*	
CDG Ⅰl(608776)	α-1,2-甘露糖基转移酶	ALG9(11q23)*	
N-糖基化的先天性疾病,Ⅱ型(Golgi 缺陷)			与Ⅰ型相同,不同点在于血清转铁蛋白等电聚焦表现出单唾液酸的转铁蛋白带、二唾液酸转铁蛋白带、三唾液酸转铁蛋白带、去唾液酸转铁蛋白带增加 对于Ⅱb型,形式正常
CDG Ⅱa(212066)	甘露糖基-α-1,6-糖蛋白-β-1,2-N-乙酰葡糖氨基转移酶	MGAT2(14q21)*	
CDG Ⅱb(606056)	葡糖苷酶Ⅰ	GCS1(1p13-p12)*	
CDG Ⅱc(Rambam-Hasharon 综合征;266265)	GDP-岩藻糖转运蛋白-1	FUCT1(11p11.2)*	
CDG Ⅱd(607091)	β-1,4-半乳糖基转移酶	B4GALT1(9p13)*	
CDG Ⅱe(608779)	低聚高尔基复合物-7	COG7(16p)*	

* 已经鉴别出基因,并且已经阐明分子基础。
OMIM,在线人类孟德尔遗传(见 OMIM 数据库,网址:http://www.ncbi.nlm.nih.gov/omim)。

表 303-23 溶酶体转运缺陷

疾病（OMIM 编号）	蛋白质或酶缺陷	基因或基因组缺陷 （染色体位置）	注 释
涎尿			
婴儿唾液酸贮积症（269920）	磷酸钠协同转运蛋白	SLC17A5（6q14-q15）*	**发作**：出生时 **尿代谢**：游离唾液酸增加 **临床特征**：生长障碍、粗相、脂肪软骨营养不良、眼球震颤、眼上睑下垂、龈肥大、心脏肥大、心衰、肝脾肿大、肾病、约1岁时死亡 **治疗**：支持性治疗
芬兰型（Salla 病；604369）	磷酸钠协同转运蛋白	SLC17A5（6q14-q15）*	**发作**：6~9个月 **尿代谢**：游离唾液酸增加 **临床特征**：生长障碍、进行性能力丧失、共济失调、肌张力降低、僵直、运动障碍、构音障碍、癫痫、步态问题、指痉症；芬兰人发生频率高 **治疗**：支持性治疗
法国型（269921）	UDP-N-乙酰氨基葡萄糖-2-表构酶/N-乙酰甘露糖激酶	GNE（9p12-p11）*	**发作**：婴儿期到儿童早期 **尿代谢**：游离唾液酸增加 **临床特征**：粗相但是生长正常、发育延迟、睡眠呼吸暂停、乳头发育不良、肝脾肿大、腹股沟疝、整体多毛、癫痫 **治疗**：支持性治疗
神经元蜡样质脂褐质沉积症（CLN3,CLN5,CLN6,CLN8）	参考其他脂质贮积病		
胱氨酸贮积症	胱氨醇（溶酶体半胱氨酸转运）	CTNS（17p13）*	
小儿肾病型（219800）			**发作**：1岁 **尿代谢**：肾范可尼综合征 **临床特征**：生长障碍、额部隆起、畏光、周边视网膜病变合并视力下降、角膜结晶和侵蚀、软骨病、肝脾肿大、胰功能不全、肾结石、肾衰竭、肾范可尼综合征、出汗减少、肌病、吞咽困难、小脑萎缩、长期生存者中智力正常但是神经胱氨酸累积 胱氨酸在网状内皮系统、WBC和角膜积累 **治疗**：范可尼综合征的替代疗法、肾衰进行肾移植、半胱胺口服或滴眼液、生长激素
青春期晚发型（219900）			**发作**：12~15岁 **尿代谢**：肾范可尼综合征 **临床特征**：与婴儿型相似，但是比其轻微 **治疗**：与婴儿型相似
成年非肾病型（219750）			**发作**：早期的青少年到成年 **尿代谢**：肾范可尼综合征 **临床特征**：与婴儿模型相似，但是没有肾病 **治疗**：半胱胺口服或滴眼液、生长激素

* 已经鉴别出基因，并且已经阐明分子基础。
OMIM，在线人类孟德尔遗传（见 OMIM 数据库，网址：http://www.ncbi.nlm.nih.gov/omim）。

表 303-24 其他溶酶体疾病

疾病（OMIM 编号）	蛋白质或酶缺陷	基因或基因组缺陷 （染色体位置）	注 释
致密性成骨不全症（265800）	组织蛋白酶 K	CTSK（1q21）*	**发作**：儿童早期 **尿液代谢物**：无 **临床特征**：身材矮小、额骨和枕骨突出、前囟门闭合延迟、小下颌畸形、窄腭、乳牙萌出延迟和持久、牙发育不全、锁骨缺如或发育不良、骨硬化、易骨折、脊柱侧凸、椎弓峡部裂、短趾、螺纹钉 **治疗**：支持性治疗、生长激素可能有用

续表

疾病（OMIM 编号）	蛋白质或酶缺陷	基因或基因组缺陷（染色体位置）	注 释
谷酰基核糖-5-磷酸贮积病（305920）	ADP-核糖蛋白水解酶		发作：1 岁 尿液代谢产物：蛋白尿 临床特征：粗相、肌张力降低、肌无力和萎缩、言语和视觉能力丧失、癫痫、神经系统恶化、视神经萎缩、肾病、高血压、肾衰竭、发育障碍 治疗：支持性治疗
糖原贮积症 2 型（Pompe 型）	见表糖原贮积症和糖质新生障碍		

* 已经鉴别出基因，并且已经阐明分子基础。
OMIM，在线人类孟德尔遗传（见 OMIM 数据库，网址：http://www.ncbi.nlm.nih.gov/omim）。

戈谢病

戈谢病是一种遗传代谢病，是因葡萄糖脑苷脂酶缺陷引起的鞘脂代谢障碍，导致葡萄糖脑苷脂和相关成分的沉积。症状和体征因疾病类型不同而不同，但最常见的是肝脾肿大或中枢神经系统改变。诊断靠白细胞的酶分析。

欲了解更多信息，请参阅神经类脂增多症表（参见可疑遗传性代谢紊乱的检查）。

葡萄糖脑苷脂酶正常情况下将葡萄糖脑苷脂水解为葡萄糖和神经酰胺。该酶的遗传缺陷导致组织中巨噬细胞通过吞噬作用引起葡萄糖脑苷脂沉积，形成戈谢病。脑部血管周围间隙戈谢细胞的沉积引起神经病变类型中的神经胶质增生。有三种类型，在流行病学、酶活性和临床表现上差异很大。

Ⅰ型（非神经病变型）是最常见的，占所有患者的 90%。剩余的酶活性很高。阿什肯纳兹犹太人风险最高；1/12 是携带者。起病年龄可以从 2 岁到老年。症状和体征包括肝脾肿大、骨骼疾病（如骨质疏松、骨痛危象、伴骨折的溶骨性病变）、生长障碍、青春期延迟、瘀斑和结膜黄斑。因血小板减少导致的鼻出血和瘀斑很常见。X 线检查表现为长骨端的喇叭形改变和骨皮质变薄。

Ⅱ型（急性神经病变）是最罕见的，并且这种类型中的残留酶活性最低。婴儿期发病。症状和体征是 2 岁以前的进行性神经功能恶化（如僵硬，癫痫发作）和死亡。

Ⅲ型（亚急性神经病变型）在发病率、酶活性和临床严重程度介于类型Ⅰ和类型Ⅱ之间。起病在儿童期任何时间。临床症状在不同亚型中差异很大，包括进行性痴呆和共济失调（Ⅲa）、骨骼和内脏受累（Ⅲb）和伴角膜病变的核上性麻痹。活到青春期的患者可以存活很多年。

诊断

■ **酶分析**

诊断通过白细胞的酶分析。携带者是可查的，通过突变分析来区别不同类型。尽管活检并不是必需的，肝脏、脾脏、淋巴结或骨髓中的戈谢细胞——富含脂组织的巨噬细胞、骨髓或脑，有皱纸样表现者，有诊断价值。DNA 分析越来越频繁（参见可疑遗传性代谢紊乱的检查）。

治疗

■ **Ⅰ型和Ⅲ型：葡糖脑苷脂酶替代**

■ 有时采用美格鲁特，依鲁司他，或脾切除术，骨髓或干细胞移植

对Ⅰ型及Ⅲ型，静脉注射葡糖脑苷脂酶进行酶替代治疗有效；Ⅱ型并无治疗措施。修饰该酶以有效输送至溶酶体。接受酶置换的患者需要监测血红蛋白和血小板，常规通过 CT 或 MRI 评价肝脏和肾脏的体积及通过骨骼检查、双能 X 线吸收仪扫描或 MRI 检查骨骼疾病。

米氮平片（100mg 口服，每日 3 次），一种葡萄糖基神经酰胺合成酶抑制剂，能减少葡萄糖脑苷脂酶的底物葡萄糖脑苷脂的浓度，是不能接受酶置换患者的另一选择。

依鲁司他（84mg 口服，每日 1 次或 2 次），另一种葡萄糖神经酰胺合酶抑制剂，也减少葡萄糖脑苷脂浓度。

伴贫血、白细胞减少或血小板减少的患者或脾体积增大引起不适时脾切除术可能会有帮助。贫血的患者需要输血。

骨髓移植或干细胞移植提供了有决定性的治愈的机会，但考虑其实际的患病率和死亡率，此被认为是最后的手段。

> **关键点**
>
> ■ 戈谢病是因葡萄糖脑苷脂酶缺陷引起的鞘脂代谢障碍，导致葡萄糖脑苷脂的沉积
> ■ 有三种类型，在流行病学、酶活性和临床表现上差异很大
> ■ 症状和体征因疾病类型不同而不同，但最常见的是肝脾肿大或中枢神经系统改变
> ■ 戈谢病的诊断是通过白细胞的酶分析；检测携带者，并通过突变分析区分类型
> ■ Ⅰ型和Ⅲ型的治疗包括用葡糖脑苷脂酶，有时使用美格鲁特，protelustat，脾切除术或干细胞或骨髓移植的酶替代；没有治疗Ⅱ型

克拉贝病

（克拉贝病；半乳糖神经酰胺脂质贮积病；Globoid 细胞脑白质营养不良）

克拉贝病是一种遗传代谢病，是鞘脂代谢障碍，能引起

精神发育迟缓、麻痹、失明、耳聋、假性延髓性麻痹，最终进展死亡。

欲了解更多信息，请参阅神经类脂增多症表（参见可疑遗传性代谢紊乱的检查）。

克拉贝病是常染色体隐性遗传的半乳糖脑苷脂 β-半乳糖苷酶缺陷症。

婴儿期受累，特征性临床表现包括神发育迟缓、麻痹、失明、耳聋、假性延髓性麻痹，最终进展为死亡。

克拉贝病的诊断根据白细胞和培养的成纤维细胞的酶学分析（参见可疑遗传性代谢紊乱的检查）。

因为骨髓移植有效地延迟症状的发生，有时产前检查或新生儿筛查（在纽约是常规筛查）施行。

异染性脑白质病

（硫脂脂肪沉积）

异染性脑白质病是一种遗传代谢病，是酰基硫酸酯酶A缺陷引起的鞘脂代谢障碍，导致进行性麻痹和痴呆，到10岁前死亡。

欲了解更多信息，请参阅神经类脂增多症表（参见可疑遗传性代谢紊乱的检查）。

在异染性脑白质营养不良中，芳基硫酸酯酶A缺乏导致异染色体脂质积聚在中枢神经系统的白质中，周围神经，肾脏，脾脏和其他内脏器官中；在神经系统中的积累引起中枢和外周脱髓鞘。存在许多类型基因突变，患者起病年龄和进展速度差异很大。

婴儿型以开始于4岁前的进行性麻痹和痴呆为特征，在症状首发后的5年内死亡。

青少年型在4~16岁出现步态障碍、智能缺陷、外周神经病变的表现。与婴儿型相反，深腱反射通常是灵敏的。还有一种症状轻度的成人型。

异染性脑白质退化症的诊断是通过临床和神经传导速度减慢的研究结果表明；它是通过在白细胞或培养的皮肤成纤维细胞检测酶缺乏证实（参见可疑遗传性代谢紊乱的检查）。

异染性脑白质营养不良没有有效治疗方法。

尼曼-匹克病

尼曼-匹克病是一种遗传代谢病，是由于鞘磷脂酶活性缺陷导致的鞘脂代谢障碍，导致网状内皮细胞中鞘磷脂（神经酰胺磷酰胆碱）的沉积。

欲了解更多信息，请参阅鞘脂沉积病表中的其他脂质贮积病表（参见可疑遗传性代谢紊乱的检查）。

尼曼-匹克病遗传是常染色体隐性遗传，最常见于阿什肯纳齐犹太人；存在2种类型A和B。C型尼曼-匹克病是一种不是酶缺陷相关造成的异常胆固醇沉积。

A型尼曼-匹克病患儿鞘磷脂酶活性<正常的5%。该病以肝脾肿大、生长发育滞缓和进行性神经变性为特征。通常在2或3岁死亡。

B型尼曼-匹克病患儿鞘磷脂酶活性介于正常的5%~10%。该型的临床变化比A型更大。可能发生肝脾肿大和淋巴结病。全血细胞减少症很常见。大多数B型患者具有很少或没有神经系统受累并且存活到成年期；它们可能在临床上与I型戈谢病相似。在B型患者中进行性肺浸润是主要的并发症。

诊断
- **产前筛查**
- 白细胞鞘磷脂酶测定

通过病史和检查，尤其是肝脾肿大，疑诊此病。通过白细胞鞘磷脂酶的分析来确诊尼曼-匹克病，通过羊膜腔穿刺或绒膜绒毛取样可以产前诊断。可以进行DNA检查来诊断携带者（参见可疑遗传性代谢紊乱的检查）。

治疗
- 治疗包括可能的骨髓移植，干细胞移植和酶替代疗法

骨髓移植，干细胞移植和酶替代疗法正在成为一个潜在的治疗选择。

家族性黑蒙性白痴病和桑德霍夫病

家族性黑蒙性白痴病和桑德霍夫病（Sandhoff disease）都是遗传代谢病，是己糖胺酶缺陷引起的鞘脂代谢障碍，能引起严重的神经系统症状和早期死亡。

神经节苷脂是脑部复杂的神经鞘脂。有两种主要形式，GM_1 和 GM_2 它们都可能参与溶酶体贮积病；有2种主要类型的 GM_2 神经节苷脂沉积症，其中每一种都可以由许多不同的突变引起。

欲了解更多信息，请参阅神经类脂增多症表（参见可疑遗传性代谢紊乱的检查）。

家族性黑蒙性白痴病　己糖胺酶A的缺陷导致脑部 GM_2 的沉积，是常染色体隐性遗传。东欧犹太人中1/27的正常成年人携带最常见的突变基因，法国-加拿大混血儿和美国路易安那州法裔后代中也存在其他突变基因。

泰-萨克斯病的儿童6月龄以后缺少发育的标志性阶段，发展为进行性认知和运动障碍，导致癫痫发作、精神发育迟缓、麻痹，在5岁前死亡。常见樱桃红色斑点。

家族性黑蒙性白痴病通过临床诊断，根据酶学分析确诊（参见可疑遗传性代谢紊乱的检查）。

缺乏有效的治疗，治疗集中于分析酶活性和突变检测来筛查有高风险的孕妇和遗传咨询以寻找携带者。

桑德霍夫病　合并己糖胺酶A和B缺陷。临床症状包括开始于6个月的进行性脑功能退化，伴有失明、樱桃红斑和听觉过敏。除了存在内脏累及（肝大和骨变化）和没有种族关联之外，它在病程，诊断和治疗方面几乎与家族性黑蒙性白痴疾病无法区分。

嘌呤和嘧啶代谢障碍概述

嘌呤和嘧啶是RNA和DNA的产物，是细胞能量代谢（ATP和NAD）和信号转导过程（GTP、cAMP、cGMP）中的重要组成成分。嘌呤和嘧啶可以新合成，也可以是通过正常旁路代谢循环再利用。嘌呤的分解代谢终产物为尿酸，嘧啶分解代谢产生枸橼酸循环中间产物。

嘌呤和嘧啶代谢障碍包括：

- 嘌呤分解代谢紊乱
- 嘌呤核苷酸合成障碍
- 嘌呤补救障碍
- 嘧啶代谢障碍(参见可疑遗传性代谢紊乱的检查)

嘌呤分解代谢障碍

嘌呤和嘧啶是 RNA 和 DNA 的产物,是细胞能量代谢(ATP 和 NAD)和信号转导过程(GTP、cAMP、cGMP)中的重要组成成分。嘌呤和嘧啶可以新合成,也可以是通过正常旁路代谢循环再利用。嘌呤的分解代谢终产物为尿酸。

除了嘌呤分解代谢紊乱,嘌呤代谢障碍(表 303-25)包括:

- 嘌呤核苷酸合成障碍
- 嘌呤补救障碍

(参见可疑遗传性代谢紊乱的检查)。

表 303-25 嘌呤代谢障碍

疾病(OMIM 编号)	蛋白质或酶缺陷	基因或基因组缺陷(染色体位置)	注释
焦磷酸钙关节病(软骨钙质沉着病-2;118600)	核苷三磷酸腺苷焦磷酸升高	ANKH(5p15.2-p14.1)*	**生化特征**:关节中焦磷酸钙晶体 **临床特征**:反复发作的单关节或多关节炎 **治疗**:无明确疗法
莱施-尼汉综合征(300322) 经典型 变异型	次黄嘌呤-鸟嘌呤转磷酸核糖基酶	HPRT(Xq26-q27.2)*	**生化特征**:高尿酸血症,高尿酸尿症 **临床特征**:尿布中橙色沙晶、生长障碍、尿酸性肾病变和关节病、运动迟缓、肌张力降低、自伤行为、僵直、反射亢进、锥体外系症状合并舞蹈徐动症、构音障碍、吞咽困难、发育障碍、巨红细胞性贫血 变异型中,没有自伤行为 **治疗**:支持性治疗、保护措施、别嘌醇、苯二氮䓬类药物、某些实验方法
磷酸核糖焦磷酸合成酶的活性增加(311850)	磷酸核糖焦磷酸合成酶	PRPS1(Xq22-q24)*	**生化特征**:高尿酸血症 **临床特征**:巨幼细胞性骨髓、共济失调、肌张力降低、肌张力过高、精神运动迟缓、多发性神经病变、心肌病、心衰、尿酸性肾病变和关节病、糖尿病、脑内钙化 **治疗**:别嘌醇、抗炎药物、秋水仙素、丙磺舒、磺吡酮
磷酸核糖焦磷酸合成酶缺乏症(311850)	磷酸核糖焦磷酸合成酶	PRPS1(Xq22-q24) PRPS2(Xp22.3-p22.2)	**生化特征**:尿中乳清酸增加、低尿酸血症 **临床特征**:发育障碍、癫痫合并高度节律失调、巨幼细胞性骨髓 **治疗**:ACTH
遗传性黄嘌呤尿症 Ⅰ型(278300) Ⅱ型(603592)	黄嘌呤脱氢酶 黄嘌呤脱氢酶和醛氧化酶	XDH(2p23-p22)*	**生化特征**:黄嘌呤尿、低尿酸血症、低尿酸尿 **临床特征**:黄嘌呤性结石、肾病、肌病 **治疗**:高流体摄入;低嘌呤饮食
维生素 B4 磷酸核糖转移酶缺乏(102600) Ⅰ型 Ⅱ型	维生素 B4 磷酸核糖转移酶 无酶活性 残余酶活性	APRT(16q24.3)*	**生化特征**:尿 2,8-双羟维生素 B4 **临床特征**:尿石症、肾病、圆黄棕色尿晶体 **治疗**:高流体摄入、低嘌呤饮食、避免膳食碱、肾移植
腺苷脱氨酶缺乏(102700)	腺苷脱氨酶	ADA(20q13.11)*	**生化特征**:血清腺苷和 2′-脱氧腺苷升高 **临床特征**:生长障碍、骨骼改变、复发性感染、重症联合免疫缺陷、B 细胞淋巴瘤、溶血性贫血、特发性血小板减少性紫癜、肝脾肿大、肾小球硬化症 **治疗**:支持性治疗、酶替代、骨髓或干细胞移植、试验性基因治疗
腺苷脱氨酶增加(102730)	腺苷脱氨酶	ADA	**生化特征**:轻度高尿酸血症 **临床特征**:溶血性贫血合并不均性红细胞异形症和口形红细胞增多症 **治疗**:脱氧助间型霉素

续表

疾病（OMIM 编号）	蛋白质或酶缺陷	基因或基因组缺陷（染色体位置）	注 释
嘌呤核苷磷酸化酶缺陷（164050）	嘌呤核苷磷酸化酶	NP（14q13.1）*	**生化特征**：低尿酸血症；低尿酸尿；高血肌苷和鸟嘌呤；高尿肌苷、2′-脱氧肌苷及 2′-脱氧鸟苷 **临床特征**：生长障碍、细胞免疫缺陷、复发性感染、肝脾肿大、脑血管炎、痉挛性大脑性两侧瘫、四肢轻瘫、共济失调、震颤、肌张力降低、肌张力过高、发育障碍、自身免疫性溶血性贫血、特发性血小板减少性紫癜、淋巴瘤、淋巴肉瘤 **治疗**：支持性治疗，干细胞移植
肌腺苷酸脱胺酶缺乏症（磷酸腺苷脱氨酶 I；102770）	肌腺苷酸脱胺酶	AMPD1（1p21-p13）*	**生化特征**：无特异变化 **临床特征**：新生儿无力和肌张力降低；运动诱导的无力或痉挛；运动后，嘌呤释放减少和血氨低增长（相对于乳酸） **治疗**：核糖或木糖醇
腺苷酸激酶缺乏症（103000）	腺苷酸激酶	AK1（9q34.1）*	**生化特征**：无特异变化 **临床特征**：溶血性贫血 **治疗**：支持性治疗
腺苷酸琥珀酸裂解酶缺乏症（103050） Ⅰ型（重度） Ⅱ型（轻度）	腺苷酸基琥珀酸裂解酶	ADSL（22Q13.1）*	**生化特征**：体液中琥珀酰腺苷酸和琥珀酰氨基咪唑甲酰胺核苷酸升高 **临床特征**：孤独症、严重精神运动延迟、癫痫、生长延迟、肌肉萎缩 **治疗**：支持性治疗、维生素 B4、核糖

* 已经鉴别出基因，并且已经阐明分子基础。
OMIM，在线人类孟德尔遗传（见 OMIM 数据库，网址：http://www.ncbi.nlm.nih.gov/omim）。

肌腺苷酸脱氨酶缺乏（肌腺苷单磷酸脱氨酶缺乏） 该酶催化 AMP 转化为肌苷和氨。缺乏可无症状，也可能会导致运动性肌痛或痉挛；表达似乎是可变的，因为，虽然突变等位基因（10%～14%）的频率高，肌肉表型的频率在患者纯合的突变等位基因相当低。当症状型患者锻炼时，不能和正常人一样积聚氨和次黄嘌呤核苷酸，也据此可诊断本病。

肌腺苷酸脱胺酶缺乏症治疗是给予适当强度锻炼。

腺苷脱氨酶缺乏 腺苷脱氨酶将腺苷和脱氧腺苷转化为肌苷和脱氧肌苷，后者进一步降解，排出体外。酶缺乏导致腺苷聚集，它由细胞激酶转化为它的核糖核苷酸和脱氧核糖核苷酸（的 dATP）形式的积累。该增加的 dATP 抑制核糖核苷酸还原酶等脱氧核糖核苷酸的产生。结果是 DNA 复制受损。腺苷脱氨酶缺陷可以引起一种类型的严重的免疫缺陷病。

可据红细胞和白细胞酶活性降低作出腺苷脱氨酶缺乏诊断。

腺苷脱氨酶缺乏的治疗给予骨髓移植和干细胞移植或酶替代疗法。体细胞基因治疗也在评估中。

嘌呤核苷磷酸化酶缺乏 这是一种少见的常染色体隐性遗传。表现为淋巴细胞减少，胸腺缺乏，复发性感染和低尿酸血症。很多伴有精神发育延迟、共济失调和痉挛。（表303-25）

嘌呤核苷磷酸化酶缺陷的诊断是依据红细胞中的低酶活性。

治疗为骨髓移植或干细胞移植。

黄嘌呤氧化酶缺乏 这种酶催化黄嘌呤和次黄嘌呤氧化为尿酸。缺乏导致黄嘌呤的积聚，这可能从尿中析出，从而引起有症状的泌尿系统结石，如血尿，泌尿系统绞痛，尿路感染。

黄嘌呤氧化酶缺乏的诊断根据血尿酸水平低，而血和尿中黄嘌呤和次黄嘌呤水平升高。酶学分析需要行肝或肠黏膜的活检，通常很少检查。

黄嘌呤氧化酶缺乏症的治疗是大量液体摄入以抑制结石的形成，别嘌醇可在部分患者中使用。

嘌呤核苷酸合成障碍疾病

嘌呤和嘧啶是 RNA 和 DNA 的产物，是细胞能量代谢（ATP 和 NAD）和信号转导过程（GTP、cAMP、cGMP）中的重要组成成分。嘌呤可以新合成，也可以是通过正常旁路代谢循环再利用。嘌呤的分解代谢终产物为尿酸。

除了嘌呤核苷酸合成障碍，嘌呤代谢障碍（表 303-25）包括：

- 嘌呤分解代谢紊乱
- 嘌呤补救障碍

（参见可疑遗传性代谢紊乱的检查）。

磷酸核糖焦磷酸合成酶活性增强 为 X 性连锁隐性遗

传,引起嘌呤产生过多。过多的嘌呤降解引起高尿酸血症、痛风和神经发育异常。

磷酸核糖焦磷酸合成酶超活性的诊断根据红细胞和皮肤成纤维细胞酶学分析。

磷酸核糖焦磷酸合成酶活性增强,其治疗是采用别嘌醇和低嘌呤饮食。

腺苷基琥珀酸裂解酶缺乏 是一种常染色体隐性遗传,引起严重的智力发育障碍、孤独症行为、惊厥。

腺苷酸激酶缺乏的诊断根据脑脊液和尿中升高的琥珀酸氨基咪唑氨甲酰核糖苷和丁二酰腺苷。

腺苷酸激酶缺乏尚无有效治疗方法。

嘌呤补救障碍

嘌呤和嘧啶是 RNA 和 DNA 的产物,是细胞能量代谢(ATP 和 NAD)和信号转导过程(GTP、cAMP、cGMP)中的重要组成成分。嘌呤可以新合成,也可以是通过正常旁路代谢循环再利用。嘌呤的分解代谢终产物为尿酸。

除了嘌呤补救紊乱,嘌呤代谢障碍(表 303-25)包括:
- 嘌呤分解代谢紊乱
- 嘌呤核苷酸合成障碍

(参见可疑遗传性代谢紊乱的检查)。

莱施-尼汉综合征 这是由次黄嘌呤-鸟嘌呤磷酸核糖转移酶(HPRT)缺乏引起的罕见的 X 连锁的隐性疾病;缺陷程度(和随之出现的临床表现)随特定突变而变化。HPRT 缺乏导致次黄嘌呤和鸟嘌呤的补救途径失效。这些嘌呤反而降解成尿酸。另外,肌醇单磷酸和鸟苷酸单磷酸的减少,使 5-磷酸核糖-1-焦磷酸盐(PRPP)向 5-磷酸核糖胺的转化增加,使尿酸大量生成。高尿酸血症易患痛风及其并发症。患者还具有许多认知和行为功能障碍,其病因不清楚;他们似乎与尿酸无关。

通常在 3~12 月龄时出现临床症状,即尿中出现橘黄色沉淀(黄嘌呤),病情进展,累及中枢系统,出现智力障碍、痉挛性脑性瘫痪、不随意运动和自残行为(特别使咬自己)。后来,慢性高尿酸血症引起痛风症状,表现为尿石症、肾病、痛风性关节炎和痛风结节。

莱施-尼汉综合征的诊断根据临床症状、肌张力障碍、智力发育迟缓、自伤行为。血清尿酸水平升高,确诊需要行 HPRT 酶学分析。

治疗是支持性的,中枢系统功能障碍没有确凿的治疗。自伤行为需要给予身体限制、拔牙和药物治疗。高尿酸血症用低嘌呤饮食(如避免器官肉,豆类,沙丁鱼)和别嘌醇[一种黄嘌呤氧化酶抑制剂(嘌呤分解代谢途径中的最后一种酶)]治疗。别嘌醇抑制次黄嘌呤向尿酸的转化,次黄嘌呤具有很高的可溶性,易于排泄。

维生素 B_4 磷酸核糖基转移酶缺乏 是一种很少见的常染色体隐性遗传病,导致维生素 B_4 再利用(嘌呤再合成)障碍。积聚的维生素 B_4 被氧化成 2,8-双氧维生素 B_4 并在尿中沉积,引起与尿酸性肾病(肾绞痛、反复感染,如果诊断较晚,可出现肾衰竭)相似的症状。可于任何年龄发病。

维生素 B_4 磷酸核糖转移酶缺陷的诊断是通过检测尿中 2,8-二羟维生素 B_4、8-羟基维生素 B_4 和维生素 B_4 的升高,并通过酶测定法证实;血清尿酸正常。

维生素 B_4 磷酸核糖转移酶缺乏症的治疗是具有饮食嘌呤限制,大量液体摄入和避免尿碱化。肾移植是终末期肾病的治疗手段。

嘧啶代谢障碍

嘧啶可以新合成,也可以是通过正常旁路代谢循环再利用。嘧啶分解代谢产生枸橼酸循环中间产物。有几种嘧啶代谢紊乱(表 303-26)(参见可疑遗传性代谢紊乱的检查)。

表 303-26 嘧啶代谢障碍

疾病(OMIM 编号)	蛋白质或酶缺陷	基因或基因组缺陷(染色体位置)	注 释
遗传性乳清酸尿症 Ⅰ型(258900) Ⅱ型(258920)	UMP 合成酶(乳清酸核苷-5'-焦磷酸化酶和脱羧酶) 乳清酸核苷-5'-脱羧酶	UMPS(3q13)* —	**生化特征**:尿乳清酸盐升高 **临床特征**:巨幼红细胞性贫血、复发性感染、细胞免疫缺陷、发育障碍 **治疗**:尿苷、尿苷酸和胞嘧啶核苷酸
双氢嘧啶脱氢酶缺乏(274270) 先天性障碍型 药理型	二氢嘧啶脱氢酶	DPYD(1p22)*	**生化特征**:尿中尿嘧啶、胸腺嘧啶和 5-羟甲基升高 **临床特征**:先天性障碍型中,生长和发育迟缓、癫痫、僵直、小头畸形 药理型中,对氟尿嘧啶有不良反应,包括骨髓抑制、神经毒性、胃肠道和皮肤症状、死亡 **治疗**:无特异治疗,除了停用药物
二氢嘧啶尿(222748)	二氢嘧啶酶	DPYS(8q22)*	**生化特征**:尿中二氢尿嘧啶和二氢胸腺嘧啶升高 **临床特征**:各异;喂食问题、癫痫、嗜睡、恍惚、代谢性酸中毒 有时是良性的 **治疗**:未建立
β-脲基丙酸酶缺乏症(210100)	β-脲基丙酸酶(β-丙氨酸合成酶)	UPB1(22q11.2)*	**生化特征**:尿中脲基丙酸和脲基丁酸升高 **临床特征**:小头畸型、发育迟缓、肌张力障碍、脊柱侧凸 **治疗**:未建立

续表

疾病（OMIM 编号）	蛋白质或酶缺陷	基因或基因组缺陷（染色体位置）	注 释
5'嘧啶核苷酸酶缺乏症（266120）	5'-磷酸水解酶	NT5C3（7p15-p14）*	生化特征：无特异特征 临床特征：溶血性贫血、嗜碱性颗粒 治疗：支持性治疗
活化诱导胞嘧啶核苷脱氨酶缺乏（高IgM综合征Ⅱ型；605257）	活化诱导胞嘧啶核苷脱氨酶	AICDA（12p13）*	生化特征：高IgM、低~缺乏IgG和IgA 临床特征：复发性细菌感染、有缺陷的Ig类转换 治疗：感染控制

* 已经鉴别出基因，并且已经阐明分子基础。
OMIM，在线人类孟德尔遗传（见 OMIM 数据库，网址：http://www.ncbi.nlm.nih.gov/omim）。

尿苷单磷酸合成酶缺乏（遗传性乳清酸尿症） 该酶催化乳清酸磷酸核糖基转移酶和乳清酸核苷-5'-单磷酸脱羧酶反应。该酶缺乏可致乳清酸积聚，引起临床表现：巨幼红细胞性贫血、乳清酸结晶尿、肾病、心脏畸形、斜视和反复感染。

尿苷-磷酸合酶缺乏的诊断根据多种组织中的酶学分析（参见可疑遗传性代谢紊乱的检查）。

尿苷单磷酸合酶缺乏症的治疗是用口服尿苷补充。

304. 遗传性肌病

遗传性肌病引言

肌营养不良是由于正常肌肉的结构和功能所需的一个或几个基因功能缺陷造成的遗传性进行性的肌肉疾病。Duchenne 肌营养不良或假肥大性肌营养不良是最常见和最重要的类型。Becker 肌营养不良尽管密切相关但发病较晚、症状较轻（参见第2317页）。其他类型有 Emery-Dreifuss 肌营养不良、肌强直性营养不良、肢带营养不良、面肩胛臂肌营养不良、眼咽型肌营养不良和先天性肌营养不良（参见第2317页）。肌肉萎缩症是以选择性的乏力和特殊的遗传异常为特征加以区分的。

其他遗传性肌肉疾病包括先天性肌病（参见第2319页）和家族性周期性瘫痪（参见第2320页）。

影响肌肉的遗传性代谢紊乱，例如线粒体氧化磷酸化和糖原贮积症，将在遗传代谢病章节讨论。只有那些全部或大多数对肌肉产生影响的疾病将在本章中讨论。

Duchenne 肌营养不良和 Becker 肌营养不良

Duchenne 肌营养不良和 Becker 肌营养不良都是X连锁隐性遗传病，以肌肉纤维变性引起的进行性近端肌肉无力为特征。Becker 肌营养不良发病较晚，症状较轻。临床怀疑此病，经检测突变基因产生的 Duchenne 肌营养不良抗肌萎缩蛋白而确诊。治疗的重点是通过物理疗法和使用大括号和支撑矫形维持功能；对于一些严重功能下降的患者，给予泼尼松或地夫可特。

Duchenne 肌营养不良和 Becker 肌营养不良由位于 Xp21.2 位点的肌营养蛋白基因的突变所引起的，这个肌营养不良蛋白基因是已知的人类最大的基因。在 Duchenne 肌营养不良中，基因突变导致肌肉细胞膜上的 Duchenne 肌营养障碍（<5%）抗肌萎缩蛋白缺失。在 Becker 肌营养不良中，基因突变导致 Duchenne 肌营养障碍抗肌萎缩蛋白异常生成或不足。

Duchenne 肌营养不良累及1/4 700活产男婴。Becker 肌营养不良累及1/30 000活产男婴。女性携带者可有无症状性 CK 浓度升高和可能性的小腿肥大。

症状及体征

Duchenne 肌营养不良 典型的 Duchenne 肌营养不良常在2~3岁时症状明显。肌无力影响近端肌肉，开始时影响下肢。儿童常表现为蹒跚步态、用脚趾走路和脊柱前凸。他们在跑步、跳跃、爬楼梯和从地面上站立时存在困难。儿童经常跌倒，往往造成手臂或腿部骨折（约占患者20%）。几乎所有的患儿肌无力慢慢进展，肢体屈曲性挛缩和脊柱侧凸进展。发展成肌假性肥大（脂肪和纤维取代了特定肥大的肌肉组织，尤其是在腓部）。许多患者在12岁时就坐上轮椅，在20岁时死于呼吸系统并发症。

心肌受累的影响包括扩张性心肌病，传导异常和心律失常。这种并发症到患者14岁时占1/3，而到患者18岁时所有患儿均有这种并发症；然而，因为这些患者不能体力活动，心脏受累通常是无症状的，直到在疾病晚期才出现症状。大约1/3的患者有轻度、非进展性的智力缺陷，影响语言能力更明显。

Becker 肌营养不良 这种疾病通常出现症状较晚，程度较轻。离床活动通常维持至少到15岁,许多患儿保持不卧床直至成年。受影响最严重的患儿存活到30多岁和40多岁。

诊断

- 肌肉活检,随后免疫组化分析肌营养不良蛋白
- DNA 突变分析

在有特征性临床表现、起病年龄和 X 连锁隐性遗传的家族史时怀疑本病。肌病的改变在肌电图(典型的是快速反复的短的低振幅的运动电位)和肌肉活检(坏死和肌纤维长度明显的变异)上明显。CK 水平常高于正常的 100 倍。

通过 Duchenne 肌营养障碍抗肌萎缩蛋白免疫染色的分析来确诊。Duchenne 肌营养障碍抗肌萎缩蛋白在 Duchenne 肌营养不良患者中查不到。在 Becker 肌营养不良患者中,Duchenne 肌营养障碍抗肌萎缩蛋白常常是不正常的(分子量低),或者浓度低。外周血淋巴细胞 DNA 突变分析也能通过 Duchenne 肌营养障碍(*dystrophin*)基因的异常来明确肌营养不良蛋白基因突变(Duchenne 肌营养不良患者中 70%存在缺失,而 Becker 肌营养不良患者中 85%存在缺失,而两个约组10%的患者存在重复)。

Duchenne 肌营养不良患者应该在诊断时或年龄 6 岁时接受心电图及超声心动图心功能的基线评估。

携带者检查和产前诊断是可行的,包括常规检查如家谱分析、CK 检查、胎儿性别检查和肌肉组织重组 DNA 分析、Duchenne 肌营养障碍抗肌萎缩蛋白免疫染色。

治疗

- 支持治疗
- 有时采用泼尼松或地夫可特
- 有时,心肌病,血管紧张素转化酶抑制药和/或 β 受体阻滞剂
- 有时矫正手术

目前尚无特异性治疗方法鼓励适度的(次于最大的)体力活动,只要有可能避免失用性萎缩或不活动而引起的并发症。被动活动可以延长离床运动的时间。整形外科干预的目的是维持功能,防止挛缩。睡眠时佩戴踝足矫形器可能有助于防止屈曲挛缩。腿的支架能短期帮助行走或站立。有时需要矫形手术,特别是对脊柱侧凸。应避免肥胖;热量需求可能少于正常,这是因为体力活动降低。

呼吸功能不全可以通过无创呼吸支持来治疗(如鼻罩,参见第 2507 页)。选择性气管切开术逐渐被接受,使患者能活到 20 多岁。对于扩张型心肌病,血管紧张素转化酶抑制药和/或 β 受体阻滞剂可能有助于预防或延缓疾病进展。

对于 Duchenne 肌营养不良,每日泼尼松或地夫可特被认为是适用于>5 岁,且运动技能不再增加或是运动技能下降的患儿。开始该疗法后,最早 10 日之后药物即开始发挥效用,而在 3 个月时疗效达到峰值并持续长达 6 个月。长期使用可以延长离床活动 3~4 年,提高了定时功能测试(测量孩子如何快速完成一个功能任务,如散步或从地板上爬起来),维持肺功能,降低骨科并发症,稳定心脏功能。隔日应用泼尼松是无效的。体重增加和库欣征是用药后 6~18 个月常见的不良反应。椎体压缩和长骨骨折的风险也增加。

对 Becker 肌营养不良患儿应用泼尼松或地夫可特,目前尚未得到充分的研究。

基因治疗还不可行。建议做遗传咨询(参见第 2063 页)。

> #### 关键点
>
> - Duchenne 肌营养不良和 Becker 肌营养不良都是 X 连锁隐性遗传病,引起肌营养不良蛋白降低,这是肌细胞膜中的一种蛋白质
> - 患者有显著的,进展的无力症状,导致严重残疾,包括行走困难,频繁跌倒,扩张型心肌病,和由于呼吸功能不全导致的早期死亡
> - 主动和被动锻炼是很有帮助的,结合腿支撑和踝足矫形器一起使用
> - 每日泼尼松或地夫可特能改善假肥大性肌营养不良肌肉力量和质量,虽然不良反应是常见的
> - 血管紧张素转化酶抑制药和/或 β 受体阻滞剂可能有助于预防或延缓心肌病的进展。
> - 通气支持(无创性,后来的,侵入性)有助于延长寿命

Emery-Dreifuss 肌营养不良

可以是常染色体显性遗传、常染色体隐性遗传(很少见)或者 X 性连锁隐性遗传。总体发病率未知。女性可以是携带者,因为 X 连锁的关系临床上只有男性发病。与 Emery-Dreifuss 肌营养不良相关的基因编码特定的核膜蛋白-核纤层蛋白:A/C(常染色体)和伊默菌素(emerin)(X 连锁)。

症状及体征

肌肉无力和消瘦在二十岁前均可发生,经常影响二头肌和三头肌,有时也影响腿部远处肌肉。早期挛缩是特征性的。心脏常常受累,表现有房性停搏、传导异常(房室传导阻滞)、心肌病,很可能猝死。

诊断

临床表现、起病年龄和家族史怀疑为此诊断,包括中度升高的血清 CK 水平、肌电图和肌肉活检上的肌肉病变特征。DNA 检测确诊。

治疗

治疗包括预防挛缩的疗法。心脏起搏器有时对传导异常的患者而言是救命的。

肌强直性营养不良

是白人中最常见的肌营养不良,发病率为一般人群中 1/8 000。外显率各异的常染色体显性遗传。两个基因位点 DM1 和 DM2 的异常引起该病。

先天性肌强直性营养不良 受累的母亲,以及很少受累的父亲,其 DM 1 突变可能导致后代患有一种严重类型的肌强直,被称为先天性肌强直性营养不良。这种形式的特点是重症肌无力(婴儿猝死),摄食和呼吸困难,骨骼畸形,面部无力,和精神运动发育延迟。高达 40%的婴儿不能存

活,通常是因为呼吸衰竭或心肌病。高达60%的存活者有智力障碍。

症状及体征

肌强直性营养不良的症状和体征包括肌强直（肌肉收缩后松弛延迟）、无力和远端肢体肌肉（尤其是手）及面部肌肉松弛（上睑下垂常见）和心肌病。还可以伴有智力障碍、白内障和内分泌紊乱。

死亡是最常见的病因是呼吸和心脏疾病,年龄较小即患有心律失常和严重的肌无力患者是在过早死亡的风险增加。平均死亡年龄为54岁。

诊断

诊断是通过特有的临床表现,发病年龄,家族史,并通过DNA检测证实。

治疗

肌强直可能对膜稳定药物（如美西律,普鲁卡因胺,奎尼丁,苯妥英,卡马西平）有反应。这些药物中,美西律已被证明能显著降低非营养不良型肌强直,因此对于存在功能限制肌强直的强直性肌营养不良症患者,美西律已经成为一线药物。因为美西律在少数情况下能加重伴有室性心律失常的心律失常患者,因而药物禁用于第二或第三度房室传导阻滞患者;有专家建议在美西律治疗开始之前咨询心脏病专家,特别是对那些有异常心电图的患者。然而,对于无力症状,也没有治疗是有效的,而不是肌强直性的,通常使得患者残疾;随着疾病的进展,通常需要对足下垂进行支撑。

肢带型肌营养不良

肢带发育不良最新发现有21个亚型,其中15个亚型为常染色体显性遗传,6个亚型为常染色体隐性遗传。总体发病率未知。已经发现几个常染色体位点,常染色体显性（5q,不清楚基因产物）和隐性［2q、4q（β-肌聚糖）、13q（γ-肌聚糖）、15q（钙蛋白酶,一种钙活化的蛋白酶）、17q（α-肌聚糖）］。从分子生物学的认识重新定义了这些疾病分类的方式。常染色体显性遗传模式被分类为LGMD 1A,-1B,-1C,等等,隐性遗传模式被分类为LGMD 2A,-2B,-2C,等。几个染色体位点已被确定为常染色体显性［5q（没有已知的基因产物）］和隐性（2q、4q的β-肌聚糖）,13q的（伽玛肌聚糖）,15q（钙蛋白酶,一钙激活蛋白酶）,和17q的（阿尔法肌聚糖或adhalin）遗传。结构（如肌营养不良蛋白相关糖蛋白）或非结构（如蛋白酶）蛋白质可能会受到影响。

症状及体征

患者的典型表现为缓慢进行性,对称性,近端肌无力伴或不伴面部累及和腱反射减弱或消失。骨盆或肩胛带肌可能先受到影响。常染色体显性遗传型发病症状的年龄范围从幼儿到成年。常染色体隐性遗传型发病症状往往是在儿童时期,而这些类型主要有骨盆带分布。

诊断

诊断是通过特有的临床表现,发病年龄,家族史提示,需要肌肉组织学,免疫细胞化学,Western blot分析,并为特定蛋白行基因检测。

治疗

治疗关注于维持功能和防止挛缩。由美国神经病学会最近发出指南,建议新诊断的LGMD,且心脏并发症的高风险的患者接受心脏评价,即使是没有心脏症状的患者,也建议接受心脏评价。对于呼吸衰竭的高危人群应进行肺功能检测。所有LGMD患者最好应就诊于专长神经肌肉疾病的多专业诊室。基因治疗,成肌细胞移植,中和肌肉生长抑制素抗体或生长激素抗体,目前尚未应用,而仅仅处于研究阶段。

面肩胛臂肌营养不良

面肩肱型肌营养不良症（FSHMD）是一种常染色体显性遗传疾病。这些患者中约98%,其面肩肱型肌营养不良症由4号染色体的长臂的缺失引起的,位于4q35。这些患者中10%~33%,其突变是新发的（散发的）,而不是遗传的。面肩肱型肌营养不良症是Duchenne肌营养不良和肌强直性营养不良之后的第三最常见的进行性肌营养不良,累及1/20 000白人。

症状及体征

面肩肱型肌营养不良症是以面部肌肉和上肢肩带无力为特征的常染色体显性遗传病。症状可能在儿童早期出现,通常是在十几岁较为明显;在20岁时有95%的患者具有临床表现。初期症状是缓慢渐进的,可能包括吹口哨困难,闭眼困难,提上臂困难（归因于肩胛骨稳定肌的无力）。患者最终出现面部表情的变化。

该病程是可变的。许多患者并不会称为残疾,并有一个正常的预期寿命。而其他患者到了成年期则需要在轮椅上度过。对于其中的婴儿型,其特点是面部,肩部和臀部,腰部无力,是快速进展的,残疾始终是严重的。经常与该疾病相关的非肌肉症状包括耳聋和视网膜血管异常。

诊断

诊断是通过特有的临床表现,发病年龄,家族史,并通过DNA检测证实。

治疗

目前尚没有特异性的治疗,但物理治疗有助于维持功能。监测视网膜血管异常是必不可少的,以防止失明。

先天性肌营养不良症

先天性肌营养不良症是指出生时就有的明显的肌营养不良,不是一个单独的疾病,而是肌营养不良一种少见形式。所有这些营养不良是隐性遗传和各种不同的基因突变所致,包括那些编码对基底膜或骨骼肌纤维的细胞外基质的结构蛋白的基因突变引起的。任何新生儿松软现象都应该疑及本病诊断,但是需通过肌肉活检鉴别先天性肌病（参见第2319页）。

治疗是支持性的,包括物理治疗,这可能有助于保持功能。

先天性肌病

先天性肌病有时是指数百个不同的可能出生时就存在

的神经肌肉疾病,但是更多的时候是用来指一组罕见的遗传性原发性肌肉疾病,这些疾病在出生时或新生儿期引起肌张力减低和无力,在某些病例中,可能在儿童期出现运动发育延迟。

最常见的四种先天性肌病是:
- 杆状体
- 肌管
- 核心
- 先天性纤维失调

主要通过组织学特征、症状和预后来区分它们。诊断靠特征性临床表现,靠肌肉活检来确诊。治疗是支持性的,包括物理治疗,这可能有助于保持功能。

纤维性肌病 纤维性肌病是最常见的先天性肌病,可能是常染色体显性遗传,也可能是常染色体隐性遗传。致病突变已被确定在6个基因,所有这些基因都与细丝蛋白的产生有关。新生儿的纤维性肌病的症状有重度、中度或轻度。严重受累的患儿可能会有呼吸肌无力和呼吸衰竭。中度疾病产生面部、颈部、躯干和足部肌肉的进行性无力,但不影响寿命。轻度疾病是非进行性的,寿命正常。

肌管肌病 肌管肌病常染色体或 X 染色体连锁的。肌管肌病累及男性,会导致严重的骨骼肌无力和肌张力减低,面部肌肉无力、吞咽不协调、呼吸肌无力和呼吸衰竭。患有较轻类型肌管肌病的患者可以存活到成年期。

轴肌病 常染色体显性遗传,但是也存在常染色体隐性遗传和散发模式。轴肌病的特点是肌活检标本部位(核心)氧化酶染色缺失;区域可能是外周型或中枢型,局灶性,多发性或广泛性。中央轴肌病是被鉴别出来的第一个先天性肌病。

受影响最严重的患者发展为新生儿肌张力低下和轻度近端肌肉无力的症状,但有时也体现不出来,直到成年。许多患儿也有面瘫。无力症状是进行性的,寿命是正常的,但有些患者受到严重影响和坐轮椅。与中央轴肌病相关的基因突变也与恶性高热的敏感性增加。

先天性纤维型失调 先天性纤维型失调是遗传性的,但对其疾病模式知之甚少。面部、颈部、躯干和肢体的肌张力减低经常伴随着骨骼异常和变形的特征。大部分受累患者随着年龄增加而改善,但是一小部分患者会发展成呼吸衰竭。

家族性周期性瘫痪

家族性周期性瘫痪是一种罕见的常染色体疾病,以偶发性迟缓性麻痹伴深腱反射消失和肌肉丧失对电刺激的反应为特征。有四种类型:高钾型、低钾型、甲状腺毒性型、Andersen Tawil 综合征型。根据病史提示此病,和由诱发一次发作而确诊(给予葡萄糖和胰岛素来引起低血钾或给予氯化钾导致高血钾)。治疗根据类型不同。

家族性周期性瘫痪的每种形式都涉及不同的基因和电解质的通道。70%的低钾型是由于染色体1q上电压敏感肌钙通道基因的α亚基突变所引起的(Ⅰ型 HypoPP)。在一些家庭中,突变位于17号染色体上钠通道基因α亚基中(HypoPP Ⅱ型)。虽然低血钾型是家族性周期性瘫痪的最常见的形式,三该形式仍然是相当罕见的,发病率为1/100 000。高血钾型家族性周期性瘫痪是由编码骨骼肌钠离子通道(SCN4A)α亚单位的基因突变引起。在甲状腺毒性型中的突变和受影响的电解质通道是未知的,但这种形式通常涉及低钾血症与甲状腺功能亢进的症状。亚洲男性甲状腺毒性型发病率最高。Andersen-Tawil 综合征是由于内向整流钾通道的常染色体显性缺陷引起的,患者可以有一个高,低,或正常的血清钾水平。

症状及体征

低血钾 低血钾型家族性周期性瘫痪中发作常发生在16岁之前。在大量体力活动之后的早晨,患者常醒来无力,无力可能较轻,仅局限在特定的肌肉群,或可能影响四肢。发作也能为丰富的碳水化合物饮食,情绪或生理应激,酒精摄入和冷暴露所诱发。眼部、延髓和呼吸肌肉未受累。患者仍清醒。血清 K 和尿 K 离子降低。肌无力可能持续高达24小时。

高血钾 在高血钾型家族性周期性瘫痪中,首发年龄更小,发作时间更短、更频繁,但程度不严重。发作常由于运动后休息,饭后运动或禁食引起。肌肉强直(肌肉收缩后松弛延迟)很常见。眼肌痉挛可能是唯一症状。

甲状腺毒性 发作持续数小时至数天,通常是由于运动,应激,或碳水化合物负荷,类似于低钾型。通常存在甲状腺毒性症状(如焦虑,情绪不稳,无力,震颤,心悸,怕热,出汗增多,体重减轻)。甲状腺功能亢进的临床特征往往是先于周期性瘫痪数月或数年发生;然而,已经注意到这些临床特征是周期性瘫痪同时发生(高达60%患者),或延后出现(高达17%患者)。

Andersen-Tawil 综合征 发作常发生在20岁之前,伴有全部或部分临床三联征。
- 周期性瘫痪
- QT 间期延长和室性心律失常
- 异形的生理特征

畸形的物理特征包括身材矮小,高腭弓,低耳位,鼻梁宽,小颌畸形,眼距增宽,五指,示指短小,脚趾指畸形。

运动后休息可诱发症状发作,常持续数日,每月发作。

诊断
- 临床评估
- 症状期间的血清钾浓度
- 有时进行刺激试验

最好的诊断依据是典型发作的病史。发作时测量血清钾离子可能是正常的。高血钾型家族性周期性瘫痪静脉注射氯化钾或在低血钾型家族性周期性瘫痪给予葡萄糖和胰岛素可以诱发典型发作。但是只有经验丰富的内科医生能尝试这种试验,因为诱发的发作可能伴随呼吸肌麻痹或心脏传导异常。

治疗
- 治疗因疾病的类型和严重度的不同而不同

低血钾 低血钾型家族性周期性瘫痪可以通过给予含

2~10g无糖口服溶液或静脉补氯化钾钾来治疗。随后给予低碳水化合物、低盐饮食,避免重体力劳动和酒精,每日2次口服乙酰唑胺250mg,可能有助于防止低血钾型周期性瘫痪的发作。

高血钾 轻度高血钾型家族性周期性瘫痪发作时可以通过轻度运动和给予2g/kg体重的负荷量葡萄糖来避免发作。明确的发作需用噻嗪类利尿药、乙酰唑胺或吸入的β受体阻滞剂。严重发作需要葡萄糖酸钙,或静脉输入胰岛素和葡萄糖。经常摄入富含碳水化合物、低钾食物、避免禁食和餐后迅速的重体力劳动和暴露于寒冷中,能预防高血钾型家族性周期性瘫痪的发作。

甲状腺毒性 急性发作采用氯化钾治疗(参见第2354页),密切监测血清钾水平。通过维持甲状腺功能正常状态,以预防发作,并给予β受体阻滞剂(如普萘洛尔)治疗。

Andersen-Tawil综合征 除了改变生活方式包括严密控制锻炼或活动水平,发作可以通过给予碳酸酐酶抑制剂(如乙酰唑胺)被防止。Andersen-Tawil综合征的主要并发症是由心律失常引起的猝死,并可能需要一个心脏起搏器或植入式心律转复除颤器,以控制心脏症状。

> **关键点**
> - 有4种类型的家族周期性瘫痪,是由电解质膜通道的罕见基因突变所造成的
> - 血清钾通常是异常的,但并不总是异常的,也可以是低或高
> - 患者有肌无力的间歇性发作,通常是由于锻炼诱发,有时是吃饭(特别是含碳水化合物)或酒精摄入后诱发
> - 诊断依据于典型症状,并检测症状发作期的血清钾水平
> - 通过纠正血清钾来治疗发作,通过推荐的生活方式的改变来预防发作

305. 幼年特发性关节炎

幼年特发性关节炎

幼年特发性关节炎是在16岁以及以前起病的风湿性疾病。关节炎,发热,皮疹,淋巴结肿大,脾肿大和虹膜睫状体炎为其典型症状。该病依靠临床诊断。治疗包括NSAID,关节内糖皮质激素和缓解疾病的抗风湿药物。

幼年特发性关节炎并不常见。病因不明,但是可能有基因易感性和自身免疫因素参与其中。幼年特发性关节炎与成人类风湿关节炎不同(参见第268页),尽管两者偶尔存在相似之处。

分类

幼年特发性关节炎并不是一种单一的疾病;该术语适用于一些发生在儿童和具有一定特征的慢性关节炎。目前的分类系统,是由国际风湿病学联盟协会所指定的,定义了基于临床和实验室研究结果的疾病分类。一些类别的被细分为不同的亚型。分类包括如下:

- 少关节型幼年特发性关节炎(持续性或延长性)
- 多关节型幼年特发性关节炎[类风湿因子(RF)阴性或阳性]
- 附着点相关的关节炎
- 牛皮癣型幼年特发性关节炎
- 未分化型幼年特发性关节炎
- 全身性幼年特发性关节炎

许多这些类别的可能包括一个以上的疾病,但是,这样有帮于对具有相似的预后以及对治疗的反应的儿童进行分组。此外,儿童在其疾病过程中,其疾病的类别可能改变。

少关节型幼年特发性关节炎 是最常见的形式,通常影响年轻女孩。它的特点是在疾病的前6个月内,累及≤4个关节。少关节型幼年特发性关节炎进一步分为2种类型:持久型(一直≤4关节累及)和扩展型(≥5关节疾病的最初6个月后参与)。

多关节型幼年特发性关节炎 是第二最常见的类型。它影响≥5个发作的关节,被分成2种类型:类风湿因子阴性和类风湿因子阳性。通常情况下,年轻的女孩是类风湿因子阴性,预后较好。类风湿因子阳性类型通常发生在青春期女孩,与成人型RA类似。对于这两种类型,关节炎趋于对称,通常涉及小关节。

附着点炎相关的关节炎 包括关节炎和附着点炎(肌腱和韧带的附着点痛性炎症)。年长男孩更为常见,以后可发展为脊柱关节病的其中一种表现(如强直性脊柱炎或反应性关节炎)。关节炎倾向于下肢且是不对称。幼年特发性关节炎比较常见HLA-B27等位基因。

银屑病幼年特发性关节炎 通常发生在年轻女孩并与牛皮癣,指炎(肿位),指甲凹陷,或1级亲属银屑病家族史。关节炎通常是少关节型。

未分化型幼年特发性关节炎 是患者不符合任何一个类别的标准或符合多个标准,则诊断。

全身性幼年特发性关节炎(斯蒂尔病) 是最常见的形

式,并涉及发热和全身表现。

症状及体征

表现包括关节,有时涉及眼睛和/或皮肤;全身性幼年特发性关节炎可能影响多个器官。

幼年特发性关节炎的患者可有关节晨僵,肿胀,积液,疼痛和压痛,但有时儿童亦可无疼痛。关节表现可以是对称或不对称的,涉及大关节或小关节。附着点炎通常会导致髂嵴和脊椎,股骨,髌骨股骨大转子,胫骨结节和跟腱和足底筋膜附着点压痛。

有时,幼年特发性关节炎影响儿童生长和发育。由于下颌骨骨骺早闭可能会出现小下颌(下颌回缩),或出现肢体不等长(通常患肢较长)。

最常见的眼部异常是前房虹膜睫状体炎(炎症和前玻璃体),这是通常无症状的,但有时会造成视觉模糊和瞳孔缩小。少数情况下,对于附着点相关的关节炎,存在结膜充血,疼痛和畏光。虹膜睫状体炎可导致瘢痕(粘连),青光眼或带状角膜病。少关节型幼年特发性关节炎最常见虹膜睫状体炎,累及近20%的患者,尤其抗核抗体(ANA)阳性的患者。它可能以其他形式发生,但多发性类风湿因子阳性幼年特发性关节炎和全身幼年特发性关节炎罕见虹膜睫状体炎。

皮肤异常主要存在于牛皮癣型幼年特发性关节炎,可能存在牛皮癣皮损,指炎,和/或指甲凹陷,而对于全身性幼年特发性关节炎,其中一个典型的过性皮疹往往伴有发热。全身性幼年特发性关节炎的皮疹可能是弥漫性和迁移性的,伴有荨麻疹或黄斑病变,中央无病变。

全身性幼年特发性关节炎的全身异常包括高热,皮疹,脾肿大,全身淋巴结肿大(尤其是腋窝淋巴结)和浆膜炎与心包炎或胸膜炎。这些表现可先于关节炎的症状出现。每日均有发热(每日出现的),通常在下午或傍晚最高,复发持续数周。

诊断

- 临床标准
- 类风湿因子,抗核抗体,和 HLA-B27 试验

在有关节炎症状、虹膜睫状体炎体征、全身淋巴结肿大、脾肿大、无法解释的皮疹,或是长期发热,尤其每日均发热的儿童患者,需怀疑有幼年特发性关节炎的可能性。诊断主要依据临床。幼年特发性关节炎的患者需检测类风湿因子(RF),抗核抗体(ANA)和 HLA-B27,因为这些检测可以帮助鉴别幼年特发性关节炎的亚型。在全身性幼年特发性关节炎中,类风湿因子和抗核抗体是阴性的。在少关节型的全身性幼年特发性关节炎中,有多达75%的患者抗核抗体阳性,类风湿因子常为阴性。在多关节型幼年特发性关节炎中,类风湿因子常为阴性,但在一些患者特别是少女中可为阳性。附着点炎相关的关节炎更常见 HLA-B27 阳性。

诊断虹膜睫状体炎时,即使没有眼部症状也需行裂隙灯检查。一个新近诊断的少关节型幼年特发性关节炎患者需每隔 3~4 个月行眼科检查,多关节型幼年特发性关节炎患者需每隔 6 个月检查一次。

预后

50%~70%的经治患者可缓解。类风湿因子阳性的多关节型幼年特发性关节炎患者通常预后不佳。

治疗

- 药物延缓病情进展(尤其是甲氨蝶呤,依那西普和阿那白滞素)
- 关节内注射糖皮质激素
- 非甾体抗炎药

与成人型 RA 的治疗相似,改善病程药(DMARD),特别是甲氨蝶呤和生物制剂(依那西普,阿那白滞素),已经显著地改变了疾病的病程。

非甾体抗炎药可减轻症状,但是并不能改变长期关节的病变。非甾体抗炎药用于附着点炎最为有效。最有效的药物有:萘普生 5~10mg/kg 口服,每日 2 次,布洛芬 5~10mg/kg 口服,每日 2 次。

除非严重的全身感染,应避免全身应用糖皮质激素。如有必要,应用最低剂量(如口服泼尼松范围:0.012 5~0.5mg/kg,每日 4 次,或相同的剂量一次或分两次给予)。在儿童中长期应用糖皮质激素的主要危险是生长发育迟滞,骨质疏松和骨坏死。可给予关节内注射糖皮质激素。儿童的剂量应根据体重有所调整。少数儿童可能需要在进行关节腔注射时可给予镇静剂,尤其是需要多关节注射的患儿。

甲氨蝶呤对于少关节型,牛皮癣型和多关节型幼年特发性关节炎有效。需与成人一样要监测其副作用。可通过检测全血细胞计数、AST、ALT 和白蛋白来监测骨髓抑制和肝毒性。偶尔也可应用柳氮磺吡啶,特别是那些怀疑有脊柱关节病的患者。

依那西普,肿瘤坏死因子拮抗剂-α,如在成人中一样是有效的,用法为 0.4mg/kg 一周两次,皮下注射(最大剂量25mg),或是 50mg,每周一次。阿那白滞素拮抗 IL-1 活性,对于某些全身性幼年特发性关节炎患者患者尤为有效。

物理治疗,锻炼,夹板疗法和其他支持治疗可能有助于预防屈曲挛缩。适当的器械辅助可改善功能和减少炎性关节不必要的负重。虹膜睫状体炎可用激素眼药水滴眼或用扩瞳剂治疗,可能需要全身使用甲氨蝶呤和抗肿瘤坏死因子。

关键点

- JIA 包括临床和实验室检查各异的多种儿童关节炎
- 在有关节炎症状、虹膜睫状体炎体征、全身淋巴结肿大、脾肿大、无法解释的皮疹或持续发热的儿童患者中需怀疑有幼年特发性关节炎的可能性
- 幼年特发性关节炎诊断依据临床;使用实验室检查(如类风湿因子,抗核抗体,和 HLA-B27)主要用于区分各种亚型
- 甲氨蝶呤和/或生物药物(如依那西普,阿那白滞)延缓疾病进展,关节内注射糖皮质激素和/或非甾体抗炎药有助于缓解症状
- 虹膜睫状体炎可用激素眼药水滴眼和扩瞳剂治疗

306. 神经皮肤综合征

神经纤维瘤病

神经纤维瘤病是指具有重叠的临床表现但是现在被理解为具有不同的遗传原因的几种相关病症。它引起各种类型的良性或恶性肿瘤,其涉及中枢或外周神经,并且经常导致色素沉着的皮肤斑点和有时其他表现。该病依靠临床诊断。没有具体的治疗,但良性肿瘤可以手术切除,恶性肿瘤(不太常见)可以用放射治疗或化疗治疗。

神经纤维瘤病是神经性皮肤综合征(具有神经性和皮肤表现的综合征)。

类型

神经纤维瘤病有几种不同类型。

神经纤维瘤病 1 型(NF1 或神经纤维瘤病) 是最普遍的,每 2 500~3 000 人有 1 人发生。它引起神经系统,皮肤,有时软组织或骨骼表现。NF1 的基因位于带 17q11.2 上,并编码神经纤维瘤的合成;>1 000 个突变已被鉴定。虽然它是常染色体显性疾病,但 20%~50% 的病例是由新生殖细胞突变引起的。

2 型神经纤维瘤病(NF2) 占 10% 的病例,发生在约 3.5 万人中的 1 人。它主要表现为先天性双侧声神经瘤(前庭神经鞘瘤)。NF2 的基因位于条带 22q11 上,并编码 merlin(肿瘤抑制基因)的合成;200 个突变已被鉴定。大多数 NF2 的人从他们的父母之一继承它。

神经鞘瘤 一种罕见的疾病,被列为第三种类型的神经纤维瘤病。在 15% 的病例中,这种类型是家族性的,并且与(SMARCB1)基因中的种系突变相关,(SMARCB1)基因是位于 22q11.23 的非常接近(NF2)基因的肿瘤抑制基因。在剩余的情况下,遗传基础不是很好理解,但在来自一些患者的组织中,涉及相同基因中的其他突变。在周围神经中发生两种或更多种神经鞘瘤,并且有时相当痛苦;然而,声学神经瘤不发展。神经鞘瘤曾被认为是 NF2 的一种形式,因为在这两种情况下都观察到多种神经鞘瘤;然而,临床图片是不同的,涉及的基因是不同的。

周边和中央神经纤维瘤 肿瘤可以是外周的或中央的。

周围肿瘤 在 NF1 常见,并且可以沿外周神经的过程中的任何地方发生。肿瘤是神经纤维瘤,其从神经鞘发育并由施万细胞,成纤维细胞,神经细胞和肥大细胞的混合物组成。大多数出现在青春期。偶尔,它们转变为恶性外周神经鞘肿瘤。有多种形式:

- 皮肤神经纤维瘤,柔软肉质
- 皮下神经纤维瘤,硬呈结节状
- 结节丛状神经纤维瘤可涉及脊神经根,通常通过椎间孔生长以引起脊柱内和脊柱外肿块(哑铃肿瘤)。脊柱内部分可压缩脊髓
- 弥散型丛状神经纤维瘤,可能损毁面容,可能产生神经纤维瘤远段病变。丛状神经纤维瘤可有恶变
- 神经鞘瘤源自施万细胞,很少经历恶性转化,并且可以发生在身体任何地方的外周神经中

中央型肿瘤 有几种形式:

- 视神经胶质瘤:这些肿瘤是低度的毛细胞性星形细胞瘤,其可以是无症状的或可以进展到足以压缩视神经并引起失明。它们发生在年轻的孩子;这些肿瘤通常可以通过 5 岁鉴定,并且很少在 10 岁后发展。他们发生在 NF1
- 听神经瘤(前庭神经鞘瘤):这些肿瘤可能由于第 8 头神经的压迫而引起头晕,共济失调,耳聋和耳鸣;他们有时由于相邻的第 7 神经的压缩而引起面部虚弱。它们是 NF2 的显著特征
- 脑膜瘤:这些肿瘤在一些人中发展,特别是具有 NF2 的那些

症状及体征

1 型 大多数 1 型神经纤维瘤患者是无症状的。一些患者表现为神经症状或骨骼症状。>90% 的病例出生时或婴儿期表现为皮肤损害。

皮损呈棕褐色(咖啡牛奶斑),多数分布在躯干、骨盆区和肘、膝屈侧皮肤皱褶处。在儿童后期,出现数个~数千个大小不等的与皮肤颜色相同的皮肤肿瘤。罕有丛状神经瘤发生(皮下结节、骨或神经鞘细胞的不规则生长),产生怪异的不规则增厚,结构扭曲。

虽然未受影响的儿童可能有 2 或 3 个咖啡-澳大利亚斑马鱼,但 NF1 的儿童有 ≥6 个这样的斑点,通常更多。

神经系统症状根据瘤体的位置和数量而表现多样。

骨骼畸形包括:

- 骨纤维结构不良
- 骨膜下囊肿
- 椎体扇状征
- 脊柱侧凸
- 长骨皮质变薄
- 假关节形成
- 蝶骨翼缺乏(眶壁后),伴有继发搏动性眼球突出

一些患者表现为视神经胶质瘤和 Lisch 小节(虹膜错构瘤)。动脉壁的变化能导致脑底异常血管网病或颅内动脉瘤。一些患儿头颅略大伴有学习障碍。

儿童和青少年与 NF1 可能有儿童慢性骨髓单核细胞性白血病(青少年骨髓单核细胞性白血病)和横纹肌肉瘤。嗜铬细胞瘤可以发生在任何年龄。

恶性肿瘤不常见,但仍比普通人群更常见;它们包括幕上或脑干胶质瘤和丛状神经纤维瘤向恶性外周神经鞘肿瘤

的转化。这些肿瘤可在任何年龄发病。

2型 神经纤维瘤2型,儿童及成人早期可出现双侧听神经瘤症状。导致听力丧失、站立不稳,有时出现头痛或者面瘫。可能存在双侧第Ⅷ对脑神经(前庭)的肿瘤。家族成员中可能存在神经胶质瘤、脑膜瘤和神经鞘瘤。

神经鞘瘤 多个神经鞘瘤发生在颅、脊髓和周围神经部位。然而听神经不会累及,患者不会出现耳聋;此外,有时在神经皮肤疾病中发生的其他类型的肿瘤也不侵犯听神经。

神经鞘瘤的首发症状通常是疼痛,可能转为慢性和严重。根据神经鞘瘤的位置,可能出现其他相关症状。

诊断

- **临床表现**
- **CT和MRI**

大多数1型患者在常规检查时鉴别出来,常规检查包括对化妆品进行投诉或者阳性家庭史的评估。

所有3种类型的诊断是依靠临床(表306-1)。对于少数3~5个直径>5mm的咖啡-澳大利亚斑点的儿童,眼科检查中没有Lisch结节表明NF1不存在。

表306-1 神经纤维瘤的诊断

类型	标准
NF1	具备≥两项的下列表现:
	≥6处咖啡牛奶斑(彩图306-1),且有一处直径最大处,青春期前>5mm,青春期后>15mm
	≥2处任何型的神经纤维瘤或1处丛状神经纤维瘤
	腋窝或腹股沟区斑点
	视神经胶质瘤
	≥2Lisch结节(虹膜错构瘤)
	一处特征性的骨病变(如蝶骨发育不良或长骨皮质变薄),伴或不伴假关节
	父母、同胞诊断为1型神经纤维瘤病
NF2	有下列表现之一:
	CT或MRI示双侧第8脑神经肿块
	父母中一人或同胞患有2型神经纤维瘤病,并具有任一侧的第8脑神经肿块或具有任意以下两种表现:神经纤维瘤、脑膜瘤、神经胶质瘤、神经鞘瘤、青少年后囊下晶状体混浊
神经鞘瘤	≥2例非皮神经鞘瘤(至少一例病理确定)
	没有前庭神经瘤的高分辨率MRI的证据
	NF1基因突变不详
	病理证实的非前庭神经鞘瘤和符合上述标准的1年级亲属

经许可转载自Martuza RL, Eldredge R. Neurofibromatosis 2(bilateral acoustic neurofibromatosis)[J]. The New England Journal of Medicine, 1988, 318:684-688; Additional data from Plotkin SR, Blakeley JO, Evans DG, et al. Update from the 2011 International Schwannomatosis Workshop: From genetics to diagnostic criteria[J]. American Journal of Medical Genetics(part A), 2013, 161(3):405-416; Chen SL, Liu C, Liu B, et al. Schwannomatosis: a new member of neurofibromatosis family[J]. Chinese Medical Journal(English), 2013, 126(14):2656-60.

MRI在具有神经系统症状或体征的患者中进行,并且当详细的视觉测试不可能时,在满足NF1的临床标准并且可能患有视神经胶质瘤的年轻儿童中进行MRI。T2加权MRI可能显示视神经肿胀和实质性高强度病变随时间变化,并与NF1中的小囊性结构相关;MRI可帮助鉴定NF2中的神经瘤或脑膜瘤。如果怀疑声学神经瘤,可以做石油脊的CT;它通常显示出耳道的扩大。

基因检测在本病的诊断中不是必需的,因为突变的病理基因目前尚不完全清楚,但是临床的诊断标准是明确的。

治疗

- **可以手术切除或放疗**

神经纤维瘤病没有一般性治疗。产生严重症状的神经纤维瘤可以手术切除或放疗,但手术切除可能损害部分神经功能。已经变得恶性的视神经胶质瘤或中枢神经系统损伤可以采用放射疗法或化学疗法治疗。

应提供遗传咨询。如果双亲之一为神经纤维瘤病,后代的患病风险为50%。如果父母无神经纤维瘤病,则发病率不清楚,因为常见新的基因突变,尤其是NF1。

> **关键点**
> - 有3种类型的神经纤维瘤病:NF1,NF2和神经鞘瘤,由基因突变引起
> - NF1导致皮肤,神经系统和骨异常
> - NF2引起双侧声神经瘤
> - 神经鞘瘤导致多个非皮下神经鞘瘤;它不会导致听神经瘤
> - 使用临床标准进行诊断;如果患者具有神经学异常,则进行神经成像
> - 没有特殊的治疗,但是引起严重症状的神经纤维瘤可以通过外科手术或用放射疗法治疗

斯特奇-韦伯综合征

斯特奇-韦伯综合征是一种先天性血管疾病,其特点是面部葡萄酒色痣,软脑膜血管瘤,和神经系统并发症(如癫痫发作,局灶性神经功能缺损,智力残疾)。

斯特奇-韦伯综合征是一种神经性皮肤综合征，发生率为 50 000∶1。斯特奇-韦伯综合征不是遗传性的。它是由染色体 9q21 上的（*GNAQ*）基因中的体细胞突变（在受影响区域的前体中受孕后发生的 DNA 的变化）引起的。

斯特奇-韦伯综合征在三叉神经的第一和/或第二分布的分布中通常在前额和上眼睑上引起被称为葡萄酒痣（或有时是污点或出生标记）的毛细血管畸形。当 90% 的患者口腔葡萄痣涉及一侧的上下眼睑，但只有 10%～20%，当只有一个眼睑受影响时，出现类似的血管性病变-血栓性脑膜血管瘤。通常，痣和脑膜血管瘤是单侧的，但是很少，患者在三叉神经和双侧脑膜血管瘤的第一分布的分布中具有双侧葡萄酒痣。

鲜红斑痣（波特酒痣）可以在没有脑膜瘤血管瘤和其伴随的神经学体征的情况下发生；在这种情况下，眼睛和眼睑可能或可能不参与。很少，轻微的脑膜血管瘤发生没有葡萄酒痣和眼部参与。

神经系统并发症包括癫痫，局灶性神经功能缺损（如偏瘫），智力障碍。

斯特奇-韦伯综合征也可引起青光眼，脑血管狭窄，这可能会增加血管事件的风险（如卒中、血栓、血管阻塞、梗阻血栓形成、静脉阻塞、心肌梗死）。

通常情况下，所涉及的大脑半球渐进萎缩。

症状及体征

葡萄酒色痣可以有不同的大小和颜色，从浅粉色到深紫红色。

75%～90% 的患者有过癫痫发作，通常从 1 岁开始的。癫痫发作通常是焦点，但可以是无显著意义的。25%～50% 的患者会发生与葡萄酒色痣对侧的偏瘫。有时，偏瘫加重，特别是对于无法控制癫痫发作的患者。

约 50% 的患者有智力障碍，多有某种学习困难。发育可能会延迟。

青光眼可能是在出生时或之后发展的。眼球可能会增大并膨出眼眶（牛眼）。

诊断

- MRI 或 CT

斯特奇-韦伯综合征的诊断由特征性波特酒痣所提示的。

MRI 与对比度用于检查脑膜瘤血管瘤，但血管瘤可能尚未在非常幼小的儿童中出现。如果 MRI 不可用，则可以进行 CT；它可能在脑膜下血管瘤的皮质中显示钙化。在老年文献中提到的在头骨 X 线上看到的平行曲线轨道钙化在成年期发展。

进行神经学检查以检查神经系统并发症，并且进行眼科检查以检查眼睛并发症。

治疗

- 对症治疗

斯特奇-韦伯综合征的治疗集中于症状。使用抗惊厥药物和治疗青光眼的药物。有时如果患者具有顽固性发作，则进行半球切除术。

低剂量阿司匹林通常在诊断时开始，以帮助防止卒中或减轻进行性半球萎缩，可能是通过防止异常毛细血管中的淤积。

选择性光热作用，能减轻葡萄酒色痣。

结节性硬化症

结节性硬化症（TS）是一种显性遗传性疾病，以多种器官发生肿瘤（常为错构瘤）为特征。诊断需要受影响器官的影像。治疗是有症状的，或者如果中枢神经系统肿瘤生长，则是依维莫司。必须定期监测患者以检查并发症。

结节性硬化症（TS）是一种神经皮肤综合征，发生于 6 000 名儿童中的 1 名；85% 的病例涉及控制 hamartin 产生的（*TSC1*）基因（9q34）或控制块茎产生的（*TSC2*）基因（16p13.3）的突变。这些蛋白质作为生长抑制剂。双亲之一患有 TS，则子代发生该病的概率为 50%。然而，新突变占 2/3 的病例。

结节性硬化症患者（有时称为结节性硬化症综合征）具有在不同年龄和多个器官中表现的肿瘤或异常，包括：

- 脑
- 心脏
- 眼睛
- 肾脏
- 肺部
- 皮肤

中枢神经系统结节 中断神经回路，引起发育迟缓和认知障碍，并可引起癫痫发作，包括婴儿痉挛。有时结节生长并阻碍脑脊液从侧脑室流出，造成单侧脑积水。有时，结节经历恶性变性成神经胶质瘤，特别是肾下腺巨细胞星形细胞瘤。

心脏肌瘤 可能发生产前，有时导致新生儿心力衰竭。这些肌瘤往往随着时间消失，通常不会在儿童或成年后引起症状。

肾肿瘤（血管瘤） 可能在成人中发展，多囊肾病可在任何年龄发展。肾脏疾病可能导致高血压。

肺部病变 如淋巴管平滑肌瘤病，可能发展，特别是在少女。

症状及体征

表现的严重程度差别很大。通常存在皮肤损伤。

患有中枢神经系统损伤的婴儿可能存在一种称为婴儿痉挛症的癫痫发作类型。受影响的儿童也可能有其他类型的发作，智力残疾，自闭症，学习障碍或行为问题。

视网膜斑片是常见的，并且可以用检眼镜观察到。

永久牙齿中牙釉质的点蚀是常见的。

皮肤表现包括：

- 早期灰白叶型斑发生于婴儿期或儿童早期
- 面部血管纤维瘤（皮脂腺瘤）于儿童后期发生
- 先天性鲨革斑（病变类似橘子皮），通常位于后背
- 皮下结节
- 咖啡牛奶斑
- 甲下纤维瘤可见于任一儿童期和成年早期

诊断

- 皮肤损伤的识别

- 受影响的器官成像
- 遗传检测

当胎儿超声检测到心肌瘤或当婴儿痉挛发生时,可怀疑 TS。

进行身体检查以检查典型的皮肤损伤。应进行眼睛底检查以检查视网膜斑块。

常规产前超声可以显示心脏和颅脑异常。受累器官需行 MRI 和超声进一步确诊。

可进行特定的遗传检测。

预后

预后取决于症状的严重性。轻度症状的婴儿通常做得很好,生活寿命长,生活有生命力;严重症状的婴儿可能有严重的残疾。

无论严重程度如何,大多数儿童持续发展进步

治疗

- 对症治疗
- 依维莫司

治疗包括对症治疗和特异性治疗:
- 对于癫痫发作:抗惊厥药(特别是用于婴儿痉挛的威玛)或有时癫痫手术
- 皮肤损害可以给予皮肤磨削术或激光治疗
- 对于神经行为问题:行为管理技术或药物
- 对于因肾问题造成的高血压:抗高血压或手术移除增长的肿瘤
- 对于发育迟缓:特殊学校或职业治疗法
- 对于恶性肿瘤和一些良性肿瘤:依维莫司

育龄成人和青少年应提供遗传咨询。

并发症的筛查 所有患者应定期筛查以及早发现并发症。

通常,完成以下操作:
- MRI 的头部至少每 3 年检查颅内并发症
- 肾脏超声检查肾脏肿瘤每 3 年在学龄儿童和成人每 1~2 年
- 在女孩青少年晚期行胸片检查
- 定期在儿童的神经心理测试,以帮助计划在学校的支持

正在研究使用西罗莫司及其衍生物依维莫司预防和治疗 TS 的大多数并发症。

临床监测也很重要,有时会提示更频繁的测试。头痛,技能损失或新种类的发作的发展可能是由中枢神经系统块茎的恶性变性或生长引起的,并且是神经成像的指征。

Von Hippel-Lindau 病

Von Hippel-Lindau 病(VHL)是一种罕见的遗传性神经皮肤疾病,特点是多器官的良性或恶性肿瘤。诊断是用检眼镜检查或成像以检查肿瘤。治疗是用手术或有时放射治疗,或对于视网膜血管瘤,激光凝固或冷冻治疗。

Von Hippel-Lindau 病是一种神经皮肤综合征,发生在 36 000 人中的 1 人,并且作为具有可变外显率的常染色体显性性状遗传。VHL 基因位于 3 号染色体的短臂上 3(3p25.3)。已经在 VHL 患者中鉴定了该基因中的超过 1 500 种不同的突变。在 20% 的受影响人群中,异常基因似乎是一种新的突变。

VHL 最常引起小脑血管母细胞瘤,视网膜血管瘤。肿瘤,包括嗜铬细胞瘤和囊肿(肾、肝、胰或生殖道),可以发生在其他器官。约 10% 的 VHL 患者在内耳中发展为内淋巴肿瘤,威胁性听力。发生肾细胞癌的风险随年龄增加而增加,并且按年龄 60 岁可高达 70%。

表现通常出现在 10 岁和 30 岁之间,但可以提早出现。

症状及体征

VHL 的症状取决于肿瘤的大小和位置。症状可能包括头痛、头晕、乏力、共济失调、视力模糊、血压偏高。

通过直接检眼镜检查,发现视网膜血管瘤,会表现为从盘面外围的肿瘤肿胀的静脉扩张动脉。这些血管瘤通常无症状,但如果他们都集中和放大,他们可能会导致视野的重大损失。这些肿瘤的视网膜脱离,黄斑水肿,青光眼的风险增加。

未经处理的 VHL 可能会导致失明,脑损伤或死亡。小脑血管母细胞瘤或肾细胞癌的并发症,通常会导致死亡。

诊断

- 直接检眼镜检
- 中枢神经系统成像,通常 MRI
- 基因检测

当检测到典型的肿瘤,并符合下列条件之一,就能够诊断 VHL:
- 多个肿瘤在大脑或眼睛
- 单在大脑或眼睛和身体的其他部位的肿瘤
- 家庭历史的 VHL 和存在的肿瘤

患有父母或兄弟姐妹的儿童应在 5 岁前进行评估;评估应包括检眼镜和脑 MRI,以确定是否满足诊断标准。如果在患者中鉴定到(VHL)基因的特异性突变,则应进行遗传测试以确定是否有风险家族成员也具有该突变。

治疗

- 手术或有时放射治疗
- 对于视网膜血管瘤,激光凝固或冷冻治疗
- 定期监测

治疗通常包括外科手术,在肿瘤有害前将其切除。有些肿瘤是可以通过聚焦高剂量射线来进行治疗的。通常情况下,视网膜血管瘤的治疗都采用激光光凝或冷冻治疗,以保护视力。

正在研究使用普萘洛尔来减小血管瘤的尺寸。

筛查以检查并发症和早期治疗可以改善预后。

并发症的筛查 如果满足 VHL 的诊断标准,应定期筛查患者以检查 VHL 的并发症,因为早期检测是预防严重并发症的关键。

年度筛查应包括神经系统检查,BP 监测,听力筛查,检眼镜检查和尿或血浆分离的肾上腺素的测量(筛选嗜铬细胞瘤)。正式的听力评估应至少每 3 年进行一次。16 岁后,每年应进行腹部超声检查以筛查肾肿瘤;每 2 年,脑和脊髓的 MRI 应进行筛查新的中枢神经系统肿瘤或现有肿瘤的变化。

307. 新生儿胃肠道疾病

感染性胃肠炎是儿科最常见的胃肠道疾病。每年世界上约有50亿儿童发病,多数为发展中国家<5岁的儿童。由于脱水导致的死亡发生率为300万~600万例/年。在美国,发病率为1 500万~2 500万例/年,死亡300~400例/年。约2%的发达国家儿童将需要在某个时间因急性胃肠炎和脱水住院治疗。在美国,急性胃肠炎在美国致成了大约200 000例的住院和300~500万的门诊病例,其花费超过了10亿美元。充分讨论关于致病因素、评估、和治疗。关于小儿脱水和液体疗法。对于胎粪性肠梗阻,坏死性小肠结肠炎,新生儿胆汁淤积。

婴儿胃食管反流

(胃食管反流性疾病)

胃食管反流(GER)是胃内容物的反流进入食管。**胃食管反流性疾病**(gastroesophageal reflux disease,GERD)是导致并发症的反流,例如易怒、呼吸问题以及生长落后。诊断通常依据临床,包括饮食改变的试验,但有些婴儿需要上消化道系列检查明确,利用食管pH值和阻抗探头,有时采用内镜检查。胃食管反流只需要安慰。胃食管反流性疾病治疗始于饲养和体位的改善,一些婴儿需要抑酸药治疗,如雷尼替丁或兰索拉唑。极少需要抗反流手术。

胃食管反流发生于几乎所有的婴儿,表现为喂养后湿打嗝。2月龄和6月龄的胃食管反流的发生率增加(可能是由于每次喂养的液体量增加),然后7月龄后开始减少。85%的12月龄的婴儿胃食管反流缓解,95%的18月龄的婴儿胃食管反流缓解。胃食管反流性疾病较不常见。

病因

婴儿胃食管反流性疾病最常见的原因与年龄较大的儿童和成人的病因相似——食管下端括约肌(LES)未能防止胃内容物反流进入食管。食管下端括约肌压力可瞬时自发下降(不适当松弛),这是反流的最常见的原因,或是暴露于香烟烟雾和咖啡因(饮料或母乳)之后引起。食管正常情况下处于负压,而胃处于正压力。在食管下端括约肌的压力超过这一压力梯度,以防止回流。增加这个压力梯度或减少食管下端括约肌压力的因素易导致反流。过度喂养的婴儿(过量的食物会导致更高的胃压力),患有慢性肺病的婴儿(下胸腔内压力增加了跨过食管下端括约肌的压力梯度),以及婴儿体位(如坐在增加胃内压)压力梯度会增加。

其他原因包括食物过敏,最常见的是牛奶过敏。一个不太常见的原因是胃(胃的排空延迟),食物仍然在胃中的停留的时间较长,维持了较高的胃内压力,易于反流。少数情况下,婴儿可有类似于胃食管反流性疾病的反复呕吐,而是因为一种代谢性疾病的(如尿素循环障碍,半乳糖血症,遗传性果糖不耐症),或解剖异常,如幽门狭窄(参见第2247页)或肠旋转不良(参见第2249页)。

并发症 并发症主要是由于频繁反流导致胃酸的刺激以及热卡缺失。

胃酸可能会刺激食管,喉,如果发生吸入,则刺激气道。食管刺激可能会减少食物的摄入,这是因为婴儿会学着通过少吃来避免食管反流。显著食管刺激(食管炎,参见第102页)可引起轻度,慢性失血和食管狭窄。喉和气道的刺激会引起呼吸道症状。吸入可能引起反复肺炎。

症状及体征

反复反流(反流)是主要症状。看护人经常提及这种反流,表现为呕吐,但它不是,因为它不是由于蠕动性收缩。吐出显得不费力,不是特别有力。

胃食管反流性疾病的婴儿可能是急躁和/或有呼吸道症状,如慢性复发性咳嗽或喘息(参见第2332页),有时喘鸣(参见第338页)。较不常见的是,婴儿有间歇性呼吸暂停,或拱起的背部并转动头部偏向一侧(Sandifer综合征)的发作。婴儿可能无法获得适当体重增长,或者有时出现体重下降。

诊断

- 临床评估
- 通常行上消化道造影
- 有时需食管pH监测或内镜检查

具有不费力吐出的婴儿,如正常生长,没有其他症状(有时也被称为"乐于吐出")则考虑为胃食管反流,不需要进一步的评估。

因为吐奶是如此普遍,大多数有着严重疾病病史的婴儿都有吐奶史。需要考虑婴儿存在胃食管反流性疾病之外的其他疾病的一些重要的临床表现包括强有力的呕吐,呕吐含有血液或胆汁,发热,体重不增,便血,持续性腹泻,以及发育异常或神经症状。对于存在这些检查发现的婴儿,需要相适评估,具体参见本书其他章节。婴儿胆汁性呕吐是一种医疗急诊,因为这可能是旋转不良和中肠扭转的症状。烦躁的原因有很多,其中包括严重感染和神经系统疾病,在诊断由胃食管反流性疾病引起烦躁之前,应先行排除这种情况。

具有同胃食管反流性疾病相一致症状的婴儿,而无严重并发症一致的,可给予药物治疗的治疗试验的胃食管反流性疾病症状婴儿的症状的改善或消除暗示胃食管反流性疾病是诊断,其他测试是不必要的。婴儿也可给予深度水解(低敏)奶粉7~10日,以观察该症状是否由食物过敏引起的。

婴儿谁不给治疗试验作出反应,或者谁与胃食管反流性疾病并发症的迹象出现,可能需要进一步的评估。通常,上消化道造影是第一测试；它可以帮助诊断回流，并确定导致关闭不全的解剖胃肠道疾病。发现钡剂反流到食管中段或上段比仅观察到反流只有食管远端更有意义。对于进食后数小时出现反流的婴儿，可能患有胃瘫，使用放射性标记的液体进行液体胃排空扫描，是一种上消化道系列的替代方法。

如果诊断仍不明确，或是对反流是否真的是咳嗽或哮喘等症状的原因仍存质疑的情况，小儿胃肠病专家可能会用食管 pH 值或阻抗探头进行检查参见第 101 页。护理人员记录的症状（手动或通过使用在探针的事件标记）的发生；症状然后与由探针检测到的反流事件相关。pH 值探头也可以用于评估酸抑制疗法的有效性。阻抗探头可以检测非酸性反流以及酸性反流。

有时做上消化道内镜检查和活检，以帮助诊断感染或食物过敏并检测和量化食管炎的程度。可以进行喉气管支气管镜检查检测喉炎症，声带结节，并检测对患者显著呼吸道症状的支气管吸出物的脂质的巨噬细胞的证据。

治疗

- 改变喂养
- 体位
- 有时采用酸抑制剂疗法
- 很少需要手术

对于婴幼胃食管反流，唯一必要的治疗是安慰看护者，这种症状是正常的，将会缓解。胃食管反流性疾病的婴儿需要治疗，通常从保守治疗开始。

改变喂养 作为第一步，大多数临床医师推荐稠厚喂养，这可以通过增加 1/2～1 汤匙米糊/30ml 公式来实现。稠厚配方奶似乎可以减少反流，特别是当婴儿被保持在直立体位 20～30 分钟后进行喂养。稠厚配方奶可能不能顺利通过乳头，所以乳头孔可能需要交叉切割，以允许适当的液体通过。

提供了更小的，更频繁的喂食，有助于保持胃的压力，最大限度地减少反流的量。然而，维持合适的 24 小时周期内配方奶总量是很重要的，以保证婴儿充分的生长。此外，每 30～60ml（1～2oz）奶给婴儿拍嗝，可以帮助排出胃内气体，减少胃的压力。

低敏配方奶可以给予可能有食物过敏的婴儿。低敏配方甚至可以为没有通过提高胃排空，以对婴儿产生益处。所有的儿童应远离咖啡因和烟草烟雾。

体位 喂养之后，婴儿被保持在直立位，非坐位 20～30 分钟（坐位，如在婴儿座椅，增加胃压力并且是没有帮助的）。睡觉时，床的头可提高约 15cm（6 英寸）；如果婴儿床的头抬起，婴儿应固定在一个吊带上，吊带安装在床垫或楔上，避免他们滚动或滑动下降到婴儿床的下端的水平位置。

药物治疗 对于喂养改变和体位疗法无效的婴儿，可以采用三类药物进行治疗：

- 组胺-2（H_2）阻滞剂
- 质子泵抑制剂（PPI）
- 促动力药

通常情况下，开始治疗时采用 H_2 阻滞剂如雷尼替丁 2mg/kg 口服，每日 2～3 次。如果婴儿有反应，那么药物持续给予数个月，然后逐渐减量，并停药（如果可能的话）。如果婴幼儿对 H_2 阻滞剂无反应，可以考虑使用质子泵抑制剂如兰索拉唑，虽然有关于婴幼儿使用的 PPI 的数据仍很少。质子泵抑制剂在抑制胃酸方面比 H_2 阻滞剂更有效，用药仅每日 1 次。对于胃食管反流性疾病的婴儿和急性症状如烦躁，可以应用液体抗酸剂进行治疗。

患有胃轻瘫的婴儿可能受益于促动力药加上除抑酸治疗。红霉素是用于该种情况的最常用促动力药之一。甲氧氯普胺是先前使用过，但似乎并不有效，可能有显著的不良反应。最近，阿莫西林/克拉维酸盐也因其促动力特性被应用。

手术 对于那些对药物治疗无反应，且患有严重或危及生命的并发症的婴儿，可考虑外科治疗。抗反流手术的主要术式是胃底折叠术。在这个手术中，胃的顶部围绕远端食管包裹，以帮助收紧食管下端括约肌。胃底折叠术对于缓解反流很有效，但是会出现一些并发症。它可引起婴儿呕吐时疼痛（如急性胃肠炎期间），如果卷绕过紧，婴儿可能具有吞咽困难。如果发生吞咽困难，可通过内镜松解卷绕。反流某些解剖病因也可能需要通过外科手术加以矫正。

> **关键点**
>
> - 大多数婴幼儿反流不会引起其他症状或并发症，12 月龄到 18 月龄期间会自行缓解
> - 当反流引起的并发症，如食管炎，呼吸道症状（如咳嗽，喘鸣，喘息，呼吸暂停），或体重增长缓慢，即可做出胃食管反流性疾病的诊断
> - 如果试验性喂养改变和体位治疗能够减轻胃食管反流性疾病症状
> - 对于胃食管反流性疾病症状更为严重，或试验性治疗无效的婴儿，应考虑上消化道造影，胃排空扫描，食管探头，或胃镜检查
> - 抑酸与 H_2 阻滞剂或质子泵抑制剂对于显著胃食管反流性疾病婴儿可能有效
> - 大多数胃食管反流性疾病婴儿对于药物治疗有反应，但少数婴儿需要手术治疗

肥厚性幽门狭窄

肥厚性幽门狭窄指由于幽门肌层过分肥厚而导致幽门管梗阻。

肥厚性幽门狭窄可引起几乎完全性的胃出口梗阻。2/1 000～3/1 000 的婴儿受到该病的影响，男婴多见，男女之比为 5∶1。常发生在 3～6 周，罕见 12 周后发生。病因尚不明确，可能与遗传有关，在同胞和后代中发生比例高，尤其是同卵双胎。母亲孕期吸烟也增加患病风险。目前所提出的致病机制包括神经性的氧化亚氮合成缺乏，以及肌肉层的神经支配异常和高促胃液素血症。在生后数周内，暴露于某些大环内酯类抗生素（如红霉素）的婴儿，其危险度明

显升高。

症状及体征

症状通常在生后 3~6 周进展。吃奶稍后出现无胆汁的喷射性呕吐。出现脱水前,患儿反复呕吐后食欲仍较强,一般情况好,这与其他全身性疾病引起的呕吐不同。上腹部可见左向右的胃蠕动波。深压右上腹可扪及一孤立的、质地硬、活动性橄榄样肿块,大小 2~3cm。随着疾病的进展,可出现脱水和体重不增(参见第 2412 页)。

诊断

■ 超声检查

在生后的最初数月内出现喷射样呕吐的患儿,应怀疑肥厚性幽门狭窄。腹部 B 超检查可以做出诊断,证实为肥厚的幽门肌层(典型病例≥4mm,正常<2mm)伴随细长的幽门(>16mm)。如诊断不明确,可行 B 超反复检查或吞钡检查显示胃排空延迟,显示狭窄拉长的幽门管,典型的"线样征"。极少情况需要行胃镜检查明确诊断。血生化检查示典型的代谢性低氯性碱中毒(归因于盐酸丢失以及同时存在的低血容量,参见第 113 页)。5%~14%的婴儿有黄疸,约 5%的婴儿具有肠旋转不良(参见第 2249 页)。

治疗

■ 手术(幽门环肌切开术)

初期治疗:纠正脱水和电解质紊乱。决定性治疗:幽门环肌纵形切开术,分开切开的肌纤维,保留完整的黏膜。术后当天患儿通常就能正常喂养。

> **关键点**
> ■ <3 月龄婴儿喂养后不久发生喷射样呕吐
> ■ 通过超声诊断
> ■ 治疗是肥厚性幽门环肌手术切开

肠套叠

肠套叠(intussusception)是指近端肠管(肠套叠套入部)套入远端肠管(肠套叠鞘部),引起肠梗阻和肠管缺血。

肠套叠一般好发于 6 个月~3 岁的患儿,65%的病例发生在 1 岁之前,90%的病例发生在 2 岁之前。它是这个年龄组引起肠梗阻最常见的原因,通常为原发性肠套叠。

大多数病例是特发性的。然而,男性略微占多数,存在季节性变化,峰值发病率恰逢病毒性肠炎季节。一种旧式的轮状病毒疫苗与肠套叠的风险显著增加相关联,目前已经退出美国市场。较新的疫苗,在推荐的顺序和时间给予,则不与任何临床显著风险增加相关联。在 25%患有肠套叠患儿中,通常是很年幼的儿童或年长儿童,导线点(即肿块或其他肠道畸形)触发套叠。例子包括息肉(参见第 145 页),恶性淋巴瘤(参见第 1032 页),梅克尔憩室(参见第 96 页),以及免疫球蛋白 A 相关性血管炎[以前称为过敏性紫癜(Henoch-Schönlein purpura)参见第 317 页],当紫癜累及肠壁。囊性纤维化(参见第 2272 页)也是一个危险因素。

肠套叠引起肠梗阻,最终可致套叠肠管血供障碍(图 307-1),引起肠缺血、坏疽和穿孔。

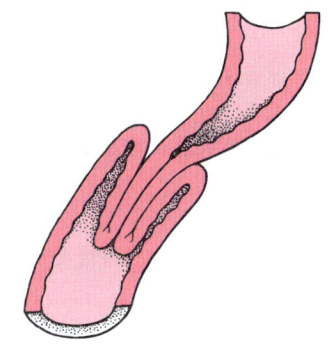

图 307-1　肠套叠

症状及体征

早期的症状表现为突发的显著绞痛性腹痛,间隔每 15~20 分钟发作一次,通常伴有呕吐。发作间期患儿情况相对良好。随着病情的进展,肠管血液循环障碍发生,腹痛固定,患儿精神差,肠黏膜出血导致果酱样便或直肠指检见指套染血。但是,因为果酱样大便是一种迟发的征象,医师不应该等到果酱样大便排出才怀疑肠套叠。有时腹部触诊可及包括,描述为腊肠样肿块。肠穿孔可引起腹膜炎,表现为腹部触痛明显、肌卫和肌紧张。苍白、出汗和心动过速提示有休克。

5%~10%的儿童并未出现绞窄性腹痛期。相反,他们出现嗜睡,仿佛用了药(非典型性或精神萎靡表现)。在这种情况下,经常漏诊,直至果冻粪便出现或腹部肿块被触及。

诊断

■ 超声波检查术

诊断的怀疑必须很高,特别是对于非典型表现儿童。由于存活和非手术治疗的可能性随着病程时间的延长会显著降低,所以需尽早地诊断和干预治疗。治疗根据患儿的临床表现做出不同处理。合并腹膜炎的患儿应及时给予液体复苏(参见第 2412 页),应用广谱抗生素(如氨苄西林、庆大霉素、克林霉素等),胃肠减压和手术。临床稳定的儿童需要行影像学检查以进一步明确诊断和治疗疾病。

以前钡剂灌肠作为首选的诊治方式,这是因为钡剂灌肠可以出现典型的"螺旋弹簧"征。除外诊断,钡剂灌肠经常还有治疗作用,钡的压力经常可减少套叠的肠段。由于钡剂偶尔可通过临床难以发现的穿孔进入腹腔形成腹膜炎。因此,有条件的话,超声诊断该病是优先考虑的手段;这种方法易于进行,相对便宜和安全。

治疗

■ 空气灌肠
■ 如果灌肠不成功或存在肠穿孔,则需要手术治疗

一旦超声诊断肠套叠确立,行空气灌肠复位,这样可减少并发肠穿孔、腹膜炎的可能。75%~95%的儿童的肠套叠能够成功消退。如果空气灌肠成功,让孩子们观察一夜,以排除隐匿性穿孔。如灌肠复位失败,或是出现肠穿孔,则需手术治疗。

非手术治疗肠套叠的复发率为 5%~10%。

> **关键点**
> - 肠套叠是一段肠管套入另一个肠管内,通常发生在年龄<3 岁的儿童
> - 儿童通常存在绞痛性腹部疼痛及呕吐,接着排出果酱样大便
> - 诊断依据超声检查
> - 治疗主要是通过空气灌肠,有时需要手术

各种外科急症

腹股沟斜疝 腹股沟斜疝(参见第 83 页)多见于新生男婴,尤其是早产儿(10%发生于双侧)。右侧腹股沟斜疝更为常见,大约 10%的腹股沟斜疝是双侧的。由于腹股沟斜疝会引起嵌顿,需要及早手术。对于早产儿,直到他们达到 2kg 重的时候才能进行修复。相反,脐疝极少嵌顿,几年后能自行关闭,因此一般情况下不需手术。

胃穿孔 新生儿胃穿孔是自发性的,通常发生在生后第一周内。虽然整体上该病发生率低,但是早产儿较之足月儿更多见。病因暂不明,但是穿孔可归因于胃壁先天缺损,尤其是胃大弯处。腹部突发腹胀,婴儿发生呼吸窘迫,腹部平片见大量气腹。早产儿运用激素治疗时容易引起危险。这种疾病具有较高的死亡率(25%),早产儿的死亡率甚至更高(60%)。手术修补穿孔,预后良好。

回肠穿孔 回肠穿孔是另一种不常见的病症,在极低出生体重婴儿(<1 500g)中最为常见,通常在生后第一个 2 周内发生。它与绒毛膜羊膜炎,产后使用糖皮质激素,以及吲哚美辛治疗动脉导管未闭相关。回肠穿孔的病因是不明的,但可能与回肠壁上的肌肉缺陷或是氧化亚氮合酶的问题以及由于血管收缩而导致的局部缺血相关。治疗主要是通过静脉输液和抗生素稳定病情,接着施行手术修补。

肠系膜动脉栓塞 脐动脉高位插管导致肠系膜动脉栓子或附壁血栓形成。虽极为罕见,但可引起广泛的肠系膜动脉栓塞,需要急症手术治疗,切除病变肠段。

308. 年幼儿童呼吸系统疾病

新生儿呼吸系统疾病单独论述(参见第 2505 页)。

细菌性气管炎

细菌性气管炎即气管的细菌感染。

本病不太多见,可累及任何年龄的儿童。常由金黄色葡萄球菌和 A 族 β-溶血性链球菌和流感嗜血杆菌 B 型所引起。起病急,以呼吸喘鸣、高热及大量脓性分泌物为特征。极少数情况下,细菌性气管炎是并发于病毒性喉炎或气管内插管。当伴有会厌炎时,有明显的中毒症状和呼吸窘迫,病程进展迅速,可能需要气管插管。

根据临床表现,直接喉镜检查发现脓性分泌和会厌下区炎症,形成粗糙的脓性黏膜附着,或颈部侧位 X 线检查显示不规则的会厌下狭窄便可确诊,而喉气管支气管炎则表现为对称性的锥形狭窄。

严重的细菌性气管炎应按照会厌炎的方案进行治疗(参见第 745 页);可能的话,应有技术娴熟人员行气管插管保持气道通畅(参见第 2507 页)。起始抗生素治疗应覆盖金黄色葡萄球菌、链球菌,可先予头孢呋辛或相当药物的静脉注射。耐青霉素酶的金黄色葡萄球菌广泛流行时,应给予万古霉素治疗。对于病情严重的儿童的治疗方案,建议咨询有关专家了解当地敏感菌情况。一旦病原微生物明确,即应采用相应的抗微生物药物,疗程≥10 日。

并发症包括支气管肺炎、脓毒血症、咽后部蜂窝织炎或脓肿。由于较长时间插管而引起的会厌下狭窄十分少见。经合理治疗大多数患儿可康复而不会有后遗症。

支气管炎

毛细支气管炎是<24 个月婴幼儿下呼吸道的急性病毒性感染,临床特征为呼吸窘迫、喘鸣和湿啰音。诊断根据病史,包括流行病学资料;主要病原体呼吸道胞病毒也可被快速检出。给予吸氧和补液支持治疗。总体预后良好,一些患儿可发展为呼吸暂停和呼吸衰竭。

毛细支气管炎常发生流行,主要发生于<24 个月的小孩,高峰发病年龄<66 个月。婴儿出生后第 1 年内发病率约为 11%。在北半球,多数在 11 月~次年 4 月份发病,高峰季节为 1、2 月份。

病因
支气管炎的病原体主要是:
- 呼吸道合胞病毒(RSV 参见第 2440 页)
- 副流感 3 型病毒

其次为流感 A 型和 B 型病毒、副流感病毒 1 型和 2 型病毒以及偏肺病毒、腺病毒。而鼻病毒、肠道病毒、麻疹病毒和肺炎支原体少见。

病理生理
感染的病毒从上呼吸道蔓延到中小支气管和毛细支气管,引起上皮细胞坏死。水肿和渗出导致毛细支气管部分梗阻,这种梗阻在呼气期最为突出,因而使空气阻滞在肺泡内。若发生完全梗阻和肺泡内的空气被吸收,则出现广泛

性肺不张，吸入高浓度氧可加重病情。

症状及体征

在典型病例中，受累婴儿先有上呼吸道感染症状，接着迅速发生以呼吸增快、吸凹和频繁咳嗽为特征的呼吸窘迫。小婴儿在典型的症状体征出现超过 24~48 小时后，可出现反复呼吸暂停。呼吸窘迫征象包括口周发绀、吸凹加深、不用听诊器即可闻及哮鸣音。常有发热，但也并非都有发热。尽管出现呼吸加快和吸凹，婴儿早期仍可表现为健康，也无呼吸窘迫。更严重受累的婴儿出现低氧血症。由于呕吐和摄入量减少会出现脱水。随着疲劳加重，呼吸变得表浅、无力，导致呼吸性酸中毒。听诊可闻及哮鸣音、呼气延长，常有细湿啰音。很多患儿伴有急性中耳炎。

诊断

- 临床表现
- 脉搏血氧饱和度分析
- 根据需要拍胸片
- 针对病情严重的儿童，从鼻拭子或鼻洗液中进行呼吸道合胞病毒抗原检测

根据病史、体格检查、流行病学可疑诊本病。诊断主要与哮喘恶化相鉴别，后者通常是由于呼吸道病毒感染而加重，多见于>18 个月的患儿，如果既往有过喘鸣发作并有过敏家族史，则多为哮喘。胃反流吸入胃内容物也可能产生毛细支气管炎样的临床表现；婴儿多次发作可能是这一诊断的线索。异物吸入偶尔也可引起喘鸣，如果发病突然而且事先无上呼吸道感染征象，就应该考虑异物吸入的可能。2~3 个月时心力衰竭出现的左至右分流的表现可能与毛细支气管炎相混淆。

考虑毛细支气管炎诊断应监测患儿的血氧饱和度情况。轻症病例如血氧饱和度正常，则无须进一步检查。但对于低氧血症和重度呼吸窘迫的患儿，X 线检查有助诊断，常显示肺过度充气、横膈下降、肺门阴影显著。肺不张和呼吸道合胞病毒肺炎可能引起肺部浸润，这种浸润在呼吸道合胞病毒性毛细支气管相当常见。通过鼻拭子或鼻腔冲洗可行 RSV 抗原快速检测，但并非必须，一般仅用于病情严重需住院的患儿。其他实验室检查无特殊诊断意义。约 2/3 病儿的白细胞计数为 10 000~15 000/μl。大部分病儿的淋巴细胞占 50%~75%。

预后

预后良好。虽然哮鸣音和咳嗽可持续 2~4 周，但多数病例在 3~5 日内恢复而无后遗症。如果给予适当照顾，病死率<1%。儿童哮喘的发病率增高估计与早期毛细支气管炎发生有关，但是否有相关关系仍存有争议。而且，其发生率会随着儿童年龄的增加而降低。

治疗

- 支持性治疗
- 根据需要吸氧
- 根据需要静脉输注水合作用
- 大多数病儿可居家治疗，以水平衡和舒适的支持治疗为主

住院治疗的指征 包括：呼吸窘迫加剧、发绀、嗜睡、疲劳、有呼吸暂停史或 X 线显示肺不张者。病儿如伴有心脏病、免疫缺陷或支气管肺发育不良，应视作严重的或有并发症的高危患者严密随访，在疾病早期即应考虑住院治疗。

一般通过氧帐或面罩吸入含氧 30%~40% 的混合气体足以维持氧饱和度>90%的水平。如果反复发作呼吸暂停、吸氧后低氧血症不见改善、二氧化碳潴留加重或病儿不能清除支气管分泌物，都应立即进行气管内插管。

在家中，多次少量喂水以维持水平衡。住院病儿应静脉补液并监测尿量、尿比重和血清电解质水平。

有证据表明在疾病早期使用糖皮质激素或对激素治疗有效的疾病，如支气管肺发育不良、哮喘可能有益，但其有效性未能在既往健康的婴儿中证实。

除非有继发性细菌感染（罕见），应停用抗生素。支气管扩张药物一般无效，但可能对症状有短期的改善。特别是有喘鸣的患儿。可能并不能缩短住院天数。

三氮唑核苷体外实验证实抗 RSV、流感病毒、麻疹病毒有效，但临床无明显疗效，除了患有重度免疫抑制的儿童之外，不再推荐使用。该药可能对医务人员有潜在的毒性。RSV 免疫球蛋白已被尝试应用，但疗效有待观察。

应用单克隆 RSV 抗体（帕利珠单抗）被动免疫预防 RSV 感染可以降低住院率，但是价格昂贵，主要用于高危儿（参见第 2440 页有关指征和剂量）。

> **关键点**
>
> - 支气管炎是一种<24 个月婴幼儿下呼吸道的急性病毒性感染，通常是因呼吸道合胞病毒或副流感病毒 3 所引起的
> - 中小支气管和细支气管的水肿和渗出引起部分性梗阻和气体滞留，对于更严重的病例，肺不张和/肺炎引起低氧血症
> - 典型的表现包括发热，呼吸急促，三凹征，气喘和咳嗽
> - 临床评估通常就足以诊断，但是病情更为严重的患儿应该接受脉搏血氧饱和度测定，胸片和呼吸道合胞病毒快速抗原检测
> - 住院治疗的指征包括：呼吸窘迫加剧、发绀、嗜睡、疲劳、有呼吸暂停史或 X 线显示肺不张者
> - 治疗主要是支持治疗；支气管扩张剂有时能缓解症状，但是可能并不能缩短住院时间，对于既往健康的婴儿，如患有支气管炎，并无指征全身用糖皮质激素
> - 目前暂无疫苗；针对呼吸道合胞病毒的单克隆抗体（帕利珠单抗）可以用于某些高危婴儿以降低住院的频率

义膜性喉炎

（喉气管支气管炎）

喉气管支气管炎（croup）是上呼吸道和下呼吸道的急性炎症，副流感病毒 I 型是主要的病原，病原，临床特征为金属样、犬吠样咳嗽和吸入性喘鸣。诊断依据临床表现，也可

摄颈部正位 X 线片确诊。治疗给予补液、对症支持治疗,退热、雾化吸入外消旋肾上腺素和甾体类激素。预后良好。

喉气管支气管炎主要影响年龄为 6 个月到 3 岁的儿童。

病因

副流感病毒,尤其其中的 I 型,是最常见的病原。其次为呼吸道合胞病毒和流感病毒 A 型与 B 型,再者是腺病毒、肠道病毒、鼻病毒、麻疹病毒和肺炎支原体。流感引起的喉气管支气管炎特别严重,可发生于各年龄组的儿童。

喉气管支气管炎常呈季节性暴发。副流感病毒引起者主要发生于秋季,而呼吸道合胞病毒和流感病毒可能引起冬春季的流行。大多经空气或接触具有感染性的分泌物而传播。

病理生理

感染引起喉、气管、支气管、毛细支气管和肺实质的炎症。肿胀和炎性渗出物引起的梗阻,在声门下区最突出。梗阻使呼吸功增大,导致高碳酸血症。毛细支气管阻塞可能会发生肺不张。

症状及体征

喉气管支气管炎常发生于上呼吸道感染之后。一般多在夜间发生痉挛性、犬吠样咳嗽和声音嘶哑,可伴有吸气性喘鸣。在夜间睡眠中小儿常随呼吸困难、呼吸增快及凹陷而醒来。严重病例可能出现发绀和呼吸表浅。

最具特征性的体征是呼吸窘迫和刺耳的吸气性喘鸣。听诊可发现吸气延长和喘鸣。亦可有湿啰音,提示涉及下呼吸道。呼吸音可因肺不张而减低。约半数病儿有发热。病儿状况常于早晨好转,但到晚上又加剧。

反复发作的喉气管支气管炎常被称为痉挛性喉喘鸣。变态反应和呼吸道高反应性在此病中起一定作用,但临床表现与一般的病毒性喉气管支气管炎不易鉴别。而且,痉挛性喉气管支气管炎也往往以病毒感染为起始。

诊断

- 临床表现(如犬吠样咳嗽和吸气性喘鸣)
- 如果有需要,可行前后位和侧位颈部 X 线片

患儿出现犬吠样咳嗽是其特征性表现。相似的吸气性喘鸣也可以是源于会厌炎、细菌性气管炎、异物吸入、白喉和咽后部脓肿。会厌炎(参见第 745 页),咽后部脓肿(参见第 742 页)和细菌性气管炎(参见第 2330 页)起病急骤,有明显中毒症状,吞咽痛,上呼吸道症状少见。异物也可以引起呼吸窘迫和典型喘鸣样咳嗽,但无发热及上呼吸道感染前驱征象。根据常规免疫接种的病史可除外白喉,或通过刮下咽喉部典型的灰白色白喉假膜作特殊培养进行细菌鉴定而确定白喉诊断。

如果诊断仍不明确,可行颈部和胸部 X 线正、侧位片检查。颈部正位片显示会厌下狭窄(锥形征)支持诊断。考虑伴有会厌炎的严重病例,检查时应由专业医生在手术室进行,及时保证呼吸道通畅(参见第 745 页)。同时应给病儿经皮血氧测定和动脉血气分析测定。

> **经验与提示**
>
> 会厌炎、咽后部脓肿和细菌性气管炎较之义膜性喉炎的毒性表现更显著,并且通常与金属性、犬吠样咳嗽无关。

治疗

- 对于门诊患者,湿冷天气,可以采用单剂量类固醇激素
- 对于住院患者,采用湿化的氧气,消旋肾上腺素和类固醇激素

本病一般持续 3~4 日可自行缓解。轻型病例可在家中进行照料,充分饮水和使用退热剂。保持患儿舒适,以免因疲劳和哭闹加重病情。家庭湿化设备(如"冷蒸气"喷雾器或加湿器)可改善上呼吸道的干燥,并且经常在家庭中被家庭使用,但没有显示改变疾病的过程。绝大多数的哮吼儿童能够完全康复。

绝大多数的哮吼儿童能够完全康复。经皮血氧测定有助于监测重症呼吸窘迫的病儿。如果氧饱和度低于 92%,应该给湿化的氧气,并且应该测量 ABG 评估二氧化碳潴留的可能性。吸入氧浓度保持在 30%~40% 一般已经足够。动脉血二氧化碳潴留($PaCO_2 > 45mmHg$ 说明有二氧化碳潴留,需行气管插管辅助呼吸。

消旋肾上腺素 5~10mg 加入到 3ml 盐水中每 2 小时 1 次雾化吸入能改善症状、解除疲劳。但其作用短暂,不缩短病程,也无助治疗病毒感染和提高 PaO_2(动脉血氧分压)。而且可能发生心动过速及其他副作用。这种药物主要是推荐用于住院患者。

在发病的 24 小时内,应用大剂量地塞米松 0.6mg/kg 肌内注射或口服一次(最大剂量 10mg)可能使患儿获益。它有助于患儿避免住院,或有助于住院的患儿缓解哮吼性咳嗽;用药后效果不明显的住院儿童可能需要多次用药。病毒引起喉气管支气管炎一般不易有继发细菌感染,很少需要用抗生素。

> **关键点**
>
> - 喉炎是一种急性、病毒、呼吸道感染,影响婴儿年龄 6~36 个月,并且通常由副流感病毒引起的(主要是 1 型)感染
> - 犬吠样咳嗽,经常痉挛性咳嗽,有时吸气性喘鸣(造成声门下水肿)是最突出的症状;症状常在夜间加重
> - 诊断通常是临床,但颈部的前后位 X 线片和胸部呈现经典缩窄(尖塔征)支持诊断
> - 给凉爽,潮湿空气或吸氧,有时糖皮质激素和雾化外消旋肾上腺素

婴幼儿喘息

哮鸣是一种相对高调的呼啸噪音,由空气通过狭窄或被挤压的小气道产生。它是在最初几年生活常见,并且通常由病毒性呼吸道感染或哮喘引起的,但是其他可能的原因包括吸入刺激或过敏原,食管反流,和心脏衰竭。

在婴幼儿期反复发生喘息性呼吸(参见第 2332 页)是常见的。因为这样的喘息通常响应支气管扩张,这个问题一直以来被认为是哮喘(参见第 340 页)。然而,最近的证据表明,许多曾经在幼儿期有反复喘息儿童在儿童期或青春期并没有出现哮喘,提示对于幼儿反复喘息应该考虑其

他替代诊断。

> **经验与提示**
>
> 在婴幼儿不是所有的喘息是哮喘。

病因

在一些年幼的孩子,反复喘息发作是哮喘的最初的表现,这些孩子将继续在儿童期或青春期后出现喘息。对于其他儿童,喘息发作停止于6岁到10岁,并且不认为是代表了哮喘。具有特应性症状,更为严重的气喘发作,和/或遗传性过敏症或具有哮喘的家族史儿童,更可能最终诊断为哮喘。

喘息通常由于支气管痉挛,可由中小气管引起水肿和进一步气道狭窄的炎症恶化。婴幼儿急性发作喘息通常是由呼吸道病毒感染引起的,但气道炎症也可能是过敏或吸入的刺激物(如烟草烟雾)引起(或恶化)的。反复喘息可能是由于频繁的病毒性呼吸道感染,过敏,哮喘或引起。反复喘息的较少见的原因包括慢性吞咽困难,导致反复吸入,胃食管反流,气道软化,保留的吸异物,或心力衰竭。常情况下,反复喘息的原因目前尚未清楚。

症状及体征

喘息常伴有反复干咳或排痰性咳嗽。其他症状取决于病因,可出现发热,流涕(病毒感染),和喂养困难(如归因于心力衰竭或吞咽困难)。

体格检查时,除非气道严重狭窄,喘息主要表现在呼气相,在气道严重狭窄的情况下,吸气相可以闻及喘息。目前更严重的疾病的其他检查结果可能包括:呼吸急促,鼻翼扇动,肋间和/或剑突下凹和发绀。儿童呼吸系统感染可伴有发热。

诊断

- 对于严重的初次发作期,行X线检查,有时非典型或反复发作的病例,亦可行X线检查

对于严重喘息的首次发作期,大多数医生行胸部X线检查来检测吸入异物,肺炎或心力衰竭和脉搏血氧饱和度的,以评估的是否需要吸氧治疗。

对于反复发作的儿童,除非有呼吸困难的症状,否则,急性发作通常不需要检查。一些检查,例如吞咽研究,食管造影,CT,纤维支气管镜,对于少数反复发作或严重恶化,或是对支气管扩张剂或其他哮喘药物无反应的儿童,可能有帮助。

预后

许多在儿童早期患有反复喘息的儿童,在之后将不会患有临床上重要的喘息。然而,许多患有难治性慢性哮喘的年长儿童和成人,在儿童早期就出现症状。

治疗

- 对于急性发作的喘息,吸入支气管扩张剂,如有必要,则全身应用激素
- 对于频繁严重喘息发作的儿童,可试用用于哮喘的维持治疗

婴幼儿急性喘息给予吸入支气管扩张剂,如果喘息严重,全身应用糖皮质激素(参见第340页)。

不太可能发展为持续性哮喘,如儿童不具有遗传性过敏症或过敏体质或哮喘家族史,其喘息发作是相对轻微的,且偶发的,通常可以根据需要,只用间断吸入支气管扩张剂治疗即可。大多数更频繁和/或严重气喘发作的儿童,支气管扩张剂和抗炎药的维持治疗对其有帮助(参见第340页)。然而,尽管长期使用白三烯改性剂或低剂量吸入的糖皮质激素,降低了疾病严重程度和喘息发作次数,但并不会改变该疾病的自然病程。

309. 儿童眼缺陷

弱视

弱视是由视力发育过程中用眼不当导致的眼睛视力功能性减退。如果在8岁前弱视仍未诊断及治疗,可产生严重视力丧失。诊断根据视力检查时两眼最佳校正视力的不同,而这个差异又不能归因于其他病因。治疗方式取决于病因。

弱视影响2%~3%的儿童,通常在2岁前就已出现;然而,大约8岁以下的孩子仍会发生弱视。

大脑必须同时从每一只眼睛接受外界刺激才能形成清晰影像。大脑必须同时从每只眼睛接受一个清晰的、聚焦的、合理排布图像,视觉系统才能正常发育。这种发展主要发生在生后的第一个3年内,但直到8年左右的年龄才完成。当仅有一只眼受影像刺激时,则另一只眼可引起弱视。视中枢抑制受累侧眼的影像成形。如果抑制持续的时间足够长,可能会导致永久性的视力减退。

病因

引起弱视的原因有三个:
- 斜视
- 屈光参差
- 视轴阻塞

斜视是由于研究排列紊乱,导致不同的视网膜图像传输到视觉中枢中。当这种错位时,儿童的大脑可以同一时间只能注意一只眼睛,并从另一只眼睛的输入被抑制。由

于成人的视觉通路已经充分发育,2个不同的图像效果呈现为复视,而不是一个图像的抑制。

屈光不正(光线双眼折射不等,多由于散光、近视和远视) 可以导致不同的视网膜成像,伴有聚焦障碍时视网膜成像更加屈光不正。

由眼睛表面到视网膜的视轴阻塞(如先天性白内障)干扰或完全阻断了视网膜成像。这种阻塞可引起弱视。

症状及体征

弱视通常没有症状,通常是在常规视力筛查中被发现。很少有患儿诉一侧视力丧失。年幼儿不能有意识或难以表达一侧视力与另一侧视力的不同。年长儿有时可能表示一侧视力减退或视物不清。当斜视是诱因时,双眼注视时一侧偏离可能被他人觉察。白内障引起的视觉传导梗阻也常被忽视。

诊断

- 早期筛查
- 摄影筛查
- 附加检查(如遮掩试验或遮掩-不遮掩试验、验光、检眼镜、裂隙灯)

所有儿童入学前,最好是3岁时,对弱视(斜视)进行筛查。摄影筛查技术用于筛查因学习或发育障碍而不能行主观测试的年幼儿。成像分析包括:用照相机记录注视一物体时调节性瞳孔反射和对光线反应的影像,然后对比分析两侧影像的差异。年长儿的筛查包括一些对图像敏锐力的主观测试(如倒转的E表、Allen表、HOTV图)或Snellen视力表。

确定基本病因需要进一步行附加试验。确诊斜视需行交替的遮掩试验或遮掩-不遮掩试验(参见第2335页)。屈光不正可以行屈光折射试验来评估眼睛的折射能力。视线梗阻障碍可行检眼镜检查或裂隙灯检查证实。

预后

如果8岁前,眼睛缺陷不能被诊断及治疗,则弱视难以避免,因那时视觉系统通常已经成熟。很多5岁前诊断且给予治疗的患儿,视力可得到不同程度的改善。越早治疗,则视力完全恢复的可能性就越高。在某些情况下,年龄较大的儿童弱视仍可通过治疗改善视力。在视觉系统成熟之前一些患儿可能出现复发。一些患者可以有视力的略微降低,甚至在视觉系统成熟后还会发生。

治疗

- 眼镜或角膜接触镜
- 白内障摘除
- 修补
- 阿托品
- 如果存在斜视,需治疗

弱视的治疗应在对儿童管理眼部疾病经验丰富的眼科医生引导下进行。任何基本的病因都必须纠正(如眼镜或隐形眼镜矫正屈光不正,祛除先天性白内障,斜视的治疗)。鼓励应用弱视眼、遮蔽健侧眼或给健侧眼滴阿托品治疗,以利于更好地利用弱视眼。坚持治疗的结果优于放弃治疗。推荐视力改善后维持治疗到8~10岁,使改善的视觉稳定。

> **关键点**
> - 弱视是因缺乏清洗的聚焦而引起视力丧失的一只眼睛;在儿童早年,视觉通路成熟之前,确保每一只眼睛都能够准确地向视觉中枢输入信号
> - 诊断主要是通过筛查测试,应在大约3岁时完成
> - 对因治疗(如矫正屈光不正,白内障去除,治疗斜视),其次是对较好的眼进行修补或滴入阿托品

先天性白内障
(婴儿型白内障)

先天性白内障是出生时或生后不久出现的晶状体混浊。

先天性白内障可为散发,也可由染色体异常,代谢性疾病(如半乳糖血症),或宫内感染(如风疹)或其他孕期母体疾病所致。先天性白内障也可以是孤立性的家族性异常,也常见常染色体显性遗传。

它可以是核性的或晶状体前后壁之间的异常。可以单侧、也可双侧发病。除非检查了红放射,或是在出生时进行检眼镜检查,否则无法注意到。与其他白内障一样,晶状体浑浊使得视野模糊。白内障可能掩盖视盘和血管的视野,应始终由眼科医生进行评估。

白内障可通过小的手术行抽吸摘除。很多患儿可以施行人工晶状体植入。术后需借助眼镜、角膜接触镜,或两者兼用以纠正视力,以期获得良好的预后。

单侧白内障摘除后,经治疗的眼的成像质量仍差于对侧眼(假定对侧眼是正常的)。这是由于对侧眼的优势应用,大脑抑制了不良影像、弱视发生的缘故。因而,需作有效的弱视治疗来促进视力恢复正常。但一些患儿仍不能获得好的视觉。相反,双侧白内障摘除的患儿,双眼视力相同,从而使双眼的视觉系统得以同步发育。

一些白内障是部分性的(后晶状体),常在10岁内发展为晶状体模糊。部分性白内障患儿预后较好。

原发性婴儿青光眼
(婴儿青光眼;先天性青光眼;水眼)

原发性婴儿青光眼是罕见的前方虹膜角膜的滤过缺陷导致的房水流出梗阻。阻塞形成眼压升高,如果不治疗能损害视神经。如果不及时治疗婴幼儿型青光眼,会导致完全失明。

也可以参考青光眼概述。

发生于婴儿或年幼儿,单侧(40%)、双侧(60%)均可发生。眼压超过正常范围(10~22mmHg)。眼睛增大,角膜直径增大(正常小于12mm),厚度变薄,有时合并角膜浑浊。青光眼与其他眼部疾病相关,例如虹膜缺失,Lowe综合征或斯特奇-韦伯综合征,这些病例称为继发性青光眼。

原发性婴儿青光眼或儿童早期青光眼,受累的眼睛变得大,这是因为由于眼压增高而导致的巩膜和角膜的胶原蛋白伸展。成人青光眼则不存在眼睛的增大。大直径

(>12mm)的角膜变薄,有时模糊。婴儿可能会出现流泪和畏光的表现。如果不治疗,则角膜混浊进展,视神经损伤(临床上有证据证实视神经乳头凹陷),可导致失明。治疗主要是早期手术治疗(前房角切开术、小梁切开术和小梁切除术)。

斜视

斜视是指视轴偏离,导致视物时一只眼与另一只眼的平行偏离。诊断是临床诊断包括角膜光反射和遮蔽试验检查。治疗包括遮眼法和矫正透镜行视力损害矫正或行手术矫正。

斜视发病率为儿童的3%。如果未治疗,约50%的患儿可出现弱视引起的部分弱视。

分类

斜视的严重程度根据斜视的方向、引起视偏离的特定状况、斜视是持续还是间断存在等进行判断。描述上述情况需明确一些专门用语。

前缀"eso"是指鼻偏离,而前缀"exo"指的是时间偏差。前缀"hyper"指的是向上的偏差,并且前缀"hypo"指的是向下的偏差(图309-1)。

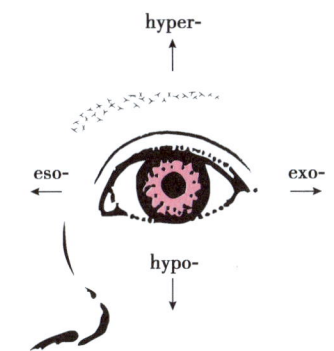

-斜视=偏差明显
(可以在两只眼睛同时睁开的情况下发现)

-隐斜视=潜在偏差
(只能在一只眼睛被遮住的情况下发现)

图309-1 斜视眼部偏差。斜视涉及两个眼睛。偏差的方向被指定由前缀 eso-、exo-、hyper-和 hypo-。当偏差是可见的,它是以-tropia 和-phoria 为后缀表示

斜视 是一种显示偏差,可在双眼同时睁开时检查到(这样视觉是双目的)。斜视可以是暂发性的,也可以是持续性的,可能受累单侧眼,也可能双侧均受累。

隐性斜视:是一个潜在的偏差,当遮蔽一只眼,仅用单眼视物时出现的斜视。隐性斜视的偏差是潜在的,这是因为大脑用眼外肌校正了微小的偏差。

偏离幅度和程度在各个视方向均相同称为共转性斜视,偏离幅度和程度根据视方向的不同而不同,称为非共转性斜视。

病因

大多数斜视是由以下原因引起的:

- 屈光不正
- 肌肉不平衡

极少数斜视因视网膜母细胞瘤或其他严重眼睛缺陷或神经系统疾病引起。

斜视可能是婴儿性的或是获得性的。由于出生时即存在的真性斜视是不常见的,故称婴儿性斜视较之先天性更合适,婴儿性这个术语涵盖了生后前6个月内发生的各种斜视。获得性该术语包括生后6个月所发生的斜视。

婴儿型斜视的发病危险因素包括:家族史(一代或二代)、遗传性疾病[唐氏综合征和克鲁宗综合征(Crouzon syndrome)]、生前接触毒品(包括酒精)、性早熟或低出生体重、先天性眼病和脑性瘫痪。

获得性斜视 可以缓慢或急性发生。危险因素包括屈光不正(远视)、肿瘤(视网膜母细胞瘤)、头部损伤、神经系统疾病[脑瘫、脊柱裂、第Ⅲ对脑神经和第Ⅳ对脑神经或第Ⅵ对脑神经瘫痪、病毒感染(脑炎或脑膜炎)、其他获得性眼病。各种类型的斜视有其特定的原因所致。

内斜视 通常是婴儿型的。婴儿型内斜视被认为是特发性的,融合异常可能是发病的原因。调节性内斜视是一常见的内斜视,常2~4岁发生,伴有远视。当严重的视力丧失(白内障、视神经异常或肿瘤)干扰大脑的视觉校准时,出现感觉性内斜视。

内斜视可能为麻痹性的,是由于第Ⅵ对脑神经(展神经)的运动神经元麻痹所致眼球运动受限,但不常见。内斜视常为某些综合征的一部分。如 Duane 综合征(先天性展神经核缺失伴有第Ⅲ对脑神经-动眼神经,支配外直肌的异常神经支配)和 Möbius 综合征(多脑神经异常)。

外斜视 最常特发性、间断性发作。少见的是婴儿患有婴儿性外斜视或当第Ⅲ对脑神经(动眼神经)麻痹时,可呈持续性和麻痹性。

上斜视 可以是麻痹性的,由先天性或头部创伤性第Ⅳ对脑神经(滑车神经)麻痹所致。少见的是第Ⅲ对脑神经麻痹所致。

下斜视 可以是限制性的。是因为眼球运动的机械限制引起,而非神经支配的原因。如限制性下斜视可为眼眶的粉碎性骨折。少见的限制性下斜视的原因为 Grave 眼病(甲状腺眼病)。第Ⅲ对脑神经(动眼神经)麻痹和 Brown 综合征(先天性或获得性上斜肌腱紧张或运动受限)是其他少见的原因。

症状及体征

除了严重类型,隐性斜视很少引起斜视症状。如果有症状,通常隐性斜视视疲劳引起(眼睛疲劳)。

有时显性斜视引起症状。例如,为了弥补大脑调节斜视眼睛产生的影像合成困难和复视,会逐渐产生斜颈。尽管一些斜视患儿视敏度可能正常,但斜视常常会合并弱视。通常是由于皮质为避免图像混乱和复视,抑制了斜视眼的图像。

诊断

- 对健康儿童进行物理和神经系统检查

- 测试(如角膜光反射、交替遮盖、覆盖揭露)
- 棱镜

斜视可通过病史及儿童常规体检时发现。评估应包括:斜视或弱视的家族史、是不是家长和照料者注意到注视偏离、何时偏离开始出现、出现在什么时间、是不是喜欢用单眼视物等。体格检查包括视敏度的评估、瞳孔的对光反应、眼外肌的运动范围。裂隙灯检查用于监测白内障征象,眼底检查用于检测成视网膜细胞瘤征象。神经检查,尤其是脑神经的检查是非常重要的。

角膜光反射是很好的筛查试验,但对轻微偏斜不敏感。检查时让患者凝视检查者举着的灯,观察进入瞳孔的光和反射光,正常情况下,反射光在每只眼睛位置是对称的。外斜视的反射光在瞳孔鼻侧,内斜视的反射光在瞳孔颞侧。经过培训的操作人员正在应用视力筛查设备鉴别处于风险的儿童。

行遮盖试验时,要求患儿注视某一物体。然后遮盖一侧眼睛,观察另一眼睛的运动。如双眼均衡,则无运动;若未遮盖眼睛移动,而被遮盖眼睛仍固定注视物体时,则有斜视明显存在。可在另一侧眼睛重复试验。

在覆盖测试的一种变异,称为替代发现测试,要求孩子注视一个对象而考官交替覆盖另一只眼睛,然后重复。具有潜在斜视的眼睛,如果其遮盖,则将发生移位。外斜视者被遮盖眼睛转向内侧转动;内斜视则转向外侧。偏斜的程度可以用定位的棱镜来确定,棱镜可以使斜视的眼睛在凝视时不需要移动。棱镜的效能用于给斜眼的偏差定量,并提供视觉轴线偏差大小的测量。眼科专家使用的测量单位是棱镜屈光度。一个棱镜屈光度是在1米处的视觉轴线偏差1cm。

应当区分真性斜视和假性斜视,假性斜视发生在眼距宽、内眦赘皮(常后来出现白色巩膜),患儿表现为内斜视,但有正常的视敏度。光反射和遮盖试验在假性斜视中是正常的。

神经影像学检查可能是必要的,以确定获得性脑神经麻痹的原因。此外,遗传评估对于某些眼部畸形有帮助的。

预后

因斜视可发展加重引起斜视的潜在疾病,应该重视斜视的治疗。如果斜视和随之而来的弱视在4岁前不处理,6岁时可发生永久性视力下降,晚治疗的儿童有所反应,但一旦视觉系统已经成熟(通常为8岁),反应是最小的。这样一来,所有的孩子都应该在学龄前接受正式的视力筛查。

治疗

- 对于伴随的弱视,给予修补或阿托品眼药水滴入
- 角膜接触镜或眼镜(针对屈光不正)
- 眼保健操(仅针对辐辏不足)
- 外科眼球定位

斜视治疗的目的是均衡视觉和矫正视轴。儿童弱视治疗需要修补或向正常的眼睛滴入阿托品治疗;如果施行手术,则视力提高,将提供更好的预后,双眼视觉的发展和稳定。但是,修补则不是斜视的治疗手段。如果屈光不正的量是足够显著,融合到干扰,尤其是患有调节性内斜视的儿童,有时可采用眼镜或角膜接触镜进行治疗。视轴矫正眼保健操训练(如眼练习),可以矫正间歇性内斜视和眼会聚障碍。

如果非手术疗法不能获得满意的视觉矫正,则需手术恢复肌肉平衡。手术修复包括松解(松弛)和收紧(切除)手术,通常涉及横向眼直肌。可以门诊进行手术。手术矫正斜视的成功率为80%。主要的并发症为矫枉过正、矫正不足和斜视复发。少见的并发症包括:感染、大量失血和视力丧失。

> **关键点**
>
> - 斜视是眼睛的错位;它发生约3%儿童,并导致其中约半数一定视力的丧失
> - 大多数病例是由屈光不正或肌肉无力引起,但有时是因为一个严重的疾病涉及(如视网膜母细胞瘤,脑神经麻痹)所引起的
> - 如果斜视和随之而来的弱视4岁前不处理,6年可发生永久性视力下降,8岁后视觉系统通常对治疗无反应
> - 体格检查可以检出大多数斜视
> - 治疗取决于病因,但眼外肌的外科手术治疗有时是必要的

310. 儿童神经系统疾病

脑性瘫痪综合征

脑性瘫痪(CP)是指由于产前发育异常或围生期或产后中枢神经系统损伤导致的以随意运动或动作受损为特征的非进行性运动失调综合征。症状出现在2岁以前。诊断为临床诊断。治疗有物理治疗和作业疗法、使用矫形支具、药物治疗/肉毒杆菌毒素注射、矫形手术、鞘内巴氯芬或某些病例行脊髓神经后根切断术。

脑性瘫痪(CP)是一组综合征,引起非进行性瘫痪、共济失调或不随意运动。既不是一种特定的疾病,也不是单一的综合征。大约0.1%~0.2%的儿童有脑性瘫痪综合征;早产儿发生率可高达15%。

病因

原因为多因素的,确切病因有时难以断定。早产、宫内异常、新生儿脑病、核黄疸通常导致疾病的发生。围生期因素(围生期窒息、脑卒中和中枢神经系统感染)所致的脑瘫占15%~20%。

脑性瘫痪的例子是:
- 早产后痉挛性瘫
- 围生期窒息后四肢瘫痪痉挛
- 围生期窒息或核黄疸后手足徐动型和肌张力障碍

儿童早期(2岁之前)的中枢神经系统创伤或严重的全身性疾病(如脑血管意外、脑膜炎、脓毒血症、脱水)也可能引起脑性瘫痪综合征。

症状及体征

在特异性综合征发展之前,症状包括运动发育滞后,并且经常持续的婴儿反射模式,反射亢进和肌张力变化。

脑性瘫痪综合征分类 脑性瘫痪综合征根据中枢系统异常或损伤的部位分为四大类:

- **痉挛型综合征** 发生于大约70%的病例中。痉挛是指拮抗被动运动的一种状态,运动速度增加时,拮抗性也增加。痉挛为上运动神经元受累所致,运动功能影响可轻可重。这类综合征可以产生偏瘫、四肢瘫痪、两侧瘫或截瘫。受累肢体表现深反射增强和肌张力高,随意运动减弱,运动不协调。关节挛缩、功能不协调。剪刀状步态、用足尖走路是其特征。在轻度受累的儿童中,可能仅仅有某些活动障碍(如跑步)。支配口、舌、腭运动的皮质延髓的损伤,通常伴有发声困难、四肢瘫痪

- **手足徐动或运动障碍综合征** 发生于大约20%的病例中,是基底核受累的结果。综合征是由近端四肢和躯干(动脉粥样硬化运动)的缓慢,扭动,不自主运动所定义的,通常由自愿运动或兴奋的尝试激活。也可以发生突然、急促、大幅度的动作(舞蹈病型)。动作随情绪紧张而增加,睡眠时消失。存在严重的发音困难

- **共济失调型综合征** 发生在<5%的病例中,是由于小脑或其传导通路受累所致。虚弱、协调不良、意向性震颤导致不稳定蹒跚步态,快速或精细运动困难

- **混合型** 以痉挛型和手足徐动型混合存在最为常见

脑性瘫痪相关的检查发现 约25%的患者有伴随症状,最常见于痉挛型患者。可伴有斜视和其他视觉缺损。核黄疸引起的手足徐动的患儿常常表现为神经性耳聋和向上凝视性麻痹。

痉挛性偏瘫或截瘫的患儿智力常正常;痉挛性四肢瘫痪或混合型患儿则常伴有致残性智力发育障碍。

诊断

- **头颅MRI**
  - 有时行检查以除外代谢性疾病或神经疾病

如果怀疑脑性瘫痪,明确其潜在疾患是很重要的。病史可能提示病因。行颅脑MRI检查,多数病例可以发现异常。

脑性瘫痪在婴儿早期很少能确诊,到2岁时才表现出特定综合征的特征。对已知有下列高危因素的儿童应密切随访:窒息、脑卒中、早产儿头颅超声显示脑室周围异常、黄疸、脑膜炎、新生儿期有惊厥、肌张力增高、肌张力低下和反射抑制。

鉴别诊断 脑性瘫痪应与进展性遗传性神经系统疾病以及需要外科手术或其他特定的神经疾病加以区分。

共济失调形式是特别难以区分的,对于许多患有持续性共济失调的儿童,最终明确进行性小脑变性病症为其病因。

手足徐动症,自残,以及男孩高尿酸血症提示莱施-尼汉综合征。

皮肤或眼部异常可能预示结节性硬化,神经纤维瘤病,共济失调-毛细血管扩张症,von Hippel-Lindau病,或斯特奇-韦伯综合征。

婴儿脊髓性肌肉萎缩,肌肉营养不良和与肌张力低下和低反射相关的神经肌肉接头疾病通常缺乏脑疾病的征象。

肾上腺脑白质营养不良在儿童后期起病。

明确病因 当病史和/或颅MRI不清楚地明确原因时,应进行实验室检查以排除涉及运动系统的某些进行性贮积障碍(如家族性黑蒙性白痴病,异染性脑白质营养不良,黏多糖贮积症)和代谢紊乱,有机或氨基酸代谢紊乱。

通过神经传导试验和肌电图可以诊断其他进行性疾病(如婴儿神经轴突营养不良)。导致脑性瘫痪(和其他表现)的这些疾病和许多其他脑部病症正越来越多地用遗传测试来鉴定,其可以用于检查特定疾病或筛选许多疾病(微阵列和全基因组检查)。

预后

多数患儿存活至成年。吸吮和吞咽严重受限的患儿,有时需要通过胃造瘘管营养,降低预期寿命。

目标是儿童在其运动和相关的缺陷的限制内将其独立性发展到最大。通过适当的管理,许多儿童,特别是那些痉挛性截瘫或偏瘫的儿童,可以拥有近乎正常的生活。

治疗

- **物理治疗及职业治疗**
- 吊带,制动疗法,药物或手术治疗痉挛
- 肉毒杆菌毒素注射
- 鞘内注射巴氯芬
- 辅助设备

理疗和职业疗法可以伸展肢体,强化和促进好的运动方式,常作为首选治疗并持续用药。可加入支撑,制动疗法和药物治疗。

肉毒杆菌毒素肌内注射可以减少对关节不均衡的牵拉,防止固定挛缩。

巴氯芬,苯二氮䓬类(如地西泮),替扎尼定,丹曲林有时可能会减少痉挛。通过皮下泵和导管行鞘内注射巴氯芬

是治疗严重痉挛的最有效方法。

骨科手术（如肌肉，肌腱松解或移位）可能有助于减少限制关节运动或错位。如果痉挛主要影响腿，如果认知能力是好的，可以由神经外科医生施行选择性背根神经切断术，这对一些孩子可能是有帮助的。

当智力限制不严重时，儿童可以参加主流课程，参加适应的锻炼计划甚至参与竞争。可能需要语音训练或其他形式的便利沟通以增强交流。

一些严重受影响的儿童可以从日常生活活动（如洗衣、敷料、喂养）的培训中受益，这增加了他们的独立性和自尊心，并大大减少了家庭成员或其他照顾者的负担。辅助设备可能增加移动性和沟通，帮助维持关节活动范围，并对日常活动提供帮助。有些孩子需要不同程度的终身的监督和帮助。

因为他们成为成年人，并且有更少的支持来帮助特殊需要，许多儿童设施正在为患者建立过渡方案。

和所有慢性残疾儿童一样，患儿的父母也需要帮助和指导，让他们理解儿童的状况和潜能，并减轻他们自己的不良感受（愧疚、愤怒、否定自我、悲伤）（参见第 2211 页）。只要父母持之以恒，给予切合实际的照料，加上公共和私人机构（如各种社会保健机构、职业的康复组织、非专业性的健康组织如脑性瘫痪联合协会参见 UCP.org）的帮助，患儿就有可能达到他们最大的潜能。

> **关键点**
> - 脑性麻痹是涉及非进行性痉挛，共济失调和/或不自主运动的综合征（不是某种特定障碍）
> - 病因通常是多因素的，有时不清楚，但涉及与中枢神经系统畸形或损伤（如遗传和在子宫内膜疾病，早产，核黄疸，围生期窒息，卒中，中枢神经系统感染）相关的产前和围生期因素
> - 智力残疾和其他神经系统表现（如斜视，耳聋）不是综合征的一部分，但可能是由于上述的病因而出现
> - 2 岁以前的综合征显示；后来发生类似症状表明存在另一种神经病症
> - 做头颅 MRI，如果需要的话，检测遗传性代谢和神经系统疾病
> - 治疗取决于残疾的性质和程度，但通常使用物理治疗和职业治疗；一些儿童受益于支撑，肉毒毒素，苯二氮䓬类，其他肌肉松弛剂，鞘内巴氯芬和/或手术（如肌肉-腱释放或转移，很少行背根神经切断术）

> **更多信息**
> 联合脑性瘫痪协会。

热性惊厥

年龄<6 岁、体温>38℃，并且病因无法确定，且不存在潜在的发育或神经学问题，没有先前的无热癫痫发作史，则诊断为热性惊厥。没有早期的无热惊厥和其他特殊的原因。治疗持续<15 分钟的癫痫发作是支持性的。<对于发作持续?15 分钟者，给予静脉应用劳拉西泮治疗，直肠内地西泮，或鼻内咪达唑仑；惊厥持续状态者，给予静脉注射磷苯妥英。通常不主张药物维持治疗。

热性惊厥（febrile seizures）在<6 岁的患儿中的发生率为 2%～5%，多数发生在 6～36 月龄。热性惊厥可以表现为简单型和复杂型：

- **单纯热性惊厥** 持续时间<15 分钟，没有局部症状，如反复发作。
- **复杂的高热惊厥** 持续≥15 分钟连续或暂停，具有焦点特征，或在 24 小时内复发。

多数（>90%）热性惊厥是单纯性的。

热性惊厥主要在细菌感染或病毒感染时发生。有时发生在疫苗接种后，如接种白喉、百日咳、破伤风类毒素、百日咳、麻疹、腮腺炎和风疹。遗传和家族因素可增加热性惊厥发生的敏感性。单卵双生的双胎较双卵双生的双胎发病率高。已经确定多个与热性惊厥相关的基因。

症状及体征

热性惊厥通常发生在体温升高的初期，多数发生在体温升高的 24 小时内。典型症状是全身性的，多数表现为阵挛，部分表现为肌张力低下和强直相交替。

几分钟的时间段是常见的，但可能持续长达几个小时。如果发作后期间长于一个小时或如果儿童在这一时期有局灶性特征（如减少一侧的运动），重要的是立即评估潜在的急性中枢神经系统疾病。

发热性癫痫持续状态 是指连续或间歇性发作，持续≥20 分钟，而他们之间没有神经恢复。

诊断

- 根据临床排除其他病因，或有时根据实验室检查排除其他病因

热性惊厥需除外其他原因引起的惊厥。发烧可能会引发以前发生非发热性癫痫发作的儿童癫痫发作；这些事件不被称为发热性癫痫发作，因为这些儿童已经表现出发作的倾向。

除了寻找发烧的病源之外，简单发热性发作不需要行常规检查，但如果儿童有复杂的发作，存在神经系统缺陷或严重潜在疾病的征象（如脑膜炎、代谢紊乱），则应该完成检查。

排除其他疾病的检查在临床如下进行：

- 如果儿童年龄<6 个月，伴有脑膜刺激征和中枢神经系统抑制症状或在发热几天后出现惊厥，应行脑脊液分析除外脑膜炎和脑炎；如果儿童未完全免疫或正在服用抗生素，则考虑脑脊液分析
- 血清葡萄糖、钠、钙、镁和磷以及肝肾功能测试排除代谢紊乱，如果病史包括最近的呕吐，腹泻或受损的液体摄入；如果有脱水或水肿的迹象；或发生复合性发热性发作
- 头颅 MRI 如果神经系统检查发现局灶性异常或局灶性特征发生在癫痫发作或发作后期间
- 如果高热惊厥有局灶性特征或者是复发性，则行 EEG 检查

如果儿童具有已经确定的发育或神经障碍（通常，在这种情况下不使用术语热性癫痫），则基于潜在障碍进行诊断性评估。

在首次单纯性发作的热性惊厥、无神经系统体征的患儿中，不推荐脑电图检查；但在复杂性和反复发作性的患儿中需行脑电图检查。

预后

复发和随后的癫痫 热性惊厥的整体复发率为35%。若首次发作患儿年龄<1岁或直系亲属有热惊，则再发生的风险较高。在发生≥1次简单发热性发作后，发生无热性癫痫症的风险约为2%～5%，略高于发生癫痫的基线风险（约2%）。

大多数风险增加发生在患有其他危险因素的儿童（如复发性发热，癫痫发作家族史，发育迟缓）；在这些孩子中，风险增加了10%。尚不清楚是否有发热性癫痫发作本身可以永久降低癫痫发作阈值，或者某些潜在因素是否会使儿童发生发热和非发热性发作。

神经系统后遗症 简单的发热性癫痫发作本身不被认为会导致神经系统异常。然而，在一些无法识别的神经系统疾病的儿童中，发热性癫痫可能是第一种表现；该病症的征象可以追溯地鉴定或直到后来才会出现。在任一情况下，热性惊厥不被认为是因果性的。

长时间发热性癫痫持续状态可能与大脑的损害脆弱的部位如海马体有关。

治疗

- 退热治疗
- 惊厥持续时间<15分钟者给予支持治疗
- ≥15分钟需要给予药物控制惊厥，给予抗惊厥剂治疗，有时需要插管

所有儿童需要退热治疗；降低温度可以帮助预防在即时疾病期间的另一次热性惊厥，并且更容易停止发热性癫痫持续状态。

惊厥持续时间<15分钟者给予支持治疗，≥15分钟的癫痫可能需要药物治疗，仔细监测循环和呼吸状况。如果药物控制不理想，惊厥持续存在，有时需行气管插管。

药物通常是静脉给药。短效的苯二氮䓬类（劳拉西泮0.05～0.1mg/kg，每5～10分钟重复，最多3次）。如果癫痫持续存在，可以在15～30分钟内给予氟苯妥英15～20mg PE（苯妥英当量）/kg 静脉给药。在5岁以下的儿童中，如果不能给予劳拉西泮，则可以给予地西泮药直肠凝胶0.5mg/kg一次，并在4～12小时内重复。苯巴比妥、丙戊酸钠和左乙拉西坦也能用于治疗持续惊厥。

预防 有热性惊厥的孩子的父母应建议仔细监测疾病时他们的孩子的体温，如果体温升高给予退热药（即使对照研究没有显示出这种治疗可以防止高热惊厥再次发生）。

除非是持续或反复发作惊厥的患儿，一般不主张维持抗惊厥剂用药治疗来防止惊厥再发或发展为无热惊厥。一些临床医生开出家长在家长期热性惊厥的直肠用地西泮。

> **关键点**
> - 发热性发作是发生在6岁以下的神经正常儿童中发作的发作，温度>38℃的小儿，没有先前的无热发作，并且没有可识别的原因。
> - 单纯热性惊厥持续时间<15分钟，没有局灶性特征。
> - 复杂发热性癫痫持续>15分钟连续或暂停，具有焦点特征，或在24小时内复发。
> - 不需要常规检查，但如果儿童有复杂的发作，神经缺陷或严重潜在疾病（如脑膜炎，代谢紊乱）的征兆，就应进行检查
> - 癫痫持续≥15分钟需要药物治疗（如劳拉西泮0.05～0.1mg/kg，静脉用药，在2～5分钟重复，5～10分钟最多3个剂量）
> - 在具有简单的无热的癫痫症之后发展无热性发作障碍的风险为2%～5%
> - 在发热性疾病开始时给予解热药尚未显示能预防热性癫痫

婴儿痉挛症

（额手礼样发作）

婴儿痉挛症癫痫发作特点是突然间的双臂向前屈曲，躯干前屈，后伸的腿，和脑电图高峰节律紊乱。

婴儿痉挛症持续几秒钟，每日可多次重复。他们通常发生在<1岁的儿童儿童年龄到大约5岁时，癫痫发作常自发地缓解，但可以换成其他类型的癫痫发作。

病理生理学是未知的，但是，婴儿痉挛症可反映正常内皮质和脑干。

病因

通常，婴儿痉挛发生在严重的脑部疾病和发育异常的婴儿中，这些异常通常已被认可。这些疾病可能包括：

- 围生期大脑损伤
- 代谢性障碍
- 脑畸形

结节性硬化症是一个常见原因；当癫痫发作由这种疾病引起时，预后有时比癫痫有其他可识别的原因更好。

有时无法确定病因。

症状及体征

痉挛开始与一个突然的，快速的，强直收缩的躯干和四肢，有时几秒钟。范围从细微的点头痉挛收缩的整个身体。他们包括前屈、后伸或更经常的是，两者（混合）。痉挛通常发生在群集中，通常几十个，紧密相连；它们通常在儿童醒来后偶尔发生睡眠。有时起初，他们被误认为是惊吓。

通常存在发育缺陷。在第一阶段的障碍，发育的回归可能发生（如儿童可能会停止笑或失去的能力，坐起或翻

身）。

早产儿死亡率为 5%～31%，死亡常发生在 10 岁或 10 岁之前，婴儿痉挛症的病因。

诊断
- 清醒和睡眠脑电图
- 神经影像学，优选 MRI
- 除非已经确定了潜在的重要神经系统疾病，否则都应检测以明确病因

既往史（如新生儿缺氧缺血性脑病）和/或症状和体征提示一些儿童的诊断。物理和神经系统检查完成后，除结节性硬化症，常无特异性诊断结果确定。

唤醒和睡眠脑电图用于确认诊断并检查特定异常。通常情况下，发作间期模式为棘慢节律（混乱，高电压与三角波和 θ 波多态叠加多焦点尖峰放电）。多变化（如局灶性或不对称高峰节律紊乱的）是可能的。发作模式通常是电活动的突然，标记和扩散衰减。

如果最近还没有进行神经影像学检查，那么优选行 MRI。

检查确定病因 如果神经影像学检查或以前的病史不清楚，用于确定原因的检查可包括：

- 如果怀疑有代谢紊乱，则进行实验室检查（如差别的全细胞计数；血清葡萄糖、电解质、血尿素氮、肌酐、钠、钙、镁、磷、血清氨基酸和尿有机酸的测量；肝功能测试）
- 基因检测
- 脑脊液分析检查代谢紊乱

治疗
- 肠外糖皮质激素
- 氨己烯酸（特别是结节性硬化症）
- 有时口服糖皮质激素

婴儿痉挛症对典型的抗惊厥药无效。

糖皮质激素 是最有效的治疗。目前已经采用的是，高剂量（150U/m²）糖皮质激素和低剂量（20U/m²）糖皮质激素，每日肌内注射；目前证据还不能确定高剂量是否能更好地发挥作用；然而，一般地，如果低剂量治疗 2 周之内未能终止痉挛，则使用更高的剂量。糖皮质激素治疗通常以有效剂量维持 2～3 周，然后在 6 周至 9 周减少剂量。

氨己烯酸 是唯一被具有证明有效的抗惊厥药；当痉挛是由结节性硬化症引起时，它是选择的药物，并且经常用于具有已确立的预先存在的严重脑损伤或畸形的儿童和不耐受或响应糖皮质激素的儿童。氨己烯酸的剂量是 25mg/kg，每日 2 次，如果需要，逐渐增加至 75mg/kg，每日 2 次。没有足够的证据表明任何其他抗惊厥药或生酮饮食是有效的。

有时给予糖皮质激素[如泼尼松 2mg/(kg·d)口服]4～7 周，作为 ACTH 的替代物。

在一些具有抗性痉挛的患者中，局灶性皮质切除术可以消除癫痫发作。

有证据表明，越更有效的治疗，神经发育结果就越好，特别是当没有发现原因时。

> **关键点**
> - 婴儿痉挛持续几秒钟，可以每日复发许多次；它们可以在约 5 岁时自然消退，但通常被其他类型的癫痫发作所取代
> - 通常，婴儿痉挛发生在具有严重脑障碍和发育异常的婴儿中，这些异常通常在这之前已经被识别；结节性硬化是常见的原因
> - 行醒和睡眠脑电图以确认诊断和检查具体异常；神经影像学（优选 MRI），如果不是近期做的，则应该做
> - 糖皮质激素是最有效的治疗方法，但氨己烯酸是选择用于引起结节性硬化症痉挛药物，往往是用于已经存在严重的脑损伤或畸形或不耐受或糖皮质激素无效的儿童

新生儿惊厥

新生儿癫痫是新生儿中枢神经系统中的异常放电，通常表现为刻板的肌肉活动或自主神经变化。诊断由脑电图证实；找到原因的检查是有指征的。治疗随病因而异。

足月儿惊厥的发生率为 1.4%，早产儿为 20%。惊厥可能是个严重的新生儿问题，需要立即评估。多数新生儿惊厥呈局灶性，可能与此年龄期髓鞘发育不完善，及大脑树突和突触形成不完全导致的新生儿电活动的泛化障碍有关。

一些经历脑电图以评估癫痫或其他脑病症状（如活动减退，反应性降低）的新生儿被发现具有临床上沉默的癫痫发作（在脑电图期间≥20 秒的节律性癫痫样电活动，但没有任何临床上可见的癫痫发作活动）。有时临床静止型电活动可以持续>20 分钟，也称作癫痫电活动持续状态。

病因

惊厥可仅由于中枢神经系统的异常放电引起，但这种异常放电可以：

- 由许多原发性颅内病变（脑膜炎、缺血性脑卒中、脑炎、颅内出血、肿瘤）引起
- 继发于全身性疾病（如缺氧缺血、低血糖、低血钙、低血钠）

由颅内过程引起的癫痫发作通常不能通过其临床特征（如局灶性和广义性）与系统性问题引起的癫痫发作区分开来。

缺氧缺血 是最常见的引起新生儿惊厥的原因，可发生在分娩前、分娩时或分娩后（围生期呼吸系统疾病概述，参见第 2505 页）。症状严重且治疗困难，通常 3～4 日后减轻。当用治疗性低体温（通常全身冷却）治疗新生儿缺氧时，癫痫发作可能不太严重，但可能在复温期间复发。

缺血性脑卒中 多发生于由于红细胞增多症或遗传性血栓倾向的新生儿，但也发生于没有任何危险因素的新生儿。卒中通常发生在大脑中动脉分布中，如果与低血压相关，则发生在流域。这种惊厥通常为局灶性，可引起呼吸暂停。

脑膜炎和脓毒血症可引起惊厥，常伴有其他感染的症状和体征。B 族链球菌和革兰氏阴性菌是引起新生儿感染常见

的致病菌；巨细胞病毒、单纯疱疹病毒、风疹病毒、梅毒螺旋体和刚地弓形虫造成的中枢神经系统感染也可引起惊厥。

在糖尿病母亲的新生儿、小于胎龄儿和缺氧缺血及其他应激状态的新生儿中常见。低血糖惊厥为局灶性，表现多样。长期或反复发作的低血糖可造成中枢神经系统的永久性损害。

蛛网膜下腔出血、脑内出血、脑室内出血可以引起惊厥。最常发生在早产儿的脑室内出血起因于基底核区域（发育时期产生神经元和胶质细胞邻近脑室的部位）的出血。

或可能引起癫痫发作。高钠血症口服和静脉输注氯化钠负荷过量，可造成高钠血症，过多的经口或静脉输注水分致血液稀释或粪便或尿液中失钠后引起低钠血症。

定义为血清钙水平<7.5mg/dl（<1.87mmol/L）常伴血清磷>3mg/dl（>0.95mmol/L），可以无症状。低血钙常和早产及难产有关。

低血镁 是引起惊厥的少见原因，但当血清镁<1.4mEq/L（<0.7mmol/L）时可引起惊厥。低血镁常与低血钙有关，低血钙婴儿用足量钙剂治疗后惊厥仍持续存在时，应考虑低血镁。

如氨基酸或有机酸尿症，可出现新生儿惊厥，维生素 B_6 缺乏或维生素 B_6 依赖是引起惊厥的罕见病因，但易于治疗。也可引起癫痫发作。药物滥用（如可卡因，海洛因，地西泮）是一个日益常见的问题；癫痫发作可伴随出生后急性戒断。

有些新生儿惊厥有家族史或有遗传因素。良性家族性新生儿惊厥是在常染色体显性模式中遗传的钾离子通道病变。早期婴儿癫痫性脑病（Ohtahara 综合征）是与多种突变相关的罕见疾病。

症状及体征

新生儿惊厥常为局灶性，可能难以识别。游走性阵挛性肢体抽动、交替性半侧肢体惊厥或原发性大脑皮质下惊厥（呼吸骤停、咀嚼运动、持续性眼偏斜、震颤样运动、肌张力发作性改变）都是常见的。很少有癫痫大发作。

围生期窒息、缺氧缺血和中枢神经系统感染的新生儿，其缺氧缺血导致的临床静止型癫痫电活动是常见的。尤其是在最初的抗癫痫治疗之后，此时临床表现更可能不出现，而仅有损伤部位的脑电活动。

诊断

- 脑电图
- 实验室检查（如血清葡萄糖，电解质，脑脊液分析，尿和血培养）
- 通常进行脑造影术

诊断根据病史和体格检查结果。

颤抖（可引起肢体肌肉交替收缩和舒张）必须与真性惊厥相区别。颤抖只有在刺激后才会产生阵挛，握住肢体不动可制止阵挛。惊厥则是自发产生的，握住肢体时仍感觉到肢体的抖动。

脑电图 脑电图（唤醒和睡眠）是必不可少的，特别是当它是难以确定新生儿是否具有癫痫发作时。脑电图也有助于监测对治疗的反应。

应当获取活动和安静睡眠时 EEG，有时需记录 ECG≥2小时。在睡眠阶段期间具有预期变化的正常 EEG 是良好的预后标志；具有弥漫性严重异常（如抑制电压或脉冲抑制模式）的 EEG 是较差的。

床旁脑电图与监控≥24 小时的视频可能检测到正在进行的临床静默电癫痫发作，特别是在中枢神经系统损伤后的头几天。

实验室检查 应立即进行实验室检查以寻找潜在的可治疗性疾病；测试包括脉搏血氧饱和度；测量血清葡萄糖、钠、钾、氯化物、碳酸氢盐、钙和镁；以及腰椎穿刺用于 CSF 分析（细胞计数和分类、葡萄糖、蛋白质）和培养。获得尿和血培养物。

根据临床情况做进一步的代谢性检查（如动脉血 pH 值、血气、血清胆红素水平或尿氨基酸或有机酸测定）或毒品滥用检测（通过胎盘或母乳喂养）。

影像学检查 通常进行影响检查，除非原因是马上表现出来（如葡萄糖或电解质异常）。MRI 是首选，但可能不容易施行；在这种情况下，进行头颅 CT 检查。

对于不能进行放射检查的，病情很重的婴儿，可以进行床旁头颅超声检查；它可以检测脑室内出血，但是不能检测蛛网膜下腔出血。当婴儿病情稳定时，行 MRI 或 CT 检查。

头颅 CT 可检测颅内出血和一些脑畸形。MRI 显示畸形更清楚，并且可以在发病后几小时内检测到缺血组织。

磁共振光谱学可能有助于确定缺血性损伤的程度或识别与潜在代谢紊乱相关的某些神经递质的累积。

预后

预后依病因而定：

- 大约 50%的由于缺氧缺血而引起的癫痫的新生儿发育正常
- 蛛网膜下腔出血、低钙或低钠导致的新生儿惊厥预后较好，而严重脑室内出血者死亡率高
- 具有严重的脑室内出血的患者具有高的发病率
- 对于由于畸形引起的特发性癫痫发作或癫痫发作，早期发作与更差的神经发育结果相关

新生儿癫痫发作是否导致超出基础疾病引起的损伤是未知的，尽管担心长时间癫痫发作期间延长的神经细胞发生的代谢压力可能引起额外的脑损伤。当惊厥是由急性脑损伤例如缺氧缺血、脑缺血、感染所致时，可以发生一系列反复惊厥表现，典型病例可以于 3~4 日减轻；如果脑损伤发生，惊厥数月至数年后可能再发生。其他原因引起的惊厥在新生儿期可能更持久。

治疗

- 病因治疗
- 抗惊厥药

治疗首先是针对原发病变，其次是惊厥。

病因治疗 对于低血糖，应给予 10%葡萄糖 2ml/kg 静脉注射，同时检测血糖，根据需要调整用量；但需谨慎使用，避免高血糖。

对于低钙血症，给予 10%葡萄糖酸钙 1ml/kg 静脉输注（9mg/kg 元素钙）这种剂量可以重复持续低血钙发作。葡萄糖酸钙输注速率不应超过 0.5ml/min（50mg/min）；在输注期

间需要连续的心脏监测。应避免外渗,因为皮肤可能脱落。

如果有低血镁,给予50%硫酸镁0.2ml/kg(100mg/kg)肌内注射。

若是细菌感染,应选用抗生素治疗。

疱疹病毒性脑炎 用阿昔洛韦治疗。

抗惊厥药物 使用抗惊厥药,除非在纠正可逆性疾病如低血糖,低钙血症,低镁血症,低钠血症或高钠血症后迅速停止癫痫发作。

苯巴比妥是最常用的药物;给予15~20mg/kg静脉输注的负荷剂量。如果继续癫痫发作,可以在15~30分钟内给予5~10mg/kg,静脉输液,直到癫痫发作停止或直到最大剂量为40mg/kg。如果发作持续,维持治疗可以约24小时后以1.5~2mg/kg,每12小时1次,开始,并且基于临床或EEG反应或血清药物水平,增加至2.5mg/kg每12小时1次。苯巴比妥必须静脉给药,特别在惊厥反复发作或长时间发作时。当婴儿稳定时,苯巴比妥可以3~4mg/(kg·d)一次口服给药。苯巴比妥治疗血清水平是20~40μg/ml(85~170μmol/L)。

左乙拉西坦越来越多地用于治疗新生儿癫痫发作,因为它比苯巴比妥镇静更少。给予20~50mg/kg,静脉输注负荷剂量,并且治疗可以10~30mg/kg静脉注射持续12小时。治疗水平在新生儿中尚未确定。

如果癫痫持续,尽管苯巴比妥和左乙拉西坦可以使用苯妥英。负荷剂量为20mg PE(苯妥英等价物)/kg,静脉输注。给予超过30分钟以避免低血压或心律失常。维持量可以从2~3mg/kg,每12小时1次开始,根据临床症状和血药浓度进行调整。苯妥英钠的有效治疗血浓度为8~15μg/ml(32~60μmol/L)。

劳拉西泮0.1mg/kg,静脉输注,可以最初用于延长的发作或用于抗性发作,并以5~10分钟的间隔重复,在任何8小时的时间段内重复3次。

密切观察静脉注射抗惊厥药的新生儿;大剂量和药物的组合,特别是劳拉西泮加苯巴比妥,可能导致呼吸抑制。

任何抗惊厥药的治疗的适当持续时间是未知的,但是如果癫痫发作受到控制,可以在从托儿所离开之前停止抗惊厥药。

> **关键点**
> - 新生儿发作通常发生在对全身或中枢神经系统事件(如缺氧/缺血,卒中,出血,感染,代谢障碍,结构性脑异常)的反应中
> - 新生儿发作通常是局灶性的,可能难以识别;常见的表现包括四肢的迁移性阵挛性抽搐,咀嚼运动,持续的眼睛偏差或眼球震颤运动,以及肌张力的突然变化
> - EEG是诊断所必需的;实验室检查和通常神经影像学检查以确定原因
> - 对因治疗
> - 如果原因纠正时发作仍不能停止,则给予苯巴比妥或左乙拉西坦;可以加入磷苯妥英和劳拉西泮用于持续性发作

儿童和青少年抽动障碍和抽动-秽语综合征
(抽动-秽语综合征)

抽动被定义为突然、快速、重复、非节律的肌肉运动,包括声音或发声。当患儿有运动和发声抽动>1年,则诊断抽动-秽语综合征。该病依靠临床诊断。只有当抽动影响儿童的活动或自我形象时,才会对其进行处理;治疗可包括认知行为治疗和可乐定或抗精神病药。

抽动在严重程度上差别很大;它们发生在约20%的儿童中,其中许多患儿没有接受评估或诊断。抽动-秽语综合征最严重的类型发生率为3/1 000~8/1 000。男女比例3:1。

18岁以前开始动(通常在4岁和6岁之间);其严重程度在10岁至12岁的青春期上升到一个高峰,并随后下降。最终,大多数抽动自然消失。然而,约1%的儿童的抽动症会持续到成年期。

病因尚不清楚,但抽动障碍倾向于家族性。在一些家庭中,它们呈现为具有不完全外显率的显性模式。

并发症
并发症是常见的。

患有抽动症的儿童可能有以下一个或多个症状:
- 注意力缺陷/多动症(注意力缺陷多动症)
- 强迫障碍(OCD)
- 分离性焦虑障碍
- 学习障碍

这些障碍通常比抽动更多地影响儿童的发育和健康。注意力缺陷多动症是最常见的并发症,有时痉挛首先出现在注意力缺陷多动症儿童用兴奋剂治疗;这些孩子可能有一种潜在的抽搐倾向。

青少年(和成人)可能有
- 抑郁
- 躁郁症
- 药物滥用

分类
根据抽动障碍和心理疾病的诊断统计手册,第五版(DSM-5),抽动症分为3大类:
- 抽动-秽语综合征(Gilles de la Tourette 综合征抽动-秽语综合征):运动和发生抽动都存在>1年
- 持续性(慢性)综合征:单次或多次运动或发声抽动(但并不是运动和发生抽动同时发生)已存在>1年
- 临时抽动症:单次或多次运动和/或声带出现<1年

在所有类别中,发病年龄必须小于18岁,并且干扰不能是由于物质(如可卡因)或另一种疾病(如亨廷顿病,病毒性脑炎)的生理影响。

症状及体征
患者倾向于在任何给定时间表现相同的抽搐,尽管抽搐在一段时间内在类型,强度和频率上有所变化。它们可能在一小时内发生多次,然后发生或几乎不存在≥3个月。通常情况下,抽搐不发生在睡眠期间

抽动可以是:
- 运动或发声

- 简单的或复杂的（表310-1）

简单的抽动 是一个非常简短的运动或发声,通常没有社会意义。

复杂抽动 持续时间更长,可涉及简单抽动的组合。复杂抽动可能看起来是有社会意义（如可识别手势或言语）,因此似乎是故意的。然而,尽管一些患者可以压制他们的抽动的时间很短（几秒到几分钟）,注意一个前驱敦促进行抽动,抽动并不是自愿的,并不代表行为。

表310-1 抽动症的类型

分类	运动	声音的
简单	瞬目	咆哮或吠叫
	怪相	嗅或吸
	头猛拉	清嗓
	耸肩	
复杂	简单抽动的组合（如头部转动加耸肩）	秽语症:社交说出的话不恰当（如淫秽,种族诋毁）
	秽亵行为:使用性或猥亵的手势	模仿言语:重复自己或另一个人的声音或话语
	模仿动作:模仿别人的动作	

应力和疲劳可使抽动加重,但抽动往往是最突出的,身体是放松的,例如在看电视时。抽动可能会减少当患者从事任务时（如学校或工作活动）。抽动很少影响运动协调。轻度的抽动通常导致很少的问题,但严重的抽动,特别是肉虱（这是罕见的）,身体和/或社会上的残疾。

有时抽搐是暴发性的,在一天内出现和变得恒定有时,具有暴发性抽动和/或相关强迫症的儿童有链球菌感染-这种现象有时被称为与链球菌感染相关的儿科自身免疫性神经精神障碍（PANDAS）。许多研究者不相信PANDAS不同于抽动症的范围。

诊断

- **临床评估**

该病依靠临床诊断。为了区分抽动-秽语综合征与短暂性抽动,医生可能必须随时间监测患者。当患儿存在运动和声带抽动≥1年,诊断抽动-秽语综合征。

治疗

- **认知行为治疗**
- **有时采用可乐定或抗精神病药**
- **并发症治疗**

仅当抽动显著妨碍儿童的活动或有损自我形象时,才推荐抑制抽动的治疗;治疗并不改变疾病的自然进程。通常情况下,如果临床医生帮助孩子及其家人了解抽动的自然史,并且学校人员可以帮助同学了解疾病,则可以避免治疗。

有时,自然的病情缓解使得特定治疗看起来似乎有效果。

一种称为综合行为干预（CIBT）的行为治疗可以帮助一些较大的儿童控制或减少他们的抽动的数量或严重程度。它包括认知行为治疗,如习惯反转（学习一种新的行为来替代抽动）,关于抽动的教育和放松技术。

药物可乐定 0.05~0.1mg 口服,每日1次~每日4次,对在一些患者是有效的。疲劳的不良反应可能限制白天剂量;低血压不常见。

抗精神病药 可能需要——例如,
- 利培酮 0.25~1.5mg 口服,每日2次
- 氟哌利多 0.5~2mg 口服,每日2次或三次
- 匹莫齐特 1~2m 口服,每日2次
- 奥氮平 2.5~5mg 口服,每日1次

氟奋乃静也能有效抑制抽搐。

对于上述任何药物的使用原则,逐渐减少剂量,达到有效的可耐受的最低剂量。药物的副作用可能为烦躁、帕金森综合征、静坐不能,偶见迟发性运动障碍。使用较低的白天剂量和较高的睡眠时间剂量可能会降低药物的副作用。

并发症治疗治疗 并发症很重要。

注意力缺陷多动症有时可以用低剂量的刺激剂成功治疗而不加重抽动,但是可以优选替代治疗（如阿托西汀）。

如果强迫或强制性特征是困扰的,SSRI 可能有效。

患有抽搐和在学校挣扎的儿童应该接受学习障碍的评估,并根据需要提供支持。

> **关键点**
>
> - 抽动重复,突然,快速,非心律不齐的肌肉运动或发声在儿童<18岁
> - 抽搐是常见的,但是抽搐的最严重的表现,秽语症,是罕见的
> - 简单的抽动是一个非常简短的运动或发声（如头部冲击,咕噜声）,通常没有社会意义
> - 复杂抽象可能看起来具有社会意义（即是可识别的手势或词）,因此似乎是有意的,但他们不是
> - 使用认知行为疗法,可乐定或抗精神病药物可以减轻严重或麻烦的抽搐,其也倾向于随时间而减轻,尽管少数持续到成年期
> - 并发症（如注意力缺陷多动症,OCD）是常见的,并且还必须被诊断和治疗

311. 儿童失禁

儿童尿失禁
（遗尿）

尿失禁是指尿液在白天或黑夜不自主排量达到每月≥2次的现象。在诊断中,白天尿失禁（日遗尿）通常到5～6岁才能确诊。而夜间尿失禁（夜间遗尿症或称尿床）在儿童的7岁才能确诊。在此之前,夜间遗尿症普遍被称为尿床。对儿童年龄的限制仅仅建立在能够正常发育的基础上,而不太适用于发育迟缓的儿童。需要注意的是,日遗尿与夜间遗尿症仅仅是作为疾病的表现,为我们提供可能的原因,而不是最后的诊断。

儿童尿失禁的年龄各不相同,但这种现象在>90%的人群中能够在5岁能够得到控制。相对而言,夜间遗尿则需要更长的时间。据调查,大约有30%的4岁儿童都存在夜间遗尿的现象,在7岁儿童中,大约有10%的儿童受到影响;在12岁的儿童中,约有3%的儿童受影响;而在18岁人群中,仍有约1%左右的人群受到夜间遗尿的影响。即使在成人中,仍有约0.5%的人群会偶尔的夜间遗尿。调查表明,在有家族病史的家庭中,男孩子更容易有夜间遗尿的症状[1]。

儿童自幼遗尿并持续存在,且控尿时间从未≥6个月,则为原发性遗尿。遗尿停止至少6个月以上再次出现者,则称为继发性遗尿。而器官异常则是可能导致继发性遗尿产生的重要原因。即使不是器官性病变异常,适当的治疗与家长的疏通教育对于遗尿的儿童的心理及生理发育都会有很好的帮助[2]。

[1] Horowitz M, Misseri R. Diurnal and nocturnal enuresis. Docimo S, Canning D, Khoursy A. Clinical Pediatric Urology. 5th ed. London:Martin Dunitz Ltd.,2007,819-840。

[2] Austin PF, Vricella GJ. Functional disorders of the lower urinary tract in children. Wein A, Kavoussi L, Partin A, et al. Campbell-Walsh Urology. 11th ed. Philadelphia:Elsevier,2016,3297-3316。

病理生理

膀胱功能有充盈期和收缩期之分。任何一种功能的异常都能导致原发性或继发性遗尿。

充盈期 膀胱作为尿液的储存容器。其容积受大小和顺应性的影响。贮存能力随年龄而增长。顺应性可因反复感染和出口梗阻而减小,引起膀胱肌肥大。

收缩期 膀胱的收缩与膀胱颈、外部尿道括约肌的开放同步。如果收缩期的协调性或次序出现了功能异常,遗尿就会发生。原因有很多方面。如膀胱激惹可引起膀胱不规则收缩和排泄次序的协调障碍,并导致遗尿。膀胱激惹可由尿路感染或受压引起（如由便秘引起的直肠扩张）。

病因

儿童尿失禁与成人的病因和治疗不同。尽管有些异常可同时引起夜间和日间遗尿,病因仍取决于是夜间遗尿症或日间遗尿症,以及原发性或继发性遗尿症。多数原发性遗尿症是夜间的并非由器质病变引起。夜间遗尿症可分为单一症状型（只在睡觉时发生）和复杂型（合并其他异常,如尿急或日间遗尿症）。

夜间遗尿症 器质病变约占30%,与单一症状型的遗尿症相比多为复杂型。余下部分病因不明,但可能是以下因素综合作用的结果,包括:

- 成熟延迟
- 未完成的如厕训练
- 功能性小容积膀胱（膀胱本身不小,但在完全充盈前就发生收缩）
- 夜尿增多
- 难以从睡眠中觉醒
- 家族史（如果一位家长有夜间遗尿症,后代亦有的概率为30%,当双亲均有,后代的概率则升高为70%）

引起夜间遗尿症的器质性病因有:

- 引起尿量增多的情况[如糖尿病、尿崩症、慢性肾衰竭、饮水过多、镰状细胞病,有时镰状特征（低渗尿）]
- 引起膀胱激惹的情况[如尿路感染,受压于因便秘扩张的直肠或乙状结肠（由便秘引起）]
- 结构异常（如异位输尿管,可导致夜间和日间遗尿症）
- 括约肌异常无力（如脊柱裂,可导致夜间和日间遗尿症）

日间遗尿 常见原因包括:

- 膀胱激惹
- 逼尿肌相对无力（使其难免遗尿）
- 便秘,尿道反流或经阴道排泄:女孩不正确的排尿姿势或有多余的皮肤皱褶使得尿液反流入阴道,因此在站立时可排尿
- 结构异常（如异位输尿管）
- 括约肌异常无力（如脊柱裂,脊髓栓系）

评估

综合评估时都应考虑到便秘（既可导致夜间,也可出现日间遗尿症）。

病史 现病史:需要询问症状的起始（区别原发性和继发性的）,时间（如晚上、白天或只在排尿后）,以及是持续性（如持续性的排尿）的或间歇性的。记录排尿的具体细节,包括时间、频率和排尿量,都是很有价值的。重要的相关症状包括烦渴、排尿困难、尿急、尿频、线性排尿和需用力排尿。排尿的姿势和尿流的力量也需记录。为了避免遗尿,遗尿症患儿可能会采取把持姿势,例如交叉双腿或蹲（有时他们用手或脚顶住会阴）。对于某些儿童,把持姿势将增加

尿流感染的风险。类似于排尿记录,排便记录可以帮助识别便秘。

全身性疾病回顾:需寻找有病因提示意义的症状,包括大便的频率以及性状;发热、腹痛、排尿困难和血尿(尿路感染);肛周瘙痒和阴道炎(蛲虫感染);多尿、多饮(尿崩症或糖尿病);和睡眠时打鼾或呼吸暂停(睡眠呼吸暂停)。应筛查儿童性虐待的可能性,虽然性虐待是一个不常见的病因,但是由于这个病因很重要,不可漏诊。

既往史:需要问清楚潜在的病因,包括围生期创伤或出生缺陷(如脊柱裂),神经系统疾病,肾脏疾病和尿路感染史。任何现在或既往对遗尿症的处理以及起始时间和现在的用药清单都要记录。

与排尿功能异常的生长发育史包括发育迟缓或其他发育异常都需要记录(如注意缺陷/活动过度,可增加遗尿症的风险)。

家族史需询问夜尿症以及其他泌尿系统疾病。

社会史包括症状起始相关的应激因素,包括在学校、与朋友相处以及在家里遇到的困难;尽管遗尿症不是一个心理疾病,但在压力情况下可出现一段时间的遗尿。

内科医生还需要询问遗尿对患儿的影响,因为这也会影响具体的治疗决策。

体格检查 首先关注一些重要的体征,如发热(尿路感染)、体重减轻(糖尿病)和高血压(肾脏疾病)。头颈部检查需注意扁桃体增大,张口呼吸或生长迟缓(呼吸暂停)。腹部检查需注意大便或膀胱充盈引起的腹块。

女孩的生殖器检查包括与性虐待相关的阴唇粘连、伤疤或其他病变。输尿管口异位通常较难观察到但也需注意。男孩的体格检查需关注尿道刺激征或阴茎头以及直肠周围的病变。不论男孩还是女孩,肛周的抓痕都提示蛲虫感染。

脊柱的检查需注意任何的中线缺陷(如骶窝加深、骶发片)。完整的神经系统检查十分重要并且可以特异性地检查下肢肌力,感觉和腱反射,骶反射(如肛门缩动)和男孩的提睾反射来推测可能的脊柱闭合不全。直肠检查对发现便秘和肠鸣音减少有帮助。

预警症状:有重要意义的检查发现包括:
- 性虐待相关的体征
- 烦渴,多尿和体重下降
- 延长的原发性的日间遗尿症(大于6岁)
- 任何神经系统相关的体征,尤其是下肢
- 神经功能受损的体征

结果解释 通常情况下,原发性的夜间遗尿症的患儿多有其他不易发觉的病史和体格检查,多提示发育延迟。一小部分有不恰当的治疗经历,有时的一些发现也有一定的病因提示意义(表311-1)。

表311-1 导致夜间遗尿症的因素

病因	有提示意义的临床表现	诊断方法
便秘	不常见的,硬卵石样粪便 大便失禁 腹部不适 可引起便秘的饮食史(如过量饮用牛奶以及日常少食水果和蔬菜)	临床评估(包括排便记录) 有时行腹部X线检查
任何原因引起的排尿量增多(如糖尿病,尿崩症,饮水过多,镰状细胞病或镰状征象)	因不同病症而异	糖尿病:血糖 尿崩症:血清和血液渗透压 镰状细胞:镰状细胞筛查
成熟延迟	无日间遗尿症 多常见于男孩和入睡较深者 家族史	临床评估
呼吸暂停	打鼾史:呼吸暂停后出现打鼾声 日间睡眠过多 扁桃体肿大	多导睡眠描记术
神经管闭合不全(如脊柱裂,脊髓栓系,隐藏的缺陷),可导致尿潴留	明显的脊柱缺陷,脑膜囊膨出,腰骶部凹陷或毛丛,下肢肌力减弱,下肢敏感性降低踝反射和提睾反射消失,肛门缩动	腰骶部X线片 对于隐匿的病症,可行脊柱MRI检查
应激	学习困难,社会隔离或困难,家庭压力(如父母离异,分居)	临床评估(包括排泄记录)
尿路感染	排尿困难,血尿,尿频,尿急 发热 腹痛	尿液分析 尿培养 对于肾盂肾炎患者,进行超声和排尿膀胱尿道造影

对于正在检查夜间遗尿症的儿童,确定是否存在日间的紧迫、频率、身体姿态或举行演习和失禁的症状是重要的。具有这些症状的儿童具有复杂的夜间遗尿,并且管理应该主要指向控制日间症状。

在日间遗尿症中,提示排尿功能异常的为:间歇遗尿前的尿急,或玩耍时的病史以及两者皆有。排尿后的遗尿症(膀胱排空不足)也是病史的一部分。

因尿路感染引起的遗尿与慢性间歇性的遗尿症状相比,多是一次偶发的时间,并伴随特异的症状(如尿急、尿频和尿痛);然而,某些因素引起的遗尿可导致继发性尿路感染。

当其他检查没有发现,但孩子大便性状较硬且伴有排便困难(有时体格检查时可触及粪块)时,需考虑便秘的可能。

有白天睡眠过多和睡眠中较易觉醒时需考虑睡眠呼吸暂停。

直肠瘙痒(尤其在晚上),阴道炎,尿道炎或合并出现提示蛲虫感染。

烦渴,日间和夜间遗尿和体重减轻提示可能有器质病变(如糖尿病)。

压力或性虐待难以确定但也须考虑。

检查 病史采集和体格检查后多可诊断。尿液分析对男女孩均适用,女孩还可进行尿培养。进一步的检查对病史,体格检查或两者提示器质病变有帮助(表 311-1 和表 311-2)。肾和膀胱超声经常用于验证尿路解剖是否正常。尿流率检测能在功能失调性排尿患者中表现出思加图排尿模式。

表 311-2 引起日间遗尿症的一些器质性原因

病因	有提示意义的临床表现	诊断方法
便秘	不常见的,硬卵石样粪便 大便失禁,腹部不适 可引起便秘的饮食史(如过量饮用牛奶以及日常少食水果和蔬菜)	临床评估(包括排便记录) 有时行腹部 X 线检查
继发于逼尿肌和尿道括约肌不协调的排尿障碍,非神经性原因	患儿多伴有大便失禁,VUR 和尿路感染 夜间和日间遗尿均有可能	尿动力学分析显示膀胱肌群不协调 尿流率检测 有时需排泄性膀胱尿道造影
笑引起的尿失禁	大笑时出现尿失禁,多发生于女孩 其他情况下排尿正常	临床评估
任何原因引起的拍尿量增多(如糖尿病,尿崩症,饮水过多,镰状细胞病或镰状征象)	因不同病症而异	糖尿病:血糖 尿崩症:血清和血液渗透压 镰状细胞:镰状细胞筛查
排尿拖延合并尿液不连续	在最后时候才去排尿的儿童 常出现于学龄前儿童集中精力玩耍时	符合的病史 日常的排尿
继发于神经管闭合不全(如脊柱裂,脊髓栓系,隐匿的缺陷)或神经系统缺陷的神经源性膀胱	明显的脊柱缺陷,脑膜囊膨出,腰骶部凹陷或毛丛,下肢肌力减弱,下肢敏感性降低	腰骶部 X 线片 对于隐匿的病症,可行脊柱 MRI 检查 肾脏和膀胱的超声检查 尿动力学研究
膀胱活动过度	尿急(对诊断很重要);尿频和夜尿也较常见 有时儿童进行憋尿比赛(如蹲坐或文森特行屈膝礼)	与症状或膀胱活动过度一致的病史 考虑尿动力学分析
性虐待	睡眠问题和学习问题(如少年犯罪,成绩较差) 诱惑行为,抑郁,对与性相关事情异常兴趣或逃避,对性知识的了解与年龄不相符	由性虐待专家评估
应激*	学习困难,社会隔离或困难,家庭压力(如父母离异,分居)	临床评估
结构异常(如异位输尿管或后尿道瓣膜)	儿童不能日间控制排尿 女孩的日间和夜间遗尿,有正常排尿史但内裤常湿,有阴道排液 可能有尿路感染史,以及其他尿道异常史	肾的超声检查 肾血流扫描或静脉尿路造影 腹部或盆腔 CT
尿路感染	排尿困难,血尿,尿频,尿急 发热 腹痛	尿液分析 尿培养 对于肾盂肾炎患者,进行超声检查和 VCUG
任何引起阴道反流(尿道-阴道反流或经阴道排泄)病因(包括阴唇粘连)	排尿后站立时有尿液滴出	临床评估,包括引导使用正确的排尿方法避免阴道保留尿液(如背对厕所坐下或双膝分开)

* 当失禁是急性时,压力是首要原因。
VCUG,排泄性膀胱尿道造影;VUR,膀胱输尿管反流。

治疗

治疗中最重要的就是对遗尿症的病因和临床过程施以家庭教育。家庭教育可减少因遗尿造成的心理影响并提高对治疗的依从性。

尿失禁的治疗需针对已明确的病因进行治疗;然而,多数病因不明。在此情况下,需采取以下治疗。

夜间遗尿症　最有效的方法为长期的提醒疗法。尽管比较辛苦,但当调动患儿克服遗尿的积极性后成功率高达70%,且家人依从性好。夜间使用4个月后症状可完全解除。当遗尿发生时,就应该警报。虽然儿童最初仍然继续遗尿发作,但是随着时间的推移,他们学会了完整的膀胱感觉与警报之间的关系,然后醒来避免发生遗尿。这些警报在网上就唾手可得,不需要医生。警报不能用于复杂的夜间遗尿或膀胱容量降低(以排尿日记作为证据)的儿童中。这些儿童应该与白天遗尿的儿童接受相同的治疗。避免使用惩罚性方法,因为这种治疗可影响孩子的自尊。

药物治疗如垂体加压素(DDAVP)和丙咪嗪(表311-3)可降低夜间遗尿的发生。然而,停药后症状将又出现。家长和孩子应该预先知道这个情况,这样有助于限制他们的失望。垂体加压素优于丙咪嗪,因后者很少情况下可引起猝死。

表311-3　儿童遗尿的药物使用*

药物	剂量	一些不良反应
日间遗尿症(膀胱活动过度)		
奥昔布宁	>5岁儿童:5mg po,tid,可增至5mg,tid >6岁儿童:5mg/d,因耐受情况5mg/d逐步增加至最大剂量15mg/d	意识模糊、头晕、体温升高、潮红、便秘、口干
托特罗定	对于>5岁的儿童,1mg po,bid 能吞下药片的儿童,缓释胶囊2~4mg,qd	便秘、潮红、口干
夜间遗尿症		
垂体升压素(DDAVP)	≥6岁儿童,初始剂量0.2mg po,qd,睡前服用,必要时可增加剂量至0.6mg po,1次/d	鼻内使用DDAVP因有稀释性低钠血症风险已不推荐使用
丙咪嗪	6~8岁儿童:25mg po,qd,晚上服用 >8岁儿童:50mg po,qd,晚上服用	少见:死亡† 可能出现神经过敏,性格改变和睡眠紊乱‡

* 这些药物多作为二线治疗使用。首选潜在的病因治疗和行为疗法。
† 有报道不明原因的猝死此药现较少使用。
‡ 心电图应做识别QT间期延长和/或校正的QT(QTc)间期,这是使用丙咪嗪的禁忌证。

日间遗尿　治疗潜在的便秘非常重要。排尿日记的信息能帮助鉴别膀胱容量功能性降低、尿频、尿急和尿少的儿童,所有的这些儿童都有尿失禁。

一般治疗如下:
- 控制排尿训练:孩子在迫切需要排尿时才允许去洗手间。然后他们尽可能长地憋尿,在不能容忍的时候开始排尿并中断再排出。这个训练可以加强括约肌并增加孩子在有尿意时能进入卫生间并排出的自信
- 逐步延长排尿间隔(当怀疑逼尿肌功能失调或排尿功能失调)
- 通过积极的强化和规定排尿时间改变行为(如拖延排尿):用可震动的表或闹铃提醒孩子排尿(最好由家长充当提醒者)
- 使用正确的排尿方法避免阴道保留尿液。在经历阴道中留尿的女孩中,治疗是鼓励面对马桶后面坐,或者膝盖分开,这样能张开阴道口,并允许尿液直接流进马桶

对于阴唇粘连,也可应用结合雌激素或0.5%曲安西龙霜。

药物治疗(表311-3)有时有效但并不是首选的治疗方法。当行为疗法和物理疗法对日间遗尿症引起的排尿困难无效时,抗胆碱能药可发挥一定的作用。针对夜间遗尿症的药物可减少夜尿的次数且有时对鼓励患儿夜间不发生遗尿有帮助。

> **关键点**
> - 原发性遗尿多表现为日间遗尿
> - 便秘可以认为是一项诱因
> - 多数夜间遗尿成熟后可消退(不进行干预,15%/年的消退率),但至少0.5%的成人可有夜间遗尿
> - 器质病因导致的遗尿症不常见但需考虑
> - 提醒疗法是治疗夜间遗尿最有效的方法
> - 其他的治疗方法包括行为干预和药物
> - 家长的教育对孩子的预后和健康十分重要

儿童大便失禁

(大便失禁)

大便失禁是指>4岁的儿童有意识或无意识的排便于不合适的地方,排除器官缺陷或疾病以及便秘。

大便失禁是儿童期的常见问题,见于3%~4%的4岁儿童并随年龄的增大而减少。

病因

大便失禁通常由便秘引起,患儿多有行为或身体易感因素。极少发生于无留滞或便秘,但是当此种情况出现时,需考虑其他器官的功能异常(如先天性巨结肠,乳糜泻)或心理问题。

病理生理

大便滞留和便秘引起直肠和乙状结肠扩张,导致肌肉的反应性和肠壁的神经发生改变。这些改变降低了大便的排除效率再次引起滞留。当大便继续存留在肠腔中,水分被吸收,大便变硬,排便更加困难且会引起疼痛。较软和疏松的粪便从坚硬的粪球周围通过,导致溢出。溢出和排便失控均可导致失禁。

诊断

■ 临床评估

任何可导致便秘[1]从而引起大便失禁的功能异常均需考虑在内。对多数大便失禁的病例,详细的病史和体格检查可检出多数物理病因。然而,如有其他可疑的发现,可考虑其他检查(如腹部X线,少见的直肠壁活检和更少使用的肠壁活动监测)。

[1] Koyle MA, Lorenzo AJ. Management of defecations disorders. Wein A, Kavoussi L, Partin A, et al. Campbell-Walsh Urology. 11th ed. Philadelphia: Elsevier, 2016, 3317-3329.

治疗

- 教育和阐明情况(父母和孩子)
- 减轻粪块压力
- 维持疗法(如行为和饮食干预,通便治疗)
- 缓慢撤去泻药合并行为和饮食干预(表286-2)

任何潜在的异常均需处理。如没有特异的病理学改变,症状确实时,初始的治疗包括对父母和孩子予大便失禁病理生理的宣教,祛除对孩子的责备以及带来的不良情绪反应。下一步就是排除粪块。

有许多方法和药物可以解除粪块的嵌顿(参见第2184页);具体的选择因儿童的年龄和其他因素而异。聚乙二醇配合电解质类以及刺激性轻泻剂(如比沙可啶或旖那叶),或磷酸钠灌肠加上2周的口服药物(如比沙可啶片)治疗和栓剂较常使用。

疏导后,需要随访评估排泄是否成功,确定粪块排除病确立一个维持的计划。计划包括鼓励维持规律的排便(通常需要持续的轻泻剂治疗)和行为干预鼓励排空粪便。维持的轻泻剂疗法有多种选择(表286-2),但聚乙二醇不合并电解质类最常用,通常每日1~2次,17g/d,逐步增高剂量直至起效。有时刺激性泻剂可周末使用促进剩余的粪便排空。

行为策略包括规划好的如厕时间(如餐后让孩子在厕所停留5~10分钟以便形成胃结肠反射)。如果孩子每日在某些时间会有失禁发生,也许在此之前尽快蹲便。小的奖励也是非常有益的。例如,当他们每完成一次如厕(及时没有大便排出)就奖励一张不干胶贴到表格中以增加其对计划的依从性。通常阶梯式的规划是在如厕后给予小的奖励(如不干胶)以及大的奖励给予持续的依从性。奖励的形式可适当改变以保持孩子对计划的兴趣。

在维持阶段,仍需要在有便意前鼓励规律的坐便病排空粪便。此计划可减少粪便治疗的可能并使直肠恢复到其正常的容积。在维持阶段,对家长和儿童施以坐便的宣教对整个疗法的成功也很重要。

规律的随访对继续的指导和支持是非常需要的。排便在训练是一个可能需要数月甚至数年的长期过程,包括缓慢减少泻药。轻泻剂的使用直至症状解除并继续鼓励如厕习惯的培养。

大便失禁可因应激或过渡期产生反复,所以家庭成员需为此作好准备。成功率受身体和心理因素的影响,1年的治愈率为30%~50%,5年的治愈率为48%~75%。主要的治疗还是家庭宣教,粪块清除和维持,以及继续的支持疗法。

> **关键点**
> - 大便失禁通常由便秘引起,患儿多有行为或身体易感因素
> - 对多数大便失禁的病例,详细的病史和体格检查可检出多数物理病因
> - 任何可导致便秘从而引起大便失禁的功能异常均需考虑在内
> - 治疗是通过教育、粪便嵌塞的解除,维护适当的排便,缓慢撤去泻药合并行为和饮食干预
> - 粪便嵌塞可通过多种方案和药物缓解
> - 行为策略包括结构化如厕时间
> - 大便失禁可因应激或过渡期产生反复,所以家庭成员需为此作好准备

312. 儿童耳鼻咽喉疾病

常见的儿童疾病耳鼻喉科中耳炎(参见第707页),扁桃体咽炎(参见第743页),咽喉痛(参见第736页),腺样障碍(参见第742页),鼻出血(参见第731页),鼻塞流涕和(参见第733页),鼻窦炎(参见第728页),以及耳(参见第706页)和鼻异物在本手册的其他章节进行讨论。不太常见的儿童疾病包括耳鼻喉咽后脓肿(参见第742页),乳突炎(参见第707页),和会厌炎(参见第742页)也别处讨论。

儿童听力障碍

听力损失的常见原因是新生儿基因缺陷和儿童耳部感染以及耳垢。许多病例是通过筛查发现的，但如果儿童对声音没有反应或言语发育迟缓，则应怀疑听力损失。诊断通常是依据新生儿电生理检查（诱发性耳声发射测试和听觉脑干反应）和儿童临床检查和鼓室导抗测试。治疗不可逆的听力损失包括助听器或人工耳蜗植入。（参见第 722 页）

在美国，经筛查的婴儿中检测到永久听力损失的比率为 1.1/1 000。平均而言，1.9% 的儿童"听觉困难"。听力障碍的男生比女生更为常见；男性:女性比例为 1.24:1。

病原学

新生儿此类疾病最常见的病因是基因缺陷。而婴儿和儿童最常见的原因是耳垢堆积和中耳积液，包括分泌性中耳炎。年长儿童的其他原因包括头部外伤、噪音（包括音乐）、使用耳毒性药物（如氨基糖苷类、噻嗪类）、病毒感染（如流行性腮腺炎）、肿瘤或损伤影响听觉神经，耳道异物，以及较为很少的自身免疫性疾病。

儿童新生儿听力损失的危险因素包括下面几点：
- 低出生体重（如<1.5kg）
- Apgar 评分<5（1 分钟）或 7（5 分钟）
- 难产导致低氧血症或癫痫发作
- 产前感染风疹，梅毒，疱疹，巨细胞病毒或弓形虫病
- 颅面异常，尤其是涉及外耳道的异常
- 高胆红素血症
- 败血症或脑膜炎
- 呼吸机依赖
- 耳毒性药物的使用
- 早期听力损失的家族史

儿童听力损失的危险因素包括新生儿的危险因素外加如下几点：
- 颅骨骨折或创伤性意识丧失
- 胆脂瘤
- 神经变性疾病，包括神经纤维瘤病
- 噪声暴露
- 鼓膜穿孔

症状及体征

如果听力损失严重，婴儿或儿童可能对声音无反应，或者可能出现言语或语言理解发育迟缓。如果听力损失不太严重，儿童可能会间歇性忽略他人与他们交谈。儿童可能会出现在某些环境中听力良好，但在其他环境中则存在听力问题。例如，由于教室的背景噪声可以使语音识别困难，孩子可能仅仅在学校有听力问题。

未识别和未治疗可能严重影响语言理解和语言能力。这种影响可能导致无法上学，被同龄儿童戏弄，社会隔离，和情绪困扰。

诊断
- 电诊断检查（新生儿）
- 临床检查和鼓室导抗测试（儿童）

通常推荐在 3 岁之前对所有婴儿筛查，在大多数州都是法定的。初步筛选试验是使用手持装置软点击，诱发性耳声发射试验。如果结果是异常或可疑的，则对听觉脑干诱发反应进行测试，可以在睡眠时完成；不正常的结果应该在 1 个月后重复检测再次确认。

对于儿童，可以使用其他方法。语音和全面的发育进行临床评估。对耳朵进行检查，针对鼓膜运动对不同的频率的反应进行测试，以筛查中耳积液。儿童为 6 个月至 2 岁时，检查对声音的反应。年龄>2 岁时，可以评估遵循简单的听觉命令的能力，可以使用耳机对声音做出反应。中央听觉处理评估可用于>7 岁，不存在神经识别障碍的儿童，这些孩子似乎能听到，但并不理解。

通常有指征行影像学检查，以识别病因并指导预后。在大多数情况下，包括神经系统检查异常，认字差，和/或听力损失不对称，均需完成钆增强 MRI 检查。如果怀疑骨异常，则完成 CT 检查。

治疗
- 不可逆的听力损失采用助听器和人工耳蜗植入
- 有时候教习一种非听觉的语言

可逆病因引起的神经根病变需对因治疗。如果听力损失是不可逆的，通常可以使用助听器（参见第 722 页）。它们可用于婴儿和儿童。如果听力损失是轻度或中度，或只影响一只耳朵，可使用助听器或耳机。在课堂上，可以使用调频听觉训练器。使用调频听觉训练器，老师对着麦克风讲话，发出信号，未受影响的耳朵助听器接收信号。

如果听力丧失足够严重，通过助听器不能处理，可能需要一个人工耳蜗。儿童也可能需要治疗，以支持他们的语言发展，例如被教导一种基于视觉的手语。

> **关键点**
> - 听力损失的常见原因有遗传缺陷（新生儿）和耳垢的积累和中耳积液（儿童）
> - 疑似存在听力损失，如果一个孩子的声音或言语和语言发展的反应是不正常的
> - 筛查婴幼儿听力损失，从诱发耳声发射测试开始
> - 诊断根据临床检查和鼓室测压法
> - 对不可逆的听力损失需要助听器或人工耳蜗，并根据需要语言支持（如教学手语）

幼年性血管纤维瘤

幼年性血管纤维瘤是罕见的，良性的，可以发生在鼻咽部。

青少年纤维血管瘤在男性青少年中最为常见。他们是血管的，生长缓慢。他们可以蔓延到眼眶或颅顶，或是治疗后复发。

症状及体征

常见的症状包括鼻塞和鼻出血（有时严重，通常是单

侧)。肿瘤可引起面部肿胀,眼胀,鼻畸形或鼻肿块。

诊断
- 计算机断层扫描

通常需要 CT 和 MRI 检查明确诊断。通常行血管造影,这样可以在手术前将肿瘤血管栓塞。因为切开肿瘤可能导致严重出血,应避免切取活检。

治疗
- 手术切除,有时行放射治疗

治疗方法是手术切除放射疗法有时辅助使用,特别是对于完全切除存在困难或不可能完全切除,或是肿瘤复发。

复发性呼吸道乳头状瘤
(喉部乳头状)

复发性呼吸道乳头状瘤是一种罕见的,良性的,病毒气道肿瘤,是由人乳头瘤病毒引起的。患者目前最常见的表现时喉部乳头状组织。

复发性呼吸道乳头状瘤最常发生于喉部,以喉部乳头状肿块形式出现。喉乳头状瘤可以发生在任何年龄,最常发生在 3 个月到 3 岁之间。它们可以治疗后再次出现,经历恶性转化,和/或偶尔扩散到气管或肺内。

症状及体征

症状包括微弱的哭泣,声音嘶哑,严重病例出现呼吸道阻塞。

诊断
- 活检

肿瘤是由喉镜明确。通过活检明确诊断。

治疗
- 手术切除

治疗方法是手术切除因为肿瘤可能在数周或数月复发,可能需要多次手术,随访喉镜和支气管镜是必要的。手术可能包括脉冲染料激光治疗或光动力学疗法。对于严重的病例,可以试用抗病毒药物(如西多福韦)。某些患者的病变可能在青春期消退。四价人乳头瘤病毒疫苗提供预防的希望,但疗效尚未得到证实。

儿童沟通障碍

儿童的沟通可以因为发音,听力,言语,语言或几者组合的问题而发生障碍。诊断涉及每个功能的评估。

超过 10% 的儿童存在沟通障碍。一种功能的障碍可能会影响另一种功能。例如,听力障碍损害发音调节,并可能导致发音障碍。中耳炎引起的听力损失可以干扰语言发育。所有沟通障碍,包括语音障碍,都可能干扰学业成绩和社会关系。

语音障碍

超过 6% 的适龄儿童都有发音问题,最常见的是声音嘶哑。其原因往往是慢性说话过多和/或说话太大声。最常见的相应解剖异常是声带结节(参见第 749 页)。其他喉部病变或内分泌异常也可能导致该症状。听力损失可通过影响感受音量大小的能力,从而影响调节声音的力量的能力。小结通常予言语治疗即可恢复,极少数需手术治疗。

听力障碍

听力障碍的讨论,参见第 2349 页。

言语障碍

约 5% 进入一年级的孩子有言语障碍。对于言语障碍,言语产生受影响。言语障碍包括如下:

鼻音过度的发音质量:鼻音通常由于腭裂或其他结构异常,导致咽壁软腭的正常闭合受阻所致(腭咽闭合不全)。

口吃:发育性口吃,结巴的一般形式,通常开始于年龄 2 岁和 5 岁之间,男孩中更为常见。病因是未知的,但常见家庭聚集性。口吃的神经系统原因不太常见。

构音障碍:大多数儿童关节紊乱没有检测到的生理原因继发性构音障碍可导致神经系统紊乱,损害肌肉的神经支配或协调。因为吞咽的肌肉通常也受到影响,构音障碍被发现之前,可能注意到吞咽困难。听力障碍和结构异常(如舌,唇或腭)也可影响构音。

言语治疗对原发性语言障碍有帮助。对于患有能够导致腭咽关闭不全疾病的儿童,一般需要手术治疗以及语言治疗。

语言障碍

约 5% 其他方面健康的儿童存在语言理解或表达困难(称为特殊语言障碍)。男孩更常受到影响,遗传因素可能发挥作用。另外,语言问题可以是继发于其他疾病(如脑外伤,智力障碍,听力丧失,忽视或虐待,自闭症,注意力缺失/多动症)。

儿童可能会受益于语言治疗。有些特定的语言障碍的患儿可以自愈。

诊断

如果一个孩子的沟通障碍,应教育家长寻求医疗帮助(如第一个生日时还不能说至少两个单词)。评估应包括神经科和耳鼻喉科检查。评估听力和语言;如果怀疑语音障碍(如声音嘶哑,呼吸声),应考虑进行喉镜检查。

> **关键点**
> - 发声,听力,言语和/或语言(交流障碍)问题是常见的,具有学习和社会方面的后遗症
> - 评估沟通看起来延迟了的儿童(如第一个生日时还不能说至少两个单词)
> - 评估听力和语言发展,对于沟通障碍的儿童,考虑行喉镜检查

313. 儿童内分泌疾病

（儿童和成人糖尿病，参见第 2355 页）

一些主要发生于儿童（如青春期早熟或青春期延迟），其他一些内分泌代谢性疾病在成人和儿童中均可发生（如糖尿病，甲状腺疾病）。那些可以影响成人和儿童的疾病能够造成儿童不同于成人的症状。

儿童生长激素缺乏症

（垂体性侏儒）

生长激素（GH）缺乏症是小儿最常见的垂体激素缺乏病，可以是孤立性的或伴有其他垂体激素的缺乏。生长激素缺乏症的典型表现为生长缓慢、身材矮小而比例正常。诊断包括垂体激素水平和 MRI 检查，检测垂体结构异常或脑肿瘤。治疗方法通常需要特定激素替代治疗和任何致病的肿瘤的切除。

生长激素缺乏症相关的广义垂体功能减退患者也会有一个或多个其他垂体激素缺乏［如卵泡刺激素，促黄体素，促肾上腺皮质激素（ACTH），促甲状腺素，抗利尿激素（ADH）］。

病原学

生长激素缺乏症可单独发生或与广义垂体功能减退症的关联。在这两种情况下，生长激素缺乏可以是先天性或后天性的（包括遗传性的遗传原因）。少数情况下，生长素并不缺乏，但生长激素受体异常（生长激素不敏感）。

孤立性生长激素缺乏症 估计发生于 1/4 000~1/10 000 名儿童。它通常是特发性的，但约 25% 的患者具有可识别的病因。先天性的原因包括促生长素释放素受体缺乏和异常基因（*GH1*），以及某些中枢神经系统畸形。后天的原因包括中枢神经系统放射治疗（高剂量辐射会导致广义垂体功能减退症），脑膜炎，组织细胞增多症和脑损伤。脊柱部位的照射，不管是预防还是治疗，可进一步损害脊椎骨的生长潜能，使身材更趋矮小。

广义垂体功能减退 可能有遗传病因，包括影响垂体细胞遗传或散发突变。在这种情况下，也可能存在其他器官系统的异常，尤其是中线缺陷的患者，如腭裂或视隔发育不全（包括透明隔缺失、视神经萎缩和垂体功能减退）。广义垂体功能低下也可以是因为许多影响下丘脑或垂体病变的病变说引起；例子包括肿瘤（如最常见的颅咽管瘤），感染（如结核病，弓形虫病，脑膜炎）和浸润性疾病。如合并有颅骨或他处骨骼的溶解性损害以及尿崩症，提示朗格汉斯细胞肉芽肿（参见第 1011 页）。

症状及体征

表现取决于患者的年龄，潜在的病因，以及具体的激素缺乏。

生长激素缺乏症本身 一般表现为生长不良有时伴随牙齿发育延迟。身高低于第 3 个百分位数，生长速度 4 岁前 <6cm/年，4~8 岁 <5cm/年，青春期前 <4cm/年。他们虽然身材矮小，但身体上半部和下半部的比例仍保持正常。代表骨骼成熟程度的骨龄较实际年龄落后 2 年以上。

其他异常 可能存在，这取决于潜在的缺陷，和孩子可能存在的青春期发育延迟或缺失。体重增加可能与生长不成比例，导致相对肥胖。先天性垂体或下丘脑缺陷新生儿可具有低血糖（也可在年龄较大的儿童发生），中线的缺陷（如腭裂）或小阴茎畸形，以及其他内分泌缺陷表现。

诊断

- 临床评估，包括生长标准和其他病史
- 影像学检查
- 胰岛素样生长因子 1（IGF-1），3 型 IGF 结合蛋白（IGFBP-3）
- 测定
- 确诊需行激发试验
- 其他垂体激素和其他生长不良原因的评估

目前生长激素缺乏症的诊断准则的共识是需要整合的生长标准，病史，实验室检查和影像结果。

评估生长 所有患儿的身高和体重均应记录在生长量表上（对于 0~2 岁的儿童，见 WHO 生长曲线表；对于 2 岁及以上的儿童，见 CDC 生长曲线表）。

IGF-1 和 IGFBP-3 水平的测定 开始生长激素/IGF-1 轴的评估。

在儿童期的中、晚阶段，由于 GH 水平波动很大而难以解释，可通过胰岛素样生长因子 1（IGF-1）测定来反映 GH 的活性。因为 IGF-1 水平上升在青春期时，他们应该被解释为相对于骨龄，而不是实际年龄。如 IGF-1 水平正常可排除 GH 缺乏。但是，除 GH 缺乏外，IGF-1 水平低下也可见于心理社会剥夺，营养不良和甲状腺功能减退。

婴儿期和儿童期早期阶段的 IGF-1 水平正常，因而在这一年龄组不能据此来可靠区分其正常或低于正常。然而，IGFBP-3 水平（IGF 肽的主要载体），与 IGF-1，受营养不良的影响较小，可以在年幼儿童中进行正常和低于正常的区分。

对于 IGF-1 和 IGFBP-3 水平很低的儿童，GH 缺乏只能通过直接测定 GH 水平来证实。由于 GH 基础水平很低或低于可测范围（除了刚入睡时），随机生长激素水平是无效的，估计 GH 水平需通过激发试验（参见第 2352 页）。然而，激发试验是非生理性的，易受实验室误差的影响，重复性差。此外，正常反应的定义随年龄，性别和测试中心变化，是基于有限的证据。

影像学研究（更多信息见 CDC 的标准生长图表） 如发现生长异常,应根据左手部位(依惯例)的 X 线片确定骨龄。GH 缺乏时,骨骼成熟的延迟一般与身高增长的延迟程度相同。如患有生长激素缺乏,应进行垂体和蝶鞍部位的 CT 和 MRI 检查以排除钙化与肿瘤;有 10%~20% 患者的蝶鞍小于正常。

筛查性实验室检查 完成寻找发育不良的其他可能原因,包括:
- 甲状腺功能减退（如促甲状腺素,甲状腺素）
- 肾脏疾病（电解质,肌酐水平）
- 炎症和免疫疾病（如组织转谷氨酰胺酶抗体,红细胞沉降率）
- 血液病（如差异性全血细胞计数）

基因检测 具体症状（如特纳综合征,参见第 2218 页）可以通过体格检查结果,或是生长模式与家庭显著不同来加以区分。如果 GH 缺乏高度怀疑,应行垂体功能的额外检查（如 ACTH。上午 8 点血清皮质醇水平,促黄体素,卵泡刺激激素和催乳素水平）

> **经验与提示**
> - 与激素水平具有诊断意义的许多内分泌缺陷不同,随机生长激素水平在诊断生长激素缺乏方面没有什么用处

激发试验 在甲状腺或肾上腺功能减退的患者中,生长激素对激发试验的反应大多不正常,因此这些患者应在补充足量激素后再进行激发试验。

胰岛素耐量试验是刺激 GH 释放的最佳激发试验,但很少做,因为它是有风险的。其他激发试验危险性低,但结果也不太可靠。这些包括使用精氨酸输注试验（500mg/kg,静脉 30 分钟内给予）,可乐定［0.15mg/m² PO（最高为 0.25mg）］,左旋多巴（儿童 10mg/kg 口服;成人 500mg 口服）,高血糖素［0.03mg/kg,静脉用药（最多 1mg）］。基于药物的不同,在给药后不同时间测定生长激素水平。

没有一个激发试验能保证 100% 引起 GH 释放,进行两次 GH 激发试验（通常在同一天）。生长激素水平通常在施用胰岛素或精氨酸输注开始后 30~90 分钟,左旋多巴后 30~120 分钟,可乐定后 60~90 分钟和高血糖素后 120~180 分钟达到峰值。这被认为是正常的生长激素反应是有点武断。一般地,任何经过刺激的生长激素水平>10ng/ml 足以排除生长激素缺乏。可以对两种药理刺激的<10ng/ml（一些中心使用较低截止值,例如 7ng/ml）的反应考虑生长激素缺乏,但是结果必须在辅助数据的参考下解释。因为生长激素水平在青春期期间升高,许多儿童在青春期前诱发生长刺激试验失败,可能在青春期后或用性腺类固醇激发时却具有正常结果。

激发试验可能无法发现生长激素释放调节机制中的细小缺陷。例如,身材矮小如系继发于生长激素分泌功能障碍,那么在激发试验中生长激素的释放通常正常。但是,在 12~24 小时内连续多次测定生长激素可发现 12~24 小时生长激素分泌总量低于正常。然而,这种测试是昂贵的和不舒服的,因此是不生长激素缺乏的首选试验。

如果证实生长激素释放减少,应检查其他垂体激素的分泌情况,如果没有做过垂体成像,那么必须做该坚持。

治疗
- 重组生长激素替代治疗
- 有时其他垂体激素替代

所有身材矮小的儿童如证实有 GH 缺乏,均应给予基因重组 GH。剂量为 0.03~0.05mg/kg,皮下注射,每日 1 次。用药后,身高的增长速度在第一年中常可达到 10~12cm/年,虽然一年后增速减慢,但仍高于治疗前水平。治疗持续至身高达到可接受的水平或生长速度回落至 2.5cm/年以下。

生长激素治疗的副作用很少,计有特发性颅内压增高（假性脑瘤）、儿童股骨头骨骺滑脱（参见第 2266 页）、和短暂的轻度周围组织水肿。在基因重组生长激素问世以前,曾经使用从垂体提取的生长激素。少数病例在用该制剂治疗 20~40 年后,出现 Creutzfeldt-Jakob 症垂体提取的生长激素已在 20 世纪 80 年代停止使用。

对于身材矮小,有 GH 缺乏临床表现但 GH 和 IGF-1 水平均正常的儿童是否用 GH 治疗,目前尚有争议。许多专家建议用 GH 试验治疗 6~12 个月,如生长速度加倍或较治疗前增加 3cm/年,则继续治疗。其他学者反对这种做法,因为 GH 价格昂贵,该法尚在试验阶段,可能有副作用,给其他方面健康的儿童贴上不正常的标签,以及在伦理和社会心理上造成对身高的偏见。

当其他垂体激素缺乏陪生长激素缺乏症,需要额外的激素替代。皮质醇和甲状腺素（参见第 1200 页）应当在儿童期,青春期和成年期内被替代,当这些激素的循环水平低时。尿崩症通常需要用片剂或鼻内形式的去氨加压素进行终身治疗（参见第 1178 页）。如不能正常进入青春期,应使用性激素治疗（参见第 2365 页）。

如身材矮小系因垂体癌肿进行放射治疗而引起,生长激素治疗在理论上有导致癌症复发的危险。但也未证实生长激素治疗会使新癌肿的发生率高于预期或复发率增高。在成功完成抗癌治疗至少一年后开始生长激素替代治疗可能是安全的。

> **关键点**
> - 生长激素（GH）缺乏可以孤立地发生或与广义性垂体功能减退有关
> - 病因包括先天性（包括遗传性）障碍和许多获得性下丘脑和/或垂体障碍
> - 生长激素缺乏导致身材矮小;因病因不同,还可能存在许多其他表现
> - 诊断依据临床表现,影像检查和实验室检查的结合,通常包括生长激素释放的激发试验
> - 身材矮小和已确诊生长激素缺乏症的儿童应接受重组生长激素治疗;根据需要,对垂体功能减退的其他表现进行对症处理

先天性甲状腺肿

先天性甲状腺肿是一种出生时就有的甲状腺弥散性或结节性肿大,甲状腺素分泌可能降低、升高或正常。甲状腺素分泌可能减少、增加或正常。根据超声测量甲状腺体积可作出诊断。当引起甲状腺功能低下时给予甲状腺素替代治疗。影响呼吸和吞咽时需给予手术治疗。

病因

引起先天性甲状腺肿的原因可能是甲状腺素生成障碍(异常的甲状腺素生成)、经胎盘的母体抗体或经胎盘的致甲状腺肿物质。有些病因可能是遗传性的。

甲状腺素生成障碍 甲状腺素生成的遗传缺陷导致促甲状腺素(TSH)水平升高,引起甲状腺肿大。先天性甲状腺功能减退的病例中约有15%存在甲状腺肿(参见第2353页)。有许多基因异常导致甲状腺素合成障碍;它们通常具有常染色体隐性形式的遗传,并且许多是单基因缺陷。

甲状腺素合成障碍可源自甲状腺素的生物合成中任一步骤的缺陷,其中包括:

- 未能浓缩碘化物
- 由于甲状腺过氧化物酶或过氧化氢产生系统中的异常导致的碘有机化缺陷
- 甲状腺球蛋白的合成或运输缺陷
- 异常碘酪氨酸脱碘酶的活性

彭德莱综合征(Pendred syndrome) 有彭德莱综合征的儿童有轻度甲状腺功能低下或正常、甲状腺肿、由于涉及碘转运和耳蜗功能的蛋白质(pendrin)的遗传异常引起的感觉神经性听力损失。虽然彭德莱综合征是由遗传缺陷引起的,它很少在新生儿期有症状表现。

经胎盘的母体抗体 伴有甲状腺自身免疫紊乱的孕妇可以产生抗体,并能在第三个三个月期间通过胎盘。根据免疫紊乱类型的不同,抗体可以阻断TSH受体导致甲状腺功能低下或兴奋TSH受体导致甲状腺功能亢进。对受累患儿而言,其特征通常是:这些激素分泌的改变和甲状腺肿大可以在3~6个月内自行消失。

经胎盘途径的致甲状腺肿物质 胺碘酮或抗甲状腺药物(如丙基硫氧嘧啶、甲巯咪唑)可以通过胎盘,有时引起甲状腺功能低下,极少情况下引起甲状腺肿大。

症状及体征

最常见的表现为甲状腺无痛性肿大、质硬。肿大多数呈弥漫性,但也可呈结节性。可以在出生时或生后发现。在一些患者中,看不到明显的甲状腺肿大,但持续的增长引起气管移位和受压,影响呼吸和吞咽。很多儿童甲状腺肿大,但甲状腺功能正常,一些患儿可表现为甲状腺功能低下(参见第2353页)或甲状腺功能亢进(参见第2354页)。

诊断

- 超声检查

如诊断可疑,需行超声检查明确甲状腺的大小。同时测量甲状腺素(T_4)和TSH水平。

治疗

- 症状扩大的外科治疗
- 有时应用甲状腺素

甲状腺肿有关的甲状腺功能低下常用甲状腺素治疗。压迫气管和吞咽功能障碍者可行手术治疗。

婴儿和儿童甲状腺功能减退

甲状腺功能减退是甲状腺素缺乏所致。在婴儿中表现为喂养困难、生长迟缓;在年长儿和青少年表现同成人,但仍有生长缓慢或(和)青春期发育延迟。诊断根据甲状腺功能试验(包括血清甲状腺素和促甲状腺素测定)。治疗用甲状腺素替代治疗。

病因

婴儿和年幼儿童的甲状腺功能减退的病因可以是先天性或获得性的。

先天性甲状腺功能低下 先天性甲状腺功能减退发生在约1/2 000~1/4 000活产儿。大多数先天性病例是散发性的,但10%~20%是遗传性的。病因通常包括:

- 腺体发育不全(85%的病例)
- 甲状腺素合成障碍(异常甲状腺素产生,占10%~15%)

发育不全 可能涉及甲状腺的异位(2/3的病例),缺如(发育不全)或发育不良(发育不全)。

甲状腺素合成障碍 具有多种类型,可能源自甲状腺素的生物合成中任一的步骤的缺陷(参见第2353页)。

母亲碘缺乏也是一些发展中国家小儿甲状腺功能低下的常见原因(美国相对少见)。经胎盘途径的母体抗体、致甲状腺肿物质(胺碘酮)或抗甲状腺药物(如丙基硫氧嘧啶、甲巯咪唑)可引起暂时性的甲状腺功能减退。另一种罕见的病因是中枢甲状腺功能减退,这是由垂体发展结构异常所致;患者通常也有其他垂体激素的不足。

获得性甲状腺功能减退 获得性甲状腺功能减退通常是因甲状腺炎的自身免疫引起的(桥本甲状腺炎,参见第1203页),发生在年长儿童或青少年中。

症状及体征

婴儿和儿童甲状腺功能减退所产生的症状和体征与成人不同。如果在孕早期发生碘缺乏,婴儿可以表现为严重生长障碍,粗糙面部特征,智力发育落后和痉挛。很多婴儿由于从胎盘途径获得来源于母体的甲状腺素,最初很少表现甲状腺功能减退的症状和体征,仅通过新生儿筛查检测。

因为一些母体甲状腺素穿过胎盘,发生的症状可能轻微的或发展缓慢。然而,在母体甲状腺素代谢后,如果甲状腺功能减退的根本原因仍然存在并且甲状腺功能减退仍然未被诊断或未治疗,它通常会将中枢神经系统发展中度到缓慢地严重并且可能伴有低肌张力,感觉神经性听力丧失,长期高胆红素血症,脐疝,呼吸窘迫,巨痛,囟门大,进食不良和嘶哑的哭泣。如果及时诊断和治疗,则严重的甲状腺功能低下导致的智力发育延迟和身材矮小非常少见。

在年长儿童和青少年上发现的一些症状和体征与成人的症状和体征相似(如体重增长;疲劳;便秘;粗糙、干燥的头发;灰黄色、冰冷或杂斑粗糙的皮肤)。儿童特意的体征是生长停滞,骨骼成熟延迟,青春期延迟。

诊断

- **常规新生儿筛查**
- **甲状腺功能检查**
- **有时行甲状腺超声或放射性核素扫描**

通过常规的新生儿筛查,可在临床症状出现以前发现疾病。如筛查阳性,需进一步实验室检查,包括测定血清甲状腺素(T_4)、游离 T_4 及促甲状腺素(TSH)。只要是可疑甲状腺功能减退,即使年长儿童和青少年也进行这些检查。

严重的先天性甲状腺功能低下患儿,即使给予及时的治疗,仍可引起精细的发育障碍和神经性耳聋。听力损失可能是如此轻微,以致初始筛查错过了它,但它仍可能干扰语言学习的发育。建议在婴儿后重新测试,以检测微小的听力损失。

当先天性甲状腺功能低下诊断,放射性核素扫描(或 ^{99m}锝锝或 ^{123}I)或超声可以评估甲状腺的大小和位置,从而有助于将结构异常(即甲状腺发育不全)同甲状腺素合成障碍和瞬时异常区分开。

在年龄较大的儿童和青少年怀疑甲状腺功能减退(TSH 升高,低 T_4,或游离 T_4),应测量甲状腺抗体滴度(甲状腺过氧化物酶和甲状腺球蛋白)以评估自身免疫性甲状腺炎。明确自身免疫性甲状腺炎的诊断不需要行甲状腺超声检查,应限于甲状腺不对称或可触及甲状腺结节的儿童。

治疗

- **甲状腺素替代疗法**

经过治疗,大多数婴儿的运动和智能发育正常。

治疗 先天性甲状腺功能低下的大多数病例需终身甲状腺素替代治疗。然而,如果初始 TSH 水平<40mU/L,未确立器官基础,并且该疾病被认为是短暂的,临床医生可以尝试在 3 岁后停止治疗,此时试验对发育中的中枢神经系统没有危险。一旦治疗停止,并且游离的 TSH 上升,游离 T_4 或 T_4 低,永久性先天性甲状腺功能减退确诊,应重新开始治疗。筛查检出的甲状腺结合球蛋白缺乏的婴儿(主要根据血清 T_4 总量测定),具有正常的游离 T_4 和 TSH 水平,因此是甲状腺功能正常。

年长儿童仅 TSH 轻度升高(<10mU/L)和 T_4 或游离 T_4 水平正常,不论他们是否有甲状腺自身抗体,均被认为具有亚临床甲状腺功能减退。这些儿童不需要甲状腺替代,除非他们发生甲状腺功能减退,或甲状腺肿的症状,或他们的 TSH 水平增加。

治疗方案 对于先天性甲状腺功能减退,必须立即开始用 L-甲状腺素 10~15μg/kg 口服,每日 1 次,并密切监测。该剂量旨在快速(在 2 周内)使血清 T_4 水平进入年龄的正常范围的上半部分(在 10μg/dl 和 15μg/dl 之间),并且迅速(在 4 周内)降低 TSH。

1 岁后,通常的起始剂量的 L 甲状腺素剂量为每日 4~6μg/kg,维持血清 T_4 和 TSH 滴定浓度在正常年龄范围内。该给药方案也用于儿童获得性甲状腺功能减退。在儿童晚期或青春期,起始剂量为 2~3μg/kg 口服,每日 1 次。

甲状腺替代应仅作为片剂给予,其可以粉碎并制成婴儿用糊剂;它不应同时给予大豆配方,或铁或钙补充剂,所有这些都可以减少甲状腺素吸收。

监护 在生后的最初几年,儿童被更频繁地监测:

- 第一次 6 个月期间,每 1~2 个月一次
- 年龄 6 个月和 3 岁之间,每 3~4 个月一次
- 从 3 岁到生长结束,每 6~12 个月年龄一次

如果有关于依从性的问题,可以更频繁地监测年龄较大儿童。对于年龄较大的儿童,TSH 调整剂量后,在 6~8 周内对 T_4 水平进行测定。

> **关键点**
>
> - 婴儿的甲状腺功能减退通常是先天性的;获得性原因随年龄增加更为常见
> - 大多数先天性原因涉及腺体发育不全,但可能发生影响甲状腺素合成的遗传疾病
> - 通过常规新生儿筛查检测大多数甲状腺功能低下的婴儿
> - 血清甲状腺素诊断(T_4),游离 T_4 和促甲状腺素(TSH)明确诊断;如果得到明确,行影像学检查,以检测结构性甲状腺疾病
> - 采用 L-甲氨蝶呤治疗,调整剂量以保持 T_4 和 TSH 水平在年龄的正常范围内

婴儿和儿童甲状腺功能亢进

甲状腺功能亢进是甲状腺素分泌过多所致。诊断根据甲状腺功能试验(包括血清甲状腺素和促甲状腺素测定)。治疗是采用甲巯咪唑,有时采用放射性碘或手术治疗。

病因

婴儿 甲状腺功能亢进很少发生,但有潜在的生命危险。当前或既往患有格雷夫斯病(Graves disease)的母亲的胎儿发生该病(参见第 1203 页)。对于格雷夫斯病,患者具有针对甲状腺刺激激素(TSH)的甲状腺受体的自身抗体,并且这些自身抗体通过与甲状腺中的 TSH 受体结合而过度刺激甲状腺素产生。这种免疫球蛋白通过结合甲状腺内的促甲状腺素受体刺激甲状腺素的产生,并可通过胎盘引起胎儿的甲状腺功能亢进(宫内格雷夫斯病),可导致胎儿宫内死亡和早产。出生后,婴儿可以清除体内的免疫球蛋白,因此新生儿格雷夫斯病常常是暂时。然而由于清除速度的不同,新生儿格雷夫斯病持续时间也不同。

儿童和青少年 格雷夫斯病是甲状腺功能亢进的常见原因。较不常见的原因包括自主功能的有毒结节,桥本甲状腺炎(参见第 1203 页)早期阶段的短暂性甲状腺功能亢进,随后是最终甲状腺功能减退或不良药物效应(如胺碘酮诱导的甲状腺功能亢进)。偶尔,短暂甲状腺功能亢进可由感染引起,包括细菌性(急性甲状腺炎)和病毒性(亚急性甲状腺炎,参见第 1210 页)感染。青春期前的儿童常见孤立性碘甲状腺原氨酸(T_3)中毒,如果诊断延迟,它们可具有高含量的无血清甲状腺素(T_4),并针对 TSH 受体抗体滴度高。

症状及体征

婴儿的症状和体征包括易激惹、喂养问题、高血压、心动过速、眼球突出、甲状腺肿（参见第 2353 页）、前额突出、小头畸形。其他的早期表现有发育停滞、呕吐、腹泻。受累新生儿一般 6 个月内可逐渐恢复，病程迁延的很少。症状的发作和严重程度也取决于母亲是否服用抗甲状腺药物。如果母亲不服药，婴儿出生时就是甲状腺功能亢进；如果母亲服用药物，婴儿可能不会成为甲状腺功能亢进，直到药物在 3~7 日代谢。

早在妊娠的第二个月，可以在胎儿中检测到甲状腺功能亢进的迹象[如子宫内生长不良，胎儿心动过速（>160 次/分钟），甲状腺肿]。如果在新生儿期之前没有检测到胎儿甲状腺功能亢进，婴儿可能受到严重的影响；可能的表现包括颅缝早闭（颅缝合的早期融合，参见第 2242 页），智力障碍，生长障碍，身材矮小。病死率可达 10%~15%。

在儿童和青少年，获得性格雷夫斯病的症状可包括睡眠困难，多动症，情绪不稳定性，浓度和学校表现的显著降低，热不耐受，发汗，疲劳，体重减轻，肠运动频率增加，震颤和心悸。体征包括弥漫性甲状腺肿，心动过速和高血压。虽然眼睛发现比成人更不戏剧，儿童可能有眼睑带后或红色或突出的眼睛，有时有凸突（眼球突出，参见第 1202 页）。青春期儿童更有可能具有延迟诊断，其导致更多的慢性表现（如晚期骨龄，增加的身高，减少的体重）。虽然它们可能排便频率增加，但它们通常不具有格雷夫斯病常见的心悸或热不耐症。

急性甲状腺炎 可能表现为甲状腺功能亢进的突然发作，甲状腺的压痛，发热。在亚急性甲状腺炎中，这些表现存在但不太严重，并且可能在病毒性疾病之前；发烧可持续数周。

甲状腺危象（参见第 1203 页） 是甲状腺功能亢进儿童中罕见的严重并发症，可能表现为极度心动过速，高热，高血压，充血性心力衰竭和精神错乱，进展为昏迷和死亡。

诊断

- **甲状腺功能检查**
- 有时行甲状腺超声或放射性核素扫描

母亲患有活性期格雷夫斯病具有格雷夫斯病史，或 TSI 抗体滴度升高的婴儿应疑及本病，生后测定 T_4，T_3 和 TSH 以确诊。

年龄较大儿童和青少年的诊断与成年人类似，并且也包括甲状腺功能检查（参见第 1200 页）。T_3 水平帮助筛查孤立性 T_3 中毒。许多临床医生对年龄较大的儿童进行甲状腺超声检查，患有格雷夫斯病和甲状腺不对称或可触及的结节。如果结节被证实，应考虑细针穿刺活检及核素扫描（无论是考虑以及 ^{99m}锝得或 ^{123}I），以排除自主功能性毒性结节或并发分化型甲状腺癌。

治疗

- 抗甲状腺药物
- 有时放射性碘治疗或手术治疗

婴儿 被给予抗甲状腺药物，通常是甲巯咪唑 0.17~0.33mg/kg 口服，每日 3 次；有时采用 β-受体阻滞剂（如普萘洛尔 0.8mg/kg 口服，每日 3 次；阿替洛尔 0.5~1.2mg/kg 口服，每日 1~2 次）治疗症状。丙硫氧嘧啶，另一种抗甲状腺药物，最近被发现有时导致严重的肝功能衰竭，不再是一线药物，但可用于特殊情况，如甲状腺风暴。治疗必须密切监测，当这种疾病已进入其自然病程时，应尽快停止（用于治疗怀孕期间的格雷夫斯病，参见第 1200 页）。

对于**年龄较大的儿童和青少年**，治疗类似于成人（参见第 1341 页），包括抗甲状腺药物，有时使用放射性碘或手术进行甲状腺消融的明确治疗。β 受体阻滞剂，如阿替洛尔，普萘洛尔，可用于控制高血压和心动过速。抗甲状腺药物治疗的儿童有缓解的 30% 的可能性，比在成年人（50%）低。

对于 18~24 个月的抗甲状腺药物治疗无法达到缓解，有药物不良反应或不黏附的患者，可能需要进行确定性治疗。与较低的缓解可能性相关的特征包括发病时的年轻年龄（如青春期前对比青春期），初始呈递时更高的甲状腺素水平，更大的甲状腺（年龄>2.5 倍正常大小），以及 TSH 受体抗体滴度的持续升高。放射性碘和手术是确定性治疗的可靠选择，目的是产生甲状腺功能减退。然而，放射性碘通常不用于 10 岁以下的儿童，并且通常对于较大的甲状腺中无效。因此，手术对于具有这些因素的儿童和青少年可能是优选的。

如果儿童和青少年检测到自主功能的毒性结节，建议手术切除。

急性甲状腺炎的治疗包括口服或静脉用抗生素（对于对青霉素过敏的患者，阿莫西林/克拉维酸或头孢菌素）。亚急性甲状腺炎是自限性的，可给予非甾体抗炎药用于疼痛控制。抗甲状腺药物无指征使用，但如果患者有症状，可以使用 β-阻断剂。

> **关键点**
>
> - 婴儿甲状腺功能亢进通常由来自具有格雷夫斯病的母亲的胎盘甲状腺刺激性抗体引起
> - 大龄儿童和青少年甲状腺功能亢进通常是由格雷夫斯病引起的
> - 有甲状腺功能亢进的许多表现，包括心动过速，高血压，消瘦，烦躁，注意力下降和学校表现降低，以及睡眠困难
> - 血清甲状腺素（T_4），游离 T_4，碘甲状腺原氨酸（T_3）和促甲状腺素（TSH）明确诊断；如果有甲状腺显著异常，行超声检查
> - 用甲巯咪唑治疗，对症治疗采用 β-阻断剂；然而，在新生儿期之外获得的仅约 30% 的病例用抗甲状腺药物解决，并且患者可能需要使用放射性碘或手术的确定性治疗。

儿童与青少年糖尿病

糖尿病包括胰岛素分泌（1 型）或外周胰岛素抵抗（2 型）的缺乏，引起高血糖。早期症状与高糖血症有关，包括多饮、多尿、多食和体重减轻。诊断有赖于血糖检测。治疗

取决于类型,但包括降低血糖水平的药物,以及饮食和运动。

(参见第1210页)。

儿童的糖尿病(DM)的类型与成人中的类似,但心理社会问题是不同的,并且可能使治疗复杂化。

1型糖尿病 是儿童中最常见的类型,占所有族裔儿童的新病例的2/3。它是最常见的慢性儿童疾病之一,发生在1岁的350名儿童中,18岁;发病率最近在增加,特别是在<5岁的儿童。虽然1型可以发生在任何年龄,它通常表现在4岁和6岁之间和10岁和14岁之间。

2型糖尿病 经在儿童中罕见,在频率上与儿童肥胖的增加同时增加(参见第1210页和参见第2519页)。它通常表现为青春期后,年龄在15岁和19岁之间的最高。

糖尿病的单基因形式 以前称为青年成熟型糖尿病(MODY),不被认为是1型或2型(虽然有时会误认为是它们),并且不常见(1%~4%的病例)。

糖尿病前期 是葡萄糖调节受损,导致中间葡萄糖水平太高而不能正常,但不满足糖尿病标准。在肥胖青少年中,前驱糖尿病可能是短暂的(2年内恢复正常,60%)或进展为糖尿病,特别是在持续增加体重的青少年中。前驱糖尿病与代谢综合征(葡萄糖调节受损,血脂异常,高血压,肥胖症)有关参见第1210页]。

病原学

似乎对儿童中的所有类型的糖尿病都是家族性成分,尽管发病率和机制不同。

1型糖尿病患儿 由于胰腺β细胞的自身免疫破坏,可能由遗传易感人群中的环境暴露触发,胰腺不产生胰岛素。近亲属的糖尿病发病风险增加,总发病率为10%~13%(单卵双胞胎中为30%~50%)。1型糖尿病儿童患其他自身免疫性疾病,特别是甲状腺疾病和乳糜泻的风险较高。1型糖尿病的遗传易感性由多个基因决定(>60个风险基因座已被鉴定)。易感基因常见于某些特定人群,这也可以解释为什么某些种族1型糖尿病的患病率较高(如斯堪的那维亚人和萨丁尼亚人)。

对于**2型糖尿病**,胰腺产生胰岛素,但也有不同程度的胰岛素抗性和胰岛素分泌不足以满足所造成的需求增加;胰岛素抗性(即有相对的胰岛素不足)。发病常与青春期生理性胰岛素抗性的高峰重合,这可能导致以前补偿的青少年的高血糖症状。原因不是β细胞的自身免疫破坏,而是许多基因和环境因素之间的复杂相互作用,其在不同的群体和患者中是不同的。危险因素包括:

■ 肥胖
■ 美洲原住民,黑人,西班牙裔,亚裔美国人和太平洋岛民后裔
■ 阳性家族史(60%~90%具有1型或2级亲属关于2型糖尿病)

糖尿病的单基因形式 是由在常染色体显性模式中遗传的遗传缺陷引起的,因此患者通常具有一个或多个受影响的家族成员。没有胰岛素抗性或β细胞的自身免疫性破坏。通常在25岁之前发病。

病理生理

在**1型糖尿病**,缺乏胰岛素引起高血糖和骨骼肌中葡萄糖利用受损。肌肉和脂肪然后被分解以提供能量。脂肪分解产生酮,其引起酸中毒,并且有时是显著的威胁生命的酸中毒[糖尿病酮症酸中毒(DKA),参见第1133页]。

在**2型糖尿病**,通常有足够的胰岛素以在诊断时预防DKA,但是儿童有时可以存在DKA(高达25%)或较不常见的高血糖高渗状态(HHS,参见第1135页),发生严重的高渗性脱水。如果对治疗的无依从性,那么HHS最常发生在压力或感染期间,或药物如糖皮质激素导致糖代谢进一步受损之时(如糖皮质激素)。与胰岛素抗性相关的其他代谢紊乱包括:

■ 血脂异常(导致动脉粥样硬化,参见第1164页)
■ 高血压(参见第660页)
■ 月经周期改变[初潮、月经不规则、怀孕(参见第2365页)]
■ 阻塞性睡眠呼吸暂停(参见第453页)
■ 非酒精性脂肪性肝炎(脂肪肝)

动脉粥样硬化在儿童期和青春期开始,并显著增加心血管疾病的风险(参见第655页)。

对于**糖尿病单基因型**,潜在的缺陷取决于类型。最常见的类型是由调节胰腺β-细胞功能[如肝核因子4-α(HNF-4-α)和肝核因子1-α(HNF-1-α)]的转录因子缺陷引起的。对于这些类型,胰岛素分泌受到影响,但不存在,也没有胰岛素抗性,而高血糖随着年龄恶化。另一种类型的单基因型糖尿病是葡萄糖传感器,葡萄糖激酶的缺陷造成的。由于葡萄糖激酶缺陷,胰岛素分泌是正常的,但血糖水平在较高的设定点调节,导致空腹高血糖症,随着年龄增长,呈最低限度地恶化。

> **经验与提示**
>
> 尽管有常见的误解,DKA可发生在2型糖尿病儿童中。

症状及体征

对于1型糖尿病,最初的表现形式各不相同,从无症状到高血糖DKA危及生命。然而,最常见的是,儿童有症状性高血糖,无酸中毒,几天至几周的尿频,多饮和多尿。多尿症可以表现为夜尿,床湿润或白天失禁;在没有受过厕所训练的儿童中,父母可能注意到湿尿布或重尿布的频率增加。大约一半的儿童由于分解代谢增加而体重减轻,并且生长受损。最初也可能存在疲劳,虚弱,念珠菌疹,模糊视力(由于晶状体和玻璃体液的高渗状态)和/或恶心和呕吐(由于酮血症)。

对于2型糖尿病儿童常常是无症状的,并且只有在常规测试时才能检测到它们的病情。然而,一些儿童存在症状性高血糖,HHS,或尽管常见的误诊,DKA。

并发症 DKA在已知1型糖尿病的患者中是常见的;它每年新增1%~10%的患者,通常是因为他们没有服用他们的胰岛素。DKA的其他危险因素包括先前发作的DKA,

困难的社会环境,抑郁症或其他精神紊乱,并发疾病和使用胰岛素(因为扭结或移位的导管,胰岛素吸收差是由于输注部位的吸收炎症或泵故障)。临床医生可以通过提供教育,咨询和支持来帮助最小化风险因素的影响。

心理问题 在糖尿病儿童及其家庭中非常常见。高达一半的儿童出现抑郁症,焦虑或其他心理问题(参见第1588页)。饮食失调(参见第5页)是青少年的一个严重问题,有时略过胰岛素剂量,以努力控制体重。心理社会问题还可能通过影响儿童坚持他们的饮食和/或药物治疗方案的能力,导致较差的血糖控制。社会工作者和心理健康专业人员(作为多学科团队的一部分)可以帮助确定和减轻不良血糖控制的心理社会原因。

血管并发症 很少在临床上在儿童期显著。然而,早期病理变化和功能异常可能存在于疾病发病后几年。微血管并发症包括糖尿病肾病,视网膜病变,神经病变。大血管并发症包括冠状动脉疾病,周围血管疾病,和卒中。虽然神经病变在糖尿病长期(≥5年)和控制差[糖基化Hb(HbA_{1c})>10%]的儿童中更常见,但它可能发生在控制良好的糖尿病患儿中。

诊断

- 空腹血糖水平≥126mg/dl(≥7.0mmol/L)
- 随机葡萄糖水平≥200mg/dl(≥11.1mmol/L)
- 糖化血红蛋白(HbA_{1c})≥6.5%
- 有时行口服葡萄糖耐量试验

糖尿病诊断 DM和糖尿病前期的诊断与成年人的诊断类似,通常使用空腹或随机血浆葡萄糖水平和/或HbA_{1c}水平,并且取决于症状的存在或不存在(表313-1)。糖尿病可被诊断为存在糖尿病和血糖测量的典型症状[随机血浆葡萄糖≥200mg/dl(≥11.1mmol/L)或空腹血浆葡萄糖≥126mg/dl(≥7.0mmol/L);禁食被定义为没有热量摄入8小时]。

表313-1 糖尿病及糖调节受损的诊断标准

检查	正常	糖调节受损	糖尿病
FPG/[mg/dl(mmol/L)]	<100(<5.6)	100~125(5.6~6.9)	≥126(≥7.0)
OGTT/[mg/dl(mmol/L)]	<140(<7.7)	140~199(7.7~11.0)	≥200(≥11.1)
HbA_{1c}/%	<5.7	5.7~6.4	≥6.5

FPG,空腹血糖;HbA_{1c},糖化Hb;OGTT,口服葡萄糖耐量试验,2h血糖水平。

不需要口服葡萄糖耐量试验,如果可以通过其他标准诊断糖尿病,则不应进行口服葡萄糖耐量试验。当需要时,测试应使用1.75g/kg的溶解于水(最多75g)的葡萄糖来进行。该试验可能对无症状或轻度或非典型症状的儿童有帮助,并且可能有助于2型或单基因DM的疑似病例。HbA_{1c}标准通常对于诊断2型糖尿病更实用,应确认高血糖。

初步的评估和检查 对于怀疑患有糖尿病但不出现生病的患者,初步测试应包括基本代谢组,包括电解质和葡萄糖,以及尿分析。对于患者,测试还包括静脉或动脉血气,肝功能测试,以及Ca、Mg、P和Hct水平。

糖尿病类型的诊断 应进行额外的测试以确认糖尿病的类型,包括:

- 血C-肽和胰岛素水平(如果还没有给予胰岛素)治疗
- HbA_{1c}水平(如果尚未完成)
- 针对胰岛细胞蛋白的自身抗体的检查

自身抗原包括谷氨酸脱羧酶,胰岛素,胰岛素瘤相关蛋白以及锌转运蛋白ZnT8。超过90%的新诊断的1型糖尿病患者具有≥1种这些自身抗体,而抗体的缺乏强烈提示2型糖尿病。然而,10%~20%的2型糖尿病表型的儿童具有自身抗体,并且被重新分类为1型糖尿病,因为这样的儿童更可能需要胰岛素治疗,并且具有更大的发生其他自身免疫性疾病的风险。

鉴别单基因糖尿病是重要,因为其治疗不同于1型DM和2型DM。诊断应该考虑在有强烈的糖尿病家族史但缺乏2型糖尿病典型特征的儿童中;即它们仅具有轻度空腹(100~150mg/dl)或餐后高血糖,是年轻和非肥胖的,并且没有自身抗体或胰岛素抗性的征象(如黑棘皮病)。遗传检查可用于确认单基因糖尿病。这种测试是重要的,因为一些类型的单基因DM可以随年龄增长。

并发症和其他疾病的检查(表313-2) 患有1型糖尿病的患者,应该排除其他自身免疫性疾病,通过测量乳糜泻抗体(参见第135页),促甲状腺素,甲状腺素和甲状腺抗体(参见第1200页)。

2型糖尿病 患者应该在诊断时进行肝功能测试,空腹血脂谱和尿微量白蛋白:肌酐比,因为这些儿童(与1型糖尿病不同,其中发生并发症许多年)在诊断时常常具有并发症,例如脂肪肝,高脂血症和高血压。儿童临床发现提示并发症的,也应进行检查:

- 肥胖:检查酒精性脂肪性肝炎
- 白天嗜睡或打鼾:检查阻塞性睡眠呼吸暂停
- 多毛症、痤疮和月经不规则症:多囊卵巢综合征检查

治疗

- 饮食与运动治疗
- 1型糖尿病:胰岛素
- 对于2型糖尿病,甲福明,有时采用胰岛素

在儿童期和青少年的强化教育和治疗可能有助于实现治疗目标,这是使血糖水平正常化,同时最小化低血糖发作的数量,并防止或延迟并发症的发生和进展。

生活方式干预 使所有患者受益的生活方式干预包括:

- 饮食规律和一致的量
- 限制精制碳水化合物和饱和脂肪的摄入
- 增加体力活动

表 313-2 糖尿病并发症的筛查

并发症	开始筛查	筛选频率	方法
1 型糖尿病			
乳糜泻	经诊断	1~2 岁	乳糜泻抗体
血脂异常	诊断(一旦糖尿病稳定)所有儿童>10 年,或针对阳性家族史的早期心血管疾病或高胆固醇血症	5 岁	LDL,HDL 和甘油三酯水平
肾病	年龄 10 岁,青春期或 5 岁后糖尿病	1 岁	尿白蛋白:肌酐比,BP 测量
神经病变	*当所有患者≥8 年诊断	定期访问,至少每年一次	基于病史(如麻木,持续性疼痛,感觉异常)和身体检查(如踝反射,振动和轻触感觉)的临床评估
视网膜病	基线评估:在第一年内 随后的评估:年龄 10 岁,青春期或 5 岁后的糖尿病	1 岁	由眼科医生或其他训练有素的经验丰富的观察员进行稀释检查
甲状腺疾病	经诊断	1~2 岁	TSH 和 T_4 水平,甲状腺抗体
2 型糖尿病			
血脂异常	经诊断	1~2 岁	同 1 型
肾病	经诊断	1 岁	同 1 型
神经病变	经诊断	定期访问,至少每年一次	同 1 型
视网膜病	经诊断	1 岁	同 1 型

*没有关于筛选儿童神经病变的时间和方法的确切指南。
HDL,高密度脂蛋白;LDL,低密度脂蛋白;T_4,甲状腺素;TSH,促甲状腺激素。

在一般情况下,术语"规定饮食"应该避免支持饮食计划或健康食物选择。主要关注的是鼓励低胆固醇和饱和脂肪的心脏健康饮食。

在 **1 型糖尿病**,基础推注方案的普及和碳水化合物计数的使用(父母估计即将来临的膳食中的碳水化合物的量并且使用该量来计算餐前胰岛素剂量)改变了膳食计划策略。在这种灵活的方法,食物摄入量没有硬性规定。相反,膳食计划是基于孩子通常的饮食习惯,而不是孩子不可能坚持的理论上最佳饮食,以及胰岛素剂量与实际碳水化合物摄入量相匹配。胰岛素:碳水化合物的比例是个性化的,但随着年龄增长而变化。年龄的一个好的经验法则是:

- 从出生到 5 岁:每 30g 碳水化合物,1 个单位胰岛素
- 6~12 岁:每 15g 碳水化合物,1 个单位胰岛素
- 青春期:每 8~10g 碳水化合物,1 个单位胰岛素

在 **2 型糖尿病**,应鼓励患者减肥,从而提高胰岛素敏感度。确定 3~13 岁儿童所需的热量的一个好的经验法则是:(1 000+100×儿童年龄)cal(1cal = 4.18J)。改善饮食和控制热量摄入的简单步骤包括:

- 消除含糖饮料
- 不鼓励跳餐
- 避免全天进食
- 控制分压
- 切换到低脂肪食品
- 通过吃更多的水果和蔬菜增加纤维摄入量

1 型糖尿病的胰岛素治疗方案 胰岛素:是 1 型糖尿病管理的基础。可用的胰岛素配方与成人相似(表 165-3)。在饭前应给予胰岛素,除了在任何给定膳食的进食难以预测的幼儿。剂量要求根据年龄,活动水平,青春期状态和从初诊时开始的时间长度而变化。在初步诊断后的几周内,由于残留的 β 细胞功能(蜜月期),许多患者的胰岛素需求暂时下降。此蜜月期可以持续几个月到 2 年,在此之后胰岛素要求范围通常为 0.7~1 单位/(kg·d)。在青春期,患者需要更高的剂量[高达 1.5 个单位/(kg·d)],以抵消胰岛素增加所造成的青春期激素水平的抗性。

胰岛素治疗方案的分类,包括:

- 基础大剂量方案
- 每日多次注射(MDI)方案
- 预混胰岛素方案

通常优选基础大剂量方案。在这种方案中,给予儿童每日基线剂量的胰岛素,然后基于预期的碳水化合物摄入和测量的葡萄糖水平,在每餐前补充剂量的短效胰岛素。基础剂量可以作为长效胰岛素(甘精胰岛素或地特胰岛素)的每日 1 次注射(有时对于较小的儿童为 12 小时)或作为速效胰岛素的连续输注给予(通常天冬氨酸或赖脯人胰岛素),使用胰岛素泵,其连续地通过置于皮肤下的导管分娩胰岛素。补充剂量仅以速效单独注射胰岛素,或通过使用胰岛素泵。甘精胰岛素或地特胰岛素注射通常在晚餐或就寝时给予,并且不能与短效胰岛素混合。基础剂量有助于保持血糖水平在餐之间和夜间的范围内。使用胰岛素泵输送基础剂量允许最大的灵活性;该泵可以被编程以在白天和黑夜的不同时间给出不同的速率。如果没有足够的监督,特别是如果一个成年人不能在学校或日托进行白天注射,那么基础大剂量方案可能不是一种选择。

MDI 方案:如果一个基础大剂量方案不是一种选择,可

使用(如因为家庭需要更简单的方案,一个或多个孩子或家长有针头恐惧症,在学校或托儿所不能给予午餐时间注射)。在这个方案中,通常会给予儿童中性鱼精蛋白锌(NPH)胰岛素吃早餐和晚餐,在睡前和接收速效前胰岛素前吃早餐和晚餐。由于 NPH 和速效胰岛素可以混合使用,这种方案提供比基础丸方案更少的注射,并且可能更年幼的孩子更喜欢。然而,这种方案提供较少的灵活性,并且需要每日的膳食和小食时间的日程安排。

预混胰岛素治疗方案:使用 70/30(70%制剂胰岛素天冬酰胺精胺/30%常规胰岛素)或 75/25(75%胰岛素赖脯精蛋白/25%胰岛素赖脯胰岛素)。预混合方案不是一个好的选择,但更简单,可以提高依从性,因为它们需要较少的注射。儿童每日 2 次给予设定剂量,在早餐时给予总日剂量的 2/3,在晚餐时给予 1/3。然而,预混合方案在时间和膳食量方面提供少得多的灵活性,并且由于固定比率而不如其他方案精确。

临床医生应该使用最密集的管理方案儿童和他们的家庭可以坚持,以最大限度地控制血糖,从而降低长期血管并发症的风险。

1 型糖尿病的葡萄糖和 HbA_{1c} 目标水平:确立血浆葡萄糖指标(表 313-3),以平衡将葡萄糖水平正常化的需要与低血糖的风险。超过蜜月阶段的患者应尝试使血糖水平≥50%在正常范围[70~180mg/dl(3.9~10mmol/L)]和<10%低于范围。

表 313-3 葡萄糖和 HbA_{1c} 目标水平

血液检查	理想的目标	最佳目标	次优目标	高风险目标
空腹血糖/[mg/dl(mmol/L)]				
早晨空腹	65~100(3.6~5.6)	70~145(4~8)	>145(>8)	>162(>9)
餐后	80~126(4.5~7.0)	90~180(5~10)	180~250(10~14)	>250(>14)
就寝时间	80~100(4.0~5.6)	120~180(6.7~10)	<75 或>162(<4.2 或>9)	<80>200(<4.4 或>11)
过夜	65~100(3.6~5.6)	80~162(4.5~9)	<75 或>162(<4.2 或>9)	<80>200(<4.4 或>11)
血红蛋白 A_{1c}/%				
—	<6.5	<7.5	7.5~9.0	>9.0

HbA_{1c},糖基化血红蛋白。

经许可摘自 Rewers MJ,Pillay K,de Beaufort C,et al. Assessment and monitoring of glycemic control in diabetes and adolescans with diabetes[J]. Pediatric Diabetes,2014,(supplement 20):S102-S114.

糖化 HbA_{1c} 目标:之前的年龄较小的儿童(<8.5%),但最近,建议所有<18 岁患者的目标<7.5%,以减少长期儿童期高血糖。然而,许多儿童和青少年没有达到这个目标。血糖水平的自我监测的增加的频率与改善的 HbA_{1c} 水平相关,因为患者更好地能够调整用于膳食的胰岛素,具有改善的纠正高血糖值的能力,并且能够更早地检测低血糖,其防止过度校正(即作为低血糖治疗的过量碳水化合物摄入,导致高血糖)。

治疗目标应根据患者年龄,糖尿病持续时间,共病情况和心理社会环境个体化。在具有低血糖意识或缺乏成熟度以识别低血糖症状的儿童中低血糖的风险可能限制达到治疗目标的积极尝试。

1 型糖尿病并发症的管理:低血糖(参见第 1164 页)是儿童接受强化胰岛素治疗方案的关键但常见的并发症。大多数儿童每周有几次轻度低血糖事件,并用 15g 速效碳水化合物(如 120ml 的果汁、葡萄糖片、硬糖、格雷哈姆饼干或葡萄糖凝胶)进行自我治疗。

严重低血糖:定义为需要另一个人协助给予碳水化合物或高血糖素的发作每年发生在约 30%的儿童中,并且大多数将在 18 岁时发生这样的发作。可以尝试口服碳水化合物,但是如果神经糖蛋白症状(如行为改变,混乱,思维困难)阻止饮食或饮酒,通常使用高血糖素 1mg 肌内注射。如果未经治疗,严重低血糖可引起癫痫发作,甚至昏迷或死亡。实时连续葡萄糖监测装置可以帮助患有低血糖意识的儿童,因为当葡萄糖低于指定范围或当葡萄糖以快速速率下降时,它们发出警报(参见第 2360 页)。

酮尿症/酮血症:最常见的是由并发疾病引起,但也可能是由于没有服用足够的胰岛素或由于缺失的剂量,可能是即将发生的 DKA 的警告。因为酮的早期检测对于预防进展到 DKA 和最小化急诊部门或住院的需要是至关重要的,所以应教导儿童和家庭使用酮试纸检查尿液或毛细血管血中的酮。血酮测试可能优选在年幼的孩子,那些有复发性 DKA 和胰岛素泵采用户或如果难以获得尿液样本。每当儿童生病(无论血糖水平如何)或血糖高[通常>240mg/dl(13.3mmol/L)]时,应进行酮测试。中等或大的尿酮水平或血液酮水平>1.5mmol/L 的存在可以暗示 DKA,特别是如果儿童还具有腹痛,呕吐,嗜睡或快速呼吸。小尿酮水平或血液酮水平 0.6~1.5mmol/L 也必须处理。

当酮存在时,给儿童每隔 2~3 小时给予额外的短效胰岛素通常为总日剂量的 10%~20%,直到酮清除。此外,应提供额外的流体以防止脱水。在疾病和/或高血糖期间测量酮和额外的流体和胰岛素的程序称为病日管理。如果酮在 4~6 小时后增加或不清除,或者如果临床状态恶化(如呼吸窘迫,持续呕吐,精神状态改变),应指示父母呼叫他们的医疗保健提供者或去急诊部门。

2 型糖尿病治疗 对于 1 型糖尿病,改善营养和增加身体活动的生活方式改变是重要的。

胰岛素:在存在更严重的糖尿病(HbA_{1c}>9%或 DKA)的

儿童中开始；甘精胰岛素、地特胰或预混合的胰岛素。如果不存在酸中毒，甲福明通常同时开始使用。胰岛素需求可能在治疗的最初几周内迅速下降，因为内源性胰岛素分泌增加；胰岛素经常可以在恢复可接受的代谢控制后几个星期停止。

甲福明：胰岛素敏化剂，是唯一批准用于<18岁患者的口服抗高血糖药物。成年人使用的其他口服药物可能使一些青少年受益，但它们更贵，并且在青少年中使用的证据有限。甲福明应以低剂量开始，并与食物一起服用以预防恶心和腹痛。典型的起始剂量为500mg每日1次，持续1周，每周增加500mg持续3~6周，直到达到1 000mg/d的最大目标剂量。治疗的目标是使HbA_{1c}<6.5%。如果单用甲福明不能实现这一点，应该启动胰岛素。遗憾的是，约一半的2型DM青少年最终失败了甲福明单药治疗和需要胰岛素。

单基因糖尿病治疗：单基因糖尿病的管理是个体化的，并且取决于亚型。葡萄糖激酶亚型通常不需要治疗，因为儿童不具有长期并发症的风险。大多数HNF-4-α和HNF-1-α类型的患者对磺酰脲敏感，但一些最终需要胰岛素。其他口服降血糖药如甲福明通常不是有效的。

监测血糖和HbA_{1c}水平：常规监测包括：

- 多次每日经手指的葡萄糖检查
- HbA_{1c}测量，每3个月1次

1型糖尿病 应在所有餐前和睡前小吃之前使用指纹样品测量血糖水平。如果夜间低血糖是关注的（如大约上午2点到3点）（如由于白天低血糖或剧烈运动，或当胰岛素剂量增加时）。因为运动可以降低葡萄糖水平长达24小时，水平应该在儿童运动或更积极的日子更频繁地检查。为了预防低血糖，当他们预期活动增加时，儿童可以增加碳水化合物摄入量或降低胰岛素剂量。疾病日管理应与高血糖或疾病一起使用。

父母应保持所有可能影响血糖控制的因素的每日详细记录，包括血糖水平；胰岛素；胰岛素剂量的时间和量，碳水化合物摄入量和身体活动；和任何其他相关因素（如疾病、晚餐、错过胰岛素）。

连续血糖监测：（CGM）系统使用皮下传感器每1~5分钟测量间质液葡萄糖水平。CGM系统用指纹血糖水平校准，并将结果无线地发送到监视和显示设备，该监视和显示设备可以内置在胰岛素泵中或作为独立设备。基于患者的空腹和餐后葡萄糖水平，认为可实现的血糖控制的程度和可用资源，应当对个体化血糖自我监测（SMBG）的频率进行个体化。所有设备允许设置目标；如果葡萄糖水平高于或低于目标，则警报将警告用户，并且当葡萄糖水平降低到设定阈值以下时，与泵集成的一些CGM还可以将基本速率暂停达2小时。虽然CGM装置可以与任何方案一起使用，但它们通常由胰岛素泵用户佩戴。

对2型糖尿病，血糖水平应定期测量，但通常不如1型糖尿病。基于患者的空腹和餐后葡萄糖水平，认为可实现的血糖控制的程度和可用资源，应当对个体化血糖自我监测（SMBG）的频率进行个体化。如果没有达到血糖控制目标，在疾病期间或当感到低血糖或高血糖的症状时，监测的频率应该增加。一旦达到目标，家庭测试限于每周几次空腹和餐后血糖测量。

糖化HbA_{1c}水平：应在1型DM和2型DM中每3个月测量一次，如果使用胰岛素或代谢控制不是最佳的。否则，在2型DM中，水平可以每年测量两次，但每3个月是最佳的。

并发症的筛查：根据糖尿病的类型定期筛查患者的并发症（表313-2）。如果检测到并发症，则更频繁地进行后续测试。

在检查或筛查中检测到的并发症首先用生活方式干预治疗：增加运动，饮食变化（特别是限制饱和脂肪摄入）和戒烟（如果适用）。对重复样本的微量白蛋白尿（白蛋白/肌酐比为30~300mg/g）的儿童，或持续升高的BP读数（年龄>90~95th百分位数或青少年>130/80mmHg）需要抗高血压治疗，最常见的是使用ACE抑制剂。对于患有血脂异常的儿童，如果LDL胆固醇保持>160mg/dl（或>130mg/dl加上一个或多个心血管危险因素），尽管生活方式干预，应考虑使用他汀类药物，但长期安全不是建立。

> **关键点**
>
> - 1型糖尿病由对胰腺β-细胞的自身免疫攻击引起，导致完全缺乏胰岛素；它占儿童的新病例的2/3，并且可以发生在任何年龄。
> - 2型糖尿病是由于许多遗传和环境因素（特别是肥胖）之间复杂的相互作用导致的胰岛素抗性和相对的胰岛素缺乏。它在儿童的频率增加和发生在青春期后
> - 大多数儿童有症状性高血糖，无酸中毒，几天至几周的尿频，多饮和多尿；1型DM和很少2型DM的儿童可能存在DKA
> - 所有1型糖尿病儿童需要进行胰岛素治疗；强化血糖控制有助于预防长期并发症，但增加低血糖事件的风险
> - 2型DM儿童最初用甲福明和/或胰岛素；胰岛素治疗；虽然大多数需要胰岛素，在诊断时儿童可以成功地过渡到甲福明单一疗法，大约一半最终需要胰岛素治疗
> - 心理社会问题可能导致由于缺乏遵守饮食和药物治疗而导致的血糖控制不良
> - 根据频繁的葡萄糖监测和预期的碳水化合物摄入和活动水平调整胰岛素剂量
> - 儿童有DM的微血管和大血管并发症的风险，必须通过定期筛查试验寻求

先天性肾上腺皮质增生症概述

（肾上腺性腺综合征；肾上腺男性化现象）

先天性肾上腺皮质增生症是以质醇或（和）醛固酮合成不足为特征的遗传性疾病。在最常见的形式中，积累的激素前体分流到雄激素的产生，造成雄激素过多；在罕见的

形式中,雄激素的合成是不足的。

各种类型的先天性肾上腺皮质增生症均有皮质醇(糖皮质激素)和/或醛固酮(盐皮质激素)生成减少,是缺乏或缺失某种促使从胆固醇合成皮质醇的肾上腺酶的常染色体隐性遗传性疾病,导致部分性或完全性皮质醇和/或醛固酮合成障碍。由于酶的水平减少或者缺乏,皮质醇或者醛固酮(或者两者兼备)的合成部分障碍或者完全障碍。正常情况下 ACTH(促肾上腺皮质激素)的产生受到皮质醇水平的抑制;当皮质醇合成减少或者缺乏时,ACTH 释放增多(图313-1)。

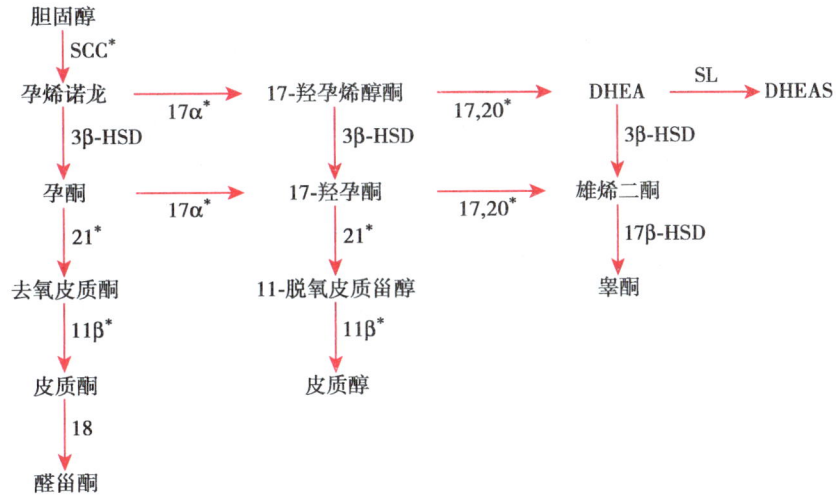

图 313-1 肾上腺激素合成

* ACTH 所刺激的酶

11β,11β-羟化酶(P-450c11);17α,17α-羟化酶(P-450c17);17,20,17,20-裂解酶(P-450c17);18,醛固酮合成酶(P-450aldo);21,21-羟化酶(P-450c21);DHEA,脱氢表雄甾酮;DHEAS,硫酸脱氢表雄酮;3β-HSD,3β-羟基类固醇脱氢酶(3β2-HSD);17β-HSD,17β-羟基类固醇脱氢酶(17β-HSD);SCC,侧链裂解(P-450scc);SL,磺基转移酶(SULT1A1,SULT1E1)

先天性肾上腺增生症最常见的形式是 21-羟化酶缺乏症(参见第 2361 页)和 11β 羟化酶缺乏(参见第 2361 页)。在这些形式中,邻近酶块的前体积累并分流到肾上腺雄激素中。因此,过多的雄激素分泌在受影响的女性胎儿的外生殖器中引起不同程度的雄性;在男性胎儿的外生殖器中没有可识别的缺陷。

在影响除 21-羟化酶和 11β-羟化酶以外的酶的一些较不常见的形式中,酶嵌段损害雄激素合成[脱氢表雄酮(DHEA)或雄烯二酮]。结果,男性胎儿的男性化不足,但是在女性胎儿中没有可辨别的缺陷。

由 21-羟化酶缺乏引起的先天性肾上腺增生

21-羟化酶(CYP21A2)缺乏导致肾上腺前体向皮质醇的转化有缺陷,并且在一些情况下导致醛固酮,有时导致严重的低钠血症和高钾血症。积累的激素前体被分流到雄激素生成中,导致雄性化。根据血皮质醇和醛固酮及其前体的测量,雄激素测量,有时也根据给予促肾上腺皮质激素后测量的激素水平做出诊断。治疗给予糖皮质激素和/或盐质激素,有些性别难辨的女婴尚需手术治疗。

90%的先天性肾上腺皮质增生症由 21-羟化酶缺乏引起(参见第 2360 页)。活产婴儿发病率为 1/10 000～1/15 000。疾病的严重程度取决于具体的 *CYP21A2* 突变和酶缺乏的程度。缺陷完全或部分阻断 17-羟黄体酮向 11-脱氧皮质醇(皮质醇的前体)的转化,以及黄体酮向去氧皮质酮(醛固酮的前体)的转化。因为皮质醇合成减少,ACTH 水平增加,其刺激肾上腺皮质,引起皮质醇前体(如 17-羟黄体酮)的积累和肾上腺雄激素脱氢表雄酮(DHEA)和雄烯二酮的过量产生。醛固酮缺乏会导致耗盐,低钠血症(参见第 2403 页),和高钾血症(参见第 2403 页)。

经典 21-羟化酶缺乏症 经典 21-羟化酶缺乏可分为 2 种形式:

- 盐耗
- 单纯男性化

在这两种形式,肾上腺雄激素水平升高,引起男性化。

该耗盐形成是最严重的,占经典 21-羟化酶缺乏病例的 70%;存在完全缺乏酶活性,导致非常低水平的皮质醇和醛固酮。因为醛固酮分泌最小,盐丢失,导致低钠血症,高钾血症和增加的血浆肾素活性。

对于单纯男性化形式,皮质醇合成受损,导致雄激素活性增加,但是具有足够的酶活性以维持正常或仅轻微降低的醛固酮产生。

非经典 21-羟化酶缺乏 非经典 21-羟化酶缺乏比经典 21-羟化酶缺乏更常见。发病率在白种人(0.1%～0.2%患病率)中从活产婴儿 1/2 000～1/1 000,在某些族群(如德系犹太人)中为 1%～2%。非经典 21-羟化酶缺乏引起其中存在 20%～50%的 21-羟化酶活性(与经典 21-羟化酶缺乏中的 0%～5%活性相比)的病症的较不严重形式。盐消耗不存在,因为醛固酮和皮质醇水平是正常的,然而,肾上腺雄激素水平略μl高，导致在儿童或成年时轻度雄激素过量。

症状及体征

失盐型表现为低钠血症（有时非常严重）、高钾血症、低血压和男性化。如果不及时诊断和治疗，可出现致命的肾上腺危象：呕吐、腹泻、低血糖、低血容量和休克。

对于任一形式的经典21-羟化酶缺乏症，女性新生儿外生殖器难辨、阴蒂肥大、阴唇融合、尿道和阴道共同开口的泌尿生殖窦畸形。男性婴儿通常具有正常的生殖器发育，这可以延迟盐消耗形式的诊断；受影响的男孩通常只通过常规的新生儿筛查才能识别。除非通过新生儿筛查检测，具有简单的病毒形式的男孩可能在几年内不能被诊断，当它们发展雄激素过量的迹象时。当雄激素过量的迹象可以包括阴毛的早期出现和两性的生长速度的增加，女孩的阴蒂增大和男孩的阴茎增大和更早的声音加深。

具有非经典21-羟化酶缺乏症的儿童在出生时没有症状，通常直到儿童期或青春期才存在。受影响的女性可能具有早期耻骨毛发生，晚期骨龄，多毛症，月经过多和/或痤疮；这些症状可能类似多囊卵巢综合征的表现。受影响的男性可能具有早期阴毛发育，生长加速和晚期骨龄。

女性患儿中，尤其是失盐型，成年后生育功能可能受影响，可有阴唇融合、无排卵和闭经。具有盐消耗形式的一些男性在成年后是能生育的，但是其他男性可能形成睾丸肾上腺静息肿瘤（由慢性ACTH刺激下的肥大的肾上腺组织形成的良性睾丸内肿块），Leydig细胞功能障碍，睾酮分泌减少，影响精子发生。很多非盐消耗型男性患儿，即使未治疗也有生育能力，有些患儿精子生成障碍。

诊断
- 血液检查
- 可能性的ACTH刺激试验
- 可能性的基因分型

常规新生儿筛查通常包括测量血清17-羟黄体酮的水平。如果水平升高，则通过鉴定低血中皮质醇水平和通过鉴定高血液水平的DHEA，雄烯二酮和睾酮来确认诊断。极少情况下诊断不确定时，需行ACTH刺激试验，在注射ACTH或替可克肽前，以及注射后60分钟，分别测定这些激素水平。在症状迟发的病例中，ACTH刺激试验可以帮助诊断，但是基因分型是必需的。

具有盐消耗形式的儿童具有低钠血症和高钾血症；低水平的去氧皮质酮，皮质酮和醛固酮；和高水平的肾素。

产前筛查和诊断（和实验治疗）是可能的；如果风险高（如胎儿具有受遗传缺陷的受影响的同胞），则分析（CYP21）基因。缺陷基因携带者（杂合型）可以在儿童和成人期进行检测确定。

治疗
- 类固醇激素替代疗法
- 盐皮质激素替代（失盐型）
- 可能的重建手术

肾上腺危象患儿，需急诊给予静脉补液。如果怀疑失盐型的可能，应该通过静脉持续给予氢化可的松[100mg/(m²·d)]，以防止肾上腺危象；该剂量在几周内减少到更加生理的替代剂量。

维持治疗是替代缺乏类固醇的糖皮质激素（通常，口服氢化可的松3.5~5mg/m²，每日3次，总日剂量通常≤20mg/m²）。青春期后青春期和成年人可以用泼尼松5~7.5mg口服，每日1次或2.5~3.75mg，每日2次；或地塞米松0.25~0.5mg每日1次或0.125~0.25mg，每日2次治疗。肌内注射醋酸可的松每3日1次，18~36mg/m²也可用于口服治疗无效的婴儿。

对每3个月的婴儿和每3~4月龄>12个月的儿童监测对治疗的反应。糖皮质激素治疗过度则导致库欣综合征（Cushing syndrome）（参见第1109页），引起肥胖、生长偏离和骨骼发育障碍。治疗不足导致无法抑制ACTH伴随高雄激素原，导致儿童的男性化和超常生长速度，并且最终导致生长早期终止和身材矮小。监测包括每年测量血清17-羟黄体酮和雄烯二酮以及评估生长速度和骨骼成熟。

失盐型的治疗除了糖皮质激素应用外还包括盐皮质激素的替代治疗，以保钠和维持钾代谢平衡。如果发生盐损失，给予口服氟氢可的松（通常0.1mg每日1次，范围0.05~0.3mg）。婴儿通常需要补充口服盐约1年。治疗过程中密切监测是至关重要的。

受影响的女性婴儿可能需要通过减少阴道成术和阴道开口的构造进行外科重建。通常，成年期需要进一步手术。在适当注意和关注心理问题的情况下，可能会出现正常的性生活和生育。

关于产前治疗，给予母亲糖皮质激素（地塞米松）抑制胎儿脑垂体分泌ACTH，这样可以阻止或减少可累女婴的男性化。试验性治疗应在孕前几周进行。

非经典21-羟化酶缺乏症的治疗取决于症状。如果无症状，是不需要治疗的。如果有症状，糖皮质激素治疗类似于经典的21-羟化酶缺乏症，但较低的剂量通常是有效的。不需要盐皮质激素替代。

> **关键点**
>
> - 21-羟化酶缺乏症的儿童具有不同程度的雄激素过量，约70%具有由醛固酮缺乏引起的盐消耗形式
> - 对于女性，雄激素过量通常在出生时表现为具有不明确的外生殖器（如阴蒂增大，大阴唇的融合，泌尿生殖窦而不是明显的尿道和阴道开口）；后来在生活中，他们可能有多毛症，月经和痤疮
> - 对于男性，雄激素过量可能不明显或可能在儿童期显示具有增加的生长速度和早期的青春期迹象
> - 对于两种性别，盐消耗引起低钠血症和高钾血症
> - 通过类固醇激素水平和有时ACTH刺激和/或基因分型进行诊断
> - 用替代糖皮质激素和有时盐皮质激素治疗；女性可能需要重建手术

由11β-羟化酶缺乏引起的先天性肾上腺增生

11β羟化酶（CYP11B1）缺乏涉及皮质醇的缺陷产生，盐

皮质激素前体的积累,导致高钠血症,低钾血症和高血压,并增加肾上腺雄激素的产生,导致雄性化。根据皮质激素及其前体的测量,肾上腺雄激素测定,有时也根据给予促肾上腺皮质激素后测定的11-脱氧皮质醇水平作出诊断。治疗给予糖皮质激素。

5%~8%的先天性肾上腺皮质增生症由11β-羟化酶缺乏引起(参见第2365页)。11-脱氧皮质醇向皮质醇和去氧皮质酮向皮质酮的转化被部分阻断,导致:
- 促肾上腺皮质激素水平的增加
- 11-脱氧皮质醇(其具有有限的生物活性)和去氧皮质酮(其具有盐皮质激素活性)
- 肾上腺雄激素(DHEA,雄烯二酮和睾酮)的过度产生

症状及体征

新生女婴可表现为外生殖器难辨,包括阴蒂肥大、阴唇融合、单一泌尿生殖窦畸形。新生男婴往往性别发育正常,但一些表现为阴茎增大。一些患儿后期出现性早熟或女孩月经不规则和多毛症。具有高钠血症,高血压和低钾血症碱中毒的盐保留可能由于增加的去氧皮质酮水平而导致的盐皮质激素活性增加。

诊断
- 11-脱氧皮质醇和肾上腺雄激素的血浆水平

产前诊断目前尚不能进行。通过增加11-脱氧皮质醇和肾上腺雄激素(DHEA,雄烯二酮和睾酮)的血浆水平建立新生儿的诊断。血浆肾素活性通常被抑制,因为盐皮质素活性增加;这个测试可能对大龄儿童有用,但在新生儿较不可靠。如果诊断不确定,在ACTH刺激前和60分钟后测量11-脱氧皮质醇和肾上腺雄激素的水平。在受影响的青少年中,基础血浆水平可能是正常的,因此建议使用ACTH刺激。

高血压发生在约2/3的*CYP11B1*缺陷患者中,并且与*CYP21A2*缺乏症区分开,导致低血压。因为这两个*CYP11B1*缺乏和*CYP21A2*缺乏可引起增加水平的17-羟黄体酮(在常规新生儿筛选期间测量),所以轻度至适度增加的17-羟黄体酮水平的患者应该测量11-脱氧皮质醇水平。有可能会发生低钾血症,但不是在所有的患者。

> **经验与提示**
>
> 11β羟化酶缺乏引起高血压和有时低钾血症,与21-羟化酶缺乏症相反,引起低血压和高钾血症。

治疗
- 类固醇激素替代疗法
- 可能采用抗高血压治疗
- 可能需要重建手术

治疗用氢化可的松替代,通常使用氢化可的松 3.5~5mg/m²,每日3次,总日剂量通常≤20mg/m²,其通过降低11-脱氧皮质醇,去氧皮质酮和肾上腺的水平来防止进一步的男性化和改善高血压雄激素受ACTH刺激。与*CYP21A2*缺乏不同,不需要盐皮质激素替代,因为Na和K稳态维持去氧皮质酮的盐皮质激素作用。

治疗期间需要监测治疗反应,测量血清11-脱氧皮质醇、脱氢表雄酮、雄激素,同时评估生长速度和骨骼成熟度。高血压的患儿还应密切监测血压。可能需要抗高血压药,如保钾利尿剂或钙通道阻断剂。

受影响的女性婴儿可能需要通过减少阴道成形术和阴道开口的构造进行外科重建。通常进一步的手术在成人后进行,并合理关注性心理的问题,可以有正常的性生活和生育能力。

> **关键点**
>
> - 患有11β-羟化酶缺乏的儿童具有过量的盐皮质激素活性和增加的肾上腺雄激素,其引起高血压,低钾血症和男性化。
> - 对于女性,雄激素过量通常在出生时表现为具有不明确的外生殖器(如阴蒂增大,大阴唇的融合,泌尿生殖窦而不是明显的尿道和阴道开口);后来在生活中,他们可能有多毛症,月经和痤疮
> - 男性婴儿通常正常,但可能以后有性早熟
> - 通过类固醇激素水平和有时ACTH刺激进行诊断
> - 用糖皮质激素替代治疗,有时采用抗高血压药;女性可能需要重建手术

儿童男性性腺功能减退

男性性腺功能减退是指睾酮分泌减少和/或精子生成障碍,很少是睾酮反应降低,导致青春期延迟或生育功能低下,或两者兼有。诊断依据血清睾酮、促黄体生成激素、卵泡刺激素水平和人绒毛膜促性腺激素和促性腺激素释放素刺激试验。治疗随病因而异。

分类

性腺功能减退分为三种类型:原发性、继发性和雄性激素的反应异常(主要由于雄激素受体功能缺陷)。

原发性性腺功能减退 原发性(高促性腺激素)性腺功能减退,损害 Leydig 细胞减少雄激素(睾酮)产生和/或生精小管受损,导致少精或无精以及促性腺激素升高。

最常见的原因是克兰费尔特综合征,其他原因是性发育障碍,包括:性腺发育不全综合征(罕见)、隐睾症、双侧无睾症、Leydig 细胞发育不良、努南综合征(Noonan syndrome)、强直性肌营养不良。罕见原因包括因腮腺炎,睾丸扭转,使用烷化药物的化疗和创伤引起的睾丸炎。

克兰费尔特综合征 是与47,XXY 核型有关的生精小管发育不良,这种核型通过母体数是父体)减数分裂不分离获得一条额外的X染色体(参见第2219页)。大多数患者迟至青春发育期才因性发育异常或不育被检查发现。根据促性腺激素水平升高,睾酮仍低于正常或处于正常低水平可以诊断。

性别决定和性腺发育错误,如性腺发育不全(46,XX 或 46,XY)和性发育的睾丸和卵巢性疾病,代表罕见形式的男性性腺功能减退。它们可能导致男性或低维生素的男性表型,出生时模糊的生殖器,以及一定程度的睾丸和精原细胞

衰竭。

隐睾症 单侧或双侧的睾丸下降不全，病因不明（参见第2260页）。病因尚不清楚。不全精子计数可能略降低，双侧睾丸下降不全则明显降低。

双侧无睾症（消失试验综合征） 该试验假定睾丸是存在的，但在出生或孕后期被吸收。这些患者有正常的外生殖器和正常的wolffian结构但缺乏苗勒管。因此可以肯定在胚胎形成的最初12周睾丸组织分化时，睾丸是存在的，而且也产生睾酮和苗勒抑制因子。

Leydig细胞发育不良 先天性Leydig细胞缺乏导致部分发育或模糊的外生殖器。虽然有部分wolffian管发育，但没有足够的睾酮产生来诱导男性外生殖器的正常分化。由于支持细胞产生苗勒抑制激素使中肾旁管结构缺失，促性腺激素水平升高促性腺激素水平高，睾酮浓度低下。

努南综合征（Noonan syndrome） 可以是散发或常染色体显性遗传。表型异常包括皮肤弹性超常、眼距过宽、上睑下垂、低位耳、身材矮小、第4掌骨短、高腭弓以及右心发育畸形如肺动脉瓣狭窄、房间隔缺损。睾丸常常小或隐睾。睾酮水平低伴有促性腺激素高水平。

雄激素合成障碍 在胆固醇向二氢睾酮转化的过程中，任何酶的缺陷都可以造成雄激素合成障碍。这些先天性异常可能在先天性肾上腺皮质增生症[如类固醇生成急性调节（StAR）蛋白缺乏，17α-羟化酶缺乏，3β-羟类固醇脱氢酶缺乏，参见第2360页]中也有发生，同样的酶缺陷发生在肾上腺和睾丸中，并且能引起雄激素活性降低和不同程度的外生殖器分辨不清。

继发性性腺功能低下 原因包括：全垂体功能减退症、下丘脑垂体肿瘤、单纯性促性腺激素缺乏症、Kallmann综合征、Laurence-Moon综合征、单纯促黄体素（LH）缺乏、普拉德-威利综合征（Prader-Willi syndrome）和中枢神经系统功能性和获得性紊乱（如创伤、感染）。继发性性腺功能减退的原因必须与青春期的性发育延迟区分开来，青春期是继发性性腺功能减退的功能形式。一些急慢性系统功能紊乱（如慢性肾衰、神经性厌食）也可因促性腺激素分泌不足出现性腺功能减退，基本疾病改善后性腺分泌也恢复正常。目前相对性腺功能减退在儿童恶性肿瘤长期存活行颅脑脊柱放疗者越来越常见。

全垂体功能减退 可以是先天性的或具有解剖学基础的，例如视中隔发育不良或Dandy-Walker畸形，并引起下丘脑释放激素和垂体激素的缺乏。获得性垂体功能低下可能原因包括：肿瘤以及针对肿瘤的治疗、血管异常、渗透异常如肉样瘤病或朗汉斯组织细胞增生症、感染如脑炎或脑膜炎以及创伤。儿童期垂体功能低下可引起生长迟缓、甲状腺功能低下、尿崩症、肾上腺功能低下以及在青春期性发育障碍。由于起源于腺垂体前叶或神经垂体的不同，激素缺乏可能是多种多样的。

Kallmann综合征 以嗅觉缺失为特征。这是由于嗅球不发育或发育不良以及继发于下丘脑促性腺激素释放素（GnRH）缺乏的性腺功能减退。其原因是由于胎儿GnRH神经分泌神经元从嗅基板移行到下丘脑的过程异常。遗传缺陷是已知的；遗传是典型的X连锁，但也可以是常染色体显性或常染色体隐性遗传。其他的表现包括：小阴茎和隐睾症、中线畸形以及单侧的肾脏发育不良。临床表现具有异质性，部分患者有正常功能嗅觉。

Laurence-Moon综合征 以肥胖、智力发育迟缓、色素性视网膜炎和多指为特征。

单纯性促促黄体素缺乏（能生育的无睾综合征） 是性腺功能减退的罕见原因，男性患儿有单纯性的促黄体素分泌缺失而卵泡刺激素仍然正常。在青春期，由于绝大多数的睾丸组织由对FSH敏感的生精小管组成，因此这些男孩有睾丸的生长。由于生精小管发育也有精子形成，因而仍有精子产生。然而由于缺乏LH，导致Leydig细胞萎缩和睾酮缺乏。因此这些患者不能产生正常的第二性征，但能继续生长，因为骨骺未闭合，可达到无睾症的体格比例。

普拉德-威利综合征（Prader-Willi syndrome） 以胎儿活动减少、早期发育停滞、其次是肥胖、智能迟缓、促性腺激素不足、性腺功能减退等为特征。该综合征是由于某一基因或父系第15对染色体长臂近端或母系第15对染色体单亲源二体的多个基因的缺失或断裂引起。婴儿期的生长异常是由肌张力低下和喂养困难所致，一般在6~12月龄后得到改善。从12~18月龄开始，无法控制的食欲旺盛引起严重的体重增加以及心理问题，过度肥胖成为最显著的特征。体重迅速持续增加到成人期，但身材仍然矮小，可能由生长激素缺乏引起。行为特征包括：情绪不稳、大运动技能差；面貌特征包括：颞部狭窄、杏仁样眼、上唇薄且嘴角下弯。骨骼异常包括：脊柱侧弯、后凸和骨质疏松。肢体异常包括：小手或脚。其他特征包括：隐睾症、阴茎和阴囊发育不良。

青春期性发育延迟 是在14岁之前没有青春期发育；它在男孩中更常见。根据定义，具有性发育延误的儿童在18岁时表现出性成熟的证据，但青春期延迟和矮小的身材可能在青少年及其家庭中产生焦虑。许多儿童在父母或兄弟姐妹中有家族史延迟性发育。这些男孩常常在儿童期和/或青春期表现为身材矮小，但最终身高达到正常范围。生长速度接近正常，并且生长模式与生长图的较低百分位数曲线平行。青春期生长突然延迟，在青春期的预期时间，高度百分位开始下降，这可能有助于一些儿童的心理社会困难。骨龄被延迟，并且与儿童的身高（年龄，其中儿童的身高在第50百分位数）而不是时间年龄最相符。体质性发育延迟的诊断需要排除生长激素（GH）缺乏、甲状腺功能低下、可能干扰青春期的全身性病症（如炎症性肠病、进食障碍），原发性或由于促性腺激素缺乏的性腺功能减退。

症状及体征

是否有睾酮和精子发生障碍，及受累的时间和方式决定了临床表现（在成人的表现）。

在妊娠前期（宫内<12周）雄激素缺乏或雄激素活性不足，可导致体内Wolffian管以及外生殖器分化不良。临床表现从外生殖器模棱两可到表现正常的女性外生殖器。妊娠中期和后期雄激素缺乏可引起小阴茎和部分或完全性睾丸

下降不全。

儿童期雄激素缺乏后果不明显,但如果发生在到达青春期前时,第二性征发育受影响。性腺功能减退的患者有肌肉发育差,音调高,阴茎、睾丸生长不良,小阴囊,阴毛、腋毛稀疏,无体毛。他们发育成男性女性化乳房和类似无睾者的身体比例(指距比身高长 5cm,耻骨联合至足跟的距离比头顶到耻骨联合长>5cm),这是由于骨骺融合延迟,长骨持续生长所致。

诊断

- 测量睾酮,LH 和 FSH
- 染色体核型(原发性性腺功能减退)

根据各种发育畸形或青春期发育延迟考虑诊断,确证需根据血清睾酮、LH 和 FSH 浓度测定。LH 和 FSH 浓度测定较睾酮更敏感,对原发性性腺功能减退更有意义。

血清促黄体素(LH)和卵泡刺激素(FSH)的测定可以帮助判断性腺功能减退是原发性还是继发性:

- LH 和 FSH 高水平而睾酮低至正常水平提示原发性性腺功能减退
- LH 和 FSH 低水平或低于与睾酮水平相当的预期值提示继发性性腺功能减退

身材矮小青春发育延迟的儿童睾酮和促性腺激素(LH 和 FSH)低水平提示青春期体格发育延迟。血清 FSH 升高但睾酮和 LH 水平正常,高度提示精子发生受损,但不影响睾酮分泌。原发性性腺功能减退中,应进行染色体核型检查明确是否有克兰费尔特综合征。

测定睾酮、LH、FSH 诊断性腺功能减退需要了解激素水平的变化。青春期前血清睾酮<20ng/dl(<0.7nmol/L),成人期>300~1 200ng/dl(12to 42nmol/L)。血清睾酮的分泌呈胜利节律波动。在青春期后半期,夜间的激素水平较白天高。单次的样本测定不足以说明睾酮水平正常。由于约 98%的睾酮与血清载体蛋白(睾酮结合蛋白)结合,总睾酮水平随结合蛋白水平变化而改变。血清总睾酮(结合蛋白和游离)的测定通常是最精确的睾酮分泌指标。

虽然血清 LH 和 FSH 水平是脉动的,但测试可能是有价值的。青春期开始时 GnRH 分泌增加和血清 LH 不成比例地上升到 FSH。在青春期的早期,清晨水平是优选的。在青春期之前,血清 LH 水平通常低于 0.3mIU/ml,在青春期的后期和成年期间,血清 LH 水平通常为 2~12mIU/ml。血清 FSH 的水平通常在青春期前<3mIU/ml,在青春期后期夜间增加,成人期波动在 5~10mIU/ml。

进行人绒毛膜促性腺激素(hCG)刺激试验以评估睾丸组织的存在和分泌能力。有多种方案。在一个方案中,给予一次剂量的 hCG 100U/kg 肌内注射。hCG 和 LH 有同样的亚单位结构,因此同样刺激睾丸产生睾酮。3~4 日后睾酮水平至少提高一倍。

治疗

- 根据需要手术
- 激素替代

隐睾症应早期行睾丸下降固定矫正以避免成年的恶变和防止睾丸扭转(参见第 2260 页)。

对继发性性腺功能减退者、任何垂体和下丘脑的潜在性疾病应予治疗。雄性激素缺乏予以激素替代治疗,在 18~24 个月内从小剂量逐渐增量。

青少年雄激素缺乏者应给予长效庚酸酯睾酮 50mg 肌内注射,每 2~4 周 1 次,在 18~24 个月内增加剂量至 200mg。还可用皮肤贴剂或胶制剂涂布替代治疗。

用绒毛膜促性腺激素(hCG)治疗 Kallmann 综合征,可以纠正隐睾症和恢复生育力。青春期通常使用可注射的睾酮或凝胶诱导。GnRH 治疗以前已显示帮助内源性性激素分泌,进行性男性化,甚至生育力。

单纯的 LH 缺乏症,睾酮可通过经芳香族酶转变为雌激素,引导骨骺正常闭合。

青春期的性发育延迟可以用 4~6 个月的睾酮疗程治疗。疗程完成后,停止治疗,并在几周或几个月后测量睾酮水平,以区分暂时或永久性缺陷。如果睾酮水平不高于初始值和/或在该治疗完成后青春期发育不进行,可以给予第二疗程的低剂量治疗。如果内源性青春期在两个疗程后没有开始,永久性缺乏的可能性增加,并且患者需要重新评估其他原因的性腺功能减退。

> **关键点**
>
> - 在原发性性腺功能减退症中,先天性(或很少获得性)睾丸疾病损害睾酮产生和/或损伤生精小管
> - 在继发性性腺功能减退症中,下丘脑或垂体的先天性或后天性病症引起促性腺激素缺乏和未能刺激正常睾丸
> - 表现及其时间差异很大,取决于睾酮产生受到影响的时间
> - 产前雄激素缺乏可能导致从部分不希望的睾丸,微囊和不明确的外生殖器到正常出现的女性外生殖器的表现
> - 预期青春期出现的雄激素缺乏会损害次生性发育
> - 通过测定睾酮、LH,FSH 进行诊断
> - 根据需要采用激素替代和手术

青春发育延迟

青春发育延迟是指在期望的时间没有性成熟。

青春发育延迟(delayed puberty)可以源于体格发育延迟(参见第 2518 页),常发生于有生长延缓家族史的青少年。青春期前的生长速度正常,但骨骺成熟和青春期快速生长期是延迟的,性发育延迟但发育正常。其他原因包括女孩的特纳综合征(参见第 2218 页),男孩的克兰费尔特综合征(参见第 2219 页),中枢神经系统疾病(如减少促性腺激素分泌的垂体瘤),中枢神经系统辐射,某些慢性疾病(如糖尿病、疾病、肾病、囊性纤维化),卡尔曼综合征和过度的身体活动,特别是在女孩中。

女孩,如果出现以下情况之一,则考虑青春期延迟诊断:

- 13 岁以前没有乳房发育

- 从乳腺生长开始和月经初潮相隔>5年
- 16岁前未见月经

男孩，如果出现以下情况之一，考虑青春期延迟诊断：
- 14岁前无睾丸增大
- 生殖器的开始发育和完全生长的间隔>5年

男孩或女孩出现身材矮小均提示青春发育延迟。尽管在过去的几年中，儿童的青春发育有所提前，但诊断青春发育延迟的标准没有改变。

体质性青春发育延迟在男孩更常见（参见第2518页），有严重青春发育延迟的女孩应该进一步检查是否存在原发性闭经（参见第2365页）。如果男孩大于11~14岁时仍无青春期发育或骨骼成熟的征象，可以给予庚酸酯睾酮50~100mg，肌内注射，每月1次，疗程4~6个月。这种低剂量可使其部分程度男性化，诱导青春发育而不影响成人后的身高。

除非有青春期的早期身体症状，将青春期的性发育延迟与低促性腺激素性腺功能减退的永久性原因区分开可能是困难的。慢性疾病可通过引起营养不足和损害促性腺激素释放激素释放来延缓青春期。如果缺乏对1或2个短期睾酮的反应，永久性低促性腺激素性性腺功能减退的可能性更大。当怀疑时，其他垂体激素应重新评估，因为低促性腺激素性性腺功能减退可以隔离或与其他激素缺乏有关。约1/3的特发性低促性腺激素性性腺功能减退的病例是遗传性的，Kallmann综合征是最常见的病因（参见第2219页）。如果注意到其他垂体激素缺乏，可以明确具体的遗传异常（如 *PROP1*）。

性早熟

性早熟是指女孩8岁前，男孩9岁前开始性成熟。诊断根据人群标准、左手及腕X线片评估骨龄和判断骨骼的加速生长，测量血清促性腺激素、性激素、肾上腺激素水平。根据不同病因进行治疗。

女孩第一个性发育的里程碑是乳房开始增大，接着是阴毛初现，随即腋毛出现和月经初潮，传统上发生在青春期乳房开始发育后的2~3年。

男孩第一个性发育的里程碑是睾丸开始增大，接着是阴茎增大，阴毛腋毛出现。

阴毛腋毛出现也称为肾上腺皮质功能初现。肾上腺皮质可发生在性腺发育之前约10%的儿童（早产儿）。虽然性腺功能初见和肾上腺功能初现可以具有重叠的迹象，它们被独立地调节。

性早熟的定义是根据可靠的人群青春期发动时间为标准的。美国的女孩青春期发动逐渐提前，尤其是对于女性，这些传统的诊断标准正在进一步被重新评估。乳房发育是在年轻的年龄日益发生，这一趋势和肥胖的流行趋势一致，与乳房早发育相关的较高的身体质量指数（>第85百分位）。

几乎8%~10%的白人女孩，20%~30%的黑人女孩，居于其中间比例的西班牙女孩，在8岁时开始性成熟。最低的性成熟限度为，白人女孩7岁、黑人女孩6岁。早期乳房发育的平均年龄：白人女孩9.5~10岁、黑人女孩8.5~9岁（范围8~13岁）。然而，月经初潮的年龄没有急剧下降，在过去30年中平均下降了3个月（黑人女孩的平均年龄为11.5岁，白人女孩的平均年龄为12.5岁）。阴毛生长的平均年龄为9~10.5岁（两组）。这些研究结果意味着，如果儿童健康，并且预计达到完全的成年身高潜力，评估性成熟异常的规则应相对灵活掌握。

鉴定

性早熟分为两种类型：
- 促性腺激素释放素（GnRH）依赖型（中枢型性早熟）
- 非GnRH依赖型（外周性激素效应）

GnRH依赖性早熟青春期总体上更常见，女孩5~10倍更频繁。GnRH依赖型下丘脑垂体轴激活，引起性腺的长大和成熟、第二性征发育、精子或卵子发生。

非GnRH依赖型性早熟较少见。继发性性特征是由高水平的雌激素或雄激素引起的，未经下丘脑-垂体轴的激活。

性青春期也可以根据是否发生性腺或肾上腺来分类。在女孩中，性腺包括乳房发育，体质变化，子宫生长，以及最终月经初潮。男孩包括：睾丸增大、阴茎增大。肾上腺皮质功能初现包括阴毛、腋毛、体毛出现，成人体味，面部皮肤油脂过多或出现痤疮。

不完全或不稳定的青春期发育是常见的，最常见的是孤立的早产儿或肾上腺。具有早产的女孩通常在生命的前2年显示乳房发育，但这种变化不伴有青春期激素水平，月经初期，X线的晚期骨龄，雄激素效应或生长加速。孤立的早产儿肾盂也与进行性青春期发育无关。

患有早产儿的儿童可能具有缓慢进展的肾上腺雄激素产生（如阴毛，痤疮，身体气味）的迹象，而没有线性生长的加速。过早的肾上腺可能与青春期多囊卵巢综合征的晚期发展相关。

病因

GnRH依赖型性早熟　身体变化通常是那个性别的儿童的正常青春期的变化，除了发病年龄。大多数女孩患儿一般找不到特殊的原因。在没有中枢神经系统疾病的特定症状或体征的情况下，颅内异常的可能性取决于青春期开始的年龄（女孩<4岁）和性别（在男孩中更常见）。总体而言，受影响的男孩更可能（高达60%）有可识别的潜在病变。这种损伤包括颅内肿瘤，特别是下丘脑或松果体区域，包括错构瘤，神经胶质瘤，生殖瘤和腺瘤。神经纤维瘤和其他一些少见中枢神经系统疾病也可能与性早熟有关。中枢性性早熟也可以源于医源性原因（如手术，放射或癌症化疗）。

非GnRH依赖型性早熟　病因取决于主要的性激素效应（雌激素或雄激素），并且物理变化通常与正常青春期发育明显不一致。雌激素作用最常见的是卵泡卵巢囊肿；其他原因包括颗粒细胞瘤和 McCune-Albright 综合征(滤泡性囊肿三分体,多发性纤维性发育不良和咖啡斑点)。肾上腺酶缺陷,特别是先天性肾上腺增生(参见第 2360 页),是任何性别的儿童中最常见的雄激素过量的病理形式。男性非 GnRH 依赖型性早熟的额外原因包括:家族性非绒毛膜促性腺激素依赖性性早熟(活化的 LH 受体基因突变)、分泌睾酮的睾丸肿瘤、有时也可能是 McCune-Albright 综合征。

症状及体征

女孩:表现为乳房发育,阴毛、腋毛,或两者长出。女孩可能开始出现月经初潮。男孩:出现胡须、腋毛、阴毛、阴茎增大,伴有或不伴有睾丸增大。男女均可有体味、痤疮。

在两种性别青春期生长突增(女性中早期青春期,男性中晚期青春期),骨的过早闭合导致短成人身材。性早熟时睾丸或卵巢增大,但在孤立性肾上腺功能初现时睾丸或卵巢不增大。

诊断

- X 线测量骨龄
- 血清激素测量
- 可能性的盆腔超声检查和脑 MRI

诊断根据临床表现。行左手及腕的 X 线摄片,评估骨龄并判断骨骼的加速生长。除非病史和临床检查显示可疑,儿童的性特征变化在同龄人群 1 岁内均属正常,不需进一步评估。女孩和男孩与孤立性肾上腺功能早现和女孩与乳房早发育也不需要进一步评估,只要 X 线证实骨骼成熟不加速。

当需要进一步评估时,应根据现有特征选择血液检查。对于主要具有雄激素作用的患者,最有用的初始测试包括测量总睾酮,硫酸脱氢表雄酮、17-羟黄体酮和促黄体素(LH);所有这些都应该使用为儿科患者设计的高灵敏度测定法进行测量。对于仅具有雌激素效应的患者,女孩最有用的筛选包括超敏 LH 和卵泡刺激素(FSH)和雌二醇,以及对于男孩,LH、FSH、β-人绒毛膜促性腺激素和雌二醇。如果任何类固醇水平升高,骨盆和肾上腺超声可能是有用的,并且可以进行脑的 MRI 以排除年轻患者或具有中央性早熟的男性的颅内异常。

当初始测试不确定时,可以考虑 GnRH 刺激测试来确认 GnRH 依赖性早熟性青春期。以前,使用 GnRH 激动剂性腺激素的 1 小时刺激试验,但是因为戈那瑞林不再可用,所以使用其他 GnRH 激动剂例如亮丙瑞林。给予醋酸亮丙瑞林 10~20μg/kg 结膜下注射,在 0、1 和 2 小时测量 LH、FSH、睾酮(男孩)和雌二醇(在女孩中)。在 24 小时后亮丙瑞林,可以测量雌二醇和睾酮,提高测试的灵敏度。GnRH 依赖型早熟,促性腺激素反应为青春期在 GnRH 不依赖的早熟青春期,促性腺激素对亮丙瑞林的反应是在青春期前。

治疗

- GnRH 激动剂治疗(促性腺激素释放素依赖性性早熟)
- 雄激素或雌激素受体拮抗剂治疗(促性腺激素释放素依赖性性早熟)
- 根据需要,进行手术切除肿瘤

若青春发育标志较人群标准提前在一年以内,需要反复评估和体检。仅有单纯肾上腺功能初现或乳房发育,不建议用药,但需常规复查以确定性早熟的发展。对于 GnRH 依赖性早熟青春期,可以用 GnRH 激动剂[包括醋酸亮丙瑞林 7.5~15mg,肌内注射,每 4 周 1 次,或 11.25mg 或 30mg,肌内注射,每 12 周 1 次,或组织瑞林植入物(每年更换)]抑制垂体 LH 和 FSH 分泌。同时必须进行治疗监测,根据情况调整药物剂量。治疗可持续到女孩 11 岁,男孩 12 岁。

在具有 McCune-Albright 综合征的女孩中,可疑使用芳香酶抑制剂进行治疗,包括诸如睾丸内酯的老药物和来曲唑和阿那曲唑的较新药物,以不同的途径成功减少雌二醇;或者,他莫昔芬,一种雌激素拮抗剂,也可能是有效的。

非 GnRH 依赖型性早熟,如男孩家族性非绒毛膜促性腺激素依赖性性早熟或 McCune-Albright 综合征,可给予雄激素抑制剂螺内酯改善雄激素过剩。抗真菌药酮康唑可以降低男性家族性非绒毛膜促性腺激素依赖性性早熟的睾酮水平。

如果非 GnRH 依赖型性早熟是由于产激素肿瘤[如女孩颗粒(卵囊)泡膜细胞瘤,男孩睾丸肿瘤]所引起的,应行肿瘤切除。然而,女孩需要延长随访来检查对侧卵巢的复发情况。

> **关键点**
>
> - 青春期性早熟是女孩 8 岁以前的性成熟,男孩为 9 岁;然而,近年来,青春期早已开始,传统标准正在重新评估
> - 最常见的是,继发性特征由于下丘脑-垂体轴被激活(GnRH 依赖性早熟青春期)而过早发展;经常原因是特发性,但有些儿童有中枢神经系统肿瘤
> - 较不常见的是,原因是由先天性肾上腺增生或各种性腺肿瘤引起的雌激素或雄激素(GnRH 非依赖性早熟青春期)的高循环水平
> - 通过骨龄 X 线和激素水平的测量进行诊断
> - 用 GnRH 激动剂亮丙瑞林或组氨瑞林治疗 GnRH 依赖性早熟青春期
> - 根据原因治疗 GnRH 非依赖性早熟性青春期,包括给予雄激素或雌激素拮抗剂和去除肿瘤

314. 婴儿和儿童杂症

明显的危及生命的事件

一个明显的危及生命的事件是突然出现的一些令人担忧的症状(如呼吸暂停,颜色或肌张力的变化,咳嗽,作呕)。照顾者可能担心孩子死亡或他们的生活受到威胁。通常发生在<1岁的儿童,发病高峰在10~12周。原因可能是消化系统,神经系统,呼吸系统,心脏或代谢。治疗的目的是在特定的原因时确定。

一种的明显的威胁生命的事件(ALTE)是不是诊断,而是一组在儿童急性症状出现。

病因

常见的原因包括:

- 消化系统:胃食管反流性疾病或与喉痉挛或吸气相关的吞咽困难
- 神经系统:神经系统疾病(如癫痫、脑膜炎、脑肿瘤、脑干异常神经调节心肺功能控制)
- 呼吸系统疾病:感染(如呼吸道合胞病毒、流感、百日咳)
- 感染:败血症、脑膜炎

少见原因包括:

- 心脏疾病
- 代谢性疾病
- 上呼吸道阻塞(如阻塞性睡眠呼吸暂停)
- 其他(如药物相关、过敏反应、滥用)

原因可能是遗传性或获得。约50%的情况下,被认为是特发性的。如果婴儿是一个人的照顾下,反复发作没有明确的病因,被认为是虐待儿童。

症状及体征

ALTE 的特点是一个意外,急性报警的父母或照顾者在一个婴儿的呼吸变化。一个事件的特征包括以下的部分或全部:

- 呼吸暂停发作
- 颜色变化
- 肌张力的变化
- 窒息或呕吐

许多婴儿当发病时表现良好。正在发生的症状令人担心,但能够帮助提示原因并指导评估。

诊断

初步评估包括完整的病史,包括:

- 观测目击事件(包括描述呼吸、颜色、肌张力的变化,和眼睛的照顾者、声响,和情节的长度)
- 干预措施(如温和的刺激、嘴对嘴呼吸、心肺复苏术)
- 产前(产妇),目前家庭使用的药品,烟草和酒精
- 婴儿的出生信息(如胎龄、围生期并发症)
- 饲养习惯(是否出现作呕、咳嗽、呕吐、体重增加)
- 发展史(如里程碑)
- ALTE 或近期创伤的病史
- 家庭历史 ALTE,早期死亡,或可能的致病疾病

体检是为了检查是否有明显的畸形,神经系统异常(如装腔作势、不恰当的头部滞后),感染或外伤的迹象(特别是包括眼底视网膜出血)。

进行实验室和影像学检查(表314-1)以便发现可能的病因,以找出可能的原因。这些检查仅根据病史和体检结果和其他人做,包括婴儿是否仍然有症状或是否已经进行了医学干预。

表 314-1 明显危及生命事件(ALTE)病因的诊断检测

检测	可能的病因
典型的初次检测	
血液检查,通常包括:	酸中毒
全血细胞计数	贫血
微分电解质(镁、钙、钠、钾)	脱水
和碳酸氢盐和葡萄糖	感染
肝功能检查	肝脏疾病
乳酸盐	代谢紊乱
胸部 X 线检查	心脏扩大
超声心动图	感染
培养(血、便、尿或 CSF)	感染
心电图	心律失常
医院内心脏监测	QT 异常
腰椎穿刺术	脑膜炎
骨骼检查	骨折
毒理筛查	服药过量
尿分析	感染
基于临床怀疑的附加检查	
动脉血气	酸中毒
脑成像(头颅 CT,MRI)	创伤,出血,肿瘤
EEG	癫痫发作
食管 pH 值监测*	胃食管反流疾病
鼻拭子	呼吸道合胞体病毒感染
百日咳血液检查与培养	百日咳
血清乳酸检查	遗传性酶缺陷(如糖原贮积症Ⅰ型、脂肪酸氧化缺陷、多种羧化酶缺乏症、甲基丙二酸尿症)
	缺氧
	毒素(如水杨酸盐、乙烯、乙二醇、酒精、甲醇)
具有放射性乳腺扫描的上消化道造影*	胃食管反流疾病

*具有吐痰、作呕、呕吐、咳嗽或喂养困难病史的婴儿。

应该对虐童的风险因素进行敏感的评估（参见第2478页）。复发性ALTE考虑虐童的为仅在父母或看护者中出现时发生，但不会在医院工作人员在场或当婴儿单独时发生（如睡觉时有监控设备进行监测）。

预后

预后取决于原因ALTE。也就是说，死亡的风险较高，如果原因是严重的神经系统疾病。ALTE 小岛屿发展中国家的关系（参见第2375页）还不清楚。4%~10%死于SIDS的婴儿有一个历史的ALTE和小岛屿发展中国家的风险较高，如果婴儿有2个或更多的Altes。另外，有ALTE有着许多相同的特点，婴儿死于SIDS的婴儿。然而，ALTE的发病率不同于SIDS，经过Safe to Sleep® campaign行动后并没有下降。

似乎对ALTE本身的发育没有长期影响，但是致病性疾病（如心脏或神经系统）可能具有这样的效果。

治疗

- 病因治疗
- 有时家庭监控设备

治疗的原因，如果确定的话，处理。如果婴儿需要复苏或如果评价已经检测到任何异常，他们住院评价和监测，包括呼吸道和心脏监测如320-1所示。

家长和照顾者应接受CPR婴儿和婴儿护理安全。

有以下反复发作的风险的婴儿，可考虑家庭监控设备：
- 一次需要CPR的ALTE发作
- 早产
- 兄弟或姐妹死于SIDS

监视器应配备与事件记录器和用于一段预定的时间。家长应学习如何使用显示器和建议并没有被证明，家庭监控，以减少死亡率。此外，必须消除接触烟草烟雾。

> **关键点**
> - 有许多可能的原因，经常找不到病因
> - 应考虑呼吸道，神经系统，感染，心脏，代谢和胃肠道疾病以及滥用，并根据临床发现进行测试
> - 预后取决于病因；具有神经系统疾病的儿童死亡风险增加，这些儿童具有2或更多ALET，可能经历非意外创伤，或者大于6个月并具有长时间的ALET，尤其是如果患有心脏病
> - 检查结果或实验室检查结果不正常的儿童，或需要干预，或具有令人不安的病史的儿童需要住院治疗
> - 针对病因治疗；可以进行家庭监控，但并没有显示能降低死亡率

生长障碍

体重持续低于相应年龄体重的第3~5个百分位数以下、进行性体重下降以至低于第3~5个百分位点、短期内体重降低2个百分位数都属生长发育迟滞。原因可能因为医疗条件、环境因素。两种原因均与营养不足有关。治疗关键是合理营养。

病因

任何病因引起的生长障碍（FTT），其生理基础均与营养不良有关，分为两类：
- 器质性FTT
- 非器质性FTT

器质性FTT 由于急慢性疾病所引起的生长障碍，这些疾病干扰了正常营养物质的摄入、吸收、代谢、排出，或能量需求增加（表314-2）。任何器官系统疾病都可以是病因。

表314-2 生长障碍的原因

机制	疾病
营养摄入减少	唇裂或腭裂
	中枢系统疾病（如脑性瘫痪）
	胃食管反流疾病
	寄生虫
	幽门肥厚狭窄
	反刍
吸收障碍	乳糜泻
	囊性纤维化
	双糖酶（如乳糖）不耐受症
	炎症性肠病
	短肠
代谢障碍	染色体异常（如唐氏综合征、特纳综合征）
	果糖不耐受症
	半乳糖-1-磷酸转尿苷酰酶缺陷（"经典的"半乳糖血症）
	先天性代谢缺陷
排泄增加	糖尿病
	蛋白尿
能量需求增加	支气管肺发育不良
	囊性纤维化
	心力衰竭
	甲状腺功能亢进
	感染

非器质性FTT 约80%的生长障碍没有明显的器质性损害，常因环境忽视（如缺少食物）或环境剥夺而引起生长障碍。

食物的缺少可能因为：
- 贫穷
- 缺少喂养技巧
- 不合适的奶方（如由于经济困难而过度稀释奶粉）
- 母乳供应不足（由于母亲疲劳、紧张、营养不良等）

非器质性FTT可认为是母亲与患儿交流障碍的结果。在一些情况下，非有机FTT的心理基础似乎与住院治疗的心理基础类似，住院治疗是在具有抑制刺激剥夺的继发性婴儿中观察到的综合征。婴儿缺乏环境刺激会变得沮丧、

悲观以及纳差。非器质性FTT患儿缺乏刺激可能因为：
- 看护人员（通常是母亲）自身的沮丧、悲观
- 缺乏做父母的技巧
- 担忧不能完成照顾责任
- 对儿童有敌意
- 实际或预计的外部压力（如其他孩子的需要，在大型或混乱的家庭，婚姻功能障碍，显著亏损，财务困难）

母亲的护理不当并不足以解释非器质FTT。患儿的性格、反应能力也影响母亲喂养的方式。因此出现母婴喂养不协调，母亲不能满足婴儿的需求（非病理状态下），然而如果在母婴协调时，母亲在不同的环境条件下可以满足孩子的不同需求。

混合型FTT 器质性和非器质性FTT病因共同存在。器质性病变的患儿可能伴有母亲喂养的不当。同样，严重的非器质性FTT营养不良儿童可以出现器质性疾病。

诊断
- 频繁的体重监控
- 完整的身体、家庭，和社会史
- 饮食史
- 实验室检查

由于疾病性质不同，器质性FTT根据基础病变的不同可出现于任何年龄的儿童。大多数患儿非器质性生长障碍出现于1岁以内，甚至可在6个月之前出现。观察婴儿的体重、身高、头围应该与年龄相适合。（对于0～2岁的儿童，见WHO生长曲线图表；对于2岁及以上的儿童，见CDC生长曲线图表。早产儿在2岁前其年龄应用胎龄矫正。

体重是生长障碍最敏感的指标。当FTT是因能量摄入不足引起，那么减重会在身高降低之前发生。生长曲线的降低表明患者有较严重的长期营养不良。身高和体重同时降低表明原发性生长障碍。在蛋白质/能量不足时（参见第2页），脑优先供能供氧，脑发育受营养不良影响最晚，因此，头围增长下降，常提示极严重和长期的营养不良。低体重儿童比他们的同龄人更小和更低，并且会出现易怒和哭闹、嗜睡或睡眠和便秘。FTT与生理迟缓（如坐和走步）、社交迟缓（如交流、学习）有关，如果较大的儿童发生FTT，那么与青春期延迟有关。

当发现有生长障碍时，应了解患儿病史（包括饮食史，表314-3），仔细询问饮食情况，提供饮食咨询，经常监测患儿体重。如患儿体重增长仍不令人满意，应住院进行必要的观察和检查。以便可以进行所有必需的观察并且可快速进行诊断性检查。由于缺乏关于生长衰竭的具体潜在病因的历史或生理证据，没有单一的临床特征来区分非器质性FTT与器质性FTT。由于非器质性FTT不是一个排除性诊断，在建立非器质性FTT诊断之前，应找寻潜在的临床表现，注意个性、家庭、儿童-家庭关系特征等与社会心理有关的病因。评估最好由多科专家共同进行，包括内科医生、护士、营养学家、儿童发育方面的专家、社会工作者、精神分析学家和心理学家。不管是门诊患者还是住院患者，对小儿的喂养护理者及父母进行调查是必不可少的。

表314-3 生长障碍的病史要点

项目	内容
生长曲线表	测量，包括出生时获得的数据，测量得出生长趋势。因为正常值范围很宽，所以单次的测量不能诊断，除非营养不良很明显
喂养史（3日）	喂养史应详尽，包括喂养时间、配奶方法及技术、母乳是否充足。尽可能早的评估母亲的喂奶方法和婴儿的吸吮能力。在喂养期间容易疲劳的婴儿可能患有潜在的心脏或肺部疾病。易疲劳的婴儿可能存在运动不耐受。喂奶中出现嗳气或摇摆均可以导致胃食管反流和呕吐。缺乏情感的母亲可能沮丧、淡漠，造成缺少食欲刺激和母婴交流的心理环境
评估儿童的排泄方式	经尿、粪、呕吐的非正常丢失判断是否存在肾病、营养不良综合征、幽门狭窄或胃食管反流
病史和出生史	是否有宫内发育迟延、生长延迟的早熟、发育延迟、慢性长期感染（如TB、寄生虫、HIV）、神经系统疾病、心肺疾病、肾病、因病住院治疗和可能的食物耐受不良
家族史	包括家族成员生长方式、特别是父母和同胞，影响生长的疾病的家族史（如囊性纤维病）；父母近期的身体和精神上的疾病导致不能给婴儿好的食欲刺激和营养
生活史	关注家庭构成、社会经济地位、是否乐意孕育该婴儿、各种压力（如工作变化、家庭搬迁、分离、离异、死亡、其他损失）

与父母合作共同调查引起生长障碍的原因是必要的，这样做可使他们自信，在调查中避免责怪家长，因为这些父母可能因为没有能力喂养好他们的孩子，在心理上已感到沮丧或有负罪感。鼓励家长尽可能多与医生交流。工作人员应尽力使他们受欢迎，支持父母对孩子喂养方法，提供玩具并出主意，以促进父母孩子一起玩耍交流。工作人员不应指责父母的能力不足、不负责任或其他可引起FTT的失误。工作人员对父母的正确做法和表现出责任感应予以评估。对照顾疏忽或虐待应报告社会服务处，在许多情况下，多采取一些预防性措施以满足家庭对儿童教育的需要较为重要，如提供食品券、介绍儿童的照顾方法、让父母参加父母教育课程等。

在住院期间，要仔细观察患儿与其他人的关系，记录自我刺激行为（如摇晃、撞头）。非器质性FTT患儿常被描

述为高度警惕,与人接触很小心,若能交流,宁愿与无生命的物体交流。尽管非器质性 FTT 患儿较常见于受家庭忽视而非虐待,但仍要密切检查其被虐待的证据(参见第 2478 页)。对患儿还应进行发育水平的筛查试验,如有必要,进行更复杂的检查。通过合适的喂养技术、配方制备和大量能量而开始体重增加的住院儿童更可能为非器质性 FTT。

测试 大量的实验室测试通常没有意义。当通过病史或体格检查不能确定一个特定的病因时,大多数专家推荐的 FTT 筛查有:

- CBC 及分类
- ESR
- BUN 和血清肌酐水平,电解质水平
- 尿液分析(包括浓缩和酸化能力)和尿培养
- 大便检查(包括 pH、还原物质、颜色、性状和气味)

根据当地疾病的流行情况,选择进行血铅水平测定、HIV 抗体检测、结核菌素试验。

如患儿有明显的恶心,呕吐,可测定电解质浓度。当身高增长比体重增长受影响大时,应测定甲状腺素水平,当反复有呼吸道疾病发作,伴口腔咸味、贪吃、恶臭便、肝大或囊性纤维变性的家族史应行发汗试验。对于有感染证据的儿童(如发烧,呕吐,咳嗽,腹泻等),应行感染疾病检查;然而,尿液培养可能是有帮助的,因为一些因 UTI 导致 FTT 的儿童缺乏其他症状和体征。对有解剖或功能异常的疾病(如有幽门狭窄、胃食管反流)应进行放射科检查。但是,如果怀疑内分泌原因,有时需要确定骨龄。

预后

器质性 FTT 的预后取决于病因。使用非有机 FTT,大多数年龄>1 岁的儿童获得高于第 3 百分位数的稳定体重。非器质性 FTT,50%~70%患儿的体重在>1 岁时高于第三个百分数,但认知功能,特别是语言功能,低于正常约 1/3。在 1 岁之前患 FTT 的患儿危险性大,尤其是<6 个月的患儿,在此阶段脑发育最快,对智力影响较大。一般的行为问题主要与饮食有关,如挑食、进食慢以及其他行为或性格异常,这些情况发生于 50%的患儿中,可由教师或心理保健专家确定诊断。与吃(挑食、迟钝)或排泄明确相关的问题在相似比例的儿童中发生,经常是那些有其他行为或人格障碍的人。

治疗

- 充足的营养
- 基础疾病的治疗
- 长期的社会支持

治疗目的是提供足够的食物和良好的环境以促进生长发育。营养饮食包括有足够热卡满足生长需要(每日提供正常同龄儿 150%的热卡),患者还需要医疗帮助以及社会支持。住院儿童不能根据体重增长情况区分是器质性 FTT 和非器质性 FTT,因为如有足够营养,所有儿童均可生长。一些非器质性 FTT 儿童在住院期间体重丢失,突出了这种情况的复杂性。

对器质性 FTT 或混合性 FTT 患儿可能存在的疾病应尽快治疗。对明显非器质性 FTT 或混合性 FTT 患儿,治疗包括提供教育和感情支持以纠正影响父母与小孩关系的问题。由于长期的社会支持和精神治疗也是必需的,评估组可能关注家庭的需要,给予基本的指导和支持,并转入给社区机构。父母应该理解为什么需要转到社区机构,并参与决定哪些社区机构会备涉及。如果患儿住在保健中心,有必要了解当地的机构和社区的护理专业水平。

患儿出院前应制订出院治疗计划,医院的有关人员以及出院后的社区机构的随访人员、家庭医生等应共同参加。责任范围和责任范围必须明确界定,最好以书面形式分发给各方。邀请父母参与讨论后总结会,以便认识协作组人员,询问问题,共同安排好随访。

有些患儿必须放在抚养中心。若希望孩子回到父母身边,须为父母提供喂养技能训练和心理咨询,并细心监测孩子的发展。回到生物学父母应该基于父母充分地照顾孩子的能力,不仅仅是随着时间的推移。

> **关键点**
>
> - 生长参数百分等级显著降低或持续低等级(如低于第 3~5 百分位数)的儿童,应该怀疑 FTT
> - 器质性 FTT 由于医学疾病(如吸收不良,先天性代谢缺陷)引起
> - 非器质性 FTT 由社会心理问题(如疏于照看、贫困)引起
> - 除外彻底的了解医疗、社会和膳食史,卫生保健提供者还要观察患者/看护者喂养儿童
> - 可能需要住院来评估儿童,观察该儿童对适当喂养的反应,并且如果需要可以涉及喂养组

出血性休克和脑病综合征

出血性休克和脑病综合征是一种罕见的疾病,其特征为既往健康的孩子发生急性发作的严重休克、脑病和肝肾功能不全,并导致死亡或极其严重的神经系统损害。通过排除进行诊断(尤其是脓毒症、Reye 综合征、溶血性尿毒症综合征和血栓性血小板减少性紫癜)。治疗为支持治疗。

出血性休克和脑病综合征(HSES)主要发生在 3~8 个月之间的婴儿(平均年龄为 5 个月),但也有报道发生于一位 15 岁患儿。HSES 表现为高热和多器官功能损害,类似中暑,病因尚不清楚。曾认为 HSES 是由于将发热的患儿过紧包裹而导致的一种过热伤害,但证据不足。其他理论包括对肠毒素、环境毒物、胰腺释放的胰蛋白酶或未确定的细菌或病毒的反应。许多研究者怀疑该病存在基础基因缺陷。弥散性脑水肿伴脑疝、大脑皮质和其他器官的局灶性出血或梗死较普遍。肺和心肌最初不受累。

症状及体征

大多数患儿有前驱发热、上呼吸道症状、呕吐和腹泻。主要的临床特征为急性发作的脑病(表现为惊厥、昏迷和肌张力下降)和严重休克(低血压和低灌注)。其他常见的临

床特征包括高热（高达43.9℃直肠温度）、血便或水样便、弥散性血管内凝血、肌红蛋白尿和横纹肌溶解症。

诊断
■ 实验室检查

败血症，Reye综合征，溶血性尿毒症综合征，血栓性血小板减少性紫癜和家族性或获得性红细胞淋巴组织细胞增多症也可引起类似的症状。需要进一步的实验室检查为血、尿、粪便、痰、脑脊液培养、ABG、CBC差异性/血小板、电解质、BUN、肌酐、PT/PTT、肝功能、C反应蛋白、CK、乳酸盐、纤维蛋白、纤维蛋白裂解产物、铁蛋白、脂类，以及头颅CT和EEG。多种异常包括代谢性酸中毒、肝转氨酶升高、DIC、CK升高、急性肾衰竭、血小板减少、血细胞比容下降、低血糖和高钾血症。实验室检查常显示白细胞增多、低血糖、高钾血症。细菌学和病毒培养均为阴性。诊断需要排除其他疾病。

预后

所有病例中大多数（>60%）死亡，存活者中的≥70%有严重的神经系统后遗症。早期检查和治疗对于将发病率和死亡率降低到最低很重要。

治疗
■ 支持治疗

治疗完全是支持性的。大量输注等张液和血制剂（新鲜冷冻血浆、白蛋白、全血、分装的RBC），同时给予缩血管活性药物（多巴胺、肾上腺素）以改善循环。体温过高时（如>39℃）需要物理降温（参见第2160页）。脑水肿引起的颅内压升高需气管插管通气治疗。尽管应用新鲜冷冻血浆，部分病例仍进展为DIC。

川崎病

川崎病是一种多发于1~8岁儿童的血管炎综合征，常累及冠状动脉。临床表现为长期发热、皮疹、结膜炎、黏膜炎症、淋巴结肿大。可以伴有冠状动脉瘤形成和破裂，或引起心肌梗死。诊断根据临床标准，且同时给予超声心动图检查。治疗采用阿司匹林和静脉滴注免疫球蛋白。冠状动脉血栓形成时需要溶栓或经皮介入治疗。

川崎病（KD）是中等动脉血管炎，有显著意义的是约20%的未治患者中出现冠状动脉异常。早期可有急性心肌炎表现，出现心力衰竭、心律失常、心内膜炎和心包炎。冠状动脉瘤形成是继发性表现。超声心动图显示内径>8mm的动脉瘤为巨大冠状动脉瘤，尽管少见，但可并发心脏压塞、血栓形成和心肌梗死。KD是儿童后天获得性心脏病。本病血管外炎症可表现在上呼吸道、胰腺、胆道、肾脏、黏膜和淋巴结。

病因

川崎病病因尚不清楚，但是流行病学和临床表现提示本病是一种感染或者是一种对感染发生异常的免疫反应，患儿常具有遗传素质。自身免疫性疾病也是一个可能性。全世界均有发病，日本人发病率较高。在美国每年有3 000~5 000人患此疾病。男女之比约为1.5:1。80%患者年龄<5岁（高峰年龄18个月~2岁）。<4个月婴儿、青少年和成人不多见。

全年可发病，但以春、冬季为主。曾报道在社区中成群发病，但没有人与人之间直接传染的明显证据。约2%患者数月至数年后可复发。没有已知的预防措施。

症状及体征

病情进展分为几个阶段，开始表现为持续5日以上的发热，通常为弛张热（然而，除非应用退烧药，否则体温不能回到正常），体温常>39℃（约102℉），并有极度烦躁，偶尔有嗜睡或阵发性腹部绞痛。常于发热当天或2日内出现双侧结膜充血，但无渗出。

5日内出现多形性红斑，主要见于躯干，尤其是会阴区，皮疹的形态各异。可为荨麻疹样、麻疹样或猩红热样皮疹。伴有咽部充血；口唇红、干、皲裂；红色草莓舌（彩图314-1）。在起病1周内在指（趾）甲的近端部位出现明显的苍白（部分性白甲病）。起病后3~5日，手掌、足底出现不同程度的水肿并有红斑或呈紫红色。尽管水肿可能很轻，但紧张，发硬，压之无凹陷。发病后第10日，甲周、手掌、足底出现脱皮，有时出现片状脱皮，显露出新的正常皮肤。

50%的患者在整个病程中均可见颈淋巴结肿大（≥1个淋巴结，≥1.5cm）。病程为2~12周，甚至更长。不典型KD，尤其是小婴儿，更易合并冠状动脉损害。上述主要表现出现在90%的患儿中。

其他非特异表现涉及许多器官系统。33%的患者有关节炎和关节疼痛（主要累及大关节）。另外可有尿道炎、无菌性脑膜炎、肝炎、中耳炎、呕吐、腹泻、胆囊积水、上呼吸道症状、前葡萄膜炎。

心脏并发症通常于发病后1~4周，此时皮疹、发热和其他早期临床表现开始消退，进入亚急性阶段。

诊断
■ 临床标准
■ 串行心电图和超声心动图
■ 排除其他疾病的检查：CBC，红细胞沉降率，抗核抗体（ANA），类风湿因子（RF），白蛋白，肝酶，喉咙和血液培养，尿分析，胸部X线片

诊断根据临床标准（表314-4）。鉴别诊断包括：猩红热、葡萄球菌性表皮剥脱综合征、麻疹、药物热和青少年类风湿关节炎。少见疾病包括钩端螺旋体病和落基山斑疹热。

表314-4 川崎病诊断标准

发热≥5日，且出现一下5条标准中的4条即可确诊：
1. 双侧结膜充血（无渗出）
2. 唇、舌、口腔黏膜的改变（充血、干燥、皲裂、杨梅舌）
3. 周围四肢末梢的改变（水肿、红斑、脱皮）
4. 躯干皮肤的多形性红斑
5. 颈部淋巴结肿大（至少一个淋巴结直径≥1.5cm）

一些发热的儿童具有少于5种诊断标准中的4条也会发生血管炎，包括冠状动脉动脉瘤。这些儿童被认为有不典型（或不完全）的川崎病。如果儿童发热天数≥5日，体温>38.9℃（约102℉），同时具有川崎病标准≥2条者，应考虑

非典型川崎病,并应开始检查。

实验室检查不具有确诊性,但可除外其他疾病。包括:CBC、抗核抗体(anti-nuclear anti-body,ANA)、类风湿因子、ESR、咽部分泌物和血培养。急性期白细胞增多,常有未成熟(杆状)细胞显著增多。其他血液学所见包括在病程2~3周时出现轻度贫血、血小板增多(≥450 000/μl)和红细胞沉降率增快及C反应蛋白增加。ANA、RF和培养结果均为阴性。根据受累器官其他异常还包括:脓尿、肝酶活性增高、蛋白尿和脑脊液白细胞增多。

请小儿心血管医生会诊是非常必要的。在诊断,行ECG和超声心动图检查。由于心血管异常直到疾病后期方有表现,所以应在病程第2~3周,6~8周以及6~12个月对所有病儿进行常规检查。ECG可以显示心律失常、低电压和左心室肥大。超声心动图可以检测冠状动脉瘤、瓣膜反流、心包炎、心肌炎。对疑有冠状动脉瘤以及心脏负荷试验异常者均应行冠状动脉造影检查。

预后

未治疗者病死率可达1%,常在起病6周内发生。经适当治疗,在美国病死率降为0.17%。长期发热增加心脏损害的风险。死因主要为心脏并发症,可突然发生,难以预料。在死亡病例中,>50%在起病后1个月内,75%在2个月内,95%在6个月内死亡。但是长达十年后可发生。有效的治疗可减轻急性期症状,特别重要的是使冠状动脉瘤的发生率从20%减少到<5%。

无冠状动脉病变的患者预后极好。虽然难以确定有无冠状动脉狭窄残留,但是约2/3冠状动脉瘤患者在1年内消退。巨大动脉瘤极少消退,应严密随访和治疗。

治疗

- 高剂量免疫球蛋白静脉注射
- 高剂量的阿司匹林

患儿应由富有经验的小儿心脏科和/或小儿感染科医生密切合作治疗并尽早开始。因为具有非典型川崎病的婴儿处于冠状动脉瘤的高风险中,所以治疗不应当被延迟。合理的治疗是在最初的10日内,大剂量免疫球蛋白静脉注射(一次剂量为2g/kg,维持10~12小时),同时配合大剂量阿司匹林(每日20~25mg/kg,分4次口服)。患儿热退4~5日以后阿司匹林方可减少到每日1次3~5mg/kg(也有些专家主张连续14日采用大剂量阿司匹林治疗)。由于阿司匹林的代谢变化较大,这可以部分说明为什么在急性阶段常需使用大剂量的阿司匹林。有些专家主张在服用大剂量阿司匹林特别是采用连续使用14日的方案时,应监测其血液浓度。

大多数患者在开始治疗的24小时内便见显著效果,只有少部分患者仍然会有连续数天的发热,从而需要重复静脉注射免疫球蛋白。对不能耐受2g/kg免疫球蛋白输注的心功能不全患者,可采用另外一种方案,即连续4日,每日静脉注射400mg/kg的免疫球蛋白(同时合并大剂量阿司匹林),此时虽然症状的消退会稍迟一些,但对患者可能会更好一些。虽然在起病>10再采用静脉注射免疫球蛋白加口服阿司匹林的方案,其疗效究竟如何尚不明了,但仍考虑应用。

病情好转以后,至少在8周内每日仍需服用阿司匹林3~5mg/kg,直到完成超声心动图复查为止。如果没有发生冠状动脉瘤而且炎症反应消退(表现为红细胞沉降率和血小板计数正常),就可以停用阿司匹林。由于阿司匹林具有抗血栓形成的作用,因此对伴有冠状动脉异常的患儿,应连续服用。伴有巨大的冠状动脉瘤患儿,可能还需要额外的抗凝治疗(如华法林钠或双嘧达莫)。

接受免疫球蛋白静脉注射的患儿对活疫苗的反应可能会低一些。因此麻疹-腮腺炎-风疹三联疫苗应推迟到静脉注射免疫球蛋白以后11个月才进行,水痘疫苗至少推迟11个月。如果受麻疹感染的机会很大,则仍可接种疫苗,但仍应11个月以后再进行复种(或进行血清学试验)。

在接受长程阿司匹林治疗的流感或水痘患者中,有一定风险发生Reye综合征,因此对于长期服用阿司匹林的≥6个月的小儿,可考虑每年接种流感疫苗。而且,当这些孩子接触传染源或已经出现流感或水痘症状时,其父母就应立即与孩子的保健医生联系。应考虑暂时停服阿司匹林(对已证实伴有动脉瘤的病儿,可用双嘧达莫代替)。

> **关键点**
>
> - KD是一种儿童时期发生的原因不明的系统性脉管炎
> - 最严重并发症累及心脏,包括急性心肌炎合并心力衰竭、心律失常和冠状动脉瘤
> - 儿童有发烧、皮疹(后来脱屑)、口腔和眼结膜发炎、淋巴结病,可能发生具有较少这些经典标准的非典型病例
> - 通过临床标准进行诊断;符合标准的儿童应该具有一系列的ECG和超声心动图检查,并且向专家咨询
> - 早期应用高剂量阿司匹林和IVIG能够缓解症状,并帮助预防心脏并发症

早老症

(Hutchinson-Gilford综合征)

早老症,又称Hutchinson-Gilford综合征,是表现在儿童早期的引起过早死亡的衰老加速综合征。

早老是由于基因(*LMNA*)的自然突变所致,该基因编码一种作为细胞核分子支架的核纤层蛋白A(lamin A)。该蛋白的缺乏导致了细胞分裂时细胞核不稳定,引起细胞早期死亡。

症状和体征在2岁内就有表现,包括:
- 生长停滞(如身材矮小症、牙萌出延迟)
- 异常面容(颅面部不对称、小颌症、钩形鼻)
- 衰老的体征(如皮肤皱纹、秃头、关节活动范围减小、类似于硬皮病的坚韧皮肤)

通常通过这些特殊表现可以诊断,但必须区分布分型早老症(如肢皮衰老、变性性早老症)和其他原因导致的生长停滞。平均死亡年龄为12岁,死因为冠状动脉疾病和脑

血管疾病。可以发生胰岛素抵抗和动脉粥样硬化。众所周知的与正常衰老相关问题（如癌症风险增高、退行性关节炎）在该病是不存在的。

目前没有确切的治疗。可进行支持治疗。

其他早老综合征 过早老化也是其他早老综合征的一个表现，包括：

Werner 综合征 （青春期后的早老症，伴有头发稀疏、衰老的其他表现：白内障、骨质疏松、动脉粥样硬化）；Rothmund-Thomson 综合征（过早老化伴有癌症的易感性增加）。

Rothmund-Thomson 综合征 是一种早老症，对癌症的易感性增加。基因的突变导致具有修复 DNA 功能的 RecQ DNA 解螺旋酶缺陷。

科凯恩综合征（Cockayne syndrome） 是一种由（ERCC8）基因突变引起的常染色体隐性遗传病，它在 DAN 的切除修复中起重要作用。临床特征包括：严重生长障碍、恶病质、视网膜病、高血压、肾功能不全、皮肤光敏感性增加和智力障碍。

新生儿早老症（Wiedemann-Rautenstrauch 综合征） 是一种隐性遗传病，引起儿童 2 岁内死亡。

其他综合征（如唐氏综合征，埃勒斯-当洛斯综合征）有时也伴有过早老化表现。

Reye 综合征

Reye 综合征是一种罕见的急性脑病和肝脏脂肪浸润综合征，常常发生于某些急性病毒性传染病以后，尤其应用水杨酸盐的病例。诊断根据临床表现。治疗是支持性治疗。

病因尚不明确，但普遍认为 Reye 综合征的发病与感染有关：如流感病毒 A、B 和水痘病毒。在这种疾病期间使用水杨酸盐（通常是阿司匹林）将风险增加多达 35 倍。此项发现使得自 1980 年中期起至今，美国水杨酸制剂使用大幅下降，（除了用于少见特殊病例，如青少年类风湿关节炎、川崎病等）本病发病率相应显著减少，由每年数百例降至每年不足 2 例。发病年龄一般多在<18 岁。在美国，大多数病例发生于秋末和冬季。

本病影响线粒体功能及脂肪酸和卡泥汀的代谢。病理生理和临床表现与其他脂肪酸转运和线粒体氧化遗传代谢病相一致（参见第 2277 页）。

症状及体征

本病的严重程度有明显的个体差异，但一般表现为两个阶段。开始常为病毒感染，一般为上呼吸道感染，偶尔有水痘出现，随后，在第 5～7 日出现顽固性恶心、呕吐和突发性精神状态改变。精神状态的变化可能与轻度健忘症，虚弱，视力和听力变化以及嗜睡至间歇性定向障碍和躁动发作有关，可能会迅速进展到深度昏迷阶段。

- 进行性反应低下
- 去皮质和去大脑强直状态
- 惊厥
- 肌肉松弛
- 瞳孔散大固定
- 呼吸骤停

常无局灶神经体征。40% Reye 综合征病儿肝脏肿大，但无黄疸。

并发症 Reye 综合征的并发症包括：
- 水电解质平衡紊乱
- 颅内压增加（ICP）
- 尿崩症
- 抗利尿激素分泌失调综合征
- 低血压
- 心律失常
- 出血倾向（尤其是胃肠道出血）
- 胰腺炎
- 呼吸功能不全
- 高血氨症
- 吸入性肺炎
- 体温调节紊乱
- 颞叶沟回疝形成和死亡

诊断

- 临床与实验室检查结果
- 肝活检

任何表现为急性脑病和顽固性呕吐伴肝功能异常的患儿（在排除重金属和毒素中毒外）都应怀疑 Reye 综合征。肝组织活检能明确诊断，可以显示泡沫状脂肪浸润，对<2 岁的散发病例特别有用。根据典型病史、临床表现和相应的实验室检查所见可以作出诊断。实验室检查有肝转氨酶增高（血清谷草转氨酶和谷丙转氨酶>正常 3 倍）、血胆红素正常、血氨浓度升高、凝血酶原时间延长。

对于脑病患儿，应行头部 CT 或 MRI。如果头部 CT 或 MRI 正常，需进行腰椎穿刺。脑脊液检查可见颅内压力升高、白细胞<8～10/μl、蛋白质正常、谷氨酰胺浓度升高。15% 患者尤其是<4 岁小儿出现低血糖和脑脊液糖含量减少（脑脊液葡萄糖浓度非常低），这些患儿应给予代谢性疾病的筛查。根据严重程度分为 I 到 V 期。

患者可有各种代谢紊乱的体征，包括血清氨基酸浓度升高、酸碱失衡（常过度通气而伴有呼吸性碱中毒和代谢性酸中毒）、渗透压改变、其他的电解质紊乱如高钠血症、低钾血症和低磷血症。

鉴别诊断 鉴别诊断包括其他原因引起昏迷和肝功能异常，例如：脓毒血症、高热（尤其是婴儿）；可治疗的先天性尿素合成异常（鸟氨酸氨甲酰转移酶缺乏症）和脂肪酸氧化障碍（全身性卡泥汀缺乏或中链脂酰基辅酶 A 脱氢酶缺乏）；磷或四氯化碳中毒、水杨酸或其他药物（丙戊酸盐）或毒物引起的急性脑病；病毒性脑炎或脑膜脑炎和急性肝炎等。肝脏活检在光镜下发现有与 Reye 综合征相似病理改变的有妊娠期特发性脂肪变性和四环素肝脏中毒。

预后

Reye 综合征的预后取决于大脑功能障碍持续的时间、昏迷的严重程度和进展速度、颅内压增高和血氨增高的程度。在血氨浓度>100μg/dl（>60μmol/L）和凝血酶原时间≥

对照组 3 秒的情况下,病情将从 Ⅰ 期向更高阶段进展。死亡的患者自入院至死亡的平均时间为 4 日。Reye 综合征死亡率在 Ⅰ 期<2%,Ⅳ 和 Ⅴ 期>80%,平均病死率为 21%。存活者预后良好,复发罕见。但是,神经系统后遗症(如智能迟缓、癫痫、大脑性瘫痪、运动障碍)在那些住院期间发生惊厥或者去大脑强直的患者中发生率高达 30%。

治疗

■ 支持性疗法

Reye 综合征的治疗为支持性治疗,因糖原耗竭常见,需注意控制血糖和颅内压。颅内压升高的患者治疗包括:气管插管、辅助通气、限制补液 1 500ml/(m² · d)、抬高头部、应用渗透性利尿剂。输注 10%~15%葡萄糖溶液,以保证维持血糖正常水平。需要维生素 K 或新鲜冰冻血浆,以防止凝血障碍。其他治疗,如换血疗法、血液透析、苯巴比妥诱导深昏迷等,疗效尚未确认,但有时采用。

> **关键点**
> - 自从儿童常规应用阿司匹林减少后,急性脑病和肝功能障碍的 Reye 综合征,尤其是病毒感染后(尤其是水杨酸盐使用),已经变得非常罕见
> - 通过排除感染、毒性和代谢疾病等表现相似的疾病进行诊断;肝活检有助于确诊
> - 治疗为支持治疗,尤其是一些降低 ICP 的措施

婴儿猝死综合征

婴儿猝死综合征是 2 周~1 岁之间婴儿的突然和意外死亡,死后全面尸检及病史不能揭示确切的病因。

婴儿猝死综合征(SIDS)是 2 周~1 岁婴儿死亡最主要的原因,占该年龄组死亡的 35%~55%,分布呈全球性。美国活产婴儿的发病率为 1.5/1 000。有种族和民族差异(非裔美国人和北美土著儿童的 SIDS 风险是平均的两倍)。发病高峰为生后 2~4 个月。几乎所有婴儿猝死综合征的死亡发生在婴儿睡眠中。

病因

原因尚不清楚,虽然大多数是由于心肺神经调控机制障碍。引起死亡的功能障碍可能仅是间断的或暂时的,并可能包含多种机制。有关的原因为婴儿有不良睡眠唤醒机制,不能检测血液中升高的二氧化碳水平,或影响心律的心脏离子通道病。已注意到<5%的婴儿猝死综合征的病例在死亡前有较长时间呼吸暂停的发作,因而发生婴儿猝死综合征和有反复发作的长时间呼吸暂停的婴儿之间的互相重叠很小。

危险因素 许多研究将俯卧睡眠与发生婴儿猝死综合征的高危因素相联系。其他危险因素包括(表 314-5)软床(羊毛)、水床床垫、与父母或者监护人同睡一床(参见第 2210 页)、房内吸烟和过热的环境。有兄弟姐妹死于 SIDS 的婴儿死于 SIDS 的概率为 5 倍;其是否与遗传或环境(包括受影响的婴儿家庭可能的虐童)有关仍是未知。

许多 SIDS 的风险因素也可适用于非 SIDS 婴儿死亡。

表 314-5 婴儿猝死综合征的危险因素

非裔美国人或本土美国种族	没有奶嘴
与父母/看护人同床	旧的或不安全的婴儿床
天气寒冷/冬季	过热(包裹,房间过热)
严重呼吸暂停而需接受复苏	差的产前检查
生长障碍	早产儿
产次增加	俯卧睡姿*
低出生体重儿	新近疾病
低社会经济阶层	怀孕间隔时间短
男性	SIDS 死亡者的同胞
母亲年龄<20 岁	在家抽烟
母亲孕期用药	床上用品过软
母亲孕期吸烟	水床床垫

* 最重要。

诊断

■ 通过尸体解剖排除其他原因

诊断主要是排除性的,在没有进行充分的尸解以排除其他原因(如颅内出血、脑膜炎和心肌炎)引起的突然意外死亡之前,不能诊断本病。许多州可能都需要进行尸体解剖。此外,护理小组(包括社会工作者)应该敏锐的评估新生儿窒息或非意外创伤的可能性;当受影响的婴儿处于高风险年龄组(1~5 个月)外或家庭中其他婴儿具有 SIDS 或频繁具有明显的危及生命的事件时,应该关注该病因(ALTE,参见第 2368 页)。

处理

由于婴儿猝死综合征而失去孩子的父母受到很大的精神创伤并对此毫无思想准备。由于对孩子死亡不能找到明确的原因,而常常怀有过多的内疚感,并因警察、社会工作者或其他人员的调查而加重。因此,家庭成员不仅在婴儿死后几日内需要帮助支持,而且在以后至少几个月内也需要帮助,以减轻他们的悲痛和内疚感。任何时候如有可能,这种帮助包括立即进行家访、观察婴儿猝死综合征发生的环境,告知并解释有关婴儿死亡的原因。

应尽早做尸检。一旦知道尸检结果(一般 12 小时以内),应通知死者的亲人,并与之交流。一些医生建立在患儿死亡后 1 个月内一系列家访和医院随访制度,早期与家长交流、答疑、尽早给予最终的尸检结果。在最后的会见中,应关注父母关于失去孩子的调整情况,特别是将来对再生育孩子的态度。有经验的护士或已经经历该惨痛事件并调整良好的人(如婴儿猝死综合征基金会成员或婴儿生存协会成员)也会给予很多咨询和支持。(访问 www.sids.org 获得更多信息和资源)。

预防

美国儿科学会(参见与婴儿死亡有关的 SIDS 和其他与睡眠的技术报告:扩大安全婴儿睡眠环境的建议)建议婴儿应仰卧睡眠,除非其他医疗情况不允许这样做(见 Safe to

Sleep® campaign）。侧睡或支撑太不稳定。另外，SIDS 发生率增高与过热（衣物、毯子、房间）和过冷有关。所以应尽一切努力避免环境温度过高；避免过度包裹婴儿；撤去软床如婴儿床上的羊毛褥、枕头、填充玩具、羊毛盖被。婴儿吸吮用假奶头有帮助，因为它们能够帮助打开气道母亲应该避免在怀孕时吸烟，婴儿也不应该暴露于烟草中。婴儿与父母/看护人应该分床睡。鼓励母乳喂养来预防感染。没有证据表明，家庭窒息监视器能够降低 SIDS 的发生率，因此，不推荐用于预防。

> **关键点**
> - 特殊原因，包括虐童，必须通过临床评估和尸体解剖排除在外
> - 虽然许多风险因素已经确定，但是病因仍不清楚
> - 最重要的可改变的危险因素包括睡眠环境，尤其是俯卧睡眠，此外，同床和在非常柔软表面或者床上用品上睡眠也是危险因素
> - 呼吸暂停发作和 ALTE 可能并非风险因素

315. 儿童行为关注和问题

很多儿童和青少年行为问题困扰着父母或其他成人。如果这种行为或行为方式频繁发生、持续存在或适应困难（表现为情绪不成熟、社会能力和认知能力不足），则有显著临床意义。严重的行为问题可能被称为精神障碍（对立违抗性障碍参见第 2400 页，或行为障碍参见第 2401 页）。由于对行为问题的定义和对其量化的不同，各地的发生率变化不一。

评估

诊断根据多级的行为评分。婴儿及儿童的关注通常包括一般躯体行为（如饮食、排泄、睡眠问题），而年长儿及青少年主要包括人与人之间的行为问题（如活动能力、违抗行为、攻击行为）。

行为问题鉴别 行为问题可以表现为突然发生的严重的单一事件（如纵火、打架等）。但更多的行为问题表现为渐进性的、需要随时间和问题积累才能加以识别。在儿童所处的环境下进行行为问题的评估，效果最好。
- 身心发育
- 一般健康
- 性格发育（如困难、容易）
- 与父母及照料者的关系

就诊时直接观察到的亲子关系可以提供有价值的线索，同时观察家长对孩子的行为问题的反应。并尽可能了解其他人包括亲戚、老师和学校护士在任何时候所观察到的情况。

面见家长和照料者提供儿童特征性一天的所有行为时间表。询问家长在特殊行为发生前和发生后的有关事件。也询问家长其他的问题
- 典型的年龄相关行为
- 对孩子的期望
- 他们父母的教养方式
- 有关履行家长在教养孩子方面的支持（社会、情感和财力）
- 孩子与其他家庭成员的关系

问题解释 儿童的病史应该增加影响童年发育行为问题的因素，如暴露于毒素中、妊娠期并发症或家庭中重症疾病的发生。

有些问题可能涉及父母与子女的关系，包括以下方面：

不切实际的父母的期望：例如，有些家长可能会期望，2年幼儿会在没有帮助的情况下自己收拾玩具。家长可能会误解其他正常的与年龄有关的行为而以为有问题，如对立的行为（如一个 2 岁幼儿拒绝按照成人的规则行为）。

父母与子女之间的相互关系质量差，例如，有行为问题的父母不关注自己的孩子。

过分溺爱：父母的善意反应可能会恶化子女的行为问题（如过度保护一个胆小的孩子可能造就一个喜欢操纵他人的孩子）。

循环的行为模式：在年幼的孩子，有些问题是一个恶性循环的行为模式，在这模式中家长的负面反应会导致孩子的行为不良，这反过来又导致父母持续的负面反应。在这种模式下，孩子们的回答往往压力和情绪不安，固执，谈话，攻击性，脾气暴而不是哭。最常见的，家长反应的一个积极的和耐孩子的责骂，大喊大叫，打屁股的孩子，然后升级的行为，导致家长的初步反应，家长的反应更有力地。

在年长儿和青少年中，当寻求独立于父母的管教和约束时，行为问题可能产生。必须鉴别行为问题与一时的行为错误。

治疗

一旦发现行为问题及其原因，应该及时给予干预处理。因为行为问题持续越久，行为改变越困难。

医生使家长确信孩子身体健康（儿童的行为问题不是儿童躯体疾病表现）。通过区分该行为是家长的误解还是真正的行为问题，分析家长的内疚感，有利于发现行为问题原因和行为问题的治疗。对简单的行为问题，对家长进行教育，使其消除疑虑并给一些特殊建议已足够。提醒父母

应与孩子一起每日进行至少15~20分钟的娱乐活动。并当孩子表现出可取行为时,注意孩子的这些行为("捕捉好孩子的时刻")。还应鼓励家长经常花时间与孩子相处。

而有些行为问题需要父母给予约束和改变。
- 医生鼓励父母限制孩子的寻求依赖和操纵家长的行为,以便建立相互尊重
- 好的行为和不良行为应有明确的界限
- 应建立一致的规范和制约并使家长遵循诺言,对行为恰当和不良者分别给予奖惩
- 家长积极地对孩子良好行为加以表扬,是改变行为问题的有力工具,且无任何负面影响
- 家长应当在强化规范时克制自己的怒气,增加与孩子的正面接触(让孩子永远是优秀的)

> **经验与提示**
>
> (合适行为的正面强化是一种强有力的手段,且没有不良作用。)
>
> 帮助父母理解,"训导"意味着养成而非惩罚,鼓励他们提供给儿童所需要的养育但是不抱过分的期望。无效的惩罚可能导致不恰当的行为。责骂和躯体惩罚也许可以控制孩子的行为,但会降低孩子的安全感和自尊心。威胁离开儿童或将儿童送出去也是非常有害的。
>
> 暂时隔离的步骤(表315-1)。在该方法的执行过程中让孩子必须单独坐在一个枯燥乏味的地方(一间并不黑暗或吓人的房间中,但不是儿童卧室,没有电视和玩具)呆一会,这是改变不当行为的好方法。暂时的隔离对孩子是一个学习的过程。最好用于当孩子出现一种或几种不恰当的行为时。应避身体约束。对于处在暂时隔离状态的儿童,如果其反应强度逐渐增强,那么父母一旦意识到孩子已经记住了对不适行为的惩戒,就应优先更加快速地转移,以重新定向。

表 315-1 暂停法

这种惩戒最好用在当孩子已经知道他们的行为不正确或不能被接受时。2岁前不主张应用。当这种惩戒当很多人面时,谨慎应用,因为会让孩子觉得丢面子
当孩子的不良行为已经达到可以行隔离处分时,就可以使用该方法。通常情况下,言语责备和提醒应在隔离处分之前进行
向孩子解释这种不良行为,告诉孩子,必要时告诉孩子坐在隔离处分的椅子上,或是带儿童到隔离处分椅子上
孩子应该呆在隔离房间内,每增加一岁则隔离时间增加1min(最多5min)
如果孩子在规定的时间前离开座椅站起,接着重新回到椅子上,则重新开始隔离处分。避免说话和眼神的交流
时间到时,照料者用不生气、不唠叨语气询问为何隔离的原因。如果孩子不能回忆,需给以简单提醒。一旦能清楚地看出儿童明白了隔离处分的原因,那么儿童并不需要对不适行为表现出懊悔
隔离处分后不久,如孩子改变行为,远离不良行为,应给予表扬鼓励,这样更易于使得儿童重新定向于一种与不适行为大不相同的新的活动

对于有些恶性循环模式的行为问题,如不影响他人(如拒食问题),家长可以通过不去管这种行为来阻止恶性循环。而对于那些不能忽视的行为问题(如当众发脾气),可以采用分散注意力和临时隔离的方法来限制这种行为。

如若行为问题矫正了3~4个月仍无变化,则需要重新评价;可能需要请精神科医生会诊。

屏气发作

屏气发作是儿童惊吓、不安情绪事件或痛苦经历后立即出现的短期的自发呼吸停止和意识丧失。

屏气发作在健康儿童中的发生率为5%。屏气发作通常在生后第1年内开始,发作高峰期为2岁。50%的屏气发作通常到4岁时消失,83%在8岁时消失。余下的可持续到成年继续发作。屏气发作并不是真正的癫痫危险因素,但与成年的昏厥的风险增加相关联。有两种类型屏气发作:
- **发绀型** 较多见,是因为暴怒发作或对责备或其他不安事件的反应。
- **苍白型** 多是伴有疼痛经历,如坠床伤及头部,或受惊害怕。

自发性屏气发作需要与少见的固执儿童的屏气发作区别,后者可以在得到所需时缓解,而得不到所需时不安。

在发绀型屏气发作,孩子屏住呼吸(没有必要一定意识到他们正在屏气)直到意识丧失。典型发作为大声哭闹、喘气,然后屏气发作。很快,患儿皮肤变蓝和意识丧失。可能发生短暂的惊厥发作。呼吸恢复,皮肤颜色好转,意识恢复。发作时于患儿面部置放凉毛巾可以阻断屏气的发作。尽管屏气发作相当恐惧,家长必须尽力避免强化起始时的行为。当患儿恢复时,家长应继续坚持家教规则。使孩子分散注意力、避免导致暴怒的环境因素是较好的策略。发绀型屏气发作业已发现对铁剂疗法有反应,即使是儿童并无缺氧的情况下仍有反应,对梗阻性睡眠呼吸暂停(如果出现)的治疗方案亦有反应。

苍白型屏气发作时,迷走神经刺激显著减缓了心率。儿童停止呼吸,很快出现意识丧失,苍白无力。如果屏气发作持续稍长,肌紧张可能增加,惊厥和大小便失禁也可能发生。发作后不经任何治疗可心率加快、呼吸和意识恢复。由于这种形式发作少见,如果经常发生需要进一步深入诊断和治疗。同时行ECG和EEG检查有助于区分心源性和神经源性病因。

饮食问题

饮食问题严重性各异,从与年龄相当的食欲变化到威胁生命的饮食障碍都可发生(参见第2197页),如神经性厌食、神经性贪食和暴饮暴食。饮食问题也能够导致暴食和肥胖(参见第2197页)。年幼儿童的家长经常抱怨自己的孩子吃得少或吃得太多,吃不能吃的东西,挑食或进食时的不良行为(将食物偷偷给宠物或故意扔掉食物)。

评估包括饮食问题发生的频率、持续时间和严重性。测量身高和体重,并且在合适的图表上标注出来。通常,当

父母发现他们的孩子以正常的速度生长时,他们关于吃的担心通常会消除。严重进食紊乱的儿童更要全面评估,比如:
- 特别关注体型和体重
- 体重明显下降
- 体重增长速度明显高于以前

实际上很多的饮食问题不会长久影响孩子的生长和发育。如果患儿状态良好、在可接受的范围内生长,则应消除家长的疑虑,鼓励他们减少或废弃强制性的喂养方式。家长长时间地过度关注孩子的饮食问题可能适得其反。强行喂食并不增加进食量,孩子可能将食物含在嘴里,随后吐掉。就餐时家人围坐在一起,父母将食物放在孩子面前,没有电视或宠物的分心,家长也不要流露出明显的情绪。20~30分钟后拿走食物,也不要对吃了什么、没有吃什么作出评论。孩子应参与清理丢弃的食物和有意掉的食物。这个方法与限制孩子吃零食配合起来,通常可以恢复食欲、食量和营养需要之间的平衡关系。

逃避上学

逃避上学发生占所有适龄儿童在5%左右,对女孩和男孩同样的影响。它通常发生在5和11岁之间。

其原因往往是不清楚,但可能会导致心理因素(如焦虑,抑郁)和社会因素(如没有朋友,感觉的同龄人拒绝,被人欺)。如果学校回避行为升级的其中一个孩子缺少了很多学校,行为可能是一个更严重的问题的指示(参见第2520页)。一个敏感的孩子可能会反应过度,怕老师的严格或斥责。课堂人员或课程的变化可以导致需要特殊教育的儿童抗拒上学。年幼的孩子倾向于假的疾病(如胃痛、恶心)或其他理由,以逃避上学。有些孩子直接拒绝上学。另外,孩子们可以上学不困难,但会变得焦虑或发生的生理症状,往往在校期间每日要定期向护士办公室。此行为是不同的青少年,他们可能会决定不上学(逃学)。

逃避上学倾向源自:
- 学习成绩差
- 家庭困难
- 与同学相的困难

大多数儿童都能够从逃避上学中回复过来,但是少部分孩子也可能在一次真正的疾病或是休假后又再次发生逃避上学。

家教一般来说并不是一个解决方案。避免与学校的儿童应立即返回学校,使他们不落人后,在他们的功课。如果学校避税是如此强烈,它会干扰儿童的活动,如果孩子没有反应,简单的保证,由父母或教师,转介到心理健康医生可能需要。

治疗应包括家长和学校工作人员,定期上学,有时还涉及家庭和儿童心理学家的治疗之间的沟通。治疗包括治疗相关疾病以及行为的技术,以应付在学校的压力。

睡眠问题

对于大多数孩子来说,睡眠问题是间歇性的或暂时的,通常不需要治疗。

正常的睡眠 大多数孩子睡的一段时间至少5个小时的年龄3个月,但夜间醒来后的第一年的生活经历的时期,往往与疾病相关。成熟,随着量的快速眼动(REM)睡眠增加,日益复杂的睡眠阶段之间的转换。对于大多数人来说,早在夜间非快速眼动睡眠占主导地位,随着REM如夜的进展。因此,非REM现象的群集早在夜间,后REM相关的现象时有发生。区分真正的睡眠(REM或非REM)相关的现象和清醒的行为,可以帮助指导治疗。

重要的是,以确定是否家长认为孩子的睡眠与他们是一个问题,因为有很多文化差异之间的睡眠习惯。

梦魇: 梦魇是REM睡眠过程中发生的可怕的噩梦。一个孩子是一场噩梦惊醒全面和清楚地记得,细节的梦想。梦魇是不报警的原因,除非他们经常发生。他们可以更频繁地发生在紧张时期,甚至当孩子看到了电影或电视节目,其中包含可怕的内容。如果噩梦经常发生,家长可以写日记,看他们是否能够识别的原因。

夜惊和梦游 夜惊是非快速眼动情节不完整的觉醒,入睡后不久,极度焦虑,是最常见的为3和8岁之间。孩子的尖叫声,并出现惊吓,伴有快速的心率和呼吸急促。孩子似乎不知道父母的存在,可能会猛烈地鞭打左右,和不响应安慰。孩子可能会说话,但不能回答的问题。通常情况下,孩子几分钟后返回到睡眠中。与梦魇不同,孩子可能并不记得这些事件。夜惊是引人注目的,因为发作期存在孩子的尖叫声,并且是伤心欲绝。大约有1/3的夜惊的儿童同时伴有梦游(爬起在床上走来走去,而显然是睡着了,也被称为睡行症)。年龄为5和12岁之间的儿童中,约15%至少有过一次梦游。

夜惊和梦游虽偶有发作并可能持续多年,但是几乎都是自行停止的。通常情况下,是不需要治疗的,但如果疾病持续到青春期或成年期,那就是严重的,可能需要必要的治疗。需要接受治疗的儿童,夜惊可能对某些镇静剂或某些抗抑郁有反应。有一些证据表明,睡眠中断与周期性腿动,即使在没有贫血的情况下,对铁剂补充也有反应。如果孩子打呼噜,拍打,应予以考虑评估是否存在阻塞性睡眠呼吸暂停低通气综合征。

抗拒上床 儿童,特别是年龄在1和2岁之间的儿童,经常由于分离焦虑而抗拒上床睡觉,而年龄较大的儿童可能会试图控制他们的环境的多个方面。年幼的孩子一个人留在床上时经常哭泣,他们爬出床来,寻找他们的父母。睡前抗拒的另一个常见原因被推迟入睡时间。这些情况出现时,孩子们被允许留后,有足够的夜晚得比平时晚,其内部时钟复位到以后的入睡时间。它可以是难以移动就寝时间较早,但简短的非处方抗组胺或褪黑激素治疗可以帮助孩子重新设置他们的时钟。

抗睡前没有帮助,如果父母留在房间里,在长度,以提供舒适,或让孩子下床。事实上,这些反应加重了夜间惊醒,孩子在入睡后会试图重复这种情形。为了避免这些问题,家长可以在走廊上静静地坐在眼前的孩子,确保孩子躺在床上。然后,这个孩子就学会了独自入睡,并且知道父母是不鼓励他们下床的。孩子也明白了,父母在身边,但是也不会给他们讲故事或一起玩耍。最终,孩子上床,并进入睡眠状态。给孩子提供一个附件(如玩具熊)往往是有帮助的。小的夜光,白噪声,或者两者一起,也都可以安抚。

如果儿童习惯于在与父母有身体接触的情况下入睡,那么建立一种不同的睡眠常规的第一步,就是要从全身接触,逐渐过渡到父母坐在孩子床边仅手接触下入睡。一旦孩子常规在父母身边入睡,那么父母就可以离开房间以增加持续时间。

在夜间觉醒 每个人每夜都会醒来数次。但是,大多数人都会在不需要干预的情况下再次入睡。孩子经常反复出现夜间觉醒后的举动,疾病,或其他紧张事件。如果孩子在下午晚些时候睡得太久,或是睡前过度兴奋,那么睡眠问题可能更加严重。

因为夜间觉醒强化了这种行为,因而可允许孩子同父母一同睡。在夜间喂养孩子或陪孩子玩耍,打屁股,和责骂,这些行为也是适得其反的。在孩子睡觉的简单的再次确认通常更有效。一个就寝时间,其中包括一个简短的故事阅读,提供一个心爱的洋娃娃或毯子,并用一个小的夜灯(儿童>3 岁)通常是有帮助的。为了防止觉醒,它是重要的条件,在该条件下的儿童在夜间醒来是相同的那些,根据该儿童睡着。家长和其他照顾者应尽量保持每日晚上的例行,让孩子学会的期望是什么。如果孩子身体健康,让他们哭几分钟,常常使他们能够地西泮下来,从而减少夜间觉醒。但是,由于过度哭闹会使得父母觉得有必要恢复到亲密接触的常规,因而过度哭闹是适得其反的。保持孩子在床上进行温柔的安慰通常是有效的。

暴怒发作

暴怒发作通常是指受挫沮丧后的情感爆发。

暴怒发作通常出现在 1 岁末,多发生在 2~4 岁,而 5 岁后很少见。如果 5 岁后仍暴怒频繁,则有可能持续整个儿童期。

发怒的原因包括:沮丧、疲劳和饥饿。儿童试图通过发脾气来引起家长的注意、得到某物或免于做某事。孩子暴躁,父母常因自以为照顾不佳而责备自己,但真正的原因常是儿童自身的性格、周围当时的环境和正常行为的发育多种因素有关。如果每日数次发怒或发作持续>15 分钟,患儿就可能存在本身的精神、躯体和社会问题。

暴怒发作可表现为:
- 大喊大叫
- 尖叫
- 啼哭
- 乱蹦乱跳
- 地上打滚
- 踩踏
- 扔东西

孩子可能会变成脸红,或是击打或蹬踢的。有些孩子可能会自愿屏住呼吸几秒钟,然后恢复正常呼吸(与屏气发作不同,屏气发作会接着伴随有因挫败而引起的啼哭发作,参见第 2377 页)。

虽然提供了一个安全的环境,为孩子们组成自己的时间(如休息时间,表 315-1),这种方法通常是有效的。很多孩子很难自我控制发泄脾气。在大多数情况下,解决脾气发作的原因仅仅会延长脾气发作。因此,推荐通过提供一种替代的活动对焦优选儿童重定向。孩子可能会从身体被带离的做法中受益。

暴力行为

儿童和青少年之间有时会有身体上的冲突行为,但以后多数不会发展成一种持续的暴力行为方式或暴力犯罪。那些青春期前有暴力行为的儿童或青少年,有较大的暴力犯罪可能性。

暴力行为在儿童和青少年中越来越常见。儿童中多达 1/3 可能参与欺凌,犯罪,或两者兼而有之。社会压力(如家庭收入低,父母的教育水平低)是欺负弱小的危险因素。在 2005 年,有研究报告显示约 16% 的美国高中生在青年风险研究调查之前每月至少带枪一次。

尽管有关研究暴力行为和基因遗传缺陷、染色体异常之间关系的兴趣日益增长,但目前仍不足以证明之。但是,与生暴力行为相关的几个高危因素有:
- 高强度的体罚
- 酗酒和吸毒
- 卷入童党
- 发育问题
- 贫穷
- 取得枪支

暴力行为与使用武器、媒体显现的暴力画面、虐待儿童及家庭暴力有关。受欺负的儿童可能达到一个临界点,其此时的还击可能具潜在危险或灾难性的后果。

欺凌 欺凌是指故意在精神和躯体上给弱势儿童带来伤害。欺凌可以有几种形式,包括有:
- 持续嘲弄
- 威胁
- 恐吓
- 骚扰
- 躯体攻击
- 网络欺凌(使用电子邮件,短信,社交媒体和其他数字通讯工具传递威胁和/或传播有害信息)

欺凌行为膨胀了他们的自我价值感。欺凌行为使欺凌者产生权力欲和控制欲。欺凌者和受欺者均存在不良结局的危险。受欺者由于常感到无助、羞愧、害怕报复,而不愿告诉他人。受欺者有一定的身体伤害、缺乏自尊、紧张、压抑、和逃学的危险。许多欺凌的受害者变为欺凌自己。欺凌者可能在今后更自闭、更易被学校开除、成年时难以找到工作或有稳定的社会关系。

卷入童党 与暴力行为有关。童党是≥3 人自发形成的组织,一般年龄为 13~24 岁。童党通常有自己的派名和标志,如穿着特定的服饰、用特定的手势或徽标。一些童党入会前要求加入者随机实行一件暴力事件。不断增长的青年童党暴力已经受到谴责,至少对那些使用并传播毒品的团伙组织,特别是可卡因。暴力童党中使用武器是很常见的。

预防

预防暴力行为应从小开始。策略包括:
- 年幼儿童无暴力原则
- 限制接触武器,避免接触暴力影视和游戏
- 学龄儿童,应采取措施保障他们的学校安全环境
- 鼓励受欺者与父母、老师、医生交流自己的遭遇
- 在年长儿和青少年应强调对如何避免高危暴力环境(有人使用武器、酒精和毒品的环境),及如何应对和防卫给以策略性指导

316. 学习和精神发育障碍

注意力缺陷/多动症
(ADD)

注意力缺陷/多动症主要表现为注意力不集中、多动和冲动的综合征。注意力缺陷多动症可分为3种类型:注意力不集中型、多动/冲动型和混合型。依据其临床标准来进行诊断。其治疗方法包括:兴奋性药物治疗、行为治疗和教育干预。

注意缺陷/多动障碍被认为是神经发育障碍。神经发育障碍是在儿童早期出现的基于神经的病症,通常在学校入学之前并且损害个人,社会,学术和/或职业功能的发展。他们通常涉及获取,保留或应用特定技能或信息集的困难。神经发育障碍可能涉及注意,记忆,感知,语言,问题解决或社会交互的功能障碍。其他常见的神经发育障碍包括:自闭症谱系障碍,学习障碍(如诵读困难),以及智力残疾。

虽然一些专家以前认为注意力缺陷多动症是一种行为障碍,这可能是因为合并行为障碍,特别是对抗性障碍和行为障碍品行障碍,是常见的。

其在学龄期儿童的发病率估计为5%~11%。然而,许多专家认为由于诊断标准并不明确,注意力缺陷多动症被过度诊断。根据《精神疾病诊断与统计手册》第5版的诊断标准,注意力缺陷多动症可分为3种类型:
- 注意力不集中
- 多动/冲动型
- 混合型

总体而言,注意力缺陷多动症在男孩中是常见的两倍,尽管比例因类型而异。多动/冲动型发病率男比女多2~9倍;而注意力不集中型的发病率男女比例相等。该病发病具有家族聚集性。

目前,注意力缺陷多动症的病因并不明确,没有单一特定的病因。可能的因素包括遗传、生化、感觉运动、生理和行为等方面的障碍。高危因素包括出生体重<1 500g、头部外伤、铁缺乏、阻塞性睡眠呼吸暂停、铅接触以及母亲怀孕期间滥用烟酒、可卡因等。少于5%的注意力缺陷多动症儿童有神经损伤的证据。越来越多的证据表明,多巴胺神经能和去肾上腺素能系统失调,导致脑干上部和前-中脑冲动和刺激减少而发病。

成人注意力缺陷多动症 尽管注意力缺陷多动症被认为是儿童的障碍,并且总是在儿童期开始,但在大约一半的病例中它仍然持续到成年。虽然诊断偶尔可能直到青春期或成年期才被识别,但一些表现应该在12岁之前出现。

对于成人,症状包括:
- 注意力难以集中
- 完成任务困难
- 情绪波动
- 不耐烦
- 难以维持关系

成年人的多动症通常表现为不安和不适,而不是幼儿发生的明显运动多动症。患有注意力缺陷多动症的成人倾向于处于更高的失业风险,降低教育成就,以及增加药物滥用和犯罪率。汽车碰撞和违规更为常见。

注意力缺陷多动症在成年期可能更难以诊断。症状可能类似于情绪障碍,焦虑症和药物滥用。因为儿童症状的自我报告可能不可靠,临床医生可能需要检查学校记录或访问家庭成员以确认12岁之前的表现的存在。

成人注意力缺陷多动症可能受益于与注意力缺陷多动症儿童相同类型的兴奋剂药物。他们还可以受益于咨询,以改善时间管理和其他应对技能。

症状及体征

多在4岁前发病,但也有12岁前发病者诊断本症的高峰年龄为8~10岁;注意力不集中型可能到青春期才诊断明确。

注意力缺陷多动症的主要症状和体征表现为:
- 注意力不集中
- 冲动
- 多动

当患儿进行一些要求集中精力、做出快速反应、进行视觉感知搜索以及需要系统的、持续听力的工作时,注意力不集中则很容易表现出来。

冲动 是指可能产生负面结果的仓促动作(如在儿童中,在没有看见的街道上行走,在青少年和成年人中,突然退学或不考虑后果的工作)。

多动症 涉及过度的运动活动。孩子,特别是年轻的孩子,在被要求时可能会安静地坐着(如在学校或教会)。年长儿童可能表现出烦躁、多动或话多。有时候,周围其他人对他们感到厌烦。

注意力不集中和冲动会妨碍个人学习、思考、推理、学习动机和适应社会需要的发展。由于患者在被动的学习氛围中持续进行某一工作有一定的困难,所以对注意力不集中的患儿应该进行直接指导。

总之,20%~60%的注意力缺陷多动症患儿存在学习障碍,但是由于注意力不集中(导致错过细节)和冲动(导致在不考虑问题的情况下作出反应),在大多数注意力缺陷多动症儿童中发生一些学校功能障碍。

病史包括:承受挫败的能力差、敌对、暴怒、有攻击性、社交能力和同伴关系差、睡眠障碍、焦虑、烦躁不安,情绪沮丧和易受波动。

尽管没有注意力缺陷多动症特异的体格检查和实验室检查,但是其在症状和体征上可有:
- 运动共济失调或动作笨拙
- 定位不能、说服力不很强的神经系统症状
- 感知-运动功能失调

诊断
- 基于 DSM-5 的临床标准

诊断是临床的,并且基于综合的医学,发育,教育和心理评估(参见美国儿科学会注意力缺陷多动症:Clinical Practice Guideline for the Diagnosis, Evaluation, and Treatment of Attention-Deficit/Hyperactivity Disorder in Children and Adolescents)。

注意力缺陷多动症的 DSM-5 诊断标准 DSM-5 诊断标准包括 9 个注意力不集中的症状和体征,9 个多动和冲动。使用这些标准的诊断需要来自至少一个组的 ≥6 种症状和体征。
- 经常存在 ≥6 个月
- 比孩子的发育水平预期的更明显
- 在至少 2 种情况下发生(如家庭和学校)
- 12 岁以前出现(至少有一些症状)
- 干扰在家庭,学校或工作中的运作

注意力不集中的症状:
- 不注意细节或在学校作业或其他活动中犯错误
- 难以维持对学校或游戏中的任务的关注
- 经常表现出好像不注意听别人对他直接说话
- 经常无法遵循指示和完成指定的任务
- 经常无法把事情或活动做的有条理
- 厌恶,不喜欢,或不愿意从事需要长时间持续的心理努力的任务
- 经常失去学校任务或活动所需的东西
- 经常容易为外界的干扰而分心
- 在日常活动中健忘

多动和冲动的症状:
- 经常手或脚慌张不安,或扭动
- 在教室或其他地方,常会离开座椅
- 当这种活动不适当时,经常过度乱跑乱爬
- 经常无法安静的玩耍
- 经常表现出像一部机器,无法静下来
- 经常说话很多
- 经常在问题还未被说完,就把答案冲口而出
- 经常无法排队等待
- 经常干扰或打断别人的谈话或活动

主要不注意型的诊断需要 ≥6 个症状和注意力不集中的迹象。多动/冲动型的诊断需要 ≥6 个多动和冲动的症状和体征。组合型的诊断需要 ≥6 个症状和体征,每个注意力不集中和多动/冲动。

其他诊断注意事项 注意力缺陷多动症与其他疾病的鉴别有一定的难度,须避免过度诊断,而且对其他的疾病也应作出正确的诊断。必须避免过度诊断,并且必须准确识别其他条件。在学龄前期间表达的许多注意力缺陷多动症标志也可以指示可能在其他神经发育障碍(如自闭症谱系障碍),或某些学习障碍,焦虑,抑郁症,或行为障碍(如品行障碍)。

临床医生应该考虑孩子是否被外部因素(即环境投入)或内部因素(即思想,焦虑,忧虑)分心。然而,在儿童期,注意力缺陷多动症的迹象变得更加质量上不同;具有多动/冲动或组合类型的儿童常常表现出下肢的连续运动,运动不适(如无目的运动,手的颤动),冲动交谈以及对他们的环境的似乎缺乏意识。主要不注意类型的儿童可能没有身体征兆。

医疗评估 侧重于识别可能导致或加重症状和体征的潜在可治疗症状。评估应包括寻求产前暴露(如药物、酒精、烟草),围生期并发症或感染,中枢神经系统感染,创伤性脑损伤,心脏病,睡眠呼吸障碍,食欲缺乏和/或挑剔饮食的历史,注意力缺陷多动症的病史。

发育评估 侧重于确定症状和体征的发作和过程。评估包括检查发展里程碑,特别是语言里程碑和使用注意力缺陷多动症特定评级量表(如范德比尔评估量表,综合行为评定量表,注意力缺陷多动症评级量表Ⅳ)。

教育评估 侧重于记录核心症状和体征;它可能涉及审查教育记录和使用评级表或清单。单独量表评估常不能鉴别注意力缺陷多动症和其他精神发育障碍或行为障碍疾病。

预后

传统的教室和学习活动常使那些未治疗或治疗不完全的注意力缺陷多动症患儿病情加重。社交能力和情感的不成熟可能会持续存在。不被同伴们接受和孤独感可随着年龄而增加,症状也会越明显。如果注意力缺陷多动症没有被鉴定和充分治疗,可能会导致物质滥用,因为许多注意力缺陷多动症青少年和成人与合法(如咖啡因)和非法(如可卡因)物质自我治疗。

尽管多动症易随年龄的增加而减轻,但青少年和成年人也会留有某些症状。青春期和成年期预后不良的标志包括:
- 共存的智力低下
- 有攻击性

- 社交和人际关系障碍
- 父母的精神病态

青少年和成年期出现的症状主要表现为学习障碍、不自信、不合理的社会行为。冲动型注意力缺陷多动症儿童，到了青少年和成人，人格障碍及反社会行为的发生率增加，很多人会继续表现为冲动、不安以及社交能力差。比起学校和家里，注意力缺陷多动症的患者在工作时调整得较好，特别是如果他们能找到不需要高度关注的工作。

治疗

- **行为疗法**
- **药物疗法**，通常用兴奋剂，如哌甲酯或右旋安非他明（短效和长效制剂）

随机对照研究显示，单独的行为疗法比单独使用兴奋剂药物对学龄儿童的疗效更差，但是对于年幼的儿童推荐行为或联合疗法。尽管药物治疗对注意力缺陷多动症患者异常神经生理的改善不明显，但可减轻其症状，并能使患者能参加一些以前由于注意力不集中和冲动而不能参加的活动。药物治疗往往能阻断不恰当行为，增强行为和教育干预的效果，从而增强其热情和自信心。

注意力缺陷多动症的成年患者也采用相同的治疗原则，但选用的药物及其剂量有待研究。

兴奋剂 包括哌甲酯或苯丙胺盐的刺激制剂是最广泛使用的。兴奋性药物的应用较为广泛。但每个人对药物的敏感性有差异，另外，采用的剂量与病情的严重程度及对药物的耐受性有关。

哌甲酯的起始方案通常为 0.3mg/kg 口服，每日 1 次（即释型），并且每周增加用药频率，通常到约每日 3 次或 4 小时 1 次。如果反应不充足，但是药物是耐受的，可以增加剂量。大多数儿童在 0.3~0.6mg/kg 的个人剂量间能够在获益和不良反应间找到优化平衡。甲酯的右旋异构体是活性部分，并可在处方中开出一半的剂量。

右旋苯异丙胺典型起始于 0.15~0mg/kg 口服，每日 1 次，然后增加到每日 2 次，三次或每四小时 1 次。0.15~0.4mg/kg 的个人剂量通常是有效的。剂量调整应该平衡有效性和不良反应。一般的，右旋苯异丙胺的剂量为哌甲酯的 2/3。

哌甲酯或右旋苯丙胺一旦达到了最佳疗效，患者在上学期间多采用同种药物的等剂量缓释剂型，以消除上学服药的不便。长效制剂，包括蜡基质缓释片、包含 2 剂量当量的双相胶囊、渗透释药、能够提供高达 12 小时覆盖的皮肤贴片。短效和长效液体制剂现在都可用。纯的右旋制剂（如右旋甲基哌醋酯）经常用于最小化副作用，例如焦虑；剂量通常为混合制剂的一半。有时使用前药制剂，因为它们更平滑的释放，更长的作用持续时间、更少的副作用和更低的滥用可能性。小剂量药物治疗能改善患者的学习能力，大剂量的药物可改变其行为。

兴奋性药物的剂量可根据特定的情况进行调整（如在校或做家庭作业期间）。在周末、假期、暑期可停药观察。若不能确定是否要继续用药的话，可服用 5~10 日的安慰剂（能确保观察的可靠性）。

应用兴奋性药物常见的不良反应有：
- 睡眠障碍（如失眠）
- 情绪低落
- 头痛
- 胃痛
- 食欲减退
- 心率加快、血压升高

许多研究表明，用药 2 年以上，可使生长速度减慢但结果不一致；更长时间的用药，生长速度是否会持续减慢并不清楚。有些对兴奋性药物比较敏感的患者用药后可出现焦虑或呆滞；此时可降低用药剂量或选用其他药物。

非中枢兴奋剂 目前也在采用阿托莫西汀治疗注意力缺陷多动症，该药是一种去甲肾上腺素选择性再吸收抑制剂。尽管有一定的疗效，但与兴奋性药物相比，其优势不肯定。很多孩子服药后会出现恶心、萎靡、躁狂、暴怒，严重肝损及自杀倾向出现甚少。其起始剂量为 0.5mg/（kg·d）1 次口服，每周逐渐加量至 1.2~1.4mg/kg。其半衰期很长，但要维持有效剂量须持续用药。每日的最大剂量为 100mg。

当兴奋性药物治疗无效或其不良反应严重时，亦可选择抗抑郁药物，如安非他酮，以及 α-2 受体激动剂，如可乐定、胍法辛及其他精神药物。有时，这些药物联合兴奋剂使用，以产生协同作用；密切监测的不良反应是至关重要的。

行为治疗 给予咨询，认知-行为治疗（如设立目标，自我约束，树立模范，角色扮演等）较为有效，并能帮助患儿了解什么是注意力缺陷多动症。其中，确定治疗方案和治疗路线也十分重要。

通过消除噪声及视觉刺激等控制环境措施，适度的学习或工作时间、保持新鲜感、老师的近距离指导，可使注意力缺陷多动症患者减轻在学校的症状。

若在家中症状不能得到改善时，应鼓励家长进行专业咨询，并对其进行行为治疗培训。额外的鼓励和象征性的赞赏可增强行为治疗的疗效。确定治疗方案后，在受过培训的父母坚持不懈的努力下，多动-冲动型的注意力缺陷多动症患者在家里亦可获得有效的治疗。

控制饮食、大量维生素治疗、抗氧化剂等其他药物，以及营养或应用生化干预治疗（如石油化工药物）的疗效不佳。生物反馈治疗效果尚未经证实，研究表明，其对行为的影响微乎其微，无持续效用。

关键点

- 注意力缺陷多动症涉及注意力不集中，多动/冲动，或组合；它通常出现在 12 岁之前，包括在学龄前儿童
- 原因未知，但有许多疑似的危险因素
- 使用临床标准诊断，并警惕可能最初表现类似的其他疾病（如自闭症谱系障碍，某些学习或行为障碍，焦虑或抑郁）
- 表现往往随年龄而减少，但青少年和成年人可能有残留的困难
- 用兴奋剂治疗和认知行为治疗；行为治疗单独可能适合学龄前儿童

孤独症

孤独症（autism spectrum disorders）是一种神经发育紊乱，特征性表现为社会关系异常和社交障碍，重复刻板行为，以及智力发育的不平衡，其中大多数病例智力发育迟缓。症状开始于儿童早期。尽管有证据表明基因遗传起一定作用，但多数孤独症患儿仍病因不清，一些孤独症患儿可能有医学原因。诊断根据发育史和行为观察。行为治疗和药物治疗相结合。

自闭症谱系障碍代表被认为是神经发育障碍的一系列神经发育差异。神经发育障碍是在儿童早期出现的基于神经的病症，通常在学校入学之前并且损害个人，社会，学术和/或职业功能的发展。他们通常涉及获取，保留或应用特定技能或信息集的困难。神经发育障碍可能涉及注意，记忆，感知，语言，问题解决或社会交互的功能障碍。其他常见的神经发育障碍包括：注意力缺陷/多动症，学习障碍（如阅读困难），以及智力障碍。

目前对孤独症谱系障碍的流行率的估计在美国为1/68，在其他国家具有相似的范围。自闭症在男孩中是常见的4倍。近年来，自闭症谱系障碍的诊断迅速上升，部分是由于诊断标准的变化。

病因

大多数自闭症谱系障碍的病例中的特定病因仍未知。但有些合并先天性风疹综合征、巨细胞包含体病、苯丙酮尿症以及脆性X染色体综合征。

有较强证据表明本症与遗传有关。对于患有自闭症谱系障碍的一个孩子的父母，患有自闭症谱系障碍的后续儿童的风险是50~100倍。单卵双胎发病的同一率明显增高。家系研究发现一些可能的致病基因区域，包括神经递质受体（serotonin and γ-aminobutyric acid，GABA）基因和神经结构控制基因（*HOX*基因）。环境原因可能也是影响因素，但未得到证实。有强有力的证据疫苗接种不会引起自闭症，并且提示存在这种关联的主要研究已被撤回，因为其作者伪造数据（参见MMR疫苗与孤独症）。

脑结构和功能的差异可能是自闭症谱系障碍的许多病因的基础。一些自闭症谱系障碍的儿童具有增大的脑室，一些儿童具有小脑蚓部的发育不全，而其他儿童具有脑干核的异常。

症状及体征

自闭症谱系障碍可能在生命的第一年显现，但根据症状的严重程度，直到学龄前诊断可能不清楚。

两个主要特点表现为自闭症谱系障碍：
- 社会沟通和互动的持续赤字
- 有限的，重复的行为，兴趣和/或活动模式

这两个特征必须在年轻时出现（尽管他们在当时可能不被认可），并且必须严重到足以严重损害儿童在家，学校或其他情况下的能力。表现必须比儿童发展水平的预期更突出，并根据不同文化的规范进行调整。

社会交往和互动的缺陷的例子包括：
- 社会和/或情感互惠缺陷（如未能发起或回应社交互动或对话，没有情感分享）
- 非语言社交交流中的缺陷（如难以解释他人的肢体语言，手势和表情；减少的面部表情和手势和/或眼神接触）
- 发展和维持关系的缺陷（如结交朋友，根据不同情况调整行为）

父母注意到的第一个表现可能是语言发育迟缓，缺乏对父母经典游戏的兴趣。

行为，兴趣和/或活动的限制，重复模式的例子包括：
- 刻板或重复的运动或言语（如重复的手拍动或手指轻弹，重复特殊的短语或模仿言语，排队玩具）
- 对例程和/或仪式的不灵活的遵守（如具有极大的痛苦，膳食或衣服的变化很小，具有刻板的问候仪式）
- 高度限制，异常强烈的固定兴趣（如真空吸尘器，老年患者写出航空公司时间表）
- 对感觉输入的极度过度或不足的反应（如对特定气味，味道或纹理的极度厌恶；对疼痛或温度的明显冷漠）

受累患儿时有自伤行为。约25%的患儿丧失以前获得的技能。

所有患有自闭症谱系障碍的儿童在交互，行为和交流方面至少有一些困难；然而，问题的严重性差别很大。

目前的理论证实孤独症（ASD）的基本问题是"精神性盲"（mind blindness，或译为"意盲"），不能想象他人想象的事物。这种障碍导致了交流障碍，引起语言发育障碍。自闭症中最早和最敏感的标志之一是1岁的孩子无法以远距离的物体通信地指向。受累儿童不能想象他人可以理解的含义；患儿通过身体触摸或用成人的手作为工具来得到想要的东西。

共患疾病是常见的，尤其是智力障碍和学习障碍。神经学检查常常出现非局灶性表现（如步态不协调、动作刻板）。但有20%~40%的患儿在青春期前出现惊厥（尤其是在IQ<50的儿童）。

诊断

■ 临床评估

诊断依据《精神疾病诊断与统计手册》第5版中的标准进行临床诊断，并且需要证据证明社会交往和沟通障碍，以及≥2种限制性，重复性，陈规定型的行为或兴趣。自闭症谱系障碍的表现在范围和严重性上可以显著变化，但是以前的分类如阿斯伯格综合征，儿童崩解性障碍和广泛性发育障碍都被包括在自闭症谱系障碍之内，不再单独区分。

筛查检查包括社交沟通问卷和儿童自闭症的修订检查单（M-CHAT-R）。正式标准诊断检查如基于DSM-5中的标准的自闭症诊断观察时间表2（ADOS-2）通常由心理学家或发育行为儿科医生给出。对于孤独症谱系障碍患儿进行检查较为困难，标准智商测试中，他们在操作项目分数优于语言项目，而且尽管大多数的项目发育迟缓，但少数项目与年龄相符。尽管如此，自闭症谱系障碍的可靠诊断在年轻时越来越可能。由经验丰富的测试者所做的智商测试可以对判断预后提供有用的指标。

治疗

■ 行为疗法

- 言语疗法
- 有时进行物理及职业治疗
- **药物治疗**

应从多方面给予治疗，最近的研究证明系统强化行为治疗法（如加强互动和有意义的交流），对孤独症患儿大有益处。精神心理医生和教育工作者，通过行为分析，系统地根据不同的行为问题采取相对应的行为治疗，有助于在家中和学校里管理患儿。

言语治疗 应尽早开始使用一系列媒体，包括签名，图片交换和增强通信设备，例如基于儿童在平板电脑或其他手持设备上选择的符号产生语音的设备，以及言语。行为和作业治疗计划和改进措施可以弥补在运动技能，运动计划方面的缺陷和感觉处理。

药物 治疗有助于缓解症状。有证据表明，非典型抗精神病药物（如利培酮，阿立哌唑）有助于缓解行为问题，例如仪式性，自我伤害性和攻击性行为。其他药物有时用于控制特定症状，包括用于仪式性行为的SSRI，用于自身损伤和突发行为的情绪稳定剂（如丙戊酸盐），以及用于注意力不集中的兴奋剂和其他注意缺陷/多动障碍（注意力缺陷多动症），和多动症。

膳食干预，包括一些维生素补充剂和无麸质和酪蛋白的饮食，没有帮助足够推荐；然而，许多家庭选择使用它们，导致需要监测膳食不足和过度。其他补充和研究的治疗方法（如促进沟通，螯合治疗，听觉统合训练和高压氧疗）没有显示功效。

> **关键点**
> - 患儿可同时有以下多种表现：社会交往及沟通功能受损，重复、刻板行为，智力发展不平衡，常伴有智力障碍
> - 原因通常是未知的，但似乎存在遗传组分；疫苗不是病因
> - 筛查检查包括社交沟通问卷和儿童自闭症的修订检查单（M-CHAT-R）
> - 正式诊断测试通常由心理学家或发育行为儿科医生完成
> - 治疗通常是多学科的，使用强化的，基于行为的方法，鼓励互动和沟通
> - 药物（如非典型抗精神病药物）可以帮助严重的行为障碍（如自身伤害，攻击）

推荐阅读

幼儿孤独症修正量表（M-CHAT-R）
美国神经病学会：实践参数：自闭症的筛查和诊断美国儿科学会：自闭症谱系障碍儿童的鉴定和评估
美国儿科学会：自闭症谱系障碍儿童的管理
美国儿童健康和人类发展研究所（NICHD）

智力障碍

智力障碍指智力明显低于平均水平（通常智商<70~75）并伴有下述>2种的障碍：社交、自立能力、社会技能、自我照顾能力、应用社会资源和自我保护能力。这些患儿需要教育管理、家庭安慰和社会支持。

智力残疾被认为是神经发育障碍。神经发育障碍是在儿童早期出现的基于神经的病症，通常在学校入学之前并且损害个人，社会，学术和/或职业功能的发展。他们通常涉及获取，保留或应用特定技能或信息集的困难。神经发育障碍可能涉及注意，记忆，感知，语言，问题解决或社会交互的功能障碍。其他常见的神经发育障碍包括：注意力缺陷/多动症，自闭症谱系障碍，学习障碍（如阅读困难）。

智力残疾必须涉及儿童早期发病的以下两种情况。
- 知识功能（如在推理，规划和解决问题，抽象思维，在学校学习或从经验）
- 适应功能（即满足年龄和社会文化适当标准的日常生活活动中的独立功能的能力）

仅靠智商定义智力发育迟缓是不全面的（轻度发育迟缓智商52～70或75；中度36～51；重度20～35；极重度<20）。分类应同时说明需要支持的力度，对所有活动从间断支持到持续高度支持不等。这样的处理专注于个人能力和不足，并使其与个人的环境需求以及家庭和社会的期望程度相关联。

约3%人口智商<70，是平均智商的2个标准差以下（平均智商<100）。考虑到所需支持，仅1%有严重的智力障碍。严重的智力障碍可发生在不同社会经济和不同教育水平阶层。较少的身份证（需要间歇或有限的支持）最常发生在较低的社会经济群体中，与智商与学校成功和社会经济地位而不是特定有机因素最相关的观察结果并行。最近研究表明遗传基因也在轻度认知障碍中起作用。

病因

智力由遗传和环境因素共同决定。智力障碍父母所生小孩发生发育缺陷的危险性增加，但是智力障碍不是明确的遗传性疾病。尽管遗传学的进展，如染色体微阵列分析和编码区（外显子组）的全基因组测序，已经增加了识别智力障碍病因的可能性，但是通常不能鉴定特定的原因。严重病例多可寻及原因。情感障碍、环境剥夺及学习困难和耳聋也会导致语言、个人社会能力的缺陷，而非智力障碍所致。

产前因素 许多染色体异常和遗传代谢性疾病以及神经发育障碍会引起智力障碍（表316-1）。

先天性感染，如风疹病毒、巨细胞病毒、刚地弓形体、梅毒螺旋体、单纯性疱疹病毒或HIV感染均可引起智力障碍。产前寨卡病毒感染最近与先天性小头畸形和相关智力残疾相关。

产前用药和中毒也可引起智力障碍。胎儿酒精综合征也是最常见的病因。止痉药如苯妥英钠或丙戊酸钠、化疗药、放射暴露、铅和二甲基汞均可引起智力发育迟缓。

宫内严重的营养不良可影响胎儿大脑发育从而导致智力障碍。

表 316-1 一些染色体和遗传的智力障碍病因*

原因	例子
染色体异常	5p 缺失（猫叫综合征）
	唐氏综合征
	脆性 X 染色体综合征
	克兰费尔特综合征
	嵌合体
	13-三体（Patau 综合征）
	18-三体（Edwards 综合征）
	特纳综合征
遗传代谢性疾病	常染色体隐性遗传病：
	氨基酸尿症和酸血症
	半乳糖血症
	枫糖尿症
	苯丙酮尿症
	溶酶体缺陷
	戈谢病
	Hurler 综合征（黏多糖贮积症）
	尼曼-匹克病
	家族性黑矇性白痴病
	过氧化物酶障碍
	X 连锁隐性遗传病：
	亨特综合征（一种变异的黏多糖贮积症）
	莱施-尼汉综合征（高尿酸血症）
	Lowe 眼脑肾综合征
遗传性神经系统疾病	常染色体显性遗传
	肌强直性营养不良
	神经纤维瘤病
	结节性硬化症
	常染色体隐性遗传：
	原发性小头畸形

*本表仅列举疾病的一部分。

围生期 与早产、颅内出血、脑室周围白质软化、臀位产及高位产钳助产、多胎、前置胎盘、产前子痫、围生期窒息有关的并发症都会增加智力障碍发生的危险，小于胎龄儿也同样增加风险，智力损害和体重下降也会有相同的原因。小于胎龄儿的发生风险增加，智力受损程度和体重下降出于类似病因。根据胎龄，围生期事件和护理质量，极低和极低出生体重的婴儿可能增加智力障碍的概率。

产后因素 婴儿期营养不良和环境情感剥夺（缺乏身体、情感及认知支持以促进生长、发育和社会适应）可能是世界范围内引起智力障碍最常见的原因。病毒和细菌性脑炎（包括艾滋病相关的神经性脑病）、脑膜炎（如肺炎双球菌感染、流感嗜血杆菌感染）、中毒（铅、汞）、严重营养不良和意外导致的严重头部损伤或窒息都可导致智力障碍。

症状及体征
主要表现是：
- 减缓获得新的知识和技能
- 行为幼稚
- 自我照顾能力受限

轻度智力发育迟缓的患儿可能在学龄前并无明显表现。但中度和严重的智力障碍在早期即可被发现，并多伴有体格异常或其他异常状况（脑性瘫痪），可能与智力障碍特殊原因有关（如围生期窒息）。智力落后通常在学龄前儿童会显现。年长儿会出现低 IQ 和各种程度的社会适应不良。虽然发育形态可不同，智力障碍患儿常表现发育缓慢而不是发育停止。

智力障碍患者的行为异常应住院进行精神和心理治疗。行为问题有可能是环境性的，常可发现诱因。以下因素易致行为问题：
- 缺乏社会适应行为的训练
- 训练不一致
- 增强的负性行为
- 交流障碍
- 与躯体和心理健康问题相关的不适，如抑郁和焦虑

在制度设置（现在美国不常见），过度拥挤，人员不足和缺乏活动有助于行为挑战和有限的功能进展。避免长期安置在大型会诊护理环境中对于最大限度地发挥个人的成功至关重要。

共患病 共患病是常见的，尤其是注意力缺陷/多动症，情绪障碍（抑郁症，躁郁症），自闭症谱系障碍，焦虑症，和其他疾病。

一些智力发育迟缓儿童会出现脑性瘫痪或运动缺陷、语言发育落后和听力丧失。一些运动或感觉异常会和认识异常相仿，但并不是其原因。患儿长大后，被其他孩子排斥或意识到与正常儿童的不一样会引起焦虑或抑郁。包括学校在内的良好的管理会最大限度增加其社会融合能力并减少这些情绪反应。

诊断
- 发育和智力评估
- 中枢神经系统影像学检查
- 遗传学测试

对疑似患者，应由早期干预者或学校老师进行发育和智力评估。标准的智力测试能检出低于平均智力水平者，但易有偏差，尤其是测试结果与临床发现不相匹配时应慎重考虑。疾病、运动或感觉异常、语言障碍、文化差异均会影响检测结果。一些检测会有中等度偏差，但对于评价儿童智力水平一般还是合理的，尤其是年长儿。

发育筛查试验如年龄和阶段问卷（ASQ）、家长对发育状态评估（PEDS）仅是对婴幼儿的大致评估，由医师或其他人员来完成。这些量表是筛查量表，并不是标准的智力诊断量表，诊断量表应由心理医师来检查完成。当怀疑发育落后时，应尽早进行神经发育的检查。

精神发育专业儿科医师和神经专业的儿科医师应对所有：
- 中至重度发育落后
- 进行性障碍
- 神经肌肉退行性
- 可疑惊厥的患儿进行检查评估

智力障碍确诊后，应尽量查找病因。确定病因有助于判断预后、帮助制订教育训练计划、进行遗传咨询和减轻父母的负疚感。

病因诊断 病史（包括围生期情况、发育、神经、家族史）可帮助确定病因。儿童神经专业学会提出了诊断评价智力发育迟缓的常规。

头颅影像检查（如 MRI） 可发现中枢神经系统的形态异常（如神经纤维瘤和结节性硬化）、可治疗的脑积水或严重的畸形如脑裂畸形。

基因检查 可以帮助识别障碍。
- 标准核型分析显示唐氏综合征（21 三体综合征）
- 染色体微阵列鉴定拷贝数变体，例如可能在 5p 缺失（猫叫综合征）或迪格奥尔格综合征（DiGeorge syndrome）（染色体 22q 缺失）中发现
- 直接 DNA 研究鉴定脆性 X 综合征

染色体微阵列分析已成为首选的调查工具；它可以用于识别特定怀疑的综合征，并且当没有怀疑特定的综合征。它提供了识别否则未被识别的染色体破坏的机会，但需要父母测试来解释阳性结果。编码区的全基因组测序（全外显子测序）是一种更新的方法，可以发现智力残疾的其他原因。

临床表现（如发育不良、嗜睡、呕吐、癫痫、肌张力低下、肝脾肿大、粗糙面部特征、异常尿气味、巨舌）可能表明遗传性代谢紊乱。单一的粗略运动发育落后（如坐或走）和精细动作发育异常（如夹东西、写、画）都提示神经肌肉发育的异常。

根据可疑的病因进行相应的特殊的实验室检查（表 316-2）。应早期进行听力和视力检查评估，提倡进行铅中毒筛查。

表 316-2 智力发育迟滞某些原因的检测

可疑原因	检查
单个主要异常和多个微小异常 有智力低下的家族史	染色体分析 染色体微阵列分析 头颅 MRI* 可能是外显子测序
发育不良 特发性肌张力减退 遗传代谢性疾病	高危婴儿 HIV 筛查 营养史和精神心理史 尿和血清氨基酸和有机酸分析和酶学分析代谢物累积病或过氧化物酶体障碍 肌肉酶学 SMA 12（包括白蛋白、碱性磷酸酶、AST、胆红素、尿素氮、钙、胆固醇、肌酐、血糖、磷、总蛋白、尿酸） 骨龄，骨骼 X 线检查
癫痫	脑电图（EEG） 头颅 MRI* 血钙、磷、镁、氨基酸、葡萄糖和铅的水平
颅脑畸形（如颅缝早闭，小头畸形、巨头畸形、颅骨狭窄、脑水肿） 脑萎缩 颅内畸形 中枢系统的出血 肿瘤 继发于弓形体虫病、巨细胞病毒感染和结节性硬化的颅内钙化	头颅 MRI* TORCH 筛查 尿液病毒培养 染色体分析 染色体微阵列分析

*神经科会诊后。
SMA，顺序多项分析器；TORCH，弓形体虫、风疹、巨细胞病毒、疱疹病毒。

预后

与轻度至中度的智力障碍，很多人可以养活自己，独立生活，并在需要基本的知识技能的工作是成功的。预期寿命可能会缩短，这取决于残疾的病因，但医疗改善长期健康状况的人与所有类型的发育障碍。严重智力障碍的人可能需要终身支持。更严重的认知障碍和不动就越大，死亡率较高的风险。

治疗

- 早期干预项目
- 多学科团队支持

根据社会能力和认知功能给予治疗和支持。在婴儿期进行早期干预可预防或减轻围生期损害所致残疾的严重程度。应建立可行的婴儿护理方法。

家庭的支持和咨询至关重要。一旦确诊和高度怀疑智

力障碍时,就应及时通知家长,并有充分的时间与其讨论病因、结果、预后、教育以及训练。对预后应有正确的期望值,否则以后功能恢复结果较差时易失望。对家庭适应来说,提供持续的咨询服务是必要的。如果家庭医生不能提供上述帮助,应交由多学科组成的团队来为这些智力障碍患儿和家长服务,否则,家庭医生就应该提供持续的医疗照护和建议。

应在包括教育家在内的专家团队帮助下建立完善全面的、个体化训练项目。

多学科团队包括：
- 神经学专家或发育-行为儿科专家
- 矫形专家
- 物理治疗师和职业训练师应对运动缺陷患儿提供联合的帮助
- 对语言和疑有听力缺陷的患儿由语言病理学家和听力矫治专家进行训练
- 营养师纠治患儿的营养不良
- 社会工作者(帮助减少环境剥夺和确定关键资源)

对于并发的精神异常如抑郁应给予合理的药物治疗,剂量与没有智力障碍儿童的剂量相似。但仅靠药物治疗而缺乏行为治疗和环境干预,几乎难以达到效果。

应尽量让患儿居住在家里和社区里。尽管在家里可能有破坏性,但是也是非常有益的。家庭可能从日间护理中心、家庭主妇和延伸服务提供的心理支持和帮助中获益。生活环境应鼓励其学会独立和加强学习完成特点目标的技能。

尽可能鼓励智力障碍患儿与正常的同龄儿一起参加合适的可适应的日常护理和学习。根据残障人士教育法案(IDEA)法规及美国特殊教育法规,残疾儿童应有最大可能给予受教育的机会和最小的活动环境限制。

当智力障碍儿童成年后,要给予一系列生活工作上支持。大型寄宿机构正在被与受影响人的职能能力和需要相匹配的小组或个人住宅所取代。

预防

遗传咨询有助于高危夫妇理解可能的风险。如果孩子患有智力障碍,病因学评估可为未来怀孕提供有益信息。

可在有生育要求的高风险的夫妇进行。产前检查使夫妇能够考虑妊娠终止和随后的计划生育。检查项目包括：
- 羊膜穿刺或绒毛膜绒毛取样
- 超声检查
- 孕妇血清 α-胎儿蛋白

羊水检测和绒毛膜检查可帮助检测遗传代谢病、染色体疾病及携带者、中枢系统畸形(神经导水管异常、无脑畸形)。对于母亲年龄>35岁(后代为唐氏综合征的危险性增大)或有遗传代谢病家族史的妊娠妇女可考虑进行羊膜穿刺检查。

颅脑超声检查可确定神经系统异常。

母体血清 α-胎儿球蛋白检测可筛查神经导水管异常、21三体综合征和其他异常。

疫苗 除了消除先天性风疹和肺炎球菌和流感嗜血杆菌脑膜炎,作为智力障碍的原因。

继续改善产科和新生儿护理以及使用换血和使用 RhO(D)免疫球蛋白来预防新生儿的溶血性疾病,并降低了智力残疾的发生率;极低出生体重的婴儿的存活的增加保持了流行率不变。

> 🔴 **关键点**
>
> - 智力障碍包括智力发展缓慢,智力功能障碍,不成熟的行为和有限的自我护理技能,这些技术的结合严重到需要一定程度的支持
> - 许多产前,围生期和产后疾病可能导致智力残疾,但具体原因通常无法确定
> - 情感障碍、环境剥夺及学习困难和耳聋也会导致语言、个人社会能力的缺陷,而非智力障碍所致
> - 使用诸如年龄和阶段调查表(ASQ)或家长对发育状态评价(PEDS)等测试进行筛查,并将疑似病例用于标准化智力测试和神经发育评估
> - 搜索具体原因与颅成像,基因测试(如染色体微阵列分析,外显子序列测序)和其他测试,临床指示
> - 使用多学科团队提供一个全面的个性化计划(包括家庭支持和咨询)

更多信息

实践参数:对发育迟缓儿童的评估

学习障碍概述

学习障碍指根据智力水平预期的学习成绩和实际水平有明显差异的情况。学习障碍包含了在专心或注意力、语言发育、视觉和听觉信息处理方面的障碍和不足。诊断需要进行智能、教育、语言、医学和心理方面的评价。治疗以教育为主结合药物、行为和心理治疗。

学习障碍被认为是一种神经发育障碍。神经发育障碍是在儿童早期出现的基于神经的病症,通常在入学前。这些疾病损害个人,社会,学术和/或职业功能的发展,并且通常涉及获取,保留或应用特定技能或信息集的困难。这些疾病可能涉及注意,记忆,感知,语言,解决问题或社会交往中的功能障碍。其他常见的神经发育障碍包括:注意力缺陷/多动症,自闭症谱系障碍,智力障碍。

特定的学习障碍影响的能力：
- 了解或使用口语
- 了解或使用书面语言
- 做数学计算
- 协调运动
- 把注意力集中在一个任务上

因而,这些障碍表现在以下方面存在异常:阅读、数学、拼写、书面表达、书写、理解、语言或非语言表达方面障碍(表316-3)。大多数学习障碍是复杂的,缺陷表现在多个方面。

表 316-3　常见的特定学习障碍

疾病	表现
难语症（阅读障碍）	阅读存在问题
发声阅读障碍	声音分析和记忆障碍
识别阅读障碍	文字的形式和结构的视觉认知有问题
书写困难（书面表达障碍）	拼写、书面表达或文字书写方面有障碍
计算障碍（数学障碍）	数学和解决问题有障碍
年龄（老年性）	在数学推理方面有问题
计算不能	基本概念紊乱，不能得到运算能力
命名性失语症（举名困难）	难以记忆起需要的文字和信息

虽然学生中学习障碍的比例难以精确统计，但据报道美国约有5%的学龄儿童因学习障碍接受特殊教育。男女比例为5:1。

学习障碍可以是先天性或获得性。没有明确的单一原因，但有证据表明存在神经性缺陷。遗传影响往往牵连。其他可能的原因有：
- 母亲在孕期患病、使用毒品
- 妊娠或分娩时并发症（如出斑疹、毒血症、产程延长、急产等）
- 新生儿问题（如早产、低体重、黄疸、围生期窒息、过期产、呼吸窘迫）

生后因素：环境毒物接触（铅中毒）、中枢系统感染、恶性肿瘤及相关治疗、创伤、营养不良和严重的社会孤独和脱离。

症状及体征

有学习障碍的儿童通常智力在一般水平，尽管有些可伴有认知障碍。严重学习障碍的症状和体征在儿童早期即可表现出来，但是大多数轻到中度的学习障碍通常到入学年龄，出现学业问题时才被发现。

学术障碍　学习问题在早期可因一些与学习相关的能力发展迟缓反映出来（如辨认颜色，说出物体的名称，计数，认字）。语言感知可能受到限制，语言可以较慢的速度学习，词汇量可能会降低。受影响的孩子可能不了解什么是阅读，有非常凌乱的手写或尴尬地拿着铅笔，有麻烦组织或开始任务或按顺序重述故事，或混淆数学符号和误读的数字。

执行功能障碍　语言和听力理解能力的障碍，预示入学后会产生学习问题。记忆功能可能受损，包括短期和长期记忆，记忆的使用（如再现）和言语回忆或重现。认知问题例如在思考、推理和问题解决方面的问题是学习问题的特征性表现。

视觉感知和听觉处理问题可能发生；它们包括空间认知和取向（如对象定位，空间记忆，位置和地点的认知），视觉注意和记忆以及声音辨别和分析的困难。

行为问题　一些学习障碍的患儿在遵循社会习惯方面（轮流替换、离听众太近、不理解笑话）也有一定的困难，这些也往往是轻型孤独症表现的一部分。

学习障碍的早期征象还有注意短暂、动作增多、精细运动问题（如绘画和临摹不良）以及继而出现各种操作和行为方面的问题。

可发生其他一些行为问题包括冲动控制障碍，无目的的行动和活动过多、纪律问题、攻击性行为、退缩和回避行为、羞怯，过分恐惧。如上所述，学习障碍多与注意力不集中/多动症（注意力缺陷多动症）同时出现。

诊断
- 认知、教育、医疗和心理评估
- 临床标准

儿童学习障碍根据其潜在的学习成绩与实际的学习成绩之间存在差距作出诊断。有必要进行言语、认知、教育、医学和心理方面的评价，以确定并鉴别是否存在技能获得和认知过程的缺陷。进行社会和情感-行为的评价对制订治疗方案和监测治疗进展过程很有必要。

评价　智力评估：包括言语和非言语的智力检查，通常是由学校人员进行检查。心理教育测试对描述儿童信息处理的习惯方式（如是全面或分析型，视觉型还是听觉型）有所帮助。神经精神系统对评估那些伴有中枢神经系统损伤或疾病、确定脑部与特殊功能强弱的区域特别有用。语言评价建立对语言理解和使用的整合、语音加工和言语记忆。

教师对课堂行为的观察和学业表现的决定对**教学评估**和绩效评估至关重要。阅读评价应测查在词的解码和再认、段落理解和阅读流畅性方面的能力。写作评价可以通过评价拼写、句法和意思表达的流畅性来获得。数学能力可以根据计算能力、操作知识和数学概念进行评价，以及"词问题"的解释。

医学评估：包括详细的家族史、儿童的疾病史、体检、神经系统和神经发育检查，以寻找潜在的病因。虽然罕见，身体异常和神经系统标志可能表明学习障碍的医学上可治疗的原因。总运动协调问题可以指示神经缺陷或神经发育延迟。发育水平根据标准标准评估。

心理评估：需识别儿童有无注意力不集中（注意力缺陷多动症）、行为障碍、焦虑障碍、抑郁和缺乏自尊，这些表现常伴随学习障碍或需与之相鉴别。儿童对学校的态度，学习动机、人际关系不良和自信程度都要进行评估。

临床标准　诊断根据《精神疾病诊断与统计手册》第5版中的标准进行临床诊断，并且需要证据表明，尽管已有目标干预，下列至少一种已存在≥6个月：
- 不准确，缓慢和/或努力读字
- 难以理解书面材料的意义
- 拼写困难
- 写作困难（如多语法和标点错误；没有清晰表达的想法）
- 难以掌握数字意义（如理解数字的相对大小和关系；在年龄较大的儿童中，难以进行简单的计算）
- 难以与数学推理（如使用数学概念来解决问题）

技能必须大大低于对儿童的年龄预期的水平，并且还显著损害在学校或日常活动中的表现。

治疗

- **教育管理**
- 医学，行为和心理治疗
- 偶尔药物治疗

治疗的重点是教育管理，但也包括医学、行为和心理方面的治疗。有效的教学计划可采用矫正、补偿或策略性的方法（教孩子如何学习）。针对儿童学习障碍的指导方法与学习喜好不相适应，则会加重学习障碍。

有些儿童在坚持接受常规课程的同时，还需要给予某一部分的特殊指导。有些则需要接受单独的强化教育方案。受累儿童应尽可能与正常儿童一起接受法律规定并优化的课程教育。

虽然某些精神振奋药物（如哌甲酯和一些苯丙胺制剂）可以起到增强注意力和专心程度，提高反应效率，但药物对于提高学习成绩、智能和全面的学习能力的作用极为有限。

许多对学习障碍的治疗方法未得到证实（如减少食物添加剂，使用抗氧化剂和大剂量服用维生素、用感觉刺激和被动运动"塑型"的方法、通过躯体运动训练的神经感觉统合治疗、听觉神经训练和视觉训练，矫正视感知和感觉运动的协调过程）。

阅读障碍

诵读障碍是原发性阅读障碍的总称。诊断需要根据智力、教育、语言及表达能力的评价。治疗以教育管理为主，包括给予文字认知方面的指导和相应的技能指导。

阅读障碍是一种特定类型的学习障碍。学习障碍表现在以下方面存在异常：阅读、数学、拼写、书面表达、书写、理解、语言或非语言表达方面障碍（表316-3）。

由于对诵读障碍尚无一个明确的定义，难以确定其发生率。据估计，约有15%的公立学校儿童因阅读问题接受特殊训练，其中一半的学生可能有持续阅读障碍。诵读障碍与性别无关，虽然男孩的发生较女孩多。

学习书面语言衍生规则的能力不足常被认为是诵读障碍的一部分。例如，受损的儿童可能有确定词根或词干的困难，或确定单词中的哪个字母应跟在其他字母之后有困难。

有阅读问题但非诵读障碍的儿童，他们的问题常是由于语言的理解困难或认识能力低下所导致的，非言语处理过程的缺陷。视觉感知问题和异常眼睛运动不是诵读困难。然而，这些问题可能进一步干扰字学习。

病原学

听觉上的而不是视觉上的问题现在被认为是阅读障碍的主要原因。语音处理过程的问题造成对声音辨别、合成、记忆和分析的缺陷。诵读障碍可以影响书面语言的表达和理解，并进一步受制于听觉记忆、言语感知和词汇命名或词汇查寻方面的问题。常表现为口头语言能力不足。

病理生理

阅读障碍倾向于在家庭中流行。具有阅读或学习困难家族史的儿童风险较高。已发现诵读障碍者有脑部改变，专家们确信诵读障碍主要由脑皮质功能失常引起，为先天性神经发育异常所致。有推测是病变影响了特异性脑功能的整合以及它们之间的相互作用。大多数研究者赞同这样的观点，即阅读障碍与左脑半球有关，并与大脑负责语言联系（Wernick运动语言区），声音和言语产生（Broca运动语言区）的区域以及通过大脑上纵束连接这些区域的过程中发生功能性的障碍有关。角回，中枕区和右半球的功能障碍或缺陷引起词识别问题（图316-1）。研究表明大脑系统响应训练的一些可塑性。

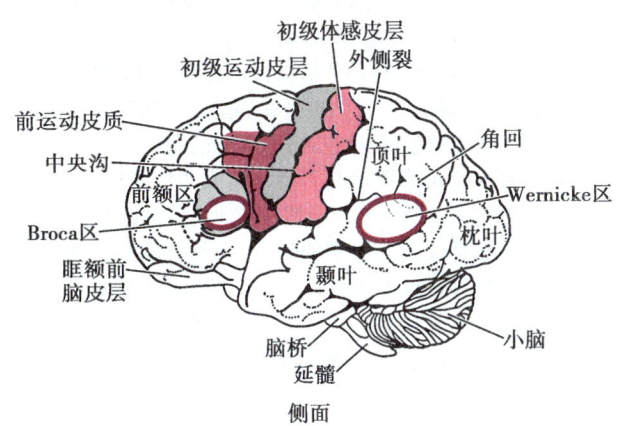

图316-1 大脑的各区域

症状及体征

阅读障碍可表现为：

- 延迟语言的产生
- 语音发声困难
- 难以记住的名字，字母，数字和颜色

具有语音处理问题的儿童常常难以混合声音，韵律词，识别词中的声音的位置，以及将词语分割成可发音的成分。它们可以颠倒词语中的声音的顺序。选择字词，替换字词或命名字母和图片的延迟或犹豫往往是一个早期迹象。普遍存在短期听觉记忆和听觉排序的问题。

少于20%的诵读困难的儿童对阅读的视觉需求有困难。然而，一些孩子混淆具有类似配置的字母和单词，或者难以在视觉上选择或识别字中的字母模式和聚类（声音符号关联）。儿童发生颠倒或视觉混淆多数是由于记忆保持和回忆困难造成儿童遗忘或混淆了相似结构字母和词的名称，结果 d 变成 b，m 变成 w，h 变成 n，was 变成 saw，on 变成 no。这种颠倒在<8岁的孩子是正常的。

虽然诵读困难是一种终身的问题，但是许多儿童开发出了功能性阅读技巧。然而，其他的孩子们从来没有达到足够的知识。

诊断

- 阅读评估
- 言语，语言，听觉和评价
- 心理评估

很多阅读困难直到幼儿园或一年级进行符号学习时才被发现。有言语获得或使用迟缓史的学生，在一年级期中或期末其词汇的学习没有提高，或阅读能力达不到与他们言语或智能相应的预期水平，就应进行检查。尽管在这个阶段阅读能力变异很大，但最佳的诊断指标是学生在一年级对传统或典型的阅读方法的反应不良。语音处置问题的临床表现也是诊断所必需的。

怀疑患有诵读困难的儿童应接受阅读，言语和语言，听觉，认知和心理评估，以确定他们的功能优势和弱点以及他们喜欢的学习风格。这种评估可以由儿童的教师或家庭根据"残疾人教育法"（IDEA）向美国特殊教育法进行评估。评估结果然后指导最有效的教学方法。

全面的阅读评价需测验单词的认知和分析、流利程度、读或听的综合能力、词汇和阅读理解水平。

语言，语言和听觉评估评估口头语言和处理口语的音素（声音元素）的缺陷。还评估接受和表达语言功能。注意力、记忆和推理等认知能力的检查对诵读障碍的诊断也是必要的。

心理评价常用来明确是否有情绪障碍，其可加重阅读障碍。需详细了解是否有家族精神和情绪障碍病史。

医生应确保儿童有正常的视力和听力，无论是通过办公室筛查或转诊进行正式的听觉或视力测试。神经科检查有助查出一些次要特征如神经发育不成熟的体征或轻微的神经系统异常，除外其他疾病（如惊厥发作）。

治疗
■ 教育干预
治疗是给予教育指导，包括：直接的或是间接的认词和组词技能的指导。

直接指令 包括与其他阅读指导分开的特定语音技能教学。间接指令包括将语音技能集成到阅读程序中。教学可以教授从整个单词或全语言方法或通过遵循从声音单元到单词到句子的技能层次结构的阅读。提倡多种感觉相结合的方法，该方法包括整词的学习和视、听和触觉过程的整合，教孩子发声、词和句。

组合性技能指导 包括教会学生将音组成词，将词分解成词的构成部分，辨认音在词中的位置。对于阅读理解的组合性技能，例如教学生如何辨认主要意思、回答问题、区分事实和细节以及推理性的阅读。很多儿童借助电脑进行单个词正确识别和文字工作的处理。

补偿策略，例如使用有声读物和使用数字录音机记笔记，可以帮助以后的小学等级的孩子掌握内容，同时继续构建阅读技能。

其他治疗（如验光训练，感知训练，听觉整合训练）和药物治疗是未经证实的，不推荐。

> **关键点**
> - 诵读障碍包括阅读困难、书面语言的表达和理解障碍，并进一步受制于听觉记忆、言语感知和词汇命名或词汇查寻方面的问题
> - 阅读困难可能是由影响左半球大脑区域的先天性神经发育异常引起的，负责语言关联，声音和语音产生，这些区域之间的互连或组合
> - 儿童可能会延迟语言生成，但有时第一个指标是在早期小学阶段无法响应典型的阅读教学
> - 排除认知，心理，听力和视力障碍
> - 使用各种教育干预

瑞特综合征

瑞特综合征是一种神经发育障碍，几乎完全发生在雌性中，在最初6个月的正常发育期后影响发育。诊断基于儿童早期生长和发育期间的体征和症状的临床观察，对儿童的身体和神经状态的定期进行的评估以及在儿童的X染色体（Xq28）上搜索（MECP2）基因突变的基因测试。治疗涉及一种多学科方法，侧重于症状的管理。

瑞特综合征估计在全世界所有种族和族裔群体中每1万至15 000名活产妇女中就有1名。大多数病例是随机的，自发的突变；<1%的记录案例是继承的或从一代传递到下一代。具有瑞特综合征的典型临床图片的女孩通常在无休止的怀孕和分娩后出生。男孩很少受到影响。

病原学
通常瑞特综合征由甲基CpG结合蛋白2（MECP2）基因中的突变引起。该（MECP2）基因参与称为甲基胞嘧啶结合蛋白2（MeCP2）的蛋白质的产生，其是脑发育所需的并且作为生物化学开关，其可以增加基因表达或告知其他基因何时关闭和停止产生他们自己独特的蛋白质。该（MECP2）基因在瑞特综合征中不能正常发挥功能，从而产生结构异常形式或不足量的蛋白质，并且可导致其他基因具有异常的基因表达。

瑞特综合征并不总是由于 MECP2 突变引起，也可能由于部分基因缺失或者其他基因（如 CDKL5 和 FOXG1 基因）的突变，影响了脑的发育从而导致非典型瑞特综合征。MECP2 基因的其他部分突变，以及其他病理基因的鉴定工作尚未完成。

现在已经鉴定了瑞特综合征的遗传原因，见《精神疾病诊断与统计手册》第5版。

症状及体征
瑞特综合征的病程，发病年龄和症状的严重程度因子而异。

瑞特综合征的特征在于正常的早期生长和发育，随后是发展的里程碑的减慢，然后技能的丧失与强制手拧和洗涤行为的有目的手使用的减退，头部和脑生长减慢，癫痫发作，行走困难和智力障碍。

有4个阶段用于描述瑞特综合征的症状：
- **阶段1**（早发）通常开始于孩子在6和18个月之间，轻微的发展减慢。症状可能包括较少的眼睛接触，对玩具的兴趣减少，坐着或爬行的延迟，头部生长减少和手拧紧
- **第2阶段**（发育退化或快速破坏性阶段）通常在1和4岁之间开始。发作可能快速或逐渐失去有目的的手技能和口语。在这个阶段，特有的手运动开始，例如绞拧，鼓掌，洗涤，敲打和重复地将手伸到嘴。运动在睡眠期间消失。可能发生呼吸不规则，例如呼吸暂停和过度换气的发作。行走可能不稳定，并且起动马达运动可能是困难的。一些女孩也可能具有类似于自闭症谱系障碍的症状，例如社交障碍和沟通受损
- **第3阶段**（伪稳态阶段）通常开始于2和10年之间，可以

持续多年。癫痫发作,运动功能缺陷和脱发在这个阶段很常见。有时,在这个阶段期间,诸如哭泣,烦躁和自闭症样症状的症状会下降。在这个阶段期间,警觉性,沟通技巧,注意力跨度和对环境的兴趣可能增加

- **第 4 阶段**(晚期运动恶化阶段)可以持续数年或数十年。常见的特征包括脊柱侧凸,运动减少,肌肉无力,痉挛或僵硬。有时走路可能会停止。用于沟通目的的眼睛注视变得突出,因为口语不存在,并且重复的手部运动可能减少儿童可能发生脊柱侧弯。通常存在心脏异常(如延长的 QT 间期)。受影响的儿童可能减缓生长,并且往往难以保持体重。

诊断

- **临床评价**
- **基因检测**

通过观察儿童早期生长和发育过程中的体征和症状,进行临床诊断。需要对儿童的身体和神经状态进行持续评估。

使用 X 染色体上的 *MECP2* 突变的遗传测试(Xq28)来补充临床诊断。

美国神经病症和卒中研究所(NINDS)提供用于确认瑞特综合征的临床诊断的指南。这些指南将临床诊断标准分为主要,支持和排除。

该主要诊断标准包括丧失全部或部分有目的的手技能,重复的手部运动(如绞拧或挤压,鼓掌或摩擦),全部或部分口语语言的损失和步态异常,包括脚趾行走,不稳定,宽阔或僵硬的步行。

该支持标准不是瑞特综合征的诊断所必需的,但可能发生在一些儿童。具有支持标准但没有主要标准的儿童没有瑞特综合征。支持标准包括脊柱侧凸,牙齿磨牙,异常睡眠模式,小手和脚相对于身高,冷手和脚,异常肌肉紧张,强烈的眼睛沟通,不适当的笑或尖叫,以及减少对疼痛的反应。

该排除标准包括引起类似症状的其他障碍的存在,包括创伤性脑损伤,前 6 个月期间的严重异常精神运动发育和严重感染引起的神经学问题。

预后

瑞特综合征很罕见,因此关于长期预后和超过约 40 岁的预期寿命的信息很少。有时心脏异常可能使儿童瑞特综合征倾向于猝死,但通常儿童通过全面的,多学科的团队支持在成年后生存。

治疗

- **症状管理**
- **多学科团队支持**

瑞特综合征无法治愈。治疗是最佳的多学科方法来解决症状和体征。

应提供职业治疗,物理治疗和沟通治疗(包括言语和语言治疗师)计划,以解决自助技能,如喂养和敷料,行动不便,步行困难和沟通不足。

可能需要药物来控制癫痫发作,呼吸功能障碍或运动困难。

需要定期重新评估脊柱侧弯进展和跟踪心脏异常。

可能需要营养支持来帮助受影响的儿童保持体重。需要特殊教育方案和社会及支助服务。

更多信息

NINDS 瑞特综合征状资料

317. 儿童期和青春期精神障碍

一般认为儿童和青春期是无忧无虑的快乐时期,但仍有高达 20% 的儿童和青少年有一种或一种以上的精神障碍。这些障碍可能大多数被视为正常行为和情感的夸大和扭曲。

同成人一样,儿童和青少年的气质也各不相同。有些害羞和沉默的,另一些则交流活跃。有些有条不紊和谨慎,另一些则冲动和粗心。一个儿童的行为是正常的还是有精神障碍,取决于与症状相关的损伤和痛苦的表现。例如,一个 12 岁的女孩可能会对即将要在全班同学面前做一个读书报告而感到害怕。只有当她的社会焦虑疾病到足以引起严重的痛苦和回避时,这种恐惧才会被视为社交焦虑症。

许多精神障碍的症状与正常儿童的挑战性的行为和情感有很多的重叠。许多对寻找行为问题有效的治疗策略也(参见第 2520 页)适用于有精神障碍的儿童。此外,对儿童行为问题的适当管理可以减少性情脆弱的儿童发展成为完全疾病的风险。此外,在儿童期期间有效治疗一些疾病(如焦虑)可以减少以后生活中情绪障碍的风险。

最常见的儿童和青少年的精神障碍有以下类别:
- 焦虑症
- 心情障碍
- 破坏性行为障碍[如注意缺陷/多动障碍(注意力缺陷多动症)]

精神分裂症和相关疾病不常见。

但是,儿童和青少年的症状和问题往往超越诊断界限。例如,>25% 的注意力缺陷多动症儿童也有焦虑障碍,25% 的儿童满足情绪障碍的标准。

评估

儿童和青少年的精神方面的主诉和症状的评价是和成人不同的，主要表现在三个重要的方面：

成长环境对儿童格外重要。在幼年时正常的行为可能预示年长后的严重精神疾病。

儿童生活在一个家庭环境内，家庭对儿童的症状和行为有很深的影响。一个被家庭暴力和药物滥用困扰的家庭里的正常儿童易于产生一种或多种的精神异常。

儿童通常没有认知和语言上的思辨来准确地描述他们的症状。因此，临床医生不得不依赖于直接的观察和其他观察者的帮助，例如父母和老师。

许多情况下，儿童的成长过程带来的问题很难和由精神障碍造成的问题区分开来。这些问题常常是因为学业进步缓慢、语言发声延迟和社交技能缺陷而引起。在这些情况下，评价过程应包括正式的发育和神经心理学检查。

由于这些因素，儿童精神异常的评价一般比成人的评价要复杂许多。幸运的是，大多数病例都不严重，并且都能由一个体贴的主要护理者完全控制。但是，严重的病例最好是请儿童和青少年精神病学专家会诊。

儿童和青少年焦虑症概述

焦虑障碍的特征是恐惧，担心，恐惧，极大地影响了正常工作的能力，与当下的环境是不相称的。焦虑可能会导致身体上的症状。该病依靠临床诊断。治疗是采用行为治疗和药物治疗，通常SSRI类药物。

一些焦虑的衡量标准都只是成长过程的正常表现，如下：

- 大多数的孩子在和母亲分开后变得恐惧，尤其是在不熟悉的环境中
- 对黑暗、怪物、臭虫和蜘蛛的恐惧对于3~4岁的孩子来说是很常见
- 害羞的孩子一开始可能对新环境表现出害怕和退缩
- 伤害和死亡的恐惧在年长儿中更常见
- 年长儿和青少年在他们全班同学面前做读书报告时常常表现得很焦虑

这些问题不应被视为精神异常的表现。但这些正常焦虑表现加重并有功能损害或有持续严重的抑郁表现和/或逃避，则应考虑焦虑症。

焦虑症通常在儿童期和青春期出现。10%~15%的儿童在儿童期都经历过某种程度的焦虑症（如全面性、社交焦虑障碍、分离焦虑症、强迫症、特殊恐惧、恐惧障碍；急性和创伤后压力障碍）。患有焦虑症的儿童在生活中有抑郁和焦虑障碍的风险增加。

焦虑障碍包括广泛性焦虑障碍（参见第2393页），社交焦虑症（参见第2393页），分离焦虑症（参见第2394页），恐慌症（参见第2395页），以及广场恐怖症（参见第2395页）。

病因

证据表明，焦虑障碍涉及边缘系统和海马部分功能障碍，调节情绪和对恐惧的反应。遗传性研究表明遗传和环境因素的作用。没有确定具体的基因；许多遗传变异可能涉及。

焦虑的父母其孩子也更易表现有焦虑，因为他们有着不幸的潜质把儿童的问题弄得更糟。即使是一个正常的儿童也很难在焦虑的父母面前表现得镇静和沉着，这就是为什么有遗传易感的儿童更容易患焦虑症的原因。在高达30%的病例中，治疗父母的焦虑对于儿童焦虑有帮助（治疗成年焦虑）。

症状及体征

焦虑症最常见的表现是拒绝上学。"拒绝上学"已经很大程度上替代了术语"学校恐惧"。真正对学校恐惧的情况非常少。大多数拒绝上学的儿童可能有分离焦虑、社交焦虑障碍、恐慌或是这三者的综合。一些具有特殊的恐惧。也要必须考虑儿童上学期间被欺负的可能性。

一些儿童直接述说他们的焦虑，描述为一种忧愁，例如，"我担心我再也见不到你了"（分离焦虑）或是"我担心那些小孩会笑我"（社交焦虑障碍）。但是，大多数的儿童把他们的不适描述为一种身体的症状："我不能上学是因为我胃痛"。这样的主诉会引起一些迷惑因为儿童常常说的都是实话。不舒服的胃，恶心和头痛常常在焦虑儿童中出现。几项长期随访研究证实，许多有躯体症状的儿童，特别是腹痛，有潜在的焦虑症。

诊断

该病依靠临床诊断。一个彻底的心理社会历史通常可以确认。

焦虑能引起儿童的身体症状使得评价复杂化了。许多儿童的大量的检查尚未完成之前，临床医生就已经考虑其焦虑症了。

预后

预后主要视严重程度、有效治疗措施和病情反复情况。多数情况下，儿童和焦虑症状不断抗争直至成人。但早期治疗使许多儿童学会如何控制他们的焦虑。

治疗

- 行为治疗（基于暴露的认知行为治疗）
- 父母-孩子和家庭干预
- 药物，通常为长期治疗的SSRI，有时为减轻急性症状的苯二氮䓬类药物

儿童焦虑症的治疗是行为疗法（用暴露和反应预防法），有时也配合使用药物治疗。

在基于暴露的认知行为治疗中，儿童按等级模式系统性地暴露于诱发焦虑的环境中。通过帮助儿童坚持在诱发焦虑的环境中（反应预防法），儿童逐渐脱敏，焦虑逐渐消失。当一个在儿童发育方面富有经验的治疗师以此原则进行个体化治疗时，行为疗法是最有效的。

对轻症患者，单独使用行为疗法通常就已足够，但在更严重的病例中或是无法让有经验的儿童行为治疗师对其进行治疗时，需要予以药物治疗。药物治疗首选5-羟色胺再吸收抑制剂（SSRI）（表317-1）。苯二氮䓬类对急性焦虑（如由于医疗程序）更好，但对于长期治疗不是优选的。具有短半衰期的苯并二氮杂䓬（如在单剂量中的劳拉西泮0.05mg/kg至最大2mg）是最好的选择。

表 317-1 焦虑和相关疾病的药物长期治疗

用药	适应证	起始剂量	剂量范围	注释/警惕
西酞普兰	强迫症	10mg	10~40mg/d	—
艾司西酞普兰	重性抑郁障碍	5mg	5~20mg/d	—
氟西汀†	强迫症,广泛性焦虑症,分离焦虑,社交焦虑,>7岁儿童的抑郁症	10mg	10~40mg/d	半衰期长
氟伏沙明	广泛性焦虑症,分离焦虑,社交焦虑,>8岁儿童的强迫症	25mg(根据需要滴定)§	50~200mg/d	—
帕罗西汀‡	>6岁儿童的强迫症	10mg	10~40mg/d	增加的重量
舍曲林	强迫症,广泛性焦虑症,分离焦虑,社交焦虑	25mg	25~200mg/d	—
文拉法辛	广泛性焦虑症	37.5mg	37.5~225mg/d	—

* 仅在需要时增加起始剂量。剂量范围内是近似的。治疗反应和不良反应的个体差异是相当大的。这个表格并非完整的处方信息的替代。
† 行为不良反应(如去抑制,激动)是常见的,但通常是轻度至中度。通常,减少药物剂量或改变为不同的药物消除或减少这些效应。很少,这样的影响是严重的(如侵略性,自杀性)。行为不良反应是特异性的,可能与任何抗抑郁药和治疗期间的任何时间发生。因此,应该密切地监测服用这些药物的儿童和青少年。
‡ 氟西汀和帕罗西汀是代谢许多其他药物(例如β-阻断剂,可乐定,利多卡因)的肝酶的有效抑制剂。
§ 当氟伏沙明剂量大于50mg/d时,应分为2剂/d,在睡前给予较大剂量。
GAD,广泛性焦虑症;OCD,强迫症。

大多数儿童可以耐受 5-羟色胺再吸收抑制剂。有时也可出现胃不适、腹泻或失眠,体重增加。一些儿童表现为行为方面副作用(如激动和去抑制,参见第2397页,儿童和青少年抑郁症)。

儿童和青少年广泛性焦虑症

广泛性焦虑症(GAD)是一种焦虑加剧并以过度忧愁、恐惧和害怕为特征的焦虑不安的持续状态。躯体症状包括震颤、出汗、复杂的躯体不适和虚脱。依据病史诊断。治疗主要是行为疗法,有时配合使用药物治疗。

症状及体征

儿童具有多种和扩散的困扰,通过压力进行恶化。这些儿童很难集中注意力,并且多动和不安。他们睡眠质量较差,过度出汗,感觉筋疲力尽,并且抱怨身体不适(如胃脘痛,肌肉疼痛,头痛)。

诊断

在儿童和青少年,只要具有显著的焦虑症状、且达不到某些特殊问题如社交焦虑障碍(参见第2393页)、惊恐障碍(参见第2395页)等诊断标准,即可诊断广泛性焦虑障碍。此外,对于诊断为特殊焦虑障碍的患儿,如分离性焦虑等,若同时存在上述显著的焦虑症状但又多于特殊焦虑障碍的表现,也可以诊断为广泛性焦虑障碍。

具体标准包括过度焦虑和担心患者难以控制,并且存在的日期比不≥6个月。症状必须导致严重的痛苦或损害社交或在学校的功能,并且必须伴有≥1以下:
- 坐立不安或处于边缘状态的惴惴不安感
- 容易疲劳
- 注意力集中困难
- 易激惹
- 肌紧张
- 睡眠障碍

有时,广泛性焦虑障碍可能与注意缺陷/多动障碍(注意力不集中症,参见第2380页)混淆,因为广泛性焦虑障碍可能引起注意困难,并可能导致精神运动性激动(即多动)。然而,在注意力不集中症中,儿童也难以集中注意力,并且在不焦虑时感到不安。一些儿童既有注意力不集中症也有焦虑症。

治疗
- 放松疗法
- 有时采用抗焦虑药,通常选择性血清素再吸收抑制剂类药物

因为症状的焦点是弥漫性的,广泛性焦虑障碍是特别具有挑战性的治疗与行为治疗。放松训练通常更合适。

严重的广泛性焦虑障碍或对心理治疗介入法无反应者需要抗焦虑药物治疗。如同其他焦虑障碍一样,首选经典药物还是选择性 5-羟色胺再吸收抑制剂(表 317-1)。丁螺环酮有时用于不能耐受选择性血清素再吸收抑制剂的儿童;然而,它的效率低得多。丁螺环酮的起始剂量为5mg 口服,每日2次;剂量可以逐渐增加至30mg,每日2次(或20mg,每日3次),如耐受。胃肠道反应或头痛是增加剂量的主要限制因素。

儿童和青少年社交焦虑障碍
(社交恐惧症)

社交焦虑障碍是对社交感到困窘、含羞或怕被嘲笑的一种持久的恐惧。通常,受影响的儿童避免可能引起社会审查的情况(如学校)。依据病史诊断。治疗是用行为治疗;在严重的情况下,使用 SSRI。

青少年的第一个症状可能是在参加社交活动或过度准备课程介绍之前过度担心。儿童的第一症状可能是发脾气,哭泣,冻结,黏附或退出社会情况。避免行为(如拒绝去上学,不去参加聚会,不在他人面前吃饭)。常表现为躯体症状(如胃痛、头痛)。有些患儿,针对这些症状的诊疗史。

患儿因怕在同龄人面前回答错误、话语不当而使自己丢脸、困窘,有的甚至会呕吐。有些患儿,常在不幸或尴尬

境遇后表现出社交焦虑障碍。重症患者拒绝接听电话，甚至拒绝离开房间。

诊断

焦虑必须持续≥6个月，并且始终存在于类似的环境中（如儿童对所有教室演示感到焦虑，而不是仅仅偶尔的或特定类的）。焦虑必须发生在同伴的设置，而不仅仅是在与成年人的互动。

治疗

- 行为疗法
- 有时抗焦虑药

行为治疗是治疗的基石。不允许儿童错过学校。缺席只会使他们更不愿意上学。

对行为疗法反应差者可给予药物治疗，如选择性5-羟色胺再吸收抑制剂。药物治疗可以减轻患者焦虑症状从而能够进行行为疗法。

分离性焦虑障碍

分离性焦虑症是一种持续的，激烈的，发育不当的恐惧，从主要附着物（通常是母亲）分离。受影响的儿童拼命地试图避免这种分离。当强迫分居时，这些孩子们迫切地渴望回归。依据病史诊断。根据病史诊断，对患儿及其家庭进行行为疗法，重症患儿，给予选择性5羟色胺再吸收抑制剂治疗。

对年龄在8~24个月的儿童，分离焦虑是正常的情感表现（参见第2172页）。当婴幼儿继续生长发育，能够长久注意物体并意识到父母还会回来时，分离焦虑症状会消失。有些婴幼儿在24月龄后仍存在分离焦虑，或症状消失后又出现，严重者就可认为是分离性焦虑障碍。

症状及体征

与社交焦虑障碍相似，分离性焦虑障碍也表现为拒绝上学戏剧性场景通常发生在分离时。分离场景通常对于儿童和附属物（通常是母亲，但可以是父母或照顾者）而言是痛苦的。孩子们经常哭泣，并恳求父母不能离开的绝望，导致难以中断的旷日持久的场景。分开时，儿童在与附加物统一时固定，并且常常担心这个人受到伤害（如在车祸中，由于严重的疾病）。分离时的情形令母亲和孩子均感痛苦，患儿在分离时会恸哭，请求母亲不要离开，使母亲难以离去。

患儿通常会发展为躯体不适（如头痛、胃痛）。

当附件数字存在时，孩子的表现通常是正常的。这种正常的举止有时会给人一种错误的印象，即问题是轻微的。然而，一些孩子持续和过分担心失去附件数字（如疾病，绑架或死亡）。

分离焦虑与家长的焦虑相混合，这样能够加重儿童的恶化；结果是恶性循环，仅同时对父母和孩子进行敏感和适当的治疗才能中断。

诊断

- **临床评估**

根据病史和患儿分离场景的观察诊断。表现必须存在≥4周，并导致严重的痛苦或损害功能（如儿童不能参加适合年龄的社会或学术活动）。

治疗

- 行为疗法
- 极少采用抗焦虑药

行为疗法，包括对患儿进行系统性加强的规律性的分离治疗。尽量使离别的场景短暂，使患儿母亲尽可能明白患儿病情。帮助患儿在幼儿园或小学找到一个成年人作为依靠者，可能有益。

重症患儿，抗焦虑药物治疗，如选择一种选择性5-羟色胺再吸收抑制剂，有益于病情。由于患儿年龄较小，一般仅在3岁左右，药物治疗受到限制。

治疗成功的患儿易于在假期和短期休假后，出现病情的反复。因此，在假期内也要给予规律的分离治疗，继续保持和母亲的分离状态。

儿童和青少年强迫症及其相关疾病

强迫性神经失调的特征表现为：强迫观念或强迫行为或两者同时存在。强迫观念是不可抗拒的，持久的观念、印象或冲动去做某事。强迫是病理性的做某事的冲动，如果抵制，就会导致过度焦虑和痛苦。强迫观念和强迫行为会使患儿感到痛苦并严重影响患者的学习和社会功能。依据病史诊断。治疗采用行为治疗和SSRI。（参见第1586页）。

OCD的平均发病年龄为19~20岁；约25%的病例在14岁之前开始。

OCD包括几种相关的疾病，包括：
- 躯体变形障碍（参见第1586页）
- 囤积（参见第1587页）
- 拔毛发癖（拽头发参见第1588页）
- 抠抓皮肤（参见第1588页）

有些孩子，特别是男孩子，也有抽动障碍（参见第2380页）。

病原学

研究表明存在家族性因素。然而，没有确定具体的基因，虽然动物研究表明影响小胶质细胞的功能的基因的异常。

一些病例与感染有关。与A族β-溶血性链球菌相关的那些称为PANDAS（与链球菌相关的儿科自身免疫性神经精神障碍）。与其他感染相关的那些称为PANS（儿科急性发作神经精神综合征）。

该领域的研究正在进行，如果怀疑PANDAS或PANS，强烈建议咨询专家。

症状及体征

通常情况下，强迫症有一个渐进的，隐匿的起病。大多数儿童最初隐藏自己的症状，并在作出明确诊断之前多年报告症状。

迷恋通常经历为担忧或恐惧的伤害（如致命的致命疾病，犯罪和去地狱，伤害自己或他人）。强迫是故意的行为，通常是为了消除或抵消强迫的恐惧；它们包括检查行为；过度洗涤，计数或安排；还有很多。迷恋和强迫可能具有某种逻辑关系（如手洗以避免疾病），或者可能是不合逻辑的和特殊的（如一直数数至50，可防止爷爷心脏病发作）。其他的患者，两者的关系可能没有逻辑性，存在特殊性，例如反复数数防止祖父发作心脏病。

多数儿童能够意识到自己的强迫观念和强迫行为，对此感到困惑不解并严守秘密。许多受影响的儿童尴尬和秘密。常见的症状包括：

- 强迫洗手的儿童通常手掌皲裂、疼痛
- 过长时间的呆在洗澡间
- 害怕犯错误，致完成家庭作业速度非常慢
- 反复修改正确答案
- 父母会注意到孩子的行为反复、古怪，如反复检查是否锁门，以特定的次数咀嚼食物或避免接触某些物品
- 经常和乏味的请求，每日有时间几十甚至几百次，例如，"你认为我有发烧吗？我们能有龙卷风吗？你认为汽车会发动吗？如果我们迟到了怎么办？如果牛奶是酸的，怎么办？如果小偷来了怎么办？"

诊断
- 临床评估

依据病史诊断。一旦与客观的治疗师建立了舒服的关系，那么OCD儿童经常会显示出许多困扰和相关的冲动。但是，经常需要多次约诊才能建立首次信任。OCD儿童经常具有其他焦虑疾病的症状，包括恐慌发作、独处问题和特定恐惧症。有时，该症状重叠会混淆诊断。

预后

大约5%的患者，在几年后症状因缓解而中断治疗约40%，其症状减轻直至成年早期。然后可以停止治疗。其他患儿疾病易为慢性化，但持续治疗者可保持正常的功能。大约5%患者耐受治疗，病情恶化。

治疗
- 认知行为治疗
- 通常采用SSRI类药物

如果孩子有动机并且能够执行任务，认知行为治疗是有帮助的。

SSRI是最有效的药物，通常耐受性良好；都同样有效。然而，约50%的患者仅部分地响应SSRI，并且可能需要SSRI加具有血清素能活性（如锂）或谷氨酸能活性（如利鲁唑）的其他药物。另一种选择是氯丙米嗪，一种三环抗抑郁药，它可能比SSRI更有效，反应率更好，尽管它具有较高的心脏作用和癫痫发作的风险。

没有关于PANDAS和PANS治疗的指南。在一些情况下，抑制谷氨酸能活性的抗生素（如β-内酰胺）可能有所帮助。

儿童和青少年的恐慌症

惊恐障碍患儿表现为反复、频繁的惊恐发作（至少1次/周）。惊恐发作通常呈间断性，持续20分钟左右，个别患儿可表现出躯体和认知症状。依据病史诊断。治疗采用苯二氮䓬类药物或SSRI和行为治疗。

恐慌症是常见的青春期前的儿童相比，青少年要少得多。恐慌发作可单独发生或发生在其他焦虑症（如广场恐怖症，分离焦虑），其他精神障碍（如OCD）或某些医学障碍（如哮喘）中。惊恐发作可诱发哮喘发作，反之亦然。

症状包括强烈恐惧的突然激增，伴随躯体症状（如心悸，出汗，颤抖，呼吸短促或窒息，胸痛，恶心，眩晕）。与成年人相比，儿童和青少年惊恐障碍的表现更为明显（如尖叫、哭泣和过度换气）。这种表现能够对父母和其他人起到警示作用。

惊恐发作常为自发性，随时间推移而逐渐表现为在特定的情境和环境下发作。患儿试图避免这些可导致广场（旷野）恐怖症的发作环境（参见第2395页）。当患儿试图避免的行为严重损害其正常的生活，如上学、逛商场或其他一般活动时，即可诊断为广场（旷野）恐怖症。

诊断
- 临床评估
- 其他病因的评估

惊恐障碍基于病史确诊，通常进行体格检查来排除躯体症状的物理原因。许多孩子在怀疑惊恐障碍之前要进行大量的诊断检查。其他病症的存在，特别是哮喘，也可以使诊断复杂化。有必要对其他障碍（如强迫性神经失调或社会焦虑症）进行筛查，其中的任何一种焦虑障碍都可能是最先出现的问题，从而继发惊恐障碍的其他症状。

成人惊恐障碍，诊断标准的重要特征是对未来事件的忧虑和相应的暗示、行为改变。然而，儿童和青少年通常缺乏开发这些功能所需的洞察力和预期，除非他们可能改变行为，以避免他们认为与恐慌发作相关的情况。

预后

治疗积极则预后良好。未经治疗的青少年患者辍学，不能很好地融入社会，变得沉默，有自杀倾向。

惊恐障碍的病情常无明显原因地反复。有些患者常在症状自发缓解数年后再次发作。

治疗
- 苯二氮䓬类药物或SSRI类药物加行为治疗

治疗一般采用药物和行为疗法的联合治疗。在儿童期，惊恐发作在用药物控制前很难采用行为疗法。苯二氮䓬类药物是治疗的最有效药物，但由于其镇静作用，并能明显损害学习和记忆能力，倾向于使用选择性5羟色胺再吸收抑制剂。选择性5-羟色胺再吸收抑制剂起效慢，在其起效前可短期使用苯二氮䓬类药物（如劳拉西泮0.5～2.0mg口服，每日3次）。

儿童和青少年的广场恐怖症

广场（旷野）恐怖症是对陷入无法轻易逃离和无法获取帮助的处境和地方的持续性害怕。诊断依据病史。治疗采用苯二氮䓬类药物或SSRI和行为治疗。

恐怖症在儿童中并不常见，但它可能在青少年中发展，特别是那些也有恐慌发作的人（参见第2395页）。

对于≥6个月，患者始终有恐惧或焦虑≥2的以下情况：

- 使用公共交通
- 在开放空间

- 在封闭的空间
- 站在队伍或在人群中
- 独自在外

此外,恐惧必须使患者避免遇到困难的情况,以至于他们难以正常工作(如去上学,去商场,做其他典型的活动)。当患者接触到令人痛苦的情况时,他们可能会发生恐慌。

恐怖恐惧症必须与特定恐怖(如对某种情况),社交焦虑症(参见第 2393 页)和恐慌症(参见第 2395 页)区分开。此外,广场恐怖症必须区别于抑郁症(参见第 2397 页),这可能导致患者避免离开房子与焦虑不相关的原因。

行为疗法对广场(旷野)恐怖症患者疗效显著。药物很少有用,除了控制任何相关的恐慌发作。

儿童和青少年急性创伤后应激障碍

急性应激障碍(ASD,参见第 1566 页)和创伤后应激障碍(PTSD,参见第 1566 页)是对创伤事件(参见第 1566 页)的反应。反应涉及侵入性思想或梦想,避免事件的提醒,以及对情绪,认知,觉醒和反应性的负面影响。ASD 通常在创伤后立即开始并持续 3 日至 1 个月。PTSD 可以是 ASD 的延续,或者可以在创伤后高达 6 个月并持续>1 个月。诊断根据临床标准。治疗采用行为治疗,有时用 SSRI 或抗肾上腺素药物。

由于易感性和气质的不同,并非所有经历严重创伤事件的儿童会发展为应激障碍。创伤事件通常包括:遭受攻击、性侵害、车祸、狗咬伤和外伤(尤其是灼伤)。家庭暴力是引起儿童创伤后应激障碍(PTSD)的最常见原因。

儿童不必直接经历创伤事件;如果他们目睹他人发生的创伤事件或者学到一个发生在一个亲密的家庭成员身上,他们可能会产生压力障碍。

症状及体征

ASD 和 PTSD 的症状相似,通常包括以下各项的组合:
- **入侵的症状**:复发性,非自愿性和痛苦的记忆或创伤性事件的梦想(在儿童<6 岁,可能不清楚他们的痛苦的梦是否与事件有关);分离反应(通常是患者重新经历创伤的回火,尽管幼儿可能经常重演该事件);和在类似于创伤的一些方面的内部或外部线索(如看见狗或类似于施虐者的人)的痛苦
- **回避症状**:持久避免记忆,情感,或外部创伤的提醒
- **改变认知和/或情绪**:无法记住创伤性事件的重要方面,扭曲对创伤的原因和/或后果的思考(如他们被指责或可能通过某些行动避免事件),积极情绪的减少和增加消极的情绪(恐惧,内疚,悲伤,耻辱,混乱),一般缺乏兴趣,社会退缩,主观感觉麻木,以及对未来的预期(如"我不会活到 20 岁")
- **改变了的觉醒和/或反应**:神经过敏,夸张的惊吓反应,难以放松,难以集中,中断睡眠(有时伴有频繁的噩梦)和侵略性或鲁莽行为
- **分离性症状**:感觉脱离了身体,仿佛在一个梦想和感觉世界是不真实的

通常情况下,自闭症儿童是在发呆,似乎脱离日常环境。

创伤后应激障碍的儿童有侵入,导致他们的再次经历的创伤性事件的回忆。最显著的一种回忆闪回。倒叙可以是自发的,但最常用的引发的东西与原来的创伤。例如,一见到狗可能会引发闪回孩子谁经历了狗的攻击。在一个闪回,孩子可能是在惊恐的状态,并没有意识到他们的当前的环境中,而拼命寻找一种方式隐瞒或逃避,他们可能会暂时失去与现实脱节,并相信他们正处于极度危险。有些孩子做噩梦。当孩子在其他方面(如在思想、心理图像,或回忆)再次经历的事件,他们仍然意识到,目前的环境中,虽然他们可能仍然有很大的苦恼。

诊断
- **临床评估**

ASD 和 PTSD 的诊断基于暴露于严重可怕和可怕的创伤,随后是再次经历,情绪麻木和过度疼痛的历史。这些症状必须严重到足以引起损伤或痛苦。

持续>3 日和<1 个月的症状被认为是 ASD。患者必须在不同症状区域具有多种表现;《精神疾病诊断与统计手册》第 5 版中 ASD 和 PTSD 的具体标准略有不同。

预后

急性压力障碍的预后远好于创伤后压力障碍,但早期治疗对两者都有益。风险因素包括创伤的严重程度,相关的身体伤害,儿童和家庭成员的潜在弹性和性情,社会经济地位,儿童期的逆境,家庭功能障碍,少数民族地位和家庭精神病史。创伤之前和之后的家庭和社会支持缓和了最后的结果。

治疗
- 有时 SSRI 类药物和抗肾上腺素能药物
- 有时心理治疗
- 行为疗法

选择性 5-羟色胺再吸收抑制剂有助于减轻情感麻木和不良回忆症状,但对过度警觉效果差。抗肾上腺素药能药物(如可乐定、胍法辛、哌唑嗪)可减轻过度警觉症状,但支持证据不足。

精神支持疗法对存在创伤相关适应问题(灼伤)的患儿有益。行为疗法有助于对触发不良回忆的系统脱敏治疗。行为疗法在降低悲痛和 PTSD 儿童及青少年损伤上是有明确疗效的。

儿童期精神分裂症

(参见第 2520 页)

精神分裂症的定义为:存在幻觉和妄想,并造成社会心理功能障碍,持续时间≥6 个月。

精神分裂症的发作通常是从青春期中期到 30 多岁中期,在 20 多岁的处于发病高峰期。青春期和青壮年患者的表现相似。青春期前儿童[儿童期发病精神分裂症(COS)]中的精神分裂症极为罕见,其中与青少年/年轻成年型发病形式相似的症状在 12 岁之前发育。

虽然第一次发作通常发生在年轻成年人,一些贡献的神经发育事件和经验发生较早(如在围生期期间)。

这些危险因素包括以下：
- 遗传疾病（特别是增加儿童发病风险的疾病）
- 在一个脆弱的时期暴露于某些药物或物质（如大麻）
- 产前营养不良
- 劳动并发症，缺氧，围生期感染，胎盘早剥或功能不全
- 儿童脑损伤

随后出现的其他危险因素（如青少年后期的药物使用）可能引发精神分裂症的发作。

COS 的表现通常类似于青少年和成人，但妄想和视幻觉（在儿童中更加常见）可更加复杂。其他特征也有助于区分 COS 和青少年/年轻成人形式：
- 更严重的症状
- 强烈的家族史

遗传异常，发育异常（如普遍性发育障碍，智力残疾）和运动异常的发生率增加
- 疾病前社会困难的普遍性增加
- 起病隐匿
- 认知功能减退

神经解剖学变化（皮质灰质体积的进行性丧失，心室体积的增加）

儿童突发性精神病应始终作为医疗紧急情况进行全面的医学评估，以寻找心理状态改变的生理原因；这些原因包括：
- 药物（在幼儿，兴奋剂和糖皮质激素；青少年，滥用药物）
- 中枢神经系统感染或损伤
- 甲状腺疾病
- NMDA 受体抗体
- 系统性红斑狼疮
- 卟啉病
- 威尔逊氏症（Wilson disease）

治疗复杂，结果各异，强烈建议转介给儿童和青少年精神科医生。

儿童和青少年抑郁症

（参见第 1575 页）

抑郁障碍的特征在于悲伤或易怒，严重或持续到足以干扰功能或引起相当大的痛苦。依据病史和检查诊断。治疗是用抗抑郁药，支持和认知行为治疗，或两者。

儿童和青少年的抑郁症包括：
- 破坏性情绪调节障碍
- 重度抑郁症
- 持续抑郁障碍（精神抑郁症）

术语抑郁症通常被广泛用于描述由于失望（如严重疾病）或损失（如亲人的死亡）导致的低或抑郁情绪。然而，与抑郁症不同，这样的低情绪发生在倾向于与触发事件的思想或提醒相关联的波浪中，当情况或事件改善时解决，可能散布着积极情绪和幽默的时期，并且不伴随着普遍感觉无价值和自我厌恶。情绪低落一般持续数天，而不是数周或数月，而且也不太可能有自杀观念和社会功能的持续丧失。这种低情绪更适当地称为沮丧或悲伤。然而，引起沮丧和悲痛的事件和压力也可以引起严重的抑郁发作。

儿童和青少年抑郁症的病因学未知，但与成人相似（参见第 1575 页）；它被认为是由遗传决定的风险因素和环境压力（特别是剥夺和生命早期损失）的相互作用。

症状及体征

儿童期抑郁症表现和成年抑郁症患者相似，但儿童主要是对家庭作业和游戏的忧虑。儿童不能解释内在的情感和情绪体验。当以往表现良好的青春期儿童突然学业表现差、适应障碍、违犯错误时要考虑抑郁症。

在一些抑郁障碍的儿童中，主要的情绪是烦躁而不是悲伤（儿童与成人之间的重要区别）。儿童期抑郁症相关的躁狂通常表现为过度兴奋和攻击及对抗社会行为。

智力发育迟缓的儿童会有情感障碍，但表现为躯体症状和行为紊乱。

破坏性情绪调节障碍 破坏性情绪调节障碍包括持续的刺激性和频繁的行为发作，这是非常失控的，在 6 岁至 10 岁发病。许多儿童还有其他障碍，特别是对立性反抗性障碍（参见第 2400 页），注意力缺陷/多动障碍（注意力缺陷多动症）或焦虑障碍。18 岁后不适用诊断。作为成人，患者可以发展单相（而不是双相）抑郁症或焦虑症。

表现包括以下的存在 ≥ 12 个月（没有期间 ≥ 3 个月，没有所有的）：
- 与情况严重不成比例并且平均发生 ≥ 3 次/周的严重复发性发脾气（如对人或财产的言语愤怒和/或身体侵犯）
- 与发育水平不一致的脾气暴发
- 每日大部分时间都会出现烦躁，愤怒的情绪，并被其他人观察（如父母，老师，同伴）

暴发和愤怒的情绪必须发生在 3 个设置中的 2 个（在家里或学校，与同伴一起）。

重度抑郁症 重度抑郁症是持续 ≥ 2 周的离散抑郁发作。出现于 2% 的儿童和 5% 的青少年。重性抑郁障碍可以首先发生在任何年龄，但在青春期后更常见。不治疗的话，重度抑郁能够在 6~12 个月时缓和。有严重发作，较年轻或有多发性发作的患者的复发风险更高。缓解期间即使轻度抑郁症状的持续也是复发的强烈预测因素。

对于诊断，在同一个 2 周期间，几乎每日的大部分时间内必须存在以下 ≥ 1 项：
- 感到悲伤或被其他人观察为悲伤（如泪水）或易怒
- 几乎所有活动中的兴趣或快乐的丧失（通常表示为深度无聊）

此外，必须存在以下 ≥ 4 项：
- 体重减轻（在儿童中，未能获得预期的体重增加）或食欲减少或增加
- 失眠或睡眠过度
- 其他人观察到的精神运动激动或延迟（非自我报告）
- 疲劳或乏力
- 思维，集中和做出选择的能力下降
- 经常性的死亡思想（不只是害怕死亡）和/或自杀意念或计划
- 无价值的感觉（即感觉被拒绝和不爱）或过度或不当的

内疚

青少年重度抑郁是学习失败、药物滥用、自杀行为的风险因素(参见第2401页)。抑郁时,儿童和青少年趋于学习大幅度下降,并且损失重要的同龄人之间的关系。

持续抑郁障碍(精神抑郁症) 精神抑郁症是一种持续的抑郁或易激动的情绪,持续多数天的时间比没有≥1年加上≥2的以下情况:
- 食欲缺乏或暴饮暴食
- 失眠或睡眠过度
- 乏力或疲劳
- 自卑
- 注意力不集中
- 绝望感

严重抑郁发作可在发作之前或第一年期间发生(即在持续抑郁障碍的持续时间标准满足之前)。

诊断
- 临床评价

诊断基于症状和体征,包括上面列出的标准。要进行仔细问询病史和进行相关实验室检查,以除外药物滥用和躯体疾病(如传染性单核细胞增多症和甲状腺疾病)。病史应写明诸如家庭暴力、性虐待、药物不良反应相关原因。要询问有关自杀的问题(如意念、行为和企图)。

必须考虑可以增加风险和/或改变抑郁症状(如焦虑,双相性精神障碍)的进程的其他精神障碍。一些发展为双向障碍或精神分裂症患儿的前期症状主要为抑郁症。

抑郁症被确诊后,必须评估家庭和社会环境,以确定应激可能有沉淀的抑郁症。

治疗
- 并行的措施,针对在家庭和学校时
- 对于青少年来说,通常抗抑郁药物加心理治疗
- 对于青春期的少年,紧接着是心理治疗,如果需要的话,采用抗抑郁药

针对在家庭和学校的适当的措施,必须伴随直接治疗,以加强效用,并提供适当的教育措施。急性危机时,短暂住院可能是必要的,特别是当自杀行为是确定的。

对于青少年(成人),结合心理治疗和抗抑郁药通常大大优于单独使用的任一方式。对于青春期的少年,情况就不那么清晰了。大多数临床医生选择在年幼的儿童心理治疗,药物可用于在年幼的儿童(氟西汀可用于≥8岁的儿童),特别是当抑郁症是严重的或以前没有回应,予以心理治疗。

通常情况下,当考虑进行抗抑郁药治疗时,5-羟色胺再吸收抑制剂。应密切监测儿童有无行为副作用(如去抑制和行为活跃)。基于成人的研究认为,同时作用于5-羟色胺能和肾上腺素能/多巴胺能系统的抗抑郁药可能更有效些,然而这些药物(如度洛西汀、文拉法辛、米氮平、三环素、尤其是氯米帕明)也易于带来更多的副作用。这些药物在治疗受阻的情况下特别有用。非5-羟色胺抗抑郁药如安非他酮和地昔帕明也可用与5-羟色胺再吸收抑制剂联合使用以增强疗效。

对成人而言,复发和再发是很常见的。儿童和青少年在症状缓解后,应再行治疗至少1年。大多数专家目前都认同,严重的抑郁症发作次数≥2次的儿童应终身治疗。

自杀风险和抗抑郁药 自杀风险和抗抑郁药的治疗一直是辩论和研究的话题[1]。2004年,美国FDA对23个先前进行的9种不同抗抑郁药的试验进行了荟萃分析[2]。虽然没有患者在这些试验中完成自杀,但在服用抗抑郁药的儿童和青少年中发现自杀意念的小而有统计学意义的增加(约4%对约2%),导致所有类别的抗抑郁药的黑盒警告(如三环抗抑郁药,SSRI,5-羟色胺-去甲肾上腺素再摄取抑制剂如文拉法辛,四环抗抑郁药如米尔塔扎平)。

2006年,一项荟萃分析[3](来自英国)治疗抑郁症的儿童和青少年发现,与服用安慰剂的患者相比,服用抗抑郁药的患者的自伤或自杀相关事件有小幅增加(4.8%对照组为3.0%安慰剂)。然而,根据分析类型(固定效应分析或随机效应分析),差异是否具有统计学显著性或不同。自杀意念(1.2%对比0.8%),自我伤害(3.3%对比2.6%)和自杀企图(1.9%对比1.2%)有增加的不显著趋势。似乎不同药物之间的风险有一些差异;然而,没有进行直接的头对头研究,并且难以控制抑郁症和其他混杂的危险因素的严重性。

观察性和流行病学研究[4]发现,在患者服用抗抑郁药物方面,自杀企图或完成自杀率没有增加。此外,尽管抗抑郁药的处方减少,但自杀率却有所上升。

一般来说,尽管抗抑郁药在儿童和青少年中的功效有限,但其效果似乎超过了风险。最好的方法似乎是将药物治疗与心理治疗相结合,并通过密切监测治疗来最小化风险。

无论是否使用药物,自杀始终是一个有抑郁症的儿童或青少年关注的问题。应采取以下措施降低风险:
- 家长和心理健康保健工作者应深入讨论该问题
- 儿童或青少年应监督在一个适当的水平
- 在治疗计划中应包括心理治疗与定期安排的约会

[1] Hetrick SE, McKenzie JE, Merry SN. Newer generation anti-depressants for depressive disorders in children and adolescents. *Cochrane data Syst Rev* Nov 11 2012。

[2] US FDA. Review and evaluation of clinical data: Relationship between psychotropic drugs and pediatric suicidality. 2004,2014-3-24。

[3] Dubicka B, Hadley S, Roberts C. Suicidal behaviour in youths with depression treated with new-generation anti-depressants: Meta-analysis [J]. Br JPsychiatry Nov, 2006, 189:393-398。

[4] Adegbite-Adeniyi C, et al. An update on anti-depressant use and suicidality in pediatric depression [J]. Expert Opin Pharmacother, 2012, 13 (15): 2119-2130。

儿童和青少年双相情感障碍

两极性情感障碍是以交替出现的躁狂、抑郁和正常精神状态为特征的一种精神障碍,每一种状态一次持续数周到数月。依据临床特点诊断,治疗方法是结合使用精神稳

定剂(如锂、抗癫痫药及抗精神病药物),精神疗法和心理社会支持。

典型的两极性情感障碍是从青春期中期开始到25岁前后。在许多儿童中,最初的表现是一次或多次抑郁症。

双相性精神障碍在儿童中很少见。过去,儿童若为强烈、不稳定情绪所困,可诊断为双相型障碍。然而,因为这样的孩子通常进展为抑郁而不是双相情感障碍,他们现在被分类为具有破坏性情绪调节障碍(参见第2400页)。

病因

病因是未知的,但遗传涉及其中。可能涉及的5-羟色胺和去甲肾上腺素失调,生活压力事件。某些药物(如可卡因,的安非他命,苯环利定类,某些抗抑郁药)和环境毒素(如铅)可加重或模仿这种障碍。某些疾病(如甲状腺疾病),能够导致类似的症状。

症状及体征

两极性情感障碍的标志是躁狂发作。躁狂发作与抑郁发作交替,可以更加频繁。

在一次躁狂发作期间,青少年的情绪可能是积极向上,也可能是应激性过度,并常因社会环境的变化而转变。话语快速难以控制,睡眠减少,自尊心膨胀。躁狂症能达到精神病的程度(如"我已经和上帝在一起了")。判断会受到严重影响,青少年可能会有一些危险的行为,如乱性或鲁莽驾驶。这些儿童经历着戏剧性的精神状态,但是这些状态的持续时间都要短得多,常常仅持续片刻。特征性的发病常呈隐匿性,典型的病史是儿童一直处于难以控制神经质状态。

诊断

- 临床评价
- 毒理学原因检查

基于病史和心理状态检查进行诊断。进行恰当的医学评价以排除大量的医学疾病(如甲状腺疾病、脑感染或肿瘤)和药物中毒,其中包括排除药物滥用和环境中毒的毒性筛查。检查者也应该了解一些促发的事件,如严重的精神应激,包括有乱性和近亲交配。

预后

青春期起病的两极性情感障碍的预后不尽相同。患有轻度至中度症状,对治疗有良好反应,并且保持贴切和合作治疗的患者预后良好。然而,治疗反应时常是不完善的。众所周知,青少年对治疗的依从性和配合很差。对这些患者来说,长期预后不佳。

到目前为止,对以情感不稳定和紧张为特点的两极性情感障碍的年幼儿童的长期预后,所知甚少。

治疗

- 情绪稳定剂和抗抑郁药
- 心理治疗

对于青春期和年幼儿童,情绪稳定剂治疗疾病的躁狂或激动状态,而精神疗法和抗抑郁剂治疗抑郁状态。

情绪稳定剂(表317-2)分为三大类:

- 情绪稳定性抗癫痫药
- 情绪稳定性抗精神病药
- 锂

表317-2 两极性障碍可选择的药物*

用药	指征	起始剂量†	维持量†	注释
锂				
锂缓释剂‡,§	急性和维持期	300mg,bid	300～1 200mg,bid	逐渐增加剂量到血药浓度0.8～1.2mmol/L
抗精神病药				
阿立哌唑§	急性躁狂 精神病	2～5mg,qd	最高30mg,qd	有限的儿童用药经验
氯丙嗪‡,§	急性躁狂 精神病	10mg,qd	50～300mg,bid	很少使用,因为新药在副作用方面更有利
奥氮平§	急性躁狂 精神病	2.5～5mg,qd	最高10mg,bid	对某些患者,体重增加可能是一种限制的副作用
帕潘立酮‡,§	急性躁狂 精神病	3mg,qd	最高3mg,bid	与利培酮密切相关 非常有限的儿童用药经验
利哌酮§	急性躁狂 精神病	0.5mg,qd	最高2.5mg/d,分次服用(如0.5mg,tid)	维持剂量高度不同 剂量越高,神经系统的副作用危险就越大
喹硫平§	急性躁狂 精神病	25mg,bid	最高200mg,bid	镇静状态可能限制了剂量的增加
奥氮平/氟西汀结合‡,§	两极性抑郁	6mg/25mg,qd	最高12mg/50mg,qd	有限的儿童用药经验
齐拉西酮§	急性躁狂 精神病	20mg,bid	最高80mg,bid	非常有限的儿童用药经验

续表

用药	指征	起始剂量†	维持量†	注释
抗惊厥药物				
卡马西平	急性躁狂和混合型	200mg, bid	最高 600mg, bid	由于代谢酶诱导,有必要对进行计量调节
双丙戊酸钠	急性躁狂	250mg, bid	最高 30mg/kg, bid, 分次服下	逐渐增加剂量到血药浓度 50~125μg/ml
拉莫三嗪	维持期	25mg, qd	最高 100mg, bid	应严格按包装里的剂量指南用药

* 这些药物的剂量很小,但是却带来很广泛的严重副作用。因此,必须仔细评估治疗价值和潜在的危险。
† 剂量范围是近似的,在两种治疗反应和副作用上都有着很大的个体差异。这个表格并非完整的处方信息的替代。
‡ 这些研究尚未在儿童上研究过。
§ 这些药物增加体重增加,对脂质分布的负面影响,葡萄糖和催乳素水平的增加和 QT 延长的风险。

所有情绪稳定剂都有潜在的麻烦甚至是危险的副作用。鉴于此,治疗必须个体化。而且,在开始稳定时期极为成功的药物可能在维持阶段就因为副作用而不可采用。大多数都有明显的体重增加。

抗抑郁药通常是和情绪稳定药配合使用的,因为这些药可能触发"开关",从抑郁转变为躁狂。

破坏性行为障碍

这些障碍之所以这样命名是因为患儿趋于和身边的人关系破裂,包括家庭成员、学校工作人员和同伴。

最常见的破坏性行为障碍是注意力缺乏/多动障碍(参见第 2380 页)。

对立违抗性障碍

对立违抗性障碍(ODD)是对权威人物的一种屡现或持续的以消极、违抗性或甚至是敌对行为特征的精神状态。依据病史诊断。治疗主要是个体化的精神疗法结合使用家人或看护人的治疗。药物有时也用于减少应激性。

由于诊断标准具有很强的主观性,患病率的估计差异很大。对立违抗性障碍在儿童和青少年中的患病率可能高达 15%。在青春期前,患儿中男孩比例要明显高于女孩;青春期后,两者的比例接近。

虽然对立违抗性障碍有时被认为是一种"轻型"的品行障碍,但实际上两者之间仅存在一些表面上的相似之处。对立违抗性障碍的标志是以易激怒和违抗性为特征的人际关系。然而有品行障碍的儿童表面上缺乏良知并反复侵犯他人的权利(如恐吓、威胁或造成伤害、对动物残忍),有时没有任何的易激怒的证据。

ODD 的病因学是未知的,但它可能是最常见的家庭的儿童中,成年人参与大声,争论,人际冲突。对该病的诊断不应被视为一种局限的精神障碍,而应该作为许多需要进一步观察和治疗的潜在问题的信号。

症状及体征

患对立违抗性障碍的儿童易于:
- 反复发怒
- 与成人争辩
- 反抗成人
- 拒绝遵守规则
- 故意惹恼别人
- 指责他人的错误或品行不端
- 容易烦恼和生气
- 怀有恶意或具有报复性

许多患儿也缺乏社交技能。

诊断

如果一个孩子有这些症状中≥4 种,持续时间至少 6 个月则可诊断为对立违抗性障碍。症状也必须严重和破坏性。

这些症状必须与下列疾患相区分,因为这些疾患也会引起相似的症状:
- 轻度至中度的对立行为:这个现象周期性地发生在几乎所有的儿童和青少年
- 未经治疗的注意力缺乏/多动障碍(注意力缺陷多动症):患儿常见有对立违抗性障碍样症状,当得到充分治疗后,对立违抗性障碍样症状也得以消除
- 心境障碍:由于抑郁症引起的易怒性可以通过存在快感缺乏和神经定位症状(如睡眠和食欲中断)与 ODD 区分开来;这些症状很容易在儿童中被忽视
- 焦虑障碍和 OCD:在这些障碍中,当儿童具有压倒性的焦虑或当他们被阻止进行他们的仪式时,对立行为发生

治疗
- 行为矫正治疗
- 有时药物

相关问题(如家庭功能障碍)和共存疾病(如注意力缺陷多动症)应确定并予以纠正。即使未经治疗,大多数的对立违抗性障碍也可逐渐好转。

开始,可选择的治疗方法是以奖励为基础的行为矫正疗法,这种方法使得儿童的行为沿着更适合社交的方向改变。此外,许多患儿童还缺乏社交技能,可从以团队为基础的、培养技能的疗法中获益。

用于抑郁症或焦虑症的药物有时也可能有助治疗(参见第 2397 页)。

行为障碍

行为障碍(conduct disorder, CD)是一种屡反或持续的、破坏他人权利或主要与年龄相适的社会规范和准则的行为方式。诊断依据病史。目前无有效治疗方法,许多儿童需要有适当的监督。

行为障碍的患病率大约为10%。发病通常在儿童晚期或青春期早期,男孩多于女孩。

发病可能是遗传和环境双重作用的结果。在有行为障碍的青少年中,常发现其父母亲有药物滥用和反社会行为,常常被诊断为注意力缺乏/多动障碍,情绪紊乱,精神分裂症或反社会人格障碍。然而行为障碍也可见于状况良好、健康的家庭。

症状及体征

行为障碍的儿童缺乏对感情的敏感性和与他人的友好相处,有时误将别人的行为视为威胁。他们通过横行霸道和威胁,挥舞或使用武器,行事残忍或强迫他人性交来显示其攻击性,却丝毫无同情心。在某些情况下这种残忍和攻击性也直接发泄在动物上。这些儿童或青少年倾向于破坏财产、欺骗和偷盗;难以忍受挫折而且常不计后果破坏规矩和父母的禁令(如离家出走,经常逃学)。

在不同性别间异常的行为不同:男孩倾向于打架、偷窃和破坏;女孩更容易说谎、逃学和从事卖淫。两者都有易于使用和滥用药物现象,学习困难。常有自杀念头,必须高度警惕自杀企图。

诊断

儿童或青少年在最初的12个月内有≥3种以下这些表现,并且至少有一种是在最初6个月内出现则可诊断为行为障碍:
- 对人类和动物的侵害
- 破坏财产
- 欺骗,说谎,偷窃
- 亲本规则的严重违反

这些症状或行为必须非常明显以足以影响到在学校或工作上的人际关系。

预后

通常情况下,大多数行为障碍的青少年到成年早期后停止这些行为,但大约有1/3的病例持续存在。许多病例达到反社会人格障碍的诊断标准(参见第1591页)。起病越早预后越差。一些青少年产生继发的情绪或焦虑障碍,躯体症状或相关疾病,药物相关障碍以及成人早期的精神异常。在随访中发现,有行为障碍的儿童躯体疾病和精神性疾病出乎意料地高。

治疗

- **药物治疗共病**
- 心理治疗
- 有时在住宅的中心位置

以药物治疗和精神疗法治疗共存的问题可以改善患者的自尊和自我控制能力,最终提高行为障碍的控制程度。药物可能包括兴奋剂,情绪稳定,和非典型抗精神病药物,尤其是短期使用利培酮。

应避免无效的道德说教和恐吓责备。个体化精神疗法,包括认知疗法和行为矫正疗法,可能有助治疗。通常,严重干扰的儿童和青少年必须将他们置于住宅中心,在那里,他们的行为能被合适的管理,因此,要将他们从导致异常行为的环境中脱离出来。

儿童和青少年自杀行为

自杀行为包括完成自杀、试图自杀(至少决心自杀)、自杀姿态;自杀观念是关于自杀的想法和计划。通常需要精神病转诊。

青少年自杀率在超过10年的稳定上升后,近些年在下降。之前增加和最近减少的原因仍不明。虽然越来越多的人怀疑抗抑郁药增加了自杀行为的可能(参见第2401页)。某些专家假定抗抑郁药具有矛盾的双重作用,促使儿童和青少年发生自杀的口头表达,但是实际上很少可能实施。尽管如此,虽然青春期前儿童自杀罕见,但是在15~19岁的青少年中仍然是引起死亡的第二或第三位原因,并且自杀依旧是一个重要的公共健康问题。

病因

在儿童和青少年中,自杀行为的风险受影响其他精神障碍和影响大脑,家族史,心理社会因素和环境因素的其他障碍的影响,表317-3)。

表317-3 儿童和青少年自杀行为的危险因素

类型	示例
影响大脑的精神障碍和身体障碍	情绪障碍*(如单极或双相抑郁) 精神分裂症 酒精和/或药物滥用 青少年 进取性,冲动倾向(行为障碍) 之前有自杀未遂 脑外伤 创伤后应激障碍(PTSD)
家族史	自杀行为家族史 有情感障碍的的母亲 曾与警察有过节的父亲 与父母沟通不畅
心理因素	近期的纪律处分(最常见的,停课) 人际损失(丧失女朋友或男朋友,尤其是男孩);与父母分离 上学困难 社会隔离(特别是不工作或上大学) 少数向上移动的家 欺凌受害者 媒体报道自杀(模仿自杀)
环境因素	容易获得致命的方法(如枪) 与获得精神卫生服务相关的障碍和/或耻辱

*超过一半的自杀青少年存在情绪障碍。
近一半的已完成自杀发生在最近的纪律处分之后。

其他因素可以是对事物缺乏整体的认识,导致一种失去方向,不着边际的感觉;或由于父母的期望压力过大,伴随着前途渺茫的感觉。尝试自杀的一种常见的动机是妄想用"我死后你们会感到后悔,"来操纵或惩罚他人"。

保护性因素包括:
- 对精神,身体和物质使用障碍的有效临床护理
- 容易获得临床干预
- 家庭和社区支持(连通性)
- 解决冲突的技巧
- 阻止自杀的文化和宗教信仰

治疗
- 危机干预,可能包括住院治疗
- 心理治疗
- 可能的药物治疗潜在疾病,通常与心理治疗相结合
- 转诊精神科

每一次自杀尝试都是急诊,需要引起思考和恰当的干预。一旦祛除了对生命的即刻威胁就应该决定是否需要住院治疗。这种需要取决于风险的程度和家庭能提供的支持两者之间的平衡。住院治疗(即使是在有特别护理的开放的医疗或儿科病房)是最可靠的保护措施,通常适用于怀疑有严重抑郁和/或精神病者。

自杀意图的致死可以基于以下评估:
- 预谋证据的程度(如写自杀留言)
- 采取措施阻止发现
- 使用的方法(自焚通常比服药更致命)
- 持续自伤的程度
- 围绕自杀尝试的环境因素或突然的促发因素
- 发作时的精神状态(特别是急性发作)
- 最近出院从住院护理
- **最近停用精神药物**

伴有基础疾病时(如抑郁、两极性或冲动性情绪障碍、精神病)可用药物治疗,但药物本身不能预防自杀。事实上对某些青少年而言,使用抗抑郁药可能增加自杀的危险(参见第 2401 页)。应密切监测并维持给药量在致死剂量以下,仅能提供亚致死剂量。

通常需要精神病学转诊来提供适当的药物治疗和心理治疗。认知行为治疗自杀,预防和辨证行为治疗可能是首选。若有家庭医生介入,精神病转诊治疗大多能成功。

重建信心和在家庭内恢复情感平衡极为重要。父母的冷漠和不关心是极其不利的,建议有必要加强干涉如安置在家庭外。如果家庭对此表示爱和关心,则更可获得较好的结局。

预防
自杀事件前常常有行为改变(如情绪沮丧、缺少自尊心、睡眠和食欲紊乱、注意力不集中、逃学、躯体不适、对自杀的关注),这些常使儿童或青少年就诊。像"我不该出生","我真想大睡一觉不再醒来"的话,应视作自杀意图的征兆,严肃对待。一个自杀的威胁或尝试代表了对强烈的失望体验的一种重要的表示。

早期识别上述危险因素可能有助于阻止自杀尝试。对这些早期的暗示,或当面临自杀或危险行为的威胁或尝试时,必须进行有力的干预。父母应该直接询问他们不高兴或自我伤害的原因,如此可以减小自杀的风险。在没有充分了解情况时,医生不应该提供安慰,因为这样可能破坏医生的可信性和进一步降低年轻人的自尊。

自杀预防计划的有效性正在评估中。最有效的方案是那些努力,以确保孩子有支持培育环境,随时获得心理健康服务和社会环境,其特点是尊重个人,种族和文化的差异。在美国,自杀预防资源中心列出了其中的一些项目,美国自杀预防生命线(1-800-273-TALK)为威胁自杀的人提供危机干预措施。

非自杀性自残

非自杀性自我伤害行为可包括表面划伤,切割或燃烧皮肤(使用香烟或卷发铁),以及用橡皮擦或盐刺穿,击打和重复摩擦皮肤。

在某些社区,这些行为突然狂热地流行并席卷整个中学,之后随着时间逐渐地消失。这样的行为表示青少年处于巨大的苦恼之中,常常会进行非法的药物滥用。

在许多青少年中,这些行为并不表示自杀,反而是他们觉得自己应有的自我惩罚行为;这些行为被用来获得父母和/或其他重要人物的注意,表达愤怒或与对等组织认同。然而,这些青少年,特别是那些使用多种自残方法的青少年,自杀的风险增加。

所有的自伤行为都应该由一个长期和问题少年打交道、富于经验的临床医生来评价是否有自杀的问题,以及诊断出导致自伤行为的潜在苦恼。

318. 新生儿电解质、代谢紊乱及中毒

新生儿高胆红素血症
（新生儿黄疸）

黄疸是由于高胆红素血症（血清中胆红素水平升高）引起的皮肤和眼睛的黄色改变。能够引起黄疸的血清胆红素水平取决于肤色和身体部位，但能引起巩膜黄疸的胆红素水平常为 2～3mg/dl（34～51μmol/L），面部为 4～5mg/dl（68～86μmol/L）。随着胆红素水平的增高，黄疸有头-脚扩展的趋势，脐部出现黄疸的胆红素水平为 15mg/dl（258μmol/L），脚部为 20mg/dl（340μmol/L）。约一半以上的新生儿在生活第一周都会出现可见的黄疸。

高胆红素血症的影响 高胆红素血症是否对机体有害取决于其病因以及升高的程度。有些情况不论胆红素水平如何，单纯的病因就是很危险的因素。但是任何病因下引起的胆红素水平升高都要引起重视（图 318-1）。关注的阈值有所不同：
- 年龄
- 早产的程度
- 健康状况

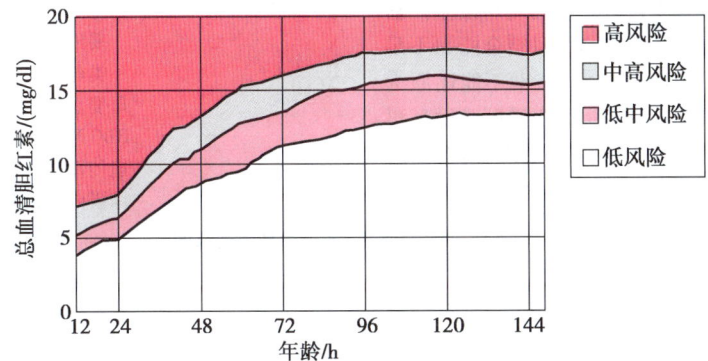

图 318-1　大于 35 孕周新生儿的高胆红素水平风险。风险取决于总血清胆红素水平［经许可摘自 Bhutani VK，Johnson L，Sivieri EM：Predictive ability of apredischargeh-specific serum bilirubin for subsequent significant hyperbilirubinemia in healthy term and near-term newborns［J］. Pediatrics，1999，103（1）：6-14］

在健康足月婴儿中，阈值通常被认为是浓度>18mg/dl（>308μmol/L）。然而，早产儿，小样儿和/或生病（如用脓血症，低温或缺氧）的婴儿具有更大的风险。在这样的婴儿中，虽然风险随着高胆红素血症的增加而增加，但没有被认为是安全的高胆红素血症水平；基于年龄和临床因素给予治疗。现在建议操作阈值启动光疗基于胎龄。

神经毒性 是新生儿高胆红素血症的主要结局。急性脑病后可能伴有各种神经功能障碍，包括脑瘫和感觉运动缺陷；认知通常是幸免的。核黄疸是最严重的形式的神经毒性。尽管现在比较少见，胆红素脑病仍可发生大部分也可预防。胆红素脑病是由基底核和脑干核中非结合胆红素的异位造成的脑损伤，可由急性或慢性高胆红素血症引起。正常情况下，与血清中白蛋白结合的胆红素存在于血管间隙。然而，在以下情况下但胆红素可穿过血脑屏障引起胆红素脑病：
- 当血清胆红素水平显著升高
- 当血清胆红素水平显著降低（如在早产儿）
- 当胆红素被其他分子与白蛋白竞争性地结合

竞争结合物包括药物（如磺胺异噁唑、头孢曲松、阿司匹林）和游离脂肪酸以及氢离子（如在空腹、脓毒症或代谢性酸中毒的婴儿中）。

病理生理

大部分的胆红素是有与血红蛋白分离的非结合胆红素（和其他物质）。未缀合的胆红素结合血液中的白蛋白转运到肝脏，在肝脏中被肝细胞吸收，并通过尿苷二磷酸葡萄糖醛酸基转移酶（UGT）与葡萄糖醛酸结合，使其成为水溶性。结合胆红素分泌入胆汁再进入十二指肠。成人的结合胆红素由胆道细菌分解为尿胆素并排泄。然而，新生儿在其消化道中具有较少的细菌，因此较少的胆红素被还原成尿胆素并排泄。它们还具有葡萄糖醛酸酶，其解偶联胆红素。现在未结合的胆红素可以被再吸收并再循环到循环中。这被称为肝内胆红素循环（参见胆红素代谢）。

高胆红素血症的机制 高胆红素血症可由以下一个或多个过程产生：
- 产生增多
- 肝摄入增多
- 结合增多
- 排泄障碍

- 胆汁分泌受阻（胆汁淤积）
- 增加的肝内循环

病因

分类 有多重方法可归类和讨论高胆红素血症的病因。因为健康新生儿中也常见一过性黄疸（与成人不同，黄疸通常是疾病的先兆），因此可分为生理性的和病理性的。也可分为结合性、非结合性和混合性的。还可由发病机制分类（表318-1）。

原因 多数为非结合性高胆红素血症。新生儿黄疸最常见的原因如下
- 生理性高胆红素血症
- 母乳喂养性黄疸
- 母乳性黄疸
- 由溶血疾病引起的病理性黄疸

肝功能不全（如由肠外营养造成的胆汁淤积、新生儿败血症和新生儿肝炎）可引起结合性或混合性高胆红素血症。

生理性高胆红素血症 几乎所有新生儿均可发生。新生儿红细胞寿命较短，促进了胆红素生成，但结合能力不足使胆红素清除减少；肠道菌群少使结合胆红素不能还原为尿胆原、尿胆素类，而被水解为未结合胆红素经肝肠循环再吸收。胆红素水平于生后3~4日（亚裔儿童为7日）升高达18mg/dl，随后降低。

母乳喂养性黄疸 六分之一的哺乳婴儿在其生命的第一周发生。母乳喂养能够增加某些奶摄入减少、脱水或低热量摄入婴儿的胆红素肝肠循环。肝肠循环增加也可由肠道细菌减少造成，而肠道细菌能够将胆红素转化为非再吸收的代谢产物。

母乳性黄疸 与母乳喂养性黄疸是不同的。母乳性黄疸是在生后的第5~7日内出现，在大约2周左右出现高峰。其原因被认为是由于母乳中β-葡萄糖醛酸糖苷酶的浓度升高，从而导致胆红素的早期解离和再吸收增高。

病理性高胆红素血症 足月儿如有下列情形，则可诊断为病理性高胆红素血症：
- 生后24小时之内出现黄疸，或是生后一周后出现黄疸，黄疸持续时间>2周。
- 血清总胆红素升高幅度>5mg/（dl·d）
- 血清总胆红素>18mg/dl
- 婴儿表现出严重疾病的症状或体征

产生病理性黄疸最主要的病因为：
- 免疫或非免疫性溶血性贫血
- 6-磷酸葡萄糖脱氢酶缺陷
- 血肿再吸收
- 脓毒症
- 甲状腺功能减退

评估

病史 现病史：中需记录黄疸起始的年龄和持续时间。有关的重要症状包括嗜睡和喂养困难（提示可能有核黄疸），可以发展为昏迷、肌张力降低或惊厥最终肌张力亢进。喂养方式也有参考意义，如母乳喂养失败或喂养不足。因此，历史应包括婴儿喂养，尿和粪便的产生（可能的母乳喂

表318-1 新生儿高胆红素血症的原因

发生机制	病因
肠肝循环增加	母乳喂养（母乳性黄疸） 母乳不足（母乳喂养性黄疸） 药物导致的肠麻痹（硫酸镁或吗啡） 禁食或其他原因导致的肠蠕动减弱 先天性巨结肠 肠闭锁、肠狭窄，包括环状胰腺 胎粪性肠梗阻或胎粪栓综合征 幽门狭窄* 吞咽血液
产生过多	血管外血液的分解（如血肿、瘀癍、肺出血、脑出血或其他隐性失血） 红细胞增多症；见于母-胎间输血和胎-胎间输血或脐带结扎延迟
溶血性贫血	药物在新生儿G-6-PD缺乏症中的影响（对乙酰氨基酚、酒精、抗疟药、阿司匹林、布比卡因、皮质激素、地西泮、呋喃妥因、缩宫素、青霉素、吩噻嗪类和磺胺类药物） 母婴血型不合（如Rh或ABO血型不合） RBC酶缺陷（如G-6-PD或丙酮酸激酶） 遗传性球形红细胞增多症 珠蛋白生成障碍性贫血（α、β、γ）
胆道梗阻造成的分泌不足	α_1-抗胰蛋白酶缺乏症* 胆道闭锁* 胆总管囊肿* 囊性纤维化变性*（浓缩胆汁） Dubin-Johnson综合征和Rotor综合征* 肠外营养 肿瘤或带*（外梗阻）
内分泌代谢障碍引起的排泄异常	Crigler-Najjar综合征（先天性家族性非溶血性黄疸，分为1型和2型） 药物和激素 Gilbert综合征 高蛋氨酸血症 垂体功能减退和无脑畸形 甲状腺功能减退 Lucey-Driscoll综合征 妊娠期糖尿病 早产 酪氨酸病
混合型障碍分泌过多且排泄低下	窒息 宫内感染 妊娠期糖尿病 呼吸窘迫综合征 脓毒血症 严重的胎儿型有核红细胞增多症 梅毒 TORCH

* 新生儿期可能无黄疸。
TORCH，弓形虫病、风疹、巨细胞病毒、单纯疱疹病毒。
经许可摘自 Poland RL, Ostrea EM Jr. Neonatal hyperbilirubinem. In Klaus MH, Fanarof AA. Care of the High-Risk Neonate. 3rd ed. Philadelphia, WB Saunders Company, 1986。

养失败或不正常喂养)多少,频率如何,婴儿锁在乳房上或取奶瓶的乳头,无论是母亲觉得她的牛奶进来了,婴儿在喂食期间是否吞咽,并且在喂食后似乎饱食。

全身性疾病回顾:需要寻找症状的原因,包括呼吸窘迫、发热和易激惹或嗜睡(败血症);肌张力降低和喂养困难(甲状腺功能低下,代谢紊乱);和持续的呕吐(肠梗阻)。

既往史:应注意母体感染(弓形虫病,其他病原体、风疹,巨细胞病毒和单纯疱疹病毒感染),可引起早期高胆红素血症(母亲糖尿病),母体 Rh 因子和血型(母体血型不相容)的疾病,以及长期或困难出生的历史(血肿或镊子创伤)。

家族史需记录能导致黄疸的遗传性疾病,包括葡萄糖-6-磷酸脱氢酶缺乏和珠蛋白生成障碍性贫血、球形细胞增多症以及同胞曾患黄疸。

药物史需要特别关注能促进黄疸的药物(包括头孢曲松、氨苯磺胺和抗疟药)。

体格检查 综合临床表现以及重要的体征。

通过皮肤观察黄疸的范围。轻压皮肤推测黄疸的出现时间。另外,需要观察瘀斑、瘀点(提示溶血性贫血)。

体格检查需关注可能是病因的体征。

一般的表现需要注意多血质(母胎输血),巨大儿(母亲糖尿病);嗜睡或易激惹(败血症或感染),和任何面部特征如巨舌(甲状腺功能低下)和鼻梁低平或吊眼(21 三体综合征)。

头颈部检查需关注任何的擦伤以及头皮肿胀可能提示头颅血肿。肺部需检查是否有湿啰音、干啰音以及呼吸音减弱(肺炎)。腹部包括是否有腹胀,腹块(肝脾肿大)或腹痛(肠梗阻)。神经检查需注意肌张力降低或虚弱(代谢紊乱、甲状腺功能低下、败血症)的体征。

预警症状:要特别注意以下情况:

- 生后第一天出现黄疸
- 血清总胆红素(TSB)>18mg/dl
- TSB 增高的速度>0.2mg/(dl·h)[>3.4μmol/(L·h)]或>5mg/(dl·d)
- 当 TSB<5mg/dl 时结合性胆红素>1mg/dl(>17μmol/L),或结合性胆红素>20%TSB(提示新生儿胆汁淤积)
- 出生 2 周后仍有黄疸
- 嗜睡,易激惹,呼吸窘迫

检查结果解读:区分生理性黄疸和病理性黄疸。病史、体格检查和时程可以帮助诊断,一般情况下 TSB 和结合胆红素水平需要检测。

时程 黄疸如在生后 24~48 小时出现或持续>2 周,则有可能是病理性黄疸。黄疸如在生后 2~3 日才比较明显,则生理性,母乳喂养或母乳黄疸的可能性较大。需要排除的是,由于一些代谢因素(如克里格勒-纳贾尔综合征(Crigler-Najjar syndrome)、甲状腺功能低下、药物直到 2~3 周才会有明显黄疸。在这些情况下,胆红素的峰值一般出现在第一周,累积增长水平<5mg/(dl·d),并可持续较长时间。因为现在多数新生儿多数从医院或婴儿室 48 小时内出院,许多高胆红素血症的患儿在出院后才发现。

检查 诊断主要根据患儿的皮肤颜色和血清胆红素的测定。无创性的经皮胆红素浓度测定技术的使用范围越来越广,其测量值与血清胆红素浓度有着良好的关联。高胆红素血症的危险是基于年龄特异性的血清总胆红素浓度。

早产儿血清胆红素>10mg/dl(>170μmol/L),足月儿血清胆红素>18mg/dl 应进行进一步检查。评估应包括:血细胞比容、血涂片、直接库姆斯试验(Coombs test)、网织红细胞计数、血清总胆红素和直接胆红素的测定、母婴的血型和 Rh 血型。(表 318-2)

表 318-2 新生儿黄疸的体格检查结果

结果	黄疸时间	病因
一般检查		
发烧、心动过速、呼吸窘迫	生后最初 24h 累积>5mg/(dl·d)[>86μmol/(L·d)]	肺炎、TORCH 感染、败血症
嗜睡、肌张力减退	最初的 24~48h 可能延长(>2 周)	甲状腺功能减退、代谢紊乱
巨大胎儿	24~48h 能累积到>5mg/dl	妊娠期糖尿病
瘀点	生后最初 24h 累积>5mg/dl	溶血状态(如母胎血型不合、RBC 酶缺乏、遗传性球形红细胞性贫血、珠蛋白生成障碍性贫血、败血症)
多血症	生后最初 24h 累积>5mg/dl	母胎或双胎输血综合征、延迟脐带结扎
头颈检查		
双侧斜睑裂、鼻梁平坦、巨舌、扁平枕	生后最初 2~3 日	唐氏综合征(可能为十二指肠闭锁、先天性巨结肠、肠梗阻、第一和第二脚趾间距宽)
头颅血肿	24~48h 能累积到>5mg/dl	产伤
巨舌	24~48h 可能延长(>2 周)	甲状腺功能减退症
腹部检查		
腹部膨隆、肠鸣音减弱	可能表现延迟(2~3 日或更晚)	肠梗阻(如囊性纤维化、先天性巨结肠、肠闭锁或狭窄、幽门狭窄、胆道闭锁)

TORCH,弓形虫病,其他病原体、风疹、巨细胞病毒和单纯疱疹。

其他检查包括：血、尿和脑脊液培养鉴别是否存在脓毒血症，红细胞酶测定来判定溶血的原因，可根据病史、体格检查。最初的实验室检查结果或血清胆红素＞25mg/dl（＞428μmol/L）也可以判断溶血发生的可能。

治疗

高胆红素血症治疗的目标是针对潜在性的疾患。此外，高胆红素血症本身的治疗也可能是有必要的。

生理性黄疸 临床上通常不明显，并可在1周内消失。采取多次配方奶喂养以促进胃肠道蠕动和增加排便次数、减少肠肝循环，从而降低高胆红素血症的发生率和严重度。配方奶的类型对增加胆红素的排泄并不重要。

母乳型黄疸 可采取增加喂养次数、限制喂水以预防或减轻黄疸。如果在早期母乳喂养性黄疸的足月婴儿中胆红素水平持续增加＞18mg/dl，则母乳至配方的临时改变可能是适当的；光疗也可以在较高水平指示。足月儿母乳性黄疸如果胆红素水平持续＞18mg/dl 时，暂时将母乳喂养改为配方奶喂养可能较为恰当，黄疸指数较高时也需要光疗。中断母乳仅需1～2日，一旦新生儿胆红素水平开始下降即应鼓励母亲继续母乳喂养。应使母亲确信高胆红素血症并未造成任何伤害，可以重新安全地进行母乳喂养。

高胆红素血症的**有效性治疗**包括：

- 光疗
- 换血疗法

光疗 这种方法依旧是标准疗法，绝大多数情况下是采用荧光的白光。（蓝光波长425～475nm，对于加强型光疗是最有效的）。光疗可使皮肤和皮下组织中的胆红素转化为胆红素的光构型异构体。其水溶性较大，能通过肝脏迅速排泄而无需葡萄糖醛酸化。事实证明，光疗在治疗新生儿高胆红素血症中疗效确切，可以阻止核黄疸的发生。

血清游离胆红素＞12mg/dl（＞205.2μmol/L），生后25～48小时血清游离胆红素＞5mg/dl，生后49～72小时血清游离胆红素＞18mg/dl，＞72小时血清游离胆红素＞20mg/dl，均可以进行光疗（图318-1）。结合胆红素增高引起的黄疸非光疗指征。

对于出生在＜35周妊娠的新生儿，治疗的阈值胆红素水平较低，因为早产儿处于更大的神经毒性风险。婴儿越早产，阈值越低（表320-3）。

因为在光疗期间可见的黄疸可能消失，即使血清胆红素保持升高，皮肤颜色也不能用于评估黄疸的严重程度。用于胆红素测定的血液应当避免暴露于亮光，因为收集管中的胆红素可能快速光氧化。

换血疗法 这种治疗可以快速去除循环中的胆红素，并且用于严重的高胆红素血症，其通常在免疫介导的溶血中发生。通过脐静脉导管取出少量血液并取代部分溶血和抗体包被的RBC以及循环Igs。达危险水平的高胆红素血症通过经脐静脉插管进行换血治疗，换出溶血的和致敏的红细胞及抗体。也就是说，如果新生儿对AB抗原敏感，使用O型血，如果新生儿对Rh抗原敏感，则使用Rh阴性血。因为成人供体红细胞具有比胎儿细胞更多的ABO抗原位点，所以类型特异性输血将加强溶血。会引起核黄疸，如

果是结合型胆红素显著升高，应使用未结合型胆红素浓度来判定是否需要换血，而不是用总胆红素浓度。

对于足月儿，特定指征：生后24～48小时血清胆红素≥20mg/dl、生后48小时后≥25mg/dl、行光疗效果差、光疗4～6小时血清胆红素下降仅1～2mg/dl（17～34μmol/L）、不论血清胆红素水平的高低，已有胆红素脑病的早期表现者。血清胆红素浓度初次检测达25mg/dl 时，为防止光疗效果差则应积极准备换血治疗，来进一步降低胆红素水平。

对于妊娠＜35周出生的新生儿，建议使用阈值（表318-3）。以前，一些临床医生使用仅基于患者体重的标准，但是这些标准已经被上述更具体的指导所取代。

表318-3 在妊娠＜35周出生的婴儿启动光疗或交流输血建议的阈值*

孕龄/周	光疗（总血清胆红素）/(mg/dl)	换血疗法（总血清胆红素）/(mg/dl)
＜28	5～6	11～14
28 至＜30	6～8	12～14
30 至＜32	8～10	13～16
32 至＜34	10～12	15～18
34＜35	12～14	17～19

* 基于共识的建议，经许可摘自 Maisels MJ, Watchko JF, Bhutani VK, et al. An approach to the management of hyperbilirubinemia in the preterm infant less than 35 weeks of gestation[J]. Journal of Perinatology, 2012, 32:660-664。

通常，以160ml/kg（两倍于婴儿总血容量）的袋装红细胞于2～4小时输入；或两次连续输注，每次80ml/kg，1～2小时输入，总量为20ml/kg。为了进行一次换血治疗，首先将20ml 的血液抽出，接着立即替换性地输入20ml 血液。重复该操作，直到交换了所需的总容量。对于病情严重的婴儿或是早产儿而言，采用的是5～10ml 的等分布分，以避免血容量的瞬间大量损失。目的是使胆红素水平下降近50%，血清胆红素在换血后1～2小时内可反弹至换血前的60%。习惯上，如果新生儿有增加发生核黄疸危险的情况时（如饥饿、脓毒血症、酸中毒），应降低标准1～2mg/dl。如果胆红素水平仍高，换血疗法可以重复多次应用。最后，换血操作是存在危险和并发症的，光疗的成功会降低换血治疗的频率。

> **关键点**
>
> - 新生儿黄疸是因胆红素生成增加，胆红素清除减少，或是肝肠循环降低而引起的
> - 在新生儿期，有些黄疸是正常的
> - 危险度因出生后年龄、血清总胆红素的值、早产和新生儿的健康情况的不同而不同
> - 治疗取决于胆红素升高的原因和程度；婴儿越早，治疗的阈值水平越低
> - 决定性的治疗方法包括光疗和换血疗法

核黄疸

（胆红素脑病）

由于胆红素沉积在基底神经节和脑干神经核而引起的

脑损害。

正常情况下，与血清中白蛋白结合的胆红素存在于血管间隙。然而，当血清胆红素浓度显著升高时，胆红素可穿过血脑屏障并引起核黄疸病（高胆红素血症）；血清白蛋白浓度显著降低（如在早产儿中）；或胆红素通过竞争性结合剂（如磺胺异噁唑，头孢曲松和阿司匹林；空腹，脓毒症或酸性婴儿中的游离脂肪酸和氢离子）从白蛋白置换。

症状及体征

在早产儿，核黄疸可能并不表现临床症状及体征。足月儿核黄疸的早期症状为嗜睡，吃奶差伴呕吐，接着可发生角弓反张、眼球凝视、惊厥和死亡。角弓反张，眼动危象，癫痫发作和死亡可能随之而来。核黄疸可能导致智力障碍，舞蹈手足徐动症脑瘫，聋和儿童晚期向上凝视的麻痹。目前尚不明确减轻胆红素脑病的程度是否能减轻神经系统的损害（如感知-运动障碍和学习困难）。

诊断

- **临床评估**

这里没有可靠的测试来确定核黄疸的风险，并且诊断是假定的。核黄疸的确定诊断只能通过尸体解剖。

治疗

- **高胆红素血症的预防**

一旦核黄疸进展，就没有治疗；它必须通过治疗高胆红素血症预防。

新生儿高钙血症

（参见高钙血症概述。）

高钙血症是指血清钙>12mg/dl（>3mmol/L）或离子钙>6mg/dl（>1.5mmol/L）。最主要的原因是医源性高钙血症。可以引起胃肠道症状（纳差、呕吐、便秘），有时可引起昏睡和惊厥。治疗：静脉输入盐水和呋塞米，有时可静脉应用磷酸盐。

病因

新生儿高钙血症最常见的病因为：

- **医源性**

医源性病因通常包括钙或维生素D摄入过多或由于长期不正确的配方奶喂养导致的磷酸盐缺失。

其他原因 包括母亲甲状旁腺功能降低、皮下脂肪坏死、甲状旁腺增生、肾功能不全、Williams综合征、特发性高钙血症。Williams综合征包括心脏瓣膜的主动脉瓣狭窄、肺动脉瓣或者周围肺动脉瓣狭窄、房间隔缺损、室间隔缺损、肾动脉狭窄、主动脉移位、elfin面容，以及原因不明的高钙血症。患儿可能是小于胎龄儿，高钙血症在婴儿早期显著，一岁后常有降低趋势。特发性新生儿高钙血症是一种排除性诊断，与Williams综合征很难鉴别，通常需要基因检测。新生儿甲状旁腺功能亢进非常罕见。新生儿皮下脂肪坏死可继发于外伤，引起高钙血症，通常血钙可自行降低。母体的甲状旁腺功能减退或低血钙可引起继发性胎儿甲状旁腺功能亢进，引起胎儿矿化异常（如骨量减少）。

症状及体征

当总血清钙>12mg/dl（>3mmol/L）时，可能会注意到新生儿高钙血症的症状和体征。这些体征可包括纳差，胃肠道反流，恶心，呕吐，嗜睡或癫痫或广泛易激惹，和高血压。其他症状和体征包括便秘，腹痛，脱水，进食不耐受和苗壮成长。一些新生儿有肌肉或关节疼痛和虚弱的模糊症状。伴有皮下脂肪坏死，可在躯干，臀部或腿上观察到坚固的紫色结节。

诊断

- **血清总钙浓度或离子化的钙浓度**

通过测量总的或离子化的血清钙水平来进行新生儿高钙血症的诊断。

治疗

- 静脉注射生理盐水加上呋塞米
- 糖皮质激素，降钙素和二碳磷酸盐化合物

明显的血钙升高可静脉应用20ml/kg生理盐水和2mg/kg呋塞米，若持续升高可应用皮质激素和降钙素。磷酸盐已经逐渐开始被应用（如口服1-羟基-亚乙基-1,1-二膦酸或静脉应用氨羟二磷酸二钠）。用低钙配方奶治疗新生儿皮下坏死，补液、呋塞米、降钙素和皮质激素应根据高钙血症程度的不同应用。胎儿源自母亲甲状旁腺功能低下的高钙血症预后较好，因为生后几周之内可自行缓解。慢性情况的治疗可给予低钙、低维生素D配方奶。

新生儿低钙血症

（参见低钙血症概述。）

血清总钙浓度：足月儿<8mg/dl（<2mmol/L），早产儿<7mg/dl（<1.75mmol/L）也可根据所使用的实验方法（电极类型）用离子钙<3.0~4.4mg/dl（<0.75~1.10mmol/L）。症状包括肌张力减退、呼吸暂停和手足搐搦。治疗可应用口服补钙和静脉补钙。

病因

低钙血症的发生有两种形式：

- 早发型（发生于出生后1~2日内）
- 迟发型（>3日），罕见

先天性甲状旁腺功能不全婴儿，早发性和迟发性（长期的）低钙血症均可发生，如迪格奥尔格综合征（DiGeorge syndrome），这些婴儿可有甲状旁腺功能发育不全或发育障碍。

早发型低钙血症 早发型低钙血症高危因素包括：早产儿、小于胎龄儿、糖尿病母亲的新生儿、有围生期窒息史的新生儿。低钙发生机制各不相同。在正常情况下，出生后当通过胎盘持续供给的离子钙突然中断时，甲状旁腺激素可将血钙维持在正常水平。一些早产儿或小于胎龄儿，出生后出现暂时性甲状旁腺功能相对低下，其血清钙下降。这种作用在糖尿病母亲或甲状旁腺功能亢进母亲的新生儿中加重，因为在妊娠期，这些妇女的离子钙水平高于正常，如此，新生儿出生后甲状旁腺不能维持正常血清钙水平。围生期窒息也可使血清降钙素水平增加，从而抑制钙从骨骼释放并导致低钙血症。还有一些新生儿，肾脏磷酸化功能缺乏对甲状旁腺激素的反应，血酸因而升高，导致低钙血症。

迟发型低钙血症 迟发型低钙血症通常由于婴儿被喂

以含过高的磷酸盐的牛乳或配方奶,引起血清磷酸盐升高,导致低钙血症。

症状及体征

新生儿低钙血症很少有明显症状和体征,除非当血清总钙<7mg/dl(<1.75mmol/L)或离子钙<3.0mg/dl(<0.75mmol/L)。临床表现包括:肌张力低下、心动过速、呼吸急促或呼吸暂停、进奶差、烦躁不安、手足搐搦或惊厥,与低血糖症和撤药综合征有相似的症状。

诊断

- 血清总钙浓度或离子化的钙浓度

新生儿低钙血症诊断根据血清总钙和离子钙测定值,因其不需要校正蛋白质浓度和pH,离子钙浓度是相对更准确的指标。心电图上QT间期延长(QT_c)提示低钙血症。

治疗

- 早发型:静脉注射10%钙葡萄糖酸盐
- 迟发型:口服骨化三醇或钙

早发型低钙血症 常在数日内痊愈,无症状的新生儿低钙血症如果血钙>7mg/dl或者离子钙>3.5mg/dl,通常不需要治疗。<7mg/dl(1.75mmol/L)的足月儿和<6mg/dl(<1.5mmol/L)的早产儿需要应用10%葡萄糖酸钙溶液2ml/kg(200mg/kg)治疗,缓慢静脉输注30分钟以上。过快输注可引起心动过缓,故在输注时要监测心率。必须严密观察静脉输液部位,因为钙溶液渗入组织有刺激性,并可造成局部组织损伤或坏死。钙渗透的表现包括皮肤发红,钙化和坏死或脱落;可能在手腕处有桡神经损伤。

在快速纠正低钙血症后,葡萄糖酸钙可混合于其他静脉补液中继续输注。开始时给予葡萄糖酸钙400mg/(kg·d),如果需要可逐渐增加到800mg/(kg·d),以防止低钙血症的复发。当开始经口喂养时,可在配方奶中加入同样日需要量的葡萄糖酸钙;也可将10%葡萄糖酸钙加入配方奶中,这通常仅需要使用数日。

对于迟发型低钙血症,治疗的目的是配方奶中加入足量的钙剂,使钙和磷酸盐的克分子浓度之比为4∶1,这样可在胃肠道内促使磷酸钙的形成,促进肠道对钙的吸收,直至血清钙恢复正常。需要注意的是,口服钙制剂蔗糖含量高,在早产儿中可引起腹泻。

关键点

- 新生儿低钙血症通常发生在生后的前2日内,并且通常见于早产儿、小于胎龄儿、母亲糖尿病、甲状旁腺功能亢进及围生期窒息
- 新生儿可能患有肌张力低下,心动过速,呼吸急促,呼吸暂停,进食不良,精神紧张,痉挛和/或癫痫发作
- 通过测量总的或离子化的血清钙水平诊断;测量葡萄糖水平以排除低血糖
- 用静脉注射10%葡萄糖酸钙治疗早发性低钙血症,然后口服钙补充几天

新生儿高血糖症

新生儿血糖水平>150mg/dl(>8.3mmol/L)称为高血糖症。

新生儿高血糖症最常见的原因是:

- 医源性

医源性高血糖症通常包括:极低出生体重儿(<1.5kg)在生后最初几日内,快速输注葡萄糖溶液后可发生严重高血糖症。

严重的应激反应(如手术创伤、窒息、呼吸窘迫综合征或脓毒血症)也可发生高血糖症,特别是真菌性脓毒血症更是有密切关系。部分早产儿存在胰岛素抵抗,阻碍前胰岛素向胰岛素转化,可以引起高血糖症。此外,暂时性新生儿糖尿病是一种罕见的自限性高血糖症,常发生在小于胎龄儿。肾上腺皮质激素的应用可引起暂时性高血糖症。高血糖症的发生率低于低血糖症的发生率,但仍十分重要,可能增加潜在病症的发病率和死亡率。

症状及体征

新生儿高血糖的症状和体征是基础疾病的症状和体征。

诊断

- 血清葡萄糖检测

新生儿高血糖的诊断是通过血清葡萄糖检测。诊断根据血糖浓度测定,实验室检查还包括尿糖和血浆渗透压检查。

治疗

- 静脉注射葡萄糖苷浓度或比率的降低,或是两者同时降低
- 有时静脉注射胰岛素

治疗方面,如果是医源性情况,治疗措施包括降低葡萄糖溶液输注(同时将浓度从10%改为5%,或减慢静脉输注速度),在低浓度葡萄糖输注[如4mg/(kg·min)]的情况下高血糖仍然持续,提示存在胰岛素相对缺乏或者胰岛素抵抗的可能性。

治疗其他原因是快速作用的胰岛素。可在10%葡萄糖溶液中加入胰岛素,按正规速度0.01~0.1U/(kg·h)输注,直至血糖水平正常。胰岛素可加入另外的10%葡萄糖溶液中,然后与维持输注的10%葡萄糖溶液一起使用,这样就可调节输注速率而不改变总体静脉输液的速率。对胰岛素治疗的反应无法预计,故监测血糖水平和仔细调节胰岛素的输注速率是非常重要的。

对新生儿暂时性糖尿病,需要细心维持葡萄糖内环境和液体的稳定,直至高血糖症自行消失,这通常需要数周。

任何由于高血糖症致渗透性利尿引起的水电解质的丢失均需给予及时补充。

新生儿低血糖

参见低血糖概述。

足月新生儿血糖<40mg/dl(<2.2mmol/L),早产儿血糖<30mg/dl(<1.7mmol/L),称为低血糖症。高危因素包括早产、小于胎龄儿、妊娠期糖尿病及围生期窒息。最常见的原因是糖原贮存不足,延迟进食和高胰岛素血症。症状主要包括心动过速、发绀、惊厥和呼吸暂停。通过临床表现可疑

诊,确诊需要行血糖检测。预后取决于患儿的一般状况。治疗包括肠道喂养和静脉补充葡萄糖。

病因

新生儿低血糖症分为暂时性和持续性。

暂时性低血糖症的原因包括:
- 底物不足(如糖原)
- 酶功能发育不完善导致糖原储备不足

出生时糖原储备不足常见于极低出生体重早产儿、胎盘功能不全所致的小于胎龄儿和围生期窒息儿,他们所有的糖原储备将在无氧酵解中。他们所有的糖原储备将在无氧酵解中消耗糖原储备,新生儿生后最初几小时或最初几日的任何时间都可发生低血糖症,尤其是喂养时间间隔延长或摄入营养素不足的新生儿。所以,给予维持外源性葡萄糖输注对预防发生低血糖症非常重要。

持续性低血糖症病因包括:
- 高胰岛素血症
- 有缺陷的反调节激素释放(生长激素,糖皮质激素,高血糖素,儿茶酚胺)
- 遗传代谢疾病(如糖原累积症、糖异生紊乱、脂肪酸氧化作用紊乱)

高胰岛素血症发生于患糖尿病母亲的婴儿[与母亲糖尿病控制程度呈相反关系。当母亲患有糖尿病时,由于母体血糖水平升高,她的胎儿暴露于增加的葡萄糖水平。婴儿通过产生增加的胰岛素水平来响应。当切断脐带时,葡萄糖向新生儿的输注停止,新生儿可能需要数小时或甚至数天来减少其胰岛素产生。高胰岛素血症也通常发生在对于胎龄较小儿的生理强调的婴儿中。在两种情况下,高胰岛素血症是短暂的。少见的原因包括先天性高胰岛素血症(可为常染色体显性或隐性遗传)、严重的有核红细胞增多症或以巨舌、脐疝和胰岛细胞增生为特征的贝威二氏综合征(其中胰岛细胞增生伴有宏观和脐带疝的特征)。由于新生儿从胎盘来源的葡萄糖持续供应中断,新生儿高胰岛素血症具有使生后第1~2小时内的新生儿血糖迅速下降的特征。

血糖水平取决于多种相互作用因素。虽然胰岛素是主要因素,但葡萄糖水平还依赖于生长激素,皮质醇和甲状腺素水平。干扰这些激素的适当分泌的任何病症可导致低血糖。

低血糖症也可因静脉输注葡萄糖溶液突然中断而发生。最后,低血糖症可能是因脐导管放置不当或脓毒症而引起的。

症状及体征

许多患低血糖症新生儿无症状。长期或严重的低血糖可发生交感神经和中枢神经低糖症状。交感神经症状包括:出汗、心动过速、虚弱、颤抖。中枢神经低糖症状包括:惊厥、昏迷、发绀发作、呼吸暂停、心动过缓或呼吸窘迫、体温不升。也可有冷漠、进食差、肌张力低下、呼吸增快。

诊断

- **床旁葡萄糖检查**

这些均为非特异性表现,可见于有窒息史、脓毒症、低钙血症或撤药综合征的婴儿。所有高危新生儿不论有无症状均需即刻用毛细血管法床旁测血糖。凡测定值低于正常,应复查静脉血糖。

治疗

- 静脉注射葡萄糖(预防和治疗)
- 肠内营养
- 有时肌内注射高血糖素

许多高危新生儿进行预防性治疗。例如,胰岛素依赖型糖尿病母亲的新生儿在生后即静脉输注10%葡萄糖溶液或口服葡萄糖,此举与其他患病新生儿、极度早产儿和有呼吸窘迫的新生儿一样。对其他有发生低血糖症危险但无疾病的婴儿,应早期开始频繁喂食配方奶,以提供碳水化合物。

另外,任何新生儿血糖50mg/dl(2.75mmol/L),发生低血糖症状的新生儿或经肠道喂养不能迅速提高血糖的新生儿,应立即静脉使用12.5%葡萄糖溶液2ml/kg,输注10分钟以上,高浓度的葡萄糖溶液可经中心静脉置管输入。以后按4~8mg/(kg·min)的速度提供葡萄糖,即10%葡萄糖溶液2.5~5ml/(kg·h)。通过监测葡萄糖水平来指导调节输注速度。一旦新生儿的情况改善,在继续监测血糖的情况下,逐渐用经肠道喂养替代静脉输液。静脉输注葡萄糖需逐渐减少,因为突然中断会导致低血糖。

如果对低血糖新生儿立即输注葡萄糖有困难,肌内注射100~300μg/kg高血糖素(最大剂量1mg)常能迅速提高血糖水平,除非该新生儿糖原已经耗尽,其作用可持续2~3小时。快速输注葡萄糖后仍难以控制的低血糖症,可给予氢化可的松2.5mg/kg,每日2次,肌内注射。如果低血糖治疗难以治疗,则应考虑其他原因(如败血症)以及可能的持续性高胰岛素血症的内分泌评估和缺糖性糖原异常或糖原分解障碍。

> **关键点**
> - 小于胎龄儿和/或早产儿通常具有低糖原储存并变为低血糖,除非它们被早期和经常地喂养
> - 糖尿病母亲的婴儿具有由高母体葡萄糖水平引起的高胰岛素血症;他们可能在出生后发生短暂性低血糖症,当母亲的葡萄糖被撤回
> - 体征包括泪尿,心动过速,昏睡,进食不良,体温过低,癫痫发作和昏迷
> - 对糖尿病母亲,极度早产儿和有呼吸窘迫的婴儿的婴儿进行预防性治疗(使用口服或静脉注射葡萄糖)
> - 另外,任何新生儿血糖≤50mg/dl(≤2.75mmol/L),立即给予肠内喂养或10%~12.5%D/W,2ml/kg的静脉输注超过10分钟;跟随此推注与补充静脉或肠内葡萄糖,并密切监测葡萄糖水平

新生儿高钠血症

(高钠血症的治疗在其他章节讨论。)

高钠血症是指血清钠浓度>150mmol/L,主要原因见于

脱水。症状包括昏睡和惊厥。治疗上谨慎补充 0.45% 的生理盐水。

病因

高钠血症可发生于：
- 当水丢失大于钠丢失时（高渗性脱水）
- 摄钠大于排钠（盐中毒）
- 两种情况并存

腹泻、呕吐、高热均可使失水大于失钠，引起低钠血症也见于新生儿早期吃奶差（如母亲和婴儿均初学母乳喂养），尤其是 24~28 周早产的极低体重儿。极低体重儿的非显性失水系由于未成熟的皮肤角质层和肾功能发育不完善、促使自由水排泄的尿浓缩功能降低所致。辐射取暖器和光疗是非常值得重视的经皮肤的非显性失水，接受该治疗的患儿最初几天需水量最高可达 250ml/(kg·d)，其后随着角质层发育的不断完善，不显性失水逐渐减少。一种罕见原因是中枢性或肾性尿崩症。对于高钠血症和脱水的婴儿，其脱水情况往往比体格检查结果更严重，因为渗透浓度的升高有助于维持细胞外液空间（循环血容量）。

溶质超负荷　大多由于自制的配方奶中添加过多的盐，或由于使用高渗性液体。冰冻血浆和白蛋白中含钠，当反复应用于较小的早产儿，也可引起高钠血症。

症状及体征

高钠血症的症状和体征包括：昏睡、不安、反射亢进、痉挛、体温过高和惊厥。皮肤质地呈面团样而不是变薄。颅血管内出血，静脉窦血栓形成，急性肾小管坏死是常见的并发症。

诊断

- **血清钠浓度**

根据患儿的症状和体征，通过测定血清钠浓度可以确诊高钠血症。

其他的实验室检查结果包括有 BUN 的升高，血清糖浓度的轻度升高，以及血清钾浓度降低时的血清钙浓度的降低。

治疗

- 静脉输注 0.9% 的生理盐水，接着输注低张的盐水（0.3%或 0.45%的盐水）

重度脱水的婴儿必须先恢复其循环血量，通常是静脉输注 0.9% 的生理盐水，以 20ml/kg 计算的等分布分。接着静脉输注用 5%葡萄糖/0.3%~0.45%生理盐水以补充液体的丢失，液体量与计算的损失量相同，在 2~3 日内给予，以防止血清渗透压的迅速降低，避免水分快速移动进入细胞引起脑水肿。必须同时给予维持液体。治疗的目的是降低血钠 10mmol/L/d。补液期间要监测体重、血电解质、尿量、尿比重，以便于及时调整补液方案。一旦显示足够的尿量，添加钾以提供维持需求或替代丢失量。

由钠中毒性引起的极重度高钠血症（Na>200mmol/L），特别是血钠升高极快时，应使用腹膜透析治疗。

预防

高钠血症的预防要求注意非寻常性血容量及其成分的丢失，以及维持微环境稳定时使用的溶液成分。由于新生儿和小婴儿不能有效地表示口渴和自己补充水分，因此脱水的危险性最大。在混合喂养时必须特别注意食品成分（如婴儿配方奶和经胃管喂养的浓缩食物），尤其在有发生潜在性脱水的时候，如腹泻发作期间、摄入水分少、呕吐或高热等。

> **关键点**
> - 高钠血症通常由于脱水（如由腹泻，呕吐，高热引起）；钠过载是罕见的
> - 体征包括：昏睡、不安、反射亢进、痉挛、体温过高和惊厥
> - 可能发生颅内出血，静脉窦血栓形成和急性肾小管坏死
> - 通过发现血清钠浓度>150mmol/L 诊断。
> - 如果原因是脱水，用 0.9%盐水恢复循环血液体积，然后以等于计算的流体缺乏的体积得到 5%D/W/0.3%~0.45%盐水溶液静脉输注
> - 液体复苏超过 2~3 日，以避免血清钠的过快下降

新生儿低钠血症

（高钠血症的治疗在其他章节讨论。）

低钠血症是指血清钠浓度<135mmol/L。重度的低钠血症可以引起癫痫发作或者昏迷。治疗应谨慎补钠，予 0.9%的生理盐水溶液，极少需要用 3%盐水溶液，尤其患者表现为癫痫发作时。

病因

低钠血症最重要的原因是腹泻和/或呕吐造成大量胃肠道液体丢失，血容量减少需补液时未补盐或仅补少量盐（如某些果汁）。

一个少见的原因可能是 ADH 异常分泌和继发性水潴留。ADH 分泌不良的可能原因包括中枢神经系统肿瘤和感染。配方奶过度稀释致水中毒也可引起低钠血症。

最后，其他原因还包括水钠潴留，引起血容量过多型低钠血症，如心力衰竭和肾衰竭。

症状及体征

新生儿低钠血症的症状和体征包括恶心呕吐，冷漠，头痛，癫痫发作，低温和昏迷；其他症状包括痉挛和虚弱。低钠性脱水的患儿因为引起不成比例的细胞外液的丧失，常表现病情较重。症状和体征取决于低钠血症的持续时间和程度。

诊断

- **血清钠浓度**

根据症状和体征，结合实验室血钠测定可明确新生儿低钠血症的诊断。由于脱水的存在，尿素氮的测定常增高。

治疗

- 静脉输注 5%D/W 0.45%~0.9%的生理盐水溶液
- 极少静脉输注高张的 3%的盐水溶液

补液用 5%葡萄糖及 0.45%~0.9%生理盐水，所需液体量与计算的损失量相同，静脉输注数天至血钠正常，每日提

高的血钠浓度不超过 10~12mmol/L,以防止液体快速进入脑细胞。血容量减少的低钠血症需扩容治疗,重度低钠血症可予钠盐补充(按 10~12mmol/kg、小婴儿可按 15mmol/kg 补钠),同时按 3mmol/(kg·d)的日需要量补充钠(可加入 5%葡萄糖)。有意识不清和昏睡症状的低钠血症需急症处理,静脉输注 3%的盐水,预防惊厥和昏迷的发生。

胎儿毒品接触

酒精和违禁药品可致胎盘和发育中的胎儿中毒,引起先天性综合征和撤药综合征。处方药品对于胎儿也可能具有不良效应(表 283-1)。胎儿酒精综合征和对胎儿吸烟效果在其他章节讨论。

已经暴露于子宫内的药物[称为暴露于有害物质的胎儿(FENS)]的胎儿可以在妊娠期间依赖于药物。母亲接触某些毒性物质常并不意味着违法,有许多则是。无论如何,应评价其家庭情况以确定婴儿在出院后是否能得到安全的照料。在亲戚,朋友和随访护士的支持帮助下,母亲也许能照料她的婴儿。如果不能实现,家庭寄养或替代抚养计划可能是最好的方法。

苯丙胺 出生后的苯丙胺暴露对于新生的脑结构和功能具有持久而微妙的影响。一些研究表明,暴露于甲苯丙胺的儿童,其尾状核,豆状核和苍白球(脑的解剖组分)的体积缩小;然而其他的研究并未一致性地确认这些研究结果。其他的研究表明,出生前的甲苯丙胺暴露可能与神经行为方式的异常胎儿生长受限有关,但是,到目前为止,这些研究结果仍旧未能得到完好的确认。

巴比妥类 长期滥用巴比妥类药的母亲可造成新生儿撤药综合征,有烦躁不安、易激惹和焦虑,通常在生后 7~10 日,即在新生儿已从婴儿室出院后发病。可能需要采用苯巴比妥 3~6mg/(kg·d),分 4 次口服或肌内注射,然后根据临床表现在数日或数周内逐渐减药直至停药。

可卡因 可卡因抑制神经递质去甲肾上腺素和肾上腺素的再摄取,它穿过胎盘并引起胎儿血管收缩和高血压。可以通过胎盘并引起血管收缩和高血压。妊娠期滥用可卡因与高发生率的胎盘早剥、自发性流产有关,可能为母亲输往胎盘血管床的血流减少所致。胎盘早剥也可致胎儿宫内死亡或对存活的婴儿造成神经损害。

药物成瘾母亲所生新生儿的出生体重轻,身长和头围均降低,Apgar 评分低。可能发生脑梗死,与产前可卡因使用相关的罕见异常包括肢体截肢;GU 畸形,包括梅干腹综合征和肠闭锁或坏死。所有这些都是由血管破坏引起的,推测可能继发于由可卡因引起的胎儿动脉的强烈血管收缩引起的局部缺血。除上述异常外,尚有轻度的神经系统损伤:注意力下降、警觉性下降、IQ 低、肢体粗放和精细动作受损。

如果母亲在分娩前短期使用可卡因,一些婴儿也可产生撤药症状,但症状与麻醉剂撤药综合征相比要少见,症状也较轻。撤药综合征的表现及治疗与阿片类撤药综合征一样。

大麻 大麻并不总是增加先天畸形、胎儿生长受限或出生后神经行为异常的风险。但是,妊娠期应用大麻的女性也经常饮酒、吸烟或两者都存在,这些因素可导致胎儿出现问题。

阿片类 子宫内的阿片样物质暴露可导致分娩。在怀孕期间长期使用阿片类药物的妇女的新生儿应观察戒断症状[麻醉戒断综合征(NAS)]。NAS 通常在分娩后 72 小时内发生,但许多新生儿单位观察婴儿 4 或 5 日,以确保没有明显的戒断迹象。

戒断特征性体征包括:
- 易激惹
- 神经过敏
- 高渗性
- 呕吐和/或腹泻
- 出汗
- 癫痫
- 导致呼吸性碱中毒的过度通气

出生前接触苯二氮䓬类可引起相似的症状。

有许多评分系统有助于量化戒断的严重程度(Opioid Exposed Newborn:Assessment and Pharmacologic Management)。轻度撤药综合征的婴儿通过襁褓包裹、安抚以及多次喂奶可减轻其不安。耐心等待,一些问题不超过一周即解决。然而,高达 80%的患有 NAS 的婴儿需要药物治疗,通常使用阿片样物质,有时加入可乐定。苯巴比妥(0.75~1.5mg/kg 口服,每 6 小时 1 次)可能有帮助,但现在被认为是二线治疗。随着症状的消失,在数日或数周内逐渐减药直至停药,许多婴儿需要多达 5 周的治疗。

对最好的药物没有共识,但大多数专家使用美沙酮,吗啡,或有时酊阿片。剂量基于婴儿的体重和症状的严重程度。通常,起始剂量给予和增加,直到症状被控制,然后缓慢锥形(表 318-4)。

表 318-4 新生儿阿片样物质戒断的药物治疗方案

药物	起始剂量	逐步增加	逐渐减少
吗啡	0.04mg/kg po q3-4h	每剂 0.04mg/kg	10~20%,每 2~3 日 1 次
美沙酮	0.05~0.1mg/kg po,q6h	每剂 0.05mg/kg	10~20%,每周 1 次

经许可摘自 Hudak ML,Tan RC,The Committee on Drugs,et al. Neonatal drug withdrawal[J]. Pediatrics,2012,129:E540-E560。

加入可乐定 1μg/kg 口服,每 4 小时 1 次,可以减少足月婴儿所需的药物治疗持续时间。然而,可乐定不应该给予早产儿,因为心动过缓的风险。如果使用可乐定,应当监测 BP,因为可乐定剂量递减,因为可以有反跳高血压。

在麻醉药成瘾母亲的新生儿中,婴儿猝死综合征的发生率较高,但<10/1 000。因此不提倡这类婴儿都常规在家

胎儿酒精综合征

子宫内的酒精暴露增加了自然流产的风险，降低出生体重，并且可以引起胎儿酒精综合征，一种可变的身体和认知异常的群集。

出生时具有胎儿酒精综合征(FAS)的婴儿可以通过小身材和典型的一些面部特征来鉴定，包括小头，小眼睑，短睑裂，epicanthal 折叠，一个小或平的中面，一个扁平的细长的上颌，一个薄的上唇和一个小下巴。掌纹异常、心脏畸形和关节挛缩也很明显。

出生后，认知缺陷变得明显。最严重的表现为严重智力障碍，这被认为是酒精的致畸作用，因为大量的智力残疾婴儿的酒精妇女；FAS 可能是非遗传性智力残疾的最常见原因。

诊断

■ **临床评估**

慢性嗜酒、在妊娠期饮酒的母亲所生的新生儿具有相应的症状和体征，可以做出 FAS 诊断。

没有单一的身体或认知发现是病理性的；较小程度的酒精使用引起较不严重的表现，轻度病例的诊断可能很困难，因为部分表达发生。通常难以区分酒精对发育中的胎儿的影响与过度饮酒的女性的其他暴露（如烟草，其他药物）和因素（如营养不良，缺乏保健，暴力）的影响。

治疗

■ **支持治疗**

FAS 没有治疗方法。支持性护理应包括适当的刺激和培养环境。良好的营养和生长尤其重要。许多有 FAS 的孩子在学校需要学习支持。

因为怀孕期间不知道酒精最可能伤害胎儿，酒精使用的下限是否完全安全，建议孕妇避免所有酒精摄入。对那些同胞被诊断有胎儿酒精综合征的婴儿，应仔细检查其是否也有轻微的症状或体征。

319. 脱水和液体疗法

儿童补液和成人不同，对液体缺失和过多都非常敏感，液体补充依据体重和有特殊的诊疗指南。所有的指南原则都很接近；但根据监测结果做个性化的调整是非常必要的。

儿童脱水

脱水是指体内水和电解质的缺失。症状和体征包括：口渴、嗜睡、黏膜干燥、尿量减少，随着脱水程度的增加，可以出现心动过速、低血压和休克。诊断根据病史和体格检查。治疗可以口服或静脉补充水和电解质。

脱水，仍然是世界范围内引起婴儿和儿童发病和死亡的主要原因。脱水是另一病症的症状或迹象，最常见的是腹泻。婴儿对脱水敏感是因为：婴儿液体需要量相对大（代谢率高，婴儿的代谢速度是成人的2~3倍）；婴儿液体蒸发丧失量也相对较大（体表面积相对于容量的比例较大）；婴儿不能表达口渴和寻找水喝。

病因

脱水归因于：
- 体液丢失增加
- 饮水量减少
- 兼而有之

最主要的失水过多是由于呕吐、腹泻所致的胃肠道丢失（如胃肠炎参见第2327页）。其他体液丢失是经肾的（如糖尿病酮症酸中毒）、经皮肤失水（如大量出汗、烧伤）和积聚在第三间隙丢失（如肠梗阻或肠阻塞引起肠腔内液体积聚）。

液体摄入量减少在轻症的疾病，如咽炎或在任何一种严重的疾病都是常见的。当孩子呕吐或发烧时，呼吸急促，或者两者都增加不显性的损失，液体摄入量减少的问题尤其严重。也可能是一个被忽视的体征。

病理生理

所有的液体丢失都伴有不同比例的电解质丢失，所以体液丢失一直伴发有一定程度的电解质丢失。确切的量和电解质损失的类型取决于病因（如大量 HCO_3^- 可能会随着腹泻丢失，但不伴有呕吐）。然而，丢失的体液中所含有的 Na 的浓度一直比血浆中的 Na^+ 浓度低。因此，在没有任何补液的情况下，血清钠升高（高钠血症）。高钠血症导致水从细胞内和间隙空间转移到血管内，有助于，至少是暂时保持血管容积。低渗补液（如用白开水），血清钠可以是正常的，但也可以是降低的（低钠血症）。低钠血症导致一些流体移出血管内，并进入到间质中，以损失血管容积为代价。

症状及体征

症状和体征根据不同亏损的程度（表319-1）以及血清钠水平而定。因为体液从间质流入血管内，高钠血症患儿病情更重（如黏膜非常干燥，面团状外观皮肤）比低钠血症儿童脱水程度更加严重。然而，较之低钠血症的孩子，高钠血症的孩子有更好的血流动力学（如心动过速少和尿量更好），体液已转移出血管。伴有低钠血症的脱水患儿直到接近心血管衰竭和低血压时，可能只有轻度脱水表现。

表 319-1　脱水的临床表现

严重程度	体液丢失（占体重的百分比）		体征
	婴儿/(ml/kg)	青少年/(ml/kg)	
轻度	50(5%)	30(3%)	通常检查发现极少，但是可能有轻度的口腔黏膜干燥、口渴感和尿量轻度减少
中度	100(10%)	50~60(5%~6%)	口腔黏膜干燥、心动过速、少尿或无尿、嗜睡、眼窝和囟门凹陷、皮肤弹性差
重度	150(15%)	70~90(7%~9%)	除中度的表现外，还有脉搏细弱、无泪、苍白、呼吸急促、毛细血管充盈延迟、低血压、皮肤花纹、昏迷

* 婴儿和青少年之间的年龄组尚未建立明确的标准，应根据临床判断做出评估。
这些发现针对的血清钠水平在正常范围内的患者；高钠血症和低钠血症的临床表现不同。

诊断

■ 临床评估

总体而言，脱水的定义如下：

- 轻度：无血流动力学变化（婴儿大约为5%的体重，青少年为3%）
- 中度：心动过速（婴儿约10%的体重，青少年为6%）
- 重度：低血压灌注受损（婴儿约15%的体重，青少年为9%）

然而，结合使用症状和体征，以评估脱水，比只使用体征来得更为精确。另一种评估急性儿童脱水程度的方法是体重变化；所有短期内体重减轻每日超过1%均表明有液体的丢失。但这种方法有缺陷，需要知道孩子以前的确切体重。父母的估测往往是不合适的，譬如，1kg的估测误差对于一个体重10kg的孩子来说，意味着10%误差率，则对于用体重变化来判断脱水显然不合理。

对于中度或重度脱水的儿童，以及需要静脉补液治疗的儿童，通常进行实验室生化检查，这些儿童电解质紊乱（如血钠过多、低钾血症、代谢性酸中毒或碱中毒）更为常见。脱水的其他实验室异常还包括：血液浓缩导致的红细胞增多、尿素氮和尿比重升高。

治疗

■ 液体替代疗法（如果可能，可口服）

补液应考虑累计损失量、当前损失量、继续损失量和日需要量。首先计算所需液体的总量，然后是液体的成分（如电解液），最后是补液速度。治疗过程中必须严密观察临床表现，监测生命体征、尿量、体重和电解质。

美国儿科学会和世界卫生组织都建议对轻度和中度脱水采用口服替代治疗。监护的次数应该个体化，应根据疾病的严重程度和变化来决定进一步的补液方案。重度脱水的患儿和反复呕吐不能口服补液的患儿，可以通过频繁重复的小量补液，通过静脉补液，或是通过NGT补液（参见第2403页）。

复苏　血流灌注不足的患儿首先应静脉推注等渗液以补足血容量（如0.9%氯化钠溶液或乳酸钠林格注射液）。目的是恢复血流灌注，维持血压稳定。扩容期应将中重度脱水的程度纠正为脱水仅占体重的8%。中度脱水：静脉补液为20ml/kg（体重的2%），输注20~30分钟以上，脱水可由体重的10%减少为8%；如果是重度脱水，有时以每次20ml/kg补液量（体重的2%），反复推注3次。扩容目标是恢复外周血液灌注，维持正常的血压和心率恢复正常（针对不发热的儿童）。

累计损失量补充　补充液体的总量如前所述，同时应补充血清电解质。钠缺失一般按损失体液的60mmol/L计算，钾缺失按损失体液的30mmol/L计算。扩容期应将中重度脱水的程度纠正为脱水仅占体重的8%；剩余损失量于8小时内按10ml/kg（体重的1%）补充。每升0.45%的盐水含有77mmol钠，是补液的合适选择，尤其是对于腹泻的儿童，这是因为腹泻的电解质内容物通常是50~100mmol/L（表319-2）。只有在确认有尿排出时，补充液中才可加20~40mmol/L的钾。

表 319-2　根据病因估测电解质丢失

病因	钠/(mmol/L)	钾/(mmol/L)
腹泻	—	—
等渗性脱水	80	80
低渗性脱水	100	80
高渗性脱水	20	10
幽门狭窄	80	100
糖尿病酮症酸中毒	80	50

新生儿脱水合并明显的高钠（血钠>160mmol/L）或低钠（血钠<120mmol/L）时应特别注意避免并发症的发生（参见第2409页和参见第2410页）。

继续损失量补充　估计继续损失量（如胃引流量、回肠造口术引流、排便量）可能是简单易测的，也可能是估测的（如每次腹泻10ml/kg）。继续损失量需要在时间间隔内以ml计算，以准确评估失水的速度和程度。继续损失的电解质需根据病因来估测（表319-2）。经尿丢失的电解质可随摄入量和疾病过程而改变，但如果补液后脱水无改善，可以进行这方面检测。

每日需要量补充　补液时还需要考虑维持基础代谢所需的水分和电解质。日需要量与基础代谢率以及体温有关，不显性体液丢失（从皮肤和呼吸道蒸发的水分丢失）占总体维持水分的1/3（婴儿高，而青少年和成人略低）。

极少需要进行精确的容量计算，但一般所给补液量无需再经肾脏浓缩或稀释。最常用的是用患者的体重估算代谢消耗，消耗的能量（kcal/24小时）及其相当的需水量（ml/24小时）（参见第2403页）。Holliday-Segar公式使用3个重量分级，是因为代谢支出的变化是基于重量。临床上很少需要复杂计算（如利用体表面积计算）。维持液体需要量可以分别计算同时补充，累计损失量和继续损失量可不依赖于维持输液率进行设置和调整。

基础需要量估计受高热（>37.8℃时每增加1度增加12%）、体温过低和活动的影响（如甲状腺功能亢进或癫痫持续状态时需要量增加，昏迷减少）。

液体电解质成分在补充累计损失和继续损失时有所不同。根据Holliday-Segar公式，每24小时患儿需要钠3mmol/100kcal（3mmol/100ml）和钾2mmol/100kcal（2mmol/100ml）。补充这些电解质需用0.2%～0.3%的盐水，含钾20mmol/L 5%的葡萄糖溶液。然而，最近的文献表明，住院的脱水儿童接受0.2%盐水维持补液有时会发展为低钠血症，也许是因为它们释放了大量的抗利尿激素，这是因为刺激如应激、呕吐、脱水和低血糖，引起游离水潴留。由于这种可能存在的医源性低钠血症，许多中心现在使用更加等渗的液体，如0.45%或0.9%生理盐水用于脱水儿童维持并保留0.2%的盐水对无脱水的儿童，例如，对于需要静脉输液，但在检查或操作之前无法经口补液的儿童。医源性低钠血症对于更为重病的儿童和术后住院儿童可能是一个更大的问题。虽然适当的补液仍存在争议，所有临床医生同意的重要的一点是，要密切监测接受静脉输液的脱水患者。其他电解质（如Mg、Ca）不作为常规补充。增加日需要量的补充来代替累计损失量和继续损失量是不恰当的。

实例

一名7个月婴儿，腹泻3日，体重从10kg下降到9kg。目前每3小时腹泻一次，不能喝水。根据临床症状估计有10%的液体丢失——黏膜干燥，皮肤弹性差，尿量明显减少，心动过速但血压正常，同时外周血液灌注充足，这可由压-放甲床显示。直肠温度37℃；血清钠136mmol/L；血清钾4mmol/L；氯104mmol/L；HCO_3为20mmol/L。

补液量 根据累积丢失量、继续丢失量和日需要量计算。

总液体需要量：体重下降1kg=1L。

继续丢失量可根据称尿裤的重量来计算。

日需要量按Holliday-Segar公式计算：100ml/kg×10kg=1 000ml/d=1 000/24或者40ml/h。

对于血钠浓度正常的患者，腹泻导致**电解质丢失**（表319-3），其估算值为补钾80mmol和钠80mmol。

表319-3 Holliday-segar公式根据体重计算维持补液量

体重/kg	水		电解质
	ml/d	ml/h	[mmol/(L·H_2O)]
0～10kg	100/kg	4/kg	Na 30, K 20
11～20kg	1 000+50/kg*	40+2/kg*	Na 30, K 20
>20kg	1 500+20/kg**	60+1/kg**	Na 30, K 20

* >10kg的部分体重。
** >20kg的部分体重。

补液程序

复苏 先给予患者快速补充乳酸钠林格液200ml（20ml/kg×10kg），在30分钟内输入。此能补充估计所需80mmol钠中的26mmol。

累积损失量的剩余部分 剩余补充损失液体量为800ml（最初1 000ml补液量-200ml扩容量），钠54mmol（80mmol-26mmol）。余下的液量在接下来的24小时内补充。通常情况下，一半液量（400ml）在第一个8小时（400÷8=50ml/h）内补充，另一半液量则在之后的16小时（25ml/h）内补充。使用的溶液是5%葡萄糖/0.45%盐水。补液补充钠的丢失（0.8L×77mmol/L=62mmol）。当有尿排出时，补液中才可按20mmol/L浓度加钾（为安全起见，不宜按精确计算量全部补足钾）。

继续损失量补充 5%葡萄糖和0.45%的氯化钠用以补充继续损失量，补液量依据腹泻的丢失量和次数而定。

维持需要量 在有尿排出的情况下，以每小时40ml的量补充5%葡萄糖/0.2或0.45%盐水，并按20mmol/L的量加入钾。也可在最初8小时将累积丢损量补足后，继之将全天维持液体量在剩下的16小时内输入（60ml/h）。24小时的液体维持量在16小时输入，其速度是平时的1.5倍，避免了同时补液（可能需要2倍的控制输液泵）。

口服补液

口服补液相对于静脉补液治疗更有效、安全、方便、便宜。美国儿科学会和世界卫生组织推荐口服补液治疗，除非受制于呕吐或有其他异常（如腹部外科手术、肠梗阻），如果孩子能口服液体，轻、中度脱水应该考虑口服补液治疗。

溶液

口服补液溶液应含复方碳水化合物或2%葡萄糖和50～90mmol/L的钠。运动饮料、苏打水、果汁等饮料不符合补液标准故不作为口服补液盐。这些饮料钠含量低，而糖含量高，影响钠-葡萄糖耦联转运，其高糖所致的高渗状态可能使液体丢失加重。在肠道中的钠/葡萄糖耦联转运比例被优化为1:1。

口服补液盐是由世界卫生组织推荐的，在美国不用医师开处方就可以广泛应用。大多数溶液都是以粉剂提供的，需要与自来水混合。一个口服补液盐包装溶解于1L水中，以产生含有如下成分的溶液（mmol/L）：钠90，钾20，氯80，枸橼酸盐10，和葡萄糖111（标准卫生组织口服补液盐）或钠75，钾20，氯65，枸橼酸10和葡萄糖75（世界卫生组织渗透压降减低的口服补液盐）。也可以自制：1L水加3.5g NaCl，2.9g枸橼酸钠（或2.5g $NaHCO_3$），1.5g KCl和20g葡萄糖。如果患儿肾功能好，不论年龄、原因和电解质失衡的类型（低渗、高渗或等渗），ORS在患儿补液中的效果是肯定的。

在一些药店或超市里已经可以买到预混合的商业补液。尽管这些溶液中钠:葡萄糖大于为1:3（45mmol/L Na对比140mmol/L 葡萄糖），但这些容易是有效的。补液后，将口服液体换为低钠液体，避免高钠血症。

给药

50ml/kg服用4小时治疗轻度脱水，中度脱水给予100ml/kg。每次腹泻增加口服补液10ml/kg（最大量至240ml/kg）。4小时后脱水需要重新评估。如果脱水症状仍存在,应给予相同液体量反复补液。霍乱患儿每日所需液体量更多。

呕吐通常不应该禁忌口服补液(除非有肠梗阻或其他禁忌证),因为呕吐通常会随着时间的推移而消退。少量多次使用,起始剂量5ml/5分钟,逐渐增加剂量至耐受量。经计算而得出的4小时期间说需要补充的容量,可以分成4个独立的等分进行补充。然后这些4等分可分为12个更小的等分,并用注射器每5分钟补充一次,在1小时期间完成所有等分。

对于儿童腹泻,经口补液往往会引起腹泻,所以同样体积应较少等分补充。

累计损失量补充后,应该换为含钠低的口服补液盐。一旦他们被再水化并且不呕吐,孩子们应该吃适合年龄的饮食。婴儿应重新给予母乳喂养或配方奶喂养。

320. 新生儿感染

新生儿感染可由以下途径发生:
- 宫内经胎盘或通过羊膜破裂
- 在分娩时产道(产)
- 从出生后的外部来源(产后)

宫内感染可是发生在母孕期任一时期的明显感染或亚临床感染。结果依赖于妊娠中的感染的代理和时间,并且包括自发流产、子宫内生长限制、早产、死胎、先天畸形(如风疹)和症状性[如巨细胞病毒(CMV),弓形虫病,梅毒]或无症状(如CMV)新生儿感染。

常见的病毒包括:单纯疱疹病毒、HIV、巨细胞病毒、乙肝病毒。如果在膜破裂后延迟输送,则通过感染的生殖道或通过升高的感染发生HIV或乙型肝炎的产内感染;这些病毒可以较不常见地经胎盘传播。CMV通常经胎盘传播。

细菌剂包括B族链球菌,肠道革兰氏阴性生物体(主要大肠埃希菌),单核细胞增生利斯特氏菌、淋球菌和衣原体。

产后感染源于母亲的密切接触,直接接触感染(如TB,其有时也能通过胎盘感染)或通过母乳喂养感染(HIV、CMV),或医源性感染(医生和院内环境)(更多病原体,参见第2425页)。

宫内感染 宫内感染可是发生在母孕期任一时期的明显感染或亚临床感染。感染的后果取决于病原体和感染的时期,包括:自发性流产、宫内发育迟缓、早产、死产、先天性畸形(如风疹)和症状性[如巨细胞病毒(CMV),弓形虫病,梅毒]或无症状(如CMV)新生儿感染。

经胎盘传播的常见传染性病原体包括风疹、弓形虫、巨细胞病毒和梅毒。HIV和乙型肝炎较不常见地经胎盘传播。

产时感染 新生儿感染单纯疱疹病毒、艾滋病病毒、B型肝炎、B族链球菌、肠道革兰氏阴性生物体(主要大肠埃希菌)、单核细胞增多性李斯特菌、淋球菌、衣原体通常是穿过被感染的产道时发生的。如果在膜破裂后延迟输送,有时可能发生升高的感染。

产后感染 产后感染是从与受感染的母亲直接接触(如TB,其也有时在子宫内传播)或通过母乳喂养(如HIV、CMV)或从与家庭或访客接触,医疗保健从业者或医院环境(更多病原体,参见第2425页)。

新生儿感染的危险因素 宫内感染和出生后感染的危险因素与胎龄呈反比。新生儿免疫机制不完善,中性粒细胞和单核细胞,和细胞介导免疫功能低下,尤其是早产儿(参见第2496页)。

母亲的IgG抗体可经胎盘进入胎儿体内,但只有接近足月时方达到有效水平。IgM不能经胎盘进入胎儿体内。早产儿具有减少的内在抗体产生和减少的补体活性。早产儿也更可能需要易感染的侵入性手术(如气管内插管,长期静脉输液)。

症状及体征

新生儿的症状和体征趋向于非特异性(如呕吐或喂食不良,嗜睡或嗜睡增加,发热或体温过低,呼吸急促,皮疹,腹泻,腹胀)。许多在出生前获得的先天性感染会引起或伴随着各种症状或异常(如生长受限、耳聋、小头畸形、异态、生长停顿、肝脾大、神经学异常)。

诊断
- **临床评估**

在出生时或出生后不久的新生儿,特别是那些有危险因素的新生儿,应考虑多种感染,包括脓毒症。感染,例如先天性风疹,梅毒,弓形虫病和巨细胞病毒,都应考虑在内,尤其是当新生儿具有某些异常时,例如生长受限、耳聋、小头畸形、异常、肝脾大、神经学异常。

治疗
- **抗菌疗法**

在新生儿中推定的细菌感染的主要治疗是用药物例如氨苄西林和庆大霉素或氨苄西林和头孢噻肟的快速经验性抗微生物治疗。最终药物选择基于类似于成人实践的培养结果,因为感染生物体及其敏感性不是新生儿特有的。然而,药物剂量和频率受许多因素影响,包括年龄和体重。

新生儿抗生素使用

新生儿细胞外液占体重的比例可高达45%,就体重而言,需要某种抗生素的剂量相对比成人大(如氨基糖苷类)。早产儿血清白蛋白浓度低,由于减少了抗生素与蛋白的结合而影响到药物的分布。药物竞争替代胆红素与白蛋白结合(如磺胺、头孢曲松)可能增加核黄疸的危险性。(表320-1)

表 320-1 新生儿胃肠外给药的推荐抗生素剂量

药物	给药途径	单次剂量	给药间隔 体重<1 200g ≤7日龄	给药间隔 体重<1 200g 8~28日龄	给药间隔 体重 1 200~1 999g ≤7日龄	给药间隔 体重 1 200~1 999g 8~28日龄	给药间隔 体重 2 000g ≤7日龄	给药间隔 体重 2 000g 8~28日龄	注释
阿米卡星*	IV、IM	15mg/kg	q48h	q24~48h	q48h	q24~48h	q24h	q12~24h	监测血药峰值浓度(峰值,20~30μg/ml;谷药浓度<10μg/ml)。肾损害时减少用量,早产低体重儿减少给药次数对于延长的给药间隔,可以给予qd或,q48h的15~20mg/kg的单剂量
两性霉素B脱氧胆酸盐	IV	0.25~1.5mg/kg							在5%或10% D/W(不应使用生理盐水溶液)中稀释到0.1mg/kg(最大1mg)的试验剂量以评估患者的发热和血流动力学反应;†观察到严重的不良作用,输注治疗剂量(通常为0.25~1.5mg/kg超过2~6h),其可以与试验剂量在同一天给予症状改善后改为隔日一次用药至治疗完成同时需监测K的浓度和肾功能
氨苄西林									
脑膜炎	IV	75mg/kg	q6h	q6h	q6h	q6h	q6h	q6h	静脉输入15~30min[≤10mg/(kg·min)]
其他疾病	IV、IM	50mg/kg	q12h	q8h	q12h	q8h	q8h	q6h	限于革兰氏阴性杆菌
氨曲南‡	IV、IM	30mg/kg	q12h	q12h	q12h	q12h	q8~12h	q6~8h	数据有限
头孢唑啉‡	IV、IM	20~25mg/kg	q12h	q12h	q12h	q12h	q12h	q8h	数据有限
头孢吡肟	IV、IM	30~50mg/kg	q12h	q8~12h	q12h	q8~12h	q8~12h	q8~12h	没有主要的适应证,不用于脓毒血症和脑膜炎的早期治疗可用于铜绿假单胞菌感染(考虑,q8h使用50mg/kg用于铜绿假单胞菌和其他严重革兰氏阴性病原体)有时用于脑膜炎,虽然经常作为2线药物但目不总是推荐
头孢噻肟	IV、IM	50mg/kg	q12h	q8h	q12h	q8h	q12h 对于脑膜炎, q8~12h	q8h 对于脑膜炎, q6~8h	新生儿脑膜炎的首选治疗
头孢他啶	IV、IM	50mg/kg	q12h	q8h	q12h	q8h	q12h	q8h	头孢他啶在脑膜炎症时易通过70%~90%药物以原型从尿液排出
头孢曲松	IV、IM	50mg/kg	q24h	q24h	q24h	q24h	q24h	q24h	数据有限能引起胆道假结石病,对于早产儿黄疸,通过将胆红素从白蛋白移位可增加胆红素脑病的风险禁止接受或预期接受含Ca溶液的输注的新生儿二线药物用于脑膜炎,在生后第一周后(40~50mg/kg,q12h或80~100mg/kg,q24h)

续表

药物	给药途径	单次剂量	给药间隔						注释
			体重<1200g		体重1200~1999g		体重2000g		
			≤7日龄	8~28日龄	≤7日龄	8~28日龄	≤7日龄	8~28日龄	
氯霉素	IV	25mg/kg	q24h	q24h	q24h	q12~24h	q24h	q12h	通过监测血药浓度和血流参数调整剂量脑膜炎剂量：期望峰值，15~25μg/ml和谷浓度，5~15μg/ml对于其他感染，可调整峰浓度达到10~20μg/ml和谷浓度为5~10μg/ml血清水平和血清半衰期有很大差异，尤其在早产新生儿中
克林霉素	IV、IM	5mg/kg	q12h	q12h	q12h	q8h	q12h	q6h	厌氧菌和革兰氏阳性球菌（非肠球菌）
庆大霉素*/妥布霉素	IV、IM	4~5mg/kg	q48h	q24~48h	q36h	q24~48h	q24h	q12~24h	需要监测血药浓度（峰值，5~12μg/ml；谷浓度，<2μg/ml）肾损害时减少用量，早产低体重儿减少给药次数
美罗培南	IV	20~40mg/kg	q12h	q8h	q12h	q8h	q8h	q8h	更高剂量用于脑膜炎
甲硝唑	IV	15mg/kg（7.5mg/kg，用于新生儿≤7日和<1200g）	q24~48h	q24~48h	q24h	q24h	q24h	q12h	数据有限15mg/kg，那么后续剂量48h后早产儿负荷剂量
萘夫西林/苯唑西林									
脑膜炎或心内膜炎	IV	50mg/kg	q12h	q12h	q12h	q8h	q8h	q6h	监测全血细胞计数和肝功能分泌可能由于肾脏和肝脏不成熟而减少，导致可能在血清中蓄积，具有不良反应
其他疾病	IV、IM	25mg/kg	q12h	q8~12h	q12h	q8h	q8h	q8h	
青霉素水溶性									
脑膜炎	IV	50 000~75 000U/kg	q12h	q12h	q12h	q8h	q8h	q6h	治疗B族链球菌脑膜炎最大剂量=450 000 U/kg/d
其他疾病	IV、IM	25 000U/kg	q12h	q12h	q12h	q8h	q8h	q6h	
青霉素，普鲁卡因	IM	50 000U/kg	不推荐使用	不推荐使用	q24h	q24h	q24h	q24h	注意：无菌脓肿和普鲁卡因毒性
哌拉西林/他唑巴坦	IV（剂量取决于哌拉西林的成分）	100mg/kg	q12h	q8h	q12h	q8h	q12h	q8h	对于>28日的婴儿，可增加剂100mg/kg，q6h
万古霉素‡	—	—	—	—	—	—	—	—	剂量根据孕周和血清肌酐（表320-2）

* 血样是30min内静脉给药后30min采取。
† 两性霉素B的给药测试是有争论的。
‡ 不能通过血脑屏障。

新生儿中某些酶的缺乏或缺乏可延长某些抗生素(如氯霉素)的半衰期并增加毒性的风险。在生命的第一个月期间 GFR 和肾小管分泌的变化需要对肾脏排泄的药物(如青霉素,氨基糖苷类,万古霉素)的剂量变化。

先天性和围生期巨细胞病毒感染(CMV)
(参见第 2415 页)

巨细胞病毒感染,可在产前或围生期获得。若出生时有症状,则表现为宫内发育迟缓、未成熟、小头畸形、黄疸、皮肤瘀点、肝脾肿大、脑室周围钙化、脉络膜视网膜炎和肺炎,肝炎和感觉神经性听力损失。婴儿期可发生肺炎、肝脾肿大、肝炎、血小板减少症、败血症样综合征和异型淋巴细胞增多症。诊断巨细胞病毒感染是通过培养或 PCR 进行病毒检测。治疗主要是支持性的。肠外更昔洛韦或口服缬更昔洛韦可以预防听力恶化或改善发育结果,并且给予在新生儿期鉴定的具有症状疾病的婴儿。

巨细胞病毒(CMV)常可在刚出生的新生儿中分离到。虽然大多数婴儿是无症状病毒携带者,但有些可危及生命或留下严重的永久性后遗症。

目前尚不清楚为何妇女感染巨细胞病毒时仍能安全受孕。由于对胎儿的危险性很难评估,因此母亲在怀孕时发生巨细胞病毒感染时应去就诊。许多权威人士不提倡对健康妇女在怀孕前或怀孕时常规做巨细胞病毒的血清学检查。

病因
先天性巨细胞病毒感染 在全球范围内的发病率为所有活产婴儿的 0.2%~1%,源于母亲原发或再发的 CMV 感染通过胎盘传播而致。原发性感染的母亲特别是妊娠前一半时间的感染更易引起新生儿发病。在美国一些上层社会阶层,50%的年轻妇女缺乏 CMV 抗体,而使她们成为原发性感染的易感者。

围生期巨细胞病毒感染 是通过接触感染的宫颈分泌物、乳汁或血制品而获得。一般认为母亲的抗体有保护性,这些足月新生儿中的大多数是无症状的或接触病毒后未被感染。相反,缺乏抗 CMV 抗体的早产儿在感染 CMV 后,特别是输注了 CMV 阳性的血液后,会发生严重感染,甚至死亡。应该努力将这些婴儿仅输入 CMV 阴性血液或组分,或者使用已经过滤以除去携带 CMV 的白细胞的血液。这样的去白细胞的血液被许多专家认为是 CMV 安全的。

症状及体征
许多怀孕妇女感染时是无症状的,但一些人可发生单核细胞增多症样的病症。

约 10%的先天性巨细胞病毒感染的新生儿在出生时无症状。该病症状表现为:
- 宫内发育迟缓
- 早产
- 小头畸形
- 黄疸
- 瘀点
- 肝脾肿大
- 心室周围钙化
- 脉络膜视网膜炎
- 肝炎
- 肺炎
- 感音神经性聋

在出生期间或之后获得 CMV 的婴儿,特别是如果它们是早产的,可能发展脓毒症样综合征,肺炎,肝脾肿大,肝炎(其可以导致肝衰竭),血小板减少症和非典型淋巴细胞增多症。然而,如果通过母乳传播,严重症状疾病和长期后遗症的风险低。

诊断
- 利用尿液,痰液或组织进行病毒培养
- 利用黏液,痰液,血液或组织进行 PCR 检查

有症状的先天性 CMV 感染必须与其他先天性感染相鉴别,包括弓形虫、风疹、淋巴细胞性脉络丛脑膜炎病毒(LCMV)和梅毒。

在新生儿中,使用尿液,唾液或组织样品的培养或 PCR 的病毒检测是主要的诊断工具;母亲诊断也可以通过血清学检测或 PCR 进行。培养标本在接种至成纤维细胞前应冷冻保存。如果在尿液,唾液或在生命的前 2~3 周内获得的其他体液中鉴定到病毒,则诊断为先天性 CMV;尿液和唾液具有最高的灵敏度。3 周后病毒检测可提示围生期或先天性感染。这两种类型感染后的新生儿可携带 CMV 数年。

全血细胞计数和分类、肝功能检查可能也有帮助;同时,应对新生儿头部作超声或 CT 影像学检查和眼科检查。CT 上通常可以发现室周钙化。所有受感染的新生儿在出生时都应常规性地接受听力检查,需要继续密切监测,因为听力损失可能在新生儿期后发展并且是进行性的。

预后
有症状的新生儿的死亡率达 30%,存活者中 40%~90% 有一定程度的中枢神经系统的损害,包括:
- 听力损失
- 智力障碍
- 视力障碍

在无症状的新生儿中,5%~15%的无症状患儿最终也可发生中枢神经系统后遗症,听力损失最常见。

治疗
- 更昔洛韦或缬更昔洛韦

给有症状的新生儿给予抗病毒药物。口服缬更昔洛韦 16mg/kg,每日 2 次,6 个月减少先天性 CMV 新生儿的病毒脱落,适度改善 12 和 24 月龄的听力和发育结果。治疗的主要毒性是中性粒细胞减少。

预防
无免疫力的妊娠妇女应该避免对病毒的接触。例如,日托中心 CMV 感染很普遍,孕妇在接触这些儿童的尿和呼吸道分泌物后,应彻底洗净双手。

给早产儿输注来自 CMV 血清学阴性献血者的血制品,或经过处理的非感染性血制品,可避免输血相关的围生期巨细胞病毒感染。

抗先天性巨细胞病毒的疫苗的正在研发中。最近一项

将CMV高免疫球蛋白给予原发性CMV感染的孕妇的试验没有显示先天性感染的减少。

> **关键点**
> - CMV是最常见的先天性病毒感染，可以是无症状的或有症状的
> - 多器官可以受到影响，并且早产的风险增加
> - 使用PCR或病毒培养区分症状性先天性CMV感染与其他先天性感染（如弓形虫病，风疹，淋巴细胞性脉络丛脑膜炎病毒，梅毒）
> - 静脉注射更昔洛韦或口服缬更昔洛韦可以帮助预防具有症状感染的婴儿的听力损失和发育迟缓

先天性风疹

先天性风疹是一种在妊娠期从母亲获得的病毒感染。表现为可致胎儿死亡的多种先天性畸形。诊断依据血清学检查。无特异治疗。可经常规免疫接种预防。

先天性风疹是由母亲原发感染引起的。在美国罕见先天性风疹。

风疹病毒先侵入上呼吸道，然后有病毒血症，将病毒传播至全身各部位，包括胎盘。在孕期的最初16周期间，尤其是第8~10周的风疹感染，胎儿发生先天性畸形的危险性最高。在怀孕早期，一般认为病毒可造成慢性宫内感染。其结果包括血管内皮细胞的损害、细胞的直接溶解和细胞有丝分裂的破坏。

症状及体征

妊娠妇女的风疹感染可无症状，或仅有上呼吸道感染的表现：轻度发热，结膜炎，淋巴结肿大（特别是枕部淋巴结和耳后淋巴结肿大）和斑丘疹。此后可有一些关节症状。

对胎儿的影响可为无损害、子宫内死亡或称为先天性风疹综合征（CRS）的多种异常。最常见的异常包括：
- 宫内发育迟缓
- 小头畸形
- 脑膜脑炎
- 白内障
- 视网膜病
- 听力损失
- 心脏缺陷（动脉导管未闭和肺动脉狭窄）
- 肝脾肿大
- 骨射线可透性

较不常见的表现包括血小板减少与紫癜，皮肤红细胞生成导致蓝红色皮肤损伤，腺病，溶血性贫血和间质性肺炎。需要持续观察以检测随后的听力损失，智力残疾，异常行为，内分泌病（如糖尿病）或罕见的进行性脑炎。具有先天性风疹感染的婴儿可能发生免疫缺陷，例如低丙种球蛋白血症。

诊断
- **母源性血清风疹病毒滴度**
- 通过羊水，鼻、喉（优选），尿，CSF或血液标本的培养和/或反转录酶-PCR（RT-PCR）在母亲中的病毒检测
- 婴儿抗体滴度（序贯性测量）和前述病毒检测

血清学检查已作为孕早期除外母亲风疹IgG感染常规的诊断手段有症状和体征的血清学检查阴性的母亲应予以重新检测。诊断依据IgM抗体的阳性血清学测试，IgG血清转化，或是急性和恢复性IgG滴度之间的≥4倍升高。病毒可以从鼻咽拭子培养，但难以培养。RT-PCR可用于确认培养结果或直接在患者标本中检测病毒RNA，以及允许野生型风疹感染的基因分型和流行病学追踪。

怀疑有CRS的婴儿应当采集用于病毒检测的抗体滴度和标本。生后6~12个月风疹特异性抗体IgG持续阳性，提示先天性感染。风疹特异性IgM抗体的检测通常也指示风疹感染，但可能发生假阳性IgM结果。来自患有CRS的婴儿的鼻咽，尿，CSF，血沉棕黄层和结膜的样品通常含有病毒；来自鼻咽的样本通常为培养提供最佳灵敏度，并且实验室应该被告知怀疑是风疹病毒。在几个中心，可以通过检测羊水中的病毒，检测胎儿血液中的风疹特异性IgM或者将RT-PCR技术应用于胎儿血液或绒毛膜绒毛活检标本来进行诊断。

其他检查包括全血细胞计数与分类、脑脊液检查、骨骼的放射学检查。眼科和心脏检查也是有用的。

治疗
- **会诊**
- 可能时，采用母源免疫球蛋白

对母亲或先天性风疹感染无特殊治疗。怀孕早期的妇女在接触风疹后，应告诉她们对胎儿的潜在性危险。一些专家建议在怀孕早期给予非特异性免疫球蛋白（0.55ml/kg，肌内注射），但这种治疗不能预防感染，并且只有在减少妊娠终止的妇女中才应考虑使用免疫球蛋白。

预防

风疹感染可通过简单的预防接种而防范。美国婴儿在12~15个月时接受风疹、麻疹和流行性腮腺炎联合疫苗的免疫接种，并在进入小学或中学时再接受一次免疫接种（参见第2190页）。对不能免疫风疹的青春期后非妊娠女性应接种疫苗（注意：免疫缺陷或妊娠妇女禁用风疹疫苗）免疫接种后28日内妇女不应该怀孕。

还应努力筛查和接种高危群体，如医院和儿童保健工作者，军队新兵，最近移民和大学生。在产前筛查中发现易感的妇女应在分娩后和出院前接种疫苗。理论上，暴露于风疹的非免疫人的疫苗接种可以防止感染，如果在接触3日内完成，但是这种治疗没有被证明是有益的。

只有在1年后至少一剂含活的减毒风疹病毒疫苗或具有免疫性的血清学证据的文件接种的疫苗可被认为对风疹免疫。

> **关键点**
> - 母亲风疹感染，特别是在孕早期，可能导致子宫内生长受限和严重的发育异常
> - 常规的风疹疫苗接种使先天性风疹在美国罕见
> - 风疹疫苗禁忌在怀孕，所以怀孕妇女有风疹或暴露于它应该被告知胎儿的潜在风险

先天性梅毒
（参见第 1548 页）

先天性梅毒是由梅毒螺旋体通过胎盘传播给胎儿而引起的多系统感染。早期有特征性的皮损、淋巴结肿大、肝脾肿大、发育停滞、血性鼻腔分泌物、脊柱裂、脑膜炎、脉络膜炎、脑积水、抽搐、智能落后、骨软骨炎、假性肢体瘫痪（新生儿 Parrot 萎缩）。晚期症状包括梅毒瘤性溃疡、骨膜损害、全身麻痹、脊髓痨、视神经萎缩、间质性角膜炎、感觉神经性耳聋和牙齿畸形。根据临床、显微镜检查和血清学检查可以做出诊断。给予青霉素治疗。

通过胎盘受感染的危险性（总体 60%~80%），而这种危险性在妊娠的后半程会增高。即未经治疗的原发或继发感染的母亲通常具有传染性，但潜在的或第三期梅毒通常不会传播，仅在约 20% 的病例中传播。怀孕期间未治疗的梅毒也与死胎和新生儿死亡的显著风险相关。对于感染新生儿而言，梅毒的表现分为早期先天性（也就是，出生到 2 岁）和晚期先天性（也就是 2 岁之后）。

症状及体征

许多先天性梅毒患儿没有早期症状，且一生都处于疾病的潜伏期，从不表现任何活动性临床症状。

早期先天性梅毒 通常在生后前 3 个月表现。表现包括特征性疱疹样疱疹或手掌和脚底上的黄斑，铜色皮疹和鼻和口周围以及尿布区域的丘疹病变以及瘀斑病变。常伴有全身性淋巴结肿大和肝脾肿大。婴儿可有生长停顿和特征性的"老人貌"、口周皱裂、脓性或血性鼻腔分泌物。少数婴儿可发生脑膜炎、脉络膜炎、脑积水或抽搐，其他可有智能落后。在生后 3 个月内的骨软骨炎（软骨骺炎），特别在长骨和肋骨可引起假性肢体瘫痪，伴骨骼 X 线检查的特征性改变。

晚期先天性梅毒 直到 2 年后方表现为梅毒瘤性溃疡，易侵袭鼻、鼻中隔和硬腭，而骨膜的损害表现为"军刀状胫"和额骨及顶骨的隆起。神经性梅毒常可无症状，但可发生少年型全身麻痹和脊髓痨。视神经萎缩有时可导致失明。间质性角膜炎是最常见的眼部损害，并经常复发而导致角膜瘢痕。进行性感觉神经性耳聋可发生于任何年龄。哈钦森门齿、桑树样磨牙和上颌骨的异常发育导致"斗犬"面容，如果发生，将留有后遗症。

诊断

- **早期先天性梅毒** 临床评估，病灶和胎盘，或脐带的暗视野显微镜检查，母亲和新生儿的血清学检测；可能的话，进行脑脊液分析
- **晚期先天性梅毒** 临床评估，母亲和孩子的血清学检查

早期先天性梅毒 早期先天性梅毒的诊断常基于孕母血清学检查，此乃孕早期、妊娠 7~9 个月和分娩期的常规检查。具有梅毒血清学证据的母亲的新生儿应该进行全麻检查，暗视野显微镜检查或任何皮肤或黏膜损伤的免疫荧光染色、定量的血清密螺旋体检测［如快速血浆反应素试验（RPR）、梅毒螺旋体血清试验（VDRL）。一般不用脐带血作血清学测定，其结果不具有敏感性和特异性。如果可行，胎盘和脐带血应该通过暗视野显微镜检查和荧光抗体技术测定。

具有疾病临床体征或暗示性血清学测试结果的婴儿和幼儿也应该进行腰椎穿刺，并进行 CSF 分析细胞计数，VDRL 和蛋白质；全细胞计数与血小板计数；肝功能检查；长骨 X 线；临床指示的其他测试（眼科评估，胸部 X 线，神经成像和听觉脑干反应）。

梅毒可对长骨 X 线造成许多不同的异常，包括：

- 骨膜反应
- 弥漫性或局限性骨炎
- 干骺端炎

骨炎有时被称为"轴的弥漫性蛀虫变化"。干骺端炎通常表现为透明或密集的带，可以交替提供三明治或芹菜茎外观。Wimberger 征是上胫骨的对称侵蚀，但在其他长骨的干、端也可能有侵蚀。已经描述了在长骨的端部处的过度的愈伤组织形成。许多受影响婴儿有超过一个这些发现。

根据显微镜下在患儿标本或胎盘中看到梅毒螺旋体确定诊断。根据新生儿血清学测定做出诊断较复杂，因为母亲 IgG 通过胎盘，可使没有感染的新生儿出现特异性血清学阳性结果。但是，当新生儿的非梅毒螺旋体抗体滴度>母亲的 4 倍以上时，被动传播的可能性不大，先天性梅毒的诊断可以确立或高度怀疑。若母亲妊娠后期感染梅毒，可能在产生抗体前即已传播。因此，新生儿如症状典型但血清学检查抗体滴度低，也高度考虑梅毒。新生儿无症状、抗体滴度低或血清学检查阴性，仍有可能感染梅毒。母亲和患儿均应依不同情况随访检查（参见第 2319 页）。

荧光密螺旋体抗体 IgM（不通过胎盘）试验的价值尚有争议，但已用于新生儿梅毒的诊断。任何非特异性梅毒螺旋体试验阳性，应该通过特异性梅毒螺旋体试验证实，以排除假阳性结果，但是验证性试验不能延误有症状的婴儿或高感染风险婴儿的治疗。

晚期先天性梅毒 晚期先天性梅毒通过病史、特征性体征和血清学试验阳性做出诊断（参见第 1548 页）。哈钦森三联症：间质性角膜炎、哈钦森门牙及第Ⅷ对脑神经性耳聋具有诊断价值。有时标准的非梅毒螺旋体血清试验阴性，梅毒密螺旋体免疫试验也是阴性，但 FTA-ABS 试验阳性。对不明原因的耳聋、进行性智力减退或角膜炎者，应怀疑是先天性梅毒。

随访 所有血清学阳性的婴儿和母亲均应行 VDRL 或 RPR 滴度检测，每 2~3 个月一次，直到无阳性反应或抗体滴度降低 4 倍。在未感染和已治愈的病例，直到 6 个月抗体滴度是无反应的。被动获得的抗体可能持续很长时间，可达 15 个月。重要的是要记住使用相同的特异性非梅毒螺旋体来监测母亲、新生儿、婴儿和幼儿随时间的滴度。

如果过了 6~12 个月 VDRL 或 RPR 仍持续阳性或滴度增加，该婴儿应当重新评估（腰穿脑脊液检查、CBC 和血小板计数、长骨 X 线检查或其他临床测试）。

治疗

- **胃肠外青霉素**

孕期妇女 梅毒早期孕妇接受苄星青霉素（单剂量 240

万单位肌内注射）。这种治疗有时可发生严重的 Jarisch-Herxheimer 反应，导致自然流产（参见第 1548 页）。对青霉素过敏者，可在脱敏后给予青霉素治疗。在适当治疗后 3 个月，大多数患者的 RPR 在充分治疗后，RPR 和 VDRL 试验结果在大多数患者中减少 4 倍，6~12 个月，在几乎所有患者中减少 2 年。由于红霉素治疗对母亲和胎儿均不适宜，故不建议使用。禁用四环素。

早期先天性梅毒　在确诊或高度可能的情况下，2015 年美国 CDC 先天性梅毒治疗指南推荐水性结晶青霉素 50 000U/kg 静脉注射每 12 小时 1 次，用于生后首 7 日，每 8 小时 1 次后总共 10 日或普鲁卡因青霉素 50 000U/kg 肌内注射每日 1 次持续 10 日。如果错过≥1 日的治疗，则必须重复整个疗程。如果母亲符合以下任一标准，也建议对可能发生梅毒的婴儿使用该方案：

- 梅毒母亲未治疗
- 治疗状况不明确
- 产前治疗≤4 周
- 疗效不充分者（没有应用青霉素）
- 产妇证据复发或再感染（母体滴度≥4 倍）

对于可能患有梅毒的婴儿，其母亲没有得到充分治疗，但在临床上很好并且具有完全阴性的全面评估，在经选择的环境下，苄星青霉素 50 000U/kg 肌内注射给药是一种替代性的治疗选择，但是这种方法只能在婴儿随访能够得到确保的情况下才能采用。

对于母亲已经接受充分治疗、没有其他临床症状的可能有梅毒感染的婴儿，可给予单剂苄星青霉素 50 000U/kg，肌内注射。或者，如果确保密切随访，一些临床医生推迟青霉素，并且每月进行 3 个月，然后 6 个月进行非延髓血清学检查；如果滴度升高或在 6 个月为阳性，则给予抗生素。

新发现的婴幼儿和儿童先天性梅毒　在治疗开始前先作脑脊液检查。美国 CDC 建议对任何可患晚期先天性梅毒的儿童，给予水溶性青霉素 5 万~7.5 万 U/kg，每 4~6 小时 1 次，静脉注射，共 10 日。在静脉注射治疗完成时，也可以给予单剂量的苄星青霉素 50 000U/kg 肌内注射。或者，如果完全评价是完全阴性的，并且儿童是无症状的，可以使用苄星青霉素 50 000U/kg 肌内注射，一次/周×3 剂。

许多患者未恢复血清学检查阴性，但是抗体效价（如 VDRL）下降 4 倍。应定期重新评估患者，以确保对治疗发生适当的血清学反应，并且没有复发的迹象。

对间质性角膜炎用糖皮质激素和阿托品滴剂治疗，并应请眼科专家会诊。感觉神经性听力损失的患者可以受益于青霉素加糖皮质激素，例如泼尼松 0.5mg/kg 口服，每日 1 次持续 1 周，然后 0.3mg/kg 每日 1 次持续 4 周，之后剂量逐渐减少 2~3 个月。糖皮质激素在这些条件下没有进行临床评价。

预防

孕期前三个月应进行常规梅毒检测，并对在孕期患其他性传播疾病的母亲再次检查。99% 的病例在孕期经过适当的治疗，母亲和胎儿均能痊愈。但是，一些病例在孕期梅毒治疗太晚，虽能消除感染，但生后仍留有梅毒的症状。在母亲分娩前母亲<4 周治疗可能无法根除胎儿感染。

当做出先天性梅毒的诊断时，家族其他成员也应接受梅毒感染的体检和血清学检查。只有在血清学试验考虑复发或再感染时，才有必要对再次怀孕的母亲进行重新治疗。经适当治疗后的妇女仍保持血清学试验阳性，可能发生了再次感染，需重新评估。母亲虽无明显症状且血清学试验阴性，但与梅毒患者有过性接触也应予以治疗，因为她们有 25%~50% 的机会受到梅毒感染。

> **关键点**
>
> - 梅毒的表现分为早期先天性（也就是，出生到 2 岁）和晚期先天性（也就是 2 岁之后）
> - 母亲原发性或继发性梅毒传播的风险为 60%~80%；潜伏期或第三次梅毒传播的风险约为 20%
> - 临床诊断和母亲和儿童的血清学测试；皮肤损伤，有时胎盘和脐带样品的暗视检查可能有助于诊断早期先天性梅毒
> - 采用胃肠外青霉素治疗

更多信息

Centers for Disease Control and Prevention (CDC) guidelines for congenital syphilis (2015)

先天性弓形虫病

（参见第 1526 页）

先天性弓形虫病是一种经胎盘传播而获得的原虫即鼠弓形虫所引起的感染。症状包括：早产、宫内发育迟缓、黄疸、肝脾肿大、心肌炎、肺炎、皮疹、脉络膜视网膜炎、脑积水、颅内钙化、小头畸形和惊厥。诊断根据血清学检测或 PCR。治疗应用乙胺嘧啶、磺胺嘧啶和甲酰四氢叶酸。

弓形体虫，遍及全世界，估计引起活产婴儿先天性感染的发病率为 1/10 000~8/10 000。

病因

先天性弓形虫病几乎完全是由于怀孕期间孕妇的原发感染；然而，也有例外，其中包括与一种新的血清型再感染弓形虫或有严重的细胞介导的免疫缺陷的母亲弓形虫病的激活有关。弓形体的感染主要发生在摄取含有孢囊的未充分烹饪的肉或摄取来源于食物或猫粪污染的卵囊的卵囊。

母亲在怀孕晚期的感染传播给新生儿的比例较高。但在母亲怀孕早期感染的胎儿，其疾病通常更严重。总之，在孕期感染的母亲中 30%~40% 的新生儿会发生先天性感染。

症状及体征

怀孕妇女感染弓形体后通常无临床症状，但是某些患儿会患有轻度的单胞菌样综合征，局灶性淋巴结病，或暂发性脉络膜视网膜炎。同样，受感染的新生儿出生后也无无临床症状。若有临床症状则表现为：

- 早产
- 宫内发育迟缓

- 黄疸
- 肝脾肿大
- 心肌炎
- 肺炎
- 各种皮疹

神经系统损害明显，包括脉络膜视网膜炎、脑积水、颅内钙化、小头畸形和惊厥。经典的三连接果包括有脉络膜视网膜炎、脑积水和颅内钙化。神经和眼科后遗症可能会推迟几年或几十年。

诊断
- 序贯性的 IgG 测定（针对母源性感染）
- 羊水 PCR（针对胎儿感染）
- 血清学检查，脑成像，脑脊液分析和眼科学评估（针对新生儿感染），和各种体液或组织的 PCR 检测

血清学检查对诊断母亲和先天性感染具重要意义。如果妇女有单核细胞增多症样综合征和阴性爱泼斯坦-巴尔病毒，艾滋病毒和巨细胞病毒（抗体或 PCR）检测，孤立的区域性腺病不是由于其他原因（如艾滋病毒）或脉络膜视网膜炎，应怀疑母亲感染。血清学变化或急性期 IgG 水平较恢复期升高 4 倍，甚至更高，则提示母亲的急性感染。生后 1 年内在婴儿体内可检测到母亲的 IgG 抗体。

用胎儿的血和羊水作弓形虫 PCR 分析，日益成为一种可靠的诊断方法。有数种检测试验，有些仅在参考实验室做。最可靠的是 Sabin-Feldman 染色试验，间接免疫荧光抗体（IFA）试验和直接凝集试验。但是这些检查并不常进行，这是因为它们太贵了，并且敏感度不高，需要数个礼拜的时间才能得出结果。

怀疑有先天性弓形虫病时，应作血清学检查、脑部 MRI 或 CT 检查、脑脊液检查以及做专科医生做眼科检查。脑脊液检查异常包括：色黄、细胞增多或蛋白质含量增高。胎盘检查可见弓形虫感染的特征性表现（如胎盘炎）。非特异性相关的实验室发现为血小板减少、淋巴细胞增多、单核细胞增多、嗜伊红细胞增多、转氨酶升高。还可以进行体液（包括 CSF）和组织（胎盘）的 PCR 测试以确认感染。

预后
一些患儿呈暴发性过程而早期死亡，而另一些则留有永久性神经系统后遗症。一些出生时表现正常的婴儿往往在数年后发生神经系统的异常（如脉络膜视网膜炎、智能落后、失明、惊厥）。因此对先天性弓形虫病的婴儿应在新生儿期过后继续密切观察。

治疗
- 有时将螺旋霉素用于孕妇
- 乙胺嘧啶，磺胺嘧啶和甲酰四氢叶酸

有限的资料显示，治疗孕期感染的母亲对胎儿可能有益。螺旋霉素（美国 FDA 批准）用于预防母亲的感染传播给婴儿是有效的，但不提供对胎儿的治疗。乙胺嘧啶和磺胺类药物已用于治疗怀孕晚期的胎儿感染。

治疗有症状和无症状的婴儿均可使预后得到改善。因此，用乙胺嘧啶（初始负荷剂量为 2mg/kg 口服，每日 1 次，持续 2 日，然后 1mg/kg 口服，每日 1 次，最大 25mg）和亚叶酸（10mg 口服 3 次/周）开始治疗。磺胺二嗪（50mg/kg 口服，每日 2 次，最大 4g）在新生儿黄疸消退后开始应用。治疗 6 个月后，磺胺嘧啶和甲酰四氢叶酸钙剂量同前，乙胺嘧啶减少给药次数（仅在周一、周三和周五给药）。疗程持续至少 6 个月以上。治疗方案应由专家进行指导。糖皮质激素的使用是有争议的，并且应该逐例确定，但可以考虑用于活性脉络膜视网膜炎，或者如果 CSF 蛋白>1gm/dl。

预防
应建议孕妇女避免接触猫或其他有猫粪污染的区域。因为卵囊排泄后需要>24 小时变得有传染性，认真改变整个垃圾箱，每日佩戴手套，随后小心手洗，应该通过这条路线减少感染。

肉类应在孕妇进食前彻底煮熟。水果和蔬菜应彻底清洗或去皮，所有食物制备应立即用手洗。

处于原发感染风险的妇女（如经常暴露于猫粪中的妇女）应在怀孕期间进行筛查。在第一或第二孕期感染的妇女应咨询可用的治疗。

> **关键点**
> - 先天性弓形虫病通常是由于怀孕期间获得的原发性母体感染；除了免疫功能低下的妇女之外，先前感染的再激活风险低
> - 许多器官可能受到影响，包括心脏，肝脏，肺和中枢神经系统；经典的三合一结果包括脉络膜视网膜炎，脑积水和颅内钙化
> - 一些儿童有早期死亡的暴发性病程，而另一些儿童有长期的神经和眼科后遗症（可能几年甚至几十年不能发展）
> - 对羊水（胎儿感染）或体液（包括 CSF）和组织进行新生儿感染的 PCR 分析；还可以使用血清学测试
> - 做脑 MRI 或脑 CT 检查
> - 乙胺嘧啶，磺胺嘧啶和甲酰四氢叶酸有帮助
> - 孕妇女应避免接触猫或其他有猫粪污染的区域

新生儿结膜炎

新生儿结膜炎是由化学刺激物或接触病原体所致的眼部水性或脓性分泌物排泌。常规在出生时预防接种局部治疗。诊断靠临床和实验室相结合。治疗给予病原体特效的抗微生物制剂。

病因
主要原因（降序）为：
- 细菌性感染
- 化学性炎症反应
- 病毒性感染（参见第 835 页）

衣原体性眼炎（沙眼衣原体引起）是最常见的感染衣原体眼炎（由沙眼衣原体引起）是最常见的细菌原因；它在年龄<4 周的新生儿中占结膜炎的高达 40%。母亲流行性衣原体感染率为 2%~20%。30%~50% 的新生儿感染源自患有急性获得性感染的妇女，其中 25%~50% 的患儿发生结膜炎

（并且 5%~20% 发展为肺炎）。其他细菌，包括肺炎链球菌和不可分型流感嗜血杆菌流感嗜血杆菌，占另外 30%~50% 的病例，而淋球菌性眼炎（由淋病奈瑟球菌引起的结膜炎）占病例的<1%。

化学性结膜炎通常继发于眼部预防的局部治疗的滴注。

主要的病毒原因是 1 型和 2 型单纯疱疹病毒（疱疹性角膜结膜炎），但这种病毒导致<1%的病例。

症状及体征

由不同原因引起的结膜炎在发病和临床表现上有重叠，单靠临床难以鉴别病因。结膜充血，可见稀薄或脓性分泌物。

化学性结膜炎 继发于局部预防滴眼剂，常在使用后 6~8 小时出现，48~96 小时内自行消失。

衣原体性眼炎 常在生后 5~14 日内发生。其范围可能从轻度者仅有少量的黏性分泌物，重症者则有眼睑水肿、大量分泌物及假膜形成。无滤泡存在，这一点与年长儿和成人患者不同。

淋球菌眼炎 发生在生后 2~5 日内的急性化脓性结膜炎，如有羊膜早破，可能发病更早。患儿有严重的眼睑水肿伴球结膜水肿，时有大量脓液自行冒出。如果不治疗，可发生角膜溃疡和失明。

其他细菌引起的结膜炎 发病时间在生后 4 日~数周之间不等。

疱疹性角膜结膜炎 可以是独立的感染，也可与全身性或中枢神经系统感染同时发生。可被误诊为细菌性或化学性结膜炎，但是树状角膜炎的存在具有病理学特征。

诊断

- 测试结膜的病原体，包括淋病、衣原体，有时还有疱疹

诊断的第 1 步骤是结膜分泌物行革兰氏染色和淋球菌培养（需放入合适的培养基，如 Thayer-Martin）和其他细菌，衣原体检测（如直接免疫荧光试验或酶联免疫吸附试验和核酸增量技术；取样必须含有细胞），也可将结膜刮取物行 Giemsa 染色，如见蓝色胞质内包含体，可确诊衣原体结膜炎。仅在见皮肤损害或母亲感染临床疑诊病毒性角核酸扩增试验可以提供与较旧方法相比对结膜材料的衣原体的检测具有相等或更好的灵敏度。只有当由于皮肤损伤或母体感染而怀疑病毒感染时才进行病毒培养。

治疗

- 系统性，局灶性或联合抗菌疗法

伴有母亲淋病感染的新生儿结膜炎或在结膜分泌物中查见细胞内革兰氏阴性双球菌，在明确淋球菌感染之前即可给予头孢曲松或头孢噻肟治疗。

对于衣原体结膜炎至少有 1/2 受衣原体眼炎感染的新生儿同时有鼻咽部感染，部分新生儿发生衣原体肺炎，因此全身性治疗是最佳选择。推荐使用琥乙酯红霉素 50mg/（kg·d），分成每 6 小时用 1 次，共治疗 2 周。推荐红霉素乙基琥珀酸盐 12.5mg/kg 口服，每 6 小时 1 次，2 周。这种治疗的功效仅为 80%，因此可能需要第二治疗过程。因为在新生儿中使用红霉素与溃疡性幽门狭窄（HPS）的发展相关，所以用红霉素治疗的所有新生儿都应当监测肥厚性幽门狭窄（HPS）的症状和体征，并且应当就其潜在风险向其父母提供建议。阿奇霉素 20mg/kg 口服，每日 1 次持续 3 日也可以是有效的，但是尚未被美国儿科学会推荐。

具有淋球菌性眼炎的新生儿住院以评价可能的系统性淋球菌感染，并且给予单剂量的头孢曲松 25~50mg/kg 肌内注射至最大剂量 125mg。具有高胆红素血症的婴儿或接受含 Ca 液体的那些不应接受头孢曲松，并且可以给予单剂量的头孢噻肟 100mg/kg 静脉注射或肌内注射。用生理盐水反复冲洗眼睛可防止分泌物黏附。单独局部使用抗微生物软膏是不够的，当提供全身治疗时不需要。

其他细菌引起的结膜炎通常局部应用含有多黏菌素加杆菌肽、红霉素、四环素的眼膏是有作用的。

疱疹性角膜结膜炎的治疗方案是全身性用阿昔洛韦 20mg/kg，每日 3 次，共用 14~21 日和局部用 1%三氟胸苷眼药水或软膏或 3%阿糖腺苷软膏，或 0.1%碘苷每 2~3 小时用 1 次，最大剂量每日 9 次。对新生儿全身性治疗是必要的，因为感染可波及中枢神经系统和其他器官。

如果软膏中含有糖皮质激素，可使沙眼衣原体和单纯疱疹病毒引起的结膜炎严重恶化，应避免使用。

预防

新生儿出生后常规用 1%硝酸银、0.5%红霉素或 1%四环素眼膏或滴剂滴入每只眼睛，以预防新生儿淋球菌性眼炎。然而，这些药物都不能防止衣原体眼炎；聚维酮碘 2.5%滴可能对衣原体和淋球菌有效，但在美国不可用。2.5%聚维酮碘可对衣原体和淋球菌感染有效，但目前美国尚未使用。

患淋病而未进行治疗的母亲所生的新生儿应接受肌内注射或静脉注射头孢曲松 50mg/kg，最大剂量为 125mg（头孢曲松不应用于具有高胆红素血症的新生儿或接受含 Ca 液体的那些）。母亲和婴儿还应同时筛查是否有衣原体感染。

> ### 关键点
> - 沙眼衣原体肺炎链球菌和不可分型流感嗜血杆菌导致大部分细菌性结膜炎；淋病奈瑟菌是一种罕见的原因
> - 结膜充血，可见稀薄或脓性分泌物
> - 使用培养，有时进行核酸扩增试验，测试病原体（包括淋病和衣原体）的结膜材料
> - 给予对感染生物有活性的抗生素；新生儿感染淋球菌应该住院
> - 给予衣原体眼炎的全身治疗
> - 化学结膜炎可以由出生时给予的抗微生物滴剂或硝酸银引起，以预防细菌性结膜炎

新生儿乙型肝炎病毒感染

（参见第 207 页）

新生儿乙型肝炎病毒（HBV）感染通常在分娩过程中获

得。年长儿童或成人一般可无症状，也可以引起慢性亚临床症状。症状包括：黄疸、嗜睡、体重不增、腹胀和陶土色大便。诊断依靠血清学测定。严重者可以引起肝衰竭需要肝移植治疗；非重症者主要给予支持治疗。主动和被动免疫有助于防止垂直传播。

在已了解的原发性病毒性肝炎中只有乙型肝炎病毒被认识到是引起新生儿肝炎的一个重要病毒。其他病毒感染（如巨细胞病毒、单纯疱疹病毒）引起的肝炎伴有其他临床表现。

病因

新生儿乙型肝炎病毒感染源于受感染母亲分娩时。在分娩时，乙型肝炎表面抗原（HBsAg）和乙型肝炎 e 抗原（HBeAg）血清阳性的妇女传播的风险为 70%~90%。没有 e 抗原或抗 HBe 的妇女仅传播 5%~20% 的时间感染。

母-婴间传播主要通过分娩时的母-胎间微量输血或新生儿在产道中接触感染的分泌物，通过胎盘传播少见。在<2% 的感染病例中鉴定到胎盘传播。母亲的血液、唾液、大便、尿或母乳造成的传播极少。高达 90% 的围生期感染的婴儿会发展成慢性感染，而围生期获得性 HBV 感染可能是某些社区的重要病毒库。

症状及体征

大多数被乙型肝炎病毒感染的新生儿无症状，但发展为慢性亚临床型感染，表现为持续性乙肝表面抗原（HBsAg）血症和不同程度的转氨酶升高。无论是否受到乙型肝炎病毒的感染，许多妊娠期患急性乙型肝炎母亲所生的新生儿为低出生体重儿。

受感染的新生儿偶尔有发生急性乙型肝炎，通常是轻微且呈自限性，出现黄疸、嗜睡、体重不增、腹胀和陶土色大便。发生肝大、腹水和高胆红素血症（主要是结合胆红素）等严重病变者少见。偶尔，发生肝大、腹水和高胆红素血症（主要是结合胆红素）的严重感染。暴发型肝炎和危及生命者罕见。暴发型肝炎更多见于慢性带病毒母亲的新生儿。

诊断

■ **血清学检测**

新生儿乙肝病毒感染的诊断是血清学检测包括测定 HBsAg、HBeAg、乙型肝炎抗原抗体（抗 HBe）和血液中 HBV DNA 的定量。其他初步测试包括血小板，ALT 和甲胎蛋白水平的 CBC 和肝脏超声检查由于肝细胞癌的长期风险，注意到肝癌或肝的家族史。如果测试表明 HBV 感染，建议咨询儿科肝病学家。

预后

长期预后是不可预测的，尽管生命早期的慢性 HBV 感染增加了随后的肝脏疾病的风险，包括慢性肝炎、肝硬化、终末期肝病和肝细胞癌。

治疗

■ **支持性治疗**

对急性乙型肝炎新生儿应给予对症治疗和适当的营养。糖皮质激素和乙型肝炎免疫球蛋白（HBIG）都不能有助于急性感染。对慢性亚临床型肝炎无特异性治疗方法，所有慢性 HBV 感染的儿童应接种甲型肝炎疫苗。患有慢性 HBV 感染的儿童可能受益于抗病毒药物（如干扰素 α、拉米夫定、阿德福韦），但这些应仅在与小儿肝脏病专家协商后使用。

预防

所有孕妇在早期产前保健时应常规测乙肝表面抗原。否则在她们住院分娩时应作检测。一些 HBsAg 阳性女性应在第三妊娠期接受拉米夫定或替比夫定治疗，能够阻止乙型肝炎母婴传播。

乙肝表面抗原阳性母亲所生的新生儿　在生后 12 小时内应予以 0.5ml 的乙型肝炎免疫球蛋白（HBIG）重组 HBV 疫苗应该以一系列 3 个剂量给予肌内注射，如对于美国的所有婴儿推荐的（注意：所有疫苗的剂量不同）。第 1 次与乙型肝炎免疫球蛋白同时肌内注射，但应在不同部位。第 2 次和第 3 次应分别在第 1 次后 1~2 个月和 6 个月时给予。如果婴儿<2kg，那么疫苗首次给药有效性较低。随后的疫苗应该在 30 日龄时候给药（或者当出院时），另外 2 次给药在 30 日给药后的 1~2 个月和 6 个月给予。

母亲有未知 HBsAg 状态的新生儿　在分娩时还应在出生后 12 小时内接受其首剂疫苗。对于<2kg 的婴儿，在不同部位与 HBIG（0.5ml 肌内注射）同时给予第一剂。对于≥2kg 的母亲，其母亲可以测试 HBsAg，并确保其随访，HBIG（0.5ml 肌内注射）可延迟多达 7 日，等待 HBsAg 阳性母亲测试。建议对 HBsAg 阳性母亲出生的所有婴儿在 9~15 个月测试 HBsAg 和抗 HBs。

并不提倡将新生儿与其 HBsAg 阳性的母亲隔离，母乳喂养并不明显增加生后乙型肝炎病毒传播的危险性，特别在给予乙型肝炎免疫球蛋白和乙型肝炎病毒疫苗后。然而，如果母乳有乳头破裂、脓肿或其他乳腺病，则母乳喂养有可能传播乙型肝炎病毒。

> ● **关键点**
>
> ■ 只有 HBV 是新生儿肝炎的主要原因；它通常在分娩期间被发送
> ■ 大多数新生儿无症状，但发展成慢性亚临床 HBsAg 抗原血症和转氨酶水平升高
> ■ 有些婴儿发展为轻度肝炎，少数患有暴发性肝病
> ■ 做婴儿和母亲的血清学检测
> ■ 母亲为 HBsAg 阳性的新生儿应在出生后 12 小时内给予 1 剂 HBIG 0.5ml 肌内注射和 HBV 疫苗
> ■ HBV 感染儿童应接种甲型肝炎疫苗；抗 HBV 药物（如干扰素 α）可能有帮助，但应该仅在咨询儿科肝脏病专家时使用

新生儿单纯疱疹病毒感染

（参见第 1435 页）

新生儿单纯疱疹病毒感染（HSV）是在分娩过程中传染的，有典型的水疱疹发生，然后播散形成疾病。典型的体征是水疱发生，其可伴随或进展为弥散性疾病。诊断是通过

病毒培养,PCR,免疫荧光或电子显微镜给予大剂量的阿昔洛韦胃肠外用药治疗和支持治疗。

新生儿单纯疱疹病毒(herpes simplex virus,HSV)感染的死亡率和病死率都很高。发病率估计为活产婴儿的1/3 000~1/20 000。HSV 2型比HSV 1型导致更多的病例。

单纯疱疹病毒通常是新生儿在出生过程中通过已感染的母亲产道时而受染。通过胎盘和通过医院工作人员或家庭成员在新生儿之间传播的病例约占15%。单纯疱疹病毒感染的新生儿的母亲一般在分娩时无生殖器感染的病史或症状。

症状及体征

临床表现常发生在出生后1~3周,少数也可迟至出生后4周才出现症状。新生儿发病可为局灶性也可呈播散性。感染可表现有皮肤水疱,发生率为70%。没有皮肤囊泡的新生儿通常存在局部中枢神经系统疾病。在具有孤立皮肤或黏膜疾病的新生儿中,如果不治疗,进行性或更严重的疾病形式通常在7~10日内。

局灶性病变 局灶性病变的新生儿可分成两组:第一组为有神经系统表现的脑炎,脑脊液淋巴细胞增多和蛋白质含量增高,伴或不伴皮肤、眼睛和口腔病变;第二组仅有皮肤、眼睛和口腔的病变,而无中枢神经系统和其他器官病变的症状。

播散性病变 播散性病变和内脏器官受累的新生儿有肝炎、肺炎和/或弥散性血管内凝血,伴或不伴脑炎或皮肤病变。

单独或同时出现的其他体征包括体温不稳、嗜睡、肌张力低下、呼吸困难、呼吸暂停和抽搐。

诊断

- HSV培养或PCR
- 有时采用病灶的免疫荧光检查或电镜检查

病毒培养和HSV PCR检测对新生儿单纯疱疹病毒感染做出快速诊断是非常重要的。病毒标本通常从皮肤水疱取得,口腔、鼻咽、眼睛、直肠、血液和脑脊液还应进行测试。在一些表现为脑炎的新生儿,病毒仅在中枢神经系统发现。新生儿HSV诊断也可通过合适的高滴度抗血清中和试验确定;用病损皮肤涂片作免疫荧光检查,特别是使用单克隆抗体和电镜检查。

如果无病毒学诊断设备,用病损基底部细胞做帕氏涂片可显示特征性组织病理学依据(多核巨细胞和核内包含体),但这一检查的敏感性比病毒培养差,可有假阳性。

预后

未经治疗的播散性单纯疱疹病毒感染的新生儿死亡率为85%,而新生儿未经治疗的局灶性病变和脑炎患儿的死亡率为50%。播散性疾病或脑炎中至少65%的存活者有严重的神经系统后遗症。适当的治疗,包括肠胃外阿昔洛韦可降低50%的死亡率,使发育正常婴儿从35%增加到50%~80%;阿昔洛韦的剂量为20mg/kg,加入一般静脉输液中。

如无其他伴随医疗问题,局部病变(皮肤、眼睛、口腔)而无中枢神经系统或其他器官病变的患儿极少死亡。

治疗

- 静脉用阿昔洛韦
- 支持性治疗

阿昔洛韦应立即开始并推定在怀疑病例中,而等待确认性诊断测试。具有弥散性和/或中枢神经系统疾病的婴儿以20mg/kg 静脉内给药8小时21日。在该治疗方案之后,给予患有中枢神经系统疾病的婴儿口服阿昔洛韦300mg/m^2,每日3次×6个月;这种长期方案改善1岁时的神经发育结果,但可能导致中性粒细胞减少。

需要积极的支持治疗,包括适宜的静脉输液、营养、呼吸支持、纠正凝血异常和控制惊厥。

对于局灶性病变(皮肤,口腔或黏膜),疗法是阿昔洛韦20mg/kg,静脉输注,每8小时1次,持续14日。疱疹性角膜结膜炎需要同时使用局部治疗如三氟尿苷(参见第242页)。

预防

预防新生儿传播的一些举措已经被证实是并不十分有效的。普遍性的筛查并不受到推荐,也并未证实是有效的。然而,具有生殖器损伤的妇女在测试和血清学诊断HSV和确定传播的风险以及直接照顾暴露但无症状的新生儿。对于已知传播危险度高(如在出生时出现活动的生殖器损伤)的孕妇,剖宫产已经被证实是能够降低其传播危险的,即使膜已经破裂。同样对于目前患有可疑活动生殖器疱疹的母亲,在分娩过程中不应对其婴儿进行头皮监测在分娩时出现活跃生殖器损伤的妇女出生的无症状新生儿应进行评估和测试HSV 感染。其他信息可从美国儿科学会获得[1]。

在怀孕的最后几个星期给予口服阿昔洛韦或伐昔洛韦对有生殖器HSV病史的妇女可以防止在分娩时的复发并减少对剖宫产分娩的需要。

[1] Kimberlin DW, Baley J, Commitee on infectious diseases, Committee on fetus and newborn: Guidance on management of asymptomatic neonates born to women with active genital herpes lesions[J]. Pediatrics, 2013, 131(2): e635-646。

> **关键点**
>
> - 新生儿疱疹可以局限于皮肤,眼睛或口腔,中枢神经系统,或可以传播
> - 脑炎和播散性疾病具有高死亡率,并且神经系统后遗症在幸存者中是常见的
> - 在疑似病例中,推定治疗和通过HSV PCR 快速诊断CSF,血液或病变对于优化结果至关重要
> - 给予肠胃外阿昔洛韦用于局部和播散性疾病
> - 如果母亲有活动生殖器疱疹病变存在期限,剖宫产术

新生儿医院内获得性感染

新生儿医院内获得性感染是指进入婴儿室后获得的感染,而不是在母亲分娩时或子宫内获得的感染。某些感染(如B族溶血链球菌和单纯疱疹病毒)是来源于母亲还是医院环境可能不很明确。

医院获得性(院内)感染主要发生在早产儿和长期住院

的足月儿。健康足月儿婴儿室内感染率<1%。对于特殊护理托儿所的新生儿，发病率随着出生体重的减少而增加。最常见的医院感染是中线相关血流感染（CLABSI）和保健相关性肺炎。

病因

足月儿 在婴儿室内获得的对甲氧苯青霉素敏感的金黄色葡萄球菌（甲氧西林敏感和甲氧西林耐药）导致的皮肤感染，是最常发生的医院内感染。虽然婴儿室内金黄色葡萄球菌的鼻腔带菌的工作人员是潜在的新生儿感染源，但细菌定植过的新生儿和母亲是常见的菌库。脐疝，鼻子和腹股沟在生命的最初几天常常被定植。一般婴儿回家后方有表现。

极低体重儿（very low-birth-weight, VLBW<1 500g） 革兰氏阳性菌所致的感染约占70%，多数为凝固酶阴性的葡萄球菌；革兰氏阴性菌引起的感染约占20%，包括：大肠埃希菌、克雷伯菌属、假单胞菌属、肠杆菌属和沙雷菌属。真菌感染（白色念珠菌和近平滑念珠菌）约占10%。院内感染的种类和细菌的抗药性随地点和时间而不同。有时这种定植在一个单位的特殊病原体可导致院内感染的间歇性流行。

由于极低体重儿需要接受多种有创性操作，易发生院内感染：如长期动脉和静脉内留置导管、气管内插管、持续正压通气、提供营养的鼻胃管或鼻空肠喂养管。在监护室内住院越久，有创性治疗越多，感染的可能性越大。

预防

- 采取措施减少金黄色葡萄球菌定植
- 预防特殊护理托儿所和新生儿ICU的殖民化和感染
- 手部卫生
- 监测感染
- 有时用抗生素
- 疫苗接种

定植减少 用3%的双三氯酚给婴儿洗澡会减少金黄色葡萄球菌定植的机会，但可能产生神经毒性，尤其对低出生体重儿，已不使用。美国儿科学会推荐对新生儿儿脐带进行干燥护理，但这样做在一些医院引起金黄色葡萄球菌高定植率金黄色葡萄球菌，和感染的流行。在感染暴发时，用三合染料涂脐带区，杆菌肽或莫匹罗星软膏涂脐带区、鼻孔和包皮环切处，可有助于减少定植。不主张对工作人员和环境进行常规细菌培养。

特殊护理病房和新生儿ICU 对定植和感染的预防需要提供足够的空间和护理人员。在重症监护室，多床位病房应该提供每个婴儿约11.2平方米（120平方英尺）的空间，并且每个温箱或加热器之间应该间隔约2.4米（8英尺）。护士和患儿的比例应该为1:1~1:2。在新生儿护理病房，多床位病房应该提供每个婴儿120平方英尺（约11.2平方米）的空间，在每个温箱或加热器之间应该间隔8英尺（约2.4米）。护士和患儿的比例应该为1:3~1:4。

需要适当的技术，特别是对于侵入性装置的放置和护理以及对设备的细致清洁和消毒或灭菌。主动监测对技术的依从性是至关重要的。用于插入和保持中心导管的正式循证方案显著降低了中线相关血流感染的发生率。

类似地，已经确定了一组减少新生儿ICU中的医疗保健相关性肺炎的程序和方案；这些包括工作人员教育和培训，主动监测医疗保健相关性肺炎，将插管的新生儿床的头部提高30°~45°，并提供全面的口腔卫生。将新生儿置于横向位置，气管内插管与通气机回路水平放置也是有帮助的。

手部卫生 其他预防措施包括特别关注手卫生。用酒精制剂清洁在减少手上的细菌菌落计数方面与皂和水一样有效，但如果手明显污染，则应用肥皂和水清洗。排气型婴儿培育箱的保护作用有限，婴儿培育箱的内外可很快被严重污染；工作人员的手和前臂也可被污染。一般血液和体液标本也应加强保护。

感染监测 感染主动监测已完成。在疾病流行时，对患病或有细菌定植的婴儿实施分组隔离，并有专门的护理人员。有必要在出院后对新生儿继续监测1个月，以评价所实施的控制感染措施是否适当。

抗生素 预防性使用抗生素一般无效，还可能促使产生耐药菌株，导致婴儿正常菌群失衡。用酒精制剂清洁在减少手上的细菌菌落计数方面与皂和水一样有效，但如果手明显污染，则应用肥皂和水清洗。

疫苗接种 应灭活疫苗应根据常规时间表（表288-2）接种当时在医院的任何婴儿。在出院之前不给予活的病毒疫苗（如轮状病毒疫苗），以防止疫苗病毒在医院中扩散。

> ● **关键点**
>
> - 医院内感染主要发生在早产儿和长期住院的足月儿
> - 出生体重越低，感染的风险越高，特别是在具有中心导管，气管内管或两者的新生儿中
> - 插入和维持导管，管和装置的细微技术对于预防是必不可少的；正式协议提高依从性
> - 不建议使用预防性抗生素，除非可能在涉及特定病原体的确定的苗圃流行期间

新生儿李斯特菌病

（参见第1357页）

新生儿利斯特菌病是通过胎盘或在分娩时或分娩后获得的细菌感染。症状表现为脓毒血症。诊断可通过母亲和婴儿的细菌培养。初期治疗选用氨苄西林和氨基糖苷类抗生素。

宫内感染的单核细胞增多性利斯特菌，可引起胎儿发生弥漫性肉芽肿（如在肝脏、肾上腺、淋巴组织、肺和大脑），如果同时出现皮疹，被称为婴儿脓毒血症性肉芽肿病。吸入或吞下羊水或阴道分泌物可引起宫内或围生期肺部感染，生后头几天表现为呼吸窘迫、休克，病程呈暴发性。也可在医院内获得感染。

症状及体征

妊娠妇女的感染可无症状，或表现为非特异性流感样症状。

在胎儿和新生儿中，临床表现取决于感染的时间和途

径,常发生流产、早产伴羊膜炎(特征为棕黄色浓稠的羊水)、死产或新生儿脓毒血症(参见第2430页)。感染可在生后数小时或数日发生,也可延长至数周。

患有早发性疾病的新生儿通常具有低出生体重,具有相关的产科并发症,并且在出生后不久出现循环或呼吸功能不全或两者都显示脓毒症的证据。迟发型感染的新生儿通常足月,表现为脑膜炎或脓毒血症。

诊断

- 血,宫颈和羊水(如果有的话),发热孕妇的培养血液,CSF,胃抽出物,胎粪和感染的新生儿组织的培养

对任何有发热性疾病的母亲应作血和宫颈分泌物的单细胞增多性李斯特菌培养。对患李斯特菌病母亲分娩的新生儿应评价其有无脓毒血症,包括脐带或外周血、CSF、胃吸出物、胎粪、任何可能感染的组织、母体的淋巴和来自子宫颈和阴道的渗出物,胎盘的严重病变部分和羊水(如果可获得的)的培养物。

CSF检查可能显示单核细胞占优势,但通常多形核细胞占优势。革兰氏染色的涂片通常是阴性的,但可能显示多形性,革兰氏变量的类似球杆菌的形式,不应该被视为白喉类污染物。

实验室病原学确定包括生物化学检查和运动性观察,生物化学检查所采用的是涂片检查,而运动性观察则是采用在一种半固体的介质中进行。为了进行涂片检查,病原体的克隆生长在混合油盐水的介质上,并采用显微镜进行检查。由于两端鞭毛的存在,单核细胞增生李斯特菌菌种表现出一种具有特征性的端跨端的"翻滚"运动。血清学检查对此无帮助。通过PCR的分子检测似乎是敏感和特异性的,但仍然是目前的研究工具。

预后

新生儿李斯特菌病的病死率为10%~50%,早发型则更高。

治疗

- 氨苄西林加上氨基葡糖苷

治疗先选用氨苄西林加一种氨基糖苷类药物。疗程14日即可(脑膜炎为21日),但最佳疗程尚不明确。其他措施包括氨苄西林或青霉素与利福平、甲氧苄啶/磺胺甲噁唑合用、甲氧苄啶/磺胺甲噁唑单用或亚胺培南,但在新生儿中尚未有很好的评价资料。

应给予有脓毒血症的新生儿其他相应的治疗(参见第2430页)对重症患儿应考虑作引流/排脓治疗。

预防

孕妇应避免摄取被单细胞增多性李斯特菌污染的食品(如未消毒的牛奶,被牛羊粪便污染的蔬菜),因其会引起母亲和胎儿的感染。以前生育过李斯特菌感染的新生儿的母亲应在妊娠后期三个月作宫颈分泌物和大便培养,以确定是否为单核细胞增多性李斯特菌的带菌者。适当的食物处理,特别是在制备期间将未熟肉从其他物品分离,在处理未烹饪食物后洗手,炊具和砧板是关键的。

可在产前和分娩时进行预防性治疗,以防止对新生儿的垂直传播,但其价值尚未被证明。

> **关键点**
> - 感染可以在子宫内或在分娩期间获得,并且临床表现可以在出生的几小时或几天内出现(早期发作),或者可以延迟达几周(延迟发作)
> - 早发性李斯特菌病在出生后很快显示为具有循环功能不全,呼吸功能不全或两者的败血症
> - 在延迟性李斯特菌病中,全期,先前健康的新生儿出现脑膜炎或败血症
> - 对孕妇不明原因的发热性疾病,做单核细胞增生李斯特菌培养
> - 采用氨苄西林加上氨基葡糖苷治疗
> - 孕妇应避免可能被单核细胞增生李斯特菌污染的食品

新生儿脑膜炎

新生儿脑膜炎是在生后90日内发生的由细菌侵入引起的脑膜炎症。表现为脓毒血症样症状、中枢神经系统刺激症状嗜睡、惊厥、呕吐、激惹、颈项强直、囟门饱满或隆起,也可发现脑神经异常。诊断根据腰穿。治疗应用抗生素。

新生儿脑膜炎在足月儿中的发病率为2/10 000,在低出生体重儿(LBW)中的发生率为2/1 000。男性居多,发生在大约15%脓毒血症的新生儿中,偶尔单独发生。

病因

主要的病原体为:
- B族链球菌(group B streptococcus,GBS;主要Ⅲ型)
- 大肠埃希菌(主要是那些含K1多糖的菌株)
- 单细胞增多性李斯特菌

肠球菌,非肠球菌群D链球菌,α-溶血性链球菌,金黄色葡萄球菌,凝固酶阴性葡萄球菌和革兰氏阴性肠道微生物(如克雷伯菌属、肠杆菌属、枸橼酸杆菌)也是病原体。流感嗜血杆菌B型,奈瑟脑膜炎菌奈瑟脑膜炎菌,和肺炎链球菌引起新生儿脑膜炎也有报道。

新生儿脑膜炎常继发于与新生儿脓毒血症有关的前驱菌血症。血培养中菌落计数越高,发生脑膜炎的危险性越大。脑膜炎也可继发于头皮破损,尤其是发育缺陷,导致皮肤表面与蛛网膜下腔的交通,导致板障静脉血栓性静脉炎。邻近耳部的脓性病灶(如中耳炎)直接蔓延至中枢神经系统的感染较罕见。

症状及体征

通常,只有那些典型的新生儿败血病(如温度不稳定,呼吸窘迫,黄疸,呼吸暂停)的发现是显而易见的。中枢神经系统体征[如嗜睡、癫痫发作(特别是局灶性的),呕吐,易激惹]更具体地提示新生儿细菌性脑膜炎。所谓的矛盾的易怒性,其中由父母的拥抱和安慰刺激而不是舒适新生儿,对于诊断更特异。凸起或全囟化发生在约25%,尼古丁刚度仅发生15患者年龄越小,这些发现越不常见。脑神经异常(特别是涉及第Ⅲ、第Ⅵ和第Ⅶ对脑神经的那些病变)也可

以存在。

B族链球菌(GBS脑膜炎)引起的新生儿脑膜炎可在生后1周发生,并伴有早发型新生儿脓毒血症,并常表现有肺部疾病。然而,通常在这一时期后(最常在出生后3个月内发生)发生的脑膜炎,表现为一个独立的疾病,以缺乏先前的产科或围生期并发症为特征,并表现为更特异性的症状(如发热、嗜睡和惊厥)。

新生儿脑膜炎常伴有脑室炎,特别是革兰氏阴性肠道细菌感染。引起脑膜炎常伴严重血管炎的致病菌,特别是差异性枸橼酸杆菌和阪崎肠杆菌(曾经称为肠杆菌)易引起囊肿和脓肿;铜绿假单胞菌(铜绿假单胞菌)大肠埃希菌K1和沙雷菌属也可在新生儿中引起脑脓肿。脑脓肿的早期症状是颅内压增高,通常表现为呕吐、囟门饱满和头围增大。新生儿脑膜炎病情趋于稳定后突然恶化提示进行性脑积水或脑脓肿破裂入脑室系统。

> **经验与提示**
>
> ■ 脑膜炎的典型症状不常见;只有约25%的新生儿出现隆起或完全囟门,并且只有15%的新生儿出现颈部僵硬。

诊断

- 脑脊液细胞计数,糖和蛋白浓度,革兰氏染色和培养
- 有时做B超,脑MRI或脑CT

通过腰穿作脑脊液检查确诊新生儿细菌性脑膜炎,对任何疑有脓毒血症的新生儿应做此项检查。然而新生儿腰穿比较困难,有造成缺氧的危险。患儿情况差导致腰穿更危险(如呼吸窘迫、休克、血小板减少如果腰穿延迟进行,婴儿应先作为脑膜炎治疗。即使临床情况改善,在发病数日后脑脊液中出现的炎性细胞和异常糖或蛋白水平,依然可提供有价值的脑膜炎证据。新生儿腰穿的穿刺针要有一个套管针,避免上皮细胞残留而可能发展为上皮瘤。

脑脊液即使是血性或无细胞的,也应该作培养。约35%的血培养阴性病例脑脊液培养呈阳性。如果临床反应有问题,则在24~48小时重复,如果涉及革兰氏阴性生物,则在72小时重复LP(以确保灭菌)。

重复CSF分析有助于指导治疗的持续时间和预测预后。一些专家认为对GBS脑膜炎病例在24~48小时重复腰穿有预后指导价值。在治疗末期对情况良好的病例不应常规重复腰穿。

正常CSF值是有争议的,并部分与年龄有关。总的来说,没有脑膜炎的早产儿和足月儿,其CSF中有≤20WBC/μl(1/5可能是PMN)。没有脑膜炎的CSF蛋白水平差异较大;足月儿的水平<100mg/dl,而早产儿的水平高达150mg/dl。没有脑膜炎的CSF葡萄糖水平>75%同时测量的血清值。这些水平可以低于20~30mg/dl(1.1~1.7mmol/L)。通过在具有正常CSF指数的新生儿中培养鉴定了细菌性脑膜炎,显示正常的CSF值不排除脑膜炎的诊断。

对适宜的抗生素治疗无反应的任何新生儿应怀疑存在脑室炎。有脑室穿刺液白细胞计数大于腰穿的细胞计数、革兰氏染色阳性或脑室液培养阳性、脑室压力增高和脑室扩大时可做出诊断。当新生儿对治疗无反应,怀疑脑室炎或脓肿时,超声,MRI或CT扫描有助于诊断。

预后

未经治疗的新生儿脑膜炎死亡率接近100%。即使经过治疗,革兰氏阴性菌脑膜炎死亡率仍与预后与出生体重、病原体和临床症状有关。未经治疗的新生儿脑膜炎死亡率接近5%~20%。某些致病菌可引起血管炎、脑膜炎、脑脓肿,死亡率可高达75%。由革兰氏阴性肠道杆菌引起的新生儿脑膜炎的预后更差。

预后部分取决于在诊断时通过菌落计数而得到的在脑脊液中出现的细菌数量。脑脊液培养阳性持续时间与并发症直接相关。总体来说,GBS脑膜炎经抗生素治疗24小时脑脊液检查可无菌;革兰氏阴性杆菌脑膜炎,脑脊液细菌阳性可持续中位数2日。

GBS脑膜炎的死亡率比早发型GBS脓毒血症显著为低。

治疗

- 经验性氨苄西林加上庆大霉素,头孢噻肟,或是同时采用,接着采用培养特异性的药物

经验性抗菌治疗 最初的经验性治疗是视患儿年龄而定的,至今仍有争议。对于新生儿,许多专家建议氨苄西林加氨基糖苷。还加入第三代头孢菌素(如头孢噻肟),直到培养和灵敏度结果可用,如果怀疑由革兰氏阴性生物体引起的脑膜炎。然而,当头孢噻肟常规用于经验性治疗时,耐药可能发展得更快,并且长期使用第三代头孢菌素是侵袭性念珠菌病的风险因素。氨苄西林能够有效杀灭病原菌,例如GBS,肠球菌和李斯特菌属。庆大霉素能够增加对抗这些病原菌的功效,也可用于治疗革兰氏阴性菌感染。第三代头孢菌素为大多数革兰氏阴性病原体提供了足够的覆盖。

住院以前接受过抗生素治疗病儿可能产生抗生素的耐药性;经长期治疗的脓毒血症样表现的住院病儿要考虑合并真菌感染。院内获得性感染的新生儿,在脑膜炎的诊断确立之前即应早期联合使用万古霉素加氨基糖苷类药物(不同于以前使用过的)或第三代头孢菌素(如头孢噻肟),或具有针对铜绿假单胞菌的活性的碳青霉烯,例如头孢吡肟或美罗培南,这取决于对脑膜炎的关注。

根据腰穿脑脊液培养和药敏结果调整抗生素。革兰氏染色的结果不应该用于在培养结果可用之前缩小覆盖范围。

生物特定抗菌治疗 对<1周的GBS脑膜炎患儿,建议开始治疗时静脉注射青霉素10万~15万U/kg,8小时1次;或氨苄西林100~150mg/kg静脉注射8小时1次。此外,如果新生儿<35周胎龄,加用庆大霉素3mg/kg静脉注射,每日1次;或如果新生儿>35周胎龄,静脉给予4mg/kg一次。如果临床症状改善或证实脑脊液无菌,就可停用庆大霉素。

肠球菌或单核细胞增多性李斯特菌引起新生儿脑膜炎一般用氨苄西林加庆大霉素治疗。

革兰氏阴性菌引起的脑膜炎,其治疗相当困难。传统疗法氨苄西林加一种氨基糖苷类药物治疗,死亡率15%~

20%,而且存活者预后差,存在相当比例的后遗症。相反,确定为革兰氏阴性菌脑膜炎(或脓毒血症)或可能性极大的脓毒血症可考虑应用第三代头孢菌素(如头孢噻肟)治疗。如果担心抗生素耐药,可联合使用氨基糖苷类药物和第三代头孢菌素或广谱 β-内酰胺(如美罗培南),直至知道病原菌。

对革兰氏阳性菌脑膜炎的肠外用药治疗至少为 14 日,对复杂的革兰氏阳性菌脑膜炎或革兰氏阴性菌脑膜炎至少治疗 21 日。不建议脑室内滴注抗生素。

辅助措施 由于脑膜炎是新生儿脓毒血症延续的一部分,所以对脓毒血症的辅助治疗也适用于脑膜炎。类固醇激素不用于治疗新生儿脑膜炎。在幼儿时期应密切随访患者是否有神经系统并发症,包括感音神经性听力损失。

> **关键点**
> - 最常见的原因是 GBS,大肠埃希菌和 *L. monocytogenes*
> - 表观通常是非特异性的(如温度不稳定性,呼吸窘迫,黄疸,呼吸暂停)
> - 虽然可能存在中枢神经系统体征(如嗜睡,癫痫,呕吐,易怒),但是经典的发现,例如隆起或完全囟门和颈部僵硬不常见
> - CSF 培养是关键的,因为一些具有脑膜炎的新生儿具有正常的 CSF 指数(如 WBC 计数,蛋白质和葡萄糖水平)
> - 基于培养结果和易感性测试,开始用氨苄西林,庆大霉素和头孢噻肟进行经验性治疗,接着是特定药物
> - 类固醇激素不用于新生儿脑膜炎

新生儿肺炎

新生儿肺炎是指新生儿的肺部感染,出生后数小时内起病并作为脓毒血症全身症状的一部分或者出现在 7 日之后局限于肺部的感染。体征限于呼吸窘迫、进展为休克,甚至死亡。诊断根据临床表现和实验室检查。治疗先给广谱抗生素,尽早改为敏感抗生素。

肺炎是原发性脓毒症后最常见的侵入性细菌感染。早发性肺炎是脓毒血症全身感染的一部分,出现在出生数小时内(参见第 2430 页)。迟发性肺炎通常发生在出生 7 日之后,最常见于新生儿监护室内,罹患慢性肺部疾病需要长期气管插管的新生儿中(称为医源性肺炎)。

病因
病原体来源于母亲产道或婴儿室。包括革兰氏阳性球菌(如 A 和 B 族链球菌、甲氧西林敏感和甲氧西林耐药、金黄色葡萄球菌)和革兰氏阴性杆菌(如大肠埃希菌、克雷伯菌和变形杆菌)。接受过广谱抗菌治疗的病儿,可发现许多其他病原菌,包括假单胞菌属、枸橼酸杆菌属、芽孢杆菌属和沙雷菌属。一些病例由病毒和真菌引起。

症状及体征
迟发性卫生保健相关性肺炎表现为患者的呼吸状态无法解释的恶化,以及呼吸分泌物质量(如浓和褐色)的增加和变化。其他一些新生儿可骤然起病,有体温不稳和中性白细胞减少。

诊断
- **胸部 X 线**

评估包括胸部 X 线检查,脉搏血氧饱和度测定,血培养,以及气管吸出物的革兰氏染色和培养。

新的、持续的浸润应在胸部 X 线片上可见,但如果婴儿患有严重的支气管肺发育异常,则可能难以识别。

如果革兰氏染色显示显著数量的多形核白细胞和与从气管抽吸物的培养物生长的一个生物体一致的单个生物体,则该生物体是肺炎的原因的可能性增加。由于新生儿的细菌性肺炎可能会播散,因而也需要对其进行一个全面的、针对脓毒症的评估,其中包括腰穿。然而,仅有 2%~5% 的医疗相关性肺炎病例的血培养阳性。

治疗
- **通常为万古霉素和广谱 β-内酰胺药物**

早期发作的疾病的抗菌疗法与新生儿脓毒症的疗法是相似的。万古霉素和广谱 β-内酰胺药物如美罗培南,哌拉西林/他唑巴坦或头孢吡肟是大多数晚发性医疗保健相关性肺炎的首选治疗(表 320-2)。该方案用典型的医院获得性病原体(包括铜绿假单胞菌)治疗败血症以及肺炎。应当总是使用局部的感染模式和细菌耐药性来帮助指导抗微生物剂的经验选择。以后根据药敏结果选用敏感抗生素。全身治疗与新生儿脓毒血症一样。

表 320-2 新生儿万古霉素用量*

血清肌酐/(mg/dl)		给药量	间隔
≤28 周孕龄	>28 周孕龄		
<0.5	<0.7	15mg/kg	q12h
0.5~0.7	0.7~0.9	20mg/kg	q24h
0.8~1	1~1.2	15mg/kg	q24h
1.1~1.4	1.3~1.6	10mg/kg	q24h
>1.4	>1.6	15mg/kg	q48h

* 缓慢静脉给药不低于 60min 监测万古霉素的血药浓度,推荐使用(谷药浓度 = 10~15μg/ml)。

衣原体肺炎

在分娩时有衣原体暴露,可在生后 2~18 周发生衣原体肺炎。婴儿有呼吸增快,但通常并不严重;可同时伴有衣原体引起的结膜炎,可出现嗜酸性粒细胞增高,X 线检查显示双侧肺间质浸润,用红霉素治疗可迅速治愈。可见嗜酸性粒细胞增多,胸片提示双侧间质性浸润且充气过度。

治疗
- **红霉素**

用红霉素治疗导致迅速缓解(表 320-3)。由于新生儿红霉素可能引起肥厚性幽门狭窄(HPS),所有接收红霉素治疗的新生儿都应当监测 HPS 的症状和体征 HPS 和告知他们父母有关潜在风险。阿奇霉素(20mg/kg 口服,每日 1 次,3 日)同样有效当诊断继发于沙眼衣原体的肺炎时,需要

表 320-3 新生儿口服抗生素的推荐剂量*

抗生素	剂量	给药间隔	备注
阿莫西林	10~15mg/kg	q12h	数据有限
阿奇霉素	5~10mg/kg	q24h	<1个月新生儿百日咳的治疗或预防的推荐药物
			对于百日咳的治疗或预防,10mg/kg,qd,持续5日
			对于其他感染,则第1日,10mg/kg,qd,接着第2~5日给予5mg/kg
克林霉素	5mg/kg	q6~12h	数据有限
红霉素琥珀酸盐	10~12.5mg/kg	q6~12h	用于>1个月的新生儿的衣原体感染或百日咳
			与特发性的幽门肥大狭窄相关
氟康唑	3~12mg/kg	q24h~72h	对于轻度念珠菌感染,第1日,6mg/kg,qd,接着第2~4日给予3mg/(kg·次)
			对于严重感染,所有孕龄和出生后年龄均采用12mg/kg,qd
			也可以考虑首剂量(负荷)25mg/kg
			生后第二周,如果肾功能是异常的,给药间隔的调整可能就是必要的
氟胞嘧啶	12.5~37.5mg/kg	q6h	数据有限
			仅用于与两性霉素B联合使用时,延缓耐药性的出现
			推荐血药浓度监测
			新生儿<2 000g 和<7 日,25mg/kg q8h
利奈唑胺	10mg/kg	q8~12h	可给予 IV 或 po
			用于革兰氏阳性耐药性菌感染
利福平	10mg/kg	q24h	结核病
	5mg/kg	q12h	预防脑膜炎双球菌,用药2日
	10mg/kg	q24h	预防流感嗜血杆菌用药4日

*除非另有说明,否则上述剂量均是针对年龄>7日且体重>2 000g的新生儿。
新生儿(<7日,以及体重<2 000g剂量5mg/kg,q12h。

对母亲和伴侣进行评估,因为未治疗的产妇可能并发盆腔炎和不育。

新生儿脓毒血症

(新生儿脓毒症)

新生儿脓毒血症是指生后90日内发生的侵袭全身的细菌性感染。症状表现非特异性,复杂多样,包括:自发性活动减少、吸吮无力、呼吸暂停、心动过缓和体温不稳定、呼吸窘迫、呕吐、腹泻、腹胀、烦躁不安、惊厥和黄疸。诊断根据临床表现和多方面的实验室检查。治疗开始时给予氨苄西林加庆大霉素或头孢噻肟,随后尽可能选择窄谱特效抗生素治疗。

新生儿脓毒血症的发病率在活产婴儿为 0.5/1 000~8/1 000。死亡率最高的发生在:

- 低出生体重(LBW)婴儿
- 出生时与反应低下的婴幼儿表现为以低 Apgar 评分
- 婴儿合并产妇围生期高危因素的婴儿(如社会经济地位低,胎膜早破)
- 少数民族
- 男性

病因

新生儿败血症的发作可以是早期(≤3日出生)或晚期(3日后)。

早发型 早发型新生儿脓毒血症通常来自产时的感染。50%以上的早发型病例在生后6小时内出现临床症状。

B族链球菌(GBS)和革兰氏阴性肠道病原菌(主要是大肠埃希菌)是早期脓毒血症最常见的原因。这些母亲的新生儿至少35%有B族链球菌的定植。她们所产婴儿中至少有35%出现细菌感染定植。婴儿定植的密度是发生侵袭性疾病的一个危险因素(严重定植者的危险性增高40倍)。虽然仅1/100有定植的新生儿会发生由GBS引起的侵袭性疾病,但其中>50%的婴儿会在生后最初6小时发病。新生儿(尤其是早产儿)不定型性流感嗜血杆菌脓毒血症的发病也在增加。

其他革兰氏阴性肠道细菌(如克雷伯菌)和革兰氏阳性病原菌单核细胞增多性李斯特菌单核细胞增多性李斯特菌,肠球菌(如粪球菌、屎肠球菌),D族链球菌(牛链球菌)和α-溶血性链球菌和葡萄球菌——为其他最常引起侵袭性感染并导致脓毒血症的细菌。肺炎链球菌、流感嗜血杆菌B型和较少见的奈瑟脑膜炎双球菌亦可引起脓毒血症。妊娠妇女偶尔会发生无症状型淋病,因此淋球菌也是重要的致病原。

迟发型 迟发性新生儿脓毒血症通常是从环境中感染(参见第2421页)。葡萄球菌引起30%~60%的迟发型脓毒血症,主要与中心静脉置管有关(如脐动、静脉插管)。越来越认识到大肠埃希菌也是迟发型脓毒血症的重要原因,尤其在极LBW婴儿中。从血或脑脊液中分离得到阴沟肠杆菌或阪崎肠杆菌(曾经称作肠杆菌)提示可能存在喂养品的污染。呼吸机遭污染时应怀疑医源性铜绿假单胞菌肺炎或脓毒血症的暴发流行。

尽管对B族链球菌的全面筛查和产后抗生素预防已经显著降低了由于该生物体引起的早发性疾病的发病率,但是晚发性GBS脓毒症的发病率保持不变,这与以下假设相一致:晚发病者通常从环境中感染。

在晚发型脓毒血症的发生机制中,厌氧菌(特别是脆弱拟杆菌属)的作用尚不明确。虽然曾有新生儿死于拟杆菌素菌血症的报道。

念珠菌念珠菌在晚发型脓毒血症中日渐成为重要的致病因子,在极低出生体重儿中发病率为12%~13%。

早发型和迟发型 某些病毒感染(如播散型单纯疱疹病毒、肠病毒、腺病毒和呼吸道合胞病毒)可表现为早发型或迟发型新生儿脓毒血症。

病理生理

早发型 某些母源性围生期和产科的因素增高了危险度,尤其是对于早发型新生儿脓毒症,例如以下因素:

- 羊膜过早破裂,破裂时间(PROM)在出生前≥18小时
- 产妇绒毛膜羊膜炎(最常见的表现为母亲发热于分娩前或分娩过程中,母亲白细胞增多,心动过速,子宫压痛时,和/或恶臭的羊水)
- GBS定植
- 早产

母体感染发生血源性和经胎盘播散发生于某些病毒(如风疹、巨细胞病毒)、原虫(如刚地弓形虫)和螺旋体(如梅毒螺旋体)感染期间。一些细菌性病原体(如单核细胞增多性李斯特菌单核细胞增多性李斯特菌、结核杆菌结核杆菌)可能通过胎盘传给胎儿,但大多数细菌感染是由产道上行到宫内,或胎儿通过有细菌定植的产道。

母亲细菌定植的密度与新生儿受侵袭性感染的危险性直接相关。羊膜被胎粪或者胎脂污染后容易招致链球菌B族和大肠埃希菌大肠埃希菌感染。羊水被胎粪或胎脂污染可促进GBS和大肠埃希菌的生长,因此在胎膜早破后,穹窿部的少量病原体能迅速繁殖,可能与这种反常的现象有关。病原菌进入血液最常见的途径是通过胎儿吸入或吞咽污染的羊水,导致产生菌血症。

感染的上行途径有助于解释以下这些现象,如胎膜早破在新生儿感染发生率高;羊膜炎与新生儿脓毒血症的关系比中心性胎盘炎关系更明显;双胎中接近产道的胎儿受感染的危险性更大;母亲阴道穹窿菌丛反映了新生儿早发性脓毒血症的细菌特点。

迟发型 发生迟发性脓毒血症最重要的危险因素,是早产。其他因素包括:

- 血管内导管的长期使用
- 相关疾病(可能是唯一使用侵袭性操作的)
- 应用抗生素(选择耐药菌株)
- 长期住院
- 设备污染和静脉补液或肠道外补液

革兰氏阳性菌(如凝固酶阴性葡萄球菌和金黄色葡萄球菌)可来源于周围环境。革兰氏阴性菌几乎全部来源于特性已被先前抗生素治疗所改变了的患儿的内源性菌丛,或通过工作人员的手(主要传播途径)或污染的仪器所传播的耐药菌群。因此,细菌接触增多的情形(如拥挤、护理人员不足,洗手不彻底),使婴儿室的医院内感染率增高。

念珠菌脓毒血症的危险因素包括延长(>10日)放置中央静脉置管、营养素过高、先前应用抗生素、坏死性小肠结肠炎和先前外科手术。

早期感染集中在鼻旁窦、中耳、肺或胃肠道,以后可以播散到脑膜、肾脏、骨骼、关节、腹膜及皮肤,早期脓毒血症之后肺炎是新生儿最常见的侵入性细菌感染。

症状及体征

新生儿败血症早期体征通常不典型且轻微,不能区分各种病原体(包括病毒)。最为常见的早期症状包括:

- 自发性活动减少
- 吸吮无力
- 纳差
- 呼吸暂停
- 心动过缓
- 体温不稳(过高或过低)

发热的发生率仅为10%~15%,当发热持续(如>1小时),一般提示感染。其他症状和体征包括呼吸窘迫、神经系统症状(如惊厥和颤抖)、黄疸(特别是发生在出生后24小时内,而无Rh或ABO血型不合,直接胆红素比预期的高)、呕吐、腹泻和腹胀。

受感染器官的特异性表现可提示该器官是原发还是转移病灶。

- 大多数表现为呼吸窘迫的早发型GBS感染(许多为单核细胞增多性李斯特菌)与肺透明膜病难以鉴别
- 新生儿脐周红斑、渗出、出血但不伴有出血性疾病时提示脐炎(感染延迟了脐血管的关闭)
- 昏迷、惊厥、角弓反张或囟门凸起提示脑膜炎或脑脓肿
- 某一肢体自主活动减少和一个关节的红、肿、热、痛提示骨髓炎或化脓性关节炎
- 无法解释的腹胀可能提示腹膜炎或坏死性小肠结肠炎(特别是血性腹泻和粪便中有白细胞)
- 皮肤水疱、口腔溃疡和肝脾肿大(特别是伴弥散性血管内凝血)提示播散型单纯疱疹感染

早发型GBS感染可表现为暴发型肺炎。常与产科并发症有关(特别是早产,胎膜早破和绒毛膜羊膜炎)。婴儿中>50%的B族链球菌感染出现在生后6小时内,45%的新生儿Apgar评分<5分;常无脑膜炎。晚发型GBS感染也会发生,但并不常见。在晚发性GBS感染(>3日至12周),脑膜炎常常存在。此型感染与围生期危险因素和母亲宫颈菌丛定植的关系很少,多为生后获得感染。

诊断

- 可疑指数高

- 血液，脑脊液，有时尿培养

新生儿败血症早期诊断很重要并需要识别高危因素（特别在低出生体重的新生儿）。任何新生儿在生后数周内的表现偏离正常标准时应高度怀疑脓毒血症。

败血症的临床症状新生儿 应该行 CBC，差别涂片，血培养，尿培养（没有必要为早发败血症的评价），和腰椎穿刺（LP），如果临床可行，尽快。新生儿呼吸系统症状则行 X 线检查。诊断依据病原体的培养分离。其他一些检查可能出现异常，但非诊断必要条件。广谱抗生素。

治疗

表现健康的新生儿 需要根据以下讨论的几个因素进行管理预防。

全血细胞计数、分类和涂片： 新生儿的总 WBC 计数和绝对频带计数是早发性脓毒症的不良预测因子。然而，未成熟：总多形核白细胞的升高比率>0.16 是敏感的，低于该截止值的值具有高的阴性预测值。然而，特异性差；高达 50% 的术语新生儿具有升高的比率。在 6 小时后获得的值比在出生后立即获得的值更可能异常和临床有用。

血小板计数在脓毒血症发生前数小时至数日出现下降，但常在婴儿表现患病后 1 日左右保持在增高的水平，有时伴弥漫性血管内有时伴弥散性血管内凝血的其他异常（如纤维蛋白降解产物的升高、纤维蛋白原降低和凝血酶原时间延长）。鉴于这些变化的时间性，血小板计数通常对评估新生儿败血症没有帮助的。

由于脓毒血症新生儿血中有大量循环的细菌，对血的棕黄层用革兰氏、亚甲蓝或吖啶橙染色，常可在多核中性粒细胞中或其有关部位发现病原菌。

不论全血细胞计数或腰穿结果如何，所有可疑脓毒血症（如病态、虚弱、低体温）新生儿都应在培养［如血液、尿液和脑脊液（若可获得）］后，开始接受抗生素治疗。

腰椎穿刺： 对已有缺氧的婴儿做腰穿有加重缺氧的危险，因此并不鼓励对脓毒血症可能性小的新生儿常规作腰穿。但怀疑婴儿有脓毒血症，在病情稳定并能承受操作时应立即作腰穿（参见第 2427 页，新生儿细菌性脑膜炎）。在腰穿前和腰穿时给氧氧，防止低氧血症。由于生后第 1 日 GBS 肺炎的临床表现容易和肺透明膜病混淆，因此常在怀疑此病的新生儿中常规作腰穿。

血培养： 脐血管常被脐带残端上的细菌污染，特别在经过数小时后，因此脐静脉采血作培养可能不可靠。应通过静脉穿刺抽血，最好选择两处外周静脉抽血。尽管在获得新生儿血培养物之前进行的最佳皮肤制剂没有定义，但是临床医生可以施用含碘液体并允许该部位干燥。或者，在放置脐动脉导管后不久获得的血液也可以根据需要用于培养。

血必须同时作需氧菌和厌氧菌培养（如果怀疑脆弱类杆菌感染，应特别注明，以便采用特殊的培养条件）。然而，每个血培养瓶的最小血量为 1.0ml；如果获得<2ml，则应将其全部置于单个需氧血培养瓶中。如果考虑脓毒血症与插管有关，应通过插管取样同时经周围血管取血作培养。在>90%阳性细菌血培养物，在孵育的 48 小时内发生生长。毛细血管血标本培养数据结果不足以提示之。

念珠菌能在血培养和血琼脂培养基上生长；然而如果怀疑有其他真菌存在，必须用特殊的真菌培养基。其他非念珠菌属，真菌培养需 4~5 日才会有阳性结果，有时即使有明显的全身性播散感染，但结果仍为阴性。在得到培养结果之前，确定菌丛的定植是有帮助的（在口腔、大便或皮肤）。新生儿与念珠菌病应进行 LP 鉴定念珠菌性脑膜炎。可在扩瞳后用间接检眼镜检查寻找与播散型念珠菌感染一致的视网膜损害。用肾脏超声检测肾脏的足分支菌病。

尿分析和培养： 尿液检测仅需要用于评估晚发性脓毒症。尿液应从耻骨上穿刺抽取而不是从尿袋中获得。尽管尿培养是确诊依据，离心尿镜检每个高倍视野发现≥5 个白细胞，或在未离心新鲜尿液经革兰氏染色发现细菌，都证实是尿路感染，未见脓尿并不能排除尿路感染。

其他炎症试验： 很多实验室检查结果异常可作为早期评估脓毒血症的指标。总的来说，疾病后期敏感性和特异性较强。

急性期反应物是发生炎症时肝脏在白介素-1 刺激下产生的蛋白质。其中最有价值的是定量 C 反应蛋白。≥1mg/dl 的浓度（比浊法测得的）异常。升高的水平发生在发展中的败血症的 6~8 小时内，并且在 1 日时达到峰值。如果在 6~8 小时的寿命后测量，C-反应蛋白测量的灵敏度更高。出生后 8 小时和 24 小时之间，然后 24 小时后获得的两个正常值具有 99.7% 的阴性预测值。

降钙素原被作为新生儿败血症的急性期反应物标记物进行研究。虽然降钙素原显示比 C 反应蛋白更敏感，但是较少特异性。

预后

低出生体重儿脓毒血症死亡率比足月儿高 2~4 倍；早发型脓毒血症的总死亡率是 3%~40%（早发型 GBS 感染死亡率为 2%~10%），晚发型脓毒血症则为 2%~20%（晚发型 GBS 感染死亡率大约为 2%）。迟发型败血症的败血症在很大程度上取决于感染的病因；由革兰氏阴性杆菌感染或 *Candida* 属具有高达 32%~36% 的死亡率。除了死亡，细菌或念珠菌性败血症感染的极低出生体重儿神经发育较差结果的显著增加。

治疗
- 抗生素疗法
- 支持性治疗

由于新生儿脓毒血症的临床表现无特异性，可产生严重后果，因此建议进行早期快速使用抗生素治疗（参见第 2430 页），药物可根据后来的药敏结果和感染部位来调整。一般情况下，如果临床上没有感染表现，婴儿表现良好，培养是阴性的，抗生素可以 48 小时（小早产儿最多 72 小时）后停止。

同时要给予一般性支持治疗，包括呼吸支持和维持血流动力学稳定。

抗生素治疗

早发型脓毒血症的治疗应包括氨苄西林加一种氨基糖苷类药物。怀疑革兰氏阴性菌所致脑膜炎时可以头孢噻肟替代氨基糖苷类或两药并用。病原体确定后及时换用敏感抗生素。

对以前情况良好、考虑为社区获得性感染而住院的迟发型脓毒血症,治疗开始时应包括氨苄西林加庆大霉素或者氨苄西林加头孢噻肟。如果怀疑革兰氏阴性脑膜炎,可以使用氨苄西林,头孢噻肟和氨基糖苷。如果是医源性迟发型脓毒血症,治疗开始应给予万古霉素(对抗耐甲氧西林的金黄色葡萄球菌有效)加氨基糖苷类抗生素。如果铜绿假单胞菌在苗圃中普遍存在,则根据局部的易感性,可以使用头孢他啶,头孢吡肟或哌拉西林/他唑巴坦作为氨基糖苷类的补充或替代。

前期已接受了7~14日氨基糖苷类完整疗程的新生儿,如再需使用氨基糖苷类药物治疗时,应换一种氨基糖苷类药物或使用第三代头孢菌素。

如果怀疑有凝固酶阴性的葡萄球菌(如血管内置管>72小时),或从血液和其他无菌体液中分离到并考虑为病原菌,开始治疗晚发型脓毒血症时应包括万古霉素,如果发现病原菌对萘夫西林敏感时,应用此药替代万古霉素。祛除可能的病原菌来源(通常为血管内留置导管)是非常必要的,因为凝固酶阴性的葡萄球菌可为一种黏物质覆盖(多糖蛋白质复合物)而得到保护,这种黏物质容易将病原菌黏附于导管。

由于念珠菌血培养需2~3日,为挽救婴儿生命,在没有血和脑脊液培养阳性报告前,用两性霉素B治疗,并去除感染的导管。

其他治疗 换血治疗应用于危重的新生儿(特别是低血压和代谢性酸中毒),它的主要意义是提高循环中的免疫球蛋白,降低循环中的内毒素,增加血红蛋白水平(伴2,3-二磷酸甘油酸浓度的上升),并改善血流灌注。但目前缺乏关于换血疗法的前瞻性对照研究。

新鲜冷冻血浆输注有助于逆转早产儿中耐热型和不耐热型调理素的缺乏,但是同样缺乏相关的对照试验研究,同时必须考虑与输血有关的并发症。

输注粒细胞(参见第2430页)可适用于新生儿脓毒血症伴粒细胞减少症,但效果尚需进一步证实。

重组集落刺激因子[粒细胞集落刺激因子(G-CSF)和(粒-巨噬细胞集落刺激因子GM-CSF)]已用于考虑为脓毒血症的新生儿中,以增加中性粒细胞数量及其功能,但对严重中性粒细胞减少症的疗效需进一步研究。

预防
表现健康的新生儿可能存在B族链球菌感染的风险。主要根据根据几个因素[1,2]对他们进行管理,包含:
- 绒毛膜羊膜炎的存在
- 是否开始给予产妇适当的B族链球菌预防
- 胎龄和胎膜早破持续的时间

如果既没有绒毛膜羊膜炎,也不存在B群链球菌的预防治疗的指征,不需要进行治疗。

如果绒毛膜羊膜炎的存在或强烈怀疑,早产儿和足月儿应在出生时有血培养,并开始经验性广谱抗生素治疗。测试时也应该包括在生命开始的6~12小时检查WBC计数,分类以及C-反应蛋白。进一步的处理取决于临床过程和实验室测试的结果。

如果产妇的B族链球菌预防与会者指出,适当给予(即青霉素,氨苄西林或头孢唑林静脉注射≥4小时),应在医院观察婴儿48小时;只有症状发展时才进行测试和治疗。选择的患者≥37周怀孕谁有可靠的看护和随时可以访问跟进可能会在24小时后回家。

如果充足的B族链球菌的预防没有给出,婴儿在医院观察48小时无抗菌治疗。如果膜在出生前≥18小时破裂或孕龄<37周,建议在出生时和/或6~12小时的生活中血培养,有差别的CBC,以及可能的C反应蛋白水平。实验室评价指导管理的临床过程和结果。

给予静脉注射免疫球蛋白以增加新生儿的免疫应答尚未显示有助于预防或治疗败血症。

孕产妇的GBS预防适应证 所有孕妇应该在妊娠晚期筛查GBS定植。

妇女GBS筛查阳性 应给予产前抗生素预防,除非他们在分娩开始前和膜破裂前进行剖宫产分娩。

妇女GBS筛查阴性 如果他们既往有分娩GBS感染的婴儿,那么应该接受产时抗生素治疗。

妇女的GBS状态未知 (如因为他们没有进行检查或结果未知)如果有1个或以上的下列因素存在,应该接受产时抗生素治疗:
- <37周胎龄
- 破膜时间≥18小时
- 体温>38℃

通常使用的抗生素包括青霉素,氨苄西林或头孢唑啉,并应在交付前≥4小时静脉注射。选择应考虑到当地GBS抗菌耐药模式。

[1] Brady MT, Polin RA: Prevention and management of infants with suspected or proven neonatal sepsis[J]. *Pediatrics*, 2013, 132: 166-8。

[2] Polin RA and the Committee on Fetus and Newborn: Management of neonates with suspected or proven early-onset bacterial sepsis[J]. *Pediatrics*, 2012, 129: 1006-1015。

关键点

- 新生儿脓毒血症可以是早发型(在出生后3日内)或迟发型(在出生后3日之后)的
- 早发型新生儿脓毒血症(生后7日之内)通常来自产时的感染,症状在出生6小时内出现
- 迟发性败血症通常从环境中获得,并且更可能在早产儿,特别是那些长期住院,使用静脉注射导管或两者的患者
- 早期体征通常不典型且轻微,发热仅见于10%~15%患者
- 做血液和脑脊液文化,和晚发性败血症,也做尿培养
- 最初用氨苄西林加庆大霉素[和/或头孢噻肟(如果怀疑是革兰氏阴性脑膜炎)]治疗早发性脓毒症,尽快缩小为生物特异性药物

围生期结核病（TB）

（参见第1379页）

围生期结核病是指围生期获得的结核菌感染。症状和体征不具特异性。诊断根据培养结果、X线检查和活检。治疗使用抗结核药物。

婴儿通过以下途径感染结核：
- 通过胎盘经脐静脉到达胎儿肝脏
- 通过吸入被感染的羊水
- 通过密切接触空气传播（与家庭成员或婴儿室工作人员的接触）

如果不给予患活动性肺结核母亲的新生儿以药物预防或卡介苗接种，约有50%的婴儿会在出生后1年内发病。

症状及体征

新生儿结核病的临床表现无特异性，但常以多器官受累为标志。婴儿出现急性病或慢性病表现。有结核接触史的婴儿出现发热、嗜睡、呼吸窘迫或对治疗无反应的肺炎、肝脾肿大和生长停顿，提示结核病可能。

诊断

- 气管分泌物、尿、胃冲洗液和脑脊液抗酸杆菌培养
- 胸部X线检查
- 有时皮肤结核菌素试验不是特别敏感

所有考虑结核病的新生儿需要行胸部X线检查，气管分泌物、尿、胃冲洗液和脑脊液作抗酸杆菌培养。应进行腰椎穿刺以测量细胞计数、葡萄糖和蛋白质，以及获得CSF培养物。胎盘也应进行检查和培养。皮肤结核菌素试验不是特别敏感，但仍需给予检查。可能需要对肝脏、淋巴结或肺、胸膜做活检证实诊断。应该对婴儿进行艾滋病毒检测。

如果新生儿无症状，而其母亲皮肤结核菌素试验阳性、胸部X线阴性、没有结核活动征象，则应当对所有的家庭成员进行密切的随访和评估。如果新生儿并未接触过活动的TB，那么就无需进行治疗或检查。如果在出生后，新生儿的环境中存在显著的活动TB暴露，那么，就应按上述的方法，针对可疑的TB进行评估。

> **经验与提示**
> - 皮肤结核菌素试验不是特别敏感的围生期结核病，但仍需给予检查。

治疗

- 异烟肼（INH）用于皮肤试验阳性或高危暴露的新生儿
- 如果存在TB，则添加其他药物（如利福平、乙胺丁醇、乙硫异烟胺、吡嗪酰胺和一种氨基糖苷类药物）

治疗方法视是否存在活动TB或是仅仅存在皮肤试验阳性（母亲、婴儿或两者皆有），提示感染但无疾病。

结核菌素试验阳性的妊娠妇女 母亲应该检查是否存在活动性结核病。如果排除活动性疾病，INH的使用可以推迟到产后期之后，因为INH的肝毒性在妊娠中增加，并且对于新生儿而言，从具有阳性结核菌素试验的母亲收缩TB的风险比对于胎儿更大。然而，如果女性最近与传染性结核病的人接触（在这种情况下，益处超过风险），治疗给予9个月，连同补充的吡哆醇。暴露于传染性肺结核的孕妇的治疗应该延后到妊娠早期结束后。

结核菌素试验阳性的婴儿 新生儿没有临床症状、检验和X线表现，仍需给予异烟肼10mg/kg，每日1次，疗程为9个月，同时密切随访。纯母乳喂养新生儿应接受吡哆醇1~2mg/kg，每日1次。

有活动性结核病的妊娠妇女 无证据表明在孕期应用异烟肼、乙胺丁醇和利福平的推荐剂量对人类胎儿有致畸作用。怀孕妇女可联合使用异烟肼（300mg口服）、乙胺丁醇（每日15~25mg/kg，最大剂量2.5g）和利福平（600mg口服）。所有接受INH的孕妇和哺乳期妇女也应接受25~30mg口服吡哆醇。所有这些药物均可每日口服1次。推荐的疗程为至少9个月，除非发生细菌耐药。若有耐药，疗程可能需要延长至18个月。

由于链霉素对发育中的胎儿有耳毒性，因此除非利福平禁忌使用，否则应避免在怀孕早期使用链霉素。应尽可能避免使用其他抗结核药物，因为有致畸作用（如乙硫异烟胺）或缺乏孕期中使用的经验。

母亲在接受治疗时无传染性，无需停止母乳喂养。

活动性肺结核菌的患者应向当地卫生部门报告。活动性肺结核母亲应该进行HIV检查。

母亲或亲密接触者有活动性结核的无症状新生儿 如上所述评估新生儿的先天性TB，并且通常仅在母体和新生儿的有效治疗正在进行的情况下与母体分离。若排除先天性结核，一旦新生儿接受INH治疗，除非母亲（或接触的家属）可能携带多药耐药菌株或对治疗依从性较差（包括肺结核菌活动期不戴口罩），观察不到按时治疗，否则没必要隔离。在婴儿回家以前，家庭成员必须接受检查并排除结核病。

如果治疗的依从性好，且家庭成员无结核病（即母亲正在接受治疗，并且不存在其他传播风险）婴儿可以开始应用异烟肼10mg/kg口服，每日1次，并如期回家。母乳喂养的婴儿应补充维生素B_6，1~2mg/kg，每日1次。

皮肤测试应在3或4月龄时进行。如果新生儿是结核菌素阴性并且初始感染接触已经坚持治疗并且具有阳性应答，则停止INH。如果皮肤测试为阳性，则如前所述进行胸部X线和用于抗酸杆菌的培养，并且如果排除活动性疾病，则继续用INH治疗总共9个月。如果任何时候TB的培养呈阳性，婴儿按照活动性TB接受治疗。

如果处于无结核传染源环境中，但不能保证遵从医嘱，应考虑给婴儿接种卡介苗，而且尽快开始异烟肼治疗。（尽管异烟肼会抑制卡介苗细菌的增殖，但临床试验和病例报告均支持这种联合用药方法）。卡介苗接种不能保证不发生结核病，但可以防止严重的和广泛的结核病发生（如结核性脑膜炎）。卡介苗应仅用于皮肤试验阴性及HIV检测阴性的新生儿的接种。对这些婴儿应密切随访，尤其在生后第1年内（注意：卡介苗接种对免疫抑制的患儿和那些怀疑有HIV感染的患儿是禁忌的。但在高危人群中，WHO建议

无症状的 HIV 感染的新生儿在生后或生后不久接受卡介苗接种）。

活动性结核病新生儿 对于先天性 TB，美国儿科学会推荐新生儿结核病治疗时使用异烟肼，每日 10~15mg/kg 口服；利福平，每日 10~20mg/kg 口服；吡嗪酰胺，每日 30~40mg/kg 口服；和一种氨基糖苷类药物（如阿米卡星）。这种疗法应基于耐药试验的结果进行调整。吡哆醇需要被给予如果新生儿是纯母乳喂养。乙胺丁醇通常被避免，因为它引起眼睛毒性，这是不可能在新生儿中评估。

对出生后获得性肺结核，推荐的治疗方案是使用异烟肼，每日 10~15mg/kg 口服；利福平，每日 10~20mg/kg 口服；吡嗪酰胺，每日 30~40mg/kg 口服。第四种药物如乙胺丁醇 20~25mg/kg 口服，每日 1 次，乙硫异烟胺 7.5~10mg/kg 口服，每日 2 次（或 5~6.67mg/kg 口服 id）或氨基糖苷类药物，如果耐药性或结核性脑膜炎怀疑或儿童居住在结核病患者中艾滋病毒感染率≥5%的地区。在完成最初 2 个月治疗后，应继续使用异烟肼和利福平，以完成 6 个月到 12 个月的疗程。母乳喂养的婴儿应补充维生素 B_6。

当累及中枢神经系统时，开始治疗中应包括糖皮质激素（泼尼松每日 2mg/kg，最多每日 60mg，共用 4~6 周，然后逐渐减量）。在所有脑膜炎症状消失后和 2 次腰穿（至少间隔 1 周）作脑脊液培养为阴性时才能停止激素治疗。然后每日 1 次或每周 2 次用异烟肼和利福平，再治疗 10 个月。对于严重的粟粒状的疾病，胸膜或心包的溢出物，支气管内疾病，或是腹部 TB，也可以考虑采用类固醇激素治疗。

婴儿和儿童非先天性获得的结核病，若没有扩散至全身，也未累及中枢神经系统、骨骼或关节，对抗结核药物敏感的患儿可以用 6~9 个月（总）疗程进行有效治疗。如果从婴儿或母亲身上重新发现病原体，则必须作药敏试验。应通过对血液学，肝脏和耳部症状的反复监测来确定对治疗的反应和药物的毒性，但通常无需频繁的实验室检测。

直接观察治疗可以提高治疗的依从性和治疗的成功。很多抗结核药物还没有儿童剂量。这些药物的使用标准仍需专业医生进一步制订完善。

预防
在发达国家不进行常规的新生儿卡介苗接种，但 BCG 接种可以控制儿童结核的发病率或降低高危人群发病的严重性。

> **关键点**
> - TB 可以通过吸入感染的羊水或通过呼吸传播在出生后经胎盘获得
> - 新生儿结核病的表现是非特异性的，但通常涉及多种器官（包括肺，肝和/或中枢神经系统）
> - 胸片、气管分泌物、尿、胃冲洗液 TB 培养和脑脊液抗酸杆菌培养
> - 异烟肼用于皮肤试验阳性或高危暴露的新生儿
> - 添加其他药物（如利福平，乙胺丁醇，吡嗪酰胺，乙硫异烟胺，氨基糖苷）用于活动性结核

321. 婴儿和儿童的各种病毒感染

多种病毒可以致人类疾病很多既发生于儿童也发生于成人的感染性疾病，在本手册其他章节进行讨论。对新生儿具体影响病毒中讨论参见第 2415 页。本章涉及通常在儿童期获得的病毒感染（虽然许多也可能影响成人）。

传染性红斑
（第 5 疾病；细小病毒 B19 感染）

传染性红斑是一种细小病毒 B19 的急性感染，可有轻微全身症状，斑疹或斑丘疹最初见于两颊，渐次散布到四肢。根据临床表现做出诊断，一般不需治疗。

本病是由人类细小病毒 B19 引起。本病多发生于春季，每隔几年常可在儿童（尤其是年龄 5~7 岁）中形成局部流行。一般认为本病经由呼吸道飞沫传播，通过经皮暴露于血液或血液制品，在密切家庭接触者中继发感染发病率高，并且感染的症状和体征可能不甚明显。

病理生理
细小病毒 B19 引起暂时性红细胞生成抑制，无症状或症状轻微。除非原本存在血红蛋白病（如镰状细胞贫血）或其他红细胞疾病（如遗传性球形红细胞增多症），可以诱发暂时的再生障碍危象。同样，免疫功能低下的儿童能发生慢性病毒血症（持续数周到数月），导致重症贫血（纯红细胞再生障碍性贫血）。

传染性红斑在妊娠期能通过胎盘传播，有时引起死胎或胎儿严重贫血伴全身水肿（胎儿水肿）。但是，一半的孕妇因以前的感染而具有免疫力。母亲感染后胎儿的死亡率为 2%~6%，在妊娠前半期的胎儿死亡率最高。

症状及体征
潜伏期为 4~14 日典型病例表现为非特异性流感样综合征（如低热、轻微不适）。几天后在两颊部出现较硬的、融合的红斑（"被打耳光"样）和对称的皮疹，多见于手臂、腿

(通常是伸肌表面)和躯干,掌心和足底少见。皮疹为斑丘疹,倾向于融合,形成网状或花边状稍隆起的斑块,有中央消退区,一般在裸露部位较密集。皮疹和整个疾病通常持续5~10日。但皮疹可在此后几周内复发,阳光照射、运动、高温、发热或精神紧张会使皮疹加重。

轻度关节疼痛和肿胀(非关节炎性关节炎)可持续或复发数周至数月,有时在成人中发生。少数患者(更常见的是儿童)发展为丘疹性紫癜手套和袜子综合征(PPGSS),其导致局限于手和脚的丘疹,紫癜或瘀斑损伤,并且通常伴有发热和口腔和/或生殖器损伤。

诊断
■ **临床评估**

皮疹的分布和形态是唯一具诊断意义的体征,但某些肠道病毒引起的皮疹也酷似本病。可通过血清学检查除外风疹感染,了解接触史也有帮助。其方面正常的儿童没必要进行血清学检查。然而,具有已知血红蛋白病或免疫受损状态的儿童应该具有CBC和网织红细胞计数以检测造血抑制以及病毒测试。表现为暂时性再生障碍性象的儿童或伴有关节病的成人中,急性发作晚期或恢复早期阶段出现IgM特异抗体,有力支持本病诊断。细小病毒B19血症能通过免疫沉淀法或分子生物学技术检测,这些诊断性检查用于伴有暂时性再生障碍性危象、伴有慢性纯红细胞发育不良的免疫缺陷病、胎儿水肿或有先天性感染的患者中。

治疗
■ **支持治疗**

治疗仅需要对症处理。对于伴有慢性纯红细胞发育不良的免疫缺陷患者,可静脉滴注免疫球蛋白以缩短病程,促进红细胞的生成。

> **关键点**
> - 儿童发展为低度发烧和轻度不适,几天后,在脸颊上出现硬化,融合的红斑("拍打脸颊"外观)和在胳膊,腿和躯干上最突出的对称疹。
> - 除了有时在具有血红蛋白病(如镰状细胞病)或其他RBC疾病(如遗传性球形红细胞增多症)或免疫抑制的儿童中,有无红细胞生成的轻度、短暂抑制
> - 母亲感染后胎儿的死亡率为2%~6%
> - 测试主要在伴有短暂性再生障碍的儿童或患有关节病的成人中进行
> - 治疗是有症状的,但免疫受损的儿童可能受益于静脉输注免疫球蛋白

麻疹
(风疹;9日麻疹)

麻疹是一种高度接触传染的病毒感染性疾病,最常出现在儿童中。它特征性表现是发热、咳嗽、鼻炎、结膜炎、口腔黏膜上的黏膜疹(Koplik斑)以及从头至尾扩展的斑丘疹。通常根据临床表现进行诊断。治疗主要为支持性对症。接种疫苗非常有效。

世界范围内每年约有2 000万人感染麻疹,并导致200 000人死亡,主要是在儿童中。这些数字可以在短时间内显著变化,这取决于人群的疫苗接种状态。在美国因为在儿童时期进行了疫苗接种所以并不常见,2000—2007年美国CDC报道平均每年63例。然而,自2013年以来,美国的病例增加,记录数目增加,主要是因为输入的病例随后在未接种疫苗的组中传播。

病理生理

麻疹由副黏病毒引起,并且是没有已知动物贮库或无症状携带状态的人类疾病。具有很强的传染性,在暴露后的易感人群中被感染率>90%。

麻疹主要通过前驱期或出疹期早期鼻腔、咽喉和口腔的分泌物或者空气飞沫进行传播。传染性将持续数天,直至皮疹出现后的几天为止。一旦开始脱屑麻疹就不再具有传染性。

通过短距离的咳嗽等释放出大量的呼吸道分泌物是主要的传播途径。也可以通过在密闭环境空气中可存在2小时以上的小的气溶胶而传播(如在诊查室)。通过污染物传播的可能性比空气传播小得多,因为麻疹病毒在干燥的表面可以存活的时间非常短。

母亲对麻疹的免疫力(如因为以前的疾病或疫苗接种),婴儿经胎盘获得的抗体可以在他生命的最初的6~12个月中起保护作用。感染后可以获得终身免疫。在美国,几乎所有麻疹病例是通过旅游或者移民输入的。随后的本图传播主要发生在未接种疫苗的人群中。

症状及体征

经过7~14日的潜伏期后麻疹开始出现前驱症状,包括发热、鼻炎、干咳以及睑结膜炎。病理性Koplik斑点出现在前驱期,皮疹发作之前,通常是在与第一和第二上白齿相对的口腔黏膜上。它们类似于白色沙粒状、周围有红色的晕。Koplik斑可能广泛的出现,造成口腔黏膜弥散的斑状红斑。可进展为咽喉痛。

在开始出现症状后3~5日出现皮疹,通常是在Koplik斑出现后的1~2日。由脸前部、耳后和颈部侧面开始出现不规则的斑疹,接着混合出现丘疹。24~48小时内,皮疹延伸至躯干和四肢,包括手掌和足底,同样皮疹从脸部开始消退。严重的皮疹可能出现瘀点或瘀斑。

在疾病的高峰期体温可能超过40℃,合并有眼眶周围水肿、结膜炎、畏光、干咳、广泛皮疹、衰竭以及轻度瘙痒。所出现的症状和体征与出疹的严重程度以及流行的严重程度相平行。3~5日后发热消退,患者感觉好转,皮疹消退加快,脱屑后留下铜褐色的色素沉着斑。

免疫抑制的患者可能不出现皮疹,并且可以发展为严重的进展性的巨细胞性肺炎。

并发症 并发症包括:
- 不典型麻疹综合征
- 肺炎
- 重叠细菌感染
- 急性血小板减少性紫癜
- 脑炎
- 一过性肝炎

- 亚急性硬化性全脑炎

不典型麻疹综合征 通常在之前接种过最初的死病毒麻疹疫苗进行免疫者中出现，这种疫苗自1968年起不再使用。旧时的疫苗可以改变疾病的进程。不典型的麻疹症状可能出现的较突然，表现为高热、衰竭、头痛、腹痛和咳嗽。皮疹可能在1~2日后出现，常常从四肢开始出现，并且可能呈斑丘疹、水疱状的、荨麻疹状的或者紫癜状的。可能出现手和足的水肿。肺炎，胸腔积液和肺门淋巴结病可能发生；胸部X线异常可能持续数周至数月。可出现低氧血症。

肺炎 在5%的麻疹患者中因为麻疹病毒感染肺部而导致。对于新生儿，这是一个常见的死亡因素。

重叠细菌感染 包括肺炎、喉气管支气管炎和中耳炎。麻疹可短暂抑制迟发型超敏反应，使得活动性结核病情加重并且暂时性阻止结核菌素和组织胞浆菌素抗原皮肤试验出现反应。相关的局部体征或者再次出现发热、白细胞增多或衰竭提示重叠细菌感染。

急性的血小板减少性紫癜 可以在感染消退后出现，表现为轻的、自限性的出血倾向，有时可以是严重的出血。

脑炎（参见第1650页） 发生率是1/2 000~1/1 000，通常是在开始出现皮疹后的2日至1周，常常以高热、头痛、癫痫发作以及昏迷起病。CSF常表现为淋巴细胞计数50~500/μl和轻度的蛋白升高，但是开始时可能正常。脑炎可以在大约1周的时间内恢复或者可以持续较长时间，导致发病或死亡。

暂发性肝炎 和腹泻在整个急性感染的过程中都可能发生。

亚急性硬化性全脑炎 （SSPE 参见第2442页）是罕见的，进展的，最终可以导致死亡的麻疹后期的并发症。

诊断
- 临床评估
- 血清学检测
- 通过培养或反转录-PCR确定病毒

有接触史的患者伴有鼻炎、结膜炎、畏光和咳嗽可以被怀疑为典型的麻疹，但是通常仅仅是在出现皮疹后才被疑诊。通常为临床诊断，通过Koplik斑或皮疹明确。CBC不是必须进行的检查，但是如果进行检查可以发现白细胞减少以及相应的淋巴细胞增多。当疾病威胁到公众健康和需要控制暴发且无法作出诊断时，实验室的鉴别显得非常重要。该检测非常容易进行，方法如在急性期的血清样本中有麻疹IgM存在或者选择将咽部或尿液的上皮细胞进行快速免疫荧光染色、对咽拭子或尿液样本进行反转录-PCR或者使用组织培养基使病毒生长。在急性期和恢复期之间IgG血清抗体水平上升是高度准确的，但常延误诊断。所有疑似麻疹的病例都应该在实验室确诊之前上报给当地的卫生部门。

鉴别诊断 包括风疹（参见第2441页）、猩红热（参见第2435页）、药疹（如苯巴比妥或氨苯磺胺引起）、血清病、幼儿玫瑰疹（参见第2441页）、感染性单核细胞增多症（参见第2435页）、传染性红斑（参见第2435页），以及埃可病毒和柯萨奇病毒感染（表189-7）。表现也可以类似于川崎病（参见第2372页），并在麻疹非常罕见的地区造成诊断混乱。非典型麻疹由于其高度变异性，与典型的麻疹相比甚至与更多的其他疾病表现相似，包括洛矶山斑疹热，中毒性休克综合征和脑膜炎球菌血症。

以下是一些疾病与典型麻疹相鉴别的一些临床要点：
- 风疹：缺少前驱症状，发热以及其他症状缺少或者较轻、耳后和枕骨下淋巴结肿大（通常有触痛）以及持续时间短
- 药疹：常常与麻疹的皮疹相似，但是通常可以通过缺少前驱症状、缺少从头至尾的进展过程或者咳嗽，并且通常有近期的药物接触史

幼儿玫瑰疹：皮疹与麻疹相似，但是很少在年龄>3岁的儿童中出现。通常可以通过初期高热、无Koplik斑和不适以及退热期与皮疹的出现同时发生进行鉴别。

预后
在美国麻疹病死率约为2/1 000，但是在发展中国家这一比例远远要高。营养不良和维生素A缺乏易致死亡。

治疗
- 支持治疗
- 对于儿童患者，维生素A

包括脑炎在内的治疗都是支持治疗。

住院的麻疹患者应使用标准接触和空中预防措施进行管理。推荐单人病房空气传播隔离室和N-95呼吸器或类似的个人防护设备。否则，健康的麻疹门诊患者在皮疹发展后的4日内是最有传染性的，并且在疾病期间应严格限制与他人的接触。

已经显示维生素A可降低发展中国家麻疹儿童的发病率和病死率。这是因为维生素A血浆水平低与麻疹引起的严重并发症有关，因此，对于患麻疹的儿童推荐使用维生素A治疗。每日1次口服，连续2日，使用的剂量与儿童的年龄有关：
- >1岁：200 000IU
- 6~11个月：100 000IU
- <6个月：50 000IU

对于有维生素A缺乏（参见第2206页）临床症状的儿童，2~4周后，再次给予额外单独的，年龄特异性剂量的维生素A。

预防
大多数发展中国家在儿童中常规接种包括麻疹、腮腺炎、风疹的减毒活病毒疫苗（参见第2185页，表288-2）。推荐进行二次接种：
- 推荐年龄在12~15个月时接种第一剂疫苗，但是在麻疹暴发期间，或是国际旅行之前，可以接种的年龄最小至6个月
- 第二次接种在4~6岁时进行

在年龄<1岁进行免疫的婴儿仍旧需要在1周岁后进行第二次接种。疫苗可以提供长效的免疫力，并且在美国已经使麻疹的发生减少了99%。疫苗造成轻的或者隐性的、不会传染的感染。在接种后的5~12日出现发热>38℃有5%~15%的疫苗接种者，并且随后可出现皮疹。中枢神经

系统反应是非常罕见的;疫苗不会导致自闭症。

疫苗的禁忌证包括全身性的恶性肿瘤(如白血病、淋巴瘤)、免疫缺陷以及用免疫抑制剂(如皮质激素、放射线、烷化剂或抗代谢药)治疗。感染只有当出现严重的免疫抑制(CDC免疫学类型3型,CD4<15%)时才作为禁忌证;如若非上述情况,那么麻疹野生株感染的危险性高于通过活病毒疫苗造成获得性麻疹的危险性。推迟疫苗接种的原因包括怀孕、严重的发热性疾病、活动性未经治疗的TB,或者近期给予抗体(如全血、血浆或者任何免疫球蛋白)者。推迟的持续时间由免疫球蛋白制剂剂型和剂量决定,但是可能要11个月。

暴露后预防 易感者接触后3日内接种疫苗有可能预防感染。如果推迟疫苗接种,应该立即(6日内)给予免疫血清球蛋白0.25ml/kg肌内注射(最大剂量15ml)。如果医学上适合进行疫苗接种(如患者不再妊娠)也应该在注射免疫血清球蛋白之后的5~6个月进行。对于一个伴有疫苗接种禁忌证的免疫缺陷患者,若发生暴露,应给予免疫血清球蛋白0.5ml/kg肌内注射(最大剂量15ml)。免疫血清球蛋白不应该和疫苗同时使用。

在机构暴发(如学校)中,拒绝或不能接受疫苗接种并且也不接受免疫球蛋白的易感接触者应该在受影响的机构中排除,直到在最后一种情况下出现皮疹后21日。暴露的易感染的医护人员在第一次暴露于最后一次接触后的21日时,即使接受暴露后预防措施,也应该从5日内被免除。

> **关键点**
> - 麻疹的发病率高度可变,取决于人群的接种率
> - 麻疹是高传染性,>90%的易感性接触中发生。
> - 麻疹每年导致约20万人死亡,主要是发展中国家的儿童;肺炎是常见原因,而脑炎较不常见
> - 治疗主要支持,但儿童也应该接受维生素A补充
> - 除非禁忌(如通过活跃的癌症,使用免疫抑制剂或HIV感染与严重的免疫抑制),普遍儿童接种是必要的
> - 在接触后3日内对感染接触者进行暴露后预防;使用疫苗,除非禁忌,在这种情况下给予免疫球蛋白

腮腺炎
(流行性腮腺炎)

流行性腮腺炎是一种急性接触传染的、影响全身的病毒感染性疾病,通常引起唾液腺疼痛,最常见的是腮腺。并发症可以包括睾丸炎、脑膜脑炎以及胰腺炎。通常根据临床表现诊断;所有病例应立即报告公共卫生当局。治疗以支持治疗为主。疫苗接种非常有效。

病原体是一种副黏病毒,通过飞沫或唾液传播。病毒可能通过鼻子或嘴进入。它是在唾液多达7日前唾液腺肿胀出现与最大的传播性正好在发展的腮腺炎之前。病毒也在血液和尿液中存在,如果中枢神经系统累及也在CSF中存在。一次感染通常形成持久的免疫力。

流行性腮腺炎的传染性比麻疹小。它主要发生在未免疫的人群中,但在大部分免疫的人群中发生了暴发。主要疫苗失败(疫苗接种后未能发展免疫)和减弱免疫的组合可能在这些暴发中发挥了作用。2006年,美国腮腺炎的复发率为6584例,主要发生在接受过预防接种的年轻人中。2009年至2010年发生了两次较小的暴发,其中一次发生在3000例,主要发生在纽约市宗教社区的高中年龄人群中。2014年上半年,发生了871例,许多在美国4所大学暴发。

与麻疹一样,腮腺炎病例可能进口,导致土著传播,特别是在集会场所(如大学校园)或封闭社区(如传统观察的犹太社区)。晚冬和早春是发病的高峰期。疾病可在任何年龄阶段出现,在<2岁的尤其是那些<1岁的儿童中不常见。25%~30%的病例是隐性感染。

症状及体征

经过12~24日的潜伏期后,大多数患者进展为头痛、纳差、不适和低至中等程度的发热。12~24小时后唾液腺受累,伴随着体温上升至39.5~40℃。发热持续24~72小时。大约在第2日腺体的肿胀达到高峰,并且持续5~7日。在整个发热期,受累的腺体疼痛非常明显。

腮腺炎通常是双侧的,但可能是单侧的,特别是在发病时。咀嚼或吞咽时疼痛,尤其是在吞咽酸性的液体比如醋或者柑橘汁时,这是最早出现的症状。之后造成肿胀的范围超出腮腺,到达耳前和耳后。有时颌下腺和舌下腺也肿胀,更为少见的是仅这些腺体受影响。颌下腺受累造成颈部的颌下部分肿胀,并且可进展成胸骨上水肿,可能是由于增大的唾液腺使淋巴管阻塞所造成的。当舌下腺受累时,舌头可能肿胀。受累腺体的口腔导管的开口处水肿并且轻度炎症。腺体所覆盖的皮肤可能变得紧张而有光泽。

并发症 流行性腮腺炎除了累及唾液腺外也可累及其他器官,尤其是在青春期后的患者。并发症包括:
- 睾丸炎或者卵巢炎
- 脑膜炎或脑炎
- 胰腺炎

大约20%的青春期后的男性患者进展为睾丸炎症(睾丸炎),常常表现为单侧的、疼痛、触痛、水肿、红斑以及阴囊温度升高。一些患者其后出现睾丸萎缩,但是睾酮的产生以及生育能力通常不受影响。在女性患者中生殖腺(卵巢炎)受累常不被诊断,因为几乎不伴有疼痛并且对生育能力无损伤。

在1%~10%的腮腺炎患者中出现脑膜炎,其典型的表现为头痛、呕吐、颈项强直以及CSF淋巴细胞增多(参见第2427页)。脑炎伴有嗜睡、癫痫发作或昏迷在患者中的发生率约为1/5000~1/1000(参见第2442页)。其中约50%的中枢神经系统流行性腮腺炎感染的患者可不出现腮腺炎表现。

胰腺炎典型的表现为突然出现的严重恶心、呕吐以及上腹部的疼痛,可能在第1周末时出现。大约1周后这些症状消失,最终完全康复。

前列腺炎、肾炎、心肌炎、多关节炎以及泪腺受累几乎很少发生。甲状腺和胸腺炎症可能导致胸骨的水肿和肿胀,但是胸骨的肿胀更常见的原因是颌下腺受累伴淋巴引

流阻塞。

诊断

- **临床评估**
- 通过反转录PCR(RT-PCR)进行病毒检测
- 血清学检测

有唾液腺炎症以及典型的全身症状者因疑诊为流行性腮腺炎,尤其是当地有腮腺炎和明确的流行性腮腺炎暴发。实验室检查不需要做诊断,但强烈建议用于公共卫生目的。其他疾病也可能造成相似的腺体受累(表321-1)。在流行性腮腺炎暴发期间出现无法解释的无菌性脑膜炎或脑炎也应该怀疑是流行性腮腺炎。对于有脑膜症状的患者有必要进行腰椎穿刺。

表321-1 腮腺和其他唾液腺肿大的原因

化脓性细菌性腮腺炎
HIV腮腺炎
其他病毒性腮腺炎
代谢功能紊乱(尿毒症、糖尿病)
米库利兹综合征(Mikulicz syndrome)(一种慢性的,通常是无痛性的腮腺和泪腺病因不明的肿胀,与TB、结节病、SLE、白血病和淋巴肉瘤伴随出现)
恶性的和良性的唾液腺肿瘤
药物相关的腮腺肿大(如由碘化物、保泰松或丙基硫氧嘧啶导致的)

如果疾病如下,实验室诊断是必要的。

- 单侧的
- 复发性
- 发生在以前患者免疫
- 导致涎腺以外的组织明显受累

测试也建议所有持续≥2日没有确认原因的腮腺炎患者。RT-PCR是诊断的首选方法;然而,通过补体结合或酶联免疫吸附测定(ELISA)和咽喉,CSF和偶尔的尿液的病毒培养,可以进行急性和恢复期血清的血清学测试。在以前免疫的人群中,IgM测试可能是假阴性;因此,应尽早在疾病过程中对唾液或咽喉洗液样品进行RT-PCR测定。

其他实验室测试一般不必要。在未分化的无菌性脑膜炎中,升高的血清淀粉酶水平可以是腮腺炎诊断中的有用线索,尽管没有腮腺炎。WBC计数是非特异性的,可以为正常,但是常表现为白细胞减少和中性粒细胞减少。在脑膜炎患者中,CSF的葡萄糖常正常但是有时可在20~40mg/dl(1.1~2.2mmol/L)之间,类似于细菌性脑膜炎的表现。脑脊液蛋白仅轻度升高。

预后

即使约在2周后少数病例可出现复发,不复杂的流行性腮腺炎一般可以恢复。尽管可能导致永久性的后遗症比如单侧的(很少为双侧的)神经性耳聋或面神经麻痹,脑膜炎的预后通常较好。感染后的脑炎、急性小脑共济失调、横贯性脊髓炎以及多发性神经炎很少出现。

治疗

- **支持治疗**

对于流行性腮腺炎以及并发症的治疗以支持治疗为主。患者被隔离直至腺体的肿胀消退。柔软的食物可以减轻因咀嚼造成的疼痛。应该避免酸的物质(如柑橘果汁)带来的不适。

由于胰腺炎引起的反复呕吐有必要进行静脉补液。对于睾丸炎的患者,卧床休息并且用棉花把睾丸托起后置于两大腿之间用胶带搭起的桥接上以使其紧张状态减轻至最小限度,或者给予冰袋都可以减轻疼痛。皮质激素并不能促进睾丸炎好转。

预防

免疫接种活的流行性腮腺炎病毒疫苗(参见第2185页和表288-2)可提供有效的预防和不引起显著的局部和全身反应。建议在儿童中应该接受两次接种,应该讲麻疹、腮腺炎、风疹疫苗混合接种。

- 第一剂在12~15个月时接种
- 第二剂在4~6岁时接种

在1957年后出生的成年人应该接种一次疫苗,除非他们被诊断为已经患有腮腺炎。妊娠妇女以及免疫系统缺陷的人群应该给予灭活的疫苗。

暴露后接种疫苗对已经发生的暴露不能产生阻止流行性腮腺炎的发生。腮腺炎免疫球蛋白不再可用,并且血清免疫球蛋白是无益的。CDC现在建议在腮腺炎发作后5日内用标准和呼吸滴剂预防措施隔离感染的患者。敏感的接触者应接种疫苗,但这种干预不可能中止正在进行的疫情。非免疫无症状的医疗保健提供者应该在最初接触后11日,最后一次接触后25日免除工作。

> **关键点**
>
> - 腮腺炎引起唾液腺的疼痛性增大,最常见的是腮腺
> - 由于初次免疫接种失败或免疫力下降,疫苗接种者可能发生病例
> - 约20%的感染的青春期后男性发展成睾丸炎,通常是单侧的。一些患者其后出现睾丸萎缩,但是睾酮的产生以及生育能力通常不受影响
> - 其他并发症包括脑膜脑炎和胰腺炎
> - 实验室诊断主要用于公共卫生目的,当疾病表现为非典型时,例如没有腮腺炎,单侧或复发性腮腺炎,先前免疫的患者的腮腺炎,或唾液腺以外的组织的显著参与
> - 普遍接种是必要的,除非禁忌(如通过怀孕或严重的免疫抑制)

进行性风疹全脑炎

进展性风疹全脑炎是在患有先天性风疹的儿童中出现的神经系统的病症。它可能由于风疹病毒感染持续存在或重新激活引起的。

一些患有先天性风疹综合征(如有耳聋、白内障、小头

畸形和智力低下）的青春期早期患者可在十年中发展成神经系统缺陷（参见第2419页）。

诊断

- 脑脊液检查和血清学检查
- 计算机体层摄影
- 有时需脑活检

当一名患有先天性风疹的儿童发展成进展性的痉挛状态、共济失调、精神颓废以及癫痫发作可以做出诊断。化验至少应该包括CSF检查和血清学化验。CSF总的蛋白质和葡萄糖升高，CSF和血清中的风疹病毒抗体滴度升高。由于小脑萎缩和白质病变使得CT检查可以显示脑室扩大。为了排除其他导致脑炎或脑病的原因有必要进行脑活检。通常通过病毒培养或免疫组织学试验通常不能得到风疹病毒。

治疗

目前尚无特异性治疗方法。

呼吸道合胞病毒和人偏肺病毒

呼吸道合胞病毒和人偏肺病毒感染会导致季节性的下呼吸道疾病，尤其是在婴儿和儿童患者中。疾病可以表现为无症状型、轻型和重型，包括肺炎和气管炎。诊断通常依靠临床表现，也可以通过实验室来确诊。治疗一般都为支持治疗。

呼吸道合胞病毒　是一种RNA病毒，是肺炎病毒类。已经分出A型和B型两种亚型。RSV是一种普遍存在的病毒；几乎所有的儿童在4岁前都感染过。在温带气候下每年冬季或早春发生疾病暴发。由于体内产生的免疫应答对RSV的再感染没有保护作用，所以在暴露人群中的感染率为40%。呼吸道合胞病毒是婴儿下呼吸道疾病的最常见的原因，并且在美国每年在5岁以下的儿童中导致>50 000次住院。

人偏肺病毒　是类似的另一种病毒。流行状况与RSV的相似，但是发病率和感染率明显比RSV低。

症状及体征

呼吸道合胞病毒感染和人偏肺病毒感染的临床表现类似。最主要的临床症状是支气管炎（参见第2330页）和肺炎（参见第2330页）。典型疾病的早期症状是上呼吸道症状和发热，然后在几天内进展为呼吸困难、咳嗽和喘息，胸部听诊有咔拉音。6个月以下婴儿RSV感染的首发症状是呼吸暂停。在成年人和较大儿童中病情较轻，可以毫无察觉或者表现为不发热的普通感冒。然而，严重的疾病可能发展如下：

- 患者<6个月，老年人或免疫功能低下
- 患有潜在心肺功能障碍的患者

诊断

- 临床评估
- 有时，鼻洗液或拭子的快速抗原测试，反转录PCR（RT-PCR）或病毒培养

在RSV流行季节，婴儿或儿童患肺炎或者支气管炎应该高度怀疑是RSV（或者hMPV）感染。由于我们并不推荐使用抗病毒治疗，所以不必行实验室检查查找病毒。然而，实验室诊断可通过允许分离感染相同病毒的儿童来促进医院感染控制。对呼吸道合胞病毒和其他呼吸道病毒具有高灵敏度的快速抗原测试可用于儿童；鼻洗液或拭子。该方法在成人中敏感度不高。分子诊断测定如RT-PCR具有改进的灵敏度，并且通常作为单一或多重测定可获得。

治疗

- 支持治疗

对于RSV和hMPV感染者的治疗都是支持治疗，包括吸氧和补充水分（支气管炎，参见第2330页）。

糖皮质激素和支气管扩张剂通常没有帮助，目前不推荐。

抗生素保留给患有发热，胸部X线检查有肺炎证据，以及临床怀疑细菌合并感染的患者。

单克隆抗体Palivizumab对治疗没有帮助。

利巴韦林吸入剂作为一种具有抗RSV活性的抗病毒药物对治疗RSV感染有边际效用，但它对于医务工作者有潜在的毒性。目前除了用于严重免疫受损患者，其他情况均不推荐使用。

预防

接触前预防（如洗手、手套、隔离），特别在医院中非常重要。

Palivizuma预防性用药　可以降低高危住院的呼吸道合胞病毒感染患儿的发病率。仅对于住院风险高的婴儿（包括那些有住院治疗的婴儿）才具有成本效益。

- 血流动力学显著先天性心脏疾病是<1岁
- 是<1年与早产儿的慢性肺病（胎龄<32周0日的必要性氧治疗出生后至少28日）
- 在<29周妊娠时出生，并在呼吸道合胞病毒暴发季开始时<1岁
- 在生活的第二年有慢性肺部疾病，并在RSV年龄6个月内接受治疗（慢性糖皮质激素或利尿治疗或持续需要氧治疗）

  也可以考虑预防

- 婴儿在生命的第一年有解剖肺异常，损害有效明显的上呼吸道的能力
- 有神经肌肉疾病的婴儿
- 儿童<24个月，有严重的免疫功能缺陷

帕利珠单抗的剂量是15mg/kg肌内注射。第一针一般在RSV流行季节开始的初期（北美洲是11个月上旬）。其后一般在RSV流行季节每个月补种一次（总共5剂）。

> **关键点**
>
> - 呼吸道合胞病毒和人偏肺病毒通常引起细支气管炎综合征，但可能发生肺炎
> - 诊断通常是临床的，但是可以进行测试，包括快速抗原测试和分子测定（如PCR）
> - 给予支持治疗；糖皮质激素，支气管扩张剂和帕利珠单抗
> - 吸入利巴韦林可用于RSV，但仅用于严重免疫受损的患者
> - 在RSV季节之前和期间，用帕利珠单抗的被动预防降低了高危婴儿住院的频率

幼儿急疹
（假单胞菌）

幼儿急疹是常见于婴儿或幼儿的感染性疾病，病原为人类疱疹病毒6B（HHV-6B），偶尔也可为HHV-7感染所致。发病后可出现高热，发热时或热退后出现类似风疹样的皮疹，不过没有相应的局部症状和体征。诊断主要以临床表现为主，治疗基本是对症支持。

幼儿急疹是从HHV-6产生的最好描述的疾病。HHV-6B也可以在免疫受损的患者（如造血干细胞移植受体）中引起中枢神经系统疾病。幼儿急疹最常发生在春季和秋季。已经报道了小的地方流行病。

症状及体征

潜伏期约为5~15日。表现为突然出现的高热，可达39.5~40.5℃，持续3~5日且不伴局部症状与体征。虽然发高烧，儿童通常是警觉和活跃，虽然可能发生发热的发作（参见第2160页）。子宫颈和后耳郭淋巴结病变常常发展。脑炎、肝炎罕见。

发烧通常在第4日迅速下降，并且当发生跌倒时，黄斑或斑丘疹外出通常在胸部和腹部上显著地出现，并且在较小程度上出现在脸部和四肢上；它持续几个小时至2日，在轻微的情况下可能不被注意。不过在HHV-6感染后，仅有30%出现典型皮疹。

> **经验与提示**
> ■ 对于幼儿急诊，退热时出现特征性皮疹。

诊断
- 临床评估

如果6个月至3岁的孩子出现类似典型的症状和体征就可考虑幼儿玫瑰疹。一般不需特别的检查，但诊断可以通过培养或血清学测试来确认。

治疗
- 支持治疗

治疗一般对症。膦甲酸或更昔洛韦已经用于治疗一些具有严重疾病的免疫抑制患者，但缺乏对照试验。

风疹
（德国麻疹；3日麻疹）
（参见第2415页）

风疹是一种接触传染的病毒感染性疾病，可造成腺体病、皮疹，全身症状通常轻而短暂。孕早期感染可能导致自发性流产、死产或者先天性缺陷。通常根据通过临床表现诊断。一旦确诊病例，须向公共卫生当局传报疫情。多不需要治疗。疫苗接种预防有效。

风疹由风疹病毒引起，是一种RNA病毒，呼吸器官的飞沫通过密切接触或通过空气进行传播。无症状感染者或者患者开始出现皮疹前的7日直至皮疹开始后的15日都能传播风疹；风险最大的时间段是从皮疹出现前几天到皮疹出现后7日。先天性感染的婴儿（参见第2415页）可以在出生后持续几个月传播风疹。

风疹的接触传染性较麻疹弱。自然感染后出现持久免疫力。然而10%~15%的年轻人在儿童时期未曾感染过，属于易感人群。目前在美国的发病率因为儿童时期的常规疫苗接种成为有史以来最低的，自2004年起所有的病例均为输入性的。

症状及体征

许多病例较轻。在14~21日的潜伏期后，通常由低度发烧、不适、结膜炎和淋巴结病组成的1~5日前驱症状发生在成年人中，但在儿童中可能最小或不存在。子宫颈，耳后和后宫颈节的肿胀是特征性的。起病时有咽部充血。

皮疹与麻疹的皮疹相似，但是范围较小并且更易消失。从面部和颈部开始，并且迅速地扩散至躯干和四肢。起病时可能出现皮肤苍白、斑点状红斑，尤其是在面部。第二天常常成为淡红色的面部潮红而更像猩红热样（针尖样）皮疹。软腭上出现瘀斑（Forschheimer斑），之后融合使得面部发红。皮疹持续3~5日。

在儿童中全身症状缺失或较轻，可包括不适以及偶见的关节痛。成人通常少有或者缺乏全身症状，但是偶见发热、不适、头痛、关节僵硬、短暂的关节炎以及轻度鼻炎。发热一般在皮疹出现后的第二天消失。

在军队大暴发期间极少数病例出现脑炎。大多数都能完全康复，但是偶尔也可致死。血小板减少性紫癜和中耳炎罕见。

诊断
- 临床评估
- 血清学检测

患者有特征性的腺体病变以及皮疹应疑诊为风疹。对怀孕妇女、脑炎患者以及新生儿必须进行实验室诊断。此外，为了公共卫生目的，强烈建议所有疑似病例的风疹进行实验室评估。在急性期和恢复期之间（4~8周）血清风疹IgM抗体滴度升高≥4倍可以确诊。也可以通过咽喉，鼻或尿样本的反转录PCR检测病毒RNA以确认诊断；基因型分析在流行病学调查中很有用。

鉴别诊断 除了埃可病毒和柯萨奇病毒感染（表-）外还包括麻疹（参见第2436页）、猩红热（参见第2438页）、二期梅毒（参见第2420页）、药物疹、传染性红斑（参见第2435页）以及传染性单核细胞增多症（参见第2425页）。肠道病毒和细小病毒B19（传染性红斑）感染与风疹在临床上无法区别。

以下是一些疾病与风疹相鉴别的一些临床要点：
- 麻疹：风疹与麻疹的鉴别在于更轻、更易消失的皮疹，更轻、更短暂的全身症状，以及无Koplik斑、无畏光和咳嗽
- 猩红热：起病后的一天内猩红热通常比风疹产生更严重的全身症状和咽炎
- 二期梅毒：腺体病变无触痛，并且皮疹通常在手掌和足底显著。梅毒的实验室诊断也通常容易进行鉴别
- 传染性单核细胞增多症：通过较严重的咽炎、持续时间更

长的不适和不典型的淋巴细胞增多,通过抗体检测可以对传染性单核细胞增多症做出鉴别(参见第1439页)

治疗
- **支持治疗**

治疗是对症治疗。对于脑炎无特异性的治疗。

预防

常规地接种活病毒疫苗(表288-2和表288-3)。≥15年的免疫力可以在>95%的接种者中产生,并且不导致病毒传播。因为临床上有一些其他的感染与风疹无法区别,所以有风疹病史并不能保证有免疫力。

对儿童应该给予2次麻疹、腮腺炎和风疹疫苗的接种。
- 第一剂在12~15个月时接种
- 第二剂在4~6岁时接种

对所有敏感的青春期后的人群,特别是大学生,军队新兵,保健医生,最近的移民和从事幼儿工作的人员,建议使用一剂。建议对所有易感的母亲在分娩后立即进行常规的疫苗接种。用风疹抗体对哺乳期的妇女进行保护,并且也建议用于对那些易感者进行免疫。然而,接种了疫苗的妇女应该在后至少28日内避免受孕。在怀孕早期疫苗病毒可能具备感染胎儿的能力。虽然它并不导致先天性风疹综合征,但是对胎儿造成损害的危险性估计在≤3%。疫苗的使用是整个孕期禁忌。

在儿童中进行疫苗接种很少出现发热、皮疹、淋巴结病变、多发性神经病、关节痛以及关节炎;在成人中接种疫苗偶见疼痛性关节肿胀,通常是无免疫力的妇女。

> **关键点**
> - 风疹引起瘢痕形发疹,通常是低度发热,不适,结膜炎和淋巴结病(特征性地涉及子宫颈,耳后和后颈淋巴结)
> - 大多数病例是轻度的,并发症很少,除了少见的脑炎和早期怀孕期间感染可导致自发流产,死胎或先天缺陷的风险
> - 强烈建议所有疑似病例的公共卫生目的进行实验室诊断;血清学或PCR检查
> - 筛选育龄妇女的风疹抗体和免疫那些易感,提供受孕预防≥28日后
> - 怀孕期间禁止接种疫苗

亚急性硬化性全脑炎

亚急性硬化性全脑炎是一种进展性的、通常是致命的脑部病变,在发生麻疹后几个月至几年多为数年后出现。它造成精神颓废、肌阵挛性抽搐以及癫痫发作。诊断包括EEG、CT、CSF检查以及麻疹血清学检查。治疗主要是支持治疗。

亚急性硬化性全脑炎(SSPE)可能是一种持久性的麻疹病毒感染(参见第2436页)。发病患者的脑组织中有麻疹病毒。

在每100万野生株麻疹病毒感染患者中大约有7~300例发生SSPE,在每100万麻疹疫苗接种者中大约有1例发生SSPE,一些病例可能由于在接种疫苗之前无明确的麻疹病史但已经感染故仍接种。男性更常受累。通常在20岁之前发病。在美国和欧洲西部SSPE极为少见。

症状及体征

常常最初的体征是敏感的——学习成绩下降、健忘、脾气暴躁、注意力分散以及睡眠减少。然而接着可出现幻觉和肌阵挛性抽搐,随后是全身性的癫痫发作。进一步有智力减退和语言能力衰退。出现张力障碍性运动和暂时的角弓反张。之后出现肌肉僵直、吞咽困难、皮质性失明以及视神经萎缩。病灶性脉络膜视网膜炎和其他的检眼镜检查异常表现常见。在终末阶段累及下丘脑可产生间断性发热、出汗以及脉搏和血压紊乱。

诊断
- 血清学检测
- EEG
- 神经影像学

对于有痴呆和神经肌肉兴奋性增高的年轻患者应疑诊为SSPE。应进行EEG、CT或MRI扫描、CSF检查以及麻疹血清学检测。EEG显示在整个记录的过程中周期性出现同步高压双相合成波。CT或MRI可能出现皮质萎缩或者白质病变。CSF检查通常显示压力、细胞计数和蛋白质含量正常,但是CSF球蛋白几乎都是升高的,在CSF蛋白中的构成比例上升至20%~60%。血清和CSF所含的麻疹病毒抗体水平升高。当病情进展时抗麻疹IgG出现升高。

如果试验结果是不确定的,则需要进行脑活检。

预后

即使一些患者可以有更长的存活期,但是疾病几乎常常都在1~3年内导致死亡(肺炎常是终末期疾病)。很少一部分患者会缓解和迅速恶化。

治疗
- **支持治疗**

抗癫痫药物和其他抗麻疹的支持治疗是仅有的可以接受的治疗。异丙肌苷、α干扰素以及拉米夫定的使用是有争议性的,抗病毒药物对病情一般无帮助。

322. 儿童人类免疫缺陷病毒感染

（参见第 1450 页）

儿童人类免疫缺陷病毒感染是由于受到反转录病毒 HIV-1（少数情况是由于反转录病毒 HIV-2）的感染。感染导致进行性免疫损害，从而经常伴有机会性感染和恶性肿瘤的发生。本病的终末期是获得性免疫缺陷病（艾滋病）。诊断：>18 个月儿童根据病毒抗体检测；<18 个月儿童根据病毒核酸扩增试验（如 PCR）分析。治疗联合应用多种抗病毒制剂。

一般儿童 HIV 感染的自然病史和病理生理改变和成人是相似的，但是感染的方式、临床表现和治疗与成人是不同的。HIV 感染患儿还存在特有的社会一体化问题（框 322-1）。

框 322-1　HIV 感染患儿的社会一体化问题

儿童感染 HIV 将影响到整个家庭。应对同胞及双亲进行血清学检查。医生应向他们提供关于 HIV 传播的教育和持续咨询。

受感染的小儿应教育其养成良好的卫生习惯，从而减少给其他人造成的危险。关于疾病的情况应告知多少，则应根据其年龄和成熟程度而定。较大的儿童和青春期患者应使之了解他们的诊断和性传播的可能性及给予合适的忠告。大多数家庭不愿意把诊断告诉旁人以免受到孤立。负罪感是很普遍的。家庭成员包括其中的孩子都会感受到压抑，常常需要心理方面的咨询。

因为 HIV 感染不能通过接触而获得。

由于通过孩子之间正常的接触，即通过唾液、眼泪是不会发生 HIV 感染的，因此 HIV 感染的小儿仍然可以不受限制地上学。同样，没有特定的原因需限制 HIV 感染患儿的看护、保育和扶养地方。但是在有些情况下，如咬伤，或者有渗出物，有不能被覆盖的皮肤损伤，可对其他人形成更大的危险性时就需要特别小心。

知道患儿病情的学校的员工应该控制在最小范围，以确保给予最合适的照料。家庭有权告知学校、看护人员和对患儿的教育必须尊重孩子的隐私权。公开信息必须征得父母或法定监护人的同意和患儿年龄适当的同意。

流行病学

在美国，儿童艾滋病的发生可能与成人一样早，但很多年未被临床所认识。现已有大约 10 000 名以上的儿童和青少年艾滋病患者，占全美患者的 1%。2011 年，在 <13 岁儿童中诊断出 192 例新病例。

在美国 90% 的 HIV 感染的患儿是在产前或分娩前后从其母亲处感染（垂直传播）的。多数病例（包括血友病及其他凝血障碍患儿）是由于接受了污染的血或血制品而被感染，少数病例是由于性滥交引起。美国的垂直传播已从 1991 年的大约 25%（每年导致大约 1 500 名感染的儿童）下降到 2009 年的 1%（每年只有大约 150 名感染儿童）。通过在怀孕和分娩期间使用综合血清学筛查和治疗感染的孕妇，已减少了垂直传播。

然而，艾滋病毒感染的美国青少年的总数继续增加，尽管减少围生期艾滋病毒感染的明显成功。这种矛盾的增长是由于围生期感染的儿童中更大的生存和通过其他青少年（特别是与男性发生性关系的年轻男子）之间的性传播获得的新的 HIV 感染病例的结果。减少与男男性行为者的年轻人的艾滋病毒传播仍然是国内艾滋病防治工作的一个重点，继续减少垂直传播。

全世界约有 300 万儿童感染艾滋病毒（占世界总病例数的 10%）。每年，约有 33 万儿童被感染（占所有新感染的 13%），约有 23 万儿童死亡。虽然这些数字代表了令人畏惧的疾病数量，为孕妇和儿童提供抗反转录病毒治疗（ART）的新计划在过去几年中使新的儿童期感染和儿童死亡的年度数量减少了 10%~15%。然而，受感染的儿童仍然不能像成人那样接受抗病毒治疗；只有约 28% 的有治疗适应证的儿童接受抗病毒治疗，而成年人为 57%。中断垂直传播和为艾滋病毒感染儿童提供治疗仍然是全球儿科艾滋病毒药物的两个最重要的目标。

传播　在怀孕期间未接受抗病毒治疗的 HIV 阳性母亲所生婴儿的感染风险估计为 25%（范围为 13%~39%）。垂直传播的风险因素包括：

- 怀孕或哺乳期的血清转换（主要风险）
- 高血浆病毒 RNA 浓度（主要风险）
- 晚期疾病
- 外周血 $CD4^+T$ 细胞计数低
- 破膜时间过长

通过产道分娩的双胎之大其受感染的危险性比同孪之小为高，这种情况在发展中国家可能并非如此。

剖宫产似可降低母婴传播（MTCT）的危险性，很清楚，通过将组合 ART[通常包括齐多夫定（ZDV）]给予母亲和新生儿，MTCT 减少最显著（参见第 2415 页）。ZDV 单一治疗可使母婴传播的概率降低到 25%~约 8%，当前组合 ART 将其减小到 1%。

HIV 可以在细胞内或无细胞的乳汁中检测到。每年母乳喂养的母婴传播概率为 6/100。据估计,不考虑哺乳时间的长短,总的母乳喂养的传播概率为 12%~14%。由于乳浆的高病毒 RNA 浓度,母乳喂养传播是最重要的传播方式。

分类 儿童 HIV 感染可产生一系列临床疾病,艾滋病则是其中最严重的一种。美国 CDC 制订流行病学分类,定义了临床病程进展和免疫功能的下降。

在年龄<13 岁的儿童,根据是否存在机会感染或恶性肿瘤,分类(表 322-1)为:

表 322-1 13 岁以下的儿童 HIV 感染的临床分型

N 型:无症状型

考虑 HIV 感染,没有任何症状和体征,或仅有 A 型中的一项

A 型:轻度症状

具备≥2 项的以下情况,但没有 B 型和 C 型中的症状体征:

皮炎

肝大

淋巴结大(>两处淋巴结≥0.5cm;双侧肿大,1 处)

腮腺炎

反复的或持续的上呼吸道感染、鼻窦炎、中耳炎

脾肿大

B 型:中度症状

具有 HIV 感染的症状和体征,超出 A 型所列,但不在 C 型所列之中,如下所示但不局限于以下症状:

贫血(Hb<8g/dl),中性粒细胞减少症(<1 000/μl),或血小板减少症(<100 000/μl),持续≥30 日

细菌性脑膜炎、肺炎或脓毒血症(分别出现)

念珠菌病、口咽部鹅口疮,在>6 个月患儿中持续时间>2 个月

心肌病

巨细胞病毒感染,1 个月龄前发作

慢性或反复腹泻

肝炎

单纯带状疱疹至少≥2 处明显的皮损或>1 处植皮

反复的 HSV 口腔炎(每年>2 次)

HSV 支气管炎,肺炎,或食管炎,1 个月龄前发作

平滑肌肉瘤

淋巴样间质性肺炎或肺淋巴样增生综合征

肾病

诺卡(放线)菌病

持续发热(>1 月)

弓形体虫病,1 个月龄前发作

播散性水痘(复杂型水痘)

C 型:重度症状

具有 1 条下列状况的儿童:

严重的细菌感染,多重或反复感染(如 2 年内至少合并已证实的≥2 种以上的细菌感染),包括:脓毒血症、肺炎、脑膜炎、骨关节感染或实质脏器和空腔脏器脓肿(除外中耳炎、皮肤黏膜感染和体内置管相关感染)

念珠菌病(食管、肺、气管、支气管)

球孢子菌病,播散性(部位不仅限于肺、颈部或肺门淋巴结)

肺外的隐球菌病

隐孢子虫病或等孢子虫病伴腹泻持续>1 月

续表

巨细胞病毒疾病,症状发作>1 月龄时(部位不仅限于肝、脾、淋巴结)
脑病(≥1 个如下的进展结果且存在≥2 个月,没有同时发生的疾病,除了 HIV 感染能够解释结果):
通过标准发展规模或神经心理测试验证,未能达到或丧失发展里程碑或智力丧失
受损的脑生长发育或通过头围测量诊断小头畸形或通过 CT、MRI 诊断脑萎缩(需要在<2 岁的患儿中进行系列影像学检查)
获得性对称性运动缺陷,≥2 种以下表现者:麻痹、病理反射、共济失调、步态障碍
组织胞浆菌病,播散性(部位不仅限于肺、颈部或肺门淋巴结)
HSV 感染引起的皮肤黏膜溃疡持续>1 个月;或支气管炎、肺炎、食管炎,炎症发生在年龄>1 个月的感染儿童
卡波西肉瘤
脑部原发淋巴瘤
淋巴瘤:未分裂的小淋巴瘤(伯基特淋巴瘤),或成免疫细胞的或 B 细胞大淋巴瘤或表型不定型的淋巴瘤
结核分枝杆菌,播散型或肺外型
分枝杆菌,其他病原体或未确定的病原体,播散型(部位不仅限于肺、皮肤、颈部或肺门淋巴结)
金罗维肺孢子虫耶氏肺孢子虫肺炎(以前称卡氏肺囊虫性肺炎)
进行性多灶性白质脑病
反复性沙门菌脓毒血症
脑部弓形体虫病,>1 个月龄后发作
衰竭综合征,无其他疾病,HIV 感染能解释的以下症状:
持续体重下降>10%;在≥1 岁的患儿中,据年龄标准体重表百分位数下调至少≥2(第 95、75、50、25、5 百分位数)
≥30 日内两次相邻测量据身高体重表分别<第 5 百分位数慢性腹泻(如每日至少两次腹泻,持续 30 日以上)经过证明的发热(对于≥30 日,中断或连续的)
以下加上 1:
慢性腹泻(即,≥2 次稀便/d,持续≥30 日)
经过证明的发热(≥30 日,间歇或连续)

HSV,单纯疱疹病毒。

经许可摘自 Centers for Disease Control and Prevention. Revised surveillance case definitions for HIV infection among adults,adolescents,and children aged<18 months and for HIV infection and AIDS among children aged 18 months to<13 years of age—United States,2008. Morbidity and Mortality Weekly Report,2008,57(RR-10):1-13。

- N=无症状
- A=轻度症状
- B=中度症状
- C=重度症状

免疫学分类:在年龄<13 岁的儿童(表 322-2)是基于 $CD4^+T$ 细胞计数,反映了免疫抑制的程度(绝对计数和总淋巴细胞的百分比):

- 1=无免疫抑制的证据
- 2=中度抑制
- 3=重度抑制

表 322-2　13 岁以下儿童 HIV 感染的免疫分型* 年龄分组的 CD4+T 淋巴细胞计数和占淋巴细胞总数的百分比

免疫学分类	<12 月		1~5 岁		6~12 岁	
	细胞数/(/μl)	%	细胞数/(/μl)	%	细胞数/(/μl)	%
1:没有抑制证据	≥1 500	≥25	≥1 000	≥25	≥500	≥25
2:中度抑制	750~1 499	15~24	500~999	15~24	200~499	15~24
3:严重抑制	<750	<15	<500	<15	<200	<15

经许可摘自 Centers for Disease Control and Prevention. Revised surveillance case definitions for HIV infection among adults,adolescents,and children aged<18 months and for HIV infection and AIDS among children aged 18 months to<13 years of age—United States,2008. Morbidity and Mortality Weekly Report,2008,57(RR-10):1-13。

这样,分期为 B3 则表示中度的临床症状,并有严重的免疫功能缺陷。临床分类和免疫学分类形成了一个单向的层级;一旦被氛围一定的级别,即使是儿童的临床或免疫方面得到了改善,也不能再被分入更低的层级。

这些临床和免疫分类正在组合 ART 时代变得较不相关,这几乎总是导致症状的降低和 $CD4^+$ 细胞计数的增加(当开具处方时)。分类对于临床研究和在诊断时描述疾病严重程度时更有用。青少年>13 岁和成人的分类系统已被修订,现在仅包括 $CD4^+T$ 细胞计数作为分期的主要成分,除非存在 AIDS 限定条件(如机会性感染)(表 322-1)。

症状及体征

未接受治疗的儿童的自然病史 围生期受感染的婴儿在生后最初几个月中常常没有症状,即使没有开始组合ART。虽然出现症状的年龄中位数是3岁,一些孩子如给予合理的ART治疗,可以>5年没有症状,而有望存活至成年。在给予抗反转录病毒治疗前,10%~15%的孩子疾病迅速发展,症状在生后第一年内出现,并于18~36个月时死亡,这些病儿被认为早在子宫内已为HIV感染。但大多数患儿可能是近出生时或临产时受到感染,疾病进展缓慢,在正规抗反转录病毒治疗前生存期超过5年。

HIV患儿,但未接受ART治疗,最常见的临床表现包括全身淋巴结肿大、肝大、脾大、生长缓慢、口腔念珠菌病、中枢神经系统病变(包括智能发育迟缓,它可能是进行性的)、淋巴样间质性肺炎、复发性菌血症、机会性感染、反复腹泻、腮腺炎、心肌炎、肝炎、肾病以及一些恶性肿瘤。

并发症 当并发症发生时,它们通常涉及机会性感染(和很少癌症)。组合ART使这种感染不常见,并且它们现在主要发生在未接受抗病毒治疗的未诊断儿童或不接受抗病毒治疗的儿童中。

当机会性感染发生时,耶氏肺孢子虫,肺毛囊炎肺炎是最常见和严重的并且具有高死亡率。在出生前或出生时感染的小儿大多在生后3~6个月发生金罗维肺孢子虫 *Pneumocystis* 肺炎,但可早至4~6周即发病。年长儿童金罗维肺孢子虫 *Pneumocystis* 肺炎的临床特点为亚急性、弥散性肺炎,休息时伴有呼吸困难、呼吸急促、氧饱和度下降、干咳和发热(在非HIV感染引起的免疫功能不全患者,其发病经常更急剧)。

其他机会性感染包括念珠菌性 *Candida* 食管炎、播散性巨细胞病毒感染和慢性或播散性单纯疱疹以及水痘-带状疱疹病毒感染,比较少见的是结核分枝杆菌 *Mycobacterium tuberculosis* 和鸟型分枝杆菌 *M. avium* 混合感染、隐孢子虫 *Cryptosporidium* 或其他病原引起的慢性肠炎以及中枢神经系统弥散性隐球菌感染或鼠弓形虫 *Toxoplasma gondii* 感染。

恶性疾患相对较为少见,但平滑肌肉瘤以及某些淋巴瘤,包括中枢神经系统淋巴瘤和非霍奇金B细胞淋巴瘤(伯基特型)比免疫力正常的小儿更多见一些,卡波西肉瘤(皮肤多发性出血性肉瘤)在小儿中非常少见。

接受联合抗反转录病毒疗法的儿童 联合的抗反转录病毒疗法能够显著地改变儿童HIV感染的表现。虽然细菌性肺炎和其他细菌感染(如菌血症,复发的中耳炎)仍然更易发于HIV感染的儿童,机会性感染和生长障碍更少见于ART的病患中。新的问题,例如血脂的替代,高糖血症,脂分布异常(脂肪代谢异常和脂肪萎缩),肾病,骨坏死均有报道,但是,儿童发生率低于感染HIV的成人。

虽然联合ART疗法明确地改善了神经发育的预后,但是,行为的,发育的和先天性问题的发生率增高了。目前仍不明确的是,这些问题是因HIV感染本身引起的,还是由于治疗性的药物或其他HIV感染的儿童的生物心理社会医学因素所引起的。目前还不清楚,在生长和发育的关键时期,HIV感染或抗反转录病毒治疗的任何其他影响是否会在生命中显现,因为第一波围生期感染的儿童刚刚达到成年。为了检测这种不良反应,提供者将需要监测HIV感染的儿童随时间的变化。

诊断

- 血清抗体检查
- 病毒核酸测试(NAT;包括HIV DNA PCR或HIV RNA测定)

HIV特异性试验 >18个月的小儿采用血清抗体测定(酶免疫分析,然后采用Western blot证实)可以确诊。最近,第4代HIV-1/2抗原/抗体组合免疫测定的新诊断算法,接着第2代HIV-1/2抗体分化测定和如果需要的HIV-1定性RNA测定,用于成人,并可能在儿童中跟踪。极少数HIV感染的年长儿由于存在低丙种球蛋白血症,故缺乏HIV抗体。

<18个月以下的婴儿由于血中可能存在着从母体中获得的抗体故引起酶免疫分析假阳性,故诊断采用定性RNA测定(如RNA的转录介导扩增)或DNA PCR测定(统称为NAT),使30%的病例在出生时确诊,生后4~6个月则可近100%确诊。HIV病毒培养有很好的准确性和特异性,但由于技术上的困难和风险性,在多数的实验室已经被NAT所代替。

另一种类型的NAT,定量HIV RNA测定(即用于监测治疗有效性的病毒载量检测)正在被广泛应用于婴儿的诊断检查中。定量RNA测定与没有施行ART的婴儿一样敏感,比DNA PCR敏感,更便宜,并且比其他NAT更广泛可用。但是,当应用RNA检测用于婴儿诊断时,需要相当小心,因为检测的特异性在非常低的RNA浓度中(<5 000个复制品/ml)是不确定的,并且在分娩时进行完整的治疗介导的病毒抑制的母亲的婴儿中,敏感性也是未知的。

修饰的p24抗原测定比HIV DNA或RNA NAT更不敏感,并且不应再用于在美国的婴儿的诊断测试。

病毒学测试(NAT)应该在生命的前2周、1月龄和4~6月龄之间进行。如试验阳性需立即用同样的试验或其他试验进一步证实(如病毒培养)。如果一系列DNA PCR试验HIV阴性≥2周和≥4周,则未感染的准确率>95%(在没有AIDS诊断的病例中)接着的抗体如果HIV病毒学检测在≥4周和≥4个月时也为阴性,则婴儿被认为是未感染的,具有大约100%的准确性(在没有任何AIDS限定性疾病的情况下)。然而,许多专家继续推荐随访抗体测试(1个EIA在>18个月,或者6个月和18个月之间进行2次EIA),以明确排除HIV感染并确认血清转换(被动获得性HIV抗体的缺失)。<18个月的孩子血清抗体试验阳性,并出现了表281-1中C类艾滋病有关的疾病,即使确诊艾滋病的病毒试验阴性也可诊断为(C类-310-1)HIV感染。

快速检测 HIV抗体衍生于ELA分析,可以在数分钟至数小时得出结果。可以对口腔分泌物、全血或血清作出及时的检测。在美国,在产房检测孕妇是否存在未知的HIV感染状态很有意义,有利于及时提供咨询,开始抗反转录病毒治疗,来阻止母婴传播和安排出生婴儿的检测。同样在其他专门治疗部门(如急救部、性传播疾病诊治中心)和发展中国家也很有应用价值。快速测定通常需要确证性测试,例如第二次 EIA,HIV-1/2 抗体分化测定或 Western 印迹。这些确证性测试尤为重要,因为在预期的艾滋病毒感染率低的地区,即使是特定的快速检测也能产生大多数假阳性(贝叶斯定理的低阳性预测值)。但是如果预期 HIV(血清阳性率)呈高流行,则阳性预测值增加。

在测定之前,应对其母亲和监护人(如果孩子较大,也应一起)告知 HIV 感染的社会心理危险、测定的好处以及感染会带来的后果。家长的口头同意或书面承诺应记录于患者的病历中,且与有些州或地方性法规和医院的制度相一致。患者或其监护人同意需要和协商不应阻止应该进行的检查;患者和监护人的拒绝同意不能减少医生们职业和道义上的责任,有时候还需要通过其他授权途径(如法院干预)来强制性进行检查。检查的结果应告诉其家庭、监护人,如果孩子较大也应告知其本人。如果孩子 HIV 感染阳性,那么还应提供适当的咨询并予以随诊。必须为所有的患者保密。

儿童和青少年如果诊断符合 HIV 感染或 AIDS 的标准,必须上报合适的公共卫生健康部门。

其他检测 一旦被诊断为感染,就应进行其他检测:
- $CD4^+T$ 细胞计数
- $CD8^+T$ 细胞计数
- 血浆病毒 RNA 浓度

感染患儿需要测定 $CD4^+T$ 辅助细胞计数、$CD8^+T$ 抑制细胞计数和测定血浆病毒 RNA 浓度(病毒载量)来决定疾病的程度和预后。$CD4^+T$ 辅助细胞计数在一开始可能正常,但最后降低(不同年龄其正常下限各不相同,310-2)。$CD8^+T$ 抑制细胞一开始经常增高,直到感染末期仍不下降。这样便使 $CD4^+/CD8^+$ 的比值降低,这种现象是 HIV 感染的一个特征(其他感染中也可见到)。血浆病毒 RNA 浓度在未治疗的<12 个月的患儿中升高(平均 20 万拷贝数/ml),到 24 个月时,在未治疗的患儿中病毒 RNA 浓度下降(到平均 4 万拷贝数/ml)。尽管在婴儿 HIV RNA 浓度范围大,所得数据在评价病死率和死亡率作出预测时较成人差。尽管儿童艾滋病毒 RNA 浓度的广泛范围使得数据对成年人的发病率和死亡率的预测较少,但确定与 $CD4^+$ 计数相关的血浆病毒浓度仍然比单独确定标记物产生更准确的预后信息。价格相对低廉的血清白蛋白浓度和总淋巴细胞计数检测可以预见婴儿 AIDS 的死亡率,这在发展中国家非常适用。

血清免疫球蛋白,尤其是 IgG 和 IgA 的浓度,尽管没有作为常规测定但经常明显增高,但偶尔有些患者发生低丙种球蛋白血症。患者可能对抗原的皮肤试验缺乏反应。

预后

在 ART 治疗前时期,10%~15% 的工业化国家中的儿童,和大概 50%~80% 发展中国家的儿童在 4 岁前死亡;但是,应用了合适的组合 ART 方案,大多数的围生期感染儿童能够很好地存活超过 5 年。在过去十年中在美国出生的大多数垂直感染的儿童存活到年轻成年;越来越多的这些年轻成年人生育或生育自己的孩子。

然而,如果发生机会性感染,特别是肺孢子虫肺炎、进行性神经疾病或严重的消耗,则预后较差。金罗维氏肺孢子虫肺肺炎患者经治疗后死亡率为 5%~40%,未予治疗者几乎 100% 死亡。在生后早期(如 7 日内)能查到病毒或 1 岁以内出现症状者,预后亦多数不良。

曾有一个完整记录的成人病例,该病人当时已经存活 5 年(即被"治愈"5 年)。由于患有白血病,该病人接受了造血干细胞移植进行治疗,结果发现其体内的复制型艾滋病毒消失了。供体细胞对于 CCR5-δ32 突变是纯合的,这使得移入的淋巴细胞对 CCR5 HIV 的感染具有对抗性。随后,艾滋病毒检测仍然阴性。这可能是 ART、骨髓消融和移植物抗宿主反应的联合作用导致了这个人的治愈。然而,没有更多的类似病例报道。此外,曾有报道一个婴儿通过 ART 治疗,明显根除了艾滋病毒复制能力的病例。该婴儿出生于没有接受产前(或产后)ART 的 HIV 感染的母亲。从出生的第二天开始,婴儿被给予高剂量的组合 ART 治疗,目前尚不知在出生后 2 周内使用如此剂量的治疗是否是安全和有效的。在 ART 治疗约 15 个月后,治疗被无意中停止。然而,在 24 月龄时该婴儿的复制性病毒 RNA 检测呈阴性("功能性治愈"),但是确实可检测到原病毒的 DNA。这个婴儿是否可能长期免于艾滋病毒复制,以及这种经验是否可以安全地重复,还不清楚。然而,已知的是,如果给予有效的 ART,则 HIV 感染是可治疗和长期存活兼容的。未来的研究无疑将揭示提高抗反转录病毒治疗耐受性和疗效的途径,也许有助于实现治愈性治疗的目标。

治疗
- 抗反转录病毒(ARV)药物:组合 ART 最常见地包括 2 种核苷反转录酶抑制剂(NRTI)加上蛋白酶抑制剂(PI)或非核苷反转录酶抑制剂(NNRTI);有时是用 2 个 NRTI 给出的整合酶抑制剂
- 支持疗法

由于组合 ARV 治疗的成功,许多目前的关注点为 HIV 感染作为一种慢性疾病的管理,引出了医学和社会学话题。重要的长期医疗问题包括管理 HIV 相关和药物相关代谢并发症的需要,和考虑年龄相关的药物代谢动力学和药效学改变的需要。社会问题包括应对同龄的未受感染的青少年的压力的需要,确保学习成功和适当的职业选择,并且教育儿童性传播的风险。青少年通常具有寻找和遵循健康建议的困难,并需求特殊的帮助提高治疗依从性。儿童和青少年应该与精通儿科 HIV 感染治疗的专家相互合作。

抗反转录病毒药物 有二十多种抗反转录病毒药物(表 322-3),包括复合制剂,已在美国应用。每种药物可能存在副作用和其他抗反转录病毒药物、常用的抗生素、抗惊厥药和镇静剂存在交互作用。新的抗反转录病毒药物、免疫调节剂和疫苗均在评估中。咨询关于 ART,特别是对周边 HIV 暴露后预防和预防艾滋病毒母婴传播的问题,也可以通过美国艾滋病毒/艾滋病临床医生咨询位于美国加州旧金山大学中心,可登录 www.nccc.ucsf.edu。

表 322-3 儿童抗反转录病毒药物的剂量和用法*

药物	制剂	推荐剂量（口服）	经选择的副作用和注释
腺苷逆转录酶抑制剂（NRTI）			
阿巴卡韦（ABC）	糖浆：20mg/ml 片剂：300mg	3个月～15岁：8mg/kg，q12h（最高达300mg，q12h） ≥16岁：300mg，q12h或600mg，q24h	ABC可造成： 可能致命的超敏反应，症状可能包括皮疹、恶心和呕吐、腹痛、咽喉痛、咳嗽或呼吸急促 超敏反应的发生率为约为5%。反应主要发生在第一次6周使用期间，主要发生在 *HLA-B*5701* 基因型的患者中（谁不应该接受ABC治疗） 在超敏反应后有再次激发的低血压或死亡的危险 在处方ABC之前，临床医生应该测试 *HLA-B*5701* 等位基因 ABC可以不考虑食物给予
地达诺新（ddI）	用于口服溶液的儿科粉末：当重构时，10mg/ml 肠溶衣延长释放胶囊：200、250和400mg	14日～2月：50mg/m² q12h 3个月～8个月：100mg/m² q12h >8个月～6岁：120mg/m² q12h ≥6岁，基于体重的给药均具有延长释放胶囊： 20～24kg：200mg，q24h 25～59kg：250mg，q24h ≥60kg：400mg，q24h	ddI可造成： 腹泻、恶心、呕吐 外周神经病变 乳酸酸中毒、肝大并脂肪变性 胰腺炎 视网膜炎 同时使用替诺福韦是禁止的 口服溶液应空腹给药；这对于胶囊可能不是必需的
恩曲他滨（FTC）	口服溶液：10mg/ml 胶囊：200mg	0～2个月：3mg/kg，q24h 3月～18岁：6mg/kg，q24h（最大口服溶液240mg，q24h；最大胶囊200mg，q24h）	FTC耐受性良好；然而，它可能很少导致以下： 中性粒细胞减少、色素沉着、乳酸酸中毒 如果FTC突然中断，乙型肝炎感染患者的肝炎严重恶化 FTC可以不考虑食物给予
拉米夫定（3TC）	口服溶液：10mg/ml 片剂：100、150和300mg	0～1个月：2mg/kg，q12h >1个月～15岁：4mg/kg，q12h（高达150mg，q12h） ≥16岁：150mg，q12h或300mg，q24h	3TC耐受性良好；然而，它可能很少导致以下： 中性粒细胞减少、色素沉着、乳酸酸中毒 如果3TC突然中断，乙型肝炎感染患者的肝炎严重恶化 3TC可以不考虑食物给予
司他夫定（d4T）	口服溶液粉剂：1mg/ml 胶囊：15、20、30和40mg	0～13日：0.5mg/kg，q12h ≥2周：1mg/kg，q12h ≥30kg：30mg，q12h	d4T可造成： 线粒体毒性 外周神经病变 脂肪萎缩、高脂血症、高血糖症 胰腺炎 乳酸酸中毒、肝脂肪变性（如果给予ddI，风险增加） d4T的可能不考虑食物给予

续表

药物	制剂	推荐剂量(口服)	经选择的副作用和注释
替诺福韦(TDF)	口服粉:40mg/L级勺 片剂:150、200、250和300mg	<2岁:不推荐使用 2~12岁:8mg/kg,q24h高达300mg,q24h,或基于体重给药 10~11kg:200mg,q24h 12~13kg:2.5勺粉,q24h 14~16kg:3勺粉,q24h 17~18kg:3.5勺粉或1片150mg片剂,q24h 19~21kg:4勺粉或1片150mg片剂,q24h 22~23kg:4.5勺粉或1片200mg片剂,q24h 24~26kg:5勺粉或1片200mg片剂,q24h 27~28kg:5.5勺粉或1片250mg片剂,q24h 29~31kg:6勺粉或1片250mg片剂,q24h 32~33kg:6.5勺粉或1片250mg片剂,q24h 34kg;7勺粉或1片250mg;7.5勺粉或1片300mg片剂,q24h 体重≥35kg及体重≥35kg:1片300mg片剂,q24h ≥12岁及体重≥35kg:1片300mg片剂,q24h	TDF通常是很好的耐受性;但是,它可能会导致以下: 偶有乏力、头痛、腹泻、恶心、呕吐 肾功能不全(近端肾小管功能障碍,包括范可尼综合征) 骨密度下降 如果TDF中断,乙肝患者合并感染肝炎的严重恶化 粉末制剂是苦的和不溶的,并且应该在软食物例如苹果酱或酸奶中而不是液体中 TDF可以不考虑食物给予 TDF粉应该只用提供的1-g的勺子来称量
齐多夫定(ZDV)‡	口服糖浆:10mg/ml 静脉注射液:10mg/ml 胶囊:100mg 片剂:300mg	0~6周:4mg/kg,q12h 6周~17岁:240mg/m² q12h 或者基于体重给药 4~8kg:12mg/kg,q12h 9~29kg:9mg/kg,q12h ≥30kg:300mg,q12h ≥18岁:300mg,q12h	ZDV可造成: 大细胞性贫血,粒细胞减少 头痛,全身乏力,食欲缺乏,恶心,呕吐 指甲色素沉着 高血脂、高血糖 乳酸酸中毒,肝性脂肪变性 肌病 ZDV可以不考虑食物给予
非核苷逆转录酶抑制剂(NNRTI)			
依法韦仑(EFV)	胶囊:50和200mg 片剂:600mg	3~17岁:基于体重给药 10~14kg:200mg,q24h 15~19kg:250mg,q24h 20~24kg:300mg,q24h 25~32kg:350mg,q24h 33~39kg:400mg,q24h ≥40kg:600mg,q24h ≥18岁:600mg,q24h	ZDV可造成: 皮疹 中枢神经系统紊乱(如嗜睡、失眠、梦幻、混乱);主要是在成人,经常随着时间衰减 增加肝转氨酶水平 潜在致畸性(应谨慎使用女性青少年和具有生殖潜力的成年人) EFV应在空腹时给予,优选在就寝时给予

续表

药物	制剂	推荐剂量（口服）	经选择的副作用和注释
依曲韦林（ETR）	片剂：25，100和200mg	<6岁：未批准 ≥6~18岁，基于体重给药 16~19kg：100mg，q12h 20~24kg：125mg，q12h 25~29：150mg，q12h ≥30kg：200mg，q12h	ETR 可造成： 恶心 皮疹，包括Stevens-Johnson综合征 超敏反应，包括皮疹、结构性发现、肝衰竭 多种药物相互作用 ETR与多种药物相互作用，特别是与其他ARV药物相关，并且不应该与RTV增强的ATV，TPV或FPV，或与未增强的PI或其他NNRTI一起给予 ETR必须与食物一起给予
奈韦拉平（NVP）	悬挂：10mg/ml 片剂：200mg 缓释片剂：100和400mgmg 治疗开始：适合年龄的剂量给子 qd 持续14日，然后如果耐受则增加至每日两次（以减少不良反应的发生率）	2周~8岁：200mg/m²q12h ≥8岁：120~150mg/立方米²q12h（高达200mg，q12h，如果使用延长释放片，400mg，q24h） 如果较大的儿童或青少年每日服用NVP片剂两次而没有不良反应，则可以如下使用延长释放片剂以转化为每日一次剂量： 0.58~0.83m²：200mg，qd（2片100mg） 0.84~1.16m²：300mg，qd（3片100mg） ≥1.17m²：400mg，qd（1片400mg）	NVP 可造成： 皮疹，包括Stevens-Johnson综合征 症状性肝炎，包括致死性肝坏死 严重的全身过敏综合征与潜在的多系统器官参与休克 皮疹是最常见的治疗前6周；如果在14日方案期间出现皮疹，则剂量不增加直到皮疹消退 肝毒性在最初12周治疗期间和此期间最常见，并且应在此期间和之后定期进行频繁的临床和实验室监测；如果怀疑临床肝炎，获得肝转氨酶水平 如果发生肝炎或超敏反应，则不进行再激发 如果NVP治疗中断>7日，应该重新开始14日的方案 NVP可以不考虑食物给子
利匹韦林（RPV）	片剂：25mg	<18岁：未批准 ≥18岁：25mg，q24h	RPV 可造成： 抑郁，情绪变化，失眠 头痛 皮疹 多种药物相互作用 RPV必须与进食同时（正常或高热量餐）
蛋白酶抑制剂（PIs）			
阿扎那韦（ATV）	胶囊：100，150，200，和300mg 给子低剂量利托那韦（RTV）作为药代动力学增强剂	<6岁：未批准 6~17岁，基于体重给药 15~19kg：ATV 150mg+RTV 100mg，q24h 20~39kg：ATV 200mg+RTV 100mg，q24h ≥40kg：ATV 300mg+RTV 100mg，q24h ≥18岁：ATV 300mg+RTV 100mg，q24h	ATV 可造成： 无症状间接高胆红素血症（发生率30%），黄疸（发生率10%） 高血糖，高血脂，脂肪分布不均 ECG上的PR间期延长 肾结石（罕见） ATV应同食物一同服用，以增强吸收

续表

药物	制剂	推荐剂量（口服）	经选择的副作用和注释
达鲁那韦（DRV）	口服混悬液:100mg/ml 片剂:75,150,400,和600mg 给予低剂量 RTV 作为药代动力学增强剂	<3 年:不要使用 3～17 岁,≥10kg,基于体重给药 10kg:DRV 200mg+RTV 32mg,q12h（均为液体） 11kg:DRV 220mg+RTV 32mg,q12h（均为液体） 12kg:DRV 240mg+RTV40mg,q12h（均为液体） 13kg:DRV 260mg+RTV 40mg,q12h（均为液体） 14kg:DRV 280mg+RTV 48mg,q12h（均为液体） 15～29kg:DRV 375mg+RTV 48mg,q12h（液体或片剂） 30～39kg:DRV 450mg+RTV 100mg,q12h（片剂优先） ≥40kg:DRV 600mg+RTV 100mg,q12h（片剂） ≥18 岁:DRV 600mg+RTV 100mg,q12h	DRV 可造成: 腹泻,恶心,呕吐 皮疹,包括 Stevens-Johnson 综合征 高血糖,高血脂,脂肪分布不均 癫痫和死亡发生在具有未成熟的肝脏和血脑屏障的婴儿大鼠,因此 DRV 不给予<3 年的儿童 DRV 含有磺胺成分;然而,与磺胺药物的交叉反应性的程度是不确定的（需要提供额外指导的患者教育）,需要对于体重在 15kg 和 40kg 之间的儿童,与磺胺药物代动力学不稳定,许多专家建议不具有不同片剂强度和液体体积的复方方案 为了增强适口性,即使 RTV 剂量更高,RTV100-mg 片剂可以替代用于 20～40kg 儿童的 RTV 口服溶液 DRV 必须与食物给予帮助吸收
福沙那韦（FPV）	口服混悬液:50mg/ml 片剂:700mg 给予低剂量 RTV 作为药代动力学增强剂	≥6 月-17 岁,基于体重的剂量高达 FPV 700mg +RTV 100mg,q12h 如下: <11kg:FPV 45mg/kg+RTV 7mg/kg,q12h 11～14kg:FPV 30mg/kg+RTV 3mg/kg,q12h 15～19kg:FPV 23mg/kg+RTV 3mg/kg,q12h ≥20kg:FPV 18mg/kg+RTV 3mg/kg,q12h ≥18 岁:FPV 700mg+RTV 100mg,q12h	FPV 可造成: 腹泻,恶心,呕吐 皮疹,包括 Stevens-Johnson 综合征 高血糖,高血脂,脂肪分布不均 肾结石（罕见） 多种药物相互作用 DRV 含有磺胺成分;然而,与磺胺药物的交叉反应性的程度是不确定的 FPV 被批准用于<6 月龄的儿童,但仍药代动力学不稳定,许多专家建议不要在<6 月龄的儿童中使用 FPV 必须与食物一同给予以帮助吸收
茚地那韦（IDV）	胶囊:100,200,和 400mg 给予低剂量 RTV 作为药代动力学增强剂	<13 岁:未批准 ≥13 岁:800mg+RTV 200mg,q12h	IDV 可造成: 腹泻,恶心,呕吐 皮疹,包括 Stevens-Johnson 综合征 高血糖,高血脂,脂肪分布不均 结晶性和有症状的肾结石常见,特别是如果患者不能充分水化（儿童,发病率 29%;成人,发病率 12%） RTV 的增加加强剂量是必需的 IDV 可以不考虑食物给予,但需要充分水化,以尽量减少肾结石
洛匹那韦/利托那韦（LPV/r）	口服液:80/20mg/ml（含 43% 的酒精和 15% 丙二醇） 薄膜包衣片剂:100/25 和 200/50mg	<2 周:不要使用 2 周～12 个月:300mg（LPV 组分）/m² 体表面积,q12h 1～17 岁:230～300mg;每平方米（LPV 组件作的许多平方米最高的剂量）² 体表面积,q12h（最多至最大的 LPV 400mg 每 12 H 型） ≥18 岁:LPV 400mg,q12h	LPV/r 可造成: GI 不耐受（腹泻,恶心,呕吐） 高血糖,高脂血症（尤其是甘油三酯）,脂肪分布不均 PR 及 QT 间期延长可能 皮疹,包括 Stevens-Johnson 综合征 不要给予早产或年轻的新生儿（即,在 42 周月经期后或出生后的 14 日）,因为危及生命的心脏毒性的风险 由于更大的间隙,不建议每日一次给予儿童或青少年 如果患者接受 NVP,EFV,FPV 或 NFV 治疗,则需要增加剂量 可以给予 LPV/r 片剂而不考虑食物,但是口服溶液应当与食物一起给予 以改善吸收和口感（非常差的适口性）

续表

药物	制剂	推荐剂量（口服）	经选择的副作用和注释
那非那韦（NFV）	片剂：250 和 625mg	<2岁：不推荐使用 2~12岁：45~55mg/kg，q12h ≥13岁：1 250mg，q12h	NFV 可造成： 腹泻 高血糖，高血脂，脂肪分布不均 片剂可以溶解在少量的水中以便于施用 NFV 应该一餐或点心给予
利托那韦（RTV）	Oral solution：80mg/ml（contains 43% alcohol by volume） 胶囊：100mg 片剂：100mg	作为药代动力学增强剂，100mg，q12h（除了 200mg，q12h，用 IDV 或 TPV）	RTV 可造成： GI 不耐受（腹泻，恶心，呕吐） 高血糖，高脂血症（特别是甘油三酯），脂肪分布不均 皮疹，包括 Stevens-Johnson 综合征 RTV 很少用作原发性 ARV 药物，因为在更高剂量下 GI 不耐受 当与食物一起给予时，RTV 最好被吸收。片剂可以比胶囊更可口，但是两者都优于液体，其是可口的。口服溶液可以与某些食物（例如巧克力牛奶、冰激凌、花生酱）一起给予以掩盖其味道
沙奎那韦（SQV）	硬凝胶胶囊：200mg 薄膜包衣片剂：500mg 给予低剂量 RTV 作为药代动力学增强剂	<16岁：未知 ≥16岁：1 000mg SQV+RTV 100mg，q12h	ZDV 可造成： GI 不耐受（腹泻，恶心，呕吐） 高血糖，高血脂，脂肪分布不均 可能 PR 及 QT 间期延长 SQV 应与食物一同给予以最大化吸收
替拉那韦（TPV）	口服溶液：100mg/ml（也含有维生素 E 116IU/ml） 胶囊：250mg 给予 RTV 作为药代动力学增强剂	<2岁：未经许可 2~17岁：TPV 14mg/kg + RTV 6mg/kg，q12h（TPV 500mg+RTV 200mg，q12h） ≥18岁：TPV 500mg+RTV 200mg，q12h	TPV 可造成： GI 不耐受，腹泻，恶心，呕吐 皮疹 高血糖，高血脂，脂肪分布不均 可能增加出血，包括罕见的致命和非致命性颅内出血病例 多种药物相互作用 TPV 含有磺胺成分；然而，与磺胺药物的交叉反应性程度是不确定的 TPV 不推荐用于未用 ARV 治疗的患者 口服溶液中的维生素 E 浓度大于维生素 E 的推荐每日允许量，因此应避免补充维生素 E 增加的 RTV 的加强剂量是必需的 TPV 应与食物一同给予
进入抑制剂（CCR5 拮抗剂）			
Maraviroc（MVC）	片剂：150 和 300mg	<16岁：未知 ≥16岁：150，300，或 600mg，q12h，根据合用 CYP3A 诱导剂或抑制剂（应参考包装说明）	MVC 可造成： 咳嗽，发烧，皮疹，腹痛 肝毒性（可以先出现严重的皮疹和/或显著的过敏反应） 直立性低血压（尤其是重度肾功能不全的患者） 多种药物相互作用 MVC 仅对 CCR5 嗜性 HIV 有效；在使用前需要 HIV 趋向性测定 MVC 的应与食物一同给予

续表

药物	制剂	推荐剂量（口服）	经选择的副作用和注释
融合抑制剂			
恩夫韦地（ENF, T20）	冻干粉针剂：90mg/ml	6~15岁：2mg/kg，皮下注射，q12h ≥16岁：90mg，皮下注射，q12h	ENF可造成： 在88%~98%的患者中进行局部注射部位反应（如疼痛、不适、硬结、红斑、结节、瘀斑）（注射后应用冰敷或热敷温和按摩可以最小化不适和反应） 超敏反应（<1%发热、乏力、恶心、呕吐、畏寒，可能是肝转氨酶升高的发生率）如果发生超敏反应，则不进行再次攻击 ENF可以不考虑食物给予
整合酶抑制剂			
度鲁特韦（DTG）	片剂：50mg	<12岁：不推荐使用；≥12岁：50mg，q12h，q24h，取决于共同给药的UGT1A或CYP3A诱导剂或抑制剂 （应参考包装说明书）	DTG可造成： 失眠 头痛 DTG可以不考虑食物给予；然而，应在含二价阳离子的口服抗酸剂、轻泻剂、硫糖铝、铁补充剂、钙补充剂或缓冲药物前2h或6h给予
埃替拉韦（EVG）	片剂：150mg［仅可作为具有FTC, TDF和cobicistat的固定剂量组合片剂（COBI）］	<18岁：不推荐使用；≥18岁：1组合片剂24h	ZDV可造成： 腹泻，恶心 肾功能不全，骨矿物质密度降低（见TDF） 突然中断含有FTC或TDF的共制剂时，乙型肝炎感染并感染患者的肝炎严重恶化 EVG与可比司他（COBI）共同配制，一种药代动力学增强剂 EVG应与食物一同给予
雷特格韦（RAL）	咀嚼片：25和100mg 薄膜包衣片剂：400mg	<2岁：不推荐使用 2~11岁：基于体重的给药（咀嚼片数量和类型） 14~19kg：100mg, q12h（1片100mg） 20~27kg：150mg, q12h（1.5片100mg） 28~39kg：200mg, q12h（2片100mg） ≥40kg：300mg, q12h（3片100mg） ≥12岁：400mg, q12h（1片400mg膜包衣）	RAL可造成如下症状： 恶心，头痛，腹泻，乏力 皮疹，包括Stevens-Johnson综合征 肌酸磷酸激酶升高；很少，横纹肌溶解 咀嚼片可以整个咀嚼或存喝，但不能与薄膜包衣片互换 RAL可能不考虑食物给予
固定剂量组合产品			
ZDV/3TC（Combivir®）	组合片：ZDV 300mg + 3TC 150mg	≥30kg：1片，q12h	见每个药物

续表

药物	制剂	推荐剂量（口服）	经选择的副作用和注释
ZDV/3TC/ABC（Trizivir®）	组合片：ZDV 300mg + 3TC 150mg+ABC 300mg	>40kg：1片，q12h	见每个药物
3TC/ABC（Epzicom®，Kivexa®）	组合片：拉米夫定 300mg+ABC 600mg	>16年和>50kg：1片，q24h	见每个药物
FTC/TDF（特鲁瓦达®）	组合片：FTC 200mg + TDF 300mg	≥12岁及≥35kg：1片，q24h	见每个药物
FTC/TDF/EFV（ATRIPLA®）	组合片：FTC 200mg + TDF 300mg+600mgEFV	≥12岁和≥40kg：1片，q24h	见每个药物
FTC/TDF/RPV（Complera®）	组合片：FTC 200mg + TDF 300mg+RPV 25mg	≥18岁：1片，q24h	见每个药物
FTC/TDF/EVG/COBI（Stribild®）	组合片：FTC 200mg + TDF 300mg + EVG 150mg + COBI 150mg	≥18岁：1片，q24h	见每个药物

* 关于不良反应，其他剂量（特别是关于固定剂量复合产品的信息）和药物相互作用的信息，见不断更新的卫生和人类服务部司艾滋病毒治疗和医疗管理小组，一个工作组的艾滋病研究委员会办公室，在儿童感染艾滋病毒的抗逆转录病毒治疗管理指南，2012年11月5日。可在www.aidsinfo.nih.gov查阅。

† 替诺福韦功能组合在核苷酸逆转录酶抑制剂，齐多夫定的给药应减少；请参阅艾滋病毒治疗和医疗管理的卫生和人类服务部办公室的一个工作组的抗逆转录病毒药物的儿童，艾滋病研究委员会办公室的抗逆转录病毒感染儿童艾滋病毒的抗逆转录病毒药物的使用指南，2012年11月1日。可在www.aidsinfo.nih.gov查阅。

‡ 对于早产儿<35周妊娠，齐多夫定的给药应该减少，但实际上是一个核苷酸逆转录酶抑制剂的化学结构。

ARV，抗逆转录病毒；RTV，利托那韦。

标准疗法是高强活化的 ART,联合用药使病毒抑制最大化,耐药菌株最小化。最常见地,ART 由与利托那韦加强的 PI(洛匹那韦/利托那韦)组合给予 2 种 NRTI(齐多夫定加拉米夫定或恩曲他滨,阿巴卡韦加拉米夫定或恩曲他滨,或对于青春期后青少年,替诺福韦加恩曲他滨或拉米夫定)或利托那韦加强的阿扎那韦]或 NNRTI(依法韦仑,或在一些情况下,奈韦拉平)。有时使用其他组合(如 2 种具有 raltegravir 的 NRTI),但是较少的数据可用于支持它们作为一线方案的使用。由于专家们的治疗策略快速发展,因此强烈建议及时获得专家的指导意见。含有≥3 种药物的固定剂量组合的片剂现在广泛用于年龄较大的儿童和青少年,以简化方案并改善依从性;对于幼儿,这样的组合在美国不可用或难以使用。

适应证 儿童的 ART 开始是类似的,但与成年人不一样;对于儿童,治疗的开始主要取决于具有年龄的附加特征的免疫学和临床标准,在一些情况下,血浆 HIV 病毒载量。治疗的目的与成人中的类似:抑制 HIV 复制(如通过血浆 HIV RNA PCR 病毒载量测量的),并维持或实现年龄-正常的 $CD4^+$ 计数和具有最小量药物毒性的百分比。在决定开始治疗之前,从业者应该充分评估护理者和儿童遵守 ARV 药物施用的准备情况,并讨论治疗的潜在益处和风险。由于对治疗策略的专家意见迅速改变,强烈建议咨询专家。

治疗起始标准随年龄和临床标准而变化(表 322-4)。治疗标准还取决于世界各国可获得的当地药物处方集和实验室监测资源。本讨论中的建议是针对美国的儿童和青少年;世卫组织对所有 5 岁以下的儿童推荐 ART,具有不同的优先级别。

表 322-4 艾滋病毒感染儿童和青少年中开始抗反转录病毒治疗的适应证

年龄	标准	建议*
<12 月	无论临床症状,免疫状态或病毒载量	对待
1~<3 年	艾滋病或重大艾滋病相关症状(CDC 临床类别 B 和 C,不包括单一严重细菌感染的 B 条件,表 322-1)	处理
	CD4 细胞计数<1 000 细胞/μl 或 CD4 百分比<25%	处理
	无症状或症状轻微(CDC 临床类 A 或 N,或严重的细菌感染的单次发作的 B 类条件)和 CD4 细胞计数≥1 000 个细胞/μl 或 CD4 率≥25%	血 HIV 病毒载量>100 000 拷贝数/ml 患者,应考虑治疗
3~<5 岁	艾滋病或显著的艾滋病相关症状(CDC 临床类别 B 和 C,不包括单一严重细菌感染的 B 条件)	处理
	CD4 细胞计数<750 细胞/μl 或 CD4 百分比<25%	处理
	无症状或症状轻微(CDC 临床类 A 或 N,或严重的细菌感染的单次发作的 B 类条件)和 CD4 细胞计数≥750 个/μl 或 CD4 率≥25%	考虑治疗,特别是如果 HIV 血浆病毒载量>100 000 拷贝/ml
5~<13 岁	艾滋病或显著的艾滋病相关症状(CDC 临床类别 B 和 C,不包括单一严重细菌感染的 B 条件)	处理
	CD4 细胞计数反复≤500 个细胞/μl	治疗,特别是对于 CD4 细胞计数<350 细胞/μl 的儿童;对于 350~500 个细胞/μl 的患者,证据不强
	无症状或症状轻微(CDC 临床类 A 或 N,或严重的细菌感染的单次发作的 B 类条件)和 CD4 细胞计数>500 个细胞/μl	考虑治疗,特别是如果 HIV 血浆病毒载量>100 000 拷贝/ml 或如果≥13 岁
≥13 岁	无论临床症状,免疫状态或病毒载量	治疗,特别是 CD4 细胞计数<350 细胞/μl 的青少年或性活跃的青少年(建议成人)

*在决定开始治疗之前,从业者应该与护理人员(和儿童,如果年龄适当)讨论以下问题:定期遵守 ARV 药物管理的计划;治疗的潜在益处和风险;并准备开始组合 ART。临床推迟治疗的儿童需要密切的临床随访。应鼓励启动的因素包括年龄<12 个月,增加 HIV RNA 水平(如接近 100 000 拷贝/ml),降低 CD4+计数或百分比接近与年龄相关的治疗阈值和临床症状的发展。

ARV,抗逆转录病毒;ART,抗逆转录病毒治疗;CDC,疾病预防和控制中心。

对于不良反应(尤其固定组合剂量制剂的相关信息),其他剂量和药物相互作用的信息,请参阅艾滋病毒感染的儿童,艾滋病研究委员会办公室的一个工作组发布信息,隶属抗逆转录病毒疗法和医疗管理的卫生和人类服务部。Guidelines for the Use of Antiretroviral Agents in Pediatric HIV Infection,2012 年 11 月 5 日,见 www.aidsinfo.nih.gov/guidelines。

依从性 仅当家庭和儿童能够对可能的复杂医疗方案具有依从性的时候,治疗才可能成功。非依从性不仅导致控制 HIV 失败,也能导致 HIV 耐药菌株的出现,这将降低将来的治疗选择。依从性的障碍应该在治疗前就找到。障碍包括药片或混悬剂的可及性和口味、不良反应(包括因与现有治疗的药物相互作用造成的不良反应)、药物代谢动力学因素,如需要与食物一起进食的药物或空腹状态服用、儿童对给药的其他人的依赖度(HIV 感染的父母存在忘记自己服药的问题)。较新的每日 1 次或每日 2 次的组合方案和更可口的儿科制剂可能有助于改善依从性。

青少年的坚持性可能特别成问题,无论他们是否已经被围产儿感染或以后通过性活动或注射毒品使用获得了艾滋病毒感染。青少年具有复杂的生物心理社会问题,例如低自尊,混乱和非结构化生活方式,担心由于疾病而被挑选出来,有时缺乏家庭支持,所有这些都可能会降低药物依从性。此外,青少年可能不能在发育上理解为什么药物在无症状感染期间是必需的,并且他们可能对副作用非常担心。尽管经常与医疗系统接触,围生期感染的青少年可能害怕或否认他们的HIV感染,医疗保健团队提供的不信任信息,以及很难过渡到成年保健系统(参见第2518页)。青少年的治疗方案必须平衡这些问题。尽管目标是让青少年坚持最有效的ARV药物治疗方案,但对青少年成熟度和支持系统的现实评估可能表明,治疗计划首先着眼于避免机会性疾病,并提供关于生殖健康服务的信息,住房,以及如何在学校取得成功。一旦护理团队成员相信青少年正在得到适当的支持,他们可以确定哪种ARV药物是最好的。

监测 临床和实验室的监测很重要,包括药物毒性和药物治疗失败。

- 每3~4个月:体格检查,血常规,血清生化指标,包括电解质,肝,肾功能检查,淀粉酶和脂肪酶(如果服用的药物,胰腺毒性,如去羟肌苷),HIV RNA 病毒载量和T淋巴细胞亚群
- 每6~12个月:脂质谱法,总蛋白/白蛋白,Ca/磷酸盐,淀粉酶和脂肪酶(如果不服用具有胰腺毒性的药物),尿分析

如果儿童具有稳定的治疗状态,即不可检测的 HIV RNA 和正常年龄调整的 CD4 淋巴细胞计数和至少12个月没有临床症状迹象的百分比,以及稳定的家庭支持系统,许多临床医生将延长实验室评估的间隔每6个月。然而,每3个月的临床护理访问是有价值的,因为临床医生有机会审查遵守,监测生长和临床症状,并根据需要更新ARV药物的基于体重的剂量。

预防接种 常规的儿童预防接种的方法推荐用于HIV感染的儿童中,但是有一些例外。最主要的例外是活病毒疫苗和活细菌疫苗(如BCG)应该避免,或仅在某些情况下使用(表322-5)。此外,乙肝疫苗最后一次接种后的1~2个月,HIV 感染的儿童应该接受检查,确定乙型肝炎表面抗原的抗体水平是否具有保护作用(≥10mIU/ml)。HIV 感染的儿童和青少年<18岁应使用13价肺炎球菌结合疫苗(PCV-13)以及肺炎球菌多糖疫苗(PPSV)进行免疫。某些暴露后的治疗建议也不同。

表322-5 艾滋病毒感染的儿童使用活疫苗的注意事项

活疫苗	备注
BCG	不推荐在美国使用;国际上,可以给予艾滋病毒暴露的未知艾滋病毒感染状态的新生儿(参见第1450页)
口服脊髓灰质炎病毒	不推荐在美国使用;按照疫苗接种计划,接种灭活疫苗*
减毒活流感(LAI)	不推荐使用;按照疫苗接种计划,接种灭活疫苗*
麻疹-腮腺炎-风疹(MMR)	可以给孩子的 CD4+T 细胞的比例 ≥15%
	在12个月龄时施用,然后在1~3个月内施用第二剂量增加在 HIV 诱导的免疫衰退发生之前的反应的可能性
	MMR 加单独的水痘带状疱疹病毒(VZV)疫苗优于 MMRV 以使不良反应最小化
	如果接触到麻疹的风险增加(如在病毒暴发期间),在年轻的时候
	(如6~9个月),但不认为这个剂量的常规日程的一部分(即,重新启动在12个月)常规
轮状病毒减毒活疫苗	到目前为止有限的证据表明疫苗的益处很可能超过其风险
水痘-带状疱疹病毒(VZV)	可以给孩子的 CD4+T 细胞的比例 ≥15%
	在12个月龄时施用,然后在1~3个月内施用第二剂量增加在 HIV 诱导的免疫衰退发生之前的反应的可能性
	MMR 加单独的 VZV 疫苗优于 MMRV 以使不良反应最小化

*根据一般的儿童免疫接种计划(表288-2和表288-3)。
AAP,美国儿科学会;ACIP,免疫实践咨询委员会。MMRV,麻疹-腮腺炎-风疹-水痘。

口服脊髓炎质炎活疫苗和流感减毒活疫苗不推荐。然而,应每年给予灭活的流感疫苗接种。

活麻疹腮腺炎风疹(MMR)和水痘疫苗不应该给予重症免疫抑制表现的儿童。但是,MMR 和水痘带状疱疹病毒(VZV)疫苗(单独的;不与 MMRV 疫苗联合,MMRV 疫苗具有较高的减毒水痘病毒滴度,该人群的安全性没有研究)可以在常规计划后给予无症状的患者,或者给予非重症免疫功能低下的,曾有 HIV 症状的患者[即没有在分类3中(表322-2),包括 CD4+T 细胞百分比 ≥15%]。如果可能,这些疫苗应该在12岁的有症状患者中开始接种,以加强免疫应答的可能性,即在免疫系统恶化前。虽然在<13岁的未感染的儿童中,典型水痘疫苗间隔3个月的间期要优先考虑,但是每种疫苗的第二次给药要在4周后立刻进行,使得尽可能早的诱导血清转化。如果暴露于麻疹的风险增加,例如在疫情暴发期间,麻疹疫苗应该在较早的年龄,如6~9个月给予。

根据常规接种计划,口服轮状病毒疫苗能够给予 HIV 暴露或 HIV 感染的婴儿。有症状的婴儿中安全性和有效性

数据是有限的，但是很可能其对免疫来说具有整体获益，尤其在轮状病毒造成显著性高的死亡率的地区。

在美国和结核病流行率很低的地区，因为不主张对这些孩子接种卡介苗。然而，在世界其他地方，特别是在结核病流行率高的发展中国家，常规使用BCG；许多这些国家在生育妇女中艾滋病毒的流行率很高。BCG作为活细菌疫苗已经对HIV感染的儿童造成了一些伤害，但可能保护非HIV感染的儿童，甚至一些HIV感染的儿童获得TB。因此，世卫组织现在建议，已知感染艾滋病毒的儿童，即使无症状，也不应再接受卡介苗疫苗接种。然而，根据在特定区域的结核病和艾滋病毒的相对发病率，BCG可以被给予HIV感染的妇女出生的未知HIV感染状态的无症状婴儿。BCG也可以给予未知HIV感染状态的妇女出生的无症状婴儿。

在世界的一些地区，儿童常常得到黄热病疫苗；它应该只给予那些没有严重的免疫抑制。

伴有症状的HIV感染小儿，一般对疫苗的应答能力很差，因此尽管曾经接种过相关的疫苗，他们对麻疹、破伤风、水痘等疾病仍然易感。因此，如果有必要，应该接受静脉用免疫球蛋白以获得被动免疫力。对于同住而从未接受过麻疹免疫的家庭成员也应该给予静脉用免疫球蛋白注射。

与有症状的HIV感染患者同住的血清反应阴性的小儿的预防接种 对于这些孩子与血清反应阳性的人一样只能使用灭活的脊髓灰质炎疫苗。通常可以给予流感（灭活的或活的），MMR，水痘和轮状病毒疫苗，因为这些疫苗病毒通常不由接种者传播。为了减少把流感传给有症状的HIV感染患者，对其家属应每年进行流感疫苗（灭活或活的）接种。

过渡到成人护理

艾滋病毒感染的青年从儿科保健模式过渡到成人保健模式需要时间和提前规划。这个过程是积极和持续的，并不是简单地涉及一次性转介到成人护理诊所或办公室。儿科保健模式倾向于以家庭为中心，护理团队包括由医生、护士、社会工作者和精神卫生专业人员组成的多学科团队；围生期感染的青年可能已经被这样的团队一生照顾。相比之下，典型的成人保健模式倾向于以个人为中心，并且所涉及的保健从业者可能位于需要多次访问的分开的办公室中。成人护理诊所和办公室的医疗保健从业者通常管理高患者数量，迟到或错过约会（可能在青少年中更常见）的后果更严格。最后，青少年或青年成年期保险的变化也会使医疗护理的过渡变得复杂。几个月的规划过渡，让青少年与儿科和成人卫生保健从业人员进行讨论或联合访问，可以导致更顺利和更成功的过渡。一些资源艾滋病毒感染的青年过渡到成人保健目前可参考美国儿童健康和人类发展研究所（NICHD）艾滋病的纽约州部门（访问www.hivguidelines.org）。

预防

暴露后预防参见第1450页。

围生期传播的预防 恰当的ART治疗可以改善母亲的健康、阻断母婴传播、使宫内药物的毒性最小化。在美国和ARV治疗专门机构，HIV的诊断、ARV药物治疗对所有的HIV感染孕妇是标准化的（参见第1450页）。将要分娩但是没有HIV感染状况记录的孕妇进行快速HIV检测可以允许直属机构采取该措施。

所有艾滋病毒感染的孕妇应启动组合抗病毒治疗，以防止MTCT，以及为自己的健康，从14~34周妊娠开始。怀孕不是组合ARV方案的禁忌证，尽管依法韦仑的使用通常在妊娠前三个月禁用。大多数专家认为，已经接受联合抗病毒治疗的艾滋病毒感染女性怀孕应该继续治疗，即使在孕早期。另一种方法是停止所有治疗，直到第二个三月的开始，并在那个时间恢复。

在整个怀孕期间继续联合ARV口服治疗，并且在分娩期间给予静脉用ZDV，以2mg/kg静脉用药持续第一小时，然后以1mg/（kg·h）静脉持续给药。一些专家现在认为，接受组合ART的女性不需要静脉注射ZDV，其在分娩后已达到HIV血浆RNA病毒载量<400拷贝/ml；其他人推荐其使用，无论病毒学控制的程度。产后尽快决定是否给予母亲持续的治疗，针对那些在怀孕前没有接受治疗的妇女。

足月新生儿给予ZDV 4mg/kg口服，每12小时1次为生后前6周。这种方案是婴儿预防的骨干，用于艾滋病毒感染的妇女出生的所有婴儿，不论妇女的病毒学控制的程度。然而，如果病毒学控制不良，则考虑额外的干预。

如果母体病毒载量>1 000拷贝/ml，推荐在分娩前进行选择性剖宫产分娩。如果劳动已经开始，不太确定剖宫产分娩是否有助于进一步减少MTCT。

对于艾滋病毒感染的孕妇分娩，且没有预先治疗，则立即启动ART。妇女及其婴儿如前所述给予ZDV（即妇女在分娩期间接受静脉用药物；婴儿通过口服接受药物）。许多当局在这种情况下推荐另外的ARV药物，但是已知很少ARV药物（特别是齐多夫定、奈韦拉平、拉米夫定和恩曲他滨）对于<14日出生后年龄的婴儿是安全和有效的，并且更少的还有可用于过早的给药数据婴儿。最近的临床试验数据表明口服齐多夫定，给予6周和补充几个剂量的奈韦拉平在生命的头几天给予，可以显著减少未接受任何产前治疗的妇女出生的婴儿的MTCT。儿科专家或产妇HIV感染专家应该立即会诊（参考www.aidsinfo.nih.govwww.aidsinfo.nih.gov或www.nccc.ucsf.eduwww.nccc.ucsf.edu的信息）。

虽然接受ART的最后决策仍然是由孕妇来定的，但是应该强调，治疗的获益远大于婴儿毒性的治疗风险。

母乳喂养（或捐赠给牛奶库） 对主张安全地使用其他奶源的国家，如美国，HIV感染的母亲不宜哺乳，也不应再献乳。但是在传染病和营养不良是导致婴儿早期死亡重要原因之一的一些国家中，没有安全的可使用的婴儿配方奶喂养时，通过母乳喂养，降低呼吸道感染和胃肠道感染的死亡率较降低母在这些发展中国家，世卫组织建议，艾滋病毒感染的母亲继续母乳喂养婴儿的前6个月的生活，然后快速断奶婴儿食物。

预防青春期传播 由于青春期是HIV感染的特殊危险阶段，因此对这一人群应进行健康教育，进行HIV血清试验以了解其血清状况。健康教育应包括疾病的传播、感染的症状和预防战略，避免高危行为以及安全的性行为指导[正确坚持使用避孕套（参见第2519页）]。应特别针对艾滋病毒感染高风险的青少年,特别是与其他男性发生性关系的黑人和西班牙裔青少年,因为这是美国青年中增长最快的新的艾滋病毒感染者;然而,所有青少年都应该接受降低风险的教育。

在美国大部分地区,应发给宣传资料征得他们对检查的同意和关于其信息公布的同意。在未取得同意的情况下,是否对其性伴侣告知 HIV 状态信息应考虑以下几种情况:其伴侣遭受危险的可能性、对方是否有理由怀疑并引起警觉、主张保密还是公布的合法问题、公布后对他俩今后关系的影响等等,然后作出决定。有关进一步讨论,请参见 www.hivguidelines.org。

预防机会感染 预防机会性感染的预防性药物治疗,建议在某些感染艾滋病毒的儿童中进行预防肺囊虫肺炎和 M. 杆菌复杂感染的措施。数据是有限的其他生物,如巨细胞病毒,真菌和弓形虫的机会性感染的预防。是也可在 www.aidsinfo.nih.gov 的这些和其他机会性感染的预防指南。

对肺囊虫肺炎的预防

- 艾滋病毒感染的儿童年龄>6 岁的 $CD4^+$ 计数<200 个细胞/ml 或 $CD4^+$ 百分比<15%
- 艾滋病毒感染的儿童 1~5 岁的年龄与 $CD4^+$ 计数<500 个细胞/ml 或 $CD4^+$ 百分比<15%
- 感染艾滋病毒的婴儿的年龄<12 个月,无论 $CD4^+$ 计数或百分比(年龄1年的,需要预防进行重新评估,使用 $CD4^+$ 细胞计数和百分比)
- HIV 感染的妇女产出的婴儿应该在 4~6 周龄开始进行 HIV 排除测试,包括推定排除(具有二次病毒学测试阴性结果,分别在≥2 周龄和≥4 周龄进行)或明确排除(具有二次病毒学测试阴性结果,分别在≥1 月龄和≥4 月龄进行)。(注意:在有效排除艾滋病毒感染之前,婴儿不能母乳喂养)

经过 ART 组合治疗后免疫重建出现,已经接受 ART 组合治疗>6 个月,并且其 $CD4^+$ 比例和 $CD4^+$ 数都保持高于在前面描述的治疗阈值连续>3 个月的患儿,应该停止肺囊虫肺炎预防性治疗。随后,$CD4^+$ 的比例和数量,应重新评估至少每 3 个月,并应再提起,如果原来的标准达到预防。

在任何年龄,肺囊虫肺炎预防性治疗的首选药物是甲氧苄啶/磺胺甲噁唑(TMP 75mg/SMX 375mg/m²)口服(如周一、周二、周三)连续 3 日/周;替代计划包括相同剂量每日 2 次,口服,同样的剂量,隔天服用,每日 2 次,或是双倍剂量(TMP 150mg/SMX 750mg/m²)口服,每日 1 次,连续 3 日/周。一些专家发现使用基于体重的剂量更容易(TMP 2.5~5mg/SMX 12.5~25mg/kg 口服,每日 2 次)。

患者无法容忍 TMP/SMX,氨苯砜 2mg/kg(不超过100mg)口服,每日 1 次是另一种选择,尤其是对于那些年龄<5 岁。每日或雾化喷他脒(300mg 通过特别设计的吸入器)一次/月的口服阿托伐醌用于>5 岁的儿童,是一个额外的选择。四戊脒也被使用,但是不仅更有效的,而且毒性更大。

结核分枝杆菌复合感染的预防性治疗 规范中指出:
- 儿童≥6 岁的 $CD4^+$ 计数<50/μl
- 儿童 2~6 岁的 $CD4^+$ 计数<75/μl
- 儿童 1~2 岁的 $CD4^+$ 计数<500/μl
- 儿童<1 岁的 $CD4^+$ 计数<750/μl

每周阿奇霉素或克拉霉素每日的首选药物,每日利福布丁是一种替代。

> **● 关键点**
>
> - 婴儿和儿童中的大多数艾滋病病例来自出生前或出生期间或母乳喂养的 MTCT
> - 母亲抗反转录病毒治疗可将 MTCT 的发生率从约 25%降低至<1%
> - 诊断<18 个月的儿童,使用定性 RNA 测定(如 RNA 的转录介导扩增)或 DNA PCR 测定
> - 使用第四代 HIV-1/2 抗原/抗体组合免疫测定,然后第二代 HIV-1/2 抗体分化测定和如果需要的 HIV-1 定性 RNA 测定,诊断儿童>18 个月
> - 治疗所有感染的儿童<12 个月和≥13 岁和那些有显著症状和 $CD4^+$ 计数低,特别是如果他们的 HIV RNA 水平高的其他年龄。
> - 给予组合 ART,优选使用固定剂量组合产品,如果可行,用于增加的黏附
> - 根据年龄和 $CD4^+$ 计数预防机会性感染

323. 婴儿和儿童的各种细菌感染

细菌性脑膜炎发生于 3 个月以上新生儿

婴儿的细菌性脑膜炎是脑膜和蛛网膜下腔的严重感染。婴儿可以存在非特异性症状和体征(如嗜睡,易激惹,喂食不足,发热或体温过低)。诊断依据脑脊液分析。治疗是用抗微生物剂,对于选定的婴儿,地塞米松。

脑膜炎的概述,请参阅脑膜炎概述。对于年龄较大的儿童和成人急性细菌性脑膜炎,见急性细菌性脑膜炎,对于

<3个月儿童,见新生儿细菌性脑膜炎。对于病毒性脑膜炎,其中包括婴儿和儿童,见病毒性脑膜炎。

病因

细菌性脑膜炎的病因和发病率与年龄密切相关,以及婴儿是否已接受流感嗜血杆菌 B 型和肺炎链球菌结合疫苗接种。

在未接受常规免疫的婴儿中,细菌性脑膜炎的常见原因包括:

- 脑膜炎奈瑟菌(尤其是 B 血清群,但偶尔 A,C,Y 或 W135 组)
- 肺炎链球菌(许多血清型,特别是对没有肺炎链球菌联合疫苗接种记录的婴儿)
- 流感嗜血杆菌 B 型(特别是对没有流感嗜血杆菌 B 型联合疫苗接种记录的婴儿)

症状及体征

患者年龄越小,脑膜炎的症状和体征越不明显。

细菌性脑膜炎的初始表现可能是急性发热性疾病,伴有呼吸道或胃肠道症状,随后才出现严重疾病的征象。年轻的婴儿可能有一个凸起的前囟门,但少见项背的僵硬或其他经典脑膜标志(如 Kernig 征或 Brudzinski 征),这些通常存在于年龄较大的孩子。对于<12 个月的儿童,不应使用不存在颈背僵硬来排除脑膜炎。

> **经验与提示**
> - 对于<12 个月的儿童,不应使用不存在颈背僵硬来排除脑膜炎。然而,如果存在,则不应该忽略颈部强直

随着细菌性脑膜炎的发展,儿童发展中枢神经系统表现,有时非常快。中枢神经系统紊乱的程度从易激性到昏迷。在住院期间,多达15%的患有细菌性脑膜炎的儿童是昏迷或半乳糖。癫痫发作有时与细菌性脑膜炎发生,但只有约20%的儿童蜒通常是已经有毒,浑浊或昏迷的人。在单纯性,非局灶性热性惊厥发作后,具有正常警觉性和正常的婴儿不太可能患有细菌性脑膜炎(参见热性惊厥)。

视乳头水肿在任何年龄的患有细菌性脑膜炎的儿童中是非常罕见的。当存在乳头水肿时,应寻求其他原因的乳头水肿;细菌性脑膜炎进展如此之快,以致通常没有足够的时间用于形成乳头状水肿。

诊断

脑脊液分析

一般来说,当脑膜炎的诊断在婴儿中已知或怀疑时,应进行腰椎穿刺。

然而,腰椎穿刺可能会延迟,原因如下:

- 临床上重要的心肺功能损害(最常见于年轻婴儿)
- 明显增加的颅内压,包括视网膜变化的迹象;改变的瞳孔反应;高血压,心动过缓和呼吸抑制(库欣三单元);和局灶性神经病学体征
- 可疑的颅内损伤,包括可见损伤,特别是头部的损伤,或提示非意识伤害的病史
- 腰椎穿刺部位感染
- 怀疑或出血性疾病史(如血友病,严重血小板减少症)

在这些情况下,应该进行血液培养,并且应当经验地给予抗生素而不进行腰椎穿刺。在怀疑颅内压增高的情况下,应该在抗生素给药期间或之后进行神经成像研究(如具有和不具有对比增强的颅 CT)。如果成像研究的结果表明它是安全的,可以进行腰椎穿刺。然而,即使所有脑膜炎患者都有一定程度的颅内压增加,在怀疑脑膜炎的年轻儿童腰椎穿刺之前不必常规做 CT。

CSF 用于分析,通常是细胞计数,蛋白质,葡萄糖,革兰氏染色,培养,并且在选择的婴儿中,肠道病毒(如在美国晚夏季和秋季月份有脑膜炎的婴儿)或单纯疱疹病毒(如年龄小于 3 月龄的婴儿)。同时,应留取血液样本一份以获得脑脊液血糖/血糖比值。

细菌性脑膜炎的典型脑脊液发现包括:

- 高 WBC 计数[>500WBC/μl(范围 10 000~20 000),主要是多形核白细胞(>80%)]
- 蛋白升高(>100mg/dl)
- 低葡萄糖(<40mg/dl,通常<10mg/dl,脑脊液:血糖比通常<0.33)

革兰氏染色常常在脑脊液中显示细菌性脑膜炎中的生物体。虽然研究结果可能有所不同,但有细菌性脑膜炎的婴儿在检查时很少有完全正常的脑脊液。

婴儿也应该有 2 套血培养(如果可能),血清电解质,CBC 和差异,以及尿分析和尿培养。

鉴别诊断 细菌性脑膜炎的症状和体征也可能由其他中枢神经系统感染引起,包括病毒性脑膜炎(通常为肠道病毒),HSV 脑炎(几乎仅在婴儿<3 月龄)和脑脓肿。影响年龄较大的儿童和成人的中枢神经系统感染的其他原因(如莱姆神经血管瘤病;真菌性脑膜炎;结核性脑膜炎;巴尔通氏体属感染;由使用 NSAID,甲氧苄啶/磺胺甲噁唑或静脉注射免疫球蛋白导致的化学脑膜炎;癌症)12 个月,应根据病史,体格检查和 CSF 的检查加以区分。

在脑膜炎的这些其他原因中,脑脊液的发现通常包括<500WBC/μl,具有<50%多形核白细胞,蛋白<100mg/dl,正常葡萄糖和生物体的革兰氏阴性染色。

预后

在较大的婴儿和儿童中,细菌性脑膜炎的死亡率为5%~10%,并且神经系统发病率(如感觉神经性听力丧失,智力残疾,痉挛和轻瘫,癫痫发作)发生在15%~25%。感觉神经性耳聋是肺炎球菌性脑膜炎之后最常见的。

治疗

抗菌疗法

一旦诊断出细菌性脑膜炎,应确保静脉通路,并给予适当的抗微生物药物(和可能的糖皮质激素)。

经验性抗微生物治疗 婴儿>3 个月针对常见病原体:肺炎球菌,脑膜炎球菌和和流感嗜血杆菌 B 型。典型的药物方案包括:

- 头孢曲松或头孢噻肟
- 万古霉素

头孢噻肟和头孢曲松对于通常在≥3个月的婴儿中引起细菌性脑膜炎的生物体是极其有效的。这些药物之间的主要区别是头孢曲松具有比头孢噻肟长得多的血清半衰期。给予万古霉素是因为某些区域中的一些肺炎球菌菌株对第三代头孢菌素不敏感。在大多数肺炎球菌对青霉素易感的区域(和机构)中,万古霉素可能不是必需的,特别是如果在脑脊液革兰氏染色上没有观察到革兰氏阳性球菌;拒绝万古霉素的决定通常应与传染病专家协商。

一旦鉴定出感染病原体,则使用更具体的靶向药物;例如,可能不再需要万古霉素。

病原体特异性抗菌治疗　在立即经验的抗微生物药物已经开始后,CSF和/或血培养物的结果用于选择更具体靶向的药物,同时等待微生物鉴定和敏感性试验结果。

如果肺炎链球菌被怀疑(如因为在对革兰氏阳性球菌被视为对CSF的革兰氏染色),可用经验性万古霉素应持续至药敏试验结果。如果分离物对青霉素或第三代头孢菌素敏感,则停止万古霉素;如果分离株是不敏感的,万古霉素是继续的(和一些临床医生添加利福平)。因为地塞米松可以降低万古霉素的CSF外显率(从而降低其有效性),一些专家建议不应给予地塞米松,或者如果给予,则同时加入利福平。

如果怀疑或确诊流感嗜血杆菌B型感染,可以可靠地使用头孢曲松或头孢噻肟进行治疗;氨苄西林仅当药敏敏感时才使用。如果使用氨苄西林疗法,随后是4日疗程的每日1次利福平以清除载体状态并防止复发(如果使用第三代头孢菌素完成治疗,利福平不是必需的)。

对于引起的疾病的脑膜炎奈瑟菌可以可靠地使用用高剂量的青霉素或氨苄西林,或者第三代头孢菌素。如果使用青霉素或氨苄西林治疗,随后是每日2次利福平的2日疗程,以清除载体状态并防止复发(如果使用第三代头孢菌素完成治疗,利福平不是必需的)。

其他的婴儿和儿童的细菌性脑膜炎的病因已报道,但是非常罕见。单核细胞增生利斯特氏菌,无乳链球菌,和大肠埃希菌和引起年龄小于3个月的婴儿的疾病;他们很少发现极低早产儿中能存活3月龄以上。金黄色葡萄球菌脑膜炎可能发生在有创伤或神经外科手术的婴儿中。

这些类型的罕见感染的具体抗菌治疗应选择与传染病专家协商。

用于细菌性脑膜炎的糖皮质激素　使用糖皮质激素(如地塞米松)作为细菌性脑膜炎的辅助疗法已经研究了几十年,并且继续有争议。糖皮质激素在减少神经系统发病中的有益效果似乎随着患者(儿童或成人)的年龄,特定的细菌病因,甚至患者生活在工业化国家或发展中国家而变化。

目前,有证据表明,地塞米松降低了工业化国家的婴儿和儿童的听力损伤,这些人患有流感嗜血杆菌B型感染。流感嗜血杆菌B型引起的细菌性脑膜炎。地塞米松在由其他生物体引起的脑膜炎中的有效性仍未得到证实,尽管一些对由肺炎链球菌引起的脑膜炎的工业化国家中的成年人的研究报道改善神经学结果并降低死亡率。地塞米松似乎不会对生活在发展中国家的儿童或患有细菌性脑膜炎的成人受益,对于脑膜炎新生儿似乎也没有好处。

因此,地塞米松0.15mg/kg静脉注射应在6周龄以上的儿童在流感嗜血杆菌B型引起的脑膜炎之前或之后1小时内给予。药物在确认的流感嗜血杆菌B型脑膜炎中每6小时1次持续4日。一些专家还建议在>6周龄的肺炎球菌性脑膜炎患儿使用相同的地塞米松方案。

为了最佳功效,地塞米松必须在诊断时开始;这不总是可能的,除非流体或流行病学因素(如疾病接触史)的革兰氏染色可以产生即时的病因诊断。在儿童已经给予常规流感嗜血杆菌B型和肺炎球菌结合疫苗的地区,由这些生物体引起的细菌性脑膜炎将是罕见的。由于这些原因,连同关于地塞米松治疗的益处的矛盾的证据,许多儿科传染病专家不再常规地向脑膜炎婴儿给予糖皮质激素。

预防

预防细菌性脑膜炎涉及疫苗接种,有时化学需药物预防(表323-1~表323-3)。

疫苗接种　肺炎球菌联合疫苗对于13个血清型(包括≥90%的导致婴儿脑膜炎的肺炎球菌血清型)有效,建议所有儿童从2月龄开始(表288-2)。

使用流感嗜血杆菌疫苗B型缀合疫苗的常规接种疫苗也是高度有效的,并且在2月龄开始。

表323-1　已确认并确定致病菌群的3月龄以上婴儿细菌性脑膜炎的特异性治疗

病原	治疗
肺炎链球菌	青霉素 MIC 0.06μg/ml,头孢曲松或头孢噻肟 MIC 0.5μg/ml;青霉素或氨苄西林10~14日;头孢曲松或头孢噻肟也是可接受的
	青霉素 MIC 0.12μg/ml,头孢曲松或头孢噻肟 MIC 0.5μg/ml;头孢曲松或头孢噻肟10~14日
	青霉素 MIC 0.12μg/ml和头孢曲松或头孢噻肟 MIC≥1.0μg/ml;头孢曲松或头孢噻肟)加万古霉素,使用或不使用利福平10~14日
奈瑟菌属脑膜炎	青霉素或氨苄西林7日(必须后跟利福平以消除载体状态)
	备选方案:头孢曲松钠或头孢噻肟
流感嗜血杆菌B型	头孢曲松或头孢噻肟使用10日
	备选方案:氨苄西林,如果分离是易感的(必须后续使用利福平以消除携带者状态)

MIC,最小抑菌浓度。

表 323-2 婴儿和儿童细菌性脑膜炎的抗菌药物的推荐剂量

药物	婴儿和儿童	药物	婴儿和儿童
氨苄西林	50~75mg/kg,q6h	青霉素	50 000~66 667U/kg,q4h
头孢噻肟	50~75mg/kg,q6h		或
头孢曲松	40~50mg/kg,q12h		75 000~100 000U/kg,q6h
	或	利福平	10mg/kg,q12h
	80~100mg/kg,q24h	万古霉素	10~15mg/kg,q6h

表 323-3 对脑膜炎球菌或流感嗜血杆菌 B 型脑膜炎患儿的高风险接触*的推荐化学预防

药物和指征	年龄	用 法	持续时间
利福平(对于脑膜炎双球菌)†			
	<1 个月	5mg/kg IV 或 po,q12h	2 日
	≥1 个月	1mg/kg IV 或 PO,q12h(不超过 600mg po,q12h)	2 日
利福平(针对流感嗜血杆菌)†			
	<1 个月	10mg/kg IV 或 po,qd	4 日
	≥1 个月	20mg/kg IV 或 po,qd(最多 600mg po,qd)	4 日
头孢曲松(对于任一病原体)			
	<15 岁	125mg IM	单剂
	≥15 岁	250mg IM	单剂
环丙沙星‡(对于任一病原体)	>1	20mg/kg po(最大 500mg)	单剂

* 关于高风险密切联系人的定义,参见文本。
† 孕妇不建议使用利福平。
‡ 环丙沙星通常不建议儿童<18 岁;然而,如果已评估风险和福利,则可用于某些儿童>1 个月。如果已经在社区中鉴定出氟喹诺酮抗性的脑膜炎球菌菌株,则环丙沙星不应该用于化学预防。

免疫实践咨询委员会(ACIP)建议,脑炎球菌疾病高风险的 6 周以上的婴儿接种脑膜炎球菌结合疫苗。对于未在高危新生儿,常规脑膜炎球菌结合疫苗接种建议在 11 岁或 12 岁(表 288-3)。高危婴儿包括:

- 有功能或解剖学无脾
- 有持续补体成分途径缺陷
- 旅行到高风险地区(如撒哈拉以南非洲,沙特阿拉伯朝觐期间)

两种血清群 B 脑膜炎球菌疫苗已被 ACIP 批准用于≥10 岁的儿童,其具有脑膜炎球菌 B 族疾病的高风险(与上述相同的类似);常规脑膜炎球菌 B 疫苗接种目前还没有给出。欲了解更多信息,请参阅当前 ACIP 脑膜炎球菌疫苗的建议。

脑膜炎化学预防 抗生素预防是必要的:

- 脑膜炎奈瑟球菌脑膜炎:所有的密切接触者
- 流感嗜血杆菌脑膜炎:经选择的密切接触者

由其他细菌引起的脑膜炎的儿童的接触者不需要化学预防。

对于**流行性脑脊髓膜炎**,紧密接触具有感染的风险,可能是一般人群的 25~500 倍。密切接触者定义为。

- 家庭成员,特别是<2 岁的儿童
- 幼儿中心接触在症状出现前 7 日暴露
- 任何人在症状发作前 7 日直接暴露于患者的口腔分泌物(如通过接吻,共用牙刷或器具,口对口复苏,气管内插管,气管内管管理)

不是每个护理脑膜炎婴儿的保健医生都是密切接触者。保健人员只有在管理患者的气道或直接暴露于患者的呼吸道分泌物时才能接受化学预防。应尽快(理想地指在患者鉴定的 24 小时内)给予化学预防;在暴露后给予>2 周的化学预防几乎没有价值。利福平、头孢曲松和环丙沙星是否适当依赖于接触者的年龄(表 323-3)。对于幼儿,首选口服利福平或可注射的头孢曲松。

对于 B 型脑膜炎,感染在接触者的风险比脑膜炎球菌疾病低,但对于年轻人、未进行预防接种的婴幼儿,居家接触症感染者而发生传染的风险是很大的。此外,家庭接触可导致流感嗜血杆菌 B 型的无症状携带。密切接触比脑膜炎球菌预防需要更明确地加以定义,因为在家庭中花费时间但不住在那里的看护者可能已经定植流感嗜血杆菌 B 型。因此,对于该病原体,家庭接触被定义为如下:

- 与源头患者生活在一起
- 在指数患者入院前 7 日内,指数患者吵 5 的患者≥4 小时

然后推荐对一个家庭的每个成员进行化学预防,如果该家庭也具有:

- 至少 1 次接触<4 年,未完全免疫或未免疫
- 未完成初级 Hib 偶联免疫系列的<12 个月的儿童
- 免疫受损的儿童(不考虑以前的免疫状态)

流感嗜血杆菌 B 型的完全免疫被定义为在年龄≥15 个月具有至少 1 剂量的 Hib 缀合疫苗,或在 12 个月至 14 个月之间具有 2 剂剂量,12 个月内连续接种 2~3 剂,≥12 个月加强剂量。

此外,如果学前或幼儿中心在其成员中在 60 日内有≥2 例浸润性 Hib 病,许多专家建议所有参加者和工作人员进行化学预防,以消除无症状鼻架,而不论免疫状态如何。

最易感染的密切接触者是流感嗜血杆菌 B 型不完全免疫的<4 岁的儿童。在指数患者确诊后<24 小时应给予化学预防;在暴露后给予>2 周的化学预防可能几乎没有价值。口服利福平或可注射的头孢曲松是优选的,环丙沙星对于老年的接触者是可接受的。

> **关键点**
> - 患有细菌性脑膜炎的婴儿可能首先存在非特异性症状和体征(如上呼吸道或胃肠道疾病),但随后快速失代偿
> - 脑膜炎的最常见的细菌的原因是脑膜炎奈瑟球菌,流感嗜血杆菌 B 型和肺炎链球菌
> - 如果怀疑脑膜炎,做腰椎穿刺,并尽快给予经验性抗微生物治疗(和可能地塞米松)
> - 在婴儿>3 个月的经验性抗微生物治疗是使用头孢噻肟或头孢曲松加万古霉素

> **更多信息**
>
> 脑膜炎球菌疫苗建议咨询委员会的免疫实践(ACIP)

在婴儿和幼儿中没有明显来源的隐匿性菌血症和发热

隐性菌血症是指血流中存在活的病原菌,而无明显感染灶,患儿看上去一般情况良好。诊断根据血培养和排除其他局灶性感染。治疗给予抗生素,可以在病房也可在门诊处理,有时在血培养结果未得出时需选择性给予抗生素治疗。

可能的隐匿性菌血症的原因,评估和管理因儿童年龄和免疫状态而异。参见婴幼儿发热。

3~36 个月的儿童 在结合疫苗之前的时代,3%~5%的 3~36 个月发热(体温≥39℃)且没有局部异常(即无发热的发热)的儿童有隐匿性菌血症。相比之下,>36 个月的儿童菌血症几乎总是看起来病态,并有可识别的(即非隐匿)感染的局灶。在常规联合预防接种之前的大部分(80%)隐匿性菌血症由肺炎链球菌引起。较低的百分比(10%)是由流感嗜血杆菌 B 型引起的,而脑膜炎奈瑟菌的百分比更低(5%)。

隐匿性菌血症是一个问题,因为 5%~10%的儿童发展成严重的细菌感染(SBI),典型地定义为脓毒血症,脑膜炎和尿路感染,还包括脓毒性关节炎和骨髓炎。这种感染可以通过菌血症的早期鉴定和治疗而最小化。进展为严重的局灶性疾病的可能性取决于原因:对由 H 流感嗜血杆菌 B 型引起的菌血症为 7%~25%,对 S 肺炎链球菌引起的菌血症为 4%~6%。

目前在美国,用针对肺炎链球菌和流感嗜血杆菌 B 型的多糖联合疫苗的婴儿的常规接种已消除(>99%)流感嗜血杆菌 B 型感染和显著降低(≥70%)侵袭性肺炎链球菌感染。因此,在这个年龄组中,隐匿性菌血症已经变得罕见,除了未免疫或未免疫的儿童和具有免疫缺陷的儿童。

<3 月龄的儿童 相比之下,发热的婴儿<3 个月年龄的婴儿仍然有较大的严重细菌感染的危险,8%~10%。过去,年龄小于 3 个月的婴儿的 SBI 更常见的是 B 族链球菌,肺炎链球菌,和流感嗜血杆菌 B 型。然而,怀孕妇女分娩期间进行预防在定值 B 族溶血性链球菌的孕妇进行预防,可减少 80%B 族链球菌的早期发病(感染发生在<7 日龄)。此外,常规联合免疫减少了肺炎链球菌和流感嗜血杆菌 b 在老年人中的定殖,使得由那些病原体引起的严重细菌性感染的速率也降低(群体免疫力)。

值得注意的是,晚期发病(>7 日龄时发生的感染)B 族链球菌感染在分娩期间不受化学预防的影响,其他严重的细菌性疾病如尿路感染(最常见的由大肠埃希菌引起)和偶尔的沙门菌菌血症成为发热的重要原因,在婴儿<3 个月的身体检查没有明显来源。

症状及体征

隐匿性菌血症的主要症状是发热,体温≥39℃(对于<3 个月婴儿,则为≥38℃)。从定义上讲,若患儿伴有明显的定位局灶症状(如咳嗽、呼吸困难和肺部湿啰音提示肺炎;皮肤红斑提示蜂窝织炎或脓毒性关节炎)则排除该病诊断(如由于疾病并非隐匿性)。中毒症状(如跛行、疲倦、嗜睡、灌注不良、发绀、明显通气不足和过度通气)提示脓毒血症或感染性休克;这些情况下的菌血症不能称为隐性菌血症或是并无原因的发热。但是,脓毒血症早期很难与隐匿性菌血症鉴别。

诊断

- **血培养**
- 尿培养和尿液分析
- 完全血细胞计数和分类计数
- 有时其他检查取决于年龄和临床情况

菌血症的诊断需要血培养;理想情况下,从单独的位置采集两次血样,这有助于最小化由于皮肤污染物的假阳性的问题,并且结果可在 24 小时内回报。

对于测试和选择测试的建议随年龄,温度和临床外观而变化;目标是在不缺少 SBI 的情况下最小化测试。基于这些发现来评价具有病史或身体检查的局灶性感染迹象的儿童。

如果可用,肠道病毒,呼吸道合胞病毒和流感病毒的快速诊断测试可用于评估没有明显来源的发热,因为那些测试结果为这些病毒阳性的婴儿可能患有该病毒导致的发热,并且需要少量或没有进一步的 SBI 测试。还有对其他病毒的快速检查,但这些没有被充分研究以证明使用他们的结果来改变 SBI 的检查。

对于严重细菌性感染的婴儿,全血细胞计数显示大多数菌血症小儿白细胞计数升高,但只有 10%左右的病儿白细胞计数>15 000/μl,因此特异性较差。急性期反应物(如血沉、C-反应蛋白伴或不伴降钙素原)被一些临床医生使用,但是增加了很少的信息;一些临床医生认为降钙素水平升高对于严重疾病特异性更高。在<3 个月的婴儿中,分类计数杆状核细胞>1 500/μl 及白细胞计数降低(<5 000/μl)或升高(>15 000/μl)均提示菌血症。

3~36 个月的儿童 重要的是要注意,任何发热的婴儿,不管免疫历史,出现严重生病或毒性,需要完整的临床和实验室评估(CBC 与差异,血培养,尿培养,腰椎穿刺,在大多数情况下,进入医院与经验性抗微生物治疗)。在这个年龄范围内未免疫的,未免疫的和免疫低下的发热婴儿对 SBI 比其同伴更易感,并且通常需要对 SBI 和经验抗生素进行相同的全面的临床和实验室评价。呼吸困难或低的儿童氧饱和度也应该行胸部 X 线检查。

在以前免疫的 3~36 个月出现良好(无毒)的发热婴儿,菌血症的风险现在低或甚至低于由于皮肤污染的假阳性血培养的速率,导致许多专家放弃对这些孩子行血培养检查。然而,通常建议使用显微镜检查和尿培养的尿分析,但不是额外的实验室检查(如 CBC,胸部 X 线片)。尽管这些儿童中绝大多数患有病毒感染,但是少数出现良好状况的儿童将具有早期 SBI,因此应当建议护理人员监视儿童的症状,给予解热药,并跟随临床医生(通过访问或电话,视情况和看守的可靠性)在 24~48 小时。恶化或保持发热的儿童应进行检查(如 CBC 有差异,血培养,可能是胸部 X 线或腰椎穿刺)。

<3 月龄的儿童 出现中毒或严重不适的婴儿需要立即进行临床评估和收集血液,尿液和脊髓液培养物以及住院以进行经验性抗生素治疗。与年龄较大的婴儿不同,在<3 月龄的儿童中,临床上没有中毒样表现不能常规地允许延迟检查。

已经开发了算法来帮助指导对该年龄组中的婴儿的评价。在使用该算法时,许多专家认为年龄<30 日本身是高风险标准(因此常规地承认它们并做额外的检查),而其他人不使用相同的标准并且管理<90 日龄的所有婴儿。该算法对 SBI 敏感,但相对非特异性。因此,由于 SBI 的发生率相对较低,即使在发热的婴儿群体中,该算法具有高的阴性预测值,但具有低的阳性预测值(参见第 2160 页),使得它更有效地鉴定低风险的儿童感染,可以预防性治疗(即排除 SBI 或菌血症),而不是识别具有真正的 SBI 或菌血症的儿童。

治疗

- 抗生素(经验性地,针对选择的患者,等待培养结果,以及那些具有阳性培养物的患者)
- 不适可用退热药
- 充足的水合(因为发热和可能的纳差增加的损失;如果可能,口服纠正脱水,如果不可能,肠胃外)

患儿在血培养明确为菌血症之前接受抗生素治疗,发生局灶感染的可能减少,但是,数据缺乏一致性。然而,因为菌血症的发生率较低,很多儿童可能接受了不必要的抗生素治疗。如上所述,管理因年龄和其他临床因素而异。

不论年龄大小,所有患儿都必须在 24~48 小时内进行再次检查。持续发热或阳性血或尿培养物的那些没有接受治疗的患者已经进行了更多的培养,并住院治疗以评估可能的败血症和胃肠外抗生素治疗。如果在复查时发现局灶性感染的新症状,则评估和治疗由结果指导。

3~36 个月的儿童 退热剂的剂量基于体重计算。除非培养物是阳性的,否则不给予抗生素。对于泌尿道感染,看起来良好的儿童,在门诊可接受口服抗生素治疗尿路感染;其他人(如表现更加严重的患者)可能需要接受肠外抗生素(图 323-1)。

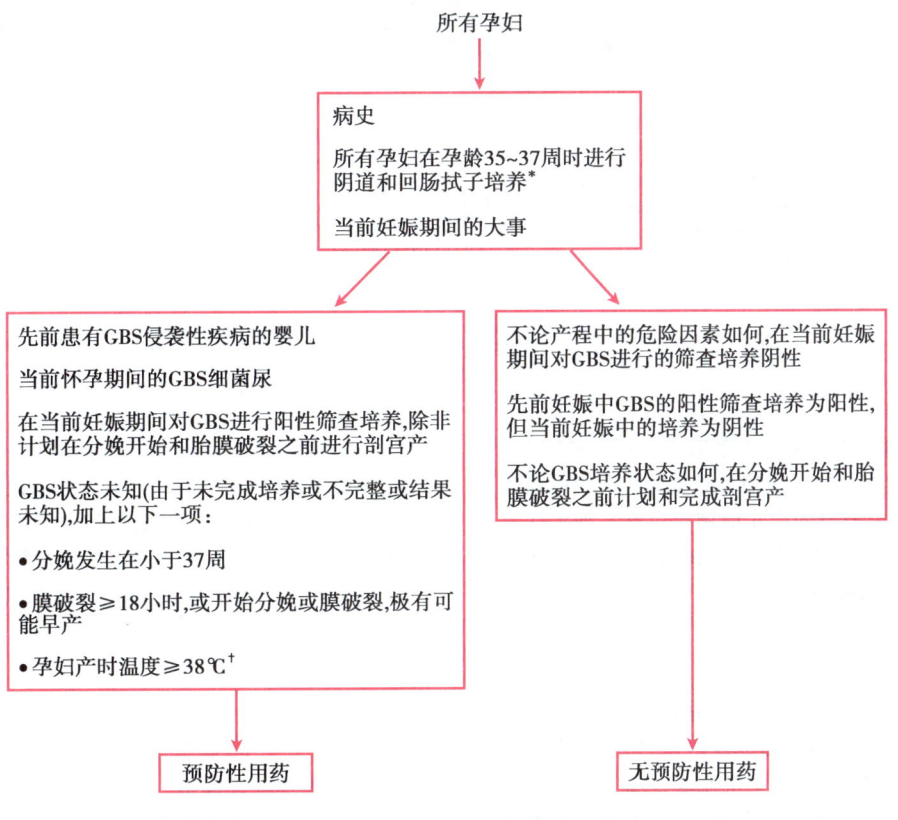

*建议所有妊娠35~37周的孕妇进行阴道和直肠培养的GBS产前筛查,但当前妊娠期间患有GBS细菌尿的妇女或先前因GBS患有浸润性疾病的婴儿除外。这类妇女应常规进行GBS预防。
†如果怀疑有羊膜炎,应使用广谱抗生素治疗(包括已知对GBS有效的抗生素)代替GBS预防。

GBS=B组链球菌。

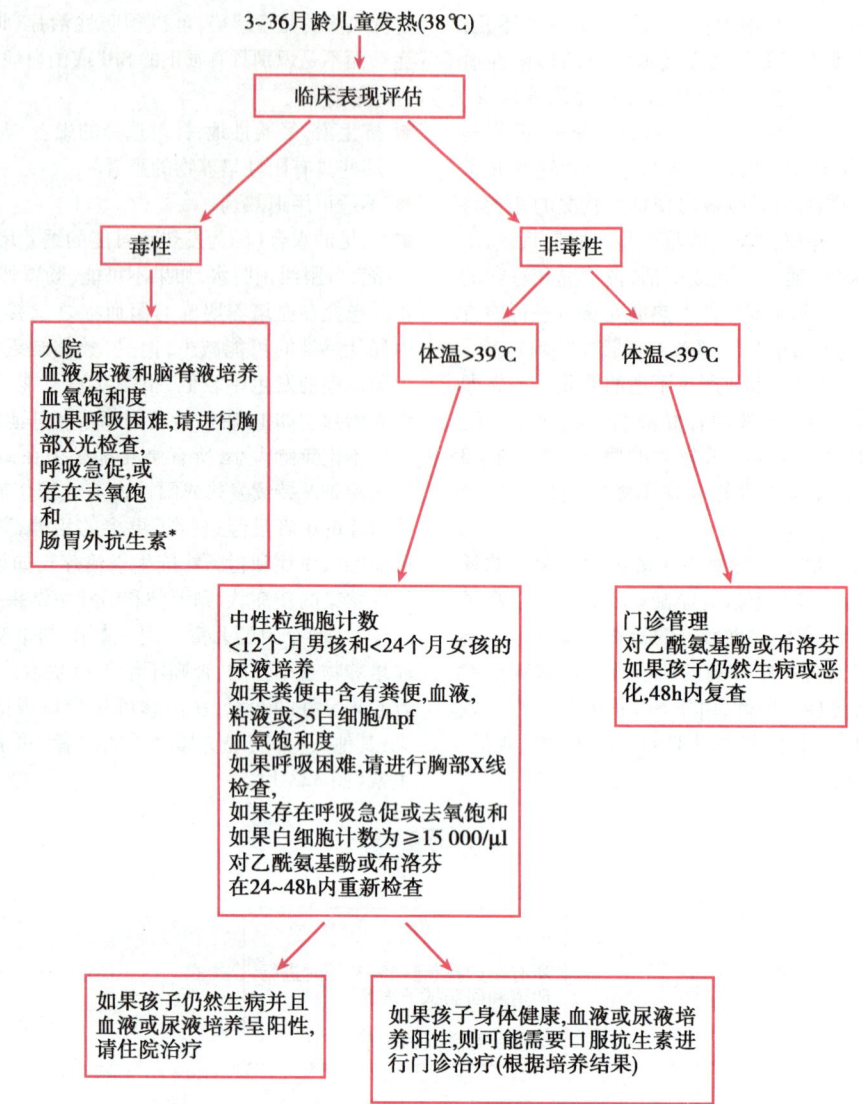

图 323-1　年龄 3~36 个月的婴儿发热的评估与处理。hpf，高倍视野

<3 月龄的儿童　通用的诊疗管理办法（图 323-2）有助于减少在只有发热而没有明显细菌感染的患儿中的抗生素的使用，而快速给予需要的患儿应用抗生素。如果尿常规和尿培养提示尿路感染，看起来良好的儿童，在门诊可能接受口服抗生素治疗尿路感染；其他人（如对于看起来病重的儿童）可能需要入院肠外用抗生素。

值得注意的是，一些专业人士选择让所有 <1 月龄的发热婴儿住院，进行血液，尿液和脑脊液培养以全面评估，并给予肠外抗生素（如头孢曲松）待定培养结果，因为 <1 月龄的发热婴儿是严重细菌性感染发病率最高的年龄组。

关键点

- 未接受 Hib 和肺炎球菌结合疫苗适当免疫并且看起来良好并且没有明显感染灶的，36 个月以下的发热婴儿和年有儿童不太可能有隐匿性菌血症或严重的细菌感染（严重细菌性感染；例如败血症、脑膜炎）
- 对于经选择的发热儿童，采用血培养（2 个样本从 2 个不同的部位）诊断隐匿菌血症
- 所有发热性婴儿 <36 月龄应该用尿分析和尿培养进行 UTI 评估，因为 UTI 现在是 SBI 发热的最常见原因
- 毒性出现的儿童（也许所有发热婴儿 <1 月龄）也需要血液和脊髓液的培养和住院治疗经验性抗生素治疗
- 在 3 月龄至 36 月龄的儿童中，如果温度≥39℃，并且已接受适当的免疫接种，对于出现良好的患者，不要求进行尿培养以外的检查；其他人应该根据临床发现和其他情况（如在合适的季节，流感病毒，呼吸道合胞病毒和肠道病毒的快速病毒测试）进行检查

- 在温度≥38℃的婴儿<3个月,良好的临床表现并不完全排除SBI,因此测试,包括尿液分析,差异,血液和尿培养的CBC,如果有的话,取决于当地的流行病学和季节),可能快速病毒测试流感病毒,呼吸道合胞病毒和肠道病毒,在这个年龄范围内的所有人
- 没有毒性症状,低危婴儿如果不用抗生素治疗,需要密切随访

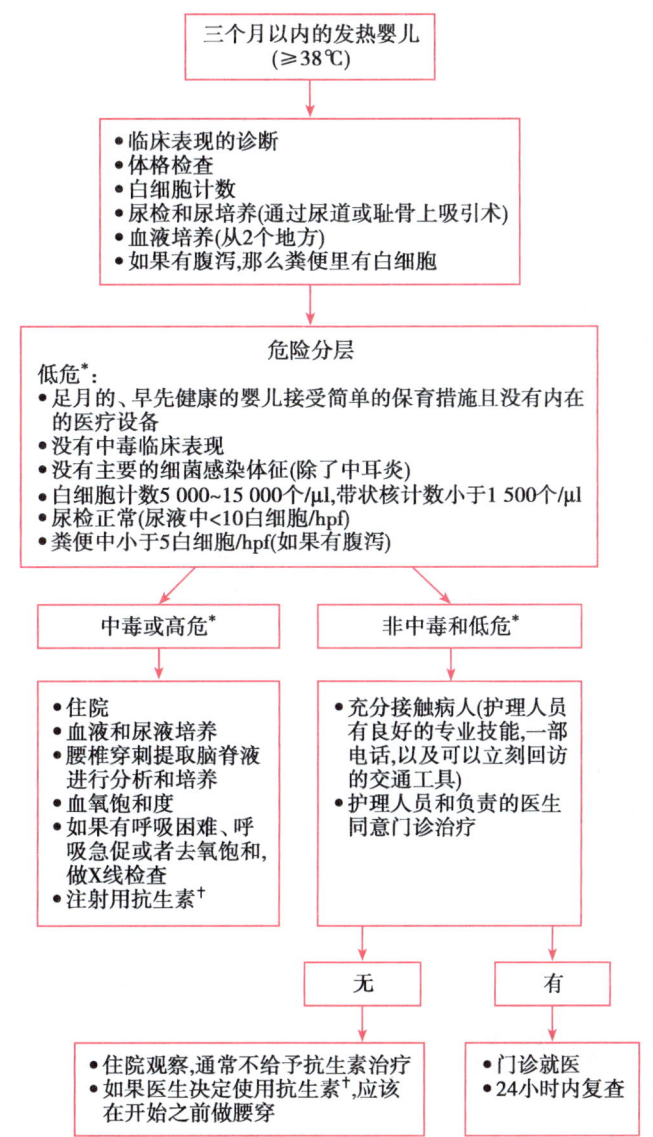

图323-2 年龄<3个月的婴儿发热的评估与处理。hpf,高倍视野

儿童尿路感染

小儿有明显的细菌尿即每毫升导尿的标本中细菌计数量≥$5×10^4$菌落/ml或年长儿重复尿菌落计数≥10^5/ml,定义为小儿尿路感染(UTI)。对于年幼儿童,尿路感染通常是与泌尿系统畸形相关。UTI可以引起发热、发育停滞、腰胁疼痛、尤其是在小婴儿中可呈脓毒血症样表现。治疗使用抗生素。随诊应包括泌尿道的影像学检查。

尿路感染包括有肾脏,膀胱的感染,或是两者皆有。尿道的性传播感染(如淋球菌或支原体尿道炎),虽然都包括尿路,但是这些疾病通常都不称为尿路感染。

在正常情况下,保持泌尿道无菌的机制包括:尿的酸

性、尿流通畅、尿液的正常排空机制、输尿管、膀胱及尿道括约肌的完整性、免疫和黏膜的屏障作用。这些因素中有任何一个发生异常，都可能诱发尿路感染。

病因

到6岁为止，3%~7%的女孩，以及1%~2%的男孩都患过尿路感染。尿路感染的峰值年龄是双峰的，其中一个峰是在婴儿期，而另一个峰则是在2~4岁之间（这个时期正是大多数儿童排便训练的时期）。生后两个月的尿路感染的女男比率的范围是从1:1~1:4（评估不同，可能是由于研究组内包皮环切术的不同比例，以及尿路畸形的排除有关，尿路畸形通常在出生之前，就可以通过超声技术得以诊断）。女性与男性之比随年龄而升高，2个月~1岁时为2:1，2岁时为4:1，4岁以上>5:1。女性的感染通常是上行性的，较少引起菌血症。女性发病率高被认为是由于女性尿道较短所致。男性的包皮环切可以减少男性的患病率。

年幼儿童的其他的诱发性因素包括：
- 尿道畸形和梗阻
- 早产
- 留置导尿管
- 未行包皮环切术的男孩

年幼儿童的其他的素质性因素包括便秘和先天性巨结肠。

年长儿童的易感因素包括：
- 糖尿病
- 外伤
- 女性性交

儿童泌尿系畸形 患尿路感染儿童可能是泌尿系畸形的一个征象（如梗阻、神经性膀胱功能障碍、输尿管重复畸形）；如果存在膀胱输尿管反流（VUR），则可能导致尿路感染。年龄在12~36个月的婴儿和儿童尿路感染中，20%~30%患有膀胱输尿管反流。第一次尿路感染的年龄越小，膀胱输尿管反流的可能性就越高。膀胱输尿管反流按等级分类（表323-4）。

表323-4 膀胱输尿管反流的分级*

分级	特　征
I	反流只到输尿管，未及肾盂
II	反流到肾盂但未引起肾盂扩张
III	输尿管和肾盂均轻度扩张，肾盂角未变钝
IV	输尿管和肾盂扩张明显增加，肾盏乳头急剧成角闭塞
V	输尿管、肾盂、肾盏均显著扩张，肾乳头影像消失

* 由国际反流研究委员会定义。

经常性尿路感染显然与膀胱输尿管反流有关，特别是较高等级的膀胱输尿管反流。这种关联可能是由于两个因素：膀胱输尿管反流易感染和复发性感染可能恶化膀胱输尿管反流。每种因素在复发性尿路感染的儿童中的相对贡献尚不清楚。具有更严重反流的儿童可能具有发展高血压和肾衰竭（由反复感染和慢性肾盂肾炎引起）的较高风险，但是证据不是决定性的（参见第2258页）。

病原体 畸形泌尿道中许多细菌都可引起泌尿道感染。

在相对正常的尿道中，最常见的病原体是
- 具有针对膀胱和输尿管的过渡上皮的特异性附着因子的大肠埃希菌菌株

在所有儿科年龄组，大肠埃希菌引起>80%~90%尿路感染。

所有儿科年龄组的尿路感染有75%以上是由大肠埃希菌引起的，其余由革兰氏阴性肠道细菌引起，尤其是克雷伯菌，奇异变形杆菌，和铜绿假单胞菌。肠球菌（D组链球菌）和凝固酶阴性葡萄球菌（如腐生葡萄球菌）是最常见的革兰氏阳性微生物。

真菌和分枝杆菌引起尿路感染者少见，发生于伴有免疫低下的患儿。

腺病毒极少导致泌尿系统感染，若发生，则可导致出血性膀胱炎，尤其见于免疫移植宿主。

症状及体征

新生儿 尿路感染的症状和体征无特异性，可表现为：食欲减低、腹泻、生长发育停滞、呕吐、轻度黄疸（通常是直接胆红素升高）、嗜睡、发热或体温过低，可以进展为脓毒血症。可能发展成新生儿脓毒败血症。

患有尿路感染的婴儿和年龄2岁以下的儿童 局部体征少，部分患儿有发热、消化道症状（如呕吐、腹泻、腹痛）或异味尿。4%~10%的没有定位体征的发热婴儿具有泌尿道感染。

在儿童>2岁，有较多的膀胱炎或肾盂肾炎的典型表现。膀胱炎的症状包括排尿困难、尿频、血尿、尿潴留、耻骨弓上疼痛、尿急、瘙痒、尿失禁、尿味恶臭和遗尿。肾盂肾炎的症状为高热、寒战、肋脊角压痛和肾区叩击痛。

泌尿系畸形相关表现：腹部肿块、肾脏扩大、尿道畸形、脊柱下端畸形。尿流动力低下提示尿路梗阻或神经源性膀胱。

诊断
- 尿分析和培养
- 通常进行尿路造影

尿检 尿路感染的可靠诊断需要在尿液分析中存在脓尿，并在给予抗微生物剂之前，在适当收集的尿中存在阳性细菌培养物。可能的尿路感染的诊断可以通过在尿分析中存在的尿脓肿，而培养结果待定。婴幼儿采取导尿管取尿标本，中重度包茎行耻骨上膀胱穿刺留取标本。两种方法均需有经验的医生进行，导尿管法相对于耻骨上穿刺创伤性小，更安全，敏感性和特异性分别为95%和99%。尿袋收集的标本并不可靠，故不宜用来诊断尿路感染。

尿培养 结果是根据菌落计数进行解释。如果通过导管插入或耻骨上抽吸获得尿液，菌落计数$\geq 5 \times 10^4$/ml通常定义尿路感染。清洁中段尿单一病原体（如非混合菌株总计数）菌落计数$\geq 10^5$/ml均有意义。然而，有时有症状的儿童可能有尿路感染，尽管尿培养中定植的计数较低。尿液应尽快检测和培养，如果预计要耽搁>10分钟以上，则应置于4℃冰箱保存。有时，确实存在尿路感染，但菌落计数很低，这可能与已用抗生素治疗、尿液极度稀释（特定比重<

1.003)或者重度感染的尿流梗阻有关。除非在患儿已行抗生素治疗和尿液被皮肤抗菌清洁剂污染，否则无菌尿一般可除外泌尿系感染。

显微镜检查 非常有用，但不够精确。脓尿（在离心尿沉渣中每高倍视野见>3白细胞）对尿路感染的诊断敏感性为96%，特异性为91%。将尿尿阈值提高到>10WBC/大功率视野降低灵敏度为81%，但更具体（97%）。白细胞计数（使用血细胞计数仪），在未离心的尿中每μl有>10个以上的白细胞，具有更高的灵敏度（90%），但许多实验室不使用。细菌在旋转或未旋转的新鲜尿液的尿分析中的存在为约80%~90%敏感，但仅66%的特异性；革兰氏染色的尿液检测细菌的存在约80%敏感性和80%特异性。

浸渍检查法 以检测革兰氏阴性细菌（亚硝酸盐测试）或WBC（白细胞酯酶测试）；通常一起进行；如果两者均为阳性，则尿路感染的诊断灵敏度为93%~97%，特异性为72%~93%。对于每个单独的检查，灵敏度较低，特别是对于亚硝酸盐测试（约50%灵敏度），因为细菌代谢可能需要几个小时来产生亚硝酸盐，并且儿童频繁排空可能排除亚硝酸盐检测。亚硝酸试验特异性很高（大约98%），排出的新鲜尿如果亚硝酸试验阳性，高度提示尿路感染。白细胞酯酶试验的灵敏度为83%~96%，特异度为78%~90%。

上尿路与下尿路感染的鉴别有时很困难。高热，肋后角压痛和伴有呕吐的严重性肉眼脓尿指示肾盂肾炎；C反应蛋白水平升高也倾向于与肾盂肾炎相关。然而，许多没有这些症状和体征的儿童具有上尿路感染。因为治疗方法一致，因此，多数情况下没有区分上、下尿路感染。

血液检查 血全细胞计数和有关感染的检验（血沉和C反应蛋白）有助于诊断那些处于尿检结果可疑的患儿。有学者认为血浆尿素氮和肌酐浓度在首次尿路感染发作时亦应予测定。在婴儿和>1~2岁儿童的尿路感染，伴有中毒症状的患儿应进行血培养。

尿路影像学检查 目前很多泌尿系统畸形通过常规产前超声检查已能诊断，但正常结果不能完全排除解剖异常的可能性。因此，肾脏和膀胱超声成像通常在其第一次发热性尿道感染后<3岁的儿童中进行。一些临床医生对7岁或以上的儿童进行影响学检查。

肾脏和膀胱超声 有助于排除发热UTI儿童的梗阻和肾积水，通常在诊断婴儿UTI的一周内完成。如果婴儿对抗微生物剂不迅速反应或如果他们的疾病异常严重，则在48小时内进行超声检查。婴儿期以后，超声检查可以在UTI诊断后的几周内完成。

排尿膀胱尿道摄影（VCUG）和放射性核素膀胱造影（RNC） 优于超声检查膀胱输尿管反流和解剖异常，以前建议大多数儿童在第一次尿路感染后检查。然而，VCUG和RNC都涉及使用射线，并且比超声更不舒服。此外，VUR在慢性肾脏疾病发展中的作用正在进行重新评估，使得VUR的即时诊断不那么迫切。因此，在儿童的第一次UTI后，不再常规地推荐VCUG，特别是如果超声检查是正常的，并且儿童对抗生素治疗快速反应。VCUG保留给具有以下功能的儿童：

- 超声异常（如瘢痕，显著的肾积水，阻塞性神经病的证据或VUR的建议）
- 复杂UTI（即持续性高热，大肠埃希菌以外的病原体）
- 复发性发热尿路感染

如果需要进行VCUG，则应尽早进行，通常在治疗趋于结束时，即膀胱的反应性恢复，尿液检查细菌消失。如果治疗完成后未行影像学检查，则应继续给预防剂量抗生素应用至UVR消失。

放射性核素扫描现在主要用于检测肾瘢痕的证据。它使用锝-99m标记的二巯基琥珀酸（DMSA）进行检查，显像肾实质。DMSA扫描不是常规测试，但如果儿童患有诸如异常超声结果，高烧和除大肠埃希菌以外的生物等危险因素，则可以进行。

预后

尿路感染经合理治疗，预后一般良好。除非伴有尿路畸形，否则一般很少会发展到肾衰竭。但是，反复的感染，尤其是合并VUR可以引起肾脏瘢痕，导致高血压和终末期肾病。高度反流VUR引起远期肾脏瘢痕是低度反流的4~6倍，是无反流的8~10倍。

治疗

■ **抗生素**
■ 对于严重的VUR，有时采用抗生素预防治疗和外科手术修补法

尿路感染的治疗目标是祛除感染、防止尿脓毒血症、保护肾功能。抗生素开始推定在所有有毒的儿童和无毒儿童与可能的UTI（阳性白细胞酯酶或亚硝酸盐测试，或显微镜显示脓）。其他人可以等待尿培养的结果，这对于确认UTI的诊断和产生抗微生物敏感性结果是重要的。

2个月~2岁的婴幼儿，如伴有中毒症状、脱水、不能口服用药者，应立即经胃肠道外途径用给第3代头孢菌素治疗（如头孢曲松75mg/kg，静脉注射/肌内注射，24小时1次或头孢噻肟50mg/kg，静脉注射，6小时或8小时1次）。典型的局灶病原体可应用对其敏感的第1代头孢菌素（如头孢唑啉）。氨基糖苷类抗生素（如庆大霉素）尽管有肾毒性，但有助于氨基糖苷类药物（如庆大霉素）治疗潜在的有抗药性的革兰氏阴性杆菌的感染如复杂的假单胞菌感染（泌尿系畸形、留置导尿管、反复发作的UTI）是有效的，尽管可能有肾脏毒副作用。

如果血培养结果阴性，治疗效果好，可改为口服抗生素[如头孢克肟，头孢氨苄，甲氧苄啶/磺胺甲噁唑（TMP/SMX）、阿莫西林/克拉维酸；或对于特殊情况的患儿，如年龄>1岁并伴有多药耐药大肠埃希菌，铜绿假单胞菌，或其他革兰氏阴性菌感染的复杂UTI儿童，可选择使用氟喹诺酮]，根据药敏选用，疗程为7~14日。治疗效果差表明细菌耐药或有梗阻性病变，需要及时超声检查和重复尿培养。

无中毒症状、无脱水能口服的小儿患尿路感染，开始可口服抗生素治疗。选用甲氧苄啶/磺胺甲噁唑（TMP/SMX），5~6mg/kg（TMP成分），每日2次。也可选用头孢菌素类，如头孢克肟8mg/kg，每日1次；头孢氨苄25mg/kg，每日4次，或阿莫西林/克拉维酸15mg/kg，每日3次。治疗方案的改变应根据培养和药敏试验结果。治疗通常为7~14日。

仅当开始治疗后2~3日未显出疗效时,应重复尿培养。

膀胱输尿管反流 长期以来认为抗生素预防减少UTI复发并预防肾损伤,并且应该在具有VUR的儿童中在第一次或第二次发热UTI之后开始。然而,这个结论不是基于长期的,安慰剂对照的试验(重要的是因为已经观察到,随着儿童成熟,很多VUR随时间而减少)。最近的一项大型对照试验-儿童膀胱输尿管反流(RIVUR)试验的随机干预[1],确实显示使用TMP/SMX的抗生素预防减少了UTI 50%复发率(25%~13%),相比安慰剂组,但在2年时未显示肾瘢痕形成率有差异(每组8%)。此外,试验中的儿童在使用预防性抗生素的同时发展UTI,是感染抗性生物体的3倍。然而,由于2年随访期可能太短,无法得出关于预防肾瘢痕形成的确切结论,另外的研究可能显示抗生素预防确实提供一些肾保护,但具有更多抗生素抗性感染的风险。因此,最佳策略仍有些不确定。

然而,对于Ⅳ级或Ⅴ级VUR的儿童,通常建议开放修复或内镜注射聚合物填充剂,通常伴随抗生素预防直到修复完成。对于VUR较低的儿童,需要进一步研究。因为肾脏并发症在仅一个或两个UTI之后可能不可能,在进一步研究之前,一个可接受的策略可以是密切监测儿童的UTI,对它们进行治疗,然后在那些患有复发性感染的儿童中重新考虑抗微生物预防。

如果需要,预防性药物包括呋喃妥因2mg/kg口服,每日1次或是TMP/SMX 3mg/kg口服,每日1次,通常是在睡前服用。

[1] The RIVUR Trial Investigators: Antimicrobial prophylaxis for children with vesicoureteral reflux [J]. NEJM, 2014, 370: 2367-2376.

> **关键点**
> - 儿童中的UTI通常与尿道异常如梗阻,神经源性膀胱和输尿管重复有关
> - UTI的峰值年龄是双峰的,一个峰值在婴儿期,另一个峰值通常在许多儿童的厕所训练时
> - 大肠埃希菌在所有儿科年龄组中引起大多数UTI;其余原因通常是革兰氏阴性肠杆菌(如克雷伯菌属,奇异变形杆菌,铜绿假单胞菌)克雷伯菌,奇异变形杆菌,铜绿假单胞菌;经常涉及的革兰氏阳性生物体是D链球菌和凝固酶阴性葡萄球菌(如腐生性腐质霉)
> - 新生儿和<2岁的儿童,具有非特异性症状和体征(如进食不良,腹泻,生长不良,呕吐)可能有UTI;儿童>2岁通常存在膀胱炎或肾盂肾炎的症状和体征
> - 在所有有毒的儿童和无毒儿童中推定抗生素是有阳性白细胞酯酶或亚硝酸盐检测的证据,或显微镜显示出脓尿
> - 对于具有高度膀胱输尿管反流(VUR)的儿童,给予抗生素预防直到进行手术矫正;使用较低级别的VUR,预防性抗生素的益处是不清楚的,并且密切监测复发性UTI可能是个体儿童可接受的管理策略

风湿热

风湿热是一种由A族链球菌咽部感染引起的急性非化脓性炎性综合征,表现为关节炎、心脏炎、皮下结节、环形红斑和舞蹈病。诊断是基于将修改的jones标准应用于从病史、检查和实验室检查收集的信息。抗生素用于消灭残余链球菌感染和防止感染复发。

急性风湿热(ARF)的第一次发作可以发生在任何年龄,但最常发生在5年和15年之间,这是链球菌咽喉炎的高峰年龄。ARF在3岁前和21岁后不常见。然而,以前的症状性咽炎仅在约2/3的ARF患者中被识别。

在世界范围内,发病率低于19/100 000(5/100 000~51/100 000),北美和西欧的发生率最低(<10/100 000),而中东、亚洲、非洲、澳大利亚和新西兰的发生率最高(>10/100 000)。受A族链球菌感染而未经治疗的患者中ARF的发病率为<1.0%~3.0%。对于某些链球菌M蛋白血清型和更强的宿主免疫应答(可能由尚未表征的遗传倾向引起)发生更高的攻击率。

在先前发作ARF的患者中,未治疗的GAS咽炎中ARF的复发率接近50%,强调了长期抗链球菌预防的重要性。在大多数发达国家,发病率已经下降,但在世界上欠发达地区仍然很高,特别是有原住民或原住民的地区,如阿拉斯加原住民,加拿大因纽特人,土著美洲人,澳大利亚土著居民和毛利人新西兰人为50/100 000~250/100 000。然而,在美国继续发生ARF的局部暴发表明,在美国仍然存在更多的链球菌的风湿病毒株。

由于临床诊断未标准化,以及病理活检没有常规进行,风湿心脏病的患病率也难以确定,但据估计,全世界有超过1 500万名患有风湿性心脏病的患者,每年导致约20万人死亡。

> **经验与提示**
> - 如果患有未治疗的A型链球菌性咽炎的另一发作,患有风湿热的患者具有约50%的复发可能性

病理生理

A族链球菌(GAS)咽炎是急性风湿热的病因前体,但宿主和环境因素很重要。GAS M蛋白与在滑膜,心肌和心脏瓣膜中发现的蛋白共享表位(抗原决定簇位点,由抗体识别),表明来自风湿病菌株的GAS抗原的分子模拟导致关节炎,心脏炎和瓣膜损伤。有明显的家族易感性,遗传相关因素包括:D8/17B细胞抗原和特定Ⅱ类组织相容性抗原。营养不良、过分拥挤、社会经济地位低下者似乎更易受链球菌感染,并且随之发生风湿热。

值得注意的是,虽然咽部和身体其他部位(皮肤和软组织结构,骨骼或关节,肺和血流)的GAS感染可引起链球菌感染后肾小球肾炎,但非咽炎性GAS感染不会导致ARF。由同一生物体感染引起的并发症的这种明显差异的原因还不太清楚。

关节、心脏、皮肤和中枢神经系统最常受累。病理改变根据部位各不相同。

关节 关节受累表现为非特异性滑膜炎症,如果活检,有时显示类似于 Aschoff 体(白细胞,肌细胞和间质胶原的肉芽肿集合)的小焦点。然而,与心脏发现不同,关节的异常不是慢性的,并且不会留下瘢痕或残留异常("ARF 舔关节但咬伤心脏")。

心脏 心脏受累表现为心脏炎,通常从内向外影响心脏,即瓣膜和心内膜,然后是心肌,最后是心包。有时数年至数十年后发生慢性风湿性心脏病主要为瓣膜狭窄,也可伴有瓣膜反流、心律失常和心室功能不全。

急性风湿热 发病期间,Aschoff 小体常可在心肌和心脏的其他部位生成。纤维性非特异性心包炎,有时具有渗出,仅发生在具有心内膜炎症的患者中,并且通常消退而没有永久性损伤。可能会发生特征性和潜在危险的阀门变化。急性间质性血管炎可引起瓣膜水肿。

在慢性风湿性心脏瓣膜病,瓣膜增厚,融合,以及瓣叶和尖瓣的回缩或其他破坏,导致狭窄或不足。还可以引起腱索缩短、增厚或融合,使受损瓣膜关闭不全加重或使未受影响的瓣膜的反流加重。瓣环扩张可能是引起关闭不全的第三种机制。

风湿性瓣膜疾病最常见的是二尖瓣和主动脉瓣。三尖瓣和肺动脉瓣很少单独受累。

对于急性风湿热,最常见的心脏表现是:
- 二尖瓣反流
- 心包炎
- 有时出现主动脉反流

对于慢性风湿性心脏瓣膜病,最常见的心脏表现是:
- 二尖瓣狭窄
- 主动脉瓣反流(常有一定程度的狭窄)
- 也可能是三尖瓣反流(经常伴随二尖瓣狭窄)

皮肤 青少年特发性关节炎(JIA)患儿的皮下结节活检显示有某些类似 Aschoff 小体的特征,但与 RA 的结节没有特征性的区别。环形红斑组织学表现不同于其他皮损,虽其大体表现相同,如青少年类风湿关节炎的皮疹、过敏性紫癜、慢性游走性红斑、多形性红斑。皮肤血管周围有中性粒细胞和单核细胞浸润。

中枢神经系统 伴随 ARF 发生的风湿性舞蹈病,表现为中枢神经系统高灌注、核基底核代谢增加。同时抗神经元抗体水平增加。

症状及体征

急性风湿热典型症状出现在链球菌感染后 2~3 周。典型表现累及关节、心脏、皮肤和中枢神经系统[1],可单独或合并出现。

关节 游走性多发性**关节炎**:是急性风湿热最常见的临床表现,见于 35%~66%的患儿,多伴有发热,偶有单关节炎发生。迁移意味着关节炎出现在一个或几个关节,缓解但出现在其他关节,因此似乎从一个关节移动到另一个关节。偶尔单关节炎发生在高危土著居民(如在澳大利亚、印度、斐济),但在美国很少发生。关节变得非常疼痛和紧张;这些症状通常与检查中存在的适度的温暖和肿胀不成比例(这与对于莱姆病的关节炎相反,其中检查结果倾向于比症状更严重)。

通常涉及踝、膝、肘和手腕。肩膀、臀部和手和脚的小关节也可能涉及,但几乎从不单独涉及。如果脊椎关节受累,应疑及其他疾病。

关节疼痛样综合征可能是由于关节周围部位非特异性的肌肉疼痛或腱鞘炎引起,腱鞘炎可以发生在肌肉附着处。关节疼痛和发热通常在 2 周内消退,很少持续>1 个月。

心脏 心脏炎可以单独或与其他症状同时出现,伴有心包摩擦音、杂音、心脏扩大或心力衰竭。在急性风湿热的第一次发作中,心脏炎发生在 50%~70%。患者可能患有高烧,胸痛或两者;心动过速是常见的,特别是在睡眠期间。在约 50%的病例中,心脏损伤(即持续性瓣膜功能障碍)发生得更晚。

虽然 ARF 的心脏炎被认为是一种全心炎(累及心内膜、心肌和心包),但是瓣膜炎是 ARF 最一致的特征,如果不存在,则应该重新考虑诊断。瓣膜炎的诊断通常是通过听诊进行的,但是亚临床情况(即没有通过杂音表现但在超声心动图和多普勒研究中识别的瓣膜功能障碍)可以在高达 18%的 ARF 病例中发生。

心脏杂音:是心脏炎早期最常见的临床表现,最初检查时可能听不到;对于这些病例,建议重复临床检查和超声心动图检查来确定心脏炎的存在。二尖瓣反流的特征是心尖全收缩期吹风样杂音向腋窝放射。在主动脉瓣反流的左胸骨边缘的软舒张期打击和二尖瓣狭窄的预收缩期杂音可能难以检测。杂音持续时间不定。如果在以后的 2~3 周内病情没有恶化,则很少有新的心脏炎表现。ARF 似乎不产生慢性心脏炎。急性瓣膜损害遗留的瘢痕可以引起收缩和瓣膜变形,即使没有持续的急性炎症,心肌病变可产生继发性血流动力学异常。

心包炎可能有胸痛和心包擦伤表现。

由心脏炎和瓣膜功能不全导致的心力衰竭可能表现呼吸困难,没有啰音、恶心和呕吐,可有右上腹部疼痛和无痰干咳。明显的嗜睡和疲劳是心力衰竭的早期表现。

皮肤 皮肤和皮下组织的表现少见,且几乎不单独发生,通常伴随关节炎、舞蹈病或心脏炎而发生。

皮下结节:最多见于大关节(如膝盖、肘、手腕),伸侧面,常与关节炎、心脏炎合并存在。少于 10%的急性风湿热儿童伴有结节。一般而言,结节一般无痛,出现时间短暂,对关节炎或心脏炎的治疗,对皮下结节也有效果。

环形红斑:是一种匍行、扁平或略高起皮面、不留瘢痕的无痛性皮疹。少于 6%的儿童出现此类皮疹。皮疹通常出现在躯干和四肢近端,但不包括脸。持续时间有时<1 日。环形红斑常在链球菌感染后较晚才出现,可能同时或迟于其他风湿性炎症的表现。

中枢神经系统 舞蹈病:在儿童的发生率约为 10%~30%。可与其他风湿热表现同时出现,但常在其他表现消退之后出现(经常在急性链球菌感染后数月),因此可被忽略作为急性风湿热的指标。舞蹈病的发作呈隐匿性,也可由过分的哭笑所诱发。舞蹈病最初引起手的快速不规则运动,后渐致全身,包括双足和面部。

特征性表现包括波动握力(挤奶女工握力)、舌自发性收缩或吐舌(没有飞快地进出舌头不能伸出)、做鬼脸、爆炸性言语有或无舌头的略略作响。伴随的运动症状包括:精细运动控制丧失、肌无力、肌张力低下(足够严重以至于能够误诊为瘫痪)。

以前未确诊的强迫行为可能在许多患者中出现。

其他 发热(≥38.5℃)和其他全身性症状,如纳差和乏力,可以很明显,但不是特异性的。ARF 偶然会表现似 FUO,直至更明确的临床症状出现。偶尔 ARF 在更多可设别的症状出现之前可表现为 FUO,很少情况可能类似急性阑尾炎。

复发 ARF 的复发性事件经常类似最初的发作;心脏炎在过去已经患有中度至重度心脏炎的患者中更容易复发,无心脏炎的舞蹈病在起初没有心脏炎的舞蹈症患者中复发。

[1] Gewitz MH, Baltimore RS, Tani LY, et al. Revision of Jones criteria for the diagnosis of acute rheumatic fever in the era of Doppler echocardiography: A scientific statement from the American Heart Association[J]. Circulation, 2015, 131:1806-18.

诊断

- 修改的 Jones 标准(用于初期诊断)
- GAS 检查(培养,快速链球菌检查,或抗链球菌 O 和抗脱氧核糖核酸酶 B 滴度)
- 心电图
- 有多普勒的超声心动图
- 红细胞沉降率和 C 反应蛋白水平

ARF 首次发作的诊断一般根据修订的 Jones 诊断标准进行[1](表 323-5);需要五项主要表现中的至少两项,或一项主要表现和两项次要表现,同时有近期 A 族链球菌感染的证据。如果其他原因的运动障碍可以排除,那么仅仅使用 Sydenham 舞蹈病(即没有次要标准)就能满足诊断。

表 323-5 急性风湿热(ARF)的首次发作的改良 Jones 标准*

表现	特异性表现
主要表现	心脏炎†
	舞蹈病
	环形红斑
	多发性关节炎
	皮下结节
次要表现	关节痛‡
	升高的 ESR(>60mm/h)或 C 反应蛋白(>30mg/L)
	发热(≥38.5℃)
	PR 间期延长(ECG)§

* 急性风湿热的诊断需要 2 个主要或 1 个主要和 2 个轻微表现和 A 族链球菌感染的证据[升高或升高的抗链球菌抗体滴度(例如抗链球菌溶血素 O,抗 DNase B),阳性喉部培养物或阳性快速抗原,用于链球菌性咽炎临床表现的儿童]。

† 心脏炎可以是临床和/或亚临床的。亚临床心脏炎的定义是严格的。超声心动图的标准来定义。

‡ 如果多发性关节炎是患者的主要标准,则多关节炎不用于诊断。

§ PR 间期根据年龄进行调整,如果心脏炎是患者的主要标准,则不用于诊断。

经许可改编自 Gewitz MH, Baltimore RS, Tani LY, et al. Revision of Jones criteria for the diagnosis of acute rheumatic fever in the era of Doppler echocardiography: A scientific statement from the American Heart Association[J]. Circulation, 2015, 131:1806-18.

修改的 Jones 标准被设计用于评估急性风湿热,而不是可能的复发。然而,如果患者具有急性风湿热或风湿性心脏病的可靠过去史并且还具有记录的 A 族链球菌感染,则可以使用该标准来确定复发的存在。

根据咽炎病史显示近期链球菌感染,通过以下表现确诊:
- 咽拭子培养阳性
- 增加或优选升高的抗链球菌溶血素 O 滴度
- 在具有提示链球菌性咽炎的临床表现的儿童中的快速 GAS 抗原测试

近期猩红热高度提示。喉部培养物和快速链霉抗原测试在 ARF 时经常显示为阴性,而抗链球菌溶血素 O 和抗 DNA 酶 B 的滴度通常在 GAS 咽炎后 3~6 周达到峰值。约 80% 的 ARF 儿童具有显著升高的抗链球菌溶血素 O 滴度;如果还进行抗 DNase B 抗体水平,具有确认的 GAS 感染的百分比更高,特别是如果测试急性和恢复期的样品。

临床上有时需要抽取关节液检查以除外其他病因,如感染。滑膜液一般是黄色混浊的,白细胞计数升高,中性粒细胞为主,培养阴性。与其他感染性关节炎补体水平下降相比,其通常为正常或仅轻微降低。

初步评估期间进行 ECG 检查。获取血清心肌标志物水平;如果儿童肌钙蛋白 I 水平正常,可以排除严重的心肌损伤。ECG 异常(如 PR 间期延长)与其他心脏炎无关。ECG 异常包括 P-R 间期延长,其与其他心脏炎表现无相关性;可能发生更高程度的心脏传导阻滞,但不常见。仅约 35% 的 ARF 患儿 P-R 间期延长。

超声心动图 可以检测心力衰竭的证据,即使在没有明显杂音的患者,建议针对所有确诊或疑似 ARF 的患者。超声心动图也用于检测患有明显孤立的 Sydenham 舞蹈病的患者的亚临床性心脏炎,并监测患有心脏病或慢性风湿性心脏病复发的患者的状态。然而,并不是所有的超声心动图异常代表风湿性心炎。孤立的轻度的瓣膜反流或少量心包积液可能是非特异性发现。为了保持特异性,超声心动图和多普勒结果应该满足急性风湿性心炎的以下标准[1]:

多普勒血流标准
- 病理性二尖瓣反流:必须在至少 2 个视图中看到,并且在至少 1 个视图中具有 ≥2cm 的射流长度,>3m/s 的峰值速度和在至少 1 个包络中的脉动性心射血管射流
- 病理性主动脉瓣反流:必须在至少 2 个视图中观察到,并且在至少 1 个视图中具有 ≥1cm 的射流长度,>3m/秒的峰值速度和在至少 1 个包络中的舒张喷射

超声心动图形态学标准
- 病理性二尖瓣形态学变化包括环状扩张,疝气延长或具有连枷小叶的破裂,前(或较不常见后)小叶尖端脱垂或小叶尖端的成珠/结节
- 病理性主动脉瓣形态学变化包括不规则或局灶性叶脉增厚,接合缺陷,限制性小叶运动或小叶脱垂

X 线胸片不作为常规检查,但仍可显示心脏扩大,这是 ARF 患儿常见的心脏改变。

皮下小结的活检有助早期诊断,特别是对于那些缺乏

主要临床表现的患儿。

红细胞沉降率和血C反应蛋白 敏感性好但缺乏特异性。红细胞沉降率常>60mm/小时。CRP通常≥30mg/L,经常>70mg/L;因为其比ESR上升和下降更快,正常CRP可以证实在急性症状已经消退之后具有延长的ESR升高的患者中炎症正在消退。无心脏炎时,红细胞沉降率通常在3个月内恢复正常。心脏炎不重时,急性炎症指标,包括红细胞沉降率,通常在5个月内消失。白细胞计数达到12 000~20 000/μl,接受糖皮质激素治疗者可能会更高。

鉴别诊断包括JRA(特别全身性JRA和较少见的多发性JRA)、莱姆病、反应性关节炎、镰状细胞贫血性关节病、白血病或其他恶性肿瘤、系统性红斑狼疮、栓塞性细菌性心内膜炎、血清病、川崎病、药物反应和淋球菌性关节炎等。通常通过病史和特殊实验室检查就能与风湿热相区别。根据缺乏链球菌感染病史、热型、易消失的皮疹和持续较长的关节炎,通常可以对全身性JRA和ARF做出鉴别。

[1] Gewitz MH, Baltimore RS, Tani LY, et al. Revision of Jones criteria for the diagnosis of acute rheumatic fever in the era of Doppler echocardiography: A scientific statement from the American Heart Association [J]. Circulation, 2015, 131: 1806-18.

预后

在初始发作急性风湿热后的预后主要取决于心脏受到多么严重的影响,以及是否存在急性风湿热的复发性发作。心脏杂音最终在大约一半的患者中消失,其中急性发作表现为轻度心脏炎,而没有严重的心脏扩大或代偿失调。然而,许多其他发展成慢性瓣膜疾病,包括一些从急性发作中恢复而没有瓣膜病的证据。

很多患者舞蹈症发作通常持续几个月,最后完全消失,但约1/3的患者复发。

如果不治疗,关节炎症可能需要1个月消退,但不会导致残留损伤。

在患有慢性瓣膜疾病的患者中,症状发展和进展缓慢,通常在几十年内。然而,一旦发生显著症状,通常需要干预。在发展中国家,慢性风湿性心脏病是所有心血管疾病的25%~45%的原因。

治疗

- 抗生素
- 阿司匹林
- 有时使用糖皮质激素

风湿热治疗的主要目标是根除A族链球菌感染,缓解急性症状,抑制炎症和预防未来感染以预防复发性心脏病。

对于一般管理,患者应限制其活动,如果他们有关节炎、舞蹈病或心力衰竭的症状。无心脏炎者在急性首次发作消退后不需要限制体力活动。在无症状的心脏病患者中,严格的卧床休息没有证明的价值,尽管其常常使用。

慢性心脏瓣膜疾病和心力衰竭的管理在本手册其他章节讨论。

抗生素治疗 虽然当检出风湿热时,已经发展为链球菌感染后的炎症,口服青霉素或阿莫西林10日,或单剂注射苄星青霉素,可用于根除残存病菌,预防再感染。对于具体的方案,请参阅治疗链球菌性咽炎。预防抗生素如下所述继续使用。

阿司匹林等抗炎药物 阿司匹林:控制发烧和疼痛,应给予所有患有关节炎和/或轻度心炎的患者。虽然阿司匹林已经使用了几十年,但是令人惊讶的是,来自对照试验的数据非常少,以确定最佳给药方案。大多数专家会给儿童和青少年15~25mg/kg口服(最大日剂量4~6g)2~4周,然后逐渐减少剂量超过另一个4周。症状性ARF对阿司匹林有显著反应。如果在24~48小时的大剂量阿司匹林治疗后未观察到改善,应重新考虑ARF的诊断。水杨酸中毒是阿司匹林治疗的限制因素,表现为耳鸣,头痛或呼吸过度;它可能不会出现,直到治疗1周后。测定水杨酸浓度仅用于中毒治疗。肠溶衣,缓冲或复合水杨酸盐分子没有优点。

对于轻度至中度的心脏炎患者,没有控制的数据表明,将泼尼松加入阿司匹林治疗可加速疾病的缓解或预防风湿性心脏病。

其他NSAID:已在小规模试验中报告有效;萘普生(7.5~10mg/kg口服,每日2次)是研究最多的。然而,其他NSAID与阿司匹林相比几乎没有优点,特别是在治疗的第一周,当水杨酸不常见时。对乙酰氨基酚对急性风湿热症状无效。

泼尼松:1mg/kg口服,每日2次(高达60mg/d)推荐使用用于中度至重度心炎患者,而不是阿司匹林(根据临床表现,心脏肿大的存在,严重异常的超声心动图结果)。如果是严重心力衰竭或是治疗两天后仍不能控制炎症,可以用甲泼尼龙琥珀酸盐冲击疗法,(连续3日,每日30mg/kg,最大量每日不超过1g,静脉注射)。口服糖皮质激素通常给予2~4周,然后2~3周内逐渐减量。阿司匹林应在糖皮质激素减少期间开始,并在糖皮质激素停止后持续2~4周。阿司匹林剂量与上述相同。炎症标记物如ESR和CRP可用于监测疾病活动和对治疗的反应。

轻度心脏炎症(由发烧或胸痛表示)的复发可自发消退;如果复发性症状持续超过几天或如果心力衰竭不受标准管理(如利尿剂,ACE抑制剂,β-阻断剂,变力剂)控制,则应恢复阿司匹林或糖皮质激素。

抗生素预防性治疗 维持抗链球菌感染的预防性治疗,可以预防风湿热的再发(表323-6)。口服的抗生素比注射给药的效果稍差。可选用口服,而不会有注射导致的疼痛,且无需前往诊所就诊,随访注射后反应。

预防链球菌感染的最佳用药期限还不清楚。没有心脏炎的儿童应该接受预防5年或直到21岁(以时间较长者为准)。美国儿科学会建议,没有遗留心脏损伤证据的心脏病患者接受预防10年或直到21岁(以较长者为准)。心脏炎和残余心脏受损证据儿童应该接受>10年的预防用药;很多专家建议无限期预防用药,或者,直到40岁。预防在所有严重瓣膜疾病的患者中应该是长寿的,这些患者与幼儿有密切接触,因为幼儿的GAS运输率很高。

美国心脏学会已经不再推荐已知或怀疑风湿性瓣膜病变的患者(目前没有预防性使用抗生素者)因口腔或口腔外科手术短期使用抗生素预防细菌性心内膜炎(参见第594页)。

表 323-6　预防 A 族链球菌感染复发的推荐用药

方案	药物	剂量
标准	青霉素苄星青霉素	1.2 万 U IM,每 3~4 周 1 次* ≤27kg:600 000U IM,每 3~4 周 1 次*
备选(如不愿接受注射的患者)	青霉素 V 或 磺胺嘧啶 或 磺胺异噁唑	250mg po,bid ≤27kg:500mg po,qd >27kg:1g po,qd
用于青霉素和磺胺类药物过敏患者	红霉素 或 阿奇霉素	250mg po,bid 250mg po,qd

*在世界上不发达的高急性风湿热流行地区,肌内注射预防每 3 周 1 次优于每 4 周 1 次。

● 关键点

- 风湿热是 A 型链球菌(GAS)咽部感染的非营利性,急性,炎症并发症,最常发生在 5 岁至 15 岁之间
- 症状和体征可包括迁移性多发性关节炎,心脏炎,皮下结节,边缘红斑和舞蹈病
- 慢性风湿性心脏病,特别是涉及二尖瓣和/或主动脉瓣,可能在几十年内发展,并且是发展中国家心脏病的主要原因
- 急性风湿热(ARF)的诊断需要 2 个主要或 1 个主要和 2 个次要表现(针对 ARF 的第一次发作改良的琼斯标准 Jones 标准)和 GAS 感染的证据
- 给予抗生素以消除 GAS 感染,阿司匹林控制由关节炎和轻度心脏炎引起的发热和疼痛,以及用于患有中度至重度心炎的患者的糖皮质激素
- 在 ARF 的初始发作后给予预防性抗链球菌抗生素以预防复发

链球菌感染后反应性关节炎

链球菌感染后反应性关节炎是 A 族链球菌感染后发生的未达 ARF 诊断标准的关节炎。

链球菌反应性关节炎可以代表或可以不代表急性风湿热(ARF)的减毒变体。患者没有 ARF 中常见的心脏炎的症状或体征。

与 ARF 的关节炎相比,后链球菌反应性关节炎通常仅涉及 1 或 2 个关节,迁移较少但延长,并且对阿司匹林的反应也不如同样快。其他引起类似症状的非风湿性疾病(如莱姆关节炎,幼年特发性关节炎)应排除。

对阿司匹林治疗反应差,可以应用其他非甾体抗炎药治疗(如布洛芬、奈普生)。

尽管二级预防心脏受累的临床实践差异很大,但是给予抗链球菌预防几个月至 1 年是合理的,然后重新评估患者。如果通过超声心动图检测到心脏病变,则指示长期预防。

324. 儿童恶性肿瘤

总体上而言,儿童期的肿瘤相对少发,美国 0~14 岁儿童每年少于 1.35 万例患肿瘤,大约有 1 500 例死亡。相比之下,成人则每年有 140 万例肿瘤患者且 57.5 万例死亡。尽管如此,肿瘤仍是仅次于外伤的儿童第二大死因。

儿童期的肿瘤有许多与成人相同。白血病至今是最常见的,约占儿科肿瘤的 33%,脑肿瘤约占 21%,淋巴瘤约占 8%,某些骨肿瘤(骨肉瘤和尤因肉瘤原发性骨恶性肿瘤)约占 4%。

儿童特有的癌症　包括:
- 神经母细胞瘤(占 7%)
- 肾母细胞瘤(占 5%)
- 横纹肌肉瘤(占 3%~4%)
- 视网膜母细胞瘤(占 3%)

目前,据估计,美国成人中有 35 万的儿童癌症的存活者。癌症儿童比成人有更长期的肿瘤放化疗后遗症,包括:
- 不育
- 发育迟缓
- 心脏损伤
- 出现第二种肿瘤(占存活者 3%~12%)

对肿瘤患儿长期的筛查和治疗一致的指导建议可从儿

童肿瘤协作组获得。

由于严重的治疗后果和治疗的复杂性,肿瘤患儿最好在有治疗儿童肿瘤经验的中心诊治。

肿瘤儿童患儿一经确诊以及治疗的强度对患儿和家庭的影响都是巨大的。使患儿对自己保持一种常态的自我认知十分困难,尤其当需要频繁的住院治疗和就诊。当家长还要继续工作,照顾其他孩子,仍旧满足肿瘤患儿的很多需要时,父母亲的压力十分巨大。当患儿在距离家较远的专科医院治疗时,对家庭来讲,情况就更加糟糕。

更多信息

儿童肿瘤协作组

脑肿瘤概述

脑肿瘤是<15岁儿童最多发的实体肿瘤,以及因肿瘤死亡中排名第二的类型。主要由影像学(MRI常用)和活检诊断。治疗方法包括切除、化疗和放疗。

大多数儿童中枢神经系统肿瘤的病因是未知的,但有两个已明确的风险因素是电离辐射(如高剂量颅照射)和特定遗传综合征(如神经纤维瘤病)。

儿童最常见的中枢神经系统肿瘤(按顺序排列)
- 星形细胞瘤
- 髓母细胞瘤
- 室管膜瘤

症状及体征

颅内压增高是最常见的表现的原因,其中包括:
- 头痛
- 恶心和呕吐
- 易激惹
- 嗜睡
- 行为的改变
- 步态和平衡失调

诊断
- 磁共振显像
- 活检

MRI是检查的选项,因为它提供了实质肿瘤的更详细的图像,并且可以检测后颅窝,蛛网膜下腔空间,蛛网膜和软脑膜内的肿瘤。CT可以进行,但是敏感性和特异性较低。

需要进行肝组织活检以明确肿瘤诊断和分期分级。

一旦作出诊断,分期,分级和风险评估就确定。分期包括整个脊柱的MRI,腰穿脑脊液细胞学检查和术后MRI,以评估任何残余肿瘤。世界卫生组织已经建立了一个常用的分级系统。风险评估是基于年龄,残余肿瘤的程度和疾病传播的证据。

治疗
- 手术切除
- 放射治疗,化学治疗,或者是联合治疗

肿瘤切除之后,通常需要放疗、化疗或两者相结合。

进入临床试验应考虑所有患有脑肿瘤的儿童。最佳治疗需要小儿肿瘤科,小儿神经肿瘤科,儿科神经外科医生,神经病理学专家,神经放射学家和放射肿瘤学家,这些在治疗脑肿瘤方面富于经验的儿童的多学科团队。因为脑肿瘤多需要放疗,患儿需就诊于在此领域有经验的医院。

更多信息

世界卫生组织中枢神经系统肿瘤分级

星形细胞瘤

星形细胞瘤是星形胶质细胞发展而来的儿童中枢神经系统肿瘤。诊断取决于MRI治疗方法包括手术切除、化疗和放疗。

星形细胞瘤范围从低级别无痛肿瘤(最流行的)到恶性高级别肿瘤。作为一个分类,星形细胞瘤是最常见的儿童脑肿瘤,占肿瘤约40%。大部分病例发生在5岁与9岁之间。这些肿瘤可以发生于脑或脊髓的任何部位,但最常见于小脑。

症状及体征

多数患儿出现的症状有持续升高的颅内压力(如晨起头痛、呕吐、嗜睡)。肿瘤的位置决定其他症状和体征,例如:
- 小脑:虚弱、震颤和共济失调
- 视觉通路:视力丧失、突眼或眼球震颤
- 脊髓:虚弱和步行障碍

诊断
- 增强MRI
- 活检

对比-增强MRI是诊断、确定肿瘤范围以及监测是否复发的有效影像学检查。对比-增强CT也可应用,但是特异性和敏感性稍差。

活检用于判断肿瘤类型和等级。这些肿瘤通常被归类为低等级(如青少年毛星形细胞瘤)或高等级(如胶质母细胞瘤,表324-1)。许多病理学家指定等级Ⅰ和Ⅱ的肿瘤为低等级,而等级Ⅲ和Ⅳ的肿瘤为高等级。然而,由于Ⅱ级肿瘤复发风险较高,一些病理学家认为这些肿瘤不应被视为低年级肿瘤。

治疗
- 手术切除
- 有时需要放和/或化疗

星形细胞瘤的治疗方法决定于肿瘤的位置和分级。一般情况下,等级越低,治疗强度越小,预后越好。
- **低等级**:首选手术切除,目的是完全切除。即使是局部复发之后,可根据肿瘤的位置不同,再次外科手术切除可以是有帮助的。放疗用于>10岁且肿瘤不能被完全切除的患儿,<不能完全切除或手术后进展/复发。对于<10岁的儿童的肿瘤,如不能切除或手术后进展/复发,采用化疗,因为放射治疗可能导致长期的认知损伤。多数低等级星形细胞瘤患儿能够治愈

表 324-1 世界卫生组织星形细胞肿瘤分级

肿瘤	肿瘤分级			
	I	II	III	IV
室管膜下巨细胞星形细胞瘤	X			
纤维性星形细胞瘤	X			
毛细胞黏液样星形细胞瘤		X		
弥漫性星形细胞瘤		X		
人多形性星形细胞瘤		X		
间变性星形胶质细胞瘤			X	
胶质母细胞瘤				X
巨细胞胶质母细胞瘤				X
胶质肉瘤				X

经许可摘自 Louis DN, Ohgaki H, Wiestler OD, et al. WHO classification of tumors of the central nervous system[J]. Acta Neuropathologica, 2007, 114:97-109。

- **高等级**：这类肿瘤的治疗综合手术(排除位置不允许)、放疗和化疗。预后较差，3岁时的整体生存率只有20%~30%

髓母细胞瘤

髓母细胞瘤是侵入性和快速增长的儿童的中枢神经系统肿瘤，位于后颅窝(含有脑干和小脑)。诊断取决于MRI和活检/肿瘤切除。治疗方法包括手术切除、化疗和放疗。

髓母细胞瘤是儿童最常见的恶性后颅窝肿瘤，占所有的小儿中枢神经系统癌症的20%。它的发生年龄有双峰：3~4岁，以及8~10岁，但整个儿童期都有可能发生。髓母细胞瘤是一种原发性神经外胚层瘤。

髓母细胞瘤的病因不明，但是髓母细胞瘤可发生于某些综合征中(如戈尔林综合征、Turcot综合征)。

症状及体征

患儿出现的症状主要有呕吐、头痛、恶心、视觉改变(如复视)和步态不稳或笨拙。

诊断

- 磁共振显像
- 活检标本或整个切除的肿瘤的组织学评价

MRI钆造影是可能髓母细胞瘤初始检查。确诊是利用活检或是理想地在首发症状时即行肉眼肿瘤全切除所获取的肿瘤组织进行明确。

一旦最初的诊断确立，分期和危险组的确定对于髓母细胞瘤是关键。

分期检查 包括：
- 全脊柱MRI检查
- 腰椎穿刺行脑脊液细胞学检查
- 术后MRI以评估任何残余肿瘤

风险评估 基于肿瘤残余量，以及疾病播散的证据：
- 高风险：术后残留病>1.5cm² 或者有散播性的镜下或肉眼病灶
- 平均风险：术后残余<1.5cm² 而且没有播散

预后

预后取决于分期、组织学以及生物学的(如组织的、细胞形成的以及分子的)指标和患儿的年龄。但是通常年龄：

- >3岁：如肿瘤为高危类型5年的无瘤生存率为50%~60%执行功能；如是中危类型的则为80%
- 年龄≤3岁：预后较差，因高达40%的儿童于诊断时已有转移。存活的患儿有严重远期神经认知障碍的风险(如记忆力、言语学习和执行能力)

治疗

- 手术，放疗和化疗

髓母细胞瘤的治疗包括手术、放疗和化疗。通过单纯化疗进行治疗，目前已用于一些年龄<3岁的儿童。组合疗法通常具有最佳的长期存活。

室管膜瘤

室管膜瘤生长缓慢的中枢神经系统肿瘤，涉及脑室系统。诊断取决于MRI和活检。治疗方法包括手术切除、化疗和放疗联合治疗。

室管膜瘤在儿童中枢神经系统肿瘤中排名第三位(次于星形细胞瘤和髓母细胞瘤)，占儿科脑肿瘤的10%。平均诊断年龄为6岁，但30%的室管膜瘤发病与<3岁儿童。

室管膜瘤起源于脑室系统的室管膜层。室管膜瘤中高达70%发生在后颅窝；后颅窝处的高等级和低等级肿瘤均倾向于局部浸润脑干。

症状及体征

初始的症状与脑室压力增高有关。婴儿可出现发育迟缓和易激惹。

可能会出现情绪，性格，或注意力的变化。癫痫发作，平衡和步态失调，或可能会出现脊髓压迫(如背部疼痛，膀胱及肠道失禁)的症状。

诊断

- 磁共振显像
- 活检标本或整个切除的肿瘤的组织学评价

室管膜瘤的诊断依据 MRI 检查。确诊是利用活检或是理想地在首发症状时即行肉眼肿瘤全切除所获取的肿瘤组织进行明确。

预后

成活率取决于年龄和能够切除多少肿瘤：
- 全部或接近全部切除：51%~80%的生存率
- 低于90%的切除：0%~26%的生存率

幸存的患儿有神经系统缺陷的风险。

治疗

- 外科手术切除，通常接着行术后放疗
- 有时需化疗

手术切除是至关重要的，并且切除度是最重要的预后因素之一。

放射疗法已被证明能增加存活，应在手术后进行；然而，室管膜瘤的一个小的亚类可以潜在通过单纯手术治愈。

化疗尚未明确能够提高存活，但在一些儿童中，可以用于在完全切除手术或二次探查手术之前，先行让肿瘤缩小。

神经母细胞瘤

神经母细胞瘤是一种儿童常见的实质性恶性肿瘤，主要起源于肾上腺，但也可起源于肾上腺外的交感神经链，包括腹膜后、胸部和颈部。诊断依据活检。治疗可能包括手术切除，化疗，放射治疗，干细胞移植的大剂量化疗，顺式视黄酸和免疫治疗。

神经母细胞瘤是最常见的婴儿恶性肿瘤。约75%的神经母细胞瘤患者发生在<5 岁。大多数神经母细胞瘤是自发的，但1%~2%呈现遗传性。一些基因标记物（如 *MYCN* 癌基因扩增、超二倍体、组织病理学）与肿瘤的进展和预后相关。虽然 *MYCN* 扩增与疾病进展以及较差的活检相关联，它也是预测生存的指标，甚至是在没有高危特征的病例中。*MYCN* 扩增发生于大约20%的病例中。

经验与提示

- 神经母细胞瘤是婴儿最常见的恶性肿瘤

大约65%的肿瘤起源于腹部，胸部占15%~20%，其余15%源于不同部位例如颈部、盆腔等。原发于中枢神经系统的神经母细胞瘤极罕见。

大多数神经母细胞瘤产生儿茶酚胺，其可以被检测为尿儿茶酚胺分解产物的升高水平。神经母细胞瘤通常不会引起严重的高血压，因为这些肿瘤通常不分泌肾上腺素。神经节瘤一般发生于成人，是一种分化完全的良性的不同于神经母细胞瘤的肿瘤。

40%~50%的儿童在诊断时有局部或区域性疾病；诊断时有50%~60%有转移。神经母细胞瘤可能会转移到骨髓、骨、肝、淋巴结肿大；或者累及皮肤或大脑（较少见）。骨髓转移瘤可引起贫血和/或血小板减少症。当这些高度血管化的肿瘤出血时，会造成血红蛋白快速下降，同样也会引起贫血。

症状及体征

神经母细胞瘤的症状和体征取决于原发癌和疾病传播模式的网站上。最常见的症状是腹痛，不适，饱胀感，由于腹部肿块。

某些症状可能会导致转移。其中包括由于广泛骨转移骨痛，眶周瘀血，眼球突出，由于球后转移，腹胀和呼吸问题，是由于肝脏转移，尤其是在婴幼儿。贫血的患儿可有面色苍白，而那些与血小板减少的患儿可能出现瘀斑。

儿童偶尔出现局灶性神经功能缺损或瘫痪，直接延伸进入椎管的癌症。他们也可能表现为副肿瘤综合征，如小脑性共济失调，斜视眼肌阵挛，水样腹泻，或高血压。

ROHHADNET（急性发作性肥胖与下丘脑功能障碍，通气不足，自主神经内分泌肿瘤和神经内分泌肿瘤）是一种非常罕见的疾病，可与腹部和肺部的神经节细胞瘤和神经节细胞瘤相关。

诊断

- CT/MRI
- 活检
- 有时骨髓吸出物或针芯活检以及测量尿中儿茶酚胺中间体

产前超声偶尔可以探查出神经母细胞瘤。有腹部症状且腹部肿块的患儿应该行 CT 或 MRI 检查。接着行任意明确病灶肿块的活检，可证实神经母细胞瘤的诊断。

替代地，诊断也可在并无原发肿瘤的活检或手术的前提下进行明确，可抽取骨髓检查见特征性细胞，伴有尿中儿茶酚胺中间产物增多也可证实诊断。这些诊断方法不常使用，但是在某些情况下可能是有用的：由于患者活肿瘤的特征，活检和/或手术被认为是高危的。

尿香草扁桃酸（VMA）升高和/或高香草酸（HVA）升高者占90%~95%以上。虽然收集 24 小时尿液检查也很有价值，但是单次尿液检查通常已足够。如果神经母细胞瘤的原发部位是肾上腺，它必须与肾母细胞瘤和其他肾脏肿块区分开。鉴别诊断横纹肌肉瘤、肝母细胞瘤、淋巴瘤以及起源于生殖系统的肿瘤。

神经母细胞瘤的分期 下述检查可评估有无转移病灶：

- 从多个部位抽取骨髓检查及活检（通常是从双侧髂后嵴获取）
- 骨骼检查
- 骨扫描或用[131]I 金属碘苯甲胍（MBIG）扫描
- 腹部和胸部 CT 或 MRI

如果症状和体征提示有脑转移，需行颅脑 CT 和 MRI 检查。

这些检查的结果确定疾病的分级（扩散的程度）。该国际神经母细胞瘤分期系统（INSS）需要手术治疗的结果来确定分级。该国际神经母细胞瘤危险组分级系统（INRGSS）使用影像学确定的危险因素，而不是神经母细胞瘤手术阶段。

神经母细胞瘤还具有称为 4S（每个 INSS）或 MS（每个 INGRESS）的独特阶段，其经常在没有治疗的情况下自发消退。该阶段包括具有局限性原发性肿瘤的≤12岁(4S)或18个月(MS)的儿童,所述原发性肿瘤的传播限于皮肤,肝脏和/或骨髓。骨髓受累应该是最小的,并且限于总有核细胞的<10%,且不能涉及骨的皮质。

神经母细胞瘤危险度分级 在诊断时,应当尝试获得足够的肿瘤组织以分析DNA指数(肿瘤细胞中DNA的量与正常细胞中的量的比率;因此DNA指数是染色体含量的定量测量),以及MYCN癌基因的扩增。这些因素有助于判断预后及指导治疗的强度。

风险分类是复杂的,目前有两个主要风险组分级系统存在:一种由儿童肿瘤协作组(COG)开发和另一个则由IN-RGSS开发。这些系统是基于患者的年龄,分级,组织学检查,MYCN扩增和DNA指数。此外,INRG在评价中考虑染色体11q畸变。在这两个系统中,这些因素用于将患者分为低,中,高风险类别,有助于确定预后并指导治疗强度。

预后

神经母细胞瘤的预后取决于诊断时的年龄,阶段,生物学因素(在年轻患者如,组织病理学,肿瘤细胞倍性,MYCN扩增)。患有局部病灶的年幼患儿,其预后最好。

低风险和中等危险性疾病的生存率为90%。根据既往研究,高危疾病的生存率约为15%。使用更强化的治疗,该比率已经提高到>50%。最近一项随机研究显示,强化治疗联合免疫治疗导致2年无事件生存率为66%。

治疗
- 手术切除
- 通常化疗
- 有时,大剂量化疗后行干细胞移植
- 有时放射治疗
- 顺-视黄酸对在高风险疾病的维持治疗
- 免疫治疗

神经母细胞瘤的治疗是基于风险分类(参见美国癌症研究所神经母细胞瘤治疗概述)。

对于低风险和中度风险患儿来说手术切除很重要。它通常延迟,直到给予辅助化疗以提高适当的手术切除的机会。

中度风险患儿需要进行化疗,常用化疗药物包括长春新碱、环磷酰胺、多柔比星、顺铂、卡铂、异环磷酰胺、依托泊苷。高危患儿常需要进行大剂量化疗、干细胞移植和顺式-维A酸应用。

中危或高危患儿有时需结合放射治疗。

使用针对神经母细胞瘤抗原与细胞因子组合的单克隆抗体的免疫治疗是治疗高风险疾病的最新方法。

更多信息
- 国际神经母细胞瘤分级系统(INSS)
- 国际神经母细胞瘤危险组分级系统(INRGSS)
- 儿童肿瘤协作组(COG)
- 神经母细胞瘤治疗概述(美国癌症研究所)

视网膜母细胞瘤

视网膜母细胞瘤是一种起源于未成熟视网膜的恶性肿瘤。症状和体征:白瞳征(leucocoria,瞳孔出现白反射)和斜视多见,炎症和视力损伤少见。诊断根据检眼镜、超声、CT、MRI。治疗:较小的病变和双侧病变可以行光凝固法、冷冻疗法和放射治疗。晚期和一些较大癌症的治疗是摘除。肿瘤的范围和那些肿瘤播散到眼外的患儿。

视网膜母细胞瘤发病率为活产婴儿的1/30 000~1/15 000,占儿童恶性肿瘤的3%。多数病例<2岁,>5岁的病例<5%。癌症可能是遗传性的;遗传主要是常染色体显性但具有不完全外显率(临床症状不总是存在于具有引起疾病的突变的个体中)。25%的患者有双侧病变,具有遗传性;约15%的病例为具有遗传性的单侧病变;60%为无遗传性的单侧病变。

遗传机制表现在:定位于染色体13q14视网膜母细胞瘤基因(RB1)抑制双等位基因的突变失活。在可遗传的方式中,种系突变可以改变所有视网膜细胞的一个等位基因;体细胞突变改变视网膜细胞的其他等位基因(第二位点),引起肿瘤。无遗传性单侧病变患者中,可能为视网膜细胞双等位基因发生了体细胞性突变。

症状及体征

患者通常存在白瞳征(瞳孔白色反射,有时称为猫眼瞳孔)或斜视(彩图324-1)。出现眼睛炎症或视力受损的患者常常少见。

肿瘤通过视神经、脉络膜及血运播散,形成眶内软组织肿块、局部骨痛、头痛、食欲缺乏和呕吐现象罕见。

当怀疑诊断时,必须通过间接检眼镜检查来广泛扩大患儿和全身麻醉患儿的密切程度。肿瘤在视网膜上是单一或多发的灰白色突起;在玻璃体中可见肿瘤"种子"。

诊断
- 轨道超声,CT或MRI
- 有时,骨扫描,骨髓穿刺和活检,腰椎穿刺

视网膜母细胞瘤通常经超声,CT或MRI确诊。CT发现几乎所有患者能有钙化。但是,如果检眼镜发现视神经异常,则最好行MRI检查,以发现肿瘤沿视神经或脉络膜的播散。

如果怀疑视神经延长或存在广泛的脉络膜入侵,应进行腰椎穿刺和脑MRI以评估转移。由于远处转移是罕见的,骨髓评价和骨扫描可以保留给具有骨性症状的患者。

父母一方或同胞中有视网膜母细胞瘤家族史的儿童出生时应当请眼科医师评估筛查,其后每4个月一次直至4岁。视网膜母细胞瘤患儿应该行分子遗传学测定,如果发现种系突变,则也应该检测父母是否有同样的基因突变。有种系突变的父母的后代均应行同样的基因分析和眼科例行检查以早期诊断。应告知家庭成员关于遗传的相关性和危害性。重组DNA探针可用于检出无症状携带者。

预后

如果诊断时肿瘤存在于眼内，>90%能治愈。有转移的病例预后差。

遗传性视网膜母细胞瘤患儿中发生其他恶性肿瘤（包括恶性黑色素瘤和肉瘤）的概率明显增高，其中50%发生在放疗部位。这些癌症可以包括肉瘤和恶性黑素瘤。约70%的患者将患有第二癌症，在原发性视网膜母细胞瘤后的30年内出现。

治疗

- 眼球摘除术
- 光凝固法、冷冻疗法和放射治疗
- 有时需化疗

视网膜母细胞瘤治疗的目标应是治愈，但试图保持尽可能多的视力是适当的。治疗小组应包括具有视网膜母细胞瘤专业知识的儿科眼科医生，儿科肿瘤学家和放射肿瘤学家。

晚期单侧视网膜母细胞瘤一般进行眶内摘除并尽可能多的切除视神经。

双侧发病者应尽量保存视力。可通过双侧激光凝固或一侧摘除和另一侧激光凝固、冷冻疗法或放射治疗来保存一侧视力。极小的肿瘤可于近肿瘤的眼球壁内置放射源给予近距离放疗（内放射治疗）。

全身化学药物治疗可能有助于减小肿瘤的体积，尤其是肿瘤已播散至眼外时，如卡铂、依托泊苷、环磷酰胺以及长春新碱，以允许使用其他额外的治疗（如冷冻疗法、激光热疗）或治疗已经扩散到眼睛之外的癌症。但是，单纯化疗极少能治愈这种疾病。

必要时，每2~4个月进行一次眼科复查或治疗。

横纹肌肉瘤

横纹肌肉瘤是一种起源于能分化成骨骼肌细胞的胚胎间充质细胞的儿童恶性肿瘤。任何部位的肌肉组织均可发生，以致临床表现差异很大。典型的癌症由CT或MRI检出，诊断靠活检明确。治疗包括手术、放疗和化疗。

横纹肌肉瘤是儿童癌症中第3位常见的中枢神经系统外肿瘤（仅次于肾母细胞瘤和神经母细胞瘤）。但它仅占所有儿童肿瘤的3%~4%。横纹肌肉瘤属于一类被称为软组织肉瘤的肿瘤，是本组中最常见的癌症。

儿童横纹肌肉瘤的发病率是4.3/（100万人·年）。2/3的肿瘤在<7岁儿童中确诊。白人中发病率明显高于黑人（很大程度上由于黑人女孩的发病率很低），男孩中发病率略高于女孩。

组织学 横纹肌肉瘤有两种主要的组织学亚型：
- 胚胎：以染色体11p15.5的杂合子缺失为特征的胚胎变异体
- 肺泡：伴有易位t(2;13)，其中融合了（*PAX3*]基因与*FOXO1*（*FKHR*）基因，和t(1;13)，其融合了（*PAX7*]基因与*FOXO1*（*FKHR*）基因

部位 尽管横纹肌肉瘤能在身体任何一个部位发生，但它偏好几个部位：
- 头颈部（约35%），通常在眼眶或鼻咽部：在学龄儿童中最常见
- GU系统（约25%），通常在膀胱，前列腺或阴道中：通常发生在婴儿和幼儿
- 肢端（约20%）：最常见于青少年
- 躯干/杂项（20%）

15%~25%的患儿有肿瘤转移。肺是最常见的转移部位；骨、骨髓和淋巴结是其他可能的部位。

症状及体征

患儿通常无发热、盗汗或体重减轻全身症状。一般患儿存在一个固定的可触及的包块，或者肿瘤侵犯脏器造成的器官功能不全。

眼眶和鼻咽部肿瘤 可能引起流泪、眼痛或眼球突出。鼻咽部肿瘤可能引起鼻塞、声音改变或黏脓性分泌物。

泌尿生殖系统肿瘤 常引起腹痛、可触及的腹部包块、排尿困难和血尿。

肢体肿瘤 表现为胳膊和腿任意部位的固定、边界不清的包块。局部淋巴结扩散频繁发生，并且可能发生肺，骨髓和淋巴结中的转移，并且通常不引起症状。

诊断

- CT或MRI
- 活检或切除

尽管头颈部肿瘤做MRI更好，包块常做CT扫描。横纹肌肉瘤的诊断由包块的活检或切除来明确。

标准的转移评估包括胸部CT扫描、骨扫描、双侧骨髓检查及活检。

预后

预后取决于：
- 癌症位置（如预防对于非瓣膜性头/颈和非膀胱/非前列腺癌更好）
- 切除完整性
- 是否发生转移
- 年龄（1岁或>10岁）儿童预后较差
- 组织学类型（胚胎型预后好于肺泡型）

这些预后因素的组合将病儿归于低危、中危和高危三个风险分类之一。复杂的风险分级系统基于两个分级系统（参见美国横纹肌肉瘤分级系统）。治疗使了三种风险分类更强化。总生存率在低度风险儿童>90%、高度风险儿童<50%，差异很大。

治疗

- 手术和化疗
- 残余体积或微观疾病的放射治疗

横纹肌肉瘤的治疗包括手术、放疗和化疗。

尽可能做肿瘤原发灶的完全切除。由于肿瘤对放疗和化疗敏感，如果会造成器官损伤或功能不全，不推荐做肿瘤扩大切除。

任一风险分类中的儿童均应做化疗。最常用的药物是长春新碱、放线菌素D、环磷酰胺、多柔比星、异环磷酰胺和

依托泊苷。拓扑替康和伊立替康是具有抗击该癌症活性的新药。

放射治疗通常用于具有残留肿块疾病或手术后微小残留肿瘤的儿童，以及具有中度风险或高风险疾病的儿童。

> **更多信息**

横纹肌肉瘤的分级信息（美国癌症研究所）

肾母细胞瘤

肾母细胞瘤（Wilms tumor）是一种由不同的胚芽基质、间质和上皮成分组成的肾脏恶性胚胎性肿瘤。发病机制中已经阐明基因异常，但是仅有1%~2%的病例有家族史。诊断依据超声、CT或MRI。治疗包括手术切除、化疗和放疗。

肾母细胞瘤常发生于<5岁的儿童，偶发于大龄儿童，极少发生在成人。<15岁的儿童恶性肿瘤中肾母细胞瘤占6%。两侧肾脏同患肾母细胞瘤者占5%。

在一些病例中已证实有基因缺失（WT1，肾母细胞瘤的抑癌基因）。其他的遗传缺陷包括WT2缺失（肾母细胞瘤的抑癌基因的第二位点），16q和1p的杂合缺失伴有（WTX）基因失活。

约10%的病例还表现为其他先天性畸形，特别是泌尿生殖系统畸形和半侧肢体肥大症（肢体不对称）。WAGR综合征是肾母细胞瘤（WT1缺失）、虹膜缺失、泌尿生殖系统畸形（肾发育不良、囊性病、尿道下裂、隐睾）和智力残疾的组合。

症状及体征

最常见的症状是腹部扣及无痛性肿块。其他症状有腹痛、血尿、发热、纳差、恶心和呕吐。血尿可镜下或肉眼。高血压可发生并具有不同的严重性。

诊断

- 腹部B超，CT或MRI检查

腹部超声波检查能区分肿块是囊性还是实质性的，以及肾静脉和腔静脉是否受累。需要腹部CT或MRI来确定肿瘤的程度并检查扩散到局部淋巴结，对侧肾或肝脏。初次诊断时应进行胸部X线检查（或胸部CT扫描）以了解是否有肺的转移情况。

肾母细胞瘤的诊断通常基于影像学检查的结果推定，因此在诊断时在大多数患者中进行肾切除术而不是活检。不进行活检，因为肿瘤细胞有腹膜污染的风险，这将扩散癌症，从而将阶段从较低阶段改变为需要更强化治疗的阶段。

在手术过程中，局部淋巴结取样以明确病理和手术分期（参见美国癌症研究所肾母细胞瘤分级）。

预后

肾母细胞瘤的预后取决于：

- 肿瘤的组织学类型
- 诊断时肿瘤的分期
- 患者的年龄（年龄大与更差的疾病预后相关）

儿童肾母细胞瘤的预后是很好的，早期（肿瘤局限于肾脏）的治愈率为85%~95%。伴重症疾病的患儿预后也较好，根据组织类型不同治愈率从60%（恶化的组织学类型）到90%（预后良好的组织学类型）。

肿瘤可以复发，多在二年之内发生，复发的肿瘤也可治愈。患有复发性癌症的儿童可能能够治愈。复发后的结果对于初次患有低级疾病的患儿，其肿瘤在未被照射的部位复发，呈现后1年复发，最初接受较少治疗的患者更好。

治疗

- 手术和化疗
- 对于患有更高等级/风险疾病的患者采用放射治疗

初始治疗单侧肾母细胞瘤是原发性手术切除术后辅助化疗。经选择的小肿瘤的年幼患者可以仅通过手术治愈。化疗药物的类型和治疗的长度取决于肿瘤组织学和分期。化疗方案取决于风险分组，但通常由放线菌素D和长春新碱组成，有或没有多柔比星。对于更具侵袭性的肿瘤，采用加强的多试剂化疗方案。

患有非常大的肿瘤或双侧肿瘤的儿童需要先化疗，再接受重新评估以及延迟切除治疗。

对患有高等级疾病的儿童或涉及局部淋巴结的肿瘤进行放射治疗。

> **更多信息**

肾母细胞瘤分级（美国癌症研究所）

325. 儿童虐待

儿童虐待是指对18岁以下儿童的行为超出正常，蒙受造成躯体和精神伤害的巨大危险。有以下4种形式：躯体虐待、性虐待、情感虐待和漠视。引起儿童虐待的原因各种各样，确切原因不明。虐待和忽视常伴有躯体伤害、生长和发育延迟、伴有智力发育障碍。诊断依据病史、体格检查、有时需要实验室检查，以及诊断性影像学检查。管理包括证实和治疗急性的身体和精神损伤,向政府有关部门报告。有时需要住院治疗和/或采取看护以确保儿童安全。

2012年,被指控虐待儿童的340万份报告提交给美国儿童保护服务机构,涉及630万名儿童。这些报告中62%(210万)接受了详细的调查,并确定了约686 000名受虐待的儿童。男女比例相等。年龄越小,犯罪发生率越高。

所有报告给儿童保护机构的病例中,其中大约⅔是由职业人士依法上报(教育工作者、执法者、社会服务者、法律人员、日间护理人员、医护人员、心理医生和看护人员组成)。

在2012年的报告定案中,78.3%涉及漠视(包括医疗漠视)、18.3%躯体虐待、9.3%性虐待、8.5%情感虐待。很多儿童是多种虐待的受害者。

2012年受到虐待和漠视儿童死亡约有1 640例,其中约3/4<3岁。这些孩子中,近70%的人忽视的受害者,44%的人有或没有其他形式的虐待的躯体虐待的受害者。大约80%的肇事者是父母单独或两个人一同,虐待儿童死亡的>25%是母亲单独一人所为。

分类

多数案例中不同类型的虐待常共同交错存在。

躯体虐待 躯体虐待包括儿童照看者殴打儿童的躯体造成伤害或其行动会有较大的伤害风险。特殊的形式有鞭打、摔落、捆打、咬伤和烧烫伤。婴儿头部损伤最常见的原因是躯体虐待。对幼儿而言,腹部损伤是常见的儿童虐待方式。

婴儿和幼儿是最脆弱的,因为他们可能需要经历发育阶段(如绞痛,不一致的睡眠模式,发脾气,如厕训练)可能会让看护人厌恶。这个年龄组由于他们不能报告受到了虐待,因而其风险是较高的。在学龄早期该风险下降,而到了青春期风险又再次升高。

性虐待 性虐待是指成人或明显年长儿为了获得性满足而对儿童作出的行为(参见第2478页)。性虐待的形式包括:性交(口、肛门、阴道途径);性骚扰为触摸外生殖器而无性交,不包括身体接触的一些形式,如露阴、出示性用品给儿童、强迫儿童与另一儿童的性行为或强迫参与制作性用品。

年龄相仿的儿童性游戏,没有强制和迫使互相观看和触摸对方生殖器不属于性虐待。判定某种行为是性虐待还是玩耍的指南,每个州之间各不相同,但是总体而言>4岁(按时间顺序,或是依据心智或身体发育)即认为是虐待。

情感虐待 情感虐待是指用语言或行为在情感或精神上伤害了儿童的心理和自尊心。特别的形式包括:大喊大叫谴责儿童、以轻视儿童的能力和成绩的方式拒斥儿童、威胁恐吓儿童、诱导和鼓励邪恶、违法行为。情感虐待还包括语言和行为的剥夺和禁止(不理睬和拒绝儿童或隔离不能与其他儿童和成人交流)。

医疗环境内的虐待 在医疗环境内的儿童虐待(旧称孟乔森综合征,现在叫虐待儿童,参见第2478页)发生在护理人员有意制造或伪造孩子的身体或心理症状或体征时。看护人可能通过用药物或其他东西来伤害孩子,或者是把血液、细菌等加入尿样中来装病。许多孩子受到不必要的和有害的,或潜在有害的检查和治疗。

漠视 包括不能满足儿童的基本躯体、情感、教育和医疗的需要。漠视和虐待的不同在于漠视常常是无意于给儿童伤害。躯体漠视包括不能提供足够的食物、衣物、住处、管教和保护他们远离伤害。情感漠视是指不能提供感情、爱或其他类型的情感支持。教育漠视是指不能提供儿童入学、确保按时上学或提供家庭教育。医疗漠视包括不能提供合理的预防保健(如疫苗接种,常规口腔检查)或躯体和精神疾病所需的治疗。

文化因素 严重的体罚(如鞭打、烧烫伤)显然构成身体虐待,但程度较轻的身体和情感惩罚,文化之间的社会公认的行为和滥用之间的边界,也有所不同。同样,某些文化习俗(如切割女性生殖器官)是如此极端,构成虐待。然而,一些民间偏方(如压印、拔罐、刺激性药膏)经常会造成病变(如跌打损伤、瘀点、轻微的烧伤),可以接受的文化习俗和虐待之间的界限可能会变得模糊。

某些宗教和文化团体的成员有时未能获得挽救生命的治疗(如糖尿病酮症酸中毒或脑膜炎),导致孩子的死亡。不论父母或"看护人"的意图若何,此类故障通常都被认为是漠视。此外,在美国,越来越多的人和文化团体降低了他们的孩子的疫苗接种,理由是安全问题(参见第2185页)。目前尚不清楚是否拒绝接种疫苗是真正的医疗忽视。然而,在面对疾病,科学和医学上接受治疗的拒绝,往往需要进一步调查,有时需要法律干预。

病因

虐待 一般是由父母或监护人冲动,失去控制所导致的。有数种促成因素。

父母的人格特征可能扮演重要角色。父母的童年经历缺乏情感和温暖,因而没有形成适当的自尊心或成熟的情感,多数也曾遭受各种类型虐待。由于缺乏早期的爱心环境,有虐待行为的父母可能希望从孩子身上获得他们从未得到过的无尽的和无条件的情感和支持。结果,他们对孩子能够向他们提供的安慰抱有不切实际的期待;他们容易受挫并对冲动控制不佳,也不能给予他们自己从未体验过的爱。父母药物滥用和酗酒可以促发他们对孩子产生冲动和失控行为。父母精神疾病也会增加虐待的风险。

易激惹、要求过多或活动过度的儿童以及精神发育和身体有障碍的残疾的儿童,通常比一个正常发育的儿童更依赖父母,也就更加容易使父母发脾气。有时,父母与子女之间无法发展强烈的情感纽带。对于早产儿或生病的婴儿,在婴儿早期即与父母分开,或是无血缘关系的儿童(如继子女),这些儿童由于缺乏同父母的亲密关系,通常受虐待的危险增加。

环境压力可能促使虐待发生,尤其是没有亲戚、朋友、邻居或同伴的情感支持。

躯体虐待、情感虐待和漠视常与贫穷和社会经济地位低下有关。然而，所有类型虐待包括性虐待可以发生在各种社会经济地位的人群中。当儿童有几个看护者或看护者有几个性伴侣时，发生性虐待的风险增高。

漠视 忽视通常是多种因素联合作用的结果，例如较差的养育，应付压力的技巧，不予支持家庭系统，紧张的生活情况等。常发生于父母患有精神障碍（抑郁、双向情感障碍、精神分裂症等），药物滥用和酗酒或智力能力缺陷的贫穷家庭中。单亲家庭中的儿童因家庭收入较低和可用资源较少而具有漠视的风险。

症状及体征

症状和体征取决于虐待和漠视的性质和持续时间。

躯体虐待 皮损是常见的，并且可以包括：
- 因打耳光或抓取和晃动而产生的手印或椭圆形指尖标志
- 出现皮带鞭打所引起的长的、带形瘀斑
- 弹性软绳鞭打导致的窄的弧形瘀伤
- 香烟所引起的多小圆灼伤
- 故意沉浸造成的上肢或下肢或臀部的对称烧伤
- 咬痕
- 因堵嘴而引起的嘴角皮肤增厚或瘢痕
- 拽头发引起的斑片状脱发，头发长短

然而，更常见的是，皮肤检查结果是细微病损（如一个小的挫伤，面部和/或颈部的瘀点）。

骨折 常为躯体虐待的表现，包括肋骨骨折、椎骨骨折、四肢长骨骨折、指骨骨折和干骺端骨折。

中枢神经系统损伤可引起意识混乱或神经定位异常。儿童易受暴力摇晃，可能导致脑损伤、昏迷和僵直而缺少可视的伤痕（除了有时可见视网膜出血）。这些婴儿可能是因颅脑外伤引起昏睡或昏迷，尚缺乏明显的外伤迹象（视网膜出血是常见的例外现象），也可出现非特异性症状，如烦躁和呕吐。胸部或腹部/骨盆区域内各气管的损伤也可能没有明显的体征。

儿童受虐后常害怕、不安和睡眠障碍。他们可能出现抑郁（参见第2397页），创伤后应激反应（参见第2396页），或焦虑（参见第2392页）的症状。产生暴力行为和自杀常有发生。

> **经验与提示**
> - 缺乏肉眼可见的头部损伤并不能除外创伤性颅脑外伤。

性虐待 很多儿童受到性虐待，不愿揭露伤害；也很少愿意展露性虐待的身体体征。如果性虐待被揭示，那么通常是滞后的，有时是数天至数年。有些儿童可能会出现意外的或极端的行为。由于孩子可能会恐惧或失眠，因而可能会出现好斗或畏缩的表现。有些受虐儿童在性方面的行为表现与其年龄不相称。

与性浸没有关的性虐待体征 可能包括：
- 行走或坐困难
- 生殖器、肛门或口腔周围瘀伤或裂伤
- 阴道分泌物，出血，或皮肤瘙痒

其他症状包括性传播感染，怀孕。虐待后数天之内，生殖器、肛门或口腔周围的检查时是正常的，或是发现已愈合的病损或轻微改变。

情感虐待 在婴儿，情感虐待可表现情感表达迟钝和对外界环境缺乏兴趣。情感虐待常导致生长发育障碍，常被误诊为智力障碍和身体疾病。父母对婴儿没有足够的刺激和交流是社交和言语技能发育落后的常见原因。受虐儿童可能有不安全感、焦虑、多疑、人际关系浅浮、刻意取悦成人。被冷落的孩子可能缺乏自尊受到威胁或恐吓的孩子可能胆小、退缩。情感对儿童的影响通常在学龄期变得比较明显，表现为较难与老师和同伴的相处产生。经常可见将儿童换一个环境后，情感作用才受关注，不良行为得到改正。受虐儿童可能犯罪和滥用酒精和药物。

漠视 营养不足、疲劳、卫生差、缺乏合适的服装、营养不良（参见第2206页）、疲乏、卫生状况差、衣着不当及生长障碍。可能出现生长发育障碍或因饥饿或暴露于极端温度或极端天气而死亡。漠视包括不充足的监管，造成可预防性疾病或损伤。

诊断

- 高度怀疑指数（如与生理检查结果，或不典型损伤模式不匹配的病史）
- 支持性，开放式的质疑
- 有时影像及化验
- 向当局报告作进一步调查

本手册中多处探讨了伤情评估和营养状况评价。对儿童虐待的诊断还是有一定的困难，但对可疑案例需高度警惕。由于社会偏差，在中等收入、双亲看护的家庭中发生儿童虐待的概率更低；不论家庭构成或社会经济地位如何，均有可能发生儿童虐待。

有时直接提问可以得出答案。一些受虐儿童能表述受虐事件和施虐者，但一部分尤其是受到性虐待的儿童被强逼保守秘密、受威胁或精神创伤太深以至不愿讲述受虐事件

（甚至是当问及时拒绝承认受性虐待）。包括事件的经过的病史应该在轻松的环境中，从儿童和他们的照顾者获取。对于这些病例，开放式的问题（如"能告诉我发生什么了？"）是非常重要的，这是因为是或不是的问题（如"你父亲这样做吗？"，"他触摸你这儿吗？"）在年幼儿中常容易的得到不真实的病史。

体检包括尽可能的观察儿童与看护者之间的互动。记录病史和体格检查尽可能详尽和准确，包括确切的受伤史和照片。

通常情况下，它是不明的虐待是否发生后的最初评价。在这种情况下，涉嫌滥用强制报告要求允许有关当局和社会机构，调查，如果证实滥用他们的评价，可以做适当的法律和社会干预。

躯体虐待 病史和体格检查可以提供一个明确的虐待诊断。

病史中提示虐待的表现有：
- 父母不愿提供儿童受伤的病史
- 病史与伤情和外伤（如腿部背侧擦伤与坠落有关）的愈合阶段明显不符（将旧伤讲成新伤）
- 基于信息来源或随着时间过去，病史不尽相同
- 外伤病史与儿童的发育能力不符（如婴儿太小以至于不能翻身，从床上翻下；或婴儿太小以至于不能爬，从楼梯上跌倒损伤）
- 父母的反应与外伤的严重程度不符，表现为过度关注或忽视
- 孩子受伤后寻求救护滞后

主要提示虐待的体检发现为：
- 非典型性创伤
- 伤情与所述病史不一致

儿童正常常见坠落外伤典型而固定，主要在前额、颏部或嘴、四肢伸面，特别是肘、膝、前臂和小腿。背部、臀部和四肢屈面的挫伤在坠落伤非常少见。除了锁骨骨折、胫骨骨折（toddler）和Colles骨折外，其他骨折在玩耍和下楼时跌落中少见。骨折不是虐待特有的体征，但是典型的干骺端骨折、肋骨骨折（尤其是后肋和第一肋）、轻微外伤后的凹陷性多发性颅骨骨折、肩胛骨骨折、胸骨骨折和脊柱棘突骨折应高度怀疑有虐待。

当婴儿还不会走路时并有严重的损伤考虑躯体虐待。小婴儿面部有轻微伤时也应需进一步检查。小婴儿尽管可能是严重的脑损伤，也可表现正常。每个嗜睡孩子需进行损害性脑损伤的鉴别诊断。在体检中具有重要诊断性参考价值的还有：不同愈合或发展阶段的多发性损伤；一些特殊原因造成的皮肤特异性损害（参见第2478页）；反复发生的伤害。这些都提示可能存在虐待或缺乏监护。

对于年龄<1岁，且可疑受虐的儿童，建议进行广泛的眼球检查和神经成像。85%~90%的虐待头部创伤的病例发生视网膜出血，<10%的病例意外的头部外伤发生此类出血。常因分娩所致，持续至多四周。当意外创伤导致视网膜出血，机制通常是显而易见的，并且危及生命（如重大车祸），出血通常数量很少，而且只限于后极部。

当<3岁（先前推荐为2岁）儿童疑及有躯体虐待时需给以骨骼方面的检查，以证实有无陈旧性骨折（各个时期的骨愈合的情况或长骨的骨膜下抬高）。检查有时对3~5岁的孩子非常有用，但>5岁的孩子检查意义不大。该标准包括调查的形象：
- 附肢骨骼：肱骨，前臂，手，股骨，小腿和脚
- 中轴骨骼：胸部（包括倾斜视图），骨盆，腰骶椎，颈椎，颅骨

其他躯体疾病引起的骨折包括成骨不全（参见第2269页）和先天性梅毒（参见第2420页）。

性虐待 性传播感染发生于<12岁儿童时，应该想到性虐待的可能。当孩子受到性侵犯时，行为改变可能是初期唯一的诊断线索（不安、害怕和失眠症）。如果疑有性虐待则需检查口周、肛门和外阴部进一步查找伤害的证据。如考虑虐待发生在近期（≤96小时），则应按照法律标准程序应用合适的工具收集法律证据（参见第2478页）。一个带照相机的放大光源的检查，如有特殊装备的阴道镜检查，有助检查者获取法律证据。

情感虐待和漠视 评估一般表现和行为来决定儿童是否发育不正常。老师和社会工作者常首先觉察有漠视。医生可能意识到某些错过看病预约和疫苗接种。威胁生命的、慢性疾病的漠视（如反应性气道功能障碍或糖尿病）可能导致急诊就诊率升高，但对推荐治疗的依从性不佳。

治疗
- 创伤治疗
- 安全计划的创建
- 家庭辅导及支持
- 有时离开家里

治疗首先保证急诊医疗需要（包括：可能的性传播感染）和儿童播的即刻的人身安全。应该考虑转诊到虐童儿科专家。对有虐待和漠视的家庭，应提供帮助而不是惩罚。

即刻的安全 根据法律规定，医生和其他与儿童有接触的专业人员（包括护士、老师、看护人员和警察）经授权，可上报的可疑虐待和漠视（参见 US Dept of Health and Human Services, Mandated Reporting）。每个国家均有自己的法律保护儿童。鼓励而非规定大众上报可疑的虐待。根据合理理由按实际上报的任何人均可免罪和免责。而法定报告者如果不能上报虐待事实可能会被定罪和追究责任。上报虐待行为给儿童保护组织和或其他儿童保护协会。在大多数情况下，健康专家需要（但不是必须）告诉父母，根据法律报告，需要联系他们、面谈甚至可能要家访。有时，保健人员在警察和其他协助人员未到来之前不要将信息告诉父母或看护人，以免父母加重对孩子和/或他们自己的伤害的危险。尽可能延迟告知父母和监护人，以保障儿童的人身安全。

儿童保护机构和社会工作者的代表，可以帮助医生确定后续伤害的可能性，从而确定最佳的即时处置的孩子。选项包括：
- 保护性住院治疗
- 放置在亲戚家或在临时房屋（有时全家搬出施暴的配偶的家）
- 临时寄养
- 返回家中，立即有社会服务跟进及医疗随访

医生起着重要的作用，与社区机构合作，倡导孩子的最好的和最安全的配置。在美国，通常会要求医疗保健专业人士经常撰写一份影响声明，这封信通常需要寄送给一名儿童保护服务部门的工作人员（能够引起司法系统的重视），描述有关可疑儿童虐待的情由。信中应该包含的病史和体检结果的明确的解释（外行的角度），以及有关孩子被虐待的可能性的意见。

随访 基本的医疗关注非常必要。但是，有虐待和

漠视儿童的家庭经常会搬家,给连续监护带来困难。毁约很常见;需由社会工作者和/或公共健康护士对父母进行联系和家访是有帮助的。当地的儿童保护中心能帮助社区机构、卫生保健工作者和法律系统工作,一起作为多学科小组,以一种更协调、对儿童友好和高效的形式工作。

充分了解父母的背景资料以及先前与各种社会服务机构接触的情况和看护人的需要是诊断的必要手段。如果工作顺利,社会工作咨询者可能提供很有价值的情况,并可帮助作好与父母会谈和家庭咨询的工作。社会工作者可以帮助看护人获得社会帮助、儿童护理和暂息帮助(以减轻看护人的压力)。他们还可以帮助看护人协调精神卫生服务。周期的持续的社会工作联系通常是必要的。

父母帮助计划组织雇用一些培训的非专业人员支持虐待和漠视孩子的父母并提供合适的子女教养的例子,在一些社区已有效工作。其他也有一些父母支持小组也颇有建树。

性侵犯可能会对儿童的发育和未来的性生活产生长久的心理影响,尤其对年长儿童和十几岁的少年。对有关儿童和成人进行心理咨询和心理治疗可以减轻这种影响。身体虐待,尤其是显著头部外伤,也可能产生长期持久的影响。如果医生或护理人员担心孩子有残疾或发育迟缓,他们可能会要求从他们的国家的早期干预系统的评估(参见National Dissemination Center for Children with Disabilities),这是评估和治疗疑似残疾或发育迟缓儿童的程序。

暂时离开家庭 虽然有时候会在情况评估和确信有安全保障前紧急让儿童暂时离开家庭,儿童保护组织的最终目的是保护儿童生活在一个安全、健康的家庭环境中。通常情况下,家庭能够获得服务以恢复该护理人员的资格,让被遗弃的儿童可能与他们的家人重新团聚。如果上述干预不能达致目的,可以考虑让孩子长期离开家庭并可能终止父母的权力。搬离家庭需向法院提出申请,与相关福利部门的合法协商后决定。州与州之间的程序有所不同,但通常要有一个内科医生作证。当法庭决定让孩子离开家庭时,需要制订一个安排计划,包括儿童的临时安置,如寄养家庭。当孩子在暂时的居住所时,如果可能的话,家庭医生或儿童专科医疗团队应与孩子的父母保持联系,确保尽所有最大的努力帮助他们。有些时候,儿童在看护时再次受到虐待。医生应警惕这种可能。当家庭气氛有所改善时,孩子可以重新回到最初看护人的照料之下。然而,虐待的再发生很普遍。

预防

应通过教育父母,看护人和儿童,以及危险因素识别,使得预防儿童虐待成为正常儿童每次随访时的一部分。安排合适的社区服务机构了解识别那些高危家庭。

父母曾犯虐待儿童罪的,那么虐待自己孩子的风险就增加。这些父母常在言语中流露出对受虐待经历的焦虑,故有义务对他们给予帮助。第一次做父母或少年母亲和有几个<5岁孩子的父母,都是虐待儿童的高危人群。通常,母亲施虐的高危因素在产前就能发现(如母亲产前没有进行产前保健、吸烟、滥用毒品或有家庭暴力史)。妊娠期,分娩时或婴儿早期的疾病会影响父母和/或孩子的健康,并削弱亲子情结(参见第2211页)。在这种情况下,重要的是指出父母对自己和婴儿的幸福的感受。他们如何忍受家中有需要过多照顾或是多病的婴儿?父母亲是否能互相给予道义和躯体上的支持?在需要的时候是否有亲戚或朋友来帮助?在这种情况下,社会工作者应注意线索并提供帮助,能够对家庭产生巨大影响,并且可能预防儿童虐待。

女性生殖器毁损

女性生殖器毁损在部分非洲国家常规施行,尤其是北非和中部非洲,已经形成一种根深蒂固的文化。在中东的某些地区也是这么做的。据报道,这样做的原因是经历性生活愉悦的妇女被认为是不可控制的,需要回避,不能结婚。

经历生殖器毁损的女孩的平均年龄为7岁,毁损在没有麻醉的情况下进行。主要有四种类型被世界卫生组织定义的女性生殖器切割:

- Ⅰ型:阴蒂切除术——部分或全部切除阴蒂,在非常罕见的情况下,只有阴蒂周围的皮肤褶皱(包皮过长)
- Ⅱ型:切除——部分或全部切除阴蒂和小阴唇,有或没有切除大阴唇
- Ⅲ型:阴部扣锁——通过切除或重新定位阴帝使得阴道开口变窄,以制造密封的效果,除了给月经和排尿留下一个小的开口
- Ⅳ型:其他——所有其他对女性生殖器的出于非医疗用途而做的所有有害操作[如刺穿,雕刻(切割),刮和烧灼生殖器区域等]

阴部扣锁后,双腿捆绑数周。按照惯例,锁阴女性在婚礼当晚再给以切开。

生殖器毁损的并发症包括:手术或术后出血、感染(包括破伤风)。为阴部扣锁的女性,有可能发生复发性和/或妇科感染和结疤。女性生殖器切割后怀孕,可能在分娩过程中有显著出血。心理上的后遗症可以很严重。

女性生殖器毁损由于宗教领袖的影响可能正在减少,他们声称反对这种惯例,一些社会团体中也在展开反对活动。

326. 围生期生理

围生期生理

从宫内到出生后的转变，新生儿经历了一系列生理和功能上的变化。参见第 2203 页。

胆红素代谢 网状内皮细胞清除循环中衰老或破坏的红细胞，然后转变成胆红素（1g 血红蛋白产生 35mg 胆红素）。这些胆红素通过循环转送到肝脏，并转移至肝细胞内。葡萄糖醛酸转移酶使胆红素与尿核苷二磷酸葡萄糖醛酸（UDPGA）结合形成胆红素双葡萄糖醛酸酯（结合胆红素），主动分泌进入胆道。胆红素双葡萄糖醛酸酯进入胃肠道的胎粪中，但不能排出体外，这是因为胎儿不能正常排出大便。存在于胎儿小肠上皮细胞刷状缘的 β-葡萄糖醛酸酶释放进入肠腔，使胆红素葡萄糖醛酸酯重新分解；游离（非结合）胆红素从小肠肠腔内被重吸收，并重新进入胎儿循环。胎儿胆红素从血液循环中清除是通过胎盘顺浓度梯度差转送至母亲血液循环。然后经母亲的肝脏结合和清除的。

出生时，胎盘断开连接，新生儿的肝脏必须有效地摄取、结合并将胆红素分泌入胆道，使之能随新生儿的大便而排出体外。然而，新生儿缺乏适合的使胆红素在肠道中氧化成尿胆素原的肠道菌群，结果使未经改变的胆红素分泌进入大便，并使之显示出一种典型的亮黄颜色。新生儿的胃肠道（类似于胎儿）含有 β-葡萄糖醛酸酶，使部分胆红素重新分解。喂养产生的胃结肠反射，能使胆红素在被重新分解和重吸收之前通过大便排出。但是对于许多新生儿，未结合胆红素可被重吸收，并从肠道重新进入循环（胆红素的肠肝循环），这与生理性高胆红素血症和黄疸有关（参见第 2403 页）。

心血管功能 胎儿循环通过开放的动脉导管（连通肺动脉和主动脉）和卵圆孔（连通左、右心房）形成右向左分流。肺动脉的阻力高和体循环（包括胎盘）的阻力相对低，这样就产生了分流。90%～95% 的右心排出量绕过肺循环而直接进入体循环中。胎儿体循环的低动脉血氧分压（约 25mmHg）与局部产生的前列腺素一起使胎儿动脉导管处于扩张状态。两心房间的压力差使卵圆孔膜帘保持开放：从肺回到左心房的血液很少，左心房压力在胎儿期很低；同时由于大量血液从胎盘回到右心房，因此右心房压力较高。

出生后在最初的几次呼吸后，循环系统发生了显著的改变，其结果是使肺血流量增加和卵圆孔功能性关闭。肺动脉阻力下降，实际上是由氧分压升高和二氧化碳分压下降，使肺膨胀引起的肺血管扩张。肋骨和胸壁的弹性可降低肺泡表面张力，进一步增加了通过肺毛细血管的血流量。从肺部回流的静脉血流增加，会提高左房压力，这样就会降低左房和右房之间的压力差；这种影响有助于卵圆孔功能性闭合。

当肺循环血流建立以后，肺的静脉回流量增加，左心房压力升高。空气吸入使氧分压增加，导致脐动脉收缩。胎盘血流量减少或停止，回到右心房的血流量减少。因此，右心房压力减小，而左心房压力的增大；其结果是两个胎儿时期房间隔的孔洞（第一隔膜和第二隔膜）推挤到一处，通过卵圆孔的血流终止。在大多数人来说，这两个隔膜会最终融合，卵圆孔不再存在。

出生后不久，体循环阻力就高于肺循环，与胎儿期的情况正相反。因此通过动脉导管的血流方向逆反，产生了左向右的分流（称为过渡性循环）。这种状况从出生的瞬间（此时肺血流增加，同时卵圆孔发生功能性关闭）一直持续到生后 24～72 小时动脉导管收缩为止。从主动脉进入动脉导管及其滋养血管的血流氧分压很高，与前列腺素代谢的改变一起导致动脉导管的收缩和关闭。一旦动脉导管关闭，则成人型血液循环建立。两个心室有规律地搏动，肺循环和体循环之间不再有大的分流。

出生后头几天，若有新生儿窘迫发生，可再回复到胎儿型循环。窒息时的低氧血症和高二氧化碳血症引起肺动脉收缩和动脉导管扩张，使以上描述的过程逆转，通过开放的动脉导管或（和）重新开放的卵圆孔，再次出现右向左的分流。结果使新生儿产生严重的低氧血症，这种情况称为持续性肺动脉高压（参见新生儿持续性肺动脉高压第 2512 页）或持续胎儿循环（虽然没有脐循环）。治疗的目标是消除产生肺血管收缩的因素。

内分泌功能 胎儿完全依赖母体通过胎盘供应葡萄糖，其本身不能生成葡萄糖。在怀孕早期胎儿就开始建立肝糖原的储备，大多数的糖原是在妊娠的最后一个半月累积的。切断脐带后，新生儿的葡萄糖供应停止，同时，新生儿血液中的肾上腺素、去甲肾上腺素和高血糖素水平上升，而胰岛素水平下降。这些变化刺激葡萄糖异生和肝糖原的分解代谢。健康的足月儿，出生后 30～90 分钟血糖达到最低值，这之后，新生儿通常都能维持正常的血糖平衡。下列高危婴儿容易发生新生儿低血糖症：糖原储备低的婴儿（小于胎龄儿和早产儿）、糖分解代谢上升的患病严重的婴儿、糖尿病母亲的婴儿（继发于暂时性的胎儿高胰岛素血症）。

造血功能 胎儿红细胞的生成只由肝脏合成的红细胞生成素控制，母体的红细胞生成素不能通过胎盘。55%～90% 的胎儿红细胞含有胎儿血红蛋白，胎儿血红蛋白对氧有高度的亲和力。其结果是通过胎盘维持了较高的氧浓度梯度,使大量的氧从母亲转移到胎儿循环中。出生后,由于胎儿血红蛋白不容易向组织释放氧,对氧的高亲和力用处不大,如果同时有严重的肺或心脏疾病伴发低氧血症时,反而不利。在出生前就已开始从胎儿血红蛋白向成人血红蛋白的过渡。分娩时,合成红细胞的器官从肝脏变为更为敏感的肾脏管周细胞,其机制未明。正常新生儿出生时 PaO_2 从胎儿时的 25~30mmHg 急骤升高至 90~95mmHg,引起血清红细胞生成素降低,导致出生时红细胞生成停止,这一过程持续 6~8 周,引起生理性贫血和早产儿贫血(参见第 2514 页)。

免疫功能 足月儿的大多数免疫机制功能是较低的,早产儿更低。与成人相比,所有新生儿和小婴儿免疫相对低下,受感染的危险性很大。早产、母亲疾病、新生儿窘迫及药物(如免疫抑制剂和抗癫痫药物)等,更增加了感染的危险性。新生儿免疫反应降低,可用于解释新生儿感染时常常无发热或缺乏局部的典型临床症状(如脑膜刺激征)。

在胎儿期,吞噬细胞最早可见于卵黄囊发育期,是产生抵抗细菌和真菌感染的炎症反应所必需的。粒细胞和单核细胞分别在妊娠第 2 和第 4 个月即能分辨。它们的功能随胎龄而增强,但直到足月时仍然很低。

出生时,中性粒细胞的超微结构正常,但大多数新生儿的中性粒细胞和单核细胞的趋化性低,这是因为细胞本身的移动能力和黏附于表面的能力异常。这些功能性的缺乏在早产儿更为明显。

约在妊娠第 14 周,胸腺有功能,造血干细胞产生淋巴细胞,在胸腺中累积并进一步发育。同时,T 细胞也出现于胎儿肝脏和脾脏中,提示在这一年龄段,继发性外周淋巴器官中已经有成熟的 T 细胞形成。在胎儿期和生后早期胸腺发育最活跃。在宫内胸腺生长迅速,所以在正常新生儿的胸部 X 线片上很容易发现胸腺,10 岁时胸腺的大小达到顶峰,然后在数年中逐渐退化。

在妊娠中期第二个三个月期间,胎儿循环中的 T 细胞数逐渐增加,并且在妊娠 30~32 周时接近正常水平。出生时,新生儿 T 淋巴细胞相对成人较多。但其功能较成人 T 细胞低。例如,新生儿 T 细胞不能对抗原做出足够的反应,不能生成细胞因子。

妊娠第 12 周,胎儿的骨髓、血液、肝脏和脾脏中已发现有 B 细胞存在。妊娠第 20 周时,可测得微量 IgM 和 IgG;妊娠第 30 周时,又可测得微量 IgA。由于正常条件下胎儿处于无抗原的环境中,在宫内仅有少量免疫球蛋白(主要是 IgM)产生。因此脐血 IgM 值升高提示宫内存在抗原,常为先天性感染所致。几乎所有的 IgG 都是通过胎盘从母体处获得的。妊娠 22 周后,胎盘转运 IgG 增加,足月婴儿 IgG 水平相当于或高于母体水平。早产儿出生时其 IgG 水平随胎龄而相应降低。

母体免疫的被动转移,如经胎盘转输的 IgG 抗体和分泌型 IgA 以及母乳中的免疫因子(如 IgG、分泌型 IgA、白细胞、补体蛋白、溶菌酶、乳铁蛋白)有助于弥补新生儿免疫系统的不成熟,并使新生儿获得许多应对细菌和病毒感染的免疫力。母乳中含有许多保护性免疫因子,通过黏膜相关淋巴组织分布于胃肠道和上呼吸道表面,有助于降低呼吸道和肠道病原体侵入黏膜的可能性。

随着时间的推移,被动免疫开始减弱,在婴儿出生后 3~6 个月达到最低值。但早产儿在出生后 6 个月,可能有较明显的低丙种球蛋白血症。1 岁时 IgG 水平达到成人平均水平的 60% 左右。IgA、IgM、IgD 和 IgE 都不能通过胎盘,只在出生时能检测到微量,在儿童期缓慢上升。IgG、IgM、IgA 在大约 10 岁时达到成人水平。

肺功能 胎肺发育的进展,通过器官发生和分化阶段。相当成熟的肺泡 II 型肺泡表面活性剂-在第 25 周产生,妊娠期间继续成熟。胎儿肺不断产生液体,这是一种来自肺毛细血管的分泌物,加上由 II 型肺泡上皮细胞分泌的一些肺表面活性物质。为了使出生后进行正常气体交换,必须通过分娩时挤压胸腔和肺表面的细胞吸收液体,通过上皮细胞钠通道激活,迅速清除肺泡和肺间质中的液体。新生儿暂时性呼吸窘迫(参见第 2506 页)可能是由于该清除过程延迟而引起的。

分娩时,肋骨的弹性回缩力将空气吸入肺支气管树,在肺泡形成了气液交界面。婴儿第一次呼吸时,肺表面活性物质分泌进入这一液体层。肺表面活性物质是包括磷脂蛋白(磷脂酰胆碱、磷脂酰甘油、磷脂酰肌醇)、中性脂肪和 4 种表面活性蛋白的复合物,大量贮存于 II 型肺泡上皮细胞的板层包含体内,可以减少肺表面张力,缺乏就会引起肺膨胀不全并增加呼吸负荷加重。表面活性物质在小肺泡中比大肺泡中更能有效发挥作用,因此可对抗小肺泡塌陷成大肺泡的正常趋势(Laplace 定律表明,在弹性胸腔中,随着体积的增加压力降低)。

对一些新生儿,可能不能产生足够肺表面活性物质以预防弥漫性的肺膨胀不全,常出现呼吸窘迫综合征(参见第 2506 页)。通过分娩前增加给予母亲糖皮质激素,早产儿可以产生新生儿表面活性物质。糖尿病,新生儿胎粪吸入和新生儿败血症可能降低肺表面活性剂的产生及其功能。

肾功能 出生时,肾功能通常是低下的,尤其是早产儿。肾小球滤过率在妊娠期间逐渐增加,尤其是在妊娠后期的三个月。在生后最初的数月,肾小球滤过率快速增加;但是,肾小球滤过率、尿素清除率和肾小管最大清除率直到 1~2 岁时就已达到成人水平。

327. 围生期问题

出生的过程中新生儿生理上发生巨大的变化,有时在宫内正常的胎儿出生时也可能出现问题。鉴于这个缘故,在分娩过程中,应有具备新生儿复苏技能的人员在场。

胎龄(参见第 2197 页)和生长参数(参见第 2197 页)帮助确定新生儿病变的风险。

胎龄

孕龄和生长参数(参见第 2197 页)帮助确定新生儿病变的风险。孕龄(月经年龄,月经后年龄)是自女性最后一次月经周期开始所经过的时间;它通常以周为单位计数。因为它不是基于受精的时刻,受精时刻难以明确(除了体外受精时),所以胎龄并不是胎儿的实际年龄。胎龄是器官成熟的主要决定因素。

评估胎龄的最佳方法是产前超声检查和月经史。临床医生在新生儿体格检查时估算胎龄(参见第 2197 页),所采用的是新的巴拉德评分(图 288-1)。Ballard 评分基于新生儿的身体和神经肌肉成熟度,可以在出生后 4 日内使用(实际上,Ballard 评分通常在前 24 小时使用)。神经肌肉组分随时间更一致,因为物理组分在出生后迅速成熟。然而,神经肌肉组分可能受到疾病和药物(如在劳动期间给予硫酸镁)的影响。

基于胎龄,每个新生儿被分类为:
- 早产:<34 周妊娠(参见第 2197 页)
- 晚期早产:34~<37 周(参见第 2197 页)
- 早产:37 周 0/7~38 周 6/7
- 足月:39 周 0/7~40 周 6/7
- 晚:41 周 0/7~41 周 6/7
- 过期产:42 周 0/7 及以后
- 过期产(>42 周)(参见第 2197 页)

新生儿生长参数

(身长,体重,头围)

生长参数与胎龄(参见第 2197 页)有助于确定新生儿病理的风险。生长受遗传和营养因素以及宫内病症的影响。出生时评估的生长参数有助于预测随后的生长和发展以及疾病的风险。参数是长度,体重和头围。

通过体重和胎龄曲线图(图 327-1 和图 327-2),新生儿可以分为小于胎龄儿、适于胎龄儿和大于胎龄儿。
- 小于孕龄:<第 10 百分位数(参见第 2197 页)
- 适合胎龄:第 10~第 90 百分位
- 大于胎龄儿:>第 90 百分位数(参见第 2197 页)

Fenton 生长曲线图(图 327-1 和图 327-2)提供了对所有三个参数的生长和孕龄的更精确的评估。

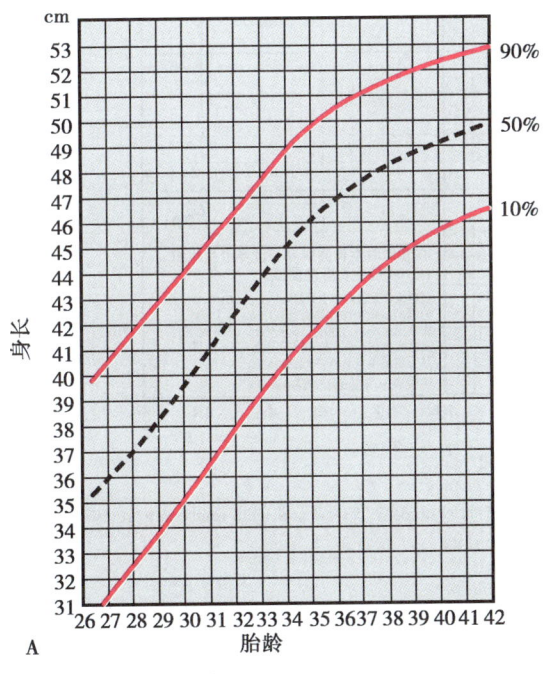

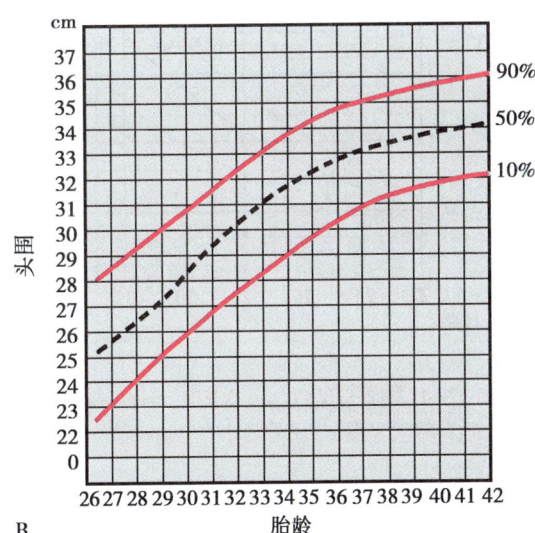

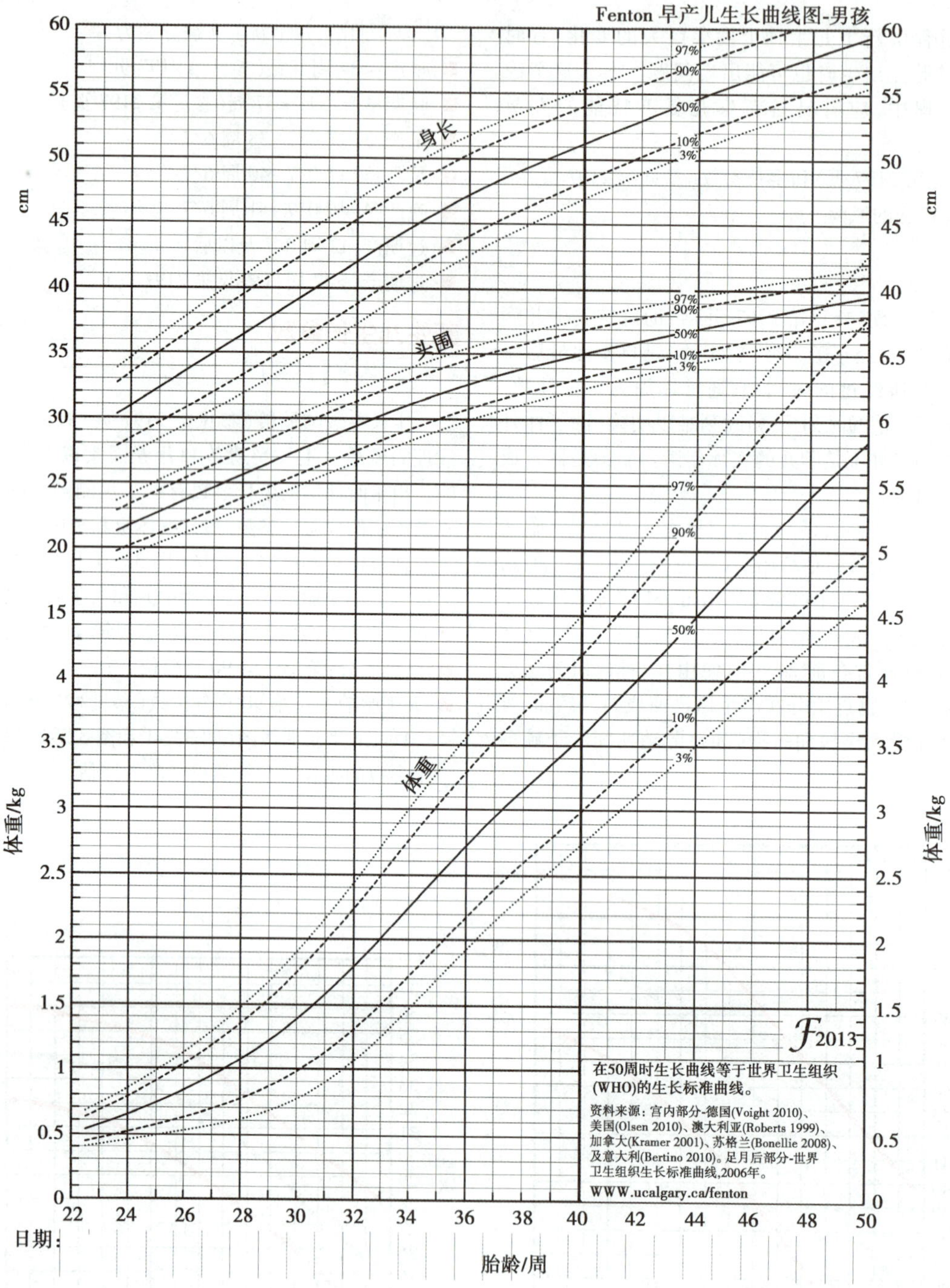

图 327-1 早产男婴 Fenton 生长图 [经许可摘自 Fenton T, Kim J: A systematic review and meta-analysis to revise the Fenton growth chart for preterm infants[J]. BMC Pediatrics, 2013, 13:59]

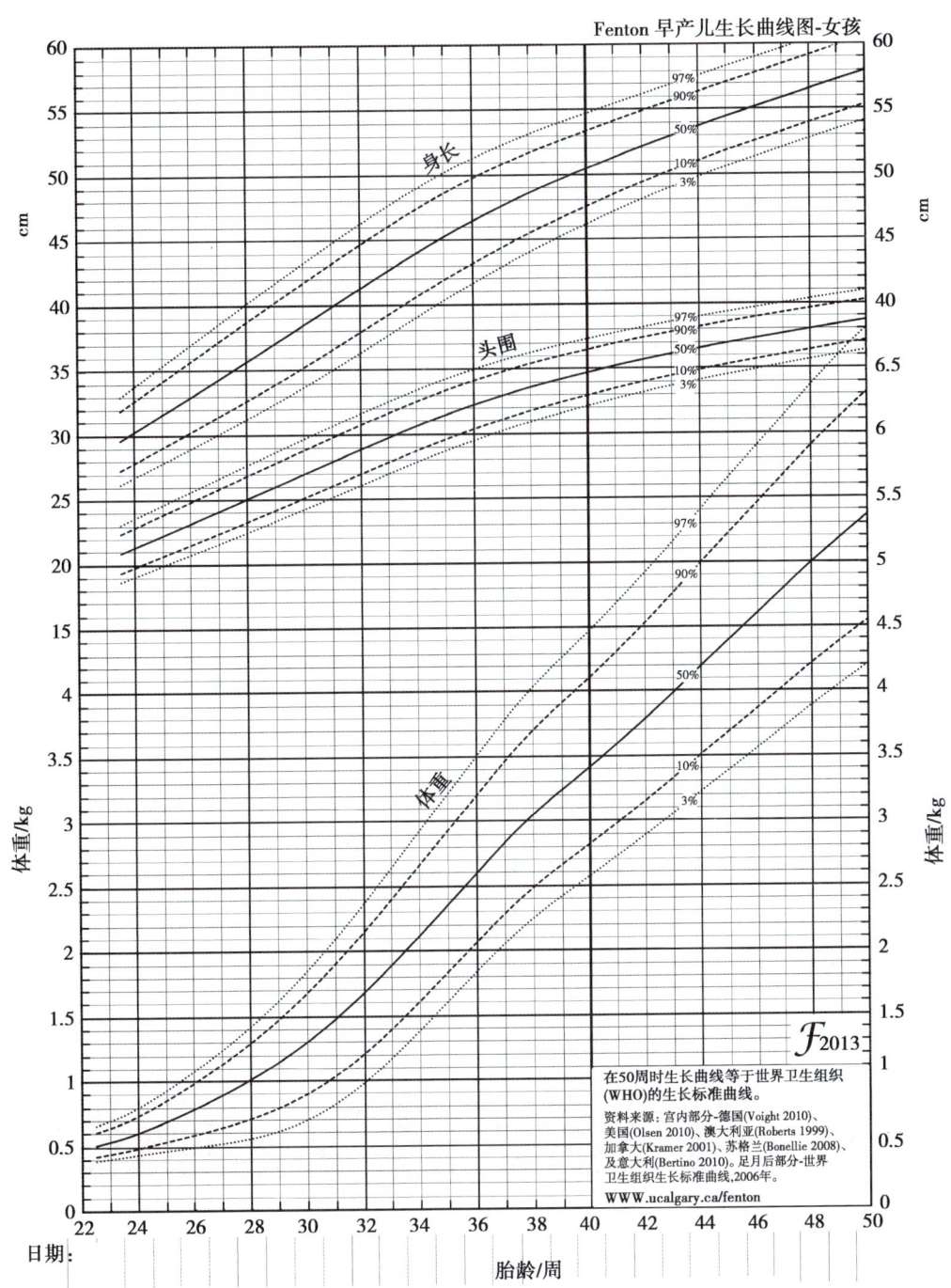

图 327-2 早产女婴 Fenton 生长图 [经许可摘自 Fenton T, Kim J: A systematic review and meta-analysis to revise the Fenton growth chart for preterm infants [J]. BMC Pediatrics, 2013, 13:59]

新生儿复苏

大约10%的新生儿分娩过程中需要呼吸辅助。只有不到1%需要广泛的复苏。原因有许多(表327-1),但大多数与窒息和呼吸抑制有关。出生体重<1 500g 的新生儿,其发生率明显上升。

评估 该 Apgar 评分(表327-2)在出生时用于评估新生儿的状况和需要复苏的可能性;它最初并非旨在确定长期神经学预后。Apgar 评分给5个新生儿健康指标(皮肤颜色、心率、弹足底或插鼻管反应、肌紧张、呼吸,表288-1)各分配了0~2分。评分依据是生理成熟度、母亲围生期的治疗情况以及胎儿的心肺和神经系统状况。生后5分钟评分7~10分为正常,4~6分为中,0~3分为低。低 Apgar 评分不仅是产后窒息的征象,也与是否发生长期的神经功能障碍有关。持续低 Apgar 评分(5分钟0~3)与新生儿死亡率增加相关。

窒息最早的体征是发绀,接着是新生儿的呼吸抑制、肌肉张力减低、反射性反应差和心率减慢。有效的复苏可以提高心率,改善反射性反应、皮肤颜色、呼吸和肌肉张力等状况。胎儿宫内窘迫、产后>5分钟 Apgar 评分0~3分、脐带动脉血气 pH<7、持续的神经系统症状包括低张力、昏迷、惊厥以及多器官功能异常均反映存在缺血缺氧性脑病。缺氧缺血性脑病的严重程度和预后可以用 Sarnat 分级结合脑电图、神经放射影像学、脑干听觉和皮质诱发电位等检查来进行评价。

复苏 所有新生儿的初步措施包括提供温暖,干燥和刺激呼吸(如轻拂脚底,摩擦背部)。如果自主呼吸存在明显阻塞,则使用球管抽吸或抽吸导管清除气道。吸引没有证明对没有明显阻塞的婴儿有益,即使羊水被胎粪染色(在这样的婴儿中先前推荐抽吸)。如果需要深度抽吸,必须使用适当尺寸的导管,以及压力不超过100mmHg(136cmH$_2$O)。没有适当呼吸和心率反应的婴儿可能需要正压通气(PPV),氧治疗,和较不常见的胸部按压。

表 327-1 可能需要复苏的新生儿问题

问题	可能的病因
呼吸衰竭	
产前机制	糖尿病
	宫内发育迟缓
	妊娠毒血症
	肾血管性高血压
产时窒息	脐带压迫
	脐带脱垂
	胎儿缺血
	孕妇低血压
	前置胎盘
	胎盘早剥
	子宫痉挛
中枢神经系统抑制	先天性脑干异常
	脑出血
	脊髓损伤
药物	止痛药或催眠药
	麻醉剂
	Mg
	阿片类药物,孕妇药物滥用
肺扩张不能	
气道阻塞	血液
	胎粪
	黏液
早产(呼吸窘迫综合征)	—
呼吸道畸形	发育不全
	膈疝
	发育不良
	狭窄或闭锁

表 327-2 Apgar 评分

标准	记符	评分 0	评分 1	评分 2
皮肤颜色	外观	青紫或苍白	身体粉红,四肢青紫	全身粉红
心率	Pulse	缺失	<100次/分	>100次/分
对导管插鼻/触觉刺激的反射性反应	怪相	无	怪相	打喷嚏,咳嗽
肌张力	活性	松弛	四肢略屈曲	四肢能活动
呼吸	呼吸	缺失	不规律,慢	正常,哭吵

*5分 Apgar 评分7~10分为正常,4~6分为中,0~3分为低。

在产房中,给新生儿迅速擦干并拿开湿毛巾后,最好将其放在预热好的、有顶罩的暖箱中。颈部被支撑在中间位置(嗅探位置)以保持开放的气道。

如果自主呼吸不存在,婴儿喘气,或心率<100次/分,通过面罩或有时喉罩气道或气管内管辅助PPV呼吸。注意,有凹陷,凸出(肩胛)腹部的婴儿可能有先天性膈疝,在这种情况下使用面罩通气可能是危险的;如果这种婴儿需要通气辅助,他们应该进行气管内插管。氧饱和度使用被放置以测量前导饱和度的脉冲血氧计(通常在右手或手腕上)来监测。复苏应与室内空气或混合启动氧空气和滴定实现氧饱和度在目标范围内,在生后最初的10分钟内氧饱和度提升了(表327-3)。氧饱和度使用被放置以测量前导饱和度的脉冲血氧计(通常在右手或手腕上)来监测。特别重要的是,在极度早产和/或极低出生体重的婴儿中保持压力低,其肺部容易被PPV损伤。

表327-3 缺氧缺血性脑病的临床分期

因素	Ⅰ期(轻度)	Ⅱ期(中度)	Ⅲ期(重度)
持续时间	<24h	2~14日	数小时至数星期
意识水平	高度警觉,易激惹	嗜睡	深度木僵或昏迷
肌张力	正常	低张力或轻度四肢无力	肌肉弛缓
腱反射	增高	增高	减弱或消失
肌阵挛	存在	存在	缺失
复杂反射			
吸吮反射	四肢能活动	无力	缺失
拥抱反射	亢进	不完全性	缺失
握持反射	正常至亢进	亢进	缺失
眼头的(玩偶眼)	正常	反应过度	减弱或消失
自主功能			
瞳孔反应	扩大	收缩	不定或固定
呼吸	正常	频率、速率间期各异	不规则
心率	正常或心动过速	减低,<120次/分	心动过缓
癫痫	无	常见(70%)	不常见
脑电图	正常	低电压、周期性或阵发性癫痫样活动	周期性或无电压
死亡风险	<1%	5%	>60%
严重障碍的风险	<1%	20%	>70%

经许可摘自Sarnat HB, Sarnat MS: Neonatal encephalopathy following fetal distress[J]. Archives of Neurology, 1975, 33:696-705。

呼吸窘迫的患儿出现心动过缓(心率<60次/分)是心搏骤停的先兆;新生儿缺氧容易发生心动过缓。如果心动过缓持续>90秒,氧浓度增加至100%,直到恢复。如果心率<60,尽管充足的通气30秒,开始胸部按压使用3∶1压缩:通气率(图327-3)。高级复苏技术包括气管插管、器械大小的选择、药物和剂量以及心肺复苏参数等在心搏骤停一节中已有叙述。

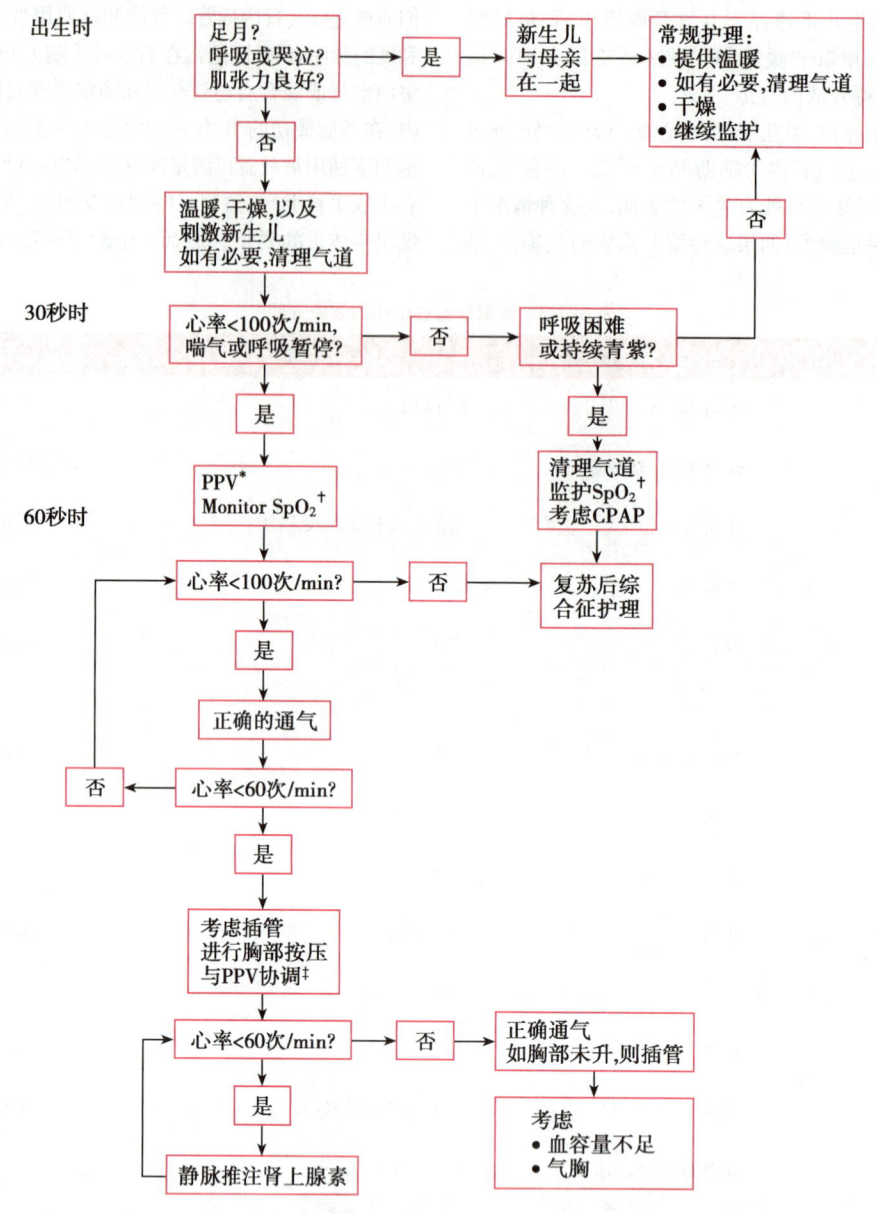

图 327-3　新生儿复苏流程图

* PPV：利用室内空气开始复苏。如果氧饱和度达到预期目标,逐渐增加吸入氧浓度。如果低氧浓度下复苏 90 秒后心率低于 60 次/min,则直接将氧浓度提高到 100% 进行复苏
† 分氧饱和度监测目标
‡ 3∶1 按压∶通气比率,总共 90 次/min 按压和 30 次/min 呼吸。压缩和通风是按顺序传递的,而不是同时传递的。因此,以 120/min 的速率进行 3 次按压,然后在 1/2s 内进行 1 次通气
HR,心率;PPV,正压通气;SPO_2,氧饱和度

经许可摘自 Perlman JM, Wyllie J, Kattwinkel J, et al. American Heart Association guidelines for cardiopulmonary resuscitation and emergency cardiovascular care science, part 15: neonatal resuscitation [J]. Circulation, 2010, 122(supplement 2): S516-38

产伤

生产和分娩的力量有时可造成婴儿身体损伤。由于剖宫产越来越多地取代胎位倒转术、负压吸引或中高位产钳分娩,因此,难产或创伤性分娩而造成新生儿损伤的发生率不断下降。

当母亲骨盆狭小、胎儿为大于胎龄儿(常见于母亲患糖尿病)、臀先露或其他异常先露,特别是初产妇,更有可能发生创伤性分娩。在这样的情况下,分娩和胎儿状况需要严密监测,一旦发现胎儿窘迫,母亲必须侧卧并吸氧。如胎儿窘迫持续存在,应立即施行剖宫产术。

颅外头损伤

头部损伤是最常见的与生育有关的损伤,通常是轻微的,但有时会发生严重的损伤。

头型改变　阴道分娩的新生儿,常见胎头变形,这是由

于胎儿经过产道时，子宫收缩的压力加在胎儿可变形的头颅上。该类型很少引起问题或需要处理。

头皮擦伤 在需要使用器械的输送期间（高达10%的具有真空提取的婴儿），可能发生头皮擦伤和损伤，这通常是表面的和轻微的。

先锋头 先锋头是在头部分娩期间由于劳动期间的压力产生的头皮的呈现部分上的血清流体的外膜下皮下收集。

帽状腱膜下出血 蛛网膜下腔出血是发生在冠状腱膜和骨膜之间的出血。它由更大的创伤引起，其特征是整个头皮上的波动性包块，包括颞区在内，在出生后的最初几个小时内出现。头皮下的这种潜在空间很大，可以有显著的失血和出血性休克。治疗大多是支持治疗。（表327-4）

表327-4 新生儿血氧饱和度目标

分娩之后的时间	导管前* SPO$_2$
1min	60%~65%
2min	65%~70%
3min	70%~75%
4min	75%~80%
5min	80%~85%
≥10min	85%~95%

* 右上肢接收导管前的血供。
SPO$_2$，氧饱和度。

头颅血肿 头颅血肿是骨膜下出血。它可以与帽状腱膜下的出血区分，因为它被严重限制在覆盖单个骨的区域，骨膜附着在骨缝处。头颅血肿通常是单侧血肿和顶骨血肿。在少部分新生儿中，存在潜在骨的线性骨折。血肿通常出现在生后的最初几天，并在数周内消退。不需要治疗，但可能导致贫血或高胆红素血症。血肿偶尔钙化成骨质。

凹陷性颅骨骨折 凹陷性颅骨骨折是不常见的。大多数是由于产钳助产或子宫内骨头突出处的辅助分娩造成的。凹陷性颅骨骨折或其他头部损伤可与硬膜下出血、蛛网膜下腔出血、大脑本身的挫伤或撕裂有关（参见第2497页）。沮丧的头骨骨折导致可触及的（有时可见的）步伐畸形，其必须与头部畸形发生的可触知的升高的骨膜缘相区别。进行CT以确认诊断并排除并发症。可能需要神经外科抬高。

面神经损伤

面神经经常受到损伤。虽然钳子挤压伤是常见的原因，有些损伤是因为在宫内受压所引起的，这与胎儿位置有关（如头部枕在肩部，神经被骶岬或子宫肌瘤压迫）。

面神经损伤常发生在其茎突乳突孔或末梢，并导致面部不对称，特别是在哭泣时。在鉴别哪一侧面部受累时可能会混淆，但受累的面部肌肉不能活动。损伤同样可以发生在同一神经的不同分支上，常累及颌下支。

另外宫内下颌骨受压迫也会导致面部不对称，但是肌肉的神经支配是完整的，两侧面部可以活动。在比较上颌骨和下颌骨的咬合面时应该是平行的，如果不平行则是面部神经真的受损。可导致不对称微笑的先天性异常是单侧降口角肌缺如；这种异常在临床上是微不足道的，但必须区别于面神经损伤。

不需要对周围性面神经损伤或颌下支的不对称进行检查和治疗。一般在生后2~3个月会恢复。

臂丛神经损伤

臂丛神经损伤经常发生在由肩难产，臀位拔出或头部超声引导的头部分娩期间颈部的侧向伸展所引起的。是因为单纯神经牵拉、神经内出血、神经或神经根撕裂、与颈部脊髓损伤有关的神经根撕脱。可能发生一些伴随损伤（锁骨骨折或肱骨骨折、肩关节或颈椎半脱位）。宫内压缩也可能会导致一些情况（彩图327-1）。

损伤包括：
- 上臂丛（C5~C7）：影响肩部和肘部周围的肌肉
- 下臂丛（C8~T1）：主要影响前臂和手的肌肉
- 整个臂丛：影响T1的整个上肢和经常交感神经纤维

神经根损伤的部位和类型则决定预后（彩图327-1）。

Erb麻痹 是最常见的臂丛神经损伤。这是上臂丛（C5到C7）损伤，引起肩膀内翻和内旋，前臂内翻。有时二头肌反射不存在，Moro反射是不对称的。由于膈神经损伤引起的隔膜的侧向麻痹也是常见的（参见第2411页）。治疗通常支持物理治疗和保护定位，其包括通过将臂固定在上腹部来防止肩部过度运动，并且通过每日从第1周开始对受累关节轻轻地进行被动运动范围运动来防止挛缩年龄。

Klumpke麻痹 是罕见的，是较低的丛丛损伤，导致手和手腕的虚弱或麻痹。抓握反射通常不存在，但二头肌反射存在。通常，T1的交感神经纤维涉及引起同侧霍纳综合征（瞳孔缩小，上睑下垂，面部无汗症）。被动运动范围通常是唯一需要的治疗。

已证实Erb麻痹和Klumpke麻痹通常都无感觉缺失，通常恢复很快。但是缺陷可以存在。如果一个显著的缺陷存在超过3个月，需行MRI检查，以确定臂丛、神经根和颈部脊髓损。手术探查和显微外科修复与神经移植的臂丛有时是有帮助的。

整个丛参与 较少见，可导致上肢很少或没有运动，不存在反射，并且通常感觉丧失。同侧霍纳综合征存在于最严重的病例中。同侧锥体征（如运动减少，Babinski征）指示脊髓创伤；应进行MRI。受累肢体随后的发育将受到影响。预后将会较差。治疗手段包括神经外科手术探查。被动运动可防止肌肉萎缩。

膈神经损伤

大多数膈神经损伤（约75%）与臂丛神经损伤有关。损伤通常是单侧的，并由头颈部的牵引损伤引起。

婴儿在受影响的一侧有呼吸窘迫和呼吸音减弱。治疗是支持性的，通常需要持续的气道正压通气或机械通气。约1/3的婴儿在第一个月内自行恢复。不恢复的婴儿可能需要膈肌折叠术。

其他周围神经损伤

其他周围神经损伤(如桡骨、坐骨和闭孔神经)在新生儿较少见,常与生产和分娩无关。常继发于局部损伤(如药物注入坐骨神经或其周围,或覆盖于桡骨上的脂肪坏死)。治疗包括将这些瘫痪肌肉的拮抗肌处于静止位直至恢复。一般不需要神经外科的手术治疗。绝大多数周围神经损伤是可以恢复的。

脊髓损伤

脊髓损伤(参见第 276 页)是罕见的,但可以引起节段破坏,常伴有出血。完全性脊髓横贯性损伤极为少见。损伤常发生在臀位产和脊柱过度纵向牵引以后。它也可以由于硬膜外出血或子宫内胎儿颈部过度伸展("飞行的胎儿")引起的脊髓压迫引起。损伤常发生在低位颈段(C5~C7)。当损伤发生在高位时,因呼吸中枢完全受累而致命。有时在分娩时可听到喀喇声和喀嚓声。

损伤初期脊髓休克时,伴有损伤部位以下肌肉的弛缓。通常情况下在损伤部位以下有感觉和运动的片状缺失。在数日和数周内出现强直。因为膈神经起源较高(C3~C5),呈现膈式呼吸。当为损伤完全性时,出现肋间肌和腹肌瘫痪。直肠和膀胱括约肌不能自主控制,损伤以下部位的感觉和出汗功能丧失,并导致体温随环境温度变化而波动。

脊髓的 MRI 检查可确定损伤并除外需要外科手术治疗的问题如先天性肿瘤或血肿压迫脊髓。脑脊液通常是血性的。

在精心治疗下,大多数患儿可存活多年。死亡原因常为反复发生的肺炎和进行性肾功能丧失。治疗包括精心护理和护止压疮,积极治疗泌尿道和呼吸道感染,并定期检查以及时发现梗阻性尿路疾病。

颅内出血

大脑内或大脑周围出血对新生儿是一种致命的威胁,特别是对早产儿。约有 15%~25% 体重<1 500g 的早产儿有颅内出血。缺氧缺血、血压不稳定、缺血再灌注和生产时对头部施加的压力是引起颅内出血的主要原因。胚胎基质层(大量胚胎细胞覆盖在尾状核,极易出血)的存在增加出血的可能性。出血危险性也因血液异常(如维生素 K 缺乏、血友病、弥散性血管内出血)而增加。

出血可在中枢神经的几个部位出现。尸解经常发现在蛛网膜下腔、大脑镰和小脑幕有少量出血。而在蛛网膜下腔、硬膜下腔、大脑或脑室的大量出血较少见,但较严重。

颅内出血怀疑在呼吸暂停,癫痫发作,嗜睡或异常神经系统检查的新生儿。这样的婴儿应该有颅骨成像研究作为初步评估的一部分。颅超声检查是无风险的,不需要镇静,并且可以容易地识别脑室内或脑内的血液。CT 对于蛛网膜下腔或硬膜下空间中的薄层血液和骨损伤的超声检查更敏感。MRI 对于颅内血液和脑损伤的 CT 或超声检查更为灵敏和特异。进行 CT 以快速识别颅内出血。

治疗取决于出血的位置和严重程度,但通常只有支持,包括给予维生素 K,如果以前没有给予和管理任何潜在的凝血异常。在出现严重出血(如硬膜下出血)的情况下,应获得神经外科咨询以帮助识别需要干预的婴儿。

硬膜外血肿 硬膜外血肿是颅骨和硬脑膜之间的血液的出血。它在新生儿是罕见的,但可以与颅骨骨折或头部肿瘤关联发生。婴儿可能伴有呼吸暂停,癫痫发作或局灶性神经系统异常。如果颅内压增加,囟门可以是鼓胀的。大多数硬膜外血肿是自限制性的,不需要治疗。如果需要干预,则存在外科和非手术选择。非手术选择是经皮硬膜穿刺或超声引导针抽吸。手术选择包括开颅手术,其保留用于快速进展或不响应于其他干预的病例。如果识别和治疗迅速,神经系统的结果是好的。

脑室内和/或实质内出血 脑室内和/或脑实质出血常发生在生后 3 日内,是颅内出血中最严重的一种类型。在早产儿中发生最多,常为双侧性,并且常在胚胎基质层。足月儿的病例很少见。大多数为室管膜下或脑室内出血,且出血量较少。严重出血为脑实质脑室系统出血,并在小脑延髓池和基底池中有大量出血。缺氧缺血常引起脑室内和蛛网膜下腔出血。缺氧缺血损害毛细血管内皮细胞,损害脑血管的自主调节,并增加脑血流量和静脉压,这些均易造成出血。许多脑室内出血是无症状的;大量出血可引起呼吸暂停、发绀或突然虚脱。

脑室内少量出血的婴儿的预后良好。但是,具有严重颅内出血病史的婴儿存在罹患出血后脑积水的危险。许多存活的婴儿具有残留的神经缺陷。有严重脑室内出血病史的早产儿有发生出血性脑积水的危险,必须通过系列颅超声检查和频繁的头围测量来密切监测。

治疗大多数出血只是支持性的。然而,具有进行性脑积水的婴儿需要通过放置皮下心室储库或各种类型的心室分流(如腹膜内)中的一种来脑脊液排出。因为许多婴儿会有神经缺陷,仔细的随访和转介早期干预服务是重要的。

蛛网膜下腔出血 蛛网膜下腔出血可能是颅内出血中最常见的类型。它涉及蛛网膜和滤膜之间的出血。新生儿通常在生命的第 2 或第 3 日存在呼吸暂停,癫痫发作,嗜睡或异常神经学检查。

预后通常良好,没有显著的长期后遗症。但是,在大量出血时,相关的脑膜炎症可随婴儿成长而引起交通性脑积水。

治疗是支持性的。

硬膜下出血 硬膜外出血包括硬脑膜和硬膜之间的出血。它是由于在大脑镰,小脑幕,或桥静脉中的泪水引起的。这些撕裂主要发生在初产妇的婴儿、巨大儿或难产婴儿,所有这些会造成对颅内血管的异常压力。一些硬膜下出血是非创伤性的。婴儿可能伴有呼吸暂停,癫痫发作,快速扩大的头部,异常的神经系统检查,伴有张力低下,莫罗反射差或视网膜出血。

硬膜下出血的预后堪忧,但部分患儿恢复很好。

治疗是支持性的,但是血肿的神经外科引流通常需要用于快速进展出血,伴有重要的颅内结构的压缩和恶化的临床体征。

骨折

在出生时的骨折中,锁骨中段骨折是最常见的,通常见于肩娩出困难的新生儿。最初,新生儿有时是易怒的,并且可能不会自动地或当激发 Moro 反射时在相关侧移动手臂。大多数锁骨骨折为青枝骨折,能很快愈合而无后遗症。大多数骨痂于一周内在骨折部位形成,一个月内完全恢复骨型原状。治疗包括通过将涉及侧的衬衣袖子固定到婴儿衬衫的相对侧来将手臂固定 14 日。

难产时可造成肱骨和股骨骨折。这些骨折绝大多数为青枝骨折和中段骨折,通常能极好地愈合,即使最初有中等程度的成角骨折亦能恢复得很好。长骨可发生横贯骨骺的骨折,即使在这种部位,新生儿预后亦是极好的。

软组织损伤

任何软组织,只要是先露部位或子宫收缩力的支点,都易受损伤。损伤后常有水肿和瘀斑,特别是面先露新生儿的眼眶周围和面部组织、臀先露者的阴囊或阴唇部位。在损伤部位血肿形成以后,组织内的血液会分解,血红素会转化为胆红素。额外产生的胆红素可引起严重的新生儿黄疸,可进行蓝光照射或少数情况下需要换血疗法(参见第 2403 页)。不需要其他治疗。

新生儿低体温症

体温不升是指核心温度<35~35.5℃。可能完全是环境造成的,也可能是由疾病引起的。治疗方法是复温和病因纠治。

足月儿和早产儿正常直肠温度为 36.5~37.5℃。虽然低温是核心温度<35℃,但是当热损失需要代谢热产生增加时,在较高温度下存在冷应力。

病理生理

热平衡受到相对湿度、空气气流、寒冷表面的远近距离和周围环境温度的影响。新生儿容易快速丧失热量使体温过低,这是由于新生儿体表面积和体重的比例较高,甚至是低出生体重儿特别容易发病。当裸露的皮肤暴露于包含较冷温度的物体的环境中时,发生辐射热损失。当新生儿用羊水润湿时,发生蒸发热损失。蒸发性热丧失发生在新生儿被羊水浸湿时。当较冷的环境空气流从新生儿带走热量时,发生对流热损失。

长期未被认识的寒冷刺激可使热卡用于产热,影响生长。新生儿对冷却具有代谢反应,涉及通过交感神经释放在棕色脂肪中的去甲肾上腺素的化学非感觉生热。这种新生儿的特殊组织,位于颈部的颈部、肩胛之间,以及肾脏和肾上腺周围,通过脂解,随后释放的脂肪酸的氧化或再酯化反应。这些反应在局部产热,棕色脂肪的丰富血液供应帮助将热量传递到身体的其他部位。这种反应使得代谢率和氧耗率较基础状态增加 2~3 倍。因此,对寒冷的应激也可导致呼吸功能不全的新生儿(如早产儿伴呼吸窘迫综合征)发生组织缺氧和神经系统损害。糖原储备的激活可引起短暂的高血糖。持续低温可导致低血糖和代谢性酸中毒,并增加晚期发作败血症和死亡的风险。

尽管它们的补偿机制,新生儿,特别是低出生体重的婴儿,具有有限的体温调节能力并且易于降低核心温度。即使在温度降低之前,当热损失需要代谢热产生增加时,发生冷应力。中性热环境(热中性)是新生儿的最佳温度区;它被定义为维持体温在正常范围(直肠 36.5~37.5℃)中的代谢需求(因此热量消耗)最低的环境温度。中性热环境是指 36.7~37.3℃ 的窄范围。

病因

低体温可以由环境因素,损害体温调节的病症[如败血症(参见第 2420 页),颅内出血(参见第 2492 页),药物戒断(参见第 2411 页)]或其组合引起。低体温症的危险因素包括:母亲高血压(参见第 2483 页),剖宫产(参见第 2127 页),以及低 Apgar 评分(参见第 2488 页)。

治疗

■ **在保温箱或辐射加热器中复温**

治疗体温不升可用婴儿培育箱或辐射取暖器来为新生儿复温。需监测并治疗新生儿低血糖、低氧血症和呼吸暂停。潜在的疾病如败血症、停药、颅内出血需要特殊治疗。

预防

体温不升可通过在产房内迅速擦干新生儿身体,然后用温暖的毛毯包裹婴儿(包括头部)来预防,以防止蒸发,传导和对流损失。早产极低出生体重儿也受益于在分娩时间的聚乙烯封闭包裹。如果为了复苏或密切观察而不得不裸露时,应使用辐射取暖器,以防止辐射热损失。对患病的新生儿,必须维持中性环境温度使新生儿的代谢率维持在最低。可按新生儿出生体重和出生后年龄来调节婴儿培育箱的温度,以及保温箱内的湿度。同样也可用伺服机制来调节温度,以维持新生儿的皮肤温度在 36.5℃。

> **关键点**
>
> ■ 新生儿,特别是极低出生体重的婴儿,易受环境低温的影响;疾病(如颅内出血,败血症)增加了风险
> ■ 新生儿的最佳环境温度是维持正常体温所需的热量消耗最低的温度,通常在 36.7℃ 和 37.3℃ 之间。
> ■ 新生儿在孵化器或辐射加热器中复温,并治疗任何潜在的疾病
> ■ 通过快速干燥并接着搽新生儿,防止低温

大于胎龄儿

出生体重>同龄体重第 90 百分位以上的婴儿定义为大于胎龄儿(LGA)。巨大儿是出生体重>4 000g 的足月儿主要的原因是孕妇糖尿病。并发症包括难产、低血糖、高黏度和高胆红素血症。

Fenton 生长曲线图提供了生长相对孕龄的更精确评估(图 327-1 和图 327-2)。

病因

除了遗传确定的大小之外,母亲的糖尿病是大于胎龄

(LGA)儿的主要原因。巨大胎儿是由于妊娠期间母体过高的血糖水平而引起的胎儿胰岛素水平增高,从而产生的促合成作用所导致的。怀孕期间母亲的糖尿病控制较差,胎儿巨大症更严重。罕见的胎儿巨大症的原因是贝威二氏综合征(特征是巨大胎儿,脐突出,巨头畸形和低血糖症)和儿童巨脑综合征,Marshall 综合征和 Weaver 综合征。

症状、体征和治疗
大于胎龄儿表现为体格巨大、肥胖和多血症。5 分钟 Apgar 评分(参见第 2488 页)可能是低的。肥胖和多血症,可能有倦怠无力,可能进食较差。任何一个大于胎龄儿都可能发生分娩并发症。糖尿病母亲的大于胎龄儿特别容易发生先天性异常和一些代谢和心脏并发症。

分娩并发症 由于胎儿体格巨大,使经阴道分娩很困难并偶尔会造成产伤(参见第 2490 页),尤其包括:
- 肩难产
- 锁骨或四肢骨折
- 围生期窒息

因此,当胎儿被认为对于骨盆太大(真正的头部空洞不成比例)时,应该考虑手术分娩(剖腹分娩)。

当体重>4 000g,出现其他并发症。由于以下原因,发病率和死亡率成比例增加:
- 呼吸窘迫(和需要通气辅助参见第 2507 页)
- 胎粪吸入综合征(参见第 2511 页)
- 低血糖(参见第 2408 页)
- 真性红细胞增多症(参见第 2517 页)

糖尿病母亲的婴儿 糖尿病母亲的婴儿(IDM)存在如下风险:
- 低血糖
- 低钾(参见第 2403 页)和低镁血症(参见第 2403 页)
- 红细胞增多症
- 高胆红素血症(参见第 2403 页)
- 呼吸窘迫综合征
- 某些先天性异常

低血糖 在分娩后的最初几个小时很可能是因为高胰岛素血症的状态和母体葡萄糖在脐带切断时的突然终止。新生儿低血糖可通过对母亲的糖尿病和早期频繁喂养的紧密产前控制来降低。血糖水平应通过从出生到第一个 24 小时的床边检查密切监测。如果存在持续性低血糖,则给予胃肠外静脉输注葡萄糖。

低钙血症和低镁血症 可能发生,但通常是短暂的和无症状的;血清水平应在出生后 72 小时内检查。良好的产前血糖控制降低新生儿低钙血症的风险。低血钙通常不需要治疗,除非有低钙血症的临床体征或足月婴儿水平<7mg/dl。治疗通常用静脉输注补充葡萄糖酸钙。低镁血症可干扰甲状旁腺激素的分泌,因此低钙血症可能对治疗无反应,直到 Mg 水平得到矫正。

红细胞增多症 在 IDM 中略为常见。胰岛素水平升高增加了胎儿的新陈代谢,从而增大氧消耗。如果胎盘是无法满足增加的氧需求,则胎儿出现缺氧,引发了促红细胞生成素增加,从而血细胞比容增高。

高胆红素血症的发生有几个原因。IDM 在生后最初几天能够降低的口服给药耐受性(特别是当它们是早产的时),这增加了胆红素的肠肝循环。此外,如果存在红细胞增多症,胆红素负荷增加。

呼吸窘迫综合征(RDS) 可能发生,因为胰岛素水平升高会降低表面活性剂的产生;肺成熟因此可以延迟到妊娠晚期。RDS 可能发展,即使婴儿是晚期早产或足月。通过羊膜腔穿刺监测羊水中的卵磷脂/鞘磷脂比例,尤其是羊水中磷脂甘油的是否存在,可判定胎儿肺成熟与否及最佳的安全分娩时间。如果磷脂甘油存在,可判定肺已成熟。良好的产前血糖控制降低 RDS 的风险。治疗在其他章节讨论(参见第 2508 页)。新生儿暂时性呼吸窘迫(参见第 2506 页)在 IDM 中的可能性为 2~3 倍,原因是胎儿肺液清除的延迟。

先天性异常 在 IDM 中更可能,因为器官发生时的母体高血糖是有害的。特定的异常包括:
- 先天性心脏疾病(肥厚型心肌病,室间隔缺损,大动脉转位和主动脉瓣狭窄)
- 尾部回归综合征
- 脊柱裂(参见第 2254 页)
- 左小结肠综合征

持续升高的胰岛素水平还可以导致糖原和脂肪沉积增加到心肌细胞中。这种沉积可引起暂时性肥厚性心肌病,主要是隔膜。

> **关键点**
> - 母亲性糖尿病是 LGA 婴儿的主要原因
> - 体格大其本身增加了出生损伤(如锁骨或肢体长骨骨折)和围生期窒息的风险
> - 糖尿病母亲(IDM)的婴儿也可能在分娩后立即出现代谢性并发症,包括低血糖,低钙血症和红细胞增多症
> - IDM 也有呼吸窘迫综合征和先天性异常的风险
> - 对母体葡萄糖水平的良好控制使并发症的风险最小化

过期产儿

过期产儿是指胎龄大于 42 周的新生儿。

引起过期产儿的原因通常不明,但既往过期产将此风险提高 2~3 倍。过度成熟可能由影响胎儿垂体-肾上腺轴(如先天无脑畸形,肾上腺发育不全,先天性肾上腺增生)和与胎盘硫酸酯酶缺乏相关的 X 连锁鱼鳞病的异常引起。

病理生理
在大多数情况下,妊娠 39 和 43 周之间胎儿持续生长导致一个巨大胎儿。但是,有时胎盘退化、多发性梗死和绒毛退化造成胎盘功能不全综合征。在这种综合征中,胎儿从母亲获得不足的营养物和氧,导致消瘦(由于软组织消耗)、小于孕龄的(参见第 2500 页)、伴有糖原储量减少的营养不

足婴儿。过期产,羊水体积最终减少(羊水过少,参见第2494页)。

并发症 过度成熟的婴儿比足月儿发病率和死亡率高。在分娩期间,过熟婴儿易于发生。

- 窒息
- 胎粪吸入综合征(参见第25页)
- 低血糖(参见第2408页)

窒息可能由于继发于羊水过少的脊髓受压所引起的。胎粪吸入综合征可能异常严重,因为羊水体积减小,因此吸入的胎粪较少稀释。新生儿低血糖是由于出生时糖原储量不足引起的。由于出生时糖原储备的不足而发生新生儿低血糖症并因厌氧代谢迅速消耗剩余的糖原储备、产时窒息的发生而加重。

症状及体征

过期产儿是警觉而成熟的,但缺少大量软组织特别是皮下脂肪。皮肤很松弛,经常易干皱并脱皮。指甲和趾甲较长。如宫内胎粪已排,指/趾甲和脐带可被胎粪污染。

诊断

- 临床评估

诊断根据临床表现和预产期而做出。

治疗

- 并发症的处理

预后和治疗视并发症而定。有胎粪吸入的新生儿如果不治疗则有可能发生慢性肺功能不全和继发性肺动脉高压,肺表面活性物质替代治疗常常是有帮助的。

晚期早产儿

早产儿是指胎龄>34周,且<37周的新生儿。

足月妊娠是40周(37~42周)早产儿通常看起来是足月婴儿的大小,但由于其早产其发病率增高。晚期早产占所有早产的近3/4。过去二十年,晚期早产率从1990年的7.2%增加到2011年的8.3%;许多晚期早产儿的分娩有医学指征的。

病因

晚期早产有时有医学指征(如因为先兆子痫,胎盘前叶/胎盘积累或膜过早破裂),并且通常使用剖宫产分娩。

对于给定的患者,自发晚期早产和分娩的原因通常是未知的。然而,一般而言,危险因素是类似于这些早产(参见第2496页),慢性绒毛膜羊膜炎可能与自发晚期早产有关。

并发症

虽然临床医生倾向于集中在出生<34周妊娠的早产儿的更显著和明显的并发症,晚期早产儿存在许多相同疾病的风险。他们的住院时间较长,再入院率和诊断的医疗障碍的发生率高于足月儿。大多数并发症器与器官及系统功能不成熟有关,与过早出生的婴儿相似,但通常不太严重(参见第2496页)。然而,早产儿的一些并发症(如坏死性小肠结肠炎,早产儿视网膜病变,支气管肺发育不良,心室内出血)在晚期早产儿中很少见。在大多数情况下,并发症完全解决。

包括下列并发症:

- 中枢神经系统:呼吸暂停发作(参见第2509页)
- 胃肠道:由于吮吸和吞咽机制的延迟成熟,进食不良(长期住院和/或再入院的主要原因)
- 高胆红素血症:由肝胆红素代谢的不成熟机制和/或胆红素的肠重吸收增加引起(如果进食困难导致肠运动性降低,参见第2403页)
- 低血糖:由低糖原储存引起的(参见第2408页)
- 肺:呼吸窘迫综合征(由表面活性剂产生不足所引起的,参见第2506页);新生儿暂时性呼吸急促(参见第2505页)
- 体温不稳定性:一半婴儿有一定程度的体温降低(由表面积与体积比增加,脂肪组织减少和由棕色脂肪产生的无效产热参见第2493页)

诊断

- 新的Ballard评分估计的年龄
- 常规筛查代谢并发症

体格检查的发现可以纠正孕龄(图288-1)。

葡萄糖监测至少需要24小时,特别是如果定期喂养尚未建立。常规评价包括脉搏血氧饱和度,血清Ca和电解质,CBC和胆红素水平。

直到34.5~35周调整年龄前,婴儿必须进行呼吸暂停和心动过缓的监测,或是直至无事件发生。监测葡萄糖水平至少24小时,特别是当定期喂养尚未完全建立时。胆红素水平在生命的第一周进行临床监测。

预后

预后与出现的并发症及其严重程度有关,但生存率通常随胎龄和出生体重的增加而增加。

大多数中枢神经问题解决。呼吸控制通常成熟的37~38周怀孕,呼吸暂停事件停止43周。然而,一些儿童在发展和学校相关问题上存在轻微延迟,因此所有儿童都应该进行神经发育后续治疗,并根据需要适当提前介入干预计划。

肺部问题通常可以解决,但有些婴儿会出现肺动脉高压。

治疗

- 支持治疗

治疗已识别的疾病。对于没有特定条件的婴儿,支持侧重于体温和喂养。

早产儿可以通过维持核心体温参见第2493页的代谢需求来加以应激。因此,它们应保持在中性热环境中,其是将体温维持在正常范围内的代谢需求(因此热量消耗)最低的环境温度。中性热环境是指从36.7~37.3℃的窄范围内。

强烈鼓励母乳喂养。大多数晚期早产儿能耐受母乳喂养,母乳中含有免疫因子和营养因子,在牛奶的配方奶中缺乏。如果婴儿不吸吮和/或不能充分吞咽,应该由少量的NGT开始喂养,并且随着时间逐渐增加。

> **关键点**
> - 虽然晚期早产儿（≥34周和<37周妊娠）的大小和外观看起来与足月儿相似，但他们的并发症风险增加
> - 并发症包括低体温，低血糖，呼吸窘迫综合征，高胆红素血症和喂食不良
> - 治疗疾病和支持体温和喂养
> - 提供神经发育随访，以识别和解决任何残疾

早产儿

早产儿是指胎龄小于34周的新生儿。

足月妊娠是40周（37~42周）。37周前出生的婴儿，并发症及死亡率随不成熟的程度而相应升高。出生<34周的婴儿被认为是中度早产，并且出生≥34周且<37周怀孕的出生被认为是晚期早产（参见第2495页）。婴儿出生<32周被认为是非常早，而那些<28周被认为极端早产。

2011年早产率为11.7%；8.3%为晚期早产，3.4%为（早产），包括2%的早产儿。

早先，任何出生体重<2.5kg的新生儿被称为早产儿。这个定义是不合适的，因为许多出生体重<2.5kg的新生儿属于足月儿或过期产儿，是小于胎龄儿；和早产儿比，他们具有不同的外貌和问题。出生体重<2.5kg的婴儿为低出生体重儿，出生体重<1 500g则为极低出生体重儿（VLBW）。

病因

在给定的患者中，无论是否先于膜的早破（参见第2131页），早产和分娩的具体原因通常都是未知的。有许多已知的母亲危险因素，可能涉及：

社会经济因素
- 社会经济地位低下
- 母亲缺乏正规教育
- 未婚妈妈
- 吸烟

既往产科病史
- 既往早产（参见第2132页）
- 既往多次妊娠
- 此前多次治疗性流产和/或自然流产（参见第2217页）

当前妊娠相关的因素
- 通过体外受精实现怀孕（参见第2024页）
- 很少或根本没有产前检查
- 孕期营养不良（可能孕期之前营养不良）
- 未治疗的感染[如细菌性阴道炎（参见第1990页），羊膜内感染（原称为绒毛膜羊膜炎参见第2107页）]
- 多胎妊娠（如双胞胎，三胞胎，参见第2129页）
- 子宫颈功能不全（原称为宫颈功能不全，参见第2107页）
- 先兆子痫（参见第2114页）
- 胎盘早剥（参见第2106页）

然而，大多数早产的妇女没有已知的危险因素。

症状及体征

早产儿较小，通常出生体重<2.5kg，皮肤薄、发亮、呈粉红色，透过皮肤易见到皮下静脉。有少量的皮下脂肪、毛发或外耳郭软骨的存在。自发性活动和声音减少，同时肢体未像足月儿一样保持屈曲状态。在男婴，阴囊只有少量褶皱，同时睾丸可能尚未下降。在女婴，大阴唇未能遮盖小阴唇。反射在妊娠期间的不同时间发展。紧抱反射从妊娠28~32周开始，在妊娠37周时稳定。掌反射在妊娠28周开始，妊娠32周时稳定。紧张性颈反射在35周开始，并且在妊娠过期1个月时最突出。

并发症

大多数并发症器与器官及系统功能不成熟有关。在某些情况下，并发症能够完全恢复正常，而在其他情况下，则会遗留下器官功能不全。

心脏 最常见的心脏并发症是：
- 动脉导管未闭（PDA）

早产儿的动脉导管不闭合的可能性较足月儿更高。早产程度越高，则动脉导管未闭的（参见第2230页）发生率就越高；出生体重<1 750g的婴儿中，几乎有一半会患有动脉导管未闭；而对于体重<1 000g的婴儿中，有80%的婴儿会患有动脉导管未闭。约有1/3到一半的婴儿患有PDA，有一定程度的心力衰竭。而出生时胎龄≤29周，且患有呼吸窘迫综合征的早产儿患上具有证候的动脉导管未闭的危险度是65%~88%。如果婴儿出生时≥30周妊娠，98%动脉导管在出院时自然闭合。

中枢神经系统 中枢神经系统并发症有：
- 吸吮反射和吞咽反射差
- 呼吸暂停发作
- 脑室内出血
- 发展和/或认知发展迟滞

由于吸吮和吞咽反射协调不足，在34周前出生的新生儿也许需要静脉内营养或管饲法。脑干呼吸中枢的不成熟导致呼吸暂停发作（中枢性呼吸暂停参见第2509页）。呼吸暂停也可能由单独的下咽阻塞（阻塞性呼吸暂停）引起。两者都可能存在（混合性呼吸暂停）。

脑室周围生发基质（位于胎儿侧脑室侧壁上的尾状核上的胚胎细胞的高度细胞质量）易于出血，其可能延伸到脑室（脑室内出血，参见第2492页）。脑室周围白质梗死（脑室周围白质软化）也许由几种尚不完全明确的原因引起。低血压、脑血流灌注不足或血压不稳定、血压突然上升（如静脉内快速注射液体或胶体）可造成脑梗死或出血。脑室周白质损伤是脑性瘫痪和神经发育延迟的主要危险因素。

早产儿，尤其是具有脓毒症（参见第2430页），坏死性小肠结肠炎（参见第2502页），低氧症和脑室内或脑室周出血病史的婴儿，都存在发育延迟和认知延迟的危险。在这些婴儿生后第一年内，需要对其进行密切的随访，以鉴定其听力，视力和神经发育的延迟。必须密切关注发育标志，肌张力，语言技能和生长（体重，身长和头围）。经鉴定的视力技能方面延迟的婴儿，应寻求小儿眼科专家的帮助。患有听力和神经发育延迟（包括肌张力增高和异常的保护性放射增高）的婴儿，应接受早期干预项目的治疗，这些干预项目提供有体格的，职业的和言语的疗法。患有严重神经发

育问题的婴儿需要寻求小儿神经专家的帮助。

眼睛 眼睛并发症包括：
- 早产儿视网膜病变（ROP）
- 近视和/或斜视

视网膜的血管生成直到临近出生时才完成。提早分娩就会干扰血管形成过程，其结果是异常的血管发育，有时也会导致视力缺陷（早产儿视网膜病参见第2499页）。ROP的发生与胎龄成反比。疾病通常在32周和34周孕龄之间。

近视和斜视的发生率（参见第2333页）增加，与早产儿视网膜病变无关。

胃肠道 胃肠道的并发症包括：
- 喂养不耐受，吸入的风险增加
- 坏死性小肠结肠炎

喂养不耐受是非常常见的，这是因为早产儿胃容积小，吸吮和吞咽反射不成熟，以及胃和肠动力不足。这些因素阻碍了耐受口服和NGT喂养的能力，并产生吸入的风险。喂养耐受性随时间增加，特别是当婴儿能够给予一些肠内喂养时。

坏死性小肠结肠炎（参见第2502页）通常表现为血便，喂养困难，和膨胀的，敏感的腹部。坏死性小肠结肠炎是最常见的早产儿外科急诊。新生儿坏死性小肠结肠炎的并发症包括有并发气腹的肠穿孔，腹腔内脓肿形成，狭窄形成和短肠综合征，败血症和死亡。

感染 感染并发症包括：
- 败血症
- 脑膜炎

脓毒血症（参见第2430页）或脑膜炎（参见第2427页）在早产儿的发生率几乎是足月儿的4倍，发生于大约25%的极低出生体重儿。静脉内留置插管、气管内插管和皮肤破损以及早产儿血清免疫球蛋白水平明显低下，导致感染的可能性增加（参见第2415页）。

肾脏 肾脏并发症包括：
- 代谢性酸中毒
- 生长障碍

早产儿的肾脏功能不成熟，对尿的浓缩和稀释功能比足月儿差。晚期代谢性酸中毒（参见第2496页）和生长失败可能是由于未成熟的肾脏不能分泌固定的酸，其与高蛋白配方饲料和骨生长的结果积累。尿中钠和HCO_3^-丢失。

肺部 肺部并发症包括：
- 呼吸窘迫综合征
- 支气管肺发育不良

产生的肺表面活性物质尚不足以防止肺泡陷闭和肺膨胀不全，会导致呼吸窘迫综合征（参见第2506页）。表面活性物质替代疗法被用于预防和治疗呼吸窘迫综合征。尽管有这种治疗方法，然而许多的早产儿仍旧患上了一种慢性的肺病，被称为支气管肺发育不良（参见第2510页），这种疾病需要长期的机械通气治疗和补充性的吸氧疗法。

针对呼吸道合胞病毒的帕利珠单抗预防疗法对于患有慢性肺病的婴儿是很重要的（参见第2440页）。

代谢问题 代谢并发症包括：
- 低血糖
- 高胆红素血症

低血糖症（参见第2408页）和高血糖症（参见第2408页）在其他章节讨论。

与足月婴儿相比，高胆红素血症（参见第2403页）在早产中更常发生，核黄疸可能发生在小的，病的，早产儿的血清胆红素水平低至10mg/dl（170μmol/L）。早产儿的高胆红素水平，部分应归咎于肝脏排泄机制未发育成熟，包括从血浆中摄取胆红素缺陷、肝细胞内生成结合胆红素的葡萄糖醛酸酯能力不足以及将胆红素排泄至胆管内的能力不足。肠蠕动减少使胆红素葡萄糖醛酸酯在肠腔内被肠腔内酶β-葡萄糖醛酸苷酶转化成未结合胆红素，由此增加游离胆红素的重吸收（胆红素的肠肝循环）。相反，早期喂养增加肠蠕动，从而减少了胆红素的重吸收，因此能明显地降低生理性黄疸的发生率和严重程度。在罕见的情况下，脐带阻断过迟导致大量红细胞输入、红细胞破坏和胆红素产生增加，产生高胆红素血症的危险明显加大。

体温调节 最常见的体温调节并发症为：
- 低体温症

早产儿具有特别大的体表面积与体积比。因此，当暴露于低于中性热环境（参见第2493页），它们迅速失去热量并且难以保持体温。

诊断
- 新的Ballard评分估计的年龄
- 常规筛查代谢，中枢神经系统和眼睛并发症

体格检查的发现可以纠正孕龄（图288-1）。预产期，产前超声检查也可以确定孕龄。

初步检查 与发现问题和疾病的特定检查一起的常规评估包括：脉搏血氧测定、血清Ca和电解质、CBC、胆红素水平、血培养、血清碱性磷酸酶和磷水平（筛选早产儿骨质减少），听力评估、筛查脑室内出血和脑室周围白质软化发的头声像图检查、由眼科专家筛查早产儿视网膜病。应该每周将体重、身高和头围标记在生长曲线图上。

后续筛查 如果在婴儿完全肠内喂养之前进行初步实验室测试，则一些代谢疾病的测试可能是假阳性并且应该重复。特别地，应当确认对甲状腺功能和先天性肾上腺增生（如17-羟黄体酮）的阳性筛选试验。

直到34.5~35周调整年龄前，早产婴儿必须进行呼吸暂停和心动过缓的监测。出院前，早产婴儿应该用脉搏血氧测定法进行汽车座椅的监测评估，确保在汽车座椅上时能够保持气道通畅和良好的氧饱和度。出院后，早产婴儿应该接受仔细的神经发育随访，如需要生理、职业和语言治疗，应早期安排接受适当的干预。

预后

预后与出现的并发症及其严重程度有关（图327-4），但生存率通常随胎龄和出生体重的增加而增加。

治疗
- 支持治疗

特殊异常的治疗按本手册其他章节的相关内容进行。

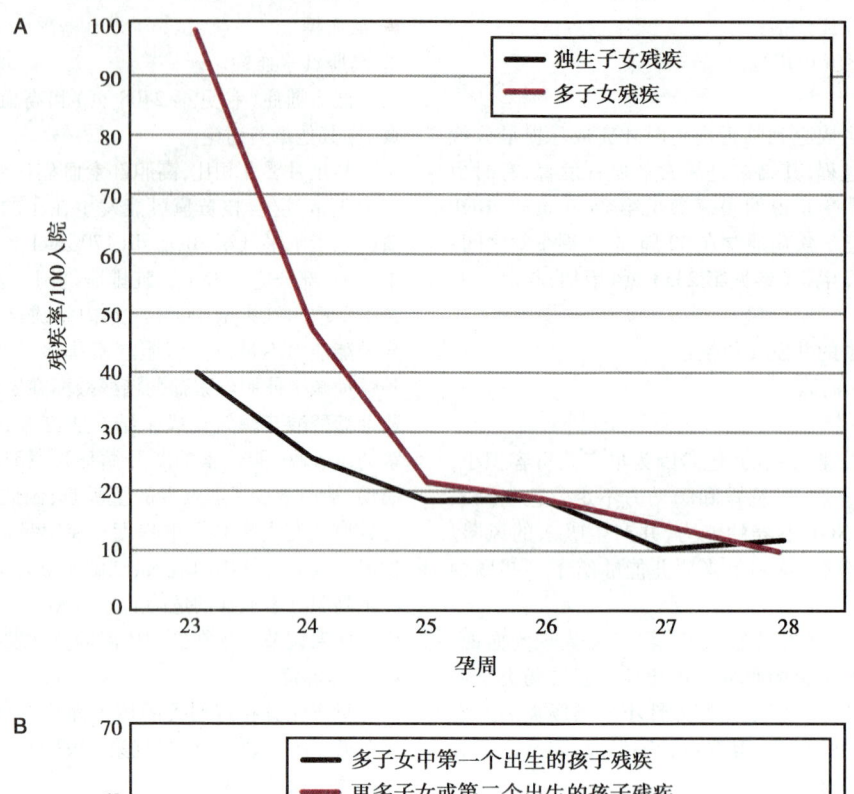

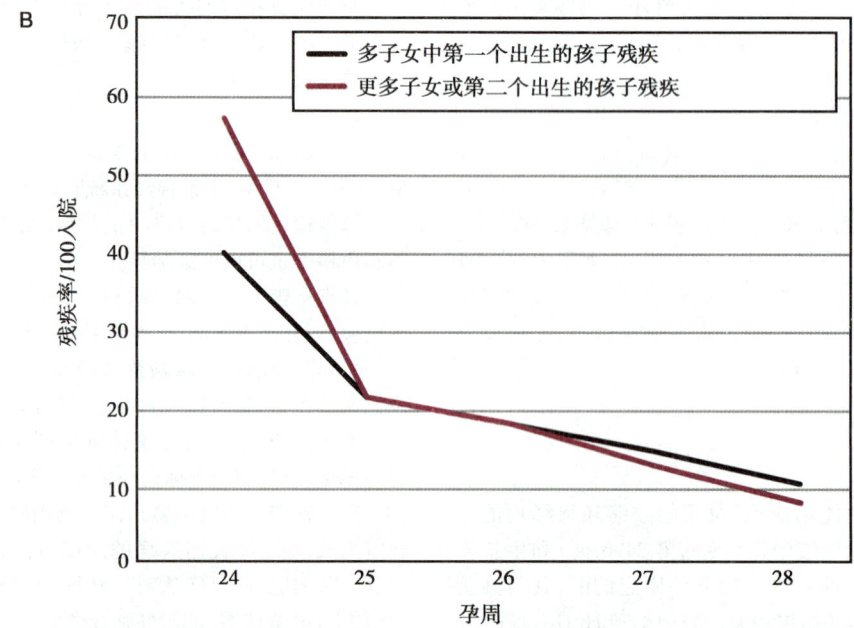

图 327-4　早产儿单胎与多胎的残疾率对比。残疾率随着早产的增加而增加。对于在 25 周龄之前出生的婴儿,多胎分娩的残疾率高于单胎(A),在多胎分娩中,第二胎和更高胎儿的残疾率高于第一胎分娩(B)(经许可摘自 Gnanendran L, Bajuk B, Oei J, et al. Neurodevelopmental outcomes of preterm singletons, twins and higher-order gestations: a population-based cohort study. Archives of Disease in Childhood-Fetal and Neonatal Edition, 2014, 0: F1-F9)

早产儿的一般支持治疗最好在新生儿 ICU 或特殊护理托儿所提供,并且使用伺服控制的孵化器来注意热环境。在所有患者接触之前和之后,谨慎遵守洗手。持续地监测呼吸暂停、心动过缓和低氧血症,直至胎龄 34 周半或 35 周。

在婴儿疾病允许的情况下,应鼓励父母尽量探视和接触婴儿。婴儿和母亲(袋鼠护理)之间的皮肤与皮肤接触有利于婴儿健康并有利于母体结合。即使婴儿由呼吸机和输液支持,这是可行和安全的。

在出院之前,应将早产儿翻转至仰卧睡姿。应告诫父母,必须确保婴儿的床栏没有松散的物质,比如毯子,棉被,枕头和填充玩具,这是因为这些物质都已被证实是与 SIDS 相关的(参见第 2210 页)。

喂养　通过鼻胃管喂养至新生儿的吸吮、吞咽和呼吸都较协调的约 34 周胎龄阶段,此时特别推荐母乳喂养。大多数早产儿能耐受母乳喂养,母乳中含有免疫因子和营养因子,在牛奶的配方奶中缺乏。然而对极低出生体重儿(<1 500g),由于母乳中的钙、磷和蛋白质难以满足需要,需喂不同的混合型强化母乳配方。特殊的含有2.8~3.4J/ml(20~24cal/oz)的早产儿配方奶可供选择使用。

在出生后第1日或第2日,如果由于早产儿本身状况经口或鼻胃管不能给予足够的液体和热卡,可静脉输注蛋白、糖和脂肪肠外营养,以防止脱水和营养不良。通过NGT的母乳或早产儿配方食品可以令人满意地保持小的,病的,早产儿的热量摄入,特别是那些有呼吸窘迫或复发性呼吸暂停的人。从少量(如1~2ml,3~6小时1次)开始喂养以刺激胃肠道。当耐受时,喂奶的量和浓度在7~10日内缓慢增加。在非常小的严重的早产儿,通过外周静脉输注,经皮或外科手术放置导管,长期给予全肠道外高营养以提供足够的营养。

预防

虽然早期和适当的产前护理是重要的整体,没有良好的证据表明这种护理或任何其他干预减少早产的发生率。

有关使用分娩分解法阻断早产、择时产前使用糖皮质激素促进肺成熟的讨论(参见第2496页)。

> **关键点**
>
> - 早产有许多危险因素,但在大多数情况下是不存在的
> - 并发症包括低体温,低血糖,呼吸窘迫综合征,呼吸暂停发作,心室内出血,发育迟缓,脓毒症,早产儿视网膜病,高胆红素血症,坏死性小肠结肠炎和进食不良
> - 预后与出现的并发症及其严重程度有关,但生存率通常随胎龄和出生体重的增加而增加
> - 治疗疾病和支持体温和喂养
> - 没有证据表明改善的产前护理或其他干预措施可以降低早产的发生率

早产儿视网膜病

(晶状体后纤维组织形成)

早产儿视网膜病是一种异常的视网膜血管形成而导致的双眼疾病,特别是那些极低出生体重儿。其预后从视力正常至失明。通过眼科检查进行诊断。严重情况的治疗手段包括激光凝固法或贝伐单抗;其他的治疗方法视并发症(如视网膜脱离)而定。

虽然视网膜内血管从大约妊娠中期开始生长,但直至足月血管还未完全形成。如果这些血管按一种异常模式继续生长,在视网膜中央血管区和视网膜周围无血管区之间形成一种异常的组织隆起,就可导致早产儿视网膜病变(ROP)。在严重的早产儿视网膜病,这些新血管侵入玻璃体。有时整只眼的脉管系统呈充盈状态("Plus"病)。

早产儿发生视网膜病的易感性有差异,但与出生时无血管视网膜的比例有关。在出生时体重<1kg的新生儿中,ROP发生率为47%~80%,严重的ROP发生率为21%~43%。产儿视网膜病,但许多医源性并发症存在时比例更高[如感染,心室内出血(参见第2492页),支气管肺发育异常(参见第2510页)]。过量使用氧(特别是长期使用)能增加发生早产儿视网膜病的危险性,但安全水平或提高氧分压持续时间的界限尚不明确。婴儿常常需要提供适量的氧来维持足够的氧合。然而,但安全水平或提高氧分压持续时间的界限尚不明确。

诊断

■ 眼底检查法

通过眼科医生所施行的眼科检查进行诊断,在轻病例中可以显示出一条隆起的嵴状线,在严重的病例中可见增生的视网膜血管。

筛查检眼镜检查在所有出生时体重<1 500g或<30周的婴儿中进行。因为疾病发病通常在32~34周胎龄,筛选在31周开始。眼科检查继续每1~3周(取决于眼病的严重程度),直到婴儿血管生长进入外周(相当于术语)。若出生体重>1 500g婴儿,且治疗恰当,发生明显早产儿视网膜病罕见,应考虑其他诊断(如家族性渗出性视网膜病,Norrie病)。

预后

这种异常的血管生长可自发减退,但在4%出生体重<1kg的存活婴儿中,可在生后2~12个月逐渐发生视网膜脱离和视力丧失。早产儿视网膜病愈合后的儿童,近视、斜视和弱视的发病率高。一些患有中度,愈合ROP的儿童留下瘢痕性瘢痕(如拖曳的视网膜或视网膜褶皱),并且在生命的后期处于视网膜脱离的风险中;很少,也可能发生青光眼和白内障。

治疗

■ 冷冻疗法或激光凝固法
■ 贝伐单抗

在严重ROP,冷冻治疗或激光凝固以消融外周无血管视网膜减少视网膜折叠和脱离的发生率。因此所有高危婴儿在生后6周内应作眼科检查。视网膜血管化的患儿应每隔1~2周就作严密的检查,直至血管化完全成熟,婴儿发生视网膜脱离,应考虑作巩膜紧扣术伴晶状体切除术,但这些手术是晚期治疗方法,其效果较差。

由于早产儿视网膜病而留有残余瘢痕者,至少每年检查一次。生后第1年治疗弱视和屈光不正可获得最佳效果。有视网膜全剥离者应监测继发性青光眼的发生、眼生长不良,并针对视力损害采取干预措施。

贝伐单抗是一种新的抗血管内皮生长因子单克隆抗体,可以阻止ROP的进展。与激光治疗相比,贝伐单抗具有较低的复发率和较少的结构异常。当疾病复发时,它在几个月后复发;需要长期的眼科随访。关于全身性吸收和可能的感染,以及最佳剂量和随访时间的需要是这种药物仍然是可用于治疗严重病或与激光治疗联合的二线治疗的原因。

预防

在早产后,氧应该根据需要补充,以避免氧中的波动,

因为高氧和缺氧都增加了 ROP 风险。维生素 E 和限制光暴露没有效果。

> **关键点**
> - 早产儿视网膜病变（ROP）通常在出生时体重<1 500g 和<30 周的婴儿中发生，特别是那些严重的医疗并发症或接受过量和/或长期氧治疗的患者
> - 风险随着早产的增加而增加
> - 大多数病例自发消退，但少数发展视网膜脱离和视力丧失后 2~12 个月
> - 在 31 周妊娠开始通过眼科检查（由眼科医生完成）筛查高危婴儿
> - 尽量减少早产后补充氧的使用
> - 采用激光凝固 shu 或贝伐单抗治疗严重的 ROP

小于胎龄儿
（成熟障碍；宫内发育迟缓）

出生体重<同胎龄体重的第 10 百分位以下的婴儿定义为小于胎龄儿。并发症包括围生期窒息、胎粪吸入和低血糖。

Fenton 生长曲线图提供了生长相对孕龄的更精确评估（图 327-1，参见第 2485 页）。

病因
原因可能分为对称性和非对称性生长限制的原因：
- 对称：身高，体重，头围同等程度受到影响
- 不对称：体重最受影响，相对保护大脑，颅骨和长骨的生长

对称性生长受限 当原因在妊娠相对早期开始时，所有的身体都受到影响，导致所有类型的细胞减少。当病因在妊娠相对早期开始时，所有的身体都受到影响，导致所有类型的细胞减少。常见的病因有：
- 许多基因异常
- 前三个月先天性感染（如用巨细胞病毒，风疹病毒或弓形虫）

非对称生长受限 通常由胎盘或产妇问题导致，通常表现在妊娠晚期或妊娠末期。当原因在妊娠相对晚期开始时，器官和组织不受等的影响，导致不对称的生长限制。常见的病因有：
- 从母体疾病累及小血管导致胎盘功能不全[如先兆子痫（参见第 2114 页），高血压（参见第 2101 页），肾病（参见第 2103 页），抗磷脂抗体综合征，长期的糖尿病]
- 多胎妊娠引起的相对胎盘功能不全
- 伴随过度成熟的胎盘退化
- 慢性产妇低氧血症引起的肺部或心脏疾病
- 产妇营养不良
- 使用辅助生殖技术的概念

如果母亲在怀孕期间是阿片类药物，可卡因，酒精和/或烟草的大量使用者，婴儿也可以具有不对称的生长限制并且对于胎龄较小（SGA，参见第 2411 页）。

症状及体征
除了身材以外，小于胎龄儿的体格特征（如皮肤颜色、外耳软骨、足底褶皱）和行为（如警觉性、自发动作、摄食要求）与那些体格正常的适于胎龄儿有着相似之处。然而，它们可能看起来很瘦，肌肉量和皮下脂肪组织减少。面部特征可能表现为下沉，类似于老年人（"干瘪脸"）。脐带可能薄且小。

并发症 足月的小于胎龄儿没有早产儿器官系统功能不成熟的现象。但是，他们存在如下风险：
- 围生期窒息
- 胎粪吸出
- 低血糖
- 低体温症

分娩过程中围生期窒息是最严重的潜在并发症。如果宫内发育迟缓是由于胎盘功能不全所引起（同时胎盘灌注足够但呈临界状态），易有窒息的危险。因为每次宫缩通过挤压螺旋动脉而减缓或停止母体面临的胎盘灌注。因此，如果怀疑胎盘功能不全，在产前先评价胎儿的状态，在产时监测胎儿的心率。如果检测到胎儿危害，则通常提示通过剖宫产分娩的快速分娩。

胎粪吸入 可发生于围生期窒息时。小于胎龄儿，尤其是那些过期产儿可能将胎粪排入羊膜腔并开始深喘息运动。胎粪吸入的后果是在产后发生胎粪吸入综合征（在过期产儿中此综合征通常最严重，因为较少的羊水中含有较多的胎粪，并因而更浓缩，参见第 2511 页）。

低血糖 通常发生在生后数小时或数天内，因为缺乏足够的糖原合成，从而降低糖原储存并且必须用静脉输注葡萄糖快速治疗（参见第 2403 页）。

红细胞增多症（参见第 2517 页） 可能发生于小于胎龄儿由于胎盘功能不全而有慢性缺氧时。红细胞生成素释放增加，导致红细胞产生的速率增加。红细胞增多症的患儿出生时外表显示红润，可伴呼吸急促或昏睡状态。

低温（参见第 2493 页） 可能由于受损的体温调节而发生，其涉及多种因素，包括由于皮下脂肪的减少而导致的热损失增加，由于子宫内应激导致的热产生减少和营养物储存的损耗，以及由于小尺寸而导致的表面积体积比增加。SGA 婴儿应该在热中性环境中以最小化氧消耗。

预后
如果可以避免窒息，术语 SGA 婴儿的神经学预后是相当好的。然而，在生命的后期可能增加缺血性心脏病，高血压和卒中的风险，这被认为是由异常血管发育引起的。

对于遗传因素、先天性感染或母亲使用药物而造成的小于胎龄儿，其预后很差，这取决于不同的特殊诊断。如果宫内发育迟缓是由慢性胎盘功能不全所引起，这样的小于胎龄儿在生后如果获得足够的营养，就能"赶上"同龄正常儿图 327-5。

治疗
- 支持治疗

潜在的疾病和并发症需要治疗。对小于胎龄儿，目前还没有特别的治疗手段，但可以进行预防，在产前检查中，告诫孕妇避免饮酒、吸烟和违禁药物的重要性。

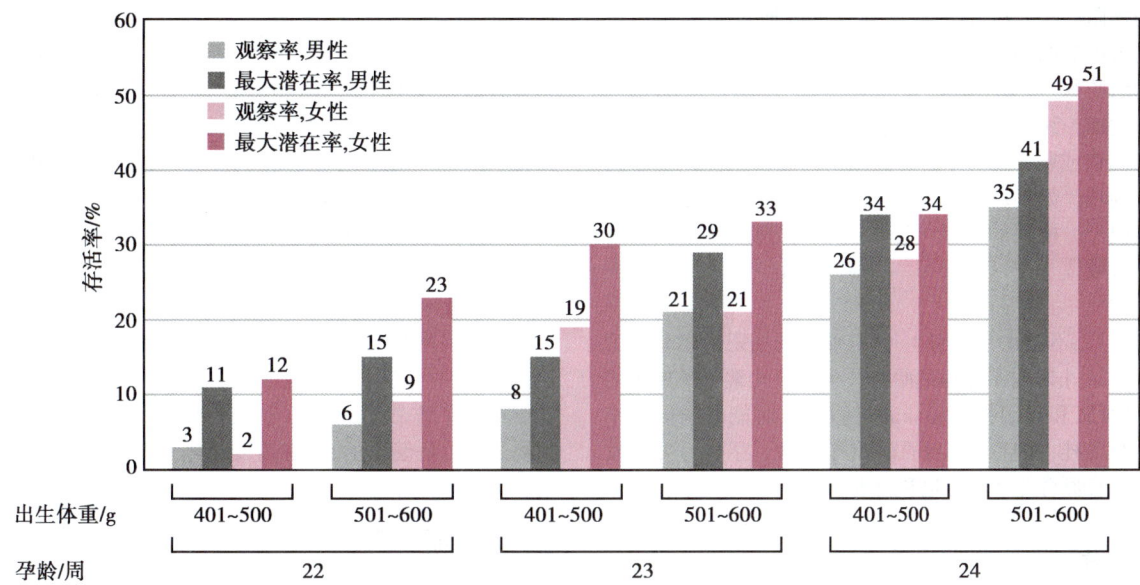

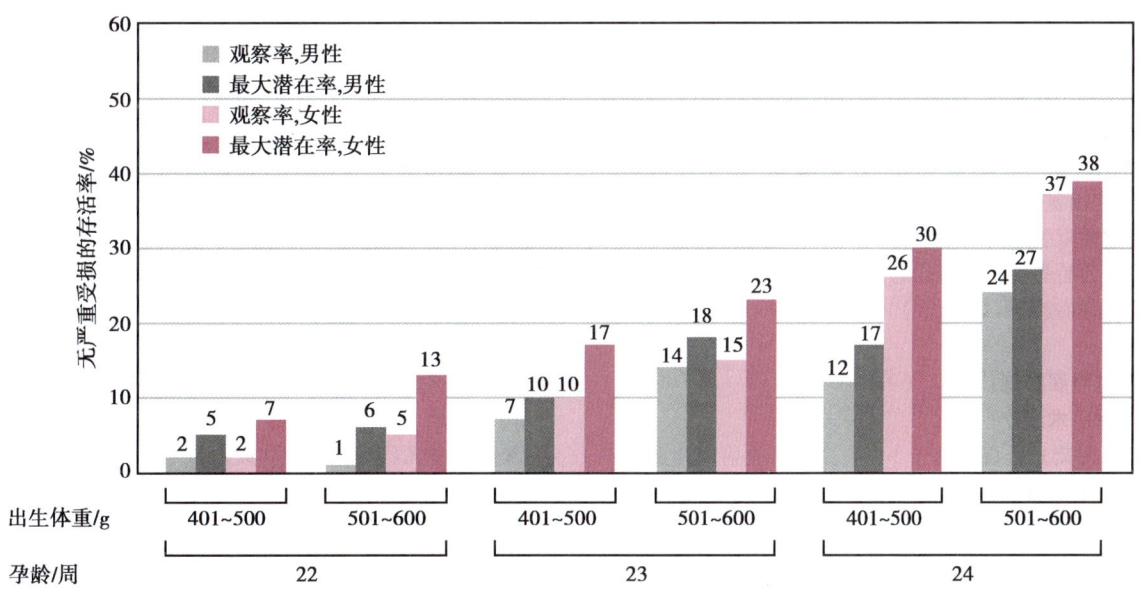

图 327-5　极低出生体重婴儿的生存和生存率没有严重受损。在超低出生体重儿实际观测的和理论上的最大的生存率（顶部）和无严重残疾存活情况（底部）（经许可摘自 Tyson JE, Parikh NA, Langer J, et al. Intensive care for extreme prematurity-moving beyond gestational age. *The New England Journal of Medicine* 358:1672-81, 2008）

> **关键点**
> - 出生体重<同胎龄体重的第 10 百分位以下的婴儿定义为小于胎龄儿。
> - 妊娠早期原因引起的疾病导致对称性发育迟缓，这些新生儿身长、体重和头围受到同样的影响
> - 妊娠晚期的障碍导致不对称生长限制，其中重量最受影响，具有脑，颅骨和长骨的相对正常生长
> - 虽然小，SGA 婴儿没有与相似大小的早产儿的器官系统不成熟的并发症
> - 并发症主要是根本原因，但通常还包括围生期窒息，胎粪吸入，低血糖，红细胞增多症和低体温

胎粪性肠梗阻

胎粪性肠梗阻是由于胎粪极其稠厚并黏附于回肠黏膜引起回肠末端的梗阻；新生儿囊性纤维病者最常伴有此症。胎粪性肠梗阻占新生儿小肠梗阻的 1/3。症状包括胆汁性呕吐、腹胀、胎粪排出障碍。诊断根据临床表现和 X 线检查。治疗可在 X 线引导下运用稀释的放射线对比造影剂灌肠，以缓解肠梗阻。灌肠失败者行手术治疗。

胎粪性肠梗阻最常是囊性纤维病（参见第 2272 页）的早期表现，该病引起胃肠道分泌物极其黏稠而黏附于肠黏膜。10%~25% 的病例分泌物的出现为囊性纤维化的临床表现。

梗阻发生在末端回肠水平（不像由胎粪栓综合征引起

的结肠梗阻,参见第 2501 页),并且可以通过产前超声诊断。梗阻远端的结肠管腔变小,含有干燥的胎粪丸。管腔狭小的结肠称为"微小结肠"。

并发症 约 1/2 的病例伴肠旋转不良(参见第 2249 页)、肠闭锁或肠穿孔。小肠的扩张的环可以扭曲以在子宫内形成旋转。如果肠失去其血管供应和梗死,可导致无菌胎粪腹膜炎。梗死的肠环可以被再吸收,留下一个或多个肠闭锁区域。

症状及体征

出生后,不像正常的新生儿,有胎粪肠梗阻的婴儿在第一个 12~24 小时内不能通过胎粪。生后患儿常有肠梗阻的症状,如腹胀和顽固性便秘。通过腹壁有时能够触诊到扩张的小肠肠袢,并且有典型的面团样感觉。穿孔后可继发胎粪性腹膜炎合并呼吸窘迫和腹水。

诊断

- **X 线平片**
- **如果 X 线平片是阳性,检验囊性纤维病**

出生前的超声检查能够发现胎儿的变化,这些变化可提示囊性纤维病和胎粪性肠梗阻,但是,这些变化都不是特异性的。有囊性纤维病家族史的肠梗阻新生儿,应高度怀疑本病。患儿应进行腹部 X 线平片检查,其可以显示扩张的肠袢;然而,常常没有气液平面。胎粪和肠道内气体形成的"肥皂泡"征可提示诊断胎粪性肠梗阻。如果存在腹膜炎,腹膜表面甚至阴囊内可出现钙化点。钡灌肠显示由于回肠末端梗阻引起的微小结肠。

诊断为胎粪性肠梗阻的患儿需进一步进行有关囊性纤维病的检测(参见第 2272 页)。

治疗

- **放射对照灌肠剂**
- **有时需手术治疗**

通过在荧光透视下给予≥1 灌注稀释放射照相造影剂加 N-乙酰半胱氨酸,可以在不复杂的情况下(如无穿孔,旋转或闭锁)缓解梗阻。高渗造影剂可能导致需要静脉补液的大量胃肠道水分损失。高渗造影剂会造成消化道大量液体丧失,需静脉补充液体以防止脱水。如灌肠失败则应行剖腹探查,通常也需行双腔回肠造瘘伴以反复用 N-乙酰半胱氨酸灌洗肠袢,使胎粪软化,易于祛除。

胎粪栓塞综合征

(左小结肠综合征)

胎粪栓综合征是指因为胎粪稠厚形成粪块引起的慢性梗阻。

胎粪栓综合征可发生在正常的婴儿,但更多见于早产儿、糖尿病孕妇及应用硫酸镁治疗妊娠毒血症母亲的婴儿。一般认为是结肠的功能成熟不良,导致未能排出第一次大便。

症状及体征

患儿生后几天出现排便障碍、呕吐、腹胀。稠厚的胎粪堵塞使结肠成管状,引起完全性肠梗阻。

诊断

- **放射对照灌肠剂**
- **有时检查先天性巨结肠病**

诊断是排除式的,应首先同先天性巨结肠区分开来。

腹部 X 线平片是非特异性的,可能会表现出地位肠梗阻的表象。相反,放射对照灌肠剂可显示胎粪栓的轮廓特征,并可将其与肠壁分离,提供了一个双重对照的显影。与胎粪性肠梗阻不同,患有胎粪栓综合征的患儿的小结肠在 X 线片上是无法分辨的。

治疗

- **放射对照灌肠剂**

通过利用对照灌肠剂将粪栓与小肠壁分开并排出粪栓,水溶性的对照灌肠剂也可以是具有治疗作用的。偶尔,需要重复灌肠。极少数情况下,需要手术减压。虽然大多数婴儿此后是健康的,可能需要诊断研究以排除先天性巨结肠或囊性纤维化。

坏死性小肠结肠炎

坏死性小肠结肠炎为一种获得性疾病,主要在早产儿或患病的新生儿中发生,其特征为黏膜或累及范围更大的肠坏死。黏膜甚至为肠深层的坏死。症状和体征包括:嗜睡、体温不稳定、肠梗阻、腹胀、胆汁性呕吐、便血、大便中查见还原性物质、呼吸暂停及脓毒血症表现。诊断需结合临床和影像学检查。治疗主要给予支持治疗,包括:鼻饲、补液、全静脉营养、抗生素应用、感染病例的隔离和手术治疗。

85%的坏死性小肠结肠炎(NEC)病例发生在早产儿(参见第 2496 页)。ICU 住院的新生儿中约有 1%~8%发生。

危险因素 除了早产儿以外的一般风险因素包括:
- 破膜时间过(参见第 2131 页)伴羊膜炎
- 出生窒息
- 小于胎龄儿(参见第 2500 页)
- 先天性心脏病
- 交换输血(参见第 2483 页)

张力过高的配方奶喂养或经过换血治疗的新生儿、小于胎龄儿或伴有发绀性先天性心脏病的患儿中发病率也较高。

三个肠道因素 通常存在:
- 前述的缺血性脑损伤
- 细菌定植
- 腔内基质(即肠内喂养)

病因

引起坏死性小肠结肠炎的原因尚不明确。普遍认为肠缺血损害可破坏肠黏膜使肠道通透性增加,易受细菌侵袭。肠内喂养前很少发生 NEC,并且在母乳喂养的婴儿中较不常见。一旦开始喂养,为肠道细菌繁殖提供了充足的底物,而细菌可渗透过肠壁,产生氢气。气体积聚(肠壁囊样积气症),气体也可进入门静脉。

缺血性损害可由于缺氧性损害所触发的原始潜水反射引起的肠系膜动脉痉挛,导致肠道的血流明显减少。肠道缺血也可源于换血过程中血流量减少、脓毒血症时或用高张力配方奶喂养。同样，先天性心脏病可因体循环血流量或动脉血氧饱和度的降低，导致肠道缺氧/缺血，从而发生坏死性小肠结肠炎。

坏死性小肠结肠炎可在新生儿监护室中成群发生或暴发流行。流行病学研究已证实一些成群发生病例与某些微生物有关（如克雷伯菌、大肠埃希菌、凝固酶阴性的葡萄球菌等），但未发现有特殊的病原菌。

并发症 肠坏死从黏膜层开始，逐渐累及肠壁全层，导致穿孔，致继发性腹膜炎和腹腔游离气体。最常发生在回肠末端，结肠和近端小肠很少受累。1/3 的新生儿发生脓毒血症（参见第 2430 页），可引起死亡。

症状及体征

婴儿可能表现为进食困难和血腥或胆汁性胃残留物（在喂养之后），其可能发展为胆汁性呕吐，通过腹部扩张表现的肠梗阻或在粪便中的总血。脓毒症可以由嗜睡，温度不稳定，增加的呼吸暂停法和代谢性酸中毒表现。

诊断

- 检查证实血便
- 腹部 X 线片

早期 X 线可能是非特异性的，仅显示肠梗阻。然而，在重复的 X 线上不变化的固定的扩张的肠环表示 NEC。NEC 的 X 线征象诊断是肠道气道炎症和和门静脉积气。气腹提示肠穿孔，需要急诊外科手术治疗。

治疗

- 喂养停止
- 鼻胃管吸出
- 液体复苏术
- 光谱抗生素
- TPN
- 有时需手术治疗

坏死性小肠结肠炎的新生儿死亡率为 20%~30%。通过积极的支持治疗和及时的外科干预可改善预后。

支持疗法 约 75% 病例非外科手术性治疗即可，如果怀疑坏死性小肠结肠炎应立即禁食，用连接间歇吸引器的双腔鼻胃管来进行胃肠减压。由于广泛的肠道炎症和腹膜炎可导致第三间隙相当多的液体丧失，应适当输注胶体和晶体液以维持循环。在肠道修复后，患儿需要 14~21 日的 TPN 治疗。

系统性抗生素应与 β-内酰胺抗生素（如氨苄西林，替卡西林）和氨基糖苷一次开始。还可以考虑另外的厌氧覆盖（如克林霉素，甲硝唑），并且应当持续 10 日。由于暴发流行可能有传染性，宜将患儿隔离，特别是如果短期内出现数例患者时更应注意。

需要对患儿进行密切监测；经常性评估（如至少每 12 小时 1 次）和定期的腹部 X 线检查、全血细胞计数、血小板计数和血气分析。肠狭窄是 NEC 最常见的长期并发症，发生在 10%~36% 的初次事件中幸存的婴儿。NEC 发作的 2~3 个月内有典型的肠道狭窄表现。通常在脾曲处的结肠，尤其是左侧。需要切除狭窄肠段来重新恢复肠道的正常结构。

外科手术 约 <25% 的病例需要手术治疗。手术指征为：肠穿孔（气腹）、腹膜炎体征（肠鸣音消失、全腹肌卫、触痛、腹壁红肿和水肿），或通过腹腔穿刺抽出脓性物质。对坏死性小肠结肠炎的婴儿，在经过非手术治疗后临床和实验室情况恶化时也应考虑手术治疗。手术时，切除坏死肠段并行肠造瘘术。（如果残留肠段显示无缺血，可作肠段重新吻合术）。随着脓毒血症和腹膜炎的改善，肠道的连续性可在数周或数月后重新建立。

预防

有危险的婴儿应喂母乳，喂养应从少量开始，按照标准化方案逐渐增加（如果没有母乳，早产儿配方是合适的替代品）。应避免使用高渗配方、药物或造影剂。应及时治疗红细胞增多症。

益生菌（如双歧杆菌，嗜酸乳杆菌）有助于防止 NEC，但进一步的研究，以确定最佳剂量，并要求相应的毒株。

> **关键点**
> - NEC 是肠道坏死的不明原因；它主要发生在早产或生病的新生儿在肠内喂养开始后
> - 并发症包括肠穿孔（最常见于末端回肠）和腹膜炎；脓毒症发生率为 33%，可能发生死亡
> - 初始表现为进食困难和血腥或胆汁性胃残留（在喂食之后），然后是胆汁呕吐，腹部膨胀和/或粪便中的总血
> - 使用 X 线片检查诊断
> - 使用液体复苏，鼻胃吸入，广谱抗生素和 TPN 的支持治疗在 >75% 的病例中有效
> - 约 <25% 的患儿需要手术治疗，以切除坏疽性肠段，处理穿孔。

新生儿胆汁淤积症

胆汁淤积症是指胆红素排泌障碍引起的结合胆红素增多症和黄疸。病因多种多样，可以根据实验室检查、肝胆管的影像学检查、有时需要肝脏活检和手术来诊断。治疗随病因而异。

病因

胆汁淤积（参见第 2495 页）原因可分为肝内和肝外管道的病变所致或两者兼而有之。

肝外 最常见的肝外原因为胆道闭锁。

胆道闭锁：发生的原因是肝外胆管进行性硬化导致的胆管系统梗阻。在大多数情况下，胆道闭锁在出生后数周出现，可能在肝外（和有时肝内）胆管的炎症和瘢痕形成之后。它在出生时很少存在于早产儿或新生儿中。尽管报道过特异的病毒感染，但真正的感染源尚未找到。

肝内 肝内原因可以是感染性，同种异体性，代谢/遗传或毒性。

感染：可引起胆汁淤积。感染可能是病毒（如单纯疱疹病毒，巨细胞病毒，风疹，参见第 2435 页），细菌（如革兰氏阳性和革兰氏阴性菌血症，泌尿道感染引起的大肠埃希菌，

参见第 2421 页）或寄生（如弓形虫病，参见第 2421 页）。吸收家长营养的脓毒症新生儿（参见第 2430 页）也可引起胆汁淤积。

妊娠期同种免疫性肝病：涉及跨胎盘转运母体 IgG 抗体，其可诱导补体介导的膜攻击复合物，以致破坏胎儿肝脏。

新陈代谢原因：包括新陈代谢的许多缺陷病（参见第 2277 页）如半乳糖血症，酪氨酸血症，α_1-抗胰蛋白酶缺乏症，脂质代谢紊乱，线粒体功能紊乱，和脂肪酸氧化缺陷。遗传缺陷包括 Alagille 综合征，囊性纤维化和关节挛缩，肾功能障碍，胆汁淤积（ARC）综合征。还有许多基因突变干扰胆汁正常生成和排泄并引起胆汁淤积；所得疾病被称为进行性家族性肝内胆汁郁积。

有毒的原因：主要是由于在极早产新生儿或短肠综合征婴儿的长时间使用肠外营养（参见第 2206 页）。

新生儿肝炎综合征（巨细胞肝炎）：通常是新生儿肝脏的一种炎症。其发病率已经降低，并且变得很少，因为改进的诊断研究能够鉴定胆汁淤积的具体原因。

病理生理

胆汁淤积症患儿的胆汁排泌障碍，导致血液中结合胆红素增多，胃肠道胆盐减少。胆盐缺乏可导致脂肪和脂溶性维生素吸收不良（维生素 A、D、E、K），引起维生素缺乏症、营养不良和生长发育障碍。

症状及体征

胆汁淤积典型症状是在生后 2 周出现，表现为黄疸，伴有尿色加深（结合胆红素增多）、白陶土粪便、肝脏肿大。如果胆汁淤积持续存在，则常有慢性瘙痒，还会有脂溶性维生素缺乏的症状和体征，生长缓慢。如果潜在病因引起肝纤维化和肝硬化，则出现门脉高压、腹水以及食管胃底静脉曲张所致的上消化道出血。

诊断

- **总胆红素和直接胆红素**
- 肝功能检查
- 代谢性，感染性和遗传性病因检查
- 肝脏超声检查
- 肝胆扫描
- 偶尔行肝脏或其他组织（如唇）活检术，手术胆道造影术或遗传检查

出生 2 周后出现黄疸的婴儿应行评估胆汁淤积。初期的方法应该是针对诊断性的可治疗病情（如肝外胆管闭锁，早期外科手术干预治疗可改善短期预后）。

根据总胆红素和直接胆红素测值区分胆汁淤积的类型。需要进行一些检查来进一步地评估肝功能，包括白蛋白，分割的血清胆红素测定、肝酶活性测定，PT/PTT 测定和氨水平。一旦证实胆汁淤积，需要进行测试以确定病因（表 327-5），和吸收不良的证据（如低水平的脂溶性维生素 E、D 和 A）。

表 327-5　新生儿胆汁淤积的诊断性评估

病因	检查
肝功能不全	白蛋白，氨，PT/PTT，AST，ALT，GGT，胆红素（总胆红素和直接胆红素）
感染	尿液培养 TORCH 滴度
内分泌病	TSH，甲状腺素
囊性纤维化	汗液氯化物检查
半乳糖血症	新生儿筛查，减少尿液中的底物（如半乳糖）
α_1-抗胰蛋白酶缺乏	血清 α_1-抗胰蛋白酶浓度 α_1-抗胰蛋白酶表型检查
胆汁合成方面的遗传学疾病	尿液和血液中的胆汁酸浓度
	基因检测
先天性代谢缺陷	尿液有机酸，血清氨，血清电解质
同种免疫性肝病	α_1-抗胰蛋白酶，铁蛋白，脂质谱，从唇或肝确定的组织铁，肝组织学

GGT，γ-谷氨酰转肽酶；TORCH，弓形虫病、其他病毒、风疹、巨细胞病毒、单纯疱疹病毒；TSH，促甲状腺激素。

腹部超声检查通常是第一次测试；它是无创的，可以评估肝脏大小和胆囊和胆总管的某些异常。但是，它是非特异性的。如有条件需行胆道系统的检查。胆管造影可以除外胆道闭锁。胆汁排泌障碍不能明确区分胆道闭锁和伴有严重胆汁淤积的新生儿肝炎和胆汁郁积的其他原因。

当没有做出诊断时，肝活检通常相对较早地进行，有时进行手术切除胆管造影术。胆道闭锁患儿门脉胆管扩张，肝脏纤维化。新生儿肝炎综合征以小叶紊乱和多核巨细胞为特征。同种异体免疫性肝病的特征在于升高的肝铁储备（如果不另外需要肝活检，也可以使用脂肪活检证明增加的铁）。

预后

胆道闭锁是一种进行性病变，不治疗则数月后导致肝功能衰竭、门脉高压性肝硬化，一岁内死亡。

胆汁淤积的预后因特定疾病的不同而不同，其预后的范围从完全良性的结局到导致肝硬化的进展性疾病。

新生儿肝炎综合征引起的胆汁淤积（尤其是特发性）通常可逐渐缓解，但持续的肝功能损害可导致肝脏衰竭及死亡。

同种异体肝脏疾病预后差,无早期干预。

治疗
- 治疗特定的病因
- 补充维生素 A、D、E 和 K
- 中链甘油三酯
- 有时熊去氧胆酸治疗

特异性的疗法针对的是其病因,新生儿肝炎综合征没有特殊治疗。早期给予营养支持治疗,补充维生素 A、D、E、K。配方奶喂养的婴儿给予大量在胆盐缺乏时更易吸收的中链脂肪酸。给予足够的能量,>130kcal/d。胆管有胆汁通过的患儿,可给予熊去氧胆酸 10~15mg/kg,每日 1 次或两次,可以减轻瘙痒。

推测婴儿有胆道闭锁需要用术中胆道造影进行手术探查。如果证实胆道闭锁,应该进行肝门肠吻合术(Kasai 术)。理想的情况是,该手术应该在生命开始的 1~2 个月进行。过了该时间,预后将显著恶化。然而,许多患儿术后仍存在明显的慢性问题,包括持续胆汁淤积,逆行性胆管炎和发育停滞,从而导致晚期死亡。即使给予合理的治疗,很多患儿最终发展为肝硬化,需要肝脏移植。

因为同种异体免疫性肝脏疾病没有确定的标志和/或测试,如果没有明确诊断,需要考虑早期用 IVIG 或交换输血治疗以逆转正在进行的肝损伤。

> **关键点**
> - 有许多新生儿胆汁淤积的遗传和获得性原因,导致胆红素排泄的失败,从而导致过量的结合胆红素
> - 新生儿胆汁淤积通常在生命的前 2 周注明;婴儿黄疸,经常有深色尿,主要粪便和肝大
> - 从肝功能,超声检查和肝胆扫描的实验室测试开始,并做原因测试,有时包括肝活检
> - 治疗具体原因并给予支持性护理,包括补充脂溶性维生素和高中链甘油三酯和含有足够的热量的配方

新生儿暂时性呼吸增快
(新生儿湿肺综合征)

新生儿暂时性呼吸增快是指由于胎儿肺液吸收延迟所致的暂发性呼吸窘迫。

新生儿暂时性呼吸增快累及早产儿、选择性剖宫产的足月儿或出生时有呼吸窘迫的新生儿,均系胎儿肺液清除延迟所致(正常胎儿肺液吸收机制)。部分原因是肺上皮细胞中 Na 通道的不成熟;这些通道负责从肺泡吸收钠(以及因此产生的水吸收)。(胎儿肺液正常吸收的机制,参见第 2505 页。)其他风险因素包括巨大儿症,母亲糖尿病和/或哮喘,低胎龄和男性。

当婴儿出生后不久发生呼吸窘迫时,需要怀疑新生儿暂时性呼吸增快。症状包括呼吸急促、肋内的和肋下凹陷、打呼噜,鼻翼扇动和可能发绀。

肺炎,呼吸窘迫综合征和败血症可能有相似的表现,因此通常进行胸部 X 线、CBC 和血液培养检查。胸部 X 线检查显示肺过度膨胀伴肺门纹理增粗,心脏边缘模糊不清,外周肺野清晰。肺叶间可见液体存在。如果初始结果不确定或显示感染,那么等待培养结果的时候就可以给予抗生素(如氨苄西林、庆大霉素)。

通常在 2~3 日内恢复。治疗是支持疗法和通过氧罩供氧,监测动脉血气或通过经皮血氧仪监测血氧饱和度。罕有极度早产儿和出生时伴有神经系统抑制的患儿需使用 CPAP,有时甚至机械通气。

围生期呼吸系统疾病概述

症状和体征包括:鼻翼扇动、呼吸困难三凹征、虚弱、呼吸不规则、呼吸急促和呼吸暂停、发绀、苍白、皮肤花纹、毛细血管充盈延迟和低血压。新生儿呼吸道症状和体征可在生后立即出现或几分钟、几小时后出现。

病因
新生儿及婴幼儿呼吸窘迫有诸多原因(表 327-6)。

表 327-6　新生儿和婴幼儿呼吸窘迫的原因

分期	病因
心脏	**右向左分流伴肺循环血流正常或增多**:大动脉换位、完全性肺静脉异位引流、动脉单干、左心发育不良综合征
	右向左分流伴肺循环血流减少:肺动脉闭锁、法洛四联症、严重肺动脉狭窄、三尖瓣闭锁、单心室伴肺动脉狭窄、Ebstein 畸形、持续胎儿循环/持续肺动脉高压
呼吸系统	**上呼吸道**:鼻后孔狭窄和闭锁、气管支气管咽部狭窄、气道受压(如血管环)、气管食管畸形(如裂或瘘)
	下呼吸道:呼吸窘迫综合征、新生儿短暂性呼吸暂停、胎粪吸入、肺炎、脓毒血症、气胸、膈疝、肺发育不良、肺囊性病、肺表面活性物质先天缺乏(蛋白 B 或 C)
神经系统	颅内出血、镇静剂过量(婴儿或母亲)、膈肌麻痹、神经肌肉疾病、痉挛性疾病
血液系统	高铁血红蛋白症、红细胞增多症、严重贫血
其他	低血糖、失血、代谢紊乱(酸碱平衡紊乱、高氨血症)、低血容量性休克

生理
与大龄儿童和成人相比,新生儿和婴儿的呼吸系统的生理学有几个显著差异。这些差异包括:
- 胸壁顺应性强但易萎陷
- 呼吸运动以膈肌运动腹式呼吸为主
- 胸腔外导气管塌陷

此外,婴儿的气道口径较小,气道阻力增加,旁路通气量不增加,导致肺不张。其他方面儿童和成人相似。

评估
通过全面的病史和体格检查进行评估。

新生儿病史重点关注母孕期和围生期情况,受孕年龄、是否有母孕期感染、出血、羊水污染、羊水过多或过少。

体格检查的重点是心脏和肺。胸部不对称和腹部凹陷提示膈疝。不对称性呼吸音提示气胸、肺炎或哮喘(参见第2203页)。不对称呼吸音表示气胸(参见第2203页),肺炎(参见第2505页)或哮喘。移位的左心尖搏动,心脏杂音或两者都提示先天性心脏缺陷(参见第2223页)。测定血压和股动脉搏动可以鉴别是否存在循环衰竭或者先天性缺陷。毛细血管充盈差可提示循环系统问题。

新生儿和婴幼儿测定氧饱和度观察氧疗反应非常重要。建议行胸部X线摄片。

新生儿呼吸窘迫综合征
(肺透明膜病)

呼吸窘迫综合征是<37周的早产儿缺乏肺表面活性物质所致。发病危险性与胎龄呈反比。患儿生后很快出现呼吸呻吟、辅助呼吸肌参与和鼻翼扇动。根据临床表现和产前胎儿肺成熟度的估计可作出诊断。治疗主要是支持治疗和肺表面活性物质的应用。

病因

肺表面活性物质的分泌量直到妊娠晚期(34~36周)才达到足够,呼吸窘迫综合征(RDS)的风险随着早产的时间增加而增加。其他危险因素包括:多胎、糖尿病母亲、男性和白种人。

但在宫内发育迟缓或子痫和先兆子痫或高血压母亲、延迟破膜、母亲应用激素的新生儿中少见。

表面活性蛋白基因(SP-B和SP-C)和ATP结合盒载体A3(ABCA3)基因的突变导致的RDS少见。

病理生理

肺表面活性物质是由Ⅱ型肺泡上皮细胞所分泌的磷脂和脂蛋白混合物(参见第2505页)。可减少覆盖肺泡的液体层表面张力,减少肺泡塌陷,促使肺泡扩张,维持正常功能。

由于表面活性剂不足,需要更大的压力来打开肺泡。没有足够的气道压力,则出现弥漫性肺不张,诱发炎症反应和肺水肿(参见第2505页)。由于通过不张肺组织的血液不能进行氧合,产生肺内右向左分流,致使患儿缺氧。肺顺应性下降也使肺做功增加。严重呼吸窘迫综合征者,因膈肌和肋间肌疲劳而致二氧化碳潴留和呼吸性酸中毒。

并发症 呼吸窘迫综合征的并发症包括脑室内出血(参见第2492页),脑室周白质损伤,张力性气胸(参见第2492页),支气管肺发育不良(参见第2510页),脓毒血症(参见第2430页)和新生儿死亡。颅内并发症与低氧血症,高碳酸血症,低血压,动脉血压的波动,以及低脑灌注(参见第2492页、第2372页)。

症状及体征

RDS新生儿表现有呼吸增快、劳力性呼吸困难,呼吸呻吟常在生后立即或数小时内发生,胸骨上、下窝吸气性凹陷,鼻翼扇动。肺不张范围和呼吸衰竭的严重程度逐渐加重,出现发绀、嗜睡、呼吸不规则和呼吸暂停。

极低出生体重儿<1 000g由于肺组织过于僵硬,在出生时不能建立或持续呼吸。

检查时呼吸音降低。周围脉搏可以与外周水肿一同降低,并且尿排出减少。

诊断

- **临床评估**
- **ABG(低氧血症和高钙血症)**
- **胸片**
- **血,脑脊液和气管吸出物培养**

诊断基于临床表现,包括危险因素。动脉血气显示低氧血症和高碳酸血症;胸部X线检查显示弥漫性肺不张,呈毛玻璃样改变并伴支气管充气征。胸部X线片显示弥漫性肺不张,通常被描述为具有可见的空气支气管镜的磨砂玻璃外观;外观与临床严重程度松散相关。

呼吸窘迫综合征必须与B族链球菌肺炎、脓毒血症、暂时性新生儿呼吸增快(参见第2505页)、新生儿持续肺动脉高压、吸入、肺水肿和先天性心肺畸形相鉴别。可疑病例需行血、CSF或气管分泌物细菌培养。临床诊断B族链球菌肺炎是相当困难的,因而抗生素通常应在获得细菌培养结果之前开始使用。

筛查 RDS可以预期地使用胎儿肺成熟度的测试,其在通过羊膜穿刺术获得的羊水或从阴道收集的(如果膜已经破裂)进行,并且其可以帮助确定分娩的最佳时间。对孕39周前的选择性分娩和孕34~36周之间的非选择性分娩对象,若胎儿心脏张力、人绒毛膜促性腺激素水平和超声检查难以确定孕龄时,可选用上述方法。

羊水检查包括:

- 卵磷脂/鞘磷脂
- 泡沫稳定性指数试验(羊水中表面活性剂越多,当流体与酒精混合并摇动时形成的泡沫的稳定性越大)
- 表面活性剂/白蛋白比

当卵磷脂/鞘磷脂的比率>2,以及有磷酸甘油的存在,泡沫稳定指数=47,或表面活性物质/白蛋白比率>55mg/g时,RDS的危险性降低。

治疗

- **肺表面活性物质**
- **根据需要吸氧**
- **根据需要进行机械通气**

经治疗病例的预后佳,死亡率<10%。单独给予充分的通气支持,肺表面活性物质最终会产生,其一旦产生,呼吸窘迫综合征在4~5日内好转。日内好转,但严重的低氧血症将导致多器官功能衰竭和死亡。

特效治疗为气管内使用肺表面活性物质。气管插管同时也能达到充分改善通气和氧合的目的。体重>1kg的早产儿和氧需求相对低[部分吸氧(FIO_2)<40%~50%]的患儿仅辅助吸氧就可产生好的疗效(参见第2507页)。早期肺表面活性物质治疗(出生后20~30分钟内)策略与机械通气时间减少、气体泄露综合征(参见第2513页)发生率降低、支气管肺发育不良发生率降低显著相关。

使用肺表面活性物质能加快患儿的恢复,降低发生气胸、肺间质气肿、脑室内出血和支气管肺发育不良的危险,降低住院新生儿和1岁时的死亡率。但是,应用表面活性物质治疗的早产儿患呼吸暂停的概率增加(参见第2509页)。

表面活性剂替代的选择包括：

- beractant
- poractant alfa
- calfactant
- lucinactant

beractant 是补充有蛋白 B 和 C，棕榈酸棕榈酸酯，棕榈酸和三棕榈精的脂质牛肺提取物；剂量为 100mg/kg，6 小时 1 剂，最多 4 剂。

猪肺磷脂 是包含磷脂，中性脂质，脂肪酸和表面活性剂相关蛋白 B 和 C 的改性的猪来源的绞碎的肺提取物；剂量是 200mg/kg，然后是多达 2 剂量的 100mg/kg，间隔 12 小时，需要时使用。

calfactant 是含有磷脂，中性脂质，脂肪酸和表面活性剂相关蛋白 B 和 C 的小牛肺提取物；剂量为 105mg/kg，每 12 小时 1 次，最多 3 剂，需要时使用。

lucinactant 是具有肺表面活性蛋白 B 类似物，辛普必利（KL4）肽，磷脂和脂肪酸的合成表面活性剂；剂量为 175mg/kg，每 6 小时 1 次，最多 4 剂。

肺顺应性可以在治疗后快速改善。呼吸机峰值吸气压力可能需要快速降低，以降低肺气体泄漏的风险。其他呼吸机参数（如 FIO_2，率）也可能需要被减少。

预防

对于必须分娩的早产儿（24～34 周），在产前 48 小时给予孕母倍他米松，（12mg/d 共 2 次；或 6mg/12 小时，静脉注射或肌内注射，共 4 次），可诱导胎儿肺表面活性物质产生，可减少发生呼吸窘迫综合征的危险性或降低其严重程度。（参见第 2506 页）

预防性给予处于发生呼吸窘迫综合征高危的新生儿（婴儿<30 周完成的孕期，尤其是缺乏产前类固醇激素暴露）以气管内表面活性剂的治疗，已证实是能够降低新生儿死亡和某些类型的呼吸疾病（如气胸）。

> **关键点**
> - 呼吸窘迫综合征（RDS）是<37 周的早产儿缺乏肺表面活性物质所致，这通常仅发生在<37 周妊娠出生的新生儿；缺乏随着早产的增加而恶化。
> - 如果缺乏肺表面活性物质，肺泡关闭或未能打开，则出现弥漫性肺不张，诱发炎症反应和肺水肿
> - 除了引起呼吸功能不全，RDS 增加心室内出血的风险，张力性气胸，支气管肺发育不良，脓毒症和死亡
> - 临床诊断和胸部 X 线检查；通过适当的培养物排除肺炎和败血症
> - 如果预期早产，通过测试羊水来测定卵巢卵磷脂/鞘磷脂比，泡沫稳定性或表面活性剂/白蛋白比例来评估肺成熟
> - 用气管内表面活性剂治疗，并根据需要给予呼吸支持
> - 如果她必须在妊娠 24 周和 34 周之间分娩，给母亲几个剂量的胃肠外糖皮质激素（倍他米松，地塞米松）糖皮质激素诱导胎儿表面活性物质生产并降低 RDS 的风险和/或严重性

新生儿和婴儿呼吸支持

初期的呼吸支持处理包括：头后仰、吸痰和触觉刺激，如需要进一步给予：

- 吸氧
- 持续气道正压通气（CPAP）
- 非侵袭性正压通气（NIPPV）
- 面罩吸氧或机械通气

经上述处理的患儿氧合仍不能改善时，则需行心脏检查除外先天性心脏病并予高频振荡通气、NO 和/或体外膜肺治疗。

氧疗 通过鼻导管、面罩及头氧罩供氧，可使早产儿 PaO_2 从 50mmHg 提高到 70mmHg，足月儿则从 50mmHg 提高到 80mmHg；早产儿氧饱和度从 90% 提高到 94%，足月儿氧则从 92% 提高到 96%。早产儿 PaO_2 低时几乎所有的血红蛋白全部氧合，胎儿型血红蛋白具有很强的氧亲和力，维持高 PaO_2 可能导致或造成早产儿视网膜病变（参见第 2499 页）。无论何种供氧方式，均应给予合适的温度（36～37℃）和湿度，防止冷、干燥刺激引起的分泌物增多、支气管痉挛。

新生儿脐动脉插管和经皮桡动脉置管可以监测动脉血气，以调节吸入氧浓度（FIO_2）≥40%。如果不能置 UAC，那么可以使用经皮桡动脉导管进行持续血压监测和血液取样。

如果新生儿对上述措施反应差，则考虑给予静脉补液以增加心排出量，改善循环，此类患儿也适宜行持续气道正压通气或气囊、面罩通气（呼吸 40～60 次/分）。若氧合不佳或需长时间使用气囊、面罩通气，可行气管插管、机械通气，极低出生体重儿（<28 周或<1 000g）出生后即给予辅助呼吸，给予表面活性物质预防性治疗。细菌性脓毒血症是引起新生儿呼吸窘迫的最主要的原因，通常要进行血培养、应用抗生素并给予高浓度氧。

持续气道正压通气（CPAP） CPAP 通常以 5～7cmH₂O 压力正压供氧，使有自主呼吸的呼吸窘迫综合征患儿保持肺泡张开，减少肺不张区域的血液分流，改善氧合。可经鼻塞子和各类提供正压的设备装置提供 CPAP，也可连接一个频率设置为零的常规呼吸机来维持。有限制性肺部疾病（如弥散性肺不张、呼吸窘迫综合征、肺水肿）的婴儿需要 FIO_2≥40% 以维持 PaO_2 50～70mmHg 时，有使用 CPAP 的指征。在这些儿童中，CPAP 可能先于正压通气。

非侵袭性正压通气 无创正压通气（参见第 2507 页）使用鼻插管或鼻罩提供正压通气。它可以同步（即由婴儿的吸气力触发）或非同步的。NIPPV 可以提供后备速率并且可以增加婴儿的自发呼吸。峰值压力可以设置为所需的限制。它在呼吸暂停的患者中特别有用，以便于拔管并帮助防止肺不张。

机械通气 气管内插管：用于机械通气：

- 对于<1 250g 的新生儿，典型选用的气管插管直径为 2.5mm（最小的导管）
- 3mm 导管适用于 1 250～2 500g 的新生儿
- 3.5mm 导管适用于>2 500g 的新生儿

如果在插管过程中持续吸入氧气，插管将是安全的。一般选用经口插管。经口插管的深度为：
- 体重1kg的新生儿距唇缘7cm
- 2kg距唇缘8cm
- 3kg距唇缘9cm

在胸骨上凹通过气管前壁触及导管末端，说明放置的位置正确。通过胸部X线可见到其大致位于锁骨和气管隆突之间，大致与第二胸椎水平一致。如果对插管位置或通畅与否有疑问，应拔管并用呼吸囊或面罩供氧以维持婴儿呼吸，直到重新插入气管插管。如果患儿的情况急剧恶化（氧合状况、动脉血气、血压或血流灌注的突然改变），应立即检查气管内插管的位置及通畅情况。

呼吸机：在定压或定容状态下输入气体。可以给予辅助通气（AC，每次由患者吸气触发呼吸机形成一次完整通气）和间歇指令通气（IMV，在一给定时间段内，呼吸机完成设定次数的通气，在机械通气间隙），患者可有自主呼吸，可以是常频至高频（400～900次/分）。优化的机械通气模式或类型取决于婴儿的反应。不能简单认为哪种呼吸模式优于另一种，定容呼吸机也许特别适用于肺顺应性有变化或呼吸抵抗的大婴儿，如支气管肺发育不良的病儿，随每次呼吸输入设定容量的气体以保证适当的通气。AC模式通常用于治疗不太严重的肺部疾病和减少呼吸机依赖性，同时提供气道压力的小幅增加或每次自发呼吸的少量气体。高频振荡间歇模式通气常用于极小早产儿（<28周）和气体泄漏、广泛肺不张或肺水肿的患儿（参见第2513页）。

通过对呼吸损伤严重程度的判定来设定呼吸机的最初参数。典型的对中度呼吸窘迫患儿的设定为：FIO_2=40%；吸气时间（IT）=0.4秒；呼气时间（ET）=1.1秒；间歇指令通气（IMV）或辅助通气（AC）频率=40次/分；吸气峰压（PIP）=15cmH_2O（极低体重儿）～25cmH_2O（足月儿）；呼气末正压（PEEP）=5cmH_2O。应根据婴儿的氧合状况、胸廓运动、呼吸音、呼吸用力情况及动脉或毛细血管血气分析结果迅速调整这些参数。

- 通过增加潮气量（调高PIP或调低PEEP）或增加通气频率以提高每分钟通气量能降低$PaCO_2$
- 通过增加FIO_2［或增加平均气道压力（增加PIP、PEEP、增加通气频率或延长IT）可提高PaO_2。

患者触发的呼吸模式常应用于由患者自主呼吸启动的同步正压通气。可缩短呼吸机的工作时间，并可减少气压伤。附着在刚好在剑突过程下方的婴儿腹部的压力传感器（Graseby胶囊）上的压敏充气球囊可以检测到膈肌收缩的发生，或者放置在气管插管适配器处的流量或温度传感器可以检测到开始自发吸入。

尽量使呼吸机的工作压力或容量处于最小状态以防止气压伤和支气管肺发育不良。只要pH≥7.25，可允许$PaCO_2$（高碳酸血症）存在。只要pH≥7.25，可允许高碳酸血症存在；同样，如果血压正常且未出现代谢性酸中毒，PaO_2（氧分压）低至40mmHg也可以接受。

辅助治疗　是针对某些患者，是利用机械通气的一种治疗方法，其中包括：
- 肌松剂
- 镇静剂
- 氧化亚氮

肌松剂（如去甲潘库溴铵或0.03～0.1mg/kg，静脉注射，根据需要每隔1～2小时使用。新生儿使用潘库溴铵先给予试验剂量0.02mg/kg）和镇静剂（芬太尼1～4μg/kg，每2～4小时静脉推注，咪达唑仑0.05～0.15mg/kg，每2～4小时静脉推注，每次持续5分钟以上）便于气管插管，可帮助稳定极严重患儿的状况，消除运动和自主呼吸的影响，达到最好的通气效果，但必须选择性使用。然而，这些药物应该选择性使用，因为瘫痪的婴儿可能需要更大的呼吸机支持，这可能会增加气压伤。最新的研究表明一种特殊的肺血管扩张剂氧化亚氮5～20ppm吸入能改善肺血管收缩所致的婴儿缺氧状态［如特发性肺动脉高压、肺炎（参见第2512页）或先天性膈疝（参见第2248页）］，吸入氧化亚氮后可能不需要行ECMO治疗（参见第2508页）。

当呼吸状况改善，可撤离呼吸机。婴儿撤机可着手通过降低：
- FIO_2
- 吸气压力
- 呼吸频率

连续流量正压呼吸机允许婴儿自发呼吸PEEP，而呼吸概率逐渐减慢。随着速率降低，婴儿接受更多的呼吸工作。能够在较低设置下维持充足氧合和通气的婴儿通常耐受拔管。撤离呼吸机的最后一步是拔管，然后通过鼻腔（或鼻咽部）的持续正压呼吸或无创正压机械通气给予可能的支持，最后用氧罩或鼻导管提供湿化的氧气或空气。

极低出生体重儿在使用甲基黄嘌呤类药物后可顺利脱离呼吸机，例如氨茶碱、茶碱、咖啡因。甲基黄嘌呤是中枢神经系统介导的呼吸兴奋剂，能增加通气力度，减少呼吸暂停和心动过缓，能使婴儿顺利地从机械通气撤离。咖啡因是首选药物，因为其具有较好的耐受性、容易给药、安全、并且较少需要监测。激素以前在拔管和治疗慢性肺部疾病时常规应用，目前由于其带来的并发症（如阻碍生长和神经发育迟缓），在早产儿中已不再建议使用。一个可能的例外是近终末疾病的最后手段，在这种情况下，父母应充分了解风险。

并发症　新生儿机械通气的并发症较普遍，包括：
- 气胸
- 气管插管堵塞所致的窒息
- 溃疡、糜烂、邻近压力引起的气道狭窄
- 支气管肺发育不良

体外膜肺（ECMO）　是一种体外循环（心肺旁路）形式，用以维持那些通过常规呼吸机不能维持足够氧合和通气的婴儿生命。不同治疗中心的应用标准有所差异。一般认为，ECMO应用于那些严重的可逆转的婴儿肺部疾患，如新生儿持续肺动脉高压（参见第2512页）、先天性膈疝和严重肺炎，且机械通气<7日。

方法：全身肝素化后，插管放置在颈内静脉，血液从颈内静脉流向膜氧合器,膜氧合器作为一个人工肺以排除二氧化碳并增加氧,氧合后的血回到颈内静脉(静脉-静脉ECMO)或颈动脉(静脉-动脉ECMO)。然后将氧合血液循环回颈内静脉(静脉ECMO)或颈动脉(静脉动脉ECMO)。当需要循环支持和通气支持时(如在压倒性败血症中)使用静脉内ECMO。可调节流量以期控制氧饱和度和血压。

ECMO禁用于胎龄<34周或<2kg的新生儿,因全身肝素化血后脑室内出血的危险大大增加。并发症包括:血栓栓塞、气体栓塞、神经系统损害(如卒中、惊厥)和溶血、中性粒细胞减少症、血小板减少症等血液系统问题和胆汁淤积性黄疸。

早产儿呼吸暂停

早产儿呼吸暂停是指无其他引起呼吸暂停原发疾病的早产儿呼吸停顿时间>20秒,或停顿时间>20秒,但出现心动过缓(心率<80次/分)、中央性发绀、和/或氧饱和度<85%。在<37周出生时,可因中枢神经系统发育不成熟(中枢性)和气道梗阻所致。诊断依据多导呼吸监护仪监测结果而定。诊断依据多通道呼吸监测的结果。对中枢性呼吸暂停治疗以刺激呼吸为主,而气道梗阻者则调节头部位置。预后良好,多数早产儿到37周后缓解,恢复正常呼吸。

约有25%的早产儿(参见第2496页)有呼吸暂停,在生后2~3日内发生,很少发生在出生后当天。出生14日以后发生的呼吸暂停提示有其他严重疾病[如败血症(参见第2430页)],而不是早产儿呼吸暂停。胎龄越小,该病发生率越高。

病理生理

早产性呼吸暂停是由呼吸系统的神经学和/或机械功能的不成熟引起的发展性障碍。呼吸暂停的特征包括:

- 中枢性
- 阻塞性
- 两者混合型(混合型多见)

中枢性呼吸暂停 是由未成熟的髓质呼吸控制中心引起的。特定病理生理学不完全理解,但似乎涉及许多因素,包括对缺氧和高碳酸血症的异常反应。

阻塞性呼吸暂停 是由颈部屈曲引起咽下部软组织阻挡或鼻塞而引起呼吸道梗阻所致。

混合性呼吸暂停 是中枢性和阻塞性呼吸暂停的组合。

所有类型的呼吸暂停如持续存在均可引起低氧血症、发绀和心动过缓。在因SIDS(参见第2506页)死亡的婴儿中,18%有早产史,但早产儿的呼吸暂停不是SIDS的前兆。

周期性呼吸 是正常呼吸的5~20秒的重复周期,短暂(<20秒)的呼吸暂停周期交替。这种现象在早产儿中很常见,并且很少或没有临床意义。

诊断

- 临床评估
- 心肺监测,生理学参数记录
- 其他病因(如高糖血症,脓毒症,颅内出血排除

虽然经常归因于未成熟的呼吸控制机制,早产儿呼吸暂停可能是感染,代谢,体温调节,呼吸,心脏或中枢神经系统功能障碍的征兆。在接受呼吸暂停原因的早产儿前,要仔细询问病史、体格评估,必要时进行检查。胃食管反流性疾病(GERD,参见第2327页)不再被认为导致早产儿的呼吸暂停,所以GERD的存在不应该被认为是窒息发作的解释。

呼吸暂停的诊断通常通过目视观察或使用在评估和持续保健早产儿期间连续使用的阻抗型心肺监护仪进行。多达24小时多生理参数(如胸壁运动,气流,氧饱和度,心率,脑电活动)的多通道记录可用作诊断和规划和监测治疗的辅助。然而,这些更高级的检查对于出院计划不是必需的。

预后

许多早产儿的胎龄达到37周后,呼吸暂停就可停止发作。呼吸暂停可在胎龄非常小的新生儿中持续发作数周(如胎龄23~27周)。不论治疗和不治疗,死亡率还是很低的。

治疗

- 刺激
- 潜在疾病的治疗
- 呼吸刺激剂(如咖啡因)

当注意到呼吸暂停时,通过观察或监测报警,婴儿被刺激,这可能是所有需要的;如果呼吸不能恢复,则提供袋式口罩或口对口通气(参见第2507页)。对于家中的婴儿,如果呼吸暂停发生但在刺激后停止;如果需要超出刺激的干预,婴儿应进行再住院和评估。

如果严重呼吸暂停频繁发作,需要尽快和彻底的进行评估,并且对可识别的原因进行治疗。如果没有发现感染性或其他可治疗的潜在病症,呼吸兴奋剂被指示用于治疗频发或严重发作,其特征在于低氧血症,发绀,心动过缓或组合。咖啡因是最安全和常用的呼吸刺激药物。它可以作为咖啡因碱(负荷量10mg/kg,维持量每日2.5ml/kg 口服,每24小时1次);枸橼酸咖啡因,含50%咖啡因(负荷量20mg/kg,维持量每日5~10mg/kg 口服,每24小时1次)。咖啡因是首选药物,因为容易给药、具有较少的不良反应、较大的治疗窗,并且很少需要监测药物水平。治疗持续到34~35周胎龄,且至少5~7日不出现无需刺激治疗的呼吸暂停方可停止使用。与此类似,监护则在5~10日后方可撤除。

如果使用呼吸兴奋剂仍持续存在呼吸暂停,婴儿可通过鼻导管或气管插管治疗(CPAP,参见第2507页),开始压力为5~8cmH₂O。难治性呼吸暂停则需要呼吸机支持。出院标准各异,有的在停止治疗后观察7日确保不再有呼吸暂停或心动过缓方可出院;部分茶碱治疗有效者,出院时仍继续使用。

预防

家庭监控 住院的高危婴儿,在持续的心肺监测3~10日中如果没有发生临床上显著的事件(如呼吸暂停>20秒,呼吸暂停伴发中心性黄疸,呼吸暂停伴随心率<80或>5秒),那么这些孩子就可以出院了,并且不需要监测仪。有时家庭心肺监测仪和/或咖啡因是可以通过处方购买的,它可以缩短婴儿的住院时间,否则,这些孩子已经准备好出院,但是仍然具有心肺事件,如果没有干预的话,可能会复发。然而,具有需要干预的事件(包括刺激)的婴儿不会从

医院出院。

应教育家长如何适当地使用仪器,评估警报状态,干预(如CPR,参见第2488页),并且保留事件日志。应该提供24小时电话支持和分诊以及关于停止使用监视器的决定的门诊随访。优选存储事件信息的监视器。家长应该知道,家用心肺监测仪没有显示减少SIDS(参见第2368页)或明显的威胁生命的事件(ALTE,参见第2368页)的发生率。

> **经验与提示**
>
> 家庭心肺监测仪没有显示降低SIDS或ALTE的发生率。

定位 婴儿应该总是放在他们的背上睡觉。婴儿的头应保持在中线上,而颈部应保持在中间的位置上,或是轻度延展,以预防上气道梗阻。所有早产儿,尤其是这些患有呼吸暂停的早产儿,当其至于一个汽车座椅上时,都处于呼吸暂停,心动过缓和氧不饱和的危险中,因而在出院前应进行一次汽车座椅挑战试验。

> **关键点**
>
> - 早产性呼吸暂停是由呼吸系统的神经学和/或机械功能的不成熟引起的
> - 婴儿有呼吸道暂停>20秒或暂停<20秒心动过缓组合(<80次/分)和/或氧饱和<85%。
> - 通过观察诊断并排除其他更严重的呼吸暂停原因(如感染,代谢,体温调节,呼吸,心脏或中枢神经系统疾病)
> - 监测呼吸并给予呼吸暂停的物理刺激;如果呼吸不能恢复,给予袋阀面罩或口对口鼻通气
> - 给有复发性发作的新生儿口服咖啡因

支气管肺发育不良

支气管肺发育不良是由供氧和机械通气引起的早产儿慢性肺部损伤。

支气管肺发育不良(BPD)发生于需供氧且无其他需氧的疾病(如肺炎,参见第2505页;先天性心脏病)的早产儿。

病因

- BPD有多因素病因

曲霉病显著危险因素包括:

- 长期机械通气
- 高浓度吸入氧
- 感染(如绒毛膜羊膜炎或脓毒症)
- 早产的程度

额外的危险因素包括:

- 肺间质气肿
- 吸气峰压增高
- 大呼气末容积
- 重复的肺泡破裂
- 气道阻力上升
- 肺动脉压力
- 男性

由于机械通气,早产儿的肺对炎症改变更敏感。正常肺细微结构的发育是中断的;肺泡变得更少,更大,小间隙变厚。此外,肺血管异常发育,具有更少和/或异常分布的肺泡毛细血管;肺阻力可能增加,肺动脉高压(参见第2512页)可能发展。

诊断

- 美国儿童健康和人类发展研究所(NICHD)标准
- 具有特征性的X线片结果

BPD的典型特征是使用呼吸支持的婴儿不能脱离吸氧或机械通气,或两者兼有。缺氧和高碳酸血症加重并需加大氧量。此外,当婴儿预期无法撤机时,则应寻找其可能性的潜在疾病,包括动脉导管未闭(参见第2230页)和护理获得性肺炎(参见第2505页)。

对于诊断而言,患者必须至少有28日的时间,血氧饱和度>21%。美国儿童健康和人类发展研究所也已制订了特定的附加诊断标准(表327-7)。

表327-7 美国儿童健康和人类发展研究所支气管肺发育不良的诊断标准*

胎龄<32周†	胎龄≥32周‡	诊断
在36周PMA或出院后呼吸室内空气,无论哪个先发生	在出生后56日或出院时呼吸室内空气,无论哪个先发生	轻度BPD
在36周PMA或出院后需要<30%的氧,无论哪个先发生	在出生后56日或出院需要<30%的氧,无论哪个先发生	中度BPD
在35周PMA或出院需要≥30%的氧、正压或二者,无论哪个先发生	在出生后56日或出院需要≥30%的氧、正压或二者,无论哪个先发生	重度BPD

*这些标准除外了基线需要至少28日的>21%氧。
†在36周PMA时评估。
‡在婴儿29~55日时评估。
BPD,支气管肺发育不良;PMA,胎龄。

在支气管肺发育不良早期,存在肺部炎症和渗出,胸部X线显示弥散性阴影;后期呈多囊样或海绵样改变,并有肺气肿、肺部瘢痕形成和肺不张交替出现的表现。可有肺泡内皮细胞脱落,在气管吸出物中可见巨噬细胞、中性粒细胞和炎症介质的积聚。

预后

预后随病情严重度而异。大多数婴儿机械通气逐渐过渡(参见第2507页)为持续气道正压通气(参见第2507页),以低流量氧(参见第2507页),时间为2~4个月。36周早产儿仍需机械通气者,其婴儿期的病死率为20%~

30%。发展肺动脉高压的婴儿在生命的第一年也具有更高的死亡风险。

支气管肺发育不良婴儿生长发育延迟、神经发育延迟的危险性增加3~4倍。几年来，婴儿的呼吸道感染(特别是病毒性肺炎或细支气管炎)的风险增加，如果发生肺部感染，可能会迅速发展为呼吸代偿失调。如果出现呼吸道感染或呼吸窘迫的征象，住院的阈值应该较低。

治疗
- 营养支持
- 液体限制
- 利尿剂
- 根据需要吸氧
- 呼吸道合胞病毒(RSV)单克隆抗体

支持治疗包括：补充营养、限制液体量、利尿剂及支气管扩张剂治疗。呼吸系统感染必须早期诊断、早期治疗。尽早撤离机械通气和氧疗。

热卡供应需达到150kal/(kg·d)以上，包括蛋白质3.5~4g/(kg·d)，以满足呼吸做功增加、肺部痊愈和患儿生长所需。

如果给予过多的水分可造成肺充血和肺水肿，每日所供的液体应限制在120~140ml/(kg·d)。利尿治疗暂时改善肺力学，但不是长期临床结果。噻嗪或袢利尿剂可用于对没有充分响应或不能耐受流体限制的患者的短期益处。氯噻嗪10~20mg/kg口服，每日2次，有或没有螺内酯1~3mg/kg口服，每日1次，或分为每日2次，通常首先尝试。呋塞米(1~2mg/kg，静脉输注或肌内注射，或1~4mg/kg口服，新生儿为12~24小时1次，对于较大的婴儿为8小时1次)可以使用短期，但长时间使用会引起高钙血症，导致骨质疏松症，骨折和肾结石。如果需要长期使用利尿剂，那么首选氯噻嗪，因为其不良反应较少。利尿治疗过程中应密切监测水和电解质的状况。

吸入的支气管扩张剂(如沙丁胺醇)似乎不能改善长期结果，并且不能常规使用。然而，它们可能有助于急性发作的支气管收缩。

严重的支气管肺发育不良婴儿可能需要数周或数月额外的呼吸机支持和/或供氧。呼吸机的压力或容积和吸入量氧(FIO$_2$)降至婴儿能耐受的程度，但不应造成婴儿有低氧血症。使用血氧仪连续监测动脉氧合情况，并保持血氧饱和度为≥89%。在治疗和撤离呼吸机时可发生呼吸性酸中毒，只要pH>7.25，婴儿不发生严重的呼吸窘迫即可。

支气管肺发育不良的患儿使用呼吸道合胞病毒单克隆抗体palivizumab(帕利珠单抗)进行被动免疫，可减少呼吸道合胞病毒感染相关的住院率，减少由于这种感染导致婴儿住ICU的天数，但是价格昂贵，只在高危儿中应用(对于适应证，参见第2510页)。在呼吸道合胞病毒的好发季节(11月~次年4月)，支气管肺发育不良婴儿在急性期治疗后每月肌内注射该抗体注射15mg/kg，直至6个月大。六月龄后也应使用流感疫苗。

除外作为肺功能迅速恶化和临近死亡的确诊BPD最后的治疗方法，一般不鼓励使用全身或吸入糖皮质激素。需要家长的知情同意。

预防
支气管肺发育不良的预防包括：
- 产前类固醇激素的使用
- 对于经选择的高危婴儿预防性应用表面活性物质(如体重<1 000g，需要呼吸机支持)
- 早期治疗性的持续正压通气
- 早期使用肺表面活性物质，以治疗呼吸窘迫综合征
- 预防性使用甲基黄嘌呤(如咖啡因 5~10mg/kg 口服，每日1次)，特别是当出生体重<1 250g
- 允许性的高碳酸血症和低氧血症，以达到低通气压，低通气体积，或是两者皆有
- 对于出生体重<1 000g的婴儿，预防性使用维生素A (5 000单位肌内注射3次/周，一共12剂)
- 避免液体量过多

已经研究了吸入氧化亚氮并且可以帮助防止BPD。然而，最佳剂量，持续时间和时间是不清楚的，因此在研究方案之外尚不推荐氧化亚氮。

> **关键点**
> - 支气管肺发育不良(BPD)是早产儿的慢性肺部疾病
> - BPD发生于需要长期机械通气和/或氧2补充的新生儿，这些措施可以干扰正常肺的发育
> - 诊断依据延长(≥28日)需要氧补充，有时通气支持
> - 尽快使脱离呼吸支持和使用营养补充剂，液体限制，有时利尿剂
> - 使用产前糖皮质激素，表面活性剂，咖啡因和维生素A和使用最小FIO$_2$，尽可能使用最低的气道压力

胎粪吸入综合征

分娩时胎儿吸入胎粪导致化学性肺炎和支气管的机械性阻塞引起呼吸窘迫称为胎粪吸入综合征。症状包括呼吸急促、肺内干湿性啰音、缺氧和发绀。分娩后患儿出现呼吸困难，且羊水污染应高度疑诊，X线检查可以证实。在患儿首次呼吸之前立即进行强烈的气道吸引，必要时予以呼吸支持。预后取决于所引起的生理学变化。

病因
劳动和分娩时的生理压力(如由于脐带压迫或胎盘功能不全引起的缺氧或由感染造成的缺氧)可能导致胎儿在分娩前将胎粪通入羊水中；胎粪通过率约占出生人数的10%~15%。在分娩期间，也许有5%的新生儿与胎粪通道吸入胎粪，引发肺部损伤和呼吸窘迫，称为胎粪吸入综合征。在过期产儿中很严重，因为过期产儿的羊水量较少，胎粪不能被稀释，胎粪颗粒稠厚，更容易引起呼吸道梗阻。

病理生理
导致胎粪吸入综合征发病机制可能有：
- 非特异性细胞因子释放
- 气道梗阻
- 表面活性物质失活

■ 化学性肺炎

分娩时的生理应激也参与其中。如果发生完全性支气管梗阻，则导致肺不张；如果部分性气道梗阻，则出现呼气障碍，导致肺过度膨胀，可能引起肺气漏（参见第2513页），表现为纵隔气肿和气胸。持续性肺动脉高压可能与粪便吸入作为并发症或因持续缺氧有关（参见第2512页）。

分娩时婴儿可吸入胎脂、羊水或母亲及胎儿本身的血液，亦引起呼吸窘迫，并在胸部X线检查有吸入性肺炎的表现，如同胎粪吸入综合征一样。

症状及体征

体征包括呼吸急促、鼻翼扇动、缺氧和发绀、肺部干湿性啰音。皮肤、脐带和指（趾）甲床可能被胎粪污染呈现黄绿色。插管时可见口咽部、喉部和气管有胎粪染色。由于气体滞留可能增加胸廓前后径而呈桶状胸，还可以出现气胸、间质性肺气肿和纵隔气肿（参见第2505页）。

诊断

- 胎粪通过
- 呼吸窘迫
- 具有特征性的胸片结果

当新生儿在胎粪羊水中设置呼吸窘迫时怀疑诊断。诊断由胸部X线片证实，显示恶性通气，可变区域的肺不张和膈肌平坦化。初始X线结果能与新生儿短暂性呼吸急促所混淆（参见第2505页）。叶间裂或胸膜腔可见积液，软组织或纵隔可见气体。由于胎粪可能增强细菌生长，胎粪吸入综合征难以与细菌性肺炎区分开来，也应采取血液和气管吸出物的培养。

预后

尽管胎粪吸入综合征的预后因其生理应激反应不同而异，死亡率略有上升，但总体预后较好。具有胎粪吸入综合征的婴儿可能在以后的生活中面临更大的哮喘风险。

治疗

- 出生时第一次呼吸时的吸气
- 根据需要进行气管插管
- 根据需要进行机械通气
- 根据需要吸氧
- 静脉注射抗生素

常规抽吸用胎粪染色液体输送的新生儿未显示改善结果。然而，如果新生儿的呼吸显得阻塞，则进行抽吸。如果新生儿在分娩时（即具有差的肌肉紧张或缺乏或抑制的呼吸努力）或是心动过缓（<100次/分）是不存在的，则气管应当被插管并且用胎粪吸气器抽吸。在除去气管内插管的同时保持抽吸。重新插管和持续气道正压通气（参见第2507页）表示继续呼吸窘迫，然后是机械通气（参见第2507页），并根据需要进入新生儿ICU。由于正压通气可增加肺气漏的危险，定时通过体检和胸片随访评估对并发症的发现极为重要，任何气管插管的婴儿出现血压、血流灌注或血氧饱和度突然恶化都应该立即考虑并发症的可能参见第2513页用于治疗漏气综合征。

机械通气且需要高浓度氧的婴儿可使用表面活性物质以减少体外膜肺（ECMO，参见第2507页），和抗生素（氨苄西林和氨基糖苷类）的需求。如果进展为难治性低氧血症，那么需要吸入20ppm的氧化亚氮和高频通气等其他治疗方法；他们也能降低体外膜式氧合的需求。

> ● 关键点
>
> - 约5%的新生儿与胎粪通道吸出胎粪，引发肺部损伤和呼吸窘迫
> - 当呼吸窘迫发生在新生儿有胎粪羊水应怀疑该诊断
> - 新生儿呼吸急促，鼻阔口，被撤销，黄萎病或稀释，啰音，口咽干啰音，可见胎粪染色
> - 行血液和气管吸出物的培养以排除肺炎
> - 分娩后，有吸入阻塞呼吸迹象的婴儿；如果有弱的呼吸努力或心动过缓，插入气管内插管，并使用胎粪吸气器抽吸
> - 严重的病例需要机械通气，有时需要抗生素，吸入氧化亚氮或ECMO

新生儿持续性肺动脉高压

新生儿持续性肺动脉高压是指由于持续或回复至胎儿循环时肺动脉痉挛状态，导致肺血流的严重减少和右向左分流。症状和体征包括呼吸急促、吸凹、严重缺氧和发绀，且对氧疗无反应。诊断根据病史、体格检查、胸片和氧疗的反应。治疗包括氧疗，高频通气，氧化亚氮，和压力和/或正性肌力药；如果其他治疗失败，则进行体外膜氧合。

大多数新生儿持续性肺动脉高压发生在足月儿或过期产儿中。

病因

最常见原因涉及：

- 围生期或产后的窒息或缺氧

较为常见的是胎粪污染羊水或被吸入气管内的病史。缺氧引起肺动脉狭窄狭窄的恢复或持续，胎儿的正常状态。

其他原因包括：

- 呼吸窘迫综合征（参见第2506页）
- 早产儿动脉导管或卵圆孔闭合（参见第2230页），使胎儿肺血流量增加，也可因母亲摄入非甾体抗炎药触发
- 肺发育不全
- 先天性膈疝（参见第2248页）左肺发育不良，致左肺严重发育不良，大量的血液流向右肺
- 发生新生儿脓毒血症（参见第2430页）或肺炎（参见第2505页）时，细菌磷脂产生激活环氧合酶通路，产生血管收缩性的前列腺素

病理生理

无论是什么原因，肺动脉压力升高导致小肺动脉和小动脉壁的异常平滑肌发育和肥大，以及通过动脉导管或卵圆孔从右到左分流，导致顽固性全身性低氧血症。肺循环和体循环的压力增高，导致心脏负荷升高。其结果是右心的扩张，三尖瓣反流，和右心衰竭。

症状及体征

症状和体征包括呼吸急促、吸凹、严重缺氧发绀，吸氧

效果差。动脉导管右向左分流出现差异性发绀,右肱动脉血氧含量大于降主动脉,这样可与发绀相区别(下肢的血氧饱和度较右上肢低≥5%)。

诊断
- **对氧疗无反应的黄疸**
- 心脏超声检查
- 胸片识别潜在疾病

凡近足月儿有动脉低氧血症和/或发绀,特别是吸入100%氧不能提高血氧饱和度时应疑及本病。通过超声心动图证实诊断,可以确认肺动脉高压的存在,同时可排除先天性心脏病。胸部 X 线检查可见肺部正常,或可表现为胎粪吸入综合征(参见第2511页)、新生儿肺炎、先天性膈疝等原因所致的肺部表现。

预后
氧合指数[平均气道压(cmH$_2$O)×得到灵感分数氧(FIO$_2$)×100/PAO$_2$]来评估疾病严重性并确定干预的时机特别是吸入氧化亚氮[氧合指数(15~25)和体外膜氧合(ECMO 氧合指数>40)]。总死亡率范围为 10%~60%,并与潜在病症相关。然而,25%的存活者表现出发育迟缓,听力缺陷,功能障碍或组合。存活患儿约 1/3 有发育迟缓、听力缺陷及其他功能缺陷,致残率与其他重病患儿接近。

治疗
- 吸氧以扩张肺血管,改善氧合
- 机械通气支持
- 吸入氧化亚氮
- 需要体外膜肺氧合
- 循环支持

氧气是一种强烈的肺血管扩张剂,及时开始氧疗以防止病情进一步恶化。可经由气囊、面罩和机械通气(参见第2507页)供氧。肺泡的机械性扩张有助血管舒张。初始 FIO$_2$ 应设为 1,逐步下调维持 PaO$_2$(氧分压)在 50~90mmHg,使肺损伤最小化。一旦 PaO$_2$ 稳定,调低 FIO$_2$ 开始撤离呼吸机,其调节从极小的幅度开始,每次降低 2%~3%,以后 FIO$_2$ 和呼吸机压力交替降低,目的是避免任何大的变化。因为突然降低 PaO$_2$ 可导致肺动脉再次发生收缩。高频振荡通气在肺气胀的同时扩张并通气,同时应考虑患有肺不张和通气/灌注(V/Q)不匹配的潜在肺部疾病的婴儿可能加重新生儿持续性肺动脉高压的低氧血症。

吸入氧化亚氮使内皮平滑肌松弛,扩张肺动脉,增加肺血流量,并在多达一半的患者中迅速改善氧合。开始剂量为 20ppm,以后视疗效逐步下调。

经药物治疗不能改善氧交换的(参见第2507页),对已尽最大努力给予呼吸支持的严重呼吸衰竭新生儿,若其氧合指数仍>35~40,可使用体外膜肺。

必须保持正常液体,电解质,葡萄糖和 Ca 水平。婴儿应该置于热中性的环境中,并且投入抗生素治疗可能存在的败血症,直至血培养结果明确。作为循环支持的一部分,可能需要正性肌力药物和升压药物。

> **关键点**
> - 长期的缺氧或增加肺血流的病症引起小肺动脉的平滑肌肥大,导致持续的肺动脉高压
> - 持续性肺动脉高压通过动脉导管或卵圆孔造成右至左分流,导致顽固性全身性低氧血症;右侧心力衰竭可能发展
> - 通过超声心动图确认诊断
> - 给氧扩张肺血管系统,机械通气,吸入氧化亚氮,对于严重的病例,ECMO

肺气漏综合征

肺气漏综合征是指气体从正常肺部气道中漏出。

空气泄漏综合征包括:
- 肺间质气肿
- 纵隔气肿
- 气胸
- 心包积气
- 气腹或皮下肺气肿(罕见)

气胸和气管炎发生在正常新生儿的 1%~2%,可能是因为当新生儿开始呼吸时产生的大量阴性胸内力偶尔会破坏肺泡上皮,这允许空气从肺泡移动到肺泡外的软组织或空间。

有肺部实质性病变的婴儿气漏多见且严重,因其肺顺应性差、所需气道压力高(如呼吸窘迫)或因胎粪吸入综合征(参见第2511页)使气体受阻隔,致肺泡过度膨胀,发生肺气漏的危险增高。

许多婴儿可以无症状,主要根据临床表现或在有氧情况下病情恶化时因考虑本诊断,确诊依据 X 线检查。治疗方法随肺气漏类型不同而异,对机械通气患儿应将吸入气压力调到最低允许限度。高频通气可能效果好,但须进一步证实。

肺间质气肿 肺内气体从肺泡中漏出,进入肺间质、淋巴组织或胸膜下间隙。肺间质气肿常发生于肺顺应性差的婴儿,如用机械通气的呼吸窘迫综合征(参见第2506页)患儿,但也有自发性的。可累及一侧或两侧肺部,每侧肺部可呈局灶性或弥漫性病变。如果气体广泛性漏出,可使肺顺应性突然下降,患儿出现呼吸情况的急剧恶化。

胸部 X 线检查显示肺野有数个或多个囊性或线性透亮区。一些透亮区可拉长,其他可表现为增大的胸膜下囊肿,其直径可达数毫米至数厘米。

肺间质气肿可在 1~2 日内消失,或在 X 线表现上持续存在数周。部分患严重呼吸疾病和肺间质气肿者可发展为支气管肺发育不良(BPD 参见第2510页),长期肺间质气肿的囊性改变可以和支气管肺发育不良的 X 线表现一致。

治疗以支持为主。对于机械通气婴儿,通过切换到高频振荡呼吸机或高频喷射呼吸机降低潮气量和气道压力可能有所帮助。如果一肺比其他肺明显更多,则婴儿可以放置在肺侧,肺间质性肺气肿更严重;这将有助于肺间质性肺

气肿的压缩，从而减少空气泄漏，并可能改善正常（升高的）肺的通气。如果一侧肺非常严重，而另一侧肺则轻度受累或未受累，可试做鉴别性支气管插管和轻度受累侧的通气试验，未插管一侧的肺部很快完全不张。由于仅一侧肺部通气，呼吸机的设置和 FIO_2 需作调整。经 24~48 小时后，可将支气管内插管退回至气管，此时肺气漏可能已经停止。

纵隔气肿 肺内气体逸入纵隔的结缔组织中，空气可以进一步解剖到颈部和头皮的皮下组织中（参见第 2505 页）。纵隔气肿者通常无临床症状和体征，但是皮下气肿可出现捻发感。诊断依据 X 线表现，正位显示心脏周围形成透亮区，侧位显示纵隔气肿将胸腺小叶抬高而远离心影（三角帆征）。气肿能自行消退，一般无需处理。

心包积气 心包积气为气体进入心包腔所致。几乎均发生于机械通气患儿。一般无症状，如果积气量多，可引起心脏压塞。（参见第 2505 页）。如患者出现急性循环衰竭征象应怀疑本病可能，根据 X 线表现心脏周围透亮区或用头皮针穿刺可见气体排出即可确诊。手术置管行心包引流术可挽救生命。

气腹 气体进入腹膜腔造成气腹。此并发症临床意义并不大，但必须与由腹部内脏破裂所导致的气腹相鉴别，后者属于外科急腹症。通过腹部 X 线和体格检查可进行诊断。临床体征包括腹部强直、无肠鸣音，和脓毒症的症状可表明腹部脏器损伤。

气胸 气体逸入胸膜腔形成气胸，气体积聚量大则可致张力性气胸（参见第 2505 页）。尽管气胸有时是无症状的，临床典型的气胸可加重呼吸困难、呻吟、发绀。呼吸音降低，病变侧胸廓增大。张力性气胸可致循环衰竭危及生命。

通过呼吸状态的恶化，通过胸部用光纤探针的透照或两者兼有来怀疑诊断。胸部 X 线摄片能明确诊断，张力性气胸胸腔穿刺可有气体外溢。

大多数少量气胸者能自行吸收。气体量大和张力性气胸须立即排除胸腔内的游离气体。在张力性气胸中，可以使用小（23 或 25 号）针或血管导管（18 或 20 号）和注射器来暂时从胸膜间隙抽空游离空气。置入 8 号或 10 号胸腔引流管，并连接到持续吸引装置，疗效确切。胸部听诊、胸透和 X 线检查可确定引流管是否工作正常。

328. 围生期血液系统疾病

围生期贫血

（参见第 2483 页，产前和围生期红细胞生成素的变化在围生期生理学讨论）

贫血是红细胞质量或血红蛋白减少，通常被定义为血红蛋白或血细胞比容>同胎龄平均值 2 个标准差。一些部门也考虑了相对性贫血存在，当血红蛋白或血细胞比容高于临界点是不足以满足组织氧需求的。贫血和红细胞增多症是出生时最常见的血液系统疾病。

血红蛋白和血细胞比容在新生儿成熟过程中，变化很迅速，所以正常值的底线也在变化（表 328-1）。许多因素如胎龄、取血部位（毛细血管或静脉）、脐带夹闭前新生儿相对于胎盘的位置（低位时血液流向新生儿，高位时血液流向胎盘）也都能影响检查的结果。

表 328-1 年龄相关性血红蛋白和血细胞比容

年龄	血红蛋白/（g/dl）	血细胞比容/%
28 周孕龄	14.5	45
32 周孕龄	15	47
足月	16.5	51
生后 1~3 日	18.5	56
2 周	16.6	53

病因

新生儿贫血的病因包括：
- 生理性过程
- 失血
- 红细胞生成降低
- 红细胞破坏增加（溶血）

生理性贫血 生理性贫血是新生儿期贫血的最常见病因。正常的生理过程常常引起足月儿和早产儿正常色素性贫血。生理性贫血通常不需要进行过多的评估或治疗。

足月儿出生后随着正常呼吸的建立，动脉血氧分压明显高于胎儿期，组织氧分压升高通过负反馈抑制促使红细胞生成素产生减少。红细胞生成减少和新生儿红细胞寿命缩短（新生儿 90 日对比成人 120 日），导致生后 2~3 个月内，婴儿的血红蛋白浓度逐渐下降（通常最低点为 9~11g/dl）。其后几周时间内保持稳定，在随后的 4~6 个月内，由于促红细胞生成素的刺激，红细胞产生增多，血红蛋白缓慢上升至恢复正常。

生理性贫血在早产儿更为明显，更早发生，与足月儿相比，最低点更低。这种情况也被称为早产儿贫血。与引起足月婴儿贫血的类似的机制，导致早产儿在最初的 4~12 周出现贫血。促红细胞生成素降低，红细胞寿命较短（35~50 日），生长迅速，更频繁的静脉切开术有助于更快和更低的早产儿血红蛋白的最低点(8~10g/dl)。早产儿贫血最常见于<32周妊娠的婴儿。几乎所有急性病和极早产儿(<28周妊娠)都会发生贫血,严重时需要在最初住院期间接受红细胞输血。

失血 由于产前、围生期(分娩)或产后出血,贫血可能发展。新生儿血容量低(早产儿90~105ml/kg;足月儿78~86ml/kg)。急性失血15~20ml即可产生贫血。慢性失血的婴儿可以在生理上进行补偿,并且通常比具有急性失血的婴儿更加临床稳定。

产前出血的可能的原因有:
- 胎儿-母体出血
- 双胎输血
- 脐带异常
- 胎盘异常
- 诊断性操作

胎儿-母体出血通常是自发性出血,可能继发于母亲的创伤、羊膜腔穿刺、外倒转术和胎盘肿瘤。胎-母出血可发生在50%的妊娠中,多数的病例失血量极少(约2ml);>30ml定义为大量失血,发生率为3/1 000。

胎-胎输血是指单卵双胎和单绒毛膜双胎之间的血液共享,占13%~33%。明显的血液交通可以造成供者贫血、发生心力衰竭,而受者红细胞增多、发展为高黏综合征。

脐带异常包括:脐带的帆状附着、血管前置、腹部手术或胎盘手术;出血通常是大量、快速和危及生命的,其机制是脐带血管的切断和裂伤。

胎盘异常引起的出血2个主要原因为前置胎盘和胎盘破裂。

诊断性穿刺引起的出血包括:羊膜腔穿刺、绒毛膜取样、脐带血采样。

围生期大量失血 可能的原因包括:
- 急产(指自然快速分娩,由于脐带撕裂引起出血)
- 产科意外(如剖宫产误伤胎盘、产伤)
- 凝血病

胎头吸引和产钳助产可形成头皮血肿,此类助产一般相对无危害,但是帽状腱膜下出血快速进入软组织,可以达到足够的失血量引起贫血、低血压、休克和死亡。颅内出血的新生儿可以失去足够的血液进入颅内拱顶造成贫血,有时血流动力学(与年长儿童不同,其头体比较低,出血体积受限,颅内出血是由于融合的颅缝不允许头骨扩大;相反,颅内压力升高,出血停止)。分娩时少见的还有肝、脾、肾上腺破裂出血。脑室出血在早产儿中最常见(参见第2492页),蛛网膜下腔出血和硬腔下出血均可导致血细胞比容明显降低。

新生儿出血性疾病 包括:由于维生素K缺乏引起的相关凝血因子(因子Ⅱ、Ⅶ、Ⅸ和Ⅹ)暂时性缺乏,导致正常出生后几天新生儿出现出血倾向(参见第992页)。这些因子难以通过胎盘,并且由于维生素K是由肠道细菌合成,最初新生儿肠道处于无菌状态,维生素K产生极少。维生素K缺乏性出血有三种形式:
- 早期(前24小时)
- 经典(生后1周)
- 晚期(2~12周龄)

早期的形式是由一个孕妇使用的,抑制维生素K的药物造成的(如某些抗惊厥药;异烟肼;利福平;华法林;产妇长期应用广谱抗生素,抑制肠道细菌定植)。经典的形式发生在出生后不接受维生素K补充的新生儿。晚期形式仅出现在出生后不接受维生素K补充的母乳喂养的新生儿中。出生后给予维生素K 0.5~1mg,肌内注射,快速激活凝血因子并预防新生儿的出血性疾病。

生后最初几天的出血的其他可能原因是,其他凝血病(如血友病),由败血症引起的弥散性血管内凝血或血管畸形。

红细胞生成减少 红细胞生成缺陷的原因可为:
- 先天性
- 获得性

先天性缺陷 少见,这种类型以先天性纯红细胞再生障碍性贫血和范科尼贫血最多见。

先天性纯红细胞再生障碍性贫血以骨髓中缺乏红细胞合成的前体、巨红细胞、外周血中缺乏网织红细胞,其他血细胞系正常为表现特征。该病通常(虽然并不总是)是先天性畸形综合征(包括小头畸形、唇腭裂、眼部畸形、拇指畸形和颈蹼)的一部分。受累患儿25%出生时伴有贫血、10%低体重。目前认为是干细胞分化异常导致的贫血。

范科尼贫血是发生于骨髓祖细胞的一种常染色体隐性遗传病,引起伴全血造血细胞进行性衰竭巨红细胞症和网状细胞减少症通常在新生儿期后给予诊断。病因是基因缺陷而阻止细胞修复损伤的DNA或清除损伤细胞的毒性自由基。

其他的先天性贫血,如Pearson综合征,是一种少见的线粒体障碍引起的多系统疾病,包括:顽固性铁粒幼红细胞性贫血、全血细胞减少症、多种肝、肾、胰功能不全或衰竭;先天性红细胞生成障碍性贫血,由于无效或异常红细胞产生和异常红细胞溶血导致的慢性贫血(典型的为巨红细胞性贫血)。

获得性缺陷 在出生后发生。最常见的原因为:
- 感染
- 营养缺乏

感染(疟疾、风疹、梅毒、HIV、巨细胞病毒、腺病毒、细菌性脓毒血症),影响骨髓红细胞的生成并致营养不良。先天性细小病毒B19和人类疱疹病毒6型感染会致红细胞生成缺乏。

营养缺乏导致的贫血常发生在出生后头几个月,而不是出生后当时,这些物质包括铁、铜、叶酸、维生素E和维生素B_{12},其中铁缺乏最常见,其在不发达国家发病率高,源于饮食摄入不足和过长的母乳喂养。多见于那些乳母铁缺乏的新生儿或食用不含铁配方奶的早产儿;早产儿生后如不补充铁剂则10~14周后铁储存耗尽。

溶血 溶血性贫血是由下列原因引起的:
- 免疫介导
- 红细胞膜破坏

- 酶缺乏
- 血红蛋白病
- 感染

所有这些病因可导致高胆红素血症，引起黄疸和核黄疸。

免疫介导的溶血 是因为胎儿红细胞表面抗原（Rh 和 ABO 血抗原，Kell、Duffy 和其他微小抗原）与母亲红细胞表面抗原不同，进入母亲血液循环后，刺激机体产生针对胎儿红细胞的 IgG 抗体。最常见的为 Rh 血型不合，发生在 Rh（D 抗原）阴性母亲首次怀孕时怀有 Rh 阳性胎儿，下一个胎儿若为 Rh 阳性时，部分抗体通过胎盘进入胎儿体内引起快速 IgG 反应导致胎儿和新生儿溶血（参见第 2514 页）。宫内严重溶血可以导致胎儿水肿或死亡；产后可以出现明显的贫血和高胆红素血症，且由于持续存在的来自母亲的 IgG 抗体（半衰期约为 28 日），受累的婴儿会持续进行性溶血。广泛应用抗 RhD 抗体可以阻止母亲致敏，降低 Rh 阴性妇女受累的概率到 <0.11%。

ABO 不相容性可以通过类似的机制引起溶血。ABO 不相容性常发生于 O 型母亲。母亲 A 型、B 型或 AB 型血使得抗 A 或抗 B 抗体不能通过胎盘，主要涉及的是 IgM 抗体。引起的 ABO 血型不合溶血通常比所造成的 Rh 致敏更不严重，尽管一些婴儿确实发生了更显著的溶血和高胆红素血症。ABO 不相容引起的溶血可能发生在第一次怀孕。母亲通常被食物或细菌中的抗原致敏，引起初始 IgM 反应。尽管 IgM 不能穿过胎盘，但是当在怀孕期间暴露于胎儿血液时，该致敏引起遗忘应答，导致 IgG 产生。

红细胞膜异常 使红细胞形状改变，致提前清除血液循环中破坏的红细胞。最常见的是遗传性球形红细胞增多症和遗传性椭圆形红细胞增多症。

G-6-PD 和丙酮酸激酶缺乏是最常见的引起溶血的酶缺陷。G-6-PD 缺乏症是一种与地中海，中东，非洲和亚洲血统相关的性别相关疾病，影响全世界超过 4 亿人。它被认为有助于防止疟疾，并且在疟疾地区具有 8% 的估计等位基因频率。丙酮酸激酶缺乏症发生在所有种族群体的常染色体显性疾病。丙酮酸激酶缺乏症是罕见的，100 万白人约 51 人发病。

是由珠蛋白缺陷或结构异常所致。出生时有 55%~90% 的新生儿血红蛋白是由 2α（αλπηα）和 2γ 珠蛋白链组成 [胎儿型血红蛋白即 HbF（$α_2γ_2$）]。出生后其 γ-链为 β-链所取代，到 2~4 岁时不足 <2%，β-链增多直到多数为成人型血红蛋白 [HbA（$α_2β_2$）]。α-珠蛋白生成障碍性贫血是一种以 α 珠蛋白链产生障碍为主的遗传性疾病，是新生儿期最常见的引起贫血的血红蛋白病。β-珠蛋白生成障碍性贫血是一种以 β-珠蛋白链产生障碍为主的遗传病。由于 β 珠蛋白出生时原本量少，所以 β-珠蛋白生成障碍性贫血和 β 珠蛋白结构异常 [HbS-（镰刀型红细胞）HbC] 在出生时临床上并不明显，症状一般从出生后 3~4 个月胎儿型 Hb 水平下降至很低时才出现。

宫内感染 如细菌、病毒、真菌和原虫（尤其是疟疾）的感染可以诱发溶血性贫血。感染疟疾时，疟原虫侵入并最终破坏红细胞。通过免疫介导的受染红细胞破坏和非受染细胞的过度清除现象均存在。同时伴有骨髓异常红系造血导致红细胞生成不当。血管内溶血、血管外吞噬和异常红系造血是导致贫血的机制。

症状及体征

不管贫血的原因和程度如何，其症状和体征是相似的。新生儿一般表现为苍白，严重贫血可以表现为呼吸急促、心动过速和杂音；急性失血可以导致低血压。溶血时还可发生黄疸。

评估

病史 注重母亲因素（出血体质、遗传性红细胞缺陷、营养缺乏、药物），引起新生儿贫血的遗传病家族史（如 α 珠蛋白生成障碍性贫血、酶缺陷、红细胞膜疾病，红细胞发育不全）和产科因素（感染、阴道出血、产科操作、分娩方式、失血、脐带的治疗和外观、胎盘病理改变、胎儿宫内窘迫和胎儿数量）。

非特异性的母体因素可能会提供一些额外的线索。脾切除术提示可能的溶血和自身免疫性溶血；胆囊切除术可能提示过去的溶血（产生过多的胆汁和胆石）。重要的新生儿因素包括分娩时胎龄、出现症状时年龄、性别和种族。

体格检查 心动过速和低血压提示急性失血。全身性（ABO 血型不合或 G-6-PD 缺乏）或局限性（头皮血肿红细胞的破坏）黄疸提示溶血。肝脾肿大提示溶血和心力衰竭。血肿、瘀斑、瘀点提示出血性疾病。先天性异常提示骨髓衰竭综合征。

检查 产前胎儿超声示大脑中动脉峰值收缩期速度增加或胎儿水肿，则提示贫血，常可见到过多的体液在 ≥2 个体腔中积聚（胸腔、腹腔、心包腔）；有时可见心、肝、脾的增大。

出生后，怀疑有贫血的婴儿应检查血红蛋白和血细胞比容。如果血红蛋白和血细胞比容低，初步的检查应包括：

- 血涂片检查计数
- 外周血涂片检查

如果**网织红细胞计数是低的**（当 Hb 和 Hct 低时通常升高）那么贫血就是因获得性或先天性骨髓功能障碍所引起的，应采用下列方法评估骨髓抑制的病因：

- 滴度或 PCR 研究来鉴定先天性感染（风疹，梅毒，HIV，巨细胞病毒，腺病毒，细小病毒属，人类疱疹病毒 6 型）
- 叶酸和维生素 B_{12} 浓度
- 铁和铜浓度

如果这些研究都无法鉴定贫血的病因，那么就有必要进行骨髓活检，或针对红细胞生成的先天性疾病的遗传学检查，抑或是两个检查项目都有必要进行。

如果**网织红细胞计数是升高的或是正常的**（反映适当的骨髓反应），那么贫血就是因嗜血或溶血所引起的。如果婴儿不存在明显的失血，或是外周血涂片上观察到了溶血或血清胆红素水平升高（其可能伴随溶血发生），那么就应该进行直接抗球蛋白 [DAT（库姆斯试验，Coombs test）] 试验。

如果 **DAT 试验阳性**，则提示贫血继发于 Rh、ABO 或其他血型不合。DAT 总是与 Rh 不相容的阳性,但有时与 ABO 不相容性阴性。婴儿可能具有由 ABO 不相容性引起的主动溶血,并具有阴性 DAT;然而,在这样的婴儿中,外周血涂片应该显示微球体,并且间接抗球蛋白(库姆斯)测试通常是阳性的。

如果 **DAT 试验阴性**,RBC 平均红细胞体积(MCV)可能有帮助。显著低的 MCV 表明 α 珠蛋白生成障碍性贫血,或是较不常见的缺铁所致的慢性宫内失血;这些可以通过红细胞分布宽度(RDW)来区分,珠蛋白生成障碍性贫血常常是正常的,但缺铁性贫血通常升高。示 α-珠蛋白生成障碍性贫血或慢性子宫内失血;MCV 正常或升高时,周围血涂片检查可以提示红细胞形态异常伴有细胞膜障碍、微血管病、具有遗传性球形红细胞增多症的婴儿,通常平均血红蛋白量浓度(MCHC)升高。弥散性血管内凝血或血红蛋白病;如果血涂片正常,则应考虑失血、酶缺陷或感染,行进一步相关检查,包括验胎-母出血。

胎-母出血可以通过检测母血中存在胎儿红细胞而诊断。Kleihauer-Betke 酸洗技术最常用,另外还有荧光抗体技术和混合凝集试验。在 Kleihauer-Betke 试验中,用 pH 3.5 的枸橼酸-磷酸盐缓冲液洗脱成人血红蛋白,但不能洗脱胎儿红细胞;这样可以在显微镜下显示嗜伊红染色胎儿红细胞,而成人红细胞只显示红细胞影。如果孩子的母亲患有血红蛋白病,那么 Kleihauer-Betke 技术就没有效用了。

治疗

围生期贫血的治疗需要根据贫血程度和相关的医疗条件而变化。轻度贫血的足月儿和早产儿一般不需要治疗;治疗针对潜在的诊断。一些患儿需要输血和换血。

输血治疗 输血治疗的指征是严重贫血。如果婴儿应贫血出现症状或是可疑组织氧输送降低,那么就应该考虑接受输血治疗。输血治疗的决定应基于症状,患儿年龄和疾病程度。单独的血细胞比容值不应作为输血治疗的决定因素,这是因为,一些婴儿的血细胞比容值较低,但是并不具有症状,而其他一些婴儿的血细胞比容值高,却是有症状的。

何时进行输血治疗的指南不尽相同,但是,目前仍有一个工人的设定,列于表 328-2 中。

首次输血前,应筛查患儿和母亲的 ABO 血型和 Rh 血型及不典型红细胞抗体;新生儿的红细胞应进行 DAT 处理。

输血应采用和新生儿 ABO 血型及 Rh 血型以及存在于产妇或新生儿血清中的红细胞抗体相匹配的血。新生儿很少产生红细胞抗体,如果连续输血,4 个月前没有必要连续做抗体监测。

可以应用浓缩的红细胞输血,应过滤(祛除白细胞)和照射。剂量按 10~20ml/kg,应用同一个血液制品可减少抗体和输血并发症。对于极早产儿,应考虑巨细胞病毒阴性献血者的血液。

换血疗法 换血疗法,即将新生儿血液中的成分移除,同时输注红细胞,可用于血清胆红素水平升高的溶血性贫血患儿和伴有心力衰竭的严重贫血患儿,以及婴儿慢性失血的病例是血容量性。可以减少血浆抗体和胆红素水平,并减少液体负荷。

表 328-2　小于 4 个月婴儿输血指南

血细胞容积	红细胞成分输血标准
<45%	先天性青紫型心脏病
	使用 ECMO
<35%	面罩给氧时,FIO_2>35%
	使用 CPAP 或机械通气:平均呼吸道压力>6~8cmH_2O
<30%	使用任何给氧方式氧
	使用 CPAP 或机械通气
	心跳或呼吸频率严重异常
<20%	网织红细胞减少和贫血症状(例如心动过速、呼吸急促、喂养困难)

* 至少符合一项标准。
异常包括:
■ 呼吸暂停>6 次/12h,24h 内有 2 次需要气囊或面罩通气
■ (接受治疗剂量的甲基黄嘌呤)的呼吸暂停,24h 内心率>180/min,临床上典型的窦性心动过缓,24h 内呼吸频率>80/min
CPAP,呼吸道持续正压通气;ECMO,体外膜式人工氧合法;FIO_2,吸入氧气分数氧。
经许可摘自 Roseff SD, Luban NLC, Manno CS. Guidelines for assessing appropriateness of pediatric transfusion[J]. Transfusion, 2002,42(11):1398-1413。

常见严重并发症[如血小板减少、坏死性小肠结肠炎、低血糖、低钙血症、休克、肺水肿或两者(由液体平衡改变引起)],因此换血应由有经验医师实施。换血治疗的临床指南不尽一致,尚缺乏循证医学依据。

其他治疗 联合应用人血红细胞生成素不是常规治疗,在生后 2 周内该治疗并不减少输血次数。

持续失血者(如出血性体质、胃肠道失血、频繁的放血)在治疗方面应限制铁剂的摄入。口服铁添加剂较好,但铁注射剂有可能引起过敏反应,应在血液病专家指导下应用。

根据特殊的病因进行特殊治疗,如皮质激素治疗先天性纯红细胞再生障碍性贫血、维生素 B_{12} 用于补充维生素 B_{12} 缺乏。

> ● **关键点**
>
> ■ 贫血是红细胞数量或血红蛋白的减少,在新生儿中通常定义为血红蛋白低于年龄平均值,或血细胞比容>2 个标准差。
> ■ 新生儿贫血的原因包括生理过程,失血,红细胞产生减少和红细胞破坏增加
> ■ 生理性贫血是新生儿期贫血的最常见原因,通常不需要进行过多的评估或治疗
> ■ 贫血的新生儿通常是苍白的,如果贫血严重,有呼吸急促,心动过速,有时有流动性杂音
> ■ 治疗需要根据贫血程度和相关的医疗条件而变化
> ■ 轻度贫血的足月儿和早产儿一般不需要治疗;治疗针对潜在的诊断

围生期红细胞增多症和高黏综合征

新生儿红细胞增多症指红细胞异常增多,静脉血血细

胞比容≥65%,可引起血液在血管内淤积,并可能形成血管内血栓。主要症状为多血质外貌、喂养困难、嗜睡、惊厥。高黏滞血症的主要症状和体征为青紫、黄疸、呼吸急促和肾功能损害。诊断根据临床症状,以及动脉或静脉血细胞比容。治疗为部分换血。

产前和围生期红细胞生成素的变化在围生期生理学中讨论。

红细胞增多症和高黏滞血症名称常互用但不完全等同。红细胞增多症增加了高黏滞血症的危险性。高黏滞血症的症状和体征主要由血管内血液淤滞引起。淤滞是由红细胞增多引起相对的血浆减少以及蛋白质、血小板增多所致。

红细胞增多症发生率为3%~4%(范围是0.4%~12%),大约一半的红细胞增多症患儿患有高黏滞血症。

病因

脱水会引起相对的血液浓缩和Hct增高,但红细胞数量不增加。

真正的红细胞增多症的病因包括:宫内缺氧、胎盘输血、一些先天性异常(如青紫型先天性心脏病、肾血管畸形、先天性肾上腺增生症);分娩时的情况(如脐带结扎延迟、夹住脐带前、胎盘的位置高于胎儿使胎盘的血输入胎儿)、母亲为胰岛素依赖的糖尿病患者、唐氏综合征或其他三体综合征、贝-威二氏综合征、宫内生长发育迟缓。母亲居住在高海拔地区更常见红细胞增多症。

未成熟儿较少发生高黏滞血症。

症状及体征

高黏滞血综合征的症状和体征为心力衰竭、血栓形成(脑和肾血管)、中枢系统功能障碍,包括呼吸急促、呼吸窘迫、青紫、呼吸暂停、嗜睡、易激惹、肌张力降低、颤抖、惊厥、喂养困难。肾血管血栓可引起肾小管损伤和/或蛋白尿。

诊断

- 血细胞比容
- 临床评估

根据动脉或静脉(非毛细血管)血细胞比容诊断红细胞增多。而高黏滞血综合征依据临床表现诊断。毛细血管血红蛋白压积易高估,多应用静脉血细胞比容;手动旋转血血细胞比容测定通常比自动计数的血细胞比容高。实验室测量黏度不容易进行。

其他的实验室检查异常包括:由于摄入不足或/和母亲的糖尿病所导致的低血糖、低血钙$^{2+}$、红细胞溶解、血小板减少(继发于凝血消耗)、高胆红素血症(源于大量红细胞的更新)、网织红细胞增多、周围血有核红细胞增多(继发于胎儿缺氧所致的红细胞生成增多)。

治疗

- 静脉注射水合
- 有时静脉切开术加上盐水替换术(部分交换输血)

无症状的新生儿可静脉补液(参见第2412页)。有症状的HCT>65%~70%的婴儿应该经行等容血液稀释(虽然没有给予任何血液制品,有时仍叫做部分交换输血法)来降低HCT到≤55%,并且因此降低血液黏稠度。部分换血治疗是以5ml/kg的等分形式移除血液,并且立即输注等体积的0.9%生理盐水。无症状且HCT仍然>70%的婴儿,尽管水合作用,也可从该治疗中受益。

尽管许多研究显示出部分交换的即时可测量的影响,但长期利益仍然存在问题。大多数研究未能证实在新生儿期接受部分交换输血的儿童与未接受新生儿输血的儿童之间,长期生长或神经发育的差异。

> **关键点**
> - 新生儿的红细胞增多症是静脉压积≥65%
> - 高黏滞血症的症状和体征包括血管内血液淤滞,有时有血栓
> - 临床表现是多样的,可以是严重的[心力衰竭,血栓形成(脑和肾血管),中枢神经系统功能障碍]或轻度的(震颤,嗜睡或高胆红素血症)
> - 采用静脉水化治疗,有时部分交换输血

329. 青少年问题

幸运的是,大多数的青少年生理上都很健康。在青少年中最常见的问题涉及的生长和发育,学校,儿童疾病是持续到青春期,心理健康失调(参见第59页),和风险或非法行为,包括伤害,法律后果,怀孕的后果和感染性疾病。由于人际暴力导致的机动车辆碰撞和伤害造成的意外伤害是青少年死亡和残疾的主要原因。

但是心理调整是发育期的标志,这是因为即使是正常的青少年也会为身份、自主权、性别和周围关系所困惑。大多数的青少年成天想着:"我是谁,我要去哪儿,我和在我生活中的这些人是怎样的关系?"心理障碍青春期比儿童期更常见,许多不健康的行为开始于青少年期。有一种饮食失调症(参见第69页),不良的饮食习惯,吸烟,使用毒品和暴力行为可导致急性健康问题,慢性疾病,或生命晚期的病死率。

青少年体格问题

虽然青少年也易发生年幼儿童的同类疾病,但是总的

说来是一组健康人群。青少年应继续按推荐程序(图288-3)接受疫苗接种。

痤疮(参见第876页)非常常见,它影响青少年的自尊心,需要进行处理。

创伤(参见第2520页)在青春期很常见,运动伤和摩托车伤发生率最高。车祸等意外伤害,杀人和自杀(参见第2401页)是青春期年龄组中死亡的4主要原因。

所有青少年中常见的疾病包括:
- 传染性单核细胞增多症(参见第1439页)
- 性传播疾病(参见第1540页)
- 内分泌失调(特别是甲状腺功能异常,参见第1200页)

青春期少女当中是常见的病症包括:
- 尿路感染(参见第1447页)
- 月经异常(参见第2068页)
- 铁缺乏(参见第974页)

妊娠并不罕见,在诊治青春期少女时,要想到这个问题。

肿瘤性病变如白血病、淋巴瘤、骨癌和脑肿瘤虽然并不常见,但也时有发生。

青少年肥胖

目前的青少年肥胖是30年前的两倍,是青少年诊所就诊最常见的原因之一。虽然少于1/3的肥胖成年人在青少年时肥胖,但是大多数肥胖的青少年在成年期仍保持肥胖。

虽然大多数肥胖并发症的发生在成年期(参见第2518页),肥胖青少年更容易比同龄人有高血压。由于与肥胖相关的胰岛素抵抗,2型糖尿病(参见第2355页)的发生率逐渐增高。由于社会对肥胖的耻辱,许多肥胖青少年的自我形象差,变得越来越久坐和社会隔离。

病原学

影响青少年肥胖的因素与成年人相同。大多数情况是外部的(如消耗过多的热量和/或低质量的饮食),通常与久坐的生活方式有关。遗传影响是常见的,而且相关的基因现在已经被确认(参见第2351页)。

父母常常担心肥胖是某种类型的内分泌疾病的结果,例如甲状腺功能减退(参见第2353页)或肾上腺皮质激素增高,但这种疾病很少是原因。由内分泌疾病引起的体重增加的青少年通常身材矮小,并且具有潜在病症的其他征象。

诊断
体重指数

确定体重指数(BMI,参见第2197页)是身体评价的一个重要方面。青少年的体重指数超过同年龄同性别95个百分点为肥胖。

原发性内分泌(如肾上腺皮质增生症、甲状腺功能低下)或代谢性原因较为少见,但如果身高增长显著减慢,则应排除该病因。如果儿童身材矮小并有高血压,应考虑库欣综合征(参见第2360页)。

治疗
健康饮食和锻炼习惯

肥胖仍是最难治疗的问题之一,尽管治疗方法不少,远期疗效仍不理想。肥胖青少年的干预应注重发展健康的饮食和运动习惯,而不是减去一定量的体重。

热量摄入减少:
- 建立常规食物的均衡饮食
- 对饮食习惯进行永久性改变

热量消耗增加:
- 增加体育活动

肥胖青少年的夏令营可能会帮助他们失去大量的体重,但如果不继续努力,体重通常会恢复。咨询帮助青少年解决他们的问题,包括贫穷的自尊,可能是有帮助的。

有助于减轻体重的药物通常在青春期不使用,因为担心安全性和可能的滥用。一个例外是有2型糖尿病家族史的肥胖青少年。他们处于发生糖尿病的高风险。用于治疗糖尿病的药物甲福明可以帮助他们减轻体重并降低其发生糖尿病的风险。

避孕和青少年怀孕

许多青少年进行性行为,但可能没有充分了解避孕,怀孕和性传播疾病,包括艾滋病毒感染。冲动,缺乏规划以及同时使用药物和酒精减少了青少年使用节育和屏障保护的可能性。

青少年可以使用任何成年避孕方法(参见第2520页)。最常见的问题是坚持如忘记服用每日口服避孕药或完全停止,而不是替代另一种形式的节育。虽然男用避孕套是最常用的避孕方法,但是仍然存在可能抑制一致使用的观念(如避孕套使用降低快乐并干扰"浪漫爱情")。一些女孩也害怕要求男性伴侣在性行为中使用避孕套。

怀孕可能是青少年重大情绪压力的来源。怀孕的青少年及其伴侣往往辍学或接受工作培训,从而使他们的经济状况恶化,降低他们的自尊,并使个人关系紧张。青少年(占美国所有怀孕的13%)比成年人获得产前保健的可能性低,导致怀孕结果较差(如早产率较高)。青少年,特别是非常年轻的人和没有接受产前护理的人,在20多岁时比在怀孕期间有医疗问题的妇女更可能,例如贫血和先兆子痫。年轻母亲(特别是母亲<15岁)的婴儿更有可能过早出生,出生体重较低。然而,通过适当的产前护理,年龄较大的青少年没有比同样背景的成年人更高的怀孕问题的风险。

堕胎(参见第2520页)不能消除不想要的怀孕的心理问题-对于青少年女孩和她的伴侣。情绪危机可能发生在怀孕被诊断时,决定进行堕胎,紧接在堕胎完成后,婴儿出生时,以及该日期的周年纪念日。关于避孕方法的家庭咨询和教育,对于女孩和她的伴侣,都是非常有帮助的。

父母可能有不同的反应,当他们的女儿说她怀孕或他们的儿子说他已经使某人怀孕。情感的范围可以从冷漠到失望和愤怒。重要的是,家长表达他们的支持和意愿,帮助青少年排序他或她的选择。父母和青少年需要公开沟通关于堕胎,收养和生育的所有困难的选择,青春期与孤独抗斗。然而,在向父母揭露怀孕之前,从业者应筛选家庭暴力,因为揭示怀孕可能会使易受伤害的青少年面临更大的风险。

青少年心理社会问题概述

社会心理障碍在这个阶段的发生率很高,常见的抑郁症需要积极地进行治疗。抑郁症是常见的,应该进行积极筛查(参见第2397页)。虽然自杀是罕见的(5/100 000),自杀意念是常见的,根据一些研究,多达10%的青少年在他们的生活中报告有关自杀的想法(参见第2401页)。焦虑通常在青春期表现(参见第2392页),如情绪障碍和破坏性行为障碍(如对立的反抗障碍,行为障碍,参见第2400页)。具有思维障碍(精神病)的个体在青春期经常表现出"精神分裂"。进食障碍,尤其在女孩很普遍(参见第2397页)。一些患者需要非常长的时间来隐藏进食障碍的症状。

与青少年建立开放,信任关系的临床医生通常可以识别这些问题,建立治疗关系,提供实用建议,并在适当时鼓励青少年接受转诊到专门护理。

青少年行为问题

青春期是发展独立的时候。通常,青少年通过询问他们父母的规则来行使他们的独立性,这有时导致违反规则。父母和保健医生必须区分偶尔的判断错误和需要专业干预的不当行为程度。违规的严重性和频率是指南。例如,复发性饮酒和参与复发性逃避或盗窃比同样活动的单独事件更为显著。其他警告信号包括学校和离家出走的表现恶化。特别关注的是青少年造成严重伤害或在战斗中使用武器。

因为青少年比他们作为孩子更独立和移动,他们往往不在成人的直接身体控制之下。在这些情况下,青少年的行为是由他们自己的道德和行为守则决定的。家长指导,而不是直接控制他们的孩子的行动。从父母身上感受到温暖和支持的青少年不太可能从事危险行为,父母对孩子的行为表达明确的期望,并显示一致的限制设置和监控的青少年。

权威育儿 是一种育儿风格,儿童参与制订家庭期望和规则。这种育儿风格,而不是苛刻的或允许的养育,最有可能促进成熟的行为。

权威的父母通常使用渐进特权系统,其中青少年最初被赋予一小部分责任和自由(如照顾宠物,做家务,挑选衣服,装饰他们的房间)。如果青少年在一段时间内处理好这项责任,就会获得更多的特权。相反,糟糕的判断或缺乏责任导致特权丧失。每个新特权都需要父母密切监视,以确保青少年遵守商定的规则。

一些父母和他们的青少年几乎冲突。在这些情况下,核心问题是真正的控制。青少年想要控制自己的生活,父母希望青少年知道父母仍然制订规则。在这种情况下,每个人都可以受益于父母选择他们的战斗,并集中精力在青少年的行动(如上学和遵守家庭责任),而不是表达(如衣服,发型和首选娱乐)。

青少年的行为是危险的或以其他方式不可接受的,尽管他们父母的最大努力可能需要专业干预。药物滥用(参见第2401页)是行为问题的常见触发因素,物质使用障碍需要特殊治疗。行为问题也可能是学习障碍,抑郁症或其他精神健康障碍的症状。这种疾病通常需要用药物治疗以及咨询。如果父母不能限制其孩子的危险行为,他们可以请求法院系统的帮助,并分配给可以帮助执行合理的家庭规则的缓刑官员。

特定行为障碍

破坏性行为障碍在青春期常见。

注意力缺失/多动症(注意力缺陷多动症,参见第2380页)是儿童最常见的精神健康障碍,并且经常持续到青春期和成年期。一旦被认为是儿童的"滋扰"障碍,研究显示,与同龄人相比,诊断为注意力缺陷多动症的儿童的长期功能结果不佳。行为和药物治疗可以改善预后。临床医生应该继续治疗和监测儿童期诊断为注意力缺陷多动症的青少年患者。尽管药物使用障碍在患有注意力缺陷多动症的人中更常见,但用兴奋剂治疗似乎不增加发展物质使用障碍的风险,甚至可以降低风险。临床医生提醒在开始治疗之前仔细地做出注意力缺陷多动症的诊断,因为其他条件,如抑郁症(参见第2397页)和学习障碍(参见第2387页),可能主要表现为注意力不集中的症状,并可能模仿注意力缺陷多动症。在一些情况下,青少年可能抱怨不注意的症状,试图获得兴奋剂的处方,用作研究辅助或娱乐。由于高潜在滥用和依赖,兴奋剂规定后才诊断为多动症应该已经得到证实。

儿童的其他常见的破坏性行为包括对立的反抗性障碍和行为障碍(参见第2400页)。这些条件通常用对儿童的心理治疗和对父母的建议和支持来治疗。

暴力

儿童偶尔参与身体对抗和欺凌(参见第2379页)。在青春期,暴力相互作用的频率和严重性可能增加。虽然学校的暴力事件高度公开,但青少年更可能参与家庭和学校外的暴力事件(或更常见的是暴力的威胁)。许多因素导致青少年暴力的风险增加,包括:

- 发育问题
- 帮派成员
- 取得枪支
- 药物滥用
- 贫穷

青少年学校问题

学校构成青少年生活的很大一部分。在几乎任何生活领域的困难往往表现为学校问题。

当学校的要求日益苛刻的时候,学习障碍(参见第2387页)会首次表现出来,尤其是那些以前一直能够改变弱点的聪明孩子。

有时,在生命中早期没有认识到的轻度智力残疾(参见第2384页)会导致学校问题。儿童早期发展的行为问题,如注意缺陷/多动障碍,可能继续导致青少年的学校问题。

特殊的学校问题包括:

- 上学恐惧
- 未经许可的旷课(逃学)

- 辍学
- 学业不良

1%~5%的青少年开始害怕上学。这种恐惧可以推广或与某个特定的人(教师或另一个学生,参见第2378页),或学校的活动(如体育课)有关。青少年可能会出现身体症状,如腹部疼痛,或可能完全拒绝上学。学校人员和家庭成员应确定原因,如果有的话,恐惧和鼓励青少年上学。

反复旷课或辍学的青少年有意识地决定不上学。这些青少年的学业成绩一般较差,参与学校相关活动的成果不大,或得不到什么满意。他们经常参与高风险行为,例如无保护的性行为,服用毒品和暴力。有辍学风险的青少年应该意识到其他教育选择,如职业培训和替代性计划。

在青少年期间的学校问题可能是的结果:
- 叛乱和独立的需要(最常见)
- 精神健康障碍,例如焦虑或抑郁
- 药物滥用
- 家庭冲突
- 学习障碍
- 行为障碍

随着青少年开始寻求更多的自由,他们这样做的愿望可能与他们的父母希望保持他们的安全的愿望冲突。青少年以各种方式反抗,如拒绝上学或饮酒。焦虑或抑郁的青少年可拒绝治疗或停止服用处方药。所有这些具有挑战性的行为都会在家庭和学校中造成问题。

诊断
- 学习和心理健康评估

一般来说,具有重大学校问题的青少年应该接受完整的学习和心理健康评估。

治疗
- 对因治疗

学校问题,特别是与学习或注意力困难有关的问题,应由临床医生与学校工作人员和家长一起解决。如果存在学习障碍或智力残疾,应通过个性化教育计划(IEP)提供适当的服务。改变环境和进行药物治疗对学生可有很大帮助。

药物和毒品在青少年中的使用

青少年中的药物使用范围从实验到严重物质使用障碍。根据药物,情况和使用频率,后果从无到轻微到威胁生命。然而,即使偶尔使用也可能使青少年面临严重危害的风险增加,包括过量,机动车辆撞车,暴力行为和性接触的后果(如怀孕,性传播感染)。

青少年药物滥用有各种原因:
- 为了逃避感知的压力(如从父母或同伴)
- 挑战权威
- 寻求刺激和冒险

另外的风险因素包括自我控制差,父母监测不足和各种精神障碍[如注意力缺陷/多动症(参见第2380页)和抑郁(参见第2397页)]。父母的态度和榜样作用包括父母自己使用酒精、烟草、处方药和其他药物会对孩子产生重大影响。

特殊的物质

酒精 酒精的使用是非常常见的,是青少年最常使用的物质。到12年级,>70%的青少年尝试酒精,几乎一半被认为是目前的饮酒者(在过去一个月内饮酒)。酗酒也是常见的。青少年消耗的所有酒精的近90%发生在狂暴期间,使他们处于事故,受伤,不想要的性活动和其他不良后果的风险中。

社会和媒体将饮酒描述为可接受的或甚至时尚的。尽管有这些影响,父母可以通过向青少年传达关于饮酒,一贯设置限制和监控的明确期望来改变。另一方面,家庭成员过度饮酒的青少年可能认为这种行为是可以接受的。一些尝试酒精的青少年会发展为酒精使用障碍。已知的发展疾病的风险因素包括在年轻时开始饮酒和遗传学。对于患有酒精使用障碍的家庭成员的青少年,应了解其增加的风险。

烟草 在20世纪90年代和21世纪,青少年的烟草使用率急剧下降,但现在已经稳定下来。大多数吸烟的成年人在青春期开始吸烟。如果青少年在19岁之前不尝试吸烟,他们不太可能成为成人的吸烟者。儿童10岁可能开始吸烟近1/5的9年级学生报告吸烟。

青少年吸烟的最强的风险因素是吸烟的父母(单一最可预测因素)或吸烟的同伴和榜样(如名人)。其他危险因素包括:
- 学校表现差
- 高风险行为(如特别是女孩过度节食;身体战斗和醉酒驾驶,特别是男孩;使用酒精或其他药物)
- 解决问题的能力差
- 易得到香烟
- 自尊心差

青少年还可以使用其他形式的烟草。约3.3%的18岁以及约7.9%的中学生人群使用无烟烟草。无烟烟草可以咀嚼(嚼烟),放置在下唇和牙龈(浸渍烟草)之间,或吸入鼻子(鼻烟)。在美国,吸烟相对较少,但自1999年以来,中高中生的使用量增加了。12岁以上吸烟的人的百分比已经下降了。

父母可以通过积极的榜样(即禁止吸烟或咀嚼),公开讨论烟草的危害,鼓励已经吸烟或咀嚼的青少年,包括支持他们,帮助防止青少年吸烟和使用无烟烟草制品如有需要寻求医疗援助。

其他物质 大麻滥用(参见第3231页)在上升,最近超过了烟草滥用。处方药,特别是阿片类止痛药,抗焦虑药和兴奋剂,以及OTC药物,主要是右美沙芬(其存在于许多止咳剂中)现在被青少年滥用,而不是除了酒精和大麻之外的任何其他物质。吸入剂的使用也是一个问题,尤其是年纪较小的青少年。许多这些精神药物都具有成瘾性,将物质使用从青少年延迟到成年,可能防止与物质使用相关的急性问题的发生,还可以降低进展为物质使用障碍的终身风险。

其他滥用物质包括苯丙胺和甲基苯丙胺,可卡因,合成代谢类固醇,阿片样物质,所谓的日期油菜药物和俱乐部药物[如亚甲二氧基甲基安非他明（MDMA 或迷魂药），氯胺酮和 γ-羟基丁酸酯（GHB）]。2007 年，大约 47% 的 12 年级学生在他们的生活中的某个时候使用过这些其他物质。

大约 2% 的 12 年级学生在他们的一生中使用合成代谢类固醇。虽然类固醇的使用在运动员中更常见，非运动员不能免疫。使用合成代谢类固醇与许多不良作用相关，包括生长板的过早闭合，导致永久性身材矮小。其他不良反应对于青少年和成人是常见的。

诊断

- 临床评价，包括常规筛查

应该提示父母关注可能的药物滥用的行为包括：
- 发现毒品或吸毒用具
- 古怪行为
- 抑郁或情绪波动
- 朋友的变化
- 学校表现变差
- 爱好的兴趣损失

筛查 医生应该在每次健康维持访问时筛查酒精和其他药物的使用，并且为青少年及其父母提供如何安全使用和监测 OTC 和处方药物的建议。

CRAFFT 是一种有效的筛查问卷。当有大于等于 2 项肯定回答的青少年就需要进一步评估。临床医生询问青少年他们是否做或做了以下：

- C：乘坐有服药或饮酒的人驾驶（包括当事人自己开车）的车
- R：饮酒或服药让自己放松，从而感觉很好
- A：独处时饮酒或服药
- F：当饮酒或服药时出现遗忘
- F：曾有家庭成员或伙伴告诫自己应少饮酒或服药
- T：在饮酒或服药时曾经闯祸

药物检测 药物测试可能是有用的，但有显著局限性。当父母需要药物测试时，他们可能创造一种对抗气氛，使得难以获得准确的物质使用历史并与青少年形成治疗联盟。筛选试验通常是与许多假阳性和假阴性结果相关的快速定性尿免疫测定。此外，药物检测能确定是否使用药物，但无法确定使用的频率和剂量，因此无法判断偶尔使用者和惯用者。临床医师必须通过其他方式（如病史、问卷）来确定影响每位青少年的药物滥用的程度。鉴于这些关注和限制，通常与药物滥用专家协商确定在特定情况下是否需要进行药物测试是有用的。

治疗

- 针对青少年的行为治疗

通常，具有中度或严重物质使用障碍的青少年被转院进行进一步评估和治疗。一般来说，用于具有物质使用障碍的成人的相同行为疗法也可用于青少年。然而，这些治疗应该适应。青少年不应在与成人相同的方案中治疗；他们应该接受来自青少年项目和具有治疗药物使用障碍青少年专业知识的治疗师的服务。

第二十一篇

老 年 病 学

330. **老年患者的诊查方法** 2524
　　Richard W. Besdine, MD
　　　衰老的改变 2526
　　　老年患者评价 2526
　　　老年患者的全面评估 2536
　　　疾病在老年患者中的特殊表现 2537

331. **衰老和生活质量** 2538
　　Richard W. Besdine, MD
　　　老年人的治疗目标 2539

332. **老年人的药物治疗** 2539
　　J. Mark Ruscin, PharmD, and Sunny
　　　A. Linnebur, PharmD, FCCP, BCPS, CGP
　　　老年人的药代动力学 2539
　　　老年人的药效学 2541
　　　老年人药物相关问题 2542
　　　老年人需要关注的药物种类 2546

333. **虐待老人问题** 2550
　　Daniel B. Kaplan, PhD, MSW, and Barbara
　　　J. Berkman, DSW, PhD
　　　虐待老人问题 2550

334. **老年人的跌倒问题** 2553
　　Laurence Z. Rubenstein, MD, MPH

335. **老年医疗保健资金** 2558
　　Amal Trivedi, MD, MPH
　　　美国联邦医疗保险 2558
　　　美国联邦医疗补助(MEdiaid) 2562
　　　其他影响老年人的美国联邦方案 2562
　　　老年人的私人保险 2563
　　　老年人的全面覆盖模式 2563

336. **老年人的步态失调** 2564
　　James O. Judge, MD

337. **老年司机** 2568
　　David B. Carr, MD, and Peggy P. Barco, MS,
　　　BSW, OT/L
　　　老年司机的功能评价 2570
　　　老年司机的医学评估 2571
　　　干预 2572

338. **老年人的疾病和残疾预防** 2572
　　James T. Pacala, MD, MS
　　　老年人的疾病预防 2576
　　　衰弱预防 2577
　　　老年人意外事故预防 2577
　　　老年人医源性并发症预防 2577

339. **老年人保健的提供** 2578
　　Barbara Resnick, PhD, CRNP
　　　家庭卫生保健 2579
　　　老年人日间护理 2579
　　　短期照护 2580
　　　专业护理机构 2583
　　　寄宿照护机构 2585
　　　辅助生活计划 2586
　　　生活照护社区 2586
　　　老年人全包式照护方案 2586
　　　药剂师和老年人 2586

340. **老年人的社会问题** 2587
　　Daniel B. Kaplan, PhD, MSW, and Barbara
　　　J. Berkman, DSW, PhD
　　　老年人的家庭护理 2588
　　　独居老人 2588
　　　老年人的自我忽视 2588
　　　老年人的非传统的生活安排 2588
　　　生活方式转变对老年人的影响 2589
　　　亲密关系和老年人 2589
　　　老年人的宗教和灵性 2590

330. 老年患者的诊查方法

老年医学是指对老人的医疗保健,然而所谓"老年人"的年龄不易精确界定。通常将年龄大于65岁的老人称作"老年人",但也不完全精确。大部分人到了70或75岁才需要老年医学专家的帮助。老年医学(gerontology)是针对老龄化的研究,包括生物学、社会学和心理学上的变化。

在1900年的美国,>65岁的人群占总人口的4%;而如今占14%以上(近5 000万,并以>10 000人/d 净增)。到2026年,当二战后婴儿潮一代80岁,预计>65岁人群将>20%(近8 000万)。>65岁人群的平均年龄目前略超过75岁,预计>85岁的人群比例将大幅上升。

65岁男性的预期期望寿命还有17年,75岁男性为10年,女性分别为20年和13年。总体而言,可能由于遗传、生物学和环境因素,女性寿命比男性长5年。尽管20世纪后期以来女性的生活方式发生了变化(如吸烟和压力激增),但这种生存差异改变很少。

老龄

衰老(即纯老化)是指器官功能,即使在没有受伤,疾病、环境危害或生活习惯不良(如不健康的饮食,缺乏运动,药物滥用)的情况下,也随着时间发生不可避免,不可逆转地下降。最初,器官功能的改变(表330-1)不影响基础功能;首先出现的表现是,在应激状态下(如患病,受伤时)各器官为维持内环境稳态的器官储备能力下降。心血管,肾脏及中枢神经系统通常是最脆弱的(最薄弱的环节)。

表330-1 选定的生理年龄相关的变化

影响的器官或系统	生理改变	临床表现
身体组分	↓瘦体重	药物浓度的变化(通常↑)
	↓肌肉量	↓力量
	↓肌酐产生	易出现脱水
	↓骨骼量	
	↓身体总水	
	↑脂肪百分比(直到60岁,随后↓直至死亡)	
细胞	↑DNA破坏,↓DNA修复能力	↑肿瘤风险
	↓氧化能力	
	细胞衰老加速	
	↑纤维化	
	脂褐质积聚	
中枢神经系统	↓多巴胺受体数目	易发生帕金森病(如↑肌肉张力,↓摆臂)
	↑α-肾上腺素受体	
	↑毒蕈碱样副交感神经反应	
耳	高频听力丧失	↓言语辨识能力
内分泌系统	↑胰岛素抵抗和葡萄糖不耐受	↑糖尿病发病率
	更年期,↓雌激素和孕激素分泌	↓肌肉质量
	↓睾酮分泌	↓骨量
	↓生长激素分泌	↑骨折风险
	↓维生素D吸收和活化	阴道干涩,性交疼痛
	↑甲状腺功能异常的发生	皮肤改变
	↑骨质流失	易发生水中毒
	↑高渗刺激的ADH分泌	
眼	↓晶状体柔韧性	老花眼
	↑瞳孔对光反射时间(收缩,扩张)	↑眩光,光线改变时的调节障碍

续表

影响的器官或系统	生理改变	临床表现
眼	↑白内障的发生	↓视力
胃肠道	↓内脏血流量	易发生便秘和腹泻
	↑运输时间	
心脏	↓固有心率和最大心率	易发生晕厥
	压力感受器反应迟钝（血压降低时心率反射性加快反应减弱）	↓射血分数
	↓舒张期松弛	↑心房颤动发生概率
	↑房室传导时间	↑舒张功能障碍和舒张心脏衰竭发生率
	↑心房和心室异位性搏动	
免疫系统	↓T细胞功能	↑感染和某些肿瘤的易感性
	↓B细胞功能	↓免疫反应或感染时抗体反应,但↑自身抗体
关节	软骨组织退化	关节紧缩
	纤维化变性	易发生骨关节炎
	↑糖基化和胶原的交联	
	组织失去弹性	
肾	↓肾血流量	↑药物不良反应的药物浓度变化
	↓肾脏质量	易发生脱水
	↓肾小球滤过	
	↓肾小管分泌和重吸收	
	↓自由水负荷能力排泄	
肝脏	↓肝脏质量	药物浓度变化
	↓肝脏血流量	
	↓细胞色素P450酶系统活性	
鼻	↓嗅觉	↓味觉及引起的↓胃口
		↑鼻出血可能(或轻度)
周围神经系统	↓压力感受器反射反应	易发生晕厥
	↓β压力感受器反射反应	↓β-受体阻滞剂反应
	↓信号转导	对抗胆碱能药物反应过度
	↓毒蕈碱样副交感神经反应	
	储存的α-肾上腺素受体反应	
呼吸系统	↓肺活量	↑通常久坐的人做剧烈运动或在高海拔地区活动可能发生气急
	↓肺弹性(顺应性)	↑因肺炎死亡风险
	↑残气量	↑肺疾病患者严重并发症(如呼吸衰竭)的风险
	↓FEV$_1$	
	↑V/Q不匹配	
血管	↓内皮依赖性血管舒张功能	易发生高血压
	↑外周阻力	

↓=降低；↑=升高；FEV$_1$=第1秒用力呼气容积；V/Q=通气/血流。

经许可摘自 The Institute of Medicine. Pharmacokinetics and Drug Interactions in the Elderly Workshop. Washington DC：National Academy Press,1997,8-9.

疾病与纯老化效应相互作用导致老年特定的并发症（现在称之为老年综合征），尤其是在薄弱环节系统，甚至当这些器官并不是疾病受累的原发器官时也受到影响。典型的例子是复杂性肺炎或泌尿系感染引起的谵妄以及跌倒、头晕、晕厥、尿失禁和体重减轻，这些往往伴随着老年人的许多常见多发病出现。老化的器官也更容易受伤害，例如，颅内出血更常见，并且在老年人中可由临床不那么严重的外伤引起。

在老年人的诊治过程中必须考虑衰老产生的影响。临床医生不应：

- 把纯老化当做疾病（如信息检索速度减慢并不是老年痴呆症）
- 把疾病当做单纯衰老表现（如把进展性关节炎，震颤或痴呆仅归咎于是年纪大了的原因）
- 忽略疾病状态下，薄弱环节系统的药物不良反应的危险性增加
- 忽略老年人常有多种基础疾病（如高血压，糖尿病，动脉粥样硬化）会加重潜在的伤害

此外，临床医生应警惕在老年人群中更常见的疾病和问题（如心脏舒张功能衰竭、阿尔茨海默病、大小便失禁、心房颤动）。认识这些，可使临床医生能够更好地理解和处理老年患者共存疾病的复杂性。

衰老的改变

大部分年龄相关的生物学功能在30岁前达到高峰，此后逐渐呈线性衰退（表330-1）趋势，在有压力时这种衰退是很严重的，但是通常很少或不对日常活动产生影响。因此，疾病而不是正常衰老，是老年人功能丧失的主要原因。在很多情况下，由于衰老引起的功能衰退可能至少部分是由于生活方式、行为、饮食和环境引起的，因此是可以改变的。例如，有氧运动在健康但是很少运动的老年人中能预防或部分逆转最大运动能力（单位 O_2 消耗或 $V_{O_2}max$），肌肉力量以及糖耐量的下降（框330-1）。

只有10%的老年人进行每周5次，每次>30分钟的体育锻炼（常规推荐）。35%~45%的老年人只进行最少量的活动。老年人比其他年龄组的人群活跃度低有许多原因，通常是由于疾病限制了他们的体力活动。

运动对于老年人的益处众多，远超过风险（如跌倒、韧带撕裂、肌肉拉伤）。益处包括：

- 降低死亡率，甚至对于吸烟者和肥胖人群亦是如此
- 保护骨骼肌肉力量，有氧代谢能力和骨密度，有助于维持更高的活动度与独立性
- 降低肥胖风险
- 预防与治疗心血管疾病（包括心肌梗死后复原）、糖尿病、骨质疏松、结肠癌和精神科疾病（特别是情绪障碍）
- 通过增加肌肉力量、平衡、协调、关节功能和耐力预防跌倒及跌倒相关损伤
- 改善功能能力
- 提供社会交往机会
- 增加幸福感
- 可能改善睡眠质量

体育锻炼是为数不多的在生理功能丧失后能使其恢复的干预手段之一。

不可改变的衰老的影响可能没有想象中夸张，更健康、更有活力的衰老对许多人来说是可能的。如今，>65岁的人比他们的祖辈更健康，能更长时间保持健康。

框330-1 锻炼

锻炼通常是指能产生氧债，增加心率的活动，对大部分人而言，运动是一项有很多益处的重要行为。然而，简单的体力活动（如散步，园艺）对于老年人也有同样的好处，尤其是那些>70岁的老年人；对于那些活动受限的老年人，也推荐进行不产生氧债、不增加心率的体力活动。

所有开始运动计划的老年患者都应通过筛选（访谈或问卷调查）来识别那些患有慢性疾病的人，并确定合适的运动项目；但是事实上任何人都可以从短时间的散步开始锻炼，逐步增加到5次/周，每次30分钟。体力活动仅对少数老年人是不合适的（如那些健康状况不稳定的老年人）。那些患有慢性疾病的老人是否需要在开始体力活动前做一个全面的体检，取决于已经完成的检查和临床判断。一些专家建议对于存在≥2个心脏危险因素（如高血压、肥胖）的患者以及计划从比散步运动量更大的活动开始锻炼的人，可行诸如运动负荷试验的检查。比散步运动量更大运动项目可能包括以下4种运动类型的任意组合：耐力，肌力，平衡训练（如太极拳）及灵活性。推荐何种运动项目的组合取决于患者的健康状况和体能水平。例如，使用沙包来进行力量训练，通过重复运动来训练耐力的坐位运动项目可能对于有站立和行走困难的患者是非常有用的。水上运动项目可推荐给关节炎患者。患者可以选择自己喜欢的运动项目，但应鼓励选择的项目包括所有的4种运动类型。在所用运动类型中，耐力运动（如散步，骑车，跳舞，游泳，低冲击有氧运动）是文献表明对老年人有最多益处的运动。

有些患者，特别是患有心脏疾病（如心绞痛，≥2MI）的患者，需要在医疗监护下进行运动。高强度的肌肉强化方案对于肌肉减少症的体弱老年患者特别合适。对于这些患者，使用气压而不是哑铃的机器更为有效，因为能把阻力设置得更低，以更小的增量改变强度。高强度方案甚至对于80岁的护理之家居民也是安全的；力量和灵活性可以大幅改善。然而，这些计划很耗时，参与者通常需要密切监护。

老年患者评价

老年患者的评估通常不同于标准的医学评估。对于老年患者，特别是非常高龄或虚弱的患者，病史采集和体格检查可能不得不在不同的时间完成，体格检查也可能因为患者的疲劳分两部分完成。

老年人可能也有不同的通常更复杂的健康问题,比如患有多种疾病而需要同时使用许多药物(有时叫做多重用药),处方高危药物的可能性更大(参见第 2546 页,表 332-5)。诊断可能很复杂,从而造成误诊、漏诊或诊断错误导致的药物使用不当。

早期发现问题,早期干预,往往可以通过相对较小、较低花费的干预手段(如改变生活方式)防止恶化,提高生活质量。因此,一些老年患者,尤其是年老体弱或慢性病者,最好由多学科跨学科团队进行包括功能和生活质量评价在内的老年患者的全面评估。

多种疾病　老年患者平均有 6 个可诊断的疾病,但初级保健医生往往会忽略其中的一些。一个系统中的一种疾病能削弱另一个系统的功能,加剧两个系统的恶化,导致残疾、依赖。如果不干预,可能导致死亡。多种疾病复杂的诊断与治疗及疾病的影响还会被一些问题而放大,比如社会的不利因素(如孤立)、贫穷(如患者活得比他们所能承受的及供养者所能负担的时间长)以及功能和经济问题。

医生还应特别关注一些常见的老年疾病症状(如谵妄、头晕、晕厥、跌倒、行动不便、体重下降、胃食欲缺乏、大小便失禁),因为这些症状可能由多器官系统疾病引起。

如果患者有多种疾病,必须很好地统筹安排相应的治疗(如卧床休息、手术、药物);治疗一种疾病而不处理相关疾病可能加速功能的衰退。此外,也需要小心监测避免医源性不良后果。比如完全卧床休息的老龄患者每天损失 1%~3% 的肌肉和体力(导致肌肉减少症),因此单纯卧床休息最终会导致死亡。

漏诊或误诊　老年患者的疾病经常容易被漏诊或误诊。医生应该通过问问病史、体格检查和简单的实验室检查对只发生于老年人的疾病或老年人的常见疾病进行积极地监测(表 330-2);一旦早期诊断,这些疾病会相对更容易治疗。早期诊断通常取决于医生对患者行为、病史,包括精神状态的熟悉程度。一般来说,疾病的首发症状是精神或情绪方面的。如果医生没有意识到这种可能性,将这些症状归咎于痴呆,诊断与治疗就会延误。

药物和运动　糖尿病患者的胰岛素和口服降糖药的剂量可能需要调整(根据预期运动量),以防运动过程中低血糖的发生。

可引起直立性低血压的药物(如抗抑郁药、抗高血压药、催眠药、抗焦虑药、利尿剂)可能需要减少剂量,以避免运动时体液流失导致体位性症状加重。对于服用这部分药物的患者,应在运动中补充充足的液体。

一些镇静催眠药可能通过降低活动水平或肌肉神经的反应性来减少生理效能。它们和其他精神科药物一起会增加跌倒的风险。停用这些药物或减量服用在确保运动安全性方面可能是必须的,并有助于患者坚持自己的运动处方。

多重用药:应经常审查处方药和 OTC 药物的使用,特别注意药物相互作用,也要对老年人不适宜使用的药物特别注意(参见第 2546 页)。使用多种药物时,电子健康记录管理更为有效。

表 330-2　老年人的常见疾病

频率	疾病
几乎都发生于老年人	意外低体温
	正常颅压脑积水
	大小便失禁
	舒张期心衰
	阿尔茨海默病
在老年人中比其他年龄层更常见	心房颤动
	基底细胞癌
	慢性淋巴细胞白血病
	退行性骨关节炎
	痴呆
	糖尿病非酮症高渗性昏迷
	跌倒
	带状疱疹
	髋部骨折
	单克隆免疫球蛋白疾病
	骨质疏松
	帕金森病
	风湿性多肌痛
	压疮
	前列腺癌
	卒中
	颞动脉炎(巨细胞动脉炎)
在老年人中常见可治疗的	抑郁症
	糖尿病
	妨碍行动的足部疾患
	消化道出血
	听力和视力异常
	心脏衰竭
	甲状腺功能减退
	缺铁性贫血
	妨碍饮食的口腔疾病
	维生素 B_{12} 缺乏

护理人员问题:通常老年患者的问题与护理人员的忽视及虐待有关(参见第 2550 页)。如果有相关情况证据,医生应考虑到患者存在被护理人员虐待或药物滥用的可能。一些损伤类型特别有提示性,包括:

■ 频繁瘀痕,尤其在难以触到的部位(如后背中央)
■ 上臂的抓握性瘀痕
■ 生殖器瘀痕
■ 特殊的烧伤
■ 患者对护理人员原因不明的恐惧

病史

通常需要对老年患者多次采集病史评估病情,一部分原因是由于他们存在干扰评估的特征。以下这些情况需要考虑:

感觉障碍 义齿、眼镜、助听器,如佩戴方式正确,应在询问病史时佩戴以便沟通。充足的照明以及消除视觉和听觉的注意力分散也有帮助性。

漏报的症状 老年患者可能不会主诉他们认为是正常老化的症状(如呼吸困难、听力或视力障碍、记忆力问题、大小便失禁、步态不稳、便秘、头晕、跌倒)。但是,除非已行彻底评估排除其他可能性,没有症状可被归咎于正常老化。

疾病的不寻常表现 老年人中可能缺乏疾病的典型表现(参见第2537页)。取而代之的,老年人的主诉可能为非特异性症状(如疲劳、意识混乱、体重减轻)。

功能下降作为唯一表现 疾病可能仅仅表现为功能下降。在这种情况下,不适于使用标准询问病史的方法。例如,严重关节炎患者当问及关节症状时,可能不会主诉疼痛、肿胀或僵硬,但若问及活动量的变化时,他们可能会说不能再行走或不能再当医院义工。询问功能下降的持续时间(如"你不能单独购物多久了?")可获得有用的信息。确定患者何时开始在基本日常生活活动能力(BADL)或工具性日常生活活动能力(IADL)方面存在障碍可能为恢复功能或预防进一步功能下降、保持独立性提供更多机会。

回忆障碍 患者可能不能精确地回顾既往疾病,住院、手术或药物使用情况。医生应该从其他地方(如患者家属、家庭医生或医疗记录)获得这些信息。

恐惧 老年人可能因为害怕住院而不愿主诉症状,而这些症状可能和死亡相关。

年龄相关疾病和问题 抑郁症(在体弱多病的老年人中常见),随着年龄增长累积的功能丧失以及疾病引起的不适使得老人不太容易向医生提供健康相关信息。认知功能受损的患者可能有描述困难,会妨碍医生的评价。

病史采集 医生对老年患者日常关注的问题、社会环境、心理功能、情绪状态和幸福感的了解有助于定位及指导病史采集。让患者描述典型的一天,能获得他们的生活质量和身心功能等方面的信息。这种方法在第一次采集病史时尤其有用。患者应有充分的时间来谈谈对其个人重要的事情。医生也应该询问患者是否存在特别关注的问题,比如害怕跌倒。产生的融洽关系有助于医生与患者及其家属间进行更好地沟通。

精神状态检查在病史采集的初期可能非常需要,以用于判断患者的可信度;这项检查应巧妙婉转地进行,以免造成患者尴尬、生气或产生防御心。从70岁开始,应每年常规筛查的躯体和心理疾病(参见第2573页,表338-1)。

通常,言语和非言语的线索(如讲述故事的方式、说话的节奏、语调、眼神的交流)能提供信息资料,如下所述:

抑郁 老年患者可能会忽略或否认焦虑或抑郁的症状,但是他们压低的声音,低落的情绪甚至眼泪会暴露他们的问题。

身心健康 可通过患者关于睡眠和胃口的描述了解。

体重增加或减少 医生应该记录患者衣服或义齿尺寸的任何变化。

除非精神状态受损,应该向患者单独采集病史,并鼓励讨论个人问题。医生也需要向家属或护理人员询问病史。这些人往往能对患者的功能、精神状态和情绪状态作出不同角度的评价。这些访谈可以在患者不在场或在场的情况下来完成。

医生在邀请家属或护理人员到场前,应先征得患者的同意,并解释这样的病史采集是例行常规。如若单独询问护理人员,患者应有事可做(如填写一个标准化的评估问卷,或被跨学科团队的另一个成员询问病史)。

如果有相关证据,医生应考虑到患者本人有药物滥用的情况及被护理人员虐待的可能性。

病史 当问及患者的既往疾病史时,医生应问及过去更常见的疾病(如风湿热、脊髓灰质炎)以及过时的治疗手段(TB的气胸疗法,梅毒的汞治疗)。免疫接种史(如破伤风、流感、肺炎球菌),免疫接种的不良反应以及TB的皮肤试验结果。如果患者回忆起曾行手术,但不记得具体术式或手术目的,如若可能,应查询手术记录。

医生应该按照旨在系统检查每个身体部位或系统的方式(系统回顾)询问病史,从而能发现其他疾病或被患者忽略的常见疾病(表330-3)。

表330-3 老年患者的疾病线索

部位或系统	症状	可能原因
皮肤	瘙痒	过敏反应、肿瘤、皮肤干燥、甲状腺功能亢进、黄疸、虱子、疥疮、尿毒症
头	头痛	焦虑、颈椎骨关节炎、抑郁症、巨细胞动脉炎、硬膜下血肿、肿瘤
眼	夜间灯光刺眼	白内障、青光眼
	中心视力减退	黄斑变性
	近视视力减退(老视眼)	晶状体适应性降低
	周围视力减退	青光眼、视网膜脱离、卒中
	疼痛	巨细胞动脉炎、青光眼
耳	听力减退	听神经瘤、耳垢、外耳道异物、使用耳毒性药物(如氨基糖苷类、阿司匹林、呋塞米)、Paget病、老年性耳聋、噪声损伤、桥小脑角肿瘤、病毒感染

续表

部位或系统	症状	可能原因
耳	高频范围听力减退	老年性耳聋(通常由耳蜗的年龄相关变化引起)
口腔	口腔烧灼感	恶性贫血、口腔炎
	义齿痛	假牙适应不良、口腔癌
	口干(口干症)	自身免疫疾病(如风湿性关节炎、白塞综合征、SLE)、脱水、药物(如包括三环类抗抑郁药、抗组胺药、降压药、利尿剂、精神活性药物)、因感染或头颈部肿瘤放疗引起的唾液腺损害
	舌头活动受限	口腔癌、卒中
	味觉减退	肾上腺皮质功能不全、药物(如抗组胺药、抗抑郁药)、口腔或鼻部感染、鼻咽肿瘤、放疗、吸烟、口干症
喉	吞咽困难	焦虑、肿瘤、食管狭窄、Schatzki 环、卒中、Zenker 憩室
	声音改变	甲状腺功能减退、喉返神经功能障碍、声带肿瘤
颈部	疼痛	颈椎关节炎、颈动脉或椎动脉剥离、风湿性多肌痛
胸	劳力性呼吸困难	肿瘤、COPD、功能性减退、心力衰竭、感染
	夜间阵发性呼吸困难	胃食管反流、心力衰竭
	疼痛	心绞痛、焦虑、主动脉夹层动脉瘤、肋软骨炎、食管运动障碍、胃食管反流、带状疱疹、MI、心肌炎、心包炎、胸腔积液、胸膜炎、肺炎、气胸
胃肠道	没有其他症状的便秘	大肠癌、脱水、药物(如包含铝的制酸剂、抗胆碱能药物、铁补充剂、阿片类药物、三环抗抑郁药)、高钙血症(如由于甲状旁腺功能亢进)、低钾血症、甲状腺功能减退、运动量不足、泻药滥用、低纤维饮食
	伴有腹痛、呕吐、间歇性腹泻的便秘	粪便嵌塞、肠梗阻
	大便失禁	脑功能障碍、粪便嵌塞、直肠癌、脊髓病变
	下腹部疼痛(绞痛、突然发作)	憩室炎、肠胃炎、缺血性结肠炎、肠梗阻
	餐后腹痛(餐后 2~3h 发作,持续 1~3h)	慢性肠缺血
	直肠出血	结肠血管发育不良、结肠癌、憩室闭关、痔疮、缺血性结肠炎
泌尿道	尿频,淋漓不尽,尿踌躇,尿流变细	良性前列腺增生症、便秘、药物(如抗组胺药、阿片类药物)、前列腺癌、尿潴留、UTI
	伴或不伴发热的排尿困难	前列腺炎、UTI
	多尿	尿崩症(ADH 作用降低)、糖尿病、利尿剂
	大小便失禁	膀胱炎、功能衰退、正常压力脑积水、脊髓功能障碍、卒中、尿潴留或溢出、UTI
肌肉骨骼	后背痛	腹主动脉瘤、压缩性骨折、感染、转移癌、多发性骨髓瘤、骨关节炎、Paget 病、肾盂肾炎、椎管狭窄
	近端肌肉疼痛	肌病、风湿性多肌痛,他汀类药物使用
四肢	腿痛	间歇性跛行、夜间抽筋、关节炎、神经根型颈椎病(如椎间盘突出症、腰椎管狭窄症)、不宁腿综合征
	脚踝肿胀	心力衰竭(如果肿胀是双侧的)、低蛋白血症、肾功能不全、静脉瓣膜功能不全
神经	伴发热的精神状态改变	谵妄、脑炎、脑膜炎、败血症
	不伴发热的精神状态改变	急性疾病、认知功能障碍、粪便嵌塞、谵妄、抑郁、药物、偏执、尿潴留
	在需要精细动作协调的任务中表现得笨拙(如扣衬衫纽扣)	关节炎、帕金森病、颈椎硬化型脊髓病、意向性震颤
	吃饭时过度出汗	自主神经病
	不伴意识丧失的跌倒	心动过缓、跌倒发作、神经病、直立性低血压、姿势不稳、心动过速、短暂性缺血发作、视力受损
	伴意向性震颤的犹豫步态	帕金森病

续表

部位或系统	症状	可能原因
神经	手指麻木刺痛	腕管综合征、周围神经病变、颈椎硬化型脊柱病
	睡眠障碍	焦虑、昼夜节律紊乱、抑郁症、药物、疼痛、帕金森病、周期性肢体运动障碍、睡眠呼吸暂停、尿频
	晕厥	主动脉瓣狭窄、心律失常、低血糖、直立性低血压（特别是药物相关性）、癫痫
	讲话、肌力、感觉或视力的瞬间干扰	短暂性脑缺血发作
	震颤	酗酒、CNS疾病（如小脑疾病、卒中后）、特发性震颤、甲状腺功能亢进、帕金森病

用药史 用药史需被记录在案，并拷贝一份交于患者或他们的护理人员。其中包括：
- 使用的药物
- 剂量
- 给药时间表
- 处方
- 处方此药的理由
- 任何药物过敏史的精确类型

所有药物都应该记录下来，包括：
- 外用药物（可被全身吸收的）
- 非处方（OTC）药物（一旦过量服用会产生严重后果以及与处方药物相互作用的）
- 膳食补充剂
- 药用草药制剂（因为许多草药能与处方药及OTC药物相关作用产生不良作用）

患者或家属应被要求在初次就诊或随后定期就诊时携带上述所有药物及补充剂。医生可以确保患者有处方药，但是患者拥有这些药物并不能保证能遵医嘱服用。在初次或随后的就诊过程中数每一瓶的药片数量可能也是需要的。如果除患者外，有专人监管药物，也需询问此人。

患者应被要求展示他们阅读标签（通常用小字体打印）的能力、打开容器（尤其是防止儿童开启的容器）的能力及辨别药物的能力。并且告知患者不要将不同药物放入同一个容器中。

酒精、烟草及消遣性毒品使用史 对于吸烟者，应劝导其戒烟，如果他们仍继续吸烟，建议其不要在床上吸烟，因为老年人吸烟时更容易睡着。

应该检查患者有无酒精使用疾病的症状，这在老年人中容易漏诊。这些症状包括意识混乱、愤怒、敌意、呼吸中的酒精气味、平衡和步态改变、震颤、周围神经病变及营养不足。筛查问卷（如AUDIT，参见第2573页，表338-1；第2798页，表369-1)，以及关于酒精消费量及频率的问题亦有帮助。CAGE 4个问题是快速直接的；医生问患者是否曾经觉得：
- C：需要戒酒
- A：是否对饮酒的批评感到气愤
- G：饮酒是否有内疚感
- E：需要一上午时间醒酒

CAGE问卷两个或两个以上问题回答"是"应考虑酗酒的可能性。关于其他消遣性毒品或替代物的问题也是适宜的。

营养史 需要确定吃的食物的种类、数量及进食的频率。每日进食≤2顿的患者有营养不良的危险。医生需要询问以下问题：
- 有无特殊饮食（如低盐、低碳水化合物）或自行采取极端节食法
- 摄入膳食纤维，服用处方的或OTC维生素
- 体重减轻，衣服尺寸改变
- 花在食物上的费用是多少
- 食品店的方便程度，是否有合适的厨房设施
- 食物的品种和新鲜程度

需评估进食能力（如咀嚼和吞咽能力）。可能由于老年人常见的疾病——口干症和/或牙齿问题进食能力下降。味觉和嗅觉的减退可能降低进食的乐趣，因此患者进食量更少。视觉减退、关节炎、活动不便或震颤的患者可能烹饪不便，也可能在烹饪过程中受伤或烧伤自己。担心大小便失禁的患者可能会减少液体的摄入量，因此也吃得更少。

心理健康史 老年人的心理健康问题不易被发现。在相对年轻的患者中提示心理健康疾病的症状（如失眠、睡眠模式改变、便秘、认知功能障碍、食欲减退、体重减轻、乏力、过度关注身体功能、酒精消费量增加）在老年人中可能由其他原因引起。悲伤、绝望、哭泣发作可能提示抑郁症。易激惹可能是抑郁症的主要情绪变化，也可能出现在认知功能障碍的患者。广泛性焦虑是老年患者中常见的精神障碍，往往由抑郁伴发。

应询问患者有无错觉和幻觉，过去心理问题治疗情况（包括心理治疗、住院情况和电休克治疗），精神活性药物的使用以及最近周围环境的改变。许多情况下（如最近失去心爱的人，听力下降，住所或生活环境的改变，丧失独立性）都可能导致抑郁症。

应该说明患者的宗教信仰，包括他们对于衰老、健康程度下降和死亡的个人解释。

功能状态 患者是否能独立活动，是否需要在他人的帮助下完成基本日常生活活动（BADL）或工具性日常生活活动（IADL）或是需要完全的帮助都作为老年人全面性评估的一部分加以确定。患者可能会被问一些关于完成某事

能力的开放性问题,或填写关于特定 ADL 和 IADL(如 Katz ADL 量表,表 330-4;Lawton IADL 量表,表 330-5)的标准化评估问卷。

表 330-4 Katz ADL 表

活动	项目	评分
进食	无需辅助	2
	仅在切肉类或在面包上抹黄油时需要帮助	1
	需要帮助或静脉营养	0
穿衣	无需帮助	2
	仅在穿鞋时需要帮助	1
	在拿衣服或穿衣过程中需要帮助,或部分/完全裸露	0
洗澡(擦拭浴、盆浴、淋浴)	无需辅助	2
	仅在洗身体某一部分时需要帮助(如后背)	1
	需要帮助洗身体多于一个部位或自己不能洗澡	0
*转移	上下床或椅子起坐无需帮助(可以使用拐杖或助行器)	2
	上下床或椅子起坐时需要帮助	1
	不能下床	0
如厕	去厕所、如厕、自我清洁、整理衣服及返回无需帮助(可使用拐杖或助行器,夜晚也可使用便盆或尿壶)	2
	去厕所、如厕、自我清洁、整理衣服或返回时需要帮助	1
	不能去厕所大小便	0
控制大小便	能完全控制膀胱和直肠(没有偶然事故)	2
	膀胱和直肠偶尔失去控制	1
	需要监督来控制膀胱和直肠,需要使用导尿管	0

*转移是 Katz ADL 量表中唯一衡量活动度的标准。
经许可改编自 Katz S, Downs TD, Cash HR, et al. Progress in the development of the index of ADL[J]. Gerontologist, 1970, 10:20-30.
美国老年学学会版权所有。

社会史 医生应该收集患者的基本情况,比如患者的生活安排,特别是他们住在哪里,和哪些人一起居住(如独居在独栋房屋,拥挤的公寓房间),住所的便利性(如楼上还是山上),哪些交通方式可供他们选择。这些因素影响着老人获得食物、获取医疗保健和其他资源的能力。虽然很难安排,但是家访可以提供重要信息。比如医生可以从冰箱中储藏物获得有关营养的信息,从浴室状态得到多个 ADL 信息。确定房间的数目,电话的数目和种类,烟雾和一氧化碳探测器的存在以及管道和供暖系统的状态,同样还要确定电梯、楼梯和空调的可用性。家庭安全评估能确定导致跌倒的家庭特征(如照明不足,湿滑的浴缸,不固定的地毯),同时给出建议方案。

表 330-5 Lawton 工具性日常生活活动量表

活动	描述	评分*
使用电话	使用电话,包括寻找和拨号	1
	拨几个熟悉的号码	1
	接听电话,但不拨	1
	不能使用电话	0
购物	在没有帮助的情况下买所有东西	1
	在没有帮助的情况下购买小件商品	0
	无论何时购物均需要陪同	0
	不能购物	0
准备食物	在没有帮助的情况下计划,准备,并提供充足的膳食	1
	如果被提供原料,能准备充足的膳食	0
	加热并准备餐点,或能准备餐点,但这些餐点营养不足	0
	需要他人来准备和提供餐点	0
做家务	在没有帮助的情况下完成家务或者偶尔在帮助下完成体能要求很高的任务(如洗窗)	1
	完成轻家务劳动(如洗碗,扫尘)	1
	能完成轻家务劳动,但不能保持房屋整洁充分	1
	完成所有家务需要帮助	1
	不能做任何家务劳动	0
洗衣	洗衣不需要帮助	1
	能洗小件物品(如袜子)	1
	需要他人帮助来完成洗衣	0
除步行以外的旅行	在没有帮助的情况下使用公共交通或驾驶汽车	1
	能叫出租车,但不能使用其他公共交通工具	1
	若在他人帮助下可使用公共交通	1
	仅在有他人帮助下乘出租车或汽车旅行	0
	不能旅行	0
按要求服用处方药物	在没有帮助的情况下在正确的时间服用正确剂量的处方药物	1
	如果处方药物被事前准备剂量分开,能服用处方药	0
	不能处置处方药物	0
管理钱财	在没有帮助的情况下理财(如编制预算,写支票,支付房租,记账)	1
	每天能买小物品,但银行业务以及大件物品采购需要帮助	1
	无法管理的钱	0

*人们被要求选择最符合他们最高功能级别的描述。评分标准:1 分(能完成任务)或 0 分(不能完成任务)。
总得分范围从 0(不能做所有的任务,并依赖于帮助)至 8(能够做的所有任务,并独立完成)。
经许可摘自 Lawton MP, Brody EM. Assessment of older people: Self-maintaining and instrumental activities of daily living[J]. The Gerontologist, 1969, 9: 179-186.

请患者描述典型的一天,包括诸如阅读、看电视、劳动、锻炼、兴趣爱好、和其他人的互动,能提供有价值的信息。

医生应该讯问以下内容:
- 社会交往(如朋友,老年团体)、家庭探视、宗教信仰活动参加的频率和性质
- 开车和其他交通方式的可获得性
- 患者能得到护理人员和支持体系(如教堂、老年团体、朋友、邻居)的关照
- 家属帮助患者的能力(如他们的雇佣状态、健康、到患者家的路程时间)
- 患者对家属的态度以及家属对患者的态度(包括他们对于提供帮助或有意提供帮助的兴趣水平)

也要记录患者的婚姻状况。关于性行为和性的满意度的问题,必须敏感、委婉地询问,但也要彻底问清。注明性伴的数目及性别,评估性传播疾病(STD)的风险。许多性活跃的老人并没有意识到在老年人群中 STD 发生率日益增长,同时他们并不遵守或甚至不知道什么是安全性行为。

询问患者的教育程度,职业场所,放射性物质或石棉的已知暴露史,目前和过去的兴趣爱好。也要谈及因退休、固定收入的变化或配偶伴侣死亡带来的经济困难问题。经济或死亡问题可能导致家庭、社会地位或独立性的丧失。需问及患者过去与医生的关系;与医生的长期关系可能由于医生的退休、死亡或因为患者搬家而中断。

预先指示　必须记录患者对延长寿命措施的意愿。需问患者当他们无行为能力时有什么替代决策的规定,如果没有,建议患者作好预先指示。让患者及他们的委托人讨论护理目标是很重要的;当出现需要作出医疗决策而先前的文书不在手边或与当前情况不符(非常常见)时,仍可以做出合理的决断。

> **关键点**
> - 感觉障碍,特别是听力缺失,除非纠正,否则可能影响患者的病史采集
> - 许多老年疾病的症状只表现为功能下降
> - 作为用药史的一部分,应要求患者或家属在初次就诊或其后的随访过程中将患者所有的药物带来,包括 OTC 药物
> - 保健医生必须经常询问护理人员以获得老年患者功能依赖方面的信息资料

体格检查

观察患者及其活动(如步入诊室、入座或从椅子上起身、上或下检查台、脱穿鞋袜)都能提供有价值的关于功能评估的信息。他们的个人卫生(如衣服的状态、整洁度、气味)可以提供关于他们精神的状态和自理能力的信息。

如果患者觉得疲劳,需终止体格检查,待下次就诊时继续。老年患者需要额外的脱衣和转运到检查台的时间,不应该催促。检查台需调节可适应患者的高度;也要安装脚凳。一定不能将虚弱的患者一个人留在检查台上。体弱患者坐于椅上完成部分检查可能更感舒适。

医生应该描述患者的一般情况(如舒适、不安、营养不良、精神不集中、脸色苍白、呼吸困难、发绀)。如果在床旁检查患者,应注意使用保护垫或床垫保护,护栏(部分或全封闭式),限制措施,导尿管或成人纸尿裤。

生命体征

每次就诊需记录体重。在测量过程中,有平衡问题的患者需要抓住秤附近或秤上的把手。每年记录一次身高以检查由于骨质疏松导致的身高变矮。

记录体温。如果温度计无法测量低于正常体温过多的温度,体温过低可能被漏诊。在没有发热的情况下,也不能除外感染。

测量双手的脉搏和 BP。脉搏测 30 秒,记录下各种心律不规则。因为很多原因都能影响 BP,因此在患者静息>5 分钟后可多次测量 BP。

老年患者的 BP 可能由于动脉硬化的关系高估。这种少见的情况称之为假性高血压,如果在降压治疗开始后或为了治疗收缩压升高而加量使用降压药物而患者出现了头晕,需考虑这种情况可能。

因为常见,所有的老年患者需检查有无直立性低血压。测量患者的仰卧位 BP,然后在患者持续站立 3~5 分钟后再次测量。若在站立后患者 SBP 下降≥20mmHg 或检测出任何低血压症状,直立性低血压诊断成立。对于低血容量的患者此项检查要特别谨慎。

正常老年人的呼吸频率为 25 次/分钟。呼吸频率>25 次/分钟可能是下呼吸道感染、心力衰竭或其他疾病的首发症状。

皮肤

初步观察包括颜色(正常发红、苍白、发绀)。检查包括寻找癌前病变和恶性病变、组织缺血和压疮。老年人中需考虑到以下情况:
- 由于真皮质老化变薄,当皮肤受到伤害时,随时可能出现瘀斑,往往出现在前臂
- 由于黑色素细胞随着老化逐渐消失,不均匀的晒黑可能是正常的
- 指甲出现纵脊和缺乏月牙形标记是正常年龄相关的表现
- 由于老化甲板变薄,可能出现甲板断裂
- 指甲中间或远端 1/3 的黑色线性出血更可能是外伤而不是菌血症
- 趾甲增厚变黄提示灰指甲,一种真菌感染
- 趾甲边界弯曲向内或向下提示嵌趾甲(嵌甲症)
- 容易脱落,有时有凹痕的发白指甲提示银屑病
- 无法解释的瘀痕可能提示虐待

头和颈

脸　正常年龄相关的表现可能包括:
- 低于眶上缘的眉毛
- 下巴下沉
- 颌下线和脖子之间的角度消失
- 皱纹
- 皮肤干燥
- 耳、鼻、上唇、下巴厚终毛

颞动脉触痛及增厚,可能提示颞细胞动脉炎,需要立即评估治疗。

鼻 鼻尖逐步下降是正常年龄相关的表现。可能导致上下侧软骨分离,鼻子变大变长。

眼 正常年龄相关发现包括:
- 眼窝脂肪的丢失:可能导致眼睛向后逐步下沉到眼眶(眼球内陷)。因此眼球内陷不一定是老年人脱水的迹象。眼球内陷伴上眼睑褶皱加深可轻度妨碍周围视力
- 假性上睑下垂(眼睑宽度降低)
- 睑内翻(下睑边缘内翻)
- 睑外翻(下睑边缘外翻)
- 老年环(角膜缘的白色环)

老花眼随着年龄的增长不断发展;晶体变得缺乏弹性,当聚焦近处的物体时难以改变形状。

眼科检查应侧重于视敏度(如使用 Snellen 视力表)。视野可以在床旁面对面测试——即要求患者盯着检查者,让检查者可以判断患者和检查者之间的视野差异。然而这样的测试,对于绝大部分视觉障碍的患者灵敏度较低。眼压偶尔在初级保健时测试;但是它通常作为常规眼科检查的一部分由眼科医生或验光师完成,或当临床上怀疑青光眼时由眼科医生检查。

检眼镜可用于检查白内障、视神经或视网膜黄斑变性、有无青光眼、高血压或糖尿病。由于随着老化视网膜的外观不会发生多大的改变,所以除非有疾病发生,检眼镜的观察结果改变并不显著。老年患者中,轻到中度的颅内压升高可能不会导致视乳头水肿,因为随着老化,老年人会发生皮质萎缩;当颅内压显著升高时,视乳头水肿更易发生。黄斑周围区域出现黑色或出血提示黄斑变性。

对于所有老年患者,因为检眼镜检查对于眼科常见病(如青光眼、白内障、视网膜疾病)的检出相当敏感,因此推荐每1~2年由眼科医生或验光师做一次眼科检查。

耳 在耳郭检查时可能会发现痛风石——一种正常年龄相关的改变。检查外耳道是否有耳垢,特别在采集病史时发现患者有听力问题时。若患者戴有助听器,将其摘除并予以检查。将助听器的音量调大,如果没有口哨声(反馈),可能提示耳膜塑料管被蜡堵塞或电池耗尽。

为了评估听力,检查者在患者的视力范围外,在患者的每侧耳边轻声说出3~6个随机的单词或字母。如果患者每次能至少重复正确至少一半的单词,可被评定为听力有一对一对话功能。老年性耳聋(年龄相关、渐进性、双侧、对称,高频听力缺陷为主)的患者据报道相较于听到声音,在理解方面的障碍更大。如果有便携式听力检测仪,也推荐用其评估,因为测试的音源是标准化的;因此,当有多个看护同时照顾一个患者时,这种评价可能是有用的。询问患者听力减退是否干扰了社会,工作,家庭功能,或让他们进行老年人听力障碍评估(HHIE),这是一种能判别老年人听力下降对其情感以及社会调整影响的自我评估工具。如果听力下降干扰了功能或HHIE得分为正,应该将他们转诊进行正规的听力检测。

口腔 检查口腔有无出血或牙龈红肿,牙齿松动或破损,真菌感染和肿瘤(白斑、红斑、溃疡、肿块)征象。发现可能包括:
- 牙齿变黑:由于外在的污渍和因为老化引起的半透明珐琅质减少
- 口腔和舌头的裂痕以及舌头黏在颊黏膜上:由于口干症的原因
- 红斑、水肿、容易出血的牙龈:通常提示牙龈或牙周疾病
- 口臭:可能提示龋齿、牙周炎、其他口腔疾病或有时为肺部疾患

需检查舌背部和腹侧面。常见的与年龄相关的变化包括腹面静脉曲张,良性游走性舌炎(地图舌),舌两侧乳头萎缩。无牙患者舌头体积可能增大以便于咀嚼;然而舌体积增大也可能提示淀粉样变或甲状腺功能减退。光滑的疼痛的舌头可能提示维生素 B_{12} 缺乏。

在口腔检查前应取下义齿。义齿增加口腔念珠菌和牙槽嵴骨吸收的风险。不合适的义齿可能导致腭黏膜炎症和牙槽嵴的溃疡。

触及口腔内部。肿大、质地硬、脆的腮腺可能提示腮腺炎,特别是脱水的患者;当存在细菌性腮腺炎时,脓液从腮腺管中流出。感染的病原体通常是金黄色葡萄球菌。

不戴义齿的无牙患者可在唇角发现疼痛、红肿、皲裂的区域(口角炎);这些区域常伴随真菌感染。

颞下颌关节 应评估这个关节的退化情况(骨关节病),这是一种常见的年龄相关变化。在牙齿缺失后关节退化,关节的对抗力过高。当患者低下颌或抬下颌时髁状突处有关节摩擦音或下颌运动时疼痛或同时存在这两种情况,考虑退化改变。

颈部 需检查甲状腺(在老年人中位于颈部下方,常在胸骨下)的肿大和结节。

由于心脏杂音向颈部传导的颈部杂音与颈动脉狭窄的杂音不同:将听诊器向颈上部移动,心脏杂音向颈部传导的杂音会越来越轻,而颈动脉狭窄的杂音却越来越响。颈动脉狭窄的杂音提示全身的动脉粥样硬化。目前尚不清楚对于无症状的颈动脉杂音患者是否需要对脑血管疾病进行评估或治疗。

检查颈部的灵活性。被动前屈、后伸、侧转有阻力可能提示颈椎病。脑膜炎的患者也可发生颈部屈伸抵抗,但除非脑膜炎伴发颈椎病,否则被动将头颈由一边转向另一边是没有阻力的。

胸背部

对肺的所有区域进行叩诊和听诊检查。健康患者也可闻及肺底啰音,但当患者深呼吸几次后,啰音消失。应注意呼吸动作(膈肌运动和胸廓扩张的能力)的幅度。

背部主要检查脊柱侧弯和压痛。严重的腰背、臀部、腿部疼痛伴有明显的骶尾部压痛可能提示自发性骶骨骨质疏松骨折,该疾病可发生于老年患者。

乳房 无论男性与女性,应该每年检查乳房有无不规则和结节。女性有时推荐自我检查。也推荐做乳房成像筛查,每年做一次乳房X线检查,特别是有乳腺癌家族史的女性。如果乳头回缩,应在乳头周围适当施力;如果压力使回

缩的乳头恢复可能是由于老化的原因,如果不能恢复,可能由于潜在的疾病。

心脏 心脏的大小通常通过心尖的触诊估计。但是由于心脏向侧后移位可能导致评估困难。

应做系统性的听诊检查(心率、心律、杂音、咔嗒音以及摩擦音)。在看起来健康的老年人中,不能解释的没有症状的窦性心动过缓可能没有什么重要的临床意义。心律绝对不齐提示心房颤动。

老年患者中收缩期杂音最常提示以下情况:

主动脉瓣硬化 通常情况下,这种杂音没有显著的血流动力学改变,尽管卒中的风险可能增加。在收缩早期最响,很少在颈动脉处闻及。主动脉瓣膜硬化很少进展到血流动力学改变和钙化;尽管不常见,主动脉瓣硬化现在是导致有症状的主动脉瓣狭窄的最主要病变,并且需要治疗。

然而收缩期杂音也可见于其他疾病,考虑如下:

主动脉瓣狭窄 这种杂音,与主动脉瓣硬化杂音相比,在收缩后期最响,向颈动脉传导,一般较响(超过2级);第二心音减弱,脉压变小,颈动脉上行血流速度减缓。但是在老年患者中,主动脉瓣狭窄的杂音可能很难鉴别,因为杂音可能更轻,第二心音很少能听得到,脉压变小也很少见。此外,在许多主动脉瓣狭窄的老年患者中,因为血管顺应性降低的原因,颈动脉上行血流速度也不慢。

二尖瓣关闭不全 杂音通常在心尖部最响,向腋下传导。

肥厚梗阻性心肌病 当患者做Valsalva动作时杂音变响。

舒张期杂音在任何年龄发生都是不正常的。

第四心音在没有心血管疾病的老年患者中常能听到,而有心血管疾病的患者往往听不到。

安装心脏起搏器的患者,若出现新的神经系统或心血管系统症状,需要评估心音强弱变化、杂音、脉搏,低血压和心力衰竭的评估也是需要的。这些症状和体征可能由于房室失同步化引起。

消化系统

腹部触诊用以检查有无腹肌薄弱,这在老年人中很常见,易导致疝气。大部分腹主动脉瘤的患者可触及搏动性肿块;然而检查过程中只能评估横向宽度。一些患者(尤其是消瘦的人)也能触及正常的主动脉,但是血管和搏动不会向横向延伸。推荐所有吸烟史的老年男性行主动脉超声筛选。触诊有无肝脾肿大。检查肠鸣音的频率和音调,耻骨上区叩诊胀痛、不适提示尿潴留。

从外部检查肛肠区域有无裂隙、痔疮和其他病变。检查感觉和肛门反射。无论男女,做直肠指检(DRE)以发现有无肿块、狭窄、压痛或粪便嵌塞。也做粪隐血检查。

男性泌尿系统

触诊前列腺,检查有无结节、压痛,有无连贯性。通过DRE估计前列腺的大小是不精确的,大小也与尿道梗阻无关;然而DRE提供了一个定性评估。

女性生殖系统

推荐直到65岁为止,每2~3年行一次带巴氏(Pap)涂片的盆腔检查。若之前接连2次涂片检查正常,到65岁即可停止检查。对于≥65岁不行常规Pap涂片检查的女性,至少应有2次,间隔1年时间的涂片结果阴性才能停止涂片检查。一旦Pap涂片检查停止,只有当可能疾病的新症状体征出现时,才重新检查。行子宫切除术的女性,只有宫颈组织残存的患者才需要Pap涂片检查。

盆腔双合诊时,髋部不能活动的患者可左侧卧位。绝经后雌激素减少导致阴道和尿道黏膜萎缩;阴道黏膜干燥,缺乏皱褶。卵巢在绝经后10年不应该扪及,可扪及的卵巢提示肿瘤。应检查患者有无尿道、阴道、宫颈及子宫脱垂的证据。要求患者咳嗽以检查有无尿漏和间歇性脱垂。

肌肉骨科系统

检查关节压痛、肿胀、半脱位、摩擦音、皮温、发红和其他异常,这些均可能提示疾病:

- Heberden结节(远端指间关节骨质增生)或Bouchard结节(近端指间关节骨质增生):骨关节炎
- 手指尺偏掌指关节半脱位:慢性RA
- 鹅颈样畸形(近端指间关节过伸,远端指间关节屈曲)和钮孔花样畸形(近端指间关节屈曲,远端指间关节过伸):RA

这些畸形可能会影响功能或日常活动。

确定关节主动和被动活动范围。注意有无关节挛缩。有时随着老化会出现四肢被动活动时会出现不同的阻力(非自主抗拒)。

足部

足部问题(随着老化变得相当常见)的诊断和治疗能帮助老年人保持自己的独立性。常见的年龄相关的发现有拇外翻、伴有踇趾侧偏旋转的第一跖骨内突,第五跖骨侧偏。锤状趾(远端指间关节过度屈曲)和爪状趾(近端和远端趾间关节过度屈曲)可能影响功能和日常活动。脚趾畸形可能由于多年穿着不合脚的鞋子,或由于RA、糖尿病、神经系统疾病(如Charcot-Marie-Tooth病)引起。有时足部问题可能提示全身性疾病(参见第250页,表36-1)。

有足部疾病的患者应该由足科医生做常规评估和治疗。

神经系统

老年患者的神经系统检查与其他年龄组的成年人检查相似(参见第226节神经系统检查)。但老年人中常见的非神经系统疾病可能使神经系统检查更复杂化。视觉和听觉障碍可能会妨碍脑神经的评价,某些关节,特别是肩关节和髋关节周围炎(关节周围组织炎症),可能会干扰运动功能的评价。

在检查时发现的体征必须结合患者的年龄、病史及其他发现综合考虑。应注意到老年患者可能有不伴有功能丧失和其他神经系统症状体征的对称性的阳性体征。医生必须决定是否要对这些阳性体征作详细评估以确定神经系统病变。对于患者的功能性改变,不对称的和新的症状,应该定期重新评估。

脑神经 评估可能很复杂,参见1631页。

老年人常有小瞳孔;他们的瞳孔对光反射可能迟钝,近视时瞳孔调节反射减弱。向上凝视,并在较小程度上,向下凝视也可略有限制。当在评估视域范围,追踪检查者的手指时的眼球震颤且不规则。Bell 现象(闭眼是眼球反射性向上运动)有时消失。这些都是正常的老化改变。

许多老年人,由于嗅觉神经元的日渐减少、反复的上呼吸道感染或慢性鼻炎嗅觉减退。但是不对称的减退(一个鼻孔的嗅觉减退)是不正常的。味觉可能因为嗅觉减退或患者服用使唾液分泌减少的药物也发生变化。

视力和听力功能障碍可能由于眼或耳的异常而非神经通路的异常引起。

运动功能　在握手等简单活动中评估患者有无震颤。若发现震颤,需注意震颤的幅度、节奏、分布、频率以及发生的时间(休息时,活动时或有意向)。

肌力　老年人,特别是不常规进行阻力训练的人可能在常规检查中发现肌力减退。比如,尽管患者努力维持肘部屈曲,医生也可轻易地使其伸直。如果肌力减退是对称性的,没有干扰到患者,没有改变患者的功能或日常活动,那么可认为是失用所引起的,而不是神经性疾病。这种肌力减退可以通过阻抗训练来治疗;尤其是腿部,这种锻炼可以改善活动度并降低跌倒风险。加强上肢训练也有利于整体功能。在肘或膝关节弯曲和伸直的检查中发现肌张力增高在老年人中可认为是正常的;在检查中发现抖动运动和齿轮样强直是不正常的。

肌肉减少症(肌肉量的减少)是一种正常的年龄相关发现。除非伴随功能的降低或改变(如患者必须借助扶手从椅子上起身),肌肉减少症的临床意义不大。肌肉减少症通常影响手部肌肉(如骨间肌和鱼际肌)。在使用轮椅的患者中手腕、手指和拇伸肌肌力减退是很常见的,因为扶手对手的压迫容易损伤桡神经。手臂功能可以通过让患者拿起一个餐具或用双手触摸他们的头后部来检测。

协调性　检查运动协调性。协调性因为中枢机制改变而下降,可通过神经系统查体检查;这种下降通常是细微的也不损害功能。

步态和姿势　步态的所有组成部分都应该评估;包括起步,步长、高度、匀称性、连续性和韵律(节奏)、速度(步行速度),步幅宽度和走路的姿势。感觉、肌肉骨骼和运动控制及注意力是这些独立协调步行所必需的,也必须要考虑到。

正常年龄相关的改变包括:
- 可能因为小腿肌力减退或平衡差的原因步伐较小
- 因为步伐较小,>70 岁患者的步态速度降低
- 可能因为平衡功能障碍或害怕跌倒,双足站立(双脚同时在地面上)的时间延长
- 一些关节的运动减少(如在后面脚抬起前踝关节跖屈,骨盆的额面和横向运动)
- 走路姿势略有变化(如可能由于腹部脂肪增加、腹部肌肉无力和髋屈肌肌肉的原因骨盆更向下旋转;由于髋关节内旋功能减退或企图增加横向稳定性而造成的踇趾略外翻)

步行速度<1 米/秒的人,死亡风险显著增加。

老化对于步行的机制或姿势影响不大。除非是有疾病,通常老年人可以挺直行走(表 330-6)。

表 330-6　一些步态功能障碍的原因

问题	可能原因
神经源性跛行(疼痛、无力、麻木,坐位时减轻)	腰椎椎管狭窄
起步困难	额叶和皮质疾病
	特发性步态起步功能不全
	帕金森病
躯干不稳(如摇摆)	髋关节炎或膝关节炎
	小脑、皮质下或基底核功能障碍
行走时身体前倾	伴脊柱后凸的骨质疏松症
步伐不对称	局灶性神经功能缺失
	单腿疼痛或无力
	单腿肌肉功能减退
步伐不连贯	害怕跌倒
	额叶功能障碍
步长或高度异常	关节炎
	足部问题
	卒中
步幅宽度异常	小脑疾病
	髋部疾病
	正常颅压脑积水

通常 Romberg 试验(患者闭眼双腿站立)评估姿势控制。安全是最重要的,临床医生在做闭目直立试验必须处于能保护防止患者跌倒的位置。随着老化,姿势控制能力常减退,姿势晃动(患者保持静止和挺直运动时的前后平面运动)可能会增加。

反射　检查深部腱反射。老化通常对膝反射的影响不大。然而,引出跟腱反射可能需要特殊技巧(如检查时患者跪于床边,双手紧握床沿)。近一半的老年患者反射减弱或引不出,可能并不代表疾病,尤其是对称性的。可能是由于肌腱弹性下降以及肌腱长反射弧神经传导速度减慢引起。不对称的跟腱反射通常提示疾病(如坐骨神经痛)。

皮质释放反射(称为病理反射),其中包括噘嘴反射、吸吮反射和掌颏反射的,常出现在没有检测到脑部疾病(如老年痴呆症)的老年患者。老年患者出现 Babinski 反射(足底伸肌反应)是不正常的,它提示上运动神经元病变,往往是部分脊髓压迫的颈椎病引起的。

感觉　感觉的评价包括触觉(皮肤针刺试验)、皮质感觉功能、温觉、本体感觉(关节位置感)和振动觉。衰老对感觉的影响有限。许多老年人有麻木感,特别是足部。可能是由于周围神经纤维数目,特别是大型纤维数目的减少。尽管如此,麻木的患者仍应检查有无周围神经病变。许多患者没有发现麻木的原因。

许多老年人膝盖以下振动觉减弱。可能是由于脊髓后柱小血管硬化。但是,本体感觉,也被认为是类似的传导途径,是不受影响的。

精神状态 精神状态的检查是很重要的。对这个检查感到不安的患者应该放心,这是一个常规检查。检查者必须确保患者能听到;听力障碍,患者听不到会产生理解问题,可能被误认为认知功能障碍。评价有言语或语言障碍(如缄默、构音障碍、言语使用、失语)患者的精神状态是困难的。

许多老年痴呆症或其他认知功能障碍患者的定向力可能是正常的。因此,评估中需要提一些问题来确定有无意识、判断、计算、语音、语言、实践、执行功能或记忆,也包括定向力的异常。这些方面的异常不能完全归咎于年龄。一旦发现异常,需进一步评估,包括正式的精神状态检查。

随着老化,信息处理和记忆检索的速度减慢,但本质上并不影响。给予额外的时间和鼓励,患者也能圆满地完成任务(除非目前有精神系统异常)。

营养状况
老化改变了许多在年轻群体中反映营养状况测量的解释。比如,随着年龄的增长,身高会发生变化。体重的变化可以反映营养、体液平衡或两者兼而有之的改变。瘦体重和身体脂肪含量比例也发生变化。尽管有这些年龄相关的变化,体重指数(BMI)仍适用于老年患者,尽管此指数可能低估了肥胖。已经用腰围及腰臀比代替了BMI。男性的腰围大于102cm(>40in),女性的腰围大于88cm(>35in),或男性腰臀比>0.9,女性>0.85,上述疾病发生的危险性将大为增加。

如果营养史异常(如体重减轻、怀疑缺乏必需的营养素)或BMI异常,应进行包括实验室检查在内的彻底的营养评估。

> **关键点**
> - 通过观察患者可以得到有关患者功能的有价值信息
> - 体格检查包括所有系统,特别是精神状态检查。可能需要分两次完成

老年患者的全面评估

全面的老年人评估是一个多层面的过程,旨在评估功能能力、健康(身体、认知和精神)及老年人社会环境状态。

全面的老年评估除了评价身体和精神健康外,专门深入地评估功能、认知能力、社会支持、财务状况及环境因素。理想情况下,老年患者的定期检查应包括老年患者综合评价的很多方面,使得这两种方式非常相似。根据评估的结果量身订制长久的干预措施(如复健、教育、辅导、支援服务)。

老年患者的评估成本限制了其广泛使用。因此主要用于评估高风险的老年患者,如年老体弱或慢性病患者(如通过邮寄健康问卷调查或在家中或约见的地方面谈)。家属也可能提出要求进行老年患者的评估的推荐。

评估可能包括以下益处:
- 改善护理效果和临床疗效
- 提高诊断准确性
- 改善功能和精神状态
- 降低死亡率
- 减少疗养院及医院急诊护理的使用
- 提高保健护理的满意度

如果老年患者相对健康的,一个标准的评估可能就可以了。

当老年患者的综合评估由跨学科团队(通常情况下包括老年医学专家、护士、社会工作者和药剂师)完成时,评估最为成功。评估通常在门诊完成。但是,对于身体或精神障碍患者和慢性病患者可能需要住院评估。

评估的范围
主要评估范围(表330-7)包括:

表330-7 老年患者的评估项目

范围	项目
日常功能	吃饭、穿衣、洗澡、床和椅子之间转运、使用厕所以及控制膀胱和肠道的困难程度
	做饭、做家务、服用药物、完成任务(如购物)、财务管理以及使用电话的困难程度
辅助设备	个人设备的使用(如拐杖、学步车、轮椅、氧气)
	环境设备的使用(如扶手、淋浴凳、病床)
护理人员	有薪护理人员的使用(如护士、助手)
	无薪护理人员的使用(如家属、朋友、志愿者)
药物	使用的处方药物药名
	使用的非处方药物药名
营养	身高、体重
	体重的稳定性[如患者是否在没有控制体重的情况下,在过去6个月内体重下降4.54kg(10lb)]
预防措施	规律的BP测量、粪隐血愈创木脂试验、乙状结肠镜或结肠镜检查、免疫接种(流感、肺炎球菌、破伤风)、促甲状腺素评价以及牙科检查
	钙和维生素D的摄入
	规律锻炼
	烟雾检测器的使用
认知	在1min后回忆3个物件的能力以及画钟试验(简易直立状态评估量表)
情绪反应	悲伤、抑郁以及无望的情绪
	缺乏兴趣或做事的乐趣
预先指示	设立身前遗嘱
	医疗保健永久授权书的建立
物质滥用/错用	酒精的使用

续表

范围	项目
物质滥用/错用	香烟的使用
	处方药或非处方药过量
步态和平衡	在过去6个月内跌倒的次数
	从椅子上站起,步行3.05m(10ft),转身,回来,坐下所需的时间
	站立时最大的向前倾的程度
感官能力	能重复在头后0.61m(2ft)耳语的3个数字
	能看清Snellen表20/40或精确的能力(需要的话,佩戴矫正视力镜片)
上肢	在头后或背后拍手的能力

- **功能性能力**:评估日常活动能力(ADL)和辅助日常活动能力(IADL)。ADL包括吃饭、穿衣、洗澡、床和椅子之间转运、使用厕所以及控制膀胱和肠道。IADL使患者能独立生活,包括做饭、做家务、服用药物、完成任务、财务管理以及使用电话(参见第2531页,表330-4和表330-5)
- **身体健康**:包括老年人常见疾病(如视觉、听觉、大小便失禁、步态和平衡)的病史询问和体格检查
- **认知和精神健康**:使用几个验证认知功能障碍(如精神状态检查,参见第1631页,框218-1)和抑郁(如老年人抑郁量表,表330-8;Hamilton抑郁量表)的筛选试验

表330-8 老年抑郁量表(短表)

问题	回答	
1. 你对你的生活基本满意吗?	是	否
2. 你是否放弃了很多你喜欢的活动和兴趣爱好?	是	否
3. 你是否觉得生活空虚?	是	否
4. 你是否常感到厌倦?	是	否
5. 你是否在大部分时间内有好心情?	是	否
6. 你是否担心坏事将发生在你身上?	是	否
7. 你在大部分时间内觉得开心吗?	是	否
8. 你是否经常觉得无助?	是	否
9. 你是否宁愿呆在家里也不愿出门做一些新的事情?	是	否
10. 你是否认为比起大多数人,你有更多记忆问题?	是	否
11. 你是否认为现在能活着很好?	是	否
12. 你是否觉得你现在的生活方式相当没有价值?	是	否
13. 你是否觉得充满力量?	是	否
14. 你是否觉得你的处境很绝望?	是	否
15. 你是否觉得大部分人活得比你好?	是	否

评分:1,5,7,11,13回答"否"记1分;其他回答"是"记1分;普通=3±2;轻度抑郁=7±3;非常抑郁=12±2。
>5分怀疑抑郁,建议进一步随访评估。
≥10分几乎提示抑郁。
经许可摘自Sheikh JI, Yesavage JA. Geriatric depression scale (GDS): Recent evidence and development of a shorter version. In Brink TL. Clinical Gerontology: A Guide to Assessment and Intervention. Binghamton, NY: Haworth Press, 1986:165-173. Haworth Press, Inc 版权所有。

- **社会环境状态**:确定患者的社交网络,可用的社会支持资源,特殊需要和患者环境的安全性和便利性,通常由护士或社工提供信息。这些因素影响着所采用的治疗方法。检查表可用于评估家居安全

标准化的文书使这些方面的评估更可靠便捷(表330-7)。还能协助保健医生间临床信息的沟通以及监测患者病情变化。

疾病在老年患者中的特殊表现

在老年人中,许多常见的疾病可以在缺乏特征表现的情况下出现。相反,老年人可能存在≥1个非特异性的老年综合征表现(如谵妄、头晕、晕厥、跌倒、体重减轻、大小便失禁)。这些综合征由多种疾病和功能障碍引起;尽管如此,仅仅纠正其中的一个因素,患者也能得到好转。一个更好的策略是确定这些综合征的危险因素,尽可能多地纠正,从而从根本上减少综合征进一步发展的可能性。

虽然几乎任何疾病或药物中毒都能导致老年综合征的发生,但是以下疾病,尤其容易触发一个或多个危险因素,有时代替了典型症状体征。

急性肠梗死 可能仅表现为急性的意识混乱。无腹痛主诉,压痛可能很轻或没有。

阑尾炎 疼痛往往从右下腹开始,而不是脐周。最终为全腹弥散性疼痛而不是局限在右下腹。但是这个象限的压痛是一个重要的早期迹象。

菌血症 在大多数老年患者中表现为低热(至少),虽然一部分患者也可能没有发热。菌血症的来源可能难以确定。老年患者可有非特异性表现(如全身不适、食欲缺乏、盗汗、原因不明的精神状态变化)。

胆道疾病 可能导致非特异性的精神和身体的变化(如全身乏力、神志不清和活动不能),可无黄疸、发热或腹痛。肝功能异常可能是唯一的征象。

心力衰竭 可能会导致意识混乱、易激惹、纳差、虚弱、失眠、乏力、体重减轻或嗜睡;患者可没有呼吸困难主诉。

在合并老年痴呆症的患者中端坐呼吸可能导致夜间躁动。周围水肿作为心力衰竭的表现在老年患者中不如青壮年患者特异。卧床患者水肿可能发生在骶尾部而不是下肢。

甲状旁腺功能亢进 可能导致非特异性症状:疲劳、认知功能障碍、情绪不稳、纳差、便秘、高血压。往往缺乏典型症状。

甲状腺功能亢进 可能不会引起特征性体征(如眼征、肿大的甲状腺)。相反,症状和体征可能是细微的,可能包括心动过速、消瘦、乏力、虚弱、心悸、震颤、心房颤动以及心力衰竭。患者可能出现精神萎靡,而不是功能亢进的症状。

甲状腺功能减退 在老年患者中的表现不明显。最常见的症状都是非特异性的（如乏力、虚弱、跌倒）。可能会出现纳差、体重减退、关节痛。畏寒、体重增加、抑郁、感觉异常、脱发和肌肉痉挛等症状不如青壮年患者典型；认知功能障碍可能更常见。最特异的体征-腱反射迟缓期延长-可能由于老年患者腱反射幅度降低或反射消失的原因无法检测到。

脑膜炎 可能引起发热和精神状态的改变而无脑膜刺激症状（如头痛、颈项强直）。

心肌梗死（MI） 可能表现为出汗、呼吸困难、上腹不适、晕厥、虚弱、呕吐或混乱，而不表现为胸痛。在胸痛或其他MI的症状发作后，老年人往往要比青壮年患者延误更长寻求医疗帮助的时间。

消化性溃疡 可能不会引起特征性的溃疡症状；可能没有疼痛或只是非特异性疼痛。相较于青壮年患者，老年患者的消化不良症状（通常表现为上腹不适、腹胀、恶心或早饱）较常见。老年患者有更频繁、更严重的消化道出血，可能是无痛性的。可能发生速度慢、无法识别的失血，造成严重贫血。

肺炎 可能只表现为全身乏力、食欲缺乏或意识混乱。心动过速和呼吸急促很常见，可不出现发热。咳嗽可能为轻度的，没有大量脓痰，尤其是脱水的患者。

结核（TB） 在同时伴有其他疾病的老年患者中的表现各不相同。症状可能是非特异性的（如发热、乏力、意识混乱、纳差）。肺TB老年患者相较青壮年患者呼吸道症状（如咳嗽、大量痰液、咯血）更少。

尿路感染（UTI） 可发生在体温正常的老年患者中。这些患者可能没有排尿困难、尿频或尿急的主诉，可表现为头晕、意识混乱、纳差、乏力或无力。

其他疾病 在老年人中的表现也不同。包括酗酒、药物不良反应、抑郁症、肺动脉栓塞、全身性感染和不稳定型心绞痛。

331. 衰老和生活质量

生活质量常取决于健康和保健。然而医务工作者，特别是设立治疗目标时可能对于生活质量对患者的重要性强调不够。

健康相关生活质量

健康如何影响生活质量是可变的和主观的。健康相关的生活质量有多种方面，包括以下内容：

- 没有令人痛苦的身体症状（如疼痛、呼吸困难、恶心、便秘）
- 心情舒畅（如幸福感，没有焦虑）
- 功能状态（如能完成日常活动，能完成更高级别的功能，如参加娱乐活动）
- 紧密人际关系的质量（如与家属，朋友）
- 参与享受社会活动
- 对治疗的医疗和费用方面的满意
- 性欲、身体心像和亲密度

影响 一些影响健康相关生活质量的因素（如居住于社会收容机构、寿命缩短、认知功能障碍、残疾、慢性疼痛、与社会隔绝、功能状态）对医务工作者来说很容易发现。医务人员可能需要询问其他情况，尤其是健康的社会决定因素（即人们从出生到死亡经历的社会，经济和政治条件，以及当疾病发生时预防处置疾病的体系）。其他重要因素包括天性、亲密关系的性质和质量、文化影响、宗教、个人价值以及既往的健康保健经验。这些因素如何影响生活质量不能预测，一些无法预料的因素也可能有影响。

此外，对生活质量的看法也会发生变化。比如导致严重残疾的卒中发生后，患者可以选择治疗（如挽救生命的手术）以维持在卒中前被认为是很差的甚至不能接受的生活质量。

评估

评估的障碍 由于以下原因，评估患者对生活质量的看法是很难的：

- 在传统医学教育中并不教导这种评估，强调也不充分
- 生活质量是主观的，因此决策模型不能适用于个别患者
- 评估患者对生活质量的看法花费时间，因为需要医患间深思熟虑的谈话

方法 最好通过与患者直接面谈来评估生活质量。在评估过程中，医生应该小心不要显露自己的主观意见。确定患者的选择偏好通常是可能的，甚至是轻度痴呆或认知功能障碍的患者，医生也可以使用简单的解释和问题了解他们的选择偏好。与痴呆患者讨论个人选择偏好的时候建议家属在场。

评价健康相关生活质量的工具对于群组发展趋势的调查研究是有用的，但往往对临床评估个体患者用处不大。

老年人的治疗目标

根据患者的个人愿望与目标,在治疗或使用诊断试验前,评估衡量潜在的不利影响和益处。

潜在的不利影响 包括以下几点:
- 并发症,包括长时间疲劳和残疾
- 不适
- 不便
- 费用
- 需要额外的试验或治疗

潜在的益处 包括以下几点:
- 治愈
- 延长寿命
- 减缓疾病进展
- 功能改善
- 症状缓解
- 预防并发症

当治疗能很大程度上得到益处,极不可能产生不利影响时,决策相对简单。然而,当治疗可能有不一致的影响时,评估生命质量对每个患者的相对重要性非常重要。例如,积极的肿瘤治疗可以延长生命,但有显著降低生命质量的严重不良作用(如慢性恶心、呕吐、口腔溃疡)。在这种情况下,患者对生活质量与生存时间及对风险和不确定帮助之间的选择偏好能帮助治疗决策,是治愈、延长生命治疗还是姑息性治疗。

当不同的治疗措施(如心绞痛或骨关节炎是手术还是药物治疗)可产生不一样的疗效、毒性反应或两者兼有时,患者对生命质量的看法也可能影响治疗决策。医生能帮助患者了解不同治疗方式的预期结果,帮助患者作出更明智的决定。

预测各种治疗方法的优劣时,医生应该根据患者个人的临床特性分析,而不是单考虑患者的实际年龄。一般情况下,患者的实际年龄在决定不同的治疗方法或治疗目标时是无关紧要的。然而,预期寿命可能影响治疗的选择。比如,寿命有限的患者可能活不长,不能从一个缓慢进展的疾病的积极治疗(如局部缓慢生长的前列腺癌行放射性前列腺根治术)中获益。然而,除了预期寿命,生活质量也很重要。因此,不应该因患者预期寿命有限而自动拒绝可以提高生活质量的侵入性治疗(如关节置换术、冠状动脉搭桥术)。

无论整体治疗目标如何,应始终考虑症状的缓解。

332. 老年人的药物治疗

老年人处方药的使用随着患者年龄大幅增加。≥65岁人群中,90%每周至少使用1种药物,>40%每周至少使用5种不同的药物,12%的患者每周至少使用≥10中不同药物。女性服用更多的药物,特别是精神活性药物和关节炎药物。年老体弱、住院及住护理之家的患者服用药物最多,通常情况下护理之家的患者常规服用7~8种不同药物。

为老人提供安全、有效的药物治疗是有挑战性的,原因如下:
- 他们比其他年龄组患者服用更多的药物,增加了药物不良反应以及药物相互作用的风险,也更难坚持服药
- 他们常有慢性病,可能由于药物因素加重,或者影响药物反应
- 他们的生理储备总体而言是降低的,由于急、慢性疾病,可能进一步降低
- 老化改变了药效学和药代动力学
- 他们可能不太能够获得或负担药物

有2个主要途径优化老年人的药物治疗:
- 使用合适的药物以发挥最大的成本效益
- 避免药物不良反应

因为药物不良反应的风险高,处方用药过量(多重用药)是老年人的主要问题。但是,合理药物的处方用量不足也应该避免。

老年人的药代动力学

药代动力学(参见第2603页)是身体对药物反应的最佳定义,包括吸收、跨体腔分布、代谢和排泄。
- 吸收
- 跨体腔分布
- 代谢
- 排泄

随着年龄的增长,这些区域会发生变化;有些变化有更多的临床相关性。许多药物的代谢和排泄降低,需要调整药物剂量。毒性反应形成时间长,因为长期使用的药物要增加5~6个半衰期才会达到稳态产生毒性反应。例如某些苯二氮䓬类药物(地西泮、氟西泮、氯氮䓬)在老年人中的半衰期长达96小时;毒性反应可能在开始治疗后的数天或数周才会出现。

吸收 尽管小肠的表面积随年龄增加降低,胃排空减缓以及胃内 pH 值增加,这些影响药物吸收的变化对临床上大多数药物来说无关紧要。唯一的例外是碳酸钙,它需要酸性环境来达到最佳吸收效果。年龄相关性的胃液 pH 值升高,降低了钙吸收,增加便秘的风险。因此,老年患者应使用钙盐(如枸橼酸钙),其更容易在弱酸性环境下溶解。吸收改变的另一个例子是胃 pH 值升高,肠溶剂型提前释放。

分布 随着老化,体内的脂肪常会增加,身体总水降低。高度脂溶性的药物(如地西泮,氯氮䓬)的药物分布容积随脂肪的增加而增加,可能延长其消除半衰期。

血清白蛋白、α_1-酸糖蛋白随年龄增加而降低,但这些变化对血清药物结合的临床影响目前还不清楚。患有急病或营养不良的患者,血清白蛋白快速降低可能增强药物效应。这是因为血清非结合(游离)药物的增加(只有非结合药物才有药理学效应)。苯妥英和华法林是当血清白蛋白水平降低时有毒性效应高风险的药物。

肝脏代谢 随着年龄的增长许多药物通过肝脏 P450 酶代谢的能力是减弱的。对于经肝脏代谢减弱的药物(表332-1),清除率通常会减少 30%~40%。理论上讲,因为这个比例药物的维持剂量也应减少;但是药物代谢率个体差异很大,需要根据个人剂量调整。

经 I 期反应代谢的药物,它的肝脏清除(氧化、消除、水解,参见第 2608 页,表 345-2)时间在老年人中更容易延长。通常,对于需要结合反应参与代谢的药物(II 期反应),年龄对其清除率的影响不大。

首过代谢(代谢,特别是肝代谢,发生在药物到达体循环之前)也受老化影响,40 岁后每年约下降 1%。因此,对于一个口服剂量,老年人可能需要更高的血药水平。有高毒性反应的重要药物包括硝酸盐,普萘洛尔,苯巴比妥和硝苯地平。

肾脏消除 老化相关的药物动力学重大变化之一是药物的肾脏消除降低。30 岁后,肌酐清除率平均每 10 年下降 8ml/(min·1.73m^2);但是年龄相关的下降个体差异很大。尽管老年人 GFR 下降,但因为与年轻人比通常肌肉量较少,体力活动也少,产生的肌酐更少,因此血清肌酐水平常保持在正常范围内。血清肌酐正常水平的维持可能会误导那些认为 GFR 水平就反映正常肾功能的临床医生。小管功能随年龄减退通常与小球功能减退平行。

这些变化降低了许多药物的肾脏消除率(表332-1)。临床意义取决于肾脏消除占全身总消除的比例和药物的治疗指数(最大耐受剂量与最小有效剂量的比值)。肌酐清除率[有计算机程序或公式(如 Cockcroft-Gault 公式,参见第 1832 页)测量或估计。严重依赖肾脏清除药物的每日剂量应该更低和/或给药次数应减少。因为肾功能是动态的,药物的维持剂量可能需要根据患者患病或脱水,或近期从脱水中恢复来调整。

表 332-1 衰老对某些药物代谢*和消除的影响

类别	肝脏代谢下降	肾脏代谢下降
消炎止痛药	布洛芬	哌替啶
	哌替啶	吗啡
	吗啡	羟考酮
	萘普生	
抗生素	—	阿米卡星
		环丙沙星
		庆大霉素
		左氧氟沙星
		呋喃妥因
		链霉素
		妥布霉素
心血管药物	氨氯地平	N-乙酰普鲁卡因胺
	地尔硫䓬	阿哌沙班
	利多卡因	卡托普利
	硝苯地平	达比加群
	普萘洛尔	地高辛
	奎尼丁	依那普利
	茶碱	依诺肝素
	维拉帕米	肝素
	华法林	赖诺普利
		普鲁卡因
		喹那普利
		利伐沙班
利尿剂	—	阿米洛利
		呋塞米
		氢氯噻嗪
		氨苯蝶啶
精神药物	阿普唑仑#	利哌酮
	氯氮䓬	
	地昔帕明#	
	地西泮	
	丙米嗪	
	去甲替林	
	曲唑酮	
	三唑仑#	
其他	左旋多巴	金刚烷胺
		氯磺丙脲
		西咪替丁
		艾塞那肽
		加巴喷丁
		格列苯脲
		锂盐
		甲氧氯普胺
		雷尼替丁
		西格列汀

* 老化对药物肝脏代谢的影响是有争议的,列出的是大多数研究结果。
\# 对男性有影响,而不是女性。

老年人的药效学

药效学是指药物对身体的作用或身体对药物的反应；受受体结合、受体后效应和化学作用的影响(参见第2603页)。老年人类似药物浓度对作用靶点的作用(灵敏度)较年轻人更大或更小(表332-2)。差异可能由于药物-受体相互作用的变化、受体后反应或自适应稳态效应引起,在体弱患者中,通常是由于器官的病理变化引起。

表332-2 衰老对药物反应的影响

类别	药物	作用	衰老的影响
止痛药	吗啡	急性镇痛效果	↑
	喷他佐辛	镇痛效果	↑
抗凝药	肝素	PTT	↔
	华法林	PT/INR	↑
支气管扩张剂	沙丁胺醇	支气管扩张	↓
	异丙托溴铵	支气管扩张	↔
心血管药物	血管紧张素Ⅱ受体阻断剂	BP下降	↑
	地尔硫䓬	急性降压作用	↑
	多巴胺	增加肌酐清除率	↓
	依那普利	急性降压作用	↑
	非洛地平	降压作用	↑
	异丙肾上腺素	增加心率	↓
		增加射血分数	↓
		扩张静脉	↓
	硝酸甘油	扩张静脉	↔
	去甲肾上腺素	急性血管收缩	↔
	去氧肾上腺素	急性静脉收缩	↔
		急性升压作用	↔
	哌唑嗪	急性降压作用	↔
	普萘洛尔(及其他β-受体阻滞剂)	减慢心率	↓
	维拉帕米	急性降压作用,心脏传导作用	↑
利尿剂	布美他尼	增加尿流量和Na排泄	↓
	呋塞米	高峰利尿反应的大小和潜伏期	↓
口服降糖药	格列苯脲	慢性降糖作用	↔
	甲苯磺丁脲	急性降糖作用	↓
精神药物	地西泮	镇静	↑
	苯海拉明	精神运动障碍	↑
	氟哌利多	急性镇静	↑
	咪达唑仑	EEG活动	↑
		镇静	↑
	替马西泮	姿势摇摆	↑
		精神运动作用	↑
		镇静	↑
	硫喷妥钠	麻醉	↔

续表

类别	药物	作用	衰老的影响
精神药物	三唑仑	镇静	↑
其他	阿托品	胃排空障碍	↔
	左旋多巴	副作用	↑
	甲氧氯普胺	镇静	↔

↔=不变；↑=增加；↓=减少。

经许可改编自 Cusack BJ, Vestal RE. Clinical pharmacology: Special considerations in the elderly. Calkins E, Davis PJ, Ford AB. Practice of Geriatric Medicine. Philadelphia, WB: Saunders Company, 1986: 115-136.

老年患者对抗胆碱药物的作用特别敏感。许多药物（如三环类抗抑郁药、有镇静作用的抗组胺药、泌尿系统抗毒蕈碱受体药物、一些精神活性药物、阿托品样作用的抗帕金森药物，许多 OTC 安眠药和感冒制剂）都有抗胆碱能效应。老年人，尤其是认知障碍患者，特别容易出现这些药物的 CNS 不良反应，可能变得意识更加混乱，昏昏欲睡。抗胆碱能药物也常引起便秘、尿潴留（尤其是良性前列腺增生的老年男性）、视力模糊、直立性低血压和口干。即便是低剂量，这些药物也能通过抑制出汗增加中暑的风险。一般情况下，老年人应尽可能避免使用有抗胆碱能作用的药物。

老年人药物相关问题

药物有关问题在老年人群中很常见，包括药物无效、药物不良影响、药物过量、剂量不足和药物相互作用。

在老年人群中，因为医生处方剂量不足（如由于对不良反应越来越谨慎）或医从性差（如由于经济或认知的局限性），给予的药物可能是无效的。

药物不良反应是有害的，不舒服的或危险的。常见的例子是镇静过度、精神错乱、幻觉、跌倒和出血。≥65 岁的门诊患者中，药物不良反应平均每 1 000 年·人发生 50 起。老年患者因药物不良反应住院的比率（约 17%）是青壮年患者（4%）的 4 倍。

药品相关问题的原因

药物不良反应可发生于任何患者，但是老年人的某些特征使得他们更易发生。比如，老年人常服用多种药物（多重用药），在药代动力学和药效学方面有年龄相关的改变；这两点都会增加药物不良反应发生的风险。

无论什么年龄，只要药物被处方、被合理使用，就有可能发生药物不良反应；如新发过敏反应是不可预测不可预防的。但是，老年患者中几乎 90% 的药物不良反应病例被认为是可以预防的（相较于青壮年患者中只有 24%）。通常涉及的药物种类有抗精神病药物、华法林，抗血小板药、降糖药，抗抑郁药和镇静催眠药。

老年人中，通常药物不良反应的原因、无效的原因或这两者的原因都是可预防的（表 332-3）。其中的原因一些涉及患者或医疗保健人员间的沟通不足（特别是在医疗保健转换的时候）。

表 332-3 药品相关问题的可预防原因

分类	定义
药物相互作用	药物的使用可能由于药物-药物、药物-食物、药物-补充剂或药物-疾病的相关作用，导致药物不良反应或疗效降低
监测不足	使用了正确药物，但是没有充分监测患者的并发症、疗效或两者都未监测的一种医疗问题
药物选择不当	使用不太合适的药物进行药物治疗的一种医疗问题
治疗不当	没有医学正当理由，给予患者药物治疗
患者缺乏医从性	针对医疗问题处方了正确的药物，但患者没有服用
用药过量	正确的药物治疗用量太多的一种医疗问题
沟通不良	在看护者交接和或转院过程中，药物被不当地继续使用或停药
用药剂量不足	正确的药物治疗用量太少的一种医疗问题
未治疗的医疗问题	一种医疗问题需要药物治疗，但没有给予药物

药物-疾病相互作用 无论哪个年龄层，治疗一种疾病的药物都可能加重另一种疾病，但是这种相互作用在老年人中应特别引起关注。区分是疾病的影响还是细微的药物不良反应的影响是困难的（表 332-4），可能导致处方级联。

表 332-4 老年人药物疾病相互作用（根据美国老年学会 2012 Beers 标准更新）

疾病	药物	可能出现的不良反应
心血管病		
心力衰竭	西洛他唑，COX-2 抑制剂，决奈达隆，非二氢吡啶类钙通道阻滞剂*（地尔硫䓬、维拉帕米），NSAID，吡格列酮，罗格列酮	可能促进液体潴留，加重心力衰竭

疾病	药物	可能出现的不良反应
晕厥	乙酰胆碱酯酶抑制剂,氯丙嗪,外周α-受体阻滞剂(多沙唑嗪、哌唑嗪、特拉唑嗪),三环类抗抑郁药,硫利达嗪,奥氮平	增加直立性低血压或心动过缓的风险
中枢神经系统		
慢性发作或癫痫	安非他酮,氯丙嗪,氯氮平,马普替林,奥氮平,硫利达嗪,替沃噻吨,曲马多	降低癫痫阈值 对于癫痫控制良好患者更换一种还没有被证实有效的药物可能也是可以接受的
谵妄	所有抗抑郁药,苯二氮䓬,有抗胆碱作用的药物,氯丙嗪,糖皮质激素药物,H_2受体阻断剂,哌替啶,镇静催眠药,硫利达嗪	在老年人中加重谵妄或处于谵妄高危 如果停止长期使用药物的,逐渐减量避免戒断症状
痴呆和认知障碍	抗精神病药(慢性和按需使用),苯二氮䓬,有抗胆碱能作用的药物,H_2受体阻断剂,唑吡坦	中枢神经系统的不良影响 对于抗精神病药物,痴呆患者的卒中和死亡风险增加
跌倒或骨折史	抗惊厥药,抗精神病药,苯二氮䓬,非苯二氮䓬类催眠药(右佐匹克隆、扎来普隆、唑吡坦),三环类抗抑郁药,SSRI类药物	共济失调,受损的精神运动功能,晕厥和意外跌倒;短效苯二氮䓬并不比长效的安全 仅在不存在更安全的方案时使用 除癫痫患者避免使用抗惊厥药
失眠	口服减充血剂(伪麻黄碱、去氧肾上腺素),兴奋剂(安非他明、哌甲酯、匹莫林),可碱(茶碱、咖啡因)	中枢神经系统刺激作用
帕金森病	止吐药(甲氧氯普胺、丙氯拉嗪、异丙嗪),抗精神病药(除奎硫平与氯氮平)	与多巴胺受体拮抗剂合用有潜在的加重帕金森症状的作用(喹硫平与氯氮平作用相对较小)
胃肠道		
慢性便秘	有解痉和抗胆碱能作用[抗精神病药物,颠茄生物碱,环奎二苯酯,氯氮䓬,双环胺,莨菪碱,丙胺太林,东莨菪碱,三环类抗抑郁药(阿米替林、氯米帕明、多塞平、丙咪嗪和曲丙米嗪)]药品;第一代抗组胺药(溴苯卡比沙明、氯苯那敏、氯马斯汀、赛庚啶、右溴苯那敏、右氯苯那敏、苯海拉明、多西拉敏、羟嗪、异丙嗪、曲普利啶),非二氢吡啶类钙通道阻滞剂(地尔硫䓬、维拉帕米),尿失禁(达非那新、非索罗、奥昔布宁、索利那新、托特罗定、曲司口服抗毒蕈碱)	可加重便秘;尿失禁药物:抗毒蕈碱在便秘发病率总体上因不同种类而不同;反应不同;如果便秘加重,考虑换药
胃或十二指肠溃疡史	阿司匹林(>325mg/d),非选择性COX-2 NSAID	加重现有溃疡或造成新的溃疡 除非没有其他替代品或效果不佳,应避免使用。患者应使用胃保护剂(如质子泵抑制剂或米索前列醇)
肾脏和泌尿道		
进展期肾病(Ⅳ期和Ⅴ期)	NSAID,氨苯蝶啶	增加肾脏病风险
女性(所有类型)尿失禁	雌激素,口服和透皮(不包括阴道内雌激素)	加重尿失禁
减轻尿路刺激和良性前列腺增生的症状	具有强抗胆碱作用(除了治疗尿失禁的抗毒蕈碱)的药物,吸入剂也具有抗胆碱能作用	可能导致男性尿流变缓引起尿潴留
压力性或混合性尿失禁	α-受体阻滞剂(多沙唑嗪、哌唑嗪坦、特拉唑嗪)	加重女性尿失禁

* 仅在收缩性心力衰竭的患者中避免使用。
COX-2,环氧合酶-2;抗抑郁药=三环抗抑郁药。
经许可摘自 The American Geriatrics Society 2012 Beers Criteria Update Expert Panel: American Geriatrics Society updated Beers criteria for potentially inappropriate medication use in older adults. Journal of the American Geriatrics Society,2012,60:616-631。

处方级联 发生在药物的副作用被当做一个疾病的新症状或体征,从而处方了新的药物。这种新的、不必要的药物可能导致新的不良反应,可能又被误认为是新发疾病,继续予以不当处置,周而复始。

许多药物的不良反应与老年人常见疾病引起的症状或由于衰老而发生的改变类似。举例如下:

- **抗精神病药物**:可引起类似帕金森病的症状。在老年人中,因为这些症状,可能当作帕金森病诊断与治疗,可能导致抗帕金森药物的不良反应(如直立性低血压、谵妄、恶心)。
- **胆碱酯酶抑制剂**(如多奈哌齐):可能用于痴呆患者。这些药物可能引起腹泻或尿失禁。患者随即可能再被处方一个抗胆碱能药物(如奥昔布宁)治疗新症状。随后增加不必要的药物,增加了药物不良反应的风险和药物-药物相互作用。更好的办法是减少胆碱酯酶抑制剂的剂量或考虑换用治疗痴呆的不同机制的其他药物(如美金刚)。

老年人的处方问题中应时常考虑新的症状体征的发生时由于药物治疗的原因引起的可能性。

药物间相互作用 因为老年人常服用多种药物,他们特别容易受到药物间相互作用的影响。老年人还常服用中草药及其他膳食补充剂(参见第2840页),可能不会告知他们的医护人员。中草药可能与处方药有相互作用,导致不良反应。比如,银杏叶提取物与华法林同时服用可能增加出血的风险,圣约翰草与SSRI同服可能增加血清素综合征的风险。因此,医生应该特别询问患者膳食补充剂,包括中草药和维生素补充剂的使用情况。

在老年人中的药物间相互作用与在一般人群中差异不大。但是有些需经细胞色素 P-450(CYP450)代谢的药物(如苯妥英,卡马西平,利福平)(参见第2607页)在老年人群中代谢能力减弱;因此老年人中药物代谢的改变(增加)可能知晓率不够。许多其他药物抑制CYP450代谢,从而增加了依赖于该通路中消除的药物毒性反应风险。因为老年人通常使用的药物数量较多,他们存在多个难以预测的CYP450相互作用的风险。此外,≥1种类似不良反应的药物可能增加风险或发生严重的不良反应。

监测不足 监测药物的使用包括:

- 记录一种新药的适应证
- 在医疗记录中保持记录患者目前所使用的药物
- 监测治疗目标的完成情况和新药的其他反应
- 为了观察疗效和不良反应监测必要的实验室检查
- 对于需要继续使用的药物,定期审查

这些措施对老年患者特别重要。特别是新处方的药物,缺乏密切的监测会增加药物不良反应和药物无效的风险。健康照顾资金管理局专家共识已制订监测标准,作为药物利用评审标准的一部分。该标准关注的重点在于不适当的剂量或疗程、重复治疗以及可能的药物相互作用。

不适当的药物选择 当一种药物的潜在弊处大于益处时,这种药物是不合适的。药物使用不当包括:

- 选择不合适的药物、剂量、给药频率及治疗疗程
- 治疗重复
- 没有考虑药物的相互作用及药物的合理适应证
- 合适药物的急性处理方案被错误地继续使用(可能发生在患者从一个医疗点转移到另一个的过程中)

不适当的药物的不良反应住院占≥65岁患者急诊入院的7%,67%的住院原因是因为4种药物或药物种类——华法林、胰岛素、口服抗血小板药物以及口服降血糖药物。因此,一些药物在老年人中应该特别关注(参见第2546页)。一些药物是有问题的,应该避免在老年人中使用;一些应该在某些情况下避免使用,而另一些应该在特别谨慎的情况下使用。Beers标准(表332-4)根据药物种类列出了老年不适当的药物;也有其他类似的明细表。但是目前,没有在老年人中应当使用的药物的类似明细表;医生必须针对每个患者衡量治疗利弊。

尽管有Beers和其他的标准,老年人的不适当药物还依然被处方着;一般来说,约20%社区居住的老年人至少接受一种不适当药物。在这些患者中,不良反应风险上升。在疗养院的患者中不适当用药也增加了住院和死亡风险。针对住院患者的一项研究表明,27.5%的患者涉及不适当用药。

一些不适当的药物是可以买得到的OTC;医生应特别询问患者OTC药物的使用情况,告知其药物可能导致的潜在问题。

老年人通常服用一些减轻症状(包括其他药物引起的不良反应)的药物(通常为止痛药、H_2受体阻断剂、安眠药或泻药),这些情况本可以通过非药物手段治疗或者将引起不良反应的药物减量使用来改善。使用这些药物通常是不合适的;益处很少,增加使用成本,导致毒性反应。

解决老年人中不合理用药的情况需要更多地避免使用一些药物,注意一些需要关注的药物类别。患者的整体药物疗法也需要定期评估其潜在的益处和弊处。

患者缺乏医从性 在非住院治疗的老年人中,药物的有效性往往因为患者缺乏医从性而大打折扣。医从性受多种因素影响,不单单是年龄本身。至少一半的老年患者没有遵医嘱服药,通常比处方剂量要少(医从性不足)。原因类似于青壮年患者(参见第2598页)。此外,还与以下因素可能相关:

- 经济和身体的限制,使得难以购买药物
- 认知问题,可能难以遵医嘱服药
- 使用多重药物
- 使用必须每天分多次服用或特定给药方式的药物
- 对药物的作用(益处)或者如何识别处理药物不良反应(弊处)缺乏了解

服药频次过于频繁或间隔时间过长,使用多重药物都可能使用药方案过于复杂,患者不易按照医嘱服用。医生应该评估患者遵守用药方案的能力(如灵活度、手部力量、认知、视觉能力),尽量满足他们的局限性——如安排或推荐容易操作的储药器,字体较大的药物商标和说明,安装有提醒警报的储药器,装有日常需求药物的储药器、提醒电话或医疗协助。药剂师和护士在每一次就诊时向老年患者进

行宣教及用药指导，可能所有帮助。药剂师可能可以注意患者是否有按时继续开药或者处方中有无不合逻辑或不正确来识别这些问题。

用药过量　如果医生没有考虑到影响药代动力学（参见第2603页）和药效学（参见第2601页）的年龄相关改变，可能给予老年患者过量的合理药物。比如，肾功能损害的患者应该调整经肾清除药物的剂量。

一般而言，虽然剂量需要个体化考量，但是老年人用药需要从最低剂量开始。特别是如果一种药物的治疗指数区间较窄或一种药物的使用可能恶化另一种状态，应该从通常成年人剂量的1/3或半量开始服用，然后在耐受范围内加大剂量以达到预期效果。当剂量增加时，应该评估患者的不良反应，条件允许可监测药物浓度。

用药过量也可发生在药物相互作用（参见第2544页）增加了目前使用的药物的剂量或不同的医生处方药物，没有注意到其他医生处方了相同的或类似的药物（治疗重复）。

沟通不良　在转接时（从一个医疗机构转至另一个医疗机构）医疗信息的沟通不良会导致高达50%的用药错误和高达20%的住院期间药物不良反应。患者出院后，住院期间开始服用的，且仅需在住院期间服用的药物（如镇静催眠药，缓泻剂，质子泵抑制剂）可能由另一个不愿与之前处方医生沟通的医生继续不必要地处方。相反，入住健康保健机构时，缺乏沟通，可能导致无意间遗漏了需要维持服用的药物。

用药剂量不足　合适的药物可能用药剂量不足-即没有达到最大效用。用药剂量不足可增加发病率和死亡率，降低生活质量。医生应该使用足量的药物，有指针时使用多重药物方案。

老年人中用药剂量不足的药物包括治疗抑郁症、阿尔茨海默病、疼痛（如阿片类药物）、心力衰竭、MI后（β受体阻滞剂）、心房颤动（华法林）、高血压、青光眼和大小便失禁的药物。此外，免疫调节治疗不总是按推荐量给予。

- **阿片类**：医生往往因为考虑到药物不良反应（如镇静、便秘、谵妄）以及药物依赖的问题，不愿给患有肿瘤或其他慢性疼痛的患者处方阿片类药物。处方了的阿片类药物剂量也常不足。阿片类药物用药剂量不足对老年患者可能意味着不必要的痛苦和不适；老年患者比青壮年患者更可能报告疼痛管理的不足
- **β受体阻滞剂**：对于有MI病史和或心力衰竭的患者，甚至是对于患有老年人中高风险性并发症（如合并肺部疾病或糖尿病）的人来说，这类药物可以降低死亡率以及住院率
- **降压药**：根据老年人高血压治疗指南，降压治疗是有益处的（降低卒中和主要心血管事件的风险）。然而研究表明，老年人常不控制血压
- **治疗阿尔茨海默病的药物**：乙酰胆碱酯酶抑制剂和NMDA（N-甲基-D-天冬氨酸）受体拮抗剂已被证明对阿尔茨海默病患者有益。有多大的益处目前尚不清楚，但应给予患者及家属机会对此类药物的使用作出明智的决定
- **抗凝药**：抗凝药能降低心房颤动患者卒中风险。尽管抗凝药相关出血风险会增加，但仍有一些能从中获益的老年人不服用抗凝药物
- **预防接种**：老年人流感，肺炎球菌感染，以及带状疱疹的发病率及死亡率更高。老年人接种率仍有待提高

对于患慢性病的老年患者来说，急性的或与此慢性病不相关的疾病可能治疗不足（如肺气肿患者的高胆固醇血症可能就未经治疗）。医生不能因为担心发生药物不良反应风险增加或治疗获益的时间较长而暂缓这些治疗。医生可能认为对于所有患者能或要处理的是主要问题，他们不能承担额外的药物。患者应该参与到药物治疗的决策中，使得医生可以了解患者的优先事项和关注点。

预防

开始新药使用之前　为了降低老年人的药物不良反应的风险，医生应该在开始使用新药之前做到以下几点：

- 考虑非药物治疗
- 与患者讨论护理目标
- 记录每种新药的适应证（避免使用不必要的药物）
- 考虑药代动力学和药效学的年龄相关改变，以及它们对于药物剂量的影响
- 使用尽可能最安全的替代药物（如治疗非炎症性关节炎，使用对乙酰氨基酚代替NSAID）
- 检查可能的药物-疾病以及药物间相互作用
- 从小剂量开始服用
- 使用所需的最少药物
- 记录共存的疾病及它们可能会对药物不良反应造成的影响
- 解释每种药物的使用及不良反应
- 对患者如何使用药物提供清楚的指导（包括通用名称和商品名、每种药物的名称拼写、每种药物的适应证、含有一种以上药物的配方解释）以及药物的预期治疗时长
- 预计由于药物名称发声相似造成的混淆，指出任何可能混淆的名称（如glucophage®和glucovance®）

在开始用药之后　在开始用药治疗，做到以下几点：

- 假设一个新症状是药物相关的，直至证明是其他原因引起的（为了防止处方串）
- 监测患者有无药物不良反应，包括测量药物浓度、做必要的实验室检查
- 记录治疗反应，为达到预期的效果，增加必要的剂量
- 定期重新评估，决定是否需要继续用药还是停药

用药过程中　用药过程中，做到以下几点：

用药核对　是医疗保健系统的任何一个转接点确保用药方案信息传递的过程。过程包括识别并列出患者目前使用的药物（名称、剂量、用药频率、给药途径），在转接点比对医生处方的所有药物的结果列表。应在每一次转移中都进行用药核对（入院、转院和出院）。

计算机化医生处方程序　可以提醒医生潜在的问题（如过敏、肾功能损害的患者需要减少剂量、药物-药物相互作用）。这些程序也能为临床医生密切监测某些患者的药

物不良反应提供线索。

老年人需要关注的药物种类

一些药物种类（如止痛药、抗凝药、降压药、抗帕金森药、利尿剂、降糖药、精神活性药物）对老年患者构成特别的风险。有一些在青壮年患者中应用是合理的，但是对于老年人来说极有风险并不适宜应用。Beers 标准是最常用的，用于确定不合适药物（表 332-5）。2012 年的美国老年医学会更新 Beers 标准进一步将可能不适当的药物分为 3 组：
- 不适宜：总是避免使用
- 可能不当：在某些疾病或综合征需要避免的
- 要慎用：受益部分患者可抵消风险（表 332-6）

表 332-5　老年人可能不适宜使用的药物（基于美国老年医学会 2012 Beers 标准更新）

药物	处方关注/推荐
抗胆碱能药*	
第一代抗组胺剂，作为单剂或组合制剂[溴苯那敏、卡比沙明、氯苯那敏、氯马汀、赛庚啶、右旋溴苯钠敏、右旋氯苯那敏、苯海拉明（口服）、多西拉敏、羟嗪、异丙嗪、曲普利啶]	高抗胆碱能；意识混乱，口干，便秘和其他抗胆碱能作用和毒性的风险更大 随着年龄的增长，药物清除能力下降；作为催眠药使用时耐受增加 避免，除非在特殊情况下（如严重的过敏反应）可使用苯海拉明，应避免使用
抗帕金森药物[苯甲托品（口服液）、苯海索]	不推荐用于预防与抗精神病药引起的锥体外系反应；是用于治疗帕金森病的更有效的药剂
解痉药（颠茄生物碱、环奎二苯酯、氯氮䓬、双环胺、莨菪碱、丙胺太林、东莨菪碱）	高抗胆碱能，疗效不明确 除了姑息治疗可短期使用减少口腔分泌物，应避免使用
抗感染药	
呋喃妥因	可能引起肺毒性；存在更安全的替代药物；肌酐清除率<60ml/min 的患者由于尿液中药物浓度不足无效；不能长期应用抑菌或用于肌酸酐清除率<60ml/min 的患者
抗栓药	
双嘧达莫，口服，短效（不能与缓释阿司匹林合用）	直立性低血压可能；更有效的替代药物；除了心脏负荷试验静脉注射形式用药，应避免使用
噻氯匹定	存在更安全有效的替代品；避免使用
心血管药物	
α$_1$-受体阻滞剂（多沙唑嗪、普拉唑嗪、特拉唑嗪）	直立性低血压风险高；有危险/效益比更优的药物替代；避免当做降压药物使用
α-受体激动剂，中枢性[可乐定、胍那苄、胍法辛、甲基多巴、利血平（>0.1mg/d）]	中枢神经系统不良反应的高风险；可能引起心动过缓和直立性低血压；可乐定避免作为一线降压药物使用；其他情况不推荐
抗心律失常药，Ⅰa 类，Ⅰc 类和Ⅲ类（胺碘酮、多非利特、决奈达隆、氟卡尼、伊布利特、普鲁卡因胺、普罗帕酮、奎尼丁、索他洛尔）	心率控制优于节律控制；避免用于心房颤动的一线用药 胺碘酮，甲状腺疾病，肺病，QT 间期延长的风险增加
丙吡胺	强效负性肌力药物（可能诱发心脏衰竭）；强烈的抗胆碱能；优先选择其他抗心律失常药物
决奈达隆	永久性心房颤动或心脏衰竭的患者疗效较差；避免使用 心房颤动心率控制优于节律控制
地高辛（>0.125mg/d）	心衰和/或低肌酐清除率患者，更高剂量并没有带来额外的好处，反而增加毒性反应风险；避免使用
硝苯地平（缓释）	低血压和心肌缺血的风险；避免使用
螺内酯（>25mg/d）	心衰患者，高钾血症风险增加，特别是当与 NSAID，血管紧张素转化酶抑制药，血管紧张素受体阻断剂，或钾补充剂合用时；心衰或肌酐清除率<30ml/min 应避免使用
中枢神经系统	

续表

药物	处方关注/推荐
三环类抗抑郁药,单独或与[阿米替林、氯氮䓬-阿米替林、氯丙米嗪、多塞平(>6mg/d)、丙咪嗪、奋乃静、阿米替林、三甲丙咪嗪]联合	高抗胆碱能,镇静,能引起直立性低血压;避免使用
抗精神病药,第1代(传统型)和第2代(非典型)	增加痴呆患者的卒中和死亡风险
	避免在伴有痴呆相关的行为问题患者中使用,除非非药物治疗方案无效,患者危及到自己活他人人身安全
硫利达嗪	高抗胆碱能;QT间期延长的风险;避免使用
美索达嗪	
巴比妥类(异戊巴比妥、仲丁巴比妥、布他比妥、甲基苯巴比妥、戊巴比妥、苯巴比妥、司可巴比妥)	躯体依赖和耐受率高;在低剂量服用有过量的风险;避免使用
苯二氮䓬类,短期和中效(阿普唑仑、艾司唑仑、劳拉西泮、奥沙西泮、替马西泮、三唑仑) 苯二氮䓬类,长效(氯氮䓬、氯二氮平、氯二氮平-阿米替林、环奎苯-氯二氮平、氯硝西泮、地西泮、氟西泮、夸西泮)	认知障碍,谵妄,跌倒,骨折,车祸风险增加 可能对癫痫病,快速眼动睡眠障碍,苯二氮䓬戒断,酒精戒断,严重广泛性焦虑症,围术期麻醉,临终关怀是适用的 避免用于失眠,激惹或谵妄
水合氯醛	只用3次推荐剂量即可过量;10日内可耐受;风险大于获益;避免使用
甲丙氨酯	躯体依赖率高;强镇静;避免使用
非苯二氮䓬类催眠药(右佐匹克隆、唑吡坦、扎来普隆)	与苯二氮䓬类似(如谵妄、跌倒、骨折);在睡眠潜伏期和持续时间改善得小
	使用不超过>90日
麦角甲磺酸盐#	缺乏疗效;避免使用
苯氧苯酚胺#	
内分泌治疗	
雄激素(甲基睾酮#、睾酮)	潜在的心脏问题;加重前列腺癌
	除非中重度性腺技能减退,避免使用
甲状腺粉片	可能有心脏不良反应;需要更安全的药物替代;避免使用
伴或不伴孕激素的雌激素	可能潜在致癌性(乳腺癌和子宫内膜);缺乏老年妇女心脏保护作用和认知保护作用
	低剂量局部阴道乳膏可用于性交困难,下尿路感染,和其他阴道症状;有证据表明,低剂量(雌二醇<25μg 2次/w)对于患有乳腺癌的妇女是安全的
	避免局部贴剂和口服
生长激素	对身体构成影响不大;与水肿,关节痛,腕管综合征,男子乳腺发育,空腹血糖受损有关
	除脑下垂体后拆除后替代避免使用
胰岛素,按比例增减	无论护理条件如何,未经血糖控制的低血糖风险增加;避免使用
甲地黄体酮	对体重的影响最小;增加血栓事件和可能的死亡风险;避免使用
磺脲类,长效制剂(氯磺丙脲、格列本脲)	氯磺丙脲:半衰期长;能引起延迟性低血糖,抗利尿激素不当分泌综合征;避免使用
	格列本脲:严重延迟性低血糖风险较大;避免使用
GI用药	
甲氧氯普胺	可引起锥体外系反应,包括迟发性运动障碍;在体弱的老年人中风险可能更大;除非胃轻瘫避免使用
矿物油,口服	潜在的吸入风险;选择更安全的替代方案;避免使用

续表

药物	处方关注/推荐
曲美苄胺	是效果最差的止吐药之一;可引起锥体外系反应;避免使用
疼痛管理	
哌替啶	常规剂量并不是一种有效的口服止痛剂;可引起神经毒性;存在更安全的替代药物;避免使用
非COX选择性NSAID,口服[阿司匹林(>325mg/d)、双氯芬酸、二氟尼柳、依托度酸、非诺洛芬、布洛芬、酮洛芬、甲氯灭、甲灭酸、美洛昔康、萘丁美酮、萘普生、奥沙普秦、吡罗昔康、舒林酸、托美丁]	在高危人群中增加胃肠道出血和消化性溃疡的风险,高危人群包括那些年龄>75岁或口服或注射糖皮质激素,抗凝剂或抗血小板药物的人
	用药3~6个月的患者约1%出现上消化道溃疡,出血,或穿孔,用药1年的患者发生率约为2%~4%;随着用药时间的延长发生率不断升高
	除非其他替代药物无效或者患者可以使用质子泵抑制剂或米索前列醇(这些措施能减少但不能完全消除风险),避免长期使用
吲哚美辛	增加高危人群(见上文非选择性COX NSAIDS)胃肠道出血和消化性溃疡病风险
酮咯酸,包括肠外给药	在目前所有的NSAID中,吲哚美辛有最多的不良反应;避免使用
喷他佐辛#	中枢神经系统的不良反应,包括意识混乱和幻觉,比其他阿片类药物更常见;它也是一种激动剂和拮抗剂的混合制剂;存在更安全的替代药物;避免使用
骨骼肌松弛(卡立普多、氯唑沙宗、环苯扎林、美他沙酮、美索巴莫、奥芬那君)	因为抗胆碱能作用耐受性很差;镇静;骨折风险;老年人能耐受剂量的有效性值得商榷;避免使用

*抗抑郁药被排除在外。
#这些药物很少使用。
TCA,三环类抗抑郁药。

经许可摘自 The American Geriatrics Society 2012 Beers Criteria Update Expert Panel:American Geriatrics Society updated Beers criteria for potentially inappropriate medication use in older adults[J].Journal of the American Geriatrics Society,2012,60:616-631.

表332-6 老年人需要慎用的药物(根据美国老年学会2012 Beers标准更新)

药物	警示原因
用于心脏事件一级预防的阿司匹林	≥80岁患者慎用
	缺乏>80岁患者利弊的循证依据
达比加群	≥75岁或肌酐清除率<30ml/min的患者慎用。在≥75岁患者中出血风险比华法林更大
	在肌酐清除率<30ml/min的患者中缺乏有效性及安全性的循证学依据
普拉格雷	≥75岁患者慎用。出血风险增加;在最高危老年患者(如既往MI或糖尿病)中获益可能被风险抵消
抗精神病药物	可能加重或引起抗利尿激素不当分泌综合征或低钠血症
卡马西平	当开始用药或改变剂量时密切监测钠水平
卡铂	
顺铂	
米氮平	
5-HT-去甲肾上腺素再摄取抑制剂	
SSRI类	
三环类抗抑郁药	
长春新碱	
血管扩张剂	可能会增加晕厥史患者晕厥发作

经许可摘自 The American Geriatrics Society 2012 Beers Criteria Update Expert Panel:American Geriatrics Society updated Beers criteria for potentially inappropriate medication use in older adults[J].Journal of the American Geriatrics Society, 2012,60:616-631.

止痛药 65～89岁的患者>30%使用NSAID,一半的NSAID处方给予>60岁的患者。一些NSAID是非处方药。

老年人更容易发生这些药物的不良反应,因为以下原因,这些不良反应可能更严重:

- NSAID是高度脂溶性的药物,脂肪组织随着年龄而增加,药物的分布广泛
- 血浆蛋白降低,导致游离药物浓度增加,加强药物作用
- 许多老年人肾功能降低,导致肾脏清除率下降,血药浓度增加

严重的药物不良反应包括消化道溃疡和上消化道出血;NSAID服用之初以及剂量加大时更易发生药物不良反应。当NSAID与华法林、阿司匹林或其他抗血小板药物(如氯吡格雷)同时服用,上消化道出血风险增加。NSAID可能增加心血管事件的风险,导致体液潴留,肾病罕见。

NSAID还能使血压上升;这种影响可能未被识别导致不适宜地加强降压治疗(处方串,参见第2544页)。因此,医生应该将这种影响谨记在心,当老年患者血压升高时,询问有无使用NSAID,特别是OTC NSAID。

选择性COX-2(环氧化物酶-2)抑制剂(昔布类药物)比其他的NSAID胃肠道刺激更少,血小板抑制作用也小。然而,昔布雷药物也有胃肠道出血的风险,尤其是服用华法林或阿司匹林(及时低剂量服用)以及那些有胃肠道事件的患者。昔布类,作为一类药物,增加心血管事件发生的风险,但是风险因药物的不同有所差异;应该谨慎使用此类药物。昔布类药物相较其他NSAID对肾功能还有影响。

必要时应该考虑使用风险较低的替代品(如对乙酰氨基酚)。若在老年人中使用NSAID,需使用最小的有效剂量并且需要频繁地观察。如果需要长期服用,密切监测血肌酐及血压,特别是有其他危险因素的患者(如心力衰竭、肾功能不全、肝硬化腹水、血容量不足、使用利尿剂)。

抗凝药 年龄可能增加华法林抗凝作用的敏感性。仔细用药常规监测,在很大程度上可以解决老年患者在服用华法林过程中出血风险增加的问题。同时,因为华法林的药物相互作用很常见,在添加新药或停用老药时,应该更密切地监测;如果患者服用多重药物,应使用计算药物相互作用软件进行评估。也应监测患者华法林与食品,酒精和非处方药及补充剂的相互作用。新型抗凝药(达比加群,利伐沙班,阿哌沙班)可能比华法林剂量更易调整,药物间及药物食物间相互作用更少,但在老年人群中,特别是肾功能受损的人中,出血风险仍增加。

抗抑郁药 三环类抗抑郁药是有效的,但应少用于老年患者。SSRI以及混合再摄取抑制剂,比如5-羟色胺-去甲肾上腺素再摄取抑制剂(SNRI)和三环类抗抑郁药一样有效,毒性反应少;然而,使用这些药物还应该注意:

- 帕罗西汀:比其他SSRI,帕罗西汀镇静作用更强,有抗胆碱能作用,同其他的SSRI一样,能抑制肝脏细胞色素P-450 2D6酶活性,可能妨碍包括他莫昔芬,一些抗精神病药、抗心律失常药物和三环类抗抑郁药等的代谢
- 西酞普兰:在老年人群中因为QT间期延长的问题,最高剂量应限制在20mg/d以内
- 文拉法辛:可能升高BP
- 米氮平:此药有镇静作用并可能刺激食欲/体重增加

降糖药 糖尿病患者的降糖药物剂量应谨慎调整。磺脲类药物低血糖的风险可能随着年龄增加。如上述表332-5,氯磺丙脲在老年患者中不推荐使用,因为会增加由于抗利尿激素不当分泌综合征(SIADH)引起的低血糖和低钠血症风险。格列苯脲低血糖风险也高于其他口服降糖药,因为老年人肾脏清除能力下降。

甲福明,一种由肾脏排出体外的双胍类,增加外周组织对胰岛素的敏感性,可单独使用或与磺脲类同服。有乳酸酸中毒的风险,这是一种罕见但严重的并发症,随着肾功能损害的严重程度增加及患者的年龄增长,这种风险上升。心力衰竭是甲福明的禁忌证。

降压药 在许多老年患者中,起始低剂量的降压药物对于降低药物不良反应的发生是必需的;然而,对于大部分高血压的老年患者,BP达标需要标准剂量及多种药物联合治疗。在老年人高血压初始治疗根据并发症的不同,通常涉及噻嗪类利尿剂,ACE抑制剂,血管紧张素Ⅱ受体阻断剂,或二氢吡啶钙通道阻滞剂。β受体阻滞剂应保留作为二线用药。短效的二氢吡啶类药物(如硝苯地平)可能增加死亡风险,不应该使用。应监测立卧位BP,特别是使用多种降压药物时,应检查有无直立性低血压,直立性低血压增加跌倒及骨折风险。

抗帕金森药物 在老年患者中左旋多巴的清除率降低,这部分患者同时也更容易发生药物不良反应,特别是直立性低血压和意识混乱。因此,老年患者应该从较小剂量开始服用左旋多巴,同时密切监测药物不良反应(参见第1747页)。那些服用左旋多巴出现意识混乱的患者可能不能耐受多巴胺激动剂(如普拉克索,罗吡尼洛)。因为患帕金森病的老年人可能本身就有认知功能障碍,应避免使用抗胆碱能药物。

抗精神病药 抗精神病药物应仅用于治疗精神病患者。对于非精神病患者,仅仅是激怒的患者,抗精神病药物控制症状的效果只略优于安慰剂,却可以有严重的不良反应。在患有老年痴呆症的人群中,研究表明抗精神病药增加死亡率及卒中风险,因此美国FDA对于此类患者使用该药提出了黑框警告。一般来说,抗精神病药对痴呆相关的行为问题(如神志恍惚,大呼小叫,不合作)的治疗无效。

开始使用抗精神病药物时,起始剂量应从正常成年人起始剂量的1/4开始,并且在密切监测治疗效果及不良反应的基础上逐渐加量。一旦患者有治疗效果,剂量应下调,如果可能的话,应使用最低有效剂量。如果无效,需要停药。老年人使用这些药物的剂量、疗效及安全性有关的临床研究数据是有限的。

抗精神病药物可以减少妄想,但可能会加重意识混乱(参见第1604页)。老年患者,尤其是女性,增加迟发性运动障碍的风险,通常是不可逆的。在服用抗精神病药物的老年患者中,镇静、直立性低血压、抗胆碱能作用、静坐不能(自主运动不安)的发生率高达20%,停药后药物引起的帕金森样症状仍会持续6～9个月。

即使使用第二代抗精神病药物(如奥氮平、喹硫平、利培酮)时也可发生锥体外系功能障碍,尤其是大剂量使用

时。使用抗精神病药物的风险和收益应与患者或患者的健康负责人讨论。应考虑抗精神病药物产生的行为问题,只有当非药物治疗失败,患者对自己或他人构成威胁时才考虑使用抗精神病药物。

抗焦虑药和安眠药 在使用安眠药之前,应该寻找可治疗的失眠的原因(参见第 1794 页)。应先尝试非药物措施,如认知行为治疗和调整睡眠习惯(如避免使用含咖啡因的饮料,限制白天午睡,调整就寝时间)。如果这些措施无效,可考虑短期使用非苯二氮䓬类安眠药(如唑吡坦,右旋佐匹克隆,扎来普隆)。这些药物主要与苯二氮䓬受体亚型结合,比苯二氮䓬类对于睡眠模式的干扰更小。它们起效更迅速、反弹效应更少、次日效应更少、潜在的依赖性更少。如表 332-5 所诉,短效,中效和长效苯二氮䓬类都与老年人认知障碍,谵妄,跌倒、骨折,机动车事故风险增加有关,应避免用于失眠的治疗。苯二氮䓬类可适当治疗老年人焦虑或惊恐发作。

因为可能产生耐受性和依赖性,应该尽可能限制抗焦虑药和安眠药的治疗疗程;撤药可能导致焦虑或失眠的反弹。

抗组胺药(如苯海拉明,羟嗪)不推荐作为抗焦虑药或安眠药使用,因为它们有抗胆碱作用,其镇静效果很快出现耐受。

丁螺环酮,部分羟色胺激动剂,对治疗一般性焦虑中是有效的;老年患者的耐受剂量可达 30mg/d。抗焦虑起效时间慢(最长 2~3 周),不适合在紧急情况下使用。

地高辛 地高辛,一种强心甙,用于增加心肌收缩力及治疗室上性心律失常。但是对于老年患者必须谨慎使用。心力衰竭左心射血分数≤45% 的男性,血清地高辛浓度>0.8ng/ml 与死亡风险增加密切相关。药物不良反应的产生通常与治疗指数窄有关。一项研究表明,在使用地高辛的女性中,血药浓度 0.5~0.9ng/ml 对患者有益,但当血药浓度≥1.2ng/ml 时可能有害。一些因素使得老年人地高辛毒性反应增加。老年人中有一些因素使得地高辛中毒可能性增加。肾功能不全,暂时性脱水,NSAID 使用(在老年人中很常见)都能降低地高辛的肾脏清除率。此外,在正常血清肌酐水平的老年患者中,地高辛清除率也降低 50% 左右。此外,如果瘦体重减少,伴随衰老而发生,地高辛的分布体积也减少。因此,起始宜从小剂量开始(0.125mg/d),根据治疗反应和地高辛血药浓度(正常范围为 0.8~2.0ng/ml)进一步调整剂量。但是,地高辛血药浓度并不总与毒性反应相平行。

利尿剂 在许多老年患者中,小剂量的噻嗪类利尿剂(如 12.5~25mg 氢氯噻嗪、氯噻酮)就能有效地控制高血压,发生低血钾及高血糖的风险也低于其他种类的利尿剂(参见第 666 页)。需要钾补充治疗的情况较少。

老年人使用保钾利尿剂应特别谨慎,必须小心监测血钾水平,特别是在使用这些利尿剂的同时使用 ACE 抑制剂或血管紧张素Ⅱ受体拮抗剂或当患者存在肾功能不全的情况下。

333. 虐待老人问题

虐待老人问题

虐待老人是对老年人身体或精神虐待、忽视或经济剥削。

常见的虐待老人类型包括身体虐待,精神虐待,忽视以及经济剥削。每种类型都可能是有意或无意的。施虐者通常是成年子女,也可能为其他家庭成员或雇佣的或非正式的照护者。虐待往往随着时间的推移更频繁更严重。上报的虐待案件不到 20%;因此,医生必须对有虐待风险的老年患者识别保持警惕。

躯体虐待 是指使用外力导致身体或精神受伤或不适。包括打击、推搡、摇晃、殴打、约束、暴力喂养以及不必要的药物管理。可包括性侵犯(任何形式未经同意或武力或威胁的性亲密)。

精神虐待 是指使用言语、动作或其他形式导致精神压力或苦恼。包括发出威胁(如将其关押),侮辱和苛刻的命令,以及保持沉默忽略个人。也包括婴儿化(施虐者将老人当作孩子进行家长式的年龄歧视),使得老年人对施虐产生依赖。

忽视 指不能或拒绝提供食物、医疗、个人照护或其他生活必需品,也包括放任不管。当忽视造成身体或精神损害时考虑为虐待。

经济虐待 是指剥削或忽视个人财产或资金。包括诈骗、在分发资产时施加压力、不负责任地管理一个人的钱。

尽管实际发生率并不清楚,虐待老人已成为美国的公共卫生问题。全美虐待老人中心城市研究报告指出,在 10 个老年人中有 1 个受到了身体虐待、精神虐待或忽视。因为某些形式的虐待(如经济剥削)并未包含在内,实际的虐待比例可能更高。在加拿大及西欧研究中,虐待的发生率与美国相仿。

危险因素

对于受害者而言,虐待老年人的危险因素包括各种损害(慢性疾病、功能障碍、认知障碍)以及社会孤立。对于施虐者,危险因素包括物质滥用、精神疾病、暴力史、压力以及对受害者的依赖(包括共用生活设施,表333-1)。

表333-1 老年人虐待的危险因素

因素	评价
对于受害者	
社会孤立	虐待孤立的人群不易被发现或终止。社会孤立可加重压力
慢性疾病、功能障碍或两者兼有	逃脱、寻求帮助以及自我防卫的能力降低
	这些老年人可能需要更多的照护,增加照护者的压力
认知功能障碍	经济虐待以及忽视的风险显著增高
	痴呆患者可能很难照护,使照护者沮丧,可能有攻击性和破坏性,不堪重负的照护者因此实施虐待
对于施虐者	
物质滥用	酒精或药物滥用,中毒或物质戒断可能导致虐待行为。物质依赖的照护者可能会尝试使用或出售处方给老年人的药物,剥夺他人的治疗
精神疾病	精神疾病(如精神分裂症,其他精神病)可能导致虐待行为
	患者从住院精神机构出院返回老年护理之家继续照护。这些患者即便在精神机构不使用暴力,也可能在家有施虐行为
暴力史	关系中(特别是配偶之间)以及家庭外部的暴力史可能会产生虐待老人的行为。一种理论认为暴力是应对困难的生活经历习得的反应,以及表达愤怒和沮丧的习得的方法。因为过去家庭的可靠信息很难获得,因此这个理论的理论不足
施虐者对老年人的依赖	由于对老年人经济支持、住房、情感支持以及其他需要的依赖可能导致愤恨,从而引起虐待。如果老年人拒绝向家庭成员(特别是成年子女)提供资源,更易发生虐待
压力	压力性生活事件(如慢性经济问题,家庭中的死亡)以及照护责任增加虐待的发生
对于受害者与施虐者	
共用生活设施	独居的老年人较少被虐待。当共用生活设施时,先于虐待的紧张和冲突的机会大大增加

经许可摘自 Lachs MS, Pillemer K. Current concepts: Abuse and neglect of elderly persons[J]. New England Journal of Medicine, 1995, 332:437-443。

诊断

因为许多体征很轻微以及受害者常常不愿讨论虐待问题,因此老年人虐待很难被发现。受害者可能因为羞耻、害怕报复或对施虐者的保护掩盖虐待事实。有时,当受虐者寻求帮助,他们可能从医务人员处得到年龄歧视的反应,医务人员可能将虐待投诉当作意识混乱、偏执或痴呆。

一些老年受害者的社会孤立常使虐老诊断更困难。因为施虐者常限制受害者与外界的接触(如拒绝受虐者访友或电话),虐待增加了孤立。

虐待的症状体征可能错误地归因于慢性疾病(如髋部骨折归因于骨质疏松)。然而以下临床情况时应特别考虑虐待的可能:

- 受伤或疾病与寻求医学关注之间的时间延误
- 患者与照护者的描述差异
- 与照护者解释不相符的严重受伤
- 患者或照护者给出的令人难以置信或含糊关于受伤的解释
- 尽管有合适的照护计划以及充足的资源,因慢性病加重频繁急诊就诊
- 功能受损的患者就医时照护人员不在场
- 与病史不相符的实验室检查发现
- 照护者不愿接受家庭健康照护(或家访护士)或将老年患者独自留给健康照护医务人员

病史 如果怀疑虐老,应单独询问患者,至少部分时间。其他相关人员也应单独询问。应从关于安全感的一般问题开始询问患者,但也应包括可能涉及虐待的直接问题(如身体暴力、约束、忽视)。如果确定虐待,应指出性质、频率以及事态的严重程度。也应找出虐待的背景环境(如酒精中毒)。

应评估患者的社会经济资源,因为它们影响着安排决定(如居住安排、雇佣专业照护人员)。检查者应询问患者是否有家庭成员或朋友能否照护、倾听、提供帮助。如果经济充裕但基本需要不能满足,检查者应寻找原因。评估这些资源也能帮助确定虐待的危险因素(如经济压力、对患者的经济剥削)。

在与家庭照护者的询问过程中,应避免对峙。询问者应探讨对于家庭成员来说照护责任是否繁重,如果合适的话,确认照顾者的困难角色。询问照护者最近的压力事件(如丧亲之痛、财务压力),患者的病情(如照护需要、预后)

以及任何最近失落的原因。

体格检查 应彻底检查患者的虐待体征,特别是初次就诊时(表333-2)。医生可能需要从可信任的家庭成员或患者的朋友,州政府承认保护服务机构,或偶尔从执法机构处得到帮助鼓励照护者或患者允许评估。如果确定虐待或怀疑虐待,大部分州都强制性转介至成人保护服务机构。

表333-2 老年人虐待的体征

项目	体征
行为	患者拒绝
	照护者婴儿化对待患者
	照顾者坚持提供病史
一般情况	卫生状况差(凌乱的外观,不整洁)
	不适宜的着装
皮肤黏膜	皮肤干瘪或其他脱水症状
	瘀伤,特别是处于不同阶段演变的多处瘀伤
	压疮
	缺乏照顾的皮损
头颈	外伤性脱发(与男性或女性脱发区分布不同)
躯干	瘀伤
	伤痕(可提示实施工具的形状-如器皿、棍棒、腰带)
消化道区域	直肠出血
	阴道出血
	压疮
	虫害
四肢	提示使用约束或浸泡烧伤的腕或踝部(即在手套-袜子区)
肌肉骨骼系统	既往未诊断的骨折
	不能解释的疼痛
	不能解释的步态紊乱
精神和情绪健康	抑郁症状
	焦虑

评估认知状态,如使用简易精神状态检查量表(参见第1631页,框218-1)。认知缺损是老年人虐待的危险因素,可能影响病史的可靠性以及患者处理决策的能力。

评估心境和情绪状态。如果患者觉得抑郁、羞耻、内疚、焦虑、恐惧或恼怒,应该探求情绪下的想法。若患者将家庭紧张或冲突最小化或合理化或者不愿讨论虐待问题,检查者应分析确定这些态度是否干扰承认或接受虐待。

评估功能状态,包括日常生活能力(ADL),注意影响自我保护的身体限制。如果ADL需要帮助,检查者应确定目前的照护者是否有足够的情绪、经济和智力能力完成这些任务。否则需要确定新的照顾者。

应发现引起或加重虐待的共存疾病。

辅助检查 做需要的影像学和实验室检查(如电解质确定有无脱水,白蛋白确定营养状况,药物浓度确定是否按规定的治疗方案)确定并记录虐待。

文档 医疗记录应包括实际的或怀疑虐待的完整报告,最好用患者自己的话表述。应包括任何伤害的详细描述,可能的话提供照片、图画、X线或其他客观文件(如实验室检查结果)。具体的尽管有商定的照护计划和足够的资源,需要如何没有得到满足的例子也应记录在案。

预后

被虐待的老人处于死亡的高危风险。在一项大型的13年研究中,受虐者的生存率为9%,而非虐待对照的存活率为40%。多因素分析确定的虐待的独立影响表明受虐后3年的死亡率比对照组高3倍。

治疗

一个跨学科团队解决方案(包括医生、护士、社会工作者、律师、执法人员、精神科医生和其他从业人员)是必不可少的。应调查任何既往的干预(如法庭保护令)以及失败的原因,以避免重复发生任何错误。

干预 如果患者现处于危险之中,医生在与患者协商后,应该考虑安排住院、执法干预或搬至安全的地方。应告知患者每一个选择的风险及后果。

如果患者目前并没有处于危险之中,应采取措施以降低风险,但不那么紧迫。干预的选择取决于行为人的伤害意图。例如,如果因为对于医嘱的误解,一个家庭成员管理太多的药物,唯一需要的干预可能是给予更清晰的指示。如出现故意过量使用,需要更深入的干预。

总而言之,应根据每一种不同的情况进行个体化干预。干预措施可能包括:

- 医疗辅助
- 宣教(如教导受害者关于虐待及可有的选择,帮助他们制订安全计划)
- 心理支持(如心理治疗,支持团队)
- 执法以及法律干预(如逮捕罪犯,保护令,包括资产保护的法律宣传)
- 替代性住房(如老年庇护中心、护理之家)
- 辅导受害者,通常需要进行很多次(进展可能很缓慢)

如果受害者有决策能力,他们应该帮助决定自己的干预措施。如果没有,由跨学科团队,理想的情况下为监护人或监督官做出大部分决定。基于暴力的严重程度、受害人先前的生活方式选择以及法律后果作出决定。通常,没有简单的正确选择;每个病例都必须认真监测。

护理和社会工作问题 作为跨学科团队的成员,护士及社会工作者应该帮助预防老年人虐待以及监测干预措施的效果。护士、社会工作者,或两者都可被任命为协调员,以确保相关信息的准确记录,有关各方联系和通报情况,必要时提供每天24小时的照护。

应该每年向所有护士及社会工作者提供在职的有关虐待老人的教育。在一些州,医生、护士及社会工作者需要强制性地接受关于虐待儿童的教育。然而,只有少数的几个州有强制性的关于虐待老人的专业教育。

报告　所有州都需要呈报机构内怀疑或证实的虐待，大部分州要求家庭内发生的虐待也需要报道。美国所有州设立法律，为弱势、丧失民事行为能力或残疾成年人提供保护及服务。

美国>75%的州，指定接收虐待报告的机构是美国社会服务部（成人保护服务机构）。在其他的州，指定机构是州内老龄问题的单位。机构内的虐待，应联络当地长期护理申诉专员办事处。美国任何地方的这些机构和办事处的电话都可联系老年保健指南(800-677-1116 或 www.eldercare.gov)或美国受虐老人中心(855-500-3537 或 www.ncea.aoa.gov)以及通过提供患者居住的城市乡村邮政编码获得。健康保健医护人员应该知道自己州的法律及报告流程。

照护者问题　健康老人或认知障碍老人的照护者可能无法提供充分的照护或没有意识到他们的行为有时可能涉及虐待。这些照护者可能沉浸于他们的照护角色中，他们变得有社会顾虑，缺乏一个关于什么是正常的照护的客观参照。照护者压力的有害影响包括抑郁症、与压力有关的疾病增加以及萎缩的社交网络。这些需要详细记录在案。医生需要指出照护者的这些影响。向照护者提供包括成人日间照护、短期项目及家庭健康照护等服务项目。家庭应该通过联系老年健康指南(800-677-1116 或 www.eldercare.gov)或全美地区机构老龄化协会(202-872-0888 或 www.n4a.org)获得帮助。

预防

医生或其他健康照护医务人员可能是受害者除肇事者之外唯一可以接触的人，因此应对虐待的危险因素及征象要提高警惕。认识到高风险情况可以防止虐待老人的发生——如当一个虚弱的或有认知障碍的老人正由曾有物质滥用、暴力、精神障碍或照护者负担的人照护时。一个年老体弱的人（如卒中史或新发疾病的患者）出院至不稳定的家庭环境时，医生应该特别留意。医生也应该记得，肇事者及受害者可能并不符合固有观念。

老年人常同意与他们有药物、酒精问题或严重精神疾病的家庭成员共处一室。这个家庭成员可能从精神卫生机构或其他机构出院搬至老人家中，并没有监测可能导致虐待的危险因素。医生因此应该向老年人提出建议让其考虑这种居住安排是否合理，特别是当过去这段关系很紧张时。

另外可以考虑从正式服务机构和非正式私人机构筛选聘用住家帮工。一小部分雇佣家庭帮工的患者有关于盗窃，忽视或虐待的担忧，这点也十分重要。筛选和培训这类工作人员可有助于防止虐待。全美虐待老人中心提供了一份全面的名为防止住家帮工老年虐待综述（Preventing Elder Abuse by In-Home Helpers），如果考虑这种形式的援助，应引导老年患者及其家属使用这个资源。

患者也应主动降低被虐待的风险（如通过保持社会关系，增加社会和社区接触）。在签署任何关系到他们居住在哪或谁为其做经济决策时寻求法律协助。

334. 老年人的跌倒问题

跌倒是指一个人卧于地上或更低的位置，有时身体的一部分撞击到某物体，中断了跌倒的过程。通常情况下，急病（如卒中、癫痫）或绝大多数的环境危害（如被一个移动的物体击中）所造成的事件都不考虑在跌倒范围内。

每年30%~40%生活在社区的老年人跌倒；50%的护理之家居民跌倒。在美国，跌倒是意外死亡的首要原因，是≥65岁人群的第7位死亡原因；75%的跌倒致死发生在13%的≥65岁人群中。2015年美国联邦保险（Medicare）单独为跌倒受伤投入的医疗费用为310亿美元，这个数字无疑将增加。

跌倒威胁老年人的独立性，并导致个人和社会经济后果的一系列级联反应。然而，如果患者没有提起受伤病史时，医生往往不知道患者跌倒，因为常规的病史和体格检查通常不包括跌倒的特别评估。许多老年患者不情愿汇报跌倒，因为他们把其归咎于衰老的过程或害怕会因为摔倒限制活动或住院。

病因

跌倒的最佳预测因子是既往跌倒的病史。然而老年人跌倒很少因为一个单独的原因或危险因素。跌倒常由于以下这些复杂因素的相互作用引起：

- 内因（年龄相关的功能衰退、疾病和药物不良反应）
- 外因（环境危害）
- 情景因素（活动相关，如冲入浴室）

内因　年龄相关的改变能损害保持平衡和稳定性的系统（如当站立时，行走时或坐位时），增加跌倒风险。视力、对比敏感度、深度知觉和暗适应能力下降。肌肉激活模式，产生足够肌力的能力以及速度的变化可能会损害对于干扰时保持或回复平衡的能力（如踏上凹凸不平的表面，被撞到）。事实上，任何类型的肌无力都是跌倒的一大预测指标。

急慢性病（表334-1）以及药物的使用（表334-2）是跌倒的主要危险因素。跌倒的风险随着药物使用数目的增加而增加。据报道精神活性药物是最常见的跌倒和跌倒相关损伤的危险因素。

表 334-1 一些增加跌倒风险的疾病

功能损害	疾病
BP 调节	贫血
	心律失常
	心脏抑制颈动脉窦过敏
	COPD
	脱水
	感染（如肺炎、败血症）
	代谢性疾病（如糖尿病，甲状腺疾病，低血糖，高渗状态）
	排尿后神经心源性抑制
	直立性低血压
	餐后低血压
	心脏瓣膜疾病
中枢处理	谵妄
	痴呆
	脑卒中
步态	关节炎
	足部畸形
	肌无力
姿势和神经肌肉功能	小脑变性
	脊髓型颈椎病（如因颈椎或腰椎病）
	帕金森病
	周围神经病
	卒中
	椎基底动脉供血不足
本体感觉	周围神经病（如由于糖尿病）
	维生素 B_{12} 缺乏
耳鼻喉功能	急性迷路炎
	良性发作性位置性眩晕
	听力丧失
	美尼埃尔病
视觉	白内障
	青光眼
	黄斑变性（年龄相关）

外因 环境因素能单独增加跌倒风险，与内因相互作用时，尤为显著。当环境需要更高的姿势控制和活动性时（如在光滑的表面行走）及对环境不熟悉时（如迁至新家），这种风险是最大的。

情景因素 某些活动或决定可能增加跌倒及跌倒相关损伤的风险。如边走边说话或被多件事分散精力，没能注意到环境危害（如路沿或台阶），冲入浴室（特别是没有完全清醒或光线不够的晚上），急着接电话。

表 334-2 一些增加跌倒风险的药物

药物	机制
氨基糖苷类	直接前庭损害
止痛药（特别是阿片类）	降低警觉性或减慢中枢处理过程
抗心律失常药	脑灌注受损
抗胆碱能药	混乱/谵妄
降压药（特别是血管舒张药）	脑灌注受损
抗精神病药	锥体外系综合征，其他抗肾上腺素能作用，警觉性下降或者中枢处理速度减慢
利尿剂（特别当患者脱水时）	脑灌注受损
袢利尿剂（大剂量）	直接前庭损害
精神活性药物（特别是抗抑郁药、抗精神病药和苯二氮䓬类）	降低警觉性或减慢中枢处理过程

并发症 跌倒，特别是重复跌倒，增加受伤、住院和死亡的风险，尤其是对于虚弱的老年人，有疾病并发症（如骨质疏松）以及日常活动能力降低的患者（如大小便失禁）。较长时间的并发症可能包括生理功能降低，害怕跌倒和住收容机构；养老院收住的患者超过40%是因为跌倒入住。

超过50%的老年患者跌倒导致受伤。尽管大部分的受伤都不严重（如挫伤、擦伤），跌倒相关的受伤占≥65岁住院患者的5%。约5%的跌倒导致肱骨、手腕或骨盆骨折。约2%跌倒导致髋关节骨折。其他一些严重的损伤（如头部和内脏受伤，撕裂伤）占跌倒的10%。一些跌倒相关的受伤是致命的。约5%的髋关节骨折的患者住院期间死亡。12个月内髋关节骨折后的死亡率在18%~33%不等。

约一半的老年患者跌倒后不能自行爬起。跌倒后滞留地上>2小时增加脱水、压疮、横纹肌溶解症、低体温和肺炎的发生风险。

在跌倒后功能和生活质量可能显著下降；至少50%髋关节骨折前不卧床的老年人不能恢复之前的活动水平。跌倒后，老年人可能害怕再次跌倒，因此可能有时因为自信心的降低，活动力降低。一些人甚至可能因为这种担心避免某些活动（如购物、打扫）。活动的减少可能增加关节僵硬度和虚弱程度，进而降低活动能力。

评估

- 临床评估
- 性能测试
- 有时需要实验室检查

在急性受伤治疗后，评估的目的在于确定危险因素和可能的干预措施，减少未来跌倒和跌倒相关损伤的发生风险[1,2]。

一些跌倒因为有明显的跌倒相关损伤或与可能的受伤相关能被及时识别。然而，因为老年人不常会被注意到跌倒情况或活动障碍，应该至少每年询问一次跌倒情况。

汇报有单次跌倒的患者应该使用基本起身-行走测试评

估平衡或步态问题。在这个试验中观察患者从标准扶手椅中起身，直线行走3m（约10ft），转身，走向椅子，坐下。此项观察可以发现下肢无力、站立或坐位时的不平衡或步态不稳。有时候，测试是计时的。>12秒预示着跌倒风险显著增高。

需要更全面跌倒危险因素评估的患者包括：
- 起身行走测试完成有困难的人
- 在筛查时汇报有多次跌倒的人
- 在近期跌倒后经评估的患者（确定急性受伤及治疗后）

病史和体格检查 当需要更全面的危险因素评估时，应关注于通过干预措施能降低的那些内因、外因和情景因素上。

先询问患者最近跌倒的一些开放性问题，随后询问何时何地跌倒等更具体的问题。也询问目击者相同的问题。询问患者有无先兆或相关症状（如心悸、气急、胸痛、眩晕、头重脚轻）以及有无意识丧失。也应询问患者是否有相关明显的外因或情境因素。病史询问应该包括有关过去或现有疾病、处方药和OTC药物以及酒精使用的问题。因为可能可以消除未来跌倒的所有危险因素，应询问患者跌倒后他们是否能在没有帮助的情况下自行爬起，是否受到任何损伤；目的是降低未来跌倒的发生风险。

体格检查应该全面以排除明显的跌倒内因。如果最近刚发生跌倒，应测量体温确定发热是否是其原因。测量心率和心律确定有无明显的心动过缓，静息性心动过速或不规则心律。测量患者仰卧位及站立1~3分钟后的血压除外直立性低血压。听诊检测不同的心脏瓣膜疾病。如果需要让患者佩戴他们正常矫正眼镜评估视力。视力异常时需要验光师或眼科医生进行更详细的视力检查。评估颈部、脊柱和四肢（特别是双腿双足）有无虚弱、畸形、疼痛和活动受限。

应做神经系统检查；包括肌力和肌张力，感觉（包括本体感觉），协调（包括小脑功能），静态平衡和步态。通过Romberg测试（让患者双眼同时睁开及闭眼的情况下双足站立）评估患者基本姿势控制、本体感觉和前庭系统。单腿站姿以及纵列步态测试高水平平衡功能。若患者能睁眼单腿站立10秒，精确的3m（10ft）纵列步态，任何内因控制缺陷引起的跌倒可能性就很小。医生应该评估位置前庭功能（如做Dix-Hallpike动作，参见第694页，框91-1）及心理状态（参见第1631页，框218-1）。

性能测试：平衡及步态评估和计时的起身-行走测试能评估行走时和其他可能提示跌倒风险增加活动时的平衡和稳定问题。当患者不能完成基本的起步-行走测试时，这些测试是非常有用的。

辅助检查 没有标准的诊断性评估。检查应基于病史和体格检查，有助于排除各种病因：
- 全血细胞计数检测贫血或白细胞增多症
- 血糖检测低血糖或高血糖症
- 电解质检查有无脱水

当怀疑心源性原因时行ECG，动态心电图，心超之类的检查。为确定颈动脉高敏及最终确定哪些情况应该起搏器治疗，在可控的情况下（静脉通路和心电监护）可按摩颈动脉窦。当病史和体格检查发现新的神经系统异常时行脊柱X线和头颅CT或MRI。

参考文献

[1] National Institute for Health and Care Excellence：Falls in older people：Assessing risk and prevention ［Clinical Guideline（CG）161］，2013.

[2] U. S. Preventive Services Task Force（USPSTF）：Final Evidence Summary：Falls prevention in older adults：Counseling and preventive medication. Ann Intern Med，2012.

预防

重点应在于预防或降低未来跌倒及跌倒相关损伤和并发症可能，同时也尽可能维持患者的功能和独立性。在定期身体健康检查中，应询问患者过去一年中的跌倒情况以及有无平衡或走动困难[1,2]。

对于主诉一次跌倒的患者和经起身行走测试或相关试验没有平衡或步态问题的患者，应给予一些如何降低跌倒风险的实用信息。包括如何安全用药和降低环境危害（表334-3）。

表334-3 增加跌倒风险的家庭评估危害量表

部位	危害	更正	理由
一般家居			
灯光	太昏暗	每个区域提供充足的光线	改善视力和对比敏感度
	太直接，增加眩光	用均匀分布的光、间接照明或半透明的色调减少眩光	改善视力和对比敏感度
	不便利的光源开关	提供夜间照明灯或触摸激活灯 在便利之处如房间入口安装开关或激活灯的运动传感器	减少在黑暗房间绊倒或撞到看不见的障碍的风险
地毯、毯子、油毡	撕裂	修复或替换撕裂的地毯	降低绊倒和滑倒的风险，特别是有抬步困难的人
	滑	提供防滑毯	降低滑倒风险

续表

部位	危害	更正	理由
椅子、桌子、其他家具	边缘卷曲	将毯子、油毡上下黏一起或胶带绑住以防卷曲 替换掉地毯或油毡	降低绊倒风险
	不稳	提供家具足够的稳定性能支持一个人靠着桌边或椅子扶手的重量 不使用有轮子或能旋转的椅子 修理松动的椅腿	为平衡障碍的患者提供支持,帮助移动
	没有扶手的椅子	提供有扶手的椅子,向前延伸,在起立或坐下时起到杠杆作用	帮助近端肌无力的患者,帮助移动
	妨碍通道	在不妨碍通道的情况下安排家具陈设 将走廊的混乱陈设移除	降低绊倒或撞击到障碍物的风险,在家活动更容易、更安全,特别是对于有周边视力受损的人
电线和导线	暴露于通道中	将电线钉于地板上或在地板覆盖物下走行	降低绊倒风险
厨房			
橱、柜	太高	将经常使用的物品保持放置在腰部水平 将架子和碗橱安装在可触及的高度	降低由于经常触及或攀爬梯子或椅子造成跌倒的风险
地板	潮湿或打蜡	在水槽区域的地板上放置一个橡胶垫 在厨房里穿胶底鞋 使用防滑蜡	降低滑倒风险,特别是对于有步态障碍的人
浴室			
浴缸或淋浴	浴缸地板滑	安装防滑条或橡胶垫 使用淋浴鞋或洗澡座位(洗澡座位能使平衡受损的人坐着淋浴)	减少在湿的浴缸地板或淋浴处滑倒的风险
	需要利用浴缸侧面作支持或转运	在淋浴处安装扶手 在浴缸的一侧安装一个便携式扶手 在路径中安装扶栏	帮助移动
毛巾架,水槽台面	厕所、浴缸或淋浴房之间转运时,不适宜作为支撑	将栏杆钉于墙上拧紧	帮助移动
厕所位	太低	使用升降厕所位	帮助进出厕所
门	锁	拆除浴室门锁或使用能从两边打开的锁	当一人跌倒时能允许其他人进入
楼梯			
高度	台阶过高	将台阶高度调整为<15cm	降低绊倒的风险,尤其是对于有迈步困难的人
扶杆	缺失	在楼梯两侧安装及固定轨道 将圆柱导轨放在墙边2.5~5cm	提供支持,能使患者任意一手能抓住轨道
	太短,轨道终点不清	超出顶部和底部,并向内弯曲	已到达顶部或底部的标志
配置	太陡或太长	在楼梯上安装过渡平台	提供一个休息点,尤其是对于心肺疾病患者
状态	滑	为安全起见,在所有台阶上安装防滑踏板	防止打滑
照明	不充分	在楼道的顶部及底部安装充足的光源 提供夜间照明灯或鲜艳的胶条,清楚地标明台阶	勾勒台阶的位置,特别是对于视力或感知受损的人

对于报告有多次跌倒或存在平衡或步态问题的患者应进行跌倒评估,用于识别风险因素和降低风险的机会。

有关防止老人跌倒的更多信息,请参阅 Cochrane review abstract interventions for preventing falls in older people living in the community(www.cochrane.org),American Geriatrics Society/British Geriatrics Society guideline for the prevention of falls in older persons(www.onlinelibrary.wiley.com),British Medical Journal interventions for the prevention of falls in older adults(www.ncbi.nlm.nih.gov)。

物理治疗和锻炼　跌倒超过一次或有起始平衡和步态测试中有问题的患者应该进行物理治疗或锻炼项目。如果患者活动受限,物理治疗和锻炼项目可在家中完成。物理治疗师定制锻炼计划以改善平衡、步态和纠正具体问题降低风险。在医疗保健或社区设置的更通用的运动项目也可以改善平衡与步态。比如,太极是有效的,可以单独完成也可以群体完成。更有效的减少跌倒风险的锻炼计划应是

- 根据患者的薄弱之处度身定制
- 由经培训的专业人员提供
- 有足够的平衡训练内容
- 可提供长期训练(如≥4 个月)

许多耆英中心,基督教青年会,或其他健康俱乐部能向老年人提供免费或低价团体运动课程,这些课程能在可获得性及依从性方面提供帮助。跌倒相关费用减少所节省的费用超过了这些计划本身的成本[3]。

辅助设施　一些患者能通过辅助设施(如拐杖、学步车)获益。拐杖对于那些最小单侧肌肉或关节障碍的患者是足够的,但是学步车,特别是有轮学步车对于由于双侧腿部无力或协调障碍而跌倒风险增加的患者更合适(有轮学步车对于那些不能正确控制的患者是危险的)。物理治疗师可以帮助挑选适合的设施及大小并教导患者如何使用(参见第 2908 页)。

医学管理　应停用增加跌倒风险的药物,或将剂量调整为最小有效剂量(表 334-2)。应评价患者有无骨质疏松,一旦诊断,为降低未来跌倒致骨折的风险应马上开始治疗。如有任何特定的疾病被确定为危险因素,需要有针对性的干预。如,药物和物理治疗能降低帕金森病患者的风险。维生素 D,通常与钙同时服用能降低跌倒风险,特别是血维生素 D 水平下降的患者。疼痛管理、物理治疗,关节置换手术能降低关节炎患者的风险。改换适当的镜片(双光镜或三焦距眼镜,而不是单一镜片)或手术治疗,特别是白内障患者的手术可帮助视力受损的患者。

环境管理　矫正家中的环境危害能降低跌倒的风险(表 334-3)。也应向患者提出建议如何降低情景因素引起的风险。如,鞋类应该是平跟鞋,一些踝关节支持,坚实的,防滑的中跟鞋。许多慢性活动受限的患者(如由严重的关节炎引起或麻痹)能从医疗、康复和环境相结合的策略中获益。轮椅的适应性修改(如在转运过程中可移动的脚踏板,防止向后倒的抗倾斜栏),可拆卸腰带,楔形座位可防止坐姿平衡不良或严重虚弱的患者在坐位转运时跌倒。

约束带可能会导致更多的跌倒和其他并发症,因此不应使用。照护者的监督更有效安全。可以使用运动探测器,但照护者必须在现场对触发的报警作出迅速回应。

髋关节保护器(填充缝成特殊的内衣)已被证实能降低高危患者的髋关节骨折风险,但许多患者不愿无限期地穿。有顺应性的地板(如坚固的橡胶)可以帮助冲散冲击力,但过于软的地板(如轻软的泡沫)可能对患者造成伤害。

也应教导患者当他们跌倒不能爬起时应该怎么做。有效的技术包括从仰卧位调整为俯卧位,四肢爬行至强有力的支撑面,爬起。与家人或朋友频繁联系,一部可以延伸到地板的电话,远程报警或可穿戴应急响应系统设备可减少跌倒后在地板上爬很长时间的可能性。

参考文献

[1] National Institute for Health and Care ExcellenceFalls in older people:assessing risk and prevention(CG161),2013.

[2] U. S. Preventive Services Task Force(USPSTF):Falls Prevention in Older Adults:Counseling and Preventive Medication. Ann Intern Med,2012.

[3] Carande-Kulis V, Stevens JA, Florence CS, et al. A cost-benefit analysis of three older adult fall prevention interventions[J]. J Safety Res,2015,52:65-70. doi:10.1016/j.jsr.2014.12.007.

关键点

- 每年 30%~40% 生活在社区的老年人跌倒;50% 的护理之家居民跌倒
- 超过 40% 的养老院入院原因是跌倒,是≥65 岁人群的第 7 位死亡原因
- 原因是多方面的,包括年龄、疾病相关的功能衰退、环境危害以及药物不良反应
- 评估患者的诱发因素,评估家庭中存在的危险因素
- 尽可能地治疗致病性疾病,变更或停止致病药物,去除环境危害
- 跌倒超过一次或在平衡和步态测试中有问题的患者可能从物理治疗或锻炼项目中获益
- 教导从地板爬起的技巧,同时考虑使用可穿戴式紧急反应装置

335. 老年医疗保健资金

在美国,老年人的由美国联邦医疗保险、美国联邦医疗补助、退伍军人健康管理局、私人保险及自付资金几方面提供。此外,许多州提供健康相关优势和计划,如交通、住房、公用事业、电话、食物补贴,也提供家庭服务及营养服务。健康照护工作者应该帮助老年患者了解他们能获得的健康福利及计划。

美国联邦医疗保险

美国联邦医疗保险(Medicare),由美国联邦医疗保险及美国联邦医疗补助中心(CMS)管理,是最主要的老年人健康保险计划。(美国联邦医疗保险资金也用于支持一部分用于调控监督照护质量的研究生医疗训练项目。)以下人群有美国联邦医疗保险资格:

- 有社会保障资质的≥65岁美国公民、公务员退休人员或铁路退休人员
- 所有年龄层的需要透析或移植的终末期肾病患者或有肌萎缩性脊髓侧索硬化症的患者
- 一部分<65岁,有某些残疾的人群

美国联邦医疗保险覆盖的服务类型和范围经常根据新的法案变化,根据新的修正案调整(可于医疗保险网址 www.medicare.gov 网站查询当前信息)。每个州都有州政府保险辅助计划,患者可以致电了解和选择美国联邦医疗保险计划,了解法案,处理付款,处理拒绝支付及上诉。

医生应该懂得基础的美国联邦医疗保险原则,提供确定患者是否有资格享受福利的文件,并转介法律及社会服务做咨询及支助。

如果患者的要求被拒绝,美国联邦医疗保险会向患者提供简要的美国联邦医疗保险不包括的服务及物资的总结性小结。拒绝覆盖的范围可在发出通知的 120 日内被提出的异议驳回。这个异议必须在保险公司办理美国联邦医疗保险索赔审查的情况下,由一个公正的听证会支持上诉。如果对审查结果不满意,患者有上庭聆讯的权利。

基础的美国联邦医疗保险计划(有时也称为服务费用计划)由 2 部分组成:

- A 部分(住院保险)
- B 部分(医疗保险)

基础美国联邦医疗保险计划是全美范围内的。A 部分、B 部分及其他规定(也称之为美国联邦医疗保险与你)可在医疗保险网站 www.medicare.gov 查询或拨打电话 800-633-4227。

除了传统的有偿服务医保外,美国联邦医疗保险还提供卫生保健服务的报销(包括处方药物),比如:

- 美国联邦医疗保险优势计划(C 部分),包括处理照护计划、首选特约组织计划,私人有偿服务计划
- D 部分(针对处方药物)

每个部分覆盖特定的医疗保健服务(表 335-1)。美国联邦医疗保险不覆盖调解或长期护理照护(除了以下 A 部分包括的内容),也不覆盖常规眼、足或牙科检查。

表 335-1 按照护类型分类的资金来源

照护类型	服务	可能的资金来源
住院照护	住院照护,包括心理健康保健 一般护理及其他医院服务及用品 住院期间的所有药物 一间半独用的房间(只有当病情需要时才提供独用的房间) 膳食	联邦医疗保险 A 部分 联邦医疗保险优势计划(C 部分) 联邦医疗补助 VA*
在有资质的专业护理机构(护理之家)的短期照护	专业护理照护 社会服务 机构内使用的药物 机构内使用的医疗用品和设备 饮食咨询 符合患者健康目标的物理、职业和言语治疗(如果需要) 救护车转运(当其他交通方式危害健康时)至能提供目前专业护理机构没有的必需服务的最近机构 一间半独用的房间 膳食	联邦医疗保险 A 部分,如果患者出院后需要暂时的短期照护的话 联邦医疗保险优势计划,如果患者出院后需要暂时的短期照护的话 联邦医疗补助 VA*

照护类型	服务	可能的资金来源
门诊照护	医生、护士和助理医师的费用 急诊就诊 救护车转运（当其他交通方式危害健康时） 门诊手术（没有在医院过夜） 复健（物理、职业和言语治疗） 诊断性检查（如 X 线、实验室检查） 门诊心理健康保健 门诊透析 如果建议手术时的第二方意见以及如果意见分歧时的第三方意见 对于糖尿病患者，提供糖尿病用品、自我管理培训、眼科检查和营养咨询 戒烟 耐用的医疗设备（如轮椅、医院病床、氧气和助行器）	联邦医疗保险 B 部分 联邦医疗保险优势计划 联邦医疗补助 VA*
家庭照护	个人照护，包括帮助进餐、洗澡、去浴室和穿衣 兼职专业护理照护 物理、职业和言语治疗 家庭照护辅助服务 社会服务 医疗用品（如伤口敷料），但不是处方药物	联邦医疗保险 A 部分，如果患者是住家里，每天需要兼职的专业护理及康复 联邦医疗保险 B 部分 联邦医疗保险优势计划 联邦医疗补助 VA*
预防保健	前列腺癌和大肠癌的筛查检查 乳腺 X 线检查 巴氏（Pap）检查 骨密度测定 青光眼检查 流感、肺炎球菌和乙型肝炎疫苗免疫 糖尿病筛查 胆固醇筛查	联邦医疗保险 B 部分 联邦医疗保险优势计划 联邦医疗补助 VA*
额外福利	处方药物 眼镜 助听器	联邦医疗保险优势计划 联邦医疗保险 D 部分（处方药物计划） 一些州的联邦医疗补助 VA*
在辅助生活社区的长期照护	社区与社区之间差别很大 膳食 日常活动辅助 一些社会和娱乐活动 一些健康照护	一些州的联邦医疗补助（部分覆盖） 一些情况下 VA*
在专业护理机构（护理之家）的长期照护	州与州之间不同	联邦医疗补助 VA*
临终照护	身体健康和咨询 只在短期住院照护和短期住院时提供房间和用餐	联邦医疗保险 A 部分 联邦医疗保险优势计划

*针对退伍军人管理局，申请资格的规则根据不同的服务有所不同并经常更改。
VA，退伍军人事务部。

A 部分

超过 95%≥65 岁人群参加 A 部分。A 部分由正在工作人员的工资税支持；它表示有美国联邦医疗保险资质的退休人员的预付住院保险。一般只有每月收到社会保障金的人有资格，大部分有资格的人不需支付保险费。然而，如果他们或他们的配偶做符合美国联邦医疗保险资格工作小于 40 个季度[即如果他们或他们的雇员按照美国联邦保险支付法案(FICA)支付工资税]，他们可能需要支付保费。保费根据被雇佣时间不同而有差异；2017 年的保费是 30～39 个季度雇佣资质的人 227 美元/月，0～29 个季度雇佣资质的人 413 美元/月。人们的收入和资产低于某一水平符合美国联邦医疗保险存储计划的经济辅助（参见第 2562 页）。

A 部分覆盖以下所列内容：
- 住院照护
- 专业护理机构或康复机构的住院后照护
- 临终照护
- 有限的监护护理
- 有限的家庭照护

医院或专业护理机构照护是以受益周期为基础的支付。受益周期始于患者入住某机构，终于出某机构后连续 60 日。如果在 60 日后再次入院，开始新的受益周期，必须再一次支付免赔额。如果在 60 日内再次入院，不需支付额外付钱，医院或机构可能不会受到第 2 次入院的全额费用。受益周期的数目没有限制。

美国联邦医疗保险前瞻性支付系统决定了什么类型的美国联邦医疗保险会支付它所覆盖的每个方面的照护（如住院照护、专业护理机构照护或家庭健康照护）。

医院住院照护　在 A 部分下，受益人仅需支付第 1 个 60 日全覆盖受益周期内的免赔额；免赔额是每年结算的（2017 年为 1 316 美元）。如果住院天数超过 60 日，受益人每天共同支付相当于 1/4 的免赔额（2017 年，住院 61～90 日，329 美元/d）。如果患者住院天数超过 90 日，受益人每天共同支付相当于一半的免额税（2017 年，住院 91～150 日，658 美元/d）。住院 91～150 日指定为储备日。A 部分的福利在于在 90 日的受益周期用完后包括了一生中 60 日的储备日。这 90 日受益周期每年更新，但 60 日储备日是不可再生的，在受益人的一生中只能使用一次。除非受益人不选择这种付款方式（将储备日保留至以后用），在 90 日受益周期用完之后将自动支付住院的额外天数费用。即使所有的储备日仍然可用，受益人将在超过 150 日后负责所有费用。

A 部分涵盖了几乎所有的医疗必需的医院服务，除了只提供部分住院心理健康服务。A 部分支付半独用房间，如果医疗需要，提供独用房间，但没有休憩设施。其他覆盖的服务包括出院计划，如公共项目及转诊至社区机构的资格鉴定等的医疗社会服务。

前瞻性支付系统决定了基于诊断相关分组（DRG）的住院医疗照护支付方式。根据受益人的主要诊断，结合年龄、严重程度、性别、并发症及并发症决定 DRG。不管医院的实际提供照护的费用，仅向医院报销一个给定 DRG 设置的金额。因此，医院的财政收益或亏损部分决定于住院天数的长短及每个患者诊断治疗的费用。在前瞻性支付系统之下，早出院及有限的干预可能与医疗评估冲突。当患者不能安全出院回家或因为没有床位不能至护理之家时，美国联邦医疗保险通常支付每日相较均费用较低的可替代的照护水平。

专业护理之家住院照护　覆盖专业护理照护和专业康复服务是很复杂的，每年可能有变化。只有当患者出院的当下或稍后时间才会覆盖这些服务。覆盖期常<1 个月（覆盖的具体时间取决于患者病情改善情况或功能水平提高的病情记录）。2017 年，最初 20 日完全覆盖；接下来的 80 日同样覆盖但需共同支付 164.50 美元/d。每个受益周期的福利限制在 100 日内。

美国联邦医疗保险的前瞻性支付系统按照 7 个分类将专业护理机构内的患者安排至资源耗用群系统（RUGS Ⅲ）：
- 特别照护
- 复健
- 临床复杂问题
- 严重行为问题
- 认知障碍
- 机体功能下降
- 需要深切服务

这些分类患者照护资源的类型和数量。主要根据患者功能依赖情况划分。这个系统每年更新。目标是提高效用避免对于仅需要少量照护的患者过度支付。前瞻性每日最高费用涵盖专业护理机构中患者护理的常规、配套及资本成本。

RUGS 使用最小数据集（MDS），是规定专业护理机构中的患者统一的评估工具。MDS 需要对患者进行审查，使患者的预后尽可能地与 RUGS 分类相符。

家庭照护　一般来说，A 部分覆盖某些在家提供的医疗服务（如兼职或间断的专业护理照护；物理、言语和职业治疗），如果这些患者是医生批准的居家保健计划的参与者的话。然而，覆盖的时间是有限的。最近实施的一项前瞻性支付系统现在限制覆盖的量。当由家庭健康服务机构收费的医疗用品可以覆盖。

临终服务　如果医生确定患者为终末期疾病（预计预期生命为 6 个月），对于终末期疾病的医疗和支持服务通常是可以覆盖的。然而患者必须选择接受临终照护而不是标准美国联邦医疗保险福利。

监护照护　只用当患者也需要专业照护（在医生制订的计划下专业护士或治疗师提供的家庭照护）时，可以覆盖日常生活活动（ADL），如吃饭、穿衣、如厕和洗澡等的辅助。只要它是出院后急性或康复照护的一部分，在专业护理机构中的这些监护照护也可以覆盖。

B 部分

美国联邦政府平均支付 B 部分花费的 75%，受益人支付 25%。B 部分是可选择的；尽管社会保障受益人在 65 岁时自动加入 B 部分，他们可能会降低覆盖范围（95%选择保留 B 部分的覆盖范围）。所有受益人每月支付保费，根据收入的不同有所差异，对于 2015 年收入≤85 000 美元（如果已婚且夫妻联合报税年收入≤170 000 美元）的新的受益人 2017 年的保费为 134 美元。收入越高保费越高。保费每月自动从社会保障账户中结算。对于减少覆盖范围而日后改变主意的人，必须根据迟交的时间支付额外费用。保险金通常每迟交一年增长 10%，除非迟交的患者因为他们的、配偶的或家庭成员雇主的团体保险覆盖了这一部分的费用；如果他们在就业或保健覆盖终止时参加（无论哪个在前），不需要支付附加费。大部分州为满足一定经济条件的人支付 B 部分保费的联保医疗保险储蓄计划（参见第 2562 页）。

参保者可在任何时间终止该部分，但若他们重新参保，必须付附加费。

覆盖服务　B 部分覆盖以下的部分：医生服务费；有一些限制的医院门诊照护（如急诊部照护，门诊手术，透析）；门诊物理、言语和职业治疗；诊断性检查，包括居家便携式 X 线检查；假肢和矫形；居家使用的耐用性医疗设备。如果建议手术，B 部分覆盖第二方意见以及如果意见分歧时的第三方意见费用。

B 部分也覆盖医疗必需救护车服务，某些 A 部分不覆盖的服务和用品（如结肠造瘘袋，假肢），注册推拿师对于 X 线证实的脊柱半脱位进行推拿，医疗治疗必要的药物和牙科服务，白内障镜片相关的验光服务，戒烟辅导，助理医师、执业护士、临床心理学家、临床工作者服务。有一定限制的门诊精神卫生保健也覆盖。

不能交由患者管理的药物和生物制品（如静脉使用药物），一些口服抗癌药物，临终患者使用的某些药物也由 B 部分覆盖。然而，除非患者参加管理照护计划，B 部分通常不覆盖门诊药物。

B 部分覆盖一些预防性服务，包括骨密度检测，血清胆固醇普查，腹主动脉瘤普查，糖尿病服务（普查、用品、自我照护训练以及眼、足检查），结肠癌筛检，前列腺癌筛检和前列腺特异性抗体检查，一个初步的体格检查（"欢迎参加美国联邦医疗保险"检查），青光眼筛查，疫苗注射（流感、肺炎球菌、乙型肝炎），乳腺检查，巴氏（Pap）检查。B 部分不覆盖常规的眼、听力、足和牙科检查。

医生报销　在 B 部分中，只要符合自付条件，医生可以选择直接由美国联邦医疗保险支付（分配），直接从该计划中获得 80% 的允许收费。如果医生接受分配，患者只支付自付部分费用。不接受美国联邦医疗保险支付分配（或选择性接受）的医生，可能需患者支付允许收费的 115% 费用；患者接受美国联邦医疗保险的报销（80% 的允许收费用）。如果医生的收费超过美国联邦医疗保险的最高允许费用将受到罚款。如果手术费用>500 美元，不接受美国联邦医疗保险分配的医生必须给予患者择期手术的书面评估。否则，患者以后可以要求医生退任何超过允许收费金额的费用。

美国联邦医疗保险支付给医生的保险金被指相较于给患者作身体和精神状态检查，以及从患者家属处采集病史的时间来看是不够的。以资源为基础医生服务相对价值尺度的美国联邦医疗保险费用计划于 1992 年 1 月生效，试图纠正这个问题。

C 部分（美国联邦医疗保险优势计划）

该计划（原称为美国联邦医疗保险附加选择）提供好几项可选择的付费服务项目。这些可选择的项目由私人保险公司提供；美国联邦医疗保险针对每个受益人向这些公司支付一笔固定费用。也有一些不同类型的计划；包括护理管理，首选提供者组织，私人服务费用，医疗储蓄账户和特殊需要计划。

美国联邦医疗保险优势计划至少必须覆盖同水平的美国联邦医疗保险 A 和 B 部分覆盖的类型。然而，美国联邦医疗保险优势计划可以包括额外福利（如覆盖义齿、处方药或常规眼镜），尽管参保者每月需要支付额外的保险金。计划根据是否参保者可以自由选择他们想要的医生和医院，是否可以继续保留雇主或工会处的覆盖面，哪些花费需要自费承担，包括收取多少保费（如果有的话），他们是否需要支付 B 部分的任何保险金以及自付及共同支付部分金额有多少各有不同。

D 部分

美国联邦医疗保险 D 部分帮助覆盖处方药物的费用。这是可选择的。计划由保险或其他与美国联邦医疗保险一起运作的私人公司提供。全美范围内有超过 1 000 个计划。保费在取得美国联邦医疗保险资格后每延期加入 1 个月增加 1%。

覆盖的药物　计划根据涵盖的药物（处方集）有所不同，根据所使用的药房不同也有所差异。然而，处方集必须包括美国联邦医疗保险中人们最常用的处方药中的≥2 种有效药物。处方集也必须涵盖以下 6 类药物：抗癫痫药、抗抑郁药、抗反转录病毒药物、抗肿瘤药物、抗精神病药物以及免疫抑制剂。处方集可能随着时间的推移发生变化（通常每年更改一次）。处方集必须有一个申诉程序，如果需要，可以批准非处方集内药物。

福利和费用　2017 年的基本福利的费用如下（另见 Medicare.gov 网站 Costs for Medicare Drug Coverage）：

- **保费**：保费因计划和收入而异，对于收入≤85 000 美元/年（≤170 000 美元，如果已婚合并申报）的人平均约为 40 美元/月，而那些收入更大的需额外支付 13.30~76.20 美元/月
- **年自付金**：患者支付第一笔 400 美元药物费用（一些计划不能减免）
- **共同支付**：对于下一个 3 300 美元的药物费用（在 400 美元自付金后），患者支付药物费用的 25%（共同支付）。因此，对于第一个 3 700 美元的药物费用，患者需要自付 1 225 美元（400 美元自付金+共同支付 825 美元）
- **覆盖面的差距（甜甜圈洞）**：在第一笔 3 700 美元药物费用后，人们必须药物费的更高比例（注册商标药物支付 40%，非注册商标药物支付 51%）直到总自付金额达到 4 950 美元
- **减少的共同支付**：一旦自付金达到阈值费用，美国联邦医疗保险支付至年底为止的大部分药物费用

甜甜圈洞期间的费用会逐年减少直至2020年。

许多公司也提供更多覆盖的增强计划（如更低的自付金或共同支付），尽管这些计划每月需要支付更多的保险金。具体的药物费用可能取决于药物是否在计划处方一览表内以及处方是否由计划网络内的药房出具（如果计划内有）而有所差异。

低收入和最少资产（如那些完全美国联邦医疗补助覆盖，属于美国联邦医疗储蓄计划或得到补充保障性收入）的人可能会有保险金、自付额及共同支付的财政援助资格。除了提供保险辅助，许多州有州药方辅助计划，基于综合患者的需要、年龄和疾病的情况下，帮助支付处方药物；具体信息可查询州健康保险辅助计划。

美国联邦医疗补助（MEdiaid）

由美国联邦政府合作伙伴资助，美国联邦医疗补助为某些类别的穷人（包括老年穷人、盲人或残疾人，供养子女的低收入家庭）支付医疗服务费用。根据每个州的计划美国联邦政府支付50%~76%的费用；州支付剩余部分。对于收入更低的州，美国联邦报销额度更高。约10%的老年人在美国联邦医疗补助的帮助下获得医疗服务，约占美国联邦医疗补助总支出的40%。美国联邦医疗补助是长期护理的主要公共支付者。

覆盖服务　美国联邦指南覆盖的服务包括门诊和住院照护，实验室和X线检查，医生服务，专业护理照护，没有被美国联邦医疗保险覆盖的护理之家照护以及>21岁患者的许多家庭健康照护。

一些州可能覆盖一些其他服务和项目，包括处方药物（或符合D部分条件患者的美国联邦医疗保险D部分保险金）、牙科服务、眼镜、物理治疗、复健服务以及中级水平护理。每个州确定自己的资格要求因此各不相同，但必须包括接受现金援助方案（如补充保障收入计划）。一些州在减免计划下提供丰富的医疗服务包，旨在通过提供额外的以家庭和社区为基础的服务（如日间照护、个人照护、短期照护）延缓或防止入住护理之家。

入选资格　入选资格取决于收入、资产和个人特征。可支付医疗法案将扩大美国联邦医疗救助覆盖所有年龄<65岁，收入低于美国联邦贫困水平133%的人群，如果他们居住在选举通过扩大美国联邦医疗救助保险方案的州的话。

大部分州有符合美国联邦医疗补助的其他入选标准。

资产，但不包括家庭和某些其他资产权益，也要考虑在内。如果剩余资产超过限制，即便他们的收入很低，也没有获得美国联邦医疗补助的资格。因此，老年人必须减少花费（即用个人储蓄支付照护费用，出售资产直至严格符合州内资格要求）以获得美国联邦医疗补助资格。每月收入多少，配偶居住护理之家的夫妇资产多少，由各个州而异。入住护理之家前3年低于公平市场价值的资产出售可能延缓获得美国联邦医疗补助的资格。美国联邦医疗补助不支付的时间由不适当的资产出售除以该州平均月护理之家照护费用得到。例如，某人放弃10 000美元，其所在的州月平均照护费用为3 500美元，美国联邦医疗补助延期覆盖3个月。

美国联邦医疗补助房地产回收　在某些情况下，美国联邦医疗补助有权（有时需要）收回已故美国联邦医疗补助受益人的房产以填补费用。通常情况下，只回收受益美国联邦医疗补助的≥55岁人员或永久制度化的人员的房产。房产的定义每个州不同。一些州只包括遗嘱认证通过的财产；其他州还包括直接的资产（如通过联合租赁、生活信托或寿险支出的资产）。一些州保护家庭免于美国联邦医疗补助索赔。索赔的有效期根据不同州不同个例而定。

美国联邦医疗补助储蓄计划　目前有美国联邦医疗保险资格的人，以及收入和资产低于某一阈值的人符合美国联邦医疗保险储蓄计划。这个计划由个别州的医疗补助计划操作，覆盖一部分美国联邦医疗保险不支付的自费内容。它有若干种方案。限定美国联邦医疗保险受益人计划涵盖A部分及B部分保费，自付额以及共同保险；特定的低收入美国联邦医疗保险受益人计划以及限定的无法工作的个人计划支付B部分保费。

美国联邦政府基于收入及资产设定合格要求。各个州可自由采用较少限制性的要求（如允许更高收入水平的人参与该计划）。需通过州美国联邦医疗补助办公室批准参加。

其他影响老年人的美国联邦方案

退伍军人健康管理局　退伍军人事务（VA）部计划提供符合退伍军人资质的卫生保健。确定VA福利资质很复杂，照护也不总是免费的。VA经营>160家医院，43个住家设施以及>130家护理之家。它也与提供照护的社区医院及护理之家签订合同。在VA系统内开发了好几个创新的老年计划（包括老年评估病房；老年医学研究；教育和临床中心；以医院为基础的家庭保健计划）。

美军卫生保健体系　该健康照护计划为现役和退休服务人员及其家属和幸存者提供健康保险。

美国老人法（OAA）　OAA 1965年颁布，它从一个提供小额补助金及研究项目的计划发展到了涉及57个州、地域及印第安部落老龄化问题的网络；670个老龄化的区域机构以及数以千计的社区机构。OAA的主要目的在于发展、协调、提供老年人在社区层面的全面系统服务；包括资讯和转介、外展、交通、老人中心、营养方案、宣传、保护服务、老年就业、监察员计划以及支援服务。OAA也提供研究和培训资金。>60%的人无论收入水平如何都有资格参加由OAA资助的服务。

社会保障　虽然社会保障通常没有被认为是健康计划，但它提供了老年人医疗保健服务使用的基本养老保险金。老年人可接受以下2种支付方式：

- 老年人和幸存者保险，由社会保障信托基金资助，向退休人员、尚存配偶或符合资格的家属支付
- 补充保障收入，一般由政府一般收入资助，向老年人、盲

人和残疾人提供最低收入保障

社会保障法XX条 这项计划批准向州政府报销年老体弱者的社会服务,包括各种家庭保健服务(如准备膳食、洗衣、轻家务劳动、买菜)。这些资金转移至社会服务区块补助计划,其目的在于防止或减少提供以社区为基础的护理及其他确保老人在社区中自主性的援助措施的不适当的机构照护。由州政府制订、管理和实施该方案;它不支持机构照护或任何美国联邦医疗保险和美国联邦医疗补助涵盖的服务。该方案只覆盖那些不可或缺但从属于一个整体的社会服务计划的医疗服务。

老年人的私人保险

差额医疗保险(medigap insurance) 约87%参与美国联邦医疗保险有偿服务计划的受益人参加美国联邦医疗保险附加保险(大部分为美国联邦医疗保险辅助计划),可支付部分或全部美国联邦医疗保险自付额及共同支付部分,特别是A部分和B部分。人们必须参加A部分及B部分才有资格参保差额医疗保险。参加美国联邦医疗保险优势计划(C部分,参见第2561页)的人不能购买美国联邦医疗保险辅助计划,除非他退出美国联邦医疗保险优势计划,返回原始的美国联邦医疗保险。大部分美国联邦医疗保险辅助计划由个人单独向私人保险公司购买,尽管雇主也可能向退休人员提供。

目前有14种不同类型的美国联邦医疗保险辅助计划,分别标为A到N。无论何种保险公司,相同字母的计划的福利都是一样的。没有计划与美国联邦医疗保险的福利重复。基本计划(A计划)覆盖:
- 住院共同支付
- 在美国联邦医疗保险A部分住院福利耗尽后100%覆盖产生的费用
- B部分共同支付

其他计划,保险金高于A计划,可能提供专业护理机构的额外费用支付以及可能支付A部分和B部分的自付额,预防医疗服务以及在疾病、创伤或手术恢复期辅助日常生活(ADL)的短期家庭照护的费用。一些计划,如果在美国联邦医疗保险D部分起效前购买,可覆盖一定比例的门诊处方药物的费用。

当人们满65岁的当月至6个月内可以开始报名参加美国联邦医疗保险辅助计划。在此期间,已有疾病的人不能否认覆盖或多收费;然而在既往疾病覆盖前,他们可能需要等待6个月。

长期照护保险 极少数私人医疗保险覆盖诸如长期家庭健康照护或长期护理之家照护的服务。然而,一些私营保险公司提供长期照护保险。这些计划对于想要保留他们资产以及在需要照护之前,这段时间可能很长,可以支付得起保费的人来说是很有用的。这样的保险并不推荐资产不多的人士,对于可以轻松支付长期照护费用的人来说也是不值得的。

当人们不再能够做一些ADL时福利开始生效。

一些计划,称为税收合格计划,提供税收优惠(如从应纳税中扣除保费作为医疗费用)。

对于所有在美国的长期照护服务,大部分花费通过美国联邦医疗补助以及一些公共基金,私人保险仅支付9%,人们自费22%。当老年人符合美国联邦医疗补助资格时,已花费大量的自费金额。

老年人的全面覆盖模式

个人、美国联邦医疗保险、美国联邦医疗补助、美国联邦医疗保险辅助计划以及长期照护保险在提供全面的老年照护中都有弊端:
- 美国联邦医疗保险不包括长期监护照护,一些预防性服务和大量处方药物费用
- 美国联邦医疗补助在患者穷困后的干预很滞后
- 美国联邦医疗保险辅助计划,与美国联邦医疗保险相似,不包括长期照护
- 私人保险对于大部分老年人来说过于昂贵,使他们面对金融灾难时处于弱势,并只支持少部分长期护理

总的来说,这些项目很少推动急性和长期照护的一体化或健康和社会服务的协调。然而,一些示范项目已经表明,在使用公共资金和私人医疗保险结合的这种组织交付服务下,全面的老年照护,包括一些长期照护,是可以提供足够资金的。

社会卫生保健组织(SHMO) SHMO是由美国联邦医疗保险资助的项目。他们使用美国联邦医疗保险,美国联邦医疗补助以及患者私人支付的方式覆盖由护士、社会工作者和医生管理的大范围的照护福利。没有资格获得美国联邦医疗补助福利的患者个人支付有限范围的长期照护,主要是在家中的。和HMO类似,SHMO对于服务成本上是存在金融风险的,因此需要审慎管理资源的源动力。

年长者全包式照护计划(PACE) PACE旨在使社区中的患者尽可能地保持医疗、社会及经济能力。PACE跨学科团队评估患者需要,指定并实施照护计划。

PACE包括医疗和牙科照护,成人日间照护(包括至机构的来回转运),居家健康和个人照护,处方药物,社会服务,复健,餐饮,营养咨询以及需要时的住院及长期照护。PACE主要提供成人日间健康中心的社会和医疗服务,辅以居家和转介服务。PACE服务包必须包括所有的美国联邦医疗保险和美国联邦医疗补助覆盖的服务,其他服务由照护PACE参与者的跨学科团队根据需要确定。PACE可能需要月租费。

长期社区照护 生命关怀社区或持续退休照护社区在打包的金融和管理模式下提供住房、医疗保健和其他服务。这些社区可能有一家诊所、一个疗养院、甚至是一个护理之家,住房设计适应残疾人士需要。许多这样的社区为愿与他们签订长期住房和照护合同的富有退休人员提供服务。

一些生命关怀社区的失败源于通货膨胀以及人口老龄化导致服务成本超过收入。一些社区通过提供住房及可选择购买其他额外服务的最低服务内容来降低成本。

336. 老年人的步态失调

步态失调包含一系列的问题，包括步行速度变慢、流畅性、对称性或身体运动同步。

对于老年人来说，行走，从椅子上起身站立，转弯和倾斜对于独立活动是必需的。步行速度，从椅子上起身站立速度和做纵列站姿（一脚在前一脚在后站立蜓一种平衡的方法）的能力是工具性日常生活活动能力（如购物、旅行、烹饪）、护理之家入院以及死亡风险的独立预测因素。

无需辅助的步行需要足够的注意力和肌力加上有效的运动控制去协调感觉输入和肌肉收缩。

> **经验与提示**
> - 步行速度，从椅子上起身站立速度和做纵列站姿的能力是工具性日常生活活动能力，护理之家入院以及死亡风险的独立预测因素。

正常年龄相关的步态改变

一些组成正常步态的元素随着衰老改变，一些则不变。

行走速度（步行的速度） 在 70 岁前保持稳定；随后正常步态时步行速度下降 15%/10 年，快步走时下降 20%/10 年。步行速度是老年人慢性疾病状态和住院及死亡率的强预测因子。对于 75 岁的老人，步行缓慢者的寿命比正常步行速度者减少 ≥ 6 年，与步行速度较快的人相比，寿命减少 ≥ 10 年。步行速度降低可能由于老年人以同样的频率（节奏）走，但是步子却更小的缘故。步长（一个足跟和行走一步下一个足跟之间的距离）变小的最可能原因是推动身体向前的小腿肌肉无力；老年人小腿肌肉强度大幅下降。然而，老年人似乎可以通过比年轻人更多的利用髋部屈肌和伸肌补偿减退了的小腿力量。

节奏 节奏以步/分钟表示，不会随着衰老改变。每个人都有自己的节奏，与腿长有关，通常代表最节能的节奏。高个的人以较慢的节奏走但步子更大；而矮个的人以较快的节奏走但步子更小。

双足站立时间 双足站立时间即在步行过程中双足同时站于地面的时间-重心向前的更稳定的姿势。随年龄增加。双足站立的百分比时间从青壮年的 18% 上升到健康老人 ≥ 26%。双足站立时间延长缩短推进摆动腿时间，也缩短了步长。当站立于不平整或易滑倒的地方，当他们有平衡障碍或害怕跌倒时老年人可以再增加他们的双足站立时间。就好像行走于湿滑的冰面上一样。

走路的姿势 随着衰老只发生轻微改变。老年患者直立行走，不向前倾。然而老年人行走时有更大的向前（下）的骨盆旋转，腰椎前凸也增加。这种姿势的变化通常是由于腹肌薄弱、髋部屈肌紧张和腹部脂肪增加的原因。老年人行走时腿向侧旋转（趾向外）5° 左右，可能是由于髋关节内旋的不足或为了增加侧向稳定性。足部摆动的间隙不随年龄改变。

关节运动 随着衰老轻微改变。踝关节跖屈在站姿的后阶段（后足腾空前）减少。膝盖的整体运动不变。髋关节屈伸不变，但臀部内收增加。骨盆活动度在所有平面都有所降低。

异常的步态改变

原因 一些疾病可能造成步态失调或不安全的步态。主要包括：
- 神经系统疾病
- 肌肉骨骼疾病（如椎管狭窄，参见第 286 页）

致病的神经系统疾病包括痴呆（参见第 1666 页），运动和小脑疾病（参见第 1717 页）和感觉或运动神经病变（参见第 1776 页）。

表现 步态异常有很多表现。一些可能提示某些特定的原因。

缺乏运动的对称性及左右侧的时序 常提示疾病。健康时身体运动对称；步长、节奏、躯干运动和踝、膝、髋和骨盆运动左右对称。有规律的不对称性常伴随单侧神经或肌肉骨骼疾病（如疼痛的脚踝造成的跛行）发生。不可预知的或高度可变的步态节奏、步长或步幅宽度提示由于小脑或额叶综合征或使用多种精神活性药物所造成的步态运动控制障碍。

起步或维持步态困难 可能发生。当患者开始起步，他们的脚好像黏在地上，通常是因为患者不把自己的重心移到一条腿上从而允许另一条腿向前运动。这个问题可能代表孤立的步态启动失败，帕金森病或额叶或皮质疾病。一旦步态启动后，步伐应该是连续的，步伐间的时间控制很少发生变化。僵住、停止或几乎停止通常提示是谨慎步态，对跌倒的恐惧或额叶步态障碍。拖步走是不正常的（也是绊倒的危险因素）。

后退 是指起步时向后走或步行过程中向后退。可能伴随额叶步态障碍、帕金森病、中枢系统梅毒和进行性核上性麻痹发生。

足下垂 导致脚趾拖动或踏步步态（即避免碰到脚趾夸张地抬腿）。可能继发于胫前肌无力（如膝盖外侧的腓总神经外伤或通常糖尿病相关的腓神经单一神经病变），小腿肌肉痉挛（腓肠肌和比目鱼肌），或站立侧近段肌肉（特别是臀中肌）无力造成的骨盆降低。低位脚摆动（如由于膝关节屈曲减少）可能很像足下垂。

短步长 可能是非特异的，可能代表害怕跌倒或是神经系统或骨骼肌肉系统疾病。短步长侧往往是健康侧。短步长通常是由于对侧(问题)腿站立阶段的问题。比如左腿弱或疼痛的患者花在左腿上的单腿站立时间是较少的,花更少的力气使身体向前,导致右腿摆动时间较短和右腿步长更短。正常的右腿有正常的单腿站姿时间,导致异常左腿的正常摆动时间以及左腿的步长要长于右腿。

宽基步态(增加的步宽) 通过观察患者在30cm(12in)的瓷砖地上行走的步态决定的。如果患者的脚外侧没有在瓷砖宽度以内,即认为宽基步态。当步态速度降低,步态宽度轻度增加。宽基步态可由小脑疾病或双侧膝关节或髋关节疾病引起。宽宽变化(倾斜向一侧或另一侧)提示运动控制弱,可能由于额叶或皮质下步态障碍导致。

环行(向前行走时脚步移动不按直线而成弧线) 发生于骨盆肌肉无力或膝盖弯曲困难的患者。伸膝肌痉挛是一个常见的原因。

前倾 发生于脊柱后凸以及帕金森病或痴呆相关的帕金森样疾病(特别是血管性痴呆和Lewy小体痴呆)。

慌张步态 是逐渐加快的步伐(通常前倾),使患者为防止向前跌倒突然开始跑。慌张步态可发生于帕金森患者,罕见于多巴胺受体阻断剂(典型和不典型抗精神病药物)的不良反应。

侧倾 支撑腿侧连贯和可预测的降低是由于髋关节或不太常见的膝关节炎引起的关节疼痛动作(疼痛步态)。在偏瘫步态中,躯干可向肌力强的一侧倾斜。在这种情况下,患者倾向于抬起对侧的骨盆使在摆动期允许痉挛的肢体(膝盖不能弯曲)接触地面。

不规则和不可预知的躯体不稳 可由小脑、皮质下或基底核疾病引起。

偏离路径 强烈提示运动控制障碍。

摆臂 在帕金森病和血管性痴呆时减少或消失。摆臂功能障碍也可能是多巴胺受体阻断剂(典型和非典型抗精神病药物)的不良反应。

评价

目标是尽可能多地确定步态失调的潜在促成因素。正如其他临床试验(如由于额叶综合征引起的步态问题患者进行筛选认知检查,表336-1),平衡和步态量表可能有帮助。

表 336-1 平衡和步态量表

组成部分	发现	评分	临床意义
起步(告知走后的立即动作)	任何犹豫或多次尝试开始	0	帕金森病
			孤立起步障碍(卒中或痴呆)
			额叶步态障碍
	没有犹豫	1	
右步长和高度(右侧摆动腿)	没有超过左侧支撑腿或不能完全碰触地面	0	关节炎
			腿部问题
			卒中
	超过左侧支撑腿	1	
	完全碰触地面	1	
左步长和高度(左侧摆动腿)	没有超过右侧支撑腿或不能完全碰触地面	0	关节炎
			腿部问题
			卒中
	超过右侧支撑腿	1	
	完全碰触地面	1	
步伐对称	右侧和左侧步长不等(估计)	0	单侧
			肌肉骨骼或额叶功能障碍
	右侧和左侧步长相等(估计)	1	
步伐连贯	步伐间停止或不连贯	0	额叶步态障碍
			害怕跌倒
	步伐间大致连贯	1	
路径[通过测量30cm(12in)的瓷砖地上行走的步态宽度;观察在此过程中一条腿超过301cm(10ft)]	明显偏差	0	额叶步态障碍
	轻到中度偏差或使用步行辅助	1	
	没有步行辅助保持直线	2	
躯干	明显摇摆或使用步行辅助	0	小脑、皮质下和基底核功能障碍
			疼痛步态(髋或膝关节炎)

组成部分	发现	评分*	临床意义
躯干	没有摇摆,但行走时膝、后背弯曲或双臂散开	1	害怕跌倒
	没有摇摆,没有弯曲,没有用到双臂,没有使用步行辅助	2	
步宽(步伐宽度)	行走时两脚跟分得很远	0	髋部疾病
			小脑疾病
			正常颅压脑水肿
	步行时脚跟几乎接触	1	

*最佳得分为 12 分。<10 分常与活动相关功能限制有关。

经许可摘自 Tinetti M. Performance-oriented assessment of mobility problems in elderly patient[J]. Journal of the American Geriatrics Society, 1986, 34:119-126.

评估最好分成 4 个部分:
- 讨论患者的主诉、恐惧和活动相关目标
- 有或没有辅助设施(如果安全)下观察步态
- 评估步态的所有组成部分(表 336-1)
- 带着对患者步态组成的认识再次观察步态

病史 除了标准病史,还应该询问患者步态相关问题。首先对于任何行走、平衡或两者皆包括的障碍,包括是否曾有跌倒(或害怕跌倒)进行开放性提问。然后评估特定的能力,包括患者是否能上下楼;从椅子、淋浴房、浴缸里站起或坐下;当需要购物、准备食物和做家务时能否行走。如果他们报告任何困难,探究发作的细节、持续时间和进展。神经系统疾病史和肌肉骨骼症状和已知的疾病很重要。

体格检查 重点在于肌肉骨骼系统检查(参见第 226 页)和神经系统检查的全面的体格检查(参见第 1630 页)。

评估下肢力量。让患者不使用手臂从椅子里站起来测试近端肌力。通过让患者面向墙壁,手掌置于墙壁上,抬高脚趾,先用双脚,然后每次用一只脚来测量小腿力量。评估髋关节内旋力量。

步态评估 常规步态评估由初级保健医生完成;需要专科医生来评估复杂的步态失调。评估需要没有干扰或障碍物的直走廊和秒表。

患者应为检查做准备。患者应该被告知穿可以暴露膝盖的短裤,可能需要作好几个观察,但是如果身体虚弱的话可以休息。

辅助设备提供稳定性但也影响步态。使用助行架可能导致姿势屈曲,步态不贯一,特别是助行架没有轮子的时候。如果安全的话,医生应该让患者在没有辅助设施的情况下行走,医生应该在患者身边或出于安全考量和有转位腰带的患者一起走。如果患者使用拐杖,医生站在患者拐杖侧或扶着他们的手臂和他们一起走。怀疑周围神经病变的患者应触及医生的前臂一起走。如果步态通过这种干预得到改善,手臂的本体感觉正用于补充缺失的腿部本体感觉,这类患者常能从使用拐杖中获益,拐杖将表面或地面类型信息传到了拄着拐杖的手中。

平衡可以通过测量患者能双足纵列站姿(脚跟对脚尖)以及单足站立(单足站姿)的时间来评估;正常≥5 秒。

步行速度通过秒表来测量。记录患者按他们自己的速度用走完固定距离(最好 6 或 8m)的时间。此项检查需要重复多次,需要患者尽可能地走得快。健康老年人的正常步行速度在 1.1~1.5m/s。

步行节奏以步/分钟来衡量。根据腿长的不同可能有差异。身高高大的成年人[1.83m(72in)]大约 90 步/分钟,身材矮小的成年人[1.5m(60in)]约 125 步/分钟。

步长可以通过测量行走 10 步的距离除以 10 来确定。因为矮小的人步子更小,脚的尺寸也与身高直接相关,正常步长是 3 倍的脚掌长度,异常的步长一般<2 倍的脚掌长度。经验表明,如果患者步伐之间至少有一个脚掌长度,那么步长是正常的。

步高通过观察摆动腿评估;如果脚特别是在摆动中期时碰触地面,患者可能会摔倒。一些害怕跌倒或谨慎步态综合征的患者故意让腿滑过地面。这种步态形式在平整的表面可能是安全的,但是在地毯上行走就是危险的举动,因为患者可能会摔倒。

步态节奏的不对称或变异性可通过患者每走一步,医生即默念打拍子"嗒……嗒……嗒……"发现。一些医生对于步态节奏的判定,听力比视力敏锐。

辅助检查 有时需要一些检查。

常需要做脑部的 CT 或 MRI 检查,特别是患者起步困难、步行节奏无序或外观非常僵硬的步态出现时。这些检查可以帮助确定腔隙性脑梗死、脑白质病、局灶性萎缩,能帮助确定是否为正常颅压脑积水。

治疗
- 力量训练
- 平衡训练
- 辅助设施

尽管确定是哪种步态异常很重要,却不常提及改变步态的干预措施。缓慢的,无美感的步态可能使老年人行走地更安全,也不需要辅助。然而一些治疗干预措施可以改善这种情况;包括运动、平衡训练和辅助设施(表 336-2)。

力量训练 行动不便的虚弱的老年人能从运动训练中得到适当的好处。有关节炎的老年人,行走或抗力训练能降低膝关节疼痛,改善步态。

抗力训练能改善力量和步行速度,特别是步态缓慢的虚弱患者。通常需要一周 2~3 次的训练期;抗力训练每一个训练期由 3 组运动组成,重复 8~14 次。负重每一到二周增加一次,直到达到平台期。

表 336-2　步态失调的治疗

常见问题	治疗	评价
骨骼结构		
由于胸椎压缩性骨折或姿势不良引起的驼背姿势	伸展胸廓,肩部旋转,颈抱膝练习	压缩性骨折可以通过 X 线诊断,骨质疏松通过骨密度测试诊断
	为预防新的骨折骨质疏松治疗	
腿长差异	脚跟抬起	通常脚跟抬起的纠正不是 100%
严重的膝内翻或外翻	矫形器,支具,加强股四头肌力量	应该查阅膝关节置换标准
足部异常或疼痛	矫形器、足部护理、定制鞋	用单丝尼龙检测足底神经病变是为了检测足底溃疡的发生风险
拇外翻(踇趾囊肿)		
纵弓消失		
关节的活动范围		
髋关节内旋减少	伸展内收肌,加强外展肌	试图通过伸展增加内旋通常是无效的,但可以防止运动范围进一步消失
髋关节伸展减少	伸展臀部屈肌,加强臀部伸肌	常推荐平卧,做弓背以及伸髋运动
踝关节背屈减少	伸展小腿肌肉	降低高跟鞋鞋跟高度
拇僵症(大脚趾背屈消失)	足部或骨科转诊	应考虑矫正
肌肉力量		
髋关节伸展薄弱	椅子起身练习	椅子起身测试可帮助诊断
膝关节伸展薄弱	椅子起身联系,使用踝关节沙袋作膝关节伸展,蹲	椅子起身测试可帮助诊断
踝关节趾屈薄弱	脚跟上抬(利用自身体重)	为增加脚跟上抬时的阻力,患者可穿负重背心、背背包或腰带。他们可能需要靠墙增加稳定性
踝关节背屈薄弱	肌力加强训练(如脚趾上抬),足下垂作踝足矫形	在患者的跖骨上放置沙包。出于安全考虑背靠墙上,患者抬脚(即脚趾抬离地面)
髋关节外展薄弱	用脚踝的力量做髋关节外展,地板上做侧躺位	—
感觉系统		
Romberg 测试闭眼时,位置感或平衡下降或受损	穿合适的鞋	需检查维生素 B_{12} 水平
Semmes-Weinstein 单丝测试时,足底触觉下降或受损	穿合适的鞋	评估糖尿病和酗酒,如果都没有,考虑神经传导问题
头晕或眩晕	参见第 704 页	—
运动控制/平衡		
纵列站姿或单足站立 <5s 或 360°(向左转以及向右转)需要 >10 步或者患者在转向过程中不稳定	平衡训练包括静态和动态平衡,太极拳或类似的活动	维生素 D 补充剂(qd,每次 1 000IU)可降低患者疗养院中跌倒和骨折的风险
前倾	物理治疗训练为保持或改善运动控制/平衡	CT 或 MRI 检测有无腔隙性脑梗死或脑白质病
运动迟缓	帕金森病评估	检测维生素 B_{12} 水平
腿部张力增高		
帕金森病的迹象		
身体和心血管健康		
由于直立性低血压造成的头晕	检查有无药物因素,穿弹力袜	参见第 524、700 页
乏力、气短,不能以平常的速度行走超过 300m	常规行走训练	需要评价患者有无心绞痛、心力衰竭、肺部疾病和间歇性跛行
		行 6min 步行试验测量距离

腿部推蹬机训练所有的腿部肌肉群,在推举过程中提供背部和骨盆的支持。然而,这些机器并非适合所有老年患者。穿负重背心或也可以将砝码连接到腰部(腰带)。需要指导降低由于过度腰椎前凸引起的背伤风险。上阶训练和负重相同重量的登楼训练也非常有用。也可以用同样的重量作踝关节趾屈。

使用膝关节伸展机加强股四头肌肌力是有效的。对于平时身体虚弱的人开始负重为3kg(7lb)。所有练习的阻力应每周增加或者在患者能完成10~12次重复动作时增加,直到达到患者力量的平台期。然后,继续以最大可承受的重量进行维持锻炼。

平衡训练 许多有平衡障碍的患者能从平衡训练中获益。首先教导良好的站立姿势和静态平衡。然后教导患者意识到双足的压力点以及压力点如何通过在向左看或向右看时缓慢倾斜或转动躯干转移。前倾(使用支持的墙面或柜台),向后(背后直接靠墙),然后每个方向训练。我们的目标是能够单腿站立10秒。

动态平衡训练包括单一步伐的缓慢移动,简单的太极拳,纵列散步,一边走一边转身,倒着走,在虚拟的物体上走(如地板上15cm的条纹),缓慢向前箭步走以及缓慢的舞蹈动作。多组平衡训练可能是最有效改善平衡的方法。

辅助设施 辅助设施能帮助保持活动能力和生命质量(参见第2908页)。必须学习新的训练策略。在选择辅助设施的训练时需物理治疗师的辅助。

拐杖 对于因膝或髋关节炎或足部周围神经病的疼痛患者特别有帮助,因为拐杖能将表面类型传递到握着拐杖的手中。四角拐杖可使患者行走稳定,但通常只能慢步行走。拐杖通常在疼痛或虚弱腿的对侧使用。许多店售的拐杖太长,不能通过剪切或祛除调节钉头设置(一种可调节拐杖)到合适的长度(参见第2909页,图384-3)。为了提供最大的支撑,拐杖的长度应该是患者握着拐杖时手肘屈曲20°~30°。

助行架 比拐杖更能降低关节炎关节的受力和疼痛,提供足够的手臂和肩部力量。助行架提供良好的侧边稳定性和防止向前摔倒的适度保护,但是对于有平衡障碍的患者,防止向后跌倒的作用很少或没有。当处方助行架时,物理治疗师有时应该考虑提供稳定性和步行最佳效能(能源效益)之间的竞争需求。有大轮子和刹车的带轮助行架能将步行效能最大化,但只能提供很少的侧边稳定性。这类助行架还有个额外的优点,但患者疲劳时能提供小座位坐。

预防

一级预防 即使在患有疾病的患者中,高水平的体育活动也有助于保持活动性。

二级预防 短期和长期的运动能改善了步态和活动度。

规律行走或保持体育锻炼生活方式是最重要的推荐。不能低估步态失调和不活动的不良影响。每天规律行走30分钟是保持活动性的最佳个人锻炼方法,但是步行并不能改善虚弱之人的肌力。应该推荐安全步行教程。但在带有坡度的地面上行走也有助于维持腿部力量。应该指导患者过几个月增加步行速度和持续时间。

预防也包括阻力和平衡训练。活跃的生活方式对于心情和自信的影响也和身体的影响一样重要。

337. 老年司机

对于成年人来说,驾驶是最重要的独立交通运输工具。2015年,美国有4 000万≥65岁有驾照驾驶员,其中包括许多≥80岁的老年人(表337-1)。老年人中可能影响驾驶的进展性疾病可能导致2个严重的不良后果:机动车车祸(MVC)引起的受伤或死亡。2015年约6 000名超过65岁的老年司机在MVC中死亡,24万名老年司机受伤。>65岁的司机占2015年交通事故死亡的18%。

表337-1 司机按年龄和性别比例

年龄	男性	女性
60~69	95.1%	88.2%
70~79	90.8%	77.1%
≥80	77.4%	52.4%

经许可摘自美国交通部2009年全民出行调查。

平均而言老年司机较其他年龄的司机MVC发生率更低。然而,因为年驾驶里程也随年龄增长而降低(表337-2),≥70岁司机的每英里撞车率仍高于其他所有除<20岁

表337-2 按年龄分层的有驾照司机的年里程数(2009)

司机的年龄	年里程
16~19	6 244
20~34	13 709
35~54	15 117
55~64	12 528
≥65	8 250

经许可摘自美国交通部2009年全国居民出行调查。

的年龄层司机(图337-1)。老年人的总机动车致死率相较于所有年龄段是下降的(图337-2),可能是因为车辆防撞性、创伤系统以及道路改进的缘故。老司机也有最低的年绝对撞车率。然而,高龄老人(>80岁)在所有年龄组中每100 000人交通死亡率是最高的,尽管他们MVC的绝对数最低,预示着在既定的MVC中易损性最高。

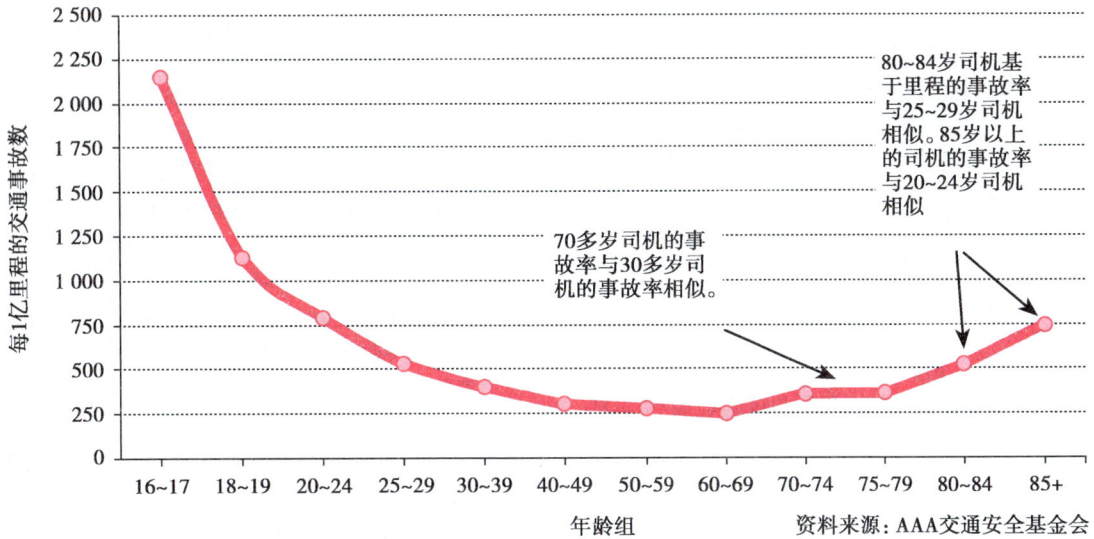

图337-1 按年龄分组每驾驶1亿英里机动车车祸数(2008—2009)(经许可改编自Auto Insurance News;可在http://news.onlineautoinsurance.com/consumer/aaa-study-older-drivers-98576查询。The AAA Foundation for Traffic Safety)

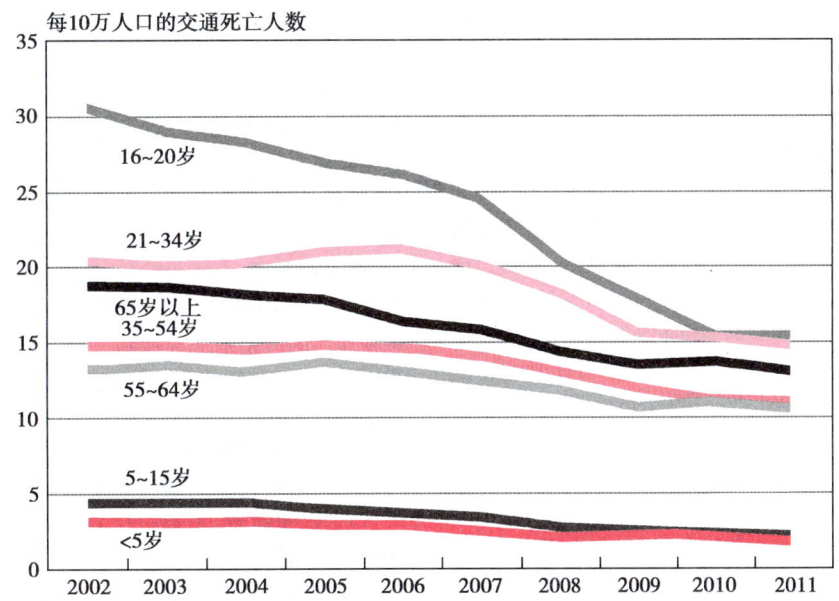

图337-2 按年龄分组机动车交通死亡率(2002—2011)[经许可改编自The National Highway Traffic Safety Administration's(NHTSA)Safety Facts 2011。可在http://www-nrd.nhtsa.dot.gov/Pubs/811745.pdf查询]

安全驾驶需要整合复杂的视觉、体力及认知能力,一些老年人可能在这些方面有轻到中度的功能缺陷。许多老年司机通过避免在高峰时段驾驶、每年驾驶公里减少、只进行更短途旅行、避免在黄昏、夜间或恶劣天气驾驶,自我调节行为,成功地弥补自身缺陷。同样的,老年司机驾驶得更小心、更慢、发生的危险更少。然而,也有一部分老年人,由于他们否认或并未认识到自身限制(如判断力下降,痴呆,反应速度减慢)或有保持独立性的强烈愿望,尽管存在驾驶能力的重要障碍,仍然继续驾驶。

大部分老年司机的MVC发生在白天及工作日。这些MVC常由于未在正确的道路上行驶,未注意停车标志或红灯或未能保持正确的行车路线引起,常发生在一些复杂的行车情况下(如通过路口时、左转弯时或汇入车流时)。MVC可能涉及多辆汽车,造成严重伤亡。不像年轻司机,老年人的MVC很少涉及酒精,发短信,使用手机和超速;不过,这种情况可能在将来老龄人群改变而有不同。

当 MVC 发生时,老年人似乎更容易受伤,可能因为:
- 他们承受创伤的能力较差
- 他们往往有更多的并发症
- 许多 MVC 对司机产生影响(如发生在向左转弯时),使得司机更容易受伤
- 相较于年轻司机,他们可能驾驶着没有安全气囊或其他撞车保护设备的陈旧的车辆

评价 当常规检查确定存在功能障碍,严重的医学问题或疾病表现,患者请求建议,家庭成员表示关切,或法律列举不安全的驾驶行为时,健康保健医务人员应参与到患者的驾驶决策中。医务人员的任务是做详细的功能评价以及行车安全的医疗评估(参见第 2571 页)。另一个有用的资源是美国老年医学会老年司机医师评估与咨询指南(American geriatric Association's Physician's Guide to Assessing and Counseling Older Drivers.)。

应回顾驾车史;驾驶习惯的细节和过去的违规、MVC、危险情况或迷路可能会发现一般或特定的功能障碍。阿尔茨海默病协会警告不安全驾驶的迹象,包括以下内容:
- 忘记如何找到熟悉的目的地
- 不服从交通标志
- 驾驶过程中决策缓慢或决策不当
- 以不适当的速度驾驶
- 在驾驶过程中生气或困惑
- 撞到路边
- 不能保持在车道内驾驶
- 在路口犯错误
- 混淆油门和刹车
- 常规路线驾驶返程延迟
- 在驾驶过程中忘记目的地

对于一些功能障碍,医务人员有义务将患者转诊至州机动车管理部门做进一步的测试或驾驶限制。[见美 The National Highway Traffic Safety Administration's (NHTSA) Physician Guide to Assessing and Counseling Older Drivers for state licensing requirements and reporting regulations 可在 www.nhtsa.gov/people/injury/olddrive/OlderDriversBook 查询。]

> **关键点**
> - 老年人的数目快速增加
> - 对于许多老年人来说终止驾驶是不可避免的,可能产生很多负面影响(如社会孤立、抑郁、更少的驾车目的地)
> - 年龄相关以及疾病相关的身体、运动、感觉和认知功能障碍可能降低驾驶能力,一定程度上增加每英里 MVC 率
> - 许多老年司机自我调节驾驶习惯
> - 老年人比年轻人更容易在 MVC 中受伤
> - 医务工作者的任务是做功能及医疗评估,可能对决定驾车总体安全性有帮助,向老年司机及他们的家属作有效的功能建议
> - 州政府许可的要求及涉及老年司机上报的规定可从美国高速公路交通安全管理局获得

老年司机的功能评价

功能评价包括评估患者的视力、体力及认知能力。这些功能水平是安全驾驶所需要的。大部分评估可由初级保健医生完成,但是可能也需要专科医生(如眼科、神经精神科、亚专科、职业和物理治疗师及驾驶康复专家)。确定的障碍可能需要干预(参见第 2572 页),包括驾驶康复、辅助设备、向州机动车管理部门报告,驾驶限制或终止,或综合上述内容。一些复杂的情况可能需要向州医疗管理局报告。可查询美国老年医学会内科医生评价和咨询老年司机指南(American Geriatrics Society's Physician's Guide to Assessing and Counseling Older Drivers)。

视力水平 视力水平对于安全驾驶是至关重要的。视力的年龄相关改变以及病理性改变是很常见的,可以造成视力障碍。

衰老的改变包括:
- 视网膜光照度下降(到达视网膜的光线数量),视力以及周边视力
- 老花眼(适应能力下降),损害深感觉
- 适应光线的变化能力下降,对于眩光的敏感性增加,从而降低夜间驾驶能力

衰老常伴的眼部疾病包括:
- 年龄相关性黄斑变性
- 白内障
- 青光眼
- 糖尿病性视网膜病变

在美国的许多州,当驾照更新时,需要重新由机动车管理部门常规测试中心视力和周边视力。大部分州队与非限制性驾照(戴框架或角膜接触镜均可)至少要求单眼视力达到 20/40。然而,一些州医务人员可以依据医疗理由放宽标准。此外,一些州已批准严重视力减退的人使用双光镜(有远视作用的透镜系统连接到一副眼镜上)。对于水平周边视野,安全驾驶阈值各州之间差异很大,有的州没有要求,有的要求 140°。

有效的视域测定(单一固定一瞥所获得的视觉刺激所得的空间面积)提供了测量视觉表现的整合(如视觉处理速度、视觉空间注意,视觉记忆),可以用来预测风险较高的 MVC。例如,当有效视域减少 >40% 时 MVC 风险增高 6 倍。然而视域检查对于诊所内医务人员并未广泛开展。

老年司机往往需要转介至眼科医生处进行全面检查。

身体功能 可在诊室内测试身体功能的不同参数。
- 可通过快步行走试验评估机械速度、平衡和协调。嘱患者尽可能快地行走 3m(10ft),转弯并走回起始处。如果患者通过使用助行器或拐杖可能正常行走,也可在该试验中使用。>9 秒提示机动车 MVC 风险增加。医务人员应设法确定功能减退的原因(如帕金森病,关节炎)以制订治疗计划
- 应测试颈椎、上下肢各关节的活动范围。颈椎活动范围降低可能损害转动头部以及检测交通(尤其是盲点)的能力。老年人应能各边侧向≥30;如果运动的范围缩小,

需要转诊至物理治疗师改善活动度或转诊至驾驶康复专家为机动车安装更大的广角镜。四肢活动范围降低,损害操控机动车的能力
- 应定性评估上、下肢肌力(在驾驶车辆时必需满足的条件)。应用测力计测量握力。男性握力＜16kg,女性＜14kg可能反映操纵方向盘的能力下降
- 测试下肢本体及周围感觉。感觉减退可能有损足部控制压力的调节能力

驾驶康复方面的物理和职业治疗师能提供驾驶能力的全面的活动功能的评估。康复驾驶评估有时还包括专家和患者一起驾车出去评估患者实际的驾驶汽车能力。评估用车需要配备专家控制安全的装置(如乘客侧的刹车)。驾驶康复专家可由当地的康复机构或 www.driver-ed.org 联系。然而,在大部分州,康复驾驶评估的费用不在保险之内(美国联邦医疗保险或私人保险)可能是自付花费。

认知功能 在≥65岁人群中认知障碍的发生率增加。有认知功能障碍的老人常不能认识到自己的身体限制,处于MVC高危风险中;随着认知功能障碍的严重程度,这种风险更大。虽然没有一个测试可以完整精确地预测行车安全,但一些测试可以在某种程度上预测老年人驾驶能力减退。这些测试包括以下内容:
- 画钟测试:本试验简易的评估筛选视觉感知、视觉空间技能、选择性注意和执行技能
- 连线测验(A部分和B部分):本试验评估注意力和视觉筛查能力。A部分在B部分之前完成。B部分更有挑战性,也评估交替注意力和执行能力。可在National Highway Traffic Safety Administration 网站查询。B部分中得分异常的司机(如＞180秒)可能需要驾驶康复专家的进一步专业评估
- 简易智能量表:精神状态检查(参见第1631页框218-1)的认知功能障碍筛选试验。然而,本测试尚未被证实用于确定是否有驾驶权,交通安全专家对于该测试是否有这个用途并未达到共识
- 迷宫测试:各种迷宫测试(如Snellgrove迷宫试验)要求人们通过印在纸上迷宫导航。这些测试有助于评估视觉检索和执行能力

轻度认知功能障碍的患者应考虑做更精细的神经心理评估。

老年司机的医学评估

老年司机的医学评估包括完整的医疗状态和/或可能妨碍驾驶能力的药物的回顾。一些医疗状态可以是损害驾驶功能性能力所需的慢性疾病(如降低视觉的黄斑变性),或损害意识的急性事件(如突发疾病、晕厥)。下面是几个增加驾驶风险[如机动车事故(MVC),驾驶过程中表现欠佳]的更常见的内科疾病或综合征。

跌倒 跌倒和MVC有共同的致病因素(如视力、肌力、认知功能障碍)。在过去的1、2年内的跌倒史提示MVC的风险增加,应该尽快进一步评估身体功能(见前文)。

心脏疾病 心脏疾病可能增加驾驶风险。以下情况一般指南建议限制驾驶
- MI、冠状动脉旁路手术或不稳定型心绞痛稳定1个月内
- 伴有晕厥的心律失常3个月内
- 内置心脏转复除颤仪植入或因为持续性室性心动过速或心室除颤复苏后6个月内

然而,患者应该与他们的心脏病专家或初级保健医生讨论关于这些问题的具体建议。

严重心力衰竭(如心功能Ⅳ级,静息或驾驶时呼吸困难)的患者应限制驾驶直至他们通过上路测试评估。

神经系统疾病 神经系统疾病也增加驾驶风险。特定的疾病包括:
- 卒中或短暂脑缺血发作(TIA):单次TIA发作的患者应在发作1个月后再开始驾驶;反复TIA发作或卒中的患者在恢复驾驶前至少有3个无事件发生月。应行体格检查评估由于卒中可能影响驾驶能力的残留残疾情况
- 癫痫:关于癫痫司机的驾驶规则每个州不一样,但大部分州规定在恢复驾驶之前有无癫痫发作间期(通常为6个月)。抗癫痫药物能充分控制70%患者的癫痫发作,但当撤药时可复发

阿尔茨海默病或进行性痴呆症将最终损害所有功能,包括驾驶必需的功能。监测患者新出现的驾驶错误,这些可能是认知或心理测试中的显著功能损害(参见第2571页),对决定是否在道路评估中转诊或可能终止驾驶的判断上可能有用。

许多其他神经系统疾病(如帕金森病)致残,应该通过功能评估检测可能的话进行上路测试。

糖尿病 糖尿病患者可能因为驾驶过程中的低血糖增加风险。近期有低血糖意识丧失的患者应停止驾驶3个月或直至发现影响发作的因素(如饮食、活动、胰岛素或降糖药物的时间及剂量)并得到控制。糖尿病引起的四肢感觉、视网膜病变,两者均可影响驾驶能力。

睡眠障碍 睡眠障碍,最显著的为阻塞性睡眠呼吸暂停综合征,可能引起导致MVC的瞌睡,患者应该限制驾驶直至得到充分治疗。

药物 当患者开始使用可能影响视力、体力或认知功能的新的药物时,应限制驾驶几天(取决于达到稳态的时间)以确保没有不良反应发生。

大量的药物可能会损害驾驶能力,通常是那些具有中枢神经系统的不良影响的药物(如精神错乱、镇静)。许多这些药物已被证实会削弱在道路测试和/或驾驶模拟过程中的实际驾驶能力,增加MVC的风险。这些药物也会增加跌倒风险。尽管存在这些风险,许多这些药物不应突然停止,因为它们需要逐渐减量。

以下药物增加驾驶风险:
- 抗组胺药物、苯二氮䓬类、阿片类、抗胆碱能药物、安眠药、降压药或三环类抗抑郁药:因为这些药物增加睡意;有些药物引起低血压或心律失常,增加驾驶风险
- 抗帕金森样多巴胺受体激动剂(如培高利特、普拉克索、罗匹尼罗):这些药物偶尔引起急性睡眠发作,造成MVC风险增高

- 止吐药(如丙氯拉嗪)和肌松剂(如环苯扎林):这些药物因为潜在的可能改变感觉系统应引起关注

指导患者携带所有药物容器至诊所能帮助确认增加风险的药物。

老年患者很少有酒精相关致死性 MVC。很少有老年人酗酒,但是老年人酒精消耗量的血酒精浓度更高,也应限制酒精饮用。同样的,同时使用酒精和其他药物,特别是多种药物,加重认知障碍,增加 MVC 风险。

干预

如果有明显功能缺陷的老年司机决定限制或停止驾驶,健康保健医护人员应大力支持。如果医疗评估确定潜在的可纠正的功能缺陷,老年司机也承认这些缺陷,但仍希望继续驾驶,医务人员可提供治疗帮助纠正这些功能障碍或损伤。然而,除了削弱驾驶能力的医疗状况的治疗,大多数医务人员没有能力制订或执行驾驶康复计划;往往转诊至专科医生处是有很大帮助的。

驾驶康复治疗 尽管很多老年司机可以从驾驶进修课程(如可从 www.aarp.org 网站上获得美国退休人士协会驾驶员安全方案)中获益,但大部分人需转诊至专门进行驾驶复健的职业治疗师处(称之为驾驶康复专家——联系当地康复机构找一位专家)。驾驶康复专家通常会做全面的驾驶评估,包括视力的临床测试,运动和认知能力同时也行道路评估。在道路评价中,专家乘坐老年司机驾驶的机动车评估不同路况时的实际驾驶能力。评估用的机动车应该配备允许专家控制的安全装置(如乘客侧的刹车)。这些专家还可以通过:

- 制订旨在提升运动能力或司机日常生活中的认知与感知的个体化康复计划提供帮助
- 提供适应性设备,如微调旋钮,以帮助单手转向或如手控等更复杂的设备
- 评估对康复计划的反应,向司机,其相关亲属及医生提供反馈,确定患者的驾驶能力对于继续驾驶是否足够或是否需要做驾驶限制
- 提供活动性咨询或关于交通方式选择的建议

在大部分州,康复驾驶评估的费用不在保险之内(美国联邦医疗保险或私人保险)可能是自付部分。

停止驾驶 如果老年司机否认或没有意识到他们的驾驶限制或者功能障碍对于治疗没有效果,医务人员可能需要更主动一些。在这些情况下,医务人员应该与患者或其家属讨论驾驶安全、可能终止驾驶、患者交通需要以及可选择的交通资源等相关问题。

医务人员需要平衡患者、行人、其他司机的安全的效益与社会孤立、功能状态加重、生活质量受损及临床抑郁的成本。对于一些患者(如那些严重痴呆的患者),终止驾驶的效益明显超过成本。

应讨论替代性交通选择的问题;不同的社区有所不同,与本地机构如阿尔茨海默病协会(www.alz.org)或美国汽车协会交通安全基金(seniordriving.aaa.com)联系,可获得最新信息。家属可获得关于与老年司机交流的出版物及线上信息。

驾驶资格的丧失一定程度上与保持独立性的摧毁相关。如果不能安排选择性的交通方式对于保持日常活动能力有显著的弊处。驾驶资格的丧失有时推动与家属同住或至辅助生活机构或退休社区过渡的需要。

申报制度 如果司机的功能受限或医疗状态提示终止驾驶,医务人员应该根据所在州的机动车部门的要求申报。申报法每个州各不相同。所有州都有自愿申报法,但一些州有强制申报法[见 The National Highway Traffic Safety Administration's (NHTSA) Physician Guide to Assessing and Counseling Older Drivers for state licensing requirements and reporting regulations,详情见 www.nhtsa.gov/people/injury/olddrive/OlderDriversBook]。大部分州,法例保护医务人员的匿名性或提供医务人员豁免权。诊所或机构内的法律咨询可能对申报政策和程序的发展是有益的。

在作报告前,医务人员应直接向患者及家属提出终止驾驶的建议,而不是单单提交一份报告。医务人员应尽一切努力说服患者配合限制驾驶。这种讨论应该包括为什么患者的局限性使得驾驶不安全,为什么医生有义务申报。

在一些情况下,医务人员必须上报功能局限性或医疗状态以说明这些与患者的意愿相左;这个动作往往有医患关系的负面影响。不仅如此,如果患者的驾驶缺陷可能危害公众安全,医疗信息可以合法地披露;不通知有关当局的医务人员可能对后续的伤害负法律责任。

338. 老年人的疾病和残疾预防

老年人,预防的重点主要在于疾病、衰弱、事故(即意外伤害)、医源性并发症和心理问题。并不是所有老年患者都能从每一项预防措施中获益。需要根据患者的一般情况选择预防措施:

- 健康:这些老年人很少或没有慢性疾病,功能上独立。疾病的一级预防和二级预防及虚弱的预防是这个群体最有利的措施
- 慢性病:这些人常有严重的不能治愈但可治疗的疾病,通

常功能上独立或少许依赖,常服用多种处方药物,偶尔因为慢性病的加重需要住院治疗。比起疾病的一级预防及医源性并发症和意外事故的预防,疾病的二级和三级预防以及衰弱的预防是优先关注事项

- 衰弱/综合因素:这些人通常有许多严重的慢性疾病,功能上依赖,失去生理储备功能。他们频繁住院,生活在公共机构里。对于他们而言意外事故和医源性并发症的预防是最重要的

一些预防措施是针对所有老年人的。比如运动能帮助健康或慢性病老年患者预防衰弱。对于衰弱的老年人,运动能帮助保持功能能力,降低意外事故的发生。流感疫苗的接种(每年)和肺炎球菌疫苗的接种(只需接种一次,除非高危患者)是有效的,便宜的预防措施,与降低发病率有关。

患者和护理人员问题 健康老年人至少每年见一次他们的初级保健医生,以确保完成疾病的一级预防和二级预防措施,包括筛查(表338-1,表338-2)及药物预防(如疫苗接种、阿司匹林,表338-3)。更多信息,请参阅美国预防服务工作组(USPSTF)的临床预防服务建议。

表 338-1 老年患者筛查推荐

检测的疾病	检查	频率	评价
腹主动脉瘤	腹部超声检查	65~75岁间检查一次	吸烟的男性:USPSTF B 类推荐
			不吸烟男性:C 类推荐
			女性:D 类推荐
虐待或忽视	询问虐待情况(如"是否与家人或家庭成员存在一些你想告诉我的事情?")	至少1次	对于所有老年患者:USPSTF I 类推荐
酒精滥用	酗酒筛查问卷(如 AUDIT、AUDIT-C)	每年	所有成年人,包括≥65岁:USPSTF B 类推荐
			对于≥65岁筛查为阳性的患者:USPSTF B 类推荐行简易行为辅导干预
			符合酗酒标准的患者:建议戒酒
认知功能障碍(如痴呆、谵妄)	认知功能障碍筛查工具(如 Mini-cog)	—	USPSTF I 类推荐
抑郁(严重抑郁症)	抑郁筛查问卷(如 PHQ-2)	每年	所有成年人,包括≥65岁:USPSTF B 类推荐‡
2 型糖尿病	血浆葡萄糖水平	每年	BP≥130/85mmHg 的所有人:USPSTF B 类推荐
			≥65岁人群:I 类推荐
			胆固醇水平接近治疗阈值的成年人:作为评估心血管风险的一部分筛查糖尿病
			联邦医疗保险覆盖:高血压、血脂异常或有高血糖史的患者每6个月筛选1次
血脂异常	空腹血清总胆固醇水平、LDL 和 HDL 胆固醇水平;甘油三酯可选	至少每5年1次	有冠状动脉疾病危险因素的≥45岁女性以及所有≥35岁男性:USPSTF A 类推荐
		对于有冠状动脉疾病、糖尿病或周围动脉疾病或曾有卒中的患者检查更频繁	联邦医疗保险覆盖:每5年筛查1次
跌倒风险	询问前一年有无跌倒以及行走或平衡障碍,站立走测试	每年	AGS 和 BGS 推荐
			对于社区居住的≥65岁跌倒风险增加的患者;USPSTF B 类推荐进行锻炼和维生素 D 补充
青光眼	眼压测量	每年	USPSTF I 类推荐
			联邦医疗保险覆盖:高危患者(有糖尿病或青光眼家族史、≥50岁黑人和≥65岁西班牙裔)每年检查1次
听力障碍	床头听力测试	每年	≥65岁的所有人:USPSTF I 类推荐检查

续表

检测的疾病	检查	频率	评价*
HIV	血清、血液或口腔液体的 HIV 检测	至少1次	15~65 岁的所有人和>65 岁 HIV 患者的危险因素:USPSTF A 类推荐
高血压	BP 测量	BP<120/80mmHg 的人至少每2年测量1次,BP 更高的人测量更频繁	≥18 岁的所有人:USPSTF A 类推荐
肥胖或营养不良	身高体重测量 BMI(kg/m²)计算§	至少每年	所有人:USPSTF B 类推荐
骨质疏松	双能量 X 线骨密度仪	最多每2年1次	对于所有≥65 岁的女性以及经 FRAX(骨折危险评估)骨质疏松性骨折 10 年风险≥9.3% 的<65 岁的女性:USPSTF B 类推荐
			联邦医疗保险覆盖:50 岁后每2年筛选1次,如果需要,可更频繁
甲状腺功能障碍(甲状腺功能减退或甲状腺功能亢进)	促甲状腺素水平	—	USPSTF I 类推荐
烟草使用	询问烟草使用	至少1次	USPSTF A 类推荐
			对所有有烟草使用的患者:戒烟辅导以及合适的药物治疗
视力障碍	Snellen 视力表检查	每年	≥65 的所有人:USPSTF I 类推荐

* USPSTF 推荐基于证据强度和净效益(利益减伤害):
A=强有力证据支持。
B=好的证据支持。
C=利弊相当,一般推荐。
D=证据反对。
I=证据不充分,不推荐也不反对。
联邦医疗保险覆盖:如果提供,需要列出。根据检查,患者可能需要支付共同支付部分和自付额。
‡ USPSTF 的建议只是系统性地检查以确保精确诊断、有效治疗和随访。
§ BMI≥25=超重;BMI≥30=肥胖。
AAOS,美国骨科医师协会;AGS,美国老年医学会;AUDIT,酒精滥用病症鉴定测试;AUDIT-C,简化的 AUDIT 测试;BGS,英国老年医学会;BMI,体重指数;NA,不适用;PHQ-2,患者健康量表-2;USPSTF,美国预防服务工作组。

表 338-2 老年患者肿瘤筛查推荐

检测的肿瘤	检查	频率	评价*
乳腺癌	乳腺 X 线检查	每2年1次	50~74 岁女性:USPSTF B 类推荐
			≥75 岁女性:USPSTF I 类推荐;AGS 建议继续随访直至预期寿命<10 年
			联邦医疗保险覆盖:每年筛查
宫颈癌或子宫癌	巴氏(Pap)检查(新方法的证据不足)	至少每3年1次	>65 岁女性:如果近期充足的筛查正常,并不是高危女性,USPSTF D 类推荐反对筛查
			良性疾病行全子宫切除术的女性:USPSTF D 类推荐行 Pap 检查
			AGS 和 ACS 建议如果最近2次检查正常,>70 岁的女性停止筛查(>70 岁从未筛查过的女性,仍应筛查,如2次间隔1年的检查正常,也可以停止筛查)
			联邦医疗保险覆盖:高危女性每1年筛查1次;其他,每2年1次
结肠癌	筛查检查(FOBT、乙状结肠镜检查、结肠镜检查)	—	50~75 岁的所有人:USPSTF A 类推荐
			对于 76~85 岁患者,USPSTF 反对常规筛查,(净收益非常小)C 类推荐
			>85 岁患者:USPSTF D 类推荐反对筛查

检测的肿瘤	检查	频率	评价*
	FOBT	每年	联邦医疗保险覆盖:每年 FOBT
	乙状结肠镜检查	每5年	有时使用 FOBT
			联邦医疗保险覆盖:每4年或结肠镜检后每10年进行乙状结肠镜检查
	结肠镜检查	每10年	联邦医疗保险覆盖:高危患者每2年1次,其他患者每10年1次(但不能在上次乙状结肠镜检4年内)
前列腺癌	PSA 测定	PSA 通常每1~4年检查1次	USPSTF 反对筛查 D 类推荐
	DRE		联邦医疗保险覆盖:每年 PSA 和 DRE 检查

* USPSTF 推荐基于证据强度和净效益(利益减伤害):
A=强有力证据支持。
B=好的证据支持。
C=利弊相当,一般推荐。
D=证据反对。
I=证据不充分,不推荐也不反对。
联邦医疗保险覆盖:如果提供,需要列出。根据检查,患者可能需要支付共同支付部分和自付额。
ACS,美国肿瘤协会;AGS,美国老年医学会;DRE,直肠指检;FOBT,粪隐血试验;PSA,前列腺特异性抗原;USPSTF,美国预防服务工作组。

表 338-3 老年患者药物预防和免疫接种

预防的疾病	措施	频率	评价*
动脉粥样硬化性心血管疾病(冠心病、卒中)	阿司匹林	每天	如果 MI 风险超过 GI 出血风险的 45~79 岁男性,以及缺血性脑卒中风险超过 GI 出血风险的 55~79 岁女性:USPSTF A 类推荐
			>80 岁患者:USPSTF I 类推荐
			合适的剂量不明确(但是 75mg,qd 口服和更高剂量一样有效且 GI 出血风险更小)
流感	免疫接种	每年	所有人:CDC 推荐
			联邦医疗保险覆盖:在流感季节免疫接种 1 次
肺炎球菌感染	免疫接种	65 岁时	≥65 岁的所有人:CDC 推荐(也推荐如果患者≥65 岁,既往免疫接种≥5 年,<65 岁进行过基础免疫接种的人再进行一次接种)
			联邦医疗保险覆盖:免疫接种一生 1 次(重复接种覆盖根据患者的状态决定)
破伤风	免疫接种	每10年	≥65 岁的所有人:CDC 推荐按照补种时间表,或者从未接种疫苗的人,接种初级疫苗系列
带状疱疹	免疫接种	60 岁时	≥60 岁的所有人:CDC 推荐免疫接种 1 次,不论既往带状疱疹或水痘病史

* USPSTF 推荐基于证据强度和净效益(利益减伤害):
A=强有力证据支持。
B=好的证据支持。
C=利弊相当,一般推荐。
D=证据反对。
I=证据不充分,不推荐也不反对。
#联邦医疗保险覆盖:如果提供,需要列出。根据检查,患者可能需要支付共同支付部分和自付额。
‡A 型流感高危人群(如在院舍暴发流感时期),在接种疫苗时开始服用奥司他韦或扎那米韦,持续 2 周。
CDC,疾病预防和控制中心;USPSTF,美国预防服务工作组。

美国联邦医疗保险涵盖了全面的"欢迎加入美国联邦医疗保险计划"的预防性体格检查,必须是加入 B 部分 12 个月内者可参加,此后每 12 个月进行一次。

常规锻炼(参见第 2859 页)和健康饮食(表 338-4)能帮助预防或推迟虚弱及许多疾病,也能作为其他疾病的预防措施(表 338-5)。慢性病患者应该学习他们的疾病及治疗计划,护理人员也应如此。定期身体检查,及时报告症状变化能帮助减轻能导致住院及功能下降的严重疾病的恶化。

虚弱患者的护理人员必须认真完成家庭安全检查列表,及时改正可能存在的任何潜在问题来预防意外事故的

表 338-4 预防衰弱的营养推荐

措施	定义	理由
低脂饮食	脂肪限制在 20g/d 以内,包括 6~10g 多不饱和脂肪(包括比例相等的 ω-3 和 ω-6 脂肪酸),≤2g 饱和脂肪,其余为单不饱和脂肪	降低心血管病风险
	一些健康油的来源:油性鱼(金枪鱼、鲑鱼、鲭鱼、鲱鱼),一些植物油(亚麻籽、油菜子、大豆)、亚麻籽和胡桃	

续表

措施	定义	理由
低钠饮食	合适的摄入水平不详,但一些证据支持减少摄入至2.3g/d	在一些人中降低BP
高钙饮食和钙补充	对于老年人,1 200mg/d(大部分美国人饮食仅包含500~700mg/d)	帮助维持骨质密度,减少骨折风险
足量的维生素和矿物质摄入	大量补充蔬菜水果	维生素D,防止骨质流失、跌倒、骨折
	伴随正常或低钙饮食的维生素D补充(≤70岁患者至少600IU/d,>70岁患者800IU/d)	可能预防多种慢性疾病
高纤维饮食	通过蔬菜、水果、谷物获得最佳	可预防结肠癌
		对血脂有有利影响
适度饮酒	大约30ml/d(1oz/d)酒精(超过即有害)	可降低心血管病风险

表338-5 帮助预防常见慢性疾病的生活方式

措施	疾病举例
戒烟	动脉硬化性心血管病(冠状动脉疾病、卒中),肿瘤,COPD,2型糖尿病,高血压,骨质疏松
理想体重的实现和维持	动脉硬化性心血管病(冠状动脉疾病、卒中),2型糖尿病,高血压,骨关节炎
减少饮食中饱和脂肪、避免反式脂肪	动脉硬化性心血管病(冠状动脉疾病、卒中),2型糖尿病,高血压
增加水果、蔬菜和纤维的摄入	动脉硬化性心血管病(冠状动脉疾病、卒中),肿瘤(可能),高血压
增加有氧运动	动脉硬化性心血管病(冠状动脉疾病、卒中),肿瘤
减少饮食中钠的摄入	动脉粥样硬化性心血管病(冠心病、卒中),高血压
减少腌制或烟熏食物的摄入	肿瘤
最少的辐射和阳光暴晒	肿瘤
肌肉的加强和伸展	骨关节炎
适度的体力活动	骨关节炎
充足的钙和维生素D的摄入以及阳光照射	骨质疏松
定期负重锻炼	骨质疏松
限制咖啡因的摄入量	骨质疏松
限制酒精的摄入(到1个酒精单位/d)*	骨质疏松

*1个酒精单位=1罐355ml(12oz)啤酒,一杯150ml(5oz)红酒,45ml(1.5oz)蒸馏酒。

发生。护理人员应该注意到老年患者哪怕是轻微的功能改变,并及时向健康护理人员报告。如果患者有多个未满足的需求,尤其伴随功能下降时,护理人员应该考虑寻求老年人跨学科团队的帮助。

老年人的疾病预防

一级和二级预防

一级预防旨在疾病发生前终止其发展,可通过减少或降低危险因素达到效果。一级预防可包括免疫预防(免疫接种)、药物预防(表338-3)和生活方式改变(如通过宣教)(表338-5)。二级预防中疾病已经发生,处于早期治疗阶段,在症状出现或功能丧失发生前,降低发病率和死亡率。

筛查是一级或二级预防措施。可用于检测危险因素(表338-1,表338-2),可以改变并预防疾病的发生,也能在无症状患者中检测疾病,这部分患者可以早期得到治疗。

三级预防

在三级预防中,已经存在症状,通常慢性病可以通过合适的治疗措施预防进一步功能丧失。疾病管理可以通过使用特定疾病的实践指南或规范来提高。集中疾病管理方案已经制订:

- 特定疾病的保健管理:一名受过专门训练的护士,初级保健医生或老年病医生,按照规范进行医疗保健工作,安排支援服务,并教导患者
- 慢性保健诊所:患有相同慢性病的患者在同一个小组内接受健康教育,由保健医生定期随访。这种方法能帮助糖尿病患者更好地进行血糖控制
- 专科治疗:很难稳定的慢性病患者至专科治疗。这种方法的效果最好,需要专科医生和初级保健医生协作

有以下慢性病的患者,这些疾病在老年人中很常见,通过三级预防可以得到很大的好处。

关节炎 关节炎(主要为骨关节炎,RA不太常见)影响着大约一半的≥65岁的老年人。它会导致行动不便,增加患骨质疏松症的风险,有氧运动和肌肉运动失调,跌倒以及压疮。

骨质疏松 检测骨密度,在导致骨折之前发现骨质疏松症。Ca和维生素D的补充,如果需要,戒烟可以帮助预防骨质疏松进展,治疗能预防新的骨折。

糖尿病 高血糖,特别是当糖化血红蛋白(HbA_{1c})>7.9%至少7年,增加视网膜病变、神经病变、肾病和冠状动脉疾病的风险。血糖治疗目标应根据患者的情况,并发症和预期寿命进行调整。例如,适当的HbA_{1c}目标可能是

- 健康的糖尿病老年患者的预期寿命>10年:<7.5%
- 有并发症,平均寿命<10年患者:<8.0%
- 预期寿命有限的虚弱患者:<9.0%

糖尿病患者的高血压和血脂异常控制是特别重要的。

在每次随访过程中患者的教育及足部检查能预防足部溃疡。

血管疾病 有冠状动脉疾病、脑血管疾病或周围血管疾病史的老年患者致残事件的发生风险较高。风险能通过

积极的危险因素(如高血压、高血脂、吸烟、糖尿病、肥胖、心房颤动)管理而降低。

心力衰竭 心力衰竭的发病率在老年人中显著升高,死亡率也高于许多肿瘤。合适的积极的治疗,特别是对于收缩功能不全的患者,能减少功能衰退、住院率及死亡率。

慢性阻塞性肺疾病(COPD) 戒烟、合理使用吸入器和其他药物,关于节能性呼吸形态的患者宣教可以减少导致住院的COPD加重的次数和严重程度。

衰弱预防

衰弱是生理储备的降低,使得人们容易由轻度的应激即造成残疾。常见的衰弱特征包括乏力、活动功能减慢、体重减轻、肌肉萎缩(肌肉减少症)、运动不耐受、频繁跌倒、行动不便、大小便失禁以及慢性病的频繁加重。

为预防或减轻衰弱,已给出运动(参见第2859页)和健康饮食(表338-4)建议。定期参加有氧运动(如散步、游泳、跑步)的老年人能寿命更长,比久坐的老年人功能下降得少。情绪和认知功能也可能得到改善。重量训练能帮助增加骨量,减少跌倒和骨折的风险。健康的饮食习惯能预防或降低导致衰弱的包括乳腺癌、结肠癌、骨质疏松、肥胖和营养不良在内多种疾病的风险,也能降低发病率和死亡率。

老年人意外事故预防

跌倒:老年人很容易因为跌倒(参见第2553页)受伤。跌倒预防项目,包括锻炼(需要/不需要物理治疗),维生素D补充,应该在跌倒高危人群或已经发生过跌倒的人群中实施。

驾驶危害 应提醒所有的老年人,使用大腿和肩部安全带,以避免驾驶时受到酒精或精神药物的影响。

对于老年人,因为年龄相关的变化和老年人常见的状态,驾驶过程中伤人伤己的风险较年轻成年人高(参见第337节)。驾驶能力应该用进一步的问题进行调查,对于下列任何情况做正规评估:
- 视力不佳
- 痴呆
- 颈部或躯干运动功能显著减退
- 运动协调差
- 运动迟缓

同时,家属或朋友对患者驾驶能力的关心,应对此及时作出进一步调查和评估。

驾驶能力的正式评估可由职业治疗师完成(参见第2571页)。许多州的法律规定医生报告怀疑驾驶能力下降的司机。因为可能威胁到人身安全,当保健医生发现时必须建议其停止驾驶,这种敏锐度是必需的。

居家风险 家中可能存在多种危害风险。比如,有周围神经病变的人接触过热的水时烫伤风险升高;可通过将热水器的温度调至<49℃降低风险。痴呆患者使用电器和燃气设备是特别危险的;家电报警和自动关闭功能可以他们有帮助。应安装和维护烟雾和一氧化碳探测器。枪支应安全存放或从家中移除。

所有患者及其护理人员可通过制订一份家庭安全检查表的方法识别危险。理疗师和职业治疗师可通过对患者的家访评估其安全性。

老年人医源性并发症预防

老年人较年轻人医源性并发症更常见也更严重。这些并发症包括药物不良反应(包括相互作用)、跌倒、院内感染、压疮、谵妄和手术相关并发症。预防通常是可行的。

危险因素

预防的第一步是确定患者是否属于高危。危险因素包括以下方面。

多种慢性疾病 所患慢性疾病越多,一种疾病的治疗加重另一种疾病的风险就越大。比如,用NSAID治疗关节炎可能加重心力衰竭、冠状动脉疾病或慢性胃炎。

多个医生 有多个医生可能导致未经协调的护理和多重用药。每次一个医生看诊一个常见疾病患者同时咨询多个医生的意见是很困难的。因此患者的治疗方案经常在没有查询其他医生的处理意见的情况下频繁被更换,从而增加了医源性并发症的风险。

多种药物(多重用药)和不恰当用药 同时服用多种药物以及同时合并多种慢性疾病显著增加了药物间不良反应或药物-疾病相互作用的风险(参见第2542页)。这些相互作用的风险增高在营养不良或肾衰竭患者尤为显著。此外,某些药物在老年人中发生不良反应的风险特别高(参见第2546页)。

住院治疗 由于住院引起的风险包括医院获得性感染、多重用药和输血反应。痴呆或行动不便(如手术后)住院患者医源性并发症风险高。

医疗操作可能也会导致医源性并发症。包括瓣膜置换术后突然死亡或MI,颈动脉内膜剥脱术后发生脑卒中,输血输液后的体液潴留,人工生命支持造成的不必要生命延长,可能延长生命的CPR术后的缺氧性脑病。

预防

可以防止医源性并发症的干预措施包括以下内容。

保健管理 保健管理人员协助保健医生之间的沟通,确保能提供所需的服务,防止重复服务。保健管理人员可受聘于医生团体,美国联邦医疗保险计划,社区或政府组织。衰弱患者能从病例管理中获益。

老年医学跨学科的团队 老年人跨学科团队(参见第2578页)评估所有患者的需要,制订相互协作的护理计划,管理(或与初级保健医生一起协同管理)健康。因为这种干预是资源密集型,最好保留给非常复杂的病例。

药剂师咨询 药剂师可以帮助防止多重用药和药物使用不当造成的潜在的并发症。

老年人急救(ACE)病房 这些病房与医院病房签订协议,以确保在潜在的医源性问题发生之前对老年患者做彻底的评估,如发生问题,作适当的处理。

预先指示 鼓励患者准备预先指示(参见第2888页),包括指定委托人作出医疗决定。这些文件可以帮助不能自已说话的危重患者避免不必要的治疗。

老年人的心理问题预防

抑郁症在老年人中相当常见，因此建议行抑郁筛查。筛查相对较容易；一些工具并不需要医生监管。对于感觉孤独或孤立的患者，社会工作者协助增加社会联系能预防发病延迟死亡。对于抑郁的患者，需要合适的咨询干预或药物治疗。

自我价值感可促进健康。应鼓励患者保持生产力，从事休闲活动，保持或发展与他人的情感联系。这些行为能提升自我价值。建议参与能确定社会联系感的活动，如养宠物，做家务或做志愿者工作，可能有助于预防心理问题和身体残疾。

339. 老年人保健的提供

因为老年人往往有多种疾病，并可能有社会或功能问题，他们使用着大量不成比例的医疗资源。在美国，≥65岁人群占了：

- \>40%急症住院天数
- \>30%处方药物和OTC药物购买量
- 3 290亿美金或几乎44%的美国卫生预算
- \>75%的美国联邦政府卫生预算

老年人可能有多个医疗保健人员，从一个卫生保健机构转至另一个卫生保健机构。提供一致性的跨不同保健机构的综合保健，也称为保健的连贯性，对老年患者尤为重要。初级保健医生、专科医生、其他医疗保健人员与患者及其家属间，特别当患者在两个机构之间转诊时，沟通至关重要，以确保患者能在所有机构中得到适当的照顾。电子健康档案可以帮助促进沟通。

卫生保健机构 以下机构可提供卫生保健：

- **医生办公室** 最常看医生的原因是急慢性病的常规诊断与处理，健康促进和疾病预防，术前或术后评价
- **患者的家** 家庭护理（参见第2579页）是出院后最常使用的，但是住院并不是先决条件。此外，目前数量比较少，但在不断增加，部分医疗保健从业者在患者家中解决患者急性和慢性的问题，有时为终末期患者提供服务

长期照护机构 这些机构包括辅助生活机构（参见第2586页）、寄宿护理机构（参见第2586页）、疗养院（参见第2583页）和生活护理社区（参见第2586页）。患者是否需要长期护理机构的照顾部分取决于患者的愿望和需要以及家庭满足患者需要的能力。

日间照护机构 这些机构提供医疗、复健、认知和社会服务，每天服务数小时，一周服务数天。

医院 只有严重疾病的老年患者应该住院（参见第2580页）。住院本身因为环境封闭、行动不便、诊断性检查和治疗对老年患者来说是增加风险的。

临终关怀 临终关怀对垂死之人提供保健护理（参见第2855页）。目标是缓解症状，使患者舒适而不是治愈疾病。可以在家中、疗养院或住院机构提供临终关怀。

一般情况下，应该使用适合患者需要的最低、限制最少的保健。这种方法可以节省财政资源，也有助于保持患者的独立性和功能性。

老年病跨学科团队

老年跨学科团队由能提供协调，有共同确定的目标、共享资源和责任的整合性保健的不同学科的医务工作者组成。

不是所有老年患者都需要正式的老年跨学科团队。然而，如果患者有复杂的医疗、生理和社会需要，这个团队在评估患者需要、设计有效的保健计划方面比单独工作的医务人员更有成效。如果没有跨学科保健，可由一位老年病学专家或经验丰富的有志于老年医学的初级保健医生的管理。

跨学科团队的目标在于：

- 患者可以安全简单地从一个保健机构转移至另一个保健机构，从一个医生处转至另一个医生处
- 针对每个问题由最有资格的医生提供保健服务
- 这种保健是不能复制的

为了设计、监测或修改保健方案，跨学科团队必须公开、自由、定期地沟通。核心团队成员必须合作、信任和尊重其他成员的贡献，并协调保健计划（如通过委派、共享责任制，共同实施）。团队成员可以在同一地点一起工作，使得沟通更加随意和迅速。

团队中主要包括医生、护士、药剂师、社会工作者，有时包括营养师、物理和职业治疗师、伦理学家或临终关怀医师。团队成员需要有老年医学知识，与患者熟悉，有团队奉献精神和良好沟通能力。

为了有效地发挥作用，团队需要正式的编制。团队应为自己设定目标完成的期限，定期举行会议（讨论团队编制，过程和沟通），不断监测进展情况（使用提高质量的措施）。一般情况下，团队的领导应该是根据患者的需要轮换的；保健的主要提供者报告患者的进展。比如，如果主要关注的是患者的医疗问题，医生应该主持会议，将团队介绍给患者及家属。医生决定给予患者什么样的医疗条件，通知

团队（包括鉴别诊断），解释这些条件如何影响保健效果。将团队的投入纳入医嘱中。医生必须记录下团队进程商议通过的医嘱，并与患者、家属及照护者讨论团队的讨论意见。

如果没有可用或实用的一个正式编制的跨学科团队，可用虚拟团队。这种团队通常有初级保健医生率领，由资深护士、护理协调员或病史管理者组织管理。虚拟团队使用通讯技术（如手持设备、电子邮件、视频会议、电话会议）与社区内或一个保健机构中的队员沟通合作。

患者和护理人员参与 医疗团队成员必须视患者和照护者为活跃团队成员——如按以下方式：
- 如果合适，患者及照护者应参加团队会议
- 应该向患者询问，帮助设定团队目标（如预先指示，临终保健）
- 患者和照护者应该参与药物治疗、复健、饮食计划和其他治疗的讨论
- 应该询问患者的想法和选择偏好，因此，如果患者不愿使用某种药物或改变某些饮食习惯，可以作出相应的修改

患者与医务工作者应该诚实沟通避免不发表意见及同意每一个建议。需要将认知障碍患者应纳入决策制订中，医务人员调整自己的沟通能力以便让患者理解。作出医疗决策（参见第2818页）的能力是特定于每一个医疗情况而言；不能决策复杂问题的患者仍可以决策不那么复杂的问题。

照护者，包括家属，基于患者的习惯和生活方式，帮助确定现实和不实际的愿望。照护者也能指出他们能够提供什么样的支持。

家庭卫生保健

通常当患者需要监测、调整用药，换药或做局部理疗时提出家庭卫生保健。家庭卫生保健通常用于：
- 出院后（急病后护理），尽管住院病并不是先决条件，尤其是对于老年人而言

家庭卫生保健也能用于：
- 每年需要住院很多天的患者（医疗复杂照护）
- 严重功能障碍的医疗情况稳定的患者（长期照护）
- 有时患者有急性或慢性的问题
- 有时患者濒死状态（临终关怀护理）

现在越来越多地使用家庭卫生保健来满足长期照护需求。家庭卫生保健，可以使23%的患者免于安置护理之家，家庭保健助理和有经验的护理人员定期随访，比机构照料价格便宜。

由机构提供家庭卫生保健，其所有权、规模、位置及服务可能不同。一些经过认证。机构认证必须满足州许可要求及美国联邦政府参加美国联邦医疗保险的条件。这些机构提供转诊医生指导下经验丰富的护理服务。护士在医生的监督下提供服务，当护理需求改变时，医生会与护士协商。在家照顾患者需要与医务人员的沟通，以确保患者维持功能水平如预期好转。患者或照护者需要将患者的病情变化及时报告给护士或医生，以确保患者得到合适的监测。

家庭卫生保健可以提供医疗和非医疗服务（表339-1）。

表339-1 家庭卫生保健提供的服务

类型	具体服务
医疗	护理
	熟练的专业和准专业护理
	临终关怀和短期护理
	耐用医疗设备（如便桶、轮椅、助行器）
	静脉治疗
	透析
	肠内外营养
	呼吸机支持
	诊断过程（如X线、ECG、血液检查）
非医疗	个人护理（如帮助洗澡、洗头、协助上厕所和更衣）
	家政服务
	个人应急反应系统
	报警装置
	安全监控
	食品方案（如上门送餐服务）

报销 尽管大多数人情愿留在家中，其中只有少数严重的慢性疾病患者能够负担得起全面的家庭卫生保健。美国联邦医疗保险能覆盖一些卧床患者的家庭卫生保健服务，但是它也有一定的要求，这取决于美国联邦医疗保险的选择（参见第2558页）。一些私人保险公司能为非卧床患者覆盖一些家庭卫生保健服务（如静脉输注服务）。

当患者的保健需第三方报销，医生必须证明患者需要家庭卫生保健，对于美国联邦医疗保险的患者，患者必须满足美国联邦医疗保险对家庭保健的要求。美国联邦医疗保险需要家庭卫生保健机构告知患者哪些服务是可以报销的。经详细评估[居家照护评估表（OASIS）]当患者符合美国联邦医疗保险要求时由注册护士或治疗师完成家庭卫生保健服务。目前，第三方支付为控制成本越来越多地限制个人服务。家庭卫生保健机构直接由美国联邦医疗保险、美国联邦医疗补助或私人保险公司报销。

老年人日间护理

日间照护提供一周数天一天数小时的医疗、复健和认知支持服务。日间照护机构能提供特定的核心服务：交通、营养和娱乐社会活动计划。美国只有2 900个日间照护项目，而有>16 000个护理之家。大部分日间照护项目比较小，平均容纳20名客户。

有几个模式：
- **日间病房**：这个模式强调复健或深切专业的照护。专为急性疾病（如卒中、截肢、骨折）患者恢复而设。整个计划有限定的疗程（6周~6个月）。因为医患比高所有花费很高
- **维护**：这种模式是与体育锻炼相结合的有限的专业照护（筛查和监测慢性疾病）目标是防止恶化，尽可能长时间保持或改善患者的功能，提高自身形象，消除生活的单调，防止慢性病的加重，防止孤独、孤立感和自闭。维护计划提供长期照护，成本低于日间医院计划
- **群体**：这个模式提供咨询、群体治疗和认知再训练。可能与为有不同精神社会需要的老年人提供照护的耆英中心或为痴呆或精神疾病患者提供照护的精神卫生中心类似

计划越来越多地受到坐轮椅或大小便失禁患者的欢迎；然而这些患者不能有社会破坏性。照护可以是长期的，也可以限定疗程的。

除了提供所需的医疗照护，这些机构也能提供短期照护。可以帮助延迟或避免患者入住护理之家。

报销　美国联邦医疗保险不能报销日间照护服务。资金通常来自美国老年人法、美国联邦医疗补助豁免计划、长期美国联邦医疗保险或私人资金。一些中心使用捐赠资金补贴交通和变动费用区间，以配合援助患者的经济需要。

短期照护

短期照护由替代照护者提供临时照顾，为常规照护者提供帮助。美国超过50%的州有短期照护。这个项目可能在不同地方提供帮助：
- 由短期照护机构或家庭保健机构在家中提供照护
- 由成人日间照护中心、短期服务合作社或独立的短期机构在社区提供照护
- 在长期护理机构（如寄宿照护机构或护理之家）
- 在医院

护理的时间不等（如限制每一自然年最多28日）。
支持来源于美国联邦医疗补助（几乎50%），赠予（25%）和私人资金（25%）。

老年人和医院照护

医院照护提供急诊医疗照护、诊断性检查、深切治疗或手术，可能需要或不需要住院。老年人比年轻人更多地使用医院；他们从急诊室入院的比例和住院天数也高于青壮年患者；住院期间他们使用了更多的资源。

急诊科照护

2011年，约20%的65~74岁患者和27%的≥75岁患者至少看过一次急诊（ED）。老年患者病情容易加重。超过40%的急诊就诊老年患者最终住院治疗；6%入住重症监护病房。超过50%处方新的药物。老年人可能将ED作为初级保健的替代，可能因为没有从初级保健医生处得到足够的照护转而至急诊治疗。ED就诊往往是由于虚弱老年患者的社会结构崩溃造成的——如他们的照顾者不在或生病导致患者叫救护车，而不是去他们的医生的诊室就诊。然而，在很多情况下，他们急诊就诊的原因就是由于真正的紧急状况。

至ED就诊可能给老年患者带来了更多的压力，因为那里通常没有为他们而设的特别环境条件（如安静的房间，位置较低的床位，额外的枕头，间接照明）。

因为老年患者没有清晰明了或典型的疾病症状体征，对其评估常花费更长时间，需要更多的诊断性检查（参见第2537页）。例如，>80岁的患者，MI表现为胸痛的<50%。相反，老年患者可能通常会主诉虚弱或没有感觉。

一些不明显的原因（如多重药物，药物不良反应）可能影响患者的临床表现。比如，跌倒可能是由于虐待老人，药物不良反应（如过量），家庭危害，生理问题（如视力低下），抑郁或慢性酗酒引起的。药物不良反应至少占到老年人住院原因的5%。

ED就诊的老年患者中30%~40%存在认知功能障碍，但从未诊断过痴呆；其中10%伴有未被识别的谵妄的认知功能障碍。如有提示迹象（如老年患者有对人物、地点、时间的定向功能障碍），应在ED行标准认知功能评价（参见第1630页）。然而，标准认知功能评价对于ED就诊的任何老年人都是合适的。认知功能障碍影响患者病史的可靠性，和诊断一样，增加住院期间谵妄风险，做治疗决策时也必须充分考虑到这点。知道近期认知功能障碍是否发作有助于确定是否需要在ED对患者作充分的评估。近期认知功能障碍发作可能提示败血症、隐匿性硬膜下出血或药物不良反应。

在ED也应评估自杀风险、跌倒风险、大小便失禁、营养免疫状态，以便后续治疗的跟进。

医生之间的沟通　ED医生与患者、照护者、初级保健医生、长期照护机构职员间的良好沟通能大大提升复杂疾病患者的预后。预先指示应该及时清晰地传到给急诊室医务人员。从患者私人医生处得到的基准信息有利于ED的评估和治疗决策的制订。给患者初级保健医生的报告里即便再轻的损伤（如踝关节扭伤，Colles骨折）也应该描述，因为这种损伤能显著影响功能能力和独立性。

处置　出院规划可能是复杂的，因为急性疾病或损伤在老年患者中更多地引起功能障碍（如患者在家没有良好的支持照护，简单的踝关节扭伤可能会致残）。通过将护士、社会工作者和初级保健医生参与到出院规划中，来提升出院规划的内容质量。出院规划应包括以下内容：
- 功能性状态评估（参见第2530页）
- 对于ED评估发现的问题（如抑郁、酗酒、功能状态不佳）的治疗决策
- 确定患者是否能获得以及按照指示服用药物，是否能在后续的照护中获得这些药物
- 评估照护者的能力（如是否需要短期照护服务）

许多老年患者经急诊评估后住院治疗。

偶尔也有老年患者被不愿意带他们回家或将其遗弃在

医院的照护者送至 ED。

住院

占用医院床位的近一半成年人≥65 岁；这个比例随着人群年龄的增长不断升高。在美国，医院照护消耗>1 000 亿美元/年的美国联邦医疗保险费用，占医疗卫生开支的 30%。

住院可能夸大年龄相关的生理变化增加发病率。

只有病情严重不能在其他地方得到合适照护的老年患者需要住院治疗。住院本身因为环境封闭、行动不便、诊断性检查和治疗(特别是治疗方案的改变)对老年患者是增加风险的。当患者住院或出院，很有可能添加或改变药物，导致更高药物不良反应方式的风险(参见第 2542 页)。住院的治疗可能是非人性化或没有人情味的。急性病住院照护只需持续到患者可以顺利过渡到家庭照护、专业照护机构或门诊康复计划即可。

尽管生理年龄是比实足年龄更重要的预测因子，但随着年龄增加，住院的预后仍可能越来越差。因为择期手术(如关节置换)住院的患者预后较因严重疾病(如多脏器功能衰竭)住院的患者好。

大约 75%≥75 岁入院时功能上独立的患者出院时功能并不独立；15%≥75 岁的患者出院后需专业护理机构照护。现在急症住院后亚急症照护和专业护理机构的紧密衔接，缩短了急症住院时间的趋势，也许可以解释为什么这个比例这么高。然而，即便疾病是可以治疗的或并不复杂，患者也不能恢复到住院前状态。

改善预后 以下决策可以帮助减少功能衰退，改善老年患者的照护：

- **老年跨学科团队**：确定和满足老年患者的复杂要求，监测预防在老年人中常见的以及可能导致住院期间发展或恶化的问题(参见第 2579 页)
- **主要照护护士**(一个护士日夜负责一个特定患者)：监督团队保健计划，监测护理和医学照护的反应，向患者、工作人员和家属宣教
- **医院环境的改变，通常由护士完成**：将有攻击性的患者移至护士站近的房间或为患者更换室友
- **家属的入室护理计划**：提供更好的一对一照护，减轻照护任务工作人员的压力，安抚患者的焦虑(特别当患者谵妄或痴呆时)，鼓励家属参与到患者的恢复中来
- **医务人员的良好沟通**：避免错误以及诊断过程和治疗的重复(特别是药物)
- **药物治疗的文档记录**：阐述每一种新药的适应证，保留每日处方和收到药物的清单，以避免使用不必要的药物，预防药物相互作用
- **预先指示**：记录患者医疗保健委托人及医疗保健的选择(参见第 2888 页)
- **早期活动以及参与功能活动**：为了防止由于疾病及住院期间活动减少引起的体质下降
- **出院规划**：确保继续得到合适的照护

- **老年人急性病照护(ACE)单位**：通过使用上面列出的策略，为住院老年提供有效的护理

预先指示，如果已经准备，应该尽可能带至医院。在急症住院期间，医生应该再次确认这些选择。如果指示没有记录，医生应该尽一切努力确定患者的意愿。

住院期间特别是手术后护理(参见第 2815 页)，需要对老年人中常见问题进行特别考量；许多问题可以通过 ELDE-RSS 的缩写来记忆(表 339-2)。住院期间，老年患者频繁经历夜间混乱(日夜颠倒)，没有明显外伤的骨折，跌倒或无法行走。住院可能导致或加重营养不良、压疮、大小便失禁、粪便嵌塞、尿潴留。这些问题都会延长恢复时间。

表 339-2 ELDERSS：住院老年患者的重要问题

缩写	问题
E	吃(营养状态)
L	洞察力(精神状态)
D	限制照护的指示(如不复苏)
E	消除(大小便失禁)
R	复健(因为卧床休息的影响所以需要)
S	皮肤健康(预防治疗压疮)
S	社会服务(出院规划)

药物不良反应

因药物不良反应住院的比率老年患者(=17%)是青壮年患者(=4%)的 4 倍。这些效应的原因包括：

- 多重药物
- 药代动力学和药效学的年龄相关改变
- 住院期间或出院时药物的变动(有意或无意)(参见第 2542 页)

预防 保留每天处方和收到的药物清单能帮助预防药物不良反应和药物相互作用。

因为药物的分布、代谢和消除在老年患者中变化很大，应做到以下几点：

- 药物剂量应该小心调整
- 剂量调整时对于肾脏排泄药物计算肌酐清除率
- 测量血药浓度
- 观察患者反应

应该避免在老年人中使用某种药物或某类药物(参见第 2546 页，表 332-5)。因为可能发生快速耐药，使跌倒和谵妄的风险增加，催眠药物应使用最小剂量；在用药之前应先应用改善睡眠的措施(参见第 1791 页，表 236-5)。如果用药是必需的，短效的苯二氮䓬类药物通常是最佳选择。抗组胺药物有抗胆碱能作用不能作为镇静剂使用。

卧床休息的影响

住院期间长时间卧床可能导致健康下降，而长时间卧床很多都是不必要的。不活动具有以下影响：

- 完全不活动，肌力每天下降 5%，增加跌倒的风险
- 限制活动，向挛缩方向发展，肌肉缩短，关节周围和软骨

联合结构变化(腿部变化最迅速)
- 有氧代谢能力显著下降,大大降低最大 O_2 摄取
- 骨质流失(脱钙)加速
- 深静脉血栓的风险增加

即使只有几天卧床休息,生理储备降低但仍功能独立的老年患者也可能失去独立能力。即便这种功能丧失是可逆的,复健仍需要广泛、昂贵的、相对长时间的干预。

老年患者,卧床的椎体骨质流失速度是青壮年患者的50倍。卧床10日的损失需要4个月才能恢复。

预防 除非有特别的原因禁忌,仍应鼓励活动(特别是行走)。如果行走需要辅助,治疗师可能在计划的时间提供帮助。然而,医生、护士和家属也应该全天协助患者行走。医院的医嘱应该强调活动的需要。

如果制动是必需的或因为长期患病导致,除非有禁忌,应采取措施防止深静脉血栓形成。

通常需要复健。复健的现实目标基于患者住院前的活动水平和当前的需要。

跌倒

年龄相关的改变(如压力感受器不敏感,体内水分和血浆容量的减少)有直立性低血压的发展趋势。这些改变加上卧床的影响、镇静药物的使用和某些降压药物的使用增加跌倒(和晕厥)的风险。

在住院的老年患者中,>60%的跌倒发生在浴室;通常患者撞到硬物。一些患者从病床上起身时跌倒。患者睡在陌生的床上,处于陌生的环境中很容易感到混乱。尽管床栏可以帮助提醒患者,在试图起床时寻求帮助,但患者亦可能攀爬床栏,导致患者跌倒。

预防 通常情况下,应将床栏除去或放下。最佳的替代方式使用物理或化学的约束去识别、仔细分析并修改或更正跌倒(包括躁动)的危险因素,在危险存在时密切观察患者。使用矮床,并保持房间和走廊的路面整洁也有助于减少跌倒的风险。

大小便失禁

>40%的≥65岁住院患者发生小便或大便失禁,通常发生在住院当天。原因包括:
- 不熟悉的环境
- 上厕所的路径混乱
- 妨碍行走疾病
- 床太高
- 床栏
- 如静脉输液管路、鼻导管氧气管路、心电监护和导管等设备的阻碍
- 精神活性药物可减少需要的感知,抑制膀胱或肠道功能或妨碍行走
- 药物可导致尿失禁(如抗胆碱能药物和阿片类药物,造成溢出性尿失禁;利尿剂导致急迫性尿失禁)

便盆可能会不舒服,特别是对于手术后或慢性关节炎的患者。老年痴呆症或神经性疾病的患者可能无法在需要如厕帮助时使用呼叫铃。

粪便嵌塞、消化道感染(如难辨梭菌性结肠炎)、药物不良反应、流质营养补充可能导致无法控制的腹泻。

合适的诊断和治疗,大小便的控制力是可以重建的。

精神状态改变

老年患者因为有痴呆、谵妄、抑郁或混合情况,容易意识混乱。然而,医务人员必须了解混乱可能由其他原因引起,需要彻底的评估才能发现问题。

意识混乱可能源于特定的疾病(参见第1655页,表221-2)。但由于医院环境加重急性疾病本身以及年龄相关的认知改变,使其可能发生或恶化。比如,没有佩戴眼镜和助听器的老年患者可能会在一个安静、昏暗的病房中迷失方向。患者也可能因为医院的流程与安排(如频繁在陌生的环境和房间中醒来)、精神活性药物的影响和手术或疾病的压力变得混乱。ICU中,由于持续的光线和噪音,可导致躁动、偏执和身心疲惫。

预防 让家属带来患者未戴的眼镜和助听器。在房间里放置挂钟、日历和家属的照片可以帮助患者保持定向力。房间应该足够亮,确保患者能识别房间里有什么东西什么人,他们自己身处何处。工作人员和家属应尽可能经常提醒患者时间和地点。在流程实施前或实施过程中,向患者解释。

不鼓励使用物理性约束。对于躁动的患者,约束必然增加躁动的程度。确定和调整躁动的危险因素,密切观察患者能帮助预防或将意识混乱程度减至最小。患者持有的有创或无创装置(如脉搏血氧仪,导尿管,静脉通路)也可引起躁动;风险:应考虑这些干预措施的效益比。

压疮

因为年龄相关的皮肤改变,老年住院患者常发生压疮。如果毛细血管灌注压超过32mmHg,只要2小时的直接压力就可能引起皮肤坏死。在一次典型的ED就诊过程中,老年患者躺在硬担架等待检查时,压疮就开始发生。短期制动后,骶压力达到70mmHg,而不受支撑的鞋跟处的压力平均为45mmHg。当患者坐于轮椅或在病床上扶坐时剪切力向下。大小便失禁、营养不良、慢性疾病都可能加速压疮的发展。

预防 入院时就应该马上开始预防和治疗压疮(参见第937页)。主要看照护者每日跟进,跨学科团队定期检查。压疮可能是患者出院后不能回社区而要去护理之家的唯一原因。

营养不良

在医院里,老年患者很快就会营养不良或入院时即有营养不良。长期住院可能恶化先前就存在的问题,常导致显著的营养丢失。营养不良对于住院患者特别严重,因为可能使患者不能抵御感染,不能保持皮肤完整性,不能参加复健;手术伤口也可能无法愈合。

住院在很多方面对营养不良造成影响:
- 硬性安排的膳食、药物使用和环境的改变都会影响食欲

和营养摄入
- 医院的食物和治疗饮食(如低盐饮食)是陌生的,常不能引起食欲
- 在医院病床上使用托盘进食很困难,特别是当床栏和约束带限制活动时
- 老年人进食可能需要帮助;帮助可能来得很慢,导致食物变冷,更没有胃口
- 因为口渴的感觉降低,老年人可能不能饮用足量的水或者不能方便地获得水,或两种情况并存;严重的脱水可能加重营养不良(有时导致麻木和意识混乱)
- 义齿可能留在了家里或被放错地方,导致咀嚼困难;贴有标签的义齿有助于防止丢失或随食品托盘弃置

预防 之前就存在营养状况异常的患者在入院时就应该确定,开始合适的治疗。医生和工作人员应该对老年患者营养不良的情况有预见性。

下列措施可能有所帮助:
- 尽快解除限制的饮食医嘱
- 监测每日摄入的营养
- 和患者及家属商议其对食物的喜好,试图给每个患者设计合理的饮食
- 鼓励患者家属在就餐时间和患者一起进食因为患者通常在与其他人一起进食时吃得更多
- 确保患者在任何时候(如患者在餐时外出检查或治疗,应确保患者仍有餐点供应)都能得到充分的喂食
- 对于无法吞咽的患者考虑使用临时肠外营养或GI管喂食
- 给予明确的口服液体医嘱(如除非限制液体量,否则可在床头提供新鲜的方便拿取的水或其他液体;建议家属、朋友、工作人员定期为患者提供饮料)

出院规划和转运

早期有效的出院规划有许多优点:
- 缩短住院天数
- 降低再入院概率
- 确定相对便宜的照护选择
- 患者家放置设备(如病床、氧气)
- 帮助提高患者的满意度
- 可能避免入住护理之家

只要患者一入院,跨学科团队的所有成员就开始作出院规划。社会工作者或出院规划协调员在入院的24小时内评估患者的需要。护士帮助医生决定何时出院是安全的,怎样的安排是最合理的。

回家 患者出院回自己家中需要后续照护的详细指导,家属或其他照护者需要培训才能提供照护。如果没有教导患者及家属如何给药、实施治疗、恢复监护仪以及监测康复情况,很有可能出现不良预后及再入院。写下随访预约和用药时刻表可能对患者及家属有帮助。出院时,只要患者或家属在初级保健医生收到正式小结规划前对照护有任何疑问,可给予他们一份简要的出院规划。

至另一个健康护理机构 当患者出院至护理之家或其他机构,书写的小结应由患者随身携带,一份完整的备份电子邮件传给接收的机构。小结必须包括以下完整的精确信息:
- 患者的精神和功能状态
- 患者最后接受药物的时间
- 目前使用的药物清单和剂量
- 已知的药物过敏
- 预先指示,包括复苏状态
- 家庭联系和支持状态
- 后续预约和检查
- 可以提供额外信息的医生和护士的名字和电话号码

一份书写患者医疗和社会史的小结应在转运过程中由患者携带,也可经电子邮件传一份到接受的机构,以确保没有信息空白。

机构医务人员间的有效沟通帮助确保照护的连续性。比如,患者的护士可以在患者转运前致电接收机构简短地汇报信息,也可以在患者出院后致电将要照护患者的护士。

专业护理机构
(护理之家)

每个州根据美国联邦医疗保险标准,认证考核专业护理机构(SNF)。SNF通常提供范围广泛的≥65岁(和年轻的残疾人,表339-3)健康相关的服务。服务包括:
- 熟练的护理照护(即按医生医嘱护理,只能由注册护士提供)
- 复健服务(如物理、语言和职业治疗)
- 看护照护(即餐饮,辅助个人照护活动)
- 医学相关社会服务
- 医药服务
- 适合于每个人需要的饮食服务

许多护理之家也提供额外的以社区为基础的服务(如日间照护、短期照护)。许多提供在创伤或疾病(如髋部骨折、MI和卒中)后的短期急病后照护(包括深度的物理、职业、呼吸和言语治疗)。医院(包括农村医院的流动病床)或者可能隶属或不隶属于医院的独立性机构也可承担护理之家的任务。

如果以社区为基础的长期护理服务(如老年人独立住房、寄宿照护设施、生活辅助、生活照护社区)可用、可得而且负担得起,去护理之家是不必要的。

部分因为大大依赖于非正式照护的辅助生活机构和家庭卫生保健使用得越来越多,入住护理之家的患者比例已经有所减少。

大约45%的≥65岁的人群在护理之家中度日;在这部分患者中,≥50%居住≥1年,小部分人死于护理之家。一个人一生安置护理之家的可能性与年龄相关;对于65~74岁的人来说,可能性为17%,但是对于>85岁的人,可能性是60%。

表 339-3 护理之家一览表

条件	详情	条件	详情
统计学			虐待,可能不易察觉的(如使用药物和处理破坏性行为的物理约束),或可能是明显的(如捏、拍打、糊弄)
资格认证的护理之家数目	大约 16 000		
床位数	大约 170 万		功能能力的下降*
入住率	81.6%		营养不良和体重下降*
居民数目	139 万		压疮*
平均每月花费(各州之间差异明显)	$6 752		大小便失禁*
			便秘*
居民			感染*
联邦医疗保险覆盖的需要	必须需要每日专业的护理照护或每日复健治疗		抑郁*
			多重用药*
	必须在最少住院 3 日后的 30 日内入住护理之家或复健服务中心	设施	
安置护理之家的危险因素	年龄较大	联邦医疗保险报销的需要	每天 24h 现场有一名有执照的主管护士
	独居		注册护士助理
	无法照顾自己		一名全职社会工作者,如果机构床位数>120
	行动不便		一名医学指导和有执照的护理之家管理人
	精神状态受损(如痴呆)		一名有资质的康乐治疗师提供康乐活动
	大小便失禁		一名复健治疗师
	缺乏社会或非正规社会支援		一名营养师
	贫穷		医生、药剂师、牙科医生,如果需要提供牧师服务,但不需要在现场
	女性		
居民潜在获益	结构性增加	可能的额外服务	医学专科服务(如眼科、耳鼻喉科、神经科、精神科、心理科),可能需要将患者转入其他机构
	社会化机会		
	营养鼓励		IV 治疗
	运动与活动		通过喂养管进行肠内营养
	获得护理保健		长期氧疗或呼吸机支持
	有助药物治疗的依从性		特别监护病房(如阿尔茨海默病或癌症患者)
居民的潜在问题	不能离开机构		定期的团体康乐活动
	很少的来访者		患者闲余时间活动的选择,特别是那些认知功能障碍或卧床的患者
	因为居民生病或年事已高,投诉可能不被相信或认真对待		个人服务(如美容美发、化妆),常需要患者个人支付资金

*这些问题,在护理之家居民中通常进展或加重,有时可以通过细心照护预防。
特别监护病房必须有特别的流程和入院标准,特别为此病房训练工作人员,满足规章和报销需要,有一个明确的区域或独立的空间。

然而,在社区生活的功能依赖的患者是护理之家中的 2 倍。约 25% 的在社区居住的老年人没有能给他们提供照护的家属。特别关注这些社区居住老年人的健康和卫生保健需求可以提高生活质量,延长寿命,限制预防住院的成本。

医疗监督 医生必须完成居民最初的入院评估才能入住护理之家。然后,他们可以常规委托执业护士或医师助理随访居民,这些人与医生交替探访居民。医生必须根据医疗需要定期探诊护理之家的患者,在最初的 90 日内不低于每 30 日探诊一次,以后至少每 60 日探诊一次。

常规探诊时,应对患者进行检查,评估药物状态,按需下实验室检查医嘱。任何发现必须记录在患者的病史并通知其他工作人员。一些医生仅在护理之家里执业。他们参与团队活动,与其他工作人员一起协商,比每隔几个月匆忙看诊更好地促进了健康。一些护理人员和医生合作治疗患者的疾病。通过管理抗生素,检测 IV 导管、吸痰设备,有时是呼吸机,护理人员可以有助于防止患者住院。

检测和预防虐待也是医生、护士和其他医务工作者的职责。所有老年人保健相关的工作人员应该熟悉被虐待或忽视的体征,一旦怀疑虐待老人即准备好进行干预。存在公共维权系统,也可把护理之家作为监管机构。

美国联邦政府和各州政府在法律上负责,确保机构提供良好的照护;鉴定人员评估机构的性能,通过检测预后的措施检测缺陷,观察护理,走访患者和工作人员,审查临床记录。

住院治疗　如果住院是需要的,可能的,在护理之家中照护患者的医生应该与在医院治疗该患者的医生协作治疗。然而由于住院存在风险,在任何时候都应该尽可能避免住院(参见第2580页)。

当患者被转送入院,应随身携带他们的医疗记录、预先指示以及用于维持生命治疗的医嘱(MOLST或POLST)。护理之家护士给医院护士打电话是很有用的,主要解释患者的诊断、转送理由,描述患者基线功能和精神状况,用药和预先指示。同样的,当患者被送回护理之家时,医院护士也应给护理之家护士打电话。

费用　护理之家的费用昂贵,在美国平均每年花费80 000美元。具体费用个体差异很大,一方面因为地域差异,另一方面具体护理之家居住时间也不一样。美国联邦医疗保险可覆盖最长100日的康复护理计划,这个计划需要在住院3日后根据病情需要立即入住美国联邦医疗保险认证的专业护理机构(www.medicare.com)。如果患者没有足够的钱来支付护理之家费用或者长期地护理之家居住耗光了患者的个人资产,那么患者有资格向美国联邦医疗救助申请帮助(www.medi aid.com)。患者的个人保险和基金也能用来支付护理之家的费用。

报销相关问题　建议按以下标准:
- 报销比例可能过低,限制患者得到改善生活治疗的复健和其他服务的机会,特别是痴呆患者
- 财政资助提供给功能受限患者的恢复保健和复健可能不足
- 护理之家可能被驱动去助长依赖性或保持高级别护理的需要,使得报销最大化

护理之家安置　通过全面的老年人评估,包括确定和评估所有疾病以及评价患者的功能能力可以最有效地确定患者的选择偏好和需求(参见第2536页)。致残或增加负担的疾病——最常见的是痴呆、大小便失禁、行动不便——可能需要考虑安置入护理之家。然而对疾病最温和的改善措施,也可以阻断对护理之家的需要(表339-4)。

选择　护理之家在提供的医疗、护理和社会服务的类型方面差异很大。一些州政府设定的最小护士与患者的比例比美国联邦政府的条件严格;其他工作人员与患者的比例也有很大的不同。

表339-4　避免安置于护理之家的策略

问题	可能的解决方案
尿失禁	治疗病因可能使患者留在家中
痴呆	教家属或其他照护者处理沮丧和攻击性行为的方法。比如购买或租借的监护仪可以帮助监测夜间游荡的问题
功能损伤	物理和职业治疗师和家庭卫生护士能 ● 在患者家评估患者 ● 帮助确定是否需要搬至护理之家或生活辅助机构 ● 给出建议帮助患者功能恢复 ● 教患者使用适应装置 ● 鼓励锻炼 如果需要,提供耐用的医疗设备
需要精心详尽的照护	支持和短期服务可以帮助防止家属或其他照护者产生愤怒情绪或精疲力竭 医生应该通过聆听照护者讨论他们的负担,提供他们社区照护支持组织的信息,提供有偿短期照护的选择帮助

医生应该帮助家庭选择符合患者对护理之家服务需求的护理之家。医生应该考虑以下情况:
- 护理之家使用的是什么临床护理模式(如私人单个医生模式,定期探诊某个护理之家的初级保健工作人员组成的大型网络)
- 哪个医院与该护理之家有转运协议
- 有什么特殊治疗服务、姑息治疗、临终关怀和其他服务
- 工作人员是全职还是兼职
- 患者的医疗保障是什么,特别是如果一个美国联邦医疗保险主导的项目,只包括正在进行的医疗保健的某些方面,但并不包括长期监护护理

寄宿照护机构

寄宿照护服务为不能独立生活但不需要护理之家监管的老年人提供照护。寄宿照护机构(也称为疗养院)提供以下服务:
- 一间房间
- 在公共饭厅进餐
- 房间保洁服务(如洗衣、清洁)
- 个人保健的最小辅助
- 有时用药监管

寄宿照护机构的数目正在逐渐增加,因为它们提供的是一种经济的,美国联邦政府资助的安置方案,可以安置越来越多老年人,否则这些老年人需要州政府美国联邦医疗补助资金支付入住护理之家。

这些机构主要提供最低程度的监管,有时是无执照的,

主要服务于两大人群,通常一起照护——老年人以及没有收入社会机构的精神病患者。尽管也存在优秀的疗养院,一些机构往往在简陋的建筑物里收容伤残人士,也很少聘请专业的工作人员。

医生应该确保他们住在寄宿照护机构的患者安全并得到合适的照护。医生可能需要探访这些机构或派护士或社会工作者对其进行评估。

辅助生活计划

辅助生活计划为有维持日常生活独立性问题的居民个性化提供或安排每日三餐、个人和其他支援服务、医疗保健,视需要提供24小时监督。

辅助生活计划提供以下服务:
- 膳食
- 个人保健
- 房间保洁服务
- 交通
- 如需要24小时照管

辅助生活计划的年平均成本约为42 000美元。这个计划需要个人资金、长期照护保险、以社区为基础的慈善组织或教会团体支付。有些州提供一些减免以帮助支付服务。

生活照护社区

生活照护社区向居民提供的是一生的合同,最低限度保证住房和各种医疗保健服务的获得。

生活照护社区(持续照护退休人员社区)提供不同程度的照护:
- 针对不能独立生活的人群
- 针对需要辅助的人群
- 针对需要专业护理照护的人群

一般来说,当患者搬进社区需要支付大量的入会费(50 000~500 000美元),以后每月还要交费。在一些社区,居民只每月支付租借额外服务或医疗包的费用。而在另一些社区,居民可以购买共管、合作或会员籍;服务或医疗包需要单独购买。

有3个主要类型的社区:
- 全包合同完全覆盖
- 在每月费用增加之前限制长期照护提供的修正合同覆盖
- 对他们所使用的医疗服务采取一次一付的合同覆盖

如果资金充足管理得当,生活照护社区提供广泛的能确保居民舒适生活的住房、社会、支持和医疗服务。但是,一些社区没有得到很好的监管;因为无良的房地产商或善意但不称职的管理,一些居民的资产付之一炬。

社区可能占据一幢单独的建筑物或跨好几个地方,房屋从带有厨房的小公寓到别墅供不同需要选择。许多社区有设计好的社交活动屋、餐厅、俱乐部、体育设施、计划郊游和度假选择。通常提供医生,大部分项目隶属于当地急性保健照护机构。

医疗保险和医疗补助通常不支付生活照护社区的居住费用,但可能有助于支付需要时的专业护理费用。长期护理保险可以报销居民的月租费以及个人护理服务费。

老年人全包式照护方案

老年人全包式照护方案(PACE)专为满足入住护理之家的标准但希望尽可能住在家里的老年人设计的。这个项目需要包括医生、护士、物理职业治疗师、社会工作者、营养师和司机在内的跨学科团队的协作。服务通常包括成人日间照护中心所提供的内容,但每天都有。这个项目提供至中心的交通服务。但有些服务可以在家中提供。

PACE只在某些区域有。它的资金来源于美国联邦医疗保险和美国联邦医疗补助。美国国务院保健和服务部网站专门解释了PACE计划,并提供参与保健的医务人员更新名单。

药剂师和老年人

对于老年患者来说,与药剂师维持良好关系以及只使用一名药剂师能够帮助确保照护的一致性。药剂师可能帮助预防对于老年人特别危险的药物相关问题(参见第332节)。

对于老年患者,药剂师有时是最易接近的医务工作者。除了配药,药剂师提供患者和照护者药物信息,监测药物的使用(包括依从性),是患者和医生或其他医务人员的沟通纽带,确保患者能得到合适的药物保健。药剂师也提供药物和其他物品,包括OTC药物、饮食补充剂(如中草药)和食物之间的相互作用的信息。

患者的依从性 药剂师应该做到以下内容帮助提高患者的依从性:
- 通过注意患者有无某些障碍(如不灵活、手部力量不足、认知障碍、视力减退)评估患者遵循依从性的能力
- 教导患者如何服用某些药物(如吸入剂、贴剂、注射用药、眼睛耳朵滴剂)或如何测量液体药物的剂量
- 提供给患者方便的药物包装(如易开瓶、无包装的药丸)
- 确保药物标签和拿回家的印刷材料是大字体的,并且是患者的母语
- 教导患者如何使用服药日历提醒、经济方便的药盒、电子的药物分配设备和药丸分配器和粉碎器
- 从整体用药方案中祛除不必要的复杂性和重复用药

工作地点 许多药剂师在社区药房工作。但是他们也能在任何健康照护机构工作,这些机构包括医院、长期照护机构、家(带有家庭卫生照护服务)、电邮服务和网上药房、有组织的健康保健系统和临终关怀机构(表339-5)。

表 339-5 药剂师的不同职责

工作地点	职责
医院	帮助从患者或照护者处获得具体用药史
	查房时陪同医生和其他医务人员
	给出用药推荐
	提供合适的药物信息
	出院在即,提供口头的和书写的药物相关信息给患者或照护者
长期照护机构*	查房时可陪同医生和其他医务人员
	参加机构质量改进委员会
	评估探访患者
	评估药物的有效性,监测患者的药物相互作用,药物不良反应和治疗的失败
	如果药剂师确定了一个问题或药物相关问题的高危因素,直接联系患者的护士或医生
	根据联邦法律规定,对所有患者进行每月一次的药物治疗方案审查
电邮服务和网上药房	向患者提供电话咨询服务以及医务专业人员服务
	检查和验证处方医嘱
	参与药物利用度审查和处方管理
	帮助质量控制
	开发针对于患者和医务工作者的教育材料
有组织的健康保健系统	可以制订、实施和管理处方、计算机化的不良事件跟踪系统和性能测量指标(为提高质量)
	可以帮助设计治疗指南和管理药物利用度计划
临终关怀	控制症状的合适药物的推荐
	确保药物发送的时效性
	最低程度地减少重复用药和有相互作用的药物
	帮助改善药物使用的成本-效益
	教导患者使用处方药的最佳方法
	监测治疗反应,识别药物相关问题
	建议临终关怀团队使用合适的药物,潜在的药物和其他物质(如中草药)的相互作用
	按需要临时准备复合药物或剂型

* 在长期照护机构工作的药剂师叫做药剂师顾问。

340. 老年人的社会问题

社会问题影响老年人疾病的风险和经验以及一个保健医生提供及时适当照顾的能力。

个人史有助于跨学科团队成员评估保健需求和社会支持。它应包括下列问题:
- 家庭婚姻或伴侣状况
- 生活安排
- 经济状况
- 工作史
- 教育
- 典型的日常活动(如何准备食物,什么活动增加生活意义,可能在哪些地方发生问题)
- 对于照护者的需要以及照护者提供(帮助计划护理)
- 创伤史,丧亲和应对的优势
- 药物毒品使用史和法律问题史
- 患者自我照顾的责任(可能使患者不愿意报告自己的症状,以免他们的症状或由此产生的任何干预干扰照护)

老年人的家庭护理

家庭照护者在延缓或可能预防慢性疾病患者住收容机构方面扮演着重要的角色。尽管邻居和朋友可能起到帮助，约80%的家庭照护（身体、情感、社会、经济）由家庭照护者提供。当患者轻到中度功能受损，配偶或成年孩子常提供照护，但当患者严重残疾，配偶（通常为妻子）更可能成为照护者。大约有3 400万人，超过美国人口的10%据估计在2015年为50岁以上的老人担当无偿照顾者。

由家庭成员提供的照护量和种类取决于经济资源、家庭结构、关系的品质，对于家人时间精力的其他需求。家庭照护能提供最少的辅助（如定期检查），也能提供缜密的全职护理。平均而言，老年人的家庭照顾每周大约消耗24小时，大约20%每周超过40小时。老年护理人员报告称，63%的护理对象有长期身体状况，29%有认知障碍。

虽然社会往往视家庭成员间有彼此照顾的责任，然而孝顺的界限及配偶的义务，不同文化，每个家庭，不同的家庭成员之间有所差异。家庭成员提供照护的意愿可能由支援服务（如学习新技能、咨询服务、家庭心理健康服务的技术援助）和补充服务[如个人护理（协助梳洗、进食和穿衣），家庭健康照护，成人日间照护，膳食计划]加强。补充服务可定期提供或由短期照护几个小时或几天。

人口和社会价值观的变化，由于以下原因减少，可对功能受损老年亲属提供照护的家庭成员的数目产生影响：
- 寿命延长：因此高龄人口不断增加。那么，他们的孩子，潜在的照护者，也可能年纪大
- 生育推迟：与寿命延长一起考虑，这个推迟使得照护者需要同时照顾他们的孩子和他们的父母，成了这样的三明治一代
- 美国社会流动性增加以及离婚率增加：因此，家庭更可能是地理上分离的，家庭纽带更复杂。尽管如此，80%的≥65岁的人居住在一个孩子的20分钟车程距离内
- 随着女性劳动力的增加：以前，这些女性为年迈父母提供照护，但是工作量的需要可能降低或消除她们照护的能力
- 依赖和严重疾病老年数量增加

这些因素预测了除家人、朋友和邻居外的一些人提供的家庭医疗保健服务的需求不断增加。

影响　尽管照护是很有益的，但它也有负面影响。家庭照护者可能承受着相当大的压力（称为照护负担）以及一系列的健康问题、孤立、疲劳、沮丧，有时导致无助和精疲力竭（照护者倦怠）或虐待老人。

照护也可能成为经济负担。有一方需要照护的夫妻往往更穷。

照护者可以从医生、护士、社会工作者或项目经理处得到安慰或学习照护的有用信息或策略。照护者也可采取以下措施，为提供照护作自我准备和避免发生照护者倦怠：
- 关注他们的身体、情感、娱乐、精神和经济需要
- 在合适时间向其他家庭成员和朋友寻求照护或支持帮助
- 调查外部能提供心理支持（如支持团队）或照护帮助（如咨询、家提供健康照护、成人日间照护、膳食计划、短期照护）的团队
- 如果自己心爱的人是敌对的或照护困难，就不能自己处理

独居老人

在美国，近4 600万名社区居住的老年人中约29%独居。约一半的社区居住高龄老年人（≥85岁）独居。约70%的独居老人为女性，46%年龄超过75岁的女性独居。男性更容易死于妻子之前，丧偶或离婚的男性相较于丧偶或离婚的女性更容易再婚。

独居老年更可能生活贫穷，尤其是随着年龄的增长。许多（60%>75岁的人）有孤独感和社会孤立感。在那些有健康问题或感觉障碍的患者中，新发或恶化的症状可能被忽视。许多人遵照治疗方案有困难。因为他们的身体限制，以及吃是一种社会活动，一些独居老年不能准备充足的平衡的膳食，使营养不良成为一个关注的问题。

尽管有这些问题，近90%的独居老人表达了对于保持独立性的殷切期望。许多人担心过于依赖他人，尽管孤独，也要继续独自生活。为了帮助他们保持自己的独立性，医生应该鼓励他们参加规律的身体锻炼和社会交往，提供社会工作团体帮助他们完成。

康复期间协调与提供服务对于独居老人很困难。医生应确保有家庭照护，建议适当的附加服务。被动的或个人启动应急装置可确保患者在需要时得到帮助。

老年人的自我忽视

自我忽视指不照护自己。包括忽视个人卫生，不付钱，不能保持家庭环境整洁，不能获得或准备食物（导致营养不良），不就潜在的严重症状寻求医疗照护，不遵处方或服用药物，跳过随访检查。

自我忽视的危险因素包括：
- 社会孤立
- 记忆力和判断力受损的疾病（如痴呆）
- 多种慢性疾病的存在
- 药物毒物滥用
- 重度抑郁症

区分自我忽视和只是选择不受其他人欢迎的生活是很困难的。社会工作者处于作出此决定的最佳位置。

成人保护服务机构或美国老龄问题单位（电话可以通过800-677-1116的老人照护定位查询）能通过协调家中安全评估及帮助老年人生活的咨询服务、紧急反应系统、额外支援服务的转介，如需要，可以为住院等情况提供帮助。

老年人的非传统的生活安排

不与配偶同住，与一名成年子女同住或独居的生活安排在老年人中相当普遍。比如，相当比例从未结婚、离婚、

丧偶的老年人与兄弟姐妹、朋友及伴侣有长期及密切的关系。了解这些关系的本质,有助于医生制订符合患者意愿的照护计划。

同性恋老人的考量

据估计6%~10%的美国人为同性恋,其中包括400万老人。同性关系的老年人面临特殊的挑战。卫生保健系统可能没有意识到他们的性倾向,可能不会承认他们的伴侣可作为照护者角色或承认他们为家人,可能无法提供适应他们情况的服务。例如,未婚伴侣可能对于有认知障碍的患者没有法律决策权,不能在护理之家或其他人群聚集处与患者共用一间房间。健康保健医务人员应该询问伴侣情况、婚姻状况及生活安排情况,尽量满足患者的喜好。

生活方式转变对老年人的影响

晚年通常是一个转变(如退休或搬迁)及调整损失的时期。

退休 通常是老年人面临的第一个主要转变。它对身体及精神健康的影响因人而异,取决于退休的态度及理由。约1/3的退休者对于退休的有些方面很难调整,如收入降低,社会角色及权利的改变。一些人向往停止工作而选择退休;另一些被迫退休(如因为健康问题或丢了工作)。适当的退休准备以及针对退休者及家庭的咨询可能有帮助。

搬迁 在老年阶段可能发生很多次——如,带有便利设施的退休住房,为减轻负担搬至更小的宿舍,或退休护理机构。身体和精神状态是搬迁调整的显著预测因子,需深思熟虑及充分的准备。对搬迁反应不良的人很可能是独居的,社会孤立,贫穷和抑郁的。男性反应差于女性。

越少控制人们对于搬迁的想法以及对新环境的越少预测,搬迁的压力就越大。人们应该提前熟悉新环境。对于认知障碍的人,从熟悉的环境中搬出可能加重功能依赖和破坏行为。由于金融、社会和其他并发症,有些老年人觉得他们必须留在有问题的家庭或社区中,尽管他们希望搬家。社会工作者可以帮助这样的人评估是搬迁还是进行家庭改造。

丧亲之痛 影响老年人生活的许多方面。比如,社会交往和陪伴减少,社会地位改变。配偶死亡对男女的影响不同。妻子死后2年,男性的死亡率增加,特别当妻子是突然死亡的情况下。对于失去丈夫的女性而言,具体数据并不清楚,但总体而言并不提示死亡率升高。

经历丧亲之痛,有一些睡眠紊乱以及焦虑是正常的;这些影响在没有药物治疗的几个月时间内持续存在。相较之下,长时间病理性的悲痛可能有以下特征:

- 重症抑郁发作的症状,持续>2个月
- 对事情的内疚感与丧亲没有直接关系
- 与生存无关的死亡想法
- 病态的毫无价值的关注
- 听到看到死者之外的幻觉

照护者及健康照护医务人员应该寻找这些症状,意识到丧亲之痛的患者有很高的自杀风险,健康状况下降。

抑郁和自杀意念及时筛查是必不可少的。咨询和支持服务(如丧偶支持团队)能帮助渡过难关。短期使用抗焦虑药物能帮助过度焦虑的患者。然而,应避免过度或长时间使用,因为此类药物可能干扰悲伤和调整的过程。长期、病理性的悲痛通常需要心理评估和治疗。

亲密关系和老年人

亲密关系是指基于对另一个认识和熟悉的基础上,两个人之间的亲近的感觉。它包括情感、社会(基于共同经历)以及身体亲密程度(如触摸、拥抱和性交)。

亲密关系的欲望并不随年龄降低,在亲密关系,包括身体亲密程度上是没有年龄之分的这种说法是不合适的。然而,常随着年龄发生的疾病和情感改变能干扰亲密关系的发展和维持。衰老也能改变亲密关系的表达方式。

亲密关系,特别是身体亲密接触,可能因为以下原因丧失:

- **失去伴侣**:失去或没有伴侣可能是最常见的亲密关系屏障
- **疾病**:随着衰老变得常见的疾病干扰身体亲密关系。血管性疾病和糖尿病能导致勃起障碍;关节炎可限制活动引起疼痛。疼痛、不适、药物以及疾病相关的担忧减弱亲密的欲望。中度至重度认知功能障碍使同意性交以及性交时的舒适性问题复杂化。对于伴侣而言,压力以及照护的需求可能干扰亲密关系
- **使用药物**:老年人更常服用能导致影响亲密关系问题(如勃起障碍、降低性欲)的药物(如降压药、精神活性药物)
- **年龄相关改变**:性激素水平降低导致能引起性交不适或困难的改变(如阴道萎缩、阴道润滑减少)。性欲可能降低
- **不愿讨论衰老的影响**:如果老年人有干扰身体亲密的问题或者他们对于身体的改变(如皱纹、下垂肉)感到羞愧,他们可能并不想与可能可以给出解决方案的伴侣或健康保健医务人员讨论这些改变
- **伴侣想法的差异**:一个伴侣可能有某种身体亲密的表现方式,但另一个的方式可能不同
- **缺乏私密**:与家庭成员一起生活或居住在长期照护机构的老年人,很少有私密的机会,而这对身体亲密是必需的
- **转换为其他形式的亲密方式**:一些伴侣转换为其他的亲密形式(如抚触、按摩、接吻、感情的言语表达)来表达熟悉度、照护或伴侣间鼓励

尽管如此,许多老年人仍然有健康的性关系。亲密关系,特别是身体亲密,能预防抑郁,提高自尊心和改善身体状态。如果老年人有新的性伴侣,他们应该学习安全性行为。获得性性传播疾病,包括AIDS,仍有风险,与年龄无关,医生应该与老年人讨论安全性行为措施。

许多老年人,特别是那些独居的老人在与宠物的接触过程中找寻到了满足和陪伴感。照顾宠物能给予患者目的

性和通联性。

老年人的宗教和灵性

宗教和灵性是相似的,但并不是相同的概念。宗教通常被认为基础更制度化,更有条理,有更多传统的活动、仪式和实践,而且可能与有组织的,行之有效的信念相关。灵性指无形的和非物质的,因而可被视为一个更通用的术语,而不与特定的团体或组织相关联。它可以指感觉、思想、经验、有关灵魂或寻找神圣的行为。

传统宗教涉及问责和责任;而灵性很少有这样的要求。人们可能会拒绝传统的宗教,而是考虑自己的灵性。在美国,超过 90% 的老年人有自己的宗教信仰和灵性信仰;6%~10% 的人是无神论者,不通过信仰或精神生活寻求生活的意义。大多数研究评估宗教,而不是灵性。使用诸如宗教服务出席情况,私人宗教行为的频率,使用宗教应对机制(如祈祷、信仰上帝、将问题移交给上帝、接受神职人员的帮助)以及内在的虔诚(内化的宗教承诺)进行评估。

对于大部分美国的老年人来说,宗教在他们的生活扮演很重要的角色,约一半的人至少每周参加宗教活动。

老年人参与宗教的程度要大于其他任何年龄组。对于老年人来说,宗教团体是家庭外社会支持的最大来源,宗教组织的参与是最常见的自愿社会活动——比其他形式的自愿社会活动总合还要多。

益处

宗教与改善身体及心理健康相关,有宗教信仰的人相信是神的干预创造了这些益处。然而,专家无法确认参加宗教组织是否有助于健康或者是否心理或身体更健康的人更容易被吸引入宗教团体。如果宗教是有益的,原因是否是宗教信仰本身或其他原因,目前还不确定。已经提出了很多原因(如心理益处、鼓励健康的行为、社会支持)。

心理学益处 宗教可提供以下心理学益处:
- 对于生命和疾病的积极乐观的态度,预计改善健康预后,降低死亡率
- 生命的意义和目的,其影响健康行为及与社会家庭的关系
- 应对疾病和残疾的更大能力

许多老年人说,宗教是使他们能够应对身体健康问题和生活压力(如财政资源降低、失去配偶)的最重要的因素。一项研究表明,>90% 的老年患者在应对健康问题和困难的社会环境时至少是中等程度地依赖于宗教。比如,对于未来有乐观积极态度能帮助健康问题的人保持恢复的积极性。

使用宗教应对机制的人比其他人更少得抑郁和焦虑;这种反向关联对于更大身体残疾的人来说关联性更强。甚至对于残疾的看法也一定程度地受到宗教性的改变。在髋部骨折的老年妇女中,最虔诚的患者出现抑郁的比例最低,并且出院时比没有宗教信仰的人行走的距离更远。有宗教信仰的人往往也能更迅速地从抑郁症中恢复过来。

健康促进业务 老年人中,积极参加宗教团体与更好地保持身体功能及健康密切相关。一些宗教团体(如摩门教、复临安息日会)倡导促进健康的行为,如避免吸烟和酗酒。这些团体的成员较少发生物质使用相关疾病,他们比一般人群活得更长。

社会益处 宗教信仰和行为常促进社会发展及广泛的社会支持网络。增加社会接触的老人,因为他们的社区成员与他们相互交流,并询问他们关于健康以及医疗保健的问题,疾病容易及早发现,老人也会更遵守治疗方案。在这样社区网络中的老年人不太容易忽视自己。

照护者 宗教信仰也对照护者有益。一项照护阿尔茨海默病或终末期肿瘤患者的照护者研究表明有很强的个人信仰及许多社会接触的照护者在 2 年的照护期内更能承受压力。

有害影响

宗教并不总对老年人有益。奉献宗教可促进过度内疚、僵化和焦虑。宗教成见和妄想可使强迫症、双相情感障碍、精神分裂症或精神病患者病情发展。

某些宗教团体组织不鼓励心理和生理健康照护,包括拯救生命的治疗(如输血、危及生命的感染的治疗、胰岛素治疗),并可用宗教仪式(如祈祷、诵经、点蜡烛)代替。一些更严格的宗教团体可能会将把老年人与不参与的家庭成员及更广泛的社会群体隔离和孤立起来。

医护人员的角色地位

与老年人谈论他们的宗教信仰及行为有助于健康照护医护人员提供照护,因为这些信仰影响患者的心理及生理健康。在就诊过程中询问宗教问题在某些情况下是恰当的,包括以下:
- 患者病情严重,处于重大压力之下或濒临死亡,要求或建议医务人员询问宗教问题
- 患者告诉医务人员,他们有宗教信仰,宗教帮助他们对抗疾病
- 当宗教需求显而易见,可能会影响患者的健康或健康行为

老年人往往有与心理需求重叠但不相同的精神需求。确定老年人的精神需求能帮助调动必要的资源(如精神辅导或支持团体,参加宗教活动,与从教社区成员的社会交往)。

精神史 采集精神史是向老年患者表明,卫生保健医务人员愿意与他们讨论精神话题。医务人员会询问患者是否他们的精神信仰是他们生活的重要组成部分,这些信仰如何影响他们照顾自己,他们是否是宗教社会或精神社区的一员,他们是否愿意医务人员处理他们的精神需求。

另外,医务人员可能会要求患者描述他们最重要的应对机制。如果这种应对机制不是来源于宗教,询问宗教或精神资源是否有任何帮助。如果回答没有,可灵活询问患者是否存在可能对这些活动存在障碍的问题(如交通问题、听力障碍、缺乏资金、抑郁、缺乏动力、尚未解决的冲突),以

此来确定是另有原因还是他们自己的选择。然而如果患者不想求助，医务人员不应该强制患者有宗教信仰或建议或侵犯患者。

转诊至神职人员 许多神职人员向在家的以及住院的老年人提供咨询服务，通常是免费的。许多老年患者宁愿选择这类咨询而不愿选择向精神卫生照护医务人员咨询，因为他们对这类咨询更满意，而且因为他们相信这类咨询没有像精神卫生照护那样的羞耻感。但是社区中的神职人员并没有精神卫生咨询方面的大量培训，可能无法识别患者何时需要专业精神卫生照护。相比之下，许多医院神职人员在老年人的心理、社会和精神需求方面经大量的培训。因此，将医院神职人员作为健康照护团队的成员是很有用的。他们往往可以弥补医院照护与社区神职人员沟通的社区护理之间的差距。比如，患者出院后，医院神职人员可以致电患者的神职人员，使患者宗教社区内的支持团队可以充分调动帮助患者恢复（如提供保洁服务、膳食、交通、拜访患者或照护者）。

患者宗教信仰的支持和具体做法 患者因为健康相关的原因寻求医疗保健，而不是因为宗教的愿意。然而，健康照护医务人员不应该反对患者参与宗教活动，只要这些宗教活动不干扰必要的医疗照护，因为参加这些活动可能对健康有益。活跃参加宗教团队的人，特别是那些主要宗教传统的人，通常更健康。

如果患者还没有参与宗教活动，建议这样的活动时需要考量更多。然而，如果患者看起来容易接受并且可以从这样的活动中受益，那么医疗从业者可以建议患者考虑进行宗教活动，这些活动可以提供社交接触，减少异化和孤立，并且增加归属感，意义和生活目的。这些活动也可能有助于老年人关注积极的活动，而不是自己的问题。但是，一些活动只适用于更多有宗教信仰的患者。

第二十二篇

临床药理学

341. 药物不良反应 2593
Daphne E. Smith Marsh, PharmD

342. 药物治疗学的概念 2595
Shalini S. Lynch, PharmD
  药物的研发 2595
  功效和安全性 2595
  药物错误 2596
  安慰剂 2597

343. 影响对药物的反应的因素 2598
Shalini S. Lynch, PharmD
  用药依从性 2598
  药物相互作用 2598
  药物遗传学 2600

  耐受性和抗药性 2601

344. 药效学 2601
Abimbola Farinde, PhD, PharmD
  药物-受体相互作用 2601
  化学的相互作用 2603
  剂量-反应关系 2603

345. 药动学 2603
Jennifer Le, PharmD, MAS, BCPS-ID
  药物吸收 2604
  药物的生物利用度 2606
  药物的组织分布 2606
  药物代谢 2607
  药物排泄 2610

341. 药物不良反应

药物不良反应（Adverse drug reaction, ADR 或 adverse drug effect）是关于药物可能具有的不想要的、不舒服的或是有危险的作用的一个广义术语。

ADR 可视为中毒的一种类型，但是中毒大多数情况下是指过量用药（意外事故或是故意的）、血药浓度升高产生的作用或是指恰当使用时发生的药物作用的增加（如药物的代谢暂时为疾患或另一药物抑制）。有关具体药物毒性的信息参见第 2748 页，表 364-8（参见第二十三篇，损害中毒）。副作用一词不甚严密，通常指药物在其治疗剂量范围内发生的非故意要有的作用。

由于所有的药物都有发生 ADR 的可能性，无论何时在处方一个药物时，均须作风险-获益分析（分析获益相对于 ADR 的风险的概率）。

在美国，3%~7% 的住院系 ADR 所致，有 10%~20% 的住院患者发生 ADR，其中程度严重者约占 10%~20%。ADR 导致的死亡率不明，0.5%~0.9% 的估计可能虚高，因为其中许多患者伴随有严重和复杂的疾病。

ADR 的发生率和程度因患者的特点（如年龄、性别、种族、共患的疾病、遗传及地理的因素）而异和因药（如药物的类型、用药途径、疗程、剂量和生物利用度）而异。高龄和使用多种药物者发生率较高。虽然年龄本身可能不是根本的原因，但 ADR 在老年人中更为严重（参见第 2541 页，第二十一篇）。尚不清楚处方和依从性错误对 ADR 发生率的影响。

> **经验与提示**
> - 有 10%~20% 的住院患者发生药物不良反应
> - 这些反应中的 10%~20% 是程度严重的

病因

大多数 ADR 与剂量相关,其余的则是过敏性的或是特异性的。剂量相关性的 ADR 通常可以预测,与剂量不相关的 ADR 则通常不能预测。

剂量相关 ADR 在药物治疗指数狭窄(如口服抗凝药引起的出血)时,尤其容易出现。ADR 可因患者肝肾功能受损或药物-药物相互作用引起的药物清除降低所致。

过敏性 ADR 与剂量不相关,但需之前有暴露。当药物作为抗原或过敏原时,就会发生过敏。患者致敏后再暴露于药物就会产生若干不同类型的过敏反应中的一种。询问病史及适当的皮试有时有助于预测过敏性的 ADR。

特异性 ADR 是指既非剂量相关的也非过敏性的一类非预期的 ADR。这类反应在用药患者中占了很小比例。特异性反应是一个不精确的术语,它的定义是由遗传决定的对药物的异常的反应,然而并非所有的特异性反应都有遗传药理学的原因。该术语在 ADR 的特定机制被揭示后就可能成为废词。

症状及体征

ADR 通常可分为轻微的、中等的、严重的,以及致死的(表 341-1)。在生产商提供的医师处方信息的黑框警告中可能会具体说明严重的和致死的 ADR。

表 341-1 药物不良反应的分类

程度	描述	例
轻微	不需解毒或处理;不延长住院时间	抗组胺药(某些):嗜睡 阿片类:便秘
中等	处理有变化(如调整剂量,加用他药),但不需停药;住院时间可能延长或需要特殊处理	激素类避孕药:阴道出血 非甾体抗炎药:血压高和水肿
严重	对生命有潜在威胁以及需要停药和对 ADR 进行特别的处理	ACE 抑制剂:血管性水肿 吩噻嗪类:心律异常
致死	直接或间接地导致患者死亡	对乙酰氨基酚过量:肝脏衰竭 抗凝药:出血

症状和体征可在首次用药后立即出现或仅在长期使用后出现。可能明显地是由使用药物所致,也可能太不明显,以致未能发现与药物相关。在老年人中,不明显的 ADR 能引起功能退化、心理状态改变、生存能力衰退、食欲缺乏、精神混乱和抑郁。

过敏性的 ADR 通常在用药后立刻出现,但一般不在首次用药后,而是在其后再用药时。症状有瘙痒,皮疹,固定性药疹,上、下呼吸道水肿引起的呼吸困难及低血压。

特异性的 ADR 几乎能引起所有的症状与体征,通常不能预测。

诊断

- 再激发的考虑
- 向 MedWatch 报告可疑的 ADR

用药后立即出现的症状一般容易与药物应用相联系。然而,长期用药后引起的症状的诊断,需要有较高的诊察水平,通常较为复杂。有时需要停药,但如果药物是治疗所必需且又无替代品时则难以决断。如果药物与症状之间相关的证据非常重要,应考虑再激发,除非有可能出现严重的过敏性反应。

对于大多数可疑的 ADR,医师都应向早期警戒系统 MedWatch(美国 FDA 的 ADR 监测项目)报告,只有通过这样的报告系统才能鉴别和研究非预期的 ADR。MedWatch 也监测 ADR 的性质和发生率。报告 ADR 的表格和资料可在医师案头参考(Physicians' Desk Reference)和 FDA News Daily Drug Bulletin 以及 www.fda.gov/Safety/MedWatch/default.htm 中获取,也可打电话 800-FDA-1088 获取。护士、药师和其他医务人员也应报告 ADR。

严重和致死的 ADR 的发生率很低(通常小于 1/1 000),临床试验期间可能不明显。临床试验通常无能力发现低发生率的 ADR。因此,这样的 ADR 在药物一般公众可获取之前和广泛使用之前可能发现不了。医师不应假设因为药物批准上市了所有 ADR 就都是知道的。上市后的监测对于跟踪低发生率的 ADR 极端重要。

治疗

- 调整剂量
- 如有必要,停药
- 改换其他药物

对于剂量相关的 ADR,改变剂量或消除或减少相关因素即可,极少需要提高药物的消除速率。对于过敏性和特异性的 ADR,通常应撤药并且不能再用。对于过敏性的 ADR,通常需要改换使用不同的药物种类,有时遇到剂量相关性的 ADR 也需要改换用药种类。

预防

ADR 的防范需要熟悉药物及其可能的反应。应使用电脑分析系统来检查可能的药物相互作用。当药物有变动或增加时,应重复分析。对老年人,必须谨慎选择药物及初始剂量。(参见第 2540 页,第二十一篇)。如果患者出现非特异性的症状,在开始处理症状之前总是应该考虑 ADR。

342. 药物治疗学的概念

选择药物的依据是药物的特点（如功效、安全性的资料、给药途径、消除途径、用药频率、费用）和患者的特点（如年龄、性别、其他医学问题、妊娠的可能性、种族、其他遗传因素）。药物的风险与获益也要加以评估，每一药物都有一定的风险。

药物的效应，部分取决于患者的特点与行为（如食物或补充物的摄入，用药方法的依从性，因年龄、性别、种族、遗传多态性或肝肾功能不足而出现的代谢的差异）、共患的其他疾病以及其他药物的使用情况。

药物错误（如处方不当、误读处方、用药不正确）也会影响药物的效应。

药物的研发

大规模地筛选成百上千个分子的生物活性可以发现有前途的化合物，而在其他情况下，掌握了各种疾病的特殊的分子病理生理学的知识后，可通过计算机建模或修饰已有的药品，得到合理的药物设计。

在**早期研发**阶段，在动物身上研究潜在有用的化合物，以评价想得到的疗效及毒性。有效又安全的化合物候选为人体研究之用。描述临床研究的方案必须得到合适的机构审查委员会（institutional review board，IRB）和 FDA 的批准并得到他们签发的研究新药（investigational new drug，IND）豁免许可证。该化合物的专利期从此时开始，获专利者通常拥有其后 20 年的专有权，但在获 FDA 批准前该药还不能销售。

第 1 期 评价对人体的安全性和毒性。给少数（通常 20~80 名）健康、年轻，一般是男性的志愿者不等量的化合物，测定毒性首次出现时的剂量。

第 2 期 测定化合物对目标疾病有否活性作用。最多约 100 名患者得到化合物以治疗或预防其目标疾病。另一目的是测定理想的剂量-反应范围。

第 3 期 在更大范围（通常数百至数千）的不同种类的人群中评价药物的效应，以重复药物预计的临床应用。在这一期也将药物与既有的治疗、安慰剂或是两者一起作比较。研究可能有许多临床医师参加，在多处研究地点进行。目的是要证实功效并发现其在第 1 期和第 2 期可能没有观察到的好的和坏的效应。

当收集到了充分的数据，并请求药物获得批准时，就向 FDA 递交新药申请（NDA）。从早期研发到药物获准的过程有时可能长达 10 年。

第 4 期（上市后监测，药物警戒） 出现在药物获准和上市后，可以包括正式的探索性研究以及持续的不良反应的报告。与 1~3 期相比，4 期涉及的人群通常更大，涉及的时间通常更长，有利于发现较短时间较小研究不大可能认识到的少见的或发展缓慢的不良反应。同样，药物在现实世界中的应用并不局限于符合临床试验中应用的严格的标准的患者；药物有可能应用于不良反应风险更大的患者。该期通常研究的是特殊的亚人群（如孕妇、儿童、老年人）。有些药物经过 3 期试验已经被 FDA 批准，但在第 4 期中有了新的认识，出现了严重的不良反应，仍被撤市。

功效和安全性

显然，药物（或任何医学治疗）只有在使患者获益时才能应用。考虑获益应同时考虑药物产生所希望的结果的能力（功效）和不良作用（安全性）的类型和概率。费用通常也要与获益平衡（参见第 2829 页，第二十四篇）。

功效和有效性

功效 是产生作用（如降低血压）的能力。功效只能在理想的条件下准确地评估（即通过适当的标准选择患者，严格地遵守给药方案）。因此，功效是在专家监督下在一群很有可能对药物有反应的患者中测定的，比如有对照的临床试验。

有效性 与功效的不同处在于它考虑到药物在现实世界中应用时作用的情况；通常，在临床试验时有功效的药物在实际使用时并非很有效。例如，某药可能有很强的降血压的功效，但有效性可能差，因为它引起了太多的不良的作用使患者停用了。如果临床医生无意中不当地处方了药物（如给认为是缺血性卒中的患者一种纤溶药物，但患者是 CT 扫描中未识别的脑出血），有效性同样也可能低于功效。因此，有效性一般低于功效。

判断功效和有效性时，应该应用以患者为导向的结局，而不是替代的或中介的结局。

患者为导向的结局 患者为导向的结局是指事关患者身心健康的结局。包括：
- 延长寿命
- 改进功能（如预防残疾）
- 缓解症状

替代结局 替代，或中介的结局指不直接涉及患者身心健康的结局。它们往往是诸如生理参数（如 BP）或测试结果（如葡萄糖或胆固醇的浓度，CT 扫描的肿瘤大小）之类，被认为可预测实际的患者为导向的结局的指标。例如，临床医生通常假设降低 BP 可预防难治性高血压的患者为导向的结局（如心肌梗死或卒中引起的死亡）。然而，可以想象一个药物可以降低 BP 但不降低死亡率，因为可能具有致命的不良作用。同样，如果替代结局仅仅是疾病的标志物（如 HbA1c），而不是疾病的原因（如 BP 升高），干预可能是通过对基础疾病不影响的方法降低标志物。因此，与患者为导向的结局相比，以替代结局作为对功效的测试指标不太令人满意。

另一方面,替代结局的应用性更强,比如在以患者为导向的结局需要很长时间才能显现(如难治性高血压导致的肾衰竭)时或罕见时。在这样的情况下,除非使用替代结局(如降低 BP),否则临床试验需要很大的样本,实施很长的时间。此外,主要的患者为导向的结局——死亡和残疾,是两分制(即是/否)的,而替代结局往往是连续的数值变量(如血压、血糖)。不同于两分的结果,数值变化可表明作用的大小。因此,与使用患者为导向的结局相比,使用替代结局往往可以为分析提供更多的数据,使临床试验可以在大大减少患者参与的情况下进行。

然而,替代结局最好应证明与患者为导向的结局有对应关系。有许多研究似乎是出现了这样的对应关系,但实际上并不存在。例如,用雌激素和孕激素治疗某些绝经后的妇女产生了更有利的血脂指标,但并未能实现所假设的心肌梗死或心源性死亡的相应减少。类似地,在 ICU,使血糖降至接近正常浓度的糖尿病患者与使血糖降至稍高水平的相比,前者的死亡率和发病率更高(可能引发了低血糖)。有些口服降糖药降低了血糖,包括 HbA1c 的浓度,但并未降低心脏事件的风险。有些降压药降低了 BP,但并未减少卒中的风险。

不良作用

类似地,临床相关不良作用是以患者为导向的结局,如:
- 死亡
- 残疾
- 不适

如同替代的功效结局,替代的不良作用(如血清标志物浓度的改变)经常被应用,但最好应与患者为导向的不良作用相关。临床试验是精心设计来证明功效的,如果不良作用出现需要的时间比获益出现需要的时间更长,或者不良作用罕见,那么不良作用仍然可能难以发现。例如,环氧化酶 2(COX-2)抑制剂能迅速缓解疼痛,因此它们的功效可以在一个相对短的研究中显现。然而,某些 COX-2 抑制剂引起的 MI 发生率的增加发生在较长用药时间之后,在较短、较小的试验中并不显现。由于这一原因,以及由于临床试验可能排除了某些亚组和高风险的患者,药物在临床广泛使用多年之前,不良作用可能不会充分获知。许多药物的不良作用是剂量相关性的。

平衡药物的获益和不良作用

药物是否合适取决于其获益和损害的平衡。在作出这样的判断时,临床医师考虑因素时通常有点主观性,如个人的经验、传说、同行的做法和专家意见。

需要治疗的人数(number needed to treat,NNT) 在解释某药(或任何其他干预)可能的获益时,主观性较少。NNT 是指为了一个患者获益而需要治疗的患者的数目。例如,考虑一种药物可将某疾病的死亡率从 10% 降至 5%,绝对风险降低了 5%(1/20)。这就意味着在这 100 例患者中 90 例即使不治疗也会存活,即并不会从药物获益。并且,这 100 例患者中有 5 例即使是用药也将死亡,亦即没有获益。

这 100 例患者中只有 5 例(1/20)因用药获益;即为了 1 例获益,需要治疗 20 例,该 NNT 是 20。NNT 可以简单地计算为绝对风险降低的倒数;如果绝对风险降低为 5%(0.05),NNT = 1/0.05 = 20。NNT 也可以用于不良作用的计算,在这种情况下,它有时也被称为需要损害的人数(number needed to harm,NNH)。

重要的是,NNT 依据的是绝对风险的变化;它不能从相对风险的变化进行计算。相对风险指两种风险水平之间的比例的差异。例如,将死亡率从 10% 降至 5% 的药物降低了 5% 的绝对死亡率,但降低了 50% 的相对死亡率(即 5% 的死亡率表示比 10% 的死亡率少了 50% 的死亡)。大多数情况下,获益在文献中是以相对危险降低报告的,因为与绝对风险降低相比,可以使药物看起来更有效(在前面的例子中,死亡率降低 50% 听起来比降低 5% 要好得多)。与此相反,不良作用通常是以绝对风险增加来报告的,因为它们使药物看起来更安全。例如,如果某药使出血的发生率从 0.1% 增至 1%,这一增加更可能被报告为 0.9%,而不是 1000%。

> **经验与提示**
>
> ■ 需要治疗人数(NNT)的计算是在绝对风险变化而不是在相对风险变化的基础上进行的

重要的是在对 NNT 与 NNH 平衡时,要考量具体的获益和损害的尺度。例如,某药的损害比获益要多得多,如果这些损害是不重要的(如可逆的,轻微的)而获益是重要的(如预防死亡或发病),那么该药仍可能值得处方。在所有的情况下,患者为导向的结局都是最佳的应用。

有些亚群患者对药物的获益和不良作用更为敏感,现正越来越多地应用遗传分析来鉴别他们。例如,对乳腺癌分析 HER2 基因标记,可预测对特定的化疗药物的反应。对 HIV/AIDS 的患者测试等位基因 HLA-B*57:01,可预测对阿巴卡韦是否过敏,以减少过敏反应的发生率,从而增加 NNH。了解各种药物代谢酶的遗传变异有助于预测患者对药物的反应(参见第 2600 页),并且还往往影响获益、损害的概率,或兼具两者。

治疗指数 药物研发的一个目标是要获得有效的剂量与引起不良作用的剂量之间有大的差异。大的差异称为治疗指数宽,治疗比值大,或治疗窗大。如果治疗指数窄(如<2),通常临床不重要的因素(如食物-药物相互作用,药物-药物相互作用,给药时的小错误)就可以导致有害的临床作用。例如,华法林治疗指数窄,并与许多药物和食品有相互作用。抗凝不足增加了抗凝所治疗的疾病的并发症的风险(如增加了心房纤维性颤动卒中的风险),而抗凝过度增加出血的风险。

药物错误

药物错误可导致疾病和死亡。美国的医疗系统为此的花费估计高达每年 1 770 亿美金(取决于定义)。药物错误包括:

- 药物选择或是处方的剂量、用药次数或疗程的错误

- 药师错误阅读处方,造成药物或剂量错误调配
- 护理者错误阅读药品包装标签,造成给错药物或剂量
- 不正确地指导患者
- 诊所医生、护理者或患者不正确地管理药物
- 药师或患者不正确地储放药物,改变了药物的效能
- 使用过期药物,改变了药物的效能
- 患者混淆,导致错用
- 处方信息在不同的医疗部门之间传输不正确

特殊的患者 处方错误是常见的,尤其对于某些人群。老年人、育龄妇女,以及儿童尤有风险。药物相互作用对那些使用多种药物的患者尤有影响。为了尽量减少风险,医师应该知道患者在用的所有药物,包括其他医师处方的和OTC药物,对其中所有可能的问题应胸有成竹。应鼓励患者列表记录当前正在应用的药物名称和剂量并及时更新,每次门诊或看急诊时将记录带来。如果对患者所用的药物有疑问,应告之患者在就诊时将其使用的所有药物带来以作核查。

处方不清晰 处方书写必须尽可能清晰明了。有些药物的名称近似,如果书写得不清楚就会引起混淆。改变某些传统的但易混淆的符号可能也有助于减少错误。如,"qd"(每日1次)可能会被误看为"qid"(每日4次)。最好写成"1次/日"或"每日1次"。电子化的或电脑打印的处方可以避免字迹难辨以及不适当的缩写导致的问题。但是,应用勾选方框或下拉清单式的电子处方系统可能会增加选择药物或剂量疏忽的风险。

药物使用不当 给药有可能不正确,尤其是在大型医疗机构中。可能出现患者错误、时间错误或途径错误。有些药物在静脉应用时,必须缓慢给予。某些药物不能同时给予。认识到错误后,应立即报告医师,并咨询药师。条形码和计算机化的药房系统有助于降低药物错误的发生率。

药物储存不当 药师应储存好药物以确保其效能。邮购药房应遵循规范以保证运输恰当。患者保管药物的情况通常不很理想。因为湿和热,浴室中的药柜并不是理想的药物储放的位置。如果储放不当,药物的效能就可能在标明的有效期限之前下降。说明书应明确表述药物是否需要存放于冰箱或是存放冷处,是否需要避热或避阳光,或是要求有特殊的储存方式。另一方面,不必要的注意事项告知会降低依从性并且浪费患者的时间。例如,未启封的胰岛素应在冰箱存放,而在用的只要不暴露在过分的热或光下,在冰箱外能安全地存放较长时间。

药物超过了有效期 经常发生使用过期药物。过期的药物可能无效,而有些药物(如阿司匹林、四环素)过期使用受伤害的风险就很大。

患者错误 药物错误常导致患者对于如何使用药物出现混淆。患者可能用错药或用错剂量。应向患者详解每一药物的使用,包括为何要处方这些药物,如有可能应书面告知。应告诉患者向药师咨询其他所用药物的信息。药物的包装应既方便又安全。对于孩童拿不到的且患者打开包装可能有困难的药物,就不应使用有孩童防护的包装。

不同的医疗部门之间沟通错误 另一常见的错误源于患者的治疗在部门或机构之间转换(如从医院到康复机构,从护理院到医院,或专科医院和基层医疗机构之间)时处方信息传输的不正确。繁忙的部门之间的沟通通常需要有主动性,医疗转换时用药的变动也属常见。注意沟通有助于降低此类错误的风险。各种规范的药物重整方案,诸如每次在患者从一个部门转换到另一部门时准备好一份当前的用药清单,能降低风险。

安慰剂

安慰剂是无活性的物质或是干预措施,大多数都是在对照研究中与可能有活性的药物作比较时使用。

术语安慰剂(placebo,拉丁文,意为"我将乐意(I will please)")最初指的是通过暗示给患者应用的使其感觉好转的一种无活性、无害的物质。近年将安慰剂作为假的干预(如在临床试验中虚拟的电刺激或模拟的外科手术)考虑。该术语有时也用于一些使用时对疾病无作用仅起着安慰剂效应的有活性的药物(如抗生素用于病毒疾病的患者)。

安慰剂效应 安慰剂尽管无生理学活性,但可能确实有好的和坏的效应。这些效应似乎与对药物的作用的期待有关,而对不良作用的期待有时称为反安慰剂效应(nocebo effect)。安慰剂效应通常发生于主观性的反应(如疼痛、恶心)而非客观性的(如腿部溃疡的愈合率,烧伤伤口的感染率)。

反应的程度受许多因素影响,包括:
- 医生表达的自信("这会使你感到好许多"相对于"这是一个可能有帮助的机会")
- 患者的相信程度(与知道他们有得到安慰剂机会相比,当患者确信他们得到的是活性药物时,效应更大)
- 安慰剂的类型(如注射的药物比口服的效应更大)

并不是每个人都会对安慰剂产生反应,也不可能预测谁会有反应。已有理论阐述个人特征与对安慰剂反应的相关性,但并未被确认。然而,有依赖性格以及要取悦医生者更可能报告好的效应,而那些表演型人格性格者更可能什么效应都报告,不论好的还是坏的。

安慰剂在临床试验中的应用 许多临床试验将活性药物与安慰剂作比较。从活性药物表现出的效应中减去安慰剂表现的效应,以发现真正的治疗的效应;临床以及统计学都有显著差异才有意义。有些研究中,要证明有效,活性药物必须显示出比安慰剂更显著更好的效应。有些研究,安慰剂减轻了很高百分比患者的病痛,从而更难体现出活性药物的功效。

安慰剂在临床实践中的应用 当患者患有轻微的自愈性疾病(如非特异性的不适或疲劳),又没有活性药物或者没有适应证药物时,医生或可处方安慰剂。但当今这种情况极为罕见。处方安慰剂的理由是安慰剂满足了患者治疗的要求,又免使他们出现可能的不良反应,并且通常使他们感到好转-因安慰剂的效应或是自愈。

伦理的考虑 在临床研究中,伦理要考虑的是究竟是否应该用安慰剂。当存在有效治疗(如阿片镇痛药治疗严重疼痛)时,给研究参加者用安慰剂,剥夺其治疗的权利,一

般都考虑是不伦理的。在这种情况下,对照组给活性治疗。因为研究参加者事前知道他们有可能得到的是安慰剂,这不涉及欺骗。

然而,在医疗中给安慰剂,又不告知患者他们接受的无活性的治疗,这种欺骗是有争议的。有些医生认为一看就是不伦理的,如被发现,可能损害医患关系。其他人则认为不给患者一些可使其感觉好转的东西,更不伦理。只是为了安慰剂效应而给予活性药物治疗,可能再进一步考虑也是不伦理,因为将患者暴露于真实的不良反应之中(相对于反安慰剂不良效应而言)。

343. 影响对药物的反应的因素

用药依从性

依从性是指患者服从治疗处理的程度。就药而言,依从性要求恰当地获取处方以及按处方的剂量、用药间隔和疗程和任何特定的医嘱(如不要与食物同服)使用。应告知患者,如果他们停止或改变用药方式,一定要注意告诉医生。但事实并非如此。

离开医生办公室时拿着处方的患者大约只有一半是按指导用药的。最常见的不依从原因是

- 用药频繁
- 不认为有病
- 不理解用药的好处
- 费用

不依从还有很多其他原因(表343-1)。

儿童 遵医嘱的情况可能比成年人差。需要复杂的、长期治疗的慢性疾病(如青少年糖尿病、哮喘)的依从性最差。父母未必能确切理解处方时的指导,而且要不了15分钟就几乎忘记了一半的医嘱内容。

老年人 遵医嘱的情况与其他成年人类似。但老年人有更多降低依从性的因素(如经济能力不足、使用多种药物以及一天必须多次用药)(参见第2540页,第二十一篇)。认知能力的损害可进一步降低依从性。有时处方医师须创造性地选用药物,宁愿放弃首选的也要挑选易于使用的。例如,对于更好的但需要每日口服的药物不能依从的高血压患者来说,可试用每周使用一次的可乐定贴剂,这样家庭护士和家庭成员都能更换。

不依从最明显的后果是疾病不能减轻或治愈。在美国,估计每年由于不依从导致125 000例患者因心血管疾病而死亡。如果患者遵医嘱用药,能避免至少23%的护理院入院、10%的医院入院及许多不必要的门诊、诊断试验及治疗。某些情况下,不依从可导致疾病的恶化,例如,漏用或提早停用抗生素或抗病毒药可导致微生物耐药。

药师和护士可以发现和帮助解决依从性的问题。如药师可注意到患者没有来续配处方或是续配太快。在与患者复核处方指导时,药师或护士可发现患者的误解或恐惧而帮助解决。医师能改变复杂的或是频频用药的情况,或是代之以安全、有效、价廉的药物。为患者提供医疗的医务人员之间的交流很重要。

药物相互作用

药物相互作用指的是因为近期或是同时使用了另一药物或另一些药物(药物-药物相互作用),摄入了食物(药物-营养物相互作用)或摄入了食物补充剂(食物补充剂-药物相互作用)从而改变了药物的作用。

药物-药物相互作用 可能增加或降低其中之一或两者的作用。临床重要的药物相互作用常可预测,但通常又不希望其发生(表343-2),因为可能导致不良反应或治疗失败。临床医生罕有利用可预测的药物-药物相互作用来产生希望得到的治疗效应。例如让HIV感染的患者合用洛匹那韦和利托那韦来改变洛匹那韦的代谢,以增加洛匹那韦的血药浓度和作用。

表343-1 不依从的原因

源自	原因
患者	冷漠
	对所用药物有顾虑(如不良作用,成瘾)
	不承认有病或是其严重性
	经济方面的考虑
	遗忘
	误解了处方的指导
	不相信药物的功效
	身体上有困难(药片或胶囊的吞咽,瓶子的打开,或是配药)
	症状减轻、波动和消失
药物	不良作用(真的或想象的)
	用药复杂(如频频用药,用多种药物)
	不方便或限制性的预警(如不能饮酒或不能吃奶酪)
	药物外观相似
	味道或气味不佳

表 343-2 某些可能有严重的药物-药物相互作用的药物*

机制	例	机制	例
安全范围狭†	抗心律失常药(如奎尼丁)		波普瑞韦
	抗肿瘤药(如甲氨蝶呤)		西咪替丁
	地高辛		环丙沙星
	锂		克拉霉素
	茶碱		可比司他
	华法林		考尼伐坦
被某些肝酶广泛代谢	阿普唑仑		地尔硫䓬
	阿米替林		红霉素
	阿托伐他汀		氟康唑
	卡马西平		氟西汀
	氯氮平		氟伏沙明
	皮质激素类		依曲康唑
	环孢素		酮康唑
	地西泮		帕罗西汀
	HIV 蛋白酶抑制剂		泊沙康唑
	丙米嗪		利托那韦
	洛伐他汀		特拉匹韦
	咪达唑仑		替利霉素
	奥氮平		维拉帕米
	苯妥英		伏立康唑
	西地那非	诱导了某些肝酶	巴比妥类(如苯巴比妥)
	辛伐他汀		波生坦
	他克莫司		卡马西平
	他达拉非		依法韦仑
	茶碱		苯妥英
	三唑仑		利福布丁
	伐地那非		利福平
	华法林		圣约翰草(贯叶连翘)
抑制了某些肝酶‡	阿瑞匹坦		

* 任何药物在与这些药物之中的一个药物一起使用时,应全面评价可能的药物相互作用。
† 即使单独使用,这些药物也可有严重的不良反应。与其他增加这些药物作用的药物一起使用时会进一步增加不良反应的风险。如对可能的药物-药物相互作用要作研究,咨询诸如 Drug.com、Drugs Interaction Checker 等可靠的资源。
‡ 摄入了葡萄柚产品后也能出现抑制。

重复治疗 指的是同时使用性质相似的两种药物,造成了效应的叠加。如,因焦虑症使用了一种苯二氮䓬类药,又因失眠临睡前又用了另一种苯二氮䓬类药,就可能有累积效应而中毒。

药物相互作用涉及:
- 药效学
- 药动学

药效学的相互作用 是指一个药物通过相同(竞争)或是阻断(拮抗)的作用,改变了组织对另一药物的敏感性或是反应能力。这些作用通常发生在受体水平,但也可能发生在细胞中。

而**药动学的相互作用**,通常指一个药物改变了另一药物的吸收、分布、蛋白结合、代谢或排泄,从而改变了受体位点可获得的药物的数量和持续时间。药动学的相互作用改变的是效应的大小和持续时间,而不是效应的类型,根据具体药物的知识、监测药物浓度或是临床体征,这些药动学的相互作用一般均可预测。

使药物相互作用最小化 临床医师应该知道患者使用的所有药物,包括其他医师处方的药物、非处方药(OTC)、草药制剂和营养补充剂。应询问患者有关饮食和饮酒方面的问题。处方时应以最少的药物、最低的剂量、尽可能短的疗程为原则。所用药物的所有作用,不管是希望有的或是不希望有的均应作判断,因为这些效应通常包括了药物相互作用的情况。如有可能,应使用安全范围大的药物,防范出现非预见的相互作用而导致中毒。

应观察和监测患者的不良反应,特别是在改变治疗后。有些相互作用(如酶诱导而影响的作用)可能需要1周以上的时间才会出现。应将药物相互作用考虑为任何非预期的问题的可能原因。当出现了非预期的临床反应时,处方者应测定所用药物的血清浓度,查询文献或是咨询药物相互作用的专家,调整剂量直到获得所希望的作用。如果调整剂量无效,就应换用与在使用的其他药物不发生相互作用的药物。

药物遗传学

药物遗传学关注的是由于遗传的原因,导致药物反应的变异。

表 343-3 药物遗传学变异的例子

变异	发生率	效应
快乙酰化	—	需要对被乙酰化的药物(如异烟肼)给更大的剂量或更多频次给药以产生所希望的治疗效应
慢乙酰化(药物由肝脏 N-乙酰基转移酶失活)	约占美国人群的 50%	增加了被乙酰化的药物的不良反应的易感性(如异烟肼致外周神经炎,肼屈嗪、普鲁卡因胺致狼疮)
乙醛脱氢酶-2 缺乏	约占日本人、中国人和其他亚洲人群的 50%	饮酒后血乙醛浓度明显升高,引起脸红、心律加快、出汗、肌无力,有时因儿茶酚胺调节,血管舒张引起欣快症
CYP2C19 基因多态性	在一项研究中占 30% 东亚人中常见	降低了氯吡格雷酶的活性,导致抗血小板作用下降并且增加了高风险的患者血栓形成的风险
G-6-PD 缺乏	10%的黑人男性;在地中海血统的人中也有很高的患病率	使用氧化药物,诸如某些抗疟药(如氯喹、伯氨喹),增加发生溶血性贫血的风险
CYP2C9 基因多态性和维生素 K 环氧化物还原酶复合物亚基 1(VKORC1)	—	华法林的活性增加*,增加出血事件的风险
HLA-B*1502	在白种人为主的国家中万分之 1~6,在某些亚洲国家中约高 10 倍	增加卡马西平不良反应的风险,包括严重的皮肤反应[如重症多形红斑(Stevens-Johnson syndrome)]
血浆拟胆碱酯酶缺乏	约人口的 1/1 500	琥珀酰胆碱失活减少 使用常规的琥珀酰胆碱剂量会延长呼吸肌麻痹作用,有时出现持续性窒息,在药物通过其他途径消除之前需要呼吸机维持

*在一项研究中,约40%华法林剂量的调整是因 CYP2C9 或 VKORC1 基因的变异引起。

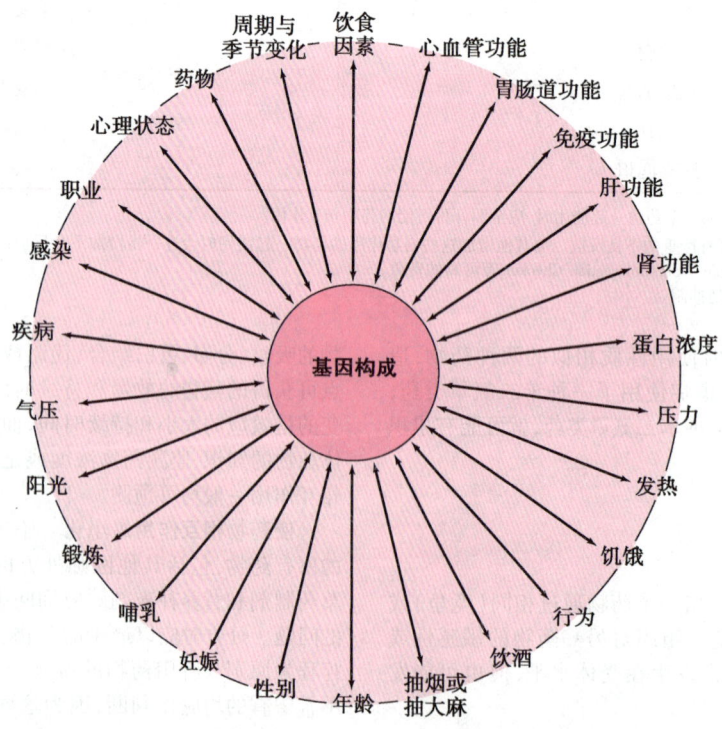

图 343-1 能相互作用,引起患者的药物反应变化的遗传、环境和新出现的因素

药物代谢酶的活性在健康人群中差异大，导致代谢的差异也大。药物消除速率的差异可达40倍。这些差异大多数似乎可用遗传因素和年龄作解释。

药物遗传学的变异（如乙酰化、水解、氧化，或是药物代谢酶）会造成临床后果（表343-3）。例如，如果患者迅速代谢某些药物，那么他们可能需要更大的剂量、更频繁地给药才能达到治疗浓度；而缓慢代谢某些药物的患者可能需要较低的剂量，较少次数的给药以避免中毒，尤其在使用安全范围狭小的药物时。例如，需要硫唑嘌呤治疗炎症性肠病的患者，现在常规测试硫嘌呤甲基转移酶（TPMT）的基因分型，以决定药物治疗最适宜的初始剂量。大多数的遗传差别并不能在药物使用之前预测，但是，已经知道越来越多的药物（如卡马西平、氯吡格雷、华法林）的有效性和中毒风险的改变与某些遗传变异有特殊关联。而且，许多环境的与新出现的因素之间能相互作用，以及与遗传因素能相互作用，影响药物反应（图343-1）。

耐受性和抗药性

耐受性是指反复使用药物后，药物的效应下降。抗药性是指微生物或肿瘤细胞出现了抵抗药物先前的破坏作用的能力。

导致耐受性的药物的例子有酒精和阿片类药物。耐受性的一种机制是代谢加速，例如，通过诸如细胞色素P-450系统的酶的诱导。一般来说，耐受性导致需要增加用药量以产生同样的效应。其他可能的机制有药物和受体之间的结合亲和力下降以及受体数量的减少。药物耐受性的机制不一定都清楚。

抗药性有如下例子：

- 当微生物的菌株不再能被以往有效的抗微生物药杀死或抑制时，它们就有了抗药性。该机制是从基因突变或基因提取导致的基因变化开始的。由于以前有效的抗微生物药优先清除了无抗药性的微生物，有抗药性的微生物就成为优势物种（参见第1321页，第十五篇感染性疾病）
- 如果出现了突变使抗癌药有了抗药性并且该抗癌药被反复使用，优先清除了无抗药性的肿瘤细胞，肿瘤就可以变得有抗药性。例如，由于出现 *T315I* 突变，许多慢性髓细胞性白血病的患者变得对酪氨酸激酶抑制剂伊马替尼有了抗药性
- 哮喘、炎症性肠炎等许多疾病的治疗可以因为对皮质激素的抗药性而受影响。该抗药性的机制尚未完全理解，但可能涉及许多因素（如感染、氧化应激、暴露于过敏原、炎症、维生素D_3缺乏、基因突变，等等）

344. 药效学

药效学（有时被描述为药物对机体所起的作用）是药物对机体的生化、生理和分子的作用，涉及受体结合（包括受体的敏感性）、后受体作用以及化学上的相互作用。药效学和药动学（身体对药物的作用或药物在体内的转运[1-2]）有助于解释用药与反应的相关性，即药物的效应。药理学的反应有赖于药物与靶点的结合。药物在受体位点的浓度影响药物的效应。

药物的药效学可以由于下列因素而受到生理变化的影响

- 疾患
- 年龄
- 其他药物

影响药效学作用的疾病有基因突变、甲状腺功能亢进、营养不良、重症肌无力、帕金森病以及某些种类的胰岛素抵抗性糖尿病。这些疾病能改变受体的结合，改变结合蛋白的水平，或是降低受体的敏感性。

年龄通过对受体结合或后受体作用敏感性的改变（参见第2541页，表332-2，第二十一篇老年病学）而影响药效学的作用。

药效学的药物-药物相互作用导致对受体结合位点的竞争或是改变后受体的响应。

[1] Hughes G. Friendly pharmacokinetics: a simple introduction[J]. Nurse Prescribing, 2016, 14(1): 34-43.
[2] Aymanns C, Keller F, Maus S, et al. Review of pharmacokinetics and pharmacodynamics and the aging kidney[J]. Clin J Am Soc Nephrol, 2010, 5(2): 314-327. doi: 10.2215/CJN.03960609。

药物-受体相互作用

受体是细胞内和细胞之间涉及化学信号的大分子，可能位于细胞表面膜上或是在细胞质内（表344-1）。活化的受体直接或间接地调节细胞的生化过程（如离子电导、蛋白质磷酸化、DNA转录、酶的活性）。

与受体相结合的分子（如药物、激素、神经递质）称为配体。结合可以是专一的和可逆的。配体可活化受体或使受体失活；活化后可增强或降低某些细胞的功能。一个配体

表 344-1　某些生理学的和药物-受体蛋白的类型

类型	结构	细胞上的位置	例子
多亚基离子通道		细胞表面跨膜	乙酰胆碱（烟碱样） GABA$_A$ 谷氨酸 甘氨酸
G-蛋白-偶联受体		细胞表面跨膜	乙酰胆碱（毒蕈碱样） α-和 β-肾上腺能受体蛋白 　类花生酸类物质
蛋白激酶		细胞表面跨膜	生长因子 胰岛素 肽类激素
转录因子		细胞质	甾体激素 甲状腺素 维生素 D

GABA,氨酪酸;GDP,二磷酸鸟苷;GTP,三磷酸鸟苷。

可与多种受体亚型相互作用。几乎不存在对某一受体或亚型有绝对特异性的药物,但大多数都有相对的选择性。所谓选择性,即一个药物对某位点相对于其他位点的作用程度。选择性很大程度上与药物与细胞受体的物理化学的结合相关。

药物对某受体的影响能力与药物的亲和力(药物在某一瞬间占领受体的概率)以及内在的功效(内在的活性——配体活化受体并引起细胞反应的程度)相关,而药物的亲和力与活性是由其化学结构决定的。

药理作用也取决于药物-受体复合物存在的时间(停留时间)。药物-受体复合物的生命周期受动态过程(构象变化)的影响,后者控制了药物与靶体结合和解离的比例。停留时间长表明有长的药理作用时间。长停留时间的药物有非那雄胺、地瑞那韦等。长停留时间也有可能是一种缺点,如果延长了药物的中毒时间的话。有些受体,药物短暂占领就可产生所希望的药理作用,占领延长则可引起中毒。

生理功能(如收缩、分泌)通常受到多个受体介导的机制调节,从最初的分子的药物-受体相互作用到最后的组织或器官的反应,中间可有若干步骤(如受体耦合、多重细胞内第二信使物质)。因此,通常可用一些不同的药物分子来产生同样的所希望的反应。

与受体结合的能力既受到细胞内的调节机制的影响,也受到外界因素的影响。各组织受体密度的基线及其刺激反应机制的效应各不相同。药物、年龄、基因突变与疾病能增加(上调)或降低(下调)受体的数量和结合亲和力。例如,可乐定下调了 α$_2$-受体,迅速撤用可乐定会产生高血压危象。β-阻滞剂的长期治疗上调了 β-受体的密度,于是,突然撤除 β-阻滞剂能导致严重的高血压和心动过速。受体的上调与下调影响了对药物的适应性(如脱敏作用、快速抗药反应、耐受性、获得性抗药性、撤药后超敏性)。

在受体大分子中,配体与之精确结合的部位,称为识别位点。药物结合的位点与内源性的促效剂(激素或神经递质)的结合的位点,可以相同也可以不同。有时将与受体上邻近的位点或是与不同位点结合的促效剂称为异构促效剂。也存在非特异性的药物结合,即在非指定为受体的分子(如血浆蛋白)的位点上的结合。药物与此类非特异性的位点的结合,比如与血浆蛋白的结合,抑制了药物与受体的结合,于是药物失活。游离型的药物可以与受体结合,于是就有效应。

促效剂和拮抗剂　促效剂药物活化受体以产生所需要的反应。一般的促效剂增加了活化受体的比例。反促效剂使受体稳定在失活状态,作用类似于竞争性的拮抗剂。许多激素、神经递质(如乙酰胆碱、组胺、去甲肾上腺素)和药物(如吗啡、去氧肾上腺素、异丙肾上腺素、苯二氮䓬类、巴比妥类)以促效剂的方式作用。

拮抗剂阻止受体的活化。阻止受体活化有许多作用。如果拮抗剂阻断了正常情况下降低细胞功能的物质的作用,那么就提高了细胞的功能;如果拮抗剂阻断了正常情况下增加细胞功能的物质的作用,那么就降低了细胞功能。

受体拮抗可分成可逆的与不可逆的。可逆的拮抗剂很快与其受体分离,不可逆的拮抗剂与受体形成了稳定、持久或是几乎恒定的化学键(如烷化反应)。假性不可逆拮抗剂则与其受体分离得慢。

在竞争性的拮抗中,拮抗剂与受体的结合阻碍了促效剂与受体的结合。

在非竞争性拮抗中,促效剂与拮抗剂能同时与受体结合,但拮抗剂与受体的结合减少或阻碍了促效剂的作用。

在可逆的竞争性的拮抗中,促效剂、拮抗剂与受体形成短暂的结合,且三者间达到了稳态。而如果提高促效剂的浓度就能打破这样的拮抗。例如,在吗啡使用的前后短暂给予纳洛酮(结构与吗啡类似的阿片受体拮抗剂),能阻断吗啡的作用。但纳洛酮的竞争性拮抗可因给予更多的吗啡而被打破。

类似于促效剂结构的分子,常可有促效剂和拮抗剂的性质,此类药物称为部分(低效)促效剂或是促效-拮抗剂。例如,喷他佐辛活化阿片受体,但活化作用又被其他阿片类阻断。因此,喷他佐辛有阿片的作用,但如果在喷他佐辛仍然结合的时候给阿片,又钝化了后者的作用。在某一组织中起部分促效剂作用的药物在另一组织中可能是完全促效剂。

化学的相互作用

有些药物在没有改变细胞功能、没有与受体结合的情况下发挥作用。例如,大多数抗酸药通过简单的化学反应降低胃酸。抗酸药为碱,与酸发生化学反应生成了中性的盐。考来烯胺是胆酸的多价螯合剂,其基本的作用就是在胃肠道中与胆酸结合。

剂量-反应关系

不管药物的作用是如何发生的——通过受体结合还是化学的相互作用,药物在作用位点的浓度控制了其效应。然而,浓度对反应的影响可以是复杂的,且通常是非线性的。不管用药途径如何,药物剂量与细胞水平的药物浓度之间的关系甚至更为复杂(见下文)。

剂量-反应数据一般可以图表示,以 X 轴作为剂量或剂量函数(如 $\log_{10}$ 剂量),在 Y 轴上表示测得的作用(反应)。由于药物作用是剂量和时间的函数,这样作图描述的剂量-反应未纳入时间因素。测得的作用常以在峰效应时或在稳态条件(如在持续静脉输液中)的记录作为最大值。药物作用可以用分子的、细胞的、组织的、器官的、器官系统的以及生物体的水平量化。

假设的剂量-反应曲线(图 344-1)有各种特征:
- 效力(沿剂量轴的曲线位置)
- 最大功效或天花板效应(可达到的最大的反应)
- 斜率(每单位剂量反应的变化)

也可出现生物差异(对同样的人群给予同样的药物剂量,受试者之间反应大小的差异)。在相同条件下研究的药物的剂量-反应曲线图,有助于比较药物的药理学特征(图 344-2)。这一信息有助于判断要获取需要的效应的必需的剂量。

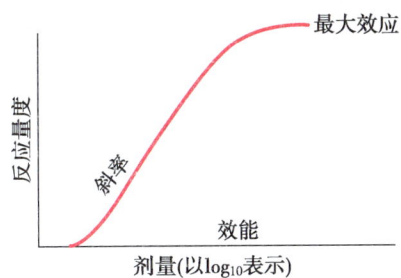

图 344-1　假设的剂量-反应曲线

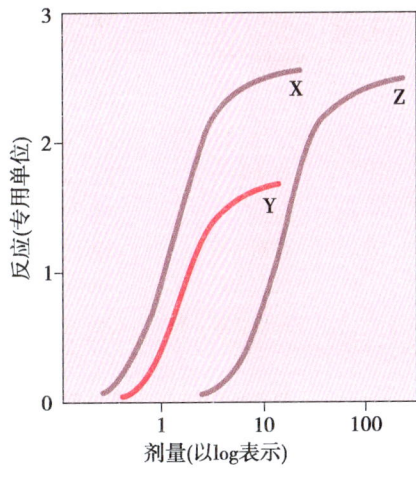

图 344-2　剂量-反应曲线的比较。药物 X 每剂量当量有较强的生物活性,因此比药物 Y 或 Z 的作用更强。药物 X 与 Z 功效相同,即它们所能达到的最大效应(天花板效应)相同。药物 Y 比药物 Z 的潜能大,但其最大功效低

剂量-反应涉及药动学和药效学的原理,决定了药物在人群中使用时的剂量、频次和治疗指数。治疗指数(最小中毒浓度与中间有效浓度之比)有助于判断药物的功效与安全性。增加治疗指数小的药物的剂量,就增加了药物中毒或无效的概率。但是,这些特点因人群而异且受到患者相关因素的影响,如妊娠、年龄和器官功能(如估计 GFR)。

345. 药　动　学

药动学,有时描述为身体对药物的作用,涉及的是药物在体内的进入、通过和排出的运动——药物的吸收、生物利用度、分布、代谢和排泄的时间过程。药效学描述的是药物对身体的作用,包括受体结合、后受体效应以及化学相互作

用。药物的药动学决定了药物作用的开始、持续时间和药物作用的强度。与这些过程相关的数学公式概括了大多数药物的药动学模式(表345-1)。

表345-1 阐明基本的药动学参数的公式

类别	参数	公式
吸收	吸收率常数	药物吸收率÷药物剩余待吸收的数量
	生物利用度	药物吸收的数量÷药物的剂量
分布	表观分布容积	药物在体内的数量÷血浆药物浓度
	游离分数	血浆游离药物的浓度÷总血浆药物浓度
消除(代谢和排泄)	消除率	肾脏排泄+肾外(通常为代谢)消除
	清除	药物消除率÷血浆药物浓度,或消除率常数×表观分布容积
	肾清除	药物的肾脏排泄率÷血浆药物浓度
	代谢清除	药物代谢率÷血浆药物浓度
	原形排泄分数	药物的肾脏排泄率÷药物消除率
	消除率常数	药物消除率÷体内药物数量
		清除÷分布容积
	生物半衰期	0.693÷消除率常数(仅在一级消除中,参见第2607页)

药物的药动学取决于患者相关的因素,也与药物的化学性质相关。有些患者相关的因素(如肾功能、基因、性别、年龄)能用来预测人群中的药动学参数。如:有些药物的半衰期,尤其是那些既要求代谢又要求排泄的药物,在老年人中就会明显延长(图345-1)。事实上,与年龄有关的生理学变化会影响到药动学的许多方面(参见第2195页,第二十篇儿科学;第2539页,第二十一篇老年病学)。

其他因素与个体的生理相关。有些个体因素(如肾衰、肥胖、肝衰竭、脱水)的作用能合理地用来预测效应,但有些因素是特异性的,就不能用来预测。由于个体差异,药物的使用必须根据每一患者的需要——传统是依靠经验调整剂量直至达到治疗目标。这种方式经常不理想,因为会延误最佳反应或造成不良反应。

药动学原理的知识可帮助处方者更准确、更迅速地调整剂量。将药动学的原理应用于个体化的药物治疗称之为治疗药物监测。

药物吸收

药物的吸收取决于药物的物理化学性质、组方以及用药的途径。药剂(如片剂、胶囊剂、溶液剂)是由药物加上其他成分组成的,通过各种途径(如吞服、口腔含服、舌下、直肠、肠胃外、局部的、吸入)使用。不论是何种用药途径,药物必须成为溶液才能被吸收。因此,固态的形式(如片剂)必须能被崩解和分散。

除了静脉注射应用之外,药物在到达循环系统之前必须穿过若干半渗透性的细胞膜。细胞膜是生物屏障,它选择性地抑制药物分子通过。细胞膜基本是由脂质双分子层组成,后者决定了膜的通透性特点。药物可通过下述方式穿过细胞膜:

- 被动扩散
- 易化被动扩散
- 主动转运
- 胞饮作用

有时,各种嵌入在膜层中的球状蛋白起了如受体一般的作用,帮助转运分子通过膜。

被动扩散 药物从细胞膜浓度高的一侧(如胃液)扩散到浓度低的一侧(如血液)。扩散率直接与浓度梯度成比例,但也取决于分子的脂溶性、大小、离子化的程度及吸收表面积大小。由于细胞膜是脂质,脂溶性的药物扩散最为迅速。分子小的要比分子大的穿过膜更快。

大多数药物均为弱有机酸或碱,以非离子和离子的形式存在于水环境中。非离子型的通常为脂溶性的(亲脂的),通过细胞膜扩散快。离子型的脂溶性低(但水溶性高——即亲水),电阻大,不易穿过细胞膜。

非离子型存在的比例(亦即药物穿过膜的能力)是由

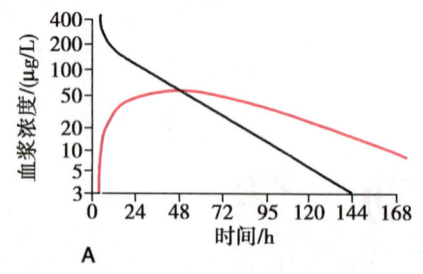
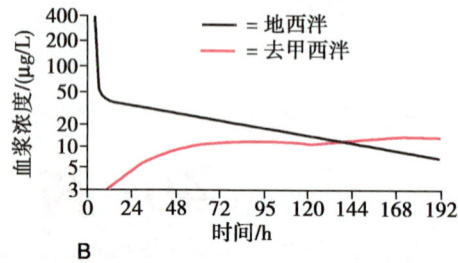

图345-1 年轻人(A)与老年人(B)的地西泮药动学结果比较。地西泮在肝脏中通过P-450酶代谢为去甲西泮(desmethyldiazepam)。去甲西泮是有活性的安眠药,由肾脏排泄。0=用药时间。经许可摘自Greenblatt DJ, Allen MD, Harmatz JS, et al. Diazepam disposition determinants. Clinical Pharmacology and Therapeutics, 1980, 27: 301-312

环境的 pH 值和药物的 pKa(酸解离常数)决定的。pKa 是离子型与非离子型的浓度相等时的 pH 值。pH 值比 pKa 低时,弱酸是非离子型的占优势,弱碱则是离子型的占优势。因此,在血浆中(pH7.4)弱酸性(如 pKa 为 4.4)药物的非离子型与离子型的比值为 1∶1 000;在胃液(pH1.4)中这一比值就反了过来(1 000∶1)。因此,当口服弱酸性药物时,大多数在胃中呈非离子型,有利于扩散通过胃黏膜。对于 pKa 为 4.4 的弱碱性药物,结果相反,大多数在胃中呈离子型。

理论上,弱酸性的药物(如阿司匹林)比弱碱性药物(如奎尼丁)更易在酸性介质(如胃)中被吸收。但是,不论药物酸性还是碱性,大部分吸收都是在小肠中进行,因为小肠的表面积更大,膜更易透过(见下文)。

易化被动扩散 某些低脂溶性的分子(如葡萄糖)穿过膜比预期的快。其理论是易化被动扩散:膜上的载物分子可逆性地与细胞膜外的底物分子结合,载体-底物复合物迅速地扩散通过膜,将底物释放于膜的内表面。只有那些具有比较特殊的分子构型的底物才能进行这样的膜的转运,载体的可获得性也限制了这一过程。这一过程不需要消耗能量,也不可能发生逆浓度梯度的转运。

主动转运 主动转运是选择性的,需要消耗能量,可以逆浓度梯度转运。主动转运似乎局限于在结构上与内源性物质(如离子、维生素、糖、氨基酸)相似的药物。这些药物通常在小肠的特殊的位点被吸收。

胞饮作用 胞饮是液体或是颗粒被细胞吞入。细胞膜内陷,围住液体或颗粒,然后再融合,生成小囊,然后分开,移向细胞内侧。这一作用需要消耗能量。除了蛋白类药物之外,这种方式在药物的转运中很可能只起很小的作用。

口服

为了能被吸收,药物口服后必须处在一个低 pH 值和许多胃肠分泌物,包括可降解的酶在内的环境中。肽类药物(如胰岛素)特别容易降解,因而不能口服应用。口服药物的吸收涉及在胃肠道中上皮细胞膜的穿越。吸收可受到下列因素的影响,如:

- 胃肠道各段腔内的 pH 值的差异
- 每一腔容积的表面积
- 血液灌注
- 胆汁与黏液
- 上皮细胞膜的性质

口腔黏膜是一层有利于吸收的富集血管的薄薄的上皮,但对于物质吸收来说,接触时间通常太短。药物处在牙龈和颊部间(口腔含服),或是在舌下(舌下含服),在口腔中保留的时间较长,吸收增加。

胃有相对较大的上皮细胞的面积,但黏膜层厚、通过时间短,均限制了吸收。由于大部分的吸收都发生在小肠,胃排空通常成为限制吸收速率的一步。食物,尤其是脂肪性的食物,减慢胃排空(和药物的吸收速率),说明了为何有些药物在空腹时应用可加快吸收。影响胃排空的药物(如副交感神经阻滞药)会影响其他药物的吸收速率。对于难溶性药物(如灰黄霉素),食物可增加其被吸收程度;对于在胃中降解的药物(如青霉素),食物可减少其吸收,或是极少有影响,甚至没有影响。

在胃肠道中,小肠具有药物吸收最大的表面积,其膜也比胃中的更易穿透。因而,大多数药物主要是在小肠中吸收。酸性药物,尽管作为非离子型药物有迅速穿过膜的能力,但在肠中也比在胃中吸收得更快。十二指肠管腔内的 pH 值为 4~5,往下逐渐碱化,在回肠下部接近 8。胃肠道的微生物可减少药物的吸收。血流下降(如休克时)可降低肠黏膜两侧的浓度梯度,减少被动扩散方式的吸收。

药物在肠内的通过时间会影响药物的吸收,尤其是对于通过主动转运方式吸收的(如维生素 B 属)、溶解慢的(如灰黄霉素)或是极性的(脂溶性低的,如许多抗生素)药物。

为使依从性最大化,医师应该为小于 8 岁的儿童处方口服混悬液和咀嚼片。对于青少年和成年人,大多数药物以片剂或胶囊剂口服的方式应用,主要是方便、经济、稳定性好,易为患者接受。由于固体形式的药物在被吸收之前必须溶解,溶解的速率决定了要吸收的药物能被得到的程度。溶解如果比吸收慢,溶解就成了限制速率的阶段。药物的制剂(如药物作为盐、晶体或水化物的形式)可改变溶解速率从而从总体上控制吸收。

胃肠道外应用

静脉注射的药物直接进入体循环。但是肌内注射或皮下注射的药物,必须通过一至多层生物膜才能到达体循环。如果肌内或皮下注射分子量大于 20 000g/mol 的蛋白类药物,穿过毛细血管膜的运动就很慢,以至大部分在淋巴系统被吸收。在这样的情况下,药物进入体循环慢,且由于在淋巴系统中被蛋白酶首过代谢(药物代谢发生在到达体循环之前),进入体循环也是不完全的。

灌注(血流/克组织)对小分子的药物在肌内或皮下注射后的毛细血管吸收有很大影响。因此,注射部位能影响吸收率。难溶性碱和酸的盐(如苯妥英的注射剂)以及外周灌注差的患者(如低血压或休克时),在肌内或皮下注射后,吸收延迟或不规律。

控释剂

控释剂的设计目的是减少消除半衰期和作用时间短的药物的用药次数。该剂型也可抑制血浆药物浓度的波动,提供更为均衡的治疗作用。用蜡或其他非水溶性材料对药物颗粒包衣,将药物包埋入基质中,在穿过胃肠道时再慢慢释放,或是将药物与离子交换树脂做成复合物,可以减缓吸收速率。该种剂型的吸收大部分都发生在大肠内。弄碎或是用其他的方法破坏控释片或胶囊常会有危险。

透皮控释剂设计来延长药物的释放时间(有时达几天)。透皮给药的药物必须有适宜的穿过皮肤的特性且要有高效能,因为穿过率和应用的面积都是有限的。

许多非静脉使用、经胃肠外给药的制剂的设计是为了维持血浆药物的浓度。抗微生物药物可以通过肌内注射其难溶性的盐的剂型(如苄星青霉素)的方法来延长吸收时间。至于其他药物,可设计混悬液或是非水性载体的溶液(如胰岛素的晶体混悬液)来延缓吸收。

药物的生物利用度

生物利用度涉及的是药品的活性部分（药物或代谢物）进入体循环，继而到达作用位点的程度和比率。

药物的生物利用度很大程度上取决于其剂型的性质，后者部分取决于其设计与制造。药物各种制剂生物利用度的差异可以有临床意义。因此，了解药物的制剂是否等效很重要。

化学等效性 指的是药物的产品含有同样数量的同样的活性化合物，且都符合目前的法定标准，但药物的产品中的非活性成分可能不同。

生物等效性 指的是药物的产品以同样的剂量给相同的患者时，在血浆和组织中应有相同的药物浓度。

治疗等效性 指的是药物的产品以同样的剂量给相同的患者时，有相同的治疗和不良作用。

生物等效的产品预期其治疗也是等效。治疗非等效（如不良反应多，功效差）往往是在长期的治疗中对某产品的反应稳定的患者被换用了非等效的替代品时发现的。

有时尽管生物利用度不等，治疗却可能等效。如青霉素的治疗指数（最低中毒浓度与中间有效浓度之比）很宽，以至于青霉素产品生物利用度差异造成的血浆浓度的中等程度的差异通常并不影响其功效和安全性。相比之下，治疗指数较窄的药物，生物利用度的差异可以引起很大的治疗非等效性。

生物利用度低的原因 口服的药物必须通过肠壁，然后进入门脉循环到达肝脏。两者均为常见的首过代谢（药物到达体循环之前的代谢）的部位。因此，许多药物在达到足够的血浆浓度之前已被代谢。生物利用度低最常见于水溶性差、吸收慢的口服药物。

在胃肠道中吸收的时间不足是生物利用度低的常见原因。如果药物不能很快溶解或不能穿过上皮细胞膜（如果高度离子化且极性大），处在吸收部位的时间就可能不够。这种情况下，不仅生物利用度低，且有变化大的倾向。

年龄、性别、身体活动度、遗传基因、压力、疾病（如胃酸缺乏、吸收障碍综合征），或是胃肠道做过手术（如减肥手术）也能影响药物的生物利用度。

减少吸收的化学反应能降低生物利用度。包括：复合物的形成（如四环素与多价金属离子）、胃酸或消化酶的水解（如青霉素与氯霉素棕榈酸酯的水解）、在肠壁中的结合作用（如异丙肾上腺素的磺基结合）、被其他药物吸收（如地高辛被考来烯胺吸收）以及被肠道内微生物代谢。

生物利用度的评估 生物利用度通常通过测定血浆浓度-时间曲线下的面积（AUC，图345-2）来评估。AUC是药物生物利用度最可靠的指标。AUC与到达体循环的全部原形药物的数量直接成比例。药物的产品如果其血浆浓度曲线基本重合，可考虑在吸收程度和速率方面是生物等效的。

血浆药物浓度随吸收的程度而增加，当药物的消除率与吸收率相等时就达到了血浆浓度的最大值（峰值）。根据血浆峰浓度来评估生物利用度会误导，因为药物消除在药

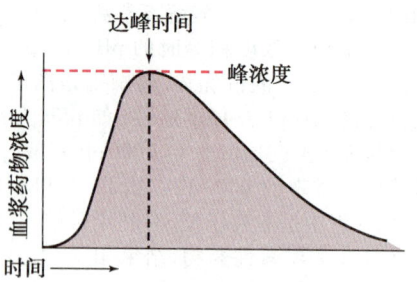

图345-2 典型的单剂量口服某药后的血浆浓度-时间关系

物一进入血流就开始了。达峰时间（出现血浆药物浓度最大值时）是应用最广的吸收率的一般性指标，吸收越慢，达峰时间越晚。

对于基本以原形从尿中排泄的药物，可在服用单剂量后，通过测定药物排泄的总量估计生物利用度。理想地，应收集7~10个消除半衰期期间的尿，以完全从尿中回收被吸收的药物。在服用多剂量后，生物利用度可通过测定24小时以上稳态条件下从尿中回收的原形药物来估计。

药物的组织分布

药物进入体循环后，就分布到身体各组织。由于血液灌注、组织结合（如由于含有脂类）、部位的pH值以及细胞膜的通透性的差异，分布一般是不均衡的。

药物进入组织的速率取决于血液进入组织、组织块的速率以及血液与组织之间的间隔物的性质。除非跨细胞膜的扩散是速率限制的，血管丰富的部位能更快地达到血液与组织间分布的平衡（进和出组织的速率相同时）。在达到平衡后，药物在组织中和在细胞外液的浓度就是在血浆中的浓度。代谢及排泄是和分布同时进行的，因而过程是动态的、复杂的。

药物进入组织后，在组织间液中的分布主要取决于灌注。对于灌注差的组织（如肌肉、脂肪），分布非常慢，如果该组织对该药物亲和力高则更是如此。

分布容积 表观分布容积是理论上全部所服用的药物被稀释并成为血浆浓度时的体液容积。例如，给予1 000mg的药物后，其血浆浓度为10mg/L，表观上1 000mg分布在100L中〔剂量/容积 = 浓度；1 000mg/xL = 10mg/L，所以，x=1 000mg/（10mg/L）= 100L〕。

分布容积与机体的实际容积或其体液间室并不相干，而涉及的是体内的药物的分布。与组织结合强的药物在循环中停留的非常少，于是血浆浓度就低，分布容积就大。停留在循环中的药物使分布容积趋向于小。

分布容积为所给剂量预计的血浆浓度提供了参考，但对于具体的分布的类型提供不了什么信息。每一药物在体内的分布都是独特的。有些药物很容易进入脂肪，而有的则停留在细胞外液，有的与特定的组织广泛结合。

许多酸性药物（如华法林和阿司匹林）与血浆蛋白结合度高，因而表观分布容积小。许多碱性药物（如苯丙胺和哌替啶）被组织大量摄取，因此表观分布容积大于整个身体的容积。

结合 药物分布进入组织的程度取决于与血浆蛋白和组织的结合程度。药物在血流中转运时，部分以游离型（非结合型）的方式，部分则与血液成分（如血浆蛋白、血细胞）可逆地结合的方式。在众多能与药物发生相互作用的血浆蛋白中，白蛋白、α_1-酸性糖蛋白和脂蛋白最为重要。酸性药物通常与白蛋白结合更多，碱性药物则与α_1-酸性糖蛋白、脂蛋白或两者结合更多。

只有非结合型的药物才能向血管外或药物产生药理作用的组织位点被动扩散，因此，体循环中非结合型的药物浓度基本决定了在活性位点的药物浓度以及产生的功效。

药物浓度高时，由于受结合位点数目的限制，结合型的药物数量接近上限。结合位点的饱和是药物之间相互置换作用的基础（参见第 2601 页，药物-受体相互作用）。

除蛋白质外，药物还可和许多物质结合。结合通常发生于药物在水相环境中与大分子发生接触时，但也可发生于药物进入体脂时。由于脂肪难以灌注，所以达平衡时间长，特别是高亲脂的药物。

药物在组织或机体腔室的积聚能延长药物的作用，因为当血浆药物浓度下降时，组织就会把贮存药物释放出来。例如，硫喷妥是高脂溶性的，单次静脉注射后迅速进入脑，有显著、迅速的麻醉作用。几分钟后，当药物重新分布于灌注较慢的脂肪组织时，作用就终止。然后，硫喷妥从脂肪储存中慢慢释放出来，维持着亚麻醉的血浆水平。如果重复使用硫喷妥，导致大量药物贮存于脂肪组织内，这种水平就可能变得有意义。于是，硫喷妥储存在脂肪内，一开始是起了缩短药物的作用，但随后是延长。

有些药物与蛋白质、磷脂或核酸结合，因而在细胞内积聚。例如，氯喹在白细胞内和肝细胞内的浓度要比其在血浆中的浓度高出数千倍。细胞内的药物与血浆中的药物处于平衡状态，当药物从机体消除时，细胞内的药物进入血浆。

血-脑屏障 药物经脑毛细血管和脑脊液进入中枢神经系统。虽然脑部接受了约 1/6 的心排出量，但由于脑组织的渗透性的特点，药物向脑组织的渗透仍受限。有些脂溶性药物（如硫喷妥）能很快进入脑组织，但极性化合物并非如此，原因就是毛细血管内皮和星形细胞鞘构成的血-脑屏障。与大多数毛细血管相比，脑部毛细血管的内皮细胞相互连接更为紧密，滞缓了水溶性药物的扩散。而星形细胞鞘是由一层与毛细血管内皮基膜紧密邻接的神经胶质结缔组织细胞（星形细胞）组成。随着年龄增长，血脑屏障的作用减退，更多的化合物可进入脑内。

药物可经由脉络膜丛直接进入脑室脑脊液，再由脑脊液被动扩散进入脑组织。有机酸类（如青霉素）同样在脉络膜丛中从脑脊液主动转运到血液。

药物进入脑脊液或其他组织细胞的渗透速率，类似于其他组织细胞，主要取决于药物的与蛋白的结合程度、解离度以及油-水分配系数。与高蛋白结合的药物的入脑通透速率慢，而离子型的弱酸或弱碱几乎为零。由于中枢神经系统的灌注极佳，药物分布速率基本由通透性决定。

药物代谢

肝脏是药物代谢的主要部位。虽然代谢通常使药物失去活性，但有些药物代谢物仍有药理学活性——甚至有时比母体化合物的活性更强。代谢物有活性，本身无活性或弱活性的物质，称为前体药物，有时为了更有效地递送活性部分，特地设计为前体药物。

药物可通过氧化、还原、水解、羟化、结合、缩合或是异构化等过程代谢，不论哪种过程，目的是使药物更易排泄。许多组织中都有涉及代谢的酶，肝脏则更为集中。药物代谢的速率因患者而异。有的患者代谢药物的速度很快，以至于血液和组织的药物浓度不能达到治疗效应。而有的代谢药物的速度很慢，即使使用通常的剂量也会出现毒性反应。个例患者的药物代谢速率受到基因、共患疾病（尤其是慢性肝病与晚期心力衰竭）以及药物相互作用（尤其是那些涉及诱导或抑制代谢的）的影响。

许多药物的代谢有 2 相。Ⅰ相反应包括形成新的或是经修饰的功能基团，或是裂解（氧化、还原、水解），这些都是非合成反应。Ⅱ相反应包括与内源性物质（如葡糖醛酸、硫酸盐、甘氨酸）的结合，是合成反应。合成反应形成的代谢物极性更大，因而比以非合成反应形成的代谢物通过肾脏（以尿）和肝脏（以胆汁）排泄的速度更快。有些药物只经历Ⅰ相或只经历Ⅱ相反应，因此，所谓Ⅰ、Ⅱ，仅反映功能，并非强调前后顺序。

速率 几乎所有药物的任一途径的代谢速率都有其上限（能力限度）。然而，大多数达到治疗浓度的药物通常只占据代谢酶位点的一小部分，代谢的速率随药物浓度的增加而加快。这种情况，就称为一级消除（或动力学），药物代谢的速率是体内剩余药物的固定比例（即药物有特定的半衰期）。

例如：代谢开始时体内有 500mg 药物，在代谢后 1 小时可能就是 250mg，2 小时是 125mg（即半衰期为 1 小时）。然而，如果大多数酶的位点都被占据，代谢即以其最大的速率进行，不再随药物的浓度而改变，代之以每单位时间固定的药物的量代谢（零级动力学）。在这种情况下，如代谢开始时体内有 500mg 药物，在代谢后 1 小时可能是 450mg，2 小时是 400mg（即最大清除率 50mg/h，无特定的半衰期）。随着药物浓度的增加，代谢从一级动力学向零级动力学转换。

细胞色素 P-450 Ⅰ相代谢最重要的酶系是细胞色素 P-450（CYP450）——一个催化许多药物氧化的同工酶的微粒体超级家族。NADPH-CYP450 还原酶供应电子，黄素蛋白将电子从 NADPH（还原型的烟酰胺维生素 B4 二核苷酸磷酸盐）转运到 CYP450。

许多药物与物质能诱导或抑制 CYP450 酶系，导致了一药使另一药毒性增加或治疗效应降低的药物相互作用。药物与某些酶相互作用的例子参见第 2599 页，表 343-2 以及第 2608 页，表 345-2。

表 345-2 常见的与细胞色素 P-450 酶作用的物质

酶	底物	抑制剂	诱导剂
CYP1A2	对乙酰氨基酚	胺碘酮	炭烤牛肉
	咖啡因	西咪替丁	香烟烟雾
	克拉霉素	环丙沙星	奥美拉唑
	雌二醇	红霉素	苯巴比妥
	氟哌利多	氟伏沙明	苯妥英
	利多卡因	噻氯匹定	利福平
	美沙酮		
	奥氮平		
	普萘洛尔		
	利托那韦		
	他克林		
	茶碱		
	三环抗抑郁药		
	维拉帕米		
	(R)-华法林		
CYP2C9	塞来昔布	胺碘酮	地塞米松
	双氯芬酸	西咪替丁	苯巴比妥
	氟西汀	氟康唑	其他巴比妥类
	格列吡嗪	洛伐他汀	苯妥英
	格列本脲	利托那韦	利福平
	吲哚美辛	舍曲林	
	硝苯地平	磺胺甲噁唑	
	苯妥英	托吡酯	
	吡罗昔康	甲氧苄啶	
	黄体酮	伏立康唑	
	睾酮	扎鲁司特	
	三环抗抑郁药		
	丙戊酸		
	伏立康唑		
	(S)-华法林		
CYP2C19	地西泮	西咪替丁	卡马西平
	(S)-美芬妥英	氟西汀	苯巴比妥
	奥美拉唑	氟伏沙明	泼尼松
	喷他脒	酮康唑	利福平
	普洛萘尔	兰索拉唑	
	伏立康唑	奥美拉唑	
	(R)-华法林	帕罗西汀	
		噻氯匹啶	

续表

酶	底物	抑制剂	诱导剂
CYP2D6	β受体阻滞剂	胺碘酮	卡马西平
	可卡因	安非他酮	地塞米松
	右美沙芬	塞来昔布	苯巴比妥
	氟卡尼	西咪替丁	苯妥英
	氟哌利多	氟西汀	利福平
	利多卡因	氟伏沙明	
	美西律	甲氧氯普胺	
	吗啡	美沙酮	
	奥美拉唑	帕罗西汀	
	吩噻嗪类	奎尼丁	
	奎尼丁	利托那韦	
	利培酮	舍曲林	
	选择性5羟色胺再吸收抑制剂		
	他莫昔芬		
	睾酮		
	曲马多		
	曲唑酮		
	三环抗抑郁药		
	文拉法辛		
CYP2E1	对乙酰氨基酚	双硫仑	酒精
	酒精		异烟肼
			使用烟草
CYP3A4	胺碘酮	胺碘酮	卡马西平
	阿瑞匹坦	安普那韦	地塞米松
	吡咯类抗真菌药	阿扎那韦	异烟肼
	苯二氮䓬类	吡咯类抗真菌药	苯巴比妥
	钙通道阻断剂	西咪替丁	苯妥英
	咖啡因	环丙沙星	泼尼松
	卡马西平	克拉霉素	利福平
	克拉霉素	地拉韦定	
	环孢素	地尔硫䓬	
	地拉韦定	红霉素	
	依那普利	氟西汀	
	雌二醇	氟伏沙明	
	雌激素	葡萄柚汁	
	红霉素	印地那韦	
	芬太尼	甲硝唑	
	非那雄胺	奈法唑酮	
	茚地那韦	奈非那韦	

续表

酶	底物	抑制剂	诱导剂
CYP3A4	利多卡因	硝苯地平	
	洛匹那韦	奥美拉唑	
	氯雷他定	帕罗西汀	
	美沙酮	泊沙康唑	
	奈非那韦	右丙氧芬	
	奥美拉唑	利托那韦	
	阿片类止痛药	沙奎那韦	
	泼尼松	舍曲林	
	黄体酮	维拉帕米	
	利托那韦	伏立康唑	
	沙奎那韦		
	西地那非		
	西罗莫司		
	他汀类		
	他克莫司		
	他莫昔芬		
	三环类抗抑郁药		
	（R）-华法林		

随着年龄的增长,由于肝脏体积缩小和肝血流量的减少,肝脏通过 CYP450 酶系代谢的能力可降低 30% 以上。于是,通过这一体系代谢的药物在老年人的体内浓度会更高,半衰期也延长（图 345-1）。新生儿由于肝脏微粒体酶系尚未发育完全,对许多药物的代谢也会有困难。

结合反应 葡醛酸结合反应是最常见的 II 相反应,也是唯一发生于肝微粒体酶系的反应。葡醛酸自胆汁中分泌,从尿中消除。因此,结合反应使大多数药物更易溶解,易于通过肾脏排泄。氨基酸与谷氨酰胺或甘氨酸的结合反应产生的结合物很快从尿中排泄但不能从胆汁中广泛排泄。年龄不影响葡醛酸结合反应,然而对于新生儿,转化葡醛酸慢,可能会出现严重反应（如与氯霉素）。

结合反应也可通过乙酰化或硫酸结合的形式。硫酸酯是极性的,易于从尿中排泄。年龄对这些过程没有影响。

药物排泄

肾脏是排泄水溶性物质的主要器官。胆道系统有助于不被胃肠道重吸收的药物的排泄。一般情况下,肠、唾液、汗液、乳汁和肺对排泄所起的作用很小,但挥发性麻醉剂呼气排出是一例外。经乳汁排泄对乳儿可能有影响（参见第 2208 页,表 291-3,第二十篇儿科学）。

肝代谢常使药物的极性更大,水溶性更佳,从而使代谢物更迅速地排泄。

肾脏排泄 大多数药物都是经肾过滤排泄的。到达肾小球的血浆约有 1/5 通过肾小球内皮细胞小孔被滤出,几乎所有的水以及大多数的电解质在肾小管中被动或主动地重吸收回循环。但极性化合物,涉及大多数的药物代谢物,不能扩散回循环,如果没有重吸收的特殊的转运机制（如葡萄糖、维生素 C 和 B 族维生素此类的）,就排泄出体外。随着年龄增长,肾脏排泄药物的能力降低（参见第 2540 页,表 332-1,第二十一篇老年病学）。80 岁时的清除率通常降至 30 岁时的一半。

跨膜通道原理支配了肾脏对药物的处理。与血浆蛋白结合的药物留在循环中,仅有非结合的药物才能进入肾小球过滤。非离子型药物及其代谢物都有在小管液中迅速被重吸收的倾向。

尿液的 pH 值为 4.5~8,由于尿的 pH 值决定了弱酸或弱碱的电离子化状态,因而可以明显影响药物的重吸收和排泄（参见第 2604 页）。酸化的尿液使弱酸重吸收增加,排泄减少,而使弱碱重吸收减少。碱化的尿液作用相反。一些过量用药的病例就应用了这一原理以增加弱碱或弱酸的排泄。如,碱化尿液以增加阿司匹林的排泄。改变尿的 pH 值来改变药物排泄的速率的程度取决于经肾途径在全部消除中的比例、非离子型的极性以及分子的离子化的程度。

近端小管主动排泄对许多药物的消除很为重要。这一过程需消耗能量,可被代谢抑制剂阻断。当药物浓度高时,分泌转运可达上限（最大转运程度）。每一物质的最大转运程度都有其特点。

阴离子和阳离子有不同的转运机制。正常情况下,阴离子排泄系统消除与甘氨酸、硫酸盐或葡醛酸结合的代谢物。阴离子相互竞争排泄。这一竞争可用于治疗,如丙磺舒阳断青霉素正常情况下从肾小管迅速的排泄，从而使青霉素有更长的时间维持在较高的血浆浓度。在阳离子的转运系统中，阳离子或有机碱（如普拉克索、多非利特）由肾小管分泌，该过程可被西咪替丁、甲氧苄啶、丙氯拉嗪、甲地黄体酮或酮康唑抑制。

胆汁排泄 有些药物及其代谢物大量地在胆汁中排泄。由于是逆浓度梯度地跨胆道上皮细胞膜转运，需要主动的排泄转运。在血浆药物浓度高时，排泄转运可以有上限（最大转运程度）。物理化学性质类似的物质会出现竞争排泄。

分子量>300g/mol 以及既有极性基团又有亲脂性基团的药物更易在胆汁中排泄。较小的分子通常只排泄微量。结合，尤其是与葡醛酸的结合，有助于从胆汁排泄。

肠肝循环，即药物自胆汁中排泄后又被肠重吸收进入循环。仅在肠肝循环的程度不完全，即有些排泄的药物没有从肠道中重吸收时，胆汁排泄才能从体内清除物质。

第二十三篇

损伤，中毒

- 346. 外伤患者的诊治　2615
  Jaime Jordan, MD
  - 外伤患者的诊治　2615

- 347. 外伤性脑损伤　2619
  James E. Wilberger, MD, and Derrick A. Dupre, MD
  - 运动相关性脑震荡　2624

- 348. 腹部创伤　2626
  Philbert Yuan Van, MD
  - 概述　2626
  - 肝损伤　2629
  - 脾损伤　2630

- 349. 高原病　2631
  John B. West, MD, PhD, DSc
  - 高原病　2631

- 350. 咬蜇伤　2633
  Robert A. Barish, MD, MBA, and Thomas Arnold, MD
  - 蜈蚣及千足虫叮咬伤　2633
  - 人和哺乳动物咬伤　2633
  - 昆虫蜇伤　2635
  - 天社蛾毛虫（Asp）蜇伤　2636
  - 海洋生物咬蜇伤概述　2636
  - 刺胞动物（肠腔动物）蜇伤　2636
  - 软体动物蜇伤　2637
  - 海胆蜇伤　2637
  - 海鳐鱼蜇伤　2637
  - 螨蜇伤　2638
  - 蝎蜇咬　2638
  - 蛇咬伤　2639
  - 短吻鳄、鳄鱼、鬣蜥以及毒蜥咬伤　2643
  - 蜘蛛蜇伤　2643
  - 蜱蜇伤　2645
  - 蜱麻痹　2645
  - 其他节肢动物咬伤　2645

- 351. 烧伤　2646
  Steven E. Wolf, MD
  - 烧伤　2646

- 352. 冷伤　2650
  Daniel F. Danzl, MD
  - 冻伤　2650
  - 低温　2651
  - 非冻结性组织损伤　2653

- 353. 淹溺　2654
  Norman L. Dean, MD

- 354. 电击伤与闪电伤　2656
  Daniel P. Runde, MD
  - 电击伤　2656
  - 闪电伤　2658

- 355. 眼外伤　2659
  Kathryn Colby, MD, PhD
  - 眼部灼伤　2659
  - 角膜擦伤和异物　2660
  - 眼挫裂伤　2661
  - 创伤后虹膜睫状体炎　2662

- 356. 面部外伤　2662
  Sam P. Most, MD
  - 外耳外伤　2662
  - 颌骨和邻近结构骨折　2662
  - 鼻部骨折　2663
  - 颧骨骨折　2664

- 357. 骨折、脱位和扭伤　2665
  Danielle Campagne, MD
  - 儿童骨骺（生长板）骨折　2671
  - 锁骨骨折　2673

肱骨近端骨折 2674
肱骨远端骨折 2675
桡骨头骨折 2676
桡骨远端骨折 2676
舟骨骨折 2677
掌骨颈骨折（不包括拇指） 2677
指尖骨折 2678
椎体压缩性骨折 2678
骨盆骨折 2679
髋部骨折 2680
股骨干骨折 2681
踝骨折 2681
跟骨骨折 2682
中足骨折脱位 2683
第五跖骨骨折 2684
脚趾骨折 2684
间隔综合征 2684
肩关节脱位 2685
肘关节脱位 2686
桡骨小头半脱位 2686
月骨及月骨周围脱位 2687
手指脱位 2687
髋关节脱位 2687
膝（股骨胫骨）关节脱位 2688
髌骨脱位 2688
肩锁关节扭伤 2689
尺侧副韧带扭伤 2689
锤状指 2689
伸膝装置损伤 2690
踝扭伤 2690
跟腱撕裂 2691
膝扭伤和半月板损伤 2691

358. 泌尿生殖道损伤 2693
Noel A. Armenakas, MD
  膀胱损伤 2693
  生殖器外伤 2693
  肾脏外伤 2694
  输尿管损伤 2695
  尿道创伤 2695

359. 中暑 2696
John Lissoway, MD, and Eric A. Weiss, MD
  热痉挛 2699
  热衰竭 2699
  热射病 2699
  恶性高热 2701
  神经阻滞剂恶性综合征 2702
  血清素综合征 2703

360. 潜水或高气压下工作产生的损伤 2705
Alfred A. Bove, MD, PhD
  气压伤 2705
  耳和窦气压伤 2706
  肺气压伤 2706
  胃肠道气压伤 2707
  牙、面部和眼气压伤 2707
  动脉气体栓塞 2707
  浸润性肺水肿 2708
  减压病 2709
  潜水时气体中毒 2710
  再加压治疗 2710
  潜水注意事项和潜水损伤预防措施 2711

361. 割裂伤 2712
Adam J. Singer, MD
  摩擦伤 2717

362. 大规模杀伤性武器 2718
James Madsen, MD, MPH
  大规模杀伤性武器事件概述 2718
  化学武器 2720
  全身中毒性毒剂 2721
  糜烂性毒剂 2722
  神经性毒剂 2723
  抗胆碱能化合物 2724
  燃烧剂和氟化氢 2724
  防暴剂 2725
  毒素作为大规模杀伤性武器 2726
  生物制剂武器 2726
  放射性武器 2727
  炸药和爆炸伤 2727

363. 晕动病 2729
Adedamola A. Ogunniyi, MD

364. 中毒 2731
Gerald F. O'Malley, DO, and Rika O'Malley, MD
  基本原则 2731
  对乙酰氨基酚中毒 2736
  急性对乙酰氨基酚中毒 2737
  慢性对乙酰氨基酚中毒 2738
  阿司匹林及其他水杨酸类药物中毒 2739
  一氧化碳中毒 2740
  腐蚀性物质吞入 2741
  蘑菇中毒 2742
  植物中毒 2742
  鱼和贝类中毒 2743

碳氢化合物中毒 2744
有机磷和氨基甲酸酯中毒 2744
铁中毒 2745
铅中毒 2746
特殊中毒 2748

365. **放射/辐射暴露和污染** 2766
Jerrold T. Bushberg, PhD, DABMP

366. **脊柱外伤** 2773
James E. Wilberger, MD, and Derrick A. Dupre, MD
儿童的脊髓损伤 2776

367. **运动损伤** 2776
Paul L. Liebert, MD
运动前筛查 2776
运动损伤的处理 2777
肩袖损伤/肩峰下滑囊炎 2778
盂唇撕裂 2779
外上髁炎 2779

内上髁炎 2780
梨状肌综合征 2780
膝痛 2780
胫纤维发炎 2781
跟腱炎 2781
应力性骨折 2781
腘肌肌腱炎 2782
大腿后侧肌肉拉伤 2782

368. **胸外伤** 2782
Thomas G. Weiser, MD, MPH
主动脉破裂（创伤性） 2784
钝性心脏损伤 2785
心脏压塞 2786
连枷胸 2786
血胸 2787
气胸（开放性） 2787
气胸（张力性） 2788
气胸（外伤性） 2788
肺挫伤 2788
肋骨骨折 2789

346. 外伤患者的诊治

外伤患者的诊治

外伤是1~44岁人群的首位死因。美国2014年外伤致死人数为199 756例，其中2/3为意外事件。在蓄意伤害致死病例中，约70%为自残。除去死亡病例，每年有约4 100万的外伤急诊病例，其中210万需要住院治疗。

绝大多数严重但不立即致命的伤者能在配备专业人员和诊疗规范的指定创伤救治中心得到良好的治疗。尽管这些医院的创伤医疗配备标准（包括转运）在各州地区各不相同，但通常遵循美国外科创伤学会（American College of Surgeons' Committee on Trauma）制订的诊疗指南。

这些疾病将在手册的其他部分讨论。
- 骨和关节损伤（参见第357章）
- 脊髓损伤（参见第366章）
- 头部损伤（参见第347章）
- 面部受伤（参见第356章）
- 眼外伤（参见第355章）
- 泌尿生殖系统损伤（参见第358章）
- 割裂伤（参见第361章）

病因

外伤的形式多种多样，一般分为钝器伤和锐器伤。钝器伤是用力碰撞导致（如殴打、踢伤、器械打击、坠落、机动车撞击、爆炸伤）。锐器伤则为物体划破皮肤（刀具、碎玻璃）或射击伤（子弹、爆炸弹片）。

其他损伤还有烧伤和化学灼伤，有毒气体吸入或毒物食入，放射线伤等。

病理生理

外伤的定义为伤害直接导致组织损伤，其性质、程度与伤及的解剖位置、病理机制和受伤强度有关。对特定脏器（心脏、脑、脊髓）的直接损伤往往导致即刻死亡。

此外，患者幸免于初次打击后可能出现继发性损伤效应。血管撕裂导致出血，外出血可被发现，而内出血可表现为器官挫裂伤、血肿或进入体内其他空腔（腹腔、胸腔）。出血量不多（<10%血容量）时大部分患者能耐受，大量出血会引起进行性血压下降和脏器灌注不足（休克，参见第505页），最终导致细胞功能异常，脏器功能衰竭，甚至死亡。失血性休克可引起伤者短期内死亡（数小时内）；而因长时间休克引起的多脏器功能衰竭造成了大部分的近期内死亡

（伤后14日内），外伤后屏障功能破坏和免疫系统紊乱导致的感染也是短期死亡的原因之一。

病情评估和处理

- **首要检查**：依照A、B、C、D、E的顺序进行评估和稳定：A，气道（airway）；B，呼吸（breathing）；C，循环（circulation）；D，意识障碍（disability）以及E，暴露/环境控制（exposure/environmental control）
- **二次检查**：患者相对稳定后进行从头到脚的体检
- 有选择地进行CT和其他影像学检查

本篇仅主要论述急诊室内而非事故现场的急救处理。病情评估和处理必须同时进行，以会直接导致死亡的受伤脏器系统开始进行检查。先将注意力放在一些明显但非致死性的受伤部位（如开放性下肢骨折，手指断裂等）而不是即刻评估威胁生命的创伤会导致致命的错误。A、B、C、D、E的评估口诀有助于记忆。首先应对患者进行快速检查寻找主要受伤部位（首要检查），病情稳定后再行细致体检（二次检查）。

> **经验与提示**
>
> ■ 先将注意力放在一些明显但非致死性的受伤部位（如开放性下肢骨折，手指断裂等）而不是即刻评估威胁生命的创伤会导致致命的错误

气道 口咽部血块、牙齿、异物；意识障碍时（脑外伤、休克、中毒）舌软组织松弛和舌后坠；以及颈部外伤后水肿或血肿都可影响气道通畅。可以通过直视口腔或颈部明确气道存在这些阻塞的诊断。如患者能言语对话可以确定气道暂时没有损伤。

血液和异物可用吸引器或手工祛除。反应迟钝的患者，气道通畅、气道保护机制、氧合以及通气等方面都可能出现问题。对明显存在咽喉损伤的患者，应给予气管插管（参见第489页）。插管前应给予肌松和镇静药物。多种工具可协助气道管理，包括附加声门装置，弹性树胶探条，以及可视喉镜。CO_2比色装置，或最好，二氧化碳分析仪可以帮助确认正确的气管导管放置。

如果患者需要人工气道但无法进行气管插管（如由于由烧伤引起的气道水肿）或插管是禁忌（如由于严重的颌面损伤），则需要进行外科手术或经皮环甲膜切开。注意：检查或处理气道时，除非通过体检和/或影像检查排除了颈椎损伤，否则均应采用颈托、内固定等保持颈部制动。

呼吸 中枢性呼吸驱动异常（脑外伤、中毒、近乎致命性休克）和胸部损伤（血胸、气胸、多发性肋骨骨折、肺挫伤等）可使呼吸功能受损。

充分暴露胸壁，检查胸壁扩展是否充分，是否存在创伤的外在标志，以及是否存在提示连枷胸的胸廓矛盾运动（即吸气时胸壁内陷）。胸壁触诊可用于检查明显的肋骨骨折和皮下积气（后者有时是发现气胸的唯一体征）。

气体交换是否正常通常可以通过听诊清楚判断。张力性气胸可能会导致患侧呼吸音减弱和颈静脉怒张；气管向健侧移位往往是较晚出现的体征。

气胸可以通过胸腔引流管减压（参见第390页）。患者存在提示气胸的表现时，应该在开始正压通气之前完成胸部X线检查。正压通气可加重单纯性气胸甚至将其转化成张力性气胸。怀疑张力性气胸，如果无法立即进行胸腔置管，可通过胸壁穿刺针刺减压（14号针穿刺锁骨中线第二肋间）以稳定病情。通气不足可通过气管插管和机械通气改善。连枷胸需要在枷段施加适当的压力固定。开放性气胸需要用封闭敷料贴覆盖三个面；第四面保持开放用以释放压力，避免引起张力性气胸。

循环 大血管受伤可引起明显外出血比较容易被发现。致命的内出血通常表现不明显。但大量内出血仅可能出现在少数几个部位：胸腔，腹腔，盆腔股周软组织（骨盆、股骨骨折）。

对出血患者需要检查休克体征（心动过速、面色灰暗、出汗、意识障碍、毛细血管再充盈不足），监测脉搏和血压。当腹部彭隆和压痛，骨盆不稳定，大腿畸形或不稳定这些体征出现时提示这些部位存在内出血，且出血量足以致命。

外部出血可用直接压迫止血。开放两条静脉通路（14~16G针）输注0.9%氯化钠或乳酸林格液，休克或低血容量患者给予快速输注1~2L（儿童20ml/kg），然后，如病情需要，可继续输液或输注血液制品。对需要大量输注血制品的患者，已制定了相关流程（大量输血流程）。临床上高度怀疑存在腹腔内大出血者，需紧急剖腹探查。大量胸腔出血需要紧急开胸且进行自体血液回输。

> **经验与提示**
>
> ■ 颅脑损伤患者出现低血容量休克时需要对其是否存在内出血进行重新评估，因为孤立的颅脑损伤不会引起休克

意识障碍 脑和脊髓损伤严重时需要对神经功能进行评估。Glasgow昏迷评分（参见第1658页，表346-1）和瞳孔对光反应是颅内损伤的主要指标。

表346-1 GLASGOW昏迷评分

评估部位	反应	分数
睁眼	自主睁眼	4
	言语呼唤后睁眼	3
	疼痛刺激后睁眼	2
	无睁眼	1
言语	有定向力	5
	对话混乱	4
	不适当的用语	3
	不能理解言语	2
	无言语	1
运动	能遵嘱运动	6
	肢体对疼痛有局限反应	5
	肢体有屈曲逃避反应	4
	疼痛刺激时出现去皮质体位（不正常屈曲）	3
	疼痛刺激时出现去大脑体位（不正常伸展）	2
	无运动	1

总分小于8者为典型的昏迷患者。

经许可改编自 Teasdale G, Jennett B. Assessment of coma and impaired consciousness. A practical scale[J]. Lancet, 1974, 2:81-84。

粗略运动控制和四肢感觉的检测反映了脊髓损伤情况。颈椎触诊出现疼痛或变形者应用硬颈托固定直至排除颈椎损伤。手工固定头部和颈部后,将患者整体转向一侧以便检查胸腰椎和背部,肛指检查了解肛门张力(张力降低提示脊髓损伤)、前列腺(高位骑跨的前列腺提示尿道损伤)和肠内出血。

在美国,转运救护车内患者被固定在长硬板上有利于转运和固定可能已损伤的脊髓。应尽早让患者脱离硬板,因为硬板很不舒服,并可在数小时内使患者产生压疮。

严重颅脑外伤(GCS<9)的患者需要进行气管插管保护气道,颅脑影像学检查,神经外科评估,以及预防继发脑损伤发生(如优化血压与氧合、预防癫痫、渗透性利尿降低颅内压、对有脑疝征象的患者进行过度通气)。

暴露与环境控制　为确保外伤不被遗漏,患者应完全暴露(剪除衣服),进行从头到脚的全身检查,排除隐匿的外伤。对患者进行保暖(使用加热毛毯或只是用加温液体输注)以防止低体温。

二次检查　在对危及生命的紧急事件进行评估,且患者状态趋于稳定之后,需要对患者进行进一步的全面检查,并询问主要病史。如果只能进行有限的对话,应该收集涵盖"AMPLE"的重要信息:

- **A**:过敏史(allergies)
- **M**:药物应用史(medications)
- **P**:既往史(past medical history)
- **L**:最近一次食物史(last meal)
- **E**:外伤事件经过(events of the injury)

患者完全宽衣后,需从头至脚进行体格检查,包括所有体表孔洞和对首次检查区域的进一步详细检查。检查所有软组织是否损伤或肿胀,所有骨骼是否有压痛,以及关节的运动范围(除存在明显骨折和异常形态以外)等。

在无明确泌尿道损伤(尿道口出血,会阴部瘀斑,高位前列腺)的严重外伤和昏迷患者,需要留置导尿管。无面部外伤的情况下(极少数报道筛板骨折导致鼻胃管插入脑内),严重外伤和昏迷患者一般需要放置鼻胃管。

开放性伤口上可覆盖消毒纱布,清创和修补需在完成初步评估和更严重的伤口处理以后进行。临床有明显的脱位和变形,或神经系统损伤者,须在严重外伤处理后进行摄片和复位。

明显或怀疑骨折者应给予夹板固定,然后进行严重外伤全面评估和影像学检查。临床上明显不稳定的骨盆骨折需用布单或市售的稳定装置进行固定,以帮助缩小盆腔空间,减少出血;严重的出血可能需要紧急血管栓塞、手术内固定或直接手术控制。

在怀孕的创伤患者,初始优先考虑的稳定孕妇,这是保证胎儿安全的最佳方式。短期内,固定在仰卧位可能会导致输尿管-胎盘单元压迫下腔静脉,阻碍血液回流和引起低血压。如果是这样,急救人员可以手动将子宫推到患者的左侧或整个硬板可以向左边倾斜以解除压迫。如果胎儿>20周,需要进行胎儿监护并且持续至少4~6小时。如孕妇遭受严重创伤或出现妊娠并发症(如胎心异常,阴道出血,宫缩)时,应尽早请专科医生会诊。所有Rh阴性的孕妇哪怕只是轻微外伤也应给予$Rh_0(D)$免疫球蛋白。如果孕妇发生心搏骤停,无法复苏,对>24周的胎儿(宫底在脐上4cm)可以在孕妇围死亡期内行剖宫产术完成生产。

辅助检查　影像学检查是关键性的,实验室检查一般只是辅助性的,床旁的快速血红蛋白检测评估失血情况是例外。典型穿透伤有明显的伤口,可以减少涉及区域的影像学检查。钝器伤,特别是急速减速时发生(坠落、车祸),可造成各种部位损伤,需要较多地进行影像检查。以前,钝器伤患者常规进行颈部,胸部以及骨盆的X线或CT检查。然而,大多数创伤中心现在做的影像学检查只集中在直接创伤以及体检发现异常的部位。

颈椎X线片适用于非醉酒的,没有局灶性神经功能损害,没有中线颈椎压痛或其他会分散注意力外伤(如股骨骨折)的患者,并且必须是清醒和警觉的。所有其他外伤患者也应该有颈椎成像,但最好使用CT。

胸片可以用于鉴别气道断裂、肺外伤,血胸和气胸,也可鉴别胸主动脉破裂(纵隔增宽)。然而,胸部CT对于大多数胸内损伤更敏感,且通常更优先选择CT。目前胸部影像学检查常通过床旁超声完成,即E-FAST,特别对于生命体征不稳定的患者。气胸、血胸以及心包积液等均可通过超声诊断。

严重复合钝器伤时,通常需要进行胸部、腹部、盆腔、脊髓、头部和多部位外伤的CT检查。

腹部内脏损伤的鉴别是必不可少的。诊断性腹腔灌洗一直被是用来评估对腹腔内的出血情况。它是一种将腹膜透析管经腹壁插入腹腔,进行引流的方法。如果引流血液>10ml,即有开腹探查的指征。如果未引流出血液,可将1L生理盐水通过导管注入,然后收集引流液进行分析,决定下一步治疗方案。但是,现在床旁超声已经取代了诊断性腹腔灌洗的地位(FAST检查:创伤重点超声评估法),特别是对不稳定的患者。超声对腹腔内的积血相当敏感,并且可以指导开腹探查的时机。如果病情稳定,还是建议行CT检查。因为CT检查对后腹膜组织和骨骼成像、出血量和部位的判断更加准确。

怀疑骨盆骨折的患者建议CT检查,因为其较X线平片更准确。

对于存在精神状态改变、意识丧失以及有神经系统定位体征的患者通常需要进行CT检查。一些证据表明,CT检查对短暂意识丧失(<5秒),或一过性失忆或定向力障碍,但是GCS15分的患者是没有必要的。而对持续头痛,呕吐,失忆,癫痫发作,年龄>60岁,和药物或酒精中毒和服用抗凝或抗血小板药物的患者来说,CT检查更有意义。

对于头部损伤儿童,儿科急救护理应用研究网络(PE-CARN)已经开发了一种算法,可以帮助减少CT检查,降低辐射(图346-1,图346-2);对可能还是需要行CT检查的患儿需接受临床观察。

严重胸部减速性损伤和其他一些体征出现(如脉搏消失、血压不对称、器官缺血、胸片有可疑征象)的病例需考虑存在主动脉损伤,应进行CT血管造影和其他主动脉影像学

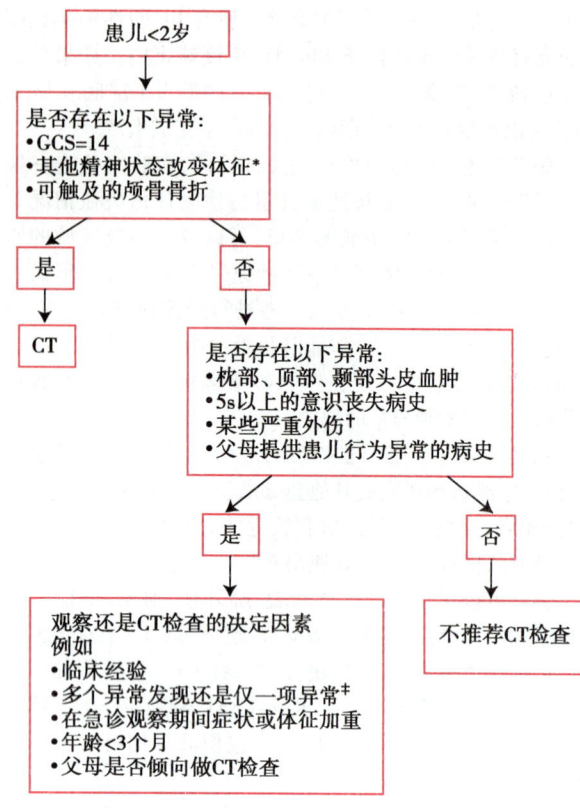

图 346-1 2 岁以下头部外伤患儿的评估

* 包括躁动，嗜睡，反复提问，以及言语反应迟缓

† 如机动车事故时患儿受外力弹射出去，或同车乘客死亡，或整车翻车；或是患儿不戴头盔在行走或骑自行车时被机动车撞击；或是 2 岁以下的患儿从 0.9m 以上坠落；或是患儿被高冲击物体击中头部

‡ >3 个月的患儿，除去意识丧失，头痛，呕吐以及特殊部位的头皮血肿，没有其他症状可以提示颅脑外伤

GCS，格拉斯哥昏迷量表

经许可改编自 Kupperman N, Holmes JF, Dayton PS, et al. For the Pediatric Emergency Care Applied Research Network: Identification of children at very low risk of clinically-important brain injuries after head trauma: a prospective cohort study [J]. Lancet, 2009, 374: 1160-1170

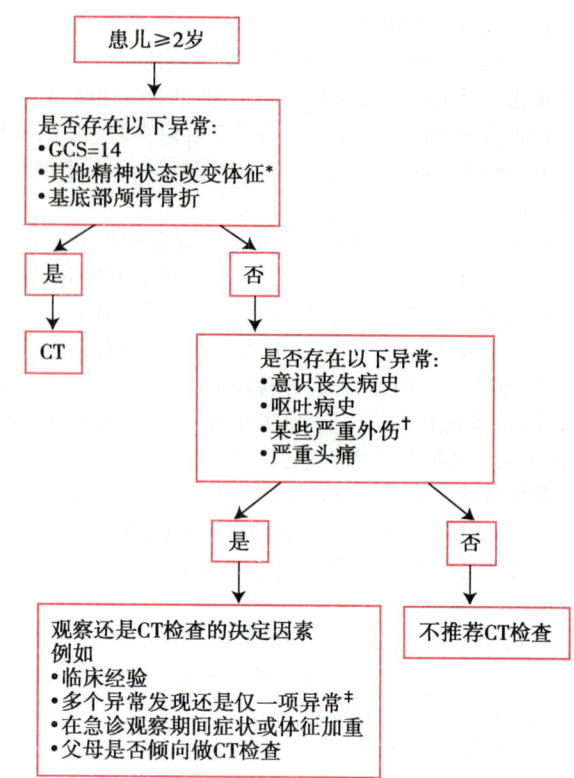

图 346-2 ≥2 岁儿童头部受伤的评估

* 包括躁动，嗜睡，反复提问，以及言语反应迟缓

† 如机动车事故时患儿受外力弹射出去，或同车乘客死亡，或整车翻车；或是患儿不戴头盔在行走或骑自行车时被机动车撞击；或是 2 岁以上的患儿从 1.5m 以上坠落；或是患儿被高冲击物体击中头部

‡ >3 个月的患儿，除去意识丧失，头痛，呕吐以及特殊部位的头皮血肿，没有其他症状可以提示颅脑外伤

GCS，格拉斯哥昏迷量表

经许可改编自 Kupperman N, Holmes JF, Dayton PS, et al. For the Pediatric Emergency Care Applied Research Network: Identification of children at very low risk of clinically-important brain injuries after head trauma: a prospective cohort study [J]. Lancet, 2009, 374: 1160-1170

检查。

怀疑有严重钝性胸部伤的所有患者应接受心电监护，同时行心电图检测是否存在心肌损伤和心律失常。心电图异常的病例常常需要行心肌标志物检查，某些情况需要进行心脏超声排除可能的心脏挫伤。

头、颈部外伤的患者需考虑存在颈、椎动脉损伤的可能性，特别是合并单侧神经系统阳性体征、颈部安全带痕迹（安全肩带引起的长条形瘀斑）以及其他可导致血管损伤的外伤（如颈椎 C1、C2、C3 骨折；其他节段颈椎的骨折伴脱位；悬挂损伤）。这些患者必须接受 CT 造影。

所有怀疑存在骨折和脱位者均应给予 X 摄片。其他影像检查用于特殊病例（血管造影用于诊断，或栓塞受损的血管；CT 用于脊髓、盆腔和复合型关节骨折的精细判断）。

实验室检查可能有用的包括：

- 连续检测 Hb 水平以评估出血
- 血气分析评估 PO_2、PCO_2 和碱缺失
- 尿潜血
- 血常规了解患者血红蛋白基线水平，监测出血情况
- 血糖检测排除低血糖
- 定血型和交叉配型，为可能的输血做准备

评估器官灌注的指标（血清乳酸水平，血气分析内的碱缺失以及从中心静脉导管内测定中心静脉氧饱和度）有利于判断机体是否处于早期休克或休克治疗的效果。当有相关病史时（肾功能不全、使用利尿剂），可考虑诸如电解质、血液生化、凝血功能等的检查。

毒理学筛查（如血液酒精检测，尿液药物筛查）往往是必需的；测试结果不会改变治疗方案，但可以帮助识别滥用药物的种类，及时干预，防止后续的损伤发生。

怀孕的外伤患者需要检测 D-Dimer，纤维蛋白原，和纤维蛋白降解产物。测试结果在胎盘早剥的患者身上可能是异常的；然而，这些检查敏感性与特异性都不够，不能明确或排除诊断。

更多信息

American College of Surgeons' Statement on Trauma Center Designation Based Upon System Need Pediatric Emergency Care Applied Research Network(PECARN)

347. 外伤性脑损伤

外伤性脑损伤(TBI)是大脑组织的实质性损伤,可以短暂或持久地损害大脑功能。临床上怀疑病例可以通过影像检查确诊(主要是CT检查)。初始治疗包括保持气道开放和维持足够通气、氧合和血压支持。严重损伤者通常需要接受手术,进行监护、记录颅内压。如果颅压力升高进行减压手术,或去除颅内血肿。受伤后早期几天维持充足的脑灌注和氧合、防止意识障碍尤为重要。许多患者随后需要康复。

与世界多数地区一样,在美国外伤性脑损伤(TBI)是死亡和致残的常见原因。外伤原因包括机动车辆碰撞和其他交通相关事故(如自行车碰撞、步行碰撞等)、跌倒(尤其是年长者和年幼儿童)、肢体冲突和体育活动。

病理

颅脑损伤引起的结构改变可以是宏观的,也可以是微观的,主要依赖于所涉及的外力和作用机制;损伤不严重的患者可能没有明显肉眼可见的结构性损伤。临床表现因严重程度不同、结果不同而差异迥然。颅脑损伤通常分为开放性损伤和闭合性损伤。

开放性损伤包括头皮和颅骨(一般也包括脑膜和位于其下的脑组织)的贯通伤。通常由子弹或锐器损伤所致,但由于严重的钝力而引起的伴有头皮裂伤的颅骨骨折也被认为是开放性损伤。

闭合性损伤通常发生于头部撞击、撞到物体或是猛烈摇头导致头部运动在加速和减速之间反复快速切换。加速或减速可以在受撞击点(着力点)引起脑组织损伤,也可以在其相反方向致脑组织损伤(对冲点),或是弥散性脑组织损伤;额叶和颞叶尤其脆弱。轴突、血管或者两者同时受到剪切力作用或是撕裂。血管断裂外漏,引起脑挫裂伤、脑内或蛛网膜下腔出血,硬膜外和硬膜下血肿(表347-1)。

表 347-1 外伤性脑损伤的常见类型

病变类型	临床表现	诊断
急性硬膜下血肿	典型表现为急性神经功能损害,可能为局灶性和(或)非局灶性 小血肿时,可能功能正常	CT:硬膜下间隙高密度影,典型表现呈新月状影 中线移位程度很重要
颅底骨折	脑脊液鼻漏或耳漏 鼓膜后出血(血鼓室)或外耳道出血 耳后瘀血斑(巴特尔征)或眼眶周围瘀血(熊猫眼)	CT:通常明显可见
脑挫伤	神经功能损害范围较广程度不一,或者神经功能正常	CT:各种大小的点状高密度影(出血点)
脑震荡	暂时性精神状态变化(如意识或记忆丧失)持续少于6h	基于临床表现 CT:极少有异常表现
慢性硬膜下血肿	逐渐发生的头痛、嗜睡、思维紊乱,有时有局灶性功能缺失或癫痫发作	CT:硬膜下间隙低密度影(等密度为其变异状态,发生于亚急性期从高密度向低密度转变)
弥散性轴索损伤	意识丧失持续>6h,但可能没有局灶性功能缺失或运动姿势改变	基于临床表现 CT:早期可能显示正常或在胼胝体、半卵圆中心、基底神经结或脑干有小的高密度影(微出血灶) MRI:常有异常表现
硬膜外血肿	头痛、数小时内意识受损,有时有中间清醒期 典型的脑疝形成导致对侧轻偏瘫和同侧瞳孔散大	CT:硬膜外间隙有高密度影,一般呈透镜形状,因颞骨骨折而沿脑膜中动脉(颞窝)分布
蛛网膜下腔出血	通常神经功能正常 偶有急性神经功能损害	CT:蛛网膜腔内大脑表面有高密度影,常显示沟回轮廓

脑震荡 脑震荡是一种短暂的可逆的创伤后意识改变（如意识或记忆的丧失），持续约数秒到数分钟，通常在6小时以内。尽管可见短暂的症状，如恶心、头痛、眩晕、记忆障碍和注意力不集中（脑震荡后综合征），但没有结构性脑损伤，也没有严重神经系统后遗症。

脑挫伤 脑挫伤可发生于开放性脑损伤或闭合性脑损伤。脑功能损害的范围取决于脑挫伤的大小和位置。大范围挫伤可以导致脑水肿并使颅内压（ICP）增高。在起病后数小时和数天内，脑挫伤可以扩大，并导致神经功能恶化。

弥漫性轴索损伤（diffuse axonal injury, DAI） 旋转运动减速产生的剪切力会导致广泛的轴突纤维断裂和髓鞘断裂，也就是弥漫性轴索损伤。轻微的颅脑损伤有时也可以造成弥漫性轴索损伤。尽管没有大体的结构性损伤，但是CT扫描和组织病理学检查可以看到白质内有小的出血点。有时候临床上把DAI定义为：没有局灶性损害表现，但意识丧失>6小时。由于损伤而导致的水肿通常会使颅内压增高，从而引起各种各样的临床表现。DAI是婴儿摇晃综合征的基本损害。

颅内血肿 颅内血肿（脑内出血或脑组织周围出血）见于开放性或闭合性脑损伤，表现为硬膜外、硬膜下或脑内血肿。颅脑损伤常见蛛网膜下腔出血（SAH出血位于蛛网膜下腔，参见第2045页），但CT表现和动脉瘤性SAH并不相同。

硬膜下血肿是出血聚集于硬脑膜和蛛网膜之间。急性硬膜下血肿的病因包括：①脑皮质静脉撕裂，②皮质和硬脑膜窦之间的桥静脉撕裂。常见于跌倒或机车碰撞引起的颅脑损伤。颅内血肿和脑组织肿胀（水肿或充血）都会压迫大脑，造成颅内压升高。一旦出现上述情况，发病率和死亡率明显增加。外伤后的几周内，可以发生慢性硬膜下血肿，逐渐产生症状。这些血肿更常发生于酗酒者和老年人（特别是正在服用抗血小板药物或者抗凝药物，或者有脑萎缩）。老年人会觉得头部受伤相对较轻，甚至忘记了发生过头部外伤。与急性硬膜下血肿相反，慢性硬膜下血肿很少出现脑水肿和颅内压增高。

硬膜外血肿（出血位于颅骨和硬脑膜之间）比硬膜下血肿少见。硬膜外血肿通常由动脉出血引起，出血量大，血肿迅速增大。最典型的就是颞骨骨折损伤脑膜中动脉引起硬膜外血肿。如不干预，动脉性硬膜外血肿会迅速恶化，导致死亡；而静脉性硬膜外小血肿很少致命。

脑内血肿指脑实质内出血聚集。创伤时，脑挫伤常常合并脑内血肿。脑挫伤发生血肿的确切时间并不好判断。颅内压增高、脑疝和脑干功能衰竭会相继发生，尤其是发生颞叶血肿时。

颅骨骨折 贯通伤的定义包含骨折。闭合性损伤也可能导致颅骨骨折，可表现为线性骨折、凹陷性骨折或粉碎性骨折。出现骨折表明损伤外力强大。单纯的颅骨线性骨折患者，不伴有神经功能损害，脑损伤风险不高。但是，如果颅骨骨折并发神经功能损害，则很可能发生了颅内血肿。有特殊风险的骨折包括：

- 凹陷性骨折：最易撕裂硬脑膜，损伤硬脑膜下的脑组织或（和）硬脑膜
- 跨过脑膜中动脉区域的颞骨骨折有发生硬膜外血肿危险
- 横跨任一主要硬脑膜窦的骨折：会导致大量出血、静脉性硬膜外或静脉性硬膜下血肿。损伤的静脉窦以后会有血栓形成，引起脑梗死
- 牵涉到颈动脉管的骨折：能导致颈动脉夹层
- 枕骨和颅骨基底部（枕底骨）骨折：这些部位厚而坚硬，一旦发生骨折，说明遭受了极强的外力打击，通常会合并脑损伤。延伸到颞骨岩部的枕骨骨折常常损伤中耳和内耳结构，损害面神经、听神经和前庭神经功能
- 婴儿骨折：发生颅骨线性骨折时，脑膜常陷入其中，随后形成软脑膜囊，造成骨折扩大（生长性骨折）

病理生理

直接脑组织的损伤（如粉碎、裂伤）可能迅速损害脑功能。很快，一系列损伤级联反应进一步加重损伤。

所有的外伤性脑损伤都会引起脑水肿、减少脑血流。颅顶大小固定（被限制在颅骨内），被不可压缩的脑脊液和压缩性很小的脑组织充填；因此，脑水肿或颅内血肿造成的脑组织肿胀无处扩展，最终导致颅内压增高。脑血流量取决于脑灌注压（CPP）。脑灌注压是平均动脉压和平均颅内压的差值。因此，当颅内压增高，或平均动脉压降低，脑灌注压就降低。当脑灌注压低于50mmHg，就会发生脑缺血。缺血和水肿会触发各种继发性损伤机制（如释放兴奋性神经递质、细胞内钙、自由基和细胞因子），导致细胞进一步损伤、加重水肿和升高颅内压。外伤引起的全身并发症（如低血压、缺氧）也会导致脑缺血，称为继发性脑损伤。

颅内压过高最初引起大脑半球功能障碍。如果颅内压过高得不到缓解，就会挤压脑组织跨过小脑幕或是穿过枕骨大孔导致脑疝（参见第1655页），而这将大幅增加死亡率。另外，如果颅内压增高至平均动脉压时，脑灌注压变为0，导致完全性脑缺血和脑死亡。没有脑血流是诊断脑死亡的客观依据（参见第1663页）。

青少年或儿童的震荡损伤可能会导致脑充血和脑血流增加。二次冲击综合征是一种罕见的、有争议的临床情况，定义为轻微头部外伤后，患者尚未完全康复，遭受到二次创伤打击，出现颅内压增高，有时候导致死亡。归因于脑血流自身调节功能的丧失，引起脑充血和颅内压增高，导致脑疝。

症状及体征

尽管部分轻微脑损伤患者仅有意识模糊或逆行性记忆缺失（受伤前数秒到数小时的事情不能回忆），但大多数严重外伤性脑损伤患者会发生意识丧失（通常持续数秒到数分）。幼儿可能仅出现烦躁不安。一些患者会有癫痫发作，通常发生在外伤后第一小时或一天内。初始症状之后，患者可能是完全觉醒、意识清晰，或是意识和功能有某种程度的改变，从轻微意识模糊到木僵，再到昏迷。意识丧失的持续时间和反应迟钝的程度大体上都与损伤的严重程度一致，但没有特异性。

Glasgow昏迷量表（表346-1）是一种可重复使用的快速评分系统，用于初步评估外伤性脑损伤患者的严重程度。

量表是通过睁眼情况、言语反应和最佳运动反应来评分的。最低分(3分)提示可能是致死性损伤,尤其是当双侧瞳孔对光反应和眼前庭反应消失时。得分高提示预后好。通常使用GCS量表来初步评估颅脑损伤的严重程度:

- 轻度 14 或 15 分
- 中度 9~13 分
- 重度 3~8 分

TBI的严重程度与预后估计,可通过CT及其他因素得出。部分开始为轻度或中度的颅脑外伤患者会出现病情恶化。对于婴儿和幼儿,有改良后的Glasgow昏迷量表供使用(表347-2)。缺氧和低血压会降低GCS评分,心肺复苏后的GCS分值较之复苏前的分值对脑功能不全的评价更具特异性。镇静和肌松药物也会降低GCS评分,在完整的神经系统评价前应避免使用。

表 347-2 适用于婴儿和儿童的修改后的 Glasgow 评分

评估部位	婴儿	儿童	评分*
睁眼	自主睁眼	自主睁眼	4
	言语呼唤后睁眼	言语呼唤后睁眼	3
	疼痛刺激后睁眼	疼痛刺激后睁眼	2
	无睁眼	无睁眼	1
言语反应	咕咕声,呀呀学语	有定向力	5
	烦躁,哭吵	对话混乱	4
	疼痛刺激时哭吵	不适当的用语	3
	疼痛刺激时呻吟	不能理解的言语和无特异性的声音	2
	无言语	无言语	1
运动反应†	有目的地自然运动	遵照命令运动	6
	触摸时退缩	运动反应集中于疼痛刺激点	5
	疼痛刺激时退缩	疼痛刺激时退缩	4
	疼痛刺激时出现去皮质体位(不正常屈曲)	疼痛刺激时出现去皮质体位(不正常屈曲)	3
	疼痛刺激时出现去大脑体位(不正常伸展)	疼痛刺激时出现去大脑体位(不正常伸展)	2
	没有反应	没有反应	1

* 得分≤12分表明是重度颅脑损伤。得分<8分表明需要气管插管和机械通气。得分≤6分表明需要监测颅内压。

† 如果患者已经插管,意识丧失,那么评估的最重要部分就是运动反应,应仔细地评估。

经许可改编自 Davis RJ. Head and spinal cord injury. In Rogers MC. Textbook of Pediatric Intensive Care. Baltimore: Williams & Wilkins, 1987; James H, Anas N, Perkin RM. Brain Insults in Infants and Children. New York: Grune & Stratton, 1985; Morray JP. Coma scale for use in brain-injured children [J]. Critical Care Medicine, 1984, 12: 1018。

> **经验与提示**
> - 在完整的神经系统检查结束之前,尽可能推迟使用镇静和肌松药物

特定类型的脑外伤症状 不同类型脑外伤的症状大多相似。

硬膜外血肿症状通常在损伤后几分钟到几小时内发生(没有症状的期间是所谓的清醒间隔),包括头痛加重,意识水平降低,局灶性神经功能缺损(如偏瘫)。瞳孔扩大伴对光反应消失通常提示脑疝。部分患者意识丧失,随后有短暂的清醒期,之后神经功能逐渐恶化。大多数硬膜下血肿患者很快会丧失意识。脑内血肿和硬膜下血肿可引起局灶性神经功能障碍,如偏瘫,意识进行性恶化,或两者兼而有之。无论什么原因造成的颅内压增高(如血肿、水肿、充血)都会导致意识进行性恶化。

ICP增高有时引起呕吐,但并无特异性。显著增高的ICP通常表现为高血压(通常脉压升高)、心动过缓和呼吸抑制的库欣三联征。呼吸通常缓慢而不规则。重度弥漫性脑损伤或颅内压显著增高都会导致去皮质强直或去大脑强直。两者都是预后不良的表现。

小脑幕切迹疝(参见第1655页)会导致昏迷、单侧或双侧瞳孔散大,对光反应消失、偏瘫(通常是单侧散大瞳孔的对侧肢体)和库欣三联征。

颅底骨折会使脑脊液从鼻腔流出(脑脊液鼻漏)或从耳内流出(脑脊液耳漏),也会导致鼓膜后出血(血鼓室),如果鼓膜破裂则会致外耳道出血,还会致耳后瘀血斑(Battle sign,巴特尔征)(彩图347-1)或眼眶周围瘀血(熊猫眼)。嗅觉、听觉功能丧失一般很快发生,但可能在意识恢复时才被注意到。面神经功能损害可立即发生或延迟后发生。颅腔的其他骨折有时可扪及,特别是有头皮裂伤和塌陷畸形。然而,帽状腱膜下出血也可有类似塌陷畸形。

慢性硬膜下血肿的患者表现为日益加重的头痛、时轻时重的嗜睡状态或是意识混乱(类似痴呆早期表现)、轻到中度的偏瘫或局灶性神经功能缺失。

长期症状 记忆丧失可能会持续存在,可以是逆行性或顺行性遗忘(如创伤后即发生的事件)脑震荡后综合征常发生于严重脑震荡之后包括头痛、头晕、疲乏、注意力不集中、波动性记忆丧失、抑郁、冷漠和焦虑。嗅觉(和味觉)、有时是听觉常常会改变或丧失,视觉很少发生这种情况。数周或数月后症状常自行消失。

在重度甚至是中度脑外伤后,认知和神经精神障碍会持续一段时间,尤其是当结构性损伤比较严重时。常见有记忆丧失、行为改变(如易于激动、冲动行为、无法自控、缺少动力)、情绪不稳、睡眠紊乱和智力降低。

小部分患者会出现迟发癫痫(损伤后>7日发生),常在损伤后数周、数月甚至是数年后发生。中枢运动损害(痉挛运动削弱)、步态和平衡功能障碍、共济失调、感觉缺失也会发生。

如果脑外伤破坏了前脑认知功能(参见第1866页)但并不损害脑干,可导致持续植物状态。自我意识和精神活动消失,但是自主和运动反射保留,睡-醒周期正常。损伤后植物人状态持续到3个月时,少有患者恢复正常的神经功能,到6个月后几乎无人恢复。

即使在脑外伤数年后,神经功能仍有可能逐渐恢复,但最快的恢复期是在最初的6个月。

诊断

- 对损伤进行快速的初步评估

- GCS 评分和神经系统检查
- CT 检查

初步措施 对伤情应作全面的初步评估。严重损伤的患者同时进行诊断与治疗。

快速、集中的神经系统评价是初步评价的一部分,它包括 GCS 评分,评估气道开放、呼吸充分程度和瞳孔对光反应。理想的评估应在给予麻醉剂和镇静剂前进行。每隔一段时间要对患者进行反复评估(如起初每 15~30 分钟 1 次,病情稳定后每 1 小时 1 次)。之后,病情的改善或恶化有助于对损伤的严重程度和预后进行判断。

全面的临床评估 只要患者病情充分稳定就要尽早进行全面的神经系统检查。婴儿和儿童应该仔细检查有无视网膜出血,此可提示婴儿摇晃综合征。成人检眼镜检查可显示外伤性视网膜脱离和因颅内压增高引起的视网膜静脉搏动缺失;但尽管有脑损伤,检查结果也可正常。当意识或记忆丧失<6 小时、且症状不能用神经影像检查所见的脑损伤解释时,诊断为脑震荡。当意识丧失超过 6 小时、CT 有微出血灶时要怀疑有弥散性轴索损伤(DAI)。其他类型的脑外伤诊断依据 CT 或 MRI。

神经影像学检查 有下述情况的患者应做影像学检查:意识不清持续时间较长、GCS<15、有神经系统定位体征、持续呕吐、癫痫、意识丧失病史或临床怀疑有骨折。然而,很多临床医师即使对于很小的脑部损伤都要求患者进行 CT 检查,因为遗漏血肿的临床和法律后果都非常严重。但是,临床医生需要权衡 CT 检查的收益和对年轻患者的放射性危害。

尽管 X 线平片能检出一部分颅骨骨折,但不能评价脑部损伤,还延误其他提供确定性信息的脑影像学检查,一般不使用。CT 是病程初期影像学检查最好的选择,能发现血肿、挫伤、颅骨骨折(能够看到细微的裂口从而发现临床怀疑的颅底骨折,否则颅底骨折不易被发现),有时也能发现弥散性轴索损伤。挫伤和急性出血与正常脑组织比较,在 CT 表现为高密度影。典型的动脉性硬膜外血肿表现为脑表面的透镜样高密度影,常沿着脑膜中动脉区域分布。典型的硬膜下血肿表现为脑表面的新月形高密度影。与脑组织相比,慢性硬膜下血肿表现为低密度影;而亚急性硬膜下血肿表现为与脑组织相似的等密度影。等密度的硬膜下血肿,特别是两侧对称时,临床上可以只有轻微的异常。对于严重贫血的患者,急性硬膜下血肿的密度可以和脑组织相同。个体的临床表现可以与典型特征不同。颅内占位效应(mass effect)征象有沟回消失、脑室池受压和中线移位。缺乏这些征象不能除外颅内压增高,出现占位效应时也可能颅内压正常。一般中线移位>5mm 是手术清除血肿的指征。

> **经验与提示**
>
> - 如果患者出现不明原因的精神改变,同时有以下危险因素:老年人正在服用抗血小板或抗凝药物、老年人有脑萎缩以及酗酒者,即使患者没有外伤史,甚至第一次脑成像没有异常,也要考虑慢性硬膜下血肿

MRI 有助于在随后的病程中检测到更多细微挫伤、弥漫性轴索损伤和脑干损伤。在诊断极小的急性硬膜下血肿或等密度亚急性和慢性硬膜下血肿方面,通常 MRI 比 CT 的敏感性更好。未经证实的初步资料提示某些 MRI 表现可以判断预后。血管造影、CT 血管造影、MRI 血管造影对评估血管损伤非常有用。例如,当怀疑血管受损而 CT 结果同体格检查矛盾时(如 CT 正常或不能解释的偏瘫,怀疑继发于血管血栓形成或颈动脉夹层栓塞)。

预后

在美国,严重的成人脑外伤经治疗后的死亡率约为 25%~33%。GCS 分值越高,死亡率越低。5 岁以上儿童的死亡率较低(GCS 分值 5~7 分的死亡率≤10%)。就可比较的损伤情况而言,儿童总体上要比成人好。

绝大部分轻度脑外伤患者都保持较好的神经功能。中度或重度脑外伤者,预后不如轻度患者,但比通常认为的预后要好。脑外伤后最常用的评估表就是 Glasgow 结果量表。在这个标准下,可能的结果分为:
- 完全康复(恢复至既往的功能状态)
- 中度残疾(能够自我照顾)
- 重度残疾(不能自我照顾)
- 植物人(无认知功能)
- 死亡

超过 50% 的成人重度脑外伤可以完全康复或仅留下中度残疾。发生脑外伤后,昏迷发生与否和持续的时间是预测残疾的重要因素。若昏迷超过 24 小时,50% 患者留有持久的神经系统后遗症,2%~6% 患者在 6 个月时仍处于植物状态。成人重度脑外伤患者,最初 6 个月内恢复最快。较小的改善有可能会持续数年。无论脑外伤严重程度,儿童短期内功能恢复得更好,而且功能改善会持续更长时间。

相对特定的运动和感觉功能缺失而言,认知缺陷、注意力下降、记忆衰退和各种人格改变更容易导致工作和社交障碍。外伤后嗅觉丧失和急性外伤性失明在 3~4 个月后很少能复原。除了老年人,通常偏瘫和失语至少会部分恢复。

治疗
- 对轻微损伤者:出院和居家观察
- 对中度和严重损伤者:优化通气、供氧和脑灌注;治疗并发症(颅内压增高、癫痫、血肿)和康复

多发性非颅脑损伤,通常出现在机动车碰撞和摔倒中,一般需要同步治疗。外伤患者的初步复苏会在其他章节讨论(参见第 2615 页)。

在事故现场,移动患者前要确保气道畅通和止住外部出血。要给予特别护理以避免脊柱或者其他骨骼的移动从而来保护脊髓和血管。用颈圈和长脊柱板来进行适当制动,直到脊柱的稳定性得到确认(采用合适的检查和影像摄片)(参见第 2774 页)。对神经功能进行快速的初步评价后,可以利用短效的阿片类药物(如芬太尼)来减轻疼痛。

在医院里,对神经功能进行快速的初步评价后,医护人员应该每隔几小时记录一次神经系统检查结果(GCS 和瞳孔反应)、血压、脉搏和体温,因为任一恶化都需要及时干预。利用连续 GCS 评分和 CT 检查的结果来判断损伤的严重程度,这有助于指导治疗(表 347-3)。

表 347-3 基于脑外伤严重程度的处理选择

严重度	GCS 分数	处理
轻微	14~15	居家观察
中度	9~13	住院观察
重度	3~8	快速麻醉诱导插管
		入住 ICU
		监测和治疗增高的颅内压

GCS=格拉斯哥昏迷量表。

对于所有患者而言，最关键的处理就是保持足够的肺通气、氧供、脑灌注以避免二次脑损伤。早期积极处理缺氧、高二氧化碳血症、低血压和高颅内压有助于避免后续并发症。快速控制伤口出血（外部和内部），可用晶体液（生理盐水）或输血及时补充血容量以维持脑灌注。禁用低张液体（尤其是5%葡萄糖水溶液），因其含过多的自由水，使脑水肿和颅内压增高加剧。需要检查和预防的其他并发症包括体温过高、低血钠、高血糖和液体出入不平衡。

轻度损伤 到急诊科就诊的 TBI 患者中有 80% 属轻度损伤（根据 GCS 分值）。如果患者仅有短暂意识丧失，或者没有意识丧失，且生命体征稳定，头颅 CT 扫描、精神和神经功能正常，如果家属或朋友能在后续24小时内密切观察患者，那么患者就可以离院回家。如果出现下列症状，应把患者送回医院：

- 意识水平下降
- 局灶性神经功能缺损
- 头痛恶化
- 呕吐
- 精神恶化（如茫然感，不能认人，异常行为）
- 癫痫

如果患者有意识丧失、精神或神经功能异常，抑或出院后无法得到密切观察，则需留在急诊室或住院观察。如果症状持续，8~12小时后随访 CT。如果没有神经功能损害，仅头颅 CT 提示轻微异常（如小挫伤，没有占位效应的硬膜下小血肿或点状出血，少量的外伤性蛛网膜下腔出血），则患者可能只需在24小时内随访 CT。CT 结果稳定、神经系统检查正常的患者可以出院回家。

中度和重度损伤 到急诊科的脑外伤患者中有 10% 是中度损伤。通常不需要气管插管和机械通气（除非出现其他损伤），也不需要颅内压监测。然而，由于病情可能恶化，即使头部 CT 检查正常，患者也需要住院观察。

到急诊科的脑外伤患者中有 10% 是重度损伤。需收入 ICU。由于气道保护反射受损，颅内压增高，给予气管内插管并同时采取措施避免颅高压。监测 GCS 和瞳孔反应，重复 CT 扫描，尤其当出现难以解释的颅内压增高时。

颅内压升高 颅内压增高的治疗原则包括：

- 快速有序的经口气管插管
- 机械通气
- 监测颅内压（ICP）和脑循环临界关闭压（CCP）
- 按需持续镇静
- 维持容量平衡和血渗透压 295~320mOsm/kg
- 对难治性颅内压增高，可行脑脊液引流、暂时性过度通气、开颅减压或戊巴比妥昏迷

如果脑外伤患者需要保护气道或机械通气，常在快速诱导下经口气管插管（用麻醉剂）而不是清醒状态下经鼻气管插管（参见第 490 页），因为后者会引起咳嗽和恶心，增高颅内压。气道操作时，使用药物尽可能减少颅内压升高，如在麻醉给药前 1~2 分钟，静脉注射利多卡因 1.5mg/kg。依托咪酯对血压的影响很小，是一种很好的麻醉诱导剂，成人静脉注射剂量为 0.3mg/kg（或对于标准体重的成人直接给予 20mg），儿童注射剂量为 0.2~0.3mg/kg。如果没有低血压且预期不可能发生低血压的话，另一选择为使用丙泊酚 0.2~1.5mg/kg 静脉注射。琥珀酰胆碱 1.5mg/kg 静脉注射是肌松药的经典用法。

脉搏血氧饱和度和动脉血气分析（如果可能，呼气末 CO_2）用来评估氧合和通气是否充分。目标是 $PaCO_2$ 达到正常水平（38~42mmHg）。现已不再推荐使用预防性过度通气（$PaCO_2$ 25~35mmHg）。低 $PaCO_2$ 通过促使脑血管收缩降低 ICP，但同时也降低大脑灌注，有潜在缺血可能。因此，过度通气（目标 $PaCO_2$ 30~35mmHg）只在最初的几小时内，如果 ICP 对其他措施无反应的情况下使用。

不能遵从简单命令、尤其是头颅 CT 异常的重度 TBI 患者，建议监测和控制 ICP 和 CPP（参见第 468 页）。治疗目标：维持 ICP<20mmHg，CPP 尽可能达到 60mmHg。抬高床头 30°并使患者头部位于中线位置以加强脑静脉引流（这样可以降低 ICP）。若有需要，置入脑室导管引流脑脊液，可降低 ICP。最近的一项多中心研究发现，根据监测的 ICP 指导治疗，和根据临床和 CT 表现指导治疗相比，两组脑外伤的恢复没有区别。然而，这些研究结果的解释存在争议，部分因为研究中心所在诊疗场景与美国不同，限制了结果的外推。

防止焦虑、过度肌肉活动（如谵妄时）和疼痛也有助于防止颅内压增高。为了镇静，成人常使用丙泊酚（儿童禁忌），其起效快、作用时间短；0.3mg/(kg·h)持续静脉注射，根据需要逐步增加剂量[最大可用至 3mg/(kg·h)]。无需首剂静脉推注。最常见的副作用是低血压。长期大剂量使用该药可以引起胰腺炎。苯二氮䓬类药物（如咪达唑仑、劳拉西泮）也常用于镇静，但起效不如丙泊酚快，个体剂量-反应难以预计。抗精神病药延缓康复，应尽量避免使用。罕有需要使用麻醉剂的情况，若有，须确保充分的镇静。阿片类药物常用于止痛。

患者应该维持正常的血容量和等渗或轻微高渗状态（目标血渗透压 295~320mOsm/kg）。最近的研究发现，高渗盐溶液（通常为 2%~3%）比甘露醇能更有效的控制颅内压。按需以 2~3ml/kg 静脉注射用药，或者 1ml/(kg·h)的连续输注。监测血清钠水平，并保持≤155mmol/L。静脉注射渗透性利尿剂（如甘露醇）用于降低 ICP，维持血渗透压。然而，它们应该用于病情恶化的患者，或是用于血肿患者术前准备。20%甘露醇溶液按 0.5~1g/kg（2.5~5ml/kg）大于 15~30 分钟静脉注射，按需重复使用（通常是每 6~8 小时 1 次），剂量范围 0.25~0.5g/kg（1.25~2.5ml/kg）；甘露醇可以降低颅内压数小时。若患者有严重的冠状动脉疾病、心力衰竭、肾功能不全

或肺血管充血必须谨慎使用甘露醇,因为其能迅速增加血容量。渗透性利尿剂增加肾脏对水的排泄多于钠的排泄,长期使用甘露醇也会导致水缺失和高钠血症。呋塞米 1mg/kg 静脉注射有助于减少体内水分总量,尤其对于有一过性高血容量而又要避免使用甘露醇的患者。在使用渗透性利尿剂时,应密切监测水和电解质平衡。

当颅高压对其他干预措施无反应时,可考虑施行开颅减压。手术过程中,骨片被切除移开(稍后再被放回),进行硬脑膜成形术,让脑组织向外膨胀。

难治性颅高压另一种需审慎的治疗方法是戊巴比妥钠昏迷法。给予 10mg/kg 戊巴比妥钠静脉注射大于 30 分钟诱导昏迷,之后按 5mg/(kg·h)用药 3 小时,然后 1mg/(kg·h)维持输注。调整剂量至抑制脑电活动发放,脑电图需要持续监测。常有低血压,可予静脉输液,如果需要,使用血管升压药。

治疗性全身低温疗法至今未证实有效。皮质激素无助于控制颅高压,不推荐使用;最近一项前瞻性多国研究证明皮质激素与不良后果有关。不同的神经保护剂正在研发中,但临床试验无一显示有疗效。

癫痫发作 癫痫发作会加重脑损伤,增高颅内压,应及时治疗。有重大结构损伤(如较大的挫伤或血肿、脑裂伤、凹陷性骨折)或 GCS 评分<10 的患者,应考虑预防性使用抗惊厥药。如果使用苯妥英,应给予 20mg/kg 负荷剂量静脉注射(最大速率为 50mg/min 以预防心血管不良反应如低血压和心动过缓)。开始静脉维持剂量成人是 2~2.7mg/kg,每日 3 次;儿童的剂量稍高(对于 4 岁以下的儿童最大可用至 5mg/kg,每日 2 次)。应该监测血药浓度以调整剂量。治疗持续时间长短不一,有赖于损伤类型和脑电图结果。如果在一周内没有癫痫发作,应停用抗癫痫药,因其没有预防癫痫发作的作用。新型抗癫痫药仍在研究中。磷苯妥英是一种苯妥英,其水溶性好,可用于没有中心静脉的患者,因其外周给药降低了血栓性静脉炎的风险。剂量与苯妥英一样。左乙拉西坦的使用越来越多,尤其在肝病患者上。

颅骨骨折 线性闭合性骨折不需要特殊处理。凹陷性骨折有时需要外科手术抬高骨片,处理撕裂的皮质血管,修补硬脑膜,清创受损脑组织。开放性骨折可能需要手术清创,除非没有脑脊液泄漏或骨折凹陷小于颅骨的厚度。预防用抗生素受到争议。因为没有多少数据证实预防用药有效,同时担心增加耐药菌株的产生。

外科手术 颅内血肿需要及时手术清除血肿,以预防或治疗脑组织移位受压。因此,必须尽快请神经外科会诊。然而,并非所有血肿都需要手术清除。脑内小血肿很少需要外科手术。小的硬膜下血肿通常也不需要外科手术。外科手术指征:脑中线移位>5mm、大脑基底池受压、神经系统检查结果恶化。慢性硬膜下血肿需要外科手术引流,但是不如急性硬膜下血肿那么紧急。硬膜外的大血肿或动脉性血肿需要外科手术,而静脉性的小血肿可以只做 CT 随访。

康复治疗 当神经系统功能缺陷持续存在,需要康复治疗。最好以团队合作的方式进行康复,将躯体治疗、职业治疗、言语治疗、技能重建和个别咨询结合起来满足患者的社会和情感需求。脑损伤援助团队会向有脑损伤患者的家庭提供帮助。

昏迷超过 24 小时的患者中,50%有严重的神经系统后遗症,需要长期康复,特别是认知功能和情感方面的康复。康复治疗应尽早计划。

> **关键点**
>
> - 脑外伤的神经症状多种多样。有时甚至影像学上没有发现结构性脑损伤,但有临床症状
> - 如果患者稳定,初步评估后(评估创伤和稳定创伤,GCS 评分,有重点的神经系统快速检查)进行更详细的神经系统检查
> - 有下述情况时应做影像学检查(通常是 CT):意识丧失持续时间较长、GCS<15、有神经系统定位体征、持续呕吐、癫痫、意识丧失病史或临床怀疑有骨折
> - 轻度脑外伤,大多数患者可以回家;如果神经影像学检查正常,神经系统查体正常,患者可以回家观察
> - 重度脑外伤患者需要收到 ICU。为避免继发性脑损伤,应该积极治疗保持充分的通气、氧合和脑灌注
> - 颅内压增高的治疗包括:快速诱导插管,监测颅内压,镇静,维持容量平衡和正常血浆渗透压,有时手术干预(如脑脊液引流、开颅减压术)
> - 需要外科手术的情况:硬膜外大血肿或动脉性血肿,颅内血肿并发脑中线移位>5mm,脑基底池受压,神经系统检查结果恶化

运动相关性脑震荡

脑震荡是一种轻度脑外伤,体育活动是常见的原因。症状包括意识丧失、意识模糊、记忆困难其他脑功能障碍。诊断依靠临床信息,按需做神经影像学检查,但鲜有结构性脑损伤的证据。重返赛场过早可能有害。一旦症状解除,运动员可以逐步恢复竞技活动。

脑震荡是一过性的脑功能紊乱,通常是头部外伤(打击)造成的。根据定义,直视下或者影像学表现都没有脑部的结构性异常。脑震荡的病理生理机制尚不明了。它的脑功能障碍被认为是一种兴奋性损伤,兴奋性神经递质(特别是谷氨酸)过度释放引起的神经损伤。

在美国,运动相关性脑震荡的发生率估计在 20 万~380 万/年之间。最高估计值包括了医院未做评估的病例或其他方式上报的数字。过去十年间,对脑震荡的重视程度和上报态势呈明显增加,但是严重和致命的运动相关性脑外伤的发生率并没有同样增加。通常会发生高速撞击的运动(如足球,橄榄球,冰球,曲棍球)脑震荡发生率最高,但是没有运动是零风险,包括啦啦队。在一个赛季中,估计会有 19%的接触性运动参与者发生震荡伤害。

重复受伤 不同于脑震荡的其他原因(如车辆碰撞、跌倒,这些通常是孤立性事件),体育运动参与者持续暴露在脑震荡风险中。因此,重复受伤常见。如果运动员再次受伤时

尚未从上次脑震荡中完全康复，他们变得特别容易受伤。即使康复了，在某些情况，他们发生脑震荡的风险会增加2~4倍。另外，一个不太严重的打击后也会出现重复的脑震荡。

此外，虽然大多数运动员最终会从单次脑震荡中完全恢复，但是对于多次脑震荡患者（甚至是非常微小的震荡），约有3%的人会发展成慢性创伤性脑病（CTE，最初描述拳击者，称为拳击员痴呆）。慢性创伤性脑病患者有结构性神经变性，包括皮质萎缩，有点类似于阿尔茨海默病的表现。症状包括记忆力问题，判断和决策能力受损，性格改变（如易激惹、易变）和帕金森综合征。有一些遭受过反复脑外伤的著名运动员，退役后自杀。

症状及体征

脑震荡最明显的脑功能异常是：

- 意识丧失

然而，许多患者没有失去意识，但有一些症状和体征，如：

- 困惑：茫然或目瞪口呆，不确定对手或比分，回答缓慢
- 丧失记忆：不知道比赛或任务，不能回忆事前（逆行性遗忘）或事后（顺行性遗忘）
- 视觉障碍：复视，畏光
- 眩晕，动作笨拙，平衡障碍
- 头痛

脑震荡后症状是脑震荡后数天到数周内出现的认知和/或行为的改变，包括：

- 慢性头痛
- 短时记忆困难
- 疲乏
- 入睡困难
- 性格改变（易怒，情绪波动）
- 畏光和噪音

通常数天到数周后症状缓解。

> **经验与提示**
> - 脑震荡可以不伴意识丧失

诊断

- 临床评估
- 有时，为了排除更严重的损害会做神经影像学检查

疑似脑震荡的运动员应该接受专业临床医生的评估。该医生需要有评估和管理脑震荡的经验。有时候，高水平运动会的现场会配备这些医生。否则，场边人员应该接受过脑震荡的相关培训，或者手头有评估和转诊脑震荡的操作流程。诊断工具，如脑震荡的标准化评估（SAC），运动性脑震荡评估工具2（SCAT2），或SCAT3可以帮助教练组、教练和经验不足的医生在现场筛查运动员。SCAT2和SCAT3都可以免费在线查阅（SCAT2，SCAT3），还可以下载到手持设备。CDC应该有针对非医疗人员的培训工具和培训资料（CDC "Heads Up" programs）。

神经影像学本身无助于诊断脑震荡，但怀疑更严重的脑损伤（如血肿，脑挫伤）时，需要检查。通常患者出现以下情况时应该做CT检查：意识丧失，格拉斯哥昏迷评分（GCS）<15（表347-2），局灶性神经功能障碍，持续性精神改变，病情恶化。

有症状的患者做正式的神经认知功能测试很可能会显示异常。但通常不会做，除非脑震荡后症状持续时间过长或者个体表现严重的认知问题。然而，一些体育项目会让所有参与者做基线神经认知测试，并在脑震荡后复查，以利于发现更多细微异常，并推迟运动直到测试人回到基线水平。一种更常用的测试是一种商业电脑工具（ImPACT）。

预后

尽管脑震荡后症状可以持续数周，患者还是会完全康复。

CTE会导致脑功能进行性恶化，通常导致患者在初发症状后的10~15年内死亡。

治疗

- 离开竞赛或活动
- 休息，对乙酰氨基酚缓解头痛
- 活动量逐渐增加到完全的竞技水平

如果患者有任何脑震荡症状或体征，则不应该再参与比赛，而是建议休息。应该避免学校和工作活动，驾驶，酒精和过度脑刺激（如使用电脑、电视、视频游戏）。尚无药物证实可改善脑震荡的恢复，但特定的症状可以用合适的药物（如对乙酰氨基酚或NSAID治疗头痛）治疗。家庭成员宜留意病情恶化的迹象。如果出现迹象，则带他们去医院。

返回比赛 通常情况下，建议循序渐进。运动员应该避免参与运动，直到症状完全消失且无需服药。然后，他们可以开始轻度的有氧训练。通过专项运动训练、非接触式演练和全面接触演练，逐步加量最终达到竞技运动水准。如果患者在一个运动量级别能保持无症状，则可以进展到下一个级别。但是，无论恢复得多快，一般不建议患者立刻回到完整的比赛中，除非他们已持续1周无症状。那些有严重症状（如昏迷>5分钟，失忆>24小时）的患者应该至少等待1个月。如果运动员在一个赛季中有过多次脑震荡，则需要充分告知继续参与该项运动的利弊风险。学龄儿童的家长应该参与这些讨论。

> **关键点**
> - 脑震荡会有短暂的外伤性脑功能障碍，可以有意识丧失，但有时患者仅表现为混乱、记忆力丧失或步态平衡困难
> - 症状可能迅速消失或持续长达数周
> - 怀疑有脑震荡的运动员应该离开比赛、接受评估。筛查工具，如SCAT2可能会有帮助
> - 如果出现意识丧失，GCS<15，局灶性神经功能障碍，持续的精神状态改变，或临床恶化，需要做神经影像学检查
> - 在脑震荡后的一段时间内，患者容易再发脑震荡，必须限制参与体育活动，直到症状完全消失1周或更长时间（取决于损伤的严重程度）
> - 循序渐进地恢复竞技活动

348. 腹部创伤

概述

腹部创伤有很多类型；损伤局限于腹部或伴有严重的多系统损伤。腹部损伤的性质和严重程度差异很大，这取决于损伤的机制和受力。因此，对死亡率和手术修复的需求不能一概而论，否则会产生误导。

损伤通常根据受破坏结构而分类：
- 腹壁
- 实质器官（肝、脾、胰、肾）
- 空腔脏器（胃、小肠、结肠、输尿管、膀胱）
- 血管

一些由于腹部创伤而导致的特殊损伤会在其他章节进行讨论，包括肝、脾和泌尿生殖道。

病因

腹部创伤通常根据损伤机制归类：
- 钝挫伤
- 穿透伤

钝挫伤可能涉及一个直接的打击（如踢），与物体的作用（如撞到自行车把手），或突然减速（如从高处摔下，车辆碰撞）。脾是最常见的受损脏器，其次是肝和空腔脏器（通常是小肠）。

穿透伤可以穿透或不穿透腹膜。如果穿透腹膜，可以不损伤内部脏器。与枪伤相比，刺伤损害腹腔内结构的可能性较小；但是，这两种损伤都可以影响到所有腹腔内结构。下胸部贯通伤可穿透膈肌并损伤腹部的结构。

分级 已有的损伤量表将器官损伤的严重程度分为1级（最低的）至5或6级（严重的）；死亡率和对手术修复的需求随着等级升高而增加。肝、脾和肾损伤的严重程度等级量表见表348-1和表348-2。

表 348-1 肝损伤的分级

等级	损伤
1	包膜下血肿<表面积的10% 裂伤深度<1cm
2	包膜下血肿占表面积的10%~50%，实质内血肿<10cm 裂伤深度1~3cm且长度<10cm
3	包膜下血肿占表面积的比例>50%，实质内血肿>10cm，或任何的血肿扩大，或血肿破裂 裂伤深度>3厘米
4	实质破坏涉及一个肝叶的25%~75%或单一肝叶内1~3个肝段
5	实质破坏涉及肝叶的比例>75%或>3肝段 近肝静脉损伤（即肝后下腔静脉或中央主肝静脉）
6	肝脏撕裂伤

表 348-2 脾损伤的分级

分级	损伤
1	包膜下血肿<表面积的10% 裂伤深度<1cm
2	包膜下血肿占表面积的10%~50%，实质内血肿<5cm 裂伤深度1~3cm，不累及小梁血管
3	包膜下血肿占表面积的比例>50%，实质内血肿≥5cm，任何扩大或血肿破裂 裂伤深度>3cm或累及小梁血管
4	裂伤累及节段或脾门血管，阻断血供占脾血供的比例>25%
5	脾脏彻底破裂 脾门血管损伤，完全阻断脾脏血供

相关损伤 影响腹内结构的钝挫伤或穿透伤也可能会损害脊柱、肋骨和/或骨盆。遇到显著减速的患者往往有身体其他部位损伤，包括胸主动脉的损伤。

病理生理

钝挫伤或穿透伤可能会使腹腔内的结构撕裂或破裂。钝挫伤可能会引起实质器官的血肿或空腔脏器内壁的血肿。

撕裂伤会立刻出血。某些损伤的出血量往往较少，如，较次要实质器官损伤、血管轻微破裂或空腔脏器裂伤，由此引起的生理学变化也是最轻微的。更严重的损伤可能会造成大出血伴休克，酸中毒，和凝血功能障碍（参见第505页）；此时需进行外科干预。除了损伤体表造成的相对少量的外部出血，穿透伤主要造成内部出血。内出血可能是腹腔内或腹膜后出血。

空腔脏器的破裂或撕裂可使胃、肠、膀胱内容物进入腹腔，引起腹膜炎。

并发症 腹部损伤的后期并发症包括：
- 血肿破裂
- 腹腔内脓肿
- 肠梗阻
- 胆漏和/或胆汁瘤
- 腹腔间室综合征

脓肿、肠梗阻、腹腔室隔综合征和延迟发生的切口疝也可以是治疗的并发症。

血肿通常在几天至几个月内自发消退，这取决于其大小和位置。脾血肿和肝血肿少见发生破裂，通常发生于损伤后最初几天（而有时可长达数月以后），有时会导致严重的迟发性出血。肠壁血肿有时会发生穿孔，常在损伤后48~72小时内，肠内容物溢出可引起腹膜炎，但并不会引起严重出血。肠壁血肿少有发生肠道狭窄，常发生于数月到数年以后，尽管有些病例报告有在钝挫伤后2周发生肠梗阻的。

腹腔内脓肿通常是未被发现的空腔脏器穿孔的结果，但也可能是开腹手术的并发症。脓肿发生率通常在0%（非治疗性剖腹手术后）到10%（治疗性剖腹手术后）之间，但严重的肝脏撕裂伤在修复手术后，脓肿发生率可高达50%。

肠浆膜或肠系膜撕裂造成的肠壁血肿或粘连相关损伤，在之后数周至数年内很少会引起肠梗阻。肠梗阻更多是剖腹探查术的并发症。非治疗性剖腹手术偶尔会造成粘连，但发生率仅为0%~2%。

胆瘘和/或胆汁瘤是一种少见的肝损伤并发症，即使在胆管损伤后也不常见。胆汁可从肝脏损伤的创面或胆管损伤处溢出。弥漫到整个腹腔，或者在局部形成明显的液体聚集（称为胆汁瘤）。胆漏可导致疼痛，全身性炎症反应和/或高胆红素血症。

腹腔室隔综合征类似于骨科损伤后的肢端筋膜室综合征。在腹腔室隔综合征中，肠系膜及肠毛细血管渗漏［诱因包括休克，长时间腹部外科手术，全身缺血再灌注损伤和全身炎症反应综合征（SIRS）］会导致腹腔内的组织水肿。尽管与四肢末端相比，腹腔有更多的空间，但持续进展的水肿及腹水，使腹内压明显升高（定义为>20mmHg），引起疼痛、脏器缺血和功能障碍。肠道缺血会进一步加重血管渗漏，造成恶性循环。其他受影响的器官包括：

- 肾脏（导致肾功能不全）
- 肺脏（升高的腹压可干扰呼吸，导致低氧血症和高碳酸血症）
- 心血管系统（腹内压升高会减少下肢静脉回流，引起低血压）
- 中枢神经系统（中心静脉压升高可能导致颅内压上升，阻碍足够的脑血流静脉回流，减少脑灌注，加重颅内损伤）

腹腔室隔综合征通常发生于同时存在血管渗漏和大容量液体复苏（通常>10L）的情况下。因此，它常常发生于严重腹部损伤并发休克进行剖腹手术之后。也可以发生于非腹部疾病，如严重烧伤、脓毒症和胰腺炎。一旦出现多器官功能不全，预防死亡的唯一方法是腹内压减压，通常是进行剖腹手术。当有大量腹水时，可行腹腔穿刺进行大容量的腹腔引流。

症状及体征

腹痛通常存在。然而，疼痛往往是轻微的，因此很容易被其他更痛的伤害（如骨折）和意识改变（如头部受伤，药物滥用，休克）掩盖。脾破裂的疼痛有时可放射到左肩。小肠穿孔的疼痛通常起始是轻微的，但在最初的几个小时会持续恶化。肾损伤患者可能会发现血尿。

体检可以发现血容量不足（心动过速）或休克（如肤色暗淡、出汗、意识改变和低血压）的证据。

检查 穿透伤定义为引起皮肤破损的腹部创伤。但临床医生在检查腹部之后，一定要再检查背部、臀部、躯干侧面和下胸部，特别是发生枪炮伤或爆炸伤时。虽然偶尔伤口会很大，有时会伴有内脏脱出，但皮肤病灶通常是很小的，伴有轻微的出血。

> **经验与提示**
>
> - 并非所有的腹部穿透伤都起源于腹壁的创伤；可疑的伤口会位于背部、臀部、躯干侧面、会阴和下胸部

钝挫伤可能会引起瘀斑（如横向线形瘀斑，这被称作安全带征象），但这种体征的灵敏度和特异性均较差。外伤后的腹部膨胀通常表示有严重出血（2~3L），但即使失血几个单位，腹胀也可能不明显。

触诊 往往会出现腹部压痛。压痛是非常不可靠的，因为，腹壁挫伤可以有压痛；而许多腹腔内损伤患者，如果伴有其他损伤或有意识改变，或者损伤主要是在腹膜后，压痛表现就会不明显。虽然不很敏感，但是如果检查到腹膜炎体征（如紧张、反跳），则强烈提示腹腔积血和/或肠内容物泄漏在腹腔。

直肠检查可以发现穿透性结肠损伤导致的出血，并且可能会存在泌尿生殖道损伤导致的尿道出血或会阴部血肿。虽然这些体征特异性很强，但敏感性不高。

诊断

- 临床评估
- 通常进行CT或超声检查

对于所有严重的创伤患者，医生会做彻底而有序的创伤评估，同时进行复苏（参见第2615页）。由于许多腹内损伤无需特殊治疗会自然愈合，临床医生的首要目标是确定哪些是需要干预的损伤。

临床评估之后，部分患者明确需要剖腹探查术，而不是继续检查，包括：

- 腹膜炎
- 由于腹部穿透伤而导致的血流动力学不稳定
- 火器伤
- 内脏脱出

相反，少数低危患者，可以出院，或仅需简单观察肉眼血尿，而无需做其他检查。这些患者通常仅有孤立的腹部钝挫伤，损伤轻微，感觉和意识正常，无压痛或腹膜炎体征。如果疼痛加剧，他们应被要求立刻返回医院。如果患者仅有孤立的腹前壁刺伤，没有穿透筋膜，也可以简单观察和出院[1]。

然而，大多数患者没有这种明确的阳性或阴性的临床表现，因此需要进行检查，评估腹内损伤情况。检查包括：

- 影像学检查（超声、CT）
- 操作［伤口探查、诊断学腹腔灌洗术（DPL）］

此外，患者通常还应进行胸部X线检查，以寻找膈肌下的游离空气（提示空腔脏器穿孔）和偏侧膈升高（提示膈肌破裂）。患者有骨盆压痛，经历显著的减速动作，或其临床检查不可靠，需要进行骨盆的X线检查。

实验室检测尿液检测有助于发现血尿（肉眼或镜下），对于明显重伤的患者，CBC有助于确定血细胞比容基线水平。胰酶和肝酶水平对于判断显著器官损伤的敏感性或特异性都不够。如果有必要输血，血库应该做血型检查和筛

查；如果输血的可能性很大，应进行血型检查和交叉配血。评估血清乳酸水平或碱缺失（通过动脉血气分析）有助于识别隐匿的休克。

发现腹内损伤的方法会由于损伤的机制和临床检查的不同而变化。

腹部穿透伤　不应该用钝器盲目探查伤口（如棉签，指尖）。如果腹膜受到侵犯，探测可能会引发感染或造成进一步的损害。

前腹部（两侧腋前线之间）刺伤（包括刺穿），如果血流动力学稳定且无腹膜体征，可以在局部进行探查。通常给予局部麻醉，充分敞开伤口，完整暴露整个创伤通道。如果前筋膜被穿透，患者应入院接受一系列临床检查；如果出现腹膜炎体征或血流动力学不稳定，应进行剖腹探查。如果筋膜没有被破坏，则进行伤口清洗和修复，而后患者可出院。有些医疗中心会做CT，少数情况下会做腹腔诊断性灌洗，评估筋膜穿透的患者。对于刺伤，推荐CT检查侧面（腋前线和腋后线之间）或背面（两侧腋后线之间）。因为这些部位的腹膜后结构损伤在连续腹部检查时可能会被漏掉。

对于火器伤，大多数临床医生会做剖腹探查，除非伤口是明显擦伤或伤口浅显并且不存在腹膜炎和低血压。然而，某些医疗中心对部分仅有实质脏器损伤的患者采用非手术治疗策略，对火器伤且状况稳定患者进行CT检查。对于火器伤，通常不进行局部伤口探查。

腹部闭合性损伤　大多数有多发伤、分散性损伤伴或不伴意识改变的患者都应该做腹部检查，体检异常的也要做。在通常情况下，医生会做B超或CT检查，有时两者都做。

患者在放射科做评估前，可做超声检查进行初步评估［创伤超声重点评估法（FAST）］。FAST主要看心包，腹部的右上和左上象限，以及骨盆。主要目的是寻找异常的心包积液或腹腔内游离液体。扩展FAST（E-FAST）增加了胸部成像和检查气胸。超声不产生辐射暴露，可灵敏地发现较大量的腹腔积液，但不能识别特定的实质器官损伤，并且检查内脏穿孔能力较差，对于肥胖患者和有皮下气体的患者（如由于气胸）中也有局限性。

CT通常是使用静脉而非口服造影剂；这个检查对于游离液体和实质器官损伤很敏感，但对小脏器穿孔不太敏感（虽然比超声更好），并且可以同时检测脊柱或骨盆损伤。但CT使患者暴露于辐射，这对于儿童及可能要重复检查的患者（如有少量游离液体的稳定患者）需要特别关注，并且CT检查需要患者离开复苏区域。

B超和CT的选择取决于患者的情况。如果患者需要CT来评估身体其他部位（如颈椎，骨盆），那么CT可能是评估腹部的合理选择。有些医生在复苏阶段会做一个FAST扫描，如果发现大量游离液体（在低血压的患者）则进行开腹手术。如果FAST的结果是阴性或弱阳性，但仍然担心腹部，则在患者稳定后，医生会进行CT检查。这种担忧包括：腹部疼痛加剧或预期无法监测临床表现（如需要大剂量镇静或将进行长时间外科手术）。

在诊断性腹腔灌洗时，腹膜透析导管在肚脐附近穿过腹壁到达骨盆/腹腔。吸出血液则认为存在腹腔损伤。如果没有吸出血液，则注入1L的晶体液，然后排出。流出液红细胞含量>100 000红细胞/ml，是诊断腹部损伤非常敏感的指标。然而，诊断学腹腔灌洗很大程度上已被FAST检查和CT检查取代。诊断性腹腔灌洗特异性低，许多情况不需要手术修复，因此导致剖腹探查有很高的阴性。诊断性腹腔灌洗也会漏诊腹膜后损伤。在特定的临床情况下诊断性腹腔灌洗会非常有用，例如，没有实质器官损伤而有游离盆腔液，或FAST检查结果不明但合并低血压。

识别腹部外伤并发症　患者在受伤后的几天内腹痛突然恶化，应怀疑实体器官的血肿破裂或迟发的空腔脏器穿孔，特别是如果患者合并有心动过速或低血压。第一天内持续加重的疼痛提示空腔脏器穿孔，而如果发生在几天后，则提示脓肿形成，特别是伴有发热和白细胞增多时。在这两种情况下，稳定的患者通常会做超声或CT检查，随后进行手术修复。

严重的腹部创伤患者，如果出现尿量减少、通气不足和低血压，特别是出现腹部紧张或膨胀（但体格检查并不敏感），应怀疑腹腔室隔综合征。因为这样的临床表现也可以是由于潜在的损伤而引起的失代偿体征，需要对高危患者高度警惕。诊断需要测量腹内压，通常将压力传感器与导尿管上的气囊相连；测量值>20mmHg时诊断为腹内压升高，需要关注。当腹内压升高的患者出现器官功能障碍的迹象（如低血压，缺氧/高碳酸血症，尿量减少，颅内压增高）时，应进行手术减压。在通常情况下，腹部保留开放，伤口覆盖真空包装敷料或其他临时装置。

[1] Como JJ, Bokhari F, Chiu WC, et al. Practice management guidelines for selective nonoperative management of penetrating abdominal trauma[J]. J Trauma, 2010, 68(3): 721-733。

治疗

- 有时进行开腹手术以控制出血，修复器官或两者同时进行
- 罕见动脉栓塞

患者按需进行液体复苏，通常用晶体液，0.9%的氯化钠或乳酸林格液。然而，失血性休克患者应进行限制性复苏，直到出血控制。限制性复苏使用的血液制品按1:1:1比例搭配血浆、血小板和红细胞，使晶体液用量最小化[1]。有些血流动力学不稳定的患者需要立即剖腹探查。对于大多数影像提示腹内损伤但又无需手术的患者，处理措施包括观察、血管造影栓塞及偶尔的手术干预。当患者无需手术时，无需预防使用抗生素。然而，当患者出现手术指征时，常在手术探查前给予抗生素。

观察　观察（开始于重症监护病房）通常适用于有实质器官损伤但血流动力学稳定的患者，许多人会自行愈合。CT提示有游离液体但无特定实质器官损伤，如果患者没有腹膜炎体征，也可以先行观察。然而，没有实质器官损伤但有游离液体是空腔脏器损伤最常见的影像学表现，虽然该表现特异性很低。由于观察并不适用于处理空腔脏器穿孔

(通常患者会因腹膜炎产生脓毒症),当患者孤立游离液体恶化或短暂观察后无改善,临床医生应该放宽手术探查的指征。

在观察过程中,患者每天需检查多次(最好由同一检查者检查),通常每4~6小时查CBC。评估目的是确定有无持续性出血和腹膜炎。

持续出血会出现:
- 恶化的血流动力学状态
- 大量的持续的输血需求(如在12小时内输血超过2~4个单位)
- Hct显著降低(如降低>10%~12%)

权衡输血需求和血细胞比容变化,一定程度上取决于受损脏器、合并损害(也可产生失血)以及患者的生理储备。然而,如果患者怀疑有严重的持续性出血,则应考虑做血管造影栓塞,或立即剖腹探查。

腹膜炎要通过DPL、CT进一步检查,或在某些情况下,进行剖腹探查。

状态稳定的患者通常在12~48小时后转移到普通病房,这取决于腹部和其他损伤的严重程度。他们的活动和饮食根据耐受情况逐步增加。通常情况下,患者可在2~3日后出院。他们被要求限制活动最少6~8周。

目前尚不清楚哪些无症状的患者在完全恢复活动前需要进行影像学检查,尤其是当提重物、进行身体接触性运动,或可能发生躯干外伤时。最严重(即4级和5)损伤的患者发生损伤后并发症的风险最高,应该复查影像检查。

剖腹手术 选择剖腹手术无非是因为损伤的起始性质、临床状况(如血流动力学不稳定),以及随后临床出现失代偿。大多数患者会有一个出血控制和损伤修复的过程。

然而,腹内广泛损伤患者,接受长时间手术,预后往往不佳,尤其是当他们伴有其他严重损伤、长时间处于休克状态或两者都有时。初始手术范围越广,时间越长,患者就越容易出现酸中毒、凝血障碍、低温和多器官功能障碍,这些情况往往致命。这种情况下,如果外科医生先做一个更简短的手术(被称为损伤控制性手术),手术仅对出血和肠管破裂进行控制(如包裹、结扎、分流以及缝合肠管),而不修复脏器,将腹部暂时关闭,则死亡率可以下降。

暂时关腹可以使用一种闭合抽吸真空系统来实现,这种系统由毛巾,排水管,和大的生物封闭敷料组成,或通过使用一种市售的负压腹部敷料来实现。一旦患者生理状态恢复正常(尤其是pH值和体温恢复),则将临时关腹装置移除,进行修复手术。抑或复苏后病情继续恶化,则尽快在24小时内进行手术。由于需要损伤控制性手术的患者属于最严重的损伤,死亡率仍然很高,并且随后的腹内并发症也很常见。

血管造影栓塞术 对于持续性出血,有时可以通过经皮血管造影术进行血管栓塞止血来代替手术止血。在出血血管内注入可形成血栓的栓塞物(如粉状明胶)或植入金属圈栓塞出血血管止血。虽然还没有完全的共识,但普遍接受的血管造影栓塞术的适应证包括:
- 假性动脉瘤
- 动静脉瘘
- 实质器官损伤(尤其是肝脏)或骨盆骨折出血严重需要复苏后输血

状态不稳的患者不建议做血管造影栓塞术,因为介入手术场所并不能提供最佳的重症监护。此外,避免长时间的栓塞尝试,特别是需要持续输血的患者,手术治疗更为合适。然而,混合型手术室(手术室同时具备血管造影介入条件)使得部分不稳定的患者可以在接受血管造影栓塞术和手术之间快速切换。

[1] Holcomb JB, Tilley BC, Baraniuk S, et al. Transfusion of plasma, platelets, and red blood cells in a 1∶1∶1 vs a 1∶1∶2 ratio and mortality in patients with severe trauma[J]. JAMA, 2015, 313(5):471-482.

> **关键点**
> - 腹部损伤的并发症包括急性(如出血)或延迟性并发症(如脓肿,肠梗阻,迟发性血肿破裂)
> - 腹部查体不能可靠地反映腹部损伤的严重程度
> - 如果患者有脏器溢出、腹部穿透伤所致的休克或腹膜炎,立即行剖腹探查术,不要因做诊断检查而延迟
> - 除非有明确证据表明需要行剖腹手术,或者损伤轻微,钝挫伤或穿透伤通常都需要做影像检查(超声或者CT)
> - 如果疼痛逐渐加剧或临床表现恶化,需要怀疑延迟性并发症

肝损伤

钝挫伤或穿透伤可导致肝损伤。患者有腹痛,有时放射到肩,并有压痛。明确诊断需要CT或超声检查。治疗措施:有时只需要观察,有时需要手术修补,极少情况下需要部分肝切除。

病因

重大的撞击(如机动车碰撞)可损害肝脏,穿透伤(如刀伤、枪伤)也可以。肝损伤可有包膜下血肿、小的包膜撕裂伤、较深的肝实质撕裂伤、大的挤压伤以及血管撕裂。

分级 肝损伤根据严重程度可分为6个等级(表348-1)。

病理生理

主要的直接后果是出血。出血的量可小可大,这取决于损伤的性质和程度。许多小撕裂伤,特别是儿童,可自行停止出血。更大的损伤会有大量出血,常引起失血性休克。严重的肝损伤死亡率非常高。

并发症 并发症的总体发生率<7%,但严重的肝损伤可高达15%~20%。深部实质撕裂伤可能导致胆漏或胆汁瘤的形成。在胆瘘中,胆汁可自由进入腹腔或胸腔。胆汁瘤是与脓肿相类似的胆汁聚集。胆汁瘤一般通过经皮穿刺引流。对于胆瘘,经内镜逆行胰胆管造影(ERCP)实施胆道减压术成功率很高。

3%~5%的损伤可发生脓肿,这往往是因为失活组织暴

露于胆道内容物所致。损伤后数天出现疼痛,体温及白细胞计数增高的患者需要怀疑该诊断,通过 CT 检查可确诊。脓肿通常经皮穿刺引流,但是当治疗失败时,剖腹手术可能是必要的。

症状及体征

严重腹腔出血的临床表现,包括失血性休克、腹部疼痛、压痛、腹部膨胀,这些临床表现通常很明显。较小的出血或血肿可引起右上腹疼痛及压痛。

诊断

- 影像学(CT 或超声检查)

对于状态稳定的患者,通过 CT 可确诊;对于状态不稳定的患者,通过床旁超声检查或剖腹探查可确诊。

治疗

- 观察
- 有时进行栓塞术或手术修复

血流动力学稳定且没有其他剖腹手术指征(如空腔脏器穿孔)的患者可以通过监测生命体征和血细胞比容水平进行观察。显著的持续性出血(即有低血压和休克,显著持续的输血需求,或血细胞比容下降)需要进行干预。生命体征平稳但需要持续输血的患者可能是选择性血管造影栓塞术止血的候选者。状态不稳定的患者应进行剖腹探查。

对于 1 级和 2 级损伤,非手术治疗的成功率约 92%,3 级损伤为 80%,4 级损伤为 72%,5 级损伤为 62%。对于非手术治疗,ICU 停留时间,住院时间,恢复饮食时机,卧床休息的持续时间,以及出院后限制活动的期限,这些目前在文献中尚无共识建议[1]。

手术治疗通常缝合小的撕裂伤,或使用止血剂(如氧化纤维素,纤维蛋白胶,凝血酶和粉状明胶的混合物)。治疗深部及复合型损伤的手术会很复杂。

[1] Stassen NA, Bhullar I, Cheng JD. Nonoperative management of blunt hepatic injury: An Eastern Association for the Surgery of Trauma practice management guideline[J]. J Trauma Acute Care Surg, 2012, 73: S288-S293。

> **关键点**
> - 主要后果是出血,但往往会自发停止,尤其是当损伤程度为 1 级或 2 级,可能需要栓塞或手术修补。严重损伤的死亡率和出血发病率都很高
> - 并发症包括胆道瘘,胆汁瘤和脓肿
> - 稳定的患者通过 CT 可以确诊
> - 治疗措施包括:剖腹手术(如果情况不稳定),观察(如果情况稳定),或选择性血管造影栓塞术(如果稳定,但需要持续输血)

脾损伤

脾损伤通常是由于腹部钝挫伤而导致。患者会有腹痛,有时可放射至肩部,并有压痛。通过 CT 或超声检查可进行诊断。治疗措施包括:观察,有时需要手术修复,在极少数情况下,必须行脾切除术。

病因

严重的撞击(如机动车碰撞)可损伤脾脏,而穿透伤(如刀伤、枪伤)也可以。暴发型 EB 病毒感染(传染性单核细胞增多或移植后 EB 病毒介导的假性淋巴瘤)可以造成脾脏肿大,此时极小的创伤即可诱发破裂,甚至发生自发性破裂。脾损伤可有包膜下血肿、小的包膜撕裂伤、较深的脾实质撕裂伤、挤压伤及蒂撕裂伤。

分级 脾损伤可根据严重程度分为 5 个等级(表 348-2)。

病理生理

主要的直接后果是出血并进入腹腔。出血量可大可小,这取决于损伤的性质和程度。许多小撕裂伤,特别是儿童,可自行停止出血。更大的损伤可有大量出血,常引起失血性休克。脾血肿有时会破裂,虽然可发生于损伤后的数小时乃至数月,但常见于最初几天内。

症状及体征

大出血的临床表现包括失血性休克、腹痛、腹部膨胀,临床表现通常很明显。较小的出血可导致左上腹疼痛,有时可放射至左肩部。若患者出现不明原因的左上腹疼痛,尤其是如果有血容量不足或休克的证据,应询问最近的外伤史。对于左侧肋骨骨折的患者,高度警惕脾损伤。

> **经验与提示**
> - 若患者出现不明原因的左上腹疼痛,询问患者近期的外伤史(包括接触性运动),特别是出现低血容量或休克时

诊断

- 影像学(CT 或超声检查)

对状况稳定的患者,通过 CT 可确诊;对于状态不稳定的患者,通过床旁超声检查或剖腹探查可确诊。

治疗

- 观察
- 血管栓塞术
- 有时需要手术修复或脾脏切除

在过去,任何脾损伤的治疗方法均为脾切除。然而,脾切除术应尽可能避免,尤其对于儿童、老人和血液系统恶性肿瘤患者,以避免造成对细菌感染的永久易感性,增加了脾切除术后暴发脓毒症的风险。最常见的病原体为肺炎链球菌,但其他荚膜细菌,如奈瑟菌 *Haemophilus* 也可能参与致病。

多数轻微和许多严重的脾损伤均可以进行非手术治疗,即使是老年患者(即>55 岁)。血流动力学稳定且没有其他剖腹手术指征(如空腔脏器穿孔)的患者可以通过监测生命体征、连续的腹部检查和 HCT 水平监测而进行观察。输血需求与非手术治疗并不矛盾,尤其是当有其他相关损伤(如长骨骨折)时。但是,应有一个预定的输血阈值(通常对于孤立的脾损伤为 2 个单位),一旦超过应进行手术以降低发病率和死亡率。在一个高容量的创伤中心,非手术治疗失败的患者,75%在两天内失败,88%在五天内失败,93%

在7日内失败[1]。

与肝损伤相似,关于限制活动的时限,ICU或住院的最佳时长,恢复饮食的时机,非手术治疗的脾损伤复查影像检查的必要性,尚无文献达成共识。

有显著的持续性出血(即显著的持续性输血需求和/或HCT下降)的患者需要剖腹探查。有时候,患者血流动力学稳定,可进行选择性血管造影栓塞术止血。

当需要手术时,手术止血措施包括缝合、局部止血剂(如氧化纤维素,凝血酶化合物,纤维蛋白胶)或脾部分切除术。脾切除术有时仍然是必要的。脾切除患者应接受肺炎球菌疫苗;许多医生也会接种疫苗对抗奈瑟菌与嗜血杆菌。

[1] Stassen NA, Bhullar I, Cheng JD. Nonoperative management of blunt hepatic injury: An Eastern Association for the Surgery of Trauma practice management guideline[J]. *J Trauma Acute Care Surg*, 2012, 73: S288-S293。

> **关键点**
>
> - 脾损伤常见。如果脾脏增大,极小的损伤就会诱发脾破裂
> - 主要并发症为出血和延迟的血肿破裂
> - 对于状态稳定的患者,通过CT可确诊;对于状态不稳定的患者,剖腹探查可确诊
> - 为了避免永久增加患者对细菌感染的易感性(脾切除术引起的),尽可能使用非手术方法治疗脾脏损伤
> - 如果患者有显著的持续性输血需求或出现血细胞比容下降,行剖腹手术或血管造影栓塞术止血

349. 高 原 病

高原病

高原病是高海拔低氧环境引起的。急性高原病(AMS)是高原病中最轻的一种形式,表现为头痛附加一个或更多的全身表现;可能发生在山区徒步和滑雪者。高原肺水肿(HAPE)是一种非心源性肺水肿引起的严重呼吸困难和低氧血症。高原脑水肿(HACE)为急性高原病中并发脑病者。诊断根据临床。治疗轻度急性高原病可给予止痛剂和乙酰唑胺。重症患者需转运至低海拔地区及吸氧处理。高原肺水肿和高原脑水肿都是有潜在威胁生命的,需立即转运至低海拔地区。此外,地塞米松可能有助于缓解高原脑水肿,硝苯地平对高原肺水肿可能有效。通过逐渐升高海拔及使用乙酰唑胺来预防急性高原病。

随着海拔升高,大气压降低,空气中氧气的比例保持不变,因此氧分压随海拔升高而下降,海拔5 800m(19 000ft)的氧分压大约是海平面时的一半。

大多数人都能在一天内进入海拔1 500~2 000m(5 000~6 500ft)的区域,但是当海拔提升到2 500m(8 000ft)大约20%的人及提升到3 000m(10 000ft)大约40%的人会出现急性高原病。海拔上升的速度,到达的最高海拔及睡眠时所处的海拔影响该病的发病概率。

风险因素 高海拔的影响在个体之间差异很大。但一般来说,风险因以下因素而升高:

- 海拔提升太高太快
- 过度消耗体力

那些之前得过高原病和生活在接近海平面的人风险更高。儿童和年轻的成年人可能更容易得高原病。虽然糖尿病、冠状动脉疾病及轻度慢性阻塞性肺疾病等不作为高原病风险因素,但缺氧可能会严重影响这些疾病。体能训练不能防止高原病。

> **经验与提示**
>
> - 体能训练不能防止高原病

病理生理

急性缺氧(如发生在加压的飞机快速爬升到高海拔时)可在几分钟内影响中枢神经系统功能。然而,高原病是由于人体缺氧数个小时甚至数天出现的神经体液和血流动力学反应。主要表现包括中枢神经系统和肺部。

急性高原病和高原脑水肿的发病机制被认为是相似的,高原脑水肿代表疾病的极端发展。虽然不确定,但发病机制涉及轻度脑水肿,可能与缺氧引起脑血流量增加有关。

高原肺水肿是缺氧引起肺动脉高压诱发肺泡及间质水肿,导致氧合作用受损。肺小血管缺氧性收缩不协调,导致相对不收缩的区域充盈压升高,毛细血管壁损伤及毛细血管渗漏。其他因素,诸如交感神经过度兴奋有可能与此相关。高海拔常驻人群回到低海拔区域时也会发生HAPE。

环境适应性 环境适应是一系列综合的反应,当人于高海拔时组织氧浓度逐渐恢复正常的过程。虽然有适应环境的能力,但所有人在高海拔地区仍有组织缺氧。大多数人能在几天内较好的适应海拔高达3 000m(10 000ft)的环境。海拔越高,需要更多时间来适应环境。然而,没有人能完全适应并长期居住在海拔>5 100m(>17 000ft)的地方。

为适应环境出现持续过度通气,虽然能提高组织氧合

但会导致呼吸性碱中毒。血液 pH 值往往在几天内随着 HCO_3 从尿液中排出后恢复正常;当 pH 值恢复正常,通气会进一步增加。最初心排出量增加;红细胞总量及有氧运动耐受力也增加。

症状及体征

急性高原病是目前高原病最常见的形式。

急性高原病(AMS) 多发生于 2 400m(8 000ft)海拔以上。但易感人群也可在低海拔出现 AMS。可能是由于轻度脑水肿,表现为头痛加上以下至少一个症状:疲劳,胃肠道症状(食欲减退、恶心、呕吐),头晕,睡眠障碍。劳累时症状加重。症状通常出现在海拔上升后 6~10 小时内,在 24~48 小时消退。急性高原病多见于滑雪场,部分受其影响的人被误诊为过度饮酒(宿醉)或病毒感染。

高原肺水肿(HAPE) 高原肺水肿通常发生在海拔快速上升>2 500m(>8 000ft)后 24~96 小时内,是高原病最常见的死亡原因。高原肺水肿在年轻患者中更常见。长期居住在高海拔地区的居民,当他们在低海拔地区短暂停留后回到高海拔地区时可能发生高原肺水肿。

起初患者出现劳力性呼吸困难,活动耐量下降以及干咳。之后休息时也可出现呼吸困难。最后出现粉红色或血性痰及呼吸窘迫。查体常见发绀、心动过速、呼吸急促以及低热(<38.5℃)。通常可闻及局灶性或弥漫性啰音(有时无需听诊器即可闻及)。高山肺水肿可能迅速恶化;在数小时内出现昏迷和死亡。

高原脑水肿(HACE) 显著的脑水肿表现为头痛和表现为意识不清、嗜睡以及昏迷的弥漫性脑病。步态共济失调是需要早期警惕的症状。癫痫发作和局灶神经症状(如脑神经麻痹、偏瘫)不常见。视神经乳头水肿和视网膜出血可能存在但不是诊断所必需的。昏迷和死亡可能发生在几小时内。

其他表现 肢体和面部水肿在高原病中常见。

头痛,在急性高原病中也是常见的,可没有其他并症状。

视网膜出血可能发生在海拔低至 2 700m(9 000ft)中,在海拔>5 000m(>16 000ft)中常见。除非发生在黄斑区,否则通常是无症状的,且较快缓解不遗留后遗症。

在海拔 > 5 000m (> 16 000ft),甚至低至 3 000m (10 000ft),做过放射状角膜切开术的人可能会出现显著的视力障碍。这些症状在海拔下降后迅速消失。

慢性高原病(Monge 病)是一种影响长期在高海拔地区的居民;其特点是红细胞增多症,疲劳,呼吸困难,疼痛及发绀。这种疾病往往与肺泡通气不足有关。如果可能的话患者应搬迁到低海拔地区并长期居住,但经济因素往往限制他们这样做。反复放血可缓解红细胞增多症。部分患者长期使用乙酰唑胺治疗可改善症状。

诊断

■ 临床评估

大多数高原病的诊断是临床症状,通常不需要实验室检查。高原肺水肿时低氧血症明显,经皮氧饱和度波动于 40%~70%。胸片提示心影大小正常和斑片状肺水肿。高原脑水肿通常可以通过病史及临床检查区别于其他原因造成的头痛和昏迷(如感染、脑出血、未控制的糖尿病)。

治疗

■ 对于轻度或中度 AMS,停止爬升,予补液及止痛剂治疗,必要时可予乙酰唑胺
■ 对于严重的 AMS,返回低海拔区域
■ 高原肺水肿和高原脑水肿的患者,需立即转运至低海拔地区,予吸氧、药物及加压治疗

急性高原病 患者应该停止爬升,避免劳累直至症状缓解[1,2]。其他治疗方法包括补液及使用镇痛药治疗头痛。对于严重症状,下降 500~1 000m(1 650~3 200ft)海拔通常是快速有效的。乙酰唑胺(250mg 口服,每日 2 次)与地塞米松(2mg 口服、肌内注射或静脉注射,每日 4 次)可缓解症状或改善睡眠。

高原肺水肿及高原脑水肿 患者应立即转运至低海拔地区。使用直升机撤离是可挽救生命的措施。如果转运延迟,患者应休息并吸氧。如果不能转运,吸氧、药物及通过便携式高压氧加压给氧可帮助延长时间但不能取代转运至低海拔地区。

对于高原肺水肿:
■ 硝苯地平或磷酸二酯酶抑制剂

每 12 小时口服硝苯地平缓释制剂 30mg 能降低肺动脉压并且是有利的,尽管可能引起全身性不良反应如低血压。磷酸二酯酶抑制剂,如西地那非(50mg 口服,每日 2 次)或他达拉非(10mg 口服,每日 2 次),可替代硝苯地平。利尿剂(如呋塞米)是禁忌。心脏功能在高原肺水肿中是正常的,不需要使用洋地黄。如果及时转运至低海拔地区,患者的高原肺水肿通常在 24~48 小时内缓解。需警惕高原肺水肿患者有可能再次复发。

对于高原脑水肿(和严重急性高原病)
■ 地塞米松

地塞米松首剂使用 8mg,随后每 6 小时使用 4mg 可能有助于恢复。地塞米松应该口服,但如果情况不允许,可以通过肌内注射或静脉注射。可能需要加用乙酰唑胺(250mg 口服,每日 2 次)。

> **经验与提示**
> ■ 高原肺水肿患者禁用利尿剂

[1] Luks AM, McIntosh SE, Grissom CK, et al. Wilderness Medical Society consensus guidelines for the prevention and treatment of acute altitude illness:2014 update[J]. Wilderness Environ Med,2014,25(4S):S4-S14。

[2] Bartsch P,Swenson ER. Acute high-altitude illness[J]. N Engl J Med,2012, 368:2294-2302。

预防

■ 缓慢海拔上升
■ 必要时使用乙酰唑胺或地塞米松

最重要的措施是缓慢提升海拔高度。在这个过程中保持水化是很重要的,因为在高海拔地区吸入大量干燥空气

会加剧水分丢失。阿片类药物、大量饮酒可能会加重急性高原病,减少夜间通气从而加重睡眠障碍。虽然体能训练可在高海拔地区提供更多体力消耗,但并不能防止任何类型的高原病。

海拔 最重要的预防手段是缓慢海拔上升[1,2]。在>2 500m(>8 000ft)海拔高度分段上升是必不可少的。第一个晚上应该睡在<2 500~3 000m(8 000~10 000ft)的地方,如果之后计划登上更高的海拔,理论上登山者应在这个海拔高度上睡2~3晚。此后每一天的休息海拔高度可以增加大约300m(1 000ft),可于白天登至较高海拔后于夜晚返回至低海拔休息。登山者耐受高原反应的能力差异较大;登山团队应根据能力最低者决定登山速度。

环境适应性在返回低海拔地区后逐渐丧失,登山者回到高海拔地区应该再次遵循分段海拔上升的原则。

药物 乙酰唑胺125~250mg每12小时口服可降低急性高原病的发病率。也可使用缓释胶囊(500mg/dl次)。可以在海拔上升的当天使用乙酰唑胺,其作用是通过抑制碳酸酐酶从而增加通气。睡前口服乙酰唑胺125mg可减少周期性呼吸次数(在高海拔地区的睡眠期间普遍存在)从而抑制血氧大幅下降。对磺胺类药物过敏者禁用乙酰唑胺。其他乙酰唑胺类似物未见更好的效果。乙酰唑胺可能会引起手指麻木和感觉异常;这些症状是缓和的但令人不适。服用乙酰唑胺的人喝碳酸饮料是尝不出汽水感觉的。

地塞米松每6小时口服2mg可作为乙酰唑胺的替代品。

在高海拔地区睡眠时低流量吸氧是有效的,但不方便且可能出现供应方面的困难。

既往有过高原肺水肿者应考虑预防性应用硝苯地平缓释剂(20~30mg/d 口服2次)或他达拉非(10mg 口服,每日3次)[3]。沙丁胺醇(125mg 吸入,每12小时1次)可辅助降低肺动脉压力,但不建议单药使用。

止痛剂可以缓解高原头痛。

[1] Luks AM, McIntosh SE, Grissom CK, et al. Wilderness Medical Society consensus guidelines for the prevention and treatment of acute altitude illness:2014 update[J]. Wilderness Environ Med,2014,25(4S):S4-S14。

[2] Bartsch P,Swenson ER. Acute high-altitude illness[J]. N Engl J Med,2012,368:2294-2302。

[3] Maggiorini M,Brunner-La Rocca HP,Peth S. Both tadalafil and dexamethasone may reduce the incidence of high-altitude pulmonary edema:a randomized trial[J]. Ann Intern Med,2006,3;145(7):497-506。

关键点

- 一天内海拔上升到2 500m(8 000ft)人群中的20%会发生急性高原病,如至3 000m(10 000ft)则为40%
- 急性高原病引起头痛及疲劳,胃肠道症状(食欲减退、恶心、呕吐),头晕和/或睡眠障碍
- 高原肺水肿导致呼吸困难,降低活动耐量,最初是干咳之后可能发展为咳痰
- 根据临床表现诊断高原病
- 补液,止痛剂,必要时乙酰唑胺来治疗轻度急性高原病,并停止进一步海拔上升
- 安排重度急性高原病,高原脑水肿,高原肺水肿的患者即刻转运至低海拔地区
- 通过分段海拔上升及服用乙酰唑胺来预防高原病

350. 咬蜇伤

蜈蚣及千足虫叮咬伤

一些大蜈蚣叮咬时会引起疼痛,以及局部红肿。一般症状在48小时内缓解。千足虫不叮咬,但会分泌毒素,后者具有刺激性,尤其是毒素不小心接触到眼睛时。

使用冰块对伤口进行冷敷可缓解疼痛。千足虫毒素接触处皮肤用肥皂及清水充分洗清。如皮肤出现反应,可用激素软膏外涂。眼受伤者应立即进行冲洗。所有患者应给予破伤风疫苗治疗。

人和哺乳动物咬伤

被人和哺乳动物(多数为狗和猫,也有松鼠、沙鼠、兔、豚鼠和猴)咬伤较常见,有时病情严重并致残。手、肢端和脸累及最多,人咬伤偶尔累及乳房和生殖器。

大动物咬伤有时会引起严重组织创伤;每年有10~20例伤者(大多数是儿童)死于狗咬伤。大多数咬伤的程度较轻。

感染 除组织损伤外,主要应关注叮咬引起的感染。被人咬伤理论上存在传播肝炎和HIV可能。然而HIV感染可能性很小,因为唾液HIV浓度远低于血浓度,且唾液中存在可使HIV失活的抑制物。

狂犬病的危险来自一些哺乳动物咬伤。猴咬伤一般发生在美国动物实验室的工作人员,较小可能会感染单疱病毒感染,引起伤口疱性皮损或发展为致死性脑炎。

手咬伤比其他部位的咬伤更易感染。特定的感染包括:

- 蜂窝织炎
- 腱鞘炎
- 感染性关节炎
- 骨髓炎

这种高风险值得关注，特别是最常见的人类咬伤伤口，即一个握紧的拳头击到对方的口唇部（打咬伤）。受伤后，手在张开时会让伤口处皮肤脱离下层的结构，导致细菌进入。患者常常延误求医，使得细菌繁殖。尚无证据显示手以外部位被人咬伤比被其他哺乳动物咬伤更易感染。手被猫咬伤同样具有高感染风险，原因为猫的细长牙齿能穿透深部组织，包括关节和肌腱，而较小的伤口会闭合。

诊断
- 评估手咬伤时应该将手维持在被咬的姿势
- 评估咬伤部位深部的神经、肌腱、骨骼和血管以及是否嵌入异物

人类咬伤多源于争吵，但常常会归结于其他原因，避免被执法部分追责和争取保险支付。家庭暴力一般都被否认。

> **经验与提示**
> - 对于掌指关节附近的伤口需考虑被人咬伤，特别是如果病史模糊不清的

伤口评估需注意深层结构（神经、血管、肌腱和骨骼）累及和异物情况。评估重点应放在受伤部位功能和伤口的深浅。评估关节上或靠近关节的伤口时，应将手维持在受伤时的姿势（如保持握拳）。消毒后暴露伤口深部评价肌腱、骨和关节累及状况并核查有无异物残留。咬嚼伤口会有轻微擦伤痕迹，但应注意检查深部组织是否累及。

新鲜伤口的微生物培养对抗感染治疗价值不大，但感染的伤口应做培养。当已知攻击人血清肝炎或 HIV 阳性或怀疑阳性时，受害人应做相关的筛查。

治疗
- 仔细处理伤口
- 选择性伤口缝合
- 选择性使用抗生素预防

当伤口存在并发症需要住院密切观察，尤其是存在伤口不愈高危因素的门诊患者。遇下列情况应考虑给予住院：
- 被人咬伤后受伤部位发生感染（包括握拳时受伤）
- 动物咬伤出现中重度感染
- 有明显功能丧失
- 致命性损伤或深部结构同时受伤
- 受伤情况家庭无法处理（手足同时有伤，手部伤口需要严密伤情评估）

前期治疗包括：伤口清洗、清创、缝合和预防感染。

伤口护理 首先用温和的抗菌肥皂和水（自来水已足够）清洁伤口，然后用大量生理盐水经注射筒和静脉注射导管加压冲洗。视情况给予局部麻醉。清除伤口迂腐组织。面部和手的清创需特别小心。

关闭伤口仅用于部分伤口处理（如可彻底清洁的轻微伤口）。许多伤口初期应保持开放状态，包括：
- 针刺伤
- 手、足、会阴部和生殖器伤口
- 受伤数小时以上的伤口
- 重度污染伤口
- 明显水肿伤口
- 有炎症表现的伤口
- 累及深层结构的伤口（如肌腱、软骨、骨）
- 人咬伤口
- 发生在污染环境的伤口（如海水、田野、下水道）

另外，延迟闭合伤口对免疫缺陷患者的伤口愈合有利。其他伤口（如新鲜伤口、皮肤割伤）一般经适当清洁后缝合关闭。与早期即闭合伤口相比，对有问题的伤口延迟闭合并无明显损失。

手部伤口应予消毒纱布包扎，固定在功能位（轻度伸腕位、掌指关节和手指屈曲）。伤势中重度者应抬高伤肢（可用支架撑起）。

面部咬伤可能需要对化妆敏感部位和潜在结疤部位施以外科矫治。儿童面部狗咬伤早期闭合伤口是有利的，但仍然需要咨询整形科医生的意见。

感染伤口需要清创，拆去缝线，浸泡消毒伤口，夹板固定，抬高患肢，及根据临床特殊感染静脉注射抗生素。伴关节感染或骨髓炎者需要较长疗程抗生素治疗和骨科随访。

感染预防 彻底冲洗伤口是最基本有效的预防感染方法，一般用此方法已足够。对使用预防性抗生素的指征尚无一致意见。相关研究也未证实其效果，而广泛使用预防性抗生素治疗具有产生选择性耐药微生物的风险。抗菌药物难以预防重度污染或清创不当伤口的感染。但是许多临床医生对手部和其他咬伤仍给予预防性抗生素治疗（如猫咬伤，猴咬伤）。

抗感染治疗应根据咬人动物种类（表 350-1）。如有伤口培养结果可对抗感染方案提供参考。

表 350-1 咬伤的感染预防

用药	用法	备注
被人和狗咬伤[‡]		
阿莫西林/克拉维酸	500~875mg po, bid	门诊患者 预防：3 日 治疗：5~7 日
氨苄西林/舒巴坦	1.5~3.0g IV, q6h	住院患者 有效对抗 α 溶血性链球菌，*Staphylococcus aureus* 金黄色葡萄球菌，和 *Eikenella corrodens* 啮蚀艾肯菌

用药	用法	备注
甲氧苄啶/磺胺甲噁唑加	160/800mg IV, q12h	用于青霉素过敏的患者（儿童按照体重给药）
克林霉素	150~300mg IV, q6h	
多西环素	100mg po 或 IV, q12h	狗咬伤患者青霉素过敏的替代方案, 不适用于<8 岁的儿童和孕妇
克林霉素加	150~300mg po 或 IV, q6h	成人狗咬伤治疗替代方案
氟喹诺酮类（如环丙沙星）	500mg po, q12h（环丙沙星）	
猫咬伤*		
氟喹诺酮类（如环丙沙星）	500mg po, bid, 5~7 日	用于预防和治疗成人 有效对抗、巴斯德菌 (*P. multocida*)†
克拉霉素	500mg po, bid, 7~10 日	儿童替代方案
克林霉素	150~300mg po, qid, 7~10 日	儿童替代方案
猴咬伤‡		
阿昔洛韦	800mg IV, 每日 5 次, 连续 14 日	预防

* 松鼠、沙鼠、兔和豚鼠咬伤后罕有感染, 治疗与猫咬伤相同。
† 巴尔通体 (*Bartonella henselae*) 也可由猫咬伤传播。
‡ 治疗猴子咬伤的抗生素治疗类似于人和狗咬伤。

人咬伤患者根据伤者和攻击者的血清状况, 予病毒性肝炎（参见第 222 页）和 HIV（参见第 1627 页）暴露后预防措施。情况不明者一般不给预防性治疗。

> **关键点**
> - 手咬伤感染风险高, 特别受伤时处于握拳的姿势
> - 评估伤口时应保持受伤时的姿势
> - 评估咬伤部位的神经、肌腱、骨骼和血管, 以及是否嵌入异物
> - 仅关闭可彻底清洁的轻微伤口
> - 彻底清创可以减少感染风险, 有时也可预防使用抗生素

昆虫蜇伤

蜇刺昆虫属昆虫纲中的膜翅目。其叮咬后释放的毒液引起人体局部毒性反应, 对过敏体质人群可引起过敏反应。病情程度取决于毒液剂量和过敏程度。当人体遭遇蜂群袭击时, 含高特异性 IgE 的被叮者最容易发生过敏反应。儿童中此类过敏并不多。非过敏体质者每千克体重能承受 22 次叮蜇, 由此推算成人可以承受>1 000 次叮蜇, 而对于儿童, 500 次叮蜇就可造成死亡。

许多叮蜇在飓风及自然灾害后发生, 导致大量受害者就医和治疗并发症。

膜翅目的主要亚群有：
- 蜜蜂科（蜜蜂、大黄蜂等）
- 黄蜂科（黄蜂、小黄蜂、马蜂等）
- 蚂蚁（无翅火蚁）

蜜蜂科蜜蜂若不被激惹一般不蜇刺人。由南美洲移到美国南方及西南某些州的非洲蜜蜂（又称杀手蜜蜂）, 受激惹时攻击性特强。蜜蜂一般只蜇叮一次并将蜇刺留在刺伤处, 其能释放毒液杀死昆虫。蜂毒素是毒液中引起疼痛的主要成分。从毒液毒力比较, 非洲蜜蜂并不比其他蜜蜂强, 但后果更为严重, 因其成群向人发动攻击, 结果导致蜇伤处多, 毒液量增加。在美国, 蜜蜂蜇伤致死数比蛇咬伤蛇毒致死多 3~4 倍。

黄蜂科的螫针上没有倒钩, 也不将刺留在皮肤里, 因此会形成多重蜇伤。毒液含有磷脂酶、透明质酸酶和一种抗原性很强, 称为抗原 5 的蛋白。黄蜂科仅在被激惹时蜇人, 他们在人居地很近的地方筑巢, 常因受扰而演出一场人蜂遭遇战。在美国, 小黄蜂是昆虫蜇伤引起变态反应的主要原因。

火蚁主要存在于美国南部, 特别是海湾地区, 每年多达 40%的城镇居民被蜇刺, 每年至少造成 30 例受害者死亡。火蚁有数种种类, 其中以红火蚁 (*Solenopsis invicta*) 为主, 是引起变态反应的主要原因。火蚁叮咬时附着于人体, 常在同处反复进行叮咬, 同时身体呈弧形移动, 结果形成一个特征性的周围被红色蜇刺线 (sting line) 围绕的中央叮咬伤。火蚁毒液含溶血性、细胞毒性、抗微生物和杀虫等特性, 其中有 3 或 4 种小分子量蛋白组分可引起变态反应。

症状及体征

蜜蜂和黄蜂蜇伤后, 局部立即出现烧灼感、短暂疼痛和瘙痒, 伴有数厘米大小的红斑、水肿和硬结。水肿和红斑 48 小时达高峰, 能持续一周, 皮疹可累及整个肢体。局部化学性蜂窝织炎常与继发细菌性蜂窝织炎相混淆, 后者痛感明显, 但很少在毒液蜇入后迅速发生。过敏反应可表现为荨麻疹、血管性水肿、气管痉挛、顽固性低血压, 或合并出现。单一水肿不能视作过敏反应表现。

火蚁蜇叮后立即出现疼痛, 并发生风团样和耀斑样病损, 红肿一般在 45 分钟内消退, 形成无菌性脓疱, 后者在 30~70 小时内破溃。有时病变区被感染或导致脓毒症。有的患者只发生水肿、红斑和瘙痒性病变, 不出现脓疱。火蚁蜇刺所致的过敏反应发生率<1%。曾有报道火蚁叮咬后发生神经炎和癫痫发作。

诊断

■ 临床评估

主要依靠临床表现。确定蜜蜂等皮肤叮咬点。观察上下呼吸道是否有过敏表现。继发细菌性蜂窝织炎很少见，但如叮咬后1~2日出现局部红肿（而非立即出现），且合并全身炎症的体征（如发热、寒战）时需要考虑感染，此时伤口的疼痛会很明显。

治疗

■ 全身过敏者注射肾上腺素及抗组胺药
■ 清除叮咬昆虫
■ 局部止痛和抗过敏治疗

若有蜇针，不管用何种方法应尽速将其清除。如用钝边片刮去蜇刺（如信用卡卡片、小刀的钝边、餐刀等）。

有明显痛痒和烧灼感者可尽早将用布包裹的冰块置于蜇刺部位，同时可单药或联合口服H_1阻滞剂及NSAID药。其他局部治疗方法包括：外涂抗组胺软膏（苯海拉明、曲吡那敏），利多卡因敷贴，复方局部麻醉软膏，皮内注射1%利多卡因（可联合1:10万肾上腺素同时注入），以及中效皮质激素软膏（0.1%曲安西龙）。多数民间验方（如嫩肉粉等）治疗作用有限。

过敏反应者给予静脉注射抗组胺药，严重过敏反应者给予注射肾上腺素、静脉补液治疗，必要时使用血管活性药物。

有对这种蜇刺过敏病史者，应备一个预装有肾上腺素针筒的药包。全身症状刚出现时立即使用，并及时寻求专业医疗救助。有昆虫叮咬过敏史应佩戴特别标记（如警示腕带等）。

预防

有过敏史的患者被叮咬后发病危险度较大。这些患者应考虑接受脱敏免疫治疗。毒液免疫疗法（参见第1233页）效果较好，2年治疗可使过敏反应复发率从50%降至10%，治疗3~5年复发率降至2%。接受毒液免疫疗法的儿童，治疗后10~20年内被蜇咬后出现全身反应的危险也明显降低。妊娠期间进行毒液免疫疗法似乎也很安全。采用单剂毒液疗法，之后仍需用维持剂量治疗5年。

> **关键点**
> ■ 蜜蜂和黄蜂类蜇伤造成直接疼痛、烧灼感、瘙痒、红斑、肿胀
> ■ 火蚁蜇伤引起直接疼痛、风团和烧灼感，之后往往一小时内出现脓包，有时会在几个小时或几天内继发感染
> ■ 如疼痛加重，或出现延迟（1~2日）的红斑和肿胀，且合并全身症状，需考虑继发感染
> ■ 过敏反应可表现为荨麻疹、血管性水肿、气管痉挛、顽固性低血压，或合并出现。单一水肿不能视作过敏反应表现
> ■ 去除蜂类毒刺，局部冰敷，口服H_1阻断剂和/或NSAID
> ■ 抗过敏以及抗感染治疗
> ■ 过敏患者需考虑脱敏疗法

天社蛾毛虫（Asp）蜇伤

天社蛾毛虫（壳盖绒蟴）属于鳞翅目（lepidoptera），也称为ASP。这是北美洲最毒的毛虫，分布在美国南部。天社蛾毛虫生活在遮阳的树上或灌木丛中。居住地、学校及公园均可遇到。ASP每年会产两代，导致其数量的高峰在春末和深秋。虫体呈泪滴状，并带有很长的银色毛发，很像一簇棉花或动物皮毛。其颜色包括黄色、灰色及红棕色。当其擦到或接触到人体皮肤后，毒毛会侵入皮肤。

毒刺侵入后会引起局部明显搏动性疼痛、烧灼感及红点样皮疹。过敏体质者可以出现水肿、恶心、腹痛、头痛、淋巴结痛、淋巴结炎、休克以及呼吸困难。伤口疼痛一般在一小时内缓解，皮疹一般在一天内消失。

治疗

■ 局部治疗

治疗局部反应可用肥皂和水清洗（非接触干燥，如吹风机），局部降温措施，如冰袋，或局部异丙醇，并用胶带除去患处嵌入的毛发。苏打膏剂或炉甘石洗液局部应用可以缓解症状。对症治疗是全身反应治疗的主要内容。严重的全身反应治疗同前昆虫叮咬的治疗。

海洋生物咬蜇伤概述

一些海洋生物咬蜇伤会引起中毒。伤口均有被海洋微生物感染的危险，特别是弧菌 *Vibrio*、气单胞菌 *Aeromonas* 和海分枝杆菌 *Mycobacterium marinum*。

鲨鱼咬伤产生伴有近乎完全或完全断裂的锯齿状伤口，应按严重创伤来处置（参见第2615页）。

刺胞动物（肠腔动物）蜇伤

刺胞动物（肠腔动物）包括：
■ 珊瑚
■ 海葵
■ 水母（包括刺水母等）
■ 水螅虫（如僧帽水母）

刺胞动物比其他任何海洋生物更易发生毒液蜇人。9 000种刺胞动物中约有100种对人类是有毒的。刺胞动物有高度发达的蜇刺体（刺丝囊），能刺入人体皮肤。一旦接触，一个触须可向人体皮肤射出数千个刺丝囊。

症状及体征

不同刺胞动物造成的病变都不一样。通常会先出现暴发性较小的、线性的丘疹，很快发展至一个或多个线性、由红斑包围的区域。疼痛出现快且较严重，瘙痒常见。丘疹可发展为疱疹，继而有脓疱、出血和脱屑。全身症状有乏力、恶心、头痛、肌痛和痉挛、流泪、流涕、多汗、脉率改变和胸膜炎样胸痛。少数致死性的咬蜇伤多由北美水域的僧帽水母及印度洋-太平洋海域的箱形水母科中的立方形水母（海黄蜂）造成。

治疗

■ 清除蜇刺
■ 对症治疗

- 各种缓解疼痛、去除丝囊的伤口冲洗法，根据刺胞动物种类决定

刺胞动物叮咬治疗包括用钳子（最好）或手指（如果可能佩戴两层手套）去除附着的触手和大量冲洗除去看不见的刺细胞。不同毒刺的清洗液选择如下：

- 非热带的水母及珊瑚刺伤，可用海水冲洗
- 热带的水母刺伤，可以用醋漂洗，其次是海水冲洗。一般不用淡水，因后者可激活未释放毒素的刺丝囊
- 箱形水母的处理同热带水母，醋水能抑制其刺丝囊，然后可用海水冲洗。一般不用淡水，因后者可激活未释放毒素的刺丝囊
- 对于僧帽水母蜇伤，可用盐水冲洗。不能用醋，因为可激活未释放毒素的刺丝囊

如伤者出现呼吸困难，意识改变者，无论伤口程度轻重都应视为急诊指征，需要即刻转至专业医疗中心就诊，并可能需要注射肾上腺素。

对症治疗用于缓解症状。刺水母引起的疼痛，通常是短暂的，将碳酸氢钠配成1:1悬浮液，混匀后敷于皮肤上可缓解。对于其他蜇伤，热水或冷敷，可以帮助减轻疼痛，或者服用NSAID或其他止痛药。对于严重的疼痛，阿片类药物是首选。严重的肌肉痉挛可以用苯二氮䓬类治疗。发生休克者需要静脉补液和肾上腺素治疗。市场上已有立方水母（海黄蜂）毒液抗毒素，但对北美胞刺动物蜇伤无效。应预防性给予破伤风疫苗。

海水浴疹的暴发　这是影响某些大西洋区域（如佛罗里达、加勒比海、长岛）游泳者的一种刺痛、瘙痒的斑丘疹。它是海葵（如爱德华菌属线形）或顶针水母（罩水母有爪类）的幼虫叮咬引起的过敏。在游泳衣接触皮肤的地方出现皮疹。接触过这些幼虫的人应该脱下自己的泳衣后淋浴。皮肤的症状可通过使用氢化可的松洗剂进行治疗，在必要时，可以口服抗组胺药。如果出现更严重的反应，则需要另外口服或静脉注射泼尼松。

软体动物蜇伤

软体动物（mollusks）包括芋螺属（含芋螺蜗牛）、章鱼属（含章鱼和乌贼）和双壳贝类动物。

加州芋螺（Conus californicus）：这种类型是在北美水域内已知的唯一危险螺类。被叮咬后可引起局部疼痛、肿胀、发红、麻木，很少会发展到瘫痪或休克。

对症治疗用于缓解症状。局部措施似乎是没有什么价值的，有报告称局部肾上腺素和新斯的明注射是有帮助，但未经证实的。芋螺严重蜇伤可能需要机械通气和抗休克治疗。

芋螺蜗牛（cone snails）　在印度洋和太平洋地区，潜水者和采集贝壳者中很少有芋螺蜗牛引起的海洋毒物蜇入。当芋螺蜗牛在被处理时（贝壳清洗或装入袋中），它会通过其鱼叉样牙齿释放毒液。此毒液含有数种神经毒素，能阻断离子通道和神经递质受体，产生可逆性麻痹，甚至致死。

治疗以支持治疗为主，包括局部加压固定（如用宽绑纱或其他织物捆绑患肢），在热水中浸泡，和预防破伤风。严重者可能需要呼吸支持。

章鱼　北美章鱼属动物的咬伤多不严重。

澳大利亚水域最为常见的蓝圈八爪章鱼咬伤后，会导致河豚毒素中毒，引起局部麻痹，神经肌肉阻滞和呼吸衰竭。治疗以支持治疗为主。

乌贼　美洲西海岸的洪堡乌贼很有侵略性，最大可至1.5m，有报道会撕咬渔民和潜水员。其他乌贼类很少受到关注。

海胆蜇伤

海胆存在于全球各地。多数海胆所致的损伤是其脊刺在皮肤内折断，引起局部组织反应。如果不进行治疗，脊刺可能迁移到更深的组织，引起肉芽肿结节病变，也可能楔入骨骼或神经。关节和肌肉疼痛以及皮炎都有可能发生。有些海胆（如球形叉棘海盘车属）有毒液器官，借由钙化的颚刺入人体皮肤，但这种蜇伤较罕见。

根据病史可以明确诊断。在脊刺入口处会变蓝色，有助于脊刺的定位。体检不能定位脊刺位置时可以行X线检查。

治疗

- 去除脊刺

治疗宜立即拔出海胆刺。醋能溶解大多数浅表部位的刺，每日用醋浸泡伤口几次，或用浸醋的敷料敷在患部能解决大部分伤情。热浸，可能有助于缓解疼痛。很少见的情况下需要一个小切口才能把刺完全取出。需要非常小心，因为脊刺非常脆弱。若刺扎入深部组织，需手术取出。刺取出后，疼痛会持续数天，但疼痛超过5~7日应疑有感染或残留异物。

球形叉棘海盘车属蜇伤的治疗是清洗伤口并用薄荷香脂涂抹患处。应预防性给予破伤风疫苗。

海鳐鱼蜇伤

过去北美海岸地区每年有750例被海鳐鱼（stingrays）蜇伤的记录，但目前的发病率不清楚，尚有许多病例漏报。海鳐鱼的毒液储存于尾背上的一至数根背棘中。海鳐鱼蜇伤往往出现在海岸、海湾或回水区冲浪区域，嬉水者不小心踩着埋在沙里的海鳐鱼，受刺激后其将尾部向前上方伸出，将背棘扎进受害者的脚或腿中。包裹背棘的外鞘膜破裂后毒液进入受伤者组织中。

症状及体征

主要症状为立即出现剧烈疼痛。虽然疼痛部位局限，但疼痛程度会快速升高，一般达到其最大限度的时间在90分钟以内。在大多数情况下，疼痛会在6~48小时后消退，但偶尔持续数天或数周。晕厥、乏力、恶心和焦虑症状常见，部分原因为末梢血管扩张。也有报道并发淋巴管炎、呕吐、腹泻、出汗、全身痉挛、腹股沟或腋窝疼痛及呼吸窘迫，甚至死亡。

伤口常呈锯齿状、出血不止并常被海鳐鱼的皮鞘碎片污染。伤口边缘常变色，并有局部组织破坏。一般来说，会出现肿胀症状。开放性伤口易受到感染。

治疗

- **冲洗及清创**

肢体受伤部位应立即用盐水缓缓冲洗,清除背棘碎片,腺体组织和皮鞘。浅表伤口内的背棘应立即拔去,但不包括颈胸,腹部或肢体穿通伤。活动性出血给予压迫方法止血。一些专家建议用热水浸泡伤肢,但尚无证据显示其早期应用的价值。

在急诊间,应再次检查伤口有无遗留皮鞘并清创,可视情况予以局部麻醉。嵌入的棘刺处理同其他异物清除方法。躯干上的蜇伤需仔细检查是否存在脏器的穿刺伤。全身症状的治疗以支持为主。预防性使用抗破伤风制剂,患肢宜抬高数日。必要时应用抗菌药物并外科缝合创口。应预防性给予破伤风疫苗。

螨蜇伤

有多种能叮咬的螨。恙螨(chiggers)可能是最常见的螨。这是种恙螨以螨幼虫形式普遍存在于除干旱地区外的户外场所。其寄生于皮肤,然后脱落。美国以外地区的恙螨可能携有恙虫病立克次体 *Rickettsia tsutsugamushi*(参见第 1698 页)。恙螨不侵入皮肤深部,但因虫体很小,不易发现。

常见叮咬和侵入皮肤的螨虫有:能引起疥疮的螨(参见第 1058 页)和蠕形螨。蠕形螨会引起疥疮样皮炎(有时也称兽疥癣)。

螨引起的皮炎很少因螨叮咬引起,而是由寄生于鸟类,啮齿类或宠物体表的寄生虫所致,或与螨相关的植物材料、储贮食物或饲料有关。

- 鸟螨可叮咬与活家禽、观赏鸟有接触,或家中有鸟巢的人
- 啮齿动物螨来自猫、狗(特别是小狗)和兔,会叮咬人
- 来自养猪场和宠物猪的猪疥螨(*S. scabiei var suis*)也会叮咬人
- 稻草痒症螨(虱状蒲螨)常与种子、稻草、干草或其他植物材料有关,其寄生在存在于这些材料中的软体昆虫上,叮咬操弄这些受污染物品的人。粮仓工人、处理草种或干草的人以及处理干燥植物的人最易被叮咬

过敏性皮炎或"杂货店瘙痒症(grocer's itch)"与几种和储贮的谷物产品、奶酪或其他食品的螨有关。这些螨并不叮咬人,但其身上的变应原或排泄物可使人致敏。

尘螨不叮咬人,以脱落在枕头、床垫和地板(尤其是地毯)上的皮肤细胞为食,许多人为尘螨外甲和排泄物所致敏,产生呼吸道高敏反应。

症状及体征

多数螨虫叮咬能引起不同表现的皮炎,有痒感,尤以恙螨叮咬后明显。

诊断

- **临床评估**

非侵入性螨叮咬的诊断主要基于病史(生活、工作和娱乐环境)和体检。在患者身上发现螨的机会极少,因其在叮咬后即脱离人体。皮肤反应常为迟发性,多数患者在被咬后数天才就医。不同螨引起的皮肤表现难以相互鉴别,外观上甚至与其他原因所致的皮损相似(如昆虫叮咬、接触性皮炎和毛囊炎)。

侵入性螨叮咬可通过疑似病史和疥疮样皮损表现进行诊断。如诊断不明确或治疗无效,可进行皮肤活检确诊。

治疗

- 局部皮质激素或口服抗组胺药物
- 抗生素治疗
- 疥螨的治疗

非疥螨叮咬主要为对症治疗。可局部涂抹可的松、口服抗组胺药物控制瘙痒,超敏反应消退后停用。医师帮助患者寻找螨叮咬的可能来源,避免再度接触。有关蠕形螨治疗可咨询兽医。

> **● 关键点**
>
> - 会叮咬的螨包括恙螨,以及寄生于鸟类,啮齿类或宠物体表的螨,或是相关的植物材料、储贮食物或饲料之内的螨
> - 会叮咬和穴居的螨包括疥螨,会导致疥疮,和蠕形螨,可引起疥疮样皮炎
> - 螨叮咬后通常会引起瘙痒性皮炎
> - 诊断可通过病史,或找到穴居螨虫,或是通过疥疮样的皮损
> - 对症治疗(如外用糖皮质激素或口服抗组胺治疗瘙痒)以及用抗生素治疗穴居螨

蝎蜇咬

北美的蝎子都会叮咬人,但大多数伤害较轻。蝎蜇伤后仅引起局部疼痛和轻微肿胀,部分有淋巴管炎和局部淋巴结肿大,伤口周围皮肤温度上升并伴触痛。

见于亚利桑那州、新墨西哥州和科罗拉多河的加利福尼亚沿岸地区的树皮蝎(*centruroides sculpturatus*)蜇伤人的情况有所不同。树皮蝎含有毒液,能引起严重伤害与病变。

初期症状为迅速出现疼痛、受累部位的麻木或麻刺感。通常无肿胀,皮肤表现也不突出。严重的症状常见于儿童,包括:

- 坐立不安
- 肌肉痉挛
- 异常和胡乱的头部,颈部以及眼球运动
- 焦虑和激动
- 流涎和出汗

成人主要表现为心动过速,高血压,呼吸加快,体弱无力,肌肉痉挛和肌束抽搐。儿童和成人均罕见呼吸困难。

有 6 岁以下儿童和敏感体质者被树皮蝎叮咬致死的报道。

诊断

- **临床评估**

根据病史诊断比较容易,一般不进行蝎子种类鉴定。在美国,有几种为珍奇宠物蝎,按照名字被人误以为有毒,如黄色杀人蝎、黑色杀人蝎,其在外观上与含有毒液的外来品种很相似,被叮咬者很少知道宠物蝎的名字,即使能提供也不太可靠。被蝎子蜇刺后应按照可能存在危险来进行治

疗,直至体征出现或确诊。

治疗

- 支持治疗
- 北美危重病例需抗毒素治疗

被无毒蝎蜇刺仅需对症治疗。可将冰块置于伤口或服用 NSAID 药物缓解疼痛。被有毒树皮蝎叮咬者需卧床休息,给予苯二氮䓬类药物缓解肌肉痉挛,必要时静脉输注药物以缓解高血压、烦躁和疼痛。被叮咬后患者应该禁食 8~12 小时。非北美产的蝎叮咬后,可用哌唑嗪降血压防止过高引起肺水肿,用阿片类药物控制疼痛。

树皮蝎的特异性抗毒素在美国本土全境供应,用于重症患者或对支持治疗无效的患者,特别是儿童。供应和剂量方面资料可从当地有毒物质控制中心获得。应预防性给予破伤风疫苗。

蛇咬伤

在全球约 3 000 种蛇中,仅约 15% 含有的蛇毒或毒性唾液分泌物,会对人类产生危害。在美国约有 20% 的蛇有毒（表 350-2）。除阿拉斯加、缅因州和夏威夷外,美国各州至少有一种本地毒蛇。几乎均为响尾蛇类毒蛇（也因其头部存在凹陷状的热敏器官而叫蝮蛇）:

- 响尾蛇
- 铜头蛇
- 棉口蛇（水嗜鱼蛇）

毒物控制中心报告的咬蜇伤病例数每年超过 6 万,包括 100 例左右咬蜇伤死亡病例。美国每年有 45 000 例蛇咬伤病例（其中 7 000~8 000 例为毒蛇咬伤,并引起五例死亡）。其中大多数伤者和几乎所有死亡者均由响尾蛇所致。其次为铜头蛇及棉口蛇。银环蛇（眼镜蛇类）和一些进口蛇类（被动物园、学校、养蛇场、业余和职业养蛇者所收养的蛇）引起的咬伤<1%。

多数被咬者为 17~27 岁的男青年,其中 50% 为醉酒者和故意玩耍或激惹蛇后所致。蛇咬伤以上肢为最多见。美国每年有 5~6 例死亡。死亡危险因素包括儿童和老人、玩耍被俘蛇（非遭遇野生蛇）、延误治疗和治疗不当。

在美国之外地区致死性蛇咬伤更多见,每年造成死亡>10 万人。

病理生理

蛇毒组成复杂,主要是具有酶活性的蛋白质。虽然酶起着重要作用,但一些致命的蛇毒与分子量较小的多肽有关。大多数蛇毒成分与受害者多种生理受体结合起作用,试图将蛇毒按系统进行分类（如神经毒素、血液毒素、心脏毒素和肌肉毒素）可能会引起误解并致临床判断失误。

蝮蛇 大多数北美蝮蛇的综合毒素可产生局部和全身作用（如凝血障碍）,发病机制包括:

- 局部组织损伤,引起水肿和瘀斑
- 血管内皮损伤
- 溶血
- 弥散性血管内凝血（DIC）样（去纤维蛋白）综合征
- 肺、心、肾及神经病变

表 350-2 不同地区毒蛇分布

地区	分布的蛇类
非洲	鸟蛇
	非洲树蛇
	穴居角蝰
	加蓬蝰蛇
	树眼镜蛇
	鼹鼠蝰蛇
	纳塔尔黑蛇
	鼓腹毒蛇
亚洲	亚洲蝮蛇
	扁颈眼镜蛇
	金环蛇
	马来西亚蝮蛇
	红脖游蛇
	拉塞尔蝰蛇
澳洲	死亡蝮蛇
	褐王蛇
	红腹黑蛇
	大班蛇
	虎蛇
中南美洲	巨蝮
	坎蒂尔蝮蛇
	银环蛇
	矛头蛇
	棕榈蝮蛇
	响尾蛇
欧洲	欧洲蜂蛇
	欧洲蝮蛇
	钝头蛇
	翘鼻蝰
	奥斯曼蝰蛇
印度洋太平洋地区	海金环蛇
	海蛇
中东	穴居角蝰
	埃及眼镜蛇
	角蝰或沙漠蝮蛇
	鼹鼠蝰蛇
	纳塔尔黑蛇
	巴勒斯坦蝮蛇
	锯鳞蝰
	西奈沙漠蛇
北美洲	铜头蛇
	银环蛇
	棉口蛇（水嗜鱼蛇）
	响尾蛇（如菱背响尾蛇、角响尾蛇、森林蛇、草原蛇和莫哈韦蛇）

蛇毒可改变毛细血管通透性,使电解质、白蛋白和红细胞通过血管壁外渗到被毒液侵及部位。这一现象也可发生在肺、心肌、肾脏和腹膜,但很少累及中枢神经。继发于严重蝮蛇中毒的常见临床综合表现为:

水肿:起初为水肿、低白蛋白血症和血液浓缩。

低血容量:随后血液和体液集中到微循环而致低血压、乳酸酸中毒和休克,严重者出现多系统脏器功能衰竭。有效循环血容量下降可导致心脏和肾脏功能衰竭。

出血:被响尾蛇咬伤的严重病例,常有血小板显著降低(血小板计数<20 000/μl),可单独出现或伴有其他凝血障碍。蛇毒引起的血管内凝血可激发 DIC 样综合征而引起出血。

肾衰竭:肾衰竭可继发于严重低血压、溶血、横纹肌溶解、肾毒性毒液作用或 DIC 样综合征。某些严重响尾蛇咬伤病例可见蛋白尿、血红蛋白尿和肌红蛋白尿。

大多数北美蝮蛇蛇毒仅轻微影响神经肌肉传导,而莫哈韦蛇和东部菱背响尾蛇的蛇毒可引起严重的神经损害。

银环蛇 银环蛇蛇毒主要含有神经毒成分,有突触前神经肌肉传导阻滞作用,可导致呼吸麻痹。由于缺乏明显的蛋白溶解酶活性,故咬伤部位的症状及体征轻微。

症状及体征

无论是被毒蛇或无毒蛇咬伤,通常引起恐惧,并伴有自主神经症状(如恶心、呕吐、心动过速、腹泻和出汗),难以从中识别是否为毒液蜇入的全身表现。

无毒蛇咬伤仅有局部症状和体征,一般是疼痛和在咬伤部位有 2~4 排蛇上颌的咬痕。

蛇毒蜇入后,依据中毒程度和毒蛇种类不同出现局部、全身或合并表现。也可能出现过敏反应,后者多见于有过敏史的毒蛇操弄者。

蝮蛇 约 25% 的蝮蛇咬伤为干性的(蛇毒未释放),无全身症状和体征。

局部体征包括≥1 个毒牙印或咬痕。若有蛇毒蜇入,一般在 30~60 分钟内在咬伤部位及邻近组织出现水肿和红肿。伤口有渗出暗示蛇毒蜇入。水肿进展迅速并在数小时内累及整个肢体。可出现局部淋巴管炎和淋巴结肿大触痛,咬伤部位表面温度升高。中等或严重蛇毒蜇入者,瘀斑较为普遍,在咬伤后 3~6 小时出现于咬伤部位及其周围。

被东方和西方菱背响尾蛇、棉口蛇和草原、太平洋及树林中的响尾蛇咬伤后,瘀斑尤为严重。

咬伤周围皮肤可出现紧绷、变色。咬伤处通常在 8 小时内出现水疱、严重出血或合并出现。北美响尾蛇咬伤所致的水肿可以很严重但一般仅局限于皮肤和皮下组织,伤情严重患者很少有筋膜下水肿,或筋膜间隔综合征(筋膜间隔压力≥30mmHg 超过 1 小时以上或在舒张压以下 30mmHg 范围内)。响尾蛇咬伤处周围组织坏死较多见,大多数蛇毒大多数蛇毒作用的高峰出现于咬伤后 2~4 日内。

铜头蛇和莫哈韦响尾蛇咬伤者出现瘀斑较少。

全身症状包括恶心、呕吐、出汗、焦虑、意识障碍、自发性出血、发热、胸痛、呼吸困难、感觉异常、低血压和休克。部分响尾蛇咬伤者口腔可出现橡胶味、薄荷味和金属味。大多数北美蝮蛇咬伤引起轻微神经肌肉传导异常,包括全身虚弱、感觉异常和自发性肌束颤动,有些尚有精神状态改变。莫哈韦蛇和东方菱背响尾蛇可引起严重的神经功能异常,包括呼吸抑制。

过敏反应者会迅速出现全身表现。

响尾蛇蛇毒蜇入可引起不同的凝血功能异常,包括血小板减少、凝血酶原时间延长(按国际正常化比率测定)、部分凝血活酶时间(aPTT)延长、低纤维蛋白原血症和纤维蛋白降解产物升高,上述变化也可共同存在,呈 DIC 样综合征。血小板减少通常为首发表现,可不伴其他症状,或在凝血障碍情况下引起自发性出血。凝血障碍典型表现为咬伤部位、静脉穿刺处或黏膜表面出血,也可有鼻出血,齿龈出血,呕血、便血、血尿,或兼而有之。血细胞比容升高是早期继发于水肿和血液浓缩的表现。之后,血细胞比容会因为补液与 DIC 样综合征引起的失血而下降。严重病例中溶血可使血细胞比容迅速下降。

银环蛇 疼痛和肿胀可能很轻或不明显,症状通常很短暂。局部症状体征的缺如会被误认为是干性咬伤,使伤者和医生产生安全错觉,被咬肢体无力可在数小时内变得明显。

全身神经肌肉症状可延迟至 12 小时出现,包括虚弱和嗜睡、感觉变化(包括欣快感和嗜睡);脑神经麻痹则出现上睑下垂、复视、视力模糊、发声障碍和吞咽困难,还可有多涎、肌肉搐搦、呼吸窘迫和衰竭。一旦神经毒性显现,很难逆转,症状可持续 3~6 日。如不治疗患者会死于呼吸衰竭。

> **经验与提示**
>
> ■ 需认为每个毒蛇咬伤的伤口都有毒液蜇入,即使咬伤后并没有毒液蜇入的迹象

诊断

■ 鉴定毒蛇种类
■ 确定中毒程度

明确诊断需要确认毒蛇种类以及蛇咬中毒的临床表现。病史包括咬伤的时间、蛇的具体描述、野外治疗情况、伤者以前健康状况、对马或羊制品的过敏病史、既往毒蛇咬伤史及治疗情况。应进行全面的体格检查。在受累肢体或区域应标记水肿的边缘,并记下标记的时间。

不能确定毒蛇种类时,应假设作为毒蛇咬伤处理,直至明确诊断,也可给伤者充分医疗观察时间。

蛇种的鉴定 患者常难回忆起蛇外观的详细情况,蝮蛇和非毒蛇可以通过一些物理特性来区分(图 350-1)。咨询动物园、水族馆,或中毒中心可以帮助蛇种的鉴定。

美国的银环蛇为圆形瞳孔和黑色的吸盘,但无头部凹陷。它们具有钝形或雪茄样头部、红、黄(乳黄色)、黑色交替的环带,常被误以为普通无毒的猩红王蛇,后者环带交替变化的顺序为红、黑、黄。银环蛇的特征为红环在黄环上,

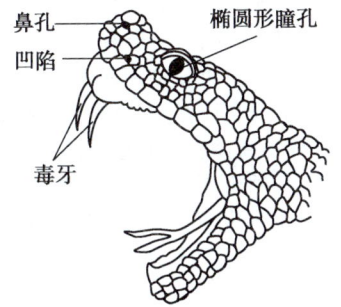
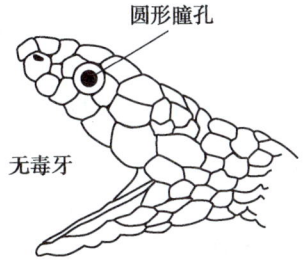
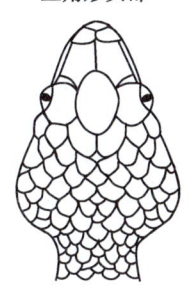
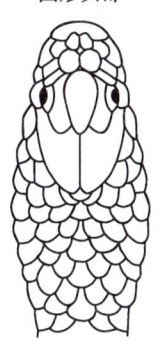

图 350-1 蝮蛇鉴别。蝮蛇具有下列特征,有助于将其与无毒蛇区分出来

而非在黑环上。(红在黄上,有致死性;红在黑上,无毒性)。银环蛇含有短而固定的尖牙,通过有效的咀嚼,运动将毒液射出。

尖牙印具提示作用,但不能定论。响尾蛇可能有一个或两个尖牙印或其他牙印标志,而无毒蛇咬伤通常有多个浅表牙印。然而,由于蛇能多次袭击和咬人,牙印数量和咬伤部位会有不同。

当被咬伤 8 小时后无毒液蜇入的症状和体征出现,即可诊断为干性蝮蛇咬伤。

中毒程度 蛇咬伤中毒的严重程度取决于以下几个方面:

- 蛇的大小和种类(响尾蛇>棉口蛇>铜头蛇)
- 每次蛇毒注入量(无法从病史中获得)
- 蛇咬伤口数目
- 咬伤的部位和深度(如头部和躯体咬伤比肢体咬伤严重)
- 伤者的年龄、体重和健康状况
- 咬伤后开始治疗的时间差
- 伤者对蛇毒的易感(反应)性

根据局部表现、全身症状体征、凝血功能参数和其他检验结果可将蛇毒中毒分为轻度、中度和重度(表 350-3)。蛇毒中毒的定级应按最严重的各项表现及结果来确定。

蛇毒中毒可从轻度很快演变发展为重度,因而需要连续进行反复评估。

如果蛇咬后立即出现全身症状,应考虑为过敏反应。

表 350-3 蛇咬伤中度的严重程度

分级	描述
轻度	仅有伤口处改变,无全身重症或实验室检查异常
中度	存在伤口外改变,非致命的全身症状和体征(如恶心、呕吐、感觉异常),轻度凝血功能异常但无明显临床出血表现
重度	患肢受累,严重的全身症状和体征(如低血压、呼吸困难、休克),显著的凝血功能异常合并或不合并明显的临床出血表现

治疗

- 急救
- 支持治疗
- 注射抗蛇毒血清
- 伤口处理

常规处理 在送伤者去医院前应现场立即处理。

野外场合的处置:应让伤者远离蛇的侵袭区域,确保使其避免用力,保暖,之后尽快转运至最近的医疗机构。受伤肢体应宽松地制动,并保持位于心脏水平位置。脱去患者所有的戒指、手表和紧身服。压迫制动以延缓蛇毒吸收入体内(如用皱纱或其他材质绷带包扎肢体),适用于银环蛇咬伤,但此法在美国未受到推荐,因该地发生的蛇咬伤多数为蝮蛇。压迫固定法可能会导致动脉供血不足和组织坏死。

一线救助人员应保持患者的气道畅通和呼吸,予吸氧,在非受伤肢体建立静脉通路,并尽速将伤者送到最近的医疗机构。其他院前干预措施(如用止血带、局部处理、用器械或不用器械吸引切开或未切开的伤口,无论是否用器械、冷冻疗法和电休克)未被证明有效,甚至可能有害和耽误治疗。但对已放置的止血带,除非有严重肢体缺血,应保留至将伤者送至医院、排除蜇入毒液以及开始针对性治疗为止。

> **经验与提示**
> ■ 对蛇咬伤的伤口,不要切开或应用止血带

系列评估及测试:应在急诊室就开始。每15~30分钟用记号笔标记局部水肿的边界可以帮助临床医生评估局部毒液渗入的进展。肢体周长也应在到达医院时测量,并定期随访直到局部肿胀不再进展。除蝮蛇之外的所有蛇咬伤都需要。

- 基线全血细胞水平(包括血小板)
- 凝血功能(如凝血酶原时间,部分凝血酶原时间,纤维蛋白原)
- 测定纤维降解产物
- 尿液分析
- 测量血清电解质、尿素氮和肌酐

对于中度和重度中毒,患者需要定血型和交叉配血,进行心电图,胸部X线,和CK的测试。由患者的状态决定检测的频率,往往前12小时每4小时1次,然后每日1次。管理银环蛇咬伤时,因神经毒作用,患者必须监测氧饱和度变化和基础系列肺功能检测(如峰气流速和肺活量)。

留院观察期:所有蝮蛇咬伤者应至少严密观察>8小时,无蛇毒蜇入依据者8小时后在完成伤口处理后可以回家。银环蛇咬伤者应严密监护至少12小时,观察是否出现呼吸麻痹。因为初期的轻度中毒可能在数小时内快速进展至重度中毒。

支持治疗:包括呼吸支持、苯二氮䓬类药物控制焦虑及镇静,阿片药物止痛、输液扩容、血管加压药抗休克。根据需要输血(如少浆红细胞、新鲜冰冻血浆、血浆冷沉淀物和血小板),但输血不宜在应用足量中和抗毒素前使用,因为多数伤者凝血障碍对足量中和抗毒素治疗反应良好。怀疑过敏反应(伤后立即出现全身症状)可给予相应处理,包括肾上腺素。如出现牙关紧闭、喉痉挛或过度流涎,可能需行气管切开术。

蛇毒抗毒素 在积极支持治疗同时,抗毒素是中度以上程度蛇毒中毒治疗的主要措施。

蝮蛇抗毒素:美国本土的蝮蛇抗毒素是绵羊多价免疫Fab片段抗毒素(用蝮蛇蛇毒诱导绵羊产生IgG并纯化获取的Fab片段)。该血清抗毒素的效果与时间及剂量相关,及早应用可以避免蛇毒诱导的组织损伤。延迟使用效果会较差,但仍可逆转凝血障碍,且中毒后24小时应用仍有效。多价免疫Fab片段非常安全,但也会发生急性(皮肤或过敏)反应和迟发性过敏反应(血清病)。使用Fab片段制剂后1~3周,血清病发生率可高达16%。

将4~6瓶重组多价免疫Fab片段作为负荷剂量稀释于250ml生理盐水中,前10分钟内以每小时20~50ml的速度缓慢输入,若无不良反应发生,余量可在随后的1小时内输入。为即刻控制症状、逆转凝血障碍或纠正生理参数的需要,可以相同剂量重复使用两次。儿童的使用剂量不减少(非按体重和身高计算)。每隔15~30分钟测量咬伤部位近端三处肢体的周径和水肿边界的进展,以此指导决定是否给予抗毒素追加治疗。一旦病情控制,以2瓶Fab片段置于250ml生理盐水中静滴,于6、12和18小时各使用1次,用于防止肿胀重新加重和其他蛇毒作用。

> **经验与提示**
> ■ 给予蝮蛇毒中毒的儿童与成人相同剂量的抗蛇毒素

蝮蛇种类会影响剂量。棉口蛇、铜头蛇以及侏儒响尾蛇咬伤一般仅需小剂量治疗。然而,不应该根据蛇的种类决定是否使用抗蛇毒素,而是应该由中毒的严重程度决定。儿童,老人以及合并其他疾病的患者(如糖尿病,冠心病)应给予特别关注,因为他们对毒液更易感。

银环蛇咬伤:怀疑中毒者给予5瓶剂量多价抗银环蛇抗毒素,如症状加剧,再给予10~15瓶剂量。成人和儿童剂量相似。在抗毒素短缺的国家,这个推荐剂量可以下调。

抗蛇毒治疗前预防措施:已知对多价免疫Fab片段抗蛇毒素或羊血清过敏以及患有哮喘或多种过敏史的患者,治疗前需作好预防过敏的措施。此类患者存在生命或肢体危险时,可先用H_1和H_2阻滞剂治疗,并在能处理过敏反应的重症监护单位中注射抗毒素。蛇毒抗毒素的早期反应已被关注,多因滴速太快引起。此时应暂停抗蛇毒素输注,依情况严重性给予肾上腺素,H_1和H_2阻滞剂,以及补液。此后抗毒素仍可恢复使用,但应给予进一步稀释抗毒素溶液并减慢滴速。

血清病可在治疗后7~21日发生,表现为发热、皮疹、身体不适、荨麻疹、关节痛和淋巴结肿大。治疗给予H_1阻滞剂和一递减疗程口服皮质激素。

辅助措施 根据病史给予预防破伤风(类毒素或免疫球蛋白)治疗。蛇咬伤很少继发感染,一般仅在有感染证据时使用抗生素。若需要使用,选择一代头孢菌素(如口服头孢氨苄、静脉注射头孢唑啉)或广谱青霉素(口服阿莫西林/克拉维酸、静脉注射氨苄西林/舒巴坦),后续抗生素选择应依据伤口细菌培养和药敏试验结果决定。

伤口治疗与其他刺伤相同:清洗和包扎伤口。咬伤肢体用夹板固定置于功能位并抬高。伤口需每天检查、清洁,并用消毒纱布覆盖。水疱、血性疱疹或浅表坏死可在第3~10日分期进行外科清创。无菌温水浴可用于伤口清创和物理治疗。一般无需手术。但当内腔隙压≥30mmHg超过1小时或压力在舒张压以下30mmHg范围内,或血管严重受损,并经抬高肢体、静脉注射甘露醇(1~2g/kg)和抗蛇毒素治疗无效时可考虑作筋膜切开术。单纯大面积的水肿不是筋膜切开术的指征。应在咬伤后2日内检查关节活动、肌肉

张力、感觉和患肢周径。为避免挛缩,应在固定期间经常做些轻微运动,逐渐从被动运动转为主动运动。

当地中毒中心或地方动物园是为毒蛇咬伤、包括非本地蛇咬伤提供咨询的极佳资源。这些机构备有经蛇咬伤处理培训的医生名单及抗蛇毒素索引。该抗蛇毒素索引是由美国动物园和水生养殖学会及美国有毒物质控制中心学会定期发布的。此索引涵盖了所有本地毒蛇和大多数外来物种的位置和抗毒血清小瓶的数量。美国国内求助热线为1-800-222-1222。

> **关键点**
> - 在美国,最常见的毒蛇包括响尾蛇、铜头蛇以及棉口蛇(所有蝮蛇),其中响尾蛇是大部分蛇咬伤和死亡的主要原因
> - 蝮蛇蛇毒中毒可引起局部症状(如疼痛、不断发展的肿胀、瘀斑)及全身反应(如呕吐、出汗、神志不清、出血、发热、胸痛、呼吸困难、皮肤感觉异常、低血压)
> - 可帮助鉴别蝮蛇和其他无毒蛇类的特征包括:椭圆形瞳孔、三角形头部、可伸缩的毒牙、眼鼻之间有热感应以及槽尾巴下肛膜处有一单排尾下板
> - 在野外,应让伤者远离蛇的侵袭区域,尽快安排转运。受伤肢体应宽松地制动,并保持位于心脏水平位置。脱去患者所有的戒指、手表和紧身服。不要切开伤口或应用止血带
> - 蝮蛇咬伤的患者至少需密切观察8小时,如有中毒迹象则需要观察更久
> - 针对伤口和症状对症治疗,并咨询中毒中心
> - 早期、足量的给予抗蛇毒血清治疗,成人的剂量适用于儿童

短吻鳄、鳄鱼、鬣蜥以及毒蜥咬伤

爬行类动物中的毒蜥、短吻鳄和鳄鱼以及鬣蜥也可以造成严重咬伤。

毒蜥 毒蜥(venomous lizards)包含:
- 希拉毒蜥(*Heloderma suspectum*),出没于美国西南部和墨西哥
- 珠蜥(*H. horridum*),产于墨西哥

毒蜥复杂的毒液成分包含5-羟色胺、精氨酸酯酶、透明质酸酶、磷脂酶A_2和一种或多种唾液激肽释放酶,但不含神经毒或凝固酶成分。其叮咬并不具致命性。当毒蜥咬人时,紧紧咬住,毒液随之注入受害者。

症状和体征有剧痛、肿胀和水肿、瘀斑、淋巴管炎和淋巴结肿大。中度或重度中毒者会有全身症状,包括虚弱、出汗、口渴、头痛和耳鸣等全身症状,心血管衰竭很少。临床经过与响尾蛇咬伤的轻、中度中毒病例相似。

野外的现场处理:可用钳子夹住毒蜥咽喉拔除,用火刺激其颌部,或将其完全溺入水中。在医院中给予支持治疗,方法与蝮蛇中毒治疗相似,但没有专用抗毒血清。先应用探针检查伤口内是否有断裂或脱落的蜥齿,然后清洁伤口。如果伤口较深,可以X线摄片检查遗留异物和骨片。一般不推荐预防性抗生素治疗。

短吻鳄和鳄鱼(alligators and crocodiles) 咬伤通常在抓握鳄鱼的过程中发生,很少有野外遭遇攻击受伤。咬伤后无中毒反应,但经常会发生气单胞菌(通常是嗜水气单胞菌)所致的软组织严重感染。伤口通常作为严重创伤进行处理。

对伤口进行冲洗和清创,允许延迟一期闭合,也可二期愈合。最佳抗生素包括甲氧苄啶/磺胺甲噁唑、氟喹诺酮类、第3代头孢菌素、氨基糖苷类,或它们的组合。此外,预防性使用克林霉素和甲氧苄啶/磺胺甲噁唑(首选),或四环素。

鬣蜥(iguanas,美洲大蜥蜴) 鬣蜥愈来愈多被作为宠物饲养,其咬伤和抓伤日趋增多。由于伤口表浅,只需局部处理。软组织感染少见,但发生感染时,以沙门菌*Salmonella*较多见,可用氟喹诺酮类抗生素治疗。其次,需要更多关注的是黏质沙雷菌(*Serratia marcescens*),通常对甲氧苄啶/磺胺甲噁唑敏感。

蜘蛛蜇伤

几乎所有四万种蜘蛛都是有毒的,但大多数蜘蛛尖牙太短或较脆弱,叮咬时难以穿透皮肤。严重的全身反应最常见来源于

- 褐色蜘蛛:提琴蜘蛛,提琴背蜘蛛,棕色遁蛛(斜蜘蛛属,SP)
- 寡妇蜘蛛:黑寡妇(寡妇蛛属,SP),褐寡妇(几何寇蛛属)

褐色蜘蛛主要位于美国中西部和中南部,沿海和加拿大边境较少,偶有通过衣服和行李内入境。黑寡妇蜘蛛遍布整个美国。褐寡妇蜘蛛的分布则是从佛罗里达州蔓延到所有墨西哥湾沿岸的各州。其他一些有毒的蜘蛛物种(如*Pamphobeteus*,*Cupiennius*,*Phoneutria*)不是原产于美国,而是通过产品或其他材料入境,或作为新奇宠物商业贸易进口。在美国,被蜘蛛咬伤的致死率是<3人/年,通常是儿童。

仅对少数蛛毒有较详细研究,其中意义最大的是那些坏死性毒素成分(褐色蜘蛛和某些家蛛)和神经毒性(黑寡妇蛛)的蛛毒成分。褐色蜘蛛毒液中的蛋白质成分磷脂酶D是引起组织破坏和溶血的主要原因。黑寡妇蛛毒液中最具毒性的成分是单肽α-latrotoxin,可影响神经肌肉传导。

症状及体征

褐色蜘蛛(brown spider)叮咬在美国较为普遍。有些在早期无痛感,之后出现强烈痛感并累及整肢体,所有症状在30~60分钟内出现。被咬部位出现红斑和瘀斑,可有痒感,也可出现全身瘙痒。伤口部位形成水疱,其周围为不规则的瘀斑(牛眼样损害)。病损类似于坏疽性脓皮病,中央的水疱逐渐变大、其内充满血液、然后破裂形成溃疡。其上形成一层焦痂,最终脱落(彩图350-1)。

大部分受损区域残留轻微瘢痕,有些焦痂脱落留下大片组织缺损,可深达肌肉。棕斜蛛咬中毒(loxoscelism)是一

种毒素诱导产生的全身综合征,可能在咬后 24~72 小时才被诊断,不常见但主要发生在儿童和青少年。报道的所有死亡病例均有全身反应[如发热、寒战、恶心、呕吐、关节痛、肌痛、全身皮疹、惊厥、低血压、弥散性血管内凝血(DIC)、溶血、血小板减少及肾衰竭]。

寡妇蜘蛛咬伤常立即引起针刺样剧痛。疼痛性质为钝痛或麻木样痛,可能与临床体征不相称。毒液蜇入 1 小时内,咬伤部位可进展出现局部疼痛、出汗、红斑和毛发直立。有时,也会出现远端躯体和/或全身症状。

寡妇蜘蛛咬伤可分为轻度、中度和重度。
- 轻度:疼痛局限于咬伤部位,生命体征正常
- 中度:咬伤部位发汗和毛发竖立,躯干的大肌肉群痉挛疼痛,生命体征正常
- 重度(也称为全身蛛毒综合征):远端肢体发汗;躯干的大肌肉群出现严重的痉挛疼痛;高血压和心动过速;常伴头痛、恶心、呕吐

由神经毒引起的全身蛛毒综合征(latrodectism)表现为烦躁、焦虑、出汗、头痛、眩晕、恶心、呕吐、高血压、流涎、虚弱、弥漫性红斑、瘙痒、眼上睑下垂、眼睑和肢端水肿、呼吸窘迫、受累部位皮温升高,以及腹部、肩、胸、背部痉挛性疼痛和肌肉强直。腹痛严重时可酷似急腹症、狂犬病或破伤风。症状在 1~3 日后减轻,遗留的痉挛、感觉异常、激惹和乏力等症状可持续数周至数月。

狼蛛(tarantula)咬伤极其罕见且无毒,特别是美洲大陆(新世界)的狼蛛品种。但激惹的蜘蛛会射出针样毛发,作为异物留在皮肤和眼睛里,触发肥大细胞脱颗粒和过敏性反应(产生荨麻疹、血管性水肿、气管痉挛和低血压)。狼蛛咬伤见于那些每天将蜘蛛作为宠物玩赏的敏感体质人群。非美洲大陆原产的狼蛛品种(旧世界狼蛛)很少作为宠物饲养。它们更具侵略性,没有针样毛发,且可能是有毒的。狼蛛咬伤以支持治疗为主。

诊断
- 临床评估
- 仔细进行鉴别诊断

临床患者常误以为被蜘蛛咬伤。诊断一般基于病史和体征,但确诊病例较少,因为确诊需要蜘蛛咬伤的目击资料,对蜘蛛的鉴定(很少在事后可回忆蜘蛛原形),以及除外其他因素。

在非流行地区,没有目击蜘蛛的情况下不诊断褐色蜘蛛咬伤。许多患者患有较常见的耐甲氧西林金葡菌 Staphylococcus aureus(MRSA)皮肤感染,但被误诊为棕色隐遁蛛咬伤。在蛛咬伤诊断时应注意排除 MRSA 感染及其他有类似蛛咬伤表现的疾病(表 350-4)。严重全身蛛毒综合征病例需要与急腹症、狂犬病及破伤风进行鉴别。

蜘蛛的鉴定通过其生存位置及外部特征进行识别。寡妇毒蛛生活在室外隐蔽地方(如岩石堆、木柴绳、干草堆、户外厕所),腹部有红色或橘黄色沙漏样标志;褐色蛛居于室内隐蔽区域(如衣服、家具后面、护壁板下),头胸部有小提琴样标记,由眼部延续至腹部。该标志有时即使在完整蜘蛛也较难辨认。

表 350-4 蜘蛛叮咬伤需鉴别的疾病

病种分类	举例
昆虫叮咬伤	蚂蚁咬伤
	臭虫咬伤
	跳蚤咬伤
	飞虫咬伤
	猎蝽(如暗伤,旋转,轻触)叮咬伤
其他蛛形纲动物叮咬伤	螨叮咬伤
	蜱叮咬伤
皮肤病	慢性游走性红斑
	结节性红斑
	白细胞破碎性血管炎
	孢子丝菌病
	中毒性表皮坏死溶解病
感染	慢性单纯疱疹
	皮肤炭疽
	播散性淋病
	耐甲氧西林金黄色葡萄球菌 Staphylococcus aureus
	心内膜炎菌栓,或吸毒患者
外伤	自身损伤
	皮下注射药物后

治疗
- 常规伤口处理
- 延期切除坏死性褐色蜘蛛伤口
- 注射用的阿片类,苯二氮䓬类,以及抗毒血清治疗中、重度的寡妇蜘蛛咬伤

对所有蜘蛛咬伤的治疗包括清洗伤口、冷敷止痛、抬高肢体、预防破伤风以及观察病情。多数患者仅需局部治疗就能痊愈。

对于褐色蜘蛛咬伤,标准伤口处理和防治感染是关键环节:
- 溃疡性病变应每天清洗,必要时清创,局部涂敷抗生素软膏(多黏菌素-杆菌肽-新霉素)
- 荨麻疹样损害可用抗组胺药,局部涂抹皮质激素或联合使用
- 褐色遁样蛛所致坏死性损害应予清洁和包扎。如需外科切除,应推迟至坏死区界限清晰后才进行,这一过程可能需要数周

没有证据显示上述褐色蜘蛛咬伤处理能降低病死率和改善预后。一般广告宣传及很少研究证实的治疗方法其效果仍有争议,或被认为反而有害。如在坏死面积>2cm 时,予每天口服氨苯砜 100mg,直至炎症消退,但该治疗效果未被证明。除效果不定外,氨苯砜的剂量相关性溶血很常见,粒细胞减少,再障及高铁血红蛋白血症等不良反应也有报道。建议使用四环素预防褐色蜘蛛毒液引起的皮肤坏死,

但疗效未经证实。糖皮质激素、秋水仙素、硝酸甘油、电击治疗、手术切除等都是无效的。

对于寡妇蜘蛛咬伤,中度或重度患者需要留院观察,初始治疗是非口服阿片类和苯二氮䓬类药物。肌松剂和钙盐类药物对黑寡妇蛛咬伤后的肌痛和肌肉痉挛效果不佳。

全身症状初期应给予支持治疗。目前可选择的抗毒素是马源性的,同时一个新的 $F(ab)_2$ 抗毒素正在研发中。因为寡妇蜘蛛引起中毒致死的病例较少,因此抗毒素治疗通常仅用于年龄过大或过小的病例或是存在慢性并发症的患者。但由于症状可能持续数周或数月,因此目前抗毒素使用指征相对放宽,例如中、重度的中毒患者也会使用抗毒素治疗。早期使用效果最好,但在咬伤后 36 小时仍会起效。临床效果通常较好。儿童和成人的剂量为 1 瓶(6 000 单位)溶解在 50ml 生理盐水,静脉输注 15 分钟以上。虽然制造商建议用药前进行皮试,但皮试结果不能预测不良反应如急性过敏反应,因此也不常规皮试。

> **关键点**
> - 褐色蜘蛛(如提琴蜘蛛,提琴背蜘蛛,褐色遁蛛-斜蛛蛛属 SP)存在于中西部和中南部的美国,沿海和加拿大边境较少
> - 寡妇蜘蛛(如黑寡妇蛛属 SP)遍布美国
> - 褐色蜘蛛咬伤可引起疼痛(有时延迟 30~60 分钟)、红斑、瘀斑和疱的形成,有时会形成周围溃疡
> - 寡妇蜘蛛叮咬后引起疼痛及其他局部或全身症状,如肌肉抽筋、出汗、高血压、心动过速和虚弱
> - 临床患者常误以为被蜘蛛咬伤
> - 褐色蜘蛛咬伤的治疗,包括伤口处理,局部对症,有时延期切除伤口
> - 寡妇蜘蛛咬伤的治疗,包括伤口处理,局部对症,以及注射用阿片类药物,苯二氮䓬类药物和抗毒血清

蜱蜇伤

在美国,大多数蜱咬伤由硬蜱科中的各种硬蜱所致,若不祛除之,蜱可吸附在宿主身上吸血数日。接触及吸血时间越长,传播疾病可能性越大。

蜱咬伤多数发生在春夏季,无痛。绝大部分不带病原及不传播疾病。但是叮咬处的红色丘疹,可诱发超敏反应或异物肉芽肿反应。皮革钝缘蜱(pajaroello)咬伤会引致局部水疱、脓疱破裂、溃疡和焦痂,不同程度的肿胀和疼痛。其他蜱咬伤也有相似的反应。

诊断
- 诊断主要依靠临床表现,叮咬的蜱种鉴定

治疗
- 用钝性弯头钳进行除蜱
- 有时需预防性使用多西环素

应尽快祛除蜱以减轻皮肤免疫反应和减少传染疾病的可能性。若患者身上仍附有蜱,除蜱的最佳方法是用中号的钝性弯头钳将蜱及其吸嘴同时拔除。镊钳应平行紧贴皮肤紧紧钳住蜱的口部,注意避免刺破患者的皮肤和蜱的身体。将钳子缓慢而平稳地拉出,直接从皮肤取出而不要扭转。弯头钳最好,其外弯可紧贴皮肤,而手柄则远离之,容易夹住蜱。留在皮肤内的蜱口器部分很容易被发现,应小心除之。若对蜱口器是否存于皮肤内留有怀疑,不要试图用外科手术清除,否则可能导致更大的组织创伤。蜱口部留在皮肤内不影响疾病传播,最多延长一些刺激症状时间。其他除蜱的方法有用火柴燃烧(会损害患者组织)或用凡士林凝胶覆盖(无效果),但并不推荐。

蜱摘除后应使用抗菌药物。蜱的充血肿胀程度可提示其附着叮咬的时间长短,若局部肿胀变色,口服抗组胺药可能有益。在蜱叮咬肆虐的地区,可在实验室对蜱进行分析(尽管很少实施)以检测蜱传播疾病的病原体。

皮革钝缘蜱咬伤的病损应该用 1:20 的醋酸铝溶液清洗,必要时可清创。皮质激素对重症病例有一定意义。溃疡期感染常见,但除局部采取抗菌措施外,极少需要其他抗感染治疗。

莱姆病的预防 对于满足下列条件者,应使用单剂量多西环素(成人 200mg;8 岁以上儿童 4mg/kg,最大 200mg)口服:
- 叮咬蜱为成年虫或幼年肩突硬蜱(ixodes scapularis)
- 叮咬≥36 小时或根据局部肿胀估计叮咬达到上述时间
- 清除蜱后 72 小时内进行预防感染治疗
- 当地蜱的博氏疏螺旋体(borrelia burgdorferi)感染率 ≥20%
- 没有多西环素应用反指征

一些专家建议延长多西环素(100mg 口服,10~20 日)使用时间,以确保消灭。

蜱麻痹

蜱麻痹极为罕见,这是一种分泌毒素的硬蜱附着、叮咬数日时发生的上行性弛缓性麻痹。

在北美,某些种类的革蜱和花蜱因其唾液中分泌的神经毒素可引起蜱麻痹。在吸血早期,蜱的唾液中尚无毒素,蜱麻痹仅发生于蜱叮咬吸血数日或更长时间后。单个蜱也能引起麻痹,尤其是其叮咬头颅背部或近脊椎部位时。

症状与体征包括纳差、嗜睡、肌肉无力、协调障碍、眼球震颤和上行性弛缓性瘫痪。延髓或呼吸麻痹也可能出现。

诊断依靠临床表现。在北美洲患者出现急性上行性弛缓性瘫痪或延髓麻痹时应考虑该诊断蜱麻痹;此时因仔细检查患者全身的皮肤,找到并去除蜱虫。需鉴别的疾病还包括格林巴利综合征、肉毒中毒、重症肌无力、低钾血症和脊髓肿瘤。

治疗
- 除蜱
- 支持治疗

蜱麻痹可致命,但是在蜱祛除后可迅速逆转。蜱除去后,麻痹会在几个小时内缓解,也可能在接下来的 24~48 小时内继续发展。若呼吸受损,应输氧或辅助呼吸。

其他节肢动物咬伤

在美国比较普遍的非蜱节肢动物咬伤包括沙蝇、马蝇、

鹿虻、黑蝇、蛆蝇、蚊子、跳蚤、猎蝽（kissing bug）、虱子、臭虫、轮背猎蝽（wheel bug）和某些蟑螂。

所有这些节肢动物除轮背猎蝽和蟑螂外，均能吸血但无毒性。

蚊子叮咬是传染病的主要传播途径。可由蚊子传播的传染病包括基孔肯雅病毒、登革热、某些类型的脑炎、疟疾、黄热病以及寨卡病毒感染。

节肢动物唾液组成变化相当大，咬伤后所致损害从小丘疹到伴有肿胀和急性疼痛的大溃疡都有。也可出现皮炎。最严重的结果源于超敏反应，对敏感体质患者而言，此类叮咬能致命。跳蚤过敏原可能触发呼吸道过敏，即便是未咬伤这些人。

疱疹和皮损的部位和形状有时对判断致伤节肢动物分类具有诊断价值。如黑蝇常叮咬颈部、耳朵和脸；跳蚤叮咬数量多，常在腿和足部；臭虫叮咬常呈线性，多见于躯干。

治疗

- 常规伤口处理
- 局部抗组胺药物或激素治疗瘙痒

处理时需清洁叮咬部位，用抗组胺或皮质激素软膏止痒，严重超敏反应需要就医。

351. 烧　　伤

烧伤

烧伤是由热、放射、化学或电接触所致的皮肤或其他组织的损伤。烧伤根据深度（表皮和部分深层、全层）和体表皮肤面积（TBSA）受累的百分比进行分类。并发症包括低血容量性休克、吸入性损伤、感染、瘢痕和挛缩。大面积（>20%TBSA）烧伤的患者需要液体复苏。烧伤的治疗包括局部抗生素、常规清洁、抬高，有时需要皮肤移植。加强康复锻炼，包括有范围的运动和固定，通常是必要的。

在美国，每年约3 000人因烧伤死亡，大约200万人需要就诊。

病因

热烧伤可由外源性热源引起（火、热的液体、固体或气体）。火也可以引起有毒烟雾吸入。

> **经验与提示**
> - 如果患者有呼吸道症状，碳质痰，口周烧伤，鼻毛烫伤，或处于燃烧环境，应评估气道作插管准备

放射性烧伤大部分是因长期暴露于太阳紫外线（日光灼伤，参见第1079页）或其他紫外线放射源（日光浴床）或X线或其他非太阳放射源（参见第2766页）。

化学烧伤可由强酸强碱（如石灰水、水泥）、苯酚、甲芬、芥子气、磷和某种石油产品（如汽油、油漆稀释剂）引起。这些成分引起的皮肤及深部组织坏死可在几个小时内迅速进展。

电击伤（参见第2656页）由电流通过产生的热量与细胞膜的电转化所致。尽管外观仅仅是皮肤损伤，电击伤能导致广泛导电性组织的深部损害，如肌肉、神经和血管。

与烧伤相关的事件可引起其他的损伤（从燃烧的建筑物跳下、被碎片击中、机动车相撞）。幼儿及老年患者的烧伤需考虑虐待。

烟雾吸入：烧伤和烟雾吸入常同时发生，也可单独发生。吸入烟雾时，燃烧产生的毒性物质损伤气道组织。由于吸入气体冷却迅速，灼热的烟雾通常只烧伤咽部。但蒸汽例外，蒸汽携带比烟多得多的热量，因此能够损伤下气道（会厌以下）。在日常家庭生活中燃烧产生的毒性物质（如盐酸、光气、二氧化硫、乙醛、氨）对下气道造成化学性损伤。有些燃烧产生的毒性物质如一氧化碳（参见第2740页）或氰化物可对全身细胞的呼吸功能造成损伤。

上气道损伤通常在几分钟内出现症状，但有时也可在几小时后出现；上气道水肿可引起喘鸣。下气道损伤也可随上气道损伤同时发生，并在24小时或以后发生症状（以需氧量增加或肺顺应性降低为主要表现的氧合问题）。

出现呼吸系统症状、处于燃烧环境的病史以及有碳质痰的患者应怀疑烟雾吸入。线索包括口周烧伤和鼻毛烧焦。

上气道损伤的诊断可通过内镜（喉镜和支气管镜）观察上气道和气管，显示水肿和组织损伤或气道内烟尘；然而，有时在早期检查结果正常的情况下损伤会发生进展。应尽快行内镜检查，可采用可弯曲的纤维窥镜在气管插管后或同时进行。下气道损伤可以通过胸片、血氧饱和度和血气分析进行诊断，但是可能在几天后才发生异常。应当考虑氰化物和一氧化碳中毒；有明显烟雾吸入的患者要测量碳氧血红蛋白水平。

所有存在烟雾吸入损伤危险的患者应立即给予面罩吸入100%O_2。有气道梗阻和呼吸衰竭的患者需要气管插管或建立其他人工气道进行机械通气（参见第495页）。上气道水肿或较多烟尘的患者应尽早气管插管，否则随着水肿加重，插管更加困难。插管同时进行支气管镜检查。下气道损伤患者应给予O_2、气管扩张剂和其他支持措施。

病理生理

烧伤引起蛋白变性和凝固性坏死。凝固性组织周围血小板聚集、血管收缩,边缘灌注的组织(淤滞区)在损伤组织周围扩大。在淤滞区会出现组织充血与炎症反应。

正常表皮屏障破坏使得细菌入侵以及大量液体丢失;损伤组织常发生水肿,进一步加剧液体丢失。由于损伤皮肤的热调节功能丧失,尤其对于暴露伤口而言,热量丢失显著。

烧伤深度 Ⅰ度烧伤局限在表皮。

部分深度烧伤(Ⅱ度)累及部分真皮,可再分为真皮表层和深层。

表层部分烧伤累及乳突状真皮质(更浅表)(彩图351-1)。这类烧伤在1~2周内恢复且极少留疤。修复往往从汗腺管和毛囊排列的表皮细胞开始,这些细胞向表面移行生长,并与临近腺体和毛囊的细胞相接。

深度部分烧伤累及深部真皮,需至少2周才能修复。修复从毛囊开始,通常有严重瘢痕形成。

全层烧伤(Ⅲ度)累及真皮全层及皮下脂肪层(彩图351-2)。修复往往从周围开始;除了小面积烧伤,一般需要手术切除及皮肤移植。

并发症

烧伤可导致全身和局部并发症。导致全身并发症的主要原因是皮肤完整性的破坏和体液丢失。局部并发症包括焦痂、挛缩以及瘢痕。

全身性 按占体表面积计算,累及百分比越大,发生全身并发症的风险越大。严重全身性并发症和死亡的危险因素包括:

- 烧伤面积>40%全身体表面积
- 年龄<2岁或>60岁
- 同时伴有严重创伤和烟雾吸入

最常见的全身并发症为低血容量和感染。

低血容量导致烧伤组织的低灌注,有时会发展为休克,主要与深度烧伤或大面积烧伤引起体液丢失有关;也可由于血管内液体移至间质及细胞内发生全身水肿。由于烧伤直接损伤血管或烧伤后低血容量继发血管收缩亦可导致烧伤组织低灌注。

感染,即使对于小面积烧伤,也是常见引起脓毒症、死亡及局部并发症的原因。机体防御能力下降和组织坏死促进了细菌侵入和生长。开始几天最常见的病原为链球菌和金葡菌,5~7日后最常见革兰氏阴性菌感染,然而菌落往往是混合性的。

代谢异常包括低蛋白血症,可能与液体复苏后的体液稀释有关,也可能由于蛋白通过损伤的毛细血管进入血管外间隙而造成蛋白丢失。可发生稀释性电解质缺乏,包括低镁血症、低磷血症和低钾血症。休克可导致代谢性酸中毒。肌肉的深度热烧伤或电烧伤以及焦痂收缩导致肌肉缺血可引起横纹肌溶解和溶血。横纹肌溶解引起的肌红蛋白尿和溶血引起的血红蛋白尿均可导致急性肾小管坏死和肾衰竭。

对于广泛烧伤的患者,大剂量低温液体输注以及身体暴露于低温环境可造成机体低温。

广泛烧伤可导致肠梗阻。

局部 焦痂是深度烧伤导致的坚硬坏死组织。包围肢体(有时躯体)四周的环形焦痂具有潜在缩窄性。缩窄性焦痂限制水肿引起的组织膨胀,相反,组织压力增高,最终引起局部缺血。缺血威胁肢体和指趾的存活,而喉部焦痂限制呼吸。

深度烧伤愈合可导致瘢痕和挛缩。关节的挛缩畸形取决于瘢痕形成的程度。如果烧伤临近关节(特别是手),在足部,或在会阴部,可能严重影响功能。感染可以增加瘢痕形成。部分烧伤患者可形成疙瘩样瘢痕,尤其是深色皮肤的患者。

症状及体征

伤口的症状和体征取决于烧伤深度:

- Ⅰ度烧伤:烧伤皮肤呈红色,轻压出现明显和广泛的苍白,伴疼痛和触痛。一般不发生小囊和水疱
- 浅Ⅱ度烧伤:烧伤皮肤压之发白,伴疼痛及压痛。24小时内出现小囊和水疱。小囊和水疱底部呈粉红色,然后出现纤维渗出
- 深Ⅱ度烧伤:烧伤皮肤呈白色、红色或红白相间。与浅Ⅱ度烧伤相比,深Ⅱ度烧伤皮肤压之少见发白,不伴疼痛和压痛。针刺感常被解释为压迫性而非尖锐性。小囊和水疱可能出现。这类烧伤通常较干燥
- 全层烧伤:烧伤皮肤可以苍白柔软、发黑焦痂、棕色坚硬,或由于红细胞沉积于皮下而呈现鲜红色。苍白色全层烧伤除了皮肤受压不变白之外类似正常皮肤。全层烧伤常无痛觉或痛觉减退。毛发可以轻易从毛囊中拔出。通常不出现小囊和水疱。有时需要1~2日时间才能区别全层烧伤和深Ⅱ度烧伤

诊断

- 临床评估烧伤面积和深度
- 住院患者进行实验室检查和胸片检查

烧伤的部位和深度应记录于烧伤图。介于深Ⅱ度和Ⅲ度之间的烧伤应该按照Ⅲ度处理直到诊断明确。

TBSA的百分比是通过计算得到,且仅包括Ⅱ度及Ⅲ度烧伤[1]。对于成人,TBSA的百分比根据九分法进行估计(图351-1);对于小面积分散性烧伤,可根据患者手张开的面积进行估计(不仅是手掌),约占1%的TBSA。儿童的头部较大四肢较短小,所以烧伤面积应根据Lund-Browder表更精确地进行估计(图351-1)。

对于住院患者,应检查血红蛋白和血细胞比容,血电解质、肌酐、尿素氮、白蛋白、总蛋白、磷酸和钙离子。需要检查心电图、尿液肌红蛋白分析以及胸部X线。肌红蛋白尿(提示溶血或横纹肌溶解)的尿液呈暗黑色,潜血试验阳性,涂片无镜下红细胞。必要时需要反复进行这些检查。肌红蛋白尿患者需要评估肌筋膜间室。

感染表现为创面渗出,创面愈合不良,或全身感染征象

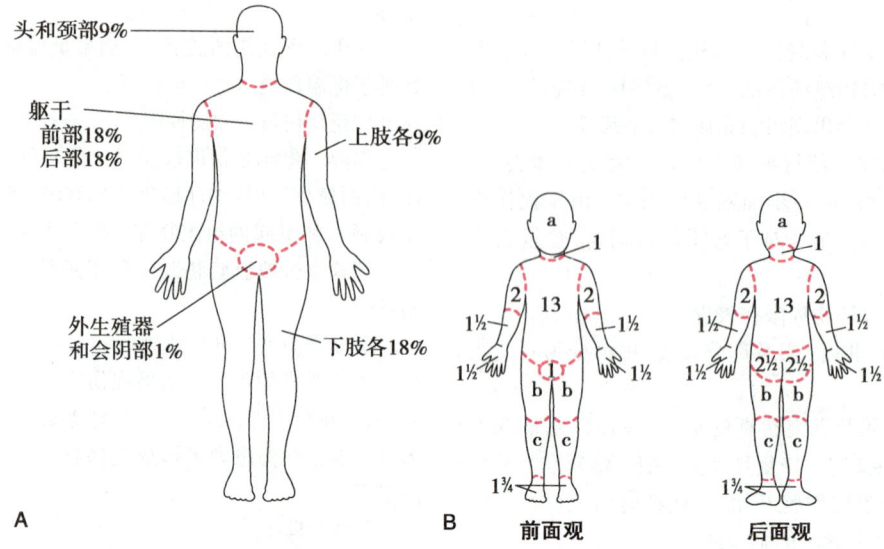

图351-1 （A）九分法则（成人）和（B）Lund-Browder 表（儿童）估计烧伤面积。经许可摘自 Artz CP, Moncrief JA. *The Treatment of Burns*. 2nd ed. Philadelphia：WB Saunders Company，1969

（如喂养困难、血小板减少、血糖水平增高）。发热和白细胞增高在无感染的烧伤患者中很普遍，因此并不是脓毒症的可靠表现。如果诊断不明，组织活检可以明确是否存在感染；而创面或渗出物的培养并不可靠。

[1] Kamolz LP, Parvizi D, Giretzlehner M, et al. Burn surface area calculation: what do we need in future [J]. Burns, 2014, 40(1):171-172。

治疗

- 烧伤>10%TBSA 进行静脉输液
- 清创、换药以及一系列评估
- 支持疗法
- 将患者转运或转诊至烧伤中心
- 深Ⅱ度烧伤和Ⅲ度烧伤的手术和物理疗法

初始治疗 应在院前开始治疗。首要与其他外伤相同：ABC（气道通畅、人工呼吸、维持循环）。可疑烟雾吸入时需建立气道、支持通气，并给予100%的 O_2 治疗。应迅速灭火并去除易燃及热的材料。脱去所有衣物。化学性物质除粉末外应当用水冲洗；粉末应在弄湿前擦去。由酸、碱或有机物（苯酚、甲酚，石油化学产品）引起的烧伤应当用水持续冲洗 20 分钟以上，直至溶液被冲洗干净。

静脉输液 休克患者和烧伤>10%TBSA 的患者应予以静脉输液。于未烧伤皮肤处的 1~2 根外周静脉留置 14G 或 16G 的静脉导管。由于感染风险高，应当避免静脉切开。

根据临床休克治疗指南指导初始的液体复苏（参见第 505 页）[1]。若无休克，液体治疗的目的是为了补充丢失量和维持生理量。Parkland 公式（4ml/kg/%TBSA 烧伤）用于评估烧伤后第一个 24 小时需要补充的液体量（并非入院后）。首 8 小时应给予计算量的一半，剩余一半在后 16 小时内输注。首选乳酸林格液，因为大量生理盐水可导致高氯性酸中毒。

如一个 100kg、50%TBSA 烧伤的患者，用 Parkland 公式估算补液量应为 20L。

烧伤后第一个 8 小时内给予一半剂量，10L，余下的 10L 在接下来 16 小时内给予。临床上，这些公式只是个开始，而输液速度要根据临床反应调整。尿量通常通过留置导尿测定，是临床反应的常用指标，目标为成人 30~50ml/h，儿童 0.5~1ml/（kg·h）。当进行大量补液时，应避免液体过多诱发心力衰竭。各种临床指标包括尿量、休克体征、心力衰竭体征应至少每小时在观察表上进行记录。

在 12 小时后，对大面积烧伤患者、年幼或老年患者，或有心脏疾病，并需要较大补液量的患者，可以给予胶体。

如果补充大量晶体液后患者尿量仍然不足，应请示烧伤中心。胶体或其他措施可能对这样的患者有效。补充大量晶体液后尿量仍然不足的患者有发生复苏并发症的风险，例如间隔综合征。

任何年龄发生横纹肌溶解的患者应通过大量补液保证尿量达到 0.5~1ml/（kg·h）。一些专家推荐在 1L 液体中加入 50mmol $NaHCO_3$（8.4%溶液 50ml）以碱化尿液。

初始创面治疗 充分麻醉后，用肥皂和清水清洗伤口，清除所有疏松残留物质。水温应为室温或更暖以避免发生低温。除了手掌、手指和足底外，其余部位破裂的水疱应被清除。未破裂水疱有时可以保持完整，但应局部应用抗生素。如果患者将被转至烧伤中心，应保持敷料干净干燥（烧伤膏将影响接受单位对创面的评估），应对患者进行保温，并适量应用阿片类药物使者感到舒适。

清理创面及最终治疗人员进行评估后，可进行烧伤局部治疗。对于浅Ⅱ度烧伤，仅局部治疗便足够。所有深Ⅱ度烧伤和Ⅲ度烧伤最终都应行手术切除和植皮，但是在过渡期可进行局部治疗。

局部治疗包括抗菌软膏（如1%磺胺嘧啶银）、含银商业敷料（如缓释纳米晶体银敷料），或是生物合成创面敷料（也称为人工皮）。局部软膏必须每天更换，磺胺嘧啶银可引起短暂的白细胞减少。一些（但不是全部）浸银敷料必须保持湿润，并且可以每7日换一次药（以减轻与伤口治疗相关的疼痛）。人工皮产品不需常规更换，但会导致化脓而不得不祛除，尤其伤口较深时。烧伤的四肢要抬高。

除了小面积烧伤并接受全程接种破伤风疫苗的患者或者5年内没有注射过破伤风类毒素的患者，其余所有烧伤患者都需给予破伤风类毒素（0.5ml 皮下或肌内注射）。更长时间没有注射过破伤风类毒素或未接受全程接种疫苗的患者应给予破伤风免疫球蛋白250U 肌内注射并同时接种活疫苗（参见第1300页）。

对于缩窄性焦痂有必要行焦痂切除术，以促进胸部扩张及肢体灌注。然而缩窄性焦痂很少在最初几个小时内影响到四肢活力，因此如果在几小时内患者将转至烧伤中心，焦痂切除术可以延缓进行。

支持治疗 治疗低体温（参见第2651页），缓解疼痛。静脉应用阿片类药物（如吗啡）。补充钙、镁、钾或磷酸（PO_4）来维持电解质平衡。

对于烧伤>20%TBSA 或原先存在营养不良的患者进行营养支持治疗。尽早留置鼻饲管。一般很少需要肠外营养。

住院和转诊 初始治疗和病情稳定后，应判断是否需要住院治疗。住院治疗，尤其是烧伤中心的住院指征包括：

- Ⅲ度烧伤面积>1%TBSA
- Ⅱ度烧伤>5%TBSA
- 手、面部、足或会阴部烧伤（Ⅱ度烧伤以上）

此外，在以下情况下患者应该住院治疗：

- <2岁的儿童和>60岁的老人
- 家庭护理条件差（如在家无法持续抬高手或足）的患者

许多专家建议除了Ⅰ度烧伤面积<1%TBSA 的患者，所有的烧伤患者均应该由有经验的医生治疗，所有烧伤>2%TBSA 的患者应住院治疗。对许多患者和看护者而言，保证适当的镇痛和运动十分困难。

感染 不需要预防性应用抗生素。

对于5日内发生的明显感染，抗生素经验性治疗应覆盖葡萄球菌和链球菌（如万古霉素）。5日后发生的感染应使用广谱的覆盖革兰氏阳性菌和革兰氏阴性菌的抗生素。根据细菌培养和药敏调整抗生素。

外科手术 对于2周内不可能治愈的烧伤患者，包括最深Ⅱ度烧伤和Ⅲ度烧伤，应该考虑外科手术。尽可能在3日内清除焦痂，这有助于防止发生脓毒症并进行早期创面移植，从而缩短住院时间，促进功能恢复。如果是广泛烧伤并且危及生命，最大块焦痂应首先切除并尽早闭合烧伤创面。

切除焦痂后，最理想是进行永久性的Ⅱ度烧伤患者自体皮瓣移植[2]。自体皮瓣可以片状移植（皮肤固体片）或网状移植（通过在供体皮瓣上进行多次规则的小切口以拉伸覆盖更大面积）。网状皮片用于烧伤>20%TBSA、供体皮肤较少而烧伤表面不太需要考虑外观的区域。网状皮片愈合表现不平整，呈网格状，有时出现增生过度的瘢痕。

烧伤>40%TBSA 且供体皮肤可能不充足时，可暂时使用人工真皮再生样板覆盖创面[2]。也可暂时使用异体移植（来自捐赠遗体的存活皮肤）或异种移植（如猪皮）；他们有时在10~14日内发生排异。这两种移植物最终都须用自体移植物替换。

当水肿引起筋膜室综合征使压力升高>30mmHg 时需进行筋膜切开术。

物理治疗 入院即开始进行理疗有助于减少瘢痕和挛缩，尤其对于皮肤张力高或频繁运动的部位（如脸、手），从而使功能达到最佳。水肿消退后主动和被动运动变得相对容易，每天运动1~2次。移植后暂停运动3日，然后重新开始运动。在深Ⅱ或Ⅲ度烧伤中受影响的四肢应尽早予夹板固定于功能位，并持续固定（除了运动时）直至完成移植并开始愈合。

门诊治疗 门诊治疗包括保持创面干净，并尽可能保持烧伤部分抬高。应用烧伤软膏需每日进行换药。先用软膏然后覆盖干燥不黏的纱布敷料并加压包扎。银敷料每3~7日更换一次。更换敷料仅需去旧的换上新的。生物合成创面敷料在没有化脓时无需更换。其表面仅需覆盖干纱布，干纱布需每天更换。

根据烧伤严重程度定期门诊随访（对于微小烧伤，24小时内初诊，后5~7日随访1次）。随访内容包括必要时清创、重新评估烧伤深度，评估理疗和移植的指征。若出现感染，如伤口边缘红肿扩大、化脓性渗出物增多、疼痛加剧、创面外观改变出现黑斑或红斑，患者应及早复诊。一旦出现这些症状，应立即就诊以进行评估。2~60岁健康人群的轻度烧伤蜂窝织炎可以门诊治疗，而其他性质的感染应住院治疗。

[1] Pham TN, Cancio CL, Gribran NS. American Burn Association practice guidelines burn shock resuscitation[J]. J Burn Care Res J, 2008, 29(1):257-266.

[2] Kagan RJ, Peck MD, Ahrenholz DH, et al. Surgical management of the burn wound and use of skin substitutes: an expert panal white paper[J]. J Burn Care Res 34:e60-79.

关键点

- 对烧伤深度的评估包括小囊或大疱(提示Ⅱ度烧伤);感觉减退,干硬的焦痂,痛觉减退以及轻易将毛发从毛囊中拔出(提示Ⅲ度烧伤)
- 如果烧伤>10%TBSA,予乳酸林格氏溶液静滴,根据Parkland公式,在初始24小时内给予4ml/kg/%TBSA的液体,然后根据每小时尿量调整速度
- 对于四周环绕性缩窄性焦痂,考虑焦痂切除术
- 支持治疗包括适当镇痛,如果烧伤>20%TBSA,早期营养支持治疗
- 如果烧伤累及手、脚或会阴(Ⅱ度或更深);>5%TBSA(Ⅱ度或更深);>1%TBSA(Ⅲ度);或如果患者>60岁或<2岁或无法进行家庭护理时,建议住院治疗
- 如果存在焦痂,筋膜室压力>30mmHg,或全部或深Ⅱ度烧伤时行手术治疗
- 对于感染,局部应用抗菌药物(为了预防);定期检查烧伤(为了早期诊断);必要时改为全身应用抗生素,并且感染部位应偶尔进行运动(为了治疗)
- 应尽早开始理疗以减少瘢痕和挛缩

352. 冷 伤

暴露于寒冷环境中可能会导致体温下降(低温)和局部软组织的损伤。
- 没有冻结的组织损伤包括冻结伤,浸渍足和冻疮
- 伴有冻结的组织损伤为冻伤

对损伤组织的治疗是复温,通常延迟进行选择性的外科干预。

在过度疲劳、营养不良、脱水、缺氧、心血管功能受损以及与潮湿或金属接触的情况下,冻伤的易感性将会增加。

预防

预防是至关重要的。即使气候看似不至于有引起冷伤的危险,多穿几层温暖的衣服以及抵御潮湿和风也是很重要的。应该穿着即便湿了仍保持绝缘隔热的衣服(如由羊毛或者聚丙烯材料制成的衣服)。手套和袜子尽可能保持干燥;在极度寒冷的气候条件下,应该穿不会妨碍血液循环的绝缘隔热靴。一顶温暖的帽子也很重要。

摄入充足的液体和食物有助于维持代谢性产热。

身体部位变冰冷或麻木时要特别注意,迅速加温能阻止冻伤的发生。

冻伤

冻伤是组织冻结所引起的损伤。起初表现可能看似良好。皮肤可能表现为发白、水疱和发麻;复温引起严重的疼痛。也可发生坏疽。严重受损的组织会自行断裂。治疗方法就是在(40~42℃)温水中复温和局部护理。偶尔需要外科截肢,但这常常需等到坏死组织界限分明后,是否截肢通常需依据影像学检查的结果决定。

冻伤常发生于极其寒冷的环境中,尤其是在海拔较高的地方,低温会加重冻伤的程度。四肢远端和裸露的皮肤是最常被冻伤的部位(彩图352-1)。

冻伤时在组织细胞内或组织细胞间形成冰晶,从根本上冻结了组织并导致细胞死亡。邻近的未冻结区域仍有危险,因为局部血管收缩和血栓形成能引起内皮及缺血性的损伤。随着复温过程中的再灌注,炎性细胞因子(如血栓素类和前列腺素类)释放,加剧了组织损伤。组织缺失的深度与冻结的持续时间长短和深度有关。

症状及体征

受伤区域发冷、发硬、发白、发麻。复温时,变成红斑状、伴肿胀、疼痛。在4~6小时内形成大水疱,但整个受伤范围在起初几天可能不明显。
- 水疱内血清澄清表明是浅表损伤,表浅损伤愈合没有残留组织缺失
- 躯体近端内含血性液的水疱表明是深部损伤,并可能有组织缺失

深部组织冻结能引起干性坏疽,伴黑色硬壳覆盖于健康组织之上。湿性坏疽相对少见,呈灰白,水肿,软化。湿性坏疽的特点为易感染,而干性坏疽很少感染。

严重受损的组织可能要截肢。可能出现骨筋膜室综合征。任何程度的冻伤都可能会导致长期的神经性症状:对寒冷敏感,出汗过多,指甲生长障碍和麻木(症状类似复杂区域疼痛综合征)。

诊断

- 临床评估

诊断基于临床表现。然而，冻伤的早期特征性表现（如肢体冰冷、麻木、发白或发红和出水疱）亦为非冻结性冻伤的特征，冻伤的鉴别可能需重复观察直至出现更多特异性特征（如黑痂和坏疽）。

治疗

- 温水（40~42℃）复温
- 支持疗法
- 局部伤口护理
- 有时需延后外科干预

院前处理 在野外，冻伤肢体应完全浸没在可忍受的温水中（40~42℃，理想 40.5℃）进行迅速复温。冻伤区域是麻木的，所以用不能控制温度的干热源（如明火和电热毯）进行复温有烫伤的危险。摩擦可进一步加重组织损伤，故应该避免。

冻伤时间越长，最终损伤可能越大。然而，如果患者必须行走一段距离来接受治疗，不推荐对足部解冻，因为解冻组织对行走的创伤特别敏感，并且如果再冷冻，将比保持冷冻状态损伤更严重。如果必须延时解冻，应该将受冻区域轻轻擦拭干净、保持干爽、并用无菌敷料包裹。如若有镇痛药，需给患者服用，同时保持整个身体的温暖。

急性期治疗 一旦送达医院，需稳定患者的核心体温，其受冻肢体应在盛有循环水的温度约 40.5℃的大容器中迅速复温；通常复温 15~30 分钟足已。解冻常被错误地过早结束，因为在复温过程中疼痛可能很剧烈。可以使用胃肠外的镇痛药，包括阿片类药物。在复温过程中鼓励患者轻轻移动受累区域。大的、清亮的水疱需保持原状或用无菌技术吸出疱内浆液。出血性水疱亦应保持原状以防止深部真皮质度再干燥。破损的小囊泡应予清创。如果解冻后无灌注，需考虑在使用罂粟碱（血管扩张剂）后进行动脉溶栓（纤维蛋白溶解剂）。

抗炎措施（如局部芦荟外敷每隔 6 小时 1 次，布洛芬 400mg 口服每隔 8 小时 1 次，酮咯酸 30~60mg 静脉推注）可能有效。将受伤区域暴露于温暖空气中，并将肢体抬高以减轻水肿。抗凝剂、静脉用低分子葡萄糖酐和动脉内血管扩张剂（如利血平和妥拉唑啉）临床上尚未被证实有益于冻伤治疗。理论上长效的 α-受体阻滞剂酚苄明（10~60mg 口服，每日 1 次）能减少血管痉挛，并改善血流。

预防感染是基本的治疗措施；有时需用药预防链球菌感染（如使用青霉素）。如若出现湿性坏疽，应使用广谱抗菌药物。如果没有按时接种破伤风疫苗，则注射破伤风类毒素。如果组织损伤严重，需监测组织压。

后续治疗 为了维持代谢性产热，足够的营养也是很重要的。

影像学检查（如放射性核素扫描、磁共振、微波温度记录、激光多普勒血流仪）有助于评估血液循环、测定组织活性，由此可以指导治疗。磁共振，尤其磁共振血管造影术可以在临床分界出现之前确定冻伤分界线，这样就使尽早行外科清创术或截肢术成为可能。然而早期外科干预是否能改善远期预后尚不清楚。尽可能延缓手术，因为黑色痂壳常常脱落后露出有活力的组织。在分界及大范围组织缺失清晰出现之前可能需要对严重冻伤患者观察数周。

每日 3 次以 37℃水温的漩涡清洗患处，之后轻柔擦干患处，休息和时间是本病最好的远期治疗。众所周知，对于冻伤远期症状（如麻木和对冷刺激的超敏反应）并没有完全有效的治疗方法，尽管化学或外科交感神经切除术可能对晚期神经性症状有效。

> **关键点**
> - 尽管充血水疱提示损伤较深，损伤的深度最初难以识别
> - 使用触感温暖的水（40~42℃），尽快解冻冻伤组织；通常需要镇痛。
> - 避免解冻之后再冷冻
> - 保持受累的区域不被覆盖，清洁，干燥和抬高
> - 黑色组织可能代表即将蜕皮的黑色壳，或需要截肢的坏疽；手术可延至可以明显辨别为止
> - 神经性症状（如对冷、麻木敏感）可能会永久存在

低温

低温，即体温过低，是指核心体温<35℃。症状可以从颤抖和昏睡向意识模糊、昏迷和死亡进展。轻度体温过低只需在温暖的环境中或绝缘隔热毛毯（被动复温）即可。重度体温过低则需体表主动复温（如使用强制气流加温系统和辐射热源）和核心主动复温（如吸入，热灌注或灌洗和体外血液复温）。

在美国每年原发性低温过低导致约 600 人死亡。体温过低对心血管系统和神经系统功能障碍的死亡风险也有重要的和尚未被认识到的影响。

病因

当体热丢失超出体热产生时，会发生体温过低。在寒冷的气候条件下或浸渍在冷水中时，最常发生体温过低，但是，它也可发生在温暖的气候条件下，例如当人们静止不动地躺在一很凉的表面上（如他们喝醉时）或者很长时间浸渍在游泳温度的水中时（如 20~24℃）。穿湿衣服和吹风会增加体温过低的危险性。

能够导致意识丧失或静止不动或两者均有的状态（如创伤、低血糖、癫痫、卒中、药物或酒精中毒）是常见的倾向因素。年长者及年幼者也是高危人群：

- 年长者常常温度感觉降低，且不便活动和沟通，导致其滞留在非常寒冷的环境中。这些不便，加之皮下脂肪减少，促成年长者低体温有时甚至在冷的房屋室内亦可导致低体温

- 相似的，年幼者也不便活动和沟通，且体表面积/体重比率高，这增加了热量丧失。醉酒失去知觉的人在寒冷环境中易出现低体温

病理生理

体温过低减慢所有的生理功能,包括心血管和呼吸系统、神经传导、精神敏锐度、神经肌肉反应时间和代谢率。体温低于30℃体温调节就会终止;此时机体必须依靠外部热源复温。

肾脏细胞功能障碍和抗利尿激素(ADH)水平降低可导致产生大量稀释尿(冷利尿)。利尿加之液体渗漏到组织间隙造成低血容量。伴随体温过低发生的血管收缩可能掩盖低血容量,此后表现为在复温过程中当外周血管扩张时突然出现休克或心搏骤停(复温崩溃)。

浸泡在冷水中能够触发潜水反射,包括内脏肌肉反射性血管收缩;血液分流到重要器官(如心和脑)。这种反射在幼儿最为明显,并可能有助于保护他们。同时,由于完全浸没在接近冰冻的水中所致体温过低可以通过降低代谢需求保护脑部免受缺氧。代谢需求减低可能解释了由于极度体温过低引起长时间心脏停搏后偶尔还能存活的现象。

> **经验与提示**
> - 中度至重度低温,需在四肢复温前稳定核心体温,防止外周血管扩张时突发性心血管衰竭(复温崩溃)

症状及体征

起初是强烈的寒战,但当体温低于约31℃时寒战便终止,以使体温更迅速的下降。随着体温的下降,发生中枢神经系统功能障碍;人们则感觉不到寒冷。嗜睡、手脚迟钝,随后出现意识模糊、易激惹,有时产生幻觉,并最终昏迷。瞳孔反应可能变迟钝。呼吸和心跳减慢并最终停止。起初为窦性心动过缓,之后出现慢性心房颤动;最终节律是心室颤动或心搏停止。

诊断

- 测量核心体温
- 考虑是否存在醉酒,黏液腺瘤,脓毒症,低血糖及创伤

依据测量核心体温来诊断,而非测量口腔温度。首选电子温度计;因为许多标准水银温度计下限为34℃。经直肠及食管探头测量体温最准确。

实验室检查包括全血细胞计数、血糖(包括床旁检测)、血电解质、血尿素氮、血肌酐和动脉血气分析。在低体温情况下,动脉血气分析是不准确的。心电图可能出现J(Osborn)波(图352-1)和间期延长(PR、QRS和QT)。如果致病原因不明,应进行酒精浓度测试、药物筛查及甲状腺功能试验。需考虑是否存在脓毒症及隐匿性头部或骨骼创伤。

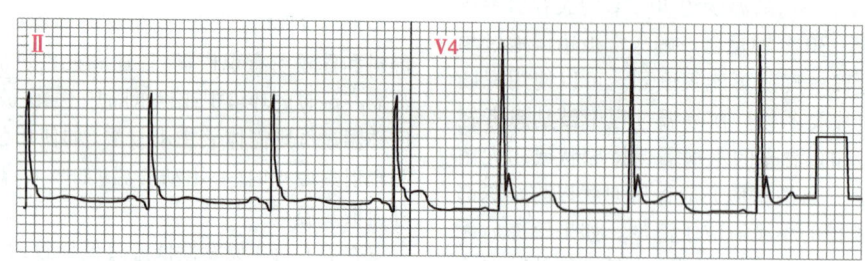

图352-1　不正常心电图显示J(Osborn)波(V4导联)

预后

有些被浸渍在冰水中1小时或(罕见)更长时间的患者,甚至是核心体温非常低或瞳孔反应迟钝的患者,可成功复温且没有遗留永久脑损伤(参见第2655页)。结果很难预料,不能基于Glasgow昏迷评分来评判。预后指标包括:

- 细胞裂解的证据(高血钾>10mmol/L)
- 血管内血栓形成(纤维蛋白原<50mg/dl)
- 非灌注心律(心室颤动或心脏停搏)

相同程度和持续时间的低体温,儿童可能较成人更易恢复。

治疗

- 干燥和绝缘隔热
- 液体复苏
- 除轻微、意外和不复杂的低体温病例,其余病例需主动复温

首要的是要防止进一步的热量丧失即除去湿衣服,并将患者保暖隔热。随后的治疗措施取决于低体温的严重程度、是否存在循环不稳定或心搏停止。较之体温过高者,将体温过低患者的体温恢复到正常温度不是很紧急。对于稳定的患者,每小时提高核心体温1℃是可行的。

对于血容量不足者,液体复苏是重要的。应给予1~2L生理盐水(儿童用量为20ml/kg);如可能,可将复苏液体加热到40~42℃。如需要应给予更多液体以维持灌注。

被动复温　轻微低体温(体温32.2~35℃)且体温调节功能完整(由寒战提示)的患者,用热毛毯将患者隔热保温及喝温热的液体便足够。

主动复温　如果患者体温<32.2℃,循环不稳定,内分泌功能不全(如肾上腺功能减退或甲状腺功能减退),或体温过低继发于创伤、毒素或诱发性疾病,则需主动复温。

在中度低体温患者,体温在温暖体温范围的低限(28~32.2℃),可应用强力热空气环绕进行体外复温。外部热源最好放在靠近胸部的地方,因为在心血管系统功能减低的状态下,加温四肢会增加代谢需求。

在严重低体温的患者(体温<28℃),尤其是那些伴低血压或心搏骤停的患者则需要进行核心复温。

核心复温措施包括：
- 吸入
- 静脉灌注
- 灌洗
- 体外核心复温（ECR）

经面罩或气管内插管吸入加温（40～45℃）和加湿的 O_2 以消除呼吸散热，可在原有复温程度上每小时提高 1～2℃。

静脉给予晶体液或血液时需加热至 40～42℃，尤其在进行大剂量容量复苏时。

通过 2 根胸腔管进行闭式胸腔灌洗在严重病例非常有效。横纹肌溶解、毒素摄入或电解质异常严重低体温患者，应用 2 根伴流出吸引装置的导管以加热至 40～45℃ 的透析液进行腹腔灌洗，效果显著。膀胱或胃肠道加热灌洗的热量供给则最少。

体外核心复温有 5 种类型：血液透析、静脉静脉、连续动静脉、体外循环和体外膜肺氧合。体外核心复温需要事先与有关专家安排方案。虽然体外核心复温相关设备及操作措施具有直观吸引力且看起来很壮观，但这些治疗并非规性可用的，且在多数医院一般不应用。

CPR 当核心体温低时，预计会出现低血压和心动过缓，如果纯粹是由于体温过低造成，则不必过度治疗。

在必需的时候，充氧后气管插管一定要轻柔，避免不稳定的心脏转换为非灌注性心律。

如果患者有灌注心律，CPR 应延迟，除非床旁心脏超声证实心脏运动停止。使用液体和积极复温治疗。此时无需胸外按压，因为：
- 复温时脉搏可能快速恢复
- 胸部按压可能将灌注心律转换为非灌注心律

存在非灌注心律（心室颤动或心脏停搏）的患者需要心肺复苏。需行胸外按压和气管内插管。如果体温低，很难进行电除颤；可用 2J/kg 的剂量尝试 1 次除颤，但如果无效，后续再次尝试除颤应推迟到体温上升到 >30℃。

高级生命支持应该持续至体温达到 32℃，除非出现明显致死性损害或疾病。然而，通常不会给予高级心脏生命支持药物（如抗心律失常药、血管升压药和正性肌力药）。通常对那些存在与低体温不相称的严重低血压患者和对液体复苏和复温无反应的患者，标准输注小剂量多巴胺[1～5μg/(kg·min)]或其他儿茶酚胺类药。在复苏过程中出现严重高钾血症（>10mmol/L）通常提示死亡的结局，因此可适当降低复苏的努力。

> **关键点**
> - 使用电子温度计或探头，测量核心温度
> - 高于约 32℃ 时，可使用热或者充气毛毯和热饮进行恰当治疗。
> - 低于约 32℃ 时，需要主动复温，一般采用充气的热空气罩，加热、加湿氧气，温静脉输液，有时还需要使用加热灌洗或体外的方法（如心肺转流术、血液透析）。
> - 温度较低时，患者血容量较低，需要液体复苏
> - 如果有灌注心律则不进行心肺复苏
> - 做 CPR 时，除颤被延迟（一个初步尝试后）至温度达到约 30℃ 左右。
> - 通常不给予高级心脏生命支持药物

非冻结性组织损伤

急性或慢性非冻结的组织损伤可能源于暴露在寒冷环境中。

冻结伤 最轻的冻伤是冻结伤。受伤部位麻木、肿胀和发红。治疗方法是复温，复温会引起疼痛和瘙痒。对寒冷轻度轻度高敏反应很少可以持续数月到数年。

浸渍（战壕）足 长时间暴露于湿冷环境中能引起浸渍足。周围神经和血管系统常常受到损伤；严重病例，肌肉和皮肤组织亦可受损。

最初，双足呈现苍白、水肿、湿冷、冰冷和麻木。如果患者走路过多可致组织浸软。复温可引起充血、疼痛和经常性的光接触后的超敏反应，可持续 6～10 周。皮肤可出现溃烂和黑色结痂。自主功能紊乱也很常见，表现为出汗增多或减少，血管舒缩功能改变和温度改变后局部的超敏反应。也可发生肌肉萎缩和感觉迟钝或麻痹，而且会演变为慢性。

不穿过紧的鞋靴、保持双足和鞋靴干燥、勤换袜子可以预防浸渍足。

快速治疗方法就是将受损部位浸在温水（40～42℃）中复温，之后敷以无菌敷料。应避免吸烟。慢性神经性症状很难治疗；可以尝试使用阿米替林。

冻疮 由于反复暴露于潮湿的非冻结的寒冷中可致局限性红斑、肿胀、疼痛和瘙痒；其机制尚不清楚。亦可发生水疱或溃烂。冻疮最常发生于手指和胫骨前区域且为自限性。偶尔，症状可复发。

冻疮最常发生于既往有雷诺综合征病史的年轻女性，通常提示存在血管炎。内皮和神经元的损伤导致暴露于寒冷时血管痉挛以及扩大的共鸣反应。硝苯地平 20mg 口服，每日 3 次，利马前列素 20μg 口服，每日 3 次（在美国不可用），或糖皮质激素（口服，如泼尼松 0.25mg/kg，每日 2 次，加上局部使用糖皮质激素），可能对难治性冻疮有效。交感神经阻滞剂，以及避免吸烟可能有效。

353. 淹 溺

(致命性淹溺;非致命性淹溺)

淹溺是指人淹没于液体介质后而导致呼吸功能受损的过程。可分为非致死性(以往称为近乎淹溺)和致死性。淹溺所导致的缺氧可损伤多个脏器,包括肺和脑。治疗包括进行心肺复苏和纠正缺氧、通气不足和低体温等支持治疗。

淹溺是世界范围内引起青少年意外死亡的十大主要原因之一。在美国,淹溺是意外死亡原因第十位。2013年的数据显示,年龄段在1~4岁的美国儿童最主要死亡原因是淹溺。同时也是5~14岁人群的第二位死亡原因,仅次于车祸。其他淹溺死亡风险较高的人群包括:

- 非裔美国人,移民或贫困家庭的儿童
- 男性
- 饮酒或使用镇静剂的人
- 患有可导致短暂性失能的人(如癫痫、低血糖、卒中、心肌梗死、心律失常)
- 患有长QT综合征的人(游泳可诱发心律失常导致长QT综合征患者不明原因的溺水,特别是LQT1)
- 进行危险水下屏气行为的人(DUBB)

婴幼儿溺水常发生在游泳池、热水浴缸和天然水坑,以及在装有水的厕所、浴缸、水桶中。尽管有很多人因非致命性溺水而入院,但仍有约四倍的人因溺水而死。

病理生理

缺氧 缺氧是溺水的主要后果,可影响脑、心和其他组织;呼吸停止后随即发生心跳停止。脑缺氧可引起脑水肿,有时会导致永久性神经后遗症。广泛的组织缺氧又导致代谢性酸中毒。溺水即刻出现的缺氧是因为吸入液体或胃内容物和/或急性反射性喉痉挛(以往称为干性淹溺)。因吸入或低氧本身所致的肺损伤可引起迟发性缺氧(以往称为二次淹溺)。呼吸时吸入的物质,尤其是颗粒性物质或化学物,可导致化学性肺炎或继发细菌性肺炎,进而损伤肺泡表面活性物质,以致产生片状肺不张。严重的肺不张使受损的肺区域变得僵硬、缺乏顺应性和低通气,进而可引起高碳酸血症型呼吸衰竭和呼吸性酸中毒。肺低通气区的血液灌注(V/Q不相配)可加重缺氧。肺泡缺氧可形成非心源性肺水肿。

低体温 冷水中溺水可引起全身低体温,而这是一个严重的问题。但低温可刺激哺乳动物出现潜水反射,表现为心率减慢、外周血管收缩、氧合血从四肢末梢和肠道流向心脏和脑,起到保护作用。低体温也降低了组织对O_2的需求,这可能使溺水者的生存时间延长,并延缓缺血组织发生损伤。潜水反射和冷水的临床保护效应通常在幼儿中的表现最突出。

液体吸入 喉痉挛常可限制吸入液体量,但在罕见的致死性淹溺中,有时大量水分的吸入足以引起电解质浓度和血容量的变化。海水可引起钠离子和氯离子的轻度升高。相反,大量淡水则可显著降低电解质浓度,使血容量增加从而导致溶血。液体吸入可引起肺炎,有时可伴有厌氧菌感染。

危险的水下屏气行为(DUBB) 危险的水下屏气行为(DUBB)主要是健康的年轻男性(通常是游泳爱好者)尝试延长自己在水下的屏气时间。DUBB可分为三类:

- 故意过度换气潜水游泳前过度呼出CO_2,从而延缓了中枢对高碳酸的通气反应
- 低氧训练通过水下长距离游泳或屏气增加机体抗缺氧能力
- 静态屏气潜入水中保持不动,尽可能的延长屏气时间,可作为一种游戏

在DUBB,机体没入水中后首先发生的是缺氧,随后出现意识丧失(缺氧性晕厥,屏气性晕厥),然后淹溺。

合并伤 可能发生骨、软组织、头和体内脏器损伤,尤其是在冲浪、滑水、划船、水灾和乘坐水下交通工具时。人头朝下跳入浅水时可能会导致颈椎和脊柱其他部位损伤(这可能是溺水的原因)。

在极少数情况下,有些人在船只排气口附近游泳时可因一氧化碳中毒发生溺水。只要数秒钟即可导致意识丧失。

症状及体征

溺水时,患者可表现出恐慌和空气饥饿。不会游泳的儿童可能<1分钟即可被淹没,这比成人快得多。获救后,焦虑、呕吐、喘鸣及意识改变都很常见。患者可有呼吸急促、肋间凹陷或发绀等呼吸衰竭的表现。有时呼吸系统症状出现在淹溺发生数小时之后。患者可因受伤或原有基础疾病恶化而出现症状。

> **经验与提示**
>
> - 有时患者会在淹溺发生数小时后出现呼吸系统症状和缺氧

诊断

- 临床评估
- 怀疑有合并伤时可行影像学检查
- 脉搏血氧饱和度异常或有呼吸系统症状和体征的患者,应行动脉血气分析和胸片检查
- 测量核心温度排除低体温
- 评估原发病因与诱因(如低血糖,心肌梗死,中毒,外伤

等)
- 进行持续监测以及时发现迟发性呼吸系统并发症

大多数人被发现在水中或在水边,故临床可轻易诊断。在完善临床诊断前即应开始患者进行复苏。对意识丧失者或根据其落水机制及创伤情况考虑患者有颈椎损伤时,应保持患者脊柱不动。应考虑到继发颅脑损伤和可引起溺水的疾病(如低血糖、心肌梗死、卒中、中毒、心律失常等)。

所有患者都应行氧饱和度血氧仪检测评估氧合情况,结果异常或存在呼吸症状或表现,还要做动脉血气和 X 线检查。由于呼吸系统症状有时会延迟出现,故对无症状患者应转运至医院并留院观察几小时。

有症状或溺水时间较长的患者,应测量核心温度,并行心电图、血电解质检查,同时予持续血氧饱和度和心电监护。怀疑有颈椎损伤可能的患者应行颈椎影像学检查。

意识改变者需行脑 CT 检查。采用一定的检查来评价有无其他可疑导致淹溺或继发淹溺后情况(如怀疑低血糖时行指尖血糖监测,怀疑心肌梗死做心电图、心律失常时行心电监护、中毒评估等)。无明显危险因素的淹溺患者应评估有无长 QT 综合征和尖端扭转型室性心动过速。肺部有渗出的患者,鉴别细菌性肺炎还是化学性肺炎可通过血培养和痰涂片及培养检查。对有指征的患者(如怀疑细菌性肺炎,但无法明确病原体者),可行支气管灌洗获得灌洗液进行包括培养在内的检查。病原体要考虑厌氧菌可能。

预后

增加溺水者的生存率而没有永久性的损伤的因素有:
- 溺水时间段
- 冷水水温
- 幼年
- 没有基础内科疾病、继发性创伤及吸入颗粒性物质和化学物
- 最重要的是快速复苏

即使在冷水中浸入时间>1 小时者也有可能存活的,尤其对儿童。因此,对溺水时间长的患者仍然要积极进行抢救。

治疗
- 复苏
- 纠正 O_2、CO_2 及其他异常生理指标
- 积极呼吸支持

治疗目的在于纠正心脏停搏、缺氧、低通气、低体温和其他异常生理损害。

溺水后复苏 对呼吸停止的患者,应立即给予人工呼吸,必要时,在水中即应开始。对需要固定脊柱的患者,可采取中立体位用双手抬颌法进行人工呼吸,不要倾斜头部或抬高下巴。同时立即启动医疗紧急救护系统。如果患者对呼吸复苏无反应,则开始心脏按压,之后再进行高级生命支持(参见第 475 页)。尽管 2015 年美国心脏协会 CPR 指南推荐对复苏患者第一步是开始胸部按压,但对淹溺患者则例外。不要企图从肺中除去吸入的水,因为这样会延误肺通气时间而且增加呕吐的风险。尽快给予吸氧和/或气管插管。低温患者尽快复温(参见第 2651 页)。即刻治疗措施包括去除衣物、擦干身体并隔离患者。

经验与提示
- 不要企图从肺中除去吸入的水,这样会延误肺通气时间而且增加呕吐的风险

淹溺患者的住院护理 所有有缺氧和中度症状的患者都应住院治疗。住院后继续给予支持治疗,主要目的是达到可接受的 PaO_2 和 $PaCO_2$ 水平。机械通气是必要的。开始时给予患者吸 100% O_2,然后根据血气结果边观察边下调吸氧浓度。通常需要用呼气末正压通气帮助扩张和维持肺泡开放以维持充分的氧合。呼吸支持可能需要数小时或数天。如果呼吸机参数已最大化,但仍无法实现充分氧合时,可考虑行体外膜氧合。雾化吸入 $β_2$-激动剂可帮助缓解支气管痉挛和喘息。合并细菌性肺炎患者,根据痰标本检查和/或血培养结果,给予针对明确或可疑病原体的抗生素治疗。不需要使用糖皮质激素。监测核心体温,并积极处理低体温。

很少需要输注液体和电解质溶液去纠正显著的电解质失衡。一般也不需要限制补液量,除非发生肺水肿或脑水肿。对合并的损伤和疾病(如头部或颈椎损伤,一氧化碳中毒)也应予以治疗。

淹溺患者出院 症状轻微、肺部呼吸音清以及氧合正常的患者可在急诊室观察数小时。如果症状消失,相关检查和血氧仍正常,患者即可出院,告知其如症状再发及时复诊。

预防

毒品、酒精和淹溺 饮酒和吸毒是发生淹溺的主要危险因素,故在游泳、划船之前及过程当中应避免上述行为,注意照看好水中的儿童。

游泳安全 游泳人员应有相关基本常识并能判断天气和水位情况。游泳时应和经验丰富的游泳者一起或者在安全区游泳。如果游泳者自觉寒冷时,应停止游泳,因为低体温会影响人的判断力。在海里游泳应学会躲避海浪,应沿海岸边平行游动而不是朝向岸边。劝阻游泳者不要进行危险的水下屏气行为。如果他们要进行训练,应对他们进行监督并告知该行为的危险。在船只排气口附近游泳可能会导致一氧化碳中毒,故游泳者该避免靠近这些地方。

在公共游泳区游泳时,救生人员应对游泳者进行监督并对其进行水上安全、复苏和救援技术的培训。在池边备有可用的救生圈、救生衣和牧羊杖。备有应急气道装置、自动体外除颤器(AED),以及可接入急救医疗服务系统的电话。针对高危人群施行全面社区防范计划,尽快教会儿童学会游泳,并尽可能让更多的青少年和成人学会心肺复苏。私人游泳池的业主也应该配有可接入急救医疗服务系统即时电话,并且知道在发生溺水后如何进行复苏。

儿童水上安全 儿童在水中或接近水边时,应穿戴经海岸警卫队批准的漂浮装置。充气游泳装置和泡沫玩具(翼型浮袋、浮力棒等)并不能用于溺水的预防,不能提替代美国海岸警卫队批准的救生设备。儿童在水边时必须由一

名成人监护,包括在岸边、游泳池和池塘。对婴儿和蹒跚学步的幼儿也应进行监督,当他们接近厕所、浴缸或有水蓄积的地方时,最好将他们的活动范围限制在一个手臂范围内。美国和中国的研究表明,1~4岁儿童接受正规游泳课程可降低致命性溺水风险;然而,即使是已学会游泳的儿童,当他们在水中或水边的时候,仍应对其监督。大人在使用水桶后应即时倒掉里面的水中。游泳池边上要围上高度>1.5m 的带锁围栏。

乘船安全 出发前,乘船人员应穿上经海岸警卫队批准的救生衣,并查看天气和水域情况。船上不会游泳的人和小孩应在整个航行过程始终穿着经海岸警卫队批准的救生衣。无论饮酒量多少均会增加溺水风险,因此娱乐船只上的操作人员和乘客一般情况下应避免饮酒。

具溺水风险的特殊人群 那些体弱的或年纪大的或患有癫痫病和其他可使意识发生改变的内科疾病的人在乘船或游泳时甚至在浴缸洗澡的时候都应对他们进行全程监督。

对既往发生过意外溺水或家族中有人发生过意外溺水的人,如果溺水原因非饮酒、药物、癫痫发作所致,应进一步排查长 QT 综合征。

> ● **关键点**
> - 评估溺水者可疑的溺水原因(如颈椎损伤、颅脑损伤、一氧化碳中毒、心律失常、低血糖等),以及溺水后发生的损伤或并发症(如头部或颈椎损伤,误吸)
> - 积极抢救冷水溺水者,即使溺水时间较长,因为在冷水溺水 1 小时者仍有生还可能
> - 复苏应先开始人工呼吸,而不是胸外按压
> - 预防措施(如游泳课程、监督小孩、使用海岸警卫队批准的漂浮设备或救生衣、避免饮酒、呼叫经训练的救生员和启动紧急医疗服务)对公共健康有重要意义

354. 电击伤与闪电伤

电击伤

电击伤是人造电流流经人体引起的损害。症状轻则有皮肤烧灼伤、内脏和其他软组织损伤,重则导致心律失常和呼吸暂停。需根据病史、临床标准和选择性的实验室检查来诊断。对于严重损伤患者需给予支持治疗和密切看护。

虽然在家庭中发生的意外电击伤(如触碰到电源插座或被小型家用电器电击)很少引起严重伤害或后遗症,但在美国每年约有 400 人因意外触碰高压电而死亡。在美国每年有超过 30 000 件非致命电击事件,且烧伤病房收治入院的患者中,电烧伤约占 5%。

病理生理

传统观念认为电击伤的严重程度取决于 Kouwenhoven 因素:
- 电流类型[直流电(DC)或交流电(AC)]
- 电压和电流(两者均是电流强度的度量)
- 触电时间长短(触电时间愈长伤害程度愈严重)
- 身体电阻
- 电流通路(决定具体哪些组织受损)

然而,一个新的概念,电场强度,似乎更能精确反映损伤的严重程度。

Kouwenhoven 因素 交流电频繁变换电流方向;在美国和欧洲家用电源插座供电通常是交流电。直流电电流方向不变;电池供电通常是直流电。除颤仪和电复律器通常放出直流电。交流电如何影响人的身体主要取决于变换频率。低频(50~60Hz)交流电被用于美国(60Hz)和欧洲家庭(50Hz);低频交流电可引起伸展的肌肉收缩(手足搐搦),从而使手僵硬在电源上,延长了触电时间,因此,其比高频交流电更危险,而且在同等电压和电流强度下,危险程度是直流电的 3~5 倍。直流电仅引起肌肉挛缩,从而将触电者弹离电源。

无论是交流电还是直流电,均是电压(V)和电流量愈高,引起的电击伤害愈大(相同触电时间下)。美国家庭电压为 110V(标准电源插座)至 220V(用于大型电器设备,如冰箱、烘干机)。高压(>500V)电流可能引起深部烧灼伤,低压(110~220V)电流可能引起肌肉抽搐并使其僵硬在电源上。能使手臂屈肌收缩但又能允许手脱离电源的最大电流量称为摆脱电流。摆脱电流因人的体重和肌肉质量而异。一个 70kg 的普通人,DC 摆脱电流约 75mA,AC 为 15mA。

60Hz 低压交流电仅 60~100mA 的电流强度流经胸部即使不到 1 秒钟就能引起心室颤动;直流电则需 300~500mA。如果电流直接流经心脏(如经过心导管或心脏起搏器),<1mA(无论是 AC 还是 DC)即可引起心室颤动。

触电所致的组织损伤主要是电能转换为热能,从而导致热损伤。耗热等于电流量^2×电阻×触电时间;因而,对于既定的电流和触电时间,组织电阻愈大,受损愈严重。人体电阻[以欧姆/平方厘米($ohms/cm^2$)计量]主要由皮肤提供,

因为所有内脏组织电阻可以忽略不计（除外骨头）。较厚的皮肤和干燥皮肤可增加电阻；干燥、角化良好及完整无损的皮肤平均电阻是 20 000~30 000ohms/cm²。像手掌和足底这种粗糙厚皮肤，电阻约 200 万~300 万 ohms/cm²，相比之下，湿润、薄的皮肤，电阻约 500ohms/cm²。破损皮肤（如切割伤、擦伤、针刺伤）或湿润黏膜（如口腔、直肠、阴道）的电阻可低至 200~300ohms/cm²。皮肤电阻愈高，所耗电能愈多，从而导致大片皮肤烧灼伤，但内脏损伤较小。如果皮肤电阻低，皮肤烧灼伤面积会很小甚至没有烧伤，但更多电能可转至体内。因此，外部皮肤没有烧灼伤并不表示没有电击伤，而且外部皮肤烧伤的严重程度并不能预测电击伤的严重度。

> **经验与提示**
> ■ 外部皮肤没有烧灼伤并不表示没有电击伤，而且外部皮肤烧伤的严重程度并不能预测电击伤的严重度

内部组织的损伤程度取决于它们各自的电阻和电流密度（即单位面积电流；流经面积愈小，电能愈集中）。例如，当电流流经手臂时（主要流经低电阻组织，如肌肉、血管、神经），在关节处电流密度增加，因为在关节交叉区域高电阻组织（如骨头、肌腱）所占比例较大，使低电阻组织面积相对下降，因此，电流对低电阻组织的损伤在关节处最严重。

电流流经人体的通路决定哪些结构受损。因为交流电不停转变方向，所以通常所用的术语"入口"与"出口"并不恰当；"电源接触点"与"接地点"更精确。手部是最常见的电源接触点，头部次之。足部是最常见的接地点。由一只手臂流向另一只手臂或由手臂流向足底的电流很有可能流经心脏，从而可能引起心律失常。这比由一只脚流向另一只脚的电流更危险。流向头部的电流可引致中枢神经系统损伤。

电场强度　除外 Kouwenhoven 因素，电场强度也可决定组织损伤程度。例如 20 000V（20kV）的电流从一个 2m 高（约 6ft）的人头部流向接地点其电场强度约合 10kV/m。同样的，110V 的电流通过仅 1cm 组织（如流经一个小孩的嘴唇）可产生等同于 11kV/m 的电场强度；这就是为何如此低电压可产生与某些流经更大面积的高电压同样严重的组织损伤。相反，就电压而非电场强度而言，高电压损伤专业来说为轻微电击伤。例如，冬天拖着脚在地毯上行走会遭到数千伏电压电击，但几乎不会造成损伤。

即便电能不足以造成热损伤，但电场作用仍可导致细胞膜损伤（电穿孔）。

病理学　低场强会引起即刻不适感（电击感），但很少引起严重或永久性损伤。高场强引起体内组织热损伤或电化学损伤。损伤包括溶血、蛋白质凝固、肌肉和其他组织凝固性坏死、血管栓塞、脱水、肌肉和肌腱撕脱伤。

高场强损伤可能会导致大量水肿，如静脉血液凝固、肌肉肿胀，导致筋膜间隔综合征。严重水肿亦会导致血容量不足和低血压。肌肉损伤会导致横纹肌溶解症、肌红蛋白尿及电解质紊乱。肌红蛋白尿、血容量不足和低血压会增加急性肾损伤的风险。受损组织数量与脏器功能障碍并非总是相关（如相对较少组织破坏亦可能会引起心室颤动）。

症状及体征

即便电流不规则穿透深部组织，皮肤上也会出现边界清晰的烧灼伤。亦可能由于中枢神经受损或肌肉麻痹而出现严重的非自主性肌肉收缩、癫痫发作、心室颤动或呼吸暂停。大脑、脊髓和外周神经损伤会导致各种神经功能缺陷。在浴室意外事件中［当一个淋湿（触地）的人接触到 110V 电路时，如一个吹风机或一台收音机］可能会出现心搏骤停而没有皮肤烧灼伤。

小孩咬或吮吸延长的电线，会导致口腔和嘴唇烧伤。这类烧伤会导致牙齿、下颌骨和上颌骨生长受损，影响美观。在损伤后 5~10 日焦痂脱落会导致唇动脉出血。这类事件在儿童的发生率高达 10% 以上。

电击伤会引起强有力的肌肉收缩或跌倒（如从梯子或屋顶上跌下），导致关节脱位（电击伤是导致肩关节后脱位的少见原因之一）、脊柱或其他骨关节骨折、内脏损伤及其他钝挫伤。

关于电击伤 1~5 年后是否出现神经、心理和身体后遗症，是否发病率更显著，说法尚很微妙且模糊。

诊断

- 全身体格检查
- 有时需行心电图、心肌酶谱和尿常规检查

受害者一旦脱离电流后，若判定为心搏骤停（参见第 474 页）或呼吸骤停（参见第 485 页）。应立即给予必要的复苏。待初步复苏后，受害者（特别是跌倒或被弹开的患者）需行全身体格检查。

对于非孕妇、既往无心脏疾病、仅短暂接触家用电源的无症状受害者，通常没有明显的急性内脏或外表皮肤损伤，无需进一步检查或监护。除此之外，其他受害者需考虑行心电图、全血常规、心肌酶及尿常规等检查（尤其需检测是否有肌红蛋白尿）。有意识障碍的受害者需行 CT 或 MRI 检查。

治疗

- 切断电流
- 复苏
- 镇痛
- 有时需要 6~12 小时心电监护
- 伤口护理

院前处理　首要步骤是切断电流（如关闭环路断电器或开关，将电器设备与电源插座断开），将受害者与电源分开。高压与低压电线常不易区分，尤其在户外。警告：如果可能是触及高压电线，电源切断前不要企图去解救受害者。

复苏　受害者在被评估后需即刻行复苏治疗。创伤或大面积烧伤所导致的休克需要治疗（参见第 507 页）。基于皮肤烧伤范围的标准烧伤液体复苏公式，可能会低估电烧伤时的液体复苏需要量，所以不被使用。故而滴定补液量来能维持足够的尿量［成人大约 100ml/h，儿童 1.5ml/（kg·h）］。对有肌红蛋白尿患者，保证足够的尿量尤为重要，与此同时碱化尿液可有助于降低肾衰竭的风险。手术清创去除大量的烧伤肌肉组织也可能有助于减少肌红蛋白尿性肾衰的概率。

对于电烧伤后所致的剧烈疼痛,静脉使用阿片类止痛剂需谨慎。

其他治疗措施 对于非孕妇、既往无心脏疾病、仅短暂接触家用电源的无症状受害者,通常没有明显的急性内脏或外表皮肤损伤,可留院观察,也可出院回家。

伴有以下几种情况的受害者需进行6~12小时心电监护:
- 心律失常
- 胸痛
- 任何提示心脏受损的征象
- 怀孕(可能怀孕)
- 有明确心脏疾病(可疑有心脏疾病)

电击伤者需进行适当的预防破伤风治疗和局部烧伤护理(参见第2648页)。可使用非甾体抗炎药(NSAID)或其他镇痛药来治疗疼痛。

所有遭受严重电烧伤的患者均需转运至专科烧伤病房进行治疗。有嘴唇烧伤的患儿需转运至儿童医院牙科或熟知这类损伤的口腔外科诊治。

预防

可接触或可能被躯体触及的电设备,需要适当绝缘、接地,并归入需要安装保护性环路切断装置的电环路之中。对无法接地的环路,当仅有5mA电流漏向地面时,环路切断器是有效且易得的。插座口的防护措施降低了家中婴幼儿的触电风险。

> **关键点**
> - 除了烧伤,AC还可使受害者的手僵硬在电源上,而DC可以将触电者弹开,造成伤害
> - 虽然皮肤烧伤的严重程度并不能预测内脏损伤程度,但如果皮肤电阻较低,内脏损伤会更严重
> - 全面检查患者,包括是否存在创伤
> - 除非是无症状、没有怀孕、既往无心脏疾病,并只有短暂触电的患者,否则均应考虑行心电图、血常规、心肌酶、尿常规检查和心电监护
> - 应将严重电烧伤的患者转运至烧伤专科病房治疗,如果怀疑内脏损伤,即刻开始液体复苏

闪电伤

闪电伤包括心脏停搏、意识丧失、暂时或永久性神经功能缺陷;罕见严重烧伤和内脏组织损伤。诊断需靠临床;病情评估需行心电图检查和心电监护。治疗主要为支持性治疗。

虽然雷击所致伤亡人数在过去的50年显著下降,但在美国,雷击每年仍造成约30人死亡,数百人受伤。闪电较易击中高大或孤立的目标,包括树木、高塔、庇护所、旗杆、看台和栅栏。在空旷的野外,人可能就是最高的物体了。金属和水不吸引闪电,但一旦被击中很容易导电。闪电可直接击中受害者,也可经由地面或附近物体将电流传至受害者。闪电亦可经由户外电力设备或电缆线传输至室内电器设备或电话线。这种闪电力量能将受害者甩出几米远。

因为闪电伤的物理性质有别于人造电能造成的损伤,因此无法用接触家用电或高压电造成的影响来推断闪电伤。例如闪电伤造成的损害无法用电压或电流量来判定。虽然闪电电流蕴含大量电能量,但它只流经极其短暂的时间(1/10 000~1/1 000S)。因而闪电伤即便有也是罕见严重的皮肤损伤且很少引起横纹肌溶解症或严重的内脏组织损伤,不像人造高压电或高流量电所致的电击伤。继发性损伤,偶尔闪电本身会引起受害者颅内出血。

闪电可影响心脏,但主要是影响神经系统,破坏大脑、自主神经系统以及周围神经。

> **经验与提示**
> - 不像人造高压电或高流量电所致的电击伤,闪电伤即便有也是罕见严重的皮肤损伤且很少引起横纹肌溶解症或严重的内脏组织损伤

症状及体征

电流负荷会引起心脏停搏或其他心律失常,导致大脑功能障碍,例如意识丧失、意识模糊或失忆症。

闪电性瘫痪包括麻痹、皮肤湿冷伴花斑、下肢末端无脉搏感及感觉障碍,有时是上肢末端;原因可能是交感神经系统受损。闪电性瘫痪很常见,一般在几小时内消退,虽然偶尔会有某种程度的永久性麻痹。闪电伤的其他临床表现包括轻微的皮肤烧灼伤(出现点状、羽翼状或分枝状图案)、鼓膜穿孔和白内障(通常在数天内出现)。

神经系统损伤包括意识模糊、认知障碍和外周神经病变。还可能出现神经心理问题(如睡眠障碍、注意力不集中及记忆障碍)。心脏呼吸骤停是闪电电击时最常见的死亡原因。闪电伤最常见的长期后遗症有认知障碍、疼痛综合征和交感神经系统损害。

诊断
- 识别心脏和脑部并发症

闪电伤可能被目击也可能无人目击。发生暴风雨或暴风雨之后在户外发现失忆或意识丧失者,应怀疑其被闪电击伤。所有被雷击的患者应进行外伤评估。

严重受伤者需行心电图检查。发生以下情况需行心肌酶谱检测:
- 胸痛
- 心电图异常
- 意识状态改变

最初有精神异常或意识水平下降,或头颅损伤后伴有局灶性神经功能缺陷的患者,需行头颅CT或MRI检查。

治疗
- 支持治疗

如有心脏和/或呼吸骤停需即刻开始心肺复苏。如果能拿到体外自动除颤仪,应予使用。闪电击中后导致心搏骤停的患者,心肺复苏后预后很好,此不同于其他类型创伤所致的心搏骤停。因此,不同于在常见大规模伤亡事件中,对心搏骤停患者重视度较低,当雷击造成多人伤亡时,心搏

骤停患者应被高度重视。

受害者需给予支持治疗。通常需限制补液量以减轻可能存在的脑水肿。除非怀疑有心脏病变和脑部损害，大部分雷击伤患者均可安全出院。

预防

若谨遵雷电安全指示，大部分雷击伤均可避免。人们需要了解天气预报，并制订逃生计划，包括逃离至安全地带（大型居住建筑最理想）。在户外应随时注意天气变化，以便在出现暴风雨时能实施逃生计划。当听到打雷的同时，人们已处在危险中，需立即寻找庇护所（如建筑物内或完全封闭的金属车内）。小型开放建筑，如凉亭是不安全的。从看到最后一次闪电或听到最后一次打雷起计时，人们至少仍需躲避 30 分钟。

当发生闪电暴风雨时，在室内人们需避免垂直站立或接触电器设备，远离窗户和门，不要使用有线电话、视频游戏机或电脑。当使用电池电源时，手机、其他手持设备、笔记本电脑是安全的，因为它们不吸引闪电。

> **关键点**
> - 闪电伤趋于引起心律失常和脑功能障碍，而人造电设备电击后往往造成皮肤灼伤和内脏组织损伤
> - 发生暴风雨若发现意识丧失或失忆者，应怀疑其被闪电击伤
> - 评估受害者时，需警惕创伤性损伤、心律失常、脑损伤和心脏损伤
> - 对患者进行支持治疗
> - 若谨遵雷电安全指示，大部分雷击伤均可避免

355. 眼 外 伤

眼外伤常见原因包括家庭意外（如捶钉子时、接触家用化学药品或清洁剂）、殴打、汽车电池爆炸、运动损伤（包括气枪或霰弹枪损伤）、交通事故（包括安全气囊损伤）。损伤可累及眼（球部）、外周软组织（包括肌肉、神经和肌腱）或眶骨。

初级评估应包括：
- 视力检查
- 眼外肌的运动范围
- 对照视野检查
- 瞳孔形状及对光反射情况
- 眼睑和结膜裂伤位置及深度，是否有异物
- 前房深度
- 是否有前房或玻璃体积血、白内障或红色反射
- 视网膜检查
- 眼压测定

详细检查巩膜、眼前节（角膜、前房、睫状体、虹膜）、晶状体，对前部玻璃体检查最好用裂隙灯。虽然直接检眼镜可用于检查晶状体和眼后部结构，但眼科医生通常用间接检眼镜进行检查，因为后者能提供这些结构更详细的图像。行间接检眼镜检查的指征包括怀疑外伤性白内障、玻璃体异常（如出血、异物）及视网膜异常；临床疑诊的依据包括致伤机制、红色反射消失或直接眼检镜发现视网膜异常。由于直接和间接检眼镜检查时最好是在瞳孔扩大的情况进行，所以在检查前 15~30 分钟向眼内滴扩瞳剂（如 1 滴 1% 环喷托酯、1 滴 2.5% 去氧肾上腺素）。眼内或眼眶有异物或怀疑眶骨骨折时，应进行 CT 检查。

使用眼罩、护目镜或特制眼镜（如在环聚酰胺框架内放置聚碳酸酯镜片）是降低眼外伤简单有效的措施。

使用滴眼液时，一次用量仅为一滴。

眼部灼伤

热气灼伤 通常热刺激时可引起眨眼反射从而使眼睛闭合。因此，热灼伤更容易影响眼睑而不是结膜或角膜。眼睑灼伤时应用无菌等渗盐水彻底清洗，之后涂上抗菌软膏（如杆菌肽，每日 2 次）。大多数热气灼伤对球结膜或角膜的影响轻微且可痊愈不留后遗症。可联合口服止痛药（对乙酰氨基酚联合或不联合羟考酮）、眼用睫状肌麻痹散瞳剂（如 5% 后马托品，每日 4 次）和局部眼用抗生素（如杆菌肽/多黏菌素 B 软膏或 0.3% 环丙沙星软膏，每日 4 次，持续 3~5 日）进行治疗。

化学灼伤 角膜或结膜灼伤可很严重，特别是被强酸或强碱灼伤时。碱灼伤往往比酸灼伤更为严重。

> **经验与提示**
> - 角膜和结膜的化学灼伤是一个真正急诊疾病，必须立即给予治疗

灼伤当时尽可能立刻用大量的清水或生理盐水进行冲洗。可用一滴 0.5% 丙美卡因滴眼进行麻醉，但是不应当延迟冲洗而且应当持续至少 30 分钟。可在眼睑下放置冲洗镜片来冲洗眼睛。对酸性和碱性化学性眼灼者，一些专家建议冲洗 1~2 小时；另一些专家则推荐用广泛 pH 值试纸（测试 pH 值范围广）检测球结膜 pH 值，直到 pH 值正常才能停止冲洗。

冲洗后检查结膜穹窿，查看组织内是否有化学性嵌入，并用棉签清除其中存留的物质。用双手翻转法暴露结膜上穹（即先翻转眼皮然后用一根棉签横放至已翻转的眼睑下方并向上提起直至看到穹窿）。

对伴有畏光患者应怀疑化学性虹膜炎可能，表现为在亮光下眼深部疼痛，可在化学灼伤数小时或数天后出现，裂隙灯检查在前房发现耀斑和白细胞即可诊断。治疗是通过滴注长效睫状肌麻痹剂（如单用2%或5%后马托品溶液，或0.25%东茛菪碱溶液）。化学灼伤后局部应用糖皮质激素可能会导致角膜穿孔，因此只能由眼科医生根据具体情况而定。角膜上皮损害治疗可用抗生素软膏（如0.5%的红霉素）每日4次，直到痊愈（轻度灼伤者大致需要3～5日）。初始冲洗后应避免局部用麻醉剂；疼痛明显时可用含或不含羟考酮的对乙酰氨基酚。

严重化学烧伤需要眼科医生治疗以挽救视力和防治严重并发症，如眼葡萄膜炎、眼球穿孔和眼睑畸形。伴有严重结膜充血、睫状体部潮红（突出于充血结膜的边缘）、真性畏光（即不仅仅是光敏感）、荧光染色提示有结膜无血管区或结膜/角膜上皮缺失的患者，应尽快在暴露后24小时内让眼科医生对其进行检查。

角膜擦伤和异物

角膜擦伤是角膜浅表上皮的损伤，是一种自限性疾病。

结膜和角膜损伤最常见于异物和擦伤。不恰当地使用角膜接触镜可损伤角膜。尽管浅面的异物常可随泪液排除眼外，但偶尔也有残留磨损处，甚至一些异物会累及角膜表面或进入角膜内。有时，嵌顿在上眼睑内的异物可在角膜上造成一个或多个纵行擦伤，而眨眼动作可加重这种损伤。眼内穿通伤可发生在表面看上去轻微的创伤中，尤其是异物来自高速机制所致者（如钻、锯以及任何金属间相互作用时）、锤钉或爆炸等。角膜外伤很少引发感染。但如果未发现眼内穿通伤，尽管少但也是有可能发展为眼内感染（眼内炎）。

症状及体征

角膜异物擦伤的症状和体征包括异物感、流泪、眼睛发红、分泌物。视力很少受到影响（除非发生撕裂）。

诊断

- 裂隙灯检查，通常同时用荧光染色法

向下穹窿滴入麻醉剂（如2滴0.5%的丙美卡因）后，翻开上下眼睑，用双目镜（放大镜）或裂隙灯检查双侧的整个结膜和角膜。荧光素染色法更容易发现角膜擦伤和非金属异物。塞德尔征是指在裂隙灯检查时可见荧光素远离角膜损伤处移动。塞德尔征阳性提示有水状液体穿过角膜穿孔处。检查时如果发现有多条纵行的擦伤，应将患者上下眼睑外翻寻找隐藏在上睑里的异物。有高危眼球损伤或（较少）外观眼球穿孔或瞳孔呈泪滴状的患者需行CT检查以除外眼内异物，同时应尽快由眼科医生对患者进行全面检查。

治疗

- 浅表部位的异物可通过冲洗或用湿润的棉签或细针将其除去
- 角膜擦伤者，可用抗生素软膏和扩瞳剂

- 眼球内异物，可经手术取出

结膜内滴入麻醉剂后，可通过冲洗法或用的无菌棉签冲洗出或取出结膜内异物。无法冲洗出的角膜内异物可用无菌铲尖（用于取出眼内异物的工具）小心取出或用25G或27G的针头在放大镜（最好用裂隙灯放大镜）下取出，而在这个过程中患者必须瞪大眼并不要转动眼球。

钢或铁质异物在角膜内停留时间超过数小时后可会在角膜上留下锈斑，这也是需要在裂隙灯下刮除或用低速旋转的锉刀祛除，祛除过程通常由眼科医生完成。

擦伤 大部分擦伤都应使用抗生素软膏（如杆菌肽/多黏菌素B或0.3%环丙沙星，每日4次，连续使用3～5日），直至缺损的上皮愈合。因佩戴角膜接触镜而引起角膜擦伤患者需使用能覆盖抗铜绿假单胞菌的抗生素（如0.3%的环丙沙星软膏，每日4次）。对于症状已缓解的面积较大的擦伤（如面积>10mm^2）症状，也可使用短效的睫状肌麻痹剂（如1滴1%的环喷托酯或5%的后马托品）扩张瞳孔。

因眼罩可能会增加感染风险，尤其是被角膜接触镜或可能被泥土或植物弄脏的物体磨损时，故通常不用。眼用糖皮质激素可促进真菌生长和使单纯疱疹病毒再活化，故应禁用。持续使用局部麻醉药物会影响伤口愈合，因此也禁用。疼痛者可口服镇痛药止痛。

角膜上皮细胞再生迅速，即使擦伤面积较大也能在1～3日内愈合。应5～7日不戴角膜接触镜。受伤后最好由眼科医生进行随访检查1～2日，特别是那些异物是用针尖或刀尖取出的患者。

眼球内异物 眼球内异物需立即由眼科医师进行手术取出。眼球内异物患者有指征全身和局部使用抗生素（如果损伤是被泥土或植物污染的异物所致，则应使用能有效针对蜡样芽孢杆菌 *Bacillus cereus* 的抗生素），如：头孢他啶1g静脉注射，每12小时1次，联合万古霉素15mg/kg静脉注射，每12小时1次以及0.5%的莫西沙星滴眼液，每1～2小时滴眼1滴。如果有眼球撕裂伤应避免使用软膏。将防护罩（如Fox护罩或用纸杯底部的下1/3）扣在患眼上并予固定，防止不小心无意的压迫使眼内容物从破裂处被挤出。开放性眼球外伤后应行破伤风预防。当伴有眼球撕裂伤时，呕吐等可使眼压升高，应予预防。如有恶心，则给予止吐剂。

> **关键点**
>
> - 角膜擦伤或角膜异物的症状包括异物感、流泪和眼睛发红，通常对视力无影响
> - 诊断通常是通过裂隙灯下行荧光素染色检查
> - 以下情况应怀疑有眼球内异物情况：如果裂隙灯检查发现荧光素远离角膜缺损或瞳孔呈泪滴状或损伤机制涉及高速（如钻、锯以及任何金属间相互作用时）、锤钉或爆炸等
> - 角膜擦伤和角膜异物治疗包括去除异物、局部用抗生素，有时还需滴定扩瞳剂
> - 眼内异物者，应给予全身和局部应用抗生素，使用防护罩，并咨询眼科医生行手术去除

眼挫裂伤

眼钝性外伤涉及从眼睑到眼眶的损伤。

眼睑 眼睑挫伤(可导致眼眶瘀青)相比于自身临床意义,其对外观的影响更为明显。然而有时可能伴随更严重的损伤,因此不应忽视这种损伤。单纯的眼睑挫伤在最初 24~48 小时内予冰袋外敷减少肿胀,之后予以热敷促进血肿的吸收。

没有累及睑缘或睑板小的撕裂伤可用 6-0 或 7-0 号尼龙线(或对儿童用平滑肠线)缝合。有睑缘损伤的眼睑撕裂伤最好由眼科医师进行修复,保证对位良好避免在眼睑边缘留下缺口。复杂的眼睑撕裂伤也应由眼科医师进行修复,包括上下眼睑内侧撕裂伤(可能累及泪小管)、穿通伤、出现上睑下垂或有眼眶脂肪暴露或累及睑板的损伤。

眼球 创伤可造成:

- 结膜、前房和玻璃体积血
- 视网膜出血、水肿或剥离(参见第 856 页)
- 虹膜撕裂伤
- 白内障
- 晶状体脱位
- 青光眼
- 眼球破裂(撕裂)

眼睑广泛水肿或撕裂伤时,评估眼球破裂是非常困难的。即便如此,除非病情明显需要即刻手术处理(需要尽快由眼科医生做出评估),否则应撑开眼睑,注意避免像眼球施加额外压力,并尽可能地进行全面检查。最低限度应该观察以下内容:

- 视力(框 355-1)

框 355-1 评估视力

出现视力下降时,应进行视力评估,例如:

- 看 Snellen 视力表
- 手指计数
- 运动检测(如看手动)
- 光感
- 无光感

- 瞳孔形状和瞳孔反应
- 眼外肌运动
- 前房深度或出血
- 视网膜红反射

如手术许可,可给予止痛药治疗,而为顺利完成检查也可给予抗焦虑药物。轻柔而小心地用眼睑牵引器或眼睑扩张器将眼睑打开。如果没有现成器械能用的话,可临时自制牵引器将上下眼睑分开,即将回形针打开并掰成 S 型,然后将 U 型末端折成 180°即可。有以下情况之一者应怀疑眼球撕裂伤:

- 肉眼可见角膜或巩膜撕裂伤
- 房水渗漏(Seidel 征阳性)
- 前房太浅(如角膜呈折皱状)或太深(因晶状体后极破裂)
- 瞳孔形状不规则

如果怀疑有眼球撕裂伤,在眼科医师到来之前可做的处理包括使用保护性眼罩(参见第 2660 页)并根据眼球内异物可能导致的感染给予全身应用抗生素。避免局部应用抗生素。呕吐可使眼压(IOP)增高致眼内容物溢出,必要时用止吐剂治疗。由于开放性伤口发生真菌污染是很危险的,因此在伤口在外科愈合前禁忌使用糖皮质激素。开放性眼球外伤后应行破伤风预防。很罕见的情况是,一侧眼球撕裂伤后,对侧未损伤的眼球也出现炎症性红肿(交感性眼炎,参见第 862 页),如果不予治疗,则可能使视力下降甚至失明。该机制是自身免疫反应,可由眼科医生根据情况给予糖皮质激素眼药水滴定可予以预防。

前房积血(彩图 355-1) 前房积血可能导致复发性出血、青光眼和角膜血染,这些均可能造成视力永久性丧失。症状与损伤程度有关,除非前房积血量大而造成阻挡视野。通常直视检查可见前房内有血平面或血凝块或两者都有。血平面看上去像新月形,位于前房重力部位(通常是在下部)。微量前房积血,是相对不太严重的情况,直视法可观察到前房云雾状影或裂隙灯检查可见在前房内悬浮的红细胞。

眼科医师应尽快参与患者的诊治。患者需卧床,床头抬高 30~45°,并用眼罩保护眼睛避免遭受进一步的损伤(参见第 2660 页)。发生复发性出血风险高(如前房积血量大、出血体质、使用抗凝药或镰状细胞性疾病)、难以控制的高眼压或对推荐治疗依从性差的患者,应予以住院治疗。由于可能引起复发性出血,口服和局部使用 NSAID 属于禁忌。

眼压可急速升高(数小时内,通常患者患有镰状细胞性疾病或出血体质),或延迟到数月至数年后升高。因此,应每日监测眼压数天,之后定期随访数周至数月,如出现症状进展(如眼痛、视力下降、恶心,类似急性前角关闭型青光眼)。如果发现眼压升高,可予 0.5%噻吗洛尔每日 2 次、0.2% 或 0.15%溴莫尼定(brimonidine)0.2% 每日 2 次,也可同时给予这两个药。疗效取决于眼压的变化,药物治疗后通常每隔 1~2 个小时测量一次眼压,直到眼压得到控制或明显下降,之后,一般每天测 1~2 次。常给予扩瞳药滴眼液(如 0.25%东莨菪碱每日 3 次,或 1%阿托品每日 3 次,连续 5 日)以及局部用糖皮质激素(如 1%醋酸泼尼松,每日 4~8 次,连续 2~3 周)。

如果反复出血,应该咨询眼科医生进行处理。口服氨基醋酸 50~100mg/kg 每 4 小时 1 次(一天剂量不超过 30g),持续 5 日,可能会减少反复性出血;同时应给予缩瞳剂或扩瞳剂。少见反复性前房积血伴继发性青光眼者需要需要手术清除瘀血的。

眼眶爆裂性骨折 眼眶爆裂性骨折是钝性外力通过眶壁最脆弱的地方使眼内容物突出,通常是眶底。也可发生在眶内侧或眶顶。症状包括复视、眼球内陷、眼球下置、脸颊和上唇麻木(由于框内神经损害),或皮下气肿。也可发生鼻出血、眼睑水肿和瘀血。诊断最好的方法是经额面骨的薄层 CT 检查。如果复视或外观上不能接受的眼球内陷持续超过 2 周,应予以手术处理。应告知患者避免擤鼻涕,防止出现皮下气肿。局部使用血管收缩剂 2~3 日可缓解鼻出血情况。

关键点

- 如果眼睑撕裂伤较为复杂（如损伤穿透睑缘、睑板或泪小管，出现眼上睑下垂，或可见眶下脂肪），应咨询眼科医生
- 眼球外伤可导致虹膜裂伤、白内障、晶状体脱位、青光眼、玻璃体积血或视网膜损伤（出血、脱落或水肿）
- 如果外伤导致可见的角膜或巩膜裂伤、房水渗漏、前房深度异常浅或深或瞳孔形状不规则时，应怀疑眼球破裂可能
- 前房积血最好的诊断方法是通过裂隙灯检查，确诊后患者需要卧床休息，同时将床头抬高30~45°，并密切监测眼压情况。
- 对于引起大于2周复视或不可接受的眼球内陷的爆裂性骨折患者进行手术修复

创伤后虹膜睫状体炎

（创伤性前葡萄膜炎；创伤性虹膜炎）

创伤后虹膜睫状体炎是一种葡萄膜和虹膜的炎症反应，通常在眼钝性伤后3日内出现。

症状包括流泪、搏动性疼痛和眼红征、畏光和视力模糊。瞳孔可见扩张。通过病史、症状裂隙灯检查可诊断，通常裂隙灯检查可见耀斑（因炎性渗出使房水蛋白含量增加）和前房内白细胞。治疗包括睫状肌麻痹剂（通常用0.25%东莨菪碱每日3次，或5%后马托品每日3次）。局部用糖皮质激素（如1%醋酸泼尼松，每日4~8次）常可缩短病程。

356. 面部外伤

外耳外伤

外耳外伤可能导致血肿、撕裂伤、撕脱伤或断裂。

软骨膜下血肿（菜花样耳） 耳廓的钝器伤可能引起软骨膜下血肿，软骨膜和软骨之间的血肿使耳廓全部或者部分变形，并呈紫红色肿块。因为软骨膜提供软骨血液供应，随后可能造成感染、脓肿形成或软骨缺血性坏死。破坏的结果造成摔跤手和拳击手特色的菜花样耳。

治疗包括通过切开引流排出血肿以及耳部完全缝合，并用口腔科纱卷或烟卷引流加上加压包扎来防止血肿再形成。因为这些创伤容易感染，应口服对金黄色葡萄球菌感染有效的抗生素（如头孢氨苄，500mg，每日3次）5日。

经验与提示

- 软骨膜下血肿无法引流可能导致永久性的外耳畸形

撕裂伤 耳廓的撕裂伤应尽可能缝合皮肤边缘。如果软骨被击穿，除非没有足够的皮肤覆盖，都应进行修复，软骨损伤，无论有没有修复，用带有浸渍过安息香（苯甲酰苯甲醇）药棉的夹板外固定并使用保护性敷料外敷。口服抗生素用于有血肿的患者。

人咬伤的伤口易感染，包括软骨感染，是一种严重并发症。治疗包括仔细清创失活组织，预防性应用抗生素（如阿莫西林/克拉维酸500~875mg口服，每日2次共3日）和必要时抗病毒药物（参见第2634页）。<12小时的伤口可以关闭，但陈旧的伤口，须允许后期整容正畸治疗的二次愈合。

撕脱伤 完全性或部分撕脱伤需要耳鼻喉科医生，面部整形外科医生，或整形外科医生修复。

下颌骨骨折继发的创伤 下颌骨遭到强有力的打击可能传到耳道的前壁（关节窝的后壁）。前壁骨折的碎片移位可能导致耳道的狭窄，必须在全身麻醉下手术祛除。

颌骨和邻近结构骨折

面部的钝器伤能导致下颌骨和其他面中部骨骨折。骨折部位不同，症状也不同。口腔的X线或CT检查可确诊。治疗包括手术和/或外固定。

如果外伤后的患者出现咬合不正、局部肿胀、下颌骨的某一部分触痛需要怀疑下颚（下颌骨）骨折。其他线索包括牙齿咬合面缺陷，牙槽脊中断，下牙槽或脑神经分布区域的麻木。部分骨折可导致显著的不稳定性。下颌骨髁状突骨折通常引起耳前疼痛、肿胀或张口受限（牙关紧闭）。单侧髁的骨折张口时下颌骨歪向患侧。

面中部骨折包括从眶上缘到上颌牙齿区域的骨折，导致面颊部，颧骨隆起，颧弓或眶缘光滑轮廓线的不规则。Le Fort 分类（图356-1）可用于描述中面部骨折。外伤后咬合不正和上牙槽嵴骨折可能提示涉及咬合面的上颌骨折。

眶下神经麻木、眼球内陷或复视提示眶底骨折（参见第2662页）。眼眶周边的损伤需要检查眼睛功能，至少包括视力，瞳孔，眼外肌运动评估。

牙关紧闭和颧弓触诊异常提示颧弓骨折。

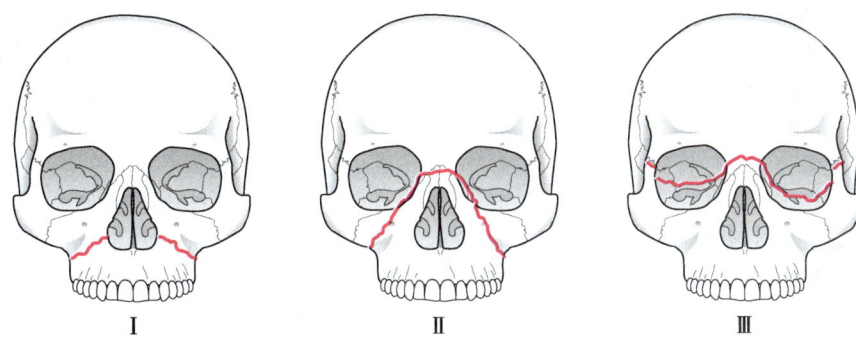

图 356-1　中面部骨折 Le Fort 分类。 Ⅰ：仅上颌骨下部；Ⅱ：眶下缘；Ⅲ：中面部从颅骨完全分离（颅面分离）

如果创伤严重足够使面骨骨折时也可能造成脑损害及颈椎骨折。在影响大的损伤，颜面部骨折引起出血和水肿可能损伤呼吸气道。

诊断
- X 线和或 CT

单独下颌骨骨折首选全景牙科 X 线检查，以利鉴别下颌骨折。轴向和轴向和冠状面薄层 CT（1mm 切面）可用于诊断面部骨折。

治疗
- 骨折处理
- 有时需气管插管和抗生素治疗

出血、水肿或明显组织破坏患者可能需要经口气管插管以维持气道开放。明确的面部骨折的处理是复杂的，可能包括内固定术。

牙槽骨折　骨折穿过牙槽为开放性骨折。需要预防性应用抗生素（一般选用广谱抗生素，特别是针对厌氧菌有效，如青霉素），可以作为液体口服或胃肠道外给药。

下颌骨骨折　对于下颌骨骨折，治疗可以从单独的软食，到上下颌固定（用线关闭颌），严格的切开固定，或两者同时固定。如果创伤后最初几小时内能给予固定，任何唇或口腔撕裂伤在骨折已经复位前都应当延迟闭合。对于上下颌固定，确定好正确的咬合面后连接金属条（弓杠）到上下牙颊面，然后用线彼此连接。上下颌固定的患者应当始终携带铁丝钳以防呕吐。固定可能需要持续数周。进食限制于流质，半流质饮食和静脉营养补充。

由于只能刷部分牙齿表面，每天早、晚用 30ml 的 0.12% 氯己定溶液漱口 1 分钟利于控制蚀斑形成、感染和口臭。平时张口训练通常有利于取消固定后的功能恢复。

> **经验与提示**
> - 确保颌骨内固定患者随身携带钢丝钳

髁突骨折可能需要 2~3 周上下颌固定，随后进软食。然而，严重移位和双侧髁突的骨折可能需要切开复位固定术。儿童的髁突骨折因为可能造成关节强直和面部发育异常而不可使用强硬性固定。柔性（弹性）固定通常 5~10 日就足够了。

中面部骨折　如果中面部骨折导致咬合不正、眼球内陷、复视、眶下神经麻木，或不可接受的颜面畸形则需要手术治疗。手术治疗通常包括使用细螺丝，钢板的内固定。手术可以等到肿胀消退后再进行，特别是如果手术指征不明确的时候。但是，如果需要手术，最好在受伤后的 14 日内完成，因为在此之后的时间内完成，骨痂可以使复位困难。

鼻部骨折

鼻骨骨折或软骨损伤可能引起鼻肿胀、触痛、过度活动、摩擦音、鼻出血和眼眶周围挫伤。通常是临床诊断。治疗可能包括复位术，内部填塞和夹板固定。如果鼻中隔血肿，应立即切开引流。

鼻骨因为处于面部中心且突出经常是面部骨折的最多部位。由于损伤机制不同，上颌骨骨折、眼眶或筛板损伤和鼻泪管损伤也可能发生。

并发症包括面容畸形和功能性阻塞。鼻中隔血肿可能导致与产生畸形软骨缺血性或化脓性坏死。筛板骨折可以导致脑脊液漏出，增加脑膜炎或脑脓肿的风险。幸运的是，这种并发症是罕见的。

症状及体征
颜面部创伤引起的鼻出血可能提示鼻骨骨折。其他的症状和体征包括明显或微小的鼻畸形、肿胀、鼻尖触痛、摩擦音、不稳定性。撕裂伤、（鼻和眶周）瘀斑、鼻中隔偏曲，并且鼻塞可能存在。鼻中隔血肿表现为鼻中隔的紫色隆起。脑脊液鼻漏表现清水样，但也可能混有血液导致很难鉴别。

诊断
- 体检

诊断根据体格检查。因为普通 X 线检查对鼻骨骨折的敏感性和诊断特异性很低而对非复杂性鼻骨骨折的诊断不能提供帮助。如果怀疑存在其他面部骨折或并发症，应做面骨 CT 检查。

治疗
- 症状治疗
- 对于鼻中隔血肿，立即引流
- 对于畸形，延缓修复

即刻治疗包括用冰块冷敷和镇痛控制症状。鼻中隔血肿必须马上切开引流防止感染和软骨坏死。

修复术只需要用于因骨折导致临床上明显畸形或鼻腔气道梗阻。修复术的终点是根据临床表现和气道梗阻的改善情况决定的。修复术通常延期到损伤后 3~5 日待肿胀消退后进行,但应在损伤后的 2~3 周内要进行,在骨痂形成前完成。成人鼻骨骨折可能需要局麻后行修复;儿童通常需要全身麻醉。

用一个钝性起子通过鼻孔放在塌陷鼻骨下面,当抬高鼻前面和侧面时,在对侧鼻部用适当的压力压迫使鼻背向中线。鼻子固定可能需要内部填塞(包括用抗生素浸透的纱条)至鼻前庭高度的位置,同时夹板外固定。内填塞物需要保持放置 4~7 日;外夹板固定需要保持 7~14 日。在鼻填塞的同时预防性应用针对金黄色葡萄球菌的抗生素可以减少中毒休克综合征的风险。

软骨损伤通常不需要修复术。少见的情况下,肿胀消退后畸形仍持续存在,局麻后修复和夹板固定已足够。

鼻中隔骨折很难保持固定位置,经常需要后期鼻中隔外科手术。

如果患者存在筛板骨折和脑脊液漏出需要住院治疗,卧床休息,抬高头位,腰椎置管引流。引流管理和需要抗生素因机构而异。如果脑脊液漏出仍未缓解,需要手术治疗修复颅底。

> **关键点**
> - 鼻骨骨折的主要问题是鼻中隔血肿,鼻出血,鼻塞,美容问题,和少见的筛板骨折
> - 鼻 X 线是不必要的
> - 立即引流鼻中隔血肿
> - 延迟修复和一些其他治疗 3~5 日,以允许水肿消退

颞骨骨折

颞骨骨折发生在严重头部钝器伤之后有时累及耳部结构,引起听力丧失、眩晕、平衡障碍或面神经麻痹。

以下症状提示存在颞骨骨折
- 耳后瘀血斑(Battle sign)
- 耳出血

血可能通过破裂的鼓膜或耳道内的骨折线自中耳(鼓室积血)流出。血鼓室使鼓膜呈现蓝黑色。脑脊液耳漏提示中耳与蛛网膜下腔相通。

颞骨骨折根据颞骨岩部的长轴分为纵向骨折和横向骨折。纵向骨折占颞骨骨折的 70%~90%。横向骨折占 10%~30%。一些骨折可能有纵向和横向骨折的共同特点。

纵向骨折可延伸穿过中耳和破坏鼓膜;20% 的病例导致面神经麻痹和可能导致听力丢失(通常是传导性的)。

横向骨折穿过面神经管和耳蜗。其中 40% 可导致面神经麻痹,有时会出现听力丧失(通常是感觉神经性的),也可导致前庭功能异常(如眩晕、平衡障碍)。

少数情况下,颞骨骨折发生波动性感音神经性耳聋和前庭功能障碍,可能源于外淋巴瘘。迅速完全性面神经麻痹可能提示严重或粉碎性面神经损伤,而缓慢完全的面神经麻痹通常提示神经完整但有水肿。

诊断
- CT
- 评估听力和面神经功能

如果怀疑颞骨骨折,推荐立即行头部 CT 检查并特别注意颞骨部位。清醒患者最初体格检查时,使用 Weber 和 Rinne 音叉试验可帮助分辨传导性耳聋和感音神经性耳聋。然而,所有颞骨骨折的患者需要规范的听力检测。如果存在面神经麻痹,必须进行面神经的电生理检查。

治疗
- 治疗面神经损害,听力丧失,前庭功能障碍和脑脊液漏

治疗是基于处理面神经损伤,听力丧失,前庭功能障碍和脑脊液漏。如果面神经麻痹迅速发生,电生理反应消失,必须外科手术探查。迟缓性或不完全性面神经麻痹给予保守治疗后可恢复,包括糖皮质激素的应用,可逐渐减量应用。

传导性耳聋需要在损伤后数周到数月行听骨链重建,通常恢复较好。感音神经性耳聋常是永久性的,目前没有内外科治疗可以改善听力。但是对于少见的波动性感音神经性耳聋,鼓室探查术可能发现存在外淋巴瘘。

如果前庭功能障碍源于外淋巴瘘,修复术可以减轻眩晕发作的严重程度和频率。源于前庭神经或前庭迷路损伤的前庭功能障碍,几乎没有干预可改善预后。应用苯二氮䓬类药物可以缓解症状。前庭功能康复训练可以带来更持续的改善。

颞骨骨折和脑脊液耳漏的患者因为存在脑膜炎的危险应当住院。耳漏通常几天就自愈,因此几乎不会进行腰椎穿刺引流或手术闭合缺损。在一些机构会预防性使用抗生素。

> **关键点**
> - 颞骨骨折可引起耳出血,鼓膜后积血,听力丢失,前庭功能障碍,和/或面部神经麻痹
> - CT 检查时需注意颞骨,可为患者进行测听检查,如怀疑有面部神经麻痹,安排面神经的电测试
> - 直接治疗包括处理面神经损伤,听力丧失,前庭功能障碍和脑脊液漏

357. 骨折、脱位和扭伤

肌肉骨骼损伤包括：
- 骨折
- 关节脱位
- 韧带扭伤
- 肌肉拉伤
- 肌腱损伤

这些损伤很常见，且在机制、严重程度和处理上差别很大。四肢、脊柱和骨盆都会被影响。

以下损伤在本书其他章节介绍：脊髓损伤，参见第 2773 页；颞骨、腭骨及邻近部位、鼻等骨折，参见第 2662 页；跖骨应力性骨折，参见第 2781 页；眼眶骨折，参见第 2662 页；肋骨骨折，参见第 2789 页；出生时骨折，参见第 2665 页；脊椎半脱位，参见第 319 页；下颌关节脱位，参见第 781 页；牙齿骨折，参见第 780 页。

骨骼肌肉损伤可以单独发生，也可以作为多系统损伤的一部分存在（参见第 2615 页）。大多数的肌肉骨骼损伤从钝器伤造成的，但穿透伤也会损害骨骼肌肉结构。

骨折和脱位可分为开放性（通过皮肤伤口与外界相通）或闭合性。

病理生理

骨折 骨折是指骨骼被破坏。大多数骨折为正常骨骼受单次暴力引起。

闭合性骨折，骨折部位皮肤是完整的。开放性骨折，骨折部位皮肤被破坏，断骨与外界相通。

病理性骨折 时所受的外力较轻，因为骨折部位已经受到例如骨质疏松、肿瘤、感染、囊肿等病变影响。骨质疏松症引起的骨折通常被称为不全性或脆性骨折。

应力性骨折（参见第 2781 页） 是由中等力度的外力反复冲击造成，通常在长跑运动员或是士兵负重行军时发生。通常的，由中等力度外力导致的轻微骨损伤可在休息时自我修复，但是对损伤部位反复重复外力冲击会诱发损伤扩大。

脱位 脱位是指构成关节的两块骨完全分离。而半脱位是部分分离。通常，脱位需要医生复位，但有时也可自动复位。

扭伤和拉伤 韧带连接骨骼。撕裂伤可发生于韧带（扭伤）、肌肉（拉伤）。

撕裂伤可分为三度。
- Ⅰ度：最小（纤维过拉伸，但仍保持完整的，或只有很少的纤维断裂）
- Ⅱ度：部分（部分纤维断裂）
- Ⅲ度：完全（所有纤维均断裂）

肌腱损伤 肌腱连接肌肉与骨骼。肌腱撕裂也可以是部分或完全的。

完全撕裂时，由原本连接肌肉产生的运动功能通常会丧失。

部分撕裂可能是由一个单一的创伤性事件（如穿透性创伤）引起或反复的压力（通常为慢性，可造成肌腱末端病）导致。运动功能可以保留，但部分撕裂可能进展为完全撕裂，尤其是当巨大或重复的外力作用时。

愈合 骨愈合的速度有很大差异，取决于患者的年龄和并发症情况。例如，儿童愈合比成人快得多；合并影响外周循环（如糖尿病、外周血管病）的慢性病则愈合较慢。

骨折愈合会重复以下三个阶段：
- 炎症反应
- 修复
- 重塑

炎症反应阶段是最早开始的。在骨折处形成血肿，少量远端骨折碎片会被重吸收。即使初期骨折线不明显（如在一些非移位骨折），只要维持这样的重吸收，那么一周后典型的骨折线会出现。

在修复阶段，会形成骨痂。生成的新生血管可以在骨折线周围滋生软骨结构。最初的两个阶段是需要制动（如石膏）让血管生成的。修复阶段结束时患者会有骨折愈合的临床表现（如骨折部位无疼痛，受伤肢体运动时无疼痛，体检没有发现骨移动）。

在重塑阶段，由软骨形成的骨痂会硬化，同时断端骨会分解和重建（重塑）。在此阶段，应指导患者逐步恢复正常受伤部位的活动，包括承重练习。

大部分关节脱位可以非手术复位（返回到正常的解剖位置）。有些情况下闭合复位技术不能复位时，需要手术切开复位。复位后通常不需要额外的手术。然而，为治疗脱位相关的骨折，去除骨折碎片以及稳定性重建时，需要手术治疗。

韧带、肌腱、肌肉的部分撕裂会自发地愈合。完全撕裂常需手术治疗，恢复解剖和功能。预后和治疗很大程度上取决于损伤位置和严重程度。

并发症 严重并发症少见，但偶尔会威胁生命与肢体存活，或是造成肢体永久性丧失功能。开放伤损伤（易患感染）和损伤累计血管、组织灌注和/或神经时，并发症出现概率较高。不影响血管和神经的闭合性损伤，特别是可及时复位的，一般不出现严重并发症。

急性并发症包括：
- 出血：所有骨折和软组织损伤都可伴随出血。少数情况下，内出血或外出血会严重到足以引起失血性休克（如骨盆、股骨以及有些开放性骨折）
- 血管损伤：一些开放性骨折会破坏血管。一些封闭性损伤，尤其是膝关节或髋关节脱位以及肱骨髁上骨折损伤

血管会引起远端肢体缺血；这样的缺血在损伤后数小时内都是无临床症状的
- 神经损伤：以下情况会出现神经损伤：钝器伤或严重挤压伤时，碎骨或脱位关节牵拉神经；或是被尖锐的碎片骨撕裂。当神经擦伤时（称为神经麻痹），神经传导被阻断，但神经并没有断裂。神经麻痹会导致短暂的运动和/或感觉功能的缺失；完全的神经功能恢复需要6~8周时间。当神经被挤压时（称为轴索断伤），轴突受伤，但髓鞘却没有。这种伤害比神经麻痹更加严重。神经再生的时间可为数周至数年，取决于损伤的程度，通常情况下，开放性损伤时神经是彻底断裂的（称为神经断裂伤）。断裂的神经不会自发愈合，需要手术修复
- 脂肪栓塞：长骨骨折会释放出许多脂肪（包括其他髓内物质），后者可栓塞肺部，引起呼吸系统并发症
- 间隔综合征：在一个封闭的筋膜间隙组织压力增加，影响血供，减少组织灌注。挤压伤或严重粉碎性骨折是一种常见的原因，组织压力增加临床上表现为进展性的肿胀。尺骨和桡骨同时受累的前臂骨折，胫骨平台骨折（胫骨近端骨折延伸到关节间隙），以及胫骨干骨折都是发生间隔综合征的高危因素。未经治疗的间隔综合征可以导致横纹肌溶解症，高钾血症和感染。它还可能导致挛缩，感觉障碍以及瘫痪。间隔综合征可威胁肢体存活（可能需要截肢）以及患者生命
- 感染：任何损伤均可被感染，但危险性最高是那些开放性损伤或接受手术治疗的。感染可导致难以治疗的骨髓炎（参见第267页）

远期并发症包括：
- 不稳定性：各种骨折，脱位，韧带损伤，特别是Ⅲ度扭伤，可导致关节不稳定。不稳定会导致失能，且增加骨关节炎的风险
- 关节强直和活动度受损：骨折波及关节时会存在关节软骨损伤；对线不良的关节软骨平面损伤后形成瘢痕，引起骨关节炎和关节运动功能受损。关节强直症状往往需要长时间的制动。膝，肘和肩在创伤后易引起关节强直，尤其是在老年人中
- 骨不连或延迟愈合：偶尔，骨折无法愈合（被称为骨不连），或延迟愈合。主要原因包括不完全制动，部分血供受影响，以及患者本身存在影响愈合的因素（如使用糖皮质激素或甲状腺素）
- 畸形愈合：骨折畸形愈合是指骨折愈合时残留畸形。最重要的原因可能是骨折没有充分复位和稳定
- 骨坏死：骨折碎片的一部分出现坏死，特别是血供被破坏时。舟状骨骨折，脱位的股骨颈骨折，髋关节（非人工关节）脱位，及距骨颈骨折等闭合性损伤容易引起骨坏死
- 骨关节炎：累及关节负重面或影响关节对线和稳定性的损伤会诱发关节软骨变形和骨关节炎

评估
- 严重损伤评估
- 病史和体格检查
- X线用于明确骨折
- 必要时MRI或CT检查

在急诊，如果造成外伤的方式，如高速机动车撞击或高处坠落等，提示存在可能的严重伤或多发伤时，应先从头到脚评估患者所有系统的损伤情况，如已出现心搏骤停，需进行复苏（参见第2615页）。对于骨盆和股骨骨折者应注意内出血引起的失血性休克。如果单个肢体受伤，则立即评估开放性创伤症状或神经血管损伤（四肢麻木、麻痹、灌注不良）和间隔综合征的表现（如与损伤不成比例的疼痛、脸色苍白、皮肤感觉异常、肢冷、无脉）。

患者应检查韧带，肌腱和肌肉损伤，这些部分可排除骨折之后进行。损伤关节的上、下方关节都应检查。

病史 损伤机制（如外力的方向和大小）往往提示损伤类型。然而多数患者不能回忆或不能准确描述。

如果患者诉肢体有变形但已经恢复，应被认为是确实的自行复位的变形。损伤时可感觉到噼啪声提示骨折，韧带或肌腱损伤。骨折和严重的韧带损伤通常会立即导致疼痛；在受伤后几小时到几天出现疼痛提示轻微伤。疼痛与损伤严重程度不成比例，或在伤后的数小时至数天内不断恶化提示间隔综合征（参见第2684页）或肢体缺血。

体格检查 体格检查包括：
- 血管和神经系统的评估
- 视诊是否存在疼痛、肿胀、开放伤以及活动能力下降或异常的迹象
- 触诊是否存在压痛，捻发音和骨或肌腱的严重缺损
- 损伤部位上下关节的检查
- 骨折与脱位排除后（通过临床和/或影像），可进行受累关节疼痛和稳定性的应力测试

如果肌肉痉挛和疼痛导致无法体检（特别是应力测试），在给予全身止痛剂或局部麻醉后体检会相对容易。或固定损伤部位，直到肌肉痉挛缓解，通常需要数天时间，再对患者进行体检。

畸形提示脱位，半脱位（关节组成的骨骼部分脱位），或骨折。

如在脱位或骨折部位的周围存在伤口，则认为损伤是开放的。开放性骨折通常根据Gustilo-Anderson系统进行分类：
- Ⅰ级：伤口<1cm，污染和骨粉碎少，软组织损伤轻微
- Ⅱ级：伤口>1cm，中等程度软组织损伤和较少的骨膜剥离
- ⅢA级：严重的软组织损伤和大量的污染，骨折处有足够的软组织覆盖
- ⅢB级：严重的软组织损伤和大量的污染，骨折处软组织覆盖不足
- ⅢC级：开放性骨折伴动脉损伤，需要手术修复

等级越高，骨髓炎的风险越高；然而，该系统的观察者信度并不高（通常为约60%），某些方面在术中的评估更佳。

肿胀通常表示明显肌肉骨骼受伤，但可能需要几个小时才会出现。如果这段时间内无肿胀，骨骼或严重的韧带断裂就几乎不可能。一些骨折（如凹陷骨折、没有移位的小骨折）肿胀较轻。但几乎所有骨折都会伴随肿胀。

几乎所有的损伤都有压痛,大部分患者触诊损伤部位可引起不适。然而,局部一点明显压痛(点状压痛)提示骨折或扭伤。关节受压时,局部韧带压痛也提示扭伤。某些骨折和完全的肌肉或肌腱撕裂时,受累关节触诊可以摸到明显的缺损。

捻发音(关节移动时产生的特征性触感和/或声音)可以是骨折的标志。

严重关节不稳提示脱位或韧带严重破坏。

应力测试可评估受伤关节的稳定性。但是,如果怀疑骨折,应力测试需被推迟到 X 线排除骨折后进行。床旁应力测试包括被动地打开关节,方向通常垂直于运动的正常范围内(应力)。因为疼痛时的肌肉痉挛可掩盖关节不稳定,因此需要尽可能放松周围的肌肉,后轻轻的开始测试,然后重复,每次稍许加力。检测结果与对侧(健侧)进行比较,健侧的活动会因为固有特性而受限。

以下体检发现可以帮助区分Ⅱ度和Ⅲ度扭伤:
- Ⅱ度扭伤:压力时会疼痛,关节打开受限
- Ⅲ度扭伤:因韧带完全撕裂且没有被牵拉,故压力时疼痛感不强烈,关节打开不受限

使用镇痛剂或麻醉剂后肌肉痉挛仍较剧烈时,可在数天后痉挛缓解后再开始测试。

> **经验与提示**
>
> - 应力测试时,Ⅲ度扭伤的疼痛感小于Ⅱ度扭伤

一些部分肌腱撕裂因可保持完整功能故无法在初始阶段即被诊断出。以下症状提示部分肌腱撕裂:
- 肌腱压痛
- 关节在活动范围内的运动会疼痛
- 功能障碍
- 无力
- 可扪及的缺损

如果患者继续使用受伤关节,则部分肌腱撕裂可能进展为完全撕裂。如果病史和检查支持部分肌腱损伤或体检不能完全除外,应该进行夹板固定制动避免进一步损伤。后续的检查,如必要时 MRI,可进一步明确损伤程度。

对一些特殊部位进行检查有助于一些易遗漏部位损伤的诊断(表 357-1)。

表 357-1 检查一些常见遗漏的损伤部位

症状	特征病史	表现	损伤
肩膀疼痛	发作 电休克	屈肘被动外旋受限	肩关节后脱位(盂肱关节),双侧可能
	40 岁以上患者有肩关节脱位史	轻微向下压时,手臂不能维持外 90°(垂臂试验)	急性完全性肩袖撕裂
	受伤方式[如打橄榄球时的堆积伤(pile-on injury),关节接受直接打击等]	胸锁关节压痛	胸锁关节损伤
	大多数情况下,倒地时肩端点(point of shoulder)着地	肩锁关节区压痛	肩锁关节扭伤或破裂(肩分离)
手腕疼痛或水肿	倒地时伸展的手先着地	解剖鼻烟壶部位压痛(位于桡骨远端的一个区域,边界为拇长伸肌,拇短伸肌,拇长展肌肌腱)	舟骨骨折
	各种机制	新月窝(第 3 掌骨根部)触痛和第 3 掌骨根部轴向压痛	月骨骨折 月骨/新月骨脱位
髋部疼痛	摔倒	屈膝时被动髋旋转时疼痛 无法屈髋 小腿外旋短缩 无法负重,即使 X 线表现正常(特别是骨质疏松的患者)	髋部骨折
儿童或青春期膝关节痛	各种机制	屈膝时被动髋旋转时疼痛	髋损伤[如股骨头骨骺脱位,小儿股骨头缺血性坏死(Legg-Calvé-Perthes 病)]
膝关节疼痛或肿胀	各种机制	膝主动伸展困难且 X 线检查正常	股四头肌肌腱撕裂 膝关节肌腱撕裂

如患者自觉疼痛的关节体检正常,其病因可能是牵涉痛。例如,患者股骨头骨骺滑脱(或髋部骨折)时,可能会觉得他们的膝盖疼痛。

影像学 并非所有的肢体受伤都需要影像学检查。有些骨折是轻微的,处理方式类似于软组织损伤。例如大部分第 2~5 的足趾和多数的指尖损伤无论骨折有否,仅需要对症处理,因此不需要 X 线检查。踝关节扭伤初始评估时多数情况下不需要 X 线检查,因为通过 X 线确诊骨折且需

要改变治疗方式的概率过低。踝关节扭伤的渥太华准则（Ottawa ankle rules，参见第 2690 页）可用于判断什么样的患者更可能是骨折，从而减少不必要的 X 线检查。

X 线平片检查可以显示骨骼（和继发于出血的关节积液或隐匿骨折），因此用于诊断脱位和骨折，而不是扭伤。平片检查应包括在不同的平面拍摄至少 2 次（通常正位和侧位片）。

需进行其他角度摄片（如倾斜位）的情况
- 当评估显示骨折但 2 张 X 线平片的结果为阴性时
- 特殊关节需常规进行特殊平面摄片（如脚踝面评估脚踝，斜面评估足部）
- 怀疑存在特定的异常（如怀疑肩关节后脱位时要行 Y 平面的摄片）

手指或足趾侧位片检查时，需将怀疑有问题的指（趾）与其他分开。

MRI 或 CT 用于临床高度怀疑骨折但 X 线平片结果是阴性的情况［常见的有舟状骨骨折和股骨颈（头下）髋部骨折］，也可用于指导进一步治疗（如肩胛骨骨折，骨盆骨折，或关节内骨折）。例如，患者跌倒后体检怀疑髋部骨折，但 X 线检查正常，应行 MRI 明确是否存在隐匿性髋部骨折。

MRI 也可用于鉴定软组织损伤，包括韧带，肌腱，软骨和肌肉损伤。

动脉造影或 CT 血管造影用于检测可疑动脉损伤。

神经传导检查用于损伤数周至月后仍残留神经症状的患者。这些检查可用于诊断局部外周神经功能障碍，就像卡压性神经病时一样（如腕管综合征）。神经传导检查通常是伤后数周至数月内完成。

骨折描述 X 线骨折表现可通过以下几点进行详细描述：
- 骨折线类型（图 357-1）
- 骨折线位置
- 错位（图 357-2）
- 开放性或闭合性

部位描述：
- 背侧或掌侧
- 骨骺（有时累及关节面），可指代骨骼的近心端或远心端
- 干骺端（又称为颈，是骨骺和骨干之间的部分）
- 骨干（轴，分为近、中、远三部分）

治疗

- 相关损伤治疗
- 复位，夹板固定，镇痛
- RICE 原则（休息、冰敷、压迫和肢体抬高）或 PRICE 原则（保护、休息、冰敷、压迫和肢体抬高）
- 常规制动
- 有时需手术治疗

初始治疗 失血性休克应立即开始治疗（参见第 506 页）。受伤动脉需手术修复，除非动脉较小且侧支循环丰富。治疗间隔综合征（参见第 2684 页）。断裂的神经需要手术修复。失神经症和轴索断裂者的处理则为：观察病情，支持治疗，以及进行物理治疗。怀疑开放性骨折或脱位时，需要清创包扎，预防破伤风，给予广谱抗生素（联合应用第 2 代头孢菌素和氨基糖苷抗生素）以及手术清创（预防感染）。

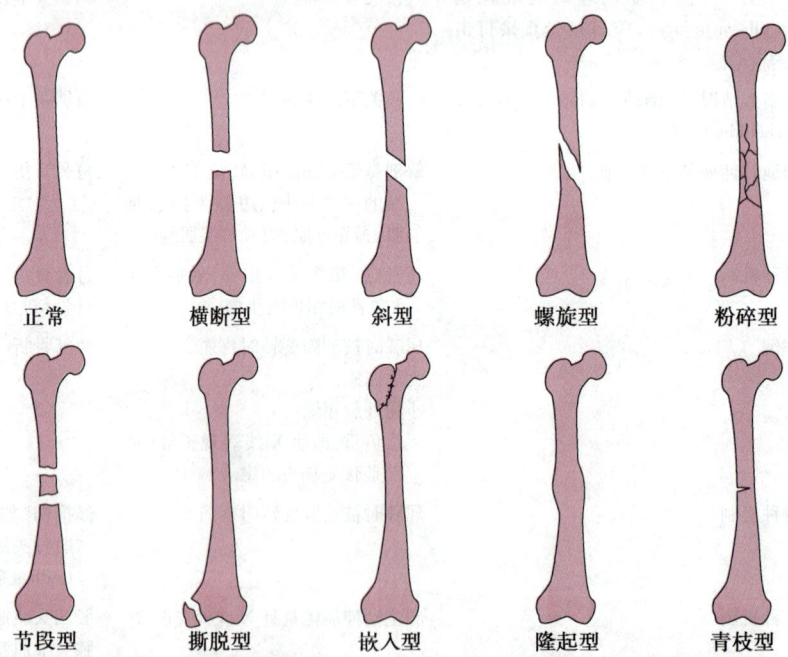

图 357-1 骨折线的常见类型。横断型：骨折线与骨长轴垂直。**斜型**：骨折线与长轴夹角。**螺旋型骨折**时骨折线呈旋转形，其与斜型骨折不同在于部分骨折线与骨长轴平行。**粉碎型骨折**指骨折后骨干分裂>2 节。粉碎型骨折包括多段骨折（一条骨上有两个节段断裂）。**撕脱型骨折**为肌腱与骨骼连接部分断裂。**嵌入型骨折**导致骨骼缩短，影像可发现骨折区域骨小梁密度或骨皮质异常。**隆起型骨折**（骨皮质的屈曲）和**青枝**骨折（只有一侧皮质裂缝）都属于儿童骨折

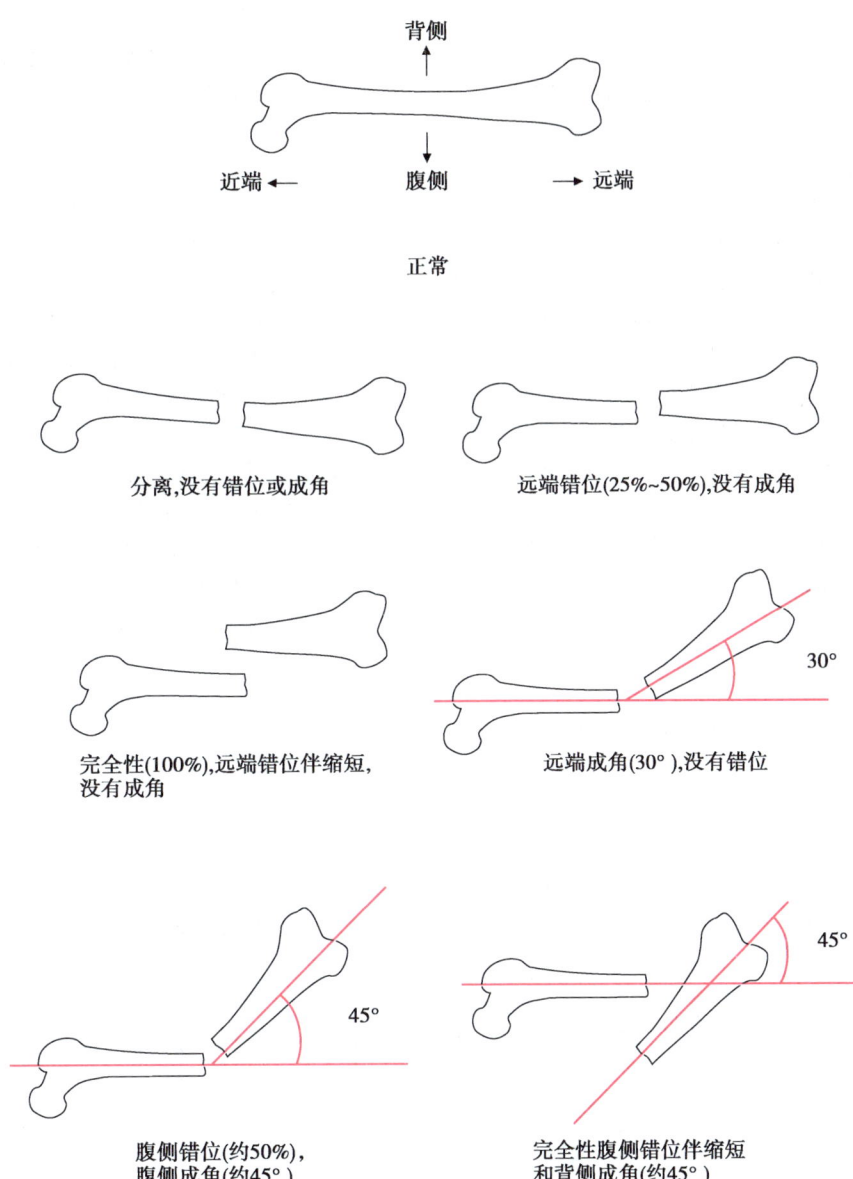

图 357-2 **骨折片段的立体位置关系**。可能出现分离,错位,成角或缩短(重叠)。**分离**是指骨片段沿骨长轴离断错位。**错位**一般以毫米或骨横断面宽的百分数进行描述。**成角**是指远侧断骨与近端骨段轴线之间的夹角。错位和成角可以向腹侧或背侧,向侧面或中央,或者相互交错出现

大多数中重度损伤,尤其是严重不稳定的患者,需立即夹板固定(非刚性或非环绕装置),以减轻疼痛,防止进一步损伤软组织。长骨骨折时,夹板可以预防脂肪栓塞。

疼痛需尽快治疗,通常用阿片类药物。

最初处理后,创伤需被控制、伤处需制动,症状需对症治疗。

Ⅲ度扭伤、肌腱撕裂和某些脱位患者,如关节结构被破坏则需要手术治疗。

复位 旋转不良或明显成角及错位的骨折需要复位治疗(调整骨或骨碎片的位置),这通常需要镇痛和/或镇静。某些儿童骨折需要立即复位,因为延迟复位会导致畸形。

脱位时需复位。

尽可能进行闭合复位(手法复位不切开皮肤),无效再开放性复位(切开皮肤)。

闭合骨折复位后需维持石膏固定;脱位复位后则可用夹板和悬带固定。

开放性复位后通常用多种体内或体外的器械固定。开放性复位和内固定(open reduction and internal fixation,ORIF)进行骨折端对线和针、螺钉和钢板固定骨折断骨部分。ORIF 一般用于下述情况:

■ 关节内骨折应进行复位(将关节面精确对合)
■ 对某些特殊类型骨折 ORIF 较非手术复位效果好
■ 闭合复位无效
■ 肿瘤引起的病理性骨折不会自然愈合,且 ORIF 缓解疼痛效果更好,患者可更早正常活动
■ 因骨折愈合需要而长期制动是不可取的(如髋关节或股

骨干骨折）。ORIF 可早期稳定结构，减少疼痛，并有利于活动

PRICE 原则　有软组织损伤者，无论有无肌肉损伤，治疗原则为 PRICE（保护、休息、冰敷、压迫、抬高）。虽然并没有强有力的证据证明 PRICE 有效。

保护：有助于防止进一步的损伤。这包括限制使用损伤肢体，应用夹板或石膏，以及使用拐杖。

休息：防止进一步损伤，并有助于愈合。

冰敷和压迫：可减少肿胀和疼痛。塑料袋或毛巾包裹冰块，在第一个 24~48 小时内，间歇地敷于伤处（每次 15~20 分钟，尽可能多次）。夹板，弹性绷带，或对于可引起严重肿胀的外伤时，使用琼斯压缩敷料进行压迫。琼斯压缩敷料共有 4 层；层 1（最内层）和 3 是棉絮，层 2 和 4 是弹性绷带。

抬高患肢：损伤后最初 2 日抬高患肢于心脏水平之上，利用重力促使水肿液回流，促进水肿消退。

48 小时后也可用间断给予热敷（加热板）缓解疼痛和促进愈合，热敷每次 15~20 分钟。

固定制动　制动可减少疼痛，预防进一步损伤，促进恢复，保持骨折断端对合。固定制动范围为关节近端至损伤部位远端。

石膏固定是最常用的方法（质硬，围绕伤处），可固定数周。一些快速愈合的稳定性骨折（如儿童的手腕骨折）不需要石膏，早期活动反而效果较好。

如果Ⅰ度扭伤只需短暂制动；建议早期活动。轻度Ⅱ度扭伤通常只需悬带或夹板固定几天。严重Ⅱ度和Ⅲ度扭伤和肌腱断裂需要制动几天或几周，有时需要石膏固定。许多Ⅲ度扭伤需要手术治疗；通常，制动只是辅助治疗。

石膏通常用于骨折等需要制动几周的损伤。罕见的情况是石膏内肿胀形成间隔综合征（参见第 2997 页）。如临床医生怀疑石膏内存在严重肿胀，应考虑在石膏套内侧和横向（双活瓣形）行首尾纵行切开。

石膏固定的患者须书面告知注意事项，内容如下：

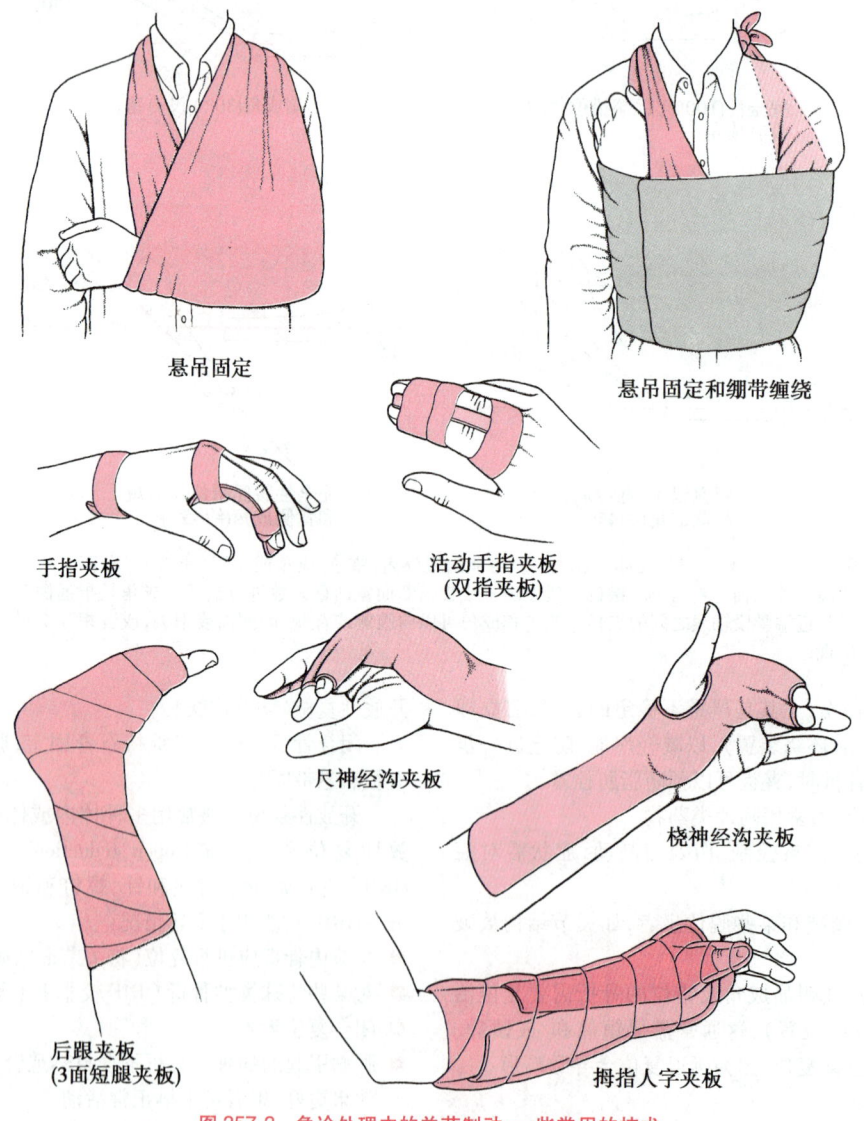

图 357-3　急诊处理中的关节制动：一些常用的技术

- 保持固定套干燥
- 套内不可放置其他物体
- 定期观察套内石膏与皮肤,如有发红或疼痛需告知医生
- 用软黏胶带、布料或其他软物垫住石膏粗糙边缘防止损伤皮肤
- 休息时,小心放置石膏,尽可能使用一个小枕头或垫子,防止边缘损伤皮肤
- 尽可能抬高石膏,防止肿胀发生
- 如疼痛持续或感觉石膏套过紧需立即就医
- 如果套内出现异味、发热等症状,提示存在感染可能,应立即就诊检查
- 持续进展的疼痛和新的麻木或无力感都需要立即就医（参见第2684页）

良好的卫生习惯非常重要。

夹板(图357-3)可用于某些轻伤患者的固定,包括怀疑或未能证实的骨折,快速恢复的骨折,扭伤等,仅需要制动几天。夹板不能包绕伤处,因此允许冰敷和适当活动,也不会产生间隔综合征。有些损伤可以先用夹板固定待水肿消退后再用石膏固定。

悬带可提供一定程度的支持且限制活动;它有利于减少完全制动引起的副作用[肩部受伤如完全固定,可迅速导致粘连性关节囊炎(肩周炎)]。

绷带(一块布或带)可以与吊带一起用于防止手臂臂向外摆动,尤其是在夜间。该绷带自后背至伤处缠绕一周。

卧床休息,对某些骨折是必需的(如脊椎或骨盆骨折),但会导致并发症(如深静脉血栓,上尿路感染和肌肉功能失调)。

年轻人超过3~4周的长期关节制动会引起强直、挛缩、肌肉萎缩。有时会很快发生,并可能永久性,尤其在老年人。某些快速恢复的损伤最好在伤口数天至数周内即开始恢复活动,有利于减少挛缩和肌肉萎缩,加速功能恢复。

其他疗法 关节置换对骨折严重损坏股骨或肱骨的上端时是必需的。

如果碎骨片之间的间隙过大,需立即植骨。如愈合延迟(延迟愈合),或不愈合(骨不连)时,也可以推迟进行。

老年医学精要

老年人易出现肌肉骨骼损伤的原因如下:
- 易跌倒(如由于年龄相关的本体感觉缺失,药物对本体感觉或姿势反射的不利影响,直立性低血压)
- 跌倒时保护性反射受损

因为老龄化导致的骨质疏松症使得老年人易患骨折。年龄相关性骨折包括桡骨远端、肱骨近端、骨盆、股骨近端和椎骨等部位的骨折。

老年人肌肉骨骼损伤治疗重点在于快速恢复每日基本生活而不是实现对线良好和肢体长度。

由于老年人制动(关节制动和卧床)更易发生副作用,ORIF应用于骨折明显增多。

早期运动(ORIF后)和理疗对功能恢复非常必要。

一些合并的疾病,如关节炎会影响恢复。

> **关键点**
>
> - 损伤影响动脉血供或引起间隔综合征会威胁到肢体的存活甚至生命
> - 检查韧带,肌腱和肌肉损伤(有时这种评估在排除骨折之后进行)
> - 检查受伤部位上下的关节
> - 患者自觉疼痛的关节如体检发现正常需考虑牵涉痛(如股骨头骨骺滑脱的患者有膝关节疼痛)
> - 许多远侧肢体损伤无需X线检查(如第二至第五脚趾受伤,许多指尖伤害和踝关节扭伤)
> - X线正常但临床仍高度怀疑骨折时,需考虑MRI(如老人跌倒后出现髋关节疼痛且不能行走);MRI也可以做诊断软组织损伤
> - 立即治疗严重合并伤,夹板固定伤处,并尽快止痛和复位
> - 立即制动:石膏或夹板固定复位后立即制动
> - 轻微损伤治疗遵从PRICE原则(保护、休息、冰敷、加压、抬高)
> - 提供患者明确的书面石膏治疗注意事项
> - 老年人治疗首选可尽早活动的方法

儿童骨骺（生长板）骨折

儿童开放的生长板经常会骨折。诊断依靠X线平片。治疗主要是闭合复位固定或切开复位内固定术。

生长板附近骨质增多引导骨骺生长,其近端紧邻干骺端,远端连接骨骺生长板(图357-4)。关闭的年龄各骨各不相同,但在20岁时全部骨骺生长板关闭(图357-5)。

闭合前,生长板是骨骼最薄弱的部分,通常在受外力后会受损。生长板骨折可延伸到干骺端和/或骨骺,可根据Salter-Harris系统对其进行分类(图357-4)。共分五种,Ⅰ型至Ⅴ型,影响骨骼发育风险随着骨折进展逐型升高。在英语中,可以用SALTR帮助记忆分型:

- Ⅰ型:S＝Straight(骨折线径直穿过生长板)
- Ⅱ型:A＝Above(骨折线的在生长板上方或远离生长板)
- Ⅲ型:L＝Lower(骨折线在生长板下方)
- Ⅳ型:T＝Through(骨折线通过干骺端,生长板和骨骺)
- Ⅴ型:R ＝Rammed(骨骺板已被压碎)

涉及骨骺以及生长板(Ⅲ和Ⅳ型),或压碎的生长板(Ⅴ型),都提示较差的预后。

诊断
- X线平片

儿童在生长板部位触痛和肿胀或患肢不能移动或负重,需要考虑生长板骨折。

摄X线平片可予以诊断。如果结果可疑,可行对侧X线比较。即使使用不同的平面,Ⅰ型和Ⅴ型的X线仍可表现正常。如果X线正常,但仍怀疑生长板骨折,则假设患者骨折,使用夹板或石膏固定,并在数天内复查。持续的疼痛和压痛提示生长板骨折。

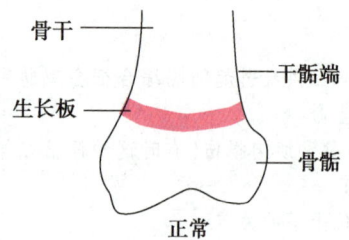
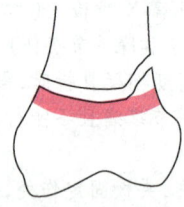
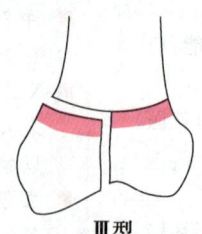
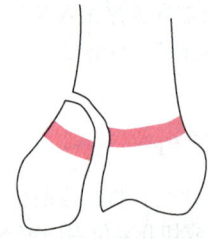
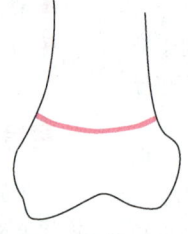

图 357-4 骨骺（生长板）骨折的 Salter-Harris 分类系统。Ⅰ至Ⅳ型是骨骺分离；生长板与干骺端完全分离。Ⅱ型最常见，Ⅴ型最少见

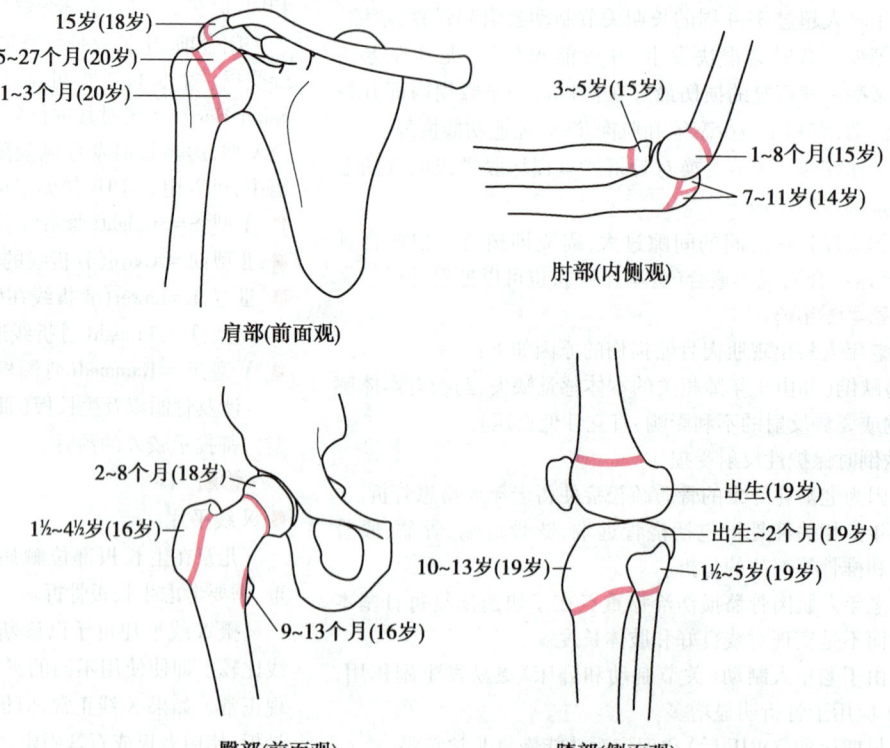

图 357-5 骨骺板（生长板）。第一个数字是X线片上首先出现骨化的年龄；括号内是骨愈合发生的年龄

治疗

- 闭合复位（如果需要）及制动或切开复位内固定（ORIF），取决于骨折类型

根据具体骨折类型，Ⅰ型和Ⅱ型一般通过闭合复位法均能治愈；Ⅲ型和Ⅳ型常需要 ORIF 治疗。

Ⅴ型可引起骨骼异常生长，因此需儿童骨科医师会诊治疗。

关键点

- 因为儿童的生长板较脆弱，它经常在其他稳定结构（如主要的韧带）之前被破坏
- 相比Ⅰ、Ⅱ型，Ⅲ、Ⅳ和Ⅴ型儿童预后更差
- 怀疑骨折但X线正常时需行健侧X线进行比较
- Ⅲ型和Ⅳ型常需要 ORIF 治疗

锁骨骨折

锁骨骨折是最常见的骨折，特别是儿童。摄X线平片可予以诊断。大多数类型可用悬吊固定治疗。

病因

锁骨骨折通常是摔倒时侧肩部着地所致，偶尔是因为直接的打击所致。

分类 根据分类采取不一样的治疗方法。

A类骨折涉及骨的中间1/3，占锁骨骨折约80%。胸锁乳突肌拉动近侧骨片向上位移。锁骨下血管很少受影响。

B类骨折涉及骨的远端1/3，占锁骨骨折约15%。多由直接外力作用引起。B级又分为三个亚型：

- Ⅰ型：位于关节外且无移位，提示喙锁韧带功能稳定
- Ⅱ型：位于关节外但伴位移，通常指示喙锁韧带的断裂，胸锁乳突肌拉动近侧骨片向上位移
- Ⅲ型：涉及肩锁关节的关节内表面，从而增加骨关节炎的风险（图 357-6）

C类骨折涉及骨的近端1/3，占锁骨骨折约5%。这类骨折通常是由暴力导致，多伴胸腔内与胸锁关节损伤。

症状及体征

骨折区域剧痛，患者可以感到骨折碎片移动和结构不稳定。有些患者主诉肩部疼痛。手臂外展时疼痛明显。

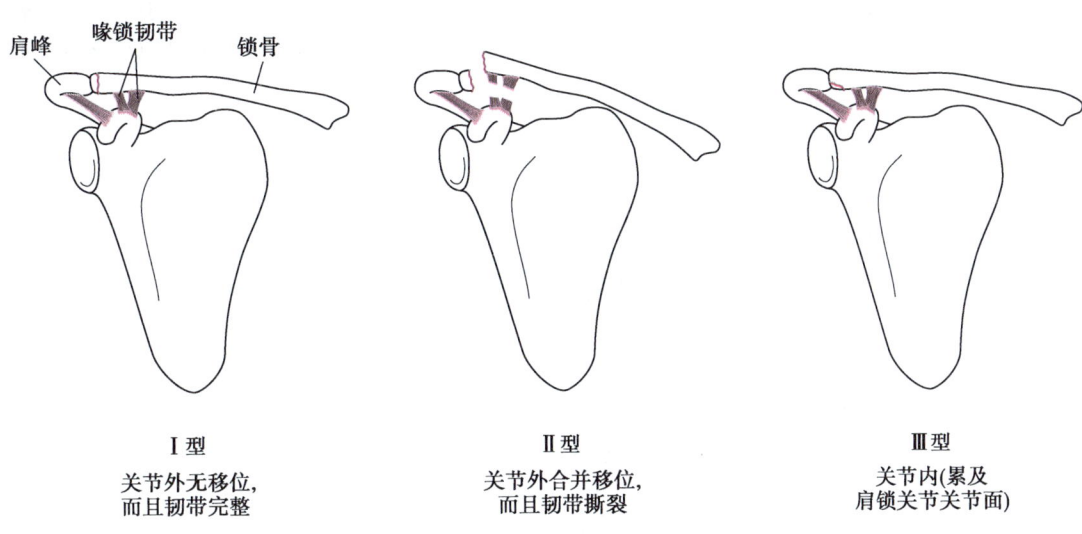

Ⅰ型	Ⅱ型	Ⅲ型
关节外无移位，而且韧带完整	关节外合并移位，而且韧带撕裂	关节内(累及肩锁关节关节面)

图 357-6　B 类锁骨骨折

A类骨折和关节外的B类骨折通常会导致可见可触的畸形。广泛骨折移位可明显撑起皮肤。

诊断

- X线平片

临床评估即可诊断，但仍需前后位X线平片检查，有时需前凸位和上45°摄片。然而，一些C类及关节内B类骨折需要其他影像学检查（如CT）。

治疗

- 悬吊固定
- 如果喙锁韧带破裂，通常需手术修复

许多骨折较轻微，悬吊固定4～6周即可。不再推荐8字绷带固定，因为悬带一样有效，且更舒适。

即使是成角骨折，一般也不需进行复位。

然而，如果皮肤显著撑起时（通常在A类骨折），需请骨科医生会诊。通常悬吊固定是有效的，但偶尔断骨可刺破皮肤，造成开放性骨折。

在B类Ⅱ型骨折，破裂的喙锁韧带通常需要手术治疗。如果锁骨远端骨折伴近端骨片向上移位，应转诊至骨科医生行喙锁韧带的手术修补。

B类Ⅲ型骨折，早期活动可能有助于减少骨关节炎的危险。

C类骨折需要由骨科医生进行复位。

经验与提示

- 如果锁骨远端骨折伴近端骨片向上移位，应转诊至骨科医生行喙锁韧带的手术修补

> **关键点**
> - 可根据临床表现诊断大多数锁骨骨折
> - 悬吊固定可用于多数锁骨骨折的治疗
> - B 类 Ⅱ 型和 C 类骨折需要骨科医生手术修复与复位

肱骨近端骨折
（肩部骨折）

肱骨近端骨折很接近外科颈区域（图 357-7）。大部分是轻度移位和成角。诊断是 X 线平片或 CT。悬带、绷带和早期制动可治疗大多数患者。

老年人中较常见。少数患者有腋神经损伤（三角肌中部感觉下降）或腋动脉损伤。制动数天后可产生挛缩，尤其是老年患者。

病因
大多数骨折是因为摔倒时外展的手着地，少部分是因为直接打击。

分类 根据骨折将整体结构分为多少个部分（parts）进行分类。"一部分"被定义为 1 个关键解剖结构移位（>1cm）或成角（>45°）。肱骨近端的 4 个关键解剖结构是：
- 解剖颈

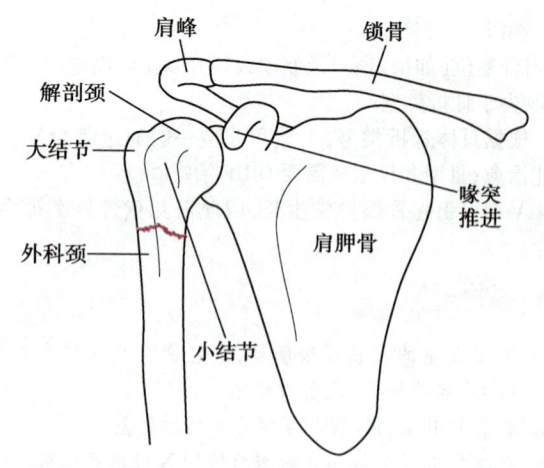

图 357-7 肱骨近端的重要解剖标志。图中肱骨外科颈已骨折

- 外科颈
- 大结节
- 小结节

例如，如果没有结构移位或成角，骨折属于"一部分"。如果一个解剖结构成角或移位，骨折属于"二部分"骨折（图 357-8）。肱骨近端骨折几乎 80% 属于"一部分"骨折，因整体解剖结构通过关节囊、肩袖和/或骨膜保持稳定。≥"三

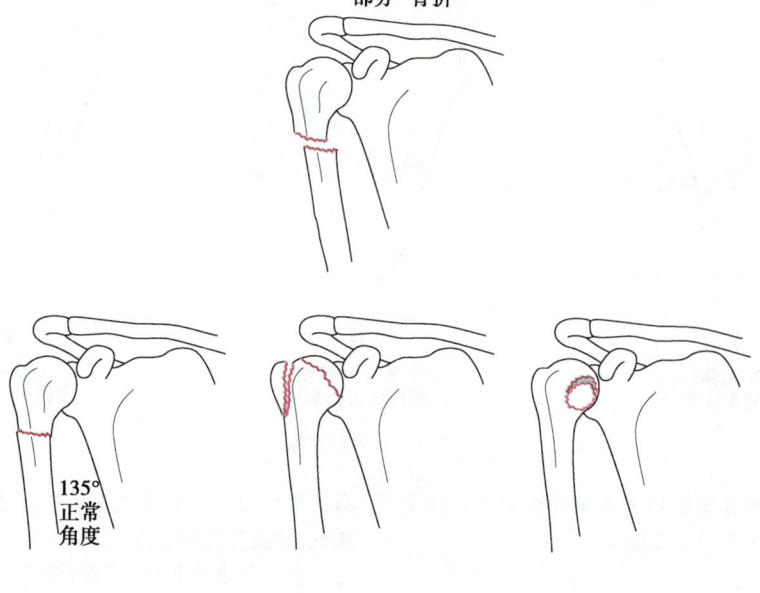

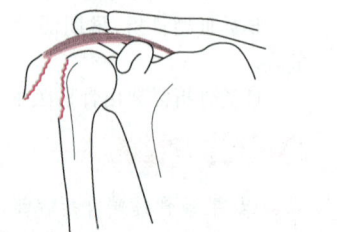

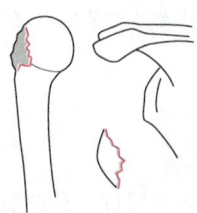

图 357-8 肱骨近端的"一部分"骨折和"二部分"骨折。如果没有结构被移位或角形，属于"一部分"骨折；如果一个结构成角或移位，属于"二部分"骨折

部分"的骨折少见。

症状及体征
肩部和上臂疼痛和肿胀；患者无法上提手臂。

诊断
- X 线平片
- 必要时 CT

X 线至少需包括：
- 前后内旋转面
- 斜位面
- 腋窝面，评估盂肱关节

骨折复杂且 X 线无法辨识时行 CT 检查。

治疗
- 悬带和早期适度功能锻炼
- 有时切开复位和内固定（ORIF）或人工关节置换

"一部分"骨折很少需要复位；大部分（近80%）悬吊固定即可，有时联合绷带固定（图 357-3），和早期的适度运动，比如 Codman 运动（图 357-9）。这些练习对老年人特别有用。由于挛缩的危险，早期活动是有益的，即使骨折断端对齐不佳。

"二部分"骨折需制动，患者应转诊至骨科医生，常需要 ORIF 或手术置入人工关节（肩关节置换）。

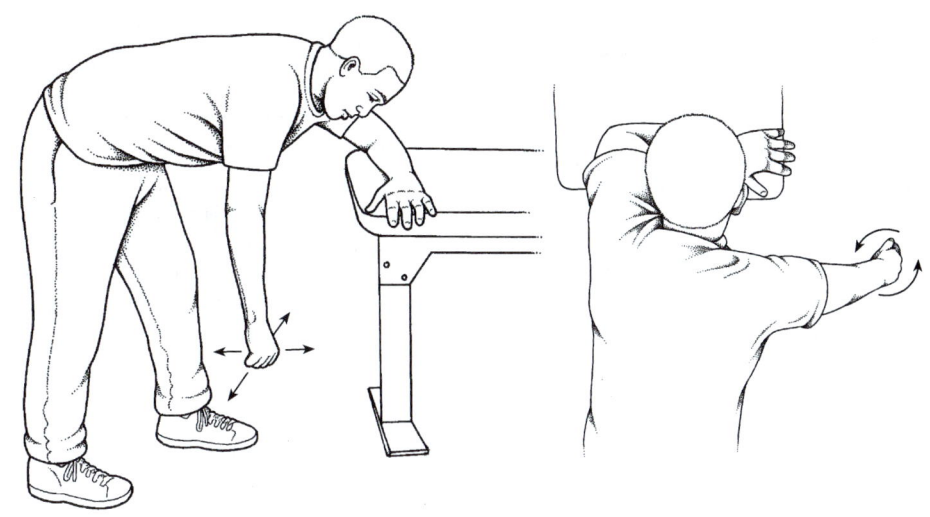

图 357-9　Codman 运动。患者弯腰，患侧手臂下垂，垂直于地面。手臂和肩膀要放松，膝盖弯曲。患者一做该锻炼会引起轻微疼痛，同时不断改变重心且适当增加幅度。该锻炼会引起轻微疼痛。每套动作各两次，每天做数套。应逐渐增加锻炼时间

> **关键点**
> - 肱骨近端骨折分类基于重要解剖结构（解剖颈，外科颈，大结节，小结节）发生移位和成角的数量
> - 80%的患者只需要悬带治疗
> - 患者，尤其是老年人，应尽快启动适度的运动练习

肱骨远端骨折
（肱骨髁上骨折）

肱骨远端髁上骨折通常因为摔倒时外展的手臂着地或直接打击，常会引起神经血管损伤。

肱骨远端骨折最常见于 3~11 岁儿童。多见于摔倒时手臂外展，肘关节着地或直接打击，往往造成向后移位或成角，常损伤肱动脉或正中神经或桡神经。神经血管损伤有时导致前臂的间隔综合征，这可能会导致福克曼缺血性挛缩（腕关节的屈曲挛缩导致爪形手畸形）。骨折通常在关节内，并引起关节积血。

诊断
- 前后位和侧位 X 线

骨折线可能不可见，但其他 X 线表现可提示骨折。包括：
- 后脂肪垫
- 前脂肪垫（船帆征）
- 异常肱骨前线
- 异常肱桡关系划线

后脂肪垫是手肘侧位片的异常表现，提示关节积液，特异但不敏感。

前脂肪垫也提示关节积液，但特异性稍差。

但如果前后脂肪垫同时显示或大量前脂肪垫（船帆征）存在时，可诊断骨折。

肱骨前线是侧位片上沿肱骨前缘走行的一条线，通常在中线位置横断肱骨小头。如果没有横断小头或是在小头的前部，则可能是肱骨远端骨折向后移位；此时需行斜位片或其他影像学检查。

肱桡关系划线是侧位片上穿过桡骨中段的线；通常，它平分肱骨小头。否则应怀疑存在隐匿骨折。

儿童的临床表现符合肱骨远端骨折时，需仔细阅片是否存在隐匿骨折（如后脂肪垫，异常肱骨前线和肱桡关系划线。）

经验与提示

- 儿童的临床表现符合肱骨远端骨折时,需仔细阅片是否存在隐匿骨折(如后脂肪垫,异常肱骨前线和肱桡关系划线)

怀疑骨折时需仔细检查神经血管。

治疗

- 早期骨科会诊
- 夹板治疗无移位骨折或隐匿骨折
- 移位的骨折需要切开复位和内固定(ORIF)

因远期并发症的关系,大多数骨折是由骨科医生来处理的。大多数患者需留院观察,但如果患者可复诊的话即使存在移位也可以用夹板固定后出院。

向后移位或成角的肱骨远端骨折需专科医生复位,因复位时可能损伤神经和/或桡动脉。可尝试在闭合复位时石膏固定,但不推荐,因为通常情况下 ORIF 是不可避免的。

关键点

- 肱骨远端骨折在儿童常见
- 可损伤桡动脉或正中神经
- X 线的前、后脂肪垫征以及肱骨前线和肱桡关系划线,可用于诊断
- 治疗时需咨询骨科医生

桡骨头骨折

桡骨头骨折通常因为摔倒时外展的手臂着地,X 线很难发现。

桡骨头在肘的侧面可以扣及,在做旋前、旋后动作时旋转,于外上髁同处于一个关节内。外上髁和径向头与鹰嘴一起构成等腰三角形,其中可触及桡骨头骨折引起的关节积液。

症状及体征

桡骨小头骨折会引起疼痛和局部压痛,旋后时明显。关节积血引起的肿胀很常见。肘关节活动度亦受限。可能同时发生肱骨小头骨折。

诊断

- X 线

需拍摄正位、侧位和斜位片。X 线检查可能只能给出骨折的间接证据,诊断主要依赖于体检。

常规正与侧位片无法诊断骨折,但可以显示异常脂肪垫征,提示关节积液。前脂肪垫的位移可提示关节积液,但不特异;侧位片上显示后脂肪垫特异性提示关节积液,但敏感度不够。有桡骨头部位局部触痛和肿胀者应作斜位摄片(较易发现骨折)或直接假定骨折治疗。

肱桡关系划线是侧位片上穿过桡骨中段的线。通常在中线位置横断肱骨小头(图 357-10)。在儿童,有时 X 线上骨折的唯一征象就是这条线移位。

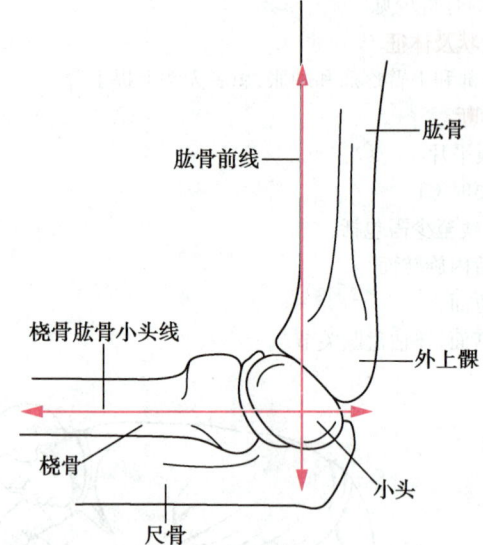

图 357-10 肱骨前线和肱桡关系划线。 通常情况下,肱骨前线是侧位片上沿肱骨前缘走行的一条线,在中线位置横断肱骨小头。如果没有横断小头或是在小头的前部,则可能是肱骨远端骨折向后移位。肱桡关系划线是侧位片上穿过桡骨中段的线;通常,它平分肱骨小头。如果没有,则应怀疑隐匿骨折。

经验与提示

- 如桡骨头压痛且临床或影像证据提示肘关节积液,即使 X 线正常也需按照假定骨折治疗

关节穿刺术抽尽血液(参见第 253 页)后可鉴别关节活动受限是由于机械性原因还是疼痛和肌肉痉挛引起。然后局部注射麻醉剂。

稳定性是在肘关节内侧和外侧应力测试松弛度和活动度。如果关节不随外力活动表明骨折稳定且相关韧带未损伤。

治疗

- 悬带和适度的活动
- 几乎不手术修复

极少位移的骨折和被动活动不受限的不稳定骨折都可以用悬带治疗,肘关节弯至 90° 可以增加悬带的舒适性。只要患者可耐受,应尽早开始作肘关节锻炼。

如果肘部不稳定或运动时存在机械性阻断,则需要手术治疗。

桡骨远端骨折

(手腕骨折;Colles 骨折;Smith 骨折)

桡骨远端骨折通常是倒地时外展的手着地。

多数会出现背侧移位或成角(Colles 骨折),老年人中特别常见。通常情况,尺骨茎突也会骨折。较少情况下出现掌侧移位(Smith 骨折),因为受伤时手腕弯曲。

症状及体征

手腕骨折(Colles 或 Smith)可能会导致畸形或肿胀,损

伤正中神经,导致示指尖端麻木以及拇指对掌不能。

其他并发症(如强直,永久畸形,疼痛,骨关节炎,复杂性区域疼痛综合征)也会出现,特别是骨折发展至腕关节内,引起腕关节移位或成角。

诊断

- 正位和侧位 X 线

临床表现可包括疼痛,肿胀和压痛以及桡骨远端背侧成角和位移(银叉或餐叉畸形)。

桡骨远端骨折通常在前后位和侧位片可见。偶尔需要 CT 明确关节内骨折。

治疗

- 闭合或切开复位

复位后制动于腕伸位 15~30°。通常可以闭合复位。骨折破坏关节或过度嵌入关节导致关节缩短时需要 ORIF 治疗。

舟骨骨折

舟骨骨折多因为腕部过伸。最初的 X 线检查可能不能发现。并发症可以很严重。

舟骨是最易受伤的腕骨。舟骨骨折多因为腕部过伸,特别是倒地时。骨折可以破坏舟骨近端血供。缺血性坏死是常见的并发症,即使立即治疗也可能导致功能残疾和退行性腕关节炎。

症状及体征

桡侧手腕肿胀,有压痛。出现以下症状需考虑舟骨骨折。具体体征包括:

- 拇指轴向受压时疼痛
- 手腕对抗外力旋后时疼痛
- 腕关节尺偏时鼻烟窝压痛明显

鼻烟窝位于桡骨远端,在拇长伸肌、拇短伸肌和拇长展肌腱之间。

诊断

- X 线平片
- 部分患者需要 MRI 或假定性治疗

初始 X 线(正位,侧向和斜位)检查约 20% 结果是正常的。如 X 线检查正常临床仍怀疑骨折时,可行 MRI 检查。或假定性诊断骨折并予拇指人字形夹板处理。1~2 周后患者仍觉疼痛或腕部压痛,可再行 X 线检查。

> **经验与提示**
>
> - 临床怀疑舟骨骨折时,即使 X 线结果正常也可继续行 MRI 或用拇指人字夹板固定

治疗

- 拇指人字形石膏

佩戴拇指人字形夹板(图 357-11)八周可治疗大多数无移位骨折。

有时需 ORIF。

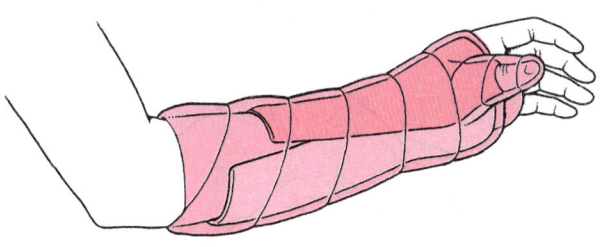

图 357-11 拇指人字形夹板

掌骨颈骨折(不包括拇指)

掌骨颈骨折多由轴向受力引起(紧握拳并击打)且较常见。表现为疼痛,肿胀,压痛,有时畸形。旋转畸形(图 357-12)也可能发生。击打时第 5 掌骨最易受伤(拳击手的骨折)。

诊断

- X 线片

通常情况下,正位、侧位和斜位片有诊断价值。

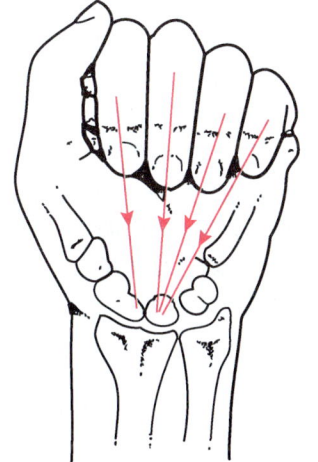
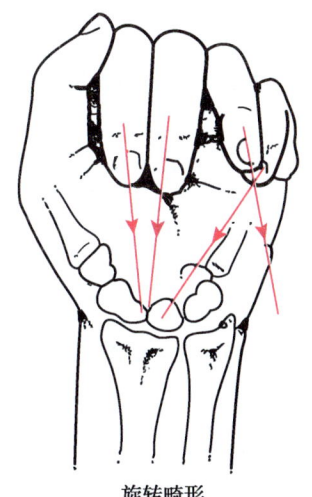

正常　　　　　　旋转畸形

图 357-12 **手骨折引起的旋转畸形**。通常,当近端指间关节弯曲至 90° 时,远端指骨线会聚于近端腕骨某一点上。一旦偏离即提示掌骨骨折

治疗

- 夹板固定
- 某些骨折需复位

如果患者在掌指关节附近有长条形伤口,应询问其是否击打过他人的口唇部。如果有,伤口就可能被口腔内细菌污染,此时需要抗感染处理(如伤口清创和预防性抗生素使用)。

以下背侧和掌侧的骨折不需要复位:

- 第四掌骨成角<35°
- 第五掌骨成角<45°

以下情况需要复位:

- 任何出现旋转畸形的掌骨
- 第二和第三掌骨骨折成角

通常可闭合复位。

夹板(如尺神经沟夹板治疗第四或第五掌骨骨折,图357-13)治疗数周,然后逐渐开始适度的运动练习。

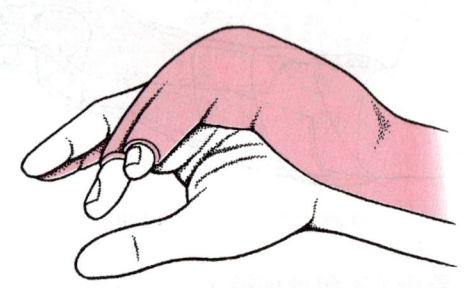

图357-13 尺神经沟夹板

指尖骨折

指尖(多发)骨折发生在末节指骨。通常原因为挤压伤(如门柱)。

指尖骨折很常见,可以是简单的横向骨折也可以是复杂的粉碎性骨折(远端指骨的前端平台),通常合并甲床裂伤,但有时指甲可以完整保留。

症状及体征

指尖肿大,压痛。有显著软组织损伤的骨折可能会导致感觉过敏,骨折预合后仍可持续存在。血液会被困积在甲板和甲床之间(甲下血肿),导致甲板变黑、升高,甲下血肿往往在甲床撕裂后出现。

甲床的严重破坏可导致指甲永久变形。

诊断

- X线

X线检查需包括正位、斜位和侧位。拍侧位片时,病变指节应与其他指节分开。

治疗

- 保护条或手指夹板治疗2周
- 甲下血肿较大或疼痛时,可钻孔放血

大多数指尖骨折给予对症处理,用保护条(市售铝泡沫夹板材料)将指尖包裹两周。骨折移位几乎不需要手术修复。

持续感觉过敏可用脱敏疗法治疗。

甲下血肿可钻孔放血(环钻术),通常是用一个电灼装置(有指甲油时不能用),或用一个18号针头钻孔减压。无论哪种方法,有突破感后需立即停止(表示已钻穿)。如果操作时动作轻柔而迅速,可以不用麻醉。否则,也可神经阻滞(在手指根部注射局部麻醉剂)。

甲床损伤 甲床损伤严重时需去除残甲后进行缝合,修复必须在损伤后24小时内以及感染前完成。损伤小,且完全位于指甲下方时可不予修复。

指尖挤压伤时,无论有没有骨折,常规会拔甲,评估甲床损伤程度,是否需要修复。然而,如指甲损伤不重或无变形时可不用拔甲,恢复也较好。环钻术只用于甲下血肿的治疗。

如果指甲严重受伤或变形时,应去除残甲,用细的可吸收缝线修补(如6-0或7-0聚乳糖缝线)。然后指尖需包裹在非黏附敷料(如塞罗仿纱布);24小时内检查伤口,以确保甲床没有黏附在敷料上。证据表明虽然甲床损伤是开放性骨折,但是修补术治疗后不需要抗生素治疗。

椎体压缩性骨折

大多数脊椎压缩性骨折是骨质疏松的结果,无症状或症状轻微,与创伤无关或仅由轻微创伤引起。

骨质疏松性椎体压缩性骨折(参见第291页)常见于胸椎(通常低于T6)和腰椎,尤其是靠近T12-L1关节。通常无外伤病史或只有轻微创伤(如轻微跌倒,突然弯腰,提重物,咳嗽)。骨质疏松性椎体压缩性骨折是其他椎体及非椎体骨折的高危因素。

有时,压缩性骨折或其他椎体骨折是由于暴力造成的(如机动车辆碰撞,从高处坠落,枪伤)。在这种情况下,脊髓也经常受伤,且脊柱应不止一处骨折。从高处坠落或跳下时,脚跟也可能骨折;10%的跟骨骨折伴有胸腰椎骨折(足跟着地时纵向力作用于胸腰椎)。

症状及体征

骨质疏松性椎体骨折通常无症状,约2/3患者仅表现为身高下降或驼背。疼痛症状可立即或延后出现。疼痛可放射至腹部。根性疼痛,无力,反射或括约肌异常是罕见的。疼痛通常在大约4周后减轻,12周后消失。

非骨质疏松性椎体压缩性骨折会引起急性疼痛,骨折部位压痛,通常合并肌肉痉挛。

诊断

- X线

骨质疏松性骨折通常通过X线诊断。以下是常见异常发现:

- 椎体高度的损失(尤其是>6cm)
- 放射密度下降
- 骨小梁结构的缺失

- 楔形变

椎体骨质疏松性骨折通常是偶然发现的。如果患者没有骨质疏松症(如老年人)的危险因素,那么诊断几乎是不可能的。

第四胸椎以上的骨折提示恶性肿瘤的可能比骨质疏松大。如果患者不确定骨质疏松症,可行双能 X 线吸收计量法(DXA)检查。一旦诊断骨质疏松后,应寻找其可能的继发因素。

严重创伤时,脊柱 CT 是必需的。且如出现神经功能缺陷或症状,应进一步行相应节段的 MRI。

如病因是高空坠落或跳下,临床医生应检查跟骨骨折和是否存在额外的椎骨骨折。

治疗

- 镇痛药物
- 早期活动和理疗

治疗重点是缓解疼痛和早期活动。可给予镇痛药。早日恢复正常的活动有助于限制进一步的骨质流失和残疾。

物理治疗师可以教患者正确提举重物的姿势,以及增强椎旁肌的练习,但治疗需在疼痛控制以后开始。

治疗可能合并的骨质疏松症(如二碳磷酸盐化合物,参见第 326 页)。降钙素也可以帮助减轻疼痛和增加骨密度。

矫形支架也常用于临床治疗,但其疗效尚不清楚。

对一些患者,椎体后凸成形术较椎体成形术更能缓解严重的疼痛。椎体成形术是将甲基丙烯酸甲酯注入椎体。而椎体后凸成形术是利用球囊使椎体膨胀。

这些方法均能减轻注射椎体的畸形,但不能减少甚至是增加邻近椎体骨折的危险。其他风险包括肋骨骨折、骨水泥渗漏和肺水肿或心肌梗死。

如骨折是由暴力所致,应立即固定脊柱,并行 CT 或 MRI 评估骨折的稳定性。如合并脊髓损伤应及时处理,并给予支持治疗(如止痛药,早期活动)。

> **关键点**
> - 椎体骨折多由骨质疏松所致
> - 大约 2/3 椎体骨质疏松性骨折是无症状或表现为身高下降或是驼背
> - T4 以上孤立骨折需考虑肿瘤
> - 患者不确定是否存在骨质疏松症时,应行双能 X 线吸收计量检查
> - 鼓励早期活动

骨盆骨折

骨盆骨折可累及耻骨联合,髂骨,髋臼,骶髂关节或骶骨,可表现为轻微跌倒引起的微小错位,也可以是引起大量出血的严重错位和损伤。泌尿道、肠道以及附近分布的神经也可受到损伤。X 线片可帮助诊断,但通常选择 CT。轻型病例只需要对症治疗。不稳定骨折和出血量大时通常需要外固定或切开复位内固定术。

病理生理

组成骨盆的骨骼,与前后骶髂韧带和骨之间的纤维接头,形成环状结构。骨盆骨折可以不破坏环状结构,但如环有 2 个以上区域断裂会引起骨折不稳定。

并发症 骨盆骨折时会破坏其中许多重要的解剖结构。骨盆后环损伤时易累及血管(如髂静脉损伤),可造成大量出血。出血可以是外出血(指开放性骨折)也可以仅为内出血;两种都可引起失血性休克。

此外,常见的损伤还有泌尿生殖系统损伤(尿道膀胱撕裂),尤其是骨盆前部骨折。肠道损伤常见于骨盆后部骨折。骶孔附近的神经根和神经丛也可能在后部骨折时损伤。

病因

大多数骨盆骨折源于高能量损伤,最常见的是机动车事故(包括机动车与行人碰撞)或从高处跌落。也有一些骨盆骨折(耻骨联合或耻骨支骨折)仅由轻微损伤引起,尤其见于骨质疏松症患者。

有些骨盆骨折,通常是生长板开放的青少年,表现为髂前下棘或坐骨结节撕脱骨折。

关于骨盆骨折有许多复杂的分类系统。

症状及体征

大多数患者有腹股沟和/或下背部疼痛。通常有耻骨联合或同时伴有髂前上棘压痛,尤其是严重骨折者,提示骨折不稳定。

患者仍可能行走,取决于骨折的严重程度。

泌尿道和/或妇科(通常是阴道)损伤包括:

- 尿道口出血
- 阴囊或会阴血肿
- 血尿
- 无尿
- 高位前列腺
- 阴道流血

肠道直肠损伤可引起:

- 腹部或骨盆疼痛
- 直肠出血
- 继发性腹膜炎

神经损伤可引起:

- 无力或下肢、直肠以及会阴感觉和反射消失
- 失禁
- 尿潴留

骨折不稳定、后部骨折以及伴随大出血时,死亡率较高。

诊断

- X 线平片
- 通常 CT

骨盆或髋部区域疼痛，或严重外伤时需要考虑骨盆骨折的可能。正位骨盆 X 线可显示大多数骨折。

移位的骨折表明骨盆环被破坏，提示存在另一个骨折或韧带联合或韧带损伤。此时需特殊平面的 X 线摄片（如 Judet 平面可评估髋臼）。

CT 比 X 线更敏感，在高能量损伤时多用于识别所有骨折片段和某些相关的伤害。低能量损伤所致的耻骨支骨折或小撕脱骨折时不需要 CT 检查。

合并伤的诊断和治疗应优先于骨盆骨折的完整界定。应考虑和评估膀胱及尿道损伤（参见第 2693 页）。应包括以下检查：

- 尿液分析检查有无血尿
- 神经系统检查
- 女性需检查有无阴道损伤

男性常规直肠指检明确是否有高位前列腺，如存在提示后尿道损伤的风险增加。然而，这种检查是否有用尚不得而知。

治疗

- 稳定性骨折只需对症治疗
- 不稳定骨折需外固定，或切开复位内固定（ORIF）
- 对于严重出血患者需外固定治疗，有时需血管栓塞或盆腔填塞

常规需要骨科医生会诊。

稳定骨折的治疗一般仅需对症，特别是能独立行走的患者。髋臼骨折是由高能量损伤（如高空坠落或机动车碰撞）引起的，如出现骨折移位或闭合复位后不稳定仍存在，则需要手术治疗。髋臼骨折合并后壁损伤时通常采用非手术治疗。这些治疗方案均需咨询骨科医生。

不稳定骨折应尽快在急诊内用布单包裹骨盆或用市售的骨盆黏结剂固定，固定后出血症状可减少或停止。骨盆骨折不稳定时需咨询骨科医师确定是否需要切开复位内固定或外部螺钉固定。外部螺钉固定可由骨科医生在急诊室完成。

外部螺钉固定指征包括：

- 持续出血或血流动力学不稳定，尤其是患者骨盆结构严重破坏
- 多系统创伤
- 转运前稳定

经皮螺钉固定降低发病率和住院时间。

> **经验与提示**
>
> - 尽快外固定或包裹骨盆，加固不稳定的骨盆骨折

如持续出血，需行血管栓塞填塞骨盆和/或手术内固定。

没有显著出血的不稳定骨折可用黏合剂稳定；ORIF 是首选治疗。

其他合并伤也应治疗。

> **关键点**
>
> - 高能量损伤所致严重骨盆骨折通常引起泌尿道和血管损伤
> - 骨质疏松症患者的耻骨联合或耻骨支骨折可以是轻微受伤引起
> - 高能量损伤时需 CT 检查
> - 稳定骨折，控制出血，治疗症状与相关损伤

髋部骨折

髋部骨折可发生于股骨头、颈或股骨大转子之间或以下。最多见于老年人及伴骨质疏松症者，多由摔倒引起。诊断通过 X 线，必要时行 MRI。治疗通常是采用切开复位内固定，有时是人工股骨头置换术或全髋关节置换术。

大部分髋部骨折与跌倒有关，在老年人由于骨质疏松，即使很轻的力量（如床上翻转、椅子上站起、行走）也能引起。骨折位置包括：

- 股骨头
- 股骨颈（头下）
- 粗隆间
- 粗隆下

头下和转子间骨折是最常见的类型。

并发症包括：

- 股骨头坏死
- 骨折不愈合
- 骨关节炎

并发症最常见于老年人股骨颈错位骨折。

症状及体征

髋部骨折最常表现为腹股沟疼痛和行走不能。有时疼痛转移至膝盖，并因此被误诊为膝盖异常。同样，耻骨支骨折也可引起腹股沟疼痛。

骨折移位时患者行走不能，疼痛明显；患腿可短缩外旋。相反，嵌插骨折时患者能够行走，疼痛轻微且无可见的畸形。然而，这样的患者膝盖伸直时无法对抗外力弯曲下肢。

膝关节屈曲时被动转髋可加重疼痛，有助于鉴别关节外疾病，如转子滑囊炎。

诊断

- X 线平片
- 很少 MRI 或 CT

骨盆正位和水平线侧位 X 线可帮助诊断。骨折明确后，应做整条股骨的 X 线检查。其他帮助诊断骨折（如当骨折轻度移位或嵌插时）的证据可以包括股骨颈骨小梁密度和骨皮质的异常。然而，X 线结果偶尔也会正常，特别是头下骨折或严重的骨质疏松症时。

如果 X 线结果正常，但临床仍怀疑骨折，可行 MRI 检查。因为它检测隐匿骨折时几乎具有 100% 的灵敏度和特异性。也可用 CT，但敏感性较差。

> **经验与提示**
>
> ■ 如果 X 线结果正常，但临床仍怀疑骨折，可行 MRI 检查

治疗

- 通常是切开复位和内固定
- 有时可选择股骨头置换术或全髋置换术

绝大多数髋部骨折需手术治疗以减少疼痛的持续时间。非手术治疗的关键是长期卧床，但会增加严重并发症（如深静脉血栓形成、压疮、功能失调、肺炎、死亡）的风险，特别是在老年人。康复应在髋关节术后尽早开始。

预防性抗凝可减少髋部骨折后 DVT 的发生。

股骨颈骨折 老年人无移位和嵌插的股骨颈骨折和年轻人所有类型的股骨颈骨折都需要 ORIF 治疗。

老年人发生移位股骨颈骨折时常选择髋关节成形术（置换），可以更早的进行无限制负重以及减少额外手术的可能性。行走很少的老年患者因髋关节受力少因此常做股骨头置换术（仅更换近端股骨）；运动较多的患者目前更多的行全髋关节置换术（股骨近端更换、髋臼置换）。全髋关节置换手术创伤大、风险高，但功能恢复更好。

股骨转子间骨折 转子间骨折采用 ORIF 治疗（图 357-14）。

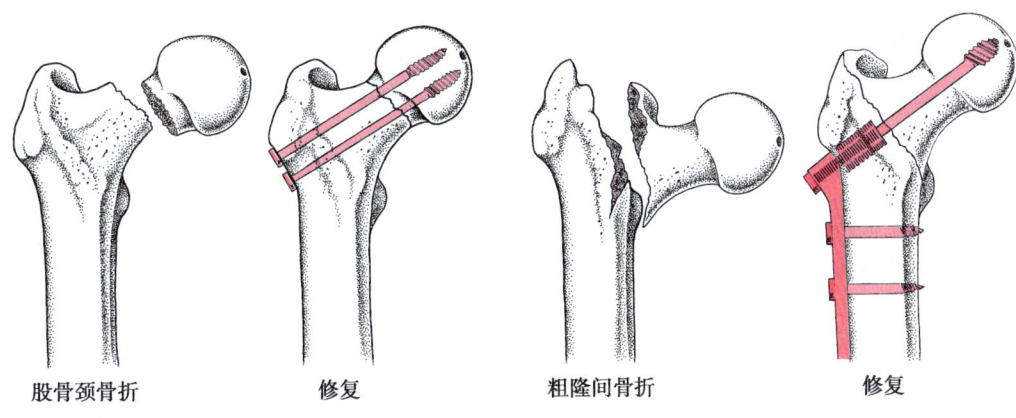

图 357-14 髋部骨折开放复位和内固定（ORIF）

> **关键点**
>
> ■ 髋部（尤其是头下和粗隆间）骨折常见于老年骨质疏松症患者
> ■ 股骨头坏死、骨折不愈合和骨关节炎是常见的并发症
> ■ 所有不明原因髋关节或膝关节疼痛，行走困难，且膝关节屈曲时被动转髋可加重疼痛时，需考虑髋部骨折
> ■ 临床怀疑但 X 线无骨折征象，做 MRI 检查
> ■ 多需要手术治疗（切开复位内固定或髋关节成形术），使患者能尽快行走

股骨干骨折

股骨干骨折通常是由暴力引起，临床表现典型。需立即夹板固定并牵引，随后切开复位内固定。

骨折一般原因为直接受到大力作用或屈膝时轴向负载过重（典型为摩托或汽车撞击行人）。因此，其他的重伤也经常存在。

骨折会造成明显的肿胀、畸形和不固定。每次骨折引起的失血量最高可达 1.5L。钝器伤所致且合并其他损伤时易引起失血性休克。

诊断

- X 线片

正位和侧位 X 线具有诊断意义。如果骨折由暴力所致，需行髋关节 X 线排除同侧股骨颈骨折的可能。膝盖也应该仔细地评估。

治疗

- 立即用夹板牵引
- 切开复位和内固定

即刻夹板固定，最好选择可牵引的夹板（如 Hare 牵引或 Sager 牵引夹板），然后切开复位内固定。因为牵引夹板施加牵引力至小腿，所以如合并胫骨骨折时不能使用。

踝骨折

踝关节骨折发生在胫骨的内侧或后踝和/或腓骨外踝。骨折可以是稳定的和不稳定的。诊断通过 X 线或 MRI。稳定骨折时治疗通常是石膏固定或步行靴；不稳定骨折常切开复位内固定。

踝骨折很常见，可由多种原因引起，但由跑步或弹跳时的内翻伤引起最常见。

踝是一个环形结构，它将腓骨、胫骨与距骨相连。内环稳定性来源于：

- 两块骨头：胫骨内踝和腓骨外踝
- 两个韧带复合体：内侧的三角韧带，外侧的前、后距腓韧带和跟腓韧带（图 357-15）

骨折破坏了环形节构的某一部分，即可影响环形节

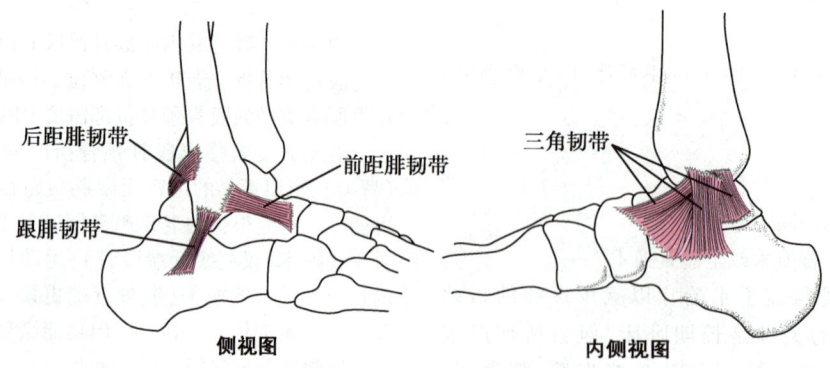

图 357-15 踝关节韧带

构的其他部分(如环内一块骨骼骨折的同时,常常会有一组韧带撕裂)。如果骨折破坏了环内 2 个或以上结构,踝关节就会不稳定。内侧三角韧带的破裂也会破坏踝的稳定性。

内踝骨折,踝关节打开,远端腓骨无骨折,此时近端腓骨骨折称为 Maisonneuve 骨折;此时只有胫骨腓骨之间的骨间韧带撕裂才会破坏关节的稳定。

疼痛和肿胀首先发生在损伤部位,然后向踝周围蔓延。

诊断

- X 线
- 有时应力 X 线和/或 MRI

踝关节 X 线采取正位、侧位和斜位。某些标准(如渥太华脚踝规则,参见第 2690 页)经常被用来规避患者不必需的 X 线检查。

X 线上骨折表现明显。

骨折是否稳定决定了下一步治疗。体检或轻触脚踝时可很明显感受到骨折不稳定。膝盖也应仔细体检,特别是近端腓骨骨折时。

内踝和外踝同时骨折时,多半是不稳定的。

只有腓骨骨折且胫距关节正常时才建议行外旋应力 X 线检查。它可以发现胫距关节半脱位,提示三角韧带和踝关节不稳定。

> **经验与提示**
>
> - 如内踝骨折,伴移位且踝关节内侧开放,建议膝关节 X 线检查近端腓骨骨折

如果近端腓骨骨折成立,则进一步行膝盖的 X 线。

治疗

- 步行靴或石膏
- 有时需手术(切开复位和内固定)

多数稳定的踝关节骨折用步行靴或者石膏治疗。

不稳定骨折需 ORIF 治疗,因其可以正确对齐碎骨且在骨折愈合过程中更好地保持一致。

如果踝关节稳定且碎骨对齐准确,预后一般良好。如果碎骨没有对齐,可诱发关节炎和骨折再发。

> **关键点**
>
> - 如果踝关节骨折在一处破坏了脚踝环的结构(由踝骨和韧带形成的),往往存在另一处的结构破坏;如果该稳定踝被破坏结构≥2,踝关节就不稳定
> - 渥太华脚踝规则用于限制 X 线检查仅用于更可能合并脚踝骨折的患者
> - 通过体检和必要的 X 线检查评价踝稳定性(决定治疗方向)
> - 多数稳定的脚踝骨折予步行靴或石膏固定;不稳定的骨折需 ORIF

跟骨骨折

跟骨骨折发生在跟骨(脚后跟骨),往往是暴力所致。诊断通过 X 线,必要时 CT 检查。治疗包括石膏固定和手术,但需先咨询骨科医师。

跟骨骨折占所有骨折的 1%~2%,不常见但较严重。如果没有及时诊断和治疗,可能导致长期残疾。急诊就诊时 10% 的跟骨骨折被漏诊。

典型的跟骨骨折是高能量外力轴向作用于足部导致(如从高处坠落是足跟着地)。由于作用外力能量巨大,往往伴随其他严重损伤;10% 跟骨骨折患者合并胸腰椎压缩性骨折。

跟骨骨折也可以是应力性骨折,特别是在运动员,如长跑运动员。

跟骨骨折也可能发生在关节内。

症状及体征

通常情况下,足跟周围和后足有压痛和肿胀。

10% 的患者会出现急性间隔综合征(参见第 2684 页)。

诊断

- X 线
- 必要时 CT

X 线检查需包括轴位和侧位。

以下情况需行 CT 检查:

- X 线结果阴性,但临床症状提示跟骨骨折
- Bohler 角<20°

- 需要对更多骨折细节描述

Bohler 角度在侧位片上测量。这个角度是由后关节面最高点到跟骨结节最高点的连线与后关节面最高点到跟骨前突最高点的连线组成。正常情况下，在 20~40° 之间。20° 以下提示骨折。

> **经验与提示**
> - 高能量外力轴向作用于跟骨后出现肿胀和压痛，需要完成 X 线测量 Bohler 角，同时检查是否存在胸腰椎压缩性骨折和骨筋膜室综合征

临床医生也应检查其他损伤是否存在，如胸腰椎骨折。

治疗
- 骨科会诊
- 治疗包括石膏或是手术，取决于骨折的类型

必须咨询骨科医生的意见。

关节内跟骨骨折是否手术还是很有争议的。

关节外跟骨骨折的对症治疗包括休息（避免负重），压缩敷料（具有保护作用），冰敷和抬高患肢（PRICE）。当肿胀消退后，需要石膏固定。

> **关键点**
> - 跟骨骨折没有及时诊断和治疗，可能会导致长期残疾
> - 骨折常因高能量外力轴向作用所致，因此合并其他损伤可能大（如胸腰椎压缩骨折）以及间隔综合征（可高达 10%）
> - 诊断依据是 X 线，必要时行 CT
> - 关节内跟骨骨折是否手术还是很有争议的
> - 关节外跟骨骨折遵从 PRICE 原则治疗后再行石膏固定

中足骨折脱位
（跗跖关节骨折脱位）

跗跖关节损伤是一个或多个跗跖关节骨折和/或脱位。确诊需行 X 线，大多数情况下通过 CT。需转诊至专科医生，通常切开复位内固定，有时行足部融合。

中足损伤较常见。通常的损伤机制是直接打击或间接切向力作用于跖屈的足部（如跖屈的足面被击中）。

跗跖关节复合体包含 5 个连接前足和中足的跗跖关节。其中含有多个韧带。跗跖韧带本身连接第二跖骨底部至第一楔状骨（图 357-16）。跗跖复合损伤表现多样，包括扭伤至一或多个跗跖关节脱位，都可合并骨折或无骨折。当骨折发生时，通常累及第二跖骨。跗跖关节损伤往往会导致中足不稳定。

严重程度差别很大。有些损伤只有轻微肿胀和疼痛；也可造成严重软组织疼痛，肿胀，畸形，血肿，有时可出现感觉异常。脚长可能会显短。

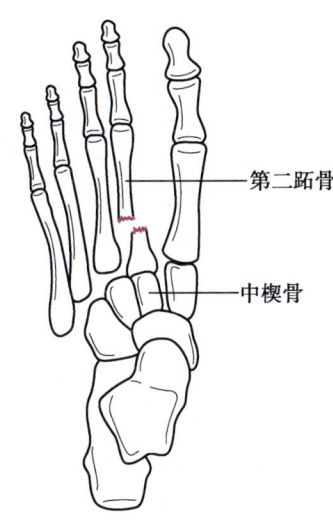

图 357-16 第二跖骨基部骨折伴脱位。第二跖骨基底骨折可能破坏一个或多个跗关节。在此图中，第二跖骨骨折导致第三跖骨至第五跖骨横向移位

并发症（如骨关节炎，间隔综合征）常见，严重者可致残。

诊断
- X 线
- 有时 CT

诊断需正位、侧位、斜位 X 线检查，但表现可能不明显，导致误诊。初诊时有 20% 漏诊率。

X 线可显示第二跖骨基部骨折或楔形骨碎片骨折，但不会显示跗关节被破坏。即使 X 线结果阴性，也需要怀疑存在跗关节破坏。通常跗关节内第二楔形骨的内侧面与第二跖骨的内侧面直接对齐。此时需对比片或 CT 确诊跗关节损伤。

> **经验与提示**
> - 如果中足肿胀和压痛明显，仔细读片确定第二楔形骨的内侧面是否直接与第二跖骨的内侧面对齐

如 CT 不可用，可选择应力 X 线，即足部用力时拍片（如患者双足站立时）。患者的体重可引起第一和第二跖骨之间的空间扩大，使诊断变得更加容易。然而，CT 比应力 X 线更敏感，因此是疑诊患者的首选。

治疗
- 骨科会诊
- 常用治疗是切开复位内固定（ORIF），或行足部融合

脱位经常自发地复位。然而，这种损伤会影响足部功能，造成残留疼痛和关节炎，因此患者应立即被转诊至骨科医生接受手术。切开复位内固定或足部融合是根治手段。

ORIF 后需行 CT 诊断断骨是否对齐。

如不需手术治疗，患者需制动，患肢无负重至少 6 周以上。

> **关键点**
> - 跗跖关节损伤涉及一根以上韧带时,通常破坏的跗跖关节也在一个以上
> - 并发症(如间隔综合征、慢性疼痛、残疾)可很严重
> - X线表现不明显时,可能需要压力X线或CT检查
> - 患者需被转诊至骨科医生;通常,需要切开复位内固定或足部融合

第五跖骨骨折

第五跖骨骨折可发生在基底部或骨干。骨干骨折可以是急性或是应力性的。因为这些骨折的治疗方法和预后存在较大差异,因此准确的诊断是非常重要的。诊断可以通过X线。治疗取决于骨折的位置。

疼痛,肿胀以及压痛通常只集中在骨折部位。

X线检查需行正位、侧位和斜位片。

第五跖骨基部骨折

第五跖骨基部骨折可以是急性或是应力性的。急性基部骨折往往在干骺端附近发生,有时也被称为琼斯骨折。

由于血运受影响,会导致骨折不愈合及延迟愈合。

治疗
- 石膏固定
- 骨科会诊

治疗主要是短腿石膏且无负重6周。患者需被转诊至骨科医生,决定是否切开复位内固定(ORIF)。

第五跖骨骨干骨折

第五跖骨骨干骨折也被称为跳舞者骨折或伪琼斯骨折。损伤机制通常是挤压伤或由内翻力引起腓骨短肌腱撕脱。骨干骨折较急性基部骨折(琼斯骨折)多见。

不像基部,骨干具有丰富的侧支循环,很少发生延迟愈合和不愈合。

治疗
- 对有症状者进行对症治疗

治疗主要是对症,可包括硬底鞋或步行靴和可耐受的负重练习。

脚趾骨折

大多数脚趾骨折轻度移位,只需用绑带与相邻的趾固定即可(双趾绷带)。

疼痛、肿胀和压痛是常见的表现。甲下血肿(指甲板和甲床之间)也是常见的,特别是挤压伤引起的骨折。

诊断
- 如怀疑存在损伤,行X线检查

除非出现旋转变形,或累及关节,或大脚趾近端趾骨损伤,一般不需X摄片,因无论是否存在骨折,治疗方法都是一样的。X线检查包括正位、侧位和斜位片。

治疗
- 双趾绷带
- 某些损伤,仅需复位和固定

处理包括包裹伤趾并将其与相邻脚趾绑于一处(动态夹板固定,双趾绷带)。如果趾部移位或变形,需在绑带固定前复位。某些情况下需要固定(如对于有明显位移或姆趾的旋转畸形骨折)。

间隔综合征

间隔综合征是指由于压力增加而使筋膜间隙过紧,引起组织缺血。早期症状为疼痛,其程度与损伤不成比例。测定组织间隙压力为诊断依据。治疗方法为筋膜切开术。

间隔综合征是一种自发持续性的恶性循环过程。起初为组织损伤引起的水肿(软组织水肿或血肿)。如果封闭筋膜室中的水肿继续发展,特别是小腿的前或后筋膜室,组织扩张空间较小,会使压力增加。房室压力高于正常毛细管压力约8mmHg时,细胞灌注会减缓并可能最终停止。(注:由于8mmHg远低于动脉血压,细胞血供可在脉搏消失前停止)。组织缺血进一步加重水肿,形成恶性循环。

随着缺血加重,肌肉出现坏死,并导致横纹肌溶解、感染和高钾血症。如不给予治疗,可导致截肢和死亡。低血压或动脉供血不足可损害组织灌注,哪怕仅是轻度升高的房室压力,从而导致或恶化间隔综合征。坏死组织愈合后会出现挛缩。

间隔综合征主要发生在四肢,最常见于小腿和前臂。但是,其他部位(如上臂,腹部,臀部)发生间隔综合征也有报道。

病因

常见原因包括:
- 骨折
- 严重挫伤或挤压伤
- 血管损伤修复后的再灌注损伤

罕见的原因包括毒蛇咬伤,烫伤,极度劳累,药物过量(海洛因或可卡因),过紧的石膏和绷带,以及其他用于控制肿胀的装备,都可升高隔内压力。昏迷期间长时间压迫肌肉可致横纹肌溶解。

症状及体征

最早出现的症状是
- 疼痛加剧

表现为与损伤不成比例的疼痛,并由于房室内肌肉被动牵拉加剧(如对于前腿的间隔综合征,被动踝关节跖屈和脚趾屈曲会牵拉隔内的肌肉)。组织缺血会导致5P症状,首先是疼痛,随后包括感觉异常、麻痹、苍白和无脉。触诊时,间隔有张力感。

> **经验与提示**
> - 如果疼痛超过预期损伤的严重程度,需考虑间隔综合征;检查被动伸展肌肉是否会使疼痛加重,以及隔内的张力

诊断

- 隔内压力诊断

必须及时诊断并在发展成苍白和无脉等坏死征象前开始治疗。临床评估的难点：

- 有时并没有典型的症状和体征
- 临床表现无特异性，可能是骨折本身引起的
- 很多创伤患者精神状态会由于其他创伤和/或镇静药物而改变

因此对高危患者，医生需常携带测压器进行压力测定并且熟记压力的低限值（正常≤8mmHg）。如果隔内压力大于30mmHg或在舒张压以下30mmHg内范围，可诊断间隔综合征。

治疗

- 筋膜切开术

首要治疗是去除肢体上所有的狭窄结构（如石膏，夹板），纠正低血压，并给予镇痛与吸氧。

除非隔内压力迅速降低，症状减轻，否则通常需要紧急筋膜切开术。筋膜切开时，皮肤切口需足够大，打开所有间隔，从而缓解压力。仔细检查所有肌肉，对无法存活的组织应清创。

如果坏死严重需截肢。

> **关键点**
> - 间隔综合征一旦启动就会很严重
> - 如果疼痛与损伤程度不成比例损伤，或隔室内肌肉被动拉伸引起疼痛加重，或者隔室张力较高时，都需要考虑间隔综合征
> - 如果隔内压力大于30mmHg或在舒张压以下30mmHg内范围，可诊断间隔综合征
> - 除非压力迅速下降，否则应尽快行筋膜切开术

肩关节脱位

肩（盂肱关节）脱位时，肱骨头从关节窝分离，几乎都是前脱位。

大关节脱位中，肩关节脱位约占一半。

肩关节脱位可能：

- 前脱位
- 后脱位
- 下脱位

前脱位　前向脱位占≥95%，病因为外展并外旋。合并伤包括臂丛神经损伤，肩袖撕裂（尤其是老年患者），大结节骨折，腋神经损伤。由肩关节不稳定引起的复发性脱位多见于30岁以下患者。

肩峰明显突出，肘轻度伸出，肱骨头向前下方脱出，在正常位置不能被扪及。患者不愿移动手臂。他们可能有运动和感觉障碍（如如果腋神经受伤，三角肌感觉减退）。

正位（AP）和腋窝X线可诊断前脱位，X线上可见关节窝外的肱骨头。

治疗首选局麻（关节内阻滞）或镇静下的闭合复位。常用复位方法：

- 牵引和抗牵引技术（图357-17）
- 外旋（Hennepin技术，图357-18）
- 肩胛操作
- Cunningham（按摩）技术

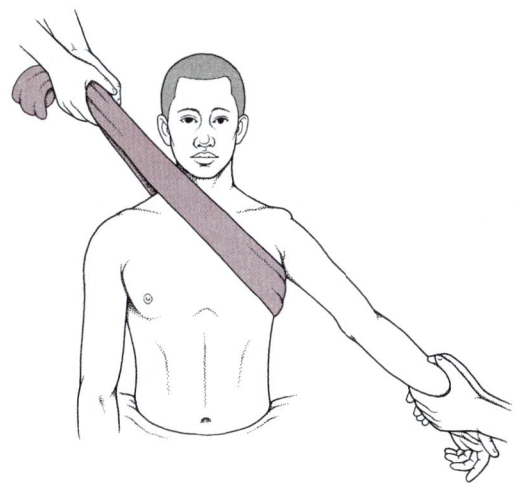

图357-17　牵引和抗牵引技术用于肩关节前脱位的复位。患者平卧于担架，锁定担架轮。助手将一条折叠的被单围绕患者患侧胸部。复位操作者牵引患肢向下向外成45°角。在肱骨牵出后，再将肱骨近端稍向外侧牵引

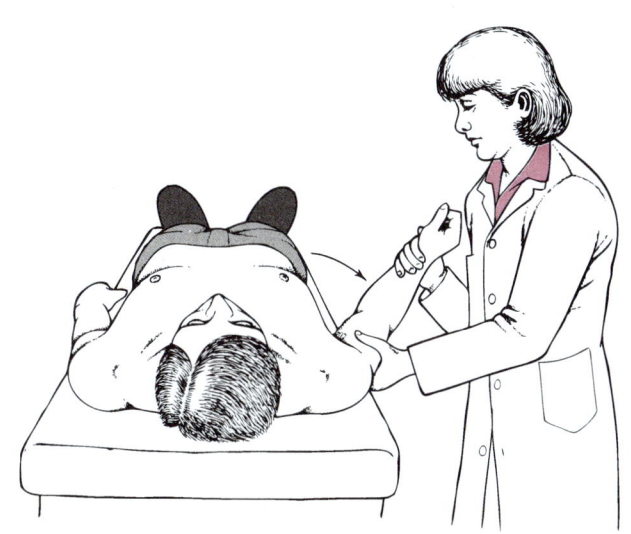

图357-18　Hennepin技术用于肩关节前脱位的复位。医生内收患者的患肢，并曲肘保持90°。然后慢慢地向外旋转（5~10分钟），以便缓解肌肉痉挛。复位通常发生在外旋70°~110°

许多手法（如Hennepin、肩胛操作、Cunningham）可以不需镇静，但需要时间使痉挛的肌肉充分放松；患者必须将注意力集中在放松上。

关节复位后立即给予悬吊和绷带进行固定（图357-3）。

Hennepin 技术（外旋）可在患者仰卧或端坐时完成。医生内收患者的患肢，并曲肘保持90°。然后慢慢地向外旋转至少5~10分钟，以便缓解肌肉痉挛。复位通常发生在外旋70~110°。该技术对80%~90%患者是有效的。

肩胛操作可以在患者直立或俯卧位时完成。医生保持患者肘部在90°弯曲，慢慢外旋患肢。助手在患肢上轻微的增加牵引力。医师然后旋转肩胛骨使得肩胛下角朝脊柱方向内侧移动。肩胛操作可以与其他技术（如Stimson技术）一起使用。

Cunningham技术主要涉及按摩盂肱关节周围的肌肉，患者保持坐位。医生进行以下操作：

- 坐在患者的患侧，面对患者
- 将患肢放于自己的肩上，保持患者的肘部弯曲
- 医生的手置于患肢肘部的凹陷处（肘窝），并握住患肢
- 按摩肱二头肌，中三角肌，斜方肌，放松痉挛的肌肉
- 指示患者如感觉到肩部在移动时要尽量放松，而不是紧张起来（放松是这个复位方法的关键）
- 指示患者坐直（不向前方或侧向倾斜），然后耸肩，尝试用两侧肩胛骨的上端相互接触

复位会在几分钟内完成。

Stimson技术（也称为悬空重物技术）较少进行。患者需俯卧位，患肢垂于床边。将重物系于手腕上。约30分钟后，肌肉痉挛通常可缓解，足以使肱骨头复位。因为患者俯卧，不推荐镇静。这个位置不适合怀孕和极度肥胖的患者。这种技术也可以与肩胛操作联合使用；患者俯卧时医生进行肩胛操作。这样可减少复位所需的时间。

后脱位 盂肱后脱位很少发生，容易漏诊。最经典的致病原因是癫痫发作，电击或未用肌松药物的电休克治疗。

畸形可能不明显。手臂保持内收和内旋。典型地，当肘弯曲时，无法完成被动外旋。如出现这样的症状，应进行肩部正位片检查。如果没有显示明显的骨折或脱位，应考虑肩关节后脱位。正位片诊断的一个特异性表现是"灯泡征"或"冰激凌征"；肱骨头内旋时，并且结节不横向伸出，使得肱骨头显示圆形。

> **经验与提示**
> - 如患者有肩部疼痛，保持他们的手臂内收，不能外旋，且X线未见明显异常时，需考虑肩关节后脱位

诊断依靠腋平面和跨肩胛Y平面X线检查。
纵向牵引（牵引和反牵引技术）可复位。

肩关节下脱位 肩关节下脱位（直举性肱骨脱位）临床罕见，症状典型：患者将手臂举过头顶，（几乎外展至180°），前臂搭于头上。手臂短缩，肱骨小头于腋下常可触及。关节囊被破坏，肩袖可能被撕裂。小于5%的患者可损伤肱动脉。腋神经或其他神经也会损伤，但症状在复位后可缓解。

X线有诊断意义。

可用牵引和反牵引的方法复位。闭合复位一般是可行的，除非存在钮孔畸形（肱骨头嵌在撕裂关节囊的前缘）；在这种情况下，需要切开复位。

肘关节脱位

多数肘关节脱位是后位的，常见原因为上肢伸位并外展时受重物袭击。

肘关节后脱位是常见的。可同时伴有骨折，尺神经和正中神经损伤，或腋动脉损伤。关节通常弯曲大约45°，鹰嘴向后突起至肱骨髁上；然而，这些解剖结构因为肿胀难以辨认。

诊断依赖X线检查。

治疗
- **牵引复位**

一般复位方法为：在镇静镇痛下给予持续温和牵引，纠正变形。下列是常用的方法：
- 患者仰卧，医生弯曲患侧肘部至约90°，且前臂旋后
- 助手保持患侧上臂稳定
- 医师抓住手腕，施加缓慢、稳定的轴向牵引至前臂，同时保持肘弯曲和前臂旋后
- 维持牵引直到复位

复位后，医生应检查肘关节的稳定性：前臂旋前旋后时充分屈肘伸肘。复位后这些动作应很易完成。

关节需要制动（夹板）1周，直到疼痛和肿胀消退；然后适度活动练习，并且持续悬吊固定2~3周。

桡骨小头半脱位
（扯肘症）

桡骨头半脱位在幼儿中常见，是对前臂牵拉引起的，临床表现为拒绝移动手肘（假性麻痹）。

在成人中，桡骨头比桡骨颈宽，因此不能通过环绕颈的紧密韧带。2~3岁幼儿的桡骨头不比关节托宽，容易穿过韧带滑出（桡骨小头半脱位）。

半脱位发生于成人牵着不愿向前走的幼儿前臂向前行走的场合。

> **经验与提示**
> - 幼儿不愿活动手肘时需考虑桡骨小头半脱位

症状
症状包括疼痛和压痛。多数患者无法描述自己的症状，只是表现为不愿移动患臂。桡骨小头可能仅轻度压痛。

诊断
- **通过病史**

X线检查多正常，因此多数专家认为如果有明确牵拉病史，X线检查是不必需的，除非临床还怀疑存在其他诊断。

关节复位具有诊断和治疗双重意义。

治疗
- **复位**

复位手法包括：
- 旋后屈曲
- 旋前复位

无论哪种手法都无需镇静或镇痛；患儿仅经历几秒钟的疼痛。

旋后屈曲时，肘部完全伸展和旋后，然后弯曲。桡骨头复位时可感受到轻微的噼啪声或咔哒声。

旋前复位时，医生握住患儿的肘部，并用一根手指在桡骨小头上适度的加压。然后用另一只手握住前臂远端并旋前。桡骨头复位时可感受到轻微的噼啪声。

患儿10~20分钟后可自由活动肘关节。如果没有活动，应行肘关节X线检查。如果有活动，则不用X线和制动。

如果疼痛或功能障碍持续时间>24小时，应高度怀疑不完全复位或隐性骨折。桡骨头半脱位有20%~40%的复发率。

月骨及月骨周围脱位

月骨周围脱位是月骨和头状骨的结构被破坏。月骨脱位是月骨与头骨和桡骨同时分离。

月骨和月骨周围脱位是由于暴力作用于过伸的腕部导致。通常是摔伤时外展的手着地或发生在机动车碰撞时。月骨周围脱位发生概率是月骨脱位的5倍。

脱位可导致手腕和手的近端疼痛，肿胀和畸形。

如不及时诊断和治疗，可能会出现并发症。并发症包括：
- 正中神经损伤
- 舟骨和月骨缺血性坏死以及关节退化（舟月骨进行性塌陷）

诊断
- X线

需行X线检查，包括正位、侧位和斜位。为避免漏诊，临床医师应通过侧位片评估桡骨，月骨和舟骨的关系。

月骨周围脱位时，侧位片上显示的头状骨未与月骨和桡骨垂直对齐。月骨和桡骨的位置仍正确对称。

月骨脱位时，月骨旋转脱离韧带，X线上表现出了"茶杯溢出征"。

治疗
- 闭合复位与夹板治疗
- 通常外科手术修复

月骨和月骨周边脱位的治疗方法是于急诊行闭合复位和夹板固定。手腕和肘都应固定在中间位置（如使用sugar-tong夹板）。

患者应立即转诊至骨科医生接受手术，因为手术治疗功能恢复更佳。

手指脱位

大多数手指脱位发生在近端指间关节；通常由过伸引起并因此通常向背侧移位。

指间移位分为背侧、横向或掌侧，可任意破坏支持韧带。大多引起明显畸形，以及疼痛和肿胀。

X线检查包括正位、侧位和斜位。侧位摄片时应将患肢与其他手指分开。

对于大多数脱位，在指节神经阻滞之后行闭合复位。所有近端指间关节错位在复位后应通过应力测试评估关节的稳定性。

背侧脱位 背侧脱位源于过伸。偶尔会使掌侧关节结构移位至关节内（掌板损伤）。

掌板损伤时，X线偶尔可显示从中间指骨撕脱的小骨片。

背侧脱位可通过轴向牵引和掌侧外力复位。如怀疑掌板损伤或闭合复位困难（暗示掌板损伤），切开复位可能是必需的。

手指背侧脱位复位后给予15°屈曲并夹板固定制动3周。

横向脱位 当外展或内收力施加到延伸的手指关节，可能会出现横向脱位。

当施加侧向应力时关节压痛且不稳定。

复位后给予35°屈曲并夹板固定。

掌侧脱位 掌侧脱位少见，只有掌侧外力作用于手指关节才会发生。

通常中央的伸侧肌腱滑动受阻时会导致Boutonnière畸形。

掌侧脱位可通过轴向牵引和背侧外力复位，复位后取手指伸位并夹板固定制动1~2周。随后，患者应接受评估，决定是否手术修复伸肌腱受损的中央腱束。

髋关节脱位

多数髋关节脱位是膝盖和髋关节屈曲时暴力直接作用于膝盖导致的后脱位（如撞击汽车仪表板）。

并发症包括：
- 坐骨神经损伤
- 迟发的股骨头坏死

合并伤包括：
- 髌骨骨折
- 后交叉韧带损伤
- 髋臼和股骨头骨折

后脱位时患肢短缩，内收且内旋。前脱位较少见，源于下肢外展和外旋。

诊断
- X线

常规髋部X线即有诊断意义。

治疗
- 闭合复位

处理原则为及早复位，最佳时间是6小时之内，延迟复位增加股骨头坏死的风险。

髋关节复位可使用以下技术：
- Allis技术
- Captain Morgan技术

这些技术都需要患者卧位，且在镇静和肌肉放松的前提下。

Allis 技术，髋轻轻弯曲到 90°，并于股骨施加垂直牵引；对于躺在地上的转运患者，这个手法可能是最简单和安全的。

Captain Morgan 技术，用布单或皮带压低患者的髋部，并保持屈曲脱位姿势。医生将自己的膝盖置于患者膝盖的下方，垂直牵引股骨时将患者的膝盖抬起（图 357-19）。

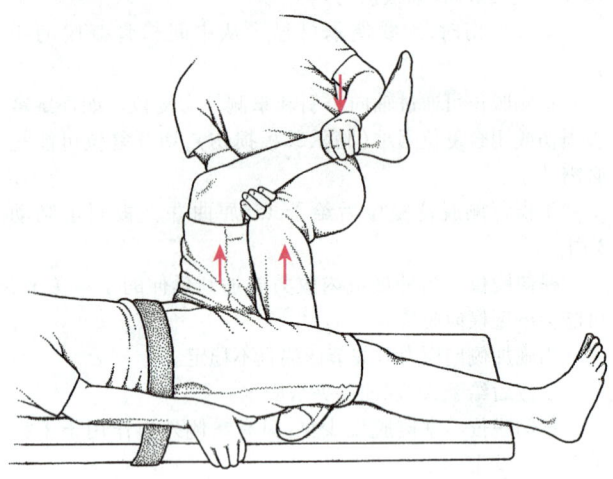

图 357-19　Captain Morgan 技术

复位后需行 CT 明确是否存在骨折和关节内碎骨。

人工髋关节脱位

全髋关节置换术后有 2% 的患者会发生髋关节脱位，后脱位最常见。

闭合复位通常是有效的，尤其是对首发患者，但有时需要行髋部翻修手术。

膝（股骨胫骨）关节脱位

膝关节脱位通常伴有动脉或神经损伤。许多膝关节脱位能自动恢复。诊断需行 X 线。需评估血管和神经系统。即刻治疗是闭合复位以及治疗血管损伤。

大多数前脱位因伸展过度引起，而后脱位原因为膝微屈时胫骨近端受到向后的作用力。多数源于严重外伤（高速摩托车碰撞）；但轻微外伤，如踩踏洞坑加上扭转动作能使膝关节脱位，特别对于肥胖的患者。

脱位会损伤：
- 膝关节结构，导致关节不稳定

由韧带损伤引起的膝关节不稳定是膝关节损伤的常见远期并发症。

其他常见的损伤结构包括：
- 腘动脉（尤其是前脱位）
- 腓神经和胫神经

腘动脉损伤最初可能只影响血管内膜，不会引起远端肢体缺血，直至后期动脉完全闭塞。动脉损伤漏诊时出现缺血并发症的风险提高，容易导致截肢。

症状及体征

脱位引起的畸形在症状上很典型。有些膝关节脱位在就医诊治前已自动复位，但仍会有严重肿胀和明显的不稳定。

丰满的腘窝提示血肿或腘动脉损伤。

诊断
- X 线
- 血管评估

膝盖损伤后如极不稳定需考虑脱位的可能。正位和侧位 X 线有诊断意义。

血管和神经系统的评估特别重要。

无论是否有缺血证据都应怀疑存在腘动脉损伤。一些专家认为，如一段时间内远端肢体脉搏搏动良好，可排除腘动脉损伤的可能。可监测踝-肱动脉血压指数（ABI）（参见第 662 页）；测量值 ≤0.9 时诊断血管损伤非常敏感。一些专家还建议 ABI>0.9，但没有缺血表现时行超声检查。如 ABI≤0.9 或临床存在缺血表现，需立即咨询是否行血管重建术和/或进一步的诊断性检查。检查包括 CT 血管造影（应首先完成），常规血管造影和超声。

治疗
- 即刻复位
- 血管损伤的患者需立刻行血管修复和筋膜切开术
- 后期选择性韧带重建

治疗原则为立即复位至 15° 屈曲位。

血管损伤需立即修复，如果组织已有缺血表现，筋膜切开术是有必要的。

可应用外部固定装置稳定关节。正位和侧位 X 线可用于证实是否复位。

韧带可在肿胀消退后再行重建。

> **关键点**
> - 许多膝关节脱位伴有腘动脉或神经损伤
> - 膝关节脱位会损坏关节结构，导致关节不稳定
> - 大多数膝关节脱位的临床表现很明显，但可能会自发地复位。因此如受伤的膝盖非常不稳定时应怀疑脱位
> - 监测 ABI 指数，因为膝关节脱位多可引起腘动脉损伤
> - 即刻复位和修复血管损伤

髌骨脱位

髌骨脱位很常见，且几乎都是侧位的。可根据临床诊断；X 线用于排除骨折。治疗包括镇痛和制动，有时需外科手术治疗。

髌骨脱位与膝关节脱位不同，损伤更严重。

大多数患者是青少年女性，且有原发髌股骨畸形。许多髌脱位能自动恢复。

合并伤包括：
- 髌骨和股骨外侧髁软骨骨折

并发症包括：
- 骨关节炎

- 髌股关节异常的患者,脱位或半脱位会再发

诊断
- 临床评估
- X线排除骨折

除非自发地复位,髌骨脱位的临床表现很典型:髌骨移位可见且可触及,患者保持膝关节微曲,并不愿伸直。自发复位时常会出现关节积血,髌骨区域会有明显压痛。

正位、侧位以及髌骨片是为了除外骨折,即使脱位已经明显复位。

治疗
- 复位
- 制动

即刻复位,大多数患者不需要镇静剂或镇痛。复位时患者的髋需保持屈曲。医生轻轻地向内侧移动髌骨,同时伸直患者的膝盖。复位时可及明显的噼啪声,且畸形消失。

复位后需立即用制动装置保持膝关节20°屈曲的姿势。

如合并软骨损伤或是再发的关节不稳定可能需要手术治疗。

肩锁关节扭伤
(肩锁关节分离)

肩锁关节扭伤很常见,受伤原因多为摔倒时肩部着地,或是伸展的手臂着地(相对少见)。

取决于损伤的严重程度,围绕该关节的韧带或多或少可能会撕裂。严重扭伤时肩锁韧带和喙锁韧带可被撕裂。

锁骨骨折时肩锁关节通常会损伤。

在肩锁关节部位患者会有疼痛和压痛。

诊断
- X线

X线需包括锁骨两侧的正位片。

扭伤根据X线表现分类如下:
- Ⅰ型:无关节破坏
- Ⅱ型:半脱位,锁骨肩峰存在重叠
- Ⅲ型:关节全脱位,通常是因为喙锁韧带撕裂
- Ⅳ型:锁骨远端后脱位
- Ⅴ型:锁骨远端上脱位
- Ⅵ型:锁骨远端的下脱位

Ⅳ、Ⅴ和Ⅵ型是Ⅲ型的变体。

治疗
- 制动
- 早期适度运动

处理原则为制动(悬带)和早期适度运动。一些严重扭伤(通常是Ⅲ型扭伤)需手术修复。

尺侧副韧带扭伤
(猎场看守人的拇指;滑雪者的拇指)

拇指尺侧副韧带扭伤是常见的,有时甚至致残。

尺侧韧带连接拇指近端指骨基部与关节尺骨面的拇指掌骨。通常的损伤机制是拇指桡偏,常见于握滑雪杖的手着地。

韧带撕裂时,附着于韧带的部分近节指骨会被拖出。

起初,患者会觉疼痛,以及拇指的掌关节尺侧面有压痛点。长期并发症包括关节无力和不稳定。

诊断
- 应力试验
- X线

应力试验是为了检查拇指的桡偏;测试之前,一些患者需要麻醉(局部浸润麻醉)。检查者稳定拇指掌指关节的尺侧,然后沿径向牵拉远侧拇指。双手拇指都需要测试,并且比较两者的松弛程度。

正位和侧位片可用于检查近节指骨的撕脱骨折。有时可行应力X线检查。

治疗
- 人字夹板固定
- 有时需手术治疗

最初的治疗是用拇指人字夹板固定数周。

手术修复有时是必要的(如果关节持续不稳定)。手术后,需佩戴6~8周的人字石膏。

锤状指

锤状指是手指指伸肌腱在远端指骨的近端撕脱导致的指尖屈曲畸形,可伴或不伴骨折。

常见损伤机制是外力作用引起远端指骨屈曲,例如被球击中。伸肌腱可撕脱远端指骨的近端部分(图357-20)。撕脱部分可涉及关节面。

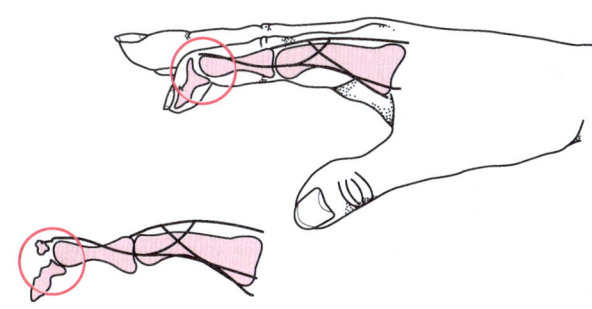

图357-20 **锤状指**。伸肌腱在远端指骨(顶部)的近端撕脱;有时肌腱撕脱时会带出远端指骨(底部)的骨片

受伤的背侧指间(DIP)关节较其他DIP更为屈曲且无法主动伸直,但可以在被动伸直,且疼痛感不强烈。

诊断
- 临床评估
- X线

锤状指通常可以通过体检诊断。

X线检查需包括正位、侧位和斜位片。骨折多在侧位片显现。

治疗
- 夹板固定

治疗包括背侧夹板固定DIP关节6~8周;在此期间,末端手指不能弯曲(如清洁手指时)。

骨折涉及25%以上的关节面或引起半脱位时,需要手

术固定。

伸膝装置损伤

(股四头肌肌腱撕裂;髌腱撕裂;髌骨骨折;胫骨结节骨折)

伸膝装置损伤可累及股四头肌腱、髌腱、髌骨或胫骨结节。常规需要手术处理。

伸膝装置包括股四头肌,由股四头肌腱连接髌骨;和髌骨通过髌腱连接到胫骨结节。股四头肌收缩时外力作用屈曲膝关节时会损坏这些结构。损伤包括:

- 股四头肌肌腱撕裂
- 髌腱撕裂
- 髌骨骨折
- 胫骨结节骨折

在健康人群中,需要暴力才可以破坏这些结构;且这些肌肉相比髌骨更强硬,因此髌骨骨折往往较韧带撕裂更早发生。然而,也有一些人群具有韧带撕裂的高危因素。包括老人和服用特定药物(如氟喹诺酮、类固醇)的人。对这些人群,轻微外伤都可能引起损伤(如下楼梯)。股四头肌腱比髌腱更易受伤,特别是中老年人。

受伤区域会疼痛和肿胀。

韧带完全撕裂者不能站立,躺着时腿部不能伸直向上,或坐位时膝关节不能伸直。远期并发症(运动缺失和无力)常见。

诊断

- 临床评估
- X线
- MRI

膝盖体检可以提示受伤的部位:

- 股四头肌肌腱撕裂:可触及髌骨向下方移位
- 髌腱撕裂:可触及髌骨向上方移位
- 横向髌骨骨折:可触及两块碎骨之间的缝隙

但由于局部肿胀明显,这些症状可能被误以为膝关节韧带损伤伴有关节积血。

> **经验与提示**
>
> - 外伤后膝盖肿胀时,牢记需测试膝盖自主伸展能力

行常规膝关节X线检查。X线可显示脱位或髌骨骨折,但也可能会表现正常的。MRI能明确诊断。

治疗

- 外科手术修复

尽早手术。

踝扭伤

踝关节扭伤是很常见的,通常由向内转动足部(内翻)产生。踝扭伤表现为疼痛,肿胀和压痛,以踝前外侧最严重。诊断可通过压力测试,有时需X线检查。治疗主要是保护、休息、冰敷、压迫和抬高(PRICE原则)。轻度扭伤时需早期负重和制动;中、重度扭伤需物理治疗;非常严重的扭伤需要手术修复。

最重要的踝韧带是三角韧带(强健,内侧韧带)、前、后距腓韧带和跟腓韧带(侧韧带)(图357-15)。

内翻(足部向内转动)撕裂外侧韧带,通常是前距腓韧带。严重Ⅱ度和Ⅲ度扭伤会引起慢性关节不稳定,易再次受伤。内翻也能引起距骨圆顶骨折,伴或不伴踝关节扭伤。

外翻(足部向外转动)时内侧关节受力。这种压力往往会造成内踝撕脱骨折而不是韧带扭伤,因为三角韧带非常强健。然而,外翻也会造成扭伤。外翻会对关节产生后向压力,背屈时会引起远端腓骨骨折或撕裂腓骨和踝关节间的联合韧带(高位踝关节扭伤)。有时外翻力被传递至腓骨,导致膝下腓骨头骨折(称为Maisonneuve骨折)。

复发性踝关节扭伤可以破坏脚踝本体感觉,从而易引起更多的踝关节扭伤。大多数踝关节扭伤是轻度的(Ⅰ度或Ⅱ度)。

症状及体征

踝扭伤表现为疼痛,肿胀,体征出现的位置随损伤的类型而变化:

- 内翻扭伤:踝前外侧最严重
- 外翻扭伤:三角韧带处最严重
- Maisonneuve骨折:在邻近腓骨、内侧腓骨和外踝处最严重
- Ⅲ度扭伤(完全撕裂,通常涉及两个内侧和外侧韧带):体征是弥漫性的(有时脚踝表现为蛋形)

一般来说,压痛最严重的地方是受损的韧带而不是在骨骼;如骨骼处压痛较韧带严重时提示骨折。

诊断

- 应力试验
- 有时需X线检查排除骨折
- 偶尔需要MRI

诊断根据临床表现,并非所有患者需要X线检查。

应力测试,用于评估韧带的完整性是非常重要的。但是,如果患者疼痛、肿胀以及痉挛明显,一般在X线检查排除骨折后再进行测试。此外,肿胀和痉挛可能使关节的稳定性难以评估;因此,几天后复查是很有帮助的。脚踝在测试前都应该制动。

踝前拉试验用于评价前距腓韧带的稳定性和鉴别Ⅱ度和Ⅲ度侧扭伤。测试时,患者坐或仰卧位,膝关节略屈曲;医生的一只手的防止胫骨远端向前移动,而另一只手托起脚跟向前拉。

当翻转为主要原因和翻转时再度产生疼痛要考虑高位踝关节扭伤;此时远端胫腓关节,近距骨滑车附近可有压痛。

临床表现提示三角韧带或高踝关节扭伤时,医生应检查近端腓骨骨折的证据。

踝关节扭伤应该与第5跖骨基部撕脱性骨折相鉴别。此外,跟腱损伤,距骨滑车骨折也会导致类似的症状。

影像学 正位,侧向和斜位踝关节X线用于排除临床症状明显的骨折。临床使用渥太华脚踝规则(Ottawa ankle rules)来确定患者是否需要X线。在这个标准内,只有更可

能患有骨折,需要特殊治疗的患者才可接受 X 线检查。满足条件的患者必须同时表现踝关节疼痛和下列选项之一:
- 年龄>55 岁
- 无外力辅助时,受伤后立即无法承重,且在急诊室内无法完成 4 步行走,无论是否出现跛行
- 踝后方边缘或两侧踝突处 6cm 范围内骨骼触痛

扭伤 6 周后仍有疼痛时,需要进一步的测试(如 MRI),以确定被忽视和细微损伤,如距骨圆顶骨折,高脚踝扭伤,或其他复杂的踝关节扭伤。

治疗
- 轻度扭伤时遵从 RICE 原则,早期制动
- 中、重度扭伤时,应早期制动和/或手术修复

多数踝部扭伤仅需少许处理和制动即可愈合。夹板能减轻疼痛,但对预后并无影响。所有扭伤患者都应使用拐杖,直到步态正常。

其他治疗取决于扭伤的严重程度:
- 轻度(如Ⅰ度)扭伤:尽早 PRICE、负重以及制动(通常在几天之内)
- 中度(如Ⅱ度)扭伤:PRICE,以及脚踝中间位置夹板或市售康复鞋固定,然后制动和理疗
- 严重(如Ⅲ度)扭伤:制动(石膏),必要时手术修补,理疗

高位踝关节扭伤通常需要石膏固定数周。

如果暂时无法评估损伤程度(肌肉痉挛或疼痛),脚踝可先制动数天,等疼痛和痉挛消退后复查。

> **关键点**
> - 诊断踝关节扭伤前应先考虑第五跖骨基部撕脱性骨折,跟腱损伤以及距骨滑车骨折
> - 根据渥太华脚踝规则决定 X 线检查是否必要
> - 应力测试评估关节稳定性(如踝前拉试验),也可在肿胀和疼痛消退后再行检查
> - 如果仅轻度扭伤,鼓励早期活动

跟腱撕裂

跟腱撕裂常发生于踝关节做背屈运动,尤其是跟腱肌腱拉紧时。诊断是通过体检,有时需要超声,不可用时可行 MRI 检查。治疗主要是夹板固定和直接转诊至骨科医生;有时手术修复是必要的。

跟腱撕裂很常见,通常在跑步或跳跃过程中发生,常见于中年男性和运动员。少见的跟腱自发性断裂与使用氟喹诺酮类抗生素有关联。

远端腓肠肌疼痛导致行走困难,特别是跟腱完全撕裂时。腓肠肌会有肿胀和瘀血。完全撕裂时会出现可触及的缺损,通常发生在近端肌腱止点 2~6cm 处。

诊断
- 临床评估
- 有时需 B 超,不可用时可行 MRI 检查

通过体检诊断。患者可以弯曲脚踝并不能排除撕裂的可能。

Thompson 测试(小腿挤压试验):患者俯卧位时,小腿被挤压诱发跖屈。测试结果可判断撕裂的程度:
- 完全撕裂:踝关节跖屈不能或不完全
- 部分撕裂:有时结果正常,因此容易漏诊

如果 Thompson 测试是正常的,但仍怀疑存在部分跟腱撕裂,超声检查是首选的检查。然而,如果超声不可用,可以行 MRI 检查。

治疗
- 夹板固定
- 立即转诊至骨科医生
- 治疗

初始治疗包括脚踝跖屈位夹板固定,然后立即转诊至骨科医生。

跟腱撕裂是否需要手术治疗还存在争论。

治疗主要为跖屈位踝关节后夹板固定 4 周且避免负重。一些严重扭伤应立即给予手术修复。

膝扭伤和半月板损伤

膝外伤会引起内韧带(前、后交叉韧带)外韧带(中央和两侧)扭伤和半月板损伤。症状为关节疼痛、渗出,不稳定(严重扭伤时)和锁定(一些半月板损伤)。诊断方法为体格检查,有时借助于 MRI。处理遵从 PRICE 原则;重伤者需石膏固定或手术治疗。

帮助稳定膝关节的关节外组织为肌肉(股四头肌、腘绳肌),附着物(神经丛)和囊外韧带。外侧面韧带位于关节囊外。内侧韧带(胫部)分囊外表层部分和关节囊深层部分。

维持膝关节稳定的结构为关节囊,后部韧带和前方血管丰富的交叉韧带。内侧和外侧的半月板为关节囊内软骨结构,其功能为缓冲冲击力和有限的关节稳定作用(图 357-21)。

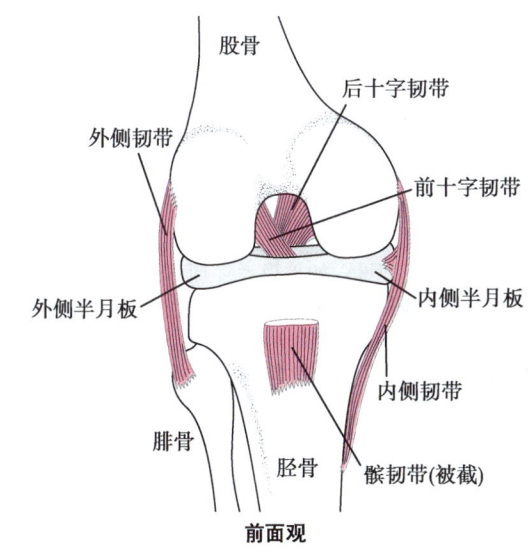

图 357-21 膝关节韧带

膝关节最常见的损伤为:
- 内侧副韧带和前交叉韧带

损伤类型按照损伤机制分类:

- 向内(外翻)力:通常先是内侧副韧带,接着前交叉韧带,然后是内侧半月板损伤(此损伤机制是最常见的,通常伴随着一些内旋及屈曲,例如打橄榄球时被拦截)
- 向外(内翻)力:通常情况下,外侧副韧带、前交叉韧带,或两者都损伤(第二常见的机制)
- 膝关节前、后两处受力以及过度伸展一般会使十字韧带损伤
- 受伤同时伴负重和旋转:通常是半月板损伤

症状及体征

受伤开始数小时出现肿胀和肌肉痉挛。Ⅱ度扭伤者疼痛呈中至重度。Ⅲ度扭伤者疼痛较轻,少数伤者甚至能独立行走。

受伤时,有的患者可听到或感觉到噼啪声,提示前交叉韧带撕裂,但并不是很可靠的依据。

压痛和疼痛的位置取决于损伤:
- 内侧或外侧韧带扭伤:受损的韧带压痛
- 内侧半月板损伤:关节面(关节线压痛)内侧压痛
- 外侧半月板受伤:关节面侧向压痛
- 内侧和外侧半月板损伤:极度屈曲或伸直,或限制被动关节活动时疼痛更剧烈(锁定)

任何膝盖韧带或半月板受伤后会引起可见及可触的关节积液。

诊断
- 应力试验
- X线排除骨折
- 有时行MRI

诊断主要依据临床。

有大量关节积液和/或明显不稳定膝关节的患者应怀疑其膝关节脱位自动复位;此时,应立即做血管评估,包括ABI监测(参见第662页)。然后才是膝关节的全面检查。有疼痛和积液表现的患者都应检查膝关节伸展情况以了解有无伸肌断裂(如四头肌或髌韧带撕裂,髌骨或胫骨结节骨折)。

> **经验与提示**
> - 有大量关节积液和/或明显不稳定膝关节时,应立即检查血管损伤

应力试验　应力试验可评估韧带的完整性,判断是部分还是完全撕裂。但是,如果患者疼痛和肌肉肿胀、痉挛明显时,先进行X线检查排除骨折后再进行测试。此外,严重的肿胀和肌肉痉挛可能使关节的稳定性难以评估。这样的患者应在给予局麻或全身镇静镇痛条件下再行检查,或随访检查2~3日后进行(肿胀和痉挛缓解后)。

床旁压力试验是为了某些特殊的损伤,虽然大多数测试并不准确或可靠。测试时,医生移动关节的方向应是被测试韧带常规保护关节避免过度运动的方向。

研磨试验时患者俯卧,医生压住患者的大腿。检查者使患膝屈曲90°,并旋转小腿,同时向膝盖方向按压小腿(压缩),然后旋转同时牵拉小腿远离膝盖(牵引)。压缩和旋转过程中的疼痛提示半月板损伤;牵引和旋转时疼痛提示韧带或关节囊损伤。

检查内、外侧副韧带方法:患者仰卧位屈膝20°,腘窝肌肉放松。检查者一手置于膝关节被检测韧带的对侧面;另一手托住脚跟。将下肢向外侧弯曲测试内侧韧带,向内侧弯曲检测外侧韧带。急性损伤后关节中度不稳定提示半月板损伤或十字韧带和副韧带撕裂。

Lachman试验是急性前十字韧带撕裂最敏感的检测。患者仰卧时,检查者托住患者的大腿与小腿,保持膝关节弯曲20°,然后小腿向前移动。胫骨较股骨呈过度被动向前运动提示前十字韧带撕裂。

影像学　不是每个患者都需X线检查。然而,正位、侧位和斜位X线可用于除外骨折。渥太华膝盖规则可用于界定那些更可能患有骨折、需要特别治疗的患者。任一下列条件存在时需行X线检查:
- 年龄>55岁
- 孤立的髌骨压痛(膝关节没有其他骨骼压痛)
- 腓骨小头压痛
- 不能屈膝90°
- 受伤后立即无法承重,且在急诊不能完成4步行走试验,无论是否有跛行

在初始评估阶段使用MRI是备受争议。合理的做法是保守治疗数周后症状仍没有缓解再行MRI检查。然而,严重创伤或怀疑关节内损伤,不能以其他方式排除时,还是应该行MRI。

治疗
- 轻度扭伤:PRIZE原则(保护、休息、冰敷、压迫和抬高)和早期制动
- 严重扭伤:夹板或者膝盖稳定装置,然后转诊至骨科医生行手术修复

大量积液时给予引流治疗可减轻疼痛和痉挛。

大多数Ⅰ度和轻Ⅱ度损伤可先使用PRICE原则治疗,并用固定器或夹板将膝关节固定于屈曲20°位置。鼓励早期适度运动。大多数Ⅲ度和严重Ⅱ度扭伤需要石膏制动6周。然而,一些Ⅲ度内侧副韧带损伤、前交叉韧带损伤需要行关节镜手术治疗。严重受伤的患者需转诊至骨科医师接受手术治疗。

半月板损伤特点和治疗存在很大的不同。广泛的,复杂的,或垂直撕裂均可导致持续性积液或失能症状更可能需要手术治疗。患者的意愿可以影响治疗的选择。

物理治疗也许有用,这取决于损伤的性质和程度。

> **关键点**
> - 应力试验(有时在受伤后几天完成的)在鉴别部分还是完全的韧带撕裂方面是必需的
> - 患者损伤后出现关节积液,需考虑前交叉韧带和其他关节内的结构损伤
> - 大量关节积血和/或关节严重不稳,需考虑膝关节脱位和腘动脉损伤
> - 膝关节疼痛和积液时,查看膝关节伸展情况以了解有无伸膝装置断裂(如四头肌或髌韧带撕裂;髌骨或胫骨结节骨折)
> - 数周保守治疗后症状不缓解或严重创伤及怀疑明显关节内损伤却无法用其他方法除外时,可行MRI检查

358. 泌尿生殖道损伤

膀胱损伤

外力所致膀胱损伤可由下腹部、盆骨或会阴部的钝器伤或穿通伤所致。钝器伤相对更常见，通常是由于突然减速，诸如高速机动车辆碰撞或坠落，或下腹部受到外力打击。最常见的合并伤是骨盆骨折，可见于超过95%的钝器伤所致的膀胱破裂。其他伴随损伤包括长骨骨折、中枢神经系统和胸部损伤。穿通伤最常见于枪伤，占膀胱损伤不到10%。

膀胱是盆腔手术时最易受损的器官。这种损伤可发生在经尿道手术、妇科手术（最常见于腹式子宫切除术、剖宫产术、盆腔肿块摘除术）或结肠切除术中。发病诱因包括既往手术瘢痕或放疗、炎症及广泛的肿瘤转移。

根据影像学检查所见到的损伤程度，膀胱损伤分为挫裂伤和破裂伤。可以是腹腔内或腹膜外或两者兼有。

膀胱损伤的并发症包括腹腔内破裂导致的尿性腹水（腹腔内游离尿）、感染（包括脓毒症）、持续性血尿、尿失禁、膀胱痉挛和瘘。膀胱损伤的死亡率接近20%；主要是由于伴随膀胱破裂发生的其他脏器损伤，而非膀胱损伤本身。

症状及体征

症状包括耻骨上疼痛和排尿困难；体征包括血尿、耻骨上压痛、腹胀、低血容量性休克（出血所致）以及在出血情况下出现的腹部体征。钝器伤所致膀胱破裂几乎都存在有骨盆骨折和肉眼血尿。

手术过程中发生的膀胱损伤通常术中可知晓。术中检查结果包括尿液外渗，出血量突然增加，创面发现尿导管，以及在腹腔镜，手术中出现集尿袋气体膨胀。

诊断

- 逆行膀胱尿路造影，通常联合CT

由于症状和体征往往是不易察觉的或非特异性的；因此诊断时需高度警惕。诊断基于病史、体格检查和血尿（主要是肉眼血尿）。确诊是通过350ml稀释的造影剂直接充盈膀胱，行逆行膀胱造影。也可以通过腹部平片或CT，但是CT可以同时评估合并的腹腔内损伤和骨盆骨折。应在拍摄腹部平片时完成引流片。如果男性怀疑尿道断裂，尿道造影结果之前要避免逆行尿道置管。

所有钝器伤或穿透伤患者均应行直肠检查以评估是否有出血，高度警惕合并肠道损伤。同样，女性患者应检查是否有外阴裂伤。

治疗

- 置管引流
- 必要时手术修补

所有的穿透伤和钝器伤所致腹腔内破裂均需行手术探查和缝合。挫伤仅需留置导尿直到肉眼血尿消失。如果导尿通畅或损伤不影响膀胱颈，膀胱腹膜外破裂只需留置导尿。若膀胱颈受到影响，则需要通过手术探查和修补来减少尿失禁的可能。大多数手术过程中发生的膀胱损伤通常通过术中探查来修补。

> **关键点**
> - 大多数膀胱损伤由钝器伤所致，并且合并骨盆骨折和肉眼血尿
> - 当有复合伤以及耻骨上疼痛和压痛，排尿困难，血尿，膀胱膨胀和/或不明原因的休克或腹膜炎体征时需考虑该诊断
> - 通过逆行膀胱尿路造影明确诊断
> - 挫裂伤和大多数的腹膜外破裂可以仅留置导尿。腹膜内破裂应手术探查
> - 大多数手术过程中发生的膀胱损伤通常通过术中探查来修补

生殖器外伤

大多数生殖器外伤发生在男性，包括睾丸、阴囊和阴茎外伤。在有些文化中通过切除阴蒂所致女性生殖器切除，是生殖器损伤的一种和虐待儿童的方式。

大多数睾丸受伤由钝器伤导致（如打击、车祸、运动损伤）；相比之下睾丸穿透伤不常见。睾丸损伤被分类为挫伤或白膜断裂所致的破裂伤。

阴囊损伤可由穿通伤、烧伤、撕脱和咬伤引起。

阴茎损伤有各种不同的原因。最常见的是拉链夹伤。阴茎断裂即阴茎海绵体破裂最常见于性生活时阴茎受外力弯折；尿道损伤也可同时存在。其他原因包括切断伤（自残、重机械牵拉衣物致环套）和绞伤（通常是用于增强勃起功能的限制性阴茎环所致）。穿透伤包括动物和人咬伤，枪伤相对少见；枪伤通常造成尿道损伤。

生殖器损伤的并发症包括感染、组织损伤、勃起功能障碍、男性性腺功能减退和尿道瘢痕形成。

症状及体征

直接的阴囊打击后症状通常是阴囊疼痛和肿胀。体征可能包括阴囊变色和疼痛，无法透射的阴囊肿块提示积血。阴囊穿透提示睾丸受累可能。查体常受限于患者不适。阴茎断裂通常发生在性交过程中，表现为断裂声、即时疼痛、明显肿胀和瘀斑，有时可见变形。血尿提示合并尿道损伤的可能；在这种情况下需行逆行尿道造影。

诊断

- 临床评估

- 超声检查(用于睾丸损伤)
- 逆行尿道造影(部分阴茎受伤可能合并出现尿道损伤)

根据临床诊断阴囊和阴茎损伤。临床诊断睾丸挫裂伤可能会有困难,因为受损程度可能与体检发现不符,所以睾丸钝器伤患者通常需行阴囊超声。大多数阴茎损伤体格检查时都很明显。任何一个阴茎断裂或阴茎穿透伤疑似合并尿道损伤(如血尿或排尿困难)的患者都应行尿路X线检查(逆行尿路造影)。

治疗
- 必要时手术修补

睾丸穿透伤或临床及超声检查提示睾丸破裂的患者应行手术探查和修补。同样,所有的阴茎骨折和穿透伤应行手术探查和缺损修补。如果断裂部分能存活,阴茎断裂应当通过显微外科进行再植修补。绞窄伤通常仅需去除嵌顿物体即可解决,可能需要使用金属切割装置。被动物和人类咬伤的生殖器应立即冲洗,适当清创和预防性应用抗生素;伤口缝合是禁忌。拉链夹伤时应拆除拉链(图358-1)。

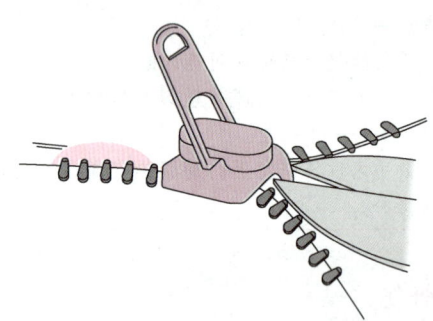

图358-1 从阴茎皮肤上去除拉链

去除拉链之前先局部麻醉。用矿物油来润滑拉链,然后尝试去除拉链。如果尝试失败,使用坚固的剪钳(斜剪)来剪开拉链滑块顶部连接正反两面的连接条。滑块分成2块脱落,拉链齿就容易分开。

关键点
- 临床诊断阴囊和阴茎损伤
- 多数用超声检查来诊断睾丸钝器伤
- 如果阴茎断折或阴茎穿透伤患者有血尿或排尿困难,通过逆行尿道造影来诊断是否合并尿道损伤
- 手术修补损伤(如睾丸破裂或穿透伤;阴茎骨折,断裂和穿透伤)

肾脏外伤

腹部严重外伤患者中肾损伤高达10%。总体约65%的泌尿生殖系统损伤累及肾脏。它是泌尿生殖系统里最易受伤的器官。

肾损伤(85%~90%)多数见于钝器伤,通常是由车祸、坠落或殴打造成的。多数损伤是轻度的。最常见的合并伤为头部、中枢神经系统、胸部、脾脏和肝脏。穿透伤常见于枪伤,往往合并腹腔内多发伤,最常见胸部、肝脏、肠道和脾脏。

根据严重程度,肾损伤可分为五级(图358-2)。

诊断
- 尿常规和血细胞比容
- 临床评估,包括持续监测生命体征
- 若怀疑中重度损伤,行增强CT

如有以下情况应考虑肾损伤:
- 胸中部和下腹部的穿透伤
- 明显的减速损伤
- 腰部直接打击伤

这类患者出现血尿提示肾损伤,其他征象包括:
- 安全带印痕
- 弥漫性腹部压痛
- 腰部挫伤
- 低位肋骨骨折

患者若在轻微创伤后出现肉眼血尿,可能之前就患有未被诊断的先天性肾脏异常。

实验室检查应当包括血细胞比容和尿常规。需要影像学检查时,首选增强CT,因其可明确肾损伤的分级以及是否合并腹腔内损伤和并发症,包括腹膜后血肿和尿液外渗。钝器伤和镜下血尿患者通常合并轻微的肾损伤,不过基本不需要手术修补;因此CT检查通常不是必需的。钝器伤如有以下任一情况则有指征行CT检查:
- 高空坠落或高速机动车撞击
- 肉眼血尿
- 镜下血尿伴低血压(收缩压<90mmHg)
- 临床症状提示严重肾损伤(如腰部血肿、安全带印痕、低位肋骨骨折或椎体横突骨折)

经验与提示
- 大多数患者钝器伤后仅镜下血尿确诊肾损伤时无需行影像学检查
- 血尿的程度可能与肾损伤的程度不相符

对于穿透伤,一旦出现镜下或肉眼血尿,应行CT检查。血管造影可用于评估持续性或迟发性出血,可以结合选择性动脉栓塞来止血。

对于儿童肾损伤也需进行类似的评估,仅在儿童钝器伤且尿常规显示>50RBCs/高倍镜视野时需行影像学检查。

治疗
- 严格卧床休息与密切监测生命体征
- 部分钝器伤及大多数穿透伤需手术修补或血管造影

大部分钝器肾损伤,包括所有的1、2级和大多数3、4级损伤,能够保守治疗。积极干预可以是手术或必要时支架置入或血管造影介入治疗(如栓塞肾损伤血管)。患者需要严格卧床休息直至肉眼血尿消失。以下情况需积极干预:
- 持续性血尿(如血容量减少至需要治疗)
- 肾周血肿增大
- 肾蒂撕裂或其他显著肾脏血管损伤

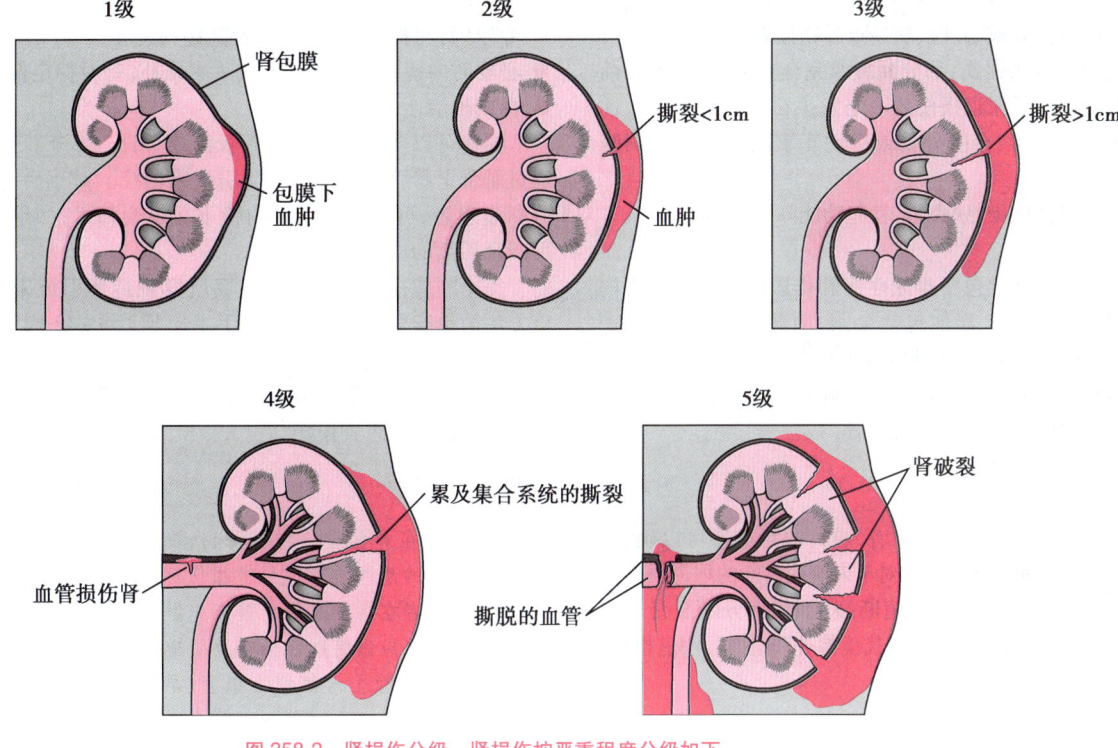

图 358-2 肾损伤分级。肾损伤按严重程度分级如下：
1 级：肾挫伤和/或局限性包膜下血肿
2 级：肾实质撕裂<1cm，无髓质和集合系统累及和/或局限于腹膜后的血肿
3 级：肾实质撕裂>1cm，无集合系统累及
4 级：肾实质裂伤>1cm，累及集合系统和/或肾血管损伤伴活动性出血
5 级：肾脏破裂和/或血管撕脱

尽管对那些经过 CT 检查而进行详细分级、血压稳定、无相关腹腔内损伤需要手术的病例可以进行观察随访，但穿透性损伤往往需要手术探查。

> **关键点**
> - 多数钝器伤所致泌尿生殖系统损伤累及肾脏，其中大多数是轻度的
> - 首先检测尿常规和血细胞比容
> - 疑似中度或重度损伤（如病因或检查提示严重创伤，肉眼血尿，低血压）需行增强 CT
> - 持续性出血、肾周血肿增大、肾蒂撕脱、显著的肾血管损伤需考虑手术或血管造影介入治疗

输尿管损伤

多数输尿管损伤发生在术中。最常见损伤输尿管的手术操作包括输尿管镜检查术、子宫切除术、低位结肠切除术和腹主动脉瘤修补术；可能的原因包括结扎、切断、撕裂、挤压、阻断血供、扭曲和电凝。

非医源性输尿管损伤只占所有泌尿生殖系统损伤的 1%~3%。常见于枪伤所致，少数为刺伤导致。儿童中撕裂伤较为常见。并发症包括腹腔或腹膜后尿漏；肾周脓肿；瘘管形成（如输尿管阴道瘘，输尿管皮肤瘘）；以及输尿管狭窄和/或梗阻。

诊断
- 影像学检查和/或手术探查

根据病史考虑存在输尿管损伤时，则需要高度怀疑，因为症状非特异性且>30%的患者不出现血尿。可通过影像学检查（包括延迟显像的增强 CT、逆行肾盂造影）和/或手术探查确诊。发热、腰部压痛、肠梗阻加重、输尿管漏、输尿管梗阻和脓毒症是其他部位隐匿损伤最常见的延迟症状。

治疗
- 轻度损伤可经皮肾造瘘或输尿管支架
- 重度损伤需手术修补

所有损伤均需积极干预。经皮肾穿刺造瘘引流或经膀胱镜放置输尿管支架足以治疗轻度损伤（如挫伤或部分性断裂）。完全性断裂或撕裂伤需行重建术，包括输尿管膀胱再植术、输尿管吻合术、膀胱前部皮瓣和回肠植入，自体移植通常作为最后的手段。

> **关键点**
> - 多数输尿管损伤发生在术中
> - 需高度警惕，因为症状是非特异性的且通常没有血尿

尿道创伤

尿道损伤常见于男性。大多数重度尿道损伤是由钝器

伤造成。穿透性尿道损伤较为少见，主要见于枪伤，或可能是由于在性生活时或心理疾病导致异物插入尿道。

尿道损伤分为挫伤、部分断裂或完全断裂，可能累及前尿道或后尿道。后尿道损伤几乎全发生在盆腔骨折时。前尿道损伤常因坠落、会阴外伤或机动车事故造成的会阴骑跨伤所致。

并发症包括感染、尿失禁、勃起功能障碍和瘢痕形成。

症状及体征

尿道损伤的症状包括排尿疼痛和排尿困难。最重要的症状是尿道口出血。其他包括会阴、阴囊、阴唇和阴茎瘀斑、水肿或两者都有。直肠检查（所谓的高位前列腺）发现前列腺异常位置并不是尿道损伤的确切证据。直肠或阴道指检发现出血时需要进行全面评估。

诊断

- 逆行尿路造影

任何有症状体征的男性患者，逆行尿路造影可以确诊。该检查应该在导尿之前进行。对于未明确诊断的尿道损伤患者，留置导尿管可能会加重尿道断裂（如使部分断裂变成完全断裂）。女性患者需及时行膀胱镜检查和全面的阴道检查

经验与提示

- 如果怀疑男性尿道损伤，尿路造影检查之前不要插导尿管

治疗

- 导尿（针对挫伤）或耻骨上膀胱穿刺造瘘
- 必要时内镜下尿道会师术或手术修补（针对特定伤害）
- 择期根治性手术

挫伤可以经尿道留置导尿管治疗7日。部分断裂最好通过耻骨上膀胱造瘘置管膀胱引流来治疗。对于后尿道部分断裂患者，可以首先尝试内镜下尿道会师术；如果成功，可减轻后续的尿道狭窄。

完全断裂往往通过耻骨上膀胱穿刺造瘘引流来治疗。该方法简单安全可行。根治性手术应延迟8~12周待尿道瘢痕组织形成后进行，此时患者的合并损伤已经痊愈。

尿道损伤的开腹手术修复仅限于阴茎骨折、明确的穿透断裂以及女性患者损伤。

关键点

- 尤其是在骨盆骨折或骑跨伤，以及排尿困难或尿道口出血的患者应考虑尿道损伤可能
- 男性患者在插导尿管之前应先做逆行尿路造影检查
- 女性患者应做膀胱镜检查及阴道检查
- 留置导尿管来治疗挫伤患者；早期耻骨上膀胱穿刺造瘘来治疗完全和部分断裂患者
- 除了特定损伤（如阴茎骨折，明确的穿透伤和女性尿道损伤）以外，手术重建应择期进行

359. 中　　暑

中暑按严重程度分为热痉挛、热衰竭及热射病（一种危及生命的紧急情况）。虽然可被预防，美国每年仍有成千上万的人会出现中暑甚至死亡，也是年轻运动员死亡的第二大原因。如果不能及时有效地处理热射病，死亡率接近80%。

热衰竭患者仍有散热能力，且中枢神经系统功能正常。热射病患者丧失散热代偿能力（尽管仍有出汗），并伴有中枢神经系统功能受损。对于高热及精神状态改变或其他中枢神经系统功能障碍的患者，无论是否有出汗，都应考虑热射病。

病理生理

产热源于：

- 环境
- 代谢

人体皮肤通过以下方式散热：

- 辐射：将体热通过红外辐射直接转移至凉爽环境，不需要空气运动或直接接触
- 蒸发：通过水蒸发冷却（如汗水）
- 对流：热量通过裸露皮肤转移至凉爽的空气（或液体）
- 传导：热量通过直接接触从较暖表面转移至较冷表面

每一种散热机制在不同的环境温度及湿度下的作用不同。当环境温度低于体温时，65%的散热通过辐射进行，30%的散热通过蒸发进行，水蒸气的呼出以及排尿排便提供约5%。

当环境温度>35℃时所有散热通过蒸发方式进行。只有当环境温度低于体温时其他方式才发挥作用。然而，出汗的有效性非常有限。汗水从皮肤流下并不产生蒸发作用，因此不提供散热。出汗的有效性也受到体表面积和湿度的限制。当湿度>75%时，蒸发散热显著降低。因此，如果环境温度和湿度都很高，所有散热方式都不发挥作用，增加了中暑的风险。

人体对热量负荷具有代偿能力，但是长期暴露在热环境中会超过这种代偿能力从而引起核心温度的升高。适度的、一过性的核心温度升高可以耐受，但严重升高（尤其体

温>41℃)可引起蛋白变性,而在高热环境中做高强度工作的情况下,可引起炎性细胞因子的释放(如 TNF-α,IL-1b)。从而引起细胞功能衰竭和炎症级联反应的激活,导致多器官功能障碍和凝血级联反应的激活。这些病理生理过程与休克晚期发生的多器官功能衰竭相似(参见第 573 页)。

代偿机制包括由其他细胞因子参与减轻炎症应答的急性期反应(如通过刺激某些蛋白质的生成可减少自由基产生和抑制蛋白水解酶释放)。同时,核心温度的升高可引起热休克蛋白表达的增加。这些蛋白质通过不明机制(可能是通过阻碍蛋白质变性)和调节心血管反应,可暂时增强机体的耐热力。如果体温长时间或极度升高,代偿机制就会被抑制或失去作用,从而引起炎症反应和多器官功能障碍综合征的发生。

散热受到皮肤血流量和出汗的调节。在正常温度下,皮肤血流量在 200~250ml/min,但在热应激状态下心排出量急剧增加,皮肤血流量可增加至 7~8L/min。热应激也引起出汗增加,从少量出汗到>2L/h;尽管汗水从皮肤滑落并不增加散热,但可引起脱水。在非常热、非常干燥的环境中,汗水很快蒸发,引起严重出汗不易察觉。出汗>2L/h 时,迅速产生脱水。汗液含有电解质,因而会发生电解质紊乱。然而,长时间暴露于热环境可引起生理性改变以适应热负荷(环境适应);比如,适应热性环境的人,汗液中钠含量可由 40~100mmol/L 降至 10~70mmol/L。

病因

热失调是由于产热过多和散热过少引起的(表 359-1)。

产热过多一般由于剧烈活动和/或环境高温引起。内科疾病或使用刺激性药物可增加产热。

肥胖、高湿度、高环境温度、衣着过厚以及任何影响出汗或汗液蒸发的问题都会影响散热。

如遇以下情况,中暑症状会加重:
- 机体无法耐受增加的心血管系统需求(如因年老、心力衰竭、慢性肾病、呼吸系统疾病或肝衰竭所致)
- 脱水
- 电解质紊乱
- 使用某些药物(表 359-1)

老年人及儿童都是高危人群。老年人是高危人群,因为他们更频繁使用那些增加风险的药物,脱水和心脏衰竭的发生率更高,并发生与年龄相关的热休克蛋白丢失。儿童存在高风险,由于其体表面积:体重比更高(导致从热环境吸收更多热量)以及出汗速度更慢。儿童对新环境适应慢,并少有口渴反应。老人和年幼的孩子行动不便,因而难以离开炎热环境。

预防

加强常识宣教是最好的预防办法。医生推荐如下措施:
- 当天气极热时,老年人和幼儿不应该待在不通风且没有空调的房间里
- 不能把儿童留在太阳曝晒下的车里
- 尽可能避免在高温下或通风不够充分的环境里剧烈运动,也不要穿厚重、绝缘的衣物

表 359-1 热失调的常见原因

情况	实例
产热过多	
病症	甲状腺功能亢进
	感染
	恶性高热
	神经阻滞剂恶性综合征
	严重水杨酸中毒
	惊厥
	血清素综合征
高环境温度	—
剧烈活动	运动
	体力劳动
兴奋剂	苯丙胺类
	可卡因
	甲烯二氧甲苯丙胺(二亚甲基双氧安非他明或销魂药)
	单胺氧化酶抑制剂
	苯环己哌啶(五氯酚)
撤药	酒精
	阿片类
散热障碍	
衣着过多	穿着保护装置(如足球垫)
高湿度	—
肥胖和/或心血管健康情况差	—
高环境温度	—
出汗障碍*	
皮肤病	大面积烧伤瘢痕
	大面积湿疹
	痱子
	大面积银屑病
	系统性硬化病
抗胆碱能药	抗组胺药
	抗帕金森病药
	阿托品
	吩噻嗪类药
	东莨菪碱
囊性纤维化	—

* 出汗障碍是散热障碍的原因之一。

- 可根据运动或工作后的体重减轻程度监测脱水情况;体重减轻 2%~3%,就应该额外补充液体,并保证在次日暴露于热环境之前体重减轻不超过 1kg。如果体重减轻>4%,则应限制运动 1 日
- 如果不能避免在高温下活动,则应频繁饮水,穿着透气良好的衣物或用风扇以促进蒸发散热

保持水分 保证充足的液体和钠水平有助于预防中

暑。口渴并不能很好反映脱水和剧烈运动时机体的脱水情况，因为直到血浆渗透压升高正常值的1%~2%时才会产生口渴症状。因此，不管口渴与否，应该每隔几小时就饮水。因为在肠道水分吸收率最高约20ml/min（1 200ml/h，低于2 000ml/h的最大出汗率），长时间体力活动会导致大量出汗，因此需要休息以使出汗速率降低，并有时间补液。

最佳的补液取决于失水量及电解质情况，这是由体力活动的强度及持续时间以及环境因素和个体差异等决定。为了吸收最大液体量，含碳水化合物饮料的吸收速度比普通水快30%。含6%或7%的碳水化合物浓度饮料吸收最为迅速。应避免更高浓度的碳水化合物，因为它们能引起胃痉挛和延迟吸收。然而多数情况下，只要不要过度补液，纯水就已足够。耐力运动员在运动前、运动期间及运动后频繁饮水，而没有补充钠丢失，因此会发严重低钠血症（参见第1266页）。特殊的饮液（如运动饮料）不是必需的，但这些饮料口感好可增加饮用量，在需水量很大时，这些饮料中的适量的盐分是有益的。

体力劳动者、士兵、耐力运动员和出汗较多的人每天可丢失大于20g的钠，更易发生热痉挛；这些人群应当通过饮水及饮食补充丢失的钠。多数情况下，含盐饮食就已足够，低盐饮食者应增加盐的摄入量。在更极端的情况下（水土不服者长时间体力活动）可以口服补液盐溶液。理想的浓度为0.1%的NaCl，这可以通过将1g的盐片剂或1/4茶匙的盐溶于1L（或夸脱）的水来制备。在极端情况下可饮用这种溶液。不应服用未溶解的盐片剂。因为可刺激胃部引起呕吐，对脱水治疗无益。

> **经验与提示**
> - 由于盐片剂引起胃肠激惹，因而不能吞服。可将其溶于水后服用

环境适应性 高温下连续地逐渐增加工作强度和工作量最终会适应环境，这使人们可在以往他们不能耐受甚至威胁生命的温度下安全地工作。为了达到最大的效益，通常需要花费8~11日在炎热环境中进行一些日常活动（如强度从1~2小时/日增加至一整天）来达到环境适应。环境适应可使人活动时出汗（和散热）明显增加，同时大量减少汗液中的电解质。环境适应可显著减少中暑的发生。

适度的活动强度 在允许的情况下，人们应该根据环境和任何影响散热的情况下（如穿着消防或化学防护服装）调整他们的活动强度。当以下情况发生应缩短工作时间，增加休息时间
- 温度升高
- 湿度增大
- 工作负荷更重
- 太阳直射更强烈
- 没有空气流动
- 当穿着防护服或装备时

反映环境热应激的最佳指标是湿球温度（WBGT），它被广泛用于军事，工业和运动。除了温度，WBGT反映湿度，风和太阳辐射的影响。WBGT可用于指导推荐活动（表359-2）。

表359-2 湿球温度和推荐活动水平

气温/℃（/℉）	推荐
≤15.6（≤60）	无预防措施
>15.6~21.1（>60~70）	若保持充足的水化，则无防范措施
>21.1~23.9（>70~75）	不适应环境：停止或限制活动 环境适应：谨慎运动；每隔20~30min休息并饮水
>23.9~26.7（>75~80）	不适应环境：避免远足，体育运动和阳光暴晒 适应环境：谨慎进行中重度活动
>26.7~31.1（>80~88）	不适应环境：避免活动 适应环境：允许有限的短暂活动
>31.1（>88）	避免活动及阳光暴晒

温度/℃

相对湿度/%	20	21	22	23	24	25	26	27	28	29	30	31	32	33	34	35	36	37	38	39	40	41	42	43	44	45	46	47	48	49	50
0	15	16	16	17	18	18	19	19	20	20	21	22	22	23	24	24	25	25	26	27	27	28	28	29	29	30	31	31	32	32	
5	16	16	17	18	18	19	19	20	21	21	22	23	23	24	24	25	26	26	27	28	28	29	29	30	31	31	32	33	33	34	35
10	16	17	18	18	19	19	20	21	21	22	23	23	24	25	25	26	27	27	28	29	29	30	30	31	32	32	33	34	35	36	37
15	17	18	19	19	20	21	21	22	23	23	24	25	25	26	27	28	28	29	30	30	31	32	33	33	34	35	37	37	38	39	
20	17	18	19	20	21	21	22	23	24	24	25	26	27	28	28	29	30	31	32	32	33	34	35	36	37	37	39				
25	18	18	19	20	21	22	23	24	24	25	26	27	28	29	30	31	31	32	33	34	35	36	37	39							
30	18	19	20	21	22	23	24	25	26	27	28	29	30	31	32	33	34	35	36	37	39										
35	19	20	21	22	22	23	25	25	27	28	29	30	31	32	33	34	35	36	37	39											
40	19	20	21	22	23	24	25	26	28	29	30	31	32	33	34	35	37	38	39												
45	19	20	21	22	24	25	26	27	28	29	30	32	33	34	35	37	38														
50	20	21	22	23	24	25	27	28	29	30	32	33	34	35	36	37	39														
55	20	21	23	24	25	26	28	29	30	31	32	34	35	36	37	39															
60	21	22	23	24	25	27	28	29	30	32	33	35	36	37																	
65	21	22	23	24	25	27	28	30	31	32	33	34	36	37	38																
70	22	23	24	25	26	27	28	30	31	33	34	35	36	38	39																
75	22	23	24	25	27	29	30	31	32	34	35	36	37	39																	
80	23	24	25	26	27	29	30	32	33	35	36	37	38																		
85	23	24	25	26	28	29	31	32	34	35	37	38																			
90	24	25	26	27	28	30	32	33	34	36	37	39																			
95	24	25	26	27	30	31	32	33	35	37	38																				
100	24	26	27	28	29	31	32	33	35	36	38	39																			

图359-1 根据温度和相对湿度的湿球温度。 通过温度和在阳光充足且微风条件下的相对湿度可计算出WBGT值。热应激可能在其他情况下被高估

尽管WBGT复杂且可能不可用,它可以通过温度和在阳光充足且微风条件下的相对湿度(图359-1)进行估计。

> **关键点**
> - 当环境温度>35℃,散热主要依靠蒸发,但是当湿度>75%,蒸发显著降低,因此,当温度和湿度都很高时,中暑的风险很大
> - 中暑的危险因素包括某些药物及疾病(包括那些引起电解质紊乱或降低心血管储备功能的药物和疾病)和年龄
> - 预防包括常识宣教、补液以及补钠
> - 环境适应,需要8~11日的适应活动,可显著减少中暑的发生
> - 活动强度受到温度、湿度、阳光、衣服或装备数量以及空气流动的影响

热痉挛

热痉挛通常发生在炎热和潮湿的环境中,表现为严重的肌肉疼痛痉挛。

尽管在凉快环境中活动也可引起痉挛,但这种痉挛与热无关,可能反映了缺乏锻炼。相反,经常锻炼的人大量出汗时补充不含盐液体会引起低钠血症,从而导致热痉挛。热痉挛常见于以下情况:
- 体力劳动者(如发动机房工作人员、钢铁工人、盖顶工、矿工)
- 新兵
- 运动员

痉挛是突然发生的,通常发生在四肢肌肉。通常在锻炼期间或锻炼后发生痉挛。剧烈的疼痛和足腕部痉挛可使手脚无法活动。体温可正常,也无其他显著异常。痉挛常持续数分钟至数小时。由病史及临床评估可诊断。

治疗

用力牵拉痉挛的肌肉(如腓肠肌痉挛时使跖肌背屈)可立即减轻痉挛。患者应在阴凉环境休息。应口服大量液体和电解质(1~2L水中加入10g食盐或饮用运动饮料),不能口服或需要快速补液时可予静脉注射1~2L 0.9%氯化钠溶液。充分的降温,适应环境和保持适当的盐平衡有益于预防热痉挛的发生。

热衰竭

热衰竭是因暴露在高温中而引起的一种非致命性临床综合征,包括无力、不适、恶心、晕厥和其他非特异性症状。体温调节和CNS功能正常,但患者通常处于脱水状态,伴有体温轻微升高(<40℃)。治疗包括在凉爽环境中休息以及补充液体和电解质。

繁重的劳动后出现严重热衰竭较为罕见,可表现为横纹肌溶解、肌红蛋白尿和急性肾损伤。热衰竭不会导致脑功能障碍(如意识不清或共济失调),因此可以与热射病鉴别。

症状及体征

症状往往并不明确,而且患者可能没有意识到高温是病因。症状可包括无力、乏力、头晕、头痛、恶心,有时可发生呕吐。高温下站立时间过长可引起晕厥(热晕厥)。体检时患者可表现为乏力,大汗及心动过速,可能伴有直立性低血压。与热射病不同,热衰竭时精神状态如常。体温一般正常,即便升高也不会超过40℃。

诊断

- **临床评估**

诊断为临床诊断,并需排除其他可能原因(如低血糖、急性冠脉综合征、各种感染)。排除上述疾病需进行实验室检查。对于大量饮水的患者,尤其是发生脑功能障碍的患者,应检查电解质水平以除外低钠血症。

治疗

- **口服或静脉补液并补充电解质**

治疗包括停止所有活动并将患者转移至凉爽环境平躺,并给予0.1%的NaCl溶液口服补液。患者应该以1L/h的速度进行口服补液。如果有呕吐恶心无法口服补液,则应静脉给予0.9%氯化钠溶液加电解质。此外,如果30~60分钟患者症状未缓解,立即将其转运至医院急诊进行静脉补液。可根据年龄、基础疾病和临床表现来调整静脉补液的速度和量。通常按500ml/h的速度补充1~2L的液体就已足够。老年人和患心脏疾病的患者应减慢补液速度。通常不需要用外部降温措施。然而,如果热衰竭患者体温≥40℃,则需应用外部降温措施来降低体温。

> **关键点**
> - 热衰竭的症状往往无特异性,体温常<40℃,CNS功能不受损害
> - 诊断热衰竭通过临床诊断,实验室检查的目的是除外临床怀疑的其他疾病
> - 让患者在凉爽环境中休息并尝试口服补液,如果这些措施不成功,立即将患者转运至医院急诊

热射病

热射病是高温伴全身炎性反应导致多器官功能不全,常引起死亡。症状包括体温>40℃和精神状态改变;可能无汗或流汗。诊断是临床性诊断。治疗包括快速外部降温,静脉液体复苏以及对器官功能障碍进行支持治疗。

当散热的代偿机制出现障碍并且核心体温急剧升高时可发生热射病。炎症因子被激活,进而发生多器官功能障碍。胃肠道菌群分泌的内毒素也可能发挥作用。中枢神经系统、骨骼肌(横纹肌溶解)、肝脏、肾脏、肺(急性呼吸窘迫综合征)和心脏都可能发生器官功能障碍。凝血级联反应激活,有时可引起弥散性血管内凝血。也可能发生高钾血症和低血糖。

热射病可分为2种类型,但分型是否有意义仍存在争议(表359-3):

表 359-3　典型热射病与劳力型热射病的区别

特征	典型热射病	劳力型热射病
起病	2~3日	数小时
发患者群	年老，久坐者	健康有活力的人群（如运动员、军队新兵、工厂工人）
危险因素	炎热夏季无空调设备	剧烈活动，尤其尚未适应环境时
皮肤	通常炎热干燥，但有时以汗水湿润	常以汗水湿润

- 经典型
- 劳力型

经典型热射病在暴露于热环境2~3日后发生。通常发生在炎热的夏季，尤其是老人、在没有空调的房间里久坐且液体摄入不足的人。

劳力型热射病通常在健康人群中突然发生（如运动员、军队新兵、工厂工人）。它是青年运动员的第二大最常见死因。在炎热环境剧烈活动可突然产生大量的热负荷以致机体失代偿。横纹肌溶解很常见；急性肾损伤和凝血功能障碍更易发生并且更严重。热衰竭可能进展为热射病，其特征表现为精神状态和神经功能损害。

服用某些药物［如可卡因、苯环利定（PCP）、苯丙胺类药、单胺氧化抑制剂］后可导致高代谢状态，从而发生热射病。通常由过量服药引起，但活动及环境条件也可起到叠加作用。

有遗传疾病并服用某些麻醉药的患者（参见第2701页）可发生恶性高热。服用抗精神病药物的患者（参见第2702页）可发生恶性精神抑制药综合征。这些疾病都是致命的。

症状及体征

中枢神经系统功能不全的表现从神志不清或行为古怪到谵妄、癫痫发作以及昏迷。共济失调可能为早期表现。患者仰卧位时仍常见心动过速和气促。可有流汗或无汗。体温>40℃。

诊断

- 临床评估，包括测量核心体温
- 器官功能障碍相关的实验室检查

依据劳累和暴露于热环境的病史，诊断一般很明确。可通过以下几点鉴别热射病与热衰竭：

- 中枢神经系统功能障碍
- 体温>40℃

当热射病诊断不明确时，需考虑是否存在可引起中枢神经系统功能障碍及过热的其他疾病。这类疾病包括：

- 急性感染（如脓毒症、疟疾、脑膜炎、中毒性休克综合征）
- 药物应用
- 恶性神经阻滞剂综合征
- 血清素综合征
- 癫痫持续状态（发作性）
- 卒中
- 甲状腺危象

实验室检查包括全血细胞计数、凝血酶原时间、部分凝血活酶时间、血电解质、血尿素氮、肌酐、血钙、肌酸激酶和肝功能以评估器官功能。留置导尿管取尿液检查是否有隐血并监测尿量。没必要检查肌红蛋白。如果尿液标本不含红细胞但对血呈阳性反应，且血清肌酸激酶升高，可能发生肌红蛋白尿。尿液药检可能有帮助。连续监测核心温度，通常经直肠、食管或膀胱监测。

预后

热病的死亡率和致残率很高但与年龄，基础疾病，最高体温相关，最重要是与高热持续时间及降温迅速有关。如不及时有效治疗，病死率达到80%。无论是否干预，大约20%的存活者遗留脑损伤。一些患者持续出现肾功能不全。体温不稳定可持续数周。

治疗

- 积极降温
- 积极的支持治疗

经典与劳力型热射病治疗相似。迅速识别及有效积极的降温其重要性不言而喻。

降温技术　主要降温技术是：

- 冷水浸泡
- 蒸发降温

冷水浸泡使发病率和死亡率降至最低，可作为治疗的一种选择。大型冷却水箱常用于户外活动，如足球及耐力赛。偏远区域可将患者浸泡在池塘或溪流中降温。如果有合适的设备并且患者足够稳定（如无需气管插管，无癫痫发作），冷水浸泡可以在急诊室中使用。降温期间的散热速率会应血管收缩和寒战而有所降低；可以通过给予苯二氮䓬类药物（如静脉注射地西泮5mg或劳拉西泮2~4mg，必要时加量）或静脉注射氯丙嗪25~50mg来减轻寒战。

蒸发降温　也同样有效的，但蒸发降温在干燥环境并且患者外周循环稳定（需要足够的心排出量）时效果最好。当环境湿度较高或患者存在深度休克时，应使用冷水浸泡。蒸发降温通过边对患者喷洒温水边对其扇风来降温。使用温水而非冷水时蒸发降温更加有效。使用温水使皮肤与空气蒸汽压力梯度最大化，减轻血管收缩及寒战。通过特制的降温装置，将患者全裸悬挂于网上，身下放置引流台，将15℃的雾化水从患者上方及下方喷洒整个身体。利用风扇使加热至45~48℃的空气在人体周围进行循环。利用这种技术，多数热病患者可在60分钟内降温。此外，可将冰袋或化学降温袋放置于颈部、腋窝、腹股沟或无毛皮肤的表面（即手掌、脚掌、脸颊），这些部位皮下血管丰富可增加降温效果，但单独用于降温是远远不够的。

其他降温措施　降温完成应进行必要的复苏。为了预防经常发生呕吐和癫痫发作的反应迟钝的患者发生误吸，需要进行气管插管和机械通气（有时需要肌松）。由于热射病代谢需求增加，应给予补充O_2。将患者收入ICU，与热衰竭的处理相同，首先静脉输注0.9%氯化钠溶液。像心搏骤停后诱导低温的方法一样，静脉输注1~2L 4℃的0.9%氯化钠溶液，理论上也有助于降温。患者可以仅仅少量缺水

(如1~2L),也可严重脱水。应弹丸样注射液体以评估反应性,并通过监测血压、尿量和中心静脉压来评估所需额外的液体量。对于出现热射相关急性肾损伤的患者,过多补液可引起急性肺水肿。

器官功能障碍和横纹肌溶解治疗(见本手册其他有关章节)。注射苯二氮䓬类药物(如劳拉西泮、地西泮)以预防兴奋以及治疗癫痫发作(癫痫引起产热增加)。

对于严重弥散性血管内凝血的患者,需要输注血小板和新鲜冰冻血浆。如果存在肌红蛋白尿,应充分补液以维持尿量≥0.5ml/(kg·h),并给予$NaHCO_3$碱化尿液,从而预防或减少毒性。静脉注射钙盐对由高钾血症引起的心脏疾病是必要的。治疗低血压的血管收缩药物可减少皮肤血流量并减少散热。当ICU使用血管收缩药物时,应放置肺动脉导管以监测充盈压。儿茶酚胺(去甲肾上腺素、肾上腺素和多巴胺)可导致产热增加。可能需要血液透析治疗。解热药物(如对乙酰氨基酚)是没有作用的,并可能导致肝脏及肾脏损伤。丹曲林用于治疗麻醉药物引起的恶性高热,但对其他原因引起的严重高热未证实有益。动物模型研究认为活化蛋白C有效,但临床研究并未得到证实。

> **关键点**
> - 热射病与热衰竭的不同在于机体散热机制障碍,中枢神经系统功能障碍以及体温>40℃
> - 如果对于发热伴反应迟钝的患者热射病的诊断并不明确,应该考虑其他疾病,如感染,中毒,甲状腺危象,卒中,癫痫发作(间期),恶性抗精神病药物证候群,和血清素综合征
> - 迅速识别并进行有效积极的降温是极其重要的
> - 如果可行的话用冷水浸泡
> - 蒸发降温也同样有效,但需要干燥的环境和稳定的外周循环;用温水而非冷水,同时扇风
> - 对患者进行密切监测(包括其容量状态),并提供积极的支持治疗

恶性高热

恶性高热是一种致命性的体温升高,常起因于联合应用去极化类肌松药和强效的挥发性吸入全身麻醉药时机体的代谢亢进性反应。临床表现包括肌肉僵硬、高热、心动过速、气促、横纹肌溶解以及呼吸性和代谢性酸中毒。诊断是临床性的;高危患者应完善检查以确诊。首选治疗是快速降温和积极的支持治疗。

引起本病的相关常见肌松剂是琥珀酰胆碱;相关吸入性麻醉剂最常见的是氟烷,但其他麻醉剂(如异氟烷、七氟烷和地氟烷)也引起本病。这类药物的联合应用在某些肌营养不良和肌强直患者身上会引起一种类似的反应。虽然可能在第一次用药后出现恶性高热,但通常在三次用药后才出现。

病理生理

恶性高热的发病率约为两万分之一。本病具有遗传易感性和常染色体显性遗传及可变的外显率。通常,基因突变影响骨骼肌的兰尼碱受体;同时,>22种其他成因性突变也已被发现。

发病机制可能包括易感患者经麻醉药物诱导后出现的骨骼肌肌浆网钙外流,加剧了钙诱导的生化反应,引起严重肌肉收缩和代谢率增高,导致呼吸性和代谢性酸中毒。由于存在酸中毒,患者呼吸频率增快,然而却只能部分代偿。

并发症 可能出现高钾血症、呼吸性和代谢性酸中毒、低钙血症、横纹肌溶解伴肌酸激酶升高,肌红蛋白尿及凝血功能异常[尤其是弥散性血管内凝血(DIC)]。对年长的或有其他并发症的患者,DIC可能增加死亡率。

症状及体征

恶性高热可在麻醉期间或术后早期发生。临床表现根据所用药物及患者的易感性而不同。通常颌部肌肉僵硬是最先出现的体征,接着出现心动过速,其他心律失常,气促,酸中毒,休克及高热。高碳酸血症(呼气末CO_2升高)是早期表现。体温通常≥40℃且可能相当高(如>43℃)。如发生横纹肌溶解和肌红蛋白尿,尿液可呈现褐色或呈血性。

诊断
- 临床评估
- 并发症相关实验室检查
- 对高危人群进行易感性检查

吸入麻醉开始10分钟内就出现典型症状体征的患者需怀疑本病,偶尔也发生在吸入麻醉开始数小时后。识别颌部僵硬、气促、心动过速及呼气末CO_2升高有助于及早诊断。

本病并无确诊试验,但需行相关检查以评估是否存在并发症,包括心电图,血检(全血细胞分类、电解质、尿素、肌酐、肌酸激酶、钙、凝血酶原时间、部分凝血活酶时间、纤维蛋白原、D二聚体),以及有无肌红蛋白尿。

需排除其他诊断。围术期脓毒症可引起高热但很少在麻醉诱导后就出现高热。不充分的麻醉可引起肌张力增高和心动过速,但不引起体温升高。甲状腺危象及嗜铬细胞瘤极少在麻醉诱导后立即出现高热。

易感性检查 对于有本病家族史或既往全身麻醉时出现过严重或不完全典型不良反应的高危人群,推荐进行易感性检查。咖啡因氟烷挛缩试验(CHCT)最为准确。该检查检测肌肉组织样本对咖啡因和氟烷的反应。该检查只能在某些转诊中心做,且需切取约2g肌肉组织送检。由于存在多种突变,基因测试的敏感性有限(约30%),但特异性高;已证实存在突变的患者无需行CHCT。

治疗
- 快速降温及支持治疗
- 丹曲林

尽可能快速和有效地给患者降温以预防中枢神经系统损害,并给予支持治疗以纠正代谢异常,这些是至关重要的。在肌肉僵硬进展为全身性之前,以及出现横纹肌溶解、严重高热及DIC之前就开始治疗,预后最佳。除常用的物理降温措施之外,可每隔5分钟静脉注射丹曲林2.5mg/kg,直至总量达10mg/kg。根据心率和呼气末CO_2决定丹曲林

的剂量。有些患者需气管插管、肌松并诱导全麻状态以控制症状并给予支持治疗。可静脉给予大剂量苯二氮䓬类药物以控制躁动。恶性高热死亡率高,即便早期积极治疗也可能无效。

预防

较之全身麻醉,如有可能则优选局部和区域阻滞麻醉。对于易感患者或有家族史的患者应避免使用强效吸入性麻醉药及去极化肌松药。非去极化肌松药为首选的前驱麻醉剂。推荐的麻醉药包括巴比妥类(如硫喷妥钠),依托咪酯和丙泊酚。进行麻醉时需要备用丹曲林。

> **关键点**
> - 恶性高热通常在(不止一次)同时应用去极化肌松药(琥珀胆碱)及强力吸入性全身麻醉药(氟烷)的易感患者中发生
> - 并发症包括高钾血症、呼吸和代谢性酸中毒、低钙血症、横纹肌溶解和 DIC
> - 如果患者在吸入麻醉开始几分钟或几小时内就出现颌部僵硬、呼吸急促、心动过速或呼气末 CO_2 升高,应怀疑恶性高热
> - 通过咖啡因氟烷挛缩试验或基因测试来评估是否存在疾病易感性
> - 治疗包括早期积极降温以及静脉注射丹曲林

神经阻滞剂恶性综合征

神经阻滞剂恶性综合征的特征性表现为应用镇痛药物后出现精神状态改变,肌肉僵硬,高热以及自主活动增多。神经阻滞剂恶性综合征的临床表现类似恶性高热。诊断为临床性诊断。治疗为给予积极的支持治疗。

服镇痛药物的患者,约 0.02%~3% 会出现神经阻滞剂恶性综合征。任何年龄段均可受累。

病因

抗精神病药和止吐药可引起神经阻滞剂恶性综合征(表 359-4)。这些药物的共同点为可引起多巴胺能传递减少;然而这种反应不是过敏性的,而是特异性的。本病病因及机制尚未知。危险因素包括大剂量用药、快速加量、肠外给药以及换药。

神经阻滞剂恶性综合征也可在应用左旋多巴及多巴胺激动剂的患者撤药时发生。

症状及体征

多于开始治疗 2 周内出现症状,但也可早于 2 周或在治疗后多年才出现症状。

4 项特征性症状通常在数天内依次出现:
- 精神状态改变:通常精神状态改变是最初表现,常常激惹谵妄可慢慢进展为昏睡或意识障碍(脑病)
- 活动异常:患者可发生全身性严重肌肉僵硬(有时伴有自发性震颤,导致齿轮样强直),或较为少见的张力失常,舞蹈病或其他异常。反射反应减少
- 高热:体温通常>38℃并且经常>40℃
- 自主活动增多:自主活动增多引起心动过速,心律失常,气促和不稳定高血压

表 359-4 可引起神经阻滞剂恶性综合征的药物

种类	药物
传统型抗精神病药	氯丙嗪
	氟奋乃静
	氟哌利多醇
	洛沙平
	美索达嗪
	莫林酮
	奋乃静
	匹莫齐特
	硫利达嗪
	替沃噻吨
	三氟拉嗪
新型抗精神病药	阿立哌唑
	氯氮平
	奥氮平
	帕潘立酮
	喹硫平
	利培酮
	齐拉西酮
止吐药	多潘立酮
	氟哌利多
	甲氧氯普胺
	丙氯拉嗪
	异丙嗪

诊断

- 临床评估
- 除外其他疾病及并发症

应根据临床表现进行诊断。因精神病患者精神状态的改变可能被忽略,因而本病早期可能漏诊。

其他病症可引发相似表现。例如:
- 血清素综合征可引起僵硬、高热和自主活动增多,但血清素综合征通常由选择性 5-羟色胺再摄取抑制剂或其他 5-羟色胺能药物引起,典型病例有反射亢进。体温升高和肌肉僵硬的程度没有神经阻滞剂恶性综合征严重,起病迅速(常在 24 小时内起病),并且在出现血清素综合征之前有恶心及腹泻症状
- 恶性高热和鞘内巴氯芬撤药时会引起与神经阻滞剂综合征相似的表现,但通常依据病史容易做出鉴别
- 全身感染,包括脓毒症(参见第 502 页),肺炎和中枢神经系感染可导致精神状态改变、高热、气促和心动过速,但无全身活动异常。不同于多数感染,神经阻滞剂综合征患者在发生高热之前就会出现精神状态的改变和活动异常

本病无确诊检查,但应做一些检查以明确是否存在并发症,包括血清电解质、尿素、肌酐、血糖、血钙、血镁、肌酸激酶、尿肌红蛋白、神经影像学检查及脑脊液分析。需行脑

电图检查排除非惊厥性癫痫持续状态。

治疗

■ **快速降温，控制兴奋及其他积极的支持治疗**

停用引起本病的药物，并将患者收入 ICU 对并发症进展支持治疗。严重高热应积极物理降温。某些患者需要行气管插管并诱导麻醉。可静脉应用大剂量苯二氮䓬类药物以控制兴奋。虽然临床试验未呈现有效性，但可应用辅助性药物治疗。可给予丹曲林 0.25~2mg/kg 每隔 6~12 小时静脉推注，最大剂量 10mg/(kg·24h)来治疗高热。可口服或经鼻胃管每隔 6~8 小时给予溴隐亭 2.5mg，或每隔 12 小时给予金刚烷胺 100~200mg，有助于恢复多巴胺能活性。即便给予迅速和积极治疗也未必有效，本病的死亡率 10%~20%。

> **关键点**
> - 对于服用神经阻滞剂或其他减少多巴胺转运药物的患者可发生罕见的神经阻滞剂恶性综合征
> - 如果患者出现神志改变，肌肉强直或不自主运动，高热和自主神经亢进等表现，应怀疑本病
> - 血清素综合征与神经阻滞剂恶性综合征的区别在于使用 SSRI 或其他血清素药物（通常给药 24 小时内发生）以及反射亢进
> - 停用致病药物，开始迅速降温，并进行积极的支持治疗，通常收入 ICU

血清素综合征

血清素综合征是某些药物引起中枢神经系统血清素活性增高的一种致命性疾病。症状包括神志改变、高热及自主神经肌肉活动增多。诊断为临床性诊断。治疗主要为支持治疗。

血清素综合征可在服用治疗性药物或自杀时引起，但最常见于使用 2 种血清素能药物所致的药物相互作用（表 359-5）。所有年龄段均可受累。

严重血清素综合征的并发症包括：代谢性酸中毒、横纹肌溶解、惊厥、急性肾衰竭及弥散性血管内凝血。起因可能包括严重高热及肌肉活动过度增加。

症状及体征

在大多数情况下，血清素综合征在 24 小时内发病，有时最早发生在 6 小时内，通常由于药物剂量改变或开始用药而引发。本病的临床表现根据严重程度而不同。可分为如下几类：

■ 精神状态改变：焦虑，兴奋及多动，易惊，谵妄
■ 自主神经亢进：心动过速，高血压，高热，出汗，寒战，呕吐和腹泻
■ 神经肌肉亢进：颤抖，肌张力过高或僵硬，肌阵挛，反射亢进，阵挛（包括眼阵挛）及跖伸肌反应

下肢神经肌肉活动增多较上肢更为显著。

表 359-5 可引起血清素综合征的药物

种类	药物	种类	药物
抗抑郁药：单胺氧化酶抑制剂	异卡波肼 苯乙肼 司来吉兰 反苯环丙铵	致幻药	麦角酸二乙胺（LSD） 5-甲氧基-氟磷酸二异丙酯 色胺
抗抑郁药：5-羟色胺-去甲肾上腺素重吸收抑制剂	安非他酮 奈法唑酮 曲唑酮 文拉法辛	中草药	肉豆蔻 （亚洲或美洲）人参 圣约翰草 叙利亚芸香
抗抑郁药：选择性 5-羟色胺再摄取抑制剂	西酞普兰 艾司西酞普兰 氟西汀 氟伏沙明 帕罗西汀 舍曲林	5-羟色胺（5-HT$_1$）激动剂（曲坦类药物）	阿莫曲普坦 依来曲普坦 夫罗曲坦 那拉曲坦 利扎曲普坦 舒马普坦 佐米曲普坦
抗抑郁药：三环类抗抑郁药	阿米替林 阿莫沙平 地昔帕明 多塞平 丙咪嗪 马普替林 去甲替林 普罗替林 曲丙米嗪	阿片类	丁丙诺啡 芬太尼 氢可酮 哌替啶 羟考酮 喷他佐辛 哌替啶 曲马多

续表

种类	药物	种类	药物
中枢神经系统兴奋剂	苯丙胺 可卡因 安非拉酮 甲基苯丙胺 3,4-亚甲二氧苯丙胺（MDA） 3,4-亚甲二氧基甲基苯丙胺（MD-MA 或销魂药） 哌甲酯 芬特明 西布曲明	其他	丁螺环酮 氯苯那敏 右美沙芬 格拉司琼 5-羟色氨酸 左旋多巴 锂 甲氧氯普胺 奥氮平 昂丹司琼 利培酮 利托那韦 色氨酸 丙戊酸盐

通常 24 小时内症状消失，但应用半衰期长或活性代谢物的药物（如单胺氧化酶抑制剂，选择性 5-羟色胺在摄取抑制剂）后症状可持续较长时间。

诊断

■ 临床标准

诊断为临床性诊断。已提出几种明确的诊断标准。

目前首选亨特标准，因为使用简便且准确性高（与毒物学家做出的诊断相比较，用亨特标准诊断有近 85% 的敏感性及 95% 的特异性）。该诊断标准为患者服用过血清素能药物且有如下之一：

■ 肌张力增高
■ 自发性阵挛
■ 震颤及反射亢进
■ 阵挛或可诱导的阵挛，加上兴奋、出汗或体温 >38℃

全身感染，药物或酒精戒断综合征，以及拟交感神经药或抗胆碱能药的毒性也需要鉴别。血清素综合征与神经阻滞剂恶性综合征较难区别，因为症状相似（如肌肉僵硬、高热、自主活动增多和精神状态改变）。血清素综合征有应用血清素能药物的病史，起病快速（如 24 小时内起病）且反射亢进，不同于神经阻滞剂恶性综合征通常表现为反射减弱。

无确诊试验，但需行相关检查排除其他疾病（如对可疑有中枢神经系统感染者行脑脊液分析，可疑药物滥用者行尿检）。对严重血清素综合征病例，可能需行某些检测（如血清电解质、血小板计数、肾功能、肌酸激酶、凝血酶原时间、尿肌红蛋白检测）以明确有无并发症。

治疗

■ 支持治疗
■ 有时需应用赛庚啶

及时识别血清素综合征并进行治疗，预后一般良好。

停用所有血清素能性药物。症状轻微者通常予以苯二氮䓬类药物镇静后可缓解，24~72 小时可恢复。若症状迅速好转，患者需至少留观数小时。然而，多数患者需住院以进一步检查、治疗及监护。

严重病例需收住 ICU 进行治疗。给予降温以治疗高热。给予适当镇静、肌松以及其他支持疗法。由于自主神经效应可迅速发生变化，自主神经异常（如高血压和心动过速）的治疗需选用短效药物（如硝普钠和艾司洛尔）。

经支持治疗症状仍持续存在时，可给予口服或碾碎后经鼻胃管应用 5-羟色胺拮抗剂赛庚啶（12mg，之后每隔 2 小时 2mg 直至起效）。氯丙嗪和奥氮平可能有效，但由于其副作用并不常规使用。与恶性高热或抗精神病药恶性综合征不同，本病不应使用丹曲林。

鼓励咨询相关毒物学家，可致电美国毒物控制协作网（1-800-222-12222）或登录世界卫生组织所列的国际毒物中心网站（http://www.who.int/gho/phe/chemical_safety/poisons_centres/en/index.html）。

关键点

■ 增加血清素能活性的药物可以导致高热和神经肌肉功能亢进，伴有代谢性酸中毒，横纹肌溶解，癫痫发作，急性肾损伤和 DIC 等并发症
■ 如果患者服用过血清素能药物并伴有肌张力亢进，自发性阵挛，震颤以及反射亢进，或眼阵挛伴兴奋、出汗或体温 >38℃ 时，应考虑血清素综合征。
■ 血清素综合征与抗精神病药恶性综合征的不同之处在于使用血清素药物的病史，发病迅速（如服药后 24 小时内发病）以及反射亢进
■ 停用所有血清素能药物，并给予苯二氮䓬类药物
■ 积极治疗并发症，可考虑给予赛庚啶

360. 潜水或高气压下工作产生的损伤

在美国每年有超过1 000例潜水相关损伤事故发生,其中10%以上是致命的。类似的伤害也发生在隧道或沉箱(建筑中密封防水的结构)中工作的工人身上,在这些工作场所,会利用压缩气体把水排出去。

在深水或沉箱很多伤害都与高压有关,高压是由水平面的大气压加上排出水的重量产生的。在10m(33ft)深度,海水产生的压力相当于标准海平面大气压力,即1.03kg/cm^2(14.7磅/平方英寸)、760mmHg或1个绝对大气压(atm abs);因此在10m深度总压力为2个绝对大气压。每下降10m增加1个绝对大气压。

人体腔隙中的气体量与外在压力成反比;由于压力变化导致气体量的增多或减少所产生直接的机械性力量可破坏机体多个组织(气压伤)。当周围压力增加时溶于血流中的气体量也增多。增多的气体含量可导致直接损伤(如氮气麻醉,氧中毒)或上升过程中过度饱和的血流或组织减压时释放N_2气泡产生间接损伤(减压病)。动脉气体栓塞可由气压伤或减压伤引起。

如果在深水区发病,可能使患者失去活动能力,或不能辨别方向,然后导致溺死。

其他潜水相关损伤(如溺水、低体温、外伤)见手册的其他章节。

气压伤

气压伤是由压力变化引起人体腔隙中气体量变化所导致的组织损伤;它可累及含气区域,包括肺、耳、窦、胃肠道、牙齿充填物的空气间隙和潜水面罩的空隙。临床表现取决于受累及的部位。气压伤多为临床诊断但有时需影像学检查。治疗通常为支持治疗,但气胸的治疗包括给氧和放置胸腔引流管。

从水平面下降到达10m(33ft)深度时发生气压伤的风险最大(潜水员通常称之为挤压)。任何能影响机体含气间隙压力平衡的情况(如窦充血、咽鼓管堵塞、结构异常、感染)都能使危险性上升。

耳气压伤占了所有潜水伤的大约2/3。

如果潜水者在深处即使只吸进一口空气或其他气体而不能在上浮时让它自由的排出,或潜水者快速上浮,膨胀的气体可使肺过度膨胀,从而导致肺气压伤。肺过度膨胀大部分发生在呼吸压缩空气的潜水员,但也可发生在呼吸游泳池底部的压缩空气者(如使用潜水肺),极少数发生于倒转的水桶。

气压伤也能够影响胃肠道(胃肠道气压伤)、牙齿(牙气压伤)、眼睛(眼气压伤)和面部(面罩气压伤)。

症状

临床表现取决于气压伤累及部位;所有症状在压力变化的瞬间都会出现。症状可包括耳痛、眩晕、失聪、窦痛、鼻出血和腹痛。呼吸困难和意识丧失是致命的,可由肺泡破裂和气胸所引起。

如果在深水区发病,可能使患者失去活动能力,或不能辨别方向,然后导致溺死。后期并发症可能出现继发感染。

诊断
- 临床评估
- 影像学检查

诊断首先是临床诊断;有时影像学检查可进一步证实气压伤。有时需评估患者是否存在其他问题或器官功能障碍。

治疗
- 对症治疗
- 其他治疗根据损伤不同而各异

大部分气压伤只需要对症治疗和门诊随访;然而,有些气压伤是致命的。潜在的致命气压伤急症指那些出现肺泡或消化道破裂者,尤其是有下列表现的患者:
- 神经系统症状
- 气胸
- 腹膜刺激征
- 生命体征异常

最初治疗措施包括高流量100%给氧,如果突发呼吸衰竭,即刻予气管插管。正压通气可导致气胸或使原有气胸加重。

怀疑有气胸的患者若出现血流动力学不稳定或有张力性气胸的体征应立即进行胸腔减压,用粗针(如14号)在锁骨中线第二肋间进行穿刺,接着给予胸腔闭式引流。有神经系统症状或有证据表明存在动脉气体栓塞的患者,一旦能安排转运后应尽快转运至再加压舱。

如果病情稳定,应根据气压伤的特殊类型进行治疗。

严重或反复潜水相关损伤的患者在咨询潜水医学专家前不能再潜水。

其他潜水损伤的预防在其他章节中讨论。

> **关键点**
> - 大多数气压伤是耳气压伤
> - 气压伤患者对症治疗已足够,除非患者有潜在的生命威胁表现(神经系统症状、气胸、腹膜刺激征、生命体征异常)
> - 治疗有潜在生命威胁的患者时应给予100% O_2,必要时给予其他稳定治疗
> - 如果病情稳定,应根据气压伤的特殊类型进行治疗

耳和窦气压伤

气压伤是由压力变化引起人体腔隙中气体量变化所导致的组织损伤。它可以影响耳（导致耳痛、失聪和/或前庭症状）或鼻窦（引起疼痛和充血）。有时诊断需要行听力测试和前庭检查。治疗上，病情需要时给予减充血剂、止痛剂、有时可口服糖皮质激素，对严重内耳、中耳或窦损伤患者可予手术修复。

潜水可影响外耳，中耳和内耳。通常潜水者在下潜过程中觉耳胀和耳痛；如果压力不能很快平衡就可能出现中耳出血和鼓膜破裂。潜水时冷水流入中耳可导致眩晕、恶心和丧失方向。耳道检查可发现鼓膜充血，鼓室积血，鼓膜穿孔，气耳镜吹气时鼓膜活动减弱等；经常出现传导性听力丧失。

内耳气压伤常导致圆窗或前庭窗破裂，从而出现耳鸣、感觉神经性听力丧失、眩晕、恶心和呕吐。气压伤引起的迷路瘘和外淋巴漏可导致内耳永久损害。

窦气压伤大多影响额窦，其次筛窦和上颌窦。在上升或下潜过程中，潜水者可感觉到轻微的压力到剧烈疼痛，并有受累窦腔充血的感觉，有时出现鼻出血。疼痛可以很剧烈，有时伴有面部压痛。

少数情况下，鼻窦可能破裂导致气颅，伴有面部或口腔疼痛、恶心、眩晕或头痛。上颌窦破裂可导致复视，归因于动眼神经功能障碍。上颌窦三叉神经受压可引起面部感觉异常。体格检查可发现鼻窦压痛或鼻出血。

诊断
- 听力测试和前庭检查

有内耳损伤症状的患者需检查是否有前庭功能不全的体征，进一步行正规听力测试和前庭检查。

对于不复杂的窦气压伤，影像检查（如X线、CT）是没必要的，但对于怀疑有窦破裂的患者CT是有用的。

治疗
- 解充血药和镇痛药
- 有时需口服糖皮质激素，有时需手术修复，或两者都需要

大部分耳和窦气压伤能自行缓解，只需要对症治疗和门诊随访。

窦和中耳气压伤的药物治疗是一样的。解充血剂（通常0.05%氧甲唑啉，每鼻腔2喷，每日2次，3～5日；或伪麻黄碱，60～120mg 口服，每天2～4次，最大剂量240mg，3～5日）可以帮助打开堵塞的腔隙。严重患者可给予经鼻糖皮质激素治疗。在喷鼻后立即进行堵鼻鼓气操作（Valsalva操作法）可有助于解充血药进入堵塞的腔隙。非甾体抗炎药或阿片类药物可缓解疼痛。

如果出现出血或有迹象表明存在渗出，需给予抗生素治疗（如阿莫西林500mg口服，12小时1次，连续治疗10日；甲氧苄啶/磺胺甲噁唑口服，首剂加倍，每日2次，连续10日）。

对于中耳气压伤，有医生主张给予短疗程口服糖皮质激素治疗（如泼尼松60mg口服，每日1次，持续6日，然后7～10日后减量）。

如果症状严重或持久应求助耳鼻喉科专家。对于严重的内耳、中耳或窦损伤患者可进行手术治疗（如行鼓膜切开术直接修补破裂的圆窗或前庭窗，行中耳液体引流或窦减压）。

预防

可通过频繁吞咽或捏紧鼻孔呼气来开放咽鼓管，平衡中耳跟环境的压力来预防耳气压伤。耳塞后面的压力不能达到平衡，因此在潜水时不能使用。

在潜水前12~24小时预防性使用假麻黄碱（60~120mg口服，每天2~4次，最大剂量240mg）也可减少耳和窦气压伤的发生。如果充血没有缓解，或存在上呼吸道感染，或过敏性鼻炎未得到控制者，不能进行潜水。

> **关键点**
> - 如果患者有耳鸣、听力丧失或眩晕，应安排行听力检查和前庭测试
> - 如果怀疑存在窦破裂，考虑行CT检查
> - 如果症状严重，给予止痛药和解充血药
> - 当存在鼻塞时，可咨询潜水员来降低耳和窦气压伤风险，有时也可通过预防性使用伪麻黄碱来降低风险

肺气压伤

气压伤是由压力变化引起人体腔隙中气体量变化所导致的组织损伤。增加肺气压伤的危险因素包括某些行为（如快速上升、屏气、呼吸压缩空气）和肺部疾病（如慢性阻塞性肺疾病）。气胸和纵隔气肿是常见的表现。患者需要行神经系统检查和胸部影像学检查。气胸需要治疗。预防包括减少危险行为，为高风险潜水员提供指导。

当在上浮过程中屏住呼吸（通常当吸入压缩空气），尤其快速上浮时，可能出现肺过度膨胀和肺泡破裂。结果可导致气胸（出现呼吸困难、胸痛和一侧呼吸音减弱）或纵隔气肿（出现胸部饱满感、颈痛、胸膜炎性胸痛可放射至肩部、呼吸困难、咳嗽、声音嘶哑和吞咽困难）。由于存在皮下气肿，纵隔气肿者颈部可扪及捻发音，心脏收缩期偶可闻及喀喇音（哈曼征）。张力性气胸虽然在气压伤中少见，但可导致低血压、颈静脉怒张、叩诊示清音和气管偏移（后者通常较晚被发现）。肺泡破裂经常使气体进入肺静脉循环，随后导致动脉气体栓塞。

在深部屏气潜水，下潜过程中肺的压缩很少引起气量减少至残气量以下，导致黏膜水肿，血管充血和出血，在临床上表现为上浮时呼吸困难和咯血。

诊断
- 临床评估
- 胸部影像学

患者需要进行神经系统检查来判断是否存在气体栓塞导致的脑功能障碍。

胸部X线用于检查是否存在气胸或纵隔积气（沿心脏边缘透亮影）。如果胸片检查阴性但临床高度怀疑，行胸部

CT 检查可能有诊断意义,它比 X 线平片更敏感。超声对气胸的床旁快速诊断也是有用的。

治疗
- 100%氧气
- 有时需胸腔闭式引流

怀疑张力性气胸时应进行针刺减压,紧接着予胸腔闭式引流。如果存在少量气胸(如 10%~20%),没有血流动力学或呼吸不稳定,通过给予高流量 100%氧气 24~48 小时,气胸能自行吸收。如果该治疗无效或存在大量气胸,需进行胸腔闭式引流(使用猪尾形导管或细胸管引流)。

纵隔气肿不需特殊治疗;症状通常在数小时至数天内自行缓解。观察几小时后大部分患者可以门诊治疗;对于这些患者,推荐给予高流量 100%纯氧促进肺泡外气体的吸收。很少数患者需要进行纵隔切开术来缓解张力性纵隔气肿。

预防
肺部气压伤的预防是最主要的。合适的上浮时间和技术是必需的。患有肺大疱、马方综合征或慢性阻塞性肺疾病的患者很容易出现气胸,不能潜水或在压缩气体区域工作。哮喘患者也容易出现肺部气压伤,尽管很多哮喘患者在进行评估和适当的治疗后能安全潜水。

> **关键点**
> - 尽管罕见,肺部气压伤可导致张力性气胸,如发现必须立即解压
> - 所有肺气压伤患者均需进行神经系统检查来判断是否存在脑功能障碍体征,因其可能提示存在气体栓塞
> - 明确诊断前,所有怀疑肺气压伤患者均需给予 100%纯氧治疗

胃肠道气压伤

潜水时吞入少量气体可能会在上升时膨胀(胃肠道气压伤),通常导致自限性症状。

潜水时不恰当的呼吸或使用耳和窦压力平衡技术可使潜水者吞入少量空气。上浮时气体膨胀可导致腹胀、腹部绞痛、疼痛,打嗝和胃肠胀气,这些症状是自限性的。胃肠道破裂很少发生,表现为剧烈腹痛、反跳痛和肌紧张。

如果出现胃肠道破裂的症状,立即进行立位胸部 X 线或 CT 检查以检测膈下游离气体。轻微症状不需要检查。

胃肠道破裂的患者需给予积极液体复苏、使用广谱抗生素,并立即请外科会诊是否需要进行剖腹探查。

牙、面部和眼气压伤

气压伤是由压力变化引起人体腔隙中气体量变化所导致的组织损伤。它可以影响牙周、面罩后方或硬性角膜接触镜下方的空间。

牙气压伤可发生在下潜或上浮时,受感染牙齿根部或充填物附近空气间隙的压力快速变化导致牙齿疼痛或损伤。舌叉叩诊时受感染的牙齿有压痛。

面罩气压伤是因下潜时面罩后方的空间压力得不到平衡所致。产生的相对真空可导致局部疼痛,连接处出血和面罩后方面部皮肤瘀斑。眶后出血可能发生但少见。

如果怀疑眶后出血,应进行全面眼部检查(包括视力、眼球动作和眼压测量)和头颅 CT 检查。通过经鼻腔呼气至面罩使面罩内的压力得到平衡可以避免面罩气压伤的发生。

眼气压伤发生在当小气泡被局限在硬的角膜接触镜后方时。气泡可损伤眼睛,导致酸痛,视力下降和光晕。需行眼科检查以除外其他原因。护目镜后方压力得不到平衡,因此在潜水时不能使用。

治疗
- 对症治疗

通常对症处理即可。

动脉气体栓塞
(空气栓塞)

动脉气体栓塞是具有潜在危害的事件,当气泡进入动脉或在动脉系统内形成时气泡可堵塞血流,从而导致脏器缺血。动脉气体栓塞可导致中枢神经系统损害,迅速出现意识丧失,或其他神经系统受损表现,或两者都有;栓塞也可影响其他脏器。诊断是临床诊断,也可通过影像学检查证实。治疗是予 100%纯氧,并立即再加压治疗。

气体栓子可以通过以下任一途径进入动脉循环:
- 肺气压伤后从破裂的肺泡入血
- 严重减压病时动脉循环本身产生
- 来自静脉循环系统(静脉气体栓塞),或通过右向左分流(卵圆孔未闭,房间隔缺损),或因超过肺的滤过容量而溢出

当存在右向左分流时即使是其他无症状的静脉气体栓塞也可导致严重的临床表现(如卒中)。没有进入动脉循环的静脉气体栓塞症状较轻。

尽管脑栓塞是最严重的表现,但动脉气体栓塞可引起其他脏器显著缺血(如脊髓、心脏、皮肤、肾、脾和胃肠道)。

症状及体征

症状在浮出水面后数分钟出现,可出现神志改变、偏瘫、局部运动或感觉缺失、癫痫发作、意识丧失、呼吸暂停和休克;随后可能死亡。也可能出现肺气压伤或 II 型减压病的体征。

其他症状可由以下动脉气体栓塞导致:
- 冠状动脉(如心律失常、心肌梗死、心搏骤停)
- 皮肤(如皮肤花斑样发绀、舌头局部苍白)
- 肾脏(如血尿、蛋白尿、肾衰竭)

> **经验与提示**
> - 任何潜水者出现意识不清应考虑动脉气体栓塞可能,并立即予再加压治疗

诊断
- 临床评估

- 有时需通过影像学检查证实

诊断首先是临床诊断。潜水者在上浮过程中或上浮后立即出现意识丧失应高度怀疑动脉气体栓塞。因为气体可能在检查前从受影响的动脉被重吸收,因此明确诊断很困难。但是能证实诊断的影像学技术(敏感性都不高)包括以下:

- 心脏超声(显示心室内的气体)
- 通气-血流扫描(显示肺栓塞)
- 胸部CT(显示肺局部损伤或出血)
- 头颅CT(显示血管内气体和弥漫性脑水肿)

有时减压病可导致类似的症状和体征(两者特征比较见表360-1)。

表360-1 气体栓塞和减压病的比较

特点	气体栓塞	减压病
症状和体征	**常见**:意识不清,常有癫痫发作(任何意识不清的潜水者要考虑气体栓塞可能并立即行再加压治疗) **少见**:轻微脑部表现,肺气压伤的体征(如纵隔或皮下积气,气胸)	多变-屈肢痛(疼痛,大多位于关节或关节附近),各种类型和程度的神经系统表现和窒息(循环衰竭导致的呼吸窘迫绝对的急症),单独或伴随其他症状出现
发病时间	突然发作,通常在上浮过程中或浮出水面后数分钟发生	逐步或突然发作,大约50%在浮出水面1h后出现;潜水*>10m(>33ft)以下或暴露于>2绝对大气压的环境者最长24h发病
最可能的病因	**通常**:上浮过程中屏住呼吸或气道堵塞(即使仅从数英尺深度上浮,尤其快速上浮时),或在上浮过程中气体残留在膨胀的肺中,导致肺组织损伤 **偶尔**:严重减压病	**通常**:潜水或高压暴露超出了无停顿限制,而且没有适当的减压停顿 **偶尔**:潜水或高压暴露在无停顿限制内,或有适当的减压停顿;低压暴露(如潜水后飞行)
发病机制	**通常**:肺的过度膨胀使游离气体进入肺血管,进而导致脑血管栓塞 **偶尔**:任何来源的游离气体导致冠脉、肾或皮肤循环堵塞	当外界压力减低时过度溶解于血液或组织中的气体溢出形成气泡
紧急治疗	必需的紧急治疗是需要的(如开放气道、止血、心肺复苏或机械通气) 尽快转移至最近的再加压舱 将患者置于水平位 密封面罩给予100%纯氧 如患者清醒给予口服液体,否则静脉补液	必需的紧急治疗是需要的(如开放气道、心肺复苏或机械通气) 尽快转移至最近的再加压舱 密封面罩给予100%纯氧 如患者清醒给予口服液体,否则静脉补液

*通常指反复潜水。

治疗

- 即刻100%纯氧
- 再加压治疗

考虑有气体栓塞的潜水者应立即进行再加压治疗。转运至再加压舱优先于其他非必需措施。如果能明显节省时间可考虑飞机转运,但暴露于高空低压环境的时间应降至最少。

转运前,高流量100%纯氧可通过加大肺和环境间N_2压力梯度促进N_2的排出,从而加速气体栓子的重吸收。患者应保持仰卧位以减少脑栓塞发生的危险。必要时予机械通气、静脉使用升压药和容量复苏。不再推荐患者使用左侧卧位(杜兰特卧位)或特伦德伦伯卧位(垂头仰卧位)。

> **关键点**
> - 患者浮出水面数分钟后出现神经系统症状或有其他脏器缺血表现时,需首先考虑动脉气体栓塞
> - 检查结果阴性不能除外动脉气体栓塞
> - 一旦怀疑气体栓塞,即刻予高流量100%纯氧,并着手转运至再加压舱

浸润性肺水肿

浸润性肺水肿通常是在潜水早期达到一定深度时突然发生的肺水肿。

在过去20年里浸润性肺水肿越来越多见。这种疾病类似于麻醉诱导过程中或拔除气管插管后遇到的负压性肺水肿,当喉痉挛的患者尝试深呼吸时,因为喉紧闭导致肺泡负压。左室收缩或舒张功能异常可能会使肺水肿加重。浸润性肺水肿跟肺气压伤或减压病无关。冷水和既往有高血压病史是危险因素。这种综合征发生在开放水域的竞技游泳者中。

可发生严重的呼吸困难。潜水者通常快速上浮,出现咳嗽、泡沫痰、两肺野散在的湿啰音,有时出现发绀。可存在缺氧。

胸部X线检查可见典型的肺水肿。心脏评估通常提示左右心室功能正常,冠状动脉正常。心脏彩超可发现心脏舒张功能障碍。

利尿和面罩正压给氧通常是有效的治疗措施。机械通气可能是必要的。不建议再加压治疗。

减压病

（沉箱病；屈肢痛）

快速减压（如潜水上升过程中，从沉箱或高压舱中出来，或升入高空时）使原先溶解于血液或组织中的气体在血管中形成气泡产生减压病。常见症状包括疼痛、神经系统症状，或两者都有。严重者可以致命。诊断主要是临床诊断。确定的治疗是再加压治疗。掌握适当的潜水技术对预防是必需的。

亨利定律表明气体在液体中的溶解度直接跟气液界面的压力成比例。因此，在高压时溶解于血液和组织中的惰性气体（如氮气、氦气）量增加。在上升过程中，当外周压力下降时可形成气泡（主要是氮气）。被释放的气泡可出现在任何组织并导致局部症状，或它们可随血流到达远处器官（引起动脉气体栓塞）。气泡通过堵塞血管、使组织破裂或受压、激活凝血和炎症级联反应而引发症状。因为氮气易溶解于脂肪中，因此脂肪含量高的组织（如中枢神经系统）尤其容易受影响。

减压病危险因素 减压病在休闲潜水者中的发生率是2/10 000～4/10 000。商业潜水员常有轻微的肌肉骨骼损伤，发病率较高。危险因素包括：
- 低温潜水
- 脱水
- 潜水后运动
- 疲劳
- 潜水后飞行
- 肥胖
- 高龄
- 潜水时间长或潜水较深
- 快速上浮
- 心脏右向左分流

因为每次潜水后至少12小时内仍有多余的氮气溶解在机体组织中，因此在1日内重复潜水更容易导致减压病。减压病也可以出现在当外界压力下降至大气压以下时（如暴露于高空）。

减压病分类 通常减压病可分为2型：
- Ⅰ型累及关节、皮肤和淋巴系统，症状较轻，通常没有生命危险
- Ⅱ型较严重，有时危及生命，可影响不同的器官系统

脊髓是特别容易受累的；其他易受累脏器包括大脑、呼吸系统（如肺栓塞）和循环系统（如心脏衰竭，心源性休克）。

屈肢痛指由于减压病产生的局部关节或肌肉疼痛，但常被看做部分功能障碍的同义词。

症状及体征

严重症状可出现在浮出水面后数分钟内，但大多数患者症状逐步出现，有时出现不舒服、乏力、食欲减退和头痛等前驱症状。50%的患者在浮出水面后1小时内出现症状，90%在6小时内出现。少数患者在浮出水面后24～48小时出现症状，多见于潜水后进入高空者（如飞行旅游）。

Ⅰ型减压病通常引起进行性加重的关节痛（特别是肘关节和肩关节）、背痛和肌肉痛；运动时加重，并被描述为"剧烈的"和"难以忍受的"。其他症状包括淋巴结病、皮肤花斑样改变、瘙痒和皮疹。

Ⅱ型减压病容易引起神经系统症状，有时引起呼吸道症状。通常表现为麻痹、麻木和刺痛感、排尿困难和大小便失禁。也可出现头痛、乏力，但并非特异性症状。如果内耳受影响可导致眩晕、耳鸣和听力丧失。严重症状包括癫痫发作、言语不清、失明、意识模糊和昏迷。也可导致死亡。

窒息（呼吸减压病）相对罕见但较严重；表现为呼吸短促、胸痛和咳嗽。大量气泡栓塞肺血管可导致快速循环衰竭而死亡。

减压性骨坏死是减压病的晚期表现。它是由于长期或短期内反复暴露于高压场所（通常见于在加压环境中工作者和商业性而非休闲性潜水者）导致的隐匿性骨坏死。肩和髋关节面的退化可导致慢性疼痛和严重残疾。

诊断
- 临床评估

诊断主要是临床诊断。CT和MRI有助于除外其他疾病所导致的类似症状（如椎间盘突出，缺血性脑卒中，中枢神经系统出血）。尽管这些检查可能显示脑或脊髓异常，但对诊断减压病敏感性不高，因此一旦临床怀疑减压病，即刻开始治疗。

动脉气体栓塞可有类似临床表现（两者特征比较见表360-1）。

对于减压性骨坏死，X线可能显示关节退化，但无法区分是否由其他关节疾病导致而来；MRI常具有诊断价值。

> **经验与提示**
> - 一旦怀疑减压病，即刻开始再加压治疗，可免去因诊断检查导致的延误

治疗
- 100%纯氧
- 再加压治疗

大约80%的患者可完全康复。

首先高流量100%氧可通过增加肺和循环间的氮气压力梯度促进氮气溢出，从而加速气体栓子的重吸收。

再加压治疗适用于所有患者，除了那些仅出现瘙痒、皮肤花斑和乏力的患者；这些患者需要观察是否出现病情恶化。其他患者需转运至合适的再加压装置。因为开始治疗时间和损伤严重程度是影响预后的重要决定因素，因此即使是症状不需要处理的患者，转运也不能耽搁。

如果需要空中转运，尽量选内压是1大气压的飞机。机舱未加压的飞机，必须保持低空[<609m（<2 000ft）]飞行。商务飞机，虽然机舱加压了，但通常在正常飞行高度压力相当于2 438m（8 000ft），这可能加重病情。潜水后短时间内乘商务飞机飞行可能加速症状出现。

预防

通过限制不需在上浮时减压停顿（称为无停顿限制）的潜水深度和潜水时间，或根据已出版的指南（如美国海军潜

水指南 US Navy Diving Manual 中关于减压病诊断和治疗章节中的减压表内容)规定进行减压停顿,通常可以避免显著气泡的形成。很多潜水者携带便携式潜水计算机,它能连续监测潜水深度和在此深度的时间并计算出减压安排。

除遵照出版的指南和计算机生成的指南外,很多潜水者会在水面下 4.6m(15ft)停留数分钟。但是有些病例仍会发展成减压病,即使广泛使用潜水计算机,减压病的发生率也没有减少。原因可能是已出版的指南和计算机程序没有完全考虑到潜水者之间危险因素的差异,或人们没有精确遵守指南所推荐的建议。

24 小时内潜水(重复潜水)需要专业技术来确定适当的减压措施。

> **关键点**
> - 50%的患者在浮出水面后 1 小时内出现减压病症状,90%在 6 小时内出现
> - 上浮数分钟内若出现伴有脑功能障碍的严重减压病,很难与动脉气体栓塞区别开
> - 一旦怀疑减压病,即刻予高流量 100%纯氧治疗,并尽快安排转运至再加压设施处,可使用地面转运或机舱内为 1 个大气压的飞机转运
> - 建议潜水员按照已有的推荐指南潜水(如潜水深度和持续时间,上升过程中使用减压停顿)可降低减压病风险

潜水时气体中毒

潜水时各种生理性(如氧气、氮气、二氧化碳)和非生理性(如一氧化碳)气体都能引起症状。

氧中毒　氧中毒常出现在当氧分压超过 1.4 个大气压时,相当于在 57m(187ft)的深度吸入空气。症状包括感觉异常、局灶性癫痫发作、眩晕、恶心、呕吐和视野缩小(管状视野)。大约 10%的患者有全身性癫痫发作或晕厥,这些患者通常溺死。当潜水者吸入氧气和氮气的混合气体时危险性增加,这种混合气体氧气含量增高。

氮麻醉　当在>30m(>100ft)的深度吸入压缩空气,升高的氮气分压可导致出现类似于氧化亚氮的麻醉效应。氮麻醉(深海眩晕)导致的症状和体征类似于酒精中毒(如智力和神经肌肉表现异常,行为和性格改变)。判断失误可导致溺死。在>91m 深度(>300ft)可出现幻觉和意识丧失。

由于潜水者在上升时症状能迅速恢复,因此诊断需依靠现病史。治疗需要尽快,但有所控制的上浮。氦气没有氮气的麻醉效应,在深海潜水时可用氦气稀释氧气来预防氮麻醉。但是在非常深的潜水深度[>180m(>600ft)],使用纯氦和氧气混合气体可增加高压神经综合征的危险性。

二氧化碳中毒　二氧化碳中毒可由以下任一原因造成:
- 呼吸不充分(通气不足)
- 潜水衣过紧
- 用力过度
- 调节器故障
- 深海潜水
- 气源被呼出气污染(如使用呼吸器供气时出现二氧化碳洗涤故障)

通气不足可增加血中二氧化碳水平,从而导致呼吸短促和镇静。严重二氧化碳中毒可导致恶心、呕吐、眩晕、头痛、气促、面色潮红、意识混乱、癫痫发作和意识丧失。

如果潜水者反复出现潜水相关头痛或空气利用率低时,应怀疑轻微二氧化碳中毒。

二氧化碳中毒通常在上浮过程中缓解;因此,潜水后动脉血气检查检测不到二氧化碳水平升高。治疗为逐步上浮,终止潜水练习,或调整导致二氧化碳潴留的因素。

一氧化碳中毒　如果空气压缩机的进气阀门太靠近发动机或压缩机异常工作使润滑油过热,部分燃烧可产生一氧化碳,之后可进入潜水者的气源中。

症状包括恶心、头痛、疲乏、笨拙和意识改变。严重病例可出现癫痫发作、晕厥或昏迷。

通过检测血中碳氧血红蛋白水平升高(COHb)可作出诊断;指尖氧饱和度测量不具有诊断价值,而且由于指脉氧检查不能分辨氧合血红蛋白和碳氧血红蛋白,因此结果常是正常的。可监测潜水者的气源中的一氧化碳含量。

治疗为高流量 100%纯氧,最好通过非再呼吸性面罩,这可使碳氧血红蛋白的半衰期从室内空气的 4~8 小时降到 40~80 分钟。对于严重病例,如果可以的话,建议使用高压氧治疗。在高压舱,碳氧血红蛋白水平会很快下降(半衰期 15~30 分钟);然而,高压氧治疗尚存在争议。一些研究表明高压氧治疗可以减轻神经系统后遗症,但另外一些研究并不支持此观点。

高压神经系统综合征　是一种认知较少的综合征,当深度≥180m(≥600ft),特别是潜水者吸入氦/氧混合气体快速加压时出现的神经肌肉和脑功能异常综合征。症状包括恶心、呕吐、精细震颤、共济失调、眩晕、乏力、嗜睡、肌阵挛性痉挛、胃痉挛、智力和精神运动行为下降等。

诊断主要依靠临床。通常通过减慢加压速度来预防。

再加压治疗

(高压氧治疗)

再加压治疗指在压力 1 个大气压的密闭舱内吸入 100%纯氧数小时,后逐步将舱内压力降至大气压。对潜水者而言,这是减压病和动脉气体栓塞的首选治疗。治疗开始越早,预后越好。上浮后 48 小时内,可随时予以治疗。尽管及时治疗,但损伤越重,预后可能越差。未治疗气胸患者在再加压治疗前或治疗中需要放置胸管引流。

潜水伤患者再加压治疗的目的包括以下方面:
- 增加氧气的溶解和输送
- 促进氮气的溢出
- 降低一氧化碳浓度
- 使气泡变小
- 减少组织缺血

对于一氧化碳中毒,机制包括降低碳氧血红蛋白的半衰期,减少组织缺血,及可能改善线粒体功能。

高压氧治疗也用于一些与潜水无关的其他疾病（表360-2）。

表360-2　高压氧治疗*

证据支持力度	疾病
好	动脉气体栓塞
	梭状芽孢杆菌感染
	减压病
	放射性骨坏死
	皮肤移植愈合差
一般	贫血（严重）伴失血性休克
	烧伤
	一氧化碳中毒（严重）
	脑脓肿合并放线菌病
	坏死性筋膜炎
	放射性软组织损伤
	难治性骨髓炎
	创伤性挤压伤和间隙综合征
	四肢缺血部位的伤口愈合
	急性视网膜动脉或静脉堵塞

*高压氧治疗是潜水相关减压病和动脉气体栓塞的主要治疗方法。它也被用于其他疾病的治疗，但它在一些情况下更有效。相对禁忌证包括慢性肺病、窦疾病、癫痫和幽闭恐惧症。怀孕不是禁忌证。

由于再加压相对来说易耐受，因此有任何迹象表明能促进恢复即应开始治疗；即使在上浮48小时后开始再加压治疗也是有效的。然而，出现临床症状后48小时再开始治疗成功率通常较低，除了潜水后再暴露于高空者（如飞行），这类病例在暴露于高空数天后再开始治疗都能成功。

再加压舱可以是多房的，可容纳推床上一个或多个患者和一个医护人员，也可以是单房的，只能容纳一个患者。尽管单房的再加压舱更加便宜，但患者在再加压过程中医务人员不能进入。这用于可能需要干预的危重患者时比较危险。

在公共潜水区域的大多数潜水员、医疗人员、救生员和警察都应当知道以下相关信息，包括最近的再加压舱位置、到达的最快方式、最适当的电话咨询处。这些信息也可以在潜水警报网上（919-684-9111；www.diversalertnetwork.org）24小时获得。深海和高压医疗协会（http://membership.uhms.org/）是另一个有价值的，能获得全面再加压信息的来源。

再加压规范　治疗的压力和持续时间由再加压机构的高压治疗专家来决定。治疗每日1次或两次，每次45~300分钟，直到症状减轻；为减少氧中毒的风险在治疗中加入5~10分钟的空气间歇时间。舱内压力通常维持在2.5~3个大气压，但是对由于气体栓塞而出现致命神经系统症状的患者可在开始时给予6个大气压的压力以快速压出颅内气泡。

再加压治疗通常给予100%纯氧或压缩空气，但是如果潜水者使用不寻常的混合气体或潜水深度和持续时间是特别的，可用特殊的混合气体（如不同于大气比例的氦/氧或氮/氧混合气体）进行治疗。特殊治疗设计表都列于美国海军潜水手册中 US Navy Diving Manual。

有神经系统后遗症的患者需进行重复、间断的高压治疗，而且需要数天才能达到最佳治疗效果。

再加压治疗并发症　再加压治疗可产生与气压伤类似的问题，包括耳和窦气压伤。氧中毒可导致可逆性近视。罕见肺气压伤、肺氧中毒、低血糖或癫痫发作。镇静剂和阿片类药物可掩盖症状，导致呼吸功能不全；应避免使用或使用最小有效剂量。

再加压治疗禁忌证　气胸患者在再加压治疗前应进行胸腔闭式引流。

相对禁忌证包括：
- 阻塞性肺病
- 上呼吸道或窦感染
- 严重心力衰竭
- 近期耳朵手术或损伤
- 发热
- 幽闭恐惧症
- 癫痫
- 胸部手术

> **关键点**
> - 有适应证患者需尽快安排再加压治疗
> - 不要因为浮出水面后超出时间太长而不行再加压治疗；但是除了潜水后高空飞行患者，其余出现症状后48小时才开始再减压治疗者成功率较低
> - 如果病情不稳定患者需要加压治疗，尽可能使用多房加压舱
> - 气胸患者在再加压治疗前应进行胸腔闭式引流

潜水注意事项和潜水损伤预防措施

对于事先已接受潜水训练和安全教育的健康人来说，潜水是一项相对安全的娱乐活动。美国潜水组织提供的潜水训练中包含安全教育的内容。

安全须知　通过积极平衡各个气腔压力可减少气压伤发生率，包括面罩（通过从鼻腔将气体吹入面罩）和中耳（通过打哈欠、吞咽或Valsalva方法）。潜水者在上升时应避免屏气或正常呼吸，上升速度应不超过0.15~0.3m/s（0.5~1ft/s），该速度可以使氮气缓慢下降，同时使充气腔隙（如肺和窦腔）中的气体逐渐排空。潜水者在上浮时应根据发表的指南（美国海军潜水手册 US Navy Diving Manual 中减压病和动脉气体栓塞诊断和治疗的减压表）进行减压停顿。目前推荐在4.6m（15ft）深处安全停留3~5分钟，使气道进一步平衡。潜水者也不可在潜水后15~18小时飞行。

潜水者应当熟知且避免一些潜水问题，如：
- 视力不佳
- 水流湍急
- 低温

- 单独潜水
- 娱乐或镇静类药物和饮酒

低温也是潜水的一个特殊危险因素,因为低温可使病情快速进展并影响判断力和灵活性,在易感人群易诱发致命的心律不齐。也不推荐单独潜水。

任何剂量的娱乐性或镇静类药物和酒精在深水都可能导致不可预测的后果,因而必须严格禁止。此外,处方药很少对潜水活动有影响,但如果患者正在接受治疗的疾病是潜水的禁忌证,那不应潜水。

潜水禁忌证 由于潜水运动体力消耗大,潜水者不应有显著心血管或肺部功能性疾病,且氧合能力应高于正常水平。如疾病影响了意识、警觉或判断者,应禁止潜水。如对某些特殊疾病是否禁忌潜水,应咨询专家。具体的潜水禁忌证,表360-3。

表360-3 具体的潜水禁忌证

禁忌证	特殊举例或不良反应	禁忌证	特殊举例或不良反应
肺部疾病	活动性哮喘	神经系统疾病	癫痫
	支气管扩张症		晕厥
	慢性阻塞性肺病	代谢性疾病	极度肥胖
	囊性纤维病		正接受胰岛素治疗的1型或2型糖尿病(相对禁忌证)
	有自发性气胸病史		
	间质性肺病	耳、鼻和喉疾病	过敏性鼻炎
	肺囊肿		鼓膜穿孔
	马方综合征		上呼吸道感染
心血管疾病	心力衰竭	怀孕	由于减压病导致的先天畸形和死胎
	有显著室性心律失常病史	习惯性吞咽气体	由于在深处吞咽加压气体导致上升时消化道过度膨胀
	血流动力学显著的心内分流	运动耐力差	不利潜水条件下生理反应不足
	严重冠状动脉病变	严重胃食管反流	下潜时由于腹部失重使病情加重
心理疾病	惊恐或恐惧症	年龄<10岁的儿童	对安全潜水的物理和生理须知理解不充分
结构异常	未修补的腹股沟疝		

361. 割裂伤

割裂伤的治疗:
- 使伤口快速愈合
- 使感染风险最小化
- 使美容效果最优化

生理

受伤后血液凝固、白细胞渗出、中性粒细胞和巨噬细胞清除组织碎片(包括坏死组织)和细菌,修复愈合过程就此开始。巨噬细胞还能促进成纤维细胞增殖和新生血管生长。成纤维细胞通常在48小时内产生胶原纤维沉积,并在7日左右达到高峰。1个月后胶原沉积基本完成,但胶原纤维的强度随着纤维交连缓慢增强。伤口的张力强度在3周末时仅达到20%,4个月时达到60%,1年才达到最大。但其强度很难达到正常组织水平。

外伤后不久,伤口边缘的上皮细胞向伤口移行并跨越伤口。手术缝合伤口(一期愈合)形成了一道有效的保护屏障,在12~24小时内抵御水和细菌的入侵,在5日内恢复近似正常表皮功能。当伤口未能手术修复时(如二期愈合),根据伤口尺寸,上皮细胞向伤口移行时间成比例延长。

皮肤表面由自然弹性和下层肌肉形成了表皮的稳定张力(图361-1)。由于瘢痕组织的强度不如邻近的正常皮肤,这些张力促使瘢痕扩大,即使在伤口完全愈合后有时也会留下令人无法接受的外观。当伤口走向与皮肤张力垂直时,瘢痕很容易变宽。这在新近伤口较多见(或者随后发生的创伤刺激),裂口边缘产生垂直张力较高,而平行方向张力较小。

瘢痕形成后在第8周左右颜色变红并突出皮肤表面。随着胶原纤维重建,瘢痕变薄,红色消退。然而有些患者会出现瘢痕增生肥厚,变得突起、难看。瘢痕疙瘩是指瘢痕增

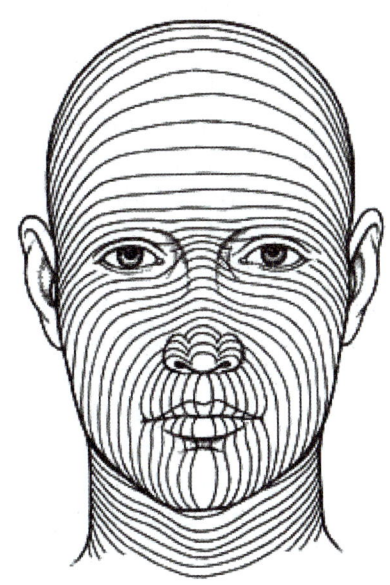

图 361-1 皮肤张力线示意图。每条示意线为张力的走向。伤口垂直于示意线时张力最高,容易出现瘢痕增宽

生并超出原发伤口范围。

伤口愈合主要与组织缺血和/或感染相关(表 361-1)。组织缺血更易导致感染。

表 361-1 影响伤口愈合的因素

因素	示例
组织缺血(由于伤口本身特征或局部循环较差)	影响周围脉管系统的疾病(如糖尿病、动脉血供不足) 外伤类型(如挤压伤,易损害微血管系统) 修复技术(如缝合太紧) 烧灼物的使用
细菌增殖	伤口血肿 异物(包括真皮深层的缝线材料) 治疗延误(如下肢末端损伤>6h,脸和头皮损伤>12~24h) 严重的伤口污染(通常出现在叮咬伤口)
药物	抗血小板和抗凝药物 抑制炎症药物(如糖皮质激素、免疫抑制剂)
某些疾病	免疫系统抑制疾病或影响愈合的疾病(如慢性肾脏病) 营养不良(如蛋白质-热卡不足,特定营养因子缺乏,如维生素C) 胶原合成障碍[如马方综合征、埃勒斯-当洛综合征(Ehlers-Danlos syndrome)]

由于循环较差,下肢远端是最不易愈合的部位。而头皮和面部最易愈合。某些药物和疾病也能影响伤口愈合。咬伤的伤口污染一般较严重。

评估

相继评估包括以下方面:
- 发现并治疗严重外伤
- 止血
- 探查深部组织是否有损伤

医师应首先寻找并处理损伤严重的部位,然后再检查引人注目的皮肤伤口。

对活动性出血的伤口 需在评估前先止血。止血方法最多采用的是直接压迫,如果有可能,抬高出血部位。一般避免用工具夹闭出血的血管,因为有可能会损伤邻近神经。使用含有肾上腺素的局麻药可能有助于减少出血。谨慎、短暂的使用近端止血带可以改善手和手指的伤口视野。

伤口评估应在光线较好的条件下进行。放大镜可提供帮助,特别是对于有近视的检查者。全面伤口评估可能需要探查或进行操作,因此需局部麻醉,但感觉功能检查需在局部麻醉前进行。

合并伤 伤口深部的检查包括神经、肌腱、血管、骨关节,以及体内异物和是否穿破体腔(如腹膜腔、胸腔)。在伤口检查中遗漏上述并发症是最明显的失误之一。

神经损伤 伤口远端感觉或运动功能异常提示有神经损伤;主要神经走行部位的割裂伤应高度怀疑伴有神经损伤。检查应包括浅感觉和运动功能。两点辨别觉适用于手和手指受伤:检查者将一张纸弯曲,用纸的两边缘同时接触患者的皮肤,最后确定最小分辨距离(一般为2~3mm)。由于各患者之间定位存在生理差异,检查时将健侧作为正常对照。

跨越肌腱走行部位的割裂伤者应怀疑伴有肌腱损伤。完全性肌腱断裂由于拮抗肌群失去对抗力通常会引起体态异形(如跟腱断裂引起垂足,手指屈肌腱断裂引起手指无法自然弯曲)。部分肌腱损伤不出现畸形,可仅有疼痛、相对肌力下降或仅在伤口探查时发现。损伤检查应包括受损区域的活动范围,若受损区域在功能位,受损肌腱有时会回缩,这样在探查伤口时不易看见。

血管损伤局部出现缺血迹象,如皮肤苍白、脉细及伤口远端毛细血管再充盈减弱提示有血管损伤(所有与健侧相比)。当割裂伤跨过大动脉区域,或损伤较深且复杂,或源于穿透伤时,即使没有缺血表现,也应怀疑有血管损伤可能。其他血管损伤的征象包括肿块快速扩大、肿块波动感或听诊闻及血管杂音。

骨骼损伤也可能发生,尤其是钝性外伤或在骨头突出区域。如果根据病史和损伤部位均怀疑有骨骼损伤,应行X线平片以除外骨折。

异物 有时在伤口内可见异物,这取决于发病原因。玻璃割伤伤口内较易留存异物,而锋利金属刀具所致割伤则很少留存异物,其他伤口异物风险则视不同情况而定。虽然不是很敏感,但当患者明确主诉伤口内有异物感时,应引起注意。高危伤口出现局限性疼痛或压痛,尤其是活动时(包括主动与被动)疼痛加剧应高度怀疑异物。伤口检查或探查时很难发现较小异物,除非伤口位置表浅且全貌可见。

> **经验与提示**
> - 虽然不是很敏感,但当患者明确主诉伤口内有异物感时,应引起注意

关节附近深部外伤或包括有穿透性创伤时应怀疑关节穿透伤。

胸腹腔位置所在处发生割裂伤,且伤口的深部无法看清楚时,需考虑是否有胸腹腔穿透伤。不可盲目探查伤口,因为盲探结果不可靠,且可能引起进一步损伤。怀疑胸部割裂伤者起初应行X线胸片检查,并在观察4~6小时后随访胸片;大多数进展缓慢的气胸到那时可被发现。对于腹部割裂伤者,行局部麻醉有助于探查(必要时可沿伤口水平延伸切开)。筋膜穿透伤者应送至医院进行观察,有时需行腹部CT检查鉴别腹腔积血。床旁超声检查也可帮助识别损伤,如气胸、血胸及腹腔积血,特别是在病情不稳定,无法转运行CT检查者。

割裂伤影像学 对所有玻璃损伤者或根据发病原因及临床症状怀疑伤口内有异物者,或无法全面检查伤口者应推荐影像学检查。如果异物是玻璃或无机物(如石粒、金属碎片),需行X线平片;小至1mm的玻璃碎片都能被发现。普通X线检查很难发现(即使可见较大物体的轮廓,也是因为其导致正常组织发生位移)有机材料异物(如木材碎片、塑料);其他很多检查方法已被用于临床,包括超声、CT和MRI。以上方法都不是100%的敏感,但CT无论是准确性还是实用性都是最佳选择。高度警惕并仔细探查伤口才能做到万无一失。

治疗

治疗包括:
- 清洗伤口和局部麻醉(顺序可变化)
- 伤口探查
- 清创
- 缝合

对伤口组织的操作尽量轻柔。

清洗伤口:伤口及其周围皮肤均应进行清洗。伤口皮下组织相对柔弱,不可使用刺激性制剂(如未稀释聚维酮碘酒、氯己定、过氧化氢)或用力擦洗。

消毒时不必祛除伤口附近的毛发,但对毛发密集区域(如头皮)祛除毛发会使操作更为便利。如果需要,可使用电推剪或剪刀祛除毛发,不可用剃须刀;因为剃刀可引起皮肤微创,使表皮病原菌容易侵入,增加感染风险。冲洗伤口前必须夹起和清除毛发,以便完全清除伤口内毛发。眉毛不可作修剪,因为伤口边界的毛发皮肤需要良好对合。而且剪除眉毛可能导致眉毛异常生长甚至不长。

虽然伤口清洗并不是特别疼痛,但通常在清洗前给予局部麻醉,除外严重污染伤口;严重污染伤口在局麻前需用自来水和温和肥皂液冲洗。自来水是一种清洁、无特殊病原菌的水源,用此法清洗并不会增加感染的风险。然后再用高速水流冲洗伤口,有时也可用多孔海绵擦洗伤口,但应避免使用刷子和粗糙材料。可采用20ml、35ml或50ml注射器配20号针头或静脉注射导管注水冲洗,商用仪器还能起到保护作用防止液体溅出。生理盐水是一种实用的清洗剂,特殊表面活性清洗剂成本较高,且无特别优点。如考虑存在细菌污染(如咬伤、旧伤口、有机碎片),可用稀释至1:10的聚维酮碘酒加入生理盐水中冲洗伤口,这样能产生良好效果,且该浓度不会损伤组织。冲洗液用量差别较大。需持续冲洗,直到肉眼可见污染物均已清除,这样至少需要100~300ml冲洗液(伤口大者用量更多)。

伤口缝合前用氯己定混合液和酒精擦洗皮肤,可以减少伤口附近体表的菌群,但消毒液不可进入伤口内。

局部麻醉 一般使用注射型局麻药。在某些病例选择局部麻醉颇为有益,尤其对于面部和头皮部位伤口以及局部使用黏合剂黏合伤口时。

常用注射剂有:0.5%、1%、2%利多卡因;0.25%、0.5%丁哌卡因。两者均为酰胺类局麻药。酯类麻醉药有普鲁卡因、丁卡因和苯佐卡因。其中利多卡因最常用。丁哌卡因起效略慢(数分钟或立即起效),且持续时间较长(2~4小时 vs 30~60分钟)。在麻药中加入1:100 000肾上腺素(一种血管收缩剂)可使两者药效持续时间延长。由于肾上腺素会破坏伤口血管(从而破坏防御功能),因此只用于血管丰富的创口(如面部、头皮)。为防止组织缺血,传统上肾上腺素避免用于远端部位(如鼻、耳、手指、阴茎),但用于远端部位的并发症很罕见,且现在认为其是安全的。特别是对于严重出血的伤口,使用肾上腺素有助于止血。

利多卡因的最大剂量为3~5mg/kg(1%溶液=1g/100ml=10mg/ml),丁哌卡因为2.5mg/kg。与肾上腺素合用可使利多卡因的最大剂量上升至7mg/kg,丁哌卡因至3.5mg/kg。

局麻药的不良反应包括过敏反应(荨麻疹,偶尔有过敏反应)和肾上腺素的拟交感效应(如心悸、心动过速)。典型过敏反应很少见,尤其是酰胺类麻醉药;许多病例不良事件报道有焦虑和迷走反应。此外导致过敏的物质通常为对羟基苯甲酸甲酯,后者是不同剂量麻醉药瓶内药物保存剂。如果确定某种药物不宜使用,应选用另一类药物(如酯类替代酰胺类)。也可先皮内给予0.1ml不含保存剂的试验剂量利多卡因(独立小瓶剂量);如30分钟无反应,则该药可以使用。

推荐减轻注射疼痛的方法有:
- 使用小注射针(27号最佳,25号可尚可,30号针尖太软)
- 缓慢注射
- 采用皮下注射,而不是皮内注射
- 每9~10ml利多卡因溶液中加入1ml $NaHCO_3$(浓度为4.2%~7.4%)(注意:缓冲液降低了利多卡因的保质期,且对丁哌卡因无效)
- 将麻醉液加温至身体温度

有时,局部神经阻滞较伤口注射麻醉效果好。神经阻滞较注射麻醉更少导致伤口边缘变形,这对需要精确对合的伤口更有利(如唇红部边缘割裂伤时用眶下神经阻滞),或伤口太小无法注射麻醉时使用神经阻滞(如手指割裂伤时使用指神经阻滞)。大面积麻醉无需用到过量剂量麻药。神经阻滞的缺点在于起效慢,有时首次注射后有效性<100%。

使用局部麻醉无需注射,且完全无痛,特别适用于儿童和有畏惧感的成人患者。最常用的有麻醉复合制剂LET:含2%~4%利多卡因,1:1 000或1:2 000肾上腺素和0.5%~

2%丁卡因。用足够长的棉签(或棉球)浸泡于数毫升麻醉溶液后敷于伤口内30分钟可产生较好的麻醉效果。如果局部麻醉效果不彻底,可补充性局部注射麻醉药,通常有极轻微痛感。

伤口探查 对伤口进行全面探查,寻找是否有异物和肌腱损伤。最好用钝头镊探查分辨异物,感觉像触及到某个单独物体和听到玻璃或金属特征声音时提示有异物。偶尔遇到污染的穿刺伤(如近掌指关节处被人咬伤)需扩大伤口,便于充分探查和清洗。伤口较深且临近大动脉时,需由外科医生在手术室内进行探查。

清创 清创需使用手术刀或剪刀(或两者皆需要)清除坏死、失活组织(如基底小且无血管供应),或附着在伤口的污染物(如油脂,油漆)。应切除被浸渍和粗糙的伤口边缘,通常切除1~2mm为宜。另外,不可用刀剪将不规则伤口修剪成平直形状。有时需对成角的伤口边缘进行修剪,使其垂直对合良好。

闭合伤口 是否闭合伤口取决于伤口部位、患者年龄、发病原因及伤口污染程度,也取决于患者个体因素。

大多数伤口可以立刻闭合(Ⅰ期闭合)。Ⅰ期闭合一般适于发生时间<6~8小时内无感染和相对无污染伤口(面部和头皮伤口为<12~24小时内)。

另外一些伤口可在数天后闭合(延迟Ⅰ期闭合)。延迟Ⅰ期闭合适用于伤口时间过长特别是已出现伤口感染征象、任何有严重污染的伤口,特别是伤口内可见有机物碎片。对于存在伤口预后不佳高危因素的患者,延迟Ⅰ期闭合应用指征应放宽。

在初始处理伤口时,麻醉、探查、清创适用于所有伤口,处理后用湿纱布轻轻地覆盖于表面。在关闭伤口前的3~5日至少每天换药一次。如果无感染征象,伤口可按标准手术闭合。最初松弛地闭合伤口是无效且不适当的,因为即使这样伤口边缘12~24小时也会闭合。

某些伤口不应闭合。这些损伤包括:

- 手足较小咬伤
- 刺伤
- 高速火器伤

材料和方法 缝合是传统修补伤口的方法,但金属U形钉、橡皮膏带和液体皮肤黏合剂也已用于某些伤口,主要是张力小的线性割裂伤。无论使用何种材料,伤口的初始处理原则是相同的。处理伤口时一个很容易犯的错误是草率探查和不作清创,因为非侵入性关闭伤口不需要局麻。

U形钉是一种快速方便的技术,而且因为遗留在皮肤的异物很少,因此与缝合相比感染机会少。然而U形钉主要适用于直线形平整的切割伤,且伤口区域张力不能太高。伤口边缘对合不整齐是最常见的错误(有时引起伤口皮缘重叠)。

局部皮肤黏合剂常包含氰基丙烯酸辛酯和/或氰基丙烯酸正丁酯,或两者都有。黏合剂在1分钟内凝固,其强度高、无毒且防水,形成微生物屏障,有些还有抗菌作用。但黏合剂不可流入伤口内部。伤口感染极少见,伤口恢复后外观良好。

黏合剂最适用于单纯性规则的割裂伤,不适宜用于张力性伤口,除非通过深层真皮缝合和/或制动可减轻张力。需要在局部麻醉下行清创、深部真皮缝合或探查的伤口,黏合剂具有减少疼痛和缩短治疗时间等优点。患者也不需要随访并拆除U形钉。长形撕裂伤使用黏合剂时需要2人操作,1人用皮肤带固定对合创口皮肤,1人施加黏合剂。制造商推荐黏合1~2层即可。黏合剂一般在1周左右自然脱落。黏合剂过多或应用不当时可用凡士林将多余部分清除,非眼部或开放性伤口也可用丙酮进行清除。

橡皮膏带是最快的修复方法,感染极低。对不受张力影响的伤口较为有效。松弛部位应用时(如手背)容易产生伤口边缘翻转。橡皮膏带不适合用于多毛部位。橡皮膏带最适合用于被固定肢体的割裂伤口(避免拆线)。也可在缝线和U形钉拆除后起到加固伤口作用。使用前须使皮肤干燥。许多医师也使用树脂酊剂来促进伤口黏合。使用不当可能会导致水疱的形成。橡皮膏带最终可由患者自行去除或自然掉落。

对于以下类型的伤口,缝合是最好的选择:

- 不规则、大量出血伤口或复合割裂伤口
- 皮肤松弛部位的伤口
- 张力性伤口
- 需要深部真皮缝合的伤口

由于缝合处可能成为细菌侵入的门户,并且存在许多皮下异物,因此缝合伤口的感染率最高。缝合线分为单纤丝和编织线,可吸收线与非吸收线。其特点和用途各异(表361-2);通常,可吸收线用于皮下缝合,非吸收线用于皮肤缝合。使用快速可吸收线缝合,效果与使用非吸收线相差无几。当患者不愿意日后拆线时也可考虑使用快速可吸收线,如儿童或医从性较差患者。编织线组织异物反应性高,因此感染率略高于单纤丝,但其线质较柔软易于操作,打结可靠性较好。可使用含有抗菌成分(如三氯苯氧氯酚)的可吸收缝合线,其能有助于减少伤口感染。

创伤缝合技术 总体目标为:

- 紧密对合伤口的皮肤边缘
- 使皮缘外翻
- 消除死腔
- 使每针缝线的张力降至最低,从而降低伤口张力
- 最大限度减少遗留在皮下的缝线材料

降低伤口张力和减少缝线包埋(如深层皮肤缝合)的相对重要性随伤口部位不同而各异。例如面部伤口美观非常重要,因为面部血供好,感染风险低,因此对于裂开的伤口,应行深层皮肤缝合来降低伤口张力、提高整形效果;且即使使用深层缝合,感染风险也较低。相反对于血供较差、对美容整形效果要求不高的部位,一般不需要深层皮肤缝合。

缝合可以采用单针缝合打结(间断缝合)或连续缝合(不间断缝合)。缝线可完全被埋在皮肤下层(皮内或深层皮肤缝合),或进出于皮肤两侧并在外侧打结(经皮缝合)。

表 361-2　缝线材料

分类	材料	特性
非吸收线（适用于皮肤缝合）		
单纤丝	尼龙	强度高
		较硬
		操作难度中等
	聚丙烯	打结可靠性最差
		柔软，柔韧性更好
		操作难度最大
	聚丁烯酯	有一定弹性，因此伤口水肿时拉长，恢复时缩短
编织线	聚酯	异物反应性低
		皮肤缝合不如单纤丝
	丝线	柔软，易于操作
		打结可靠性好
		组织异物反应性高
		一般用于病情较轻的口腔、口唇、眼皮、口腔内伤口缝合，患者舒适度更好（由于口腔内拆线困难，大多数医生使用可吸收线缝合）
可吸收线（适用于深层皮肤缝合）		
单纤丝	聚己内酰胺纤维25	使用类似于不可吸收缝线
		容易通过组织
		组织异物反应性低
		吸收迅速（1~2周）
	聚二氧六环酮	强度非常好，留存时间长（吸收需180日左右）
		较硬，与其他可吸收线相比，操作难度较大
		在可吸收缝线中组织异物反应性最低
		随时间延长会突出
自然线	肠线，铬肠线	取自羊内膜
		强度低，吸收快（1周）
		打结可靠性较差
		组织异物反应性高
		不推荐使用
编织线	聚酒精酸	操作容易
		打结可靠性好
		组织异物反应性低
		缝线强度维持1周
		首个可吸收缝合线
	羟醋酸乳酸聚酯	操作容易
		打结可靠性好
		组织异物反应性低
		缝线强度维持3周
		目前较推荐的缝线

如果伤口较宽，应先进行深层皮肤缝合（图361-2），使表皮间距变窄，然后行经皮缝合。对于面部伤口，伤口宽度>5~10mm者最好能先行深层皮肤缝合（鼻和眼睑例外）；身体其他部位标准可放宽。间断缝合最常使用的是4-0或5-0（数字越小线越粗，张力越大）可吸收线（如羟醋酸乳酸聚酯、聚己内酰胺纤维25）。线结置于伤口基底部以避免在皮肤表面触及结块，但不可拉得过紧。连续缝合（表皮下）特别用于整形缝合。

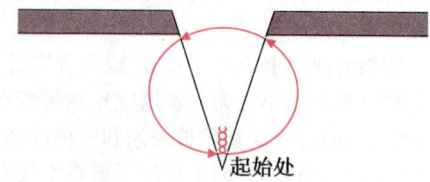

图361-2　皮下间断缝合。缝线入口和出口都在伤口基底部，尽量使线结深埋

表皮闭合常规为单纯间断缝合（图361-3），使用非吸收性单纤丝（如尼龙线、聚丙烯等）。缝线型号取决于伤口位置。

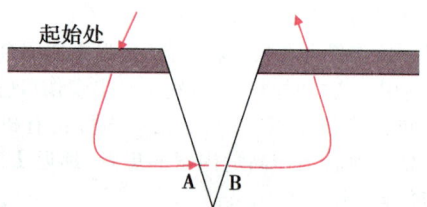

图361-3　皮肤间断缝合。缝线起始并终止于伤口边缘对应皮肤处。A、B点深度相同。当伤口很深的时候，缝合应该从距离伤口边缘很远的地方进针。应该将伤口深部（而非皮肤表面）宽度扩大来翻转皮缘

- 大关节和头皮伤口用 3-0/4-0 缝线
- 面部伤口用 5-0 或 6-0 缝线
- 手部伤口用 5-0 缝线
- 其他部位的伤口，4-0 或 5-0 缝线均可用

缝合型号随预期的伤口动态和静态张力不同而有细微变化（如面部撕裂伤由于频繁运动和张力较高，需要用5-0缝线）。

缝针的深度以宽度值为参考，每针之间的距离以进针口至伤口边缘距离值为参考（图361-4）。小针距缝合用于

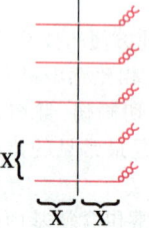

图361-4　缝合间距。每针缝线之间的间距与进针口至伤口边缘之间的距离相等。进针口与出针口与伤口边缘的距离应相等

对美观要求较高的伤口修复和菲薄组织修复(针孔与伤口边缘间距一般为1~3mm)。其他伤口缝合则采用宽针距，具体宽度视缝合组织的厚度而定。应该将伤口深部(而非皮肤表面)宽度扩大来翻转皮缘。与皮肤成90进针和稍微离开皮缘一点进针更容易使伤口边缘外翻。

垂直褥式缝合(图361-5)有时用于代替皮肤张力不高时所用的多层缝合，也有利于疏松组织伤口边缘适当外翻。连续缝合(图361-6)速度比间断缝合快，可用于对线良好的伤口。

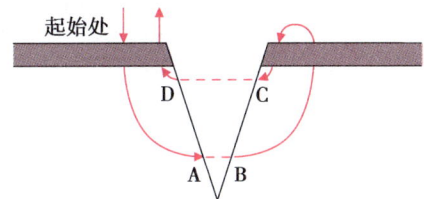

图361-5 **垂直褥式缝合**。第一针与大间断缝合相同，但不立即结扎，再行一小间断缝合，方向与第一针相反，出针终止于第一针进针的同侧。将两端的线头收紧，使伤口边缘密闭(或接近密闭)对合。A和B、C和D应分别在相同的深度，这样可使垂直对合良好

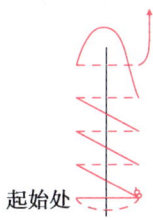

图361-6 **连续缝合**。缝线开始于伤口的一端。第一针结束后打结并剪去无针端，另一头进行连续缝合；缝线在皮肤下的连线方向与伤口垂直，交叉处呈65°角。缝合同时注意伤口舒适平整。最后一针线留成环状，最后的线尾与线环打成线结

所有患者表皮的缝合根据自然皮肤标志(如皮肤返褶、皱褶、唇线)进行精确排列对合。同样，垂直对合对防止创面高低不平也很重要。已证实，缝合后出现皮肤锯齿状或香肠状连接者提示伤口张力过高。这些伤口必须重新缝合，并加做深层皮肤缝合和/或经皮缝合。当创面边缘倾斜时，应调整缝合技术实现对线良好。如边缘进行清创修整或两侧缝合口大小有所不同。

缝合后治疗 必要时使用破伤风免疫治疗(参见第1300页)。

每天应用抗生素软膏，可降低感染风险和维持创面湿润，有利于愈合。不可将软膏敷于组织黏合剂和橡皮膏带的表面。

全身预防性使用一般不推荐使用，除非下述情况：
- 四肢末梢咬伤
- 人咬伤
- 伴有肌腱、骨骼或关节损伤
- 口腔内可能的割裂伤
- 严重污染的伤口

如果有指征，应尽早使用抗生素，首剂应静脉给药。

伤口制动，因伤口区域过度运动会影响愈合。关节附近的伤口应该夹板固定制动。Bulky套用于手和手指制动。缝合后第一个48小时内，如果病情允许，伤口应抬高至心脏水平以上。吊带有助于协助保持上肢远端伤口于某一高度。下肢远端割裂伤者(轻伤者除外)数天内应禁止行走(必要时使用拐杖)。限制行走可能利于伤口愈合。

伤口护理必须仔细。伤口需保持清洁、干燥，一般选用非黏性、细菌不能通过的敷料。伤口闭合装置撤除前每天应使用抗生素软膏。患者可以自己检查小伤口和清洁伤口。对于复杂伤口和患者无法自行检查的伤口，医师应尽早亲自检查。伤口完全愈合后12小时，可以用水、一倍稀释过氧化氢或肥皂水轻轻清洁伤口表面残留分泌物。可以简单冲淋，但不宜长时间浸泡。

伤口感染的发生率为2%~5%；最早期的表现为伤口缝合后疼痛逐步加剧≥12小时，起初体征包括局部红肿超过伤口边缘0.5cm，伴皮温升高。后期可能出现发热、伤口化脓和上行性淋巴结炎。此时可全身性使用皮肤菌群敏感的有效抗生素。通常使用一代头孢菌素(如头孢氨苄500mg口服，每日4次)，或者对于口腔感染者用青霉素500mg口服，每日4次。受伤>5~7d后出现感染提示伤口内存在异物。

缝合材料拆除时间依据伤口位置而定(除外组织黏合剂)。为防止交叉线痕和针孔遗痕，面部伤口一般为3~5d拆线；也有医生加用橡皮膏带继续对伤口进行加固数天。躯干和上肢的缝线或U形钉于7~10d后拆除。肘、膝等伸侧面和膝以下肢体部位则于10~12d后拆线。

摩擦伤

摩擦伤为皮肤擦破，可累及表皮、部分或全部真皮。

与割裂伤一样，需对摩擦伤进行伤情评估、清洁创面并清创。这类伤口很难进行麻醉，且伤口常嵌入大量污粒、石屑或玻璃碴，尤其深部刮伤。此时可用局部神经阻滞或静脉药物镇静。

治疗
- 清洗伤口
- 抗生素

待完全清除创面碎屑后(可能需要用力擦洗)，可使用抗生素软膏(如杆菌肽、杆菌肽/新霉素/多黏菌素)，并用非黏附不透菌的纱布包扎。

也可使用其他品牌的伤口敷料；目的是防止伤口干燥(伤口干燥会影响上皮再生修复)，防止敷料黏附于创面。如果创伤面积较大，应密切观察和随访，检查是否有脓性分泌物(提示感染)或是否存在伤口愈合不佳。

362. 大规模杀伤性武器

大规模杀伤性武器事件概述

大规模伤亡事件（MCI）是指人员伤亡数量远超现有的医疗资源，包括自然灾害（如飓风）和不同类型有意和无意的人为事件，包括交通灾害，危险物质泄漏，爆炸和大规模枪击事件。

大规模杀伤性武器（MCW）是指能够造成大规模伤亡事件的武器。它们包括各种

- 化学品
- 毒物
- 生物制剂
- 辐射源
- 爆炸物

武器类型缩写为CBRNE（化学、生物、放射性、核、爆炸）或NBC（核、生物、化学）。大规模杀伤性武器的影响范围可以是局部（或在暴露的部位附近）或全身（因为循环吸收和分布）。

大规模杀伤性武器有时被称为大规模破坏性武器（WMD），但这个词不太恰当，因为它意味着基础设施的显著物理破坏，而这种破坏只发生在爆炸性大规模杀伤性武器。此外，虽然"武器"表示有意使用（如通过交战国或恐怖分子），然而大多数的大规模杀伤性武器是无意间发生的（如有毒或放射性物质的工业或运输泄漏，传染病疫情暴发或工业爆炸）其基本原理和反应是相同的。

暴露 暴露是指物质与皮肤表面细胞接触，吸收是指物质渗透通过皮肤屏障后使体内剂量升高。对于辐射事件，暴露意味着电磁辐射穿透身体（称为照射），即使不与辐射源发生物理接触也可能发生。对于所有类型的大规模杀伤性武器，污染可指存在于皮肤表面（外部污染）或在体内（内部污染）。内部污染通常仅指在体内的放射性粒子，而不是其他大规模杀伤性武器。

暴露接触MCW可以是显而易见的，通常与爆炸或可见的泄漏或溢出同时发生，甚至可能先于实施者公布。然而，NBC暴露接触可能是隐匿的，即使NBC因为爆炸而分散。由于大多数NBC没有容易识别的气味或外观，而且暴露接触与出现症状或体征之间有明显的时间间隔，因此NBC暴露接触事件通常在爆炸事件后一段时间才能被确认。隐匿暴露接触可能特别难以确定或与自然疾病疫情暴发区分。暴露于高剂量的某些化学物质（如氰化物、神经性毒物），仅几秒钟或几分钟后就可能引起明显的效果，特别是通过吸入的方式。

一旦散播到环境中，大规模杀伤性武器可呈固体、液体，气体或蒸气（即室温下为液体物质的气体形态）的组合。细灰尘颗粒或小液滴以气溶胶的形态悬浮在空气中（如烟雾、烟雾）。形态影响其在环境中的持久性和潜在的暴露途径。固体和低挥发性液体通常比较持久，常规条件下在环境中残留超过一天；有些则可能会存留数周。而气体和高挥发性的液体则不持久，通常在24小时之内挥发。气溶胶颗粒可能在几分钟到几天之内沉降到地面，这取决于颗粒大小和天气条件，但之后仍可污染地面。

除了剂量和物质类型，暴露接触途径是MCW事件临床表现的一个主要因素。气体、蒸汽和颗粒物可吸入。固体和液体可以污染皮肤，从而可以被吸收或转移到口腔而摄入。被污染的物体（如爆炸产生的碎片）能穿透皮肤，通过胃肠道以外的方式将NBC物质转移入机体。消毒通常是指外部净化，从皮肤表面清除化学品、毒素或传染性病原体。把放射性物质从体内清除被称为内部净化。

早期处理

大规模杀伤性武器事件的处理方法包括：

- 准备
- 识别
- 初步评估和分类
- 二次评估
- 治疗

这些步骤常有重叠。识别、评估和治疗可以同时发生，这取决于人员伤亡的性质、数量和严重程度。

准备 通常是由民间而不是医疗机构进行预防，减轻了医疗资源的负担。但如果预防失败，准备工作是至关重要的。医院和院前急救服务必须有应急预案，准备适当的物资和设备以应对大规模杀伤性武器事件。备灾活动通常包括灾害易损性分析（HVA）和调派额外工作人员到指定职位并分配资源（如床位、手术室、血液）的流程。物资和设备供给通常选定指定净化区域，进行排污、铺设地板以及设置防护设备，以减少污染的蔓延，储备解毒剂或根据官方安排从他处调配。计划通常包括定期正规演练，尽管只是模拟真实MCI，帮助工作人员熟悉流程，包括书面程序、物资和设备的位置（特别是那些用于净化的）。

识别 识别涉及爆炸、枪击和交通事故的MCI相对简单。然而识别隐匿MCW事件，需要急救人员和医生临床高度警觉。医护人员必须首先认识到疾病的事件或集群可能提示有使用MCW。然后确定MCW的类型和释放物质的种类。

MCW事件的识别可能会通过来自实施者的情报或公告，环境线索（如死亡或濒临死亡的动物、不寻常的气味）或环境监测（化学、生物或辐射），但并不是每家医院都有。唯一的线索可能是大规模人群出现不寻常的症状。然而，在MCW事件中关于释放物质的初次报告往往是不完整或错误的，此时保持高度怀疑仍是非常重要的。随着人员伤亡的评

估,特征性的症状和体征可能会被确认。好几种化学物质和毒素存在中毒症候群(由某一特定种类毒素中毒引起的一系列典型症状和体征),是临床识别的关键。最终可能还是需要临床或环境样本的实验室分析。然而诊断和初步治疗可能不需要实验室确认,特别是潜伏期短的化学物质。

初步评估和分诊 MCI 伤亡的初步评估和分诊不同于常规创伤(表 362-1)。MCI 的大量人员伤亡需要简短处置和决策,尤其是涉及短潜伏期物质的人员伤亡。分诊相当有难度,因为许多受 MCW 影响的患者没有明显损伤,同时许多身处或临近 MCI 的人群可能会出现与 MCW 影响症状类似的应激反应(如过度换气、颤抖、恶心、乏力)。在一些事件中,至医院就诊的患者中高达 80% 仅表现出应激反应。单纯区分心理影响与毒性、感染或辐射作用可能有困难。首先是将能够行走的患者与无法行走的患者区分开;这能确定受影响最严重的患者。然而轻症患者需要多次重新分诊,从而发现潜伏期后的症状恶化情况。

表 362-1 分级分诊

分级	说明
已死亡	没有脉搏
	没有呼吸
需要紧急治疗	危及生命的受伤或中毒
可以延迟治疗	没有危及生命的重伤或中毒
轻伤	轻度或缓解的受伤或中毒

热区是紧临 MCW 释放地点的区域。在热区中医护人员受污染风险最大,通常只有配备个人防护装备的应急反应人员被允许进入该区域。这些装备通常包括毒性物质防护(TAP)A 级装备,配备全封闭自给式呼吸装置。

温区(净化隔离)是围绕热区的区域。在此区域进行全身全面消毒(彻底净化)。医疗人员可能需要穿戴防护装备后再进行初步评估及分诊,治疗伤亡人员,尤其是化学品暴露接触的患者。此种装备通常是 TAP B 级装备,包括空气净化呼吸器。

冷区(洁净区)包括医院急诊室。由于已经在温区进行过消毒,在冷区内装备标准预防措施的医护人员通常是安全的。然而,医院仍需具备消毒能力,因为许多患者可能会不经过分诊和消毒(如自行转运和离开现场)直接到达医院。被污染的患者无意中进入医院急诊室,会导致其分类改为温区,甚至是热区。

二次评估 因为 MCI 早期通常缺乏明确的信息,其涉及物质的初步评估可能是错误或不完整的。因此系统的重新评估个体患者和使用快速可重复的方法评估总体情况是必要的。此种方法应使用针对三种组成部分-物质、环境和宿主(患者)-流行病学三要素的逻辑进程,并且评估(或重新评估)以下内容

- 可能的物质
- 环境中物质的状态(多个)
- 物质传播到患者(进入的途径或暴露和吸收的途径)
- 物质的临床效果,包括影响是局部(位于或接近进入的部位)和/或全身性的(由于分布在血液中)
- 时间进程(暴露持续时间、暴露的时间点、潜伏期、当前症状和预后)
- 鉴别诊断和同时暴露或环境
- 同时暴露或环境之间可能的相互作用

快速二次评估的常用缩写是 ASBESTOS(表 362-2)

表 362-2 ASBESTOS:对化学或放射性武器造成的大规模人员伤亡进行二次评估

初始	在评估化学武器损伤中	在评估放射性武器损伤中
物质	类型(是否表现出一种中毒症候群?) 剂量估算	类型(α、β、γ、中子) 剂量估算
状态	物质的状态 固体 液体* 气体 蒸汽* 悬浮颗粒 组合	与化学武器一样
身体部位	进入途径(暴露接触和吸收)	暴露接触(贯穿全身)?部位? 外部污染?部位? 内部污染?部位? 组合?
效果	物质分布 局部 全身 两者	与化学武器一样
严重程度	影响的严重程度 暴露接触的严重程度	与化学武器一样
时间进程	既往(发病,潜伏期) 当前(好转还是恶化?稳定?) 将来(预期预后)	与化学武器一样
其他诊断	代替(鉴别诊断) 其他(合并症)	与化学武器一样
协同作用	多重暴露接触的组合效应	与化学武器一样

*最常见的状态。

治疗

MCW 伤亡人员的初步治疗目的
- 保护医护人员
- 停止暴露接触(从污染区转移伤者,为伤者消毒)
- 稳定伤者病情

使用 ABCDD 缩写来帮助记忆:A,气道(airway);B,呼吸(breathing);C,循环(circulation);D,立即消毒(immediate decontamination);D,药物(drugs)。然而这些措施几乎是同时完成,而不是按照严格的先后顺序。例如,暴露于神经性毒素的患者支气管痉挛可能非常严重,导致患者无法通气(B),直到给予阿托品(D),同时只要患者持续与化学试剂暴露接触药物治疗可能无效。由于有这些措施存在,NBC 紧急情况的应急反应人员,特别是化学制品,在进行医疗之前一定要注意自我防护避免暴露接触(接触环境和直接接触伤亡人员)。

依据手册相关章节,按标准进行气道、呼吸和循环

(ABC)管理。不论原因是物理还是 NBC 创伤,通常优先完成这些措施。唯一例外是那些与化学制品暴露接触的伤者(如神经毒剂),对他们来说,立即消毒和应用解毒剂可能是救命的(阻止病情进展发展或进一步有效治疗气道或呼吸问题)。有时需要在温区进行 ABC 管理以稳定病情。

消毒 优先权由 MCW 的类型和伤者的医疗状况决定。暴露接触生物或放射性物质分散气溶胶的伤者通常存在皮肤和/或衣物污染。因为大多数此类物质并不会马上渗入全身皮肤,去除衣物和冲洗通常足以消毒;此类消毒不应过分推迟,但并不像涉及明确化学制品那样迫切。由于某些明确的化学制品(如芥子气,液态神经性毒素)接触后就开始渗入皮肤同时可能会马上破坏组织,暴露接触此类物质的伤者需要立即消毒以阻止吸收和防止污染扩散到其他区域的伤者和医疗人员及设施。使用专门配制的局部皮肤消毒产品(活性皮肤消毒洗剂,RSDL®)立即进行消毒是最有效的,能够使皮肤上的神经性毒素和芥子气失活(但不能在眼睛或伤口中使用)。但是,肥皂和水也同样有效。单独使用水对油性化学制品基本无效,但是没有肥皂的时候仍然可以使用。0.5%次氯酸钠溶液(用水以 1 比 9 的比例稀释 5%家用漂白剂制成)也同样有效,但不应该在眼睛或伤口中使用。在紧急情况下,任何可用的吸附剂(如纸巾、薄纸、滑石粉、富含黏土的土壤、面包)都可用于患处并保持几秒钟,然后通过大量水冲洗去除。必须仔细检查伤口并清理所有杂物;之后必须使用水或盐水冲洗。

对任何情况不稳定的伤者应给予药物治疗以稳定病情。可以等 MCW 伤亡人员转运至医院后使用针对性药物治疗。例外的是休克和诸如化氰化物和神经性毒素之类化学制品的急性反应的治疗。在院前处理时应及时使用这些化学制品所对应的解毒剂。

化学武器

化学战剂(CW)是政府为战时使用发展的化学 MCW,包括:
- 中毒性毒剂(目的是导致严重损伤或死亡)
- 失能性毒剂(目的是导致暂时性的并不危及生命的效果)

尽管失能性毒剂通常被认为是非致命性的,但大剂量仍可能会导致严重损伤或死亡。

中毒性工业化学品(TIC)是能够造成大规模人员伤亡的化工产品。某些化学品(如氯气、光气、氰化物)同时具有工业和 CW 用途。

分类

中毒性 CW 剂被分成以下四种主要类型:
- 窒息性毒剂
- 全身性中毒性毒剂
- 糜烂性毒剂
- 神经性毒剂

因为相比肺实质,**窒息性毒剂**更多影响上呼吸道,一些专家更喜欢称之为"上呼吸道急性局部作用的毒剂"。由于大多数 TIC 都能通过影响呼吸道产生大规模人员伤亡,又被称为窒息性化学战剂。

全身中毒性毒剂 特别是氰化物和硫化氢,能够干扰线粒体能量传输从而阻断细胞呼吸。分布在血液中(并因此在军事参考文献被称为血液毒剂)从而影响大多数组织。

糜烂性毒剂 损伤表皮真皮接合部,引起疼痛和起疱。如果吸入大多数可影响肺部。

神经性毒剂 抑制乙酰胆碱酯酶,从而导致过量的胆碱能刺激和胆碱能危象(如腹泻、尿频、瞳孔缩小、支气管黏液、支气管痉挛、呕吐、流泪、流涎)。

失能性毒剂可分为:
- 抗胆碱能毒剂
- 防暴剂(通常被错误地称为催泪瓦斯)通常是分散的固体气雾剂或溶液

除了其化学名称,大多数化学战剂也有一个由一到三个字母组成的北大西洋公约组织(NATO)代码。

燃烧剂 原本设计用来制造光源和火焰,也可能导致大量人员伤亡的热烧伤。氟化氢(HF)同样可能引起化学烧伤。除了常规的热烧伤治疗,其中一些特殊烧伤需要特殊的治疗。

窒息性毒剂包括传统的 CW"窒息"毒剂,如氯气、光气、双光气、氯化苦和糜烂性毒剂,如硫芥子气、路易斯气和光气肟(同样影响皮肤)以及军事烟雾,燃烧产物和许多有毒的工业化学品。其中大多数是气体或高挥发性的液体。

病理生理

根据作用的呼吸道部位不同,影响呼吸道的中毒性化学战剂分为 2 种(表 362-3):

表 362-3 典型的对局部呼吸道急性作用的 1 型、2 型和混合型毒剂

类型	举例
1 型	乙醛
	醋酸
	丙烯醛
	氨气
	甲醛
	氯化氢
	氟化氢
	臭氧
	防暴剂
	烟雾
	二氧化硫
	硫芥子气(H、HD)
2 型	四氯化碳
	氯化苦(PS)
	双光气(DP)
	甲基异氰酸酯
	氮氧化物
	全氟异丁烯(PFIB)
	光气(CG)
	光气肟(CX)
混合效应	氯胺
	氯气(CL)
	HC(六氯乙烷加氧化锌)烟
	路易斯气(L)

- 1型毒剂:影响大气道
- 2型毒剂:影响终末与呼吸性细支气管、肺泡囊和肺泡
- 混合性毒剂:影响大气道和小气道以及肺泡

1型毒剂通常是可吸入性颗粒（如烟雾），可能是在到达肺泡之前就沉积，或者是高水溶性和/或高反应性的化学物质，其在到达肺泡之前就溶解于呼吸道黏膜。1型毒剂导致大气道的呼吸上皮细胞坏死和脱落，这可能会导致部分或完全气道阻塞。1型毒剂造成的局部损伤可能会引起化学性肺炎和继发性细菌性肺炎。高剂量的2型毒剂也可引起1型（大气道）效果，尽管其1型效果可能更加短暂。

2型毒剂通常是低溶解性和/或低反应性的化学物质，其在溶解之前到达肺泡。这些毒剂损伤肺毛细血管内皮细胞，造成液体渗漏到组织间隙和肺泡；可能会导致肺水肿。某些2型毒剂[如氮氧化物和HC烟（六氯乙烷加氧化锌）]导致的急性肺损伤可能会在数天至数周后逐渐进展为不可逆的肺纤维化。其机制可能是免疫性的。高剂量的1型毒剂也可引起肺水肿。

低到中等剂量的混合型毒剂同时作用于大气道和肺泡。

症状及体征

首次暴露接触1型毒剂会引起打喷嚏、咳嗽和喉痉挛（也可引起眼部刺激）。气道梗阻的伤者有声嘶、喘鸣和吸气性喘鸣。高剂量1型毒剂的伤者，出现胸闷或气促随后可能发展为早期肺水肿。

2型毒剂的伤者，其症状和体征通常延迟出现在暴露接触后几个小时。伤者最初的主诉为胸闷或气促。体检结果可能是阴性，偶尔可及呼吸音和叩诊浊音。剂量越高起病时间越早；暴露接触之后4小时内出现的呼吸困难提示潜在致命剂量。

诊断

- 临床评估
- 多次评估病情是否恶化
- 必要时行支气管镜检查、胸片检查

通过临床诊断来确认暴露接触和区分损伤的类型（并不需要确定毒剂类型，因为这两种类型根据剂量不同都可以引起类似的效果）。可及明显呼吸音和突出症状的患者被认为与1型毒剂相关（大气道）。迟发的气促症状以及未及明显呼吸音提示2型毒剂损伤。尽管高剂量2型毒剂最初可引起咳嗽、打喷嚏以及喘息，这些症状通常会随着时间推移而减少；之后患者症状有所好转，直至出现进行性呼吸困难。

早期胸片结果可能是正常的。1型毒剂损伤造成的化学性或继发性肺炎可能出现散在模糊斑片影。后期影像学检查可见明显肺水肿，2型毒剂损伤常见Kerley B线和间质浸润。

支气管镜检查可以确诊1型毒剂损伤，但可能会漏掉早期2型毒剂损伤。

实验室检查对初步诊断无用，但脉搏血氧饱和度和/或ABG测量可以帮助监测病情。

分诊 如果出现1型毒剂损伤的严重症状（如严重气喘、吸气性喘鸣、因吸入浓烟导致鼻腔或口腔周围出现烟尘）应考虑尽早气管插管。对于2型毒剂，重要的是多次重新分诊伤者。早期无症状的伤者也需要监测病情；即使是轻微症状的伤者也需要及时转运至医疗机构，因为此类患者常常进一步恶化。早期肺水肿造成呼吸急促的伤者，可分诊为可以延迟治疗；如果更危重伤亡人员需要治疗，他们通常可以耐受短暂的延迟。然而此类伤者应该有转运最高优先级（紧急），因为他们可能需要在呼吸科ICU接受明确的、挽救生命的治疗。

治疗

- 支持治疗
- 对于1型毒剂伤者：早期气管插管和应用支气管扩张剂，必要时吸入糖皮质激素和应用抗生素治疗继发性细菌感染
- 对于2型毒剂伤者：吸O_2和正压通气（自主呼吸伤者持续气道正压通气；气管插管伤者呼气末正压通气），应用支气管扩张剂，糖皮质激素很少使用

因为某些毒剂即使低剂量也会同时引起1型和2型效果，高剂量同时引起两种类型的损伤，针对毒剂造成的损伤而不是毒剂本身进行治疗是很重要的。蒸汽或气体暴露接触是否需要消毒并不明确，这些毒剂并没有特定的解毒剂。

对1型毒剂作用，给予面罩吸100%氧。支气管镜检查通过清除大气道坏死组织，可同时进行诊断和治疗。可能需要早期气管插管和呼吸机辅助通气。支气管扩张剂可以通过扩张气道来改善症状。吸入糖皮质激素可减少大气道损伤引起的炎症反应。吸入烟雾的治疗。

2型毒剂伤者应收入ICU。清醒伤者应通过持续气道正压通气（CPAP）给氧；气管插管的伤者则是呼气末正压通气（PEEP）。正压通气可能有助于肺泡腔内的液体回到肺毛细血管。中心静脉有助于监测肺动脉压力，同时避免降低肺动脉压时引起的低血容量休克。对于肺水肿的医院治疗指南，参见第609页。尽管支气管扩张剂主要作用于扩张1型毒剂损伤中的大气道，但最近的证据表明，同样可以通过其他途径缓解2型毒剂损伤。糖皮质激素不减轻肺水肿，但尽早口服糖皮质激素可有效预防暴露接触HC烟或氮氧化物的伤者进展迟发性肺纤维化。

不需要预防性应用抗生素。只有明确诊断细菌性感染后，如病原学和药敏检测，才应使用抗生素。

全身中毒性毒剂

全身中毒性毒剂包括：

- 氰化物
- 硫化氢

全身性中毒性毒剂也被称为血液毒剂，因为它们是通过血液系统分散至全身。然而其作用位点是不血液而是在整个身体的细胞水平。

虽然口服氰化物盐可被用于谋杀，但吸入氰化氢或氯化氰可能造成更多的人员伤亡，因为这两者在常温下是极易挥发性液体或气体。氰化物是众多家用和工业用制品燃烧的产物，伤者吸入浓烟可能也有氰化物中毒。氰化物具

有特征性的苦杏仁气味，但是检测这种气味的能力是由单个基因决定的，该基因在一半人口中缺失。

硫化氢在常温下保持气体形态，因此通常是通过吸入暴露接触。硫化氢可以通过混合含硫日用化工品与酸产生；这种组合常被用于自杀（称为洗涤剂自杀），残余气体会影响救援人员，引起群体伤亡。粪便分解时也会产生硫化氢。大型农场粪池往往含有致死浓度的气体，这可能会导致没有穿戴适当防护装备救援人员的群体伤亡。硫化氢具有特征性的臭鸡蛋气味，但高浓度会损伤嗅觉纤维使得此气味在最致命的环境中无法察觉。

病理生理
氰化物和氢硫化物都进入线粒体，抑制细胞色素氧化酶，这是氧化磷酸化（细胞呼吸）所需的酶。氧化磷酸化的抑制导致细胞缺氧、ATP 耗竭、无法提取血液氧递送到组织以及机体尝试通过无氧呼吸产生能量导致乳酸酸中毒。所有的器官和组织都受影响，但神经元比肌肉组织更敏感；中枢性呼吸暂停是常见的死亡机制。

症状及体征
氰化物起初引起气喘、心动过速和高血压。短短的 30 秒内可能会出现意识丧失和抽搐。破伤风样症状，包括牙关紧闭（牙关紧闭症）、痉笑（鬼脸）和角弓反张（颈部拱起）可能会出现。皮肤可能会发红，但约一半的伤亡人员出现发绀。呼吸暂停通常早于心动过缓和低血压出现，死亡之前可出现脱皮现象。

高剂量的硫化氢也会引起突发意识丧失和抽搐。直接损伤心肌作用明显。持续暴露接触初始亚致死剂量可引起眼部刺激，如结膜炎和角膜损伤及溃疡（天然气眼病），鼻腔和咽部黏膜刺激、头痛、乏力、共济失调、恶心、呕吐、胸闷和过度通气。这些表现似乎是对化合物刺激性气味的反应。伤者携带的硬币颜色变绿或发黑应高度怀疑硫化氢中毒。

诊断
- 临床评估

严重受影响的伤者在实验室检查之前就要及时治疗，主要依据临床诊断。实验室检查包括动静脉氧饱和度差异下降（由于静脉氧饱和度高于平时）和乳酸增高导致高阴离子间隙酸血症。

分诊 所有尚有脉搏的昏迷伤者都有潜在抢救价值，应分诊为需要紧急治疗。因为吸入暴露接触的伤者从被污染的环境中转移后通常不再继续恶化，症状缓解的清醒伤者可被分诊为可以延迟治疗（即当医护人员救治即刻可能死亡的患者时，能够耐受短暂的治疗延迟）。

治疗
- 吸 100%纯氧呼吸支持
- 氰化物特效解毒剂

应特别注意气道、呼吸及循环。水带或不带肥皂都能够消毒皮肤；仅暴露接触蒸汽或气体的伤者通常不需要消毒。

氰化物伤亡人员需要每分钟吸入亚硝酸异戊酯 0.2ml（1 安瓿）30 秒快速解毒治疗；3%的亚硝酸钠 10ml 以 2.5～5ml/min 速度静脉注射（儿童 10mg/kg），之后 25%的硫代硫酸钠 25～50ml 以 2.5～5ml/min 速度静脉注射。如果可用，羟钴胺素 5～10g 静脉注射可以替代。即使对于呼吸暂停的伤者，解毒剂也可能起效。如果缺乏解毒剂，通气和吸 100%纯氧可能可以救命。然而无防护的口对口人工呼吸可能会使救援人员暴露接触伤者呼出的氰化物。因为吸入浓烟导致的氰化物伤亡人员同样也可能有一氧化碳中毒；在这种情况下，之前应用亚硝酸盐的担忧可能夸大。尚未证实高压氧治疗可以改善氰化物中毒伤者的预后。

硫化氢伤亡人员的支持治疗包括吸 100%纯氧。亚硝酸异戊酯特别是亚硝酸钠是有效的，但没有迹象显示钠硫代硫酸钠或羟钴胺素同样有效。尚未证实高压氧治疗是有效的。

糜烂性毒剂

糜烂性毒剂包括：
- 芥类，包括芥子气和氮芥
- 路易斯气
- 光气肟（理论上其实是瘙痒性毒剂和腐蚀性毒剂而不是糜烂性毒剂，虽然它被归类为糜烂性毒剂）

此类毒剂同样影响呼吸道：芥类主要是 1 型毒剂，光气肟是 2 型毒剂，路易斯气是混合型毒剂。

芥子气闻起来类似芥末、大蒜、辣根或沥青的气味。路易氏可能有天竺葵样气味，光气肟仅具有刺激性气味。这些气味的观念非常主观，并不是这些化合物存在的可靠指标。

病理生理
芥子气和氮芥烷基化包括 DNA 在内的多种细胞成分，同时释放炎性细胞因子。对皮肤、眼睛、呼吸道产生类似的急性局部作用；致死浓度能够抑制骨髓。表皮基底层细胞损伤导致表皮与真皮分离脱落，高剂量时表皮直接坏死脱落。疱液中不含活性芥子气。大气道的 1 型毒剂损伤涉及气道黏膜的假膜脱落。肺水肿（2 型毒剂损伤）可能会在高剂量发生。芥类还可能通过胆碱能机制诱发恶心。暴露接触后一到两周可能出现骨髓抑制导致脓毒症。长期影响可能包括眼睛的改变（如慢性角膜炎）和皮肤与呼吸道的癌症。

路易斯气引起的皮肤损伤类似于芥子气，尽管损伤的机制不同，包括作用于谷胱甘肽和酶类的巯基以及抑制丙酮酸脱氢酶。路易斯气的砷基在呼吸道导致肺毛细血管渗漏和肺水肿；高剂量时会引起全身性低血压，即所谓的路易斯气休克。与芥类不同，路易斯气并不引起免疫抑制。

光气肟引起荨麻疹然后导致组织坏死，但其机制尚不明确。

症状及体征
芥类化合物在潜伏期后引起肌紧张和皮肤疼痛、红斑以及水疱形成加重。潜伏期长短与剂量呈负相关，但通常至少几个小时（可能高达 36 小时）。芥子气引起的水疱有时类似于环形的珍珠串，但中央区域不受影响；氮芥引起的水疱不太可能出现这种情况。水疱可能增大并下垂。疼痛性化学性结膜炎引起的反射性眼睑闭合早于皮肤症状，但仍延迟数小时。可能出现角膜浑浊。呼吸道症状包括咳嗽、喉痉挛、声音嘶哑、喘鸣以及吸气性喘鸣。严重的暴露接触可能会出现胸闷和呼吸困难。中度到高剂量时可能会出现恶心。

皮肤暴露接触路易斯气1分钟之内或左右时即可引起疼痛。通常15~30分钟内红斑明显，并在数小时后发展为水疱。水疱通常在红斑区域中心形成并向外围散布。疼痛通常不如芥类引起的那么严重，在水疱形成后开始减轻。吸入后不久即发生黏膜和大气道刺激，导致咳嗽、打喷嚏和喘息。在数小时后发生2型毒剂症状（胸闷和呼吸急促）。

皮肤接触光气肟在5~20秒内引起剧烈的刺痛和烫伤。之后受影响的皮肤变灰，边界出现红斑。暴露接触之后5~30分钟内，水肿导致风团形成（荨麻疹）。在接下来的1周内皮肤变成黑褐色，之后由于皮肤及皮下组织和肌肉发生坏死变成黑色。如果不通过手术切除，病变可能持续超过6个月。光气肟即使低剂量也可在呼吸道引起肺水肿。

诊断
- 临床评估

暴露接触后短时间内即发生疼痛的提示毒剂可能是路易斯气或光气肟；皮肤的早期病变可以用来区别光气肟。延迟性疼痛（有时直到暴露接触后第二天才发生）提示芥子气可能。临床诊断可以通过实验室检测证实，但只有专业的实验室提供相关检测。

暴露接触芥子气的伤者2周内应定期检测白细胞变化，以监测淋巴细胞和中性粒细胞减少。

分诊 所有潜在的皮肤或眼睛暴露接触糜烂性毒剂的伤者应优先考虑立即消毒。在2分钟内进行皮肤消毒是比较理想的，但暴露接触后15或20分钟内进行消毒可降低最终水疱可能大小。然而即使伤者在此时间点之后就诊仍应尽快消毒，以阻止继续吸收和蓄积至致死剂量，芥子气和路易斯气的致死剂量3~7g。然而除了可能发生气道梗阻的伤者，当有大量紧急的伤者需要治疗时，大多数暴露接触糜烂性毒剂的伤者能够容忍短暂的延迟治疗。

治疗
- 消毒
- 治疗类似热烧伤的皮损
- 必要时呼吸支持

应尽快对眼和皮肤进行消毒，最好使用活性皮肤消毒液（RSDL®）。如果没有RSDL®时，可以使用0.5%的次氯酸钠溶液。也可以尝试物理或机械消毒方法，但肥皂和水是效果最差的。

皮损作为热烧伤治疗（参见第2648页）。然而由于暴露接触糜烂性毒剂伤者的体液损失比热烧伤患者低，应该使用比布鲁克或帕克兰德流体置换公式计算得到结果更少的液体。严格无菌是非常重要的，以防止继发感染。应在眼睑边缘涂抹抗生素软膏以防止眼睑粘连。

对于有呼吸道症状的伤者需要包括气道和呼吸在内的呼吸道支持护理。因为恶心是胆碱能来源，可用阿托品（如必要时每1~2小时静推0.1~1.3mg）进行治疗。

骨髓抑制需要反向隔离与细胞集落刺激因子治疗。

神经性毒剂

有两种类型的神经性毒剂：
- G类毒剂
- V类毒剂

G型毒剂，包括塔崩（GA）、沙林（GB）、梭曼（GD）、环沙林（GF）。这是由纳粹德国在二战之前和二战期间开发的。V类毒剂包括VX；这些化合物是二战之后合成的。所有神经性毒剂均是有机磷酯，作为有机磷（OP）杀虫剂。然而神经性毒剂更加高效；VX的LD_{50}（引起接受该药剂的人一半死亡所需剂量）大约是3mg。

G类毒剂在室温下是具有高波动的含水液体，导致皮肤接触和吸入的双重危险。VX的浓度与机油一样，蒸发速度相对较慢。这些毒剂都没有明显的气味或引起局部皮肤刺激。

病理生理

神经性毒剂抑制乙酰胆碱酯酶（AChE），乙酰胆碱（Ach）激活神经元、肌肉和腺体的受体之后被水解。乙酰胆碱受体分布于CNS、自主神经节、骨骼肌纤维、平滑肌纤维和外分泌腺中。

神经性毒剂与乙酰胆碱酯酶之间的结合不进行治疗的话基本上是不可逆的；用肟治疗可使酶再生，只要结合键没有随着时间得到进一步稳定（这一过程称为老化）。大多数的神经性毒剂，如有机磷杀虫剂需要几个小时才能完全老化，但GD（梭曼）在结合之后10分钟内基本完全老化。抑制乙酰胆碱酯酶导致所有乙酰胆碱受体处的乙酰胆碱过量（胆碱能危象），首先引起受影响的组织活性增加，最终导致在中枢神经系统和骨骼肌组织中的乙酰胆碱疲劳和衰竭。

症状及体征

临床表现在一定程度上与毒剂的类型，暴露接触的途径以及剂量有关。面部暴露接触蒸汽可产生局部效应，诸如瞳孔缩小、流涕以及数秒内支气管收缩，发展到胆碱能过剩的全身性表现。然而如果吸入蒸汽，会在数秒内发生衰竭。皮肤暴露接触液体首先产生局部效应（局部抽搐，震颤，多汗）。全身性效应可以发生在暴露接触非常小的微滴后长达18小时潜伏期后；即使是致命剂量通常也需要20~30分钟才会引起症状和体征，其中可能包括没有前兆的突然衰竭和抽搐。

患者表现出部分或全部的胆碱能中毒综合征。中枢神经系统的过度刺激和最终疲劳导致情绪激动，神志不清，昏迷和癫痫发作，进展为延髓呼吸中枢衰竭。骨骼肌的过度刺激和最终疲劳导致抽搐和震颤，进展为无力和麻痹。对胆碱能激活平滑肌的过度刺激导致瞳孔缩小、支气管痉挛和蠕动亢进（伴有恶心，呕吐和痉挛），外分泌腺的过度刺激导致过多的流泪、鼻腔分泌物、唾液、支气管分泌物、消化液分泌以及出汗。死亡通常是由于中枢性呼吸暂停导致的，但膈膜瘫痪、支气管痉挛以及支气管黏液阻塞也会导致死亡。

诊断
- 临床评估

通常是临床诊断,尽管红细胞胆碱酯酶或血浆胆碱酯酶水平的实验室分析以及更专业的实验室测试可以确认神经性毒剂暴露接触。

分诊 对受影响区域内皮肤上有可疑液体的人全都需立即优先消毒。可以根据伤者的症状和体征进行分诊治疗。对于所有明显呼吸困难或全身性症状的暴露接触神经性毒剂的伤者应分诊为需要紧急治疗。

治疗
- 抗胆碱能药(阿托品、氯磷定)
- 苯二氮䓬类
- 必要时呼吸支持

注意 ABCDD[A,气道(airway);B,呼吸(breathing);C,循环(circulation);D,立即消毒(immediate decontamination);D,药物(drugs)]是至关重要的。支气管收缩非常严重,在给予阿托品之前可能无法通气。

即刻给予两种药物,包括阿托品和2-吡啶醛肟甲基氯(2-PAM 也称为碘解磷定)。阿托品阻断乙酰胆碱的作用。碘解磷定重新激活已被神经性毒剂(或 OP 杀虫剂)磷酸化,但尚未老化的乙酰胆碱酯酶。碘解磷定逆转神经性毒剂呼吸肌麻痹的外周作用,但对 CNS 和平滑肌的作用不明显(如逆转呼吸抑制),因此总是与阿托品同时使用。

对于院前急救,通常同时使用2种自动注射器进行肌内注射,一种含 2.0mg 或 2.1mg 阿托品,另一种含 600mg 的碘解磷定。一种新型的自动注射器同时包含这两种药物。在建立静脉通路之前这些药物都注射在大肌肉(如大腿)的肌腹部分。一旦建立静脉通路,通过静脉注射给予之后的剂量。

有明显呼吸困难或全身性症状的成年伤者应及时给予三次 2.0mg 或 2.1mg 剂量的阿托品和三次 600mg 剂量的碘解磷定,之后马上使用 2~4mg 的地西泮(也可用 2mg 的自动注射器)或 1~2mg 的咪达唑仑(其肌内注射吸收优于地西泮)。症状和体征相对较轻的伤者,如果症状不缓解可 3~5 分钟反复给予一次自动注射器注射;除非一次性给予三次自动注射器,否则不需给予苯二氮䓬类。每 2~3 分钟加用 2mg 的阿托品,直到毒蕈碱样作用(气道阻力、分泌物)缓解。必要时可每小时加用 600mg 的碘解磷定,以缓解骨骼肌影响(抽搐、震颤、乏力、麻痹)。出现癫痫时,可加用苯二氮䓬类控制。需要注意的是瘫痪患者即使未见抽搐,也可能有癫痫发作。应第一时间建立静脉通路。儿童相应减少剂量。

尽快使用活性皮肤消毒液(RSDL®)消毒皮肤上的所有可疑液体;也可以使用 0.5% 的次氯酸钠溶液、肥皂和水。需要检查可能污染的伤口,清除所有杂物,并用大量清水或生理盐水冲洗。即使进行皮肤消毒之后也可能出现严重的症状甚至死亡,因为消毒不能完全清除那些已经通过皮肤的神经性毒剂。

抗胆碱能化合物

抗胆碱能药物被定性为失能性毒剂,目的不是造成严重伤害或死亡而是引起定向障碍,以阻止军事人员执行任务。其中抗胆碱能 CW 毒剂是二苯羟醋酸-3-喹吖环酯,北约代号 BZ。

BZ 是一种固体,可以通过发热炮弹散播而不被灭活。可在环境中坚持存在 3~4 周。吸入雾化的 BZ 可能导致大量暴露接触 BZ 的人员伤亡,虽然化合物也可以溶解在溶剂中,并放置在环境表面从而通过接触皮肤吸收。

病理生理

BZ 结合分布在中枢神经系统、平滑肌和外分泌腺的毒蕈碱胆碱能受体,从而阻断乙酰胆碱(ACh)。胆碱能刺激减少产生抗胆碱能中毒综合征。

症状及体征

患者出现口腔和皮肤干燥,瞳孔散大(导致视物模糊),并可能发展为高体温。中枢神经系统的胆碱能阻断引起嗜睡,之后出现特征性的抗胆碱能错觉和幻觉;幻觉可能是视觉或听觉的,通常是具体的并且容易描述的(如认识的人的声音、虚构的电视节目、分享想象中的香烟、奇怪的形状),相比之下迷幻产生的幻觉更加抽象,无法形容的形状和性质。抗胆碱幻视也可以是缩小(即幻觉物体的大小随着时间的推移减小,如牛变成狗,然后变成老鼠或蝴蝶)。可能出现口齿含糊不清,患者表现出刻板动作(心不在焉),但可以交谈。木僵和昏迷可能会持续数小时到数天,并且逐步恢复。

诊断
- 临床评估
- 需要与毒扁豆碱相鉴别

通过识别典型的抗胆碱能中毒综合征进行诊断。常规实验室检查无法检测到 BZ 暴露接触。虽然许多药物和植物有抗胆碱能作用,如果大量人群在没有口服抗胆碱能药物或植物的情况下同时出现抗胆碱能中毒综合征提示可能有 CW 暴露接触。胆碱能药物毒扁豆碱可用作鉴别诊断;使用毒扁豆碱后抗胆碱能症状减轻提示抗胆碱化合物。

分诊 大多数暴露接触 BZ 的伤者可以分诊为可延迟治疗。

治疗
- 支持治疗,包括必要时降温处理
- 偶尔使用毒扁豆碱

患者通常是平静的,但也可能比较烦躁,需要反复确认并在某些情况下需要制动。体温升高的患者需要降温处理(参见第 2700 页)。大多数患者并不需要药物治疗,但那些烦躁或因幻觉产生严重不良反应的患者可能需要缓慢给予毒扁豆碱;剂量为成人 0.5~20mg 静脉注射和儿童 0.02mg/kg 静脉注射。超过推荐剂量可能会引起胆碱能作用,包括癫痫发作。

燃烧剂和氟化氢

设计军用燃烧剂是为了照亮战场、点火、产生烟雾掩盖地形和人员或这些效果的组合,包括稠化汽油(凝固汽油)、铝热剂(TH)、白磷(WP)以及镁。

在工业和其他领域中使用的氢氟酸,经常与盐酸混淆;因此建议将其称为氟化氢(HF)。任何这些化合物都可以造成大量人员伤亡。

凝固汽油弹具有果冻状稠度；其他燃烧剂通常以粉末状固体作为武器。HF 可以在环境温度下作为液体或蒸汽存在。最常见的暴露接触途径是经皮肤、眼睛和吸入。

病理生理

燃烧剂导致热烧伤。其中一些可用于爆炸弹，爆炸时随着弹片一起埋入组织。只要接触空气，白磷可持续在皮肤或衣服上燃烧。镁会在水中燃烧，因此会持续在组织内燃烧。白磷是有毒的并且还可能引起全身作用，由于在肝细胞中解偶联氧化磷酸化、引起高磷血症、低钙血症（由于钙磷结合）、肾损伤和高钾血症（由于低钙血症或肾损害）。

HF 迅速渗透深入到暴露的组织，但生成水合氢离子相对缓慢。从氟化氢解离释放的氟化物过量结合钙和镁，引起低钙血症、低镁血症和高钾血症造成全身作用；可能会出现凝血功能障碍和致命性心律失常。

症状及体征

燃烧剂造成的热烧伤表现类似其他热烧伤。

HF 暴露接触后疼痛的起病取决于 HF 的浓度；疼痛可在一小时内出现，但通常在 2 或 3 小时后发生。然而一旦发生疼痛，程度和频率通常是严重的。受影响的皮肤红斑较疼痛的严重程度轻。

诊断

■ 临床评估

大多数燃烧剂烧伤是很明显的。虽然低浓度 HF 导致的烧伤可能表现程度较轻，但仍需高度警惕深部组织损伤及全身毒性。暴露在空气中的 WP 烧伤可能伴有发光或产生烟雾。

分诊 燃烧剂烧伤应作为热烧伤进行分诊。

HF 烧伤分诊级别应高于其表现对应的级别；大面积暴露接触的患者因为有全身毒性的危险，应该分诊为需要紧急治疗。

治疗

■ 作为热烧伤治疗

■ 治疗 HF 时，局部或必要时全身应用 Ca

参见第 2648 页，热烧伤的综合治疗。

对于 WP 烧伤，需要用水浸润受影响的部位以避免暴露在空气中。需要机械清除 WP 的颗粒（通常紧密的黏附在皮肤上）并放置在水中。烟雾的痕迹可以作为指示小颗粒的位置。碳酸氢盐溶液可以用来浸润烧伤和敷料，但硫酸铜（$CuSO_4$）不再建议用于此类烧伤。

镁与水反应生成高度可燃气体和二氧化碳，产生氧化镁和碳。应尽快清除皮肤或皮下组织中燃烧或产生烟雾的镁颗粒。如果不能一次性清除所有颗粒（如由于伤口太多），可以用油遮盖伤口直至完成所有清除。

暴露接触 HF 的患者需要用大量清水冲洗消毒；局部皮肤消毒产品（RSDL®）尚未在皮肤暴露接触 HF 的患者中进行测试。然而由于 HF 渗透迅速，即使彻底消毒后仍可能出现明显的局部和全身影响。葡萄糖酸钙或碳酸钙药膏适用于局部烧伤。也可局部注射 10% 葡萄糖酸钙；有些临床医生动脉内应用葡萄糖酸钙。大量暴露接触的患者需住院接受密切监测和氯化钙或葡萄糖酸钙治疗。

防暴剂

防暴剂是最初开发用于控制人群的化合物，但也被用于军事冲突。防暴剂也被称为骚扰剂或催泪剂，经常被错误地称为催泪瓦斯，但实际上并不以气体或蒸汽形式存在。相反是可以分散成液体的固体（通过溶解固体剂形成溶液，然后喷洒溶液）或气溶胶（爆炸释放或烟雾的小颗粒）。如抗胆碱能毒剂，其目的是造成失能而非严重损伤或死亡，但由于肺水肿（急性肺损伤）时有发生死亡。其军事版本包括氯苯乙酮（CN，同时商标为 Mace®），氯苯亚甲基丙二腈（CS），二苯氧杂䓬庚因（CR），和二苯胺氯胂（亚当气或 DM，一种呕吐剂）。辣椒素（OC，胡椒喷雾）是一种新近开发主要用于执法和个人防护的防暴剂。氯化苦（PS）是在第一次世界大战期间使用的化合物，偶尔会被视为一种防暴剂，虽然归类为窒息性毒剂更加合适。

病理生理

CN 和 CS 烷基化如乳酸脱氢酶之类的酶；可造成被灭活的酶再生引起一过性组织损伤。细胞因子如缓激肽的释放加重由这些化合物引起的疼痛，同时在高剂量下产生盐酸。CR 有类似的机制。DM 被认为是通过其砷部分的氧化（Ⅲ）为 As(V) 和氯气，随后释放氧化发挥其作用。OC 通过结合瞬时受体电位香草酸亚型（TRPV1）引起疼痛，刺激神经元中的受体释放神经激肽 A，降钙素-基因相关肽和 P 物质。这些化合物诱发神经源性炎症引起疼痛、毛细血管渗漏、水肿、产生黏液和支气管收缩。

症状及体征

化合物之间差别不大，多数防暴剂引起即刻激和疼痛累及眼睛、黏膜和皮肤，也可能出现一过性红斑。吸入造成的呼吸系统影响通常比较明显，因为是 1 型损伤（如咳嗽、打喷嚏和喘息），尽管高剂量时可以出现 2 型损害（由于早期急性肺损伤引起的延迟性呼吸急促）。死亡通常是由于密闭空间内高剂量积聚导致的肺水肿。大规模废弃的 DM 毒剂可能导致即刻或迟发性刺激伴随呕吐。

所有防暴剂产生的影响通常是在半小时内缓解，尽管残留在皮肤上的毒剂可导致水疱。反应性呼吸道功能障碍综合征（RADS），可在长时间暴露接触后长期存在，但是无法预测哪些患者会出现这种并发症。

诊断

■ 临床评估

诊断是基于病史、体征（流泪、眼睑痉挛、红斑、1 型呼吸道症状）和症状（高剂量时出现的短暂刺激和疼痛、迟发性呼吸急促或胸闷）。通常不需要胸部 X 线片，因为通常是阴性的，除非患者呼吸困难进展提示肺水肿可能。实验室检查对诊断没有帮助。

分诊 伤亡人员通常都需要迅速停止暴露接触，但随后通常被分诊为可以延迟治疗或轻伤，因为除了高剂量以外影响是自限性的。对于有早期肺水肿证据的患者，应及时紧急转运至肺部重症监护病房。

治疗

■ 停止暴露接触

- 皮肤消毒
- 如果眼部疼痛没有自行缓解,进行眼部消毒
- 如果疼痛严重必要时冷敷及使用镇痛药物

一旦暴露或可能暴露时,应立即使用面罩。尽可能及时从受影响区域疏散人群。

用固体或液体制剂通过物理或机械方式清除进行消毒(刷、洗涤、漂洗)。水可能会一过性加剧 CS 和 OC 造成的疼痛,但仍然是有效的,尽管油脂或肥皂可能对 OC 更有效。消毒眼部是使用大量无菌水或盐水冲洗,或使用风扇对着睁开的眼部吹风(OC)。如果裂隙灯检查显示毒剂的固体颗粒嵌塞需要转诊至眼科医生。

大多数防暴剂造成的影响是一过性的,在消毒之前不需要进行治疗,大部分伤者需要观察不超过 4 小时。然而需要告知患者,如果他们出现诸如水疱或迟发性呼吸急促的症状应立即返回就医。

毒素作为大规模杀伤性武器

"毒素"通常指代任何毒物,但在技术上特指由某种生物产生的有毒化学物质(尽管某些毒素也可通过合成产生)。因为用作大规模伤亡武器的毒素不包括从中衍生的感染性毒剂,它们不会在体内复制且不是从人到人传播。因此毒素更像化学制剂而不是生物制剂;它们引起中毒而不是感染。

数以百计的毒素是已知的。然而由于存在分离足够剂量的困难,以及传播或环境适应性差的问题,相比造成大规模伤亡大部分毒素更适合暗杀。只有四种毒素被美国疾病预防和控制中心(CDC)认定是高威胁性制剂:
- 肉毒杆菌毒素
- 产气荚膜梭菌产生的 ε 毒素
- 蓖麻毒素
- 金黄色葡萄球菌肠毒素 B

其中只有肉毒杆菌毒素是最高优先级别。来自产气荚膜梭菌的 ε 毒素据报道是由伊拉克在 20 世纪 80 年代开发的毒剂;其主要作用是增加毛细血管的通透性,尤其是在肠道中。

肉毒杆菌毒素

肉毒杆菌毒素或肉毒杆菌神经毒素(BoNT),指的是任何 *Clostridium botulinum* 产生的 7 个已知类型神经毒素。肉毒中毒是通过暴露接触肉毒杆菌毒素产生的中毒;*C. botulinum* 感染不是必需的。食物中毒、创伤和婴儿肉毒杆菌在别处描述(参见第 1397 页)。食物或水的大面积污染可能导致大量人员肉毒杆菌毒素中毒伤亡,但最可能的情况是吸入雾化的肉毒杆菌毒素。

BoNT 阻断乙酰胆碱(ACh)作用于平滑肌和外分泌腺的毒蕈碱受体,但无法穿透血脑屏障进入中枢神经系统。如伤口肉毒杆菌中毒,神经症状(通常两侧对称性递减麻痹伴瞳孔散大)不伴恶心、呕吐、腹部绞痛或腹泻一般在暴露接触后 12~36 小时出现(早到 2 小时出现,晚到 8 日出现)。感知觉和深反射通常正常。

通过临床诊断决定是否使用抗毒素,药效随着症状和体征逐步进展而下降。用 0.9% 盐水以 1:10 的比例稀释马七价肉毒杆菌免疫球蛋白缓慢静脉注射给药。

蓖麻毒素和相思豆毒素

蓖麻毒素(取自蓖麻植物豆)和相思豆毒素(取自相思豆或念珠豌豆)都能够灭活催化核糖体;任一毒素分子能够使细胞内所有的核糖体中毒。虽然注射蓖麻毒素被用于暗杀,但吸入雾化毒素可能会造成大规模人员伤亡。

蓖麻毒素中毒的临床表现按暴露接触途径有所不同。吸入后有 4~8 小时的潜伏期,随后出现咳嗽、呼吸窘迫和发热。在未来 12~24 小时内多个器官系统逐渐受到影响,最终导致呼吸衰竭。临床诊断为主,尚无特效解毒剂或抗毒素,目前是支持治疗。

金黄色葡萄球菌肠毒素 B(SEB)

金黄色葡萄球菌肠毒素 B(SEB)是 *Staphylococcus aureus* 产生的 7 种肠毒素(毒素作用于肠道)中的一种。摄入 SEB 是葡萄球菌食物中毒的主要原因(参见第 1347 页)。食品中掺杂和吸入雾化的毒素同样也会造成大量人员伤亡;SEB 被开发作为气溶胶用于造成军事人员失能。

潜伏期通常为摄入后 1~12 小时和吸入后 2~12 小时(范围为 1.5~24 小时)。最初出现发热、寒战、头痛、肌痛等流感样症状,随后的症状和体征取决于暴露接触的途径。摄入会导致恶心、呕吐和腹泻 1~2 日。吸入会导致干咳、胸骨后疼痛,频发鼻腔刺激和充血。气溶胶接触眼睛会导致结膜炎。虽然 SEB 主要是作为失能性毒剂,但吸入后可因肺水肿和循环衰竭导致死亡。幸存者中发烧可能持续长达 5 日,咳嗽持续 4 周。专门的毒素检测可能有助于确诊。治疗主要是支持治疗。

生物制剂武器

生物武器(BW)是将微生物制剂用于敌对用途。这种行为违反国际法,而事实上在现代史发生的正式战争中很少使用,尽管 20 世纪多数强国都大量生产和储备生物制剂(包括发展多重耐药菌株)。最需要关注的是恐怖组织使用 BW 制剂。一些人认为 BW 制剂是恐怖组织的理想武器。这些制剂可以秘密运输,具有延迟效应,因而使用者可以不被发现。

美国 CDC 创建了生物制剂和毒素的优先级列表(表 362-4)。最高优先级是 A 类。

蓄意使用 BW 制剂造成大规模伤亡也许就意味着通过吸入传播的气溶胶产生疾病,因此吸入性炭疽和肺鼠疫是在这种情况下最有可能发生的两种疾病。

识别

很难区分使用 BW 与疾病的自然暴发。区分蓄意传播而非疾病暴发的线索包括以下内容:
- 通常不会出现在某一地理区域的疾病
- 不同人口的疾病不寻常的分布
- 处于建筑内与建筑外人群之间显著不同的患病率
- 地理位置不相邻区域的独立暴发
- 同一人群中不同疾病的多个同时或连续暴发

表 362-4　CDC 高优先级生物制剂和毒素

分级	制剂
A：最高优先级	*Bacillus anthracis*，引起炭疽
	Clostridium botulinum，产生的肉毒杆菌毒素，引起肉毒杆菌中毒
	Yersinia pestis，引起鼠疫
	天花病毒，引起天花（经典天花）
	Francisella tularensis，引起土拉菌病
	病毒性出血热（VHF）病毒
	沙粒病毒科，引起拉沙热和新世界 VHF（玻利维亚出血热、胡宁出血热、瓜纳里托出血热和萨比亚出血热）
	布尼亚病毒科，引起克里米亚-刚果出血热和裂谷热
	丝状病毒科，引起埃博拉出血热和马尔堡病毒病
	黄病毒科，引起黄热病、鄂木斯克出血热和基亚萨努森林病
B：次要优先级	*Brucella*，引起布鲁菌病
	Clostridium perfringens，产生 ε 毒素
	Salmonella、*Escherichia coli* 0157：H7 和 *Shigella*，引起食物中毒
	Burkholderia mallei，引起鼻疽病
	Burkholderia pseudomallei，引起类鼻疽病
	Chlamydia psittaci，引起鹦鹉热
	Coxiella burnetii，引起 Q 热病
	Ricinus communis，产生蓖麻毒素
	金黄色葡萄球菌肠毒素 B
	Rickettsia prowazekii，引起斑疹伤寒
	甲病毒引起的病毒性脑炎（如委内瑞拉马脑炎、东部马脑炎和西部马脑炎）
	Vibrio cholerae、*Cryptosporidium parvum* 和其他制剂，引起水源性疾病
C：第三优先级	尼帕病毒、汉坦病毒、SARS 冠状病毒和流感病毒，能引起流感大流行
	与急性传染性疾病相关的其他制剂

CDC，美国疾病预防和控制中心；SARS，严重急性呼吸系统综合征。

- 不寻常的暴露接触途径（如吸入）
- 人畜共患疾病发生在人类，而不是在发生动物
- 人畜共患疾病首先发生在人类，然后才发生在其典型传染源
- 人畜共患疾病在其典型传染源流行率低的地区发病
- 疾病的严重程度不寻常
- 感染制剂的菌株不寻常
- 常规治疗无效

病例的流行病学调查以及与执法资源的合作是至关重要的，因为直接告知公众是有风险的。

BW 制剂引起的疾病其临床表现、诊断和治疗在手册其他章节讨论：炭疽（参见第 1352 页）、瘟疫（参见第 1371 页）、天花（参见第 1441 页）、土拉菌病（参见第 1377 页）以及病毒性出血热（参见第 1467 页）。治疗由于 BW 引起的疾病暴发与疾病的自然暴发并没有什么不同，除了临床医生必须警惕不寻常的耐药谱。

（患者）隔离检疫（接触者）可能是必要的。最有可能蓄意传播的传染性疾病是天花（其防护措施是必要的）和肺鼠疫（需要警惕飞沫）。

反应

由于 BW 制剂引起的疾病其潜伏期相对长，大多数人在医院中存活或死亡。为住院患者和接触者提供充足的疫苗、抗生素和抗病毒药是必要的，并且将此类医疗措施分配给暴露接触高危人群的系统是至关重要的。

放射性武器

电离辐射在其他章节详细讨论（参见第 2766 页）。导致大规模人员伤亡的电离辐射可以来源于核爆炸（裂变）或热核（聚变）设备，被放射性物质污染的常规炸药[这种武器被称为放射性散布装置（RDD）或放射性炸弹]，或人为放置的隐蔽辐射源（如地铁座位下）。在故意使用辐射作为武器的情况下，必须确定患者是否已暴露（照射）、受污染或两者都有。如果发生污染，确定是外部的、内部的或两者都有是必要的。遵从 ASBESTOS 原则（表 362-2）有助于做出决定。另一项有用的临床资源是联机和下载辐射应急医疗管理（REMM）的模块。

炸药和爆炸伤

固体或液体迅速地转化成气体的同时产生大量能量可发生于 3 种速率：

- 爆燃：快速燃烧但爆炸最小
- 爆炸：亚音速点火和爆炸风（低爆炸药）
- 爆轰：超音速点火和爆炸冲击波（高爆炸药）

爆燃是点燃开放容器中的黑火药后发生的快速燃烧（无爆炸）。密封在密闭容器中的黑火药会导致低爆炸。高爆炸药，点火波以超音速的速度穿过物质导致爆炸并产生超音速（爆轰）冲击波；常见的例子包括硝酸甘油和三硝基甲苯（TNT，表 362-5）。

表 362-5　低爆和高爆炸药的例子

低爆炸药
硝化棉
无烟火药
黑火药
大多数固体火箭燃料
雷管
烟火
高爆炸药

续表
硝酸铵（NH_4NO_3）
铵梯 80/20（NH_4NO_3+TNT）
阿芒拿（NH_4NO_3+TNT+铝）
ANFO（NH_4NO_3+燃油）
RDX（环三亚甲基三硝胺）
TNT（三硝基甲苯）
硝酸甘油（炸药中的爆炸成分）
PETN（季戊四醇四硝酸酯）
B 合成物（TNT+RDX）
C-4 合成物（RDX+增塑剂）
苦味酸

在涉及爆炸的大规模伤亡事件中，划分了 3 个同心区域：
- 爆炸中心
- 爆炸外周
- 爆炸边缘

在爆炸中心（伤亡区），任何幸存者都可能有致命伤，急需专业的救援力量和尽快脱离现场，任何幸存者都需要高级生命支持和配备足够的救援人员。在爆炸外周（临界伤亡区），幸存者通常有多发伤，需要标准的救援力量和适当的救援人员。在爆炸边缘（轻伤区），大部分伤者会有不危及生命的生理和心理创伤，并不需要救援，仅需基本生命支持和自救是必要的。

病理生理

爆炸伤害包括生理和心理创伤。身体创伤包括骨折，呼吸窘迫，软组织和内脏损伤，内部和外部的失血造成的休克，烧伤和感觉障碍，尤其是听觉和视觉。爆炸伤的五种机制（表 362-6）。

表 362-6 爆炸伤机制

类别	机制	典型的伤害
第一级	超音速冲击波对机体的影响 中空或充满气体的器官首先受累	肺气压伤（肺爆炸伤） 鼓膜破裂与中耳损伤 腹腔出血与肠穿孔 眼球破裂 轻度创伤性脑损伤（脑震荡）
第二级	爆炸碎片对机体的影响	穿透伤或钝器伤 眼球穿透（明显的或隐匿的）
第三级	被爆炸抛至地面或碎片对机体的影响	骨折和外伤性截肢 闭合性和开放性脑损伤
四级	独立的一级、二级或三级爆炸伤（如烧伤、吸入性中毒、废墟下的压迫挤压伤、内科疾病加重）	烧伤 挤压伤伴横纹肌溶解和间隔综合征 吸入毒物引起呼吸道损伤 爆炸事件诱发的哮喘、心绞痛或心肌梗死
五级	在爆炸中吸有毒物质造成的机体影响 影响免疫系统和自主神经系统，导致即刻高炎症状态	发热 发汗 中心静脉压低 组织水肿

一级爆炸伤中的超音速冲击波（PBI）压缩充满气体的空间，然后迅速重新膨胀，引起剪切力和撕拉力造成组织和器官损伤穿孔。压迫血液从血管进入空腔和周围组织。肺部受累（肺爆炸伤）可能会导致肺挫伤，全身性空气栓塞（尤其是脑和脊髓）和自由基相关损伤（血栓形成、脂质氧合和弥散性血管内凝血）；它是远期死亡率增高的常见原因。PBI 还包括肠道气压伤（特别是水下爆炸），声学气压伤（包括鼓膜破裂、鼓室积血、中耳听小骨骨折或脱位）和外伤性脑损伤。

症状及体征

大多数损伤（如骨折、裂伤、脑损伤）与其他类型的创伤表现相同。肺部爆炸伤可能会导致呼吸困难、咯血、咳嗽、胸痛、呼吸急促、气喘、呼吸音减弱、呼吸暂停、缺氧、发绀和血流动力学不稳定。空气栓塞可表现为脑卒中、心肌梗死、急腹症、失明、耳聋、脊髓损伤或跛行。鼓膜和内耳的损伤可能损害听力，应定期进行评估。腹部爆炸伤患者可有腹痛、恶心、呕吐、呕血、直肠疼痛、里急后重、睾丸疼痛以及原因不明的血容量不足。

诊断

- 临床评估
- 根据影像学检查结果

伤者评估与其他大多数多发伤类似，除了需要特别注意明确爆炸伤，特别是肺爆炸伤（以及随之而来的空气栓塞）、耳外伤、隐匿性穿透伤和挤压伤。呼吸暂停、心动过缓和低血压是肺爆炸伤相关的经典临床三联征。鼓膜破裂被认为可以提示肺部爆炸伤，但咽部瘀斑可能是一个更好的提示。胸片可能显示特征性蝴蝶影。所有患者均需要心电监护。疑似挤压伤患者需随访肌红蛋白尿、高血钾和心电图的变化。

分诊 在爆炸伤中,伤势较轻的患者往往绕过院前分诊直接送至医院,可能在更多的重伤患者送至医院之前占用过多医疗资源。现场分诊不同于标准的创伤分诊,其主要区别是早期识别爆炸伤更加困难,所以相比其他更加明显的创伤,早期分诊应针对肺部爆炸伤、腹部爆炸伤和急性挤压综合征。

治疗

应注意气道、呼吸、循环、意识状态(神经系统状态)以及患者的暴露接触途径(参见第2615页)。高流量吸氧及液体管理是重点,应考虑早期放置胸管。大多数损伤(如撕裂伤、骨折、烧伤、内伤、头部受伤)在手册其他章节讨论。

由于空气栓塞可能在正压通气后恶化,除非绝对必要应避免正压通气。如果使用正压通气,应选择设置较慢的呼吸频率和较低的吸气压力。怀疑具有空气栓塞的患者应放置在昏迷体位,左侧卧位和俯卧的中间位置,使头部位于心脏水平或以下。高压氧(HBO)治疗可能有效(参见第2710页)。

如果怀疑急性挤压综合征,需留置导尿以便持续检测尿量。使用碱性甘露醇溶液利尿,保持尿量达8L/d及尿pH值≥5可能会有帮助。应监测动脉血气、电解质和肌酶。应用钙、胰岛素和葡萄糖控制高钾血症(参见第1147页)。高压氧治疗可能对深部组织感染的患者特别有效。通过临床症状及骨筋膜室内压力检测来监测间隔综合征。如果患者的舒张压与骨筋膜室内压力之间的差<30mmHg,可能需行筋膜切开术减压。早期低血容量和低血压可能并不明显,但可能在组织再灌注后突然发生,因此在再灌注前和再灌注后均给予大量静脉补液(如1~2L生理盐水)。持续输液以保证足够的尿量在300~500ml/h。

363. 晕动病
(晕车/晕船)

晕动病是以恶心、隐约腹部不适、呕吐、眩晕、苍白、出汗和相关症状为表现的临床症候群。特定的运动方式会诱导发病,尤其是反复进行的角加速和减速运动,直线加速和减速运动。或者是,前庭、视觉和本体感觉信息间的不一致诱导了发病。行为学治疗和药物治疗有助于防止或控制症状。

晕动病是对外源性刺激的正常生理反应。其易感性个体差异性极大;通常,妇女和儿童(2~12岁)的发生率更高。而大于50岁的成人和<2岁的婴儿很少发生晕动病。晕机的发生率<1%。在不平静的海面行驶时,晕船发生率接近100%。在太空失重的情况下,晕动病发生率接近100%。

病因

运动对前庭器的过度刺激是该病的首要原因。前庭刺激指角运动(半规管感受)、线性加速或重力[耳石器官感受(椭圆囊和球囊)]产生的感觉。介导晕动病的中枢神经系统组件包括:前庭系统、脑干核、下丘脑、小脑小节、小脑悬雍垂和催吐途径(如髓质化学感受器触发区,呕吐中枢和催吐传出途径)。

确切的病理生理机制尚不清楚。但是,只有当第Ⅷ对脑神经和小脑前庭传导途径完好无损时,才会发生晕动病。前庭耳蜗系统有功能缺陷的人不会发生晕动病。任何交通形式均可产生过度的前庭刺激,比如,乘船、摩托车、火车、飞机、太空飞船、游乐场或露天游乐场。

触发因素包括前庭、视觉及本体感觉的不匹配。例如,视觉上的静止状态与运动的本体感觉缺失相矛盾(如看着静止的船舱墙壁,却感觉到船在摇摆)。或者,视觉上的运动场景与运动的本体感觉缺失相矛盾(如显微镜下看快速移动的幻灯片,或静坐时观看虚拟现实游戏)。这称为假性晕动病,并没有发生真实的加速运动。在船上看波浪时,人的视觉信息(海浪在一个方向上的运动)和前庭感觉信息(船本身在垂直运动)相矛盾。

另一种触发因素可能是角运动和直线运动(或者是重力)相矛盾(如在零重力环境下做转向动作)。此外,与预期的运动方式不同也可能诱导晕动病(如在零重力环境下漂浮而不是下降)。

危险因素 以下因素可能会增加患晕动病的风险以及加重症状:
- 通风不良(如暴露于油烟、烟雾、一氧化碳)
- 情感因素(如恐惧、焦虑)
- 偏头痛
- 迷路炎
- 内分泌因素(如怀孕或使用激素类避孕药)

太空适应综合征(在太空旅行时出现晕动病),失重(零重力)是一个致病因素。这种综合征降低航天员在太空飞行前几天的工作效率,但几天后适应。

症状及体征

典型症状有恶心、呕吐和腹部隐约的不适。有些症状可能会更早出现,比如,打呵欠、过度通气、流涎和嗜睡。其他症状还有:吞气症、晕眩、头痛、疲倦、乏力、思想不集中。晕动病不会出现疼痛、气促、神经系统定位体征、视觉及语言障碍。随着运动的持续,患者几天内便能适应。但是,如果运动增强,或短暂停止后恢复运动,症状可以复发。

晕动病的呕吐症状持续时间较长,但极少引起脱水、低血压、饥疲和抑郁。

诊断
- 临床评估

出现症状并暴露于典型的触发因素者需怀疑该诊断。诊断依赖临床,通常很容易。然而,对于某些患者需要考虑其他诊断(如中枢神经系统出血或梗死),特别是老人,没有晕动病史的患者,或者有脑出血或梗死的高危因素,旅游中出现急性眩晕和呕吐的患者。如果患者出现局灶性神经症状或体征、明显头痛或其他非典型晕动病症状,需要进一步评估。

治疗
- 预防用药(东莨菪碱、抗组胺药或抗多巴胺药物)
- 非药物预防和治疗措施
- 止吐药(如 5-羟色胺拮抗剂)
- 静脉输液及补充电解质

易发生晕动病的人在症状出现前应预防用药和使用其他预防措施;症状出现后干预措施效果差。发生呕吐时,经直肠或肠道外给予止吐药能够止吐。如果呕吐时间长,需加用静脉输液和补充电解质。

东莨菪碱 抗胆碱能药,是有效的预防药物,但其治疗效果不明确。东莨菪碱可以经皮给药(1.5mg)或口服给药。贴剂是长途旅行的好选择,其有效时间长达 72 小时。在期望起效前 4 小时,贴于耳后。如果 72 小时后仍需用药,除去旧贴片,将新贴片贴于另一耳后。口服东莨菪碱 30 分钟内起效。旅行前 1 小时给药(0.4~0.8mg),之后每 8 小时用药 1 次。

药物副作用包括眩晕、视物模糊、口干和心率增快。使用贴剂可以减少其发生。如果贴剂残留物不小心碰到眼睛,会引起瞳孔扩大固定。对于老人,东莨菪碱还可引起意识混乱、幻觉和尿潴留。有闭角性青光眼危险的患者禁用东莨菪碱。

12 岁以上的儿童东莨菪碱的用量与成人相同。12 岁以下的儿童使用东莨菪碱可能安全,但不推荐使用。

> **经验与提示**
> - 如果老人旅行时变得糊涂,出现瞳孔扩大固定,考虑东莨菪碱毒性作用(以及颅内血肿并发脑疝)

抗组胺药 为抗组胺药物的作用机制可能是抗胆碱能。所有有效药物都有镇静作用;没有镇静作用的抗组胺药很可能无效。抗组胺药有肯定的预防效果,有可能有治疗效果。抗胆碱能药物的副作用会引起不适,尤其是老年人。出行前 1 小时,易感人群可以服用某些非处方药,如茶苯海明(晕海宁)、苯海拉明、美克洛嗪或赛克力嗪,用法如下:

- 苯海拉明:成人,25~50mg 口服,每 4~8 小时 1 次;儿童 ≥12 岁,25~50mg 口服,每 4~6 小时 1 次;儿童 6~11 岁,12.5~25mg 口服,每 4~6 小时 1 次;儿童 2~5 岁,6.25mg 口服,每 4~6 小时 1 次
- 茶苯海明:成人和儿童>12 岁,50~100mg 口服,每 4~6 小时 1 次(不超过 400mg/d);孩子 6~12 岁,25~50mg 口服,每 6~8 小时 1 次(不超过 150mg/d);儿童 2~5 岁,12.5~25mg 口服,每 6~8 小时 1 次(不超过 75mg/d)
- 美克洛嗪:成人和儿童≥12 岁,25~50mg 口服,每 24 小时 1 次
- 赛克力嗪:成人 50mg 口服,每 4~6 小时 1 次;儿童 6~12 岁,25mg,每日 3 次或 4 次

赛克力嗪和茶苯海明引起的胃肠道症状最小。

抗多巴胺药物 异丙嗪:出行前 1 小时口服 25~50mg,之后每日 2 次。可有效地预防和治疗症状。儿童 2~12 岁,出行前 1 小时服用 0.5mg/kg,之后每日 2 次;禁用于小于 2 岁的儿童,有发生呼吸抑制的风险。添加咖啡因可增强疗效。甲氧氯普胺也可能有效,但没有异丙嗪效果好。不良反应包锥体外系反应和镇静。

苯二氮䓬类 苯二氮䓬类药物可能对治疗晕动病有益,但有明显镇静作用。

5-羟色胺拮抗剂 5-羟色胺(5-HT$_3$)拮抗剂,如,昂丹司琼和格拉司琼,都是高效的止吐药。

非药物治疗 易感人群应选择运动刺激最小的位置(如船中部靠近水平面的位置,飞机机翼的位置)。而且,他们应尽量减少视觉和前庭刺激之间的差异。如果乘车,最好坐在前排位置,此处机车运动最明显。如果坐船,注视地平线或陆地比注视船舱墙壁通常更好。无论乘坐何种交通,不要在行程中阅读,不要面朝后坐。仰卧或半卧位使头部得到支撑,是效果最好的预防症状的体位。睡眠可以减少前庭感觉刺激。太空适应综合征的患者运动将加重症状,应避免之。

足够的通风有助于预防症状。旅行前或旅行途中喝酒或饱食将增加晕动病发病可能。长途旅行时,多次少量饮水和进食温和食物优于大量饮食;一些人发现饼干和碳酸饮料尤其是干姜水效果最好。如果短途旅行,避免进食和饮水。

逐渐适应刺激是最有效的预防方法,反复接受同一刺激可以达到适应目的。然而,对某种刺激的适应具有特异性(如适应大型船只航行的水手上小船时仍可能晕船)。

替代疗法 有些替代疗法可能有益,但未经证实。这些替代疗法包括指压功能的表带和提供电刺激的表带。所有年龄段的人都可以安全地使用。可以使用姜(每次 0.5~1g,可重复使用,总量不超过 4g/d),但效果与安慰剂相仿。

> **关键点**
> - 晕动病是因为本体、视觉和前庭对刺激感受的不一致,或者刺激强度过大造成的
> - 诊断依赖临床表现,通常简单
> - 药物预防更有效,通常使用东莨菪碱或抗组胺药
> - 一旦发生呕吐,首先 5-羟色胺拮抗剂
> - 为了减少发病,行程中建议采用受运动刺激影响小的体位,尽量睡觉,保证通风,避免饮酒、不必要的饮食和饮料

364. 中　　毒

基本原则

中毒是与引起毒性反应的物质有密切联系。虽然症状不同,但某些共同的症状可以提示特殊种类的毒物。诊断主要依据临床,但对于某些毒物,血和尿的检测是有帮助的。多数中毒主要依靠支持性治疗,有一部分可以使用特异性的解毒药。预防措施包括给药品加上清楚的标签并将毒物放置在儿童不易触及的地方。

多数中毒是剂量相关的。剂量由浓度随着时间变化而决定。过度暴露在通常没有毒性的物质中也可发生中毒。而有些物质在任何剂量下都是有毒的。中毒不同于高敏反应和特异质反应,后者是不可预测并没有剂量依赖性的。中毒亦有别于正常使用某些非毒性物质产生的不耐受毒性反应。

中毒多见于摄入但亦可由注射、吸入和体表暴露接触引起(如皮肤、眼睛、黏膜)。通常摄入的非食物物质是无毒的(表364-1),但几乎所有的物质在过度摄入时可以产生毒性。

表 364-1　常见摄入后无毒性的物质*

黏合剂	口红
抗生素,外用	洗剂,炉甘石(不含抗组胺药或局部麻醉剂)
抗真菌药,外用	含片,润喉糖(不含局部麻醉药)
硫酸钡混悬剂	硅酸镁(抗酸)
浴缸玩具(能漂浮)	化妆品
粉笔(碳酸钙)	火柴
漂白剂,次氯酸钠(次氯酸钠浓度<6%和氢氧化钠浓度<0.5%)	甲基纤维素
蜡烛(驱虫型的有毒)	矿物油(非吸入)
碳蜡(聚乙烯乙二醇)	报纸
羧甲基纤维素(药品、胶片等的防水物质)	涂料,水彩的或水性的
蓖麻油	石蜡,含氯
十六(烷)酒精	铅笔芯(石墨)
香烟(儿童吸入的少量)	黄凡士林
艺术品和手工艺所用的黏土	植物性食物(日常的)
避孕药物	聚乙二醇
糖皮质激素,外用	硬脂酸聚乙二醇
画笔(儿童专用,标有 A.P.、C.P. 或 C.S. 130-46)	聚山梨醇酯
洗涤剂、餐具清洗液	油灰
氯硝胺(除草剂)	剃须膏
尿布疹膏和软膏	硅土(二氧化硅)
干电池(碱性的)	肥皂(洗浴或洗碗)
织物柔软剂,固体覆盖物	鲸蜡
夜光产品(如荧光棒、发光项链)	淀粉和浆料
甘油	硬脂酸
单硬脂酸甘油酯	滑石粉(除了吸入)
石墨	氧化钛
树胶(如刺槐、琼脂)	牙膏(含或不含氟)
墨水(一支圆珠笔的总量)	甘油醋酸酯
碘化盐	儿童多种维生素,含或不含铁
白陶土	多种维生素,不含铁
羊毛脂	氧化锌
亚油酸	氧化锆
亚麻籽油(没有煮沸)	

*本表仅作为一个指导。物质可能结合在苯酚、石油浸出物或其他的毒性化学物质中。咨询毒物控制中心关于毒物的最新资料。几乎所有的物质达到一定的量均可中毒。

幼儿出于好奇而误食在意外中毒多见,即便毒物的味道和气味糟糕,但通常毒物是单一的。中毒亦可见于年长儿、青年和成人具自杀行为者,可由混合性的药物引起,如酒精、对乙酰氨基酚和其他非处方药物。由于老年人易混淆、视力下降、神志损害或不同的医师重复用药均可导致意外中毒。

偶尔可以见到故意投毒(如强奸或盗窃)而致死或致残,药物通常是抑制性(如东莨菪碱、苯二氮䓬类、γ-羟基丁酸)可引起镇静或麻痹或两者共同作用。很少情况下,有一些具有医学知识的父母,由于某些还不清楚的精神病或渴望生病引起医学重视而对他们的孩子投毒[一种称为做作性障碍的疾病,(以前也被称为代理孟乔森综合征)]。

在暴露或吸收后,多数毒物是可以通过胃肠道代谢或排泄掉。偶尔,药物片剂(如阿司匹林、铁剂、肠道黏膜覆盖剂)在肠道形成大的凝块并持续存在,导致不断吸收而引起中毒。

症状及体征

毒物不同引起的中毒症状和体征也不同(表364-8)。而且,不同患者对同一种毒物也可表现为不同的症状。然而,有6组症状(毒性症状或毒性综合征)可以提示特殊的毒物种类(表364-2)。混合性中毒患者的症状不同于单一毒物引起的中毒。

表364-2 常见中毒症状(中毒综合征)

综合征	症状	常见原因
抗胆碱能药	心动过速、体温过高、瞳孔放大、皮肤干热、尿储留、肠梗阻、谵妄	抗组胺剂 阿托品 颠茄碱 曼陀罗(天使的小号) 吉姆森草 某些蘑菇 精神活性药(多种) 东莨菪碱 三环类抗抑郁药
胆碱能药,毒蕈碱样的	流涎(salivation)、流泪(lacrimation)、尿频(urination)、大便失禁(defecation)、胃肠痉挛(GI cramps)、呕吐(emesis),可简单记作 SLUDGE 或 腹泻(diarrhea)、尿频(urination)、瞳孔缩小(miosis)、支气管黏液增多(bronchorrhea)、心动过缓(bradycardia)、支气管痉挛(bronchoconstriction)、呕吐(emesis)、流泪(lacrimation)和流涎(salivation),可简单记作 DUMBELS 哮鸣	氨基甲酸酯 某些蘑菇 有机磷酸酯 毒扁豆碱 毛果芸香碱 吡啶斯的明
胆碱能药,烟碱样的	瞳孔散大(mydriasis),心动过速(tachycardia),虚弱(weakness),高血压(hypertension)和高血糖(hyperglycemia),肌束震颤(fasciculations),出汗(sweating),可简单记作 MTWT[H]FS 腹痛	黑寡妇蜘蛛咬伤 氨基甲酸酯 烟碱 某些有机磷酸酯
阿片样物质	通气不足、低血压、瞳孔缩小、镇静或体温过低	阿片样物质(如地芬诺酯、芬太尼、海洛因、美沙酮、吗啡、喷他佐辛、右丙氧芬)
拟交感神经药	心动过速、高血压、瞳孔放大、激惹、抽搐、出汗、高热、精神错乱(长期用药后)	苯丙胺 咖啡因 可卡因 麻黄碱 草药和合成大麻和其他替代品 摇头丸(MDMA) 苯丙醇胺 茶碱
戒断综合征	心动过速、轻度高血压、瞳孔放大、出汗、激惹、烦躁、焦虑搐、反射亢进、竖毛、哈欠、腹部痛性痉挛、流泪、流感样症状、失眠、呕吐以及腹泻。	以下镇静或软性毒品引起的戒断症状: 巴比妥类 大麻 阿片类

综合征	症状	常见原因
	躁动,幻觉,精神错乱,定向力障碍,癫痫发作,反射亢进,高血压,心动过速,心律失常,脱水,自主神经不稳定,死亡 巴氯芬:严重的肌肉痉挛	以下有镇静催眠效果药物的戒断症状: 酒精 巴氯芬 苯二氮䓬类 γ-羟基丁酸
	警觉性下降,嗜睡,昏迷,血压下降,心率下降	以下有拟交感神经作用的药物戒断症状: 苯丙胺 可卡因 苯环利定 合成卡西酮(浴盐)
	轻度流感样症状,失眠,烦躁和焦虑	以下抗抑郁药物的戒断症状: 单胺氧化酶抑制剂(MAOI) 5羟色胺再摄取抑制剂 三环类抗抑郁药

GHB,γ-羟基丁酸;MDMA,二亚甲基双氧苯丙胺。

典型的症状于接触后不久产生,但有时某些毒物引起症状的时间较晚。这种滞后的发生是由于其代谢产物产生毒性而不是物质母体本身引起(如甲醇、乙二醇、肝脏毒物)。摄入肝脏的毒物(如对乙酰氨基酚、铁剂、鬼笔鹅膏蘑菇)可以在一到数天后引起肝衰竭。对于金属和碳氢溶剂,只有在慢性接触后才出现典型症状。

摄入及吸收的毒物通常可以引起系统症状。腐蚀性的液体主要引起胃肠道黏膜的损伤,可致胃炎、肠炎或穿孔。有些毒物(如酒精、碳氢溶剂)产生特征性的呼出气味。皮肤与毒物接触后可以产生各种急性皮肤症状(如皮疹、疼痛、起疱);慢性暴露可以引起皮炎。

吸入毒物如果是水溶性的(如氯气、氨气)主要引起上呼吸道损伤,水溶性差的(如光气)主要引起下呼吸道损伤和非心源性肺水肿。吸入一氧化碳,氰化物,或硫化氢气体后可引起脏器缺血或心跳呼吸骤停。毒物(固体、液体或蒸气)接触眼睛可能损伤角膜、巩膜和晶体,造成眼睛疼痛,红肿和视力下降。

有些物质(如可卡因、苯环己哌啶、苯丙胺)可以引起严重的兴奋从而导致高热、酸中毒和横纹肌溶解。

诊断

- 思考中毒患者意识变化和难以解释的症状原因
- 寻求所有可能的毒物来源
- 选择性或直接检验测定

诊断中毒的第一步是评估患者的全身状况。严重中毒需要立即采取措施保证气道通畅,治疗心肺衰竭。

根据入院时描述可能会知道毒物的种类,如果患者有不可解释的症状时应怀疑有中毒,特别是患者有意识改变(症状可从激越、嗜睡到昏迷)。对于成人的自杀性中毒,应考虑多种中毒的可能。

病史通常是最有用的工具。因为有些患者(如说谎的儿童、自杀或精神病患者、有意识改变的患者)不能提供可信的信息,应进一步询问其朋友、亲属或救援人员。即使看起来可信的患者也不一定能准确提供摄入的数量和时间。

可能的话,应在患者的住处寻找线索(如半空的药瓶、自杀遗书、使用软性毒品的痕迹),医药记录可提供有用的信息。对于可能在工作场所中毒的病例,应询问同事和管理人员,在工作现场可以容易找到所有工业化学品的具体安全数据(safety data sheet,MSDS),这些数据提供了详细的毒性及解救信息。

在世界上许多地区,有关家用和工业化学品的信息可以从有毒物质控制中心获取。由于产品包装印制的毒物成分、急救措施和解毒剂有时是不准确的或过期的,提倡进一步向该地区的有毒物质控制中心咨询。也有可能容器被替换或包装被更改,有毒物质控制中心可以根据毒丸的外表帮助查明毒物,该中心可以联系毒物学家。附近中心的电话通常和其他急救部门的电话一起放在当地电话簿的首页,这个号码也可以从接线员那儿获得。在美国可以拨打1-800-222-1222。有毒物质控制中心协会网站上可以得到更多信息(www.aapcc.org)。

体格检查的体征可以提示一些特殊种类物质[如中毒综合征(表364-2)、呼吸气味、针孔或其他局部用药的证据提示静脉用药、长期酗酒的特征]。

即使已经知道患者中毒,也要考虑引起患者意识改变的其他原因(如中枢感染、头部外伤、低血糖、卒中、肝性脑病、Wernicke脑病)。服药的如是年长儿,青少年和成人,应考虑到自杀的可能。在患者稳定后,应进行精神干预。

检测 在多数情况下,实验室检测提供的帮助有限。对于一般滥用药品的标准简易检查(经常称为毒品筛查)往往是定性的而非定量。这些检测可能提供假阳性或假阴性结果,仅检测有限数目的物质。滥用药品的检出并不一定表明就是这种药物引起了患者的症状和体征。尿液药品筛查较普遍但价值有限,一般仅能检查某一类药品或代谢物而非某一特定药物本身。如,尿免疫分析测试阿片类药物不是检测芬太尼或美沙酮,而是与很小量的吗啡或可卡因类似物起反应。可卡因的检测试验仅是测定其代谢物而不是可卡因本身。

对于多数物质，血液水平较难测定而且可能对治疗没有太多帮助，但是对少数物质（如对乙酰氨基酚、阿司匹林、一氧化碳、地高辛、乙二醇、铁、锂、甲醇、苯巴比妥、苯妥英钠、茶碱），了解其血液浓度对治疗是有帮助的。有些学者建议对混合性中毒常规测量血中对乙酰氨基酚水平，因为对乙酰氨基酚最常见，且早期症状不典型，而且如果早期不给予特殊解毒药往往产生较严重的后期毒性反应。对于一些物质，其他的血液测定（如PT测定判别华法林过量、通过高铁血红蛋白测定识别某些物质的）会对治疗有帮助。对于有意识改变或重要异常体征或摄入不明物质，应进行血电解质、尿素氮、肌酐、血清渗透浓度、血糖、凝血功能和血气分析检测。其他测试（如高铁血红蛋白水平，一氧化碳水平，脑CT）对确定某些特殊毒药中毒或临床疾病有一定帮助。

对于某些毒物（如类似铁、铅、砷或其他金属中毒或人体藏毒，即将可卡因或其他违禁药品置入体内）应进行腹部平片检查以定位摄入的毒物。X线检查对不明原因的严重中毒患者也是有帮助的。

对于有心血管影响的药物中毒或不明原因的中毒，应进行心电图检查和心电监护。

如果血中毒物水平或中毒症状在改善后出现反复或持续异常长的时间，应考虑到毒物形成胃结石、药剂的持续释放或再暴露（如再次去娱乐场所用药）的可能。

治疗
- 支持治疗
- 对严重的经口摄入中毒者使用活性炭
- 有时使用特殊解毒剂或透析
- 仅极少机会使用胃排空法

严重的中毒患者可能需要辅助通气或心血管衰竭的救治。有意识损害的患者应进行持续监护和活动限制。在下面以及表364-3、表364-4和表364-8，对于特殊毒物的治疗是综合讨论而不是具体深入讨论。除了一些非常轻微和常规的中毒，都应向有毒物质控制中心咨询。

即刻治疗：
- 保持呼吸道通畅，维持呼吸及循环稳定
- 静脉输注纳洛酮
- 静脉输注葡萄糖液维生素B_1
- 静脉补液和血管升压药

气道，呼吸及循环是怀疑全身中毒患者首要维持的目标。没有脉搏或血压的患者需要紧急心肺复苏。

如果患者有呼吸暂停或气道损伤（如口咽部的异物、咽反射减弱），应进行气管插管（参见第489页）。如果患者有呼吸窘迫或缺氧，如果需要应供O_2或进行机械通气。

静脉输注纳洛酮（成人：2mg；儿童：0.1mg/kg体重），应用于窒息或严重呼吸抑制的患者，同时保持气道开放。阿片类成瘾患者使用纳洛酮会加重戒断症状，但在呼吸抑制时无需考虑戒断症状。如呼吸抑制持续存在，需要进行气管插管和持续机械通气。如果纳洛酮减轻呼吸抑制，应进行监护；如果呼吸抑制复发，应再次快速推注一次纳洛酮或进行机械通气。对无戒断现象者建议持续小剂量使用纳洛酮维持呼吸，但事实上难以做到。

表364-3 常用特效解毒药

毒物	解毒药
对乙酰氨基酚	N-乙酰半胱胺
抗胆碱能药	毒扁豆碱*
苯二氮䓬类药物	氟马西尼*
黑寡妇蜘蛛叮咬	黑寡妇抗毒血清
肉毒杆菌	肉毒杆菌抗毒素
β-阻滞剂	高血糖素 静脉用脂肪乳剂
钙通道阻滞剂	钙剂 静脉用高剂量胰岛素和高浓度葡萄糖液 静脉用脂肪乳剂
氨基甲酸酯	阿托品 碘解磷定
响尾蛇咬伤（美国）	蝮蛇多价免疫Fab（羊）
氰化物	羟钴胺素 氰化物解毒包（包括：亚硝酸戊酯、亚硝酸钠、硫代硫酸钠）
洋地黄糖苷（地高辛、洋地黄毒苷、夹竹桃、洋地黄）	地高辛特殊抗原结合片段
乙二醇	甲吡唑 酒精
重金属	螯合剂（表364-4）
电离辐射	碘化钾
铁	去铁胺
异烟肼	吡哆醇（维生素B_6）
甲醇	甲吡唑 酒精
高铁血红蛋白型药剂（如苯胺、某些局部麻药、硝酸盐类、亚硝酸盐、乙醚、磺胺类药物）	亚甲蓝
甲氨蝶呤	亚叶酸钙（亚叶酸） 谷卡匹酶（羧肽酶-G2）
阿片样物质	纳洛酮
有机磷酸盐	阿托品 碘解磷定
蝎毒（刺尾蝎属SP）	刺尾蝎的免疫F（ab'）2
磺脲类	奥曲肽
铊	普鲁士蓝
三环类抗抑郁药	$NaHCO_3$
普通肝素	鱼精蛋白
丙戊酸	左旋肉碱
华法林	维生素K 新鲜冰冻血浆 凝血酶原复合物浓缩物（PCC）

* 使用具有争议性。
Fab，分离抗体。

表 364-4 螯合作用治疗指南

螯合药物*	金属	剂量†
去铁胺	铁	见铁中毒的治疗。
二巯丙醇,10%油剂	锑剂 砷 铋 铜盐 金属 铅中毒 汞 铊	第一日 3~4mg/kg 深部 IM, q4h；第二日 2mg/kg IM, q4h；第三日 3mg/kg IM, q6h；然后 3mg/kg IM, q12h；连续 7~10 日直至康复
依地酸钙磷酸氢二钠(磷酸氢二钠钙依地酸)稀释至≤3%的溶液	钴 铅中毒 锌 锌盐	25~35mg/kg 深部 IM 或 IV 缓慢(>1h), q12h, 连用 5~7 日, 然后停用 7 日, 再重复上述
青霉胺	砷 铜盐 金 铅	5~7.5mg/kg po, tid (通常开始剂量为 250mg qid) 成人最大剂量是 2g/d
二巯丁二酸	砷(成人职业暴露) 镉盐 铅, 如儿童血铅水平 ≥45μg/dl (≥2.15μmol/L) 铅, 成人职业暴露 汞, 成人职业暴露	10mg/kg po, q8h, 用 5 日；然后 10mg/kg po, q12h, 用 14 日

* 该药物螯合铊盐的成功率不一(参见铊盐部分, 表 364-8)。
† 剂量根据分型和严重程度调整。

静脉输注葡萄糖(成人:50%的溶液,50ml;儿童:25%的溶液,2~4ml/kg),应用于患者意识改变或中枢神经系统抑制,除非低血糖已由床旁血糖监测排除了。

维生素 B_1(100mg 静脉输注)用于怀疑维生素 B_1 缺乏的患者(如酗酒,营养不良的患者),可在葡萄糖之前或与葡萄糖同时给药。

静脉输液用于治疗低血压。如果液体治疗无效,需要进行有创的血流动力学检测来指导液体和血管加压药物的使用。对大多数中毒引起的低血压首选的血管加压药物是去甲肾上腺素 0.5~1mg/min 静脉输注,但如果已有其他的血管加压药也可以先使用以免延误治疗。

局部去污 应用清水或生理盐水冲洗任何暴露于毒物的部位(包括眼睛),并除去污染的衣物、鞋子、袜子和首饰。外用贴剂和经皮给药装置应被去除。

活性炭 应常规给予活性炭,特别是摄入多种或不明物质。给予活性炭风险低(除非患者有呕吐及误吸风险),但也不能明显的减低发病率或死亡率。如果需要使用活性炭,应该越早越好。活性炭能吸收毒物,是由其分子结构和巨大的表面积决定的。多剂次使用活性炭对经肠肝循环(如苯巴比妥、氨茶碱)和缓释型毒物是有效的。对于该类物质的严重中毒,如没有肠鸣音减低,应每隔 4~6 小时给一次活性炭。活性炭对于腐蚀性毒物、酒精和单离子(氰化物、铁、其他金属、锂)常无效。

推荐剂量是可能摄入毒物的 5~10 倍。然而,由于毒素的摄取量通常是未知的,通常的剂量是 1~2g/kg,换算成儿童(<5 岁)的剂量约为 10~25g,年龄较大的儿童和成人约为 50~100g。活性炭溶解在水或软饮料里类似像浆液。但可能味道差,30%患者出现呕吐。尽量通过胃管给药,但要注意防止胃管插入时引起的损伤或误吸入活性炭;收益必须大于风险。活性炭不应与山梨醇和泻药合用,不但无益,而且可能引起脱水和电解质紊乱。

胃排空 胃排空曾被广泛采用,虽然感觉上对治疗似乎是有利的,实际上并不该常规做。它不但有风险,而且并不降低整体的发病率和死亡率。如果吞食毒物在 1 小时内并且危及生命,则可以考虑胃排空。然而,很多中毒出现症状很晚,也不知是否危及生命,所以,胃排空很少适用的。如果是吞食腐蚀性物质,胃排空则为禁忌。

如果要用胃排空法,洗胃是首选方法。洗胃的并发症包括:鼻出血、气道误吸、罕见的还有口咽或食管损伤。吐根糖浆的催吐效果并不确切,通常引起长时间呕吐却不能从胃内清除大量毒物。若摄入的毒物毒性很强、转送到医院急诊花费时间特别长的情况下,可考虑用吐根糖浆,但在美国已不常见。

洗胃时,用自来水慢慢地灌输入胃,再从胃管内回抽出来。尽可能选用最大号的胃管(通常>36F 用于成人,或 24F 用于儿童),使药剂的碎片都能抽出来。如果患者有意识改变或咽反射很弱,应该在洗胃前先行气管内插管,以避免误吸。患者应置左侧卧位以防误吸,胃管经口插入。为免洗胃有时促使毒物深入胃肠,先将胃内容物吸出,再从胃管注入 25g 活性炭。然后分次(约 3ml/kg)注入自来水,胃内容物随吸力或注射器回抽出来。洗胃持续至回抽液体看不到毒物为止;通常用 500~3 000ml 液体洗胃。洗胃后再次注入第二剂 25g 活性炭。

全肠道灌洗 这一治疗可以冲洗胃肠道,理论上减少药丸和药片通过肠道的时间。灌洗未被证实能降低发病率和死亡率。下述任一情况建议用灌洗法

- 由缓释制剂或不被活性炭吸收的物质(如重金属)引起的严重中毒
- 药物包吞入(如乳胶包裹的海洛因或运毒者吞入体内的可卡因小包)
- 怀疑有胃(肠)石者

灌洗液用的是商业制剂聚乙烯甘醇(不被人体吸收)和电解质,按以下速度操作:成人,1~2L/h,儿童,25~40ml/(kg·h),直至直肠洗出液清晰为止;这一治疗需要数小时甚至数天。虽然有些患者可以自己大量喝入灌洗液,一般还是经胃管给予。

碱化利尿 碱化利尿能增强弱酸的排出(如水杨酸、苯巴比妥)。由 1L 5%D/W 和 3 份 50mmol/amp 的 $NaHCO_3$ 和 20~40mmol 的钾制成的溶液,按以下速度给患者:成人,250ml/h,儿童,2~3ml/(kg·h)。尿 pH 值保持在>8,注意补钾。可能会出现高钠血症/碱血症、容量负荷过重,但通

常都不严重。碱化利尿禁用于肾功能不全的患者。

透析 常见的需要透析或血液滤过的毒物包括：
- 乙烯甘醇
- 锂
- 甲醇
- 水杨酸
- 茶碱

这些治疗在下列情况时作用甚小：大分子物质或强（极性）电荷物质；分布容积大的物质（如储存在脂肪组织里）；组织蛋白广泛结合的药物（地高辛、苯环己哌啶、酚噻嗪或三环抗抑郁药）。是否需要透析取决于实验室检查和临床情况。透析的方法包括：血液透析、腹膜透析、脂质透析（可从血中清除脂溶性物质），血液滤过也有同样的作用（可以更快更有效的清除特定的毒物，参见第2145页）。

特异性解毒剂 常见的解毒剂，见表364-3。螯合剂用于重金属中毒，且偶尔联合其他药物（表364-4）。已有用10%～20%浓度的脂肪乳剂和大剂量胰岛素成功治疗数种不同心脏药物毒性的案例（如丁哌卡因、维拉帕米）。

同时进行的支持性治疗 大多数的症状（如兴奋、镇静、昏迷、脑水肿、高血压、心律失常、肾衰竭、低血糖）可以对症支持治疗（参考手册的其他章节）。

药物所致的低血压和心律失常对一般的药物治疗可能没反应。对于难治性低血压，可考虑用多巴胺、肾上腺素、其他血管加压药、主动脉内气囊反搏术，甚至体外循环支持。

对于难治性心律失常，有必要装心脏起搏器。尖端扭转型室性心动过速通常可予硫酸镁2～4g 静脉注射，超速起搏或滴注异丙肾上腺素。

惊厥发作时，首先予地西泮治疗；也可选用苯巴比妥和苯妥英。严重的兴奋躁动时，可用大剂量地西泮及其他强效的镇静剂（如丙泊酚）；或在极端病例中，甚至需要诱导麻醉和机械通气。

治疗高热用积极的镇静和物理降温疗法比退热药更可取。器官衰竭最终可能要肝或肾移植。

入院 入院的总体适应证包括：意识改变、生命体征持续不正常，预示延迟中毒。例如，如果患者摄入缓释剂（如心血管药物），特别是具有潜在严重副作用的药物如心血管药物，应考虑住院。如果没有其他的原因或经过观察4～6小时，实验室检查正常，症状消失，大部分患者可以出院；如果患者故意摄入毒物，应寻求心理医生的帮助。

预防

在美国，广泛使用具有安全盖的儿童保护容器已经明显降低了5岁以下儿童的中毒死亡率。减少单个包装中OTC止痛剂的容量以及去除影响意识和其他多余的配方可减低中毒的严重性，特别是对乙酰氨基酚、阿司匹林和布洛芬。

其他预防措施包括：
- 清楚地标记家居产品和处方药
- 储存药品和有毒物质应锁在柜子里，儿童不能接近
- 将过期药品与猫屎或不太诱人的东西混合，放入儿童难以取到的垃圾桶内
- 使用CO监测器

教育公众并鼓励他们将物品保存在原始包装之中是重要的（如不把杀虫剂放在饮料瓶中）。在固体药品上打上标记有助于预防患者、药剂师和健康工作者的混乱和错误。

> **关键点**
> - 中毒不同于高敏反应和特异质反应，后者是不可预测并没有剂量依赖性的，中毒亦有别于正常使用某些非毒性物质产生的不耐受毒性反应
> - 识别中毒综合征（如抗胆碱能，胆碱，烟碱胆碱，阿片类药物，拟交感神经，戒断综合征）有助于缩小鉴别诊断的范围
> - 毒性可能是直接的，延迟的（如对乙酰氨基酚，铁，鹅膏蕈造成延迟肝毒性的蘑菇），或仅在再次暴露后才表现
> - 临床医生应考虑所有存在无法解释意识改变的患者都有中毒可能，且通过回顾病史寻找中毒证据来做到最大化辨识中毒症状和确认特异性中毒物质
> - 意识改变时即使已怀疑中毒仍需考虑其他原因（如中枢神经系统感染，头外伤，低血糖，卒中，肝性脑病，韦尼克脑病）
> - 选择性进行毒理学测试（如药物免疫测定），因为它提供的信息可以是不完整或不正确的
> - 所有中毒患者都应接受支持治疗，活性炭以及其他治疗方法应选择性的用于某些口服毒性较强毒物的患者

对乙酰氨基酚中毒

对乙酰氨基酚中毒能在数小时内引起胃肠炎，并能在摄入后1～3日出现肝毒性。急性单次过量服用后出现肝毒性的严重程度能通过测定血清对乙酰氨基酚浓度来预测。用 N-乙酰半胱氨酸治疗来防止或降低肝毒性。

目前有>100种OTC药品中含有对乙酰氨基酚，其中有很多是儿童用的制剂（水剂、片剂和胶囊）以及止咳/抗感冒药物。很多处方药也含有对乙酰氨基酚。因此，对乙酰氨基酚过量是常见的。

病理生理

在肝细胞色素 P-450 酶系统的作用下，对乙酰氨基酚产生一种主要的毒性代谢产物（N-乙酰基-p-苯醌亚胺，NAPQI），该物质可以被肝脏贮藏的谷胱甘肽解毒。急性过量会耗尽肝内的谷胱甘肽，引起 NAPQI 的积聚导致肝细胞坏死，并可能损害肾脏、胰脏等其他器官。从理论上讲，由于酒精性肝病及营养不良可能在肝酶预处理对乙酰氨基酚过程中会形成更多的 NAPQI，而营养不良（酗酒者中较普遍）会降低肝内谷胱甘肽贮藏量，故而可能会增加对乙酰氨基酚中毒的危险性。然而，治疗剂量的对乙酰氨基酚与酗酒患者的肝损伤无关。

急性对乙酰氨基酚中毒

导致中毒的剂量，在24小时内口服对乙酰氨基酚≥150mg/kg(成人约为7.5g)。

静脉输注对乙酰氨基酚 一种专为院内2岁以上患者设计的静脉对乙酰氨基酚制剂已被报道了数百例过量使用，其中包括数十例死亡，三例是儿童。大多数不良事件是因为药物剂量错误导致，因为该药是以mg计量但是却以ml分装。由于这些过量是医源性的，因此关于时间和总剂量的信息是可靠的。Rumack-Matthew列线图(图364-1)成功地预测了其毒性。剂量<150mg/kg时不太可能导致中毒。然而，关于静脉输注对乙酰氨基酚过量的确切治疗方案，还是建议咨询毒物专家或有毒物质控制中心。

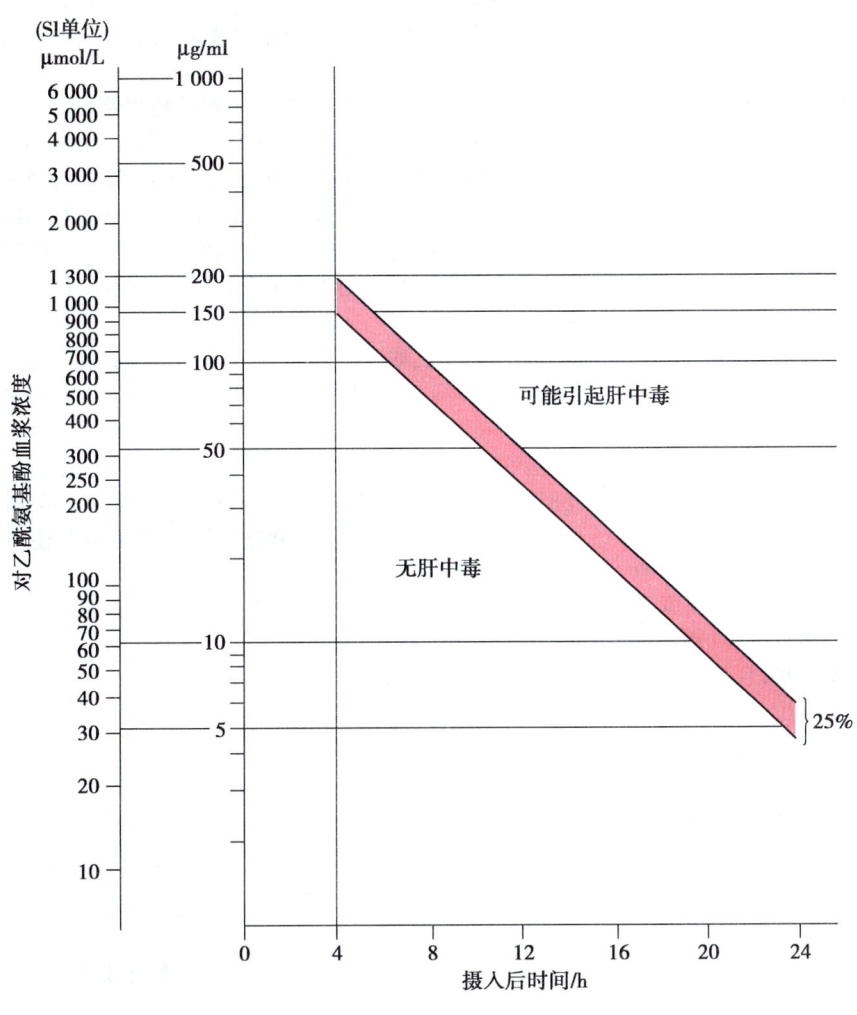

图364-1 单次急性乙酰氨基酚中毒的Rumack-Matthew列线图。以血浆对乙酰氨基酚浓度的半对数值与时间分别作为纵、横坐标。使用此图时需注意：
- 时间指摄入之后的时间
- 4小时前的血清浓度可能不是峰值
- 本模型只能预测单次急性中毒
- 列线图下25%区间允许出现误差，可能是乙酰氨基酚测定或摄入时间不精确导致

[经许可改编自Rumack BH, Matthew H: Acetaminophen poisoning and toxicity[J]. Pediatrics, 1975, 55(6): 871-876]

症状及体征

轻微中毒可能不会出现症状，服后≥48小时即使出现急性对乙酰氨基酚中毒症状也较轻微。症状出现有四个阶段(表364-5)：包括食欲减退、恶心呕吐及右上腹疼痛。可能出现肾衰竭和胰腺炎，偶尔也会不伴有肝衰竭。5日之后，肝毒性或者减缓，或者进展到致命的多器官衰竭。

诊断

- 血清对乙酰氨基酚水平
- Rumack-Matthew列线图

所有非意外摄入对乙酰氨基酚者(可能有企图自杀者或儿童)均要考虑过量可能，因为含有对乙酰氨基酚的药物制剂摄入过量很普遍，也未被报告。对乙酰氨基酚中毒早期症状可以很轻，虽然可治但有潜在致命危险，且所有误服患者均应认为药物已经被吸收。

表364-5 对乙酰氨基酚中毒的分期

分期	摄入时间	描述
I	0~24h	纳差、恶心、呕吐
II	24~72h	右上腹痛(常见) AST、ALT有时升高，严重者胆红素和PT(通常报告为INR)也升高
III	72~96h	呕吐和肝功能衰竭的症状 AST、ALT、胆红素和INR呈高峰值 有时出现肾衰竭和胰腺炎
IV	≥5日	肝毒性症状好转或进展为多器官衰竭(有时为致命性的)

> **经验与提示**
> - 所有服用对乙酰氨基酚的患者都应考虑其存在隐匿中毒可能

急性摄入后出现肝毒性的可能性和严重性可由摄入的总量或由更精确的血清对乙酰氨基酚药物浓度来预测。知道服药时间时可用 Rumack-Matthew 列线图(图 364-1)估计肝毒性发生的可能性;如果不知道就无法估算。对于单次的传统剂型对乙酰氨基酚或速释剂对乙酰氨基酚的过量(吸收快于 7~8 分钟),摄入 4 小时后测定血清浓度,然后绘到列线图上。如果浓度≤150μg/ml(≤990μmol/L)且没有出现中毒症状提示不太可能存在肝毒性。血药浓度较高提示可能存在肝毒性。对于单次的对乙酰氨基酚缓释剂过量(其有两个血清浓度高峰,间隔 4 小时),摄入 4 小时后,且在另一个 4 小时后再次测定对乙酰氨基酚浓度,任一浓度超过了列线图上的肝毒性分界线,则需要治疗。

如果中毒确诊或高度怀疑或摄取的时间不清或未知的,需进行额外检查,包括肝功能检测,如怀疑严重中毒需行 PT 检测。AST 和 ALT 结果与中毒阶段相匹配(表 364-5)。AST>1 000IU/L 时,对乙酰氨基酚中毒的可能性较慢性肝炎或酒精性肝炎为大。如为严重中毒,胆红素和 INR 升高。

低水平转氨酶升高(如正常上限的 2 或 3 倍水平)可以发生在成人服用治疗剂量的对乙酰氨基酚数天或数周。这些升高是短暂的,通常可自行缓解或下降(即使继续使用对乙酰氨基酚),通常临床上无症状,且可能都是不明显的。

对乙酰氨基酚/半胱氨酸蛋白质加合物是一种新的生物标记物,用于提示对乙酰氨基酚诱导的肝毒性。虽然生物标记物可能表明机体暴露于对乙酰氨基酚,但不能凿提示对乙酰氨基酚诱导的肝毒性。

预后
通过合理治疗,死亡率不高。

摄入 24~48 小时后出现提示预后不良的情况包括下述所有:
- 足量液体复苏后 pH 值仍<7.3
- INR>3
- 血清肌酐>2.6
- 第Ⅲ(意识混乱和嗜睡)或第Ⅳ级(恍惚和昏迷)肝性脑病
- 低血糖
- 血小板减少症

急性对乙酰氨基酚中毒未必预示有肝硬化。

治疗
- 口服或静脉注射 N-乙酰半胱氨酸
- 可能的话予以活性炭

当胃肠道仍可能有对乙酰氨基酚残存时,可给予活性炭治疗。

N-乙酰半胱氨酸是对乙酰氨基酚中毒的解毒药。这种药物是谷胱甘肽的前体,可通过增加肝脏谷胱甘肽存储以及其他可能其他机制来降低对乙酰氨基酚的毒性。它可以在有毒对乙酰氨基酚代谢产物 NAPQI 损伤肝细胞之前将其灭活。然而,它无法逆转已经造成的细胞损伤。

对于急性中毒,通过摄入的对乙酰氨基酚的量或测定血清药物浓度而估测可能存在肝毒性时可给予 N-乙酰半胱氨酸。吞服对乙酰氨基酚 8 小时内该药物是有效的。24 小时后,使用解毒剂是否会获益是有疑问的,但还是应该给药。如果中毒程度不确定,应给予 N-乙酰半胱氨酸直至毒性排除。

N-乙酰半胱氨酸通过静脉及口服给药疗效相当。静脉给药需连续输注。负荷剂量是 150mg/kg,溶于 200ml 5%的 D/W 中,15 分钟以上滴完;后维持量是 50mg/kg,溶于 500ml 5%的 D/W 中,4 小时以上滴完;然后 100mg/kg,溶于 1 000ml 5%的 D/W 中,16 小时以上滴完。儿童的给药剂量可能需要调整,以减少总的补液量;建议咨询有毒物质控制中心。

口服的 N-乙酰半胱氨酸负荷剂量为 140mg/kg。之后是每四小时 70mg/kg 的附加剂量,共给药 17 次。口服乙酰半胱氨酸很难吃;将其溶于碳酸饮料或果汁,稀释成 1:4 后给药,仍可能导致呕吐。如有呕吐,可服用止吐药;如在服药 1 小时内发生呕吐,需补服 1 剂。呕吐可能延续颇久,限制了口服剂的使用。过敏反应不常见,但在口服和静脉使用中均有发生。

肝功能衰竭主要以支持治疗为主。暴发性肝衰竭患者可能需肝移植。

> **关键点**
> - 因为对乙酰氨基酚是普遍存在的,过量伊始是无症状且可治愈的,因此对所有可能中毒的患者都要考虑对乙酰氨基酚中毒的可能性
> - 基于对乙酰氨基酚的水平,Rumack-Matthew 列线图可用于预测服药时间已知的过量患者肝毒性的危险性
> - 如肝毒性发生可能性高,需口服或静脉注射 N-乙酰半胱氨酸
> - 如果对乙酰氨基酚仍可能残存在胃肠道,给予活性炭治疗
> - 如果中毒程度不确定,开始静脉或口服 N-乙酰半胱氨酸直到更确凿的诊断信息出现

慢性对乙酰氨基酚中毒

- 长期过度使用或反复超量使用在一些患者出现肝毒性

通常情况下,慢性过量主要源于不恰当地用大剂量来止痛,而非试图自伤。可以没有症状,也可包括任何在急性中毒中出现的症状。

诊断
- AST、ALT 和血清对乙酰氨基酚浓度:Rumack-Matthew 列线图对此不适用,但有临床意义的肝毒性可以通过 AST、

ALT 和血清对乙酰氨基酚浓度来评估
- 如果 AST、ALT 正常（<50IU/L），且血清对乙酰氨基酚浓度<10μg/ml，肝毒性的可能性很小
- 如果 AST 和 ALT 正常，但血清对乙酰氨基酚浓度≥10μg/ml，肝毒性可能存在；24 小时后复查 AST 和 ALT，如果复查结果正常，肝毒性可能性很小；如果升高，可认为存在肝毒性
- 如果 AST 和 ALT 初始就升高，则不管对乙酰氨基酚浓度如何，可认为存在肝毒性

治疗
- 有时用 N-乙酰半胱氨酸

N-乙酰半胱氨酸在治疗慢性对乙酰氨基酚中毒或急性肝毒性方面的作用和地位尚不清晰。理论上，假如对乙酰氨基酚摄入大于 24 小时仍有残留（未代谢），使用解毒剂是有益的。下述方法虽尚未经证实有效，但可以使用：

- 如可能有肝毒性存在（如果 AST 和 ALT 正常，对乙酰氨基酚浓度初始即升高），给予 N-乙酰半胱氨酸 140mg/kg 负荷剂量口服，然后在第 1 个 24 小时内，70mg/kg 口服，每 4 小时 1 次；如果 24 小时后重复测定 AST 和 ALT 为正常，则停用 N-乙酰半胱氨酸；如果重复测定 AST 和 ALT 水平升高，则每日监测，并继续给药 N-乙酰半胱氨酸至 AST 和 ALT 正常为止。
- 如疑有肝毒性存在（特别是初始 AST 和 ALT 升高），则全程给予 N-乙酰半胱氨酸

决定预后的因素与急性对乙酰氨基酚中毒类似。

阿司匹林及其他水杨酸类药物中毒
（水杨酸中毒）

水杨酸中毒可引起呕吐、耳鸣、意识错乱、发热、呼吸性碱中毒、代谢性酸中毒和多器官衰竭。诊断主要靠临床表现，辅以实验室检查如阴离子间隙、动脉血气分析和血清水杨酸浓度。治疗方法为活性炭、碱化尿液或血液透析。

急性摄入>150mg/kg 能引起严重中毒。水杨酸药的片剂可引起胃石，延长吸收和中毒。持续数天的大剂量治疗能引起慢性中毒，这颇为常见，容易引起漏诊，较之急性中毒更严重。慢性中毒更多见于年长者。

最常见的水杨酸中毒是由于误服冬青油（甲基水杨酸，一种用于热汽化器的搽剂和溶液成分），口服量<5ml 即能使儿童致死。对每个误服患者都要引起足够的重视。水杨酸亚铋（8.7mg 水杨酸/ml）是另一大量水杨酸的潜在来源。

> **经验与提示**
> - 口服量<5ml 冬青油（甲基水杨酸，一种用于热汽化器的搽剂和溶液成分）即能使儿童致死

病理生理

水杨酸通过去偶联氧化磷酸化损害细胞呼吸。它能刺激延髓的呼吸中枢引起原发性呼吸性碱中毒，这常常在幼儿未被辨别。水杨酸能同时和独自引起原发性代谢性酸中毒，最终，随着水杨酸在血液中消失，进入细胞，损害线粒体，代谢性酸中毒就会变成原发性酸碱紊乱。

水杨酸中毒也能引起酮症、发热，甚至在没有明显的全身性低血糖时就能引起脑组织的低糖状态。经肾的 Na、K 及水丢失，由于过度换气引起经肺的、不易查觉的水丢失增加。

水杨酸是弱酸，能相对简单地穿透细胞膜，所以当血液 pH 值低的时候其毒性更大。脱水、发热、长期摄入均能增加水杨酸中毒的程度，这是因为它们增加了水杨酸在组织中的分布广度。尿 pH 值增加时水杨酸的排泄也增加。

症状及体征

水杨酸盐急性中毒的早期症状是恶心、呕吐、耳鸣，伴有呼吸增快。之后的症状包括躁动、发热、意识错乱、甚至抽搐。最终可能发展为横纹肌溶解、急性肾衰竭和呼吸衰竭。躁动可迅速转为昏睡，过度通气（伴有呼吸性碱中毒）可转为通气不足（伴有混合性呼吸性和代谢性酸中毒）和呼吸衰竭。

对慢性中毒而言，症状和体征会更缺乏特异性且变异更大。可包括细微的意识障碍、精神状态的改变、发热、低氧血症、非心源性的肺水肿、脱水、乳酸血症和低血压。

> **经验与提示**
> - 老年人出现脓毒症非特异性症状时（如细微的意识障碍、精神状态的改变、发热、低氧血症、非心源性的肺水肿、脱水、乳酸血症和低血压），需考虑隐匿的水杨酸中毒

诊断
- 血清水杨酸浓度
- 动脉血气分析

患者出现以下任一情况要怀疑水杨酸中毒可能：
- 急性单次过量服用史
- 反复服用治疗量的患者
- 不能解释的代谢性酸中毒
- 有不能解释的意识错乱和发热（年长者）
- 其他可用脓毒症解释的症状（如发热、低氧血症、非心源性的肺水肿、脱水、低血压）

如果疑诊中毒，需做以下检查：血清水杨酸浓度（至少摄入后数小时抽取血样本）、尿 pH 值、血气分析、血清电解质、血清尿素氮。如果疑诊有横纹肌溶解症，还需做肌酸激酶和尿肌红蛋白测定。

血清水杨酸浓度明显高于治疗量水平（10～20mg/dl），特别是在口服完全吸收（服用 6 小时后）时测定，以及酸血症加之与水杨酸中毒相一致的血气分析异常。血清浓度有助于确定诊断并指导治疗，但也可能有误导，应结合临床考虑。

通常，在摄入后前数小时血气分析提示原发性呼吸性碱中毒，之后提示代偿性代谢性酸中毒或混合性代谢性/呼吸性碱中毒。最终，随着水杨酸浓度的下降，最先出现的是失代偿性或勉强能代偿的酸中毒。如果呼吸衰竭发生，血气分析提示并发的代谢性和呼吸性酸中毒，胸片显有示弥

散性肺部渗出性改变。血糖水平可以正常、升高和降低。连续随访测定水杨酸浓度有助于确定是否继续存在吸收。血气分析或血清电解质必须同时检查。血清肌酸激酶及尿肌红蛋白增加提示横纹肌溶解。

治疗
- 使用活性炭
- 使用碱性利尿剂的同时予补钾

除非存在禁忌证（如精神状态激越），都应尽快给予活性炭，若肠鸣音存在，每隔4小时重复使用，直到粪便中可见活性炭。

容量和电解质异常纠正后，可使用碱性利尿剂以增加尿液pH值，理想值为≥8。任何有水杨酸类药物中毒的患者均有用碱性利尿剂的指征，不宜延误至确定水杨酸浓度后才给予。此治疗方法安全，并使水杨酸排泄呈指数级增加。由于低钾血症干扰碱性利尿剂的作用，宜给患者输注1L 5%葡萄糖盐水，含350mmol $NaHCO_3$ 的注射剂，以及40mmol KCl，以输注维持液1.5~2倍的速度输入。监测血钾浓度。因为液体超负荷可导致肺水肿，患者应给予呼吸监护。

应避免使用增加尿液 HCO_3 的药物（如乙酰唑胺），因其加重代谢性酸中毒，使血pH值降低。也尽可能避免使用降低呼吸驱动作用的药物，如此可能损害过度通气及相应的呼吸性碱中毒，致血pH值降低。

可用物理降温退热，如冷敷。使用苯二氮䓬控制惊厥。

若患者伴有横纹肌溶解症，碱性利尿剂有助于防止肾衰竭。

为使有严重神经系统损害、肾脏和呼吸功能不全的患者加速清除水杨酸，无论何种原因所致酸中毒或很高的水杨酸血浓度[急性超量时>100mg/dl（>7.25mmol/L）或慢性超量时>60mg/dl（>4.35mmol/L）]，可使用血液透析。

治疗需要气管插管和机械通气的水杨酸中毒患者的酸碱失衡是极具挑战性的。一般情况下，插管患者可能需要透析和重症监护专家密切监测。

> **关键点**
> - 水杨酸中毒可引起呼吸性碱中毒，并通过一个独立的机制同时引起代谢性酸中毒
> - 患者仅由一些非特异性症状时（如精神状态改变，代谢性酸中毒，非心源性肺水肿，发烧）需考虑水杨酸中毒，即使没有服药的病史
> - 根据水杨酸浓度和血气分析估计中毒的严重程度
> - 治疗方法为活性炭、碱化尿液合并补钾
> - 中毒严重时需进行血液透析

一氧化碳中毒

一氧化碳中毒会引起的急性症状有：头痛、恶心、虚弱、咽痛、气促、意识障碍、癫痫和昏迷等。神经精神症状可能在中毒后数周发生。诊断依据碳氧血红蛋白水平和动脉血气，包括血氧饱和度测定。治疗包括供 O_2。可以通过居室内安装一氧化碳检测器而预防中毒的发生。

一氧化碳（CO）中毒是最常见的致命性中毒之一，由吸入所致。CO是无色无味的气体，因碳氢化合物不完全燃烧产生。CO中毒的常见来源包括住宅火灾、汽车、燃气加热器、炉子、热水器、燃木或木炭炉及煤油炉的不恰当排气。天然气（甲烷或丙烷）燃烧时会产生CO。抽烟会引起血中出现CO但不足以引起中毒。

病理生理
在吸入空气氧浓度时，CO的排泄半衰期是4.5小时，吸100%O_2浓度时是1.5小时，在吸入3个大气压的氧（相当于在高压氧舱，参见第3027页）时半衰期是20分钟。

CO的毒性机制还不完全明了，包括：
- 血红蛋白中 O_2 的置换（因为CO与Hb的亲和力比 O_2 大很多）
- O_2-Hb解离曲线左移（降低了 O_2 从Hb释放入组织）
- 抑制线粒体呼吸
- 可能对大脑组织有直接毒性作用

症状及体征
CO中毒症状与患者血中碳氧血红蛋白峰值水平相关。许多症状是非特异性的。
- 碳氧血红蛋白水平10%~20%时出现头痛和恶心
- 碳氧血红蛋白水平>20%常引起头晕眼花、全身虚弱、注意力集中困难和判断力受损
- 碳氧血红蛋白水平>30%常引起活动时气促、胸痛（冠心病患者）和认知障碍
- 更高的碳氧血红蛋白水平会导致昏厥、抽搐和感觉迟钝

碳氧血红蛋白水平达到60%以上的患者，可能发生低血压、昏迷、呼吸衰竭和死亡。

患者还可以有很多其他的症状，包括视觉缺陷、腹痛和局灶性神经功能障碍。如果中毒严重，神经精神症状和体征（如痴呆、精神错乱、帕金森病、舞蹈病、遗忘综合征）会在中毒后进展数周且持续存在。因为CO中毒常由于火灾引起，患者可能会伴有气道损伤，由此增加发生呼吸衰竭的危险。

诊断
- 当患者有CO中毒危险、伴有非特异性症状或代谢性酸中毒时要考虑CO中毒
- 静脉碳氧血红蛋白浓度

因为症状不定，非特异又多变，所以CO中毒容易漏诊。很多有非特异症状的轻度中毒病例被误诊为病毒感染。对此医生须保持高度的警惕性，如果遇到患者来自相同的住处，特别是用暖气的住所，表现为非特异性的类流感症状，一定要注意是否CO中毒。

如果怀疑CO中毒，可以用CO计量仪测定碳氧血红蛋白水平；可用静脉血样本，因其和动脉血样本的差别很细微。血气分析不一定常规测定。单独或联合使用血气分析和脉搏血氧饱和度测量计，并不足以能诊断CO中毒，因为血气分析报告里的氧饱和度代表的是溶解的 O_2，所以不受碳氧血红蛋白浓度的影响；此外，脉搏血氧饱和度测量计不能区分正常血红蛋白和碳氧血红蛋白，因此可能提供错误的升高的氧合血红蛋白读数。无创CO探测器未被证明用于一氧化碳暴露或中毒毒性的诊断是准确且有用的。

虽然升高的碳氧血红蛋白水平是确切的 CO 中毒证据，但有时浓度水平可能呈现假性偏低，因为在暴露于 CO 结束后碳氧血红蛋白迅速下降，尤其是患者经过 O_2 疗后（如在救护车上吸氧）。代谢性酸中毒可以是诊断的线索。其他的检测有助于评估特异性的症状（如心电图用于胸痛的患者，CT 用于有神经症状的患者）。

治疗

- 吸入纯氧
- 可能的话予以高压氧治疗

要将患者转移出 CO 中毒场所，并尽可能稳定病情。提供 100% 的氧（用非重吸入面罩）和支持性治疗。虽然高压氧（房间内充满 2~3 个大气压的 100% 氧）的使用正在变得越来越有争议，但仍应考虑用于出现以下情况的患者：

- 危及生命的心血管并发症
- 进行性胸痛
- 意识改变
- 意识丧失（无论多么短暂）
- 碳氧血红蛋白水平>25%

高压氧治疗也可考虑用于怀孕患者，其治疗起始的血 CO 浓度应低于未怀孕的患者。

高压氧治疗也许可以减少迟发性神经精神症状。然而，这一治疗可能会引起气压性创伤，而且，很多医院都不具备这种治疗条件，导致一些不稳定的患者需要转运，甚至本地附近可能没有相关设备。证据显示高压氧治疗效果具有争议性，部分研究提示其有害。在需要高压氧治疗的情况时，推荐咨询有毒物质控制中心或高压氧治疗专家。

预防

预防涉及检测室内燃烧设备的安装是否正确，是否正确排放到室外。排放管道须定期受检是否有泄漏。汽车不应在封闭的车库内运行。必须安装 CO 探测仪，因为它可以在当住所空气中出现游离的 CO 时提供早期的警报。如果怀疑居室内有 CO，必须开窗通风，疏散人员并检测 CO 来源。

> **关键点**
> - CO 中毒（源于住宅火灾、汽车、燃气加热器、炉子、热水器、燃木或木炭炉及煤油炉）是最常见的致死性中毒之一
> - 患者仅表现非特异性症状（如冬季时出现流感样症状）或不明原因的代谢性酸中毒时，需考虑 CO 中毒
> - 用 CO 计量仪测定 CO 水平
> - 不能根据正常的 CO 浓度除外中毒，因为 CO 水平可以迅速下降，特别是氧治疗之后
> - 治疗需给予 100% 氧
> - 治疗重度中毒时，应咨询专家或有毒物质控制中心是否予高压氧

腐蚀性物质吞入

吞食腐蚀性物质（强酸和强碱），会灼伤上消化道组织，有时导致食管或胃穿孔。症状包括流涎、吞咽困难以及口腔、胸部、胃部疼痛；其后可能会发展成消化道的狭窄。诊断性内镜检查有时是需要的。治疗以支持为主。忌胃排空和活性炭治疗。发生穿孔则行外科治疗。

在世界范围内，80% 的腐蚀性物质吞食发生在幼儿身上，通常是意外，吞食量小，预后较好。在成人中，吞食大量腐蚀性物质常见于自杀人群，通常危及生命。常见的腐蚀剂来源包括固体和液体的下水道与便盆清洁剂。工业用品通常比家用品所含腐蚀剂的浓度大，因此所造成的损害也更严重。

病理生理

强酸会造成凝固性坏死，形成焦痂，限制了进一步的损害。强酸对胃的损害甚于食管。强碱会造成溶解性坏死，不形成焦痂，损害呈持续性，直至碱性被中和或稀释为止。强碱对食管的损害甚于胃部，但如大量食入，两者都会严重受损。

固体腐蚀剂易于残留小颗粒，黏附并灼伤组织，阻碍进一步摄食并引起局部损伤。由于液体制剂不黏附，易致大量摄入，损害可能较广。液态腐蚀剂还可能被吸入气道，导致上呼吸道损伤。

症状及体征

初期症状包括流涎和吞咽困难，严重病例口腔、喉部、胸部或腹部迅速出现疼痛、呕吐，有时可见出血。气道灼伤会引起咳嗽、气促、喘鸣。

口腔内可见红肿的组织；然而，腐蚀性液体也许已经造成深部消化道的损害且不伴有口腔的灼伤。

食管穿孔会引起纵隔炎，伴随严重胸痛、心动过速、发热、气促和休克。胃穿孔也会导致腹膜炎。食管和胃穿孔会在数小时、数周或期间任何时间内发生。

即使早期症状很轻并经治疗充分，数周后仍可能发生食管狭窄。

诊断

- 内镜检查

根据口腔内有否灼伤来判断有无食管和胃的灼伤是不可靠的，所以当症状或病史提示摄入量不少时，存在精确内镜检查的指征，以明确食管和胃有无灼伤及其严重程度。

治疗

- 避免胃排空
- 有时口服液体稀释

腐蚀性灼伤治疗以支持为主[注意：禁忌以驱吐和洗胃促使胃排空，这将使上消化道再度置于腐蚀物质之下。也禁忌用碱性物质（反之亦然）试图来中和酸性腐蚀物、纠正 pH 值，此举可能导致严重的热反应。活性炭也属禁忌之列，因其可能穿透灼伤的组织，干扰内镜的评价结果。最后鼻胃管也是禁忌，因其可损伤已受伤的黏膜表面]。

> **经验与提示**
> - 禁忌以驱吐和洗胃促使胃排空，这将使上消化道再度置于腐蚀物质之下
> - 也禁忌用碱性物质（反之亦然）试图来中和酸性腐蚀物、纠正 pH 值，此举可能导致严重的热反应

口服牛奶或水稀释仅在吞食后的几分钟内有效,但如果吞食的是固体腐蚀剂,则延迟的稀释也可能会起效。患者有恶心、流涎、喘鸣和腹胀等表现时应避免口服稀释治疗。

食管或胃穿孔需予抗生素和外科手术治疗(参见第87页)。不推荐静脉注射皮质激素或预防性使用抗生素。灼伤后狭窄可予探条扩张术治疗,如狭窄严重或对治疗无反应,用肠段施以食管旁路修复术。

> **关键点**
> - 大量腐蚀性物质或具有工业强度的腐蚀产品摄入会产生很严重的后果
> - 碱通过液化造成破坏,直到被充分稀释
> - 不做胃排空,不给予活性炭或用于中和的酸或碱治疗
> - 考虑食管和胃灼伤,需做胃镜检查,即使无口腔灼伤表现
> - 使用抗生素治疗和手术治疗穿孔

蘑菇中毒

多种蘑菇被食入后可以引起中毒,症状随摄入的种类而异。识别蘑菇种类的难度较大,所以常依据症状进行治疗。

即使对于很有经验的人来说在野外鉴别出蘑菇有毒或无毒也是有困难的。民间流传的方法并不可靠,同一种类蘑菇在不同地区生长其毒性差异很大。如果患者食入了一种不明确的蘑菇时,鉴别这种蘑菇的种类对于决定患者的特殊治疗是很有帮助的。由于有经验的真菌学家很难及时赶来会诊,所以对于食用了蘑菇而生病的患者一般都是根据症状予以治疗。如果能从患者尚未食用的蘑菇或者其呕吐物中取到蘑菇的标本,可送到真菌学家那里进行分析。

所有毒蘑菇都可以引起呕吐和腹痛,其他各种特殊表现与蘑菇的不同种类有关。一般来说,早期(2小时内)引起各种症状的蘑菇的危险性比晚期(6小时以后)引起各种症状的蘑菇要低。

绝大多数菌菇类中毒的治疗为对症和支持疗法。活性炭也许可组织菌类进一步被吸收。大量解毒剂已经被尝试过,特别是对鹅膏菌种,但没有一种表现出持续的阳性成果。

早期胃肠道症状 引起早期胃肠道症状的蘑菇(如铅绿褶菇这种一般生长在草地上的棕色小蘑菇),可以引起肠胃炎,有时伴有头痛或肌痛。腹泻有时呈血便。

症状通常在24小时内消退。

治疗基本为支持治疗。

早期神经症状 引起早期神经症状的蘑菇包括致幻觉的蘑菇,因其含有西洛西宾这种致幻剂而经常被人为了娱乐而食用。最常见的是裸盖菇 *Psilocybe* 属,但是还有一些其他的蘑菇属含有西洛西宾。

症状一般于15~30分钟内发生,包括欣快感、增强的想象力和幻觉;心动过速和高血压是经常发生的,高热会发生在一些小孩身上。罕见有严重后果。

治疗措施一般包括镇静治疗(如苯二氮䓬类)。

早期毒蕈碱症状 丝盖伞属和杯伞属会引起早期的毒蕈碱症状。

毒蕈碱症状主要为SLUDGE综合征(表364-2),包括瞳孔缩小、支气管黏液溢、心动过缓、出汗、喘鸣和肌束颤动。这些症状一般都较轻微,在30分钟内发生,12小时内可以缓解。

阿托品可以应用于治疗严重的毒蕈碱症状(如喘鸣、心动过缓)。

后期胃肠道症状 伞形毒菌属、鹿花菌属和丝膜菌属可以引起后期的胃肠道症状。

伞形毒菌属中毒性最强的是毒鹅膏菌,因蘑菇中毒死亡者中有95%是由其所致。在食入蘑菇后6~12小时开始发生的肠胃炎是严重的,常会发生低血糖。这些症状在几天后会减轻,随后,肝衰竭和可能发生的肾衰会进展。早期的治疗包括严密监测低血糖的发生和可能的重复应用活性炭。肝移植可以治疗肝衰竭;其他的一些特殊治疗(包括N-乙酰半胱氨酸、大剂量青霉素、水飞蓟宾、静脉注射脂肪乳剂)均未证实有效。

毒鹅膏蘑菌引起迟发胃肠炎,通常在摄取后6~12小时。急性肾衰竭通常在摄取后1~2周出现,往往需要透析。

鹿花菌属在引起肠胃炎的同时或片刻之后会发生低血糖。其他一些表现包括中枢神经系统毒性症状(如癫痫发作)和迟发的肝肾综合征。早期治疗包括严密监测低血糖的发生和可能的重复应用活性炭。神经系统症状可以用维生素B_6 70mg/kg(最大剂量5g/d)静脉注射4~6小时来治疗;肝衰竭应用支持治疗。

大多数丝膜菌属在欧洲内生长。肠胃炎可能会持续3日。伴有胁腹疼痛和尿量减少的肾衰竭一般在摄入丝膜菌属后3~20日内发生。肾衰竭一般会自行缓解。

植物中毒

常见成熟植物中仅少数几种是剧毒,多数为中等毒性(表364-6)。几乎无植物中毒有特殊的解毒剂。大多数植物摄入(包括表364-6所列植物)仅有轻微症状,除非其叶子和其他成分被浓缩成糊状或冲泡成茶。

剧毒和可能致命的植物包括如下:
- 蓖麻子和相思豆
- 夹竹桃和洋地黄
- 毒芹

蓖麻子和相思豆 蓖麻子含有一种极端浓缩的细胞毒素即蓖麻毒素。相思豆含有相思豆毒素,是一种与蓖麻毒素相似的、毒性更强的毒素。两者均有相对不通透的壳,都必须经过嚼碎来释放毒素。相思豆种子的外层常是不完整的,简单的细菌消化即能释放出相思豆毒素。

两者中任一引起中毒,其症状包括迟发性肠胃炎,有时候是严重的和出血性的,紧接着会发生谵妄、癫痫、昏迷和死亡。需要考虑进行全肠道的灌洗,以期移除所有摄入的豆子。

表 364-6　常见的有毒植物

植物名称	症状	治疗
乌头碱(由附子中提炼得到)	心动过缓,心律失常,感觉异常,四肢无力	支持治疗 碳酸氢钠
芦荟	肠胃炎,肾炎,皮肤刺激征	支持治疗和用肥皂水灌肠
马兜铃属(马兜铃)	肾小管间质性肾病	支持治疗
杜鹃花	胆碱能样症状	支持治疗和阿托品
杯芋属(海芋,天使翼)	叶子中的草酸钙结晶导致的口腔黏膜破坏	支持治疗和反乳化(例如用牛奶或冰激凌)
辣椒(胡椒)	黏膜刺激症状和肿胀	支持治疗,冲洗
秋水仙素(秋番红花,藏红花,嘉兰)	迟发肠胃炎、多器官衰竭 骨髓抑制	支持治疗、使用秋水仙素特异性的抗原结合片段作为最好手段*
氰苷[如李属(如桃、杏和野樱桃),平邑属(如苹果种子)和其他种子]	氰化物中毒的症状	羟钴胺素 氰化物解毒包(含有:亚硝酸戊酯、亚硝酸钠、硫代硫酸钠)
颠茄	抗胆碱能样症状、高热、惊厥、幻觉	支持治疗 严重的高热或惊厥可以使用毒扁豆碱
花叶万年青属(花叶万年青)	叶子中的草酸钙结晶导致的口腔黏膜破坏	支持治疗和反乳化(例如用牛奶或冰激凌)
蚕豆	葡萄糖6-磷酸酶缺乏的患者食用后会发生肠胃炎、发热、头痛、溶血性贫血	支持治疗 严重的贫血和中毒可以考虑使用换血疗法
绿色或发芽的土豆	肠胃炎、幻觉、谵妄	支持治疗
冬青属植物的浆果	肠胃炎	支持治疗
曼陀罗	抗胆碱能样症状、高热、惊厥、幻觉	支持治疗 严重的高热或惊厥发作可以使用毒扁豆碱
天然甘草(人工添加甘草糖)	低钾血症,高血压,以及水钠潴留(假性醛固酮增多)	支持治疗
山谷中的百合	高钾血症、胃肠炎、意识错乱心律失常	见洋地黄制剂(参见第608页)
槲寄生	肠胃炎	支持治疗
荨麻	局部的刺痛感和烧灼感	支持治疗
茄科类植物,常见的或木本的	肠胃炎、幻觉和谵妄	支持治疗
薄荷	肝脏毒性	N-乙酰半胱氨酸
喜林芋属	叶子中的草酸钙结晶导致的口腔黏膜破坏	支持治疗和反乳化(例如用牛奶或冰激凌)
猩猩木	较小范围的黏膜刺激症状	不需要
毒常春藤	皮炎	见皮炎(参见第911页)
美洲商陆	黏膜刺激症状,肠胃炎	支持治疗
石柑属	叶子中的草酸钙结晶导致的口腔黏膜破坏	支持治疗和反乳化(例如用牛奶或冰激凌)
紫杉	肠胃炎 少见的有惊厥发作、心律失常、昏迷	支持治疗

*仅在法国可以获取。

夹竹桃和洋地黄　这些植物和一些生长于山谷中的百合花(相似但是毒性较低)含有洋地黄糖苷。中毒表现有肠胃炎、意识错乱、高钾血症和心律失常。血清中地高辛的水平可以证实有上述植物的摄入,但是并没有定量测定那么有用。

需严密监测血钾浓度。高钾血症可能只对血液透析有反应。钙并不推荐用来治疗心律失常。地高辛特异性的分级抗体片段已经被应用于治疗室性心律失常。

毒芹　毒芹中毒(毒芹和水毒芹)一般在15分钟以内产生症状。

毒芹会引起烟碱样效应,从口干渐渐发展到心动过速、颤抖、出汗、瞳孔散大、癫痫发作和肌性瘫痪。可能会发生横纹肌溶解症和心动过缓。

水毒芹会增强 γ-氨基丁酸(GABA)的活性。可能会产生胃肠炎、谵妄、难治性癫痫和昏迷。

鱼和贝类中毒

鱼和贝类中毒常引起胃肠道、神经系统和组胺介导的临床表现。

肉毒鱼类中毒　肉毒鱼类中毒是由于食用了>400种的

生存在佛罗里达热带礁、西印度洋群岛或太平洋的鱼类中的任意一种，这些鱼肉中累积着由甲藻生成的一种毒素。老年鱼和大鱼（如石斑鱼、鲷鱼、石首鱼）中含有的毒素更多。已知的任何加工处理方法包括烹煮都没有防护作用并且其滋味是不受影响的。市场上有售测试鱼肉毒素的试剂。

在食用后2~8小时会产生症状。腹部绞痛、恶心、呕吐和腹泻会持续6~17小时，然后瘙痒症、感觉异常、头痛、肌痛、冷热感觉逆转，可能会发生颜面部疼痛。经过数月之后，感官现象和神经过敏可能引起的乏力症状少见。

静脉注射甘露醇被推荐作为治疗方法而使用，但无确切的证据证明其治疗有效。

鲭鱼肉中毒 鲭鱼肉中毒是由于鱼被捕捞后鱼肉内的细菌分解代谢导致的高组胺水平所引起。一般会产生这种影响的鱼类包括：

- 金枪鱼
- 马鲛鱼
- 鲣鱼
- 飞鱼
- 鲯鳅鱼

这些鱼尝起来可能会有辣味或者苦味。在食用后数分钟内即会产生颜面部潮红并且可能有恶心、呕吐、上腹部疼痛和荨麻疹，可在24小时内缓解。这些症状经常会被误诊为海鲜过敏反应。与其他鱼类中毒不同的是，这种中毒可以通过对捕捞后的鱼类进行正确的保存来避免。

可以用 H_1 和 H_2 受体阻滞剂来治疗。

河豚毒素中毒 大多数由于食用了河豚鱼而引起的，河豚鱼可以做成一种美味的寿司，但是>100种的淡水鱼和海鱼中都含有河豚毒素。中毒后产生的症状与肉毒鱼中毒相似，潜在的致死性的呼吸肌麻痹也可能发生。治疗以支持为主并注意通气支持，直至毒素被代谢为止。

这种毒素不会被烹饪和冷冻所破坏。

贝类中毒 麻痹性的贝类中毒可以发生于六月到十月之间，特别是那些生存在太平洋和新英格兰海岸的被红潮所导致的有毒甲藻污染的贻贝、蛤、牡蛎和扇贝。这种甲藻所产生的神经毒性贝类毒素可以不被烹饪所破坏。口周的感觉异常发生于食用后5~30分钟内，然后发生恶心、呕吐、腹部绞痛，继之出现肌无力。未经治疗的呼吸肌麻痹可能是致死性的。然而幸存者一般都会痊愈。

碳氢化合物中毒

碳氢化合物中毒的一般途径是通过食入或吸入。虽然在5岁以下的儿童中最常见的途径是食入，但仍会导致吸入性肺炎；在成人中最常见的途径是吸入，会导致心室颤动，常无前驱症状。肺炎的诊断是根据临床评价、胸片和血氧测定。禁忌洗胃以避免吸入的危险。予以支持治疗。

食入了碳氢化合物如石油蒸馏物（如汽油、煤油、矿物油、灯油、涂料稀释剂），仅引起轻微的全身症状，却会导致严重的吸入性肺炎。这种毒性可能建立在以赛波特通用秒（saybolt seconds universal, SSU）为单位的黏度的基础上。碳氢化合物的液体如汽油和矿物油黏度低（SSU<60），可以很快扩散至很大的表面积，会比SSU>60的焦油之类的碳氢化合物更容易引起吸入性肺炎。如果摄入了较大剂量的碳氢化合物特别是卤代烃（如四氯化碳、三氯乙烯），可能会发生全身广泛的吸收并引起中枢神经系统毒性或肝脏毒性。

被称为 huffing or bagging 的娱乐性吸入的卤代烃（如胶水、涂料、溶剂、清洁喷雾剂、汽油、用于冷冻或气雾剂中喷射剂的碳氟化合物）在青少年中十分普遍。它会产生欣快感和精神状态的改变，并使心脏对内源性的儿茶酚胺类敏感。患者在震惊或奔跑的情况下可能会发生致死性的室性心律失常，之前并没有先兆性的心悸或其他预兆。

慢性甲苯摄取会导致长期的中枢神经系统毒性，其特征在于脑室、枕部，和丘脑破坏。

症状及体征

即使摄入了很少量的液态碳氢化合物之后，患者开始会出现咳嗽、窒息并可能有呕吐。小儿可能出现发绀、屏气和持续性的咳嗽。较大的儿童和成人可能会诉说有胃的烧灼感。

吸入性肺炎会导致缺氧和呼吸窘迫。肺炎的症状和体征在X线片上看到浸润的征象前几小时发生。特别是卤代烃的大量全身性吸收会导致昏睡、昏迷、惊厥发作。非致死性的肺炎一般在1周内消退，由矿物油或灯油所导致的则一般需要5~6周。

心律失常一般在有征象前发生，而在征象出现后则很少复发，除非患者在十分激动的情况下。

诊断

- 摄入后6小时行胸片和氧饱和度检查

如果患者意识迟钝无法提供病史，如果他们的呼吸或衣服上散发出特殊的气味或者在他们周围找到了容器那么需怀疑他们有碳氢化合物的摄入史。如果手上或嘴周围有涂料的残留那么说明有涂料的吸入。

可以根据患者的症状和体征以及胸片和血氧诊断吸入性肺炎，相关检查于毒物摄入后6小时或症状严重时进行。如果怀疑发生了呼吸衰竭，则需要测定动脉血气。

中枢神经系统毒性是由神经系统检查和MRI检查确诊。

治疗

- 支持治疗
- 避免洗胃

去除任何被污染的衣服并将身体皮肤清洗干净。（注意：洗胃会增加吸入的危险性，是禁忌的）不推荐使用活性炭。患者如果在摄入后4~6小时后没有发生吸入性肺炎或其他症状可以出院。有症状发生的患者需要住院支持治疗，抗生素和皮质激素没有应用的指征。

> **经验与提示**
> - 怀疑毒物摄入时（根据气味、呼吸和衣物），避免洗胃

有机磷和氨基甲酸酯中毒

有机磷和氨基甲酸酯是常用的杀虫剂，能抑制胆碱酯

酶活性,引起急性毒蕈碱表现(流涎、流泪、排尿障碍、腹泻、呕吐、支气管黏液分泌增多、支气管痉挛、心动过缓、瞳孔缩小)和一些烟碱样症状,包括肌肉震颤和乏力。接触后数天至数周会出现神经病变。诊断依据临床,有时用阿托品试验或(和)测定红细胞乙酰胆碱酯酶水平的方法。支气管黏液分泌增多和支气管痉挛用阿托品治疗,用量逐步达到大剂量;神经肌肉中毒症状用碘解磷定静脉注射治疗。

虽然有机磷和氨基甲酸酯结构不同,两者都抑制胆碱酯酶活性。有些医学上用于解除神经肌肉阻滞(如新斯的明、吡斯的明、滕喜龙)或治疗青光眼、重症肌无力和阿尔茨海默病(如二乙氧膦酰硫胆碱、吡斯的明、他克林、多奈哌齐)。

有些有机磷被转变为神经气体,沙林就为恐怖分子所使用。有机磷和氨基甲酸酯一般用作杀虫剂(表364-8)。大多数与人中毒有关联的有:
- 氨基甲酸酯:涕灭威和灭多虫
- 有机磷:氯蜱硫磷、二嗪农、毒死蜱、倍硫磷、马拉硫磷、对硫磷

有机磷和氨基甲酸酯是世界范围中毒和中毒相关死亡的常见原因。

病理生理

有机磷和氨基甲酸酯经胃肠道、肺和皮肤吸收,抑制血浆和红细胞的胆碱酯酶,阻止乙酰胆碱的分解而使其积聚在突触内;接触氨基甲酸酯后约在48小时内会被自行清除。有机磷能与胆碱酯酶不可逆结合。

症状及体征

急性 有机磷和氨基甲酸酯引起类似的急性毒蕈碱和烟碱样胆碱能中毒综合征(表364-2)。肌肉震颤和乏力为典型表现,大多数患者有心动过缓,严重者有低血压。呼吸系统体检发现干啰音、喘鸣以及缺氧,低氧提示病情严重。大多数患者会出现心动过缓,严重时可合并低血压。中枢神经系统毒性多见,有时为惊厥和异常兴奋,多见嗜睡和昏迷。可能并发胰腺炎,有机磷也可引起心律失常,如心脏阻滞和QT间期延长。

迟发性 接触有机磷或氨基甲酸酯后1~3日会出现肌肉乏力,尤其是近端肌肉、颅面肌和呼吸肌,即便已经过治疗(中间综合征)。这些症状一般2~3周内可缓解。部分有机磷(如氯蜱硫磷、三甲酚磷酸酯)在接触后1~3周开始出现轴突神经病变。其机制可能与红细胞胆碱酯酶无关,其危险性也与中毒严重度无关。有机磷中毒长期、持续的后遗症可能有认知缺陷和帕金森样症状。

诊断
- 毒蕈碱中毒综合征伴以呼吸系统体征、针尖样瞳孔、肌肉震颤和乏力
- 有时测定红细胞胆碱酯酶水平

诊断一般基于特征性的毒蕈碱综合征和伴随的神经肌肉症状和呼吸系统体征,特别是有中毒危险因素的患者。若临场表现不太明确,给予1mg阿托品(儿童0.01~0.02mg/kg)后毒蕈碱症状逆转或减轻则支持诊断。尽可能明确具体的中毒物种类,许多有机磷产品有特征性的大蒜样或石油气味。

红细胞胆碱酯酶活性能提示中毒的严重度,有些实验室具备测定能力。若能快速检测,其结果可用于监测治疗效果。但是,患者的反应仍是治疗有效与否的首要指标。

治疗
- 支持治疗
- 用阿托品解除呼吸道症状
- 祛除毒物
- 用碘解磷定治疗神经肌肉症状

住院治疗 关键是支持治疗。应密切监护患者因呼吸机乏力所致的呼吸衰竭。

应足量给予阿托品,主要以缓解支气管黏液增多和支气管痉挛而非使瞳孔和心率恢复正常。初始剂量2~5mg静脉注射(儿童0.05mg/kg),根据需要每隔3~5分钟加倍剂量。严重中毒患者的用量可能达到以克计。

情况稳定后应尽快为患者祛除毒物,医护人员在救助患者时要避免自身被污染。对局部接触毒物者,脱掉衣服,彻底冲洗体表部位;对摄入毒物1小时以内者可予以活性炭。一般不予洗胃。如要做,应预先气管插管以避免吸入。

使用阿托品后给予碘解磷定以缓解神经肌肉症状,因通常在治疗时不知道是有机磷或是氨基甲酸酯中毒,在接触毒物后静脉使用碘解磷定(2-PAM,成人1~2g,儿童20~40mg/kg),注射15~30分钟,继之可连续静脉输注,成人8mg/(kg·h),儿童10~20mg/(kg·h)。

有惊厥者用苯二氮䓬类控制。预防性使用地西泮可能有助于预防中重度有机磷中毒后神经认知方面的后遗症。

院外中毒者治疗 对远离医院的接触毒物者,可予市场现售的辅有自动注射器的低剂量阿托品(成人和体重>41kg儿童2mg,19~40kg儿童1mg,体重<19kg儿童0.5mg)。配有自动注射器的10mg装地西泮推荐在受到化学攻击时使用。

> **关键点**
> - 有机磷酸酯被用于杀虫剂,医疗用途,和生物武器
> - 患者表现出毒蕈碱胆碱能中毒综合征,如典型的呼吸和神经肌肉症状时需怀疑其中毒
> - 诊断主要依据患者对阿托品治疗的反应,有时需行红细胞胆碱酯酶水平检测
> - 支持治疗包括给予阿托品缓解支气管痉挛和支气管黏液,并给予碘解磷定缓解神经肌肉症状

铁中毒

铁中毒是儿童中毒死亡的首要因素。症状首先表现为急性的胃肠炎,随后是静止期,然后发生休克和肝衰竭。测定血清铁浓度、发现胃肠道内有辐射透不过的铁片剂或有无法解释的代谢性酸中毒伴有其他提示有铁中毒的证据可诊断有铁中毒。大量铁摄入通常用全肠道灌洗和静脉注射去铁胺进行螯合疗法来治疗。

应用广泛的非处方药物中含有铁。很多种铁化合物用

于非处方药物和处方药物中,最常见的是
- 硫酸亚铁(20%铁元素)
- 葡萄糖酸铁(12%铁元素)
- 富马酸亚铁(33%铁元素)

对儿童来说,铁片剂看起来像糖果一样。孕期母亲服用的多种维生素片是大多数儿童摄入致死性铁的来源。儿童复合维生素咀嚼片中含有很少量的铁,基本不会发生中毒。

病理生理

铁对胃肠道、心血管和中枢神经系统有毒性。这种特殊的机制还不清楚,但是多余的游离铁会影响酶促过程并干扰氧化磷酸化而导致代谢性酸中毒。铁还可以像氧化剂一样催化自由基的形成,当血浆蛋白的结合达到饱和时,铁和水结合产生氢氧化铁和自由 H^+ 离子,参与代谢性酸中毒的形成。早期发生的凝血障碍是凝血链被干扰所致,晚期则是因为肝损害。

中毒情况与摄入元素铁的量有关,20mg/kg 以下的铁元素是没有毒性的,20~60mg/kg 有轻到中度毒性,60mg/kg 以上则会导致严重的症状和发病率。

症状及体征

铁中毒的症状包含 5 个阶段(表 364-7)。然而,症状和进展变化很大。阶段一症状的严重度常反映总的铁中毒严重性。后期阶段的症状只有在第一阶段是中重度的情况下发生。如果铁摄入后首个 6 小时内无症状发生,严重中毒的危险性极小;若首个 6 小时内出现休克和昏迷,死亡率约为 10%。

表 364-7 铁中毒分期

分期	摄入时间	表现
1	摄入 6h 内	呕吐、呕血、严重腹泻、激惹、腹痛和嗜睡
		如果中毒严重,出现呼吸急促、心动过速、低血压、昏迷和代谢性酸中毒
2	摄入 6~48h 内	长达 24h 的明显好转(潜伏期)
3	12~48h	休克、惊厥、发热、凝血障碍、代谢酸中毒
4	2~5 日	肝衰竭、黄疸、凝血障碍和低血糖
5	2~5 周	继发于瘢痕的胃幽门或贲门或十二指肠梗阻

诊断

- 腹部 X 线检查
- 摄入后 3~4 小时测定血清铁、电解质和 pH 值

在混合性摄入(因为铁无处不在)、接触铁的幼小儿童、不能解释的代谢性酸中毒或重度的酸中毒或出血性胃肠炎的情况下应当考虑铁中毒。因为儿童经常分享,应对已经摄入铁的幼小儿童的同胞兄弟姐妹和玩伴进行相应评估。

腹部 X 线检查时常用于证实铁摄入,可以检测到完整的铁片和铁结石,但是不能发现咀嚼后的和溶解的铁片、液态铁制剂和复合铁维生素制剂。在摄入 3~4 小时后可测定血清铁、电解质和 pH 值。如果有可疑的铁摄入并伴下述任一情况应怀疑有铁中毒:

- 呕吐和腹痛
- 血清铁升高 >350μg/dl(63μmol/L)
- X 线发现可见铁
- 不能解释的代谢性酸中毒

铁水平可能预示了铁中毒;然而,单独的铁水平并不能精确预测铁中毒。总铁结合力常是不精确的,对诊断严重铁中毒没有帮助,不值得推荐。最精确的方法是连续检测血清铁水平、HCO_3^- 和 pH 值(计算阴离子间隙);应联合评价这些发现并与患者的临床表现一起考虑。例如血清铁升高、代谢性酸中毒、症状恶化或,更为典型时这些症状一起存在,提示铁中毒。

治疗

- 全肠道灌洗
- 对严重铁中毒,静脉使用去铁胺

如果在腹部 X 线检查时看到不透 X 线的片剂,行全胃肠道灌洗。给予成人聚乙烯二醇 1~2L/h,儿童 25~40ml/(kg·h)直至 X 线不再发现可见的铁片。留置鼻胃管是必需的,可以通过胃管给大容量的药物,但必须作好气道保护,必要时可先行气管插管。由于呕吐常有效地排空胃内容物,胃灌洗多没有帮助。活性炭不能吸附铁,仅在同时有其他毒物摄入时才使用。

症状较轻度胃肠炎严重的所有患者都应当住院。有严重中毒(代谢性酸中毒、休克、严重胃肠炎或血清铁水平 >500μg/dl)的病例应静脉给予去铁胺,以螯合血清铁。去铁胺静脉输注速度为最大 15mg/(kg·h),直至出现低血压,因为去铁胺和铁中毒都可降低血压,接受去铁胺治疗的病例需要静脉补液。

> **关键点**
> - 铁中毒,类似其他肝毒性物质,可引起胃肠炎,随后是静止期,然后发生休克和肝衰竭
> - 在混合性摄入(因为铁无处不在)、接触铁的幼小儿童、不能解释的代谢性酸中毒或重度的酸中毒或出血性胃肠炎的情况下应当考虑铁中毒
> - 当血清铁升高、代谢性酸中毒、症状恶化等症状单独或一起出现时,提示严重的铁中毒
> - 全胃肠道灌洗,直到腹部 X 线不再发现可见的铁制品
> - 静脉给予去铁胺治疗重度中毒(如代谢性酸中毒,休克,严重胃肠炎,血清铁水平 >500μg/dl)。

铅中毒

铅中毒起初症状轻微,但可以引起急性脑病和不可逆的器官损害,儿童常见认知缺陷。诊断根据全血铅测定。治疗包括终止铅暴露和有时采用二硫琥珀酸、依地酸二钠钙螯合治疗,可合并使用或不用二巯基丙醇。

只要血液中检测到铅存在即会损害机体。美国 CDC 的

建议,血铅水平>5μg/dl 的儿童必须接受治疗,再测试,并且连续监控,以及评估维生素缺乏和一般营养状况。

病因

1960 年前含铅油漆使用较普遍,到 1970 年使用率已经明显下降,直到 1978 年已基本不再使用。因此,在一大部分老房子里,铅油漆仍存在一定隐患。铅中毒通常是从含铅油漆碎片里直接摄取(从破裂,脱漆)引起的。房子重新装修时,表面油漆制备过程中,患者可能会暴露于大量的颗粒状气雾铅的环境内。

一些陶瓷釉料中含有铅;用这些釉料(通用在美国以外)制成的陶瓷器皿可以滤出铅(如瓶子、杯子、盘子),特别是当与酸性物质(如水果、可乐饮料、西红柿、葡萄酒、苹果酒)接触时。铅污染的烈性威士忌和民间配方是可能的污染源,有时胃液和组织中的外来异物是铅中毒的来源(如子弹、帘子或鱼垂)。留在靠近滑膜液或脑脊液附加软组织中的子弹可升高血液铅水平,但这个过程需要很长时间。

工种包括电池制造和回收、烫金、黄铜制造、玻璃制造、管道切割、焊接、冶炼或制作陶器或颜料期间,可能会发生职业暴露。某些民族化妆品和进口草药产品和药材含有铅,并在移民社区引起铅中毒的集群暴发。为满足神经系统效应而娱乐性吸入含铅汽油(在美国以外)的气味可以导致铅中毒。

症状及体征

大部分铅中毒是慢性演进的,可无急性症状。不管有无急性症状,铅中毒最终导致不可逆性结果(认知缺陷、周围神经病、进行性肾功能不全)。

铅中毒的症状是大致与铅的水平成正比,但没有任何血铅水平是安全的。当较长时间的血液铅水平(PbB)≥10μg/dl(≥0.48mmol/L)时,虽然临界点可能更低,认知缺陷的危险明显增高。如 PbB>50μg/dl(>2.4mmol/L)其他症状(胃痉挛、便秘、震颤、行为改变)可能出现。如 PbB>100μg/dl(>4.8mmol/L),可能出现脑病。

儿童 急性铅中毒可能引起激惹、注意力下降和急性脑病。脑水肿可在 1~5 日后发生,产生持久而剧烈的呕吐、共济失调步态、惊厥、意识改变,最后为难以控制的惊厥与昏迷。脑病可能先于激惹和活动减少几周发生。

儿童慢性铅中毒可以导致智力下降、惊厥发生、攻击性行为异常、发育迟缓、慢性腹痛和贫血。

成人 有职业暴露的成人在数周内或更长时间出现特征性症状(性格改变、头痛、腹痛、神经病变),脑病并不常见。成人可出现性欲降低、不孕不育,男性有勃起障碍。

儿童和成人 由于铅干扰了血红蛋白的生成,可发生贫血。吸入四乙基或四甲基铅(在含铅汽油中)除了较多铅中毒的特征外,可以出现中毒性精神病。

诊断

- 毛细血管或全血铅水平

对具有典型症状的患者应注意铅中毒可能;然而,由于症状并非具有特异性,常致诊断延误。临床评价包括血细胞计数、血清电解质测定、尿素氮、肌酐、血糖和 PbB 水平。行腹部 X 线检查以发现不透 X 线的铅颗粒。儿童应该进行长骨 X 线检查。水平的生长线铅带表明重塑红细胞缺陷,儿童长骨临时钙化带钙沉积增加是铅和其他重金属中毒较特殊的表现,但敏感度不高。正常细胞性和小细胞性贫血提示铅中毒,特别是网织红细胞计数增加或出现嗜碱性点彩红细胞。但是,敏感度和特异度均有限。当血液 PbB≥5μg/dl 时可明确诊断铅中毒。

由于不可能常测定血 PbB,且价格昂贵,可采用其他基本的筛选试验。毛细血管血铅测定精确、价格低廉且快速。所有阳性结果应当通过 PbB 证实。红细胞原卟啉(也称锌原卟啉或游离红细胞原卟啉)试验不够精确,目前很少采用。

PbB>5μg/dl 的儿童应接受临床评估,必要时需测试营养和维生素缺乏(如铁,钙,维生素 C 缺乏)。

激发试验 已给予螯合剂(如二巯基丁二酸、二巯基丙烷磺酸、钙依地酸二钠)治疗的患者可行尿液金属激发试验检测机体排泄铅或其他金属的含量。但其有效性并未被证实,且未证明患者可从中获益,并且可能对怀疑金属中毒患者的诊断和治疗过程产生有害影响。

治疗

- 清除铅来源(若胃肠道存有铅,应全肠道灌洗)
- 对有中毒症状且 PbB>70μg/dl 的成人予螯合治疗
- 对有脑病表现或 PbB>45μg/dl(>2.15mmol/L)的儿童予螯合治疗

对所有病例,首先应该清除铅来源。如果腹部平片可见到铅片,应用聚乙二醇电解液进行全肠灌洗直到复查 X 线铅消失,成人用量为 1~2L/h,儿童为 25~40ml/(kg·h)。留置鼻胃管是必需的,可以通过胃管给大容量的药物,但必须作好气道保护,必要时可先行气管插管。如果是由于子弹引起的铅中毒,应行手术取出。血铅浓度超过 70μg/dl(>3.40μmol/L)的儿童和所有有神经系统症状的患者均应住院治疗。有急性脑病的患者应收入 ICU。

螯合药物[如二巯琥珀酸(2,3-二巯基丁二酸),Ca-Na$_2$EDTA,二巯基丙醇(英国抗路易士药剂,或 BAL)]能结合铅使其转化成能被排泄的形式。螯合剂的使用必须在经验丰富的毒理学家监督下进行。对有中毒症状且血铅浓度>70μg/dl 的成人和有脑病或血铅浓度>45μg/dl(>2.15mmol/L)的儿童推荐使用螯合治疗。肝肾功能不全是使用螯合药物的相对禁忌证。对目前仍暴露于铅的患者不应使用螯合药物,因其可增加铅的胃肠道吸收。螯合治疗只能清除相对少量的金属,如果体内铅含量很高,应进行多次螯合治疗,并维持数年。

管理 有脑病的患者可用二巯基丙醇,75mg/m^2(或 4mg/kg)肌内注射,每 4 小时 1 次和 CaNa$_2$EDTA,1 000~1 500mg/m^2 静脉(滴注)注射,每日 1 次。首剂二巯基丙醇应至少在首剂 CaNa$_2$EDTA 前 4 小时给予,以避免铅再次分布到脑。在起初剂后是否停用二巯基丙醇取决于铅的水平和疾病的严重程度。二巯基丙醇和 CaNa$_2$EDTA 的联合治疗疗程为 5 日,紧接着 3 日的洗脱期;然后对是否需要继续螯合治疗进行再评估。

没有脑病的患者通常用二巯琥珀酸治疗,前 5 日给予

10mg/kg,每 8 小时 1 次口服,继之 10mg/kg 每 12 小时 1 次口服,用 14 日。如果这些患者出现症状可转成二巯琥珀酸 50mg/m² 深部肌内注射,每 4 小时 1 次,持续 5 日,并加用 CaNa₂EDTA 1 000mg/m² 静脉注射,每日 1 次治疗。

药物 二巯基丙醇可能引起呕吐,因此通常胃肠外给药或配成口服液给药。二巯基丙醇也可引起注射部位疼痛和全身症状,而且在 G-6-PD 酶缺乏患者可引起中重度急性血管内溶血。此药不能和补铁剂同时使用。由于二巯基丙醇是从花生衍生物中配制而成的,因此禁用于已知或怀疑花生过敏的患者。

CaNa₂EDTA 可导致血栓性静脉炎,通过肌内注射而不用静脉注射可避免之,静脉注射浓度应<0.5%。在开始 CaNa₂EDTA 治疗前,应确认有足够的尿量。CaNa₂EDTA 的严重反应包括肾功能不全、蛋白尿、镜下血尿、发热和腹泻。肾毒性与剂量相关,常是可逆的。CaNa₂EDTA 的不良反应可能是由于锌缺乏。

二巯琥珀酸的一般不良反应包括皮疹、胃肠道症状(如食欲减退、恶心、呕吐、腹泻和金属味)和肝酶的短暂升高。

较低血铅水平 血铅浓度>5μg/dl 的患者应密切监测,反复测试血铅水平,而且应教导他们或他们的父母怎样减少铅的接触。

预防

有危险的患者应检测血铅浓度。减少家庭中毒危险的措施包括定期洗手、定期清洁儿童的玩具和奶嘴、定期清洗家用器具表面;非美国生产的饮用水、家用油漆(除了 1978 年后建造的房子内使用的)和瓷器需进行铅检验。在工作中接触含铅灰尘的成人应使用适当的个人防护设备,回家前更换衣服和鞋子并在睡觉前淋浴。

> **关键点**
>
> - 1978 年(改建重新粉刷时)之前油漆的房子,某些陶瓷器皿(如瓶子、杯子、盘子)具有含铅釉,以及某些职业暴露都会增加铅中毒的风险
> - 患者需接受毛细血管或全血铅含量测试
> - 清除铅来源(若胃肠道存有铅,应全肠道灌洗)
> - 成人 PbB>70μg/dl,儿童存在脑病或 PbB>45μg/dl 时应给予螯合剂治疗。
> - 使用二巯琥珀酸或 CaNa₂EDTA 作为螯合剂治疗,可合并使用二巯基丙醇

特殊中毒

特殊中毒的症状和治疗差异很大(表 364-8),不可能涵盖所有特殊复杂情况和细节。除了极轻微的和常见情况,建议对任何中毒问题向有毒物质控制中心进行咨询。

表 364-8 特殊中毒的症状和治疗

中毒	症状	治疗
血管紧张素转化酶抑制剂	血管性水肿,低血压	活性炭,支持治疗,缓激肽抑制剂(艾卡拉肽、艾替班特) 对于血管性水肿,肾上腺素、抗组胺药或糖皮质激素可能无效 对低血压可考虑用纳洛酮
乙酰甲胺磷	参见有机磷	—
对乙酰氨基酚	对乙酰氨基酚中毒	对乙酰氨基酚中毒
乙酰苯胺 苯胺染料和油 氯苯胺 非那西丁(乙酰氧乙苯胺,苯解氟灵)	高铁血红蛋白和硫血红蛋白导致发绀、呼吸困难、虚弱、无力、绞痛、皮疹和荨麻疹、呕吐、谵妄、抑郁、呼吸和循环衰竭	误服:活性炭;然后按照吸入治疗 皮肤接触:脱掉衣服并用大量肥皂水清洗皮肤;然后根据吸入治疗 吸入:氧,呼吸支持;输血灌洗对严重发绀,亚甲蓝 1~2mg/kg IV
醋酸	低浓度:轻微黏膜刺激 高浓度:腐蚀性物质吞入	支持治疗和灌洗、稀释
丙酮 酮 飞机模型使用的胶水和黏合剂 指甲光亮剂去除剂	误服:除直接肺损伤其余跟吸入一样 吸入:支气管刺激、肺炎(肺充血和水肿、呼吸减弱、呼吸困难)、醉态、昏迷、酮症、心源性心律失常	离开现场 呼吸支持,氧和液体,纠正代谢性酸中毒
乙腈 美甲黏合剂	转换成氰化物,具常见的症状和体征	参见氰化物中毒
乙酰氧乙苯胺	参见乙酰苯胺	—
阿司匹林	阿司匹林及其他水杨酸类药物中毒,参见第 2739 页	—
酸和碱	特殊酸、碱(如硼酸、氟氰化物)和腐蚀性物质吞入,参见第 2741 页 眼部接触:参见第 2659 页 皮肤接触:参见第 2646 页	

续表

中毒	症状	治疗
飞机胶水或黏合剂（模型制造）	参见丙酮、苯（甲苯）、石油馏出物	—
酒精，乙烷基（酒精） 白兰地酒 威士忌 其他酒精饮料	情绪不稳定、动作不协调、脸红、恶心、呕吐、浅深神情恍惚至昏迷、呼吸抑制	支持治疗，静脉输葡萄糖以防止低血糖
异酒精丙醇，异丙基 外用酒精	头昏眼花、不协调、浅深神情恍惚至昏迷、胃肠炎、出血性胃炎、低血压 酮症不伴酸中毒 无视网膜损害或酸中毒	支持治疗，静脉输葡萄糖，纠正脱水和电解质紊乱 对胃炎，静脉用 H_2 阻滞剂或质子泵抑制剂
甲醇（木醇） 抗冻剂 油漆溶剂 固体灌注燃料 清漆	成人 60~250ml（2~8oz）或儿童 8~10ml（2tsp）即可致严重中毒 潜伏期 12~18h 头痛、乏力、腿部痉挛、眩晕、惊厥、视网膜损伤、视力模糊、代谢性酸中毒、呼吸减弱	甲吡唑（15mg/kg，之后 10mg/kg q12h），也可选择 10%酒精/5% D/W IV；初始负荷剂量 10ml/kg 输注超过 1h，之后 1~2ml/（kg·h）维持酒精血浓度 100mg/dl（22mmol/L） 血液透析（为最终治疗）
氯甲桥萘	参见氯和其他卤化碳氢化合物	—
碱	参见酸和碱	—
阿法罗定	参见阿片类物质	—
氨茶碱 咖啡因 瓜拉纳 茶碱	失眠、坐立不安、恶心、呕吐、惊厥、心动过速 对成人，在平时服用基础上急性过量摄入会产生严重毒性	活性炭（口服摄入）、停药、测定血茶碱浓度、苯巴比妥或地西泮治疗惊厥、补液、维持血压 如血药浓度>50~100mg/L（>278~555μmol/L）或如有酸中毒、惊厥或昏迷，则可能需要进行透析 对于无哮喘的患者，可使用 β-受体阻滞剂（如艾司洛尔）
阿米替林	参见三环类抗抑郁药	—
氨气［无水氨（NH_3）］	刺激眼部及呼吸道、咳嗽、气喘、腹痛	用自来水或生理盐水冲洗眼前 15min 如毒性严重，正压给氧控制肺水肿，呼吸支持
氨水［氢氧化铵（NH_4OH）］	参见腐蚀性物质吞入	—
氯化氨基汞（NH_2HgCl）	参见汞	—
碳酸铵［$(NH_4)_2CO_3$］	参见腐蚀性物质吞入	—
氟化铵（NH_4F）	参见氟化物	—
异戊巴比妥	参见巴比妥类	—
苯丙胺 硫酸苯丙胺及磷酸苯丙胺 右旋苯丙胺 甲基苯丙胺 苯甲吗啉 合成卡西酮（浴盐）	活动度增加、兴奋、多语、失眠、易激惹、反应夸张、纳差、发汗、快速型心律失常、心胸绞痛、精神病样状态、无法集中精神或静坐、妄想症	因经由肠肝循环故而摄入活性炭后较长时间才可能起效，需镇静或惊厥发作时应用苯二氮䓬类药，减少外部刺激，外部降温，预防脑水肿 对于无哮喘的患者，应用 β-受体阻滞剂可能有帮助但不常需要
亚硝酸异戊酯	参见亚硝酸盐	—
苯胺	参见乙酰苯胺	—
抗凝剂，直接凝血酶抑制剂 阿加曲班 比伐卢定 达比加群酯 地西卢定	继发于抑制凝血酶的出血	支持治疗（如输全血，凝血酶原复合物浓缩物或血液透析）
抗凝剂，Xa 因子抑制剂 磺达肝素 阿哌沙班 利伐沙班	继发于 Xa 因子抑制剂的出血	出血并发症时，给予支持治疗（如输全血）和/或凝血酶原复合物浓缩物 活性炭和支持治疗

续表

中毒	症状	治疗
抗凝血剂,肝素和低分子肝素 肝素(普通) 达肝素 依诺肝素 亭扎肝素	继发于凝血酶和纤维蛋白凝块形成减少的出血	支持治疗(如输全血) 硫酸鱼精蛋白(扭转普通肝素,但只能部分中和低分子肝素)
抗凝血剂,华法林 双香豆素 超级华法林 华法林	参见华法林	—
抗抑郁药	参见安非他酮、米氮平、选择性5-羟色胺重吸收抑制剂、曲唑酮、三环类抗抑郁药、文拉法辛	—
抗冻剂	参见甲醇和乙二醇	—
抗组胺药	抗胆碱能症状(心动过速、体温过热、瞳孔扩大、皮肤潮热干燥、尿潴留、肠梗阻、谵妄)	用于诊断、试验性治疗或是用以治疗对镇静无效的严重症状,虽然罕有需要(注意:惊厥,参见毒扁豆碱)考虑应用毒扁豆碱,成人:0.5~2.0mg,儿童:0.02mg/kg IV(缓慢)
口服降糖药	参见口服降血糖药物	—
锑 锑波酚 酒石酸锑钾	喉部紧缩感、吞咽困难、胃肠道烧灼痛、呕吐、腹泻、胃肠道出血、脱水、肺水肿、肾功能衰竭、乳酸酸中毒、肝功能衰竭、休克	用青霉胺螯合治疗,对不能口服的患者用二巯基丙醇,补液,治疗休克和疼痛
抗肿瘤药 巯嘌呤 甲氨蝶呤 长春新碱 >50种其他抗肿瘤药	对红细胞生成有影响,恶心、呕吐,依药物不同有特异的急性或慢性效应	支持疗法,应用甲酰四氢叶酸救助治疗,观察亚急性问题(>24~48h)
抗精神病类药(传统类) 氯丙嗪 氟奋乃静 氟哌利多醇 洛沙平 美索达嗪 吗茚酮 奋乃静 哌迷清 丙氯拉嗪 硫利达嗪 替沃噻吨 三氟拉嗪 三氟丙嗪	症状表现多样(如镇静状态、惊厥、兴奋、昏迷、肌张力障碍、低血压、心动过速、室性心律失常或尖端扭转型室性心动过速、抗胆碱能效应、体温过高、粒细胞缺乏症或体温过低)	以苯海拉明或苯扎托品治疗肌张力障碍 对液体疗法无效的低血压以去甲肾上腺素治疗 对室性心律失常考虑用碱化治疗
抗精神病类药(第二代) 氯氮平 奥氮平 喹硫平 利培酮 齐拉西酮	中枢神经系统抑制(尤其奥氮平)、瞳孔缩小、抗胆碱能样应、低血压、肌张力障碍、QT间期延长(偶尔)、致命的骨髓抑制(罕见)	以苯海拉明或苯扎托品治疗肌张力障碍 对液体疗法无效的低血压以去甲肾上腺素治疗 对室性心律失常考虑用碱化治疗
蚂蚁毒	参见砷(砷酸钠)和硼酸	—
砷 碘化汞砷溶液 亚砷酸钾溶液 除草剂 巴黎绿 杀虫剂 硒 砷酸钠	同锑	同锑
胂(砷化氢气体)	急性溶血性贫血	输血、利尿
人造苦杏仁油	参见氰化物	—
沥青	参见石油馏出物	—
阿司匹林	参见阿司匹林及其他水杨酸类药物中毒	—

续表

中毒	症状	治疗
阿托品	参见颠茄制剂	—
汽车废气	参见一氧化碳	—
巴比妥类 异戊巴比妥 甲丙氨酯 戊巴比妥 苯巴比妥 司可巴比妥	心动过缓、体温过低、意识错乱、谵妄、角膜反射消失、呼吸衰竭、昏昏欲睡、共济失调、昏迷	自摄入后24h内应用活性炭,支持疗法,苯巴比妥中毒者强制碱化利尿(以利排出) 重症病例行血液透析
钡复合物(可溶解的) 醋酸钡 碳酸钡 氯化钡 氢氧化钡 硝酸钡 硫化钡 脱毛(发)剂 炸药 烟火 鼠毒	呕吐、腹痛、腹泻、震颤、惊厥、急腹症、高血压、心搏骤停、呼吸困难及发绀、心室颤动、严重低血钾、骨骼肌无力	KCl,10~15mmol/h IV,口服硫酸镁或硫酸钠60g以使钡在胃中沉淀,随后可能需要洗胃 用地西泮控制惊厥 呼吸困难或发绀者给氧
颠茄 阿托品 莨菪碱 莨菪属 东莨菪碱(hyoscine) 曼陀罗	抗胆碱能症状(心动过速、体温过热、瞳孔扩大、皮肤潮热干燥、尿潴留、肠梗阻、谵妄)	用于诊断、试验性治疗或是用以治疗对镇静无效的严重症状,虽然罕有需要(注意:惊厥,参见毒扁豆碱)考虑应用毒扁豆碱,成人0.5~2.0mg,儿童0.02mg/kg IV(缓慢)
苯 苯酚 碳氢化合物 航模胶水 甲苯 二甲苯	眩晕、无力、头痛、欣快感、恶心、呕吐、室性心律失常、麻痹、惊厥 慢性中毒:再生障碍性贫血、低血钾、白血病、中枢神经系统受抑制	用水去除污染,避免呕吐及误吸;给氧;呼吸支持;心电监护(心室颤动可早期出现) 应用地西泮以控制惊厥 对于重度贫血可输血 如必要可予补钾 禁忌使用肾上腺素
γ-六氯化苯 六氯化苯 六氯苯 林丹	易激惹、中枢神经系统兴奋、肌肉痉挛、肌张力障碍、阵挛性及强直性的惊厥发作、呼吸衰竭、肺水肿、恶心、呕吐、迟钝、昏迷	支持疗法,控制气道后给予活性炭 用地西泮控制惊厥发作
石油精	参见石油馏出物	—
苯二氮䓬类 阿普唑仑 氯氮䓬 地西泮 氟西泮	镇静状态至昏迷,特别是药物与酒精混合时低血压	气道控制 对于低血压者给予静脉补液及血管升压类药物 避免给予氟马西尼(注意:如含有三环类抗抑郁药,氟马西尼可能促成癫痫发作;对苯二氮䓬类成瘾的患者,氟马西尼可能促成戒断综合征)
苯酚	参见苯	—
β-受体阻滞剂	低血压、心动过缓、惊厥、心源性心律失常、低血糖、精神状态改变	密切监护和注意维持气道通畅 对于有征兆的患者,考虑给予多巴胺、肾上腺素和其他血管升压类药物以及高血糖素3~5mg IV,随后输注$CaCl_2$、静脉注射胰岛素及葡萄糖、心脏起搏、主动脉内球囊泵以及静脉输注脂肪乳剂
升汞	参见汞	—

续表

中毒	症状	治疗
重铬酸盐	参见铬酸	—
百治磷	参见有机磷	—
联苯菊酯	参见除虫菊酯类	—
双香豆素	参见华法林	—
铋复合物	**急性**：腹痛、少尿、急性肾衰竭 **慢性**：吸收障碍、溃疡性口腔炎、纳差、进行性脑病	呼吸支持、可用二巯基丙醇和二巯基丁二酸螯合治疗
苦杏仁油	参见氰化物	—
漂白剂，氯	参见次氯酸盐	—
β-受体阻滞剂	参见 β-受体阻滞剂	—
靛青含氯石灰	见硒	—
硼酸	恶心、呕吐、腹泻、出血性胃肠炎、无力、嗜睡、中枢神经系统受抑制、惊厥、熟龙虾样皮疹、休克	从皮肤上去除，预防或治疗电解质异常和休克，控制惊厥 对严重中毒（罕见）予以透析
白兰地酒	参见酒精	—
溴酸盐	呕吐、腹泻、上腹痛、酸中毒、耳聋	支持治疗，用硫代硫酸盐将溴酸盐还原成低毒性的溴化物 对肾衰竭患者予血液透析治疗
溴化物	恶心、呕吐、皮疹（可能呈痤疮样）、言语不清、共济失调、意识错乱、精神病患者样行为、昏迷、麻痹、阴离子间隙下降。	停药、水化及 NaCl 静脉注射以利尿，呋塞米 10mg q6h 使用 对于重症中毒行血透
溴	高度腐蚀性 暴露于液态或气态溴会致皮肤及黏膜灼伤	强力去污，支持治疗
盐酸安非他酮	呼吸抑制、共济失调、惊厥	活性炭、苯二氮䓬类药、支持治疗
硝酸丁酯	参见亚硝酸盐	—
镉 氧化镉烟气（如来源于焊接）	**摄入**：严重的胃痛性痉挛、呕吐、腹泻、咽干口燥、咳嗽、呼吸困难、头痛、休克、昏迷、茶色尿、肾衰竭 **吸入**：肺炎伴有呼吸困难和两侧肺部渗出、低氧、死亡	以牛奶或清蛋白稀释、呼吸支持、水化，用二巯基丁二酸或二巯基丙磺酸钠螯合治疗 禁忌使用二巯基丙醇 对吸入中毒者，给氧、有时用支气管扩张剂和皮质激素
咖啡因	参见氨茶碱	—
钙通道阻滞剂 地尔硫䓬 硝苯地平 维拉帕米 其他	恶心、呕吐、意识混乱、心动过缓、低血压、完全性心血管塌陷 中毒有时发生于高血糖后	对缓释制剂考虑应用全肠道灌洗 高血糖素 5~10mg 静脉推注 对低血压或严重心律失常者考虑应用 $CaCl_2$（1g 放入 10ml 液体中，配成 10%溶液）或三倍额外剂量葡萄糖酸钙 IV，使用起搏器或主动脉内球囊泵 使用常规胰岛素 10~100 单位 IV 及以 50~100ml 50%葡萄糖加 10%葡萄糖 50~100ml/h IV 可 IV 脂肪乳剂
甘汞	参见汞	—
樟脑 樟脑油	呼吸气有樟脑味、头痛、意识错乱、谵妄、幻觉、惊厥、昏迷	用地西泮预防和治疗惊厥，呼吸支持
研究用大麻素 cannabicyclohexanol CP-47 JWH-018 JWH-073 JWH-200	高血压，心动过速、心肌梗死、恶心、呕吐、烦躁、幻觉、精神病、癫痫、惊厥、卒中	支持治疗包括静脉输液，苯二氮䓬类药物控制烦躁和癫痫，苯巴比妥控制癫痫发作 β 受体阻滞剂可能有助于缓解心脏症状，但几乎是不必要的

续表

中毒	症状	治疗
固体灌装燃料	参见甲醇	—
斑蝥 斑蝥素 西班牙斑蝥	刺激皮肤及黏膜、皮肤小囊泡、恶心、呕吐、血性腹泻、背部及尿道灼痛、呼吸抑制、惊厥、昏迷、流产、月经过多	避免所有油类,呼吸支持,治疗癫痫控制惊厥,维持体液平衡 无特定解毒剂
氨基甲酸酯 丁醛肟威 恶虫威 苯菌灵 甲萘威 卡巴呋喃 苯硫威 灭虫威 甲氨叉威 氨基乙二酰 残杀威	轻微至重度毒性作用;除胆碱酯酶抑制作用非持久外,余类似有机磷	参见有机磷
卡马西平	进行性中枢神经系统受抑制,惊厥(偶尔),心律失常(罕见)	去除中毒来源后予以支持治疗,监测心率 对心律失常可予静脉输注碳酸氢钠
苯酚	参见苯酚类	—
碳酸盐(铵、钾、钠)	腐蚀性物质吞入,参见第2741页	—
二硫化碳	参见二硫化碳	—
二氧化碳	呼吸困难、乏力、耳鸣、心悸、窒息	呼吸支持,给氧
二硫化碳 二硫化碳	呼吸时蒜味口臭、激惹、乏力、躁狂、昏迷状态、谵妄、瞳孔扩大、失明、帕金森综合征、惊厥、昏迷、麻痹、呼吸衰竭	清洗皮肤,给氧,以地西泮镇静,呼吸及循环支持
一氧化碳 乙炔 汽车废气 煤气 可燃气 照明气 沼气	依暴露时间长短、吸入浓度、呼吸和循环系统受累程度不同而中毒程度各异 依血中碳氧血红蛋白百分比不同而症状各异 头痛、眩晕、呕吐、呼吸困难、意识错乱、瞳孔扩大、惊厥、昏迷	面罩给予$100\% O_2$,如需要给予呼吸支持,立即测量碳氧血红蛋白浓度,如碳氧血红蛋白浓度>25%,需咨询中毒控制中心是否进行高压氧治疗
四氯化碳(有时用于化学制造业) 清洁液(不易燃)	恶心、呕吐、腹痛、头痛、意识错乱、视觉障碍、中枢神经系统受抑制、心室颤动、肾损伤、肝损伤、肝硬化	清洁皮肤,给氧,呼吸支持,监测肾功能和肝功能,适当治疗
羰基铁	参见铁	—
烧碱(氢氧化钠)	参见腐蚀性物质吞入	—
水合氯醛 氯醛酰胺	昏昏欲睡、意识错乱、休克、昏迷、呼吸抑制、肾损伤、肝损伤	对室性心律失常予以呼吸支持、评估伴随的摄入情况、β-受体阻滞剂
氯酸盐和硝酸盐 除草剂 炸药和火柴生产	呕吐、恶心、腹泻、发绀(高铁血红蛋白)、中毒性肾炎、休克、惊厥、中枢神经系统受抑制、昏迷、黄疸	以亚甲蓝治疗高铁血红蛋白,应用10%硫代硫酸盐将氯酸盐还原为毒性较低的氯化物,重症发绀病例需输血,维生素C,治疗休克,给氧 对于复杂病例,可能需行透析治疗
氯丹	参见氯化烃和卤化烃	—
氯代乙氧基磷	参见有机磷	—
氯化烃和其他卤化烃 氯甲桥萘 六氯化苯 氯丹 四氯异苯腈 二氯乙烷 氯苯乙烷 三氯杀螨醇 狄氏剂 除螨灵 硝滴涕	轻微毒性作用(如甲氧氯)至重度毒性作用(如狄氏剂) 呕吐(早期及迟发性的)、感觉异常、抑郁、粗大震颤、惊厥、肺水肿、心室颤动、呼吸衰竭	地西泮或苯巴比妥预防及控制震颤及惊厥,慎用肾上腺素,避免意外刺激,补液 对于肾衰竭及肝衰竭患者给予监护

续表

中毒	症状	治疗
硫丹 异狄氏剂 七氯 林丹 甲氧氯 灭蚁灵 硝滴涕 毒杀芬 其他含氯有机杀虫剂及工业复合物		
含氯石灰	参见氯	—
氯（见次氯酸盐） 含氯石灰 氯水 催泪气	摄入：激惹、口腔及胃肠道受腐蚀、可能形成溃疡或穿孔、腹痛、心动过速、衰弱、循环衰竭 吸入：严重的呼吸道及眼部刺激、声门痉挛、咳嗽、气哽、呕吐、肺水肿、发绀	摄入：以水或牛奶稀释，治疗休克 吸入：给氧、呼吸支持、观察及治疗肺水肿，雾化吸入 $NaHCO_3$（4.2% $NaHCO_3$ 4ml）
氯苯胺	见乙酰苯胺	—
氯仿	窒息 昏昏欲睡、昏迷 可能的急性肝损伤	摄入：观察有无肾和肝损害；呼吸、心脏和循环支持 吸入：呼吸、心脏和循环支持
四氯异苯腈	参见氯和其他卤化碳氢化合物	—
氯硫磷	参见有机磷	—
氯丙嗪	参见酚噻嗪类	—
氯吡硫磷	参见有机磷	—
铬酸盐	参见铬酸	—
铬酸 重铬酸盐 铬酸盐 铬酸	因氧化作用而有腐蚀效应，鼻中隔溃疡或穿孔，严重胃肠炎、休克、眩晕、昏迷、肾炎	以水或牛奶稀释，慎予液体及电解质以支持肾功能，考虑应用 N-乙酰半胱氨酸及维生素C 将六价的转换为较低毒性的三价的复合物
铬	刺激皮肤和黏膜	以水及10%维生素C溶液彻底清洗15min
铬酸	参见铬酸	—
西咪替丁 雷尼替丁	轻微的干燥及昏昏欲睡，可能引起伴随服用药物的代谢改变	没有特殊的解毒药 注意监护伴随使用的其他药物的代谢作用
可乐定	心动过缓、镇静作用、周期性呼吸暂停、低血压、体温过低	支持疗法；血管升压类药物；纳洛酮 5μg/kg 累计至 2~20mg，必要时重复，尽可能减少镇静
煤气	参见一氧化碳	—
钴	心动过速、吸入后呼吸急促及缺氧、刺激皮肤及黏膜、肾小球肾炎、甲状腺功能减退（罕见）	支持疗法，以水及肥皂去污染
氯化钴	参见钴	—
可卡因[†]	兴奋而后抑制、恶心、呕吐、不能自我控制、忧虑、幻觉、发汗、体温过高、惊厥、心肌梗死（罕见）	以地西泮控制兴奋（初始治疗）、给氧、如必要给予呼吸及循环支持，静脉注射 $NaHCO_3$ 静脉注射艾司洛尔治疗心律失常极为谨慎 观察有无心肌或肺部病症（通常在到达急诊之前） 体温过高者给予外部降温
可待因	参见阿片类	—
秋水仙碱	恶心，出血性胃炎，多器官功能衰竭，脓毒症	多次使用活性炭，静脉输液，支持治疗，粒细胞集落刺激因子
铜	参见铜盐	—
铜盐 硫酸铜，醋酸盐或次醋酸盐 氯化亚铜或氧化亚铜 锌盐	呕吐、烧灼样感、金属味、腹泻、疼痛、休克、黄疸、无尿、惊厥	青霉胺或二硫基丙醇（表364-4），维持电解质及液体平衡，呼吸支持，监测胃肠道情况，治疗休克，控制惊厥，监测肝衰竭及肾衰竭

续表

中毒	症状	治疗
升汞(氯化汞)	参见汞	—
库马磷	参见有机磷	—
杂酚油,甲酚	参见苯酚类	—
氰化物 苦杏仁油 氢氰酸 硝普盐 氰化钾 氰酸 氰化钠 野生樱桃糖浆	心动过速、头痛、昏昏欲睡、低血压、昏迷、急性重症酸中毒、惊厥、死亡,可能呼吸时有苦杏仁味,静脉血呈鲜红色 非常极速致死(1~15min)	尽速治疗是根本 吸入:移离源头 吸入或摄入:给予100%O_2和呼吸支持 每分钟吸入亚硝酸异戊酯0.2ml(1安瓿)30s；3%亚硝酸钠10ml以2.5~5ml/min的速度静脉注射(儿童,10mg/kg),随后25%硫代硫酸钠25~50ml以2.5~5ml/min的速度静脉注射(Lilly氰化物试剂盒);如症状复发则重复治疗 考虑应用羟钴胺5g IV(正成为推荐的治疗方法)
氟氯氰菊酯	参见除虫菊酯类	—
氯氰菊酯	参见除虫菊酯类	—
二氯乙烷	参见氯和其他卤化碳氢化合物	—
氯苯乙烷	参见氯和其他卤化碳氢化合物	—
内吸磷	参见有机磷	—
家用除臭剂	参见萘、对二氯苯	—
脱毛(发)剂	参见钡复合物	—
地昔帕明	参见三环类抗抑郁药	—
洗衣粉	腐蚀性物质吞入,参见第2741页	—
右旋苯丙胺	参见苯丙胺	—
二嗪磷	参见有机磷	—
敌敌畏	参见有机磷	—
三氯杀螨醇	参见氯和其他卤化碳氢化合物	—
双香豆素	参见华法林	—
狄氏剂	参见氯和其他卤化碳氢化合物	—
除螨灵	参见氯和其他卤化碳氢化合物	—
二乙二醇	参见乙二醇	—
洋地黄 洋地黄毒苷 地高辛	参见地高辛,参见第608页	—
硝滴涕	参见氯和其他卤化碳氢化合物	—
乐果	参见有机磷	—
二硝基苯	参见硝基苯	—
二硝基-o-甲酚 除草剂 杀虫剂	疲劳、口渴、面红、恶心、呕吐、腹痛、体温过高、心动过速、意识丧失、呼吸困难、呼吸停止、经皮肤吸收	液体疗法,给氧,预计有无肾脏及肝脏毒性显现,无特异性解毒剂,以清洁剂冲洗皮肤
地芬诺酯合并阿托品	嗜睡、眼球震颤、针尖样瞳孔、心动过速、昏迷、呼吸抑制(注意:毒性可能延迟至12h才出现)	活性炭、纳洛酮、谨慎监护所有被证实已摄入的儿童12~18h、支持疗法
敌草快	参见百草枯	—
洗碗机去污剂	参见腐蚀性物质吞入	—
乙拌磷	参见有机磷	—
利尿剂、汞制剂	参见汞	—
碘化汞砷溶液	参见砷	—

中毒	症状	治疗
多虑平	参见三环类抗抑郁药	—
排水管道疏通剂	参见腐蚀性物质吞入	—
硫丹	参见氯和其他卤化碳氢化合物	—
异狄氏剂	参见氯和其他卤化碳氢化合物	—
麦角衍生物	口渴、腹泻、呕吐、头晕、足部灼热感、心率及血压升高、心血管功能不全、惊厥、低血压、昏迷、流产、足部坏疽、白内障	应用苯二氮䓬类或短效的巴比妥酸盐控制惊厥 如末梢局部缺血,应用肝素加酚妥拉明 5~10mg 放入 10ml 生理盐水或硝普钠 1~2μg/(kg·min) IV 对于冠脉痉挛,以硝酸甘油及硝苯地平静脉注射
毒扁豆碱	参见毒扁豆碱	—
顺式氰戊菊酯	参见除虫菊酯类	—
酒精	参见酒精	—
醚	参见氯仿	—
乙硫磷	参见有机磷	—
酒精	参见酒精	—
双香豆素乙酯	参见华法林	—
乙二醇 二乙二醇 大多数汽车防冻液	**摄入**:酩酊大醉但呼吸气无酒精味,恶心、呕吐较迟出现手足痉挛、腰痛、草酸盐结晶尿、少尿进展至无尿及急性肾衰竭、呼吸窘迫、惊厥、昏迷 **眼部接触**:虹膜睫状体炎	**摄入**:呼吸支持,正电解质不平衡(阴离子间隙),考虑纠正酸血症,酒精(参见甲醇治疗)或甲吡唑 15mg/kg IV(负荷剂量),随后 10mg/kg IV,q12h 血液透析为最终治疗 **眼部接触**:冲洗眼部
炸药	参见钡复合物(烟火)和一氧化氮	—
氨磺磷	参见有机磷	—
蚕豆	溶血症状(参见第 982 页)	—
钡硫磷	参见有机磷	—
三价铁盐	参见铁	—
二价铁盐(如葡萄糖酸亚铁、硫酸亚铁)	参见铁	—
烟火	参见钡复合物	—
氟化物 氟化铵 氟 氢氟酸 鼠毒 蟑螂药 氟化钠 一般可溶性氟化物	**摄入**:味觉呈咸味或肥皂味 **较大剂量中毒**:震颤、惊厥、中枢神经系统受抑制、休克、肾衰竭 **皮肤黏膜接触**:表皮疼痛或深度烧伤 **吸入**:强烈的眼部及鼻部刺激、头痛、呼吸困难、窒息感、声门水肿、肺水肿、支气管炎、肺炎、水疱(皮肤病)破裂致纵隔及皮下气肿	**摄入**:以牛奶或水稀释,静脉注射葡萄糖及盐水,10%葡萄糖酸钙 30ml IV(儿童,0.6ml/kg)或 10% $CaCl_2$ 10ml(儿童,0.1~0.2ml/kg) IV,监测有无心脏系统应激,治疗休克及脱水 **皮肤黏膜接触**:以水大量冲洗,将白色组织清创,有时需局部注射 10%葡萄糖酸钙,但可能需动脉内给药,敷贴葡萄糖酸钙或碳酸钙的糊剂或胶状剂 **吸入**:给氧,呼吸支持,泼尼松治疗化学性肺炎(成人,15~40mg bid),治疗肺水肿
氟胺氰菊酯	参见除虫菊酯类	—
甲醛 甲醛溶液(可能含有甲醇)	**摄入**:口腔或胃痛、恶心、呕吐、呕血、休克、血尿、无尿、昏迷、呼吸衰竭 **皮肤接触**:刺激、凝固性坏死(高浓度)、皮炎、过敏 **吸入**:刺激眼部、鼻部及呼吸道;声门痉挛及水肿;吞咽困难;支气管炎;肺炎	**摄入**:以牛奶或水稀释;治疗休克,以 $NaHCO_3$ 纠正酸中毒,呼吸支持,观察有无穿孔 **皮肤接触**:以大量肥皂及水清洗 **吸入**:以盐水冲洗眼部,给氧,呼吸支持
亚砷酸钾溶液	参见砷	—

续表

中毒	症状	治疗
罐装燃料	参见甲醇	—
燃料油	参见石油馏出物	—
可燃气	参见一氧化碳	—
气体	参见氨气、一氧化碳(乙炔气、汽车废气、煤气、炉气、照明气、沼气)、氯气(催泪气)、硫化氢(阴沟气、挥发性氢化物)、有机磷(神经毒气)	—
汽油	参见石油馏出物	—
航模胶水	参见丙酮、苯(甲苯)、石油馏出物	—
地芬诺酯酮	昏昏欲睡、反射消失、瞳孔扩大、低血压、呼吸抑制、昏迷	活性炭,呼吸支持,维持液体及电解质平衡,血液透析或许有助于治疗,纠正休克
金盐	氯化金:肝肾毒性 氰化金盐:氰化物毒性	参见氰化物 见螯合剂治疗指南
愈创木酚	参见苯酚类	—
H_2受体阻滞剂(如西咪替丁、雷尼替丁)	轻微胃肠道问题,可能改变其他药物的浓度	无特异的支持措施
七氯	参见氯和其他卤化碳氢化合物	—
除草剂	参见特别的组成部分(如砷、二硝基-邻-甲酚、氯酸盐和硝酸盐)	—
海洛因	参见阿片类物质	—
六氯环己烷	参见 γ-六氯化苯	—
四磷酸六乙酯	参见有机磷	—
H_2阻滞剂	见 H_2受体阻滞剂	—
挥发性氢化物	参见硫化氢	—
碳氢化合物	参见苯	—
氯化烃	参见氯和其他卤化碳氢化合物	—
卤化烃	参见氯和其他卤化碳氢化合物	—
氢氯酸	腐蚀性物质吞入,参见第2741页	—
氢可酮	参见阿片类物质	—
氢氰酸	参见氰化物	—
氢氟酸	参见氟化物	—
氯化氢或氟化氢	参见一氧化氮	—
硫化氢 碱性硫化物 磷化氢 下水道气 挥发性氢化物	天然气眼病(亚急性角结膜炎)、流泪和灼伤、咳嗽、呼吸困难、肺水肿、腐蚀性皮肤灼伤、红斑、疼痛、大量流涎、恶心、呕吐、腹泻、眩晕、虚脱、神志不清	给氧、呼吸支持
东莨菪碱 莨菪碱 莨菪属	参见颠茄制剂	—
次氯酸盐 漂白剂,氯 次氯酸钠消毒液	一般出现轻度疼痛、口腔及消化道黏膜炎症 咳嗽、呼吸困难、呕吐、皮肤小囊泡	若摄入为6%的家用产品,用牛奶稀释(无需其他稀释治疗),治疗休克 高浓度摄入时需食管镜检查
口服降糖药 磺脲类 氯磺丙脲 格列吡嗪 格列本脲	低血糖、出汗、嗜睡、精神错乱	收住入院,根据情况静滴葡萄糖,频繁进食(不仅是糖),仔细观察行为,周期测量血糖 持续低血糖予奥曲肽 50~100μg 静脉推注或皮下注射,bid~tid 对于乳酸酸中毒,支持治疗和血液透析
照明气	参见一氧化碳	—

续表

中毒	症状	治疗
丙咪嗪	参见三环类抗抑郁药	—
吸入麻醉药 氯仿 醚 一氧化二氮 三氯甲烷	窒息 昏昏欲睡、昏迷 氧化亚氮可致谵妄 氯仿,可能急性肝损伤	**摄入**:观察有无肾和肝损害;呼吸、心脏和循环支持 **吸入**:呼吸、心脏和循环支持
杀虫剂	参见氯化烃和其他卤化烃、有机磷、对二氯苯、除虫菊酯	—
碘	口腔及食管灼伤痛、黏膜棕色沉着、喉头水肿、呕吐、腹痛、腹泻、休克、肾炎、循环衰竭	口服牛奶、淀粉或面粉,早期气道支持;液体及电解质支持,治疗休克,早期积极呼吸道管理
碘仿(三碘甲烷)	皮炎、呕吐、中枢抑制、兴奋、昏迷、呼吸困难	**摄入**:牛奶或水稀释,呼吸支持 **皮肤接触**:$NaHCO_3$ 或酒精清洗
铁 羰基铁(参见一氧化碳) 三价铁盐 二价铁盐 葡萄糖酸亚铁 硫酸亚铁 含铁维生素 (注意:儿童含铁咀嚼片非常安全)	呕吐、上腹部疼痛、苍白、发绀、腹泻、思睡、休克;如果摄入元素铁>20mg/kg 可中毒	3~6h 内,血清铁 > 400~500μg/dl (> 72~90μmol/L)合并消化道症状者,予去铁胺 15mg/(kg·h)开始滴定至 BP
异柳磷	参见有机磷	—
异烟肼	中枢神经系统刺激、惊厥、迟钝、昏迷及肝毒性	对于惊厥,每摄入 1mg,予 1mg 维生素 B_6 静注,不知误服量则予 5g 静注 $NaHCO_3$ 纠正酸中毒
异丙醇	参见异丙醇	—
次氯酸钠消毒液	参见次氯酸盐	—
煤油	参见石油馏出物	—
酮类	参见乙酮	—
高效氯氟氰菊酯	参见除虫菊酯类	—
铅 铅盐 焊料 油漆或油漆的面	**急性摄入**:烦渴、灼烧样腹痛、呕吐、腹泻、中枢神经系统症状(激惹、注意力不集中、意识降低、惊厥) **急性吸入**:失眠、头痛、共济失调、躁狂、惊厥 **慢性接触**:贫血、周围神经病变、精神错乱、铅性脑病、动脉粥样硬化加速进展	参见铅中毒
四乙基铅	**蒸气吸入、皮肤吸收或摄入**:中枢神经系统症状(失眠、烦躁、妄想、共济失调、躁狂、惊厥)	支持治疗,地西泮控制惊厥,液体及电解质治疗,远离污染源
含氯石灰	参见氯	—
林丹	参见 γ-六氯化苯、氯化烃和其他卤化烃	—
酒类	参见酒精	—
锂盐	恶心、呕吐、腹泻、颤抖、肌束震颤、昏昏欲睡、糖尿病性尿崩、共济失调、惊厥、甲状腺功能减退	**急性**:水化、地西泮、终末器官受损或血清锂>4mmol/L 需透析治疗 **慢性**:症状严重需透析
碱液(氢氧化钠)	参见腐蚀性物质吞入	—
麦角酰二乙胺(LSD)	精神错乱、幻觉、高度兴奋、昏迷、幻觉重现	支持治疗,苯二氮䓬类药 成人严重狂躁者予氟哌利多醇 2~10mg IV/IM(必要时重复)
马拉硫磷	参见有机磷	—
锰	参见高锰酸钾	—
沼气	参见一氧化碳	—

续表

中毒	症状	治疗
哌替啶	参见阿片类物质	—
甲丙氨酯	参见巴比妥类	—
汞,化合物 氨基氯化汞 二氯化汞 甘汞 升汞 利尿剂、汞制剂 氯化汞 硫柳汞	**急性**：严重胃肠炎、口腔烧灼样痛、多涎、腹痛、呕吐、结肠炎、肾病、无尿、尿毒症 烃类及苯类汞可造成皮肤灼伤 **慢性**：牙龈炎、精神异常、神经衰弱	洗胃、活性炭、青霉胺 维持水、电解质平衡，肾功能损害者需透析治疗，严密观察胃肠道穿孔情况 **皮肤接触**：清水、肥皂擦洗
汞,元素 液体(皮肤接触,摄入) 汽	**液体**：如果误食,无自觉症状 如是静脉注射,可有肺栓塞的表现 **汞蒸气**：严重肺炎	**液体**：如果误食,无需治疗 如是静脉注射,支持治疗 **汞蒸气**：支持治疗
硫柳汞(thimerosal)	参见汞(一般无毒)	—
聚乙醛 蜗牛诱饵	恶心、呕吐、干呕、腹痛、肌僵直、过度通气、惊厥、昏迷	支持治疗,地西泮
金属	参见特殊金属	请参见表364-4
甲福明	乳酸酸中毒	对于乳酸酸中毒,支持治疗和血液透析
美沙酮	参见阿片类物质	—
甲基苯丙胺	参见苯丙胺	—
甲醇	参见甲醇	—
杀扑磷	参见有机磷	—
甲氨蝶呤	恶心、呕吐、腹泻、口腔炎、骨髓抑制、血小板减少症、肝硬化	静脉补液,碱化尿液,亚叶酸(叶酸救援),羧肽酶灭活甲氨蝶呤
甲氧氯	参见氯和其他卤化碳氢化合物	—
甲醇	参见甲醇	—
甲基对硫磷	参见有机磷	—
水杨酸甲酯	参见阿司匹林及其他水杨酸类药物中毒	—
二氯甲烷	参见一氧化碳	参见一氧化碳
矿油精	参见石油馏出物	—
米氮平	通常良性 一般为镇静、精神错乱、心动过速	观察≥8h
航模胶水、溶剂	参见丙酮、苯、石油馏出物和甲苯	—
单胺氧化酶抑制剂 异卡波肼 苯乙肼 司来吉兰 反苯环丙胺	症状不具特异性且变化多样,通常延缓6~24h才出现 拟交感神经中毒证候群、头痛、恶心、肌张力障碍、幻觉、眼球震颤、肌震颤、腹泻、惊厥、肌僵直 低血压及心过动缓(可能系发生前预兆)	洗胃治疗,支持治疗
谷氨酸钠	全身烧灼感、面部压迫感、焦虑、胸痛(中餐馆综合征)	支持治疗
吗啡	参见阿片类物质	—
樟脑丸、晶体、驱虫剂	参见萘、樟脑和对二氯苯	—
毒蘑菇	参见蘑菇中毒	—
指甲光亮剂去除剂	参见丙酮	—
二溴磷	参见有机磷	—
石脑油	参见石油馏出物	—
萘 除臭剂 樟脑丸、晶体、驱虫剂(参见对二氯苯)	**摄入**：腹部痉挛、恶心、呕吐、头痛、意识错乱、排尿困难、血管内溶血、惊厥、G6PD缺乏患者可有溶血性贫血 **皮肤接触**：皮炎、角膜溃疡 **吸入**：头痛、意识错乱、呕吐、呼吸困难	**摄入**：严重溶血者予输血,对血红蛋白尿者碱化尿液,用苯二氮䓬类药物控制惊厥 **皮肤接触**：如果衣物曾用萘樟脑丸储藏,应脱除之；冲洗皮肤眼睛

续表

中毒	症状	治疗
萘酚	参见苯酚类	—
麻醉剂	参见阿片类物质	—
奈法唑酮	参见曲唑酮	—
新斯的明	参见毒扁豆碱	—
神经毒气	参见有机磷	—
镍	高敏性皮炎 慢性吸入：肺部炎症	去除镍来源，清水灌洗
羰基镍	肺炎、发绀、谵妄、惊厥（参见镍）	去除中毒来源、除污；轻症者用二硫卡钠口服，严重者静脉注射；若无二硫卡钠，可用双硫仑替代
烟碱	参见烟草	—
硝酸盐	参见氯酸盐和硝酸盐	—
硝酸	腐蚀性物质吞入，参见第2741页	—
亚硝酸盐 亚硝酸异戊酯 亚硝酸异丁酯 硝酸甘油 亚硝酸钾 亚硝酸钠	高铁血红蛋白血症、发绀、缺氧、胃肠道症状、呕吐、头痛、晕眩、低血压、呼吸衰竭、昏迷	O_2 对高铁血红蛋白血症给予1%亚甲蓝1~2mg/kg缓慢IV
硝基苯 人造苦杏仁油 二硝基苯	苦杏仁味（提示氰化物）、嗜睡、头痛、呕吐、眼球震颤、共济失调、棕色尿、惊厥、谵妄、发绀、昏迷、呼吸停止	见乙酰苯胺
一氧化氮（参见氯化物、氟化物、硫化氢、二氧化硫，参见第438页） 因大气氧化剂和导弹燃料释放、爆炸、农业排泄造成的空气污染 氯化钴 氯化氢 氟化氢	接触一氧化氮后一般症状出现延迟，除非浓度较高 有疲乏、咳嗽、呼吸困难、肺水肿 以后可发生支气管炎、肺炎	卧床休息，症状加重时尽早给氧 对大量肺水肿予吸引、体位引流、机械通气，成人泼尼松30~80mg/d和儿童按体表面积地塞米松1mg/m² 可能预防肺纤维化
硝酸甘油	参见亚硝酸盐	—
硝普钠	参见氰化物	—
一氧化二氮	参见氯仿	—
非甾体抗炎药 布洛芬 萘普生	恶心、呕吐、中枢神经系统毒性（如超大剂量时的惊厥）	临床观察，支持治疗
去甲替林	参见三环类抗抑郁药	—
八甲基焦磷酰胺	参见有机磷	—
冬青油	阿司匹林及其他水杨酸类药物中毒，参见第2739页	—
石油	参见乙酰苯胺（苯胺油）和石油馏出物（燃料油、润滑油）	—
阿片类 阿法罗定 可待因 芬太尼 海洛因 氢可酮 哌替啶 美沙酮 吗啡 阿片 羟考酮 右丙氧芬	针尖样瞳孔、昏昏欲睡、浅表呼吸、痉挛状态、呼吸衰竭 哌替啶：癫痫	活性炭、呼吸支持、需要时静脉注射纳洛酮以使患者清醒并改善呼吸、输液维持循环

续表

中毒	症状	治疗
鸦片	参见阿片类物质	—
有机磷 乙酰甲胺磷 百治磷 氯代乙氧基磷 氯硫磷 氯蜱硫磷 库马磷 内吸磷 二嗪磷 敌敌畏 乐果 乙拌磷 乙硫磷 氨磺磷 钡硫磷 四磷酸六乙酯 异柳磷 溴苯磷 马拉硫磷 脱叶磷 杀扑磷 甲基对硫磷 丙胺氟 二溴磷 神经毒气 八甲基焦磷酰胺 乙酰甲胺磷 对硫磷 甲拌磷 速灭磷 亚胺硫磷 甲基嘧啶磷 替美磷 特丁磷 司替罗磷 敌百虫 三甲酚磷酸酯	**经皮肤、吸入或摄入吸收**：恶心、呕吐、腹部痉挛、流涎过度、肺部分泌物增多、头痛、流涕、视力模糊、瞳孔缩小、言语不清、精神障碍、呼吸困难、口吐泡沫、昏迷	去除衣物，冲洗皮肤 分泌物增多，成人予阿托品 2~5mg，儿童 0.05mg/kg IV 或 IM q15~60min，需要时重复和加量使用（必要时大剂量使用），往往 q3~5min；碘解磷定成人 1~2g，儿童 20~40mg/kg IV 15~30min，有需要 1h 后重复；给氧、呼吸支持、纠正脱水 观察者避免自我污染
草酸 草酸盐	喉咙烧灼样疼痛、呕吐、低血压、手足搐搦、休克、声门及肾脏损害、草酸尿	牛奶或乳酸钙、10% 葡萄酸钙 10~20ml IV、止痛、生理盐水扩容抗休克、观察喉头水肿和狭窄情况
氧可酮	参见阿片类物质	—
乙酰甲胺磷	参见有机磷	—
油漆	参见铅	—
油漆溶剂	参见甲醇、石油馏出物（矿油精）和松节油	—
对二氯苯 杀虫剂 樟脑丸 厕所除臭剂	腹痛、恶心、呕吐、腹泻、惊厥、手足搐搦（罕见）	补充液体、地西泮控制惊厥
副醛	呼吸时有醋酸味且不连贯、瞳孔缩小、呼吸抑制、昏迷	给氧、呼吸支持
百草枯（强腐蚀剂） 敌草快	**即时症状**：胃肠道疼痛和呕吐 **24h 内**：呼吸衰竭（但用敌草快无肺部问题）	活性炭、硅藻土、限氧、咨询中毒控制中心或相关工厂人员
对硫磷	参见有机磷	—
巴黎绿	参见砷	—

续表

中毒	症状	治疗
戊巴比妥	参见巴比妥类	—
灭蚁灵	参见氯和其他卤化碳氢化合物	—
烫发稳定剂	参见溴酸盐	—
氯菊酯	参见除虫菊酯类	—
杀虫剂	参见特殊组分	—
石油馏出物（参见第2744页） 沥青 石油精 燃料油 汽油 煤油 润滑油 矿油精 航模胶水 石脑油 石油醚 焦油	**摄入**：喉咙及消化道烧灼、呕吐、腹泻，仅在吸入时可有肺炎 **蒸气吸入**：欣快感、胸部烧灼感、头痛、恶心、虚弱、中枢抑制、精神错乱、呼吸困难、呼吸急促、啰音、心肌对儿茶酚胺过度敏感（能导致心律失常） **吸入**：早期急性肺部炎症改变	因主要问题通常是由于吸入而非摄入所致，所以洗胃不是必须的 水肿予以支持治疗、给氧，呼吸支持
非那西汀	见乙酰苯胺	—
苯环己哌啶	睁眼迟钝、激惹、暴力行为、意识不清、心动过速、高血压	安静环境 若有需要，用苯二氮䓬类药物镇静
苯甲吗啉	参见苯丙胺	—
苯巴比妥	参见巴比妥类	—
苯酚类 苯酚 木馏油 甲酚 愈创木酚 萘酚	腐蚀作用，黏膜烧灼、苍白、虚弱、休克、儿童有惊厥、肺水肿、烟色尿、食管狭窄（罕见） 呼吸、心脏和循环衰竭	去除衣物、灼伤表面用水清洗、活性炭、止痛、给氧、呼吸支持、纠正液体失衡；观察有无食管狭窄
吩噻嗪 氯丙嗪 丙氯拉嗪 丙嗪 三氟拉嗪	锥体外系症状（共济失调、肌肉和手足痉挛、斜颈），通常为特异性表现 大量误服可致口唇干燥、昏昏欲睡、惊厥、昏迷、呼吸抑制	苯海拉明 2~3mg/kg IV 或 IM 治疗锥体外系症状，地西泮控制惊厥
苯丙醇胺	紧张、激惹、心动过缓、高血压及其他拟交感神经作用	支持治疗、地西泮 治疗高血压用酚妥拉明 5mg IV，持续 1min 或硝酸甘油 IV
甲拌磷	参见有机磷	—
速灭磷	参见有机磷	—
亚胺硫磷	参见有机磷	—
磷化氢	参见硫化氢	—
磷酸二酯酶（PDE）5抑制剂 阿伐那非 西地那非 他达拉非 伐地那非	低血压，心动过速，胸痛，心律失常，视力减退，阴茎异常勃起	支持治疗，静脉输液和升压药，泌尿外科会诊治疗阴茎异常勃起，避免硝酸盐
磷酸	参见腐蚀性物质吞入	
磷（黄或白） 鼠毒 灭蟑药（注意：红磷不被吸收且无毒）	**第一阶段**：大蒜味、呼吸时有蒜气味、局部刺激感、恶心、呕吐、腹泻、皮肤与喉咙与黏膜被腐蚀（由磷的爆炸性与可燃性导致） **第二阶段**：8h 至数天内无症状期 **第三阶段**：恶心、呕吐、腹泻、肝肿大、黄疸、出血、肾损害、惊厥、昏迷 酒精、脂肪、食用油可使毒性加强	应使患者和施救者避免接触患者呕吐物及粪便 1:5 000 高锰酸钾或 1%~2% 过氧化氢溶液洗胃，可使磷转化为无毒的氧化物 **如有磷嵌入皮肤**： 可予清水浸泡患者身体 部分专家推荐用稀释的高锰酸钾或硫酸铜（250g加入250ml水中）冲洗 矿物油 100ml（防止吸收，2h 重复） 防止休克 仔细清创 5%NaHCO₃ 加 3%硫酸铜加 1%羟乙基纤维素呈糊状涂抹于暴露部位，30min 清净（长时间接触硫酸铜可致铜中毒）

续表

中毒	症状	治疗
毒扁豆碱 新斯的明	晕眩、虚弱、呕吐、绞痛、心动过缓、可能有惊厥、激惹	成人用硫酸阿托品0.6～1mg或儿童0.01mg/kg皮下注射或IV，必要时重复 必要时用苯二氮䓬类药物镇静
毛果芸香碱	参见毒扁豆碱	—
甲基嘧啶磷	参见有机磷	—
钾化合物（氢氧化钾或碳酸钾）	参见酸和碱	—
氰化钾	参见氰化物	—
亚硝酸钾	参见亚硝酸盐	—
高锰酸钾	褐色污点、口腔黏膜灼伤、声门水肿、低血压、肾脏累及	用水或牛奶稀释，考虑早期用内镜检查治疗，维持液体平衡
普加巴林	躁动，窦性心动过速，抽搐，昏迷 戒断症状类似于γ-羟基丁酸（GHB）	支持治疗，苯二氮䓬控制癫痫和激越
丙氯拉嗪	参见酚噻嗪类	—
硝滴涕	参见氯和其他卤化碳氢化合物	—
丙嗪	参见酚噻嗪类	—
右丙氧芬	参见阿片类物质	—
普罗替林	参见三环类抗抑郁药	—
氰酸	参见氰化物	—
除虫菊酯	参见除虫菊酯类	—
拟除虫菊酯 联苯菊酯 氟氯氰菊酯 氯氰菊酯 顺式氰戊菊酯 氟胺氰菊酯 高效氯氟氰菊酯 氯菊酯 除虫菊酯 苄呋菊酯 聚醚菊酯 七氟菊酯 胺菊酯	过敏体质人群易发生变态反应（包括过敏反应和皮肤敏感）；除非以石油馏出物为载体，一般呈低毒性	彻底冲洗皮肤，对症和支持治疗
雷尼替丁	参见西咪替丁	—
鼠药	参见特殊的组分（如钡化合物、氟化物、磷、铊盐、华法林）	—
苄呋菊酯	参见除虫菊酯类	—
间苯二酚（resorcin）	呕吐、眩晕、耳鸣、寒战、颤动、谵妄、惊厥、呼吸抑制、昏迷、高铁血红蛋白血症	呼吸支持，亚甲蓝治疗高铁血红蛋白血症
蟑螂药	参见氟化物、磷和铊盐	—
外用酒精	参见异丙醇	—
水杨酸盐	参见阿司匹林及其他水杨酸类药物中毒	—
水杨酸	参见阿司匹林及其他水杨酸类药物中毒	—
东莨菪碱（hyoscine）	参见颠茄制剂	—
司可巴比妥	参见巴比妥类	—
硒	参见砷和铊盐	—
阴沟气	参见硫化氢	—
银盐 硝酸银	唇染色（白色、棕色、然后黑色）、银中毒（皮肤变成石板灰或蓝色）、胃肠炎、休克、晕眩、惊厥	止痛，地西泮控制惊厥

续表

中毒	症状	治疗
烟雾	参见二氧化硫	—
腐蚀性苏打（氢氧化钠）	参见腐蚀性物质吞入	—
碳酸钠	参见酸和碱	—
氰化钠	参见氰化物	—
氟化钠	参见氟化物	—
氢氧化钠	参见腐蚀性物质吞入	—
亚硝酸钠	参见亚硝酸盐	—
水杨酸钠	参见阿司匹林及其他水杨酸类药物中毒	—
焊（接）料	参见镉和铅	—
5-羟色胺再摄取抑制剂 西酞普兰 艾司西酞普兰 氟西汀 氟伏沙明 帕罗西汀 舍曲林	通常可见镇静、呕吐、震颤、心动过速 可能出现惊厥、幻觉、低血压、5-羟色胺综合征 罕见死亡 西酞普兰可能引起 QRS 间期延长	保护气道，对 QRS 增宽者予碱化处理；摄入后症状持续>6h 者应入院治疗 症状严重时可予静脉输注脂肪乳剂
锑波酚	参见砷	—
曼陀罗	参见颠茄制剂	—
士的宁	坐立不安，听觉、视觉、触觉高敏状态 在精神状态完好的情况下，轻微刺激即引起好似全身性惊厥的剧烈肌阵挛，惊厥间期肌松弛；多汗、呼吸骤停	隔离、减少刺激以防止惊厥；口服活性炭，静脉注射地西泮，呼吸支持 严重惊厥状态予神经肌肉阻滞剂并机械通气支持
二氧化硫 烟雾	呼吸道刺激、打喷嚏、咳嗽、呼吸困难、肺水肿	离开污染区域、给氧、正压呼吸、呼吸支持
硫酸	参见腐蚀性物质吞入	—
聚醚菊酯	参见除虫菊酯类	—
野生樱桃糖浆	参见氰化物	—
焦油	参见石油馏出物	—
酒石酸锑钾	参见砷	—
催泪气	参见氯	—
七氟菊酯	参见除虫菊酯类	—
替美磷	参见有机磷	—
特丁磷	参见有机磷	—
司替罗磷	参见有机磷	—
四乙基铅	参见铅、四乙基	—
胺菊酯	参见除虫菊酯类	—
铊盐（以前用于蚂蚁、鼠、蟑螂药）	腹痛（绞痛）、呕吐（可能出血性）、腹泻（可能出血性）、胃炎、多涎、震颤、腿痛、感觉异常、多发性神经炎、眼肌和面部麻痹、谵妄、惊厥、呼吸衰竭、3 周后脱发	治疗休克、支持治疗、地西泮控制惊厥，活性炭（有效结合铊和阻断肝内循环），普鲁士兰 60mg/kg，鼻胃管注入，qid（与使用活性炭目的一样），螯合剂二巯基丙醇（疗效不一） 避免使用青霉胺和二氨基甲酰二硫代乙酯（可引起铊重分布进入中枢神经系统） 向毒物控制中心求助更多的帮助
茶碱	参见氨茶碱	—
甲状腺素	一般无症状 罕见激惹并在 5~7 日后进展至甲状腺危象	催吐、居家观察、地西泮，可能使用抗甲状腺制剂，有症状时可加以普萘洛尔
烟草 尼古丁	兴奋、意识错乱、肌肉抽筋、乏力、腹部痉挛、全身性肌阵挛、中枢抑制、呼吸增快、心悸、心血管衰竭、昏迷、呼吸衰竭	活性炭、呼吸支持、供氧、地西泮止惊，如果污染则清洗全身皮肤
厕所便桶清洁剂，除臭剂	参见腐蚀性物质吞入	—
甲苯	参见苯	—

续表

中毒	症状	治疗
毒杀芬	参见氯和其他卤化碳氢化合物	—
曲唑酮	中枢神经抑制、直立性低血压、惊厥、QRS波延长（但尖端扭转型室性心动过速罕见），低血压（罕见）	气道保护 对补液反应差的低血压者予去甲肾上腺素
敌百虫	参见有机磷	—
三氯甲烷	参见氯仿	—
三环类抗抑郁剂 阿米替林 地昔帕明 多塞平 丙米嗪 去甲替林 普罗替林	抗胆碱效应（如视力模糊、尿潴留）、中枢神经系统效应（如嗜睡、木僵、昏迷、共济失调、不宁、激惹、反射亢进、肌肉强直、惊厥）、心血管效应（心动过速、其他心律失常、束支传导阻滞、QRS增宽、传导异常、心力衰竭）、呼吸抑制、低血压、休克、呕吐、高热、瞳孔放大、出汗	对症治疗和支持治疗、活性炭、生命指征和心电图监测，气道维持 $NaHCO_3$（0.5~2mmol/kg）快速静注，反复周期性使用，使QRS缩短，防止心律失常，维持血pH值>7.45（需要持续滴注） 地西泮控制惊厥 血管活性药物（如去甲肾上腺素）维持血压 严重的中毒可考虑静脉输注脂肪乳剂
三氟拉嗪	参见酚噻嗪类	—
三碘甲烷	参见碘仿	—
钨	参见第449页	
松节油 某些油漆溶剂 某些清漆	松节油味、口腔灼伤、腹痛、咳嗽、窒息感、呼吸衰竭、肾炎	呼吸支持、给氧、止痛、监护肾功能
丙戊酸钠	进行性中枢神经系统和呼吸抑制 高氨血症伴或不伴有肝脏毒性	呼吸和心血管系统支持治疗、监测肝功能 有症状高氨血症：左旋肉碱100mg/kg（最大量6g）IV 30min以上；后维持剂量15mg/kg，q4h 无症状高氨血症：左旋肉碱100mg/kg po，q4h（每日最大量3g）
清漆	参见甲醇和松节油	—
文拉法辛	可能有镇静、惊厥、QRS延长、拟交感症状（震颤、瞳孔放大、心动过速、高血压、出汗）、低血压 死亡罕见	持续观察>6h 有QRS延长者考虑予以碱化治疗
含铁维生素	参见铁	—
华法林（有时用于杀虫剂） 双香豆素 双香豆素乙酯 超级华法林（有时用于杀虫剂）	单次摄入不严重 多次超剂量摄入，凝血障碍疾病，PT/INR升高	单次摄入予以观察 有出血表现者给予维生素K_1（植物甲萘醌），直至INR正常，必要时输注新鲜冻干血浆 为了实现快速逆转，凝血酶原复合物
野樱桃糖浆（自然的，非人工调味的）	参见氰化物	—
冬绿树油	参见阿司匹林及其他水杨酸类药物中毒	—
木醇	参见甲醇	—
二甲苯	参见苯	—
锌	—	见表364-4
锌盐	参见铜盐	—

* 在单独一列中的一种毒物与另一种毒物（如甲苯与苯）的合称表示两种毒物在化学上相联系，或者一种毒物是不纯的或一种是另一种的组分。含有毒药的物质名单只是举例，并不完整。

† 内科医生应该注意一些人被警察追击时会把含有可卡因的塑料袋塞入肠道或阴道（所谓的打包者）和口腔、直肠和阴道（所谓的填充者）

365. 放射/辐射暴露和污染

电离辐射对组织的损伤依辐射量、暴露程度、辐射类型及身体暴露部位而异。症状可以是局部的（如灼伤）也可以是全身性的（如急性放射性疾病）。根据辐射暴露史、症状和体征可诊断，有时可用辐射检测设备来定位和识别放射性污染。管理重点在于对相关外伤处理、消毒、支持治疗和使医务工作者的暴露风险最小化。严重的急性放射性疾病患者需反向隔离和骨髓支持。由某些特定的放射性核素引起的体内污染患者可给予吸收抑制剂或螯合剂治疗。综合从开始暴露至出现症状的时间、症状的严重程度以及接触辐射后 24~72 小时内的淋巴细胞计数来评估预后。

电离辐射由放射性元素或一些仪器（如 X 线和放射性治疗设备）发出。

辐射的类型 辐射包括：

- 高能电磁波（X 线、γ 射线）
- 粒子（α 粒子、β 粒子、中子）

α 粒子是由某些高原子量的放射性核素（如钚、镭、铀）发射出的携带能量的氦核，不能穿透浅层皮肤（<0.1mm）。

β 粒子是由不稳定原子核（如铯-137、碘-131）发射出的高能量电子。β 粒子能穿入皮肤深处（1~2cm）引起表皮和皮下组织损伤。

中子是由少数一些放射性核素（如锎-252）发出和核裂变反应（如核反应堆）产生的电中性粒子；它们穿透组织的深度从几毫米到数十厘米不等，这取决于其所携带的能量。它们与稳定的原子碰撞后，产生高能质子、α 和 β 粒子及 γ 射线。

γ 射线和 X 线是能够穿透入人体较深组织（数厘米）的波长极短的电磁放射线（如光子）。当一些光子把它们所有能量储存于体内时，另一些携带相同能量的光子则只能储存一小部分，而其他能量则会完全透过人体，对人体无任何影响。

正由于它们的这些特性，当放射性原子进入人体内（体内污染）或由 β-发射器直接照射人体表时，α 和 β 粒子所造成的损害是最大的，只有与放射性元素邻近的组织才会受影响。γ 和 X 线可造成放射源远隔组织的损害，通常是引起急性放射综合征（ARS）的主要原因。

辐射测量 常用的辐射测量单位包括伦琴、拉德、雷姆。伦琴（R）是 X 或 γ 射线在空气中电离能力的暴露测量单位。拉德（rad）是单位质量组织所吸收辐射能量的数量单位。由于 1 拉德不同射线造成的生物学损害也不尽相同（如中子较 X 或 γ 射线需要更高的能量），因此拉德剂量需用质量因子进行矫正，所得的当量即人体伦琴当量（rem）。在美国以外的科学文献中，采用的 SI（国际系统）中，分别用戈瑞（Gy）和希沃特（Sv）代替了 rad 和 rem；1Gy=100rad，1Sv=100rem。在描述 X 或 γ 或 β 射线时，rad 和 rem（及相应的 Gy 和 Sv）在本质上是一样的（即质量因子等于 1）。

放射性活度是用每秒发生核衰变（转换）的原子数量来表示。贝克勒尔（Bq）是放射性活度的 SI 单位；1Bq 是指每秒有一个原子发生衰变（dps）。在美国系统中，一居里等于 370 亿 Bq。

暴露类型 辐射暴露包括：

- 污染
- 辐射

放射性污染 是无意中与放射性物质或遗留放射性物质的东西接触所致，通常是灰尘和液体。污染可以是：

- 体外污染
- 体内污染

体外污染是指存在于皮肤或衣服上放射性物质可掉落或被擦去，并再次污染其他人或物体。体内污染是指放射活性物质通过胃肠道、呼吸或破损的皮肤等途径无意间进入人体内。放射性物质一旦进入人体，可被吸收转运至人体的不同部位（如骨髓），并在这些部位持续发出放射线直至被去除或衰变完全为止。体内污染更难被去除。尽管任何放射性核素均可能造成体内污染，但从历史上说，多数情况下，污染对人们造成重大危险的所涉及放射性核素相对较少，例如磷-32、钴-60、锶-90、铯-137、碘-131、碘-125、镭-226、铀-235、铀-238、钚-238、钚-239、钋-210 和镅-241。

辐射是暴露于放射但不是有放射性活度的物质（即不涉及污染）。放射暴露可发生在辐射源（如放射活性物质、X 线摄片机）不接触人体的情况。当放射源被移除或关闭，暴露也即停止了。辐射即可波及整个人体，如果剂量足够大，可引起全身症状和辐射综合征，也可仅累及身体局部（如接受放射性治疗）而导致局部症状。人们在接受辐射后不会发出射线（即变成有放射活性）。

辐射源 辐射源可以是天然的或是人工合成的（表 365-1）。

人们不断暴露于自然发生的低剂量辐射被称为背景辐射。背景辐射来源于宇宙射线和来自空气、水和地表的放射活性元素。宇宙射线因地球磁场而聚集于南北两极，并被大气层所衰减。因而生活在高纬度和/或高海拔的人和飞机航程中的人们暴露的辐射更多。地表来源的外部辐射主要是因为有半衰期与地球年龄（约为 45 亿岁）相当的放射性元素的存在。特别是在许多岩石和矿物中存在的铀（^{238}U）和钍（^{232}Th）以及它们衰减数十代后的放射性子代和钾的放射性核素（^{40}K）。在食物、水喝空气中也含有少量这些放射性核素，因此，当这些放射性核素混合并持续不断进入人体后即可造成体内暴露。大部分渗入体内混合的放射性核素来自碳的放射性核素（^{14}C）和钾（^{40}K），而且由于它们和其他元素（稳定的放射性形式）通过摄取和吸收不断在

表 365-1　美国平均每年辐射暴露量*

来源	有效暴露量/mSv
天然辐射来源	
氡气	2.3
其他陆地辐射来源	0.2
太阳和宇宙辐射	0.3
自然界内部放射活性元素	0.3
合计	3.1
人造源（日常人体暴露）	
诊断性 X-射线诊断和核医学	3.0
消费品	0.1
核武器试验的沉降物	<0.01
核工业	<0.01
合计	3.1
每年暴露总量	6.2
其他暴露源（平均一次暴露或过程）	
航空旅行	0.001~0.014/h 飞行
牙科 X-射线	0.005
胸片（正位片）	0.02
胸片（2 次：正位和侧位）	0.1
乳房钼靶射线	0.4
头颅 CT	2
躯体 CT（胸、腹、盆）	6~8
钡剂灌肠	8
核医学（如骨扫描）	4.2

*国家辐射防护与测量委员会．美国人口电离辐射暴露．NCRP Report No. 160 National Council on Radiation Protection and Measurements, Bethesda, MD, 2009．

体内得到补充，每秒钟大约有 7 000 个原子经历放射性衰变。

吸入惰性气体氡的放射活性同位素（^{222}Rn 和 ^{220}RN）以及来自铀（^{238}U）衰变系列造成的体内暴露占美国人口人均自然产生的辐射剂量的大部分（73%）。宇宙辐射占 11%，人体内放射性元素占 9%，7% 来自地表外辐射。在美国，人们接受自然辐射的平均有效剂量约 3 毫西弗（mSv）/年（范围在 0.5~20 秒 Sv/yr）。在地球的一些地方，人民接受的辐射量则超过 50mSv/yr。来自自然背景辐射剂量远低于能引起辐射损害的剂量，它们可能使肿瘤风险少量增加，但一些专家认为不会增加肿瘤风险。

在美国，人们接受的辐射中平均有 3mSv/yr 来源于人为因素，而其中绝大部分又来自医疗影像。在人均基础上，CT 和心脏核素检查占来自医学影像暴露辐射的比例最高。尽管在理论上可能会增加肿瘤风险，但医疗诊断过程中所使用的辐射剂量几乎不会造成辐射损伤。但也有例外情况，如需要长时间在透视引导下进行的介入治疗（如血管重建、血管栓塞、心脏或肿瘤射频消融），这些操作会损伤皮肤和皮下组织。放射性治疗也会造成靶组织附近的正常组织损伤。

极小部分公众暴露事件是因为核意外和核武器试验泄漏所致。核意外包括工业辐射仪、工业辐射源和核反应堆。这些核意外通常是由于未遵循安全操作所致（如忽视互锁设备）。辐射损伤也可由含有大量放射性核素的工业辐射源的遗失或失窃造成。人们治疗这些损伤的同时，可能没有意识到自己已暴露于辐射。

已发生的放射性物质意外泄漏事件，包括 1979 年宾夕法尼亚州三哩岛工厂泄露事件、1986 年乌克兰切尔诺贝利反应堆事件以及 2011 年日本福岛第一核电站事件。其中三哩岛的暴露量最小，这是因为没有像切尔诺贝利反应堆事件中密闭管路泄露以及福岛核电站发生的氢气爆炸。住在三哩岛 1.6 公里范围内的人最多只收到约 0.08mSv 的辐射量（一个月内部分接受自天然来源）。然而，最终从切尔诺贝利核电站的附近地区疏散的 115 000 名员工平均接受到的有效辐射量是 30mSv 而甲状腺平均剂量约 490mGy。事故发生时在切尔诺贝利核电站工作的人接受的辐射剂量是相当高的。超过 30 名工人和紧急救援人员在事故后数月内死亡，而有更多的人因暴露患上急性放射性疾病。而在遥远的欧洲、亚洲，甚至北美（在较小程度上）都能检测到来自那次事故的低剂量污染。在白俄罗斯、俄罗斯和乌克兰的各受影响地区中，预计事故发生 20 年后人群平均累积辐射量约为 9mSv。2011 年在日本发生地震和海啸导致放射活性物质从福岛第一核电站的多个反应堆释放入环境中。当时未发现对现场工人有造成严重的放射性损伤。在福岛县近 40 万居民中，根据问卷和剂量重建模型，估计 95% 的人接受的有效辐射量<2mSv，99.8% 的人<5mSv。由于 WHO 倾向较保守的假设，所以其估计的暴露量略高。估计与福岛县不紧邻辖区的有效暴露量为 0.1~1mSV 之间，而日本以外的人群接受的暴露量几乎是可忽略不计（<0.01mSV）。

另一件重大的辐射事件是 1945 年 8 月在日本发生的 2 枚原子弹爆炸，爆炸直接创伤及产生的热量导致约 11 万人死亡。在随后的 60 年间多出了一小部分人（<600）死于因辐射诱发的肿瘤。对幸存者的持续健康监测仍然是评估辐射诱发癌症风险的最重要来源。

虽然报道有数起由个人故意投放放射性污染的犯罪事件，而目前还没有发生因恐怖活动造成的人群辐射暴露，但仍令人担忧。可能采取的行动有使用装置播散放射活性物质造成该区域污染（如丢弃铯-137 的放射源）。使用传统炸药制成辐射扩散装置（RDD）被称作脏弹。其他恐怖情况还包括使用隐藏的辐射源使不知情的人群受到大剂量暴露、袭击核反应堆或放射活性物质贮存设施以及引爆核武器〔如一种被盗的武器，简易核装置（IND）〕。

病理生理

电离辐射可直接损伤 DNA、RNA 和蛋白质，但对细胞核的损伤更多的是间接的，通过辐射与细胞内的水分子相互作用产生的高能活性自由基造成。大剂量电离辐射可导致细胞死亡，而小剂量电离辐射则会干扰细胞增殖。对其他细胞组分的损伤会导致生长中的组织发育不全、萎缩,最终致纤维化。

影响反应的因素:对辐射反应的生物学异质性包括
- 组织的辐射敏感性
- 剂量
- 暴露时间
- 患者的年龄

细胞和组织的辐射敏感性不同。一般情况下,尤其是未分化的和高速分裂的细胞(如干细胞、肿瘤细胞)最易受到辐射影响。因为射线优先损伤快速分裂的干细胞而不是成熟细胞,所以在辐射暴露和损伤之间有一个明显的潜伏期。直到大量成熟细胞在自然衰老凋亡后,由于干细胞的丢失而无法进行替代时,辐射损伤才有所显现。

细胞敏感性从高到低依次为:
- 淋巴细胞
- 生殖细胞
- 骨髓增殖细胞
- 肠内上皮细胞
- 表皮干细胞
- 肝细胞
- 肺泡上皮细胞和胆道上皮细胞
- 肾上皮细胞
- 内皮细胞(胸膜和腹膜)
- 结缔组织细胞
- 骨细胞
- 肌肉、脑和脊髓细胞

辐射损伤的严重程度取决于暴露剂量和暴露时间。单次快速辐射剂量较在几周或几月时间内累积相同剂量辐射所引起的损伤更为严重。剂量反应也取决于身体暴露辐射的面积大小。人体在短时间内全身接受辐射量大于4.5Gy后,一定会出现严重病变,但不一定会致命;而如果长时间对小面积组织给予10秒的Gy辐射,人体是可以良好耐受的(如癌症放疗)。

还有一些其他因素也增加辐射损伤的敏感性。儿童更易受到辐射损伤,因为他们的细胞增殖率更快。携带共济失调毛细血管扩张症基因纯合子的人群有着更高的辐射损伤敏感性。结缔组织病和糖尿病等疾病可增加辐射损伤的敏感性。化疗药物也可增加辐射损伤敏感性。

癌症和致畸性 辐射对体细胞的基因损伤可引起恶变,而生殖细胞损伤可增加可遗传性基因缺陷疾病的理论可能性。

当整个人体长时间暴露于0.5Gy辐射时,可使成人癌症死亡的平均寿命风险从22%升至约24.5%,相对风险增加11%,但绝对风险增加仅2.5%。辐射在常规剂量下(即辐射来自背景辐射和常规影像检查)致癌风险是很小的,甚至可能为0。从已知的更高剂量所致的影响可向下推算出如福岛等反应堆事件附近人群在接受一般的低剂量辐射下所增加的辐射诱发肿瘤风险。由此得出的极小的理论影响与大的人口基数相乘可得出看似额外增加的肿瘤死亡的人数。这样推测的准确性无法确定,因为理论上增加的风险太小以致无法通过流行病学研究进行检测,并且不能排除在这种暴露剂量不增加肿瘤风险的可能性。

儿童更易受到影响,这是因为他们体内有更多的细胞在进行有丝分裂,且有更长的生存时间等肿瘤得到显化。估计1岁儿童接受腹部CT检查后在其预计寿命时间内发生癌症的绝对风险可增加0.1%。放射性核素被特定组织吸收后可成为潜在致癌源(如切尔诺贝利反应堆事件后,被大量放射活性碘污染的牛奶为人所摄取,结果导致暴露儿童甲状腺肿瘤的发生率增加)。

胎儿对高剂量辐射损伤极其敏感。但是,剂量低于100mGy是不可能有致畸作用的。与出生缺陷的整体风险(2%~6%)和检查的潜在诊断效益相比,孕妇可能进行的一般影像检查所接受的辐射剂量对胎儿的影响风险是非常小的。因宫内暴露增加的肿瘤发生风险与儿童的辐射暴露风险相似,大概是成人风险的2~3倍。

在需要行放射有光的影像检查时应仔细考虑辐射暴露的潜在风险,根据个人体质和临床问题优化辐射暴露,并注意采用适当的辐射防护措施,尤其是对儿童和孕妇。

辐射对生殖细胞的损害可见于动物试验,对妊娠动物进行严重辐射可引起后代出生畸形。但在遭受辐射暴露人群的子女中并未发现这种遗传影响,包括在日本原子弹爆炸中幸存者所生子女或接受放射治疗的肿瘤患者的后代。到卵巢和睾丸的平均辐射量分别约为0.5Gy和1.2Gy。

症状及体征

临床表现取决于辐射暴露是累及全身(急性放射综合征)还是局限于身体的一小部分(局部辐射损伤)。

急性放射综合征(ARS) 当整个身体或身体大部分接受高剂量辐射后,可出现集中不同的综合征:
- 脑血管综合征
- 胃肠(GI)综合征
- 血液系统综合征

这些综合征分为3个不同阶段:
- 前驱期(辐射暴露后数分钟至2日):可能出现嗜睡,胃肠综合征(恶心、纳差、呕吐和腹泻)
- 无症状潜伏期(辐射暴露后数小时至21日)
- 明显的全身疾病期(辐射暴露后数小时至60日以上):疾病以主要累及的脏器分类

辐射剂量决定了出现何种综合征、疾病严重程度以及病情进展速度(表365-2)。出现的症状和病程与辐射剂量有非常好的一致性,因而可用于评估辐射暴露。

脑血管综合征是全身接受相当大剂量辐射(>30Gy)的主要表现,往往是致命的。在暴露后数分钟至1小时即出现前驱期症状。潜伏期很短或几乎没有。患者可出现震颤、抽搐、共济失调和脑水肿,并在数小时至1~2日内死亡。

胃肠综合征是全身遭受6~30Gy辐射后引起的主要表现。前驱期症状通常较明显,多在暴露1小时内出现,并在2日内逐渐消退。在4~5日的潜伏期内,胃肠黏膜细胞发生坏死。细胞死亡发生在顽固性恶心、呕吐和腹泻之后,上述症状导致机体严重脱水、电解质紊乱、血容量减少和血管塌陷。肠坏死亦可发生,进而诱发肠穿孔、菌血症和脓毒症。常导致死亡。接受辐射量>10Gy的患者可能即会出现脑血管症状(建议以此为致死剂量)。幸存者也会发生造血系统综合征。

表 365-2　体外辐射和体内吸收对全身的影响

症状分期	特征	剂量范围/Gy				
		1~2	2~6	6~8	8~30	>30
前驱期	恶心和呕吐的发生率	5%~50%	50%~100%	75%~100%	90%~100%	100%
	暴露后出现恶心、呕吐的时间	2~6h	1~2h	10~60min	<10min	数分钟
	恶心和呕吐持续时间	<24h	24~48h	<48h	<48h	N/A（患者48h内死亡）
	腹泻的严重程度和发生率	无	无或轻微（<10%）	严重（>10%）	严重（>95%）	严重（100%）
	暴露后腹泻出现的时间	—	3~8h	1~3h	<1h	<1h
	头痛的严重度和发生率	极轻	轻微到中等（50%）	中等（80%）	严重（80%~90%）	严重（100%）
	暴露后头痛出现的时间	—	4~24h	3~4h	1~2h	<1h
	发热的严重度	无发热	中度升高	中到重度	重度	重度
	发热的发生率	—	10%~100%	100%	100%	100%
	暴露后发热出现的时间	—	1~3h	<1h	<1h	<1h
	中枢神经系统功能	无损害	认知障碍持续6~20h	认知障碍>24h	大剂量时，急性出现 可有数小时神志清醒间歇期	共济失调 惊厥 震颤 嗜睡
潜伏期	无症状	28~31d	7~28d	<7d	无	无
明显疾病期	临床表现	轻到中度白细胞减少 疲乏 虚弱	中到重度白细胞减少 紫癜 出血 感染 脱发（3Gy辐射量）	重度白细胞减少 高热 腹泻 呕吐 眩晕,定向障碍 低血压 电解质紊乱	恶心 呕吐 严重腹泻 高热 电解质紊乱 休克	N/A（患者在<48h死亡）
	主要脏器综合征	血液系统	血液系统	胃肠道（黏膜细胞）	胃肠道（黏膜细胞）	中枢神经系统
	住院治疗	门诊观察	必要的建议	急诊入院	姑息治疗（仅针对有症状者）	姑息治疗（仅针对有症状者）
	未经治疗的急性死亡率	0%~5%	5%~100%	95%~100%	100%	100%
	经治疗的急性死亡率	0%~5%	5%~50%	50%~100%	100%	100%
	死亡时间	6~8周	4~6周	2~4周	2日~2周	1~2日

* 1rad,1cGy;100rad=1Gy。

† 全身照射量达1Gy时,不会引起任何症状。

虽然呕吐时间是一个快速而简单的估计辐射剂量的方法,但应慎用该方法,这是因为其不够精确,且有较高假阳性率。其他信息,如淋巴细胞计数和暴露的潜在细节,有助于提高准确性。

经许可改编自 Military Medical Operations Armed Forces Radiobiology Research Institute. Medical Management of Radiological Casualties. 2nd ed. 2003. Available at the Armed Forces Radiobiology Research Institute web site.

造血系统综合征是全身遭受辐射量为 1~6Gy 引起的主要表现,包括广义上的全血细胞减少。前驱期症状较轻微,从辐射暴露 1~6 小时后出现,持续 24~48 小时。辐射暴露后骨髓造血干细胞明显耗尽,但循环中的成熟血细胞大部分未受影响。但淋巴细胞除外,其后在辐射暴露后数小时至数天内即可明显减少。随着循环中血细胞的衰老死亡,却得不到足够的补充,最终导致全血细胞减少。因此,患者在接受 1Gy 的辐射暴露后尽管存在造血功能障碍,但可维持 4.5 周的无症状潜伏期。中性粒细胞减少(2~4 周时最明显)和抗体产生的下降使各种感染的风险增加。血小板减少症可导致瘀点和黏膜出血,一般在 3~4 周内出现,并可能持续数月。贫血进展缓慢,这是因为既有的红细胞寿命较白细胞和血小板长。幸存者罹患辐射诱导的癌症的发病率增加,包括白血病。

皮肤辐射损伤(CRI)是人体急性暴露于 3Gy 辐射下造成的皮肤和皮下组织的损伤(表 365-3)。CRI 既可伴发于 ARS 也可因局灶性辐射暴露所致,病变可从轻微短暂性红斑到坏死不等。迟发效应(暴露>6 个月后)包括色素沉着和色素减退,进行性纤维化和弥散性毛细血管扩张。皮肤萎缩变薄,以致轻微的机械外伤即可造成皮肤损伤。皮肤暴露部位罹患鳞状细胞癌的风险增加。尤其需注意的是,当患者在没有热灼伤史情况下皮肤出现痛性非愈合性损伤时,应考虑到辐射损伤的可能。

局部损伤 辐射几乎对所有器官都能造成急性和慢性的不良影响(表 365-3)。对多数患者而言,这些不良影响主要来源于治疗性的放射(参见第 1077 页)。其他常见的辐射暴露来源包括意外接触到的无安全保障的食物辐照、放射性治疗仪、X 线衍射仪和其他可产生大剂量辐射的工业或医疗辐射源。而且,一些在荧光透视引导下进行的介入手术,由于患者需长时间暴露于 X 线亦可导致 CRI。辐射诱发的皮肤疼痛和溃疡可能需要数月或数年才会充分形成。重度 CRI 患者可表现为皮肤剧烈疼痛,而往往需要手术进行干预。

诊断

- 症状、严重程度、症状性潜伏期
- 连续监测淋巴细胞绝对值计数和血清淀粉酶水平

根据暴露史、症状、体征和实验室检查可诊断。起病情况、病程和症状的严重程度有助于确定辐射剂量,从而也有助于根据每个患者可能的预后进行分诊。但一些前驱症状(如恶心、呕吐、腹泻、震颤等)是非特异性的,应考虑辐射损伤意外的原因。许多未遭受足够辐射暴露而导致急性辐射综合征的患者,可表现出类似的、非特异的症状,尤其是在遭受恐怖袭击或核反应堆事故引起高剂量的辐射时。

遭受急性辐射暴露后,需检测全血细胞计数和淋巴细胞绝对计数,并在辐射暴露后 24、48、72 小时进行复查,以评估初始放射剂量及预后(表 365-4)。辐射剂量和淋巴细胞计数之间的关系可因物理外伤而发生改变,物理损伤时可使淋巴细胞从组织间隙进入血管,从而使循环中的淋巴细胞计数升高。这种应激相关的淋巴细胞升高是一过性的,常在物理损伤 24~48 小时恢复正常。根据临床情况需要,

表 365-3 局部放射损伤*

组织暴露	不良影响
脑	参见第 1686 页
心血管	胸痛、放射性心包炎、放射性心肌炎
皮肤	2~4Gy:一过性皮肤红斑 4~5Gy:一过性皮肤红斑、一过性脱发(在>4Gy 下暴露 2~3 周内) 5~10Gy:斑持续时间长,可能有永久性脱发、干性脱屑(暴露辐射量高值下) 10~15Gy:干性脱屑(暴露后 2~8 周内) 15~20Gy:湿性脱屑(暴露后 2~4 周内) 15~25Gy:水疱(皮肤病)(暴露后 2~3 周内) >20Gy:溃疡(暴露后 2~3 周内) >25Gy:坏死(暴露>3 周以上)
生殖腺	少精、闭经、性欲减退 导致不育的阈剂量(-1%概率): 睾丸:>6Gy,3 周内发病 卵巢:>3Gy,1 周内发病
头颈部	黏膜炎、吞咽疼痛、甲状腺癌
肌肉和骨骼	肌病、瘤样改变、骨肉瘤
眼部	>0.5Gy:白内障(潜伏期<20 年后;辐射量越大、暴露年龄越小则潜伏期时间越短)
肺脏	急性肺炎 分次辐射暴露>30Gy:有时是致命性的(单次辐射暴露 LD_{50}>10Gy) 肺纤维化
肾脏	GFR 下降,肾小管功能下降 大剂量(潜伏期 6 个月至 1 年后):蛋白尿、肾功能不全、贫血、高血压 <5 周内累积剂量>20Gy:放射性纤维化、少尿型肾衰竭
脊髓	>50Gy:脊髓病
胎儿	生长发育受限、先天性畸形、先天代谢障碍、死胎 <0.1Gy:没有明显影响 在辐射剂量相同情况,儿童未来发生肿瘤的风险:10%~15%每 1Gy

* 常来源于放疗治疗。
LD_{50},半数致死剂量。

每周复查全血细胞计数以监测骨髓造血活力。血清淀粉酶水平在明显辐射暴露 24 小时后开始上升,程度呈剂量依赖,因此在基线水平上应对其每日进行监测。其他可行的实验室检查:

- C-反应蛋白(CRP)水平:CRP 随辐射剂量增加而升高,可用于区分轻症和重症暴露患者
- 血瓜氨酸水平:瓜氨酸水平降低提示有胃肠道的损害
- 血 fms 相关酪氨酸激酶-3(FLT-3)配体水平:FLT-3 是造血系统损伤的标记物
- IL-6:暴露辐射剂量越大,升高水平越明显
- 粒细胞集落刺激因子(G-CSF)定量试验:辐射暴露剂量较高时可升高

表365-4　成人辐射暴露48h后淋巴细胞计数绝对值与照射剂量*及预后关系

最低淋巴细胞计数绝对值/ (细胞数/ml)	辐射剂量/Gy	预后
>1 500(正常成人)†	0.4	极好
1 000~1 499	0.5~1.9	好
500~999	2.0~3.9	一般
100~499	4.0~7.9	差
<100	8.0	几乎致死

* 全身辐射暴露(大致剂量)。

† 正常情况下,儿童淋巴细胞计数高于成人,而随年龄增长而逐渐下降,平均值在0~2岁约4 600/ml,2~6岁约3 100/ml,7~17岁约2 300/ml。

经许可改编自 Mettler FA Jr, Voelz GL. Major radiation exposure what to expect and how to respond [J]. New England Journal of Medicine, 2002, 346: 1554-1561。

- 超分散指数的细胞遗传学研究:这些研究用于评估身体部分辐射暴露

污染　当怀疑患者有放射性核素污染时,应用薄窗 Geiger-Muller 探头连接检测仪(Geiger 计数器)对其全身进行检测,以明确体位污染部位及范围。此外,还应检测可能的体内污染,先用湿试子擦拭鼻孔、耳朵、口腔和伤口等地方,然后再用计数仪进行检测。怀疑有体内放射污染时,对尿、粪、呕吐物等标本亦应进行检测有无放射性。

预后

没有医疗防护下,全身暴露辐射的 $LD_{50/60}$(60 日内致50%患者死亡的暴露剂量)约为3Gy;而6Gy 辐射剂量对人几乎是致死的。辐射剂量<6Gy 时,被暴露者有可能幸存,而存活率与总辐射量成反比。生存时间随剂量增加而缩短。脑血管综合征患者可在数小时至数天内死亡,而胃肠综合征者通常在2日至数周内死亡。造血系统综合征患者可能在4~8周内因继发的感染或大出血而死亡。全身辐射暴露剂量<2Gy 的患者在一个月之内会完全康复,但可能会发生远期后遗症(如癌症)。

有医疗防护下,$LD_{50/60}$ 为6Gy。偶尔有患者在高达10Gy 的剂量下仍存活的。有严重并发症、损伤和烧伤者预后更差。

治疗

- 首先处理严重创伤或危及生命的情况
- 最大限度减少医护工作者的辐射暴露和污染
- 治疗体外和体内污染
- 有时某些放射性核素需用特殊的治疗手段
- 支持治疗

辐射暴露可能伴随物理损伤(如灼伤、爆炸伤、坠落伤等)。相比辐射暴露,所伴发的创伤更会有即刻致命性,故须迅速处理。严重创伤抢救时应优先清除污染物,而不能因等待特殊的辐射处理设备和专业人员而拖延。如同日常创伤救治的标准通用预防措施一样,应充分保护重症治疗团队。

包括管理在内的有关辐射损伤可靠的扩展信息可见于美国卫生和人类辐射事件医疗管理服务部 US Department of Health and Human Services Radiation Event Medical Management 的网站。这些信息可下载到个人电脑或数码设备中,以防万一在辐射事故时网络无法连接。

准备　联合委员会强制要求所有医院开展救治被危险物品污染患者的相关培训,包括被辐射物质污染者。患者被放射性污染确诊后,应立即将其隔离于指定区域(根据实际情况),同时对其进行去污工作,并报告给医院放射安全主管部门、公共安全主管部门、危险物质防护队和执法部门,以便进行放射源的调查。

治疗区域表面应覆盖塑料薄膜以辅助去污染设施。这种准备从来都不应该优先于向患者提供医疗稳定流程。应有现成的放置废弃物的地方(标有"注意,放射活性物")、样本容器和 Geiger 计数器。所有与该房间或患者接触过的设备(包括救护车设备在内)均应隔离,直至证实无辐射污染。一种例外情况是出现大规模伤亡时,对被轻微污染的重要仪器设备,如直升机、救护车、创伤室和 X 线机、CT 机、手术器械等应尽可能快地去污染后再进行使用。

治疗或转运患者的工作人员应遵循标准的防护措施,如穿戴帽子、防毒面具、长袍、手套和鞋套等。使用过的物品应放置在有特殊标记的袋子或容器中。应佩戴照射量测定仪对放射暴露进行监测。工作人员应轮班交换以使暴露降至最低,怀孕人员应撤离治疗区。

由于大多数辐射污染者所接受的辐射剂量低,所以护理一般患者的医护人员不可能接受到超过职业极限的辐射量,即 0.05Sv/yr。即便是在像切尔诺贝利核反应堆事件那样的辐射伤亡的极端案例,救治患者的医护人员所接受的辐射剂量也是<0.01Sv。多位权威人士建议将 0.5Gy 作为启动救生行为可接受风险的最低参考值。

体外去污　通常先后顺序是
- 脱去衣服和体外杂物
- 清洁伤口,保持皮肤完整
- 首先清洁污染最重的区域
- 使用辐射测量仪监测去污进度
- 持续去污,直到该区域辐射水平较基础值下降2~3倍或2次去污期间污染水平不再显著下降

小心脱去衣服置于有标记的容器内,以使污染范围降至最低。去除衣物后大约可清除90%的外污染。在辐射测量仪确认前,应考虑体外物体可能也会被污染。

污染伤口在保持皮肤完整的前提下用生理盐水灌洗,也可用外科纱布轻柔擦拭。在多次清洗后如果仍残留污染,可在伤口边缘行小的外科清创术。虽然应将嵌入的有放射活性的碎片取出,并放置在铅容器中,但清创不要求超过伤口边缘。

美国人可随时咨询美国能源辐射紧急救济中心/培训中心(REAC/TS),电话(865)576-1005, orise.orau.gov/reacts/;或CDC,电话(888)246-2675, http://www.bt.cdc.gov/radiation/。

被污染的皮肤和毛发可用温水和温和洗涤剂清洗,直至放射活性计数提示水平较背景污染水平降低2~3倍或有效清洗已不能再使污染水平显著降低。清洗过程应保护好

所有伤口,防止放射性物质进入。擦洗应充分但应避免磨破皮肤。通常需要特别注意指甲和皮肤皱褶处。可用剪刀或电动剃须刀剪去污染的头发,不用剃胡子。诱发出汗(如在被污染的手上戴橡胶手套)有助于去除皮肤上残留的污染。

灼伤处冲洗应轻柔,因为如用力擦洗会加重伤口损伤。后续的伤口换药可有助于去除残留污染。

被体外辐射源照射但没有受到污染的患者无需进行去污治疗。

内部去污 近期经口摄入的放射活性物质,应立即行催吐或洗胃将其迅速移除。口腔污染者常用生理盐水或稀释的过氧化氢漱口。眼睛暴露者应通过流动的清水或盐水从侧边横向进行冲洗,以免造成鼻泪管污染。

采用更特异治疗措施的紧急性和重要性取决于放射核素的类型和数量以及其所具有的化学形式和代谢特征(如溶解度、特定靶器官的亲和性),污染途径(如呼吸道、消化道、污染的伤口)和疗效。在决定治疗体内污染前要求对其潜在的风险有所了解,推荐向专业人人员咨询(如 CDC 或 REAC/TS)。

目前去除(排出)体内放射活性物质的方法包括:

- 靶器官饱和度[如使用碘化钾(KI)针对放射活性碘]
- 在摄入污染物的入口或体液中使用螯合剂,之后快速排出[如针对镅、钚、铜、钇等的二乙基炔三胺戊酸乙酯(DTPA)钙剂或锌剂]
- 用同位素稀释法加速放射性核素在体内的代谢(如针对氢-3 的水)
- 使放射性核素在肠腔内沉积,之后通过大便排出体外(如针对锶-90 的口服钙或磷酸铝溶液)
- 在胃肠道内进行离子交换(如针对铯-137、铷-82、铊-201 的普鲁士蓝)

因为一起严重的核反应堆泄漏事件可向周围环境释放核裂变产物,使得大量人群遭受辐射暴露,而经详细研究发现口服碘化钾可促进污染物排出。适时(辐射暴露前 1 小时)口服碘化钾的有效率在 95% 以上。但其有效性会随时间而显著下降(约 80% 在暴露 2 小时后有效)。可用的碘化钾可以是片剂也可以是饱和溶液[剂量:成人或体重 68kg 以上的儿童,130mg;3~18 岁者(体重<68kg),65mg;1~36 个月者,32mg;1 个月龄以下者,16mg]。碘化钾只对活性碘的体内污染有效,而对其他放射活性元素无效。其他大部分排毒药物远没有碘化钾有效,只能使患者体内的辐射剂量减少 25%~75%。碘化钾禁忌包括对碘剂过敏和某些与碘敏感相关的皮肤疾病(如疱疹样皮炎、荨麻疹性血管炎)。

特殊治疗 根据需要给予对症治疗,包括纠正休克和低氧、缓解疼痛和焦虑、镇静(必要时静脉注射劳拉西泮 1~2mg)控制癫痫发作、止吐(甲氧氯普胺 10~20mg 静脉注射,每 4~6 小时 1 次;氯丙嗪 5~10mg 静脉注射,每 4~6 小时 1 次;昂丹司琼 4~8mg 静脉注射,每 8~12 小时 1 次)、止泻(每次腹泻后口服高岭土/黏胶质 30~60ml;或氯苯哌酰胺首次口服 4mg,之后每次解便后口服 2mg)。

对脑血管综合征无特殊治疗方法。该综合征通常是致死的;治疗主要是减轻患者痛苦。

胃肠综合征可给予积极液体复苏和纠正电解质紊乱。早期肠外营养有利于肠道休息。发热患者需及早应用广谱抗生素(如亚胺培南 500mg 静脉注射,每 6 小时 1 次)。然而,严重感染所致的脓毒性休克仍是最主要的死亡原因。

造血系统综合征的治疗类似于骨髓增生不良和各种原因引起的全血细胞减少症。输注血液制品可治疗贫血和血小板减少症,造血生长因子(粒细胞集落刺激因子和粒巨噬细胞集落刺激因子)和广谱抗生素可分别用于粒细胞减少症和粒细胞减少性发热。粒细胞减少症患者也需进行反向隔离。全身辐射剂量>4Gy 的患者,骨髓恢复造血的可能性很小,应尽快给予造血生长因子。虽然干细胞移植术少有成功,但如辐射暴露剂量>7~10Gy 仍应予考虑(参见第 1413 页)。

细胞因子可能有效。推荐药物和剂量是:

- 非格司亭(G-CSF)2.5~5μg/kg,每日 1 次或等剂量(100~200μg/m² 皮下注射,每日 1 次)
- 沙格司亭[粒细胞巨噬细胞集落刺激因子(GM-CSF)]5~10μg/kg 皮下注射,每日 1 次/或 200~400μg/m² 皮下注射,每日 1 次
- 培非司亭(乙二醇化的 G -CSF)6mg 皮下注射 1 次

辐射诱发的皮肤损伤或溃疡若难以愈合时可行皮肤移植或其他外科治疗。

除对一定疾病体征(如白内障的眼部检查、甲状腺疾病的甲状腺功能检查)进行常规监测外,没有针对特定器官损伤或癌症的特殊监测或筛查方法。

预防

避免放射活性物质的污染、减少暴露时间、远离照射源、屏蔽污染源等方法对辐射暴露有防护作用。在进行涉及电离辐射的影像学检查时,尤其是肿瘤放射治疗,对不需要接受治疗而最易受影响的身体其他部位(如女性乳房、性腺、甲状腺)需要用铅围裙或铅板来防护。

尽管用铅围裙或商用的透明防护装备对人进行屏蔽可有效减少影像诊断和介入检查时散射的低能量 X 线的暴露,但这些围裙和屏风对恐怖袭击或核反应堆泄漏时放射性核素释放的高能量 γ 射线基本是无用的。在这些情况下,减少辐射暴露的措施包括启动标准预防措施、进行去污染治疗,若没有积极的防护手段应尽量与受污染患者保持距离。所有在辐射源周边工作人员,如暴露最大允许职业暴露剂量(0.05Sv)风险>10% 时,应携带剂量监测仪。简易的电子剂量计有助于监测事件期间收到的累积剂量。

公众反应 因核电站事件或人为投放放射性物质造成的环境大范围高剂量污染时,可通过以下措施来减少暴露:

- 就地避难
- 撤离污染区域

更好的措施取决于许多事件相关的特定变量,包括初次辐射释放后所经历的时间、辐射释放是已停止还是仍在持续、天气情况、避难所的可用性和类型、撤离条件(如交通情况、转运系统便利度)。群众最好的做法是遵照当地公共

卫生部门在电视或广播上所宣传进行行动。如有疑问，就地避难是最好的选择，直到有更多的信息可用。对庇护所最好的推荐是上下层中心部位是混凝土或金属结构的建筑（如地下室）。

来自公共卫生部门发布的一致而简洁的信息有助于减少不必要的恐慌，减少急诊室就诊的低危险人群数量，进而避免急诊科出现过负荷的情况。这样的通告计划应在任何事件时提前公布。也推荐有计划的提供急救、去污及供非急诊问题的人们咨询的场所，以减少对急诊资源的需求计划。

居住在距离核电站16km（10英里）范围内的人群应预防性口服碘化钾药片。碘化钾药片可在当地药店或一些公共卫生机构获得。

预防药物　防辐射药物，例如可清除自由基的硫醇化物，已被证实在辐射前或当时服用可减少死亡率。阿密磷定较同类药物是一种强效的注射用抗辐射药物。可预防患者在化疗后出现的口腔干燥。虽然硫醇化物具有很好的防辐射作用，但这些药物也可引起一定的副作用，如低血压、恶心、呕吐和过敏反应。其他试验药物和化学药品在动物实验中也发现，如在辐射暴露前给予可提高生存率。但使用这些药物在可提供实质性保护作用时的剂量，也是具有毒性的，故尚无推荐剂量。

366. 脊柱外伤

脊柱外伤可引起脊髓或椎骨损伤，或两者同时发生。有时脊神经也受累。脊柱解剖将在另一章进行描述。

脊髓损伤可分为：
- 完全性
- 不完全性

病因

脊髓损伤　美国每年大约有11 000例脊髓损伤患者。脊髓损伤最常见的原因是：
- 机动车事故（48%）
- 摔倒（23%）

其他原因包括暴力（14%），运动（9%）和工作相关意外。其中男性占80%。

在老年人中，摔倒是最常见的原因。骨质疏松和退行性关节疾病可能会由于退化关节成角畸形、骨赘侵犯脊髓以及脆骨易骨折等原因增加了低冲击速度时脊髓损伤的风险。

当钝性力量作用于椎骨、韧带或椎间盘，引起脊髓组织擦伤、挤压或撕裂，以及发生脊髓贯通伤（枪伤或刀伤）时称脊髓损伤。同时也能导致血管损伤造成局部缺血或血肿（典型的是硬膜外血肿），导致进一步损伤。所有形式的损伤都能引起脊髓水肿，从而导致进一步的脊髓缺血和缺氧。损伤的神经细胞过度释放神经递质，细胞因子引起炎症免疫反应，自由基的蓄积以及细胞凋亡，介导损伤的发生。

脊椎损伤
- 骨折部位包括椎体、椎板、椎弓根、棘突、关节和横突
- 错位通常累及小关节
- 半脱位指韧带断裂而不伴骨折

在颈部，后方结构骨折和错位可损伤椎动脉，导致一种类似于脑干卒中的综合征。

不稳定性脊椎损伤是指骨和韧带的完整性被完全破坏而能自由移动，压迫脊髓或脊髓血供导致明显疼痛以及神经功能的恶化。这种脊椎移动可在移动患者时发生（如在最初的病情评估过程中救护转运）。稳定性骨折可以抵抗这样的移动。

特殊的脊椎损伤因为创伤发生机制不同而有所差别。屈曲性损伤能导致椎体的楔形骨折或棘突的骨折。较大的屈曲力能导致两侧的小关节错位，如果力量作用于C1或C2可发生齿状突骨折或寰枢椎半脱位，同时发生骨折及半脱位。旋转性损伤能导致单侧小关节错位。伸展性损伤多数情况下导致后椎弓骨折。挤压性损伤导致椎体的粉碎性骨折。

马尾损伤　脊髓的下部尖端（脊髓圆锥）通常在L1椎体水平。脊神经在这个水平以下形成马尾。这个水平以下的脊神经损伤属于最轻微的脊髓损伤，特别是脊髓圆锥综合征。

症状及体征

脊髓损伤的主要体征是损伤平面以上的神经功能正常，损伤平面以下的功能丧失或显著降低。以0~5分标准量表评估肌张力。特殊症状出现是根据损伤平面（表366-1）及脊髓是完全还是不完全损伤。脊髓损伤的急性期可发生异常勃起。

除了运动及感觉功能，脊髓损伤还可有上运动神经元损伤的体征。体征包括深腱反射和肌张力增高，跖伸反应（趾上翘），阵挛（在迅速弯曲足部向上时于脚踝处最常见）和霍夫曼反射（轻弹中指后拇指出现屈曲）。

脊椎损伤，同其他骨折和脱位一样，典型表现为疼痛，但患者可能因为其他疼痛性损伤（如长骨骨折）或因毒物或颅脑损伤导致意识改变，从而无法表达疼痛。

表 366-1 通过定位鉴别脊髓损伤的影响

损伤的定位*	可能的影响†
C5 或以上节段	呼吸麻痹和四肢瘫痪
C5 和 C6 间	腿、腕、手瘫痪,肩外展、肘屈曲减弱,肱桡肌反射丧失
C6 和 C7 间	腿、腕、手瘫痪,但肩部活动和肘部屈曲通常存在,肱二头肌反射丧失
C7 和 C8 间	双下肢及双上肢瘫痪
C8 至 T1	横贯性损伤,霍纳综合征(Horner syndrome)(上睑下垂、瞳孔缩小、面部无汗),双腿瘫痪
T11 和 T12 之间	膝关节上下的腿部肌肉瘫痪
T12 到 L1 节段	膝盖以下瘫痪
马尾	下肢轻瘫、反射减弱或消失,沿受累神经根分布区域疼痛及感觉过敏,常无法控制大小便
S3-S5 节段或 L1 节段的脊髓圆锥	完全无法控制大小便

*缩写指椎骨;脊髓短于脊柱,因此脊髓节段与椎体水平是不一致的。
†阴茎异常勃起、肠鸣音减少、远端反射的变化可能发生在任何水平。

完全性脊髓损伤 完全性脊髓损伤可导致急性、完全的松弛性瘫痪(包括肛门括约肌),一切感觉及反射活动丧失,损伤平面以下的自主功能障碍。

高位颈椎损伤(在 C5 或 C5 节段以上)影响呼吸肌,导致呼吸功能不全,对于损伤 C3 或 C3 以上节段的患者可能发生呼吸机依赖。因颈髓的损伤引起的自主神经功能障碍可导致心动过缓和低血压,称为神经源性休克;与其他形式的休克不同,此类休克患者皮肤温暖干燥。可能发生心律失常和血压不稳定。肺炎是高位脊髓损伤患者死亡的常见原因,尤其是那些需要呼吸机的患者。

由于下行抑制的缺失,松弛性瘫痪在几小时或几天后转变成伴有深腱反射增强的痉挛性瘫痪。随后,如果腰骶干未受损,则呈现屈肌肉痉挛和自主反射的恢复。

不完全性脊髓损伤 存在不完全性运动及感觉缺失及深腱反射亢进。根据病因不同,运动及感觉缺失可以是永久性或暂时性的;振荡性损伤可能导致功能障碍,而挫伤或撕裂伤常引起持久性功能障碍。然而有时脊髓急性水肿引起的神经功能障碍与完全性脊髓损伤相似,称脊髓休克(不要与神经源性休克混淆),一天或几天后症状缓解,经常留有残疾。

根据脊髓损伤部位不同,临床表现也不同,包括几个不同的综合征。

脊髓半切综合征:起因于单侧脊髓半切性损伤。患者表现为同侧痉挛性瘫痪,损伤部位以下的位置觉丧失,对侧痛温觉丧失。

脊髓前角综合征:起因于脊髓前索或脊髓前动脉的直接损伤。患者损伤平面以下双侧运动及痛觉丧失。脊髓后索功能(振动觉及本体感觉)存在。

脊髓中央综合征:见于发生伸展性损伤的椎管狭窄(先天下或退行性)患者。上肢运动功能损伤较下肢严重。如果后索受累,位置觉、振动觉和浅触觉丧失。如果脊髓丘脑束受累,痛觉、温度觉、浅深触觉丧失。创伤导致的脊髓内出血(脊髓出血)常压迫脊髓中央灰质引起下运动神经元受损的体征(肌无力和萎缩、肌束震颤、上肢腱反射减弱),这些损害通常是永久性的。常见近端肌无力伴有选择性痛觉和温度觉障碍。

马尾损伤 运动或感觉丧失,通常是不完全性的,常见于腿部远端。会阴部感觉减弱(鞍区麻木)。肠和膀胱功能障碍,表现为失禁或潴留。男性可能存在勃起功能障碍,女性存在性反应减弱。肛门括约肌松弛,球海绵体肌和肛门反射异常。这些表现和脊髓圆锥综合征即脊髓损伤相似。

脊髓损伤的并发症 后遗症决定于损伤的严重程度及损伤的节段。如果损伤在 C5 节段或以上可能出现呼吸障碍。活动减少增加了血栓形成、泌尿系感染、肌肉挛缩、肺不张、肺炎以及压疮的风险。可能丧失肌肉收缩功能。在疼痛或压迫机体刺激下可发生自主神经反射异常。慢性神经源性疼痛可能表现灼烧痛或刺痛。

诊断

- 高危患者即使没有症状也需要考虑脊柱损伤
- CT

外伤性脊髓损伤经常无明显表现。对以下患者应考虑脊柱即脊髓损伤:

- 涉及头部损伤
- 骨盆骨折
- 脊柱贯通伤
- 车祸外伤
- 严重钝物击伤
- 与高处坠落或跳水相关的外伤

老年患者,即使轻微跌倒也应考虑脊髓损伤。

对于感觉改变、局部脊柱压痛、广泛疼痛或神经功能缺陷的患者也应该考虑脊髓损伤。

对四肢进行运动功能检查。感觉测试应该同时涉及轻触觉(后索)、针刺觉(脊髓丘脑前束)和位置觉。鉴别感觉平面的水平最好从远端到近端,从背部检查胸神经根并且避免肩胛骨影响。阴茎勃起异常提示脊髓损伤。直肠张力可降低,深腱反射可能亢进或消失。

对任何部位的损伤都可行 X 线检查。对于 X 线检查异常并且临床有高度损伤风险的患者可行 CT 检查。然而,由于 CT 检查更加准确并且多数创伤中心可迅速实施,脊柱损伤首选 CT 检查的情况越来越多。

MRI 可帮助判断脊髓损伤的类型和位置。MRI 是检查脊髓和其他软组织的最准确的方法,但是无法立即进行。可用 ASIA(美国脊柱损伤协会)外伤量表或相似的方法对外伤进行评估(表 366-2)。

如果颈椎横突骨折,需要行血管检查(通常,CT 血管造影)以排除夹层。

表 366-2　脊髓损伤量表*

等级	损伤程度
A	完全性:没有运动和感觉功能,包括骶段 S4-S5
B	非完全性:损伤平面以下的感觉存在、运动丧失,包括骶段 S4-S5
C	非完全性:损伤神经平面以下运动功能存在,损伤神经平面以下超过一半的主要肌肉肌力<3 级
D	非完全性:损伤神经平面以下运动功能存在,损伤神经平面以下超过一半的主要肌肉肌力大于等于 3 级
E	正常:运动和感觉功能正常

*参照美国脊髓损伤协会(ASIA)。

预后

脊髓神经的横断损害或退行性改变不能恢复,会造成永久性功能损害。受压的神经组织可能恢复功能。损伤后第 1 周感觉或运动功能的恢复提示预后良好。6 个月后仍存在功能障碍提示可能成为永久性的功能障碍。然而,在损伤后 1 年 ASIA 评分可提高一级。一些新的研究表明,通过脊髓刺激,完全性脊髓损伤可恢复部分功能。

治疗

- 制动
- 维持氧合和脊髓灌注
- 支持治疗
- 择期手术固定
- 长期症状治疗和康复锻炼

紧急处理　重点是防止对脊椎或脊髓造成二次损伤。

对不稳定的脊柱外伤,屈曲或伸直脊柱可引起脊髓挫伤或横切伤。因此,当移动患者时,处理不当可因脊髓损伤导致截瘫,四肢瘫痪甚至死亡。

可能有脊柱损伤的患者应该立刻给予脊柱制动,气管插管时保持颈部伸直。尽快将脊柱完全固定在牢固、平坦且有垫子或类似的靠板上以固定脊柱位置而不增加额外的压力。质硬的颈托可用于固定颈椎。胸椎或腰椎受伤的患者可以俯卧或仰卧位搬运。那些可引起呼吸困难的颈椎损伤患者应平卧位搬运,同时注意保持呼吸道通畅,避免胸廓收缩。最好是转运到创伤中心。

医疗处理应避免缺氧和低血压,这两者都能加重脊髓损伤。C5 以上的颈椎损伤通常需要气管插管和呼吸支持。

大剂量糖皮质激素在脊髓损伤后 8 小时内开始应用,可能改善钝性损伤的预后,但是没有被充分证明,因此已不再常规使用。

治疗包括休息、止痛以及肌松药物直至肿胀和局部疼痛消退。必要时对创伤患者进行其他治疗。

不稳定性损伤应当固定直至骨骼和软组织对齐愈合;有时需要外科行融合和内固定术。不完全性脊髓损伤的患者在减压术后可见神经功能明显恢复。相反,脊髓完全损伤后损伤平面以下的神经功能恢复不太可能。所以外科治疗的目的是稳定脊柱使之能够早期活动。

早期手术可能允许早期活动和康复。最近的研究表明,不完全性脊髓损伤减压手术的最佳时机是外伤后 24 小时内。完全性脊髓损伤,通常在最初几天内行手术治疗,但手术与预后的关系并不明确。

护理包括防止泌尿系统及肺部感染以及压疮,对制动患者每 2 小时翻身 1 次(必要时应用翻身床)。需预防深部静脉血栓形成。制动患者应当考虑放置下腔静脉滤器。

脊髓损伤后的远期治疗　药物能够有效控制部分患者的痉挛。巴氯芬 5mg 口服,每日 3 次(最大量 80mg/24 小时)和替扎尼定 4mg 口服,每日 3 次(最大量 36mg/24 小时)是治疗脊髓损伤后痉挛发作的药物。对于无法口服药物的患者,可鞘内注射巴氯芬 50~100μg,每日 1 次。

康复锻炼可帮助患者尽可能痊愈。康复锻炼最好由康复小组指导,包括物理治疗,技能重建,以及满足社交及情感需求方面的心理咨询。康复小组最好直接由经过培训的医生和康复专家(物理治疗师)组成,还包括护士、社工、营养学家、心理学家、职业物理治疗师、娱乐治疗者和职业顾问。

物理治疗集中于肌肉的强化锻炼,被动牵拉锻炼防止肌肉挛缩,并且使用辅助工具例如校正器、助步器或轮椅来改善活动能力。教导患者应对痉挛、自主神经反射异常和神经性疼痛的对策。

职业治疗的目的是恢复精细运动功能。膀胱和肠道管理项目教导如厕方法,这可能需要间歇导尿。肠道管理往往需要定期用泻药。

职业康复训练包括评价精细运动及粗运动能力以及认知能力,为了判断是否有就业的可能性。职业专家帮助确定患者可能的工作场所,需要的辅助设备以及进行场所改造。娱乐治疗学家使用相似的方法来使患者能够顺利的参加相应的爱好、运动和其他活动。

情感治疗的目的是对失去身体控制后的患者,减轻他们的人格解体和不可避免的情绪压抑。情感治疗是所有康复锻炼成功的基础,并且必须达到使患者接受训练的教育效果,同时鼓励家人和朋友积极参与进来。

研究性治疗　促进神经再生,尽量减少瘢痕组织形成的方法正在研究中。治疗包括注射自体的巨噬细胞,源于人类胚胎干细胞的少突胶质细胞,神经干细胞和营养因子。干细胞研究正在进行中,许多动物研究有阳性结果,而一期和二期临床试验正在进行。

植入硬膜外刺激器也在研究中,可改善脊髓损伤后的随意运动。在硬膜外刺激时,电脉冲被输送到损伤下方的脊髓表面。

关键点

- 对脊柱损伤高风险的患者(包括老年人轻微跌倒)、感觉改变、神经缺陷或局部脊柱压痛的患者应该怀疑脊髓损伤
- 为了明确不完全性脊髓损伤,应检查运动功能、感觉功能(包括轻触觉、针刺觉和位置感),检查双上肢有无不成比例的肌力减低
- 立即对高危患者进行脊柱固定
- 立即 CT 或 MRI 检查
- 如果患者有不完全性脊髓损伤,在 24 小时内安排手术
- 对不可逆性脊髓损伤进行多种康复治疗以及应用药物控制痉挛

儿童的脊髓损伤

虽然10岁以下儿童发生脊髓损伤（SCI）的概率最低，但此类外伤并不少见。<8岁的儿童，颈椎损伤最常见在C4以上，最常因为机动车事故、跌倒以及被虐待而引起。>8岁的儿童，C5-C8的损伤更为常见，常见原因包括车祸和运动损伤，尤其是体操、跳水、骑马、美式足球和摔跤。与成人相比，儿童的解剖特点不同（如相对身体有更大的头部，脊柱韧带的弹性）使得他们的脊柱过度活动却无明显的骨质损伤。

颈椎外伤的影像学检查常无明显异常（SCIWORA），因此识别此时有无脊髓损伤十分重要。SCIWORA发生于神经系统查体提示脊髓损伤（如感觉异常，虚弱）但并无解剖学错位，影像学检查无骨质异常（普通X线，CT和/或MRI）的儿童。这种类型的损伤几乎仅发生于儿童，与直接的脊髓牵拉、脊髓冲击、脊髓振荡以及血管损伤有关。

诊断

- X线（侧位、前后位和开口齿状突视图）
- CT，特别是对于骨或韧带损伤
- MRI，确认脊髓的损伤

对于车祸现场的儿童、从高于3m的高处坠落以及有淹溺外伤的儿童，应怀疑脊髓损伤。

对于仅有一过性神经功能障碍症状的儿童，或者脊柱以及四肢刺痛的儿童应考虑SCIWORA，其损伤的机制与脊髓外伤一致。25%儿童的神经系统体征（如部分神经功能缺陷，完全瘫痪）起病延迟，可发生于外伤后30分钟到4日，这使即时诊断困难。

行X线检查，包括侧位、前后位及张口齿状突位。如果X线检查提示骨折，脱位或半脱位，或者存在损伤的高危因素，应进行CT检查。发生下列情况完成MRI检查：

- 怀疑脊髓损伤或X线、CT证实存在脊髓损伤
- 神经系统查体提示神经系统缺陷，怀疑脊髓损伤
- 有一过性神经功能缺损的病史，怀疑脊髓损伤

治疗

- 制动
- 维持氧合和脊髓灌注
- 支持治疗
- 适当时候进行手术固定
- 远期症状护理和康复锻炼

脊髓外伤的儿童应当转至儿童创伤中心。

急性期治疗类似于成人，包括制动，并给予充分氧疗、关注通气和循环。治疗包括应用大剂量的皮质激素（剂量与成人每千克体重剂量相同）。

367. 运动损伤

有规律的锻炼能够增强健康和良好感觉。但对于经常运动锻炼的人来说，运动损伤对健康是一种威胁，尤其是过度运动损伤。（对其他非运动导致的肌肉骨骼损伤，参见第2665页）

运动前筛查

心血管筛查：对所有儿童和成人筛查应包括完整的心血管疾病病史，并询问下列问题：

- 是否有高血压或心脏杂音病史
- 胸痛病史
- 运动或不明原因所致晕厥（包括抽搐晕厥）、可疑晕厥、胸痛或心悸
- 年龄<50岁发生心源性猝死的家族史，心律失常，扩张或肥厚性心肌病，长QT综合征，或马方综合征
- 成人是否存在冠心病危险因素（参见第614页）

常规体格检查应包括测量双臂血压，仰卧及站立心脏听诊，并检查是否有马方综合征体征。这些检查目的旨在筛选出可能发生危及生命的心脏事件的高危人群，包括成人或少数看似健康的年轻人（如有心律失常，肥厚型心肌病，或其他结构性心脏病者）。

对临床怀疑疾病进行相应的检测（如对冠心病患者行运动负荷试验，可疑结构性心肌病行超声心动图检查，心律失常或长QT综合征行心电图检查）。不推荐给没有症状，体征，或危险因素的人常规做应激测试。

其他筛选方法 非心血管危险因素较心血管危险因素更常见。成人需询问以下内容：

- 既往或当下是否有肌肉骨骼损伤（包括容易脱臼）
- 关节炎，特别是累及主要承重关节（如髋、膝、踝）
- 脑震荡
- 哮喘
- 某些症状提示全身感染
- 热相关疾病
- 癫痫发作

两个高危发病群体经常被忽视：

- 在接触性运动中，如果与更大更强壮的男孩竞技，那些体格成熟迟缓的男孩受伤风险更大
- 超重或肥胖的人由于体重过大，且相关关节和组织受力较大，肌肉骨骼受损风险增加。其中一个风险是过度使用性损伤和软组织炎症，尤其是当人们迅速增加运动强度和持续时间。长期风险是骨关节炎累及负重关节。另

一个风险是如果他们参加那些需要跳跃或高敏捷的活动时,突然停止和开始运动时可能造成的损伤

青少年和年轻人应询问有关非法药物和运动兴奋剂使用史。

对于女孩和青年女性,应检查月经初潮是否延迟。女孩和年轻女性应筛查的女运动员三要素的存在(饮食失调、闭经或其他月经紊乱和骨密度降低)。对于饮食失调,两个问题是有效的筛查措施:
- 以往是否有饮食紊乱?
- 你对你的体重满意吗?

禁忌 参与体育运动几乎没有绝对禁忌。

儿童中例外包括:
- 心肌炎会增加突发心源性猝死风险
- 肥厚型心肌病,加快心率可以增加突发心源性猝死的风险
- 急性脾脏肿大或近期传染性单核细胞增多[EB病毒(Epstein-Barr virus)感染],因为有脾破裂的风险
- 发热会降低运动耐受力,增加发热相关疾病发病风险,发热本身也可能是患重病的一个征象
- 严重腹泻和/或近期呕吐,因为有脱水的风险

成人例外情况包括:
- 心绞痛
- 最近的MI(在6周以内)
- 已知的颅内或大动脉血管瘤

更常见的是相对禁忌证,建议采取一些预防措施的建议,以及参与适当的运动,例如:
- 有反复、容易脱臼或多次脑震荡病史的人应参加非相撞运动
- 在大多数接触性运动中,单个睾丸的男人应穿保护性护罩
- 有怕热和脱水风险的人(如患有糖尿病,囊性纤维化,或以前有热相关的疾病)应在活动期间频繁补给水分
- 癫痫控制不佳的人应避免游泳,举重,并且在如射箭和打靶练习的运动时不要伤害他人
- 有哮喘的人需要密切监测他们的症状

运动损伤的处理

参加运动者总有受伤的风险。

运动损伤通常可以分为:
- 过劳损伤
- 钝伤
- 骨折及关节脱位(参见第2665页)
- 急性软组织挫伤及劳损

许多损伤(如骨折、关节脱位、软组织损伤、钝挫伤、扭伤、拉伤)并非参加运动所特有,可能由于非运动或意外事件引起。这些损伤在手册的其他部分描述。然而,运动员可能需要学习怎样纠正易致损伤的错误动作,或可休息适当时间来恢复运动受伤(即防止忍痛锻炼)。

过劳 过劳是运动损伤最常见的原因之一,也是过度、重复应力对解剖结构的累积效应。其结果可致肌肉、肌腱、软骨、韧带、滑囊、筋膜与骨骼的复合创伤。过劳伤风险依赖于个人因素和外在因素的复杂交互作用。

个人因素包括:
- 肌肉无力和缺乏灵活性
- 关节松弛
- 既往外伤史
- 骨排列异常
- 肢体的不对称性

外部因素包括:
- 训练错误(如运动没有足够的恢复时间,超负荷,锻炼一组肌肉而不锻炼对立组,过分使用相同的运动模式)
- 环境条件(如过度在倾斜的轨道或不平的道路上跑步,这加重了肢体的不对称)
- 训练设备(如不寻常或不习惯的运动,例如椭圆训练机上的一些动作)

跑步运动员在过快增加运动强度或时间长度后常会引起损伤。游泳运动员虽然也具危险,尤其是运动最多的肩部,但由于浮力的保护作用,可能最不易过劳伤。

钝伤 运动所致的钝伤能导致软组织挫伤、冲击伤和骨折。损伤机制通常包括与其他运动员或物体的强烈碰撞(如玩足球时被踢倒或打曲棍球时被撞在侧板内)、跌倒和直接打击(如拳击和武术)后发生损伤。

扭伤和拉伤 扭伤属于韧带损伤,而拉伤为肌肉损伤。典型的扭伤和拉伤常因突然用力过猛所致,最常见于跑步运动,尤其在跑步急速改变方向(如足球比赛中避闪对手冲撞)时更易发生。该类损伤也常见于大强度训练,当一个人在快速跌落或负重用力时容易发生,而恒定张力控制的缓慢、平稳运动则不易出现。

症状及体征

损伤常导致轻到重度的疼痛。可无异常体征或有软组织水肿、红斑、局部温度升高、局限性触痛、瘀斑、辗转不安和活动能力丧失等综合表现。

诊断

诊断应依据完整的病史和体格检查。病史应集中在损伤机制,身体活动的压力,既往受伤史,疼痛开始的时间,活动前、期间和活动后疼痛的程度和持续时间。应询问患者接触喹诺酮类抗生素史,它可以诱发肌腱断裂。可能需要做与诊断有关的检查(如X线片、超声、CT、MRI、骨扫描和肌电图)并转到专科医生处进一步处理。

治疗

- 休息、冷敷、压迫、抬高(RICE)
- 止痛
- 交叉训练
- 逐步恢复锻炼

RICE:大多数急性运动损伤的即时处理为RICE,即休息(rest)、冷敷(ice)、压迫(compression)和抬高(elevation)患部。

休息可防止进一步伤害,并有助于消肿。

冷敷(或商售的冰袋)使血管收缩,减少软组织肿胀、炎症和疼痛。冰块和冰袋不可直接接触皮肤。它们应先套上

塑料袋或毛巾后使用。每次冷敷留置时间不超20分钟。可用弹性绷带包绕含冰塑料袋以保持它在适当位置。

弹性绷带裹绕患肢有利于压迫消肿和止痛。绷带包裹不宜太紧以免引起远端肢体水肿。

患者受伤区域抬高应超过心脏水平,这样才能有利于伤处液体的重力回流,达到消肿和减痛的目的。理想情况下,伤处液体应由上至下,从受伤区朝着心脏方向回流(如手受伤者应抬高手及肘)。在急性损伤后的24小时内,应反复冷敷及抬高患处。

止痛治疗 疼痛控制常选用止痛药物,一般为对乙酰氨基酚或NSAID(非甾体消炎药物)。应避免在肾功能不全患者或有胃炎或消化性溃疡病史的患者中使用NSAID。如果一个看似较轻的损伤引起疼痛持续时间>72小时,推荐转诊给专科医生。若疼痛持续,需要对额外的或更重的伤情进行评估。这些损伤需要适当给予处理(如制动,有时可予口服或注射皮质激素)。皮质激素只能必要时由专科医师处方给予,因此药延缓软组织的愈合,有时使受伤的肌腱和肌肉力量减弱。注射皮质激素的频率应由专科医师进行监控,因为太频繁注射可能增加组织变性和韧带或肌腱断裂风险。

运动锻炼 一般情况下,受伤运动员在伤痛痊愈前应避免会引起损伤的特殊运动。为最大限度减少失用,可做一些交叉锻炼(如不会导致再损伤或疼痛的不同或相关练习)。如果在运动的某些点有难以忍受的疼痛,必须降低运动的强度。既往有受伤的部位,在训练开始时强度应较低,然后逐步增加肌肉、韧带及肌腱强度,避免再次受伤风险。更重要应注意控制适度的锻炼,使血流进入受伤部位,促进愈合。不可因担心失用而急于恢复充足强度的锻炼。一旦疼痛消退,恢复充分的活动要循序渐进。竞技运动员应该考虑向专家咨询(如理疗师,体能训练师)。

运动员应有恢复灵活性、力量和耐力的训练课程计划和物理疗法。为重新开始足量训练作好心理准备。竞技运动员建议给予心理咨询。

预防

运动锻炼本身有助于预防损伤,因为组织在经历剧烈活动后变得更有弹性和力量耐受力。一般情况下,灵活性和全身调理对所有运动员均很重要,可以避免造成运动伤害。

热身运动可使肌肉温度上升,使其更柔软、强健,抵抗损伤。通过强化心理和体力的准备,也可改善运动成绩。然而,运动前拉伸并没有被证明可以防止受伤。降温(如高强度锻炼后立即短时间、低水平的运动)有时被认为能预防有氧运动后的头晕和昏厥,帮助从肌肉和血流中清除运动代谢产物(如乳酸等)。然而,研究未能证明降温减少运动后的僵硬和酸痛。清除乳酸有助于减轻肌肉酸痛。降温也有助缓慢减慢心率直至近乎休息状态。

肩袖损伤/肩峰下滑囊炎

肩袖损伤包括肌腱炎和部分或完全撕裂;肩峰下滑囊炎可能由肌腱炎导致。症状为肩部疼痛,严重撕裂时表现为乏力。诊断主要依靠体检,有时需要进行诊断性测试。处理包括NSAID,维持适度活动,及肩袖增强训练。

肩袖由冈上肌、冈下肌、小圆肌和肩胛下肌(SITS)组成,连同肱三头肌和肱二头肌,其功能为在许多手臂举过头的运动时(如投掷、游泳、举重和挥拍球类运动)起到协助稳定肩胛骨关节窝中肱骨头的作用。

病因

肩袖损伤可以是急性或慢性运动损伤,但通常与体育运动原因无关,并且也没有过劳病史。

某些肩袖损伤是急性单纯肌肉外伤性损伤。腱鞘炎主要因肱骨头与喙突肩峰弓(肩峰、肩峰锁骨关节、喙突和喙突肩峰韧带)之间冈上肌腱的慢性撞击所致。需将上臂重复举起并高于头部的运动,如棒球投球、举重物超过肩膀,参与球拍类打击运动、自由泳、蝶泳、仰泳,均增加损伤风险。

冈上肌肌腱被认为特别易受损伤,因为它在大结节插入区附近有个血管下区。炎症反应和水肿协同作用使肩峰下空间更加狭窄,加重疼痛刺激或损伤。若这一过程未被阻止,则炎症结果可使肩袖出现部分或全部撕裂。退行性肩袖肌腱炎在成人(>40岁)非运动员人群中较为普遍,其病因均相同。肩峰下滑囊炎(肩袖上方囊区炎症、水肿、纤维化)通常由肌腱鞘炎所致。

症状及体征

肩峰下滑囊炎,肩袖肌腱炎以及部分肌腱套撕裂均会引起肩部疼痛,尤其在手臂举过头的运动时。在肩部外展或屈曲至60°~120°之间(运动疼痛弧)疼痛通常加重,而在<60°或>120°时疼痛通常减轻或消失。疼痛可被描述为隐隐作痛且没有疼痛点。完全性肩袖撕裂会引起急性疼痛和肩部无力。严重肩袖撕裂时,肩部外旋会特别明显乏力。

诊断

- 体格检查
- 有时MRI或关节镜检查

诊断依据病史和体格检查,包括激发试验。肩袖不能直接触诊,但可通过激发试验间接评价各个肌肉组件;出现明显痛感或肌力下降被认为是阳性结果。

让患者手臂屈曲向前、拇指朝下抵挡向下的压力("空罐"试验或Jobe试验)来评价冈上肌功能。

冈下肌和小圆肌功能评价:让患者手臂置于旁边、肘部屈曲90°抵抗外部旋转压力,此位置将肩袖肌肉功能与其他肌肉功能,诸如三角肌区隔开来。这一试验发现肌力下降提示有明显的肩袖功能不全(如完全撕裂)。

让患者手背置于背部并停留在下背部来评价肩胛下肌功能。检查者将伤者的手从下背部向上提,伤者应能保持手离开后背部皮肤(Gerber举手脱离试验)。

Neer试验用于检测喙突肩峰弓下肩袖肌腱的受伤情况。将患者手臂用力向前屈曲位(手臂举过头)并使手掌面完全向下。

Hawkins试验也用于检测损伤情况。将患者手臂举起至90°,肘部屈曲90°,然后强行内旋肩部。

Apley抓划试验通过让患者尝试触及对侧肩胛骨来综合评价肩部活动范围。要求患者将手举过头,置于颈后,用指尖触及对侧肩胛骨以试验内收和外旋功能；手臂下垂，置于背后，用手背触及对侧肩胛骨以试验内收和内旋功能。

与肩痛有关的其他区域还有肩锁关节、胸锁关节、颈椎、头肌肌腱和肩胛骨等。这些部位均应检查有无触痛和畸形，除外与这些部位相关的问题。

作为肩部检查的一部分，须注意同时行颈部检查，因颈椎疼痛可放射至肩部（特别是第5颈椎神经根病）。

怀疑肩袖损伤可进一步行MRI检查。

治疗

- NSAID
- 锻炼
- 有时外科手术

大多数肌腱炎及滑囊炎患者经休息、NSAID药物以及肩袖力量训练是有效的。少数需要肩峰下间隙注射皮质激素（如见于急性损伤后疼痛严重，前期治疗无效）。慢性滑囊炎保守治疗无效可考虑手术切除增生的骨质和减轻伤痛。如果肩袖损伤严重者可能需行手术修复（如完全撕裂）。

关键点

- 肩袖由冈上肌、冈下肌、小圆肌和肩胛下肌组成，这些肌肉在许多手臂举过头的运动中（如投掷、游泳、举重和挥拍球类运动）起到稳定肱骨头的作用并协助抬肩和旋肩
- 肩袖肌群，可撕裂肩袖；肩不稳定，肩袖虚弱或机械撞击在肩峰下间隙可能导致肌腱炎（特别是冈上肌腱）并导致肩峰下滑囊炎
- 通常根据检查诊断，但一些患者需要MRI和/或关节镜检查
- 治疗包括NSAID，休息和锻炼肩袖
- 损伤严重者可能建议行手术修复（如完全撕裂）

盂唇撕裂

盂唇撕裂通常为特定创伤的结果，例如跌倒时外展的手臂着地。撕裂也可因慢性抬臂超过头的动作引起，如发生在投掷动作。盂唇撕裂可引起活动时疼痛。治疗为理疗，有时需手术。

肩关节（与髋关节或肘部不同）本身结构不稳定，它就像球座上的高尔夫球。为使结构更牢固，关节盂（解剖上为一个很浅的窝）通过盂唇加深，盂唇是一个围绕在关节盂边缘、坚韧的纤维软骨组织。竞技时尤其是投掷运动时，或摔倒在伸展的上臂上引起钝挫伤时，这些结构易发生撕裂。

症状及体征

关节盂唇撕裂会导致活动时的肩部深处疼痛，尤其是在投掷棒球时。患者疼痛同时可伴有一个痛苦的咔哒或噔噔的感觉，和肩部捕获感。

诊断

- 通常要行对比增强MRI检查

初诊时应对肩部和颈部做全面的体格检查，但经常需要向专家咨询，因为更先进的诊断测试（如对比增强MRI）往往是明确识别病变的唯一途径。

治疗

- 物理疗法
- 有时需手术治疗

物理疗法是初始治疗方法。如理疗后症状没有改善，且已经MRI明确诊断，手术清创或修复则为治疗选择。手术通常需要用关节镜。

外上髁炎
（网球肘）

外上髁炎由前臂伸肌肌腱纤维炎症和细微撕裂所致。症状包括肘部外上髁处疼痛，疼痛可向前臂放射。依据检查及激发试验诊断。治疗包括休息，NSAID药物及理疗。

外上髁炎的病理生理理论包括需要前臂重复用力旋后和旋内的非运动性、职业活动，源自肘外上髁的前臂桡侧伸腕短肌和长肌过度使用或肌力下降（或两者兼有）。如，像网球类的网拍运动反手回球时，肘部和腕部伸展，伸肌腱，特别是桡侧腕短伸肌在反转到外上髁与桡骨小头时会受损伤。肩部和腕部肌力弱、球拍握得太紧、球拍柄过小、击重湿球、未击中球拍中央等均会加重病情。

在阻力训练员当中，常因过度使用（活动太多或过于频繁锻炼同一项目）或前臂伸肌和屈肌间不平衡导致受伤。包括那些涉及重复抓取和曲肘（如转动螺丝刀，也可以是打字）的非竞技活动可导致或引起外上髁炎。

随着时间推移，会发生骨膜下出血、钙化、外上髁骨刺形成以及最重要的肌腱退化。

症状及体征

疼痛最初出现在前臂和肘外侧周围伸肌腱。当腕部伸展抵抗阻力时（如拧螺丝刀或用球拍反手击球）会发生疼痛。在耐力训练者中，在各种赛艇和引体向上练习背部肌肉运动，尤其是当手旋前时最容易发生外上髁炎。疼痛可从外上髁扩展至前臂中部。

诊断

- 激发试验

当中指伸展抗阻力和肘部伸直时，沿伸肌总腱出现疼痛可予诊断。另外，若做下述动作时，发生同样性质的疼痛也可确诊：患者坐在椅子上，前臂放在检查桌上。肘关节保持屈曲，保持手掌向下。检查者把一只手牢牢地放在患者的上面，患者试图通过伸展手腕来抬高手。

治疗

- 休息、冷敷、NSAID、伸肌牵引
- 动作修正
- 后期进行负荷锻炼

治疗措施分两阶段。初期为休息、冷敷、使用NSAID类药和伸肌牵引治疗。少数需要在肌腱疼痛区域注射可的松。随着疼痛缓解，可进行轻缓的前臂伸肌和屈肌抗阻力锻炼，随之施以偏心和同心抗阻力训练。应避免腕部伸展或旋后时会引起损伤的活动。建议经常使用一个网球肘

（反力）支具。调整所使用球拍的合适性和类型也能帮助防止进一步损伤。

外上髁炎一般无需手术。手术治疗外上髁炎包括祛除肘部伸肌腱瘢痕和退变组织。手术一般在保守治疗至少9~12个月无效后才需考虑。需告知患者手术可能不能获得症状的满意缓解。

> **关键点**
> - 外上髁炎可由重复有力的前臂旋前和旋后，和/或前臂和手腕拉伸引起；这些运动包括前臂起源于肘关节外上髁的桡侧腕短伸肌和长伸肌的运动
> - 涉及此类运动的典型活动包括球拍类运动一个反手回球（如网球）和拧螺丝刀
> - 当中指伸展抗阻力和肘部伸直时，沿伸肌总腱出现疼痛可予诊断
> - 初始治疗为休息，冰敷，NSAID药物，伸肌伸展，随后通过锻炼来加强腕伸肌和屈肌
> - 有时注射糖皮质激素，手术很少可能会有帮助

内上髁炎
（高尔夫肘）

内上髁炎是始发于肘内侧髁屈肌旋前肌群的炎症。诊断依据是激发试验。治疗包括休息，冷敷，然后训练和逐步恢复活动。

内上髁炎是任何活动在肘部施加外翻力或涉及强行弯曲前臂掌侧肌肉引起的，如发生在投球，打高尔夫技术不当，打网球（特别是上旋球，用太重的球拍或握得太紧或球拍太小，或重球），和投掷标枪。非竞技活动可引起内上髁炎，包括砌砖、打锤和打字。

症状及体征
当腕部屈曲或抵抗阻力旋前时，旋前屈肌肌腱（附着在内上髁）和内上髁处有疼痛。

诊断
- 激发试验

为确诊，检查者让患者坐在椅子上，将前臂放松置于桌面，手掌向上转动。患者屈腕尽力抬起拳头以克服检查者向下的按压力。内上髁和屈肌腱的起源处疼痛即可诊断。

治疗
- 休息、冷敷、肌肉牵引
- 动作修正
- 后期进行阻力锻炼

治疗应根据症状，与肱骨外上髁炎相似。伤者应避免任何引起疼痛的动作。初期给予休息、冷敷、使用NSAID和牵引法，少数需要在肌腱周围的疼痛区域注射糖皮质激素。随着疼痛缓解，可进行轻缓的前臂伸肌和屈肌抗阻力锻炼，随之施以偏心和同心圆抗阻力训练。一般仅在保守疗法失败后9~12个月才考虑手术治疗。治疗内上髁炎的外科技术包括去除瘢痕组织和重接受损组织。

梨状肌综合征

梨状肌综合征是坐骨神经受后骨盆梨状肌压迫而引起臀部和偶尔坐骨神经疼痛。诊断依据体检结果。治疗为对症处理。

梨状肌从骶骨的骨盆面延伸至股骨大转子上缘。在跑步或静坐时，这块肌肉在坐骨神经从梨状肌下方穿过臀旋转肌处压迫坐骨神经。梨状肌综合征不常见。

症状及体征
臀部出现慢性不适，疼痛、麻刺感，或麻木沿坐骨神经走向延伸至大腿和小腿背侧，有时累及足部。梨状肌压迫坐骨神经时疼痛会加剧（如厕、坐汽车椅或坐自行车狭小坐垫或跑步时）。

诊断
- 体格检查及激发试验

诊断主要依据检查。大腿屈曲用力内旋（Freiberg动作），坐位时将受累下肢外展（Pace动作）、健侧躺在桌面上时抬膝数厘米（Beatty动作）或患者身体缓慢地轻微弯向地面压迫坐骨神经穿过梨状肌处的臀部（Mirkin试验）时出现疼痛均具有诊断意义。影像检查是没有用的，除了排除其他原因的坐骨神经压迫。与梨状肌痛的不同，腰椎间盘压迫坐骨神经（坐骨神经痛，参见第285页）导致沿下肢到膝盖以下的放射痛，还常与背部疼痛相关。然而与腰椎间盘疾病鉴别诊断是困难的，需要向专科医师咨询。

治疗
- 动作修正
- 牵引

应暂停跑步、骑自行车或任何引发疼痛的活动。患者在坐位时疼痛加重应立即起身，如做不到，应改变位置，消除臀部周围的压力来源。后臀部和梨状肌的伸展运动是有益的。极少需要手术治疗。在梨状肌跨越坐骨神经处附近直接注射糖皮质激素经常暂时有效。口服NSAID也能暂时的缓解疼痛。

膝痛

病因
运动员膝内或周围疼痛原因很多，特别是跑步者。包括：
- 屈膝时髌骨半脱位
- 髌骨底面软骨软化症（跑步者的膝盖，这是软化的髌骨软骨，参见第2267页）
- 关节内部病变，如半月板撕裂和皱褶（膝盖正常滑膜的折叠）
- 脂肪垫炎症
- 胫骨应力性骨折
- 双下肢不对称
- 膝部（或膝盖下）肌腱炎（跳跃膝，这是髌骨肌腱连接到髌骨下极处过度使用的损伤，参见第2268页）

膝部疼痛可能因腰椎或髋关节引起，也可能源于足部问题（如行走或跑步时足过度内转或内旋）。

诊断

诊断需完整评估受伤运动员的训练课目,包括病史中症状的发生,加重因素,以及下肢的全面检查,(膝盖检查,参见第226页和第2690页)。

机械症状,如活动受限及僵硬,提示膝关节的内部紊乱,如半月板撕裂。不稳定症状,如当膝关节的扭转或转向时,给予的方式和对肢体的信心丧失,提示韧带损伤或髌骨半脱位。

跑步后膝部前面疼痛(尤其跑斜坡),坐后不论时间长短发生疼痛和僵硬(电影征阳性)提示软骨软化。检查时,对着股骨压髌骨会引起典型疼痛。

随着负重,疼痛变得更重,提示应力性骨折。

治疗

主要针对疼痛的具体原因进行治疗。

软骨软化治疗包括股四头肌强化训练和腘绳肌腱的平衡强化训练,若过度内旋是可能的诱因,可用拱形支架,并服用NSAID药物。

对膝盖骨半脱位可能须使用膝盖骨稳定垫或支持物,特别是一些在不同平面的快速、敏捷的运动(如篮球、网球)。

如存在过度足内旋引起膝关节疼痛,在排除其他可能原因后可考虑佩戴矫形器。

应力性骨折者应休息,停止用力活动。

关节内病变一般需要手术治疗。

胫纤维发炎

胫纤维发炎是指跑步时发生在小腿的非特异性疼痛。

在慢跑、跑步,或疲劳行走(如长途跋涉)时重复的碰撞力可引起肌肉肌腱单位过度承载及引起小腿痛。这种疼痛有时也可因特殊损伤所致(如胫骨应力性骨折、运动诱发间隔综合征、胫骨骨膜炎、足过度内旋),但常难以找到确切的原因。这些情况下,即冠以"胫纤维发炎"诊断。

症状及体征

胫骨疼痛可出现在腿部的前面或后面,症状典型者在活动开始时出现疼痛,随活动持续而逐步减轻。如果在休息时仍持续疼痛提示有其他原因,如胫骨应力性骨折。

诊断

- 通常依靠临床症状

检查时,患者通常有前间隔肌肉局部严重压痛,有时伴有严重骨痛。

不管何种病因,X线检查通常不明显。如怀疑应力性骨折,骨扫描可能有助于诊断。

运动诱发间隔室综合征诊断依据为:在运动时使用专门压力计测得间隔内压力升高。

治疗

- 修正动作
- 牵引和NSAID药物

须停止跑步练习,直到跑步时不再出现疼痛为止。早期治疗有冷敷、NSAID类药和腓肠肌群前后的牵引治疗。在治疗休息间期,鼓励运动员进行无需重复负重的交叉训练可使运动障碍降到最低,如游泳等。

一旦症状消退,建议逐步恢复跑步锻炼。穿着带有坚固鞋跟和拱形支架的辅助鞋有助在跑步时支撑脚、踝部,利于恢复,防止症状加重。避免在硬地面(如水泥路)跑步也有益处。通过踝部背屈抵抗阻力(如橡皮筋或背屈练习机等)来锻炼小腿前部,增强腿肌肉力量,有助预防胫骨疼痛。

跟腱炎

跟腱损伤包括腱旁组织的炎症和部分或完全撕裂。

跑步运动员中跟腱炎很常见。小腿肌肉通过跟腱附着到跟骨。跑步时,小腿肌肉参与协助步态抬起。跑步时重复用力加之缺乏足够的恢复时间,最初会引起腱旁组织(肌腱周围脂肪结缔组织)的炎症反应。跟腱完全撕裂是种严重创伤,常由突然、强烈的应力所致。服用喹诺酮抗生素者即使轻微活动也可能会出现跟腱撕裂。

症状及体征

跟腱炎症主要症状是脚跟后方疼痛,疼痛在锻炼开始时加重,随锻炼继续而减轻。典型跟腱完全撕裂见于跑步或打网球时的突然用力变化方向,通常伴有脚踝和小腿的背面已被如球棒一般的物体击中的感觉。

诊断

- 临床评估

检查时,有炎症或部分撕裂的跟腱在手指间被挤压时是柔软的。完全撕裂时按如下进行鉴别:

- 肢体突然剧痛且不能行走
- 沿肌腱走向触诊有缺如感
- Thompson试验结果阳性(伤者俯卧在检查桌上,检查者挤压其小腿部肌肉,该动作未引起正常预期足的跖屈)

治疗

- 冷敷、NSAID、牵引
- 动作修正

肌腱炎症治疗起始可用冷敷,小腿肌肉轻轻伸展以及服用NSAID药物。可在鞋中放置后跟升高物消除肌腱张力。应指导运动员避免上坡和下坡跑步,直至肌腱不再疼痛,参加有氧交叉训练。跟腱完全撕裂通常需要手术修补。

应力性骨折

应力性骨折是一种程度较轻的不完全骨折,常见于跖骨干。其原因为反复负重应力引起。

应力性骨折并非通常由离散的损伤(如跌落、击打)所致,而发生在反复受力和过度负载超过支撑肌肉吸收应力能力以后。应力性骨折见于近端股骨,骨盆或下肢。超过50%累及下肢,尤其是脚的跖骨干。跖骨应力性骨折(行军骨折)一般出现在下列情况:

- 跑步者改变跑步强度,跑步时间过快,或两者均有
- 缺乏运动者负重长途行走(如征募的新兵)

跖骨应力性骨折最多见于第二跖骨。其他危险因素包括以下因素:

- 弓形足(足弓高)

- 减震质量不佳的鞋子
- 骨质疏松症

应力性骨折也可能是女性运动员三联征（闭经、饮食失调和骨质疏松）的征兆。

症状及体征

发生在长时间或高强度训练后的前脚疼痛、运动停止后很快消失，是跖骨应力性骨折早期典型表现。在随后的训练中，疼痛出现的时间越发提前，疼痛可加剧导致无法进行训练，即使在不负重时疼痛仍然持续。

负重后出现腹股沟处疼痛的患者应评估有无近端股骨应力性骨折。股骨骨折的患者应去专科就诊。

诊断

- X线摄片或骨扫描

建议行标准的X线摄片检查，在受伤后2~3周骨痂形成前可能无异常发现。通常，锝二膦酸盐骨扫描是早期诊断所必需的检查。妇女出现应力性骨折可能存在骨质疏松症，应行双能X线骨密度检查（参见第291页）。

治疗

- 限制负重运动

治疗包括停止受伤脚承重（如患者有跖骨应力性骨折）并使用拐杖。虽然有时候会打石膏，但更推荐穿木鞋或其他市场可买到的治疗用鞋或靴子来避免肌肉萎缩。骨折愈合一般需6~12周时间。

腘肌肌腱炎

腘肌肌腱炎是指腘肌肌腱炎症。该肌肉从股骨底部的外表面延伸，斜绕过膝后面，到胫骨上段内侧。

腘肌肌腱炎是很常见的。

腘肌肌腱能预防跑步时发生小腿外旋及股骨过度前移而超过胫骨。下山过分跑步会把过度的压力压在这肌腱上。

膝盖后外侧发生疼痛和酸痛，尤其是在跑步下山时。诊断主要依靠体检。患者取患腿盘腿坐位（即髋部弯曲、外展和外旋、膝盖弯曲、腿交叉到对侧下肢）。检查者触诊后外侧角有压痛。后膝关节疼痛的鉴别诊断应该总是包括关节内的病变，如半月板后角撕裂。

治疗包括休息、NSAID、冷敷和偶尔理疗。患者应禁止跑步，直至该处疼痛消失为止。之后应限制锻炼及下坡路跑步至少6周。在恢复期间自行车运动是一项很好的替代运动项目。

大腿后侧肌肉拉伤

大腿后侧肌肉拉伤是指腿后肌群的部分撕裂，常见部位在肌肉肌腱联合。

大腿后侧肌肉拉伤在跑步运动员中很常见。有风险的运动员包括那些大腿后侧肌肉弹性差的人，赛前热身运动不足的人，以及以前存在旧伤的人。老运动员也是受伤高危人群。和任何肌肉拉伤一样，引起肌肉撕裂力量的大小决定损伤的程度。

症状及体征

大腿后侧肌肉拉伤症状为短跑或跑步时大腿后方急性疼痛区，或因为柔韧训练不当，通常缓慢出现症状。

诊断

- 临床评估

膝关节抗阻力屈曲以及对大腿后侧的触诊发现腿筋疼痛即可确诊。轻度受损者，可有压痛和轻度肿胀。在更严重的损伤，可见瘀斑，中度至重度肿胀，疼痛和无力引起肌肉功能障碍。

治疗

- 休息、冷敷、压迫
- 牵引，然后强化训练

应尽快给予冰敷及用大腿袖带压迫。根据需要使用NSAID及止痛剂。如果行走疼痛首先需要用拐杖辅助。

一旦疼痛开始缓解，患者应开始缓缓牵拉腘绳肌。在疼痛完全消失后，开始逐渐加强股四头肌和腘绳肌。

患者只有当恢复满意的力量后，才恢复跑步。运动者应知晓腘绳肌损伤者恢复通常需要数月，时间长短依赖严重性。

368. 胸外伤

美国由于创伤引起的死亡中，胸外伤约占25%。许多胸外伤可在发病数分钟或数小时立刻死亡；未经外科训练的人员也可对胸外伤做出暂时的治疗。

病因

胸外伤可由钝性或穿透性外伤引起。最严重的胸外伤包括：

- 主动脉破裂
- 钝性心脏损伤
- 心脏压塞
- 连枷胸
- 血胸
- 气胸（外伤性、开放性和张力性气胸）
- 肺挫伤

许多患者同时有血胸和气胸（血气胸）。

骨折是常见的伴随症状，包括肋骨及锁骨骨折，也可能会出现胸骨和肩胛骨骨折。胸外伤时也可损伤食管和膈肌。由于膈肌在呼气时可上升至乳头水平，在乳头水平或低于乳头水平的胸部穿透性创伤也可引起腹腔内损伤。

病理生理

与胸外伤相关的发病率和死亡率受到呼吸、循环或两者的共同影响。

影响呼吸的因素包括：
- 直接损伤肺或气道
- 呼吸力学改变

肺或气道的直接损伤包括肺挫伤和气管支气管破裂。呼吸力学改变包括血胸、气胸和连枷胸。损伤肺、气管支气管树或食管时，使得空气进入胸部和/或颈部（皮下气肿）或纵隔（气肿）的软组织。空气本身不会造成严重的损害，但其进入软组织后发生的损伤方为重点。张力性气胸可同时影响呼吸和循环。

循环受影响的原因包括：
- 出血
- 静脉回流减少
- 直接心脏损伤

血胸时若出现大量出血可引起休克（大量血胸也可影响呼吸）。静脉回流减少造成心脏充盈不足，引起低血压。张力性气胸引起胸腔内压增高或心脏压塞引起心包内压力增加可导致静脉回流减少。钝性心脏损伤可导致心脏衰竭和/或传导异常，从而引起心肌或心脏瓣膜受损。

并发症 胸壁损伤可引起呼吸疼痛，因此患者呼吸受到限制。呼吸受限的一个常见并发症是肺不张，可引起低氧血症和/或肺炎。

放置胸腔引流管时，若血胸未引流完全，可发展为化脓性胸腔内感染（脓胸）。

症状及体征

症状包括疼痛，如胸壁受损疼痛会随呼吸而加重，有时会引起气促。

常见表现包括胸部压痛、瘀斑和呼吸窘迫；也可伴有低血压或休克。

容量充足的患者发生张力性气胸或心脏压塞时可见颈静脉怒张。

气胸或血胸时呼吸音减低，血胸时叩诊呈浊音，在气胸时叩诊呈过清音。

张力性气胸时可发生气管健侧移位。

发生连枷胸时节段胸壁呈矛盾运动，也就是说，该胸壁与其余胸壁呈反方向运动（呼气膨出，吸气凹陷）；连枷节段是可触及的。

皮下气肿触诊时可及捻发感或紧缩感。皮下气肿可呈局限性或广泛分布于整个胸壁甚至累及颈部。气胸是引起皮下气肿常见的原因，大面积气胸时可累及气管支气管树或上气道而引起气胸。纵隔中气体可引起典型的吱吱音并与心率同步（Hamman 征或 Hamman 音）。Hamman 征提示纵隔气肿以及气管支气管树受损，以及较罕见的食管损伤。

诊断

- 临床评估
- 胸部 X 线
- 其他影像学检查（如 CT、超声、主动脉影像学检查）

临床评估 以下 5 种情况通常危及生命需要立即处理：
- 大咯血
- 张力性气胸
- 开放性气胸
- 连枷胸
- 心脏压塞

应在开始检查时就根据临床表现进行诊断及治疗。评估胸壁偏移的程度，进行肺部听诊，并对整个胸壁和颈部进行视诊和触诊。呼吸困难的患者应连续监测临床状态、氧合及通气情况（如脉搏血氧饱和度、血气分析、插管后监测二氧化碳水平）。

胸部穿透伤不应用探针探查。受伤的部位可以帮助预估损伤的程度。在双乳头或肩胛骨内侧的伤口以及和从一侧横穿胸部至另一侧的伤口（即由一半胸廓穿至另一半胸廓的伤口）危险最大。这种创伤可能会损伤肝门或大血管、心脏、气管支气管树，偶尔会损伤食管。

若钝器伤引起部分或完全性气道梗阻的症状，应立即气管插管来保护气道。

对于呼吸困难的患者，应在初步检查时考虑到严重的外伤，包括以下内容：
- 张力性气胸
- 开放性气胸
- 大咯血
- 连枷胸

有一个简单并快速的方法来鉴别这些损伤（图 368-1）。

对于有胸外伤和循环受影响（休克征象）的患者，初步检查中发现以下内容可认为是严重外伤：
- 大咯血
- 张力性气胸
- 心脏压塞

其他胸部外伤（如闭合性心脏损伤、主动脉破裂）可引起休克，但在初步检查中并不会处理。可通过简单快速的方法来鉴别是否是胸外伤导致的其他可纠正的休克（图 368-2）。然而，无论胸外伤是否导致休克，外伤后休克的患者都应先除外出血。

初步检查时就应开始对影响气道、呼吸及循环的损伤进行处理。初步检查后，应进行更细致的临床评估以确定有无严重的胸外伤以及在初步检查时发现的其他表现较轻的损伤。

影像学 严重胸外伤患者应进行影像学检查。通常进行胸片检查。可通过影像学检查进行疾病诊断（如气胸、血胸、中度或重度肺挫伤、锁骨骨折、肋骨骨折），并提示其他疾病（如主动脉破裂、膈肌破裂）。然而，症状可能在数小时内发生进展（如肺挫伤和膈肌损伤）。当肩胛骨或胸骨有压痛时，需要进行相关部位的 X 线平片检查。

在创伤中心，复苏期间可做心脏超声以明确是否有心脏压塞；有时也可发现气胸。

怀疑有主动脉损伤、少量气胸、胸骨骨折或纵隔（如心

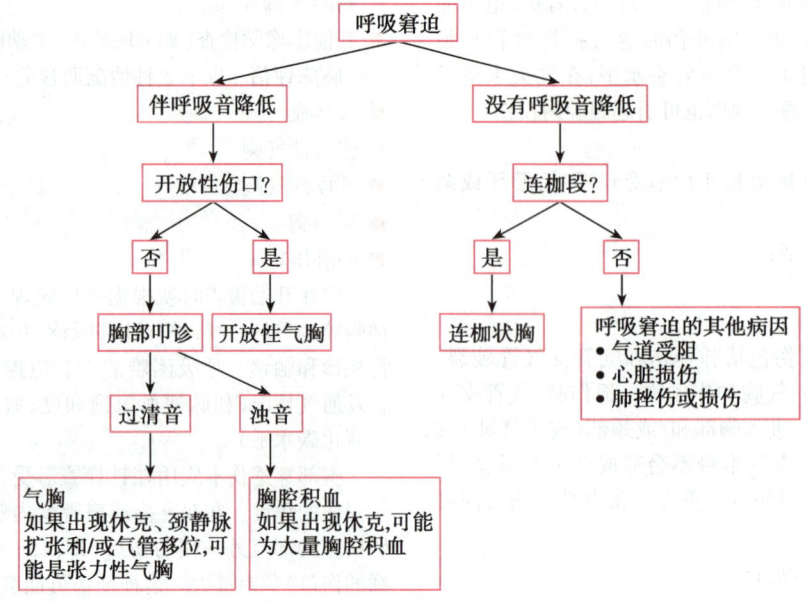

图368-1 对胸外伤和呼吸窘迫患者初步检查的简单、快速评估方法

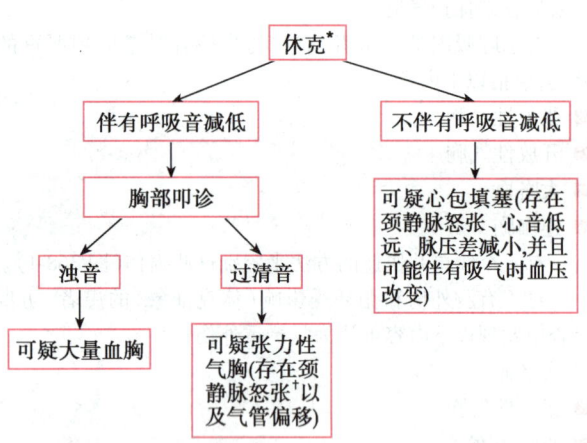

图368-2 对胸外伤伴休克患者行初步检查的简单、快速评估方法。然而,无论胸外伤是否导致休克,外伤后休克的患者都应先除外出血
*†低血容量性休克患者通常没有颈静脉怒张

脏、食管、支气管)损伤时要行胸部CT检查,同时也可了解有无胸椎损伤。

其他诊断主动脉损伤的检查有主动脉造影和经食管超声心动图。

实验室及其他检查 全血细胞计数可作为评估是否有活动性出血的基础值。动脉血气分析有助于监测有无缺氧或呼吸窘迫。心脏标志物(如肌钙蛋白、CPK-MB),可以帮助排除钝性心脏损伤。

严重胸外伤或伴有心脏损伤时应行心电图检查。心脏损伤可能会导致心律失常,传导异常以及ST段异常。

治疗

- 支持治疗
- 特定损伤的治疗

一旦发现危及生命的损伤应立即处理:

- 可疑张力性气胸:进行针刺减压
- 呼吸窘迫或休克及呼吸音减低:胸腔置管
- 休克伴心脏压塞:心包穿刺
- 可疑低血容量性休克:液体复苏

如果临床医生精通手术程序,并且患者存在以下一条情况时应行急诊开胸手术:

- 穿透性胸外伤,有必要进行<15分钟的心肺复苏
- 非胸部穿透性创伤,有必要进行<5分钟的心肺复苏
- 钝性创伤,有必要进行<10分钟的心肺复苏
- 由于可疑心脏压塞、出血或空气栓塞引起收缩压持续<60mmHg

经验与提示

- 对外伤伴呼吸窘迫或休克及呼吸音减低的患者,可在影像学检查之前行胸腔置管

由于手术存在很大风险(如血源性疾病的传播,对医生的损伤)以及成本较大,若无这些标准,急诊开胸术是禁忌的。

特异性的疗法针对的是其病因支持治疗通常包括止痛药,补充O_2以及机械通气。

主动脉破裂(创伤性)

钝性或穿透性胸外伤可引起完全或不完全性主动脉破裂。体征可能包括不对称的脉搏或血压、下肢血流减少以及心前区收缩期杂音。根据受损机制和胸片结果可推测诊断,通过CT、超声或主动脉造影确诊。治疗方法包括开胸修复或支架置入。

病因

钝性损伤的发生机制是严重的减速性损伤;患者常有多处肋骨骨折,第一和/或第二根肋骨骨折,或严重胸外伤

的其他表现。

穿透伤的伤口可横穿纵隔（如乳头或肩胛骨之间穿入）。

病理生理

完全破裂引起大量出血至以致迅速死亡。部分破裂伴包裹性破裂发生在动脉韧带（图368-3）附近，此时血管外膜完整，尚可维持血压。然而，部分破裂也可能会导致局限性纵隔血肿。

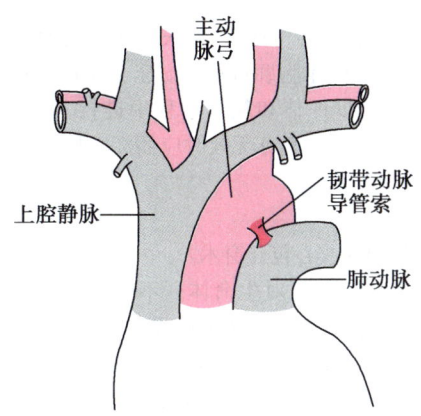

图368-3 主动脉部分破裂多发生于附近的动脉韧带

症状及体征

患者通常有胸痛。

体征包括：上肢脉搏减弱，心前区或后肩胛间区可闻及粗糙的收缩期杂音，下肢的血流减少，下肢脉搏强度减弱及血压较上肢偏低。

诊断

- 主动脉成像

对于有可疑机制或临床表现的患者应怀疑此诊断。进行胸片检查。

有诊断作用的胸片结果可包括：
- 纵隔增宽（高度敏感，除外老年人）
- 第一或第二肋骨骨折
- 主动脉弓闭锁
- 气管或食管（包括鼻胃管）右移
- 左主支气管下陷
- 胸膜或肺尖
- 血胸，气胸或肺挫伤

然而有些X线表现并不会立即出现。此外，没有一项或几项表现足够敏感或特异；因此，专家建议对于减速伤患者即使X线表现未见异常，仍然行主动脉影像学检查。

选择何种主动脉影像学检查因各机构而异。理论上准确的检查包括：
- CT血管造影：快速且立即可行（大多数创伤中心）
- 主动脉造影：最准确但是有创伤性（导致并发症发生率更高），并且需要较长时间来完成（通常为1~2小时）
- 食管超声心动图：快速（通常<30分钟），并发症发生率低，可发现CT不能发现的某些相关损伤（如无名血管），并且，由于可在床旁进行操作，对于不稳定患者较适用。

然而，精确程度取决于操作者，并且也并不是经常可行

如果患者没有稳定到可以接受影像学检查，同时高度怀疑休克是因主动脉破裂导致时，应立即手术。

治疗

- 血压控制
- 手术修补或支架置入术

应进行液体复苏，当除外其他出血倾向时控制心室率（使用β受体阻滞剂降低心率和血压）。目标心率≤90次/分，收缩压≤120mmHg；患者不宜行Valsalva动作。如果患者需要气管插管或留置鼻胃管，应采取措施防止咳嗽及呕吐（如静脉注射1mg/kg利多卡因以避免对管路造成阻力）。

根治性治疗是立即手术修复，但最近的经验表明，血管内支架置入术也是治疗的一种选择。由于需要评估和治疗其他危及生命的外伤，手术修复往往会延迟。

> **关键点**
> - 严重减速伤引起的胸外伤患者应考虑存在主动脉部分破裂
> - 常见胸部X线异常，但也可能无明显异常，并且通常是非特异性的；主动脉影像学检查包括CT血管造影，主动脉造影及经食管超声心动图
> - 治疗包括控制心率和血压（通常用β受体阻滞剂）、放置血管内支架或手术修复。

钝性心脏损伤
（心脏挫伤）

钝性心脏损伤指闭合性胸外伤导致心肌挫伤，心腔破裂或心脏瓣膜的断裂。有时对于没有任何结构性病变的患者锤击前胸壁可导致心搏骤停（心脏震荡）。

临床表现因外伤而异。

尽管存在心动过速，心肌挫伤可能症状轻微或无症状。有些患者可发生传导异常和/或心律失常。

心室破裂通常快速致命，但较小的裂口，尤其发生在右侧时，可能仅表现为心脏压塞而得以存活。心房破裂导致的填塞可逐渐加重。

瓣膜破裂可引起心脏杂音和心力衰竭（如呼吸困难、肺部啰音，有时低血压），并且进展迅速。

室间隔破裂开始不会引起症状，但患者之后可能出现心力衰竭。

心脏震荡是指对于既往无心脏结构异常的患者锤击前胸壁时突发心搏骤停的现象。锤击通常快速有力（如棒球、冰球），但动能相对较低。病理生理学机制尚不清楚，但锤击与心动周期的时间关系十分重要。初始节律常为心室颤动。

诊断

- 心电图
- 超声心动图
- 心肌酶

对于严重胸外伤或多发伤的患者，伴有心悸、心律失

常、新发心脏杂音或原因不明的心动过速或低血压时,应怀疑心脏损伤。

严重的钝性胸外伤患者应该做 12 导联心电图。如果存在心脏挫伤,心电图可表现出类似心肌缺血或心肌梗死的 ST 段改变。最常见的传导异常包括心房颤动、束支传导阻滞(通常是右束支),原因不明的窦性心动过速,以及单个或多个室性期前收缩。复苏期间进行心脏超声检查可以发现室壁运动异常、心包积液或心腔或瓣膜破裂。根据临床表现或心电图怀疑心脏挫伤的患者应进行正式的超声心动图检查以评估功能和解剖异常。

心脏标志物(如肌钙蛋白、CPK-MB)对筛查以及排除闭合性心脏损伤十分有用。如果心脏标志物和心电图正常且没有心律失常,可以安全地排除钝性心脏损伤。

治疗
- 支持治疗

心肌挫伤导致传导异常的患者需要进行 24 小时心电监护,因为在这段时间内突发心律失常的风险极高。很少需要治疗,或仅需支持治疗(如对症治疗心律失常或心力衰竭)。心肌或瓣膜破裂偶尔需要手术修复治疗。

心脏震荡患者应对心律失常进行治疗(在心肺复苏和除颤后住院观察)。

> **关键点**
> - 对于严重胸外伤或多发伤的患者,伴有心悸、心律失常、新发心脏杂音或原因不明的心动过速或低血压时,应怀疑心脏损伤
> - 心电图和心脏标志物对损伤的筛选有一定作用,而超声心动图对评价功能和解剖异常有一定作用
> - 传导异常或心律失常的患者需要心电监护

心脏压塞

积累在心包囊内的血液逐渐积聚到一定的体积和压力时使得心脏充盈不足可引起心脏压塞。患者通常有低血压、心音低远和颈静脉怒张。可根据临床表现及床旁心脏超声以明确诊断。治疗方法是立即心包穿刺或心包切开。

心包囊内液体可减少心脏充盈,引起心排血量降低,有时可导致休克和死亡。如果液体缓慢增加(如由于慢性炎症),在心排出量受影响前心包最多可容纳 1~1.5L 液体。但是,如果液体增加迅速,如创伤性出血时,只需 150ml 液体即可导致填塞。

穿透性外伤较钝性外伤更常引起心脏压塞。伤口往往在乳头内侧(前部伤口)或肩胛内侧(后部伤口)。钝性损伤导致的填塞包括心脏腔室破裂,这通常在患者得到治疗前就可致命。

症状及体征
典型症状包括 Beck 三联征,如下:
- 低血压
- 心音低远
- 静脉压增高(如颈静脉怒张)

然而,外伤患者发生低血压的原因多样,在复苏期间判断心音低远十分困难,并且在低血容量时颈静脉怒张也不明显。奇脉、吸气时收缩压下降 10mmHg 也具有提示作用,但在嘈杂环境中难以评估。

诊断
- 临床评估
- 床旁超声心动图

诊断非常困难。Beck 三联征有诊断意义,但可能并不完全存在或无法识别。此外,对于低血压伴颈静脉怒张的患者也要考虑张力性气胸,尽管张力性气胸通常会导致呼吸音明显减低和受累胸廓过清音。床旁超声心动图具有诊断价值,可在初步评估和复苏过程中进行,但可能有假阴性。不明原因的容量复苏无效时应怀疑心脏压塞。

治疗
- 心包穿刺
- 可行心包切开或心包开窗术

怀疑心脏压塞时,对生命体征不稳定的患者应立即床旁行剑突下心包穿刺。在穿刺过程中行心电图监测 ST 段抬高的水平(提示穿透外膜及需要退针)。心包穿刺是暂时的治疗措施。引流 10ml 血液即可使血压恢复正常。然而,由于心包内常发生凝血,无法抽出血液并不能除外心脏压塞。

对于确诊或高度怀疑心脏压塞的患者应进行开胸心包切开术或剑突下心包开窗术,这些是根治措施。患者生命体征不稳定且对复苏治疗无反应时,如果有训练有素的医务人员在场,可在急诊床旁进行以上任一项操作。否则,尽早在手术室内完成以上操作。

> **关键点**
> - 心脏压塞往往是由乳头内侧的穿透性伤口(前部伤口)或肩胛骨内侧(后部伤口)引起
> - 心音低远、低血压和颈静脉怒张的三联征是诊断标准,但并不总是存在;若不存在这些表现又怀疑心脏压塞时,应立即行床旁超声心动图检查
> - 剑突下心包穿刺是一种暂时的治疗措施,可能出现假阴性;心包开窗术或心包切开术才是根治措施

连枷胸

多根相邻肋骨骨折引起胸壁节段与胸廓其余部分分离从而导致连枷胸,是肺受到损伤的标志。

一根肋骨可发生多处骨折。如果多根相邻肋骨有超过 2 处骨折,每根肋骨断端都可形成一个不与胸廓相连接的胸壁节段(连枷节段)。连枷节段呈矛盾运动(即呼气时向外,吸气时向内,图 368-4)。

患者有发生呼吸并发症的风险,这主要是因为引起连枷胸的力量通常会导致肺挫伤。此外,连枷胸的矛盾运动增加呼吸功,而胸壁疼痛往往限制深吸气来达到最大通气。

诊断
- 临床评估

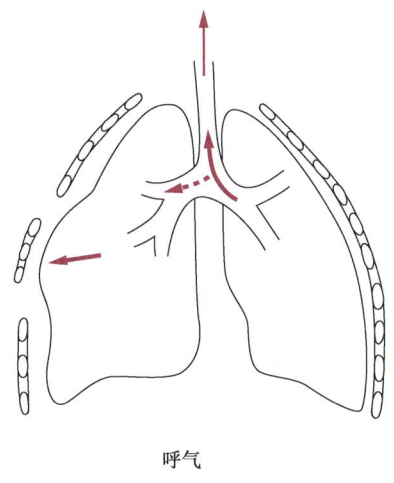
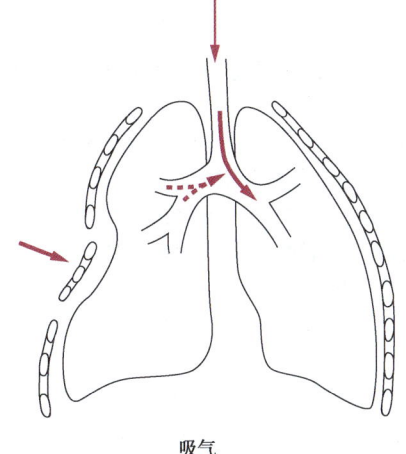

呼气　　　　　　　　　　　　　　吸气

图 368-4　连枷胸

观察到呼吸过程中连枷段呈矛盾运动即可做出诊断。然而，如果由于其他外伤引起的疼痛或反应迟钝导致吸气受限，矛盾运动也并不明显。机械通气时不会发生矛盾运动，但在肺膨胀时可看到显著向外运动的连枷节段。触诊可触及连枷节段的捻发感以及不正常的胸壁运动。

胸部 X 线可以发现骨折，也可提示肺挫伤；X 线不能显示软骨损伤。

治疗

- 支持治疗
- 有时机械通气

吸入湿化 O_2。止痛药可有助于呼吸时减轻疼痛从而改善通气，但有时需要机械通气。应严密监测容量状态，因为低血容量（因肺灌注不足）或高血容量（因肺水肿）都是有害的。

血胸

胸腔内血液积聚形成血胸。

肺、肋间血管或乳内动脉的撕裂伤常引起血胸。血胸也可由穿透性或闭合性创伤导致。血胸常常伴有气胸（血气胸）。

出血量可以很少也可以很多。胸腔内迅速积聚超过 1 000ml 血液称为大量血胸。常见休克。

大量血胸的患者往往有呼吸困难、呼吸音减低以及叩诊浊音（多发伤患者初步评估时难以发现）。少量血胸时临床不易发现。

诊断

- 胸部 X 线

当有以上症状和体征时应当怀疑血胸。通常通过胸部 X 线明确诊断。

治疗

- 必要时行液体复苏
- 需要胸腔闭式引流
- 有时需要开胸手术

存在低血容量表现的患者（如心动过速、低血压）应静脉补充晶体液，必要时输血（参见第 509 页）。

如果 X 线胸片可以发现积血（通常超过 500ml），或者伴有气胸时，应在腋中线第 5 或第 6 肋间置入大口径（如 32~38Fr）胸管。胸管引流可改善通气，减小血胸的风险（可以导致脓胸或纤维胸），并有利于评估失血量和膈肌完整性。通过胸管采集的血液可以自体回输，减少了晶体液和外源性血液的需求。

在发生以下任何情况时行急诊开胸手术：

- 初次出血>1 500ml
- 在 2~4 小时内持续出血超过 200ml/h，导致呼吸或血流动力学不稳定，或需要反复输血

气胸（开放性）

（开放性气胸）

胸壁开放性损伤引起的气胸称为开放性气胸；这种开放性损伤足够大时可影响呼吸。

有些外伤性气胸患者胸壁存在开放性伤口。开放性气胸患者吸气时，由吸气产生的胸内负压使空气通过气管进入肺部，同时也通过胸壁缺损进入胸腔内。胸壁缺损较小时通过的气体较少，因此产生的副作用较少。然而，当胸壁开口很大时（当缺陷是气管直径的 2/3 或更大时），通过胸壁缺损的气体较通过气管进入肺的气体更多。较大的缺损可引起患侧通气消失。肺部无法通气导致呼吸窘迫和呼吸衰竭。

对于清醒患者，胸部伤口有疼痛感，患者有呼吸困难和气胸的其他表现。空气进入伤口时通常会产生典型的吸入声。

诊断

- 临床评估

诊断为临床诊断，需要检查整个胸壁。

治疗

- 胸腔置管后予敷料覆盖

立即予长方形无菌敷料覆盖创面，并予三面胶带固定。因此，敷料可防止吸气时气体进入胸壁，但允许在呼气时胸腔内气体排出。患者生命体征稳定立即进行胸腔置管。伤口需要后期手术修复。

气胸（张力性）

张力性气胸指压力作用使胸膜腔内空气积聚，从而压缩肺部，减少回心血量。

肺或胸壁损伤使得仅允许空气进入胸膜腔而无法出胸膜腔（单向阀）时形成张力性气胸。空气积聚使肺压缩，造成纵隔移位，压缩对侧肺，并增加胸内压，减少回心血量，引起休克。尤其对正压通气患者而言，病情发展迅速。

原因包括机械通气（最常见）、穿透性或钝性胸外伤导致的单纯性气胸伴肺损伤未能愈合或中心静脉置管失败。

症状及体征

症状体征与单纯性气胸相似（参见第 475 页）。由于胸腔内压力增加，患者出现低血压，气管移位以及颈静脉怒张。

受累胸廓叩诊呈过清音，并常常膨胀且张力高，触诊时可压缩性较差。

诊断

■ 临床评估

张力性气胸可由临床表现进行诊断。无需等到影像学确诊再治疗。虽然心脏压塞也可引起低血压，颈静脉怒张，有时出现呼吸窘迫，但可通过呼吸音消失以及叩诊过清音来鉴别张力性气胸。

> **经验与提示**
>
> ■ 张力性气胸应根据临床表现迅速进行诊断，并立即用针头穿刺减压和/或胸腔闭式引流

治疗

■ 针头穿刺减压后应进行胸腔闭式引流

在锁骨中线第 2 肋间用大口径（如 14 或 16 号）针头穿刺以迅速减压。可见气体涌出。由于针头穿刺减压会造成单纯性气胸，因此应立即予胸腔闭式引流。

气胸（外伤性）

外伤性气胸指外伤导致胸膜腔积气，并引起肺部分或完全塌陷。症状包括损伤引起的胸痛以及呼吸困难。通过胸部 X 线进行诊断。治疗方法是胸腔闭式引流。

气胸可由穿透性或闭合性外伤引起；许多患者伴有血胸（血气胸）。气管支气管树破坏可能引起横穿纵隔的穿透性伤口（如乳头或肩胛骨内侧伤口）、严重闭合性损伤以及气胸。气胸的气体可以进入胸部和/或颈部的软组织（皮下气肿），或纵隔（纵隔气肿）。

除非有基础肺疾病，单纯单侧气胸，即使大量气胸，多数患者也能很好耐受。然而，张力性气胸可引起严重的低血压，开放性气胸可引起通气不足。

症状及体征

患者通常由胸膜炎性胸痛、呼吸困难、呼吸急促和心动过速。

大量气胸时受累胸廓呼吸音低且叩诊过清音。然而这些临床表现不典型并且在嘈杂环境中难以发现。皮下气肿触诊时可触及捻发感；可仅仅为局部气肿，也可累及胸壁及颈部；广泛皮下气肿提示气管支气管树受累。纵隔气肿时可产生与心搏动一致的杂音（Hamman 征或 Hamman 杂音），但并不典型，有时由食管受损引起。

诊断

■ 胸部 X 线

通过胸部 X 线进行诊断。超声（初步复苏时床旁完成）和 CT 检查对发现少量气胸优于胸部 X 线。

气胸的范围由一侧胸腔内无肺区所占的百分比而定，可通过 X 线进行估算（参见第 476 页）。范围大小主要用于评价是否加重或好转，而不是判断预后。

治疗

■ 胸腔闭式引流

大部分气胸的治疗是在腋中线第 5 或第 6 肋间放置胸管（如 28Fr）。

少量气胸且无呼吸系统症状的患者可以观察并随访胸部 X 线直至肺复张。或者可置入小猪尾管进行引流。但是，对于需要进行全身麻醉、正压通气、航空运输的患者，应进行胸腔闭式引流，因为这些操作都可能引起单纯的少量气胸变成张力性气胸。

如果胸腔置管引流后仍然有大量气体逸出，应怀疑存在气管支气管树损伤，应立即安排支气管镜或外科会诊。

> **关键点**
>
> ■ 尤其对于少量气胸，体格检查可以仅有细微变化或基本正常
> ■ 尽管 CT 和超声更为敏感，胸部 X 线对于诊断已足够
> ■ 如果气胸导致呼吸系统症状，或中到大量气胸，或需要航空运输、正压通气，或全身麻醉时，应考虑胸腔闭式引流

肺挫伤

肺挫伤是外伤引起的肺出血和水肿，但无撕裂伤。

肺挫伤是一种常见的由钝性或穿透性胸外伤引起的致命性胸部损伤。患者可能伴有肋骨骨折、气胸或其他胸部损伤。大面积挫伤会影响氧合。晚期并发症包括肺炎、急性肾衰和急性呼吸窘迫综合征（ARDS）。

症状包括疼痛（主要由于胸壁损伤）以及呼吸困难。胸壁紧张，其他体征与相关损伤相关。

诊断

■ 影像学检查，常规胸片

胸外伤后发生呼吸窘迫逐渐加重应怀疑肺挫伤。一般行胸部 X 线及脉搏氧饱和度检查。肺挫伤影像学表现为受累肺组织渗出，但 24~48 小时内渗出可不明显，因为渗出随时间延长而加重。CT 是高度敏感的，但通常只在考虑存在其他损伤时进行。

对呼吸衰竭患者应监测脉搏氧饱和度及其他临床表现。如果存在低氧血症或呼吸困难，应检测二氧化碳水平或动脉血气分析。

治疗

- 支持治疗包括止痛和氧疗 O_2
- 有时需要机械通气

根据需要给予止痛药物以促进深呼吸。轻度低氧血症（SaO_2 91%~94%）时补充 O_2。机械通气的指征是中度或重度低氧血症（吸空气时 PaO_2<65 或 SaO_2<90%）和高碳酸血症。COPD 或慢性肾脏疾病患者需要机械通气的风险增加。

肋骨骨折

钝性胸外伤可引起一根或多根肋骨骨折。

一般来说，钝性损伤导致的肋骨骨折需要很大力量（如高速突然减速，棒球击中，摔倒等）；然而对于老年人仅需要轻度或中度力量（如轻微跌倒）即可造成骨折。如果超过2根相邻肋骨有2处骨折，在每根肋骨骨折处可形成连枷胸。

> **经验与提示**
> - 老年人的轻微外伤（如跌倒）可导致肋骨骨折，可能产生致命性结果

伴随发生的损伤包括：
- 主动脉、锁骨下血管和心脏损伤（不常见，多发生于急剧减速，特别是第一或第二肋骨骨折时）
- 脾或腹部损伤（第七~十二肋任一肋骨骨折）
- 肺撕裂伤或挫伤
- 气胸
- 血胸
- 气管支气管损伤（少见）

并发症 大多数并发症由伴随损伤引起。单根肋骨骨折可引起疼痛，但很少有并发症。然而，吸气受限（疼痛引起的吸气不充分）可引起肺不张和肺炎，特别是老年人或多处骨折的患者。于是老年人由于肋骨骨折的死亡率增高（高达20%）健康年轻人和1根或2根肋骨骨折的患者很少发生这些并发症。

症状及体征

疼痛剧烈，身体活动可使疼痛加剧（包括咳嗽或深呼吸），并持续数周。受累肋骨很软，有时医生可在触诊时感觉到受累肋骨节段移动而产生的捻发感。

诊断

- 通常胸部 X 线

胸壁触诊可发现部分骨折。有些医生认为临床评估对微小创伤的健康患者已经足够。然而，严重钝性创伤的患者应进行胸部 X 线检查，以了解是否存在伴随损伤（如气胸、肺挫伤）。许多肋骨骨折在胸片中不可见；而肋骨片可以发现肋骨骨折，但通过 X 线明确所有肋骨骨折是不必要的。临床怀疑伴随损伤时应进行其他相应的检查。

治疗

- 镇痛
- 肺部清洁

尽管阿片类药物可抑制呼吸，使肺不张加重，仍然给予阿片类药物镇痛。有些医生同时给予 NSAID 药物止痛。

为了尽量减少肺部并发症，患者应自觉经常（如每小时）深呼吸或咳嗽。用手掌或枕头按住（基本是夹板固定）受累部位，可在深呼吸或咳嗽时尽可能减轻疼痛。如果患者存在3处或以上骨折，或有心肺功能不全，应立即住院治疗。患者应避免制动（如包扎或包裹），以免限制呼吸而产生肺炎和肺不张。如果口服或静脉注射止疼药后患者不能咳嗽或深呼吸，可以考虑硬膜外给药或肋间神经阻滞。

> **关键点**
> - 肋骨骨折引起的肺、脾脏或血管损伤或者由于夹板固定而发展为肺炎是发病的原因
> - 用 X 线筛查所有肋骨骨折是不必要的
> - 疼痛很严重并且持续数周，通常需要阿片类镇痛药
> - 患者应避免制动（包扎或包裹），以免限制呼吸而产生肺炎和肺不张

第二十四篇

特殊问题

369. 毒品和麻醉品 2793
Gerald F. O'Malley, DO, and Rika O'Malley, MD
  体内藏毒包装和填充体 2793
  药物检测 2793
  注射用药 2794
  酒精成瘾及其戒断 2795
  酒精滥用和康复 2797
  安非他明 2799
  合成类固醇 2800
  抗焦虑药和镇静剂 2801
  合成大麻素 2802
  卡西酮 2803
  可卡因 2803
  伽马羟基丁酸 2804
  致幻剂 2804
  氯胺酮和苯环己哌啶 2805
  科萨科夫精神病 2806
  原发性胼胝体变性病 2806
  大麻 2806
  亚甲二氧基甲基苯丙胺 2807
  阿片类毒性和戒断反应 2807
  阿片类药物滥用和康复 2809
  挥发性亚硝酸盐 2811
  挥发性溶剂 2811
  韦尼克脑病 2811

370. 手术患者的管理 2812
Paul K. Mohabir, MD, and Jennifer Gurney, MD
  术前评估 2812
  围术期管理 2815
  门诊患者的管理 2816
  抗生素的预防应用 2816
  术后管理 2817

371. 慢性疲劳综合征 2818
Stephen Gluckman, MD
  慢性疲劳综合征 2818

372. 临床决策 2819
Douglas L. McGee, DO
  临床决策简介 2819
  循证医学以及临床指南 2820
  临床决策策略 2820
  临床决策中的认知错误 2822
  了解医学检查和检查结果 2823
  临床决策中的经济学分析 2831

373. 补充和替代医学 2833
Steven Novella, MD
  替代医学的不同类型 2835
  替代性整体医学体系 2835
  精神-躯体技术 2835
  生物技术 2835
  身体调整疗法 2835
  能量疗法 2836
  阿育吠陀医学 2836
  顺势疗法 2836
  自然疗法 2837
  中国传统医学 2837
  生物反馈 2838
  引导联想 2838
  催眠疗法 2838
  冥想 2838
  放松技术 2839
  螯合疗法 2839
  饮食疗法 2839
  正分子疗法 2839
  脊椎矫正 2840
  按摩 2840
  反射疗法 2840
  深部组织推拿法 2840
  姿势矫正 2841
  针刺 2841
  磁体 2841
  治疗性接触 2841

374. 膳食补充剂 2842
Melissa G. Marko, PhD, and Ara DerMard-

erosian, PhD
　　黑升麻　2845
　　甘菊　2845
　　硫酸软骨素　2845
　　铬　2846
　　辅酶 Q10　2846
　　蔓越莓　2847
　　肌酸　2847
　　脱氢表雄酮　2847
　　紫锥菊　2848
　　小白菊　2848
　　鱼油　2848
　　大蒜　2849
　　生姜　2849
　　银杏　2850
　　人参　2850
　　葡萄糖胺　2851
　　白毛莨　2852
　　绿茶　2852
　　卡瓦　2853
　　甘草　2853
　　褪黑素　2853
　　水飞蓟　2854
　　S-腺苷-L-甲硫氨酸　2854
　　锯叶棕　2855
　　圣约翰草　2855
　　缬草　2856
　　锌　2857

375. **临终患者　2857**
Elizabeth L. Cobbs, MD, Karen Blackstone, MD, and Joanne Lynn, MD, MA, MS
　　垂死患者的症状缓解　2859

376. **运动锻炼　2862**
Brian D. Johnston
　　运动锻炼概述　2862
　　老年人的运动锻炼　2864

377. **医疗保健中的经济问题　2865**
Amal Trivedi, MD, MPH
　　高价医疗服务的原因　2867
　　控制医疗保健的费用　2868

378. **医学遗传学的一般原则　2870**
David N. Finegold, MD
　　单基因缺陷遗传　2872
　　影响基因表达的因素　2873
　　多因素基因（复杂）遗传　2874

　　非传统性遗传　2874
　　线粒体 DNA 异常　2875
　　遗传诊断技术　2876
　　遗传学的临床应用　2876
　　伦理上的争议　2877

379. **不明原因的环境不耐受　2878**
Donald W. Black, MD
　　不明原因的环境不耐受　2878

380. **假肢学　2879**
James Baird, CPO
　　肢体假肢概述　2879
　　假肢　2879
　　假肢的选择　2880
　　准备使用假肢　2881
　　安装假肢　2883
　　残肢的皮肤护理　2884
　　残肢水肿　2885
　　假肢松动　2885
　　疼痛的残肢　2885

381. **旅行中的医学问题　2886**
Christopher Sanford, MD, MPH, DTM&H
　　航空旅行　2886
　　出国旅行　2887

382. **医学法律问题　2889**
Charles Sabatino, JD
　　能力和不胜任　2889
　　知情同意　2890
　　同意和医疗代理决定　2890
　　保密性和健康保险携带与责任法案　2891
　　事前指示　2892
　　拒绝心肺复苏术预嘱和生命维持治疗医嘱　2893
　　医疗差错　2893

383. **非特异性症状　2893**
Michael R. Wasserman, MD
　　疲劳　2893
　　非意愿性体重减轻　2896

384. **医学影像学原理　2900**
Hakan Ilaslan, MD
　　医学影像　2900
　　医疗辐射风险　2900
　　放射性造影剂和造影剂反应　2901
　　血管造影术　2902
　　计算机断层扫描　2902

磁共振成像 2904
常规X线摄影 2905
乳腺X线摄影术 2906
放射性核素扫描 2906
正电子发射断层扫描 2906
超声波成像 2907

治疗性器械及辅具 2912
疼痛和炎症的治疗 2913
心血管康复 2915
脑卒中康复 2916
截肢患者的康复 2917
髋关节术后康复 2918
其他疾病的康复治疗 2918

385. 康复医学 2908
Alex Moroz, MD, FACP
物理治疗 2909
作业治疗 2910
言语治疗 2912

386. 吸烟 2919
Douglas E. Jorenby, PhD
烟草 2919
戒烟 2922

369. 毒品和麻醉品

体内藏毒包装和填充体

体内包装物和体内充填的藏毒方式包括吞咽装有毒品的包装物或将毒品放置在体腔内,以逃避执法部门的检测。藏毒者面临的风险和后果取决于体内藏有毒品的量、类型和包装的方式。

体内藏毒包装 体内藏毒包装通常涉及昂贵的毒品(主要是海洛因或可卡因),且通常用于穿越边境或其他安全检查点的走私。毒品被放置在避孕套内或用几层塑料纸或白胶包裹好,有时外层用蜡封口。藏匿者(又称骡子)吞下多个包装物,通常服用抗蠕动剂以降低肠道蠕动直至包装物被取出。所藏毒品的总量必是超致死剂量。一个或多个包装物的破裂是很危险的,可导致毒品的急性中毒或过量。

不同的毒品中毒各有特定症状,复杂性癫痫、心悸、高血压、甲状腺功能亢进是可卡因中毒的常见症状;昏迷和呼吸抑制是海洛因中毒的常见症状。毒品中毒者也可能出现肠梗阻、肠穿孔和腹膜炎。

体内充填 体内充填类似于体内包装;发生于藏毒者可能被执法人员逮捕时吞下毒品包装物以逃避侦查。有时毒品被放置在直肠或阴道内。通常体内充填的剂量比较小,但包装常常不严密安全,所以仍可能产生毒品泄露和过量。

诊断
- 已知的病史和临床怀疑
- 盆腔和/或直肠指检
- 必要时进行腹部X线检查

可疑的藏匿者通常会被执法人员带去进行相关的医学检查。如果新近的旅游者或者入狱犯人出现不明原因的昏迷或者癫痫时,医务人员应该警惕体内藏毒的可能性。应进行盆腔检查及直肠指检,以搜寻毒品包装物。钡餐检查可以确认胃肠道的藏匿。

治疗
- 并发症的支持性治疗
- 有时候,需要采取措施,除去毒品包装物。

对于出现毒品过量症状(可能是包装物破裂)的患者的治疗主要是支持性的,根据患者的症状予以气道保护、呼吸系统和循环系统的支持、抗惊厥药等。有时,对于某些特殊毒品使用特定解毒药。

通常,未破损的包装物可以通过肠道蠕动排出。然而,一旦毒品包装物破裂,应立即进行手术或内镜(取决于在胃肠道内的位置)以取出所有包装物;由于毒品的释放量巨大,通常发生死亡。肠梗阻或穿孔的患者也应该立即手术。活性炭可能有助于吸收药物,但在肠梗阻或穿孔时是禁忌证。

阴道和直肠填充物应该手动取出。

无症状体内藏毒者应对其症状的发展进行严密的监测,直到包装物被完全排出体内,并解数次大便。有些医生使用加或不加甲氧氯普胺的聚乙烯乙二醇溶液作为全肠道促蠕动剂帮助毒品包装物的排出。对于无症状的体内藏毒者不主张使用急诊内镜。

药物检测

药物检测是用来系统或随机筛查滥用一种或多种物质的主要手段。以下情况必须做检测:
- 特定人群,通常包括学生、运动员、囚犯

- 申请特殊职业者(如飞行员、化学品运输车司机)
- 车船事故相关者
- 试图采取不明手段自杀者
- 法院下令治疗期间、缓刑或假释期间的犯人(法律上受到限制者)
- 药物滥用治疗中的患者(作为标准方式,获取药物滥用的客观证据并且制订最佳治疗方案)
- 获得监护权所进行的药物检测
- 军队成员

根据不同的法律和环境,药物检测有时需要知情同意。药物检测能确定是否使用毒品,但无法确定使用的频率和剂量,因此无法判断偶尔使用者和惯用者。另外,药物检测仅能查出一部分毒品,其他的毒品则无法被查出。临床医师必须通过其他方式(如病史、问卷)来确定每位患者的毒品使用情况。

最常检测的物质有:
- 酒精
- 安非他明
- 可卡因
- 大麻
- 天然和半合成的阿片类药物
- 苯环利定

苯二氮䓬类和巴比妥类也会被检测。尿液、血液、呼吸、唾液、汗液或头发标本都能用于检测。尿检因其无创伤、快速、可定性多种毒品从而最为常用。能否检测出毒品取决于服用毒品的剂量和频率,但一般 1~4 日内使用过均能检测出。由于大麻代谢较慢,在停用大麻很久后还会出现尿检阳性。血检可以定量部分毒品,但因其有创伤以及毒品检出的窗口期仅有几小时而使用较少。头发检测很少用,但其检测的窗口期很长,部分毒品可达到 100 日以上。

药物检测效度取决于检测的类型。筛查检测通常采用尿液的快速免疫定性。此类筛查方法可能有一部分假阳性和假阴性结果,并且无法检测出哌替啶和芬太尼。麦角酸酰二乙氨(LSD)、伽玛羟基丁酸(GHB)、莫斯卡林和吸入性致幻剂尚无筛查方法。确定检测需要几个小时,通常使用气相色谱法或质谱分析。

检测错误 一些因素可导致假阴性,特别是尿检。患者可以上交事先准备的他人尿样(通常是无毒品服用者的)。这样的情况可以通过观察患者直接取样并将样本立即封口而避免。有些患者试图大量饮水或服用利尿剂而改变尿检结果,但这样的尿样就会因过度清亮的外观和明显的比重降低而被弃用。

假阳性可能由其他口服处方药物、非处方药或某些特定食物引起的。罂粟籽可以引起服用鸦片的假阳性;伪麻黄碱、三环类抗抑郁药、喹硫平也可以造成安非他明的假阳性;布洛芬可以造成大麻的假阳性。在可卡因检测中,如果检测的是可卡因的初级代谢产物-苯甲酰,则不会出现由其他物质引起假阳性结果。

注射用药

许多毒品滥用通过注射以达到快速起效或强大作用或两者兼有。注射多通过静脉,也有肌内注射,甚至是皮下注射。使用者常用外周静脉,但在长期注射出现静脉硬化后,有些会使用大的中心静脉(如颈静脉、股静脉、腋下静脉)。

并发症

注射非法药物的风险不仅在于毒品的药代动力学反应,还包括与注射药物相关的污染、掺杂物和感染原等并发症。

掺杂物 一些药物使用者将片剂的药物碾碎溶解然后静脉注射,那些通常用来制作片剂的赋形物质如纤维素、滑石粉和淀粉会一同进入静脉。赋形剂会阻塞肺毛细血管导致慢性炎症和异物肉芽肿。赋形剂也会损伤心瓣膜的内皮导致心内膜炎。

街头毒品如海洛因、可卡因经常和不同的掺杂物混合使用[如安非他明、克伦特罗、右美沙芬、芬太尼、氯胺酮、左旋咪唑、利多卡因、麦角酸二乙基酰胺(LSD)、伪麻黄碱、奎尼丁、东莨菪碱、甲苯噻嗪]。掺杂物的添加可以用来增加改变意识的成分,也可以用来替代纯毒品。掺杂物的存在使得诊断和处理更为困难。

感染源 共用针头和不使用消毒措施会导致许多感染并发症。注射部位的并发症包括皮肤脓肿、纤维化、淋巴管炎、淋巴结炎和血栓性静脉炎。局部感染引起的感染性栓子、菌血症可能导致全身的并发症包括细菌性心内膜炎和各个脏器和部位的脓肿。感染性肺栓塞和骨髓炎(特别是腰椎骨)很常见,有时会发生感染性脊柱炎和骶髂关节炎。

系统性感染疾病多为乙型、丙型肝炎和 HIV。静脉注射使用者由于细菌的血液传播或吸入而使得罹患肺炎的风险高。其他一些并非直接由注射引起,但在静脉用药者中常见的感染包括结核病、梅毒和其他性传播疾病。由于静脉吸毒甚至会出现肉毒素中毒和破伤风。

诊断
- 病史、体格检查或兼有

有些患者会承认注射用毒品,但有些患者必须通过仔细的体格检查才能发现注射毒品的证据。

慢性静脉注射者可以通过反复皮下静脉注射形成的痕迹确认。所谓痕迹是由细小灰暗的针眼(针头穿刺)损伤形成的线状区域,周围的皮肤由于慢性炎症而出现色素沉着。痕迹通常在自身容易触及的部位(如前臂、肘窝),但有些吸毒者为了隐瞒注射毒品史而选择不易触及的部位(如腋窝)。

长期多次的注射可以引起特征性的环形伤痕或溃疡;也可能是既往脓肿的痕迹。吸毒者为了避免被歧视常将痕迹归咎于献血、虫咬或既往的创伤。

治疗
- 感染并发症的预防和处理

对于毒品使用者,特别是静脉吸毒者,必须仔细地排除肝炎、HIV 感染以及在这些人群中常见的其他感染性疾病

（如结核、梅毒和其他性传播疾病）。可以对合适人群（参见第1298页，参考有关疫苗的章节）注射肝炎、流感、肺链球菌和其他感染的疫苗。

AIDS的流行引发了一场减少伤害的运动，其目的在于在没有勒令停止吸毒的情况下减少毒品使用的伤害。比如，为无法停止注射毒品者提供清洁的针头和注射器以预防肝炎和HIV。

感染并发症的治疗与其他原因导致的感染治疗相似，包括使用抗生素、清创引流脓肿。由于建立静脉通路困难（并且存在患者通过该静脉吸毒的风险）以及吸毒者的治疗依从性差使得感染的治疗比较棘手。

酒精成瘾及其戒断

酒精（酒精）是中枢神经系统的抑制剂。大量快速饮用会导致呼吸系统的抑制、昏迷和死亡。大量慢性饮用会导致肝脏和其他脏器的损害。酒精戒断症状表现为从震颤到癫痫、幻觉甚至是威胁生命的不自主行为（震颤谵妄）。诊断根据临床。（参考酒精成瘾问题和康复）

在美国有半数成人经常饮酒，其中约20%是既往酗酒者，有30%~35%是终身酗酒者。酒精成瘾也成为日益严重的青春期和青少年问题。对于多数饮酒者而言，适当的饮酒剂量和频率并不损害身体和心理健康，也不影响日常行为活动的能力。但急性酒精中毒是导致损害的主要原因，特别是继发的人际关系破裂、暴力、自杀和车祸。

慢性酒精滥用会影响社交和工作能力。7%~10%的成人符合酒精所致疾病的标准（滥用或依赖）。大量饮酒（定义为男性饮酒≥5份，女性饮酒≥4份）在年轻人中尤为常见。

病理生理

一份常规酒（通常为12盎司的啤酒、6盎司的葡萄酒、1.5盎司的蒸馏酒）包括10~15g的酒精。酒精主要在小肠吸收入血，有些从胃吸收。由于酒精的吸收快速度大于氧化排出的速度，因此它会在血液中蓄积。空腹状态下，饮酒30~90分钟后血中酒精浓度会达到峰值。

有5%~10%的酒精从尿、汗液和呼吸中未经代谢直接排出，其余的在肝脏中代谢，通过脱氢酶将酒精转化为乙醛。乙醛最终与CO_2结合生成水，速率为5~10ml/h（纯精的情况下），每毫升大约产生7个卡路里。胃黏膜的酒精脱氢酶也参与一部分代谢，但在女性中比较少见。

酒精通过几种机制发挥作用。酒精直接与中枢神经系统的γ-氨基丁酸（GABA）受体结合从而导致镇静。酒精也可以直接作用于心脏、肝脏和甲状腺组织。

慢性作用 酒精很容易产生耐受，同样的剂量就不容易再中毒。耐受的原因是中枢神经细胞（细胞，药代动力，耐受）的适应性改变。耐受力增强的人其血液酒精浓度（BAC）可以达到相当高的水平。然而，酒精耐受是不完全性的，长期大量饮酒仍然会造成一定程度上的中毒和脏器损伤。即便是酒精耐受者也可能死于过量饮酒引起的呼吸衰竭。

酒精耐受者可能会发生酮症酸中毒，尤其是在大量饮酒时。另外，酒精耐受人群对其他中枢镇定剂（如巴比妥、苯巴比妥、地西泮等）也存在交叉耐受的现象。

酒精耐受者对酒精的生理性依赖非常深，因此戒断时可能会出现比较严重的后果。

慢性大量饮酒通常会导致肝脏损伤（如脂肪肝、酒精性肝炎和肝硬化），根据饮酒的剂量和时间结果各有不同（参见第180页）。严重肝病的患者因为肝脏合成凝血因子的功能下降而存在凝血功能障碍，增加创伤后（如跌倒、车祸）的出血和消化道出血（如门静脉高压导致的胃底和食管出血）的风险。

慢性大量饮酒者还会出现：

- 胃炎
- 胰腺炎
- 心肌病（通常伴有心律失常和高血压）
- 周围神经病
- 脑损伤，包括韦尼克脑病、科萨科夫精神病、马-比二氏病（Marchiafava-Bignami disease）以及酒精性痴呆等
- 某些癌症（如头颈部、食管），特别是伴有吸烟的患者
- 间接的长期作用还包括营养不良，尤其是维生素缺乏

另一方面，低到中等程度的饮酒（一日≤1~2份）会降低心血管死亡的风险。其原因有多种，包括高密度脂蛋白（HDL）水平增加和直接的抗血栓作用增加，但并不能因此就推荐饮酒，因为还有其他更为安全有效的方式降低心血管疾病的风险。

特殊人群 幼童饮酒会明显增加低血糖的风险，因为酒精会阻碍糖原合成，幼童的糖原储藏量小而很快消耗殆尽。同样体重的情况下，女性较男性更为敏感，可能是因为女性胃里的酒代谢（首过作用）较少。孕期饮酒会增加胎儿酒精综合征的风险。

症状及体征

急性作用 症状与血液中酒精浓度（BAC）成比例。确切的酒精血浓度和临床症状随着个体的耐受性有异，但通常为：

- 20~50mg/dl：安静，轻度镇静和精细动作的协调性降低
- 50~100mg/dl：判断力受损，协调性进一步降低
- 100~150mg/dl：步态不稳，眼球震颤、口齿不清、行为失去控制，记忆受损
- 150~300mg/dl：谵妄或昏睡（通常情况下）

呕吐在中到重度的中毒症状中常见，由于呕吐时通常反应迟钝，很容易导致呼吸抑制。

在美国多数的州，BAC≥0.08%~0.10%（即≥80~100mg/dl）被定义为酒精中毒，0.08%最多见。

中毒或过量 从未饮酒者的BAC到达300~400mg/dl时通常导致意识丧失，而BAC≥400mg/dl可能会致命。可能会发生呼吸抑制或心律失常引起猝死，特别是一次大量快速饮酒时。这个问题在美国校园中已经产生，并在其他

一些国家中引起重视。其他常见的问题还包括低血压和低血糖。

特定 BAC 的作用因人而异,有些慢性酗酒者在 BAC 到达 300~400mg/dl 时仍然功能正常,而非饮酒者或社交饮酒者在这个浓度时早已不省人事了。

慢性作用 长期饮酒的影响包括指间肌的萎缩、血管蜘蛛痣,男性可见性功能减退和女性化(如皮肤光滑、缺少男性气质、睾丸萎缩、乳房发育等)。营养不良可能会导致腮腺肿大。

戒断 如果停止饮酒会出现一系列 CNS 过度兴奋症状和体征。

轻微的戒断症状包括颤抖、虚弱、头痛、出汗、反射亢进和胃肠道反应。症状通常出现在停饮后 6 小时左右,一些患者会有广泛性的肌肉阵挛(即酒精性癫痫或特异性阵挛),但在短时间内一般不会超过 2 次。

长期饮酒后突然停饮在 12~24 小时内会引起酒精性幻觉症(没有其他的感觉和意识损伤)。典型的幻觉症状可能栩栩如生,包括言语性幻听,内容通常是指责和威胁,患者能够理解其中的意思,其生动程度让人感到恐惧。

酒精性幻觉精神病表现类似精神分裂症,虽然患者思维可能没有障碍,也没有典型精神分裂症的病史。这些症状并不像戒断所致的急性脑损伤综合征如震颤性谵妄(delirium tremens,DT)或其他病理反应等一些精神错乱的表现。患者意识清楚,也没有 DT 中表现的那样自主神经紊乱。幻觉的出现早于 DT,并且持续短暂。

DT 在戒酒后的 48~72 小时内出现,伴随焦虑、混乱、睡眠障碍(常有梦魇和梦中错觉)、明显出汗、严重抑郁。引起不安、害怕,甚至是恐惧的短暂性幻觉是常见的。典型的初始神志不清、困惑和迷茫状态表现为试图恢复惯性活动,例如,患者经常想象他们回来工作,尝试做一些相关的活动。

自主神经功能不稳,表现为出汗、脉率增加和体温上升,并伴随有谵妄及其进展。温轻度谵妄通常伴随着明显的发汗,100~120 次/分的脉搏数,和 37.2~37.8℃ 的体温。当患者脉搏大于 120 次/分钟,体温高于 37.8℃ 时死亡的风险增加。

在 DT 期间,建议给予患者一些感官刺激,特别是昏暗灯光下的视觉刺激。走廊里的声音可使患者认为地板在移动,墙壁要倒塌,甚至房子在旋转。随着谵妄加重时,手部静止性震颤加重,有时还会发展到身体和头部。共济失调很明显,必须加强保护防止自伤。症状的发生是多种多样的,但对于每个个体,每次发作通常只会表现为其中的几种。

诊断
- 通常根据临床
- 急性:根据 BAC,评估以排除低血糖和创伤及可能的其他毒物摄入
- 慢性:根据全血细胞计数、镁、肝功能和 PT/PTT 水平
- 戒断:评估以排除 CNS 的损伤和感染

急性中毒时,实验室检查中除了检测血糖可以排除低血糖并测定 BAC 水平,其他的检测几乎没什么帮助。诊断通常根据临床。如有司法需要(如判断是否酒驾或雇员行为异常等)可以通过呼吸或血液的酒精浓度监测确诊。但有些患者的 BAC 水平不高却出现了精神问题,应寻找其他可能的原因。

临床医生不能想当然地认为 BAC 水平高并伴有行为迟钝的患者,其异常完全归咎于酒精作用,应当排除可能的脊髓损伤或其他异常。此类患者还应做其他毒物检测排除药物作用。

慢性酒精滥用和依赖的诊断根据临床。筛查试验,如 AUDIT(酒精所致疾病的鉴定测试)或 CAGE 问卷都可以使用。严重的酗酒者可能存在一系列的代谢问题需要详细体检,如血常规、电解质(包括镁离子)、肝功能和凝血功能(PT/PTT)以及血清白蛋白。

对于严重的中毒或戒断反应者,其临床表现类似于中枢神经损伤或感染,因此必要时可行 CT 和腰穿检查。症状轻微的患者无需检查,除非 2~3 日后症状无明显改善。对酒精戒断反应严重程度的临床评估工具是有效的。

治疗
- 支持治疗

对于戒断症状,可以使用苯二氮䓬类治疗,有时也可以使用苯巴比妥类或者丙泊酚。

中毒或过量 酒精中毒的治疗包括如下:
- 保持气道通畅
- 需要时静脉注射维生素、镁离子和维生素 B_1 素

首先要保证气道通畅;对于呼吸抑制或通气不足的患者可予以气管插管和机器辅助通气。对于低血压或血容量不足的患者可予以静脉补液,但这样并不明显加速酒精的排出。静脉补液时应予以维生素 B_1 素 100mg 以处理或预防韦尼克脑病。许多临床医生还在静脉补液中添加多种维生素和镁离子。

急性中毒患者的处理应根据其临床症状调整,而不是特定 BAC 水平。

戒断 严重的戒断反应或 DT 患者应收入 ICU 治疗直至症状缓解。治疗措施包括预防韦尼克脑病和其他并发症:
- 静脉补充维生素 B_1 素
- 苯二氮䓬类
- 静脉补充维生素 B_1 素 100mg 以预防韦尼克脑病

酒精耐受的患者对处理戒断反应常用药物通常存在交叉耐受(如苯二氮䓬类)。

苯二氮䓬类是最主要的治疗药物。根据症状严重程度、生命征和意识状态选择合适的剂量和服药方式。通常会使用地西泮 5~10mg 口服或静脉注射,每小时一次直到出现镇静;也可选用劳拉西泮 1~2mg 口服或静脉注射。氯氮䓬起始剂量 50~100mg 口服,每 4~6 小时给药一次,然后逐渐减

量,对于症状轻微的患者也是有效的选择。在苯二氮䓬类无效的情况下可以选用苯巴比妥药物,但持续使用会导致呼吸抑制。

吩噻嗪和氟哌利多醇因会降低癫痫的阈值而不宜选用。对于患有严重肝脏疾病的患者,首选使用短效苯二氮䓬(劳拉西泮)或葡糖醛酸代谢药物(奥沙西泮)。(NOTE:苯二氮䓬可引起中毒、躯体依赖和戒断酗酒,因此排毒期后不应继续使用。可以用卡马西平 200mg qid 口服作为一种替代,然后逐渐减量。)对于严重的高肾上腺素活性患者,或者为了减少苯二氮䓬的用量,可以使用滴定 β-阻滞剂短期(12~48 小时)治疗(如美托洛尔 25~50mg 口服,或 5mg 每 4~6 小时静脉注射)以及可乐定 0.1~0.2mg 每 2~4 小时静脉注射。

癫痫如果发作短暂且偶发,无需特殊处理,但临床上会常规予以劳拉西泮 1~2mg 静脉注射预防再次发作。反复或长时间的发作(如大于 2 次,持续超过 3 分钟)应及时处理,1~3mg 的劳拉西泮静脉注射通常有效。无需常规使用苯妥英,因为没有效果。如果没有其他导致癫痫的原因,对于门诊的酒精戒断引发的癫痫患者,也很少使用苯妥英。因为癫痫只是在酒精戒断应激状态下才发作,无论是戒酒还是酗酒患者都无需服用抗癫痫药物。

DT 发作时相当危险,必须给予紧急处理,给予高剂量的苯二氮䓬类药物静脉注射,并且最好收入 ICU 病房。剂量通常大于且使用频率高于轻度的戒断反应患者。有时需要超大剂量的苯二氮䓬类药物,且上不封顶。每 10 分钟地西泮 5~10mg 静脉注射或劳拉西泮 1~2mg 静脉注射可以控制谵妄症状,在治疗的前几个小时中部分患者可能需要数百毫克的苯二氮䓬类药物。对苯二氮䓬类无效的患者可以选用苯巴比妥 120~240mg 每 20 分钟静脉注射。

严重药物抵抗的 DT 患者可以通过通气辅助装置将劳拉西泮、地西泮、咪哒唑仑或丙泊酚持续雾化吸入。为避免增加激越应尽可能减少约束,但应保护患者不让其潜逃、拔管或避免其他危险行为。通过补液维持静脉容量,补充大剂量的维生素 B 和维生素 C,特别是维生素 B_1。持续体温升高是预后不良的信号。

酒精滥用和康复

(也可参考酒精毒性和戒断)

酒精滥用涉及饮酒模式,通常包括根据不良心理后果显示出的渴求和耐受性和/或戒断的表现。酗酒和滥用酒精是常见的用语,但不太严格的定义,泛指那些饮酒导致疾病的人。

酒精滥用是相当普遍的。据估计,在于任何 12 个月期间,美国成年人中的发生率为 8.5%。在年龄 18~29 岁的人群中,预计 12 个月中的患病率为 16.2%。

危险饮酒 定义为饮酒的频率或剂量达到以下条件:
- 男性每周大于 14 次饮酒或每次饮酒 4 份
- 女性每周大于 7 次饮酒或每次饮酒 3 份

低于该剂量的话,发生躯体和心理并发症的风险就大大降低。

病因

构成酗酒的不良模式可能始于追求达到渴望的兴奋状态。一些饮酒者有过这种感觉经历后转而追求多次达到该状态。慢性酗酒者具有某些性格特征:隔离、孤独、胆怯、抑郁症、依赖、敌意和自我毁灭的冲动,以及性不成熟。

酗酒者常来自破裂的家庭,与父母感情不佳。一些社会因素,如文化对饮酒的态度和孩子抚养方式,也会影响饮酒的方式和相关行为。然而,这些因素并不排除酒精所致疾病也可以发生在任何其他人之可能,不管他们拥有什么年龄、性别、背景、种族或社会阶层。因此,临床医生应筛查所有患者的酗酒问题。

基因因素 遗传因素的风险方差高达 40%~60%。酗酒者生育的孩子中酗酒发生率比酗酒者领养的孩子要高,而且那些孩子中有不良饮酒嗜好的百分率也较普通人群要高。遗传学和生物学的研究结果也证明此点,数据显示成为酗酒者的人不容易喝醉,因为他们的中枢神经耐受性要比普通人强些。

症状及体征

通常会出现严重的社会后果。患者反复醉酒,由于社会行为和工作能力损害导致无法工作和与人交往。伤病是常见的现象。最终可能会导致失败的社会关系,以及因为旷工造成的失业。

因为酒精相关的反复不良行为被逮捕或者被涉嫌酒后驾车,患者往往失去驾驶权;在美国大多数州,驾驶时所测得的最大合法血液酒精含量(BAC)是 80mg/dl(0.08%),该水平在将来可能还要减少。

诊断
- 临床评估
- 筛查

精神疾病诊断与统计手册第五版(DSM-5)认为,如果患者有以下显著的临床障碍或窘迫表现≥2,并且持续超过 12 个月,可以考虑诊断为酒精滥用:
- 饮酒的数量和时间超出预期
- 持续渴望饮酒,或尝试减少饮酒不成功
- 大量时间花在找酒、饮酒和从酒醉中恢复
- 酒精渴求
- 因为饮酒,多次未能满足在工作、家庭或学校的责任
- 尽管有因为饮酒引发的社会或人际关系问题,仍然继续使用酒精
- 因为饮酒而放弃重要的社会责任、工作或者娱乐活动
- 在身体健康受损的情况下仍然饮用酒精
- 尽管由于饮酒导致身体疾病(如肝脏疾病)或精神障碍(如抑郁症),仍然继续饮用酒精
- 存在酒精耐受
- 有酒精戒断症状或因戒断而饮酒(戒断性饮酒)

筛查 当患者为自己的饮酒或明显的与饮酒相关的疾病(如震颤谵妄、肝硬化)寻求医学帮助时,酒相关问题才得以诊断。但多数人在此之前并没有意识到自己的问题。总体而言,女性多为单独饮酒,较少引起社会问题。因此,许多政府和专业机构在常规的健康体检时进行饮酒问题筛查。

一项简易量表(表369-1)可以帮助筛查出哪些患者需要进一步详细评估。目前有多个经过验证可用的详细的调查表,包括AUDIT(酒精使用障碍鉴定测试)和CAGE问卷调查。

治疗
- 康复计划
- 门诊患者咨询
- 自我救助团体
- 考虑用药(如纳曲酮、戒酒硫、阿坎酸)

建议所有的患者都应就将饮酒量降到低于危险水平。

高危饮酒者在进行简单的医学和社会状况评估后应推荐接受一定的干预(表369-2)以减少饮酒量或停饮。

表369-1 饮酒问题的筛查等级

筛查等级	使用标准	筛查技术
1	仅一个问题符合	既往3个月,任何一次饮酒中大于5份*酒
2	如果时间允许所有饮酒的患者都应询问	平均而言,每周有多少天饮酒?
	或	通常情况下,你会喝多少?
	等级1回答"是"的患者	上个月特定情况下你最多喝了多少?
3	等级2中筛查出有饮酒相关问题(如男性每周大于14次饮酒或每次饮酒4份,女性每周大于7次饮酒或每次饮酒3份)	10项问题的酒精滥用鉴别量表(alcohol use disorders identification test,AUDIT*)
	或	
	临床医生怀疑患者故意缩小饮酒量	

*1份酒相当于355ml(12oz)啤酒、150ml(5oz)葡萄酒或50ml(1.5oz)蒸馏酒。
经许可改编自Fleming MF. Screening and brief intervention in primary care settings. 可见 National Institute on Alcohol Abuse and Alcoholism(NIAAA)网站。

表369-2 饮酒问题的简明干预措施

干预级别	使用标准	简明干预技巧
1	筛查结果显示需要干预但时间有限	简单告知患者已经饮酒过量,有出现相关问题之虞;建议患者减少饮酒或完全戒酒
2	尚无须转诊专科;完全停饮并非必需	TrEAT计划(早期酒问题临床处理计划):间隔1个月的2次面对面个人访谈,每次访谈2周后电话随访
3	患者存在酒滥用和依赖的症状;必须完全停饮	增加戒酒动机,转诊专科医生

存在严重问题的患者,特别是一般措施戒酒无效时,推荐使用康复计划。康复计划包括心理治疗(一对一和团体治疗)和躯体情况的监测。多数患者门诊康复即可,康复的时间因人而异,通常几周到数月,必要时可能更长。

住院康复计划用于严重的酒依赖患者以及伴有躯体疾病或其他精神活性物质依赖的患者。治疗时间通常比门诊短(通常几天到几周),并且受患者的医保情况影响。

心理治疗包括鼓励戒酒以及指导如何避免外界饮酒环境的影响。戒酒的社会支持,包括家庭和亲友的支持也非常重要。

维持治疗 维持戒酒状态很困难。几周后患者必须接受警告,否则当他从最后一次戒断状态中恢复过来,很可能找借口再次饮酒。必须告诫患者需要控制自己几天内或几周内不能饮酒,但通常患者最终仍然会失去自控开始饮酒。

除了为门诊患者提供咨询,为住院患者提供戒酒计划,对某些患者而言自我救助的团体和某些药物有助于预防复发。

匿名戒酒会(AA)会让戒酒者受益匪浅。戒酒者必须找到一个让自己感到自在舒服的AA团体。AA为戒酒者提供可信赖的支持者和一个无酒精的环境。当戒酒者入会的时候还会听到其他成员的坦白和忏悔。给予其他成员帮助同时也是给自己鼓励和信心。不同于其他国家,在美国,AA还包括大批非自愿的会员,他们通常是法院或政府强制的。还有其他一些组织,如LifeRing Secular Recovery(非宗教的戒酒组织),可以收容寻求其他途径的患者。

药物治疗必须与心理治疗相结合,而不是单一使用。美国国家酗酒和酒精中毒研究所(National Institute on Alcohol Abuse and Alcoholism,NIAAA)就酒精依赖的治疗和药物应用颁布了一项临床指南,同时也发表了一系列出版物,向保健医生和患者提供了相关资源。

戒酒硫:是第一个用来预防酒依赖复发的药物,它可以干扰乙醛酶(酒精氧化过程的一种中间产物)的代谢,使乙醛积聚。服用戒酒硫12小时内饮酒可以出现面部发红,5~15分钟起效,继而面部和颈部血管强烈扩张、球结膜充血、头部跳痛、心动过速、过度换气和大量出汗。如果大量饮酒30~60分钟后还可能引起恶心呕吐并导致血压升高、眩晕,有时甚至发生晕厥和虚脱。这些反应可持续近3小时。因为这种强烈的不适很少有患者会在服用戒酒硫期间冒险饮酒。

此外避免使用含有酒精的药物(如酊剂;醑剂;一些OTC感冒药,其中含有40%的酒精)。

禁忌证为怀孕和心肺功能不全。门诊患者停止饮酒4~5日后给予基础剂量:0.5g 口服,每日1次,持续1~3周。维持剂量为0.25g 口服,每日1次。最后一剂药效可维持3~7日。在戒酒过程中,定期随访对维持戒酒硫的继续治疗有帮助。

戒酒硫的实际疗效目前还没有确立,一些患者依从性较差。提高患者依从性需要社会强有力的支持,如加强饮酒的监管。因此,戒酒硫的使用现在受到限制。对于那些有强烈戒酒意愿且有严密监管的患者戒酒硫疗效较好。

纳曲酮:是一种阿片类拮抗剂,可以降低多数长期饮酒者的复饮率和饮酒天数。尽管有证据表明高剂量(如100mg,每日1次)可以在一些患者中更有效,纳曲酮的常规剂量为50mg 口服,每日1次,有证据提示高剂量(如100mg,每日1次)可能对一部分患者更有效。口服纳曲酮的依从率是理想的。长效剂型:380mg 次/月,肌内注射。急性肝炎、肝功能衰竭以及阿片依赖是纳曲酮的禁忌证。

阿坎酸:γ-氨基丁酸的合成类似物,口服剂量2g,每日1次。阿坎酸可以降低复发患者的复发率和饮酒天数。

纳美芬(一种阿片类拮抗剂)以及**托吡酯**:它们对于抑制饮酒欲望的作用正在研究中。

更多信息

Alcoholics Anonymous

Al-Anon 家庭组

LifeRing Secular Recovery

National Institutes for Alcohol Abuse and Recovery

安非他明
(甲基苯丙胺)

安非他明是一种拟交感神经作用药物,对于中枢神经系统有激动作用,产生欣快感。中毒反应包括谵妄、高血压、高热(可导致横纹肌溶解和肾衰竭)、惊厥。中毒时予以对症支持治疗,包括静脉注射苯二氮䓬类(针对躁动、高血压和惊厥)和降温措施(针对高热)。一般没有特定的戒断症状。

安非他明类药物根据苯环上的修饰物可以衍生为多种物质,包括亚甲二氧基甲基苯丙胺(MDMA,摇头丸)、亚甲二氧基乙基安非他明(MDEA)以及其他物质。

一些安非他明类药物,如右旋安非他明、甲基安非他明以及相关的哌甲酯,经常被用于治疗注意缺陷多动障碍、肥胖以及嗜睡症,因此很容易被使用者储藏而非法使用。安非他明也很容易被非法制造。

病理生理

安非他明可增加儿茶酚胺的释放,从而提高突触间隙去甲肾上腺素、多巴胺以及5-羟色胺的水平。结果表现为α、β受体激动和中枢神经系统的兴奋,可提高用药者的机敏性,产生欣快、纳差的"药用"作用,同时也可以导致谵妄、高血压、高热和惊厥等不良反应。

安非他明类药物的作用均类似,在作用强度和持续时间上略有差异。安非他明可以为丸剂或胶囊,经鼻或吸烟吸入,或者通过注射和口服。

慢性作用 反复使用安非他明可导致依赖。耐受的形成比较缓慢,但逐渐耐受后的剂量可增长至原始剂量的几百倍,并最终发展为静脉使用。人体对不同药理反应的耐受程度不一。心动过速和提高的机敏性会逐渐下降,但会逐渐出现幻觉和妄想。

安非他明可引起男性勃起障碍,而另一方面却增强性欲。安非他命的使用常与不安全的性行为联系在一起,使用者面临着更高的性传播疾病感染危险,其中包括HIV病毒感染。安非他明使用者更容易受伤,因为药物会产生兴奋和夸大,但随后会有严重的疲劳和困倦。

安非他明可引起坏死性血管炎,涉及多个器官系统。

某些苯丙胺相关食欲抑制剂(右芬氟拉明、芬氟拉明、苯丁胺)的使用与心脏瓣膜病有关。右芬氟拉明和芬氟拉明,在1997年从美国市场撤除。芬特明-芬氟拉明(啉芬)产品同样从美国撤出市场。但是作为食欲减退剂,芬特明可以单独使用或者和与托吡酯联合使用。

症状及体征

急性作用 安非他明的很多精神活性作用与可卡因类似,包括机敏性增加、注意力集中、自我感觉良好、欣快和夸大。在中毒时会出现心悸、震颤、出汗和瞳孔散大。

一次大剂量使用(可能数天一次)可导致耗竭症状,包括在兴奋之后严重的疲劳和困倦。

过量或中毒 会出现心动过速、心律失常、胸痛、高血压、头晕、恶心、呕吐以及腹泻。中枢神经系统的表现包括急性谵妄、中毒导致的精神病。过量也可导致卒中(通常由于缺血)、惊厥、肌肉强直以及高热(>40℃),这些会加重横纹肌溶解从而导致肾衰竭。

慢性作用 长期使用后会出现偏执性精神病;偶尔,一次大剂量或反复多次中等剂量用药可以诱发精神病。典型的症状包括被害妄想、关系妄想(觉得日常生活事件有着特殊意义或是针对其个人的)以及觉得自己无所不能。有些使用者会有长期的抑郁,可能会出现自杀。

安非他明导致的精神病通常可以恢复,包括病程很长的精神病,但恢复很缓慢。明显的精神病性症状在数天或几周内可以消失,但意识模糊、记忆缺失以及一些妄想观念会持续数月。

使用者会有较高概率出现口腔多发严重龋齿,主要因为原因包括唾液分泌减少,酸性物质产生以及口腔卫生被破坏。

戒断 尽管停用安非他明时没有固定的戒断症状,但脑电图通常会发生变化,有些专家认为可作为成瘾的依据。突然停药会使原有潜在的抑郁症暴露或恶化,或促发严重的抑郁反应。戒断通会出现持续 2~3 日的严重疲劳、困倦和抑郁。

诊断
- 临床评估
- 相关的实验室检查排除其他原因可能导致的意识精神障碍

诊断通常根据临床,尽管有时用药史和诊断并不清楚,对于那些出现意识障碍、高热或惊厥的患者应进行相关检查从而做出鉴别诊断。评估通常包括CT、腰穿、实验室检查以判断是否存在感染和代谢异常。

除非摄入史十分明确,安非他明一般都会列为常规的药物尿检筛查。尿检可能会出现假阳性,对于甲基安非他明和哌甲酯未必能检测出。

治疗
- 静脉注射苯二氮䓬类药物
- 对于苯二氮䓬类无效的患者必要时静脉注射硝酸盐降压
- 需要时对高温患者进行降温

过量或中毒 当近期(如<1~2 小时)出现明显的口服中毒症状,可予以活性炭以减少吸收,但这种干预并未降低并发症和病死率。酸化尿液可加速安非他明的排泄,但不会降低毒性且会加重肌红蛋白在肾小管中的沉积,一般不推荐。

苯二氮䓬类药物是处理中枢兴奋、惊厥、心动过速和高血压的首选药物,劳拉西泮每 5 分钟 2~3mg 静脉滴注,直至逐渐起效。有时可能需要大剂量或持续注射。对于使用机械辅助通气并且躁动的患者可使用丙泊酚。对于苯二氮䓬类药物无效的高血压患者,根据高血压的严重程度可使用硝酸盐(有时可用硝普钠)或其他降压药。β阻滞剂(如美托洛尔 2~5mg 静脉注射)可用于严重的室性心律失常或心动过速。

高热可能会致命,需要积极处理,可予以镇静剂加上蒸发降温、冰袋冷敷,常规静脉补液维持血容量,保持尿量。

吩噻嗪药物可降低惊厥阈值,并且其抗胆碱能作用会影响降温,因此不主张使用该药。

戒断和康复 无需特殊处理。一开始应监测血压和情绪。在停用安非他明后仍然持续存在抑郁的患者可使用抗抑郁药物。

认知-行为治疗(一种心理治疗)对有些患者有效。目前尚无其他证据有何措施对于戒毒后的康复和维持有效。

合成类固醇

合成类固醇被用来增强身体素质和促进肌肉生长。如果使用不恰当,被长期大剂量使用而缺乏医学监测时,可导致行为古怪和广泛的不良生理作用。

类固醇包括睾酮和那些化学药理与睾酮相关并能促进肌肉生长的药物。类固醇在临床上用来治疗男性低睾酮血症。另外,由于合成类固醇具有抗异化和提高蛋白合成的作用,有时会用于烧伤、长期卧病在床以及其他虚弱的患者以预防肌肉萎缩。

一些医生使用类固醇来治疗艾滋病或癌症相关的消瘦。但是,少有数据表明雄激素治疗的有效性,而且也缺少这类治疗的指导意见。睾酮一直被誉为利于伤口愈合以及肌肉损伤的恢复,虽然很少数据支持这些说法。

类固醇被滥用于增加肌肉群和力量。阻抗性的力量训练和适当的饮食,可能增强类固醇的这种作用。没有直接的证据可以证明类固醇将增强耐力和速度,但大量零散的研究证据提示,运动员服用这类药物会在赛前训练中表现得更有活力。肌肉会明显肥大。

人群中滥用类固醇的终身概率为 0.5%~5%,但在特殊人群中有着值得注意的变化(如在竞技运动员和健美人士中有着较高的概率)。据报道,在美国高校中成年男性的使用率为 6%~11%,包括那些无法估计数量的非运动员。在高校女生中使用率为 2.5%。

病理生理

合成类固醇具有雄激素样作用(如毛发、性欲的改变,具有挑衅性)和促进合成代谢的作用(增加蛋白质的合成、肌肉群的形成)。雄激素样作用不会单独出现,现在已经合成一些能将雄激素样作用降到最低的类固醇。

睾酮在肝脏中迅速降解,口服睾酮降解的速度太快以至于根本无法起效。注射的睾酮必须被修饰(如酯化),从而阻止被吸收或者延迟降解。口服 17α-烷基化的同型物常有效,但同时却增加了不良反应。经皮吸收制剂也有这种效果。

慢性作用 不良反应与剂量和药物有关。使用生理替代剂量(如甲基睾酮及其等价物 10~50mg/d)时很少引起不良反应。运动员大概要用 10~50 倍这个范围的剂量。而在大剂量时,一些副作用很明确,另一些却模棱两可(表 369-3)。副作用不确定是因为在对此的大多数研究中,药物滥用者没有精确地汇报药物用量,或使用了黑市药品,而这些药品大多是假冒的,含量和成分变化很大(虽然药品有标签)。

运动员会在某个时期内使用类固醇,停药,然后再次开始使用(循环),在一年内重复这样的循环数次。人们相信间断使用药物可以使人体内的睾酮、精子计数、下丘脑-垂体-性腺轴恢复正常水平。有证据表明循环间断使用会减少不良反应,从而减少达到预期效果所需的剂量。

运动员经常同时使用多种药物(称之为堆叠法),还经常改变摄入方式(口服、肌内注射或者皮下注射)。通过循环增加剂量(金字塔效应)最终可以达到 5~100 倍的生理剂量的用药量。一般认为"堆叠法"和"金字塔效应"是通过增加受体结合,从而减少不良反应的产生,但是这些作用尚未被证实。

表 369-3 类固醇的副作用

已经被明确证实的
红细胞增多(症)
脂蛋白分布异常(高密度脂蛋白降低,低密度脂蛋白增加)
肝脏异常:紫癜性肝炎,肝脏腺瘤
精神障碍(高剂量)
雄激素样作用:痤疮,秃发,女性出现男性化,多毛症
性腺抑制(精子数量减少,睾丸萎缩)
男子女性型乳房
骨骺过早关闭
可疑的
高血压
加重前列腺增生或者早期癌变
肝癌
证据不足的*
增加运动员猝死危险性
低剂量引起明显的精神障碍

* 主要由 17-α 烷基化引起的。
HDL,高密度脂蛋白;LDL,低密度脂蛋白;LVH,左心室肥大。

症状及体征

最具有特征性的体征是肌肉体积的迅速增大。增加的速度和程度与服用的药物剂量有关。使用生理剂量的患者肌肉生长缓慢而且不易发觉,那些使用中等剂量的人会增加肌肉含量从而使体重增加。会出现体力和性欲(男性)的增强,但评估较难。

精神反应(通常只在很高的剂量)经常被家庭成员发现:

- 情绪不稳定易波动
- 失去理性的行为
- 攻击性增强
- 易激惹
- 性欲增强
- 情绪低落

在男性和女性中均常见粉刺增加。性欲可以增加,偶然也可能减退。攻击性和食欲可能增加。在男性中常见乳房发育、睾丸萎缩以及生育能力下降。在女性中常见男性化的一些作用(如脱发、增大的阴蒂、多毛症、声音的低沉);男性化的一些作用(如脱发、增大的阴蒂、多毛症、声音的低沉)在女性中常见,另外,还会出现乳房缩小、阴道黏膜萎缩、月经规律会改变或者停经。女性男性化和男性女性化可能是不可逆的。

诊断

- 尿检

尿液筛查可以检测到类固醇药物的使用。停止使用类固醇 6 个月后也可以在尿液中检测到其代谢物的存在(有些类固醇药物的停留时间更长)。

摄入的睾酮无法与内源性睾酮区分。但是,如果发现体内高水平的睾酮,可以进一步检测睾酮和表睾酮(一种内源性类固醇,化学性质与睾酮几乎相同)之间的比率。通常比率<6:1,如果使用了外源性睾酮,比值就会升高。

治疗

- 停止使用

主要的治疗为停止使用。虽然不会出现生理依赖,但心理依赖特别明显,特别是竞技性健美者。乳房发育可能需要手术缩小。

预防

青春期和年轻人中必须警惕类固醇药物使用的体征,告知他们药物的危险性。类固醇药物的教育必须从高中就开始。通过健康的方式增加肌肉,改善外形,如营养补充、体重控制等技术可能有帮助。呈现合成代谢类固醇的使用风险和收益似乎是教育青少年有关非法使用类固醇的负面影响的更有效的方式。

抗焦虑药和镇静剂

(安眠药)

抗焦虑药和镇静剂,包括苯二氮䓬类、巴比妥类和相关的药物。大剂量可导致木僵和呼吸抑制,后者可以通过插管或辅助通气处理。长期用药者突然停药会出现激越或抽搐发作的戒断症状,因此依赖者应缓慢撤药,使用或不使用替代品。

抗焦虑药物和镇静剂的治疗作用十分明确,但正因其改善应激和焦虑症状明显而容易滥用。滥用的抗焦虑药物和镇静剂,包括苯二氮䓬类、巴比妥类以及其他助眠药物。

病理生理

苯二氮䓬类和巴比妥类通过 γ-氨基丁酸(GABA)受体附近的一些特殊受体从而强化 GABA 的作用。具体的强化机制尚不清楚,可能与氯离子通道的开放相关,导致突触后神经元的去极化,抑制细胞兴奋。

慢性作用 经常服用大剂量镇静剂的患者会出现思维困难、言语迟缓和理解力下降(部分存在构音障碍)、记忆减退、判断失误、注意范围狭窄和情绪不稳定。对于易感性患者,心理依赖很快形成。生理依赖的程度根据药物的剂量和使用时间,如苯巴比妥 200mg/d,需数月才会诱导明显的依赖;300mg/d,>3 个月即可出现;500~600mg/d,1 个月即可出现明显的戒断反应。由于耐受和快速抗药的发生是不规则和不完全的,所以用药过程中相当多的行为、情绪和认知障碍会持续存在,甚至在常规用药者也是如此,具体情况取决于药物的剂量和药效学效应。酒精和巴比妥类、非巴比妥类抗焦虑药和镇静药(包括苯二氮䓬类)之间存在一些交叉耐受性。(巴比妥类药物和酒精在依赖、戒断症状和慢性中毒方面的表现都惊人地相似。)

怀孕 在孕期长期使用巴比妥类药物能够导致新生儿的巴比妥类戒断反应。围产期使用苯二氮䓬的还可能引起新生儿戒断综合征或中毒(如呼吸暂停、低体温、肌张力减退)。

症状及体征

中毒或过量 抗焦虑药和镇静剂中毒表现为浅表反射的抑制、快速或者粗大的眼球震颤、轻度的警觉性增高、共济失调、说话含糊不清、姿势不稳定。

进一步发展成为眼球向前方凝视震颤、瞌睡、共济失调导致跌倒、精神错乱、深度睡眠、瞳孔缩小、呼吸变浅最终导致死亡。苯二氮䓬类药物过量很少导致低血压,也不会导致心律失常。

戒断 服用治疗剂量的抗焦虑药和镇静剂如停止用药或减药到一定程度,会出现轻微的自限性的戒断症状。一般仅有几周后,试图停止服药会使失眠症状恶化,产生坐立不安、中断梦境、频繁的觉醒、在清晨觉得紧张。

苯二氮䓬类的戒断很少会致命。症状包括呼吸急促、心悸、颤抖、反射亢进、意识模糊和惊厥。症状可能因药物在体内的长时间蓄积而缓慢发作。快速吸收和代谢药物的戒断反应比较严重,如阿普唑仑、劳拉西泮和三唑仑。许多滥用苯二氮䓬类药物的患者可能也是严重的酗酒者,延迟的苯二氮䓬戒断反应可能与酒戒断反应并发。

大剂量巴比妥类的戒断会产生急剧而严重的戒断反应,类似于震颤性精神错乱,可能威胁生命。甚至有时在有计划的戒断 1~2 周后,患者还会出现癫痫发作。如不处理,短效巴比妥类药物的戒断会出现如下症状:

- 在速效巴比妥类戒断后最初的 12~20 小时内,逐渐出现坐立不安、震颤和虚弱
- 第二日,坐立不安变得更为突出,深反射亢进,患者变得更为虚弱
- 第二日到第三日时,每日用药量大于 800mg 的患者中有 75% 的人出现癫痫发作,有时癫痫渐渐成为持续状态直至死亡
- 第二日至第五日时,会出现谵妄、失眠、精神错乱和视听幻觉,高热和脱水也常见

诊断

- 根据临床评估

诊断通常根据临床表现。某些药物(如苯巴比妥)可以测定药物浓度,但大多数安眠药和镇静药浓度在医院实验室都无法检测。常规的免疫法药物尿检通常包含了苯二氮䓬类和巴比妥类药物的定性检测。然而,即使结果是阳性的,临床上不会做特殊处理。如果患者没有明确的镇静催眠药物摄入记录,应排除其他可能的原因。

治疗

- 支持治疗
- 少数情况下使用氟马西尼治疗苯二氮䓬过量
- 有时,使用碱化尿液和/或活性炭治疗巴比妥类中毒

中毒或过量 急性中毒最重要的是仔细观察病情,并且应仔细评估气道和呼吸情况。如果服药 1 小时以内,呕吐反射存在,患者能够保护气道,则予以 50g 活性炭以减少吸收;但这样的干预措施似乎并不减少并发症和死亡率。有时需要气管插管和机械辅助通气。

苯二氮䓬类药物的受体拮抗剂氟马西尼可用来治疗苯二氮䓬药物过量导致的过度镇静和呼吸抑制。剂量为 0.2mg 缓慢静脉注射(超过 30 秒)。

30 秒后再次静脉注射 0.3mg,随后 1 分钟后静脉注射 0.5mg,直至总量 3mg。但它的临床作用难以界定,因为多数苯二氮䓬类过量使用者通过支持治疗可自行恢复。有时候氟马西尼会引起癫痫发作。

氟马西尼的禁忌证包括长期使用苯二氮䓬类(因为氟马西尼会促进戒断反应)、潜在的癫痫、存在痉挛或其他运动障碍、合并使用过量的致癫痫药物(特别是如三环类抗抑郁药物)和心律失常。因此,由于以上提及的许多禁忌证通常在既往无就医史的药物过量患者中是不详的,所以,氟马西尼最好用于平时就在规律随访检查等就医程序中(即既往病史明确)的呼吸抑制患者。

如诊断为巴比妥类药物过量,应予碳酸氢钠碱化尿液增加其排泄。在苯巴比妥过量危及生命的情况下也可以考虑使用多剂量活性炭。

碱化尿液的方法,在 1 升 5% 葡萄糖溶液(D5W)加入 150mg 当量(mEq)碳酸氢钠稀释后,以每小时 1~1.5 升的速度静脉输注。将尿液 pH 值尽可能保持在接近 8,以达到有效碱化。

戒断和戒毒 严重的戒断反应需要住院治疗,最好入重症监护,并静脉注射合适剂量的苯二氮䓬类药物。

控制镇静剂依赖的方法之一是在严密监测戒断症状的情况下根据计划逐渐减药,有条件的可以换为长效药物,易于减药。

和酒精戒断一样,有抗焦虑药或镇静剂的戒断反应的患者需要严密监测,如果出现中到重度的戒断症状,建议住院治疗。

合成大麻素

合成大麻素是人造毒品,是四氢大麻酚(tetrahydrocannabinol,THC)受体的激动剂。它们通常适用于干燥的植物材料和吸烟。

THC 是大麻(大麻属)的主要活性成分。合成大麻素由许多化学物家族组成,包括 HU-210、JWH-073、JWH-018、JWH-200、AM-2201、UR-144 和 XLR-11;新化合物正在定期报告中。

不同大麻素成分的作用不尽相同,许多急性和慢性作用仍然是未知的。然而,THC 受体受刺激可能引起心智状态改变:比如烦乱、幻觉和精神病(这可能是不可逆的)。心血管副作用包括高血压、心动过速和心肌梗死。神经系统副作用包括癫痫和视力模糊。其他已报告的副作用包括呕

吐、高热、横纹肌溶解症和肾功能衰竭。

症状及体征

患者可有剧烈的烦乱、幻觉、心动过速、高血压、出汗和癫痫发作。

诊断

- 临床评估

常规尿液药物筛查无法检测出合成的大麻素。

重症急性中毒患者一般应该进行验血（全血细胞计数、电解质、尿素氮、肌酐、肌酸激酶），进行尿液检测肌红蛋白尿，以及心电图检查。

治疗

- 静脉注射苯二氮䓬类用于镇静

静脉用苯二氮䓬类镇静治疗、静脉输液并辅以支持治疗，通常疗效较好。如患者出现高热、持续性心动过速或烦躁，伴有血清肌酐升高，应该考虑为横纹肌溶解症和心脏和肾损伤的可能性，需要进一步监护。

卡西酮

卡西酮是从卡塔叶植物（阿拉伯茶）提取到的具有兴奋剂作用的生物碱类化合物。

卡塔叶植物原产于非洲和阿拉伯半岛。叶子含有卡西酮，一种类似安非他明类的生物碱。几个世纪以来，该地区居民咀嚼阿拉伯茶叶以获取温和欣快感和提神。在这些地区，嚼阿拉伯茶叶就类似于在其他社会中喝咖啡这样的社交活动。近年来，阿拉伯茶叶的应用传播到其他国家，并随之合成了多种卡西酮的生物碱衍生物，使之成为了滥用药物。

这些衍生物被叫做"浴盐"，常常含有卡西酮的替代成分甲氧麻黄酮或亚甲基二氧吡咯戊酮。但它们的实际结构经常会发生改变。为了避免被法律质疑，这些产品被称为"浴盐"，并标注了"不适合人类食用"。据报道，从2010到2011年替代性卡西酮的使用量增加了几千倍。

替代性卡西酮的生理效果类似安非他明，包括可能造成心肌梗死，横纹肌溶解症，肾功能衰竭和肝衰竭。然而，造成器官损害的确切机制尚不清楚。

患者可出现头痛、心动过速和心悸、幻觉、躁动、耐力和抗疼痛能力增加，暴力行为倾向。

诊断是通过临床评估作出的；常规尿或血液检查检测不能检测出替代性卡西酮。重症急性中毒一般应该进行验血（全血细胞计数，电解质，尿素氮，肌酐，肌酸激酶），进行尿液检测肌红蛋白尿，还有心电图。

静脉输注苯二氮䓬类镇静治疗、静脉输液并辅以支持治疗，通常有理想的疗效。患者出现高热、持续性心动过速或烦乱，伴有血清肌酐升高应该考虑横纹肌溶解症和心脏和肾损伤的可能，需要进一步监护。

可卡因

（可卡因快克）

可卡因是一种拟交感神经药物，具有中枢兴奋剂和欣快剂的特性，大剂量时会导致惊恐发作、精神分裂症样症状、惊厥、高热、高血压、心律失常、卒中、主动脉夹层、肠道缺血和心肌梗死。中毒主要通过支持治疗，包括静脉注射苯二氮䓬类药物（针对激越、高血压和惊厥症状）和降温（针对高热）。戒断反应主要为抑郁症状、注意力难以集中以及嗜睡（可卡因洗脱症状）。

多数可卡因的使用者是偶尔消遣。但大约25%（或者更多）的使用者达到了滥用或药物依赖的标准。近来青少年使用者有所下降。现在由于出现了生物活性更高的种类，如可卡因快克（crack cocaine），使得药物依赖的问题更为严重。在美国多数可卡因的纯度为45%~60%，可能存在许多赋形剂、掺杂物或者污染物。

美国大部分的可卡因通过挥发吸入，但也可以通过鼻吸粉末或静脉注射的方式摄入。吸入剂通常由其盐酸盐粉末通过加碳酸氢钠、加水、加热的方法，使之转化为挥发性更强的形式。用这种方法合成的沉淀物（可卡因快克）可通过加热（而不是燃烧）使之挥发，然后被吸入。起效很快，兴奋的强度可以与静脉注射媲美。可卡因会产生耐受，大剂量使用者会产生戒断症状，主要表现为嗜睡、注意力不集中、食欲增加和抑郁。在戒断很长一段时间后对药物的渴求仍然会很强烈。

病理生理

可卡因是天然可植物叶子中的生物碱，有增强中枢和周围神经系统中的去甲肾上腺素、多巴胺和5-羟色胺活性的作用。

多巴胺活性的增强可能是可卡因的药理作用机制，从而促进了药物滥用和依赖的发展。

去甲肾上腺素活性的增强可导致拟交感神经的作用：心悸、高血压、瞳孔放大、腹泻和高热。

可卡因能阻断钠离子通道，导致局部的麻醉作用。可卡因能导致血管痉挛从而影响所有的脏器，从而可能导致心肌梗死、大脑缺血、出血、主动脉夹层、肠道缺血以及肾脏缺血。

可卡因的起效取决于使用方式：

- 静脉注射和烟雾吸入：即刻起效，3~5分钟达到峰值，持续15~20分钟
- 经鼻吸入粉末：3~5分钟起效，20~30分钟达到峰值，持续45~90分钟
- 口服：大约10分钟起效，60分钟达到峰值，持续90分钟左右

由于可卡因是短效药物，严重使用者通常会每个10~15分钟就吸入或静脉注射一次。

妊娠 孕期使用可卡因会影响胎儿，提高胎盘早剥自发流产率。

症状及体征

急性作用 效果的差异取决于不同的使用途径。当采用烟雾吸入或注射时，可卡因会产生强烈刺激、兴奋、欣快感以及感到充满能力、有力和强壮。这种兴奋愉悦的体验

与注射安非他明的效果相类似。这种兴奋愉悦的体验与注射安非他明的效果相类似。对于用鼻吸可卡因粉末的人来说,不会有这么强烈的感觉,引起的混乱也更少。

吸入者会产生气胸和纵隔气肿,导致胸痛、呼吸困难的症状。心肌缺血也可能导致胸痛的症状(可卡因胸痛),但在没有心肌缺血的情况下也可以产生胸痛的症状,其机制不清。

心律失常和传导异常也可以发生。心脏的异常会导致猝死。一次大量吸入,并且常常是一连好几天,会导致衰竭症状,包括严重的疲劳和想睡觉。

过量或中毒 过量使用可能会导致严重的焦虑、惊恐发作、激越、攻击行为、失眠、幻觉、妄想、判断力受损、震颤、抽搐以及谵妄。明显的瞳孔散大和出汗,心率和血压升高。心律失常和心脏停搏可能会导致死亡。

严重的药物过量会导致急性精神病(精神分裂症样症状)、高血压、高热、横纹肌溶解、凝血障碍、肾衰竭以及惊厥。中毒的极端临床表现为血清胆碱酯酶下降,该酶参与可卡因的清除。

吸食可卡因的患者可能发生急性肺综合征(可卡因肺),伴有发热、咯血、缺氧,可能进展为呼吸衰竭。

酒精和可卡因的合并使用会产生一种名叫可卡乙碱的缩合产物,该物质具有刺激性并可能有毒性。

慢性作用 大剂量使用者可发生严重的毒性反应。可导致心肌纤维化、左心室过度萎缩和心肌病。在罕见情形下,反复吸入会引起局部缺血进而导致鼻中隔孔。认知功能损害,包括注意力损害和操作记忆损害可见于重度吸食者。注射可卡因的使用者还可见典型的感染并发症。

戒断 主要症状为抑郁、注意力不集中和嗜睡(可卡因戒断综合征),食欲会增加。

诊断

- 临床评估

诊断通常根据临床。一般不检测药物浓度。可卡因的代谢产物,苯甲酰芽子碱,是常规尿药物筛查的项目之一。

治疗

- 静脉注射苯二氮䓬类
- 避免使用 β 阻滞剂
- 必要时降温处理

过量或中毒 可卡因是极其短效的药物,因此轻度的可卡因中毒通常无需处理。对于多数中毒症状,早期使用苯二氮䓬类药物非常有效,包括中枢神经系统的兴奋、惊厥、心悸和高血压。可用劳拉西泮静脉注射,每 5 分钟 2~3mg 直至起效,可能需要大剂量和持续输注。对于难治性患者可采取丙泊酚输注同时使用呼吸机机械通气。

对于苯二氮䓬无效的高血压患者可使用静脉注射硝酸盐和酚妥拉明。由于 β 阻滞剂会导致持续性 α 肾上腺素能兴奋,因此不建议使用。

高热可能会危及生命,因此需要积极处理,可予以镇静剂加上喷雾降温、冰袋冷敷,生理盐水静脉补液以维持血容量和尿量。

酚噻嗪药物可降低惊厥阈值,并且其抗胆碱能作用会影响降温,因此不主张使用该药。

有时,严重激越的患者必须采用药物麻痹和机械通气来改善酸中毒、横纹肌溶解或多器官衰竭。

胸痛患者应采用胸片、心电图和心肌标志物检查明确有无心肌缺血和主动脉夹层。如上所述,禁用 β 阻滞剂,而苯二氮䓬是一线用药。如果使用苯二氮䓬后需要扩张冠状动脉,可使用硝酸酯,或考虑酚妥拉明 1~5mg 缓慢静脉注射。

滥用 大剂量使用者和采用静脉、烟化吸入方式的患者很容易产生依赖。而小剂量或采用鼻吸、口服方式的患者产生依赖的风险相对较小。戒停药物需要强大的外界辅助,戒断产生的抑郁需要严密地随访和处理。

有许多门诊治疗方法,包括支持、自助团体和可卡因热线。当患者门诊治疗无效,或合并身心疾病时,应该采取住院治疗。

对于可卡因成瘾母亲所生的新生儿的相关治疗讨论见参见第 2411 页。

> **更多信息**

Cocaine Anonymous World Services

伽马羟基丁酸
(GHB;"G")

伽马羟基丁酸(Gamma hydroxybutyrate,GHB)导致的中毒症状类似酒精或氯胺酮中毒,特别是当合并使用酒精时,可能导致呼吸抑制、惊厥,极少数情况下可导致死亡。

伽马羟基丁酸类似中枢神经递质 γ-氨基丁酸(GABA),但能通过血脑屏障,因此也能经口吸收。它与氯胺酮的效用类似,但持续时间更长且更具危险性。

GHB 能产生放松和甲丙氨酯的感觉。它也同样能产生疲劳和去抑制。大剂量下会引起眩晕、共济失调、恶心还有呕吐。可能出现昏迷和呼吸窘迫。GHB 与其他镇静剂的联合使用,特别是酒精,将会导致非常危险的后果。大多数 GHB 死亡案例发生在与酒精合用时。

既往大剂量频繁使用 GHB,若突然停药数日可发生戒断反应。症状类似酒精戒断和苯二氮䓬戒断反应,可危及生命。

治疗以对症为主。若呼吸受影响则需要机械通气。虽然影响会持续 1~2 小时,但多数人能迅速恢复。

致幻剂
(麦角酰二乙胺;LSD,赛洛西滨,酶斯卡灵)

致幻剂是一系列的药物,这类药物可以导致高度不可预测的特异的反应。中毒通常导致幻觉,伴有感知改变、判断受损、牵连观念以及人格解体。戒断症状不典型。诊断根据临床,治疗为支持性。

传统的致幻剂包括麦角二解氟灵(LSD)、酶斯卡灵、赛洛西滨。这些均提取自天然成分：
- LSD 提取自一些受到污染的小麦和黑麦粉的真菌
- 赛洛西滨提取自一些特殊的蘑菇
- 酶斯卡灵提取自佩奥特仙人掌

现在出现了许多新的合成物（"设计的毒品"），通常是在色胺和苯基乙胺的结构基础上进行修饰得到的。色胺类包括 N,N-二甲基色胺（DMT）和 5-甲氧基,N-二异丙基色胺（5-MeO-DIPT）。

让情况更为混乱的是，很多非法毒品在出售时通常混有其他滥用的药物，如氯胺酮和苯环己哌啶（PCP）、麻醉药物、右沙美芬和其他的毒品。

其他一些毒品包括大麻也具有致幻成分。虽然使用这些毒品不一定产生致幻作用，但依然使用致幻剂这个术语。另一些可替换的术语像拟精神病性和引起幻觉的可能更不恰当。

病理生理

LSD、酶斯卡灵和许多合成的致幻剂是 5-羟色胺受体激动剂。梅斯卡灵具有与安非他明类似的苯乙胺结构，但具体的作用机制尚不明确。

使用方式和效果是多样的：
- LSD 通过浸渍纸片或片剂口服。肠道吸收后 30～60 分钟后起效，持续 12～24 小时
- 赛洛西滨通常口服，作用通常持续 4～6 小时
- 酶斯卡灵通常通过食用佩奥特仙人掌而摄入，30～90 分钟后起效，持续 12 小时
- DMT，烟雾吸入 2～5 分钟起效，持续 20～60 分钟（市面上通常称之为"商人的午餐"）

LSD 耐受性高，其产生和消退都很快。对任何一种毒品的耐受可产生对其他毒品的交叉耐受。心理依赖的差异极大，没有证据显示存在生理依赖和戒断症状。

症状及体征

致幻剂引起的毒性反应主要表现为感知变化，主要包括伴生感觉（如看到声音、听到颜色）、感觉加强、共情加强、人格解体（感觉到自己不真实）、对外界感知的扭曲以及情绪的变化（通常是欣快、有时为抑郁）。使用者常常把这些反应的结合体称作为一种旅行。精神活动增强和神志清醒可交替出现。

LSD 还有一些躯体症状，包括出汗、视力模糊、瞳孔散大、心悸、共济失调。许多其他类型的致幻剂可导致恶心和呕吐。所有使用者都会出现判断能力受损。

致幻剂的反应取决于众多因素，包括使用者的预期、克服感觉扭曲的能力以及环境背景。对于 LSD 而言，妄想和真正的幻觉虽也有发生但很少见，常见的是焦虑发作、极度担忧和惊恐状态。

酶斯卡灵和赛洛西滨更容易导致幻觉。当幻觉出现时，如果在一个安全环境下得到妥善的处理奥秘很快就会消退。然而，有些患者（特别是在使用了 LSD 之后）仍然处于紊乱状态并且呈持续性的精神病性状态。究竟是毒品触发或暴露了原本就有的潜在精神病还是使原本稳定的人产生这种状态，至今仍无定论。

慢性作用　有些使用者，特别是长期或反复使用者（特别是使用 LSD）在停用毒品很久之后还会有明显的药物作用。这些反复出现的发作（闪回，幻觉的持续性感知障碍），大多数情形下是视错觉，但也有可能包括任意的实质性感觉的扭曲（包括自体意象、空间感和时间感）和幻觉。

闪回的产生可能和使用大麻、酒精或巴比妥类以及应激，疲劳有关，也可以没有任何明显的原因。闪回的机制仍然不明确。闪回一般可以在 6～12 个月之内消退，但可在数年后复发。

诊断
- 临床评估

诊断通常根据临床。通常不检测药物浓度大，除了 PCP，大多数的致幻剂并不包括在常规尿药物筛查中。

治疗
- 对于急性中毒患者，采取支持治疗以及缓解焦虑和兴奋的治疗
- 对于持续的精神病症状患者，需要精神科护理

由药物所致的怪异思维或视觉、听觉，在一个平静及安静的环境下会很快缓解。抗焦虑药物（如劳拉西泮和地西泮）可用于严重的焦虑。

持续的精神病性状态或其他精神疾病需要适当的精神科护理。短暂的或对患者未造成过分应激的闪回不需要特殊处理。然而，与焦虑或抑郁相关的闪回作为急性不良反应可能需要使用抗焦虑药物治疗。

氯胺酮和苯环己哌啶

氯胺酮和苯环己哌啶（phencyclidine，PCP）是游离麻醉剂，可导致中毒，有时伴有混乱或紧张的状态。过量可引起昏迷，偶尔可致死亡。

氯胺酮和苯环己哌啶是化学相关的麻醉剂。经常冒充或掺杂在其他致幻剂中，如 LSD。

氯胺酮可以为液态或粉状。当非法使用时，粉状通常经鼻吸入，但也可以口服。液态可以静脉注射、肌内注射或皮下注射。

PCP，以往很常见，但现在已被管制。目前非法生产的 PCP 在黑市上出售被称为天使粉，有时也与草药、大麻和烟草混合出售。

症状及体征

低剂量使用时会有轻微的欣快感，通常继发于极度焦虑或心境不稳定。

过量会导致人格解体及分裂的戒断状态；当剂量仍保持在高位，人格分裂可能变得严重并且对外界刺激的应对能力受损，表现为好斗、共济失调、构音障碍、肌张力过高、眼球震颤、反射亢进和肌阵挛。如果摄入非常高的剂量，患者可能出现酸中毒、发热、心动过速、严重高血压、癫痫发作和昏迷，通常不会死亡。

急性症状一般迅速消退,许多患者在45分钟到几个小时内恢复正常知觉。

诊断

■ 临床评估

诊断根据临床。常规药物筛查的尿检无法检测氯胺酮,当怀疑氯胺酮滥用而需要确诊时,可使用气相色谱和质谱检测。

治疗

■ 支持治疗

患者应被置于安静平和的环境并密切观察。苯二氮䓬类药物可用于控制烦乱和癫痫。一般无需进一步处理。

科萨科夫精神病

(科萨科夫遗忘综合征;科尔萨科夫精神病)

科萨科夫精神病是持续性韦尼克脑病的晚期并发症,表现为记忆缺失,意识混乱和行为变化。

80%未治疗的的韦尼克脑病患者可发生科萨科夫精神病;严重酗酒是一种常见的基本条件。目前还不清楚为什么只有部分韦尼克脑病患者会发生科萨科夫精神病。严重或反复发作的震颤谵妄可以触发科萨科夫精神病的发生,无论韦尼克脑病的典型症状是否已经首先发生。

其他的诱发因素包括硬膜下血肿、脑出血、脑卒中,另外还包括累及丘脑旁后部的肿瘤。

症状及体征

瞬时记忆严重受损,会发生不同程度的记忆减退和顺行性遗忘(近事遗忘)。患者趋向于对遥远的事物有记忆,而近事记忆减退。时间定向力障碍常见。情感改变也普遍发生,包括情感淡漠、无精打采、轻微的欣快感、对事件的反应很少或没有反应,甚至对可怕的事也没有反应。自发性和积极性可能减少。

意识问题也是早期表现之一。患者受不自觉的错构虚构的幻象或混乱臆想所困,但事后不能回忆,这些幻象可能非常逼真,以至于掩盖了潜在的病症。

诊断

■ 临床评估

诊断根据严重慢性酒依赖病史患者的典型临床表现。同时需排除其他原因(如中枢神经系统的损伤和感染)。

治疗

■ 维生素 B_1 素和支持疗法

治疗需要充足的补液和维生素 B_1 素。

原发性胼胝体变性病

胼胝体变性病是一种罕见的神经节脱髓鞘病变,在慢性酗酒者中发病,主要是男性患者。[也可见酒精成瘾及戒断(参见第2795页),酒精滥用和康复(参见第2797页)]

该病的病理和环境因素提示与渗透压性脱髓鞘综合征(过去称中心性脑桥髓鞘溶解症)相关。胼胝体变性病的疾病发展速度和严重程度的差别很大。

患者可表现为急性,亚急性;或精神状态逐渐改变的慢性起病,表现为嗜睡昏迷,惊厥,眼球运动功能减退,记忆力减退,步态障碍。

有些患者能够在数月后痊愈。在出现昏迷和昏睡的患者中,病死率约为20%。

目前尚无特异性治疗方法,但支持治疗通常包括补充维生素(特别是维生素 B_1 素,叶酸,和其他的B族维生素)和营养不良的纠正。

大麻

大麻是一种欣快剂,但在某些使用者可能会导致镇静或抑郁。大麻过量很少发生。长期使用会导致心理依赖,但极少产生生理依赖。戒断反应让人不适但仅需支持治疗。[也可见合成大麻(参见2802页)]

大麻是最常见的违禁药物,使用者通常有社交或心理障碍。

在美国,大麻从晒干植物的花苞和枝叶中提取或直接将晒干的植物研碎,通常放在卷烟中吸食,少数情况下口服。2010年在美国某些州的休闲性大麻合法化创造了一个巨大的市场,包括以摄入、吹入、汽化等形式吸食大麻的相应产品,如酊剂,洗剂和喷雾剂等。

屈大麻酚,是活性成分 Δ-9-四氢大麻酚(tetrahydrocannabinol,THC)的一种合成的口服形式,用于治疗与癌症化疗相关的恶心和呕吐,并提高艾滋病患者的食欲。

病理生理

Δ-9-四氢大麻酚可与大麻受体相结合,该受体遍布于大脑。

慢性作用 任何可以导致欣快和消除焦虑的药物都可以产生依赖,大麻也不例外。大剂量吸食者会出现肺部症状(比如急性支气管炎、哮喘、咳嗽和痰增加),肺功能也可能会有所改变,但大气道的改变并不明显。然而,即使每日吸食大麻也不会引起阻塞性呼吸道疾病。

最近的数据表明,高剂量大麻使用与显著的认知功能障碍和海马解剖结构改变有关,特别是如果青春期就开始使用大麻。

因为与烟草同时使用,因此无法确定存在头部和颈部或呼吸道癌症的风险增加的证据。但患者通常会描述精力和能量的减退。

吸食大麻对胎儿的影响并不清楚。有报道称可出现胎儿体重下降,但考虑所有影响因子后(如孕期饮酒和抽烟),对胎儿体重的影响并不明显。但是,因为安全性还没有明确地被证实,大麻应该避免在孕妇和试图怀孕者中使用。THC可以通过乳汁分泌。尽管尚未发现母乳喂养的婴儿出现异常,但如同孕期应避免吸食大麻一样,哺乳期也应避免。

症状及体征

中毒和戒断症状不会致命。

急性作用 吸食大麻几分钟后会使自体的意识处于一

种梦样状态,产生一些无关的、不能预期的、飘飘然的念头。对时间、色彩、空间的感知也可能发生变化。总的来说,吸食者在吸食大麻后会有愉悦和放松(即舒畅兴奋)的感觉。这些效果一般会持续4~6小时。

许多其他的报道显示吸食大麻产生的一些心理反应似乎与吸食的环境有关。可出现焦虑、惊恐发作和偏执的反应,特别是刚开始吸食的个体。吸食大麻可能会加重精神分裂症患者(哪怕是正在接受抗精神障碍药物的治疗的患者)的精神症状甚至诱发精神病症状。

多数吸食者的生理症状很轻微,心动过速、结膜充血、口干舌燥等比较常见。在吸食后的24小时内,交流和运动能力下降、深度觉和定位功能受损、对时间的感觉也会改变——这些改变对一些特定职业(如驾驶、操作重型机械等)是非常危险的。食欲通常会增加。

戒断 频繁大量的吸食者在停止用大麻时可能会有轻微的戒断症状,发作时间不定,但通常在末次吸食后的12小时出现。症状包括失眠、激惹、抑郁、恶心和纳差,症状2~3日达到高峰,最多持续7日。

大麻剧吐综合征是最近报道的综合征,慢性大麻使用者发作的周期性恶心和呕吐,症状通常48小时内自行缓解。热水澡可改善这些症状,可以作为临床诊断线索。

诊断

- 根据临床表现

诊断通常根据临床,一般无需检测药物浓度。多数尿检包括了大麻的筛查,但是常常出现假阳性或者假阴性的结果。

治疗

- 支持性治疗

通常无需治疗,对于不适症状极其明显的患者主要采取支持治疗。大麻剧吐综合征的患者可能需要静脉输液和应用止吐药(有报道称氟哌利多醇是有效的)。

在门诊患者的药物控制计划中对控制滥用还可以进行行为治疗。

更多信息

Narcotics Anonymous World Services

Substance Abuse and Mental Health Services Administration

亚甲二氧基甲基苯丙胺

(销魂,摇头丸)

亚甲二氧基甲基苯丙胺(Methylenedioxymethamphetamine, MDMA)是安非他明类似物,具有中枢兴奋和致幻作用。(参见苯丙胺)

MDMA主要作用于产生和释放5-羟色胺的神经元,也作用于多巴胺神经元。MDMA通常作为片剂服用,口服后30~60分钟起效,持续4~6个小时。经常在舞厅、聚会等公共娱乐场所使用。

症状及体征

MDMA可以产生一种兴奋感以及去抑制状态,加强躯体感觉、共情以及人际之间的紧密感。毒性作用与其他安非他明类药物一样,但相对较少见,可能因为其只需间断性服用。然而即使偶尔服用,也可能发生明显问题,如高体温和中枢介导的低钠血症等。间断性或偶尔使用MDMA可能造成的影响并不确定。很少发生暴发性肝衰竭。

长期反复使用MDMA所导致的问题与服用安非他明的结果类似,可以出现药物依赖。有些使用者发展成偏执性精神病。反复频繁地使用可能导致认知能力的下降。

诊断

- 临床评估

MDMA的使用无法通过常规尿检筛查发现。

治疗

- 对症治疗急性中毒和成瘾

对急性中毒与成瘾的治疗与安非他明基本相同,但一般对急性过量服用的情况并不需要特殊的处理。

阿片类毒性和戒断反应

阿片是一种欣快剂,大剂量使用时具有镇静和呼吸抑制作用。呼吸抑制的症状能够被特殊的拮抗剂(如纳洛酮)或气管插管和机械通气控制。戒断反应早期表现为焦虑和对药物的渴求,之后表现为呼吸急促、出汗、打哈欠、流泪、流鼻涕、瞳孔散大和胃痉挛;随后会出现汗毛竖起、颤抖、肌肉抽动、心悸、高血压、发热、寒战、纳差、恶心、呕吐和腹泻。诊断根据临床表现和尿检。长效阿片类(如美沙酮)和丁丙诺啡(一种复合阿片激动-拮抗剂)替代治疗可以缓解戒断反应。

"阿片类"是一系列能够特异性与阿片受体结合的天然物质(罂粟提取物)、半合成物质以及合成类似物的统称。阿片类药物是对治疗咳嗽和腹泻强有力的止痛药,也因为其具有欣快感而常被广泛地滥用,参见阿片类镇痛药(参见第1754页)和阿片类药物滥用和康复(参见第2809页)。

病理生理

有3个主要的阿片受体:α、κ和μ。这些受体存在于整个中枢神经系统,特别是在疼痛感觉相关的领域。受体也分布于一些感觉神经、肥大细胞和消化道的一些细胞上。阿片受体会被内源性内啡肽激活,后者有麻醉作用并产生良好的感觉状态。最初阿片是作为麻醉药使用的。阿片类物质的受体活性各不相同,有的(如丁丙诺啡)能够联合激动剂和拮抗剂而发挥作用。一些具有纯拮抗剂活性(如纳洛酮、纳曲酮)的化合物已可获取。

外源性阿片可通过各种途径进入体内:口服、静脉注射、皮下、直肠、鼻黏膜或雾化吸入。静脉注射后约10分钟、鼻吸入10~15分钟、肠道吸收90~120分钟达到峰浓度,但各个药物的峰浓度时间和作用各不相同。

慢性作用 随着剂量的逐渐增加很快会出现耐受,但对阿片不同反应的耐受程度不尽相同。如海洛因使用者很快对药物的欣快和呼吸抑制作用产生耐受，但瞳孔固定和便秘仍会持续存在。

使用数天后便可出现轻微的戒断反应综合征。戒断反应的严重程度取决于药物依赖的剂量和使用时间。

阿片类的长期不良反应很少出现，即便使用美沙酮数十年也有较好的躯体耐受性，但一些长期使用者会有慢性便秘、大量出汗、周围性水肿、头昏和精力下降。另外，许多注射药物的患者会一些其他不良反应，如掺杂物的污染、共用针头和未消毒注射器械造成的 HIV、丙肝、乙肝等感染，从而导致心脏、肺和肝脏的损害（参见第 2794 页）。

妊娠 在孕期使用阿片类药物能导致胎儿的成瘾。

症状及体征

急性作用 急性中毒（过量）是以欣快和嗜睡为特征性的表现。肥大细胞作用（如面部发红、瘙痒）很常见，特别是使用吗啡时。消化道反应包括恶心、呕吐、肠鸣音减少和便秘。

中毒或过量 主要的中毒反应表现为呼吸的频率减少和幅度降低，可逐渐发展为呼吸暂停。低通气还可以导致其他的并发症（如肺水肿，通常在药物过量后几分钟到几小时内发生）甚至死亡。瞳孔会缩小，还可能会发生谵妄、低血压、心动过缓、体温下降、尿潴留。

去甲哌替啶是哌替啶的代谢产物，反复使用可以在体内积蓄（包括治疗剂量），它可以刺激中枢神经导致癫痫发作。

当使用芬太尼、哌替啶、曲马多、羟考酮的同时合用有 5-羟色胺能效应的药物（如 SSRI 类药物，单胺氧化抑制剂等）时，偶尔会发生 5-羟色胺综合征。这种综合征由一个或多个以下表现组成：

- 肌强直
- 震颤、反射增强
- 自发性的阵挛
- 诱导阵挛合并激惹或出汗
- 眼震颤加激惹或出汗
- 体温大于 38℃ 合并眼震颤或诱导阵挛

戒断 戒断综合征通常包括中枢神经系统过度兴奋的症状和体征。症状的发作和持续时间根据药物种类和其半衰期的不同而各异。海洛因的戒断症状在末次用药 4 小时后开始出现，48～72 小时达到高峰，1 周左右逐渐消退。焦虑和对药物的渴求伴随着静坐呼吸频率增加（大于 16 次/分），通常会有出汗、打哈欠、流泪、流鼻涕、瞳孔固定和胃痉挛。之后会出现汗毛竖立（鸡皮疙瘩）、震颤、肌肉颤抖、心悸、高血压、发热、寒战、纳差、恶心、呕吐以及腹泻。

阿片戒断反应不会导致发热、癫痫或意识状态的改变。虽然症状让人难以忍受，但阿片的戒断反应不致命。

美沙酮（半衰期较长）的戒断反应发展较为缓慢，并且不如海洛因的反应严重，但使用者的主观感觉却更为严重。即使在戒断反应消退后，昏睡、不适、焦虑、睡眠障碍在之后的数月内持续存在。对药物的渴求可能会持续数年。

诊断

- 诊断依靠临床表现

诊断根据临床表现和尿检，实验室检查也可以用来判断药物相关并发症。但药物水平无法测量。

治疗

- 支持性治疗
- 对于阿片类戒断症状，可使用一些药物治疗（如阿片激动剂、阿片激动-拮抗剂、阿片拮抗剂或可乐定）

中毒或过量 首先保持气道通畅并通气支持。

- 纳洛酮 0.4mg 静脉注射
- 必要时使用气管插管

有自主呼吸的患者可予阿片拮抗剂治疗，通常予纳洛酮 0.4mg 静脉注射（儿童<20 公斤，0.1mg/kg）；纳洛酮不具有激动剂活性，半衰期很短（参见第 2734 页，表 364-8）。纳洛酮能够迅速逆转大多数患者的昏迷和呼吸暂停。如果不能立即静脉用药，那么肌内注射、皮下注射或鼻腔给药也是有效的。如果 2 分钟内无效可以再给第 2 剂或第 3 剂。几乎所有的患者经过三个 0.4mg 剂量的治疗都会有反应（鼻喷剂是单剂量吸入器，4mg）。如果仍然不奏效，患者的病情可能不仅是由于阿片类过量所致；尽管大剂量阿片类药物过量可能需要更高剂量的纳洛酮。

因为意识开始恢复，有些患者变得激动、神志不清以及好斗。因此在用纳洛酮开始急性戒断治疗时，给予纳洛酮之前应该应用柔软的物品束缚身体。为减少长期使用者的戒断反应，有些专家建议从极小剂量纳洛酮（0.1mg）开始滴定直到临床症状稳定。

呼吸暂停患者最初可以用纳洛酮 2mg 静脉注射处理，条件允许时应立即给予。注意，此剂量高于那些仅有嗜睡而无呼吸暂停的患者。在美国和一些国家的部分地区，纳洛酮是一种非处方药，以便患者出现呼吸暂停时可通过朋友或家人被抢救。当纳洛酮被快速给予后，很少再需要进行气管插管。

患者恢复自主呼吸后，应继续观察几个小时。因为纳洛酮作用的持续时间短于某些阿片类药物，美沙酮或缓释羟考酮或吗啡过量患者的呼吸抑制可以在数小时内复发。因此，观察的持续时间应根据所涉及的阿片类药物的半衰期长短而变化。通常情况下，吸食长效阿片类药物的患者应留院观察；吸食短效阿片类药物的患者可能在几个小时后即可出院。

如果呼吸抑制复发，应该以适当的剂量再次给予纳洛酮。最佳的给药方案尚未得知。许多临床医生使用重复推注与最初起效时相同的剂量。其他方法还有连续输注纳洛酮，每小时约为初始有效剂量的三分之二。理论上，连续输注的剂量不仅要维持呼吸频率而且不能触发戒断综合征；然而，在实际情况中非常困难；患者的生命依赖于静脉输注的安全性,如果输液被中断(如由患者拉出输液管)可能迅速发生呼吸抑制。这两种方案都需要密切监控,特别是在重症监护病房。

应注意观察患者,直到没有纳洛酮药理活性存在,同时也未出现阿片类药物相关的症状。纳洛酮在血清中的半衰期大约为1小时,因此观察时间应持续到使用纳洛酮的2~3小时后。静脉注射海洛因的半衰期较短,因此使用纳洛酮后再次出现呼吸抑制的情况较少。

急性肺水肿应补充足够的氧气,并可以使用非创伤性或创伤性的呼吸辅助装置[如气管插管并予以双水平正压通气(BiPAP)]。

戒断反应和戒毒 治疗策略包括以下几点:
- 不治疗("冷火鸡")
- 用美沙酮或丁丙诺啡替代
- 可乐定缓解症状
- 长期支持,使用纳曲酮

阿片类戒断症状虽然让人极其不适,但通常呈自限性也没有生命危险。轻微的躯体和代谢的戒断症状会持续6个月。戒断一般在门诊情况下进行,除非患者有并发的躯体疾病或精神问题才住院治疗。

戒断的管理选项包括对戒断过程顺其自然("冷火鸡"),也就是在患者的最后一次剂量的阿片给药后,给予另一种阿片类药物(替代品),并在一定的时间内逐渐减量。可乐定在戒断期间能够缓解一些症状。美国药物滥用和精神健康服务管理局(SAMHSA)在药物辅助治疗上提供了有关信息(www.samhsa.gov)。

美沙酮替代治疗:对于严重的阿片类药物成瘾患者,使用美沙酮替代治疗是很好的选择,因为美沙酮的半衰期长且镇静作用和欣快感较少。患者住院期间医师可以直接使用美沙酮替代,或在门诊进行三天的美沙酮替代治疗方案,但后续治疗必须由拥有美沙酮治疗执照的医生进行。美沙酮用最小剂量口服以预防部分严重的戒断反应。剂量范围在15~30mg/d之间,剂量大于25mg对于无法耐受的患者可以导致严重程度的镇静效果。

可以用症状量表去评估合适的药物剂量。如果发现戒断反应的迹象,应给予较高的剂量。找到合适剂量后应每日减量10%~20%,除非决定维持稳定剂量(美沙酮的维持)。在药物的减量过程中患者通常会感到焦虑并要求增加剂量。

用美沙酮维持治疗的成瘾者对美沙酮的戒断尤为困难,因为他们的美沙酮剂量可能达到100mg/d,一般来说,在尝试彻底戒毒前的几个星期之内,使用剂量就应逐步减少到60mg/d。

美沙酮已被报道与QT间期延长和严重心律失常有关,包括室性心动过速(参见第574页)。因此在起始和剂量滴定期间,应该谨慎地对患者进行适当的药物的评估和监测。

丁丙诺啡:一种混合性阿片激动剂和拮抗剂,可以用来治疗戒断反应。它可以同纳洛酮合用以避免单独静脉用药。当戒断反应的第一个迹象出现时即给予第一剂。应尽快滴定能够有效地控制严重症状所需的剂量,通常使用舌下剂量8~16mg/d。丁丙诺啡的减量过程应持续几周。SAMHSA网站提供了丁丙诺啡的其他信息,包括有关得到豁免处方药物资格所需的培训。在美国的健康和人类服务部门的网站上可下载如何使用丁丙诺啡戒毒或维持治疗的方案。

可乐定:是具有中枢作用的肾上腺素药,能抑制自主神经症状和阿片类戒断症状。起始剂量是0.1mg口服,每4~6小时1次,如耐受可增加到0.2mg,每4~6小时1次。可乐定会导致低血压和头晕,停药可能会引起坐立不安、失眠、易激惹、心悸和头疼。

快速和超快速方案:戒毒的快速和超快速方案需要进行一定的评估。在快速方案中,可合用纳洛酮、纳美芬和纳曲酮来诱导戒断症状,用可乐定和一些辅助药物来缓解戒断症状。一些快速方案用丁丙诺啡来缓解阿片的戒断症状。对于处于呼吸抑制的患者,通常用大剂量纳洛酮,并合用利尿剂是加强阿片排泄的超快速方案,但因其并发症的风险高且无明显的优势,一般不推荐超快速方案。

临床医生必须明白,戒毒在本质上不是治疗。这只是第一步,后面必须有一个持续的治疗方案,其中可能涉及各种咨询和非阿片拮抗剂(如纳曲酮)。

更多信息

US Substance Abuse and Mental Health Services Administration(SAMHSA)

阿片类药物滥用和康复

"阿片类"是一系列能够特异性与阿片受体结合的天然物质(罂粟提取物)、半合成物质以及合成类似物的统称。阿片类药物是强效止痛药,同时也是滥用的常见药物,因为其具有广泛的可用性和欣快感属性。参见阿片类镇痛药(参见第1754页)和阿片类药物毒性和戒断(参见第2807页)。

海洛因常常被滥用,其他一些处方镇痛药(如吗啡、羟考酮、氢可芬太尼)也越来越多地被滥用,其中一些是因为治疗用途而被滥用。慢性疼痛需要长期用药的患者虽然有一定的耐受和躯体依赖,但不能被视为药物成瘾。肠外使用阿片类药物的人面临所有注射毒品并发症的风险。

阿片类药物滥用 阿片类药物滥用指的是长期强制性进行非医疗目的的自我应用阿片类药物。精神疾病诊断与统计手册第五版(DSM-5)认为,如果在使用阿片类药物后出现以下的临床损害≥2条,并且症状持续时间超过12个月,可以确定患者存在使用阿片类药物滥用:
- 使用超出规定的较大量或较长时间的阿片类药物

- 持续渴望药物，或试图减少使用阿片类药物但是不成功
- 大量时间花在寻找、吸食毒品和从吸毒中恢复
- 渴求阿片类药物
- 因为阿片类药物的原因，多次未能满足工作、家庭或学校的要求
- 尽管因阿片类药物经常产生社会或人际问题，仍然继续使用阿片类药物
- 因为阿片类药物的原因，放弃重要的社会活动、工作或娱乐活动
- 在危及健康的情况下仍然使用阿片类药物
- 尽管已经引起或者加重了身体或精神方面的疾病，仍然继续使用阿片类药物
- 耐受阿片类药物（而不是标准的、医疗使用的适当剂量）
- 出现阿片类戒断症状，或因戒断服用阿片类药物

治疗

- 对于严重反复依赖者，倾向于维持治疗以控制阿片类的戒断症状
- 可使用丁丙诺啡或美沙酮维持治疗
- 辅助咨询和社会支持

精神科医师必须充分了解联邦、州和地方对于阿片药物治疗和成瘾的政策规定。为了合法地应用阿片类药物，医师必须证实患者存在对阿片类药品的躯体依赖。在美国，处理的过程由于社会对于药物成瘾（包括法律强制机构和其他精神科医师以及治疗师的态度）和治疗方案的偏见（认为就是简单的减药）而尤其复杂。在大多数的病例中，精神科医师会推荐成瘾者到专门的治疗中心。如果经过培训，可以在自己的医疗机构选择性的治疗患者。

在欧洲国家，进行美沙酮或其他丁丙诺啡的维持治疗以及其他替代治疗比较方便，也很少有人会对服用精神活性药物感到羞耻。

维持治疗　长期服用阿片类药物如美沙酮或丁丙诺啡（一种阿片激动-拮抗剂）是阿片替代治疗的方法。通过口服阿片类药物可以抑制戒断症状和药物渴求，同时避免过度的镇静作用；并通过解决成瘾者的药物供应问题，使成瘾者成为具有社会生产能力的人。

在美国，成千上万的阿片成瘾者在使用合法的美沙酮替代治疗方案。对于多数人来说，该方案是有效的。但由于这些人仍需要持续服用阿片类药物，很多社会人士反对该方案。

进入该方案的入选标准包括：
- 阿片类药物筛查阳性
- 连续使用一年以上或间断使用更长时间并存在躯体依赖
- 存在戒断反应或其他确认使用药物的证据

临床医生和患者都需要决定是完全停药还是维持治疗。总体而言，如果患者症状存在严重、慢性化并且反复依赖的现象，说明其适合维持治疗。完全戒毒，虽然在短期内十分有效，对于严重依赖者长期疗效很差。不论选择何种方案，治疗过程中都应进行咨询并予以支持性措施。

美沙酮：常用。开始时医生可以使用美沙酮替代治疗方案，但随后的治疗需要进入许可的治疗计划并在监督下进行。

丁丙诺啡：现在越来越多用于维持治疗。其有效性与美沙酮相当，且因其阻断受体，该药可以有效减少海洛因和其他阿片药物的非法使用。丁丙诺啡可以通过以普通诊所为基础的治疗方式进行，由经过专门培训的医生，包括初级保健医生执行，这些人员应该受到必要的培训并且已通过联邦政府认证。

丁丙诺啡的经典剂量是8~16mg，舌下含服，每日1次。许多患者喜欢这种方式，因为他们不需要前往美沙酮门诊。丁丙诺啡也可以同纳洛酮合用，使用纳洛酮也可以减少阿片类的使用。这种合剂在专门机构中被使用。

该 SAMHSA 网站（www.samhsa.gov）提供丁丙诺啡的其他信息，包括有关得到豁免处方药物资格所需的培训。在美国的健康和人类服务部门的网站上可下载如何使用丁丙诺啡戒毒或维持治疗的方案。

环丙甲羟二羟吗啡酮（纳曲酮）：是一种阿片类拮抗剂，可以阻断海洛因的相关作用。通常的剂量为50mg口服，每日1次；或350mg/周，分成2~3次口服。也可以采用每月一次长效肌内注射的配方。因为纳曲酮是阿片样物质拮抗剂，并且对阿片受体没有直接激动剂效应，故其通常不适用于阿片类药物依赖的患者，特别是患有慢性、复发性阿片依赖的患者。对于这类患者，阿片的维持治疗更为有效。

纳曲酮对于不太严重的依赖者、早期依赖者、强烈要求完全停药者比较有效。比如，依赖阿片类药物的卫生保健从业人员在未来就业时面临风险，可以首选纳曲酮。

左醋美沙朵（Levomethadyl acetate, LAAM），与美沙酮相似的一个长效类阿片药物，已不再使用，因为它会导致某些患者 QT 间期的异常。LAAM 使用时只需3次/周，因此减少了费用，也省去每日去诊所或把药带回家的麻烦。每周3次，每次100mg 的剂量和美沙酮每周1次，每次80mg 的剂量相当。

支持措施　多数阿片成瘾者在门诊治疗，通常在专门的阿片类药物维持治疗机构，但现在也越来越多在普通诊所进行。

社区治疗的概念，由 Daytop Village 和 Phoenix House 首创，包括在公共住宅中心，吸毒者在那里接受培训、教育和重定位的非药物治疗，帮助他们建立新的生活。居住时间一般为15个月。这些团体帮助甚至改变了不少成瘾者。但是一开始的失访率相当高。这些团体运行的怎么样，需要开多少这样的社区，社会需给予多少经费支持仍是未知。

更多信息

Daytop Village

Phoenix House

US Substance Abuse and Mental Health Services Administration（SAMHSA）

挥发性亚硝酸盐

亚硝酸盐（烷基亚硝酸盐，如戊基、丁基或异丁基，以 Locker Room 和 Rush 等为品牌出售）可以通过吸入提高性交的快感。目前证明其危险性的证据还较少，但亚硝酸盐和亚硝酸酯会使血管舒张、短暂性的低血压、头晕、脸红，同时伴反射性的心动过速（见2734页，表364-8）。亚硝酸盐会导致高铁血红蛋白症。亚硝酸盐和亚硝酸酯合用于增强勃起功能时非常危险，这种合用可以导致严重的低血压甚至死亡。

挥发性溶剂

吸入挥发性工业溶剂或来自喷雾剂的溶剂能产生一种类似醉酒的状态。长期使用可以导致神经病变和肝脏损害。

挥发性溶剂（如醋酸盐、酒精、氯仿、乙醚、脂肪族和芳香族的羟化物以及酮等）的使用是在青少年中持续存在的问题。这些物质常见于一些工业产品，如胶水、黏合剂、颜料、脱色剂、清洁剂等，儿童和青少年很容易获得。在美国大约有10%的青少年曾报告吸入挥发性溶剂。通常他们将溶剂浸透抹布置于嘴和鼻子旁的一个袋或容器中从而吸入（吹气，嗅闻）其挥发的蒸气。

挥发性溶剂在抑制中枢神经系统前会产生一段短暂的兴奋，频繁使用会导致局部耐受和心理依赖，但一般不会出现戒断症状。

症状及体征

急性作用 急性症状出现较早的是头晕、头昏、言语急促不清、步态不稳。可能出现冲动、兴奋和激越。当对中枢神经系统的影响增加时，可以发生错觉、幻觉和妄想。使用者经历了一种欣快的、梦样的兴奋，最后是一个短期的睡眠。可以出现谵妄，表现为意识混乱、精神性运动笨拙、情感不稳定和思维能力受损。中毒状态可能持续数分钟到大于1小时。

猝死多为呼吸抑制或心律失常（吸气性猝死，可能由于心肌敏感性增加）或昏厥导致的气道阻塞。

亚甲基氯（二氯甲烷）被代谢成一氧化碳，该产品的吸入可引起迟发的一氧化碳中毒发作，症状可能持续较长时间。

甲醇吸入可引起代谢性酸中毒和视网膜损伤。

慢性作用 挥发性烃的慢性吸入可能刺激嘴和鼻子周围的皮肤（胡佛氏湿疹）。

长期受挥发溶剂或其他形式的有毒化合物（如汽油）的影响可以导致合并症。四氯化碳可能导致肝病综合征和肾衰竭。甲苯会导致中枢神经系统白质变性、肾小管酸中毒、低钾血症。暴露的程度较高和高度的敏感会导致脑、肝、肾和骨髓的损伤。

在怀孕期间吸入可能会导致早产和胎儿溶剂综合征，它具有类似胎儿酒精综合征的损害。

诊断

■ 临床评估

通常的药物筛查无法检测挥发性溶剂。许多毒品及其代谢产物可以通过气相色谱法在专门的实验室进行检测，但这种测试很少进行，除非用于法医方面。

治疗

■ 支持治疗

治疗急性中毒主要是支持疗法。应避免使用儿茶酚胺（如低血压时），因为溶剂可能引起心肌致敏。心律失常治疗比较困难，也没有具体的治疗指南。β受体阻滞剂可能有一些效果。

青少年的溶剂依赖治疗比较困难，且会频繁复发。但是，大多数成瘾者在青春期结束时都会停止对溶剂的使用。注重改善患者的社会交往能力以及在家庭、学校、社会的地位可能会有帮助。特殊溶剂中毒的症状和处理详见第2734页，表364-8。

韦尼克脑病

韦尼克脑病是以急性发作的混乱状态、眼球震颤、部分眼肌麻痹以及维生素 B_1 缺乏所致的共济失调为特征的一种精神障碍。临床表现可作为诊断依据。该病经治疗可缓解或持续发展，也可转变为科萨科夫病。治疗主要包括维生素 B_1 的治疗和支持治疗。

韦尼克脑病是由维生素 B_1 摄入不足或吸收不良以及持续摄取碳水化合物引起的。患病者常常是酗酒者。大量饮酒扰乱了胃肠道对维生素 B_1 的吸收和肝脏的储存。营养不良以及酒精的共同作用损害了正常的维生素 B_1 吸收功能。

韦尼克脑病也可能由于其他原因引起，如长期的营养不良或维生素缺乏（由于经常透析、剧吐、饥饿、胃折叠术、癌症和艾滋病）等条件造成的。给予维生素 B_1 缺乏的人大量碳水化合物（如饥饿后大量进食或给予高危患者葡萄糖补液）可诱发韦尼克脑病。

然而，并非所有伴有维生素 B_1 缺乏的酗酒者都会发生韦尼克脑病，这说明还有一些其他因素在起作用。基因缺陷导致的转酮醇酶（一种参与维生素 B_1 转运过程的酶）功能缺陷可能起到一定作用。

通常特征性的表现是对称性地围绕分布于第三脑室、导水管和第四脑室的损伤。病变常发生于乳头体、丘脑背部、蓝斑、导水管周围灰质、动眼神经核和前庭神经核。

症状及体征

临床变化常突然发生。眼球运动异常，包括水平和垂直眼球震颤和部分眼肌麻痹（如外直肌麻痹，共轭凝视麻痹）比较常见。瞳孔可能是不正常的，通常表现为对光反应缓慢的或双侧不等。

前庭功能障碍通常表现为不伴有听觉障碍的前庭功能紊乱，可能有前庭反射受损表现。可见由前庭功能紊乱、小脑损伤和/或多发性神经病所致的共济失调步态，表现为缓慢步态、步幅减小、阔步。

全脑皮层功能混乱也常存在,特点是深刻的定向力障碍、淡漠、注意力不集中、嗜睡或昏迷。部分患者还表现出自主神经的功能紊乱,包括亢进(如震颤、兴奋)或减退(如低体温、直立性低血压、昏厥等)。如未经治疗,浅昏迷可进展为深昏迷,继而导致死亡。

诊断

- 临床评估

目前有没有关于诊断的具体研究报道。诊断主要依据临床表现和维生素 B_1 缺乏以及营养不良的病史。脑脊液常规、脑诱发电位、脑地形图和脑电图均没有特征性异常。通常,这些测试以及实验室检查(如血检、血糖、全血细胞计数、肝功能检查、血气分析、毒理学筛选)都应该进行,以排除其他病因。维生素 B_1 素水平测定不是常规检测项目,因为血清维生素 B_1 素水平并不总是能准确反映脑脊液维生素 B_1 素水平,正常的维生素 B_1 素血清水平也不足以排除诊断。

预后

预后取决于及时诊断。如果早期治疗,可能纠正所有不良症状。眼部症状通常在维生素 B_1 素给药后 24 小时内缓解。共济失调和精神错乱可能持续数月。记忆和学习障碍可能无法完全解决。如不予治疗,症状会加重,死亡率在 10%~20%。存活患者中 80% 可发展为科萨科夫病(同时患有两种疾病者称韦尼克-科萨科夫综合征)。

治疗

- 静脉给予维生素 B_1 素(维生素 B_1)
- 静脉给予镁

治疗包括立即给予维生素 B_1 素 100mg/d,静脉注射或肌内注射,每日一次,持续至少 3~5 日。镁是维生素 B_1 素代谢的协同因子,所以应该及时纠正低镁血症,方法是:硫酸镁 1~2g 肌内注射或静脉注射,6~8 小时 1 次或氧化镁 400~800mg 口服,每日 1 次。支持治疗包括补液、维持电解质平衡、营养支持治疗(补充多种维生素)等。重症患者需要住院治疗,且需要强制性禁酒。

韦尼克脑病是可以预防的,所有的营养不良患者应静脉给予维生素 B_1 素(标准剂量为 100mg 肌内注射,随后可以改为每日一次,每次 50mg 口服),同时给予维生素 B_{12} 和叶酸(各为每日一次,每次 1mg 口服),尤其是在需要静脉输注葡萄糖的情况下。对于意识水平较低的患者,治疗开始前应谨慎使用维生素 B_1 素。营养不良的患者出院后仍需继续使用维生素 B_1 素治疗。

370. 手术患者的管理

择期手术前,可能需要非外科医生会诊(如内科医生、心脏科医生、肺科医生),对患者进行完善的术前医学评估,帮助评估手术风险。会诊医生还可以帮助处理并存的疾病(如糖尿病),并帮助预防和治疗围术期和术后的并发症(如心脏并发症、肺部并发症、感染)。偶尔可能需要精神科医师会诊,进行精神能力的评估,或帮助处理潜在的可能影响术后恢复的精神问题。

对于老年的手术患者,组建包括社会工作者、治疗师、伦理学家等在内的跨学科老年患者管理团队进行综合诊疗可能是非常有益的。

术前评估

如果需要进行急诊手术(如腹腔内出血、内脏穿孔、坏死性筋膜炎),通常没有时间进行全面的术前评估。然而,应尽可能仔细地回顾患者的既往病史,特别是过敏史,并识别可能增加急诊手术风险的因素(如既往出血史或麻醉不良反应史)。

在择期手术前,外科医师团队可能会请内科医生会诊进行完整的术前评估,通过识别可纠正的病情以及确定是否需增加围术期监护措施和治疗手段,使手术风险最小化。此外,如有可能,择期手术应延迟,使某些潜在的疾病(如高血压,糖尿病,血液系统异常)可以被有效地控制。

常规的术前评估内容在不同的患者之间差异巨大,因为外科手术风险取决于患者本身的危险因素以及手术操作所带来的风险。

病史 相关病史的术前评估应包括以下所有内容:
- 现存的反映心血管系统疾病的症状,如咳嗽、胸痛、活动时呼吸困难、踝关节水肿;以及提示感染的症状(如发热、排尿困难)
- 大量出血的危险因素(如出血性疾病病史,牙科操作、择期手术或分娩时大量出血史)
- 血栓栓塞的危险因素(参见第 680 页)
- 感染的危险因素
- 心脏疾病的危险因素
- 现存的可能增加术后并发症风险的疾病,特别是高血压、心脏疾病、肾脏疾病、肝脏疾病、糖尿病、哮喘、以及 COPD

- 既往接受手术和麻醉的病史,特别是并发症的情况
- 过敏史
- 吸烟和饮酒史
- 目前处方药、非处方药和保健品的使用情况
- 阻塞性睡眠呼吸暂停史或严重的打鼾史

如果有可能放置导尿管,应询问患者既往是否有尿储留病史和前列腺手术史。

体格检查 体格检查不应局限于手术区域,同时也应关注心肺系统并寻找提示目前存在感染的体征(如上呼吸道和皮肤)。如果可能需要进行椎管内麻醉,则应当评估患者是否有脊柱侧弯和其他可能会导致腰椎穿刺困难的解剖异常。应当关注已存在的认知功能障碍,特别是对于即将接受全身麻醉的老年患者。现有的认知功能障碍可能在术后更加明显,如果在术前没有发现,则可能会被误认为手术并发症。

实验室检查 对于健康患者接受出血风险和其他并发症风险都很低的手术,不需要进行术前实验室检查;与有症状的或有危险因素的患者相比,这些患者的异常检查结果为假阳性的概率更高。

对于有症状的患者,或者即将接受有大出血等风险的手术患者,在手术前可选择进行的实验室检查:

- 全血细胞计数(CBC)和尿液分析(包括尿糖、尿蛋白和尿沉渣细胞),通常会检测
- 血糖、血电解质和血清肌酐,一般会检测,除非患者非常健康并且年龄小于50岁,所接受的手术风险很低,并且预期不会使用肾毒性药物
- 肝酶,如果患者的病史和体征提示肝功能可能异常,应该检测
- 凝血和出血时间,仅当患者有出血倾向或者出血性疾病史时检测
- 心电图检查,如果患者存在冠心病(CAD)风险,即所有年龄>45岁的男性和>50岁的女性,都应该进行心电图检查
- 胸部X线检查(或者调阅患者近期的X线胸片),对于接受全身麻醉的患者通常会进行,尽管其作用有限,特别是对于年轻的或没有心肺疾病症状的患者来说
- 肺功能测定,如果患者患有慢性肺部疾病或者存在提示肺部疾病的症状和体征时可以进行

有症状的冠心病患者需要做进一步的术前检查,如负荷试验甚至冠状动脉造影。

手术风险因素

下列手术的风险最高:

- 心肺手术
- 肝切除术
- 预计手术时间较长或有大出血风险的腹腔内手术[如胰十二指肠切除术(惠普尔手术),主动脉手术,后腹膜手术]
- 前列腺切除术
- 骨科矫形大手术(如髋关节置换术)

接受有大出血风险的择期外科手术患者应考虑自体输血。自体输血可以降低感染和输血反应的风险。

急诊手术的致残率和致死率均较同类型的择期手术高。

患者危险因素

一些医学专家应用已公布的评价标准对于患者的风险因素进行了危险分层。高龄使者的生理储备下降,一旦发生并发症将导致更高的长期损害风险。然而相比单纯的高龄,慢性疾病与手术致残率和致死率的关系更为密切。因此,高龄并非手术的绝对禁忌证。

心脏风险因素 心脏风险因素大大增加手术风险。围术期心脏风险通常使用美国心脏协会修订的心脏风险指数进行评估(图370-1)。已确认的心脏风险独立预测因素如下:

- CAD病史
- 心衰史
- 脑血管疾病史
- 需要胰岛素治疗的糖尿病
- 血肌酐(2.0mg/dl)

心脏并发症发生的风险随着风险因素的增加而增加:

- 无风险因素:0.4%(95%置信区间为0.1%~0.8%)
- 1个风险因素:1.0%(95%置信区间为0.5~1.4%)
- 2个风险因素:2.4%(95%置信区间为1.3%~3.5%)
- ≥3个风险因素:5.4%(95%置信区间为2.8%~7.9%)

高风险的手术(如血管外科手术,开胸或开腹手术)也是预测围手术期心脏病高风险的独立因素。

存在活动性心脏症状(如心力衰竭或不稳定型心绞痛)的患者围术期风险相当高。不稳定型心绞痛患者围术期发生心肌梗死(MI)的风险为28%。在稳定型心绞痛患者中,围术期风险与活动耐量相关。因此,需要全面地评估有活动性心脏症状的患者。例如,应确定心力衰竭的原因,使得围术期心脏监护和治疗方案可以在择期手术前进行优化。如果在术前评估中发现存在可逆性心肌缺血的证据,应该考虑进一步的心脏检查,如负荷超声心动图甚至冠脉血管造影。

术前管理的目标应该是使用标准化的治疗方案控制不稳定的病情(如心脏衰竭,糖尿病)。也应采取措施减少围手术期的心动过速,因为其可加重心力衰竭并增加MI的风险;例如,应当优化疼痛治疗方案以及考虑使用β受体阻滞剂,尤其是已在服用β受体阻滞剂的患者。不稳定型心绞痛患者应考虑进行冠脉血运重建。如果心脏疾病在术前无法纠正或者患者较高的发生心脏并发症的风险,可建议在术中甚至术前进行肺动脉导管(参见第466页)监测。有时,手术带来的心脏风险可能高于手术获益。

感染 术前偶然发现的细菌感染应使用抗生素治疗。然而,不应该因感染推迟手术,除非术中需要植入假体材料;在这种情况下,外科手术应推迟直至感染被控制或

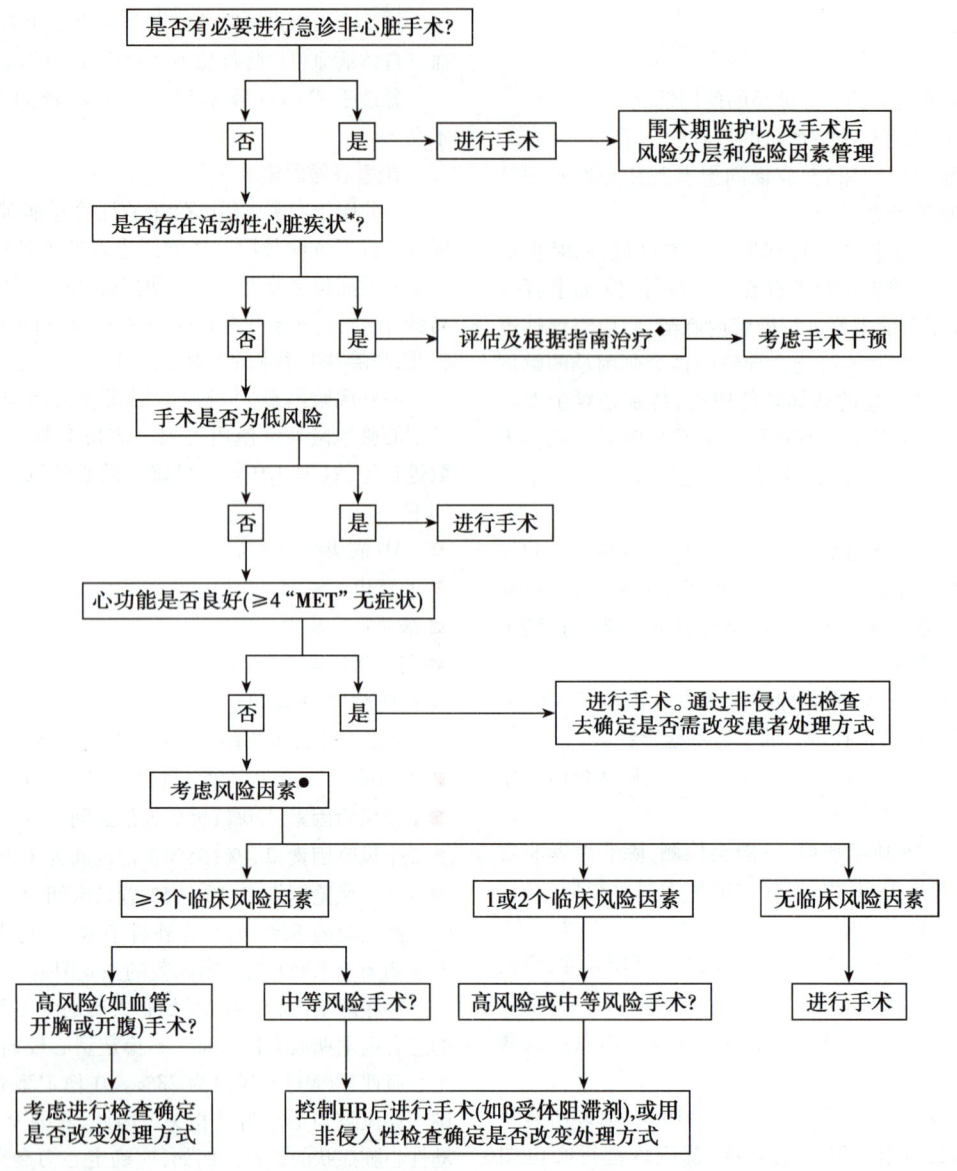

图 370-1 非心脏手术的风险分层管理法

* 活动性临床症状包括不稳定性冠脉疾病、失代偿的心力衰竭、严重心律失常和严重的血管疾病
◆ 参见 ACC/AHA 指南
● 临床风险因素包括冠状动脉疾病、心力衰竭病史、脑血管疾病史、糖尿病和术前肌酐>2.0mg/dl
ACC,美国心血管学院;AHA,美国心脏协会;HR,心率;MET,代谢当量
经许可改编自 Fleisher LA, Beckman JA, Brown KA, et al. ACC/AHA 2007 guidelines on perioperative cardiovascular evaluation and care for noncardic surgery: a report of the American College of Cardiology/American Heart Association Task Force on Practice Guidelines [J]. Circulation, 2007, 116: e418-e500

清除。

应治疗呼吸道感染,并在进行吸入麻醉前确认感染已治愈。

伴或不伴发热的病毒感染都应在择期手术前治愈,特别是在需要进行全身麻醉时。

水和电解质失衡 水和电解质紊乱应当在术前纠正。低钾血症和高钾血症必须在全身麻醉前予以纠正,以减少发生潜在的致死性心律失常的风险。考虑到全身麻醉诱导时可能发生低血压,应当通过静脉补液纠正术前存在的脱水及低血容量,以避免麻醉诱导时发生严重的低血压。

营养失调 营养不良增加成人术后并发症的发生风险。术前应根据病史、体格检查和实验室检查评估患者的营养状态。提示营养不良的依据如下:

- 6个月内体重减少>10%,或1个月内体重减少>5%
- 典型的体格检查发现(如肌肉萎缩,某种营养缺乏症的典型体征)
- 低血清白蛋白水平

血清白蛋白是一种廉价的、易行的以及可靠的营养不良诊断指标；疑似营养不良的患者术前应进行这项检测。血清白蛋白<2.8g/dl 预示着术后致残率和死亡率将增加。由于血清白蛋白的半衰期为14~18日，其水平可能不能反映急性营养不良。如果疑似急性营养不良，可以测定半衰期更短的蛋白质；例如转铁蛋白（半衰期7日）或甲状腺素转运蛋白（半衰期3~5日）。对于体重减轻病史和血清蛋白水平均提示严重营养不良的患者，术前和围手术期营养支持最有可能改善这些患者的预后。如果手术可以推迟，患者应先接受营养支持治疗（有时可能长达数周）。

病态肥胖（BMI>40kg/m²）增加围术期死亡的风险，因为这些患者患心脏和肺部疾病（如高血压，肺动脉高血压，左心室肥厚，心力衰竭，CAD）的风险较高。肥胖是深静脉血栓形成和肺栓塞的独立危险因素；因此对于绝大多数肥胖患者，应在术前即进行静脉栓塞的预防。肥胖还会增加术后伤口并发症（如脂肪坏死，感染，裂开）的风险。

更多信息

American College of Cardiology/American Heart Association Guidelines

围术期管理

美国外科医师学会（the American College of Surgeons, ACS）国家外科质量改进项目（National Surgical Quality Improvement Program, NSQIP）发布了一套指南，以规范和完善手术病人管理。该指南包括一系列由手术管理护理改进项目组（the Surgical Care Improvement Procject, SCIP）制定的措施，简称SCIP指南。SCIP指南发表在一本不断更新的手册中，旨在提供能够评价规范化病史记录和患者管理质量的标准化方案。SCIP指南中所关注的围术期并发症所导致的长期损害大多数都是可以避免的，并能节约医疗开销。SCIP中有7项关于围手术期管理的建议。其中常规的建议如下：

- 在术后的2日内维持血糖接近正常水平（如<180mg/dl），特别是心脏手术后的患者。
- 使用剪刀或脱毛剂对外科手术部位进行术前备皮，不要使用刀片。
- 除了某些特殊情况外，一般在术后2日内拔除导尿管。
- 依据手术类型和患者情况进行抗生素的标准化选择（参见第2815页）。

围术期管理应遵循常规的建议并进行个体化的调整。许多药物与麻醉药物存在相互作用，或对手术或手术后有不良影响。因此，术前需了解患者的日常用药并决定哪些药物可以照常服用至手术当日早晨。

抗凝和抗血小板药物 抗血小板药物（如阿司匹林）常需在术前5~7日停药。华法林需在手术前5日停药；INR在手术时应≤1.5。有较高栓塞危险的患者（如有肺栓塞或心房颤动伴脑梗史），停用华法林后应给予短效抗凝药物如低分子肝素（称为桥接抗凝参见第681页）。由于华法林达到治疗需要的抗凝效果通常需要5日，因此除非存在很高的术后出血风险，可以在手术当天或术后即开始恢复使用华法林。患者应继续接受桥接抗凝直到INR达到治疗目标。

糖皮质激素 对于在过去一年中服用泼尼松>5mg/d（或其他等效剂量的糖皮质激素类药物）超过3周的患者，围术期可能需要补充糖皮质激素，以预防围术期应激反应不足。进行小手术的患者不需要补充糖皮质激素。

糖尿病 在手术当日早晨，应当给予胰岛素依赖的糖尿病患者1/3的平时胰岛素剂量。而口服降糖药物的患者应当服用平时剂量的一半。如有可能，手术应在当天的早些时候进行。术中，麻醉医师会监测血糖，必要时按需给予胰岛素或葡萄糖。在整个围术期应持续地密切监测指尖血糖。在术后的短期内，胰岛素剂量应按需调整。通常患者恢复正常饮食后，才可重新开始使用居家胰岛素治疗方案。

药物依赖 药物或酒精依赖患者在围术期可能发生戒断反应。酒精成瘾者在入院后即可开始预防性给予苯二氮䓬类药物（如氯氮䓬、地西泮、氯羟西泮）。阿片类成瘾者可给予阿片类镇痛药物预防戒断症状；进行镇痛治疗时，阿片类成瘾患者可能需要比正常患者更大的剂量。偶尔需要使用美沙酮来预防阿片类成瘾患者的围术期戒断症状。

心脏病 存在冠心病或心力衰竭的患者应由心脏科医师进行术前评估和危险分层。如果患者病情没有调整至最佳，应该在择期手术前进行进一步的检查。

其他控制慢性疾病的药物 大部分治疗慢性疾病的药物，尤其是心血管药物（包括抗高血压药物）应在围术期继续使用。大多数口服药物可以在手术当日以一小口水送服。有些药物则只能肠外给予或延迟至术后。应用抗癫痫药物的患者应当在术前监测血药浓度。

术前注意事项 在手术室内所有操作开始之前，参加手术的所有人员应该暂停其他工作并共同核对（time out）如下几个重要事项：

- 患者身份
- 手术术式和手术部位（如果适用）
- 所有需要使用的手术器械和设备是否备齐
- 预防性用药是否完成（如抗生素和抗凝药物等）

吸烟 应告知将进行胸腹部手术的患者尽早戒烟。至少需要戒烟数周支气管纤毛的功能才能恢复。手术前后，吸烟患者都应使用呼吸训练器。

上呼吸道 在麻醉插管前，假牙必须取下。理想状况下，假牙应在离开麻醉准备区域前取下交给家属。存在鼻中隔偏曲或者其他气道异常的患者如需进行气管插管，在术前应当由麻醉医师进行评估。

门诊患者的管理

很多外科小手术在门诊进行。患者一般在进行手术前的一日或数日进行检查和评估(包括实验室检查,参见第2811页)。

准备 原则上患者从手术前晚午夜起至术前禁食。对于某些胃肠道操作,应在术前1~2日进行口服或经肛灌肠。如果需要在术前预防性使用抗生素,起始剂量应当在手术划皮前1小时内应用。

出院注意事项 进行门诊手术的患者出院时,应仅有轻微疼痛,思路清晰,并能够正常地呼吸、行走、饮水和排尿。

如果在门诊手术中使用了镇静药物剂(如阿片类、苯二氮䓬类药物),患者不能独自离开医院。尽管麻醉作用已消除,患者也可能自我感觉良好,但镇静药物的微弱残留作用仍然有可能使患者虚弱并无法胜任驾驶。也有很多患者术后需要服用阿片类药物镇痛。有些老年人在麻醉药物和手术应激的双重作用下有可能短暂失去定向能力,也可能因较长时间的体位固定或者抗胆碱能药物的作用而发生尿潴留。

抗生素的预防应用

大部分的外科手术并不需要在术前和术后预防性应用抗生素。然而预防性应用抗生素可以使某些存在患者相关感染危险因素和进行某些高风险手术的患者受益。

患者相关的危险因素 建议需要使用抗生素的患者包括:

- 某些心脏瓣膜疾病
- 免疫抑制状态

高风险手术 指在可能发生细菌感染的区域进行的手术,这些区域包括:

- 口腔
- 胃肠道
- 呼吸道
- 生殖泌尿道

对于清洁手术(手术区域基本上是无菌的)而言,只有在术中需植入人工材料或设备,或者一旦发生感染将导致严重后果时(例如冠状动脉旁路移植术后发生纵隔炎),预防性使用抗生素才是有益的。

抗生素的选择可依据手术管理改进项目(SCIP)指南(参见第2814页)。强有力的证据表明规范地选择抗生素并严格遵循SCIP指南或其他标准化的并经过验证的指南能够降低手术感染的风险。美国一些地区应用SCIP指南后,在2006—2010年间减少了25%的手术部位感染。药物的选择应该根据药物的抗菌活性以及手术中最可能感染伤口的细菌种类确定(表370-1)。抗生素一般在手术前1小时内(万古霉素和氟喹诺酮类在术前2小时内)给予。对于术后是否继续用药,目前尚有争议。对于大多数头孢菌素,如果手术持续>4小时,需再次给药。清洁手术不需要再次给药。然而对于其他情况,目前还不清楚追加剂量是否有益。术后持续使用抗生素>24小时仅限于术中发现了活动性感染灶,但这种应用已经属于治疗的范畴而不是预防性用药了。

表 370-1 一些手术的抗生素使用方案

手术类型	可使用的抗生素
心脏或血管手术	头孢唑啉、头孢呋辛或万古霉素
	如果β-内酰胺类过敏:万古霉素或克林霉素
髋/膝关节成形术	头孢唑啉、头孢呋辛或万古霉素
	如果β-内酰胺类过敏:万古霉素或克林霉素
结肠手术	头孢替坦、头孢西丁、氨苄西林/舒巴坦或厄他培南
	或
	头孢唑啉加甲硝唑
	或
	头孢呋辛加甲硝唑
	或
	头孢曲松加甲硝唑
	如果β-内酰胺类过敏:克林霉素加庆大霉素
	或
	克林霉素加环丙沙星
	或
	克林霉素加氨曲南
	或
	甲硝唑加庆大霉素
	或
	甲硝唑加环丙沙星
子宫切除术	头孢替坦、头孢唑啉、头孢西丁、头孢呋辛或氨苄西林/舒巴坦
	如果β内酰胺类过敏:克林霉素加庆大霉素
	或
	克林霉素加环丙沙星或克林霉素加氨曲南
	或
	甲硝唑加庆大霉素
	或
	甲硝唑加环丙沙星
	或
	万古霉素加氨基糖苷类
	或
	万古霉素加氨曲南
	或
	万古霉素加喹诺酮类

经许可摘自 The Specifications Manual for National Hospital Inpatient Quality Measures, Section 2.4 Surgical Care Improvement Project (SCIP), 2014, version 4.3;38-39。参见 QualityNet。

> **更多信息**
>
> Surgical Care Improvement Project(版本 4.3)

术后管理

术后的管理从手术结束开始,在麻醉恢复室继续,并贯穿其后整个住院及门诊随访期。早期需关注的重要问题有:气道保护、疼痛治疗、精神状态和伤口愈合。其他重要的关注项目有:预防尿潴留、便秘、深静脉血栓形成和血压异常(过高或过低)。对于糖尿病患者应该每1~4小时监测指尖血糖直至患者清醒并能够进食,因为良好的血糖控制能够改善预后。

气道 大部分患者在离开手术室时已经拔除气管导管并且能够自行清除气道分泌物。除了即将送入 ICU 的患者,在离开恢复室之前患者应当具备清洁和保护气道的能力。接受气管插管后,肺和气管正常的患者在拔管后24小时内可能会有轻微的咳嗽,在吸烟患者和有支气管炎病史的患者中咳嗽可能持续更久。对于大部分接受过气管插管的患者,特别是吸烟患者和有肺部疾病的患者,使用呼吸训练器是有益的。

术后呼吸困难的可能原因是胸部或腹部切口的牵拉痛(非低氧性呼吸困难)或者低氧血症(低氧性呼吸困难——另见第470页)。肺功能障碍导致的低血氧通常伴随呼吸困难和/或呼吸急促;然而过度镇静也可能导致低血氧,但呼吸困难和呼吸急促的征兆皆可能被镇静药物抑制。因此接受镇静的患者应该检测脉搏血氧饱和度或者呼气末 CO_2 浓度。低氧性呼吸困难的常见原因是肺不张或容量过负荷(通常见于有心力衰竭或者慢性肾脏疾病史的患者)。应该使用脉搏血氧饱和度来鉴别非低氧性和低氧性呼吸困难,也可以使用动脉血气分析来鉴别;胸部 X 线片有助于鉴别容量过负荷和肺不张。

吸氧可治疗低氧性呼吸困难。非低氧性呼吸困难可以使用抗焦虑药或镇痛药物治疗。

疼痛 患者恢复意识后即应进行疼痛的治疗(参见第1753页)。阿片类药物为一线用药,可以口服或肠外给予。通常可选择羟考酮/对乙酰氨基酚 1~2 片每 4~6h 口服,或吗啡 2~4mg 每 3 小时静脉注射作为起始剂量。由于对镇痛药物的需求和耐受剂量的个体差异常常可达数倍之多,后续镇痛药物的使用应根据需要调整剂量。应当避免因给药间隔过长导致的暴发痛。对于严重疼痛的最佳治疗方案是由患者控制的、按需给药的静脉镇痛方案(另见剂量和滴定法)。如果患者没有肾脏疾病或消化道出血史,定时给予 NSAID 类药物能减少暴发痛并减少阿片类药物的用量。

精神状态 所有的患者在麻醉苏醒后都会有一过性的精神混乱。年老患者,尤其是伴有痴呆的患者存在发生术后谵妄的风险。谵妄一旦发生将会延长住院时间并增加病死率。使用抗胆碱能药物会增加发生谵妄的风险。有时在术前或术中使用这类药物可以减少上呼吸道分泌物,但应当尽量避免使用。术后应用阿片类药物或大剂量的 H2 受体拮抗剂同样可能引起谵妄。在术后应当经常评价年老患者的精神状态。如果发生了谵妄,应评估氧合情况,并停用所有非必需的药物。应尽可鼓励患者进行力所能及的活动,并纠正所有的水和电解质紊乱。

伤口护理 手术医生必须个体化处理每个伤口。在手术室内盖上的无菌辅料在术后一般应保持原状 24~48小时,除非发现有感染征象,如疼痛加剧、红肿、渗出。手术敷料移除后,每日应该检查伤口两次以便发现感染的征象。如果发生感染,应进行伤口探查、脓肿引流和/或系统性使用抗生素。局部使用抗生素通常是无效的。如果有引流管,必须监测引流物的量和性状。缝线、皮肤钉和其他缝合材料一般在 7 日或以后拆除,这取决于切口位置和患者情况。脸部和颈部的伤口 3 日内可初步愈合,而下肢伤口则需要数周才能达到初步愈合的程度。

深静脉血栓形成(deep venous thrombosis,DVT)的预防 术后发生 DVT 的风险较小,但是由于其后果可能较为严重,且发生风险仍较普通人群高,所以通常应该预防。手术本身导致高凝,而且常需要长时间的制动,这是另一个 DVT 的风险因素(参见第 442 页和第 678 页)。在手术室内就应当开始 DVT 的预防(见 684 页)。或者在术后早期开始应用肝素,此时出血风险较低。患者应当在保证安全的前提下尽早开始活动肢体。

发热 术后发热的常见原因是手术引起的炎症或高代谢反应。其他原因包括肺炎、尿路感染、切口感染和 DVT。此外,还可能有药物引起的发热和植入物或引流导管感染。在手术后的几天或几周内发热的常见原因可概括为以下六种(简称"六个 W"):

- 伤口感染(Wound infections)
- 体液(Water)(如尿路感染)
- 呼吸(Wind)(如肺不张、肺炎)
- 步行(Walking)(如 DVT)
- 药物(Wonder drugs)(如药物引起的发热)
- 小零件(Widgets)(如植入物、引流管)

良好的术后管理(如早期下床活动、早期拔除导尿管和细致的伤口护理)可以减少发生深静脉血栓、尿路感染和伤口感染的风险。使用呼吸训练器和定期的咳嗽有助于降低肺炎发生的风险。

尿潴留和便秘 尿潴留和便秘在术后很常见。原因包括:

- 抗胆碱能药物
- 阿片类药物
- 卧床
- 经口饮食减少

术后必须监测尿量。通常因膀胱扩张导致不适或手术后 6~8 小时未排尿的 Crede 手法可能有效并可避免导尿。治疗慢性尿潴留的最好方法是避免使用可能引起尿潴留的药物,并鼓励患者尽可能的多坐起。对于没有膀胱梗阻可能且没有腹腔镜手术史的患者可以尝试口服氨甲酰甲胆碱5~10mg，每小时可以重复给药，最多不超过50mg/d。当患者有尿储留病史或直接导尿的导尿量较大时，可能需要留置导尿管。

便秘：很常见，通常由麻醉药物、肠道手术、术后卧床和阿片类药物引起。便秘的处理方法是：尽量减少阿片类药物和其他导致便秘的药物的使用；术后早期开始活动；如果患者进行的不是胃肠道手术，可给予刺激性泻药（如比沙可啶、番泻叶、鼠李皮）。软便剂（如多库酯）通常无效。

肌肉减少（**肌肉减少症**）（sarcopenia） 肌肉含量的减少（肌肉减少症）和肌力下降在术后需长期卧床的患者中都会发生。完全卧床使青年人每日丢失1%的肌肉含量，由于生长激素水平随年龄增长而减少，老年人每日会丢失高达5%的肌肉含量。避免肌肉减少对于康复至关重要。因此，一旦患者手术情况和自身病情允许，在保证安全的前提下，应当尽早和尽可能多的活动，如在床上坐起、移动至椅子上、站立和运动。营养缺乏也可能导致肌肉减少。因此，应尽量优化完全卧床患者的营养摄入。应鼓励经口进食，有时必须经胃管进食，少数情况下，需给予肠外营养。

其他问题 需要特别注意某些类型的手术。例如，髋关节手术需要在搬动和放置患者时保持一定的体位以避免髋关节脱位。因此，不管因何种原因需要移动这些患者，即使仅仅是因为肺部听诊，都必须知道正确的体位摆放原则以避免产生损伤。通常护士是最好的指导者。

371. 慢性疲劳综合征

慢性疲劳综合征

慢性疲劳综合征（chronic fatigue syndrome, CFS）是指疲劳感达到影响生活质量，持续>6个月且原因不明，并伴随一系列相关症状的综合征。患者管理包括确定患者受影响程度，治疗特定症状，认知行为疗法和分级运动计划。

虽然多达25%的人自觉处于慢性疲劳状态（参见第2890页），但仅0.5%的人达到CFS标准。虽然术语CFS于1988年才首次被使用，但至少在18世纪中期这种疾病就被很详细地描述了，但一直有不同的名称（如轻热病，神经衰弱症，慢性布鲁菌病，疲劳综合征）。CFS最常见于年轻及中年妇女，但所有年龄段皆有报道，包括儿童和各性别。

CFS并非诈病（故意装出症状）。CFS确实和纤维肌痛有许多共同特征表现，如睡眠障碍、精神朦胧、疲劳、疼痛以及活动后症状恶化。

病因

病因不明。尚无明确的感染、激素、免疫或精神因素，在众多的可能的感染性病因中，Epstein-Barr病毒，莱姆病，念珠菌病及巨细胞病毒已被证明不引起CFS。同样没有过敏标记和免疫抑制。各种轻微免疫异常曾被报道。这些异常包括低IgG水平，IgG抗体水平异常，淋巴细胞增殖降低，有丝分裂原反应中低水平γ干扰素表达，自然杀伤细胞的细胞毒作用弱，循环自身抗体和免疫复合物，以及许多其他免疫结果发现。然而，没有发现一致的或可靠的免疫异常表现，也没有提供足够的灵敏度和特异性用于定义CFS。

CFS患者的亲属发病风险增高，提示可能有遗传因素或环境因素的影响。最近的研究已经确定一些可能诱发CFS的遗传标记。有些研究者认为，CFS的致病原因是多因素的，包括遗传倾向、暴露于某些微生物或者毒物以及其他生理和/或情感创伤等。

症状及体征

CFS发病前，大多数患者都是能正常工作。

起病通常突然，许多患者初发为类似病毒感染性疾病，伴淋巴结肿大、极度疲劳、发热和上呼吸道症状。初始综合征消退，但似乎触发长期重度疲劳，以及许多的综合征的其他特征，可妨碍日常活动（表371-1）。患者也对体育活动和药物异常敏感。抑郁症是常见的并且常常与恶化的症状相关。

体格检查是正常的，没有肌无力、关节炎、神经系统受累或者脏器肿大等表现。但是一些患者存在低度发热、非渗出性咽炎和/或可触及而柔软的（非肿大）淋巴结。在确诊CFS之前，必须对任何不正常的体检结果进行评估，并排除造成慢性疲劳的鉴别诊断。

诊断

■ 临床诊断标准

紧张型头痛可根据其有特征性的病史，但体格检查和实验室检查无异常而诊断。疾病的定义（分类标准，译者注）对于临床诊断有时是有帮助的，但主要作为流行病学研究的工具，而不应该照搬用于具体病例的诊断。

检查是在基于客观的临床发现下，针对疑似非CFS病因。如果没有明显或可疑诱因，则可进行合理的实验室评估，包括全血细胞计数和电解质，BUN，肌酐，ESR和TSH的测定。如果临床研究结果有所提示，则可进行的进一步的检查，可能包括胸部X线检查和检测肾上腺皮质功能不全。

若体检或基本检验(查)没有发现相关疾病证据(即不只单凭主诉),感染血清学检测,抗核抗体,神经影像学检查并无指证;在这些病例中,验前概率低,所以假阳性率(及因此不必要的治疗和/或验证试验)则高。

表 371-1　慢性疲劳综合征的诊断标准

原因不明,持续性或复发的慢性疲劳伴所有以下特点:
持续≥6个月
是新的或是有明确的发作点
非由于目前工作劳累造成
休息不易缓解
严重影响工作、教育、社交或个人生活
下列情况至少有4条,并且已有6个月或更长时间*:
近期记忆减退(均为自述),严重到影响工作、教育、社交或个人生活
咽喉痛
低热
颈或腋下淋巴结触痛
肌痛
腹痛
多关节痛而无关节肿胀或触痛
头痛,属新类型、模式或严重性
睡眠不能恢复体力
用力后不适持续24小时之上
认知困难(尤其难以集中注意力和入眠)

＊不要将疲劳发生的日期提前。
经许可摘自疾病预防和控制中心,美国卫生研究院和国际慢性疲劳研究小组。

预后

大多数患者随着时间的推移而改善,但通常经过几年并且往往只是局部的改善。一些证据表明,早期诊断和干预可改善预后。

治疗

- 认知行为治疗
- 分级运动
- 如果有指征,则采用针对抑郁,睡眠,或疼痛的药物治疗

为了提供有效的护理,医生必须确认并接受患者的症状改善的有效性。不管是什么根本原因,这些患者正遭受痛苦,并强烈渴望回归到以前的健康状况。但是,患者需要重构预期。他们需要接受并适应他们的疾患,专注于他们仍然可以做到的,而不是感叹他们不能做什么。

认知行为疗法和分级的锻炼计划被证明是唯一有用的措施。抑郁应予抗抑郁药和/或精神病学介入处理。睡眠障碍应该采取放松技巧和改善的睡眠卫生来进行积极管理。如果这些措施无效,使用催眠药物和/或推荐到睡眠专家可能是必要的。疼痛患者(通常是由于纤维肌痛)可以使用许多药物如普瑞巴林,度洛西汀,阿米替林或加巴喷丁治疗。物理疗法往往也是有帮助的。未经证实或证明无效的,如抗病毒剂,免疫抑制剂,禁止某种饮食和汞合金提取物,应避免使用。

> **关键点**
> - 慢性疲劳综合征(CFS)指疲劳感达到影响生活质量持续>6个月,通常会影响以前健康和积极的人;它非诈病
> - 病因还不明确,但可能涉及多种因素,包括遗传易感性,微生物暴露,以及环境和心理因素
> - 根据患者特征性症状,正常体格检查和正常的基本实验室检测结果诊断CFS;医疗机构标准可能是有用的,但不严格适用于个别患者
> - 验证患者的症状,鼓励他们接受并适应他们的疾患,并采用认知行为疗法和分级运动治疗
> - 根据需要治疗的具体症状(如疼痛,抑郁,失眠)使用药物

372. 临床决策

临床决策简介

为了降低诊断的不确定性,减少患者风险以及医疗费用,临床医生面对种种冲突压力时,必须整合大量繁杂的临床资料。他们需要决定应收集哪些信息、做哪些检查、如何对结果做出解释,整合这些信息得到诊断结论和采取何种治疗方法,这就是"临床决策"。

在诊疗过程中,临床医生必须回答以下问题:

- 这个患者患的是什么病?
- 需要治疗吗?
- 需要做哪些检查?

大部分情况下,医生采用非正式的方法作出决策;常运用识别疾病模式进行诊断、检查以及根据既往的经验进行治疗。例如,在流感高发的季节,一个既往健康的成年人近2日出现发热、头痛、咳嗽,很可能诊断为流感,而仅仅给予一些缓解症状的治疗。这种识别疾病模式操作起来容易,

效率高，但是也容易出现错误，因为一些其他可能的诊断和治疗没有被认真、系统地考虑到。例如，一个患者有流感症状，同时血氧饱和度降低，很有可能是细菌性肺炎，需要抗生素治疗。

在一些更加复杂的病例中，结构化的、量化的分析方法更适合用于临床决策。即便识别疾病模式提供了最可能的诊断，运用分析型决策往往更能明确诊断。分析型决策方法包括运用循证医学原理、临床指南以及各种不同的定量技术（如Bayes定律）。

循证医学以及临床指南

内科医生常常觉得他们的决策都是基于临床依据的，因此，"循证医学"这个词不太准确。然而，对于很多医生来说，"依据"可能模糊地整合了既往的诊疗经验，或者是指导老师、同事的建议，或者是一些杂志上发表的文章、摘要、评论文章甚至广告。这种方式导致在诊断和处理类似情况时策略产生很大的差异，即使存在强有力的证据支持某个特定的策略。差异存在于不同的国家、地区、医院，甚至在不同的个体实践中。因此我们需要一个更加系统性的方法来明确对患者最合适的治疗策略，这种方法称为循证医学（evidence-based medicine，EBM）。EBM建立在相关医学文献综述之上，并遵循一系列不同的步骤。

循证医学

EBM并不是盲目应用从最近发表的文献中收集到的建议。事实上，EBM要求通过运用一系列步骤来有效获得有用的信息以解决患者的问题。充分整合应用EBM原理还要考虑患者的价值体系，包括医疗费用、患者的宗教信仰以及患者的自主性。运用EBM原理包括以下几个步骤：
- 提出临床问题
- 寻找证据回答问题
- 评估证据的质量及准确性
- 决定如何在一个具体患者身上运用证据

提出临床问题　问题必须很明确。明确的问题更容易在医学文献中定位。一个比较好的问题要明确涉及的人群、干预（诊断性检查、治疗措施）、比较（A治疗方案 vs B治疗方案）以及预后。"腹痛患者最佳评价方法是什么？"这样的问题并不是一个好问题。一个更好、更明确的问题是"对于一个30岁的男性，出现急性下腹部疼痛，CT和超声哪个能更好地帮助诊断？"

寻找证据回答问题　通过回顾文献广泛收集相关研究。标准的文献来源有MEDLINE、国际循证医学协作网（Cochrane Collaboration）、美国国立指南库（National Guideline Clearing-house）、美国内科医生学会（ACP Journal Club）等。

评估证据的质量及准确性　不是所有科学研究都有相同的价值。不同类型的研究具有不同的科学价值及合理性。任何特定的研究、个案报道都根据其方法学、内部效度以及结果的普遍性（外部效度）而不同。

证据的级别：共分为1~5级。1级证据质量最好，逐级递减，5级证据质量最差。同一级别的研究根据临床问题不同稍有差异（如诊断，治疗或经济学分析）。但是，典型的1级证据（质量最高）是指系统性的综述或随机对照试验的meta分析及高质量的单个随机对照试验。2级证据指设计合理的队列研究。3级证据指病例对照研究。4级证据指病例报道及质量较差的队列研究或病例对照研究。5级证据指没有经过严格的评价，但是基于生理学、小型研究或基本原理作出的专家建议。

对于EBM分析来说，应选择高质量的证据。理想状态是能够运用1级证据。但是由于高质量的随机对照试验的数量远小于实际临床问题，因此较低级别的4级或5级证据也常常被采用。低质量的证据并不表示EBM不采用，仅仅表明依靠这些证据所得的结论比较弱。

决定如何在一个具体患者身上运用证据　由于高质量的证据来源的患者与提出问题的患者有些特征不同，因此医生需要进行判断。另外需要考虑到患者对于侵袭性检查及治疗的耐受程度，以及对不适、危险和不确定性的忍受程度。例如，EBM指出一种侵袭性的化疗方案可以延长某种肿瘤患者3个月的寿命，但是不同患者对是否愿意获得这额外的时间还是避免这额外的痛苦各有不同的想法。检查和治疗的成本也可能影响医生和患者的决策，尤其当一些选择对患者特别昂贵时。

局限性　每天繁忙的临床工作中都会面临很多的临床问题。一些问题可能在现成的EBM综述中能找到参考答案，而大多数是没有的。如果要回答紧急的临床问题，做EBM分析太费时而不可行。而且即使不考虑时间的问题，很多临床问题也没法找到相关的文献报道。

临床指南

临床指南在临床上运用越来越广泛，许多专业委员会发表了指南。好的临床指南是结合EBM原理及专家的一致建议来制定的。虽然临床指南描述了标准的做法，但指南本身并不能为个别患者制定治疗标准。

一些临床指南遵循"假如……那么……"规则（如假如一位患者有发热和中性粒细胞减少，那么就用广谱抗生素）。更加复杂的多步骤的规则可能需要运用一定体系的流程图比如一些计算程序。

指南和运算方法都是直截了当，很容易运用的，但是仅能够用于和指南中描述的患者状况相似的患者（如人口统计学、并发症、临床特征）。另外，指南没有考虑到化验结果的不确定性、治疗成功的可能性、每个行为的相对危险性和治疗获益。为了在临床决策中整合不确定因素和预后的价值，临床医生必须经常运用量化的原则或分析型医学决策方法。

临床决策策略

一种最常用的临床决策策略是运用科学的方法提出假设并通过假设检验来判断假设诊断是否成立。

提出假设

提出假设是根据患者的临床表现提出主要诊断的可能性(鉴别诊断)。患者的主诉(如胸痛)以及基本信息(年龄、性别、人种)是鉴别诊断的起点,通常来自运用模式识别疾病的方法。每个罗列的因素理论上都存在可能性,都可能是最终的正确诊断(验前概率,表372-1)。

表372-1 假设一位50岁的胸痛患者,合并高血压、糖尿病、吸烟史,其鉴别诊断、验前概率和验后概率

诊断	验前概率	验后概率1(发现下肢疼痛、水肿,ECG及胸片正常)	验后概率2(胸部CTA显示节段性缺损,血浆肌钙蛋白I正常)
急性冠脉综合征	40%	28%	1%
ST段抬高性心肌梗死	20%	<1%	<1%
胸壁痛	30%	20%	<1%
肺栓塞	5%	50%	98%
胸主动脉夹层动脉瘤	<3%	<1%	<1%
自发性气胸	<2%	<1%	<1%

临床医生经常运用模糊语言来描述可能的疾病,例如"高度可能""不太可能""不能排除"。临床医生和患者都常常误解这种半定量的表达方式;我们需要明确的统计术语来取代这种模糊语言。数学计算能够帮助临床决策,即使数字不太确切,仍能更好地帮助临床进一步缩小假设疾病的范围。

概率及比数 对于一个临床资料未知患者罹患某个疾病的**概率**是该病在特定人群中的发病率。概率的范围可以表示为0.0(不可能)到1.0(一定),通常用百分数表示(0%~100%)。一个疾病在10个人中有2个患者,那么其概率为2/10(0.2或20%)。对于非常小概率,即使接近于0的疾病,也不能随意排除该项诊断,否则容易导致错误的结论。

比数为罹患某一疾患者数和未罹患某一疾患者数的比值。因此一个疾病在10个人中有2个患者(概率为2/10),比数为2/8(0.25,常常写为1∶4)。比数(Ω)及概率(p)可以相互转化,$\Omega=p/(1-p)$或$p=\Omega/(1+\Omega)$。

假设检验

最初的鉴别诊断依据患者主诉及基本信息,需要考虑的疾病范围很大,因此临床医生首先通过病史、体检、问诊及特异性检查来缩小鉴别诊断的疾病范围。例如,一个患者主诉胸痛,伴下肢疼痛及水肿,如果体检发现下肢触痛,就进一步增加了肺栓塞的可能性。

当病史及体格检查形成了一个清晰的轮廓,那么就可以作出假定诊断。当了解了病史和体格检查后仍诊断不明时,就需进行诊断性检查,特别是当病情严重、有生命危险或治疗费用高的时候。检查结果进一步修正不同的诊断的概率(验后概率)。例如表372-1显示了检查结果对诊断的作用,即假定患者有下肢疼痛和肿胀,如果心电图、胸部X线摄片均正常,那么急性冠脉综合征、夹层动脉瘤和气胸的概率减小,肺栓塞的概率增大。鉴别诊断疾病需要通过其他检查(在这个例子中需要胸部CTA检查)来进一步修正验后概率(表372-1),在一些病例中就可以明确诊断或者排除诊断。

它看起来直观,所有诊断可能性的概率之和应等于接近100%,并且单一诊断可以来自一系列复杂的症状和体征。但是,如果应用这一原则,用单一的最佳诊断解释一个复杂的情况(通常被称为"奥卡姆剃刀"原理)可以将医生引入歧途。如果一个患者有多个活动性疾病,刚性的应用这一原则的可能性就变小了。例如,一个患有慢性阻塞性肺病的患者出现呼吸困难,可能认为慢性阻塞性肺病急性加重,但实际上也可能是出现肺栓塞症。

概率估计及检验阈值

当诊断不明确时,检查并不总是有所帮助。只有当检查结果影响治疗时,才应该进行该检查。当疾病的验前概率高于某一阈值,应开始治疗(治疗阈值),而不推荐检查。

当低于治疗阈值时,只有当阳性检查结果提示验后概率高于治疗阈值时,推荐进行检查。出现这一情况的最低验前概率取决于测试特征,称为检验阈值。该检验阈值在其他地方更详细讨论。

概率估计及治疗阈值

疾病可能性大于或等于某一值时即可采取治疗,且不再需要进一步检查,称之为治疗阈值(treatment threshold, TT)。

在之前胸痛的病例中,诊断基本确定(概率98%)。当疾病诊断明确的时候,治疗自然就确定了。许多情况下诊断还有些不太确定,是否进行治疗需要权衡治疗能否给患者带来好处,还是由于错误的措施造成患者更大的风险,或者对患者没什么大的益处,但花费了大量金钱和医疗资源。是否进行治疗必须考虑疾病概率以及利弊的大小。这种考量就是临床医生设立的治疗阈值(TT)。

> **经验与提示**
>
> ■ 当诊断还有些不确定的时候,是否进行治疗需要权衡治疗是否给患者带来好处,还是由于错误的措施造成患者更大的风险

理论上来说,如果治疗的益处非常大,风险非常小(如给一个可能发生致命感染的糖尿病患者使用安全的抗生素),医生会倾向于接受诊断尚不明确时即开始抗生素治

疗，即使感染的可能性实际上不大（如30%，图372-1）。然而，当治疗风险非常高的时候，（如给怀疑肺癌的患者行肺切除术），医生会更希望明确诊断，只有在肿瘤的可能性非常高（>95%）的情况下才会推荐手术治疗（图372-1）。TT并不需要考虑有哪些疾病的可能性。TT仅需要明确治疗的利大于弊还是弊大于利。

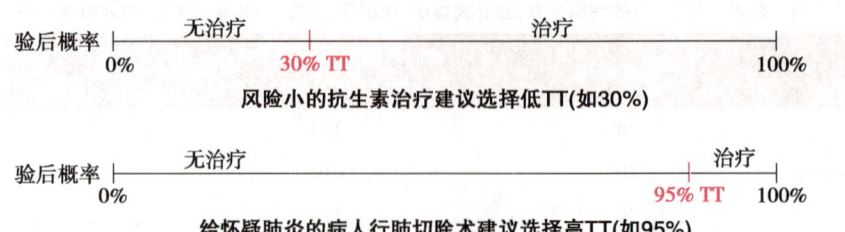

图372-1 有一定风险的治疗阈值（TT）变化范围。水平线代表验后概率

TT可以被量化，疾病的概率（p）乘以患有该疾病的患者治疗获得的益处（B）等于没有患该疾病的概率（1-p）乘以没有患该疾病的人接受治疗的风险（R）。计算如下：

$$p \times B = (1-p) \times R$$

求解p，这个方程式可以简写为：

$$p = R/(B+R)$$

在这个算式中，很明显的，如果B（受益）和R（风险）是相同的，那么TT就是1/(1+1)=0.5，也就是说如果患有该疾病的概率>50%，临床医生可能给予治疗，如果概率<50%就不给予治疗。

举个临床的例子，患者主诉胸痛。假如仅仅考虑溶栓治疗导致短期死亡率的风险，那么临床考虑急性心肌梗死（MI）可能性多大时应当给予溶栓治疗？假设（仅仅是举例），溶栓治疗的死亡率是由于颅内出血，为1%，那么R=1%，即给予非MI患者溶栓治疗的死亡率。如果心肌梗死患者通过溶栓治疗死亡率降低3%，那么B=3%。那么，TT=1/(3+1)=25%，也就是说如果考虑患者为急性心肌梗死的概率>25%，即应该给予溶栓治疗。

TT方程也可以表示为疾病与非疾病之比数p/(1-p)等于风险与益处之比（R/B）。还是前面那个例子，用比数来计算TT，疾病与非疾病之比数1/3符合之前获得的概率25%（见概率和比数，2819页）。

量化决策方法的局限性 量化临床决策似乎很精确，但是计算中用到的因子很多都不是确定的，因此这个方法很多情况下不能使用，但是在严格设计的临床研究中可以使用。

临床决策中的认知错误

虽然定量数学模型可以指导临床决策，但是临床医生很少在日常工作中通过正式的计算来做临床决策。然而直观的判断疾病包含认知的过程，被称为启发式临床判断。启发式临床判断通常比较粗糙，是一种推测或思维捷径。启发式临床判断是一种识别疾病模式，依赖于整合既往患者的碎片化资料，而不是严格的运用相关文献资料进行鉴别诊断。

这些非正式的理由常常会导致错误，启发式临床判断会造成很多种类型的无意识错误（认知错误）。研究认为大部分的医疗错误是由于缺乏知识和信息的认知错误。

认知错误的类型 虽然避免错误的发生远比将错误类型仔细划分重要得多，但是意识到常见的认知错误类型可以帮助临床医生更好的认识以及避免他们发生多种形式的认知错误，简单分为：

- 错误估计验前概率（高估或者低估疾病的可能性）
- 没有认真考虑所有可能性

这两种类型的错误都很容易导致不恰当的检查（过多或过少），甚至漏诊。

可用性误差（availability error）：指临床医生因为经验导致错误估计某个疾病的概率。近期某个非常戏剧性的病例，或者因为某个患者导致了一些不开心的经历甚至官司，往往会导致医生高估疾病的概率。例如，一个医生最近遇到一位肺栓塞患者，该患者是既往体健的年轻女性，此次仅表现为胸部不适，并且没有发现其他明确的高危因素，在之后的类似的诊疗过程中他很有可能高估肺栓塞的发生概率，对一些肺栓塞可能性很低的患者进行胸部CTA扫描。经验也会导致低估疾病的概率。例如，一个低年资住院医生仅见过很少例数的胸痛患者，这些病例都是良性的病因，可能就草率地对待该主诉，而实际上人群中该疾病发生率较高。

代表性误差（representation error）：指临床医生考虑疾病概率时仅依赖患者的症状与哪个疾病的典型症状更相符，而忽略了疾病的发病率。例如，虽然一个体形消瘦、保持运动的、既往健康的60岁左右的男性，出现不太明确的胸痛，并且目前看起来状态很好，这些都不是典型心肌梗死的表现，但是遗漏心肌梗死的诊断是非常不明智的，因为心肌梗死在该年龄段男性中高发，并且临床表现多样。相反，一个20岁的健康男性出现突发的尖锐的胸痛及后背痛被怀疑主动脉夹层动脉瘤，因为这些症状是主动脉夹层的常见表现。这种认知错误是因为忽略了事实上主动脉夹层在20岁或者其他健康人群中发生率非常非常低，而其他一些更可能的诊断（如气胸、胸膜炎）在一开始就被遗漏了。当临床医生没有认识到检查结果指向一个很少见的疾病，化验阳性可能是假阳性的时候，也会发生代表性误差。

提早关闭（premature closure）：是最常见的错误。临床医生快速诊断（常常是基于识别疾病模式），也没有考虑其他诊断，并且停止采集更多的资料（直接给予结论）。怀疑的诊断常常没有用适当的检查来确定。提早关闭型错误在很多病例中都会发生，但最常见的是当患者症状似乎是已知疾病的恶化。例如，一个妇女有很长的偏头痛病史，此次出现很严重的头痛（其实是新出现的蛛网膜下腔出血），头痛很有可能被误认为是又一次偏头痛发作。另外一种提早关闭错误发生的情况是其后的医生无条件地接受之前医生的判断，在诊断时没有独立的采集、分析相关病史资料。电子病历可能会引起过早关闭的错误，因为不正确的诊断可以延续下去，直到它们被去除。

　　锚定错误（anchoring errors）：常常发生在临床医生固执的坚守对患者最初的印象，即使一些资料与之冲突也没有及时修正。举例，一个患者被考虑诊断为急性胰腺炎，他是一个60岁的男性，症状表现为上腹部疼痛、呕吐，他向前倾坐，紧紧抓住腹部，并且该患者曾经有酒精性胰腺炎史，当时的症状与此次基本相同。但是，患者表示他已经有很多年没有喝酒了，实验室检查显示血液胰酶水平正常，如果临床医生简单的忽略了这些冲突的信息（固执地认为患者说谎，胰腺功能衰竭或实验检查误差），那么就犯了锚定错误。临床医生应该意识到化验结果存在矛盾，需要进一步寻找正确的诊断（急性心肌梗死），而不是忽略它。在一些病例中是医生始终没获得支持错误诊断的依据，也是犯了锚定错误。

　　确认偏误（confirmation bias）：发生在临床医生选择性接受支持倾向的诊断的临床资料，而忽略了与诊断不符的信息。确认偏误常常和锚定错误混在一起，临床医生会选择支持锚定假设的资料，即使证据存在明确矛盾。例如，一个临床医生根据病史首先快速判断为急性冠脉综合征（ACS），当后续的检查发现心电图、心肌酶均正常的时候，仍然坚持ACS的诊断。

　　归因误差（attribution errors）：指临床医生消极刻板，忽略了严重疾病的可能。例如，医生很容易推断一个浑身酒气、意识丧失的患者仅仅是醉酒，而忽略了低血糖或颅脑损伤。对于已知有毒瘾的患者出现后背疼痛，医生可能简单地认为只是为了让医生给他一些哌替啶而忽略了患者可能因为滥用污染针头导致了脊柱脓肿。心理科患者尤其容易发生归因误差，因为不仅仅他们容易被医生消极处理，另外由于他们描述症状不清晰、不连贯，常常导致警惕性不高的医生将他们的主诉当成是精神上的问题。

　　情感错误（affective error）：由于喜爱或者同情患者而不愿意给患者进行一些不愉快的但必需的检查（如不给一个害羞的患者进行骨盆检查，或者不给一个有严重疾病，静脉状况差的患者进行血培养）。

　　最小化认知错误　一些策略可以帮助最小化认知错误。在询问病史、体格检查之后，医生常常依据启发形成诊断。在这个时候可以稍稍暂停一下，问自己几个问题：

■ 如果不是这个诊断，那还可能是什么？
■ 最危险的情况可能是什么？
■ 有什么证据不支持目前这个诊断吗？

　　这些问题有助于扩展鉴别诊断，涵盖由于认知错误遗漏的情况，继而触发医师获取更多的必要信息。

了解医学检查和检查结果

　　检查结果可以帮助医生对有症状的患者明确诊断（诊断试验），或发现无症状患者的隐匿性疾病（筛查）。然而，假如这些检查不能很好地区分患者和无疾病者，检查结果和临床表现不一致，或是检查结果被不恰当地综合到临床考虑中去，检查结果也可能干扰临床决策。

　　实验室检查是不完美的，可能错误地把某些健康人鉴定为有疾病的人（假阳性）或是把某些患者鉴定为无疾病的人（假阴性）。一个检查试验是否能够准确地诊断疾病取决于被检查者患有这个疾病的可能性大小（即验前概率）和检查本身的特征。

　　虽然诊断性检查对临床决策起到重要作用，有时候检验也会带来一些意料之外的结果。因此是否进行检查要慎重，希望检查的结果可以使患者的问题清晰起来，对他们的健康有益。检查有时候也会带来一些不正确的信息（导致治疗被拖延或不必要的治疗）。另外实验室检查消耗资源，并且一些检查会带来副作用（如肺活检可能导致气胸），或者又造成其他不必要的检查。

确定阳性检查结果

　　大部分的检查结果可以提供一个连续性的数字化的数值（如血糖、白细胞计数）。这种检查结果可以为临床提供有用的信息，但是临床医生常常仅根据已有的标准或阈值来判断是阳性结果或阴性结果来诊断疾病（如疾病是否存在）。这些阈值常常是基于统计或者理论分析来权衡假阳性（造成不必要的、昂贵的甚至有危险性的检查或治疗）及假阴性（造成可治疗疾病漏诊）结果的发生率。确定阈值也可以依赖诊断疾病的金标准。

　　一般来说，这些定量检查结果（如疑似阑尾炎患者的白细胞计数）遵循某种类型的分布曲线（不一定是一个正态的曲线，虽然通常被描绘成这样）。特定疾病患者的检查结果分布情况与未罹患该疾病的患者不同。

　　一些患者的检查结果可能很高或很低，但大部分检查结果集中在平均值。相反，一些没有罹患该疾病的患者也有可能出现非常高或非常低的情况，但是多数集中在另一个平均值，与罹患该疾病的患者不同。对于大部分检查来说，罹患疾病患者检查结果分布曲线和未罹患该疾病的人有重叠，这样的结果如果在同一张图表中呈现会更容易阐明（图372-2）。一些患者高于或低于选择的阈值并不能决定诊断。向一个方向调整阈值，可以定义更多的患者患有该疾病（增加检查的敏感性）同时也增加了疾病的假阳性率（特异性差），然而向另外一个方向调整阈值，可以避免误诊但增加了假阴性。每个阈值都与真阳性及假阳性结果的特定概率有关。

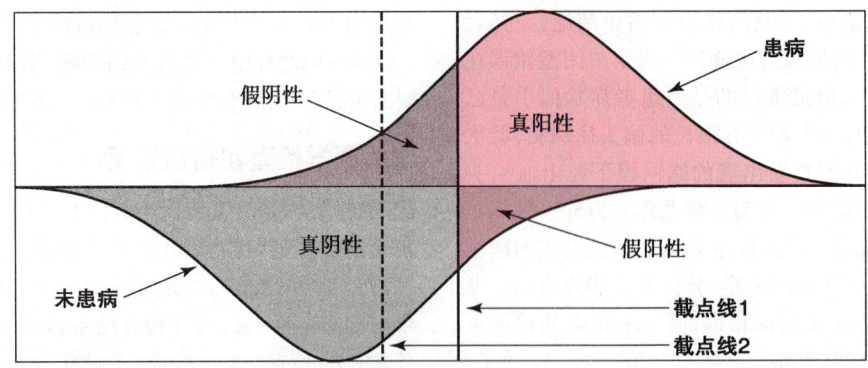

图 372-2　检查结果的分布。上半部分为罹患疾病患者，下半部分为未罹患患者。罹患疾病的患者部分，在结果分布曲线以下，阈值线右侧（上方）反映检测的真阳性率（如检查敏感性）；阈值线的左侧（下方）反映检测的假阴性率。未罹患疾病患者部分，阈值线右侧反映假阳性率；阈值线左侧反映真阴性率（如检查特异性）。对于2种重叠分布的曲线（患者和非患者），移动阈值线影响检测的敏感性及特异性；移动阈值线从1到2，减少了假阴性病例数（增加敏感性）但是也增加了假阳性病例数（降低了特异性）

受试者工作特征曲线（ROC曲线）　绘制真阳性结果部分（真阳性病例数/患者总数）及假阳性结果部分（假阳性病例数/患者总数），产生一系列的阈值，称为ROC曲线。ROC曲线描绘了通过调节阈值权衡敏感性及特异性（图372-3）。为了方便，真阳性率放在y轴，假阳性率放在x轴。ROC曲线下面积越大越能更好地区分患者是否罹患某个疾病。

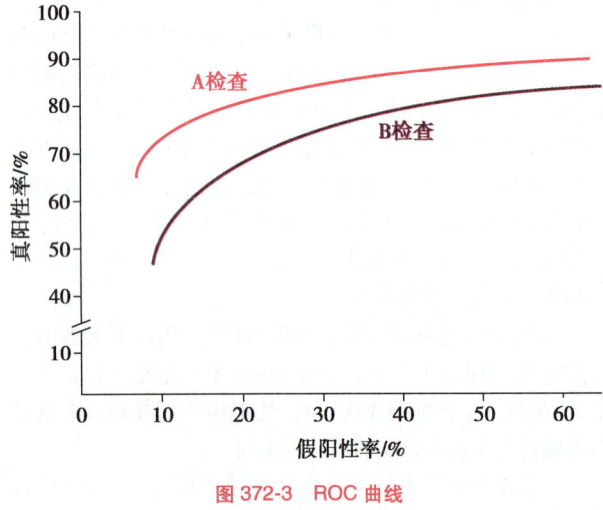

图 372-3　ROC曲线

ROC曲线方便通过改变阈值比较检查结果。图372-3的例子中可见A检查在各方面都比B检查好。ROC曲线可以用于选择阈值来最大化检查的效用。如果一个检查是用于确诊疾病的，那么阈值应该选择更高特异性、相对低敏感性的。如果检查用于筛查疾病，那么阈值应该选择相对高敏感性、低特异性的。

检查本身的特征

一些临床变量只有两种情况（如存活/死亡，怀孕/未孕），这种变量为分类变量或二分类变量。其他分类结果可能有很多离散值（如血型、Glasgow 昏迷指数），定义为无序多分类变量或有序多分类变量。无序多分类变量如血型，没有特定的顺序。有序多分类变量如Glasgow 昏迷指数有一定顺序的离散值。其他临床变量，包括许多典型的诊断性检查，是连续性的，结果为一个数值（如白细胞计数、血糖水平）。许多临床医生选择一定的阈值使连续性变量变成二分类变量（如快速血糖检查>126mg/dl 诊断为糖尿病）其他一些连续性变量的诊断性检查在不同的阈值或不同结果范围有诊断效力。

如果检查结果可以确定阳性、阴性，那么所有可能的预后都可以使用简单的2×2表格表示（表372-2）。2×2表格能很好地展示检查的特征，包括敏感性、特异性、阳性、阴性预测值，也可以计算似然比（表372-3）。

敏感性、特异性及预测值　敏感性、特异性及预测值通常反应检查本身的特征，与患者的人群特征没有关系。

敏感性（sensitivity）：是指在患者中出现阳性检查结果的可能性（真阳性率）；一个检查在10个患者发现8个阳性，那么敏感性为0.8（也可以写为80%）。敏感性反映了检查项目是否能很好地发现疾病，低敏感性的检查不能很好地发现患者，敏感性高的检查如果结果为阴性能有效地排除诊断。敏感性与假阴性互补（即假阴性率+敏感性=100%）。

特异性（specificity）：是指在非患者中出现阴性检查结果的可能性（真阴性率）；一个检查在10个未罹患疾病的患者中9个为阴性，那么特异性为0.9（也可以写为90%）。特异性反映了检查是否能准确地诊断患者，特异性高的检查假阳性率低。特异性低的检查会造成很多患者的误诊。特异性与假阳性率互补。

表 372-2　检查结果分布

结果	患病	未患病
检查结果阳性	真阳性	假阳性
检查结果阴性	假阴性	真阴性
全部患者	全部患病患者	全部未患病患者

表 372-3　1 000 名女性队列行尿白细胞酯酶试纸检查,假设 UTI 发病率为 30%,检查结果的分布

结果	患病	未患病	全部患者
检测阳性	真阳性(TP) 213 个患者(300 人中的 71%)	假阳性(FP) 105 个患者(700-595)	318 个患者检查结果阳性
检测阴性	假阴性(FN) 87 个患者(300-213)	真阴性(TN) 595 个患者(700 人中的 85%)	682 个患者检查结果阴性
全部患者	假定 300 个患者患有 UTI	700 个患者没有 UTI	1 000 个患者

阳性预测值(PPV)= TP/(所有检查结果阳性的患者数)= TP/(TP+FP)= 213/(213+105)= 67%。
阴性预测值(NPV)= TN/(所有检查结果阴性的患者数)= TN/(TN+FN)= 595/(595+87)= 87%。
阳性似然比(LR+)= 敏感性/(1-特异性)= 0.71/(1-0.85)= 4.73。
阴性似然比(LR-)= (1-敏感性)/特异性 = (1-0.71)/0.85 = 0.34。

阳性预测值(positive predictive value,PPV):指检查结果阳性并且确实罹患该疾病的比率;如果 10 个阳性检查结果中 9 个为正确的(真阳性),PPV 为 90%。因为所有阳性检查结果包含其真阳性及假阳性数,因此 PPV 可以用于描述某个特定人群阳性检查结果中真阳性的可能性。

阴性预测值(negative predictive value,NPV):指检查结果阴性并且确实没有罹患该疾病的比率;如果 10 个阴性检查结果中有 8 个正确(真阴性),NPV 为 80%。因为不是所有阴性检查结果都为真阴性,一些检查结果阴性的患者事实上患有该疾病。NPV 可以用于描述某个特定人群阴性检查结果中真阴性的可能性。

似然比(LR)　与特异性和敏感性不同,特异性和敏感性不能用于特定某个患者,临床医生可以运用 LR 将检查结果解释给某个特定患者,告诉其患病的验前概率(虽然常常是估计的)。

当知道检验结果的时候 LR 可以用于描述疾病的验前概率,并且能够回答:"知道检验结果后验后概率发生了多大改变?"许多临床检查仅有两种可能结果:在阈值之上(阳性),或在阈值之下(阴性)。另外一些检查结果给予连续性数字结果或者给予一定的范围。真正的验后概率取决于 LR(与检查本身的特征有关),以及估计疾病的验前概率。当化验结果仅有两种可能(阳性或阴性),敏感性及特异性可以用于计算阳性 LR(LR+)或者阴性(LR-)。

LR+:表示罹患该疾病的患者(真阳性)的可能性比上检查结果阳性但没有罹患此种疾病的患者(假阳性)的可能性。

LR-:表示检查结果阴性但是罹患该疾病的患者(假阴性)的可能性比上检查结果阴性没有罹患该疾病的人(真阴性)的可能性。

当检查结果是连续性的数字或者有多个阈值,ROC 曲线可以用于计算 LR,而不能使用敏感性及特异性,不再用 LR+及 LR-表示。

因为 LR 表示的是交互部分的比值而不是总体的比例,LR 代表比数(odds)而不是概率。对于一个既定的检查,LR 在阴性和阳性结果方面不同。

举例,已知一个阳性检查结果,LR 为 2.0 表示比数为 2:1(真阳性:假阳性)。如果有 3 个阳性检查结果,2 个检查结果为真阳性,1 个检查结果为假阳性。真阳性及假阳性可以计算敏感性及特异性,因此 LR+就是敏感性/(1-特异性)。LR+越大,阳性检查结果提供的信息越多;LR+>10 表示该检查结果是诊断该疾病非常强的证据。另外一方面,阳性检查结果 LR+很高,验前概率趋向于 100%。

对于阴性检查结果,LR-为 0.25 表示比数为 1:4(假阴性:真阴性)。如果有 5 个阴性检查结果,1 个结果为假阴性,4 个为真阴性。LR-也可以记为(1-敏感性)/特异性。LR-越小,阴性检查结果意义越大;LR<0.1 是排除诊断该疾病强有力的证据。阴性检查结果 LR-非常低,验前概率趋向于 0%。

检查结果的 LR 为 1.0 对验前概率没有任何影响。

LR 可以很方便地用于比较各项检查,在 Bayesian 分析中用于解释实验结果。阈值变化的时候敏感性及特异性发生改变,因此 LR 也发生改变。举例,急性阑尾炎患者如果白细胞计数阈值选择很高(20 000/μl),具有较高特异性,可以有高 LR+,但是 LR-也随之变高;如果下调阈值(10 000/μl),敏感性提高,LR-降低但是 LR+也随之变低。

二分类检查

理想的二分类检查是没有假阳性及假阴性结果;所有检查结果阳性的患者均患有该疾病(100%PPV),所有检查结果阴性的患者均没有罹患该疾病(100%NPV)。

事实上,所有的检查都有假阳性及假阴性结果,只是有些检查多,有些少。举例来说明敏感性和特异性对检查结果的影响(表 372-3),对 1 000 个妇女进行尿白细胞酯酶试纸检查,300(30%)人患有尿路感染(UTI)(用尿培养等金标准确诊)。结果显示该试纸检查的敏感性为 71%,特异性为 85%。

敏感性 71%意味着 300 个 UTI 的妇女中仅有 213 人(71%)检测结果阳性。剩余的 87 人检测结果阴性。特异性 85%说明 700 个未罹患 UTI 的妇女中 595 人检测结果阴性

(85%)。剩余的 105 人检测结果阳性。因此在 318 个阳性检测结果中，仅有 213 个是准确的（213/318=67%PPV）；阳性检查结果说明 UTI 的可能性更大，但不能确诊。在 682 个阴性检查结果中 595 个是准确的（595/682=87%NPV），阴性结果说明 UTI 的可能性不大，但是仍然有可能；13% 检测结果阴性的患者事实上患有 UTI。

但是，当疾病发生率（验前概率）不同时，PPV 和 NPV 不能用于解释相同检查的结果。如果将疾病的发生率变成 5%（表 372-4）。那么所有阳性检查结果都是错误的，PPV 仅为 20%；检查结果阳性的患者事实上更可能没有罹患 UTI。然而 NPV 变得很高（98%）；阴性结果可以基本排除 UTI。

表 372-4　1 000 名女性队列行尿白细胞酯酶试纸检查，假设 UTI 发病率为 5%，检查结果的分布

结果	患病	未患病	全部患者
检测阳性	真阳性（TP）	假阳性（FP）	180 个患者检查结果阳性
	36 个患者（50 人中的 71%）	144 个患者（950-806）	
检测阴性	假阴性（FN）	真阴性（TN）	820 个患者检查结果阴性
	14 个患者（50-36）	806 个患者（950 个患者中的 85%）	
全部患者	50 患者患有 UTI	950 个患者没有 UTI	1 000 个患者

阳性预测值（PPV）=TP/（所有检查结果阳性的患者数）=TP/（TP+FP）=36/（36+144）=20%。
阴性预测值（NPV）=TN/（所有检查结果阴性的患者数）=TN/（TN+FN）=806/（806+14）=98%。
阳性似然比（LR+）=敏感性/（1-特异性）=0.71/（1-0.85）=4.73。
阴性似然比（LR-）=（1-敏感性）/特异性=（1-0.71）/0.85=0.34。

需要注意的是，在这两个不同队列中，虽然 PPV 和 NPV 差别很大，但是 LR 不会改变，因为 LR 仅由检查本身的敏感性及特异性决定。

检查结果并不能确定诊断，但是能估计疾病存在与不存在的概率。验后概率随疾病的验前概率及检查的敏感性和特异性（也就是检查的 LR）发生改变。

验前概率：不是一个精确的测量；是基于临床判断，患者的症状、体征多大程度上指向该疾病，患者病史中有哪些证据支持该诊断，以及这个疾病在该患者的人群中是否常见。

许多临床评分系统用来估计验前概率；不同临床特征用于增加得分。这些实例说明精确估计验前发病率的重要性，因为疾病在所特定人群的患病率显著影响检查的准确测试前流行估计的重要性。如果有的话，应该使用验证过的、发表的患病率估算工具。举例，（参见第 436 页）提供了严格的预测肺栓塞验前概率的方法。分值越高说明概率越高。

连续试验

许多检测结果都是连续性的，可以提供更多有用的临床信息。医生常常选择最大化检测效用的一个确定阈值。例如，白细胞计数>15 000 被认为阳性；<15 000 为阴性。当连续性数字结果确定了临界点以后，这个检查结果就类似二分检查。也可以选择多个阈值。敏感性、特异性、PPV、NPV、LR+、LR-可以通过单个或多个阈值来计算。表 372-5 显示改变疑似阑尾炎患者的白细胞计数检测阈值的可能影响。

另外，对连续性数字结果分级也是很有用的。在这个病例中，结果没有被标注为阳性或阴性，因为有多种可能的结果，所以虽然 LR 可以在不同级别的结果确定，但是 LR+ 或 LR-就不再有显著区别。例如，表 372-6 中显示的是发热儿童白细胞计数与菌血症的关系。因为 LR 是患有疾病的患者某个检测结果的概率除以这个检测结果但是未患有疾病的概率。对于每个白细胞计数结果组来说，LR 为某个结果组菌血症概率除以没有菌血症的概率。

表 372-5　改变疑似阑尾炎患者白细胞计数的阈值的影响

白细胞计数阈值*	敏感性	特异性	LR+	LR-D
>10 500	84%	53.13%	1.79	0.3
>11 500	78%	62.5%	2.13	0.32
>12 850	68%	75%	2.72	0.43
>13 400	61.33%	78.12%	2.86	0.45
>14 300	56.67%	81.25%	3.2	0.49

* 像白细胞计数等连续型变量的检查结果可以选择不同阈值；高于阈值的检测结果为阳性，低于阈值的检测结果为阴性。
LR，似然比。
经许可摘自 Keskek M, Tez M, Yoldas O, et al. Receiver operating characteristic analysis of leukocyte counts in operations for suspected appendicitis [J]. American Journal of Emergency Medicine, 2008, 26: 769-772。

给连续性数字结果分组比仅仅设立单一的阈值更有用。运用 Bayesian 分析法，表 372-6 中的 LR 可以用来计算验后概率。

对于连续性检查结果，如果已知 ROC 曲线，表 372-6 中的算式就没有必要做了；LR 可以用 ROC 曲线某个点的斜率来表示。

Bayes 定律

运用 Bayes 定律或 Bayesian 修订版，通过疾病的验前概率及检查的特征可以计算验后概率。在日常临床运用中，

表 372-6 运用白细胞计数结果分组确定发热儿童菌血症的似然比*

白细胞计数	菌血症儿童数 $n=127(\%)$	没有菌血症的儿童数 $n=8629(\%)$	LR(菌血症%/没有菌血症%)
0~5 000	0(0.0%)	543(6.3%)	0.00
5 001~10 000	3(2.4%)	3 291(38.1%)	0.06
10 001~15 000	15(11.8%)	2 767(32.1%)	0.37
15 001~20 000	48(37.8%)	1 337(15.5%)	2.4
20 001~25 000	34(26.8%)	469(5.4%)	4.9
25 001~30 000	12(9.4%)	155(1.8%)	5.3
>30 001	15(11.8%)	67(0.8%)	15.2

*用白细胞计数来分组 8 756 名发热儿童菌血症的发生率。每组的 LR=菌血症概率/没有菌血症概率。
LR，似然比。
经许可摘自 Lee GM, Harper MB. Risk of bacteremia for febrile young children in the post- *Haemophilus influenzae* type bera[J]. Archives of Pediatric and Adolescent Medicine, 1998, 152: 624-628.

Bayesian 方法分为以下几种形式：
- 比数-似然比公式（Odds-likelihood formulation，算式或列线图）
- 表格方法（Tabular approach）

比数-似然比算式　如果疾病验前概率用其比数表达，检查的 LR 则可以代表比数，因此二者可以代表疾病验后概率比数（类似于两个概率相乘）：

验前比数×LR=验后比数

临床上比较多用概率而不是比数，因此可以将比数转化为概率：

比数=概率/1-概率
概率=比数/比数+1

参考上述 UTI 的表 372-3，UTI 的验前概率为 0.3，该检查的 LR+ 为 4.73，LR- 为 0.34。验前概率为 0.3，因此比数为 0.3/(1-0.3) = 0.43。因此，UTI 的验后概率可以用检查结果阳性的患者来表示，等式为验前比数乘以 LR+，4.73×0.43 = 2.03，验后概率等于 2.03/(1+2.03) = 0.67。根据 Bayesian 算式，阳性检查结果将验前概率从 30% 增加到 67%。在表 372-3 中 PPV 的计算也得到相同的结果。

阴性检查结果计算方法与此类似；验后比数=0.34×0.43=0.15，概率为 0.15/(1+0.15) = 0.13。因此，阴性检查结果降低验前概率从 30%~13%。在表 372-3 中 NPV 的计算也得到相同的结果。

许多医学计算公式在移动电子设备上都有，可以通过验前概率及 LR 来计算验后概率。

比数-似然比列线图　运用列线图较算式更加方便，不需要在比数和概率间做转换，同时，也避免了使用 2×2 表格。

图 372-4 中展示了 Fagan 列线图。使用列线图，连线从验前概率到 LR。验后概率就是连线和验后概率线相交的点。

虽然列线图较算式没有那么精确，但是验前概率本身常常就是一个估计值，精确的计算结果没有很大意义。

表格方法　通常检查的 LR 是未知的，但是已知敏感性及特异性，验前概率是可以估计的。在这样的情况下，Bayesian 方法可以运用 2×2 表格来计算，我们运用表 372-7 的数据绘制表 372-3。我们注意到阳性检查结果增加 UTI 的概率至 67%，阴性检查结果降低概率至 13%，与运用 LR 计算结果一致。

序贯试验

在诊断评估过程中，临床医生常常进行序贯检查。如果知道序贯试验前的验前比数及每个检查的 LR，那么验后比数可以按如下公式计算：

验前比数×LR1×LR2×LR3=验后比数

这个方法的局限性在于首先假设每个检查是完全独立的。

筛查试验

患者常常考虑是否需要筛查某个隐匿的疾病。筛查项目的前提是早期发现疾病可以改善预后，并且筛查假阳性结果不会给患者带来的负担（如确诊检查的费用及其副作用、不必要的治疗）不能超过其好处。为了最小化这种可能的负担，临床医生应当选择一种适当的筛查方法。

如果对于该疾病治疗没什么效果，或者该疾病非常罕见（除非在个别人群中的发病率很高），那么就没有必要进行筛查。

理论上来说，对于筛查性试验和诊断性试验，检查方法的敏感性及特异性都越高越好。但是，敏感性和特异性都很高的检查方法通常是很复杂、价格昂贵，并且是侵入性的（如冠状动脉造影），用于筛查大量无症状人群是不合适的。因此选择筛查试验方法需要权衡敏感性及特异性。

临床医生选择的检查敏感性及特异性是否最佳，依靠的是检查结果假阳性及假阴性的结局，还有疾病的验前概

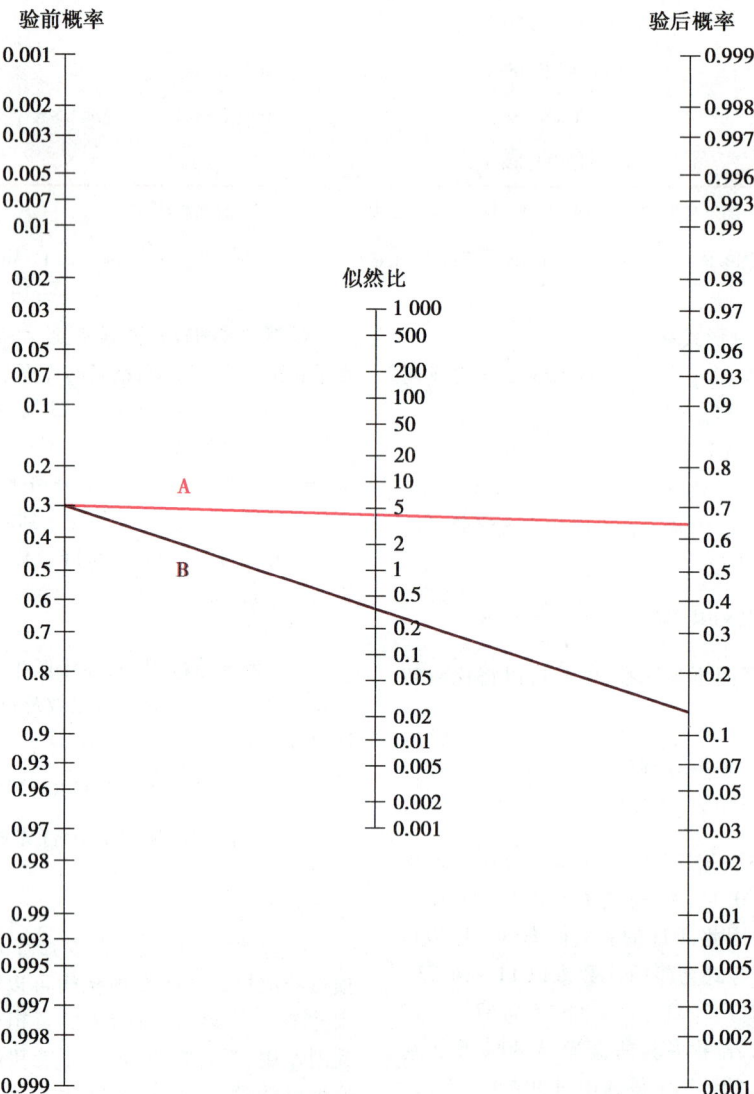

图 372-4 Fagan 列线图：按表 372-3 中 UTI 检查的结果连线。连线 A 代表阳性检查结果，连线从验前概率 0.3 开始到 LR+ 4.73，得到验后概率值略小于 0.7，与算式中计算得到的 0.67 基本相同。连线 B 代表阴性检查结果，连线从验前概率 0.3 开始到 LR- 0.34，得到验后概率值略大于 0.1，与算式中计算得到的 13% 基本相同。LR+，阳性结果似然比；LR-，阴性结果似然比（经许可摘自 Fagan TJ. Letter: Nomogram for Bayes theorem [J]. New England Journal of Medicine, 1975, 293: 257）

表 372-7　1 000 名女性队列行尿白细胞酯酶试纸检查假设 UTI 发病率为 30%（验前概率），
分析其检查结果。检测敏感性为 71%，特异性为 85%*

结果	患有 UTI	未患有 UTI
	300 人患有 UTI	700 人未患有 UTI
LE 检测阳性	213 人（TP）	105 人（FP）
LE 检测阴性	87 人（FN）	595 人（TN）

*当验前概率已知，贝叶斯定理可以简化验后概率的计算：
- 当检查结果为阳性时的验后概率=TP/（所有检查结果阳性的患者数）= TP/（TP+FP）= 213/（213+105）= 67%
- 当检查结果为阴性时的验后概率=TN/（所有检查结果阴性的患者数）= TN/（TN+FN）= 87/（87+595）= 13%

FN，假阴性；FP，假阳性；TN，真阴性；TP，真阳性

率。一个理想的筛查结果是，几乎所有阳性结果都是患病患者，阴性结果都可以排除健康人群患病。例如，对于一个非常严重的疾病，目前已有有效的治疗措施（如冠状动脉疾病），临床医生更倾向于多一些假阳性而不是假阴性（低特异性、高敏感性）。虽然高敏感性对于筛查试验很重要，但是特异性在一些情况下也很重要。人群中发病率很高的疾病，其筛查试验的 PPV 增加；发病率降低，阳性结果的验后或事后概率降低。因此，在筛查高发病率人群的时候，高敏感性的检查比高特异性的检查更好，因为能更好地消除疾病（减少假阴性）。相反，对于治疗效果不佳、治疗风险高、发病率低或罕见疾病筛查，高特异性检查更合适。

多重筛查　随着可以采用的筛查性检查方法越来越多，临床医生需要考虑这些检查的意义。举例来说，患者住院或者首次就诊时常常需要进行数项甚至数十项血液检查。虽然这些检查对筛查患者是否患有某些疾病有帮助，但是大量的检查可能最终为阴性。

例如，一个特异性为 95% 的检查将导致 5% 没有此病的患者发生假阳性的结果。如果有 2 个不同的筛查方法，用于筛查不同的隐藏性疾病，两个检查均呈阴性的可能性为 95%×95%，或大约 90%；未患这两种疾病的患者有 10% 的机会至少出现一次假阳性的结果。如果同时做 3 个针对不同疾病的筛查试验，3 个检查均阴性的可能性为 95%×95%×95%，或 86%。相应地，有 14% 的机会至少出现 1 次假阳性结果。如果做了 12 个针对 12 种不同疾病的检查，至少出现 1 次假阳性的可能达到了 46%。因此，需要谨慎开展一系列的筛查检查，且需仔细解释结果。

检测阈值

只有对诊断、治疗有价值的实验室检查才需要做；否则患者花费的金钱和承担的风险就毫无价值。临床医生通过验前概率和验后概率估计一定的阈值来决定什么时候该做检查。超过一定的概率阈值，并且治疗的利大于弊（包括误诊患者的风险），那么可以进行治疗。这个点称为治疗阈值（TT），在之前我们有描述过（参见第 2820 页）。当验前概率超过 TT 的时候就不需要检查。如果验前概率低于 TT 那么检查是需要的，如果检测结果为阳性，那么验后概率就会超过 TT。出现这一情况的最低验前概率取决于测试特征（如 LR+），称为检测阈值。

理论上来说，如果一个针对严重疾病的最佳检查，LR+ 很低，TT 很高，那么对于很低的验前概率（如 10% 或 20%），即使是阳性的检查结果也不会使验后概率超过 TT。

我们用之前提到的可能为急性心肌梗死（MI）的例子来说明（参见第 2820 页），该病例中平衡风险及获益后确定 TT 为 25%。

当 MI 概率超过 25%，溶栓治疗就需要实施。那么在溶栓治疗前，何时应该给患者行心脏超声检查？假设心脏超声诊断心肌梗死的敏感度为 60%，特异度为 70%；因此 LR+ 为 60/（100-70）= 2，LR- 为（100-60）/70 = 0.57。

可以运用数学公式（验前比数×LR = 验后比数）或者使用更直观的 Fagan 列线图（图 372-5）。在列线图中我们可以看到，连线连接验后概率线上 TT（25%）到 LR+（2.0），与验前概率线相交约在 0.14 处。很明显，当患者验前概率<14% 时即使检测结果阳性，验后概率仍然不会超过 TT。在这个病例中，心脏超声检查没有必要，因为即使检查结果为阳性也不能决定治疗，因此验前概率 14% 是这个特定检查的检测阈值（图 372-6）。其他检测方法 LR+ 值不同，那么检测阈值也不同。

由于 14% 对于心肌梗死来说还是很大的风险，因此疾病概率低于检测阈值（如验前概率 10%）也不意味着能够排除诊断，仅仅说明这个检查不能改变治疗方案，因此该检查不需要做。在这种情况下，临床医生应当进一步观察患者，寻找证据提高验前概率，使其超过检测阈值。在临床操作中，因为医生常常做多种检查，因此可以使用序贯检测。

在上面这个例子中，检查本身不会给患者带来风险。那么如果检查本身有很大的风险（如心导管），检测阈值应当更高；可以定量计算但是非常复杂。因此，降低检查方法的敏感度及特异度，或者增加检查风险缩小疾病的概率范围是最好的策略。提高检查方法的分辨力，或降低风险，是扩大疾病概率范围的最好策略。

另外一种情况是，如果验前概率低于检测阈值（但是依然令人担忧），如果检测结果阴性，可以降低验后概率，帮助排除诊断。这时是否需要进行检查取决于主观判断是否一定要排除这个概率很低的疾病，尤其是当检查存在一定风险时。

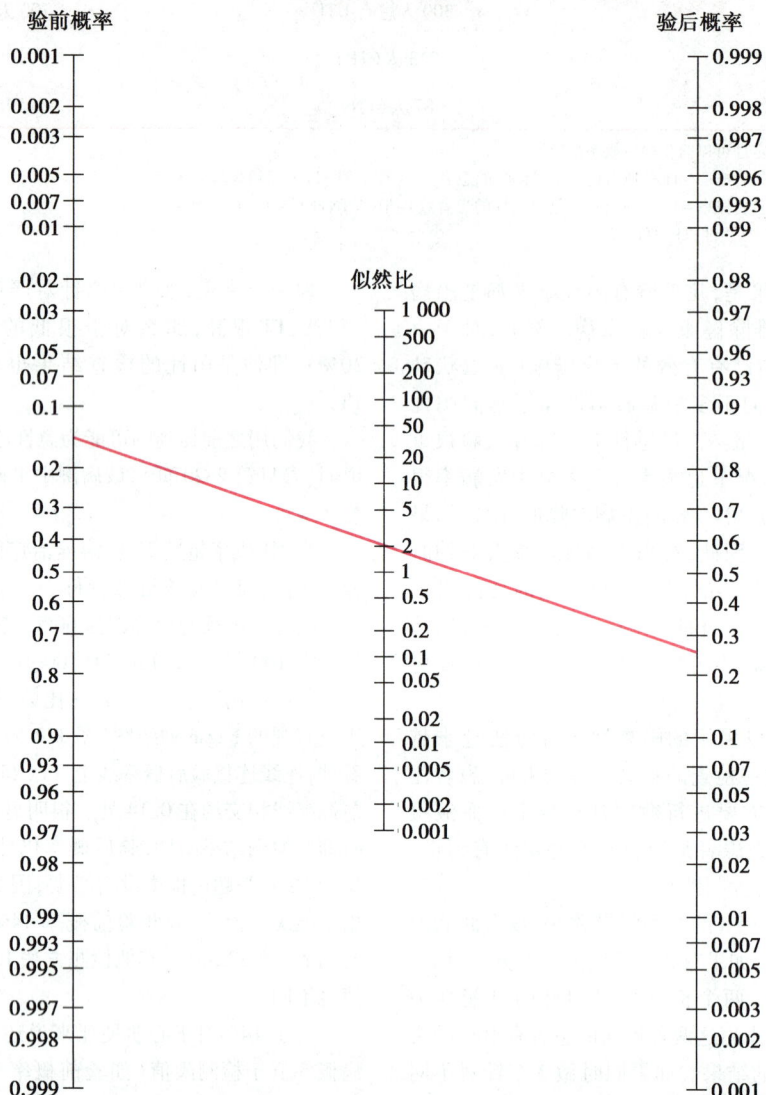

图 372-5　Fagan 列线图用于判断是否需要检测。例如上图中,假设以为患者急性心肌梗死的治疗阈值(TT)为 25%。当心肌梗死概率超过 25%,应该进行溶栓治疗。临床医生可以运用 Fagan 列线图判断在溶栓治疗前是否需要行心脏超声检查。假设心脏超声诊断心肌梗死的敏感性为 60%,特异性为 70%。因此(LR+)为 60/(100-70) = 2。连线连接验后概率线上 TT(25%)到 LR+(2.0)与验前概率线相交约在 0.14 处。很明显,当患者验前概率<14%时即使检测结果阳性,验后概率仍然不会超过 TT(经许可摘自 Fagan TJ. Nomogram for Bayes theorem[J]. New England Journal of Medicine,1975,293:257)

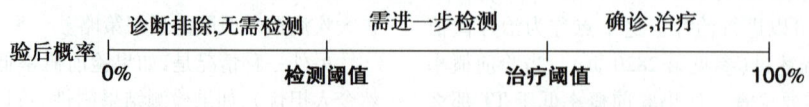

图 372-6　描述检测阈值及治疗阈值。水平线代表验后概率

临床决策中的经济学分析

在有限的社会和个人资源及健康保险限制的条件下，临床决策越来越需要考虑成本等费用开支。有限的资源不应浪费，正确的资源分配有赖于对不同医疗决策花费的费用以及预后的理解。

成本

成本分析中包含的元素是由分析的角度决定的。视角不同，往往对于医疗成本的认识也不同。

提供者(如健康从业人员、机构)：一般仅仅考虑机构内的花费(如人员、物资、日常开支)。

付费人(如保险公司)：仅仅考虑他们必须支付的理赔金额。

患者：考虑的是自费部分的费用(如保险费、免赔额、交通费、停车费)以及误工费(包括患者本身及其家人)。

从全社会的视角来看，所有的成本应该包括生产力损失以及治疗其他相关疾病的费用(医源性及自然发生的疾病)，使得患者可以从治疗中恢复。举例来说，一位年轻人治好了淋巴瘤以后，过几年可能得白血病或冠心病。疾病筛查成本分析应当包括追踪随访假阳性病例产生的费用，对于一些发病率比较低的疾病筛查花费的成本可能比实际治疗这个疾病还要多。

边际成本 边际成本指的是治疗疾病过程中提供(或终止)一项额外的治疗措施产生的费用。这部分成本取决于临床医生的个人临床决策，并且是与整个成本分配所不同的。举例来说，一家医院胸片检查定价50美元。一个较好的临床诊疗路径可以辨别患者是否需要X线片，因此可能减少每日拍摄的胸片(假设是疾病预后不变)，然而并不会为医院节约50美金，因为对医院来说人员以及日常开支并不会发生改变，只是减少了取消胸片胶片的费用。因此，一个医院拍摄胸片的边际成本基本上就是一张X线胶片的成本(如果采用数字捕获计数的成本更低)。需要注意的是边际成本会因为量的变化而改变；大量增加或者减少胸片拍摄到一定的程度，会造成人员甚至胸片机器的改变，导致边际成本的变化。此外，边际成本对于付费人来说是不同的；减少一次胸片的拍摄对于付费人来说，在总得费用中减少了一次胸片的理赔金额，这与医院的边际成本是大大不同的。

预后

医疗的效果用预后来评估。预后包括：
- 患者导向
- 过程导向
- 疾病导向

患者导向的预后(patient-oriented outcomes)可以用3个D来概括：
- 死亡(death)
- 残疾(disability)
- 不适(discomfort)

患者导向的预后被认为是最重要的。改进医疗程序(如减少抗生素使用时间、缩短手术时间)、改善疾病表现(如缩小肿瘤大小、提高血氧饱和度)，如果不能降低死亡、致残率及不适感，那么对于患者来说就没有什么益处。举例来说，心肌梗死患者给予利多卡因治疗曾经作为诊疗常规，因为大家认为利多卡因可以降低心室颤动的发生(改善疾病预后)。但是通过很多年的研究发现利多卡因治疗并不能降低死亡率(对患者的预后没有改变)，因此利多卡因不再用于心肌梗死的治疗。

死亡率改变是最常用的评估效果的方法。更复杂的分析方法是联合评估死亡及致残率作为质量调整生命年(quality-adjusted life year，QALY)；经过治疗后增加了额外一年的生命，并且各项功能100%正常则记为1QALY；经过治疗后增加了额外一年的生命，但是仅存75%的功能则记为0.75QALY。QALY很难用于评价不适，不过一些专家认为可以通过时间折中的方法来评估：患者可接受的不适的年数 vs 较短的完全健康的时间。例如，如果一个人愿用9年完全健康的时间去换10年的慢性疼痛，那么每一年的痛苦折合为$9/10=0.9$QALY。这种QALY的评估有一定的问题，因为每个人对疼痛的耐受和对预后的接受程度是不同的。

需要治疗数 需要治疗数(number needed to treat, NNT)或者(治疗不良反应引起的)需要处理的伤害数是另外一种量化患者预后的方法。NNT在二分类的结果中(死亡，致残)是互为倒数的绝对数变化。因此，如果药物导致死亡率净减少了3%，意味着为防止1例死亡，有$1/0.03=33.3$个患者需要治疗。

(治疗不良反应引起的)需要处理的伤害数(number needed to harm)也是相似的。所以，如果一个药物导致白细胞减少症的发生率为8%，那么$1/0.08$即12.5个患者使用这种药物会导致1个人伤害。换句话说，每12.5个人接受治疗，就有1人受到伤害。

比较死亡率和治疗轻度不良影响，NNT的针对性更加清晰。比较减少一个特定的发病率和更严重的不良反应时，它会变得更加模糊。然而，从临床医生的角度来看，它是解释风险非常有用的工具：治疗对患者的利益比。

成本-效益分析法

成本-效益分析法是一种简单的分析疾病预后经济效益的方法，假设延长生命和改善健康状况可以用金钱来衡量。这种假设常常引发争议，并且不太直截了当。因此，虽然这种分析方法可以知道某种诊疗策略是否节约成本或消耗资源，但是这种方法并不能决定花费是否值得。

成本-效果分析法(cost-effectiveness analysis) 分别考虑医疗费用和卫生结果。这两种分析方法均强烈受到分析问题的立场、时限及有关分析的若干基本假设的影响。两种处理策略的医疗费用和相应卫生结果的比较可归结为九种配对之一(表372-8)。当卫生结果相等时(中间一列)，选择取决于医疗费用；当医疗费用相等时(中间行)，选择取决于卫生结果。当一种策略的结果较好并且费用较低时（右上和左下），选择无疑是清楚的。只是当策略方法的开支更大而产生的结果也更好时，决定才是困难的（左上和右下）；在这种情况下应确定边际成本-效果比。

表 372-8　A 和 B 两种处理策略的成本-效果比较

成本	卫生结果		
	A>B	A=B	A<B
A>B	计算边际成本-效果比*	B 的费用较低：选 B	B 超过 A：选 B
A=B	A 的结果较好：选 A	两者无差别	B 的结果更好：选 B
A<B	A 优于 B：选 A	A 的费用较低：选 A	计算边际成本-效果比*

*见表 372-9。

边际成本-效果比　边际成本-效果比指的是在有两种以上治疗策略可选择的情况下不同策略增加的额外成本与其产生的额外健康预后的比值。比值越低，意味着同样的资源支出获得了更好的医疗效果。

对于政策分析最常用的效果标准是质量调整生命年，把"每获得一个质量调整生命年所额外开支的花费"作为相应的边际成本效果比的单位。但是，边际成本-效果比的应用也受到批评，因为虽然老年人或生命有限的患者通过治疗而存活，但他们从治疗中获得的潜在收益实际要小，他们的边际成本-效果比就不那么优越。

举例（表 372-9）：对于一个在数月前患急性前壁心肌梗死并有轻度射血分数降低（在 0.3~0.4 之间）的患者，比较不采用任何抗心律失常治疗与预防性植入性除颤器（ICD）这两种方法。（这个例子中的所有图表以及费用都是假设的。）假定使用两种方法的常规医疗费用都相同（78 300 美元）。但是使用 ICD，由于增加器械和专业人员的费用，初次住院和持续治疗费用（包括医师随访、实验室检查、药物、由于 ICD 相关的并发症而再次住院的费用，以及 ICD 电池或导线更换的费用），因此需要额外增加（边际成本）53 100 美元。如果运用 ICD 患者预期寿命略有增加（7.87 vs 7.42QALY），那么 ICD 治疗的边际效应为 7.87－7.42＝0.45QALY。因此，预防性运用 ICD 增加存活率较不采用抗心律失常治疗相比，多支出 53 100 美金/0.45QALY，或者说是 118 000 美金/QALY。

表 372-9　计算边际成本-效果比

治疗方法	成本/美元	效果/QALT	边际成本/美元	边际效果/QALY	边际成本-效果比/（美元/QALY）
分析一（2 种方法比较）					
不抗心律失常治疗	78 300	7.42	—	—	—
ICD	131 400	7.87	53 100	0.45	118 000
分析二（3 种方法比较）					
不抗心律失常治疗	78 300	7.42	—	—	—
胺碘酮	96 800	7.69	18 500	0.27	68 519
ICD	131 400	7.87	34 600	0.18	192 222

*仅用于说明。
ICD，植入性电复律除颤器；QALY，质量调整生命年。

现在假设有第三种治疗方法即预防性胺碘酮治疗。它不像 ICD 那么贵，但疗效也欠缺一些。此第 3 种处于中间位的治疗所获得的效果是值得关注的，因为当比较多种治疗策略的时候边际成本-效果比需要按序计算（表 372-9，分析二）。与上面计算的 ICD 相比，胺碘酮的边际成本-效果比更低（每获得 1 个质量调整生命年多支出 68 519 美元），但这个费用较低且依然有部分效果方法的存在，使 ICD 的边际成本-效果比从每获得 1 个质量调整生命年的费用 118 000 美元增加到 192 222 美元。这个分析提示如同 ICD 那般昂贵的治疗应有选择性地用于那些期望获得最大收益（效果）的一部分患者。

373. 补充和替代医学

(参见第 2840 页)

补充和替代医学(complementary and alternative medicine,CAM)指传统西方主流医学之外的其他医学。

通常认为,CAM 不是基于西方主流医学原则的医学。然而,这种特征并不是完全正确的。

也许 CAM 和主流医学关注的主要区别(表 373-1)是:
- 科学验证(如经过科学验证,实践被认为是主流)
- 他们实践的基础(相关问题)

大多数 CAM 疗法尚未经过或正在进行科学验证,所使用的疗法是否经过科学验证已被用来区分这 2 种类型的医学。然而,诸如使用一些营养补充剂等方法,其通常被包括在 CAM 中,也就是说这些已经经过科学验证的,可以被认为是主流。现在,越来越多的医院提供一些 CAM 疗法,有时保险公司也会支付其费用,进一步模糊了两者的界限。一些传统的医学院校(包括整合医学健康学术中心联盟下属的 45 个北美的医学院)提供 CAM 和整合医学的教育。

表 373-1 现代西方医学和替代医学之间的不同

因素	现代西方医学	替代医学
健康定义	一种身体,心理和社交良好的状态,没有疾病和其他异常	躯体、思维和精神的最佳平衡、弹性和整合及其之间的相互关系
疾病定义	器官功能障碍,生化过程紊乱或不良症状	基于症状和个体:躯体、思维和精神的失衡
生命力的概念	生命过程是基于已知的物理定律,并且涉及物理和生物化学事件	一种非物理的,科学上无法进入的生命力,它将心灵和身体联系起来,互相联系所有生物,是健康的基础(通常称为生命主义)
对意识的理解	结果仅来自脑部的生理过程	不定位在脑部;能对躯体产生治疗作用
治疗方法	任何证据为基础的干预,包括药物,外科手术,放射治疗,电疗法,医疗设备,物理疗法,运动和营养和生活方式干预	支持和强化患者内在的自愈能力
依靠科学证据	严格依赖科学证据确立的原则	灵活运用的科学证据;治疗往往是根据传统和/或传闻的支持

主流医学倾向于将临床实践只建立在可获得的最佳科学证据之上。相比之下,CAM 的临床实践并非建立在严格的循证标准之上,而往往倾向于立足哲学,——哪怕有时这些哲学理论自身存在相互矛盾甚至相互排斥。

在某些时候,多达 38% 的成人和 12% 的儿童使用 CAM,这取决于 CAM 定义范围的广度。最近的 National Health Interview survey(2007)表示最常用的 CAM 疗法是:
- 手法治疗背部疼痛(22%)
- 按摩(16%)
- 锻炼功法如瑜伽(6.5%),在不同类型的 CAM 中被使用
- 针刺(6.5%)
- 其他 CAM 疗法和方法的使用仍然很低:顺势疗法(3.6%)、物理疗法(1.5%)和能量愈合(1.7%)

一项 2006 年调研报道,在美国,53% 的成年人至少采用一种膳食补充剂。

由于担心被批评,患者通常不会向医生报告其使用 CAM 的信息。因此,医生用一种开放的无偏见的方式问询患者使用 CAM 的情况(包括使用草药和营养添加剂)是非常重要的。了解患者使用 CAM 可以按照以下几点:
- 加强融洽关系,并建立彼此间的信任
- 提供一个机会来讨论 CAM 的证据、其合理性和风险
- 有时可以帮助医生识别和避免药物和 CAM 疗法或营养补充剂之间相互有害的反应
- 监测患者的进展
- 帮助患者确定他们是否应求助于通过特定的认证或授权的 CAM 从业者
- 从患者使用 CAM 的体验中学习

功效

1992 年,美国国立卫生研究院下设替代医学办公室成立,其目的在于研究替代疗法的有效性和安全性。1998 年,该办公室更名为国立补充和替代医学中心(NCCAM;见www.nccam.nih.gov);2015 年,更名为国立补充和整合健康

中心(NCCIH)。其他NIH办公室(如美国癌症研究所)也资助一些CAM研究。由NCCAM资助的2009年的综述研究发现,在他们的第一个10年,NCCAM在CAM疗法的研究花费25亿美元,没有提供CAM疗法任何疗效明确的证据。

有三类CAM项目可以得到支持:
- 观察临床预后的对照临床试验(认为是临床应用最强的证据)
- 建立生理作用机制的证据(如缬草对于脑部γ-氨基丁酸活性的调节作用),尽管有效的生理作用机制不是临床疗效研究所必需的
- 使用时间从数十年到数百年(认为是一种轶事和不可靠的证据)

大量有关CAM的信息可以在同行评议论文、循证综述、专家共识文件和权威教科书上查看,很多内容是以非英文发表的(如德语和中文)。许多CAM疗法进行了研究并发现是无效的,或者是疗效最好的,研究产生相互矛盾的和不一致的结果。一些CAM疗法没有经过确证性临床试验检验。能够影响研究的因素如下:
- 产业界没有经济上的动机去资助研究
- 通常情况下,CAM不是在循证医学的文化背景下实践。
- CAM产品生产者不需证实CAM治疗疾病的特异性疗效

FDA,基于1994年饮食补充健康教育法案,允许食物补充剂的市场营销及应用CAM设备,但是严格限制其功效方面的宣传。一般而言,没有给FDA提供安全性和功效方面的证据,食物补充剂生产商可以声称产品有利于身体的结构和功能(如改善心血管健康),但是不能声称有利于疾病的治疗(如治疗高血压)。

CAM疗法的研究设计比现代医学的研究更具挑战性:
- 治疗难以标准化。比如,存在不同的针灸治疗体系,即或来自同一种系植物的提炼物在内容物和生物活性上变化也很大(活性成分的化学鉴别和标准化不被认为是CAM的领域)
- 诊断的非标准化。许多CAM治疗的应用基于患者的独特特征而非某种特异的疾病或障碍

双盲或单盲试验的实施通常是困难的甚至是不可能的。比如,对于患者是否采用冥想治疗是无法实施盲法的。对于灵气练习者是否使用能量治疗也不可能采用盲法。

结局难以标准化,因为它们通常是个体特异性的而非客观和统一的(如平均动脉压、HbA1c水平和死亡率)。

安慰剂可能也难以去设计,其原因在于CAM治疗的有效成分难以确定。比如,按摩治疗时其"有效成分"可能是触摸特异的身体部位,使用的按摩技术手法或者是按摩时间。

从现代医学研究的观点看,当使用主观结局(如疼痛、恶心、消化不良)以及所研究的障碍属间歇或(和)自限性(如头痛)时,使用安慰剂对照是极其重要的。这样的结局和障碍通常是CAM治疗的靶目标。在实践中,替代疗法旨在提高愈合环境和治疗关系的质量,从而优化了患者的自愈能力(安慰剂反应),以及特定的治疗效果,因此难以区分这些特异疗法和安慰剂的效果。因此,在研究CAM的有效因素时,不破坏CAM治疗的整体性已成为在方法学上的挑战。

安慰剂的这种解释是有争议的。许多研究表明,安慰剂效应(如向均数回归现象)大多是主观的,并不代表任何有意义的自愈。研究人员可以合理地区分个体治疗特定的变量,并确定是否将这些变量添加到总体效应中。

尽管存在这些挑战,许多高质量的CAM疗法(如针灸,顺势疗法)的研究已经设计完成。例如,当使用包含穿透或非穿透针的不透明护套时,确定一项针灸的研究[1]双盲是可能的。另一项研究[2]比较针灸(个性化或标准化)与用牙签模拟针灸(和常规护理)的针导管的影响。因此,通过使用精心设计的安慰剂,研究人员可以区分一些CAM疗法对整体临床反应的影响。对于认为疗效显著的CAM疗法,证据必须表明它们比安慰剂更有效。

[1] Takakura N, Yajima H: A placebo acupuncture needle with potential double blinding_a validation study [J]. Acupunct Med, 2008, 26(4): 224-230。

[2] Cherkin DC, Sherman KJ, Avins AL, et al. A randomized trial comparing acupuncture, simulated acupuncture, and usual care for chronic low back pain [J]. Arch Intern Med, 2009, 169(9): 858-866。

安全

尽管多数CAM疗法的安全性没有经过临床试验的验证,但是许多研究具有好的安全记录。许多CAM治疗(如非毒性植物剂、冥想和瑜伽等精神-躯体技术,按摩等身体调整疗法)已应用数千年但没有有害的记录,而且许多疗法似乎没有潜在的危害。然而,以下是涉及安全性时需要考虑的事宜:

对一些用现代医学可以有效治疗的危及生命的疾病(如脑膜炎、酮症酸中毒、急性白血病)采用替代治疗,可能是CAM治疗的最大风险,而且这种风险远远超过由CAM治疗可能直接产生的损害,如来自某些草药制剂的毒性(如吡咯里西啶类生物碱、苍术、石蚕属、白屈菜、金不换、醉椒、甜薄荷等的肝毒性;马兜铃的肾毒性;麻黄草的类肾上腺素能刺激作用)、污染[如中药和印度草药制剂受重金属污染。PC-SPES(由黄芩、大青叶、三七、菊花、灵芝、冬凌草、棕榈子和甘草等8味中药组成的中药复方)和一些中草药受到其他药品的污染]、CAM治疗(如植物剂、微量营养素、其他食物补充剂)和其他药物(如金丝桃诱导的细胞色素P-450酶导致抗逆转录病毒剂、免疫抑制剂和其他药物的活性降低)的相互作用,尤其是那些治疗指数相对狭窄的药物。

任何身体调整疗法(包括运动治疗等主流技术)时的可能造成的损伤(如脊柱治疗引起神经或脊髓损伤,出血性障碍患者的瘀伤)。

关于有害的膳食补充剂的警告可在FDA网站获得

(Safety Alerts and Advisories)。从历史上看,美国 FDA 并没有严格的生产膳食补充剂的规范。既往 FDA 没有严格规定食物补充剂的生产,然而目前 FDA 要求生产商必须遵从相应的操作新条规以确保补充剂的质量和安全。

为了避免身体调整疗法造成的损伤,患者应当寻找到从专业学校毕业并已取得专业资质的 CAM 人员。由资质合格的专业人员提供的脊椎矫正或针灸治疗时,并发症的发生率非常低。

替代医学的不同类型

普遍认可的替代医学有五类:
- 替代性整体医学体系
- 精神-躯体技术
- 基于生物技术的实践
- 身体调整疗法
- 能量疗法

许多疗法的名称仅仅部分描述了它们的组成成分。

替代性整体医学体系

替代医学体系是一个包括对疾病解释、诊断和治疗在内的完整体系。它们包括:
- 阿育吠陀医学(Ayurveda)
- 顺势疗法
- 自然疗法
- 中国传统医学

精神-躯体技术

精神-躯体技术的理论基础是:精神和情感因素可以通过人体神经、激素和免疫系统之间的互动机制调节身体健康。行为、心理、社会和精神的方法可用于提高精神影响躯体的能力,因此可保持健康,预防或治疗疾病。

因为有充足的依据支持精神-躯体技术的作用,它的很多方法都被认为是主流的技术。例如,以下技术常被用于慢性疼痛、冠心病、头痛、失眠、失禁的治疗和分娩时的辅助:
- 生物反馈
- 引导联想
- 催眠疗法
- 冥想
- 放松

这些技术也可用于帮助患者应付癌症本身和治疗相关的症状,并为手术准备的患者。

在哮喘,高血压,耳鸣的患者中,身心技术的疗效并不清楚。

放松的好处是行之有效的,并以科学为基础;通常,其他身心技术还没有行之有效的具体益处,也不是促进放松。

生物技术

以生物学为基础的实践使用影响健康的天然物质。这些实践包括:
- 螯合疗法
- 饮食疗法
- 草药
- 正分子疗法
- 生物疗法

生物疗法

生物疗法使用动物自然产生的物质来治疗疾病。这些物质包括:
- 鲨鱼软骨治疗癌症
- S-腺苷 L 蛋氨酸(S-adenosy-L-methionine,SAMe)治疗抑郁症或骨关节炎
- 氨基葡萄糖治疗骨关节炎

身体调整疗法

操纵和以身体为基础的方法主要关注身体的结构和系统(如骨、关节、软组织),这些做法是以身体能调节和治疗自身并且身体各部分是相互依赖的为基本信念。它们包括:
- 脊椎矫正
- 按摩
- 姿势矫正
- 反射疗法
- 深部组织推拿法

一些国家使用的治疗方法不那么有名。这些试验包括:
- 拔罐
- 刮痧(如使用钱币和勺子)。
- 艾灸

上述疗法中的某些治疗可能引起虐待儿童的误解。这些疗法被认为可以激发人体的能量,从而将毒素排出体外。然而,没有研究证实其功效。

拔罐

拔罐在传统中医药中使用,主要在中东、亚洲、拉丁美洲和东欧文化中。这种做法起源于放血疗法的老传统,目前这种疗法仍然在某些文化中使用。

拔罐时,加热罐内空气,常用燃烧的酒精棉球。加热后迅速扣在皮肤上。留罐几分钟,真空的作用会把部分皮肤吸入罐内。

拔罐已被用于治疗支气管炎,哮喘,消化功能紊乱,以及某些类型的疼痛。

拔罐疗法可能灼伤或使皮肤变红。

刮痧

刮痧涉及在润滑的皮肤上涂以油或水进行,一般在背部、颈肩部。可使用钱币或勺子。

此法可用于治疗感冒、流感、肌肉疼痛僵硬以及其他疾病。

使用钱币刮会出现线性红斑,而勺子刮会出现瘀斑。

艾灸

将点燃的艾条悬于针刺穴位的上空,有时也可以将姜

片等放在穴位上,然后将艾柱至于姜片上,点燃施灸。艾草可以卷成棒状。

艾灸可治疗发热、消化问题、外伤疼痛和关节炎。

艾灸可能造成圆形灼伤(如同香烟灼伤)或水疱。

能量疗法

能量疗法旨在调整体内及周围的精微能量场(也叫生物场),从而影响健康。所有的能量疗法都基于一个理念,就是人的体内(气)和人体四周(生命力)存在广泛的生命力和精微的能量。从历史上看,生命力解释生物过程,尚没有被理解。随着科学的进步,生命力哲学被作为不必要的概念丢弃。没有科学证据支持通用(生命哲学)的生命力量的存在。

能量疗法包括:
- 针灸
- 磁体
- 触摸治疗(如灵气)
- 外气功

在外部的气功,气功师使用他们自身生物场的能量使患者的能量恢复平衡。气功用于传统中医。

阿育吠陀医学

韦达养生学是印度的传统医学,起源于四千余年前。其基础理论是:疾病是人体生命力(普拉那 prana)失衡的结果。它的目的是在体内恢复平衡。普拉那的平衡取决于三种身体质量(doshas)的平衡:瓦塔(Vata)、皮塔(Pitta)和卡法(kapha)。大多数人都有一种优势的身体质量;对于每个人,其能量平衡都是独特的。

阿育吠陀的证据

鲜有良好设计的阿育吠陀医学(AYURVEDA)研究。已有研究应用阿育吠陀复合物减轻风湿性关节炎患者的症状。2005年的系统评价[1]对使用阿育吠陀草药组合治疗RA功效的随机对照试验进行识别鉴定。只鉴定出少数高质量的研究,但现有的证据并没有证明治疗RA疗效。应用阿育吠陀草药治疗糖尿病的研究正在进行中。

[1] Park J,Ernst E. Ayurvedic medicine for rheumatoid arthritis:a systematic review[J]. Semin Arthritis Rheum,2005,34(5):705-713。

阿育吠陀的用途

明确身体质量(doshas)的平衡情况后,治疗者设计出针对每个患者的特异治疗方案。韦达饮食、草药、按摩、冥想、瑜伽和治疗性去毒疗法(panchakarma)如灌肠、精油按摩或鼻腔灌洗草药油以恢复人体内平衡及人体和自然的平衡。

可能出现的不良反应

某些草药复合物中包含了重金属(主要为铅、汞和砷),因为这些金属被认为具有治疗作用。几项研究[1,2]发现阿育吠陀草药补充剂约20%被污染,包含重金属,如果直接服用,可能会引起中毒;有重金属毒性的病例报道[3]。

[1] Saper RB,et al. Heavy metal content of Ayurvedic herbal medicine products[J]. JAMA, 2004, 292(23):2868-2873。

[2] Martena MJ,Van Der Wielen JC,Rietjens IM,et al. Monitoring of mercury, arsenic, and lead in traditional Asian herbal preparations on the Dutch market and estimation of associated risks[J]. Food Addit Contam Part AChem Anal Control Expo Risk Assess,2010,27(2):190-205。

[3] Gair R. Heavy metal poisoning from Ayurvedic medicines[J]. BCMJ,2008,50(2):105。

顺势疗法

顺势疗法在17世纪晚期从德国发展起来,它建立在以毒攻毒(相似法则)的原理上的医学体系。如果一种物质在大剂量时可以产生某些症状,那么在微量剂量使用时,它可以治疗这些症状。这种微量剂量被认为可以促进机体的康复。

治疗基于患者的独特特征,除了症状和一般状况外,还包括个性和生活方式。顺势疗法的目的是恢复机体的先天生命力(生机)的流动;它不是基于化学或生理学原理。

顺势疗法所使用的药物均从自然存在的物质中分离得到,如植物提取物和矿物。极低浓度的药物则以一种特殊的方式制备。顺势疗法的药物越被稀释,它的疗效被视为越强。许多溶液被稀释到根本找不到任何活性成分的存在。例如,30C 按照1比100的30个系列稀释,最终稀释到 1×10^{60}。

顺势疗法产品可在柜台或通过处方获得。

顺势疗法的调控

与草药及膳食补充剂不同,顺势疗法被FDA监管。仅有FDA批准的顺势疗法可以制造。因为稀释后活性成分过少,所以检测在稀释前进行。

美国食品药品监督管理局对顺势疗法药物豁免了几项要求其他药物申报时必须具备的条件:
- 每种活性成分的识别和强度在分配前不必用实验室证实。
- 顺势疗法产品的生产者不需提供功效证据。
- 顺势疗法配方暂时豁免酒精用量限制(常用作稀释液)。

但标签必须列出以下内容:
- 制造商
- "顺势疗法"标签
- 至少一种适应证
- 使用安全说明
- 活性成分及稀释程度,除特别豁免外

顺势疗法的证据

顺势疗法的原理-以毒攻毒的原则--没有科学依据。期望稀释,以至于它没有活性成分,具有不是安慰剂的其他生理效应的制剂,在生物学上和化学上是不合理的。然而,一些顺势疗法制剂确实含有足以具有生理影响浓度的活性成分(如 Zicam,其中包含锌的可测量的量)。

顺势疗法对于各种障碍的功效已被广泛研究。2010 年的系统评价分析[1]发现,顺势疗法并不比安慰剂的迹象更有效,就像英国下议院科学技术委员会众议院[2]之后的系统评价和顺势疗法(2010 年)的荟萃分析一样。澳大利亚政府的顺势疗法临床证据的广泛分析[3](2013 年)显示,对于 61 种适应证,有缺乏疗效顺势疗法的证据;而对另外 7 种适应证则没有高质量的证据。

支持者经常引用的 3 项研究的初步证据[4]发表于 2003 年,支持顺势疗法治疗小儿腹泻的功效。但是,对这方面的证据进行独立分析发现,缺乏说服力;而一个更大的,更严格的随访研究[5]在 2006 年得出的结论是顺势疗法没有有效的治疗儿童腹泻。批评者还指出,因为所有 3 项研究是由相同的研究人员完成的,一直没有独立的重复。

[1] Ernst E. Homeopathy:what does the "best" evidence tell us?[J]. Med J Aust,2010,192(8):458-460。

[2] United Kingdom's House of Commons Science and Technology Committee:Homeopathy,2010. Accessed 9/17/14。

[3] National Health and Medical Research Council:Effectiveness of homeopathy for clinical conditions:Evaluation of the evidence. Accessed 7/13/15。

[4] Jacobs J,Jonas WB,Jiménez-Pérez M,et al. Homeopathy for childhood diarrhea:combined results and metaanalysis from three randomized,controlled clinical trials[J]. Pediatr Infect Dis J,2003,22(3):229-234。

[5] Jacobs J,Guthrie BL,Montes GA,et al. Homeopathic combination remedy in the treatment of acute childhood diarrhea in Honduras[J]. J Altern Complement Med,2006,12(8):723-732。

顺势疗法的使用

顺势疗法在欧洲和印度常用,主要是因为有很长的使用历史,结果导致在实践中已成为文化的一部分。

顺势疗法已经被用于治疗多种疾病,如过敏、鼻炎、消化系统疾病、肌肉骨骼痛和眩晕。

可能出现的不良反应

顺势疗法耐受性良好,并具有很少的风险;发生过敏或中毒反应罕见。

一篇发表于 2012 年的综述[1],对 38 份报告中涉及的 1 159 例患者出现不良反应的病例进行分析,发现顺势疗法的直接不良反应,可能是由其有效成分引起;间接不良反应是由顺势疗法代替了传统疗法引起。

临床医生不应认为患者服用的顺势疗法配方没有生物活性,因此没有副作用。此外,某些顺势疗法包含可具有生理作用的其他活性成分。可能患者对是否采用顺势疗法缺乏清楚的认识,例如他们常把膳食补充剂错误地描述为顺势疗法。此外,许多医疗用的草药经过特定的制药工序后,被 FDA 允许注册及标注为顺势疗法。

> **经验与提示**
>
> ■ 不要以为顺势疗法是没有生物活性的;虽然顺势疗法的成分通常是这样稀释,它们没有造成伤害的潜力,一些补救措施可以包含有生理效应量的成分

[1] Posadzki P,Alotaibi A,Ernst E. Adverse effects of homeopathy:a systematic review of published case reports and case series[J]. Int J Clin Pract,2012,66(12):1178-1188。

自然疗法

自然疗法在 19 世纪初期成为美国卫生保健体系中的一部分。基于自然的治愈力,强调自然疗法通过健康的生活方式预防和治疗疾病患者整体的治疗利用人体的自然治愈能力体系中的某些原则与印度韦达养生医学及中国传统医学并无二致。

自然疗法综合使用各种疗法,包括针灸、心理咨询、运动疗法、草药、顺势疗法、水疗、自然分娩、营养、物理疗法(如冷疗或热疗、超声、推拿)、引导联想和压力管理。美国自然疗法医师协会往往不鼓励童年疫苗接种。

自然疗法证据

许多自然疗法的诊断和治疗方法是未经证明的,甚至是被否定的。例如用来治疗许多疾病的水疗法(应用冷水或热水压缩),这种治疗仅限于自然疗法。尽管关于水疗法的说法很多,但尚没有研究发表证明其有效性[1]

[1] Kamioka H,Tsutani K,Okuizumi H,et al. Effectiveness of aquatic exercise and balneotherapy:a summary of systematic reviews based on randomized controlled trials of water immersion therapies[J]. J Epidemiol,2010,20(1):2-12 [2009 EPUB Oct 31.]

中国传统医学

始于两千多年以前,中医学(traditional Chinese medicine,TCM)认为发病是正邪相争的结果,即正气不足是疾病的内在根据,而邪气是发病的重要条件,正邪相搏胜负决定发病与否,正邪双方的盛衰消长则决定了病变发展的趋势。通过实现阴阳平衡可以决定气的运动,阴阳在人体体现为寒和热、内和外以及虚与实。

各种方法均是用于维持和恢复机体的气,以达到健康的目的。最常用的是:

■ 草药
■ 针刺

其他措施包括饮食,按摩,冥想练习亦称气功。

中医经常使用的诊断类别(如阴阳虚实)不符合生物学和疾病现有的科学认识。

中国传统医学的证据

想要获得高质量的证据比较困难,这主要是因为中药的有效成分不纯,成分不明,且成分多样。因此,明确成分

的剂量十分困难甚至是不可能的,并且成分的剂量在不同的草药来源中各有不同。生物利用度,药代动力学和药效学的信息资料通常难以获得。另外,活性成分可能存在复杂多变的相互作用。

中医传统上是使用多种草药混合配方来治疗各种疾病。传统配方可以作为一个整体进行研究,也可以将配方中的每种草药进行单独研究。单用一种草药可能疗效不大,甚至出现副作用。然而,目前的既往研究倾向于研究单一草药,以更好地控制变量。另一个问题就是可能需要研究多种草药制剂并揭示它们之间的相互作用。

治疗肠易激综合征的中草药和草药制剂研究结果好坏参半,这些研究的评价结论尚需要设计更加严谨的研究来确证。

初步研究显示雷公藤具有抗炎作用,并建议用于 RA 的临床治疗,但文献[1]指出,现有证据尚不足以证明疗效,并认为需要进一步研究。

初步研究[2]表明黄芪可以改善肺癌化疗患者的生活质量,但生物标记评估显示,其并不能延长生存或减慢癌症进展。

[1] Liu Y,Tu S,Gao W,et al. Extracts of Tripterygium wilfordiiHook F in the treatment of rheumatoid arthritis:a systemic review and meta-analysis of randomised controlled trials. Evid Based Complement Alternat Med 410793,2013. [EPUB 2013 Dec 4]。

[2] McCulloch M,See C,Shu XJ,et al. Astragalus-based Chinese herbs and platinum-based chemotherapy for advanced non-small-cell lung cancer:meta-analysis of randomized trials. J Clin Oncol,2006,24(3):419-430。

可能出现的不良反应

问题是中药的标准化及质量控制。很多亚洲国家缺乏相应监管;由于水质污染,中药可能存在重金属污染,也可能含有抗生素及类固醇。成分常互相替代,部分缘于草药名称的翻译错误。2013 年的一项研究[1]发现,32%的中药补品不含有标签上的主要活性成分,20%含有污染物(所需成分或标签以外的生理活性成分),另外 21%包含标签上未列出的成分。然而,符合 FDA 良好生产规范(GMP)的制造商也可以生产出高质量中药产品。

中药制剂活性成分之间的相互作用也可能会导致不良反应。

[1] Newmaster SG,Grguric M,Shanmughanandhan D,et al. DNA barcoding detects contamination and substitution in North American herbal products. BMC Med,2013,11:11-222。

生物反馈

生物反馈,作为心身医学的一种,指电子设备中的一种被用于提供关于生理信号的信息(如心率、血压、肌肉活动、皮温、皮肤电阻、大脑皮层电活动)和指导患者利用这些信息。

生物反馈的应用

在治疗师的帮助训练情况下,患者使用生物反馈的信息来调整功能或放松,从而减轻疼痛、压力、失眠和头疼。

生物反馈还被用于大小便失禁、慢性腹痛、雷诺氏征、注意力或记忆障碍(如注意力缺陷/多动,脑外伤)。

一般来说,除了减慢心率可能对哮喘症状、用药及肺功能改善有所帮助外,生物反馈对于哮喘无效。

引导联想

引导联想,作为心身医学的一种,包括使用心智图像,自我引导或在治疗师引导下,帮助患者放松(如治疗前),促进健康或某种状态的恢复(影响身体变化,例如通过改变免疫系统)。意向可以涉及任何的感官。

引导图像的应用

意向与放松技术(肌肉放松和深呼吸)同用可能对减轻疼痛、改进癌症患者生活质量有帮助。对精神创伤患者也可使用。

催眠疗法

催眠疗法,作为心身医学的一种,是从西方精神治疗方法中演化而来。患者被置于放松和注意力集中的高级状态,帮助他们改变自己的行为,从而改善他们的健康。他们沉浸于催眠师展现出来的图像中,处于相对无意识状态,但并不是对他们的周围和当前体验完全无意识。有些患者能够自我催眠。

催眠治疗的应用

催眠疗法可用于疼痛症状、恐惧症和转化障碍,并且对戒烟和减肥也有效果。它能减轻儿童及成人在医疗过程中的疼痛和焦虑状况。可能对肠易激综合征、头痛、哮喘和某些皮肤病有效(疣和牛皮癣)。可能对降低血压有效。

催眠有助于控制化疗相关的恶心和呕吐(尤其是预期发生的),并在癌症的姑息治疗中十分有效。一些证据表明,催眠疗法可以帮助癌症患者减轻焦虑和提高生活质量。

冥想

冥想,作为心身医学的一种,是指患者调整注意力或有组织地聚焦在自身内在或外在经验的特定方面。研究最多的冥想方式是先验冥想和正念冥想。虽然研究不完整,但数据表明,冥想至少通过两种机制产生作用:

形成放松的状态,以对抗因反复压力而导致的神经激素通路活动过度。

扩大元认知意识容量(旁观意识内容的能力),从而在理论上能够帮助患者不对压力自动作出反应(精通、高度制约的行为模式),并帮助他们更好地忍受和调整精神痛苦。

大多数冥想的行为都是在宗教和精神背景下发展起来的,其最终目标是某种精神成长、个人转变或超然体验。然而,研究表明不管个人文化宗教背景如何,冥想作为一种卫生保健手段都时常有效。

冥想的应用

冥想用于缓解焦虑、痛苦、抑郁、压力、失眠和慢性病，如癌症或心血管疾病。也被用于促进健康。

放松技术

放松技术，作为心身医学的一种，是专为缓解焦虑和紧张设计的。具体技术针对：

- 减少交感神经系统活动
- 降血压
- 放松肌肉
- 减慢代谢
- 改变脑电波活动

放松技术可与其他技术合用，如冥想、引导联想或催眠疗法。

螯合疗法

螯合疗法，一种生物基础疗法，是用来结合或祛除血液中可能存在的过多或中毒剂量的金属及矿物质（如铅、铜、铁和钙）的药物。在现代医学中，螯合疗法是治疗铅中毒或其他重金属中毒（参见第2736页）的常规疗法。

使用 EDTA（乙二胺四醋酸）可用于祛除钙，从而治疗动脉硬化。然而，尽管有>50年的研究，研究人员没有发现任何理论机制可以解释螯合疗法如何治疗动脉粥样硬化或预防心脏病发作或卒中。

此外，直到最近，临床试验表明，螯合疗法无显著效益，系统评价[1]得出 EDTA 螯合疗法是无效的。2012年，替代医学一项大样本的随机对照研究发现［评估螯合疗法（TACT）实验］[2]，螯合剂比安慰剂的总体效果勉强好些（26.5%对30%安慰剂），但不针对单一结局（如死亡，心血管事件，卒中，住院）。不过，这项研究失访率高，在盲法和各治疗中心的异质性存在疑问；因此，这项研究并能结束螯合疗法的争议。

螯合疗法的风险包括低钙血症（潜在危险）和更有效治疗的延迟。

[1] Villarruz MV, Dans A, Tan F: Chelation therapy for atherosclerotic cardiovascular disease. Cochrane Database Syst Rev（4）：CD002785，2002。

[2] Lamas GA, Goertz C, Boineau R, et al. Effect of disodium EDTA chelation regimen on cardiovascular events in patients with previous myocardial infarction: the TACT randomized trial. JAMA. 309（12）：1241-1250，2011113。

饮食疗法

饮食疗法，生物基础疗法的一种，是指特定的饮食方案（如 Gerson 饮食、长寿饮食，Pritikin 低脂饮食），以治疗或预防某种疾病（如癌症、心血管疾病）。一般来说促进健康身体排毒（即破坏或排除体内毒素）。某些食疗（如地中海饮食）为西方传统医学广泛接受和推荐。饮食疗法常需要数月甚至数年的时间达到最大效果，早年开始应用效果较明显。

Ornish 饮食

这是一种低脂素食饮食，旨在帮助逆转引起冠状动脉疾病的血管栓塞，可能预防和减缓前列腺和其他癌症的发展。但是，由于最终的临床试验还没有完成，其疗效尚不清楚。

Gerson 饮食

这种饮食每日消耗相当于15~20磅的水果和蔬菜（固体食品和果汁），外加服用补充剂和使用咖啡灌肠。支持者声称，此方法可有效用于治疗癌症，心脏疾病，关节炎，自身免疫性疾病，以及糖尿病；然而，没有严格的临床试验支持这种说法。另外，排毒的说法也不能基于任何特定毒素的识别和测量。

这种疗法的一种风险是其未经证实的效果（如对抗癌症）可能延迟常规有效的治疗，导致疾病恶化。

长寿饮食

这种饮食主要包括蔬菜，全谷类，水果和谷类食品。一些支持者声称，这种饮食可以预防和治疗癌症和其他慢性疾病；然而，没有证据支持该疗法用于癌症治疗的效果。

风险包括营养不足，如果饮食没有严格遵守。

旧石器时代饮食

这种饮食的食物组成与以狩猎或采集获取食物（即动物和野生植物）的旧石器时代相似。因此，饮食包括：

- 增加蛋白摄入
- 减少碳水化合物的摄入量（摄入含淀粉的新鲜水果和蔬菜为主）
- 增加纤维摄入
- 中大量脂肪摄入（主要摄入单不饱和与多不饱和脂肪酸）

旧石器时代时期不能获取的食物（如奶制品，谷物，豆类，加工油，精制糖，盐，咖啡）应该避免。支持者声称，人体新陈代谢尚未适应处理这些食物。

旧石器时代饮食支持者声称它减少冠状动脉疾病，2型糖尿病，和许多慢性退行性疾病的风险。他们还声称，它能促进超重者体重下降，提高运动能力，改善睡眠，提高心理功能。然而，没有关于这种饮食疗效的高质量的证据。

风险包括营养不足（由于减少谷物和奶制品的摄入），并可能增加冠状动脉疾病的风险（由于增加脂肪和蛋白质的摄入）。

在旧石器时期关于可以摄入哪些食物的认识是有限的；然而，一些证据表明，旧石器时期的饮食并不像现代提倡的旧石器时代饮食那么有限。

正分子疗法

正分子疗法，又称营养剂疗法，是一种生物基础疗法。它旨在为身体最适宜剂量地提供体内自然存在的物质（如激素,维生素),治疗疾病和促进健康。诊断和治疗都着重于营养。

这种治疗方法与饮食疗法不同,因为它使用大剂量单一的微量元素,大剂量维生素、矿物质、酶、激素(例,褪黑素)、氨基酸,或各种物质混合使用。治疗师认为人们的营养需求大大超过日常推荐量,并且营养处方要按照患者的用药情况进行个体化处理。大剂量微量元素也被用做生物反应调节剂,以调整炎症和其他疾病进程。剂型可以是口服,小部分为经静脉用药。

证据和使用

治疗要求包括对一系列疾病(如癌症,心血管疾病,慢性疲劳,慢性疼痛,孤独症,精神障碍)的益处。这些治疗方法被广泛使用,许多患者达到了临床改善。然而,没有临床研究数据支持大部分做法的有效性。除了使用大剂量的鱼油治疗高甘油三酯血症(也可能是炎症和情绪障碍);然而,大剂量的鱼油可增加前列腺癌的风险。

初步证据支持使用大剂量抗氧化剂防止黄斑变性,但后期研究未发现益处。此外,大剂量的抗氧化剂可能会增加心血管疾病的风险。

初步研究提示高剂量的褪黑激素预防或治疗癌症结果好坏参半;需要进一步的研究。

如果有充分证据显示治疗有效,那么治疗(如大剂量的鱼油治疗高甘油三酯血症)可成为传统医学的一部分。

可能出现的不良反应

临床医生应知晓,大剂量微量元素可能引起的危害,例如,某些微量元素可能增加前列腺癌的风险,也可能破坏癌症治疗的效果。

脊椎矫正

脊椎矫正理论(一种操作及身体疗法)认为,脊柱结构与神经系统功能的相互关系是保持和恢复健康的关键。恢复这种关系的主要手段是脊柱整复。也可以整复其他关节和软组织。治疗师可以做物理治疗(如热疗和冷疗、电刺激、康复治疗)、按摩或点穴,并指导运动,人体工学及生活方式改变。

有些推拿师,也称直接按摩师,实践着一种生命哲学的医疗方式。他们通过推拿来矫正椎骨的对位不良,试图重建生命力(称为内在)。他们认为,这种方法可以治愈大多数疾病。其他推拿师不同程度的拒绝这一概念;只局限于有证据基础的肌肉骨骼疾病治疗。

推拿的应用

推拿手法的充分证据仅限于急性单纯性腰背劳损的短期缓解。

急性期后,继续调整可能不提供额外的好处。因此,脊柱按摩治疗慢性疼痛的有效性还不清楚。此法有时对头痛以及肩撞击综合征治疗有效(数据不一致),也被用于治疗颈痛。

一些脊柱按摩治疗也可以治疗其他疾病(如成年和儿童的哮喘;遗尿,疝气,斜颈,儿童中耳炎),尽管关于脊柱按摩疗法治疗这些疾病的研究较少,效果不明。

这种疗效与非肌肉骨骼系统的直接作用关系尚不明确。

可能出现的不良反应

由脊柱推拿(如下背部痛、颈神经损伤、颈动脉损伤)导致的严重并发症较为罕见。脊柱推拿不推荐用于治疗骨质疏松症或神经病变(如感觉异常,肌无力)的患者。对接受过脊柱手术、卒中或血管疾病患者的安全性不明。

按摩

按摩疗法(一种操作及身体疗法),调控身体组织来促进健康、减轻疼痛和压力。其对肌肉骨骼系统症状的治疗作用被广泛接受。按摩可以帮助缓解以下症状:

- 肌肉酸痛
- 背部损伤导致的疼痛
- 纤维肌痛
- 焦虑、疲劳、疼痛、恶心、癌症患者呕吐

据报道,按摩对治疗低出生体重婴儿、防止生产时母体生殖道损伤、缓解慢性便秘、控制哮喘均有效。2004 年的 Cochrane 系统评价[1]显示按摩疗法对低出生体重儿的作用极微,不推荐广泛应用。其他用途的证据均为初步报告;需要进一步研究。

按摩会使血小板减少症或出血倾向的患者出现瘀青和出血。治疗师要避免按压存在骨质疏松或癌症转移处的骨骼。

[1] Vickers A, Ohlsson A, Lacy JB, et al. Massage for promoting growth and development of preterm and/or low birthweight infants. Cochrane Database Syst Rev(2):CD000390, 2004。

反射疗法

反射疗法(一种操作及身体疗法)是演变的按摩疗法,主要靠指压足部特定区域;这些区域和不同脏器及身体系统通过经络相关联。刺激这些区域可以疏通经络从而减轻疼痛或缓解相关部位的疾病。

反射疗法被认为是一种缩小映射疗法,因为它假定整个身体均可在足底找到对应位置。缩小映射疗法,包括反射疗法,有科学依据。关于反射疗法摩的大多数临床研究,研究方法一直不佳,结果往往是主观症状的非特异性效应(如放松,与按摩效果难以区分)。随机临床试验的系统回顾[1]显示,现有的最佳临床证据并不支持反射疗法疾病治疗的有效性系统回顾还指出,反射疗法研究的方法学较差。

[1] Ernst E, Posadzki P, Lee MS: Reflexology: an update of asystematic review of randomised clinical trials[J]. Maturitas,2011,68(2):116-120。

深部组织推拿法

深部组织推拿法(一种操作及身体疗法)的理论认为健

康在于正确的身体力线。是一种深部肌纤维按摩形式,一般需一系列治疗来完成。操作者认为他们可以通过按摩和拉伸肌肉及筋膜矫正骨骼和肌肉排列,重获健康。然而,这种疗法的基本原则和功效均未被证实[1]。

[1] Jacobson E. Structural integration, an alternative method of manual therapy and sensorimotor education[J]. J Altern Complement Med, 2011, 17(10):891-899.

姿势矫正

姿势矫正(postural reeducation,一种操作及身体疗法)使用运动和触摸来帮助人们重新认识健康的姿势,更容易活动,并且变得更加了解自己的身体。治疗包括通过运动集中意识,改变习惯的有害的身体姿势。

姿势矫正的有效性尚不清楚。

针刺

针刺是中国传统医学的一种治疗方法,是西方世界接受最广的替代医学之一。把针插入皮肤及皮下组织,以刺激身体的穴位。这些特定穴位的刺激被认为可以疏通经络气机,从而恢复平衡。经典针刺学中,有365个定义穴位对应的是一年的365日,反映了针刺和占星术之间的历史联系。随着时间的累积,穴位的数量已增加至>2 000。

治疗过程一般没有痛苦,但可能有麻刺感。有时为了增强刺激,可以旋转或加热针刺针。

穴位刺激还可通过:
- 压力(称为穴位)
- 激光器
- 超声疗法
- 在针上加一个低压电流(电针)

证据和使用

尽管研究广泛,没有高质量的证据支持针刺临床治疗的疗效。高质量的研究对比真(真正的)针刺及假针刺(进针不在穴位)或安慰剂针刺(使用插入钝针或牙签不透明护套压在皮肤,而不是刺入)。由于安慰剂针刺研究还使用不透明护套,患者和针灸师均不知道正在使用哪种治疗(双盲)。高质量的研究未显示出疗效差异。因此,最好的证据表明,不论针插入的位置还是否插针,针刺只具有非特异性的安慰剂效应。

在一些文化中,发表偏倚往往倾向于针刺有效;例如99%的中国研究证实针刺是有效的,而全球的平均水平为75%。因此,应该仔细解释现有研究的阳性结果。

针刺疼痛的系统评价,最常见的提示是,不论是真针灸、假针刺、安慰剂针刺并无明显差异或临床差异微不足道或不易察觉。支持者还声称针刺对特定疾病的有效(如腕管综合征,药物成瘾,哮喘,卒中,RA);然而,在所有情况下,系统评价证据为阴性或方法学太差难以得到决定性的结果。

禁忌证及注意事项

可靠的数据并不常见的,甚至是不存在的,针刺的不良反应很可能被低估。一篇2012年针刺后不良反应的综述[1]指出以下几点:
- 针体留置(31%)
- 头晕(30%)
- 意识丧失或无反应(19%)
- 晕倒(4%)
- 针刺部分瘀伤或酸痛(2%)
- 气胸(1%)
- 其他不良反应(12%)

大多数(95%)损害微乎其微或没有损害。

如果操作正确,针刺是相当安全的,但技巧和认真程度操作者间各有不同;此外,还有一些消毒不标准。

[1] Wheway J, Agbabiaka TB, Ernst E. Patient safety incidents from acupuncture treatments: a review of reports to the National Patient Safety Agency[J]. Int J Risk Saf Med, 2012, 24(3):163-169.

磁体

能量疗法可以依靠静电磁场(由永磁体产生恒定场)或脉冲电磁场(由电磁铁产生的间歇磁场)。操作者将磁体置于身上或将身体受伤部位置于诱导电场中以达到减轻疼痛或强化治疗的目的。

证据和使用

虽然各种研究表明无效,磁体仍是对各种肌肉关节疾病的常用治疗,特别是缓解疼痛。

系统评价[1]发现静态磁疗对慢性疼痛并无益处,高质量的研究发现其对骨关节炎和RA也无益处。

脉冲电磁疗法的生物效应因为静态磁场的不同产生差异。初步证据表明,脉冲电磁疗法可缓解疼痛。使用脉冲电磁场来加速未愈合骨折的疗效是得到确认的。

[1] Pittler MH, Brown EM, Ernst E. Static magnets for reducing pain: systematic review and meta-analysis of randomized trials[J]. CMAJ, 2007, 177(7):736-742.

禁忌证及注意事项

可能的禁忌证包括孕妇(对胎儿影响不明)和植入心脏装置、胰岛素泵或贴片用药。

治疗性接触

治疗性接触,有时被称为按手疗法,是一种能量医学。它声称使用治疗师的治疗能量可以识别和修复失衡患者的生物场。一般治疗师不触碰患者,但用手在其身体上上下移动。治疗性接触用于减轻癌症患者的焦虑情绪,促进健康的感觉,但这些疗效未被大量研究。在美国,护士在ICU和医院其他场所进行这种治疗。

现有的证据并不支持治疗性接触操作者可以探测到人体生物场,或者说人体生物场甚至不存在。例如1998年的一项研究[1]发现治疗性接触操作者无法探测到生物场的存在。目前缺乏高质量的临床研究,现有的系统评价[2]也尚未找到足够的证据支持治疗性接触对于治疗其他疾病的疗效。

[1] Rosa L, Rosa E, Sarner L, Barrett S. A close look at therapeutic touch[J]. JAMA, 1998, 279(13):1005-1010。
[2] Hammerschlag R, Marx BL, Aickin M: Nontouch Biofield Therapy: A Systematic Review of Human Randomized Controlled Trials Reporting Use of Only Nonphysical Contact Treatment[J]. J Altern Complement Med, 2014。

灵气疗法

灵气,起源于日本,与治疗性触摸类似;操作者通过他们的双手将灵气传输到患者体内,促进愈合。操作者被认为具有特殊的愈合能力,可以进行疾病治疗。

缺乏高质量的灵气临床实验。初步证据好坏参半。灵气治疗纤维肌痛的双盲对照试验[1]没有发现益处。

[1] Assefi N, Bogart A, Goldberg J, et al. Reiki for the treatment of fibromyalgia: a randomized controlled trial[J]. J Altern Complement Med, 2008, 14(9):1115-1122。

374. 膳食补充剂

膳食补充剂是补充疗法和替代疗法中最常用的,主要因为它们随处可见,相对便利,且不需咨询专业医师就可购买。

FDA 对于膳食补充剂的管理与药物是不同的。FDA 仅对膳食补充剂质量控制和生产过程进行管理,而不对其活性成分或功效的标准提供保证。

1994 年颁布的膳食补充剂健康教育法案(Dietary Supplement Health And Education Act, DSHEA)将膳食补充剂定义为:

含有维生素、矿物质、草药或其他植物成分、氨基酸或者其他已知的食物成分(除外烟草)可作为正常膳食补充的任何产品,其形式可为丸剂、胶囊、片剂或液体。

此外,某些激素如脱氢异雄酮(DHEA,雄激素和雌激素)的前体和褪黑素,被认定为膳食补充剂而不是处方药。

标签 DSHEA 规定制造商必须在说明书上说明产品为正常膳食的补充,并且告知人体对营养剂的需求并未经过 FDA 的评价。说明书同时必须列出其中每种成分的名称、含量、总量,植物成分必须说明从何部位提取。制造商可以对产品的结构和功能(如有益于尿路健康)进行说明,但是不能在说明中提到或者暗示其产品可作为药物或者治疗手段(如治疗尿路感染)。截止日期也应包括在标准化产品标签。

对于安全性和有效性,大多数的人认为,使用膳食补充剂对健康是有益,而且对于治疗特定疾患是安全有效的,因为它们是天然的(如从动植物中提取而来),并且有些在传统医学几百年的使用中得到印证。然而目前 FDA 并不要求其制造商证明膳食补充剂的安全性和有效性(但是产品必须具有服用安全的历史)。大多补充剂并未经严谨的论证。其安全性和有效性的证据均来源于:

- 传统试用
- 体外实验
- 病例报告
- 动物研究

然而现今补充剂的制造商和经销商必须通过 MedWatch 系统向 FDA 报告严重的不良反应。一部分补充剂(如鱼油、软骨素/葡萄糖胺、圣约翰草)目前已被证明是安全的,可作为常规药物的有效补充。

随着越来越多的临床研究,膳食补充剂在安全性和有效性方面的证据正迅速增加。相关信息可在美国补充替代医学中心网页(nccam.nih.gov/research/clinicaltrials)上找到。

纯度和标准化 缺乏生产膳食补充剂的管理和政府监控法规,因此难以保证它们含有的成分在质和量上达到制造商宣称的水平。某些膳食补充剂可能含有一些说明书上未列出的成分,这些成分可能是无效甚至有害的(如天然毒素,细菌,杀虫剂,铅或其他重金属,未证实的染料);某些膳食补充剂的活性成分可能含量不一,尤其在用整棵的植物制造时。顾客存在摄入过少或者过多,甚至没有摄入活性成分的危险性。大多数植物产品是数种成分的混合物,其中哪种成分有效并不为人所知。

缺乏标准化意味着不同厂家生产的产品可能有所不同,相同厂家不同独立批次的产品亦可能存在质量差异。这些产品的差异使实施严格的临床试验,并比较不同检验结果的工作举步维艰。然而,有些产品可能已经标准化,在说明书中可能会包含其标准化设计。

在美国,新的膳食补充剂生产管理条例包括生产质量管理规范(Good Manufacturing Practices, GMP)。此规范对保持生产设备清洁、原材料纯度要求和无污染等标准进行了强化。GMP 还确保对成品恰当的说明,包装和储存。

其他的要点其他需要考虑的内容包括：
- 膳食补充剂对常规药物的替代使用
- 补充剂的稳定性（尤其是植物类）
- 毒性
- 与药物之间的相互作用等
- 导致错误诊断

相关的信息大多来自零星的药物相互作用的个案报道（表374-1）和一些文献。

表 374-1　一些可能的膳食补充剂-药物相互作用*

饮食补充剂	受影响的药物	相互作用
甘菊	巴比妥和其他镇静剂	可能会增强或延长镇静剂的作用，因为其挥发油具有添加剂作用
	铁剂	植物内的丹宁酸可减少铁的吸收
	华法林	可能会增加出血风险，因其含有的香豆素具有累加作用
紫锥菊	被细胞色素 P-450 酶代谢的潜在的具有肝毒性的药物（如胺碘酮、合成代谢类固醇、酮康唑、甲氨蝶呤）	如果服用超过 8 周，可能通过减慢这些药物的代谢而增加肝毒性
	免疫抑制药（如皮质激素、环孢素）	可能通过激活 T 细胞而减弱免疫抑制作用
麻黄属†	兴奋剂（如咖啡因，肾上腺素，苯丙醇胺，伪麻黄碱）	增强其他药物的兴奋作用，增加心律失常、心动过速及高血压的风险
	MAOI	可增强这些药物的作用，增加副作用发生的风险（如头痛，震颤，心律失常或心动过速、高血压）
小白菊	抗偏头痛药（如麦角胺，请参阅第 1754 页表 226-5）	可增加心率和血压，因其有正性血管收缩作用
	抗血小板药物	小白菊可抑制血小板聚集而增加出血风险
	铁剂	植物内的丹宁酸可减少铁的吸收
	NSAID	小白菊减低 NSAID 对预防和治疗偏头痛的功效
	华法林	可能会增加出血危险，因华法林可能具有累加作用
大蒜	降压药	可增强降压作用
	抗血小板药	可能会增加出血风险，因为大蒜会增强这些药物对血小板聚集和纤溶的抑制作用
	蛋白酶抑制剂（如沙奎那韦）	大蒜降低血蛋白酶抑制剂的血药浓度
	华法林	可增强华法林的抗凝效应而增加出血风险
生姜	抗血小板药	可增强抑制血小板聚集作用而增加出血的风险
	华法林	可增强华法林的抗凝作用而增加出血危险
银杏	抗惊厥药（如苯妥英）	可降低抗惊厥药的作用，因银杏制品中的杂质可降低抗惊厥药的作用
	MAOI（如反苯环丙胺）	可能增强这些药物的作用并增加副作用（如头痛，震颤，躁狂发作）发生的风险
	NSAID	可能增强对血小板聚集的抑制作用而增加出血风险
	华法林	可能通过增强华法林的抗凝作用而增加出血风险
人参	降糖药（如格列吡嗪）	可能增强这些药的效果而导致低血糖
	阿司匹林和其他 NSAID 类药物	可能增强对血小板聚集的抑制作用而增加出血风险
	皮质激素	因人参有抗炎作用而可能增强皮质激素的副作用
	地高辛	可能升高地高辛浓度
	雌激素	可能增加雌激素副作用
	MAOI	可致头痛、震颤和躁狂发作
	阿片类药物	可降低阿片类药物的功效
	华法林	可能通过增强华法林的抗凝作用而增加出血风险

续表

饮食补充剂	受影响的药物	相互作用
白毛茛	华法林和肝素	可能拮抗华法林和肝素的抗凝作用导致血栓栓塞
绿茶	华法林	能降低华法林的功效,增加血栓栓塞的风险
卡瓦酒	镇静剂(如巴比妥类、苯二氮䓬类)	可增强或延长镇静剂的作用
甘草(光果甘草)‡	抗心律失常药	可增加心律失常的风险,降低抗心律失常药物的疗效
	降压药	可增加水钠潴留,升高血压,降低降压药的疗效
	地高辛	可降低血钾水平,增加地高辛毒性
	利尿剂	能增强大部分利尿药排钾作用并干扰保钾利尿药(如螺内酯)的有效性
	MAOI	可增强这些药物的作用并增加副作用发生的风险(如头痛、震颤、躁狂发作)
水飞蓟	降糖药	可能增强这些药的效果而导致低血糖
	蛋白酶抑制剂(如茚地那韦、沙喹那韦)	可能会干扰代谢酶,降低茚地那韦浓度
锯叶棕	雌激素(如口服避孕药)	可增强这些药的作用
圣约翰草	环孢素	可能降低环孢素的血药浓度,增加器官移植排异的风险
	地高辛	可降低地高辛血药浓度,使其有效性降低,并可能导致危险的结果
	铁剂	可减少铁的吸收
	MAOI	可增强 MAOI 的作用,可能导致需要急诊处理的高血压
	非核苷类逆转录酶抑制剂	增加这些药物的代谢,降低其功效
	口服避孕药	增加这些药物地代谢,降低其功效
	光敏药物(如兰索拉唑、奥美拉唑、吡罗昔康、磺胺类抗生素)	可增加光敏
	蛋白酶抑制剂	可降低蛋白酶抑制剂的血药浓度,从而降低其功效
	SSRI(如氟西汀、帕罗西汀、舍曲林)	可能会增强这些药物的作用
	三环类抗抑郁药	可能会增强这些药物的作用
	华法林	可能降低血华法林血药浓度,增加血栓栓塞风险
缬草	镇静剂(如巴比妥类、苯二氮䓬类)	可增强镇静剂的作用

*使用膳食补充剂时需要谨慎,因为这些产品并非标准化,因此存在很大的差异,因为其相关的信息经常在变。许多发表研究的理论上并没有排除谨慎使用的需要。处方任何药物之前,医疗保健从业人员应该询问患者是否正在服用以及服用了哪些膳食补充剂。执业医师必须确定药物与患者摄取的膳食补充剂之间存在的任何潜在的药物间不良相互作用,继而决定合适的药物和剂量。

†美国禁售含有麻黄的膳食补充剂。

‡这种物质纯正,为天然甘草,而不是更多常见的人工添加甘草糖。

MAOI,单胺氧化酶抑制剂;NSAID,非甾体抗炎药;SSRI 类药物,选择性 5-羟色胺再摄取抑制剂。

虽然有这些问题,但许多患者不论是否有医生的指导还是强烈相信膳食补充剂的益处并且持续服用。患者可能不想透露,甚至故意隐瞒他们使用膳食补充剂的情况。因此,在门诊病史的询问中必须定期的直接问及过去和新近补充和替代疗法的情况,包括膳食补充剂的使用情况。很多医生喜欢在其临床实践中加入一些膳食补充剂,他们的理由包括已经证明的益处、愿意使用膳食补充剂的患者对其安全性的充分信任以及医生自己认为膳食补充剂安全有效的观念。

有关膳食补充剂使用最被关注的问题如下:

安慰剂效应可以模拟真实的疗效,特别是如果患者和/或医师坚信膳食补充剂有效果。

由安慰剂或以其他方式证实的膳食补充剂治疗反应,可能被误认为证据,证实了某些特定的但可能是错误的诊断。

对于患者提出对膳食补充剂安全性的咨询,我们现在能用于指导的数据极少。但是有些专家相信,与全球膳食补充剂使用的总量相比,膳食补充剂所引起的问题相对很少。其结果是,这些专家建议购买由著名制造商生产的膳食补充剂,许多建议购买德国制造的膳食补充剂,因为它们是按药物进行管理,因此监管比美国还严格。

下面我们介绍一些最受欢迎的、有效的或者在安全性上存在一些问题的补充剂。更多的信息在 NCCAM 网站

(www.nccam.nih.gov)上可看到。

> **更多信息**

膳食补充剂健康教育法案（Dietary Supplement Health And Education Act, DSHEA）MedWatch: The FDA Safety Information and Adverse Event Reporting Program National Institutes of Health National Center for Complementary and Integrative Health

黑升麻

黑升麻是一种植物的根状茎（地下茎），可以直接以粉末形式，或萃取成胶囊、液体形式服用。针对黑升麻中包含的某些三萜化合物，需要制订一定的质量标准。黑升麻不含有植物雌激素，因此并不具有传说中的雌激素样作用，但是它含有少量的抗炎化合物，包括水杨酸。

声明　黑升麻被认为对更年期症状（潮热、情绪不稳、心动过速和阴道干涩）、类风湿关节炎或骨关节炎关节痛有效。

证据　证据显示黑升麻对于更年期症状的缓解作用尚有争议[1]。尚无可靠的证据显示它对其他疾病和症状有效。

最近的综述包括16个随机对照试验，共2 027例女性口服黑升麻[平均剂量40mg。潮热频率在黑升麻和安慰剂之间没有显著差异（3项试验，393名妇女），绝经期症状评分在黑升麻和安慰剂之间也没有显著差异（4项，357名妇女）[1]。缺乏研究使用的标准化膳食补充剂产品，因此需要进行更多的研究以获得明确结论。

副作用　副作用较少见。主要有头痛和胃肠道不适。如果使用剂量太大可致头昏、出汗和低血压。

理论上，黑升麻在阿司匹林过敏者、肝病患者、激素敏感型癌症患者（如某些乳腺癌）、卒中或高血压患者中禁用。美国药典（USP）建议黑升麻产品标签需包含一个可能有肝脏毒性的警示声明[2]。

药物相互作用　极少临床证据显示黑升麻同其他药物有相互作用。然而，最近的体外研究表明，黑升麻可能抑制化疗药物他莫昔芬和伊立替康的生物转化或疗效[3]。

[1] Leach MJ, Moore V. Black cohosh (Cimicifuga spp.) for menopausal symptoms. Cochrane Database Syst Rev 9: CD007244, 2012。

[2] Lim TY, Considine A, Quaglia A, et al. Subacute liver failure secondary to black cohosh leading to liver transplantation. BMJ Case Rep, Published online: 5 July 2013. doi: 10.1136/bcr-2013-009325。

[3] Gorman GS, Coward L, Darby A, et al. Effects of herbal supplements on the bioactivation of chemotherapeutic agents[J]. J Pharm Pharmacol, 2013, 65(7): 1014-1025。

甘菊

干的甘菊花可以像茶一样饮用，亦可放入胶囊或局部使用其提取物。

声明　甘菊茶被认为可以减轻炎症和发热、有轻度地西泮和抗抑郁作用、可缓解胃痉挛和消化不良，以及促进胃溃疡的愈合。其提取物局部外敷被认为可缓解皮肤不适，其机制是精油中含有双酚成分以及黄酮类的芹菜素和木犀草素。

证据　支持甘菊使用的临床试验证据很有限。然而，在随机双盲对照试验中，给患有轻至中度焦虑的患者服用洋甘菊提取物口服胶囊的安慰剂对照试验（标准为1.2%，芹菜素）[1]表明甘菊可能有适度抗焦虑和抗抑郁活性[2]。

副作用　一般情况下洋甘菊是安全的；然而，也有过敏反应的报道，尤其是对菊科（如向日葵，豚草）植物和花粉过敏的人。典型症状包括流泪，打喷嚏，胃肠不适，皮炎和过敏反应。

药物相互作用　甘菊可能降低口服药物的吸收。甘菊也可能增加抗凝血剂和镇静剂（包括巴比妥酸盐和酒精）的效果，并降低铁剂的吸收。

[1] Amsterdam JD, Li Y, Soeller I, et al. A randomized, double-blind, placebo-controlled trial of oral Matricaria recutita (chamomile) extract therapy for generalized anxiety disorder[J]. J Clin Psychopharmacol, 2009, 29(4): 378-382。

[2] Amsterdam JD, Shults J, Soeller I, et al. Chamomile (Matricaria recutita) may provide antidepressant activity in anxious, depressed humans: an exploratory study[J]. Altern Ther Health Med, 2012, 18(5): 44-49。

硫酸软骨素

硫酸软骨素是一种黏多糖，是软骨的一种天然成分。它可从鲨鱼或牛软骨中提取，或人工合成，其组成有所不同。它通常与葡萄糖胺联合使用。

声明　硫酸软骨素被用于骨关节炎的治疗。科学证据显示单独服用硫酸软骨素没有作用。但是如果与氨基葡萄糖合用，可以缓解关节痛，提高关节活动性，当使用硫酸软骨素达6~24个月，可减少常规消炎药的剂量。长期疗效尚不清楚。

作用机制不详。使用剂量为口服600mg，每日1次至400mg，每日3次。

证据　硫酸软骨素功效研究的证据存在不一致。直到最近，只有少量的试验研究硫酸软骨素单独或联合氨基葡萄糖治疗骨关节炎。氨基葡萄糖/软骨素关节炎干预试验（GAIT）中，一项大样本，随机，双盲，安慰剂对照，多中心临床试验研究，使用氨基葡萄糖（500mg 口服，每日3次），硫酸软骨素（400mg 口服，每日3次）这两种药物来治疗膝关节骨性关节炎；治疗组患者疼痛没有减轻。然而，亚组分析表明其在中度至重度膝关节疼痛亚组患者中有效[1]。

一项荟萃分析也表明，硫酸软骨素的益处是有限的[2]。疗效不一的原因是由于几种食品级硫酸软骨素补充剂质量差,而明确纯度的医药级硫酸软骨素和寡糖序列软骨素是有效的,并可以用于治疗[3]。骨关节炎症状和病因的异同使得硫酸软骨素在临床使用困难。

副作用 未报道有严重副作用。最常见的副作用为胃痛、恶心和其他胃肠道症状。

药物相互作用 硫酸软骨素可影响华法林的抗凝作用[4]。

[1] Clegg DO, Reda DJ, Harris CL, et al. Glucosamine, chondroitin sulfate, and the two in combination for painful knee osteoarthritis[J]. N Engl J Med, 2006, 354(8): 795-808。

[2] Reichenbach S, Sterchi R, Scherer M, et al. Meta-analysis: chondroitin for osteoarthritis of the knee or hip[J]. Ann Intern Med, 2007, 146(8): 580-590。

[3] Hochberg M, Chevalier X, Henrotin Y, et al. Symptom and structure modification in osteoarthritis with pharmaceutical-grade chondroitin sulfate: what's the evidence?[J]. Curr Med Res Opin, 2013, 29(3): 259-267。

[4] Knudsen JF, Sokol GH. Potential glucosamine-warfarin interaction resulting in increased international normalized ratio: case report and review of the literature and MedWatch database[J]. Pharmacotherapy, 2008, 28(4): 540-548。

铬

铬是一种矿物质,可增强胰岛素的作用。营养来源包括胡萝卜、马铃薯、椰菜、全谷物和蜜糖。吡啶甲酸是一种色氨酸的副产物,在膳食补充剂中与铬配对,被认为可以帮助人体更有效的吸收铬。二异氰酸半胱氨酸铬是具有L-半胱氨酸和烟酸三价铬的一个较新的补充络合物。

声明 吡啶甲酸铬据称可以帮助减轻体重,改善肌肉,减少体脂,降低胆固醇和甘油三酯水平,增强胰岛功能。虽然铬缺乏可影响胰岛素的作用,但极少有证据显示补充铬对糖尿病患者有益。亦无证据表明补充铬对改善身体成分和血脂水平有益。

证据 补充铬的作用是有争议的,且临床结果也不一致。2002年的荟萃分析评估20项随机临床试验,其结果表明铬对非糖尿病患者血糖或胰岛素水平无效;在糖尿病患者中尚无定论[1]。然而,2013年一篇荟萃分析20项独立数据的随机临床试验表明,超重或肥胖的人群补充后体重可显著降低[2]。作者推测,比较差异不大,尚不能确定其临床相关性,提示进一步长期研究的必要性。

随机对照临床试验对确定铬是否可以影响糖尿病,脂质代谢,或体重减轻是必要的。这些研究应当控制或调整铬基线水平,以及铬制剂的形式,同时被研究的高危人群的食物摄取应严格监测。

副作用 若干研究已经表明,每日剂量高达1 000mg铬是安全的。有些证据提示吡啶甲酸铬可损伤染色体,可能导致癌症。然而,没有临床研究显示其关联性。有些形式的铬可能与消化道刺激和溃疡有关。有肝肾功能受损的个案病例报告,因此,肝肾疾病患者应避免补充铬。此外,补充铬会干扰铁的吸收。

药物相互作用 无据可查。

[1] Althuis MD, Jordan NE, Ludington EA, et al. Glucose and insulin responses to dietary chromium supplements: a meta-analysis[J]. Am J Clin Nutr, 2002, 76(1): 148-155。

[2] Onakpoya I, Posadzki P, Ernst E. Chromium supplementation in overweight and obesity: a systematic review and meta-analysis of randomized clinical trials[J]. Obes Rev, 2013, 14(6): 496-507。

辅酶Q10

辅酶Q10是一种抗氧化剂,人体可自己合成,是线粒体ATP形成过程中的辅酶。老年人及慢性病患者如心脏病,癌症,帕金森病,糖尿病,HIV/AIDS和肌萎缩症患者中辅酶Q10水平较低。但辅酶Q10低水平同这些疾病是否相关尚不明确。辅酶Q10丰富的膳食来源是肉、鱼和植物油。大多数试验建议100至300mg/d(如100mg,每日3次)之间的补充剂量范围。

声明 辅酶Q10因其抗氧化作用和在能量代谢中的功能而被认为是有益的。特殊的作用包括刺激免疫而产生的抗癌效应、在糖尿病患者中减少胰岛素的需求、减缓帕金森病的进程、在心衰治疗中的疗效以及对蒽环类药物心脏毒性的保护作用。最突出是可能有助于改善心脑血管疾病的内皮细胞功能障碍。虽然一些初步的研究提示辅酶Q10可能对治疗这些疾病有效,但结果尚不明确,需要更多的实验来验证。

证据 2012年荟萃分析评估5个随机对照试验,共194例,发现显著提升血管内皮功能,如血流介导的外周动脉扩张[1]。

一项2013年基于随机对照试验的荟萃分析表明,辅酶Q10可以改善患者的心脏衰竭功能状态[2]。然而,这个荟萃分析所包括的试验样本小,治疗时间短。

2014年420例心脏衰竭患者的随机对照多中心研究表明,口服辅酶Q10每日3次,每次100mg作为辅助治疗很安全,有助于缓解症状,降低主要心血管事件发生[3]。在这些荟萃分析,辅酶Q10的剂量和血液中的水平未标准化,因此有局限性。

副作用 偶有胃肠道(腹痛、恶心和呕吐)和中枢神经系统症状(头昏、畏光、易激惹和头痛)的个案报道。其他副作用包括瘙痒、皮疹、疲劳、流感样症状。

药物相互作用 辅酶Q10可能降低对华法林的反应。

[1] Gao L, Mao Q, Cao J, et al. Effects of coenzyme Q10 on vascular endothelial function in humans: a meta-analysis of randomized controlled trials[J]. Atherosclerosis, 2012, 221(2): 311-316。

[2] Fotino AD, Thompson-Paul AM, Bazzano LA. Effect of coenzyme Q10 supplementation on heart failure: a meta-anal-

ysis[J]. Am J Clin Nutr,2013,97(2):268-275。
[3] Mortensen SA,Rosenfeldt F,Kumar A,et al. The effect of coenzyme Q10 on morbidity and mortality in chronic heart failure results from Q-SYMBIO:a randomized double-blind trial[J]. JACC Heart Fail,2014,2(6):641-649. DOI:10.1016/j.jchf.2014.06.008。

蔓越莓

蔓越莓是一种水果,可以整个食用也可制成果冻和果汁等食物产品。

声明 人们需要经常食用蔓越莓来预防或减轻尿路感染的症状。然而蔓越莓对尿路感染的预防作用并未得到证实。未经加工的天然蔓越莓汁所含花青素可预防大肠埃希菌附着于尿道壁。

有些人利用蔓越莓汁降体温和治疗某些癌症,但没有科学证据显示这些用途有效。

证据 1966年第一项发表的临床试验,评估了蔓越莓汁预防尿路感染的积极作用,未设对照[1]。自那时以来,完成了无数的临床试验,在不同群体,不同的临床情况以及不同剂量,时间和补充的形式,如果汁或提取物胶囊/片。

大多数证据表明,蔓越莓果汁或提取物对预防尿路感染复发有一些显著性的作用,并超过12个月。但这种补充不能对治疗尿路感染起作用[2,3]。然而,在2012年Cochrane综述了24项(4 473人参与)的研究对补充效果提出质疑,提示补充后尿感有减少的趋势,但缺乏统计学显著性差异[4]。蔓越莓产品的标准化可能有助于澄清事实,并解决异议。研究女性尿道的生理差异性和适当的卫生也可能解释不同的反应。

副作用 副作用未知。然而大部分蔓越莓汁使用高糖来抵消它的酸味,糖尿病患者不应食用人为加糖的蔓越莓汁。由于蔓越莓增加了尿液的酸度,它可促进结石的形成。

药物相互作用 蔓越莓产品可增强华法林的作用。

[1] Papas PN,Brusch CA,Ceresia GC. Cranberry juice in the treatment of urinary tract infections[J]. Southwest Med,1966,47(1):17-20。
[2] Jepson RG,Craig JC. A systematic review of the evidence for cranberries and blueberries in UTI prevention[J]. Mol Nutr Food Res,2007,51(6):738-745。
[3] Stothers L. A randomized trial to evaluate effectiveness and cost effectiveness of naturopathic cranberry products as prophylaxis against urinary tract infection in women[J]. Can J Urol,2002,9(3):1558-1562。
[4] Jepson RG,Williams G,Craig JC. Cranberries for preventing urinary tract infections. Cochrane Database Syst Rev 10:CD001321,2012。

肌酸

磷酸肌酸是一种储存于肌肉中的化合物;它能给ADP提供磷酸盐,因此可以迅速补充肌肉无氧收缩过程中需要的ATP。它由精氨酸、甘氨酸和蛋氨酸在肝脏内生合成。食物来源是牛奶、牛排和部分鱼类。

声明 据说肌酸可以增加体力和运动表现,减轻疲劳。

证据 有证据证明肌酸可以提高短期暴发性运动(如短跑、举重)成绩。它已被证明在肌肉磷酸化酶缺乏[糖原贮积病V型(麦卡德尔疾病)]时的治疗作用,并逆转脉络膜和视网膜萎缩;早期的数据也表明对帕金森病和肌萎缩性侧索硬化的作用。

众多临床试验已经证明,肌酸耐受性佳,并且可以增加肌肉质量。该效果可以在正常健康人以及在肌肉疾病患者的辅助治疗中起作用,并帮助改善骨关节炎患者身体机能和生活质量[1-3]。

副作用 肌酸可能因为增加了肌肉体积而导致增重。还可以引起假性血清肌酐增高。轻微的消化道症状、脱水、电解质紊乱和肌肉抽搐也偶见报道。

药物相互作用 无据可查。

[1] Kley RA,Vorgerd M,Tarnopolsky MA. Creatine for treating muscle disorders. Cochrane Database Syst Rev(1):CD004760,2007。
[2] Branch JD. Effect of creatine supplementation on body composition and performance:a meta-analysis[J]. Int J Sport Nutr Exerc Metab,2003,13(2):198-226。
[3] Neves MJr,Gualano B,Roschel H,et al. Beneficial effect of creatine supplementation in knee osteoarthritis[J]. Med Sci Sports Exerc,2011,43(8):1538-1543。

脱氢表雄酮

脱氢表雄酮(dehydroepiandrosterone,DHEA)是肾上腺分泌的一种类固醇,是雌激素和雄激素的一个前体。在人体的作用与睾酮类似。DHEA也可由野生墨西哥山芋中含有的前体合成,这种形式是最常见的。但是,不建议补充野生山药,因机体无法将前体转化为脱氢表雄酮。

声明 据说DHEA补充剂可以提高情绪、精力、自我感觉和应激情况下的工作能力。它们亦被认为可提高运动成绩、刺激免疫系统、加深夜间睡眠、降低胆固醇水平、减少体脂、锻炼肌肉、延缓衰老、提高阿尔兹海默患者的大脑功能、增加性欲、减少系统性红斑狼疮的症状。

证据 DHEA的医学作用尚无充分证据支持,此外,DHEA被分类为众多职业体育组织禁止的"激素原"。

DHEA水平随着年龄的增长自然降低,因此人们转向补充DHEA作为一种可能与年龄有关的疾病的解决方案。结果既有积极的一面,也有消极的一面。更深入的研究是必要的,不仅关于衰老,也关乎有临床状况。

2013荟萃分析表明,1 353名老年男性数据显示,DHEA补充与脂肪量减少有关;然而,许多其他临床参数,包括脂质和血糖代谢,骨骼健康,性功能,或生活质量并没有影响[1]。在肾上腺皮质功能不全妇女进行类似的分析,并指出补充DHEA可能改善生活质量和抑郁症状,而对焦虑和性功能没有影响[2]。

副作用 副作用未知。理论上它可引起男性乳房女性化、女性多毛症、痤疮、刺激前列腺癌和乳腺癌。有一例躁狂症和一例癫痫的报道。

药物相互作用 无据可查。

[1] Corona G, Rastrelli G, Giagulli V, et al. Dehydroepiandrosterone supplementation in elderly men: a meta-analysis study of placebo controlled trials[J]. J Clin Endocrinol Metab, 2013, 98(9): 3615-3626。

[2] Alkatib AA, Cosma M, Elamin MB, et al. A systematic review and meta-analysis of randomized placebo-controlled trials of DHEA treatment effects on quality of life in women with adrenal insufficiency[J]. J Clin Endocrinol Metab, 2009, 94(10): 3676-3781。

紫锥菊

紫锥菊,一种北美产的野花,含有一系列生物活性物质。

声明 紫锥菊据说可启动免疫系统。在感冒初期服用紫锥菊可缩短感冒症状的病程。设计良好的试验并未证明这一点。

局部使用的制剂被用于促进伤口愈合。

证据 紫锥菊对普通感冒的预防和/或治疗作用的研究是不一致的。不一致最大的因素是植物制剂(包括不同的植物部分和种类)和最终的补充组合物的可变性。根据2006年Cochrane评价所述植物的地上部分可能是早期治疗感冒的有效组分;同时,紫锥菊的其他准制剂可能有预防感冒的作用[1]。然而,更细致的随机对照试验是必要的。

副作用 大多数的副作用是轻微和一过性的;包括头昏、疲乏、头痛和消化道症状。其他的副作用尚未知。理论上,其使用的禁忌证包括自身免疫障碍、多发性硬化、AIDS、结核和器官移植,因为它可能刺激T细胞活动。紫锥菊可抑制细胞色素P-450酶中的部分而刺激其他一些部分,因此它可能与通过同样代谢通路的药物(如合成代谢类固醇、唑类抗真菌药、甲氨蝶呤)具有潜在的相互作用。过敏患者对豚草、菊花、万寿菊、雏菊,或相关的过敏原都是可能的发生过敏反应。

药物相互作用 紫锥菊可抑制细胞色素P-450酶中的部分而刺激其他一些部分,因此它可能与通过同样代谢通路的药物(如合成代谢类固醇、唑类抗真菌药、甲氨蝶呤)具有潜在的相互作用。

[1] Linde K, Barrett B, Wölkart K, et al. Echinacea for preventing and treating the common cold. Cochrane Database Syst Rev(1): CD000530, 2006。

小白菊

小白菊是一种多年生的灌木。晒干的叶子可制成胶囊、片剂和提取液。小白菊内酯和糖苷被认为是传说中的抗炎作用和对平滑肌的松弛作用的有效成分。

声明 小白菊被认为对防治偏头痛有效,对痛经、哮喘和关节炎有效。在体外,小白菊可以抑制血小板聚集[1]。

证据 3~5个涉及良好的研究表明用小白菊治疗对偏头痛有效果[2-4],但2个规模更大、更好的设计研究结果却是无效的[5,6]。研究结果的差异可能与小白菊配方及剂量不同。对于菊科植物治疗类风湿性关节炎的评估却很少。一项研究表明,口服小白菊对风湿性关节炎无有益作用[7]。

副作用 可有口腔溃疡、接触性皮炎、味觉障碍和轻微的消化道症状。突然停用可能加重偏头痛并导致神经过敏和失眠。小白菊禁用于孕妇,因为它可能会导致子宫收缩。

药物相互作用 从理论上讲,小白菊在服用其他抗偏头痛药、铁剂、NSAID类药物、抗血小板药物或华法林的患者中禁用。

[1] Groenewegen WA, Heptinstall S. A comparison of the effects of an extract of feverfew and parthenolide, a component of feverfew, on human platelet activity in-vitro[J]. J Pharm Pharmacol, 1990, 42: 553-557。

[2] Johnson ES, Kadam NP, Hylands DM, et al. Efficacy of feverfew as prophylactic treatment of migraine[J]. Br Med J (Clin Res Ed), 1985, 291: 569-573。

[3] Murphy JJ, Heptinstall S, Mitchell JR. Randomised, double-blind, placebo-controlled trial of feverfew in migraine prevention[J]. Lancet, 1988, 2: 189-192。

[4] Palevitch D, Earon G, Carasso R. Feverfew (Tanacetum parthenium) as aprophylactic treatment for migraine—a double-blind, placebo-controlled study[J]. Phytotherapy Res, 1997, 11: 508-511。

[5] Pfaffenrath V, Diener HC, Fischer M, et al. The efficacy and safety of Tanacetum parthenium (feverfew) in migraine prophylaxis—a double-blind, multicentre, randomized placebo-controlled dose-response study[J]. Cephalalgia, 2002, 22: 523-532。

[6] de Weerdt GJ, Bootsman HPR, Hendriks H. de Herbal medicines in migraine prevention. Randomized double-blind, placebo-controlled, crossover trial of afeverfew preparation[J]. Phytomedicine, 1996, 3: 225-230。

[7] Pattrick M, Heptinstall S, Doherty M. Feverfew in rheumatoid arthritis: a double-blind, placebo-controlled study[J]. Ann Rheum Dis, 1989, 48: 547-549。

鱼油

鱼油可以直接榨取或者浓缩后放入胶囊中,或可从食用鱼类获取。其活性成分为omega-3脂肪酸[二十碳五烯酸(EPA)和二十二碳六烯酸(DHA)]。最近,基因工程酵母菌株可以自然产生大量的这种油,从而提供了另一个来源[1]。西方饮食中omega-3脂肪酸通常较低(ω-3脂肪酸的其他非鱼类食物来源是核桃和亚麻籽油)。

声明 鱼油被用于预防及治疗动脉粥样硬化心血管疾

病,尤其通过降低甘油三酸酯发挥作用。其机制可能是多方面的,但是目前未知。鱼油在初级预防动脉粥样硬化心血管疾病、降低胆固醇水平、治疗类风湿性关节炎、降低血压和预防环孢素肾毒性的益处尚不明确。

证据 强有力的科学证据表明,接受常规药物治疗冠心病的患者,每日服用800~1 500mg的EPA/DHA(EPA及DHA合用)可降低心肌梗死和心律不齐所致死亡的风险[2]。

EPA/DHA以剂量相关方式也降低甘油三酯(如服用EPA/DHA为4g/d,可降低甘油三酯25%~40%)水平并略微降低血压(服用EPA/DHA 3g/d,血压下降2~4mmHg)。

副作用 可能发生嗳气、恶心和腹泻。每日使用EPA/DHA大于3g时,出血的危险性增加。汞污染相关的副作用在实验室中尚未得到证实。虽然如此,因为有潜在汞污染的危险,孕期和哺乳期妇女不应服用从鱼油中提取的ω-3脂肪酸补充剂,同时还应限制此类食物和鱼的摄入。

药物相互作用 患者服用抗高血压药物时禁忌鱼油,因为它可能会降低过多血压。鱼油摄入可能会增加华法林的抗凝作用,因此患者服用华法林应避免服用鱼油[3]。

[1] Xue Z, Sharpe PL, Hong SP, et al. Production of omega-3 eicosapentaenoic acid by metabolic engineering of Yarrowia lipolytica[J]. Nat Biotechnol,2013,31(8):734-740。

[2] Agency for Healthcare Research and Quality. Effects of Omega-3 Fatty Acids on Lipids and Glycemic Control in Type II Diabetes and the Metabolic Syndrome and on Inflammatory Bowel Disease, Rheumatoid Arthritis, Renal Disease, Systemic Lupus Erythematosus, and Osteoporosis. AHRQ Publication No. 04-E012-1;2004。

[3] Buckley MS, Goff AD, Knapp WE. Fish oil interaction with warfarin[J]. Ann Pharmacother,2004,38(1):50-52。

大蒜

大蒜(葱属)球茎被提取并制成片剂,粉剂和油剂的形式;主要的活性成分是蒜素或S-烯丙基半胱氨酸,一种氨基酸副产物。大蒜也可生吃或煮熟后食用。由于大蒜有效成分是挥发性的,在碾碎的过程中会被破坏,所以各种形式的大蒜中活性成分的量差别很大。补充剂最好由活性化合物的量为标准。陈蒜提取物(AGE),用至少20个月的大蒜提取制成,具有比大多数形式的大蒜更稳定的活性化合物。服用这种形式的大蒜补充剂明显对身体具有最大的益处和最少的副作用。

声明 大蒜据说对于一些心脏病危险因素有较好的效果,包括降低血压、血脂和血糖水平。在体外试验中,大蒜可以抑制血小板聚集。同时,大蒜被认为对喉癌、胃癌、结直肠癌和子宫内膜癌以及腺瘤性结直肠息肉具有一定的预防作用。

证据 补充大蒜的有力证据,特别是降血压。一项双盲、随机、安慰剂对照、剂量反应试验对79名患有未控制的收缩期高血压的患者进行为期12周的补充AGE疗效观察评估。研究表明,每日补充分别含有0.6、1.2和2.4mg的S-烯丙基半胱氨酸的240、480和960mg AGE与服用安慰剂相比能显著降低平均收缩压[1]。

服用大蒜补充剂的降脂作用的结果相当不一致。一个2012年基于26个随机,双盲、安慰剂对照试验的荟萃分析表明,大蒜补充剂优于安慰剂可以降低血清总胆固醇(TC)和甘油三酯(TG)水平。作者认为,大蒜补充剂能降低血清总胆固醇和甘油三酯水平,同时大蒜治疗对有益于存在心血管疾病风险的患者[2]。

无论是摄入大蒜或服用大蒜补充剂的科学证据均表明对抵抗癌症或葡萄糖调节作用有限或根本没有预防作用。一个有关评估大肠癌的发病与大蒜摄入之间关系的前瞻性队列研究并没有发现任何预防作用[3]。有关于大蒜补充剂和血糖调节的评估研究是很有限的,因为没有人类安慰剂对照试验。

体外研究表明大剂量食用大蒜具有普遍的抗菌效果[4]。

这些研究中的大部分缺乏关于补充剂和/或补充剂活性成分含量的具体描述,这部分内容对不同的结果有影响。

副作用 可能会出现呼吸和身体异味及恶心;大剂量可能导致口、食管和胃的烧灼感。

药物相互作用 理论上,易出血或服用降压药、抗血小板药或华法林的患者,应禁止服用大蒜。大蒜可以降低血清沙奎那维的水平。

[1] Ried K, Frank OR, Stocks NP. Aged garlic extract reduces blood pressure in hypertensives:a dose-response trial[J]. Eur J Clin Nutr,2013,67(1):64-70。

[2] Zeng T, Guo FF, Zhang CL, et al. A meta-analysis of randomized, double-blind, placebo-controlled trials for the effects of garlic on serum lipid profiles[J]. J Sci Food Agric,2012,92(9):1892-1902。

[3] Meng S, Zhang X, Giovannucci EL, et al. No association between garlic intake and risk of colorectal cancer[J]. Cancer Epidemiol,2013,37(2):152-155。

[4] Filocamo A, Nueno-Palop C, Bisignano C, et al. Effect of garlic powder on the growth of commensal bacteria from the gastrointestinal tract[J]. Phytomedicine,2012,19(8-9):707-711。

生姜

生姜根(姜)被提取并制成片剂也可新鲜食用,晒干,或者榨成果汁或油。活性成分包括姜辣素(这赋予生姜味道和气味)及姜烯酚。

声明 生姜被认为是一种有效的止吐剂和止恶心剂,尤其对于因晕车和妊娠引起的恶心,而且可以缓解肠绞痛。生姜也被用做抗炎剂和止痛剂。

证据 生姜在体外可能同时还具有抗菌作用和抗血小板作用,但是各种数据往往不一致。

荟萃分析表明生姜能够改善控制术后[1]及与妊娠有关[2]的恶心和呕吐,但是对于化疗引起的[3]恶心和呕吐并无改善作用。

姜的抗炎和镇痛作用没有较多的数据支持。然而,一个关于8个试验(481人)的综述表明了生姜具有潜在的抗炎作用,这可以减少在某些条件下的疼痛,例如骨关节炎[4]。

副作用 生姜通常没有害处,虽然个别人食用时会有烧灼感或出现恶心、消化不良和味觉障碍。

药物相互作用 理论上来说,有易出血或服用抗血小板药、华法林者禁用生姜。

[1] Chaiyakunapruk N, Kitikannakorn N, Nathisuwan S, et al. The efficacy of ginger for the prevention of postoperative nausea and vomiting: a meta-analysis[J]. Am J Obstet Gynecol, 2006, 194(1): 95-99。

[2] Matthews A, Dowswell T, Haas DM, et al. Interventions for nausea and vomiting in early pregnancy. Cochrane Database Syst Rev(9): CD007575, 2010。

[3] Lee J, Oh H. Ginger as an antiemetic modality for chemotherapy-induced nausea and vomiting: a systematic review and meta-analysis[J]. Oncol Nurs Forum, 2013, 40(2): 163-170。

[4] Terry R, Posadzki P, Watson LK, et al. The use of ginger (Zingiber officinale) for the treatment of pain: a systematic review of clinical trials[J]. Pain Med, 2011, 12(12): 1808-1818。

银杏

银杏(泛指银杏属)从银杏树(因其是该种属仅存的品种而在美国作为观赏植物被广泛种植)的树叶中制备。萜类、银杏内酯和类黄酮是其可能的活性成分。

银杏树的果实有臭味,不适用于制作银杏产品,人体接触到雌银杏树下的果肉,可引起严重的皮肤炎症(皮炎)。生的果实种子具有毒性并可引起癫痫,大剂量可致死。在亚洲,银杏种子经烹调后可食用,在美国的亚洲食物店中也有售。因为种子并不含有银杏内酯和类黄酮,所以它没有治疗作用。

声明 银杏树叶制品可改善跛行症状,虽然锻炼和西洛他唑可能更有效。服用银杏的患者由于缓解行走时的疼痛,行走距离有所增加。

长期以来,银杏被用于治疗痴呆患者,还被用来缓解记忆力减退、耳鸣、老年性黄斑变性和高原反应。银杏可预防免疫抑制剂环孢素所致的肾脏损害。

证据 银杏被认为是一个血管活性剂。根据2013年Cochrane系统评价,虽然间歇性跛行患者服用银杏叶制品也许能够比安慰剂治疗的患者走更远,但是这样的作用是相当小的。这项研究包括14项试验,共739人参加,其中11个试验(477人参加)将银杏叶和安慰剂进行了比较[1]。

较早的研究结果显示,银杏能暂时性地稳定轻中度智障患者的精神和社会适应能力。然而,最近的大型临床试验表明,银杏补充剂(EGB 761)并没有延缓老年人痴呆和阿尔茨海默病的发生和发展[2-4]。很明显,有必要对于临床使用该补充剂治疗痴呆进行进一步的研究。

2013年Cochrane评价[5]有2个研究表明银杏在减缓年龄相关性黄斑变性进展中的潜在作用。这两项研究均对一个标准的银杏提取物和安慰剂进行了比较,其中119人使用了6个月的补充剂。未来长时间大规模的试验对于声明的提出是必要的。

一些小的临床试验表明银杏可能有助于缓解耳鸣[6]防止部分患者高原反应[7,8];然而,效果有些不一致且银杏提取物的来源和组成可能对功效有影响。

副作用 可能发生恶心、消化不良、头痛、眩晕和心悸。

药物相互作用 银杏可能与阿司匹林、其他NSAID类药物和华法林有配伍禁忌作用,并可能降低抗惊厥药的功效。

[1] Nicola·SP, Kruidenier LM, Bendermacher BL, et al. Ginkgo biloba for intermittent claudication. Cochrane Database Syst Rev 6: CD006888, 2013。

[2] Vellas B, Coley N, Ousset PJ, et al; GuidAge Study Group. Long-term use of standardised Ginkgo biloba extract for the prevention of Alzheimer's disease(GuidAge): a randomised placebo-controlled trial[J]. Lancet Neurol, 2012, 11(10): 851-859。

[3] Snitz BE, O'Meara ES, Carlson MC, et al; Ginkgo Evaluation of Memory(GEM) Study Investigators. Ginkgo biloba for preventing cognitive decline in older adults: a randomized trial[J]. JAMA, 2009, 302(24): 2663-2670。

[4] DeKosky ST, Williamson JD, Fitzpatrick AL, et al; Ginkgo Evaluation of Memory(GEM) Study Investigators. Ginkgo biloba for prevention of dementia: a randomized controlled trial[J]. JAMA, 2008, 300(19): 2253-2262。

[5] Evans JR. Ginkgo biloba extract for age-related macular degeneration. Cochrane Database Syst Rev 31; 1: CD001775, 2013。

[6] von Boetticher A. Ginkgo biloba extract in the treatment of tinnitus: a systematic review[J]. Neuropsychiatr Dis Treat, 2011, 7: 441-447。

[7] Moraga FA, Flores A, Serra J, et al. Ginkgo biloba decreases acute mountain sickness in people ascending to high altitude at Ollagüe(3696m) in northern Chile[J]. Wilderness Environ Med, 2007, 18(4): 251-257。

[8] Leadbetter G, Keyes LE, Maakestad KM, et al. Ginkgo biloba does—and does not—prevent acute mountain sickness[J]. Wilderness Environ Med, 2009, 20(1): 66-71。

人参

人参是一类植物。用做膳食补充剂的人参来自美洲人参（西洋参）或者亚洲人参（人参）。西伯利亚参（刺五加）是不同的品种，不含有前两种参中含有的活性成分。

人参可以直接服用，也可以晒干、榨汁、制成溶液、胶囊、片剂、苏打水和茶，或者用作化妆品。西洋参有效成分是人参皂甙（皂苷类）。在亚洲人参有效成分人参皂甙是（三萜苷）。

由于许多人参制品中仅含有少量或几乎检测不到的活性成分。极少数情况下，一些产自亚洲的人参制品有意地掺入可引起呕吐的曼陀罗根或加入某些药物如苯基丁氮酮或氨基比林。这些药物由于有显著的副作用在美国市场已被禁售。

声明 人参被认为可以增强体力（包括性能力）和脑力，还有调适效果（如提高精力，抵御压力和衰老引起的不良影响）。其他的作用包括降低血浆葡萄糖水平；提高高密度脂蛋白（HDL）、血红蛋白和总蛋白水平；激活免疫系统；并具有抗癌、强心、内分泌中枢神经系统和雌激素效应。另一种说法是可能对免疫功能有益的影响。

证据 人参的研究都被限制，例如通过减少样本规模和研究数量。这样的研究表明：
- 免疫功能的增强[1]
- 抗癌效果[2]
- 降低血糖水平[3]
- 提高认知功能[3-5]

一项加拿大进行的研究结果显示，西洋参的多糖提取物具有预防感冒的功效[6]。一项2010年Cochrane评估，对9个随机、双盲、安慰剂对照试验中使用人参补充剂对改善健康参与者（8个试验）和那些年龄相关记忆力衰退者（1个试验）认知功能改善功效和副作用进行评估[5]。分析发现使用人参无严重不良事件，但对健康受试者或诊断为老年痴呆症的人增强认知功能没有令人信服的证据。

需要大规模的试验以评估人参的有效性。另外，对补充剂中的化合物进一步评价是必要的，以确定起到有益效果的成分。没有证据支持与人参相关的其他保健功能。

副作用 可出现焦虑和兴奋，经过最初的数天就会减退。可能引起注意力减退，异常的血糖降低（导致低血糖）。因为人参有雌激素样作用，孕期和哺乳期妇女不能服用人参，儿童也不能服用。偶尔还有更严重的副作用的报道，如哮喘发作、血压升高、心悸、绝经后妇女阴道流血等。很多人不喜欢人参的味道。

药物相互作用 人参与降糖药物、阿司匹林、其他NSAID类药物、皮质激素、地高辛、雌激素、单胺氧化酶抑制剂和华法林发生相互干扰作用。

[1] Assinewe VA, Amason JT, Aubry A, et al. Extractable polysaccharides of Panax quinquefolius L. (North American ginseng) root stimulate TNF-alpha production by alveolar macrophages[J]. Phytomedicine, 2002, 9(5):398-404.

[2] Yun TK. Experimental and epidemiological evidence on non-organ specific cancer preventive effect of Korean ginseng and identification of active compounds[J]. Mutat Res, 2003, 523-524:63-74.

[3] Reay JL, Kennedy DO, Scholey AB. Single doses of Panax ginseng(G115) reduce blood glucose levels and improve cognitive performance during sustained mental activity[J]. J Psychopharmacol, 2005, 19(4):357-365.

[4] Kim J, Chung SY, Park S, et al. Enhancing effect of HT008-1 on cognitive function and quality of life in cognitively declined healthy adults: a randomized, double-blind, placebo-controlled, trial[J]. Pharmacol Biochem Behav, 2008, 90(4):517-524.

[5] Geng J, Dong J, Ni H, et al. Ginseng for cognition. Cochrane Database Syst Rev(12):CD007769, 2010.

[6] Predy GN, Goel V, Lovlin R, et al. Efficacy of an extract of North American ginseng containing poly-furanosyl-pyranosyl-saccharides for preventing upper respiratory tract infections: a randomized controlled trial[J]. CMAJ, 2005, 173(9):1043-1048.

葡萄糖胺

葡萄糖胺是多种软骨成分的一种前体。它从壳质（在蟹、贝、虾壳中）萃取得到，制成片剂或胶囊，常以硫酸盐葡萄糖胺形式存在，但有时也以盐酸葡萄糖胺形式存在。人们正在努力寻找替代生物可再生资源，包括代谢工程真菌和大肠埃希菌E. coli[1]。葡萄糖胺通常与硫酸软骨素一起使用

声明 葡萄糖胺被认为可缓解由于骨关节炎引起的疼痛，可能有镇痛和改善疾病的效果。机制未明。硫酸葡萄糖胺的作用机制可能与硫酸盐成分引起的黏多糖合成增加有关。各种形式的葡萄糖胺的口服剂量是500mg，每日3次。

证据 Rotta研究实验室的实验数据葡萄糖胺用于治疗膝盖的轻中度的骨关节炎时至少服用6个月以上[2,3]。其他疾病使用方案仍需要严格的评估。硫酸葡萄糖胺对治疗更严重的膝盖及其他部位的关节炎没有明确的作用。葡萄糖胺/软骨素关节炎干预试验（GAIT）是一项随机、双盲、安慰剂对照、多中心临床试验，对1 583名膝盖有骨关节炎症状的患者进行研究后发现，单独或合并使用硫酸软骨素（400mg，每日3次），葡萄糖胺（500mg，每日3次）在所有患者组并无有效地减轻疼痛。然而，一项探索性分析发葡萄糖胺对联合治疗的中重度膝关节疼痛的患者具有缓解疼痛的作用[4]。

最近的一项随机对照试验对葡萄糖胺在慢性腰部疼痛的作用进行评估后认为数据不足以证明或排除氨基葡萄糖的益处[5]。

副作用 可有过敏（甲壳类动物过敏者服用从甲壳类动物中萃取的产品）、消化不良、疲乏、失眠、头痛、畏光和指

甲改变。由于单独服用葡萄糖胺或同时服用硫酸软骨素可能存在肝毒性,因此有慢性肝病的患者应尽量避免使用葡萄糖胺[6]。

药物相互作用　副作用尚不明确。

[1] Liu L, Liu Y, Shin HD, et al. Microbial production of glucosamine and N-acetylglucosamine: advances and perspectives [J]. Appl Microbiol Biotechnol, 2013, 97 (14): 6149-6158。

[2] Wu D, Huang Y, Gu Y, et al. Efficacies of different preparations of glucosamine for the treatment of osteoarthritis: a meta-analysis of randomised, double-blind, placebo-controlled trials[J]. Int J Clin Pract, 2013, 67(6): 585-594。

[3] Towheed TE, Maxwell L, Anastassiades TP, et al. Glucosamine therapy for treating osteoarthritis. Cochrane Database Syst Rev(2): CD002946, 2005。

[4] Clegg DO, Reda DJ, Harris CL, et al. Glucosamine, chondroitin sulfate, and the two in combination for painful knee osteoarthritis [J]. N Engl J Med, 2006, 354(8): 795-808。

[5] Sodha R, Sivanadarajah N, Alam M. The use of glucosamine for chronic low back pain: a systematic review of randomised control trials[J]. BMJ Open, 2013, 3(6). PII。

[6] Cerda C, Bruguera M, Parés A. Hepatotoxicity associated with glucosamine and chondroitin sulfate in patients with chronic liver disease[J]. World J Gastroenterol, 2013, 19 (32): 5381-5384。

白毛莨

白毛莨是一种濒危的美国植物,属于毛莨科植物(北美黄连)。其有效成分是黄连碱和小檗碱,具有杀菌活性。毛莨的活性成分以标准化的液体、片剂和胶囊形式提供。

声明　白毛莨多种制剂作为杀菌剂用于口腔溃疡、眼部炎症和溃疡、皮肤不适,也用作阴道感染的灌注治疗。它经常与紫锥菊联合用于治疗感冒。白毛莨同时还被用于消化不良和腹泻的治疗。

证据　毛莨单独使用可作为一种感冒药,其疗效尚未不明确[1]。两个设计相对比较好但样本量比较小的试验结果显示,白毛莨中提取的小檗碱可以减轻腹泻[2,3]。然而,毛莨提取物最近也有几个大规模随机双盲临床试验。

副作用　白毛莨有很多副作用,包括恶心、焦虑、消化不良、子宫挛缩、新生儿黄疸、高血压加重。大剂量服用可导致癫痫发作和呼吸衰竭,可能影响心脏收缩。妊娠期或哺乳期妇女、新生儿、癫痫患者或凝血障碍患者禁止服用白毛莨。一项最近的体外针对毛莨活性成分的研究,特别是小檗碱,表明增加 DNA 损伤的风险从而影响肿瘤的发生[4]。

药物相互作用　白毛莨可能与华法林相互作用,且小檗碱可能降低肝素的抗凝作用。此外,最近的一项草药提取物的评估表明,毛莨,特别是小檗碱,是 CYP3A4 和 CYP2D6 酶的一种弱抑制剂,这两种酶在许多药物的代谢和消除中起重要作用[5]。

[1] Rehman J, Dillow JM, Carter SM, et al. Increased production of antigen-specific immunoglobulins G and Mfollowing in vivo treatment with the medicinal plants Echinacea angustifolia and Hydrastis canadensis [J]. Immunol Lett, 1999, 68(2-3): 391-395。

[2] Khin-Maung-U, Myo-Khin, Nyunt-Nyunt-Wai, et al. Clinical trial of berberine in acute watery diarrhoea[J]. Br Med J(Clin Res Ed), 1995, 291(6509): 1601-1605。

[3] Rabbani Gh, Butler T, Knight J, et al. Randomized controlled trial of berberine sulfate therapy for diarrhea due to enterotoxigenic Escherichia coliandvibrio cholerae [J]. J Infect Dis, 1987, 155(5): 979-984。

[4] Chen S, Wan L, Couch L, et al. Mechanism study of goldenseal-associated DNA damage[J]. Toxicol Lett, 2013, 221 (1): 64-72。

[5] Hermann R, Von Richter O. Clinical evidence of herbal drugs as perpetrators of pharmacokinetic drug interactions [J]. Planta Med, 2012, 78(13): 1458-1477。

绿茶

绿茶和传统的茶叶来自同一植物(野茶树),它是由一种原产于亚洲的常绿灌木干燥后的叶子制作而成。然而传统的茶叶是经过发酵的,而绿茶叶是用蒸汽处理替代发酵。绿茶可以冲泡饮用或提纯为药片或胶囊服用。它含有多种可能具有抗氧化和抗癌作用的成分。绿茶含有茶多酚、儿茶素以及咖啡因,但是绿茶中的咖啡因远低于咖啡,且在很多提纯制品中咖啡因被祛除了。

声明　绿茶被认为有许多有益于健康的作用,但其中大部分作用均未被有力的科学证据所证实。它可用于治疗生殖器疣,增强精神兴奋性(由于其含有咖啡因)预防癌症、减肥、降血脂、预防冠心病、增强记忆力、缓解关节炎疼痛、治疗更年期综合征和延年益寿。

证据　绿茶,饮料和萃取,是市场上被研究得最多的补充剂中的一个;然而,对于饮料的有益的临床证据是有限的。最近,绿茶(儿茶素,商品名称 Veregen 和 Polyphenon E)中的某些有效成分已被批准用于治疗因人乳头瘤病毒感染引起的尖锐湿疣。一项随机对照研究表明,明确提取物(55%儿茶素)是有效和安全的生殖器和肛周疣治疗药物[1]。另一项研究表明,相比传统药物,绿茶衍生提取物产生的治疗成本更低[2]。

众多可用的临床试验荟萃分析表明,常规少量食用绿茶是安全的。此外,绿茶的小而不显著的益处有体重减轻和预防心血管疾病的作用,而服用绿茶可以预防癌症并没有足够的依据[3-6]。还需要进一步的,更严格设计的大规模临床试验以明确绿茶的功效。从人群研究的混杂证据显示,绿茶消费量较高的国家,其他文化,行为或遗传因素可能有助于身体健康。

副作用 绿茶的副作用与咖啡因有关。副作用包括失眠、焦虑、心动过速和轻度的震颤。孕妇需避免摄入过量的咖啡因。

药物相互作用 绿茶中的维生素K可能拮抗华法林的抗凝作用。

[1] Stockfleth E, Beti H, Orasan R, et al. Topical Polyphenon E in the treatment of external genital and perianal warts: a randomized controlled trial [J]. Br J Dermatol, 2008, 158 (6): 1329-1338。

[2] Langley PC. A cost-effectiveness analysis of sinecatechins in the treatment of external genital warts [J]. J Med Econ, 2010, 13 (1): 1-7。

[3] Boehm K, Borrelli F, Ernst E, et al. Green tea (Camellia sinensis) for the prevention of cancer. Cochrane Database Syst Rev 8(3): CD005004, 2009。

[4] Sturgeon JL, Williams M, van Servellen G. Efficacy of green tea in the prevention of cancers [J]. Nurs Health Sci, 2009, 11 (4): 436-446。

[5] Jurgens TM, Whelan AM, Killian L, et al. Green tea for weight loss and weight maintenance in overweight or obese adults. Cochrane Database Syst Rev. 12: CD008650, 2012。

[6] Hartley L, Flowers N, Holmes J, et al. Green and black tea for the primary prevention of cardiovascular disease. Cochrane Database Syst Rev 6: CD009934, 2013。

卡瓦

卡瓦来自南太平洋地区生长的一种灌木（卡瓦胡椒）的根。可以像茶一样饮用，也可制成胶囊。其活性成分可能是卡瓦内酯。

声明 强有力的科学依据证明支持它在抗焦虑和助眠方面的作用。作用机制尚不清楚。可用于治疗哮喘、更年期综合征及尿道感染。服用剂量为100mg标准提取物，每日3次。

证据 2003年的Cochrane评价评估11项试验（共645人），以评估卡瓦提取物对治疗焦虑症的有效性和安全性。荟萃分析的证据卡瓦提取物与安慰剂相比似乎是缓解焦虑的一种有效的选择[1]。这项研究还得出结论，服用卡瓦补充剂1~24周的患者表现安全，但需要进行长期安全性的研究。目前还不清楚在荟萃分析中所用的补充剂是否被标准化。未来临床试验应包括卡瓦补充剂的活性成分卡瓦内酯（3%~20%）的标准化。

副作用 自从1999年欧洲和美国出现几例肝毒性（包括肝衰）的报道，FDA规定在卡瓦说明书上必须有警告说明[2]。其安全性仍在持续监测中。

当卡瓦以传统方式制备（如茶）并大剂量（每日>6~12g/d晒干的根）服用或者长时间服用（长达6周）的情况下，可能出现鳞状皮疹（卡瓦皮炎）、血液改变（如巨红细胞症、白细胞减少）和神经系统改变（如斜颈、动眼危象、帕金森综合征加重、运动障碍等）。

药物相互作用 卡瓦可延长其他镇静剂（如巴比妥类）的作用，从而影响驾驶等需要警觉性的行为。

[1] Pittler MH, Ernst E. Kava extract for treating anxiety. Cochrane Database Syst Rev (1): CD003383, 2003。

[2] Center for Food Safety and Applied Nutrition. Kava-Containing Dietary Supplements May Be Associated With Severe Liver Injury. United States Food and Drug Administration, 2002。

甘草

天然的甘草，味甘，提取自灌木（光果甘草）的根部，可制成胶囊、片剂或提取液使用。大部分美国产的甘草糖添加人工香料而不含天然的甘草。甘草甜素是天然甘草的活性成分。那些对甘草甜素特别敏感的人可以选择，经过特殊处理的只含有非常低的甘草酸量（约十分之一）甘草制品。这些产品被称为去甘草甜素的甘草。

声明 人们常服用甘草来止咳，减轻咽喉疼痛和缓解胃部不适。外用可减轻皮肤的不适（如湿疹）。甘草也被认为可以治疗胃溃疡和丙肝引起的并发症。

证据 有证据表明，甘草结合其他草药可以缓解功能性消化不良和肠易激综合征的症状[1]。然而，单独和合并使用甘草的临床试验是有限的，并且需要进一步的评估。尚无足够的数据来判断甘草是否对胃溃疡或丙肝引起的并发症有作用。

副作用 在低剂量或正常服用水平，很少有不良反应的报道。服用高剂量的甘草（>1盎司/日）或者甘草甜素可导致肾脏的水钠潴留以及引起高血压和失钾从而引起低血钾（假醛固酮增多症）。排钾增加可对心脏病患者及服用地高辛或利尿剂（亦可增加排钾）的患者造成不良影响。高血压患者应避免服用甘草。

甘草可增加早产的风险，因此孕妇应避免使用。

药物相互作用 甘草可以与华法林相互作用并降低其效力，增加血液凝固的危险性。如上所述，甘草可能通过影响钾水平与地高辛相互作用。

[1] Ottillinger B, Storr M, Malfertheiner P, et al. STW 5 (Iberogast®)—a safe and effective standard in the treatment of functional gastrointestinal disorders [J]. Wien Med Wochenschr, 2013, 163 (3-4): 65-72。

褪黑素

褪黑素是松果体分泌的一种激素，具有调节生理节律的作用。可从动物体内提取，但大多数为人工合成。在有些国家，褪黑素被视为药物，按照药物进行管理。

声明 褪黑素是用于睡眠模式的短期调控，包括时差和失眠。关于使用褪黑激素治疗季节性情感障碍，对于夜班人员的睡眠模式调节以及早期阿尔茨海默患者睡眠/觉醒周期的重新同步的研究目前正在评估当中。

证据 有证据表明褪黑素可减轻时差反应,尤其当旅行者向东跨越2~5个时区[1-2]。然而,一个精心设计的研究表明,褪黑激素补充剂并没有缓解时差症状[3],只有一些小的研究表明,这些补充剂可以缓解时差症状[4-5],这说明临床试验的结果不一致。

标准剂量尚未确定,剂量范围从0.5~5mg,于旅行当天和之后2~4日睡前1小时口服。然而作为成人和神经精神障碍儿童(如广泛性发育障碍)的助眠剂使用,其依据尚不足。

副作用 可能出现残留睡意、头痛和一过性抑郁并且可加重抑郁。理论上说,使用从动物神经组织提取的产品存在朊病毒感染的危险性。

药物相互作用 有证据表明褪黑激素可增加华法林的效果,增加了出血的危险。

[1] Herxheimer A, Petrie KJ. Melatonin for the prevention and treatment of jet lag. Cochrane Database Syst Rev(2): CD001520, 2002。
[2] Buscemi N, Vandermeer B, Pandya R, et al. Melatonin for Treatment of Sleep Disorders. AHRQ Publication No. 05-E002-2, 2004。
[3] Edwards BJ, Atkinson G, Waterhouse J, et al. Use of melatonin in recovery from jet-lag following an eastward flight across 10 time-zones[J]. Ergonomics, 2000, 43(10): 1501-1513。
[4] Claustrat B, Brun J, David M, et al. Melatonin and jet lag: confirmatory result using asimplified protocol[J]. Biol Psychiatry, 1992, 3(8): 705-711。
[5] Petrie K, Dawson AG, Thompson L, et al. A double-blind trial of melatonin as atreatment for jet lag in international cabin crew[J]. Biol Psychiatry, 1993, 33(7): 526-530。

水飞蓟
(水飞蓟素)

水飞蓟(Silybum marianum)是一种开紫花的植物。它的汁液和种子含有活性成分水飞蓟素,一种有效的抗氧化剂,水飞蓟素这个词语可以与水飞蓟互换使用。水飞蓟素,可以进一步分成3个主要的类黄酮:水飞蓟宾、异水飞蓟素、和水飞蓟亭。水飞蓟提取物标准化为含有80%的水飞蓟素。

声明 水飞蓟被认为可用于治疗肝硬化,对病毒、酒精、肝毒性药物的肝脏损伤也有保护作用[1]。水飞蓟有助于2型糖尿病[2]的血糖控制,降低蘑菇中毒的死亡率,同时有个别报道并无降低蘑菇中毒的作用[3]。

证据 2007年对13个随机临床试验进行了Cochrane系统评价,评估水飞蓟在915例酒精和/或乙型或丙型肝炎病毒引起的肝脏疾病中的作用[4]。该分析结果发现干预因素对全因死亡率、肝脏疾病并发症或肝组织学没有显著影响。当所有的试验都纳入分析,肝脏相关的死亡率显著减少;然而,在限于高质量的研究分析中,这种减少并不显著。水飞蓟与显著增加的不良影响无关。这些临床试验的设计也存在问题,作者质疑水飞蓟的益处,建议需要更多精心设计的安慰剂对照研究。在体外,水飞蓟素能增加肝内谷胱甘肽水平,后者是一种抗氧化剂,具有重要解毒作用[5]。

另一个最近的9项随机,安慰剂对照试验(487例)[2]表明,水飞蓟可改善2型糖尿病患者的血糖控制,然而,这些研究都很小,因此进一步的高品质,需要使用标准化的大型对照试验才能得出较客观的结论。

近日,2例为摄入鹅膏蕈中毒[3]患者给予水飞蓟宾治疗后得到良好的效果。

副作用 至今未见严重副作用的报道。处于激素敏感状态的女性(如乳腺、子宫和卵巢肿瘤、子宫内膜异位、子宫肌瘤)需避免服用水飞蓟的地上部分。

药物相互作用 水飞蓟可能会增强降糖药[6]的效果,并且可能干扰茚地那韦的作用[7]。水飞蓟宾抑制阶段1和阶段2酶的活性并使细胞色素P450 3A4和2C9失活。

[1] Loguercio Cand Festi D. Silybin and the liver: from basic research to clinical practice[J]. World J Gastroenterol, 2011, 17(18): 2288-2301。
[2] Suksomboon N, Poolsup N, Boonkaew S, et al. Meta-analysis of the effect of herbal supplement on glycemic control in type 2 diabetes[J]. J Ethnopharmacol, 2011, 137(3): 1328-1333。
[3] Ward J, Kapadia K, Brush E, et al. Amatoxin poisoning: case reports and review of current therapies[J]. J Emerg Med, 2013, 44(1): 116-121。
[4] Rambaldi A, Jacobs BP, Gluud C. Milk thistle for alcoholic and/or hepatitis B or C virus liver diseases. Cochrane Database Syst Rev(4) CD003620 2007。
[5] Valenzuela A, Aspillaga M, Vial S, et al. Selectivity of silymarin on the increase of the glutathione content in different tissues of the rat[J]. Planta Med, 1989, 55(5): 420-422。
[6] Wu JW, Lin LC, Tsai TH. Drug-drug interactions of silymarin on the perspective of pharmacokinetics[J]. J Ethnopharmacol, 2009, 121(2): 185-193。
[7] van den Bout-van den Beukel CJ, Koopmans PP, van der Ven AJ, et al. Possible drug-metabolism interactions of medicinal herbs with antiretroviral agents[J]. Drug Metab Rev, 2006, 38(3): 477-514。

S-腺苷-L-甲硫氨酸

S-腺苷-L-甲硫氨酸(S-Adenosyl-L-methionine, SAMe)是甲硫氨酸的一种衍生物,也是多种合成通路的共同因子,特别是作为甲基供者。可以由体内自然产生,也可以通过合成补充剂获得。

声明 SAMe据说对抑郁[1,2]、骨关节炎[3-5]、胆汁淤积[6]和肝功能异常的治疗都有效[7]。此外,SAMe从机理上被证明是一种血小板抑制剂[8]。

证据 由于缺乏适当的方法,或不同试验间矛盾的结果,临床研究评价 SAMe 对健康的好处比较小。然而,2002 年的对于骨关节炎患者的荟萃分析[5]表明,SAMe 相比安慰剂在减少与骨关节炎相关的功能限制更有效。更重要的是,2 个研究评估表明,SAMe(1 200mg/d,例如 600mg 口服,每日 2 次)与非甾体抗炎药(NSAID)同样有效的,但没有 NSAID 的常见的不良反应。对于标准化的补充剂需要更高质量的研究以制定 SAMe 治疗抑郁症、肝病和骨关节炎的治疗建议。

副作用 治疗剂量在 200~1 200mg/d 未见严重副作用的报道。SAMe 的禁忌证是情感双相障碍,因为 SAMe 可引起躁狂发作。

药物相互作用 与抗抑郁药联合使用应注意可能增加血清素的水平,可能造成的不利影响,如心跳加快和焦虑。

[1] Papakostas GI. Evidence for S-adenosyl-L-methionine (SAM-e) for the treatment of major depressive disorder [J]. J Clin Psychiatry,2009,70(增刊 5):18-22。

[2] Turner P, Kantaria R, Young AH. A systematic review and meta-analysis of the evidence base for add-on treatment for patients with major depressive disorder who have not responded to antidepressant treatment:A European perspective[J]. J Psychopharmacol,2014,28(2):85-98。

[3] Rutjes AW, Nüesch E, Reichenbach S, et al. S-Adenosylmethionine for osteoarthritis of the knee or hip. Cochrane Database Syst Rev(4)CD007321,2009。

[4] De Silva V, El-Metwally A, Ernst E, et al; Arthritis Research UK Working Group on Complementary and Alternative Medicines. Evidence for the efficacy of complementary and alternative medicines in the management of osteoarthritis:a systematic review[J]. Rheumatology(Oxford),2011,50(5):911-920。

[5] Soeken KL, Lee WL, Bausell RB, et al. Safety and efficacy of S-adenosylmethionine(SAMe) for osteoarthritis[J]. J Fam Pract,2002,51(5):425-430。

[6] Gurung V, Middleton P, Milan SJ, et al. Interventions for treating cholestasis in pregnancy. Cochrane Database Syst Rev 6:CD000493,2013。

[7] Rambaldi A, Gluud C. S-adenosyl-L-methionine for alcoholic liver diseases. Cochrane Database Syst Rev(2):CD002235,2006。

[8] De la Cruz JP, Mérida M, González-Correa JA, et al. Effects of S-adenosyl-L-methionine on blood platelet activation[J]. Gen Pharmacol,1997,29(4):651-655。

锯叶棕

锯叶棕浆果含有植物的活性成分。这种活性成分,被认为是脂肪酸,似乎抑制 5-α-还原酶,因而对抗睾酮转化为双氢睾酮。其果实可以做茶,也可以萃取制成片剂、胶囊或液体制品。临床试验中用到的剂型大多是其己烷浸出物,其中 80%~90% 的成分为必需脂肪酸和植物固醇。

声明 许多关于男性使用锯叶棕来治疗良性前列腺增生(BPH)的症状(如尿频)的报道。其他关于锯叶棕的作用是它可增加精子产量,增大乳房尺寸和提高性能力。常用剂量是 320mg,每日 1 次或 160mg,每日 2 次。

证据 没有科学证据表明锯叶棕可以逆转 BPH。一个 369 人参加的双盲、多中心、安慰剂对照的随机试验发现,增加锯叶棕果实提取物的使用剂量多于安慰剂组并没有减少下尿路症状[1]。此外,2012 年 Cochrane 32 个随机对照试验系统评价后认为,使用 2 倍和 3 倍剂量的锯叶棕并不能改善那些患前列腺增生合并下尿路症状的男性尿流或前列腺的大小[2]。尚未有证据证明锯叶棕可增加精子产量,增大乳房尺寸或提高性能力。

副作用 可能会有头痛和腹泻,但没有有其他严重副作用的报道。一例关于一位 58 岁的白人男性服用 900mg 的干提取物和 660mg 的浆果粉末来缓解 BPH 症状的,据报道他由于服用锯叶棕出现急性肝损伤[3]。另一例 65 岁男性的报告表明,补充锯叶棕可能是导致急性胰腺炎的原因[4]。

锯叶棕可与雌激素相互作用;因此怀孕或可能怀孕的妇女不宜服用。

药物相互作用 锯叶棕无药物相互作用的报道[5];然而,尽管没有有力的证据,由于可能存在肝毒性的风险,服用华法林的患者在考虑服用锯叶棕时要小心。

[1] Barry MJ, Meleth S, Lee JY, et al; Complementary and Alternative Medicine for Urological Symptoms(CAMUS) Study Group. Effect of increasing doses of saw palmetto extract on lower urinary tract symptoms:a randomized trial [J]. JAMA,2011,306(12):1344-1351。

[2] Tacklind J, Macdonald R, Rutks I, et al. Serenoa repens for benign prostatic hyperplasia. Cochrane Database Syst Rev 12:CD001423,2012。

[3] Lapi F, Gallo E, Giocaliere E, et al. Acute liver damage due to Serenoa repens:a case report[J]. Br J Clin Pharmacol,2010,69(5):558-560。

[4] Wargo KA, Allman E, Ibrahim F. A possible case of saw palmetto-induced pancreatitis[J]. South Med J,2010,103(7):683-685。

[5] Izzo AA, Ernst E. Interactions between herbal medicines and prescribed drugs:an updated systematic review[J]. Drugs,2009,69(13):1777-1798。

圣约翰草

圣约翰草(贯叶连翘)(St. John's wort,SJW)的花朵中含有其生物活性成分金丝桃素和贯叶金丝桃素。圣约翰草可增加神经系统中 5-羟色胺的浓度,在大剂量使用时表现出类似单胺氧化酶抑制剂(MAOI)的效应。

声明 研究结果各不相同。但圣约翰草可能对没有自杀倾向的轻中度抑郁症患者有益。已有关于圣约翰草对于治疗重度抑郁症的精心设计的大规模研究。

推荐剂量为每日标准制品 300~900mg 口服,每日1次,其中含有 0.2%~0.3% 的贯叶金丝桃素,或含 1%~4% 的贯叶金丝桃素,或两者均包含(最常用的制剂)。由于金丝桃素具有抑制包括 HIV 在内的多种包膜病毒的作用,有报道认为圣约翰草的汁液对 HIV 感染具有治疗作用,但是亦有报道发现其具有抑制蛋白酶和非核苷逆向转录酶的副作用[1-2]。SJW 也被认为可用于治疗皮肤病症,包括牛皮癣和儿童注意缺陷/多动障碍(ADHD)。

证据 众多随机安慰剂对照研究对 SJW 治疗轻度至中度抑郁及重度忧郁症中的安全性和有效性进行了评价[3-8]。SJW 的效果也与三环抗抑郁药(阿米替林,丙咪嗪)相比较,与 SSRIs 的氟西汀和舍曲林进行相比[4-7]。大多数安慰剂对照研究显示,服用 SJW 的标准化提取物 300~900mg 的剂量范围每日1次,对治疗轻度至中度抑郁症状有效。一些研究表明,900mg SJW 的治疗效果等同于低剂量丙咪嗪和低剂量氟西汀。严重抑郁症患者的研究结果显示在安慰剂或标准剂量的舍曲林短时间使用未有显著改进[7]。然而,作者指出,长时间服用 SJW 和舍曲林均同样有效,认为当不考虑药物相互作用的情况下,低剂量使用 SJW 替代治疗的潜在经济价值[7]。

总体而言,一些研究表明 SJW 的功效在治疗轻度抑郁,而大多数对重症抑郁症的研究没有显示出效果。由于研究设计上的差异(缺乏主动控制和安慰剂),研究人群(重度 VS 轻/中度抑郁症),服用时间的长短,以及 SJW 或比色仪试剂的剂量,都可能对研究结果产生影响。

两个非常小的试验研究表明,局部使用圣约翰草可能对皮肤病有一定的治疗效果,包括牛皮癣[9-10]。一个小样本的临床试验结果显示,圣约翰草的汁液(以金丝桃素为标准而非贯叶金丝桃素)不能缓解 ADHD 患儿的症状[11]。

副作用 可能会出现畏光、口干、便秘、头晕、神志不清和躁狂(双向情感障碍患者)。妊娠妇女禁用圣约翰草。

药物相互作用 与环孢素、地高辛、铁剂、MAOIs、NNRTIs(非核苷逆转录酶抑制剂)、口服避孕药、蛋白酶抑制剂、SSRIs、三环类抗抑郁药和华法林之间存在潜在不良相互作用[12-14]。

[1] Maury W, Price JP, Brindley MA, et al. Identification of light-independent inhibition of human immunodeficiency virus-1 infection through bioguided fractionation of Hypericum perforatum[J]. Virol J, 2009, 6:101-113.

[2] Kakuda TN, Schöller-Gyüre M, Hoetelmans RM. Pharmacokinetic interactions between etravirine and non-antiretroviral drugs[J]. Clin Pharmacokinet, 2011, 50(1):25-39.

[3] Solomon D, Adams J, Graves N. Economic evaluation of St. John's wort(Hypericum perforatum)[J]. J Affect Disord, 2013, 148(2-3):228-234.

[4] van Gurp G, Meterissian GB, Haiek LN, et al. St John's wort or sertraline? Randomized controlled trial in primary care[J]. Can Fam Physician, 2002, 48:905-912.

[5] Woelk H. Comparison of St John's wort and imipramine for treating depression: randomised controlled trial[J]. BMJ, 2000, 321(7260):536-539.

[6] Fava M, Alpert J, Nierenberg AA, et al. A double-blind, randomized trial of St John's wort, fluoxetine, and placebo in major depressive disorder[J]. J Clin Psychopharmacol, 2005, 25(5):441-447.

[7] Sarris J, Fava M, Schweitzer I, et al. Randomized controlled trial in primary care[J]. Pharmacopsychiatry, 2012, 45(7):275-278.

[8] Shelton RC, Keller MB, Gelenberg A, et al. Effectiveness of St John's wort in major depression: a randomized controlled trial[J]. JAMA, 2001, 285(15):1978-1986.

[9] Najafizadeh P, Hashemian F, Mansouri P, et al. The evaluation of the clinical effect of topical St Johns wort(Hypericum perforatum L.) in plaque type psoriasis vulgaris: a pilot study[J]. Australas J Dermatol, 2012, 53(2):131-135.

[10] Rook AH, Wood GS, Duvic M, et al. A phase II placebo-controlled study of photodynamic therapy with topical hypericin and visible light irradiation in the treatment of cutaneous T-cell lymphoma and psoriasis[J]. J Am Acad Dermatol, 2010, 63(6):984-990.

[11] Weber W, Vander Stoep A, McCarty RL, et al. Hypericum perforatum(St John's wort) for attention-deficit/hyperactivity disorder in children and adolescents: a randomized controlled trial[J]. JAMA, 2008, 299(22):2633-2641.

[12] Borrelli F, Izzo AA. Herb-drug interactions with St John's wort(Hypericum perforatum): an update on clinical observations[J]. AAPS J, 2009, 11(4):710-727.

[13] Nadkarni A, Oldham MA, Howard M, et al. Drug-drug interactions between warfarin and psychotropics: updated review of the literature[J]. Pharmacotherapy, 2012, 32(10):932-942.

[14] Tsai HH, Lin HW, Simon Pickard A, et al. Evaluation of documented drug interactions and contraindications associated with herbs and dietary supplements: a systematic literature review[J]. Int J Clin Pract, 2012, 66(11):1056-1078.

缬草

缬草(缬草属)的根部和根状茎(地下茎)部含有其活性成分,包括缬草素和刺激性香油。

声明 缬草被用于镇静和助眠,在欧洲尤为流行。

有些人服用缬草来治疗头痛,抑郁,心律失常和颤动。缬草常被短期使用(2~6周),常于睡觉前1小时服用 400~

600mg 干燥块根，每日 1 次。

证据 2006 年荟萃分析 16 个随机、安慰剂对照的缬草试验，证据表明，缬草可能提高睡眠质量，缩短入睡所需要的时间，而不会产生副作用[1]。然而尚无充分的临床数据能证实缬草对改善失眠的确切效果[2,3]。尚无充分的科学证据显示缬草对头痛、抑郁、心律失常和颤动有作用。

副作用 研究表明，常规剂量给予缬草通常是安全的。缬草可延长其他镇静剂（如巴比妥）的作用，影响驾驶或其他需要警觉的行为。

药物相互作用 体外研究表明缬草可以抑制 CYP3A4 代谢和 P-糖蛋白活性[4]，但尚无临床研究表明任何药物代谢的相互作用。

[1] Bent S, Padula A, Moore D, et al. Valerian for sleep: a systematic review and meta-analysis [J]. Am J Med, 2006, 119(12): 1005-1012。
[2] Fernández-San-Mart'n MI, Masa-Font R, Palacios-Soler L, et al. Effectiveness of valerian on insomnia: a meta-analysis of randomized placebo-controlled trials [J]. Sleep Med, 2010, 11(6): 505-511。
[3] Taibi D, Landis C, Petry H, et al. A systematic review of valerian as asleep aid: safe but not effective [J]. Sleep Med Rev, 2007, 11(3): 209-223。
[4] Hellum BH, Nilsen OG. In vitro inhibition of CYP3A4 metabolism and P-glycoprotein-mediated transport by trade herbal products [J]. Basic Clin Pharmacol Toxicol, 2008, 102(5): 466-475。

锌

锌是一种微量元素，在多种代谢过程中都少量需要（成人推荐摄入量为 8~11mg/d）。饮食来源包括牡蛎、牛肉和强化谷物。

声明 锌被证实减少感冒的症状，帮助婴幼儿从传染病中恢复，并且减缓与年龄相关的黄斑变性的病程。

证据 一些专家认为，如果感冒症状发生后不久服用锌制剂，如葡萄糖酸锌或醋酸锌，可以缩短感冒的过程[1]。2013 年 Cochrane 系统评价了 16 个治疗性试验（1 387 人参加）以及 2 个预防性试验（394 人）表明，锌可以减少的普通感冒持续时间（天数），但不能减轻感冒症状的严重程度[1]。虽然与对照组相比经过 7 日的治疗有症状的参与者比例明显降低，但不良反应，如口感差和恶心，在锌治疗组则显著升高，应予以考虑[1]。

有许多证据表明，在发展中国家，在出生后 12 个月内每周补充锌 20mg 和铁 20mg 可以降低婴儿腹泻和呼吸道感染的病死率[2]。同样有强烈证据表明，每日补充 40~80mg 锌及抗氧剂（维生素 C、E 和叶黄素/玉米黄质）可减缓中重度老年人萎缩性（干性）黄斑病变[3,4]。

副作用 锌通常是安全的，但是大剂量使用时可能引起毒性反应（参见第 12 页）。锌锭的常见副作用包括恶心、呕吐、腹泻、口腔刺激、口腔溃疡和口感差。由于锌是机体的微量金属元素，可清除机体其他必需金属元素，锌锭剂量不可超过 75mg/d（总剂量，不论给药频率），服用不能超过 14 日。锌喷雾剂可引起鼻腔和喉部的刺激。

[1] Singh M, Das RR. Zinc for the common cold. Cochrane Database Syst Rev 6: CD001364, 2013。
[2] Baqui AH, Zaman K, Persson LA, et al. Simultaneous weekly supplementation of iron and zinc is associated with lower morbidity due to diarrhea and acute lower respiratory infection in Bangladeshi infants [J]. J Nutr, 2003, 133(12): 4150-4157。
[3] Age-Related Eye Disease Study Research Group. A randomized, placebo-controlled, clinical trial of high-dose supplementation with vitamins C and E, beta carotene, and zinc for age-related macular degeneration and vision loss: AREDS report no. 8 [J]. Arch Ophthalmol, 2001, 119(10): 1417-1436。
[4] The Age-Related Eye Disease Study 2 (AREDS2) Research Group, Chew EY, Clemons TE, et al. Secondary analyses of the effects of lutein/zeaxanthin on age-related macular degeneration progression: AREDS2 report No. 3 [J]. JAMA Ophthalmol, 2014, 132(2): 142-149。

375. 临终患者

临终患者可以提出不同于其他患者的需求。所以要首先确定哪些患者是临终患者，然后确保他们的需求得到满足。临终前，患者往往遵循下列三种功能下降轨迹之一：

有限期的功能逐步下降的进展性疾病（如典型的进行性癌症）

无限期的严重功能障碍疾病，可能无法稳步进展（如典型的严重痴呆，致残性卒中，严重衰竭）

由于基础疾病的周期性，有时不可预测的急性发作，可

以引起不规则的功能减低(如典型的心脏衰竭或慢性阻塞性肺病)

对于第一种轨迹(如癌症的进展),疾病的过程和死亡的时间往往比与其他轨迹更可预测;但对于长期的功能障碍(如重度老年痴呆症),可能由于某种感染(如肺炎)而发生突然死亡;对于不规则渐进性的功能障碍(如心脏衰竭),平时不出现濒临死亡表现的患者,却可能因为急性发作而突然死亡。因此,虽然已知的功能下降表现可以提供帮助,但仍然难以推测死亡的准确时间。因此,临床医生要考虑到同时满足下列两个条件的患者为潜在的临终患者:

- 病情严重和预期恶化
- 1年之内有可能死亡

如果患者被识别为潜在的临终患者,临床医生应该:

- 与患者、患者授权的家人和/或朋友沟通疾病的可能病程,包括预估的生存时间
- 讨论和说明治疗的目标(如姑息或是积极治疗)
- 安排所需的姑息治疗和临终关怀
- 临终时打算做什么
- 缓解症状
- 帮助解决经济、法律和伦理问题;
- 帮助患者和照顾者处理压力

患者本人应尽可能多地参与到决策中。如果患者没有能力作出医疗决定(参见第 2886 页),也没有医疗律师,可通过法律文书指定人作出医疗决定。如果患者没有授权代理,保健医生通常可以联系近亲,甚至是亲密的朋友。

目标的沟通与阐述

一个常见的错误是认为患者和照顾者了解疾病的进程或认识到死亡是迫在眉睫的;但他们需要被特别告知。如果可能的话,尽可能告知可能存活的时间,也许是劝他们"怀有最好的希望,但做最坏的打算。"早期教育患者有助于解决其精神和心理的问题,并就他们临终护理的优先权作出慎重而合理的决定。当人们面对死亡时,优先权会有所不同。例如有些人更看重延长生命,即便会引起不适,花费金钱,或加重家庭负担;有人则目标明确,如维持功能和自理能力,或缓解如疼痛等症状。有些人则最关心寻求宽恕、和解或为爱的人提供资助。

提前临终关怀计划应记录在案,并提供给其他医疗服务提供者(如急诊科),以提供最佳的机会去实现患者的理想护理。国家授权的便携式订单和生命维持治疗医嘱(POLST)被广泛使用,并应在家中方便获取,记录在病历中,指导急救医护人员应该给予什么样的医疗服务和应放弃哪些就治措施。有关特定的治疗决策也会有所帮助。例如临终前 CPR 和送往医院通常是不可取的;相反,某些积极的治疗(如输血,化疗)有望缓解症状,即使死亡不可避免。

姑息治疗和临终关怀

姑息治疗 姑息治疗的目的是通过帮助缓解恼人的身体上、心理上和精神上的痛苦,提高生活质量。姑息治疗与许多治疗方法并不是相悖的,事实上,可以同时提供。例如姑息治疗强调治疗肝移植患者肝衰竭引起的疼痛或谵妄。然而,目前患者的治疗目标已经从治愈转为支持治疗,或者说是从治疗转向姑息,这是对一个复杂的决定过程的过度简单化的表述。绝大多数患者,需要一个个体化、可以纠正、抵御或缓解各种病痛和残疾为目标的混合治疗方案。

一旦患者被确定为严重的疾病,特别是临终时,临床医生应尽快开展姑息治疗。姑息治疗可通过医生、个人、跨学科的团队和临终关怀组织提供。个人姑息治疗提供者专注于发现和治疗疼痛及其他不适症状。跨学科的姑息治疗团队由各类专业人才(如医生、护士、社会工作者、牧师)共同协作,治疗患者主要的和特殊的临床症状,以减轻身体、心理和精神压力。

> **经验与提示**
>
> - 姑息治疗可考虑用于所有可能垂危的患者,即使是那些追求积极的或治愈的治疗方法的患者

临终关怀 临终关怀是一个针对很可能在几个月内死亡患者的关怀和支持方案。临终关怀注重舒适性和意义,而不是治愈。服务可能包括提供身体护理、心理辅导、药物、持续的医疗设备和用品。在一些国家,如美国,临终关怀大多提供了上门服务;在其他国家,如英格兰,临终关怀服务主要在住院病房。

在典型的临终关怀中,家庭成员作为主要照顾者,往往从家庭保健助手和志愿者获得更多帮助。临终关怀的工作人员提供每日 24 小时的服务。临终关怀人员经过专门培训。临终关怀的团队通常由私人医生、临终关怀医师或医疗主任、护士、家庭保健助手、社会工作者、牧师或其他辅导员、经过培训的志愿者组成,根据需要还包括言语、物理和职业治疗师。

医师常对临终关怀项目显示出犹豫,因为在临终关怀项目以外有可能出现可以治疗的情况。然而,这种犹豫是没有必要的,因为许多可治愈的情况是在临终关怀的范围内的,医疗保险涵盖了所有与临终关怀相关的医疗护理,并且患者仍然有资格享有与临终关怀无关的医疗护理。此外,患者可以随时终止临终关怀,之后可以再参加。

提前规划死亡

规划症状缓解,以及接受患者和家属的支持,可以帮助人们应对死亡的最困难部分。当死亡预计将发生在家里,临终关怀团队通常为用户提供了药物(一个舒适的工具包),并告知如何使用它们来快速抑制症状,如疼痛或呼吸困难。家属应被告知在死亡过程中有可能的改变,包括意识模糊,嗜睡,不规则或呼吸嘈杂声,四肢冰凉和皮肤青紫。规划还可以帮助避免在生命晚期里不必要的,令人痛苦的医院就诊。应告诉家属通知哪些人(如医生、安养所护士和牧师),不叫哪些人(如救护车)。

目击生命的最后时刻会对家属、朋友和护理人员产生持久的影响。患者应该在一个和平、宁静和舒适的环境中。临床医生应该鼓励家属保持与患者身体接触,如牵手。临

终关怀提供者应当询问并安排患者和家属所要求的精神、文化、民族或个人仪式等。家庭还经常需要埋葬或火化服务的帮助，为他们安排付款事宜；社会工作者可以提供信息和建议。无论在何处临终关怀（如家庭，医院，疗养院，住院或家庭临终关怀），宗教习俗可能会影响死后对遗体的护理，应事先与患者及家人提前讨论此事。最好在临终前做好关于器官捐赠和尸检的决定，因为死前的压力比死亡当时要小得多。

经济问题和残疾

一项美国研究显示，1/3 的家庭在照顾他们濒死的亲人时，耗尽积蓄。应调查家庭照顾家庭成员的重大疾病所花费的护理费用。有关涵盖范围和法规的信息可以采取大量的工作来获得。除了咨询临床护理团队，可以先从老人护理站（eldercare）开始咨询。

进一步的功能丧失通常伴随着致命的疾病。患者可能逐渐变得没有能力走进屋子或者公寓、准备食物、处理财务问题、走路或照顾自己等。绝大多数的濒死患者在他们最后几个礼拜是需要帮助的。临床护理团队应该预测到功能丧失的情况，做好适当的准备（如选择住在无障碍设施的房子，并且住在离家庭关怀者更近的地方）。类似于作业疗法和物理疗法和临终关怀一类的服务，可以让患者呆在家里，即便功能丧失的情况继续恶化。医生应该知道各种财务方案的选择以及将造成的影响，并与患者或家属讨论这个问题。一些代理人专门从事老人护理，并且能帮助患者及其家属处理这些问题。

法律和伦理问题

临终关怀医生应该知道当地法律、管理生前遗嘱、长期有效授权书、医生协助自杀和放弃抢救及住院的程序相关机构政策（参见第 2889 页）。这些知识帮助他们确保以患者的意愿指导临终关怀，即使患者可能不能作决定。

很多卫生专业工作者会担心用于解除疼痛或其他痛苦（如用于疼痛、呼吸困难的阿片类药物）的医疗措施可能加速死亡，但这些影响实际上并不常见。凭借娴熟的医疗和药品给予，医疗从业者避免最令人担忧的药物不良反应，如阿片类药物引起的呼吸抑制。晚期疾病针对常见症状的常规治疗方法不会加速死亡。即使顽固性疼痛或呼吸困难，需要高剂量的阿片类药物也可能加速死亡，因为这些药物已缓解症状，并已给予恰当的剂量，由此产生的死亡不被视为有错。参与有力控制症状和决定放弃支撑疗法的医生需要公开和敏感地讨论这些问题，并仔细地记录决策。

医生应避免任何通常被视为杀人手段的治疗（如注射致命药物），即使他们可以申辩是为了解除患者的痛苦。自杀协助（如通过直接提供一个死亡患者使用致命的药物和使用它们的指示）是在俄勒冈州，华盛顿州，佛蒙特州和蒙大拿州在特定条件下批准的，但可能是美国的其他地区的起诉理由。在美国，其中医生协助自杀是合法的，医疗医生和患者必须坚持国家的具体要求，包括患者居住地、年龄、决策能力、绝症、预后和援助请求的时间。在所有其他州和哥伦比亚特区，州法或普通法律是否明确禁止医生协助自杀或还不清楚。在这些地区，可能会被指控有杀人罪。如果患者的利益未被谨慎提及，患者缺乏能力或是在做出决定前功能严重损害，书面材料残缺不全，检察官会批准这一指控。

死亡后护理

医生、护士或其他人员应尽可能快地宣告患者的逝世以减少家属的焦虑和疑惑。医生应该尽快完成死亡证明，因为葬礼负责人需要一个完整的死亡证明去做最后的安排。即使死亡是预料之事，医生仍有责任向验尸官或警察局报告，了解当地法律是很重要的。

医生需要有规划地、镇静地告诉家属患者的死亡，尤其是未预期的死亡。医生在通知家人死亡已经发生时，要用清晰的语言（如要用"死了"）；婉转的表述（如"走了"）是不应该用的，因为他们很容易误解。如果家人在死前不在场，临床医生应当告知任何濒死前的事情，包括努力的复苏抢救，患者临走时没有痛苦也应该被提及（如果是实情的话）。（照顾者可能更愿意见到积极的复苏，没有证据表明家属的存在会恶化复苏的效果。）努力确保至亲不要单独听到这个消息。当告知死亡，尤其是非预期的死亡，家属可能会昏倒，无法料理后事。医生、护士和其他护理人员应了解家属的心理需求并提供适当劝告，一个安适的环境让家属可在一起面对悲痛，并安排时间让他们留在遗体旁。家族成员看到遗体前，应除去污渍和管子，并且应尽可能掩盖气味。如果可行，在家属进入刚死亡尸体的房间时，有一个医生陪伴，对家属而言是很有帮助的，因为大多数人对这种情况都是不熟悉的。有些情况下，最好是先让家属独处一会儿，然后返回对提供的治疗给一些解释，同时，也给家属一个提问的机会。朋友、邻居和神职人员都可以帮助家属。

临床医生应该对死亡时的行为文化差异敏感。如果合适的话，死亡前，患者可以决定器官和组织捐赠问题，或者应在患者死亡前或死后当时，由家庭成员和医疗护理小组讨论器官和组织捐赠问题，这些讨论通常是需要遵循法律。主治医师应该知道如何安排器官捐赠和尸体解剖，对于死于家里或护理院的死者也如此，尸检应当不管发生死亡的地点，决定尸检应该在死前或死后当时。相当少的家庭希望通过验尸去弄清楚一些疑惑，医生应该理解尸体解剖在质量评估和改进上的作用。

垂死患者的症状缓解

身体、心理、情感和精神痛苦在绝症患者中很常见，患者常害怕长期而不能缓解的痛苦。医疗提供者可以安抚患者，那些痛苦的症状通常可以预见并预防，当存在症状时，可以治疗。

症状治疗最好能建立在病因学上。例如高钙血症所致的呕吐在治疗上和颅内压高压性呕吐是不同的。然而，如果检查难以负担或特殊治疗已经被排除（如大手术），就不再合适去探究一种症状的病因诊断。对临终患者而言，使其感到舒适的措施，包括非特异性治疗、短期的经验性治疗的序贯试验，常常比详尽的诊断检查更好。

由于一个症状可以有多种原因，而且在病情恶化时，会对治疗出现不同的反应，治疗时必须严密观察并反复进行评价。药物过量或不足都是有害的，都可能由于药物代谢和清除加重疾病的生理性改变。

当预计患者的存活期不长时，严重的症状往往促使采取治疗措施。

疼痛

约有一半的癌症临终患者有剧烈的疼痛。然而，其中半数人从未得到适当的缓解。患系统衰竭和痴呆症的临终患者也普遍有剧烈的疼痛。通常，疼痛的持续，不是因为无法控制它，而是因为患者、家属和医生对疼痛和药物的观念有误，特别是对能解除疼痛的阿片类药，导致严重而持久的剂量不足。

患者对疼痛的耐受程度是不同的，部分取决于下列因素，如疲劳、失眠、焦虑、抑郁和恶心。镇痛药的选择要取决于疼痛的程度和原因，这只能通过谈话和观察来确定。患者和医生必须认识到，所有疼痛都能被恰当的药物在正确剂量下解除，尽管可出现镇静或精神错乱的副作用。常用药物有：轻度疼痛用阿司匹林、对乙酰氨基酚或其他非甾体抗炎药；中度疼痛可待因或羟二氢可待因；重度疼痛用二氢吗啡酮或吗啡（参见第1753页）。

对于濒死的患者，口服阿片类药是最方便和最符合效价关系的。舌下给药也方便，因为它不要求患者吞咽。对长期持续的疼痛，长效阿片类药物是最好的选择。医生应该开具适当剂量的中长效阿片类药物，以便达到持续镇痛。另外，还应开具短效的阿片类药物，用于急性疼痛。大众和专业护理人员对阿片类药物的成瘾性所持的传统态度常常限制了阿片类药物的合理使用。规律使用注射剂型可能造成药物依赖，但对于临终的患者不会导致新的问题，除了注意需要避免粗心造成的撤药。成瘾行为很少出现，通常也容易控制。少数情况下，当阿片类药物不能口服或舌下含服时，可以纳肛、肌内注射、静脉注射或结膜下注射。

阿片类药物的不良反应包括恶心、镇静、精神错乱、便秘和呼吸抑制。对阿片类药物引起的便秘应作预防性治疗（参见第2858页）。通常，患者对吗啡的呼吸抑制和镇静作用会产生较大的耐受性，但对其镇痛和致便秘作用产生的耐受性则较小。阿片类药物可导致肌阵挛、谵妄、痛觉过敏和抽搐。这些神经毒性效应可能源于毒性代谢物的积聚，通常在使用另一种阿片类药物是可缓解。有这种不良反应和严重疼痛的患者，通常需要姑息治疗或向疼痛专家寻求权威咨询。

如果稳定的阿片类药物的剂量变得不合适时，可将先前剂量（按每日所用剂量）提高1.5~2倍。通常不产生呼吸抑制，除非剂量较先前已经耐受的剂量增加远远超过2倍。

通过联合用药来减轻疼痛，常可使阿片类药用量和不良反应减少。糖皮质激素能减轻炎症和肿胀所致的疼痛。

三环类抗抑郁药（如去甲替林和多塞平）能控制神经病理性疼痛。多塞平还能提供睡前镇静。加巴喷丁300~1 200mg口服，每日3次，能缓解神经病理性疼痛。美沙东治疗顽固性或神经病理性疼痛有效，但其药动学多变，故要求密切监测。苯二氮䓬类药物对于因患者焦虑而加剧的疼痛有效。

对于严重的局部疼痛，可由对处理疼痛有经验的麻醉师行局部神经阻滞。可使用不同的神经阻滞技术。硬膜外或鞘内留置导管可持续提供止痛剂，常与其他麻醉药合用。

疼痛调节技术（如有导向性的冥想、催眠、针灸、松弛疗法、生物反馈等）对部分患者有助（参见第2836页）。有关应激和焦虑的心理咨询也很有帮助，牧师在精神方面的支持也相当有效。

呼吸困难

呼吸困难是临终患者最害怕的症状之一。呼吸困难的主要病因是心脏和肺部疾病。其他病因包括严重贫血、导致呼吸疼痛（如肋骨骨折）的胸壁疾病或妨碍呼吸的腹部疾病（如大量腹水）。代谢性酸中毒会导致呼吸急促，但不会引起呼吸困难的感觉。焦虑（有时由谵妄或疼痛引起）可能会导致呼吸急促，或伴随呼吸困难的感觉。

可逆的病因应该得到针对性的治疗。例如对张力性气胸放置胸腔引流管或引流胸腔积液，呼吸困难能得到快速和明显的缓解。吸氧有时可以纠正低氧血症。支气管痉挛和支气管炎症可用沙丁胺醇喷雾或口服、肌内注射糖皮质激素治疗。然而，对于马上就要去世的患者，或者无法制定出针对呼吸困难病因的治疗方案的话，那么不管呼吸困难的病因是什么，合理的对症措施，都能确保患者是舒适的。如果死亡是预料之中的，护理应以舒适为主要目标，那么并不提倡血氧饱和度监测、动脉血气、心电图和影像学检查，临床医生应该使用一般的舒适型治疗，包括改变体位（如坐起来），打开风扇或窗户以增加空气流动，使用床旁放松技术。

阿片类药物是濒死患者呼吸困难的首选药物。对于初次使用阿片类药物的患者，舌下含服2~10mg吗啡或必要时每2小时皮下注射2~4mg小剂量的吗啡有助于减轻呼吸急促和气喘。吗啡可使延髓对二氧化碳潴留或低氧的反应性减小，从而在不产生明显的呼吸抑制的情况下，减轻呼吸困难和焦虑。如果患者已经使用常规剂量的阿片类药物镇痛，则用于缓解呼吸症状的剂量必须较平常高出两倍以上。苯二氮䓬类药物常有助于解除与呼吸困难相伴随的焦虑。

吸氧即使不能纠正低氧血症，也可以为患者和家属提供心理安慰。患者通常喜欢经鼻插管吸入氧。氧气面罩可能增加垂死的患者的烦躁情绪。患者气道内有黏稠分泌物时可用生理盐水喷雾。

死前的喉鸣音是气流通过口咽部和支气管分泌物时导致的嘈杂呼吸音，往往预示着数小时或数天内死亡。死前的喉鸣音并不是濒死患者的不适的迹象，但会打扰家人和护理人员。为了尽量减少死前的喉鸣音，护理人员应限制患者的液体摄入（如口服、静脉、肠内），并限制患者体位或部分朝向护理人员一侧。口咽吸痰对混合型分泌物一般是无效的,并可能导致不适。气道阻塞最好用抗胆碱能药物处理,如东莨菪碱、格隆溴铵或阿托品(如格隆溴铵开始用0.2mg皮下注射,每4~6小时1次,或0.2~0.4mg口服,每8小时1次,按需增加)。不良反应多数发生在重复给药后,包括视力模糊、镇静、精神错乱、心悸、幻觉、便秘及尿潴留。与其他抗胆碱能药物相比,格隆溴铵不能跨越血-脑屏障,神经毒副作用更小。

纳差

临终患者常有纳差和体重明显减轻。家属常常难以接受患者吃得很少,因为不进食或摄入很少意味着即将死去。应尽可能给患者提供他/她所喜欢的食物。进食少通常是比较容易治疗的情况,如胃炎、便秘、口腔念珠菌病、疼痛和恶心,某些患者可从食欲刺激剂中获益,如口服糖皮质激素(地塞米松2mg或泼尼松10mg,每日3次)或甲地黄体酮(160~480mg口服,每日1次)。然而,如果患者很快将离世时,应劝告家属不必喂食或喂水,否则无法维持患者甲丙氨酯。

静脉输液、全胃肠外营养和鼻饲均未证实能延长临终患者的寿命。反而可能会增加患者的不适,甚至使其存活期缩短。在临终患者人工营养的不良反应包括与炎症相关的肺瘀血、肺炎、水肿和疼痛。相反,饥饿和脱水会产生镇痛效应,使患者不觉得不舒服。唯一提到的在临终时脱水引起的不适是口干,用湿棉签或冰块擦嘴即可预防或轻易解除。

即使非常虚弱和有恶病质的患者在中断进食和进水后,仍可存活数周。家属应该明白,不给患者水分并不会导致其立即死亡或加速死亡。在这段时间里必须给以支持性护理保证其舒适。

恶心和呕吐

许多重患者会有恶心,但常无呕吐。会造成恶心的情况包括胃肠道问题(如便秘和胃炎),代谢异常(如高钙血症和尿毒症),药物不良反应,继发于大脑恶性病变的颅内压升高,以及精神社会应激。可能的话,治疗应根据最可能的病因而定。例如有胃炎的患者应停用非甾体抗炎药,改用H2受体阻断剂。反之,患者已知或怀疑有脑转移,若因颅内压升高而致恶心,此时应给予糖皮质激素。胃胀或反流引起的恶心,可口服或皮下注射甲氧氯普胺10mg或20mg,它能增加胃张力和收缩,同时松弛幽门括约肌。

如果轻度恶心的原因查不出,可给予苯噻嗪类作非特异治疗(如口服异丙嗪25mg,每日4次,或丙氯拉嗪10mg饭前服用。如不能口服,可肛门给药25mg,每日2次)。抗胆碱能药物如东莨菪碱和抗组胺药物如敏可静、苯海拉明等通常可预防患者的复发性恶心。联合应用上述小剂量的药物常能提高疗效。用于顽固性恶心的二线药物包括氟哌利多醇(开始时每6~8小时口服或皮下注射1mg,然后增至每日15mg)。5-HT₃受体拮抗剂奥丹司琼及格拉司琼常能很好地缓解化疗引起的恶心。它们可作为二线药物用于病因更复杂的临终患者的恶心。

癌症在腹部扩散时,患者常因恶性肠梗阻而产生恶心和疼痛。临终病院中一般避免作静脉输液和胃管吸引。恶心、疼痛和肠痉挛症状可用东莨菪碱控制,每日1~2mg,分次舌下、局部或皮下用药;也可用吗啡口服或直肠给药;或任何上述的止吐药。奥曲肽,150mg间隔12小时皮下或静脉给药,能抑制胃肠道分泌,大大减少恶心和腹胀。如果给予止吐剂,加用奥曲肽则可不必再用胃肠减压。糖皮质激素(如地塞米松4~6mg,静脉或肌内注射或直肠给药,每日3次),可在肿瘤部位减轻炎症,暂时缓解阻塞。然而静脉输液会加重梗阻处水肿。

便秘

由于缺少活动、使用阿片类药和抗胆碱能药以及液体和食物纤维的摄入减少,临终患者常有便秘。规律的肠蠕动对于提高临终患者舒适性很有必要,至少要持续到临终前的一两天。轻泻剂有助于预防粪便嵌顿,特别是在使用阿片类药的患者中。规律地监测肠蠕动方式也是必要的。一日两次使用大便软化剂(如多库酯)以及一种轻度刺激性泻药(如鼠李蒽酚或番泻叶),对大部分患者都会起效。对刺激性泻药曾产生肠痉挛的患者可增加多库酯单用的剂量或用渗透性泻药如乳果糖或山梨醇,开始时15~30ml每日2次,可增加剂量至效果显现。

患者有软粪便嵌塞时可用比沙可啶栓剂或盐水灌肠。硬粪便嵌塞则先作矿物油灌肠再用指挖,并可同时用短效苯二氮䓬(如劳拉西泮)或镇痛药。解除嵌塞后,患者应严格遵守有关食谱以防复发。

压疮

许多临终患者卧床不动、营养差、两便失禁、呈恶病质,很容易发生压疮。预防压疮的方法是应每2小时翻动患者以解除压迫。使用专门的床或持续充气的气垫床也可预防。尿失禁患者应尽可能保持干燥。留置导尿管由于不方便并有感染的危险,通常仅在换床垫有疼痛时,或是患者或家属有强烈要求时才用。

谵妄和混乱

疾病终末期可能出现的精神改变会使患者和家属都很难受,尽管许多患者自己意识不到这点。谵妄是常见的症状。谵妄的原因包括药物、缺氧、代谢障碍、内因性中枢神经系统疾病。如果病因能明确,简单的治疗将使患者能和家属、朋友进行更有意义的交流。如果患者自觉良好、对自身病情不大了解,这时最好还是不作治疗。可能的话,医生应首先弄清楚患者和家属的意愿,再决定治疗方案。应寻找造成精神错乱的简单原因。烦躁和不安往往由尿潴留而引起,使用导尿管即可迅速解除。衰弱患者的精神错乱会因不能睡眠而加重。烦躁的患者可从苯二氮䓬类药物中获益,然而苯二氮䓬类药物本身也可能引起精神错乱。疼痛控制得不好可能是失眠或烦躁的原因。如果患者正接受适当的镇痛治疗,晚间用镇静药会有帮助。

家属和其他探访者也能够帮助减轻患者的精神问题,

如握住他的手,不厌其烦地告诉患者他现在哪里、发生了什么。若严重的终末期患者出现谵妄和烦躁不安,其他措施无效时,可用巴比妥类药。此时家属应意识到患者处于终末期,不会醒来,应开始使用巴比妥类药物。戊巴比妥见效快、作用时间短,可在需要时每 4 小时肌内注射 100~200mg。长效的苯巴比妥可口服、皮下注射或直肠给药。咪达唑仑是短效的苯二氮䓬类药物,也常有效。

抑郁和自杀

大部分临终患者都有抑郁症状。提供心理支持并允许患者说出他们的担心和感受是最好、最简单的办法。训练有素的社会工作者、医生、护士或牧师能帮助缓解他们的担心。

对有明显的持续性临床症状的抑郁症患者可试用抗抑郁药。5-羟色胺再摄取抑制剂(SSRI)对那些必须等待 4 周以上让抗抑郁药发挥作用的患者会有帮助。伴有焦虑和失眠的抑郁症患者可在就寝时服用有镇静作用的三环类抗抑郁药。对停药或有自主神经系统症状的患者可用利他林,开始时 2.5mg 口服,每日 1 次,必要时逐步增加到 2.5~5mg 口服,每日 2 次(早餐和午餐时服用)。同样剂量的利他林有时也用于那些使用了止痛剂后感到疲倦或嗜睡的患者,能帮助他们在数天或数周内恢复精神和体力。利他林的起效很快,但可诱发烦躁。不过由于它起作用的持续时间短,不良反应也很短暂。

自杀 严重的疾病是自杀的一个重要危险因素。病重患者中常见的自杀危险因素有:高龄,男性,精神病合并症,确诊艾滋病和无法控制的疼痛。癌症患者自杀的发生率是普通人群的近两倍。而肺癌,胃癌和头颈部癌症患者的自杀比例是所有癌症患者中最高的。临床医生应常规筛查重症患者是否有抑郁和自杀的想法。精神科医师应当对那些有严重的自伤或自杀念头的患者进行紧急评估。

压力和悲痛

有些人能平静安详地面对死亡,但更多患者和家属则会有应激期。当死亡未被料到,或是患者和家属之间存在人际冲突而不能平静地分享最后时刻时,临近死亡则更加令人紧张。这些冲突可能导致过内疚进而使患者产生极大痛苦。在家中护理临终患者的家庭成员也会感到身体和情感上的压力。通常情况下,应对患者和家庭成员的压力的有效方法是同情心、病情说明、咨询;有时也可以是简短的心理治疗。社区服务有助于减轻照顾者的负担。镇静药应谨慎、短暂使用。

当配偶故世时,另一方可能会被有关法律或财务事项或家务操持方面的决策重担压垮。在老年夫妇中,一方故世会暴露活着的另一方认知和其他能力的缺陷,因为这个缺陷在死者活着时是由他填补着的。医疗团队应能识别此类高危情况,而动用各种办法来预防过度的痛苦和紊乱。

悲痛 悲痛是一正常过程,常在预料死亡前就开始。在患者中,常伴着拒绝而开始,因为他们害怕失去控制、被隔离、会受苦、未来不确定和失去自我。通常认为,悲痛后期包括以下几个阶段:否认,愤怒,辩解,沮丧,接受。然而,每个患者经历的阶段和发生的顺序会有所不同。医疗团队应能帮助患者接受其预后,倾听他们的忧虑,帮助他们知道是能保持控制的,向他们解释疾病将如何恶化,死亡怎样来临,并向他们保证他们的症状将会控制。如果悲痛仍然非常严重,或导致精神病或自杀的想法,或者如果患者以前有严重的精神障碍,可能需要诉诸专业评估和悲痛劝告。

家属在表达悲痛时也需要支持。护理组中任何一位与患者和家属认识的成员都可以帮助他们渡过这个过程,并在必要时引导他们去寻求专业的服务。医生和医疗团队其他成员需要建立定期制度来对悲痛的家属进行随访。

376. 运动锻炼

运动锻炼概述

运动锻炼会刺激组织变化和适应(如增加肌肉质量和力量,心肺耐力),而休息和恢复允许和促使这些变化和适应的发生。锻炼后恢复与锻炼刺激具有同等重要的地位。规律的运动能减少疾病的可能性,降低致死性病因的发生率、改善患者的整体健康和生活质量。

通过增加肌肉的质量和力量及心肺耐力,体育锻炼可提高运动和日常活动的功能状态、有效地防止损伤。特殊锻炼项目也常适用于心肌梗死、外科手术及肌肉骨骼损伤患者的恢复。择期手术的术前锻炼可以促进术后恢复。不论何种原因,锻炼的建议应该基于以下 2 项原则:

患者的锻炼目标应个体化,需综合考虑动机、需求、体能和心理状态等因素,尽可能的调动参与性,超预期实现锻炼结果。

设定的运动量要适宜,以达到预期效果。锻炼刺激应足以使身体适应更高的功能状态,同时避免运动过量而引起损伤或依从性下降。运动过量或过强并不一定意味着更好；过多或过少的活动量均不利于达到预期锻炼效果。

锻炼方案应该包括强度（运动程度）、运动量（单位时间内运动总量）、频度（运动次数）和运动负荷增量（在单位时间内一个或多个因素的综合运动增量或实际运动负荷）。这些因素的平衡取决于个体耐受性和生理状态（如当运动强度增加时，运动量和频度需要减少，反之在运动量增加时，运动强度可能需要减少）。运动强度、运动量和频度可同时增加，但增长有限，因为机体对疲劳的耐受性是一定的。锻炼平衡的目的是找到恰当的锻炼活动量，帮助患者获得最理想的目标效果，健康状态和现有体质水平。公认和传统的建议（如 3 套 10~12 次重复的锻炼动作，每周 3 次的 30 分钟跑步）可能与理想目标存在差距，因为这些标准不能满足个体的特殊需求（如机能明显下降的人群比可耐受高强度训练的人群更需要不同的锻炼方案）。

实现长期坚持是重要的、具有挑战性的。在维持可能会被认为是艰巨的运动时，人们的积极性及能力有所差异。为了提高依从性，训练计划通常始于低强度水平，并逐步增加至目标水平。有些人需要进行个体辅导的运动（如通过一对一教学），一部分人从团体组织活动的支持中受益（如一个健身班，骑行团队），还有人能够长期从事单独运动。运动计划应考虑到个体需求以保持长期的积极性（如轮椅使用人群的腿部强化锻炼），切实地达到一个特定的目标（即目标实际具体）和偏好（健身计划的类型）。

运动计划制定应考虑以下几方面因素：

- 伸展和柔韧性
- 有氧运动能力（心肺耐力）
- 体格强壮度（包括肌肉耐力、肌肉尺寸和肌肉结构）
- 平衡能力

运动前医学评估 开始运动或剧烈锻炼计划之前，儿童和成人应通过既往史和体格检查进行筛查，重点检测心血管疾病风险。仅当临床怀疑疾病时，展开检查。

伸展和柔韧性 屈曲柔韧性对安全、舒适完成体育活动具有重要意义。伸展则扩大伸展范围，以及帮助放松肌肉，从而有助于力量锻炼。这些特殊柔韧性锻炼可在其他运动锻炼前后进行，也可像瑜伽和普拉提一样作为单独项目进行。尽管锻炼前伸展活动能强化心理准备，但无证据表明其能降低损伤的风险。然而，若人们愿意，无需劝阻准备性伸展活动。常用的热身运动（如低强度刺激锻炼、慢跑或健美操及其他能增加核心温度的轻微活动）与伸展活动比较，似乎对促进安全锻炼更为有效。运动锻炼后的伸展活动通常更值得推荐，因为组织在温度升高后能更有效地伸展。

特殊柔韧性锻炼包含缓慢持续的肌群伸展，没有跳跃式运动。为了改善关节肌肉柔韧性，一次伸展应至少保持 20 秒，不超过 60 秒（没有证据表明超过 60 秒的伸展有害，但也没有增加益处）。每个伸展，重复 2~3 次，每次伸展逐渐加深。一些轻微的不适是可以预期的，但高的疼痛程度应避免，因为疼痛可以是无意识的细微组织撕裂的信号。

对于很多的肌肉，一个设计适当的力量训练计划可以增加肌肉灵活度，因为肌肉拉伸和工作均是通过活动关节的全部范围完成的。

需氧运动 需氧运动是一种连续的、有节奏的体育活动。运动起始阶段体能消耗在有氧代谢支持范围之内（可能存在短时间高密度极量运动触发无氧代谢），起始运动时间至少持续 5 分钟以上，然后逐步递增运动持续时间。需氧运动能最大限度增加氧摄入和心输出量（主要增加每搏量），降低静息心率，减少心源性和所有病因的死亡率。然而，过度运动可使身体消耗太多和细胞氧化作用增加。典型的需氧运动包括跑步、慢跑、快走、游泳、骑自行车、划船、划艇、溜冰、野外滑雪及使用需氧运动器械（如跑步机、爬梯或椭圆教练机）。某些团体运动如篮球和足球等，能提供有力的需氧运动，但可能会增加膝盖及其他关节的负荷，长期会适得其反。应该根据患者的喜好和能力给出建议。

需氧代谢始于活动开始后 2 分钟内，但要达到健体效果需要继续运动下去。通常建议每周至少 3 次，每日 ≥30 分钟，附加 5 分钟热身运动和 5 分钟恢复性运动。这一建议来自方便和循证医学依据两方面考虑。若运用间隔循环法锻炼，每周 2~3 次、每次 10~15 分钟就能达到理想的需氧锻炼效果。间隔循环法要求短时间中等量活动与极量运动交替进行。其一种方法是，约 90 秒中等量运动［达 60%~80% 最高心率（HRmax）］与 20~30 秒极量运动（达 85%~95% HRmax 或能达到的最大运动量）交替进行。这种方法对关节和组织的负荷较重，不宜频繁进行，或与常规的低至中等强度锻炼交替进行。

只要有足够次数的重复，阻力运动机或力量训练器可以作为需氧运动，两次运动间隙休息时间要短（0~60 秒），其运动强度相对较高。循环锻炼中，先进行大肌肉（腿、臀、背和胸）锻炼，然后再行小肌肉（肩、手臂、腹部和颈部）锻炼。循环锻炼 15~20 分钟对心血管系统的益处优于同等运动量的慢跑或需氧练习机，原因是前者运动强度大，心率增高明显。有氧运动结合阻力训练能增强所有涉及肌肉（不仅仅是心脏）的肌肉耐力。

需氧运动量根据运动持续时间进行分级。运动强度按心率分级。适宜强度的目标心率是达到该个体 HRmax 的 60%~85%［氧耗最高峰时的心率（VO2）［VO2peak)，或达到某一心率值，当超过这一心率值时，因缺氧使需氧代谢无法持续，从而进入无氧代谢状态］。HRmax 能直接测量或按公式计算获得：

$$HRmax = 205.8 - (0.685 \times 年龄)$$

也可以 Karvonen 公式计算目标心率：

目标心率 =【(0.50~0.85) × (HRmax - 静息心率)】+ 静息心率

这些公式是基于普通人群，可能不能提供体能极端者（如接受高强度训练的运动员或缺乏运动的人）的准确目标。对于这些人群，采用代谢/VO2 测定更具价值。

实际年龄须与生物学年龄相区别。任何年龄组中较少接触需氧运动的人群容易较快达到他们的目标心率,且在较低运动量时即可出现。这些人群在锻炼初期运动时间不应太长。与瘦弱者相比,肥胖者可能更缺乏运动,运动时需要驱动硕重的躯体,无需剧烈运动就可迅速使心率大幅度增快。疾病和药物(如β受体阻滞剂)也会改变年龄和心率之间的关系。对于服药的患者,设定50%~60%HRmax的目标已足够,尤其是锻炼初期。这些目标可根据患者耐受性和进步提高。

力量训练 力量(抗阻力)训练包含对抗负荷的用力肌肉收缩,此类负荷一般由自选或机械重量确定,或自身体重作为载荷(俯卧撑、仰卧起坐、引体向上)。该训练能增强肌肉力量、耐力和容积。力量训练也可以改善机体功能和需氧运动实效。心血管系统的耐受力和适应性也同步提高。

运动量一般依据每次升举重量负荷及次数,以及重复锻炼的次数进行分类。另一同样重要的参数是肌紧张时间,包括举起和放下重物的总持续时间。适度的中等运动量(增加肌肉体积和力量)紧张时间大致为60秒。损伤康复及耐力训练则需90~120秒紧张时间。从增强力量角度而言,紧张时间较重复次数更为重要,后者在紧张时间内可随技术方法和规定动作而变化。当一个患者以较好的技能达到60秒紧张时间时,可增加负荷重量,进行下一重量级别的耐受60秒紧张时间的训练。完成一组规定动作的次数取决于训练强度。强度越大所需次数越少。

运动强度是一种对训练程度的主观测量,推断某人在一组规定训练后的肌肉疲劳程度(过度运动产生的体力耗竭)。强度可客观地用某人一次能达到的最大负重量的百分值(1RM)表示。例如,某人一次憋足劲最多能举起100kg,举起75kg即为75%RM。一般训练指南中将70%~85%RM作为训练强度。过重的负载会增加受伤的风险,故仅适用于竞技运动员。举重<30%~40%RM不能提高力量强度,即使在足够紧张时间和运动量使需氧运动状态和肌肉耐力有提高的情况下也是如此。在力量训练中,组织变化的刺激是由训练质量和努力支配。例如,一个人一次举起85%的RM(其中6次重复,能以最大的努力完成)比好几次举起75%~80%的RM(接近或处在肌肉疲劳中)对组织变化的刺激较少。

运动强度受到患者锻炼动机和耐受性的限制。许多进行康复训练的患者由于不适、疼痛和训练经验不足,导致运动量不足,运动强度低于患者的能力和耐受力。此时需要完成更多组规定动作来达到相同效果。兼顾精神和肢体运动两个方面来定期调整锻炼强度。如果锻炼处于最高强度水平,其量不应超过每轮的50%。健身计划应将适当的休息(如每3个月中不应超过1周,也可以配合节日或假期)包含在高强度训练中,以允许身体得到充分的休息。持续高强度训练会起反作用,即便对专业运动员也是如此。出现非锻炼时疲劳或肌肉乏力,训练时动作及运动能力下降,关节肌腱疼痛,休息时心率增快等症状提示运动强度过大。

良好的机能对人身安全和有效的力量训练非常重要。

平稳的躯体力学非常重要,包括避免肌肉抽搐及体重下降,从而防止因突发力引起的轻微组织损伤。同样重要的还包括,控制呼吸以防止做Valsalva动作可能发生的头晕(极端例子发生晕厥)。患者应在举起重物时呼气,反之则吸气。如运动较慢,放下重物≥5秒钟,患者需做一次以上吸气呼气动作,且保持呼吸动作协调,以使最后一次吸气在开始举重动作前完成,在举升重物时呼出。负荷训练期间血压上升,在握紧时达到最高值(一般在下肢压力训练和上肢双手握紧训练机的时刻)。但完成训练动作后血压很快恢复至正常,只要呼吸技巧正确,不管如何用力,血压升高的幅度不会很大。

平衡训练 包括在不稳定环境下练习控制重心,如单腿独立或用平衡或摇摆板。基本力量训练能改善平衡,因为它增加关节周围的肌肉体积和力量,从而间接的改善稳定性。特殊的平衡训练能帮助本体感受受损的患者,也常用于老年人训练防止跌倒(参见第2862页)。

保持水分 保持适度水分非常重要,尤其在体力消耗时间延长或酷热环境中。在运动前应充分饮水,在运动期间有规律地饮水,并在运动后补充丢失的水分。运动期间,根据温度和体力消耗每15~20分钟饮水120~240ml(1/2~1杯)较为合理,但应避免饮水过多引起低钠血症,产生惊厥。

> ● **经验与提示**
>
> ■ 运动期间避免过度饮水,因为这可引起低钠血症,有时病情严重者导致癫痫发作

运动后液体缺失可根据运动前后体重比较差值计算。液体缺失按一比一(1L对1kg损失或2杯/1磅)进行补充。多数情况可给饮用水(淡水)。含电解质的运动饮料效果更佳。然而,碳水化合物含量>8%的液体(8g/100ml,或20g/250ml)会延缓胃排空,导致液体吸收速度降低。最佳的方法是将饮用水和运动饮料对半混合,使葡萄糖和电解质吸收加快。患者出现中暑或脱水症状,需立即给予口服或静脉补充水和电解质。

老年人的运动锻炼

年龄>65岁的人群中至少有75%的体育运动没有达到推荐的标准,尽管这些人都了解运动有利于健康。

延长寿命

提高生活质量[如耐力,力量,情绪,柔韧性,胰岛素敏感性,也可能是认知功能及骨密度(通过负重运动)]

此外,很多老年人不知道如何努力锻炼身体,也不明白进行多少锻炼是可以胜任的。

运动是改善健康最安全的方法之一。由于衰老及年龄相关的疾病,老年人的身体能力下降,比起年轻人,他们可从运动中获益更多。已经证明即使晚年才开始锻炼,同样能从中得益。基本的、适度的力量训练可以帮助老年患者进行日常活动。许多老年患者只需要一个安全和适当规律锻炼的指导。

最大健康效果会出现在从久坐习惯改为体育锻炼,尤其是进行有氧锻炼。

运动力量会随着年龄增长而下降,影响运动功能。例如约有50%年龄>65岁的妇女,和有超过50%年龄>75岁的妇女不能举起4.5kg重物。力量训练能够增加肌肉质量,从25%提高到100%或更高,并改善了运动能力。同样程度的肌肉做功所需的心血管消耗较少。腿部肌肉增强提高了行走能力和登楼能力。同样,老年人肌肉增强能达到良好的氮平衡,在疾病情况下容易康复,不易出现失代偿。

运动锻炼禁忌证 运动绝对禁忌证包括:
- 疑似急性冠脉综合征
- 未经治愈的心脏三度房室传导阻滞
- 未控制的高血压病
- 急性心力衰竭
- 未控制的糖尿病
- 相对禁忌证包括
  - 心肌病
  - 心瓣膜病变
  - 室性异位节律综合征或其他不稳定的心律失常

大多数存在相对禁忌证的患者可以参加锻炼,其运动量较其他患者低(参见第2911页)。有时,尝试短时间较高强度的运动结合休息,比起持续中等强度的运动更好。其他疾病患者(如患者患有关节炎,尤其是髋、膝和踝等负重关节的病变)训练计划应该适当调整。

如患者出现胸痛、头晕或心悸时,应劝其停止锻炼,并就医检查。

患者筛选 在开始实施训练计划前,老年患者应接受临床评估,旨在了解影响患者锻炼的心脏疾病和生理学限制。除非病史和体格检查提示,否则不需要常规心电图检查。也不必对于那些计划从低强度锻炼开始,以后逐步提高运动量的患者进行运动负荷试验(exercise stress testing)。对于习惯久坐的患者要计划较高强度锻炼,如存在下列某一条件时应进行运动负荷试验:
- 有冠心病病史
- 有冠心病症状
- ≥2项心脏危险因素(如高胆固醇、高血压、肥胖症、久坐习惯、吸烟、早发冠心病家族史)
- 疑似肺病
- 疑似糖尿病

锻炼计划 理想的锻炼计划应包括:
有氧运动
力量训练
柔韧性及平衡性训练

通常单个锻炼计划可以被设计为实现所有锻炼目标。力量训练提高肌肉质量,肌肉耐力和力量。如果力量训练是通过关节全活动度进行,许多锻炼能提高灵活性,并增强肌肉力量改善关节的稳定性,从而达到平衡。此外,如果组间休息最小化,心肺功能也能改善。

针对老年人的有氧运动锻炼时间安排可与年轻成年人相似,但运动强度要降低。在训练中,训练者要能够不费力地进行对话,运动强度应≤锻炼时间计划目标量值。对于没有禁忌证的老年人可以根据年龄公式计算,逐步提高自己的锻炼心率目标值(HRmax)。

一些不能适应的老年锻炼者需要提高其功能状态(如进行力量训练),然后再进行有氧运动。

力量训练:原理及技术与年轻成人相同。开始锻炼时力量应从低水平(负荷/阻力)开始(如拉环,负重1kg,或座椅上起立等),而后根据耐受情况增强。

柔韧性训练:柔韧性方面,主要肌群需要每日牵引一次,以在运动后肌肉处于最佳顺应性时进行为宜。

平衡训练:包括在周围环境不稳定时,通过锻炼达到保持重心稳定,例如单腿站立、用平衡或摇摆板。平衡训练可以帮助人体克服本体感受功能异常,可以用于预防老年人跌倒。然而各种平衡技能具有各自特异性(如在平衡板上平衡良好者并不能提高其在类似平衡动作时的功能),在预防跌倒方面效果不理想。对于大多数老年人来说,柔韧性及力量训练相结合可以更有效地防止跌倒。这些锻炼计划能够增强关节周围组织的功能,有效地帮助人体在站立及行走时保持体位平衡。对于平衡功能不佳而站立和行走困难者,进行较多平衡训练(如站立在摇摆板上)可能只会导致受伤,因而被设为训练禁忌证。

377. 医疗保健中的经济问题

美国的医疗保健在技术上先进但昂贵,2014年费用约3万亿美元,占国内生产总值(GDP)的17.5%[1]。十年来,美国在医疗保健费用上的增长率要远远大于全美经济的增长率。美国医疗保健费用的GDP占比显著高于其他任何国家。根据经济合作与发展组织(OECD)的数据,2013年美国的医疗保健费用的GDP占比达到16.4%,下一个最高的国家约11%,包括荷兰、瑞士、瑞典、德国和法国[2]。

同时,美国在医疗保健上的人均消费也比其他国家更高。2013年,美国医疗保健人均消费超过8 700美元,是经合组织平均医疗支出的2.5倍,几乎是相对富裕国家,如法国和加拿大的2倍[3]。美国医疗保健费用这样的绝对总额和增长率被广泛认为是难以维系的。因此,美国医疗保健目前不断变革,因为政府试图提供全民医疗保健,同时降低其成本。

美国不断增长的医疗保健费用会带来以下后果:
- 政府开支增加(造成国债增加和/或其他项目资金减少)
- 因需支付更高的医疗保险费用,导致工作者收入减少或是增长放缓
- 增加了雇主的成本(造成产品成本的增长,以及工作机会转向较低医疗保健费用的国家)

即使美国人均医疗保健费用领跑全球,但仍有许多人没有医疗保险。而在其他发展中国家,尽管人均花费少,但保证了人人享有医疗保健的权利。此外,高费用并没有造成相对优秀的结果。根据OECD报道,2013年美国在一些医疗保健措施的排名较低,比如,新生儿死亡率和出生时的预期寿命。

[1] National Health Expenditures 2014 Highlights. 2016-2-2。
[2] Health expenditure as share of GDP,2013,经合组织,健康一览(2015年)。2016-2-2。
[3] Health expenditure per capita,2013,经合组织,健康一览(2015年)。2016-2-2。

资金
美国医疗保健提供方收入来源如下:
- 私人保险
- 政府保险计划
- 自费

此外,政府在直属医院和诊所为政府雇员直接提供医疗保健。例如美国退伍军人健康计划和印第安健康计划。

私人保险 私人保险是一种购自营利或非营利保险公司的保险,由各个州分别认证。虽然在美国有许多健康保险公司,但在每个州的数量往往是有限的。

大多数私人保险是由雇主购买,作为福利给予其员工。保费通常由用人单位和员工共同承担。但是,因为这种由雇主提供的医疗保险费用不被视为员工的应税所得,所以实际上政府提供相应的补助。人们也可以自行购买私人保险。

患者保护与平价医疗法案[the Patient Protection and Affordable Care Act,PPACA,或平价医疗法案(Affordable Care Act,ACA)]是美国医疗改革立法的主要目的,此外,还包括提高医疗保险的可获得性、可负担性和使用性(www.hhs.gov/healthcare/rights/)。ACA的许多规定涉及私人保险市场的扩大,它促使雇主提供医疗保险,要求几乎所有不受雇主或政府保险计划(Medicare,Medicaid)覆盖的个体购买私人医疗保险(个人强制保险)。

为了使风险共担和降低管理费用,ACA要求各州建立医疗保险交易所。这些交易所有标准化的健康计划,由政府监管、私人保险公司执行和销售。各州可联合起来进行多方交易。联邦政府可在各州建立交易所而不自己进行交易。交易所分个人和小企业交易。交易所要获得上市,保险计划必须提供规定的最低水平的覆盖(以及较高水平的覆盖)。补贴可以根据个人收入水平高低浮动。

ACA要求私营保险计划,包括可以在交易所购买的计划,做到以下几点:
- 无年度或年龄覆盖限制
- 对已经有的保前情况没有排除(担保问题)
- 允许子女在26岁前享受父母的医疗保险
- 价格变动有限(保险费仅可基于年龄、地区、烟草使用和家庭成员数而变化)
- 允许有限的自付费用(目前为个人5 950美元,家庭11 900美元)
- 不停止保险覆盖(称为撤销),欺诈案件除外
- 覆盖某些明确的预防服务而没有分摊的费用
- 至少将80%~85%的保费花在医疗费用上

政府保险项目:主要的政府保险项目包括:
- 联邦医疗保险(Medicare):为老年人、残疾人和需要长期透析治疗的患者提供资金(www.medicare.gov)
- 医疗补助计划(Medicaid):,为生活在贫困线附近或以下和/或有残疾的人提供资金(http://www.medicaid.gov)

其他政府项目包括:

州儿童健康保险项目,当家庭收入低于平均水平,而又高于医疗补助计划要求时,为各洲提供匹配的联邦基金用于为有孩子的家庭提供健康保险,旨在帮助确保覆盖所有无保险的孩子都可享受医疗服务。

军队医疗保健方案,覆盖约900万现役和退役军人及其家属(约950万人使用政府医疗福利)

退伍军人健康协会(Veterans Health Administration,VHA),作为一项政府运作的医疗保健系统,为符合条件的退伍老兵提供全面的健康服务(约有900万退伍军人加入)

印第安健康服务,这是一个由政府医院和诊所组成的系统,向居住在保留地或附近的大约200万美洲印第安人和阿拉斯加土著居民提供健康服务

总之,大约有30%的人口享有政府保险或是政府医疗福利。ACA扩大医疗补助的入选标准,并提供联邦资金援助各州医疗补助计划。然而,目前尚不清楚各州将如何广泛使用医疗补助,因此也不清楚将有多少额外人员会加入。

自费:当健康服务不能从其他渠道支付而需自费时,人们通常会用存款支付小额费用,用借款(包括使用信用卡)支付大额费用。

弹性支出账户:一些雇主提供弹性支出账户。通过这些账户,员工可以选择从他们的薪水中扣除一定额度的钱,用来支付自费医疗的费用。扣除的钱不缴纳联邦所得税。然而,该账户不赚取利息,而且未使用的钱将在年底被没收。

健康储蓄账户(Health savings accounts,HSAs):也可以用来支付自费医疗。这些账户赚取利息,而且未使用的资金不会被没收。大多数有资格使用这些账户的人都会使

用,因为高免赔额健康计划限制了他们的医疗保险费用的报销。

在美国,大约有17%的医疗保健是自费的。个人支出的医疗服务费用往往是远多于大型支付机构如可以协商折扣的保险公司。因此,保险不伴覆盖的个人自费部分金额将会特别大,希望通过个人自付是不现实的。在美国,医疗自费造成了许多人的破产。

ACA要求几乎所有人都有某种形式的健康保险覆盖。然而,没有这样做的处罚仅仅是经济上的,而且比购买医疗保险成本低,所以相当数量的个人可能会继续自费支付医疗费用而不购买保险。

> **关键点**
> - 美国的医疗卫生保健费用比其他国家高得多,但美国某些重要观察指标排名仍然低下,如婴儿死亡率和预期寿命
> - 医疗保健服务由政府计划(如 Medicare, Medicaid),私人医疗保险计划(通常是通过用人单位)和个人资金(自费)支付
> - 通过不向雇主支付的医疗保险或弹性支出账户或健康储蓄账户中的钱征税,政府在一定程度上补贴了私人医疗保险

高价医疗服务的原因

由于多种原因,美国医疗服务费用过高。

昂贵的新技术和新药的使用 可能是健康保健费用增长的最大单一因素。无论是否合适,新技术和新药的使用都会使费用增加。使用纤维蛋白溶解酶制剂或血管成形术治疗心肌梗死就是一个适当但价格不菲的例子。在20世纪80年代之前,这些治疗还没有开始被普遍使用时,心肌梗死的治疗费用要低的多(但也没那么有效)。另一方面,很多新兴的昂贵的治疗,包括一些常用治疗是无效的。其疗效甚微,使用不当的话,患者根本不会受益。举一个例子,运用简单的腰椎融合方法治疗慢性腰痛就被很多专家认为是无效或是严重滥用。

许多这样的昂贵的治疗往往会因地区不同和在某个地区内医生诊疗的不同而变化(称为实践变化)。对于一些特定的疾病(如冠状动脉疾病),在健康支出多或者少的地区,健康状况并没有高低之分。

企业和政府补助去除一些医疗使用的经济不利因素,并被假定为有助于提高医疗使用(及成本)。

健康保健物资和服务的成本增加 药物的价格升高了。原因之一是开发一种新药的成本逐渐升高,经常是在10亿美元左右。这种新药的价格提升影响了制药业的经济取向,失去了生产低利润药物的积极性,即使是那些能受益于特殊群体(如治疗罕见病的药物)或一般公共卫生(如疫苗、抗生素)的产品也不能幸免。

新药和新设备的市场营销 向医师和消费者(直接面向消费者的广告)的极端推销已经被认为是导致过度使用昂贵新技术和新药的原因之一。其实部分这些新技术和药物并没有比老的、便宜的技术和药物更有效。

过度使用专科诊疗 由专家们提供的医疗服务数量越来越多。原因可能是初级保健医生数量的减少,以及患者想要看到专家的愿望在增加。

专科诊疗往往比初级保健昂贵的多。与初级保健医生相比,专家们收费更高,还可能做更多的检查(通常是为了作出不常见的诊断)。同样,由一个初级保健医生就能做的评估和治疗可能需要不止一个专家来完成。

高额的管理费用 据预计,有20%到超过30%的医疗保健费用是用在了管理上。大部分的管理费用来自私人保险,而大部分的费用是用做市场营销和承包,其结果并没有提高医疗保健的水平。而ACA限制了私人保险可以花费在管理上的费用。同时,在同一地区存在的许多私人保险计划各自使用复杂又耗时的处理程序(如提交理赔、编码),使得医疗保健提供方的成本增加。

医生费 相对于其他领域和其他国家,美国医生的报酬是非常高的。存在这种差异的部分原因是其他国家的医生在医学教育和医疗责任保险的花费通常远远低于美国医生,而且没有那么多的办公费。但医生费仅占医疗总费用的20%左右,即使大幅减少了医生费也不会对整体成本产生很大的影响。

医疗失职的费用 医疗失职直接或间接地增加了医疗费用(通过触发防御性医疗)。

直接成本是指由医生、其他医护人员、医疗机构、医疗药品和设备制造商支付的医疗责任保险费。这些保费,其中包括理赔和医疗责任保险公司的开销和利润,最终必须从医疗保健的收益中支付。

和繁多的保费一样,诉讼也是对个别医生(尤其是在特定的高风险专业领域和地区)的一大威胁。2008年,由医生和机构支付的医疗责任保险费年度总金额约为120亿美元,仅占医疗保健年度总年费用的约0.6%。2014年实际支付的医疗理赔款为3.9亿美元(低于医疗保健费用的0.2%)。因此,虽然可能会很大程度的影响医生的行为,但大幅减少医疗责任赔偿并不会明显降低健康保健总费用。

防御性医疗 防御性医疗是指医生为防止可能发生的医疗失职诉讼所做的诊断检查和治疗,但在临床上很多这样的诊疗可能不会被告知提醒。比如,一名医生让一位本可以在门诊治疗的患者留院观察,以防止可能出现的不利结果而被告上法庭。

实际用于防御性医疗的费用难以计算。少数严谨的报告估算了这笔费用,但相互之间的差异明显,从数值很小到数额巨大都有(一些专家相信这些费用要大于直接的医疗事故费用)。还有一些不确定的情况,称为主观的防御性治疗(根据临床医生的需要而做检查)。一位临床医生的动因是很难判断的,而且不同的医生可以根据具体情况进行合适的检查(除了极少数情况,有明确、敏感和具体的检查指南)。在一些对外科的防御性医疗的调查中,医生会被问及

是否以及何时使用了防御性医疗。但是，这种自述也许是不可信的，而这种调查往往回复率很低。因此，防御性医疗的程度尚不得而知。

再者，即使防御性检查能够被确认，也很难直接计算其潜在节约的成本。防御性的检查数量的减少还包括了边际成本的变化(提供或保留一个额外服务的费用)，这在实际费用或理赔中是不同的。此外，国家已研究侵权法改革以限制医源性损伤患者赔偿，这些改革是否能降低健康保健的费用结果尚存争议。

人口老龄化 尽管人口老龄化经常被提及为一个医疗费用增长因素，但它可能并不是近年来费用增长的原因。因为现在这代老年人的费用并没有出现不成比例的增长，而且更有效的健康服务已经被用于延缓严重疾病的发生。然而，婴儿潮一代的老龄化可能会对成本产生更大影响，因为65岁以上人口比例将从现在的13%增长到2030年后的约20%。

> **关键点**
> - 使用昂贵新技术及新药，可能是美国健康保健费用增长的最大单一因素
> - 这些技术的使用在不同的地区之间存在明显的差异，增加使用并不总是导致更好的临床结果
> - 20%到超过30%的美国医疗保健费用花在了管理上
> - 减少医生费不太可能大幅度降低医疗费用
> - 直接医疗失职的成本对整体医疗费用的影响很小，但防御性医疗的费用，如防范失职诉讼的而医疗行为，很难衡量和知之甚少
> - 美国人口老龄化可能并没有极大地促进美国医疗费用不成比例的增加，但婴儿潮这一代可能会对此造成影响

控制医疗保健的费用

从概念上讲，只有通过以下几种方式的结合，才能控制或降低医疗保健总费用：
- 减少医疗保健服务的使用
- 减少所使用服务的报销
- 减少管理费用(付款方和/或医疗服务提供方)

有些策略会对治疗或结果造成不利影响，但其他的可能会提高治疗水平。对不同策略的评价是困难的，有部分的原因是因为精确评估以患者为中心的健康结果[如发病率和死亡率、质量调整生命年(QALY)]往往是昂贵的，并且需要大量的患者样本和长时间的随访期。其结果是，大多数用于评估医疗质量的措施反映出的是过程(如何治疗)，而不是结果。这些过程的评估能否预测最终的健康结果还尚未有定论。

减少医疗保健服务的使用

很多策略都可以减少医疗保健服务的使用，包括限制治疗(主要针对非必须的治疗，但有时会影响到必须治疗)，但是个别限制需要通过改善健康状况实现。

限制健康保健的使用 传统意义上来说，限制使用是抑制医疗保健费用的策略。

保险公司可能通过限制受保人的治疗的承保范围(如那些有保前情况的)和减少高额使用者的承保范围(取消)。在美国，于2014年开始生效的平价医疗法案已禁止这些做法。

政府可能收紧医疗援助计划的资格标准。

通过增加受保人的自付费用，为患者提供经济动因来限制他们自己的健康保健使用。比如，付款人可能会：
- 限制可以报销的看诊类型和数量(如心理健康辅导、物理治疗)
- 增加自付额和共付额
- 减少承保规程中的允许限量

有证据表明这些策略很有可能会影响结果，很多患者会避开必要和不必要的治疗。比如，妇女们可能会不做筛查(如宫颈涂片、乳房钼靶摄片)，但随后出现晚期癌症。高危患者可能避开接种流感疫苗。

通过架设行政管理上的障碍(如需要对检查、转诊和操作进行审批，实行复杂的入院手续和规定)，付款人虽没有在技术上拒绝治疗，但使用的数量却减少了。

州政府可能会限制发放新建设施和实验室的施工许可证(所谓的需要证明)。

限制医疗保健的使用会带来很多问题。比如，当人们被拒绝治疗而导致病情加重时(这更可能是因为缺少常规治疗)，他们往往会到疾病晚期在医院进行治疗。这种治疗基本上是无偿的(不由患者、保险或其他渠道支付)，因此增加了向医疗保健系统付费的人的负担，而且可能比提供常规治疗更加昂贵。

消除非必须治疗 非必须治疗很容易定义(即治疗不能改变患者预后)，但往往难以辨别，更难以消除。第一步是进行更多、更好的比较效果和成本效果研究，以此确定最佳做法。比较效果研究可以针对药物之外其他方法，例如运动，物理治疗和不同的医护人员、体系、医疗保健设置和报销制度的影响。对医疗提供者的教育和监测可以降低实践差异，并增加成本效果。通过使用预付制系统(见下文)和按绩效付费模式可使提供更激进治疗(有偿服务模式)的经济动因消失，这可能会鼓励医护人员提供适当的治疗。

医疗服务人员间更好的协作(如通过更紧密的沟通和使用通用的可读式的电子病历)会对评估和治疗更加有效(如通过取消重复的检查)。

在适当的时候，鼓励姑息性临终关怀措施，可有助于减少使用昂贵的、高技术的、治愈性的治疗手段。

改善健康状况 多使用价格相对低廉的预防性医疗服务(如糖尿病、高血压和高血脂的筛查、诊断和治疗，乳腺癌和结肠癌的筛查)，可能会降低后续昂贵治疗的需求(如心肌梗死、脑卒中或晚期癌症)。然而，预防性措施可能不能降低某一家保险公司的成本，因为好多年都没有获得结余。

到那时,许多病人已经改变了保险计划。在美国,人们和某一保险公司合作的时间平均是六年(通常是因为人们经常换工作),这个时间太短了,难以通过预防性保健实现节余。

提高预防性保健的方法有:
- 增加初级保健医生的数量(他们可以提供适当的预防措施,防止患者出现并发症)
- 坚持预防保健为导向的按绩效付费的财政奖励措施
- 对预防性服务取消共付制
- 提供免费的预防服务,特别是那些有需要的人群

目前,仍不清楚一些试图让患者坚持治疗计划、让医生遵守规则的医疗管理项目是否能够改善结果或降低开销(如可避免的入院治疗或并发症)。一些研究结果并没有看好其前景。

降低治疗的报销费用

即使提供了医疗保健服务,仍有些策略可以用来限制费用。

较低的费用 付款人(政府和私人)可以和医疗机构与医疗提供方协商出更低的费用,或直接规定价格。在美国,因医疗保险(Medicare)和医疗补助(Medicaid)确立的报销率影响了由其他计划支付的报销率,有时还会减少报销。

增加基层医疗服务的使用 一些措施可能有助于增加与专科治疗相比成本较低的基层医疗服务的使用。举个例子,在以患者为中心的医疗之家模式中,初级保健医生在各种环境中(如家庭、医院、长期治疗措施)协调和整合医疗保健的各个方面,包括专科和跨学科治疗。许多权威人士认为,这种模式可以减少不必要的专科治疗、重复治疗和不合适的个人健康目标的治疗(如保守治疗而不是确诊)。

增加基层保健医生数量的措施已被提出。措施中包括了增加基层医疗服务的报销额度,让更多住院医生培训项目的政府拨款转移到基层医疗服务培训上,加强基层医疗对医学生的吸引力。但目前还不清楚最后如何实施这些措施。

预付机制 在这个系统中,医疗服务提供方无论提供多少治疗,都会事先得到一笔固定金额的费用。金额可以根据一个具体的事件或每位患者每年固定的报销费用来设定。例如,一些医保报销是基于疾病诊断相关分类(Diagnosis-Related Groups,DRG)的。在此情况下,服务提供方支付的固定金额就根据诊断病例数量而定。

预付制中能使用的昂贵的治疗较少(因此能提供的服务很少)。与之相比,按绩效付费机制能够使用更多服务。然而,预付制对需要复杂治疗的患者(如患有多种疾病或重病患者)构成经济抑制因素,并可能减少必要的治疗。由于提供的治疗在数量上的减少可能会降低其医疗质量,故质量控制机制(如专业审查机构)依然存在。

可信赖医疗组织 可信赖医疗组织(Accountable Care Organizations,ACOs)是一组医疗服务提供者同意为分配给他们的一组人提供保质保量的医疗服务的综合性医疗组织。报销是基于医疗质量考评和指定受益人医疗成本的降低,而不是提供的服务量。ACO 的报销金额是参照非 ACO 的相似患者的医疗费用。ACO 与保险公司共享及分担这些成本(收益和损失)的差异。ACO 可以使用各种支付模式,包括按人头,或有时按服务收费。

拒绝理赔 与大多数发达国家不同,在美国,保险公司经常拒绝为患者理赔一定比例的医疗服务费用。在加利福尼亚州的一项研究中表明,2009 年拒绝率平均约为 30%。一些理赔是在上诉后支付的,但上诉需要大量的时间,患者、服务提供方和付款人都要投入极大的精力。

竞争 医疗提供方之间争夺患者,保险公司之间争夺客户,这样的竞争被认为有助于降低费用。(如一方在类似的服务上收取了比竞争对手更多的费用)然而,最终消费者(即患者)往往事先不知道医疗服务提供方的费用,就算他们知道,他们也做不了什么(因为患者的选择常局限于对某些医疗服务提供方的治疗质量的认可)。此外,由于消费者有医疗费用的补贴(如通过雇主支付的医疗保险、税收减免,以及灵活的消费账户或医疗储蓄账户),他们已不太愿意通过其他渠道购买医疗服务了。因此,对于大型组织机构而言,降低成本并保证质量是最有效的竞争方法。比如,保险公司可以在不同的雇主间(像企业或政府)争取合同。医疗服务提供方,如医生组织和医院,可以和保险公司竞争合约。

竞争也有一些缺陷。它需要在多个系统内提交理赔申请和评估报告,这使得服务提供方、他们的文员或是两者一起要花费更多的时间。而且,保险公司间的运行方式不同,需要在资格认定、转诊、共同支付和编码过程中进行协调。所以,竞争反而增加了整个医疗保健系统行政上的负担。

减少药品开支 使用常用药,或适当时使用性价比高的品牌药,可以减少药品开支。方法如下:
- 对医疗服务提供者进行高性价比药品使用的相关培训
- 限制药品的营销
- 设立处方集和药房效益经理
- 允许政府为使用政府保险的患者协商药品价格
- 允许从其他国家购买的药物进口美国

医学研究带来的不良影响 在许多学术性医疗中心,医生和机构用从临床诊疗中获得的收入进行医学研究。同样地,制药研究也是靠药品销售的收入支持的。因而,减少治疗和药物的报销费用可能会导致医学研究的衰退。如果可以通过其他的渠道(如政府或私人拨款)支持研究,则这些资金必须被视为医疗健康费用,因此可能抵消因减少报销所节省的费用。

减少管理费用

管理费用是指没有支付给医疗服务提供方的间接费用(如行政开销、医疗责任保险、营利性医院和保险公司的利润)。

减少付款方的管理费用 发达国家(包括美国)的政府医疗保健计划和除美国外其余国家的私人健康计划都存在管理费用,通常是占总费用的 3%~5%(即超过 95% 的资金是用于医疗保健服务的)。然而在美国,私人保险公司的管

理费用约为20%~30%,部分原因是这些公司需要员工去做大量的承保工作(识别并拒绝可能需要高价治疗的申请人,包括有保前情况或高危疾病发展趋势的患者),去评估拒绝理赔,并裁定服务方提出的上诉,他们通常也需要营利。没有证据表明这些活动和公司的高额行政费用改善了临床治疗过程或结果。现在平价医疗法案强制要求保险公司将80%(个人或小型保险公司)或85%(对于大型保险集团)的保费用于医疗成本和理赔上,只分别留下20%或15%,作为管理费用和利润。

减小管理费用的方法有:
- 更多使用标准化的电子健康档案
- 更多使用政府计划和可能的非盈利计划,他们的管理费用低于营利性计划

付款人之间的竞争会帮助管理效率的提高,但也增长了拒绝理赔和承保的可能(这本身就需要一个庞大的官僚系统)。

减少医疗服务提供方的管理费用 任何付款人改革都将减少医疗服务提供方的管理费用,应该采取措施降低服务提供方处理多个账单、协商诉讼和理赔正当性方面的人力,比如,在一些有多个保险公司竞争业务的国家(如德国、日本)需要做到:

- 所有的保险公司都要有相同的付款金额和规则
- 在很多情况下,付款人应支付医疗服务提供方的所有账单
- 在全国范围内对相同的服务收费一致

尽管医疗失职造成的费用是总费用中的一小部分,但对于某些医生来说,玩忽职守会耗尽他们相当一部分的年收入。改革显著减少诉讼与和解的数量将最终降低保费,并大大有利于这些医生;这些改革也可能减少使用不必要的防御性医疗。

> **关键点**
> - 由于医疗改革,付款人通过限制获得医疗保健来控制医疗成本的情况在美国可能减少
> - 非必须的医疗服务很容易被定义,但却不容易被识别和消除
> - 改善健康状况是否可以降低医疗成本尚不明确
> - 许多被用来降低医疗报销的策略(如降低提供方的费用、采用预付制、拒绝索赔、鼓励竞争、降低药品费用)是有显著缺点的
> - 从理论上讲,降低付款人和服务提供方的管理成本和改革医疗事故法可以大大降低成本

378. 医学遗传学的一般原则

基因是遗传的基本单位,是包含合成多肽(蛋白质)所有信息的DNA片段。蛋白质的合成、折叠、及三级四级结构最终决定了机体的主要结构和功能。

结构

人类有20 000~23 000个基因,存在于细胞核内的染色体和线粒体中。人体正常的体细胞(非生殖细胞),有23对46条染色体。每对染色体中,一条来自父亲,一条来自母亲。22对常染色体通常是同源的(即染色体的大小、形状和基因的位置、数目一样)。第23对为性染色体(X和Y),决定人的性别,同时包含其他功能基因。女性在每个体细胞核中有两条X染色体(同源),男性则有一条X染色体和一条Y染色体(异源)。X染色体携带着许多决定遗传性状的基因,而小的Y染色体则携带着启动男性性别分化的基因及其他少部分基因。由于X染色体含有的基因比Y染色体多,男性有许多X染色体基因不配对;为了保持男女之间的遗传物质的平衡,妇女的X染色体中的一个是随机失活的。核型是在一个人的细胞中的全套染色体。

生殖细胞(卵子和精子)进行减数分裂时,染色体数目减为23,是体细胞中数目的一半。在减数分裂期,来自父亲和母亲的遗传信息可通过同源染色体之间交换进行重组。当卵子和精子结合时,染色体数又恢复至正常的46条。

基因在染色体的DNA分子中呈线状排列。每一个基因在染色体上有其特定的位置(位点),在同源染色体上,基因的位点是一致的。在同一对的两条染色体上占据两个等同位点的基因(一个来自父亲,另一个来自母亲)称为等位基因。每个基因由特定的序列构成。两个等位基因可有略微不同的或相同的核苷酸序列。某个基因的两个等位基因相同,是纯合子;两个等位基因不同,则为杂合子。某些基因以彼此相邻或在相同或不同染色体上不同位置的多个拷贝出现。

基因功能

基因由DNA组成。基因的长度取决于该基因编码蛋白质的长度。DNA是核苷酸(碱基)互补配对的双螺旋结构。维生素B_4(A)和胸腺嘧啶(T)配对,鸟嘌呤(G)和胞嘧啶(C)配对。DNA通过转录合成蛋白,DNA的一条链作为模板合成信使RNA(mRNA)。除了尿嘧啶(U)由胸腺嘧啶(T)替代外,RNA和DNA有着相同的碱基。mRNA一部分穿过胞核进入胞质,到达蛋白质合成的部位核糖体。转

运 RNA(tRNA)根据 mRNA 上的编码顺序将每一种氨基酸携带至核糖体,并将氨基酸加至延伸的多肽链上。当一条氨基酸链合成完毕,在附近分子伴侣的影响下自我折叠,形成复杂的三维结构。

DNA 的编码是通过四种可能的核苷酸中的三种组成的三联密码子实现的。特定的氨基酸由特定的三联密码子编码。由于有四种核苷酸,可能的三联密码子数目为43。因为仅有 20 种氨基酸,因此可有多余的三联密码子组合。同一种氨基酸可由不同的三联密码子编码。其余密码子可编码蛋白质合成的起始或终止密码子,它的顺序决定了氨基酸的结合和组装。

基因包含外显子和内含子。外显子编码合成组成最终蛋白质的氨基酸组分。内含子包含影响蛋白质合成调控和速度的其他信息。外显子和内含子共同转录至 mRNA,但内含子部分最终将被剪接掉。转录过程受到很多因素的调控,如反义 RNA,该 RNA 链由 DNA 上未转录成 mRNA 的链为模板合成。除 DNA 之外,染色体包含组蛋白和其他影响基因表达的蛋白(哪些蛋白和多少蛋白由给定的基因合成)。

基因型指特定的基因组成和序列,由它决定编码合成何种蛋白。相反,基因组是指一组完整的单倍体染色体组成,包括它们所包含的所有基因。

基因表型是指人的整个体格、生化和生理组成,即细胞(以及身体)如何发挥功能。表型即基因最终如何表达,取决于实际合成蛋白的类型和数量。

表达是指某个基因所编码的信息被用来控制某个分子组成(通常为蛋白质或 RNA)的过程。基因的表达取决于多种因素,诸如显性或隐性性状、基因的外显度和表现度(参见第 2870 页)、组织分化的程度(取决于组织的类型和年龄)、环境因素,以及表达是否受性别限制、染色体失活或基因组印记的影响及其他未知因素。

表观遗传因子:影响基因表达但不改变基因组序列的因素称为表观遗传因子。

人们对于介导基因表达的生化机制的认知正在迅速增长。

内含子的可变剪接(也称之为选择性剪接)是内含子剪接的机制之一。

由于内含子被剪切,外显子也可能被剪切,紧接着,外显子可能以多种组合集合,导致不同的 mRNA 形成,来编码相似却又不同的蛋白质。即使人类基因组仅包含约 20 000 个基因,但人类可合成蛋白的数量>100 000。其他调节基因表达的机制包括 DNA 甲基化和组蛋白修饰如甲基化和乙酰化。DNA 甲基化趋向于基因静默。组蛋白类似于线轴,DNA 缠绕在其周围。组蛋白修饰,如甲基化,可以增加或减少一个特定基因合成的蛋白的量。组蛋白乙酰化与减少的基因表达相关。DNA 上的非转录链亦可作为合成 RNA 的模板,来调控另一条链的转录。另一个重要的机制涉及微小 RNA(miRNA)。miRNA 是短小、具有发夹状结构(发夹指 RNA 序列相互捆绑在一起的形状)的 RNA,可抑制目标基因转录后的表达。它们可能涉及多达 60% 的转录蛋白质的调节。

性状和遗传模式

所谓性状,可以如眼睛的颜色那样简单,也可以如对糖尿病的易感性那么复杂。一个性状的表达可涉及一个基因或多个基因。一些单基因缺陷可引起多组织的异常,这种效应称为基因多效性。例如,成骨不全症(由单个胶原基因异常引起的结缔组织病)可导致脆骨病、耳聋、蓝巩膜、牙齿发育不良、关节活动度过大和心瓣膜异常。

绘制家系图谱　家系图(家族树)可用于图解遗传的模式,在遗传咨询中也常被用到。家系图运用规定的符号代表家族成员及他们的健康情况(图 378-1)。某些表型一样

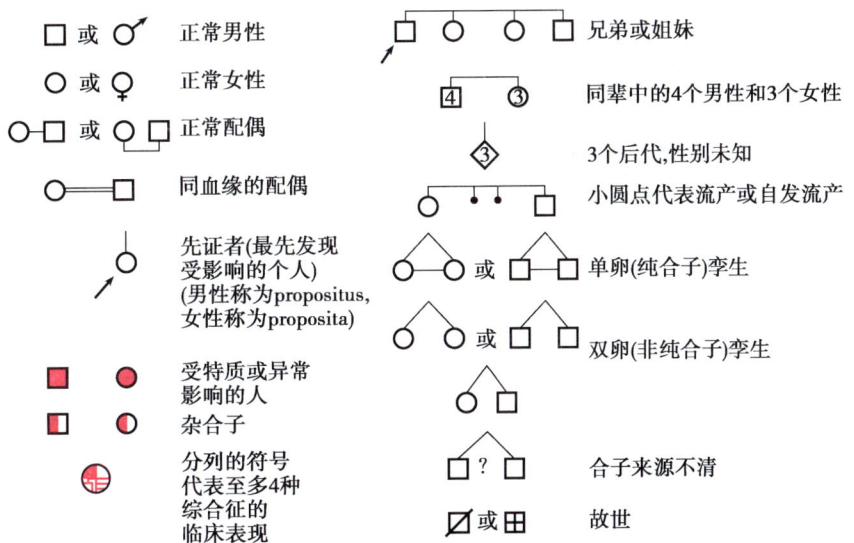

图 378-1　绘制家系图谱的符号。在家谱系谱中,各代以罗马数字标记,最年长的一代在顶部,最年轻的在底部(图 378-2~图 378-5)。在同一代中,各人以阿拉伯数字从左到右标记。同胞按年龄大小排列,最年长者在左边。因此,系谱中每一成员可用两个数字来确定(如Ⅱ,4)。配偶同样有一个标记数字

的家族性疾病可以有多种遗传模式。

> **关键点**
> - 表型是由基因表达以及基因型决定的
> - 调控基因表达的机制逐渐被阐明，包括内含子剪接、DNA甲基化、组蛋白反应和微小RNA

单基因缺陷遗传

单基因引起的遗传性疾病（孟德尔遗传病）最容易分析，也研究得最为充分。如果一种性状的表达仅需要一个拷贝的基因（单个等位基因），那么这个性状被认为是显性的。如果一个性状的表达需要两个拷贝的基因（双等位基因），那么这个性状被认为是隐性的。X连锁的疾病是一个例外。由于男性X染色体上大部分基因通常没有与之配对的等位基因，因此即使该症状是隐性的，男性X染色体上的等位基因亦会表达。也存在其他例外，如线粒体疾病。线粒体基因来自母体的卵母细胞。

许多特殊的疾病已在表中列出（表378-1）。

表378-1　符合孟德尔规律的遗传病

基因	显性	隐性
非X连锁	马方综合征	囊性纤维化
	亨廷顿舞蹈病	
X连锁	家族性佝偻病	红绿色盲
	遗传性肾炎	血友病

常染色体显性遗传

基因中只要有一个等位基因异常就能表现出常染色体显性性状，例如，异常基因为杂合子和纯合子均可致病。常染色体显性遗传病的典型系谱见图378-2。

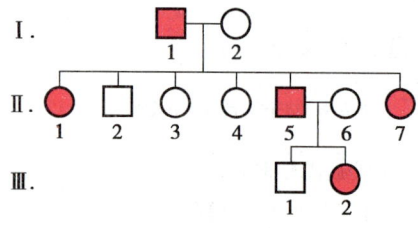

图378-2　常染色体显性遗传

通常有以下几条规律：
- 患者的父母中有一方存在缺陷
- 双亲中一位携带杂合子，一位正常，一般来说其子代正常或患病的概率均等，即一方存在缺陷的父母每个孩子的发病风险为50%
- 一方存在缺陷的父母，其正常孩子的子代也不会受累
- 男女受累的机会均等

常染色体隐性遗传

一个人必须携带两个拷贝的异常等位基因才会出现常染色体隐性遗传病。典型的系谱见图378-3。

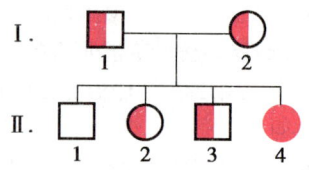

图378-3　常染色体隐性遗传

通常有以下规律：
- 假如父母正常，子代受累，表明父母双方都是杂合子。他们的子代中平均有1/4的人会受累，1/2是杂合子，1/4正常。因此，在这些子代中不发病（正常或携带者）的概率为3/4。未受累的子代中，携带者的概率为2/3
- 对于一方受累，另一方基因型正常的双亲，其子代都是表型正常的杂合子
- 对于一方受累，另一方为杂合子的双亲，其子代平均一半受累，一半为杂合子
- 双亲均受累的子代都将受累
- 男女受累的机会均等
- 父母为杂合子的子代可为表型正常的杂合子，但属异常基因携带者

有血缘关系的人更容易携带同个突变等位基因，故近亲婚配的子代受累的比例明显增加。在隔代或者同代近亲婚配（乱伦）的情况下，由于双方的遗传物质是相似的，子代中发生遗传性疾病的风险很高。在某些人群中，由于创始人效应（即一个群体初期携带病理基因者很少）或由于携带者有选择性优势（如镰形细胞贫血的杂合子对疟疾有保护作用），杂合子携带者的比例比较高。

假如遗传病是由于某一特定蛋白质缺失所致（如酶），一般来说这种蛋白质在携带者体内的量会减少。如果这种基因突变是已知的，分子遗传学分析可以鉴定出表型正常的杂合子个体（例如大部分情况下可以鉴定出囊性纤维化患者）。

X连锁显性遗传

X连锁显性性状由X染色体携带。绝大多数很罕见。通常情况下，男性患者的表现更严重，某些X连锁的显性遗传病在男性中常常是致命的。仅携带一个异常等位基因的女性也会受累，但表现不那么严重。典型的系谱见图378-4。

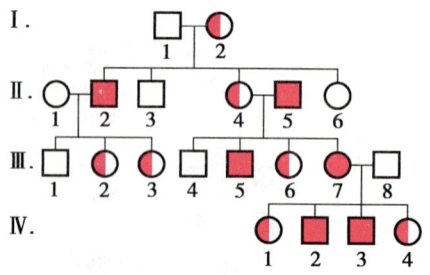

图378-4　X连锁显性遗传

通常有以下规律：
- 受累男性将把病症传给所有的女儿而不会传给儿子
- 受累的杂合子女性将把病症传给一半的子女，与子女的

性别无关
- 受累的纯合子女性将把病症传给所有的子女

由于受累女性可以是杂合子或纯合子,因此女性患者较男性患者多。如果病症在男性中是致命的,那么这种性别差异将更明显。

如果仅根据遗传模式分析,X连锁显性遗传同常染色体显性遗传很难区分。需要有大的家系调查并且需特别注意受累男性的后代,如有男-男的传递则可除外X连锁遗传(男性仅把Y染色体传给儿子)。

X连锁隐性遗传

X连锁隐性性状由X染色体携带。几乎所有的受累者为男性,因为大部分女性受累的基因有一条正常的拷贝(为杂合子)。典型的系谱见图378-5。

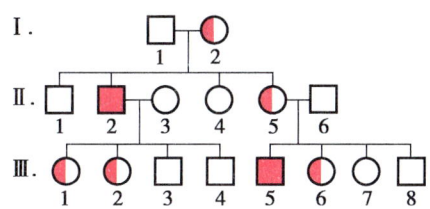

图 378-5　X-连锁隐性遗传

通常有以下规律:
- 几乎所有的受累者为男性
- 女性杂合子通常表型正常,但作为携带者可将异常的基因遗传给半数的子代
- 女性携带者的儿子有半数可受累,女儿有半数为携带者
- 受累男性绝不会把病症传给儿子
- 受累男性的女儿都是携带者
- 女性携带者和正常男性所生的女儿不会是患者,但有半数可能为携带者

携带X连锁突变杂合子的女性偶尔会出现疾病的症状,但很少会像男性患者那样严重。

影响基因表达的因素

基因表达受多种因素的影响。某些因素可使性状的表达偏离孟德尔遗传规律。

外显率和表现度　外显率是一个基因得到表达的比率。即具有某个基因型的个体呈现出相应表型的百分比(图378-6)。即使表现出的性状是显性的,或是隐性的并导致该性状的基因存在于两条染色体上,这个不完全(低)外显率的基因仍可不被表达。相同基因的外显率可因人而异,并受到个体年龄的影响。即使一个异常的等位基因未被表达(外显缺失),未受累的携带者仍可将异常的等位基因传给子代,在子代出现临床症状。这种情况下,系谱上可有一代跳空。然而,某些外显缺失的情况是由于检查者不熟悉或是未能识别遗传病的轻微表现所致。表现轻微的病

个体的基因型如何根据外显率和表现度呈现为表型。
外显率决定基因是否得到表达,即携带某种基因的个体中呈现为表型的人数。
外显率可以是完全的(100%)或者不完全的(50%,例如仅有半数呈现表型特征)。

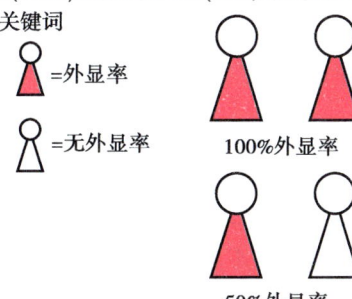

表现度指一个基因型在某个个体上的表现程度,可用百分比来分度,从完全至轻度,或者不表现。包括基因修饰、有害物质暴露、其他环境因素、和年龄等多种因素都可能影响表现度。
无论外显率还是表现度都不是一成不变的,具有某种基因的个体可能呈现表型特征,也可能不出现;在呈现表型特征的个体中,其表现程度也可不同。

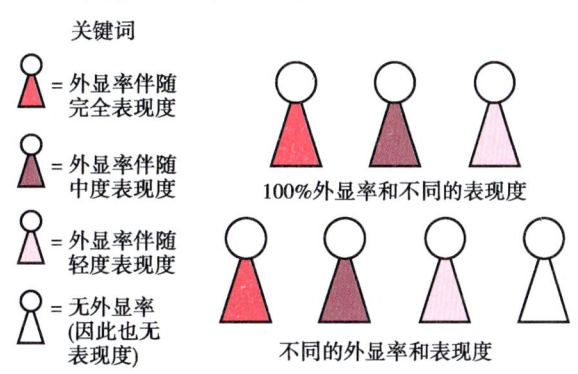

图 378-6　外显率和表现度

例有时被视作疾病的"逍遥型"。

表现度指一个基因在某个个体上的表现程度。可用百分比来分级：例如当一个基因的表现度为50%时，可仅出现半数的症状或病变的严重程度相当于完全表现的一半。表现度可受环境或其他基因的影响，因此相同基因型的个体，可呈现不同的表型。甚至同一家系中的不同个体表现度亦可互不相同。

限性遗传　仅见于某一性别的性状称为限性遗传。这和X连锁遗传是不同的，后者指遗传性状由X染色体携带。限性遗传，也许称为性影响遗传更为确切，指一些特殊的情况，其中性激素和男女其他生理的差别可以影响基因的表现度和外显率。例如早秃（男性型秃发）属常染色体显性性状，但这种秃发在女性中很少见，且往往只出现在绝经后。

基因组印记　基因组印记是遗传物质根据其来自父亲还是母亲而出现的不同表达。就大多数常染色体而言，父源和母源的等位基因均被表达。然而<1%的等位基因的表达可能仅来自父亲或母亲的等位基因。例如胰岛素样生长因子2的基因，通常仅表达来自父亲的等位基因。基因组印记常取决于配子形成中的影响因素。一些改变如DNA的甲基化可使父源或母源的等位基因不同程度地表达。如果基因组印记能阻止致病等位基因的表达，那么该疾病可出现一代跳空。印记缺陷，例如活性异常或等位基因沉默，可导致疾病（如Prader-Willi综合征、Angelman综合征）。

共显性　共显性等位基因的两种表型均可被观察到。因此，杂合子的表型同任何一个纯合子的表型有明显的差别。例如一个人既有编码A型血的等位基因又有编码B型血的等位基因，这个人就拥有两种血型抗原（血型为AB型）。

染色体失活　女性有2条（或者在性染色体异常的情况下多于2条）X染色体（卵细胞例外），其中仅一条X染色体有活性其余均失活：即失活染色体上的基因大部分不表达。染色体失活随机独立的发生在胚胎早期的每个细胞中；失活的X染色体可来自母亲也可来自父亲。有时大部分失活的X染色体来自双亲的一方，称为X染色体失活偏移。无论是上述何种情况，只要染色体失活在细胞中发生，这些细胞的子代都会延续相同的X染色体失活过程。

但是，有些失活X染色体上的等位基因仍然可以表达。大多数这种等位基因在染色体上的位点与Y染色体的位点相关联（称作拟常染色体位点，男女性在这一区域均有两个拷贝）。

> **关键点**
> - 如果谱系中出现一代跳空，考虑不完全外显，不完整表达，以及（不太可能）基因组印记
> - 基因表达也可以通过限性遗传、基因组印记、等位基因共显性及X染色体失活被修改

多因素基因（复杂）遗传

许多性状的表达可由多个基因参与。这样的性状（如身高）按钟形曲线分布（正态分布）。通常，每一基因独立地控制该性状的增强或削弱。在这种情况下，只有少数人分布在曲线的两端，多数人处于曲线的中间，因为一个人不太可能继承很多相同方向的遗传因子。环境因素对最后表达的结果也会产生增强或削弱作用。

许多相对常见的先天性异常和家族性疾病是由于多因素遗传所致。对于受累者，疾病的发生是遗传和环境因素共同作用的结果。这类性状在一级亲属（同胞，父母或子女，同受累者有50%的基因相同）中的再发风险高于较远的亲属，这些远亲可能只获得了少部分易感基因。

常见的多因素遗传病包括高血压、冠心病、Ⅱ型糖尿病、肿瘤、腭裂以关节炎。导致这些性状的许多特定的基因可通过使用最敏感的基因检测方法（称为下一代基因测序，参见第2873页）来检测，可检测出人们是否有性状相关的基因突变。遗传学上的易感因素，包括家族史和特定的生化通路常可通过分子标志来识别（如高胆固醇），这些分子标志可以确定有风险者，进而通过采取预防措施使其受益。

多基因、多因素的特征决定其很少产生清晰的遗传模式；但是，这些特征会在某个种族和地域群体、某个性别或其他方面出现得更加频繁。

非传统性遗传

指一些异常的遗传模式，常常因为基因或染色体变异所致。这些变异中也有比较常见的类型，比如镶嵌；其他如多态性也很常见，以致被认为是一种正常的变异现象。

突变和多态性　DNA的变异可以是自发的或是由于细胞受损（如射线、诱变剂、病毒）导致的，一些变异可通过细胞自身的修复机制来纠正。另一部分未被修复的变异可传递至后续复制的细胞，这种情况产生的变异称为突变。然而仅在生殖细胞受累时可将这种突变传递给子代。突变对于某个个体或家庭可以是独一无二的。大部分突变是少见的。多态性起源于突变，这种DNA变异在一个群体中通过充分的繁衍和其他机制逐步变得常见（人群频率≥1%），大多数的多态性是稳定的，没有显著表型改变。最常见的例子是人类的血型（A、B、AB和O）。

突变（包括多态性）包含DNA的随机改变。很多突变对细胞功能的影响较小。有些突变可改变细胞的功能，通常是有害的，有些对细胞是致命的。对细胞功能产生有害改变的例子如：突变产生或激活原癌基因或改变了抑癌基因从而导致肿瘤（参见第1070页）。极少情况下，细胞功能的改变可产生生存优势，这些突变很有可能被继续传递，如导致镰状细胞贫血的突变可抵抗疟疾感染，在疟疾流行且经常致死的地区这一防御作用就是一种生存优势，然而这种突变亦可产生有害的作用，常见于纯合子状态，可导致镰状细胞贫血和并发症。

何时及在何种类型的细胞中产生突变可解释某些异

常的遗传模式。常染色体显性遗传病患者的双亲,通常一方或双方都是患者。然而某些常染色体显性遗传的疾病可为新发(患者的双亲可以是正常的表型)。举例来说,大约80%的软骨发育不全性侏儒症患者没有侏儒家族史,为新发(de novo)突变。大多数的人发病机制是在胚胎早期自发的突变。因此这种疾病在其他子代中的风险不会增加。然而其中一些人可能发病,是由于他们双亲的生殖细胞中出现突变(如表型正常的双亲带有常染色体显性基因)。如果是这种情况,其他子代遗传这种突变的风险增加。

镶嵌型 镶嵌是指体内有从同一个合子衍生出来的两个或更多的不同基因型的细胞系。正常的女性X染色体失活可引起正常的镶嵌型(参见第2870页);大多数女性一部分细胞含有来自母亲的失活X染色体,另一部分细胞含有来自父亲的失活X染色体。镶嵌亦可由突变所致。任何大的多细胞有机体在细胞分裂中都可出现突变;据估计,每次细胞分裂,DNA中会出现4~5个改变。由于这些改变可传递至后续生成的细胞,因此大的多细胞有机体可能有一些基因型略有不同的细胞亚克隆。

镶嵌型被认为是发生斑片状改变的疾病的可能病因。如McCune-Albright综合征就与骨斑片状发育不良、内分泌腺异常、斑片状色素改变和偶有的心或肝脏异常病变有关。如果所有细胞均有此类异常会招致夭折。然而镶嵌型的患者可能存活,因为正常组织可以代偿异常组织。偶尔在单基因遗传病中,父母一方症状较轻,实际上是一个镶嵌型;其子代如果获得一个带有突变等位基因的生殖细胞,那么每一细胞中均有异常,其症状将更为严重。染色体异常对胎儿而言常常是致命的。然而,某些胚胎可能出现染色体镶嵌,从而有部分含有正常染色体的细胞,可使胎儿存活。染色体镶嵌可通过产前的遗传学检测,尤其是绒毛膜活检诊断。

染色体数目增加或减少 异常的染色体数目往往导致严重的畸形。如染色体数目增加常引起诸如唐氏综合征和其他严重的综合征,或可致胎儿死亡。常染色体缺失对于胎儿通常是致命的。染色体异常可在产前诊断(参见第2213页)。

由于X染色体存在失活现象,X染色体数目异常所致后果通常较常染色体数目异常为轻。例如,一条X染色体缺失导致的异常往往相对较轻(如Turner综合征,参见第2218页)。同样,具有三条X染色体的女性(X三体综合征,参见第2219页)往往身体和智力均表现正常。即使一名女性带有大于2条的X染色体,仅有一条带有遗传物质的X染色体能被充分活化(其他X染色体则部分失活)。

单亲二倍体 当两条染色体均遗传自双亲中的一方可出现单亲二倍体。这种情况很罕见并被认为涉及三体自救,即合子开始时为三体(某条染色体具有三条而不是两条),三条染色体中的一条丢失,如果剩余的两条染色体均来自双亲的一方(大约1/3的概率)则导致单亲二倍体。单亲二倍体可引起表型异常及遗传模式改变。例如相同的染色体为复制体(同源二体),而该染色体又带有常染色体隐性遗传病的一个异常等位基因,那么受累的个体可出现常染色体隐性遗传病,尽管父母中只有一方是携带者。当二倍体染色体导致关键的印记区域不能适当表达时,单亲二倍体可导致印记疾病。[如普拉德-威利(Prader-Willi)综合征可能是由母体15号染色体的单亲二倍体引起]。

染色体易位 染色体易位是指非配对的染色体(非同源染色体)的片段交换。如果染色体交换等同片段的遗传物质,那么这种易位称之为平衡易位。不平衡易位可导致染色体遗传物质的丢失,通常是2条融合染色体的短臂,最终仅剩下45条染色体。多数易位的个体具有正常的表型。然而易位可导致白血病[急性粒细胞白血病(AML)或慢性粒细胞白血病(CML)]或唐氏综合征。易位可增加子代罹患染色体异常的风险,尤其是不平衡易位。由于染色体异常对于胚胎或胎儿往往是致命的,带有易位染色体的亲本往往会有不明原因的习惯性流产或不孕。

三联(三核苷酸)重复序列异常 三联重复序列异常是由于基因内重复的三核苷酸数目增加至异常的倍数所致(有时可增加至几百倍)。当基因从一代传到下一代,或有时当体内细胞分裂时,三核苷酸的数目可增加。当三联重复序列增至一定程度,可使基因不能正常发挥功能。三联重复序列异常不常见,但可引起严重的神经系统病变(如肌强直性营养不良、脆性X综合征),尤其是与中枢神经系统有关的疾病(如Huntington病)。三联重复序列可通过DNA分析技术进行检测。

早现 早现是指病症在逐代传递过程中发病年龄越来越早,病情越来越重。它可出现在父母一方是镶嵌体,子代的所有细胞都有完全突变时。也可出现在三联体重复序列的数目逐代增加时,异常表型的严重程度也随之逐代增加。

> **关键点**
> - 一个明显的常染色体显性突变可以自发发生,因此并不表示其兄弟姐妹的风险也增加
> - 与疾病不一致的变化可能是由于嵌合体
> - 染色体易位可能没有表型效应,但可能会导致白血病,唐氏综合征,自然流产,或后代的染色体异常
> - 有时由于三联重复异常,遗传性疾病可能会在后代中变得越来越严重,并且发病年龄越来越早

线粒体DNA异常

每个细胞的胞质内都有数百个线粒体。线粒体含有单一的环状染色体,编码13个蛋白质、各种RNA和几个调节酶。然而,90%以上的线粒体蛋白质仍由核基因编码。实际上,所有的线粒体都是通过卵细胞的细胞质遗传的,因此线粒体DNA仅来自母体。

线粒体病是由线粒体或核DNA异常所致(如缺失、重

复、突变）由于线粒体异常，肌肉、心脏和大脑等需要高能量的组织因此存在发生功能异常的危险性。特定的线粒体DNA异常可导致特征性的表现（表378-2）。线粒体病在男性和女性中发病概率相等。

表378-2 部分线粒体病

疾病	描述
慢性进行性外眼肌麻痹	眼外肌的进行性麻痹，在出生后数月、数年内发生双侧、对称性、进展性上睑下垂
Kearns-Sayre综合征	是慢性进行性外眼肌麻痹的累及多系统的变异，包括心传导阻滞、色素性视网膜炎、中枢神经系统变性
Leber遗传性视神经病	程度不同但常是严重的双侧视力丧失，常见于十几岁少年，由线粒体DNA的点突变引起
MERRF	肌阵挛性癫痫伴粗糙红纤维、痴呆、共济失调、肌病
MELAS	线粒体性脑肌病伴乳酸酸中毒、卒中样发作
PEARSON综合征	含铁幼红细胞性贫血、胰腺功能不足以及出生后几个月内开始、常导致婴儿死亡的进行性肝病

MERRF，肌阵挛癫痫伴破碎红纤维综合征（myoclonic epilepsy with ragged red fibre）；MELAS，线粒体脑肌病伴高乳酸血症和卒中样发作（mitochondrial encephalomyopathy with lactic acidosis and stroke-like episode）。

线粒体病可见于许多常见病中，例如部分帕金森病（患者基底神经节细胞中存在较大的线粒体缺失）和许多类型的肌病。

母系遗传是线粒体DNA异常的特点，因此受累女性的所有子女都有获得异常线粒体DNA的风险，而受累男性的子女均无风险。变异的临床表现常不一致，这些疾病同其他很多类型的疾病都表现相似，往往使诊断非常困难。部分原因可能是因为细胞和组织中有突变和正常线粒体基因组的不同程度组合。

> **关键点**
>
> ■ 线粒体紊乱是母系遗传模式
> ■ 由于临床表现可以是微妙的和可变的，诊断非常困难

遗传诊断技术

遗传诊断技术发展迅速。DNA或RNA可通过PCR扩增，产生基因或基因片段的多个拷贝。

基因探针：可被用来定位正常或突变DNA的特定片段。不同类型的探针可检测大范围的DNA序列。已知的DNA片段可被克隆，然后用放射性或荧光物质标记[用荧光免疫杂交法（FISH）]；这一片段可同检测的样本结合。标记的DNA同与之互补的DNA片段结合，通过测定荧光信号的强度和类型来检测。基因探针可在产前或产后检测若干疾病。

寡核苷酸阵列（探针）：是另一种类型的探针，目前常规用来识别基因组中特定染色体上被删除或者复制的DNA序列区域。使用许多寡核苷酸探针，将患者的DNA与参考序列做对比。使用这样的探针，全基因组均可检测（查询）。

微芯片：是用来检测DNA突变，RNA片段，或蛋白质的强有力的新工具。一张芯片能检测一个样本中成千上万个不同的DNA改变。微芯片检测基因组的分辨率比寡核苷酸阵列更高。

新一代测序技术的分辨率更高，但仍然有很多解决不了的分析和数据的问题（如何解释结果，特别是对于复杂的多基因疾病）。下一代测序涉及将整个基因组分成小片段，根据这些基因或基因组是否是目标片段，对部分或全部片段进行碱基序列分析。通过分析片段结果（使用密集的计算能力）来提供的所有小片段的结果总和。单核苷酸变异及被插入或删除的非常短的片段都可以被识别。一些变异可以诊断遗传性疾病。

遗传学的临床应用

疾病的认识

遗传学使人们对很多疾病有了更深入的认识，有时使疾病被重新分类。例如，多种脊髓小脑共济失调的分类从基于临床的标准转为基于遗传的标准。在线人类孟德尔遗传（OMIM）数据库可用来搜索人类的基因和遗传性疾病。

诊断

遗传学检测被用于多种疾病的诊断（如Turner综合征、Klinefelter综合征、血色病）。遗传性疾病的诊断通常意味着受累者的亲属亦需对基因缺陷或携带者状态进行筛查。GeneTests向全球提供基因检测的目录。很多遗传性疾病的诊断策略和建议的风险咨询综述可以参考GeneReviews。

遗传筛查

遗传筛查可被用于特定遗传性疾病易患人群的检测。遗传筛查的常用标准有以下几点：

■ 遗传模式已知
■ 具备有效的治疗措施
■ 筛查方法经过充分的验证，结果可靠、敏感和特异、非侵入性且安全

考虑到筛查的成本问题，应该在一个患病率达到足够高的确定的人群中才进行筛查。

产前遗传学筛查的一个目的（参见第2063页）是发现携带隐性遗传病基因杂合子的无症状双亲。例如在Ashkenazi犹太人中筛查Tay-Sachs病、黑人中筛查镰状细胞贫血、部分种族中筛查珠蛋白生成障碍性贫血（表275-1，参见

第 2092 页）。如果一个杂合子的配偶也是杂合子，那么这对夫妻的子代就有发病的风险。如果发病风险足够高，需要进行产前诊断（如羊膜腔穿刺、绒毛活检、脐带血检测、母体外周血检测或胎儿影像学检测）。有时候产前诊断的遗传性疾病可以得到治疗，预防并发症。例如特殊的饮食或替代治疗可将苯丙酮尿症、半乳糖血症和甲状腺功能低下的危害降到最低甚至消除。产前给予母亲促可的松能减轻先天性肾上腺皮质发育不全的症状。

筛查适用于有显性遗传性疾病家族史且症状的出现在成年以后，如舞蹈病、BRCA1 和 BRCA2 缺陷关联的乳腺癌等。通过筛查可以评估个体的发病风险，从而做出相应的计划，如增加筛查的频率，或采取预防性的治疗。

当家族成员被诊断患有遗传性疾病时，对其他成员也应该进行筛查。被诊断为致病基因携带者的个体，可对生育计划作知情抉择。

治疗

了解疾病遗传学和分子学的机制有助于指导治疗。例如饮食控制可减轻代谢物对某些基因缺陷患者的毒性作用，如苯丙酮尿症或高胱氨酸尿症。维生素或其他物质可以改善生化途径而减少某一代谢产物的含量，例如具有 5, 10-亚甲四氢叶酸还原酶缺乏多态性的患者摄入叶酸后可以降低高半胱氨酸的浓度。治疗包括对不足的代谢化合物进行补充或对过度活化的通路进行阻断。

药物遗传学 药物遗传学是研究遗传特征如何影响药物反应的一门学科。基因如何影响药代动力学是药物遗传学的一个方面。个体的遗传学特点有助于预测机体对治疗的反应。例如华法林的代谢结果部分取决于编码 CYP2C9 酶和维生素 K 环氧化物还原酶复合蛋白 1 基因的变异。尿苷二磷酸葡萄糖醛酸转移酶 1A1 基因变异有助于预测抗癌药伊立替康的毒副作用。

药物遗传学的另一方面是药效动力学（药物和细胞受体的相互作用，参见第 2601 页）。病变组织基因和受体的特征能为药物研发提供更精确的靶点（如抗癌药物）。例如赫赛汀作用于特定的 HER2/neu 表达阳性的转移性乳腺癌细胞的受体。是否存在费城染色体，对于慢性粒细胞白血病患者化疗方案的选择具有指导意义。

基因治疗 广义上基因治疗包括能改变基因功能的任何治疗手段。然而通常情况下基因治疗特指将正常的基因插入由于遗传缺陷而缺乏该基因的个体的细胞中。该正常基因来自其他个体捐赠的正常 DNA，可用 PCR 技术扩增。由于大部分遗传性疾病是隐性遗传，通常仅需插入一个正常的显性基因。近期这样的基因插入疗法显示对预防或治疗诸如囊性纤维化等单基因缺陷病可能有较好的效果。

把 DNA 导入宿主细胞的一个途径是通过病毒转染。把正常的 DNA 导入病毒，随后转染宿主细胞，最终将 DNA 转入细胞核。使用病毒作载体主要的问题包括病毒的作用、正常 DNA 的迅速丢失（繁殖失败）和机体的免疫系统将转染的蛋白视为异物并产生抗体将其破坏。导入 DNA 的另一途径是采用脂质体，它可被宿主细胞吸收，随之将 DNA 运载至细胞核。脂质体导入技术的潜在问题包括脂质体未被细胞吸收、正常 DNA 迅速降解与 DNA 整合后的快速丢失。

运用反义技术，可以改变基因的表达，而不是导入正常的 DNA。如药物可同 DNA 特定的部位结合，从而防止或降低基因的表达。反义技术在近期被用于试着用于癌症的治疗，但目前仍只处于实验阶段。然而反义技术较基因导入疗法似乎更有前景，因为其成功率相对高，而副作用小。

基因治疗的另一个手段是基因表达的化学修饰（如 DNA 甲基化的修饰）。这一方法已试验性地用于肿瘤治疗。化学修饰还可对基因组的印迹产生影响，虽然这一作用尚不明确。

基因治疗还被研究用于移植手术。改变被植入器官的基因可使其同受体的基因更好地兼容，从而将排斥反应（对免疫抑制剂的需求）降到最低。然而这一方法很少起作用。

> **关键点**
>
> ■ 基因筛查只有在疾病的患病率足够高，有可行的治疗方法，而且检测足够准确时才有意义

伦理上的争议

随着新的遗传学诊断和治疗技术的应用，对于如何利用它们产生了较多的争议。例如有人担心遗传信息可能被不恰当地使用，导致对具有特定疾病遗传风险的个体产生歧视（如被拒绝健康投保或雇用）。争论还包括个体基因组信息的保密和检测试验是否是强制的。

对于引起严重后果的遗传缺陷进行产前筛查得到普遍的支持，然而也有人担忧筛查也可被用于对一些符合审美理想的性状进行选择（如外貌，智力）。

克隆技术极具争议。动物试验显示克隆较自然生产更易导致致命的缺陷或严重的健康问题。目前普遍认为克隆人是违背伦理道德的，是违法的，同时在技术上也是有难度的。

379. 不明原因的环境不耐受

不明原因的环境不耐受

（多种化学物质敏感综合征；环境引起的疾病）

特异性环境不耐受的特征是对普遍存在于环境中的非化学相关性物质的低浓度接触所产生的反复发作的非特异的症状。症状诸多，也累及多个脏器，但没有明显的体检结果的异常。诊断需要排除法。治疗常为心理支持和避免接触致敏物，但很少能够确认哪些是致敏物。

对此病症尚无普遍接受的定义，通常被定义为特发性环境不耐受，即任何数目可鉴定或不可鉴定物质（吸入、接触或摄入）可促发多种症状，但没有临床上可被检测到的器官功能异常或躯体体征。

病因

触发因素 报道的特异性环境不耐受的触发因素如下：
- 酒精和毒品
- 咖啡因及其食品添加剂
- 地毯或者家具的气味
- 汽油味或者发动机尾气
- 油漆物件
- 香水或者其他芳香产品
- 杀虫剂或者除草剂

机制 有学者提出免疫性或非免疫性理论。由于对可疑的致病物缺乏持续稳定的反应剂量，这些理论受到争议，如接触高剂量物质后并没有复制出症状，而其之前接触低剂量物质时即能促发反应。另外，也缺乏与症状有关的系统性炎症、细胞因子分泌或免疫系统活化等稳定的证据。许多医师认为其病因是心理性的，是躯体感觉异常的一种，其他迹象表明这种症状可能是广场恐怖或恐慌发作的一种。

40%的患者伴有慢性疲劳综合征（CFS），16%的患者伴有纤维肌痛综合征。不明原因的环境不耐受在女性中发病率更高。

尽管少有实验室检测结果异常（如B淋巴细胞较少，而IgE较高），但也确有部分患者有如此表现。然而，这些异常的出现没有一个统一的模式，它们的意义是不确定的，而且不应该通过检测这些异常结果来建立该病的免疫学基础。

症状及体征

症状多种多样，通常涉及一个或更多的器官系统，如心悸、胸痛、出汗、呼吸短促、疲劳、潮红、头晕、恶心、气闷、颤抖、发麻、咳嗽、嘶哑、注意力不集中等，大多数患者有自我认定或医师认定（在其既往发作时）的可疑物质清单。他们为了避免接触这些物质可以进行长期不懈的努力，包括更换住所或工作，不吃可能含有"化学物"的食品，有时在公众场合戴口罩或避免参加公众活动聚会等。然而他们的体格检查的结果常无特征性。

诊断

- 排除其他原因

最初的诊断包括排除具有相似表现的已知的疾病：
- 过敏（如过敏性鼻炎、食物过敏）
- 特应性疾病（如哮喘、血管神经性水肿）
- 建筑物相关性疾病
- 结缔组织疾病（如SLE）
- 内分泌性疾病（如类癌综合征、嗜铬细胞瘤、肥大细胞增多症）

依据典型的病史资料、皮肤点刺试验、血清特异性IgE或者以上所有三点，可除外特应性疾病。咨询变态反应科专家可能会有帮助。建筑物相关的疾病也应该被考虑，包括病态建筑综合征，即许多人由于在同一个建筑物内可出现症状。

如果没有强烈提示结缔组织或自身免疫风湿性疾病的症状或体征（如关节、皮肤和/或黏膜的临床表现），不应广泛的检测自身抗体[如抗核抗体（ANA），类风湿因子，可溶性抗原（ENA）]。在这种情况下，预测概率很低，且假阳性结果远比真阳性结果的可能性大；约20%的人群的ANA为弱阳性。

治疗

- 心理治疗
- 有时候，避免可以的触发因素

尽管没有明确的"致病源-反应"的关系，有时治疗上还是要避免可疑的促发物质，这可能很难，因为许多物质是无所不在的。但不提倡社会隔离或昂贵的破坏性的"躲避"行为。与初级保健医生保持联系是有帮助的，可确保患者免受不必要的检测和程序。

心理学评估和介入对部分患者可能有帮助，但现实是的确有大量患者拒绝此治疗方法。然而寻求心理治疗并不是告诉患者本病症的病因是心理源性的，而是帮助他们处理疾患，提高生活质量。有用的技术手段包括系统脱敏（通常是认知行为疗法的一部分）和分级暴露（参见第1565页）。精神类药物针对并发的精神紊乱（如严重抑郁、疼痛）是有帮助的。

> **关键点**
> - 根据目前的证据，特发性环境不耐受不能由非心理学上的因素来解释
> - 对于诊断，应排除可能有类似表现的疾病（如过敏性疾病），同时考虑病态建筑综合征
> - 如果有临床表现，应检测免疫功能的异常
> - 鼓励心理疗法，如分级暴露，共存精神疾病时应使用药物治疗

380. 假 肢 学

肢体假肢概述

假肢是代替人体缺损部位的人造装置。

血管疾病（如动脉粥样硬化、糖尿病引起的损伤），癌症，损伤（如车祸、战争）或出生缺陷可能会导致截肢或肢体缺失。在美国，截肢的人群<0.5%。但是，由于肥胖比例上升，导致动脉粥样硬化及糖尿病发生率增加，截肢比例随之上升。

截肢可能是截去整个肢体，也可能只截去肢体的一部分。下端的截肢可能涉及脚趾、脚、膝盖上下的腿部，或整条腿（髋关节处）。截肢可能甚至扩展至髋关节以上。上端截肢可能涉及≥1根手指、一只手、肘关节上下的手臂，或者整个手臂（肩关节处）。

如果身体的某个部位缺失，常推荐假肢代替这部分身体部位。至少，假肢应该能够让使用者独立舒适地完成日常的行为活动（如行走、吃饭、穿衣）。但是，假肢能够让使用者的身体功能与截肢前一样完好。随着近来技术与假肢接受腔设计的发展，假肢将更具功能性，令使用者更加舒适。

此外，健康人群当中的狂热爱好者配戴假肢，可以完成许多非凡的事情（如跳伞运动、爬山、跑马拉松、完成铁人三项、全身心参与体育、重返挑战性的工作，或积极服役）。他们可以不受限制地生活。无论假肢仅用在家庭活动中，还是用在更具挑战性的活动中，它都能为使用者带来深层次的心理获益。

使用者使用假肢的好坏程度，取决于患者的解剖结构以及多种其他因素：
- 合适度，稳定性和假体的舒适度
- 接受腔类型和元件选择
- 使用者的目的、整体健康状况、年龄、心理状况

当医疗团体（医师、修复学专家、治疗专家、康复咨询师）与假肢使用者共同协作来确定最恰当的假肢类型，即可以将假肢的功能最大地发挥出来（保健医师设计、安装、构造、调整假肢，并提供使用建议）。而有配戴假肢动机的使用者长期获益的可能性将增加。

假肢

一个假肢（图380-1）有3个主要部分：
- 接触面
- 零部件
- 覆盖物

残肢和假肢之间的接口　假肢的接触面接触身体，它由接受腔和刚架组成。在接受腔（由塑料或层压材料）中，其组成部分与使用者接触。刚架由石墨或类似材料制成，

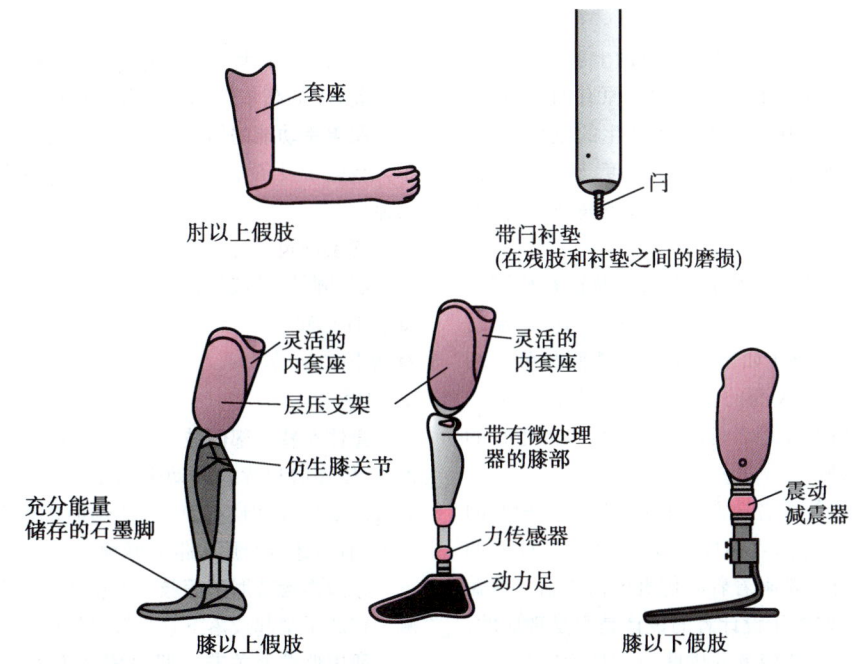

图380-1　假肢的种类

为接受腔提供结构支撑。

在残肢与接受腔之间有一层衬垫,作为缓冲,并获得更好的贴合。衬垫是由软聚氨酯或硅制成,它可以紧贴皮肤,不会产生摩擦。理想状态下,使用者应该为每个假肢准备2个衬垫。逐日更换衬垫有助于令其保持弹性和形状,令其使用得更持久一些。

使用者戴的是假肢软保护套,而非衬垫。软保护套是由羊毛、尼龙或合成纤维织物制成的,有时在纤维层之间还会有凝胶夹。软保护套有多种厚度可供选择(多层)。通过放几个软保护套或不同厚度的软保护套,或去掉软保护套,使用者在残肢大小不同时,可以让假肢更加贴合,在一日中随着活动、天气和其他因素的改变也是如此。

接触面可能包含一个悬浮系统,可以帮助使用者安全地举起假肢。下列是常用的悬浮系统:

吸入阀:在将残肢放入接受腔的时候,通过接受腔底部的开口,空气被挤压出去。接受腔的单向吸入阀的开口关闭,并形成将假肢放在切合位置的密封。

带有锁定销的衬垫:大部分衬垫通过凹口销被锁定在接受腔的底部。由于销被按下紧贴于残肢,其附近的残肢会受到刺激和发炎,并可能形成积液,发展为酸痛。

带和吊带:有时,假肢还附有带或吊带。如果使用吸入阀,或锁定销穿戴假肢时有困难,或难以忍受"销",则需要用到这一装置。但是,吊带相对而言,比较死板,可能有不舒服和笨重的感觉。吊带也可能使活动受限。

一个假肢的组成部分 零部件包括终端装置(人造手指、手掌、脚和脚趾)和关节(手腕、肘腕、髋关节和膝关节)。需要额外的强度,柔韧性和能量返还,金属轴和定制的碳纤维结构,具有骨骼功能。对于更高级的假体,有允许用户以机械或电气移动假体的控制元件。

这些由微处理器操控,并由肌电充电的上肢假肢零部件正取代式的机体充电的模型。代替了原有的水力、自身力源模式。肌电假肢使用由表面电极产生的电荷运作,对于微处理器控制下肢假体的组件利用速度、转矩和定位传感器来帮助定义函数。这些新组件能效更高,控制假肢时所需操作更少。

目前正在研究的集成神经假肢,上肢假肢正在检测阶段,有助于帮助使用者更好地活动。神经网遇到截肢端时会迂回,并与健康肌肉相连(如由于手臂截肢而与胸肌相连)。在假肢中,通过皮肤表面的电极,神经将发送到截肢脉冲导向微处理机;因此,使用者可以像在使用自然生长的肢体一样,随意移动假肢。

假肢覆盖物 一些使用者选择采用覆盖物覆盖假肢的零部件。覆盖物是由保健医生制成,看起来像缺失肢体的泡沫状物体。这种泡沫通常附着着高仿真的保护盖。覆盖物怎样才看起来逼真,取决于设计者的设计是否是现成的,或者高度定制的,可以与使用者的皮肤模式精确匹配。一些使用者,特别是运动员在比赛时,省去了覆盖物,将假肢的零部件暴露在外。

假肢的选择

保健医师对假肢的选择进行了解说,以帮助使用者选择假肢的种类及其需要完成目标的选项。例如,想要穿不同高度高跟鞋的女性,可以选择可以调整成不同高度的假踝。游泳者可以选择专为游泳设计的第二假肢,来承受水压、盐分和泥沙。跑步者可以选择专为跑步设计的假脚。

手部假肢

手部假肢的选择包括:
- 握的精度(夹锭钳)
- 三脚架(掌)握
- 横向(捏)
- 钩
- 球面
- 专为运动设计
- 肌电

手假肢的精度(夹锭钳)和三脚架(掌握) 这些握法可使使用者捡起或夹住小型物体一只有精密握法的手假肢具有与食指垫相对的拇指;一只具备三角式握法的手假肢具有与食指和中指垫相对的拇指。

侧手假肢 侧手假体使得用户能够操纵的小的对象(如开锁),因为它具有相对食指侧的拇指。

钩子手假肢 钩子假肢能让使用者提起带手柄的物体这是考虑到拇指和手指的弯曲性肌电钩改善了抓取功能的视线。

球形手假肢 球形手假肢考虑到拇指和指尖弯曲性。带这种假肢的使用者能抓住圆形物体(如门的球形把手、电灯泡)。

专为运动设计的手假肢 专为运动设计的手假肢带有夹取装置(如高尔夫、箭术、举重)或接棒球的网状口袋。

肌电手功能的假肢 在控制患者的假手运动和感觉的小无线电子设备中发展出新的功能,可以帮助提供更自然的抓握。

肘部假肢

肘部假肢的选择:
- 身体运转
- 摩擦力运转
- 肌电

身体运转肘部假肢 身体运转肘部假肢由电缆和系带组成,依靠肩和背的运动带动手臂的活动虽然身体运转的肘假体重量轻,但它们比其他选肘部假肢却不怎么具有吸引力,有时还会给用户带来麻烦。

摩擦力运转肘部假肢 摩擦力运转肘部假肢依靠另一侧手臂的手举起或落下它是轻量级的。

肌电假肢肘关节 肌电假肢不需要电缆,还能提供更多的功能。但是,它们很重。

足假肢

假肢的选择包括：
- 硬踝，垫跟
- 单轴设计
- 多轴设计
- 储能（动态响应）设计
- 专为运动设计

硬踝，垫跟（SACH）足假肢 这种类型的假肢由橡胶和木头制成的基本的不可动脚组成。柔软脚跟可以让整只脚触及地面，因此可以在脚跟触及地面时为膝关节提供稳固性。但当使用者抬起脚跟，且另一侧的腿向前摆动时，稳固性不佳，导致走路不稳。SACH 比其他种类的假脚需要更多的能量适用于活动受限的人群，不适用于运动的人群。

单轴设计足假肢 单轴设计假肢拥有踝关节，可以让足背伸和跖屈。这种设计在脚跟着地时，可以让足快速接触地面，让膝盖快速伸直。由于这些特点，它可以为膝盖提供更好的稳固性，这对膝盖以上截肢的人群而言尤其重要。单轴设计假肢不适用于运动人群。

多轴设计足假肢 多轴设计假肢拥有可以让足背伸和跖屈的踝关节，也可以内翻、外翻和旋转踝关节。这种设计让使用者在不平的路面上更轻松地行走，所以更适用于运动人群。这类假体采用新型轻便的设计，方便维护，外观高仿真。

储能（动态响应）设计足假肢 储能设计假肢由碳石墨制成，轻便结实。从脚跟着地到足趾离开地面，足会储存能量，驱使使用者向前，因此，耗能较少。带有缓冲器，行走时可以减少与地面接触的力量，使用者行走得更轻松，更自然不适用于运动人群。

专为运动设计足的假体 足假肢可为特定运动量身设计。例如，专为跑步者设计（长跑和短跑）的假足，足可以向下弯曲到底，并能储存能量，驱动使用者向前。为游泳员而设计的踝可以在水中做全幅度的活动。

膝关节假体

膝盖假肢的选择包括：
- 单轴、固定摩擦设计
- 多中心设计
- 重力激活位置控制特性
- 手动固定特性
- 液体控制系统
- 微处理器特性

单轴、固定摩擦设计膝盖假肢 单轴、固定摩擦设计的膝盖假肢只有一个枢轴点（膝盖像铰链一样弯曲）。该设计简单，假肢耐用/轻便、便宜。固定摩擦假肢在向前摆动控制腿时，摩擦不会改变。使用者可以一种速度正常行走。依靠义肢矫形师的正确调整，以及使用者对肌肉的控制而达到稳定性。

多中心设计膝盖假肢 这种膝盖假肢有不同的链和轴支点，随着膝盖的移动而变化，为身体增加平稳性。当膝盖弯曲时，假肢会略微缩短，这样当腿向前摆时，脚趾可以更容易地离开地面。这种多中心设计假肢能为有短小残肢的人群提供稳定性，适用于在膝关节处截肢的人群，让使用者坐着感觉更舒适，膝盖不会突出。

重力激活位置控制特性膝盖假肢 当重力放在脚上时，这种假肢将膝盖卡在略微弯曲的位置（提供制动）。当腿向前摆时，使用固定摩擦来控制腿，同时也借助了膝盖牵引的作用，帮助腿的摆动。使用者仅能以一种速度行走该假肢适用于肌肉薄弱的人群。

手动固定特性膝盖假肢 这种假肢可根据使用者的需要固定或开启，但是需要电缆去完成。虽然该假肢具有最高稳定性，但使用起来比其他种类的假膝盖需要更多的能量，因为假体不提供摆动相弯曲功能，走路僵硬和尴尬，是最不受欢迎的选择。

液体控制系统膝盖假肢 当膝盖弯曲，伸直时，这种假肢通过使用压缩空气（气动系统）或液体（水利系统）制造、存储，释放能量。这种类型的假体膝关节，使用户可以不同的速度走路，是大多数人的最佳选择。可以配置微处理器。

微处理器特性膝盖假肢 该假肢带有可以监测动作的传感器，并可对水力液体或磁力流变控制系统做出相应的调整。当足踩在地上，腿向前摆动时，膝盖假肢可以很好地得到控制可调控程序来减轻摇晃，也可以帮助使用者下楼和下斜坡。使用该假体仅需少量能量，并允许用户实现比其他可能的更自然的步态。

准备使用假肢

当选择截肢后，一定的术前措施有助于优化恢复。手术后，其他使用下肢假肢的准备步骤对所有的患者有帮助。

术前准备截肢

在手术前，外科医生、义肢矫形师和物理治疗师应该与患者讨论相应的计划和目标。此外，手术前，如果可能，患者应该与已经截肢的同情况患者进行关于术后护理的交流。

截肢前后，物理治疗师应该告知患者加强运动，以增加肌力和灵活性。患者的肌力和灵活性越强，其配戴或不配戴假肢时的活动范围也越多。一些锻炼取决于截肢的种类。所有患者都需要做运动，来帮助减轻残肢处的水肿，防止残肢处组织的挛缩，因其会使组织僵硬，限制关节的活动范围，从而令使用假肢变得更困难。

术后准备使用假体

术后，在配戴假肢前，残肢处必须痊愈，在考虑长期使用假肢前，残肢处的水肿必须缩小。为了帮助患者减小水肿，应告知患者在残肢处应用弹性短袜（称做收缩头）或弹性绷带。套上收缩头或绷带也有助于让残肢处成形，防止残肢处不规则，而使与假肢的接触面难以贴合。而且，它还增强血液循环,减少幻肢痛(疼痛似乎来自被截肢体)的可能。术后一段时间,在不配戴假肢时,需要戴着收缩头、绷带,或两者都戴。使用收缩器可以帮助控制术后水肿,减少幻肢的感觉(一种断肢仍然存在的感觉)。配戴的时间视患者自身的情况而定。(图380-2 和图380-3)

临时假肢 在水肿消退前,可以配戴临时(预备)的假肢。因为这种假肢轻便,容易使用,一些专家认为,其有助于患者更快地学习如何使用假肢。之后,再将这种假肢替换成由高质量零部件组成的永久假肢。但是,采用这种方法,患者必须学会如何使用2种不同的假肢。还有一种方法是,使用带有永久零部件(如膝盖、足和手)但是接受腔和框架是暂时的假肢。由于一些部件是相同的,这种方法可以使患者更快地调整新的部件。无论是何种情况,在截肢4~6个月内,因为残肢处的大小和形状的改变,首次使用的接受腔和框架大多需要替换。

学习使用假肢 在交付假肢时,患者应被告知的基本

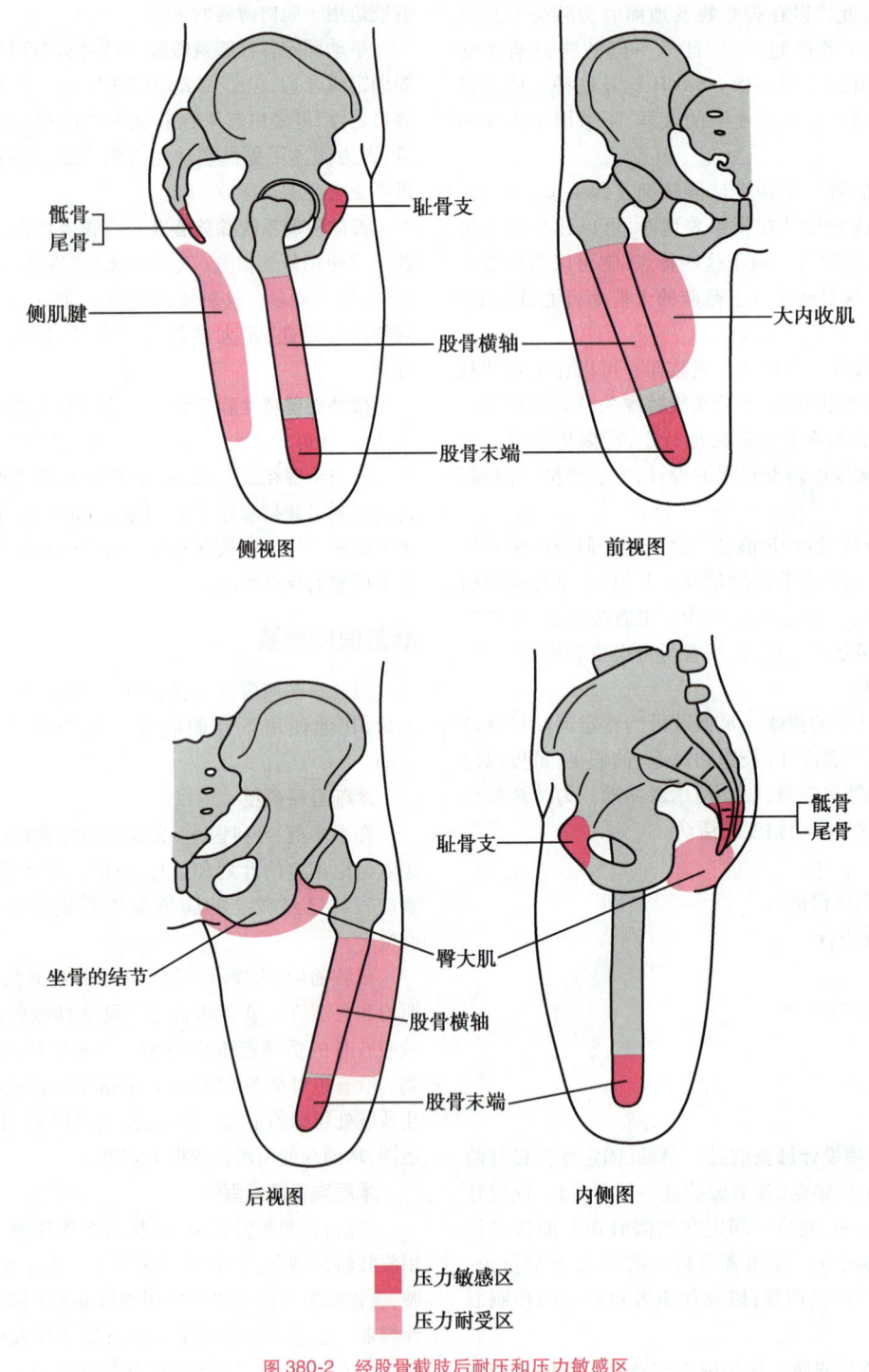

图380-2 经股骨截肢后耐压和压力敏感区

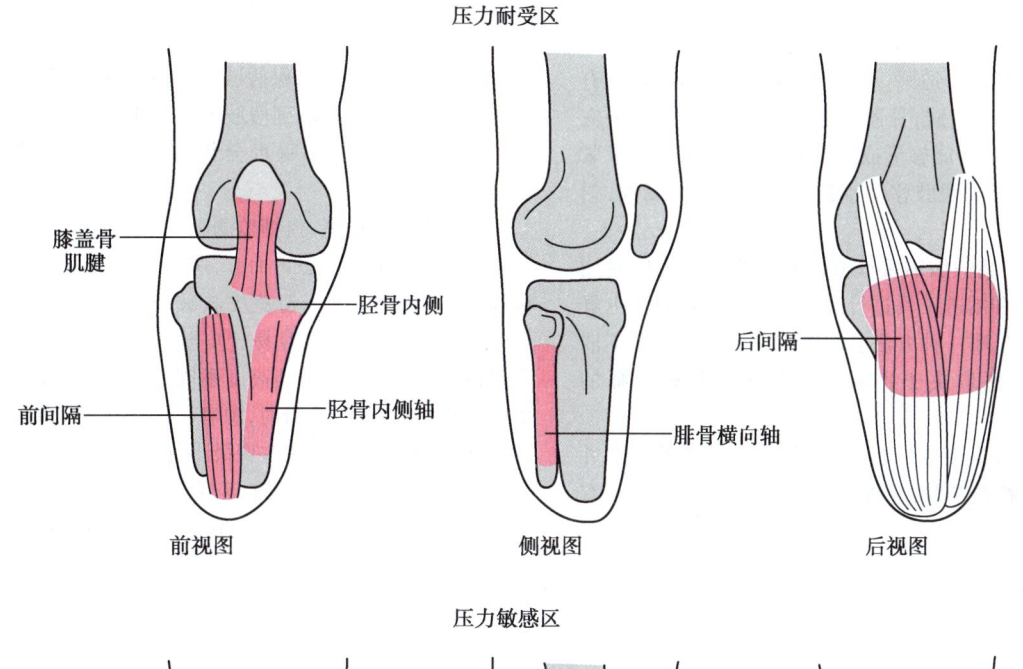
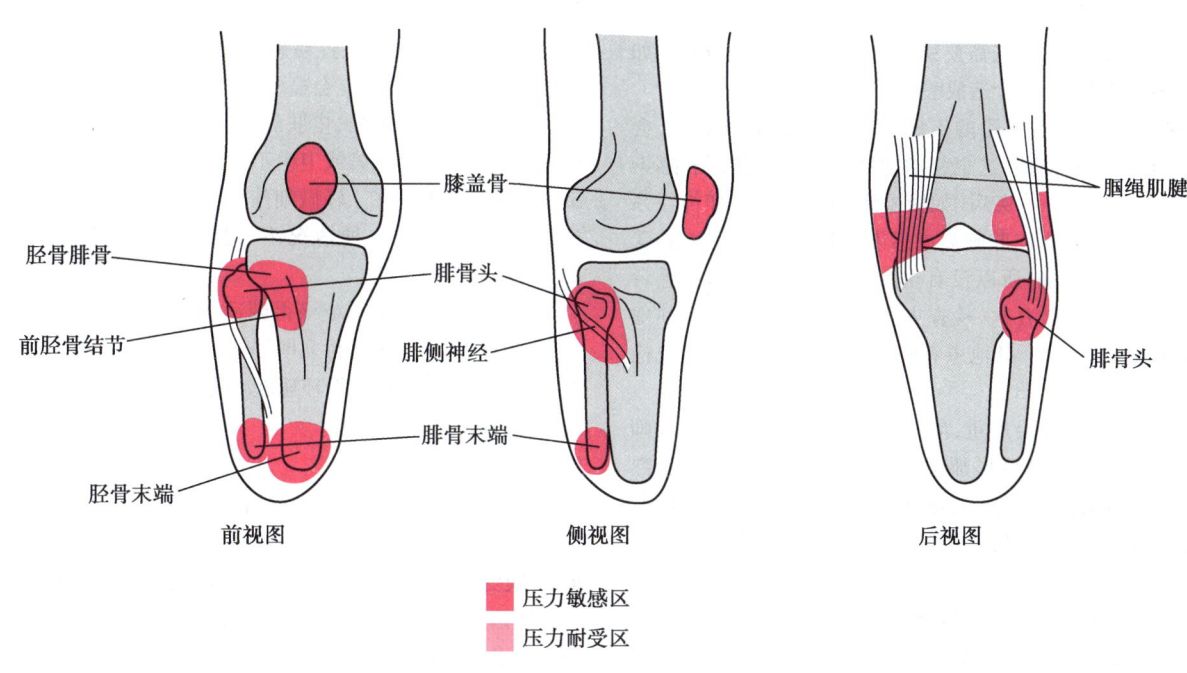

图 380-3　小腿截肢后耐压和压力敏感区

使用信息为：
- 如何配戴假肢
- 如何脱卸假肢
- 如何戴着假肢行走
- 残肢处皮肤以及假肢的护理

患者最好还得让一组专家来进行培训。物理治疗师提供步态训练和锻炼方案，以提高强度、柔韧性和心肺功能。职业治疗师传授日常活动所需的技能。专业治疗师应该指导患者掌握每日活动的技能（如使用楼梯、上山下山、在不平的路面上行走）。上肢截肢的康复也需要专业或物理治疗医师与义肢矫形师一起配合指导。康复训练包括专为强化残肢肌肉，获得灵活性的运动，以及指导患者在日常活动中如何使用假肢。

咨询或心理疗法有助于患者在困难持久时，适应截肢，适应使用假肢。

安装假肢

参见肢体假肢概述。

假肢定制设计出接触面（接受腔和框架），然后手动组装。接触面尤其是接受腔的安装对于成功安装假肢非常重要——甚至比假肢的种类，以及零部件还重要。如果接触面安装恰当合理，患者就能够更好地发挥出假肢的功能，即使它的零部件不够理想。而如果接触面安装得不恰当，或者不合理，不论患者的动机或零部件的特性如何，也不可能成功。

接受腔的设计应该分散压力,在特定区域负重性能要好。这种设计增加了舒适感,对假肢达到最大的控制,并有助于防止残肢部位(皮肤、骨骼和神经)受到伤害。安装应该考虑到贴身的效果,能够形成适度的吸附力,将假肢紧紧地固定在接受腔里。残肢移动碰到接受腔会产生摩擦,损伤皮肤。

一般而言,安装假肢需要残肢的石膏模型。可以使用计算机辅助设计和制造工具进行激光扫描。这种方法更舒适,更方便。但是,哪一种方法会制造出更好的假肢还不清楚。使用哪种方法取决于患者的意愿和义肢矫形师的培训。

一旦接受腔安装好了,义肢矫形师将把合适的零部件放在接触面上,相互接触,并排列整齐,以便让患者安全有效地使用。

残肢的皮肤护理

参见肢体假肢概述。

与假肢接触的皮肤需要精心护养,以防止皮肤损伤,如刺激、皮肤破裂(可能会造成酸痛),以及感染。

通常,导致截肢风险的疾病,如血管疾病和糖尿病,会降低下肢的血液循环,这也将增加截肢后皮肤破裂和感染的风险。其中的一些疾病(如糖尿病)和另一些(如神经系统)会损害知觉,当皮肤破裂或感染恶化时,患者可能感受不到不舒服或疼痛,所以没有注意到这些问题。这些患者应该每日卸下假肢几次,检查皮肤是否发红或是否有其他破裂或感染的迹象。其他患者应该至少每日对这些迹象检查一次。

皮肤问题可能会严重,应该得到患者的健康护理医师的评估,并咨询义肢矫形师进行必要的治疗。由于患者熟悉目前的问题,他们能确定哪些问题较小,可以自行处理。但是,任何不正常,持久的或令人担忧的问题都应该由执业医师来评估。

防止皮肤破裂 由于假肢的压力和摩擦力,以及残肢与假肢接受腔之间的空间内湿气的聚集,与假肢相接触的皮肤有破裂的可能。皮肤破裂的首要表现是红斑,紧接着是割裂、水疱和溃疡。当皮肤破裂时,假肢会经常疼痛,或不能长时间配戴,并发展为感染。如果感染没有及时发现或检查,会导致再次手术(修复手术)。

采取一些措施有助于防止或延迟皮肤破裂:

安装合适的接触面非常重要。但是,即使接触面非常合适,也会出现问题。因为活动水平、饮食和天气的改变,一日内,残肢的大小和形状会发生变化。因此,有时接触面比较贴合,有时不会很贴合。对此,患者可以通过使用衬垫或软保护套,改变衬垫或软保护套的薄厚,或增加或移除薄层软保护套,来改善接触面的贴合性。但是,即使这样,残肢大小的变化幅度太大或太频繁,都会不可避免地让皮肤破裂。这时,患者应该不要拖延,立即找义肢矫形师对接面进行调整。皮肤破裂是需要义肢矫形师对假肢做出调整的首要迹象。

保持体重稳定是确保假肢持续贴合的最好方法。体重的小幅度变化都会影响到假肢的贴合性。

吃健康的食物,多喝水会帮助控制体重,并保持皮肤健康。

对于糖尿病患者,血糖监测和控制很重要。

对于下肢截肢的患者而言,避免身体力线(保持身体正确姿势)改变会有助于避免皮肤破裂。由于不同的部位受到压力,这样的改变很容易让皮肤破裂。穿不同的鞋会改变身体力线。如鞋跟可能高度不同,或有不同的对比(坚硬而非柔软)。当假肢合身时,患者可以通过穿类似于平时穿的鞋,使身体力线的潜在改变最小化。

当患者看到皮肤破裂的迹象时,应该尽快找执业医师评估,并找义肢矫形师调整。患者在假肢调整前,应该尽可能地避免穿戴假肢。

皮肤感染 假肢的接受腔密封、温暖、潮湿,这个空间是身体油和汗液聚集之处,也是一个很容易滋生细菌,引发感染的环境。皮肤潮湿容易破裂,给细菌侵入人体造成可乘之机。最终,感染可能会蔓延。

感染迹象包括压痛、皮肤红斑、水疱、溃疡或坏死,以及流脓。恶臭可能是感染或卫生不佳的征兆。恶臭可能是感染或卫生不佳的征兆。轻微细菌感染可能会进展为蜂窝织炎或产生脓肿;在这种情况下,患者可能会发热并全身乏力。

任何迹象的感染都应该得到适当的评估。应该建议患者,出现以下症状时,进行立即评估:

- 残肢发冷(表明血液循环速度减慢)
- 受影响区域发红,压痛
- 受影响区域发出恶臭
- 腹股沟或残肢近端腋窝淋巴结肿大
- 流脓或出现白带脓状
- 皮肤变成灰色,松弛或发黑(或有可能是坏疽的征兆)

细菌感染通常包括局部清洗和外用抗生素。有时,需要清创术、口服抗炎药物或两者均要采用。尤其是不应在皮肤感染消退前佩戴假肢红斑可以提示严重的医疗问题,这必须进行诊断和由医生处理。

应告知患者如何预防感染。患者应该每日使用无色无味的抗菌香皂清洗残肢。出汗较多或容易出疹的患者应该增大清洗次数。应使用止汗喷雾剂,最好是无味的,无其他添加剂;可以使用<15%氯化铝OTC喷雾剂,或更强的处方类止汗喷雾剂。

修复学家推荐与接受腔表面材料相容的润滑剂或洗剂。接受腔设计中使用的一些现代材料可因长期使用皮肤乳液而损坏,所以最好是采用修复学家或材料制造商的建议。

接触面与皮肤接触的任何部位——接受腔、假肢软保护套,或衬垫都应该每日用热水和抗菌皂进行彻底清洗。

在穿戴前，衬垫和假肢软保护套应该彻底干燥。如果不慎将肥皂落在接受腔或衬垫中会造成皮肤出疹，所以患者应该确保洗后软保护套和衬垫里没有肥皂。出疹发痒通常表明，皮肤受到刺激或者出现过敏反应，并非感染所致。出疹发痒通常表明，皮肤受到刺激或者出现过敏反应，并非感染所致。医师可以处方脂状或软膏药物治疗出疹。

如果患者能够识别真菌感染，可以使用OTC抗真菌软膏药物。但是，如果是否确诊还不明确，或真菌感染持续，患者应该向医师咨询。

其他皮肤疾病的预防　向内生长的毛发和毛囊炎，尽管不危险，但是可以引起大量疼痛和不适。不刮除残肢处的毛发有助于这些疾病的预防。

不相配的接触面可引起疣状增生（粗糙，疣状突起），增生通常位于残肢远端。这种情况很少发生，因为在假体的设计和装配技术的改进。如果得不到治疗，疾病将引发严重感染。如果出现疣状突起，患者需要立即咨询义肢矫形师，检查假肢的贴合性，并在需要是对接触面进行调整。然后，医师应该对疣状增生进行治疗。

残肢水肿

参见肢体假肢概述。

截肢后，在不戴衬垫的时候，残肢有肿胀的趋势，睡觉时也会发生这种情况。最终，患者可能在醒来后，配戴假肢时比较困难。睡觉时戴上收缩头（弹性短袜，用来控制水肿）或弹性绷带有助于防止夜间肿胀。在配戴假肢前，要将收缩头或绷带摘下。

在炎热潮湿的天气，残肢会肿胀出汗，这让假肢很难戴上。在配戴假肢前淋浴可能有所帮助。在淋浴的最后2分钟，患者应该将残肢放在冷水下，待干燥后，立即戴上假肢。在假肢戴好后5~10分钟的时间，患者应该立即将假肢摘掉，然后再次戴上。这么做有助于使残肢尽可能地贴合接受腔。如果冷水淋浴不太方便，患者可以将残肢裹在弹性绷带中5~10分钟，然后试着去配戴假肢。

假肢松动

参见肢体假肢概述。

有时假肢穿在身上会松动。原因可能是假肢的某个部分出现故障。接受腔单向阀（用来密封）可能出现泄漏，破坏了固定戴上假肢的密封。或其他用来固定假肢的装置（如带、吊带）可能出现故障，导致吸附力的丧失。

吸附力也可能因残肢的收缩、体重减轻或，残肢与接受腔之间的短袜不够厚而丧失。

如果吸附力丧失，患者应该脱掉假肢，重新配戴，并判断是否配戴正确。如果问题持续，患者应该联系义肢矫形医师，对问题进行评估。

疼痛的残肢

截肢后，残肢可能会疼痛。其病因包括：

- 皮肤感染
- 深部组织感染（如骨髓炎、血管移植物感染）
- 有或无压力点皮肤破裂
- 神经瘤
- 肢体缺血
- 幻肢痛

当皮肤感染和破损有明确、明显的表现时，应予以处理。深部感染可能更难以诊断，因为即使疼痛已存在一段时间，局部肿胀和红斑可能也不明显；全身表现如发热或心动过速可能会最先出现，不应忽略。痛性神经瘤可发生在任何切断的神经（来自手术或创伤），可能导致局部疼痛，这种疼痛可由局部麻醉剂注射缓解（作为诊断策略）。如果患者的截肢是由缺血性血管病造成的，则有进一步发生缺血的风险，这可能难以诊断，但远端肢体皮肤极低的经皮氧张力（<20mmHg）可提示。当更多的临床急症被排除，应考虑幻肢痛。

如果疼痛非疾病引起，按摩残肢有时可以缓解疼痛。如果按摩无效，需要使用止痛剂。通常使用的药物为NSAID或对乙酰氨基酚，但是有时也需要使用阿片类止痛剂。如果测量显示疼痛没有缓解，或患者需要延长阿片类药物治疗，这时需要向疼痛治疗专家进行咨询，对治疗进行指导，包括机械设备（如颤震器）、超声和诸如抗抑郁药物（如去甲替林、地昔帕明）和抗痉挛药物（如加巴喷丁）的使用。

有时，另一侧肢体或髋部、肩，或脖子会感觉到疼痛。这种疼痛的发生是由于配戴假肢使患者改变了步态或身体力线或引起患者重复移动。有规律地做一些专业的牵引或强化运动可以帮助患者预防或缓解这种类型的疼痛。物理治疗专家能够帮助设计恰当的锻炼方案。

幻肢痛　许多患者有时会出现幻痛。幻痛其实不是真实存在的疼痛，而是截去肢体的疼痛。如果截肢前病情严重或持续较久，幻痛出现的概率更大。在一些情况下，根据截肢的机制疼痛也可以是严重的（如创伤性截肢VS择手术切除）。

通常，截肢后，幻痛立即变得更加严重，而后随着时间的推移而减少。在假体初始负重期间，选择并建议术后脱敏疗法以减轻疼痛。对于许多患者而言，没有配戴假肢的时候（由于肢体和接触面没有联接），如夜晚，幻痛更加常见。如果手术中采用脊髓麻醉或全身麻醉，疼痛的风险会降低。

有一些可加入到治疗计划的非药物疗法，其中包括经皮神经电刺激（TENS），针灸和脊髓刺激。

幻肢的感觉　大多患者都有幻肢感，一种似乎被截的肢体还在那儿的感觉。幻肢感在术后早期可能是疼痛的。但是，对于大多数截肢者疼痛趋于消失。新截肢者的幻肢感可带来麻烦，尤其是在晚上，当他们不得不去洗手间，并相信他们的肢体仍然存在时，他们会不记得戴上他们的假肢。许多修复学家建议睡觉时穿着保护装置，以保护截肢者免受伤害。

381. 旅行中的医学问题

旅行者应当做好计划和准备以减少旅行带来的风险。因托运行李有被延迟送抵、丢失或被窃的可能，建议旅行者应该将他们的药品、备用眼镜或其他接触镜（配镜的处方）、助听器的电池等放在随身携带的包内，药品应放在原装带标识的容器内。需要携带阿片类药物、注射器或大量药品的旅行者应事先从医师那儿得到处方或证明信，以免在安全检查或海关等处惹麻烦。一份医疗小结（对于严重心脏病患者应包括心电图）在旅行者发病时，价值无比。若旅行者有致残性疾病（如癫痫）或慢性疾病的可能，旅行过程中最好在颈部或腕部佩戴带医学标记的证明牌。

航空旅行

航空旅行可能会导致或加重某些医学问题。有些是飞行禁忌的病症（表381-1），有些则造成身体不适。严重的并发症是罕见的。

表 381-1 航空旅行的禁忌

疾病状态	危险性
肠梗阻	肠内气体*膨胀导致腹痛和/或组织坏死
近期（10日内）接受过胸、腹部外科手术	肠内气体*膨胀导致腹痛和/或组织坏死
严重的心脏疾病	血氧饱和度低下*
严重的免疫功能缺陷	获得性或者传播性感染
罹患高传播性感染	获得性或者传播性感染
近期接受过眼内气体注射	气体膨胀*导致疼痛和/或组织坏死
下颌固定术后（除外使用快速解除装置进行固定的患者）	发生气道误吸（如晕机导致呕吐时）
伴有并发症的心肌梗死发生后6周内	血氧饱和度低下*
没有并发症的心肌梗死发生后4周内	血氧饱和度低下*
气胸	气体膨胀*导致胸痛和/或组织坏死
肺大疱（或者空洞）	气体膨胀*导致疼痛和/或组织损伤
严重肺功能不全	血氧饱和度低下*
不稳定型心绞痛	血氧和度低下*

* 危险主要发生在高海拔飞行时，在低于1 524m的低海拔水平时（如直升机）不易出现危险。

如果情况要求必需飞行运送，应该配置氧气供应装置。

在飞行途中，乘客中的卫生专业人员可能会被要求为生病的乘客提供帮助。此外，大多数商用飞机配备了急救用品，包括自动胸外除颤器和有限的医疗物品。现在空勤人员比以往接受了更多的急救训练。虽然医护人员帮助生病或受伤乘客的行为通常会被认为是出于乐于助人的动机而免于诉讼麻烦，但他们仍应该避免超过自己培训和专业范围的操作。

有关航空旅行的进一步信息可从各主要航空公司的医务部门，联邦航空管理局（www.faa.gov），在线旅行信息或当地旅行诊所获取。

大气压的改变 商用飞机和喷气式飞机只加压到相当于海拔1 830~2 440m（6 000~8 000ft）处的水平，而不是与海平面相同的水平。因此，在商用飞机和喷气式飞机内，人体腔内或其他封闭空间内的气体会膨胀25%左右，这种膨胀可能加重某些医学问题。

未治疗的齿科疾病或近期齿科手术可能在气压变化时发生疼痛。上呼吸道炎症或过敏性鼻炎可引起咽鼓管和鼻窦开口的堵塞，（可能分别导致气压性中耳炎和气压性鼻窦炎）。在飞机下降时频频打哈欠、闭鼻吞咽、使用减少鼻腔充血的喷剂、有些人会在飞机下降时吃硬糖或在飞行前或途中使用抗组胺药等方法，能预防或减轻上述病症。

以下患者应避免航空旅行：已有或很可能发生气胸的人（如有肺大疱或空洞）、体内保留有空气或气体的人（如肠道被关闭、10日内行过胸部或腹部手术，或眼内注射过气体），因为即使轻度的气体膨胀也会引起疼痛或损伤组织。

水应当代替空气，在充气的设备里使用（如进食管、导尿管）。做过结肠造口术的患者应携带大号的粪袋，并应估计到由于肠道气体的膨胀会引起的排便次数增多。

儿童 儿童因更易患气压性中耳炎，故在降落时应提供液体或食物，并鼓励他们吞咽，如此能平衡压力。能给婴儿母乳喂养，或用瓶装奶，或橡皮奶头。给成人提出的警告一样适用于患慢性病的儿童（如先心病、慢性肺病、贫血等）。

生理节奏紊乱（时差） 跨越多个时区的高速旅行会打乱正常的生理节奏。明亮的阳光能重设体内的生物钟。傍晚明亮的光照可推迟正常的睡眠时间；而清晨的阳光又可提前生物钟，故睡觉时间比通常要早。因此，调整光照时间可以帮助适应时差，尤其在将会抵达一个新时区的情况下。例如，向西航行时，人们应该最大限度的享受下午的阳光从而帮助推迟睡眠的时间。向东航行时，人们则应该尽量接触晨光，有助于唤醒自己并促进早睡。

短效安眠药（参见表236-6，第1797页）可以帮助人们东行后在适当的时间入睡。然而，安眠药可能含有一些副作用，比如白天嗜睡、失忆和夜间失眠。长效安眠药增加了老年人思绪混乱和摔倒的可能性，应当避免使用。褪黑素，是松果体分泌的一种激素，可提供一种夜间时间的暗示。然而，大量安慰剂对照试验显示，褪黑素的安全性和有效性缺乏（参见第 2851 页）。如果旅行者在向东行驶时跨越了几个时区，可以让他们在抵达目的地睡前服用 0.5～5mg 的褪黑素，使他们的睡眠时间提前。有时为了代偿生理节律紊乱，某些治疗措施需要作改变。例如，胰岛素的剂量及给药时间应根据跨越的时区、目的地停留的时间、可提供的食物和活动情况，而加以调整，必须严密监测血糖的水平。目标血糖水平应该升高，由于许多变化影响血糖水平，严格控制变得更加困难，且低血糖的风险增加。治疗的调整应依据实际流逝的时间，而不是根据当地的时间。

氧气压力的下降　当客机在巡航高度时，即座舱高度位于 2 440m（8 000ft），局部的氧气压力要比在海平面高度时低约 25%，由于血红蛋白的氧离曲线，动脉中血氧饱和度仅下降约 4.4%。这种下降对有严重心脏或肺部疾病的（表 381-1）乘客可能造成严重影响，但对大多数人是无害的。然而，在此高度飞行 3～9 个小时后，一些人表示感到不舒服（如头疼、精神萎靡）。

一般能行走 50m 或登一层楼、病情稳定的人，均能耐受正常喷气式客机的机舱条件而不必额外供氧。但是患有中度或重度肺病（包括哮喘、慢性阻塞性肺病、囊性纤维化）、心力衰竭、血红蛋白<8.5g/dl 的贫血、严重心绞痛、镰状细胞病（但不是遗传的）以及某些先天性心脏病的人，可能就会发生问题。若必须飞行，这些患者需使用航班提供的特殊的持续供氧设备以保证安全飞行。长途飞行由于静脉淤滞可出现踝部轻度水肿，不应与心衰混淆。

吸烟可加重轻度缺氧，缺氧和疲劳会加重酒精的作用，故在飞行前不要吸烟。

机舱低湿度　由于机舱的湿度很低，有时会发生脱水现象。这种现象可以通过适量饮水而预防，要避免酒精饮料。带接触镜和干眼症者应常滴人工泪液以避免由于机舱低湿度导致的角膜刺激。

晕机　晕机往往是由颠簸和振动引起的，发热、焦虑、饥饿或暴饮暴食会导致情况加剧。症状包括恶心、呕吐、出汗和晕眩。

旅行前通过减少食物、液体和酒精的摄入量可以缓解晕机。盯住一个静止的物体或是地平线都是有帮助的。闭上眼睛平躺下也是可以的。其他方法包括选择一个不易感到晕机的位置（如飞机中段、靠近两侧机翼的部位），减少阅读，使用空调。出发前使用莨菪碱贴片或服用抗阻胺剂通常有效。然而这些药物会造成老年人的困倦、嘴巴干涩、思维混乱、摔倒和其他问题。

孕妇　无并发症、孕 36 周以内的孕妇不属航空旅行的禁忌之列。高危孕妇需个别评估。妊娠第 9 个月的孕妇的航空旅行通常需医生在出发前 72 小时之内开出书面许可证，并注明预产期。但是规定会因不同航空公司而有所变化。孕妇的安全带应系在腹部之下，横跨髋部。

为防止对胎儿甲状腺发育的影响，孕妇应避免长期使用含碘的净水。孕妇应当考虑推迟前往疟疾高发地区旅行，因为疟疾对孕妇的致命性更高。甲氟喹宁在孕妇早、中、晚期使用是比较安全的（参见 1525 页疟疾的预防）。旅途中，孕妇应该特别注意遵守安全食物指南和洗手。

心理应激状态　催眠和行为调整对某些患飞行恐惧和幽闭恐怖症的人有帮助。飞行前，惧怕飞行的乘客可根据飞行时间服用短效抗焦虑剂（如唑吡坦、阿普唑仑）。过度通气常会刺激心脏，引起抽搐样症状。焦虑和换气过度会引起恐慌、妄想和濒死的感觉。在飞行过程中，精神病倾向可能会呈急性和加重表现。有暴力和意外动作倾向的患者必须有陪护人员，并给予适当的镇静处理。

受限制的活动　长时间维持坐姿可导致深静脉血栓形成，并可引起肺栓塞。那些有静脉疾病史、孕妇、已经口服避孕药的女性的危险性较高（参见 684 页，表 88-2）。建议应经常走动（每隔 1～2 个小时）、坐着时也做些就地简易的体操活动，但是缺乏这些方法能够提供益处的研究证据。

气流　气流可引起晕机或外伤。一旦就座后，旅客应始终系好安全带。

其他事宜　大多数植入性心脏器械（包括起搏器、除颤器）能有效地屏蔽安全检查的干扰。但是，这类装置的金属内容物，以及假肢支架等，可能触发安全警报器，故应备用医师的证明信，以免安全检查时的麻烦。

有非常特殊饮食和医疗需求的旅行者应仔细准备，并自己携带食品和其他物品。如果提前若干天通知，所有离开或抵达美国（和大多数国家）的航空班机能够经合理的努力为这些残疾和特殊需求的乘客提供相应的服务，包括需要氧气治疗的要求。轮椅可以带入美国的所有航空公司（和大多数其他国家的公司）的班机，但建议提前告知。如果有人陪伴且提前通知，部分航空公司还允许乘客携带非常特殊的设备（如静脉输液、呼吸机）。如果旅行者因为病重不能适应商用飞机，就必须使用空中救护车。

出国旅行

约 1/30 的出国旅行者需要紧急医学处理。患者在国外发病就医有很多困难。许多保险计划，包括 Medicare，在国外无效。无论是否有保险，许多海外的医院对非居民，要求大量现金作押金。旅行保险计划，包括安排紧急撤离的保险计划，可通过旅行社和某些主要的信用卡公司办理。美国领事馆可协助获得紧急医疗救助（表 381-2）。有严重疾病的患者应该考虑旅行前联系或安排一个组织，提供患者在医学监护下送离外国。特殊的感染在一些特定地区经常发生。

免疫　一些国家要求特别的免疫接种（表 381-3），疾病预防和控制中心（CDC）的官方网站能提供最新的旅行相关免疫接种信息，疟疾热线（855-856-4713）网站（www.cdc.gov）可提供有关疟疾治疗预防等信息。（旅行者健康：预防接种和疟疾和旅行者）。

受伤和死亡 道路交通事故是国际旅行的非老年人的最常见死因。旅行者应尽可能始终系好安全带，骑车时应戴好头盔。旅行者应避免骑摩托车、滑板、坐在汽车顶部或开放式的汽车后部。溺水是国际旅行的另一个主要死因，故旅行者应避免到有涡流的海滩，酒后不要游泳。

表 381-2 出国旅行者常用联系方式

组织	电话号码	网址
国际旅行者医学救助协会（IAMAT）	美国：(716)754-4883（尼亚加拉，NY）	http://www.iamat.org
	加拿大：(519)836-0102（圭尔夫，安大略省）；(416)652-0137（多伦多，安大略省）	
CDC	美国：免费电话(800)CDC-INFO(800-232-4636)	http://www.cdc.gov/travel
	TTY：(888)232-6348（美国佐治亚州亚特兰大）	
CDC 疟疾热线	美国：(770)488-7788 或 (855)856-4713；常规办公时间后，(770)488-7100（亚特兰大）	http://www.cdc.gov/MALARIA/
美国国务院，海外公民服务	美国：(888)407-4747（华盛顿，DC）	http://www.travel.state.gov
世界卫生组织（WHO）	国际：(+41 22)-791-2111（日内瓦，瑞士）	http://www.who.int/en/

表 381-3 国际旅行疫苗*,†‡

感染	推荐疫苗的地区	评价
甲肝	所有低收入国家	2 剂≥6 个月间隔；首次注射后完全保护为 6 至 12 个月，第二次注射后终身保护
乙肝	所有低收入国家，尤其是中国	推荐长期旅行者和所有的健康护理工作者使用
流感	赤道地区全年	推荐年龄大于六个月的旅行者使用
	南半球 4 月至 9 月；北半球 10 月至次年 4 月	
日本脑炎	亚洲乡村，尤其是种植水稻和饲养猪的农业区	2 剂间隔至少 28 日
		不推荐孕妇使用
脑膜炎双球菌感染	撒哈拉以南非洲北部，从马里共和国到埃塞俄比亚（脑膜炎带）	干旱季节风险较高（12 月至次年 6 月）
	要求在朝觐期间进入沙特阿拉伯	
	全世界居住环境拥挤的地区	
狂犬病	包括美国在内的所有国家	推荐有动物咬伤风险的旅行者使用（如乡村野营者、兽医、农田作业者、居住在偏远地区的人群）
		为加强保护，动物咬伤后不排除再额外加强疫苗的需要
		孕妇仅在感染风险较高时推荐
伤寒症	所有低收入国家，尤其是南亚（包括印度）	药片：每隔 1 日 1 片，共计 4 片，保护有效期 5 年
		孕妇使用不安全
		单次注射的形式可提供保护至少 2 年，对孕妇较药片疫苗更安全
黄热病	热带南美洲	尽管这种感染比较罕见，但是进入许多国家需要注射疫苗
	热带非洲	孕妇使用不安全
		对老年人产生的副作用风险增大§
		单次疫苗可提供终身保护

* 除了列举的疫苗外，麻疹、腮腺炎、风疹、破伤风、白喉、脊髓灰质炎、肺炎链球菌疾病和水痘的接种疫苗都应该更新。
† 所有推荐有变动的可能。想要获得最新的推荐，请参见疾病预防和控制中心[www.cdc.gov 或 800-CDC-INFO(800-232-4636)]。
‡ 参见第 1298 页。
§ 保健医生应该写一个文书，豁免老年旅客进行预防接种，除非暴露的风险是很高的。

旅行者腹泻　旅行者腹泻(traveler diarrhea, TD)是国际旅行者发生的最常见的健康问题。TD通常是自限性疾病，一般在5日内缓解，3%~10%的患者可能出现症状持续超过2周的情况，3%以下的患者的病程超过30日。一周以内的TD无需处理。对于持续性TD，应行实验室检查。

自我启动治疗可以缓解中重度症状(排泄有≥3次未成型的粪便超过8小时)，特别是出现呕吐、发热、腹部绞痛或便血时。旅行者自己可选择合适的抗生素(如喹诺酮类药物可适用于出国旅行的大多数国家，出国目的地为东南亚可用大环内酯类的阿奇霉素)。其他方法包括洛派丁胺(有发热、便血，或腹部疼痛症状的患者和两岁以下的孩童不可使用)；更换饮食；对于老人和小孩，可以使用电解质类药物(如口服补液)。

可降低腹泻风险的方法有：
- 饮用和刷牙皆用瓶装、过滤、煮开或消毒过的水
- 避免冰饮
- 食用的食物需新鲜并经过高温加热处理
- 食用水果和蔬菜需旅行者自己去皮或切开
- 避免食用街边小贩售卖的食物
- 勤洗手
- 避免食用所有可能被苍蝇污染的食物

预防性抗生素(如氟喹诺酮)都可有效预防腹泻。但是，因为担心有副作用和耐药性，应该仅用于免疫功能低下的旅行者。

血吸虫病　血吸虫病常见于非洲、东南亚、中国和美国东南部。患病原因是因为暴露于疫区的水源。在水中行走时，穿戴鞋子和袜子，可以降低感染血吸虫病的风险。在血吸虫病常见的地区，避免在水中活动。

回国后的健康问题　最常见的旅行后疾病是：
- 持续旅行者腹泻

最常见潜在的严重疾病是：
- 疟疾
- 甲型病毒性肝炎和乙型病毒性肝炎
- 伤寒
- 性传播疾病，包括艾滋病毒感染
- 阿米巴病
- 脑膜炎

从居住环境拥挤恶劣或卫生条件差的地方回来后，人们还有可能携带有虱子和疥螨。

一些疾病在旅行者回家数月后才表现出来。患者提供接触过危险因素的旅行史，对难以诊断的疾病很有帮助。

旅行医学国际协会(www.istm.org)和美国热带医学和卫生协会(www.astmh.org)在他们的网站上列出了一些旅行诊所。这些诊所中有很多是专门帮助回国后生病的旅行者们的。

382. 医学法律问题

能力和不胜任

许久以来，"能力丧失"都被认为是临床上的发现，而"不胜任"则是一个法律上的判断。如此区别已不再被严格地划分；大部分州法现在都用"能力丧失"来代替"不胜任"，虽然这两个术语常常被互相替用。关键的问题在于临床上的能力丧失和法律上的不胜任能否对医疗做出决定。

拥有临床、法律能力的患者有权做医疗决定，包括拒绝必要的医疗措施，即使该决定可能导致死亡。没有以上能力的患者则不能自行做医疗决定。然而，如果一个被医生判定为能力丧失的患者提出主动愿望，在法院判定该患者丧失法律上做出医疗决定的能力之前，医生不能忽视这个患者的主动愿望。

临床能力　临床做医疗决定的能力是能够理解提出的医疗建议的受益和风险，理解可选择的替代医疗方案，以及决定和沟通医疗决定的能力。评估这一能力需要考虑以下几个方面：
- 医疗因素(如患者的医疗状况、感觉障碍、药物副作用、情感和精神状况)
- 功能能力(体格、认知和心理)
- 环境因素(如影响能力的风险，支持和障碍)

医疗工作者可以以临床状况来决定患者是否具备这种类型的能力并将决定过程记录在案。州法规定，有资质的医疗工作者有合法权利做出这些决定，几乎每个州的临终预先意愿法案中都有此规定。只有当决定本身或决定过程的其他方面受到患者或者他人质疑时法庭才会介入。

临床能力是针对一些特定医疗问题所做决定的能力，此能力也就局限于做医疗决定涉及的范畴。临床能力的水平取决于该决定相关问题的复杂性。在某些能力方面存在缺陷的患者，甚至有严重先天缺陷的患者，仍然可能具备做出简单决定的能力，比如是否允许进行肛门检查或者留置静脉针。然而，同一患者可能缺乏能力判断是否参加一项

临床试验。

在患者进行医疗决定的过程中应该给予各种可行性的尝试。忽视具有临床能力患者的决定或者接受能力丧失患者的要求都是不伦理的,可能触及民事责任。患者执行决定的能力对于医生进行判断也很重要。例如,一条腿骨折患者可能能够做出回家的决定,但在恢复期没有自我照顾的能力。为做出决定提供必要的支持,也是医疗的一个重要目标。

能力可能是时有时无的,可变的,且受环境所影响。醉酒、幻想狂、昏睡、极度抑郁或激动或其他受到严重损害的患者们很可能会丧失做医疗决定的能力,但之后这种能力又可能会恢复。若要获得同意去治疗缺少临床能力的患者,医疗工作者必须联系患者关于医疗要求的持久性授权书指定的代理或代理机构或其他的合法授权代表(参见第2887页)。在需要紧急医疗服务(如某些恶性事件后患者发生昏迷)的情况下,如果没有代理或者代理不可及,应该按常规操作,即患者被认为同意接受必需的医疗措施。为那些自己不能做出决定的人做出紧急医疗护理决定的情形很少受到法庭起诉。

法律能力 法律能力(也叫做胜任力)是一个法律范畴;这无法由医疗工作者决定。但在评估过程中,医疗工作者具有重要作用。在美国,18 岁或者以上的人被自动认定能够做医疗决定。脱离父母但能独立生活的未成年人,通常是低于 18 岁的人,在法律上也被考虑是有能力的。关于这个群体的确定每个州都不一样,但总体来说包括已结婚的或在服军役的,或已获得法院特许书的未成年人。

一个人将一直被视为是有能力的,直到法官通过法律程序认定宣布该人在某些方面或所有方面丧失能力。这一宣布通常是通过法庭上的监护或者托管程序实现的。而宣布丧失能力的法律要求每个州都有所不同。然而,一般来说以下的状况尤其需要具体化:

- 无能力状态(如智障人士、精神障碍、痴呆、昏迷、长期吸毒)
- 无能力接受或评判信息或沟通做出决定
- 无法在没有外界照顾的情况下达到体格健康、安全或自理的基本要求
- 研究显示,监护或托管是保护个人的限制性最小的替代措施

当医生质疑患者不具备法律能力时,可以向法院提出判定的申请。医生可能被要求参加听证会,并且作证或者提供相关文件。

当一个人在法律上被认定无能力时,法庭可以指定一个监护人在法庭指定的范围内为该人做有法律约束力的决定。法庭对于存在争议的特别问题也可以做出决定(如一个特别的治疗决定或者针对个人生存意愿具有特别指导意义)。

知情同意

患者的知情同意是任何医疗干预的先决条件。然而,该类知情同意不需要明确表示。若遇到紧急的就诊,知情同意通常会按正常情况假定,即作为假定同意的原则。而对于一些常规的、不可能造成危害的(如常规的静脉切开、安置静脉输液等)的医疗干预,情形示意即可被认为同意。例如,有时患者可以伸出他们的手臂表示同意接受这些干预措施。对于一些更加侵入性或更有风险的介入治疗,明示知情同意还是需要的。

患者必须有法律和临床能力,才能签署一个知情同意书。欲获得知情同意,医疗工作者也必须具备解释这些干预治疗的风险和好处的资质和能力(如以下描述的),并能够合适地回答一些问题。法律要求医疗工作者采取合理的措施,与那些不能说英语或有沟通障碍的患者充分地沟通。

伦理和法律机构通常要求医疗工作者有义务保证患者至少知道:

- 目前自己的健康情况,包括若不采取任何治疗可能会有何结果
- 可能有效的治疗措施,及其潜在的风险和益处的描述和解释
- 通常情况下医疗工作者对治疗方案的专业化意见
- 这些因素的不确定性也应该要逐一讨论

执业医师应该告知患者,治疗后的恢复预期,如果治疗成功,其后的生活将会如何。一般来说,这些告知和讨论结果会记录在案,并且得到患者的签署认可。

尽管医疗工作者出于道义向患者提供了足够的信息并且鼓励患者接受有利的医疗措施,但是患者仍然有拒绝接受医疗干预的权利。患者拒绝治疗并不意味着企图自杀或者表明他们本身决策能力的下降;医疗工作者遵从患者的意愿,在法律上也不意味着他们协助患者自杀。其后发生的死亡在法律上被认为自然死亡,为疾病发展的结果。

然而,医疗工作者在患者拒绝治疗的问题上,如果存在困惑需要进一步探讨。如果患者的法律能力受到质疑,这些能力则要受到评估,但是不能仅因为患者拒绝接受治疗,而进行评估。如果拒绝治疗的后果损害到其他人员,譬如未成年儿童或者其他受赡养者,应该寻求伦理和法律方面的咨询帮助。

同意和医疗代理决定

当在医疗上需要进行紧急决定时,假设知情同意的原则适用。在其他情形之下,必须获得知情同意。

儿童 在正常情况下,未成年人的医疗决定必须获得其父母或者监护人的同意,紧急情况另当别论。只有在法院判定医疗决定忽视或者滥用了未成年人的利益,父母或者监护人的医疗决定才可以被取消。在一些州,一些特定的治疗项目(如治疗性传播疾病、计划生育和流产),可以在没有父母同意仅未成年人本人同意的情况下进行。必须咨询特定州的法律。

成人 当成年患者缺乏同意或拒绝某治疗方案的能力时,医疗工作者必须要有一份授权代理人的同意书作为决定的依据。所有的代理者(无论是个人委托,法定或者法院

委托)都有责任遵从患者的意愿并期望维护他们的最大利益。

如果成年人已经有一个法庭指定的拥有做医疗决定权利的监护人,该监护人就是代理决定人。应当针对监护权内容进行咨询,以便决定监护人做出医疗护理决定的权力限度。如果某丧失能力的患者有一份持续有效的医疗决定代理授权书,那么其中的指定代理人或代理机构有权做出该文件指定范围内的医疗决定。一般说来,在生前遗嘱内写明的特定指示、医疗声明书或患者在具备能力时执行的任何提前指示都是可以有效使用的。

如果一个被授权代理人或代理机构的决定与患者在生前遗嘱上的指示有直接矛盾时,应核准给予代理人或代理机构的权利范围。正常情况下,持续有效的医疗服务代理授权书会授予代理人非常广阔的决策自由度,以便该授权书成为指导,而非指令。尽管如此,医疗工作者应该判断是否该文件授予了代理人超出自由度或将代理人的权利限制在书面指示的范围内。也许会需要法律咨询。

如果患者没有授权代理人,医疗工作者通常可以依靠他的较亲的亲属或甚至密友。然而确切的授权范围和被允许的代理人选择的优先次序每个州都有所不同。典型说来,先后的次序一般为配偶(或法律认定的内部伴侣),成年的孩子,父母,同胞兄弟姊妹,然后也可以是其他的亲属或密友。如果同等优先标准有多于一个人的选择(如有几个成年孩子),那么希望他们能达成一致协议。不过,一些州会遵从少数服从多数的决定。

如果对于某个特别治疗的决定,患者的决定能力、代理人的授权或伦理或法律合理性发生争议,那么应该寻求一个伦理委员会或相似机构的咨询意见。如果无法达成一个既符合伦理性又符合法律性的决议,医疗工作者可以让法庭做出审议。许多机构可以在很短时间内组建伦理审查委员会(一般1~2日);反而法庭审议会更加耗时。

适用范围 患者的选择也不是毫无限制的。例如,医疗工作者不应提供医学上认定为不合适或无用的治疗,比如违背普遍接受的医疗护理标准。然而,有时,对于哪些是不合适,哪些是无用的在法律上的认定也会有区别。一般情况下,如果某种治疗对患者很重要的发病率和死亡率之外的结局有影响,则给该治疗贴上"无效"的标签是没有意义的。医生们不必违背自己的良心行事,但如果他们不能按照要求采取行动,向伦理委员会咨询是明智的。根据州法律,医生有责任尽力将患者转至患者选择的其他医生或其他医疗机构。

保密性和健康保险携带与责任法案

传统上来讲,医疗服务中的伦理要求总是包含患者医疗信息的保密这一需要。然而,健康保险携带与责任法案(HIPAA,见 www.hhs.gov/ocr/privacy/)已明确说明了医疗工作者、医疗计划、医疗数据交换中心,以及他们的业务伙伴的责任,这些合作伙伴主要通过电子化的方式传递健康和相关信息(如医疗记录、登记信息、账单、资格证明)。总的来说,这些都是HIPAA法案的涵盖实体。HIPAA的主要规定体现在三个规则:隐私,安全和违反通知规则,所有这些都是为了保护隐私和保护医疗信息(PHI)的安全性。

隐私规则设置了保护PHI的标准,赋予患者针对医疗信息的重要权利。安全规则规定,涉及的实体及其业务伙伴必须切实保护电子PHI的隐私、完整性和安全性。违反通知规则要求覆盖的实体将违反担保的PHI通知受影响的个人,联邦政府,在某些情况下,通知媒体。美国卫生和公众服务部的民事权利办公室强化了这三个规则,并在遵守规则方面提供指导(见 www.hhs.gov/ocr/privacy/)。

隐私规则的关键方面阐述如下:

接触医疗记录的权利 总体而言,患者或他们的授权代理人应该能够看到和获得他们的医疗记录的复印件并能在发现错误时要求更正。

隐私条例的通知 医疗工作者必须提供一个关于他们对个人医疗信息可能用途的通知书,通知书内同时注明HIPPA法规中患者的权利。

个人医疗信息使用的限制 HIPPA对医疗工作者如何使用受保护的个人医疗信息实施限制。该法案没有限制医生、护士和其他的医疗工作者分享治疗他们的患者所需要的信息。但是,医疗工作者只能使用和分享用于一个特定目的的治疗最低量的受保护信息。在大多情况下,个人医疗信息不可用于与医疗无关的其他目的。例如,若医疗工作者要向保险公司、银行、营销单位或其他外部业务机构提供信息,但目的与患者当前治疗需求无关,那么该医疗工作者必须事先得到一份由患者签署的授权书。

营销 营销是旨在鼓励消费者购买某种产品或者服务的沟通方式。HIPPA规定,向任何营销团体透露信息前医疗工作者必须事先得到患者签署的特别授权书。医疗工作者必须向患者公开任何通过医疗信息转让后从营销方面获得的收入。然而,医疗工作者能够无偿地与患者沟通有关治疗方案的选择、产品和其他健康相关服务,包括各种疾病管理服务计划。

沟通的保密性 医疗工作者应采取各种合理措施来保证他们和患者的沟通是保密的,并且符合患者的利益。例如,医患之间关于医疗的讨论应该是在私密状态下进行,患者可以要求医生打电话到他的公司而不是家里。尽管如此,除非患者反对,医疗工作者可以将患者的情况告诉患者的直系亲属或密友,只要该信息是直接关系到这个人对患者的照顾或治疗费用的支付事宜的。医疗工作者有责任实施专业的判断。

为了保护个人隐私,一个由患者授权的个人代表(如医疗服务授权书中指定的代理人或有所在州授权做决定的代理人,或者获得HIPPA依从书面授权能够获取隐私信息的人)应享受与患者一样的对待。所以,该代表可以有同等权利获得信息并且可以行使有关信息保密性的同等权利,除了HIPAA授权特别限制代理人的权限。尽管如此,如果发现代理人有家庭暴力、虐待或对患者有忽视情形时,且这些担忧是合理的,医疗工作者可以有权限制信息的提供。

有些沟通是无法保密的。此时医疗工作者需要通过法律程序揭露某些信息,通常因为这些情况可能危及其他人的健康安全。例如某些传染病(艾滋病、梅毒、结核病等)的信息必须上报州或当地的卫生管理部门。在许多州,儿童、成年人或老人被虐待或疏忽,通常需要上报相关保护机构。卒中和痴呆可能严重损害了患者的驾驶车辆能力,因此这些情况也必须报告交通管理部门。

投诉 患者可以对个人隐私条例的执行问题进行投诉。可以直接投诉到该医疗工作者,或美国卫生和公众服务部的民事权利办公室。患者没有权力私自起诉 HIPPA 管辖下的案件。对于不恰当披露个人医疗信息的行为存在民事和刑事处罚。医疗工作者需要充分了解 HIPAA,善意行事,并做出合理的努力去遵守。

事前指示

事前指示是一种法律文件,可在患者丧失了做医疗决定的能力时为患者提供进一步的帮助。这种文件之所以称作事前指示,是由于患者在能力丧失前明确表达了自己的意愿,这种文件有两种形式:

- 生前遗嘱:生前遗嘱会写明患者在临终时对医疗服务的决定
- 持久性医疗决定代理授权书:指定医疗决定的代理人

在美国,每个州都有各自对事前指示文件的规定以及简捷的办理途径,人们能够表达自己的意愿并且得到遵从。当然,事前指示并不是唯一表达这种意愿的方式。普通法律和宪法原则均规定,如果在普遍的医疗标准可接受的范围内,任何授权的、清晰表达的患者的意愿都应该被尊重。

在病患能力丧失太显著而不能理解事前指示时,不能制订事前指示。而且在美国的多数州里,**事前**指示一定得等患者丧失决定能力后才会生效。如果届时患者未准备事前指示,必须明确授权代理人做出医疗决定。

生前遗嘱 生前遗嘱是患者表达自己在临终时对医疗决定的意愿,(它被称作生前遗嘱是因为它是在患者仍然活着的时候有效)。在一些州,它也叫做对医生的嘱托书或声明。各州法律在生前遗嘱的范围和适用性方面差别很大。

生前遗嘱允许使人们随意表达对医疗服务的量和质的要求,无论是"不需要任何干预"还是"最大程度的医疗服务"都可。所有的要求应写得尽可能详细清晰以便可提供医疗工作者具体的指示。然而,在一个人经受生命受限的疾病前早就完成生前遗嘱通常没有什么意义,因为鉴于其他原因,许多人的意愿随着环境的变化而改变。生前遗嘱不可以强迫医疗工作者提供医学或伦理上不允许的医疗服务。

为了成为一份有效文件,生前遗嘱必须遵守州立法。一些州要求所有的生前遗嘱都按照一定的标准格式书写。其他的州则相对更灵活,可以用任何语言书写,只要签字和目击证人都符合规定。在大多数州,医疗工作者因为涉及对患者的医疗服务,所以不能做目击证人。某些生前遗嘱即使不符合州立法律,但只要是患者的真实表述,仍可以作为表达患者意愿的沟通文件。

生前遗嘱在以下情况下生效:患者丧失了对医疗服务的决定能力;该指示中明确的情况出现,较典型的如临终的阶段、永久植物人状态或某种慢性病的最后时期。州法律常常会提供确认的程序,并将一些决定能力丧失和医疗情况建立档案。

持久性的医疗决定代理授权书 这是一个人(委托人)指明另一方(代理人、代理机构或事实授权人)来做医疗决定而且只做医疗决定。在多数州内,在委托人丧失医疗决定能力后,此授权书即生效。有些州认可持久性医疗决定代理授权书立即生效,这在理论上是指代理可以立即做出医疗决定;但实际问题是,委托人可以指示并推翻代理所做的任何决定,只要委托人留有做出与医疗决定的能力。因此,不同之处是可以忽略不计。如同生前遗嘱、持久性医疗决定代理授权书在不同的州有不同的术语可指代。

同时持有生前遗嘱和持久性医疗决定代理授权书的委托人应该明确规定,当二份文件的内容相互抵触时,最后依从哪个文件。更好的选择是将两个文件合并成授权委托书。医疗授权委托书的最有用之处在于,它可以使得授权的代理人对即刻发生的事情以及选择做出反应,而不仅仅是针对一些理想状态下的医疗情景,比如遗嘱中未提及的,指出方向。如果没有丧失了解医疗病情和预后的能力,讨论医学替代治疗方案的能力,以及讨论关于损害或者疾病的能力,代理一般和委托人具有相同的权限。在大部分的州,为患者提供医疗服务的医务人员不能充当医疗事务的代理人。持久性医疗决定代理授权书可以包括一份生前遗嘱或其他任何明确的指示,但只能作为对其代理人的指导性文件,而不是一个强制性的指示。

持久性医疗决定代理授权书中通常会指定第二委托人,以备第一委托人届时不能或者不愿意承担代理者的责任。两个或两个以上的人员可能被授权共同(联合)或单独(各自)代理,尽管依靠多个同时存在的代理可能会产生问题。联合授权代理需要共同参与的代理者达成共识并统一行动。这种情况下若有分歧,情势会陷入僵局,除非代理们能自行解决或诉诸法庭。另外一种方式是分别授权代理,允许各个代理者可以各自行动,因此比较实用。然而有时仍难免出现各方意见相左的情况,如果代理者最终不能达成共识,可能要诉诸法庭。

持久性医疗决定代理授权书适用于所有年龄段的成人。它的使用对没有结婚的夫妻、同性恋伙伴、朋友或其他各种没有任何法律承认的关系但又希望相互托付做医疗决定的人们十分重要,这使他们在必要的时候可以探视或获知对方必要的医疗信息。

医生们都应该得到患者生前遗嘱和持久性医疗决定代

理授权书的副本,有可能的话和还应该在患者仍然具备能力时,经常与他们一起回顾这些文件,将其作为医疗记录的一部分。此外,持久性医疗决定代理授权书的副本和相关的重要文件也应该送达接受委托的代理者,并得到妥善保管。

患者的代理人应该保留所有的文件副本。越来越多的州提供可供选择的电子注册平台以记录事前指示。

拒绝心肺复苏术预嘱和生命维持治疗医嘱

患者拒绝心肺复苏术预嘱(do-not resuscitate, DNR)应该存入病例档案中,提醒医疗工作者当该患者出现心搏骤停时不要实行心肺复苏的抢救措施。这个预嘱能够防止临终时滥用无助的有创的心肺复苏术。

医生应该同患者共同讨论心肺复苏术的可能性,介绍这种措施的程序方法,并征询患者的意愿。如果患者已经处于丧失医疗决定能力状态,则应该由代理者根据患者原先表达的意愿做出是否接受心肺复苏术的决定;如果患者的意愿无从得知,则应该从患者最大利益的角度考虑做出决定。

紧急情况下患者的生前遗嘱和持久性医疗决定代理授权书通常不能获得,因而无法发挥作用。在美国几乎所有的州都已经制订了在家中或者其他非医院场所进行心肺复苏术的规范。这些规范制作了一些特殊的标记使得医生和患者(或者患者的代理者)能够辨明患者拒绝心肺复苏术的意愿,这些标记可能是手镯或者鲜明颜色的标记佩戴在患者身上或者置于近处。当急救人员到达现场时,看到这些标记后将仅采取适宜的急救措施,但是不施行心肺复苏术。这项规定非常重要,因为一般而言,急救人员不知道患者的生前遗嘱和持久性医疗决定代理授权书的内容。

对于许多病情危重的患者来说,他们的意愿很容易受到挑战,不仅仅是针对CPR时,而且也涉及做出重要医疗决定时。为了给罹患晚期疾病的患者提供更好的医疗服务,很多州已经采用或者正在准备采用的过程中,通常被称为生命维持治疗医嘱(Physician Orders for Life-Sustaining Treatment, POLST)。这一程序的其他名称包括生命维持治疗医嘱(Medical Orders for Life-Sustaining Treatment, MOLST)、医疗适应范围医嘱(Physician Orders for Scope of Treatment, POST)和治疗适应范围医嘱(Medical Orders for Scope of Treatment, MOST)。这些程序遵循普遍的模式,但某种程度上通常有不同的形式和策略。这些程序中,对于晚期疾病的认定最普遍的标准是如果患者下一年内死亡,则医师不应该感到吃惊。

该POLST过程是由医疗工作者发起,并生成一系列医嘱,适用于所有的医疗场所,可用于处理心肺复苏和治疗的总体目标(舒适护理、全面治疗或两者之间的限制性治疗),以及其他一些关键的医疗决定,如是否采用人工营养和水化治疗。这些程序可以帮助医生最好的尊重患者关于治疗目标的需求,有助于确保医疗程序的连贯性。

不是每个州或社区都有POLST和类似的程序,但是它正在迅速的扩展中。国家POLST专门工作组在www.polst.org提供相关信息查询。

医疗差错

如果患者觉得他们受到损害,可以起诉他们的医疗服务提供者。然而,若要成功地起诉医疗差错案件需提供所有以下证据:

证明其所获得的医疗服务低于类似情况下类似级别医疗工作者所提供的常规医疗标准。

医疗工作者和受害方之间存在着专业关系。

患者受到损害是由于治疗偏离了应有的标准。

迫于医疗诉讼风险施加的压力,医生可能会采取一些并不是最有利于患者的医疗措施。例如医生会安排显然不是医学上必须的检查以避免非常小概率可能的疏忽和医疗纠纷。这种方法将患者暴露于风险(如电离辐射,需要侵入式和/或不适的检测来核实假阳性结果)和没有被证实有医疗获益的花费之中。然而,这种行为并不是法律所要求的,也不能防止被医疗诉讼,通常还会被认定过分或不恰当的。向患者阐述为什么不推荐某一特定的测试或治疗的原因,并让患者参与关于他们治疗方案的决策过程,通常会使患者更满意。其实最好的预防被起诉治疗不当的保护措施还是为患者提供最优质的医疗服务,并与患者建立起亲密、信任、相互合作的良好医患关系。

383. 非特异性症状

疲劳

疲劳常作为伴随症状出现,即使它可以是唯一或主要的症状。疲劳也是最常见的症状之一。

疲劳是指因缺乏能量所致的难以启动和维持活动,并渴望休息。体力消耗,长期的压力和睡眠不足后,出现疲劳是正常的。

患者可能将其他症状认为是疲劳;通过详细的问诊,通常可以区分这些症状和疲劳之间的差异,但并非总是如此。

无力(参见第1639页),作为一种神经系统或肌肉疾病的症状,是指肌肉收缩最大化的力量不足。如重症肌无力和Eaton-Lambert综合征等疾病可以导致类似疲劳的运动减少、无力表现。

活动性呼吸困难,是心肺疾病的早期症状,能够导致运动耐受下降,出现类似疲劳的表现。呼吸道症状通常可根据仔细问诊或之后发生时了解。

嗜睡,是某种疾病(如过敏性鼻炎、食管反流、疼痛性肌肉骨骼疾病、睡眠呼吸暂停、严重的慢性疾病)引起睡眠不足而出现的症状,表现为非常强烈的睡眠意愿。白天时打哈欠和突然睡眠发作是常见的。患者通常可以说出嗜睡和疲劳之间的差异。然而,失去深度非快速眼动睡眠期会导致肌肉疼痛及疲劳等,而很多疲劳表现的患者存在睡眠不安,所以区分疲劳和嗜睡可能是有困难的。

疲劳可分为不同的时间类型,如下:
- 近期疲劳:<1月
- 长期疲劳:1~6个月
- 慢性疲劳:>6个月

慢性疲劳综合征(参见第2817页)是慢性疲劳的原因之一。

病因

多数严重的(和部分轻度的)急性和慢性疾病会产生疲劳。然而,许多疾病存在其他更突出的表现(如疼痛,咳嗽,发热,黄疸等)作为主诉。这里讨论的重点是主要表现为疲劳的疾病。

主要表现为近期疲劳(持续<1个月)的常见病因为:
- 药物不良反应
- 贫血
- 压力和/或抑郁

主要表现为长期疲劳(持续1~6个月)的常见病因为:
- 糖尿病
- 甲状腺功能低下
- 睡眠障碍(如睡眠呼吸暂停)
- 癌症

主要表现为慢性疲劳(持续>6个月)的常见病因为:
- 慢性疲劳综合征
- 心理疾病(如抑郁症)
- 药物

多种因素常导致疲劳或导致以疲劳作为主诉,一般为长期或慢性疲劳(表383-1)。

评价

疲劳可以是高度主观的。患者对于什么是疲劳和如何去描述疲劳各有不同。也有一些方法可以客观地证实疲劳或明确其严重程度。病史和体格检查旨在识别潜在疾病的细微表现(特别是感染、内分泌和风湿性疾病,贫血和抑郁症),可用于指导检查。

表383-1 导致长期或慢性疲劳的因素

分类	示例
慢性疾病	慢性肾病,风湿性疾病(如巨细胞动脉炎、类风湿关节炎、系统性红斑狼疮)
药物	抗抑郁药、抗组胺药(第一代)、抗高血压药、可卡因戒断(通常是近期疲劳)、引起低钾血症的利尿剂、肌松药、娱乐性毒品、镇静剂
内分泌紊乱	肾上腺功能不全*、糖尿病、甲状腺功能亢进症*(常为淡漠型)、甲状腺功能减退、垂体功能不全
感染	巨细胞病毒感染、心内膜炎、真菌性肺炎、肝炎、HIV/AIDS、单核细胞增多症、寄生虫感染*、结核
心理疾病	焦虑、抑郁、家庭暴力、药物成瘾、恐慌症、躯体化障碍
病因不明的疾病	慢性疲劳综合征、纤维肌痛、特发性疲劳
其他原因	贫血、癌症、功能失调、妊娠*、营养不良、高钙血症*、多发性硬化

*通常不会引起慢性疲劳。

病史 现病史:包括"疲劳"是什么的开放式问题,仔细听取可能意味着活动性呼吸困难,嗜睡或肌肉无力等的描述。疲劳,活动,休息和睡眠之间的关系,发作起始,持续时间和方式,加重或缓解疲劳的因素等均应该涉及。

全身性疾病回顾:应该全面排查,因为疲劳的潜在原因繁杂多样。其他重要的非特异性症状包括发热,体重减轻,和盗汗(可能暗示存在癌症、风湿性疾病或感染)。育龄期女性还应该包括月经史。除非病因显而易见,患者还应该进行心理疾病的问卷筛选(如抑郁,焦虑,药物滥用,躯体形式障碍,家庭暴力)。

既往史:需要明确已有疾病。完整的用药史应当包括处方药,OTC和娱乐毒品。

社会史:应该包括饮食,药物滥用及疲劳对生活,就业,社会和家庭关系影响的描述。

体格检查 生命体征检查可以发现发热、心动过速、呼吸急促和低血压等。一般查体应该全面,包括全身情况、心脏、肺部、腹部、头部和颈部、乳房、直肠(包括前列腺查体和潜血试验)、生殖器、肝、脾、淋巴结、关节和皮肤等检查。神经系统查体应该至少包括精神状态、脑神经、情绪、情感、肌力、肌张力、反射和步态。通常,如果疲劳是近期发作,则需要更针对性的查体来发现病因。如果疲劳是慢性的,查体可能不太容易揭示原因;然而,彻底的体格检查是建立融洽的医患关系的重要途径,偶尔对诊断有帮助。

警示症状:
- 慢性体重下降
- 慢性发热或盗汗
- 全身淋巴结肿大

- 肌肉无力或疼痛
- 严重的非疲劳症状（如咯血，呕血，严重的呼吸困难，腹水，意识模糊，自杀倾向）
- 涉及>1个的器官系统（如皮疹合并关节炎）
- 新发或表现异常的头痛或视力丧失，特别是伴随肌肉疼痛的年长者
- 高龄（如>65岁）

检查结果解读：一般来说，疲劳作为多种症状之一比作为单一症状更容易发现病因。疲劳在活动时加重，休息后减轻提示着某种躯体疾病。疲劳持续存在，且休息后不减轻，特别是偶尔能量爆发，可能提示心理疾病。

若缺乏特别的警示症状，应该彻底询问病史、体格检查和常规实验室检查（针对特定发现的检测，表383-2）以满足初步评估的需要。如果检测结果为阴性，常采取继续观察；如果疲劳加重，或出现其他的症状和体征，需要进行再次评估。

表383-2　疲劳评估中部分异常发现的解读

症状	可能的原因	需要考虑的检查
纳差、痉挛性腹痛、体重下降或脂肪泻	继发于胃肠道功能障碍，癌症的营养不良	内镜检查，腹部MRI、MRCP
纳差、腹痛、消瘦、直立性低血压、皮肤色素沉着	肾上腺功能不全	血电解质和皮质醇水平
发热、盗汗或体重减轻	感染、风湿性疾病（包括血管炎）	全血细胞计数、血沉、血液或其他体液培养、类风湿因子和ANA
呼吸困难伴咳嗽或咯血	HIV/AIDS（伴有耶氏肺孢子菌肺炎）、真菌性肺炎、结核	X线胸片、胸部CT或PET-CT、HIV检查、痰细胞学检查和/或培养、肺功能检查、PPD试验
呼吸困难、端坐呼吸和/或水肿	慢性肾病、心力衰竭	X线胸片、肾功能检查、超声心动图（如端坐呼吸）
呼吸困难、罗特斑（Roth spot）、詹韦损害（Janeway lesion）、新出现的或有变化的心脏杂音、静脉吸毒	心内膜炎	多个血培养、心脏超声检查
运动耐量下降伴随活动性呼吸困难、脸色苍白	贫血	全血细胞计数
全身淋巴结肿大	HIV/AIDS、白血病、淋巴瘤、单核细胞增多症	HIV检查、全血细胞计数、EBV病毒血清学检测
复合关节炎、皮疹和/或其他器官受累	风湿性疾病（包括血管炎）	全血细胞计数、血沉、类风湿因子、ANA
黄疸、腹水、意识模糊	肝炎	肝功能检查、病毒性肝炎血清学
烦渴、多尿、食欲增加、体重增加或下降	糖尿病	空腹血糖、糖耐量试验
寒冷耐受不良、体重增加、便秘、皮肤粗糙	甲状腺功能减退症、垂体功能不全	TSH
老年患者体重减轻或心房颤动	甲状腺功能亢进症（淡漠型）	甲状腺功能检查
热性暴露后疲劳加剧，既往出现神经症状（如麻木、共济失调、无力），特别是>1种	多发性硬化	头颅和/或脊髓MRI造影
年长者头痛、下颌运动障碍、颞动脉触痛或张力性疼痛和/或肌肉疼痛	巨细胞动脉炎	血沉、头颅MRI或CT、颞动脉活检
焦虑、悲伤、食欲缺乏、不明原因的睡眠障碍	焦虑、抑郁、家庭暴力、躯体化障碍	临床评估
近期咽痛、淋巴结病和脾肿大	单核细胞增多症、慢性疲劳综合征	EB病毒血清学检测，CBC、ESR、TSH、生化学检查（如疑似慢性疲劳综合征）
淋巴结肿大、脾肿大	CMV感染	EB病毒血清学检查、有时巨细胞病毒抗体检测
反复机会性感染、念珠菌病、淋巴结肿大、脾肿大	HIV/AIDS	艾滋病检测
慢性的、广泛的关节外的肌肉骨骼疼痛、扳机点痛、肠易激症状、偏头痛、焦虑	纤维肌痛	ESR或C反应蛋白、CK、TSH、丙型肝炎血清学检查
体重下降、脂肪泻、口服摄入不足	营养不良	血浆白蛋白、外周血的总淋巴细胞和CD4+细胞计数、血清转铁蛋白的测定
便秘、嗜睡、骨痛（如夜间痛）	高钙血症	血清生化学、包括钙离子测定
咽痛、不能恢复精力的睡眠、难以集中精力或短期记忆、肌痛、多关节痛、头痛、颈部或腋窝淋巴结肿大	慢性疲劳综合征	CBC、血沉、TSH、血清电解质、葡萄糖、钙、和肝肾功能检查

* 选择何种特异性试验是由临床怀疑的病因决定的。
ANA，抗核抗体；CMV，巨细胞病毒；EBV，Epstein-Barr病毒；MRCP，磁共振胰胆管造影。

长期或慢性疲劳患者的部分病因及其他常见或特殊的临床表现(表383-2)。

检测 检查是基于临床发现的基础上定向地找到可疑病因。如果无明显或怀疑的病因,实验室检查也很难揭示病因。尽管如此,许多医生建议用下面的检测:
- 全血细胞计数
- ESR
- TSH
- 生化,包括电解质、葡萄糖、钙和肝肾功能检查

如果存在肌痛或肌无力,建议完善 CK 检查。如果患者存在高危因素,建议完善 HIV 检测和 PPD 试验。如果存在咳嗽或呼吸困难表现,建议完善胸部 X 线片。通常不建议其他检查,例如感染或免疫缺陷评估,除非有临床提示。慢性疲劳综合征诊断要求同时满足以下两点:
- 影响日常功能的慢性疲劳,不能在休息后缓解,且不能通过临床表现或上述实验室检查的异常指标解释
- 存在如下情况≥4 个:咽痛,不能恢复精神的睡眠,注意力难以集中或短期记忆,肌痛,多关节疼痛不伴关节肿胀,新发或表现不同的头痛,颈部或腋窝淋巴结肿大

治疗
治疗为针对病因的治疗。慢性疲劳综合征(参见第2817页)和特发性慢性疲劳处理类似。他们应该被明确告知,没有明显的器质性问题。如果医生是耐心的,无偏见的,并且了解疲劳的真实作用,那么治疗通常是成功的。

有效的治疗包括物理治疗(如分级运动疗法)和心理支持(如认知行为疗法)。目标包括恢复工作和维持正常的活动水平。

老年医学精要
疲劳常作为老年患者疾病的首发症状。例如,老年妇女尿路感染的首发症状可以是疲劳,而不是泌尿系统症状。老年肺炎患者可以在咳嗽或发热症状前先出现疲劳。其他疾病,如巨细胞动脉炎,疲劳也可以作为老年患者的首发症状。在突发疲劳后不久,老年患者即可出现疾病严重的临床表现,所以需要尽快查明病因。巨细胞动脉炎或其他严重器质性疾病也可以引起老年患者的疲劳。

> **关键点**
> - 疲劳是常见的症状
> - 疲劳主要是由运动增加和休息减少的躯体障碍所引起
> - 若缺乏临床特征,实验室检查发现较少
> - 如果医生是耐心和表示理解的,治疗成功的可能性更大

非意愿性体重减轻

不明原因的体重下降通常需要数周或数月的时间。它可以是一个身心疾病的重要信号,并且增加了死亡风险。致病疾病可能是显而易见的(如因吸收不良综合征导致的慢性腹泻)或隐匿性的(如未确诊的癌症)。这里讨论的重点是患者表现为体重减轻而不是将体重减轻作为一个已知慢性疾病(如肿瘤转移,终末期慢性阻塞性肺病)或多或少的预期结果。

临床常认为,6 个月内体重减轻超过体重 5% 或超过 5 公斤是严重的。然而,这种传统定义并不区分去脂体重和含脂体重,这可能会导致不同的结果。此外,水肿(如在心脏衰竭或慢性肾脏疾病)的积累在临床上可严重掩盖去脂体重的下降。

由于基础疾病,除了体重减轻,患者可能有其他的症状,如食欲缺乏,发热,或盗汗等。根据不同的病因和严重性,营养不良的症状和体征(参见第 37 页)也可以存在。

每年美国严重的不明原因体重下降的总发生率约 5%。然而,随着年龄增加发病率升高,疗养院患者中发病率可高达 50%。

病理生理
当卡路里的消耗大于供应(摄入和吸收)则导致体重下降。增加消耗和减少吸收的疾病可出现食欲增加。更常见的是,热量摄入不足导致体重下降的患者往往有食欲下降。有时,多个机制参与其中。例如,癌症会降低食欲,但也通过细胞因子介导的机制增加基础热量消耗。

病因
许多疾病会导致不明原因的体重减轻,包括几乎所有严重的慢性疾病。然而,多数疾病在发生体重下降时已有典型的临床表现且被确诊。其他疾病更有可能表现为不明原因的体重减轻(表 383-3)。

伴随**食欲增加**,不明原因体重减轻最常见的隐匿性病因是:
- 甲状腺功能亢进
- 未控制的糖尿病
- 吸收不良的疾病

伴随**食欲下降**,不明原因体重减轻最常见的隐匿性病因是:
- 精神疾病(如抑郁症)
- 癌症
- 药物不良反应
- 药物滥用

在一些存在不明原因体重下降的疾病,其他症状可能更为突出,因此体重下降通常不作为主诉。示例包括:
- 一些吸收不良的疾病:胃肠道手术和囊性纤维化
- 慢性炎症性疾病:严重的类风湿关节炎
- 胃肠道疾病:失弛缓症,克罗恩病,慢性胰腺炎,食管阻塞性疾病,缺血性结肠炎,糖尿病性肠病,消化性溃疡病,进行性系统性硬化症,溃疡性结肠炎(晚期)
- 严重的慢性心肺疾病:慢性阻塞性肺病,心力衰竭(Ⅲ期或Ⅳ期),限制性肺病
- 精神障碍(已知且控制不佳):焦虑,双相情感障碍,抑郁症,精神分裂症

表 383-3　表现为不明原因体重下降的一些病因

病因	提示性的表现	诊断方法
内分泌紊乱		
甲状腺功能亢进	食欲增加 怕热,多汗,震颤,焦虑,心动过速,腹泻	甲状腺功能检查
糖尿病,1型(新发或控制不佳)	食欲增加 烦渴,多尿	血糖测定
慢性原发性肾上腺皮质功能不全	腹痛,乏力,色素沉着,体位性头晕	血清电解质、皮质醇和ACTH水平
药物		
酒精	过度消耗的病史 血管蜘蛛痣,掌腱膜挛缩,睾丸萎缩,周围神经病变 有时腹水,扑翼样震颤	临床评估 有时肝功能检查和/或肝活检
药物(见表383-4)	用药史	临床评估
滥用		如果可能的话,试验性停药
中药和OTC产品		
处方药		
精神异常		
神经性纳差	消瘦的年轻女性或青春期女性对体重增加的过分恐惧,闭经	临床评估
抑郁	悲伤,疲劳,性欲和/或性快感下降,睡眠障碍,精神运动迟缓	临床评估
肾脏疾病*		
慢性肾脏病	水肿,恶心,呕吐,口腔炎,味觉障碍,夜尿,乏力,皮肤瘙痒,精神敏感度下降,肌肉抽搐和痉挛,周围神经病变,癫痫发作	血清尿素氮和肌酐测定
肾病综合征	水肿,高血压,蛋白尿,疲劳,泡沫尿	24小时尿蛋白测定 另外,尿/血清蛋白比
感染		
真菌感染(通常是原发性真菌感染)	发热,盗汗,乏力,咳嗽,呼吸困难 地域暴露是高危因素 有时,还有其他器官特异性表现	通常培养和染色 有时血清学检查 有时活检
蠕虫(蠕虫病毒)病	发热,腹痛,腹胀,胀气,腹泻,嗜酸性粒细胞增多 常在发展中国家生活或旅游	疾病特异性检测(如大便镜检,培养,血清学)
HIV/AIDS	发热,呼吸困难,咳嗽,淋巴结肿大,腹泻,念珠菌病	血液抗体或抗原检测
亚急性细菌性心内膜炎	发热,盗汗,关节痛,呼吸困难,乏力,罗特斑,奥斯勒结节(Osler node),线状出血,视网膜动脉栓塞,卒中 患者常有心脏瓣膜病或静脉用药史	血培养 超声心动图
结核	发热,盗汗,咳嗽,咯血 有时存在危险因素(如暴露,生活条件恶劣)	痰培养及涂片
其他系统性疾病		
癌症	常有盗汗,疲劳,发热 有时夜间骨痛或其他器官特异性症状	器官特异性评估

续表

病因	提示性的表现	诊断方法
巨细胞动脉炎	老年人头痛、肌肉痛、下颌运动障碍、发热和/或视觉障碍	ESR,如果可行,颞动脉活检
结节病	咳嗽,呼吸困难,啰音	胸部 X 线片
	发热,乏力,全身淋巴结肿大	有时,胸部 CT
	有时,其他器官受累的症状(如眼、肝、胃肠道、骨)	活检
牙齿和味觉障碍		
味觉障碍(味觉丧失)	通常存在危险因素(如脑神经功能障碍、服用某些药物、衰老)	临床评估
牙齿发育不良	牙齿或牙龈疼痛	临床评估
	口臭,牙周炎,牙齿缺损和/或龋齿	

*水肿的累积可能掩盖去脂体重的丢失。

- 神经系统疾病:肌萎缩性侧索硬化,痴呆,多发性硬化症,重症肌无力,帕金森病,卒中
- 社会问题:贫困,社交孤立
- 慢性肾脏病和心力衰竭,水肿的累积可能会掩盖去脂体重的丢失

评估

评估侧重于潜在病因的发现。因为病因繁杂,评估必须是全面的。

病史 现病史:包括了体重下降的总量及持续时间等问题。体重下降的报告可能是不准确的;因此,应该寻求确切的证据,如既往病历中的体重,衣服尺寸的改变,或经由家庭成员确认。食欲,食物摄入量,吞咽,和肠道表现均应详细说明。患者应该保持良好的饮食记录以便再次评估,因为关于食物摄取量的记忆通常是不准确的。记录潜在病因非特异性症状,如乏力,倦怠,发热,盗汗。

全身性疾病回顾:应完善,注意各主要器官系统的症状回溯。

既往史:可能提示引起体重减轻的疾病。还需要描述使用的处方药、OTC 药物、娱乐性毒品和中成药等(表 383-4)。社会史可以揭示生活环境的变化,解释食物摄入量下降的原因(如失去亲人,失去独立或失业,失去共同的饮食习惯)。

表 383-4　西药和中成药可导致体重下降

分类	示　例
处方药物	抗逆转录病毒药物,肿瘤化疗药物,地高辛,艾塞那肽,左旋多巴。利拉鲁肽,甲福明,NSAID 类药物,SSRI 类药物,托吡酯,唑尼沙胺
	长期大剂量的精神类药物停药后
中成药和 OTC 药物	芦荟,咖啡因,鼠李,壳聚糖,铬,蒲公英,麻黄属植物,5-羟色氨酸,藤黄,瓜拉那,瓜尔豆胶,葡甘露聚糖,植物利尿剂,麻黄,丙酮酸,圣约翰草,马黛茶
药物滥用	酒精,安非他明,可卡因,阿片类药物

体格检查 需要检查重要的生命体征,以发现发热、心动过速、呼吸急促和低血压。体重测量和身体质量指数(BMI)计算参见第 20 页。肱三头肌皮褶厚度和中上臂围测量可以估计去脂体重(参见第 28 页)。BMI 和去脂体重的评估有助于发现随访的变化趋势。

- 一般查体应相对全面,包括心脏、肺部、腹部、头部和颈部、乳房、神经系统、直肠(包括前列腺检查和潜血试验)、生殖器、肝、脾、淋巴结、关节、皮肤、情绪和情感检查等
- 发热、盗汗、全身淋巴结肿大
- 骨痛
- 呼吸困难、咳嗽、咯血
- 过分担心体重增加的青春期或年轻女性
- 烦渴、多尿
- 老年人头痛、下颌运动障碍、和/或视觉障碍的老年人
- 罗特斑(Roth spot)、詹韦损害(Janeway lesion)、奥斯勒结节(Osler node)、线状出血、视网膜动脉栓塞

检查结果解读:部分结果的解释列于表 383-5。异常发现可提示半数或更多患者体重下降的原因,包括最终被诊断患有癌症的患者。

尽管许多慢性疾病可导致体重减轻,但临床医生不能武断地认为现有疾病即为病因。即使现有疾病可能会导致患者病情控制不佳或恶化,病情稳定的患者突然出现体重下降而不伴有疾病恶化表现提示可能出现了新发情况(如

表 383-5 不明原因体重下降部分异常发现的解读

发现	某些可能的病因
疲劳	肾上腺功能不全,癌症,慢性肾脏疾病,抑郁症,感染,巨细胞动脉炎,肾病综合征,结节病
发热,盗汗	癌症,感染,巨细胞动脉炎
淋巴结病	感染,癌症,结节病
直肠出血,腹痛	结直肠癌
咳嗽,呼吸困难,咯血	肺癌,肺结核,结节病,真菌性肺炎,HIV/AIDS
血尿	肾或前列腺癌
怕热,震颤,焦虑,多汗	甲状腺功能亢进
烦渴,多尿	糖尿病
骨痛(如与活动无关,夜间疼痛明显)	癌症(如多发性骨髓瘤、乳腺癌、前列腺癌或肺癌骨转移)
老年人头痛或视觉症状和肌肉痛等	巨细胞动脉炎
关节痛	心内膜炎,巨细胞动脉炎
腹痛,乏力,直立性头晕	肾上腺功能不全
腹痛	肾上腺功能不全,糖尿病,寄生虫感染
腹水	酒精中毒,肾病综合征
水肿	肾脏疾病,肾病综合征
发热	癌症,感染,炎症性疾病
睡眠障碍,性欲减退,悲伤	抑郁

稳定的溃疡性结肠炎患者突然出现体重下降,可能是因为他们发展为结肠癌)。

> **经验与提示**
> ■ 当一种慢性疾病的病情趋于稳定,不要认为它就是造成急性体重下降的原因

辅助检查 完善之前没有做过的年龄相关的癌症筛查(如结肠镜检查、钼靶检查)。基于病史和查体的异常发现完善所怀疑疾病的其他检查。对于没有明显异常发现的患者,目前尚无广泛接受的检查指南。一种建议的方法是完善以下检查:

- 胸部 X 线片
- 尿液分析
- 白细胞分类计数
- 红细胞沉降率或 C 反应蛋白
- HIV 检测
- 血清生化指标(血清电解质、钙、肝肾功能检查)
- TSH 水平

根据这些检查的异常结果随后完善需要的其他检查。

如果所有的检查结果都正常,临床表现也无明显异常,不推荐大量的进一步检查(如 CT、MRI)。这样的检查效率极低,并且检查偶然发现的无关结果容易产生误导,对疾病诊疗是有害的。应该指导此类患者如何保证足够的热量摄入,在大约 1 个月后进行包括体重测量的后续随访评估。如果患者体重持续下降,需要再次完善详细的病史及查体,因为患者可能透露出其他的重要潜在信息,继而发现新的细微身体异常。如果持续体重下降,且其他发现均为阴性,则需考虑进一步的检查(如 CT、MRI)。

治疗

治疗潜在疾病。如果导致营养不良的潜在疾病难以治疗,应该考虑营养支持(参见第 13 页)。可使用一些有用的行为措施包括鼓励患者进食,协助喂养,在两餐之间和睡前提供小吃,提供喜爱且味道浓烈的食物,少食多餐。如果行为措施无效的严重体重下降,在患者胃肠道存在功能的情况下,可以尝试肠内管饲喂养。随后进行连续性的去脂体重测量。食欲兴奋剂还没有被证实对延长寿命有效。

老年医学精要

正常的年龄相关性改变可以导致体重下降,包括如下:

- 食欲刺激介质(如食欲素、生长激素释放肽、神经肽 Y)的敏感性下降,而抑制介质(如胆囊收缩素、血清素、促皮质激素释放因子)的敏感性升高。
- 胃排空速率下降(饱腹感延长)
- 味觉和嗅觉灵敏度下降
- 肌肉质量丢失(肌肉减少症)

老年人中,多数慢性疾病可导致体重下降。社交孤立也可导致食物摄入减少。特别是在疗养院的患者,抑郁症是一种非常普遍的因素。很难界定某一因素的具体作用,因为抑郁症、功能缺失、药物、吞咽困难、痴呆和社交孤立等

多因素之间存在交互性。

评估老年患者的体重减轻,我们总结了字母 D 开头的潜在相关因素列表,如下:

- 齿列(Dentition)
- 痴呆(Dementia)
- 抑郁(Depression)
- 腹泻(Diarrhea)
- 疾病(如严重的肾脏、心脏或肺部疾病)(Disorders)
- 药物(Drugs)
- 功能障碍(Dysfunction)
- 味觉障碍(Dysgeusia)
- 吞咽困难(Dysphagia)

体重下降的老年患者应该评估维生素 D(参见第 47 页)和维生素 B_{12}(参见第 44 页)的缺乏。

老年患者肠内营养的效果不大,除了需要建立向正常饮食短期过渡的特殊患者。

> **关键点**
> - 特别是疗养院的患者,多种因素造成了体重下降
> - 不明原因体重下降>5%或 5 公斤的患者需要进一步检查明确
> - 全面的病史和体格检查有助于最大程度的评估病因
> - 除非有临床发现,否则通常不建议高级的影像学检查及其他大量的检查
> - 强调鼓励饮食等行为措施,尽量避免肠内营养,尤其是老年患者

384. 医学影像学原理

医学影像

影像学有助于初步诊断,分期和监测。初级保健医生和专家们与专门从事诊断影像学的放射学家们一起选择最佳的影像学检查,选择是基于怀疑的病变类型和它的解剖位置。许多影像学检查(如 X 线、CT、核素扫描)具有电离辐射和使用 X 线造影剂;患者的相关风险通常较小,但应予以考虑。

医疗辐射风险

电离辐射(参见第 2766 页)包括高能电磁波(X 射线、γ射线)粒子(α 粒子、β 粒子、中子)。电离辐射是由放射性元素和设备,如 X 射线和放射治疗机器发出。

许多诊断方法运用了离子放射技术(如 X 射线、CT、核素扫描),接受检查的患者暴露在相对低剂量的射线下,通常认为是安全的。然而,所有电离辐射是潜在有害的,并没有阈值低于某个安全值就不会发生有害的影响,所以应尽一切可能将辐射暴露最小化。

有多种方法来测量辐射暴露:

吸收剂量 是单位质量吸收的辐射量。它以特殊单位戈瑞(Gy)和毫戈瑞(mGy)表示。以往使用辐射吸收剂量表示(rad);1mGy=0.1rad。

当量剂量 是吸收剂量乘以放射权重因子的积数,放射权重因子是各种放射源(如 X 射线、伽玛射线或者电子射线)作用在机体组织上的校正值。当量剂量以西弗(Sievert,Sv)和毫西弗(mSv)为单位表示。此前,在人体以伦琴当量为单位表示(rem;1mSv=0.1rem)。对于包括 CT 的 X-线而言,放射的权重因子是 1。

有效剂量 是用于衡量癌症风险;调整基于暴露在辐射敏感的组织等效剂量(如性腺是最敏感的)。有效剂量以 Sv 和 mSV 为单位表示。有效剂量在年轻人中更高。

医学成像是电离辐射的一个来源(表 384-1)。另一个

表 384-1 典型的辐射剂量 *

影像诊断方法	平均有效辐射剂量/mSv
X 线,胸部(后前位)	0.02
X 线,胸部(2 个体位:后前位和侧位)	0.1
X 线,腰椎系列	1.5
X 线,肢体	0.001~0.01
X 线,腹部	0.7
钡剂灌肠	8
乳腺钼靶	0.4
头颅 CT	2
体部 CT(胸部、腹部或骨盆)	6~8
冠状动脉造影	7
冠状动脉造影和介入治疗	15
肺部灌注扫描	2.0
PET 扫描(无全身 CT)	7
骨扫描	6.3
肝胆扫描	2.1~3.1
锝心脏扫描	9.4~12.8

* 剂量可能会有所不同。

经许可摘自 Mettler FA, Huda W, Yoshizumi TT, Mahesh M: Effective doses in radiology and diagnostic nuclear medicine: A catalog [J]. Radiology, 2008, 248: 254-263.

来源是环境背景暴露（从宇宙辐射和天然同位素），在一些情况下比较显著，特别是在高海拔地区；飞机飞行导致环境辐射的暴露增加如下：

- 从一个海岸到海岸的飞机飞行：0.01~0.03mSv
- 在美国的平均年背景辐射暴露：约3mSv
- 在高海拔地区每年暴露（如科罗拉多州丹佛市）：可能>10mSv

如果进行多层螺旋CT扫描，个人的总累积剂量高，辐射可能是有害的，因为CT扫描比其他影像学检查需要更高的剂量。

辐射暴露在某些高风险情况下也是要关注的问题，如以下情况：

- 怀孕
- 婴儿期
- 儿童早期
- 需要乳腺X线检查的青年女性

在美国，在诊断性影像检查中，CT约占所有影像检查>15%，但CT辐射占总辐射量高达70%。目前美国最常使用的多层螺旋CT，每次扫描放射出比原来的单层CT扫描高40%~70%的辐射。然而，最近的进展（如自动曝光控制，迭代重建算法，第三代CT检测器）等，都有可能显著减少CT扫描的辐射剂量。美国放射学院已启动方案-Image Gently（儿童）和Image Wisely（成人）-以应对医疗影像中暴露于电离辐射激增的担忧。这些方案提供的资源和信息，最大限度地减少放射科医生，医学物理师，其他影像学从业者和患者的辐射暴露。

辐射与癌症 对于暴露在非常高辐射剂量的人群（如广岛和长崎原子弹爆炸后幸存者）研究结果表明，诊断性影像检查中辐射暴露可引起癌症发生的风险。这一分析表明，如果辐射剂量达到几十mGy（就像CT使用的剂量），可能导少数但是确实存在的致癌风险。一次常规用于检测肺栓塞的CT肺血管造影，带来的对乳房的辐射暴露相当于2个体位乳腺X线检查放射量的10~25倍。

在年轻患者中风险更高，是因为：

- 他们活得更长，癌症有更多的生长时间
- 更多的细胞生长（DNA损伤的易感性）发生在年轻人中

对于1岁做过腹部CT扫描的婴儿，估计一身患癌症的风险增加0.18%。而一个年老患者接受同样的检查，其癌症发生风险要低得多。

风险还取决于受辐射的组织。淋巴组织、骨髓、血液、睾丸、卵巢以及肠道被认为是高度放射性敏感的；在成人的中枢神经系统和肌肉骨骼系统相对比较抗辐射。

妊娠期的放射暴露 辐射风险取决于：

- 剂量
- 检查类型
- 被检查的部位

胎儿的放射暴露远较母亲为少；在下列X线检查中对胎儿的影响可以忽略不计：

- 头部
- 颈椎
- 四肢
- 乳房（乳腺X线检查）当子宫被屏蔽时

子宫暴露的程度取决于孕周和子宫的大小。辐射的影响取决于胎龄（从受孕的时间）。

建议 仅在必要时才使用电离辐射的诊断性影像检查，尤其是CT。应该考虑替代方法。例如，在幼儿中，轻微头部损伤往往可以根据临床表现进行诊断和治疗，阑尾炎通常可以通过超声诊断。当然，必要的检查也不应放弃，即便辐射剂量高，只要检查的益处高于潜在的风险。

> **经验与提示**
>
> - 在使用有辐射的影像学检查过程中，尽可能屏蔽所有育龄妇女的子宫，因为辐射风险在怀孕早期（往往未发现）最高

对于育龄期妇女，在诊断性影像检查前应该考虑到是否怀孕，特别是由于辐射暴露风险最高的是在怀孕早期，但在第一孕期常常未发现怀孕。应尽可能对这些妇女的子宫进行屏蔽防护。

放射性造影剂和造影剂反应

X线造影剂通常用于照相和透视以帮助界定放射密度相近的组织。大部分造影剂是含碘的。

碘造影剂可以是：

- 离子的
- 非离子的

离子型造影剂 它们是盐，是血液高渗性的。这些药物不应用于脊髓造影或注射，可能进入椎管（因为神经毒性的风险）或支气管树（因为肺水肿的风险）。

非离子型造影剂 是低渗性（但相对血液仍是高渗的）或者等渗（与血液渗透压一样）。目前较新的非离子型造影剂在几乎所有的机构中被常规使用，因为它们有较少的不良反应。

最严重的造影剂反应是：

- 过敏性反应
- 造影剂肾病（静脉注射造影剂后的肾损害）

过敏性造影剂反应 反应的严重程度不同：

- 轻度（如咳嗽、瘙痒、鼻塞）
- 中度（如呼吸困难、喘息、脉搏或血压轻微变化）
- 重度（如呼吸窘迫、心律失常，如心动过缓、抽搐、休克、呼吸心搏骤停

第1236页有过敏性的机制；危险因素包括下列各项：

- 先前对注射造影剂有反应
- 哮喘
- 过敏史

治疗首先是停止注入造影剂。

对于轻度或中度反应，苯海拉明25~50mg静脉注射通

常是有效的。

对于重度反应,治疗取决于反应的类型,可能需要吸氧、肾上腺素、静脉补液,可能要用阿托品(对于心动过缓)。

对于存在高风险造影反应的患者,应当采取不使用碘造影剂的影像学检查。如果不得不使用造影剂的话,应选用非离子型造影剂,患者在注射造影剂前需预先使用泼尼松(造影剂注射前 13 小时、7 小时和 1 小时各口服 50mg)和苯海拉明(造影剂注射前 1 小时口服或皮下注射 50mg)。如果患者需要急诊检查,可以给予苯海拉明(造影剂注射前 1 小时口服或皮下注射 50mg),以及给予其氢化可的松 200mg,每 4 小时静脉注射一次,直到 X 线检查完成。

造影剂肾病 在造影剂肾病中,血肌酐通常在静脉注射造影剂后 24 小时内增加;3~5 日达到高峰,7~10 日内回到基线水平。

常见的危险因素包括:
- 预先存在肾功能不全(肌酐水平升高)
- 糖尿病,尤其是在伴有慢性肾病的患者
- 高血压
- 心力衰竭
- 多发性骨髓瘤
- 年龄>70 岁
- 使用其他对肾脏有害的药物
- 脱水

对于在接受静脉注射碘造影剂后可能出现急性肾损伤风险的患者,应该考虑采取以下措施:
- 减少造影剂剂量
- 使用等渗剂
- 水化

存在很多水化方案,例如在造影术开始前数小时,按每 24h 1ml/kg 的剂量给予 0.9% 的生理盐水静脉输入。

乙酰半胱氨酸可作为患肾毒性风险的患者术前用药,但其效果不确定。如果发生造影剂肾毒性,应该在静脉注射造影剂的 48 小时内停止口服降糖药(如甲福明),以防药物蓄积。

造影剂反应的处理方法较专业并且不断更新,因此重要的是要与医学影像部门讨论这些细节。

血管造影术

血管造影术有时被称为常规血管造影,以区分 CT 血管造影术(CTA,参见第 2900 页)和磁共振血管造影术(MRA,参见第 2901 页)。血管造影术提供了血管的详细影像,常用于显示心脏、肺、脑部和下肢的血管。血管造影术能提供静态或者动态影像(称为电影血管造影)。

通过插入被检血管的导管将造影剂注入血管。可以使用局部麻醉剂或镇静剂。如果导管插入动脉,在所有导管拔出后穿刺部位必须局部压迫 10~20 分钟,以减少穿刺部位出血的风险。患者也需要在术后平卧数小时或者住院观察以减少出血风险。

血管造影术虽然是侵入性的,但是相对安全。

血管造影的使用

CTA 和 MRA 常常取代传统的血管造影检查。然而,常规血管造影是传统评价血管病变的金标准(如狭窄、梗阻、动静脉或其他血管畸形、动脉瘤、夹层、血管炎)。

常规血管造影的常见用途包括以下:

冠状动脉造影 通常在涉及冠状动脉或者心脏瓣膜的经皮介入或外科手术前进行。通常采取心导管方法(参见第 537 页)

脑血管造影 可在脑卒中或一过性脑缺血(TIA)发生后,如果考虑放入支架或者施行颈动脉内膜切除手术,可进行此项检查

髂、股动脉造影 用于外周动脉疾病干预治疗前检查

主动脉造影 用于诊断主动脉瘤、主动脉夹层和主动脉反流,并提供清晰的解剖部位图像

眼动脉血管造影 使用荧光染色技术进行

传统的肺血管造影 曾经是肺栓塞的诊断金标准;现在,它在很大程度上被创伤较小的 CT 肺血管造影[CTPA]取代。

常规血管造影通常是在治疗性血管造影手术前进行,如血管成形术,血管支架,以及肿瘤和血管畸形栓塞术。

血管造影的变化

数字减影血管造影术 在注入造影剂之前和之后分别进行血管摄影,然后通过电脑从造影后图像减去平扫图像。因此,外部结构的图像被消除,只显示被造影剂填充的血管管腔图像。

血管造影术的缺点

参见第 2898 页。偶尔会发生造影剂反应。

- 如果注射的血管破裂,注射部位可能会出血;形成疼痛的血肿。该部位感染很少见;局部变得红肿,注射后几天内出现脓性分泌物
- 少见情况下,动脉被导管损伤,或动脉粥样硬化斑块脱落,造成远端栓塞。极少数情况下,发生休克,癫痫发作,肾功能衰竭,心搏骤停
- 尽管并发症的风险低,但在老年患者中相对较高
- 各种血管造影术的放射剂量差别很大(如冠脉造影的有效剂量为 4.6~15.8mSv)

血管造影术必须由有经验的医师操作,通常应该是接受过训练的放射介入医师或心脏科医师。

计算机断层扫描

在 CT 检查中,使用一个 X 射线源和 X 射线探测器组合成环状结构,患者平卧其中的移动平台,X 射线在患者周围旋转以得到图像。通常,多层扫描仪具有 4~64 排以上多个探测器,因为较多的探测器能够获得更快的扫描速度和更高分辨率的图像。这对心脏及腹部器官的成像尤其重要。

来自探测器的数据主要代表了围绕患者的不同角度摄

取的一组X线影像。这些影像不能直接阅看而是传送入计算机，通过快速重建转换成二维图像（断层图像），反映所需要的人体任何平面的图像。数据也可以用于构建详细的三维图像。

对于一些CT扫描，平台逐步移动，在每次扫描（片）拍摄时停止。对于其他的CT扫描，平台在扫描过程中持续移动，由于患者平卧呈直线移动，探测器组围绕患者做环状转动，围绕患者获得一组螺旋式的影像，此类CT被称为螺旋CT。

这些断层成像原理同样也可以应用于放射性核素扫描，将发出辐射的传感器围绕患者，计算机技术将传感器收集的信息转换成断层影像；例如单光子发射CT（SPECT，参见第2903页）和正电子发射断层扫描CT（PET，参见第2903页）。

CT的使用

CT比X射线能更好的区分不同的软组织密度。由于CT能够提供如此丰富的影像信息，因此被广泛应用于颅内、头颈部、脊髓、胸腔和腹部结构的检查，逐渐取代X线平片。病变部位的三维影像可以帮助外科医师制订手术方案。

CT是检测和定位泌尿系结石最准确的方法。

CT检查可以用也可不用造影剂。

非增强CT 被用于：
- 检查脑部急性出血、尿路结石和肺结节
- 检查骨折和其他骨骼异常

静脉造影 被用于：
- 为了提高软组织的肿瘤、感染、炎症和创伤病灶与正常组织的对比
- 当怀疑肺栓塞、主动脉瘤或主动脉夹层时，用于评估血管系统

口服或偶尔通过直肠灌入造影剂可用于腹部成像；有时可以使用气体灌入充盈下消化道使得影像更为清晰。胃肠道中的造影剂有助于将胃肠道与周围结构区分开。标准口

服对比剂为钡剂，但在怀疑肠穿孔时应该使用低渗对比剂。

不同的CT

仿真结肠镜和CT小肠造影 为仿真结肠镜（CT结肠造影），口服对比剂，通过细小柔软的橡胶导管将气体注入结肠后，进行全结肠的薄层CT扫描。CT结肠镜检查能够产生高分辨率的结肠三维影像，能够高度模拟光学结肠镜检查的细节和外观。这种技术能够显示小至5mm的结肠息肉和结肠黏膜病变。此项技术可能替代传统的直肠镜。虚拟结肠镜检查比传统的结肠镜更舒适并且不需要清醒镇静。它提供了比传统下消化道造影系列更清晰，更详细的图像并能显示外部软组织肿块。虚拟结肠镜检查可以看到整个结肠；与此对应，约1/10的患者，常规结肠镜检查右半结肠不能被完全评估。

虚拟结肠镜检查的主要缺点包括：
- 检查时不能活检息肉
- 辐射暴露

CT小肠镜 是相似的，但它提供了胃和整个小肠的图像。大容量低密度口服造影剂（如1 300~2 100ml的0.1%的硫酸钡）使整个小肠扩张；使用中性或低密度造影剂可以详细显示肠黏膜，可能被使用更不透射线的对比剂所遮蔽的细节。

因此，CT小肠镜的独特优点是在识别炎症性肠病。

CT小肠镜往往涉及使用静脉造影剂。获得整个腹部和骨盆的薄层高分辨率CT图像。这些图像在多个解剖平面重建，形成3维重建图像。

CT小肠镜也可用于检测和评估炎症性肠病之外的其他疾病，包括下列：
- 小肠梗阻性病变
- 肿瘤
- 脓肿
- 瘘管
- 出血来源

CT静脉肾盂造影（CT IVP）或尿路造影 注射静脉造影剂能产生详细的肾脏、输尿管和膀胱的影像。静脉造影剂集中在肾脏并排泄到肾集合结构，输尿管和膀胱。得到多个CT图像，最大对比度排泌期间产生尿路高分辨率图像。

CT尿路造影 在大多数机构已经取代了传统的静脉尿路造影。

CT血管造影术 在快速静脉注入造影剂后，在造影剂充盈动脉和静脉时获得快速薄层扫描图像。先进的计算机图形技术被用来去除周围软组织的影像，并提供类似于那些传统血管造影的高度详细的血管图像。

CT血管造影更安全，创伤更小，可替代常规血管造影。

CT的缺点

CT检查占整个患者诊断性放射暴露的大部分。如果进行多次扫描，总辐射剂量可能会比较高，置患者于潜在风险之中（参见第2897页）。罹患反复尿道结石或者严重创伤的患者很可能接受多次CT检查。必须始终考虑放射暴露的风险与益处，因为一次腹部CT的有效放射剂量相当于500张胸部X线片。

目前的做法规定CT扫描用尽可能的最低辐射剂量。现代CT扫描仪和修订的成像协议已经大大降低CT的辐射暴露。美国放射学院已启动有效的方案来限制CT辐射剂量：成人的Image Wisely和儿童的Image Gently方案。同时，更新的研究方法正在评估对某些CT扫描和某些适应证使用更低的辐射剂量；在某些情况下，这些剂量与X射线的辐射剂量相当。

有些CT检查需要使用造影剂，会存在一定风险（参见第2898页）。然而，口服和直肠使用造影剂也有风险，如以下内容：
- 如果口服或直肠给予钡剂，钡剂溢出消化道管腔，可能引

起腹腔严重的炎症。如果有肠穿孔的风险,可以口服碘对比剂
- 碘对比剂吸入可引起严重的化学性肺炎
- 钡剂残留在肠道可能变得坚硬凝结,导致肠梗阻发生

磁共振成像

MRI 利用磁场和无线电波来产生组织的薄层影像(断层影像)。正常情况下,组织内的质子自旋产生微小的磁场,是随机排列的。当组织被置于 MRI 装置的强磁场中,磁轴沿磁场排列。然后施加一个射频脉冲,导致许多质子的磁轴以高能量状态沿磁场排列。脉冲后,质子在 MRI 装置的磁场内回复到基础状态。质子回到基础排列(T1 弛豫)和此过程中的质子摇摆(进动)(T2 弛豫)过程中释放的能量的数量和速率由线圈(天线)记录下来作为空间定位信号强度。计算机算法分析这些信号,并产生详细的解剖图像。

在一幅磁共振图像中,组织的相对信号强度(亮度)由多方面因素决定,包括:
- 射频脉冲和梯度波形用于获得图像
- 不同组织的固有 T1 和 T2 特性
- 不同组织的质子密度

通过控制射频脉冲和梯度波形,计算机程序产生特定的脉冲序列,确定如何获得图像(加权)和各种组织的表现。图像可以:
- T1 加权
- T2 加权
- 质子密度加权

比如,脂肪在 T1 加权中表现为明亮(高信号)而在 T2 加权中表现的相对要暗(暗:低信号);水和液体在 T1 加权中表现的相对要暗而在 T2 加权中表现明亮。T1 加权图像显示正常软组织解剖和脂肪(如证实一个含脂肪的肿块)效果最佳。T2 加权显示液体和病变(如肿瘤、炎症、创伤)效果最佳。在实践中,T1 和 T2 加权提供的信息相互补充,故二者对于描述病变都很重要。

最近推出的高分辨率 MRI 扫描可提高图像质量和诊断的准确性。

MRI 的使用

当需要了解软组织病变与周围组织的对比或者解剖结构时,我们选择 MRI 而不是 CT(如评价颅内或脊髓异常,炎症,创伤,怀疑肌肉骨骼肿瘤,或关节内紊乱)。MRI 还可用于以下检查:

血管造影 磁共振血管造影术(MRA)能够对动脉的诊断准确性好,并且较传统血管造影具有更低的无创性。MRA 有时需要使用钆造影剂。MRA 可以用于胸部和腹部主动脉造影以及脑部、颈部、腹部器官、肾脏和四肢末端的动脉造影。静脉成像(磁共振造影或 MRV)提供静脉异常,包括血栓形成和异常的最佳图像。

肝脏和胆道异常 磁共振胰胆管造影(MRCP)作为一种非侵入性,高准确性的方法,对于诊断胆道和胰腺系统疾病具有特殊价值。

女性生殖系统的肿瘤 MRI 可作为超声的补充,进一步诊断附件肿瘤的性质和子宫肿瘤的分期。

某些骨折 例如,MRI 可以对骨质疏松症患者的股骨骨折提供清晰的影像。

骨髓浸润和骨转移 对碘对比剂反应高风险的患者,MRI 可以替代增强 CT。

造影剂 进行 MRI 检查时,常常使用造影剂以增强血管结构,以及帮助炎症和肿瘤的鉴别。

最常用的造影剂为钆的衍生物,它具有磁性,能够影响质子弛豫时间。关节腔内 MRI 可能包括向关节腔内注入稀释的钆衍生物。

MRI 的变化

弥散(弥散加权)磁共振成像:信号强度与组织中水分子的弥散有关。这种类型的 MRI 可用于:
- 检测早期脑缺血和梗死
- 检测脑白质病
- 各种肿瘤分期,如非小细胞肺癌

回波平面成像 这种超速技术(在 >1 秒内获得图像)被用于进行颅脑和心脏的弥散、灌注和功能性成像。潜在的优点包括能够反映脑和心脏的活动,减少运动伪影。然而,它的使用受限,因为此项技术需要特殊的硬件设备,比传统 MRI 对不同物体更为敏感。

功能 MRI 功能 MRI 用于评估定位脑部活动。

最常使用的技术类型是以低分辨率高频率对大脑进行扫描(如每 2~3s)。根据氧合血红蛋白的变化来辨别和评估大脑不同部位的代谢活性。

研究人员有时会让研究对象做不同认知任务(如解决一个数学方程式)的同时进行功能性 MRI 检查;脑的代谢活跃部位被假定为参与该特定任务的最主要结构。大脑功能和解剖的关联被称为脑映射。

功能性 MRI 主要用于研究,但正越来越多地应用于临床。

梯度回波成像 梯度回波是一种脉冲序列,可以用于流动的血液或 CFS 的快速成像(如 MRA)。由于这种技术是快速的,它可以在成像过程中减少运动伪影(如模糊),需要患者屏住呼吸(如在心脏,肺和腹部结构成像过程中)。

磁共振波谱成像(MRS) MRS 将从 MRI(主要是基于组织的水和脂肪含量)得到的信息与核磁共振(NMR)的信息结合起来。NMR 提供关于组织代谢物和生化异常信息;这些信息可以帮助区分某些类型的肿瘤及其他异常。

磁共振小肠成像 磁共振小肠成像已成为流行,特别是用于儿童已知小肠炎症状况的后续随访。

因为磁共振小肠成像不需要电离辐射,优于 CT 小肠造影。

MRI 灌注成像 MRI 灌注成像是一种检测相对脑血流的方法。它可用于检测
- 脑卒中成像过程中的缺血区

增加的血流区域,可能提示肿瘤

这些信息可以帮助直接活检。

PET MRI PET MRI 结合了功能性 PET(参见第 2903 页)与全身 MRI。T1 加权和短 T1 反转恢复(STIR)的序列经常被使用。这种方法是新的,只在少数几个大医疗中心提供。

MRI 的缺点

与 CT 相比,MRI 相对昂贵,需要更长的成像时间,无法在所有地区立即可用。

其他缺点包括以下相关的问题:

- 磁场
- 幽闭恐惧症患者
- 造影剂反应

磁场 MRI 对有可能受强大磁场影响的植入材料的患者是相对禁忌。这些材料包括:

- 铁磁性金属(如含铁)
- 磁激活或电子控制医疗设备(如心脏起搏器、植入式心脏除颤器、人工耳蜗植入)
- 非铁磁性电线或材料(如起搏器导线、某种肺动脉导管)

铁磁材料:可以通过强磁场移位,损伤附近器官;例如,血管夹的位移可导致出血。如果材料植入<6 周(在瘢痕组织形成前)移位的可能性更大。铁磁性材料可能产生图像伪影。

磁性激活的医疗设备:在暴露于磁场时可能会发生故障。

磁场可在导体材料中产生电流,继而发热而损伤组织。

某个设备是否与 MRI 兼容,取决于设备的类型、组分,以及它的制造商(见 MRI 安全性网页)。植入装置的患者不应该被放置在 MRI 磁场中,直到医生确信 MRI 对这种装置是安全的。同时,不同的磁场强度的 MRI 机器对材料有不同的影响,因此在一台机器中安全并不意味着在另一台机器中也安全。

MRI 的磁场很强且一直存在。因此,在扫描室入口的铁磁性物体(如氧气罐、金属杆)可能会被高速吸入磁体孔中,并伤及患者。此时唯一能将物体与磁体分开的办法是关闭磁场。

幽闭恐惧症 MRI 机器的成像管是一个密闭的环绕空间,可以诱发患者的幽闭恐惧症,甚至在既往没有恐惧症或焦虑症的患者中亦可发生。此外,一些肥胖患者也不合适躺在台子上或机器里。磁共振扫描前 15～30 分钟提前使用抗焦虑药(如阿普唑仑或劳拉西泮 1～2mg 口服)对大多数焦虑患者有效。

具有开放侧的 MRI 扫描仪可用于幽闭恐惧症患者(或非常肥胖的患者)。在开放式 MRI 获得的图像可能会逊色于那些封闭式扫描仪,这取决于磁场强度,但它们通常足以作出诊断。

应该提醒患者,MRI 机器会发出响亮的敲击声。

造影剂反应 钆剂造影剂静脉注射可导致头痛、恶心、疼痛、味觉失真,以及注射部位疼痛冰冷感。

严重的造影剂反应罕见,比碘造影剂的反应小得多。

然而,对肾功能损害的患者有肾系统纤维化的风险。肾源性系统性纤维化是一种罕见但危及生命的疾病,涉及皮肤,血管和内脏器官纤维化,导致严重伤残或死亡。因此对于肾功能损伤的患者,应该权衡增强 MRI 的利弊;注意以下事项:

仅在必要时使用钆并且尽量用最低剂量。

检查肾功能,如果临床怀疑糖尿病,脱水,或心脏衰竭,如果患者正在服用某些可以引起肾功能不全的药物,或者患者是老年人。如果患者 GFR<30ml/(min·1.73m^2),不应给予钆造影剂。如果 GFR 介于 30～60ml/(min·1.73m^2),患者在注射造影剂前进行水化。

考虑其他影像学检查方法。

常规 X 线摄影

传统 X 线摄影术使用 X 射线;"X 线平片"有时用来区别单独使用 X 射线还是合并其他的技术(如 CT)。

传统的射线照相术,其原理为一束 X 线穿过患者到达一张胶片或者一个辐射探测器,产生一幅图像。不同软组织对 X 线的衰减不同,取决于组织的密度,组织密度越大,图像越白(更不透射线)。密度的范围从最大到最小排列,为金属(白色或不透射线)、骨皮质(略白)、肌肉和流体(灰色)、脂肪(深灰色)以及空气或气体(黑色或透亮)。

传统 X 线摄片的用途

放射线照相是最容易得到的成像方法。通常情况下,它是评价四肢,胸部的第一成像方法,有时是脊柱和腹部。这些区域包含与邻近组织不同密度的重要结构。例如,射线照相是检测以下疾病首选的检查方法:

骨折:白色的骨骼显像清晰,因为它紧邻着灰色的软组织。

肺炎:炎性渗出物充满肺部清晰可见,因为与邻近的更透亮的空腔形成对比。

肠梗阻:扩张充气的肠袢显像清晰,与周围软组织相差很大。

传统放射摄影术的变化

造影研究(参见第 2900 页)当邻近组织的密度相近时,其中的一个组织或结构可以用不透射线的造影剂填充以使其与周围组织区别开。常规需要造影剂的结构有血管(血管造影)、胃肠道、胆道系统和泌尿系统的管腔。下消化道可用气体扩张以使其可见。

其他的影像技术(如 CT、MRI)正在逐渐取代普通 X 线摄影的造影术,因为其断层扫描图像能够产生更好的病变部位的解剖定位图像。内镜手术已很大程度上取代了食管、胃和上部肠道钡剂造影检查。

透视 连续的 X 射线束被用来产生移动的结构或物体的实时图像。透视最常与造影剂一起使用(如吞咽研究或冠状动脉导管检查术);在医疗手术过程中用于明确导丝、导管或针头（如在电生理检查或经皮冠状动脉介入术中）的位置。透视也可以用于实时检测膈肌和骨关节运动（如评估肌肉骨骼损伤的稳定性）。

常规 X 线摄影的缺点

- 在很多情况下，诊断的准确性受到局限。其他成像检查可有优点，例如提供更好的细节或检查更安全或更快
- 造影剂如钡和泛影葡胺，如果使用的话，有缺点（参见第 2899 页）和静脉造影剂有风险（参见第 2898 页）
- 透视可能涉及高剂量的辐射（参见第 2897 页）

乳腺 X 线摄影术

乳腺 X 线摄影即乳腺 X 射线检查，通常包括不同角度对每个乳房≥2 个体位的拍摄。乳房是用塑料拨片压缩以使得乳腺组织和异常病变的可视性最佳。

乳腺 X 线检查用于筛查无症状妇女中的乳腺癌（参见第 1978 页）。

诊断性乳腺 X 线检查用于诊断女性乳腺疾病，伴有：

- 乳腺癌的症状
- 可扪及乳腺肿块

乳腺 X 线筛查结果异常，需要进一步检查。

诊断性乳腺 X 线摄片可以包括标准和特殊的切面。

通常情况下，乳腺 X 线检查暴露乳腺约 0.4mSv 的辐射。与其他使用辐射的影像检查相比，这个剂量相对是低的（表 386-1）。然而，辐射暴露是乳腺 X 线检查需要关注的一个问题，因为乳腺组织对辐射敏感（参见第 2897 页）。乳腺 X 线检查有时建议仅对＞40 岁的妇女，部分原因是老年妇女的乳房组织对辐射的不利影响不太敏感。使用专门乳腺摄影装备和数字成像技术将辐射暴露最小化。

乳腺 X 线检查的变化　断层合成，为一种三维技术，可用于乳腺 X 线检查。在断层合成扫描中，X 射线源移过偏移的电弧，提供薄的、断层片，其重建成三维图像。这种技术减少在乳腺重叠结构的效果。因此，病变可更好地从背景分离。该技术可减少重复的乳腺 X 线检查，并且临床医生能够更精确地检测癌症，特别是对致密型乳腺患者。

尽管它与其他检查比较，辐射剂量相对较低，但在三维乳腺 X 线摄影（1.0mSv）使用的总辐射剂量比常规乳腺 X 线摄影（0.5mSv）要高。

放射性核素扫描

放射性核素扫描使用放射性核素释放的放射性（称为核衰变）来产生图像。放射性核素是一种不稳定的同位素，通过释放能量作为辐射而变得更加稳定。这种辐射可以包括伽玛射线光子或粒子发射（如正电子，用于 PET）。

放射性核素产生的辐射可用于成像，也可用于治疗某些疾病（如甲状腺疾病）。

放射性核素，常用锝-99m，可以与不同的稳定代谢活性的化合物结合而形成放射性药物，定位于特定的解剖或病变结构（靶组织）。放射性药物可通过口服或注射给药。放射性核素通过一定时间到达靶组织后，使用伽玛照相机进行摄影。放射性核素发射的伽玛射线与伽玛照相机中的晶体闪烁体相互作用，产生光子，然后被光电倍增管转换成电子信号。通过计算机集成分析技术将信号形成二维影像。然而，只有靠近照相机的信号才能被准确分析；因此成像受到组织厚度和照相机量程的限制。

便携式伽玛照相机可以在床旁提供放射性核素成像。

一般情况下，放射性核素扫描被认为是安全的；它采用相对低剂量的辐射，并提供了有价值的信息（如它使临床医生怀疑癌症扩散到骨骼时对整个骨骼显像。

全身骨显像

延迟全身锝-99m 骨核素图像显示摄取增加的多个病灶与转移性疾病相一致。

放射性核素扫描

根据检测的靶组织或者疾病选择不同的核素标记物：

- 对于骨骼成像，锝-99m 与双膦酸盐结合可用于检查骨转移或感染
- 对于炎症识别，标记的白细胞可用于局部炎症的诊断
- 对于局部胃肠道出血，红细胞被标记可用于确定红细胞是否已经从血管渗出
- 对于肝、脾或骨髓显像，可用硫胶体标记
- 对于胆道系统成像，标记的亚胺基二醋酸衍生物可用于检查胆道梗阻、胆汁渗漏和胆囊病变

放射性核素扫描还用于甲状腺、脑血管系统、心血管系统、呼吸系统，以及泌尿系统成像。例如，心肌灌注成像技术，心脏组织在适当灌注后摄取放射性核素（如铊），这项检查可以结合运动试验。

放射性核素扫描技术还可以用于评估肿瘤。

放射性核素扫描的变化

单光子发射 CT（SPECT）　SPECT 利用伽玛照相机围绕患者成像。得到的一系列图像通过计算机重建为二维断层图像，与传统的 CT 方式类似。二维图像可用于断层重建为三维图像。

放射性核素扫描的缺点

放射性暴露取决于使用的核素及其剂量。有效剂量往往从 1.5~17mSv，如在以下内容：

- 对于肺扫描：约 1.5mSv
- 骨骼和肝胆扫描：3.5~4.5mSv
- 锝心脏扫描：约 17mSv

放射性核素的副反应罕见。

能够准确成像的区域是有限的，因为只有靠近伽玛照相机镜头的信号才能被准确定位。图像细节也可能受到局限。

通常，成像必须延迟数小时保证核素能够到达靶组织的时间。

正电子发射断层扫描

正电子发射断层扫描（PET），一种放射性核素扫描，使

用含有放射性核素的通过释放正电子（带正电荷的反物质当量的电子）衰变的化合物。释放的正电子与一个电子结合，同时产生两个180°相反方向的光子。环检测器系统包围正电子发射源，同时检测2个光子定位源和产生该区域有颜色的断层图像。因为 PET 结合正电子发射放射性核素到代谢活性的化合物，可提供关于组织功能的信息。标准摄取值（SUV）表示病变部位的代谢活性；通常色彩强度随着更高的 SUV 而升高。

在临床 PET 中最常用的化合物为氟-18（^{18}F）标记的脱氧葡萄糖（FDG）。

FDG 是葡萄糖的衍生物，它的摄取与葡萄糖的代谢率是一致的。患者的相对葡萄糖代谢率（SUV）的计算公式如下：注射 FDG 的摄入量除以患者体重。

PET 的用途

PET 包括几个临床适应证，例如，

- 肿瘤（如用于分期和评估特定类型的肿瘤，以及评估对治疗的反应）约占 PET 使用的 80%。
- 心脏功能（如评估心肌活性，检测休眠心肌）
- 神经系统功能（如评估痴呆和癫痫）

PET 的应用领域不断被研究。并非所有的应用在美国都可以报销。

变化

PET-CT 由 PET 提供的功能信息叠加在 CT 提供的解剖信息。

PET 的缺点

PET 检查的典型有效辐射剂量约为 7mSv。PET-CT 的有效辐射剂量是 5~18mSv。

FDG 的生产需要回旋加速器。FDG 半衰期较短（110分钟）；因此，从制造商出货到完成扫描必须非常迅速。由此产生的额外费用以及操作的复杂性极大限制了 PET 的临床使用。

超声波成像

在超声检查中，信号发生器与转换器相结合。信号发生器中的压电晶体将电转换成高频声波，这些高频声波被送入组织中。组织散射、反射和吸收不同程度的声波。反射回来的声波（回声）被转换成电信号。计算机分析信号，并在屏幕上显示一个解剖图像。

超声检查是便携式的、应用广泛、相对便宜和安全。使用无辐射。

超声的用途

超声可以识别浅表生长物和异物（如甲状腺、乳房、睾丸、四肢、一些淋巴结）。对更深的结构，其他组织和密度（如骨、气体）会干扰图像。

超声常用于评估以下内容：

- 心脏（超声心动图）：例如，检测瓣膜和腔室大小异常并估算射血分数和心肌应变力（参见第539页）
- 胆囊和胆道：例如，检测胆结石和胆道梗阻（参见第177页）
- 泌尿道：例如，在肾脏区分囊肿（通常是良性）和实性肿块（常常为恶性），或检测梗阻，例如肾脏，输尿管或膀胱结石或其他结构异常（参见1943页）
- 女性生殖器官：例如，检测卵巢、输卵管和子宫肿瘤和炎症（参见第1963页）
- 怀孕：例如，评估胎儿的生长和发育，并检测胎盘异常（如前置胎盘参见第2113页）
- 肌肉骨骼：评估肌肉、肌腱和神经

超声也可用于引导活检取样。

超声有时在体内完成，在内窥镜或血管导管前端装一个小探头。

超声检查的变化

超声信息可以通过几种形式显示。

A 型超声　这种显示模式是最简单的；信号以峰值的形式被记录下来。显示图像的垂直轴（Y 轴）表示回声振幅，横轴（X 轴）表示病灶或器官在患者体内的深度或距离。

这种类型的超声成像主要用于眼科扫描。

B 型超声（灰阶）　这种模式是最常用的诊断成像；信号显示为一个二维的解剖图像。

B 超通常用于评估胎儿的发育，并评估器官，包括肝、脾、肾、甲状腺、睾丸、乳腺、子宫、卵巢及前列腺。

B 超成像的速度快，可以动态实时成像，例如心脏跳动或血管搏动。实时动态成像可以提供解剖和功能信息。

M 型超声　这种模式用于显示运动的结构成像；运动的结构反射的信号被转换成沿一垂直轴的连续的波形。

M 型超声主要用于评估胎儿心跳，在心脏成像中特别用于瓣膜病变的评价。

多普勒超声　这种类型的超声用于评估血流。多普勒超声使用多普勒效应（反射离运动物体的声频的变化）。移动的物体为血液中的红细胞。

通过分析声波频率的变化来确定血流的方向和速度：

如果反射波的频率低于发射波，说明血流方向背离传感器。

如果反射波的频率高于发射波，说明血流方向朝向传感器。

频率的变化的幅度与血流速度成正比。

反射的声波频率的变化被转换成图像显示血流方向和速度。

彩色多普勒超声

左颈动脉的彩色多普勒超声显示正常动脉血流无明显狭窄。

多普勒超声也用于：

- 评估肿瘤和器官的血管
- 评估心脏功能（如作为超声心动图）
- 检测血管闭塞和狭窄
- 检测血管内血凝块（如深静脉血栓）

频谱多普勒超声　显示血流信息，以垂直轴上速度和在水平轴上的时间图像显示。如果多普勒角(超声波束的方向与血流方向之间的角度)能被确定,可以测量特定的速度。速度测量和频谱多普勒追踪的外观可以提示血管狭窄的严重性。

双多普勒超声 结合了光谱超声的图像显示技术和B型超声波成像的双重优点。

彩色多普勒超声 将多普勒血流信息转换成血流的彩色图像;它显示在一个灰阶解剖超声图像上。血流方向由颜色深浅显示(如红色血流朝向探头,蓝色血流背离探头)。

平均血流速度是由颜色的亮度显示(如明亮的红色代表朝向探头的高速血流;暗的蓝色代表背离探头的低速血流)。

超声的缺点

图像的质量取决于操作者的技术。

对于超重的患者,要获得清晰图像在技术上存在困难。

超声波不能通过骨骼或气体,因此超声检查很难获取这些图像。

385. 康复医学

康复的目的在于促进功能丧失的恢复。功能丧失的原因包括骨折、截肢、脑卒中或其他神经系统疾病、关节炎、心脏病以及由于疾病或手术造成的全身状况不良等。康复治疗是物理治疗、作业治疗、言语治疗、心理咨询和社会服务的综合。部分患者康复治疗的目的是功能的完全恢复,其他患者则在于尽可能多地恢复日常生活活动能力。康复的效果取决于功能丧失其本身的严重程度,也与患者的动机有关。老年患者、缺乏肌力或动机患者的康复进展可能较慢。

康复治疗可以在处理急症时即在医院中开始,但是往往缺乏组织良好的康复方案。康复医院通常可提供广泛而强化的服务,及其适用于那些有很大恢复潜力、能参与剧烈项目(如患者能耐受每日3小时以上治疗)的患者。许多护理院也有强度较为轻微的康复项目(一般每日1~3小时,每周不超过5日),因此更适合于那些需要较温和康复治疗的患者(如虚弱者或老年人)。在门诊部或患者家中可开展变化较少和使用频率不高的康复项目,这对许多患者是合适的。不过,门诊康复也能开展一些强化的项目(每日数小时,每周不超过5日)。

由于残疾会导致各种不同的问题,如抑郁症、失去恢复丢失功能的动机、经济拮据等,故需要多种方法联合使用处理。因此,患者可能要求心理治疗,并求助于社会工作者。家属也需要针对患者活动能力的丧失学会作出调整并学会恰当地帮助患者。

转诊患者 在开始正式康复治疗时,经治医生必须给康复医师、治疗师或康复中心写一份转诊/治疗方案。方案应注明诊断和治疗目的。诊断需详尽准确,包括患者的器质性病变(如左侧脑卒中后、右侧上/下肢骨折等),或功能性描述,如卧床引起的肢体不利等。治疗目的也需要特异和明确,如训练假肢的使用、增加肌肉强度和持久性等。虽然模糊的指令(如"体疗,为评估和治疗")常常被接受,但并不是最恰当的。对治疗方案不熟悉的医生应该请教高年资的治疗师、康复医师或矫形外科医生。

治疗目标 初始评估的目的是确定实现日常生活能力需要具备的功能重建内容,一般包括个人自理能力(如洗澡、穿衣、进食以及如厕)、煮食、洗衣、购物、用药、财务处理、打电话和旅游。转诊医生和康复治疗组应该确定这些内容中哪些可以达到,哪些对患者维持生活自理是必要的。一旦患者的日常生活能力得到最大的恢复,下一步的目标则需加入帮助改善生活质量的内容。

患者功能改善的速度是不同的。有些疗程仅几周,有些更长。有些疗程仅几周,有些更长。部分已经完成初步治疗的患者可能需要额外治疗。

患者的护理问题 患者及家庭教育是康复进程的一个重要部分,尤其是当患者在社区活动时。通常,护士是主要负责这种教育的团队成员。患者被教会如何保持新恢复的功能,以及如何减少意外风险。家庭成员要学会如何帮助患者尽可能地独立,既不要过度保护患者(导致减少功能性状态并增加依赖性)**又不要忽视患者的基本需求**(导致其有被拒绝的感受,引起压力或干扰身体功能)。

家庭成员和朋友的情绪支持是非常重要的,可以有很多形式。同伴的精神支持和建议对一些患者是不可或缺的。

老年康复

需要康复的一些疾患(如脑卒中、髋关节骨折、截肢)在老年人当中很常见。老年人在经历了这些疾病急性期的治疗后容易变得日趋虚弱。

即使是患有认知障碍的老年人,也可以在康复治疗的过程中受益。年龄并不是延长或否定康复的理由。然而老年人可能会由于适应变化环境的能力减弱而恢复缓慢,原因包括：
- 生理活动受限
- 耐力下降
- 存在精神压力或痴呆
- 肌力下降，关节活动度受限、运动协调能力降低
- 平衡障碍

相较年轻患者而言，老年人更需要为其设定个性化的康复方案，他们通常需要不同的康复目标、强度更轻的康复治疗及不同类型的照顾。在一些康复项目中，老年人可能因为与年轻人相比进步更为缓慢而感到沮丧，因此更需要整合社会资源对其进行康复。比如髋关节骨折术后的康复，在相似状况下的患者能够通过互相鼓励一起向着目标努力，从而加强康复训练。

物理治疗

物理治疗（physical therapy）的目的是改善关节和肌肉的功能（如关节活动度、肌力），从而提高患者站立、平衡、行走和走楼梯的能力。例如，理疗常用于训练下肢截肢者。另一方面，作业治疗致力于自我护理活动，并改善肌肉和关节，尤其是上肢的精细运动协调。

关节活动度 关节活动度受限会影响功能并导致疼痛及压疮。关节活动度应该常规在治疗前用测角器来测量（正常关节活动度见表385-1）。

针对关节活动度的训练可伸展僵硬的关节。当组织温度升高到43℃（参见第2910页）左右时，拉伸肌肉通常是最有效且疼痛程度最小的。关节活动度训练分为几种类型：

主动练习：当患者能够不需帮助而运动时；患者必须自己移动自己的四肢。

主动性辅助练习：当患者肌肉太软弱或是关节活动引起不适时，患者必须移动自己的四肢，但治疗师可以提供帮助。

被动练习：患者不能主动参与时，采用被动性活动范围练习，此时患者无需自己做出努力。

肌力训练 许多练习是为了改善肌力（肌力分级，表385-2）。用进行性抗阻训练可以逐渐增加肌力。当肌力非常弱时，仅重力就是足够的阻力。当肌力变得尚可以时，需要增加人工或机械性阻力（如重物，弹簧压力）来加强肌力练习。

全身调节练习可综合应用各种活动，消除全身虚弱、长期卧床休息或静止不动的影响。目的是重建血流动力学平衡、增加心肺功能和维持关节活动度和肌力。

对于年长的人，这些练习的目的在于能增强肌肉力量以完成正常功能，甚至重获该年龄所具有的正常肌力。

本体感觉神经肌肉促进法 本体感受性神经肌肉促进练习能帮助上运动神经元损伤伴痉挛的患者提高神经肌肉活动。它使患者可以感受到肌肉的收缩，帮助患者保持受损关节的活动范围。例如对右侧偏瘫患者的左肘屈肌（肱二头肌）施加强阻力，可影响偏瘫侧肱二头肌的收缩而使右

表385-1 关节活动度正常范围*

关节	运动	范围/°
髋	屈	0~125
	伸	115~0
	超伸†	0~15
	外展	0~45
	内收	45~0
	外旋	0~45
	内旋	0~45
膝	屈	0~130
	伸	120~0
踝	跖屈	0~50
	背屈	0~20
足	内翻	0~35
	外翻	0~25
跖趾关节	屈	0~30
	伸	0~80
趾间关节	屈	0~50
	伸	50~0
肩	屈至90°	0~90
	伸	0~50
	外展至90°	0~90
	内收	90~0
	外旋	0~90
	内旋	0~90
肘	屈	0~160
	伸	145~0
	旋前	0~90
	旋后	0~90
腕	屈	0~90
	伸	0~70
	外展	0~25
	内收	0~65
掌指关节	外展	0~25
	内收	20~0
	屈	0~90
	伸	0~30
近端指间关节	屈	0~120
	伸	120~0
远端指间关节	屈	0~80
	伸	80~0
拇指的掌指关节	外展	0~50
	内收	40~0
	屈	0~70
	伸	60~0
拇指的指间关节	屈	0~90
	伸	90~0

* 本表指所有年龄段的人。尚未建立特异年龄段的运动范围；然而，功能健全的老年人的数值要比年轻人小一点。
† 伸展的动作超过中线。

表 385-2　肌力分级表

级别	描述
5 或 N（正常）	对患者身材大小、年龄和性别而言，能达到全关节活动范围，能对抗重力和全部阻力
N-	轻度衰弱
G+	中度衰弱
4 或 G	抵抗重力和中度阻力的活动，至少 10 次而不疲劳
F+	抵抗重力的活动数次；或抵抗轻度阻力的活动 1 次
3 或 F	充分抵抗重力
F-	抵抗重力并完全活动范围，1 次
P+	消除重力但略加阻力后活动范围充分
2 或 P	消除重力后活动充分
P-	消除重力后活动不充分
1 或 T	有收缩证据（看得见或触得到），但无关节运动
0	触不到、看不到收缩，也无关节运动

N，正常；G，良好；F，一般；P，差；T，微缩。

肘屈曲。

协调训练　比较单个关节或者肌肉的运动，多个关节和肌肉同时运动的重复动作，能更好地改善运动技能。（如捡起物品；触摸身体部分）。

步行训练　在开始步行练习之前，患者必须能够在站立位时保持平衡。平衡练习需利用平行支架，治疗师站在患者前面或后面。患者在握支架时，交替在左右两侧和前后移动身体重心。一旦患者能够安全地保持平衡，则可以开始步行练习。

步行是康复的常见主要目的。如果个别肌肉软弱无力或痉挛，可使用矫形器（如支架）。常常是开始用平行支架进行步行练习，然后逐步用步行器、拐杖或手杖，直至行走时无需器具的帮助。治疗师对某些患者用一条援助带可帮助防止他们摔倒。任何一位帮助患者行走的人应知道怎样恰当地支撑他们（图 385-1）。

当患者能够在平面上安全地步行时，他们可以开始进行爬梯以及跨上街沿的训练。使用助行器的患者必须学习特殊技术来爬梯及跨上街沿。上下爬梯时，应使用健侧腿先上楼梯，使用患侧腿先下楼梯（即：健侧引导向上；患侧引导向下）。在患者出院前，社会工作者或物理治疗师应沿着患者家中的楼道里指导安装安全扶手。

移动训练　安全地移动对于患者能否居家生活起着决定性作用。如果患者不能独自从床移坐到椅子上，从椅子移动到坐便器上，也不能从椅子上站起来的话，就需要 24 小时的护工。调节坐便器和座椅的高度，有时使用辅具均可帮助到患者，如从椅子上站起有困难的患者可以使用凸起的椅子或手动椅子。

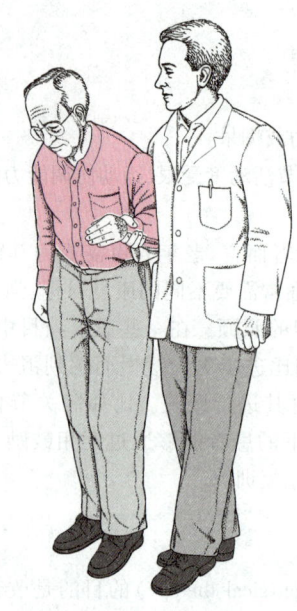

图 385-1　支持患者的行走。提供帮助的护理人员的手臂应置于患者的手臂之下，轻轻握住患者的前臂，并将 2 人的胳膊锁定在患者的腋下。如此，如果患者将要跌倒，授助者也能在患者的肩部提供支持。如果患者有腰带，授助者的游离的手也可抓住腰带

作业治疗

作业治疗（occupational therapy, OT）关注于生活自理的活动并能改善肌肉和关节（通常为上肢）的精细运动。不同于物理疗法着眼点在于肌肉的强度和关节的活动范围，OT 着力于日常生活活动能力（activities of daily living, ADL），因为这是独立生活最重要的环节。基本生活活动能力（basic activities of daily living, BADL）包括吃饭、穿衣、洗澡、梳洗、上厕所和移动（即在床、椅子、浴盆或淋浴器之间移动）。工具性日常生活活动能力（instrumental activities of daily living, IADL）比 BADL 需要更复杂的认知功能。IADL 包括准备食物；打电话交流，写字或打字；理财和服用日常药物；借助交通工具旅行；以及驾驶。驾驶及其复杂，需要视力、体力和认知任务的整合。

评估　当医生写下康复的转诊单，作业治疗就应该遵嘱施行。转诊单应该详细记录，包括简短的病史（如障碍或损伤的类型和持续时间），并建立治疗目标（如 IADL 的训练）。作业治疗师的名单能从患者的承保人、当地医院、电话本、州立作业训练组织或美国作业治疗协会（American Occupational Therapy Association）的网站上获得。

为了加强患者康复需要弥补的弱项，需要评估患者的功能。功能包含运动功能、感觉、认知或社会心理功能。检查者应该确定患者需要哪些活动（如工作、休闲、社交、学习），包括一般类型活动（如社交）或特殊活动（如参加教会），有时可能需要激励患者去参加活动。治疗师可能需要一些评估设备进行评估。在评估时，治疗师有时会使用评估工具，一些功能性评估工具（表 385-3）。需要询问患者的

表 385-3　KATZ 日常生活活动量表

活动	项目	分数
进食	无须辅助进食	2
	仅仅在咀嚼肉类或晃悠面包时需要帮助	1
	在注射进食或喂养时需要帮助	0
穿着	无须辅助穿衣	2
	仅仅在系鞋带时需要帮助	1
	在拿衣服或部分穿上衣服时需要帮助	0
洗澡（擦拭浴、盆浴、淋浴）	无须帮助洗澡	2
	仅仅在洗身体一个部分的时候需要帮助（如后背）	1
	在洗身体多于一部分或不能洗澡时需要帮助	0
转移	上下床和椅子无须帮助（可能使用拐杖或助行器）	2
	在上下床或椅子时需要帮助	1
	不能下床	0
如厕	去浴室、使用厕所、自我清洁、整理衣服及返回无须帮助（可能使用手杖或助行器，夜晚也可使用便盆或尿壶）	2
	进浴室、使用厕所、自我清洁、整理衣服或返回时需要帮助	1
	不能去浴室大小便	0
控制大小便	能完全控制膀胱和直肠（没有偶然事故）	2
	膀胱和直肠偶尔失去控制	1
	需要监督来控制膀胱和直肠，要求使用导尿管	0

经许可摘自 Katz S, Downs TD, Cash HR, et al. Progress in the development of the index of ADL[J]. Gerontologist,1970,10:20-30。Copyright The Gerontological Society of America

家庭角色、爱好、社会支持系统，以及可利用资源（如社区项目和服务、私人服务员）。

作业治疗师也应该评估患者在家中的安全性，并给予建议（如移动地毯、增加走廊和厨房的亮度、为了够到床而移动床头柜、在门前放置全家福来帮助患者认出他们的房间）。

驾驶可能会给患者带来不必要的风险，作业治疗师要确定驾驶训练是否是特殊训练中最好的方式。关于老年驾驶员和他们的照顾者如何正确应对处理驾驶能力改变并采取相应的措施，可以从美国作业治疗协会和美国退休人士协会获取相关信息。

干预　作业治疗包含不同强度的一次会诊或多次疗程。疗程可以在不同环境下以不同形式进行：

- 急症照顾、康复科、门诊、成人日间照顾、技巧性的护理或长期的照顾设施
- 家中（作为家庭护理的部分）
- 高级家庭发展项目
- 生活护理或辅助生活的社区

作业治疗师应该制订个性化的项目来增强患者的运动、认知、交流和互动能力。目标不仅是帮助患者恢复ADL，而且是做合适的、喜欢的休闲活动，并且培养和保持社交。

在制订一个项目之前，治疗师应该先观察患者的日常活动，从而完成安全、适宜和成功的康复计划方案。然后，治疗师可以推荐减少不适宜的方法，建立提升功能和健康的模式。应该提倡特殊行为导向的锻炼方式，治疗师必须促使患者多练习，使得康复干预治疗成为患者在家和社区的一种生活方式。

患者要学会以创造性的方式来促进社交活动（如怎样不开车到达博物馆或教堂，怎样在不同环境下使用助听器或其他辅助沟通设备，怎样在没有助行器或轮椅的时候安全旅行）。治疗师应该建议新的活动（如在学校或医院的志愿者活动）。

患者要学会基于自身基础进行日常活动（如坐着做园艺）。治疗师会使用不同的辅助器械来帮助患者做很多日常生活的活动（表385-4）。大部分作业治疗师能挑选合适患者的轮椅，并且提供上肢代偿训练。作业治疗师应该帮助减少肌肉挛缩，并治疗其他的功能性障碍。

表385-4 辅助器械

问 题	器 械
平衡问题或下肢无力	侧方有扶手杆,后方有浴盆
由于无力或头晕无法长时间站立	淋浴椅
由于疼痛或下肢无力导致平衡问题或上下浴缸困难	浴缸板凳
站起困难	马桶增高器及椅腿延长器(使椅子坐起来更高)
抓握无力	用大手柄组成的餐具、鞋拔和其他工具
震颤	加重的餐具、有盖子的杯子和有转换的调羹
协调问题	有边缘和橡胶柄的盘子(防止滑动)
够物困难或局限运动	能从地板或架子上摘取的抓取物
手部问题	用弹簧承载的或电子控制的工具
局限的运动或协调	人声控制开关的电器用品(如台灯、收音机、电风扇)
上臂或下肢瘫痪或其他障碍严重影响功能	计算机辅助设备
视觉障碍	电话上设置大的刻度盘,字体变大或有声书籍
听觉障碍	当电话或门铃响的时候能够有动画播放
记忆困难	电话自动播报系统,在合适的时间能够提醒进食药物的时间的设备,录放信息的口袋设备

言语治疗

言语治疗适用于患有失语症、构音障碍、口语失用症或喉头切除术后的患者,言语治疗师可以选择帮助患者恢复沟通能力的最有效方法:

- 表达性失语:字母或图片板
- 中轻度构音障碍或失用症:增加构音运动的训练
- 严重构音障碍和失用症:具有键盘的电子设备以及信息显示设备(打字或显示)
- 喉头切除术后:通过新技术来发声(如通过一个电子喉,参见第753页)

言语治疗师也可协助诊断和治疗出现吞咽障碍的疾病。

治疗性器械及辅具

矫形器 可对受损的关节、韧带、肌腱、肌肉和骨提供支持。大部分是根据患者需要和解剖情况定做的。专门设计成适合鞋子的矫形器能帮助患者把体重转移到脚的不同部位以代偿其功能的丧失,并能预防畸形或进一步的损伤、协助承重或缓解疼痛。矫形器价格比较昂贵且不包括在医保范围内。

行走辅助器 包括助步架、拐杖和手杖(图385-2)。可帮助患者支撑体重并保持平衡。每一种器械都有其特殊的优点和缺点,都有几种型号。在对患者评估后,治疗师应选择稳定性和自由度均佳的辅助器组合(表385-5)。大多数医师对于如何描述这些器械不熟悉,但他们应该知道如何适当使用这些拐杖(图385-3)。辅助器材的处方应该越详

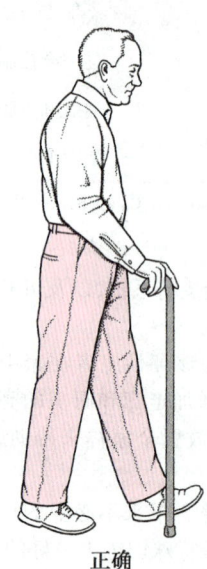

图385-2 合适的手杖高度。当患者全力支撑时,肘部应轻度屈曲,不超过45°。

尽越好。

轮椅 能有效改善大部分行动受限者的活动能力。部分型号设计成用手推动,并为在不平的或起伏的路面的移动提供稳定性。其他型号则设计成可由助手推动,它们的稳定性和速度稍逊一筹。轮椅可有不同的设计。对于下肢功能受损但上半身功能良好的运动员患者,可使用运动型轮椅。单臂驱动的轮椅适合于协调能力良好的偏瘫患者。如果患者手臂功能很少或丧失,则推荐使用电动轮椅。四

表 385-5 助行器

特性	助步架	拐杖	手杖
稳定性	很好	好	最不稳定
行走速度	最慢	慢	能够快
用于走台阶	不能	需要训练	容易
需要上臂的肌力	正常肌力	中度肌力	正常肌力
需要利用的手	2只手	通常需2只手	通常需1只手
能否携物	需要挂篮	不能	可能
费用	最贵	相对不贵	最不贵

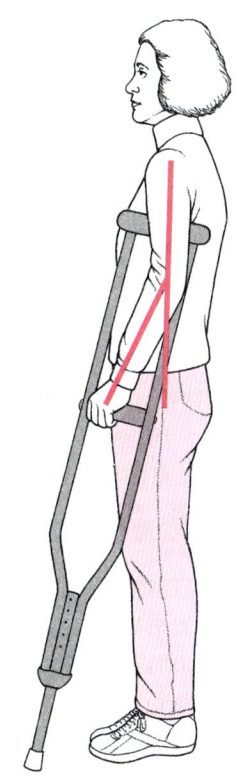

图 385-3 合适的拐杖。患者应穿平时穿的鞋,保持直立、前视、肩放松的姿态。拐杖的置地端应位于鞋外侧 5cm、足趾前方 15cm,其上端位于腋下 2~3 指(即约 5cm 的距离),抓手的位置调整到肘部弯,抓手的位置调整到肘部弯曲 20~30°时正好抓持

肢瘫痪者使用的轮椅可由下颌或口腔控制并有内置式的呼吸装置。

代步车 是一种轮式推车,采用电池供电,使用方向盘或舵柄,可以控制速度,具有前进和倒退功能。它们被用来在建筑物内外的平实道路上行驶,但不能翻越路缘或爬楼梯。滑板车对可以站立和短距离行走(即走到或者从滑板车离开的距离)的患者或许有帮助,但不适于缺乏力量和/或耐力不能远行的患者。

假肢 是在截肢后专门设计以替代上下肢的人工肢体(参见第 2875 页)。技术的进步能极大地改善假肢的舒适程度和功能。许多假肢被装饰性地改变其外观而看上去很自然。患者应尽早向假肢专家咨询,来理解假肢设计的多种选择,在保证安全的基础上满足患者的要求。大多数患者能够期望恢复相当的功能。患者应尽早向假肢专家咨询,来理解假肢设计的多种选择,以满足患者及其安全性的要求。大多数患者能够恢复相当的功能。物理治疗应尽早开始,甚至在假肢还没有作适应性调整时即可开始。大多数患者能够恢复相当的功能。物理治疗应尽早开始,甚至在假肢还没有作适应性调整时即可开始。物理治疗应尽早开始,甚至在假肢还没有作适应性调整时即可开始。当患者能如同自己的肢体一样,发挥新的肢体功能时,才停止物理治疗。对于那些不能耐受假肢或者完成物理治疗的患者需要鼓励他们成功地适应这些过程。

疼痛和炎症的治疗

疼痛和炎症的治疗旨在促进肌肉和关节的移动和改善协调性。非药物治疗包括热、冷、电刺激、颈部牵引、按摩和针灸。这些治疗用于许多肌肉、肌腱和韧带的疾病处理(表 385-6)。处方应包括如下内容:

- 诊断
- 治疗方式(如超声波、热敷)
- 治疗部位(如左侧肩部、背部)
- 治疗频率(如每天、每两天)
- 治疗时长(如十天、一周)

热疗 热疗可使亚急性和慢性的损伤和炎症(如扭伤、劳损、纤维化、腱鞘炎、肌痉挛、肌炎、背痛、颈部扭伤、各种关节炎、关节痛、神经痛)得到暂时缓解。热疗可增加血流和结缔组织的延伸性,减轻关节的僵硬、疼痛和肌痉挛,有助于消散炎症、水肿和渗出物。热疗的作用深度可深可浅。生理作用的强度和持续时间主要决定于组织的温度、温度提升的速度和治疗部位。

近红外热疗:要用灯光照射,一般每日照 20 分钟。禁忌证有严重心脏病、外周血管病、皮肤感觉减退(尤其温度觉和痛觉的减退)和明显的肝、肾功能不全。必须注意防止烧伤。

热敷包:是棉布包的充满硅凝胶的容器,用沸水或微波炉加热后敷在皮肤上,热敷包决不能太热,把热敷包用几层毛巾包起来可保护皮肤免受烫伤。禁忌证与近红外热疗相同。

表385-6 疼痛的非药物性治疗指征

治疗	指征
热疗（如近红外、热敷包、石蜡浴、水疗）	关节痛 关节炎（各种形式的） 背痛 肌纤维痛 痉挛 肌痛 神经痛 扭伤 劳损 腱鞘炎 颈部扭伤
超声疗法	骨损伤 滑囊炎 局部疼痛综合征 挛缩 骨关节炎 腱炎
冷疗	炎症（急性） 腰痛（急性） 肌肉痉挛 肌筋膜炎 创伤性疼痛
经皮肤电刺激神经（TENS）	神经痛 神经肌肉疼痛 外周血管疾病
颈部牵引	椎间盘突出引起的疼痛 由于颈椎病引起的颈部疼痛（慢性） 斜颈 颈部扭伤
按摩	截肢（切断术） 关节炎* 瘀伤 滑囊炎* 肿瘤（某些类型） 脑瘫* 组织挛缩 肌纤维痛 纤维组织炎* 骨折 偏瘫* 关节损伤 腰痛* 多发性硬化* 神经炎* 肢瘫* 关节周围炎* 外周神经损伤 四肢瘫* 扭伤 劳损
针灸†	慢性痛 急性和慢性肌肉骨骼系统损伤 炎症和退行性关节炎

* 需要考虑按摩。
† 针灸和其他治疗一起使用。

石蜡浴：治疗部位浸泡或涂抹加热到49℃融化的石蜡。将治疗部位用厚毛巾包裹可使温度保持近20分钟。石蜡一般用于小关节，手关节可以浸泡于石蜡中，膝关节及肘关节则可使用涂抹的方式。不能用在开放的伤口，也不能用于对石蜡有过敏反应的患者。石蜡浴对于手指关节炎的患者特别有效。

水疗：可用于加快伤口愈合。流动的热水可刺激血液流动和清洗伤口。这种治疗常在35.5~37.7℃的Hubbard槽（大的工业旋流池）中进行。全部浸泡在37.7~40℃水中也可放松肌肉、消除疼痛。水疗和关节运动练习一起使用特别有效。

透热疗法：使用短波或者微波的高频电磁场对组织进行治疗性加热。这些形式似乎不优于简单的热疗，现在较少使用。

超声：使用高频声波深入到组织中（作用深度4~10cm），产生热、机械、化学和生物效应。超声治疗的适应证为肌腱炎、滑囊炎、挛缩、骨关节炎、骨损伤和局部疼痛综合征。超声不能用于治疗缺血组织、出血组织、恶性肿瘤、麻醉区域或急性感染部位。同样，它也不能用在眼睛、脑、脊髓、耳、心、生殖器官、臂丛或正在愈合的骨组织上。

冷疗：医生时常需要凭借经验在热疗和冷疗中做出选择。当热疗不行时，用冷疗。而对急性疼痛，冷疗的治疗效果比热疗好。冷敷有助于解除肌肉痉挛、肌筋膜或损伤性疼痛、急性腰痛和急性炎症并有助于产生某些局部麻醉作用。冷疗一般在损伤的第1日或最初的若干小时内运用，很少用于物理治疗。

可用冰袋或冰包局部进行冷疗。也可借挥发性液体（如氯乙烷，喷雾）的蒸发来局部制冷。冷疗的作用范围取决于表皮、表皮下脂肪和肌肉的厚度，组织的含水量以及血流速度。必须防止组织损伤（如冻疮）和全身体温过低。血流少的区域不应用冷敷。

电刺激：经皮电神经刺激（TENS）采用低电流、低频刺激以缓解疼痛。患者能感受到轻柔的刺痛感觉但无肌肉张力的增高。根据疼痛的严重程度，每日治疗数次，每次20分钟至数小时。治疗师可教会患者如何使用并告诉他们何时使用。由于TENS可导致心律失常，故其禁忌证包括严重心脏病和起搏器植入术后。这个技术也不能用于眼部。

颈部牵引：颈部牵引常用于治疗颈椎病、椎间盘脱出、颈部扭伤或斜颈所致慢性颈部疼痛。垂直牵引（患者为坐位）的效果好于水平位牵引（患者为卧位）。电动牵引的节律设置为间歇性有节律的7.5~10kg重量能达到最佳效果，且患者应保持颈前屈15°~20°位置。一般不应过分牵伸颈部，否则会增加神经孔中神经根的压迫。牵引通常与其他理疗一起运用，包括运动和人工拉伸肌肉。

按摩：按摩可以松动收缩的组织，并解痛、减轻损伤（如骨折、关节损伤、扭伤、劳损、挫伤、外周神经损伤）引起的肿胀和僵硬。腰痛、关节炎、关节周围炎、滑囊炎、神经炎、偏瘫、截瘫、肢瘫、多发性硬化症、脑瘫、某些癌症和截肢术后都可考虑用按摩治疗。按摩不能用于治疗感染或血栓性静脉炎的患者。由于可能引起组氨酸在组织中释放，按摩也不适用于严重过敏症的患者。由于治疗师的受到的训练和具备的技能有所不同，只有持有执照的按摩治疗师才可以对存在损伤的患者进行按摩治疗。

针刺 针刺是指用针在身体特定部位穿入皮肤，针刺部位常远离疼痛区。有时与其他治疗一起用于处理慢性疼痛和脑卒中后的康复。

心血管康复

康复对某些冠心病、心力衰竭、新发心肌梗死或搭桥手术的患者有帮助，尤其对那些在发病前能够独立生活并行走的患者更为有用。心脏康复的目的是帮助患者维持或恢复独立（参见第626页）。

康复一般从轻微活动开始并渐进进行，常常要用心电图监护。高危患者应只在配备训练有素的治疗师及良好设备条件的心血管康复机构下进行锻炼。

如果患者的情况允许，可用轮椅推至医院中的运动治疗部门。运动包括行走、跑步机或固定式自行车。当患者能很好地耐受这些活动时，可进一步开始爬梯运动。如果在训练中发生气短、轻度头痛或胸痛，须立即停止训练，马上检查心脏情况。患者出院前经评估后，可以推荐给患者一份出院后适合的康复计划和运动处方。

身体活动以代谢当量（MET）来测量，它以静息时氧消耗量来计算；1MET（静息率）相当于氧消耗量3.5ml/(kg·min)（表385-7）。一般工作及日常生活（排除娱乐活动）几乎接近6MET。轻至中度的家务活动2~4MET；重度的家务活动或者院子里的劳作5~6MET。

表385-7 耐力训练及他们的代谢需求

活动	代谢需求		
	强度	MET*	KCAL/H
步行3~5km/h(2~3英里/h)	低	2~4	180~300
平坦路上骑自行车10km/h(6英里/h)			
轻度牵伸锻炼			
游泳（使用浮板）			
轻至中度的家务劳动			
步行6km/h(4英里/h)	中	5~6	300~360
骑自行车13km/h(8英里/h)			
高尔夫球（步行或拉着车）			
轻度的健美操			
游泳（踩水）			
重体力家务活及院子劳作			
步行或慢跑8km/h(5英里/h)	高	7~8	420~480
骑自行车18~19km/h(11~12英里/h)			
游泳（30min内游完0.8km）			
休闲网球			
徒步旅行			

*静息时的氧气消耗[>3.5ml/(min·kg)]。
MET，代谢当量。
Hanson PG.运动训练临床指南[J].医学研究生，1980,67(1):120-138.版权所有：麦格劳-希尔公司。

对于住院患者，身体活动的强度应被维持在心率小于该年龄最大值的60%的水平（如60岁的人心率大约在160跳/分）；对于家中康复的患者，心率应维持在小于最大值的70%。

对于单纯性心肌梗死的患者，情况一旦稳定后可以使用一项2MET锻炼测试用来评估反应。出院前进行4至5MET锻炼测试将有助于指导患者出院后在家庭的身体活动。假使在每两项测试活动之间得到了充分的休息，从而耐受一个5MET锻炼测试达6分钟的患者，表明他能在出院后安全地去完成低强度的活动（如轻度的家务劳动）。

不必要的活动限制将不利于康复。物理治疗师及其他康复团队中的一员应该解释哪种活动可以去做而哪种不能，也应该提供心理上的支持。出院后，患者将得到一份详细的家庭活动计划。大多数年长的患者可被鼓励重获性生活，但他们需要在过度房事后立即停止去休息。年轻伴侣在性交过程中消耗5~6MET；而年长伴侣消耗的代谢当量或多或少仍未可知。

脑卒中康复

目的是保持或改善关节活动度、肌力、肠道和膀胱功能、功能性和认知能力。当制定特异的康复计划时,需要考虑到患者的社会环境(如回到家中或工作中)、在护士和治疗师监护下参加康复训练的能力以及患者的学习能力、运动和问题处理能力。认知能力受到损伤的卒中患者康复比较困难。

当脑卒中患者病情稳定后,康复应尽早开始以防止继发性能力丧失(如关节和肌肉挛缩)和避免发生抑郁。同时也应该采取预防压疮发生的措施。一旦患者完全清醒而且神经系统障碍不再发展,就可安全地开始"坐起"训练,这于脑卒中后≤48 小时以内即可进行。在康复早期,当患侧肢体无力时,每个关节需要在正常运动范围内(表 385-1)每日 3~4 次的被动运动。

重获下床以及安全独立地转移到轮椅的能力,对患者的身体和心理健康都很重要。移动问题、挛缩、视野缺乏(如偏盲)、协调障碍和失语症都需要特殊治疗。

偏瘫 对于偏瘫的患者,放置 1 或 2 个枕头在偏瘫手臂下方能防止肩关节错位,如果手臂无力,悬吊带能使手和手臂的重量不会过度伸展三角肌,并防止肩关节半脱位。踝关节 90°屈曲位能防止马蹄足畸形(畸形足)及足下垂。

对于偏瘫肢体,抗阻练习可能会增加痉挛状态,因而依然有争议。然而偏瘫肢体的再训练和协调训练至少要坚持 1 周。主动和助动的关节活动能保持关节的关节活动度。只要患者耐受,健侧肢体的主动训练必须被鼓励。不同的日常生活活动(如上床、翻身、改变体位、坐起)也应该被训练。影响偏瘫患者移动最重要的肌肉是健侧的股四头肌。如果这块肌肉力量弱,必须加强训练。

偏瘫患者的步态异常是由肌肉无力、痉挛状态、体形变形等许多因素引起,因而不易矫正。企图使步态正常往往加剧痉挛状态并可使肌肉疲劳,并增加摔倒的危险,继而引起髋部骨折,偏瘫患者伴髋部骨折的功能性预后将很差。所以只要偏瘫患者能安全舒适地走路,不要试图去矫正其步态。

偏瘫患者的新治疗如下:

强制性运动疗法:除了特殊的活动,在清醒的时间内具有功能的肢体被限制活动。患者被迫用偏瘫肢体来完成日常任务。

机械人治疗:机器人设备被用来提供治疗运动的强度,使被影响的肢体来执行任务,并为患者提供回馈(如在计算机屏幕上),监测患者的康复进程。

部分支持体重移动器械:部分设备能承重患者的部分体重,并在移动过程中使用(如类似跑步机的装置)。移动的重量和速度能被调整。这个方法经常借助于机器人设备,这些设备允许患者移动并提供需要移动的动力。

整体振动:患者站在训练平板上面双脚交替迅速转移体重来产生振动。这项运动刺激屈曲肌肉收缩。

移动问题 在移动训练开始前,患者必须能够站立。患者首先要学会从坐位站起,座椅的高度需要被调整。患者需要充分伸展髋关节和膝关节,轻轻地向前倚靠到健侧。使用双杠是练习站立的最安全方法。

移动训练的目标是建立和保持安全步态,而不是恢复正常步态。大多数偏瘫患者具有步态异常,这往往是很多因素导致的(如肌无力、痉挛、身体扭曲),因此很难去矫正。同时,尝试去矫正步态经常会增加痉挛,会导致肌肉疲劳,会增加摔倒的风险。

在移动训练过程中,患者把脚分开大于 15cm,用健侧手抓住双拐。患者的患侧下肢会走一小步,而健侧会走一大步。患者在没有双拐的时候走路会需要治疗师的物理辅助,以及尽心指导。通常患者刚开始走路的时候会使用拐杖或助行器。拐杖柄的直径应该足够大以适应可能罹患关节炎的手。

爬楼梯时,上坡用健侧腿先走,下坡则用患侧腿先下。如果可能的话,患者可以依靠健侧栏杆爬上下楼梯,这样患者可以抓住栏杆。应该尽量避免寻找楼梯,以防在此过程中眩晕。在下楼时患者应该使用拐杖。拐杖应该在患侧腿下楼前移动到较低的楼梯上。

患者应该学会防止跌倒,这是脑卒中患者中最常见的,也经常导致髋关节骨折。通常患者认为这是由于他们的膝关节出现问题。对于经常在偏瘫侧摔倒的偏瘫患者,当站起或爬楼梯时应该倚靠他们患侧的栏杆,这能帮助防止跌倒。加强肌力训练,尤其是躯干和下肢的训练,也能起到帮助作用。

对于**直立性低血压**患者,治疗包括弹性袜、药物治疗和倾斜台训练。

由于偏瘫患者会眩晕,他们应慢慢改变体位,并且在步行前建立平衡的体位。支持性的鞋子鞋跟高度应该小于 2cm。

痉挛 一些卒中患者中会出现痉挛。痉挛可能会出现疼痛和乏力。轻微痉挛的膝伸展肌能在站立时锁住膝关节或者导致过度伸展(膝反张)。痉挛的跖屈肌的抵抗会导致踝阵挛;使用腿部短撑架可以缓解这个问题。

屈肌痉挛会出现在大多数偏瘫患者的手以及腕关节。除非屈肌痉挛的患者一日做几次关节活动范围的训练,否则屈肌挛缩会迅速发展,导致疼痛及导致个人卫生困难。患者及家人都要积极学会这些训练。手或腕关节夹板也是有用的,尤其是在晚上,这也是最容易做到的。

热或冷疗能适度地减少痉挛并允许肌肉被牵伸。偏瘫患者会被注射苯二氮䓬类药物来镇静,尤其是在康复的初始阶段,但并不能减少痉挛。长期使用苯二氮䓬类药物治疗痉挛的有效性受到质疑,美索巴莫在减轻痉挛的价值方面具有局限性,并且具有镇静的作用。

偏盲 偏盲的患者需学会当视物时要把他们的头移动到偏瘫侧。家人应该帮助放置一些重要的物品来帮助患者意识到自己的健侧。患者的床需要被重置，这样他们才能看到别人进门。走路时，偏盲患者需要注意患侧的障碍物，他们需要特殊的训练来避免这些问题。

阅读时，可以在报纸的左侧边界画一条红线，使得左侧视物困难的患者看到红线后知道应该开始阅读下一行文字。这种使患者可以逐行阅读的方法对他们颇有助益。

作业治疗　卒中后，原有正常的协调能力会消失，导致患者变得有挫败感。作业治疗师应该帮助改进患者活动能力，推荐适宜的辅助器械（表385-4）。

作业治疗师也应该评估家庭安全性并确定社会支持的程度。他们会帮助提供任何需要的设备（如浴室要用的椅子和栏杆）。作业治疗师也能推荐使患者安全独立地参与恢复日常生活改进方法，例如在居住区域安排家具及移动杂物。患者和照护人员要学会如何转移（如去往浴室、厕所、床、椅），必要时，学会如何改进日常生活活动能力。例如，患者应该学会仅仅用一只手穿衣和剃须，并且在准备食物或购物时学会省略不必要的动作。治疗师会建议衣服和鞋子上使用贴扣带，或者使用有边缘和橡胶柄的餐盘（促进抓握）。认知和感知觉障碍的患者要学会代偿的方法，例如，他们能使用药物派发器（一种标记出一周每日标记的容器）。

截肢患者的康复

医生在给患者截肢前，应该同时制订这个患者术后的恢复计划。心理顾问应该给予患者指导。康复专家队伍或由患者自行决定是需要使用假肢（参见第2877页）或是使用轮椅。

康复的目的在于教授步行移动能力，包括改善全身状况和平衡、牵伸髋膝、强化四肢和耐受假体等练习。由于膝下截肢患者的步行需要消耗额外10%～40%的能量，膝上截肢患者的步行需要消耗额外60%～100%的能量，因此耐力训练的重要性不言而喻。一旦患者病情稳定，康复训练将会启动以预防二次损伤。年长的患者应该尽早开始用双杠进行站立训练和平衡训练。

髋和膝的屈曲挛缩的进展很快，这会造成假体安装和使用的困难。可用作业治疗师制作的外展型支具预防挛缩。

物理治疗师应该教会患者如何护理残肢，以及如何认识残肢皮肤损破的最早期征象。

残肢调整和假体

在使用假体前，残肢调整有助于促进其自然收缩。在仅仅几天的使用后，残肢可能会迅速收缩。使用有弹性的残肢压缩器或弹力绷带并维持24小时可以有助于维持残肢的形状，并且预防水肿。残肢收缩器应用起来很容易，然而绷带可能用起来更合适，因为他们可以更好地控制压力的大小及分布。然而，弹力绷带的使用需要技术并且在松弛时需要重新绑定。

早期使用临时假肢进行步行有助于以下几点：

- 使截肢患者主动运动
- 加速残肢端收缩
- 预防屈曲挛缩
- 减少幻肢痛

假肢的内部框架或骨架是由熟石膏制成的，它应很舒适地与残端匹配，可通过现代电脑技术设计和生产增强其适应性。各种临时假肢的接受腔应当做成可调节的。使用临时假肢的患者可以开始在双杠内进行步行训练，也可同时使用拐杖或手杖直到使用永久的假肢为止。

永久假肢应该较轻并且适合患者的需要，使其穿戴起来舒适。如果假肢在残端收缩结束前制作，以后可能还需要再次进行尺寸的调整。因此，永久假肢的制造应延迟在几周以后，等待残端完全收缩停止后开始。对于膝下截肢的老年患者，使用一种踝部固定、足部有软垫配以髌上支架的髌腱承重假肢是最好的。除非患者有特殊需求，不推荐使用有腿套和腰带的膝下假肢，因为它比较笨重。对于膝上截肢，几种锁膝假肢可依据患者的能力及活动水平来选择。一些较新的技术包括微处理器控制的膝关节和踝关节，可以按照患者的需要调整运动。

残端护理及假体　患者必须学会如何照料他们的残端。由于假肢穿戴的主要目的是步行，因此在准备睡觉时患者应取下它。在床上，应彻底检查残端（患者自查需要使用镜子），用软性肥皂温水进行清洗、擦干，再使用干燥粉彻底吸干。患者应能面对如下问题：

- 皮肤干燥：残端使用羊毛脂或凡士林
- 过度出汗：可应用无香味的止汗剂
- 发炎的皮肤：应及时祛除刺激物，然后使用滑石粉或低效糖皮质激素霜或软膏
- 破损的皮肤：不应在伤口未愈合前佩戴假肢

残端护套应每日更换，温和的肥皂水应用来清洁接受腔的内侧。标准的假肢是不防水的。因此，即使是一小部分的假肢潮湿了，也必须彻底地马上吸干，但是不能使用高温烘干。那些喜欢游泳或喜欢冲淋时佩戴假肢的患者，建议其使用耐水的假肢。

并发症

残肢痛　是最常见的并发症。一般的原因有：

- 假肢接受腔不合适，这是最常见的情况
- 神经瘤，截肢手术治疗后常常发生神经瘤，对此可每日进行超声波治疗5~10次。其他治疗包括在神经瘤内或周围注射糖皮质激素或止痛药、冷疗和残肢持续绷带包扎。外科切除的效果并不佳
- 骨刺形成：出现在残肢端的骨骼上，可经触诊和X线诊断，对骨刺的唯一有效治疗是外科切除

幻肢感（一些新截肢患者仍感觉到截肢的存在，可伴有刺痛感觉）　发生在一些新截肢的个案中。这种感觉可维持几月、几年，通常不经治疗就消退。一般来说，患者只能感觉到部分的截肢肢体，常常在足部，这也是幻肢感最后消失处。幻肢感没有害处；然而患者常在起夜时会没有意识

到自己已经失去了一侧肢体以至于站起身时仍下意识地试图双足站立而摔倒。

幻肢痛 不常见,但有时较严重而需要处理。有些专家认为幻肢痛多见于截肢前就有疼痛的患者,或在手术期间和手术后疼痛未能有效控制者。多种治疗方法报道有效,如截肢侧和健侧同时运动、残肢按摩、指叩残肢、使用机械器具(如振动器)和超声。药物(如加巴喷丁)可有帮助。

皮肤破裂 往往由于假肢造成过大的压力而擦破皮肤,或由于残端与接受腔间未能保持干燥。皮肤破裂可能是假肢需要马上调整的最初现象。皮肤破裂的第一个信号是皮肤泛红,然后起疱、发展出溃疡,长时间佩戴假肢会引起疼痛或引起感染。以下方法可帮助预防或延迟皮肤破裂:

- 建立一个合适的接触面
- 维持稳定的体重(即使再小的体重改变也会造成皮肤损伤)
- 健康饮食,多饮水(控制体重和维持健康皮肤)
- 糖尿病患者监控他们的血糖水平(帮助预防血管疾病从而维持皮肤血流)
- 下肢假肢佩戴的患者维持体位对称(如穿矫正高度鞋跟的鞋)

然而,即使护理得再好,问题也会出现。残端的形状和尺寸每日都在改变,这一般都是活动水平、饮食和天气造成的。因而,接触面有时较好匹配,有时则匹配不良。为了对正发生的变化做出反应,我们应该通过调整衬垫使其更厚或更小来维持良好匹配,也可以通过加减袜套的厚薄度来实现。但即便如此,残端尺寸的变化足以致皮肤破裂,患者应该及时去康复工程师或矫形器师那里进行修正,如果可能的话应该避免穿戴不匹配的假肢。

髋关节术后康复

康复应在髋关节术后尽早开始。主要目标是增加力量及防止患侧萎缩。最开始只允许患侧做一些等长运动来充分伸展肌肉。为了防止髋膝屈曲挛缩,禁忌在膝下放置枕头。

患者接受康复训练后可逐渐恢复步行能力。康复的速度部分取决于手术完成的类型。比如,相对交锁髓内钉与钢板固定或者钢针板手术而言,髋关节置换术后不需要过多的康复干预也能得到迅速的进步,功能性恢复的结果也会更好。理想情况下,在手术后第二日即可进行站立承重。步行训练开始于术后4~8日(假设患者能够完全站立承重并保持平衡),上下楼梯训练开始于术后11日。

应该鼓励患者每日完成日常训练以强化躯干力量及患肢股四头肌肌力。持续用腿来撑起或推重物、弯腰、伸腿或跳跃反而有害。在步行时,无论患者使用1根还是2根手杖,他所受的机械应力是一样的,然而使用2根手杖可能会干扰正常的日常生活能力(ADL)。患者不该坐在椅子上,尤其是较低的那种椅子,久坐站起时应该撑着座椅的扶手站起。坐位时双腿不应交叉。

作业治疗师应该教会髋关节置换后的患者如何调整方法来完成基础的日常生活活动,以及如何借助器械完成日常生活活动,从而促进愈合及改善移动性。比如,患者要学会以下几点:

- 保持髋关节的体位正确对称
- 坐在高凳上洗碗、洗盘子
- 外出坐车时,使用枕头来提高车内座位的高度
- 使用长柄设备(如鞋拔等)来减少弯腰
- 这些建议可以在医院、长期康复机构、出院后患者的家中或在门诊中广为宣传

其他疾病的康复治疗

关节炎 关节炎患者能从活动及锻炼中受益,以增加关节活动度和肌力来保护关节。比如患者会被建议:

- 宁可让一锅含有面条的沸水滑落在地,而不让患者将其从火炉端至水槽(为了避免过度疼痛或者扭伤关节)
- 怎样安全地出入浴缸
- 提高座便器或者浴缸边缘平台的高度,或者二者兼而有之(以减轻关节疼痛及对下肢关节的压力)
- 去泡沫材料、布料或者胶带包缠各种手握东西(如刀、烹饪锅和平底锅),起到衬垫保护作用
- 使用较大的、符合人体工程学设计的工具

这些建议应该在门诊、患者家中、家庭健康护理机构或私人诊所里广为宣传。

盲人 应该教会盲人使用依赖其他感觉功能的感知方法,掌握特殊的技能和使用盲人器具(如盲文、拐杖、阅读器)。治疗的目标在于尽量帮助盲人恢复功能而能够独立,并帮助他们恢复心理安全和学会正确处理人际关系。治疗方法根据失去视力的进程(急、慢或进展性的)、失视的范围、患者的功能需要以及有无其他缺陷等而不同。例如,外周神经病和手指触觉降低的患者阅读盲文就有困难。许多盲人患者需要心理咨询(通常是认知-行为治疗)以帮助他们适应周围的环境。

针对行走的治疗包括学习如何使用手杖,盲人使用的手杖与普通的手杖不同,它是一根白色的更细长的杆。坐轮椅的盲人必须学会如何一手操作轮椅一手使用手杖。喜欢用导盲犬而不是手杖的患者必须学会如何与狗相处并关心此狗。如果与视力正常的人同行,盲人应挽住别人的弯曲肘部,而不是去使用行走辅助器。视力正常的人不应用手引导盲人,因为有些盲人将此视作一种控制性的行为。

COPD COPD患者能从锻炼中受益,通过增加耐力、简化活动从而节省能量。鼓励患者进行上下肢的活动与锻炼以利增加肌肉有氧运动能力,从而减少过度的氧耗,促进呼吸运动。积极指导参与活动的患者,激励他们并且使其感觉更安全。此类指导可以在医疗场所或在患者的家中展开。

头部损伤 头部损伤这个术语常是创伤性颅脑损伤的代名词。临床表现多样,包括肌肉虚弱、痉挛、协调不能和

共济失调。也常见认知功能障碍(如失忆、失去解决问题的能力、语言和视觉紊乱等)。

康复专家的早期干预对于功能恢复最大化十分关键。这些干预措施包括继发性病患(如压疮、关节挛缩)和肺炎的预防和家庭教育。康复专家须尽可能早地评价患者并建立初始档案,在康复治疗前,应再评价患者,并与初始状况相比,以确定优先采用何种治疗。患有严重认知功能障碍的患者需要全面的认知治疗。这通常在损伤后立即开始,并持续数月或数年。

脊髓损伤 要根据患者脊髓损伤的不同节段和程度(部分或完全)及其造成的临床表现(参见第2774页,尤其是表366-1)制定特殊的康复规划。脊髓完全截断造成松弛性瘫痪;部分截断造成的离断层神经损伤可以导致支配的肌肉呈痉挛性瘫痪。患者的功能状态取决于损伤的层面(参见第1806页)和并发症的发生发展(如关节挛缩、压疮、肺炎)。

累及的区域必须在急性期立即以手术或非手术方法修复。在急性期,必须每日检查以预防挛缩、压疮和肺炎的发生,并注意预防其他并发症(如直立性低血压、肺膨胀不全、深静脉血栓、肺栓塞)。将患者安置在可调节角度的板上,逐渐增加角度直至直立,可帮助重建血流动力的平衡。加压袜套、弹力绷带或腹带也能预防直立性低血压。

386. 吸 烟

烟草

烟草使用是危害个体和公众健康的主要问题。容易快速形成依赖性,主要后果包括过早死亡和增加冠状动脉疾病,肺癌,慢性阻塞性肺病,和其他病症的发病率。应向吸烟者提供戒烟干预。

烟草使用尽管在美国有所下降,但仍然相当普遍。人们使用烟草主要因为它的主要活性成分——尼古丁的愉悦效果。尼古丁是有毒的,同时烟草的燃烧产物中包括可引起发病率和死亡率上升的其他物质。

流行病学

烟草大部分是靠吸食的方式被人体吸收,而其中最重要的形式就是制作成香烟。吸烟是在所有烟草使用中最有害的形式。但除了吸烟,其他所有烟草产品都含有毒素和可能的致癌物;即使是无烟烟草产品也不是一种可以代替吸烟的安全选择。

香烟 当1964年美国外科医师协会首次发表了吸烟与疾病之间存在联系的报告后,美国吸烟的人口百分率开始下降。尽管如此,在美国仍然约有20%的成年人在吸烟。其中男性、受教育水平低于高中程度者、贫困收入人群、患有精神障碍者(包括酒精和药物使用)、美洲印第安人和阿拉斯加土著人吸烟更多。西班牙裔美国人相对较少,而亚裔美国人最少。

大多数吸烟者在其幼年时即开始吸烟。儿童最早开始吸烟的经历可追溯至其5岁。大约有31%的吸烟者在16岁前即吸烟,超过50%的吸烟者在18岁前吸烟,且初始吸烟的年龄有提前的趋势。开始吸烟的年纪越小,烟龄越长。导致幼年吸烟的危险因素包括:

- 父母亲、同伴、名人偶像的吸烟行为
- 学校表现差
- 与父母的关系恶劣或是来自单亲家庭
- 高危行为(如女孩们过度节食、打架、男孩们酒后驾车等)
- 易得到香烟
- 解决问题的能力差

其他类型烟草使用 严格意义上的烟斗使用者在美国很罕见(在≥12岁的人群中仅占<1%),然而其数量在1999年后的初中和高中学生中有所增长。在2008年,约有5.3%的>12岁的人群吸雪茄。年龄低于18岁的吸烟者依然是新加入吸烟人群的最大组成部分,虽然自2000年以来其组成的百分比有所下降。烟斗或雪茄的危险性包括心血管疾病、慢性阻塞性肺病、癌症(口腔、肺、喉、食管、结肠、胰腺)和牙周病及牙齿脱落等。

电子烟:产生汽化液体,而主要产生的还是尼古丁成分。电子烟的使用中不涉及到燃烧,这是因为电子烟装置产生的"烟"其实是水蒸气和可能或可能不包含尼古丁和调味料;因此,电子烟并不产生许多在传统香烟的烟雾中发现的有毒物质。根据疾病控制中心(CDC)的调查,电子烟在初中和高中学生的使用已经从2013年的4.5%,增加到了2014年的13.4%。使用电子烟的长期风险是未知的。

无烟烟草:使用无烟烟草(嚼烟和鼻烟)者在≥18岁的人群约占3.3%,而在高中生约为7.9%。无烟烟草的毒性与其品牌有关。其危险性包括心血管疾病、口腔疾病(如癌症、牙龈萎缩、牙龈炎、牙周炎等),以及致畸性。

无意识的口部接触烟草:无意识的口部接触烟草是少见的,但仍可能导致严重的毒性。年幼的孩子抽吸无人保护的香烟,从烟灰缸中拿取烟蒂,或品尝尼古丁口香糖的事件时有发生。例如,在2006年至2008年间,美国毒品控制中心(AAPCC)共收到超过13 700起关于6岁以下儿童有暴露于有毒烟草产品的风险的案件;最常见的来源是香烟,最常见的受影响的年龄组是一岁以下。

皮肤直接接触烟草:皮肤直接接触烟草是有毒的。烟草采集者和后期处理烟草的工作人员在未经任何防护措施,尤其当烟草本身潮湿的情况下,很容易通过皮肤吸收尼古丁,并导致尼古丁中毒。这种症状被称为烟草萎黄病。

被动接触烟雾:指当人们从其附近的吸烟者处吸入烟雾。吸入量(以及它的后续效果)会随着接触的距离和持续时间,以及在环境(如封闭的空间)和通风的不同条件下而改变。

病理生理

尼古丁是一种在烟草中发现的高成瘾性药物,也是香烟中的主要成分。烟瘾会在第一次使用后的几天内出现。如同其他任何一种成瘾性的药物一样,尼古丁刺激了大脑中的烟碱性胆碱能受体,使其释放出多巴胺和其他神经递质,从而激活了大脑的奖励系统,产生欣快感(参见第1621页)。多巴胺,谷氨酸和γ-氨基丁酸(GABA)是尼古丁依赖的重要神经递质。

当人们开始以吸烟调节自己的情绪或是有意识地避免戒断症状的发生,对于吸烟的心理依赖已经是不可阻止的了。这种心理依赖会在开始吸烟的两周内出现。在25%尝试吸烟的青少年中,这种现象发展得更快。躯体依赖(即戒断症状与戒烟的发生)也是在两周内出现。人们通过吸烟以满足自身对尼古丁的需求,但同时也吸入了数以千计的其他成分,包括致癌物质、有害气体和香烟中的化学添加剂。这些成分造成的健康损害远较尼古丁更严重。尼古丁诱导其代谢酶,CYP2A6,导致多种潜在的药物相互作用。

吸烟的慢性效应 吸烟几乎伤害了身体的每一个器官。吸烟已经成为美国排名居前的可预防死因,每年约有435 000人死于吸烟,约占所有死亡原因的20%。在目前所有吸烟者中,大约一半的人会由于一种或几种由吸烟导致的疾病而平均提早死亡10~14年,相当于吸食1支烟就丧失7分钟生命。

吸烟产生的**主要的慢性影响**有以下几种可能性:

- 冠状动脉疾病
- 肺癌
- 慢性阻塞性肺病(COPD)

冠状动脉疾病:约占所有与烟草有关的死亡事件的30%~40%。即使每日吸烟少于一包,心肌梗死的风险也会在未来35年内提高>200%;而死于其他心血管疾病的可能性会增加>50%。其机理可能包括内皮细胞损伤、血压和心率的短时增加、血栓前状态的诱导和血脂的不利影响。

肺癌:约占与烟草有关的死亡原因的15%~20%。在北美和欧洲,肺癌是导致男女肿瘤性死亡最常见的原因。吸烟时吸入的致癌物直接被暴露于肺组织。

慢性阻塞性肺病:约占与烟草相关死亡原因的20%。吸烟会损害部分的呼吸道防御机制,特别是对于遗传易感性人群,往往会加速其肺功能下降。咳嗽,劳力性呼吸困难是很常见的。

少见的吸烟致死的原因:包括非心血管疾病(如脑卒中、动脉瘤)、其他肿瘤(如膀胱癌、子宫颈癌、食管癌、肾癌、喉癌、口咽癌、胰腺癌、胃癌等),急性髓细胞性白血病和肺炎。

另外,吸烟还是其他致病和致残的危险因素,如反复上呼吸道感染、白内障、不育、早熟绝经、消化性溃疡、骨质疏松以及口腔炎。

被动接触烟雾 被动地暴露于吸烟的环境(二手烟、烟草环境)对人体健康有重大影响。被动吸烟的成人,面临的肿瘤、呼吸道和心血管疾病的危险性,与主动吸烟者相同。其患病的风险小于主动吸烟者的原因和剂量有关。例如,配偶之间平均风险为肺癌增加约20%,约20%~30%为冠状动脉疾病。

吸烟环境下的儿童因病缺课的概率比不接触者的要高。吸烟相关疾病治疗的儿童,估计花费46亿美元/年。

美国每年约有5万~6万人死于二手烟导致的疾病(占所有死亡情况的2%~3%)。这些发现使许多州政府或市政府规定在工作场合禁烟,以此努力保护工作人员的健康。如今,超过50%的美国人生活在一个已经实现了全面的室内无烟条例的国家。

怀孕期间吸烟:也是一种特殊的被动接触的形式,可能造成自然流产,异位妊娠和早产(参见第2132页)。母亲吸烟的婴儿往往出生体重低于常值,而且面临更大的疾病风险。

- 婴儿猝死综合征
- 哮喘和相关呼吸道疾病
- 中耳炎

吸烟的间接影响 吸烟的间接影响可间接导致严重后果。与吸烟有关的火灾每年造成超过350人死亡、900多人受伤;这也是美国意外火灾导致死亡的主要原因。此外,每年有43 000孩子因其监护人死于和吸烟相关的疾病而无人照看。

药物与尼古丁的相互作用很常见。以下药物的功能及临床效果会因为慢性吸烟而下降,其原因大部分是由于CYP2A6酶的诱导:

- 抗心律失常药物(某些):氟卡尼、利多卡因、美西律
- 抗抑郁药(部分):氯米帕明、氟伏沙明、丙咪嗪、曲唑酮
- 抗精神病药物(部分):氯丙嗪、氯普噻吨、氯氮平、氟哌利多醇、美索达嗪、三氟拉嗪
- 苯二氮䓬类
- β-受体阻滞剂
- 咖啡因
- 单纯雌激素(口服)
- 胰岛素(皮肤血管收缩延迟吸收)
- 喷他佐辛
- 茶碱

症状及体征

急性作用 尼古丁会稍稍提高心脏速率,增高血压,以及加快呼吸频率。吸烟者可能会觉得拥有更多精力,提高了集中注意力的能力,克服疲劳的能力和幸福感。恶心是第一次接触到尼古丁的常见反应。尼古丁能够降低食欲,可以作为膳食行为的替代品。运动耐受力往往会因为呼吸道的刺激而减少。低度一氧化碳中毒也会降低运动耐量,但是这可能是只针对优秀运动员而言。

中毒或过量 急性尼古丁中毒通常是通过口服(如儿童误食香烟或尼古丁口香糖),或直接皮肤接触,而不是由吸烟引起。

轻微中毒,比较常见的是烟草萎黄症和儿童的微量摄取(如<1根香烟或3个烟头),通常伴有恶心、呕吐、头痛和虚弱症状。如果毒性不深,这些症状通常会在1~2小时之后自行缓解。但如果中毒严重,症状会持续24小时。

重度尼古丁中毒会导致胆碱能中毒综合征,并伴有恶心、呕吐、流涎、流泪、腹泻、尿频、肌束震颤、肌肉无力等现象。患者通常会有腹部绞痛,如果中毒非常严重,患者还会出现心律失常、低血压、抽搐和昏迷等症状。对于成人非吸烟者,尼古丁的致命剂量为60mg,成人吸烟者为120mg,而幼儿只需10mg即中毒。每根香烟中含有约8mg的尼古丁(仅约1mg是由抽烟吸收)。然而,由于鲜有人观察到儿童摄取尼古丁的行为,故目前很难准确确定导致儿童尼古丁中毒的摄取量。因此,任何一种摄取都应被视为有潜在的危险。

慢性作用 由吸烟本身导致的身体现象有:患者牙齿和手指有黄斑,相较于年龄匹配对照而言患者体重略低(≤5公斤差),皮肤干燥多皱,头发稀薄。

其他症状是那些与吸烟有关的肺和心血管疾病。慢性咳嗽和呼吸困难劳累较为常见。循环和呼吸障碍使其减少运动耐力,往往导致更久坐的生活方式,从而进一步降低运动耐量。

戒断 戒烟往往引起剧烈的尼古丁戒断症状,主要体现于对香烟的渴望,还包括其他的症状(如焦虑症、注意力难以集中、睡眠中断、抑郁,参见第2918页)和最终体重增加。

诊断

■ 直接询问

不是所有的重度中毒都会被写在病史中。比如,儿童摄入烟草或尼古丁口香糖的行为没有被观察到,以及烟草萎黄病的患者可能没有提及他们有摄入烟草。因此,儿童和农业工人若出现典型症状,特别是胆碱能的表现,在就诊时应该询问他们的烟草接触史。临床测试通常是没有必要的。

有超过70%的烟民每年会参加基础医疗保健,然而只有少数人接受咨询辅导和药物治疗来帮助他们戒烟。为了最大限度地提高吸烟者的鉴定以及戒烟后带来的公共卫生利益,无论是否有明显症状,所有患者应在就诊时被询问是否吸烟,特别是在患者有与吸烟有关的症状时(如循环或呼吸症状)。

治疗

■ 急性中毒的对症治疗
■ 戒烟方式

当皮肤暴露在尼古丁下时,应冲洗皮肤。否则,治疗急性中毒尼古丁只能起到支持作用。不推荐采用胃排空的方式。有些医师会建议给有严重症状或已经服用了大量的尼古丁但还并没有呕吐的患者以木炭来帮助缓解,对于症状较轻的患者或是已经有呕吐症状的患者,不需要使用木炭来缓解症状。对于呼吸困难,有过多呼吸道分泌物,或是有呼吸肌无力的患者而言,需要采取呼吸道保护和辅助呼吸的措施。癫痫患者考虑用苯二氮䓬处理。用静脉输液的方式治疗休克患者,如果输液无效,应该用升压药。当患者有过多的呼吸道分泌物或心动过速时,可以考虑使用阿托品;否则不建议使用抗胆碱能药物。

与吸烟相关的疾病都应当治疗。所有吸烟者应建议戒烟,并通过戒烟咨询和一般药物治疗帮助戒烟(表386-1)。应劝告吸烟的孕妇戒烟,并通过密集的戒烟咨询帮助戒烟。然而,2015年美国预防服务工作组得出的结论是现有的证据不足以评估药物治疗对孕妇戒烟的好处与危害(见 Tobacco Smoking Cessation in Adults, Including Pregnant Women: Behavioral and Pharmacotherapy Interventions)。

表386-1 用于戒烟的药物治疗

用药	剂量	持续时间	不良反应	备注
安非他酮缓释片	每日早晨服用150mg,连续3日;然后每日2次,每次服用150mg(需在戒烟前1~2周即开始治疗)	初始为7~12周,最长可连续到6个月	失眠 口干 可能的严重神经精神症状*(如行为改变、躁动、情绪低落、自杀心理和行为)	处方药;禁忌证包括既往抽搐发作、进食异常和两周内MAOI使用史
尼古丁口香糖	如果醒后>30min吸烟,服用2mg即可 如果醒后<30min吸烟,服用4mg即可 两种剂量的使用: 1~6周内,1片q1~2h;7~9周内,1片q2~4h;10~12周内,1片q4~8h	约6个月	口腔疼痛 消化不良	非处方药 推荐慢慢咀嚼,使血液水平最大化,对肠和食管的刺激最小化

续表

用药	剂量	持续时间	不良反应	备注
尼古丁含片	如果醒后>30min 吸烟,服用 2mg 如果醒后<30min 吸烟,服用 4mg 两种剂量的使用: 1~6 周内,1 片 q1~2h;7~9 周内,1 片 q2~4h;10~12 周内,1 片 q4~8h	~6 个月	恶心 失眠	非处方药
尼古丁吸入剂	1~12 周内,每日 6~16 个吸入器的量;然后在 6~12 周内递减	3~6 个月	口腔和咽喉部的局部刺激感	处方药
尼古丁鼻喷剂	8~40 个剂量/日 (1 剂量＝2 喷,每个鼻孔各 1 喷)	14 周	鼻腔刺激	处方药;与其他尼古丁替代产品相比,能较早达到血中浓度峰值(早 10min)
尼古丁贴片	6 周内 21mg/d;然后 2 周内 14mg/d;再 2 周内 7mg/d 如果每日吸烟>10 支,始以 21mg 的量 如果<10 支,始以 14mg 的量	10 周	局部皮肤反应 失眠	非处方药和处方药 如果贴剂的部位轮换,局部皮肤反应的可能性较小
瓦伦尼克林	每日 1 次,口服 0.5mg,持续 3 日;然后每日 2 次,口服 0.5mg,持续 4 日;然后每日 2 次,口服 1mg	12~24 周[†]	比较常见为恶心和失眠 可能的严重神经精神症状*(如行为改变、躁动、情绪低落、自杀心理和行为)	处方药

*有神经精神症状的相关报告,但是,临床试验数据尚未证实该因果关系;在监测这类相关性的过程中会受到尼古丁戒断的干扰。
[†]较长的治疗时间会增加那些使用瓦伦尼克林 12 周后的戒烟患者的长期戒烟的概率。
MAOI,单胺氧化酶抑制剂。

● **关键点**

- 在美国,吸烟已经成为最主要的可预防性死因。美国人开始吸烟的年纪越来越早,31%的吸烟者在 16 岁之前就已经对香烟产生依赖,而这种现象出现在 18 岁以前者约占吸烟人群的 50%
- 烟瘾在第一次吸烟后的几天内出现
- 除了尼古丁,香烟烟雾中的其他成分(如致癌物质、有害气体、化学添加剂),同样对大多由香烟引起的不良健康问题有影响
- 不利影响包括增加致命性疾病(如肺癌、慢性阻塞性肺病、冠状动脉疾病),间接影响(如火灾),以及药物相互作用的风险
- 尼古丁作为一种温和的兴奋剂需在平时的剂量多加注意,否则可能会引起急性过量胆碱能中毒综合征(通常是由于口服或皮肤接触)
- 应在就诊时询问患者有无吸烟,无论其是否呈现出症状

更多信息

Centers for Disease Control and Prevention—Youth Tobacco Cessation: A Guide for Making Informed Decisions

US Preventive Services Task Force—Tobacco Smoking Cessation in Adults, Including Pregnant Women: Behavioral and Pharmacotherapy Interventions

戒烟

大多数吸烟者都想戒烟,并进行过一些尝试,然而最终成功的并不多。有效的干预措施包括戒烟咨询和药物治疗,如伐尼克兰,安非他酮,或尼古丁替代产品。

约有 70%的美国烟民表示他们想要戒烟并且已尝试戒烟至少一次。其阻碍之一为戒断症状。

戒断

戒断症状的影响往往是巨大的,大到即使吸烟者深知吸烟危害健康这一事实,但他们仍不愿意尝试戒烟。戒烟会导致严重的戒瘾症状,主要是对吸烟的渴望,也包括偶尔焦虑、抑郁(大多数轻度,有时会很严重)、注意力不集中、易激惹、无法休息、失眠、饥饿、头痛、消化系统症状和睡眠问题。这些症状在第 1 周最明显(这时大部分烟民会试图放弃并烟瘾复发)。症状会在 3~4 周内会缓解,但大多数患者可能持续数月。体重增加 4~5kg 是很常见的,这也是一个导致试图戒烟者再次吸烟的理由。偶尔咳嗽和口腔溃疡可能在戒烟后发作。

预后

在美国,每年约有 2 000 万吸烟者(几乎是全部吸烟者

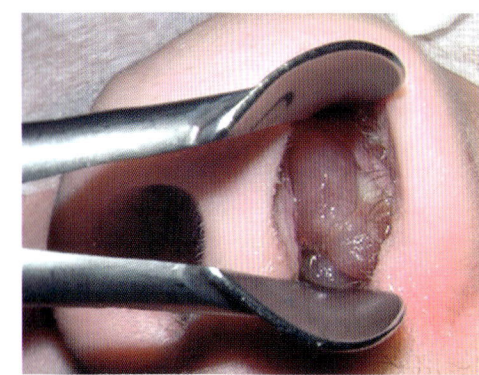

彩图 96-1 鼻息肉外表类似去皮的无籽葡萄（参见第 726 页）

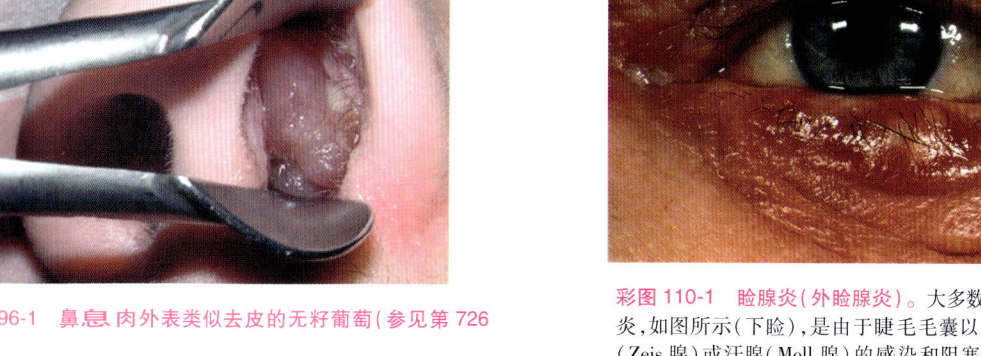

彩图 110-1 睑腺炎（外睑腺炎）。大多数睑腺炎为外睑腺炎，如图所示（下睑），是由于睫毛毛囊以及邻近的皮脂腺（Zeis 腺）或汗腺（Moll 腺）的感染和阻塞所致。睑腺炎表现为肿胀、充血和炎症，中央可出现轻度黄色改变。内睑腺炎很少见，是由于睑板腺的感染造成的。外睑腺炎在临床上很难和早期、急性的睑板腺囊肿相区别（参见第 817 页）

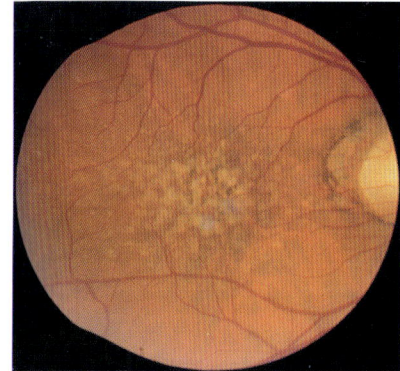

彩图 107-1 年龄相关性黄斑变性。玻璃膜疣（drusen）是视网膜下的沉积物。图片中表现为黄色沉积物。玻璃膜疣是年龄相关性黄斑变性的特征性表现之一（参见第 792 页）

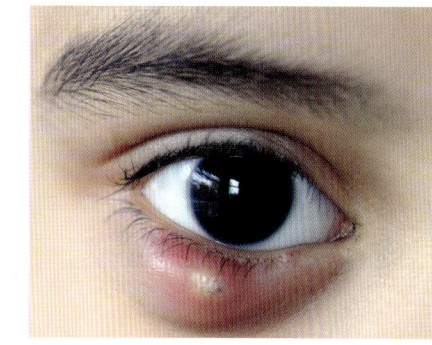

彩图 110-2 睑板腺囊肿。睑板腺囊肿是由于睑板腺的非感染性阻塞造成的。刺激性的脂质物质溢出到眼睑的软组织，引起局部的炎症性反应。疾病的初期，睑板腺囊肿和睑腺炎临床上常常无法区分开来（参见第 817 页）

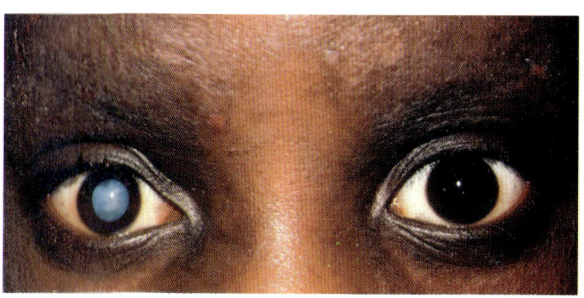

彩图 109-1 白内障。该患者右眼患有白内障。深色虹膜后的亮蓝色混浊区块即为白内障（参见第 813 页）

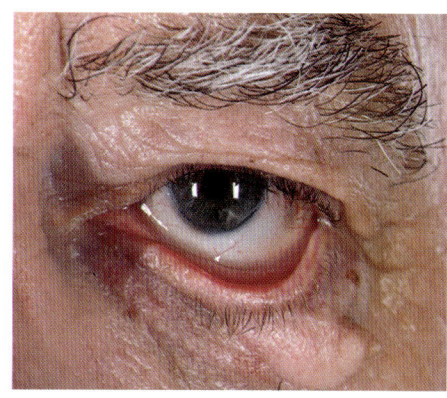

彩图 110-3 睑外翻。睑外翻是指眼睑的外翻，主要见于老年人的下睑。常见的症状包括流泪（由于泪道引流不畅所致）和干眼（可能由于暴露所致）（参见第 818 页）

人数的一半）通过自助戒烟或是其他没有依据的方法试图戒烟，其结果是他们在数天、数周或数月内，故态复萌。他们都会经历多次缓解期和复发期。在无人帮助的情况下，患者很容易放弃，戒烟成功率约为 5%。相反，接受循例戒烟咨询辅导和推荐药物的患者的戒烟一年成功率达到 20%~30%。

大多数年龄小于 18 岁的吸烟者认为他们将在 5 年内不再吸烟，其中 40%~50% 的人表示他们曾经试图戒烟。但随访性的研究表明 73% 的每日吸烟的高中学生在 5~6 年后依然每日吸烟。

干预

循证辅导和药物治疗都是针对烟草依赖的有效疗法。

吸烟作为一种慢性疾病有许多特质。因此，对于那些吸烟者，尤其那些不愿意戒烟或尚未考虑过要戒烟的患者，我们需要提供有研究依据的处理方法，其原则与慢性病控制相同：

- 持续评价和检测吸烟的状况
- 根据不同患者先前的经历和治疗偏好，使用不同的循证干预措施（或联合使用）
- 对于那些容易功亏一篑的患者，在鼓励他们短暂性控制欲望和降低消耗的同时，要强调停止对香烟的需求欲望是其最终目标

虽然减少消耗可以增加戒烟的动力（尤其是结合尼古丁替代疗法），但吸烟者应注意到减少吸烟的数量可能并不会改善其健康，因为吸烟者在减少每日数量后，常常会在每根香烟中吸入更多的烟（因此也有更多的毒素）以保持尼古丁的摄入量。

基于证据的劝诫 劝诫的生效有如下 5 个步骤：

- 每次患者来诊均要询问其吸烟状态并记录其反应
- 用明确、强烈并易懂的语言告诉患者要戒烟
- 在随后的 30 日内评价患者的戒烟欲望
- 为那些愿意尝试戒烟的患者提供简要咨询和药物
- 安排随访，尤其在戒烟的第一周

对于愿意戒烟者，医师应帮助确立戒烟开始日（一般在 2 周内），并强调全面禁烟比减少摄入量更为有效。可以帮助患者回顾分析已往的戒烟体验，了解哪些是有帮助的措施而哪些不是，并事先计划好届时如何处理导致重新吸烟的促发因素。例如，喝酒常常是引起烟瘾复发的原因，故应向患者提出要戒酒或禁酒。此外，如果家里还有一个吸烟者的话，戒烟会变得更困难，故应鼓励配偶或家里人也一起戒烟。总之，患者应得到指导，去建立一个有助于戒烟的家庭、朋友内部的社会支持气氛，也要强调医师在支持患者戒烟过程中的作用。

吸烟者医师提供的简要咨询辅导，面对面咨询项目也可起到作用。他们通常使用由商业或志愿健康项目提供的认知-行为技术。成功率高于自助戒烟。美国所有州都开通了电话戒烟热线，为那些开始戒烟者提供咨询帮助（有时提供尼古丁替代疗法）。人们可以在美国境内免费拨打电话 1-800-QUIT-NOW（1-800-784-8669）。戒烟热线的效果和面对面诊疗的效果比较起来不相上下。

用于戒烟的药物治疗 有效和安全的药物戒烟包括瓦伦克林，安非他酮 S 缓释片，和 5 种类型的尼古丁替代疗法（口香糖、含片、贴剂、吸入器和鼻腔喷雾，表 386-1）。安非他酮的作用机制可能是促进大脑释放去甲肾上腺素和多巴胺。瓦伦克林在烟碱型乙酰胆碱受体（α-4β-2 亚基）中发挥效果，充当部分激动剂，具有一些尼古丁作用，并作为一个部分拮抗剂，阻断尼古丁的效果。一些证据显示瓦伦克林是最有效的单药治疗药物。

研究表明，不同的尼古丁替代品的组合比单一产品更有效。例如，尼古丁贴片结合短效的尼古丁药物（如含片、口香糖、喷鼻剂、吸入剂）比单一疗法更为有效。当他们联合使用时，尼古丁贴片有助于保持药性的持续，而口香糖、含片、吸入剂或鼻喷雾的使用让患者迅速增加自身的尼古丁水平，以应对即时的烟瘾。

吸烟者可能担心他们在使用尼古丁产品戒烟后仍然对尼古丁依赖；然而，这种依赖极少存在。药物的选择，受影响于医师的熟悉程度、患者的偏好和以往无论是正面还是负面的经验，以及药物的禁忌证。

尽管他们被证明有效，试图戒烟的人群中仅有 <25% 的人使用戒烟药物。原因包括药物的保险覆盖率较低，临床医生对作用于中枢的药物的副作用的担忧（尤其是严重的神经精神事件，包括抑郁症、自杀意念和自杀未遂），尼古丁替代的安全性，还有患者自己因过去不成功的戒烟尝试而产生的薄弱意志。

处于观察阶段的戒烟治疗方法包括：药物司巴丁、溴隐亭及托吡酯。疫苗疗法被证实是无效的。

药品安全 安非他酮的禁忌证包括既往抽搐发作、进食异常和两周内 MAO 抑制剂使用史。

尚不清楚安非他酮和瓦伦克林是否会增加自杀风险。安非他酮和瓦伦克林可能会提高发生非常严重的神经性影响和意外的风险。在 2009 年，针对这两种药物可能产生的不良影响，美国食品药品监督管理局发布了一个严重警告。然而，大多数专家仍向大部分吸烟者推荐瓦伦克林，因为吸烟带来的风险基本上超过了任何可能发生的使用药物的风险。但是存在自杀风险、有不稳定精神疾病和疑似严重抑郁症的患者应当避免使用瓦伦克林。

对于那些存在心血管疾病危险的吸烟者（如 2 周内有心肌梗死发作、严重心律不齐或重度心绞痛），应谨慎使用尼古丁替代疗法；但是多数证据提示上述药物使用时安全的。颞下颌关节综合征吸烟者应禁止使用尼古丁口香糖。有严重的局部过敏吸烟者禁止使用尼古丁贴片。

由于安全上的考虑，有效数据的不足，或是两者皆有，这些药物不推荐使用在以下情况：

- 怀孕的吸烟者
- 轻度吸烟者（一日少于十根烟）

- 未成年人（不满18岁）
- 无烟烟草使用者

儿童戒烟 针对儿童吸烟者的辅导方法是类似于成年吸烟者；但是，不建议对18岁以下的吸烟者使用药物。

应检查其吸烟状况和10岁前存在的吸烟危险因素。家长应保持家中的无烟环境，并与孩子沟通，希望他们不要成为吸烟者。

认知-行为疗法对于有尼古丁依赖的青少年吸烟者有效，这些方法包括建立烟草危险的知晓度、提供戒烟激励措施、准备戒烟的措施和戒烟后提供保持禁烟的策略方法等。其他如催眠、针灸等方法，由于尚无可靠的研究结果，故不推荐作为常规方法以助戒烟。

非卷烟烟草产品戒烟 和吸烟者一样，戒烟咨询辅导对无烟烟草使用者也有很好的效果。但是，还没有有力证据证明药物治疗在无烟烟草使用者中的效果。

针对烟斗和雪茄吸烟者戒烟治疗的有效性仍不可考。此外，戒烟效果还会受到吸烟者的摄入方式的影响，例如是直接抽烟还是被动吸入。

关键点

- 大约一半的吸烟者尝试每年戒烟，但很少完全成功
- 通过循证方法的戒烟一年成功率，从开始的约5%增加到 20%~30%
- 对于有意戒烟的患者，应使用循证咨询方式，包括医师咨询和转诊支持计划
- 考虑药物治疗（如用伐尼克兰或尼古丁替代产品的组合）

更多信息

Centers for Disease Control and Prevention—Youth Tobacco Cessation: A Guide for Making Informed Decisions

US Preventive Services Task Force—Tobacco Smoking Cessation in Adults, Including Pregnant Women: Behavioral and Pharmacotherapy Interventions

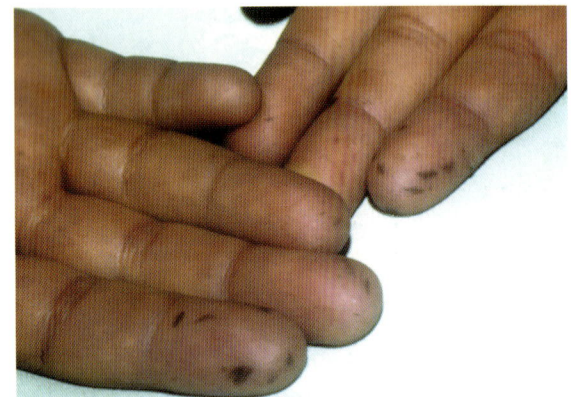

彩图 22-1　Peutz-Jeghers 综合征的手部病变（参见第147页）

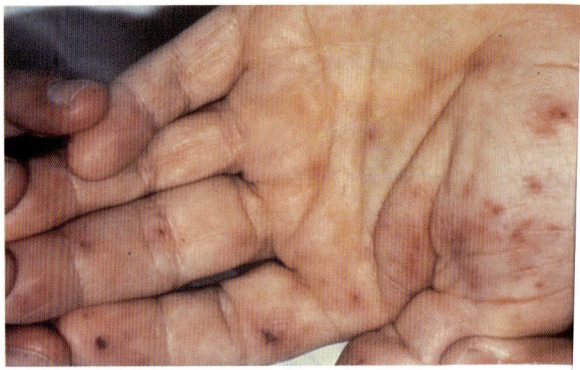

彩图 79-1　感染性心内膜炎的詹韦损害（Janeway lesion）（参见第595页）

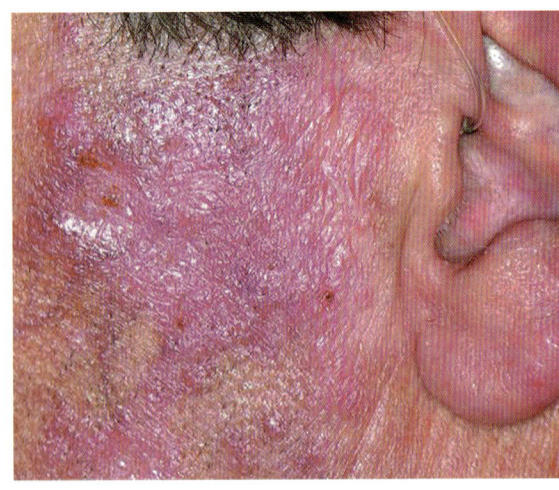

彩图 33-1　慢性盘状红斑狼疮：过度角化和红斑斑块（参见第239页）

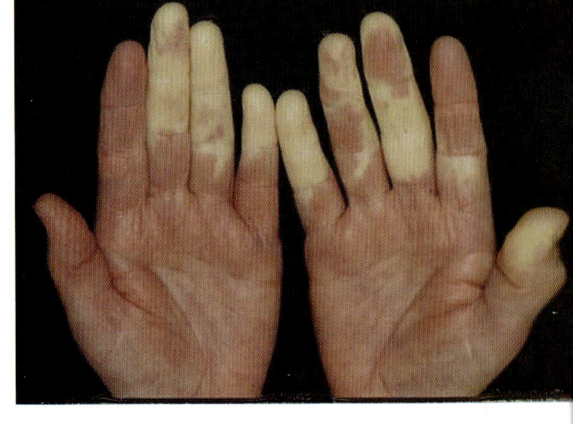

彩图 88-1　雷诺综合征的指端不规则苍白（参见第676页）

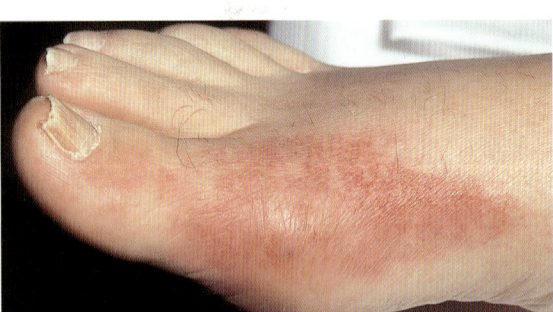

彩图 35-1　足痛风。跖趾关节红肿伴有压痛和肿胀是急性痛风的常见表现（参见第245页）

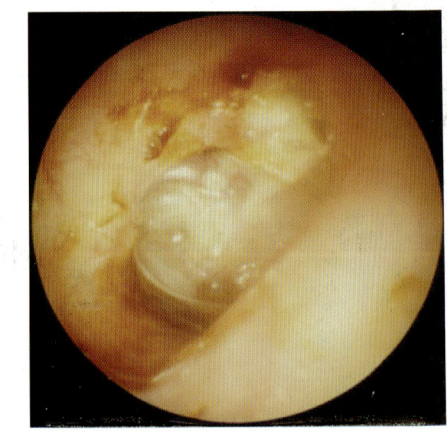

彩图 93-1　胆脂瘤。典型表现可见白色碎屑以及从穿孔的鼓膜脱出的有分泌物的息肉样团块（参见第707页）

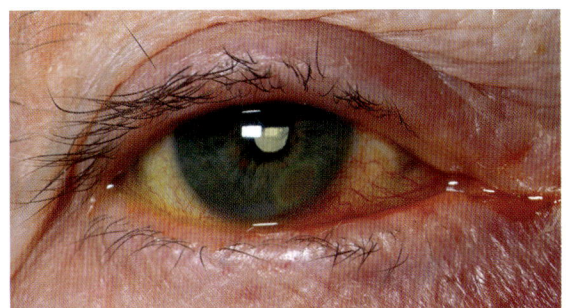

彩图 111-1　角膜溃疡。一位 80 岁女性患者的角膜溃疡（绿/棕，中央）。眼白（巩膜）处发黄是由于荧光素染色的原因，荧光素可帮助观察溃疡（参见第 820 页）

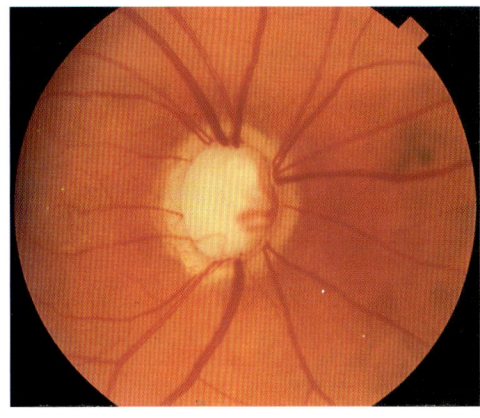

彩图 112-1　青光眼（视神经盘改变）。中期青光眼的表现包括杯盘比的扩大、视神经盘神经盘沿的变窄，视杯垂直径扩大，盘沿切迹和视网膜神经层缺损导致的楔形暗区（参见第 828 页）

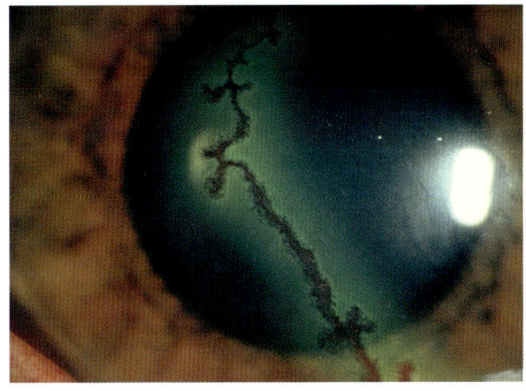

彩图 111-2　单纯疱疹（树枝状角膜炎）。树枝状（上皮性）角膜炎的特征表现为类似树枝的分枝状角膜上皮缺损。荧光素染色下最为清晰（参见第 821 页）

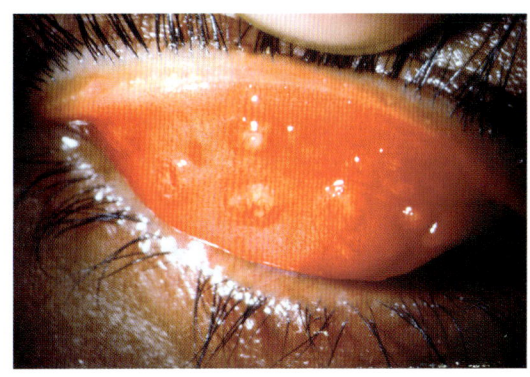

彩图 113-1　沙眼Ⅱ期。沙眼的Ⅱ期病变，见于充血和流泪发作（Ⅰ期）后的 7~10 天，上睑的睑结膜形成小滤泡，在之后的 3~4 周数量和大小逐渐增加（参见第 838 页）

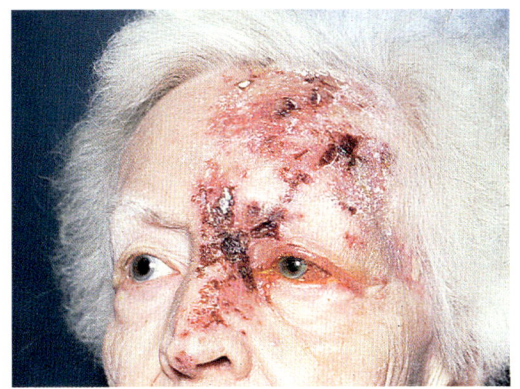

彩图 111-3　带状疱疹（三叉神经的第一分支）。急性带状疱疹患者的三叉神经眼支分布区可见小泡样病损。鼻尖部的病损提示累及了支配眼部的鼻睫神经（参见第 821 页）

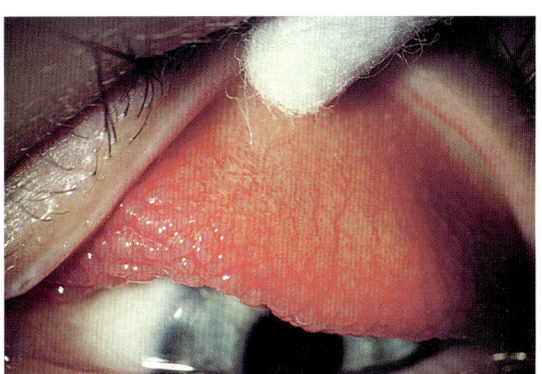

彩图 113-2　春季结膜炎。春季结膜炎是一种过敏性结膜炎，坚硬、扁平且排列紧密的淡红色到灰色的"鹅卵石样"乳头形成，主要见于上睑的睑结膜（参见第 838 页）

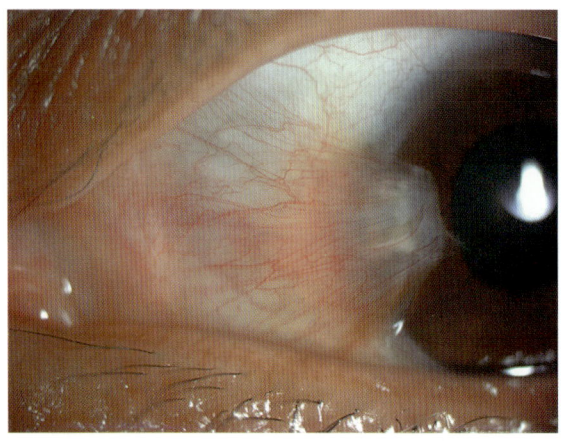

彩图 113-3 翼状胬肉。翼状胬肉是结膜的一种良性病灶（图示三角形白色新生物）位于巩膜表面，并向角膜生长，可能会影响视力（参见第 839 页）

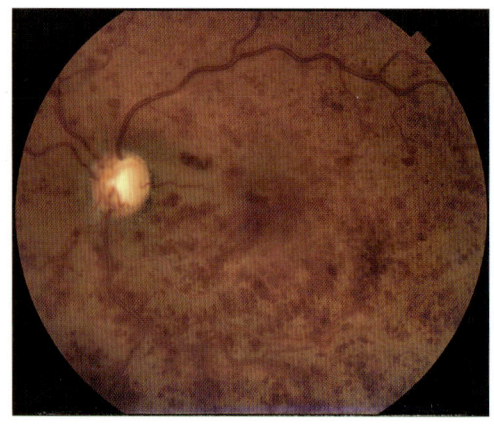

彩图 117-2 视网膜中央静脉阻塞。视网膜中央静脉中，视网膜静脉可见扩张迂曲。眼底表现为充血和水肿。大量的视网膜出血也是特征性体征之一（参见第 853 页）

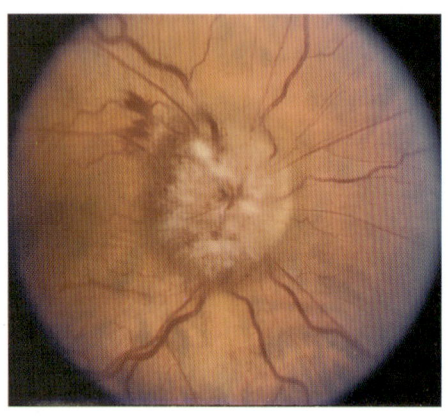

彩图 114-1 视神经盘水肿。眼底表现包括视网膜静脉的充血扩张和迂曲，视神经盘充血水肿以及视神经盘周围的出血（参见第 843 页）

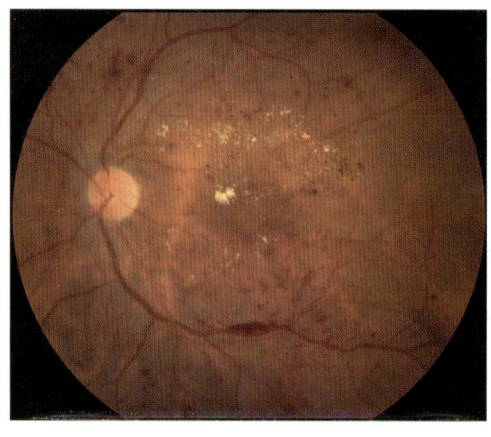

彩图 117-3 糖尿病视网膜病变（非增殖期）。非增殖期的糖尿病视网膜病变的眼底表现包括视网膜出血和硬性渗出（黄色斑片）（参见第 854 页）

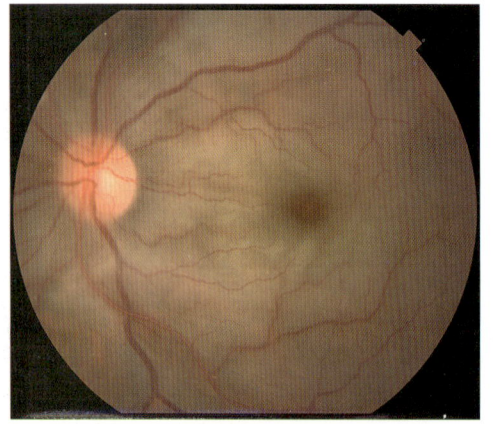

彩图 117-1 视网膜中央动脉阻塞。在急性视网膜中央动脉阻塞中，视网膜的弥漫水肿使得视网膜苍白，动脉变细。下方的脉络膜灌注透过视网膜形成特征性的樱桃红样外观（参见第 853 页）

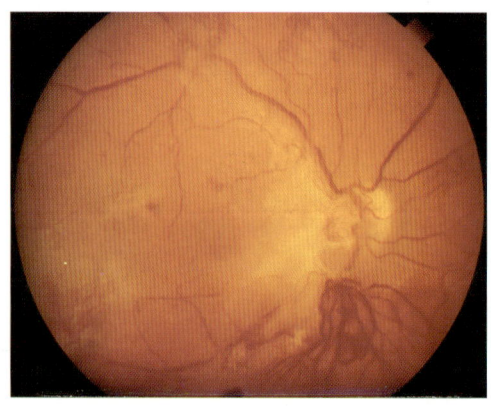

彩图 117-4 糖尿病视网膜病变（增殖期）。增殖期的糖尿病视网膜病变的眼底关键性改变为新生血管，该图在视神经盘周围可见（参见第 854 页）

默克诊疗手册　5

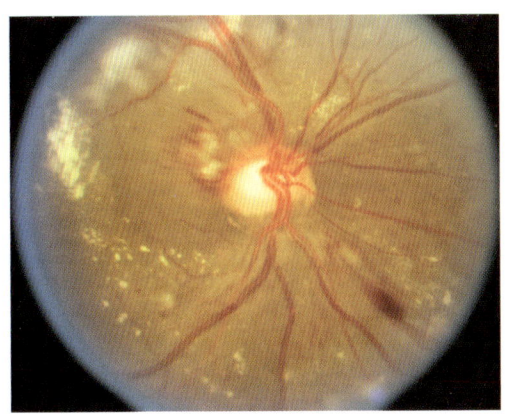

彩图 117-5　高血压性视网膜病变（中度）。高血压性视网膜病变表现为变细和走行变直的动脉,视网膜内层的出血和黄色、硬性渗出(参见第 855 页)

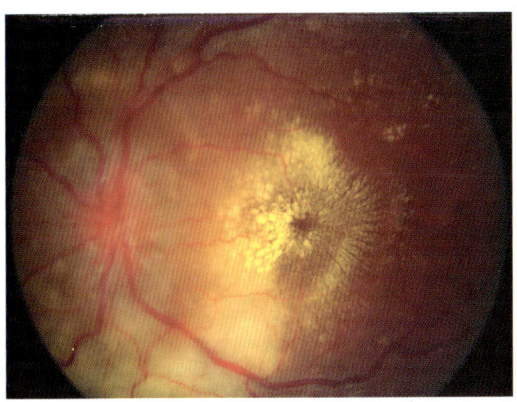

彩图 117-6　高血压性视网膜病变（星芒状渗出和视神经盘水肿）。恶性高血压的首要眼底表现为视神经盘的水肿,表现为视神经盘边界模糊和隆起。该眼底照还有另一个特征性表现为黄斑区的星芒状渗出,是由于视网膜血管的渗漏造成的(参见第 856 页)

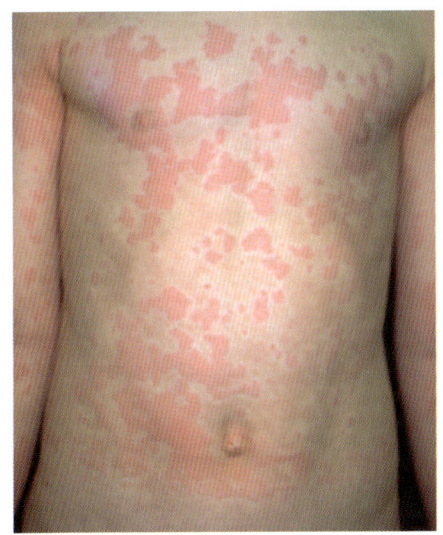

彩图 119-1　荨麻疹。局部皮肤水肿造成这些移行性、隆起性、瘙痒性红色皮损(参见第 865 页)

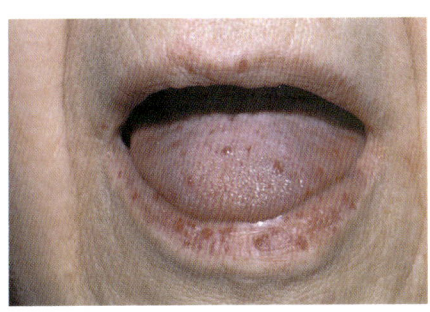

彩图 119-2　遗传性出血性毛细血管扩张症。丘疹状、点状或线状毛细血管扩张主要见于舌、唇、指端、口周及躯干。皮损有出血倾向(参见第 866 页)

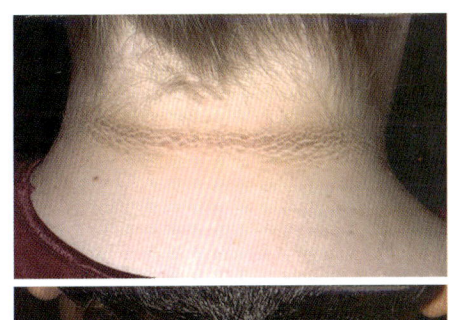

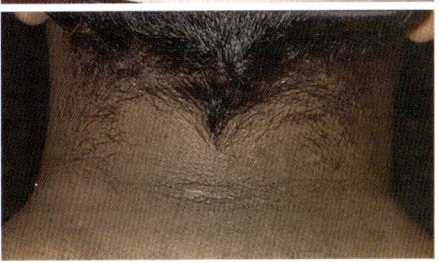

彩图 119-3　黑棘皮病。皮肤增厚及色素沉着主要累及腋下和颈部(上);在深肤色人群中,皮肤呈现皮革样外观(下)。最常见的病因是糖耐量异常,也可见于内脏肿瘤,尤其是发病快速和分布广泛的患者(参见第 873 页)

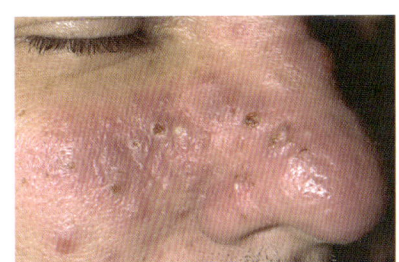

彩图 121-1　玫瑰痤疮。面部皮肤改变典型的包括潮红、毛细血管扩张、红斑、丘疹、脓疱,严重病例可伴有鼻赘(参见第 880 页)

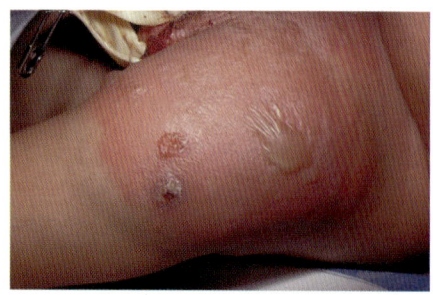

彩图 122-1 蜂窝织炎。先前注射疫苗部位出现的皮肤热、红、水肿(典型特征)以及大疱(参见第 882 页)

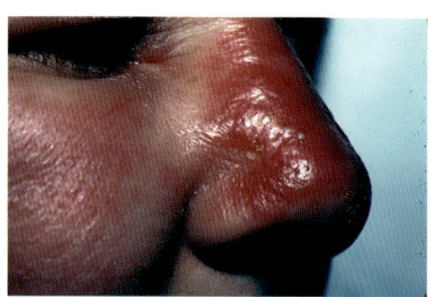

彩图 122-2 丹毒。特征是光滑、隆起、发硬并且有压痛的斑块样皮损且边界清楚,最常见于腿部和面部(参见第 883 页)

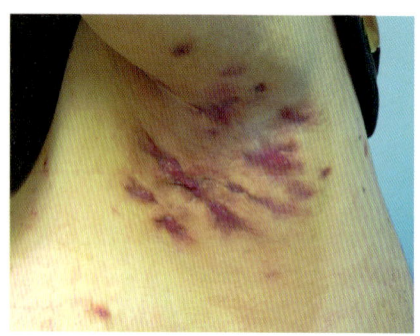

彩图 122-3 化脓性汗腺炎(Hurly Ⅲ期)。这位患者有多发的慢性排脓的脓肿和窦道(参见第 886 页)

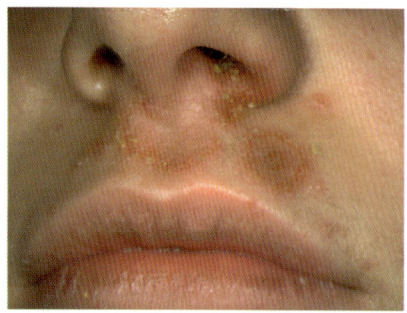

彩图 122-4 脓疱疮(非大疱型)。浅表的皮肤感染表现为成簇的水疱或者脓疱,破裂后形成蜜黄色结痂(参见第 886 页)

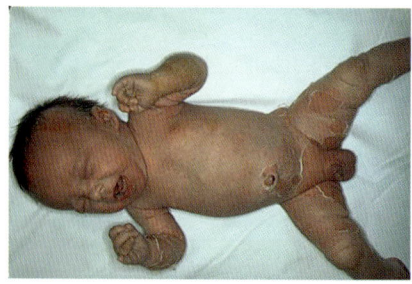

彩图 122-5 葡萄球菌烫伤样皮肤综合征。葡萄球菌毒素造成表皮剥脱,多发生于 6 岁以下儿童(参见第 888 页)

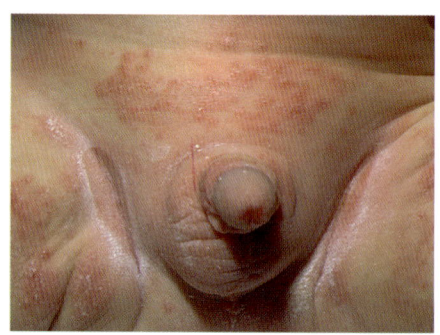

彩图 123-1 念珠菌病(尿布疹)(参见第 891 页)

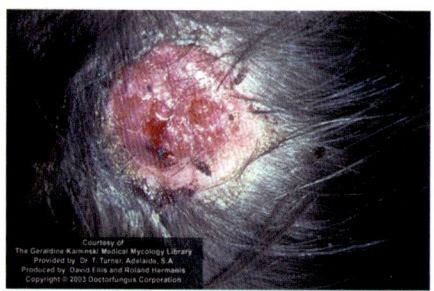

彩图 123-2 头癣(脓癣)。脓癣表现为头皮大块松软潮湿的团块,是由于对头皮皮肤癣菌感染产生严重的炎症反应(参见第 892 页)

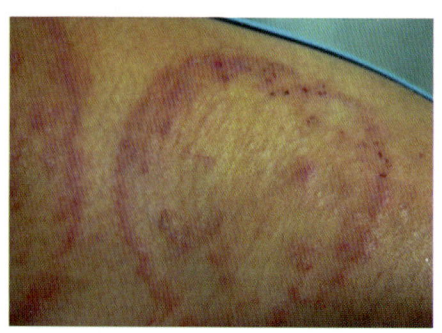

彩图 123-3 体癣伴有广泛中央消退(参见第 892 页)

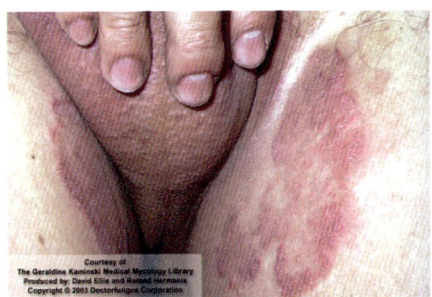

彩图 123-4　股癣。这类皮肤癣菌感染表现为瘙痒性、鳞屑性皮损或斑块,累及阴囊和大腿之间的褶皱区域(参见第 893 页)

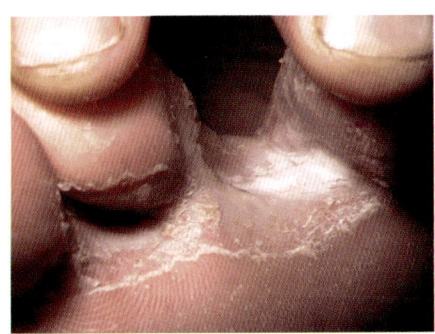

彩图 123-5　足癣。皮肤癣菌感染典型的表现为浸渍、脱屑的皮损,首先出现在第三、四趾之间,蔓延至足弓的背外侧面和/或足底(参见第 893 页)

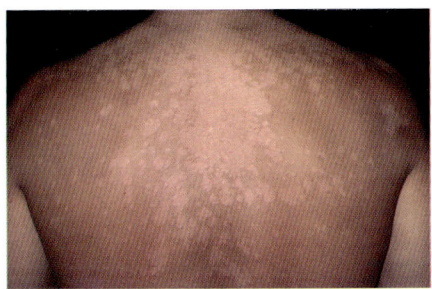

彩图 123-6　花斑癣。马拉色菌皮肤感染表现为多发的棕黄色、棕色、鲑鱼肉色或白色鳞屑性斑片,位于躯干、颈部和腹部(参见第 894 页)

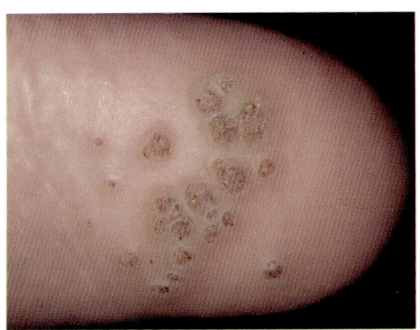

彩图 124-1　疣(掌跖部)(参见第 896 页)

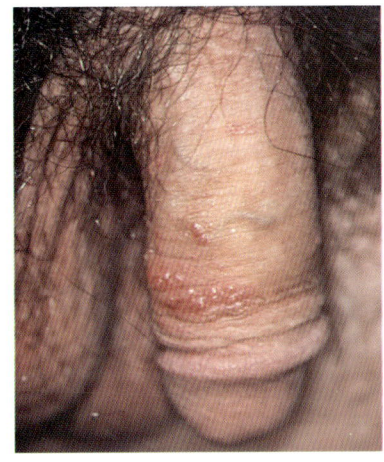

彩图 124-2　生殖器疣(男性)(参见第 896 页)

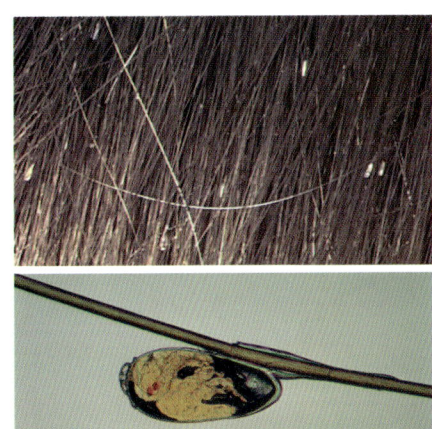

彩图 125-1　头虱(虱子)。虱子呈椭圆形、灰白色虫卵附着在毛干的基底部(上);在低倍显微镜下有特征性的外观(下)(参见第 900 页)

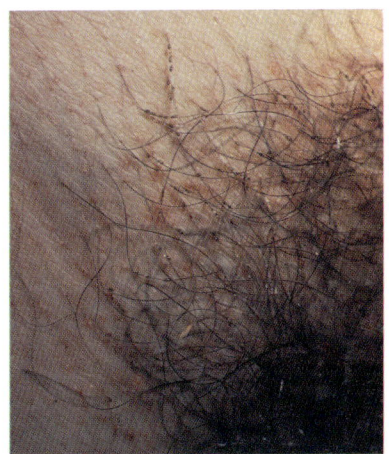

彩图 125-2　阴虱病(阴虱)。伴有虱子附着于阴毛(参见第 901 页)

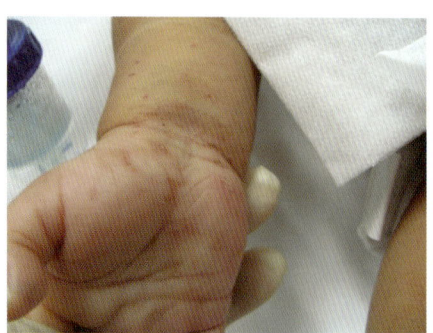

彩图125-3 疥疮。照片中的儿童有抓痕、结痂的皮损集中在手腕屈侧褶皱处。这些表现是疥疮的典型表现。隧道存在于3~4mm的结痂皮损处，分布于手腕皱褶处或其他部位（参见第901页）

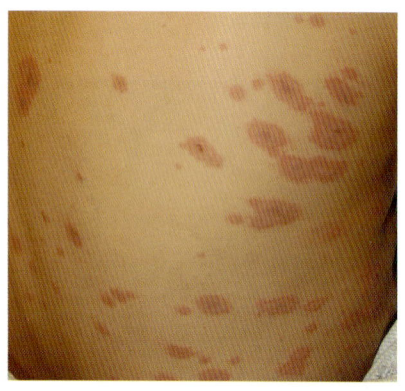

彩图126-1 靶形损害。靶形损害（又称为虹膜样损害）表现为环形皮损伴紫色的中心及粉红色晕，中间为苍白色的环。这种皮损是多形红斑的典型皮损，对称分布（参见第905页）

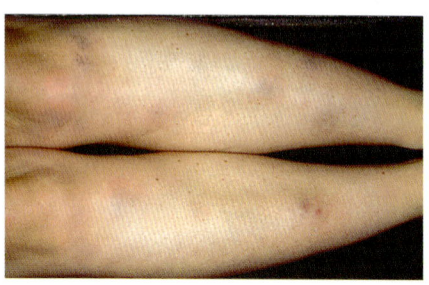

彩图126-2 结节性红斑。红色或紫红色可触性、疼痛性皮下结节，典型地出现在胫前（参见第906页）

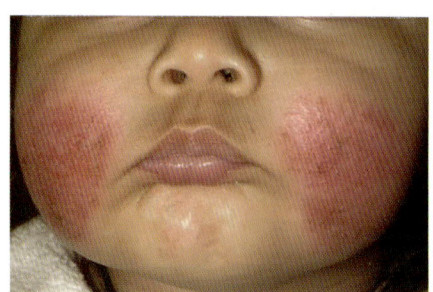

彩图127-1 特应性皮炎（急性期）。通常在婴儿期发病，皮损见于面部，然后播散至颈部、头皮和四肢（参见第910页）

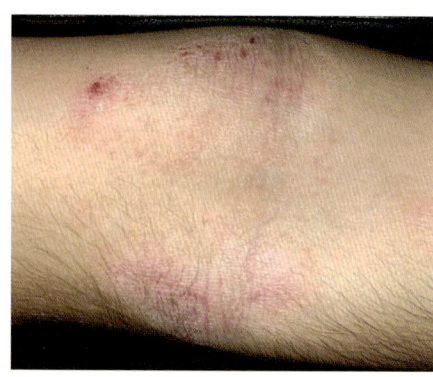

彩图127-2 特应性皮炎（慢性期）。皮损见于四肢屈侧褶皱处（参见第910页）

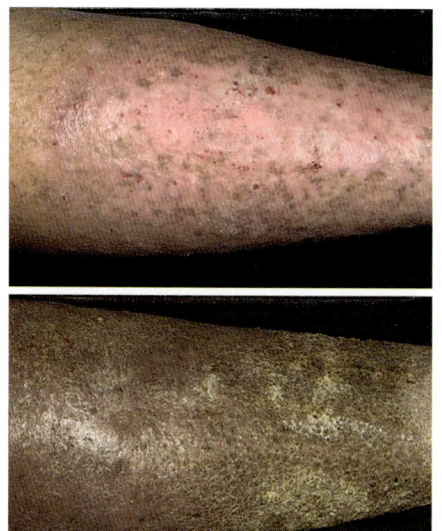

彩图127-3 坠积性皮炎（慢性期改变）。皮肤炎症性改变表现为红斑、脱屑、渗出以及结痂。浅肤色人群（上）深肤色人群（下）（参见第918页）

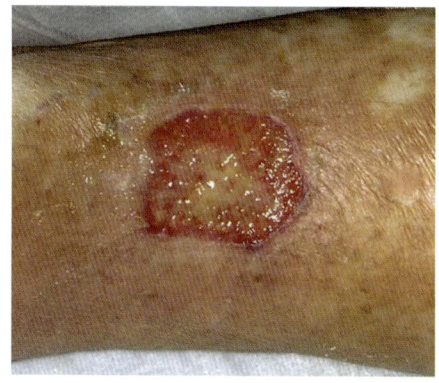

彩图127-4 坠积性皮炎（溃疡）。不恰当地治疗坠积性皮炎而造成溃疡，有时刚开始出现皮损就有溃疡（参见第918页）

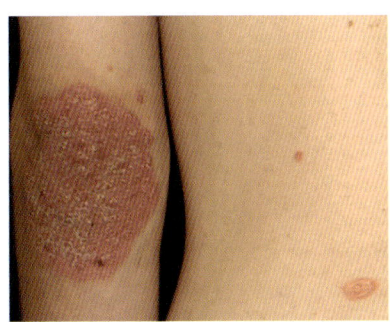

彩图 128-1　斑块型银屑病。斑块为隆起、可触性皮损，直径>10mm。银屑病（如图）典型表现为斑块覆有厚、银白色、有光泽的鳞屑（参见第 921 页）

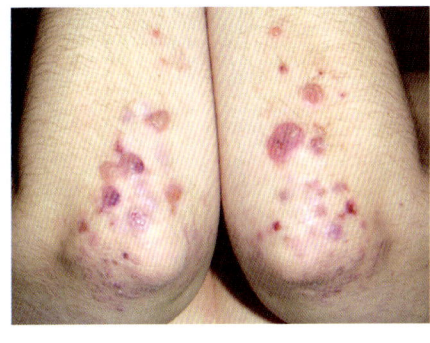

彩图 130-1　疱疹样皮炎。此照片显示的是肘部伸侧面的疱疹样皮炎（伴有对称性瘙痒性丘疱疹）（参见第 929 页）

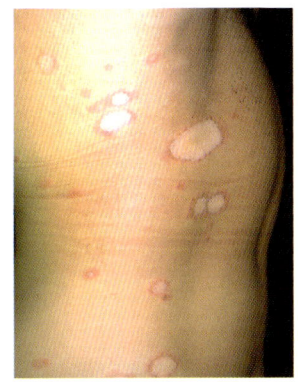

彩图 128-2　玫瑰糠疹。特征性地表现为起初 2~3cm 母斑，接着出现向心性分布的椭圆形斑片或斑块，伴有轻度隆起的边缘，典型表现是沿着皮纹分布（参见第 922 页）

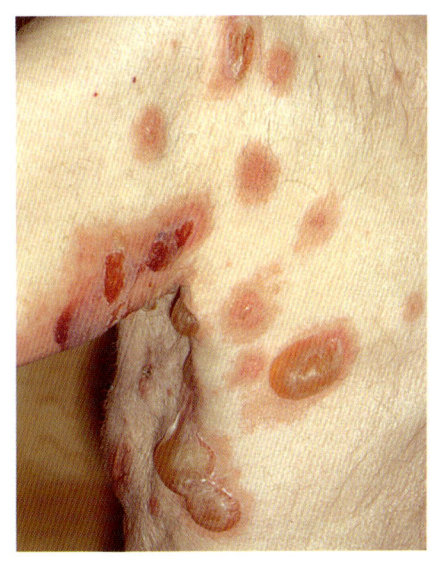

彩图 130-2　寻常型天疱疮（松弛性水疱）。原发皮损是松弛性水疱（参见第 931 页）

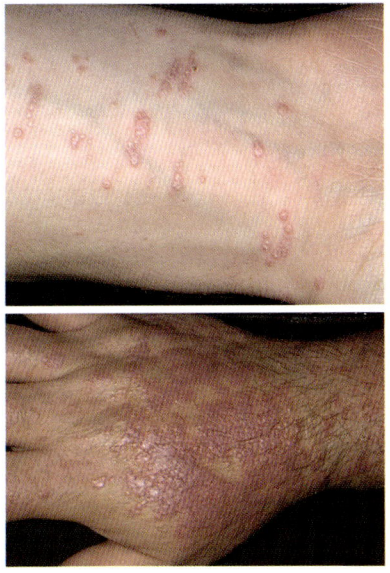

彩图 128-3　扁平苔藓。皮损可为瘙痒性丘疹（上）或斑块（下），呈紫色，在交叉光下有特征性光泽（参见第 923 页）

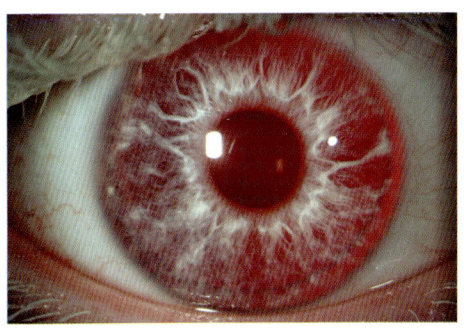

彩图 131-1　白化病（眼部症状）。眼部受累的主要特征是虹膜色素减退或半透明、视网膜色素减少、视力减退、斜视以及眼震颤（参见第 932 页）

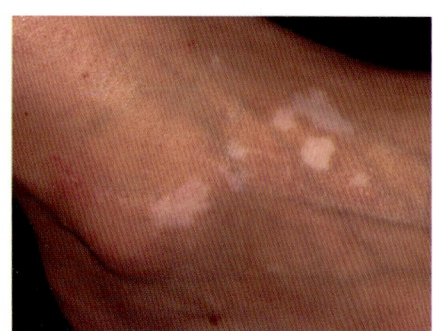

彩图 131-2　足部白癜风。皮肤黑素细胞缺失造成局部、节段性或少见的全身性色素脱失（参见第 933 页）

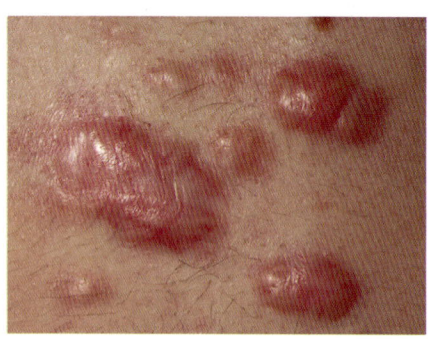

彩图 133-1　瘢痕疙瘩。在受伤部位产生，皮损是增生性的、光亮的、光滑的，常是圆顶状的，呈淡粉红色（参见第 942 页）

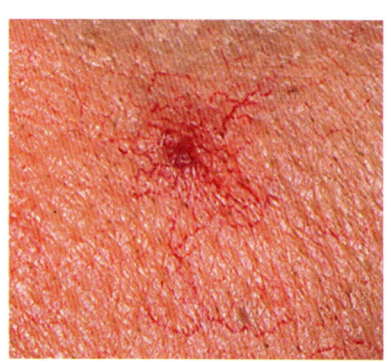

彩图 133-2　血管瘤（蜘蛛痣）。蜘蛛痣常见于孕期女性、口服避孕药的女性以及肝硬化患者（参见第 944 页）

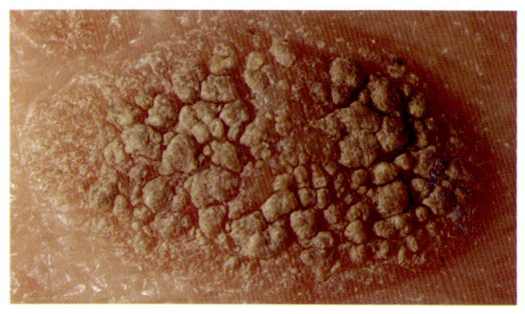

彩图 133-3　脂溢性角化病。这些良性的色素性皮损表现为黏着性，表面呈疣状、天鹅绒样、蜡样、脱屑或结痂（参见第 944 页）

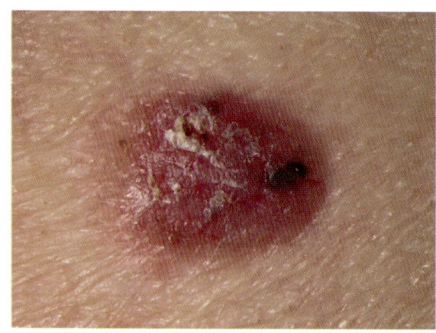

彩图 134-1　基底细胞癌。首先形成浅表的丘疹或者结节；缓慢增大，可出现破溃。这类皮肤癌罕见转移，但可能局部浸润，又是会影响重要的结构（如眼、耳、口、骨、硬脑膜）（参见第 945 页）

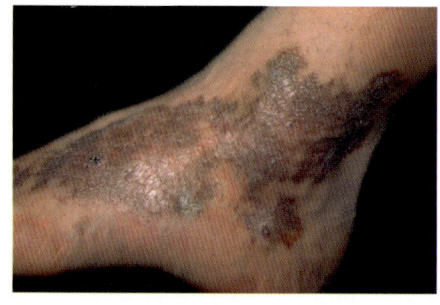

彩图 134-2　卡波西肉瘤（经典型）。通常这一类型仅引起下肢皮肤少量的皮损（参见第 946 页）

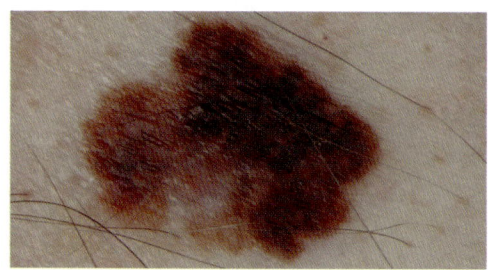

彩图 134-3　黑素瘤（浅表播散型）。通常，期初为不规则、隆起的、坚硬的棕黄色或棕色斑块，常伴有红色、白色、黑色或蓝色小点，或小的、有时是突起的蓝黑色结节（参见第 948 页）

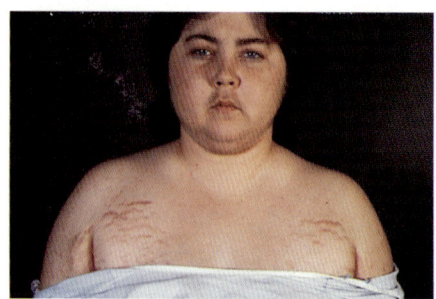

彩图 162-1　库欣综合征。表现为面部呈圆盘状，脸颊丰满，锁骨上部脂肪堆积，皮肤出现褶痕（参见第 1109 页）

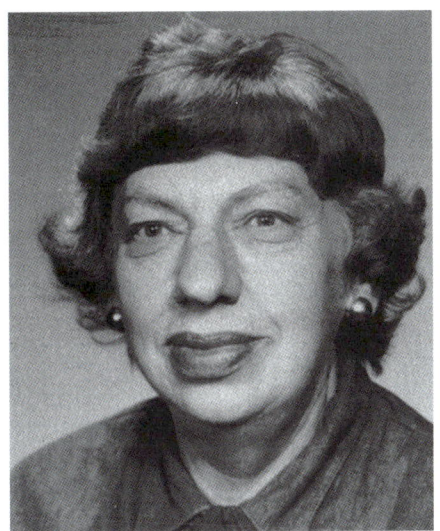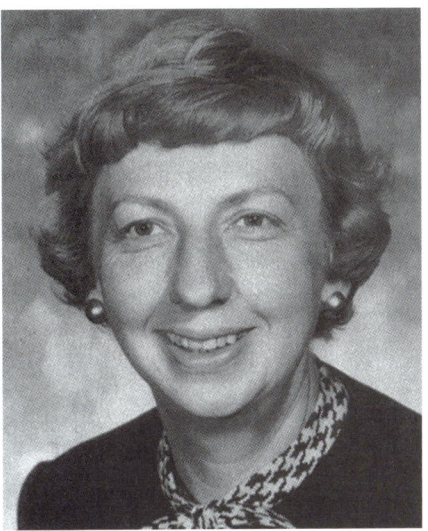

彩图 170-1　肢端肥大症（面部的变化）。64 岁女性，因垂体腺瘤导致肢端肥大症（左）；11 年前的同一患者（右）（参见第 1184 页）

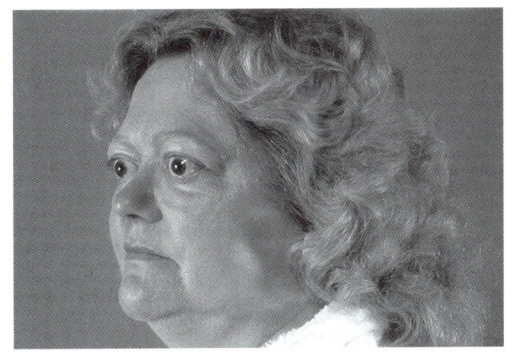

彩图 173-1　眼球突出。甲状腺功能亢进的眼部表现（参见第 1205 页）

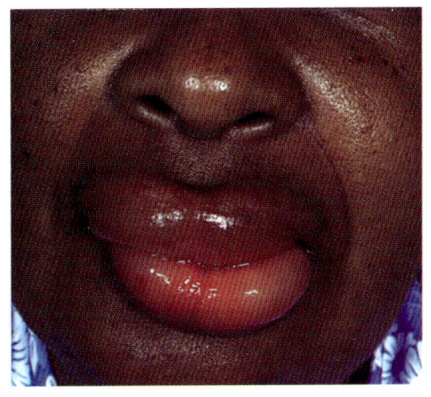

彩图 175-1　血管性水肿。可见于遗传性血管性水肿患者的唇部（参见第 1238 页）

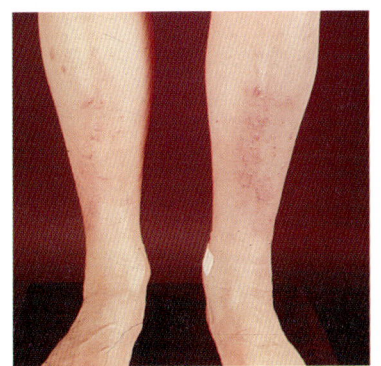

彩图 173-2　胫前黏液性水肿（参见第 1205 页）

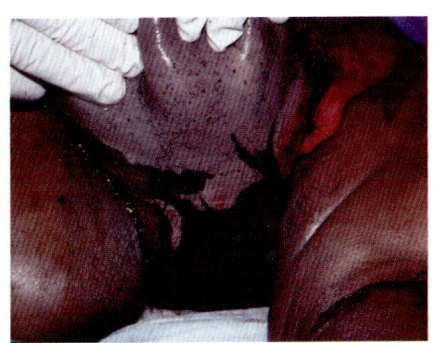

彩图 182-1　坏疽。会阴部坏死性筋膜炎（参见第 1349 页）

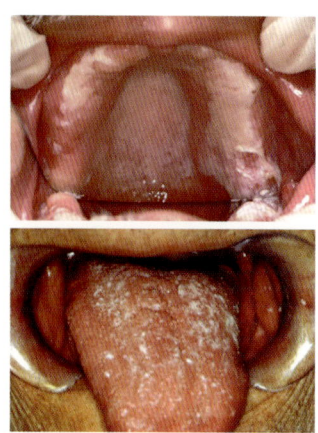

彩图188-2 白色念珠菌病(口腔)。念珠菌病有多种形态,包括表面硬而粗糙的唇炎、口腔伪膜性斑块。在该图中,假牙与念珠菌病相关(上图);可发展至舌体和咽部(下图)(参见第1412页)

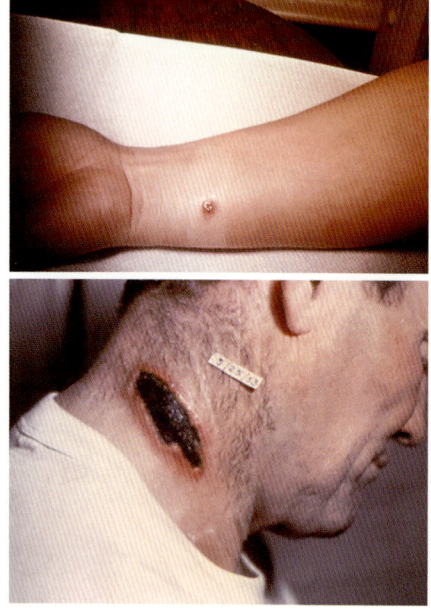

彩图183-1 炭疽。开始为一个无痛性红棕色丘疹,此后丘疹扩大,被红斑和水疱环绕(上图);随后中心型溃疡发生,形成一黑色焦痂(下图)(参见第1353页)

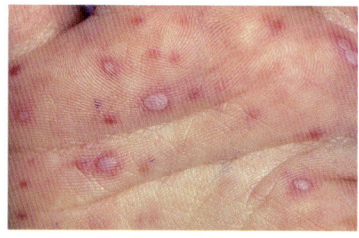

彩图190-1 手足口病(手足部皮损)。该图显示手掌部的水疱,周围绕以红斑(参见第1428页)

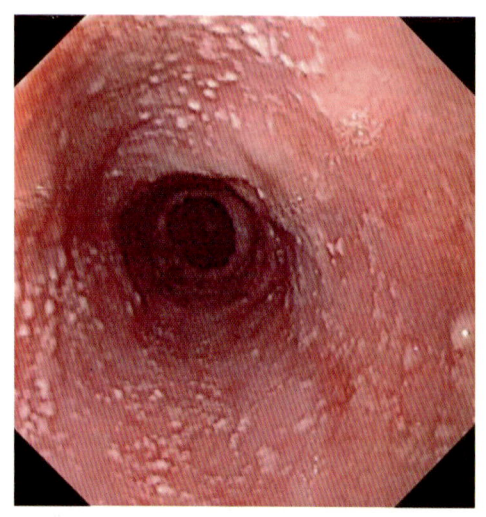

彩图188-1 白色念珠菌病(食管)。食管念珠菌病可发生于免疫抑制者,该病为艾滋病相关性疾病之一(参见第1412页)

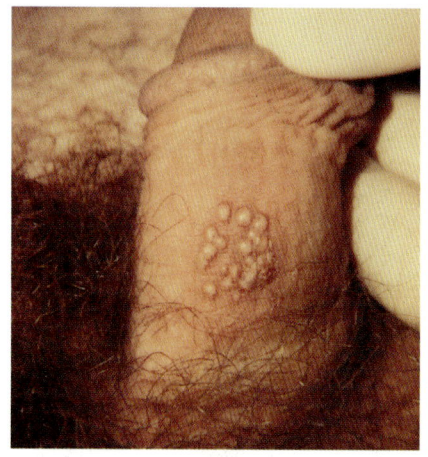

彩图191-1 生殖器疱疹(男性)。阴茎体上成簇的水疱(参见第1437页)

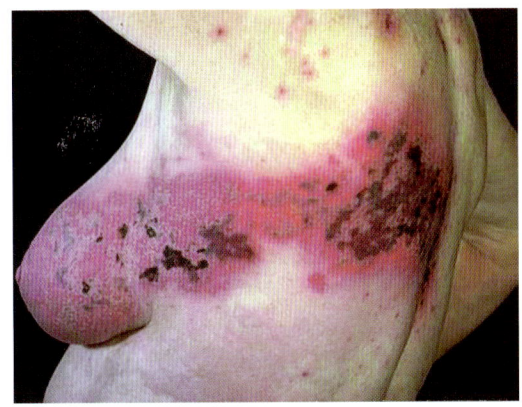

彩图 191-2　带状疱疹（胸部皮损）。神经性皮炎后出现皮肤病毒感染,伴随着烧灼感、红斑、水疱和皮肤破溃（参见第 1438 页）

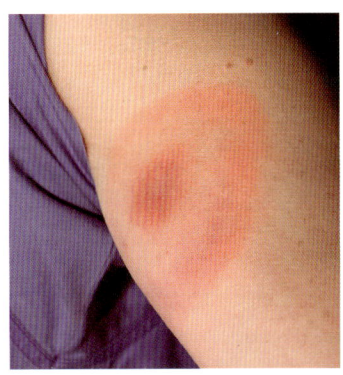

彩图 204-1　游走性红斑（牛眼征）。游走性红斑,形似牛眼,表现为中心红斑,周围苍白圈,此外再绕以一红斑圈（参见第 1537 页）

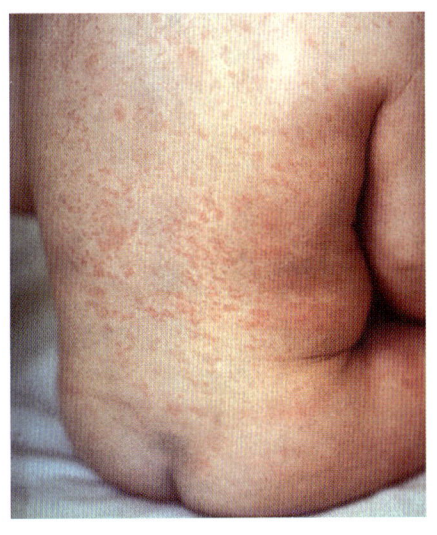

彩图 197-1　风疹（皮疹分布形态）。分布与麻疹类似,但皮疹较麻疹颜色稍淡,分布稍稀疏（参见第 1480 页）

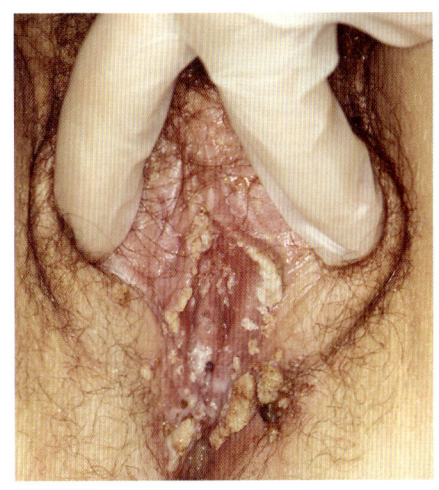

彩图 205-1　生殖器疣（女性）。凸起于外阴皮面,呈浅色的不规则颗粒,表面粗糙（参见第 1544 页）

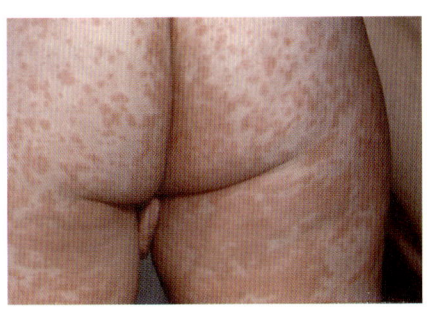

彩图 197-2　麻疹（斑疹）（参见第 1480 页）

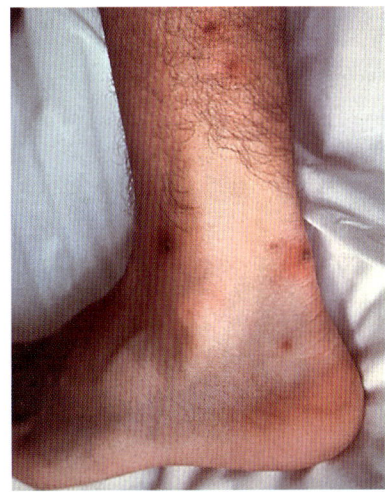

彩图 205-2　播散性淋球菌感染（皮肤损害）。小而轻微的痛性皮损,有一红色基底,多分布于上肢或下肢;典型的表现为脓疱（参见第 1545 页）

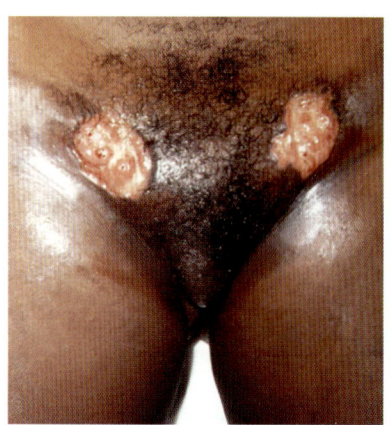

彩图205-3 腹股沟肉芽肿(女性)(参见第1547页)

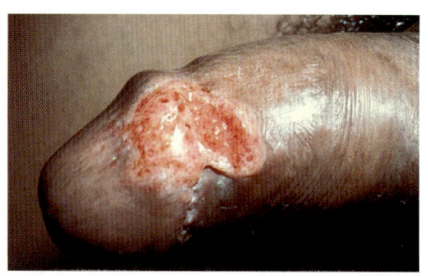

彩图205-4 腹股沟肉芽肿(男性)(参见第1547页)

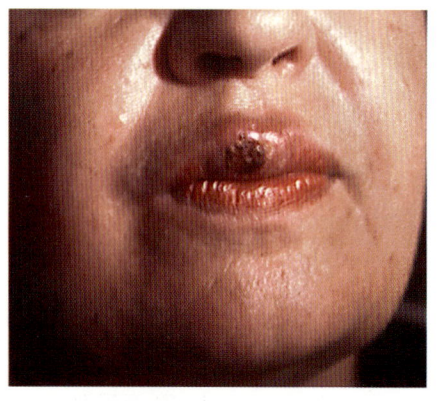

彩图205-5 梅毒,一期(口唇硬下疳)(参见第1549页)

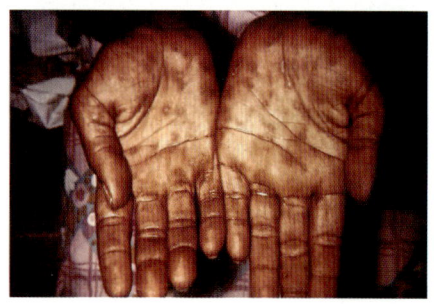

彩图205-6 梅毒,二期(手部)。特征性的手掌或足底斑丘疹(参见第1549页)

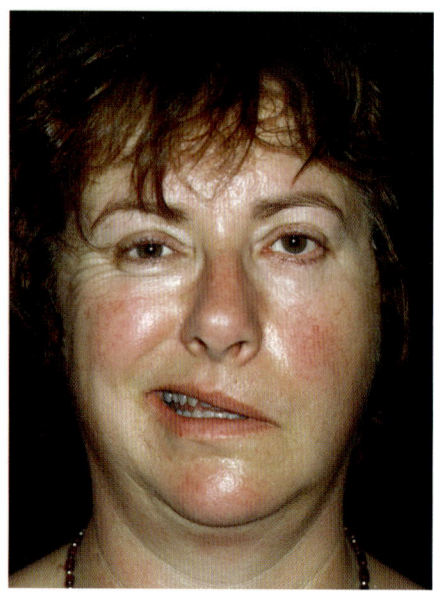

彩图230-1 面神经麻痹(贝尔麻痹)。由于面神经(第Ⅶ对脑神经)麻痹,患者的左侧面部肌肉瘫痪(参见第1744页)

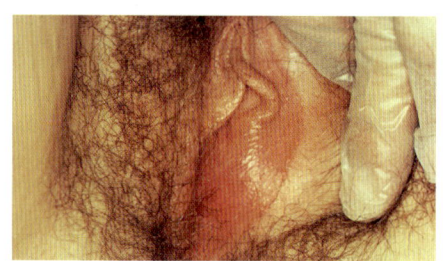

彩图261-1 前庭大腺囊肿。囊肿通常可在阴道口附近触及,受累侧的阴唇肿胀,引起外阴不对称(参见第1974页)

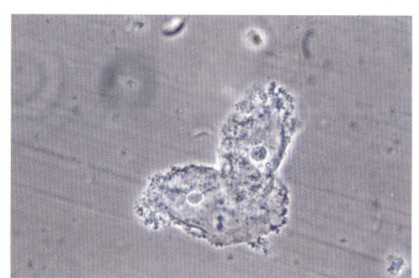

彩图263-1 线索细胞。有细菌感染的上皮细胞,有时细胞边缘不完整,显示存在细菌性阴道炎(参见第1992页)

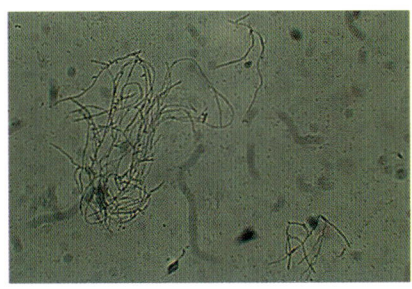

彩图 263-2　念珠菌性阴道炎:氢氧化钾(KOH)湿涂片显示菌丝和芽孢。 由于10%的氢氧化钾可以溶解上皮细胞,有助于检出念珠菌性阴道炎中菌丝和芽孢(参见第1992页)

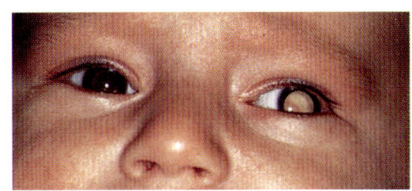

彩图 324-1　患有视网膜母细胞瘤婴儿的白瞳征。 最常见的原因是白垩样肿瘤(chalky-white tumor)的直接反射(参见第2476页)

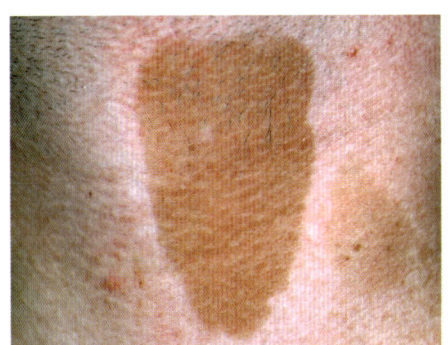

彩图 306-1　牛奶咖啡斑。 牛奶咖啡斑是指色素过多(褐色或咖啡色)的斑疹(参见第2323页)

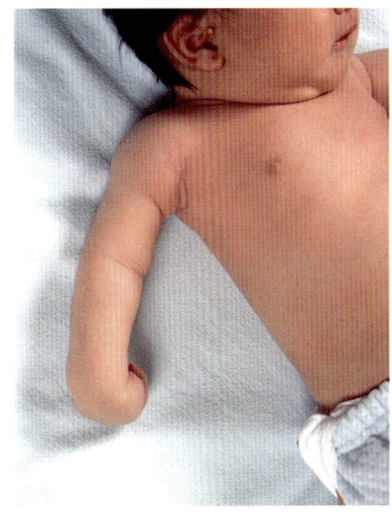

彩图 327-1　臂丛神经损伤。 本图显示了臂丛神经损伤的肩内旋,肘伸展以及腕部和手指的屈曲(参见第2491页)

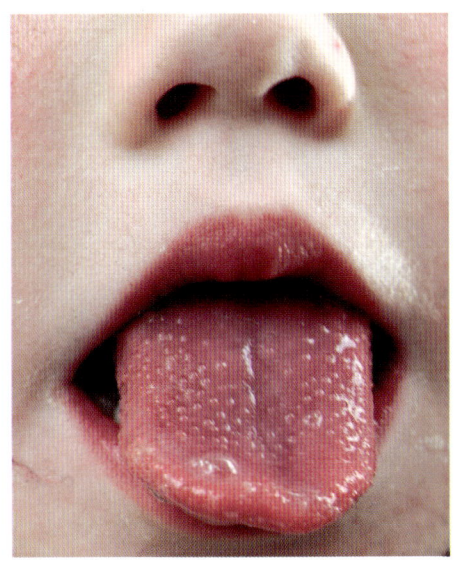

彩图 314-1　草莓舌。 该舌头红斑,有明显的乳突。草莓舌的特征是丝状乳头脱落(由系统性炎症过程引起)和真菌状乳头的持久性形成了草莓的"种子"。草莓舌不是川崎病所特有的。它也可能存在于链球菌和葡萄球菌毒素介导的疾病中(参见第2372页)

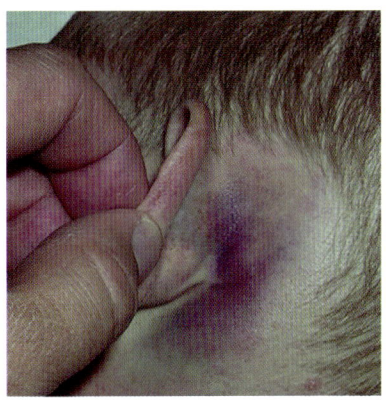

彩图 347-1　颅底骨折的体征(耳后淤血斑)。 本图展示了耳后淤血斑(参见第2621页)

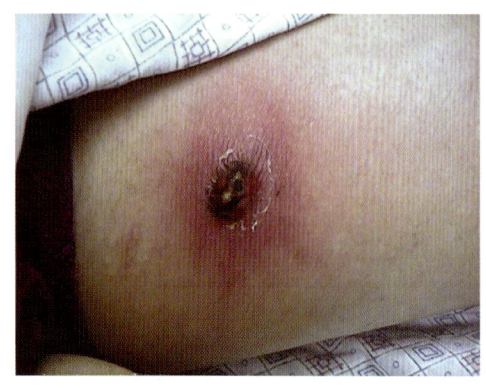

彩图 350-1　棕色遁蛛蜇伤伤口。本图展示了棕色遁蛛蜇伤导致的内侧大腿坏死性皮损（参见第 2643 页）

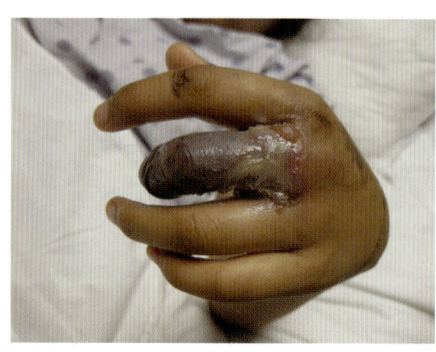

彩图 351-2　全层（Ⅲ度）烧伤。中指的大部分是全层烧伤，皮肤深黑且粗糙。手指基段的水疱与发红提示部分深度烧伤（参见第 2647 页）

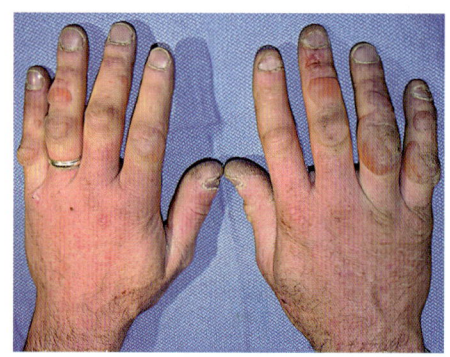

彩图 352-1　手的冻伤。本图展示了手的冻伤。水疱很明显（右手无名指和小指可见出血）。发绀的手指末端预示着坏死。应在手指肿胀前取下戒指（参见第 2650 页）

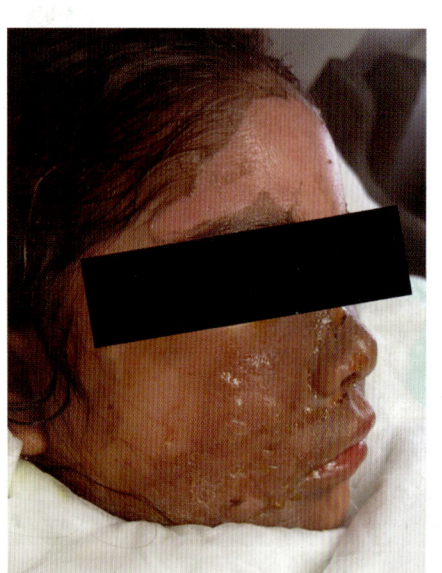

彩图 351-1　部分深度烧伤（Ⅱ度）。面颊上有水疱与发红。额头上明显的发红是由于大的水疱破裂，内部液体引流导致（参见第 2647 页）

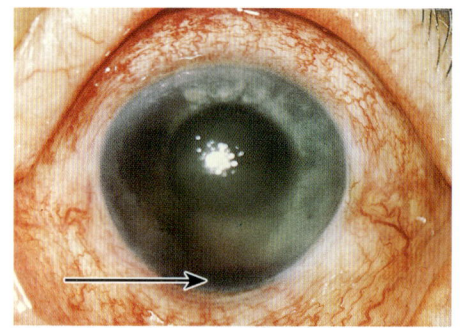

彩图 355-1　前房积血。该患者在眼外伤后出现了前房积血和结膜红斑（箭头所指）（参见第 2661 页）

附录 I　参考使用指南

在美国，多数实验室检测报告均使用美制单位，世界其他地方的实验室报告用国际系统单位(Système International d'Unités,SI)或国际单位(international units,IU)。SI单位的规定由一个专门小组定期更新。

许多SI单位与美国所用的单位相同，除了有关浓度的SI单位。SI的浓度报告使用的单位如摩尔(mol)或每单位容量(L)的摩尔十进分数(例如毫摩尔或微摩尔)。美制单位所报告的为每单位容量的质量(例如克、毫克)或化学当量(如毫克当量)，容量单位可以是升，或升的十进分数(例如分升、毫升)。检验结果报告为每100ml(1dl)所含的量，有时用百分率表示(例如:10mg/dl可以写成10mg%)。

摩尔、毫克和毫克当量　1摩尔(mol)是一个阿伏伽德罗(Avogadro)常量($6.023×10^{23}$)元素的实体(如原子、离子、分子);某物质1mol的质量是其原子量克数(如1mol钠=23g,1mol钙=40g)。同样，某特定数量物质的质量除以它的原子量就得出该摩尔的数值(如20g钠=20/23,或0.87mol)。

1个当量(equivalent)是整合电荷和摩尔的一种单位；1个当量代表1个摩尔的电荷，从某物质内带电荷颗粒的摩尔数乘以该物质的原子价来计算而得。从而，带+1或-1电荷的离子(如Na^+,K^+,Cl^-),1个摩尔就是一个当量(1×1=1);对于带+2或-2电荷的离子(例如Ca^{2+})而言，½摩尔就是1个当量(½×2=1)，其他原子价值可依此类推。1个毫克当量(mEq)是1/1 000当量。

下列是毫克当量、毫克和毫摩尔之间的换算：
毫克当量=毫克/化学式量×原子价=毫摩尔×原子价
毫克=毫克当量×化学式量/原子价=毫摩尔×化学式量
毫摩尔=毫克/化学式量=毫克当量/原子价
(注意：分子量=原子量或化学式量)

其他方法，有纸质的换算表或可在互联网上查找。

国际系统单位

单位	相当的子单位
重量	
1千克(kg)	1 000克(10^3g)
1克(g)	1 000毫克(10^3mg)
1毫克(mg)	1 000微克(10^{-3}g)
1微克(μg)	1 000纳克(10^{-6}g)
1纳克(ng)	1 000皮克(pg)(10^{-9}g)
容量	
1升(L)	1 000毫升(ml)
1升(L)	1 000立方厘米(cc)

国际-非国际单位的换算

国际单位	等值非国际单位[*]
溶液	
30毫升(ml)	1溶液盎司(oz)
250ml	8.4oz
500ml	1.06品脱(pt)
1 000ml(1L)	1.06pt
重量	
65mg	1加仑(gal)
28.35g	1oz
1kg	2.2磅(lb)
长度	
1毫米(mm)	0.04英寸(in)
1厘米(cm)	0.4in
2.54cm	1in
1米(m)	39.37in
家庭食具	
4ml	1茶匙(tsp)
5ml	1tsp,医用
8ml	1甜食匙
15ml	1汤匙(tbsp-1/2溶液盎司)
240ml	1杯(8oz)

[*] 近似值

某些重要医用成分的原子量

元素	符号	原子量[*]
氢	H	1
碳	C	12
氮	N	14
氧	O	16
钠	Na	23
镁	Mg	24
磷	P	31
氯	Cl	35.5
钾	K	39
钙	Ca	40

[*] 近似值。

摄氏度-华氏度等值表*

应用	℃	℉	应用	℃	℉
海平面水结冰	0	32		40.0	104.0
临床范围	36.0	96.8		40.5	104.9
	36.5	97.7		41.0	105.8
	37.0	98.6		41.5	106.7
	37.5	99.5		42.0	107.6
	38.0	100.4	巴士灭菌法(维持),30分钟	62.8	145.0
	38.5	101.3	巴士灭菌法(瞬间),15s	71.7	161.0
	39.0	102.2	海平面水沸腾	100.0	212.0
	39.5	103.1			

*转换：
将华氏度(℉)转换成摄氏度(℃)的方法，先减32，再乘以5/9或0.555。
将摄氏度℃转换成华氏度℉的方法，乘以9/5或1.8，再加32。
根据FDA美国联邦法规,1991。

附录Ⅱ 实验室数据正常值

以下5张表格列出了血液、尿液、脑脊液、大便和其他体液(如胃液)的常用的实验室指标参考值(注意：表格中所提供的参考值仅作为指南使用)。参考值因某些因素的不同而异，包括健康人群的样本来源、特定的检测方法和/或检测仪器。需由美国病理学会(College Of American Pathologists,CAP)认证的实验室来建立和/或验证他们的参考值，每年至少一次。因此，任何既定结果的解释应依照该实验室测试的参考值范围；实验室通常会给出参考值和测试结果。

血液检查：正常值

表1 实验室正常参考值：血液、血浆和血清

检查	标本类型	美制单位	SI单位
乙酰醋酸	血浆	<1mg/dl	<0.01mmol/L
乙酰胆碱酯酶(ACE),红细胞	血液	26.7~49.2U/g 血红蛋白	N
酸性磷酸酶	血清	0.5~5.5U/L	0~0.9μkat/L
部分凝血活酶时间(aPTT)	血浆	25~35s	N
促可的松(ACTH)	血清	9~52pg/ml	2~11pmol/L
白蛋白	血清	3.5~5.5g/L	35~55g/L
醛固酮：			
立位	血清	7~20ng/dl	194~554pmol/L
仰卧	血清	2~5ng/dl	55~138pmol/L
碱性磷酸酶(ALP)	血清	36~92U/L	0.5~1.5μkat/L
A_1抗胰蛋白酶(AAT)	血清	83~199mg/dl	N
甲胎蛋白(AFP)	血清	0~20ng/dl	0~20pg/L
δ-氨基乙酰丙酸(ALA)	血清	15~23μg/L	1.14~1.75μmol/L
丙氨酸氨基转移酶(ALT)	血清	0~35U/L	0~0.58pkat/L

续表

检查	标本类型	美制单位	SI 单位
谷草转氨酶(AST)	血清	0~35U/L	0~0.58pkat/L
氨	血浆	40~80μg/dl	23~47μmol/L
淀粉酶	血清	0~130U/L	0~2.17μkat/L
抗体可提取细胞核抗原(AENA)	血清	<20.0 单位	N
抗环瓜氨酸肽(抗CCP)的抗体	血清	<5.0 单位	N
抗利尿激素(ADH;精氨酸升压素)	血浆	<1.7pg/ml	<1.57pmol/L
抗双链 DNA(dsDNA)的抗体	血清	<25IU	N
抗线粒体抗体 M2	血清	<0.1 个单位	N
抗中性粒细胞胞质抗体(ANCA)	血清	阴性	N
抗核抗体(ANA)	血清	<1.0 单位	N
抗平滑肌抗体(ASMA)滴度	血清	<1:80	N
抗链球菌溶血素 O 试验滴度	血清	<150 单位	N
抗甲状腺微粒体抗体滴度	血清	<1:100	N
$α_1$-抗胰蛋白酶(AAT)	血清	83~199mg/dl	15.3~36.6μmol/L
载脂蛋白:			
A-I,女性	血清	98~210mg/dl	0.98~2.1g/L
A-I,男性	血清	88~180mg/dl	0.88~1.8g/L
B-100,女性	血清	44~148mg/dl	0.44~1.48g/L
B-100,男性	血清	55~151mg/dl	0.55~1.51g/L
碳酸氢盐	血清	23~28mEq/L	23~28mmol/L
胆红素:			
直接	血清	0~0.3mg/dl	0~5.1μmol/L
合计	血清	0.3~1.2mg/dl	5.1~20.5μmol/L
血量:			
等离子,女性	血液	28~43ml/kg 体重	0.028~0.043L/kg 体重
等离子,男性	血液	25~44ml/kg 体重	0.025~0.044L/kg 体重
红细胞,女性	血液	20~30ml/kg 体重	0.02~0.03L/kg 体重
红细胞,男性	血液	25~35ml/kg 体重	0.025~0.035L/kg 体重
脑(B 型)利钠肽水平	血浆	<100pg/ml	N
降钙素,年龄>16 岁:			
女性	血清	<8pg/ml	N
男性	血清	<16pg/ml	N
钙	血清	9~10.5mg/dl	2.2~2.6mmol/L
癌抗原(CA):			
CA 125	血清	<35U/ml	N
CA 15-3	血清	<30U/ml	N
二氧化碳(CO_2)含量	血清	23~28mEq/L	23~28mmol/L
二氧化碳分压力(PCO_2)	血液	35~45mmHg	N
碳氧血红蛋白	血浆	0.5%~5%	N
癌胚抗原(CEA)的	血清	<2ng/ml	<2μg/L

续表

检查	标本类型	美制单位	SI 单位
胡萝卜素	血清	75~300μg/L	1.4~5.6μmol/L
CD4∶CD8比值	血液	1~4	N
CD4⁺T 细胞计数	血液	640~1 175/μl	$0.64×10^9$~$1.18×10^9$/L
CD8⁺T 细胞计数	血液	335~875/μl	$0.34×10^9$~$0.88×10^9$/L
血清铜蓝蛋白含量	血清	25~43mg/dl	250~430mg/L
氯	血清	98~106mEq/L	98~106mmol/L
胆固醇理想水平：			
高密度脂蛋白（HDL-C）	血浆	>40mg/dl	>1.04mmol/L
低密度脂蛋白胆固醇（LDL-C）	血浆	<130mg/dl	<3.36mmol/L
合计（TC）	血浆	150~199mg/dl	3.88~5.15mmol/L
凝血因子：			
因子 I	血浆	150~300mg/dl	1.5~3.5g/L
因子 II	血浆	正常的 60%~150%	N
因子 IX	血浆	正常的 60%~150%	N
因子 V	血浆	正常的 60%~150%	N
因子 VII	血浆	正常的 60%~150%	N
因子 VIII	血浆	正常的 60%~150%	N
因子 X	血浆	正常的 60%~150%	N
因子 XI	血浆	正常的 60%~150%	N
因子 XII	血浆	正常的 60%~150%	N
补体：			
C3	血清	55~120mg/dl	0.55~1.20g/L
C4	血清	20~59mg/dl	0.20~0.59g/L
合计	血清	37~55U/ml	37~55KU/L
铜	血清	70~155μg/L	11~24.3μmol/L
氢化可的松：			
1h 后，促可的松	血清	>18μg/dl 及以上，基线通常≥8μg/dl	>498nmol/L 并且通常在基线以上≥221nmol/L
下午 5 点	血清	3~13μg/dl	83~359nmol/L
上午 8 点	血清	8~20μg/dl	251~552nmol/L
进行过夜地塞米松抑制试验后	血清	<5μg/dl	<138nmol/L
C 肽	血清	0.9~4.3ng/ml	297~1 419pmol/L
C 反应蛋白（CRP）	血清	<0.5mg/dl	<0.005g/L
C 反应蛋白,高敏（hsCRP）	血清	<1.1mg/L	<0.001 1g/L
CK 肌酸激酶	血清	30~170U/L	0.5~2.83μkat/L
肌酐	血清	0.7~1.3mg/L	61.9~115μmol/L
D-二聚体	血浆	<300ng/ml	<300μg/L
脱氢表雄酮（DHEA-S）：			
女性	血浆	0.6~3.3mg/ml	1.6~8.9μmol/L
男性	血浆	1.3~5.5mg/ml	3.5~14.9μmol/L
δ-氨基乙酰丙酸（ALA）	血清	15~23μg/L	1.14~1.75μmol/L

续表

续表

检查	标本类型	美制单位	SI 单位
11-脱氧氢化可的松(DOC):			
甲吡酮后	血浆	>7μg/dl	>203nmol/L
基础	血浆	<5μg/dl	<145nmol/L
D25g 的木糖摄取后 2h 糖水平 D 木糖	血清	>20mg/dl	>1.3nmol/L
肾上腺素,平卧	血浆	<75ng/ml	<410pmol/L
ESR 红细胞沉降率(ESR):			
女性	血液	0~20mm/h	0~20mm/h
男性	血液	0~15mm/h	0~20mm/h
促红细胞生成素	血清	4.0~18.5MIU/ml	4.0~18.5IU/L
雌二醇,女性:			
月经周期第 1~10 日	血清	14~27pg/ml	50~100pmol/L
月经周期第 11~20 日	血清	14~54pg/ml	50~200pmol/L
月经周期第 21~30 日	血清	19~40pg/ml	70~150pmol/L
雌二醇,男性	血清	10~30pg/ml	37~110pmol/L
铁蛋白	血清	15~200ng/ml	15~200μg/L
甲胎蛋白(AFP)	血清	0~20ng/L	0~20pg/L
纤维蛋白原	血浆	150~350mg/dl	1.5~3.5g/L
叶酸:			
红细胞	血液	160~855ng/ml	362~1 937nmol/L
血清	血清	2.5~20ng/ml	5.7~45.3nmol/L
促卵泡激素(FSH),女性:			
卵泡或黄体期	血清	5~20mU/ml	5~20U/L
排卵期峰值	血清	30~50mU/ml	30~50U/L
绝经后	血清	>35mU/ml	>35U/L
促卵泡激素(FSH),成年男性	血清	5~15mU/ml	5~15U/L
果糖胺	血浆	200~285mol/L	N
γ-谷氨酰转肽酶(GGT)	血清	8~78U/L	N
促胃液素	血清	0~180pg/ml	0~180ng/L
球蛋白:	血清	2.5~3.5g/L	25~35g/L
α_1-Globulins	血清	0.2~0.4g/L	2~4g/L
α_2-Globulins	血清	0.5~0.9g/L	5~9g/L
β 球蛋白	血清	0.6~1.1g/L	6~11g/L
γ 球蛋白	血清	0.7~1.7g/L	7~17g/L
β_2-微球蛋白	血清	0.7~1.8μg/ml	N
糖:			
2h 餐后	血浆	<140mg/dl	<7.8mmol/L
禁食	血浆	70~105mg/dl	3.9~5.8mmol/L
葡萄糖-6-磷酸脱氢酶(G-6-PD)	血液	5~15U/g 血红蛋白	0.32~0.97mU/mol 血红蛋白

续表

检查	标本类型	美制单位	SI单位
γ-谷氨酰转肽酶(GGT)	血清	8~78U/L	N
生长激素:			
后口服葡萄糖	血浆	<2ng/ml	<2μg/L
言语刺激时睁眼	血浆	>7ng/ml	>7μg/L
结合珠蛋白	血清	30~200mg/dl	300~2 000mg/L
血细胞比容:			
女性	血液	36%~47%	N
男性	血液	41%~51%	N
血红蛋白:			
女性	血液	12~16g/L	120~160g/L
男性	血液	14~17g/L	140~170g/L
血红蛋白 A_{1c}	血液	4.7%~8.5%	N
血红蛋白电泳,成人:			
血红蛋白 A_1	血液	95%~98%	N
血红蛋白 A_2	血液	2%~3%	N
血红蛋白 C	血液	0%	N
血红蛋白 F	血液	0.8%~2.0%	N
血红蛋白 S	血液	0%	N
血红蛋白电泳,儿童 Hb F			
新生儿	血液	50%~80%	N
1~6 个月	血液	8%	N
>6 个月	血液	1%~2%	N
同型半胱氨酸:			
女性	血浆	0.40~1.89mg/L	3~14μmol/L
男性	血浆	0.54~2.16mg/L	4~16μmol/L
人绒毛膜促性腺素(hCG),定量	血清	<5MIU/ml	N
血清免疫球蛋白:			
IgA	血清	70~300mg/dl	0.7~3.0g/L
IgD	血清	<8mg/dl	<80mg/L
IgE	血清	0.01~0.04mg/L	0.1~0.4mg/L
IgG	血清	640~1 430mg/dl	6.4~14.3g/L
免疫球蛋白 G_1	血清	280~1 020mg/dl	2.8~10.2g/L
免疫球蛋白 G_2	血清	60~790mg/dl	0.6~7.9g/L
免疫球蛋白 G_3	血清	14~240mg/dl	0.14~2.4g/L
免疫球蛋白 G_4	血清	11~330mg/dl	0.11~3.3g/L
IgM	血清	20~140mg/dl	0.2~1.4g/L
胰岛素,空腹	血清	1.4~14μIU/ml	10~104pmol/L
INR 国际标准化比值(INR):			
治疗范围(标准亮度疗法)	血浆	2.0~3.0	N
高危患者的治疗范围(如人造心脏瓣膜置入者)	血浆	2.5~3.5	N

续表

检查	标本类型	美制单位	SI 单位
狼疮抗凝阳性患者的治疗范围	血浆	3.0~3.5	N
铁	血清	60~160μg/dl	11~29μmol/L
总铁结合力（TIBC）	血清	250~460μg/dl	45~82μmol/L
乳酸脱氢酶（LDH）	血清	60~160U/L	1~1.67μkat/L
乳酸，静脉	血液	6~16mg/L	0.67~1.8mmol/L
乳糖耐受试验	血浆	>15mg/dl 增加血浆葡萄糖水平	血浆葡萄糖水平增加>0.83mmol/L
铅中毒	血液	<40μg/ml	<1.9μmol/L
中性粒细胞碱性磷酸酶（LAP）分数	外周血涂片	13~130/100/中性（PMN）	
白细胞中性粒细胞和分类	N		
脂肪酶	血清	<95U/L	<1.58μkat/L
脂蛋白（a）[脂蛋白（a）]	血清	<30mg/dl	<1.1μmol/L
促黄体素（LH），女性：			
卵泡或黄体期	血清	5~22mU/ml	5~22U/L
排卵期峰值	血清	30~250mU/ml	30~250U/L
绝经后	血清	>30mU/ml	>30U/L
促黄体素，男性	血清	3~15mU/ml	3~15U/L
镁剂	血清	1.5~2.4mg/L	0.62~0.99mmol/L
锰	血清	0.3~0.9ng/ml	5.5~16.4nmol/L
平均血红蛋白量（MCH）	血液	28~32pg	N
平均细胞血红蛋白浓度（MCHC）	血液	32~36g/L	320~360g/L
平均红细胞容积（MCV）	血液	80~100fl	N
肾上腺素，分馏：			
游离肾上腺素	血浆	<0.50nmol/L	N
游离去甲-3-0-甲基肾上腺素	血浆	<0.90nmol/L	N
高铁血红蛋白	血液	<1.0%	N
甲基丙二酸（MMA）	血清	150~370nmol/L	N
髓过氧化物酶（MPO）的抗体	血清	<6.0U/ml	N
肌红蛋白：			
女性	血清	25~58μg/L	1.4~3.5nmol/L
男性	血清	28~72μg/L	1.6~4.1nmol/L
去甲肾上腺素，仰卧位	血浆	50~440pg/ml	0.3~2.6nmol/L
BNP 的 N-端前肽（NT-proBNP 水平）	血浆	<125pg/ml	N
5'-核苷酸酶（5'NT）	血清	4~11.5U/L	N
渗透压	血浆	275~295mOsm/（kg·H₂O）	275~295mmol/（kg·H₂O）
渗透脆性试验	血液	在>0.5% NaCl 溶液中溶血发生提示脆性增加	N
		脆性减低，如果在 0.3% NaCl 中溶血不完全	
氧分压（PO₂）	血液	80~100mmHg	N
甲状旁腺激素（PTH）	血清	10~65pg/ml	10~65ng/L

续表

续表

检查	标本类型	美制单位	SI 单位
甲状旁腺激素过多(PTHrP)	血浆	<2.0pmol/L	N
PTT 部分凝血活酶时间(aPTT)	血浆	25~35s	N
pH 值	血液	7.38~7.44	N
磷,无机	血清	3.0~4.5mg/L	0.97~1.45mmol/L
血小板计数	血液	$150\times10^3 \sim 350\times10^3/\mu l$	$150\times10^9 \sim 350\times10^9/L$
血小板寿命,使用铬-51	N	8~12 日	N
卟啉	血浆	<1.0μg/dl	N
钾	血清	3.5~5mEq/l	3.5~5mmol/L
前白蛋白(转甲状腺素)	血清	18~45mg/dl	N
黄体酮:			
卵泡期	血清	<1ng/ml	<0.03nmol/L
黄体期	血清	3~30ng/ml	0.1~0.95nmol/L
催乳素:			
女性	血清	<20μg/L	<870pmol/L
男性	血清	<15μg/L	<652pmol/L
前列腺特异性抗原,总(PSA-T)	血清	0~4ng/ml	N
前列腺特异性抗原,游离与总和的比例(PSA-F：PSA-T)	血清	>0.25	N
C 蛋白活性	血浆	67%~131%	N
蛋白 C 抵抗,活化比(APC-R)	血浆	2.2~2.6	N
蛋白 S 活性	血浆	82%~144%	N
蛋白质,总	血清	6~7.8g/L	60~78g/L
PT 凝血酶原时间	血浆	11~13s	N
丙酮酸	血液	0.08~0.16mmol/L	N
红细胞数	血液	$4.2\times10^6 \sim 5.9\times10^6$ 细胞/μl	$4.2\times10^{12} \sim 5.9\times10^{12}$ 细胞/L
红细胞存活率,使用铬-51	血液	$T_{1/2}=28$ 日	N
直立血浆肾素活性,男性和女性			
年龄 18~39 岁:			
钠耗尽	血浆	2.9~24ng/(ml·h)	N
钠恢复	血浆	0.6(或更低)~4.3ng/(ml·h)	N
血涂片检查计数:			
百分比	血液	0.5%~1.5%	N
绝对	血液	$23\times10^3 \sim 90\times10^3/\mu l$	$23\times10^9 \sim 90\times10^9/L$
类风湿因子(RF)	血清	<40U/ml	<40KU/L
钠	血清	136~145mEq/L	136~145mmol/L
睾酮,成人:			
女性	血清	20~75ng/dl	0.7~2.6nmol/L
男性	血清	300~1 200ng/dl,每日 2 次	10~42nmol/L
凝血酶时间	血浆	18.5~24s	N
甲状腺碘-123(^{123}I)的吸收	N	在 24h 给药剂量 5%~30%	N

续表

检查	标本类型	美制单位	SI 单位
促甲状腺素（TSH）	血清	0.5~5.0μIU/ml	0.5~5.0MIU/L
甲状腺素（T_4）：			
游离	血清	0.9~2.4ng/L	12~31pmol/L
游离指数	N	4~11μg/dl	N
合计	血清	5~12μg/dl	64~155nmol/L
运铁蛋白	血清	212~360mg/dl	2.1~3.6g/L
运铁蛋白饱和度	血清	20%~50%	N
甘油三酯（理想水平）	血清	<250mg/dl	<2.82mmol/L
碘甲状腺原氨酸（T_3）：			
吸收	血清	25%~35%	N
合计	血清	70~195ng/L	1.1~3.0nmol/L
肌钙蛋白 I	血浆	<0.1ng/ml	<0.1μg/L
肌钙蛋白 T	血清	<0.03ng/ml	<0.03μg/L
尿素氮（BUN）	血清	8~20mg/dl	2.9~7.1mmol/L
尿酸	血清	2.5~8mg/dl	0.15~0.47mmol/L
维生素 B_{12}	血清	200~800pg/ml	148~590pmol/L
维生素 C：			
白细胞	血液	<20mg/dl	<1 136μmol/L
合计	血液	0.4~1.5mg/L	23~85μmol/L
维生素 D：			
1,25-二羟骨化三醇	血清	25~65pg/ml	65~169pmol/L
25 羟基胆钙化醇	血清	15~80ng/ml	37~200nmol/L
WBC 计数	血液	$3.9×10^3$~$10.7×10^3$ 细胞/μl	$3.9×10^9$~$10.7×10^9$ 细胞/L
锌	血清	66~110μg/dl	10.1~16.8μmol/L

尿检:正常值

表2　实验室正常参考值:尿液

检查	标本类型	美制单位	SI 单位
醛固酮	尿,24h	5~19μg/24h	13.9~52.6nmol/24h
总氨基酸	尿,24h	200~400mg/24h	14~29nmol/24h
淀粉酶	尿,定时	6.5~48.1U/h	N
钙,患者饮食无限制	尿,定时	100~300mg/d	2.5~7.5mmol/24h
总儿茶苯酚胺	尿,24h	<100μg/(m³·24h)	<591nmol/(m³·24h)
氯	尿,定时	80~250mEq/24h	80~250mmol/24h
铜	尿,24h	0~100μg/24h	0~1.6μmol/24h
粪卟啉	尿,24h	50~250μg/24h	76~382nmol/24h
游离氢化可的松	尿,24h	<90μg/24h	<248nmol/24h
肌酐：			
女性	尿,24h	0~100mg/24h	0~763mmol/24h
男性	尿,24h	4~40mg/24h	30~305mmol/24h

续表

检查	标本类型	美制单位	SI 单位
肌酸酐,基于权重	尿,24h	15~25mg/(kg·24h)	133~221mmol/(kg·24h)
摄取 D-木糖 25g 后 5 小时 D-木糖排泄量	收集 5h 尿液	5~8g	33~53mmol
雌三醇,女性	尿,24h	>12mg/24h	>42μmol/24h
17-羟糖皮质激素,分次,成人≥18 年:			
氢化可的松	尿,24h	3.5~4.5μg/24h	9.7~12.4nmol/24h
可的松	尿,24h	17~129μg/24h	47~359nmol/24h
尿 5-羟吲哚基醋酸(5-HIAA)测定	尿,24h	2~9mg/24h	10.4~46.8μmol/24h
17 酮类固醇,分次,女性>12 岁:			
雄甾酮	尿,24h	55~1 589μg/24h	N
孕三醇	尿,24h	59~1 391μg/24h	N
17 酮类固醇,分次,男性≥12 岁:			
雄甾酮	尿,24h	234~2 703μg/24h	N
本胆烷醇酮	尿,24h	151~3 198μg/24h	N
11 羟雄(甾)酮	尿,24h	66~1 032μg/24h	N
11 羟乙基胆碱酯	尿,24h	17~1 006μg/24h	N
11 酮雄甾酮	尿,24h	4~55μg/24h	N
11 酮噻氯酮	尿,24h	51~1 016μg/24h	N
孕三醇	尿,24h	245~1 701μg/24h	N
肾上腺素,分次,血压正常的患者≥18 年:			
女性,肾上腺素	尿,24h	30~180μg/24h	N
女性,总甲氧基肾上腺素	尿,24h	142~510μg/24h	N
男性,肾上腺素	尿,24h	44~261μg/24h	N
男性,总甲氧基肾上腺素	尿,24h	190~583μg/24h	N
肾上腺素,分次,血压正常的男性和女性年龄 18~29 岁:			
去甲变肾上腺素	尿,24h	103~390μg/24h	N
肾上腺素,分次,高血压的男性和女性:			
肾上腺素	尿,24h	<400μg/24h	N
去甲变肾上腺素	尿,24h	<900μg/24h	N
总肾上腺素	尿,24h	<1 300μg/24h	N
微量白蛋白	尿,24h	<30mg/24h	N
微量白蛋白,白蛋白/肌酐比值	尿,随机	<20μg/mg	N
渗透压	尿,随机	38~1 400mOsm/(kg·H$_2$O)	N
草酸钙	尿,24h	0.11~0.46mmol/样品*	N
磷酸盐,肾小管重吸收	尿,随机	过滤负荷的 79%~94%	N
卟胆原	尿,随机	0~0.5mg/g 肌酐	N
钾	尿,24h	25~100mgEq/24h	25~100mmol/24h
蛋白质总量	尿,24h	<100mg/24h	N
钠	尿,24h	100~260mgEq/24h	100~260mmol/24h

续表

续表

检查	标本类型	美制单位	SI 单位
尿酸	尿,24h	250~750mg/24h	1.48~4.43mmol/24h
尿常规			
pH 值	尿,随机	5~7	N
尿常规,试纸测试:			
胆红素	尿,随机	阴性	N
血液	尿,随机	阴性	N
糖	尿,随机	阴性	N
酮	尿,随机	阴性	N
白细胞酯酶	尿,随机	阴性	N
亚硝酸盐	尿,随机	阴性	N
蛋白质	尿,随机	阴性	N
尿胆原	尿,随机	0.2~1.0EU	N
尿胆原	尿,24h	0.05~2.5mg/24h	0.08~4.22μmol/24h
香草扁桃酸(VMA)	尿,24h	<8mg/24h	<40.4mol/24h

* 数值基于 24h 收集。

显微镜检查正常可检测到几个红细胞(特别是行经期妇女),白细胞,上皮细胞,细菌,酵母细胞,晶体(例如钙草酸盐、三磷酸盐、无定形磷酸盐和尿酸盐),精子和不可识别的材料。这些物质或某些其他材料的大量存在可能是异常的。

欧盟=埃利希单位。

CSF 测试:正常值

表3 实验室正常参考值:脑脊液

检查	美制单位	SI 单位
细胞计数	0~5个/μl	0~0.5×10⁶ 细胞/L
分类(表168-1)	N	N
糖	40~80mg/dl(<同时测量血浆水平的40%,如该血浆水平为异常)	2.5~4.4mmol/L(<同时测量血浆水平的40%是不正常)
髓鞘碱性蛋白	<1.5ng/ml	N
总蛋白质	15~60mg/dl	150~600mg/L

粪便检查:正常价值

表4 实验室正常参考值:大便

检查	美制单位	SI 单位
脂肪	<5g/d 的患者(100g 脂肪饮食)	N
氮	<2g/d	N
尿胆原	40~280mg/24h	68~473mg/24h
体重	<200g/d	N

其他检查:正常价值

表5 实验室正常参考值:其他

检查	标本类型	美制单位	SI 单位
胃酸分泌			
基础,女性	胃液	盐酸 36.6~38.2mgEq/h	36.6~38.2mmoL/h
基础,男性	胃液	盐酸 3.8~4.2mEq/h	3.8~4.2mmoL/h
高峰,女性	胃液	盐酸 23.9~25.9mEq/h	23.9~25.9mmoL/h
高峰,男性	胃液	盐酸 1.9~2.3mEq/h	1.9~2.3mmoL/h
脂肪酶	腹水	<200U/L	<3.33μkat/L
精子浓度	精液	20×10⁶~150×10⁶/ml	20×10⁹~150×10⁹/ml

常用检验套餐

某些测试的组合是常用的。

表 6　常用检验套餐

检查	组合						
	CMP	RFP	BMP	ELEC	HFPA	LPP	层析法
白蛋白	×	×			×		
碱性磷酸酶	×				×		
丙氨酸氨基转移酶(ALT)	×				×		
天门冬氨酸氨基转移酶(AST)	×				×		
直接胆红素					×		
总胆红素	×				×		
钙	×	×	×				
二氧化碳	×	×	×	×			
氯	×	×	×	×			
总胆固醇						×	
高密度脂蛋白						×	
肌酐	×	×	×				
糖	×	×	×				
A 型肝炎,IgM 型抗体							×
乙肝核心抗体,IgM 抗体							×
乙肝表面抗原							×
丙型肝炎抗体							×
磷		×					
钾	×	×	×	×			
总蛋白质	×				×		
钠	×	×	×	×			
甘油三酯*						×	
尿素氮(BUN)	×	×	×	×			

*包括风险比率和低密度脂蛋白(LDL)的计算。

AHP,急性肝炎组合;BMP,基础代谢组合;CMP,综合代谢小组;ELEC,电解质组合;HDL,高密度脂蛋白;HFPA,肝功能组合;LPP,脂质组合;RFP,肾功能组合;SGOT,血清谷丙转氨酶;SGPT,血清谷丙转氨酶。

索 引

14-3-3 蛋白　1782
24 小时尿蛋白定量　2079
2 日（排卵）法　2050
5-氨基水杨酸　120
5-羟色胺受体拮抗剂　1085
5-羟色胺综合征　2808
Ⅰa 类抗心律失常药物　555
Ⅰb 类抗心律失常药物　555
Ⅰc 类抗心律失常药物　555
Ⅰ 相反应　2607
Ⅰ 型脊肌萎缩症（Werdnig-Hoffmann 病）　1778
Ⅱ 类抗心律失常药物　555
Ⅱ 相反应　2607
Ⅱ 型（中间型）脊肌萎缩症　1778
Ⅲ 类抗心律失常药物　555
Ⅲ 型脊肌萎缩症（Wohlfart-kugelberg-Welander 病）　1778
Ⅳ 类抗心律失常药物　555
Ⅳ 型脊肌萎缩症　1778
α_1-抗胰蛋白酶缺乏症　382
β-hCG　2074,2076
AFI　2112,2113
Albert 病　255
ASRM 子宫内膜异位症分期　1999
AUC　2606
Barrett 食管　240
Bayes 定律　2826
Beers 标准　2544
Bell 麻痹　1744
Bouchard 结节　262
Brugada 综合征　567
Buschke 选择性回忆测试　1689
California 词语学习测试　1689
Carney 综合征　641
Churg-Strauss 综合征　312
CKD 流行病学协作（CKD-EPI）公式　1832
CNS 莱姆病　1684
Cockcroft-Gault 方程　1832
Cogan 综合征　822
Colles 骨折　2676
CREST 综合征　239
CT 小肠造影　2903
CT 血管造影术　2903
D&E 法　2053
Darier 征　866
De Quervain 综合征　262
DMPA　2047,2048
D-二聚体　332
EB 病毒　1706
EB 病毒滴度检查　1705
EFI 评分　1999
EF 值保留的心力衰竭（HFpEF）　600
EF 值降低的心力衰竭（HFrEF）　600
Felty syndrome　1030

Finkelstein 试验　262
Freiberg 病　252
Frey 综合征　965
Gerson 饮食　2839
GnRH 激动剂　2000
Gottron 征　231
Heberden　262
Heimlich 手法　486
HELLP 综合征　2115,2116
Hermansky-Pudlak 综合征　932
HIV-相关肾病（HIVAN）　1877
HIV 相关痴呆　1677
Holter 监测　542
IgA 肾病　1868
IgG4 相关性疾病　235
ISAACS 综合征　1767
jacksonian 发作　1784
Jannetta 手术　1744
Kleine-Levin 综合征　1803
Klinefelter syndrome　1032
Koebner 现象　866
LAK 细胞　1089
Leber 遗传性视神经病变　840
Loffler 综合征　899
Mallory-Weiss 综合征　103
MDRD 方程　1832
Meige 综合征　1720
Milwaukee 肩综合征　249
Morton 神经瘤　252
Morton 神经痛　252
MRI 灌注成像　2904
Mulder 征　253
NAFLD　164
NK 细胞　1087
Ornish 饮食　2839
Ortner 综合征　589
p53 基因　1070
PALM-COEIN　1970
Pel-Ebstein 热　1032
PET MRI　2905
PET　1782
PET-CT　2907
Peutz-Jeghers 综合征（Peutz-Jeghers syndrome）　147
p*Ka*　2605
Phalen 征　261
PRICE 原则　2670
PROM　2108
PrP 基因　1782
PR 间期　541
P 波　541
P 物质/神经激肽-1 拮抗剂　1085
QRS 综合波　541
QT 间期　542

REM 睡眠行为障碍 1804
ROC 曲线 2824
Roux-en-Y 胃旁路术 23
Rowell 综合征 905
S₃ 515
S₄ 515
Schirmer 试验 235,823
SCL-70 抗体 240
Sever 病 256
Sjaastad 综合征 1743
Skene 腺 1977
SMILE 850
Smith 骨折 2676
ST 段 542
S-腺苷-L-甲硫氨酸 2854
tau 蛋白 1782
TA-90 1088
Tinel 征 258,261
TIPS 163
Todd 麻痹 1784
T 波 542
U 波 542
Wernicke 脑病 2111,2112
whiff 试验 1973
X 线造影剂 2901

A

阿尔茨海默病 1672,1688
阿诺尔德-基亚里综合征 1742
阿片类药物滥用 2809
阿育吠陀医学 2836
癌基因 1069
癌胚抗原 1088
癌前病变（不典型增生） 772
癌性脑脊膜病 1773
癌症 1069
艾灸 2835
艾滋病相关肿瘤 1466
安东综合征 1687
安全期避孕 2044,2050
安慰剂 2597
安慰剂效应 2597
氨基甲酸酯 2744
按摩 2840,2914
螯合疗法 2839
奥斯皮茨征 866

B

巴宾斯基征 1683,1726
巴德-吉亚利综合征（Budd-Chiari syndrome） 160,219
巴氏涂片 1964,1965,1991
巴氏腺 1974
拔罐 2835
拔牙后骨坏死 761
拔牙后牙槽骨炎（干槽症） 781
白癜风 933
白化病 932
白介素 1084
白毛茛 2852
白内障 813
白塞综合征 310,860

白色恶露 2135
白细胞破碎性血管炎 311
白细胞异常色素减退综合征（Chediak-Higashi syndrome） 932,1032
扳机指 262
斑秃 957
瘢痕疙瘩 942
半衰期 2607
半月板损伤 2691
伴癌综合征 1074
包含囊肿 1978
包含体肌炎 232
包茎 1957
胞饮作用 2604
保乳手术 1983
鲍恩病 946
暴发性痤疮 877
暴发性肝炎（fulminant hepatitis） 203
贝伐珠单抗 1084
被动扩散 2604
贲门失弛缓症 97
苯环己哌啶 2805
鼻骨骨折 2663
鼻后滴漏 328
鼻吸试验 353
比奥呼吸 325
比数 2821
必需氨基酸 3
必需营养素 2
必需脂肪酸 3
闭角型青光眼 832
闭经 2004
闭塞性血栓性大动脉病 321
闭锁 2003
闭锁综合征 1663
避孕 2044,2045
避孕海绵 2048,2049
避孕皮贴 2044,2047
避孕套 2048
避孕贴剂 2047
边际成本 2831
边际成本-效果比 2832
扁平苔藓 923
扁平疣 896
变形性骨炎 294
变异型（Fisher 综合征） 1767
变异型 CJD 1779
变异型免疫缺陷病 369
变应性支气管肺曲霉病（allergic bronchopulmonary aspergillosis, ABPA） 368
便秘 65
表层巩膜炎 839
表达性失语 1690
表观分布容积 2604,2606
表观遗传因子 2871
表皮包含囊肿 941
表皮囊肿 941,1978
表现度 2874
髌骨脱位 2688
丙型肝炎（hepatitis C） 210
病毒 1420
病毒感染 1443

病毒性结膜炎 835
病毒性脑膜炎 1713
病毒性胸膜炎（viralpleuritis） 422
病理性肌阵挛 1723
病态窦房结综合征 572
波伊茨-耶格综合征 934
玻片压诊法 867
剥脱性皮炎 915
伯基特淋巴瘤（Burkitt lymphoma） 1037
勃起功能障碍（ED） 1926
博氏线 961
薄基底膜肾病 1872
卟啉症 1769
补充和替代医学 2833
补体结合试验 1295
哺乳期闭经避孕法 2051
不典型失神发作 1784
不可逆性牙髓炎 779
不良睡眠习惯 1794
不明原因发热 1286
不宁腿综合征 1795,1805
不全纵隔子宫 2014
不依从 2598
布朗-塞卡综合征 1703,1807
布尼亚病毒科汉坦病毒 1471
步态失调 2564
部分（低效）促效剂 2603

C

彩色多普勒超声 2907
彩色多普勒超声心动图 540
藏毛病 89
草酸钙结晶沉积病 249
查科三联征 1683
察内克试验 867
产后抑郁症 2138
产前遗传咨询 2063
产前遗传咨询和评估 2063
产褥期 2134
产褥期子宫内膜炎 2136
长寿饮食 2839
长效醋酸甲羟黄体酮（DMPA） 2047
肠道病毒 1427
肠道内营养 13,14
肠道息肉 145
肠道原虫 1529
肠肝循环 2611
肠梗阻 83
肠球菌 1342
肠疝和直肠膨出 1997
肠外直接凝血酶抑制剂 682
肠易激综合征 127
常规心电图 540
常量元素 3,7
常年性过敏性结膜炎 837
常染色体显性遗传小管间质性肾病（ADTKD） 1902
常染色体显性遗传性多囊肾病（ADPKD） 1899
超声波成像 2907
超声检查 2076
超声心动图 539
超声心动图造影 540

沉淀试验 1295
陈-施呼吸 325
成本-效益分析法 2831
成人包涵体性结膜炎 836
成软骨细胞瘤 304
成瘾 1758
痴呆 1633,1669,1752
弛缓性肌无力 1767
持续短暂单侧神经痛样头痛发作伴结膜充血和流泪综合征 1699
持续气道正压通气（CPAP） 1800
持续性性唤起障碍 2054
持续性性兴奋综合征 2059
尺侧副韧带扭伤 2689
尺神经麻痹 1775
虫媒病毒 1467
抽动秽语综合征 1722
重复突变 1769
重复治疗 2599
臭汗症 964
出国旅行 2887
初级感觉区 1686
初级运动皮质 1686
初级运动区 1686
杵状指 325
处方级联 2544
川崎病 770
传染性软疣 895
传入阻滞性疼痛 1761
喘鸣音 326
床旁测试 1689
创伤性关节炎 786
垂体肿瘤（pituitary tumors） 1705
垂腕 1775
垂直加带胃隔间术 24
垂直凝视麻痹 1742
槌状趾 1769
锤状指 2689
锤状趾 256
春季角结膜炎 837
纯老化 2524
磁共振波谱成像 2904
磁共振小肠成像 2904
丛集性头痛 1695
粗面甲 962
促效-拮抗剂 2603
促效剂 2602
促性腺激素释放素（GnRH）激动剂 2000
促性腺激素释放素（GnRH）类似物 2013
猝倒 1795,1803
醋酸甲羟黄体酮注射液 2013
催眠疗法 2838
脆性X染色体相关震颤/共济失调综合征（FXTAS） 1721
脆性X染色体综合征 2017
痤疮 876
错畸 769

D

达峰时间 2606
达那唑 2000,2013
大便失禁 88
大动脉炎 321

大规模杀伤性武器 2718
大规模伤亡事件 2718
大麻 2806
大麻剧吐综合征 2807
大脑弥漫性功能障碍 1687
大泡性角膜病变 819
大疱性类天疱疮 928
大蒜 2849
代表性误差 2822
代谢 2603
代谢清除 2604
代谢综合征 26
丹迪-沃克综合征 1736
丹毒 883
单纯疱疹病毒性角膜炎 820
单纯性牙龈炎 784
单发性骨囊肿 307
单光子发射 CT 2906
单克隆抗体 1084
单亲二倍体 2875
单药治疗 1788
单孕激素避孕药 2045,2047
单孕激素口服避孕药 2045,2047
胆管癌（cholangiocarcinomas） 198
胆管结石（choledocholithiasis） 194
胆管细胞癌（cholangiocarcinoma） 216
胆碱能危象 1772
胆绞痛（biliary colic） 196
胆囊癌（gallbladder carcinoma） 198
胆囊切除术后综合征（postcholecystectomy syndrome） 197
胆囊息肉（gallbladder polyps） 198
胆石性胰腺炎（gallstone pancreatitis） 193
胆石症（cholelithiasis） 195
蛋白尿 1841,2115
蛋白细胞分离 1768
蛋白印迹法 1295
蛋白质 2
蛋白质-热量营养不良（protein energy undernutrition, PEU） 31
蛋白质的生物价 3
导管内原位癌（DCIS） 1981
导管相关性尿路感染（CAUTI） 1952
岛叶 1687
倒班型睡眠节律紊乱 1801
倒睫 818
德热里纳-索塔斯病 1769
登革出血热 1470
低级别星形胶质细胞瘤 1704
低温 2651
低血压 161
低氧血症 470
滴虫性阴道炎 1973,1974
第 1 心音（S_1） 515
第 2 心音（S_2，舒张期心音） 515
第Ⅲ对脑神经（动眼神经） 1742
第Ⅳ对脑神经（滑车神经） 1743
第Ⅴ对脑神经 1743
第Ⅵ对脑神经（展神经） 1743
第Ⅶ对脑神经（面神经） 1744
第二产程 2081
第三产程 2082,2085
第四产程 2086

第五跖骨骨折 2684
第一产程 2081
癫痫 1783
癫痫部分持续状态 1784
癫痫持续状态 1785
典型失神发作 1784
电击伤 2656
电生理检查 543
跌倒 2553
蝶形红斑 236
丁型肝炎（hepatitis D） 213
顶叶 1687
动静脉畸形 1821
动静脉瘘 687
动静脉内瘘 1915
动脉瘤 648,1821,1823
动脉瘤性骨囊肿 307
动脉气体栓塞 2707
动脉粥样硬化 655
动作性震颤 1732
冻疮 2653
冻结伤 2653
冻伤 2650
毒力因子 1281
杜宾-约翰逊综合征（Dubin-Johnson syndrome） 164
端粒 1070
短肠综合征 136
短效避孕药 2046
短暂性全面遗忘 1689
对乙酰氨基酚中毒 2736
多巴反应性肌张力障碍 1720
多导睡眠描记术 1796
多导睡眠图 1782
多动障碍 1718
多发性骨髓瘤 305
多发性色素斑综合征 934
多发性神经病 1776
多发性硬化 1682
多汗症 964
多肌炎 231
多毛症 958
多模式联合区 1686
多模式治疗方法 1761
多囊卵巢综合征 1975,2004,2006,2009-2012,2015,2016
多囊肾病（PKD） 1899
多尿 1837
多普勒超声 2907
多数性单神经病 1776
多睡眠潜伏期测试 1796
多系统萎缩 1648
多形红斑 905
多形性日光疹 927
多重用药 2527

E

鹅颈样畸形 258
额颞叶痴呆 1676
额叶 1686
额叶背外侧皮质 1687
额叶内侧皮质 1686
恶病质 1086

恶性高热 2701
恶性骨巨细胞肿瘤 306
恶性黑素瘤 947
恶性纤维组织细胞瘤 305
鄂木斯克出血热 1477
腭植入物 1800
二分类检查 2825
二尖瓣反流 586
二尖瓣脱垂 585
二尖瓣狭窄 588

F

发绀 325
发热 1283
发作性睡病 1795
法布里病 1769
反安慰剂效应 2597
反刍 65
反促效剂 2602
反流性肾病 1892
反射疗法 2840
反式脂肪酸 3
反应性关节炎 280
泛酸 38
范可尼综合征 1893
防御性医疗 2867
房室传导阻滞 566
房室结折返性心动过速 571
房性期前收缩 569
房性心动过速 569
仿真结肠镜 2903
放射痛 1752
放射性核素扫描 2906
放射治疗 1077
放射状角膜切开术 851
放松技术 2839
放线菌病 1395
非必需营养素 2
非典型帕金森病 1725
非典型帕金森综合征 1729
非典型纤维黄瘤 945
非典型痣 940
非妇科疾病 2073
非感染性脑膜炎 1714
非感染性心内膜炎 598
非骨化性纤维瘤 304
非华法林口服抗凝剂 682
非惊厥性癫痫持续状态 1785
非酒精性脂肪性肝病(nonalcoholic fatty liver disease) 164
非酒精性脂肪性肝炎(nonalcoholic steatohepatitis, NASH) 168
非快速眼动睡眠 1793
非糜烂性胃炎 106
非特异性免疫反应 1280
非特异性外阴阴道炎 1973
非痫性发作 1783
非优势半球顶叶 1687
非增殖性视网膜病变 854
肥厚型心肌病 578
肥胖症 18
腓骨肌萎缩症 1769
腓总神经麻痹 1775

肺-肾综合征 334
肺癌 325
肺动脉瓣反流 590
肺动脉瓣狭窄 591
肺动脉导管 466
肺动脉高压 326,444
肺功能检查 348
肺囊性纤维化 329
肺气压伤 2706
肺气肿 375
肺水肿 609
肺通气/灌注扫描 332
肺纤维化 326
肺炎 422
肺源性心脏病 610
费尔蒂综合征 269,1030
痱子 966
分布容积 2606
分娩镇痛 2083
风湿性多肌痛 320
风险-获益分析 2593
蜂窝织炎 882,2078
跗管综合征 252
弗里德赖希共济失调 1736
辅酶Q10 2846
辅助治疗 1084
负荷超声心动图 540
负荷试验 547
妇科疾病,非产科疾病 2073
附睾炎 1956
附件扭转 2074
复发性阿弗他口炎 771
复发性病毒性脑膜炎 1714
复发性多软骨炎 233
复发性化脓性胆管炎(recurrent suppurative cholangitis) 195
复发性急性细菌性脑膜炎 1714
复发性结节性非化脓性脂膜炎 905
复发性流产 2117,2118
复发性脑膜炎 1714
复视 799
复杂部分发作 1784
复杂区域疼痛综合征 1761,1762
副神经节瘤 641
副银屑病 922
副作用 2593
腹壁疝 83
腹部创伤 2626
腹膜透析 1916
腹腔镜 75
腹腔镜检查 2076
腹腔脓肿 85
腹水(ascites) 162
腹泻 69
腹泻和自主神经病变相关的朊病毒病 1782
腹主动脉分支阻塞 654
腹主动脉瘤 648

G

伽马羟基丁酸 2804
概率 2821
干啰音 326

干皮病 953
干性 AMD 851
干眼 823
干燥综合征 234
甘草 2853
甘菊 2845
肝动脉闭塞（hepatic artery occlusion） 221
肝动脉瘤（hepatic artery aneurysms） 221
肝肺综合征（hepatopulmonary syndrome） 187
肝活检（liver biopsy） 179
肝母细胞瘤（hepatoblastoma） 216
肝囊肿（hepatic cysts） 215
肝肉芽肿（hepatic granuloma） 218
肝肾综合征（hepatorenal syndrome） 173
肝损伤 2629
肝细胞癌（hepatocellular carcinoma,HCC） 216
肝细胞腺瘤（hepatocellular adenoma） 215
肝纤维板层性癌（fibrolamellar carcinoma） 216
肝纤维化（hepatic fibrosis） 185
肝性脑病（hepatic encephalopathy） 171
肝炎（hepatitis） 199
肝移植 191
肝硬化（cirrhosis） 187
感觉过敏 1761
感觉和自主神经病 1769
感染 1286
感染后肾小球肾炎 1869
感染性关节炎 263,786
感染性屈肌腱鞘炎 260
感染性心内膜炎 594
感染性休克 1291
感染性原因 1283
感受性失语 1690
肛门瘙痒 91
肛门直肠瘘 88
肛门直肠脓肿 87
高催乳素血症 1989,2011
高弓足 1769
高血糖素瘤 154
高血压 660
高血压急症 670
高血压脑病 670
高血压性视网膜病变 855
高血压亚急症 670
高原病 2631
高原肺水肿（HAPE） 2632
高原脑水肿（HACE） 2632
睾丸癌 1911
睾丸扭转 1958
睾丸炎 1957
割裂伤 2712
革兰氏染色 1292
革兰氏阴性杆菌 1359
格-斯-施综合征 1779
格雷夫斯眼病 1742
铬 2846
根尖脓肿 774
根据预测的可能性决定检查措施 521
跟骨骨骺炎 256
跟骨骨折 2682
跟腱后滑囊炎 255

跟腱前滑囊炎 255
跟腱撕裂 2691
梗阻性尿道疾病 1942
梗阻性肾病 1942
弓形虫病 861
功能失调性子宫出血 2004
功能性囊肿 1976
功效 2595
肱骨近端骨折 2674
肱骨远端髁上骨折 2675
宫颈癌筛查 1964
宫颈功能不全 2107,2118,2124
宫颈举痛 1974
宫颈帽 2048
宫颈容受 2083
宫颈细胞学检查 1976
宫颈狭窄 1976,1977
宫内节育器 2044,2049
宫腔镜下绝育手术 2052
巩膜炎 839
共显性 2874
钩甲 962
姑息治疗 2858
孤立性直肠溃疡综合征 92
股白肿 679
股骨干骨折 2681
股青肿 679
股癣 893
骨关节炎 275,786
骨坏死 287
骨淋巴瘤 306
骨盆骨折 2679
骨肉瘤 305
骨软骨瘤 304
骨髓成红细胞增多症 2110
骨髓瘤相关肾病 1887
骨髓炎 267,781
骨纤维结构不良 307
骨样骨瘤 304
骨折 2665
骨质疏松症 290
固定桥 779
固有免疫 1214
刮痧 2835
寡核苷酸阵列 2876
关节脱位 2665
冠周炎 784
冠状动脉旁路移植术 538
管理费用 2869
贯叶连翘 2855
光学屈光性角膜切削术 850
广泛型侵袭性牙周炎 782
归因误差 2823
硅沉着病 394
过度佩戴综合征 849
过敏性疾病 1229
过敏性结膜炎 837
过敏性血管炎 311

H

哈勒沃登-施帕茨病 1719

海绵窦栓塞　844
海绵窦血栓性静脉炎　774
含铜宫内节育器 T380A　2049,2050
汉坦病毒肺综合征　1471
航空旅行　2886
郝秦生征　962
合成大麻素　2802
核黄疸　2110
核间性眼肌麻痹　1683,1742
核酸扩增技术　1296
核酸为基础的方法　1296
颌骨坏死　289
颌骨坏死（ONJ）　781
鹤腿　1769
黑升麻　2845
痕量元素　7
亨诺赫-舍恩莱因紫癜　317
亨廷顿舞蹈症　1722
横贯性感觉运动性脊髓病　1807
横纹肌瘤　641
红斑性肢痛症　672
红皮病　915
红癣　885
宏量营养素　2
猴痘　1441
后部葡萄膜炎　858
后负荷　599
后受体效应　2603
呼吸道病毒　1443
呼吸机相关性肺炎　430
呼吸衰竭　493
呼吸骤停　485
胡佛氏湿疹　2811
花斑糠疹　894
华-弗综合征　1708
滑膜软骨瘤病　307
滑囊炎　241
化脓性汗腺炎　885
化脓性肉芽肿　944
化学等效性　2606
化学相互作用　2603
踝关节骨折　2681
踝关节扭伤　2690
踝后部滑囊炎　255
坏疽性脓皮病　907
坏死性溃疡性牙周炎　783
坏死性皮下组织感染（necrotizing subcutaneous infection，NSI）　887
环状肉芽肿　906
寰椎半脱位　1810
幻肢痛　2885
患者导向的预后　2831
患者为导向的结局　2595
黄疸（jaundice）　164
黄褐斑　934
黄甲综合征　961
黄热病　1474
黄色瘤　818
黄体期　2003
回纹型风湿症　245
会阴浸润麻醉　2085
会阴切开　2085

惠普尔病（Whipple disease）　137
昏迷　1655
混合性结缔组织病　230
活病毒疫苗　1299
活跃期　2081
火焰色痣　941
获得性大疱性表皮松解症　930
获得性共济失调　1737
霍尔顿病　314
霍奇金淋巴瘤　1703

J

击剑姿势　1784
机械通气　494
肌壁间肌瘤　2041
肌颤搐　1767
肌电图　1766
肌酐清除率　1831
肌腱损伤　2665
肌腱炎　242
肌筋膜疼痛综合征　788
肌瘤变性　2041
肌肉减少症　2527
肌肉拉伤　2665
肌酸　2847
肌萎缩侧索硬化症　1770
肌无力危象　1772
肌张力障碍　1719
肌阵挛　1723,1781
肌阵挛发作　1785
基底核　1717
基底细胞癌　818,945
基孔肯雅病　1477
基因　2870
基因检测　1722
基因探针　2876
基因突变　1069
基因治疗　1084,2877
基因组印记　2874
稽留流产　2117,2118
激光辅助悬雍垂成形术　1800
激光原位角膜磨镶术 LASIK　850
激光周边虹膜切开术　833
激素疗法　1986
吉兰-巴雷综合征　1299,1682,1767
吉妥珠单抗　1084
急腹症　77,2077
急进性肾小球肾炎（RPGN）　1870
急性闭角型青光眼　832
急性臂丛神经炎　1778
急性病毒性肝炎（acute viral hepatitis）　201
急性肠系膜缺血　80
急性肠系膜血管阻塞　655
急性胆管炎（acute cholangitis）　195
急性胆囊炎（acute cholecystitis）　193
急性低氧性呼吸衰竭　496
急性发热　1283
急性发热性中性细胞皮肤病　902
急性腹痛　163
急性肝衰竭（acute liver failure）　160,172
急性高原病（AMS）　2632

急性横贯性脊髓炎 1807
急性呼吸窘迫综合征（ARDS） 496
急性坏死性溃疡性牙龈炎（ANUG） 784
急性坏死性溃疡性牙龈炎 770
急性甲沟炎 963
急性泪囊炎 817
急性尿酸盐肾病 1887
急性肾损伤 161,1850
急性肾小管坏死 1883
急性肾小管间质性肾炎（ATIN） 1890
急性肾小球肾炎 1867
急性肾盂肾炎 1949
急性生理和慢性健康状况评估系统 468
急性视力下降 793
急性视网膜坏死 862
急性疼痛 1751
急性细菌性结膜炎 835
急性细菌性脑膜炎 1708
急性心包炎 643
急性胰腺炎 138
急性支气管炎 354
急性周围动脉阻塞 675
疾病诊断相关分类 2869
脊肌萎缩症 1778
脊髓梗死 1809
脊髓或延髓空洞 1811
脊髓空洞症 1665
脊髓前部综合征 1807
脊髓小脑性共济失调 1737
脊髓血管畸形 1808
脊髓硬膜下及硬膜外血肿 1811
脊髓圆锥综合征 1807
脊髓中央综合征 1806,1807
脊髓肿瘤 1706
脊索瘤 306
脊柱外伤 2773
脊椎前移 287
脊椎压缩性骨折 2678
季节性过敏性结膜炎 837
剂量-反应曲线 2603
继发性甲状旁腺功能亢进 1918
继发性帕金森病 1725
继发性帕金森综合征 1729
继发性痛经 2014
继发性退行性关节炎 786
继发性血管炎 308
继发性震颤 1732
寄生虫妄想 899
加利福尼亚脑炎 1477
家庭暴力 2060,2062,2063
家庭卫生保健 2579
家系图谱 2871
家族型朊病毒病 1780
家族性腺瘤样息肉病 146
甲氨蝶呤 2074,2076
甲髌综合征 961
甲分离 962
甲沟炎 963
甲胎蛋白 1088
甲下出血 962
甲型肝炎（hepatitis A） 206

甲癣 962
甲中部营养不良 961
甲周疣 896
甲状腺功能低下 2118
甲状腺功能减退 2006
甲状腺功能亢进 2006,2111,2118
假性肌强直 1767
假性醛固酮减少症 1895
假性痛风 248
假肢 2879
尖端扭转型室性心动过速 570
间变性星形胶质细胞瘤 1704
间擦疹 894
间隔综合征 2684
间质性膀胱炎 1932
间质性肺病 326
肩（盂肱关节）脱位 2685
肩峰下滑囊炎 2778
肩锁关节扭伤 2689
艰难梭状芽孢杆菌 1399
监护 465
检测阈值 2829
减肥手术 23
减压病 2709
睑板腺囊肿 816
睑裂斑 838
睑内翻 818
睑外翻 818
睑腺炎 816
睑缘炎 815
简单部分发作 1784
碱性磷酸钙结晶沉积病 249
见红 2081
健康储蓄账户 2866
健康相关生活质量 2538
腱鞘囊肿 259
腱鞘炎 242,262
浆膜下肌瘤 2041
浆液性恶露 2135
浆液性视网膜脱离 856
僵人综合征 1767
交感活性增加 1782
交感性眼炎 862
胶母细胞瘤 1704
焦磷酸钙性关节炎 248
角化棘皮瘤 772,947
角结膜干燥症 823
角膜基质环植入术 850
角膜基质炎 822
角膜溃疡 819
角膜软化症 824
角膜镶嵌术 850
角膜移植 825
矫形器 2912
脚气病 40
疖 884
接触镜 848
接触性皮炎 912
节段性肌张力障碍 1720
节律性多动障碍 1718
拮抗剂 2602

结合 2606,2607
结核分枝杆菌 1379
结核分枝杆菌感染 1379
结核性脑膜炎 1715
结节病 860
结节性多动脉炎 319
结节性红斑 906
结膜下出血 839
结膜炎 834
结直肠癌 147
疥疮 901
金伯克病 261
紧急避孕 2051
紧急避孕法 2051
紧张型头痛 1700
进行性多灶性白质脑病 1654
进行性核上性麻痹 1731
进行性脊肌萎缩 1770
进行性假性延髓麻痹 1770
进行性延髓麻痹 1770
近红外热疗 2913
近视 847
浸渍(战壕)足 2653
经颈静脉肝内门-体分流(transjugular intrahepatic portal-systemic shunting) 163
经颈静脉肝内门体分流(transjugular intrahepatic portosystemic shunting,TIPS) 170
经皮电神经刺激 2914
经皮冠状动脉介入术 544
经皮腔内介入治疗 675
经皮神经电刺激 1759,1763
经前期综合征 2004,2014,2018
经前期综合征(PMS) 2018
经食管超声心动图 540
经阴道超声 2081
经阴道吸宫术 2052
精神-躯体技术 2835
精神虐待 2062
精神生理性失眠 1802
精神性睡眠障碍 1794,1802
颈背痛 282
颈部肌张力障碍 1721
颈部牵引 2914
颈动脉搏动 513
颈静脉波 514
颈静脉化脓性血栓静脉炎 679
颈静脉怒张 325,326
颈旁阻滞麻醉 2085
颈项强直 1707
胫后肌腱病 251
痉挛性发音障碍 1720
痉挛性斜颈 1721
静脉曲张 118,686
静脉输液复苏 2081
静脉炎后(血栓后)综合征 685
静脉营养 13
静止性震颤 1732
酒精性癫痫 2796
酒精性肝病(alcoholic liver disease,ALD) 180
酒精性肝炎(alcoholic hepatitis) 181
酒精性肝硬化(alcoholic cirrhosis) 181
酒精性幻觉症 2796
酒窝征 1978
旧石器时代饮食 2839
局限型侵袭性牙周炎 782
局灶节段性肾小球硬化(FSGS) 1876
局灶性大脑功能障碍 1687
局灶性肌张力障碍 1720
局灶性结节性增生(focal nodular hyperplasia) 215
橘皮征 1981
巨球蛋白血症 234
巨细胞动脉炎 314
拒绝心肺复苏术预嘱 2893
锯叶棕 2855
聚合性痤疮 877
觉过敏 1761
觉醒状态保持测试 1797
军队医疗保健方案 2866
菌菇类中毒 2742
菌血症 1291

K

卡波西肉瘤 946
卡波西水痘样疹 910
卡尔瓦约征 592
卡瓦 2853
卡西酮 2803
喀喇音 515
开瓣音 516
开放性复位和内固定 2669
抗胆碱酯酶试验 1772
抗胆碱酯酶药物 1771
抗环瓜氨酸肽抗体 269
抗菌效力 1312
抗磷脂抗体 238
抗磷脂抗体综合征 2118
抗生素 1311
抗生素耐药 1321
抗酸染色 1292
抗体 1296
抗细菌药物 1311
抗雄激素孕激素 2046
抗血管生成 1084
抗药性 2601
抗原 1296
抗真菌治疗 1407
抗中性粒细胞胞浆抗体 233,1871
抗着丝点抗体 240
柯萨可夫精神病 1689
科尔萨科夫精神病 2806
科萨科夫精神病 2806
科萨科夫遗忘综合征 2806
可变蛋白酶敏感型朊病毒病 1779
可变蛋白酶敏感性朊病毒病(VPSPr) 1781
可调型胃籍手术 23,24
可卡因 2803
可卡因肺 2804
可耐受最高摄入量(UL) 37
可逆性牙髓炎 779
可信赖医疗组织 2869
可用性误差 2822
可摘部分义齿 779

22 索引

克-雅病　1724,1779,1780
克兰费尔特综合征　1032
克里格勒-纳贾尔综合征（Crigler-Najjar syndrome）　163
克罗恩病　122
孔源性视网膜脱离　856
控释剂　2605
口部自动症　1784
口臭　767
口服　2605
口服避孕药　2000,2044-2047
口干症　775
口腔癌　773
口腔淋病　770
口腔念珠菌病（鹅口疮）　772
口腔增生　772
口炎　769
口周皮炎　880
库鲁病　1779
库姆斯试验（Coombs test）　982,1074
库斯莫尔呼吸　325,326
库斯莫尔征,Kussmaul sign　514
夸赛纳森林病　1477
髋部骨折　2680
髋关节脱位　2687
狂犬病　1652
眶额皮质　1686
眶隔前蜂窝织炎　845
溃疡性结肠炎　124
扩宫和抽吸术（D&E）　2052
扩张型心肌病　576

L

拉沙热　1472
莱尔米特征　1684,1703
赖特染色和吉姆萨染色　1292
兰伯特-伊顿综合征　1766
阑尾炎　82,2074
狼疮性肾炎　1882
老龄　2524
老年患者的全面评估　2536
老年患者评价　2526
老年人　2524
老年司机　2568
老年医学　2524
老年综合征　2526
老人　2524
老视　848
酪氨酸激酶抑制剂　1084
雷夫叙姆病　1769
雷诺综合征　676
泪管狭窄　817
泪膜破裂试验　823
泪囊炎　817
泪小管炎　816
类风湿关节炎　268,786
冷火鸡　2809
冷疗　2914
梨状肌综合征　2780
里-施细胞（Reed-Sternberg cell）　1032
立克次体　1478
利德尔综合征　1894

利什曼原虫　1517
利妥昔单抗　1084
连枷胸　2783
连续口服避孕药　2000
连续试验　2826
连续性动静脉血液滤过　1916
连续性静静脉血液滤过　1916
连续性血液滤过和血液透析　1916
连续性杂音　517
联邦医疗保险　2866
联合避孕药　2045
臁疮　886
良性高血压性小动脉性肾硬化症　1859
良性骨巨细胞瘤　304
良性前列腺增生　1928
裂谷热　1477
裂孔疝　101
临产　2081
临产见红　2079
临床决策　2819
临床乳腺检查（CBE）　1982
临床相关不良作用　2596
临终关怀　2858
临终患者　2857
淋巴管畸形　943
淋巴管炎　887
淋巴结炎　886
淋巴结肿大　688
淋巴水肿　690,1985
淋巴细胞性脉络丛脑膜炎　1472
淋巴因子　1088
灵气疗法　2842
零级动力学　2607
流产　2117
流产合并感染　2117-2119
流泪　811
流速-容积环　349
硫酸镁　2114,2116
硫酸软骨素　2845
漏斗胸　325
颅动脉炎　314
颅骨骨折　2620
颅颈交界异常　1664
颅内血肿　2620
路易斯小体痴呆　1678
滤过性手术　831
旅行者腹泻　114,2889
绿茶　2852
绿甲综合征　961
氯胺酮　2805
卵巢早衰　2006,2016
卵泡期　2003
罗托综合征（Rotor syndrome）　164
螺旋体　1535
螺旋体脑膜炎　1715
裸金属支架　544
落叶型天疱疮　931

M

马鞍鼻　233
马尔堡和埃博拉病毒　1473

马尾综合征 1807
马亚罗热 1477
埋藏式自动复律除颤器 559
麦角酰二乙胺 2804
脉络膜黑色素瘤 858
脉络膜转移性肿瘤 858
蔓越莓 2847
慢性闭角型青光眼 832
慢性丙型肝炎(chronic hepatitis C) 211
慢性布鲁菌病 2818
慢性肠系膜血管功能不全 655
慢性创伤性脑病 1676
慢性单纯性苔藓 916
慢性胆囊炎(chronic cholecystitis) 194
慢性非癌性疼痛 1756
慢性腹痛 56
慢性肝炎(chronic hepatitis) 204
慢性甲沟炎 963
慢性静脉功能不全 684
慢性泪囊炎 817
慢性脑膜炎 1715
慢性尿酸盐肾病 1887
慢性疲劳综合征 2818
慢性肾小球肾炎 1867
慢性肾盂肾炎 1953
慢性肾脏病(CKD) 1855
慢性特发性脑膜炎 1717
慢性疼痛 1751,1760
慢性小管间质性肾病 1890
慢性牙周炎 782
慢性炎性脱髓鞘性多发性神经根神经病 1768
慢性胰腺炎 140
慢性乙型肝炎(chronic hepatitis B) 209
慢性支气管炎 326
慢性阻塞性肺疾病 374
慢性阻塞性支气管炎 375
毛发红糠疹 923
毛发囊肿(毛根鞘囊肿) 941
毛囊炎 884
毛细血管畸形 941
毛周角化症 953
锚定错误 2823
玫瑰痤疮 880
玫瑰糠疹 922
梅毒性脑膜炎 1716
梅克尔憩室 96
梅克尔细胞癌 950
煤工肺尘埃沉着病 392
酶免疫测定试验 1295
酶斯卡灵 2804
每日推荐供给量(RDA) 37
美国联邦医疗保险 2558
美国联邦医疗补助 2558,2562
门静脉高压(portal hypertension) 169
门静脉血栓形成(portal vein thrombosis) 222
门脉性肺动脉高压(portalpulmonary hypertension) 187
门体性脑病(portal systemic encephalopathy) 170
孟德尔遗传病 2872
梦魇 1804
梦游病 1804
弥漫性特发性骨肥厚 280

弥漫性轴索损伤 2620
弥散(弥散加权)磁共振成像 2904
弥散性淋巴结肿大 1285
迷走神经刺激 1788
糜烂性胃炎 104
米斯线 961
泌尿系结石 1945
棉毛斑 854
免疫检查点抑制剂 1089
免疫力 1296
免疫球蛋白A相关性血管炎 317
免疫缺陷病 1245
免疫缺陷患者肺炎 431
免疫学试验 1295
面部脓皮病 877
面神经(第Ⅶ对脑神经)麻痹 1744
敏感性 2824
冥想 2838
膜性肾病(MN) 1878
膜增生性肾小球肾炎 1880
摩擦音 515
磨损 765
磨牙症 767
莫拉雷脑膜炎 1714
莫氏Ⅱ度Ⅰ型房室传导阻滞 566
莫氏Ⅱ度Ⅱ型房室传导阻滞 566
踇囊炎 257
母乳喂养 2006

N

奈瑟菌 1391
耐受性 2601
男性绝育手术 2051
男性绝育术 2044
男性性功能 1925
男性性功能障碍 1925
男性性腺功能不全 1919
男用避孕套 2044,2048
男子乳腺发育 1923
囊腺癌(cystadenocarcinoma) 216
囊性纤维化 325
脑出血 1821
脑挫伤 2620
脑电图 1786
脑脊液检查 1684
脑膜瘤 1704
脑膜炎 1707
脑囊虫病 1653
脑脓肿 1650
脑神经 1626
脑死亡 1663
脑炎 1650
脑震荡 2620
内分泌治疗 1084
内镜检查 74
内膜吸出术 1965
内上髁炎 2780
内生软骨瘤 304
内脏痛 1751
能量疗法 2836
尼克脑病 1742

尼氏征 866
年龄相关性黄斑变性 851
黏膜白斑病 772
黏膜红斑病 772
黏膜类天疱疮 833,930
黏膜下肌瘤 2041
黏液瘤 641
念珠菌病 889
念珠菌性阴道炎 1973
尿蛋白/尿肌酐比率 2079
尿蛋白 2079
尿道癌 1912
尿道电切前列腺 1929
尿道扩张术 1850
尿道膨出 1997
尿道损伤 2695
尿道狭窄 1958
尿路感染（UTI） 1947
尿频指 1846
尿妊娠试验 1970
尿失禁 1934
尿酮体 2078
尿液分析 1827
尿潴留 1941
颞动脉炎 314,320
颞骨骨折 2664
颞下颌关节（TMJ）疾病 785
颞下颌关节内紊乱 787
颞下颌关节强直 786
颞叶 1687
凝集反应试验 1295
脓毒性休克 502
脓毒症 502,1291
脓疱疮 886
脓癣 892
脓肿 1290
女性避孕套 2048
女性绝育手术 2051
女性绝育术 2044,2052
女性屏障法 2044
女性性功能障碍 2053,2054
疟疾 1519
虐待老人 2550

P

帕金森病 1717,1724
帕金森病痴呆 1678
帕里诺综合征 1705,1742
排便困难 68
排卵期 2003
排尿困难 1833
排尿异常 1932
排泄 2603,2610
盘状红斑狼疮 239
膀胱癌 1903
膀胱镜 1849
膀胱膨出 1997
膀胱损伤 2693
膀胱炎 1948
膀胱置管 1848
泡性角结膜炎 824

疱疹病毒 1431
疱疹后神经痛 1761
疱疹性瘭疽 260
疱疹性皮炎 929
疱疹样溃疡 771
培养 1292
佩吉特病 294,950
佩吉特病（Paget disease） 1981
配体 2601
盆腔超声 2074,2078
盆腔检查 1964
盆腔痛 1964
盆腔瘀血综合征 2004,2015
皮肤脓肿 884
皮肤纤维瘤 942
皮肤癣菌病 891
皮肤血管炎 311
皮肤蝇蛆病 899
皮肤游走性幼虫病 898
皮肌炎 231
皮下埋植 2044,2048
皮样囊肿 1975
皮赘 944
疲劳 2893
疲劳综合征 2818
脾损伤 2630
蜱传脑炎 1477
偏侧面肌痉挛 1744
偏身投掷症 1719
偏头痛 1697
胼胝体变性病 2806
频谱多普勒超声心动图 540
平衡易位 2875
平价医疗法案 2866
评分系统 468
屏障避孕 2048
破伤风 1402
匍行疹 898
葡萄酒色斑 941
葡萄膜炎 858
葡萄球菌烫伤样皮肤综合征 888
葡萄糖胺 2851

Q

奇脉 513
气道管理 486
气性坏疽 1401
气压伤 2705
憩室病 94
憩室炎 95
牵引性视网膜脱离 856
铅中毒 2746
前部葡萄膜炎 858
前负荷 599
前列腺癌 1905
前列腺脓肿 1931
前列腺特异性抗原 1088
前列腺特异性抗原（PSA） 1832
前列腺炎 1930
前哨淋巴结活检 1984
前体药物 2607

前置胎盘　2080,2113,2114
前置血管　2080,2119,2120
钱币状皮炎　917
钳形指甲畸形　962
潜伏期　2081
浅表静脉血栓形成　686
浅层点状角膜炎　825
嵌顿包茎　1957
嵌甲　964
腔隙性脑梗　1815
强奸　2060
强哭强笑　1770
强直发作　1785
强直性脊柱炎　279
强直阵挛发作　1785
侵袭性牙周炎　782
青春期前牙周炎　783
青光眼　826,827,829,831
青少年肌阵挛癫痫　1785
青少年型原发性关节炎　860
轻热病　2818
轻型阿弗他溃疡　771
清除　2604
情感错误　2823
球后视神经炎　842
曲妥珠单抗　1084
屈大麻酚　1085
屈光不正　847,848
屈光参差　848
屈光手术　849
躯体痛　1751
躯体性睡眠障碍　1794,1802
龋齿　777
去氨加压素　2013
全口义齿　779
全面发作　1784
全面惊厥性癫痫持续状态　1785
全面性　1783
全葡萄膜炎　858
全身骨显像　2906
全身过敏反应　1235
全子宫切除术　2001
缺血性胆管疾病（ischemic cholangiopathy）　221
缺血性肝炎（ischemic hepatitis）　221
缺血性结肠炎　86
缺血性视神经病变　841
雀斑　934
确认偏误　2823

R

染色体异常　1070
染色体易位　2875
桡骨头半脱位　2686
桡骨头骨折　2676
桡骨远端骨折　2676
桡管综合征　262
桡神经麻痹　1775
热带痉挛性截瘫　1811
热带口炎性腹泻　136
热敷包　2913
热痉挛　2699
热疗　2913
热射病　2699
热衰竭　2699
热性惊厥　1783,1785
人参　2850
人工剥离胎盘　2085
人工流产　2052,2117
人工破膜术　2081
人免疫缺陷病毒　1450
人绒毛膜促性腺激素β　1088
人乳头瘤病毒　1965
人体寄生虫　1485
认知行为治疗　1802
韧带扭伤　2665
妊娠　2006
妊娠剧吐　2077,2111,2112
妊娠类天疱疮　2111
妊娠期高血压　2112
妊娠期瘙痒性荨麻疹性丘疹　2116
妊娠期糖尿病　2112-2114
妊娠期天疱疮　2111
妊娠期天疱疹　2111
妊娠性舞蹈病　1719
日尔贝综合征（Gilbert syndrome）　164
日光性角化病　926
日光性荨麻疹　927
日间睡眠过多　1793
日历表法　2050
绒毛膜羊膜炎　2107
肉毒杆菌　1397
肉毒杆菌中毒　1766
肉碱缺乏症　34
蠕虫　1485
乳糜泻　134
乳头溢液　1988
乳头状弹性纤维瘤　641
乳腺癌风险评估工具　1980
乳腺分叶状肿瘤　1990
乳腺囊肿　1987
乳腺纤维囊性变　1987
乳腺炎　2136
乳腺再造术　1985
乳腺重建　1985
乳腺自我检查（BSE）　1982
入睡或半醒幻觉　1803
软骨黏液样纤维瘤　304
软骨肉瘤　305
朊病毒　1780
朊病毒病　1779
朊蛋白　1780

S

赛洛西滨　2804
三叉神经痛　1743
三分支阻滞　569
三尖瓣反流　592
三尖瓣狭窄　593
三联重复序列异常　2875
三色染色（果莫里-Wheatley染色）和铁苏木精染色　1292
三维超声心动图　540
三阴性乳腺癌　1982

散发型朊病毒病 1780
散光 847
散光性角膜切开术 851
瘙痒症 867
色谱法 1295
色素沉着绒毛结节性滑膜炎 307
杀精剂 2048
沙尔科关节病 277
沙眼 837
筛查 1073
筛查试验 2827
晒伤 927
闪电伤 2658
膳食纤维 4
膳食营养指南 5
伤害性疼痛 1751
上调现象 1751
上市后监测 2595
上运动神经元病 1770
烧伤 2646
少汗症 966
少尿 471
少食多餐 2078
少突胶质细胞瘤 1704
舌咽神经痛 1745
舍格伦综合征 776
社区获得性肺炎 424
射频消融术 1800
伸膝装置 2690
身体虐待 2062
身体伤害 2063
深部组织推拿法 2840
深静脉血栓 2078
深静脉血栓形成 678
神经调节 1759
神经根病 1773
神经或肌肉活检 1777
神经衰弱症 2818
神经损毁术 1759
神经心理学检查 1786
神经性疼痛 1761
神经源性膀胱 1933
神经源性关节病 277
神经滋养血管损害 1776
神经阻滞 1759
神经阻滞剂恶性综合征 2702
肾病综合征 1872
肾出血热综合征 1471
肾动脉狭窄 1859
肾动脉粥样硬化栓塞 1861
肾静脉血栓形成 1863
肾痨 1901
肾皮质坏死 1862
肾清除 2604
肾上腺功能不全 2017
肾衰竭 173
肾损伤 2694
肾危象 240
肾细胞癌 1908
肾小管性酸中毒（RTA） 1896
肾小球疾病 1864

肾小球滤过率（GFR） 1831
肾性骨营养不良 1856
肾性尿崩症（NDI） 1894
肾性糖尿 1896
肾血管性高血压 669
肾炎综合征 1867
肾盂和输尿管癌 1910
肾盂肾炎（pyelonephritis） 2138
肾脏囊肿性疾病 1898
肾脏替代治疗（RRT） 1913
生长板 2671
生长受限 2113
生姜 2849
生理性肌阵挛 1723
生理性水肿 2078
生理性依赖 1756
生理性震颤 1732
生命维持治疗医嘱 2893
生物半衰期 2604
生物等效性 2606
生物反馈 2838
生物反应调节剂 1084
生物利用度 2603，2604，2606
生物疗法 2835
生物素 38
生殖器官充血 2054
生殖器外伤 2693
生殖器性唤起障碍 2057
生殖器疣 896
圣约翰草 2855
失眠 1793
失认 1687
失用 1692
失语 1690，1752
失张力发作 1785
虱病 899
湿啰音 326
湿性 AMD 851
石蜡浴 2914
石棉沉着病 388
时差型睡眠节律紊乱 1801
实验室检查 1291
食管感染 102
食管破裂 100
食管蹼 100
食管憩室 100
食物过敏 1242
事件记录器 542
事前指示 2892
视觉异常 1781
视盘水肿 842
视盘炎 842
视频脑电图 1786
视神经脊髓炎 1685，1808
视神经炎 842
视网膜电图检测 793
视网膜前膜 857
视网膜色素变性 857
视网膜脱离 856
视网膜中央动脉阻塞 852
视网膜中央静脉阻塞 853

视物模糊 797
适宜摄入量(AI) 37
适应性免疫 1214
适应性失眠 1794,1802
室管膜瘤 1704
室性期前收缩 573
室性心动过速 574
释放左炔诺孕酮宫内避孕器 2049
嗜铬蛋白 A 1088
嗜酸细胞性食管炎 99
嗜酸性筋膜炎 230
嗜酸性肉芽肿性多血管炎 312
收缩期杂音 517
手动负压吸引术(MVA) 2052
手术 2074
手术后疼痛综合征 1761
手掌脓肿 260
手指屈肌腱炎 262
手指脱位 2687
手足发绀症 672
手足徐动症 1719
首过代谢 2606
受试者工作特征曲线 2824
受体 2601,2603
受体位点 2599
舒尼替尼 1084
舒张期叩击音 515
舒张期心音 515
舒张期杂音 517
输精管结扎术 2051
输卵管结扎术 2051
输尿管损伤 2695
束支传导阻滞 568
树突状细胞 1087
数字减影血管造影术 2902
衰弱预防 2577
栓塞 1815
双角子宫 2014
水飞蓟 2854
水疗 2914
水平凝视麻痹 1741
水溶性维生素 4
水杨酸中毒 2739
水样液缺乏型角结膜干燥症 823
水肿 522
睡(夜)惊 1804
睡眠不足综合征 1795
睡眠缺乏综合征 1802
睡眠时相改变型睡眠节律紊乱 1801
睡眠时相提前综合征 1801
睡眠时相延迟综合征 1801
睡眠瘫痪 1795
睡眠相关腿部痉挛 1804
睡前或半醒现象 1795
睡瘫 1803
顺势疗法 2836
丝状疣 896
私人保险 2866
斯-里-奥综合征 1731
斯德奇-韦伯综合征(Sturge-Weber syndrome) 941
死产 2117,2119

死胎 2113,2115
似然比 2825
松果体区肿瘤 1705
粟丘疹 941
随机血浆葡萄糖 2123
髓母细胞瘤 1704
髓内肿瘤 1706
髓外肿瘤 1706
髓质海绵肾 1901
缩窄性心包炎 643
索拉非尼 1084
锁骨骨折 2673

T

胎产式 2083
胎儿宫内窘迫 2114
胎儿骨髓成红细胞增多症 2110
胎儿生长受限 2113-2115
胎方位 2083
胎膜早破 2082,2108,2112-2114,2120
胎盘早剥 2080,2106,2107,2112-2115,2119
胎盘植入 2114
胎吸 2085
胎先露 2083
苔藓样糠疹 923
弹性支出账户 2866
炭疽 1352
碳水化合物 2
碳水化合物耐受不良 133
糖尿病 2118
糖尿病肾病 1875
糖尿病性视网膜病变 854
绦虫 1506
特发性肺纤维化 325
特发性颅内压增高 1696
特发性毛细血管扩张症 687
特发性睡眠增多 1804
特纳综合征 2017
特异性 2824
特异性反应 2594
特异性环境不耐受 2878
特异性免疫应答 1280
特应性疾病 1228
特应性结膜炎 837
特应性皮炎 909
疼痛 1751
疼痛感受器 1751
剔甲癣 962
梯度回波成像 2904
提早关闭 2822
体表皮肤面积 2646
体腔上皮化生学说 1999
体外射精 2044
体位性直立位心动过速综合征 527
体癣 892
体重指数(BMI) 5
替代的不良作用 2596
替代结局 2595
天花 1441
天然屏障 1280
天使粉 2805

调节性 T 细胞　1088
铁中毒　2745
通气衰竭　499
同向凝视麻痹　1741
铜宫内节育器 T380　2050
瞳孔不等　796
桶状胸　325
痛风　244
痛经　2004，2013
痛觉过度　1761
头癣　892
透明晶状体摘除术　850
透热疗法　2914
透视　2905
突变　2874
突发不可解释的死亡　1786
推拿　2840
退伍军人健康协会　2866
褪黑素　2853
吞咽困难　98
脱氢表雄酮　2847
脱髓鞘　1767，1776
唾液腺　763
唾液腺活检　235

W

外伤　2615
外上髁炎　2779
外显率　2873
完全静脉营养（TPN）　16
腕管综合征　261，1775
威尔逊氏症（Wilson disease）　161，1719
威尔逊氏症　9，1735
威斯科特-奥尔德里奇综合征（Wiskott-Aldrich syndrome）　1032
微量白蛋白尿　1830
微量营养素　2
微小病变肾病（MCD）　1879
微芯片　2876
微血管减压术　1744
韦格纳肉芽肿　315，334
韦尼克脑病　1689，1743，2811
围术期呼吸衰竭　501
维生素　35
维生素 B_6　2078
位置性震颤　1732
胃　2605
胃癌　144
胃肠间质瘤　145
胃肠炎　111，2077
胃泌素瘤　152
胃排空　2605
胃石　93
胃食管反流　328
胃食管反流性疾病　101
胃袖大部切除术　23
萎缩性阴道炎　1973，1974
沃勒变性　1769
无激惹试验　2084
无甲症　961
无菌性脑膜炎　1707
无菌性血栓性心内膜炎　598

无脉病　321
无脾　1298
无痛性阴囊肿块　1842
无线跟踪显示器　543
无症状性高尿酸血症　248
伍德灯（黑光灯，black light）　867
舞蹈样手足徐动　1782
舞蹈症　1718
戊型肝炎（hepatitis E）　214
物理治疗　2909

X

西德纳姆舞蹈病　1719
吸虫　1489
吸宫术　2052
吸入性肺炎　423
吸收　2603
吸收率　2606
吸收率常数　2604
膝关节脱位　2688
膝关节自发性骨坏死　288
膝外伤　2691
系统性红斑狼疮　235
系统性硬化症　239
细胞毒性 T 淋巴细胞　1087
细胞毒药物　1083
细胞膜　2604
细胞色素 P-450　2607
细胞周期　1069
细菌　1310
细菌过度生长综合征　133
细菌性阴道病　1973，1974
下颌髁突发育不全　787
下颌髁突增生　787
下凝视麻痹　1742
下腔静脉滤网（IVCF）　683
下食管环　102
下运动神经元病　1770
下肢多普勒超声　2079
先天畸形　1736
先天性长 QT 综合征　570
先天性甲肥厚　961
先天性重症肌无力　1771
先兆　1784
先兆临产　2081
先兆流产　2117，2118
纤维黄瘤　304
纤维肌痛综合征　243
纤维肌性发育不良　673
纤维肉瘤　305
纤维腺瘤　1987
纤维性皮质缺损　304
纤维状免疫触须样肾小球疾病　1880
鲜红斑痣　941
涎腺肿瘤　772
显微镜下多血管炎　318
显性视神经萎缩　840
限性遗传　2874
限制型心肌病　580
线虫　1494
线性 IgA 大疱性皮病　930

索引

线状黑甲 962
相对性传入性瞳孔反应障碍 791
相干光层析成像 537,793
镶嵌型 2875
镶嵌疣 896
消除率 2604,2606
消除率常数 2604
消化不良 59
消化道出血 115
消化道穿孔 81
消化性溃疡 107
消退 2054
销魂 2807
小白菊 2848
小肠 2605
小肠淋巴管扩张症 135
小肠肿瘤 145
小管间质性肾炎 1888
小柳原田病（VKH 综合征） 860
小叶原位癌（LCIS） 1980
哮喘 328,355
哮喘-COPD 重叠 376
哮鸣音 326
缬草 2856
心包间皮瘤 642
心包摩擦音 517
心搏骤停 474
心导管术 536
心房颤动 561
心房扑动 565
心肺复苏 475,481
心肌灌注显像 545
心悸 529
心尖部持续的抬举样搏动 514
心理生理性失眠 1794
心理问题 2063
心力衰竭 599
心律 513
心率 513
心率变异性 542
心内膜心肌活检 537
心内膜炎 594
心排血量 537,599
心前区中部抬举 514
心室颤动 477,573
心因性非痫性发作 1783
心音 514
心脏储备力 599
心脏电复律-除颤 555
心脏分流检查 537
心脏起搏器 556
心脏压塞 643,2786
心脏再同步治疗 559
心脏震荡 613
心脏肿瘤 641
锌 2857
新辅助治疗 1084
星形胶质细胞瘤 1703
行走辅助器 2912
性传播疾病 1540
性动机 2054

性高潮 2054
性高潮障碍 2054,2057
性唤起 2054
性唤起障碍 2054,2057
性交痛 2054,2058
性趣/性欲障碍 2056
性欲/性趣障碍 2054
胸廓出口综合征 1779
胸膜间皮瘤 389
胸膜摩擦音 326
胸痛 518
胸外伤 2782
胸腺切除术 1773
胸主动脉瘤 650
雄激素样作用 2046
休克 505
须部假性毛囊炎 960
须癣 891
需氧运动 2863
需要处理的伤害数 2831
序贯试验 2827
悬雍垂腭咽成形 1800
选择性激光小梁成形术 831
癣菌疹 893
血-脑屏障 2607
血电解质 2078
血管活性肠肽瘤 153
血管痉挛 1823
血管瘤（hemangioma） 215
血管内超声检查 537
血管前置 2114
血管肉瘤（angiosarcoma） 216
血管通路 468
血管性痴呆 1680
血管性血友病因子 2013
血管炎 307
血管造影 537
血管造影术 2902
血浆浓度-时间曲线下的面积 2606
血浆药物浓度 2606
血尿 1835
血清素综合征 2703
血清阴性脊柱关节病 278
血栓闭塞性脉管炎 677
血栓形成 1815
血糖生成指数 2
血吸虫病 2889
血性恶露 2135
血性精液 1834
血压 513
血液透析 1914
寻常型痤疮 876
寻常型天疱疮 930
寻常疣 896
荨麻疹 870
循证医学 2820

Y

压力性溃疡 935
牙槽骨 762
牙齿畸形 765

牙结石 765
牙瘤 772
牙髓炎 778
牙脱位 780
牙龈 762
牙龈炎 783
牙釉质形成不全 766
牙折 780
牙周膜 762
牙周炎 782
亚急性脑膜炎 1715
亚急性皮肤型红斑狼疮 239
亚急性心包炎 643
亚甲二氧基甲基苯丙胺 2807
氩激光小梁成形术 831
烟草萎黄病 2920
淹溺 2654
言语治疗 2912
炎性乳腺癌 1981
炎症性肠病 119
炎症性眼眶疾病 844
眼部带状疱疹 821
眼红 808
眼肌型重症肌无力 1771
眼睑痉挛 816
眼睑肿胀 801
眼眶蜂窝织炎 845
眼眶肿瘤 847
眼内炎 860
眼前漂浮物 807
眼球突出 806
眼痛 803
眼外伤 2659
厌氧菌 1395
验后概率 2821
验前概率 2823,2826
羊膜腔感染 2107,2108
羊水过多 2112,2113
羊水过少 2113
羊水指数 2112,2113
阳性预测值 2825
腰部硬膜外注射 2084
腰麻 2084
腰椎穿刺 1707,1709
腰椎管狭窄 286
摇头丸 2807
药动学 2599,2603
药动学的相互作用 2599
药敏试验 1294
药师 2597
药物-药物相互作用 2598
药物不良反应 2593
药物错误 2595,2596
药物警戒 2595
药物流产 2052,2053
药物洗脱支架 544
药物相关性睡眠障碍 1795,1802
药物性长 QT 综合征 570
药物性肝损伤（drug-induced liver injury,DILI） 183
药物遗传学 2601
药效学 2599,2601
药效学的相互作用 2599

叶酸 38
叶状囊肉瘤 1990
液体复苏 508
一个半综合征 1742
一级动力学 2607
一级消除 2607
一氧化碳弥散能力 351
一氧化碳中毒 2740
伊马替尼 1084
衣原体 1477,1994
医疗保健相关性肺炎 428
医疗保险交易所 2866
医疗补助计划 2866
医疗差错 2893
医疗适应范围医嘱 2893
医院获得性肺炎 429
依从性 2593,2598
依酚氯铵试验 1771
胰岛素瘤 151
胰腺癌 150
胰腺内分泌肿瘤 151
胰腺炎 138
移植 1263,1265,1267,1269,1271,1273,1275
遗传性非息肉性结直肠癌 149
遗传性共济失调 1736
遗传性痉挛性截瘫 1809
遗传性肾炎 1867
遗传性视神经疾病 840
遗传性压力敏感性周围神经病 1769
遗传性周围神经病 1769
遗传学评估 2064
遗忘 1688
乙酰胆碱受体 1771
乙型肝炎（hepatitis B） 207
以核酸为基础的检测法 1295
异常感觉平面 1773
异常阴道出血 1964
异构促效剂 2602
异睡症 1804
异态睡眠 1793
异位妊娠 2073,2076,2108-2110,2117
异物吸入 328
抑癌基因 1070
易化被动扩散 2604
疫苗 1084,1296
意识障碍 1655
意外事故预防 2577
意向性震颤 1732
翼状胬肉 838
癔症球 62
阴部阻滞麻醉 2084
阴道避孕环 2047
阴道避孕药环 2044
阴道负压吸引法 2053
阴道隔膜 2048
阴道横隔 2014
阴道痉挛 2054,2057
阴道排液 1964
阴道杀精剂 2048
阴茎癌 1904
阴茎异常勃起 1839
阴囊疼痛 1844

阴性预测值　2825
银屑病　919
银屑病性关节炎　281
银杏　2850
引导联想　2838
吲哚菁绿血管造影　793
饮食疗法　2839
隐球菌脑膜炎　1716
隐血实验　1990
隐源性癫痫　1783
印第安健康服务　2866
印度墨汁（胶态碳）染色　1292
应力性骨折　2781
婴幼儿血管瘤　942
樱桃红斑　853
荧光染色　1292
荧光素血管造影　793
营养不良　27
营养需要量的预测　13
营养支持疗法　13
营养状态的评价　5
硬化性胆管炎（sclerosing cholangitis）　198
硬膜外脓肿　1654，1810
硬膜下积脓　1654
硬性渗出　854
痈　884
优势半球顶叶中部　1687
幽闭恐惧症　2905
幽门螺旋杆菌　105
尤因肉瘤　305
疣　895
游离分数　2604
有机磷　2744
有晶状体眼人工晶状体植入术　850
有效性　2595
右束支传导阻滞　568
右心脏导管插入术　536
诱导分化　1084
诱发性外阴前庭痛　2059
盂唇撕裂　2779
鱼鳞病　952
鱼油　2848
浴盐　2803
预防　2572
预付机制　2869
预激综合征　564，571
原虫　1485，1511
原发的单纯疱疹病毒　770
原发性闭经　2004
原发性侧索硬化　1770
原发性胆汁性肝硬化（primary biliary cirrhosis，PBC）　190
原发性肝癌（primary liver cancer）　215
原发性肝细胞性肝癌（primary hepatocellular carcinoma，HCC）　177
原发性开角型青光眼　829
原发性免疫缺陷综合征　1246
原发性全身性肌张力障碍（DYT1 肌张力障碍）　1720
原发性痛经　2014
原发性纤毛运动障碍　369
原发性血管炎　308
原发性硬化性胆管炎（primary sclerosing cholangitis，PSC）　197
原发性震颤　1732
原发性中枢神经系统淋巴瘤　1705
原位小叶癌（LCIS）　1981
原形排泄分数　2604
原形药物　2606
圆锥角膜　824
远视　847
月骨和月骨周围脱位　2687
孕激素　2000
运动锻炼　2862
运动系统　1627
运动性震颤　1732
运动员心脏　611
运动障碍　1717
晕动病　2729
晕厥　531

Z

杂音　514
再加压治疗　2710
早产　2112，2113，2117
早现　1722，2875
早孕反应　2077
造影剂并发症　538
造影剂肾病　538，1885，2902
增殖时间　1069
增殖性视网膜病变　854
谵妄　1634，1666
掌骨颈骨折　2677
掌腱膜挛缩　259
掌疣　896
掌跖角化病　953
折返　549
针刺　2915
诊断性刮宫　2076
枕叶　1687
真菌感染　1406
真菌性阴道炎　1974
真性畏光　805
震颤　1732
震颤性谵妄　2796
蒸发过强型角结膜干燥症　823
正常压力脑积水　1680
正电子发射断层扫描　2906
正分子疗法　2839
政府保险项目　2866
症状体温方法　2050
症状体温结合法　2050
症状性癫痫　1783
症状性弥漫性食管痉挛　103
支架内血栓形成　545
支气管扩张　329
支气管热成形术　363
支气管羊鸣音　326
支原体　1478
知情同意　2890
肢体疼痛　524
肢体自动症　1784
脂肪　3
脂肪肝（fatty liver）　164，181
脂肪瘤　943
脂肪性肝炎（steatohepatitis）　181
脂膜炎　905
脂溶性维生素　4

脂溢性角化病 944
脂溢性皮炎 917
蜘蛛痣 944
直肠脱出 92
直肠脱垂 92
直肠炎 89
直立倾斜试验 548
直立位(体位性)低血压 526
职业性肌张力障碍 1720
职业性哮喘 393
跖跗关节骨折脱位 2683
跖痛症 252
跖疣 896
跖趾关节痛 253
止痛剂滥用性肾病(AN) 1885
指尖(多发)骨折 2678
趾甲内生 964
质量调整生命年 2831
质谱法 1295
治疗等效性 2606
治疗适应范围医嘱 2893
治疗性接触 2841
治疗阈值 2821
治疗指数 2594,2596,2606
致幻剂 2804
致热原 1283
致死性失眠 1779
痔 88
痣 943
中毒 2731
中毒性弱视 843
中间葡萄膜炎 858
中枢神经系统疾病 2077
中枢性睡眠呼吸暂停 1795
中枢性疼痛综合征 1761
中暑 2696
中心静脉导管 468,1914
中性粒细胞缺乏 1085
中央后回后外侧区域 1687
中医学 2837
终末期肝病模型(Model of End-Stage Liver Disease,MELD) 174
终止呼吸机支持 501
肿瘤减灭术 1077
肿瘤浸润性淋巴细胞 1089
肿瘤溶解综合征 1086
肿瘤特异抗原 1087
肿瘤相关抗原 1087
种植修复体 779
重型阿弗他溃疡 771
重症多形红斑 907
重症多形性红斑 770
重症肌无力 1771
舟骨骨折 2677
州儿童健康保险项目 2866
周边溃疡性角膜炎 824
周期性尖波 1781
周期性肢体活动障碍 1805
周期性肢体运动障碍 1795
周围动脉搏动 513
周围动脉疾病 672
周围神经病 1775
周围髓鞘蛋白22基因 1769

轴索病变 1776
轴索损害 1767
肘关节脱位 2686
肘管综合征 262
昼夜节律紊乱性睡眠障碍 1801
昼夜节律性睡眠障碍 1795
蛛网膜下腔出血 1822
主动脉瓣反流 582
主动脉瓣狭窄 583
主动脉分支动脉瘤 651
主动脉弓综合征 321
主动脉夹层分离 652
主动脉炎 654
主动转运 2604
主观性性唤起障碍 2057
注射软腭硬化剂 1800
注射孕激素 2044
转移 1069
转移性肝癌(metastatic liver cancer) 217
椎间盘髓核突出 1774
椎间盘突出 1773
锥体束 1717
坠积性皮炎(stasis dermatitis) 918
子宫肌瘤 2014,2041
子宫内膜消融术 2013
子宫内膜异位 2001
子宫内膜异位症 1998-2000,2014
子宫内膜异位症生育指数(EFI) 1999
子宫内膜增生 2013,2016
子宫破裂 2080
子宫腔粘连综合征 2005,2006,2011,2013
子宫脱垂及阴道膨出 1997
子宫腺肌症 2014
子痫 2114-2116
子痫前期 2078,2113-2116
籽骨炎 254
紫癜肝(purpura liver) 222
紫外线性角膜炎 825
紫锥菊 2848
自发性细菌性腹膜炎(spontaneous bacteria peritonitis,SBP) 163,172
自发性下颌骨脱位 781
自然疗法 2837
自然流产 2073,2076,2117,2118
自身免疫性肝炎 206
自身免疫性化生性萎缩性胃炎(AMAG) 104
自主神经系统 1645
自主神经性疼痛 1761
自主神经阻滞术 1762
纵隔气肿(pneumomediastinum) 420
足底筋膜病 254
足底内侧和外侧神经卡压 256
足底纤维瘤病 256
足癣 893
阻塞性睡眠呼吸暂停 761,1794,1795
组织多普勒显像 540
左额叶后下部 1687
左炔诺黄体酮宫内节育器(IUD) 2013
左束支传导阻滞 568
左心脏导管插入术 536
作业治疗 2910
坐骨神经痛 285